Mastery of Cardiothoracic Surgery

Second Edition

心胸外科学精要

第 2 版

主　编　〔美〕Larry R. Kaiser
Irving L. Kron
Thomas L. Spray
主　译　解基严　周清华

天津科技翻译出版公司

著作权合同登记号:图字:02-2007-21

图书在版编目(CIP)数据

心胸外科学精要/(美)凯泽(Kaiser, L. R.)等主编;解基严等译. —天津:天津科技翻译出版公司,2010. 1

书名原文:Mastery of Cardiothoracic Surgery

ISBN 978-7-5433-2447-3

Ⅰ. 心… Ⅱ. ①凯… ②解… Ⅲ. ①心脏外科学 ②胸腔外科学 Ⅳ. R65

中国版本图书馆 CIP 数据核字(2009)第169829号

授权单位:Lippincott Williams & Wilkins Inc.
出　　版:天津科技翻译出版公司
出 版 人:蔡 颢
地　　址:天津市南开区白堤路244号
邮政编码:300192
电　　话:(022)87894896
传　　真:(022)87895650
网　　址:www. tsttpc. com
印　　刷:山东新华印刷厂临沂厂
发　　行:全国新华书店
版本记录:889×1194　16开本　68.75印张　1200千字　配图975幅
2010年1月第1版　2010年1月第1次印刷
定价:298.00元

(如发现印装问题,可与出版社调换)

主译简介

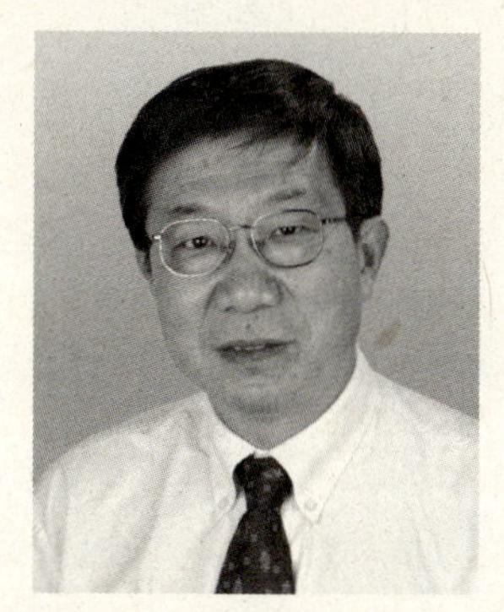

解基严，主任医师，博士生导师，北京大学人民医院外科教授，北京大学人民医院心脏中心副主任，心脏外科副主任。从事胸、心血管外科专业医疗、教学、科研30余年。任中国医师协会心血管外科分会常委，中华医学会北京分会心外科专业委员会委员，中华医学会胸心血管外科专科分会会员，北京医师协会专家委员会委员，《中国心血管病研究杂志》常务编委。科技部、教育部科技进步奖评审专家，卫生部专业技术资格评审专家，北京市科学技术奖励评审专家。

1981年毕业于华西医科大学获医学硕士学位，1988年毕业于同济医科大学获医学博士学位，先后在美国阿拉巴马大学和巴西圣保罗联邦大学心脏外科进修、工作多年，师从于国际著名小儿心脏外科专家A.D.Pacifico教授和跳动冠状动脉搭桥先驱、血管腔内支架术倡导者Enio Buffolo教授。主持建立苏丹共和国心血管病专科医院。先后承担国家自然科学基金 、国家卫生部科研基金等9项课题，参与或亲自主持建立4所医院的心胸血管外科。培养硕士和博士研究生20余人，发表论文及论著40余篇，获北京市科学进步奖1项。

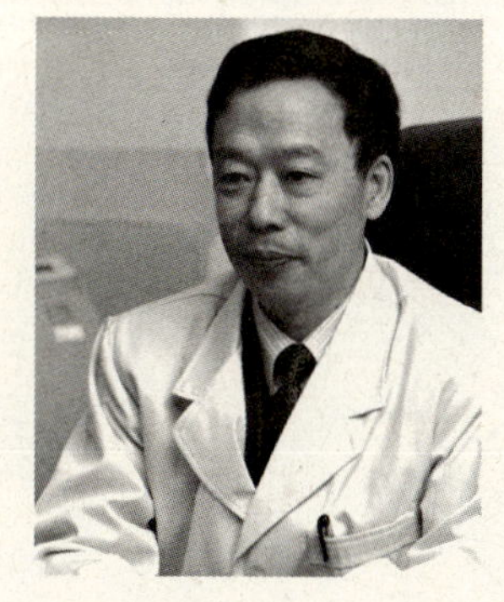

周清华，博士生导师，教授，国务院政府特贴专家，跨世纪学术带头人，天津医科大学总医院院长，天津市肺癌研究所所长，天津市政府特聘教授。现任中国抗癌协会肺癌专委会主任委员，中国抗癌协会肿瘤转移专委会副主任委员，国际肺癌学会、美国癌症学会、美国临床肿瘤学会等国内外学会会员、主任委员、副主任委员和委员；国家自然科学基金二审，教育部科研基金评审，科技部、教育部科技进步奖评审，中华医学奖及国家食品药品等评审专家；《中国肺癌杂志》主编，《中华胸心外科杂志》、《中华癌症杂志》、《中国肿瘤杂志》、《中国癌症研究杂志》和《中国胸心血管外科临床杂志》等国内20多家医学杂志编委。主研完成国家“七五”、“九五”、“十五”攻关课题5项，承担2项国家“十一五”科技支撑计划、1项国家863重大项目、2项国家973重大项目、1项国家科技部国际合作重大项目、1项美国NIH项目、6项省部级项目和10余项国家自然科学基金项目；主持完成CBM基金项目2项，省部级课题16项及国内外横向课题35项。获天津市科学技术进步一等奖、2007年国际肺癌学会巡回奖、2008年亚太国际肺癌巡回奖等23项国内、国际学术奖励。已发明2项专利，在国内学术期刊发表论文480多篇，国外期刊发表论文50余篇，主编和参编专著20多部。

译者名单

主译：解基严　周清华

翻译委员会（按汉语拼音顺序）

安　琪	教授	四川大学华西医院
谷天祥	教授	中国医科大学附属第一医院
刘建新	教授	中南大学湘雅三医院
罗万俊	教授	中南大学湘雅医院
孙宗全	教授	华中科技大学同济医学院附属协和医院
万　峰	教授	中国燕达国际医院
王　俊	教授	北京大学人民医院
王治平	教授	中山大学附属第一医院
解基严	教授	北京大学人民医院
许绍发	教授	北京胸科医院
甄文俊	教授	北京医院
周清华	教授	天津医科大学总医院
周新民	教授	中南大学湘雅二医院

翻译人员（单位及姓名按汉语拼音顺序）

北京大学人民医院（主审：王　俊 教授，解基严 教授）

鲍黎明　住院医师
陈　彧　主任医师
刘　刚　主治医师
张　冉　住院医师
赵　辉　副主任医师
陈生龙　副主任医师
廉　波　主治医师
隋锡朝　住院医师
赵　鸿　副主任医师

北京胸科医院（主审：许绍发 教授）

韩　毅　住院医师
刘树库　主任医师
宋小运　主治医师
周世杰　副主任医师
李云松　住院医师
刘志东　副主任医师
杨　志　住院医师

北京医院（主审：甄文俊 教授）

马　超　主治医师
孙耀光　副主任医师
欧阳小康　副主任医师
谭　洁　主治医师

佟宏峰　主任医师　　王怀斌　主治医师
王永忠　副主任医师　　吴良洪　教授

华中科技大学同济医学院附属协和医院(主审:孙宗全 教授)

陈家军　副主任医师　　邓勇志　教授
杜心灵　教授　　孙图成　副教授

四川大学华西医院(主审:安　琪 教授)

赁　可　副教授　　冯　沅　副教授
干昌平　博士　　刘　畅　博士
宋　彬　教授　　唐　红　教授
杨　勋　住院医师　　曾　智　教授

天津医科大学总医院(主审:周清华 教授)

范　羽　博士　　胡　彬　住院医师
李志刚　教授　　刘承飞　博士
刘毅梅　副教授　　吕　慧　住院医师
马　伟　博士　　南　娟　编辑
邱小明　住院医师　　任苑蓉　住院医师
孙　丹　编辑　　王卓敏　博士
薛兴阳　博士　　朱大兴　副教授

中国医科大学附属第一医院(主审:谷天祥 教授)

房　勤　主治医师　　王　春　主治医师
张玉海　副教授　　赵　晔　主治医师

中南大学湘雅二医院(主审:周新民 教授)

唐　浩　副教授

中南大学湘雅三医院(主审:刘建新 教授)

金龙玉　副教授

中南大学湘雅医院(主审:罗万俊 教授)

黄日茂　副教授　　李　钡　博士
罗凡砚　副教授　　罗燕丽　硕士
徐汉杰　硕士

中山大学附属第一医院(主审:王治平 教授)

陈光献　主治医师　　梁孟亚　住院医师
罗红鹤　教授　　王　伟　博士
熊　迈　主治医师　　许　哲　住院医师
张文波　住院医师

作者名单

David H. Adams, MD
Marie-Josèe and Henry R. Kravis Professor and Chairman
Department of Cardiothoracic Surgery
Mount Sinai School of Medicine
New York, New York

Cary W. Akins, MD
Clinical Professor
Department of Surgery
Harvard Medical School
Visiting Surgeon
Department of Surgery
Massachusetts General Hospital
Boston, Massachusetts

Lishan K. Aklog, MD
Chair
Cardiovascular Center
Heart and Lung Institute
Chief of Cardiovascular Surgery
St. Joseph's Hospital and Medical Center
Pheonix, Arizona

Mark S. Allen, MD
Professor of Surgery
Division of General Thoracic Surgery
Mayo Clinic
Chair, Division of General Thoracic Surgery
Department of Surgery
Mayo Clinic
Rochester, Minnesota

Abdulaziz Al-Khaldi, MBBS, MSC, FRCSC
Consultant
Department of Cardiac Surgery
King Abdulaziz Medical City
Riyadh, Saudia Arabia

Ahmad S. Ashrafi, MD, FRCS(C)
Fellow in Advanced Minimally Invasive Thoracic Surgery
Heart, Lung, and Esophageal Surgery Institute
University of Pittsburgh Medical Center
Pittsburgh, Pennsylvania

Constantine L. Athanasuleas, MD
Cardiac Surgeon
Department of Cardiothoracic Surgery
Norwood Clinic
Chief
Department of Cardiothoracic Surgery
Carraway Methodist Medical Center
Birmingham, Alabama

Erle H. Austin, III, MD
Professor
Division of Thoracic/Cardiovascular Surgery
University of Louisville
Rudd Heart and Lung Center
Louisville, Kentucky

Carl Lewis Backer, MD
Professor
Department of Surgery
Northwestern University Feinberg School of Medicine
A.C. Buehler Professor of Cardiovascular and Thoracic Surgery
Division of Cardiovascular Thoracic Surgery
Children's Memorial Hospital
Chicago, Illinois

Christopher Barriero, MD
Categorical General Surgery Resident
Department of Surgery
Johns Hopkins Hospital
Baltimore, Maryland

Mary Jane Barth, MD
Pediatric Cardiovascular Surgeon
The Heart Institute for Children
Christ Hospital Medical Center
Oak Lawn, Illinois

William A. Baumgartner, MD
Professor of Surgery
Department of Cardiac Surgery
Johns Hopkins University
Cardiac Surgeon-in-Charge
Johns Hopkins Hospital
Baltimore, Maryland

Victor Bautista-Hernandez, MD
Research Fellow
Department of Cardiac Surgery
Children's Hospital Boston
Boston, Massachusetts

Joseph E. Bavaria, MD
Professor
Department of Surgery
University of Pennsylvania
Vice Chief, Division of Cardiothoracic Surgery
Director, Thoracic Aortic Surgery Program
University of Pennsylvania Health System
Philadelphia, Pennsylvania

Mark F. Berry, MD
Resident, Cardiothoracic Surgery
Duke University
Formerly Chief Resident
Department of Surgery
Hospital of the University of Pennsylvania
Philadelphia, Pennsylvania

Steven F. Bolling, MD
Professor of Surgery
Section of Cardiac Surgery
University of Michigan
Ann Arbor, Michigan

Edward L. Bove, MD
Professor and Head
Section of Cardiac Surgery
Department of Surgery
University of Michigan
Ann Arbor, Michigan

John Bozinovski, MD, MSc, FRCSC
Assistant Professor
Division of Cardiothoracic Surgery
Baylor College of Medicine
Attending Surgeon
Cardiovascular Surgery Service
Texas Heart Institute at St. Luke's Episcopal Hospital
Houston, Texas

Nancy D. Bridges, MD
Chief, Clinical Transplant Section
Transplantation Immunobiology Branch
National Institute of Allergy and Infectious Diseases
National Institutes of Health
Bethesda, Maryland

Christian Pierre Brizard, MD
Associate Professor
Department of Pediatrics
The University of Melbourne
Director, Cardiac Surgery Unit
Royal Children's Hospital
Melbourne, Victoria, Australia

Scott A. Buchanan, MD
Attending Surgeon
Department of Cardiac Surgery
Maine Medical Center
Portland, Maine

Gerald Buckberg, MD
Distinguished Professor of Surgery
Department of Surgery
David Geffen School of Medicine at UCLA
Los Angeles, California

Redmond P. Burke, MD
Chief
Division of Cardiovascular Surgery
Miami Children's Hospital
Miami, Florida

Molly M. Buzdon, MD
Assistant Chief
Department of Surgery
Union Memorial Hospital
Baltimore, Maryland

John H. Calhoon, MD
Professor and Chief
Division of Thoracic Surgery
Department of Surgery
University of Texas Health Science Center at San Antonio
San Antonio, Texas

Duke E. Cameron, MD
Consultant
Department of Surgery
John Hopkins University Hospital
Baltimore, Maryland

Shamus R. Carr, MD
US Naval Hospital Gaum
Agana Heights, Gaum
Formerly Chief Resident, Surgery
University of Pennsylvania

Stephen D. Cassivi, MD, MSc, FRCSC, FACS
Associate Professor
Surgical Director of Lung Transplantation
Department of Surgery
Mayo Clinic College of Medicine
Consultant Surgeon
Division of General Thoracic Surgery
Mayo Clinic
Rochester, Minnesota

Alan Graham Casson, FRCSC
Professor
Department of Surgery
Dalhousie University
Chief, Division of Thoracic and Esophageal Surgery
Queen Elizabeth II Health Sciences Centre
Halifax, Nova Scotia, Canada

Robert James Cerfolio, MD, FACS, FCCP
Professor
Chief of Thoracic Surgery
Department of Surgery
University of Alabama at Birmingham
Birmingham, Alabama

W. Randolph Chitwood, Jr., MD, FACS, FRCS (Eng)
Professor
Division of Cardiothoracic and Vascular Surgery
Department of Surgery
Director, East Carolina Heart Institute
Brody School of Medicine at East Carolina University
Chief
Department of Surgery
Pitt County Memorial Hospital
Greenville, North Carolina

Anna Maria Ciccone, MD
Assistant Professor
Department of Thoracic Surgery
"La Sapienza" University of Rome
Staff Surgeon
Department of Thoracic Surgery
Ospedale Sant'Andrea
Rome, Italy

Lawrence H. Cohn, MD
Virginia and James Hubbard Professor of Cardiac Surgery
Harvard Medical School
Senior Surgeon
Division of Cardiac Surgery
Brigham and Women's Hospital
Boston, Massachusetts

Joseph S. Coselli, MD
Professor and Chief
Division of Cardiothoracic Surgery
Michael E. DeBakey Department of Surgery
Baylor College of Medicine
Chief, Adult Cardiac Surgery
Texas Heart Institute
Houston, Texas

Nicholas C. Dang, MD
Resident
Department of Surgery
Columbia University, College of Physicians and Surgeons
Resident
Department of Surgery
New York-Presbyterian Hospital, Columbia University Medical Center
New York, New York

Thomas M. Daniel, MD
Professor
Division of Thoracic and Cardiovascular Surgery
Department of Surgery
University of Virginia School of Medicine
Charlottesville, Virginia

Tirone E. David, MD
Professor
Department of Surgery
University of Toronto
Chief, Division of Cardiovascular Surgery
Toronto General Hospital
Toronto, Ontario, Canada

R. Duane Davis, Jr., MD
Professor
Department of Surgery
Duke University School of Medicine
Director of Transplantation
Duke University Medical Center
Durham, North Carolina

Barbara J. Deal, MD
Professor
Department of Pediatrics
Northwestern University
Feinberg School of Medicine
Chicago, Illinois

Pedro J. del Nido, MD
William E. Ladd Professor
Department of Surgery
Harvard Medical School
Chairman
Department of Cardiac Surgery
Children's Hospital of Boston
Boston, Massachusetts

Claude Deschamps, MD
Professor
Department of Surgery
Division of General Thoracic Surgery
Mayo Clinic College of Medicine
Chair, Department of Surgery
Mayo Clinic
Rochester, Minnesota

Eric J. Devaney, MD
Assistant Professor
Department of Surgery
University of Michigan Medical School
Ann Arbor, Michigan

Costanzo A. DiPerna, MD
Thoracic Surgery Resident
Department of Cardiothoracic Surgery
University of Washington
Seattle, Washington

Dean M. Donahue, MD
Assistant Professor Department of Surgery
Harvard Medical School
Assistant Surgeon
Massachusetts General Hospital
Boston, Massachusetts

Chawki el-Zein, MD
Pediatric Cardiovascular Surgeon
The Heart Institute for Children
Christ Hospital Medical Center
Oak Lawn, Illinois

Ronald C. Elkins, MD
Professor Emeritus
Department of Surgery
University of Oklahoma Health Sciences Center
Thoracic Surgeon
Department of Thoracic Surgery
Presbyterian Hospital
Oklahoma City, Oklahoma

Martin J. Elliot, MD, FRCS
Professor
Department of Cardiothoracic Surgery
University College London
Chairman of Cardiothoracic Services
The Great Ormond Street Hospital for Children NHS Trust
London, United Kingdom

Mark K. Ferguson, MD
Professor
Department of Surgery
University of Chicago
Head, Thoracic Surgery Service
University of Chicago Hospitals
Chicago, Illinois

Hiran Chrishantha Fernando, FRCS, FRCSEd
Associate Professor
Department of Cardiothoracic Surgery
Boston University School of Medicine
Director of Minimally Invasive Thoracic Surgery
Boston Medical Center
Boston, Massachusetts

Farzan Filsoufi, MD
Associate Professor
Department of Cardiothoracic Surgery
Mount Sinai School of Medicine
Associate Chief, Cardiac Surgery
Mount Sinai Medical Center
New York, New York

Mark A. Fogel MD, FAAP, FACC
Attending Cardiologist
Assistant Radiologist
Department of Cardiology
Children's Hospital of Philadelphia
Philadelphia, Pennsylvania

Joseph S. Friedberg, MD, FACS
Associate Professor
Department of Surgery
University of Pennsylvania
Chief, Division of Thoracic Surgery
Penn-Presbyterian Medical Center
Philadelphia, Pennsylvania

David A. Fullerton, MD
Professor
Department of Surgery
University of Colorado
Head, Cardiothoracic Surgery
University of Colorado Health Sciences Center
Denver, Colorado

Sanjiv K. Gandhi, MD
Associate Professor
Department of Surgery
Washington University
Pediatric Cardiac Surgeon
St. Louis Children's Hospital
St. Louis, Missouri

Timothy J. Gardner, MD
Clinical Professor
Department of Surgery
University of Pennsylvania
Philadelphia, Pennsylvania
Medical Director
Center for Heart and Vascular Health
Christiana Care Health System
Newark, Delaware

J. William Gaynor, MD
Associate Professor
Department of Surgery
University of Pennsylvania School of Medicine
Attending Surgeon
Children's Hospital of Philadelphia
Philadelphia, Pennsylvania

Marc Gillinov, MD
Surgeon
Department of Thoracic and Cardiovascular Surgery
Cleveland Clinic Foundation
Cleveland, Ohio

Mark Ellis Ginsburg, MD
Associate Clinical Professor
Department of Surgery
Columbia University
Associate Director
General Thoracic Surgery
New York-Presbyterian Hospital
New York, New York

G. Randall Green, MD
Physician
Department of Surgery
Rochester General Hospital
Rochester, New York

Frederick L. Grover, MD
Professor and Chair
Department of Surgery
University of Colorado
Director, Lung Transplantation
University of Colorado Health Sciences Center
Denver, Colorado

Peter J. Gruber, MD, PhD
Assistant Professor
Department of Surgery
University of Pennsylvania
Attending Surgeon
Children's Hospital of Pennsylvania
Philadelphia, Pennsylvania

Frank L. Hanley, MD
Professor
Department of Cardiothoracic Surgery
Stanford University School of Medicine
Chief, Pediatric Cardiothoracic Surgery
Lucille Packard Children's Hospital
Stanford, California

David H. Harpole, Jr., MD
Professor and Chief
Department of Surgery
Duke Medical Center
Durham, North Carolina

Richard F. Heitmiller, MD
Chief of Surgery
Department of Surgery
Union Memorial Hospital
Baltimore, Maryland

Robert A. D. Higgins, MD
Professor and Chairman
Department of Cardiovascular and Thoracic Surgery
Rush University
Director
Department of Cardiovascular and Thoracic Surgery
Rush University Medical Center
Chicago, Illinois

Wayne Hofstetter, MD
Assistant Professor
Department of Thoracic and Cardiovascular Surgery
The University of Texas MD Anderson Cancer Center
Houston, Texas

Christine L. Lau, MD
Assistant Professor
Department of Surgery
University of Michigan
Ann Arbor, Michigan

Scott A. LeMaire, MD
Associate Professor
Division of Cardiothoracic Surgery
Baylor College of Medicine
Attending Surgeon
Cardiovascular Surgery Service
Texas Heart Institute at St. Luke's Episcopal Hospital
Houston, Texas

Joseph LoCicero, III, MD
Director of Surgical Oncology
Maimonides Medical Center
Brooklyn, New York

James D. Luketich, MD
Sampson Family Endowed Professor of Surgery
Department of Surgery
University of Pittsburgh
Chief, Division of Thoracic and Foregut Surgery
Chief, Heart, Lung, and Esophageal Surgery Institute
University of Pittsburgh Medical Center
Pittsburgh, Pennsylvania

Flavian Mark Lupinetti, MD
Thoracic and Cardiovascular Surgeon
Department of Surgery
Casa Grande Regional Medical Center
Casa Grande, Arizona

Malcolm J. MacDonald, MD
Clinical Assistant Professor, Department of Cardiothoracic Surgery
Division of Pediatric Cardiac Surgery
Faek Cardiovascular Research Center
Stanford, California

Michael Mehrdad Madani, MD, FACS
Assistant Professor
Division of Cardiothoracic Surgery
Department of Surgery
University of California, San Diego
San Diego, California
Chief
Section of Cardiothoracic Surgery
San Diego Veterans Affairs Healthcare Systems
La Jolla, California

Richard D. Mainwaring, MD
Surgeon
Department of Pediatric Cardiovascular Surgery
Sutter Medical Center
Sacramento, California

M. Blair Marshall, MD
Associate Professor
Department of Surgery
Georgetown University
Chief
Division of Thoracic Surgery
Georgetown University Hospital
Washington, DC

Daniel Martinez, MD
Division of Thoracic Surgery
University of Texas Health Science Center
San Antonio, Texas

Saqib Masroor, MD, MHS
Director of Minimally Invasive Cardiac Surgery
Department of Surgery
Hackensack University Medical Center
Hackensack, New Jersey

Douglas J. Mathisen, MD
Hermes C. Grillo Professor of Thoracic Surgery
Harvard Medical School
Chief, General Thoracic Surgery
Massachusetts General Hospital
Boston, Massachusetts

Constantine Mavroudis, MD
Professor and Vice Chairman
Department of Surgery
Northwestern University Feinberg School of Medicine
Willis J. Potts Professor and Surgeon-in-Chief
Children's Memorial Hospital
Chicago, Illinois

John E. Mayer, Jr., MD
Professor
Department of Surgery
Harvard Medical School
Senior Associate
Department of Cardiac Surgery
Children's Hospital, Boston
Boston, Massachusetts

Robert J. McKenna, Jr., MD
Clinical Professor
Department of Thoracic Surgery
University of California, Los Angeles
Chief, Department of Thoracic Surgery
Cedars Sinai Medical Center
Los Angeles, California

Bryan F. Meyers, MD, MPH
Associate Professor
Department of Surgery
Washington University School of Medicine
Attending Physician
Barnes-Jewish Hospital
St. Louis, Missouri

D. Craig Miller, MD
Thelma and Henry Doelger Professor of Cardiovascular Surgery
Department of Cardiothoracic Surgery
Stanford University School of Medicine
Palo Alto, California

O.L. Miller, Jr., MD
Southeast Texas Heart and Lung Surgeons
Port Arthur, Texas

John D. Mitchell, MD
Associate Professor of Surgery
Department of Surgery
University of Colorado at Denver and Health Sciences Center
Chief, Section of General Thoracic Surgery
University of Colorado Hospital
Denver, Colorado

Yoshifumi Naka, MD, PhD
Herbert Irving Assistant Professor of Surgery
Department of Surgery
Columbia University, College of Physicians and Surgeons
Director, Cardiac Transplantation and Mechanical Circulatory Support Program
New York-Presbyterian Hosptial, Columbia University Medical Center
New York, New York

Francis C. Nichols, MD
Assistant Professor
Division of General Thoracic Surgery
Mayo Clinic College of Medicine
Consultant
Division of General Thoracic Surgery
Mayo Clinic
Rochester, Minnesota

L. Wiley Nifong, MD
Associate Professor of Surgery
Department of Cardiothoracic and Vascular Surgery
Brody School of Medicine at East Carolina University
Surgeon
Pitt County Memorial Hospital
Greenville, North Carolina

Richard G. Ohye, MD
Assistant Professor
Department of Surgery
University of Michigan Medical School
Ann Arbor, Michigan

Mark W. Onaitis, MD
Cardiothoracic Surgery Resident
Department of Surgery
Duke University Medical Center
Durham, North Carolina

Mehmet C. Oz, MD
Professor
Department of Surgery
Columbia University, College of Physicians and Surgeons
New York-Presbyterian Hospital, Columbia University Medical Center
New York, New York

Francis D. Pagani, MD, PhD
Associate Professor
Department of Surgery
University of Michigan
Director, Heart Transplant Program and Center for Circulatory Support
University of Michigan Medical Center
Ann Arbor, Michigan

Amit N. Patel, MD, MS
Assistant Professor of Surgery
University of Pittsburgh Medical School
Pittsburgh, Pennsylvania

Himanshu J. Patel, MD
Assistant Professor of Surgery
Section of Cardiac Surgery
University of Michigan Hospital
Chief, Section of Cardiac Surgery
Ann Arbor Veterans Hospital
Ann Arbor, Michigan

G. Alexander Patterson, MD
Evarts A. Graham Professor of Surgery
Chief, Division of Cardiothoracic Surgery
Washington University School of Medicine
Staff Surgeon
Barnes-Jewish Hospital
St. Louis, Missouri

Benjamin B. Peeler, MD
Assistant Professor
Department of Surgery
University of Virginia School of Medicine
Surgical Director
University of Virginia Hospital Children's Heart Center
Charlottesville, Virginia

R. Anthony Perez-Tamayo, MD, PhD
Assistant Professor
Department of Cardiovascular and Thoracic Surgery
Rush University Medical Center
Chief, Division of Cardiothoracic Surgery
Attending Cardiothoracic Surgeon
John Stroger Hospital of Cook County
Chicago, Illinois

Allan Pickens, MD
Assistant Professor
Section of Thoracic Surgery
Department of Surgery
University of Michigan
Ann Arbor, Michigan

Mark D. Plunkett, MD
Associate Professor
Department of Surgery
University of California, Los Angeles School of Medicine
Los Angeles, California

Alberto Pochettino, MD
Associate Professor
Department of Surgery
University of Pennsylvania
Philadelphia, Pennsylvania

Marvin Pomerantz, MD
Professor
Department of Surgery
University of Colorado at Denver and Health Sciences Center
University of Colorado Hospital
Denver, Colorado

Richard L. Prager, MD
Division Head, Professor of Surgery
Section of Cardiac Surgery
University of Michigan Hospital
Staff Surgeon
Section of Cardiac Surgery
Ann Arbor Veterans Hospital
Ann Arbor, Michigan

Charles B. Huddleston, MD
Professor
Department of Surgery
Washington University School of Medicine
Chief, Pediatric Cardiothoracic Surgery
St. Louis Children's Hospital
St. Louis, Missouri

Michel N. Ilbawi, MD
Director, Cardiovascular Surgery
The Heart Institute for Children
Christ Hospital Medical Center
Oak Lawn, Illinois

Jeffrey P. Jacobs, MD
Pediatric Cardiovascular Surgeon
All Children's Hospital
St. Petersburg, Florida

Stuart W. Jamieson, MB, FRCS, FACS
Distinguished Professor of Surgery
Chief of Cardiothoracic Surgery
University of California, San Diego
San Diego, California

Robert D. B. Jaquiss
Chief, Pediatric Cardiac Surgery
Arkansas Childrens Hospital
Professor of Surgery
University of Arkansas College of Medicine
Little Rock, Arkansas

Scott B. Johnson, MD
Associate Professor
Division of Thoracic Surgery
Department of Surgery
University of Texas Health Science Center
San Antonio, Texas

Larry R. Kaiser, MD
The John Rhea Barton Professor and Chairman
Department of Surgery
University of Pennsylvania
Surgeon-in-Chief
University of Pennsylvania Health System
Philadelphia, Pennsylvania

Mazyar Kanani, MRCS
British Heart Foundation Clinical Research Fellow
Institute of Child Health
London, United Kingdom

Kirk R. Kanter, MD
Professor
Department of Surgery
Emory University School of Medicine
Chief, Pediatric Cardiac Surgery
Children's Healthcare of Atlanta at Egleston
Children's Hospital
Atlanta, Georgia

Minoo N. Kavarana, MD
Assistant Professor
University of Louisville
Louisville, Kentucky
Cardiovascular & Thoracic Surgeon
Marymount Hospital, London
London, Kentucky

Steven M. Keller, MD
Professor
Department of Cardiothoracic Surgery
Albert Einstein College of Medicine
Chief, Division of Thoracic Surgery
Montefiore Medical Center
Bronx, New York

John A. Kern, MD
Associate Professor
Division of Thoracic and Cardiovascular Surgery
Department of Surgery
University of Virginia Health System
Charlottesville, Virginia

Ali Khoynezhad, MD, Ph.D
Assistant Professor
Department of Cardiovascular and Thoracic Surgery
University of Nebraska Medical Center
Omaha, Nebraska

Christopher J. Knott-Craig, MD, FACS
Professor of Surgery
Division of Cardiothoracic Surgery
Oklahoma University
Chief, Pediatric Cardiothoracic Surgery
Children's Hospital of Oklahoma
Oklahoma City, Oklahoma

Irving Louis Kron, MD
William H. Muller, Jr. Professor and Chair
Department of Surgery
Chief, Division of Thoracic and Cardiovascular Surgery
University of Virginia Health System
Charlottesville, Virginia

John C. Kucharczuk, MD
Assistant Professor
Department of Surgery
University of Pennsylvania
Philadelphia, Pennsylvania

Alan P. Kypson, MD
Assistant Professor
Division of Cardiothoracic Surgery
Brody School of Medicine at East Carolina University
Attending Surgeon
Department of Surgery
Pitt County Memorial Hospital
Greenville, North Carolina

Hillel Laks, MD
Professor
Department of Surgery
Division of Cardiac Surgery
University of California, Los Angeles Geffen School of Medicine
Los Angeles, California

John J. Lamberti, MD
Professor of Surgery
Division of Cardiothoracic Surgery
University of California, San Diego
Director, Children's Heart Institute
Department of Cardiac Surgery
Children's Hospital, San Diego
San Diego, California

John D. Puskas, MD, MSc
Associate Professor and
Associate Chief of Cardiothoracic Surgery
Department of Surgery
Emory University School of Medicine
Chief of Cardiac Surgery
Emory Crawford Long Hospital
Atlanta, Georgia

Philip A. Rascoe, MD
Chief Resident
General Surgery
University of Texas Medical School of Houston
Houston, Texas

V. Seenu Reddy, MD, MBA
Assistant Professor Surgery
Department of Surgery
Director, Thoracic Aortic Surgery & Emerging Technology
Staff Surgeon, Santa Rosa Children's Hospital
Division of Thoracic Surgery
University of Texas Health Sciences Center at San Antonio
San Antonio, Texas

V. Mohan Reddy, MD
Associate Professor of Cardiothoracic Surgery
Chief, Division of Pediatric Cardiac Surgery
Lucile Packard Children's Hospital
Stanford University
Palo Alto, California

Brian L. Reemtsen, MD
Assistant Professor
Department of Cardiothoracic Surgery
University of Southern California School of Medicine
Surgeon
Children's Hospital Los Angeles
Los Angeles, California

Bruce A. Reitz, MD
Norman E. Shumway Professor of Cardiothoracic Surgery
Department of Cardiothoracic Surgery
Stanford University School of Medicine
Stanford, California

Erino A. Rendina, MD
Professor
Department of Thoracic Surgery
"La Sapienza" University of Rome
Chief Professor
Department of Thoracic Surgery
Ospedale Sant'Andrea
Rome, Italy

W. Steves Ring, MD
Professor and Chairman
Cardiovascular and Thoracic Surgery
University of Texas Southwestern Medical Center
Attending Surgeon
Pediatric Cardiothoracic Surgery
Children's Medical Center at Dallas
Dallas, Texas

John R. Roberts, MD
Sarah Cannon Cancer Center
Surgical Clinic
Nashville, Tennessee

Bradley M. Rodgers, MD
Professor
Departments of Surgery and Pediatrics
University of Virginia
Chief, Pediatric Surgery
University of Virginia Health System
Charlottesville, Virginia

Jonathan Jack Rome, MD
Associate Professor
Department of Pediatrics
University of Pennsylvania
Director, Cardiac Catheterization Laboratory
Departments of Cardiology and Pediatrics
Children's Hospital of Philadelphia
Philadelphia, Pennsylania

Jack Rychik, MD, FACC
Medical Director, Fetal Heart Program
Director, Echocardiography Laboratory
Attending Cardiologist
Department of Cardiology
Children's Hospital of Philadelphia
Philadelphia, Pennsylvania

Christopher T. Salerno, MD
Assistant Professor
Division of Cardiothoracic Surgery
University of Washington
Seattle, Washington

Sacha P. Salzberg, MD
Post-Doctoral Research Fellow
Department of Cardiothoracic Surgery
Mount Sinai Medical Center
New York, New York

Hartzell V. Schaff, MD
Stuart. W. Harrington Professor of Surgery
Chair, Division of Cardiovascular Surgery
Mayo Clinic College of Medicine
Rochester, Minnesota

Matthew J. Schuchert, MD
Assistant Professor of Surgery
Heart, Lung, and Esophageal Surgery Institue
University of Pittsburgh Medical Center
Pittsburgh, Pennsylvania

Irving Shen, MD
Chief
Department of Pediatric Cardiac Surgery
Inova Fairfax Hospital for Children
Falls Church, Virginia

Ralph D. Siewers, MD
Professor of Surgery (Retired)
Department of Surgery
University of Pittsburgh
Department of Cardiothoracic Surgery
Children's Hospital of Pittsburgh
Pittsburgh, Pennsylvania

W. Roy Smythe, MD
Chair
Department of Surgery
Texas A&M Health Science Center College of Medicine
Chief of Surgery
Scott & White Hospital
Temple, Texas

Howard K. Song, MD, PhD
Assistant Professor
Division of Cardiothoracic Surgery
Oregon Health and Science University
Portland, Oregon

Martinus Twyeffort Spoor, MD
Instructor
Section of Cardiac Surgery
University of Michigan
Attending Surgeon
Section of Cardiac Surgery
University of Michigan Hospitals
Ann Arbor, Michigan

Thomas L. Spray, MD
Alice Landon Warner Professor of Surgery
University of Pennsylvania
Chief
Division of Cardiothoracic Surgery
The Children's Hospital of Philadelphia
Philadelphia, Pennsylvania

Vaughn A. Starnes, MD
Hastings Professor and Chairman
Department of Cardiothoracic Surgery
Keck School of Medicine
University of Southern California
Los Angeles, California

Brendon M. Stiles, MD
Chief Resident
Department of Surgery
University of Virginia Health System
Charlottesville, Virginia

John M. Stulak, MD
Fellow in Cardiac and Thoracic Surgery
Division of Cardiovascular Surgery
Mayo Clinic
Rochester, Minnesota

R. Sudhir Sundaresan, MD
Professor
Department of Surgery
University of Ottawa
Head, Division of Thoracic Surgery
Ottawa Hospital- General Campus
Ottawa, Ontario, Canada

Thoralf M. Sundt, MD
Professor
Division of Cardiovascular Surgery
Department of Surgery
Mayo Clinic College of Medicine
Consultant
Department of Surgery
Mayo Clinic
Rochester, Minnesota

Takaaki Suzuki, MD, PhD
Assistant Professor
Department of Surgery
Keio University School of Medicine
Sinjuku-ku, Tokyo
Chief, Division of Cardiovascular Surgery
Tokyo Metropolitan Children's Hospital
Kiyose-shi, Tokyo
Japan

Michael F. Teodori, MD
Section Chief, Cardiothoracic Surgery
Phoenix Children's Hospital
Phoenix, Arizona

Victor F. Trastek, MD
Professor
Department of Surgery
Mayo Clinic College of Medicine
Scottsdale, Arizona

Curtis G. Tribble, MD
Professor and Chief
Division of Cardiothoracic Surgery
University of Florida College of Medicine
Gainsville Florida

Reid W. Tribble, MD
Carolina Cardiac Surgery Associates
Columbia, South Carolina

James S. Tweddell
Professor of Surgery and Pediatrics
Chief, Division of Cardiothoracic Surgery
Department of Surgery
Medical College of Wisconsin
Milwaukee, Wisconsin

Ross M. Ungerleider, MD
Professor
Head, Division of Cardiothoracic Surgery
Department of Surgery
Oregon Health and Sciences University
Portland, Oregon

Harold Clifton Urschel, Jr. MD
Professor
Department of Cardiovascular and Thoracic Surgery
University of Texas—Southwestern Medical School
Chair, Cardiovascular and Thoracic Surgical Research, Education, and Clinical Excellence
Baylor University Medical Center
Dallas, Texas

Federico Venuta, MD
Associate Professor
Department of Thoracic Surgery
"La Sapienza" University of Rome
Staff Surgeon
Department of Thoracic Surgery
Policlinico Umberto I
Rome, Italy

Edward Verrier, MD
Professor and Chief
Division of Cardiothoracic Surgery
University of Washington Medical Center
Seattle, Washington

Luca A. Vricella, MD
Chief of Pediatric Heart and Lung Transplantation
Assistant Director, Pediatric Cardiac Surgery
Assistant Professor of Surgery
Comprehensive Transplant Center
John Hopkins University Medical Center
Baltimore, Maryland

Paul M. Weinberg, MD
Professor
Departments of Pediatrics and Pathology, and Laboratory Medicine
Children's Hospital of Philadelphia, University of Pennsylvania School of Medicine
Senior Cardiologist and Consultant in Pathology
Division of Cardiology
Children's Hospital of Philadelphia
Philadelphia, Pennsylvania

Harry A. Wellons, MD
Professor of Surgery
Department of Thoracic and Cardiovascular Surgery
University of Virginia
Charlottesville, Virginia

Douglas E. Wood, MD
Endowed Chair in Lung Cancer Research
Professor and Chief
Division of General Thoracic Surgery
University of Washington
Seattle, Washington

Kwok L. Yun, MD
Assistant Chief
Department of Cardiac Surgery
Kaiser Permanente Los Angeles Medical Center
Los Angeles, California

Richard Zacour, CCP
Chief Perfusionist
Department of Thoracic-Cardiovascular Perfusion
University of Virginia Health System
Charlottesville, Virginia

译者序

“书富如入海，百货皆有”，当前心胸外科学的参考书不胜枚举，但要找到一本适合我国心胸外科同道实际需要的学术著作绝非易事。承蒙天津科技翻译出版公司精心挑选，在浩瀚的学术著作中寻得此书，并得到我国心胸外科专家推崇。

本书由国际权威的心胸外科专家所著，一经问世即受到心胸外科医师的喜爱。此次引进的是该书最新版本，在原有基础上，作者添加了近几年心胸外科领域的最新理论、临床决策以及新的手术方式，作者还结合新的治疗理念对传统的手术做了新的诠释。全书共101章，包括各种内窥镜手术、微创手术、食管重建与成形、肺移植、心肺移植、机器人心脏手术、心室辅助、小儿瓣膜外科、先心病术后心律失常的外科治疗、儿童心脏移植、临床数据库的建立等。该书在编写上独具匠心，秉承了经典教科书的传统和临床手术学的风格，聚二者精华为一体。每章后附有编者评述，对该章所涉及的各种学术观点、最新进展及临床实际问题作了精辟的分析及点评，为了拓展读者的知识面，还附有权威性参考文献。本书图文并茂，条理清晰，内容翔实，针对性强。

“操千曲而后晓声，观千剑而后识器”，我们相信本书对于承担临床繁忙工作的我国心胸外科医师而言，不失为一本实用性极强的案头书；对于初涉心胸外科或正在接受专科医师培训的青年医师，也是非常好的专业参考书，使他们了解心胸外科相关的基础理论、核心知识、各种学术观点、实用技术及发展趋势。

参加本书翻译的均为长期潜心于心胸外科临床工作的专家和中、青年骨干，是他们在繁忙的临床工作之余勤奋笔耕，通力合作才得以完成此书的翻译，在此我们致以衷心感谢。我们还要感谢天津科技翻译出版公司的全体责任编辑，是他们的辛勤努力此书才得以在我国出版。

由于学术水平及翻译能力所限，本书中文版难免存在一些错误及不妥之处，望各位同道指正，以便再版之际修正。

解基严　周清华

2009年8月

前　言

当策划第一版《心胸外科学精要》时，我们尚不能确定心胸外科的同道们能否接受。本书获得极大成功并拥有众多读者后，我们开始思考本书是否遗漏了读者需要解决的某些非常特殊的问题，第二版的问世也说明了本书的成功。我们推出此书的目的就是为了弥补卷帙浩繁的教科书和手术图谱所不能兼顾的内容。在每章后面都附有编者评述，包括提供深入学习的参考资料，甚至与该章作者相反的学术意见，众多读者对这种做法予以了高度评价，因此在第二版中仍保留了这种形式。

我们对第一版做了彻底的改动，添加了许多新的章节并邀请新的作者加盟本书的编写，此外还更新了参考文献并介绍了最新的技术。当然，我们仍保留了第一版的风格，按照特殊定义将该书分为三篇。该书特别适用于正在接受培训的心胸外科医师，以及已具有临床经验的外科医师，他们可以在本书中查询到不太常用的术式及相关问题。与其他经典教科书一样，本书涵盖了所有的临床实际问题，包括准备培训期间的考试以及专业委员会的书面考试和面试。本书也可作为大多数教科书非常好的补充读物，尤其是在特殊的手术及相关问题方面。处于当今的网络时代，通过互联网可以获取相关的资料，相应而来的问题是，纸质教科书是否有存在的必要?我们认为编写学术专著仍具有强大生命力，而且临床医师也需要在案头上备有能随时查阅的参考书籍。

当前心胸外科正处于发展的关键阶段，我们深切地感受到难以吸引更多的外科医师从事心胸外科专业，这中间原因诸多。首先，心胸外科医师的生存方式为众多医师所不愿忍受，因而对该专业敬而远之；此外，人们普遍认为现在心脏外科难以提供更多的职位与机会，这或许阻碍了外科医师选择该专业；有些外科医师专注于普通胸外科而忽略了心脏外科。事实上，心胸外科不可能再被细化分解，目前也仅有一个专业认证委员会，这种情况始终未改变，而且专业学术组织继续对心胸外科的所有领域提供支持。最近完成的一项调查发现，绝大多数外科医师在临床工作中不可能仅局限于某个特别的领域，相反至少涉及两个领域。因此我们必须探索新的途径以训练专科医师，尤其是探索如何在受训时间严重不足的情况下传授更多的临床经验。我们需要寻找新的方法以继续吸引具有发展潜力、素质良好的医师投身到心胸外科领域。希望该书的第二版能达到这个目的，而且吸引更多的医师将此作为终身的事业。

Larry R. Kaiser, MD
Irving L. Kron , MD
Thomas L. Spray, MD

目　录

第1篇

胸部外科

第1章

内窥镜检查：支气管镜和食管镜

Joseph LoCicero III

支气管镜和食管镜是胸外科必不可少的临床检查方法。通过这些技术，外科医师不仅能够明确个体解剖变异，也能够了解腔内病变的情况。此外，这些技术也可以用于治疗性操作，如异物摘除术、狭窄扩张术或内生性肿物的激光切除术。硬质或软质的支气管镜和食管镜各有明显的优势（表1.1）。软质内窥镜的优点是：患者耐受性好，容易接受再次复查；操作可在局麻和小量镇静下完成，患者恢复正常活动所需时间短。硬质内窥镜的优点包括：能够获取的活检标本大，清创术操作简单有效；连接的吸引器较大，清除更彻底。硬质内窥镜适于明确瘢痕或癌症造成的管壁僵硬现象，这可能意味着已无法切除。此外，硬质内窥镜最适于施行直视下扩张术或支架置入术。应根据术者经验和预期目的予以合理应用。

解剖学

气道消化道解剖从空气经鼻咽和口咽部进入人体开始。鼻腔或口腔均可作为上气道消化道系统的入口。在鼻孔内下鼻甲下方有一3~4mm的开口，直接通向后咽。此入路位于咽扁桃体的正内侧，从软腭的后方通过。经口入路则在软腭下方直接到达后咽。绕过舌根到达咽谷。此处可见会厌位于气道消化道前方。于会厌正后方，很容易看到声带。声带前端联合，后端分离。声带位于杓会厌襞之间，后端附于小角结节。小角结节的正后方即是食管入口。冠状位，食管的两侧是梨状隐窝，深2~3cm，经常被误认为食管入口。

气管支气管树

经过声门后，可见气管由一组C形软骨环组成，环间以韧带相连，后方以柔韧的膜部相连，与食管相邻。到气管分叉全长约10cm。胸段气管前方有无名静脉跨过。无名动脉和颈动脉在气管前侧方走行。除上述结构外，主动脉弓位于气管左侧。右侧方，上腔静脉与气管紧邻。后侧方是左右气管旁淋巴结链。气管分叉处可见明显隆凸，管径约1.5cm，气管远端分出左右主支气管，管径约1cm(图1.1)。右主支气管第一分支是右肺上叶支气管，一般距隆凸1cm以内分出(图1.2)。上叶支气管以90°角自右主支气管分出，向侧方走行。右上叶支气管起点以远延续为中间主支气管，长约2cm，分出远端支气管。右中叶支气管开口通常位于前侧，与下叶背段支气管开口相对(图1.3)。此处以远延续为基底段支气管。右侧主要的大血管是右肺动脉，起始部从右主支气管前方越过，向支气管束的前外侧走行。

左主支气管起自气管分叉，止于上下叶支气管分叉外，长3cm(图1.4)。左主支气管较右主支气管更长，从主动脉弓下方穿过。此外，左肺动脉跨过支气管后，走行于左主支气管及其分支的后外侧。第一个分支是左上叶支气管，自左主干以110°角分出。左主干延续为左下叶支气管开口。

左右肺的分段解剖见图1.5。右上叶支气管分出3段支气管，即尖段、后段和前段。中叶分为内段、外段。下叶分为背段和4个基底段，包括前、内、外、后基底段。小的解剖变异很常见。最常见的变异是背段和中叶支气管开口的关系。常见的位置关系是两个支气管开口正好相对。但也有一高一低的情况。拟行中下叶肿瘤切除术时，此变异要引起重视。另一个欠常见的变异是尖段支气管的起始。这与猪和羊的正常解剖相似。即右上叶尖段支气管起始于气管远端，与右肺上叶起点分开。该支气管起点可位于气管分叉上方2cm以内，并有伴行支气管动脉，如果术前未能辨明，可能会造成混淆。

左肺的分段如下。左上叶支气管分为上下两部分。上部分为尖后段和

表 1.1　软质内镜和硬质内镜的优势

软质内镜
- 耐受性好
- 只需局部麻醉
- 所需镇静最小
- 患者易接受

硬质内镜
- 可使用较大的钳子进行活检/清创
- 可使用较大的吸收管提供高流量
- 对评估固定不动的或僵硬的病灶更有帮助
- 更适于行扩张和支架置入术

前段。下部为舌叶，分为舌叶上、下两段支气管。自下叶支气管起点寻找，经常可在后方看到较大的背段支气管。向下距此处1cm以内，可见气道分为前内基底段、外基底段和后基底段。左肺的解剖变异很少见，且多与亚段解剖有关。

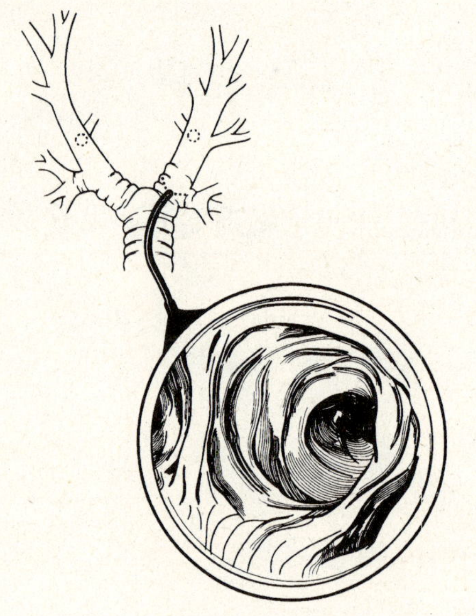

图 1.2　自右主支气管近端向下观察，可见右上叶支气管起始。上叶起始开口紧邻隆凸，其成角提供了一个解剖标志，帮助在支气管镜检查时定向。

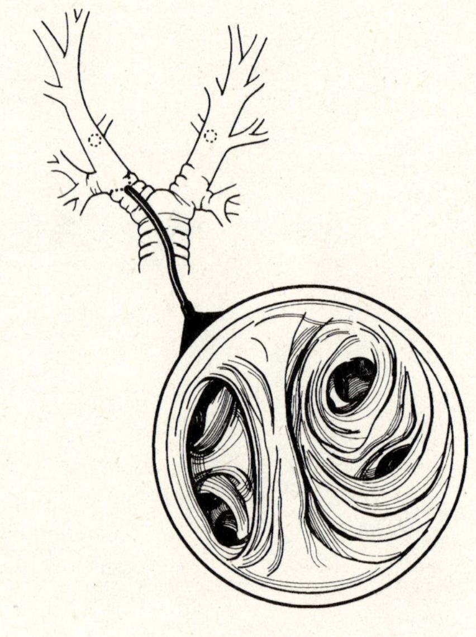

图 1.4　左主支气管明显长于右侧，以分叉处为止点，向下分出上叶支气管（由上叶开口本身和舌叶开口组成）和下叶支气管。

食管

通常，将食管的位置关系用距门齿或前牙的厘米长度表示。颈段食管长约10~20cm，这段食管包括环咽肌。主要的解剖关系是前方的气管膜部和后方的脊柱。在20cm处，食管进入胸腔，前方比邻气管膜部，侧方邻近主动脉，后方贴近脊柱。食管自隆凸下方经过，从左主支气管后方穿过。气管分叉处距门齿距离大约为25cm。此处，降主动脉在胸腔内走行于食管的左侧后方。在35cm处，食管跨过下肺静脉。距门齿40cm处，是食管下括约肌起点，食管由此走向左前外侧，与胃相接。这个位置关系多变。较矮的个体，括约肌可出现于38cm处，而较高的个体可能位于45cm处。位置关系也因测量的时机而变。进镜时测量比退镜时测量结果更长，尤其是存在食管裂孔滑疝的患者。

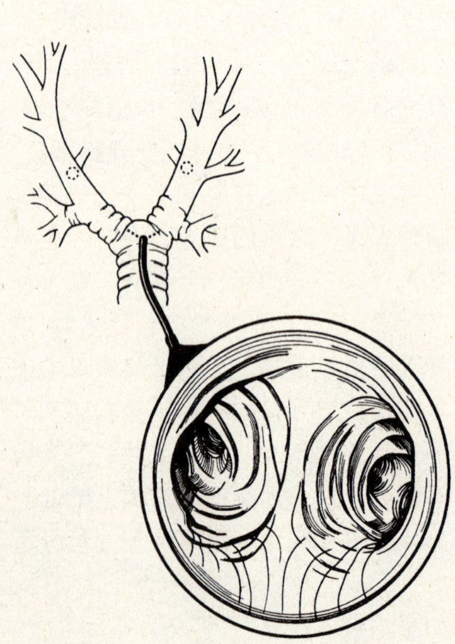

图 1.1　支气管镜所见气管和隆凸。

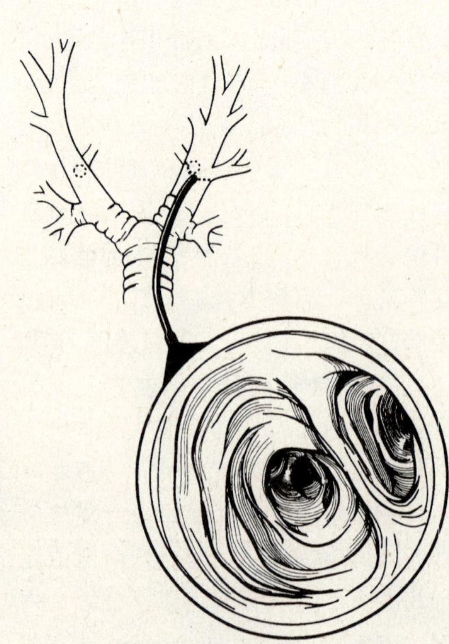

图 1.3　自中央主支气管向下可观察到中叶和下叶支气管。

仪　器

内窥镜检查的标准器械都包括一组操作仪器、光源、吸引器、活检钳和冲洗液，以特定方式连接。可能需要的其他器械包括用来收集标本的液体分离器、抽吸针和扩张器。内窥镜的规格取决于操作目的和患者的体型。通常，诊断性操作使用尽可能小

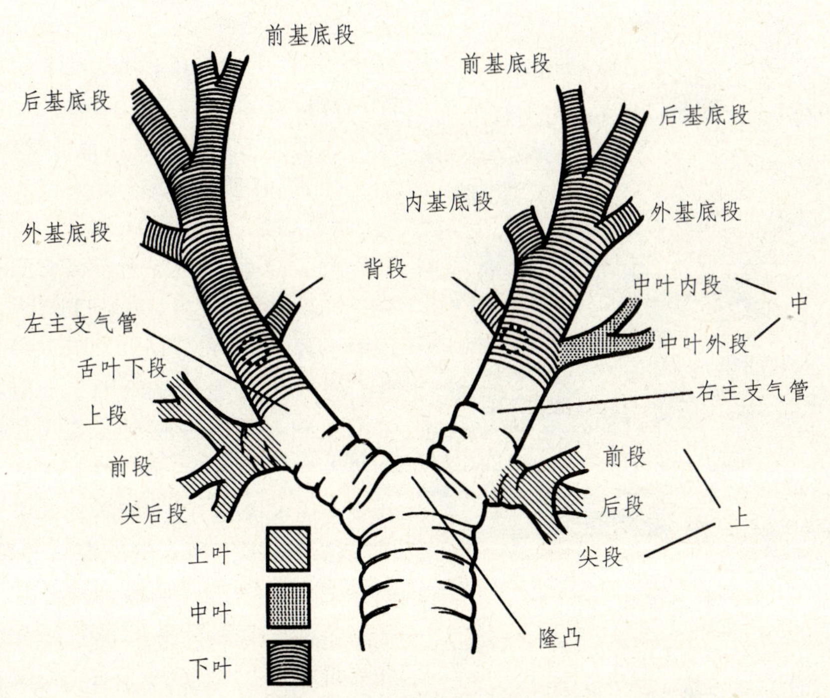

图 1.5　气管支气管树的节段解剖,类似支气管镜操作时的观察方向。

的器械,治疗性操作可能需要用现有的最大号器械。

支气管镜

支气管镜的弹性纤维部分要尽量细小,以保证自主呼吸的患者能够通过镜周的空间进行通气。从气管内插管进镜时,这一点更加重要。标准规格的插入部管径为3.5mm,吸引/活检孔径为1.2mm(图1.6)。需要的气管插管内径至少在8mm以上。大多数支气管镜厂商均可提供配有标准吸引/活检管的更纤细的内窥镜。可以在更细的气管插管内进镜检查。使用软质支管镜在气管插管内检查时,需要一些附件,包括一个插入部的气管套管。其他附件包括活检钳、取出异物需要的篮钳、一次性毛刷、灌注导管和活检/注射针。

硬质支气管镜的直视孔也是通气道,因此管径应尽可能大,在保证行内窥镜操作时有足够的通气。Jackson通气激光内窥镜除操作孔以外,还有一个单独的通气管道(图1.7)。也有独立的纤维吸引器和光导纤维或纤维活检钳的通道。在内窥镜末端的目镜可撤除,换上橡胶帽,可以安装电视镜接头。电视硬质内窥镜有0度、30度和90度视角。30度镜不常用。0度内窥镜远端可视范围广阔,超出肉眼。90度视角通常用于观察右上叶或下叶背段。

食管镜

软质食管镜选用标准的上消化道内窥镜(胃镜),采用标准管径。这种内窥镜有一型装有一个白色的尖端,适于激光治疗;但是这一型内窥镜很少用到。食管镜的附件包括活检钳、取异物的网状导管、息肉摘除器、电凝和细针导管。

硬质食管镜比硬质支气管镜更扁,尖端更圆滑,对成人和儿童均适用,长度20~50cm(图1.8)。附件与支气管镜附件相似,但更长。有一个特殊的圆形食管镜,长30cm,用在直视下行扩张术(图1.9)。这种内窥镜可用的扩张器最大径达36F(12mm)。普通食管镜可用的扩张器最大径仅为20F(6mm)。更新的球囊扩张器有一个主干可以将球囊插入8F导管,使用时更有弹性。

过去硬质内窥镜最常使用的是直接扩张器。但随着高成功率的间接扩张器的发展已很少使用。间接扩张器现在主要有两大类:Savary即导丝

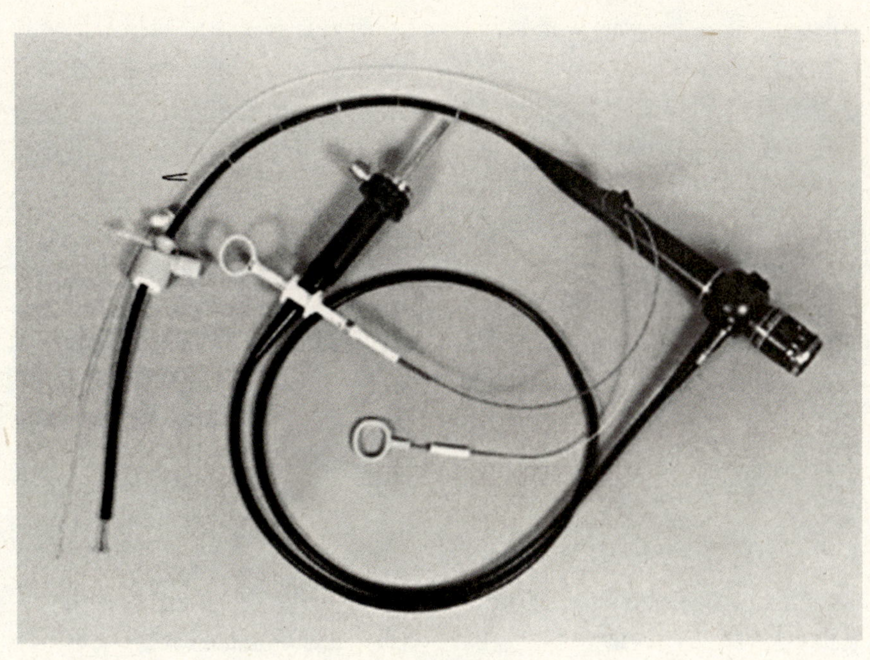

图 1.6　软质支气管镜及标准配件。图示为气管插管通气接头、活检钳和一次性毛刷。

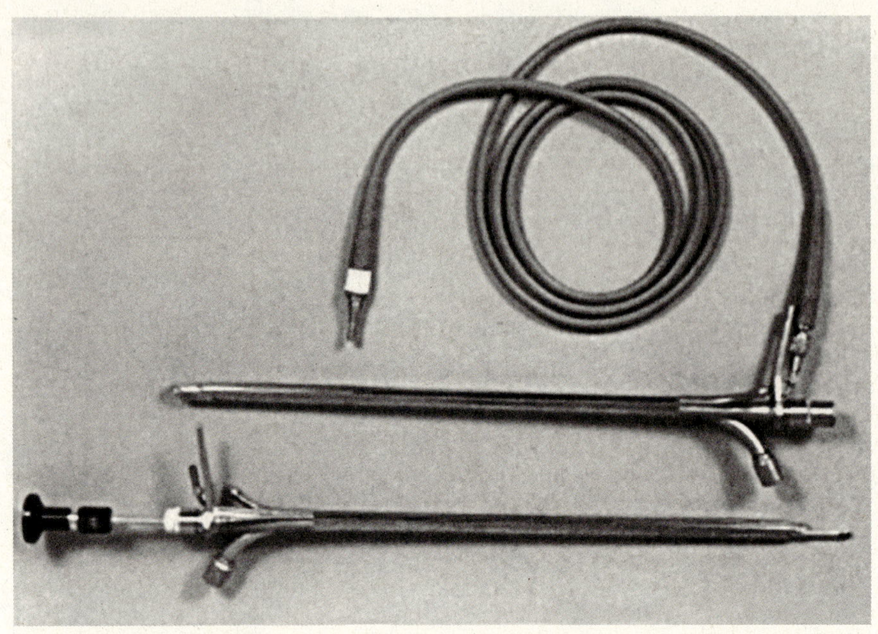

图1.7 Jackson通气激光硬质支气管镜。有一个用来通气的侧孔和另一个放置纤维器械的管道。光源位于管身内。末端最上方的透镜为目镜,底部的透镜通过一个特殊的密闭接头连接远窥镜。

扩张器以及Maloney即无导丝扩张器(图1.10)。第三种膨胀式扩张器对食管和气道均适用。Savary型扩张器串在导丝上,直视下将导丝插入挛缩和狭窄处。成功后,将扩张器循导丝推入,然后退出,串入一个扩张器。Savary扩张器直径从5mm至18mm。Maloney扩张器与Savary扩张器外观相似,但并没有导丝孔。Maloney扩张器曾经含汞,但现在已不含这种潜在的致死性毒物。扩张器上有厘米标志以计量插入的深度。标志线既有从尖端起始标记(美国),也有从最宽处起始的(欧洲)。Maloney扩张器管径从10F至60F。球囊扩张器有15mm和20mm两种管径可供选用。

操作流程

食管镜和支气管镜基本原理相似。软质内窥镜通常在局麻+静脉镇静辅助下进行。硬质内窥镜也可以在局麻下进行,但通常在全麻下进行操作。两者的术前准备相似。美国麻醉学会已经发表了清醒镇静的指南(表1.2)。住院部和许多门诊部检查室均要求术者必要时能够在无麻醉师或麻醉护士帮助下进行清醒镇静。

所有患者均应进行心电图监测、无创血压监测和脉搏血氧监测。治疗小组内要有一人来监控和记录患者的生命体征,并将任何显著偏差向术者报告。患者在术前、术中、术后均需进行氧气吸入。最常使用的镇静药物是咪达唑仑。在进行局麻后,以1mg剂量递增给药。咪达唑仑的镇静和麻醉效果很完美。哌替啶是次常用药物,尤其是疼痛较重的操作,如扩张术、硬质内窥镜、支架植入术等。通常以25mg剂量递增给药。镇静下行内窥镜操作后,患者仍需监测至少1小时。对于在镇静条件下行内窥镜的患者,给予充分局部麻醉也很重要。食管镜一般重复给予丁卡因喷雾剂或利多卡因冻胶剂。支气管镜给药方式更多样化,包括口咽部使用利多卡因喷雾剂,经支气管镜或经环甲膜给予利多卡因麻醉声带和气管,或注射利多卡因麻痹喉上神经和气管壁阻滞。经鼻入路时鼻腔麻醉最好给予蘸有4%可卡因的毛刷擦拭直到有效麻醉。

全麻时最好使用短效药物,如异丙酚。气道消化道扩张术和硬质内窥镜会给患者造成强烈的刺激和疼痛。这要求短时间的深度麻醉。最好的药物是经静脉给予硫喷妥钠或异丙酚,并推注肌松药琥珀酰胆碱以达到45~60秒的完全松弛。行支气管镜时,术者必须准备好在达到深度麻醉时进入气管。行硬质食管镜时,气道必须插管行机械通气。即使给予短效药物,意外也可能延迟发生,因为在刺激时已深度麻醉。麻醉师必须给予重视,以免发生意外。

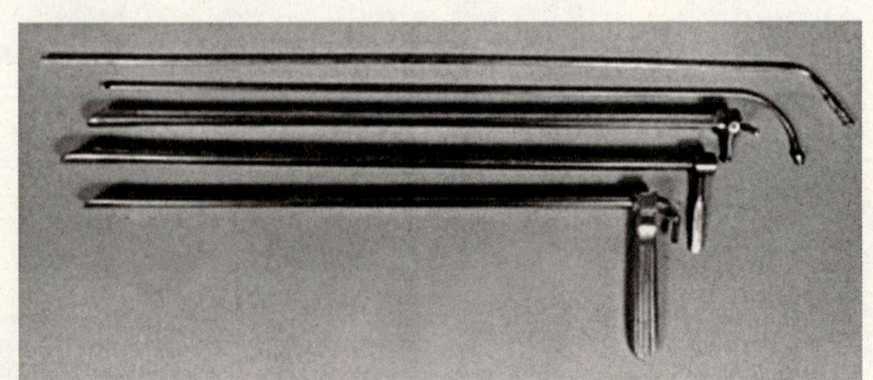

图1.8 标准的Jackson食管镜。每种之间的末端稍有不同,但是大体上都是扁平状,与食管形似。吸引器可为末端开口,或两侧开口。

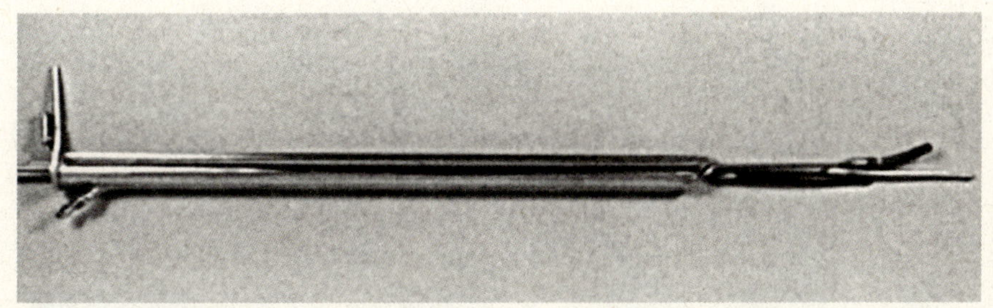

图1.9　可扩张食管镜。这种食管镜是圆形的，可容纳最大36F的扩张器。图中可见各型Jackson硬质扩张器自镜身末端探出。

表 1.2　清醒镇静的要求

监测要求
心电图
无创血压
脉搏氧饱和度
文字记录
供氧
给予镇静/药物的静脉通路
协助给药、监测和记录的助手
监测后复苏

支气管镜

行纤维支气管镜时，术者一般站在患者右侧面向床头操作。左手持镜，右手操作支气管镜或将器械放入活检/吸引通道。可以从鼻或口进镜，由术者选择。经鼻入路支撑平台稳定，且镜体在鼻腔内弯曲后直接进入咽部。经口入路镜体沿舌和会厌弯曲，距离短，平台不稳定。通过这两种方法进镜后，可以观察后声带以下的全部气道。经气管插管无法观察到咽部和上段气管。对气道的所有观察均应在第一次进镜时进行，以免异常所见与进镜可能造成的损伤相混淆。应先从可疑病变侧的对侧开始，按前述方法连续观察各段支气管开口。用收集器留取分泌物，应在纤维支气管镜通过咽部后插入收集器。为避免在口咽部污染，收集器应尽可能接近镜口放置，或者在连接收集器前更换吸引管。

硬质支气管镜在床头操作。患者头下垫枕或者套圈，保持过伸位。使口咽至气管的入路呈直线。前切牙上加牙垫。左手的拇指和食管支撑固定硬质支气管镜，右手移镜（图1.11）。即使放置牙垫，也不要以门齿作为支点，并注意保护口唇。进镜经舌上方到达后咽（图1.11插图），以看见会厌为标志。用镜头挑起会厌，轻轻向下压即可看见声带。进镜太深可致整个咽喉被挑起，术者将可观察到环咽肌。观察到声带后，将支气管镜旋转90°，尽可能无创地穿过声带。用拇指和食指支撑缓缓进镜后可见整个气管。右手固定镜体并放入吸引器或活检钳。助手帮助将吸引器或活检钳的头端放入支气管镜，以使术者免于丢失视野。到达隆凸后，可进入左、右主支气管。先将患者的头转向要观察一侧的相反方向。如观察右主支气管，头偏向左；而观察左主支气管时，头偏向右。按前述辨明叶、段支气管。要完整观察右上叶支气管开口需要使用90°电视镜。

在初步观察后，可按介绍进行擦刷、冲洗或活检。对于一个免疫功能受损的患者，诊断性支气管镜检包括刷拭可疑渗出物、整肺段的支气管肺泡灌洗和经气管肺活检。擦刷时应使用有保护的刷子。这种刷子导管前端有塞子，向前推出毛刷即可去掉塞子。擦刷后，应将刷子退回导管，将整个导管拔出。冲洗或灌洗最好在擦刷后进行。行支气管肺泡灌洗时，将镜尖楔入亚段支气管开口，以阻塞开口。也可以使用球囊导管。这样可将段和亚段支气管完全阻塞。使用无菌生理盐水进行灌洗，每次25mL灌入100mL。每部分都要用注射器或普通吸引器回收。成功的灌洗应回收50%的灌注液。经气管活检术操作时，在直视下将活检钳送至亚段支气管以远。在此处张开钳子，向前推至遇阻力处。此时钳取活检标本。多取几次活检以获取足够的标本。足够的标本包括呼吸道上皮和肺泡壁。

另一种有效的操作是经气管对气管外肿物行针刺活检。操作时使用Wang氏穿刺针。这种针有不同样式，但基本原理相同。穿刺针外有保护套，经活检孔道放入。到达位置后，从导管内推出。导管在准备穿刺前预先装满生理盐水。将穿刺针推出导管，穿过气管或支气管壁，刺入待活检的肿块或结节。将穿刺针向上、下方移动后再进行几次穿刺，以增加活检的标本量。将标本放到玻片上送细胞学检查。部分标本也可以送培养。

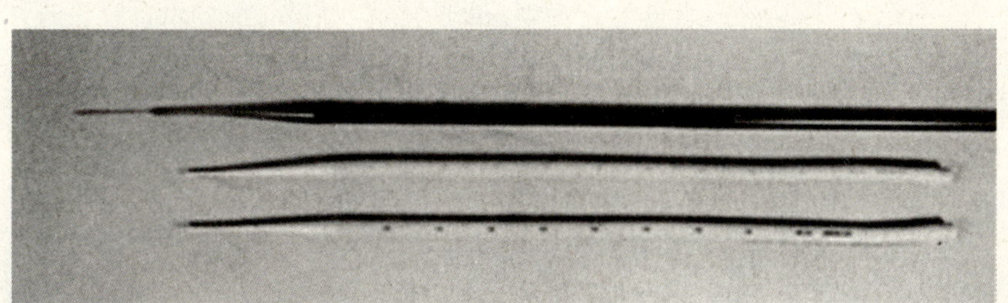

图1.10　软质扩张器。Savary扩张器（顶部）是一种导丝扩张器。Maloney扩张器，无论是美国系列还是欧洲系列，其上均有厘米标记以计量插入深度。

自发荧光支气管镜是评估气道黏

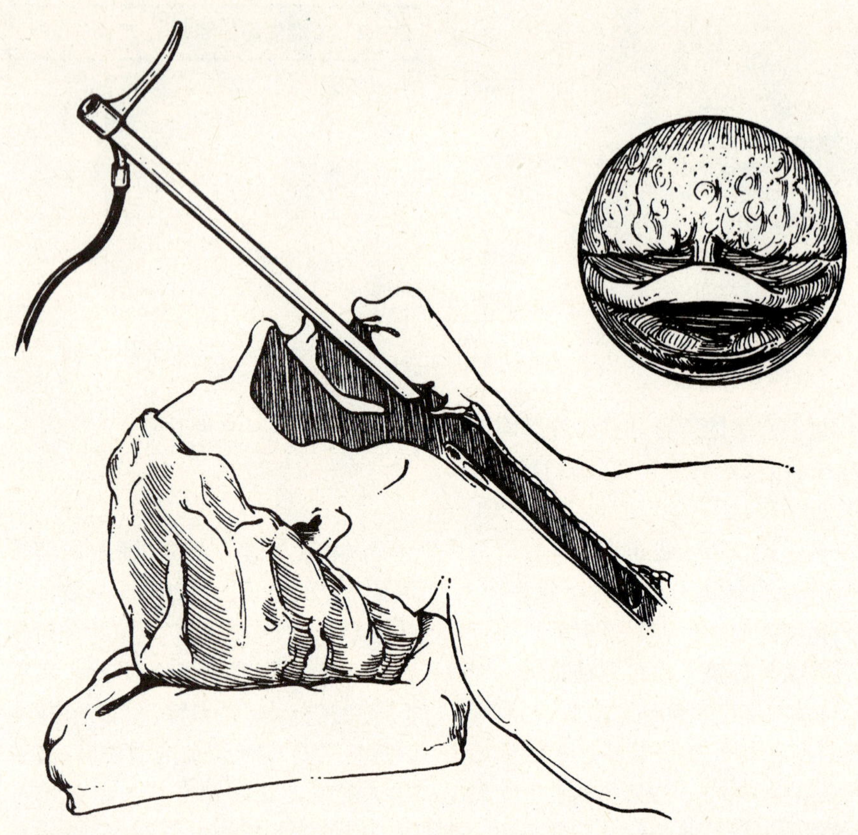

图 1.11 患者行硬质支气管镜的体位。插图为支气管镜通过舌体到达后咽后的所见影像。

膜恶性变的一种改良方法。如果要使用这种方法，务必要在吸引或活检损伤黏膜之前。这种特殊的自发荧光支气管镜（AF bronchoscope；Storz,Inc., Culver City,CA）很有必要。首先，用白光支气管镜观察肉眼异常，并清除气道分泌物。接着，改为自发荧光光源模式，为440nm的紫外线。正常黏膜呈绿色，黏液呈紫色，萎缩或癌变的黏膜呈粉红色。在此模式下行活检效果更好。

完成操作后，需仔细检查整个气道有无出血或分泌物。这些都需要吸出或灌洗出。处理小量持续出血时，滴入1:10 000的肾上腺素有助于止血。术中必须小心监测血压和脉搏，因为这些药物会从气管快速吸收。支气管镜术后复苏时，不必常规行胸片检查。行经气管活检后，则应复查胸片，以确保无气胸发生。

实际上支气管镜正在发展中。同结肠镜一样，影像学发现的异常灶仍需直视和活检予以明确。

食管镜

硬质和软质食管镜均经口插入。实施软质食管镜操作时，患者多取左侧卧位，便于操作过程中患者口腔分泌物流出。直视下将食管镜推进至咽部小角结节后方，进入食管。自食管起始部，随着食管镜的前进，可以看到食管全程。另一种方法是食指和中指深入口中将舌前压，使食管开口稍稍扩大。通过这种方法，食管可以盲插通过食管上括约肌。这样食管镜可以轻松插入食管，减少误插入梨状窝的可能性，但是无法在初次进镜时观察食管上括约肌。

观察到咽部黏膜变平是食管上括约肌的标志。随着镜体插入，管口逐渐变大，食管镜易通过。食管上括约肌是进镜时遇到的第一处狭窄。在此处，应当检查食管上段，以便寻找可能存在的Zenker憩室开口。通过此处后，放缓进镜速度，经过胸段食管，注意观察黏膜。间断注气有助于观察食管，也利于发现僵硬区，因为这种部位注气效果差。继续向下推进到达食管下括约肌，正常情况下应当同膈在同一水平。下括约肌通常是关闭的，但是可以小量注气将其冲开，进入胃内。对食管进行完整观察要包括对食管下括约肌的下表面的观察，可在胃内将镜头倒转向贲门进行观察。大多数术者会继续观察胃、幽门和十二指肠的第一、二段，但这并不是食管镜检的必需部分。在检查和记录各个病变的水平后，缓慢退镜，对食管复查。理论上，术者在进镜时应集中精力在推进器械的技术细节上，在退镜时再对发现的病变仔细观察。

硬质食管镜操作方法与硬质支气管镜相似。患者需先行气管插管，但是也能在局麻加深度镇静下进行。持镜方法与硬质支气管镜相同。在后咽部进镜时要小心，一旦到达后咽，应用左手拇指作为支点将镜体上提以观察环咽肌。看到环咽肌后，将食管镜小心插入食管。务必小心避免在C7椎体的突起处撕破食管。硬质食管镜是最难于掌握并安全完成的内镜操作，患者风险极大。并非所有患者均可行硬质食管镜。那些关节炎症状严重，无法充分伸展颈部的患者无法行食管镜。另外，部分患者脊柱的骨刺较大，可能会阻挡食管镜通过该处。如果术者执意穿过骨刺，穿孔发生率极高。

随着各种内镜的使用，图像学资料正广为分享。图像可以帮助其他医师了解病变的性质。图像资料也让随访更为简单，因为可以与既往的病变或异常对比。这也方便教学。所有参与患者医护的人员都可以观察这个操作过程。这对于重症监护尤其重要。护士很少能发现气管内或食管内的病变。影像可以让他们对病情更了解,从而改进护理。通过影像,外科医师也可以在操作过程中对受训医师进行实时指导。

在局麻内镜检查后，患者仍需禁食水,直至咽喉部麻醉完全恢复。一般需要30分钟。患者在喝水无困难前,不应太过放松。一般不需要额外的检查,但是，如果患者在食管镜检查术后诉疼痛,可能是穿孔的征兆。最好行口服稀钡对比造影明确有无外漏。

结　论

所有胸科外科培训医师均应掌握上气道消化道的内镜检查术，尤其是支气管镜和食管镜。迅速插入硬质支气管镜的本领,可以救患者一命。但开胸手术前通过内镜检查获得资料的重要性也不应被高估。

推荐读物

Herth FJ, Ernst A, Becker HD. Autofluorescence bronchoscopy—A comparison of two systems (LIFE and D-Light). Respiration 2003;70:395.

Maniatis PN, Triantopoulou CC, Tsalafoutas IA, et al. Threshold selection in virtual bronchoscopy: Phantom study and clinical implications. Acta Radiol 2004;45:176.

Prakash UBS. *Bronchoscopy*. New York: Raven, 1994.

Shields TW, LoCicero J 3rd, Ponn RB. General Thoracic Surgery (5th ed). Philadelphia: Lippincott Williams & Wilkins, 2000.

Stradling P. Diagnostic Bronchoscopy: A Teaching Manual (6th ed). Edinburgh: Churchill Livingstone, 1991.

编者评述

L.R.K.

LoCicero博士提出的几点值得稍加评述。首先,食管进入纵隔后偏向中线左侧,走行于左主支气管后方,这对胸上、中段食管癌有重要临床意义。在气道检查时要仔细观察近段左主支气管。此外,内镜专家应熟知左右肺动脉与相应主支气管的解剖关系。要明白当需要处理胃食管连接处时，其解剖位置决定需行左胸入路。

胸外科医师必须成为内镜专家。在某种程度上,硬质内镜操作水平可以让我们从绝大多数竞争科室中脱颖而出。虽然支气管镜介入治疗的发展可能对这一领域构成新的威胁,但能够进行此项操作仍让我们保持明显优势。操作硬质支气管镜让我们熟知解剖,在操作软质支气管镜时更为透彻。这进一步体现了胸外科医师进行硬质内镜培训的重要性。但是不幸的是,这些技术已有失传的危险。硬质内镜操作应成为胸外科医师培训计划的一部分,而且对于有指征的患者必须力争实践硬质内镜的部分操作。当前,在患者的治疗上,由于软质内镜操作简单,即使有适应证,也很容易忽略掉硬质内镜检查。在胸科手术项目上,硬质食管镜操作也很少见。这一操作最难掌握,对患者风险最大。但在处理食管狭窄,尤其是吻合口相关的狭窄时,能够进行此项操作仍具有重要的临床意义。

外科医师应当亲自进行支气管镜检查，将其当作开胸手术操作的一部分，即使相关的呼吸内科医师已进行过内镜检查。同理,在做食管切除术时也要行食管镜检查。对我来说,如果我没有亲眼看到内镜发现，很难让我进行开胸手术。然而,由于现在的形势和害怕冒犯同事,一般不重复内镜检查。

一个全面的胸外科医师应当擅长每一种内镜治疗性操作，如支气管镜激光治疗、支气管支架置入和食管腔内管的放置术，即使我们的医学同仁们也在努力地掌握这些技术。

(隋锡朝 译　王俊 校)

第2章

纵隔镜检查和分期

Mark Onaitis ,David Harpole

准确评价肿瘤是否扩散至纵隔淋巴结是非小细胞肺癌分期系统中极为重要的部分。纵隔镜检查术能够准确地进行纵隔分期，因此其在非小细胞肺癌临床分期中具有十分重要的作用。本章主要介绍纵隔镜检查术和其他用于纵隔分期的方法。

分期系统

20世纪40年代首次提出根据原发肿瘤(T)、区域淋巴结(N)和是否有远处转移(M)来进行肿瘤的分级。经过不断的争论和修订，肺癌的TNM分期系统在1985年得到了国际上的广泛认同(表2.1和表2.2)。这一分期系统中最为重要的内容是对区域淋巴结解剖和命名上的描述(图2.1)。肺癌的国际分期共分为4期。I期肿瘤局限在肺实质及脏层胸膜内。II期肿瘤转移或直接侵及肺内淋巴结，但尚未累及纵隔淋巴结。III期肺癌是局部晚期病变,并且是一个具有异质性的组合;IIIA期定义为同侧纵隔淋巴结转移或肿瘤直接侵及可能切除之结构;IIIB期患者包括斜角肌或对侧纵隔淋巴结转移,恶性胸腔积液，或肿瘤侵及不可能切除之结构。出现远处转移即为IV期肺癌。

分期与判断预后和指导治疗有关。随着期别的增大,生存率显著降低(图2.2)。手术治疗通常适用于I期和II期肺癌。I期肺癌完全性手术切除所获得的治愈率明显优于其他治疗方法，并且无需任何辅助治疗。对于II期肺癌，最近有证据显示辅助治疗可能改善生存率。对于可能整块切除的无纵隔淋巴结转移的IIIA(T3N0M0)期肺癌,外科手术是最佳的治疗方法,术后选择性应用体外或组织间放射治疗。对于IIIB和IV期肺癌，除极少数患者外,无法从外科手术中获益。

对于多数伴有纵隔淋巴结转移的IIIA(T1-3N2M0)肺癌患者,外科手术的作用还存有争议。临床分期N2患者单纯手术切除5年生存率小于10%，而临床分期N0或N1但病理分期N2的患者，术后5年生存率可提高3倍左右。尽管最近一些研究显示术后化疗可能改善肺癌生存率，但从总体上讲,以提高远期生存率为目的的各种术后辅助治疗结果还令人失望。相反,术前诱导化(放)疗,对于有反应的患者可能有益。对于大多数N2期患者，最初的治疗以非手术治疗为主，只有一小部分N2期患者(单站、局限以及淋巴结内转移者)可能适合手术治疗。淋巴结评估的主要问题并不是要明确N2病变是否可能切除,而是如何能够最准确经济地发现所有临床中N2的患者。

临床分期过程

准确分期并不是要求对所有患者应用所有的检查手段。病史、体检、基础血液化验以及胸片、胸部CT表现是指导进一步评估的依据。由于分期的最高级别决定治疗方案,因此,理论上分期的顺序过程与TNM的字母顺序相反——即,首先判断有无远处转移,而后评估淋巴结状态,最后是肿瘤本身。对于已明确M1的患者,无需进一步检查评估T和N的状态;同样,对于已明确N3或N2的患者，除放射学检查以外，无需行更多检查明确肿瘤或肺内淋巴结状态。至于是否需要选择特殊的影像学检查和组织活检，取决于医生的经验和具体的医疗条件。

远处转移

早期发现胸腔外的远处转移能尽早开始治疗过程，从而避免一些无用的检查手段以及避免患者接受无价值的手术。基于上述考虑,在进行M分期时需要解决两个问题：何时进行扫描检查以及对于异常的扫描检查何时进

表 2.1 肺癌 TNM 分期系统

分期	描述		
原发肿瘤			
TX	无法判断是否存在原发肿瘤,或是在痰或支气管洗出物中发现恶性细胞,但影像学检查和支气管镜检查未能见到肿瘤		
T0	肺内没有原发肿瘤的证据		
Tis	原位癌		
T1	肿瘤最大直径≤3cm,周围为肺组织或脏层胸膜所包围,支气管镜检查肿瘤侵犯没有超出叶支气管(即没有累及主支气管)		
T2	肿瘤最大直径>3cm;肿瘤侵犯脏层胸膜;伴有肺不张或阻塞性肺炎并扩展到肺门区,但未累及全肺;累及主支气管,但距离隆突至少有2cm或以上		
T3	任何大小的肿瘤侵犯胸壁(包括肺上沟瘤)、膈肌、纵隔胸膜或壁层心包,但尚未侵及心脏、大血管、气管、食管或椎体;肿瘤位于主支气管,距隆突小于2cm但尚未累及隆突		
T4	任何大小的肿瘤侵犯纵隔、心脏、大血管、气管、食管、椎体或隆突;伴有恶性胸腔积液		
淋巴结			
N0	没有区域淋巴结转移		
N1	转移至同侧支气管周围淋巴结和(或)同侧肺门淋巴结,包括原发肿瘤直接侵犯(10R-13组)		
N2	转移至同侧纵隔淋巴结和(或)隆突下淋巴结(2,4,5,6,7,8,9,10L组)		
N3	转移至对侧肺门和(或)对侧纵隔淋巴结,同侧或对侧斜角肌或锁骨上淋巴结		
远处转移			
M0	没有远处转移		
M1	有远处转移		
肺癌分期			
隐性癌	TX	N0	M0
0期	Tis	N0	M0
I期	T1	N0	M0
	T2	N0	M0
Ⅱ期	T1	N1	M0
	T2	N1	M0
ⅢA期	T3	N0	M0
	T3	N1	M0
	T1-3	N2	M0
ⅢB期	任何T	N3	M0
	T4	任何N	M0
Ⅳ期	任何T	任何N	M1

行活检。

原发性支气管肺癌常见的远处转移部位包括肺、脑、骨、肝和肾上腺。在进行胸部CT扫描时应同时进行包括肾上腺的上腹部扫描。其他的脏器扫描检查还包括放射性核素骨扫描和头颅CT或MRI检查。尽管有些学者建议所有患者进行头颅扫描(MRI或CT,最好是MRI),但我们认为对于无症状的T1-2N0患者实非必须。在所有接受检查的患者中,临床筛检的阴性准确率大于90%,此外,扫描检查结果可能是非特异性的。20%~30%的老年人可出现骨扫描异常,并由此可能产生一些不必要的昂贵检查。尽管如此,由于扫描检查的危险性很小,其适用范围十分广泛,不仅可以用于特定器官异常时的检查,此外,在患者出现一些非特异性症状和表现(如贫血、体重减轻),提示可能存在疾病进展时,也可考虑行扫描检查。近年来,正电子发射计算机断层扫描(PET)检查已经成为肺癌分期中一个重要的手段。PET检查可替代放射性核素骨扫描,并有可能发现其他部位隐匿的转移病灶。在进行PET检查时,由于恶性细胞所摄取的放射性氟化葡萄糖(示踪剂)明显多于正常组织细胞,因此PET在诊断肺部孤立性结节的良恶性方面相当准确,但在判断淋巴结是否转移方面作用稍逊。此外,PET在发现远处转移方面也已显示出其临床应用价值。最近一项来自American College of Surgeons Oncology Group(ACOSOG Z0050)的前瞻性临床研究显示PET的敏感性83%,特异性90%。其中值得一提的是,PET的阴性准确率高达99%。但是由于PET的阳性准确率仅有36%,因此对于PET检查阳性的患者,如有可能均应取得病理学证实。

对于大多数患者,诊断远处转移需要综合分析临床和各项扫描检查资料。对于临床怀疑远处转移的患者,联合进行胸片、传统断层显像或CT、MRI以及超声等检查通常是足够了。引导下的细针穿刺活检有助于大多数疑难病例的诊断。对于胸外科医师来说,很少有患者需要切开活检,多数是用于诊断放射性核素扫描发现的肋骨病变。肋骨活检主要的操作难点在于

表 2.2 肺癌 TNM 分期的修改建议

国际抗癌联盟已经接受了新修改的肺癌分期系统。此修改的目的是通过将某些 TNM 进一步分类,并修改其他 TNM 分类,进一步完善临床预后分层;同时将一些之前未列入的类型包括进来,并使分期间的差距最小化,而且保持现有登记与资料库的相关性。临床分期的预后准确性非常重要,因为预后方面一些小的改善将促进治疗的改进。修改的关键内容如下:

1. 将原来的 I 期分成两期,以更好地反映淋巴结阴性的 T1 与 T2 之间的显著差异
2. 将原有的 II 期分为两期,同样为了区分 T1 与 T2 的影响;同时将 T3N0 的肿瘤从 N2 中分出来,因为它的生物学和预后与 N2 淋巴结转移的患者不同
3. 关于存在最大争议的多个病变——同一肺叶内的病变为 T4,不同肺叶内的为 M1。我们认为发现肺内的多处肿瘤表明肺癌生物学表现的根本改变,需要我们更关注其轮廓是否光滑、病变数目、组织学差别、单侧还是双侧以及是否给予了合适的治疗

建议修改后的分期

0 期	原位癌
IA 期	T1N0M0
IIA 期	T2N0M0
IIB 期	T1N1M1
IIIA 期	T2N1M0;T3N0M0
IIIB 期	T4,任何 N,M0;任何 T,N3,M0
IV 期	任何 T,任何 M

注:非常感谢 Clifton F. Mountain 博士授权我们在该分期公布之前发表有关该分期的建议。

译者注:该分期的建议有误(如 IIB 期 T1N1M1),目前国际上仍以 1997 年肺癌 TNM 分期法为准。

病变的准确定位,这是由于肋骨病变通常没有可触及的包块,并且除非患者很瘦,否则很难数清肋骨。利用皮肤标志进行肋骨病变的定位是不可靠的,因此,术前的准确定位可以通过在荧光镜或放射性核素引导下将亚甲基蓝直接注入病变部位骨膜内的方法来实现。亚甲基蓝的注射量应不超过1~2滴,以避免过多组织着色而影响手术入路的解剖显露。在定位前,常规进行针吸活检快速细胞学检查,如为阳性则可避免切开活检。

由于肾上腺腺瘤在人群中的发病率为2%~9%,并且肺癌常见肾上腺转移,因此在进行肺癌分期CT扫描时经常可以发现肾上腺肿块。放射学检查难以准确鉴别肾上腺肿物的性质,因此可能需要经皮穿刺活检。如针吸活检无法明确诊断,则可通过多种方法进行切开活检。经腹部、侧肋部或后侧切口可切除大多数肾上腺,也可选择经腹腔镜或胸腔镜进行。对于与肺部病变同侧的肾上腺肿物,我们习惯经胸腔切开膈肌进行肾上腺切除。患者取侧卧位,双腔气管插管,切除一部分第10后肋后(长约8cm)进入肋膈角,切开膈肌进入腹膜后间隙,打开Gerota筋膜行肾上腺切除或活检。如术中冰冻切片病理检查提示良性病变,遂在同一体位及麻醉下,经保留肌肉的胸部切口完成肺切除术。

原发肿瘤

根据影像学检查判断肿瘤大小,但对于中央型肿瘤,由于周围组织结构和肺不张的影响,有时可能很难准确判定肿瘤大小。单纯根据肿瘤大小很难确定治疗方案,仅知道T1和T2并不能明确肿瘤的分期。同样,也要根据影像学检查来确定肿瘤的部位。支气管镜主要用于近端支气管以及隆凸部位的检查,这些部位的肿瘤(T3, T4)是影响分期的独立性因素。有时明确肿瘤的侵及范围可能会有困难。在一小部分患者中,影像学表现可能有明确的提示——肿瘤大块浸润,骨骼破坏或肿瘤侵及包绕血管。一些特殊的症状和体征也可能提示肿瘤进展,如疼痛、吞咽困难、面部潮红或声音嘶哑等。中央型或周围型肿瘤与周围组织结构间的脂肪间隙即便模糊不清,也同样不能证明肿瘤是否已发生浸润侵犯。除了肺上沟瘤,MRI检查在这方面也不能提供更多的信息。如果肿瘤侵及部位可能切除(T3),患者在接受开胸手术时应做好胸壁切除或其他扩大切除的准备。如果怀疑肿瘤侵犯的部位已无法切除(T4),可以通过纵隔镜检查、纵隔切开术或胸腔镜检查予以证实,由此可能避免开胸探查及其并发症。

胸腔积液通常是由于恶性肿瘤胸膜腔种植所致,但也有少数情况是由于肺部感染或其他原因所致的漏出液。因此,如无其他手术禁忌,对伴有胸腔积液的患者应获取胸水标本进行检查。首先是进行胸腔穿刺,也可同时行经皮胸膜活检术。对于诊断困难的患者,尽管多次重复操作可能会提高胸腔穿刺术的阳性诊断率,但我们通常采用胸腔镜检查,术中根据具体情况决定切除肿瘤、滑石粉喷洒胸膜腔固定,或者是根据术后最终的病理检查结果决定下一步治疗。尽管目前胸腔镜在肺癌分期中

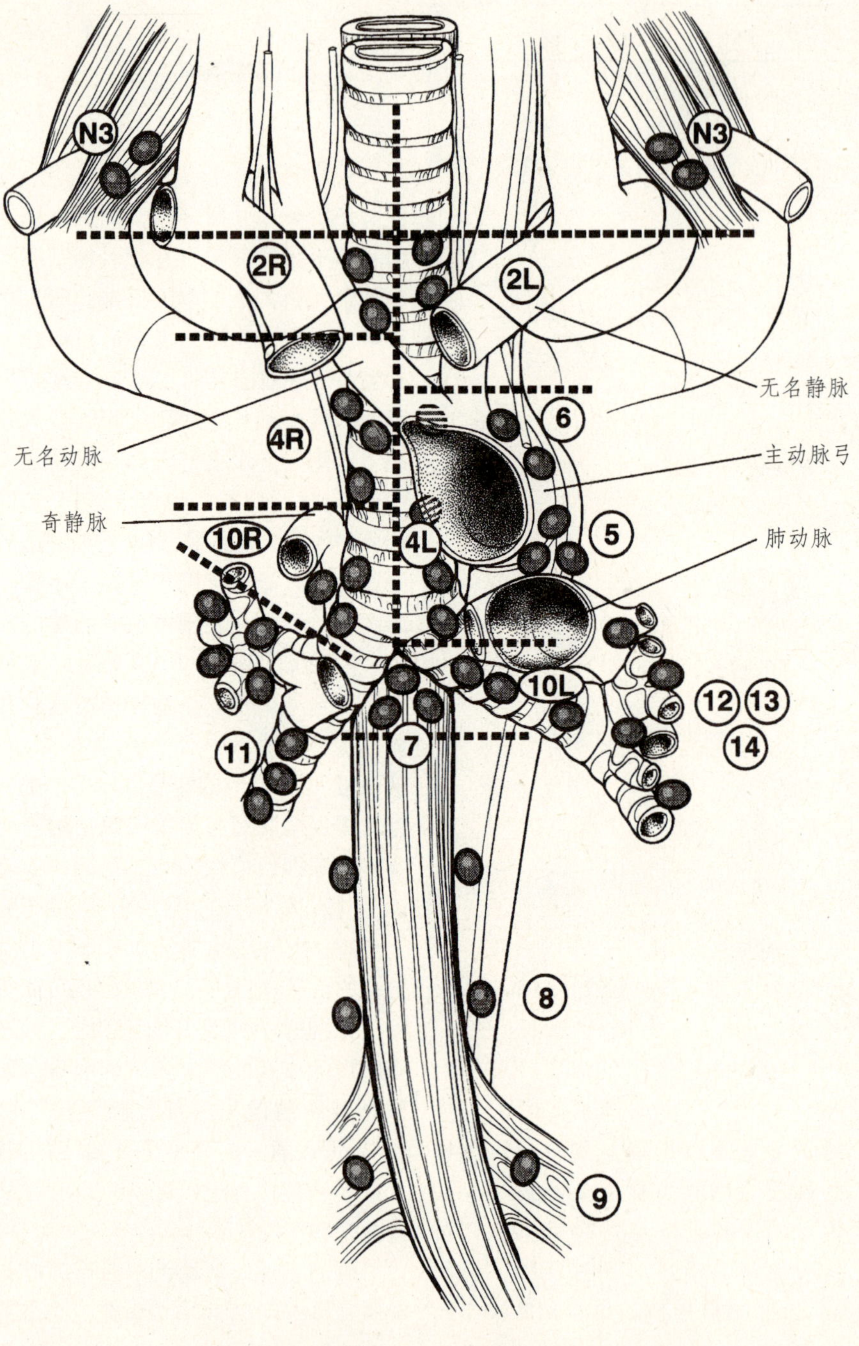

图 2.1 肺癌 TNM 分期区域淋巴结分布图。

的作用还有待进一步确证,但其在胸腔积液诊断中的价值确是毋庸置疑的。

淋巴结

纵隔镜检查术

目前临床中应用的纵隔镜技术是由Carlens和Pearson介绍和推广发展而来。现代纵隔镜设备是在传统纵隔镜设备的基础上加以改良，镜身远端增加了照明光源,镜管末端呈斜面状,并且镜身的一侧有一沟槽以方便操作器械的进出。标准的纵隔镜检查术主要用于评价气管周围、隆凸下以及气管支气管旁淋巴结（2组,4组,7组以及10R组淋巴结),同样也可用于评价肿瘤是否侵及纵隔及其内气管、血管等结构。

纵隔镜检查安全性高,创伤性小,并且进行这一检查的患者多为可能接受手术切除且身体状态良好者，因此纵隔镜检查可在门诊进行。鉴于操作中有潜在出血之可能，该检查应在设备完善的医院内进行。对于可能接受手术切除的患者，如冰冻病理结果可靠，患者可能在同一次麻醉下进一步接受开胸手术治疗。考虑到相关的诸多问题,如手术时间、术后重症监护计划、有创监测以及硬膜外置管镇痛等,因此，对于估计纵隔淋巴结转移可能性很小的患者,最好是住院治疗,同期行纵隔镜检查和开胸手术治疗。

纵隔镜检查在明确上纵隔淋巴结转移中的作用已得到确切证实。尽管存在假阳性，即活检取材于肿瘤而非淋巴结，但这通常并不影响治疗方案的制定。由于纵隔镜检查时很难完整切除淋巴结，并且一些部位纵隔镜难以到达，因此不可避免地会出现假阴性结果,但发生率小于10%。纵隔镜检查的阴性准确率大于90%,因此纵隔镜检查后的肿瘤完全性切除率很高。

适应证

目前尚缺乏能够准确鉴别纵隔淋巴结良恶性的无创诊断方法,因此还需依靠纵隔活检。由于判断淋巴结是否转移的大小标准不同，以及肿瘤细胞类型、N2所占比例和组织学证实方法的不同,已报道的CT检查在肺癌纵隔分期中的结果具有明显差异(表2.3)。MRI检查在这一方面也无更多优势。CT检查判断纵隔淋巴结有无转移主要是依靠淋巴结的大小。目前普遍接受以纵隔淋巴结短轴直径大于1cm作为判断纵隔淋巴结转移的标准。依据这一诊断标准,CT检查的敏感性较高,但特异性较低。影像学检查纵隔淋巴结阳性的患者中有20%~40%经病理证实

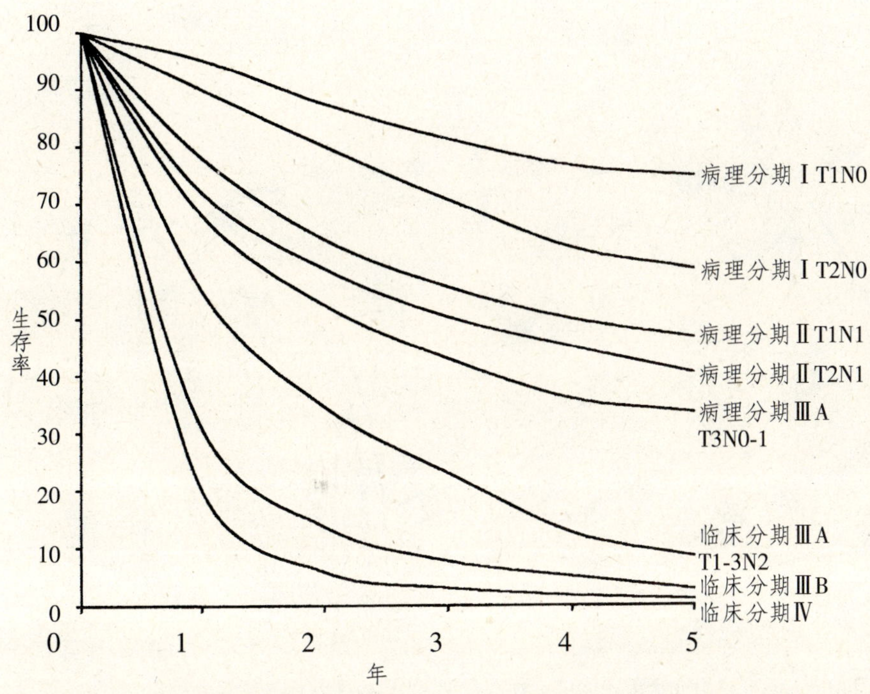

图 2.2 不同肺癌分期及其亚组的大致生存曲线。通过对比病理早期肺癌与临床晚期肺癌的远期生存率，强调肺癌分期的重要性。IIIB 期肺癌中 N3 和 T4 的生存率有所不同，IV 期肺癌中肺内转移和胸腔外远处转移的生存率也存在差异。

为良性，主要是由于阻塞性肺炎或既往病变所致的淋巴结增生。因此，对于CT检查阳性的患者需进一步经组织活检证实。PET检查在临床应用之初，其在肺癌纵隔淋巴结分期中的作用曾给人们带来了很大的希望，但近年来越来越多的研究显示（包括ACOSOG Z0050)PET在N2/N3患者中的敏感性、特异性和阴性准确率分别为61%、84%和87%，因此，作者认为纵隔镜检查仍然是目前肺癌纵隔淋巴结分期的金标准。尤其是对于PET检查阳性的患者，由于其中假阳性的比例很高，因此纵隔淋巴结的状态必须经组织学检查证实。对于无纵隔淋巴结肿大的肺癌患者是否需要纵隔镜检查，目前尚有争论。常规纵隔镜检查的支持者认为CT检查的准确性过低，而腺癌的发生率和发生纵隔淋巴结转移的可能性均较高。

其他学者选择性地应用纵隔镜检查，最常见的适应证为CT检查发现纵隔淋巴结肿大或考虑肿瘤侵及纵隔者，其他适应证还包括中央型肿瘤、腺癌、需要全肺切除以及肺上沟瘤。选择性地应用纵隔镜检查是基于现代CT检查技术在肺癌N分期的阴性准确率高达90%以上。最近一项随机性研究，对比了两组患者分别接受常规纵隔镜检查和选择性纵隔镜检查后，进行开胸手术的不完全切除率，结果显示选择性纵隔镜组在临床指标和治疗花费上均占有优势。我们认为，对于大多数影像学检查未发现纵隔淋巴结或N1淋巴结肿大的周围型肺癌患者，无需行纵隔镜检查。决定是否进行有创的纵隔分期检查，不仅要依靠高质量的增强CT扫描，同时需要与经验丰富的胸部放射学专家共同做出判断。最后，对于影像学检查纵隔淋巴结明显阳性的患者，如纵隔淋巴结明显肿大并融合成团或出现向周围恶性浸润之表现，尤其是PET检查阳性者，也无需组织学证实。

除了用于分期，纵隔镜检查也经常用于诊断其他方法无法明确的肺癌。事实上，对于伴有肺部肿块和纵隔淋巴结肿大的患者，应同时进行纵隔镜和支气管镜检查，以便明确诊断和分期。对于需要纵隔镜检查，并且有可能纵隔镜检查阳性的患者，仅行原发病灶的经胸针吸活检或诊断性支气管镜检是不够的。此外，纵隔镜也可用于纵隔肿物和其他原因所致的上纵隔淋巴结肿大的活检诊断，如淋巴瘤和结节病。纵隔镜的治疗性适应证包括支气管囊肿摘除、纵隔脓肿引流和甲状旁腺瘤切除。另外，纵隔镜技术也可以用于下列两种情况。肺癌诱导化疗后，由于肿瘤化疗反应和前次纵隔镜检查所致的纤维粘连，手术中纵隔淋巴结切除可能会比较困难。如在开胸手术前，经原颈部切口利用纵隔镜钝性打开气管前筋膜，可能有利于术中纵隔淋巴结切除。在经膈肌裂孔食管切除术中，可以利用颈部纵隔镜钝性分离

表 2.3 影像学检查与纵隔镜检查在非小细胞肺癌病理 N 分期中的比较

	CT[a]	MRI	胸片	纵隔镜
敏感性(%)	82(60~96)	71	80	87
特异性(%)	76(52~96)	84	43	100
准确性(%)	81(61~92)	83	57	95
阳性预测价值(%)	74(32~97)	81	45	100
阴性预测价值(%)	91(82~95)	84	79	93

[a]括号内数字为文献报道的数值范围。

上段食管,夹闭并切断食管血管。

禁忌证和风险

下列因素可能影响纵隔镜检查术的安全性:巨大的甲状腺肿,主动脉弓动脉瘤,主动脉弓或无名动脉广泛钙化,喉切除术后永久性气管造口和纵隔放疗。其他还有一些情况虽非手术禁忌,但可能具有潜在的危险。伴有颈动脉杂音,尤其是右侧者,术中应加倍小心尽量避免颈部过伸和压迫无名动脉。既往有胸骨切开或颈部手术史者,术中寻找颈正中白线可能较为困难,但因气管前筋膜完整无损,并不影响深部纵隔内的探查分离。另外,既往曾行纵隔镜检查,可造成纵隔内气管前纤维性粘连。尽管如此,再次纵隔镜检查在大多数患者中也可以安全完成。于气管前分离无名动脉时应加倍小心。初次进行纵隔镜检查时,在直视下锐性分离较钝性分离更为安全。沿气管左前侧壁置入纵隔镜,可避开气管中线与无名动脉的交界处。纵隔镜也可用于上腔静脉阻塞综合征的诊断。最令人讨厌的出血是来自皮肤切口的表浅充血曲张静脉,而非更深部的静脉,后者可利用拉钩向两侧牵开。然而,必须认识到,对于伴有上腔静脉梗阻或有既往相关手术史的患者,进行纵隔镜检查难度较大并且可能无法完成多部位活检。幸运的是,大多数这样的患者只需局部探查就足够了。上腔静脉阻塞综合征行纵隔镜检查的目的是为了明确组织学诊断,术中常常在高位气管旁区域即可获得典型的组织标本。同样,再次纵隔镜检查通常是为了明确局部复发或残留病变,无需进行纵隔内各组淋巴结的多处活检。

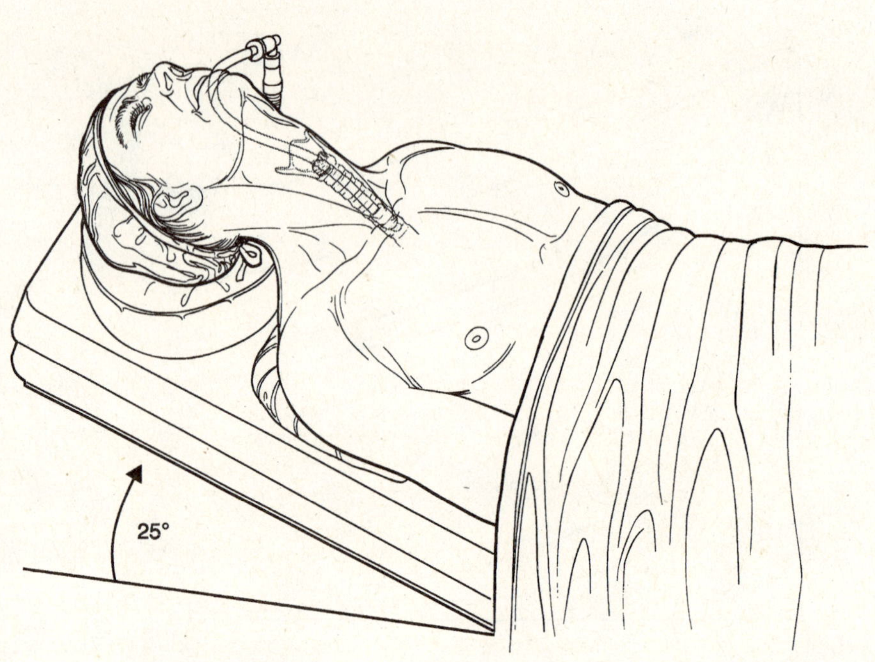

图2.3 纵隔镜检查术患者体位。颈部过伸,气管内插管经一侧口角引出,避免妨碍纵隔镜操作。

手术操作

患者需全身麻醉,取仰卧位,头部尽量接近手术台的顶端。肩下垫枕,使颈部适度伸展,以便将气管由纵隔内上提至颈部。手术床上半身抬高20°~30°,以减少静脉压力,又不至于增加静脉空气栓塞的风险。术前准备按胸骨正中切开术的要求进行,但前胸部不用备皮。气管内插管由麻醉师所在一侧的嘴角引出,并且尽可能置于低平的位置(图2.3)。如果气管插管位置过于靠前,术中可能出现插管打折阻塞和连接部脱离的情况。经右侧上肢利用桡动脉置管或脉搏血氧计监测循环情况。如发现波形低平,可能提示无名动脉受压和右侧颈动脉灌注减少。应尽可能减少无名动脉受压的程度和时间。可以通过安装目镜以获得手术视野的放大,但通常并不需要。另外,有的外科医师发现也可利用放大镜达到相同目的。电视纵隔镜的应用使得医师既可以在直视下,也可以通过监视器图像进行手术操作。电视纵隔镜有助于临床教学,通过监视器能够确保所有手术人员看到相同的手术视野和解剖结构,但这不能替代实践操作中的经验积累。

于两侧胸锁乳突肌之间,胸锁关节上方1cm处行一长约3~4cm颈部横切口(图2.4)。打开颈阔肌,沿颈白线向两侧游离颈部带状肌,显露气管。如影响气管显露,可将甲状腺峡部向头侧牵开。少数情况下,需要切断甲状腺峡部,两端结扎或包埋缝合。甲状腺最下动脉或甲状腺下静脉无法向两侧牵开并影响术野时,应予结扎切断。术中操作应注意一定要在胸骨切迹上方游离至气管,这主要是因为在颈部过伸位时,无名动脉可以上提至颈根部,容易被锐性分离或电凝损伤。

打开并提起气管前筋膜,以食指钝性分离气管前间隙(图2.5)。纵隔镜检查术是在气管周围进行的操作,因此无论是以食指触诊还是在纵隔镜直视下,解剖结构的辨认都应与气管的关系作为指引。近端气管与筋膜间可能触及较为致密的纤维条索,而后向下气管前及气管周围仅为疏松粘连,易于分离,除非是局部有纤维化或恶性肿瘤外侵。以食指向下分离时,指背可触及呈阶梯状的气管软骨环。分离深度接近手指全长,通常可到达隆凸上1~2cm。对于身材矮小的患者,可能

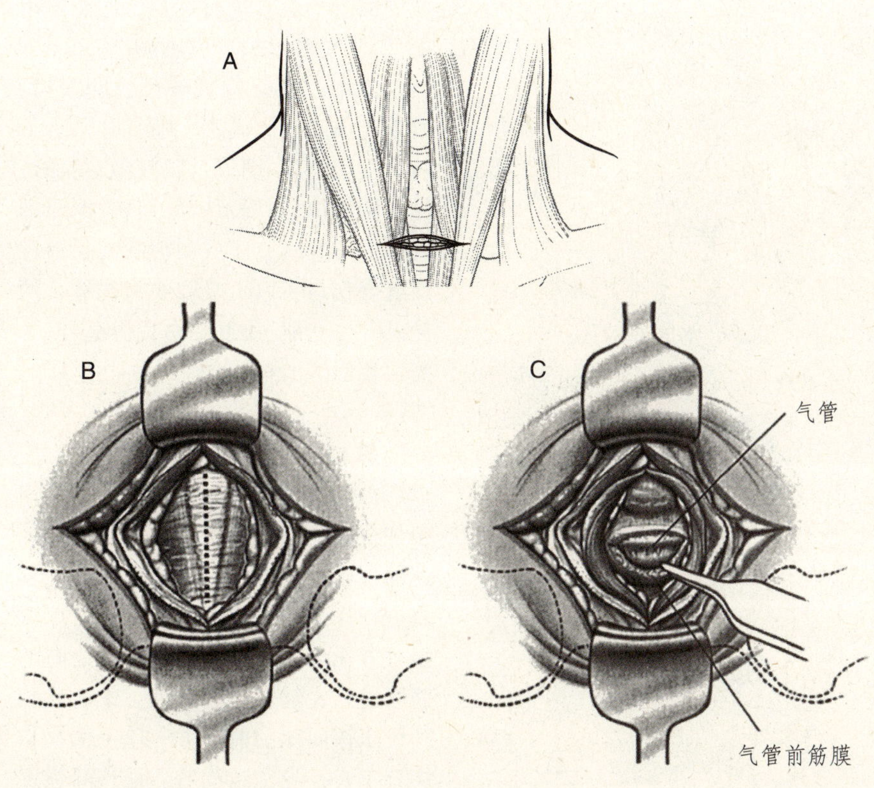

图 2.4　颈部操作。(A)皮肤切口。(B)沿颈正中线向两侧分离胸骨舌骨肌和胸骨甲状肌。(C)提起并打开气管前筋膜。

分离至隆凸水平，食指可感觉到正后方的隆凸下窝。同时，指腹可扪及无名动脉及其下方的主动脉弓，而上腔静脉和肺动脉因血管内压力太低，难以分辨。在以食指分离气管前间隙的同时，应顺序探查上纵隔各站淋巴结，注意有无淋巴结肿大、异常肿物或是否已侵及周围正常结构。由于纵隔淋巴结位于气管前筋膜层外，因此通常需要在无名动脉下方以食指突破筋膜层后进一步探查(图2.6)。利用指尖小心仔细地钝性分离，常常可以完成肿大淋巴结的大部分游离，这对于接下来的镜下活检大有帮助。其中右侧上方气管旁的质硬淋巴结是最适合利用食指进行钝性分离操作的。

沿气管前间隙置入纵隔镜。在整个内镜操作过程中，纵隔镜身的推进都必须是在直视下轻柔地进行，切不可插入尚未分离的区域。利用金属或塑料的电凝吸引器进一步分离气管前间隙，也可使用腹腔镜下的内镜分离钳进行操作。纵隔镜到达气管远端后，初学者即使能在镜下看到气管分叉，但却无法找到纵隔淋巴结。这主要是由于纵隔镜位于气管前筋膜层下，加之镜身的角度以及镜管的斜面状末端，使得纵隔镜的视野局限在气道周围。此时，应将纵隔镜适当后退并将镜头向前上方抬起，经先前食指分离的隧道进入筋膜外间隙，或是利用吸引器打开气管前筋膜层 (图2.7)。而后，在纵隔镜直视下进行上纵隔探查并确认触诊之发现，探查范围包括气管前、气管旁、气管支气管和隆凸下淋巴结、奇静脉、肺动脉、近端主支气管，有时还可能看到右肺上叶支气管起始部(图2.8)。结合触诊时的发现，通过颜色和质地辨认纵隔淋巴结。有时蓝灰色的静脉结构与炭黑色的淋巴结组织在外观上十分相似，即便是经验丰富的专家也难以准确分辨。通过有无搏动进行非血管结构与上腔静脉和奇静脉的鉴别是不可靠的。当存有任何疑问时，应以细针穿刺除外血管。通常使用20或22号腰穿针头，注射器内加入生理盐水，有利于及时发现少量出血。对于少数纵隔实变的患者，纵隔内解剖结构难以分辨，常规活检风险大，可以考虑应用针吸活检细胞学或组织学检查。大多数患者可经纵隔镜检查获得满意的活检标本。为避免活检时少量出血影响视野，在开始活检前，最好先将所有目标淋巴结进行部分游离。纵隔镜下淋巴结的钝性分离可利用电凝吸引器、内镜分离钳或活检钳进行(图2.9)。

充分游离后，在直视下以活检钳钳夹淋巴结，轻柔地向外牵拉并旋转。如摘除困难，可进一步分离淋巴结与周围粘连。有时通过双手操作，配合使用活检钳或分离钳，可能更有助于粘连的分离。如术中考虑以手指分离可能会有帮助，则可退出纵隔镜，再次以食指行淋巴结的钝性分离。在进行多处淋巴结活检时，可反复交替应用镜下直视和手指钝性分离的方法。在理论上，完整摘除整个纵隔淋巴结可减少肿瘤种植的机会，但在实际操作中，常常由于肿大淋巴结直径较大、质脆易碎或与周围组织粘连而难以完整摘除。在气管支气管夹角处进行活检时应加倍小心，这主要是因为在右侧该处与奇静脉和右肺动脉前干尖段分支相毗邻，左侧与喉返神经关系密切。

活检的范围取决于临床诊断以及术中所见。对于淋巴瘤、结节病或纵隔肿物，纵隔镜检查的目的是明确诊断。在用于肺癌分期时，纵隔镜检查常常需要在多个部位获取活检标本，常规于上下气管旁、隆凸下以及气管支气管夹角处等区域进行纵隔淋巴结活检(2,4,7,10组淋巴结)。如较高位置的纵隔淋巴结已明确存在转移，则无需对相应低位的纵隔淋巴结进一步活检，因为这对于明确分期已无意义。通

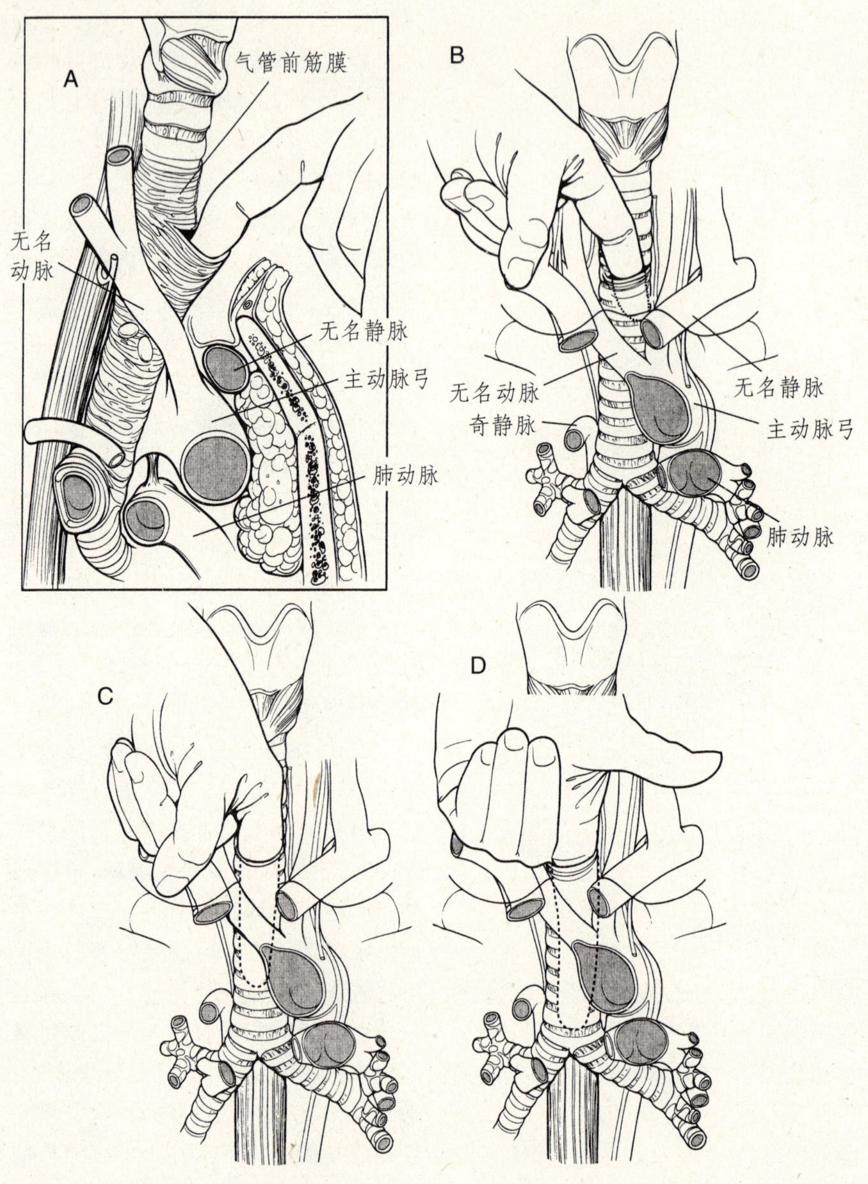

图 2.5 分离气管前间隙并对解剖标志和病变进行辨认。(A, B)手指置入气管前间隙并触诊无名动脉的侧面观与正面观。(C)于无名动脉后下方触诊气管、动脉和纵隔淋巴结,并通过手指向两侧的滑动进一步分离扩大气管前间隙。(D)将整个手指置入气管前间隙,触诊主动脉弓、纵隔淋巴结,有时可触及隆凸及主支气管近端。

常在术中等待冰冻病理结果的时间比获取更多活检标本的时间还要长。常规进行原发肿瘤对侧纵隔淋巴结的活检,以避免将IIIB(N3)期患者低估为IIIA(N2)期。所获取的各站淋巴结活检标本一定要仔细标记清楚,避免混淆。

纵隔镜检查术中一般出血量很少,无需特殊处理。手术结束后,缓慢退出纵隔镜,并仔细观察有无活动性出血。对于隆凸下或气管旁的少量渗血可用纱布填塞压迫数分钟,通常可以满意止血。如仍有少量出血,可重复压迫。止血纱布可留置在纵隔内用于止血,同时也可作为日后开胸手术中的纵隔镜活检部位的标记。内镜钛夹可用于小血管出血,尤其适用于隆凸下的支气管动脉出血。如使用电凝止血,应以较低的输出功率直接对淋巴结创面或小血管进行烧灼,避免产生电弧,对周围组织造成热损伤。

术中如怀疑胸膜破裂或肺损伤,可以在纵隔镜管内注入适量盐水。如盐水很快消失,则提示胸膜破裂;如可见气泡溢出,则提示肺脏损伤。明显漏气者需留置胸腔闭式引流管。最后逐层缝合伤口,以可吸收线对拢缝合两侧颈部带状肌。皮肤切口皮内缝合。无需留置引流。

其他技术

扩大的颈部纵隔镜检查术主要用于评价标准的颈部纵隔镜检查难以到达的主肺动脉窗和前纵隔淋巴结。首先进行标准的纵隔镜检查,而后,以食指打开无名动脉与左颈总动脉之间的筋膜进入主动脉弓前间隙。无名静脉即位于该间隙的前下方。以手指触摸探查正常及异常结构后,沿该间隙置入纵隔镜活检(图2.10)。在进行纵隔胸膜腔镜检查时,需经纵隔镜打开双侧胸膜进入胸膜腔。右侧胸膜经无名动脉后方打开,左侧胸膜腔经左颈总动脉与左锁骨下动脉之间进入。除了胸膜活检和胸水取样外,还可进行小块的肺组织活检或是利用切割缝合器进行较大块肺组织的楔形切除。然而,对于肺上叶癌肿或感染病灶经纵隔胸膜进行活检时,应考虑纵隔种植或污染的可能。

术后护理

患者术后常规观察2~3个小时后即可出院,监测内容主要包括生命体征、心电图以及脉搏血氧饱和度。我们的患者术后住院率仅为1%。胸片检查仅用于已知或怀疑胸膜破裂、术中出血较多、听诊异常或出现低氧血症的患者。同样,血液检查也仅用于特殊情况。

并发症

对于经验丰富的医师,纵隔镜检查是一种低风险的手术操作(表2.4)。

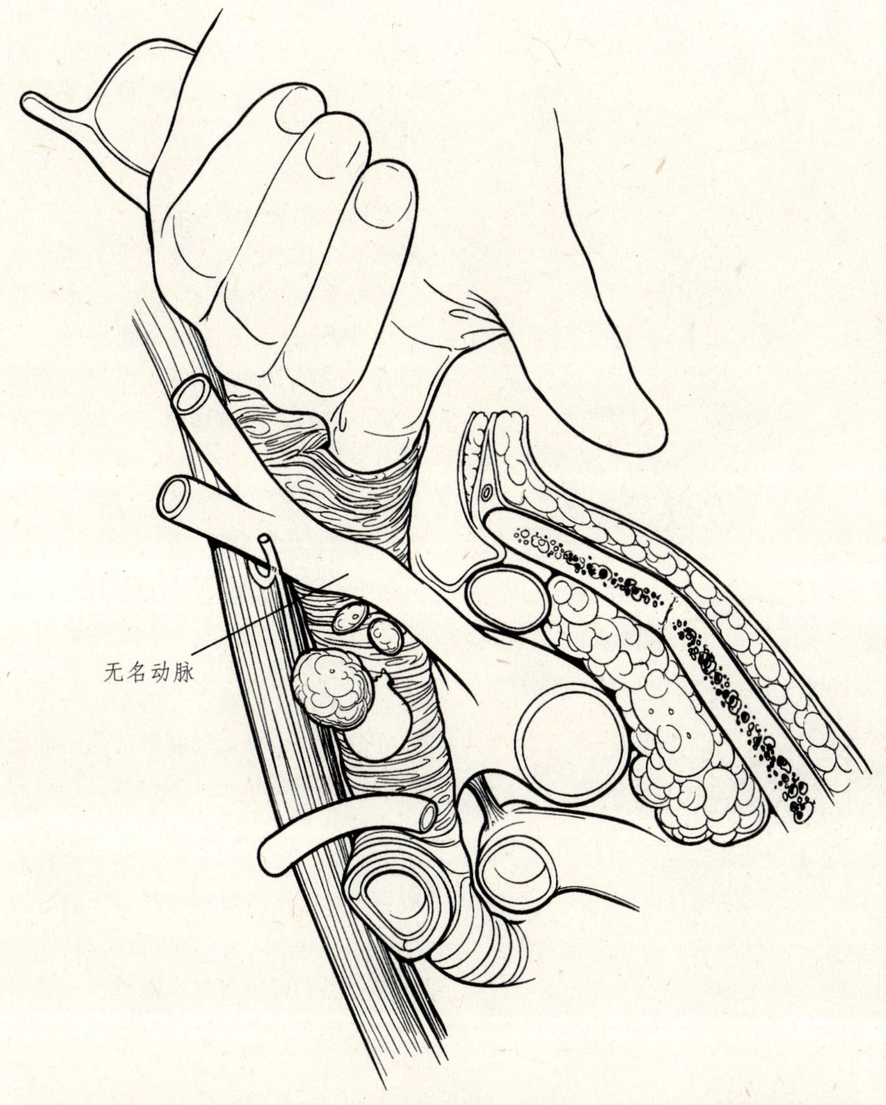

图 2.6　手指突破气管前筋膜探查纵隔淋巴结所在部位。以指尖小心仔细地钝性分离肿大的纵隔淋巴结。

据大宗临床资料的文献报道，纵隔镜检查的死亡率为0.0%~0.08%。并发症发生率不超过3%，其中多数报道并发症在0.5%，甚至更低。大出血是最为严重的并发症，也是导致患者死亡最常见的原因。大出血主要是由于损伤主动脉弓及其分支、上腔静脉、奇静脉或肺动脉。无名静脉和颈静脉损伤相对少见，并且也较容易修补。支气管动脉损伤可能引起明显出血，但通常不会造成大出血，除非支气管动脉由主动脉壁撕脱。尽管在一些文献报道中并未发生需要手术修补的大出血，但这一严重并发症仍不可避免地偶有发生。大出血的发生率不超过0.1%。如出现大出血经颈部切口难以处理，应立即在纵隔压迫的同时积极进行输血以及开胸手术的准备。如发生上腔静脉撕裂，应选择下肢静脉输液。根据血管损伤的部位、原发肿瘤的可切除性以及患者当时的状态，决定经胸骨切开或是经侧开胸手术治疗。胸骨正中切开通常用于无名动脉、主动脉弓和右肺动脉损伤。右侧开胸主要用于更为常见的奇静脉和上腔静脉损伤。右侧经胸入路除了可以控制出血，还可同时进行右侧肿瘤的手术切除。其他一些罕见的非血管损伤也可能需要外科治疗。小的气管支气管撕裂伤可进行填塞处理，较大的裂伤则需要直接缝合或利用带蒂的组织瓣包埋缝合。食管穿孔通常发生于隆凸下区域，一经发现应立即行开胸手术修补。但也有些患者直到出现纵隔脓肿才明确诊断。喉返神经麻痹少见，多见于左侧，其中一半患者为暂时性神经损伤。术后发生气胸多为少量积气，很少出现张力性气胸。这主要是因为造成气胸的原因多为胸膜撕裂，而非肺实质损伤。根据患者临床状态，治疗可选择临床观察、穿刺抽气或留置胸腔闭式引流管。中风是一种与手术操作相关的特殊并发症。它可能是由于动脉粥样硬化栓塞，或是由于纵隔镜身对主动脉弓或其分支压迫造成脑供血不足而引起。好在这一脑血管意外并发症在纵隔镜检查术中的发生率很低，不会高于其他全麻手术的发生率。

表 2.4　纵隔镜检查术的并发症

死亡率：≤0.08%
严重并发症：≤0.5%
大出血
气管支气管损伤
食管穿孔
喉返神经麻痹
膈神经麻痹
胸导管损伤
脑血管意外
纵隔炎
静脉空气栓塞
肿瘤种植
轻微并发症：≤2.5%
气胸
浅表伤口感染
喉返神经不全麻痹
少量出血
自主神经反射性心动过缓
纵隔淋巴结坏死

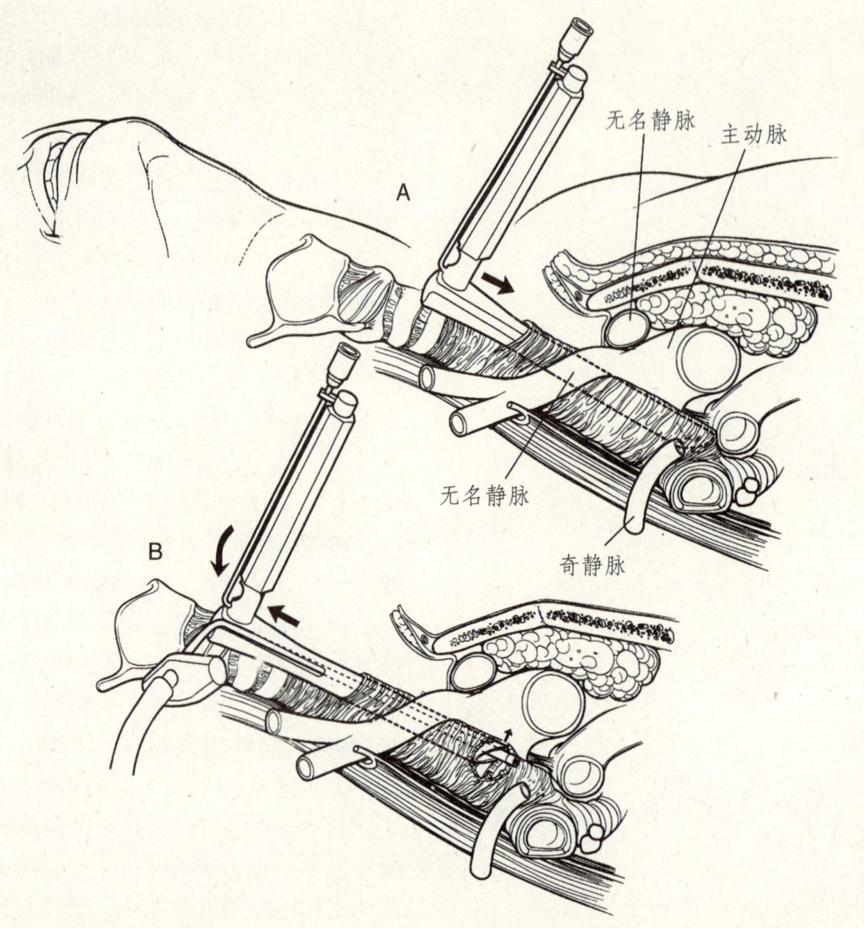

图 2.7 (A)纵隔镜于气管前筋膜内置入,斜面状镜头直对气管。(B)将纵隔镜向前上方挑起并绷紧气管前筋膜,以吸引器将之打开。这一操作可能压迫无名动脉。

其他检查方法

由于尚缺乏更为准确的无创检查方法，所以纵隔镜检查因其安全、准确、痛苦轻,仍是目前最重要的肺癌分期方法。在某些情况下,也可考虑采用其他的检查方法。经支气管镜针吸活检可用于气管旁和隆凸下肿大淋巴结的检查。对于针吸活检阴性的患者,应进一步行纵隔镜检查以明确淋巴结性质。此外,在针吸活检操作过程中,应注意避免因原发肿瘤污染造成的淋巴结假阳性(图2.11)。因此,我们将经支气管镜针吸活检用于肿瘤部位远离隆凸的患者,并且在原发肿瘤活检前,先进行纵隔淋巴结的针吸活检。如仅用于明确诊断或明确单站淋巴结有无转移，无需考虑肿瘤有无浸润或淋巴结囊外转移时，经支气管针吸活检可替代纵隔镜检查。支气管内镜超声可用于肺癌分期，并可引导对可疑淋巴结的针吸活检。由于设备技术的限制,所以支气管内镜超声引导针吸活检主要用于明确肺门淋巴结的性质。但这对于决定是否进一步行开胸手术治疗无明显帮助。已有一些学者评价了内镜超声引导针吸活检在肺癌分期中的价值。尽管这一检查的敏感性接近90%,但由于气管内气体的干扰，内镜超声检查难以对第2、4组纵隔淋巴结显像。因此,这一检查可能更适合于第7组淋巴结，也即肺下叶肿瘤最常见转移部位的活检。在某些情况下也可使用经胸细针穿刺活检,对于有经验的医师,经胸针吸活检也可获得很高的诊断率。经胸针吸纵隔淋巴结活检很少需要经过肺组织，因此其气胸的发生率低于经胸肺活检。与纵隔镜检查相比较，胸腔镜检查对于明确左侧纵隔肿大淋巴结性质的价值较大，而对于右侧纵隔以及气管前、隆凸下等部位淋巴结则无明显优势。事实上,右侧胸腔镜检查无法对左侧气管旁淋巴结进行探查。但对于隆凸后或下肺韧带淋巴结以及肿瘤本身的探查，胸腔镜检查更有帮助。

前纵隔切开术

左侧胸骨旁或前纵隔切开术用于评价标准纵隔镜检查难以到达的区域:主肺动脉窗、前纵隔淋巴结以及肺门周围结构。左侧气管旁和气管支气管处淋巴结由于主动脉弓的遮挡而难以被左侧前纵隔切开术探及，但右侧前纵隔切开可用于右侧第4组和第10组淋巴结的探查，并可用于上腔静脉以及右肺门上方区域的探查。前纵隔切开术也可用于肺上叶和胸膜探查。经前纵隔切口可置入纵隔镜行胸骨旁纵隔镜检查。

适应证

前纵隔切开术主要用于左肺上叶肿瘤可切除性的评估。左肺上叶肿瘤的分期治疗原则与其他部位肿瘤有所不同，这主要是由于左肺上叶肿瘤淋巴结转移方式及其外科治疗结果的特殊性所决定的。左肺上叶淋巴液引流至主肺动脉窗和前纵隔淋巴结组，也可引流至同侧气管旁淋巴结组。相当一部分左肺上叶肿瘤发生后一组纵隔淋巴结转移，其外科治疗效果与其他部位N2患者一样,疗效很差。相反,对于仅有主肺动脉窗淋巴结(第5组)转移的左肺上叶肿瘤，其手术治疗5年生存率接近30%,3倍于其他部位N2患者的手术疗效。因此,基于上述研究结果,对于第5组纵隔淋巴结的活检无需常规进

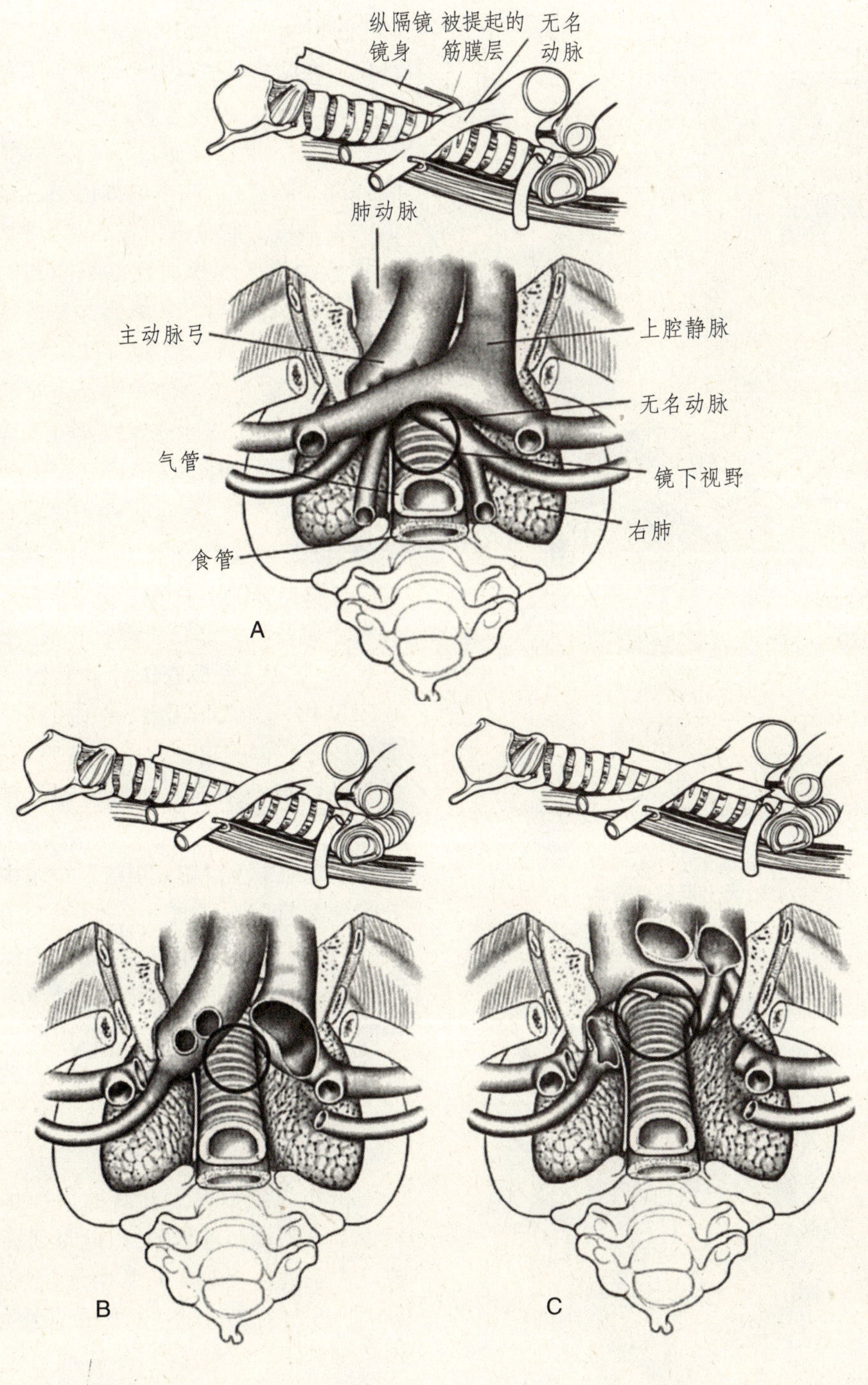

图 2.8　通过术者视角和相应的侧面观示意图，从 3 个不同的解剖层面显示上纵隔及其邻近结构。图中圆圈表示，通过调整镜头角度，纵隔镜在不同层面可能看到的视野。(A)气管前间隙入口处。(B)气管中段。(C)气管远端和隆凸。

行，仅选择性地用于CT检查提示淋巴结明显肿大的患者。另外，纵隔镜检查也常常用于明确左肺上叶癌的分期。对于可能手术切除的左肺上叶癌应常规进行纵隔镜检查。对于CT检查提示需行前纵隔切开术检查的患者，应先行颈部纵隔镜检查。如颈部纵隔镜检查阳性，则无需再行其他部位活检。如颈部纵隔镜检查阴性，则进一步行前纵隔切开术，根据其结果决定治疗方案。

与颈部纵隔镜检查一样，前纵隔切开术是某些病例同时明确诊断和纵隔分期的主要方法。前纵隔切开术也可用于评价肿瘤是否直接侵犯纵隔、肺血管或膈神经。此外，前纵隔切开术也常常用于明确前纵隔肿瘤以及肺门肿物和肺上叶病变的诊断。

禁忌证和风险

既往曾行胸骨切开术虽然不是手术禁忌，但术中应加倍小心。对于既往曾接受左侧乳内动脉–冠状动脉搭桥手术的患者，一般不行左侧前纵隔切开术。这主要是因为，在进行心脏搭桥手术时，为避免再次开胸对移植血管的损伤，多数心外科医生会打开纵隔胸膜，将游离的乳内动脉由肺门前方沿膈神经走行与冠状动脉吻合。如此，在进行左侧前纵隔切开术纵隔淋巴结活检时，极易造成移植血管的损伤。尽管再次行纵隔镜检查的安全性已得到证实，但我们认为再次行纵隔切开术的安全性还有待证实，并且对于无明显残留病变者再次行纵隔切开术的风险较大。

手术操作

患者取仰卧位，全身麻醉，最好是采用双腔气管插管，选择性单肺通气。于胸骨旁第2或第3肋间行一长约6~8cm横切口（图2.12）。分离胸大肌纤维，显露肋软骨。切除部分肋软骨后，经肋软骨床进入上纵隔。部分患者也可经肋间探查纵隔而无需切除部分肋软骨。乳内血管向内侧牵开或结扎切断。于胸骨后钝性分离纵隔胸膜返折并向外侧牵开，显露胸膜外纵隔间隙，小心不要撕破纵隔胸膜。以手指钝性分离上纵隔疏松结缔组织，直至主动脉弓、肺动脉水平，探查有无肿瘤浸润固定和肿大的淋巴结。术者以手指顺序探查纵隔内正常及异常结构，并开始游离纵隔内淋巴结。直视下进一步确认淋巴结与周围血管解剖关系。有时沿主动脉弓可能辨认迷走神经和膈

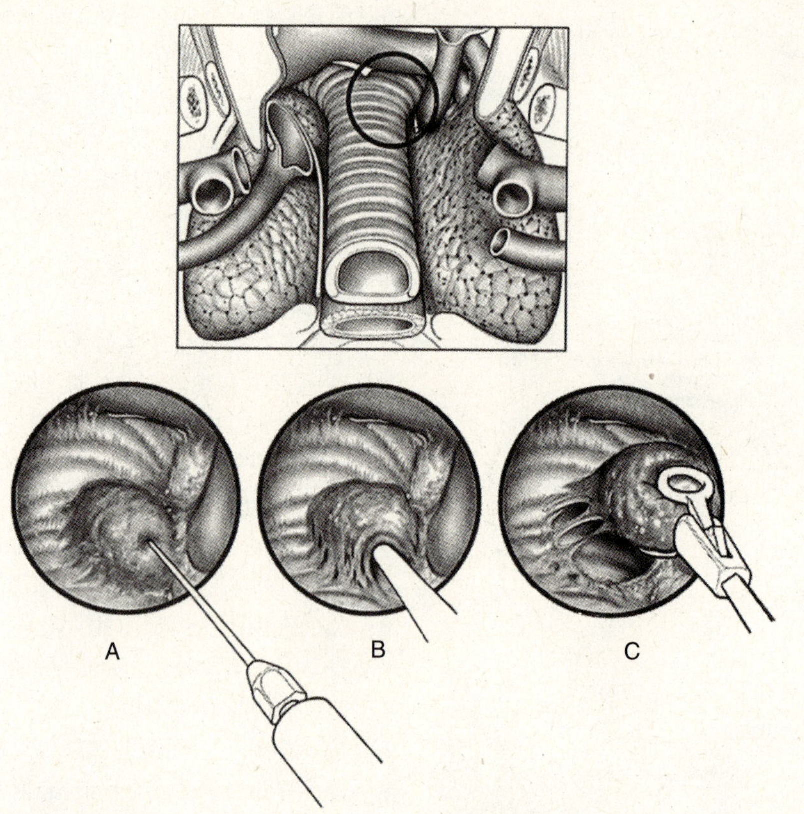

图 2.9　淋巴结的辨认与分离。(A)针吸除外血管。(B)吸引器钝性分离。(C)以抓钳夹住淋巴结,以便进一步分离活检。

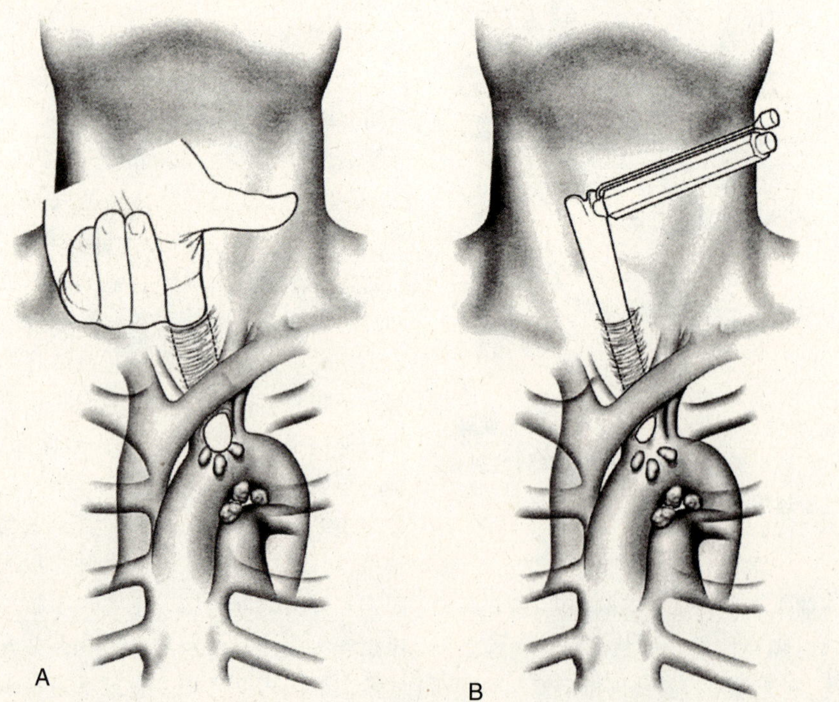

图 2.10　扩大的颈部纵隔镜检查术。(A)手指于无名动脉与左颈总动脉之间进行分离。(B)置入纵隔镜用于前纵隔和主肺动脉窗淋巴结活检。

神经，并由此估计出喉返神经的大概部位，在肺门部位通常是看不到膈神经的,除非打开纵隔胸膜。

肿大的淋巴结可在直视下完整或部分切除活检,较小的淋巴结可经纵隔镜活检。有关淋巴结分离,辨认和止血的技术操作同颈部纵隔镜检查。另外,有时为了明确病变与周围组织的解剖关系，需要打开纵隔胸膜,从胸膜腔和纵隔两个方面进行肿瘤评估。一些学者主张常规打开纵隔胸膜,于胸膜腔内进行活检。经左侧行前纵隔切开时,主动脉弓无法进行牵拉,但在右侧前纵隔切开时,上腔静脉可根据情况向两侧牵开。联合行前纵隔切开和颈部纵隔镜检查时,可经颈部切口双手探查主肺动脉窗区域(图2.13)。如病情需要,术中可切除部分肋骨，以便进一步探查胸膜腔，进行肺门后评估或利用缝合器行肺活检。

术后通常无需留置引流。如术中胸膜破裂,可用一细管经伤口一侧引出,逐层缝合伤口,以30~40cmH_2O压力膨肺,待胸膜腔内气体充分排净后拔除细管。如术中行肺活检,则需留置胸腔闭式引流管。

并发症

由于纵隔切开术开展的例数远远少于纵隔镜检查例数,因此目前尚缺乏大宗病例报道的并发症发生率。纵隔切开术的死亡率应该非常低。损伤主动脉、乳内血管、肺动脉或上腔静脉所致的大出血十分少见。膈神经或喉返神经损伤导致膈肌麻痹或声音嘶哑偶有发生。术后乳糜胸也曾有报道。术后气胸多采用保守治疗。肿瘤切口种植罕见,我们曾观察到3例,其中肺癌、生殖细胞肿瘤和淋巴瘤各1例。

其他检查方法

我们认为前纵隔切开术用于肺

癌分期有明显的局限性。术后不适感明显，肋软骨切除后胸壁局部可见塌陷。CT检查显示侵及前胸壁的巨大肿物可直接进行活检，无需切除肋软骨。但是对于肺癌患者，由于活检部位距离切口较远，通常需要切除部分肋软骨。在前纵隔切开术中，无论是触诊、直视下或是借助内镜监视器，常常难以对病变做出理想的评估。这一检查方法理论上的应用价值在临床实践中难以实现。对于明显肿大的纵隔淋巴结或是原发肿瘤广泛侵及固定于周围重要结构，经前纵隔切开易于探及，但对于精细的解剖关系很难做出评价。与纵隔镜检查用于上纵隔探查不同，我们通常选择其他方法替代前纵隔切开术用于主肺动脉窗肿大淋巴结的评估。由于仅对发现淋巴结肿大的患者进行活检，经胸针吸活检可能是一种更适合的方法。对于颈部纵隔镜检查阴性的患者，也可联合应用胸腔镜检查进行肺癌分期，尤其适合于主肺动脉窗淋巴结的评价。但对于肺癌已侵及并固定于纵隔的患者，应用胸腔镜进行纵隔分期时，可能需要分离肿瘤的恶性粘连，从而增加了胸膜腔种植的风险。因此我们将胸腔镜检查用于肺癌尚未侵及纵隔，主肺动脉窗淋巴结肿大的患者。最后，扩大的纵隔镜检查术也可实现纵隔切开和纵隔镜检查的目的，其优点在于仅需单一的颈部小切口即可完成。

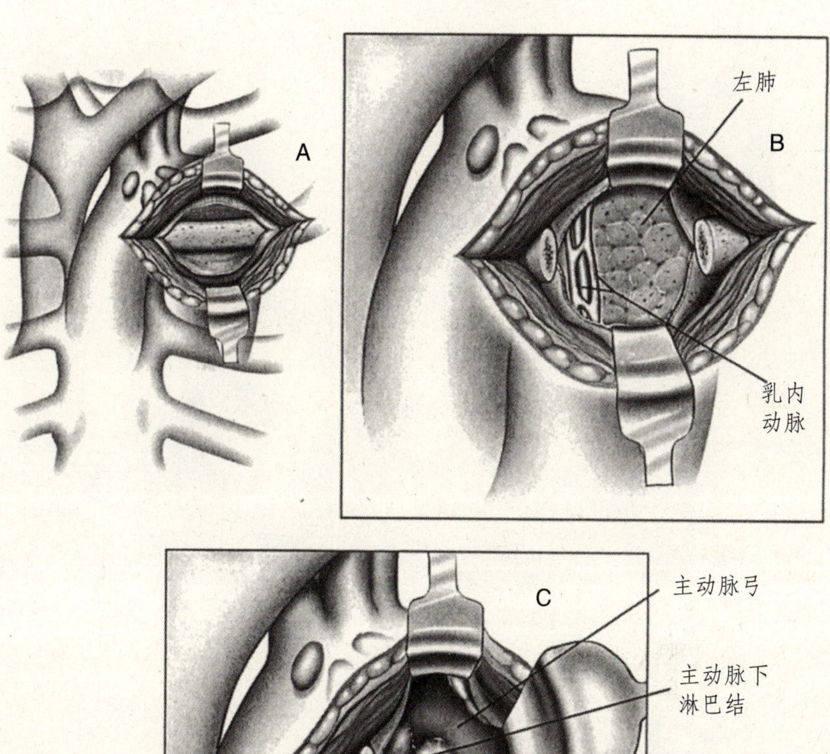

图 2.12　前纵隔切开术。(A)第 2 肋软骨表面切口。(B)切除肋软骨后所见。(C)主动脉下肿大淋巴结。

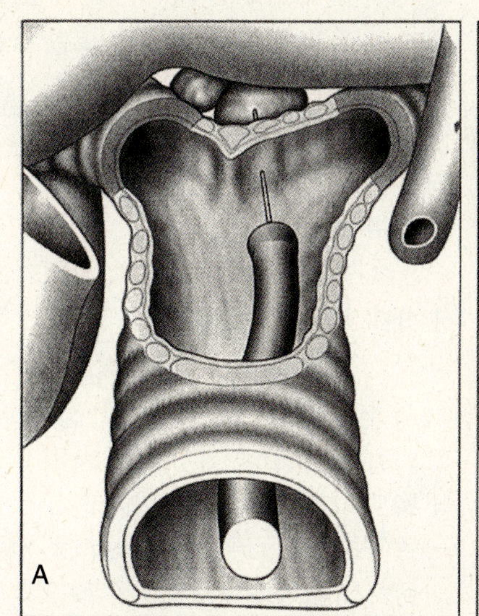

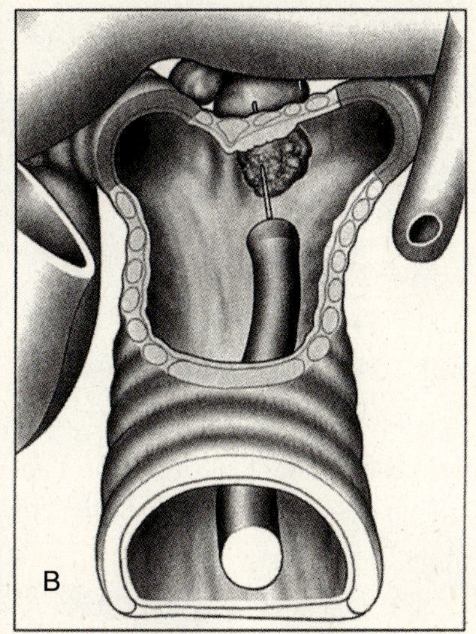

图 2.11　经隆凸第 7 组淋巴结针吸活检。(A)满意的活检标本——穿刺针直接进入淋巴结。(B)可能污染的标本——穿刺针穿越气管内原发肿瘤。

斜角肌活检术

斜角肌淋巴结活检术是一种用于斜角肌三角肿大淋巴结切开取样的手术方法，斜角肌三角位于颈部前下方前斜角肌的浅面。斜角肌脂肪垫切除是指将斜角肌三角内所有

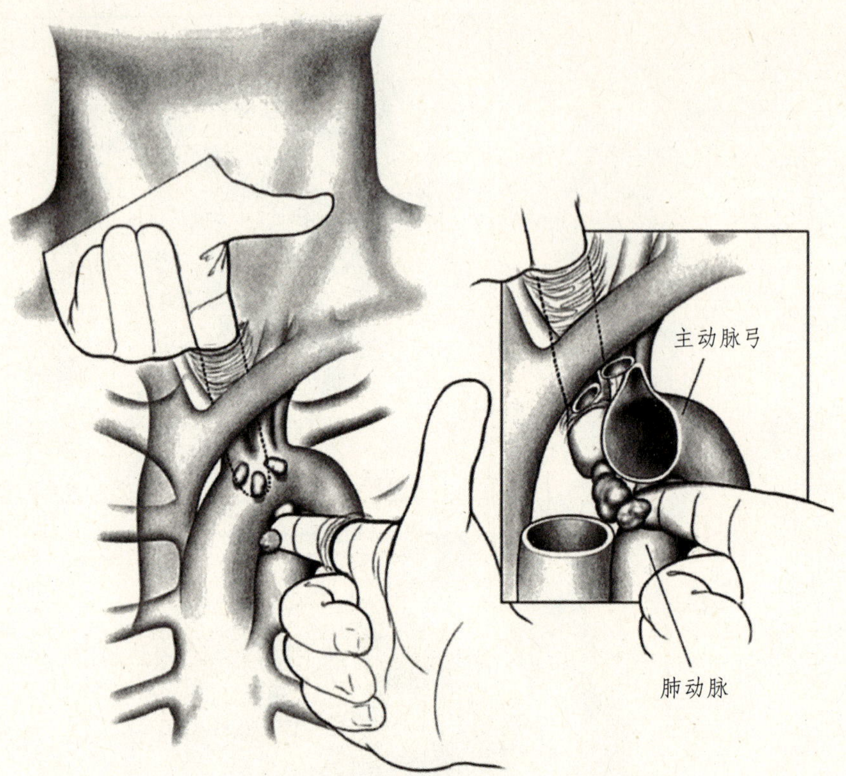

图 2.13 双手示指分别经颈部纵隔镜切口和左侧前纵隔切口探查主肺动脉窗。

脂肪结缔组织及其内的淋巴结一并切除。

适应证

在临床开始应用纵隔镜检查术以前，斜角肌活检术是肺癌淋巴结分期的主要方法。常规行同侧或双侧的斜角肌淋巴结活检，即，对右侧肺癌和左肺下叶肺癌行右侧斜角肌活检，对左肺上叶肺癌行左侧斜角肌活检。淋巴结触诊阴性时斜角肌活检术的阳性率在3%~20%，其中以中央型腺癌的检出率最高。随着CT检查在临床中的广泛应用，人们发现对于无纵隔淋巴结肿大的肺癌或非肺尖部肿瘤，斜角肌活检的阳性检出率很低，因此目前这一方法已不作为常规检查应用了。尽管临床分期N2的肺癌患者可能存在斜角肌淋巴结的隐性转移，但估计其发生率不超过10%。在对IIIA期N2肺癌进行治疗研究时，这一问题就显得十分重要了，因为其中可能包括了一部分未能发现的IIIB(N3)的患者。也许将来斜角肌脂肪垫活检术可能会常规用于N2期的肺癌患者，但目前这一检查方法仅用于斜角肌肿大淋巴结的活检。相反，对于结节病，淋巴结触诊阴性的斜角肌脂肪垫切除活检的诊断率高达75%~90%，因此，对于其他方法难以明确诊断的结节病，可考虑应用斜角肌活检术替代纵隔镜检查，避免全身麻醉。

禁忌证和风险

对于斜角肌淋巴结明显肿大并融合成团，肿瘤已发生淋巴结外浸润和既往曾接受颈部放疗的患者，由于发生伤口愈合不良，切口肿瘤种植和乳糜瘘的可能性较大，应避免斜角肌切开活检。

对于淋巴结明显肿大的患者，经皮穿刺活检可替代斜角肌切开活检。经皮穿刺活检可在门诊进行，利用注射器和20号针头穿刺抽吸行细胞学检查或是利用切割针行组织学检查。这种方法尤其适合于发生淋巴瘘和伤口愈合不良可能性较大的患者。

手术操作

斜角肌脂肪垫切除术的重点在于对解剖结构的熟悉辨认（图2.14）。如可触及肿大淋巴结，仅需行肿大淋巴结切除活检即可。手术采用局部麻醉，患者颈部伸展，头部转向对侧。于锁骨上约2cm胸锁乳突肌表面行一长约4cm切口。向两侧分离胸锁乳突肌锁骨头和胸骨头或将胸锁乳突肌向内侧牵开。如果需要，可将胸锁乳突肌锁骨头部分或完全横断。将肩胛舌骨肌向头侧牵开，充分显露斜角肌三角。斜角肌三角由内侧的颈静脉、下方的锁骨下静脉和外上方的肩胛舌骨肌构成。前斜角肌及其表面的膈神经位于斜角肌脂肪垫的底部。由下向上分离切除脂肪垫，所有可见到的淋巴管均需结扎切断。来自锁骨下动脉的颈横动脉，自下方进入斜角肌脂肪垫，通常需要结扎切断。左侧常可看到胸导管汇入锁骨下静脉上壁，如不慎损伤，应仔细结扎。如在纵隔镜检查后需进一步行斜角肌脂肪垫切除，则可将纵隔镜切口向相应的一侧延长1cm，适当游离皮下组织，离断或将胸锁乳突肌胸骨头向前牵开，即可显露斜角肌脂肪垫。

并发症

几乎无手术死亡。大血管损伤也十分少见。颈静脉损伤易于修补，而锁骨下血管损伤多需要切除锁骨进行修补。游离脂肪垫深面避免使用电凝，可防止损伤膈神经。气胸多是由于胸膜顶撕裂造成，少数是由肺损伤所致。如同其他颈部手术操作，斜角肌脂肪垫切除术中也可能发生静脉空气栓塞。

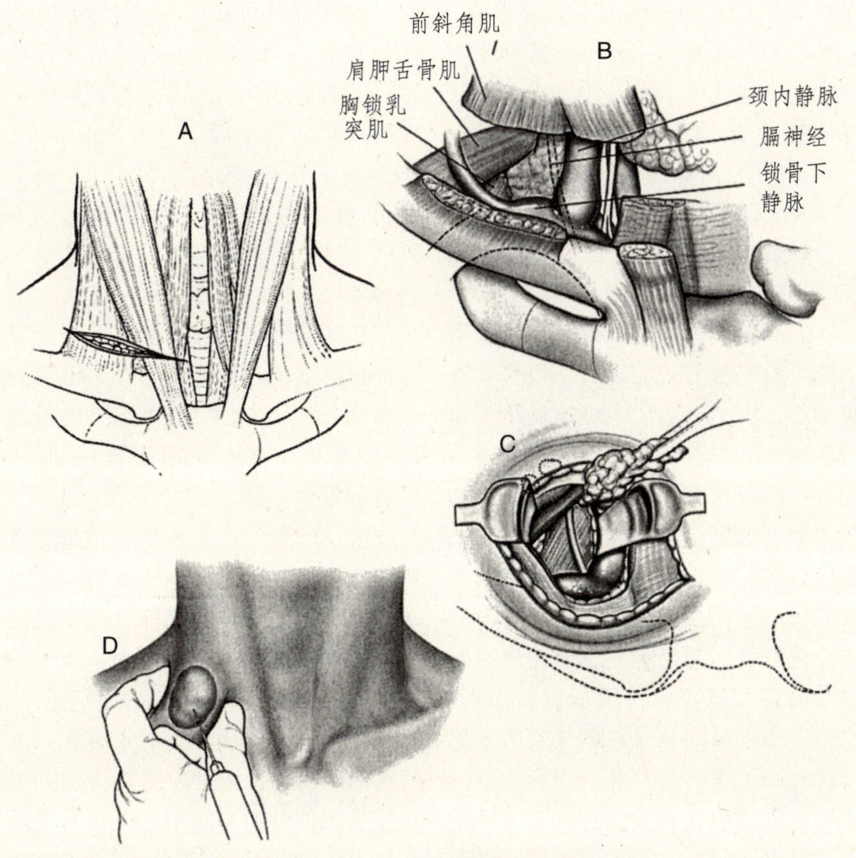

图 2.14　斜角肌活检术。(A)皮肤切口,位于胸锁乳突肌表面。(B)斜角肌三角解剖。(C)切除斜角肌脂肪垫,显露前斜角肌和膈神经。(D)其他方法——肿大淋巴结经皮针吸活检。

结　论

对于胸部外科学的掌握,在很大程度上就是对肺癌分期过程及其各种操作技术的充分认识和熟练掌握。肺癌分期流程如图2.15所示。

推荐读物

Barendregt WB, Deleu HWO, Joosten HJM, et al. The value of parasternal mediastinoscopy in staging bronchogenic carcinoma. Eur J Cardiothorac Surg 1995;9:655.

Canadian Lung Oncology Group. Investigation for mediastinal disease in patients with apparently operable lung cancer. Ann Thorac Surg 1995;60:1382.

Foster ED, Munro DD, Dobell ARC. Mediastinoscopy. A review of anatomical relationships and complications. Ann Thorac Surg 1972;13:273.

Ginsberg R, Rice TW, Goldberg M, et al. Extended cervical mediastinoscopy: A single staging procedure for bronchogenic carcinoma of the left upper lobe. J Thorac Cardiovasc Surg 1987;94:673.

Jepsen O. Mediastinoscopy: Bioptic Mediastinal Exploration by the Method of Carlens. Copen-

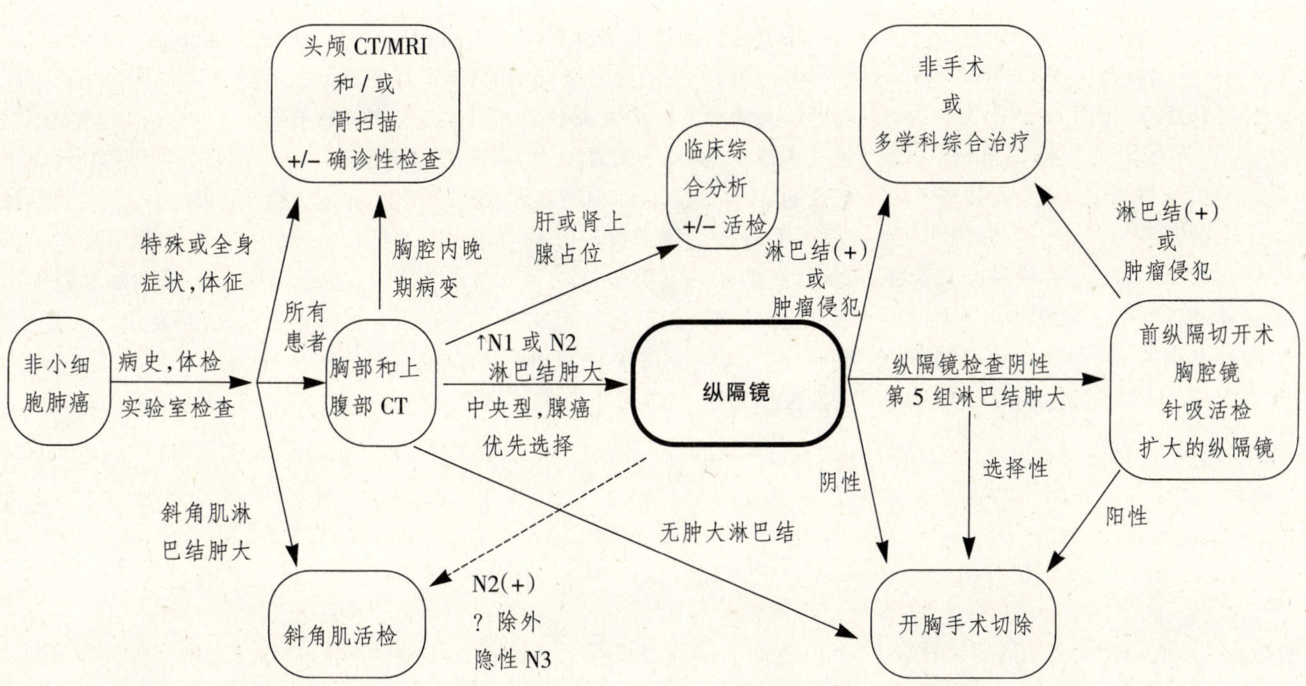

图 2.15　非小细胞肺癌分期流程。纵隔镜检查在肺癌临床分期中具有十分重要的作用。(CT:计算机断层扫描;MRI:磁共振成像)

hagen: Munksgaard, 1966.
Mountain CF. A new international staging system for lung cancer. Chest 1986;89(Suppl):225S.
Pearson FG, DeLarue NC, Ilves R, et al. Significance of positive superior mediastinal nodes identified at mediastinoscopy in patients with resectable cancer of the lung. J Thorac Cardiovasc Surg 1982;83:1.
Puhakka HJ. Complications of mediastinoscopy. J Laryngol Otol 1989;103:312.
Shields T. The significance of ipsilateral mediastinal lymph node metastasis (N2 disease) in non–small cell carcinoma of the lung. J Thorac Cardiovasc Surg 1990;99:48.
Silvestri GA, Littenberg B, Colice GL. The clinical evaluation for detecting metastatic lung cancer. A meta-analysis. Am J Respir Crit Care Med 1995;152:225.

编者评述

L.R.K.

对于肺癌患者，纵隔镜是上纵隔淋巴结分期的准确方法。然而，美国外科学会近期为确定非小细胞肺癌患者的手术治疗方式，对729家医院和40 000多名患者进行了一项调查，只有27%的手术患者接受了纵隔镜检查，而这其中只有47%的患者进行了淋巴结活检（Little AG, Rusch VW, Bonner JA, et al. Patterns of surgical care of lung cancer patients. Ann Thorac Surg 2005;80:2051）。这个结果让我大为惊讶，考虑到纵隔镜检查的价值，如果纵隔镜检查结果是阳性，可以避免多少无谓的开胸手术，或者如果预计为阳性，实际是阴性，又有多少开胸手术能够及时进行。造成这一局面的原因有些莫名其妙，虽然与我们培养胸外科医师的方法不无关系。纵隔镜手术培训困难，即使学习了基本技术，也难以娴熟掌握。胸外科住院医生对这项手术操作的训练并不充分。缺乏纵隔镜检查的另一个问题是谁来进行胸外科手术。我们知道在很多地方，胸外科手术仍由普通外科医生实施，这些医生可能从未经受过纵隔镜的培训。

纵隔镜检查，可以取到位于左右两侧上段气管旁组(2组)、下段气管旁组(4组)、气管前组(3组)和隆凸下组(7组)的淋巴结。一个普遍的误解是纵隔镜不能评价左侧气管旁淋巴结。相对右侧，左侧气管旁淋巴结更难找到，且位置较右侧稍高。当处理左侧时，务必要小心避免损伤走行于气管旁淋巴结外侧的喉返神经。左侧使用电凝时要小心谨慎以免对神经造成热损伤。实际上通过纵隔镜取左侧气管旁淋巴结比开胸手术更为容易，因为主动脉弓的位置造成气管支气管角的显露空间很有限，所以左侧除了T1期小结节外，推荐常规进行纵隔镜检查。对于左肺下叶占位，鉴于此处占位病变对侧淋巴结受累的发生率，进行纵隔镜检查的门槛要更低。

扩大的颈部纵隔镜检查用于主动脉弓旁(6组)和主动脉弓下(5组)区域淋巴结的活检，但绝大部分胸外科医师并不开展。这种手术难度大，对临床帮助也不大。Onaithis和Harpole已指出，如果标准的颈部纵隔镜检查结果为阴性，即使开胸手术证实主动脉弓下淋巴结转移，预后仍接近N1期。只要肿瘤可以完全切除，5组淋巴结受累的预后是所有N2期病变中最好的。如果为了评价可切除性，胸骨旁纵隔镜检查能够进行触诊，是评估主肺动脉窗的最佳术式。此术式选择胸骨左缘第二肋间行小切口，切除肋软骨，向外侧牵开胸膜返折。勿打开胸膜腔，以便对主动脉弓旁和主动脉弓下组淋巴结进行分期。正如作者所指出的，对于左侧中心型占位，颈部和胸骨旁纵隔镜检双管齐下，完全可以提供评价可切除性所需的信息。电视胸腔镜也适于对这两组淋巴结进行评价，但要求双腔插管，单肺通气，且不易进行触诊。

准确的手术分期近来已被提到首要位置，这是我们对Ib期或更晚期病灶完全切除术后辅助化疗观念变化的结果。大多数肿瘤内科医师认为手术切除后接受化疗的患者，在所有受治者中存在着生存优势。对于有无远处转移的术前评价则更为重要。PET扫描在肺癌无创分期方法中的地位日益显著。CT和PET纵隔扫描结果均为阴性，几乎可以100%确定纵隔淋巴结未受累，不需要纵隔镜检查。PET阳性的纵隔淋巴结则需要纵隔镜取到淋巴结组织予以病理学证实。结外病变也可用PET评价。CT扫描显示肾上腺增大，如果PET阳性，有充分理由认为是转移性疾病。如果是肾上腺腺瘤，通常MRI扫描能够辨明。MRI也不能明确时，应当进行针刺活检。如果仍有疑问，我们推荐进行腹腔镜肾上腺切除术。这一术式较Oanitis和Harpole推荐的经横膈术式开展得更为广泛，并发症更少。

（赵辉 译 王俊 校）

第3章

胸部切口

M.Blair Marshall

进胸的最佳入路取决于如下几个因素：①骨骼解剖;②病灶的位置及范围;③肺门的位置;④手术目的。过去，大多数胸部大手术均选择经后外侧开胸术。随着心外科及普胸外科微创手术的发展，其他的开胸入路，如经前开胸术和保留胸肌的开胸切口，又重新受到人们的关注。这些特殊的开胸入路可能会对手术并发症、手术时间、术后肺功能、肌力和术后疼痛带来有利的影响。这一章重点介绍这些特定开胸入路的选择指征和操作细节要点。

经后外侧开胸术

经后外侧开胸术是胸科最常用的开胸入路。虽然采用这种切口可以完成任何一种肺切除术，以致该术式被广泛采用，但是对于大多数切除术，我们均不再推荐其为最佳术式。

大多数肺切除术，都要先行双腔气管插管，将患者摆为侧卧位。用真空豆袋或其他固定物予以固定。使用充气加压装置预防血栓形成。将患者的髋部置于手术床的摇折处。摇动手术床，拉长患者腹部，牵拉增宽肋间隙。摆体位时，注意应垫好布单，尤其沿脊柱后方。注意在两腿之间和肘腕环周要放置合适的软垫和支架以免因粗心大意造成损伤。腿部支架向上撑起，对下肢提供支撑。

此切口的定位标志包括脊柱和肩胛骨。自肩胛骨内侧和脊柱连线的中点经肩胛下角下方1横指至腋前线作弧线切口(图3.1)。大部分手术，我们都不必将此切口全长切开，以减少创伤利于愈合。切开皮肤和皮下组织，断开背阔肌。切口前端，我们一般保留前锯肌，游离胸壁、前锯肌和背阔肌之间的深肌膜;要沿胸壁斜行分离，避免切断前锯肌纤维。后端取决于切口长度，可能需要断开斜方肌和菱形肌。在行胸壁手术或后入路行肺尖肿瘤切除术，尤其注意要将肩胛骨从胸壁提起。

用直角拉钩将肩胛骨提起，用手触摸数清肋骨。注意不要认错第1肋，因为第1后肋可能无法显露。后斜角肌附着于第2肋，据此来识别可以避免认错。

如果取第5肋间切口进胸，要在第6肋上缘直接断开肋间肌。这样可以避免损伤走行于第5肋下缘肋沟内的肋间束。将肋间肌分离至皮肤切口边缘以远，以便最大限度撑开肋骨。对于肋骨质脆的患者，可以将第6肋肋脊角的一段肋骨在骨膜下截除，即“shingling”术式，可以有助于避免肋骨骨折。去除长约1cm的一段肋骨，可以避免复位后因骨膜摩擦产生疼痛。截下肋骨较长时，要予以保留，以便于再次开胸。这样从切除后的肋床进入胸膜腔，胸腔粘连显露更充分。在开胸处理膈肌病变时，第7、8肋间切口显露效果最佳。

进胸后，用Finochietto式牵开器牵开肋骨。对于小切口，用更小的牵开器足以充分显露。完成手术操作后，留置单根胸腔引流管即足以充分引流。在管上多剪几个引流孔，将引流管横行穿过隔窦，从后方放置于胸膜顶;这样，相当于一根胸底部加一根胸顶部引流管(图3.2)。用可吸收粗线将肋骨复位固定。注意不要复位过度，以免造成术后疼痛。用可吸引线逐层关闭切口。

经腋下开胸术（保留胸肌）

大部分的肺切除术，我都会选择经腋下切口，取代后外侧切口。最初由于这一切口显露不充分，未被广泛采用。但随着吻合器的改进和手术经验的增加，此切口的优势得以显现。这一切口有如下优点：①大部分胸肌得以完整保留;②开关胸更简单快速;③相对更美观。缺点是如果切口较小，难以保证两个术者同时直视。另外，后胸壁

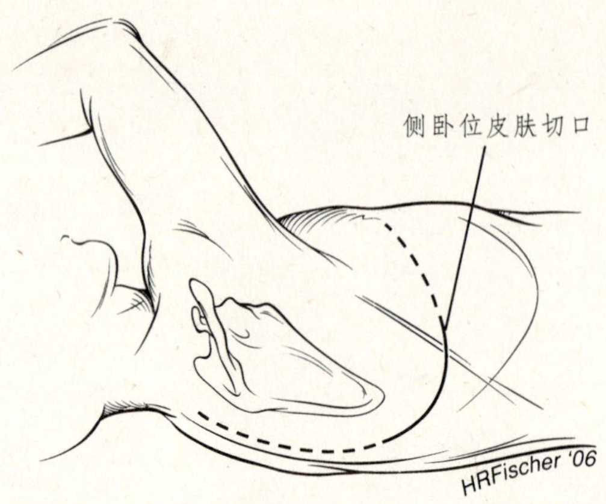

图 3.1 患者取侧卧位。肩胛骨界线已标出，皮肤切口如图所示。

切除术更适合后外侧切口，可以将肩胛骨和肌肉拉起，便于分离。有些作者建议对于复杂切除术，如支气管袖式切除术或肺重建术，不应选择此切口，但我们没发现不妥之处。我们常规选择这一切口进行肺移植或二次开胸等复杂手术操作。

患者取侧卧位，以支架固定。将肘向头端拉，展开腋窝。身体向后倾斜，以更好地显露前外侧胸壁。此入路皮肤切口无论垂直或斜行切口均可。我们习惯以垂直切口开胸，以斜切口进行电视辅助胸腔镜下(VATS)肺叶切除术。沿腋前线指向髂前上棘切开5~7cm，一般切口中点选在男性平乳水平或第4肋间(图3.3)。注意不要将切口向后延伸过长，以免损伤胸长神经。切开皮肤后，分离皮下组织。肋间臂神经走行于切口的上半段，尽可能予以保留。术前应告知患者该神经分布区可能出现麻木感。另外，此切口也经常出现半侧乳房麻木感，但最终会消退。

分离皮下组织后，剥离胸大肌，显露前锯肌的前缘。一般还要处理胸小肌以显露前锯肌的肌齿。前锯肌的肌齿一定要从胸壁剥离，从肋骨附着处或者从第5肋间切开。这样可将前锯肌的肌齿断开，从第4、5肋剥离。肺叶切除术，我们常选择第4肋间，气管切除术常选用第3肋间。因为切口位于前侧，不能依靠后斜角肌计数肋骨，可以将手伸达胸廓上界，确定胸廓出口位置，在第1肋上方不应触及肋间隙。

沿合适的间隙分离肋间肌，方法与后外侧切口一样。肋间开口可以延伸至皮肤切口边缘以远，甚至到达椎体水平。肋间切口要避开其上方的胸壁肌肉，用肋骨撑开器慢慢打开，对抗牵引。使用Finochietto式小儿肋骨撑开器牵开肋骨，再将Balfour撑开器与其垂直方向放置以牵开皮肤和皮下组织。皮肤柔韧性好，只要肋间切口长度与后外侧切口相当甚至更长，较小的皮肤切口也能获得良好显露。完成手术操作后，留置胸引管，缝合复位肋骨，前锯肌前部的肌齿与胸小肌缝合，其余关胸步骤同常规。

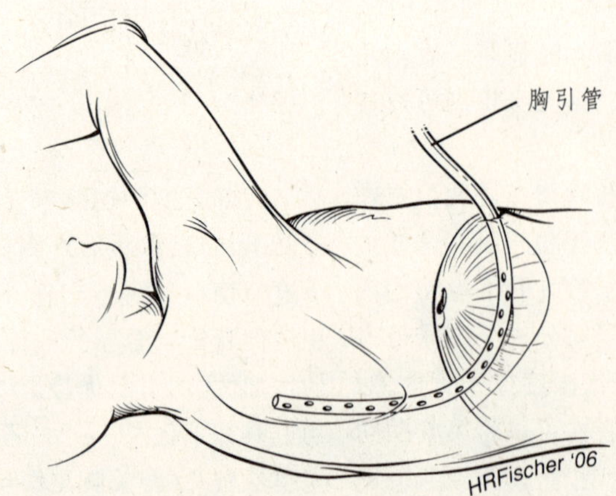

图 3.2 在一根胸引管上多剪几个引流孔，并变更其放置的路径，这样同时可以对胸底部和胸顶部引流。

经前开胸术

由于近年微创心外手术的趋势，经前开胸术重新受到欢迎。在其他方面，它依然是开胸肺活检和急诊手术的首选切口。开胸肺活检，与电视操作对比，更适用于低氧、机械通气状况下需要肺活检的患者。这些患者可能无法耐受单肺通气，而此术式可在单腔气管插管双肺通气的情况下进行。

患者术侧身下垫圆枕。同侧上肢置于臂靠或支架上。自腋前线经乳房下方向胸骨方向作弧形切口。经第4或第5肋间进胸。如行开胸肺活检，我们作一个长约3cm的小切口。如行急诊开胸术，切口更长，必要时可横断胸骨以增加显露(图3.4)。

正中胸骨劈开术

正中胸骨劈开术是最常采用的心外科手术切口，也是普胸外科需要进入双侧胸腔或切除纵隔病灶时的有效方法。

患者取仰卧位，一侧或双侧上肢紧贴身旁。双肩下垫枕，使颈部伸展，

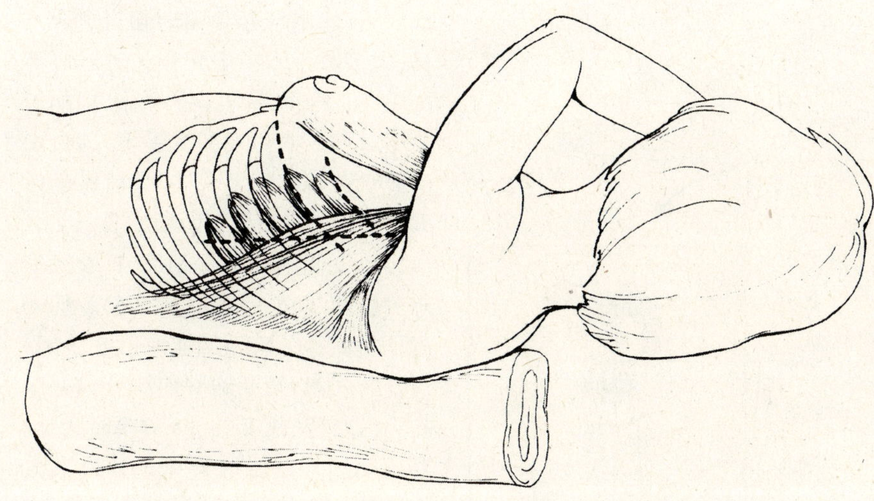

图 3.3　经腋下开胸切口：垂直切口和斜行切口如图所示。

显露胸骨切迹。沿胸骨中线，用手术刀切开皮肤(图 3.5)。切开皮下组织，直到胸大肌的交叉纤维，仔细电烧胸骨中线处。沿胸骨摸清肋间隙，以准确定位中线位置。断开锁骨间韧带，钝性分离胸骨后间隙。游离剑突，同样分离胸骨后间隙。用往复式胸骨锯劈开胸骨。胸骨断面出血点仔细电烧止血。选择合适的胸骨撑开器慢慢将胸骨两断面撑开。如果胸骨撑开器撑开速度过快或开口过大，可能会损伤臂丛。

完成手术操作后，留置两根胸引管。用胸骨钢丝将胸骨复位固定。我们在胸骨柄拧两根，胸骨缘拧四根钢丝。缝合胸骨上方的筋膜，逐层关闭各切口。在关胸时，要彻底冲洗伤口，仔细关闭任何可能的残腔以降低感染的可能性。

经双侧开胸术 (Clamshell)

经双侧开胸术以前多用于双肺移

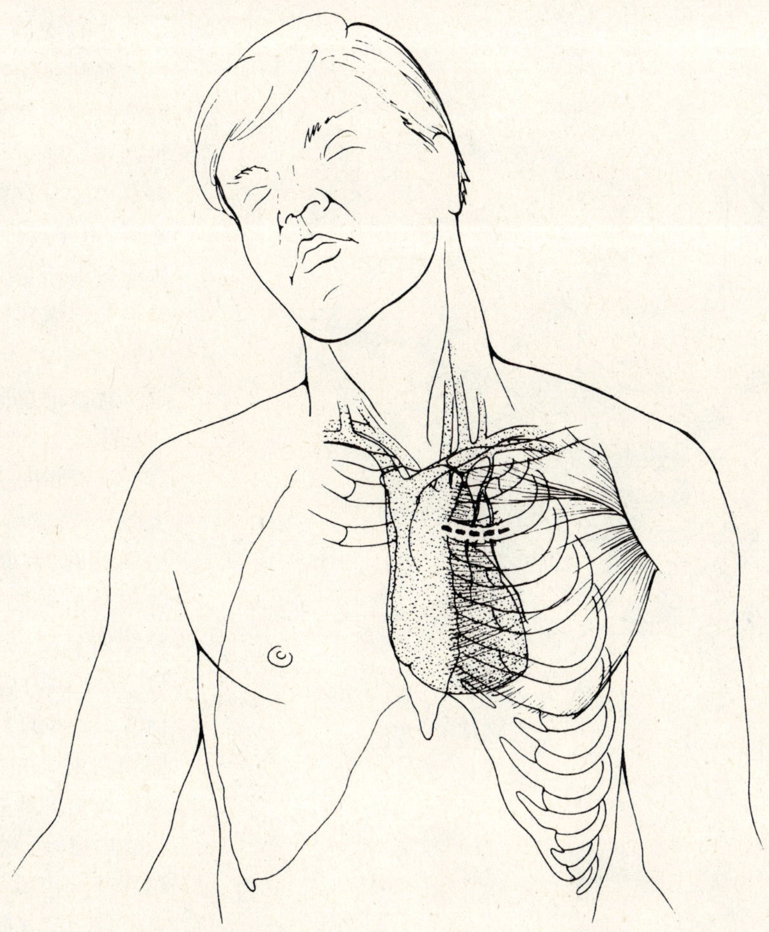

图 3.4　患者取仰卧位，术侧抬高。经前开胸术切口如图所示。根据手术的目的，患者的体位和切口长度可予以调整。

植的切口。由于横断胸骨切口愈合不良,大多数手术中心肺移植时已放弃此切口。然而,虽然较少采用,但如需要能够进入双侧胸腔的手术入路,如少数双肺转移的患者,或者前纵隔巨大肿瘤的患者,仍可用此切口。

从一侧腋前线经乳房下缘至另一侧腋前线切开皮肤(图 3.6)。切开皮下组织,分离至第 4 或第 5 肋间。切开肋间肌,切断胸骨前要分离并结扎乳内血管。用 Lebsche 刀横断胸骨。双侧肋间均放置肋骨撑开器以最大化显露。完成手术后,缝合肋间肌,胸骨用钢丝复位固定。

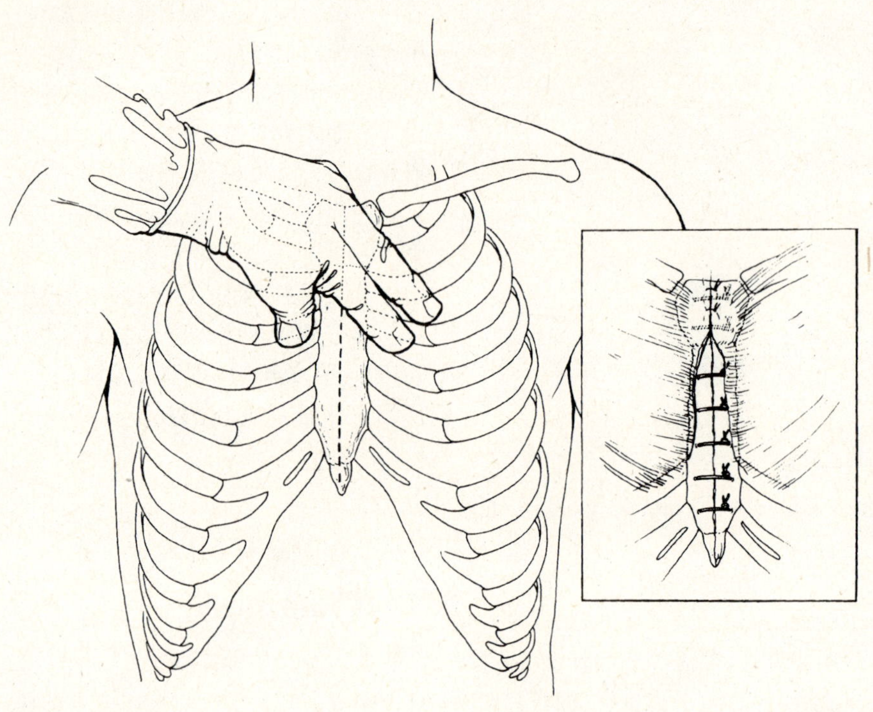

图 3.5 正中胸骨劈开术时,患者取仰卧位,双肩垫圆枕,以最大限度显露出胸骨上切迹。

半蛤壳状切口开胸术 (Hemiclamshell)

经胸廓胸骨开胸术用于巨大的中心型肺病灶和其他特殊情况。此类肿瘤侵犯肺门部,分离和处理肺动脉很困难。通过半蛤壳状切口,术者能够从前方分离肺门,经心包内分离肺血管,避免后外侧切口分离肺门时因肿瘤较大而受阻。另外,经此切口,头臂血管显露和处理起来更容易。此切口非常有用,对于上述特殊情况我们毫不犹豫地选择此切口。

患者取仰卧位,将同侧胸部垫高。双臂并拢,如需显露侧胸壁,可将上肢外展。先作乳房下缘切口,经第 4 肋间进胸,判断可切除否,确定没有胸壁播散转移或者其他无必要完成整个切口的因素。然后延长皮肤切口,向上至胸骨切迹,沿胸锁乳突肌前缘切开少许(图 3.7A)。切开皮下组织和胸大肌的交叉纤维,延至第 4 肋间。在劈开胸骨前,分离第 4 肋间找到乳内血管。将其分离,双线结扎,远端断开。用胸骨锯劈开上部胸骨,以弧形劈至第 4 肋间。将用于取乳内动脉的那种胸骨撑开器置入,将胸壁拉

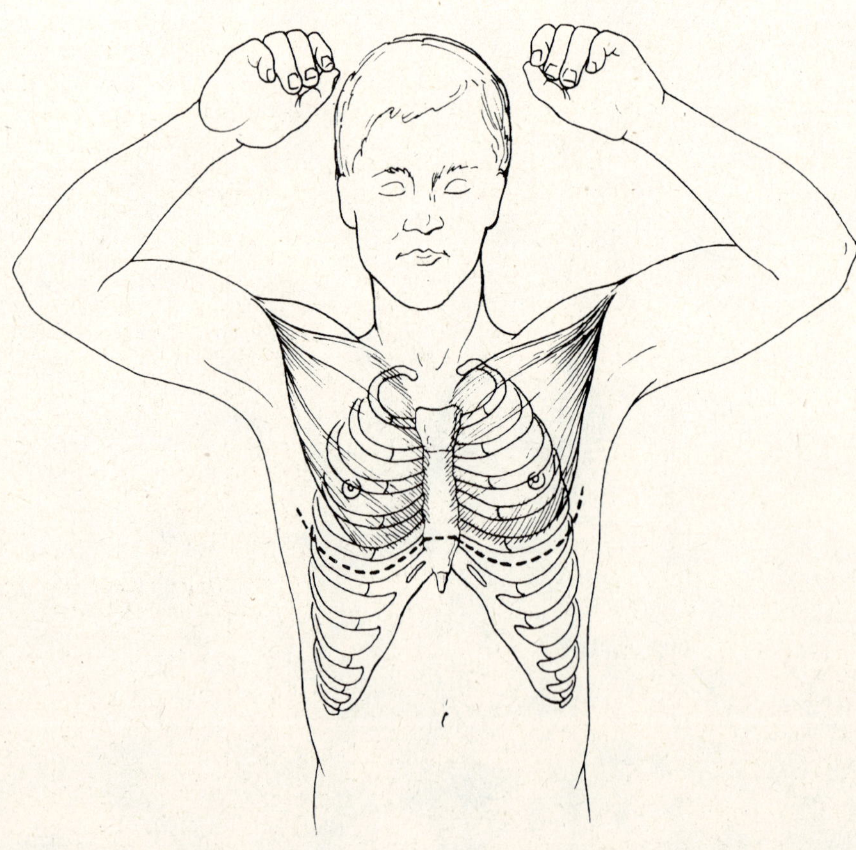

图 3.6 Clamshell 术式切口沿乳房下缘横劈胸骨,如图所示。

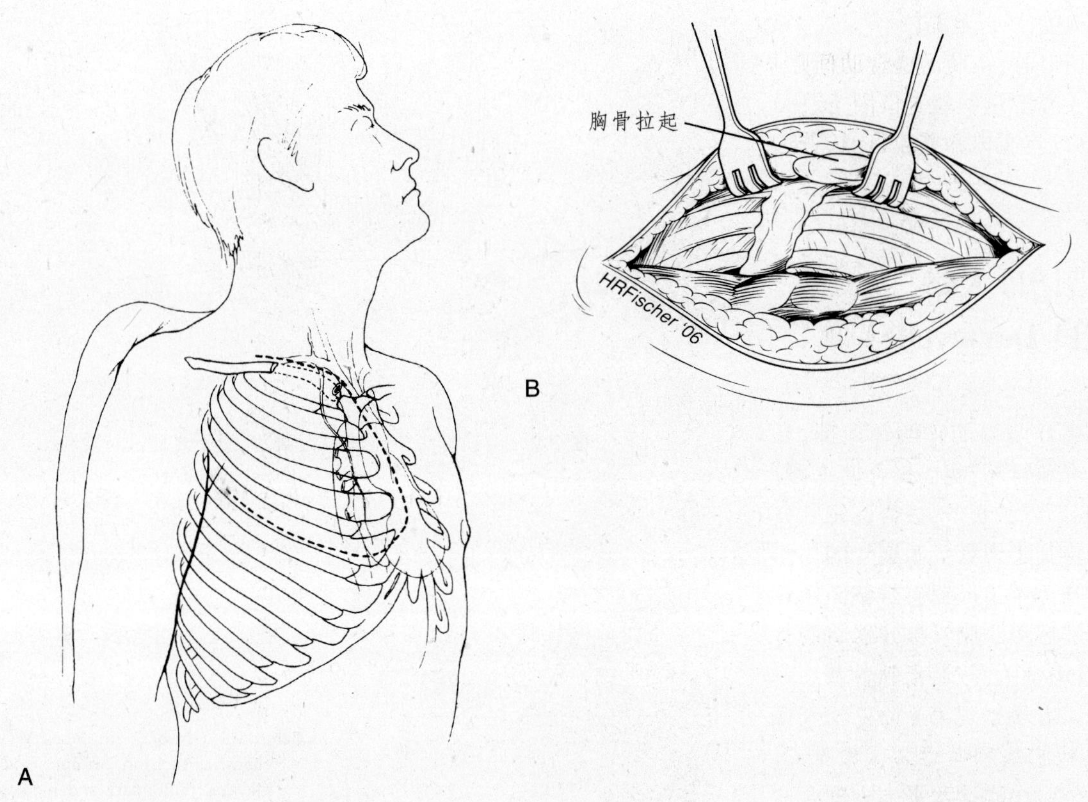

图 3.7 （A）Hemiclamshell 术式切口结合胸骨劈开术和胸廓切开术，以增加胸腔内的显露。当需要显露头臂血管时，也可沿胸锁乳突肌延长切口。（B）半胸骨撑开器用来拉起胸骨，以增加胸腔内显露。

起（图 3.7B）。注意胸壁张力不能过大，以免肋缘骨折。

颈胸联合前入路（改良半蛤壳状切口开胸术）

颈胸联合前入路用于胸廓出口或胸顶的病变。这个切口最常用于胸腔内顶部的病变，不论是否切除胸廓顶部。

先行双腔插管。患者取仰卧位，双肩垫高，头偏向病灶对侧。作 L 形切口，起自患侧胸锁乳突肌前缘，至胸骨切迹，转至锁骨下方，沿三角胸肌间沟切开（图 3.8）。根据病灶，切开胸骨柄，打开第 1 或第 2 肋间，或者断开或切除一段锁骨（见后面的讨论）。将胸锁乳突肌的胸骨端掀开，切断锁间韧带。钝性游离胸骨后方。切开第 1 或第 2 肋的肋间肌，以方便处理病灶为宜。双线结扎并断开乳内血管。第 1 肋间进入时，我们习惯在断开胸骨柄后再寻找乳内血管。这样更方便血管穿过出口段的显露，避免对膈神经的误伤。用 Lebsche 刀以 L 形切开胸骨柄，从胸骨中段向下至合适的肋间。用半胸骨撑

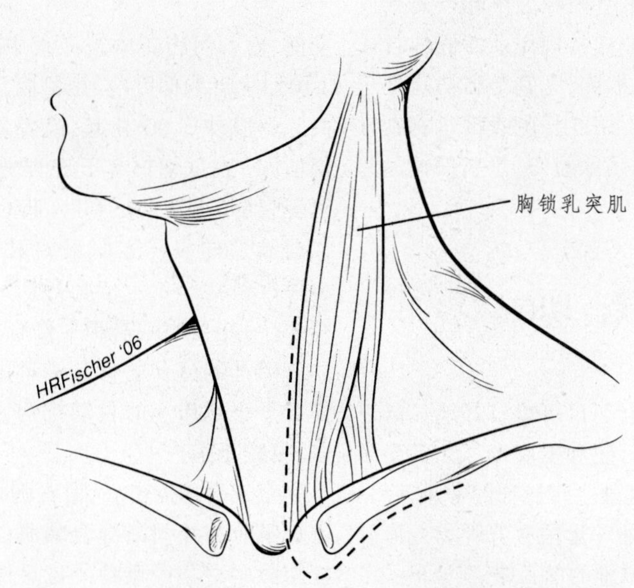

图 3.8　颈胸联合入路的 L 形切口。此切口起自胸锁乳突肌前缘，至胸骨切迹，转至锁骨下方的间沟。

开器拉起胸壁，予以显露。

关闭切口时，绕肋间缝合肋间隙。胸骨柄用5号不锈钢丝复位固定。关闭其余切口，将肌肉和筋膜复位，方法同常规。

颈横切口入路（改良 Dartevelle）

如果病灶需要切除胸廓顶部，显露头臂血管和臂丛，我们推荐此入路。同样，行L形皮肤切口，分离胸锁乳突肌前缘。将其于锁骨头和胸骨的内侧附着处断开。用丁形锯斜行截断锁骨（图3.9），然后用小胸骨撑开器将肋骨掀起，显露锁骨上窝。游离锁骨或切除锁骨中段以方便处理第1肋。检查锁骨下方的脂肪垫和血管后，根据CT或平片定位，在病灶水平下方的合适肋间进胸。评估病灶的范围，并通过触诊病灶确定胸壁切口的合适位置。在彻底离断胸壁和肋间的各处连结后，整块胸壁及其下方的肺实质即自缺损处塌入胸腔。经此缺损完成肺实质切除术并无困难。手术操作完成后，留置胸引管，根据缺损位置和大小，用Marlex网或甲基丙烯酸甲酯行胸廓成形术。前侧缺损常规用硬性假体行成形术，以防连枷胸，尤其是肺功能处于临界的患者。用5号胸骨钢丝将锁骨复位。逐层关闭软组织。患肢保持吊起6周。

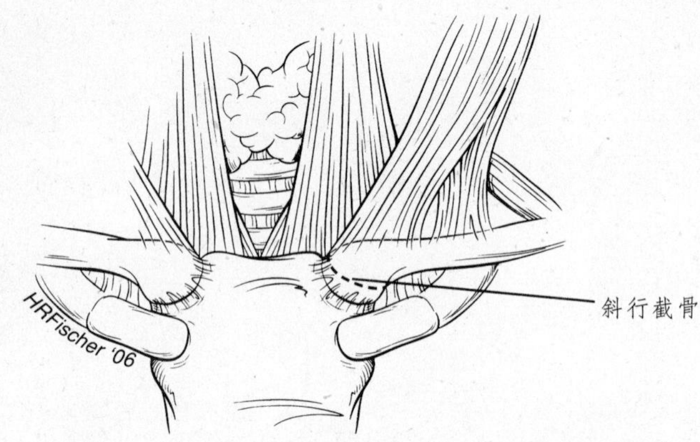

图3.9 经锁骨头端将其斜行截断，便于之后进行复位。

胸腹联合切口

胸腹联合切口可以较好地显露下胸部、腹膜后腔和上腹部，尤其是裂孔。这是处理腹主动脉瘤的常用入路，偶尔也用于处理远段食管肿物，而且是下胸部和腰椎的前入路。

皮肤切口的确切位置取决于病灶。胸段切口可选择第6、第7或第8肋间，腹部可行正中或旁正中切口（图3.10）。患者取仰卧位，患侧髋至胸部垫高。上肢外展90°托起，或者悬吊于胸部前方。皮肤切口起于腋前线，经肋弓延至腹部。分离肋弓和肋间隙。膈肌可以自胸壁向裂孔方向呈放射状切开，也可以距胸壁3~4cm环形切开，以便缝合。一定要小心避免损伤膈神经。用肋骨牵开器分开肋骨，或者可以使用固定于手术床上的自动拉钩，以增加胸、腹腔显露。

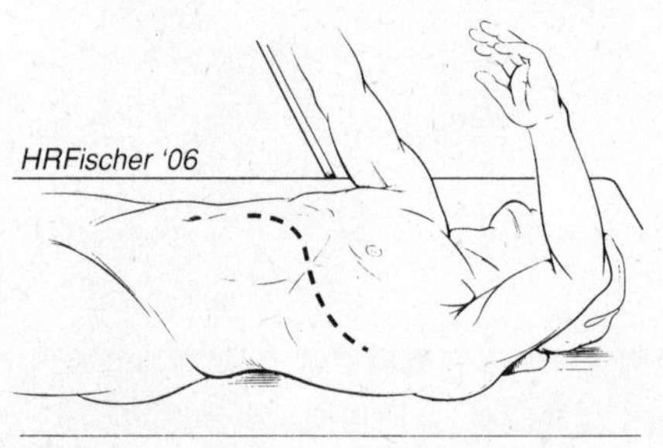

图3.10 胸腹联合切口经肋弓下缘沿至腹部，根据手术目的，选择旁正中或正中切口。

完成手术操作后，留置胸引管。用不可吸收粗线间断缝合膈肌。我们常规切除肋弓边缘避免复位后摩擦引起术后疼痛。绕肋骨缝合固定肋骨，逐层关腹，用不可吸收粗线缝合筋膜。

推荐读物

Bains MS, Ginsberg RJ, Jones WG, et al. The clamshell incision: An improved approach to bilateral pulmonary and mediastinal tumor. Ann Thorac Surg 1994;58:30.

Fry WA. Thoracic incisions. Chest Surg Clin North Am 1995;5:177.

Heitmiller RF. Thoracic incisions. Ann Thorac Surg 1988;46:601.

Hennington MH, Ulicny Jr KS, Detterbeck FC. Vertical muscle-sparing thoracotomy. Ann Thorac Surg. 1994;57:759.

Korst RJ, Burt ME. Cervicothoracic tumors: Results of resection by the "hemi-clamshell" approach. J Thorac Cardiovasc Surg 1998;115:286.

Nesbitt JC, Wind GG. Thoracic Surgical Oncology: Exposures and Techniques. Philadelphia: Lippincott Williams & Wilkins, 2003, Chapter 1.

Massimiano P, Ponn RB, Toole AL Transaxillary thoracotomy revisited. Ann Thorac Surg 1988;45:559.

编者评述

L.R.K.

Marshall博士对各种基础的胸部切口进行了精彩的总结，且并不拘于基础。大部分胸部手术均可经后外侧切口完成，但胸科医师一定要熟悉那些有特定适应证的非常规切口。随着胸科微创手术时代的到来，一部分作者认为小切口可以减少术后疼痛，但是这个假设尚缺少有说服力的证据。用于VAT肺叶切除的所谓“万能”切口与标准的经腋下保留胸肌的垂直切口大小相同，但不必撑开肋骨，可能是某些患者术后疼痛减轻的原因。据我们的经验，以及其他许多人的经验，即使行胸腔镜小切口，患者仍会出现明显的术后疼痛，可能与要打孔穿透肋间肌有关。在保证术野显露的前提下，降低肋骨撑开的幅度，以及通过硬膜外麻醉或其他“局部”止痛手术，如胸膜外导管给予局部药物，可以有效减轻术后疼痛。

我们常规选择切口是经腋下保留胸肌的竖切口，经第4肋间进胸，与标准后外侧切口经第5肋间不同。经腋下竖切口属于“前”切口，这样我们打开第5肋间，正好位于偏侧膈水平。肋间切口可以扩大至皮肤切口范围以远，但要避免损伤前锯肌和背阔肌。安放肋骨撑开器，切开肋间同时逐渐撑开，以提供对抗牵引，便于完成切口。此切口的绝对禁忌证是需要行胸壁切除术。女性患者乳房巨大下垂是相关禁忌证，因为乳房牵拉可致愈合伤口裂开或肥厚瘢痕形成。

处理胸顶病灶时，无论是实质内还是实质外，如胸顶神经鞘瘤，推荐行经颈胸联合入路进入胸顶。如果不考虑行胸壁切除术，经胸骨柄入路可保留患侧上肢的完全活动度，较为理想。如考虑行胸壁切除，那么不论是切除锁骨中段，还是斜行截除锁骨头，都可实现第1肋的显露。锁骨去除后，即可接近和切除第1肋以提供最佳显露，保证锁骨下血管和臂丛的安全。以我的观点，此入路也是肺尖肿瘤，即Pancoast瘤的推荐术式。我觉得此入路锁骨下血管和臂丛显露更好，与标准的后外侧扩大切口相比安全可靠。大切口需扩大至C7椎体后方，分离所有的胸壁肌肉，将肩胛骨自胸壁掀起，在我印象里此入路与大切口相比，患者疼痛和功能障碍较轻。毫无疑问，切除锁骨中段可导致同侧上肢活动范围异常，因此Dr.Marshall最早提出行锁骨斜行截除术予以改良。截骨处要用钢丝缝合，因为此处可能与伤口裂开有关。有专用于锁骨骨折的标准骨片，可实现完全复位，但使用起来有些复杂，需要特定的专业知识。

膈裂孔区域的手术经验已证实，胸腹联合切口是适合的入路。例如，那些失败的胃底折叠术说明裂孔入路单纯经正中切口非常困难。要能够从上方到达食管，尤其是如果胃已疝入胸腔，行胸腹联合切口很理想。这个切口，我喜欢将患者摆为正侧卧位，皮肤切口起自腹直肌侧方。切口自“直”间隙处横过肋弓，通常是第7肋间。膈肌环形切开，保留侧方的联结以便缝合。标记膈的边缘以简化缝合过程。正确关闭肋间隙很关键，可避免肋骨重叠，否则使患者极度不适。此切口应作为裂孔二次手术的首选入路。

外科医师要选择他们最擅长的能够提供最佳显露的切口。也应熟练掌握一些“非标准”的切口，这样可能会简化一些非常复杂的手术操作。

（隋锡朝 译 王俊 校）

第4章

右肺切除术

Larry R. Kaiser

肺切除术概况

肺切除术是专门由胸外科医生操作的手术。胸外手术是一种相对崭新的专科技术,迄今尚不到50年,而真正意义上的标准肺切除术只有30年的历史。由于患者开胸后的正压通气带来的种种问题，解剖性肺切除术的发展进程较慢。最初的肺癌手术过程就是把整个肺门处切除结扎，然后逐个缝合肺门结构。20世纪40年代之前肺癌手术并不常见，肺切除术绝大多数用于治疗肺炎和肺结核。对认为可以手术并应该手术的肺癌绝大多数选择行右侧全肺切除。良性病变行部分切除，绝大部分为炎性病变。不像普通外科医生很快能认识到改良乳房切除手术和乳房根治切除术术后长期生存率无差异,经过了很多年以后,胸外科医生才意识到尽管施行非全肺切除术手术难度增大，但非全肺切除术治疗肺癌的效果是可以接受的。

大家都知道外科切除对能手术的肺癌患者是最理想的治疗，那么选择适当的手术方式就是很重要的了。肺叶切除仍然是标准切除方法，它是解剖性切除并确保了叶支气管周围淋巴结的清扫，提供了准确分期依据并达到局部防治的目的。肺部分切除为不完全性切除,尽管一些小的原发癌经常考虑行非解剖性楔形切除。因为楔形切除不包括叶支气管切除，无法对叶支气管淋巴结评估，而且楔形切除的切缘距正常肺实质距离过短，从而导致局部高复发率。肺癌研究委员会(LCSG)在一项前瞻性随机临床实验中,评估分析了T1N0期肺癌(肿瘤<3cm,淋巴结阴性）行肺叶切除和局部肺切除的效果。初步数据表明局部肺切除组局部复发率明显增加(>30%),不过生存率未见明显下降,然而最终分析表明肺叶切除组生存期更长。但其他一些回顾性分析研究都显示了局部肺切除术包括解剖性肺段切除术能达到长期生存，不过所有这些实验中只有LCSG进行的是唯一的大型随机实验。

尽管大家公认局部切除是一种不完全性切除，但确实有不少患者不适合肺叶切除而更适于局部切除。这类患者包括肺功能位于临界值的或肺部曾经手术过的患者。局部肺切除应尽可能行解剖性肺段切除，包括段动静脉、段支气管以及淋巴结的切除。楔形切除术是非解剖性手术,支气管、血管不被完全离断且没有连同区域淋巴结清扫，对部分原发肺癌患者虽不是理想的但却是可以选择的另一种手术方式。随着电视胸腔镜技术的问世,使楔形切除更为简单，胸腔镜技术用于治疗T1N0期肺癌曾一度引起广泛兴趣。美国肿瘤外科组(ACOSOG)正在进行一项有关局部肺切除联合局部放射性粒子植入治疗的研究，分析局部复发率是否会降低以及生存期是否延长。据目前肺癌研究委员会资料显示，应尽量避免楔形切除术，确诊为原发性肺癌的患者应尽可能行效果最好的切除，也就是说以目前看就是行肺叶切除术。楔形切除充其量是不完全性切除，如果能耐受解剖性切除最好不行局部切除。这一点对于行螺旋CT筛查发现的早期肺癌尤为重要。虽然这类患者的肿瘤病灶小，但就目前的知识来看肺叶切除是最好的治疗方式。

术前应决定该行哪些检查，细胞类型和分期取决于一系列临床指标。患者最起码应行胸片或胸部CT检查，大部分患者应要求行肺功能检查包括弥散功能等。正电子发射断层照相术(PET)已是单发孤立肺结节评估的金标准了，并且对纵隔分期评估亦有较大用处。PET扫描中由于氟化糖能被恶性肿瘤细胞优先捕捉而不被正常细胞摄取,因此恶性细胞显示为热效应。大量实验已经证实PET对肺结节病和纵隔淋巴结检查的敏感度和特异度。PET发现的阳性结节很可能(接近90%)为恶性。PET扫描阴性结果不能排除恶性病变，因为细支气管肺泡癌和类癌等并不摄取氟化糖，因此会产生较高的假阴性结果。PET阴性的孤立肺结节则需要CT跟踪复查，若发现有增大则手术切除之。PET评估纵隔淋巴结的特异性大于90%，但敏感性偏低，大约80%。CT扫描纵隔淋巴结不大于1.5cm的和PET阴性的可不需进一步纵隔分期，而PET阳性淋巴结则需要纵隔镜或针吸活检。

转移性疾病的诊断是比较困难的，疾病扩散的具体时间也是较难确定的。若按常规进行完整评估而不考虑其他症状是片面和错误的。这包括一些器官特异性和非特异性症状等原因，非特异性症状包括体重下降、易疲劳和失眠等。器官特异性症状包括骨痛、肝脏转氨酶升高以及局部神经症状。如果这些症状存在则可进行分期评估，而不单单是靠教材所教的器官特异性症状来判断。做了PET检查可以不需做核素骨扫描，但必须得做脑部磁共振成像(MRI)或CT(较少做)扫描来排除远处转移。任何有恶性病病史的人均需行远处检查，因其手术有高风险性，正如一些患者有其他基础病变或界限性肺功能等情况一样。此外，那些局部晚期其手术指征放大(N2期)的患者和非吸烟肺部肿块患者也要除外远处转移。目的就是为了避免手术1年内又复发的患者再次手术，理论上讲这类病变术前都能检查出来。

肺癌患者术前评估主要是评估肺功能。虽不是所有的开胸手术都需要检测肺功能，但绝大多数肺癌患者都有与癌症相关的风险因素，如吸烟引发的肺部基础病变。肺功能评估不仅有助于分析术后较高并发症发生率的原因，还有助于术前对患者的处理，从而减少手术风险性。目前仍没有简单有效的办法评估准备行肺叶切除患者的肺功能，也没有手术禁忌的绝对值。虽然可用一些方法联合评估哪些患者术后会有较高的并发症发生率和死亡率。术前检测朝气量和肺活量都是必需的。重要的检测还包括一秒钟用力呼气量(FEV_1)、最大呼吸量(MVV)、弥散能力、FEV_1/最大肺活量(FVC)比值以及残气量(RV)/总肺活量(TLC)比值。FEV_1小于预计值40%则预示着术后高并发症发生率和高死亡率。低弥散能力则预示着术后高并发症发生率。任何术后并发症发生率和死亡率都与切除范围密切相关。切除范围往往难以确定，而且外科医生的经验与肺切除术的成功率密切相关。对低肺功能患者进行手术的外科医生应具备行段切除、袖式切除以及非解剖性切除等尽量保护肺功能手术的经验。胸腔镜外科也常用于为保护行肺切除患者的肺功能而行局部切除术。临床上有很多方法可减少低肺功能患者的术后风险(表4.1)，不过这些都取决于外科医生对主观和客观因素的判断。有些患者正是由于种种原因不适合行肺切除，但这些原因有时很难阐明。

根据肺减容术治疗严重型终末期肺气肿患者的经验，我们重新认识了低肺功能肺癌患者的手术方式。营养评估及其治疗和改善肺功能已经扩大了肺切除术的适应证。目前我们正在大胆尝试使更多的肺部恶性肿瘤得以手术治疗。不再单单依赖患者的肺功能来决定手术切除了。有时在术中会有些创新，并且手术中有很多操作都可减少术后并发症的发生(表4.1)。对肺功能处于临界值的患者积极动员其手术治疗，另一方面患者也确实想手术治疗。但有些患者不要劝导手术，即使其他治疗手段效果很差。这些患者并发症和可能死亡率大多数在术后早期发生，但大家要看到切除肺组织术后患者的长期预后。奇怪的是，肺切除术后肺功能可能会有所改善，即便是肺实质切除后肺灌流量减少。术前定量换气-灌注分析可有效评估肺实质切除后的重要意义。术后FEV_1预计值等于减去切除实质部分所占灌流量对应的通气量那部分的剩余值。剩余FEV_1绝对值小于800mL则预示着术后高并发症和高死亡率风险，但这些完全取决于患者术后FEV_1预计值800mL占原理论值的百分比。例如，50kg女性术后FEV1预计值800mL则代表该数值占理论值60%或更高。术前估计肺癌患者危险性参见表47.1。

此外还有一些肺功能检测方法，某些情况下根据低肺功能患者体能耐受状况来进行评估。评估方法较多，简单的如爬一到二层楼梯后检测氧饱和度和脉搏，正规的有运动试验检测最大耗氧量(最大VO_2)。假如能爬上二层楼一般认为可以耐受肺叶切除。对那些处于临界范围的患者要

表4.1 减少开胸手术肺癌患者术后并发症发生率和死亡率的方法

术前
- 戒烟
- 合理营养(标准体重±10%)
- 监督肺功能目标恢复
- 适当吸入性支气管扩张药治疗
- 内分泌调节
- 指导诱导性肺量器使用、咳嗽、深呼吸

术中
- 微创肌肉非损伤性小手术切口、肋间隙长度最短化
- 胸腔镜方法(适于时)
- 尽量保护肺组织(段切除、袖式、楔形切除)
- 理想的支气管扩张药
- 麻醉持续时间要短
- 分泌物清理(术毕支气管镜应用)
- 控制液体入量
- 避免漏气

术后
- 胸部硬膜外镇痛
- 诱导性肺量器正确使用
- 早期下床活动
- 有创分泌物处理方法[鼻导管吸痰、支气管镜、小气道造口术(不常用)]
- 有经验的护理

根据最大VO_2来决定，其绝对值小于15mL/(kg·min)的则预示着术后高并发症和高死亡率风险，这类患者在决定手术前必须仔细检查。假如病变很小并且是周围型病变，最好行局部切除如电视胸腔镜楔形切除等折中治疗。肺功能很差的患者几乎不能耐受肺切除术。其他参考指标如二氧化碳分压(pCO_2)大于45mmHg和肺动脉高压等都提示手术高风险。

一些患者术前可能要接受有创检查进行分期。做纵隔镜检查主要依据CT扫描发现纵隔有增大淋巴结或PET阳性然后才能进行。所谓增大的淋巴结也是大小不等的，其敏感性和特异性因其所在位置及大小而异。CT发现淋巴结大于1.5cm以上的，我们才行纵隔镜检查。其他情况，如估计肺切除术中只有淋巴结增大而无远处转移灶的患者，术前也需行纵隔镜检查。PET检查显示浓聚的阳性淋巴结也需要行纵隔镜检查，除非CT所见组织学特征已足够证实为腺病。

不管纵隔镜检查为选做还是常规，其意义在于对肺癌患者纵隔淋巴结进行准确分期。这说明开胸术时很小的当然最好是完整解剖的纵隔淋巴结也会影响分期。单纯依靠淋巴结进行分期存在一个问题就是采样问题，完整的淋巴结解剖切除可以避免这类问题发生。简单的触摸淋巴结或靠其大小评估可能会遗漏淋巴结内部的或镜下的病变。目前尚不清楚由于淋巴结采样选择不同导致的淋巴结病漏检百分率有多大，而且也缺乏有关完整淋巴结采样方面的研究。根据我们的经验，切除的纵隔淋巴结中，大约有10%~20%我们认为是阴性但经病理科医生鉴定后为阳性。我们认为没有淋巴结分期的手术不是完整的手术。正确的分期可帮外科医生判断预后并指导患者行术后辅助治疗或评价患者非规范治疗的效果。三项最新前瞻性随机临床试验结果表明，N1或N2期淋巴结彻底清扫后配合术后辅助化疗能明显提高患者生存率，术中正确完整的分期尤为重要。

虽然大部分医生认为N1或N2期手术患者术后应接受放疗，但就目前来说没有确切数据证明这些患者术后放疗能增加生存期。一项前瞻性随机临床试验对比分析鳞癌患者术后接受放疗组和无后续治疗组的资料，结果显示术后放疗组其局部复发率明显降低但生存期没有显著差异性。美国癌症合作小组共同致力研究了一项随机试验，对比分析术后联合放、化疗（顺铂和VP-16）和单纯放疗治疗效果，该试验要求患者术前均行纵隔镜检查或CT扫描阴性确定开胸时摘取哪些淋巴结。结果显示两组病例对照分析无明显差异并且治疗效果也无明显差异。有趣的是，完整纵隔淋巴结摘除的患者较淋巴结部分摘除用于活检的患者生存期有所延长。

肺切除术长期生存依赖于原发病灶（T分期）和有无淋巴结转移（N分期）。表4.2总结了一些长期生存相关数据。与以往一样，任何生存期分析主要依据淋巴结分期。此类数据均来源于肺癌研究委员会多次试验积累结果，都是严格按照患者淋巴结分期入选实验组的，因此具有指导意义。如果患者属于N1期，我们就能保证这些患者纵隔淋巴结是阴性的。

右肺切除简介

右侧胸腔内有很多与右肺切除术相关的重要解剖结构。右肺动脉干相对较长并且走行于上腔静脉后并穿越气管隆凸。动脉相对较长使得近端病变时比左边相同部位病变容易处理得多，因为左边肺动脉干离肺动脉总干分叉距离太短从而无法切除，右侧由于距肺动脉总干距离较远，可以用血管夹夹闭，然后切除病变部位并缝合。通常气管隆凸距右肺上叶支气管起始部距离小于2cm，所以气管隆凸很容易从右侧偏移，还因为主动脉弓遮挡左主支气管起始部和气管隆凸的原因，从而使右侧比左侧更容易进入左主支气管近端。左胸入路移动气管隆凸是无法完成的，甚至显露都是很困难的。气管隆凸切除只能右侧入胸或纵隔正中切开入路才能完成。

上纵隔一般需要通过纵隔镜进入，但右胸入路同样能很好显露。该间隙由奇静脉（下）、气管（后）、锁骨下静脉（上）和上腔静脉（前）共同围绕构成，其淋巴结可以从右胸入路整体切除。而从左侧入路是无法完成的，因为左侧有主动脉弓遮挡，左侧气管旁淋巴结也是无法清扫的。还需提及的是，右侧入路清扫隆凸下淋巴结也是很方便的。

右侧入路时奇静脉是一关键解剖结构。该静脉由后向前穿越右支气管主干汇入上腔静脉，其穿越主支气管下方刚好是右肺上叶支气管开口处，也是一重要解剖结构。手术一般不需要切断奇静脉，但有时若被肿瘤侵犯或者限制清扫淋巴结时就可以切除奇静脉，不会造成不良后果。

右胸入路手术时上叶切除应该相对最简单，尽管有时确认后段动脉支位置时有些困难。由于中叶动脉和支气管位置原因使得右肺下叶切除相对

表4.2 TNM分期评估术后5年生存率

肺癌分期	鳞癌生存率	腺癌生存率
Ⅰ期		
T1N0	83	69
T2N0	64	57
Ⅱ期		
T1N1	75	52
T2N1	53	25
Ⅲa期		
T1－2N2	46	35
T3N0	37	21

来源：肺癌研究委员会研究资料。

复杂。可能因为水平裂的原因,有时中叶切除也比较困难。

手术方法

右肺上叶切除

右肺上叶切除是经典的肺切除术,对肺外科年轻医生来说可以说是很好的着手起点。较长的右肺动脉干和尖前段分支以及相对游离的上叶支气管起始部都使得手术相对简单理想。所谓的“干前支”即右肺动脉尖前段支的位置原因,也方便于行上叶的段切除术,一旦切除该动脉支后,该段支气管就暴露清晰了。

放置左侧双腔气管插管,单肺通气,使右肺塌陷行肺叶切除。

患者取左侧卧位,标准后外侧切口或微创肌肉非损伤性手术切口开胸。标准后外侧切口取第5肋间隙或更靠前的微创肌肉非损伤性切口第4肋间隙入胸。手探查肺门和纵隔评估肿瘤侵犯程度并判断切除可能性。

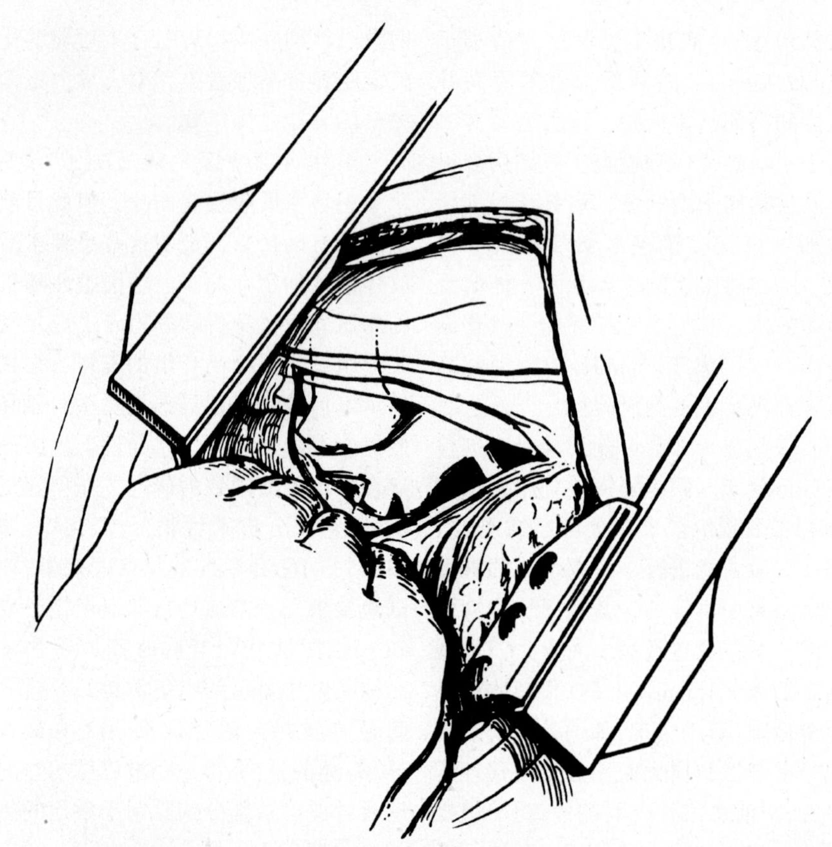

图4.1 该图显示在手术台右侧看到的右侧肺门结构。肺门胸膜已经打开,可以看到右肺动脉干和右肺上静脉。右肺中叶静脉汇流入肺上静脉,上叶切除时必须保留中叶静脉。动脉远端为尖前段动脉干,走行于肺上静脉后方。

主刀左手把整个肺拨至后位,暴露肺门处纵隔胸膜并切除之。寻找肺上静脉,远端朝肺实质方向解剖游离,近端游离至心包反折线处。解剖层面完成后需手指钩绕探查。由于肺动脉就位于肺上静脉后,所以必须注意勿使其损伤(图4.1)。中叶肺静脉由于常汇入到肺上静脉,需要找出并保留。该静脉绝大多数情况下是肺上静脉的属支,偶尔会汇入到肺下静脉。较少情况下右胸内会碰到一些异常静脉,大多是小的静脉属支直接排空汇入到腔静脉。右肺动脉主干刚好位于该静脉后上方,解剖肺动脉及周围组织显露近端,可见其走行于上腔静脉后方。确定切除断面后手指探查一般较容易通过,动脉近端游离通常就是这样完成,即使有时解剖可能稍有困难。虽然没必要每例患者都钩绕右肺动脉探查,但那样可能在近端处理上不会那么安全。然后用一脐状带子通过该动脉并放置Rumel止血带,一旦伤及该动脉时就可收紧该止血带较好地控制出血。解剖远端找出尖前段动脉(图4.2)。二者通常都是共干,但有时段动脉可能直接发自肺动脉主干,大多情况下前段支又是第一支。

肺动脉及其分支解剖不同于其他动脉的处理。由于缺少肌层,血液动力主要来自血管内膜。因此血管相对脆弱,处理时需特别谨慎小心。解剖血管时任何“游离血管”操作都需谨慎。外周血管外科手术时可以用剪刀直接离断附带组织来游离动脉分支,若这样处理肺动脉分支则极易发生动脉撕脱。同样直角钳通过肺动脉时理论上要求轻柔或无阻力通过,因为操作者无法感触动脉张力,因此要求上直角钳之前必须要求动脉支已彻底游离。处理动脉周围一些薄的附带组织时,可用长平镊夹住再用剪刀剪除。到达所需切除动脉断面,则可用一闭合钝头组织剪轻柔地把动脉推向一边,继续清理切除纤维组织。很快就使解剖层面清晰,相关动脉支完全游离完毕。如果直角钳通过时感到阻力,应进一步解剖游离而不能继续盲用直角钳,否则有可能造成动脉后壁穿孔。确定动脉切面后也可以用花生米剥离器来解剖分离肺动脉,但本人不常用。

肺动脉处理完后,沿肺门向上进入到支气管层面。奇静脉是重要标志,刚好在右上叶支气管开口的上方穿越右主支气管,由后向前,右主支气管刚好位于其后方居中。若肺动脉被解剖游离并距支气管较远时,必要情况下可以在该处探查上叶支气管。有时先切除支气

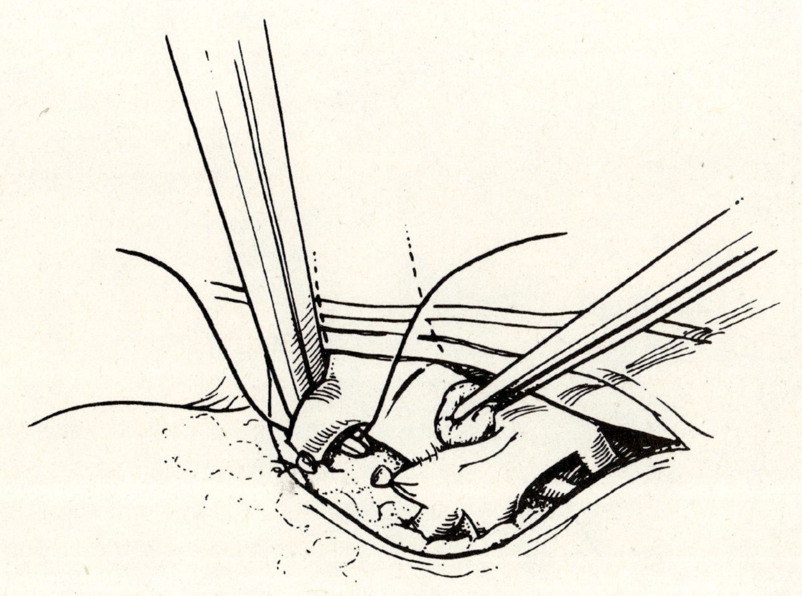

图4.2　有时尖段静脉遮挡尖前段动脉干，因此在切除该动脉前需要先处理尖段静脉。图中所示尖段静脉已经处理完毕，准备切除尖前段动脉。直角钳绕过该动脉后壁，0号丝线结扎切除。

管更方便些，尤其在原发肿瘤侵犯肺动脉或淋巴结与肺动脉融合成团时。

这时需助手医生往前拨拉肺脏显露肺门后面。与腹部手术不同，肺部手术要求医生熟练掌握肺部解剖，无论前后结构关系都需熟悉，并使手术视野显露清晰。胸科医生需要有空间思维。为方便操作，需先打开上叶支气管开口处和中间支气管间分叉处的纵隔胸膜(图4.3)。如果熟悉手术并使之简便快捷，这就是最重要的操作之一。在此“分叉处”有较细的支气管动脉需电凝仔细处理，该位置还有淋巴结，在分叉处向前解剖游离。此时可环绕通过上叶支气管并可切除之（见图4.3插图）。在此淋巴结前方刚好是右肺下叶背段动脉，后路方法很容易显露，该动脉显露后就可用直线型吻合器切除肺斜裂后半部了(图4.4)。下叶背段动脉是斜裂内肺动脉最后面的一个分支，切割缝合器可以在其后方安全通过。打开斜裂根部胸膜，食指在上叶支气管“分叉处”往后探查，拇指在斜裂处以便安全准确地放置吻合器。由于该处斜裂相对薄弱，因此手指探查可能使得拇指与食指之间的肺实质更加薄弱。由于动脉已经游离确定故吻合器切除方法是安全的。上述方法并能避免过多打开肺裂寻找背段动脉。找出背段动脉后，通常就可用吻合器切除了。后路解剖很容易从斜裂中找出背段动脉而不需要过多打开肺裂以免术后漏气。需要记住的关键就是寻找并正确解剖出斜裂中的背段动脉，再处理后半部分斜裂则是很简单的过程。

上叶支气管探查能通过时，亦可先切除，但要求必须清晰显露斜裂内的动脉血管。当斜裂内淋巴结侵犯时会增加解剖动脉的难度，先切除支气管是较好的选择。上叶后段动脉邻近下叶背段动脉（位于背段动脉上方），有时也可能从背段动脉发出(图4.5)。中叶动脉常常在一个平面与下叶背段动脉相反方向从肺动脉干发出，一般只有一支，但两支也不少见。

在切除任何血管结构前首先要保证能够切下来。应准确判断是否能够切除病变以及纵隔淋巴结清扫的可能性。有大块肿瘤残留的切除对患者是无任何意义的。姑息性切除也没有意义，但手术操作是有很大风险的。有时外科医生在根治手术中需灵活掌握手术方式，尤其当肿瘤侵犯肺门和肺叶血管难以解剖切除时，需要上钳夹闭肺动脉近端或同时夹闭血管鞘内的支气管，一并切除，动脉鞘直接缝扎或用心包片修补缝扎。另外近端肺动脉干被侵犯可行全肺切除，但始终要记住肿瘤根治手术切除应尽量保留肺组织的原则。还有就是，如果肿瘤侵犯或包绕上叶支气管近端但能做袖式切除成形术也不主张行全肺切除。尖前段动脉需双重结扎切断，最好选用丝线，丝线手感好并容易打结，结与结之间留够足够距离以便切断，动脉两断端都要求成小球状。因肺段动脉起始处容易撕裂，因此打结时向上的牵拉力不要过大。为更安全稳固，通常单重结扎后在线结近端再缝扎一次。避免牵拉线结，打完结之后剪断线，然后在线结之间切断动脉。掌握结扎肺动脉的力度以免损伤血管是很关键的，感觉到血管内膜有种“摩擦感”时力度刚好。肺动脉压力较低，故不需要过大力量结扎。力量过大容易导致动脉撕脱伤。或选用血管吻合器切除尖前段动脉，这时上叶支气管开口就很好显露了，再解剖摘除上叶支气管周围淋巴结。

肺上静脉可以行血管闭合器切除也可丝线结扎再缝扎切除(图4.6)。用血管夹夹闭血管后水平褥式缝扎切断，取走血管夹，再将褥式缝合线由前往后收线结扎。切断静脉后就可找到其后方的肺动脉。中叶动脉一般在肺门前方寻找，为方便切除水平裂常需推动中叶动脉。有时前路解剖还可显露上叶后段动脉或前段动脉。前路方法确定上叶和中叶动脉层次关系后，就可用直线型切割缝合器切除通常发育不完全的水平裂。

肺裂内结扎切断上叶后段动脉。再把肺脏拨拉到前方充分显露上叶支

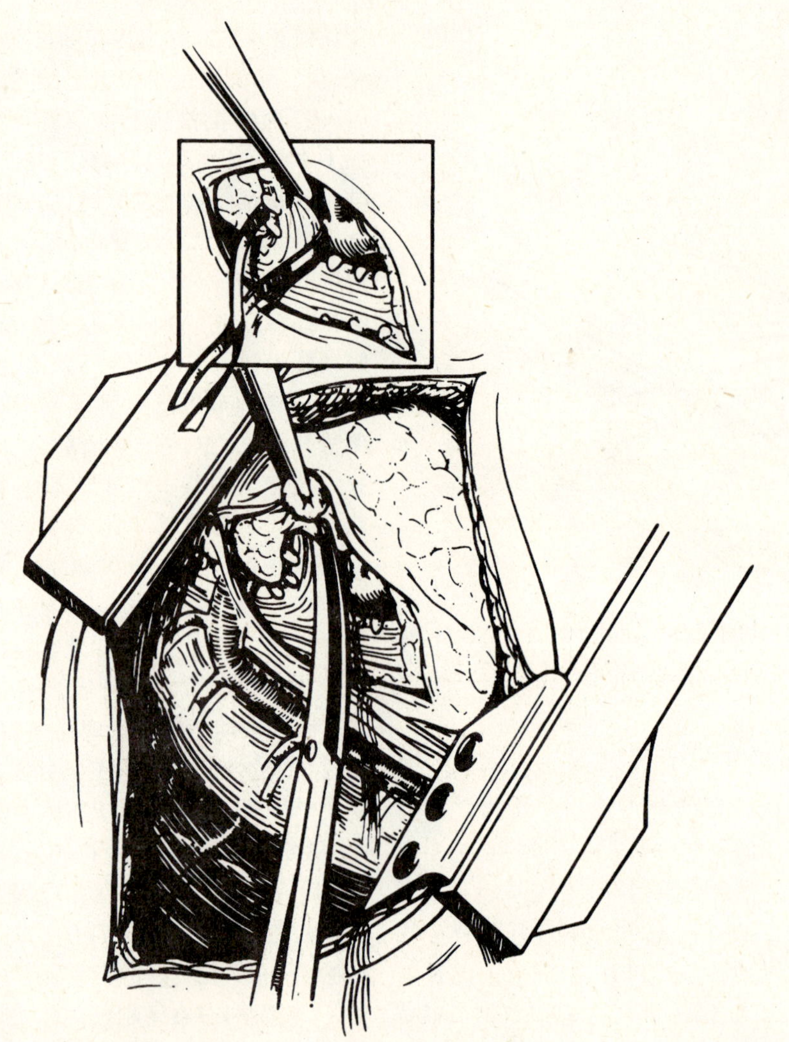

图4.3 肺外科手术一个最重要的步骤是三维空间的解剖显露。很多操作在肺门后面进行。图中显示正在解剖中间支气管和上叶支气管之间的交叉处,上叶支气管已显露。此交叉处会发现淋巴结，打开此处纵隔胸膜并游离该区淋巴结显露肺裂根部肺动脉。(**插图**)此交叉处解剖完毕后支气管一般可以环绕通过了。如果肺动脉已经解剖游离,这时也可先切除支气管。

气管,支气管残端闭合器切除上叶支气管(图4.7)。切除时应尽可能靠近上叶支气管起始部,但不要伤及右主支气管管腔。此时若水平裂也已切除,切除上叶支气管后就可取走右肺上叶了。若水平裂没切除则直接用线型切割缝合器切除。为更好地进行术后准确病理分期,要求彻底清扫纵隔淋巴结。

取走上叶后，中叶因为失去水平裂和上叶加固作用，斜裂一般又发育较完全，因此术后容易发生扭转和梗死。为预防该严重并发症的发生,可以在中、下叶之间用可吸收线缝几针8字缝合或用U型钉缝合器加固。缝合前要使中叶保持原正确位置。

上叶肺切除手术有几点需注意避免。一般来说是肺上叶切除,它是肺切除手术中最简单的，但也常会出现问题。处理肺上静脉时必须解剖出肺中叶静脉并保留。肺上静脉处理完后,需特别注意勿损伤中叶动脉，尤其在处理水平裂时需谨慎。当连接上叶和中叶的水平裂没处理时，用力牵拉上叶会导致中叶动脉撕脱伤。前面已经叙述过，若切割缝合器切除上叶支气管距主支气管过近也可能使右主支气管狭窄。通常是在过度牵拉上叶显露主支气管放置切割缝合器时发生上述情况，其补救方法就是袖式切除再修补,不要单纯修补损坏处。若不处理狭窄问题,长期会带来一系列问题。

右肺中叶切除

由于水平裂常出问题,很多学者认为中叶切除最困难。其实这个观点是错误的,因为处理水平裂有难度的话可以从前路完成支气管血管解剖和切除。炎性变和支气管扩张常发生于中叶,不同于结核杆菌的分枝杆菌(MOTT)亦常侵犯中叶。

手术过程是以手术台左侧所见描述的，这是中叶切除最佳手术位置。如果肺裂发育完全,则比较容易在肺裂中解剖显露肺动脉。若切开该处脏层胸膜仍看不到动脉血管,则需打开肺裂深面寻找肺动脉,这样会造成术后漏气,也使手术拖泥带水浪费了时间。按照“标准切除方法”进行手术,把整个肺脏拨拉到后位,打开肺门从肺动脉近端处理肺动脉干处胸膜则会十分安全。通常情况下中叶动脉与下叶背段在同一层面呈相反方向从肺动脉发出(图4.5)。在肺裂根部找出中叶动脉,大多情况下中叶只有一支动脉，有时也会有两支动脉,丝线结扎切断。结扎动脉完毕,在其深面稍下方就会看见中叶支气管，逆行解剖到其在中间支气管的开口处，切割缝合器切除。或者手术刀切除支气管,残端用3-0或4-0可吸收单股或多股丝线间断缝合。

将肺向后牵拉，打开肺门处肺上静脉前胸膜。绝大多数情况下中叶静脉及其属支汇入肺上静脉，偶尔汇入肺下静脉(图4.1)。为确保所有要切除的属支均来自中叶，肺钳提起中叶牵拉至一侧(朝向切除血管方向),这样可

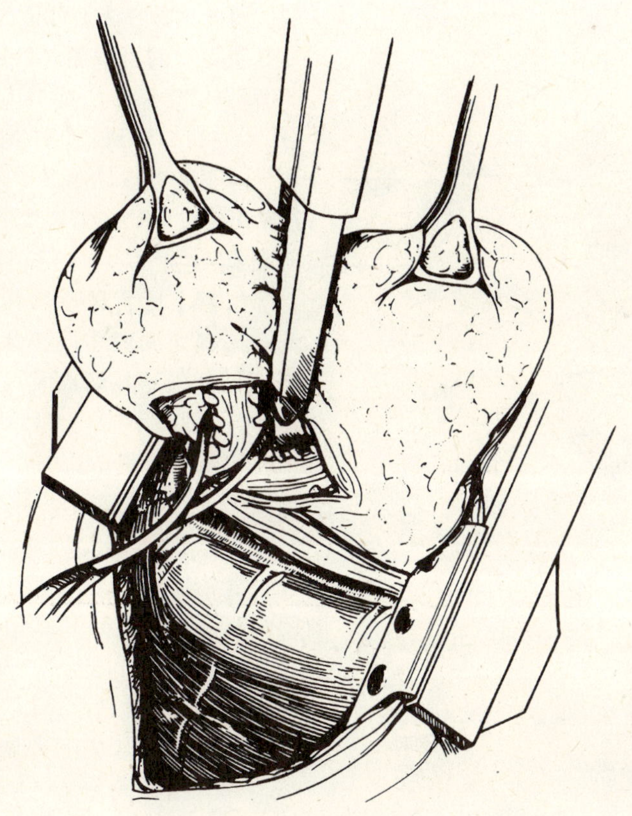

图4.4　寻找出肺动脉及下叶背段动脉后，直线型吻合器在后部斜裂切除斜裂。因背段动脉后无任何动脉支，所以只需在斜裂后方确认背段动脉后就可切除斜裂。图中所示两把Duval肺钳分别提起上叶和下叶，切割缝合器已放置好位置。

避免切断来自上叶的静脉属支。丝线结扎再缝扎加固后切断该静脉。

支气管、血管结构解剖完毕后，线型切割缝合器切除水平裂。若斜裂前半部发育完全，无需再处理就可取出右肺中叶。

另外还可选择一种手术方法进行中叶切除，可能会更实用。该方法不需要先解剖出肺动脉并打开过多的肺裂组织。将肺脏向后牵拉，打开肺门处肺上静脉前胸膜，确定中叶静脉位置，结扎切断该静脉后就可发现中叶支气管位于其后上方(图4.8)。中叶支气管被一些纤维组织包绕，用电凝仔细处理支气管动脉支，然后在中间支气管中叶开口附近切除中叶支气管。中叶动脉刚好又在中间支气管后上方，但切除支气管之前是看不到的。直角钳紧贴支气管后壁通过，注意避免损伤邻近的动脉(图4.9)。直角钳为引导，手术刀切断支气管。间断缝合支气管残端，或直接用切割闭合器切除中叶支气管。

切断中叶支气管后就可较容易看到中叶动脉，游离后结扎切断(图4.10)。处理完中叶支气管、动脉及其静脉，线型切割缝合器切除连接中叶的水平裂和斜裂，取走中叶。再彻底清扫纵隔淋巴结，并等待术后准确分期。

尽管叙述起来中叶切除相当简单，但有几个疑难点需要提出。中叶支气管自中支气管几乎呈直角发出，质地脆易损伤。前路不易看到中叶支气管起始部，切割缝合器切除中叶支气管时也易损伤到中间支气管。若中叶支气管有两支以上血供，有时也会带来一些麻烦，有时较难辨认或显露不清就会伤及附加动脉支。前路手术处理中叶动脉时一定要注意避免损伤肺裂中的肺动脉主干。

右肺下叶切除

由于非常邻近中叶支气管、血管组织，下叶切除有些地方称得上是挑

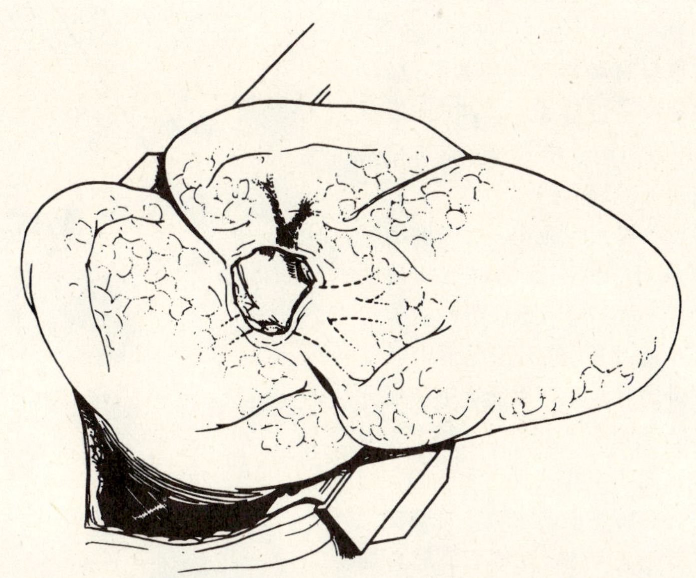

图4.5　打开肺裂后显示肺动脉，解剖上叶后段动脉和中叶动脉以及下叶背段动脉的关系。如果肺裂发育完全，打开胸膜就可直接进行解剖血管。如果肺裂发育不完全，一般都能较容易地切除支气管，然后确定后段动脉并切除之，再用直线型切割缝合器切除肺裂。

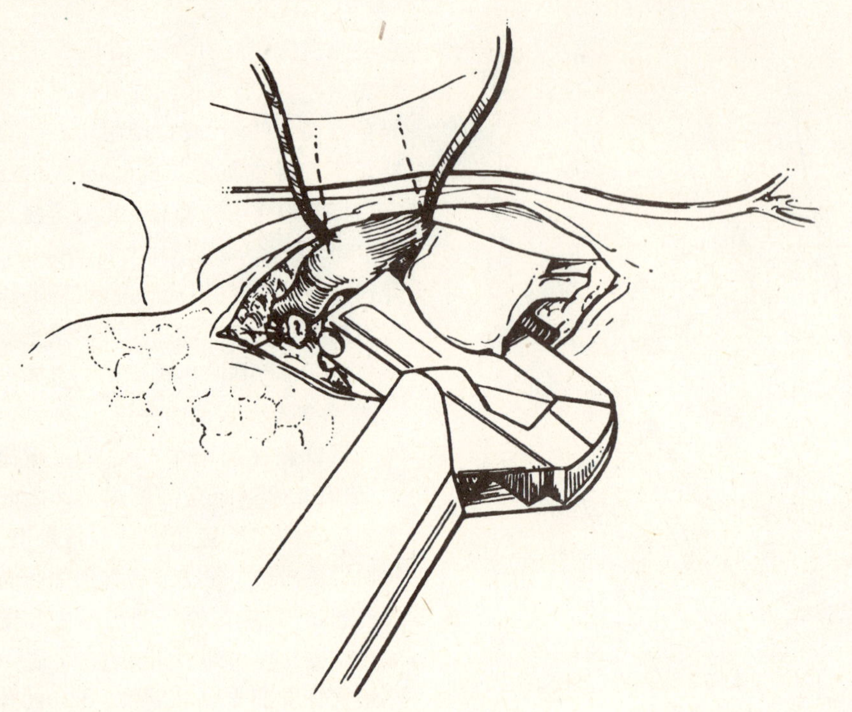

图4.6 近端肺动脉已穿过脐状带子牵拉悬吊。肺上静脉和中叶静脉已完全游离，图示血管切割闭合器正准备切断肺上静脉。

的，因此这种方法是可行的。在背段动脉上方正对背段的是后段动脉支，即所谓的“升动脉”(后段)，发出后上行，术中较易看到。较少情况下后段动脉从下叶背段动脉发出，但要知道这种可能性。这样斜裂后半部就切除完成了。

根据下叶背段动脉和中叶动脉关系来确定到底一同切除下叶肺动脉还是分别结扎切断背段和基底段动脉。如图4.11所示，背段动脉需单独结扎切断，以免伤及中叶动脉血供。虚线部分代表基底干动脉切除位置，一般直径在1~2cm，因此需要双重结扎再缝扎切断，或用腔镜以血管切割闭合器切除(图4.11插图)。也可以闭合器倾斜连同背段动脉一起切掉，但要避免伤及中叶动脉。

下叶肺动脉切除后显露出支气

战，因此难度相对较大。类似于中叶切除，也需要在肺裂中找出肺动脉完成手术。肺裂发育差的病例常需打开肺裂破坏较多肺组织寻找肺动脉，并且难度很大。采用标准后外侧切口(第5肋间隙)或垂直腋前线的微创肌肉非损伤性切口(第4肋间隙)进胸。如果病变穿过肺裂或侵犯肺门，最好从右肺动脉干近端处理。肺脏向后牵开，打开肺门前上方胸膜，肺动脉根部一侧由上腔静脉通过。

如果斜裂发育完全，打开肺动脉前胸膜就可在此断面上解剖肺动脉(图4.11)。先解剖出下叶背段动脉就可看到中叶动脉，绝大情况下中叶动脉和背段动脉在一个平面上呈相反方向从肺动脉发出。沿背段动脉上方向后继续解剖到上叶支气管和中间支气管交叉处。肺脏向前牵拉，打开支气管分叉处后侧胸膜，线型切割缝合器从背段动脉上方插入穿越支气管分叉处包绕肺裂内肺组织切除肺裂。因背段动脉起始部后方是没有血管结构

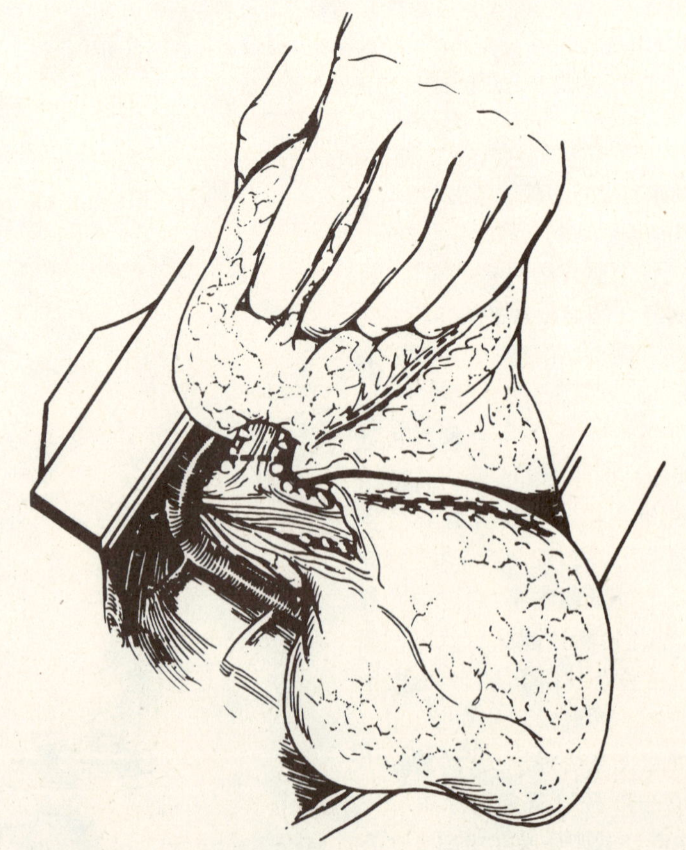

图4.7 上叶支气管尽量靠近根部切除(虚线部分)。切割线也不要伤及主支气管或中间支气管管腔。后路切除上叶支气管因暴露良好，所以相对最安全。

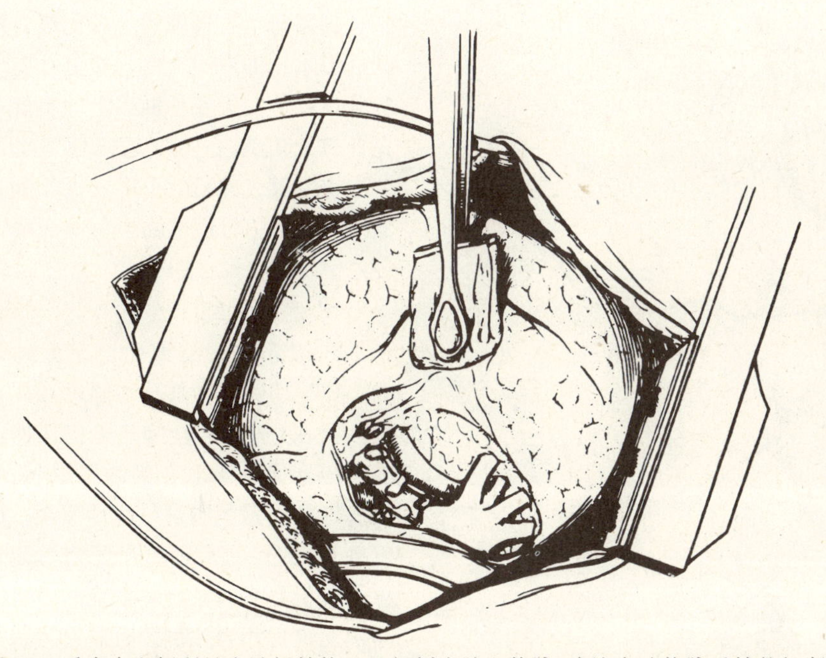

图4.8 手术台左侧所见右肺门结构。已解剖出肺上静脉,确认中叶静脉后结扎切断。图中可见其残端。随即可见中叶支气管位于该静脉后上方,要很好直视到中叶动脉后才能切除中叶支气管,但有时其后上方的中叶动脉欠清晰。支气管切除后使得切除动脉简单明朗化,并能很好地显露观察是否有其他动脉血供。

管,其刚好位于该动脉深面中间。向上轻推下叶肺动脉残端,可看到中叶支气管根部,确定下叶支气管切断位置(图4.12)。中叶动脉位于中叶支气管上方浅面。当器械切除吻合或手术刀切断下叶支气管时务必注意不要损伤及中叶支气管根部(图4.12插图)。支气管可用支气管残端切割闭合器处理,也可手术刀切除后用可吸收线间断缝合。

向胸顶方向提拉肺脏,切断肺下韧带直至肺下静脉层面(图4.13)。清扫肺下韧带淋巴结(第9组)。解剖肺下静脉,手指探查通过后,用血管切割闭合器切断(图4.13插图)。也可以钳夹血管切除后带针单丝线缝扎或双重结扎后切断,但至少结扎一次并缝扎一次,确保术后安全。然后再用线型切割缝合器较容易地切除斜裂前半部,取走右下叶。

由于必须要打开肺裂寻找肺动脉,因此认为下叶切除比较困难,其实这种观点是错误的。若遇到肺裂难以解剖的,首先要从右肺动脉干近端处理,一直解剖过肺裂内中叶动脉,这样相对方便,打开肺裂也较少,保证了术后漏气程度最小。还可以后路从上叶和中间支气管分叉处打开肺裂解剖寻找肺动脉。找出肺动脉后肺裂内操作就可很快完成了。较少情况下必须沿着肺裂深面解剖寻找肺动脉。

双肺叶切除术

有时病变侵犯需要行中、下叶切除,由于其共同起源于中间支气管,因此理论上可以中、下叶一并切除。起源于中间支气管的肿瘤通常需要行中、下叶切除,下叶病变侵犯到叶支气管外的也可能要求中叶切除。和单叶切除时一样,两叶切除时仍要分别游离每叶的血管后再切除。切断肺动脉支后支气管显露一般就比较清晰了,在上叶支气管开口稍远端中叶支气管开口上缘切除中间支气管(图4.14)。两叶切除术后的并发症发生率和死亡率都比单叶切除多,因此解剖切除时不要仅图简单方便,不要简单地认为中叶不重要。由于支气管残端距上叶支气管较近,所以往往更易发生支气管残端瘘。

中间支气管病变手术中常会遇到一些其他问题。肿瘤有时会侵犯到肺下静脉近端并延伸至左心房内,切断任何组前要仔细探查考虑能否切的下来。肿瘤侵犯肺下静脉近端时,如果探查可以绕过血管或心房侵犯不是过大,不要排除能完全切下来的可能。有时心房近端受侵时需行心包内全肺切除术。若肿瘤侵至上叶支气管开口水

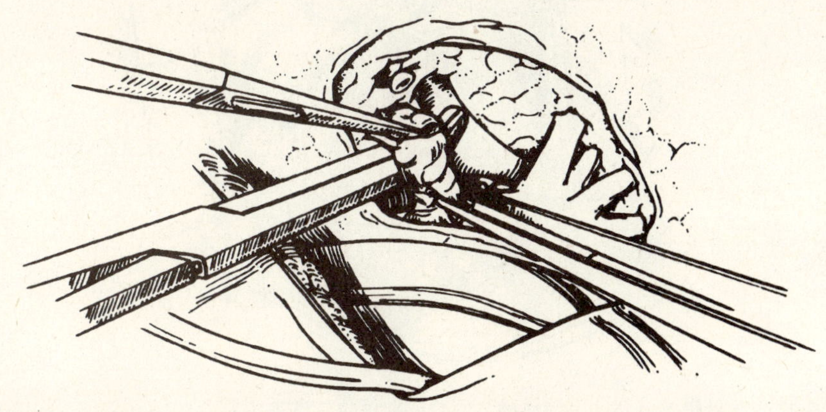

图4.9 直角钳紧贴支气管后壁通过作为引导,手术刀切断支气管。确定中叶支气管起始部后再切断,以免损伤中间支气管。可吸收线间断缝合支气管残端,或直接用切割闭合器切除。可见中叶动脉和支气管的关系。

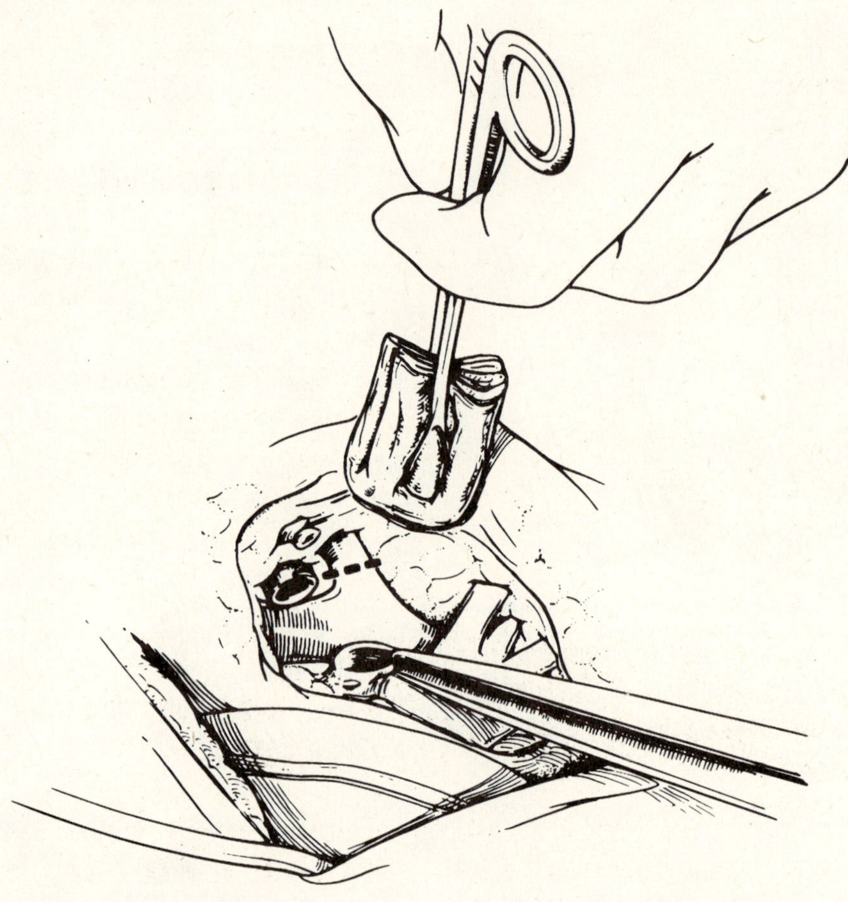

图4.10　中叶支气管切除后，中叶动脉就会显露清晰，可将其游离切断(虚线部分)。动脉处理完后，线型切割缝合器切除水平裂和斜裂前半部分。

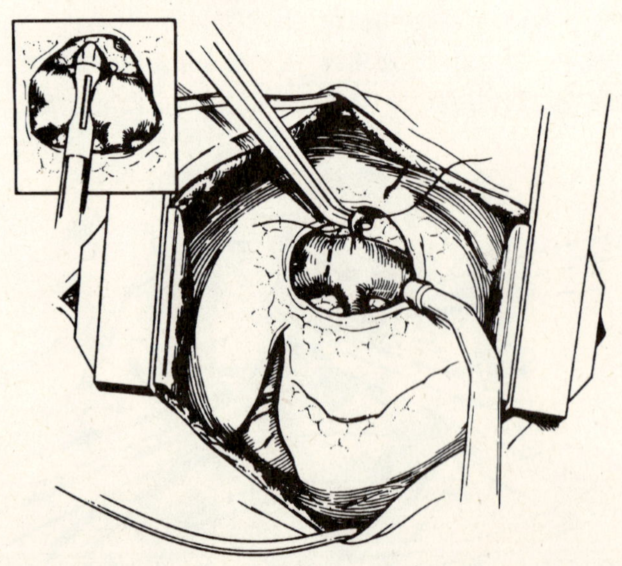

图4.11　从斜裂内已解剖出肺动脉。因背段动脉位置的原因需单独结扎切除，图中直角钳正通过背段动脉带线，并标明了基底干动脉切除线(虚线部分)。图中也显示了背段动脉和中叶动脉的关系。**(插图)**基底干动脉用三排钉腔镜用血管切割闭合器切断。该位置角度显露清晰，放置闭合器最理想最安全。

平，则需行主支气管和上叶支气管袖状成形术，即右主支气管在上叶支气管开口处上方近端切断，上叶支气管在开口处切断，一同取走中、下叶和部分主支气管，然后对上叶支气管和主支气管残端进行端端吻合。

术后死亡率

肺切除术后30天死亡率大约是4%。肺叶切除和肺部分切除术后死亡率大概在1%~2%，全肺切除仍保持在6%~7%。死亡率和年龄增长、相关性疾病以及切除范围都呈线性关系。毋庸置疑，肺切除术后患者死亡率最常见原因仍是呼吸系统并发症。心血管并发症也占相当比例。而技术问题并发症如术后出血、支气管胸膜瘘以及脓胸在致死并发症中所占比例虽然较小，但需要特别注意。

术后的并发症发生率

近30%的肺切除患者会发生术后并发症，其中又有2/3为较轻的并发症，只有1/3为较重的非致命性并发症。室上性心律失常是最常见的并发症，经监测，患者中有20%会发生。绝大多数患者经药物处理可以得到控制，少部分患者发作之初即有明显血流动力学改变，经恰当处理很快就会转归为窦性，通常抗心律失常药物服用1个月后就可停药。其他一些轻的并发症还有术后漏气超过7天以及肺不张。较大的非致死性并发症常见于肺水肿和肺炎等呼吸相关性疾病，少数患者因术后肺水肿进展为呼吸衰竭需再次气管插管。虽然有很多导致术后发生较大并发症的风险因素，如年龄>60岁，FEV_1<2L，体重下降>10%，相关系统疾病以及远处转移，但仍无法确切预知术后并发症。对术后呼吸治疗包括胸部理疗和术前查体进行仔细观察处理可使术后并发症减至最小。

其他肺切除术后并发症还包括切口感染和精神症状，尤其老年人可

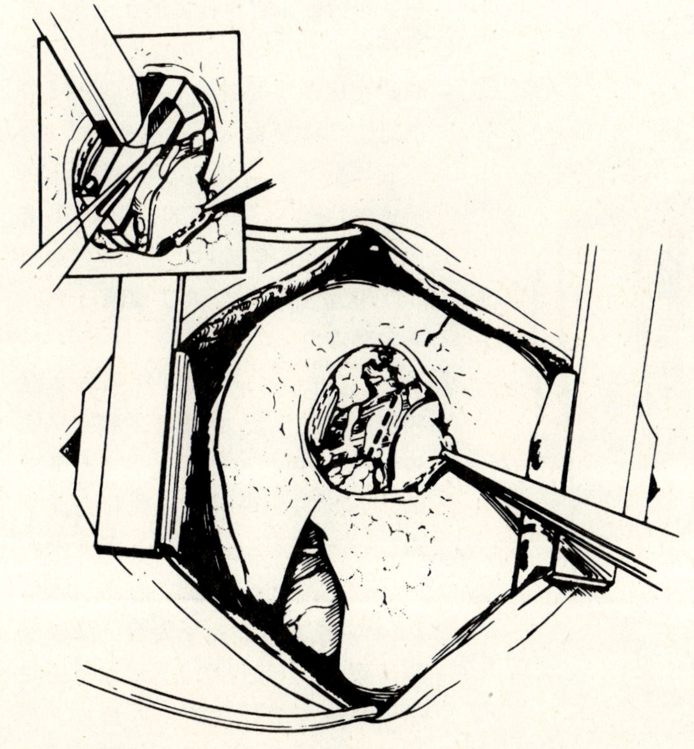

图4.12　向上轻推下叶肺动脉残端，显露下叶支气管。找到中叶支气管并保留之，它由中间支气管垂直发出。若用残端闭合器切除，一定要放好位置避免伤及中叶支气管根部。图中已标出支气管切除位置(虚线部分)，连同背段支气管一起切断，有时需单独处理背段支气管。**(插图)** 残端闭合器在离中叶支气管根部稍远处通过下叶支气管准备切除。通常倾斜残端闭合器一定角度连同背段支气管包绕在内一起切掉，但一定要注意勿损伤到中叶支气管。

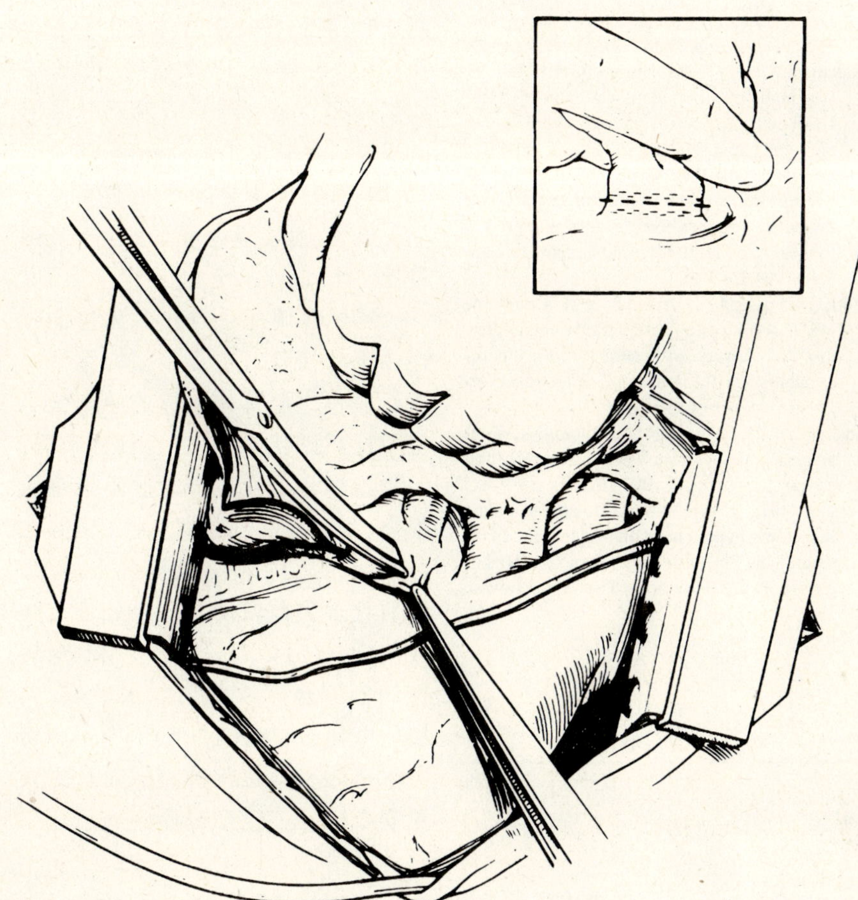

图4.13　向胸顶方向提拉肺脏，切除肺下韧带直至肺下静脉层面。打开胸膜显露肺下静脉。手指探查通过后，两排钉血管切割闭合器切除肺下静脉或钳夹切除再缝扎亦可。**(插图)**探查无误后两排钉血管切割闭合器包绕肺下静脉。图中已标出切割线(虚线部分)。一般先切除静脉后再切除支气管，但没有明确规定先处理哪个。

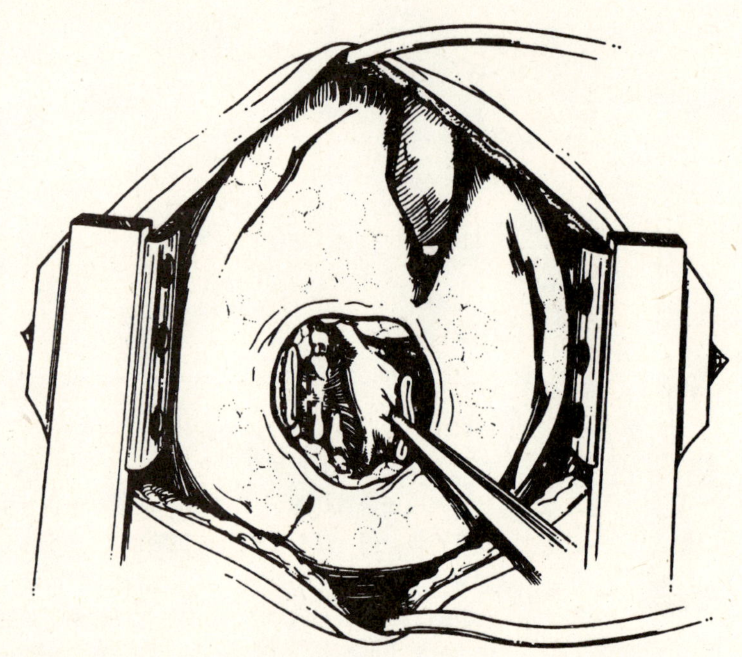

图4.14 两肺叶切除时，尽量在肺裂内中叶动脉起始部上缘切除右肺动脉主干。通常情况下需单独切除中叶肺动脉，再轻推该动脉断端显露出中间支气管。应该在上叶支气管开口稍远端中叶支气管开口上缘切除中间支气管(虚线部分)。让人惊奇的是，术后上叶基本上都能填满整个胸腔，残腔感染比较少见。

出现精神症状。尽管我们尽力预防，但并发症终归会发生。早发现早治疗，预后一般都比较良好，无后遗症。任何环节的处理都要谨慎细心——术前、术中和术后——才能一直保证让问题最小化。

推荐读物

Deslauriers J, Ginsberg RJ, Piantadosi S, et al. Prospective assessment of 30-day operative morbidity for surgical resections in lung cancer. Chest 1994;106:329S.

Ginsberg RJ, Rubinstein LV. Randomized trial of lobectomy versus limited resection for T1 N0 non–small cell lung cancer. Lung Cancer Study Group. Ann Thorac Surg 1995;60:615.

Hatter J, Kohman LJ, Mosca RS, et al. Preoperative evaluation of stage I and stage II non–small cell lung cancer. Ann Thorac Surg 1994;58:1738.

Kawahara K, Akamine S, Tsuji H, et al. Bronchoplastic procedures for lung cancer: clinical study in 136 patients. World J Surg 1994;18:822.

Martini N, Kris MG, Flehinger BJ, et al. Preoperative chemotherapy for stage IIIa (N2) lung cancer: The Sloan-Kettering experience with 136 patients. Ann Thorac Surg 1993;55:1365.

Nakahara K, Fujii Y, Matsumura A, et al. Role of systematic mediastinal dissection in N2 non–small cell lung cancer patients. Ann Thorac Surg 1993;56:331.

Pierce RJ, Copland JM, Sharpe K, et al. Preoperative risk evaluation for lung cancer resection: Predicted postoperative product as a predictor of surgical mortality. Am J Respir Crit Care Med 1994;150:945.

Roth JA, Fossella F, Komaki R, et al. A randomized trial comparing perioperative chemotherapy and surgery with surgery alone in resectable stage IIIA non–small-cell lung cancer. J Natl Cancer Inst 1994;86:673.

Sugarbaker DJ, Strauss GM. Advances in surgical staging and therapy of non–small-cell lung cancer. Semin Oncol 1993;20:163.

Warren WH, Faber LP. Segmentectomy versus lobectomy in patients with stage I pulmonary carcinoma. Five-year survival and patterns of intrathoracic recurrence. J Thorac Cardiovasc Surg 1994;104:1087.

编者评述

I.L.K.

如Kaiser博士所讲，肺癌患者术前评估包括影像学和肺生理学检查。如果临床表现提示有必要，也可以行心脏药物应激试验排除病变。此外，术前组织学诊断也是有帮助的。当然，在临床病史和影像学诊断高度怀疑肺癌的情况下，完全可以行开胸手术而不需要组织学诊断。另外，行全肺切除前做出恶性组织学诊断定论时一定要谨慎。

出色的胸外科医师能熟练掌握相应的肺支气管、血管解剖和常见的解剖变异，由此也能看出手术水平高低。熟练的外科医生能顺利完成手术，从而大大增加了采用正确的术式而不需要行全肺切除的可能性。Kaiser博士也曾指出不要过分强调全肺切除。我们弗吉尼亚大学附属医院中行肺癌全肺切除的患者例数不超过10%，其中更多的行袖状切除或段切除，切除后重建肺动脉或不重建。在肺动脉成形直接端端缝合可能不严密时，我们常加用自体或牛的心包片一起修补缝合。支气管残端缝合缘或切割闭合器切缘以及肺动脉成形时放置一些软组织补片(心包脂肪垫片，胸膜等)也非常重要，这样可使远期支气管、血管瘘的可能发生率降到最低。

需要强调的一点是，无论上叶还是下叶切除时都要根据实际情况进行操作，但首先掌握的原则是尽量少打开肺裂。我们很少解剖肺裂，因为这样常会发生肺动脉不经意的损伤，术后漏气也经常发生。例如上叶病变，我们常规先切除肺上静脉，然后处理尖前段动脉，再处理上叶支气管，最后处理后段升动脉。最后用切割缝合器依次切除水平裂、斜裂。电视胸腔镜(VATS)下右侧肺切除术可较少地解剖肺裂，而且更快更安全。

(马伟 译　周清华 校)

第5章

左肺切除术

Larry R. Kaiser

与右肺切除术相比，左肺切除术有许多独特之处。在绝大多数情况下，主动脉弓是偏向左侧的结构。主动脉弓与肺动脉和左主支气管的相邻位置决定了经左侧肺切除术的不同特点。由于动脉弓的影响，接近左支气管近端与隆凸受到限制。因此，在开胸手术中，淋巴结密集分布的支气管旁左侧区域很难被触及。不像经右侧开胸，有满意的空间进行淋巴结清除。淋巴结清除只能从主肺动脉窗、隆凸下，有时候从主动脉下面实施。

到达左肺主动脉最直接的途径莫过于切断动脉韧带，并在肺主动脉上套带。不过，左侧的喉返神经由于它与动脉弓下表面位置的关系，极易受到损伤。喉返神经起源于迷走神经，与动脉弓交叉，并经动脉韧带绕向后上方。在主肺动脉窗进行的任何切除术，尤其是在从左支气管附近切除淋巴结时，很容易伤及喉返神经。特别是试图清除左侧气管支气管角和气管旁淋巴结的情况下，喉返神经更可能会被损伤。

左主支气管与右主支气管也有很多不同。左支气管在隆凸前有很长一段主干，而右支气管与隆凸只有1.5~2cm的距离。虽然不常见，但左肺上叶或下叶切除同时行左支气管袖状切除是完全可行的。

舌段与右肺中叶很类似，有独立的动脉、静脉血管和明确的支气管。由于舌段的气管血管解剖清楚，舌段切除是首先被描述的肺段切除术之一。

左肺的病变往往累及对侧胸纵隔淋巴结，尤其是左肺下叶的病变。正因为如此，在评估左下肺叶的病变时，纵隔镜是非常重要的。

手术方法

左肺上叶切除

在肺切除术中，左肺上叶切除可能是最具挑战性的。肺动脉与主动脉的相邻位置以及左肺动脉的分支型，使得这一手术极为困难。要安全地完成左肺上叶切除术，必须避免一系列可能的陷阱。左肺上叶的淋巴液通常汇聚到位于肺动脉窗的淋巴结（5组）或主动脉附近的淋巴结(6组)。这些淋巴结必须被切除，以便获得完整的分期资料。尽管这些淋巴结被归类于纵隔淋巴结(N2)，但这一部位的淋巴结即使发现肿瘤，其预后也较任何其他部位的N2病变要好得多。只要能够完全切除孤立受侵犯的5组或6组的淋巴结病变，患者的存活率几乎与那些只有N1病变的患者一样（5年存活率约40%）。如前所述，由于动脉弓与左主支气管以及气管角的位置影响，从左侧进入上纵隔部位很困难。使用纵隔镜对支气管附近区域的淋巴结进行准确取样的方法，比开胸状态下实施淋巴结清除要简单而且安全，因此，纵隔镜对左侧病变的检出是极为有益的，即使CT影像未显示肿大的淋巴结。

左肺上叶切除术开始于向后牵拉肺叶，向前向上切开门胸膜。肺动脉从动脉弓下穿出并走行于上肺静脉的上方、后侧方。静脉的尖段分支可能会与动脉相交，部分掩盖肺动脉的尖、后段干，因此必须将静脉分支先行分离(图5.1)。合适的切除方案应从切除肺动脉第一分支开始，并仔细切除周围组织。用食指勾起左肺主动脉，并用一个钝头的C形钳将一段脐带状的胶带绕过血管。一个拉氏心血管止血器被安放在这里，暂不钳闭，在必要时可用以阻断肺动脉的血流。上肺静脉被切断、结扎，注意不要连累舌段分支。静脉可以用血管结扎分割器双重结扎、切断。用血管结扎分割器来离断肺血管、动静脉分支，既安全又快捷。将动脉夹平行安放，离断血管，也可以用内腔镜动脉订合器来完成这一任务。另一方面，每一个血管分支均可用丝线结扎、离断。除了结扎外，还应该缝扎，特别是对静脉分支的结扎。

肺动脉的尖、后段分支是一段短

而宽的血管，如果在牵拉肺上叶时用力过大，血管可能容易被撕裂（见图5.1）。这对左肺上叶切除而言是一个可怕的场景，它有时会迫使术者不得不实行肺切除术，尤其是在撕裂向近侧延伸的情况下。如果不能在最短的距离内控制住动脉，那么后果将可能是灾难性的。在控制这根动脉因受伤而出血的同时，想要用止血钳绕过左肺主动脉来夹住它是非常困难的。在试图完成上述任务的时候，患者常常会大量失血。因此，医生应该尽力避免用夹子夹住这条血管的冲动。如果不能结扎血管，这么做最好的情况也只能部分阻塞血管，在糟糕的情况下，它可能对血管造成进一步的损伤。这一段肺动脉的撕裂可能会导致患者因失血过多死亡。如果肺主动脉受到损伤而无法及时得到控制，术者应该轻柔地用手指来堵塞破损处并尽快对情况做出评估。在采取进一步的行动之前，应该保证手术室里有可供输血用的血液。在没有实现近端控制之前，想要缝合肺动脉是非常困难的。由于喷涌出来的血液阻挡了视线，术者很难进行精确的缝合，在这种情况下，强行对肺动脉进行缝合很有可能进一步撕裂动脉。在这种情况下，应该首先将心包膜切开以进一步暴露动脉血管，捏住心包膜内的肺动脉血管以保证在损伤点近端控制出血，与此同时，还需要维持对动脉破损处压迫。也可能需要将动脉导管韧带切开，在近端放置一个夹血管夹以便修复动脉。一旦在损伤点近端控制住出血，就可以离断未完全撕脱的动脉分支，并用5-0或6-0的不可吸收的单丝线修复损伤的动脉血管。除了尖、后段动脉分支侧面撕伤外，更常见的动脉损伤是由内膜撕裂引起的血肿。由于内膜是保持肺动脉连续性的结构，因此内膜撕裂也有可能导致灾难性的后果。在这种情况下，应该在距损伤点最近处控制局面，并且最好在远离内膜撕裂点的部位进行结扎。在撕裂区域进行结扎时，也可能因为打结动作的影响而导致血管完全撕裂。值得注意的是，肺动脉分支存在很多特殊性，在牵拉左肺上叶时，最好格外小心避免伤及肺动脉，因为避免错误远比补救错误要简单得多，其效果也要好得多。无论多么有经验的外科医生，都应该明白，其随时处于危机状态。

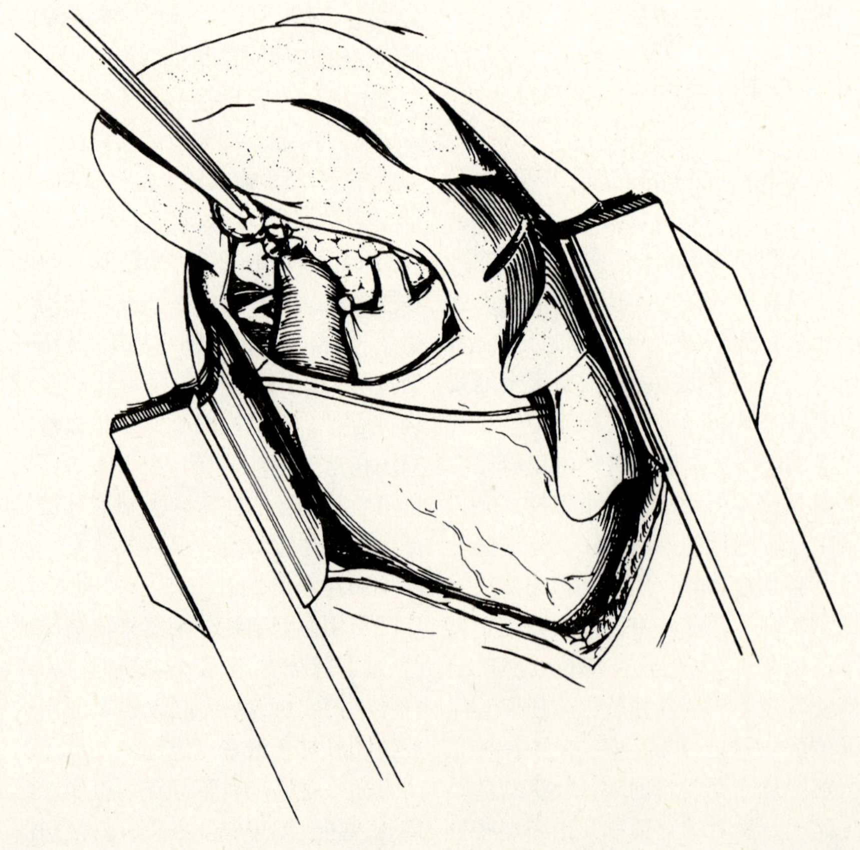

图5.1 从手术台右面看左肺门，可见肺动脉和肺静脉。动脉的前后段的分界线以虚线标出。部分阻挡动脉的静脉已被分开，可以看见被结扎的残端。

继续沿着动脉远端离断动脉，延伸至肺裂。左肺主动脉位于支气管周围，相邻左主支气管(图5.2)。进入肺裂后，将遇到上叶的前段动脉分支，其背离下叶背段分支起始部。一旦上段血管分支被确认后，肺裂后部就可以用结扎分割器分离。在两个丝线结扎之间切断动脉分支(图5.3)，然后顺着这个血管继续向下直到舌段分支。舌段血管可能会有一个主干或者两个分支。将舌段分支结扎后，肺裂的前部就可以用结扎分割器将其分开(图5.4)。除此之外，支气管离断后，只有肺裂组织连着肺叶，此时可沿肺裂部切除肺叶。

在肺裂内钝性向下方剥离动脉，使其与在下方走行的支气管分离(图5.5)。从这里可以看到左主支气管的分叉，在分离上叶的支气管时，应该当心不要伤及进入下叶的支气管。在分离支气管前，应该将其用丝线或橡皮带提起来。根据支气管的血管大小不同，应该用夹子或电凝法将其阻塞。在这里，不能想当然地认为用阻塞支气管的结扎切割器一定能将这些血管闭合。结扎切割器不能完全阻止血液的流动，由于它的大小仅为3.5或4.8mm。为了防止术后出血，这些支气管血管必须在离断支气管前就分辨出来，并予以结扎。

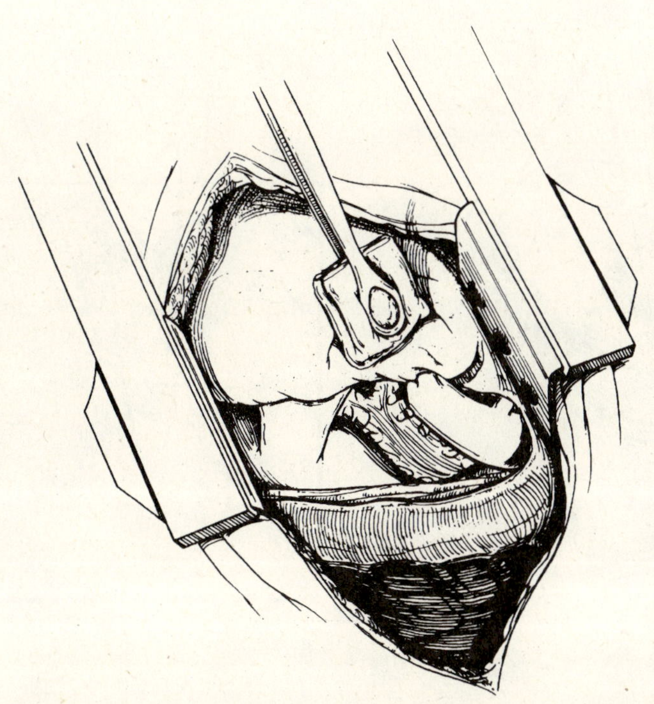

图5.2　从后部看左肺主动脉与左主支气管的相对位置。肺主动脉位于支气管外膜的位置。肺下静脉在本图中也可见。

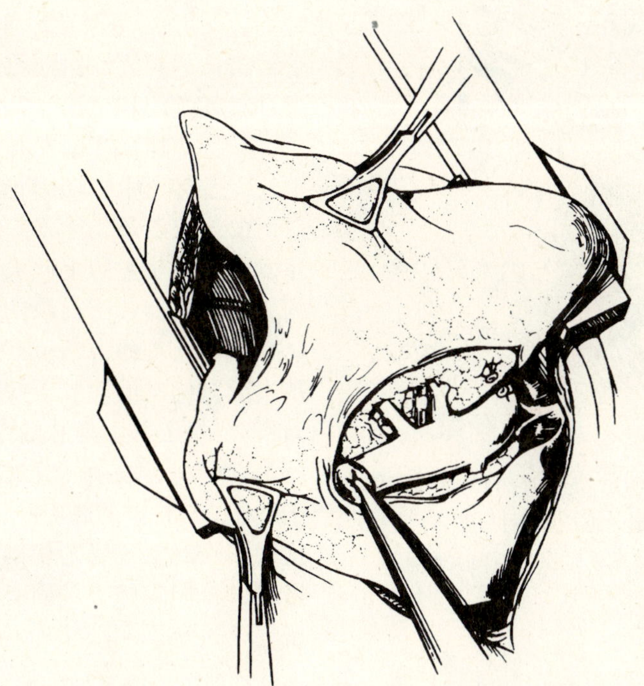

图5.3　肺动脉前段分支已被离断,并暴露在肺裂中。图中可以看见两个舌段动脉分支以及通往肺下叶上段的舌段分支。

可从肺门前部和裂缝内将左肺上叶暴露出来。将肺上静脉分开后看到的支气管与从肺门前端部分看到的一样。将静脉离断后,进一步游离支气管,将支气管附近的淋巴结连同标本向上移动。切除支气管分叉周边的纤维组织,使得裂缝前部的分离成为可能。在气管分叉处用拇指和食指来分离这一带的软组织,然后用结扎切割器从拇指与食指形成的小洞切开肺裂。用结扎切割器在尽可能靠近分叉的地方离断左肺上叶支气管(图5.5小插图)。支气管也可以用手术刀分离开(开胸手术)并用3-0或4-0的单股丝线关闭(图5.6)。在患者有气管内病变的情况下,即病变紧靠气管断缘,可将支气管用手术刀以开放的方式切开。用结扎切割器来切断支气管,气管腔内病变可能与支气管断缘非常接近,因此断缘呈阴性的重要性不言自明。对部分肺周边小肿瘤患者而言,必须留出足够的一段做冰冻切片。用生理盐水来检验支气管的残端的气密性。麻醉师会被要求加压膨肺至25~30cmH_2O。

在切断固定肺部的肺下韧带后,肺下叶就可以自由移动了,尽管对这一做法的价值尚有疑问。切断这些所谓的肺下韧带的目的是为了给肺下叶更大的活动空间,并由它们来填充因上肺叶被切除所留下的空间。位于主动脉旁(第6组)以及肺主动脉窗(第5组)附近的淋巴结的位置被填充。向后切开胸纵隔膜,隆凸下的空间也被打开。在两金属夹之间切断通向肺部的细小迷走神经。隆凸下方的淋巴结(第7组)可钝性或锐性清除,可不惜使用金属夹。虽利用纵隔镜很容易对左气管和支气管角附近的淋巴结取样,但是如果需要将这些淋巴结所在的位置暴露出来,就要从动脉弓下部的中间切开。要施行这一切割,就必须将肺动脉向下牵拉,而这又是通过将动

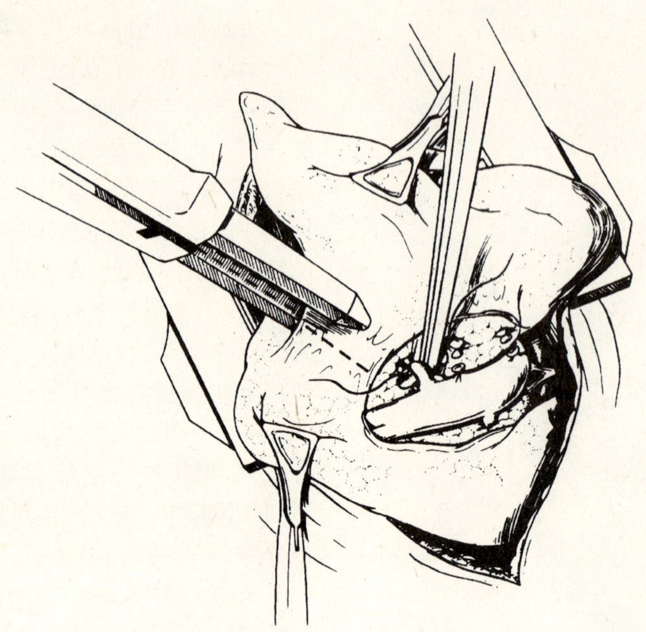

图5.4 在确定和切断动脉后,肺裂前部可以用订合器分开。用一把直角钳夹住舌段动脉分支,以便能够对其进行结扎和切断。

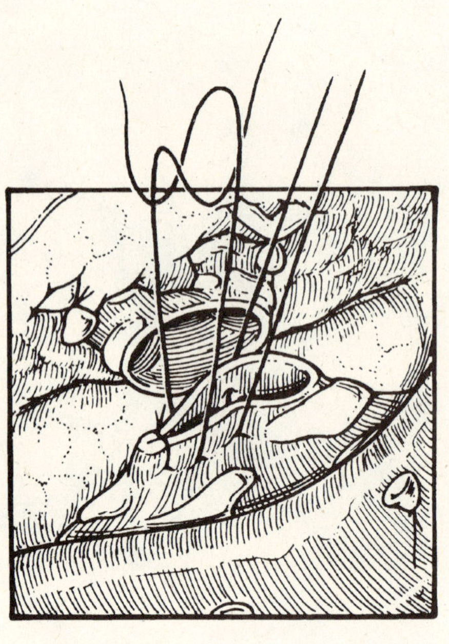

图5.6 支气管被切断后又缝合上。第一个缝合处应在切口的中间,所有的缝合线都缝好后,再一一打结。缝合应该均匀,结打得密闭但又不至过紧。如打结过紧,缝合线会被轻易地拉过脆弱的膜支气管。支气管被缝合后,膜部分将并合在软骨性支气管上。

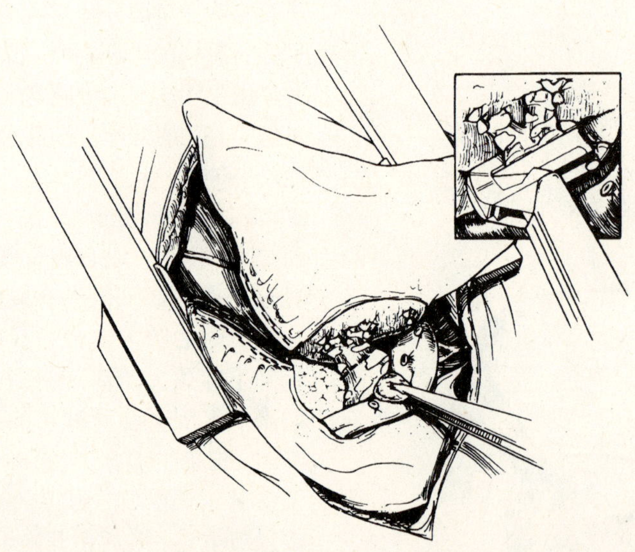

图5.5 把肺动脉向下牵引以显露左肺上叶支气管的起始部。支气管的离断点以虚线部分标出,接近气管分叉处。舌段支气管和肺上叶可以很清楚地被看到(**插图**)。可以将订合器放置在气管近端靠近舌段和肺上叶的分叉点处。该操作是在肺裂内完成。

脉导管的韧带分开来实现的(图5.7)。在左边,没有已明确的上纵隔淋巴结团,以易于干净清除。因此,淋巴结必须一个一个被切除。在做这一切的时候,必须格外当心左喉返神经,这条神经环绕着动脉导管韧带。如果术后患者出现声音嘶哑,应该用喉镜来检查其声带,以确定左声带能够振动。如果左声带已经瘫痪,那么患者咳嗽以及排出分泌物的能力就会受到极大的损害,由此可能导致肺炎,极其危险。

除了上述标准的左肺上叶切除术外,还有一种左肺上叶切除术,即所谓的保留舌段切除术。它适用于原发肿瘤位于左肺上叶尖段或后段的患者。病变位于前段的情况下有时也使用此操作方法。其手术解剖基本上与标准的左肺上叶切除法相同,但要保留肺上静脉的舌段分支,因为它们与舌段动脉分支一样走行于肺裂。与标准的肺上叶切除相比,这种切除对支气管的切割要更接近远端,以确定肺上叶固有的与舌段支气管的分叉。用结扎分割器把左肺上叶固有的支气管订上后,舌段支气管就被分开了。这里的软组织既可以用经典的肺段切除术剥离,也可以参照支气管血管末端的结构和前段动脉分支的位置,用结扎分割器

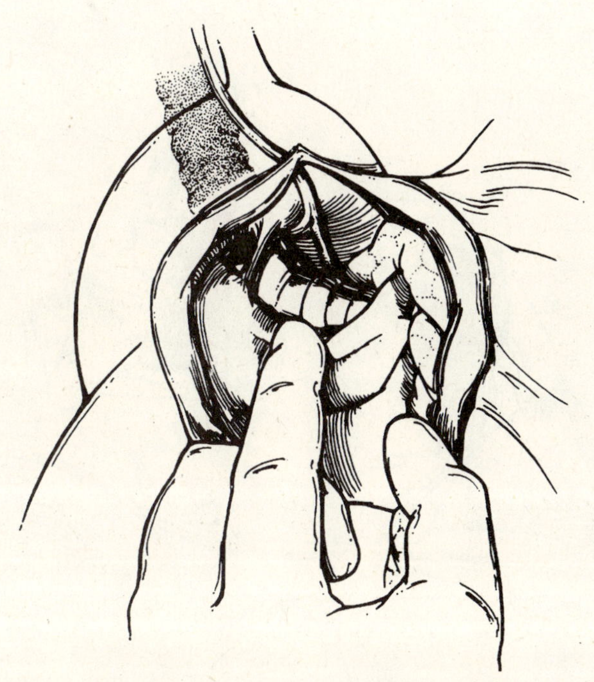

图5.7　由于左主支气管与动脉弓的相对位置，从左边暴露气管支气管角是非常困难的。为了接近气管支气管角，必须将肺动脉向下牵拉。这样，动脉韧带便完整显露出来。离断韧带后，才易于接近左支气管角。从这里可以清楚地看到迷走神经和左侧喉返神经。由此可见，在动脉肺窗区域进行切除很容易损伤喉返神经。

将其分开。

左肺下叶切除术

与左肺上叶切除相比，左肺下叶切除是肺切除术中最简单的一种。与右上肺叶切除一样，左肺下叶切除对初学肺部切除术的医生来说是最好的体验。左肺下叶的解剖结构非常清楚，因此手术中可能出错的地方也很少。在这里需要再次强调的是，纵隔镜在处理左肺（尤其是左肺下叶）病变中非常重要。与其他任何一处肺叶的癌变相比，左肺下叶的癌扩散往往会侵及到纵隔对侧的淋巴结，因为其大部分的淋巴结液会跨中线不停流动。用纵隔镜对右气管旁的淋巴结进行取样，损伤极少。对左肺病变而言，同样也可以用纵隔镜对左气管旁（第2组）和支气管角（第4组）的淋巴结进行取样。由于动脉弓与左主支气管的相对位置，用纵隔镜实际上比胸廓切开术更容易接触到左侧淋巴结。

可以通过标准的后外侧开胸切口（第5肋间）或不伤肌肉微创切口（第4肋间）进入。由于肺门的结构是固定的，即使切除肺下叶，也要从第5肋间打开胸腔。尽管可能有人出于本能会想，如果从第5肋间切除肺上叶，那么切除肺下叶就需要从第6肋间打开胸腔。开胸后，要仔细检查其他脏器及胸腔内膜是否有肿瘤扩散，检查肿瘤是否扩散到了淋巴结，检查肺裂内是否有结节状病变，并确定左肺下叶切除是否是首选术式。对于缺乏经验的医生来说，尽可能在最近点控制左肺主动脉是最安全的做法。要做到这一点，可将左肺上叶向后外侧牵拉，以便对左肺主动脉施行近端控制。将包在肺动脉外的膜被向前向上切开，游离动脉。勾起动脉最安全的方法是用食指穿入一根脐带样带子，再把拉氏止血夹安放好但不夹住。这样就保证了对左肺动脉的近端控制。此时实施此操作要比大出血时再来补救简单得多。

如果肺裂是完整的，换句话说，如果可以从肺裂中看见肺动脉的话，那么就可以通过切开覆盖在肺动脉上的胸膜进入切除地带（图5.8）。一旦到达

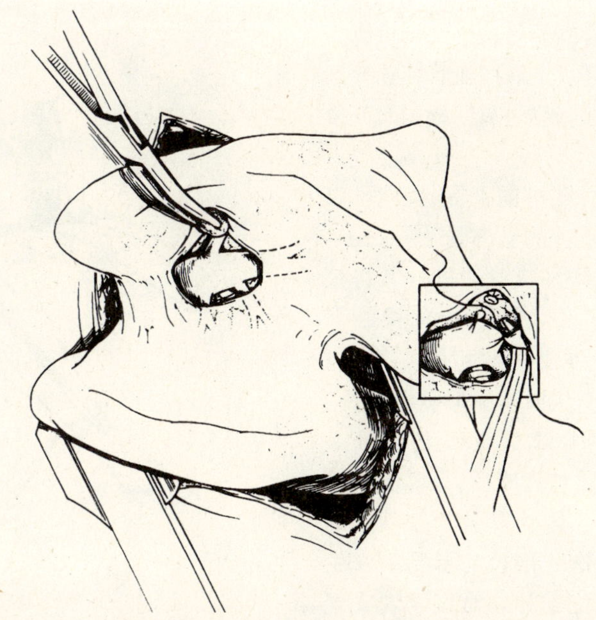

图5.8　从肺裂内的左肺动脉处可以看到进入肺下叶背段分支。可见该分支的位置与前端分支（进入肺上叶）和舌段分支相邻。通常该分支需要单独分离出来，但有时也可以与基底干一并处理。（**插图**）背段分支已经被结扎离断，基干部分也被结扎。

这一地带,就可以沿着动脉向前和向后游离动脉。通往肺下叶的背段分支动脉通常位于通往肺上叶的前段分支动脉的对侧。根据这根动脉与舌段分支动脉的相对位置不同,这支动脉有时需要单独离断(图5.8插图)。有时候,基段动脉干可随上段分支一起切断,但这要取决于离开远端(即下段)到舌段分支起始的背段分支。通往肺下叶的动脉可以用订合器或双重结扎。线性内窥镜订合器非常适合用于分离、结扎基底动脉基干部分。一旦动脉的背段分支被确认后,向后切开覆盖在肺动脉的胸膜,刚好到达动脉进入肺软组织之前处,肺裂后部也就完全显露了。在上段分支的后方没有离开动脉下方的分支,这就使得我们可以在这里安放一个线性结扎分割器并完成肺裂分离。几乎不需要直接切入覆盖在动脉的肺组织来切开肺裂。同样,在动脉被确定后,肺裂的前部分也可以用结扎分割器来完成。

肺下韧带是一种富含脂肪的纤维状结构,从内侧牵着肺下叶,可以用电刀将其切开并分割到下肺静脉水平(图5.9)。一旦进入切开面,就能从肺门前方或后方看到静脉,可用食指或直角钳将其提起。然后用血管结扎分割器将静脉结扎、离断(图5.9插图),或钳夹、缝扎。

将肺动脉残端向上提起,就可以看见通往肺下叶的支气管(图5.10)。通过此操作,左主支气管的分叉将被显露,得以确认。需要小心,离断下叶支气管时不要影响背段支气管。这就需要将支气管稍微倾斜下切断,但是必须尽量靠近支气管的分叉处。肺下静脉被离断后,下叶支气管就容易辨认,因为其位于肺静脉的后上方。当这一部位的淋巴结发生病变或肿瘤位于肺裂难以发现支气管时,这一分辨支气管的方法尤为有效。

淋巴结的切除是通过切除肺动

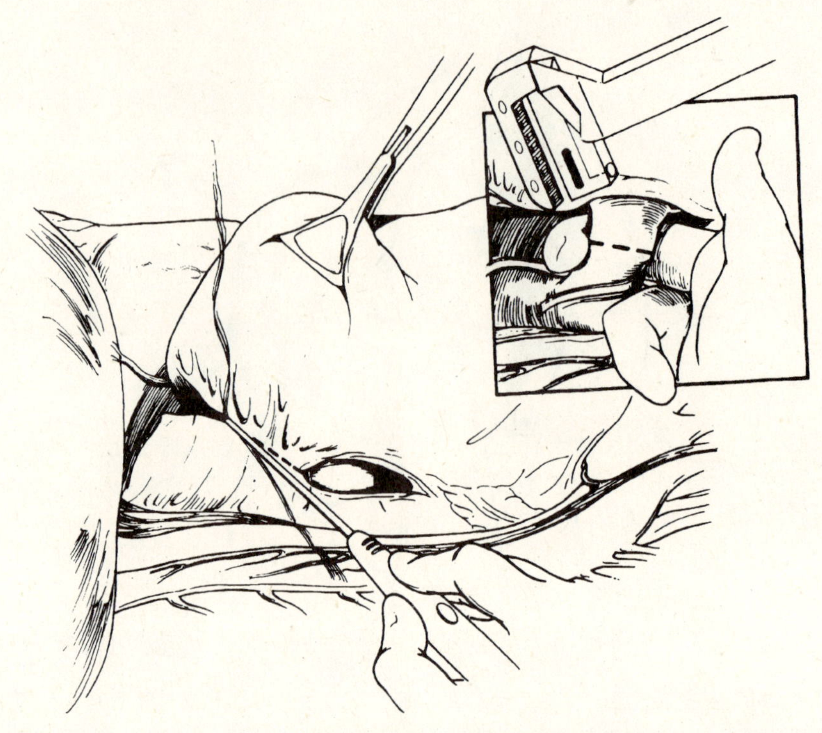

图5.9 肺下部韧带,是一种富含脂肪的纤维带,向上提起肺下叶,用电刀将其切开。韧带切开到达肺下静脉的部位。**(插图)**一旦肺下静脉被游离,用手指或钳子将其勾起来。可用血管缝割器结扎静脉,也可以双重结扎或钳夹,离断,缝扎。

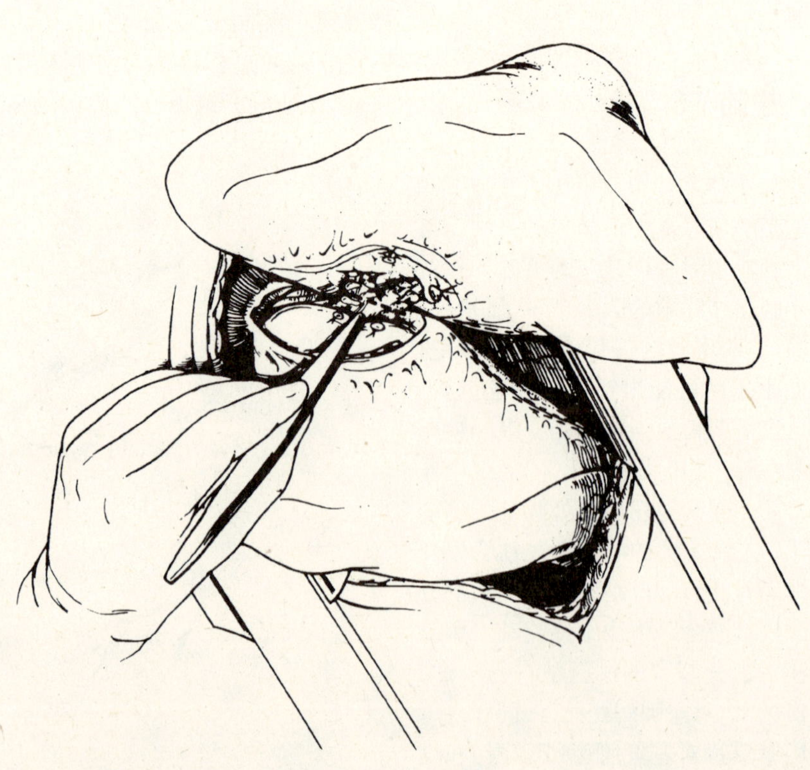

图5.10 肺动脉向上推起以显露肺下叶支气管。切开线(虚线所示)位于背段支气管与基段支气管之间分叉处的近端。切开线需略微倾斜以便包括二者的起始部。大多数情况下,支气管用结扎切割器关闭,但也可将其切断再缝合。

脉窗（第5组）、主动脉旁（第6组）以及隆凸下（第7组）来实现的。把肺向前牵拉，向下切开胸膜直到左主支气管的后方，就可以到达隆凸下。在这里会有一些通往肺部的迷走神经和小血管，它们需要被夹起来，切断。用金属夹夹住小支气管血管，摘除隆凸下的内容物。肺下韧带淋巴结（第9组）也应被一并去除。这种情况在肺下韧带切除过程中常常遇到，通常出现在肺下静脉附近。该区域的淋巴结不能用纵隔镜取样，摘除该区域的淋巴结可完善分期评估。

推荐读物

Graeber GM, Collins JJH, DeShong JL, et al. Are sutures better than staples for closing bronchi and pulmonary vessels? Ann Thorac Surg 1991;51:901.

Patterson GA, Piazza D, Pearson FG, et al. Significance of metastatic disease in subaortic lymph nodes. Ann Thorac Surg 1987;43:155.

编者评述

I.L.K.

这一章很好地总结了在实施左肺上叶或下叶切除术时需要注意的重要技术警示。因牵拉而损伤的上叶前段动脉分支被冠以“麻烦动脉”之称。Kaiser博士很好地描述了该并发症的术中处理原则，每一位胸外科医生都应该熟知。术者偶尔会在该动脉的根部发现2~3mm的管腔外膜下撕裂伤，出血或不出血。尽管损伤未即刻引起出血，但进一步向后方牵拉会使对血管的损伤演变成外科紧急状态。在这种情况下，应立即停止牵拉，检查损伤处。我主张待情况稳定后，继续肺上叶切除术。可先离断肺上静脉（如果还没有实施），随后从前路处理上叶支气管。上叶支气管很容易辨认，其位于舌段静脉的后下方。支气管离断后，辨认，结扎肺裂中走向上叶的肺动脉分支，然后向前后方推进。在所有这些操作过程中，第一助手应用非常小的力来牵拉。完成上叶支气管切断后，术者便获得更多主动性来处理受损伤的前段动脉，因为此时肺动脉的近端、远端都已得到有效的控制。这种对肺前段动脉实施的“分割法”也有助于肺动脉分支被肿瘤侵及，需要做肺动脉成形术或者正规的肺动脉袖式切除术，以达到R_0切除。

为了精确分期而对第5、6组淋巴结实行清除，尽管十分小心，但是主动脉肺窗处不断渗血也并不少见。所以，术者不要在该区域使用电刀，也要避免在未确定出血血管的情况下使用金属夹。在使用或不使用止血剂的情况下，轻轻地压迫出血部位，通常会使出血停止，而且不会损伤喉返神经。

（李志刚　译　周清华　校）

第6章

全肺切除术

Robert Cerfolio

全肺切除术的定义是整个肺脏的切除，从技术上讲它是胸部手术中最容易但也是最危险的手术之一。其危险源于手术的最终结果——只剩下一侧肺脏。非小细胞肺癌(NSCLC)择期全肺切除术的手术死亡率为3%~12%，远远高于择期心脏冠脉搭桥手术的死亡率。与其他因恶性肿瘤而行切除术的成对器官不同的是，右全肺切除术的手术风险远远高于左侧。全肺切除术的手术适应证也影响手术风险。据报道，当对因炎症(如肺结核)而毁损的肺脏进行全肺切除术时，手术死亡率更高，为3%~30%，而引用的这种手术的发病率高达44%。本章的重点放在NSCLC的全肺切除术，而不具体讨论间皮瘤、毁损肺或其他不常见疾病的全肺切除术。另外，因为全肺切除术本身就被认为是一种疾病，胸外科医生应该尽可能减少计划实施全肺切除术。通常，在其他任何方式都不能完全切除肿瘤达成切缘阴性时才进行全肺切除术。所以一般是在袖状肺叶切除术会留下阳性切缘的情况下才进行全肺切除术。最后我们要提及全肺切除术有几种不同类型，提到它们只是为了论述的完整性；它们中大部分不在本章讨论范围之内。

全肺切除术的类型

全肺切除术有几种不同类型，包括：①广泛全肺切除术，定义为整个肺脏以及同侧胸膜、膈和心包的切除，这种手术一般主要用于间皮瘤患者；②二期全肺切除术，定义为对已手术切除部分肺的患者再手术完全切除剩余的肺脏；③心包内全肺切除术和心包外全肺切除术，前者一般是由于解剖位置原因(如中央型肿瘤)而进行；④隆凸全肺切除术，指整个的肺脏及隆凸的切除，这时需要将主支气管残端同远端支气管进行吻合。本章的重点是标准全肺切除术的外科技术。

历史回顾

1895年，Macewen为一名肺结核脓胸患者进行了第一例分阶段全肺切除术。在那之前，对人类进行这种手术的所有尝试都没有成功。1910年，Kummel实施了第一例肺癌的全肺切除术，他将肺门整个钳夹并将止血钳留在原位。不幸的是努力并不成功，患者在术后第6天死亡。1933年，圣路易斯的Graham和Singer报告了第一例成功的因肿瘤而进行的全肺切除术，手术通过对肺门结构进行大块结扎完成。然而现代全肺切除术的技术要归功于Churchill。1930年，他尝试为肺癌患者进行全肺切除。开始他计划对肺门进行大块结扎，但由于肿瘤非常靠近肺门使他必须将血管和支气管分开结扎。不幸的是因为他未能闭合支气管，患者于术后第3天死于支气管肺炎。1933年，Baltimore的Rienhoff首次成功地进行了肿瘤的全肺切除术。患者的胸腔在术后被关闭并成功地渡过了住院期。由于以上和其他杰出的胸外科手术先驱的努力，全肺切除术逐渐成为一种广泛接受的术式。事实上，它已成为肺癌肿瘤学上唯一可接受的手术。直到20世纪50年代末期和60年代早期，全肺切除术仍然是肺癌患者的标准术式，因为人们普遍认为只有完整的切除整个肺脏才有可能治愈肺癌。随后大量研究报道表明，较小范围的切除更容易耐受，而且有相似的生存率以及更少的发病率和死亡率。

全肺切除术的适应证

对于任何进行袖式切除术和(或)可能变成全肺切除术的患者，在推入手术室之前都必须认真评估患者的肺功能和心血管状态。因为经常在术中发现无法进行较小范围的切除，所以术前评估必须包括对患者耐受全肺切除术能力的评估。胸外科医生和患者应该在术前共同讨论出现全肺切除术的可能，衡量其风险和益处，其风险包括增加发病率和死亡率以及降低运动耐力，而益处包括可能治愈疾病和增加生存率。

我们对所有患者都进行心脏负荷试验和超声心动图检查。可逆性冠心病是择期全肺切除术的禁忌证；因此必须对患者的心脏状态进行完整的评估。择期肺切除术前应该使患者的可逆性心肌缺血区域恢复血供和(或)清除心血管疾病因素。在超声心动图上，在术前应该能检查出卵圆孔未闭以及评估明显的瓣膜疾病，并对严重的瓣膜疾病进行治疗。

术前肺功能以及计划切除范围对外科医生有指导意义。目前已有多项研究列出不同肺功能参数的下限值，低于这些数值则手术风险非常大，必须停止手术。然而这些只是指南，必须结合每个患者的具体情况作决定。旧的教条要求的全肺切除术后1秒用力呼气量(FEV_1)必须≥800mL已经过时。这个旧的外科常规显然没有考虑到患者的体格大小。1秒用力呼气量800mL对于一个150cm的瘦高女性来说就远远足够了。因此考虑到了患者的大小胖瘦的FEV_1占预计值的 百分比 ($FEV_1\%$)是更精确的衡量指标。已有证据显示，呼气量占术后预测值的百分比($popEV_1\%$)和肺对一氧化碳的弥散能力占术后预测值的百分比(popDL-CO%)可作为术后发病率和死亡率可靠的预测指标。如果影像学证据显示患者有肺段、肺叶或者更大区域的肺不张，这些数值就必须在肺通气/血流灌注显像辅助下进行计算。目前一些重要的研究显示，当$popFEV_1\% < 40\%$和$popDLCO\% < 40\%$时手术风险显著增加。然而这些数值仅仅是指南，每个患者和每个临床状况都不相同。但是显著呼吸过度是一个重要的示警标志。行全肺切除术之前都必须检查术前动脉血气，如果动脉二氧化碳分压≥48 mmHg，手术风险极大。然而，外科医生必须在术前再次和患者一起决定如下情况：当技术上无法进行保留肺实质的袖式切除或者袖式切除术后可能有阳性残端时，手术应该如何进行。

最后，因为全肺切除术的围术期风险比肺叶切除术更高，所以还需要考虑某些肿瘤学原则。我们认为，一般出现残留的或者难治的N2期肺癌(活检证实N2期肺癌进行新辅助化疗后)是全肺切除术的绝对禁忌证(除了某些有很高的$popFEV_1\%$和popDLCO%的年轻患者或者有大咯血的患者等等)。在决定进行袖式切除或全肺切除术后，手术应按特定的原则和顺序进行。

手术方法: 右全肺切除术

尽管在普胸手术和麻醉领域已经有了巨大的进展，但是可能除了新的结扎固定装置的使用外今天的全肺切除术与30年前没有太大差别。只有通过联合使用正电子发射断层扫描及计算机断层扫描(PET-CT)和CT扫描进行仔细的术前分期，以及通过纵隔镜、经食道超声针吸活检和电视辅助胸腔镜手术(VATS)排除心肺系统疾病和N2期肺癌，患者才算最后准备好进行全肺切除术。术前需要进行支气管镜检查，有时仅支气管镜检结果就能告诉外科医生要达到R0(阴性切缘)必须行全肺切除术。如果病变附着在(没有侵犯,仅仅附着)右侧近端支气管壁并且气管镜能够通过它到达远端，病变连续通过中间支气管伸入右肺下叶，那么就必须做右全肺切除术。必须确定它不是右下叶支气管来的瘤栓，而是黏附在主支气管壁上。同样，如果病变相当大侵犯右侧的肺动脉主干并向远侧延续侵犯基底肺动脉的分支，则需要行右全肺切除术。另外大部分的患者都应计划行袖式肺切除术，因为根据术前气管镜结果不能做出全肺切除术的决定，更多是基于术中发现。

适当的装置在术前支气管镜检查结束后放置，其中包括：硬脑膜外导管(麻醉诱导前放置)，双腔左支气管内插管[如果近端气道有大的和(或)出血性病变时，由外科医生放置以避免血液进入到术后仅存的肺中]，一个动脉输血导管，一个中央静脉导管，加热毯以及腿部连续加压装置。患者摆好左侧卧位，右侧胸腔朝上，小心垫上垫子固定在手术台上。可能的外科手术入路还包括正中胸骨切开术、垂直腋下胸廓切开术等。但我们将主要讨论全肺切除术最常见的入路——后外侧切口开胸术。这也能通过不同方式进行，但我们倾向于切开大约一半的背阔肌后部分，分开所有前锯肌，在未切开、切断和破坏的第6肋骨上进胸。我们也坚信，对要进行袖式肺叶切除术或可能行全肺切除术的任何患者都应该采集肋间肌肌瓣，用以覆盖支气管残端或保护吻合口(如图 6.1 所示)。我们已将其应用到400名以上患者，显示了它的有效性。在放置胸腔撑开器前，肋间肌瓣应该被电刀切开采集或固定，这将提供没有骨膜的富有血管、柔软且易弯折的肌肉。通过这种方式采集的肌瓣不会随着时间而钙化，能用于加固任何支气管残端或吻合口，并能分开袖式的肺动脉和(或)支气管之间的缝线。肌瓣可放在这些结构之间以分隔开它们，但它不应该包裹吻合口一周。游离只需3~4分钟，并且我们也在一项前瞻性随机对照试验中显示它可以减少胸部手术的疼痛。如果没有进行袖式切除术，肌瓣可以使用3-0双股聚丙烯缝线间断缝合固定到支气管残端(如图 6.2 所示)。

胸腔撑开器放置好后开始探查胸

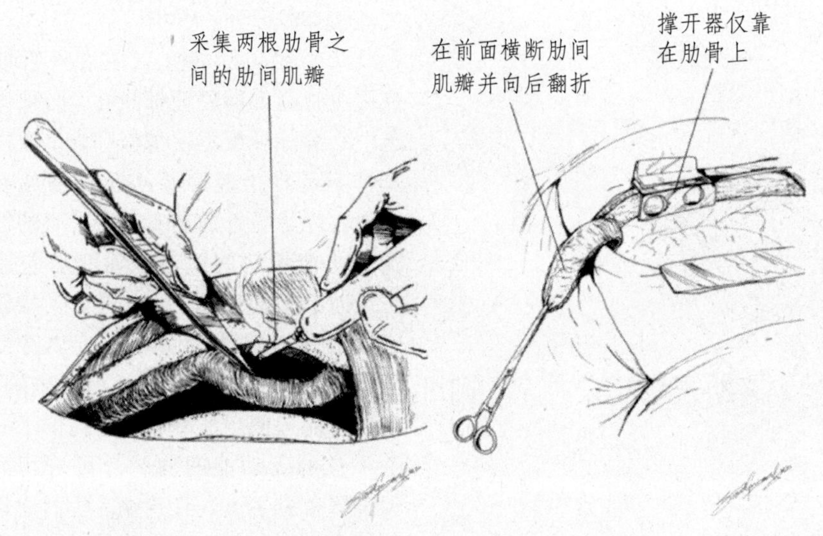

图6.1　使用电刀将肋间肌(ICM)从第6肋的上缘内面和第5肋下缘外侧解剖下来,这样采集的肋间肌没有骨膜。

腔。手术应该像其他任何的癌症手术一样进行。胸腔需要仔细检查以排除可能表明T4期肺癌的胸腔积水、表明M1期肺癌的胸膜或膈肌上转移性小结节或者之前影像学检查未显示的肺部小结节。我们倾向于切除所有纵隔淋巴结并彻底清扫胸腔淋巴结，而不仅仅是做个取样。如果任何一个纵隔淋巴结看上去或者感觉上可疑,或者CT和(或)F-18氟脱氧葡萄糖(FDG)-PET-CT检查可疑，并且开胸手术前未排除受肿瘤侵犯,就应该进行冰冻切片检查。一旦决定需要切除,应将肺组织向后牵拉显露出前面的肺门。

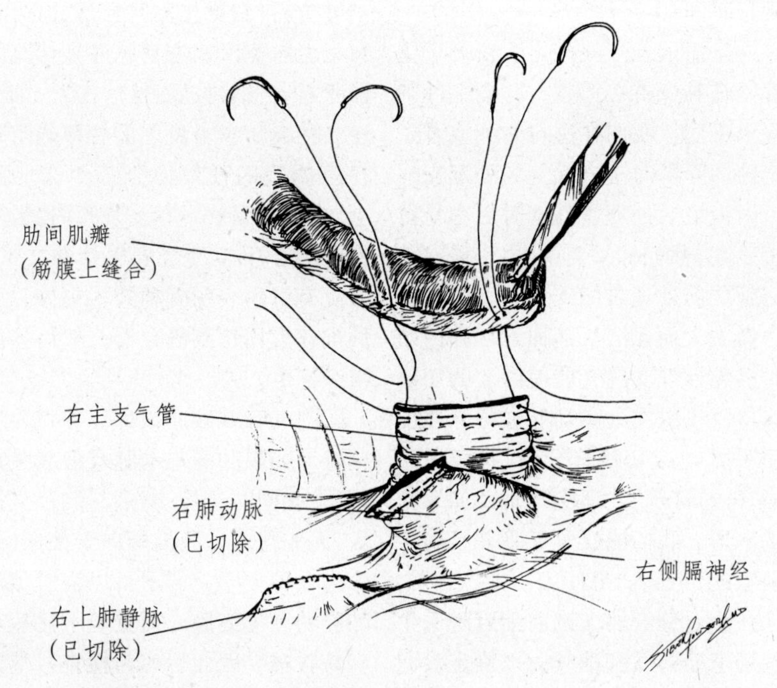

图6.2　肋间肌拉下来覆盖在右主支气管上。注意支气管闭合线远侧小的针孔避免损伤血液供应。图中可见肌瓣的肌肉面被拉下来覆盖在右主支气管上。

在膈神经后方切开覆盖的胸膜，解剖游离出上肺静脉和下肺静脉。将这个区域的淋巴结切除。通向膈神经的小静脉被小心地电凝以避免伤及神经。即使是因为一侧半膈的麻痹导致对侧的横膈一定程度的功能障碍而进行的全肺切除术，最好也要保留完好的膈神经。在个别情形下仅有一条右肺静脉，这使袖式切除术如果可能都非常困难,因为血液必须返回左心房。下肺韧带应该在探查阶段就被切断并要充分切开,以便切除下肺韧带(9组)和食管周围(8组)淋巴结。如图6.3所示,下肺静脉就可以轻松地用食指环绕。如果隆凸下淋巴结已经完全切除，这一步就更加容易，因为手指放在上肺静脉和中叶静脉之间，环绕中叶静脉从右主支气管前方伸出。我们倾向于在静脉周围放置一个导管环，然后向前和更向上剥离。因为通常首先尝试袖式切除术，我们经常根据肿瘤的大小和位置接着游离上肺静脉，并且通常切除肺门和肺段淋巴结。在上肺静脉的上面和主肺动脉之间交错着一个巨大的肺门淋巴结非常常见，它向远端延续到上腔静脉的后方。如果能够完整地切除这个大的N1淋巴结,远侧的主肺动脉的走行就可见了，这也使环绕上肺静脉更加安全和容易。环绕上肺静脉时在其后方应该非常小心以避免损伤走行这里的主肺动脉。如果肿瘤很大，肺动脉可能必须在上肺静脉前控制和环绕，有时为了做这一步可能必须打开心包。必须看清并保护好膈神经，并在远离膈神经的位置打开心包。打开心包的优点在于可以从中央检查肿瘤是否能被切除，并且更容易从近侧控制血管。但是它可能增加心房纤颤的发生率。然后用一个手指环绕主肺动脉和上肺静脉，这步完成标志着所有血管都已被控制。整个过程只需要30~40分钟,而且如果事先知道需要进行全肺切除术，则整个手术耗时<1小时。

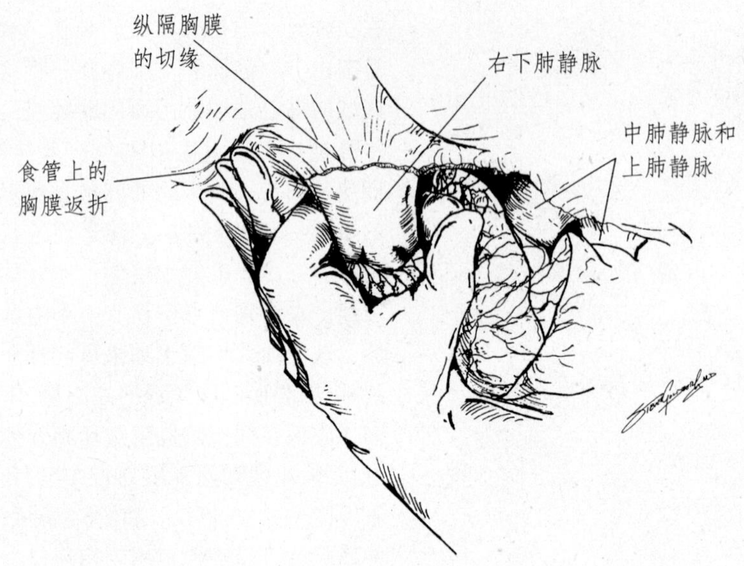

图6.3 把一个手指放置在右下肺静脉的周围并环绕它。

结扎肺门结构的顺序很大程度上依赖于病变的位置和外科医生的习惯。我们在一个非随机前瞻性试验中显示：在处理任何血管前使用250mg甲基强的松龙可以预防全肺切除术后的肺水肿。因此我们推荐在结扎血管前5~10分钟给予250mg甲基强的松龙。必须尝试夹闭肺动脉1~2分钟，以确定患者的血流动力学可以耐受所有肺血液都进入左肺。如果患者的血压降低得很快并且夹闭肺动脉的钳子或手指/手没有压迫心脏，这表明患者将不能耐受全肺切除术。重复几次这个动作，如果这种情况继续发生，则不能结扎血管并且应该取消手术。这种情况的发生非常罕见，但这是对患者是否适合全肺切除术的最后检查。在这种情况下，即使仔细的术前评估表明患者可以进行全肺切除术，仍然不能进行。

几乎没有文献记录过先处理静脉再处理动脉的优点或缺点。Kurusu报道了先处理静脉的肿瘤学优势：因为它可以避免在操作和剥离肿瘤时使肿瘤细胞意外脱落进入体循环。也有人认为先处理动脉可以减少损失在切除肺中的血液，但没有资料支持后者。血管也可以采取不同的方式结扎。我们倾向使用同时完成切割和缝合的血管切割缝合器处理静脉，而用缝合血管缝合器处理动脉。缝合器将血管缝合分散在其整个长度，而不是将其集拢结扎。另一种方法是钳夹动脉，切断，然后使用连续不可吸收的单丝缝线沿着它的长度缝合血管末端。这显然需要更长时间。

一旦血管处理完成之后仅剩下支气管使肺脏保持在原位。与右上叶肺切除术不同，我们在进行右侧或者左侧全肺切除术时不喜欢首先处理支气管，因为最后处理支气管时更容易留下短残端。然而如果需要，也可以在处理血管之前处理右侧支气管。肺门前部肿瘤太大而无法从前面解剖肺门结构时，先处理支气管能使肿瘤的切除更容易。可以在分离动脉或静脉之前使用手术刀或切割缝合器（我们使用4.8cm长的钉子）处理支气管。如果使用手术刀，我们能看见气管并且确定双腔管的位置。如果使用切割缝合器，必须在闭合缝合器击发前请麻醉医生在气管卡壶打气和抽气，以确定没有夹到双腔管的气囊。无论哪一种方法，残端尽可能短是右全肺切除术成功的关键和必需部分。

我们在切割缝合右主支气管前使用血管闭合器处理奇静脉。必须确定中心静脉导管不在奇静脉内。通常非常容易在上腔静脉甚至奇静脉看到中心静脉导管的蓝头。在少有的情况无法使用肋间肌瓣或没有心包脂肪垫时，奇静脉可以用来覆盖支气管残端。这时需要尽量向后分离奇静脉，然后紧靠腔静脉结扎另一末端，在尽可能远侧切断静脉。这提供了一个很长的无功能的静脉片可被切开用于覆盖右主支气管残端。我们通常在间皮瘤行广泛全肺切除术时使用这一技术，因为肋间肌可能被肿瘤细胞沾染而无法使用。注意胸膜片无法提供足够的覆盖，这很重要，因为胸膜片像纸一样薄，并且经常在术后48小时内就坏死了。

肺动静脉和奇静脉结扎后最后游离支气管。向下牵拉肺组织以暴露右主支气管。如果所有隆凸下淋巴结都已切除，并且从隆凸下面走行到隆凸下淋巴结的大的支气管动脉被钳夹后，左主支气管也已经暴露。放置好切割缝合器（右侧比左侧容易，因为大多数患者右侧没有主动脉弓）。切割缝合器紧靠着气管放置，然后击发。如前所述，在夹闭和击发之前必须确定双腔气管插管的任何部分都不在切割线上，并且吸引管不在支气管内。虽然有部分关于手工缝合支气管的文献，但是没有资料表明哪种技术更好，而我们推荐使用切割缝合器。然后移出肺组织标本。

支气管残端应该送冰冻切片病理检查，如果肿瘤与动脉或静脉关系密切，也应同时送检。然后将胸腔充满温水，而非盐水。我们倾向于使用温水，因为在肿瘤学上温水可以溶解漂浮在胸腔的肿瘤细胞。而且温水比盐水更容易看透，因此更容易检查残端是否漏气。现在双腔管应该向双肺开放以测试支气管残端。如果发现有支气管漏，在漏口下面就应进行垂直褥式间断缝合，并将线结留在肺动脉对侧。应该反复检查直到确定没有支气管残端漏，然后将肋间肌瓣拉下来覆盖整个支气管(如图6.2所示)。支气管侧缝线的针孔应该是很小很表浅，以免损伤支气管残端或它的血供。这样整个残端都被覆盖。我们已经对超过500名患者使用这种方法覆盖肺叶切除术的吻合口和全肺切除术后的支气管残端，其中包括100名以上患者接受了术前放疗，只有2例支气管胸膜瘘。

我们倾向于放置胸腔引流管以监测术后出血。目前还没有关于处理全肺切除术后腔隙的最好方法的描述。一些外科医生推荐在胸部关闭后离开手术室前用空针抽出空气调整纵隔位置。其他人推荐放置胸腔引流管，然后在手术完成后让患者背部朝下滚动，并在去恢复室之前拔掉引流管。我们倾向于将胸腔引流管接水封瓶留置过夜以评估术后出血。我们将胸腔引流管连到传统的胸腔引流系统，并在上面标上“严禁负压吸引”，这可以避免术后的错误。也可以使用特殊的“全肺切除术”平衡引流装置。

全肺切除术后纵隔随着时间逐渐向手术侧移位，这种移位能导致严重的问题，特别是少见的全肺切除术后综合征，这将在本章稍后描述。我们相信右全肺切除术后最好使气管恰好位于正中线左侧，因为剩下的左肺会随着时间慢慢将气管推向全肺切除术的右侧。

在放置胸腔引流管后使用肋骨内缝合关闭胸腔以减少疼痛，如图6.4所示。

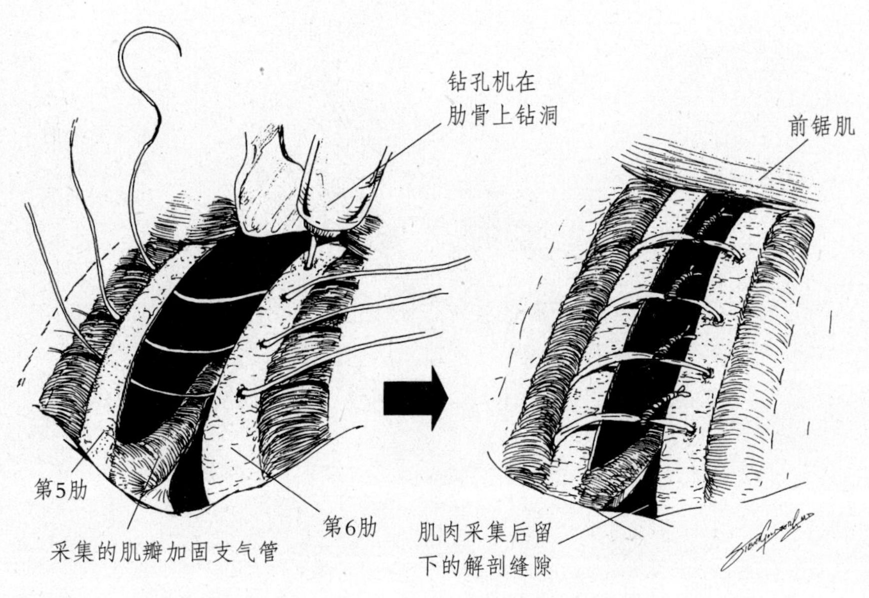

图6.4　全肺切除术后使用肋骨内缝合关闭胸腔。

手术方法:左全肺切除术

左全肺切除术的肿瘤学和生理学原则与右全肺切除术相同。然而由于解剖结构不同，一些特别的注意事项必须被提及。左侧的肺动脉比右侧短，动脉韧带连着左侧的主肺动脉。左主支气管的袖式切除术必须游离这些结构，但是标准左全肺切除术是不需要的，而且应该避免游离，因为左喉返神经包绕在动脉韧带周围，可能在游离韧带时被损伤。因为左侧的肺动脉较短，心包内解剖在左侧比右侧更普遍。因为大多数NSCLC患者是老年吸烟者，很多人以前已进行过冠脉搭桥手术。在切除肺之前分解粘连游离肺时，必须小心操作以避免损伤左侧乳内动脉和移植的静脉，并且进心包腔时要避开移植血管的远端。

在做出有指征(患者纵隔的淋巴结阴性，不可能进行袖式切除术等等）进行左全肺切除术的决定后，如同右侧一样，开始通过切开胸膜返折解剖肺门前结构。切开胸膜返折与心包之间的无血管区就可以看到下肺静脉和上肺静脉，同样必须避免损伤膈神经。与右全肺切除术的描述相同，接着松解下肺韧带并切除下肺韧带淋巴结，食管旁和隆凸下淋巴结也要切除并检查。这些完成后，就很容易将一根手指放在下肺静脉和左主支气管之间，并用一根导管环绕下肺静脉(如图6.5所示)。手指也能环绕上肺静脉，但在此之前，必须首先解剖游离静脉的边缘。必须小心解剖分开肺静脉上缘和左主肺动脉下缘，以免损伤左肺动脉的前尖干。除此之外，上肺静脉位于左主支气管之上。当大的近端支气管内肿瘤伴腔外侵犯时，会给环绕静脉带来很大困难。有些情况下可以首先处理支气管。但是特别是左侧，我们倾向于最后处理支气管，因为左侧留下短残端比右侧更难。这是因为主动脉弓阻挡靠近气管支气管角。上肺静脉环绕后(如图6.6所示)，导管环就被放在它周围。肺动脉通过游离它在动脉韧带远侧的边缘控制，然后食指或中指放在肺动脉周围并环绕之。同右全肺切除术的描述一样，也应该试夹闭左肺动脉并观察患者的血流动力学状态。所有3个血管都被环绕后，我们倾向于静脉给予250mg甲基强的松龙并如前描述试夹闭动脉。静脉和动脉如右侧描述一样切断，剩下左主支气管。

右全肺切除术和左全肺切除术之间最大的区别大概就是支气管的位置和长度。左侧主支气管比右侧长。因为

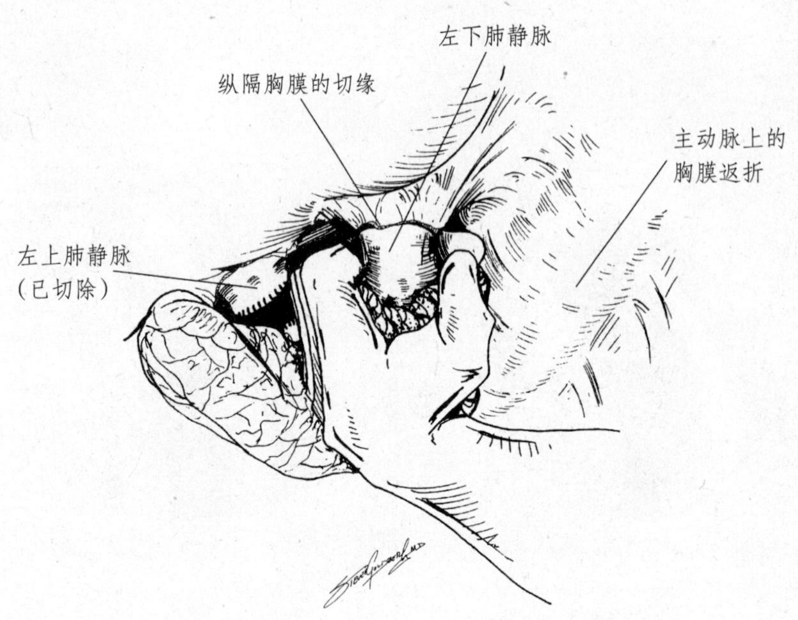

图6.5 把一根手指放在左下肺静脉的周围,并将其环绕。

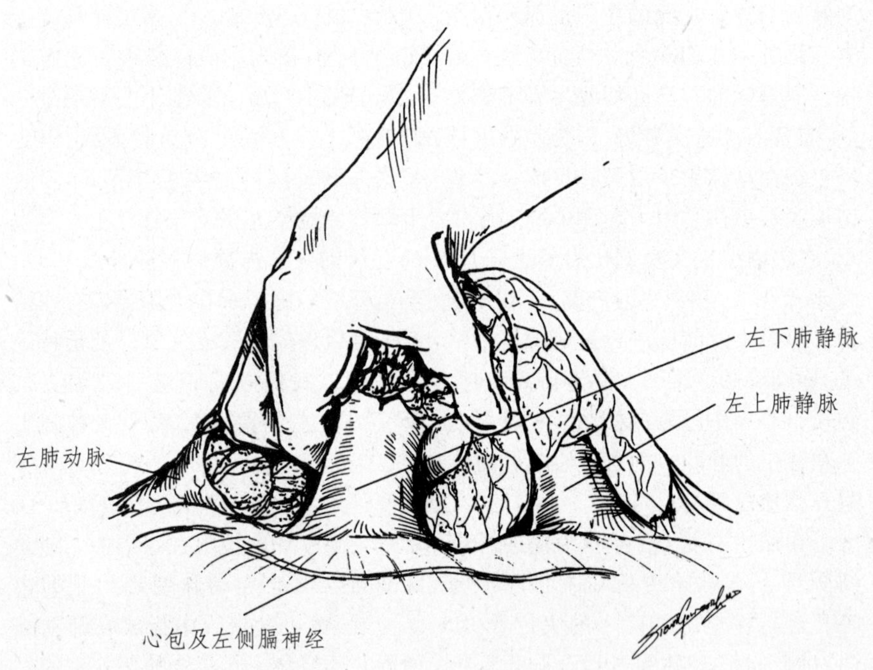

图6.6 把一根手指放在左上肺静脉的周围,并将其环绕。

绝大部分患者的胸主动脉位于左侧，所以左侧得到短支气管残端的难度较右侧大大增加。然而短的主支气管残端是全肺切除术的必需部分,它可以防止分泌物积累,从而降低支气管胸膜瘘的发生率。最好的技术是将肺脏向上牵拉并尽量将其拉出胸腔,为此必须将心包返折从左主支气管上剥离。在淋巴结清扫时一般可能剩下部分隆凸下淋巴结没被完全清理,这些剩余的部分淋巴结应该在现在被切除,最后就可以看见左支气管主干了。同右边一样,左侧也必须小心操作以免损伤对侧支气管。双腔管的气囊能扩张对侧主支气管如纸般薄的膜部,在对侧主支气管的隆凸下淋巴结被清扫后这样的扩张可能会损伤膜部。看清整个左主支气管及它与气管的连接处后，切割缝合器(4.8mm钉子)小心地从主动脉弓下滑入。助手必须尽量将肺脏从切口向外拉出以提供到左主支气管近端最好的路径。然后击发切割缝合器,切断支气管并将肺标本移出。如同右全肺切除术,支气管的切缘应该送冰冻切片检查,支气管残端也必须试水检查是否漏气。如果切除很合适,左主支气管残端会立刻回缩到主动脉弓下,残端应该被周围纵隔结构覆盖并且很难看到。残端暴露减少很可能是左侧支气管胸膜瘘较右侧的发生率低的因素之一。我们仍然推荐使用肋间肌瓣覆盖。要与这一短且回缩的残端缝合，必须将主动脉弓小心向后牵拉，同时要避免损伤肺动脉。左侧残端覆盖不像右侧那样至关重要,但是我们仍倾向在两侧都用肋间肌瓣覆盖支气管残端。放置胸腔引流管后通过肋骨内缝合关闭胸腔以减轻疼痛。尽管手术进行非常顺利,术后治疗可能很困难。成功的预后的关键是尽量减少静脉输液、严禁负压吸引以及积极的肺和心脏生理功能维持治疗。

全肺切除术后常见并发症的处理

声带功能障碍

由于左迷走神经和喉返神经在主动脉弓周围的解剖学位置，它们会受到胸腔内恶性肿瘤的侵犯。同样原因，这些神经也可能在肺切除中分离肺门结构或纵隔淋巴结清扫时受到损伤或加重功能障碍。然而这种情况应该很少发生。右喉返神经也可能在广泛纵隔淋巴结清扫到锁骨下动脉时受到损伤,因为它与锁骨下动脉关系密切。

在因癌症而行肺切除及纵隔淋巴结清扫的患者中据报道大约有1/3发生声带功能障碍。而报道的胸腔操作后声带麻痹的发生率差异较大，其中原发胸部肿瘤手术术后喉返神经麻痹的发生率为4%~31%。然而外科手术造成的左侧或右侧的喉返神经损伤是相当少见的。喉返神经和迷走神经损伤后发病率升高,因为它与再插管、心律失常以及吸痰发生率增加有关。喉返神经损伤和声带功能障碍的危险因素包括术前放疗、左全肺切除术和心包切开术。

损伤的机制各有不同，可以由热损伤、拉伸导致破坏血供或直接切断引起。热损伤通常是由于在神经附近使用电烙止血造成。解剖肺门时拉伸神经引起神经功能障碍，尤其是同时存在肺门肿瘤时。神经周围的血液供应是很精细的，很容易在剥离时受到损伤。喉返神经的前终末支是运动分支,位于外侧,这个位置特别容易受外科切口或外伤的损伤。

任一侧喉返神经损伤的症状包括声嘶、误吸、咳嗽无力和吞咽困难。诊断就是基于这些症状。当症状明显时,应该进行喉部检查以明确诊断并避免如误吸、支气管梗阻、肺炎和再插管等后果的发生。喉镜检查时,喉返神经麻痹导致声带不在正中以及声门闭合不全。治疗依损伤范围的不同而不同。因为大部分损伤并非切断神经造成,所以耐心等待通常是最好的。外科医生通常知道是否必须切断神经以切除肿瘤。如果神经完好,水肿通常会在几周内消退,然后声音会恢复正常。如果神经已被切断,就应该进行正中化甲状软骨成形术。如果保留了神经,大多数临床医生会推荐切除术后需等待6个月再行正中化甲状软骨成形术。在这期间需要进行功能性声音和吞咽治疗。偶尔部分患者会恢复喉返神经功能而不需要进一步治疗。

心律失常

肺切除术后的心律失常仍然是令人沮丧的和常见的问题，其中以房性心律失常最为常见。其中报道的全肺切除术后的发生率从5%到最高40%,根据患者监护的严密程度以及对具体情况的定义不同而不同。心房纤颤(AF)是目前为止与肺切除术有关的最常见的心律失常,其发生率为10%~20%(肺叶切除术后)和40%(全肺切除术后)。室上性心动过速(SVT)和室性心动过速(VT)的发生率远小于AF。报道的全肺切除术后SVT的发生率为13%~26%。大部分心律失常发生在术后最初的2~3天，很少发生在术后5天之后。为切除肿瘤行心包内剥离时,其发生率更高。

这些心律失常的病因尚不明确。一些研究显示，右心压力的增加以及肺血管阻力的增加使患者易患临床上明显的心律失常。与非心脏胸科手术术后心律失常有关的因素包括缺氧、心包内剥离、心包操作、迷走神经激惹、肺动脉高压、高龄以及预先存在心肺疾病。心律失常对预后的影响很难确定,特别是AF,因为它通常与其他更严重的心肺并发症相关。研究显示,在非心脏的胸科手术后发生无其他并发症的AF并且经良好治疗的患者与心律保持窦性的患者之间在死亡率上没有差异。事实表明,预防术后心律失常并发症可以降低术后发病率，减少住院费用、时间以及再住院率。

资料表明，围术期预防性使用抗心律失常药物能降低全肺切除术后患者AF的发生率。地高辛已有用于预防和治疗非心脏胸科手术后的心律失常的历史，然而已经有很多随机对照试验证明其效果很小甚至没有。一些研究显示，预防性使用β受体阻滞剂对预防和治疗术后AF有效,但它使用在全肺切除术后可能不是最好。已经有人提出将胺碘酮用于预防，目前大部分人将它用于治疗AF和SVT。一项在肺手术后静脉注射胺碘酮预防SVT的前瞻性试验已被中止，原因是它增加了全肺切除术后急性呼吸窘迫综合征(ARDS)的发生率。然而也有其他的研究显示，全肺切除术后预防性口服胺碘酮与安慰剂相比可以降低SVT的发生率，并且没有增加ARDS发生的报道。一项随机试验显示,术后输注硫酸镁与无任何治疗相比可以减少AF的发生率。现在最普遍使用用于预防和治疗AF/SVT的药物是钙通道阻断剂。我们倾向使用钙通道阻断剂，特别是地尔硫䓬。很多研究显示口服和静脉注射地尔硫䓬均能降低肺手术后AF/SVT的发病率。Amar进行的一项随机对照试验显示，地尔硫䓬治疗组术后SVT的发生率显著低于安慰剂组。试验具体方案是，手术当天使用标准静脉剂量的地尔硫䓬,然后在术后第1天换成口服剂量。该方案将心律失常的发生率降低到15%，而安慰剂组为25%。另一项研究中发生率降低到14%,而对照的地高辛治疗组为31%。当患者有任何发生心律失常的征兆时,必须排除潜在的原因如缺氧、电解物紊乱甚至无症状的心肌缺血。必须认真对待有症状的心律失常，需要时需行复律治疗。如果心律失常持续48小时以上，就应该考虑抗凝治疗和(或)药物(电)转律的风险和益处。

全肺切除术后肺水肿

全肺切除术后肺水肿(PPE)首先由Gibbon在1942年描述，但直到40年后才有文献进行详细描述。PPE是一种可怕的并发症，对其定义和预防尚未真正达成共识。据报道,它最常发生在术后12~96小时之间,可能与下列疾病混淆或者合并出现：充血性心脏衰竭，脓毒症所致的肺血栓栓塞或ARDS，肺炎，误吸；这些疾病诊断时都需排除PPE。大多数作者达成的确诊标准是：进行性和难治性缺氧，胸片显示肺水肿，肺切除术后（通常全肺切除术，但也有报道在叶切除术和双肺叶切除术后）肺泡-动脉血氧梯度增宽。

由于缺乏对定义的共识，不同文献报道的该严重并发症的发生率各不相同。全肺切除术后PPE报道的发生率为4%~7%，叶切除术后为1%~7%，但根据作者报道，如包括轻度病例其发生率可能高达12%~15%。报道的死亡率也有差异，但都很高，为50%~75%，某些研究甚至高达100%。危险因素也各不相同，但一般包括：围术期输液（免疫反应所致，类似于输液相关的肺损伤——TRALI反应），术中高气道压，右全肺切除术（据报道由于缺乏淋巴引流），围术期液体过量，高龄，围术期肺功能差，既存的心脏疾病，广泛淋巴清扫，新辅助化疗，以及与单肺通气相关的高氧、气压伤和过度通气。

PPE的组织学改变几乎和ARDS的变化相同，促使一些作者提出它们是一种相同的疾病。最初内皮细胞的完整性被破坏，导致组织液外渗和出血。Ⅰ型肺泡细胞坏死，血小板/纤维蛋白微栓子形成。大约5天后随着成纤维细胞和Ⅱ型肺泡细胞的增生，机化和修复开始。与此同时上皮细胞鳞状化生以及透明膜形成也开始。间质和肺泡纤维化在第10天发生，伴随有广泛的血栓形成、纤维增生和气道闭塞，以及广泛的肺血管床重构。这个过程持续到第14天后，胶原沉淀过程就主宰了疾病余下的进程。

有时尽管有仔细的术前计划、术中操作和术后管理，全肺切除术后肺水肿仍有发生。当它的确发生时，乐观地说治疗也非常困难和耗费物力。已有成功使用一氧化氮（NO）的报道。即使是组织学的准确机制也没有清楚的描述，从而使预防和预测变得几乎不可能。传统的治疗包括限制液体、利尿和呼吸支持。与ARDS患者类似，镇静和麻痹有助于改善PPE患者的氧合。必须使用压力控制通气尽量将气道峰压保持得尽可能低，并允许过量通气。同时应该使用呼气末正压通气以使吸入氧浓度尽可能低。

治疗的关键在于预防。我们之前描述过肺动脉夹闭前甲基强的松龙的使用。这是基于以下假设：类固醇弹丸注射可以减轻肺操作以及突然肺血流转移所致的正在进行的和随后的炎症级联反应。尽管这些资料非常有趣，但目前仍缺乏大型前瞻性随机对照试验支持或推翻它的使用或者阐明它可能导致的并发症。

乳糜胸

乳糜胸是全肺切除术后的一个非常不常见的并发症。仔细的术前计划和小心的术中操作通常可以避免。全肺切除术后进行诊断相当困难，因为我们期望肺切除侧的胸腔充满液体，并且不愿意在全肺切除术后行胸腔穿刺术，害怕对胸腔造成医源性感染。当患者纵隔明显向非手术侧而非肺切除侧移位时，就应该考虑诊断乳糜胸。胸腔穿刺术将抽出乳糜性（乳状）液体，进一步检查发现乳糜微粒，甘油三脂含量>110 mg/dL，淋巴细胞计数占总白细胞计数的90%以上，总蛋白浓度接近血浆时就可以确定诊断。病史通常没有预测性。有报道表明肝硬化病史可以增加乳糜胸风险，这继发于肝脏淋巴系统和胸导管中液体流量的增加。其他已发现的危险因素包括：大的纵隔淋巴结疾病，广泛纵隔淋巴结清扫和沿胸主动脉的胸膜瓣增厚。

乳糜胸通常是由切除恶性淋巴结时造成的淋巴管渗漏引起。然而即使进行我们推荐的胸部淋巴结全部清扫，乳糜胸的发生率还是非常低。与食道的切除术不同，包括全肺切除术在内的肺切除术后的乳糜胸，主要是由于损伤胸导管属支造成，而损伤胸导管本身很罕见。N2期肺癌患者，尤其是侵犯到包囊外的，其乳糜胸发生的危险性增加，这很可能是由于转移性疾病阻塞淋巴管所致。文献报道的医源性/外伤性乳糜胸的死亡率为4.5%~10%。

乳糜胸更常发生在右侧，这可以从病理和解剖上解释。支气管来源的肿瘤更容易发生在右侧（比例为6:4），因此右侧纵隔淋巴结的切除更加频繁。解剖上，右胸的肺淋巴引流占优势，原因有以下两点：①右肺比左肺大；②左肺向右侧气管旁淋巴结节的引流大于右肺向左侧气管旁淋巴结节的引流。

肺切除术后的医源性乳糜胸的初步治疗还是以保守治疗为主，使用中链甘油三酯饮食或者有时使用全肠外营养，同时进行胸腔造口引流。已有一些乳糜胸保守治疗无效后的非手术治疗方式的报道。淋巴管造影可以用于诊断和了解解剖细节。有研究报道淋巴管造影后缺损能自行闭合，这是由于碘造影剂有利于撕裂伤（如果小）愈合。经皮胸导管插管栓塞缺损也已有报道。胸腹膜分流术已用于使乳糜被腹膜再吸收；然而这一步骤使缺损的闭合更困难，因此主要用于术后的儿科患者以及非外伤的恶性乳糜胸。

外科治疗主要用于保守治疗无效的患者。乳糜胸长期引流可导致中性粒细胞减少症，并显著增加发病率。最好开胸再探查并用纤维蛋白胶加固胸导管主干的结扎线。胸导管主干也可以通过剖腹或腹腔镜进行结扎。不论使用什么方法，胸外科医生都必须意识到可能出现严重蛋白质营养不良、脱水以及免疫低下，因为每日流经胸导管的液量可接近3升，造成淋巴成分的大量损失。诊断之后就需要立刻治疗,同时进行积极的液体和营养监测。如果保守治疗5~7天不能使漏洞封闭,或者每日引流量持续很高(>800 mL/d),那么最好进行外科结扎胸导管。

肺栓塞

恶性肿瘤患者经常因凝血功能异常导致深静脉血栓和血栓栓塞，尽管常规凝血检查结果正常。全肺切除术后的肺动脉床横截面积减少可能增加血栓风险。全肺切除术后的患者风险更高,因为他们通常患更晚期的肺癌,肺动脉横截面积减少更多，并且有可能因对侧肺动脉残端留太长易形成血栓而产生交叉栓塞。

肺血栓栓塞(PTE)是发生率高达30%的大手术后并发症,并且导致3%的整形外科手术患者术后死亡。高达14%的胸外科手术患者术后发生深静脉血栓,这也是PTE的最常见的来源。报道的肺切除术后肺血栓栓塞的死亡率高达80% 。

增加全肺切除术后PTE发生风险的因素包括:年龄>50岁,术前术后制动,支气管肺癌(特别是腺癌),原发肿瘤巨大,晚期肿瘤以及缺乏预防措施。行全肺切除术的患者有许多固有危险因素使他们易患PTE，而且理论上讲很可能有更严重的症状。因为症状的本质通常模糊且非特异，因此许多患者在全肺切除术后仍未确诊。出现这些症状时需要高度怀疑。然而通常这些症状都归咎于更加常见的并发症，如支气管痉挛、肺不张、肺水肿和肺动脉瓣关闭不全。

PTE能通过以下几种不同方式确诊:通气-灌注扫描,螺旋CT和超声心动图。但金标准当然是肺血管造影;然而由于患者临床状况迅速恶化以及造影剂的负荷,造影通常不被考虑。临床上明显的PTE的治疗根据症状的不同而变化。不完全PTE患者推荐通过全身使用或肺动脉导管介入注射溶栓药物进行溶栓治疗，这显然增加了出血性并发症的风险。对于临床上明显的术后PTE,同样提倡全身使用抗凝药,其溶栓风险较小但是仅部分人有效,主要用于多发小栓塞的患者。

支气管胸膜瘘和脓胸

全肺切除术后支气管胸膜瘘(BPF)的定义是全肺切除术后主支气管残端与同侧胸腔相通。这是一个威胁生命的并发症，因为感染物能被吸到残存对侧肺中。定义上讲它与全肺切除术后脓胸有关。全肺切除术后脓胸的定义是全肺切除术后的残腔出现化脓性物质，通常但不总是与BPF有关。当它发生在全肺切除术后的最初6个月里时,通常与BPF有关。早期发现和积极再手术治疗是生存的关键。

全肺切除术后BPF和脓胸的总发生率远高于较小肺切除术后。在各种原因进行的全肺切除术后,BPF/脓胸发生率为2%~16%。根据疾病状态进行分层，脓胸和BPF的发生率在原发肺癌全肺切除术后分别是5.8%和4.1%,转移性疾病是3.1%和<1%,而良性肺疾病为24%和9.9%。当BPF发生时，它会显著增加全肺切除术的死亡率,为30%~50%。在肺癌的文献中我们也发现，使用新辅助化疗后的全肺切除术后BPF的发生率增加。大多数的数据指出,BPF的出现伴随着心肺并发症的增加以及住院时间和费用的明显增加。多项研究已发现如下一些与全肺切除术后脓胸和(或)BPF的发生有关的局部和全身因素。

局部因素包括:

1.支气管残端残留肿瘤
2.支气管残端过长
3.支气管的血液供应破坏
4.残端闭合技术（有争议）
5.已经存在的脓胸
6.扩大范围切除
7.术前放疗
8.术后需要机械通气
9.右侧而非左全肺切除术

全身性因素包括:

1.营养状态差
2.糖尿病
3.败血症
4.术前化疗
5.潜在的肺部疾病[包括慢性感染和慢性阻塞性肺病，通过降低的预测术后FEV_1（$ppoFEV_1$）和ppoDLCO预测]
6.术前免疫抑制(激素治疗)
7.高龄(>70岁)
8.术后痰抗酸杆菌阳性

预防BPF和脓胸的关键是仔细的术中技术。必须限制支气管残端的长度，这将有助于防止分泌物积聚而导致支气管闭合处感染的风险增加。围术期预防性使用抗生素对于普胸手术有着公认的好处。对于已经存在感染/脓胸或者有明显胸腔污染可能（毁损肺或者术前有BPF)的患者,应该使用具体的培养结果指导抗生素使用方案。支气管残端闭合的方式仍然存在争议。有各种各样的研究报道手工缝合和闭合器的优势。无论选择什么闭合方式，大多数作者建议全肺切除术后加固支气管残端，尤其是有更大可能瘘的患者(新辅助化疗,出现感染和右侧手术)。如前所述,我们倾向于使用肋间肌肌瓣。其他的选择包括心包脂肪垫、去功能的奇静脉瓣或者胸膜瓣(或许是最坏的选择)。不同外科医生对于加固的组织有不同的选择。

如果怀疑有全肺切除术后BPF或脓胸,早期诊断至关重要,因为诊断和治疗越早预后愈好。没有BPF的早期脓胸不常见，对其最好的处理是对胸腔进行清创。当胸腔消毒后,接着应该充满清创用抗生素溶液(Clagett方式),然后拔除引流管。尽管处理术后BPF仍然很困难，但立即进行胸腔引流是一个救命的措施，因为它可以防止把积聚的液体吸到对侧肺。对于下一步治疗已经提出了很多治疗策略。对于短残端的小瘘口(大小<3mm),有时单独置管引流加上向瘘口注射纤维蛋白胶就足够。在很少见的情况下这些小瘘口可以自发闭合。置管引流不能闭合小的BPF时，一些作者主张使用胸腔镜引流和清创加上支气管镜下烧灼或应用纤维蛋白胶及金属圈闭合瘘口。对于较大的BPF不推荐内镜下闭合瘘口。闭合全肺切除术后BPF的最终手术非常棘手，因此患者的医疗和营养状况必须最佳，全肺切除术后的胸腔必须清洁和健康，尽量减少术后机械通气的使用，并且必须没有肿瘤复发的证据。有多种方式用于出现大的BPF(≥3mm)时闭合支气管端。传统并有良好记录的方式是由Pairolero提出,它包括:多次清创,使用肌瓣或网膜填塞瘘口，最后使用Clagett方式闭合瘘口。其他人建议经胸骨经心包入路,在心包后暴露支气管残端,游离瘘的残端,切断并加固闭合。

全肺切除术后综合征

全肺切除术后综合征是一种很不常见的并发症,最常发生在右全肺切除术后。由于纵隔和对侧肺向空的胸腔的极度移位和旋转,产生近端气道堵塞症状并导致空气滞留。主支气管被拉伸并压向椎体、降主动脉和(或)剩余的肺动脉分支。患者在全肺切除术后数月到数年出现呼吸困难、喘鸣和顽固性肺炎。胸部X线片和CT显示纵隔结构极度移位,支气管镜检查显示严重的近端气道阻塞,有时甚至出现气管软化。必须排除其他病因,包括恶性肿瘤复发、肺动脉高压、潜在肺疾病进展、肺血栓栓塞和充血性心力衰竭。

虽然不可能预测,但是全肺切除术后综合征主要见于儿童和年轻的成人;偶尔也有文献报道在成人中出现。大多数外科医生尝试全肺切除术后不使用胸腔引流管,以避免纵隔急性移位;如果使用了引流管,管子一般都被夹闭或者仅用于水封引流。当移位发生时为了纠正移位,纵隔结构必须移回到解剖位置。这可以通过前部心包固定术完成,该方法将心包固定于胸骨旁的胸壁。在全肺切除术后的胸腔置入可扩张的充满盐水的乳房植入物以稳定纵隔,这种植入物通常不会粘连。然而这些技术充满争议,有引起全肺切除术后的胸腔感染的疑虑。长时间阻塞后的气管软化是预后不良的一个标志,通常通过放置可取出的硅酮支架使气道保持开放进行治疗。

推荐读物

Alexiou C, Beggs D, et al. Pneumonectomy for stage I (T1N0 and T2N0) nonsmall cell lung cancer has potent, adverse impact on survival. Ann Thorac Surg 2003;76:1023.

Algar FJ, Alvarez A, et al. Predicting pulmonary complications after pneumonectomy for lung cancer. Eur J Cardiothorac Surg 2003;23:201.

Balkanli K, Genc O, et al. Surgical management of bronchiectasis: Analysis and short-term results in 238 patients. Eur J Cardiothorac Surg 2003;2:699.

British Thoracic Society. Society of Cardiothoracic Surgeons of Great Britain and Ireland Working Party. BTS guidelines: Guidelines on the selection of patients with lung cancer for surgery. Thorax 2001;56:89.

Cerfolio RJ, Bryant AS, et al. Intraoperative Solu-Medrol helps prevent postpneumonectomy pulmonary edema. Ann Thorac Surg 2003;76:1029.

De Decker K, Jorens PG, Van Schil P. Cardiac complications after noncardiac thoracic surgery: an evidence-based current review. Ann Thorac Surg 2003;75:1340.

Deslauriers J, Gregoire J, et al. Sleeve lobectomy versus pneumonectomy for lung cancer: a comparative analysis of survival and sites of recurrences. Annals of Thoracic Surgery. 77(4):1152–56, Apr2004.

Foroulis CN, Kotoulas C, et al. Factors associated with cardiac rhythm disturbances in the early post-pneumonectomy period: A study on 259 pneumonectomies. Eur J Cardiothorac Sûrg 2003;23:384.

Fuentes PA. Pneumonectomy: A historical perspective and prospective insight. Eur J Cardiothorac Surg 2003;23:439.

Galetta D, Cesario A, et al. Enduring challenge in the treatment of nonsmall cell lung cancer with clinical stage IIIB: Results of a trimodality approach. Ann Thorac Surg 2003;76:1802.

Ghiribelli C, Voltolini L, et al. Survival after bronchoplastic lobectomy for nonsmall cell lung cancer compared with pneumonectomy according to nodal status. J Cardiovasc Surg 2002;43:103.

Kim YT, Kim HK, et al. Long-term outcomes and risk factor analysis after pneumonectomy for active and sequela forms of pulmonary tuberculosis. Eur J Cardiothorac Surg 2003;23:833.

Lardinois D, Horsch A, et al. Mediastinal reinforcement after induction therapy and pneumonectomy: Comparison of intercostals muscle versus diaphragm flaps. Eur J Cardiothorac Surg 2002;21:74.

Le Pimpec-Barthes F, D'Attellis N, et al. Chylothorax complicating pulmonary resection. Ann Thorac Surg 2002;73:1714.

Licker M, Spiliopoulos A, et al. Risk factors for early mortality and major complications following pneumonectomy for non–small cell carcinoma of the lung. Chest 2002;121:1890.

Okada M, Nishio W, et al. Evolution of surgical outcomes for nonsmall cell lung cançer: Time trends in 1,465 consecutive patients undergoing complete resection. Ann Thorac Surg 2004;77:1926.

Schneider B, Schickinger-Fischer B, et al. Concept for diagnosis and therapy of unilateral recurrent laryngeal nerve paralysis following thoracic surgery. Thorac Cardiovasc Surg 2003;51:327.

Thomas P, Doddoli C, et al. Stage I nonsmall cell lung cancer: A pragmatic approach to prognosis after complete resection. Ann Thorac Surg 2002;73:1065.

Watanabe S, Watanabe T, Urayama H. Endobronchial occlusion method of bronchopleural fistula with metallic coils and glue. Thorac Cardiovasc Surg 2003;51:106.

编者评述

L.R.K.

正如作者所指出的,全肺切除术是一种有着很多短期和长期并发症的“疾病”。然而当全肺切除术可以完成并且是唯一选择时,获益通常超过风险。正如作者指出,有全肺切除可能的患者需要在术前进行评估以确保他们能进行手术。全肺切除术似乎没有“绝对”禁忌证,只有相对的禁忌。我倾向于大部分70岁以上患者不进行全肺切除术,然而偶尔手术也是必需的。作者认为术前治疗后残余纵隔淋巴结疾病是全肺切除术的绝对禁忌证，然而笔者及其他人认为如果患者能够进行完整切除就只能进行全肺切除术，那么就应该进行全肺切除术。如果患者有严重的高碳酸血症，特别是与肺动脉高压相关时，就不应该进行全肺切除术。

正如作者指出的那样，全肺切除术几乎不应是术前计划进行的。也许外科医生有强烈的直觉认为可能需要切除全肺，我们仍会进行包括支气管袖状成形和肺动脉切除重建等在内的努力以尽可能保留肺实质。只有在术中发现病变累及所有肺叶、肺动脉近端受累不能进行重建或者不能在静脉汇合处分开静脉时，保留肺实质已不可能，才进行全肺切除术。

作者推荐了很多术中操作技巧，它们仍存在争议并需要评价。笔者尚不清楚在直视下全肺切除术中使用中心静脉导管帮助切除的理由，不知道切除时能从这个导管得到什么有用的信息。另外，很少文献支持作者推荐的处理肺血管前使用类固醇激素，并且这在大部分治疗中心不是常规。可以这么说，使用它很可能几乎没有害处，并可能有益于预防全肺切除术后肺水肿。许多外科医生都要加固支气管残端，但是很少有证据证明它在预防术后支气管的残端病变方面真正有用。我同意作者的看法，如果加固残端，肋间肌瓣或心脏脂肪垫都明显好于单纯的胸膜瓣。作者推荐使用闭合器闭合全肺切除术残端，这一点我表示赞同，并且认为使用闭合器订上两排或三排钉子闭合的强度更好。更重要的因素是使支气管残端尽可能短，并尽可能保留血供。我们也在全肺切除术腔隙放置引流管，但是决不使用水封系统。一个大咳嗽就可以产生足以阻碍静脉回流从而导致心衰的纵隔移位。而且尽管有相反的警示标志，人们还是很容易认为引流管应该接到吸引装置上，这可能导致患者立即死亡。如果要在胸腔留置引流管，我们强烈要求为了患者的安全使用全肺切除术平衡引流系统。引流管通常在术后第一天早晨拔除，这可以监测全肺切除术后早期胸腔的出血量。

作者讨论的一些术后问题也值得提及。笔者谈谈声带功能障碍的问题，作者认为声带功能障碍出现在1/3的左全肺切除术患者。即使我们发现有必要分开动脉韧带，喉返神经通常也能被看见并保护起来。声带功能障碍几乎从不发生，除非将喉返神经当做切除的部分予以切断。由于右侧喉返神经绕锁骨下动脉返回的解剖位置，它在全肺切除术期间基本上不应该被损伤。术后房性心律失常发生在多达1/3的患者中，没有使人信服的证据表明可以安全地降低其发生率，尽管胺碘酮在局部肺切除的患者中显示有望降低发生率。预防性使用钙离子拮抗剂可以在房性心律失常发生时更好地控制心室率，但是很可能并不降低心律失常的发生率。中链甘油三酯对术后乳糜胸几乎没有作用，而且即使要尝试保守治疗，都应该使用全肠外营养。如果在7天后乳糜漏仍然存在，则必须进行胸导管结扎。这个手术通过低位右侧开胸术在主动脉裂孔处进行最容易，这里胸导管以一根主干进入胸腔。试图找到乳糜漏的位置通常是没有意义的，并且一般会失败。目前肺栓子是通过螺旋CT进行诊断，而肺血管造影已经不用于诊断。溶栓治疗很少成功，并且在全肺切除术后早期有很大的出血并发症风险。全身肝素化在大部分治疗中心仍然作为治疗的首选。不论是否伴随支气管瘘，全肺切除术后出现脓胸时必须首先治疗感染的胸腔。这通常意味着为更好地引流需要进行胸廓开窗造口术，除非在术后很早期发现瘘口，这时就有指证再手术闭合支气管残端。处理感染的全肺切除术后胸腔是个复杂的问题，这将在另一章节予以解决。经胸骨闭合支气管胸膜瘘在支气管完全裂开并且有足够长的支气管残端用于切除和再闭合时进行。尽管作者认为很少发生全肺切除术后综合征，有症状时就应该在全肺切除侧胸腔放置可逐渐膨胀的组织扩张物进行治疗，没有更好的治疗手段。因为这种并发症在全肺切除术后很多年才出现，所以的确不用担心胸腔感染的问题。

（邱小明 译　周清华 校）

第7章

支气管成形术

Anna Maria Ciccone, Federico Venuta, Erino A.Rendian

历史回顾

1947年，Price-Thomas为一例支气管内腺瘤患者实施了世界上第一例袖状肺叶切除术。5年后，Allison 报道了一例肺癌袖状肺叶切除术 。然而，是Paulson和Shaw在1955年发表的题为《支气管吻合和支气管成形术有利于保护肺组织》的论文推广普及了袖状切除术。应用他们的这些技术使现代胸外科医生能够为不能耐受全肺切除的患者施行保护肺手术。对恶性肿瘤患者行袖状切除并不违反肿瘤切除原则。

手术原则及合理性

与肺叶切除及袖状肺叶切除相比，全肺切除的并发症和死亡率均较高 。因此在临床工作中我们尽最大努力以避免行全肺切除术。包括在需要时行复杂的支气管成形和支气管血管重建，这种方法是合理的。通过支气管成形术可避免全肺切除相关危险而能获得与行全肺切除等效的结果。此外，通过实施保护肺手术使我们对不能耐受手术的肺功能差的患者实行治愈性手术。

术前评估和术前准备

术前评估包括完整的病史和体格检查。要特别注意既往胸部手术史及胸部放射治疗史。应注意大剂量激素应用史及可能影响支气管吻合口愈合的全身性疾病病史。所有患者应行胸部X线检查、胸部CT扫描以及包括弥散功能在内的肺功能检查。诊断或怀疑为恶性肿瘤的患者应补充相关的检查，包括必要时的骨扫描和脑磁共振成像(MRI)。

对于患恶性肿瘤的患者有选择地实行纵隔镜检查。对CT提示有大于1.0cm的纵隔淋巴结肿大的患者开胸术之前行纵隔镜检查。如果纵隔镜检结果为阴性则行开胸手术。如果纵隔镜检发现同侧的N2病变，则指定患者行术前化疗或放化疗，然后再行手术切除。对侧N3的肺癌患者仅行化放疗而不行手术治疗。

麻　醉

在全麻诱导后，所有行袖状切除的患者均应由手术医生用硬质或软质纤支镜行支气管镜检查。通过纤支镜可看到病变并有助于制定切除计划。纤支镜检查后外科医生和麻醉师就手术计划进行详细认真的讨论至关重要。若拟行右侧袖状切除，应置左侧支气管内双腔插管(图7.1)。若拟行左侧袖状成形，应放置右侧支气管内双腔插管。对于袖状肺切除或隆凸袖状切除，要求无菌麻醉环路能够直接从手术区进行通气。

手　术

我们可以通过标准的后外侧切口、保留前锯肌的后外侧切口、侧切口行袖状切除，这些切口均可获得满意暴露和解剖。

进胸后行完整的探查以排除胸膜或肺实质的转移并对病变的可切除性进行评估。无论在左侧或右侧施术，我们均从肺门前开始解剖，并完全解剖出主肺动脉。在行左侧手术时应特别注意避免损伤短的左肺动脉干，尤其是勿损伤尖段动脉分支。如果在解剖时遇到肺大疱或其他任何困难，不论在哪侧我们都会毫不犹豫地打开心包在近端进行控制，解剖出来后我们用带子套过主肺动脉。余下步骤是袖状切除的特有步骤，在随后将一一描述。

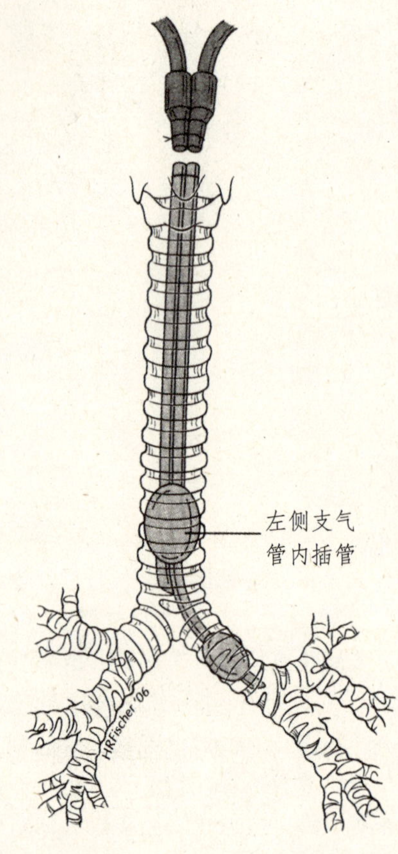

图7.1 行右上叶袖状切除时的左侧支气管内插管。

右侧袖状肺切除

右上叶袖状切除术：典型支气管成形术

近肺动脉控制后，进一步解剖达到右上叶支气管平面(图7.2)。之后把肺牵向前侧，继续在右上叶支气管和中间段支气管分叉内解剖。“分叉处”淋巴结是这一位置的固定标志。从分叉处抬高这一淋巴结以暴露分向右下叶背段的肺动脉分支。这一分支被确定后，斜裂的后部用直线型缝合器完成分离。这种方法可避免对肺裂处的肺实质的广泛解剖。在紧邻右上叶开口远端中间支气管套带子，在适当的时间阻断气道。在此之前我们没有进行任何不可逆操作。行彻底的检查以确保包括淋巴结在内的所有病变能被切除。一旦证实能行完整切除，我们开始结扎切断发向右肺上叶的肺动脉分支。用血管吻合器处理静脉分支并保护中叶静脉。水平裂用线形钉合器分离。在主支气管根部环绕脐状带。在袖状切除前经常需在根部切除右上叶支气管，以了解能否在残端阴性下清除肿瘤。这一点对类癌特别重要，在该病变中支气管内病变可能仅局限在一点，切除可保持支气管残端干净。打开支气管后，根据大体或镜下所见决定行袖状切除术与否。

在袖状切除开始，我们用15号手术刀恰好在右上叶支气管开口近端切断主干支气管。同样，恰好在右上叶支气管开口远端切断中间段支气管(图7.3)。为了右上叶袖状切除，前面的切除必须与气道长轴垂直并在软骨环之间，以达到干净切除。应避免任何成角切除。从标本上切除气道的远近端边缘及真正的边缘应由外科医生用墨水标记。我们亲自把边缘拿给病理科医生以便在冰冻检查之前确定正确的手术方向。一旦边缘干净，即可开始重建。若支气管边缘出现镜下残留肿瘤，则须对累及的部分行补充切除或行全肺切除。

支气管袖状吻合采用间断方式。支气管袖状吻合成功的关键是吻合口两端对合良好，吻合口呼吸静止时无张力。我们不会因吻合口两端尺寸差异而收缩近端气道。宁愿通过精确的缝合布局把口径尺寸差分布在吻合口全周上。

间断吻合时我们采用4-0涂油的可吸收编织缝线。第一针从外向内缝在支气管软骨部和膜部交界处。缝线不打结，仅是后续的缝合可靠的指引。后面的缝合以2mm间距完成前半部软骨部的吻合(图7.4)。达到支气管软骨部的中点后，我们开始试着从拐角部缝合。助手开始打结时，外科医生依次交叉提起下一根缝线以达到减张目的。以相同的方式从中点到对角缝合完成软骨部缝合。接着把肺牵向前方以暴露支气管膜部，膜部的吻合也以间断缝合完成。然后胸腔倒入盐水，以20cm水柱压膨肺检测吻合情况。针眼漏气可以不作特殊处

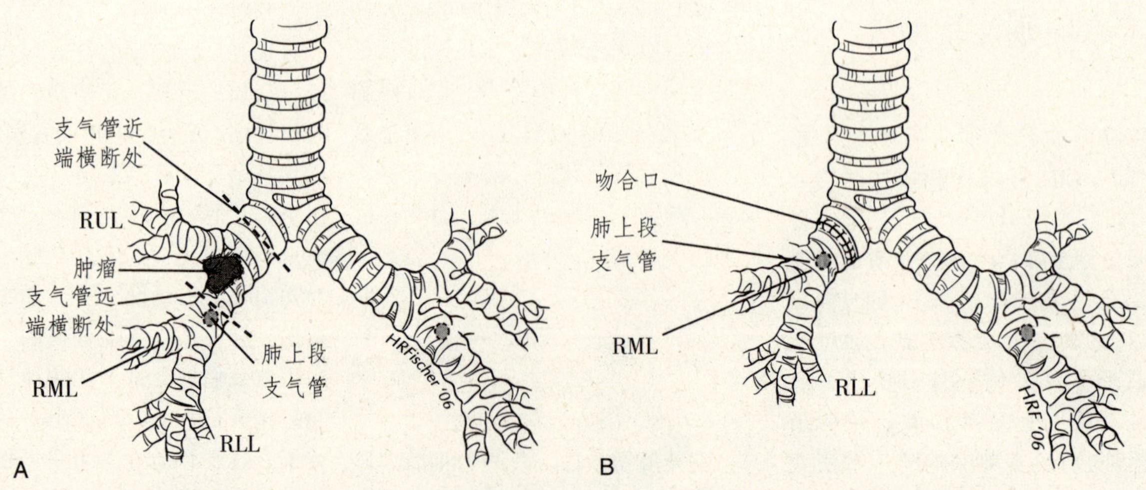

图7.2 肿瘤位于右上叶支气管，需袖状切除。(RLL:右下叶；RML:右中叶；RUL:右上叶)

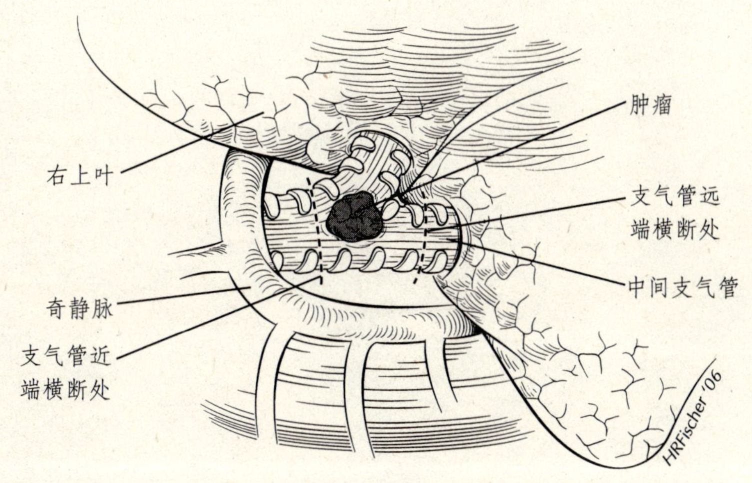

图7.3　在右上叶袖状切除时切断右主支气管和中间段支气管。

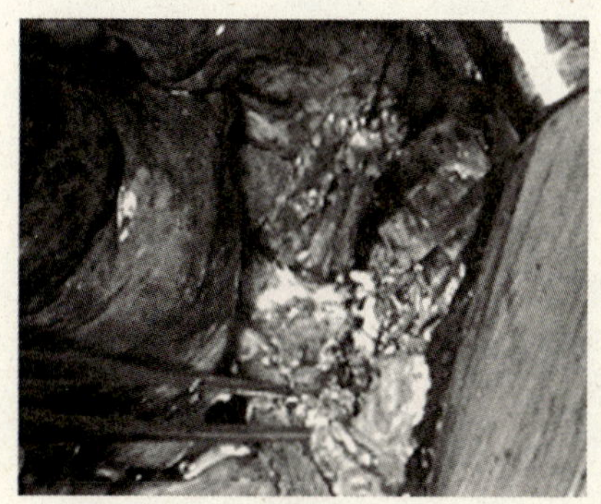

图7.5　心包脂肪包裹吻合口。

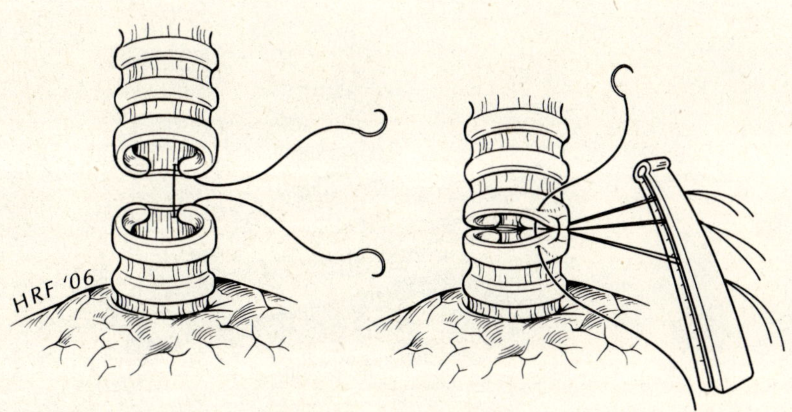

图7.4　间断吻合技术。

理,但若有小的支气管切缘漏气须用单针间断缝合加固。大片漏气须重新行完整的吻合。之后,我们用胸膜片或带蒂心包脂肪完整包住吻合口(图7.5)。

在大多数情况下，我们用肋间肌片包裹支气管吻合口，有时也用网膜或心包片。尽管肋间肌片可出现再骨化,但并非都会出现问题。事实上支气管自身运动非常有限,且管径恒定。如果肋间肌片松松地置于支气管周围，即使有些收缩，这些由骨化引起的紧张也不会致支气管狭窄。若术前计划行袖状切除，在放入肋间撑开器前应准备肋间肌片，以防止挤压肋间血管束。并且要准备全厚肌片,包括胸膜片的肋间肌片。该片放入吻合口后面,吻合口和肺动脉之间。然后反转使其胸膜面接触吻合口，胸膜可保护间断缝合的支气管。

中叶袖状切除术

中叶袖状切除术是不常采用的切除术。近端动脉控制后,找出并游离、切断中叶静脉(图7.6)。发向中叶的支气管紧靠中叶静脉的后面。中叶支气管紧靠它的起始部。把直角钳放在中间支气管管周，然后在中叶支气管开口近端轻微成角切断右中间支气管，最后在中叶开口远端切断右下叶支气管，并注意保护下叶背端支气管开口。肺动脉位于支气管的后上方，切断支气管时应注意避免对其损伤。切断气道后中叶的动脉分支更易显露。接着结扎切断中叶的动脉各分支。应用直线切割缝合器完成水平裂和斜裂的前部切除。

证明残端无残留肿瘤组织后,行气道吻合。间断吻合方式与前面描述的右上叶袖状切除相同。中叶袖状切除时需特别注意下叶背段的开口口径。在吻合时,下叶背段的开口口径不应狭窄或闭塞。最后用肋间肌片包裹吻合口使其和肺动脉隔开。

中下叶袖状切除术

双叶袖状切除用于支气管内病变位于中间段支气管，并伸向上叶开口的病变(图7.7)。应遵守近段动脉控制、镜下残端阴性、精确的无张力吻合术等基本原则。右上叶开口近端切断右主支气管，并在其根部切断右上叶。右下叶和中叶移除后，右上叶支气管和右主支气管相吻合,即所谓的“Y”袖式。因在移除右中下叶后要重新调整右上叶支气管方向，所以要特别注意避免支气管在吻合平面上的扭曲。

左侧袖状切除术

左上叶袖状切除术

需控制近端动脉以免损伤短的左上叶肺动脉尖后段的分支。沿着动脉床解剖，找出下叶背段分支（图

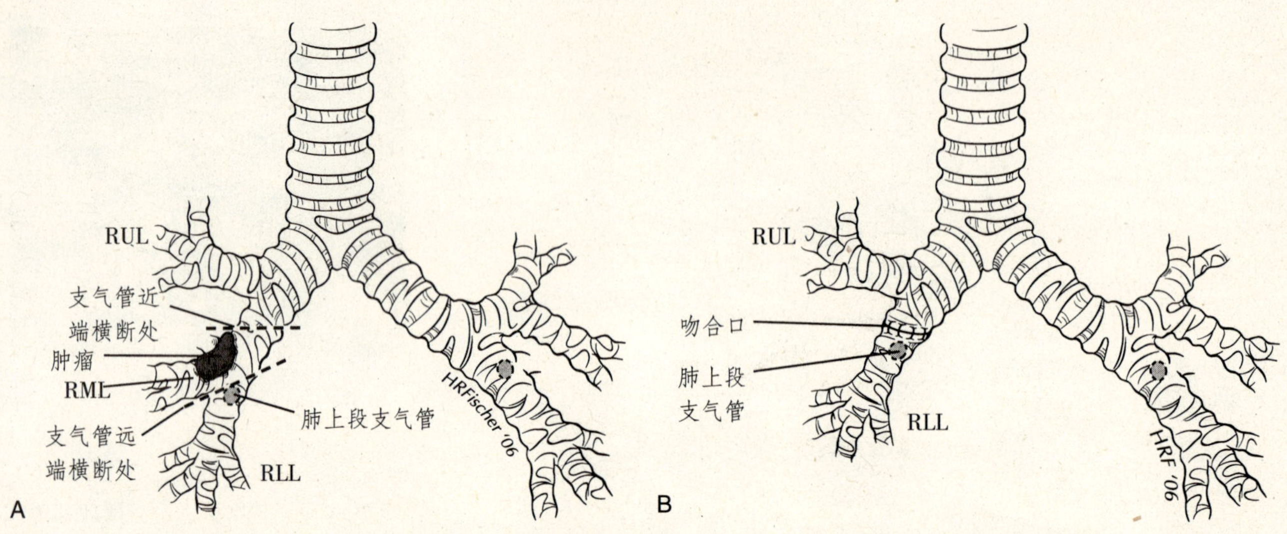

图7.6 中叶袖状切除。注意支气管横断面不要和气道轴垂直以保护下叶背段支气管开口。(RLL;右下叶;RML;右中叶;RUL;右上叶)

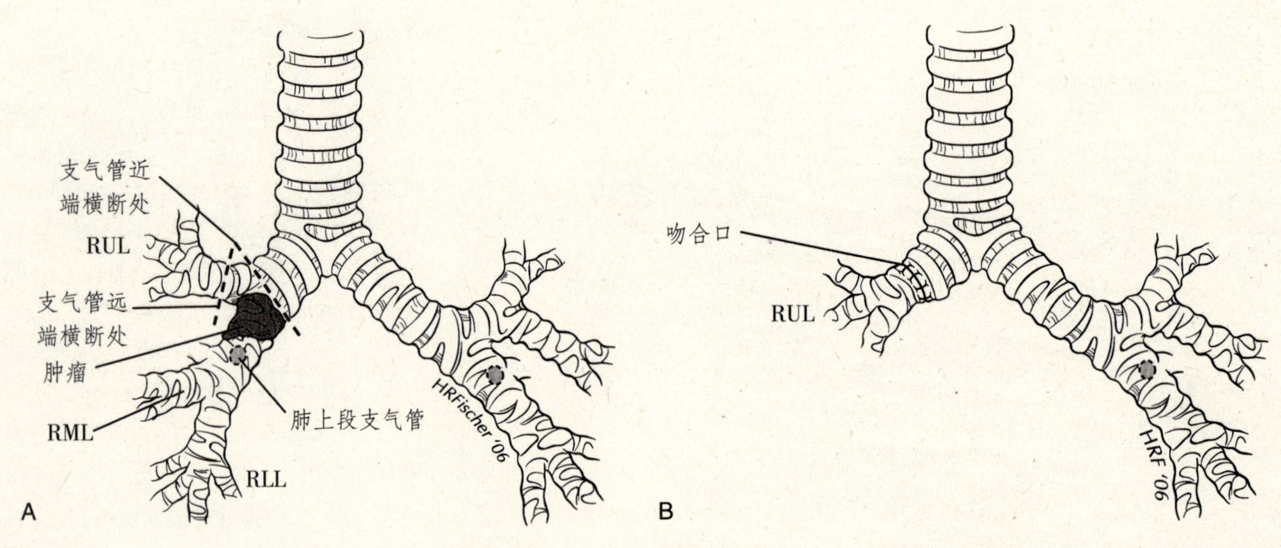

图7.7 双叶袖状切除。(RLL;右下叶;RML;右中叶;RUL;右上叶)

7.8)。在这一部位,我们用直线切割缝合器处理斜裂的后部,结扎切断前段动脉、显露并结扎切断肺动脉舌段支。接着向后牵拉肺脏,用血管切割缝合器切断上叶静脉,用直线切割缝合器处理斜裂的前半部。此时仅有支气管和需切除的标本相连。在左主支气管分叉近端环绕套线,并在主支气管近端用两根2-0丝线缝合支气管作牵拉用。用15号手术刀在分叉近端切断左主支气管,并在左下叶支气管根部切断左下叶支气管。下叶支气管背段根部可能很靠近下叶支气管根部,而且因没有分开下叶背段支气管,因此在切断左下叶支气管时应避免损伤左下叶背段支气管。如果有必要,可切除下叶背段达到完整切除肿瘤,并把下叶基底干支气管吻合在左主支气管上。支气管切断应和气道长轴垂直并在两个软骨环之间。切除的边缘用墨水标记,行冰冻切片检查。一旦证明切缘镜下阴性,则开始支气管重建。应用上述描述的右上叶袖状切除相同的间断吻合技术实行支气管重建。

因为左主支气管较长,可行近端广泛切除。因为主动脉弓遮挡,左主支气管近端暴露较困难,这对吻合技术是一种挑战。如果需要可仔细游离和牵引主动脉弓,以增加术野的显露。切除更多的近端气道,并不会增加吻合口张力。考虑到叶支气管和主支气管之间的口径差,精确计算两端的吻合

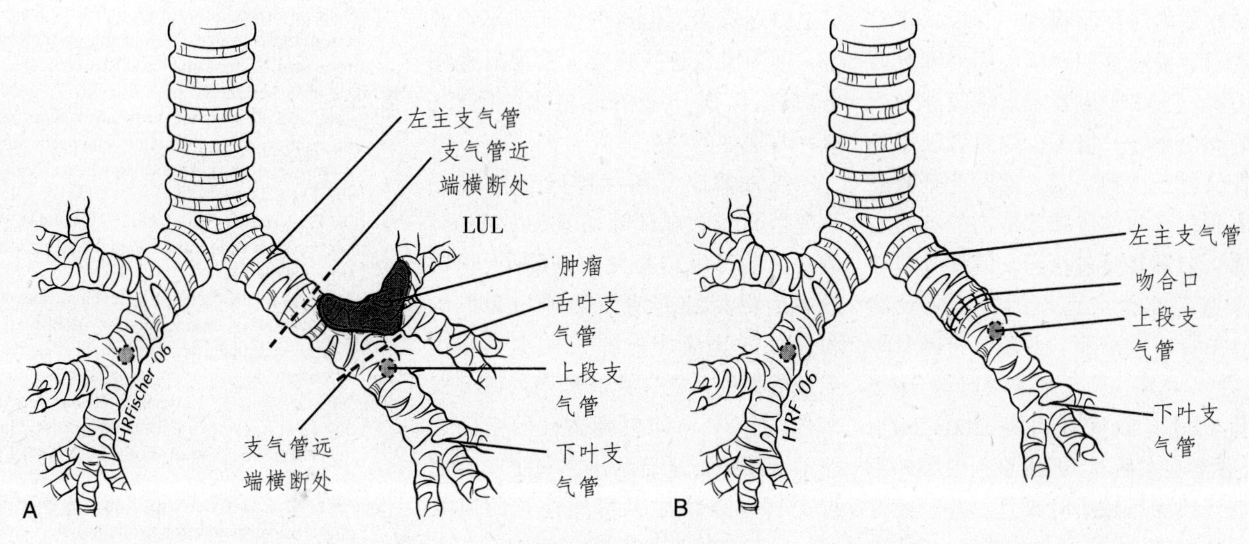

图7.8　左上叶袖状切除。

线的针距特别重要。实行支气管吻合时应松解下肺韧带。

左下叶切除术

袖状切除术("Y"型袖状)

对于病变累及左下叶开口并侵及主支气管但又未累及上叶开口的肺癌，可行下叶切除加左上叶支气管袖状切除。切断下叶的动静脉分支,同时处理肺裂(图7.9)。解剖出左主支气管和左上叶支气管并用脐状带环绕。在主支气管上缝合两针牵拉丝线，用15号手术刀在左上叶支气管根部切断左上叶支气管，断面和气道长轴垂直至关重要。接着在超过肿瘤范围的恰当平面切断主支气管。从术野取出标本，气管切缘送冰冻切片检查。一旦证明切缘镜下阴性,则行支气管重建。

吻合技术和前面讲的右上叶袖状切除的间断吻合技术相同。舌段支气管可在上叶开口的很近端发出，当切断上叶支气管时要特别注意确保上叶支气管完整性。上叶支气管和主支气管口径常差别较大。要求缝合时精确地将两端的针距差均匀地分布在吻合口全周上。

术后处理

袖状肺切除术后，患者可在手术室内拔除气管插管。放置胸部硬膜外导管减轻术后疼痛。术后护理人员应

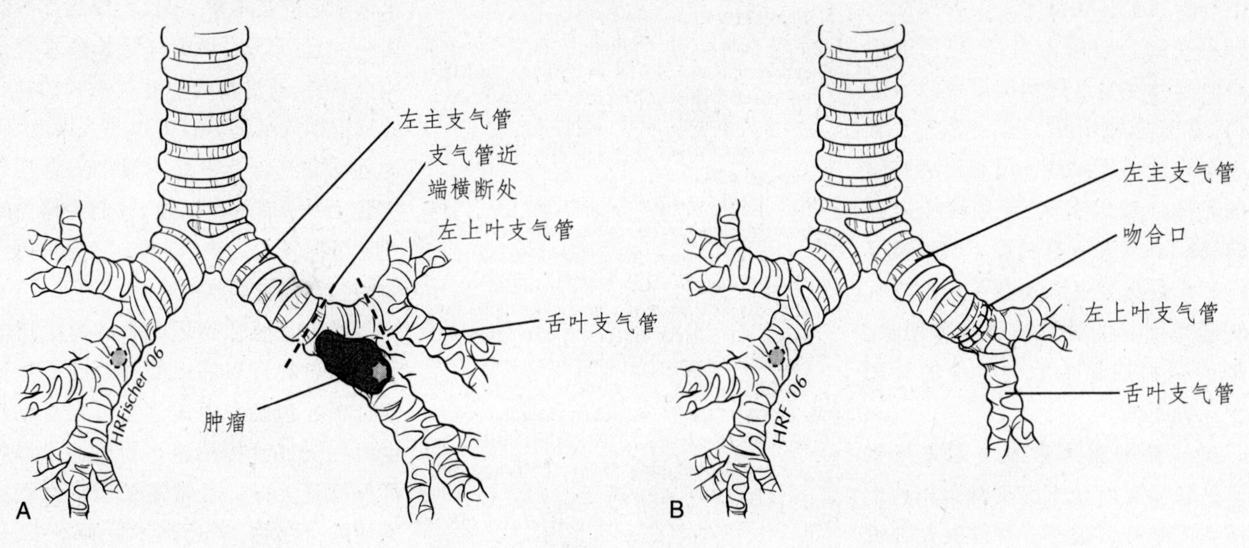

图7.9　左下叶袖状。

定时评估疼痛控制程度，并根据疼痛控制程度由麻醉师调整硬膜外麻醉药的用量。大多数患者术后硬膜外导管保持48个小时。仅有少数患者硬膜外导管保持到拔胸管时。通过充分减轻疼痛和积极的保持肺部清洁的肺功能锻炼，如果必要包括经常的纤支镜检查来避免吻合口远端的肺不张及肺炎。患者一旦清醒，鼓励其行肺量测定，在术后第一天开始下床运动。胸管保留到没有漏气且引流<200mL/d为止，通常在术后3~5天拔除。硬膜外管在胸管拔除后12小时封管，并开始口服麻醉剂。若疼痛可充分减轻，可拔除硬膜外管。在出院时应行清醒软质纤支镜检查以评估吻合口的完整性。

预　后

袖状肺切除后的主要并发症包括吻合口裂开、脓胸和支气管血管瘘。幸运的是，这些并发症发病率均较低。我们主张术后早期行纤支镜检查。吻合口远端的持续或进展性肺不张要求行纤支镜检查。如吻合口裂开小于吻合口周径的30%且心包脂肪片完整者并且无支气管胸膜瘘者可经保守治疗治愈。但应考虑行基于外科医生判断的全肺切除术。吻合口完全裂开可由吻合口张力引起，更可能由缺血引起。发生这种情况需要二次手术，且常需全肺切除。有或无支气管胸膜瘘均可出现脓胸。没有出现胸膜瘘的脓胸应给以引流，应用抗生素并用转移肌瓣消灭所有残腔。这种情况可能和术前阻塞性肺炎相关。由支气管胸膜瘘引起的脓胸需行全肺切除。感染的全肺切除术后的空腔的处理是相当棘手的。

支气管胸膜瘘常表现为大量咯血。这种情况出现于支气管旁脓肿形成所致的吻合口破裂，并需波及邻近肺动脉。在住院期间发生的大咯血需行全肺切除术。但这种情况并不常发生，因为支气管胸膜瘘大咯血通常在术后3周出现。正如意料中的那样，这种并发症的病死率非常高。

通常情况下袖状肺叶切除的死亡率稍高于常规肺叶切除(3%~5%)。最常见的呼吸道并发症是肺炎，积极的术后保持肺部清洁的肺功能锻炼和充分的止痛能把肺炎发生率减小到最低程度。支气管成形术局部复发率低(<5%)，与切口缘阴性的全肺切除术者相似。这显示出在气道吻合前行支气管残端冰冻切片检查的重要性。偶尔会出现远期支气管吻合口狭窄，这常与缺血和支气管部分裂开后愈合有关。支气管吻合口狭窄通常可采取扩张术来治疗，若有指征可放置支气管支架。

推荐读物

Deslauriers J, Gaulin P, Beaulieu M, et al. Long-term clinical and functional results of sleeve lobectomy for primary lung cancer. J Thorac Cardiovasc Surg 1986;92:871.

Ferguson MK, Lehman AG. Sleeve lobectomy or pneumonectomy: Optimal management strategy using decision analysis techniques. Ann Thorac Surg 2003;76:1782.

Gaissert HA, Mathisen DJ, Moncure AC, et al. Survival and function after sleeve lobectomy for lung cancer. J Thorac Cardiovasc Surg 1996;111:948.

Icard P, Regnard JF, Guibert L, et al. Survival and prognostic factors in patients undergoing parenchymal saving bronchoplastic operations for primary lung cancer: A series of 110 consecutive cases. Eur J Cardiothorac Surg 1999;15:426.

Newton JR Jr, Grillo HC, Mathisen DJ. Main bronchial sleeve resection with pulmonary conservation. Ann Thorac Surg 1991;52:1272.

Okada M, Yamagishi H, Satake H, et al. Survival related to lymph node involvement in lung cancer after sleeve lobectomy compared with pneumonectomy. J Thorac Cardiovasc Surg 2000;119:814.

Paulson DL, Shaw RR. Bronchial anastomosis and bronchoplastic procedures in the interest of preservation of lung tissue. J Thorac Surg 1955;29:238.

Price Thomas C. Conservative resection of the bronchial tree. J R Coll Surg Edin 1956;1:169.

Rendina EA, De Giacomo T, Venuta F, et al. Lung conservation techniques: Bronchial sleeve resection and reconstruction of the pulmonary artery. Semin Surg Oncol 2000;18:165.

Rendina EA, Venuta F, De Giacomo T, et al. Safety and efficacy of bronchovascular reconstruction after induction chemotherapy for lung cancer. J Thorac Cardiovasc Surg 1997;114:830.

Rendina EA, Venuta F, De Giacomo T, et al. Sleeve resection after induction therapy. Thorac Surg Clin 2004;14:191.

Suen HC, Meyers BF, Gutrie T, et al. Favorable results after sleeve lobectomy or bronchoplasty for bronchial malignancies. Ann Thorac Surg 1999;67:1557.

Tronc F, Gregoire J, Rouleau J, Deslauriers J. Long-term results of sleeve lobectomy for lung cancer. Eur J Cardiothorac Surg 2000;17:550.

Van Schil PE, de la Rivière AB, Knaepen PJ, et al. Long-term survival after bronchial sleeve resection: Univariate and multivariate analysis. Ann Thorac Surg 1996;61:1087.

Vogt-Moykopf I, Fritz TH, Meyer G, et al. Bronchoplastic and angioplastic operations in bronchial carcinoma: long term results of a retrospective analysis from 1973 to 1983. Int Surg 198[illegible].

编者评述

L.R.K.

Rendina博士和其同事完美地描述了包括罕见袖状切除在内的各种袖状切除术。任何肺叶均可行保护肺实质的袖状切除。在可行的情况下，我们一直选择行肺保护手术来代替全肺切除。需永远牢记的技术重点是，干净的支气管切缘的远近端均和支气管长轴垂直是完全必要，通过精确的缝合来补偿吻合的远近端气道的口径差也是关键的。因为远端支气管几乎总明显小于近端支气管。尽管有一定风险，我们为避免支气管口径较大一侧“打褶”，宁愿采用全周的缝合位置调整吻合。

我们也感觉到用带蒂的有生机的组织包裹吻合口的重要性。我们更愿意选择心包脂肪组织，它可自身粘连也可和支气管相粘连。积极的术后肺部保健是关键。经常需要用支气管镜来清除分泌物。若出现术后肺不张，应迅速行支气管镜检以确保吻合口开放并清除任何分泌物。可同时行左下叶背段和上叶切除，此时下叶基底段开口可和主支气管断端吻合。由基底段开口口径决定，吻合后管道相对狭窄者清除分泌物相对较为困难。若有任何没有愈合的证据，我们坚决行全肺切除而不是等到出现支气管血管瘘时才去处理。

作者提及吻合口愈合不良常源于缺血，但他们未评价纵隔淋巴结解剖在支气管缺血中的作用。我认为彻底的淋巴结解剖及彻底清除隆凸下间隙与支气管吻合口缺血有关。我宁愿选择淋巴结采样，特别是在这些区域。我没有看到任何研究明确显示解剖淋巴结能使支气管缺血，但直觉认为富含支气管血供隆凸下组织的彻底清除对支气管血供有影响。

支气管袖状切除可能需要联合肺动脉切除和重建，特别是在左侧。若需要保护肺实质，我们会毫不犹豫行双袖状切除。即使患者的肺功能确切证明能耐受全肺切除，我们仍宁愿选择袖状成形，这是我们的选择，也是其他许多人的选择。

（薛兴阳 译　周清华 校）

第8章

肺切除术:局限切除和段切除

Costanzo A. Diperna, Douglas E. Wood

亚肺叶切除术包括所有解剖学上肺叶以下的肺切除术。进一步又可以划分为:解剖学上的亚肺叶切除,又叫肺段切除术;非解剖学上的亚肺叶切除术,通常称为肺楔形切除术。肺部分切除术通常被用来治疗肺局部感染性疾病,如曲霉菌瘤、结核和支气管扩张等。但也可以用于肺转移瘤及肺储备功能较差的肺癌患者的治疗。

显然,亚肺叶切除主要用于疾病的诊断及肺部良性疾病的治疗,但是在选择应用亚肺叶切除术治疗肺部转移瘤时情况却较为复杂。对于肺转移瘤的治疗,如果病灶在解剖学上允许行亚肺叶切除,并且患者要求行手术治疗,则可以接受肺段切除术或肺楔形切除术。没有明确的证据表明转移瘤患者接受扩大切除能够提高生存率及降低复发率。另外,患肺转移瘤的患者大多数情况下需要切除一个以上的病灶,而且通常情况下只要求切除病灶本身。

在原发性肺癌的治疗中选择亚肺叶切除的情况较为复杂,且观念也在不断更新。原发性肺癌选择亚肺叶切除作为治疗手段的绝对适应证是患者肺储备功能差,然而对于肺储备功能差的定义并不明确而且充满矛盾。传统教科书上认为,如果预计患者术后一秒钟用力呼气量(forced expiratory volume in 1 second ,FEV_1)大于0.8~1L/s,则患者有足够的肺储备功能耐受肺切除术,并且能够保证患者术后有足够的长期和短期的肺功能。但是两个因素改变了这一看法。第一,随着手术技术、麻醉技术、术后疼痛的控制及呼吸道护理技术的发展,使得一些存在严重基础病,术前FEV_1较差的患者能够耐受开胸手术和肺切除术,这类患者中有的术前FEV_1甚至小于0.5L/s。显然这些患者更容易发生肺切除术后并发症,但是通常情况下不能因为存在这些风险而对手术治疗望而却步。这些患者也相对禁忌放疗或化疗,并且与手术相比,接受治疗后患者可能遭受同样或更大的肺部并发症风险,而且放疗可能会造成肺功能丧失。对于合并有严重疾病的患者,选择像手术这样直接的治疗方式,较应用渐进式应用侵袭性的放疗,患者可能会拥有更好的耐受性。

第二个改变指征的因素是肺减容手术,接受手术后取得了相反结果:在一些选定的肺气肿患者中实施肺减容手术,切除患者过度膨胀的肺组织可以改善患者的肺功能及运动能力。以肺上叶为主的严重肺气肿、肺过度通气和上叶肺癌患者接受肺叶切除术或肺楔形切除术等减少肺容积的手术,可以改善患者的肺功能,而非使患者肺功能减低。

对于那些肺癌患者,甚至合并有严重并发症的肺癌患者,促使外科医师选择手术治疗的重要因素是,只有手术能够给患者提供治愈的机会。这一因素对于那些有其他疾病预期寿命小于1年或2年的患者可能并不重要。但是对于大多数患者我们都要尽一切可能为患者实施手术治疗,从而给患者一个潜在的治愈可能。对于大多数没有合并其他肺部疾病的肺癌患者,应尽可能实施标准的肺叶切除术。

肺癌研究小组设计的随机实验表明,肺癌患者的最佳治疗方案是肺叶切除术,但是对于那些无法耐受肺叶切除的患者肺段切除术及肺楔形切除术是合理的治疗选择。然而在过去几年的调查中发现,亚肺叶切除术在一些患者中可能有着与肺叶切除相似或相同的治疗效果。应用低照射量螺旋CT对肺癌进行筛查,可以发现肺部一些小的结节样病变,也能发现非实性的肺泡填充性结节样改变,这种结节样改变一般称为“磨沙玻璃样病变”(GGO)。对于处于周边的肺癌,即使患者拥有足够的肺储备功能,也可以给患者实施肺楔形切除术或肺段切除术,但是这一结论还没有得到前瞻性随机对照实验的验证。CT扫描中GGO的发现更新了肺癌的分类,称之为支气管肺泡细胞癌，它是腺癌的一个亚型，没有侵袭性，并且发生淋巴转移及血液转移的可能性很小。然而支气管肺泡细胞癌(BAC)可以在气道内部蔓延，后期会形成转移性实质性占位从而需要进一步手术切除。对于肺磨沙玻璃样病变，通常称为支气管肺泡细胞癌，最佳治疗方案为亚肺叶切除术，因为这种疾病按传统标准来看属于低度恶性疾病，并且根据支气管肺泡细胞癌的自然病程将来可能需要进一步手术治疗。然而要重点区分纯粹的支气管肺泡细胞癌与有支气管肺泡细胞癌表现的侵袭性肺腺癌。前者需要接受亚肺叶切除术治疗，而对于侵袭性癌如有可能则应行肺叶切除术。

解剖学上的考虑也影响亚肺叶切除术选择。虽然存在例外的情况，但是肺段切除术及肺楔形切除术主要应用于位于周围的肿瘤和小的肿瘤的切除，粗略地认为，位于肺中外1/3的周围型肺癌和直径小于3cm的肿瘤可以采用肺段切除术及肺楔形切除术。对于较大的肿瘤及位于中心的肿瘤采用局限性切除是可能的，但是这种切除方式通常要求采取解剖学上的肺段切除，目的是达到足够的肿瘤切缘。另一个解剖学因素是肿瘤在肺内的位置。肿瘤的位置如果接近或跨越解剖学上的肺段边界，行切除术时则要求行双肺段切除术或采用将直线缝合器越过肺段边界插入相邻肺段内的切除术。位于肺锐利边缘的病变行肺楔形切除是非常容易的(也是非常成功的)，因为这样可以很容易达到足够的深度应用直线缝合器进行缝合，从而避免遇到较厚的肺组织而出现缝合困难。因此位于肺尖、肺底或邻近肺裂边缘的周围型肿瘤行肺楔形切除术是有效的治疗方案。

肺段切除术是基于淋巴引流和支气管分支特点的肺部分切除术。它提供了一个理论上的治疗原发性肺癌的方式，这种治疗方式是新奇的，并且超越了非解剖学的肺楔形切除术。但在各种肺切除术中肺段切除术应用较少，并且在技术要求上较肺叶切除术及全肺切除术更有挑战性。这就造成了当要求保留肺组织而行亚肺叶切除术时，肺楔形切除术成为默认的手术方式。造成这种状况出现的原因是术者缺乏肺段切除术经验以及在技术上对肺段切除术缺乏信心。

肺楔形切除术有广泛的适应证，包括肺间质性及进行性疾病的活检、肺上结节性病变的切除活检以及原发性肺癌及肺转移瘤的彻底切除。随着日益标准化的手术技术及内镜缝合技术的发展，肺楔形切除术已经成为了一种极为简单可靠的手术方式。然而，这种局面产生的结果是肺楔形切除术有被过度使用的风险。由于技术简单，对那些缺乏胸外科手术训练及手术经验的医生而言，肺楔形切除术具有很大的吸引力。由于这些医生中大多数有很少的或者根本没有肺段切除术经验，因此他们喜欢采用肺楔行切除术治疗那些解剖学上或肿瘤治疗中需要接受肺段切除术甚至是肺叶切除术的肺癌肺癌患者。

显然在理论上很好理解为什么肺段切除术可能比肺楔形切除术优越。肺段切除术较肺楔形切除术能够更深入地达到肺组织边缘，因为其切除范围能够达到肺门。肺段切除术的切除范围还包括肺段内的淋巴引流系统和淋巴结，其结果是能够使病变切除的更彻底而且能够得到更好的肿瘤分期资料。有几项研究表明，肺段切除术可以降低肿瘤的局部复发率，但是还没有很好地对比肺段切除术与肺楔形切除术手术效果的实验被设计和实施。然而，肺段切除术在肿瘤治疗中所取得的良好效果很可能存在很多混杂因素。这些因素来源于那些手术经验不足的医生所实施肺楔形切除术很可能是不适当的，同时也可能切除并不充分。只要遵守下面3个原则，则肺段切除术与肺楔形切除术治疗效果之间的比较就可以认为是合理的。这3个原则是：①充分对N1和N2组淋巴结进行活检以排除Ⅱ期和Ⅲ期肺癌患者；②切除时要保证切缘距肿瘤2cm以上；③术者应是那些接受过专门胸部肿瘤外科训练并且有过大量肺切除经验的医生，这样术者才有足够的经验和专业知识选择那些确实需要接受亚肺叶切除的患者或那些接受肺段切除术较肺楔形切除术较好的患者。

因为亚肺叶切除术主要应用于那些有肺部结节性占位的患者，因此术前及术中有必要对淋巴结进行仔细的检查，以确定分期。正电子断层扫描(PET)与胸部CT结合可以更加准确地对肺癌进行分期，但是这种方法依然存在一定的假阳性及假阴性。PET结果为阳性是行纵隔镜对N2/3组淋巴结进行活检的指征。我们的做法是在一次麻醉下对所有的肺癌患者都实施纵隔镜检查，从而在开胸手术前发现Ⅲ期肺癌患者。但是有很多人认为，对CT和PET检查提示为T1 N0 M0的肺癌患者这种做法是不适当的。在开胸手术过程中要对N1和N2组淋巴结进行活检，因为Ⅱ期和Ⅲ期肺癌要求接受肺叶切除术以达到完整切除。

肺段切除术

熟悉肺部解剖及各种变异是完成肺段切除术的关键。术中要对支气管做彻底的检查。能够认出肺段的解剖变异对手术的规划有很大的帮助。肺段有外压性改变及肺段支气管开口腔内存在肿物都是肺段切除术的禁忌证。位于右肺上叶尖段、前段和后段的病变，以及位于右肺下叶背段、内基底段的病变可以行肺段切除术。由于右肺中叶较小，所以对右肺中叶行亚肺叶切除术，患者的获益不大，故很少在此肺叶内行肺段切除术。左肺能够接受肺段切除的部位是:左上肺尖后段、舌段以及左下肺背段和前内基底段。一般来说双侧的基底段都可以整体切除,而上肺段一般都要尽可能地保留。这样做的目的是可以保存很好的肺功能,并且能够很好地填充下肺切除后遗留下来的空腔。

手术的最初步骤是了解肿瘤的大小和位置以评估肺段切除术实施的可能性,同时还要考虑所有的来自胸膜、纵隔以及淋巴结的证据以评估实施亚肺叶切除术的合理性。尖段动脉和前段动脉位于肺门上内侧,后段动脉、上段动脉以及背段动脉则位于组织内部(图 8.1)。仔细分离肺段血管后就可以采用标准方法分离其他组织。从肺门部解剖出上肺静脉,然后向肺部逐渐分离,这样就可以逐步分离出上肺血液回流的各个静脉,当然也有一些医生喜欢在肺裂内解剖后段静脉。当肺韧带及下肺静脉被分离后,上段静脉及基底段静脉的分离就变得容易了。然而内基底段静脉和前基底段静脉的分离较为困难,需要沿基底段支气管在肺组织内进行分离。切除后段、尖后段及上段需要解剖肺裂后部,分离前段、舌段和基底段则需要解剖肺裂前部。切除右肺尖段不需要解剖肺裂。分离血管和支气管过程中遇到的淋巴结需切除送病理检查,以完善肿瘤分期。

段支气管位于切断的 肺动脉的深部。切除支气管周围淋巴结或随标本一起切除,这样可以使气道断端容易被封闭,同时也可以检测所分离的支气管是否为真正的段支气管。断开支气管可以在支气管发出处用刀子切断并用可吸收缝线连续缝合,也可以选择用缝合器进行支气管的切除,此时应选用具有增强缝合功能的缝合器。

传统分离肺组织的方法是,牵引分离出来的支气管的同时沿由血管划分的解剖间隙用手指做钝性分离。这种技术的好处在于能够避免应用吻合器造成的邻近肺段的损坏,同时也可以很清晰地达到足够的切除范围。但是这种方法的缺点在于对于肺创面的出血和漏气需要不断的缝合和采用灼烧的方式进行止血和处理漏气,而术后长时间的漏气是该方法最为常见的并发症。因此现在更多的医生应用吻合器切除肺组织,其原因在于,应用吻合器行肺组织切除方法比较简单,切除速度较快,并且这种技术使得手术医生的操作更为舒适,同时吻合器可以减少术后创面漏气的发生。采用这种技术要求手术医生对肺段内的肺组织结构非常了解,如果存在疑问,花几分钟的时间复习外科图谱是十分必要的。然而,应用吻合器很容易连带切除邻近肺段的肺组织,这样可以更好地达到切除肿瘤周围 2cm 的切除要求。将要切除的结节控制在一只手里,应用另一只手进行吻合器的击发,在击发的同时将握着病灶的手的手指放置在肉眼观察正常的肺组织上,这样做有助于最大限度地保证肿瘤切除范围。外科医生应学会如何估计出切除的真实边界,切除边界在膨胀不全的肺组织与膨胀良好的肺组织中是有区别的。同时还要考虑到在行病理检查时还要切除大约 1cm 左右的边缘,因为切除部分被吻合线所占据。

楔形切除术

非解剖基础上肺楔形切除术中最为常用的技术为线性缝合器,在所有的肺楔形切除术中有超过 95%采用该技术。缝合器是一种可以减少术后肺漏气的简单有效的闭合肺组织的方式。如前所述,应用吻合器的肺楔形切除术主要适用于肺中外 1/3 的病变或病变应接近肺组织边缘如肺裂、肺尖以及肺底。不过这些只是一个粗略的指南,某些位于肺组织深部的病变也可以通过肺楔形切除术加以切除,甚至包括那些不符合肺楔形切除术标准的病变。然而,如果应用肺楔形切除术切除肺组织深部的病灶需要切除大部分肺叶或者遗留下的肺叶很少时,我们应该重新评估行亚肺叶切除术的必要性,并且应重新考虑肺叶切除术。

虽然应用缝合器进行肺楔形切除术看起来简单,但是在手术过程中还是要注意几个要点以最大限度地保证手术成功。第一,与肺段切除术的要求相同,在放置和击发缝合器时要保证切缘远离病灶(图 8.2)。第二,应仔细评估要切除的肺组织厚度以确定其能够被缝合器缝合。一般来说正常肺组织大部分都可以被钉长 3.8mm 或 4.8mm 的缝合器缝合。但是也存在一些部位,该处肺组织较厚以至于不能被缝合。还有一些患者存在潜在的肺间质疾病或者肺部炎性疾病,使肺组织增厚变硬,以至于无法应用缝合器缝合。如果在上述情况下强行使用缝合器,则很可能出现缝合口裂开以致造成严重出血及漏气。没有一种方法可以测量出多厚的肺组织可以被缝合器安全地缝合,因此这种判断完全依靠术者的经验及判断。如果不幸发生了缝合口裂开,则需要应用可吸收缝线行手工缝合,缝合范围应包括裂开的缝合口、脏层胸膜边缘以及被损伤的肺组织。缝合中我们习惯在两层连续水平褥式缝合之后再行一次单纯连续缝合。

肺楔形切除术中应用的其他常用的技术还包括电灼切除和激光切除,通常这种肺楔形切除术被称为精确的局部切除术或称做 Perelman 术式。这种术式主要适用于肺良性病变的切除,如肺错构瘤。特别适用于那些位于肺组织深部的或更靠近中心的病变。该术式可以精确地切除病灶,并且对周围正常的肺组织影响较小。Perelman

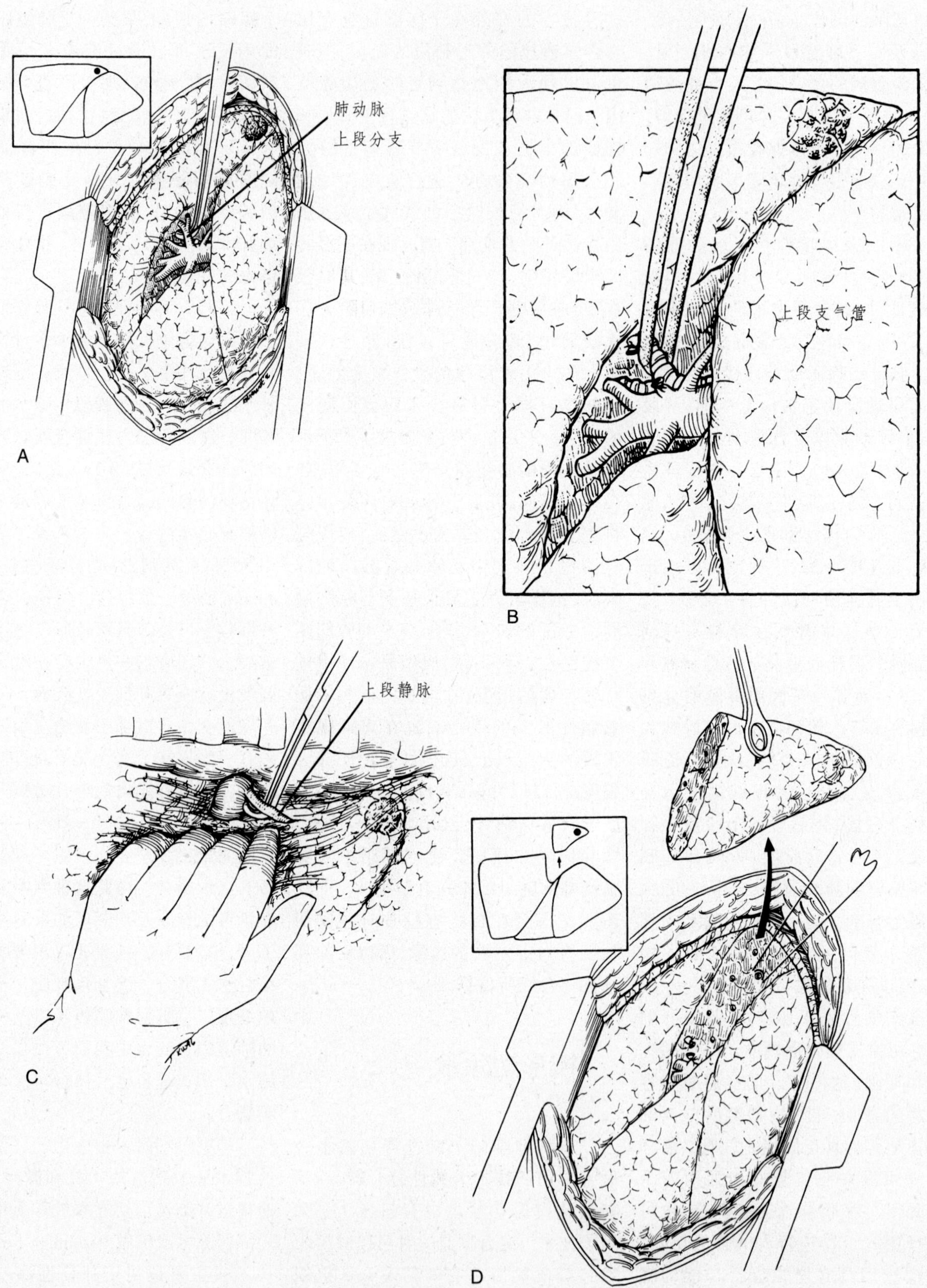

图 8.1 (A)打开叶间裂,可以分离出肺动脉的上段动脉分支。在右肺下叶顶端标记肿瘤。(B)结扎并切断肺动脉的上段动脉分支,显露上段支气管。(C)将肺脏向中间牵引,而后分离出下肺静脉的上段静脉分支。(D)段间的平面被打开,移除标本。一些细的支气管和血管可以被结扎或者通过烧灼的方式切断。

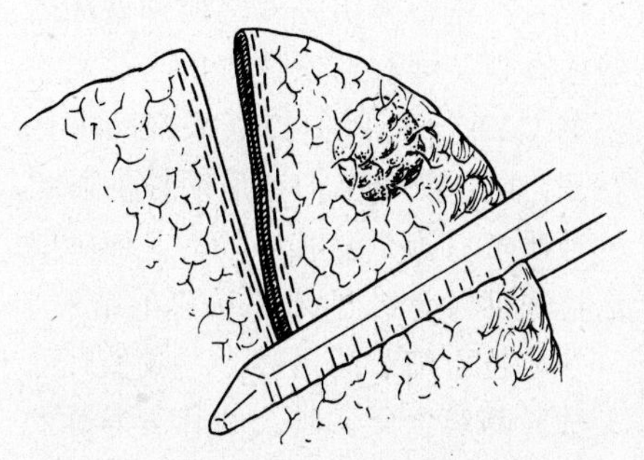

图 8.2　应用直线切割缝合器实施肺楔形切除。

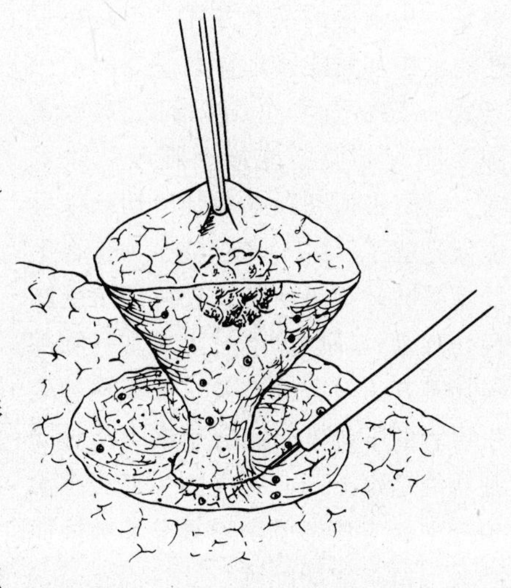

图 8.3　位于肺组织深部的结节，可以应用精密的电灼术实施圆锥形切除。

术式的第二个适应证是，位于肺组织深部或靠近肺门的转移瘤。灼烧法切除术可以成功地切除肿瘤周围 1~2cm 的正常肺组织，这些病变如果不行电灼切除术很可能要接受肺叶切除术。Perelman 术式的第 3 个适应证是结节周围存在较厚或者质地较硬的肺组织以至于无法接受缝合器切除的病变。灼烧切除术很少用于原发性肺癌的治疗，因为这种切除方式很难达到肿瘤切除术中对切缘的要求。

灼烧切除技术中应用电刀和应用钕钇铝榴石(Nd:YAG)激光(图 8.3)大同小异。使要切除的肺组织局部膨胀(可以用钳子提起)，然后在胸膜上精确地标出要切除的病灶轮廓。然后，沿此轮廓环形逐层慢慢切除分离，分离过程中要经常检查切缘以保证切缘足够。当切除完成后，肺上的创面可以按前述行双层连续缝合。但是如果创面较为表浅、止血较为彻底以及只有微小的漏气也可以不做缝合。

临床中经常应用电视辅助胸腔镜外科(Video-assisted thoracic surgery, VATS)也被称为胸腔镜，实施肺楔形切除术。胸腔镜手术具有创伤小、恢复时间短及死亡率低等特点。但是胸腔镜手术中不能用手触摸肺组织，这样就丧失了通过系统的双手触诊来鉴别结节性质的手段。对于实施胸腔镜手术的医师，要求其具备能将二维 CT 显像还原为三维图像的能力，这样做的目的是能够在术中更好地定位病变。如果胸腔镜的一个穿刺口靠近病变，那么就可以通过这个穿刺口对肺进行直接触诊，从而有助于病灶的定位。这种手术方式几乎可以切除所有位于周边的肺部结节。另一种定位病灶的策略是，术前在影像学技术辅助下在病灶处放置一根金属丝作为标记，但是这种做法会增加手术时间及使手术复杂化，而且通过术前仔细的规划及术中通过微创的方式触诊就可以很好地定位病灶，从而无需实施上述定位措施。然而 VATS 技术也存在局限性。其很难达到像开胸手术那样对于切除过程中触觉所产生的反馈效应，因此在位于深部的病灶的切除中胸腔镜手术没有开胸手术那样可靠。另外，由于无法准确地掌握结节的情况，胸腔镜手术中可能出现扩大切除范围以达到足够的手术切除范围的情况，这样就会产生与微创手术相反的效果。

VATS 被常规用做肺楔形切除术，并且现在正逐渐应用于肺叶切除术。然而到目前为止，肺段切除术依然应在开胸手术下完成，并且肺段切除术大部分或者全部都应在胸外科中心内完成。

结　论

亚肺叶切除术主要用于肺部良性疾病及肺部转移瘤的治疗，但是肺段切除术及肺楔形切除术也可用于肺储备功能不好的原发性肺癌治疗，同时还可以用来治疗直径较小或孤立型支气管肺泡癌。不幸的是，只有很少的医生能够进行肺段切除术。对于那些肺功能较差、解剖学上不适合做肺楔形切除的肺癌患者或想要达到解剖学切除的肺原发性肿瘤患者，肺段切除术是很好的选择。接受亚肺叶切除术的患者，在术前及术中都应对患者病情进行仔细的分期，以排除更为严重的不适合接受亚肺叶切除的疾病。在非小细胞肺癌的治疗中肺叶切除术依然是最好的治疗手段，但是亚肺叶切除也是一种合理的折中治疗方案，其治疗效果较放疗及化疗为好。

推荐读物

Bando T, Yamagihara K, Ohtake Y, et al. A new method of segmental resection for primary lung cancer: Intermediate results. Eur J Cardiothorac Surg 2002;21(5):894; discussion, 900.

Kodama K, Doi O, Higashiyama M, et al. Intentional limited resection for selected patients with T1 N0 M0 non–small-cell lung cancer: A single-institution study. J Thorac Cardiovasc Surg 1997;114:347.

Koike T, Yamato Y, Yoshiya K, et al. Intentional limited pulmonary resection for peripheral T1 N0 M0 small-sized lung cancer. J Thorac Cardiovasc Surg 2003;125:924.

Lung Cancer Study Group (prepared by Ginsberg RJ, Rubinstein LV). Randomized trial of lobectomy versus limited resection for T1 N0 non–small cell lung cancer. Ann Thorac Surg 1995;60:615.

Martin-Ucar AE, Nakas A, Pilling JE, et al. A case-matched study of anatomical segmentectomy versus lobectomy for stage I lung cancer in high-risk patients. Eur J Cardiothorac Surg 2005;27:675.

Okada M, Nishio W, Sakamoto T, et al. Effect of tumor size on prognosis in patients with non–small cell lung cancer: The role of segmentectomy as a type of lesser resection. J Thorac Cardiovasc Surg 2005;129:87.

Pastorino U, Valente M, Bedini V, et al. Limited resection for stage I lung cancer. Eur J Surg Oncol 1991;17:42.

Read RC, Yoder G, Schaeffer RC. Survival after conservative resection for T1 N0 M0 non-small cell lung cancer. Ann Thorac Surg 1990;49:391.

Warren WH, Faber LP. Segmentectomy versus lobectomy in patients with stage I pulmonary carcinoma: Five year survival and patterns of intrathoracic recurrence. J Thorac Cardiovasc Surg 1994;107:1087.

编者评述

L.R.K.

在原发性肺癌的治疗中，肺叶切除术是标准的手术方式，较小的切除术是一种妥协的手术方式，但是在一些病例中却是能够选择的最好的治疗方式。DiPerna和Wood指出，当患者肺功能较差而不能接受肺叶切除术时，行肺楔形切除术和肺段切除术可能就足够了。大家一定会想，为什么不能耐受肺叶切除术的患者可以耐受肺段切除术。原因可能与患者本身肺部疾病及其累及范围有关。如果病变处于患者的下肺叶，而且患者大部分的肺功能是由下肺叶提供的，那么手术治疗中就应该考虑切除靠上的肺段而尽量保留下面的肺段。

作者认为，行亚肺叶切除术的术者应限定在那些受过胸部肿瘤外科训练并且有大量开胸手术经验的外科医生中。虽然在理论上我同意这样做，但在实际操作中会遇到很大困难。此外，我对作者在进行肺切除术之前都做纵隔镜检查也持异议。通过应用当前新一代的CAT增强PET扫描来判断那些在CT检查及PET扫描呈阴性的肿瘤的性质被认为是没有必要的。而纵隔活检则可以得到约100%准确的结果。

在技术细节的描述上，我发现除上肺段静脉以外，其余的肺段静脉的分离应在段支气管分离之后进行。作者认为与解剖学上的肺切除术相比肺楔形切除术是不可取的，我同意作者的观点，大家可以想象在各地还有1/3的原发性肺癌患者接受肺楔形切除术。亚肺叶切除在肺癌治疗中是一种妥协的治疗方式，故在原发性肺癌的治疗中应慎重加以选择。

（张冉 译　王俊 校）

第9章

气管切除和重建

Dean M. Donahue, Douglas J. Mathisen

解剖结构

成人气管起自环状软骨下缘,下至气管隆凸,平均长度为12cm,其间有18~22个软骨环,平均每厘米有两个软骨环。这些软骨环中,只有喉部的环状软骨具有完整的环状结构。第一气管软骨环凹入于比它宽大的环状软骨中。

声带位于喉的中部。声门下气道的初始段位于喉部,而气管起始于声带下1.5~2cm。气管后壁(膜部壁)通过一层疏松的无血管结缔组织与食管毗邻,并通过侧方的结缔组织与颈椎连接,气管可以随颈椎的运动做垂直运动。当一个年轻人的颈椎位于过伸状态时,1/2以上的气管将位于胸骨切迹之上。相反,当他的颈椎向前屈曲的时候,气管大部分下降进入纵隔中。随着年龄的增大,气管的活动度逐渐下降。

甲状腺峡部在第二、三气管软骨环处横跨气管,并通过两侧的结缔组织和血管固定在气管的两侧。甲状腺下面,有无名动脉斜向越过气管前壁。主动脉弓经过远端气管的前侧壁并越过左侧的主支气管。奇静脉在气管支气管角处跨越右侧的主支气管。左侧喉返神经伴随气管走行于气管食管沟内。右侧喉返神经虽然位置高于左侧喉返神经,但是和左侧一样,都穿过喉中部到达甲状软骨下角。

气管、食管和主支气管有着共同的血供系统。气管上部的血供主要来自于甲状腺下动脉,除此以外,锁骨下动脉、第一肋间动脉、胸内动脉、无名动脉以及上中支气管动脉也参与了气管的血液供应。这些管道间形成了许多侧支吻合,从这些侧面的吻合弓发出的横向血管走行于软骨环之间以滋养黏膜下层和软骨。

掌握气管的血管解剖结构对气管切除和气管重建是至关重要的。因为气管的血供主要来自于血管的末端供血,因此,在气管切除时要保留气管周围1~2cm范围内的血液供应。供血的血管是从气管侧面进入气管,所以手术时沿气管前层进行解剖是安全的。

获得性气管损伤的病因学

气管插管导致的气管狭窄是气管切除和重建手术的最常见原因。如果对气管导管的低压套囊过度充气会导致气管黏膜的缺血、坏死和气管壁周围的损伤。如果损伤累及气管全层,将会造成气管瘢痕性修复和周围组织的狭窄。在这里,需要特别强调一下气管插管后导致的全层损伤。根据我们的经验,对气管全层损伤所采取的最好治疗方法是进行气管切除和重建手术,而不应该采取仅仅针对气管腔内壁治疗的方法(比如激光消融法)。除此以外,气管造口术后插管部位的损伤也是引起气管狭窄的一个主要原因。由通气装置产生的压力也可能会导致气管的糜烂。在治疗过程中,被过度侵蚀气孔本身的收缩导致的损伤通常为三角形。但是,气管的后壁通常不会受到损伤。此外,即使是短暂的气管插管也会导致喉部的损伤。虽然喉部损伤大部分是由于套囊造成的,但是气管造口术的位置过高也会引起声门下的损伤。

气管肿瘤,如腺样囊性癌和鳞状细胞癌,也是气管切除和重建手术的适应证。在这种情况下手术切除的长度通常大于良性肿瘤手术切除的长度。原发性喉-气管狭窄的患者中女性多于男性,这种病例常常只有小段的气管损伤,但是由于同时合并有喉部的损伤而使此病变得更加复杂。

气管食管瘘也许是气管疾病中最复杂的一种。这类患者通常需要做长段的气管切除,这就导致了他们中间的大部分患者需要游离喉部以减低吻合口的张力。气管食管瘘的处理方式在本章中将不作介绍,但是需要强调的是,在患者需要靠正压通气维持呼吸期间不应当行彻底的修补手术。此手术应推迟到患者不需呼吸支持治疗的时期。此时最佳的处理方法是使用一个带气囊的气管造口管,并将气囊安置在气管食管瘘的下方,以防止食物等进入肺部。与此同时,应行胃切开引流术和空肠造口术以进行营养支持。一期手术修复能治愈约90%的患者。

临床表现

临床上气管的损伤通常表现为气道阻塞的症状。患者表现为呼吸困难、喘息,或者最严重时表现为哮鸣。随着狭窄的加重,即使很少量的黏液也会造成狭窄口或者肿瘤部位气道的严重阻塞。

诊断检查

气管的放射影像学检查是一种用于诊断气道损伤及其范围的有效手段。将下颚上抬,拍颈部侧位片往往能很好地显示气管上部的损伤。如果患者颈部有气管切开口或者气管切开留下的瘢痕,在皮肤上放置一个不透光的标记物能很好地反映气管狭窄部位与标记物的位置关系。

支气管断层照片能精确测量损伤的范围以及损伤到声带和隆凸的距离。计算机X线断层造影(CT)对于评估气管恶性肿瘤的局部侵犯具有很大的价值。除了一些特殊情况,如甲状腺囊肿、压力性血管损伤或者组织胞浆菌病外,CT扫描对于评估良性气管狭窄的价值较低。

在进行放射影像学检查时,有气管造口管的患者应将气管造口管拔除以获得最佳的影像学资料。拔管应该在严密的监护下进行,并准备可以进行再次插管的紧急抢救措施。

气管狭窄的患者都必须进行支气管镜检查。在进行局部麻醉后行支气管镜检查有助于评估声带功能和气管狭窄的范围,应该注意的是,不应强行使支气管镜通过狭窄的部位,这样会导致气管应激、出血、分泌物增加、水肿,并可能需要做紧急的气管切开。支气管镜最好在手术室里进行,因为一旦发生气道狭窄加重可以在手术室中用硬质的支气管镜进行气管扩张。

手术适应证

气管切除和重建的手术适应证有多种。这些适应证可以分为两大类:获得性和肿瘤性。

获得性损伤包括气管内病理性改变(插管后损伤,炎症,自发性疾病)或外部压迫(甲状腺肿,血管环,纵隔内肿块)所导致的气管狭窄。气管良性狭窄的治疗取决于气道阻塞症状的严重程度。无症状的损伤仅仅需要进行严密的观察,以防出现劳累后呼吸困难。患者出现影响正常活动的症状是进行气管切除和重建的手术指征。此外,外伤性损伤也需要进行气管的切除和重建,以便对创伤部位进行清创治疗。

气管的良性肿瘤可以选择肿瘤切除和一期断端吻合的方式进行重建。我们并不推荐采用气管侧壁切除和单纯缝合或补气的办法。气管的恶性肿瘤,无论是气管的原发性恶性肿瘤还是甲状腺的恶性肿瘤侵犯气管,都应进行气管切除和重建手术。

治疗选择

对于有症状的气管损伤患者来说气管的环状切除和重建手术仍是目前最佳的治疗方案。在某些情况下手术治疗应该被推迟,比如说患者在拟定进行切除的部位有炎症或者患者正在采用全身采用大剂量的皮质激素治疗。在这类情况下进行气管切除可能导致气管的再狭窄。当遇到这种情况时最佳治疗方法是反复用硬质的支气管镜进行扩张,并且放置一根气管造口管或T形管。如果患者没有气管造口,应将导管直接穿过狭窄部位,以防损伤到气管的其他部位。如果患者已有气管造口,并且造口不在气管狭窄的部位,应在狭窄部位进行新的气管造口来代替旧的气管造口,并让旧的造口逐渐愈合。这样做的目的是为气管重建时能有足够的长度。但是气管重建术并不适用于气管狭窄范围过长的患者。在这类患者中,长期安置T形管是最佳的治疗方法。

手术方法

在这里要强调的是在进行气管重建之前对喉部状态进行全面的评估是十分重要的。如果患者有声带功能的异常情况,在手术之前最好进行纤维喉镜检查,以评价喉部的功能。

手术开始时通常要用硬质支气管镜评价喉和气管的状态。应准备直径为3.5~9mm的支气管镜。如果气管内径小于6mm,就选择小于此直径的支气管镜,依次通过狭窄部位以扩张管腔。这样做可以防止在气管切开通气前高碳酸血症的发生。通过硬质支气管镜,仔细检查隆凸的位置、狭窄部位的下界、狭窄部位的上界、环状软骨以及声带。对这些位置的检查有助于手术计划的拟定,并且评估在手术时是否需要对组织进行松解。

同时需要进行评估的还有局部炎症的情况,因为炎症的严重情况决定了是否应该推迟最终的矫正手术。炎症严重的患者应暂时进行气管的扩张,并且安置带小孔的气管造口管或者硅胶T形管。

在患者的肩胛骨下安置一个可充气囊,使患者的颈部处于过伸的位置。手术的切口应从下颚延伸到胸骨下,并且通过领状切口来暴露手术范围(图9.1A)。在少部分情况下,还可以通过切开部分上部胸骨来暴露手术范围(图9.1B)。翻起上下皮瓣直至颈阔肌,上至环状软骨,下至胸骨切迹水平。沿中线部位游离带状肌。断离甲状腺峡部并进行缝合结扎。上自环状软骨下至气管隆凸,气管前部已经清晰暴露。

气管狭窄通常是全层损伤,在气管表面也能清楚地看到损伤的部位。在少数的病例中,气管软骨环并没有损伤,所以很难通过对气管外观的观察判断损伤的部位。如果遇到这样的情况,可以采用一根软质支气管镜通过气管内导管,然后将导管拉回到狭窄部位以上的位置。这样,在支气管镜的直视下将25号支气管针插入气管,便可以确定气管狭窄部位的上界。在气管壁上的此位置缝合一针,将气管导管向前推进。

此时,沿着气管的狭窄部位进行气管周围的分离直到狭窄部位以下大约1cm处左右。但并不需要分离喉返神经。如果手术是贴气管壁进行切除的话,并不会造成喉返神经的损伤。如果遇到小血管出血,需进行仔细的电灼止血。

沿气管狭窄部位进行分离直到狭窄部位以下约1cm。此时用一根Penrose引流管环绕气管进行牵引。这里需要重点指出的是对周围组织分离的范围不应超过切除区域下1cm的范围。这样做的目的是为了保留剩下进行重建气管的血液供应。

沿气管狭窄部位的下界切开。通过手术切开向断离的气管内植入一根可弯曲的Tovell管。将一根消毒的波纹管与Tovell管相连,并将外侧端通过无菌布递给麻醉医师。给予患者通气支持,并用Allis镊将气管狭窄段向上提起(图9.1C)。此时继续沿着气管壁进行分离。将一根红色的橡胶导管缝合到气管导管上,并将这根导管向上牵拉穿过声带。这根导管的目的是在修补的缝合线缝上后能将气管导管导入气道内。在距气管断离端约1cm 的气管侧壁上,分别用薇乔2-0(Polyglactin 910)缝合一针用于牵引(图9.1C)。在进行气管吻合前,先将患者的颈部前屈。将牵引线拉合到一起,以确保气管吻合后吻合口不会有张力。再次将患者的头部后仰,并进行吻合。

将一根4-0的薇乔线(Vicryl)从气管上游离缘正中后壁由外壁向腔内进针(图9.1D),再将针从气管远端的内壁进针向外穿出气管壁。每次进针大约都离气管的切缘3mm左右,并且穿过气管全层。气管后壁的线用止血钳夹住拉向手术范围的上部,这根线将在最后才被拉紧。间断将远端气管内的导管拔出以便于缝线。用4-0的薇乔线逐渐向术者方向进行间断缝合直到侧方的牵引线位置。这时,在最初的后正中线位置并朝向远离术者的一端进行缝合,直到术者对侧的牵引线位置。每一针缝线都钳夹固定于侧方的消毒盖布上。缝合前壁的线全部朝前并位于侧方牵引线的前面,将这些线钳夹固定于切口下方的消毒盖布上。

在所有的吻合缝线都固定好以后,在直视下将气管内插管推进到远端气管的位置。放掉肩胛下气囊中的气,将患者的头部安置于折叠的毯子上以保持颈部的弯曲。将侧方的牵引线收紧,这样便将气管断离的两端联合起来,此时再将气管前壁的线收紧,最后将后壁的线收紧(图9.1D)。在收紧后壁缝线时可以通过牵拉侧方的牵引线使气管轻微旋转。如果可能,在吻合过程中可以将甲状腺峡部重新放在气管的前壁吻合口处。如果担心术后气道的情况,可以在远离吻合口的位置缝上细线,为将来可能进行的气管切开术进行定位。

在手术切口旁做一开口,将一根小封闭引流管通过此口安置于气管前层组织内。恢复带状肌的解剖学结构,并采用皮下缝合缝合颈阔肌和皮肤。最后,应小心地将颏下皮肤缝合至胸骨柄上,这将有助于患者保持颈部弯曲的姿势。

术后处理

可在手术室内唤醒患者并进行拔管,以便术者能够评价患者的气道情况和吻合是否成功。如果气道情况不令人满意,需要进行重新插管,插管的深度应到吻合口以下。插管最好使用不带套囊的气管导管或者将气管导管套囊的气放出。术后通常不需要进行气管切开。在我们进行的手术中,仅有8%(901例中的71例)的患者需要气管切开,而导致需要气管切开的原因多是高位吻合术后的喉水肿或声带麻痹。在我们早期进行的喉气管重建术后,气管切开被作为常规的治疗。但我们后来发现,气管切开在这类患者并非是必要的。若必须行气管切开术,可在远离吻合口的位置做一纵行切口。吻合处应覆以甲状腺峡部或者带蒂的带状肌皮瓣,使之与开放的气道隔离。术后早期,应观察患者是否出现呼吸急促、呼吸困难或者喘息。在严密的监护下,患者可以进食较黏稠的液质食物或者软食,最初应避免进食过稀液体食物。如果进行了喉重建或者声音嘶哑的患者,应推迟患者的进食时间,以防止误吸。何时拔除引流管取决于引流量的多少,通常在术后第二天拔除引流管。如果想了解气道的情况,可用一根软性支气管镜来检查喉部和吻合口的情况,它也可以用

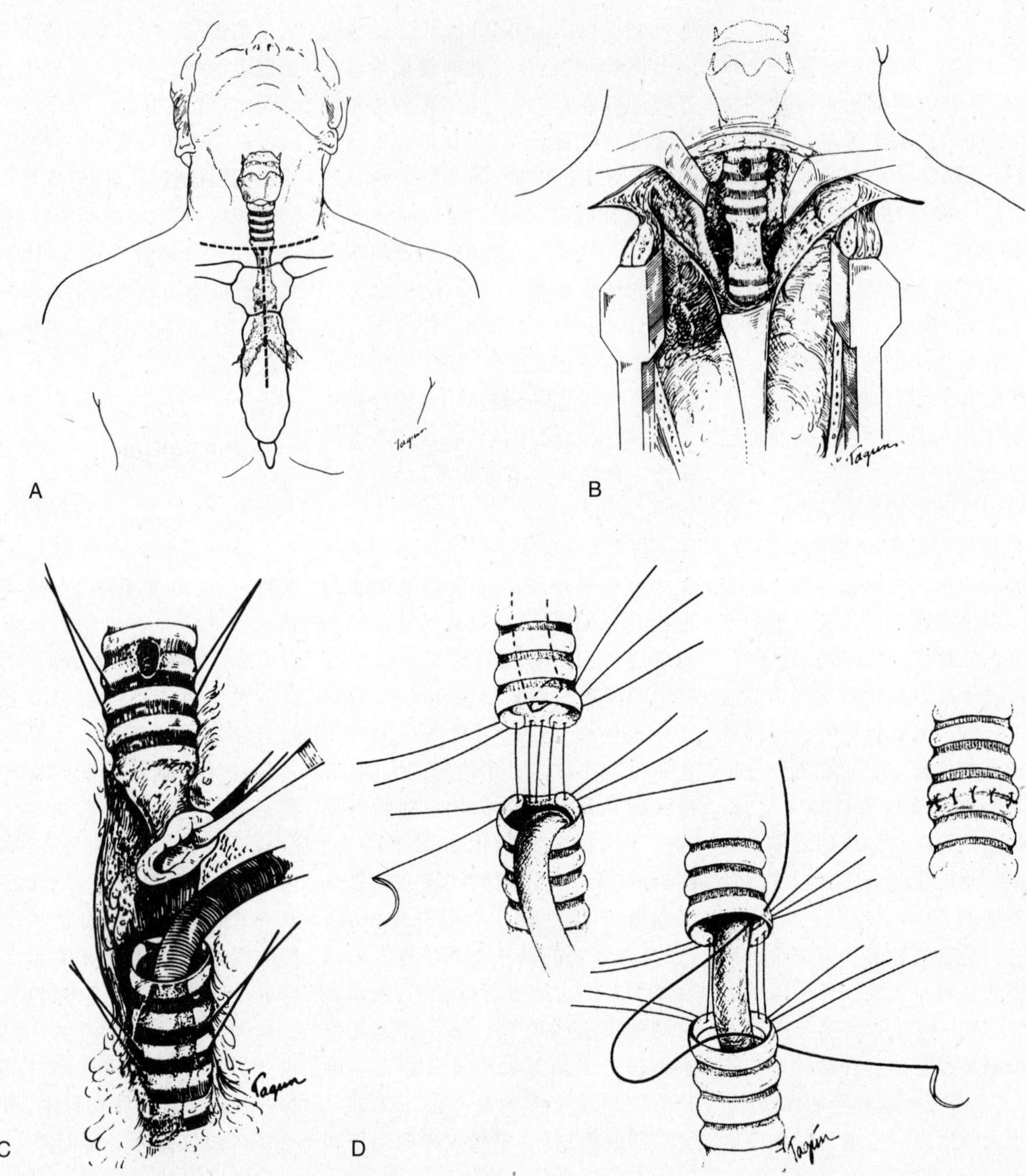

图9.1 气管上段的重建手术。(A)通常来说,领状切口对手术的暴露已经足够,但是上中部的胸骨切开能使术者更加容易进入纵隔。(B)牵拉无名静脉和动脉暴露手术视野。(C)切开气管并插管,分离致密粘连的损伤部位。(D)后侧方缝针,拉近相邻的气道,前壁缝针。(Reprinted with permission from HC Grillo. Tracheal reconstruction:indications and techniques. Arch Otolaryngol 1972;96:31.)

于清除气道内的分泌物。下颏部保护性的缝合在术后第7日可以拆除,这时常规使用软性支气管镜来检查手术修复的效果。

手术原则也同样适用于肿瘤气管切除术。唯一不同的是因为肿瘤的腔外浸润,需要分离喉返神经。除此以外,肿瘤和狭窄的气管切除和重建手术完全一样。对于肿瘤而言,在术前对肿瘤的外侵情况的评价非常重要,这样做的目的是为了准确地估计手术切除的可能性。

结 果

在2004年,我们已经发表了28年间对901例患者进行气管切除和重建手术的结果。患者的详细资料详见表9.1,手术方式见表9.2,手术结果见表9.3。约95%的患者术后气道通畅而免去了再次气管切开或安置T形管。约4.2%的患者需要采用永久的呼吸支持治疗。另外,有11例患者死亡。

吻合口并发症

气管切除和重建手术后的并发症并不多见。最常见和最严重的并发症都与吻合口的愈合情况直接相关。在1975~2003年间进行的901例气管切除和重建手术患者中,81例(9%)患者出现了吻合口并发症。这些并发症包括缝合线的断裂(37例)、吻合口的再狭窄(37例)以及肉芽组织的形成阻塞气道(7例)。这些并发症的治疗手段包括:安置永久性T形管(20例),安置暂时性T形管(16例),再次手术(16例),永久性气管切开(14例),暂时性气管切开(7例),以及反复进行气管扩张(2例)。通过以上治疗,半数患者能够达到良好的效果而不需要进行呼吸支持治疗。

多变量分析(表9.4)发现,再次手术和糖尿病是吻合口并发症最重要的预测指标。其他的高危因素包括:年龄≤17岁,切除长度≥4cm,喉气管联合切除以及术前气管切开。在我们早期进行的手术中,我们采用永久性缝线中导致约1/4的患者出现肉芽组织增生。对于大部分肉芽组织增生的患者,可以采用支气管镜来切除肉芽组织。从1978年以后,我们开始采用可吸收的羟乙酸乳酸聚酯缝线,而使用这种线后只有约2%的患者出现严重的吻合口肉芽组织增生。

表9.1 气管切除和重建:患者特征(n=901)

诊断(患者数目)	
插管后	589
肿瘤	208
先天性	83
气管食管瘘	21
年龄(岁)	
均数±SD	47.4±18.9
范围	4~86岁
糖尿病	10.7%
术前使用类固醇类激素	7%
肥胖(BMI>30kg/m²)	25.2%
术前气管切开	30.6%
再次手术	11.2%

BMI:体重指数;SD:标准差。

表9.2 手术方式(n=901)

切口	
领状切口	75%
领状切口+纵隔	20%
开胸手术	5%
切除长度	
均值±SD	3.3±1
范围	1~6.5
喉气管吻合	31.2%
喉松解	9%
术后气管切开	8%

SD:标准差。

表9.3 气管切除和重建:结果(n=901)

并发症	18.2%
吻合口并发症	9%
死亡	1.2%
结果	
良好	94.6%
气管切开或安置T形管	4.2%

表9.4 吻合口并发症的多变量预测指标

变量	比数比	P值
糖尿病	3.32	0.002
再次手术	3.03	0.002
切除长度≥4cm	2.01	0.007
年龄≤17岁	2.26	0.03
喉气管切除	1.80	0.03
术前已做气管切开	1.79	0.04

其他并发症

喉功能障碍

出现喉功能障碍的原因可能是在切除过程中损伤喉返神经或者进行了高位的喉气管吻合术。约5%的患者术后出现不同程度的喉功能障碍。其中半数患者仅出现轻微或者暂时性的症状而不需要特殊治疗。其他患者可能出现更为严重的喉功能障碍而需要进行暂时性或者永久性气管切开或者安置T形管。有两名患者由于声门功能失常需要持续性通气治疗,因此对他们施行了胃造口术进行管饲。

约44%(4/9)甲状舌骨喉松解术的患者和20%(8/40)舌骨上松解术的患者出现了喉部并发症,主要是吸气功能障碍或声带功能障碍。在8名进行了喉气管切除加喉部松解术的患者中,50%出现了喉部并发症,其中有3名患者出现吞咽困难,其中一名合并呼吸困难,1名患者喉软化,另有3名患者出现部分或全部裂开。在4名出现严重的喉部并发症的患者中,3名的喉功能得到了逐渐地恢复,最后恢复情况良好。

出血

从1966年我们最初进行这项手术以来,5例患者出血来自于无名动脉。他们中有3例死亡,其中2名出现吻合口裂开。另有一例经过血管修补得到很好的治疗,还有一例通过分离无名动脉也得到较好的治疗。

感染

6.8%的患者出现了感染。这类并发症可分为伤口感染和支气管炎或肺炎。半数伤口感染并不严重,仅仅需要静脉注射抗生素即可治愈,但剩下的另一半为范围较广的胸骨感染，需要进行手术清创。

大部分支气管炎或肺炎患者需要进行床旁支气管镜治疗和抗生素治疗。有3例患者进行了临时性气管切开,有2例进行了重新插管。

死亡

自1975年以来所进行的901例手术中,11例死于手术中(1.2%)。在手术并发症中，有6例死于吻合口裂开:3例急性气道阻塞,2例气管无名动脉瘘,1例纵隔炎。还有5例死亡与吻合口并发症无关,死因分别是:肺炎(n=3),肺栓塞(n=1)以及心肌梗死(n=1)。

结论

插管后气管狭窄是气管切除和重建手术最常见的适应证,其原因已经被阐明。采用大容量低压套囊管并且小心操作,在大多数情况下也许能避免气管狭窄的发生。但是我们仍然经常见到这类疾病，其原因可能是因为对塑料囊套的过度充气或者对气管切开插管的过度牵拉。

非手术治疗包括反复的气管扩张、局部和全身性的使用激素、冷冻治疗、电灼治疗、激光治疗、长期或永久性安置T型管或其他支架，但是非手术治疗都有其适应证，需严格挑选患者。其中，激光治疗的失败率高达23%~43%不等,由此可看见,此类损伤多为气管壁的全层损伤。

节段性气管切除术目前仍是治疗插管后气管狭窄或者其他某些气管损伤疗效确切的一种较佳治疗方法。在我们进行的手术中,94.6%的患者治愈,4.2%的患者治疗失败,1.2%的患者死亡。进行喉气管重建的时候,由于手术成功率不高，这就要求我们需要特别小心。还有一点需要注意的是,对于气管损伤范围过广的病例，不能判断其病变部位是否能够切除，安置永久性的T形管是最佳的处理方法。

推荐读物

Gaissert H, Grillo HC, Mathisen DJ, et al. Temporary and permanent restoration of airway continuity with the tracheal T-tube. J Thorac Cardiovasc Surg 1994;107:600.

Grillo HC, Donahue DM, Mathisen DJ, et al. Postintubation tracheal stenosis: treatment and results. J Thorac Cardiovasc Surg 1995; 109:486.

Grillo HC, Mark EJ, Mathisen DJ, et al. Idiopathic laryngotracheal stenosis and its management. Ann Thorac Surg 1993;56:80.

Grillo HC, Mathisen DJ. Primary tracheal tumors: Treatment and results. Ann Thorac Surg 1990;49:69.

Grillo HC, Mathisen DJ, Wain JC. Laryngotracheal resection and reconstruction for subglottic stenosis. Ann Thorac Surg 1992;53:54.

Grillo HC, Suen HC, Mathisen DJ, et al. Resectional management of thyroid carcinoma invading the airway. Ann Thorac Surg 1992;54:3.

Wright CD, Grillo HC, Wain JC, et al. Anastomotic complications after tracheal resection: Prognostic factors and management. J Thorac Cardiovasc Surg 2004;128:731.

编者评述

L.R.K.

对来自于马萨诸塞州总医院(MGH）的Donohue和Mathisen教授的供稿添加评论是一件非常难的事情，他们在这方面的经验远远超出了世界上其他任何一家医院。在这里,我们向该小组的前期的领导人和先驱Hermes Grillo教授致以崇高的敬意,他独自一人开拓了气管外科学领域。我们之所以能写出这篇文章也是得益于他的工作和谆谆教诲。所幸的是,在今天的加护病房的治疗下，缺血性气管狭窄已经越来越少了，但这也让手术医生们更难以掌握这项精湛的技术并达到MGH治疗组所报道的治疗效果。

作者在文中反复强调了技术以及对于每个细节的关注是进行气管手术的要点。Clem Hiebert是MGH的培训人员和一位优秀的外科医生，他这样说道:“气管手术可能十分简单也可能十分困难。”一旦使气管的血供被阻断将会导致吻合口裂开或狭窄的形成,对此应给予充分的重视。作者在文中指出,因为气管的血供是节段性的,而且从侧方进入气管，所以应将对周围组织的损伤减小到最低程度。如果术中分离气管时不能紧贴气管壁,就有可能导致单侧或者双侧的喉返神经损伤，其中左侧喉返神经更易受到损伤,因为当我们在气管食管沟内进行分离气管时有可能损伤喉返神经。手术时应该在狭窄处或者肿瘤组织的远端进行切断,这样做的目的是将气管向上提起,以便于分离周围组织和食管。在将气管完全与食管分离以后再进行近端的切除。

对于气道的处理是手术的关键,在切断气管之前,需在手术野安置好已消毒的麻醉机的道管。周期性地向气管远端通气，并在缝针时停止通气。进针的时候要准确,将每一针都安排到合适的位置将使缝线更易收紧。有时候会很容易将其中一针缠绕到其他的线上,这样的话会导致吻合时非常困难。在进行缝线时需使颈部处于仰伸状态,但是在收紧缝线时需要使颈部屈曲以求吻合口张力最小。术者需要靠经验和判断力来决定气管切除的长度以及进行松解手术的必要性。因此,特别是对于老年患者,用硬性的支气管镜测量病变部位同隆凸和声带之间的距离是很重要的。喉部松解术通常会导致吞咽困难。治疗过程中,狭窄部位应当被完全切除以达到最佳的治疗目的,而肿瘤的切除力求达到切缘病理学阴性。经验较少的术者通常在手术中比较保守而切除范围不够,于是气管上的残余病变给患者带来后患。产生这种情况的的原因是年轻的术者对无张力性气管重建的过分追求。有经验的气管外科医生认为，即使切除一半的气管也有可能进行气管重建，但有时情况也并不简单。手术刚切除后的两个断端的距离可能会使你感到头疼而额头冒汗。特别是对于肿瘤患者来说，手术切除的范围可能很广，而腔外的病变可能使情况变得更加复杂。有时上段和中段气管切除需要做胸骨切开术，但是这种情况并不多见。遇到声门下狭窄的患者需要注意环状软骨以及在做环状软骨的切除时不要伤及喉返神经。Griff Pearson对于这类型的切除手术做了很大贡献，而我们知道这类手术的复杂程度并不亚于标准的气管切除手术。

在下颏部的缝针是为了将下颏固定在胸部以提醒患者不要仰伸颈部，但是持续时间不宜过长。作者在文中提到，应在7天后拆去缝线。

吻合口的裂开往往是非常致命的，所以应该妥善处理，通常的处理方法是安置T形管。在遇到这种情况需要紧急抢救时，需要术者在气管外科学方面具有丰富的经验。Grillo教授和MGH治疗组在治疗吻合口裂开的技术方面也做出了重大贡献。

（范羽 译 周清华 校）

第10章

隆凸切除术

Dean M. Donahue

概　述

隆凸的切除可伴随或不伴随肺切除一起进行。这对胸外科医生在处理中心气道的肿瘤方面是个重要的选择。90%的患者行隆凸切除及重建术是因为新生物形成。良性或炎性病变有时也需要行此手术，以便永久性去除气道阻塞。

这些侵袭性操作必须克服以下的挑战，包括患者的选择、术中麻醉管理以及重建技巧。病变的位置决定需要切除的范围以及可能采用的重建类型。能否切除取决于中心气道重建的可行性。

患者评估

作为隆凸切除和重建术准备的一部分，患者必须经历一个标准的医学评价。除了检查心脏和肺部合并症，还包括其他系统性疾病及影响因素（如营养状态）的检查。患者的初始评估旨在辨别那些可在手术前改正的危险因素，从而可能改善患者的术后情况。戒烟、提高患者的营养状况以及戒断皮质激素是隆凸切除术前改正危险因素的几个例子。曾行纵隔照射的患者表现有围术期危险增加。有很多的因素被认为与此有关，包括吻合术时微循环的损伤及组织柔软性降低，这会使吻合口张力增加。

在伴随肺切除一起行隆凸手术时，应用静止肺功能测试(PFT)、弥散容积、换气量以及灌注扫描来评价肺功能。如果考虑做袖状肺切除，肺功能的评价很关键。定量灌注扫描的数据与PFT联合可计算出术后一秒钟用力呼气量(FEV_1)的预测值。这是在患者体表面积基础上计算的预测值百分比。

所有患者在隆凸手术前都必须做胸部计算机断层(CT)平扫。对于恶性病变，这些扫描能提供肿瘤在气道内侵犯范围的信息，尽管常常低估病变受累情况。它也能使不易被支气管镜鉴别出的气道外肿瘤显像。CT能分辨纵隔淋巴结的大小和定位，无论淋巴结是否看得到，推荐所有的病例行纵隔镜检查。在存在肺实变、肺炎及肺内其他病变的情况下，也要进行CT扫描检查。冠状动脉内钙化则需要进一步行心脏评估。

由于恶性病变而行隆凸切除的患者需要进行全面的转移评估。鉴于切除风险增加，推荐所有的患者行脑部的磁共振成像或增强造影CT检查。正电子发射断层成像(PET)有助于评价局部和隐蔽的系统性疾病。行腹部CT检查时需特别注意肝和肾上腺的情况。

麻　醉

正压通气会增加新建的气道吻合处的压力。因此麻醉的目标是允许外科手术完成后拔管。短效或可逆性制剂有利于这个目标的实现。当计划肺切除术时，必须有慎重的液体管理、低氧气浓度的维持并关注气道压力。

进行隆凸切除时需要单肺通气。不幸的是，标准的双腔气管插管不适用，因为它们在吻合重建后很难被复位。相反，一种特别长(>31cm)、柔软、有保护层可避缠绕的单腔管是首选。因为大部分中心气道手术由右胸进入，这种插管可用气管镜置于左主支气管中。

因为远端气管和主支气管将被打开，需要在主气管中插入一个穿过手术区域的消毒器械。这样能向穿过的领域提供间断通气。在很短的时间内将导管从主支气管移出并行缝线吻合。术者与麻醉小组的充分交流是保持充足气体交换的关键。在氧合困难的情况下，将喷射导管放入开放的气管中以进行高频通气。当完成气管与主支气管的缝合时，将气管内导管推过吻合口继续通气。如果需要，将残留支气管与气管侧面做第二个吻合，在此期间可以不中断通气。

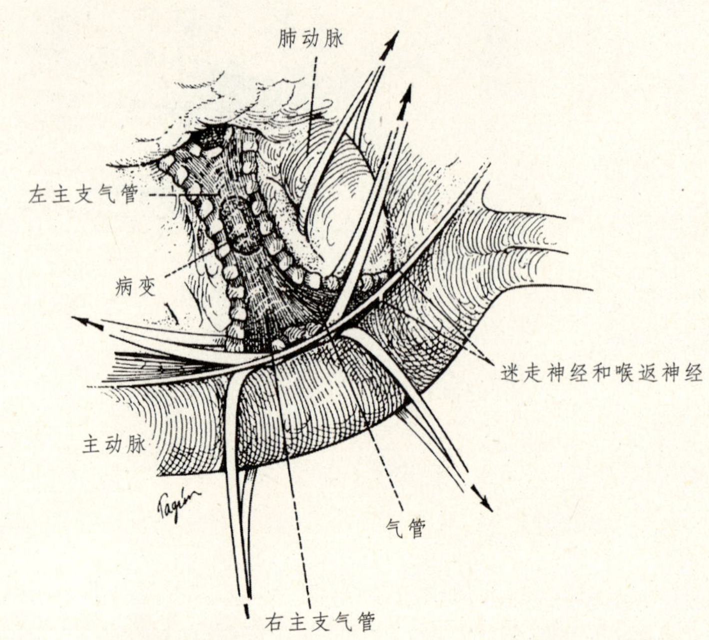

图10.1　左主支气管切除暴露。注意气管、右主支气管、肺动脉及主动脉回缩，这样有助于暴露。(Reprinted with petmission from Newton JR, Grillo HC, Mathisen DJ. Main bronchial sleeve resection with pulmonary conservation. Ann Thorac Surg 1991;52:1272.)

手术方法

术中评估

气管镜是评价气道受累程度最有效的方式。它能决定能否在可接受的吻合张力下进行切除术。一般的原则是，安全的范围是气管距左支气管边缘4cm之间。对于球形肿瘤，硬质气管镜提供了一个好处，即施行腔内手术。这个技术允许挤压腔内肿瘤。如果存在继发阻塞性肺炎，还能改善术前引流情况。

推荐所有病例行纵隔镜检查。不管CT平扫的结果如何，准确的分期需要进行全面的淋巴结评估。如果纵隔淋巴结受累，应考虑在新辅助化疗后进行切除。对侧或锁骨上有淋巴肿大的患者(N3)，不考虑切除术。

纵隔镜能沿着气管的长度打开气管前间隙。这有利于气管的移动并减少吻合的张力。隆凸切除术时经典地使用纵隔镜。这种方式作为独立的操作能在气管前间隙形成持久的瘢痕，这能潜在地减少气管的移动。

手术入路

由于主动脉弓的位置，从右后外侧开胸更容易暴露隆凸。并能更好地暴露气管、右支气管树及大部分左主支气管。有时候，病变的部位需要行左侧开胸。从左侧暴露隆凸有利于左主肺动脉及主动脉弓的移动（图10.1）。我们必须注意喉返神经的位置以防损伤。引流条通常是脐带状胶布条或卷烟式引流管，需经过远端气管及右主支气管周围。通过胸骨正中开胸术或经胸骨双侧(蛤壳式)开胸术也能从正面接近隆凸。在上腔静脉及升主动脉之间打开心包的前部及后部。将头臂血管向头侧方向移动接近右肺动脉尾侧，暴露远端气管和近端主支气管。

隆凸的切除

如果从右侧入胸，需切断奇静脉以暴露隆凸。有时，部分区段的食管由引流条牵引，使其离开气道。如从左侧入胸，需移动主动脉弓并用2~3个引流条牵引。小心将主动脉弓抬高，远离气道以更好地暴露。

将隆凸与连接组织同周围组织分离。这时需重新评估气管前间隙以保证其已被分离至颈部。一旦隆凸能完全游离，就要考虑气道切除了。

经典的方法是，左主支气管被切断，留置缝线牵引。在这个过程中，如前所述，应进行气管内插管。然后，气管在隆凸上被切断，再次留置侧牵引缝线(图10.2)。如果保留了一些右肺组织，则应切开相应平面的气道(如主支气管或支气管中部)。支气管右侧应该再用缝线牵引。气道段的移动度由所用的牵引缝线来评价。如果考虑张力情况，可选用不同的松解手法。

松解手法

在气道重建中，避免吻合口张力是另一个重要的原则。患者年龄以及来自先前手术或放射治疗的瘢痕组织都促成气道的内在移动。减少张力最简单的方式是屈曲颈部。术后下颚与胸骨柄组织之间的保护性缝线能保持轻度的颈部屈曲。

通常进行心包内松解。这样能给主支气管提供1~2cm的移动度。肺下韧带首先被切开，沿着肺下静脉在心包上行U形切口。然后切开静脉下的间隙以完成松解(图10.3)。

舌骨上的松解并不能提高远端气管的移动度。这种方法可用于更广泛的切除，如切除累及更高平面的气管肿瘤。

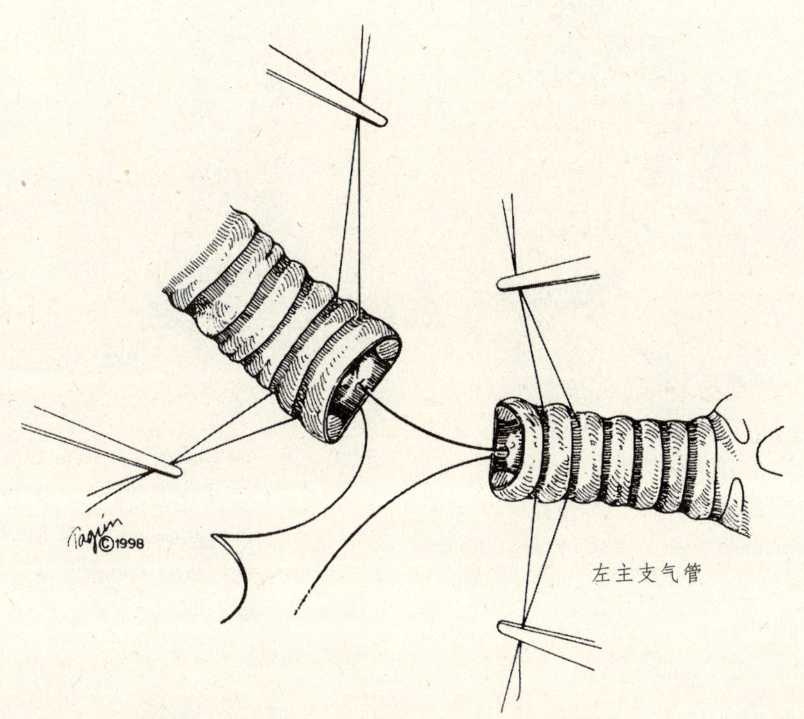

图10.2　断端-断端吻合技术。(Reprinted with permission from Mitchell JD, Mathisen DJ, Wright CD, ea al. Clinical experience with carinal resection. J Thorac Cardiovasc Surg 1999;117:39)

气道重建

吻合口两侧充足的血液供应有利于气道的愈合。气管的大部分供养血管来源于由两侧进入的肺段血管。移动气管前间隙可提高气管的移动度，但分离边界时应注意保护这些血管。对于隆凸和主支气管，支气管的动脉提供大部分的血供。这些动脉包括来源于锁骨下动脉、乳内动脉或冠状血管的前支动脉，以及来源于主动脉或肋间动脉的后支动脉。这些支气管动脉在气管网状组织中形成血管丛。

血管解剖的知识能使我们理解气道手术的基本教义：保留血供。气道必须在计划好的横断面周围分离。保留侧支血供至断端，切除的周边范围至少距气道末端3~4mm。

运用断端-断端吻合技术，在气管与主支气管之间重建第一个吻合口。周边用4-0薇乔线(Vicryl)间断缝合。把结留在腔的外面。缝好后，气管导管进入主支气管。将两侧的牵引缝

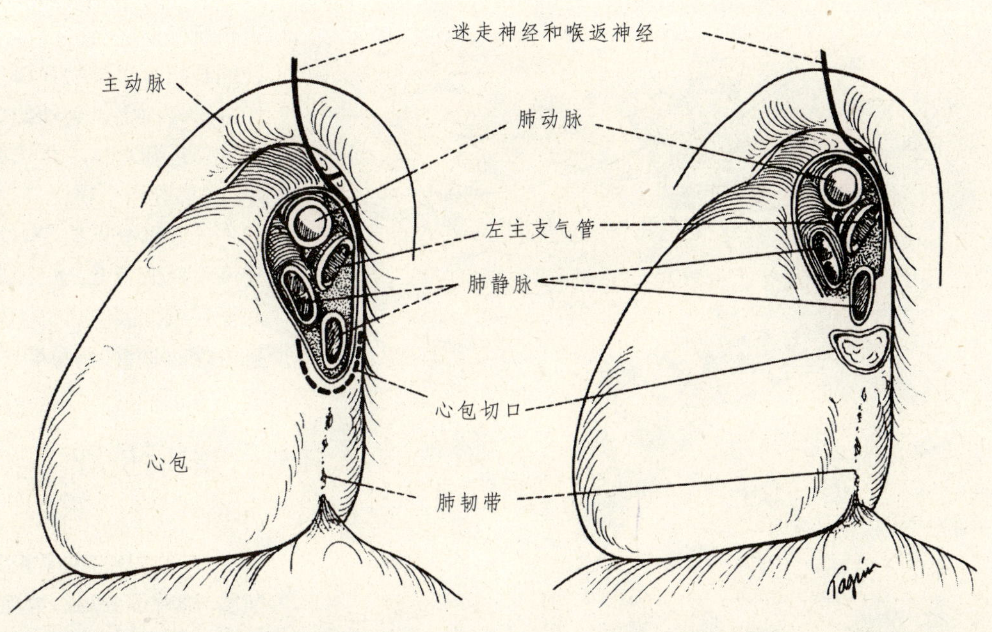

图10.3　左侧心包内肺门松解术：U形的心包切口使肺门有1~2cm的向上移动度，这样有利于无张力吻合。(Reprinted with petmission from Newton JR, Grillo HC, Mathisen DJ. Main bronchial sleeve resection with pulmonary conservation. Ann Thorac Surg 1991;52:1272.)

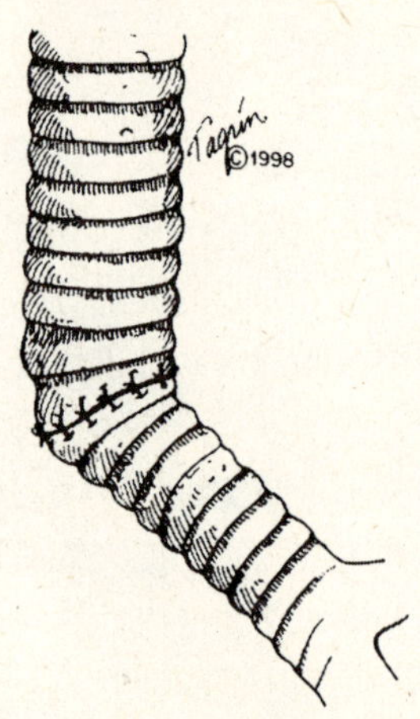

图10.4 气管和对侧支气管被断端-断端吻合在一起。(Reprinted with permission from Mitchell JD, Mathisen DJ, Wright CD, et al. Clinical experience with carinal resection. J Thorac Cardiovasc Surg 1999;117:39.)

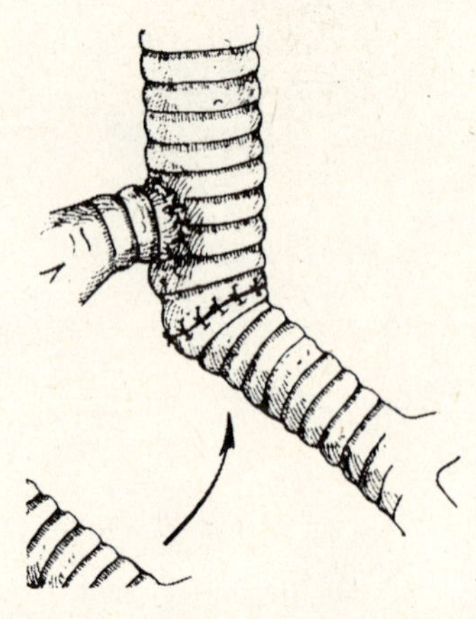

图10.6 在气管与左主支气管断端-断端吻合之后，气管中段被重植入气管。(Reprinted with permission from Mitchell JD, Mathisen DJ, Wright CD, et al. Clinical experience with carinal resection. J Thorac Cardiovasc Surg 1999;117:39.)

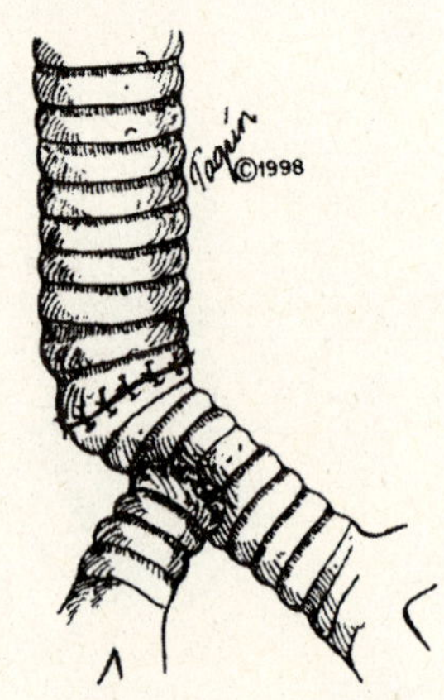

图10.7 在气管与左主支气管断端-断端吻合之后，气管中段被重植入左主支气管。(Reprinted with permission from Mitchell JD, M athisen DJ, Wright CD, et al. Clinical experience with carinal resection. J Thorac Cardiovasc Surg 1999;117:39.)

线系在一起，使吻合口连接成气道。如果二者尺寸不合适，支气管可套叠入气管中，单独用缝线吻合来限制其活动(图10.4)。

如果病变的位置允许保留右肺，需行断端–侧面吻合。吻合口的位置距气管支气管吻合口的距离必须大于1cm(图10.5)。采用肺门松解方式，右支气管通常吻合到气管侧面(图10.6)。如果松解后仍有张力，可以在支气管吻合口上方1cm的左支气管侧面进行吻合(图10.7)。这两种位置都要求沿着软骨段内气道的侧壁进行吻合。断端–侧面吻合使用4-0薇乔线间断缝合以相似的方式重建气道。有时会省略侧面张力缝线以便于在每个吻合口拐角行两针3-0薇乔线缝合。

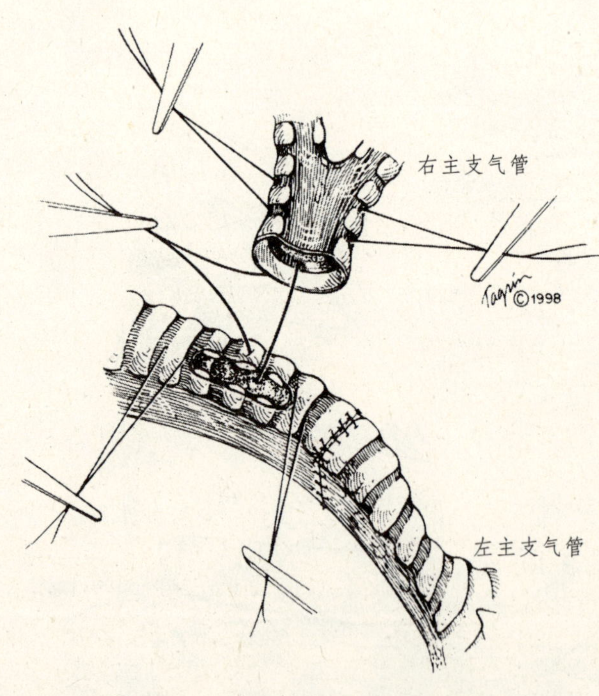

图10.5 断端–侧面吻合技术。注意开口应完全在软骨面上以使吻合口稳定。(Reprinted with permission from Mitchell JD, Mathisen DJ, Wright CD, et al. Clinical experience with carinal resection. J Thorac Cardiovasc Surg 1999;117:39.)

一旦完成所有的吻合后，需控制正压通气以检测有无漏气。然后用有蒂的组织片包裹吻合口。这样是为了促进康复而提供额外的血供及分开缝线与邻近肺动脉。首选有蒂的脂肪垫片。如果有两个吻合口，可从末端将组织片分开以分别缠绕。对吻合口并发症风险低的患者，也可以选用胸膜片。并发症风险大的病例，如以前行过放射治疗的患者，强烈推荐使用大网膜。

术后护理

气道吻合打断了正常的黏液纤毛通路，影响了分泌的清除。适当的用硬膜外或全身镇痛药控制疼痛减弱了患者咳嗽的能力。可积极行胸部物理治疗。如果需要，运用软质气管镜有助于进行肺部气道清理。

最常见的并发症是房性心律失常。其可为持续的，也可为瞬时的。标准的初始治疗包括用β阻滞剂和钙离子通道阻滞剂来控制心律。

在隆凸肺切除的前3天应注意成人呼吸窘迫综合征的发生。它以呼吸急促、缺氧以及残肺的毛玻璃样影像改变为特征。该病病因未知，但一些因素与之相关。常采用支持性措施，包括通气支持、限制液体、利尿。据报道，给予吸入一氧化氮治疗能改善这些患者的临床情况，但尚无对照研究。

推荐使用支气管镜来评价气道的完整性。在所有患者出院前常规行此检查。由于缺血造成的轻度黏膜坏死及吻合口裂开均是术后早期吻合口并发症。完整的吻合口包裹可以防止纵隔污染，且这些患者可以成功放置穿越吻合口的T形管。如果形成支气管胸膜瘘，需充分引流并使用针对性抗生素。由于张力使吻合口裂开常导致后期吻合口狭窄。可用硬质气管镜扩开狭窄处。

结 果

据报道，在一组行隆凸切除及重建术的患者中，并发症的发生率为10%~40%。在同一个组中，手术死亡率在7%~29%之间。对于所有肺癌患者，肿瘤累及中央气道的预后与淋巴结转移情况有关。在马萨诸塞州总医院，一组60人因支气管癌行隆凸切除和重建术的患者中，有34例患者没有淋巴结转移。这些患者的5年生存期达51%，其中15例N1期的患者5年生存期是32%，N2及N3期的患者(n=11)5年生存期是12%。

小 结

隆凸切除及其后的气道重建是一项技术难度大的高风险手术。适当的术前评估并确定可逆的手术风险因素能改善结果。精确的分离需要注意保存血供及减少吻合口的张力的技术细节。全面的纵隔淋巴结评估显示，隆凸肿瘤中N2期患者整体结果差。保证足够的肺部清洁是成功康复的关键。

推荐读物

Dartevelle PG, Macchiarini P, Chapelier AR, et al. Tracheal sleeve pneumonectomy for bronchogenic carcinoma: Report of 55 cases [update]. Ann Thorac Surg 1995;60(6):1854.

Grillo HC. Carinal reconstruction. In: Grillo HC (ed). Surgery of the Trachea and Bronchi. Hamilton, Canada: BC Decker; 2004: 599.

Mitchell JD, Mathisen DJ, Wright CD, et al. Resection for bronchogenic carcinoma involving the carina: long-term results and effect of nodal status on outcome. J Thorac Cardiovasc Surg 2001;121:465.

Mitchell JD, Mathisen DJ, Wright CD, et al. Clinical experience with carinal resection. J Thorac Cardiovasc Surg 1999;117:39.

Porhanov VA, Poliakov IS, Selvaschuk AP, et al. Indications and results of sleeve carinal resection. Eur J Cardiothorac Surg 2002;22:685.

Roviaro GC, Varoli F, Romanelli A, et al. Complications of tracheal sleeve pneumonectomy: personal experience and overview of the literature. J Thorac Cardiovasc Surg 2001;121:234.

编者评述

L.R.K.

Donohue为隆凸切除做出了卓越的贡献。他的团队及少数其他同行是该领域的先驱。这种手术的指征稀少。在任何时期内，即使是在最忙的胸部外科，这样的手术也很少。

Donohue博士提出的几个关键点值得记住。对于所有考虑行此手术的患者，为分期及方便切除而游离气管前组织时需行纵隔镜检查。N2期的患者不是理想的手术对象，其手术死亡率较高。

大部分手术从右胸进入，即使病变在左主支气管。另一个可选方式为从前部入胸的正中胸骨切开术。从前部入胸接近隆凸要求切开上腔静脉与主动脉之间的心包，并将右主支气管动脉移离隆凸。对病变累及拟行袖状肺切除的左支气管时首选这种方式。通过这种前部入胸的方式易完成右主支气管及远端气管的吻合，并可能移动右肺，而通过右侧开胸术则不能完全完成这些。隆凸切除的两个基本点：血供以及在重建吻合口后可能出现的张力是保持重建的关键。当必须切除大部分远端气管时，这尤其重要。由于主动脉弓的牵制，使左主支气管侧的移动有限，这是重建的主要限制因素。当肿瘤超过末端气管行右肺袖状切除时，这有一定的重要性。远端气管及左主支气管的吻合必须在无张力情况下进行，并在保证隆凸下切除空间的情况下尽量保留血供。远端气管周边的切除必须分离到要切开的平面。

有几个因素决定隆凸切除后重建的类型，但首要的因素是是否需要进行肺切除。如果仅切除隆凸，重建的主要决定因素是远端气管切除的长度。如果最小限度地切除远端支气管，一个“新的隆凸”将由如下的方式形成：将左右支气管断端与气管吻合后将左右支气管主干一起吻合到纵隔壁。如果切除较长远端支气管且在以这种方式重建时产生张力，则可能需要将右主支气管吻合到远端支气管，并将左主支气管吻合到右主支气管的软骨部分。另一个可以选方式是，如果要求切除实质部分，大部分问题与右胸的切除有关。如果仅切除右主支气管及上叶，则支气管中段需吻合至左主支气管侧面，以便抬高并与气管连接。如Donohue指出，在支气管中部与左支气管的断端–侧面吻合应在左支气管的软骨部分，而不要累及其膜部分。通过右侧开胸，这相对容易办到。在离断气道期间，需将无菌的麻醉机管道放置在手术野并予以通气，在短暂停止呼吸后，将手执式气管导管插入开放的支气管内通气。在我的印象中，这种设置比使用喷气式通气及试图在气道中留置导管的方式容易许多。

任何考虑隆凸切除的手术医生都应该注意那些与显著术后死亡率有关的步骤，这通常是因为气道并发症，但偶尔会是行肺切除后的肺水肿。因为这种手术很少进行，需要将患者转给做过更多这种手术的医师或有胸外专业的机构。

（吕慧 译　李志刚 校）

第11章

电视辅助胸腔镜肺切除术

Allan Pickens, Robert J McKenna Jr.

电视辅助胸腔镜外科学(VATS)对于一些患者来说是一种较传统的开胸手术更为有吸引力的手术方式。20世纪80年代腹腔镜的巨大成功为外科医生在胸腔内开展该项技术提供了动力。现代VATS技术的发展得益于内镜影像学技术的发展和内镜缝合器的发展。VATS时代到现在已经有很长时间了，因此现在有足够的数据来比较VATS技术与切除较多的肺组织而行开胸手术之间的结果差异，

第一例胸腔镜下实现肺门解剖的肺叶切除术完成于1992年。到现在为止胸腔镜下肺叶切除术在早期支气管肺癌患者的治疗中已经积累了足够的经验，并且有足够的病例数可以与传统的开胸手术进行对比。对比的结论是胸腔镜手术是一种安全有效的手术方式。接受VATS切除术的患者，术后胸部疼痛的症状明显减轻，并且患者术后恢复正常活动更快。另外，一些研究还表明，VATS术后患者能够保留更多的肺功能。正因为VATS手术具有这些特点，就为那些年老的肺癌患者和合并有多种其他疾病的肺癌患者在肺癌的治疗中提供了补充，而这些患者很可能不适合接受传统的开胸手术。在普通胸外科的领域里，微创下实施肺切除术正在逐步发展。

VATS术中存在出血以及出血后止血困难的风险。同时对于肺癌患者，VATS手术还存在手术中能否提供和开胸手术同样的切除范围的考虑，这些都是外科医生所关注的重点。事实上，在VATS提供的照明、放大以及变化视野的条件下能够更好地提高分离的准确性。在MacKinlay做的1578例VATS肺叶切除术中，没有出现术中出血的情况。因此，虽然在理论上存在出血的风险，但是由于行VATS肺叶切除术的医生都有丰富的经验，他们在术中了解如何避免出血以及出血后如何控制，因此在手术过程中出血是罕见的。同时如果真的发生出血，术者也可以及时处理。在开胸手术和VATS手术中都存在出血的风险。

VATS治疗肺癌的过程中存在几个肿瘤学上的问题。在VATS切除术后可能出现切口处癌症复发。将切除的标本放入标本袋中，而后从VATS切口处取出。在取出过程中轻柔地握住肿瘤组织以防止肿瘤细胞的播散，以及在关闭胸腔前对胸腔及切口处进行充分冲洗可以减少这一情况的发生。有一些评论担心VATS肺叶切除术无法达到肺癌治疗所要求的切除范围。从技术角度说，VATS肺叶切除术能够像开胸手术一样完成解剖学上的淋巴取样及完整的淋巴切除。Sagawa等人通过一项前瞻性的实验指出，应用VATS行系统的淋巴清扫，其平均清扫的淋巴结数目与开胸手术相比没有显著性差异。评价一种癌症治疗手术方式最好的指标是生存率。虽然一些外科医生报道了VATS肺叶切除术术后有良好的生存率(例如，Kaseda和Aoki报道的术后4年生存率为94%)，但是另外一些医生则报道称VATS肺叶切除术与开胸手术在生存率上没有显著性差异(McKenna报告指出术后5年生存率为72%)。从目前的观点来看，在应用VATS肺叶切除术治疗肺癌过程中至少没有对患者生存率造成负面影响。

对VATS肺叶切除术的定义还存在很多争议，特别是在切口的大小、是否需要撑开肋骨、手术器械的选择（常规手术器械或胸腔镜器械）以及手术中观察的方式(通过切口直视或者通过监视器观察)方面还存在很大的争议。老实说，在这些问题上我们并不需要通过磋商而达成一致的意见。因为无论是开胸手术还是闭合手术，肺叶切除术的主要特点都是仔细分离肺部血管和叶支气管并单独结扎、防止肿瘤播散以及充分评估淋巴结。每一个外科医生都应该充分评估自己的技术以及可供利用的资源，充分考虑细节，从而为其患

者选择最为安全、创伤最小及疗效最好的手术方式。

电视辅助胸腔镜肺切除术的适应证及禁忌证

肺楔形切除、肺段切除、肺叶切除以及全肺切除都可以通过 VATS 来完成。肺楔形切除是一种不符合肺癌治疗原则的手术方式。VATS 肺楔形切除术主要用于肺上结节性病变的病理学检查。肺癌患者接受肺楔形切除术后肿瘤复发率是肺叶切除术的 3 倍。如果患者的生理条件能够耐受手术,根据肿瘤治疗原则,患者应该接受符合解剖特点的切除手术。但是,如果患者存在严重的限制性肺功能障碍或存在多种危险因素,那么对于那些肿瘤较小并且处于肺周的肺癌患者,VATS 肺楔形切除术可能是唯一可供选择的手术治疗方式。

虽然大多数肺切除术都可以通过 VATS 完成,但是依然有 10%的手术是在小切口下完成的。在 2003 年 McKenna 和他的助手一共完成了 224 例肺叶切除术，其中有 89%是通过 VATS 完成的(数据还未发表)。在接受治疗的患者，主要为 I 期肺癌患者或偶尔是良性疾病患者。限制 VATS 肺叶切除术实施的主要因素为相对于切口来说肿瘤的大小、血管能否被安全分离以及肿瘤对周围组织的侵犯情况。表 11.1 列出了 VATS 肺叶切除术相关的手术禁忌证。除了不能耐受单肺通气的情况，最主要的限制来自于解剖因素的限制。如果肿瘤直径大于 6cm,就会影响肺叶的活动性,并且在移除肿物时需要撑开肋骨。在 VATS 肺叶切除术中，切除的肺叶被放置在标本袋中由胸腔取出。如果肿物小于 5cm，就可以无需撑开肋骨而从肋间切口直接取出。如果患者术前接受了放疗、化疗或者同时接受了放化疗,那么治疗之后所产生的瘢痕组织会破坏正常分离计划的实施，这样会使血管的分离变得更加困难，并且术后通常要用肌瓣来加固支气管断端闭合处。无论是良性病变还是恶性病变，肺部血管旁的淋巴结都要被切除，以便于血管的分离。位于中央的肿瘤在手术之前应仔细评估，以便确定最好的手术方式,是采用(血管或气管)袖式切除术还是全肺切除术。虽然气管袖式切除术已经可以通过 VATS 完成,但是袖式切除一般还是要求在开胸手术下来完成。患者的胸壁厚度以及纵隔的受侵程度也决定患者能否接受 VATS 肿瘤切除术，因此术前一定要仔细评估。肺裂分化不完全不是 VATS 肺叶切除术的禁忌证。我们的观点是先在肺门处分离血管，待将血管及支气管横断后,再完全分离肺裂。

表 11.1 VATS 肺叶切除术的相对禁忌证

相对禁忌证
不能耐受单肺通气
肿块大于 5cm
预期需要行袖式切除
肺门淋巴结病
胸壁或纵隔受侵
经过新辅助放疗或化疗

术前评估

VATS 手术患者的术前评估与传统开胸手术相同。术者应了解患者病史、体格检查以及最近的辅助检查结果。并且肺功能检查以及患者术后肺功能的评估应作为术前检查的一部分。胸腔镜手术的术前评估过程与侧开胸手术相比显得并不那么重要,研究表明胸腔镜手术较开胸手术,心血管事件发生率较低,如房颤或者心肌梗死。然而,术者一定要意识到,胸腔镜手术有中转开胸的可能。患者应该被同时告知 VATS 手术和开胸手术的后果。

手术方法

VATS 手术并不简单，也不是千篇一律的。由于技术的进步,胸腔镜技术出现了很多变异。有些外科医师担心向住院医师教授胸腔镜技术存在困难,但是这种担心极大地减少了经验的积累。对胸腔解剖的完全理解以及对监视系统方向的掌握非常重要。在胸腔镜检查过程中如果出现方向的不一致,那么会使检查变得非常困难。所谓的方向不一致是指成像系统与设备成镜像关系。如果需要可以将摄影系统旋转 180°从而得到正常的空间关系。

根据患者心肺功能及手术时间的不同,VATS 手术可以采用局部麻醉、区域阻滞麻醉或全身麻醉。大多数的 VATS 切除手术都采用全身麻醉,同时采用呼吸控制。如果患者存在足够的肺功能储备，手术中通常采用单肺通气。常用的单肺通气方式有:双腔气管插管,气管内插管,支气管堵塞以及带有可抽吸气管阻滞装置的特殊插管。虽然有些麻醉医生喜欢在手术当中应用持续正压气道通气 (CPAP)或间断通气来控制患者的呼吸，但这是没有必要的。术中出现低血氧,即使是肺气肿非常严重的患者(FEV_1<30%),其原因大多是由于双腔插管位置不合适所致，通过调整插管位置多数可以纠正。

对于采用全麻单肺通气的患者，通常采用完全的侧卧位,以便行后外侧切口。注意将患者的髋部牢固固定，以防止患者在胸腔镜手术中活动，同时还要尽量使患者的肋间隙(ICS)扩大。术者站在患者前方,助手站在患者后方。为了达到镇痛的目的,可以在切口所在的肋间,切口上一肋间以及切口下一肋间行局部麻醉(0.5 %丁哌卡因与肾上腺素)。小心注入麻醉剂使其逐步渗透到肋骨的下缘，注意不要损伤肋间血管。这提供了一个更有效的肋间神经阻滞，从而降低了手术刺激以及术后疼痛的发生。

切口

胸腔镜手术切口选择的基本原则是，与目标组织成三角关系并且在最下一个穿刺口放置成像系统。调整胸腔镜、病理及监视系统在最佳位置。一般说来，在右侧，套管和胸腔镜位于第8肋间腋中线；而在左侧，则位于腋后线，目的是为了避免心包脂肪垫对视野的干扰。将成像系统放置在最低的切口，可以更好地观察胸腔内的全景。30°镜的应用使得术者可以更加灵活地观察肺门周围的情况。观察孔应在下一肋的上缘斜行进入胸腔，以减少对肋间神经的干扰。其他切口可以在肋间垂直进入胸腔。

在第 6 肋间锁骨中线处(越靠近下一肋的上缘越好)做一个 1~2cm 宽的切口，以便放入卵圆钳和缝合器。最初，卵圆钳被用来控制肺，以便更好地查看胸膜及显露肺门，从而确定其他切口的位置。通过这个切口，可以将膈肌压低以便更好地暴露下肺韧带。

实用性开胸切口是一个长约 2~4cm 位于背阔肌前缘至腋前线的开胸切口，通常位于第 4 肋间。该切口可以在行上叶切除时直接达到肺静脉，或者行中叶及下叶切除时也可以选择第 5 肋间切口。轻柔地牵动肺，通过这个切口可以对大部分的肺进行直接触诊。无需撑开肋骨，但是需要放置 Weitlander 拉钩将胸壁上的软组织向周围牵引以便器械能够方便地进入，同时还可以避免因在胸腔内应用吸引器引起胸腔内负压所致的肺复张的发生。通过这个切口还可以更加容易地对肺门进行分离。

如果有必要可以在第 6 肋间听诊三角区做一个 1~2cm 的切口以便对肺进行额外的操作以达到良好的显露。在靠下一点的地方做这个切口，可以在应用缝合器切除上肺静脉时获得更好的角度，同时可以为下肺叶切除术提供帮助。稍高设置切口有利于淋巴结的清扫，但是这样会改变缝合器进入胸腔的角度，从而增加了切除肺静脉的难度。

除了胸腔镜进出的切口以外，其余切口我们不主张应用穿刺套管。放置穿刺套管后会使传统的胸外科器械的应用产生困难。外科医师对传统的胸外科器械较为熟悉，并且传统器械可以给术者以很好的触觉反馈。如果肺与胸壁或纵隔存在粘连，应该在开始分离要切除组织之前先行分离上述粘连。这样可以使肺的活动度增加，从而可以更好地进行触诊和显露。通过不同的位置伸入手指，同时将肺牵引至手指所在处，这样可以对肺表面大部分进行触诊。这样做是很有必要的，因为小结节(<0.5cm)只通过胸腔镜一种检查手段是很难发现的。最后，也是最为重要的是，在使用器械及胸腔镜时不要在肋骨下缘进行扭转，因为这样会对肋间神经施压，从而引起术后肋间神经剧烈疼痛。

肺楔形切除术

VATS 肺切除术最常用的手术方式为肺楔形切除术。大多数肺楔形切除术的目的是为了获得病理学诊断。内镜下缝合器通常被用来行肺部结节性病变的楔形切除。卵圆钳可以通过两个切口进入胸腔以定位病变，以便应用缝合器进行切除。缝合器通常通过两个切口进入以便完成切除。除此之外还可以应用电灼的方式行肿物切除。完美的电灼切除需要良好的牵引及对抗牵引。电灼所产生的烟雾可能为切除带来问题，因为如果没有一个空气可以自由进出胸腔的切口，应用吸引器进行抽吸可能会引起塌陷肺的复张。Weitlander 牵引器可以对切口周围软组织进行良好的牵引，从而保证胸腔内有良好的通风环境。应用电灼法进行肺楔形切除术，创面肺组织需要进行缝合。我们通常应用传统的持针器夹持 3-0 PDS 缝线通过任何一个切口进入胸腔进行缝合。如果怀疑为恶性病变，楔形切除所取得的标本需要放置在标本袋中由切口取出。当治疗原发性肺癌时，楔形切除术后复发率较高。术后复发率较高的原因与肿瘤的恶性程度有关。如果楔形切除术后证实为原发性肺癌，那么应再次行肺叶切除术及淋巴结清扫术。

肺叶切除术

在这篇文章里要描述 3 种肺叶切除术：电视辅助小切口肺叶切除术，电视辅助同步缝合器肺叶切除术和电视辅助非肋骨撑开肺叶切除术。我们坚定地认为分别结扎肺叶血管和支气管，淋巴结清扫以及避免撑开肋骨是 VATS 肺叶切除的要点。具体选择何种手术方式应根据病变的位置决定，然而 3 种手术方式中分离的原则、肺动脉的分离、肺静脉的分离以及支气管的分离是相同的。肺门处血管的分离则要通过功能性开胸切口应用常规器械完成，如 Metzenbaum 剪和 Debakey 钳。在分离标本过程中，应先切除肺门处淋巴结，以便确定肿瘤的病理学分期，同时方便使用无关节的内镜缝合器顺利地完成操作(EZ 35, Ethicon, Cincinnati, OH; Endo-GIA, US Surgical, New Brunswick, NJ)。通常应用 2-0 的不可吸收缝线绕过血管，以便区分需要分离的血管，同时也可以起到牵引的作用。在应用缝合器进行血管和支气管的切除时，恰当的牵引至关重要。肺裂、支气管以及直径大于

5mm 的血管可以应用缝合器进行横断。2mm 的缝合器可用于血管的离断,4.8mm 的缝合器可用于肺组织及支气管的离断。只要切口位置选择恰当,可以给缝合器操作提供很好的角度,那么就不需要带关节的缝合器来进行离断。表 11.2 提供了不同位置的病变行何种切口可以为缝合器提供良好的操作角度。

表 11.2 缝合器切除的推荐切口

切口	切除结构
后切口	上叶静脉
	上叶动脉主干
	中叶动脉和静脉
	左肺上叶支气管
实用切口	次要组织
	右肺上叶支气管
锁骨中线切口	下肺静脉
	上叶动脉主干
	主要组织
	附加的左肺上叶动脉
	下叶动脉
	下叶支气管

肺裂的完整分离一般选择在血管和支气管被横断以后。如果先行肺裂分离可以更好地显露血管或支气管,那么术者就应毫不迟疑地先进行肺裂的分离。对于 VATS 手术来说,存在肺裂大部分融合的患者并不是手术的绝对禁忌证。

为了减少肿瘤术后切口并发症的发生,切除的标本应放入标本袋中通过实用性开胸切口取出。Lap Sac (Cook Urological, Spencer, IN)是一种大而结实的标本袋,它可以适应大多数肺切除手术的需要。袋子应放置在镜头的顶点。在试图取出标本之前,应将整个肺叶都放置在袋子之中。当肺叶狭窄部分先被取出,取出装有肺叶的标本袋将会变得相对容易。此时应保持标本袋开口端敞开,将标本袋内的空气放出,注意不要让袋中血液一同流出。

VATS 可以完成纵隔淋巴结活检及切除。将肺向后推,同时用卵圆钳抬起奇静脉以便更好地显露气管支气管旁淋巴结。通过实用性开胸切口应用标准的胸外科器械进行操作。切断粘连在奇静脉上的胸膜,将静脉推向后方。如果将奇静脉横断,那么气管旁淋巴结的清扫将变得更为容易,但是不主张这样做。用卵圆钳抬起胸膜,分离平面为沿下腔静脉、气管以及升主动脉上方的心包,从肺动脉后方到无名静脉上方进行气管旁淋巴结清扫。把肺向前方推可以更好地显露隆凸下淋巴结以利于切除,切除是在肺静脉处由下向上进行。分离平面为心包及支气管主干。主动脉肺窗淋巴结一般在左肺上叶切除术时进行清扫,因为肿瘤容易沿肺动脉前干及上肺静脉转移。分离过程中一定要注意不要损伤迷走神经、喉返神经以及膈神经。外科医生应根据肿瘤所在的肺叶制定淋巴结清扫计划。Naruke 推荐的淋巴结清扫方案如下:右上肺叶切除(气管前淋巴结 #3 和下部的气管旁淋巴结 #4R);右肺中叶切除(气管后淋巴结 #3 和隆凸下淋巴结 #7);右肺下叶切除(隆凸下淋巴结 #7);左肺上叶切除(主动脉肺动脉窗淋巴结 #5 和主动脉旁淋巴结 #6);左肺下叶切除(隆凸下淋巴结 #7)。虽然如此,在肺叶切除过程中依然要对相关淋巴结进行彻底的检查。

全肺切除术

应用同样的原理可以行 VATS 全肺切除术,但是由于需要接受全肺切除术的肿瘤患者要么是 T3 期肿瘤患者要么就是肺门部的大肿瘤,因此有指征接受 VATS 全肺切除术的患者很少。手术技术与开胸全肺切除术相同。按照肺静脉、肺动脉以及主支气管的顺序应用传统手术器械及缝合器进行解剖和分离。

结 果

电视辅助胸腔镜肺切除术后并发症发病率及死亡率

VATS 肺切除术后的并发症发病率及死亡率可以与开胸手术相媲美。VATS 肺楔形切除术围术期的并发症发病率及死亡率很低。有报道指出,非解剖的肺切除术的术后并发症发病率为 9%,死亡率为 0.6%。随着技术的进步 VATS 肺叶切除术的安全性还在不断提高。一篇多系列分析的综述报道指出,VATS 肺叶切除术后并发症的发病率为 10%~21.9%。术后最为常见的并发症为长时间的漏气。死亡率为 0.6%(1120 个患者中有 7 人死亡),但是没有一个人死于术后严重的出血。VATS 手术过程中必要时需要转为开胸手术,在这一综述中这一比例为 0.0%~19.5%,总体上 1120 名患者中有 119 例接受 VATS 手术的患者(11.6%)中转开胸。肿瘤的性状,如位于中央的肿瘤、肿瘤侵犯血管或者术前没有发现的 T3 肿瘤,是中转开胸的主要原因。应该认识到 VATS 手术转为开胸手术并不代表失败,而是为了满足扩大显露范围的需要,认识这一点十分重要。

报道指出 VATS 肺叶切除术术后疼痛较开胸肺叶切除术为轻。横断较少的肌肉以及较少的撑开肋骨被认为与术后疼痛减少有关。VATS 肺切除术后疼痛较轻已经被几个大型的病例对照研究所证实,研究中既有客观的对患者要求使用麻醉药品的比较,也有主观上疼痛评分的比较。同时,研究中发现 VATS 术后患者拥有较开胸手术更好的术后肺功能。术前和术后 3 个月分别测量患者的一秒钟用力呼气量(FEV_1)和用力肺活量(FVC),对比发现,接受 VATS 肺叶切除术的患者较接受开胸肺叶切除术的患者术后拥有更好的肺功能。

生存率

成功的癌症手术治疗方法的评判标准是术后患者的长期生存率。数个研究表明 VATS 肺叶切除术，接受手术的大部分为Ⅰ期肺癌患者，有着与开胸肺叶切除术相同或者更好的术后生存率。一篇针对多个研究的综述表明，术后平均随访 34 个月，平均的生存率为 90%。Yim 等人报道指出 VATS 切除术有改善术后无病生存率的趋势，同时建议减少对患者免疫系统的抑制，这对术后生存率的改善有重要作用。行 VATS 切除术时达到肿瘤学要求的切除范围十分重要，因为可以接受 VATS 手术的肿瘤患者病变均处于潜在可治愈阶段。

VATS 肺切除术与开胸肺切除术相比是安全的，而且存在几个被证实的优点。其优点包括手术切口较小、术后疼痛减轻、术后保留更好的肺功能以及能够更快地恢复正常生活。这些成绩的取得并非建立在牺牲胸外科肿瘤治疗原则的基础上。VATS 手术可以达到解剖学上的肺切除以及彻底评估淋巴结情况。最为重要的是，应用 VATS 治疗肺癌可以达到与开胸手术即使不是更好的至少也是相同的术后生存率。

推荐读物

Demmy TL, Curtis JJ. Minimally invasive lobectomy directed toward frail and high risk patients: A case control study. Ann Thorac Surg 199;68:194.

Downey RJ, McCormack P, LoCicero J, et al. Dissemination of malignant tumors after video-assisted thoracic surgery: A report of twenty-one cases. J Thorac Cardiovasc Surg 1996;111:954.

Ginsberg R, Ruberstein L. Randomized trial of lobectomy versus limited resection for T1N0 non–small cell lung cancer. Ann Thorac Surg 1995;60:615.

Hermansson U, Konstantinov IE, Aren C. Video-assisted thoracic surgery lobectomy: The initial Swedish experience. Semin Thorac Cardiovasc Surg 1998;10:285.

Jaklitsch MT, DeCamp MM Jr, Liptay MJ, et al. Video-assisted thoracic surgery in elderly (a review of 307 cases). Chest 1996;110:751.

Kaseda S, Aoki T. Video-assisted thoracic surgical lobectomy in conjunction with lymphadenectomy for lung cancer. J Japan Surg Soc 2002;103:717.

Kaseda S, Aoki T, Hangai N, et al. Better pulmonary function with video-assisted thoracic surgery than with thoracotomy. Ann Thoracic Surg 2000;70:1644.

Kirby TJ, Rice TW. Thoracoscopic lobectomy. Ann Thorac Surg 1993;56:784.

McKenna RJ. Thoracoscopic evaluation and treatment of pulmonary disease. Surg Clin North Am 2000;80:223.

McKenna RJ, Fischel RJ, Wolf R, et al. Is VATS lobectomy an adequate cancer operation? Ann Thorac Surg 1998;66:1903.

Naruke T, Tsuchiya R, Kando H, et al. Lymph node sampling in lung cancer: How should it be done? Eur J Cardiothorac Surg 1999;16:517.

Roviaro G, Varoli F, Vergani C, et al. Video-assisted thoracoscopic surgery major pulmonary resections: The Italian experience. Semin Thorac Cardiovasc Surg 1998;313.

Sagawa M, Sato M, Sakurada A, et al. A prospective trial of systematic nodal dissection for lung cancer by video-assisted thoracic surgery: Can it be perfect? Ann Thorac Surg 2002;73:900.

Swanson SJ, Hasan FB. Video-assisted thoracic surgery resection for lung cancer. Surg Clin North Am 2002;82:211.

Walker WS. VATS lobectomy: The Edinbergh experience. Semin Thorac Cardiovasc Surg 1998; 10:291.

Wilson WL, Lee TW, Lam SS, et al. Quality of life following lung cancer resection: Video-assisted thoracic surgery vs thoracotomy. Chest 2002;122:211.

Yim APC, Ko KM, Chau WS, et al. Video-assisted thoracoscopic anatomic lung resections: The initial Hong Kong experience. Chest 1996;109:13.

Yim APC, Wan S, Lee TW, et al. VATS lobectomy reduces cytokine responses compared with conventional surgery. Ann Thorac Surg 2000;70:243.

编者评述

L.R.K.

虽然许多手术严格来说应叫做“电视辅助”，但是毋庸置疑，肺切除术可以通过胸腔镜手术的方式完成。像 McKenna 所描述的那样，手术过程中可以做一个“实用性”切口，通过该切口可以应用常规手术器械进行操作。胸腔镜手术的优点在于可以避免撑开肋骨，而这正是造成术后疼痛的主要原因。像本章中描述的那样，通过这种方式行肺切除术与标准的开胸肺癌手术相比同样安全。

是否需要特殊的能力来实施这种手术方式？就我个人的观点，未必如此，需要的只是是否愿意花一些额外的时间用自己的手来操作另一只手完成手术。没有操作另一只手的能力是不利的，但是像很多作者揭示的那样，这不是不能克服的。电视辅助手术被认为可以减轻术后疼痛，但是这一结论并没有被明确的证实，虽然随着硬膜外麻醉技术的出现大大减轻了术后疼痛的发生，但是其有一定的并发症发生率。我对接受简单的胸腔镜手术却出现严重的术后疼痛有很深刻的印象，而手术中并没有撑开肋骨，只是在胸壁上打了几个洞进入胸腔。幸运的是，术后慢性疼痛很少发生，然而无法说明是否电视辅助手术能够减少手术后慢性疼痛的发生。

不能认为电视辅助胸腔镜手术完全适用于没有淋巴结病变的 T1 期肺癌患者，甚至是没有淋巴结病变的 T2 期肿瘤患者。特别是对于住院医师的培养过程中，在大多数病例中我还是喜欢在手术中要控制住肺动脉近端，因为有些事情是电视辅助胸腔镜手术所不能处理的。一旦在用缝合器进行肺动脉分支离断时出现问题，我个人认为直到胸腔被打开之前，术者心脏的冠状动脉都是紧缩的（意指术者心情紧张同时比较焦虑）。McKenna 认为电视辅助胸腔镜手术可以为那些合并有多种并发症的老年患者提供手术机会，但是我始终认为这样的患者未必不能在良好的监测下接受迅速的对肌肉损伤较小的开胸手术。

想要对患者造成较少的伤害，是大多数为肺癌患者实施肺楔形切除术的外科医生的想法，但是外科医生应该抵御这种诱惑。肺楔形切除术在肺癌治疗中是一种姑息的手术方式，其有很高的局部复发率。如果一个外科医生可以非常熟练地完成电视辅助胸腔镜下解剖学上的肺切除术，那么他/她可以给患者实施这一手术。在我的经验中，还没有肺癌患者吵着闹着要接受VTAS手术。大多数患者在面对自己被诊断为肺癌这件事时，都是要求接受目前最为常用的手术方式来去除病灶，以便得到最好的治愈机会。当患者接受手术治疗而存活数年以后，再次回顾术后疼痛日子，那只成为短暂的回忆。这种情况不能与应用内镜或机器人进行前列腺根治术相比，内镜或机器人手术至少在一段时间内能确切地改善患者手术后的功能。无论是在直视下应用传统器械完成还是在电视辅助下完成，肺叶切除术就是肺叶切除术。

（张冉 译　王俊 校）

第 12 章

气胸及肺大疱性疾病的治疗

Stephen D. Cassivi , Claude Deschamps

胸膜腔由紧贴在肺表面的脏层胸膜和紧贴在胸壁内表面的壁层胸膜组成,正常生理状态下为潜在的腔隙。各种原因导致胸膜腔积气,即称为气胸。气胸的临床表现与下列因素有关:气胸的病因、气胸的量、胸腔内压力大小以及肺内原有基础疾病。

本章将概括论述胸膜腔的解剖及生理，详细讨论各种原因所致气胸的病理生理、诊断及治疗,尤其关注肺大疱性疾病。

解剖学

胸膜腔由壁层胸膜和脏层胸膜组成(图12.1)。脏层胸膜通常很薄(通常只有一层细胞)，紧密贴附在肺表面。它通过弹性纤维组成的结缔组织与肺实质的肺泡壁相连接。因此,在肺实质和脏层胸膜间并无真正的间隙。脏层胸膜无躯体神经支配。

壁层胸膜的结构较脏层胸膜复杂，它通过纤维结缔组织构成的胸内筋膜与胸壁内表面、纵隔和膈肌等结构相连,分为肋胸膜、纵隔胸膜、膈胸膜 3 部分。正是由于胸内筋膜的存在,使得壁层胸膜能够与上述结构分离。其中,肋胸膜最厚最坚韧,而纵隔及胸骨后部分胸膜最薄弱。壁层胸膜由肋间神经的躯体神经、交感神经和副交感神经支配。

生理学

胸膜腔的生理相对简单,但也是动态变化的功能残气量指正常呼气后肺内所存的气体容积。在这种状态下,胸壁和肺的弹性回缩力使壁层胸膜和脏层胸膜之间有相互分离的趋势,因此产生胸膜腔内负压,通常为–2~–5cmH_2O。吸气时,由于膈肌收缩和胸壁向外扩张以及肺的弹性回缩力，胸膜腔内负压可达–20~–35cmH_2O。重力也会对胸腔内压产生影响。在直立位时,胸膜顶处胸腔内压较肋膈角处更高(约 0.25cmH_2O/cm)。这种现象在某种程度上使位于胸膜顶处的肺泡更趋于扩张，肺尖处的大疱更容易破裂而导致自发性气胸。

在呼吸周期中，所消耗的氧气比机体产生的 CO_2 多(呼吸商<1),因此在静脉血和动脉血以及胸膜腔之间产生气体压力梯度。这种压力梯度通常在 54~72cmH_2O 之间，只要胸膜腔内压力不低于–72cmH_2O,就可以阻止胸膜腔内自发产生气体。这可以解释为什么胸膜腔内气体,如气胸时,能够通过弥散逐渐重吸收而进入静脉循环。

胸腔内气体还受到大气压的影响。在不同的大气压下,气体的相对比例不会改变，但气体的容积却会受到显著的影响。Boyle 定律表明,在一定的温度下,对于一定量的气体,其压力 p 和容积 V 的乘积是个常数。

$$pV=c$$

换句话讲，气体容积的变化与压力变化成反比。这会对气胸患者产生一系列影响。首先,当气胸患者通过飞机转运时,如果胸内气体无引流途径,如胸管等，随着大气压的降低胸腔内气体的容积会增加。其次,在海拔较高(大气压较低)的地区,气胸吸收的速度比在接近海平面地区相对缓慢。

病因及病理生理学

原发性自发性气胸最常见，年发病率接近 5/10 万~10/10 万。多发生在健康的年轻人，年发病率高达 1/500。原发性自发性气胸最常见的原因是肺尖部胸膜下大疱的破裂(图12.2)。这类肺大疱的形成机制仍不清楚，有学者认为可能与肺尖部较高的肺泡内压有关，肺泡破裂后气体积聚在脏层胸膜的内外弹力层之间。这类气胸的显

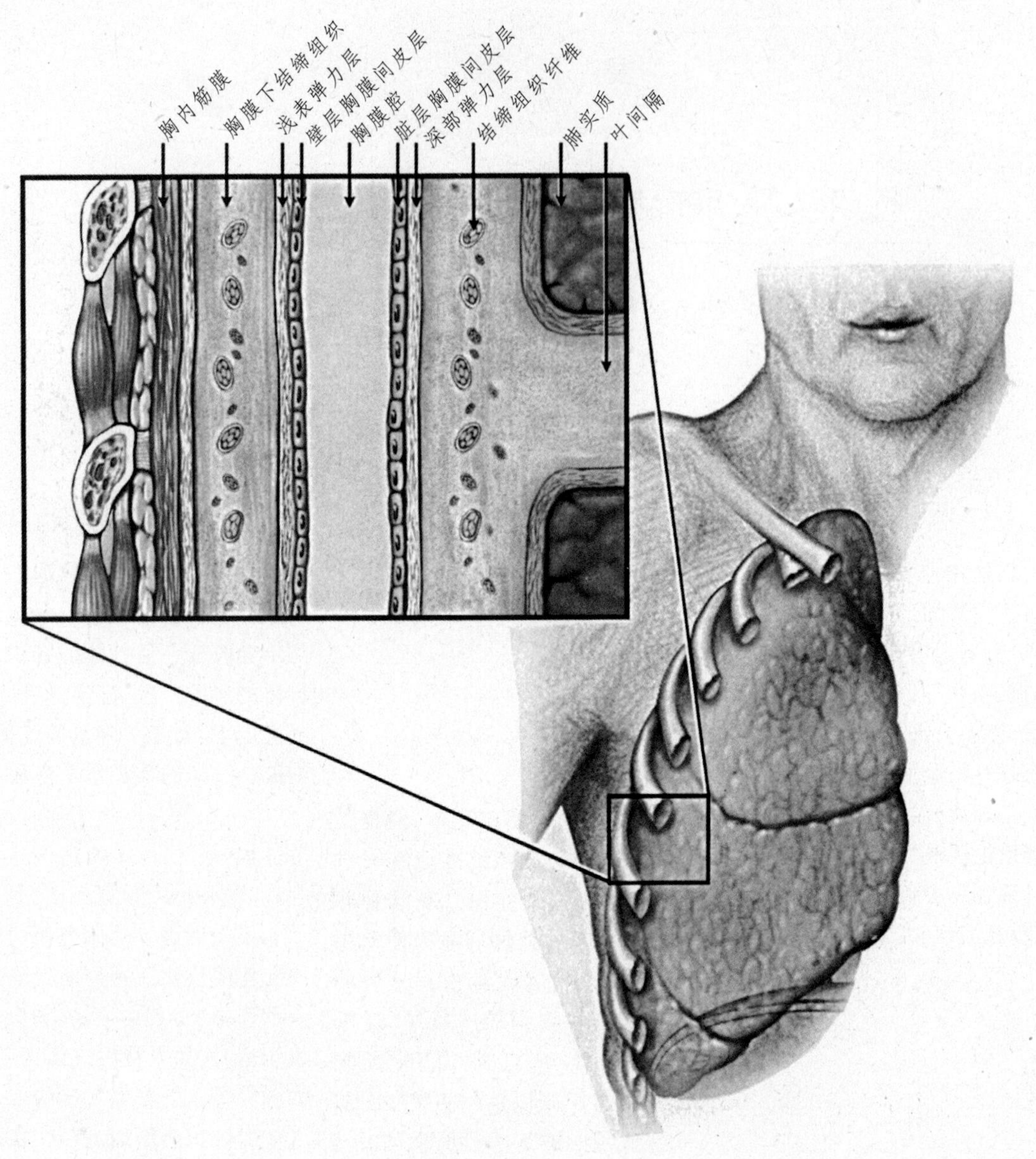

图12.1 胸膜表面解剖。

著特点是多发生于瘦高体型的患者，他们当中多数人有吸烟史。在不吸烟人群，气胸发生率只有 0.1%，而在吸烟人群发病率可高达 12%。自发性气胸还与某些结缔组织的异常有关，如马方综合征。家族性自发性气胸表现为常染色体显性遗传或隐性遗传。

自发性气胸也可与肺内疾病有关，此时称为继发性自发性气胸。多种肺部疾病可导致自发性气胸的发生(表12.1)，但多与肺大疱性疾病有关，大疱过度膨胀破裂导致气胸，继而肺实质萎陷。肺实质囊性疾病(如肺囊性纤维化)和淋巴管平滑肌瘤病均可导致自发性气胸的发生。肺部恶性肿瘤，包括原发和转移性肿瘤，多位于胸膜下，随着肿瘤的增长导致肺泡破裂而出现自发性气胸。

与月经周期相关的气胸，称为月经性气胸。多发生在月经来潮前后 72 小时内。关于月经性气胸的发病机制，有 3 种学说：子宫内膜异位，激素和解剖学模型学说。内膜异位学说认为，子宫内膜组织通过腹膜的孔道，穿过膈肌的淋巴管道、膈肌裂孔或血源途径而进入胸膜腔。另外一种解释认为，子宫内膜组织可能在胚胎发育时期即已存在于胸腔。在 13%~62.5%月经性气胸患者的胸膜腔内发现子宫内膜组织。由于激素的调节，子宫内膜脱落而刺激胸膜，引起胸痛、胸膜下组织破坏，肺组织漏气导致气胸。激素假说认为，排卵时血浆中前列腺素 F_2 升高引起血管痉挛，导致缺血性组织损伤，肺泡破裂。解剖学模型基于气体通过腹膜的自然孔道由膈肌裂孔进入胸膜腔(图 12.3)。

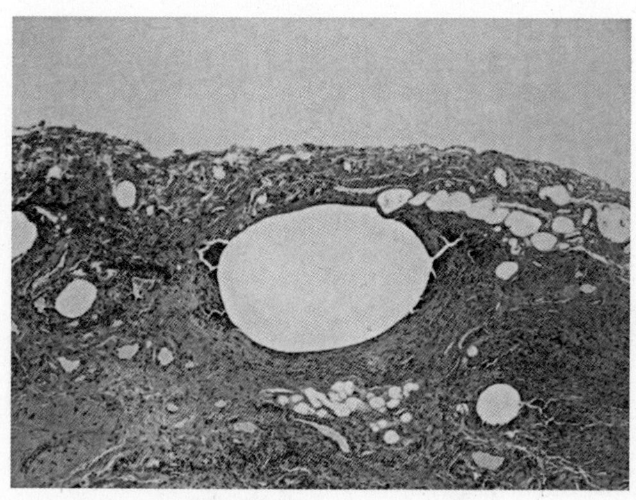

图 12.2　复发性原发自发性气胸肺尖部切除后的显微结构照片显示胸膜下大疱。

多种肺部感染性疾病也可导致继发性自发性气胸。其中最值得关注的是免疫缺陷的患者，如 HIV 和获得性免疫缺陷综合征。在住院的 HIV 患者中，自发性气胸的发生率为 1%~2%，死亡率高达 34%。最常见的原因是卡氏肺孢子虫病。其他病毒性肺感染和机会性肺感染也与自发性气胸的发生有关，包括最近发生的严重急性呼吸综合征(SARS)。

表 12.1　气胸的病因学分类

自发性气胸	
原发性	
胸膜下大疱破裂	
继发性	
大疱性疾病	肺气肿、慢性阻塞性肺病(COPD)，α_1 抗胰蛋白酶缺乏性肺气肿
囊肿性疾病	囊性纤维化，淋巴管平滑肌瘤病
恶性病变	原发性肺癌，肺转移瘤(尤其是成骨肉瘤)，化疗后
月经性	
感染性疾病	卡氏肺囊虫，AIDS，SARS
嗜酸性肉芽肿	
结缔组织异常	马方综合征
获得性气胸	
医源性	
穿刺	经胸针吸穿刺活检，胸腔穿刺，中心静脉插管
经支气管肺活检	
腹腔镜手术	
外伤性	
钝性伤	
穿透伤	
气压伤性	呼吸机导致

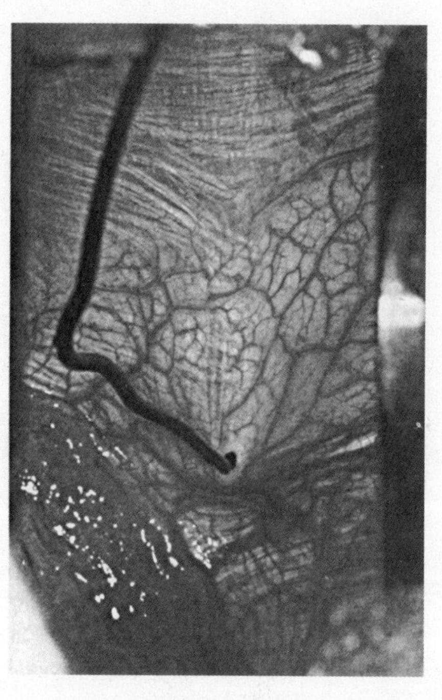

图 12.3　显示探针通过膈肌孔穿过膈肌。

医源性因素和外伤也可导致气胸。在诊断或治疗过程中，或有意或无意，细针穿透胸膜腔即可导致所谓的获得性气胸。通常是由于脏层胸膜的破裂。经胸穿刺活检，颈部中心静脉置管和胸腔穿刺术都是医源性气胸的常见原因。最近的研究表明，B 超引导下胸腔穿刺可显著降低医源性气胸的发生率。

诊　断

自发性气胸最常见症状为突然发作的患侧胸膜性胸痛。呼吸困难可有或无，与肺压缩的程度有关。体检常发现患侧肺呼吸音减弱和叩诊音过度反响。发生张力性气胸时，常出现气管偏向对侧、心动过速、低血压以及大汗。尽管病史以及体格检查有助于气胸的诊断，但通常不能准确判断肺压缩的程度。对于病情稳定的患者，后前位胸片仍然是确诊气胸的标准检查手段。如果怀疑气胸，而吸气相的立位胸片又不能证实，可行呼气相胸片或者侧卧位胸片检查,将有助于确诊。CT 扫描是最具敏感性和特异性的影像学检查,尤其有助于与巨大肺大疱鉴别。

很多学者提出评估气胸量与胸膜腔容积比的方法,但目前尚无一种方法广泛应用于临床。由于 CT 能够显示肺的不规则压缩,而这种压缩正是自发性气胸的特点,因此 CT 用于气胸量的评估更为精确。然而对于精确评估气胸量的临床意义尚存在质疑。在大多数情况下,治疗决策基于气胸量的大致估计、病情发展,尤其是患者的临床表现。

治 疗

气胸的处理主要依据患者的临床表现。不论是血流动力学不稳定的张力性气胸,还是单纯气胸,只要有明显的呼吸功能损害,都需要紧急处理。对于张力性气胸,首先应快速经锁骨中线第二肋间置入 14 号的导管减压,然后迅速置入胸腔引流管引流剩余的气体,使萎陷的肺脏复张。

原发性自发性气胸以及继发性自发性气胸有多种治疗方法(表12.2)。对

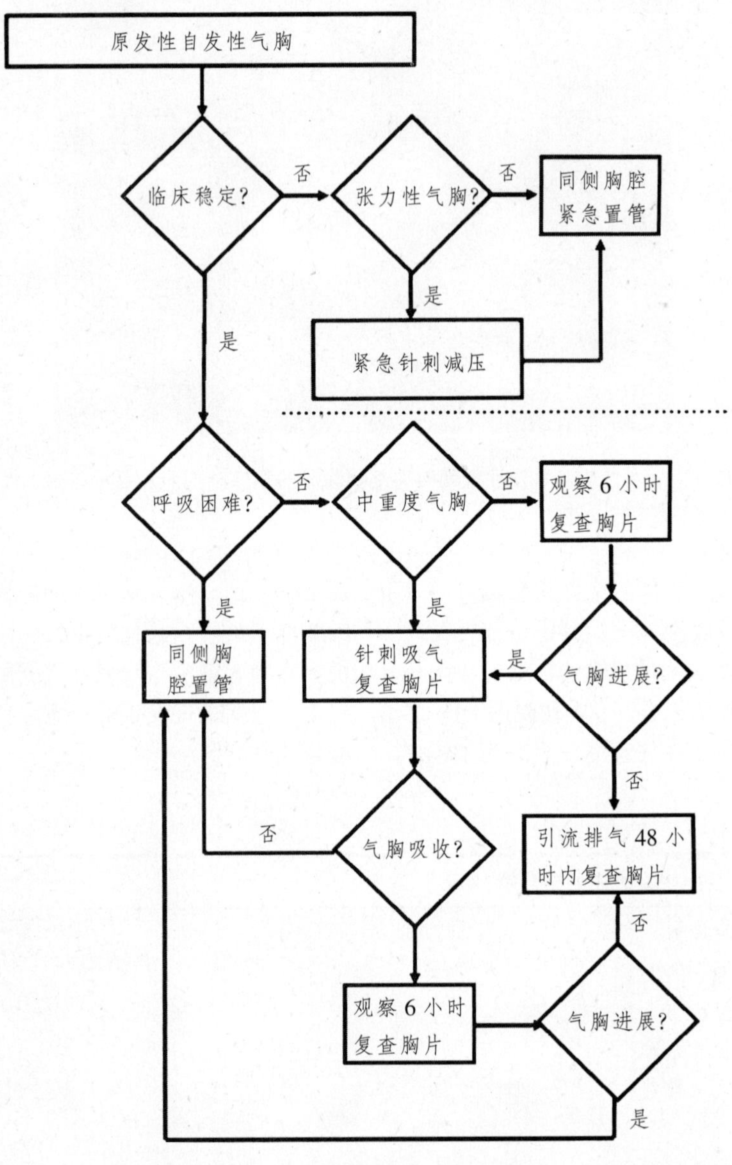

图 12.4 自发性气胸的治疗策略。

表 12.2 气胸的治疗选择

观察	
胸腔穿刺	
胸腔闭式引流	
胸膜固定术	
胸腔镜	肺楔形切除术
	胸膜固定术
	机械性
	化学性
	壁层胸膜切除术
开胸手术	肺楔形切除术
	胸膜固定术
	机械性
	化学性
	壁层胸膜切除术

于病情稳定的自发性气胸,应该首先观察患者是否有呼吸困难或气短,以及气胸量的多少(图12.4)。对于无呼吸困难的小量胸量(< 20%),可暂时观察,约 6 小时复查胸片。如果气胸无进展,患者症状无加重,可门诊继续观察,24~48 小时后查胸片。

自发性气胸,气体吸收的速度每天约为 1.25%和 1.8%。提高吸入气中氧气的浓度,有利于形成与氮气的浓度梯度,促进胸腔内气体的吸收,吸收速度比呼吸室内空气高 4 倍。然而,单纯为了增加吸入氧浓度加速气胸的吸收而住院治疗,似乎不必要也不被提倡。

对于中、大量气胸而无明显呼吸道症状的患者,越来越多的证据表明胸腔穿刺可作为首选。美国胸科学会及英国胸外科学会推荐对这类患者首选胸腔穿刺。研究表明,对于无明显临床症状的患者,胸腔穿刺与胸腔闭式引流术对消除气胸同样有效,两

组复发率也相同。最近的研究表明，初次胸腔穿刺失败后再次穿刺无益，对于这类患者应该选择胸腔闭式引流术。

胸腔穿刺可使用目前广泛应用的一次性胸腔穿刺包。穿刺部位取患侧锁骨中线第 2 肋间，首先麻醉皮肤和皮下组织，而后紧贴第 3 肋骨上缘置入带有细导管的穿刺针。边抽吸边置入，一旦抽出气体，即可置入导管，最后退出穿刺针。用三通或单向阀连接导管，抽吸气体直到抽尽，然后拔除导管。复查胸片判断引流是否充分。如果已无气胸，6 小时后再次复查胸片。患者可门诊随诊，24~48 小时后复诊并复查胸片。但是，若在胸穿后初次复查或以后胸片显示中等量或大量气胸，则应采取胸腔闭式引流术。单纯穿刺不能解决的气胸通常存在持续漏气的裂口。

对于无症状的大量气胸或有症状的小量气胸，通常采用胸腔闭式引流术。这项技术曾经被详细介绍。胸管置于恰当的位置是有效引流的前提。多数情况下，选择腋前线或腋中线第 4 或第 5 肋间置入胸管，指向胸腔后上方。对于大多数病例，这种方式能够充分引流气体和液体。胸管指向前方，常会发现胸管进入斜裂内使引流失败。如果胸管不能充分引流气胸，应该评估胸管的位置是否合适。如果胸片不能准确判断胸管的位置是否合适，CT 扫描多有帮助。

由于胸部钝性伤、穿刺或呼吸机导致的获得性气胸，总是在初始治疗时即选择胸腔闭式引流术。这些原因导致的气胸通常更严重，观察或单纯胸腔穿刺多不能缓解症状。

多数原发性自发性气胸保守治疗有效，如观察、胸腔穿刺和(或)胸腔闭式引流术。化学胸膜固定术多无必要，而且疗效较外科方法差。有关外科治疗方法会在本章后面讨论。化学胸膜固定术只在患者不愿接受手术治疗或不能耐受手术治疗时采用。

气胸的手术治疗

对于首次发生的原发性自发性气胸是否行手术治疗尚有争议，多数应用保守非手术治疗方式的病例，大部分不再复发。自发性气胸 4 年内复发的风险据报道高达 54%，与吸烟、体重增加、男性，年龄>60 岁这些因素相关。继发性气胸复发的风险性在体重增加、肺纤维化、肺气肿的患者更高。

手术治疗气胸的指征见表 12.3。外科治疗自发性气胸的原则是切除肺大疱，并消除胸膜腔以防止复发。前者可以楔形切除病变，后者则有多种方式。消除胸膜腔的方法有胸膜固定术(化学性或机械性)以及壁层胸膜切除术。

手术所见是多种多样的。在继发性气胸中，潜在疾病是手术所见的主要决定因素。原发性气胸主要表现为肺疱或肺大疱，通常位于上叶的肺尖部，有时在下叶背段的尖部也可以见到。但是这种不正常的表现并不多见。自发性气胸分为四期：Ⅰ期，肺部正常；Ⅱ期肺与胸膜有粘连；Ⅲ期可见直径小于 2cm 的肺大疱；Ⅳ期可见直径大于 2cm 的肺大疱。

腋下切口或后外侧切口开胸术是非常有效的方式（复发率小于 0.5%），而且发病率低(3%~11%)。在适于行手术介入的多数病例中，也可采用胸腔镜手术并且已成为首选术式。标准的三切口入路通过双腔气管插管常用于单侧肺通气。检查萎陷的肺组织，发现肺大疱后行楔形切除(图12.5)。之后行胸膜切除术或胸膜固定术来消除胸膜腔。壁层胸膜切除是形成胸膜粘连和预防复发的最有效方式。通常切除第 3、4 肋或奇静脉以上部位的壁层胸膜。

表 12.3　气胸手术介入治疗的适应证

持续漏气(>3 ~5 天)或胸管引流后肺不能复张
血气胸
同侧复发
双侧自发性气胸
首次发生的对侧气胸
高危性职业(飞行人员、潜水员)
处于不便于治疗或随访的环境

如果没有肺大疱(Ⅰ期)，病理检查亦为阴性，行胸膜切除术以消除胸膜腔。最近有文献回顾报道，减少复发还要在此基础上行肺尖楔形切除术，有助于造成胸膜粘连和消除胸膜腔。这也是优先选用的方法。

特殊考虑

肺大疱性疾病

肺疱是指包含在脏层胸膜内的直径小于 2cm 的胸膜下积气，而肺大疱则为较大的气袋，通常是由于肺泡壁破坏所致。临床常用的分类系统将肺大疱疾病分为 4 类(表 12.4)。肺大疱可伴发有某种形式的肺气肿。

尽管在肺大疱性疾病中继发性气胸的机制多数与原发性气胸大致相同，都是由于胸膜下肺疱所致，但通常伴随肺大疱疾病的潜在肺气肿会导致症状加重。有肺气肿的患者一般肺储备功能会降低，从而使气胸的症状更为明显和严重。

胸腔引流管放置后一个更常见的问题是漏气时间延长。为了减少手术所致的并发症和死亡率，可采用保守治疗，方法是延长放置胸腔引流管的时间，可用或不用化学性(滑石粉)胸膜固定术。外科手术对于治疗顽固性漏气有时是必要的，手术方法是将肺大疱缝合器切除或结扎，同时行壁层胸膜部分切除或机械/摩擦剂胸膜固

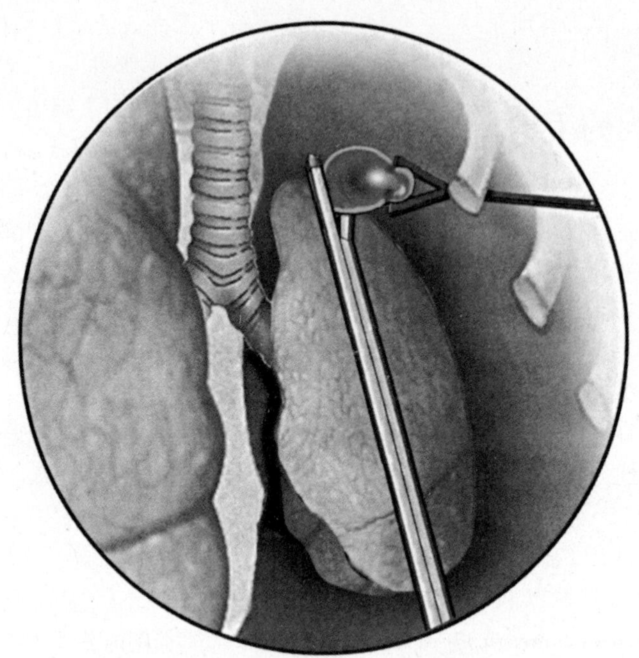

图 12.5 胸腔镜下肺尖部楔形切除。

表 12.4 肺大疱性疾病的分类

分类	大疱数目	肺部病理
Ⅰ	单个	正常
Ⅱ	多个	正常
Ⅲ	多个	肺气肿
Ⅳ	多个	其他肺部疾病

定术。如果条件允许，胸腔镜治疗可以减少由于切口疼痛引起的术后呼吸系统并发症。

一般情况下不能耐受手术的患者可以应用 Monaldi 腔内引流法。这种方法最初用于治疗结核性脓胸，最近被皇家布朗普顿医院的 Goldstram 及其同事所倡导。这种方法是将肺大疱上部的一小段肋骨行骨膜下切除，胸膜和肺大疱包括肺大疱壁和脏壁层胸膜行荷包缝合后切除。将一根 Foley 导管插入这个切口，并用荷包缝合加固位于肺大疱腔内的 Foley 管套囊。Foley 管与水封瓶吸引装置相连。另外还可以在肺大疱腔和胸膜腔内进行滑石粉胸膜固定术。

囊性纤维化

囊性纤维化的患者大约有 10%出现气胸。由于这些患者基础肺部疾病的严重性，其临床上往往出现严重的症状甚至有时可危及生命。对于这些患者最初往往行插管或不插管的保守治疗。采取保守治疗是为了使这些患者在今后行肺移植时避免行胸膜固定术。虽然在肺移植前行胸膜固定术会增加肺移植手术的难度，但并不是肺移植手术的绝对禁忌证。

月经性气胸

目前有多种关于月经性气胸病因学的理论，其大多与胸内子宫内膜异位症有关。有时也能发现此类患者膈肌有多个孔隙。此类患者的治疗通常在胸腔镜下楔形切除明显可见的子宫内膜异位物，并对膈肌穿孔行直接缝合并联合行机械式胸膜固定术或壁层胸膜切除术。非手术治疗方法包括促性腺激素释放激素抑制的激素治疗（如亮丙瑞林、口服避孕药）和双侧输卵管、卵巢切除术。

在一项前瞻性研究中，8 例患者中仅有 1 例患者在接受了膈肌缺损修补术后，中位随访期 6.6 个月（2~15 个月）内出现了复发。一项回顾性研究显示，10 例月经性气胸中 5 例接受了膈肌缺损修补术的患者，在中位随访期 33 个月（12~48 个月）内没有出现复发。这些数据证明，膈肌缺损修补术，经常是仅仅缝合破损即可达到满意的治疗效果。

推荐读物

Baumann MH, Strange C, Heffner JE, et al. Management of spontaneous pneumothorax: An American College of Chest Physicians Delphi consensus statement. Chest 2001;119:590.

Cassivi SD, Deschamps C. Chest tube insertion and management. In Albert RK, Spiro SG, Jett JR (eds), Clinical Respiratory Medicine, 2nd ed. Philadelphia: Elsevier Science, 2004: 175.

DeVries WC, Wolfe WG. The management of spontaneous pneumothorax and bullous emphysema. Surg Clin North Am 1980;60:851.

Flume PA. Pneumothorax in cystic fibrosis. Chest 2003;123:217.

Greenberg JA, Singhal S, Kaiser LR. Giant bullous lung disease: Evaluation, selection, techniques, and outcomes. Chest Surg Clin North Am 2003;13:631.

Henry M, Arnold T, Harvey J, Pleural Diseases Group SoCCBTS. BTS guidelines for the management of spontaneous pneumothorax. Thorax 2003;58(Suppl 2):ii39.

Jones PW, Moyers JP, Rogers JT, et al. Ultrasound-guided thoracentesis: Is it a safer method? Chest 2003;123:418.

Leo F, Pastorino U, Goldstraw P. Pleurectomy in primary pneumothorax: Is extensive pleurectomy necessary? J Cardiovasc Surg 2000;41:633.

Naunheim KS, Mack MJ, Hazelrigg SR, et al. Safety and efficacy of video-assisted thoracic surgical techniques for the treatment of spontaneous pneumothorax. J Thorac Cardiovasc Surg 1995;109:1198; discussion 1203.

Noppen M, Alexander P, Driesen P, et al. Manual aspiration versus chest tube drainage in first episodes of primary spontaneous pneumothorax: A multicenter, prospective, randomized pilot study. Am J Respir Crit Care Med 2002;165:1240.

Peikert T, Gillespie DJ, Cassivi SD. Catamenial

pneumothorax. Mayo Clinic Proc 2005;80: 677.

Shah SS, Goldstraw P. Surgical treatment of bullous emphysema: Experience with the Brompton technique. Ann Thorac Surg 1994;58: 1452.

Tirnaksiz MB, Visbal, A.L., Deschamps C. Spontaneous pneumothorax and lung volume reduction surgery. In Bland KI (ed), The Practice of General Surgery, 10th ed. Philadelphia: W. B. Saunders, 2002: 881.

编者评述

L.R.K.

当我们讨论原发性气胸时,正如作者所言,必须区分原发性自发性气胸与继发性自发性气胸,因为二者的治疗和术式方法不同。患有原发性自发性气胸的患者通常是具有特征性体型的年轻人。这些年轻人大多高而瘦,可能有气胸家族病史。初期的治疗需要个体化,但是多数这样的病例可以通过单纯经第二肋间隙抽气进行治疗,并要复查胸部 X 线片以确保没有重新积聚气体。即使可疑有漏气,初期的治疗也可以通过放置一个细套管外接一个 Heimlich 瓣膜(单向),进行门诊治疗。对于初诊的原发性自发性气胸,只有当持续漏气> 48 小时或者患者因工作需要常到边远地区时,我们才进行手术治疗。复发的机会接近 30%,所以患者有 70%的机会不再患气胸。无论是同侧复发还是对侧复发,都是手术的指征。如果对侧再患气胸,需要考虑双侧手术。手术可以通过胸腔镜或开胸进行,但是我更喜好“杂交”手术,它包括腋下小切口,可以通过胸部导管的胸腔镜光源暴露手术野,持钳和缝合切除装置可以固定于经肋间切口,通常是肋间较宽的第 2 肋间。顶部的肺大泡可以进行缝合和机械性胸膜摩擦,我们偏好胸膜摩擦。我尽量避免顶部胸膜切除,因为这会增加出血的危险性,但是这个步骤可经腋下切口轻易完成。

继发性自发性气胸通常发生于严重肺气肿或是可能有肺大泡的患者,其治疗步骤与前面讨论的不同。大多数这样的患者手术条件差,所以更适合选胸部引流这类保守性治疗。胸腔镜定位漏气部位通常比较困难,通常一次手术的结果是产生另一个破口。如果存留残腔,可以游离和转移前锯肌来填充残腔。消灭残腔可以有效闭合漏气。治疗继发性自发性气胸的患者,必须依据其临床表现和 CT 所显示的胸腔内所见来个性化治疗。

如果不提及张力性气胸,那就是我失职了。张力性气胸这个字眼通常由于人们对其根本生理缺乏认识而被错用。单纯一侧胸膜腔负压消失会导致气体进入单侧胸膜腔。这可以伴有或不伴有肺实质漏气。如果漏气小,气体积聚在胸膜腔,通常在疏松组织内,也就是说,有皮下气肿。明显的漏气通常是由于钝伤或贯通伤导致大量气体在胸腔内积聚,进而使纵隔移位以及回心静脉受压。这是张力性气胸的定义。如果一个患者在正压通气时漏气,有可能伴有压力生理学改变,需要于第 2 肋间用针来紧急减压,然后置入胸部引流管。血流动力学改变不仅是张力性气胸的特征,而且还会威胁患者的生命,所以关键是快速诊断和正确处理。

(宋小运　译　许绍发　校)

第 13 章

胸腺切除术(经胸骨切开术)

Francis C. Nichols , Victor F. Trastek

胸腺仍然是胸外科医师所面临的挑战。这不仅是因为它可能发生某些良性及恶性肿瘤，而且它在细胞免疫功能和神经肌肉传导的某些方面发挥作用。1939 年,Blalock 与同事成功地为一例患有重症肌无力(MG)的年轻女性切除了含有胸腺囊肿的胸腺。胸腺切除以后，该患者的神经肌肉功能失调症状逐渐消失。1944 年，Blalock 报道了 20 例经正中劈胸骨行胸腺切除术治疗重症肌无力的病例，他发现这些患者术后出现了与前面提到的患者类似的症状逐渐缓解的过程,而且研究发现,手术对于那些患重症肌无力时间较短的年轻女性效果更好。自此之后,许多专家通过文献的形式对于胸腺切除治疗重症肌无力的治疗方式进行了讨论，大家均对胸腺切除术可以改善重症肌无力患者的临床转归予以了肯定。

胸腺切除术的手术入路包括经胸骨、经颈部以及胸腔镜辅助手术(VATS),每一种手术入路均有其支持者。胸腺手术的基本原则包括:纵隔的探察;对于胸腺的完整切除,包括胸腺的两极及胸腺周围纵隔脂肪；膈神经的保护,以及防止经胸膜播散。对于那些不伴胸腺瘤的重症肌无力患者,通常采用部分胸骨切开的入路，对于伴胸腺瘤的重症肌无力患者，通常需要行全胸骨切开。

外科解剖

胸腺是双叶结构,位于前纵隔,覆盖在心包和心底部大血管上（图 13.1)。两叶通常在中线融合使腺体呈一种“H”形的外形。两叶上极延伸至颈部，通过甲状腺胸腺韧带与甲状腺相连。胸腺下极位于心包表面,与心包脂肪垫相连。偶尔胸腺的一叶或两叶并不像常见的那样位于左无名静脉的前面,而位于其后面。更为少见的变异包括：一叶或两叶腺体呈部分或完全未下降，以及胸腺组织的迷走异位结节可出现在颈部、纵隔、心包脂肪或位于肺实质内。1975 年 Masaoka 及其同事在一个小样本试验中发现，纵隔脂肪组织中 72%的患者镜下发现有胸腺组织。Jaretzki 及其同事发现 30%的患者正常胸腺包膜以外存在胸腺组织。

胸腺的动脉血供,上部来自于甲状腺下动脉的小分支,两侧来自于乳内动脉，下部来自于乳内动脉的心包隔支。胸腺的静脉引流,部分由上述小动脉的伴行静脉支,但主要由一支或多支短小小静脉直接汇入左侧无名静脉。

胸腺与膈神经的关系十分重要，因为两侧膈神经从颈部穿过胸廓入口进入胸部即与胸腺关系密切。对此解剖知识的掌握很重要,因为术中伤及膈神经会引起严重的呼吸功能障碍,对于那些重症肌无力患者尤要注意。

新生儿胸腺平均重为 15g,逐渐长大至青春期为止，平均重量达到 30~40g。青春期后的整个成年期胸腺一直处于退化过程，重量逐渐减至 5~25g。最终胸腺几乎完全被脂肪代替。

手术切除指征

胸腺切除术的指征包括重症肌无力或胸腺肿物，或两者皆有。大约 10%~15%的重症肌无力患者伴有胸腺瘤，而 30%以上的胸腺瘤患者有重症肌无力。我们研究所对重症肌无力患者行胸腺切除术的指征包括以下几点:①年轻患者,病期短;②药物治疗无效;③对于药物治疗不耐受。我们对那些仅有眼部症状或通过药物治疗可以很好控制症状的患者通常不主张手术治疗。

术前评估

重症肌无力患者在术前需经神经

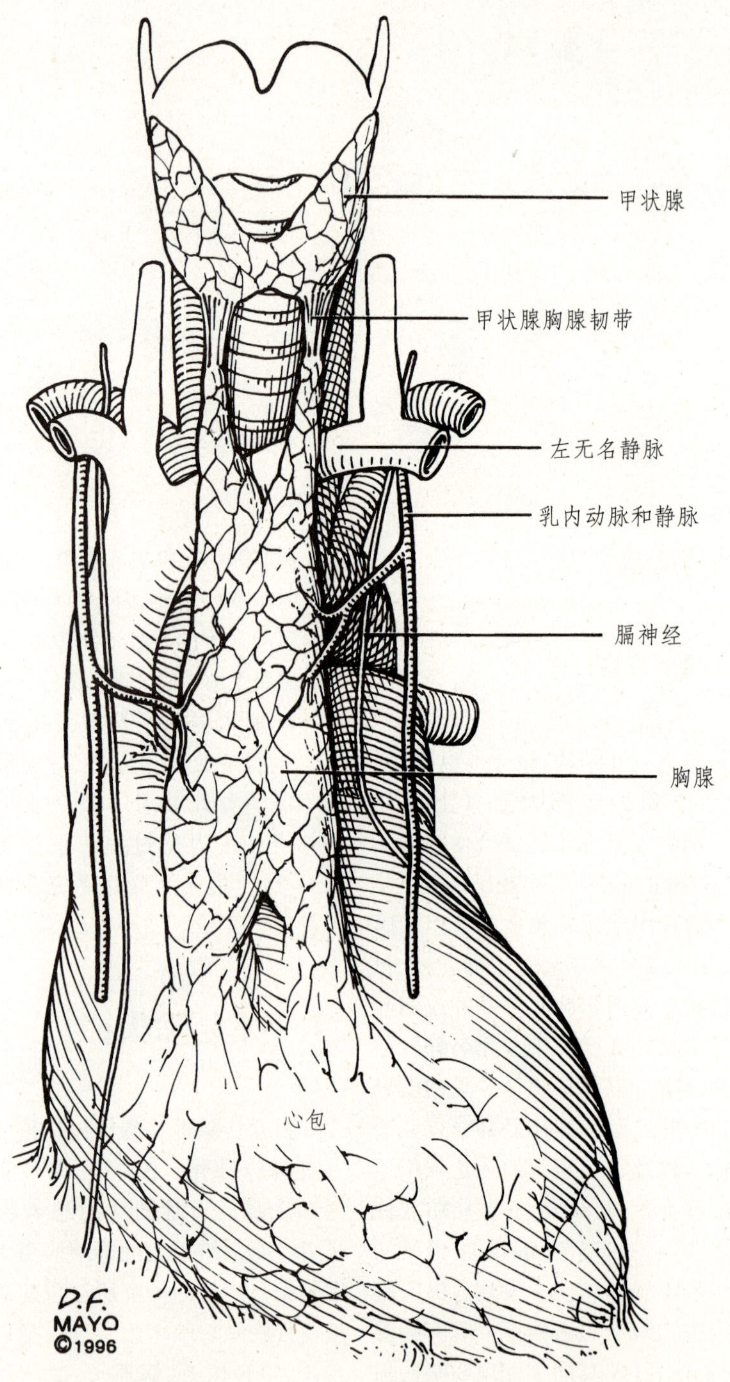

图 13.1 胸腺位于前纵隔，覆于心包及心脏大血管表面。其为双叶结构，有两个上极，两个下极。动脉血供来源于两侧乳内动脉，而静脉回流汇入左侧无名静脉。胸腺与双侧膈神经的解剖关系十分重要，在腺体中部尤其如此。

科会诊，并行胸 CT 增强扫描以便更好地评估胸腺内肿物。MRI 检查与 CT 检查的效果相似，但 CT 对于前纵隔内容物的显像效果优于 MRI，故 MRI 的实际意义不大。虽然对于那些伴有胸腺肿物的患者行诊断性胸细针穿刺活检(TTNA)可能对诊断治疗有帮助，但我们并不推荐其作为常规检查项目。

术前准备

我们主张对重症肌无力患者行手术治疗需要麻醉科、神经科及外科医生在术前、术中、术后对患者进行联合诊疗。行胸腺切除术的重症肌无力患者必须让其处于最佳状态，各项医疗指标均平稳，如果一些指标难以实现正常或患者有延髓症状的病史，则术前必须行血浆置换。Seggia 与其同事在一项前瞻性研究中发现，血浆置换能够明显地改善肌无力手术患者的肌力和呼吸功能。

术前麻醉用药宜少量，通常只需用阿托品及轻微镇静药物。术前通常不用抗胆碱能类药物。我们发现在麻醉诱导过程中，重症肌无力患者并没有出现特别的问题。麻醉中尽量不要用肌肉松弛药，通过吸入药物及短作用阿片类药物维持深度麻醉。

手术方法

对于那些不伴胸腺瘤的重症肌无力患者，我们推荐使用部分胸骨切开的手术入路行胸腺切除术。此切口可以为胸腺的整个胸腔内部分及颈内部分提供充分视野。如术中发现胸腺瘤或显露不充分，该切口可以很容易延长为全胸骨切口。手术的目的包括以下几个方面：对胸腺肿物进行鉴别与评价，膈神经的显露与保护，完整切除胸腺及周围脂肪组织。我们认为部分胸骨切开的手术切口完全可以达到这些手术要求，并可在安全的基础上达到适当的美容效果。

若发现有胸腺瘤，则需行全胸骨劈开术。若肿瘤很大或其侵及肺门，则需行蛤壳式切口(图13.2)。术前通常很难判断胸腺肿物的良恶性，术中手术医师对于肿物的一些侵袭性特征的发现是鉴别胸腺瘤良恶性的关键。

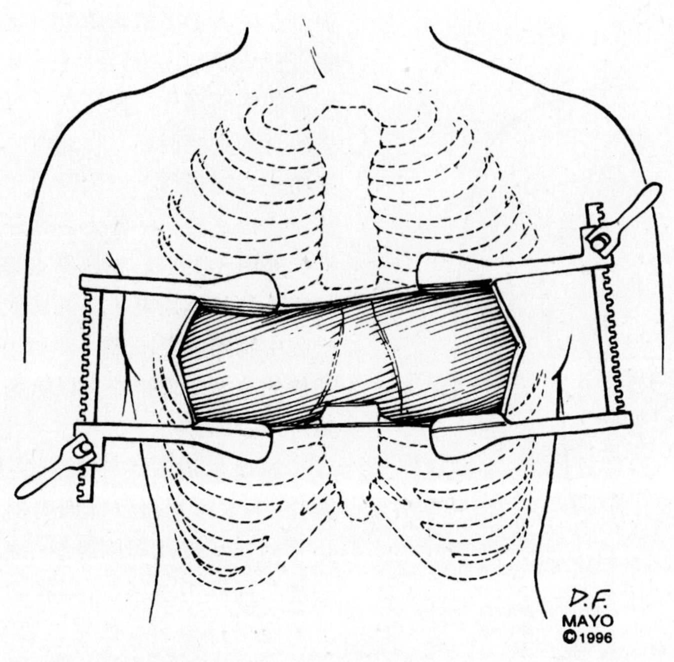

图13.2　较大的胸腺瘤切除术可能涉及一侧或双侧肺门,需行双侧开胸术或行蛤壳式切口。

部分胸骨劈开切口

单腔管插管,全身麻醉诱导后,患者取仰卧位,颈部、胸部及上腹部消毒铺巾。

从胸骨切迹下 1.5cm 处切开皮肤,并沿胸骨中线延至第 4 或 5 肋水平(图13.3)。通过将皮肤向头侧拉伸,胸骨切迹以下区域可分离开,并可将手指置于胸骨之下,将胸骨从中央纵向劈开至第 4 或 5 肋水平。当开胸器分开两侧胸骨时,某一侧肋间隙通常需要横向分开(图13.4)。将覆于其上的纵隔胸膜在中线水平分开,使胸腺及无名静脉进入视野。两侧的胸膜腔均被打开,先行向下分离,而后向上分离,同时需保护两侧膈神经。因为膈神经在近端与其毗邻,胸膜切开的上界以胸廓内静脉为界。通过此切口可行整个纵隔、胸膜腔及肺的探查。

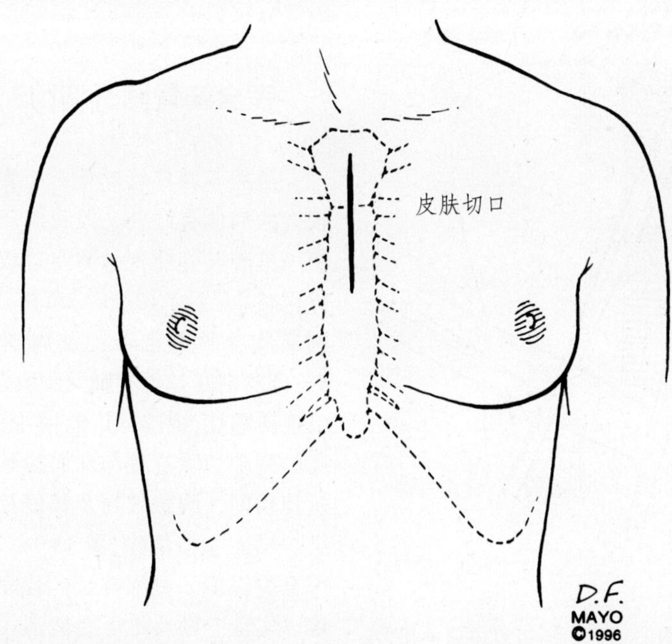

图 13.3　患者置于仰卧位,从胸骨切迹下 1.5cm 处切开皮肤,并沿胸骨中线延至第 4 或 5 肋水平。此切口恰好位于颈部区域以下,当患者穿着普通服饰时难以看到,有比较好的美容效果。

胸腺切除术的第一步是从心包上游离胸腺的右下极中间部分。使用直角钳钝性分离,将胸腺右下极在心包脂肪垫由上向下方分离,直到分离出视野。然后将脂肪垫钳夹、分离并用 2-0 丝线结扎。仍将一把直角钳置于心包脂肪垫与胸腺下极之间,并向上分离胸腺右叶。分离至邻近胸腺的中间部分后,开始分离颈部区域的胸腺右上极(图13.5)。先将胸腺上极中间部分的周围组织分离开,并再次使用直角钳钝性分离,游离其深侧间隙,直至游离出胸腺甲状腺韧带。在胸腺上极与甲状腺之间切断,用 2-0 丝线结扎胸腺甲状腺韧带,并将一把直角钳置于胸腺上极之上。将分别钳夹胸腺下极及上极的直角钳同时上提,在膈神经之上 1cm 的纵隔胸膜上行一 U 形切口。通过用直角钳钝性分离,将胸腺右叶中间部分及其周围脂肪组织从膈神经以上区域拉回直至无名静脉与上腔静脉的交汇处。仔细分离并用 3-0 丝线结扎胸腺外侧起自乳内动脉的各支血管(图13.6)。然后将胸腺进一步沿左侧无名静脉分离,直至游离出中线上的几支引流静脉。膈神经区域出血可用海绵纱布填塞,不能用电凝止血,以防无意中伤及膈神经。手术到此时即完成了一半。

左侧也应用相同的手术步骤。然而,因为胸腺左侧与膈神经位置更近,

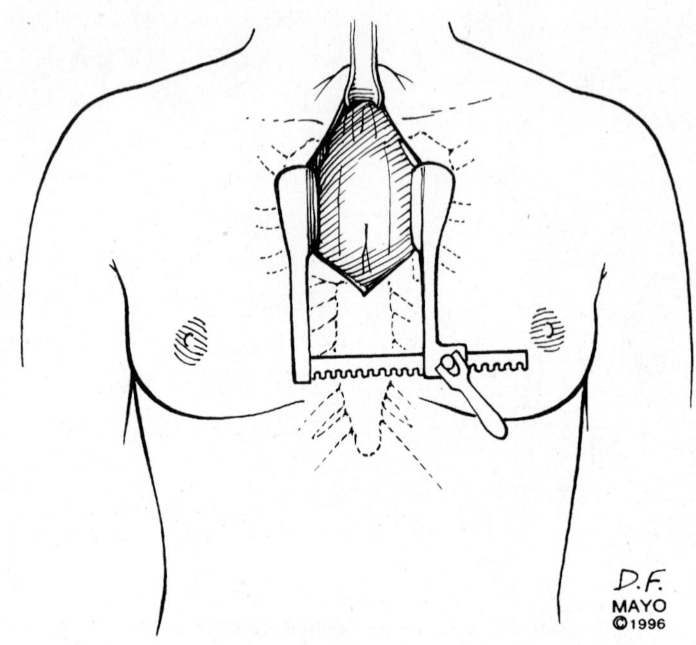

图 13.4 当开胸器分开两侧胸骨时，通常第 3 或 4 肋间隙会横向断裂，这将使那些不伴胸腺肿物的重症肌无力患者的胸腺充分显露。当胸骨闭合后，断裂口很容易修复。如有需要，此部分胸骨劈开切口很容易延长。两侧胸膜腔从下方进入并向上方分离，将胸膜腔、肺及双侧膈神经充分显露。

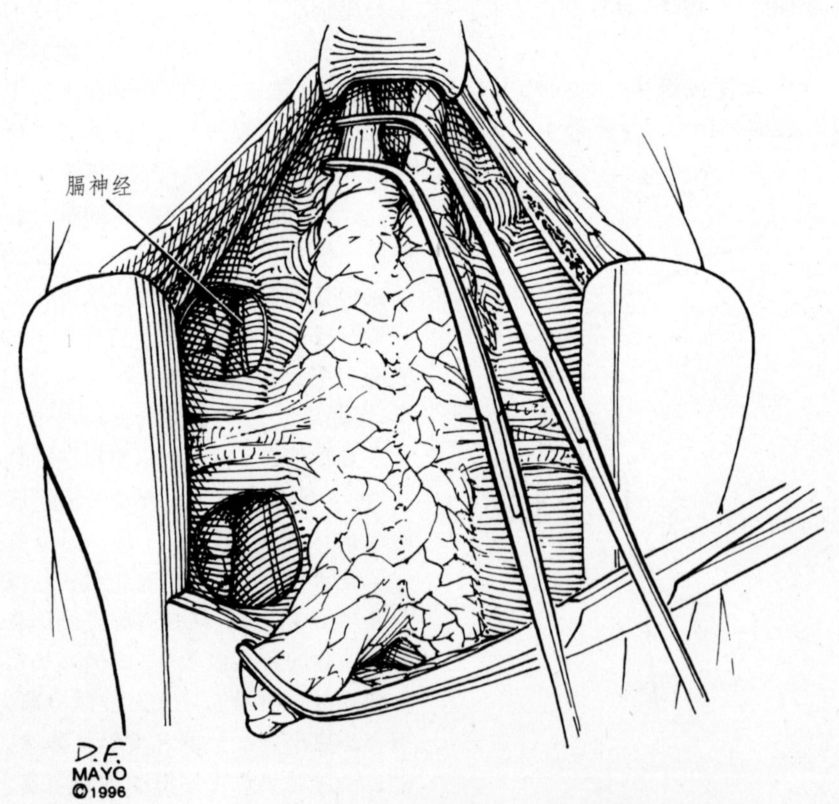

图 13.5 胸腺切除术首先是从心包上游离胸腺的右下极开始的。通过直角钳使用“步度技术”将胸腺下极在心包脂肪垫上向下方分离，然后分离并结扎心包脂肪垫。仍将一把直角钳置于心包脂肪垫与胸腺下极相连之处以备之后用于牵拉，然后用相同的方式将颈部的胸腺上叶游离下来。游离时注意辨别和游离甲状腺胸腺韧带。

而且左侧有更多的脂肪组织容易模糊视野，所以胸腺左侧手术更为困难。在胸腺的中间部分，神经走行与胸腺位置较近的重要区域，行钝性分离有助于防止神经损伤。当胸腺的 4 个角全部游离出之后，将各支静脉分别钳夹游离并用 3-0 丝线结扎(图 13.7)。我们对于小静脉不用夹子。如果手术分离过程中胸腺的界限难以确定，需要做切缘的冰冻病理检查，以防胸腺组织残留。

如果术前或术中发现胸腺内有肿物，手术医师需要仔细辨别该肿物是否粘连或侵及周围组织结构。如果肿物与周围组织粘连，则肿物及其相连的组织结构均需被完整切除，并需进一步做冰冻切片，以确认无残留。

胸腺切除术后，需要仔细止血，我们发现术前行血浆置换的患者术后出血增加。将一根胸管从右乳下置入，穿胸壁、过胸膜腔及纵隔，管端置于左胸顶部(图 13.8)。通过金属丝间断闭合胸骨，将 2~3 根金属丝置于胸骨柄而其余置于胸骨肋间隙，其余的软组织及皮肤的皮下缝合用可吸收缝线分层缝合。

完全胸骨劈开切口

虽然双腔气管插管对于胸腺肿物较大的病例有好处，但我们通常还是使用单腔气管插管。需留置较大的静脉通路。在手术探查时，术者不仅需要判断胸腺肿物是否侵及周围组织器官，也要判断是否有肺及胸膜转移。若发现转移灶，则应尽可能一并切除。实际的胸腺切除过程与前面提到的手术过程相同，胸腺肿物及其侵及的周围组织均需完整切除(图 13.9)。但手术需至少保留一侧膈神经。若完全切除难以实现，则要尽可能地多切除肿瘤组织，且切缘周围组织用银夹标记，术后进一步行放射治疗。手术切口的闭合与前述相同。

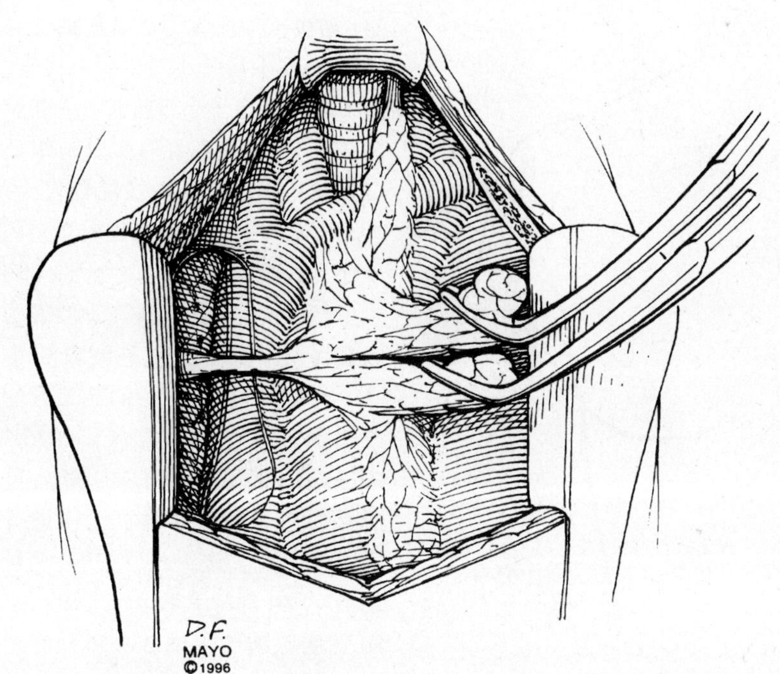

图 13.6 当胸腺右侧两叶均被游离出以后,用直角钳将两叶向中间靠拢,以使乳内动脉发出的进入胸腺一侧的分支血管保持一定张力。此举可以更好地显露视野,使分离和结扎这些血管时更好地保护膈神经。此时可将胸腺右叶及其周围脂肪组织向中间反折。由于此区域电凝止血容易无意中伤及膈神经,故应尽量避免使用。

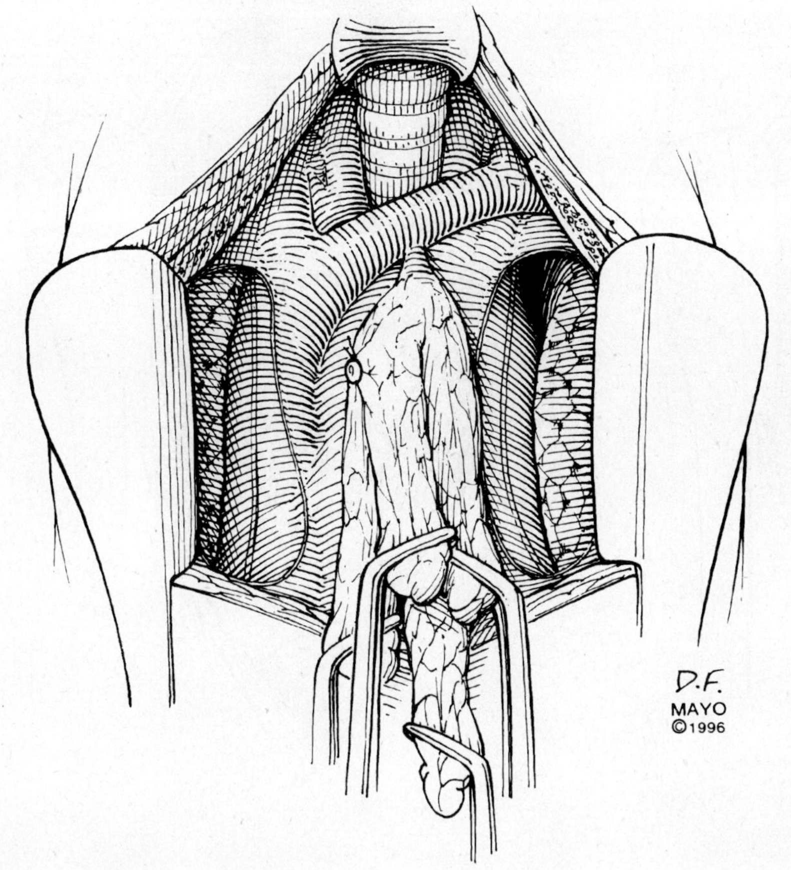

图 13.7 当胸腺的左侧上极及下极游离后,汇入左侧无名静脉的引流静脉可予以分离结扎。

术后恢复

术后患者被送往恢复室苏醒,麻醉师需仔细评估患者情况。如果患者呼吸状态及血气分析结果令人满意,则可拔除气管内插管。目前大多数患者术后均可拔除气管插管。脱机后患者可转至胸外科过渡监护室(ICA)或特护病房(ICU)。术后进行积极的呼吸监护并鼓励患者早下地行走对于患者的恢复十分重要。重症肌无力患者需要外科医师与神经病学医师组成医疗小组密切观察。术后需每 6 小时测量患者的吸气呼气压和肺活量以判断患者的呼吸情况。只有在发生肌无力时,才开始重新使用抗胆碱酯酶类药物治疗。当患者的呼吸功能持续恶化时,则需行血浆置换治疗,有时患者可能还需要重新气管插管。一旦患者脱离了呼吸方面的危险,则可将其转为普通外科护理级别,尽可能早些拔除引流管,患者康复后可出院。

手术效果

1987 年,Lewis 与同事报道了其在 Mayo 临床医院治疗的 274 例胸腺瘤患者,其中 227 例行胸腺完全切除手术治疗。该组的死亡率为 3.1%,89 例(39.2%)患者出现并发症,术前患有重症肌无力或心血管疾病的患者并发症发生率较高。

由于多学科联合进行术前术后处理,目前重症肌无力患者的手术死亡率几乎为零,而并发症发病率也很低了。我们对 1982~2004 年间在 Mayo 临床医院行胸腺切除术的 364 名患者进行了回顾性研究。其中 241 例(66.2%)患有重症肌无力,236 名患者行部分胸骨劈开手术,126 名患者行全胸骨劈开手术,另 2 例行蛤式切口。总共

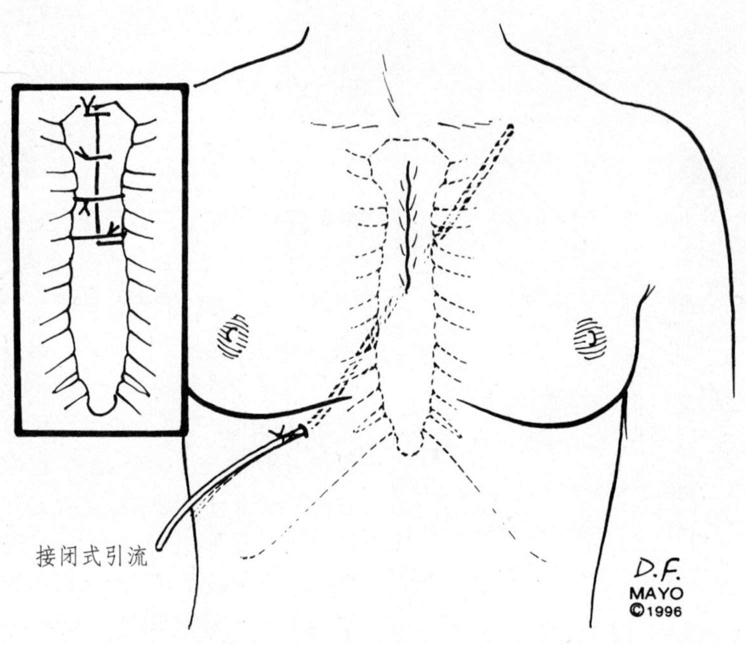

图 13.8 止血完成后,右胸管置于右乳下,穿胸壁、过胸膜腔及纵隔,管端置于左胸顶部。

241 名患重症肌无力患者中的 236 名 (98%) 在术后几小时内脱机拔管,其余 5 名患者也于次日拔管。一名患者 (0.27%)因继发急性呼吸窘迫综合征 (ARDS) 死亡。平均住院日仅为 4.8 天。18 名(4.9%)患者出现较严重的并发症, 其中 10 例发生肺不张,4 例发生房颤,发生需要重新气管插管的呼吸衰竭及出血各 3 例,乳糜胸 1 例。

胸腺切除术后重症肌无力症状改善的程度是不一样的。1976 年, Buckingham 及其同事对 160 名重症肌无力患者采用计算机对比进行了回顾性研究, 该组患者中 80 例行药物治疗,80 例行手术治疗。研究发现, 80 例胸腺切除组中 33%得到完全缓解,而药物治疗组的 80 例中只有 8%

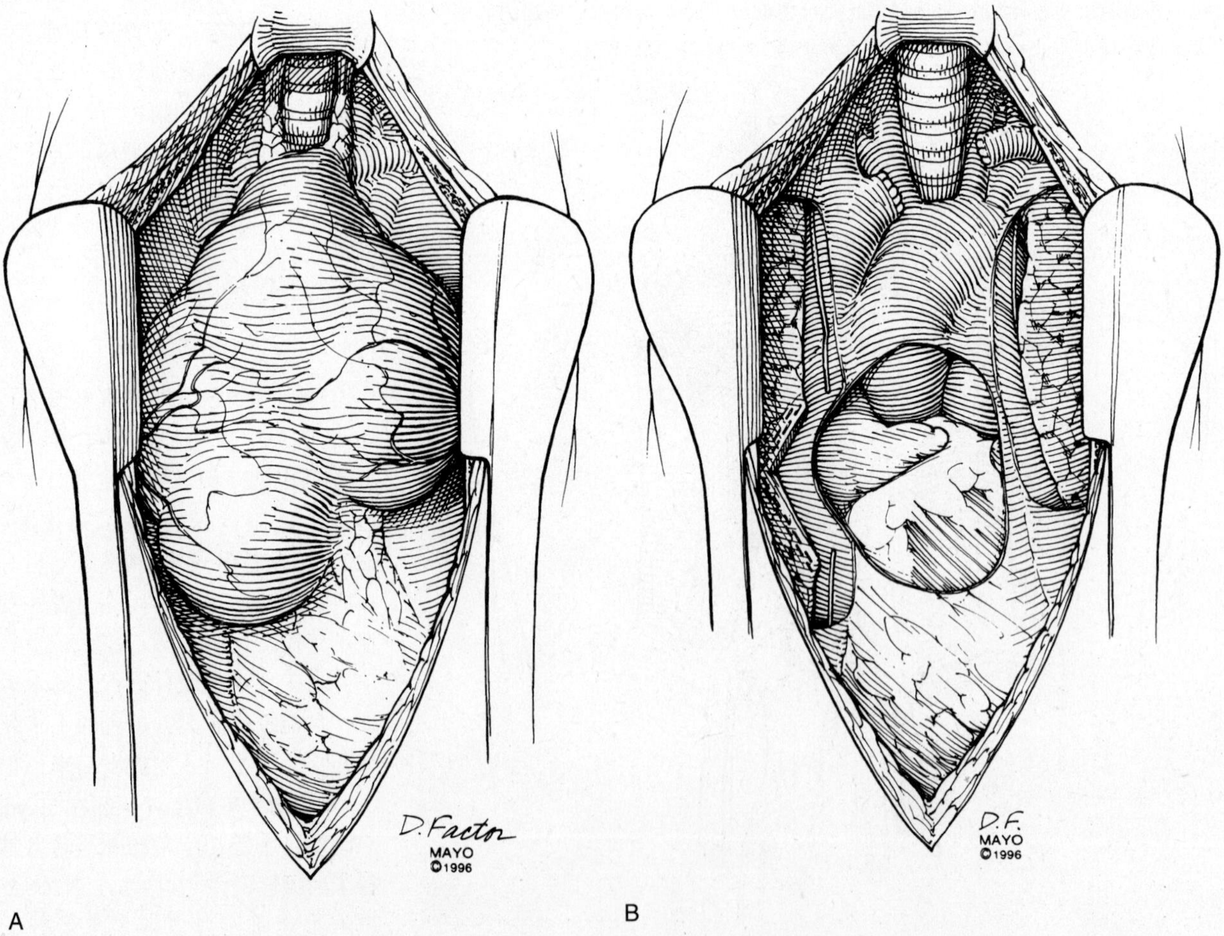

图 13.9 完全胸骨正中劈开切口。(A)提起胸腺,开始切除。(B)如果为侵袭性胸腺瘤,需要行完全切除,包括其侵及的所有组织器官,本例中包括肺组织、右膈神经、部分心包及左侧无名静脉。

完全缓解。后期死亡率手术组(11 例)明显少于药物组 (34 例)。Olanow 等(1982 年)报道了连续 47 名患者行胸腺切除的研究结果，平均随访期为 25.5 个月，发现 83%的患者术后已没有广泛的肌无力症状，而 61%的患者不再接受药物治疗。1992 年 Kirschner 表明，重症肌无力患者行胸腺切除术的实际前景是：20%~25%的患者症状可以得到缓解，10%~20%的患者完全免除药物治疗，35%~50%患者症状得到改善，10%的患者症状无明显变化，仅有少部分患者症状加重。

胸腺瘤患者的生存率依赖于手术治疗时肿瘤的分期。Kondo 及其同事报道了 115 个日本研究所中总共 1320 名患上皮来源的胸腺肿瘤的患者的生存率情况。其中有 1093 例胸腺瘤患者，186 例胸腺癌患者，41 例类癌患者。Ⅰ期及Ⅱ期胸腺瘤患者行胸腺切除术的患者 5 年生存率分别为 100%及 98%，Ⅲ期、ⅣA 期及ⅣB 期患者的 5 年生存率分别为 88.7%、70.6%和 52.8%。值得注意的是，Ⅲ期及Ⅳ期胸腺瘤行胸腺切除术的患者总的 5 年生存率为 92.9%。对于胸腺癌患者，Ⅰ+Ⅱ期、Ⅲ期及Ⅳ期的 5 年生存率分别为 88.2%、51.7%及 37.6%。虽然对于Ⅱ期、Ⅲ期及Ⅳ期的胸腺瘤及胸腺癌患者经常推荐行辅助治疗，但 Kondo 及其同事并没有对其效果予以证实。

结 论

不伴胸腺瘤的重症肌无力患者通过部分胸骨劈开切口行胸腺切除术，不仅可以提供良好的视野而且可以有很低的死亡率及并发症发病率。而一些更为保守的手术入路，如胸腔镜(VATS)及经颈切口胸腺切除，或更为扩大的手术入路，如经颈经胸骨扩大胸腺切除，难以证明哪一种更为有效。我们认为完整的术前检查、完全胸腺切除及术后医师的积极监护治疗对患者的术后恢复很有用。虽然以前认为重症肌无力对于手术生存率有不利影响，但现在这种影响已经很小了。

胸腺切除术仍然是早期胸腺瘤及新辅助化疗后的进展期胸腺瘤主要治疗方式。全胸骨劈开切口对于大部分患者而言可以提供较好的视野及较低的手术死亡率及并发症发病率。

推荐读物

Blalock A. Thymectomy in the treatment of myasthenia gravis: Report of twenty cases. J Thorac Surg 1944;13:316.

Blalock A, Mason MF, Morgan HJ, et al. Myasthenia gravis and tumors of the thymic region: Report of a case in which the tumor was removed. Ann Surg 1939;110:544.

Buckingham JM, Howard FM Jr, Bernatz PE, et al. The value of thymectomy in myasthenia gravis: A computer-assisted matched study. Ann Surg 1976;184:453.

Calhoun RF, Ritter JH, Guthrie TJ, et al. Results of transcervical thymectomy for myasthenia gravis in 100 consecutive patients. Ann Surg 1999;230:555.

Deeb ME, Brinster CJ, Kucharzuk J, et al. Expanded indications for transcervical thymectomy in the management of anterior mediastinal masses. Ann Thorac Surg 2001;72:208.

Jaretzki A. Thymectomy for myasthenia gravis: Analysis of controversies regarding techniques and results. Neurology 1997;48(Suppl 5):S52.

Jaretzki A, Penn AS, Younger DS, et al. Maximal thymectomy for myasthenia gravis: results. J Thorac Cardiovasc Surg 1988;95:747.

Kirschner PA. Myasthenia gravis and ther parathymic syndromes. In Benfield JR (ed), *Chest Surgery Clinics of North America, Mediastinal Tumors*. Philadelphia: Saunders, 1992;183.

Kondo K, Monden Y. Therapy for thymic epithelial tumors: A clinical study of 1,320 patients from Japan. Ann Thorac Surg 2003;76:878.

Lewis JE, Wick MR, Scheithauer BW, et al. Thymoma: A clinicopathologic review. Cancer 1987;60:2727.

Mack MJ, Landreneau RJ, Yim AP, et al. Results of video-assisted thymectomy in patients with myasthenia gravis. J Thorac Cardiovasc Surg 1996;112:1352.

Masaoka A, Nagaoka Y, Kotake Y, et al. Distribution of thymic tissue at the anterior mediastinum. J Thorac Cardiovasc Surg 1975;70:747.

Masaoka A, Yamakawa Y, Niwa H, et al. Extended thymectomy for myasthenia gravis patients: a 20-year review. Ann Thorac Surg 1996;62:853.

Nichols FC, Ercan S, Trastek VF. Standard thymectomy. In Shields TW, Locicero J, Ponn RB, et al. (eds), *General Thoracic Surgery*, 5th ed. Philadelphia: Lippincott Williams & Wilkins, 2005;2629.

Olanow CW, Wechsler AS, Roses AD. A prospective study of thymectomy and serum acetylcholine receptor antibodies in myasthenia gravis. Ann Surg 1982;196:113.

Patterson GA. Thymomas. Semin Thorac Cardiovasc Surg 1992;4:39.

Seggia JC, Abreu P, Takatani M. Plasmapheresis a preparatory method for thymectomy in myasthenia gravis. Arq Neuropsiquiatr 1995;53:411.

Stern LE, Nussbaum MS, Quinlan JG, et al. Long-term evaluation of extended thymectomy with anterior mediastinal dissection for myasthenia gravis. Surgery 2001;130:774.

Wright CD, Kessler KA. Surgical treatment of thymic tumors. Semin Thorac Cardiovasc Surg 2005;17:20.

编者评述

L.R.K.

Nichols 和 Trastek 对他们以胸骨劈开切口行胸腺切除术的手术技巧进行了详细的描述。他们倾向于对那些不伴胸腺瘤的患者行部分胸骨劈开术，而伴胸腺瘤的患者行全胸骨劈开术。他们提到的部分胸骨劈开切口下至第 4 或 5 肋间水平，但我不清楚其优于全胸骨劈开术的特点是什么。我们对重症肌无力患者行胸腺切除术的手术适应证进行了大量的探索。作者在文中提到对于那些仅有眼部症状和药物治疗可以很好控制症状的重症肌无力患者不主张行手术治疗。作者也提到他们更愿意对那些年轻患者及不能耐受药物治疗的患者行手术治疗。而在我看来，既然手术并发症发病率如此低，为什么不对每个重症肌无力患者行手术治疗，尤其是经颈切口等入路对患者创伤更小。我们和几个其他研究组的经验是：经颈胸腺切除入路与开胸入路的效果相同，不过对该结果用一种清楚的方式表达是很重要的。实现完全缓解是一个连续变量,因为大部分患者在一段时间以后才能实现完全缓解,因此最好以实现完全缓解的概率来表达(Kaplan-Meier)。此方法被重症肌无力基金会所召集的会议上作为推荐方法,但很少有作者用这种方法报道数据。作者的手术过程有很多在膈神经附近的操作,在总结这些病例时他们报道并没有膈神经损伤,而其他行扩大胸腺切除术的大宗报道均报道了神经损伤及术后呼吸衰竭的倾向。

正如作者文中提到的,我们对于胸腺瘤的手术不仅需要切除肿瘤本身,而且需要行完整的胸腺切除。作者文中提及胸腺瘤为恶性,大概是指那些病变包裹或侵及周围器官的情况,不过胸腺瘤并没有太多恶性疾病的特征。鉴别侵袭性胸腺瘤与胸腺癌也很重要,胸腺癌是上皮来源的恶性肿瘤,其预后更差。

(杨志 译 刘志东 校)

第 14 章

胸腺切除术(经颈切除术)

Larry R. Kaiser

概 述

胸腺切除术的经典手术径路是经胸骨正中切口胸腺切除术。前面的章节已经详细讨论了这种手术径路。毫无疑问,正中胸骨切开术能够充分显露前纵隔,使术者可以直接切除胸腺。我经常觉得对于切除一个脂肪样的腺体来说,这样的切口似乎有点过大了,它更适于需要打开心包腔的心外科手术。纽约 Mt.Sinai 医院的 Papatestas 等人进行了一系列经颈胸腺切除术治疗重症肌无力(MG)的研究,结果显示治疗效果几乎和胸骨正中切开术相当。最初 Papatestas 并未意识到这种术式,但在 Mt.Sinai 医院大量的 MG 患者促使他尝试采用创伤较小的手术径路来完成胸腺切除。然而却是 Joel Cooper 推广普及了经颈胸腺切除术,他通过使用一种特殊的切口牵拉装置改善了手术视野,也使手术操作规范化。Papatestas 是在非可视状态下切除纵隔内的腺体,而使用 Cooper 牵引器可以使整个切除过程在直视下进行,这样做可以使胸腺切除更加彻底。

作为一名外科医生,Alfred Blalock 在人类认识胸腺在自体免疫失调性 MG 中的作用方面做出了卓越的贡献。1936 年他为一例胸腺瘤合并 MG 施行胸腺切除术,术后患者的症状得到了显著改善。这只是初步的观察结果,而且因为手术仅仅是切除了肿瘤——胸腺瘤,所以这种现象一直未能引起人们的重视。一直到多年以后,Blalock 报道了这一病例才使人们意识到这一现象的存在。他在观察到患者胸腺瘤切除后肌无力症状得到改善的现象后,敏感地意识到行胸腺切除可能对有胸腺瘤的 MG 患者有利。基于这项观察,1941 年 Blalock 报道了一组 6 例不伴胸腺瘤的 MG 患者采用胸腺切除术的治疗效果。通过摘除一个看起来正常的腺体来尝试改善一种神经系统疾病的症状,这在当时是一种难以置信的观点。1944 年 Blalock 又报道了一组 20 例行胸腺切除术的 MG 病例。其中有 4 例死亡,出现症状在一年以内的患者治疗效果最好。

前纵隔内无胸腺瘤和其他肿物时,通过行胸腺切除术来改善 MG 患者的症状是非常重要的认识。外科手术很少只用于功能的改善,而通过切除一个器官来改善功能的手术就更少了,通过胸腺切除术来治疗 MG 可能是唯一的一种。通过这种手术,90%以上患者的症状能够得到完全或者部分缓解。尽管 Blalock 发现这种现象已经 70 多年,但腺体和疾病之间的关系还尚未完全阐明。我们只知道 MG 是一种 CD4+ T 细胞依赖性自体免疫疾病,它以抗体介导的骨骼肌无力为特征,这种疾病可能与胸腺内表达神经肌肉型乙酰胆碱(ACh)受体有关。胸腺似乎是 ACh 受体自身致敏的部位。

尽管仍然存在一些争议,但胸腺切除术治疗 MG 已经得到了胸外科界的广泛认同。很多神经科医师仍然对于手术治疗 MG 存迟疑态度,一方面他们认为这些患者存在手术风险,另一方面很多患者也能够通过内科治疗消除症状。内科治疗的主要药物溴吡斯的明是一种胆碱酯酶抑制剂,其副作用有腹泻、呕吐、唾液分泌增多、视觉模糊、多汗等。皮质激素作为另一种药物,它用于治疗免疫抑制剂(如硫唑嘌呤和环孢霉素)治疗无效的患者。然而对于很多患者来说,一次成功的外科手术可以使他们免于长期药物治疗。长期以来,人们认为胸腺切除术治疗 MG 的关键在于彻底去除胸腺组织,包括异位的胸腺组织,这也是正中胸骨切开术和其他手术径路之间争论的焦点。Alfred Jaretzki 描述了胸腺扩大切除术,包括颈胸部手术入路,切除两侧膈神经之间所有的纵隔组织,同时寻找并切除异位胸腺。Greg Bulkley 采用了相似的手术入路,他报道了 30 年内治疗的 200 例手术患者。虽然这一组中无早期死亡的病例，但并发症发生率却超过30%，其中6%的患者出现了呼吸衰竭。他认为除术前未行血浆置换和男性患者外，是否行胸腺扩大切除术是预测疗效的最好指标。

由于方法的不断变化，治疗的完全缓解率在持续增加，报道这种数据的最好方法是采用Kaplan-Meier概率,这是专家组推荐使用的一种方法，但是却只有少数研究者使用。经颈部胸腺切除术可以完全切除腺体并可达到完全缓解，而且这种手术并发症很少，无死亡率，可以作为一种门诊手术。长期随访结果证实,这种手术入路和经胸骨入路以及经颈胸联合入路的治疗效果相当。Cooper报道了100例连续入组的经颈部胸腺切除术患者,5年完全缓解率为35%,8年为44%。我们报道的一组78例患者,完全缓解率约为39.7%，用Kaplan-Meier概率计算5年完全缓解率为43%。尽管有这些研究结果，但还是只有少数医院采用经颈胸腺切除术这种手术入路,因为人们仍然相信这种手术入路难于彻底切除腺体,而且不能去除异位胸腺。大部分做胸腺手术的外科医生每年最多能见到5~10例MG患者,这使他们很难评价经颈入路的优越性。毫无疑问，胸骨切开术对于医生来说比较容易,然而对于患者来说却不是这样。

术前准备

MG患者的术前准备应该做到个体化。大部分患者只需要常规实验室检查和通过询问病史排除心脏疾病。尽管50岁以后这种疾病的发病会出现第二次高峰，但大部分MG患者都很年轻。特别是对于有延髓或呼吸系统严重症状的患者，术前准备更需做到个体化。所有MG患者都应该测定用力肺活量(FVC)。FVC显著降低的患者应该考虑输注免疫球蛋白或者血浆置换。这应该由神经科医生会诊后做出决定，但是我认为对于并发症很少的经颈胸腺切除术来说，即使FVC显著降低的患者血浆置换也并非必不可少的。因为未切开胸骨,经颈入路造成的呼吸窘迫轻微。尽管如此,我们仍有大约1/4的经颈胸腺切除术患者术前接受了血浆置换。这种操作通常作为一种门诊手术，在术前一周内进行3次血浆交换，并给患者留置静脉通路。而一些患者则需要住院行血浆置换。经血浆置换后,患者的体力在一段时间内增强,并感觉良好。

经颈胸腺切除术的手术技术

由于MG患者有很多麻醉注意事项，所以一个在治疗这类患者方面富于经验的麻醉师是很有必要的。如果需要使用肌肉松弛剂，应该使用小剂量短效非去极化肌肉松弛剂。患者应取仰卧位躺在手术台上，头位于手术台上缘。用一个充气膨胀的气囊或者折叠的被单置于患者肩后，使颈部最大限度地伸展。头位于一个环行固定器内保持固定。这种手术在颈部伸展良好时都很困难，如果颈部只能做最小幅度的伸展时就尤为困难。术前应该根据患者颈部伸展的幅度来决定是否适合经颈入路。早期经验是经颈手术应该回避颈部伸展幅度较小的患者，但是也有外科医师凭经验和技术来完成这类手术。

将患者的头部置于紧靠手术台边缘是非常重要的,否则将会使手术操作变得更加困难。患者的手臂卷屈在手术台旁，并用可滑动的支架固定。我们需要保护患者的手臂,因为牵引器会放在手术台上,患者的手臂有可能会受到压迫损伤。用聚维酮碘消毒颈部和前胸部的皮肤,铺单时应该包括侧面,越过头部的单子要垂落到地上。麻醉师应该站在患者的侧面。麻醉导管应该自由垂落,而不应悬着像将手术单挂的“圣诞树”上。因为术者位于患者的头侧,任何物品将手术单顶起都会影响手术者向纵隔的视野。皮肤切口选择在胸骨切迹略上方,然后切开颈阔肌(图14.1)。如果切口位于切迹上方1~2cm处,皮肤边缘会使纵隔分离更加困难。一旦切开颈阔肌，就要提起颈阔肌上瓣和下瓣。上瓣游离至甲状软骨下,下瓣游离至胸骨上切迹。然后放置两个Gelpi牵引器分离皮瓣。

沿着中线无血管区分离胸骨舌骨肌和胸骨甲状腺肌。附着在胸骨切迹上的韧带必须切除，并用手指游离胸骨后间隙。助手提起带状肌肉来切除胸骨甲状肌后面的疏松蜂窝组织。腺体的颈部呈浅红色，所以可以通过颜色和薄的纤维囊与周围的脂肪相区别。不过这一点做起来比听起来要困难得多。区别腺体和颈部脂肪可能非常困难，但是术者往往可以通过腺体紧紧包裹着带状肌的后部这一点来定位。我通常首先确定腺体的右叶,因为在颈部右叶通常比左叶的位置高。腺体位于甲状腺下静脉的前方，如果分离到这个静脉下方，说明已经错过了腺体，需要在更表浅的部位进行分离解剖。

确认腺体后，应该由外侧向上游离腺体并将甲状腺下静脉分离开。有时会有小静脉分支从腺体引流至甲状腺下静脉。当静脉伴行腺体向上时,这些小的血管应该被夹闭。在甲状软骨下部的上方伴行于腺体是不多见的情况。分离腺体上部时,轻柔地向下牵拉腺体,直至切除腺体的上部。将进入腺体上部的小静脉夹闭。腺体被提起时,用直角钳夹住腺体的上极。然后在腺体上系一根长丝线作为牵引，以便后面的切除(图14.2)。

用丝线将腺体向前牵引,锐性分离腺体周围的软组织并提起,向下分离到

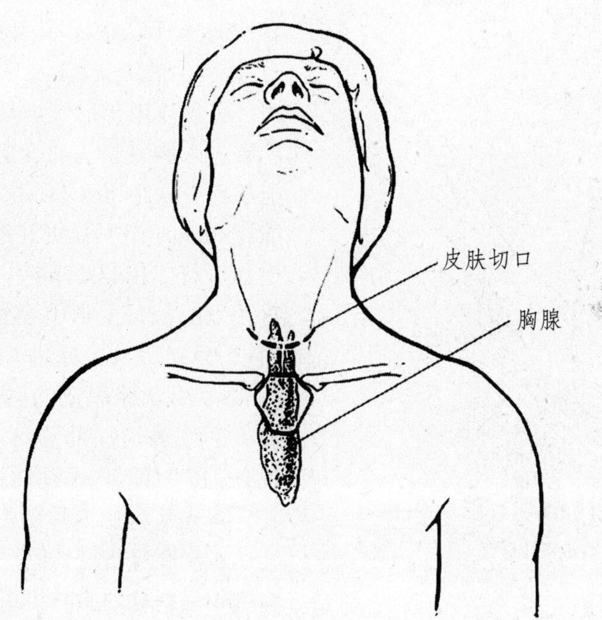

图14.1　经颈胸腺切除术(TCT)。(Reprinted with permission from LR Kaiser.Atlas of General Thoracic Surgery. St. Louis: Mosby, 1997.)

无名静脉。腺体的对侧叶解剖定位随着腺体下部的提起而清晰。同样切开带状肌肉后方的无血管平面,以确定对侧腺叶的位置,随腺叶向上的静脉分离并夹闭。同样用一根长丝线牵引腺叶。每根丝线上各放置一把止血钳使它们保持分离状态。同时放置一个牵开器分开带状肌肉便于切除下方的组织。两叶都游离到无名静脉。外科医生这时候到手术台的头侧并坐到带轮子的凳子上操作。头灯对于成功切除纵隔内部分胸腺是非常重要的。也有一些外科医生在手术中使用放大镜，通常放大倍数为 2.5 倍。牵引腺叶的前部用 Kelly 钳夹住花生米棉球，钝性游离腺体直到无名静脉。这样做可以暴露来自腺体的无名静脉分支，这些分支的大小和位置都不同。腺体通常在无名静脉的前面通过，但是也有极少数患者腺体的一叶或者两叶在静脉的后部通过，在这种情况下腺体应该被游离至超过静脉下方，同时还要能够辨别胸腺静脉的分支。手术中应夹闭小静脉,结扎大静脉。用花生米棉球游离静脉分支，用直角钳抓持住结扎在腺叶的丝线。助手向上牵引无名静脉，用花生米棉球分离,近心端结扎胸腺静脉分支(图 14.3)。保留结扎线并在结扎远心端时反向牵拉作用，然后分离静脉分支并且切断结扎线。通常有腺体的静脉引流注入乳内静脉，这些静脉分支也必须分离并夹住。一旦所有的胸腺静脉分支被分离，腺体便能从无名静脉下方的心包上被游离了，以后基本上所有的分离都是使用纱布球钝性分离。

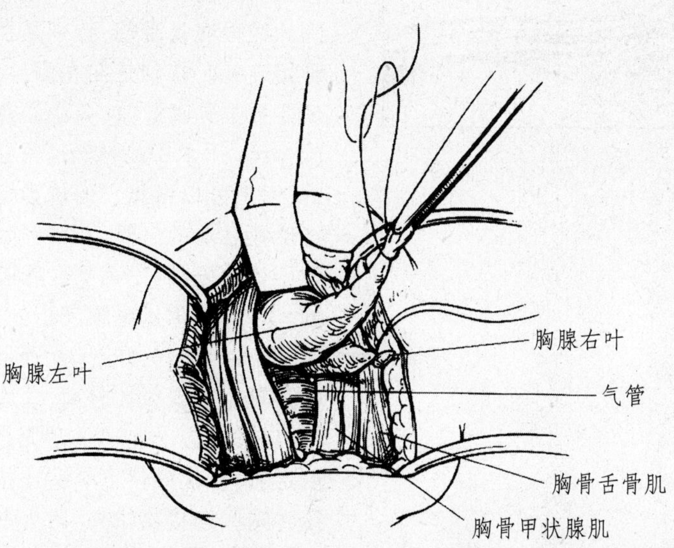

图14.2　留置牵引线。(Reprinted with permission from LR Kaiser. Atlas of General Thoracic Surgery. St. Louis: Mosby, 1997.)

下一步用纱布球从胸骨后游离腺体的前部(图 14.4)。用手指预先暴露胸骨后间隙，这能够给棉球使用带来方便。用棉球从胸骨后游离腺体是在看不见的情况下进行的。向前提起腺体使纱布球能够从心包上游离腺体。将腺体的右叶拉向左侧就能够很容易地看到并切除侧面的附着物。左侧的腺体也可以用同样的方法来处理。但要小心操作避免破坏腺体的囊壁。用丝线结扎牵拉腺体。

这时放置 Cooper 胸腺切除牵引器（Pilling Co.,Fort Washington, PA)。牵引钳越过支架置于两侧（图 14.5)。Polytract 牵引器的侧杆通过牵引钳并调整至合适的高度。然后将牵引器的横杆放到合适的位置，将牵引器放置在相当于胸骨切迹的位置。把牵引器放置在正确的位置上是非常重要的。将牵引器的臂放置在胸骨切迹上,并通过连接器连接到横杆上，然后提起并锁定在某个位置。如果牵引器在手术台上的位置不正确，牵引器的胸骨部分将不在正确的位置上，同时侧杆的位置也需要进行调整。可以根据患者情况选择Cooper牵引器。Rultract牵引器（Rultract Inc.,Independence, OH）通常被用于取乳内动脉，如果有能够进入胸骨切迹的合适的刀片，也能够用于胸腺切除术。这种牵引器可能比Cooper牵引器更好用，操作上也更加可行。Rultract牵引器放好以后再用Army-Navy牵引器向两侧牵开切口，分别用系在每侧牵引器后方的Penrose引流管固定就位。将肩下气囊中的气放出一部分可进一步改善视野。这时即可开始胸腺切除术。

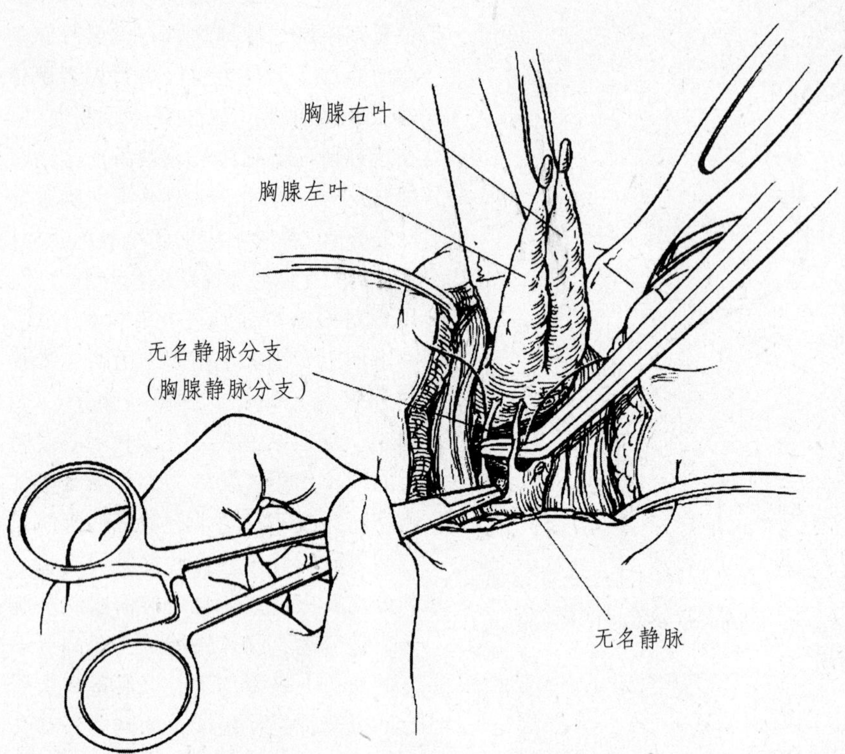

图14.3　近心端结扎胸腺静脉。（Reprinted with permission from LR Kaiser. Atlas of General Thoracic Surgery. St. Louis: Mosby, 1997.）

首先从胸腺腺体的右叶开始，将其从右胸膜反折处切除。腺体很容易和胸膜反折处的脂肪组织区分。要小心避免进入胸膜腔，如果刺破了胸膜腔，要在关闭胸膜腔以前放置一根红色的橡皮导管，并辅以Valsalva方法排空一侧胸膜腔内的气体。待伤口愈合后再将导管拔除。游离后将腺体向前反折，用丝线缝合，并将它从心包上彻底分离至它的下缘。这种操作便于从胸膜反折处去除腺体。腺体右叶游离后继续游离左叶。

左叶从左侧胸膜反折处切除。左侧通常比右侧困难，因为腺体的舌部延伸到主肺动脉窗内。可以用棉球从胸膜反折钝性游离腺体。手术中双侧膈神经很容易受伤，特别是在接近胸骨切迹处。特别是在左侧，由于腺体延伸到主肺动脉窗，要小心避免牵拉膈神经。手术中膈神经通常是看不见的，但是可以设想它的位置。当膈神经位置靠前的时候，在神经附近不要使用锐性分离，尤其是在胸腔顶部附近。一旦腺体从胸膜反折处分离，腺体就应由下向上分离。然而一些心包的附着物需要锐性分离，这些组织都很容易看见。当把腺体从无名静脉上取走后，可能残留下一些连接物。应该将这些连接物钳夹，因为里面经常有一些未发现的小的胸腺静脉分支。

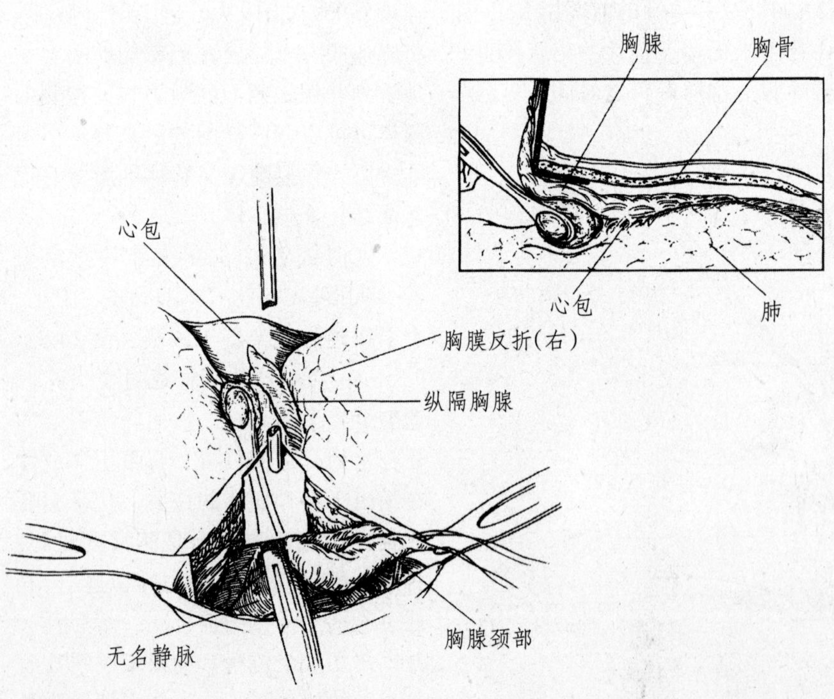

图14.4　自前方将胸腺与胸骨游离。（Reprinted with permission from LR Kaiser. Atlas of General Thoracic Surgery. St. Louis: Mosby, 1997.）

腺体切除后应立即行全面检查以确保纵隔内无出血。如果有一侧或

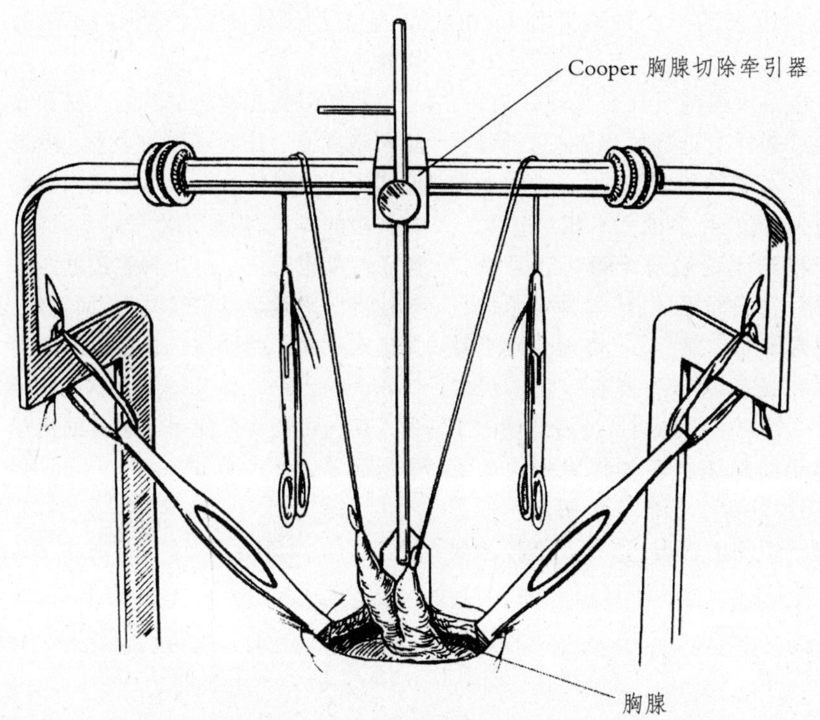

图 14.5 牵引钳越过支架置于两侧。(Reprinted with permission from LR Kaiser. Atlas of General Thoracic Surgery. St. Louis: Mosby, 1997.)

者两侧胸膜腔破裂，应该像前面介绍的那样在胸膜腔内放置红色胶皮管。待胸膜腔完全闭合且同时用 Valsalva 方法以后再拔管。最后修复带状肌肉，用可吸收缝线缝合颈阔肌。皮肤用皮内缝合。在合适的麻醉下，患者清醒并有足够的肌力耐受拔管。患者被送到麻醉恢复区直至完全清醒。拍摄一张胸部 X 线片以确定患者无明显的气胸存在。除非气体量非常多或者患者有明显的症状，通常气胸是不必处理的，原因是因为胸膜腔内无进行性漏气。一旦患者完全清醒后通常通过口服给药，我们计划手术几小时后就让患者回家，通常术后 1~2 天内需要口服止痛药。

结 果

这种手术我们已经开展了 200 多例，平均手术时间略多于 1 小时，平均住院时间为半天，只是偶尔有患者过夜。本组无死亡率，无患者持续带管、需要重新插管或滞留在 ICU。我们曾经报道过 2 例膈神经损伤和 3 例表面伤口感染的患者。平均术前 Osserman 分级为 2.55，术后为 1.07。大于 50%的患者术前 Osserman 分级为Ⅲ级或者Ⅳ级。前 120 例患者的完全有效率为 39.7%。60 个月获得完全缓解的 Kaplan-Meier 概率为 43%。而经颈/经胸骨胸腺切除术的 Kaplan-Meier 概率大约为 50%。导致阴性预后的因素一个是术前皮质激素治疗，另一个是有胸腺瘤的患者比胸腺正常或者有胸腺增生的患者获得完全缓解的概率更大。

Cooper 报道了 Osserman 分级降低范围为 3.0 到 1.0 的 100 例连续进行这种手术的患者。85%患者的 Osserman 分级提高了一级或者更多，63%的患者提高了两级或者更多。35%的患者症状完全缓解。对 52 例患者长期平均随访 8.4±6.1 年显示完全缓解率为 44.3%，平均 Osserman 分级为 0.4。

无论选择哪一种入路，很显然胸腺切除术为大量的 MG 患者提供了一个完全缓解症状的机会。在我看来每一位 MG 患者都应该接受手术治疗，包括只有眼部症状的患者，特别是采用可以作为门诊手术的经颈部胸腺切除术。只有 10%的患者手术后症状无缓解。胸腺切除术的挑战在于使神经科医师理解并相信切除胸腺完全可以达到改善功能的效果。学习经颈胸腺切除术的操作也是很具有挑战性的，因为一名外科医师一年中接触的 MG 患者通常很少。而且这种手术教学也很困难，除了手术的个体化操作以外，手术视野的局限性也是一个原因。即使通过一定数量的手术锻炼，也只能学到一点点技巧。由于一个外科医生一年可能只做 2~3 例胸腺切除术，所以人们难免要怀疑他是否能掌握经颈胸腺切除术，以及在这种情况下患者究竟应该选择经颈入路还是经胸骨入路。

推荐读物

Bulkley GB, Bass KN, Stephenson R, et al. Extended cervicomediastinal thymectomy in the integrated management of myasthenia gravis. Ann Surg 1997;226:324.

Calhoun RF, Ritter JH, Guthrie TJ, et al. Results of transcervical thymectomy for myasthenia gravis on 100 consecutive patients. Ann Surg 1999;230:555.

Jaretzki A, Barohn RJ, Ernstoff RM, et al. Myasthenia gravis: Recommendations for clinical research standards. Ann Thorac Surg 2000;70:327.

Jaretzki III A, Wolff M. "Maximal" thymectomy for myasthenia gravis. J Thorac Cardiovasc Surg 1988;96:711.

Kark AE, Papatestas AE. Some anatomic features of the transcervical approach for thymectomy. Mt Sinai J Med 1971;38:580.

Shrager JB, Deeb ME, Mick R, et al. Transcervical thymectomy for myasthenia gravis achieves results comparable to thymectomy by sternotomy. Ann Thorac Surg 2002;74:320.

编者评述

D.R.J.

Kaiser对经颈静脉切除术的描述非常精彩。由于他做了大量的工作，几乎使其看起来是一种非常简单的手术。事实并非如此，对于一年只做1~2例胸腺切除术的胸外科医生不应该采用这种术式。目前大部分胸外科医师更愿意选择经胸骨入路，然而越来越多的胸外科医师选择胸腔镜来治疗小的胸腺瘤和MG患者。

这一章强调了几个要点。第一，在经过选择的适当的患者中，经颈胸腺切除术的效果和Jaretski描述的切口更大、损伤更多的手术相当。第二，由于视野不论是对于第一还是第二助手都是很局限的，使这种手术的教学非常困难。第三，正确地鉴别良性胸腺和颈部脂肪是要有一定的经验的。一个常见的错误是过多地切除了颈部脂肪组织。正如作者指出的那样，用甲状腺下静脉作为解剖学标志来引导切除的深度，这是一个技术要点，它有助于帮助手术者保持正确的切除平面。

我们用胸腔镜通过右侧入路和双侧入路实施了几例这样的手术，患者取仰卧位双臂举过头顶，这很像双侧肺移植的体位。这种手术视野非常好，患者恢复也很快，由于胸腔镜的图像对住院医师教学也很容易。总而言之，无论对手术入路如何选择，对患者损伤较少的入路，如Kaiser所描述的经颈入路，可能将会使手术患者的治疗变得简单。

(李云松 译 刘志东 校)

第 15 章

后纵隔病变的切除

Brendon M. Stiles，Thomas M. Daniel

纵隔从解剖上分为上纵隔、前纵隔、中纵隔和后纵隔。所谓后纵隔是心包以后从第 4 胸椎到膈肌的部分胸腔，而第 4 胸椎以上胸腔部分属于上纵隔。然而，前纵隔和后纵隔肿瘤通常蔓延到上纵隔，因此，大多数外科医生倾向于将纵隔分为 3 部分：前上纵隔、中纵隔和后纵隔。也就是说，后纵隔包含了从胸廓入口到膈肌的心包反折和心包以后的部分。

后纵膈内有胸主动脉、胸导管、奇静脉、半奇静脉、食管、纤维蜂窝性脂肪组织和淋巴结、后肋间静动脉和神经、迷走神经和交感链以及广泛聚集的副神经节细胞。尽管后纵隔肿瘤可发生于上述任何结构，但神经源性肿瘤是目前常见的发源于交感神经节、副交感神经细胞、肋间神经或神经鞘细胞的后纵隔肿瘤(图15.1)。尽管后纵隔肿瘤也包含有食管源性、血管源性、肺源性和淋巴源性，但这些肿瘤在本章节中不予提及，我们将讨论后纵隔神经源性肿瘤的切除。

后纵隔神经源性肿瘤

后纵隔的神经组织相对较为丰富。脊神经由椎间孔发出并立即形成分支，在后纵隔侧面发出一分支形成肋间神经。脊神经根的另一部分发出分支形成交感干，并在肋骨头上方沿后纵隔走行。据多数文献报道，神经源性肿瘤占后纵隔肿瘤的 55%~60%或更多。另外，约有 10%~20%的后纵隔神经源性肿瘤含有椎管成分。依照椎神经根和肋间神经的解剖学描述，神经源性肿瘤由椎间孔处发生可沿着受侵的神经双向生长。这些特殊的肿瘤称为哑铃状肿瘤，包括一个较大的后纵隔部分的肿瘤和较小的椎管内部分，二者通过狭小的椎间孔相连（图15.2）。这些肿瘤在切除时需要胸外科和神经外科精确地评估并仔细地制订计划。如果术前不能正确对哑铃形肿瘤做出诊断，手术中在切除胸腔内肿瘤部分时可能会导致严重的并发症。不知情时切断狭小的椎间孔的肿瘤颈部可能导致肿瘤出血并使脊髓受压。另外，肋间动脉发出的小分支横穿椎间孔。由于哑铃状肿瘤的存在使局部解剖发生改变，引起不明小动脉出血而难以控制。硬膜外血肿导致脊椎明显受压是最严重的并发症。

在组织学上，后纵隔神经源性肿瘤根据神经细胞的来源进行分类。神经鞘来源的肿瘤包括神经鞘膜瘤、良性及恶性神经鞘瘤、良性神经纤维瘤和恶性的神经纤维肉瘤。起源于交感链神经节的肿瘤为良性或恶性节细胞神经瘤。来源于副神经节细胞的肿瘤可随处发生，包括不常见的纵隔嗜铬细胞瘤和非嗜铬细胞瘤。后纵隔副神经节细胞瘤通常见于椎旁沟，如果分泌激素则为功能性肿瘤。哑铃形肿瘤通常为起源于神经鞘的良性肿瘤(神经鞘瘤和神经纤维瘤)。大多数后纵隔肿瘤为良性肿瘤。

多数后纵隔肿瘤患者无症状，常在其他原因行胸部 X 线检查时发现。当出现症状时，通常是因为与肿瘤大小和部位有关的力学因素所致。例如，由于侵及肋骨或肋间神经可能出现胸背痛。肿瘤侵及星状神经节和交感干上部，可能导致因臂丛神经受压而出现相应的神经症状和 Horner 综合征。尽管哑铃形肿瘤有时可能无症状，但大多数肿瘤压迫脊椎或神经根可能出现症状。69%~80%的哑铃形肿瘤有神经方面的症状。症状的产生也可能因肿瘤分泌激素所致，如功能性副交感神经节细胞瘤。

后纵隔肿瘤一经诊断，需进一步行 CT 检查，即使无症状，也应明确有无椎管内生长的可能性。CT 通过显示椎间孔增大或椎管内存在肿块，有助于疾病的诊断。通常进一步明确尚需 MRI 和不常用的脊髓 X 线检查，以精确地描述椎间孔和椎管内的解剖。MRI 为无创性检查并能做出精

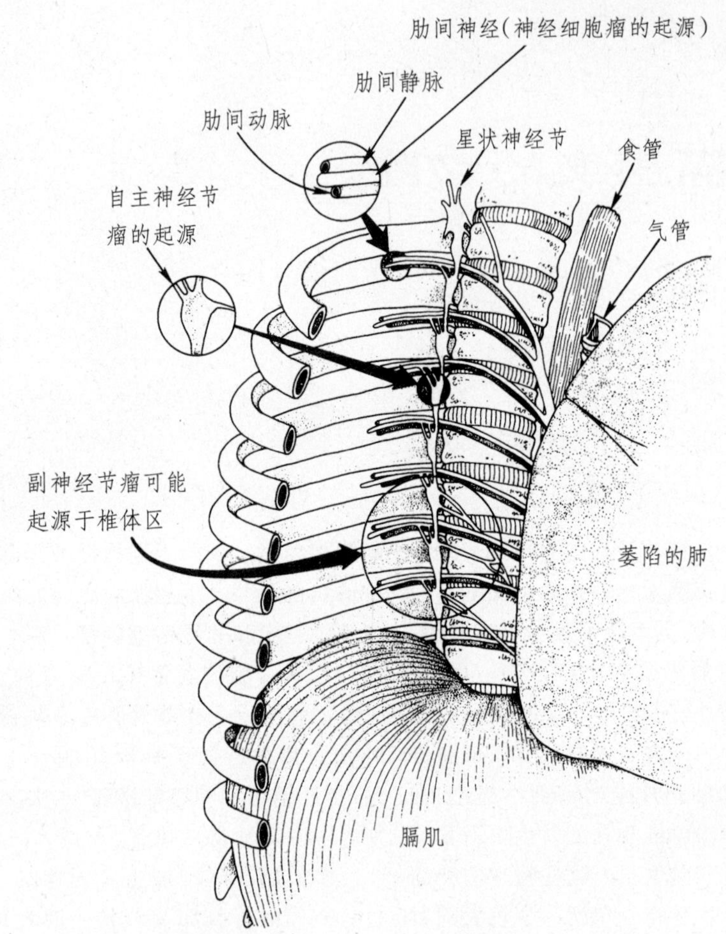

图15.1 常见神经源性肿瘤的后纵隔解剖分布。

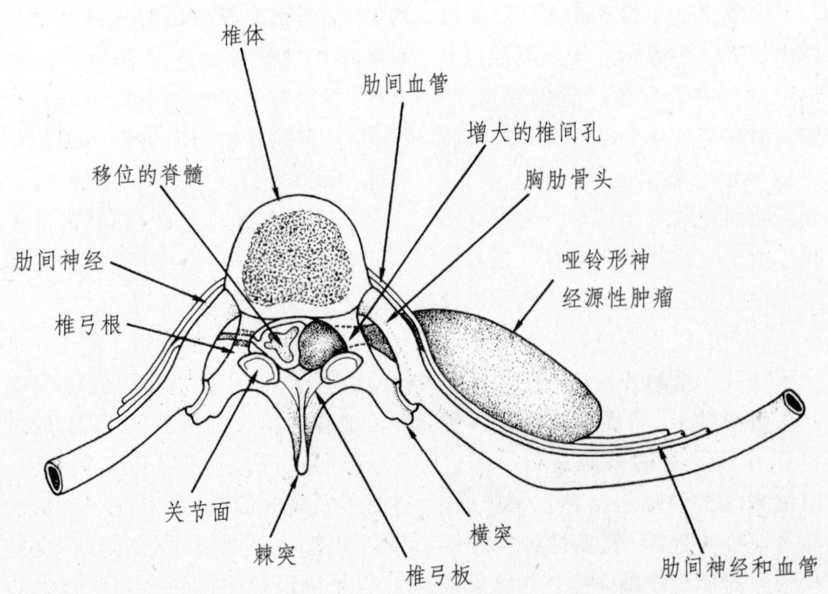

图15.2 哑铃形神经源性肿瘤,可见脊髓受压、椎间孔扩大以及较大的后纵隔肿瘤部分。

确的诊断。脊髓血管造影对于一些病例,特别是后纵隔偏下的肿瘤应考虑选择性应用,以证明Adamkiewicz动脉的存在。漏掉此动脉可能导致脊髓出血,因为后纵隔肿瘤仅有不到5%是恶性,如果没有特殊症状出现,不应扩大手术探查范围。其他疾病(如脑脊膜膨出或脑脊膜瘤)则应根据术前影像分析与后纵隔肿瘤区别对待。

后纵隔肿瘤通常容易经皮穿刺活检,但我们认为确定可手术并可完全切除的肿瘤患者不需做任何活检。不能切除的肿瘤的自然病史尚无明确的描述,仅仅观察存在争议。较大的肿瘤有可能扩大切除的或对肿瘤的来源有疑问的,如肉瘤或转移瘤,可行经皮活检。哑铃形肿瘤是神经来源性肿瘤,认为是可以手术切除的,不需要术前活检。

患者如有高血压、出汗及心悸症状和伴有后纵隔肿块,应进行相应的激素水平检测,也可能行聚苯碘胍(MIBG)检测,以进一步确定功能性肿瘤的来源。尿中儿茶酚胺分析尽管少用,但偶尔也可以明确患有嗜铬细胞瘤的患者手术前的高血压。无症状的患者不需常规进行激素水平检测。然而,我们最近对无症状的纵隔副神经节细胞瘤进行检测,发现其分泌多巴胺。尽管仅有3%~5%后纵隔神经源性肿瘤为恶性,然而,良性肿瘤偶尔也可转变为恶性,并可在术前检查中发现。无症状的肿瘤可不断地生长而最终引起明显的症状。

术前需特殊处理的是那些有症状的功能性副神经节细胞瘤或嗜铬细胞瘤。这些患者如果有高血压,应接受1~2周的α-肾上腺素能受体阻滞剂或β-受体阻滞剂,以控制反复的心动过速。所有需要行后纵隔肿瘤切除的患者应考虑手术,甚至行胸腔镜治疗,除非体能状况、肺功能差而不适合手术。

手术原则

患有后纵隔肿瘤的患者若没有椎管内侵犯，可用几种方法进行治疗。边缘较规则的肿瘤，最大直径小于 3cm，没有胸壁及骨组织受累的证据可以行胸腔镜进行治疗。电视辅助下的胸腔镜技术具有安全性并能成功地切除后纵隔神经源性肿瘤。尽管尚没有正式的建议，但我们极力主张大于 3cm 的肿瘤或肿瘤有局部侵犯，应行后外侧开胸手术来切除肿瘤。完美的外科手术技术不应对肿瘤有任何挤压。无论是腔镜手术还是开胸手术，手术前患者应做好体能和精神上的准备。

患有哑铃形肿瘤的患者需特殊处理，最好的方法是由神经外科和胸外科联合一期完成，偶尔可先由神经外科完成神经外科部分，而后再由胸外科进行切除，详细内容将在本章后面讨论。胸科部分可根据前面所提到的原则由开胸或胸腔镜完成。一期手术切除肿瘤要么横断肋骨进行手术，要么行后外侧开胸手术。

手术方法

胸腔镜切除术

单侧肺通气是胸腔镜切除后纵隔肿瘤的前提，术前支气管镜检查可指导术中双腔气管插管。患者保持侧卧位，后外侧手术野皮肤充分暴露，对术中可能发生的并发症应予以充分考虑。套管切口的位置应尽可能远离肿瘤，以保证理想的手术野和封闭的胸腔内操作。对于后纵隔偏上的肿瘤，镜头应放在腋前线第 7 肋间(图15.3A)。将肺萎陷，行 1.0~1.5cm 切口，胸膜用钝性剪开或血管钳进入。手指进入确保胸膜腔完整，然后放入镜头套管。如果胸膜粘连，则进行开胸手术。其他操作器械则直接在胸腔镜视野进入。后纵隔肿瘤位置较低时，操作口应在较高位；后纵隔肿瘤较高时，操作口应置于较低位。图15.3A 描述了常用的高位后纵隔肿瘤的操作口部位。

操作口不需套管，因为器械可通过切口直接插入。一般来说，除了镜头，如需要可有 2 个或 3 个操作口(图 15.3B)。大约距肿瘤 1~2cm 处，用内镜钳提起胸膜并用钩形电凝刀或内镜剪切开(图 15.4A)。围绕肿瘤的胸膜需完全切除，并确保切缘距肿瘤 1~2cm(图 15.4B)。直到肿瘤仅有一束神经和血管相连时，才可搬动肿瘤。确保肿瘤的近端和远端神经和血管被夹住后，再用钩形电凝刀切除(图 15.5)。血管束用双夹，以确保止血作用。然后将肿瘤完整从后胸壁游离切除并放置于内镜标本袋中，通过其中一个操作套管口取出(图 15.5)。皮肤切口可能需要切大一些以保证肿瘤能够取出。肿瘤应放在袋子中通过有

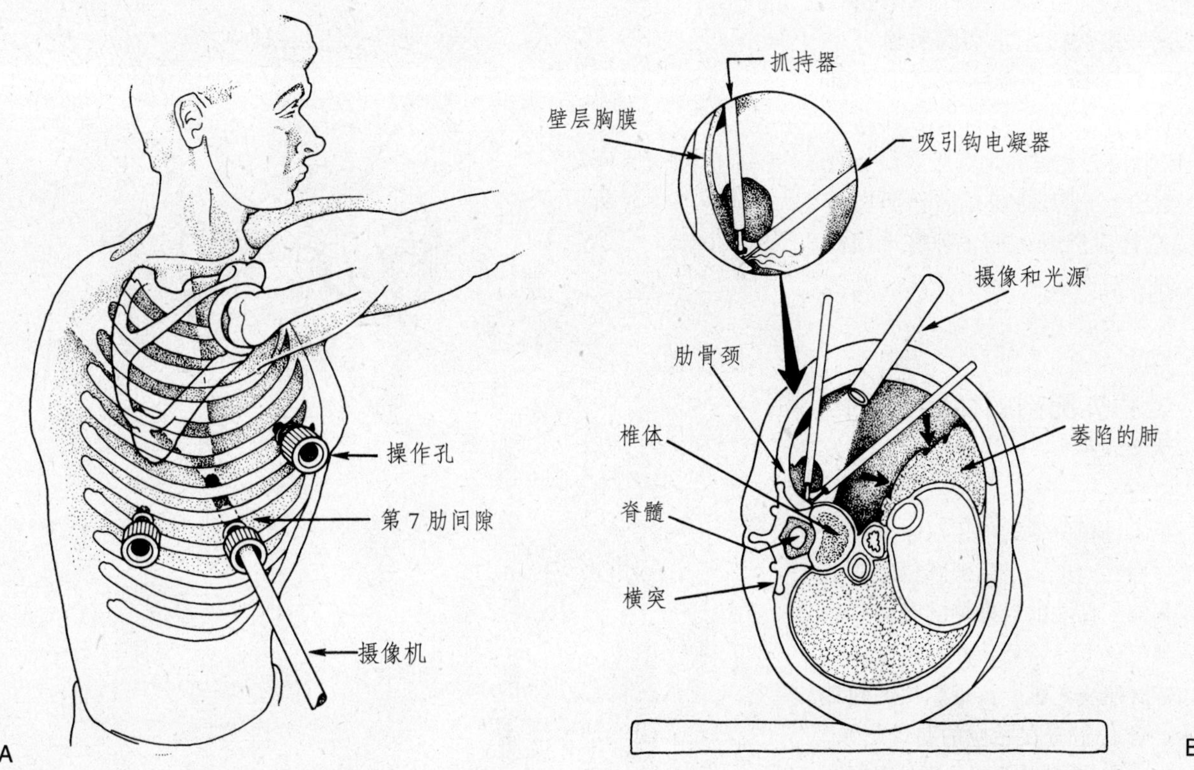

图15.3　(A)胸腔镜上胸部后纵隔肿瘤切除的常见切口。(B)胸腔镜后纵隔肿瘤切除的横断面视野。

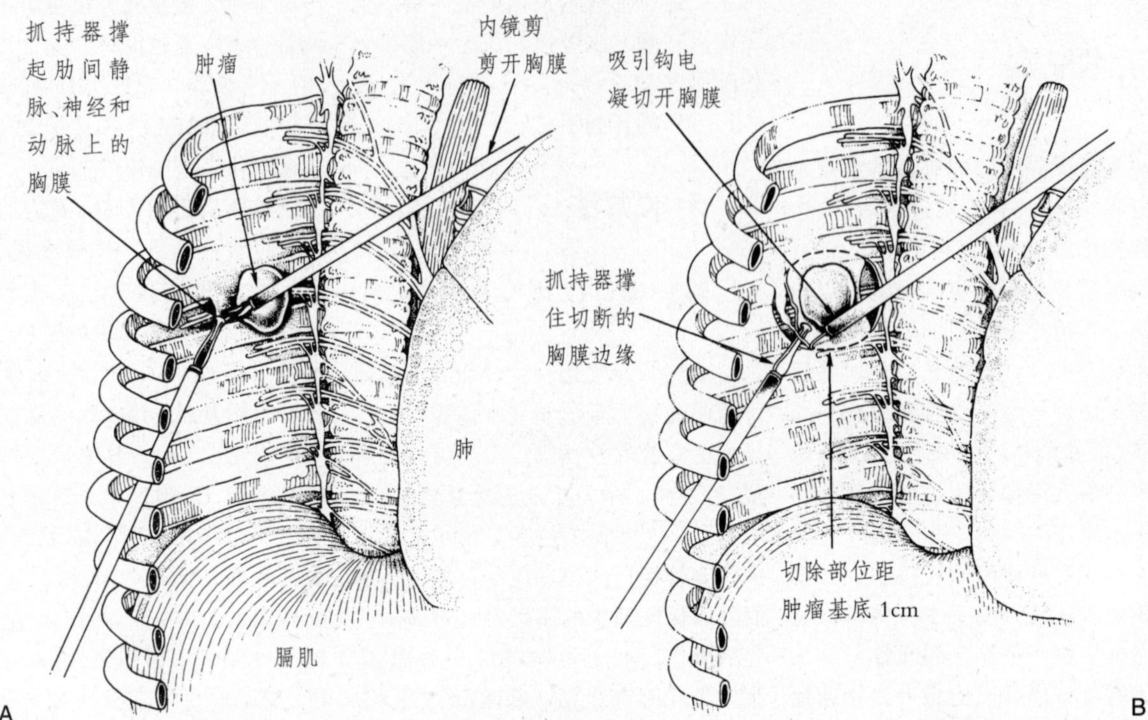

图15.4 （A）邻近肿瘤的胸膜被提起，应用内镜剪刀剪开。（B）应用吸引钩电凝切开肿瘤周围的胸膜。

套管的胸壁取出，避免恶性肿瘤细胞的种植。这种情况虽少见，但据报道，胸腔镜和腹腔镜手术切除肿瘤可增加其发生概率。止血后，由前套管部位放置一单腔管，管口向后到肺尖部。取出镜头套管并用可吸收线进行皮内缝合，较大的切口需作肌肉缝合。套管部位用0.2%的罗哌卡因和肾上腺素浸润麻醉，术后止痛。胸腔引流管于术后1~2天拔除。

经后外侧剖胸切口切除巨大肿瘤

手术过程中常规使用双腔气管插管单肺通气。患者采用侧卧位以尽量显露胸部。标准的后外侧剖胸切口经过肩胛下角下2指处。此处正是斜方肌和背阔肌交汇处。前锯肌从肩胛骨起始并移行附着在相应的肋骨下缘。肩胛骨后缩，并计数肋骨位置。根据肿瘤的解剖定位，可选择自第5或第6

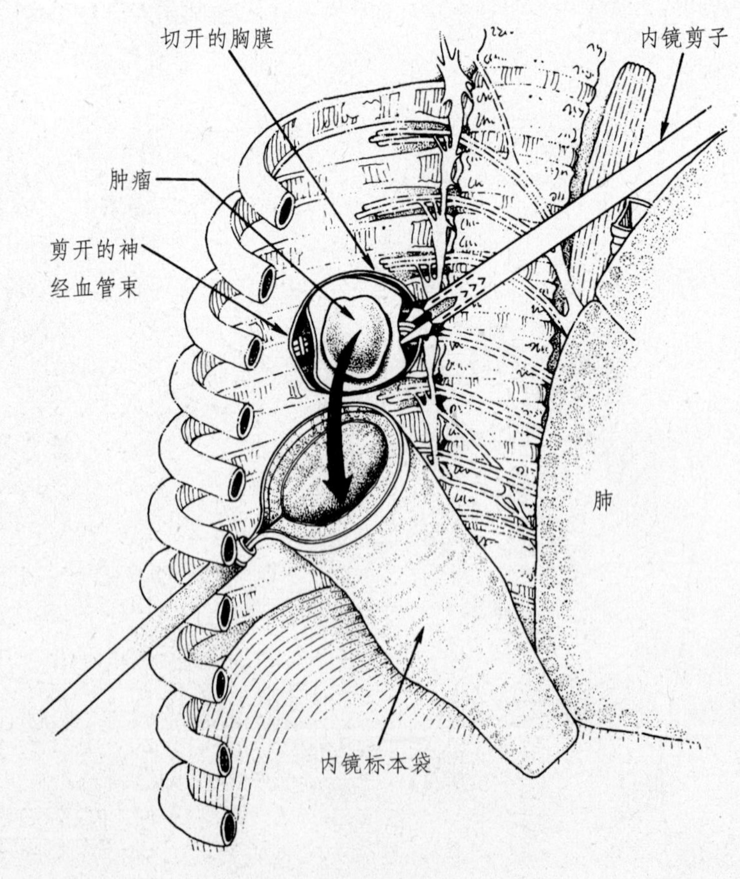

图15.5 应用内镜夹钳夹血管神经束，将肿瘤从后胸壁切除并放入标本袋内移出胸腔。

肋间进胸。从肋间进胸的途径一般选择肋骨上缘。但从肋骨上缘或下缘途径也要根据肿瘤的解剖部位适当调整。这种入路可通过相邻的多根肋间的收缩达到良好的手术暴露视野。我们认为,肋间切口已经足够用于后纵隔神经源性肿瘤切除,而不必采取肋骨切除。要更好地显露,其方法是离断前锯肌在肋骨的附着点。根据肿瘤的部位也可以选择不离断肌肉的切口。在打开胸膜后,用撑开器撑开肋骨。此时肺脏已经完全萎陷。在距离肿瘤边缘 1~2cm 处打开胸膜(图 15.6),通过胸膜观察肿瘤侵犯周围组织的情况。肿瘤可在其神经血管束周围移动。结扎神经血管束的近、远心端,完整切除肿瘤。

关胸前放置单根胸腔闭式引流管,可吸收线闭合肋间。可吸收线缝合前锯肌及背阔肌,逐层缝合皮下及皮肤。手术前常规放置硬膜外导管以便手术后镇痛。这种导管通常放置 2~3 天。早期积极的呼吸功能锻炼可以减少肺炎和肺不张的发生。胸管通常在术后 1~2 天拔除。

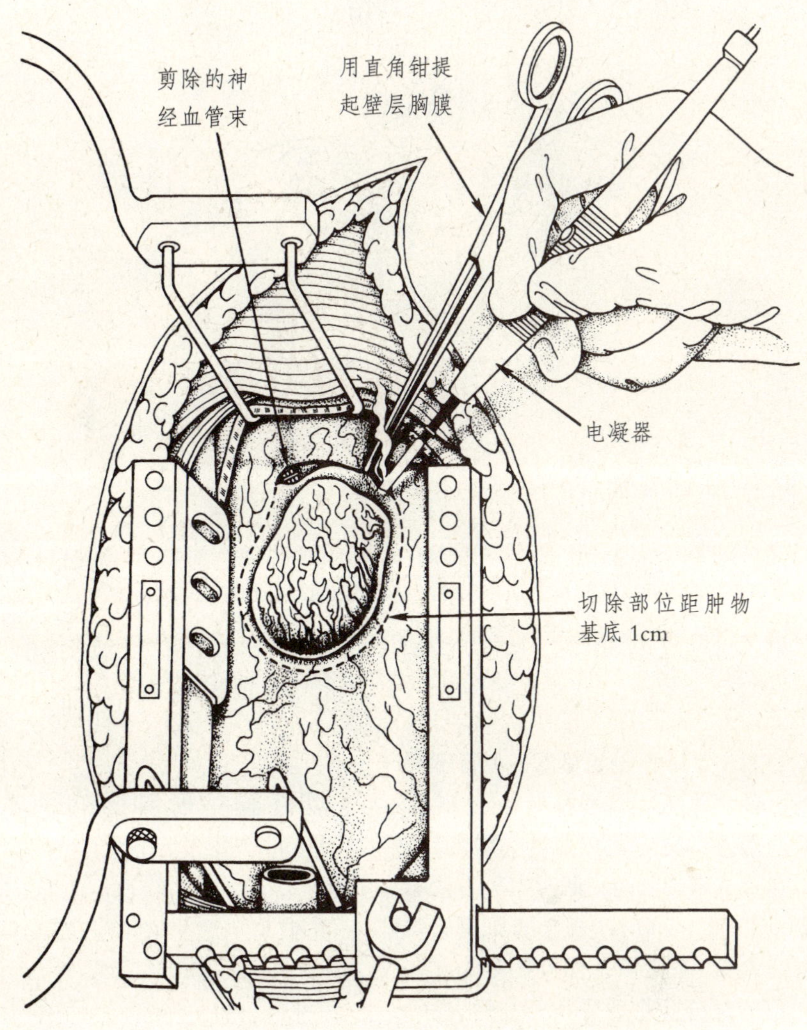

图15.6 距离肿瘤基底至少 1cm 切开壁层胸膜,应用血管夹夹闭血管神经束。

哑铃形神经源肿瘤的切除

许多经后外侧切口哑铃形神经源肿瘤切除已报道。1983 年 Grilo 首次采用同期手术解决了哑铃形神经源肿瘤的切除,以后相关报道随之出现。但这种手术入路是胸外科和神经外科手术的结合,并不意味着真正的同期手术,仅仅是在感觉上的“同期”,在一次麻醉中完成了两个不同的手术。我们认为真正的同期手术能够实现。在我们研究中心,同期的手术切口可以供胸外科和神经外科手术两种手术操作。其方法是患者取俯卧位行肋骨横突切除或延长的后外侧切口。后正中切口入路在靠近肿瘤侧略有一定弧度。大多数患者可以通过此切口将肿瘤完整切除,但个别患者肿瘤过长或者由于需要复杂操作的椎管内神经外科手术,此类手术还是需要双切口。在此类手术中,神经外科手术先是采取后正中切口完成,可行不同程度的半椎板切除和椎孔切除以及椎管内容物切除。该项手术完成后,患者改变体位采取侧卧位,采用胸腔镜或开胸途径切除纵隔肿瘤。胸外科手术通常在神经外科手术之后进行,以达到脊髓减压的目的。

同期手术

同期手术的第一步是神经外科手术。但胸外科医生应在场,以保证最佳切口并为手术的胸内部分提供视野。全麻满意后,患者取俯卧位并仔细填塞各测压口。其他外科医生报道选用同期手术患者取半侧卧位,采用延长标准的后外侧切口。患者的背部和胸部都要为手术做好准备。手术可能是后正中入路或后外侧入路。后正中切口要求沿着棘突走向超越肿瘤的上部及下部。如果计划好行胸外科手术的话,切口的下方是肩胛骨下方呈弧形(图 15.7)。分离背部的筋膜至棘突,可见斜方肌。在棘突分离斜方肌和菱形肌,显露肌肉皮瓣。此时脊柱旁的肌肉可移动度增加,向后回

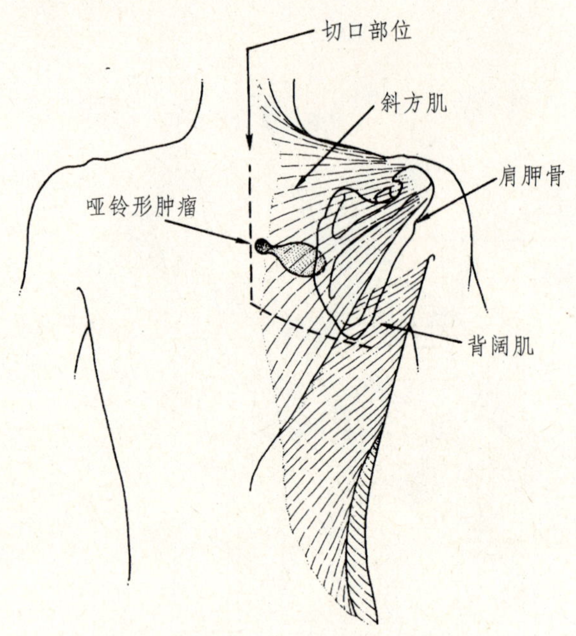

图15.7 哑铃形神经源性肿瘤的同期切除。

缩有利于手术视野的显露。可行不同程度的半椎板切除和椎孔切除,肿瘤的椎骨旁部分应充分暴露(图15.8)。避免过分牵拉肿瘤。此时中等力量缩紧椎旁肌肉,同时肩胛骨和肌肉皮瓣向后牵拉,在此切口处可显露肿瘤在胸部的部分。将肋骨撑开肿瘤,在骨膜下横向分离,切除。此肋骨椎骨横突切除术必须充分暴露肿瘤的胸内部分(图15.8和图15.8)。术中使用肋骨撑开器以显露手术野。由于肿瘤是神经源性,肿瘤切除有时可以不进胸膜。许多外科医师均行胸膜外切除。如果肿瘤与胸膜粘连较重,可切除部分胸膜。神经血管束可以结扎或用钛夹夹闭,肿瘤行完整切除。巨大哑铃形肿瘤经肋骨椎骨横突入路不能切除肿瘤,需行后外侧切口,切口需向后延伸,肋骨解剖更长才能完整切除肿瘤(图15.10)。切除肋骨,闭合肋间肌及骨膜。如已打开胸膜,置放单根胸腔闭式引流管。可吸收线缝合肌肉及筋膜。如皮瓣游离过多,可置放皮下引流。胸腔引流管可于术后2~3天引流减少后拔出。

切除哑铃形肿瘤的手术选择

我们努力尝试使用真正的同期手术行肋骨椎骨横突切除或局限的后外侧切口行此类手术。这种手术需要肋骨椎骨横突切除,然而,一些外科医师认为此类手术由于行椎板切除造成脊柱在一定程度上的不稳定。一个独立的开胸或胸腔镜下手术能避免肋骨椎骨横突切除使脊柱更稳定。但此类手术术后患者疼痛严重。如果采取离断肌肉的切口,疼痛更为严重。如果采取简单的椎板切除术并且肋骨切除范围较小,我们认为脊柱的稳定性不是大问题,而且术后疼痛也比延长切口容易控制。如果肿瘤胸内部分比较小,手术可采用先行半椎板切除和椎孔切除切除椎管内肿瘤,再采用胸腔镜切除肿瘤的胸内部分,这样就避免了肋骨切除和横切口入路,如图15.3至图15.5所示。

我们认为上述方法可以用来切除纵隔神经源性肿瘤。哑铃形肿瘤在胸内的部分小于2~3cm时先采取后正中切口切除肿瘤椎体内部分,再用胸腔镜切除肿瘤胸内部分。此种切口较小,术后疼痛轻,避免了肋骨切除

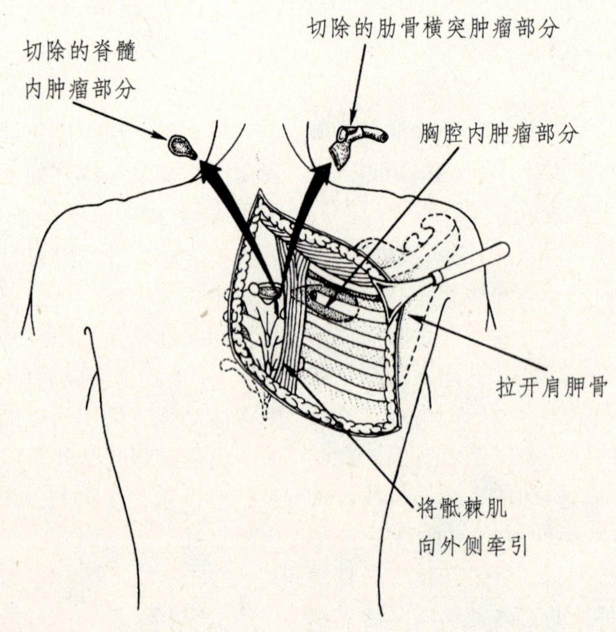

图15.8 半椎板及椎间孔切除可使术野显露并使椎孔内部分肿瘤切除成为可能。肋骨横突切除术常适于胸内部分肿瘤的切除。

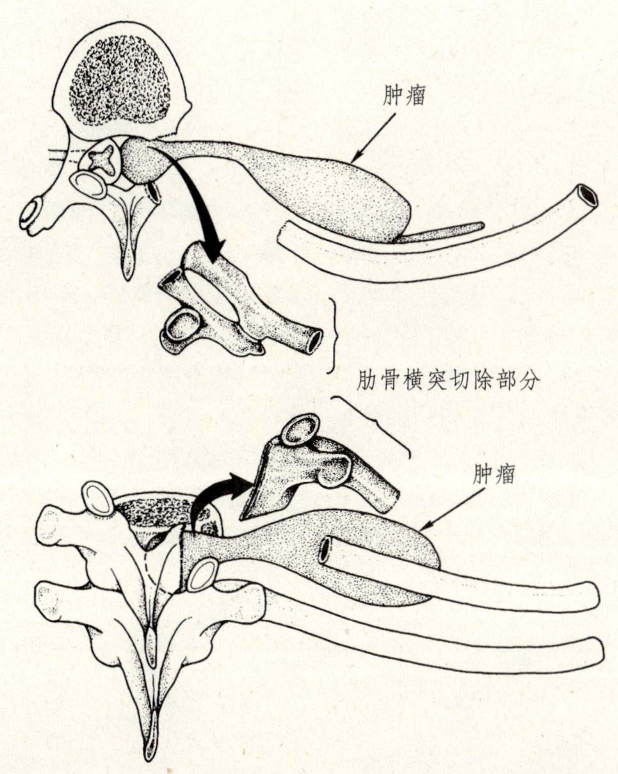

图 15.9　Artist 对肋骨横突切除术及哑铃形肿瘤显露的描述。

和肋骨椎骨横突切除。哑铃形肿瘤胸内的部分大于 2~3cm 但小于 6cm 时，采用一个后外侧入路和肋骨椎骨横突切除入路。因肿瘤较大，不适于胸腔镜。但是此类手术不需要标准的开胸术，术后疼痛不重，恢复较快。哑铃形肿瘤大于 6cm 时或通过肋骨椎骨横突切除不能完整切除时，患者需要复杂的椎板切除术时，手术切口选择扩大的后外侧开胸切口。

术后护理

一般来讲对于大多数接受后纵隔神经瘤切除术的患者不需要入重症监护室，老年患者或肺功能低下患者在经历开胸术后需要 24 小时重症监护。大多数患者只需普通的外科处理。早期活动和积极的呼吸功能锻炼能减少肺炎和肺不张的发生。术后合理膳食，胸腔引流管一般在术后 2~3 天内拔出。胸腔镜患者一般在手术后 3~4 天出院。术后极少出现并发症。最多的并发症来自哑铃形肿瘤切除后的神经破坏。

后纵隔肿瘤非常少见，以至于大多数外科医生在职业生涯中只见到过几例。大型医疗研究中心一年内也只有 2~3 例，一旦遇到此类患者，胸外科医师往往调整手术策略以适应临床需要。需要请其他专业的外科医生会诊，特别是神经外科。另外手术技术和操作过程在此类手术中也是至关重要的。

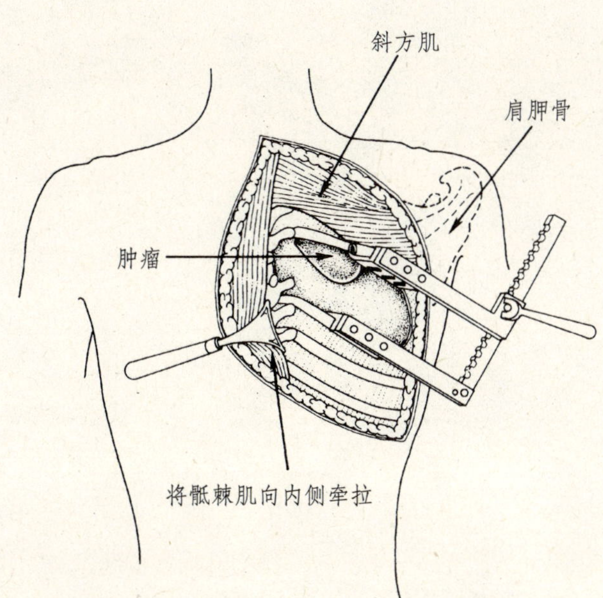

图 15.10　在切除巨大哑铃形肿瘤时，采用胸部后外侧切口可以扩大手术野。

推荐读物

Grillo HC, Ojemann RG, Scannell JO, et al. Combined approach to "dumbbell" intrathoracic and intraspinal neurogenic tumors. Ann Thorac Surg 1983;36:402.

Konno S, Yabuki S, Kinoshita T, et al. Combined laminectomy and thoracoscopic resection of dumbbell type thoracic cord tumor. Spine 2001;26:130.

Landreneau RJ, Dowling RD, Ferson PF. Thoracoscopic resection of a posterior mediastinal neurogenic tumor. Chest 1992;102:1288.

Naunheim KS. Video thoracoscopy for masses of the posterior mediastinum. Ann Thorac Surg 1993;56:657.

O'Reilly G, Jackowski A, Weiner G, et al. Lateral parascapular extrapleural approach for single-stage excision of dumbbell neurofibroma. Br J Neurosurg 1994;8:347.

Osada H, Aoki H, Yokote K, et al. Dumbbell neurogenic tumor of the mediastinum: A report of three cases undergoing single-staged complete removal without thoracotomy. Jpn J Surg 1991;21:224.

Ricci C, Rendina EA, Venuta F, et al. Diagnostic imaging and surgical treatment of dumbbell tumors of the mediastinum. Ann Thorac Surg 1990;50:586.

Saito A, Yagi N, Miura K, et al. Videothoracoscopic resection of a posterior mediastinal tumor. Surg Laparosc Endosc 1995;5:142.

Shadmehr MB, Gaissert HA, Wain JC, et al. The surgical approach to "dumbbell tumors" of the mediastinum. Ann Thorac Surg 2003;76:1650.

编者评述

L.R.K.

后纵隔肿瘤往往在胸部X线中偶然发现。但其大多数都是良性的，在成人中恶性的少见。虽然我们经常探讨此类肿瘤，但恶性后纵隔肿瘤非常少见。目前出现的问题是对于一个瘤体小且不伴有椎骨侵犯的后纵隔肿瘤是否要进行随访。我认为，如果穿刺活检显示神经源性肿瘤，由于其生长较慢不引起症状，还是需要随访。最近Bob Ginsberg认为这是对无症状患者最好的方法。我对作者提出的同期手术和哑铃形肿瘤非常感兴趣。这代表着完整的肿瘤切除和较轻的术后疼痛。如果手术不进胸腔，而且不需胸腔引流的话，我十分满意采取一个同期手术切口与神经外科医师合作切除这样的一个哑铃形纵隔肿瘤，而不是将手术分成几步来完成。在手术前确定椎骨内受侵的情况非常重要，这样我们就会做好充分的准备。磁共振扫描在术前可以帮助确定椎管的情况。CT扫描也可以帮助明确椎管的情况。

由于术前没有证据显示肿瘤侵犯椎管，手术完整切除就更加重要。此时虽然胸腔镜手术有创伤小的优势，但还是不予优先考虑。正如作者所述，应切除肿瘤周围胸膜，解剖椎体及其周围组织。手术中要小心探查病变是否侵犯到椎孔。如果侵犯椎孔，应请神经外科医师会诊。为保证肿瘤完整切除要采取椎孔切除。术中出现肿瘤在椎管撕脱可以造成脑脊液瘘。手术中胸膜顶的显露特别是对于较大的肿瘤是一个困难。此类手术后患者有出现Horner综合征的可能。

（刘树库 韩毅 译 许绍发 校）

第16章

抗反流手术

Mark K.Ferguson

尽管首次描述消化性食管损伤早在20世纪初，但直到20 世纪40年代末才认识到胃食管反流和下食管高压区的解剖及功能异常之间的关系。在20世纪50年代和60 年代，Nissen和Belsey分别引入了目的在于减少胃食管反流的外科手术。这些手术方法的应用比完全了解促进胃食管反流疾病的发生机理早了数十年，而这些机理对于估计食管动力性和酸性暴露之间的关系进而设计手术方式是非常必要的。虽然我们对于食管生理的认识有了更深入的了解，但对于引发酸性反流性疾病的因素的理解仍不完全。

自从开展治疗胃食管反流性疾病的外科手术以来就一直存在着争议。随着胃酸分泌抑制药物的发展及强效促排空药物的临床应用已减少了外科手术的介入。自从20世纪90年代初，腹腔镜下胃底折叠术就作为外科治疗胃食管反流性疾病的替换术式。这些进步使得接受抗反流手术患者的选择和采取何种手术方式变得更加复杂。本章将对胃食管反流性疾病患者的选择和手术方式进行概述。

适应证

胃食管反流是一种常见的症状，人群中约80%存在不同程度的胃食管反流。如果其症状的频率和程度超过正常范围就可诊断为胃食管反流性疾病（GERD）。而胃食管反流性疾病的治疗包括生活方式的改变，有些病例需要持续的药物治疗。生活方式的改变包括：肥胖者减轻体重，避免睡前进食，避免进食或服用会破坏下食管括约肌功能的食物和药物，戒烟，以及睡觉时抬高床头。针对轻度和中度的胃食管反流性疾病常用的药物治疗包括抗酸药和黏膜细胞保护剂。而对重度和晚期胃食管反流性疾病则要求严格的药物治疗以改善症状，包括：严重的胃灼热，频繁的返酸，由于功能失调或食管狭窄引起的吞咽困难，口咽部并发症和肺部并发症。在这些情况下常用的药物包括大剂量的组胺H_2受体抑制剂西咪替丁（cimetidine），雷尼替丁（ranitidine），法莫替丁（famotidine），尼扎替丁（nizatidine），艾塞替丁（ethintidine），罗沙替丁（roxatidine）和H^+ /K^+三磷腺苷（质子泵）抑制剂[奥美拉唑（omeprazole），潘托拉唑（pantoprazole），腊贝拉唑（rabeprazole），兰索拉唑（lansoprazole）]。

如果患者经过了积极的药物治疗以后仍然有症状，就需要外科治疗。此外，有些患者因为心理、精神或经济等原因而不能耐受药物治疗，这些患者中的一部分也可以考虑外科手术治疗。胃食管反流性疾病的并发症（如食管狭窄）是相对适应证。积极的抑酸治疗结合食管扩张治疗对75%的合并有消化性食管狭窄的患者有效。20%~30%的患者只需要一次扩张治疗，而大多数患者在此后的1~2年中需要进一步的扩张治疗。对于大多数由于反流造成食管狭窄的患者，如果应用了抑酸剂和扩张治疗等最好的早期治疗措施，出现危险的概率较低。其他外科治疗相对适应证包括：出现了肺部并发症，如哮喘和慢性咳嗽，年轻患者有持续性症状或严重的食管炎，甚至偶尔有因为食管炎导致出血等 。因反流引起的肺部并发症用药物治疗效果往往不好，因而也成为外科手术的相对适应证。对于有严重胃食管反流性疾病的年轻患者，外科治疗花费较少并且中远期效果也较好。由于胃底折叠术的有效率随着时间的延长不断降低，因此，即使手术早期很成功，也不能保证永久的效果。这在建议患者接受胃底折叠术时必须要加以说明。

一个最具争议的问题是，胃底折叠术是否会影响barrett食管的发生和（或）发展。目前没有随机试验证实胃底折叠术能降低barrett食管的发生率，或能延缓barrett食管的发展，也没有证据显示能降低食管发生癌变的概率。

不管怎样，越来越多的非对照资料显示，与药物治疗相比，外科手术后发生barrett食管可能性要少一些。

抗反流手术的原则

在明确诊断和手术适应证以后，就必须选择手术方式。选择的重点包括应用胃底包绕的方式、手术路径以及是否需要其他的附加操作。不要过分强调何种手术方式适于治疗GERD，而且一种手术方式不可能适应所有的GERD患者。大多数单纯性反流的患者可选择经腹腔镜手术方式，1990年以来采取这种方式远远超过了开腹手术。这两种方式均可提供了解腹内病变的途径，避免应用胸腔引流管(经胸手术者必须安置胸腔引流管)，而且疼痛的程度也比开胸手术后轻微。与开腹手术相比，经腹腔镜手术所需的切口较小，从而减少了术后腹壁切口疝的发生，缩短了住院时间，能较早地返回工作岗位。对于这两种手术方式，肥胖都是唯一的相对禁忌证。经胸手术途径适用于那些合并有食管狭窄，特别是存在有短食管者，或合并有胸内其他病变者，或者需要再次行抗反流手术者。开胸行抗反流手术的相对禁忌证是严重的呼吸功能不全。持续硬膜外麻醉、小切口以及肺部护理技术的改进使得经开胸手术途径变得容易一些。

成功的抗反流手术必须遵循抗反流外科的基本原则。食管游离必须保留适当长度的腹段食管，它与术后残余反流的程度有关。在做胃底包绕时必须保留胃底His角，不管是部分还是完全包绕术，因为它是正常下段食管高压区的组成部分。胃体包绕的程度也要考虑到胃食管交界区食管开口的面积大小。根据LaPlace定律，应使胃入口内表面张力大于食管内表面张力，以促进食管下段高压区的形成。最后，要根据膈肌角纤维来决定膈肌裂孔的大小，以防止裂孔疝的发生。

选择胃底包绕术的方式取决于外科医生的训练和个人的经验。完全性胃底折叠术，如Nissen胃底折叠术比部分性胃底折叠术的长期抗反流效果要好，但也引起较多的术后早期并发症(如吞咽困难)，少部分病例甚至引起不能打嗝的并发症。因为远期效果较好，完全性胃底折叠术应用得也最多。部分性胃底折叠术，如Belsey、Toupet和Hill等术式在控制反流方面都与完全性胃底折叠术效果相似，而且发生术后吞咽困难和打嗝不能也不多见。这些术式在食管下段括约肌区造成了一个低压区，比较适合那些有潜在食管动力性疾病的病例。这些术式中，Hill术式特别适合于那些接受过胃部分切除的病例，而这些病例是不可能接受完全性胃底折叠术的。

患者的准备

患者在术前应接受严格的抗酸治疗以减轻反流性食管炎的程度。对于有食管狭窄的患者应在术前通过扩张使得狭窄完全解除。对于扩张失败的患者应接受食管切除和重建手术而不是简单的抗反流手术。如果有呼吸系统并发症，应在术前应用支气管扩张剂和呼吸道清洁措施。通常不需要正规的肠道准备（如结肠手术的肠道准备)，但要采用流质饮食和泻药，以便清洁结肠便于手术。手术前夜患者应禁食，手术当天入院。通常围术期不必应用静脉滴注抗生素，因为胃底折叠术是一种清洁无污染的手术。

手术方法

腹腔镜胃底折叠术

患者接受麻醉后可以采用膀胱截石位(医生站在患者两腿之间)或仰卧位(医生站在患者右侧)。手术床应调整为反向Trendenlenberg位（即头高脚低位，译者注)。第一助手站在患者的左侧，内窥镜操作者站在患者的右侧（截石位时）或术者的对侧（平卧位时)。当腹膜CO_2吹气加至15cmH_2O压力时，在肚脐上方打孔置内窥镜，两个操作孔分别在左右肋缘下方(图16.1)。大部分手术使用30°内窥镜。

通过右肋缘下操作孔或剑突下操作孔游离牵拉开肝左叶至右侧。通过左肋缘下操作孔用无损伤钳将胃牵拉至左侧。肝胃韧带(小网膜)在迷走神经分支(Latarjet)水平切开，辨认右膈肌脚并切开约至食管裂孔的前方。食管位于裂孔中央，通过裂孔向上钝性游离下段食管床至纵隔内，注意保护迷走神经前支的完整。食管前面的腹膜返折用电刀或超声刀切断。

第一助手将胃体牵拉至右侧，暴露出胃短血管。通常需要应用超声刀切断数支胃短血管至胃底顶端，使胃底有足够的游离以便无张力完成折叠

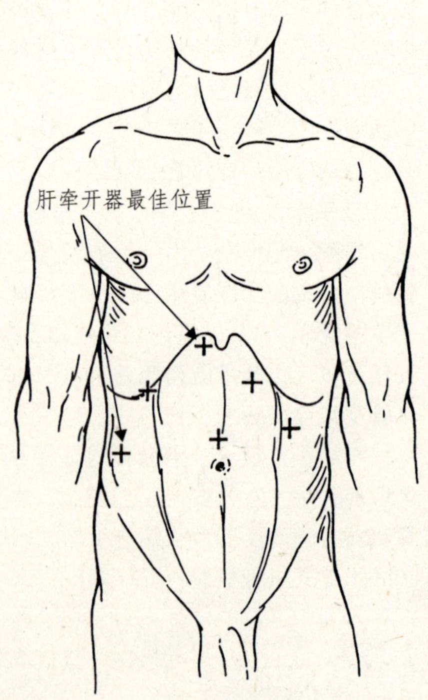

图16.1 腹腔镜行胃底折叠术的手术器械径路。

术。游离胃底及食管后壁与膈肌的粘连以建立胃食管后壁的通道。确认左膈肌脚并将食管与其游离开。用Penrose引流条套住食管并将食管牵向左侧。钝性游离食管后壁并注意保护迷走神经后支。要充分游离食管并使食管胃连接区完全暴露在腹部，尤其要使食管后壁有足够的空间。

将食管牵向左上方，用不吸收线间断缝合切开的膈肌脚重建食管裂孔至正常大小。这有赖于医生的判断和经验。通常需要2~3针缝线。用电烙器去除胃壁脂肪垫，以便在前方显露食管胃连接区。

用无损伤钳将胃底从食管后方牵至右侧(图16.2)。同时助手将一大号探子从口前腔通过食管进入胃腔里。用第二把无损伤钳夹住胃体,绕过食管胃连接区的前方与通过食管后方牵至右侧的胃底会合,在包裹时采用“擦皮鞋”方式用一个手柄提起胃底的两部分来决定胃体包绕食管的松紧度。间断不吸收缝线分别穿过胃底侧壁、食管肌层和绕过食管后壁的胃底部分(图16.3)。胃底围绕食管,最下方的标记线应置于胃食管连接区上方。间距1cm共缝合3针,形成2cm宽包绕食管的“围领”。有些作者建议应用小垫片以防止缝线从胃体壁上撕脱。每针缝线打结后即时剪短以免影响下一针缝合的视野。退出食管探子。检查各个切口孔,常规缝合。

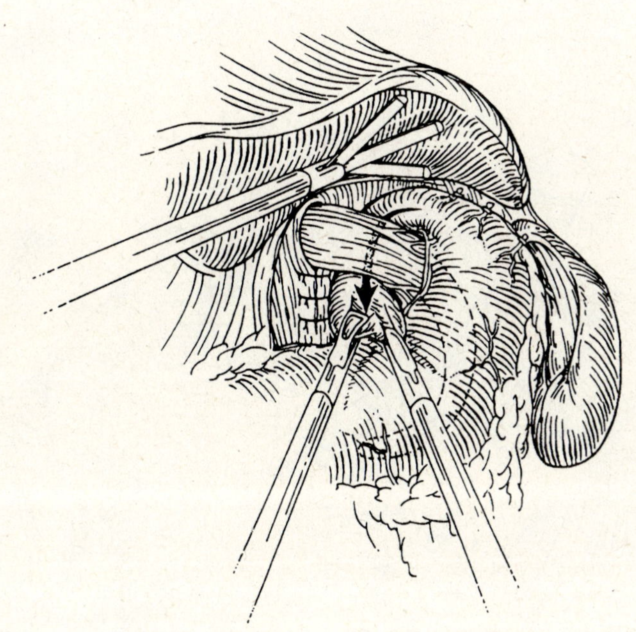

图16.2 将胃从食管后方包绕食管,放置一个大号探子通过食管胃连接区。

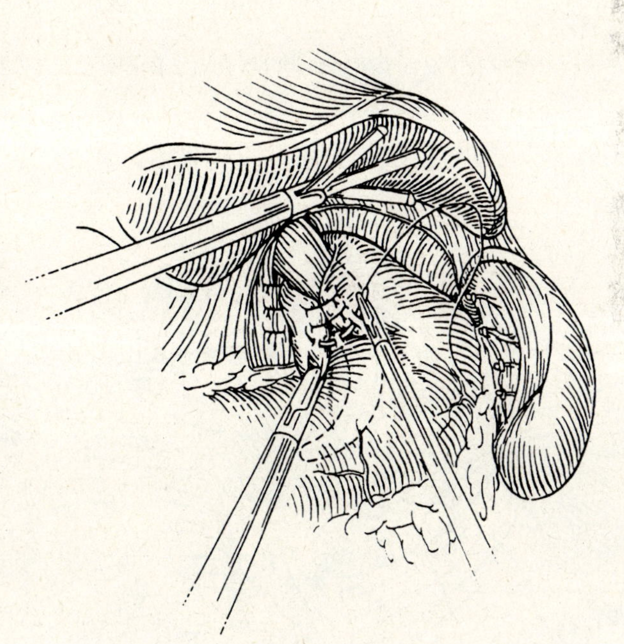

图16.3 3 针缝线完成腹腔镜下的 Nissen 胃底折叠术。

经腹壁切口行完全胃底折叠术(Nissen术式)

患者麻醉成功后取平卧位。不需要特别的动脉或静脉内置管监护。腹腔经正中或肋缘下切口进入。肝脏左叶游离后牵拉至右前方。腹段食管游离后套橡胶带以备牵拉。胸部末段食管应用锐性和钝性游离出适当的长度以保证在行折叠术后腹段食管不要有张力。小心操作以免进入胸膜腔。两侧的迷走神经加以保护并包绕在胃底折叠之中。切断数支胃短血管以充分显露胃底，胃底顶部与膈肌和腹部后腹膜的粘连也必须彻底分离。胃壁外的脂肪垫也应清除以显露胃食管连接部。最好用金属夹标记胃食管连接部以便作为术后放射检查时的标记（当然血管夹用在其他部位是看不到的）。在把食管牵向左侧后暴露膈肌脚，用不吸收缝线缩小食管膈肌裂孔至可容食指尖即可(图16.4)。

由助手经患者口腔置入大号探子(56~60F)至胃内。术者用右手钳夹住胃底,经食管后方推向右侧,用无损伤钳夹住将胃底牵至食管右侧。将胃体的最高点经食管前方与经食管牵向右侧的胃底靠拢。利用“擦皮鞋”方式测

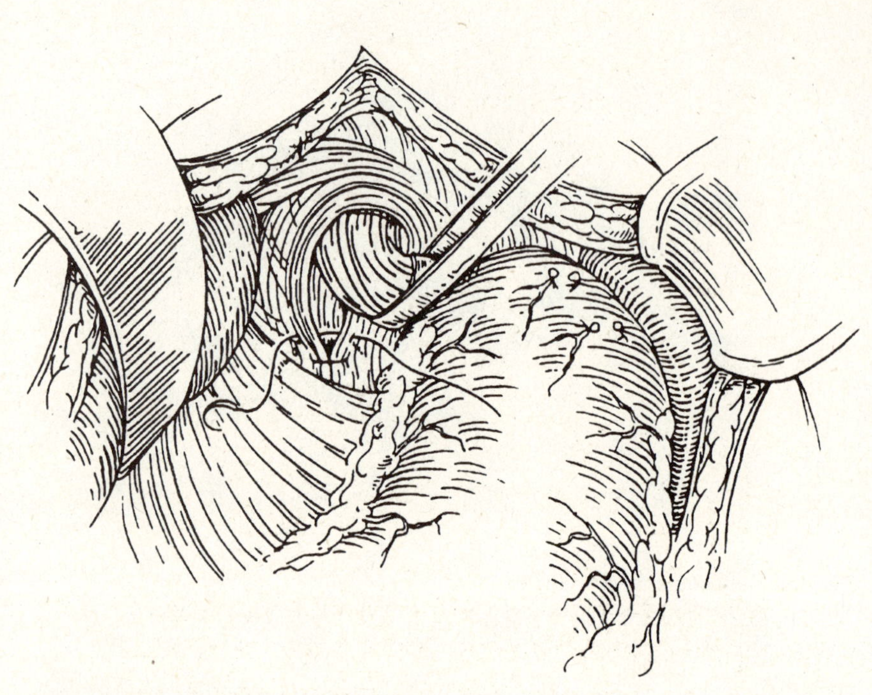

图16.4 在进行胃底折叠术之前安置膈肌脚缝线以缩小食管裂孔至正常大小口径。

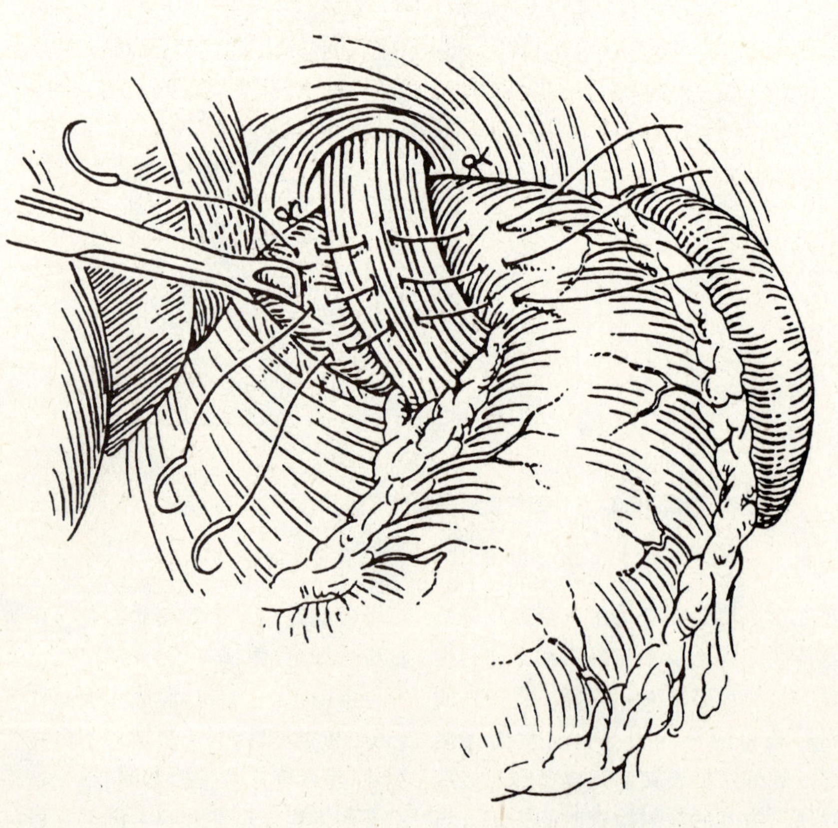

图16.5 在将胃底上部从食管后面包绕食管后，安置缝线分别穿过胃体、食管肌层以及胃底组织，以完成Nissen胃底折叠术。

试一下来保证胃底和胃体包绕食管后形成一个无张力的胃底折叠术。间断性不可吸收性逢线分别穿过食管左侧胃体、食管肌层和食管右侧的胃底组织。相隔约1cm共缝3针形成一个2cm宽的围领(图16.5)。打结时探子在食管内。有些术者应用垫片以加强打结的力量，但这在理论上有可能损伤胃和食管，在有污染发生时也可能是一个潜在的感染源。没有必要与膈肌固定来防止疝的发生，因为合适的移动度和膈肌裂孔的修复几乎可消除上述危险。去掉食管探子后，术者可试验一下围领的松紧度以可容一食指尖为合适。然后常规关腹。

经腹壁切口行部分胃底折叠术

部分胃底折叠术可用开腹或经腹腔镜途径进行。目前经常应用的部分胃底折叠术式有食管后术式(Toupet,Lind) 食管前术式(Dor,Thal)和结合部分食管前和食管后术式的Hill胃底固定术。本章只介绍Toupet术式，因为这种术式是经腹方式治疗GERD的最常用术式。

进行Toupet食管后部分胃底折叠术的开始步骤与进行完全性胃底折叠术相似。尽量游离腹段食管全周，避免损伤迷走神经。有时处理几支近端的胃短血管有利于游离，但胃壁上的脂肪垫没必要去除。膈肌脚须完全游离。提起胃底的顶端经食管后方拉向食管右侧，就像完全性胃底折叠术一样(图16.6)。应用3~4针间断不吸收缝线，将经食管后牵向右侧的胃底与食管右侧壁缝合在一起，正好在迷走神经前支的前面。围领右侧后方与右侧膈肌脚缝合在一起。左侧的胃底与食管左侧壁缝合在一起，正好在迷走神经后支的前方，胃壁同样与左侧膈肌脚缝合在一起。这样完成了一个180°~210°食管后壁的围领(图16.7)。

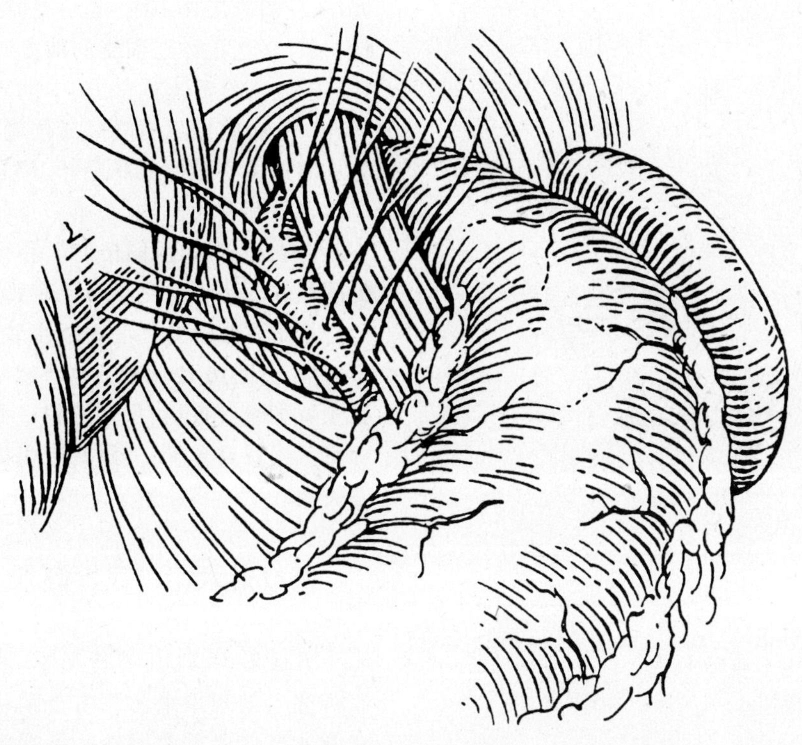

图16.6 Toupet胃底折叠术要求先安置两排缝线，一排从胃底壁到食管肌层，另一排从胃底壁到右侧膈肌脚。

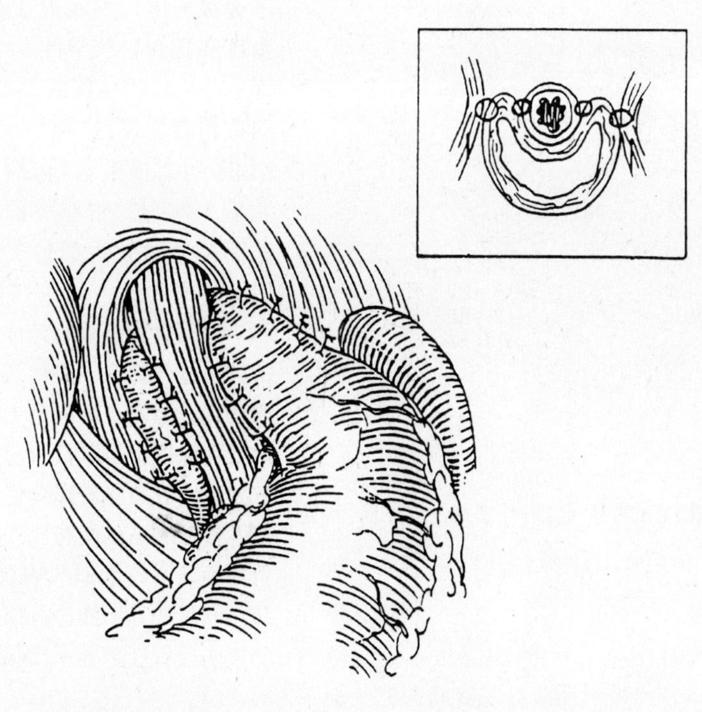

图16.7 安置两排通过胃体壁的缝线以完成Toupet胃底折叠术，一排从胃体壁到食管肌层，另一排从胃体壁到左侧膈肌脚。

经胸腔完全性胃底折叠术(Nissen术式)

麻醉师需要安置双腔气管插管以允许单侧肺通气。患者置于右侧卧位左胸朝上。经第7肋间胸部后外侧切口进胸，保护前锯肌。在棘突旁肌深部水平从后方剪除1cm长的一段第8肋骨，以保证最大限度地拉开肋间切口而不至于引起肋骨骨折。游离食管下段至下肺静脉水平，注意不要损伤右侧纵隔胸膜而进入右胸腔。保护迷走神经。经食管裂孔剪开膈食管筋膜进入腹腔。食管胃连接区要充分游离全周。这就要求离断食管周围的腹膜后组织，包括一些不恒定的胃体左侧壁与膈下动脉(即Belsey动脉)之间的联系。当暴露好膈肌脚和肝左叶时，食管裂孔就游离好了。将近端胃上提至胸腔。去除胃壁脂肪垫以便显露出胃壁浆膜层与食管的交界。用一个血管钛夹标记胃食管交界区的水平以便术后X线检查时定位。必须离断数支胃短血管以使胃体有适当的活动度。

在膈肌脚处安置不吸收的缝线以便修补膈肌裂孔。第一针安置在膈肌脚交叉纤维处，依次向头侧每隔1cm缝合一针直到可以关闭裂孔为止，一般需3~4针。末针暂不打结直到胃底折叠完成以后再打结。将大号(50~60F)探子经口腔置入到食管胃结合部。术者以左手用无损伤钳夹住胃底顶部，从食管后方牵拉至包绕食管(图16.8)。胃体壁牵拉至食管前方与胃底顶部会合。间断缝合3针分别经胃体壁、食管肌层和位于食管右侧的胃底壁。每隔1cm缝合一针，共3针，形成2cm宽的包绕食管的围领(图16.9)。在胃底折叠缝线打结后，退出大号探子，包绕食管的围领退回到膈下，要保证没有张力。最后将食管裂孔的缝线打结，松紧度以可容一食指尖为宜。安置鼻胃导管，安置胸腔引流管，逐层关胸。

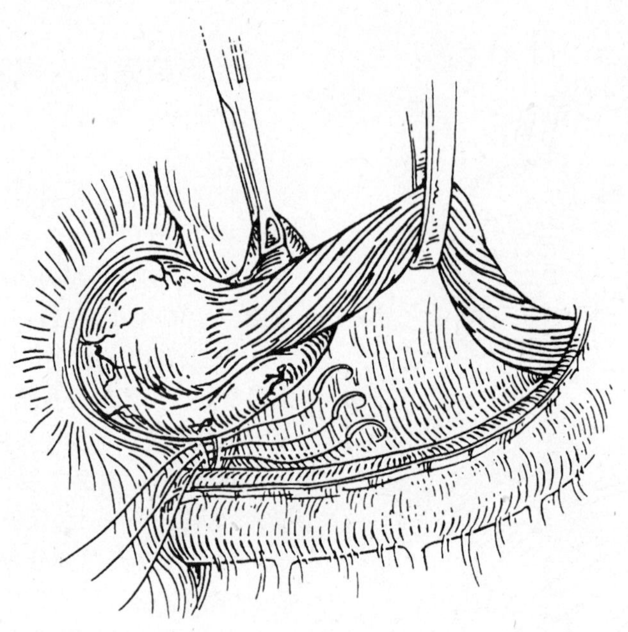

图16.8 所有经胸腔胃底折叠术均要先安置膈肌脚缝线，暂不打结，直到胃底折叠术完成才打结。胃底从食管后方围绕食管为完成Nissen胃底折叠术作准备。

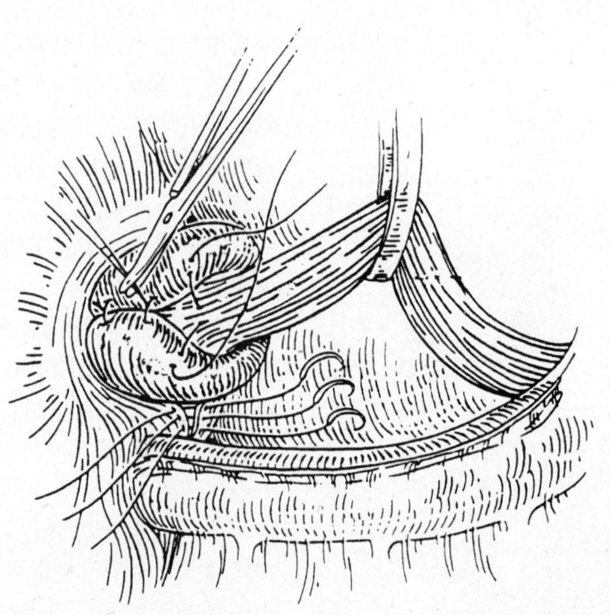

图16.9 Nissen胃底折叠术的完成需要安置间隔1cm的3针缝线，分别穿过胃体壁、食管肌层和包绕食管的胃底壁。

经胸腔部分胃底折叠术(Belsey Mark Ⅳ术式)

手术的开始部分同经胸完全性胃底折叠术相似，但通常不需要游离胃短血管。膈肌脚安置间断缝线但不打结。部分胃底折叠术首先安置不吸收褥式缝线，先离食管胃连接区1cm处的胃体进针，再到食管胃连接区上方1cm进针（图16.10）。这一排共缝3针，一针在迷走神经前支的前方，第3针在迷走神经后支的前方，中间再加一针。三针打结后再缝第二排缝线。先从靠近中心腱的膈肌进针，然后再通过胃壁和食管肌层，距第一排缝线1cm左右，褥式缝合(图16.11)。将形成的围领置于膈下，尽量不要有张力。然后打结，形成240°~270°的围领，固定于膈下(图16.12)。然后再将膈肌裂孔预置的缝线打结，保证可容一指尖即可。安置鼻导管，安置胸腔引流管并关胸。

胃成形术和胃底折叠术

胃成形术(Collis胃成形术)和胃底折叠术最初用来治疗由于消化性食管狭窄伴严重挛缩性纤维变性造成的食管短缩患者。旨在从胃小弯侧建立一个与食管直径相似的管状胃，以保证在无张力情况下于腹内行“新建食管”的胃底折叠术。这种技术可不必在胸内行胃底折叠术，减少了发生胃穿孔和胃绞窄的发生，保留了食管本身为以后可能的手术做准备。近期有作者建议，这种手术可作为治疗GERD的常规手术(包括应用“切割”和不用“切割”胃小弯的方法)，甚至在不合并短食管的情况下也建议采用这种术式。

对有食管短缩临床症状的患者，手术可通过开胸途径进行。按前述方法游离食管，但需要游离至主动脉弓水平，以最大限度地暴露食管。打开膈食管韧带并沿食管裂孔游离食管，向下游离胃壁。胃壁表面的脂肪要去掉，离断数支胃短血管。沿膈肌脚安置缝线但不打结。但是如果不能进行标准的、无张力的腹内段胃底折叠术，则必须延长裂孔的切口。

如果伴有消化性食管狭窄，可以在直视下进行扩张治疗。由助手经患者口腔放置大号探子(56~60F)进

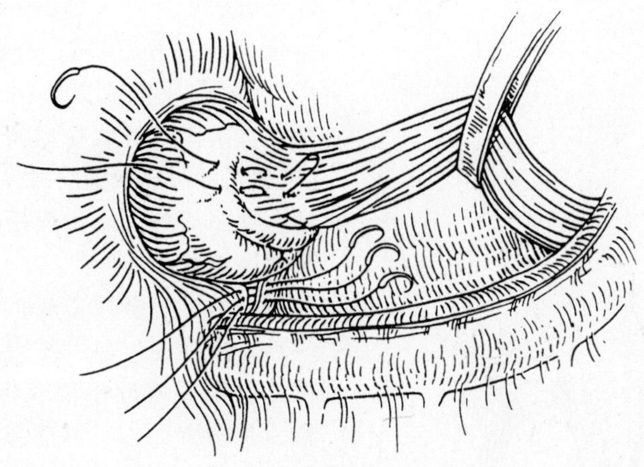

图16.10　Belsey胃底折叠术开始时先游离上部胃体并提入胸腔。安置3针褥式缝线，在前后迷走神经支之间分别穿过胃体壁1cm和食管肌层1cm。

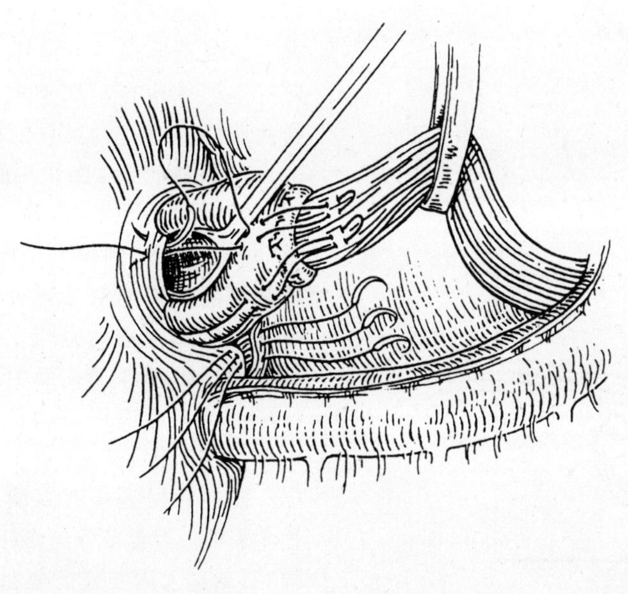

图16.11　Belsey术式第二排缝线距离第一排缝线1cm，并且每一针都要带上膈肌。

入胃腔内。放置直线切割缝合器在胃食管连接区起始处靠近探子，平行于胃小弯向下延伸(图16.13)。按下开关，完成5cm长的切割缝合，保留整个胃底。切割线再缝合一层(图16.14)。外科医生有时更喜欢不用切割的胃底成形术，仅利用切割缝合器以减少患者胃腔开放的危险。利用前述的方法用胃底围绕“新建的食管段”进行部分或完全的胃底折叠术(图16.15)。在胃底折叠术完成后关腹并把缝线打结。

有些患者可经开腹或腹腔镜的方法进行胃底折叠术，但术中才发现需要增加食管的长度。这时可利用上述方法，即利用直线切割缝合器来增加食管的长度，然后再进行抗反流手术。如果是腹腔镜手术，术中发现需要进行胃成形术，可利用胸腔镜的操作孔置入切割缝合器，通过食管裂孔在腹腔镜或胸腔镜直视下进入腹腔。或者是利用圆形切割缝合器在胃小弯侧靠近探子处开窗，然后通过此窗口置入切割缝合器平行探子向头侧进行切割缝合，完成胃成形术。然后围绕“新建的食管”进行胃底折叠术。

术后护理

经开放性手术行胃底折叠术的患者在术后早期需要应用鼻胃管进行胃肠减压。利用腹腔镜进行的胃底折叠术术后不一定需要胃肠减压，除非有胃扩张或进行了胃成形术。经口进食视肠蠕动恢复而定，通常情况下开放手术在术后第3或4天，经腹腔镜手术在术后当天或次日。进食后的头几天最好进食流质饮食。在术后数周内进食硬质食物可能较困难，特别是接受完全性胃底折叠术的患者。通常，处理这些短期的不适需要循序渐进和一定的时间。对于伴有食管炎症的患者应继续使用抑酸剂直至炎症消退。

手术并发症

胃底折叠术后严重的并发症很少见。胃穿孔、食管瘘以及急性食管裂孔疝发生率在1%以下。处理这些并发症的措施就是紧急再次手术以修补上述缺损。只要及时诊断和处理这些并发症的预后是好的。

胃底折叠术术后早期最常见的并发症是吞咽困难。这在完全性胃底折叠术的患者中比部分性胃底折叠术的患者中多见，可能与“围领”的松紧度有关。咽下困难的症状在经胸切口行胃底折叠术的患者中比经腹切口行胃底折叠术的患者中多见，可能因为经胸切口手术对食管进行了过多的游离所致。如果吞咽困难的症状持续存在或相当严重，很可能出现了食管运动功能障碍或术中出现了技术失误。造

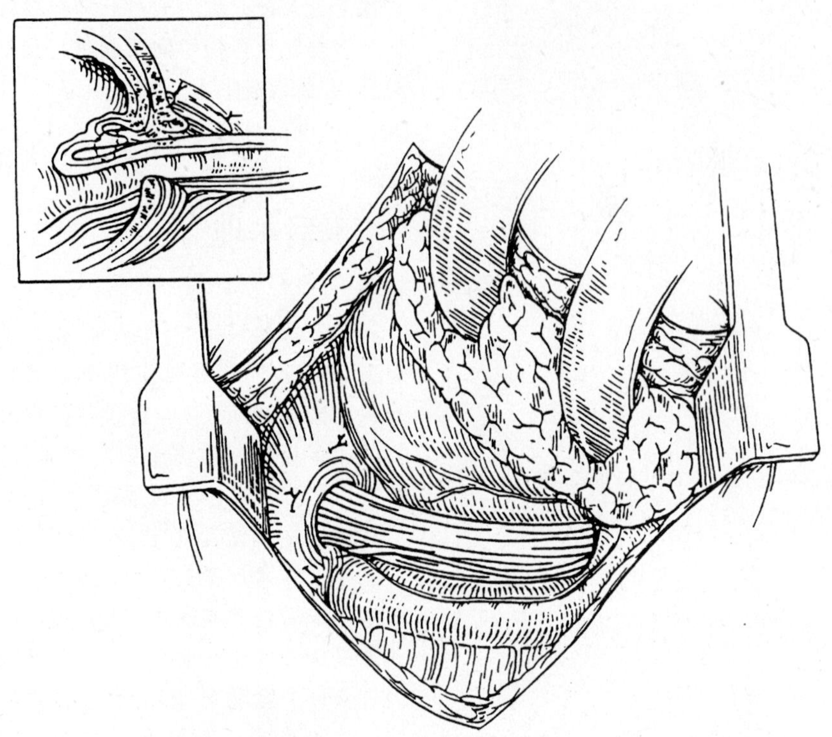

图16.12 完成胃底折叠术后可见围绕食管的胃底围领由第二排缝线置于膈肌下方。

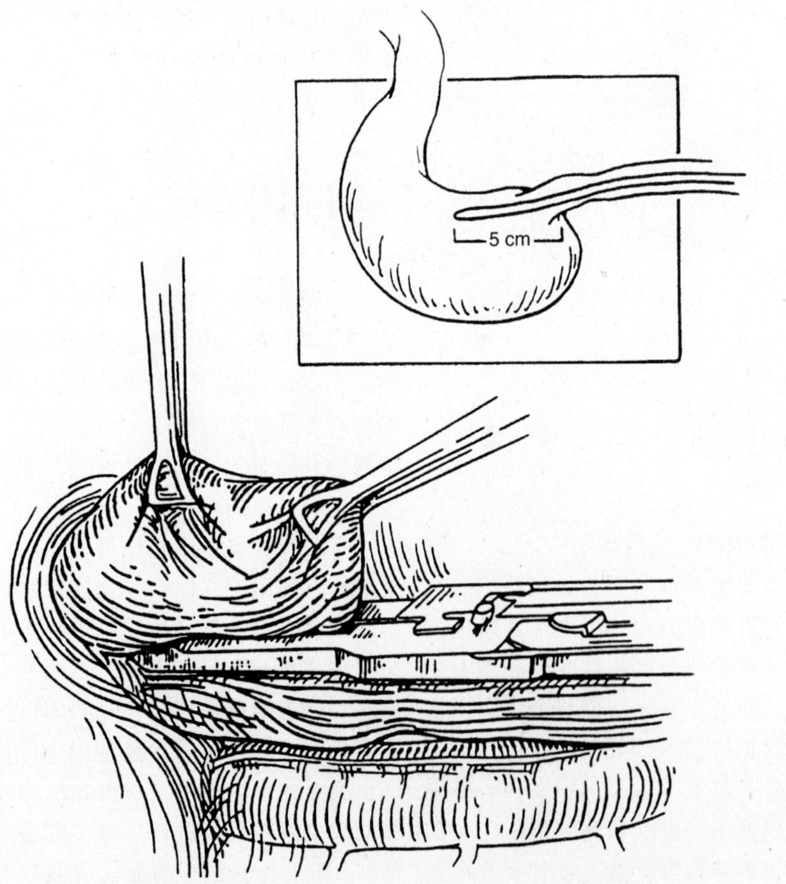

图16.13 Collis胃成形术。利用直线切割缝合器靠近通过食管胃连接区的探子，平行于胃小弯进行胃底成形术。

成术后严重吞咽困难的解剖学因素通常可通过放射检查发现原因，包括："围领"太紧或太长，食管旁疝，胃底折叠术的缝线松动撕脱，以及"围领"部分疝入胸腔内。对于疑有动力性障碍的患者，应用胃肠动力制剂可能有益。

出现在完全性胃底折叠术后的一种并发症为"气胀"综合征。其特征是打嗝或呕吐不能及饭后饱胀。原因是多方面的，可能与迷走神经损伤，围领太紧、胃延迟排空或慢性吞咽气体下咽有关。大多数患者随着时间延长症状会减轻而不需要特殊治疗。如果症状持续，需做进一步检查，包括食管压力监测、内窥镜检查、钡餐造影检查、食管pH监测及胃排空显像检查。如果发现下食管括约肌压力过高而且放射线检查和内窥镜检查提示"围领"过紧，通常预示需要再次手术，拆除原缝线，重做一个较松的"围领"。许多慢性症状都可能与胃排空延迟有关。早期可考虑应用胃肠动力药。如果由于瘢痕或迷走神经损伤而引起胃出口狭窄，可考虑应用球囊扩张的方法对幽门进行扩张。

其他并发症还有胃溃疡形成和技术失败。后者可分为修补失败、"围领"滑动进入胸腔或完全性胃底折叠术后胃成为镜筒状。胃底折叠术失败在行部分性胃底折叠术中比较多见，因为食管壁的组织挂针不牢。而"围领"滑动进入胸腔多发生在完全性胃底折叠术，往往不需要再次手术。因为围领的抗反流机制仍然完好，很多患者症状有反复但容易控制。而完全性胃底折叠术后形成的镜筒胃，或失败的Nissen综合征倒是非常难处理的。上述典型患者均有裂孔疝，以及在"围领"水平以上的食管黏膜受胃酸影响，导致吞咽困难和食管黏膜长期暴露在胃酸环境中。这些患者往往需要再次手术。

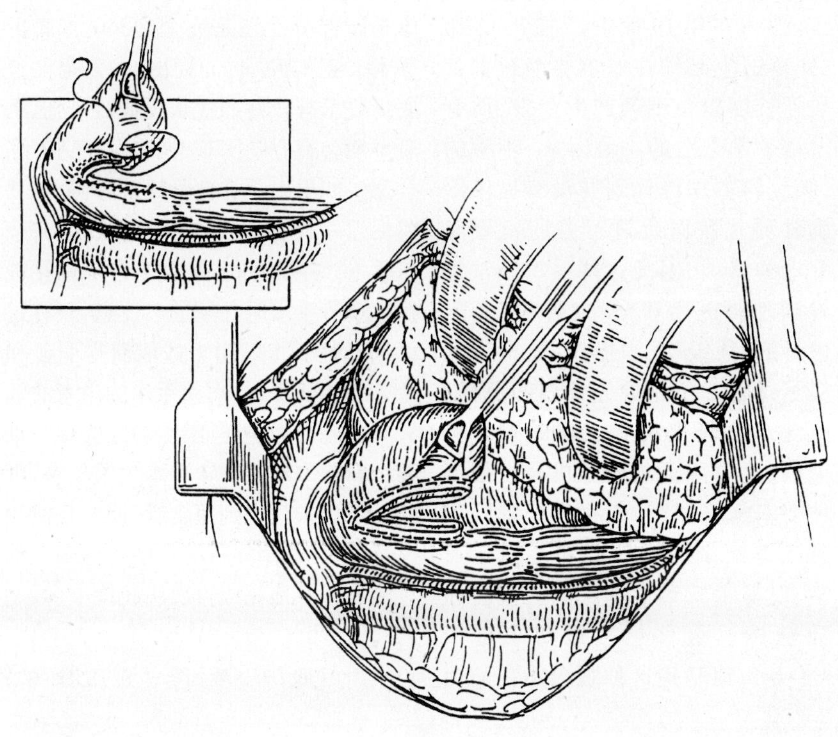

图16.14　胃成形术的切割缝合器切缘加缝一层，以形成一种延长的食管胃管状结构，并扩大了胃底。

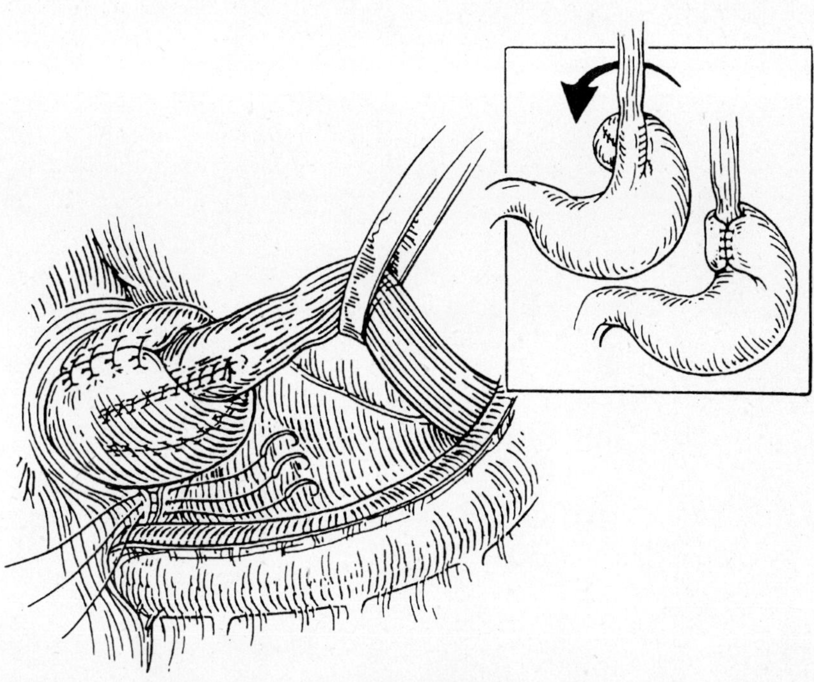

图16.15　在胃成形术后即可进行部分或完全(小图示)胃底折叠术。

手术效果

手术治疗胃食管反流疾病的效果与手术前症状的严重程度、胃食管功能失调的程度以及解剖学的不正常程度有关。手术的预后也直接与手术者的经验和技巧有关。在有正常食管蠕动功能而没有食管狭窄改变的患者中85%~90%可获得好或很好的效果。不管是进行部分或完全性胃底折叠术，最后取得的手术效果相似。同样，对于单纯性胃食管反流疾病，也没有资料显示通过胸腔或通过腹腔切口，或通过腹腔镜3种方法中哪一种更好一些。采用腹腔镜手术途径可缩短住院时间尽早恢复工作，从而降低了医疗费用，同时也减轻了疼痛。对这些患者还没有超过5年的随访资料，所以还不知道这些手术的远期效果。对于有食管狭窄改变的患者标准的胃底折叠术对其中的75%~80%有效，而胃成形术加上胃底折叠术的成功率约为85%。长期随访显示，随着时间的延长，效果渐差，5年时有90%的有效率，而到15年后只有75%。

推荐读物

Campos MD, Peters JH, DeMeester TR, et al. Multivariate analysis of factors predicting outcomes after laparoscopic Nissen fundoplication. J Gastrointest Surg 1999;3:292.

Chrysos E, Tsiaoussis J, Zoras OJ, et al. Laparoscopic surgery for gastroesophageal reflux disease in patients with impaired peristalsis: total or partial fundoplication? J Am Coll Surg 2003;197:8.

Fernando JC, Luketich JD, Christie NA, et al. Outcomes of laparoscopic Toupet compared to laparoscopic Nissen fundoplication. Surg Endosc 2002;16:905.

Flum DR, Koepsell T, Heagerty P, et al. The nationwide frequency of major adverse outcomes in antireflux surgery and the role of surgeon experience, 1992–1997. J Am Coll Surg 2002;195:611.

Oelschlager BK, Barreca M, Chang L, et al. Clinical and pathologic response of Barrett's esophagus to laparoscopic antireflux surgery. Ann Surg 2003;238:458.

Oleynikov D, Eubanks TR, Oelschlager BK, et al. Total fundoplication is the operation of choice for patients with gastroesophageal reflux and defective peristalsis. Surg Endosc 2002;16:909.

Pera M, Deschamps C, Taillefer R, et al. Uncut Collis-Nissen gastroplasty: Early functional results. Ann Thorac Surg 1995;60:915.

Peters JH, Heimbucher J, Kauer WK, et al. Clinical and physiologic comparison of laparoscopic and open Nissen fundoplication. J Am Coll Surg 1995;180:385.

编者评述

L.R.K.

Ferguson对抗反流手术进行了非常明确和易懂的描述。毫无疑问，经腹腔镜行Nissen胃底折叠术已成为大多数患者的首选方案。正如Schuchert和Luketich在第19章中所指出的那样，外科医生必须注意不要缩短食管的实际长度以免围领产生张力，而有张力是手术失败的主要因素。不幸的是，胸外科的训练计划并没有提供给心胸外科住院医生进行腹腔镜胃底折叠术的培训，因为这些手术经常是由胃肠外科医生和“微创外科”专家来进行的“高级”手术操作。这样手术的实际过程并不是原先计划的那样。因此对于食管疾病有兴趣的胸外科医生来讲，应寻求额外的机会以接受这种手术操作训练。有很多医院的胸外科正逐渐细化为胸部和上消化道外科，以显示其对食管疾病的关注和专业精神。这种想法最初来自于DeMeester，他坚持这种观念并在其他医院建立起他们的专科。

如果患者有动力性疾患，就必须考虑是行部分性还是完全性360°胃底折叠术。正如Ferguson指出的，完全性胃底折叠术有较好的症状缓解效果，但术后早期会有吞咽困难，偶尔有“气胀”综合征。如果患者有食管蠕动障碍，如贲门失迟缓症，可能不能耐受360°的完全折叠术。Ferguson提出的治疗原则在进行抗反流手术时必须加以注意，只有这样选择性手术的患者才能获得明显和持久的症状缓解。再次手术的患者的效果非常差，因此外科医生的经验相当重要。看起来经腹腔镜手术效果较差，可能是因为未认识到短食管。而一直使我惊奇的是，这些外科医生中的许多人都有能力很好地完成再次腹腔镜手术。

（欧阳小康 译 吴良洪 校）

第 17 章

经食管裂孔食管切除术

Ahmad S. Ashrafi, R. Sudhir Sundaresan

概　述

食管切除手术始终是对胸外科医师的重大挑战。虽然恶性病变是食管部分切除最常见的适应证，但也有一些终末期食管良性疾病偶尔也需要手术切除。在中老年组中食管癌恶性程度较高，食管切除术提供了治疗或改善症状的仅有机会。外科手术的目的是使食管疾病治愈机会最大化，最大限度缩小并发症的发生率和死亡率。影响手术途径的因素很多，包括病变的部位和大小以及食管或病变与周围纵隔结构的潜在粘连。Denk于1913年首次记述了经食管裂孔食管切除术，1978年Orringer 和 Sloan医生再次提出了这一手术方法并被普及开来。经食管裂孔食管切除术是一种安全的手术方法，它最大的特点是避免了开胸手术。食管和胃的吻合位于颈部，从而减少了与胸内吻合口瘘有关并发症的发生率和死亡率。经食管裂孔食管切除术能够应用于切除食管近段、中段和远端1/3食管恶性病变和食管良性病变。这一手术适用于较低位的食管癌(低于下肺静脉水平)和进行全咽喉食管切除胃下咽部吻合的近端食管癌。 经食管裂孔食管切除术的禁忌证包括较大的中段食管肿瘤，因为在游离这一部位的肿瘤时可增加气道、主动脉或奇静脉损伤的危险。另外，如果患者既往做过食管手术，外科医生就应该适时转变为经胸方法手术，以便安全地处理纵隔纤维化粘连。在这一章里，我们将阐述经食管裂孔食管切除术。外科技术是主要的焦点，但同时也讨论相关的术前和术后问题。

术前评估和术前准备

根据完整的病史和体格检查对全部需要进行经食管裂孔食管切除术的患者进行评估。术前检查包括基础血化验、上消化道造影、纤维内窥镜和肺功能测试。胸、腹、盆腔CT检查不仅对食管癌的分期十分必要，而且可以提供重要的解剖学信息。在游离食管时如遇到异常的锁骨下动脉（从食管后通过)，应考虑到在进行分离时将大大增加血管损伤的危险性，外科医生应及时考虑改变手术方法。术前麻醉医生和内科医生应对全部患者进行评估，如果麻醉医生认为有必要的话，部分患者可能进行进一步心肺功能评估。如果患者有部分胃切除、胃造瘘术或胃疾病的病史，应该放弃使用胃作为食管切除后的替代管道，应准备其他替代管道(有代表性的是结肠)。结肠的术前评估，需行肠系膜血管造影检查和纤维结肠镜或钡灌肠检查，以除外血管或结肠病变。患者应进行术前肠道准备。

手术方法

在手术开始前全部影像学检查均应于手术间内展示。放置胸膜外导管以备术后止痛用。麻醉诱导后预防性应用抗生素。开通两路静脉输液通道,放置桡动脉测压管和Foley导尿管。使用单腔气管插管进行全麻。如果需要中心静脉导管,可经右侧锁骨下静脉和颈内静脉放置。使用抗血栓袜和连续加压装置预防下肢静脉血栓形成。置患者于仰卧位，颈肩部放置可膨胀袋以伸展颈部。安全包裹患者的两上肢并固定于身体两侧,头略向右转(图17.1)。手术野消毒灭菌,从下颌骨向后到发缘,两侧达腋中线,铺无菌巾。外科医生使用头灯,以最大限度显露手术野,尤其是在纵隔隧道内分离时。

腹部

腹部正中线小切口开腹探查,除外腹腔内肿瘤转移。然后延长切口为

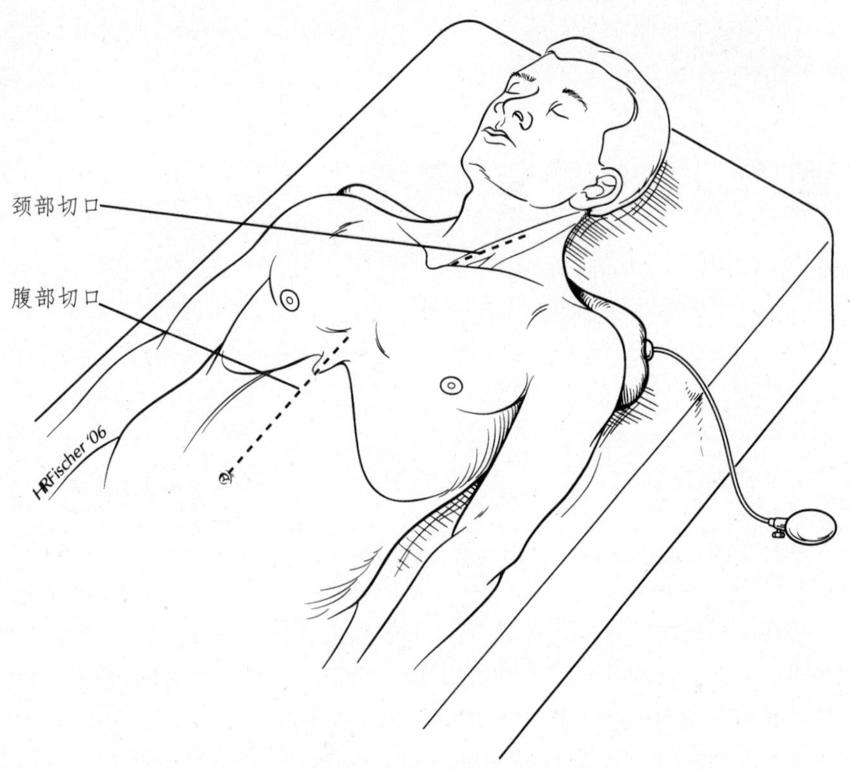

图17.1 将患者置于仰卧位，垫高肩部，使颈部处于伸展位，并略偏向右侧。两上肢置于身体两侧。虚线所示为颈部和腹部手术切口。

从剑突到脐上。切除剑突有助于最大限度显露上腹部(图17.1)。放置固定在手术床上的牵开器，将肋弓向上和向两侧牵开，将腹壁向两侧牵开(图17.2)。用电刀分离肝廉状韧带和三角韧带，需特别注意肝血管，用可延展的牵开器片将肝左叶向右折叠。分离位于肝尾状叶上方的小网膜，并向上延伸达右侧膈脚。游离胃食管交界处并套带。分离结扎膈下血管。用电刀电切膈肌脚充分扩大食管膈肌裂孔。从左侧膈肌脚开始分离腹膜返折。

经大网膜上的无血管区进入网膜囊。小心、仔细牵拉胃非常重要，这可能是手术最关键部分之一。在游离胃时用纱布夹持胃可以减小直接作用在胃上的压力。游离大网膜时应保持在距胃网膜血管弓2cm以上的距离。沿胃大弯分离结扎血管达幽门，尽量减少对血管弓损伤的可能。我们倾向于同时做幽门成形术以利于术后胃排空，避免幽门梗阻。在幽门前壁缝置两针固定线，确认幽门成形区域。用电刀作纵向2~3cm切口。用不可吸收线全层间断横向缝合，关闭幽门切口 。十二指肠黏膜较固定，胃黏膜易移动，所以应特别注意缝合胃部一定要包括黏膜和浆膜层。

向左侧游离大网膜，直至脾的下极，确认胃网膜左和胃短血管。将1~2块纱布或纱垫放置于脾后方，使之向前、向中间移位，以便容易分离和结扎胃短血管。结扎、切断全部胃短血管直至胃大弯上部，胃底完全游离。

将胃大弯向上翻起，确认胃左血管。将全部脂肪组织包括淋巴结向胃侧分离。使用1~2个血管切割缝合器，于胰腺上缘处分离切断胃左血管。

经食管膈肌裂孔游离食管。将手术床置于头低位。与食管和胃结合部套带，将食管和胃向左侧再向右侧牵开。使用带纱布的长弯钳沿食管分离。另用可弯曲的牵开器轻轻地将心包向前牵开。使用头灯最大限度显露胸腔食管。直视下钝性分离或用电刀分离食管达隆凸水平。

颈部

沿左侧胸锁乳突肌前缘做8cm斜行切口，切口起于环状软骨水平，止于胸骨上窝(图17.1)。分离颈阔肌后即进入无血管区域直至胸锁乳突肌，将其向两侧分离。用电刀分离颈前肌。垂直分离带状肌外侧缘的筋膜，显露颈动脉鞘、气管和甲状腺。牵开喉、气管和食管 。在气管食管沟中确认并始终保护左侧的喉返神经。特别要注意的是用手指牵开优于金属牵开器，将上述重要结构向中间和侧方牵开。分离甲状腺中静脉和甲状腺下动脉。沿食管外膜环周分离，套带并轻轻地向头侧牵引。用手指向尾侧钝性分离，安全地游离出颈段和部分胸上段食管。用纱布卷棍沿食管外膜游离直达隆凸水平。必须注意保护重要结构，包括走行在气管食管沟内的左侧喉返神经、气管膜部、奇静脉和主动脉弓。

通过食管膈肌裂孔游离中下段食管。首先告知麻醉医生将要进行的操作对呼吸和循环可能产生的影响。从腹部通过膈肌裂孔，分离切开中段食管周围组织，这可能导致暂时性心脏压迫和低血压。这是手术中唯一盲视钝性分离部分(图17.3)。预先增加前负荷可能在一定程度上减轻低血压。完成食管分离后，经颈部切口将其提出，距肿瘤远端5cm切断。保持这额外长度直到管状结构被提至颈部，保留适当长度使之能够用来做无张力吻合。将一长布带固定于远端食管边缘。通过腹部切口将布带穿过纵隔。检查纵隔，清除积血，填塞压迫止血。检查两侧纵隔胸膜决定是否放置胸腔引流管，以便在缝合切口时引流胸膜腔。

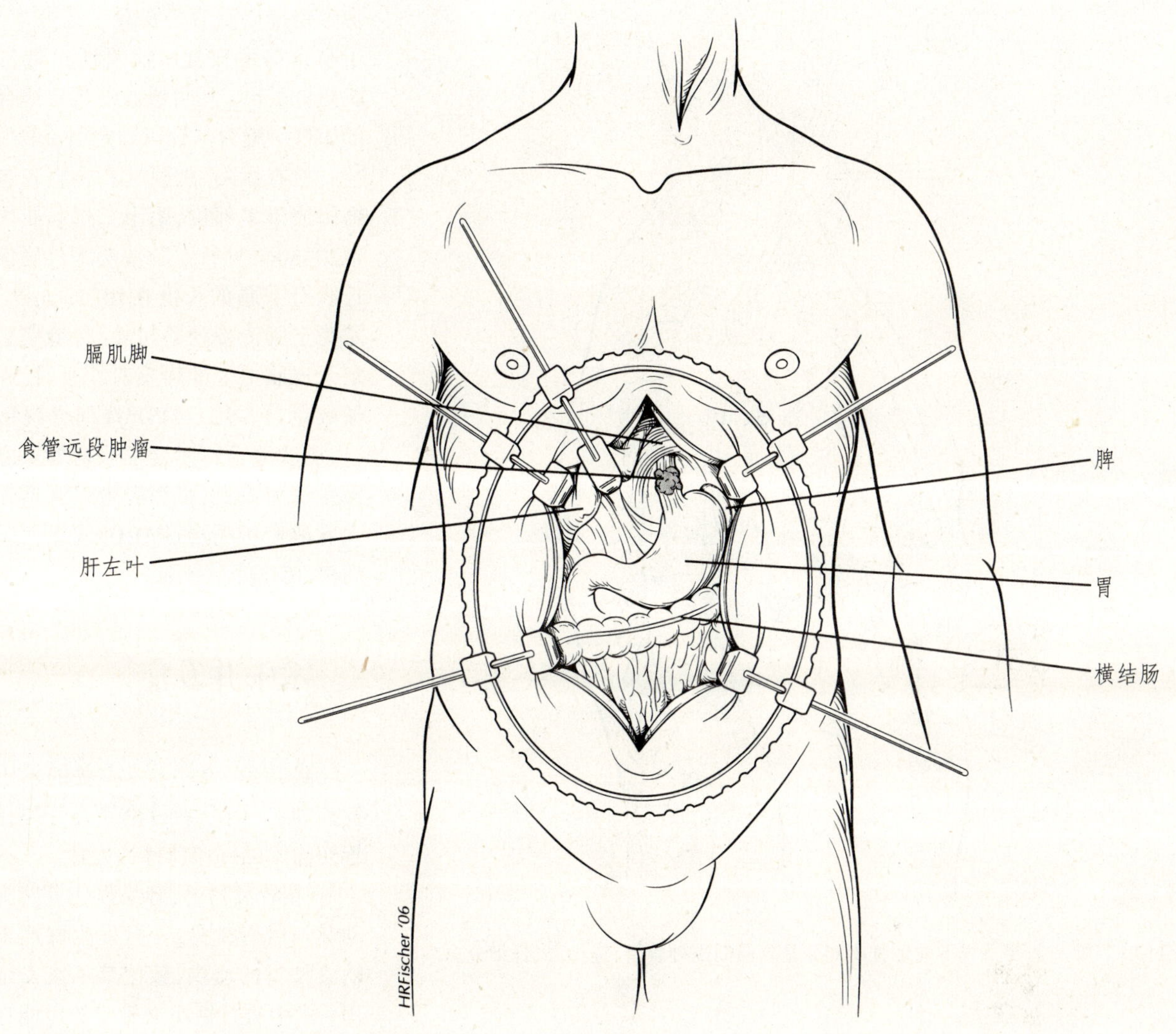

图17.2　使用固定于手术床上的牵开器,最大限度向上牵开两侧肋弓和腹壁。充分显露膈肌食管裂孔和上腹部。

管型胃准备的第一步是清理小弯侧浆膜。使用湿纱布夹持胃壁尽量减少胃壁的直接损伤。结扎分离包含部分胃右血管的小网膜。从胃底开始向下平行胃大弯,使用切割缝合器缝合、切开胃小弯(图17.4),小弯侧可以再用4-0PDS缝合线连续缝合,进行浆肌层包埋。一般需要使用4个75mm直线切割缝合器。

将胃大弯侧置于左侧作为管型胃的导向,将管型胃从腹部经扩大的食管裂孔放入纵隔,同时轻轻牵拉管型胃向上(图17.5)。所有操作必须保持管型胃的方向以免扭转。一旦管型胃底到达颈部,于颈部切口夹住管型胃顶端。大弯侧应位于左侧,缝合钉应位于右侧。从腹部切口检查确认没有扭转360°。

评估食管决定吻合部位。环形切断食管肌层,游离末端食管黏膜。送病理检查,进行冰冻切片检查,确认残端无肿瘤残存。用4-0PDS线分两层连续缝合进行吻合。先用两针固定缝线,缝合食管肌层和胃浆肌层,确认食管的转角处和180°等分吻合口。采用端侧吻合的形式,吻合口位于胃大弯上部,略远离胃顶部。从两针固定线中间开始用双头针缝线吻合外层后壁。只缝合胃浆肌层和食管肌层(图17.6A)。外层后壁缝合完成后,用电刀斜形切开胃,与食管口径匹配。类似的方法用双头针缝线从中间开始缝合内层。内层为食管黏膜和胃壁全层合并而成(图17.6B)。在吻合前壁内层前通知麻醉医生将胃管向内送入并通过吻合口。将胃管置于膈肌水平以下并固定于患者鼻子上。用原缝线完成前壁内层和外层的缝合以完成全部吻合过程。我们的经验是这种吻合方法是有效的。无论颈部或胸部食管胃吻合,这种方法均是首选。食管吻合口被放松进入胸廓入口以下的上纵隔。我们不做颈前筋膜固定缝合,因为这可能导致潜在的主要神经损伤和感染性并发症,如硬膜外脓肿或骨髓炎。如果发生

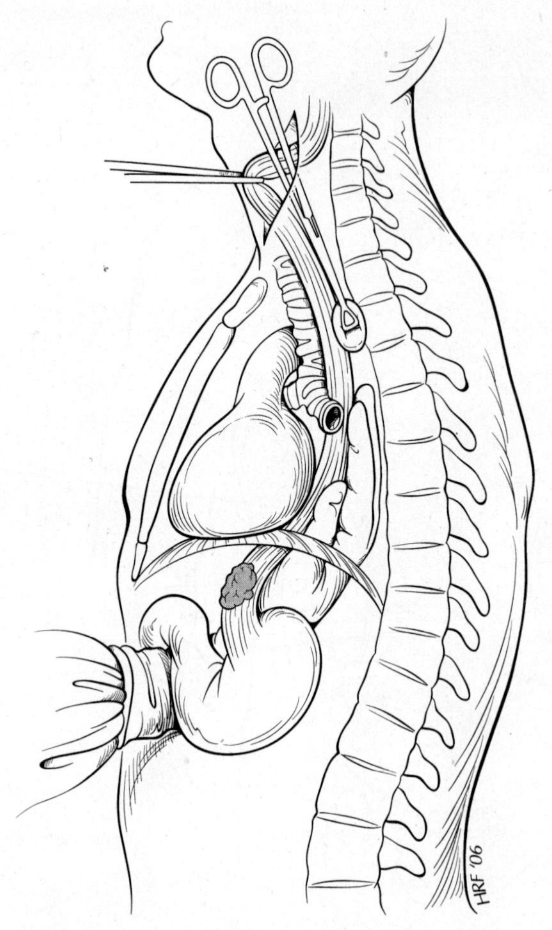

图17.3　唯一需要盲视下钝性分离部分是隆凸周围处食管，应小心、仔细分离。

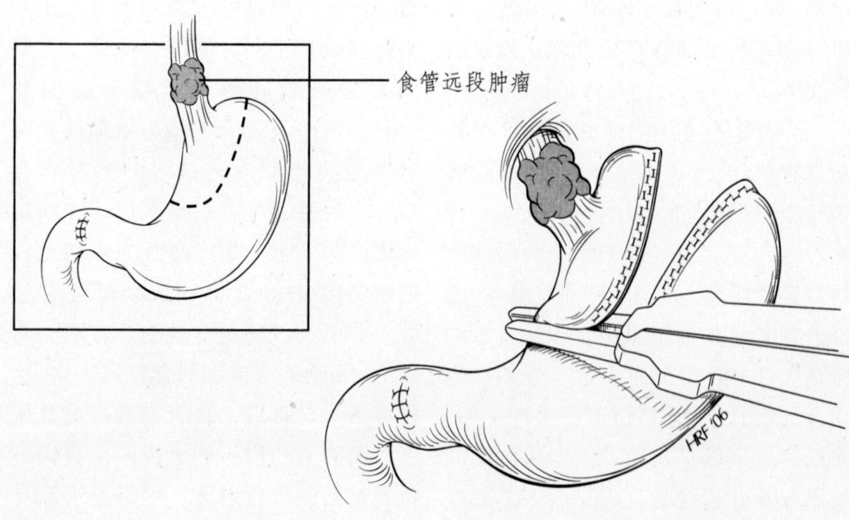

图17.4　在准备管型胃中分离切除胃小弯时，必须保留胃底部。

吻合口漏则更容易出现上述并发症。于吻合口旁放置引流管通过低位皮肤切口引出。用可吸收线逐层缝合颈部切口。缝合一针以固定引流管。

检查纵隔、胸膜腔和腹膜腔包括幽门成形术部位，距十二指肠屈氏韧带20~30cm处行空肠造瘘术。确保靠近腹壁空肠的长度在10~12cm以上，避免空肠造瘘处肠扭转，将造瘘管固定于皮肤上。准确核对纱布、针和器械数量后，用1号PDS线缝合腹壁切口；皮肤缝合钉闭合皮肤。如果麻醉医生认为需要，将患者带气管插管送入麻醉监护病房（PACU）或重症监护病房（ICU）。

术中并发症

除与颈、腹部手术有关的术中并发症外，下面分别讨论经食管裂孔食管切除术的一些特殊并发症。

在游离胃时，容易损伤胃网膜右动脉。尽管少见，一旦发生即严重影响管型胃的血供，致使其不能安全使用。术中进行微小血管修补可能在一定程度上减小损伤，但这并不是可取的方法。安全的方法是使用结肠，如果已经做好肠道准备，则可立即进行结肠代食管手术。如果肠道没有准备，则最好放弃手术，在患者经过适当准备后再进行手术。颈部微血管吻合作为非常规恢复管型胃血流灌注的方法已有报道。

在分离纵隔时可引起气胸。一旦确认，则可经手术野插入28F胸腔引流管进行处理。

在分离纵隔时虽然很少发生主动脉或奇静脉牵拉伤，一旦发生则需立即行开胸手术。填塞压迫止血，通知麻醉医师，立即输血。奇静脉损伤可以通过右侧前外侧开胸手术进行处理。胸主动脉损伤极为少见，但它是潜在致命性的。尽管进行紧急左侧

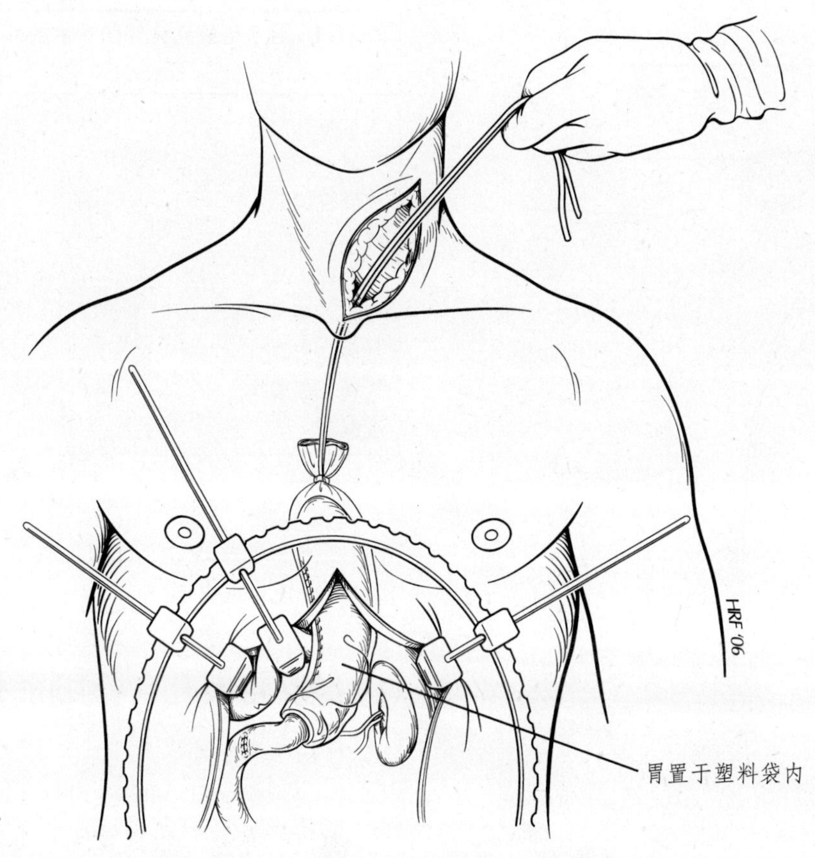

图17.5　轻轻向上牵拉，将管型胃经后纵隔提至颈部。

开胸手术，但是显露损伤部位非常困难，在损伤满意显露并控制出血前，大量出血将导致失血性休克。在进行开胸手术前先尝试纵隔填塞压迫控制出血。同时立即寻求其他专家到手术室帮助处理这一并发症。

最后一个涉及损伤的潜在并发症是气管膜部损伤。如果发生，则请麻醉医生将无创伤气管插管插到气道远端。食管切除以后再行修补损伤。高位气管损伤，可经颈部进行修补；低位气管损伤，可经右后外侧切口开胸修补。

术后监护

在患者回到重症监护病房或麻醉监护病房后立即给予硬膜外镇痛。常规进行心电图、胸片、动脉血气分析和血生化检查。 最初的静脉输液成分由晶体液组成。每小时测量尿量，持续监测心率、心律、血压、动脉血氧饱和度。适当的止痛治疗有助于早期拔除气管插管，使患者能够有效地呼吸和咳痰，清除分泌物，防止发生肺不张。连续24小时应用预防性抗生素。使用皮下肝素或低分子量肝素，结合使用连续下肢挤压装置预防深静脉血栓。每4小时冲洗一次鼻胃管和空肠造瘘管以保持通畅。

床头抬高30°~45°，物理治疗师术前访视患者，术后第一天对患者进行评估，并协助患者康复活动。术后第一天通过空肠造瘘管进行喂饲，并保持20mL/h的速度。静脉输注改为维持输液量和速度。术后5天可行稀钡造影，最好用碘油或泛影葡胺造影。如果吻合口通畅没有吻合口瘘，则可以拔除鼻胃管。鼻胃管拔除以后，可允许患者逐渐缓慢经口进食。营养师对疾病进行评估，给予建议和培训。虽然保留空肠造瘘管，但在患者出院以前可停止经空肠造瘘管喂饲。如果患者需要辅助治疗或者患者不能经口摄入足够的营养，经空肠造瘘管喂饲可长期维持，甚至在家里进行喂饲。

术后并发症

除通常的与大手术有关的并发症(如心肌梗死、深静脉血栓形成、肺栓塞、心律失常等)外，一些经食管裂孔食管切除术的特殊并发症应重点考虑(表17.1)。

左侧喉返神经损伤较少发生(<10%)，通常由于在颈部手术过程中对神经的直接损伤所造成。患者术后可出现声音嘶哑。然而事实上这一损伤的结果可能是更为严重的，患者由于声门不能闭合来保护呼吸道，这可能导致误吸，进而引起威胁患者生命的肺部感染。通过语音病理师和营养师 对患者进行培训，使患者安全进食，以减少误吸的危险。患者应认真遵守。少数患者在4~6个月仍不能自行恢复或不能进行良好的适应性调节，可由耳鼻喉科医师行声带中立位固定手术。

术中损伤胸导管造成乳糜胸。如果患者术后迅速发生胸膜腔渗出(通常在右侧)，或者在患者进食时经术中放置的引流管有大量引流液(>1000mL/d)，应高度怀疑有乳糜瘘存在。通过胸膜腔积液的生化分析进行确诊。通过胃肠外营养、停止经口进食和经造瘘管喂饲来对这一并发症进行治疗。然而，这些治疗措施对胸导管横断性损伤者无效，通常必须再次手术。外科手术包括低位右侧开胸、奇静脉和胸主动脉之间及胸椎前的组织进行大块结扎，这部分组织中

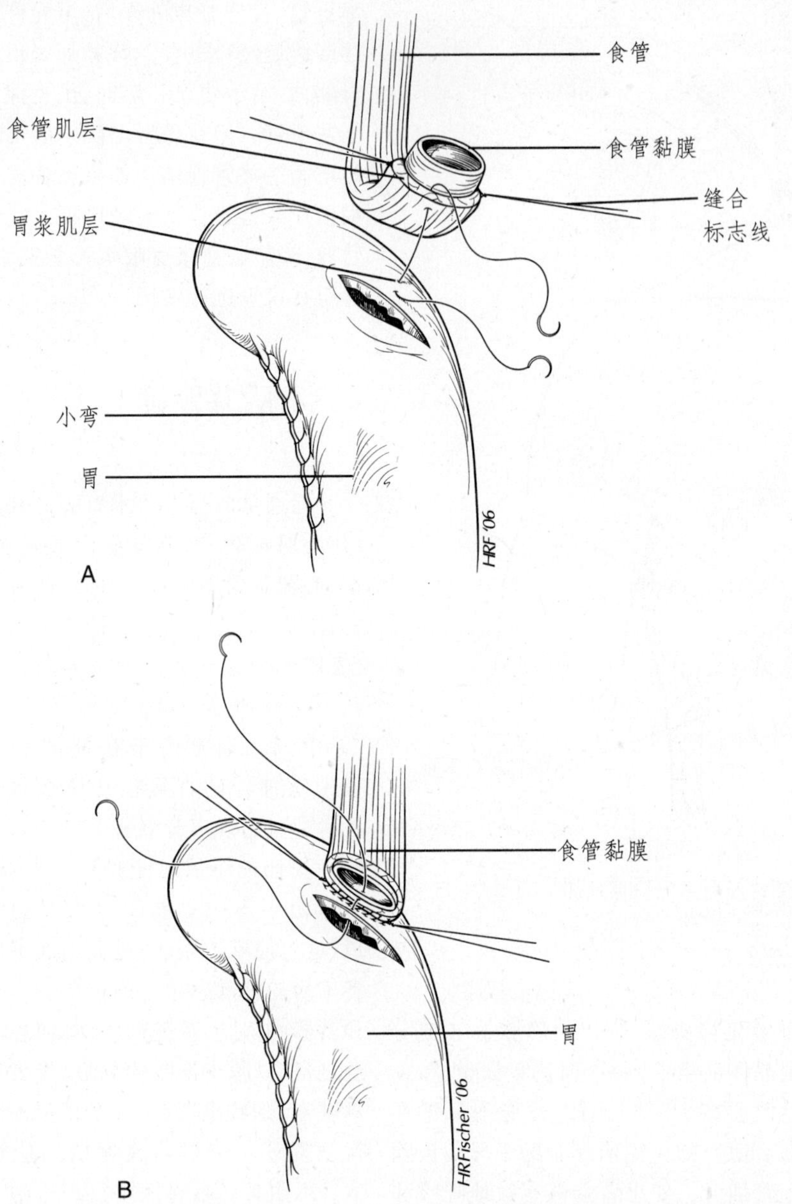

图17.6 (A)使用4-0单股缝线分两层连续缝合,进行食管、胃吻合。外层为近端食管肌层对胃浆肌层。(B)外层后壁吻合完成。然后进行内层黏膜吻合,内层为食管黏膜对胃壁全层。

表17.1 经食管裂孔食管切除术的并发症
喉返神经损伤
气胸
吻合口狭窄
吻合口瘘
胃底部坏死
颈椎骨髓炎
硬膜外脓肿
气管食管瘘
乳糜胸

可能包括胸导管。

当患者出现发烧和颈部切口红肿时,必须怀疑吻合口瘘的出现。给予输液、静脉用广谱抗生素,并进行脓毒血症方面的检查,并立即于床边敞开颈部伤口。伤口分泌物培养,进行胸片检查评估纵隔和胸膜腔情况。每天予以换药2~3次。我们更倾向于行口服造影剂后的颈、胸部CT扫描,以除外纵隔和胸膜腔积液,也可以明确吻合口瘘。如果患者情况不能及时改善,应怀疑胃底坏死的可能,可通过内窥镜检查加以排除。内窥镜检查必须非常仔细,最大限度减少对相对新鲜吻合口的损伤。如果发现胃底部坏死,患者需要紧急手术探查,这包括颈部手术探查、食管造瘘。也必须进行开腹探查,切除坏死的胃壁,缝合可存活的胃,并进行残胃造瘘术。患者随后进行胸骨后结肠代食管上消化道重建。

经食管裂孔食管切除术的结果

关于经食管裂孔食管切除术是否与经胸食管切除术同样安全和符合肿瘤治疗原则,仍存在争议。几个单独机构的研究对这些问题进行了分析。包括258例患者共4组随机资料显示,经食管裂孔食管切除术累计死亡率为6.7%,经胸食管切除术死亡率为4%。两大系列资料比较,经胸食管切除术死亡率(9.2%, 9.5%)高于经食管裂孔食管切除术的死亡率(5.7%,6.3%)。然而,这一差别无统计学差别。尽管两种手术方法死亡率无统计学意义,但实际上所有研究均证明经食管裂孔食管切除术颈部吻合的吻合口瘘发生率(13.6%, 16%)高于胸内吻合的吻合口瘘发生率(7.2%,10%)。食管切除术通常的死亡原因是纵隔感染或难以控制的脓肿,但这些资料说明颈部吻合口瘘引起难以控制的纵隔感染或脓肿少见。最后,经食管裂孔食管切除术5年生存率(23%,26%)和经胸食管切除术5年生存率(21.7%, 24%)无明显差别。

Rentz和其同事对105家医院945

例患者进行了10年回顾性分析。这些学者证明,经食管裂孔食管切除术和经胸食管切除术的术后并发症发病率和死亡率没有显著性差别。

尽管对经食管裂孔食管切除术和经胸食管切除术仍存在争议,但对于一个有经验、仔细的外科医生,两种手术均可以提供满意的结果。外科医生必须熟悉这两种手术路径,对不同的个体仔细选择最佳手术路径。

结 论

经食管裂孔食管切除术开始应用于20世纪初,经过一段沉寂后,于1978年被Orringer 和Sloan医生再次应用于临床。此手术可用于切除全部食管,治疗食管良性或恶性疾病。系统而规范地应用这一技术,对争取手术成功并最大限度减少严重并发症是非常必要的。缺乏经验的或不熟练的外科操作可能导致术中困难和术后潜在的严重并发症的发生。

推荐读物

Bolton JS, Teng S. Transthoracic or transhiatal esophagectomy for cancer of the esophagus—Does it matter? Surg Oncol Clin North Am 2002;11:365.

Denk W. Zur radikaloperation des oesophaguskarzinoms. Zentralbl-Chir 1913;40:1065.

Orringer MB, Sloan H. Esopagectomy without thoracotomy. J Thorac Cardiovasc Surg 1978;76:643.

Orringer MB, Marshall B, Iannettoni MD. Transhiatal esophagectomy for treatment of benign and malignant esophageal disease. World J Surg 2001;25:196.

Petsikas D, Shamji FM. Revascularization of the ischemic gastric tube using the left internal thoracic artery. Ann Thorac Surg 1996;62:568.

Rentz J, Bull D, Harpole D, et al. Transthoracic versus transhiatal esophagectomy: A prospective study of 945 patients. J Thorac Cardiovasc Surg 2003;125:1114.

Valji AM, Maziak DE, Allen MW, et al. The stomach as a microvascularly augmented flap for esophageal replacement. Ann Thorac Surg 2000;69:1593.

编者评述

L.R.K.

在一个特定机构中与手术有关的并发症的发生率和死亡率的高低与手术量相关。食管切除术就是其中之一,它依赖于外科医生所做的手术量。所以,完成大量食管切除术的外科医生手术并发症发生率和死亡率低于偶尔为之的医生。也就是说,进行食管切除手术的外科医生有责任钻研各种不同手术,因为一种手术并不能适用于所有患者。在我看来,经食管裂孔食管切除术是最常应用的手术之一,但是很明显如果有开胸手术的指征,应停用此手术方式。大体积中段食管病变是游离过程中最困难的部分,在这区域难以通过食管裂孔途径分离,最常应用开胸直视下分离,尽管一些医生不同意此观点。

作者指出,经食管裂孔途径的关键点是纵隔内游离食管,大部分是在直视下完成,而反对在盲视下锐性分离或钝性分离。置患者于头低屈膝仰卧(Trendelenburg)体位,将专用牵开器置于食管裂孔,头灯照明,在直视下分离这部分直到隆凸。分离过程中不损伤一侧或两侧胸膜腔是非常困难的。我更愿意在手术结束时放一根引流管在开放的胸膜腔内,否则,将出现胸膜腔内积液。术后几天引流液量减少后则可拔出引流管。

因为食管切除必然导致双侧迷走神经切断,作者建议行常规胃肠引流。有许多人认为胃肠引流不是必须做的,是可以避免的。我更倾向于作幽门肌层切开术,而避免黏膜的切开和缝合。

作者提到的将残胃经后纵隔提到颈部可能存在一定问题。应使用专用袋作为媒介以完成这个过程。应该通过画线来标记残胃,以确保在胃上提至颈部过程中不发生扭转。

有大量的与食管胃吻合相关的文献值得提及。作者使用两层缝合的吻合方法并常规使用。这种吻合方法术后有一定的吻合口狭窄率,需要进行吻合口扩张。近几年我们采用了吻合器技术。这一技术首先由Orringer提出,通过开放部分放入缝合器,使用线性缝合钉进行吻合。大量的吻合表明能够显著降低吻合口瘘发生率和吻合口狭窄发生率。这可能由于吻合口大小匹配一致,使吻合口瘘发生率降低。

最后,关于术中并发症,通过应用适当的技术,喉返神经损伤这一重大并发症应该极少发生。必须在颈部显露神经,保护它防止牵拉损伤和其他损伤。众所周知,在隆凸或其上方盲视下分离时也可能损伤喉返神经。分离这部分时应该紧靠食管仔细分离。胸导管损伤问题,术后一旦确认胸导管损伤势必进行侵袭性处理。应进行全胃肠外营养。如果引流量没有明显减少,瘘口在7天内没有封闭,应通过右侧开胸手术低位结扎胸导管。在膈肌主动脉裂孔水平,将奇静脉和降主动脉之间、胸椎前的组织大块结扎或缝扎。不必寻找胸导管瘘口,结扎胸导管不仅更可取,而且更容易。

尽管术者专心敬业且富有经验,食管切除的并发症发生率仍接近40%,最常见的并发症是肺部相关的并发症。通过气管镜进行肺灌洗、吸痰是可行的,进行全面的术后监护可将并发症发生率减少到最低程度。

(佟宏峰 译 吴良洪 校)

第 18 章

经胸食管切除术

Alan G. Casson, H. Chrish Fernando

选择性食管切除术可用于治疗恶性或良性食管病变。后者包括严重的贲门失弛缓或运动紊乱症、慢性胃食管反流或碱性灼伤引起的环状食管狭窄及食管创伤和穿孔。食管切除术还适用于那些有癌前病变的患者，如高度发育不良的Barrett食管。然而,目前的临床实践中，食管癌是最常见的食管切除术的适应证，食管切除术可给食管癌患者提供治愈的可能性和改善生活质量。几种食管切除术已在前面的章节中描述和讨论过，包括经食管裂孔术式。本章将集中讨论现代胸科技术，包括借助胸腔镜游离食管开展食管微创操作的意义。

尽管食管癌的发病率在北美和欧洲相当低，但最近的流行病学调查显示，于低段食管和食管胃交界处发生的腺癌正稳步攀升。尽管一些生活方式被认为是其危险因素,包括吸烟、饮酒、肥胖和饮食,但这种病变类型转变的原因尚不清楚。最近,一些与Barrett上皮细胞化生—发育不良—腺癌进展相关的分子标志物被确定，有助于进一步深入了解该疾病的分子病理机制。尽管最近新辅助和辅助治疗的提升和临床应用的增加，但是浸润性食管癌的预后仍然较差。由于治疗食管癌有几种可行的方法，在开始时需要多学科的医学专家对患者进行评估和管理。胸外科医生正确评估所有治疗选择的适应证、禁忌证和并发症,对食管癌患者的有效管理是非常重要的。当然，外科手术对食管癌的治疗将来仍起到关键作用。

对于外科切除可能根治的食管癌的早期考量往往与高手术死亡率有关。这对外科治疗食管癌的目标产生了不同的意见,是“姑息”还是“根治”切除。尽管最近一些报道提示，低于5%的手术死亡率常规会达到,但食管切除仍伴有相当高的发病率，甚至有很高的比例。所以,外科医生治疗食管癌，不仅要求娴熟的食管切除和重建技能，还要对患者术前的评估进行合理判断和术后谨慎管理。尽管完全切除局限性食管肿瘤可获得长期生存希望,但利用上部胃肠道同时重建食管,可易于恢复吞咽和改善生活质量。由于食管切除术没有单一的可行方法，所以食管癌的手术选择常常取决于几种因素,包括肿瘤的位置、患者的一般条件和外科医生的经验与喜好，而不只是肿瘤学的治疗原则。

术前评估

为了评估与原发肿瘤的局部作用相关的症状、可能的转移部位和患者的一般生理状态，应采集完整的病史和进行详细的体格检查。在食管疾患的检查中,食管对比影像和食管胃镜检查常常要首先完成，并且互为补充。在出现食管检查仪器之前,吞钡试验(上消化道)主要用于确定上消化道的解剖、原发肿瘤位置与范围及食管梗阻的程度。食管胃镜可直观原发癌,并取活检来确定恶性的诊断和获得组织学亚型。食管胃镜也有助于评估用胃重建上消化道,有助于排除并发胃疾患。如果患者不能吞咽,引起阻塞的肿瘤也应予以扩张,以减轻吞咽困难。同时制定进一步检查或最终的治疗计划。

对于许多实体瘤，准确的分期是生存的可靠指标，并可确定治疗的策略。TNM 分期系统需要对原发肿瘤(T)、局部淋巴结(N) 和远处转移(M)进行评估。目前还没有完全满意的对食管癌进行分期的系统。这是因为:难以对肿瘤进行准确的术前分期；术前和术中所见不一致；无法确定位于食管胃交界处的腺癌的病因和分期;晚期肿瘤分期的诊断(T3,T4,N1,M1);对于淋巴结站反映区域和远处病变尚无共识。基于数字系统和对淋巴结站的准确解剖界限，对淋巴结进行勾画来评估食管癌的分期。

在临床实践中,胸部CT 扫描是最

常见的无损伤放射性检查，用于原发食管癌局部淋巴结和远处转移的分期。而磁共振成像(MRI)在气管内局部病变的分期方面较CT扫描优势不多，该技术继续改进，预计对MRI的精确分期将继续改善。在许多医疗中心，内腔镜超声(EUS)常常被用于显示食管壁和食管周围的淋巴结，对于非阻塞性的食管肿瘤进行分期。尽管少数研究报道内腔镜超声较CT扫描更精确，该技术保证更加准确的评估，但目前应该被考虑是对传统的CT扫描进行食管癌局部区域(T, N)分期的补充。在过去的十几年中，正电子发射断层摄影(PET)已经被广泛用于局部区域和远隔部位转移的分期，用于判断诱导治疗的反应。

尽管所有对食管癌分级的详细描述超出本章节范围，但对于那些肿瘤位于气道近端(隆凸上水平)的患者应行支气管镜检查，以排除任何肿瘤生长于气道内的可能。类似纵隔镜对肺癌分期，利用微创性视频辅助的腹腔镜和胸腔镜技术对食管癌分期也是有益的。尽管该方法可以改善术前的准确分期，但还需要进一步的临床研究以保证评估这种食管癌的分期手段。

手术前，特别是准备开胸，认真地进行心肺功能评估在食管切除术是必需的。由于大多数患者吸烟，可术前(通常是有意义的)通过戒烟和胸部物理性治疗来改善肺功能。阻塞性食管肿瘤的患者往往通过放射线检查可发现吸入性肺炎的证据。在排除气管支气管胸膜漏的可能后，应进行食管扩张、胸部理疗和使用抗生素进行治疗。只要有可能，应行口腔卫生清洁。应做肝功、肾功生化评估，尤其是有饮酒史的患者。术前短期或长期的肠内或肠外营养，在试图使体重减轻最小化的价值尚无定论。但是，全身麻醉前脱水和贫血应通过静脉补液和输血来纠正。

良性食管病变患者行食管切除术的评估，应依据患者个体情况以及其基础疾病和此前的治疗效果来进行。对这些患者进行全面的术前评估时，除了要进行钡餐检查和食管胃镜检查以明确前肠解剖外，通常还需要进行食管功能检查(压力测定，24小时卧床pH监测)。

经胸进路的指征

下列情况为经胸进路行食管切除术的指征：

- 广泛或根治性切除包括下列任何(或部分)纵隔结构：胸部食管及其周围结蒂组织，胸膜，局部淋巴结，心包膜，奇静脉，胸导管和横膈角。
- 对于邻近气道或纵隔血管结构的肿瘤，在术前分期中还不能确定肿瘤与组织之间的界限。
- 对于食管的良性疾病，如碱性或消化性狭窄，其可引起严重的食管周围反应和纤维化。
- 前次根治性纵隔放疗后纵隔纤维化或怀疑食管穿孔。
- 在不常见的情况下：①食管替换由于技术限制而需要行胸腔内吻合；或②患有肺部疾病的患者需要行肺组织活检。

应切记，这些只是开胸术的相对指征而不是绝对指征。在计划手术时，应该考虑到开胸禁忌证，如肺功能差、身体状况一般等等。微创手术的指征还在探讨中。

经胸食管切除和重建的原则

无论是否实施食管替换，术前即行灌肠准备，因为有时会使用结肠。预防性静脉给予抗生素，全身麻醉前硬膜外置管。如果外科医生还没有行食管胃镜检查(或肿瘤位于食管内近段时行气管镜检查)，此时应予以实施。放置双腔气管插管或气管阻隔器隔开相应的肺，以便在开胸时易于暴露纵隔。

由于食管癌术前分期还不十分可靠，外科医生必须不仅要估计原位癌的可切除性，还要估计肿瘤在胸腔内可能转移的部位。对可疑的转移应做活检，行术中冰冻切片检查，获得病理医生的结论报告。通常，只要发现远处转移，就不应实施食管切除术了。评估顺序是①原位癌可切除性、②转移、③食管置换，实施时可稍有不同。先行开腹术，排除腹腔内转移并估计、游离用于重建的管道，接着行胸廓切开和食管切除术。这种系列操作适合于Ivor Lewis 术式(开腹/右侧开胸)。 同样，如行左侧胸腹联合切口，先做腹部切口，暴露腹部脏器，随后向后延长切口，到达胸廓。如拟行三切口术式（右侧开胸/开腹/颈部)，可先行右侧开胸来评估和游离原发肿瘤。患者仰卧位时食管保持原位，随后行开腹，排除腹部疾患和准备用于转位到颈部的管道。然后，在腹部和颈部切口处切除已游离的食管。

适当的手术技术，经右侧或左侧开胸可完全游离胸腔内的全长食管。尽管没有临床调查直接比较左侧与右侧开胸的优劣，但手术死亡和预后有可比性。由于主动脉弓中段和上段肿瘤的暴露，左侧开胸或胸腹联合切口术式一般适用于肿瘤位于食管下1/3或胃食管结合部。右侧开胸传统上用于位于食管中段的肿瘤，但最近该方法越来越多地用于位于食管下1/3处的病变。的确，右侧开胸或电视辅助下胸部手术(VATS)可使胸内食管在任何水平得以充分暴露。尽管部分上部胸骨切开术可适当地暴露位于胸部食管上1/3的肿瘤，但经胸骨的方法很少用于食管切除。胸骨切开术附加前侧胸部切口可获得进一步暴露。

食管切除的范围仍有争议。活检研究显示，癌细胞沿黏膜下淋巴管向食管近端纵向播散，使得距原位肿瘤的距离缩短。然而,在近3%的病例中,即使距肿瘤10cm处,仍可在显微镜下发现肿瘤细胞。所以,为了确保足够的近端边缘无瘤,全段胸部食管切除术,在颈部吻合,要比亚全切或部分切除术更受青睐。少数研究评估了肿瘤细胞向远端沿黏膜下播散到低位食管和胃的程度。对于位于或邻近胃食管交界处的食管癌,切除足够的胃小弯以保证肿瘤阴性切缘是非常重要的。一般切除4~6cm 带少量网膜的胃小弯,其对应4~6个血管弓就足够了。当然,这需要组织学的证实。达到足够的横断(彻底)边缘所需的切除范围尚无定论。完整切除肿瘤、食管周围的结缔组织、胸膜、局部淋巴结及受侵的相邻结构,似乎是恰当的,但据文献报道这会增加死亡率。更彻底地完整切除方式是否可改善生存率尚不清楚。同样,扩大淋巴结切除术的价值也不清楚。因为,大部分已有局部淋巴结转移的患者很可能在切除时已有全身淋巴结转移了。

同时行上消化道重建的一期术式,可保留吞咽功能和改善生活质量。尽管胃、结肠和十二指肠已经成功地用于在任何水平替代食管,但由于临床实践的原因,用胃替代食管是受青睐的。因为胃有很好的血流供应,并且胃被游离后容易上提到颈部进行吻合。为了确保胃得以足够的游离,常规采用Kocher方法。通过构建一个管状胃来增加长度,而不是使用全胃。尽管尚存争议,幽门切开成形术可确保胃排空,不滞留。通常报道,胃移位后其功能是满意的,甚至对有良性病变的患者长期观察也是如此。

胃或其他代替食管的管道通常被放置于后纵隔。有时需要经胸骨后、皮下或经胸腔入路。如果采取胸骨后入路,胸廓入口应该扩大,需要切除锁骨中部、第一肋骨和部分胸骨柄,以预防重建的食管在胸廓入口处发生阻塞。理论上,胸骨后穿入可保护因术后放疗对胃黏膜的损伤。然而,更直接的入

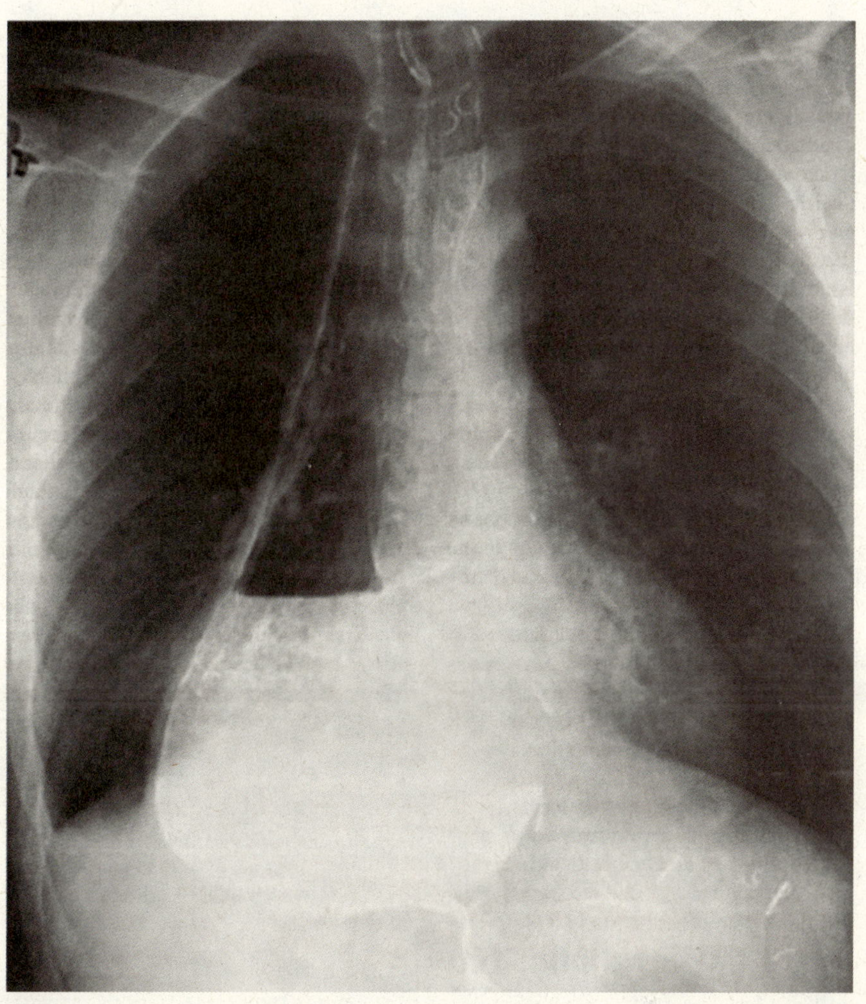

图18.1　钡餐检查显示食管切除和胃替代食管后的持续引流和吞咽困难。在此操作时未行胃引流。该检查显示,在胸腔内膨大的胃,未能置入右侧胸腔而继发胃出口处阻塞。试图用气囊扩张是没有帮助的,需要行幽门成形术来改善胃排空。

路是经后纵隔。使用一个无菌的塑料套特别有助于避免重建食管转位、血供破坏和浆膜撕裂。有报道,食管在胸腔切除后,如果在原位替换,转置的管道进入胸腔,术后会发生偏移或扭转。有关开胸后如何经纵隔重建食管的技术已经被描述,包括:关闭纵隔胸膜,保存奇静脉,将肺缝合到后纵隔,以及术后早期对置入的器官实施有效的减压(图18.1)。

经胸入路行食管完全切除后,重建的食管在颈部与颈部残留的食管断端吻合。吻合技术因外科医生的不同而大不相同,从完全手工缝合吻合,使用可吸收、不可吸收缝合线,间断与连续缝合方法,到使用吻合器。尽管使用吻合器技术可缩短手术时间,减少吻合口漏的发生,但是需要与手工吻合一样的精准技术。不管吻合的位置(胸腔内,颈部)或所采用的技术,下面的技术适用于任何胃肠吻合:精准的两端黏膜对接、无张力和良好的血供是获得近期和长期良好功能的基础;在吻合口附近放置金属夹有助于术后放射线定位;小心地使鼻胃管跨过吻合部位来减轻术后胃的压力;在关腹前放置空肠造瘘营养管;最好使用较粗的导管,且不损伤空肠肠腔;24小时内可开始行肠内营养。

尽管一些外科医生提倡使用结肠来代替食管，但在大多情况下仅作为备选，即当有胃切除术史、有肿瘤受累或长度不足时。如果用结肠来替换食管，排除结肠本身的疾患是非常重要的。由于结肠的血供一般要比胃少得多，所以术前血管造影有助于确定结肠血管解剖，但不是必需的。当然，要由外科医生在术中对于血供状态做最终估计。在游离过程中要格外小心避免损伤动脉和静脉的血流供应。保留结肠左动脉截取的左结肠，或保留结肠左或中动脉截取的横结肠是受青睐的替代品。尽管利用结肠的任何部分均可获得足够的长度，但应避免因为过长而导致结肠段不易通过胸腔和术后功能减弱。对利用结肠的主要异议通常是需要3个切口，因此增加了手术时间和潜在的并发症。由于空肠移动度有限和血液供应不确定性限制了用空肠替代低位食管（一般低于肺下静脉）。目前，越来越多地用离断一段空肠，行血管吻合术式来代替对位于咽部食管肿瘤，在切除肿瘤后将胃管向上提到颈部重建食管。

上述总结的原则也适用于食管的良性病变。尽管切除的范围仅限于切除有病变部分的食管，但严重的胃反流或陈旧性胃穿孔，可引起致密的食管周围纤维化，使得纵隔段食管切除变得困难。个别调查认真地评估了食管代替物的长期功效。尽管对于食管的良性病变，用结肠来代替食管被广泛认为是合适的，但恰当的构建替代食管的胃是个极其持久的代用品，并且长期功能相当满意。

手术方法

尽管手术切除食管和重建食管技术有相当不同的方式，但下面章节总结了常用于经胸入路技术的关键部分。由于有几步在每一术式中是相同的（如游离胃），因此这部分只在第一节中讨论。

右侧开胸/开腹术

1946年，Ivor Lewis提出两段式手术，先行开腹术，游离胃，10~15天后再行右侧开胸、食管切除和食管吻合。这种组合式方法被发展成一步式，特别是对于肿瘤位于食管中段或下段。尽管该术式被广泛应用，但其缺点是非整个食管切除，且在胸腔内行胃食管吻合。

患者于仰卧位，先行开腹，暴露腹腔，游离胃，胃首选用于代替食管。采取中腹部切口延至剑突，用自动牵引器将胸骨下端和左侧肋缘抬起，这样有助于在食管裂孔进行解剖。离断左侧三角韧带，用刀柄将肝左叶推开。将腹部食管环形游离，确定裂孔脚。直视下通过裂孔游离食管下段。根据肿瘤的部位，估计其可切除性。如果裂孔太小，可用电刀将左侧裂孔脚向侧方切开，扩大裂孔。

按下面步骤游离胃：距胃大弯几厘米，从大网膜进入小网膜囊，注意不要损伤右侧胃网膜动脉。在有粘连或小网膜融合的情况下，先分离小网膜，从上方小心抬起胃来确定调整解剖平面。通过钳闭、切断和结扎右胃网膜动脉网膜分支，来游离胃大弯，远端达幽门，近段达胃底。沿胃大弯走行一段，可见胃短动脉。在几支胃短血管与右胃网膜动脉之间仔细解剖辨别吻合处血管。如果可能应保留这些血管，以保证胃大弯的血运。有时需要解剖达到脾窝处以保留这些吻合。在胃脾韧带处解剖出每支胃短血管，并结扎，切断。抬起胃体，解剖左胃动静脉达其起始部，清扫任何胃小弯的淋巴结。分别缝扎这些血管。游离胃小弯，包括小网膜和4~6支血管弓，至少距食管胃结合处5cm。如果可能，保留胃右动脉。在胃前壁置一缝合线，以保证胃被拖入胸腔内时的正确方向。按Kocher术式，在关腹前行幽门成形术和空肠造瘘，并置入营养管。

患者被重新摆位，行右后侧开胸。根据肿瘤的位置和身体状态，可从第5或第6肋间进胸。排空肺内气体，将肺向前牵拉以暴露纵隔。程度不同地切开纵隔，游离肿瘤(图18.2)。完整地切除有肿瘤的食管段，需检查受累的侧缘是否是肿瘤阴性。在胸腔内尽可能高位横断食管，以获得无肿瘤的近端。通过食管裂孔将游离的胃送入胸腔。要使胃保持正确的方向。裂空的大小要适中，太紧会使胃出口处受阻，太松会导致腹腔脏器突入胸腔。利用切割器离断胃小弯，包括食管胃交界处、相应的淋巴组织和小网膜，自动缝合线为双层。为了获得最长的胃管，握住胃底顶端，轻轻牵拉，将切割器置于小弯侧，从远端向近端(图18.3)手工(图18.4)或自动吻合器(图18.5)将胃与横断的食管吻合。确保上提的胃管是非常重要的，因为多余的胸腔内胃管将会坠入右胸腔。如前讨论的那样，有几种方法可用于经纵隔置胃管。

右侧开胸/开腹/颈部切口

对于良性和恶性食管疾患，首选三切口术式，包括右侧开胸、开腹和颈部切口。该手术适用于任何胸段食管癌的切除，其优点是在颈部吻合。该术式因开胸和切口的顺序不同而有所变化（图18.6)。第一步，行完全后侧位开胸，特别是如果癌累及隆凸水平以上的食管，操作难度大的情况下，非常有帮助。游离胸段食管后，关闭胸部切口，患者被重新摆成仰卧位，行开腹和颈部吻合术。也可以使患者仰卧位，先行开腹或颈部切口。然后将重建的胃管移到胸骨后，并在颈部与食管吻合。关闭腹部和颈部切口后，患者被重新摆成右后侧位，最后将整个食管切除。进一步改良的三切口术式

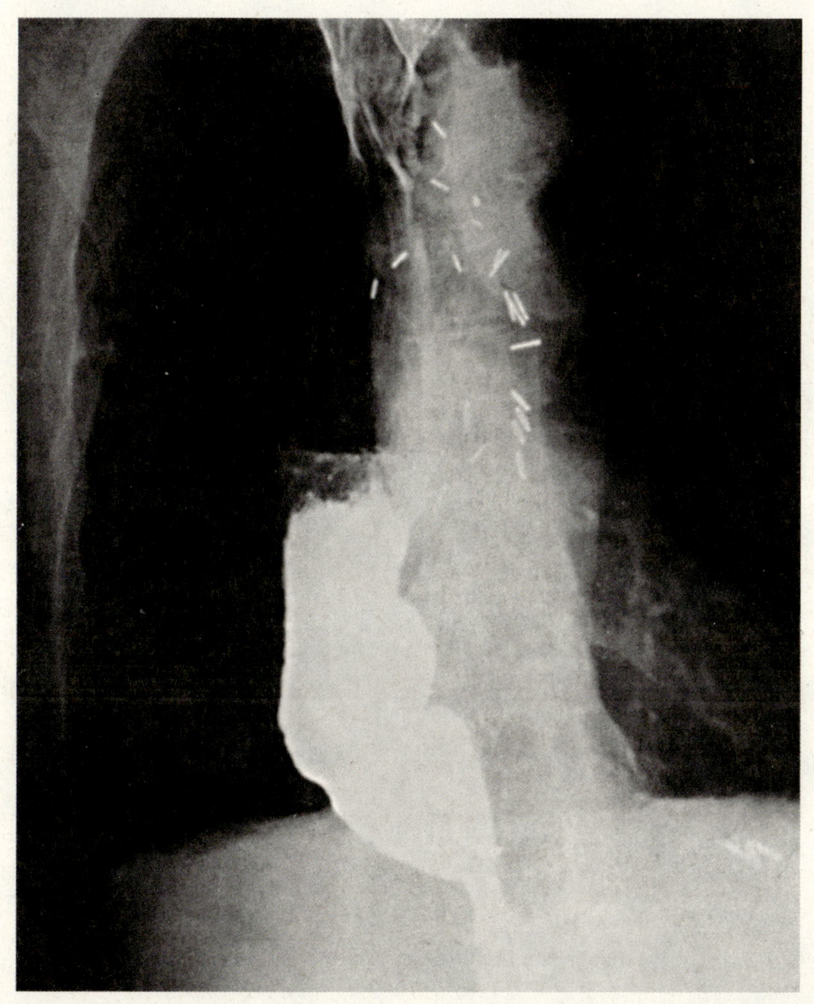

图18.2　吞鋇试验显示一位食管癌患者食管切除术后8年置入胸腔内的胃的解剖。开胸后，胃被置入右侧胸腔。在本例，置换较小(比较图18.1)，患者吞咽正常。

是同时行右前侧开胸、开腹和颈部切口。患者取仰卧位，右侧胸部略微抬高。于右侧第4肋间开胸。前侧开胸，使用双腔管萎陷右肺，通常可使胸部食管满意地暴露。使用支气管塞是没有帮助的，因为当肺被牵拉的时候，它易被弹开。不需要变动患者体位而分别开腹游离胃管和颈部解剖游离颈部食管。两组外科医生同时进行，可缩短手术时间。

通过胸锁乳头肌的前缘切口来分离颈部食管。用电刀离断肩胛舌骨肌和带状肌。结扎甲状腺中静脉和甲状腺下动脉有利于解剖。于气管食管沟辨别出喉返神经，注意不要将其损伤。直视下于膜部气管后侧解剖出食管前壁。用手指轻轻牵拉气管和甲状腺左叶易于操作。继续向后侧分离到脊柱前纵韧带，从此处将食管后壁提起。在此操作过程，将食管环绕提起，但注意不要累及右侧喉返神经。然后直视下将游离的颈部食管向下解剖进入上纵隔，直到看见已游离的胸段食管。经过游离后，将食管替代物送到颈部与颈部食管吻合。

左侧开胸

左侧开胸术式起初用于切除位于食管下1/3处或食管胃连接处的肿瘤(图18.7)。采用适当的技术，通过左侧后侧位切口开胸可游离全长的胸段食管。但是，由于主动脉弓的限制而不容易切除位于近端的肿瘤，影响吻合。尽管需要打开腹腔，通过膈肌游离全胃，但其操作更方便延长切口，横跨肋缘进入左上腹。

左侧胸腹入路

由于左侧胸腹切口可充分暴露上腹部，所以，该入路特别适用于肿瘤位于食管胃交界部的食管切除。如果有足够的胃来重建食管，即可在胸腔内横断食管，行弓上或弓下吻合。由于整个食管切除术对原发食管癌是首选的术式，所以该术式可被改良，包括左侧颈部切口和颈部吻合(图18.8)。当计划行全胃切除包括低

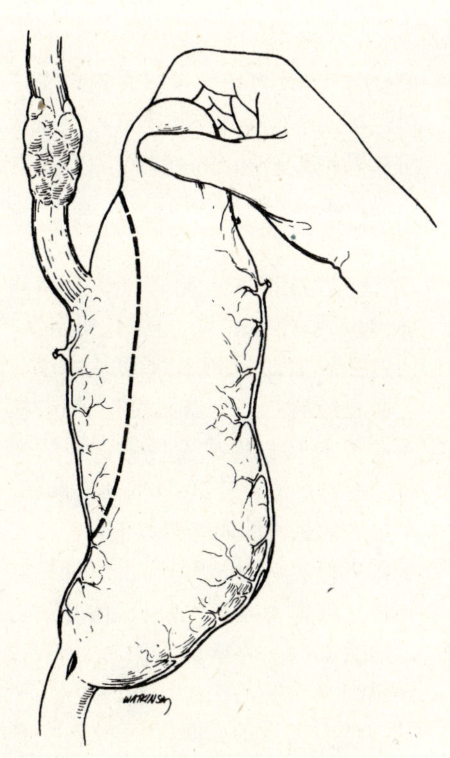

图18.3　胃管的构建。虚线显示胃小弯切除的范围，包括4~6个血管弓，连带小网膜。从远端向近端运行切割器来增加胃管的长度。切割线处加强缝合。图中也示出幽门成形术。

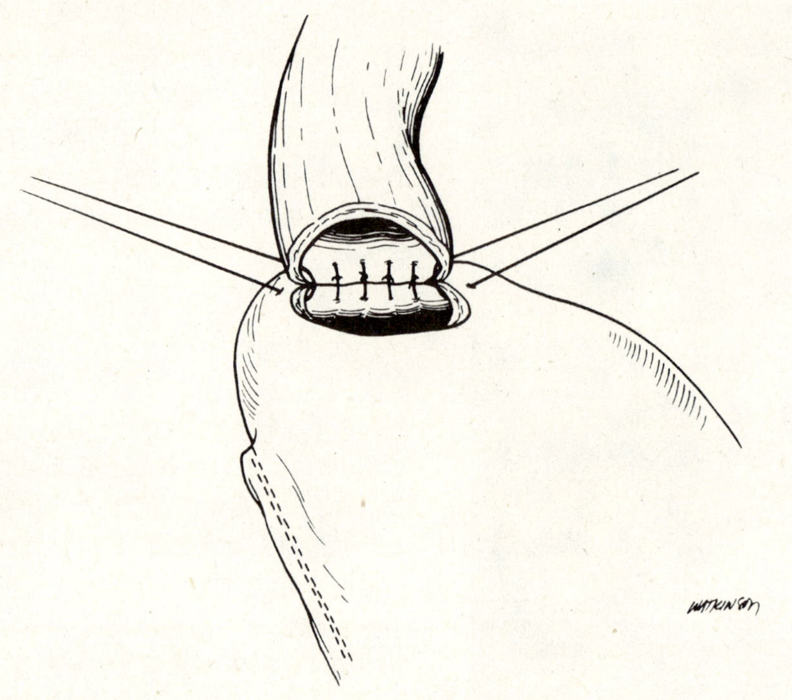

图18.4 胃食管切除术，使用可吸收线进行单层间断手工缝合的示例。该技术亦用于颈部吻合。

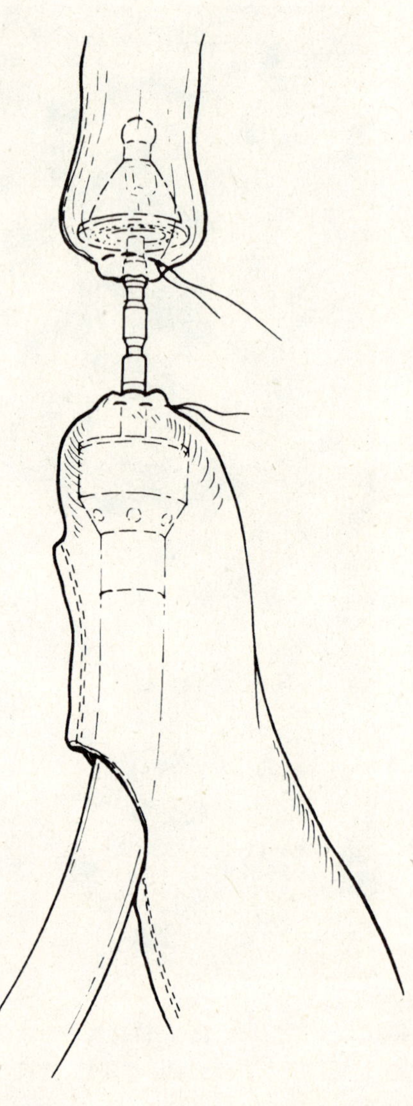

图18.5 应用机械吻合器行胃食管吻合的示意图。为了容纳最大的吻合器砧子且不撕裂黏膜，应小心扩张食管。当器械靠拢启动时，用单股缝线将食管和胃钉合在一起。用另一个吻合器将胃上插入吻合器的入口闭合。所有的吻合部位需加强缝合。

位食管(扩大胃切除术)，左侧胸腹切口也可用于食管胃交界的腺癌以及贲门和胃底部癌。在这种情形下，利用空肠以Roux-en-Y方式进行消化道重建，胸腔内吻合。

患者被摆成右侧卧位。左侧胸部、腹部和颈部暴露，左臂托架悬吊。切口的腹部部分，于左上腹从中线向左肋骨缘斜行。先暴露腹腔，切口横断肋骨缘延长构成左后侧位开胸切口的侧部。一般经第6肋间隙进胸；每个患者的进胸肋间隙可以不同。需要暴露上段食管时，切口需沿肩胛骨和脊柱之间向上延长，成为后侧开胸切口的后部分。将横膈沿四周分离，注意保证在胸壁上留有足够的边缘，用有颜色的线指示方向，以便修补。食管切除与重建的原则与其他胸部术式类似。如果在主动脉弓上游离食管，注意避免损伤胸导管、气管、支气管膜部、左侧迷走神经和后返神经。如前所述，在颈部左侧游离，横断颈部食管，与上提的胃吻合。在关闭胸腹联合切口过程中，用不可吸收线间断或连续将横膈仔细地重新缝合。肋软骨可用单股不可吸收线间断加强缝合或部分切除。

微创食管切除术

微创外科技术越来越多地用于食管癌的分期和治疗。过去10年间，该技术快速发展，衍生出电视辅助腹腔镜、经纵隔和胸腔镜技术，便于食管切除和胃的游离与重建。重要的是，当考虑微创技术时，手术指征和食管切除原则不矛盾。当考虑微创食管切除(MIE)时，该结果变得更加严格。微创食管切除后，学习曲线和潜在的灾难是巨大的。另一方面，其低死亡率、低发病率及低疼痛却受患者青睐。如果实施微创食管切除术，理想的情况下应该限制在具有微创知识和技能的治疗中心进行。

许多手术方式涉及微创食管切除。大多是复合性技术，在一个体腔使用微创手段，而在另一个体腔采取开放式。巴西的Depaula描述了第一例完全微创食管切除术。他最初将腹腔镜下经裂孔方式用于患有终末期失弛缓症的患者。Swanstrom 随后报道了第一个南美经验，对9例患者采用同样技

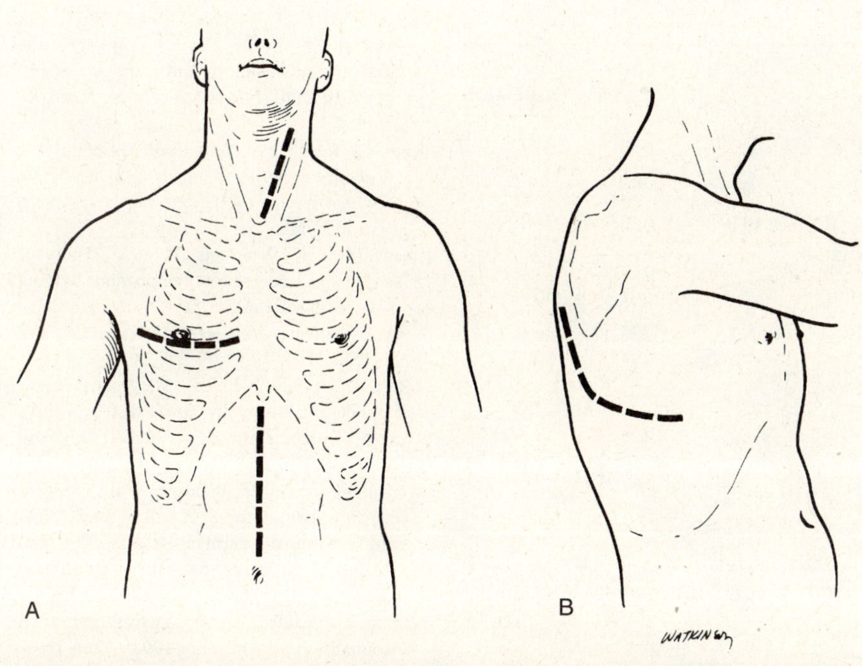

图18.6　右侧胸部切口行食管切除术。(A)患者取仰卧位时，右前侧开胸，同时开腹和颈部切口。(B)也可以行完全右侧开胸，然后患者被重新摆体位。

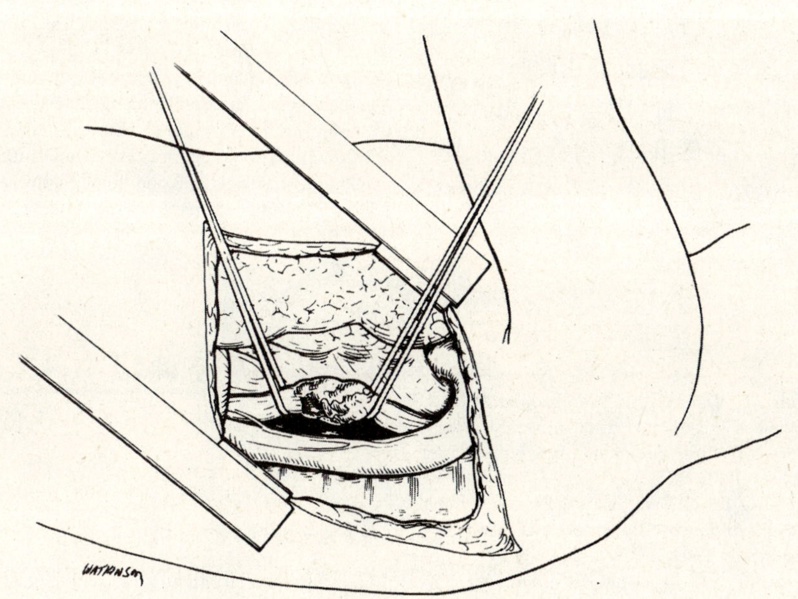

图18.7　左侧开胸游离食管。尽管该术式常规用于位于低位食管的肿瘤切除，但运用得当也可以游离全长的胸段食管。

术。在他的病例里，大部分肿瘤是早期癌或高度异型增生。

腹腔镜下经裂孔术式亦存在缺点。完全腹腔镜下切除纵隔食管耗时长，淋巴结清除效果不确定，只适用于早期癌或高度异型增生。由于这个原因，Luketich等改良了Depaula创立的术式，加入了胸腔镜。该手术的关键组成部分包括：①电视辅助技术系统(VATS)下，经右侧游离整个胸段食管；②腹腔镜下胃管成形、空肠造口术及大多情况下腹腔镜下幽门成形术；③颈部吻合。该技术将在另一章详细描述，比腹腔镜下经裂孔技术适用于更多的患者。

尽管不能随机比较微创食管切除术与直视下食管切除术，但初步报道鼓励采用微创食管切除技术。表18.1比较了微创食管切除术与直视下食管切除术后的结果。其结果是微创食管切除术与直视下食管切除术相差无几，至少单一中心结果提示该方法的可行性。东部癌协作组和癌及白血病协作组在多中心评估了胸腔镜/腹腔镜下微创食管切除术的可行性。如果该技术的确可行，需要进一步随机比较微创食管切除术与直视下食管切除术。

微创技术应用于食管疾病将在下一章详细讨论。

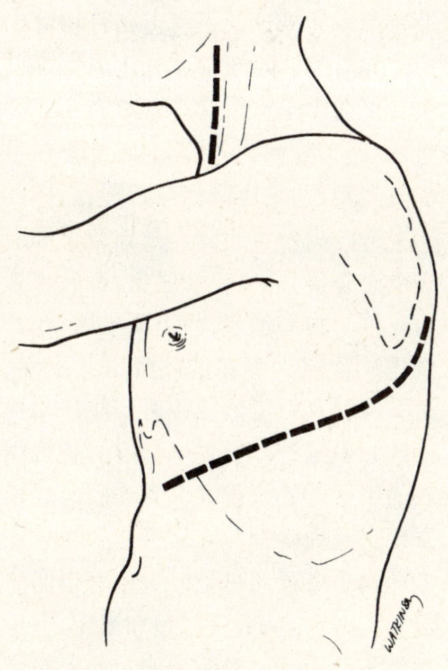

图18.8　由于胸腹联合切口或向后切口易于主动脉弓水平或弓上的显露，左侧开胸可以横过肋骨缘向前延长。如果行全胸段食管切除术，在左侧颈部行食管胃吻合。

表 18.1 微创和直视食管切除术的结果比较

	Luketich et al.（2003）	Nguyen（2003）	Orringer（1999）	Bailey（2003）	Rizk（2004）	Atkins（2004）
患者数	222	46	1085	1777	510	379
术式	MIE	MIE	切开	切开	切开	切开
死亡率（%）	1.4	4.3	4	9.8	6.2	5.8
漏气率（%）	11.7	4.3	13	NA	21	14
肺炎（%）	7.7	2.2	2	21.4	NR	15.8
住院时间（天）	7	8	10[1]	NA	23[2] 11[3]	10

[1]中位数无报道，53% 10 天出院。
[2]患者有技术性并发症。
[3]患者无技术性并发症。
MIE：微创食管切除术；NA：未提供数据。
数据来源：Atkins 2004；Bailey 2003；Luketich JD，Alvelo-Rivera M，Buenaventura PO，et al. Minimally invasive esophagectomy：Outcomes in 222 patients. Ann Surg 2003；238：486；Nguyen 2003；Orringer 1999；Rizk 2004.

术后护理

减少与该技术相关死亡率的关键是重视术后护理并了解与食管切除相关的并发症。给予硬膜外止痛大部分患者可在手术室拔管。有时需要短时间(<12 小时)机械通气，尤其是在手术时间延长时，应待完全清醒、无痛及能维持呼吸后再拔管。延长插管和通气没有必要，因此应该避免。所有患者均应给予胸部理疗，而且要早期活动，以进一步减少潜在的呼吸道并发症。没有漏气且引流液减少时，应尽早拔出胸腔引流管，但置于邻近胸腔内纵隔的引流管应该留置，直到放射线检查确定胸内吻合口无误为止。通常在术后24小时可通过空肠造瘘管行肠道营养。应测定营养液的量和浓度，并应循序渐进增量以避免腹胀。如果患者在术后任何阶段出现脓毒血症，应立即调查原因。除了通常的感染部位，下列部位亦应仔细评估：吻合口和管道，胸膜腔，膈下和肝下。对鼻饲管抽吸，以减轻胸内胃的压力。术后第5~7天行钡餐造影检查。如果没有吻合口漏，且胃排空满意，可去除鼻饲管，患者开始经口进食清淡流食。在出院时，患者每日可以食用少量固体食物。患者带着钳闭的营养管出院。该营养管在术后第一次复查时去除，通常在3周之后。

推荐读物

Casson AG, Darnton SJ, Subramanian S, et al. What is the optimal distal resection margin for esophageal carcinoma. Ann Thorac Surg 2000;69:205.

Casson AG, Rusch VW, Ginsberg RJ, et al. Lymph node mapping of esophageal cancer. Ann Thoracic Surg 1994;58:1569.

Casson AG, van Lanschot JJB. Improving outcomes after esophagectomy: The impact of operative volume. J Surg Oncol 2005;92:262.

DePaula AI, Hashiba K, Ferreira EA, et al. Laparoscopic transhiatal esophagectomy. Surg Laparosc Endosc 1995;5:1.

Griffin SM, Shaw IH, Dresner SM. Early complications after Ivor Lewis subtotal esophagectomy with two-field lymphadenectomy: Risk factors and management. J Am Coll Surg 2002;194:285.

Hulscher JBF, van Sandick JW, de Boer AGEM, et al. Extended transthoracic resection compared with limited transhiatal resection for adenocarcinoma of the esophagus. N Engl J Med 2002;347:1662.

Koh P, Turnbull G, Attia E, et al. Functional assessment of the cervical esophagus after gastric transposition and cervical esophagogastrostomy. Eur J Cardiothorac Surg 2004;25:480.

Korst RJ, Rusch VW, Venkatraman E, et al. Proposed revision of the staging classification for esophageal cancer. J Thorac Cardiovasc Surg 1998;115:660.

Krasna MJ, Jiao X, Sonett JR, et al. Thoracoscopic and laparoscopic lymph node staging in esophageal cancer: Do clinicopathologic factors affect outcome? Ann Thoracic Surg 2002;73:1710.

Luketich JD, Alvelo-Rivera M, Buenaventura PO, et al. Minimally invasive esophagectomy: Outcomes in 222 patients. Ann Surg 2003;238:486.

Swanson SJ, Batriel HF, Bueno R, et al. Transthoracic esophagectomy with radical mediastinal and abdominal lymph node dissection and cervical esophagogastrostomy for esophageal carcinoma. Ann Thorac Surg 2001;72:1918.

Swanstrom LL, Hansen P. Laparoscopic total esophagectomy. Arch Surg 1997;132:943.

Urschel JD, Blewett CJ, Bennett WF, et al. Handsewn or stapled esophagogastric anastomosis after esophagectomy for cancer: Meta-analysis of randomized controlled trials. Dis Esoph 2001;14:212.

Visbal AL, Allen MS, Miller DL, et al. Ivor Lewis esophagogastrectomy for esophageal cancer. Ann Thorac Surg 2001;71:1803.

Wallace MB, Nietert PJ, Earle C, et al. An analysis of multiple staging management strategies for carcinoma of the esophagus: Computed tomography, endoscopic ultrasound, positron emission tomography, and thoracoscopy/laparoscopy. Ann Thorac Surg 2002;74:1026.

编者评述

L.R.K.

本章很好地补充了前面的章节，指出两种方法的相同处、不同的适应证及潜在的危险和发病率。这两章的要点是强调全食管切除的重要性并认识到食管癌(尤其是腺癌)可能出现在多个水平。另外，全食管切除和胃上移而获得的功能结果优于部分食管切除。对于远端带有或不带有Barrett黏膜的食管腺癌进行手术而残留食管是不可取的，这样会给胃内容物反流继续提供机会。

作者所描述的几种技术方面的问题值得商讨。前述的标准食管切除术，患者采取仰卧右侧稍抬起，前部开胸。前侧开胸用于后部结构的切除并不是理想的术式。依我的观点，采取后外侧开胸是首选。患者取完全侧卧位，一个体位，一个切口便于后纵隔结构的解剖。对于巨大的位于食管中部的病变，首选右侧开胸，确保可切除肿瘤，在胸腔内完全游离食管。关胸后，如经膈肌裂孔术式，患者再置于仰卧位，做开腹和颈部切口，除非纵隔部分已经完成分离。残胃被从后纵隔提上，在左侧颈部吻合。作者没有表明偏爱哪种吻合术，但是，每一位外科医生应确立一种他们感到舒服和有自信的技术。

左侧胸腹切口广泛地用于远端病变，特别是前期曾在裂孔处做过手术的情况下。这种技术适用于对患者行Nissen胃底折叠术失败，要求行食管切除时。患者应该完全右侧卧位，切口的腹部部分不需要延长超过腹直肌的侧缘。该方法可完全探及腹腔，但是游离十二指肠或排空胃是不容易的。闭合肋骨缘时，关键是避免因肋骨重叠而导致患者不舒服。

再一次强调，本章旨在指出术者应能根据所遇到的个体临床情况，在几种食管切除术中选择一种适当的术式，这是非常重要的。

（李志刚 译 周清华 校）

第 19 章

食管的微创手术

Matthew J. Schuchert, James D. Luketich

前　言

随着微创外科技术和仪器设备的广泛开发，最近十年见证了影像外科手术应用于治疗食管疾病的技术革命。对于微创外科手术后续的挑战就在于，在坚持已建立了数十年的开胸食道手术基本原则的同时，避免轻率的手术捷径。食道介入越是复杂，我们就越可能发现再创任何特定微创手术关键技术步骤的困难性。虽然在多数病例中，外科医生不愿意手术失败，但是他们会受到其他手术中心发来的报道和患者的敦促，而且相关医生也主张用小切口得到好结果。因此，当我们开展微创手术和接受新技术时，一方面要对达到可能的最好结果持缜密考虑的态度，同时还必须继续用批判的态度来诠释和发表我们的结果。

这一章就微创手术在治疗获得性食管短缩症、巨大食管旁疝和食管癌上的作用进行了总结。虽然腹腔镜胃底折叠术代表了食管微创手术的基石之一，这个专题在第16章抗反流术中已有详细的讨论。同样，其他一些先进的微创食管手术技术，包括用胃底折叠术治疗食管运动功能障碍、憩室切除术、高级内镜术式以及姑息性食管术式，也将在本书其他章节加以陈述。对这一章所强调的微创手术的讨论包括一些已发表了的术式及其短期结果，以及和开胸术式的比较。在某些病例中，我们报道了微创手术的早期结果，但未与我们做的开放手术进行比较。在某些实例中这代表了学习曲线的效果，而在其他实例中，则真实反映了与开放手术相比某些领域还未获得一致的结果。这些手术大部分的长期结果或者还未显现，或者现在才刚出现。非常复杂的手术，例如腹腔镜下Collis胃成形术、腹腔镜下巨大食管旁疝修复术和微创食管切除术，仅在有限的专门手术中心才能常规进行。这些微创手术的局限性及其有利之处将最终需要进一步的试验才能做出客观的认定。

腹腔镜下Collis胃成形术

获得性食管短缩

获得性食管短缩是复合性胃食管反流疾病的后遗症；但是，其发病率和程度在外科领域是有争论的，不过在某些病例中很难否认其存在(图19.1)。但是在另一些病例中它却非常轻微，而且在许多病例中通过扩大食管切除术范围是可以被消除的。我们注意到，它更常见于溃疡性食道炎、消化道狭窄和食管旁疝这类疾病以及抗反流手术失败之后。假设的发病机制是，反流引发的透壁性炎症导致发生损伤和修复的往复循环，最终导致食管瘢痕形成和挛缩以及胃食管(GE)连接部向头侧移位(图19.1)。这种食管短缩可以减小或消除胃底折术中可能达到的食管运动度和食管长度，从而使食管围领、滑脱和手术失败的发生率增高。

获得性食管短缩的整体发病率还未知，而且一些作者对其是否存在也表示怀疑。在一篇有关开腹和腹腔镜检查的综述文献中，食管短缩的发生率变化范围很大，在一些腹腔镜系列中高的可达60%，而低的则为0%。在巨大食管旁疝病例中其发病率可能最高，77%~100%的患者GE连接处将慢性移位到纵隔内。食管长度的客观结果是在测压法确定的上下食管括约肌之间测定的。在正常患者中，或是在有单纯性食管裂孔疝的患者中，其食管长度大约为20cm；而在有巨大食管旁疝的情况下，则只有15cm。

未发现的食管缩短是发生复发性食道疝的主要潜在诱因，而食道疝的发生则是导致胃底折术失败的最常见原因。它也是Nissen胃底折术滑脱失效的基本原因。在许多这类病例中，最

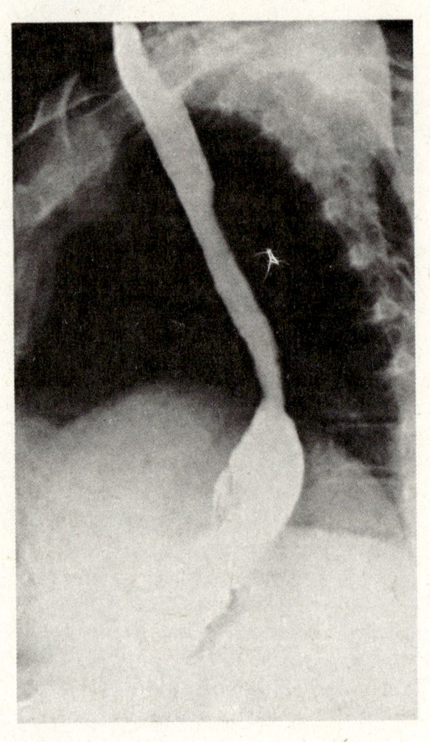

图19.1 钡餐食管造影证实获得性食管短缩。

初的修复术是围绕近侧管状胃而不是在食管末端进行的。虽然还没有可靠确定存在食管短缩的理想方法，但影像学检查(钡餐)结合食管镜发现会提示外科医生注意食管短缩的情况。在钡餐造影中不能缩小的巨大食管裂孔疝(>5cm)以及食管狭窄，最可能合并有食管短缩。对于胃食管真正连接部位做充分的术中评估需要完全切除覆盖于胃食管连接处的脂肪垫。许多外科医生并不把此当做常规来做。此外还应该记住，出现气腹会抬高横膈膜，这会给医生造成错误的印象，以及腹内食管段的长度已经足够。同样，经由环绕胃食管结合部的卷烟式引流引起的向下回缩，以及由于探条的存在而产生的向下压力，都能造成腹内食管段多出2~3cm的假象。

当碰到食管短缩的病例时，应进行远端食管的最大化的松动术。此松动术通过胸廓切开术最易完成，因为这样可直接显露胸腔内全部食管便于进行全长的松动。在任何病例中，如果在食管切除时不能使腹内食管留有2~3cm的无张力部分，则应考虑行食管加长术。

为处理食管缩短曾提出过多种治疗选择，包括食管固定术、食管切除术、经胸廓胃底折术和食管加长术。Hill长期以来就建议用食管胃固定术(Hill术式)来治疗所有胃食管反流疾病(GERD)患者，包括食管短缩的患者。虽然报道的结果很好，但由于其太复杂而未能得到广泛的接受。有时，对于受到严重损坏、有功能缺陷的食道，最好选择全食管切除术合并胃提升术或经胸术式。但是这些术式通常专门用于非常严重或顽固性病例。一些外科医生在胃底折术的基础上，曾用食管肌层切开术来提高食管的长度。但因为其技术难度大、患者有预期风险并会危及食管远端可动性，所以这种方法没有被临床所接受。

Collis胃成形术是由J.L.Collis于1957年最早描述的，他用胃贲门和胃底做成一个管状新生食管，使胃食管结合部复位到横膈下方，并再现His角。这个新生食管没有张力地留在腹内，可促进生理性抗反流屏障的重构。但是，仅用Collis胃成形术在不做相应的包裹时并不能一直控制反流。Pearson及其同事是第一个描述采用经胸廓Collis-Belsey联合术式来处理食管短缩患者的，该术式强调了使胃食管结合部修复至腹内且没有过度张力的重要性。经胸廓手术在使做胃底折术的近端胃得到充分暴露的同时，能够完全松动食管并能有效修复横膈裂孔缺陷。采用Collis-Belsey术式时，长期控制反流会有一定困难，但是可选择经胸廓Collis-Nissen术式。Collis-Belsey术式和Collis-Nissen术式传统上都是经胸廓手术，因为通过经腹切口很难使食管完全松动，也很难评估近侧食管的张力。采用胃肠固定装置的Collis-Nissen手术已逐渐成为食管加长术的最佳选择，同时可避免胸廓切开术所伴发的并发症。随着腹腔镜检查的出现，据我们看来，传统的经腹手术和经胸廓术式已经被微创手术所取代。如果通过充分松动不能得到足够的无张力腹内食管段，则采用Nissen胃底折术联合Collis或锲形胃成形术可以得到更多的腹内食管段。与开放手术类似，腹腔镜下胃成形术的目的是造一段2~3cm长的腹内新生食管段，但只有在充分松动之后原有食管不能达到手术目的时才进行该手术。Collis食管段的精确长度取决于完全松动后GE接合处真正所在的部位；在某些病例中，它可能非常短。

为鉴别有可能形成食管短缩的患者需要进行仔细的术前评估。那些有长期GERD史的患者或者行反流手术失败后出现复发症状的患者，发生食管短缩的风险性相对较高。钡餐食管造影可鉴别有大裂孔或巨大食管旁疝的患者以及有食管狭窄的患者，所有这些患者都可能会形成食管短缩。食管造影能够通常发现食管炎（可能是Barrett)、食管狭窄和在横膈裂隙上>5cm的GE接合处移位。测压法经常能记录到下食管括约肌低压伴不同程度的食管功能障碍。

技术：腹腔镜下Collis胃成形术

已行麻醉的患者置于舒适的仰卧位。我们建议常规行上位内视镜检查，以获取有关食管和胃的腔内形态以及溃疡、狭窄、Barrett食管和(或)食管裂孔疝位置和程度的详细信息。操作要小心以减少气体进入，使胃和小肠不会过度膨胀。插入导尿管，使膀胱减压。皮下注射肝素，为预防围术期深静脉栓塞下肢要穿上可充气加压长筒袜。许多外科医生更喜欢膀胱结石位或“倒Y形”体位。我们则偏好标准的仰卧位，外科医生站在患者右侧，第一助手站在患者左侧。患者置于倾斜的反特伦德伦柏格卧位。视频监视器放于手术床头的任意一侧。经直接切口或用Veress针进入腹腔。用Veress技术，在脐上或左肋缘正下方做2mm长的皮肤切口。然后将Veress针插入腹腔。当针刺入筋膜层时，应可听到两声噗噗声。在吹气前，应该用滴落试验来验证针头的位置。我们更喜欢用直接开放切口术式，使因为疏忽对腹腔内容物造成的损害达到最小。此法对那些先前做过腹部手术的患者尤其有用，因为他们可能有腹内粘连和解剖畸形。

我们最喜欢的管口定位在图19.2中示出。我们先通过直接切口技术经右直肌在接近肚脐和剑突的中点的水平，放置一个10mm直口。如果食管裂孔疝较大，要做扩大的纵隔清扫术，可将这个口的位置向上移。操作要仔细以保护腹直肌，用钝牵开器轻柔牵开而不要用电烙术分离。这个简单的步骤有助于减小延迟发生的管口使疝出。用二氧化碳吹气至15mmHg的压力后，用5mm 30°的相机便可进行造影。将一个5mm管口放置在锁骨中线上左肋的正下方。放置第二个5mm管口，通过左侧直肌，离最初一个10mm管口左侧3~4指宽。第三个5mm的管口沿右肋缘放置，正对右肩。肝牵开器通过位于右肋缘下方的5mm管口放在腋窝中线处(图19.2)。将其固定于装在手术床上的机械臂上有助于牵拉肝脏。将患者置于倾斜的反Trendelenburg位(Fowler位)，借助重力使胃肠道移出横膈处。外科医生左手拿齿状无创伤镊(Snowden-Pencer, Tucker, Georgia)，右手拿超声刀(Ultracision, Inc., US Surgical)。将一架30°内镜照相机置于助手的左手，以提供胃后和食管后结构的增强影像。打开小网膜，暴露出肝脏的尾叶。起自左胃动脉的异常左肝动脉支可见于25%的患者，若可能应避开它，不过它通常很小，将其分离也没有什么不良后果。暴露膈右脚，操作要小心以保护两膈脚上的腹膜衬。用超声剪或超声刀沿着膈食管韧带前界分离膈食管韧带，小心鉴别并保护前迷走神经。将胃食管结合部和远端食管沿四周松动开，通常在和照相机同高的水平。将食管脂肪垫小心地反折到食管的右侧，操作时要小心地识别并保护好邻近的前迷走神经。若胃食管结合部在横膈裂孔下没有足够的无张力腹内食管部分(理想的是2~3cm长)，需在胃底折术前行Collis胃底成形术。将食管探条置于胃内且贴着胃小弯(图19.3A)。探条的直径取决于患者的病史、身材和食管的测压结果。若有足够的活动力，通常采用54F探条。将一枚置于No.2肋旁Vicryl缝合处的由粗变细的大针弄直，并固定于21mm EEA 缝合器砧上。在对应于要加长的食管的位点，将针向前穿过胃腔，紧挨探条(图19.3B)。该针用于指引缝合器砧穿过，将其很小心地从后方和前方胃壁穿过。在进行这项操作时必须持续对胃底进行向外和向下牵引，以便将缝合器砧置于最佳位置。可以少量使用电刀进行分离，以帮助砧尖穿过胃壁。然后将EEA缝合器穿入右侧正中旁的10mm管口内，并附着于砧上。启动EEA缝合器，在胃壁处形成一个环形缺口(图19.4)。Endo GIA II缝合器(U. S. Surgical Corp., Norwalk, CT)沿在近头部方向展开，紧贴探条，以便新建一段规定长度的无张力腹腔内新食管(图19.5)。要通过直视和内窥镜下充气来仔细检查缝合处有无漏气。然后用松动的胃底缠绕新的食管段，以达到2~3cm长松弛的Collis-Nissen胃底折叠(图19.6)。然后取出探条，在直视下插入鼻饲管。然后重新将膈脚向后拉紧，如Nissen胃底折叠术所述。

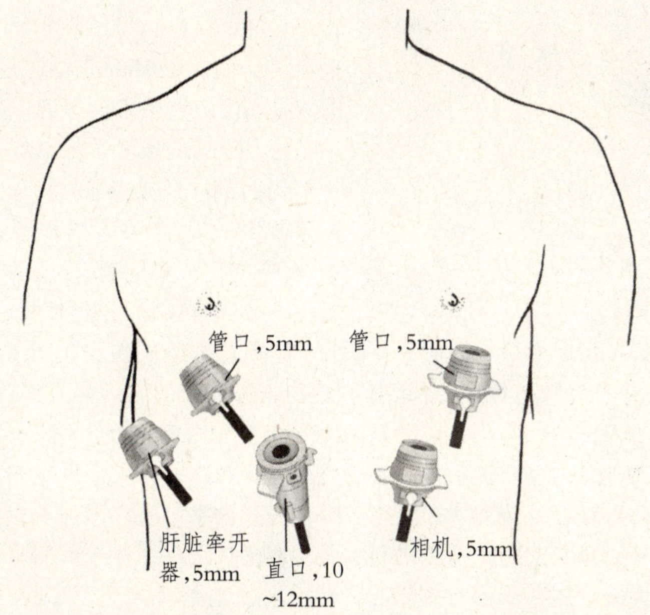

图19.2　用Collis胃形成术行腹腔镜Nissen胃底折术的标准管口定位。

一般在术后第一天去除鼻胃管，行钡餐造影检查以排除漏气和(或)阻塞。如果钡餐造影显示造影剂能顺利通过且没有渗漏，患者可开始进清淡流食。在咨询过营养师之后，患者通常在术后1~2天可以出院回家。

结果

数十年开腹胃底折术的经验一致认同，外科手术成功治疗慢性胃食管

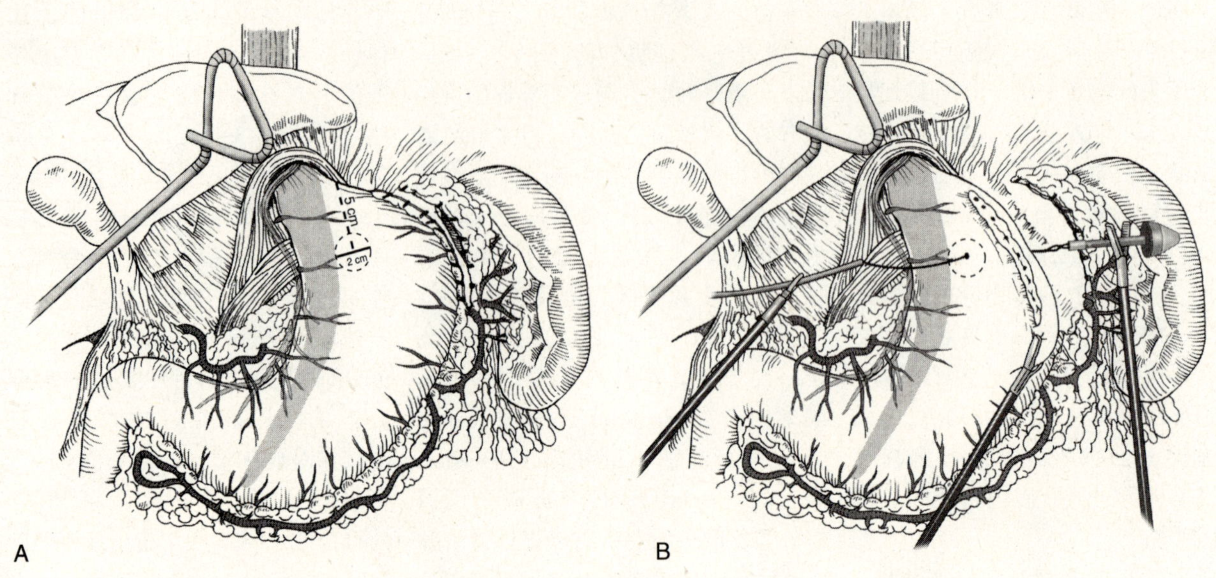

图19.3 Collis胃成形术。(A)探条的位置。(B)安装EEA anvil。

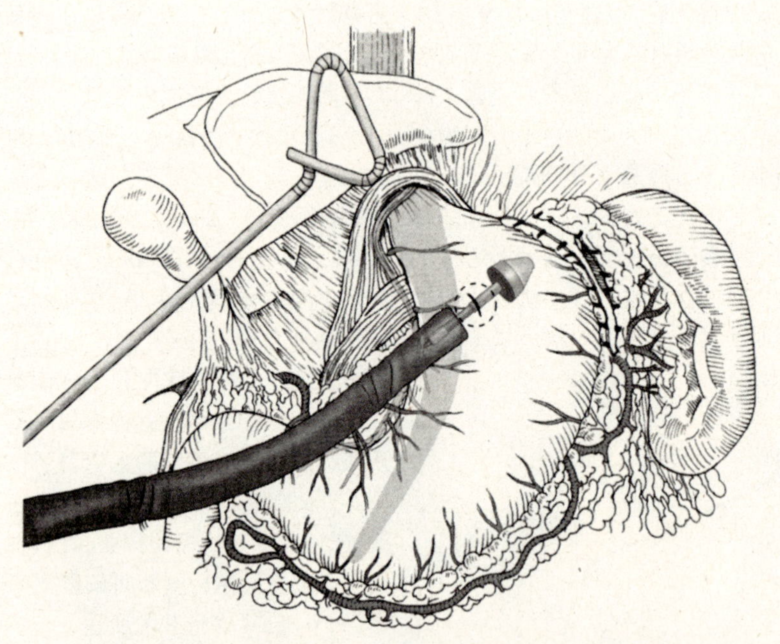

图19.4 用21mm EEA 缝合器形成环形胃缝合线。

反流性疾病必须遵循几项关键的手术原则。其中最重要的包括:彻底的术前检查,常规分离胃短血管,关闭膈脚,在保持2~3cm长腹腔内食管段的同时进行无张力胃底折叠。无张力食管裂孔疝修补术在识别和正确治疗内源性已短缩的食管方面起着重要作用。如果对短缩食管未能识别和治疗,将会导致裂孔撕裂及折叠滑脱,开腹或腹腔镜下胃底折术失败有1/3是由此引起。用部分或完全胃底折术来进行Collis胃成形术时,通过开腹手术来治疗有并发症的胃食管反流患者已经取得了长期的良好效果。最近,微创外科技术有了很大的发展,其治疗效果与开腹术相当,使90%以上的反流症状得到了控制。与腹腔镜术式不同,胸腔镜的潜在优势是,缝合器可以成角穿过胸壁,并可在启动之前齐平靠在食管探条上,非常接近于开腹术式的定位。此方法的弊端在于要做胸部切口,从而会加重疼痛,降低术后呼吸功能,而且需要胸管引流。

通过腹腔镜实施的EEA/GIA技术(如上述)避免了使用胸腔镜或行开胸术。我们在目前为止最大系列的腹腔镜下Collis-Nissen胃底折叠术研究中报道了50例在Pittshurgh大学接受Collis-Nissen抗反流手术的患者。主观随访结果是96%的患者效果良好。没有一例死亡,平均住院时间为3天。腹腔镜下Colllis术式的并发症包括吞咽困难、缝合线漏气和气胸。在这一系列患者中,有5例(10%)发生术中并发症:1例为迷走神经损伤,4例气胸。4例(8%)出现严重的术后并发症:两例肺栓塞(PE)和两例缝合线漏气。在控制反流症状和降低并发症发生率方面与发表的开放手术研究系列不相上下。

现已认定,一些术前的临床特征可用来确定是否需要行Collis胃成形术。其中包括:是否存在食管狭窄、食

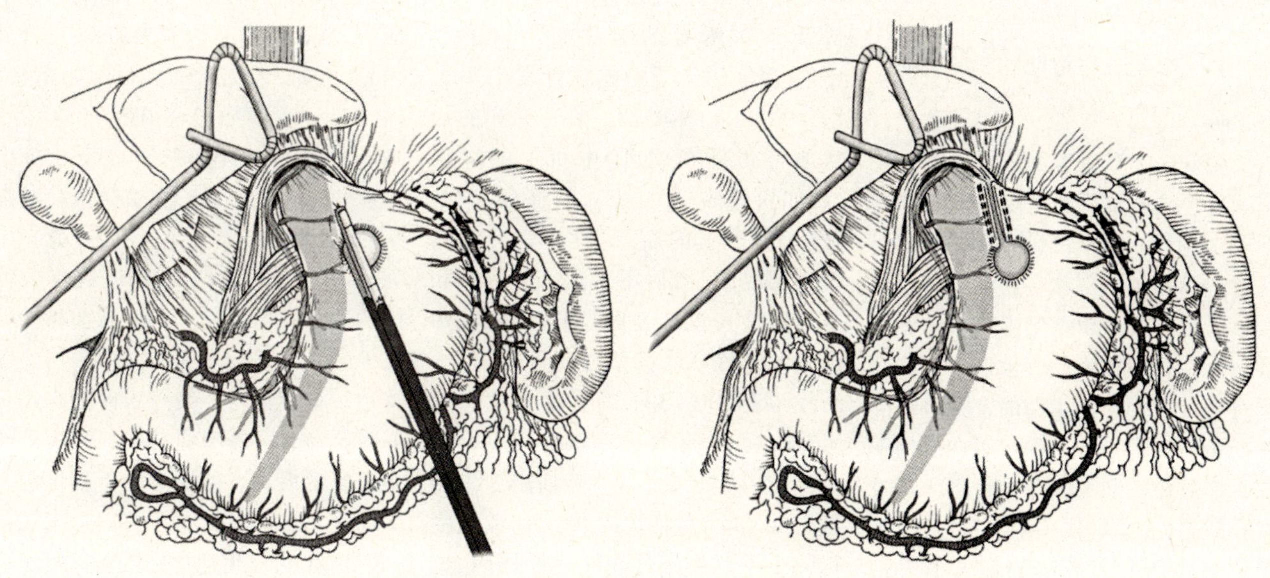

图19.5 用线性缝合器构建新的食管段。

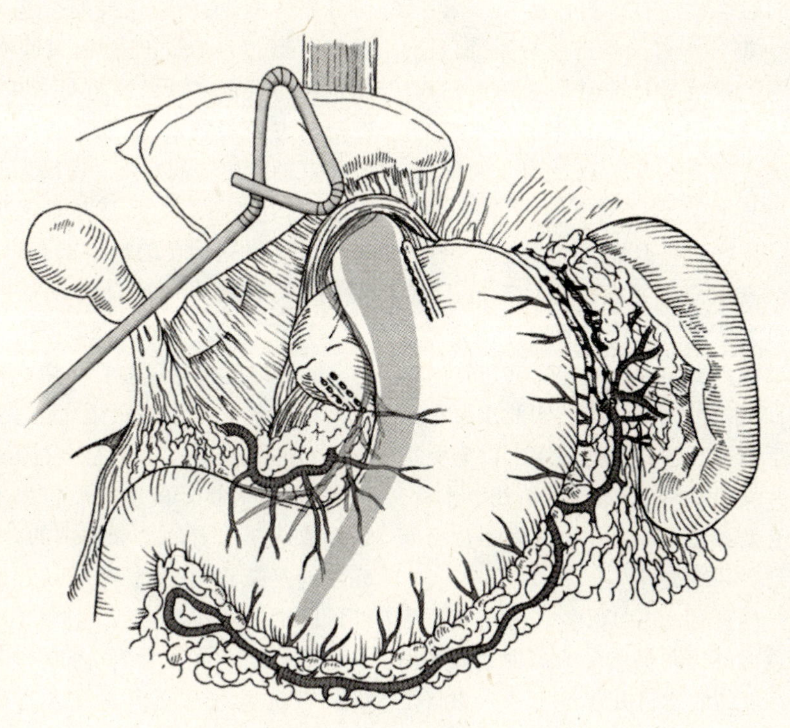

图19.6 形成松弛的Collis-Nissen 包裹。

管旁疝或Barrett食管炎，以及是否需要行二次抗反流手术；所有这些特征都需要做胃成形术。关于Collis胃成形术的并发症，曾引起理论上的广泛关注。曾报道有缝合线漏气，但其发生率在开腹手术和大系列腹腔镜手术中均<2%。第二个顾虑是关于新食管段有可能损伤食管运动功能。这段不动的食管可能成为食管扩张的危险因素，而且在术后会引起吞咽困难，不过这种理论上的相关性在开放式腹腔镜相关文献中尚未明确。另一个顾虑是胃黏膜向新形成的高压区近端移位。

一些作者建议行扩大纵隔剥离替代胃成形术来治疗食管短缩的患者，声称在大部分病例中通过仔细游离食管即可提供足够的腹腔内食管段来做无张力胃底折叠术。如果操作得当，其整体结果和失败率可能和Collis胃成形术相当。

腹腔镜抗反流术已经越来越普及，而且采用此手术的外科医生也越来越多。这无疑会使得患有食管短缩症的患者愿意接受手术治疗的人数有所增加。对于这个复杂的问题，Collis-Nissen手术已经有很好的长期的成功率。随着腹腔镜Collis技术的发展和完善，对于患有食管短缩症的患者而言，开腹或开胸手术已不再是必需的了。虽然Collis段的建立可以被看做用外科手术来纠正膈疝和难治性胃食管反流性疾病(GERD)的折中手段，但在Nissen胃底折术中加用腹腔镜胃成形术却为治疗患有食道短缩症的患者提供了一个重要的手段，这样可以建立一段腹内无张力的新的食管段，从而可提高胃底折术的手术成功率。

巨大食管旁疝修补术

食管旁疝是食管裂孔疝的一种亚型。食管裂孔疝的最常见形式是单纯性或滑动性(I型)食管裂孔疝(95%)，此时胃食管结合部移行到膈肌裂孔之上，通常伴有低位食管括约肌的关闭不合。食管裂孔疝的其余形式可归属于食管旁疝(5%)。II型的食管旁疝的特征是胃食管结合部的位置在膈的下方，部分胃底和胃大弯沿食管旁移过裂孔缺陷处。这种类型的疝很罕见，据报道其在所有食管旁疝病例中仅占3%。在III型食管旁疝中，胃食管结合部和胃底均通过裂孔缺陷突出(图19.7)。IV型食管旁疝被定义为整个胃、大网膜和(或)横结肠疝入到纵隔内。食管旁疝的特征性解剖学缺陷包括横隔裂孔扩大以及胃脾和胃结肠韧带的异常松弛，使胃(和其他腹内脏器)移入到胸腔。巨大食管旁疝的定义为有多于1/3的胃进入胸腔。

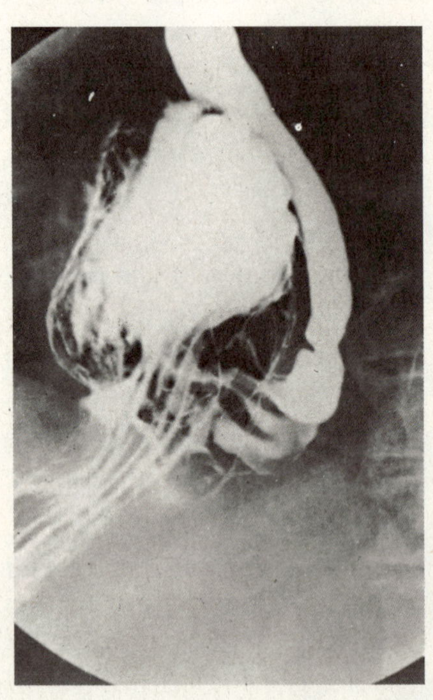

图19.7　巨大食管旁疝。

食管旁疝的发生率不甚明了。估计其在所有的裂孔疝中占3%~15%，在普通人群中的估计发生率为每100 000人15~45例。食管旁疝的症状通常包括在GERD中所见的症状(例如胃灼热、反胃等)。胸痛(特别是餐后)是常见的症状，且常常会和心绞痛相混淆。餐后不适、恶心、腹胀和贫血也是其常见表现。相对无症状却很隐匿的症状是隐伏性胃肠道出血。据报道有20%~30%的食管旁疝患者会有贫血，但是失血率低且很少会有血流动力学改变。食管旁疝患者中相当一部分是无症状的或只有轻微症状的主诉。由于这些明显的原因，这类患者的确切比例很难估计。有意思的是，89%否认有症状的患者在仔细询问时会描述有这类症状。

但症状可能是进展性的，而且非手术治疗可导致非常严重的并发症。由于绞窄引起的死亡率大于50%，这取决于患者的年龄以及诊断的早晚。这就导致许多人对下述问题引起争论：症状学并不是预测哪些患者有可能演变成急性并发症的可靠指征，而且对大多数巨大食管旁疝患者，尤其是那些食道钡餐诊断有器官扭转的患者，应当行选择性手术。因此建议在诊断后迅速行选择性修复术，以避免这类并发症的发生。选择性行修复术后，可有效控制症状(90%)并将死亡率降低到1%~2%以下。

尽管有上述的观察结果，外科医生所遵循的信条仍然是依据少量的病例数和以前的病例报道。对于那些患有梗阻症状、出血或两者都有的患者应毫不犹豫行选择性疝气修补术。但是对于手术矫正无症状或轻微症状的食管旁疝仍存在争议。最近的研究提示，无症状患者每年有85%仍旧保持无症状状态。这表明约有1/6的患者将产生新的症状，可能要行选择性修补术。患者最初提出要行急诊手术的可能性估计每年只有1%。尽管急诊手术的报道死亡率高达50%，但大系列的病例集合分析证实，总计手术死亡率为17%。在(美国)全国性数据库的大范围分析中，1977年食管旁疝(n=1 035)的急诊手术死亡率只有5.4%。这样，对于65岁的无症状患者，如果产生威胁生命的症状(每年1%)需要行急诊手术(死亡率为5.4%)，其危险性为18%，观察到终生的死亡威胁大约为1%，而选择性修补术的预期死亡率为1%~2%。与边等待边观察相比，决策分析模型未能证明对无症状食管旁疝行选择性腹腔镜下修补术后患者能提高生活质量延长生命。

当症状发生后，食管旁疝的唯一有效治疗方法就是手术修补。外科技术包括：使疝气内容物回到腹腔内，切除疝气囊，关闭疝气缺陷。这些手术都可通过经喉、经腹或腹腔下完成。在有轻微症状的高危患者中，可以行前方胃固定术，有助于防止箝闭或器官轴线扭转的发生。如果无反流症状，对是否需要行抗反流手术仍存在争议。但是，在III型疝患者中，近60%的人表现有低位食管段括约肌(LES)低压以及24小时pH监控检查异常。此发现支持通过食管旁疝修补常规行抗反流手术。据报道，无论采用部分(Dor, Toupet)还是完全(Nissen)包裹术，都有良好的结果。包裹术的选择取决于患者的个体解剖的差异、症状的复杂程度、食管的活动性以及外科医生的喜好。

传统上，巨大食管旁疝(GPEH)修补术是通过开胸或者开腹术来完成。但是用微创技术来行巨大食管旁疝(GPEH)修补术有呈上升的趋势。术前评估包括食管钡餐造影，通常依此可做出诊断(图19.7)。上位内窥镜可以对胃部解剖及黏膜损伤范围做出评估。食管测压法及24小时pH值监测通常不需要常规进行，因为解剖变形程度常会妨碍这些监测的可靠进行。

技术:巨大食管旁疝修补术

标准腹腔镜的管口设置如图19.2所示。对于巨大食管旁疝病例,腹部切口可以稍稍向头侧偏移，以便于纵隔的分离。用5mm易弯的牵拉器(Snowden Pencer, Genzyme, Tucker, GA)向前牵拉肝左侧叶,然后用固定的夹持器械(Mediflex, Islanda, NY)将其固定。暴露后,双手交互地用无创钳(Snowden Pencer) 把疝出的胃重新放回腹部(图19.8)。倒置纵隔疝囊并把疝囊拉回腹腔后,开始进行分离。然后切开疝囊的膈脚反折，用超声剪小心地分离附着于疝囊的脆弱纵隔(图19.9)。分离时要小心鉴别并保护好近端的前后迷走神经。同样,毗连的胸膜也必须进行鉴别并从分离水平向外侧扫除。在行手术过程中,手术医生和麻醉医生必须密切联系，因为血压或吸气压的变化往往提示张力性气胸的发生，一旦发生可通过放置猪尾状导管或胸导管及时进行处理。对于巨大食管旁疝而言，完全分离和复位疝囊是手术成功的关键步骤。而后在胃小弯的正内侧用解剖刀(Ethicon, Cincinnati, OH)或超声剪(U.S. Surgical Corp, Norwalk, CT)分离肝胃韧带。随后暴露右膈肌脚。应在食管表面向

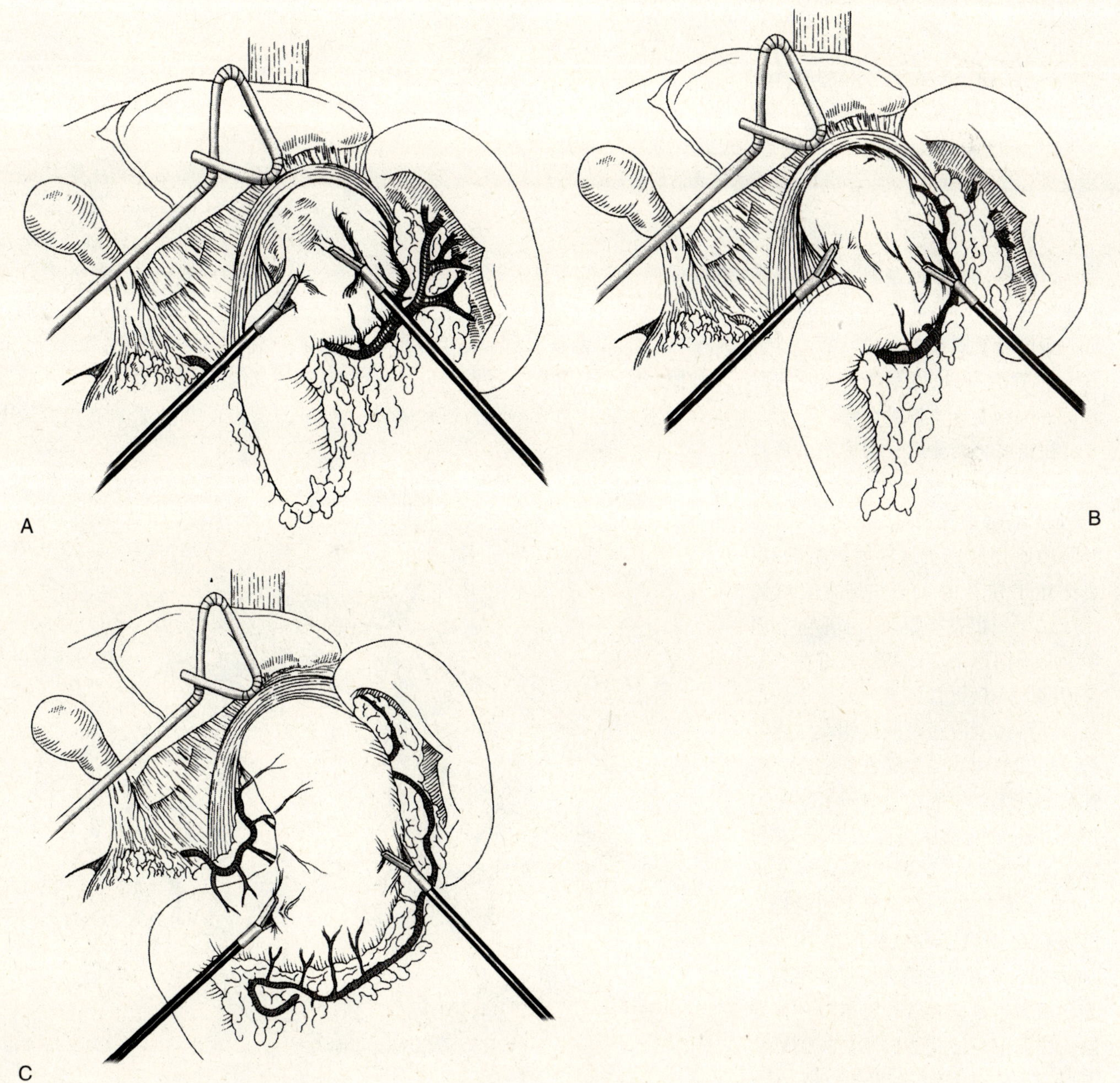

图19.8　腹腔镜下复位食管旁疝。

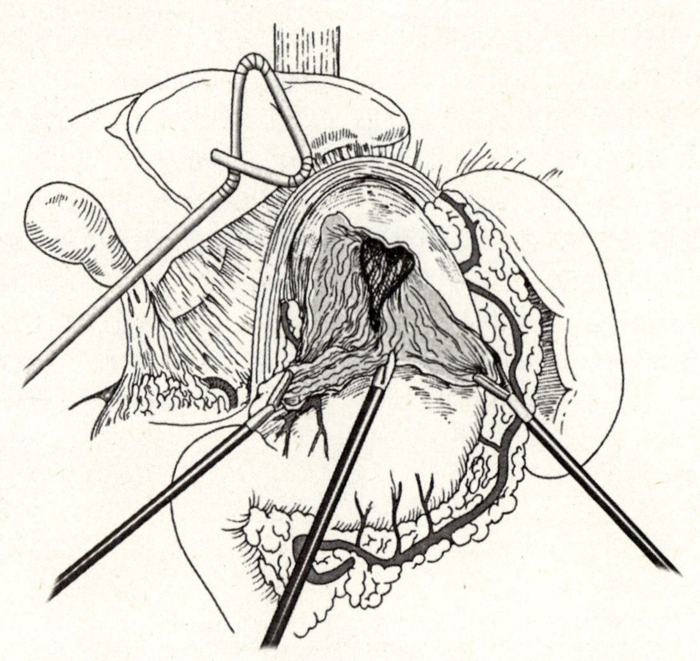

图19.9　食管旁疝囊的切除。

前进行分离，仔细地鉴别并保护好迷走神经前支。将胃底和膈上脂肪垫被向下牵拉以暴露左膈脚的前部。建立胃后/食管后窗口，以暴露左膈脚的后部。在此点上分离胃短血管。

在脂肪垫切除后仔细鉴别胃食管结合部通常能在巨大食管旁疝（GPEH）病例中发现短缩的食管。食管脂肪垫要仔细完全地向内侧游离，以便把迷走神经前支清扫到食管右侧（图19.10）。在横膈膜裂孔水平将远端食管向周围松动，以判断是否存在食管短缩。一旦胃食管结合处被松动之后，外科医生应通过向尾侧牵拉胃部来评估其张力。如果胃食管结合处没有足够的无张力腹内食管段（理想的为2~3cm）处在横膈裂孔的下面，在胃底折术之前则需要行Collis胃成形术（见前面关于Collis胃成形术的讨论）。用胃包裹来覆盖EEA环形缝合线和Endo GIA II缝合线的重叠点要格外小心，因为它是新食管段缝合线的薄弱点。按如前所述把膈脚重新拉到后侧即可完成外科手术。在大多数病例中，后拉膈脚时通常不必用过大的拉力。

在缺损过度大的罕见病例中，则要用Gore-Tex（W. L. Gore, Flagstaff, AZ）或Surgisis（Cook, West Lafayette, IN）补丁来加固闭合。不常规施行胃造口术或胃固定术，不过该技术对不适合做传统的有限修补术患者可在疝出复位后采用。在关闭之前，需在腔内吹气后常规行内窥镜检查以来排除食管或胃的漏气。在腹腔镜引导下行鼻胃管插入。通常鼻胃管在术后第1天移除，然后做吞钡造影的评估修补术并验证是否有渗漏。如果没有渗漏，则可进清淡流食。如果清淡流食可耐受，患者通常在术后第2天可出院回家。再过1~2周后可改进软食。

结果

虽然在治疗GERD中腹腔镜下Nissen胃底折术已成为广泛认可的手术，但对腹腔镜下治疗巨大食管旁疝尚有些争议。虽然腹腔镜下修补巨大食管旁疝术（GPEH）的早期研究结果令人鼓舞，但是对于用微创手术来处理这种的复杂问题的安全性和有效性还存在疑虑。Dahlberg报道了在Mayo临床医院对37例巨大食管旁疝（GPEH）患者行腹腔镜下修补术的经验。在37例患者中，有35例在腹腔镜下

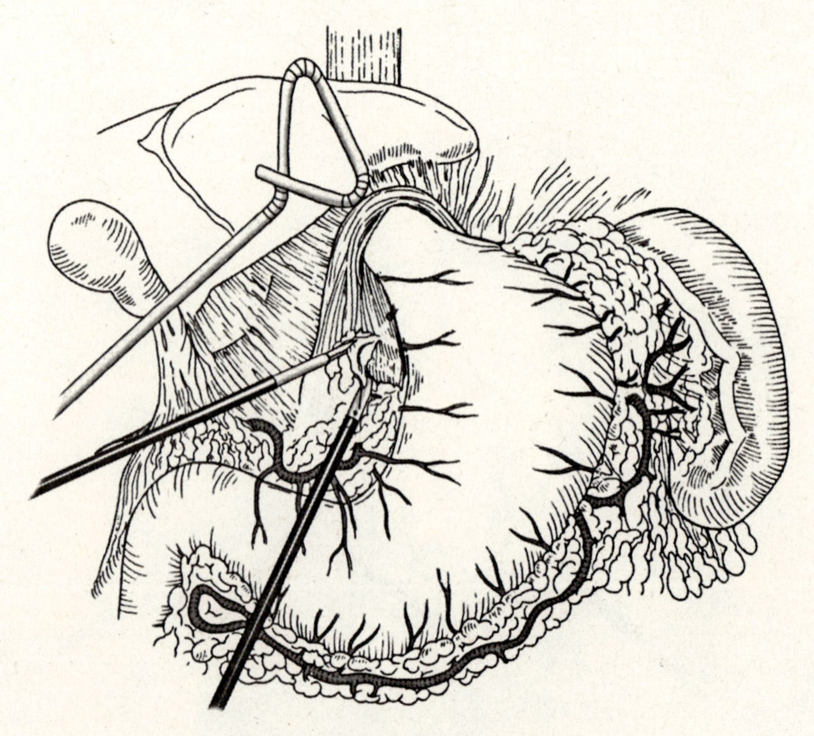

图19.10　游离食管胃脂肪垫。

成功地进行了修补。术中并发症包括2例脾损伤和一例膈脚撕裂。手术后，在接口处有两例食管漏和一例小肠梗阻。死亡率为5.4%。短期随访发现，37例患者中有4例（12.9%）食管旁疝复发。由此得出结论，巨大食管旁疝腹腔镜下修补术发病率和死亡率均较高，因此在技术上是一种挑战。Weichman所做60例手术得出了相似的结果。在这一系列病例中，由于疝复发而需要再次手术的占5.5%，死亡率为1.9%。该研究也得出如下结论：巨大食管旁疝的腹腔镜下修补术是一种技术上具有挑战性的手术，但随着经验的积累及技术的完善完全可以达到与开放手术近似的结果。

随着应用高级腹腔镜技术的增长，人们已注意到对巨大食管旁疝行腹腔镜下修补术后的结果越来越好。

我们报道了从1995年7月至2000年2月对连续100例GPEH患者行腹腔镜下修补术的结果。平均手术时间为3.67个小时(范围是2.0~11.5小时)。平均住院时间为2天。所有患者都行了完全疝囊切除和膈脚修补术。有96位患者一期做了膈脚修补术;4位做了网状修补。除一位外其余所有患者都做了抗反流术。有72位行了Nissen术，27位行了Collis-Nissen胃底折术。有3例转行开腹手术(两例有严重的粘连，有一例无法安全地使胃复位)。术中并发症包括：气胸，需要胸腔插管(n=4)；食管穿孔(n=5)；胃穿孔(n=3)。穿孔均很小且在腹腔镜下很容易修复。30天死亡率为0。在另一项报道中我们证实，与开腹手术相比，中度大小和巨大食管旁疝的腹腔镜修补术所导致的失血更少，ICU监护时间更短，肠梗阻恢复的时间更快，而且住院时间更短。

在迄今为止报道的最大病例系列中，我们更新了Pittsburgh大学连续203例巨大食管旁疝行腹腔镜下修补术的数据。平均随访18个月。最常见的症状为胃灼热(47%)、吞咽困难(35%)、上腹部痛(26%)和呕吐(23%)。腹腔镜手术包括69例Nissens术式112例Collis-Nissens术式和19例其他术式。只有3例患者由于粘连转为开腹或非急症手术。平均住院时间为3天。在203例患者中发生并发症（轻或重）的有57例(28%)。有6例术后发生食管漏(3%)，仅有1例死亡。5位患者(2.5%)由于复发裂孔疝而需要再次手术。依据术后调查问卷统计，有92%的患者获得了良好的效果。术后GERD健康相关生活质量得分平均为2.4（分值为0~45；0=无症状，45=最差）。

随着对巨大食管旁疝(GPEH)病例做抗反流手术经验的增加，我们已经认识到在这种病例中食管短缩起着重要作用。如前所述，在真正的巨大食管旁疝(GPEH)患者中有75%~90%的胃食管结合部正好位于横膈裂孔上方。而且，正确评估食管的长度有时会很困难，因为由于气腹而造成的横膈膜升高以及对胃部的向下牵拉都会造成对腹内食管段长度的估计过多。基于这些结果，在对巨大食管旁疝(GPEH)行修补术时，一定要考虑行食管加长术。就其本身而言，Collis 胃成形术的比率已从我们最初报道的每100例中有27例增加了3倍，达到了每103例中有86例。在Pittsburgh大学的病例中，总共有113例患者(56%)接受了Collis胃成形术。

除了食管加长术，裂孔缺陷的正确重构对修补术的长期成功也很关键。在大多数患者中，膈脚可以在一期手术中复位而且不必过分牵拉。但是在多数开腹手术系列中，有高达10%的复发率。用腹腔镜手术，X线片报道的复发率更高，达23%~42%。失败的原因中有2/3被认为是膈脚损坏和包裹位移。当裂孔缺损超过5cm时，手术失败率尤其显著。膈脚会非常细，因而不能很好地支持缝合线。面对这种情况时，外科医生有几种选择。一种可能是在横膈上做松解切口，以减小裂孔水平上的张力。而后用多聚四氟乙烯补丁来闭合松解切口。此方法用于在估计裂孔时减低张力。第二种方法被几个作者所提倡，就是网状膈脚成形术。可以用网状结构来支撑膈脚肌肉，这样缝合线就不会被撕裂或者实际上起到一个补丁的作用以关闭裂孔。据几位作者报道，和非网状技术相比，使用网状结构可减低复发率。为确定此方法的整体效果需要进行更长期的分析。

总之，在具有微创食管手术广泛经验的一些治疗中心，腹腔镜下巨大食管旁疝(GPEH)修补术是实际可行、安全且有效的。腹腔镜手术应当遵循开腹手术中建立的手术原则：完全胃复位，完全疝囊切除，仔细评估食管短缩，以及膈脚修补。Collis胃成形术的大量应用将会减少疝形成的复发率，提高其长期的功能效果。需要进行长期的随访来确定这些腹腔镜技术的持久性。

微创食管切除术

微创食管切除术(MIE)是一种复杂且具有技术挑战性的手术，在世界范围内仅有几个医疗中心能实施该手术。在大多数医疗中心，开胸食管切除术(例如经裂孔术式，Ivor Lewis术式)仍旧是标准术式。但是，这些手术伴发的发病率和死亡率均较高(6%~7%)，甚至在有经验的中心也如此。

最早有关MIE的描述是开放手术联合应用胸腔镜或腹腔镜。随后又有通过胸腔镜和开腹术行食管癌切除术的多项报道。这些研究证实，胸腔镜辅助下的食管切除术是可行的，但其整体优势尚不明确。

最流行的食管切除微创术是混合手术，组合应用了胸腔镜或腹腔镜下手术和开放手术的元素。应用最广泛的手术术式是“胸腔镜下食管切除术"，它应用胸腔镜来松动食管，并联合标准的开腹手术和颈部切口来完成食管切除术。其他术式包括"腹腔镜辅助下食管切除术"，术中用腹腔镜来松动和制备胃管，还有"手助腹腔镜下经裂孔食管切除术，术中做手的进入口以便在经裂孔食管切除术(THE)时，用手来辅助纵隔松动。最近开发的机器人视频辅助下的胸腔镜下手术/腹腔镜下手术用的是da Vinci手术机器人。

完全微创食管切除术(完全MIE)是专门应用胸腔镜和(或)腹腔镜开发的。最流行的完全微创食管切除术是Ivor Lewis术式和三孔口MIE（见后面的讨论）。究竟哪一种微创手术最好尚有待确定。在未得到进一步随机研究数据之前，选择术式仍应依据肿瘤和患者的特点以及外科医生的个人喜好和专长。

1996年Pittsburgh大学进行了第一例完全腹腔镜下食管切除术。这种最初的术式由于几种原因而发展成为胸腔镜和腹腔镜联合手术。通过完全腹腔镜手术进行腹腔镜下食管松动往往费时且很困难。而且仅仅应用经腹入路来观察食管旁结构（例如低位肺静脉和支气管主干）以及行纵隔淋巴结切除术，会特别有局限性。在Ptiisburgh大学第一批行MIE的77例患者中，大多数采用胸腔镜/腹腔镜联合术式，平均住院天数为7天，特定分期生存率与开放术式的结果类似或更好。作者已对500多例的高度发育障碍或癌症患者进行了MIE。MIE和开放手术相比，前者住院时间更短，发病率更低，而手术时间也相似。在某些医疗中心，不进行或者不优先选用完全胸腔镜/腹腔镜手术，而探索了在食管切除术中采用手协助入路技术。虽然把手插入食管裂孔附近或者进入纵隔内，对于那些需要保持器官完整性的病例，有一定潜在的优势，但这样做会使视野不清，所以在MIE手术中通常是没有必要的。

MIE手术应当由对微创食管手术有丰富经验的外科医生来做。患者必须被认定适合行此手术，而且经内镜超声和(或)CT显示有可切除的病变。在学习曲线的早期部分，对于患有高度发育障碍、小肿瘤、合适的体型以及此前只做过小型或从未做过腹部或胸部手术的患者，外科医生应当考虑行手术处理。随着经验的积累，我们发现先前做过腹部或胸部手术的患者以及术前化疗并不是通过微创手术对食管癌进行分期或切除的禁忌证。

技术：微创食管切除术

在Pittsburgh大学实施的胸腔镜/腹腔镜下食管切除术将在这里做重点讲解。

手术开始时先用食管胃十二指肠镜检查(EGD)来估计肿瘤的位置以及是否适合行胃管重构。如果EGD、内镜超声(EUS)或CT扫描发现提示胃部扩张、T4局部侵犯或可能有转移，我们就行分期腹腔镜出口(或)胸腔镜手术。患者行双腔管插管以便允许单肺通气，然后置于左侧卧位。由于右肺萎陷，因此来用4个胸腔镜入口(图19.11)。相机镜头(30°，10mm)被放在第7-8肋间隙处，位于腋中线的稍前部。5mm入口位于第8或第9肋间在腋后线后方2cm处，用于进入超声凝结剪(U.S. Surgical Corp., Norwalk, CT)。10mm入口位于前腋窝线第4肋间水平，用于放置扇形牵拉器以辅助反折前内侧肺和暴露食管床。最后的5mm入口位于肩胛顶后面。在多数病例中，收缩缝线（0-Surgidac; U.S. Surgical Corp., Norwalk, CT）被放置在横膈膜的中央腱，用腹腔闭合器(U.S. Surgical Corp., Norwalk, CT)通过皮肤上的1mm切口，拉出前下胸壁。这个牵拉缝线可以在不需要手工牵拉的情况下，在横膈膜上向下牵拉，且能够在横膈膜水平很好地暴露远端食管。

接下来分离下肺韧带。分离覆盖于食管上的纵隔胸膜，暴露出全部胸部食管。作者通常选择远离肿瘤的平面围绕食管进行环形分离。用Penrose引流装置环绕食管有助于食管的牵拉和暴露(图19.12)。而后，在血管充填下用Endo GIA缝合器分离并分开奇静脉。小心地保护好奇脉上的胸膜。我们认为，这层胸膜有助于将胃管保持在纵隔位置，也有助于封闭胸膜入口附近的胃管周围，从而最大限度地减小颈部向下漏入胸部的范围。从横膈膜水平到胸廓入口使食管周围松动（包括周围的淋巴结、食管周围组织和脂肪），使分离平面沿着心包和主动脉以及对侧纵隔壁直至(但是不包括)胸导管和侧面的奇静脉。我们并不常规切开复发的喉部淋巴结或实施颈部淋巴结切开。随后用手术夹和手术剪(U.S.

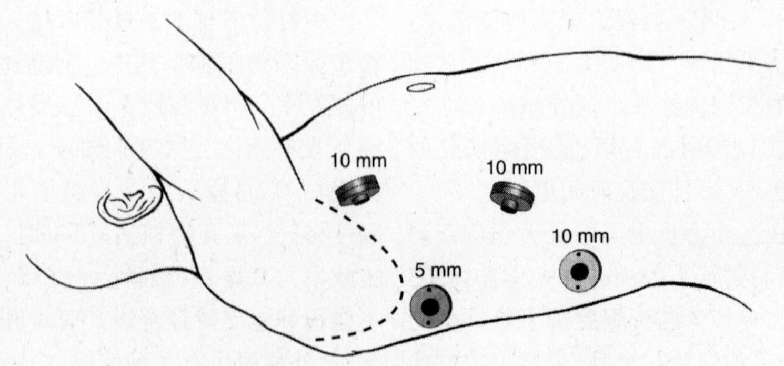

图19.11 微创食管切除术的胸腔镜管口设置。

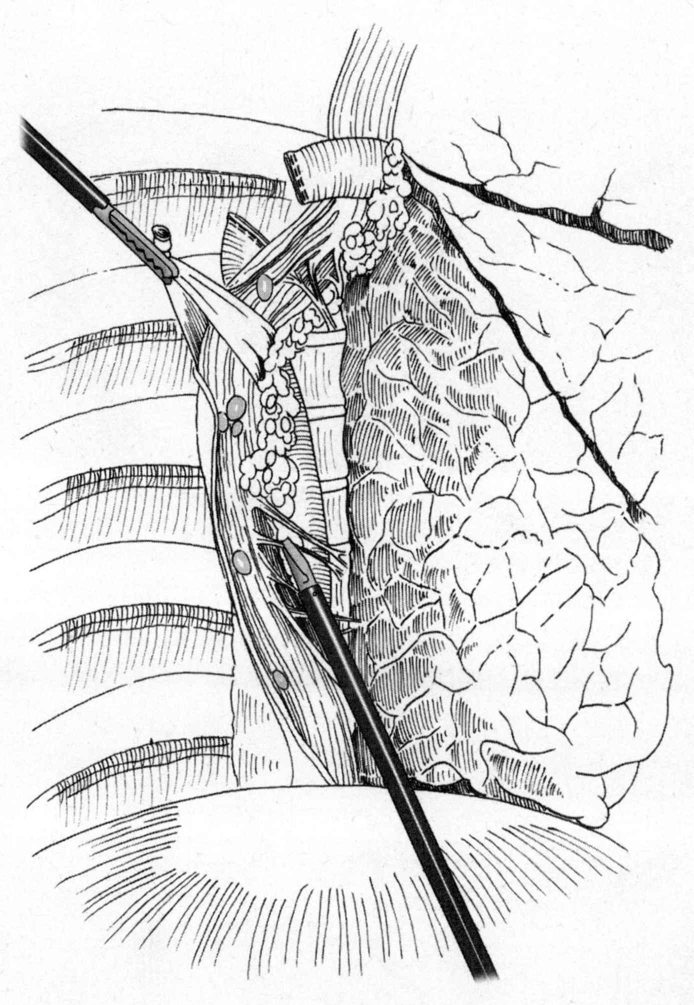

图19.12　胸腔食管松动术。

Surgical Corp., Norwalk, CT）结扎和分离主动脉与食管的血管。在切除过程(尤其是横向)中展开手术夹可尽量减少出血和胸导管漏的危险性。用此技术时,该手术的胸腔镜操作部分多数病例可在1~2小时内完成。肋间神经可用1~2mL布比卡因（0.5%）肾上腺素稀释后进行封闭,以控制术后的即刻疼痛。将一根28F胸管插入到相机入口内，肺脏被重新膨胀,然后将管口封闭。

患者转换成仰卧位。通过标准的五孔口技术进入腹腔，其与腹腔镜下Nis-sen胃底折术所述方法(图19.2)基本相同。前切口一般要偏低2~3cm，以便于进行胃的游离、幽门成形术和J管插入。用肝牵拉器(Diamond-Flex; Snowden-Pencer, Tucker, GA）把肝左侧部分向前牵拉以暴露食管裂孔,用自保持系统（Mediflex; Velmed, Wexford, PA)将其牵拉器固定就位。腹部分离开始时先进行胃肝韧带的分离，以暴露出右膈脚。在手术的这个阶段，我们要避免分离膈肌食管膜，因为太早进入纵隔膜可导致气腹进入胸腔失败以及暴露困难。在食管前表面上继续进行分离，应仔细鉴别并保护好前迷走神经干。在左膈脚处切断脾在横膈上的附着部,从而使脾脏脱离开,这将有助于食管后部和左膈脚的分离。将胃短血管用超声凝结剪分离开。沿着胃大弯继续进行分离，保护好右侧胃网膜血管。而后,将胃折叠并向上,以便显露胃的下表面进行分离并切除腹腔和胃的血管淋巴结。而后,用Endo GIA血管缝合器暴露并分离左侧胃动脉和静脉。

在完全游离胃之后，用超声剪行幽门成形术,并用Endostitch装置(2-0; U.S. Surgical Corp., Norwalk, CT)（图19.13)将其横向关闭。胃小弯脂肪和淋巴结要连同胃一起切除。小心保护好右侧的胃血管。用Endo GIA 3.5mm或4.8mm缝合器构建胃管(图19.14)。依据被切除病变的特点，在胃管的构建上可有所变化。胃的可变部分需要被切除,部分用作抽检样本,同时要建立一个细的管状结构。如果发现胃扩张明显，则要留出足够的量以便行胸部吻合术。行此手术的大多数患者胃脏受累及都很少。我们需要的管状结构直径最好是5~6cm。在行胃管松动和缝合的时必须非常小心，以免引起损伤。用两根2-0 Endostitch缝线使胃管附着于食管胃的样本上。由于胃管要被提到颈部(图19.15),标记缝合线也要位于近侧胃管的前表面，以防止发生扭曲。

在做微创食管切除术时,我们常规放置一腹腔镜空肠造口饲管。在大多数病例中，还将另一个10mm管口插入到右下象限,以便于把空肠缝合到前腹壁上。将结肠向头侧牵拉,以便鉴别Treitz韧带。然后将空肠向远端移动25~50cm，用内镜手术缝合器(Endostitch)钉在左侧腹壁上。空肠造口针饲管装备(Compat Biosystems, Minneapolis, MN)在腹腔镜直视下经皮放入腹膜腔内,对准分离的空肠袢。向前推进导线,将导管穿在导线上。然后,将穿刺点用3个钉合缝线环绕密封。将少量气体注入腔内以确认导管位置是否正确。对于J-管在腔内的位置如果有任何疑问,可行泛影葡胺(Gastrografin)注射造影。

分离膈食管膜,以便完成食管松动术。若有必要,可用超声剪分离左右膈

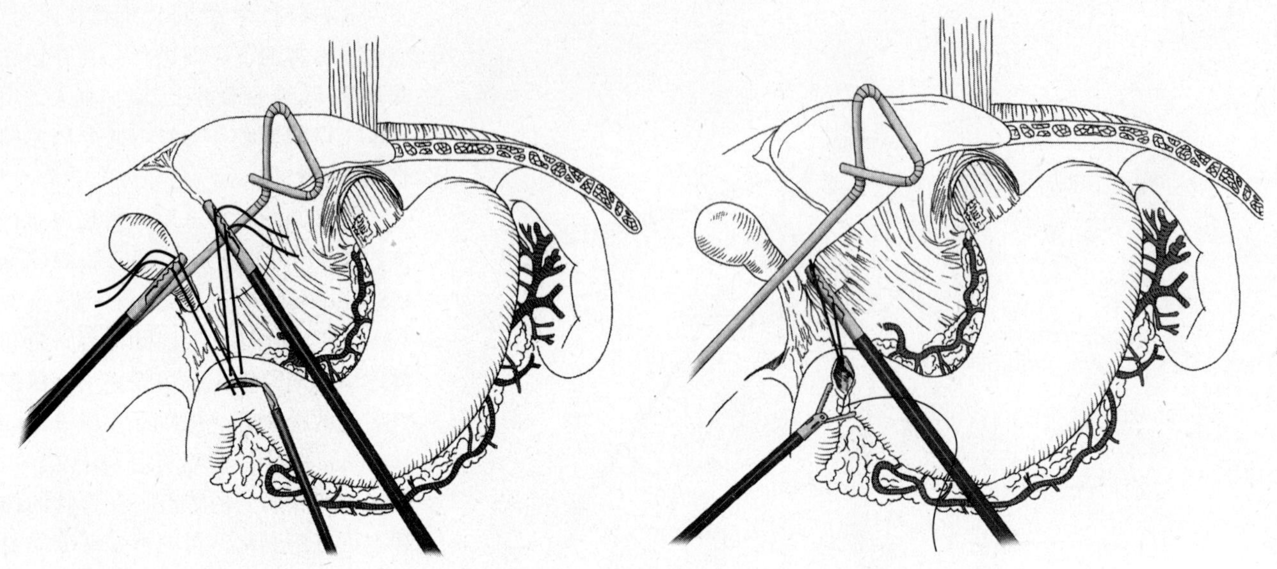

图19.13 腹腔镜下幽门成形术。

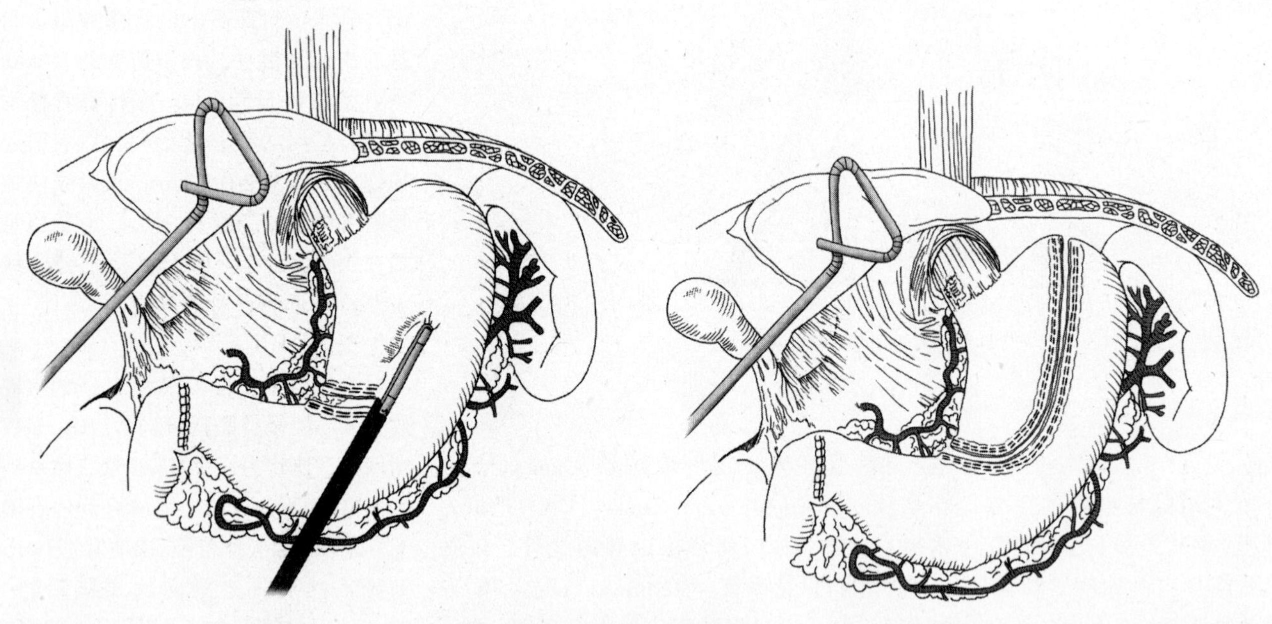

图19.14 建立胃管。

脚来扩大膈肌裂孔，使样本能够穿入胸腔。此操作有助于减小胃导管对横膈膜的压迫，这也是导致术后胃排空延迟的潜在原因。然后，在胸骨切迹上两指宽的部位做一个4~6cm的水平左颈切口(图19.16)。松动并暴露颈部食管段。用手指或海绵棒牵拉甲状腺，并要避免对喉返神经牵拉。在远端进行分离，直至遇到胸切口平面。在环咽肌下1~2cm处分离食管，将食管胃样本小心地从切口处拉出，并在腹腔镜辅助下小心传送该样本和胃管，使其按正确对位进入纵隔内(图19.16)。将该样本送病理科做冰冻切片进行手术缘分析。然后，用Endo GIA II缝合器采用手缝、端侧EEA或边-边缝合技术在食管和胃管之间进行吻合(图19.17)。我们喜欢用25mm EEA缝合器。我们更喜欢做高位吻合，以确保对任何肿瘤或Barrett累及处进行充分切除，并使吻合漏能够通过颈部切开引流。鼻胃管通过吻合口远端进入胃管以便于术后减压。然后在直视下将任何多余胃管拉回到腹腔。将胃管用Endostitch订到横膈膜上，以防止腹腔内容物疝入到胸腔内。应小心避免伤害胃血管。撤出腹腔内的设备，关闭入口。颈部皮肤用

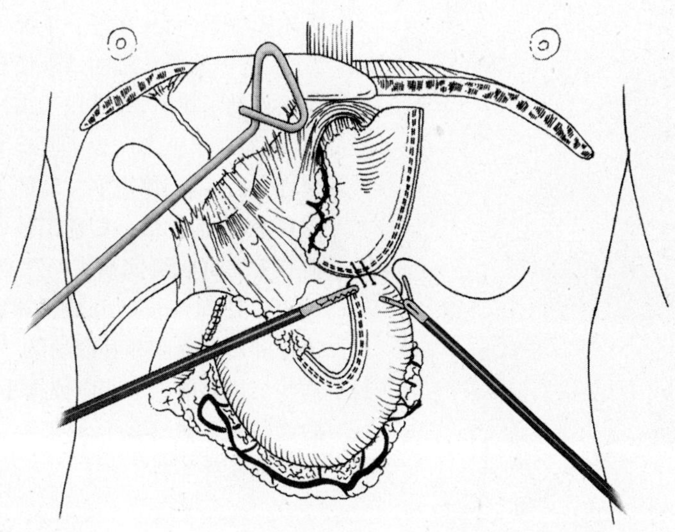

图19.15 将胃管缝合到样本上以利于提升过程中对位。

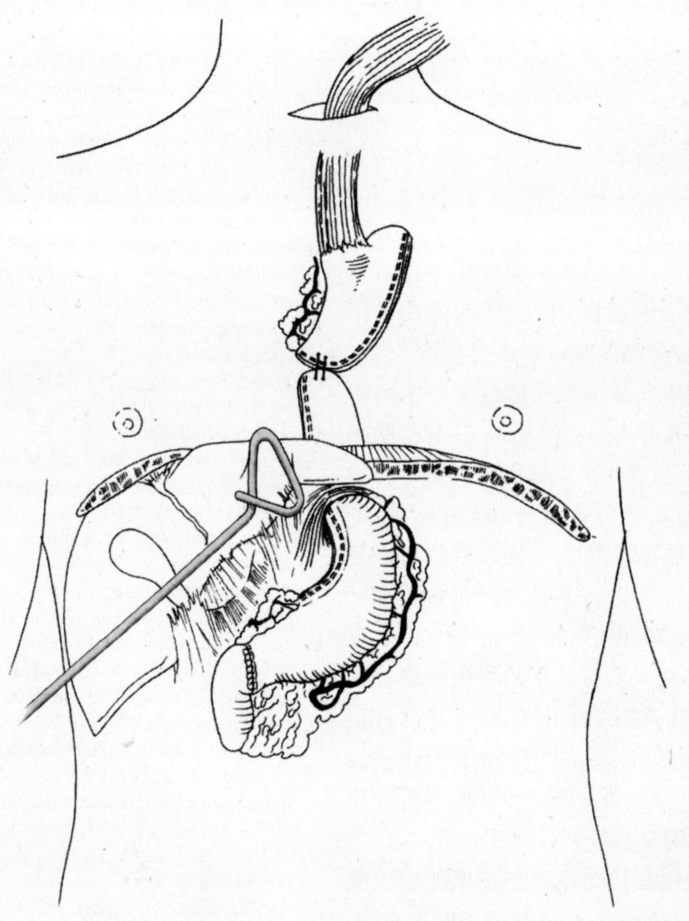

图19.16 通过低位横向颈部切开分离近端食管,并将食管胃样本从切口处拉出。

缝合器松松地对接上。整个重建过程见图19.17。

结果

在Pittsburgh大学最初的222个病例中,有186(84%)例男性和36(26%)例女性。平均年龄是66.5岁(范围是39~89岁)。术前指征包括癌症(79%)和高度发育不良(21%)。35%的患者曾行新辅助化疗,16%的患者曾进行放疗。在行MIE之前,25%的患者曾行开腹手术,有6%的患者曾插入食管内支架,3%的患者曾用饲管(G管或J管)。大多数病例能够用微创手术完成,在报道的系列中需转为开腹手术的占0%~29%。转为开腹手术的原因包括胸膜密集粘连、食管和肋间的血管出血以及胸廓内吻合困难。在局部晚期肿瘤病例中,偶尔需要行胸廓切开术。在该研究所进行的最初222例手术中,在最初15位患者中有8位自由选择做了胸腔镜辅助小切口手术,在剩下的207例患者中,仅有4例行了胸廓切开术。随后我们发现,胸腔镜术能切除全部食管和淋巴结。有4例患者由于密集腹部粘连而转行开腹手术。206例患者(93%)行MIE手术全部成功,术后30天死亡率为1.4%(n=3)。这种倾向的原因尚未明了,不过和开腹手术相比,呼吸道相关并发症和伤口相关并发症的发生率均有明显降低,这可能是死亡率较低的原因。

最常见的轻度并发症是房颤(12%),随后出现胸腔积液(6%)(可用床边胸腔穿刺或猪尾导管引流进行治疗)。32%的患者会出现严重并发症。最常见的严重并发症是颈部的吻合口漏(12%)。大多数吻合口漏位于颈部,并进行了保守治疗。肺炎是第二大常见的严重并发症,发生于8%的患者中。声带麻痹(4%)、乳糜胸(3%)和胃顶部坏死(3%)均为罕见但严重的并发症。在喉返神经麻痹的病例

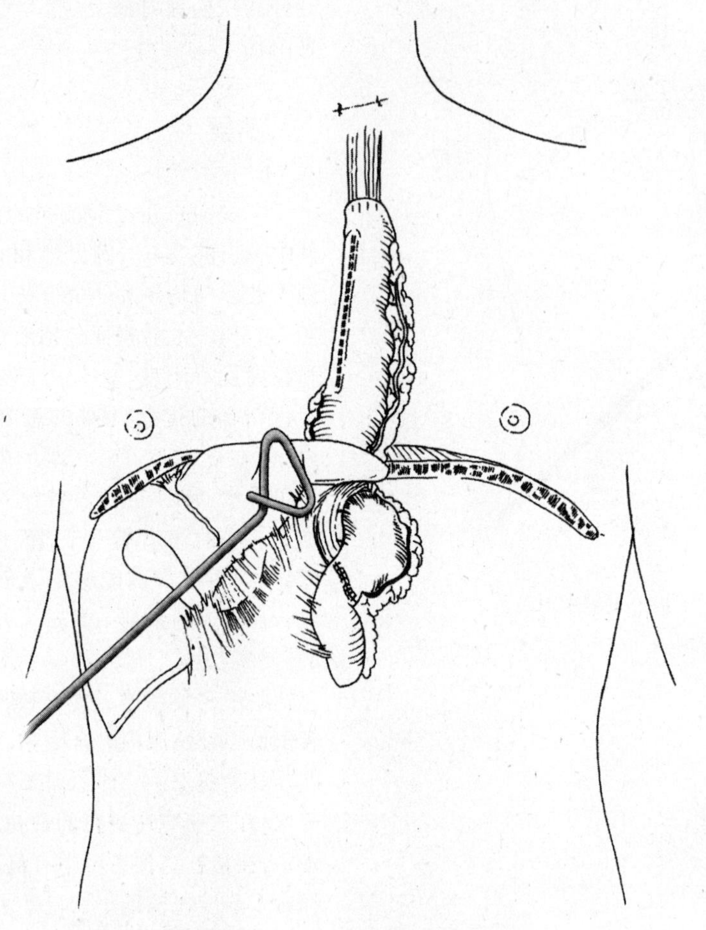

图19.17 完成后的颈部吻合术。

中，早期应用Teflon或Gelfoam注射声带可改善吞咽功能并降低异物吸入的危险性。这些结果完全可以和开胸手术及微创手术相比。

和开放式食管切除术相比，微创手术的手术时间与其相似，但出血更少且术后住院护理时间更短。在这两种方法中，与呼吸相关的并发症发生率(肺炎，肺栓塞，呼吸衰竭)大致相似。

MIE的早期结果与许多开放式手术相比有很多优点。在Birkmeyer发表的国家医疗保险索赔数据库中关于食管切除术结果的最新分析表明，大型医院的死亡率最低(8.1%)。通过对照，在我们的患者序列中MIE术后30天的死亡率为1.3%，平均住院时间为7天。肺炎（8%）和急性呼吸窘迫综合征(5%）的低发生率均显示微创手术具有优越性。为了更准确地描述相对于开放式手术而言MIE提供的潜在生存优势，尚需要做随机前瞻性研究。

生活质量主观评估结果与术前评价值和人群均值大致相当。在我们的一组222例患者中，术后吞咽困难的平均得分为1.4，得分范围从1(无吞咽困难)至5(严重吞咽困难)。由于反流可能是一种术后并发症，胃灼热的严重程度可采用健康相关的生活质量指数(HRQOL)来测定。平均胃灼热得分为4.6(得分范围为0~45)，表明其得分正常(无反流)。SF36健康调查得分也进行了测定，其结果与随访中年龄匹配的正常值无明显差异。

微创食管切除术在技术上要求陡峭的学习曲线。在进行过20例手术后，手术时间将从7~8小时减少到了4~5小时。和大多数开胸手术相比，其治疗效果比较理想(而且在许多情况下优于后者)。这样鼓舞人心的结果使该技术的应用得到了扩展，并可用于高风险患者群，例如老年患者。为了明确其是否会减轻术后疼痛、缩短恢复时间及减少所需费用，尚需要做一些前瞻性研究。目前正开展II期组间研究(E2202)，以便用于评估和传统的开放手术相比MIE治疗肿瘤的临床和肿瘤学结果。在获得这些结果之前，术者应依据手术经验、肿瘤特性和患者的喜好来确定每一位患者的最佳外科术式。

推荐读物

Fernando HC, Christie NA, Luketich JD. Thoracoscopic and laparoscopic esophagectomy. Semin Thorac Cardiovasc Surg 2000;12:195.

Glasgow RE, Swanstrom LL. Hand-assisted gastroesophageal surgery. Sem Laparosc Surg 2001;8:135.

Lal DR, Pellegrini CA, Oelschlager BA. Laparoscopic repair of paraesophageal hernia. Surg Clin North Am 2005;85:105.

Luketich JD, Alvelo-Rivera M, Buenaventura PO, et al. Minimally invasive esophagectomy: Outcomes in 222 patients. Ann Surg 2003;238:486.

Luketich JD, Grondin SC, Pearson FG. Minimally invasive approaches to acquired shortening of the esophagus: Laparoscopic Collis-Nissen gastroplasty. Sem Thorac Cardiovasc Surg 2000;12:173.

Luketich JD, Schauer PR, Christie NA, et al. Minimally invasive esophagectomy. Ann Thorac Surg 2000;70:906.

Nguyen NT, Gelfand D, Stevens CM, et al. Current status of minimally-invasive esophagectomy. Minerva Chir 2004;59:437.

Pierre AF, Luketich JD. Technique and role of minimally invasive esophagectomy for premalignant and malignant diseases of the esophagus. Surg Oncol Clin North Am 2002;11:337.

Pierre AF, Luketich JD, Fernando HC, et al. Results of laparoscopic repair of giant paraesophageal hernias: 200 consecutive patients. Ann Thorac Surg 2002;74:1909.

Schuchert MJ, Luketich JD, Fernando HC. Complications of minimally-inavsive esophagectomy. Semin Thorac Cardiovasc Surg 2004;16:133.

Stylopoulos N, Gazelle GS, Rattner DW. Paraesophageal hernias: Operation or observation?. Ann Surg 2002;236:492.

Stylopoulos N, Rattner DW. Paraesophageal hernias: When to operate. Adv Surg 2003;37:213.

编者评述

L.R.K.

作者就食管短缩提供了非常精彩的讨论，食管短缩是一种独特的临床病种，但某些人对其是否存在仍有争议。不可思议的是，胃食管反流的长期结果和其后的瘢痕形成将不会导致透壁累及伴食管短缩。试图把因形成瘢痕而缩短的远端食管拉入腹膜腔内然后在张力下做包裹，注定会失败。Luketich 及其同事使我们对这种疾病有了更深入的了解，而且他们所提议的 Collis 胃成形术联合 360°缠绕这种解决方法可能是首选术式。该术式可以仅通过腹腔镜手术来完成，这是一项很大的技术进步，并可避免附加的发病率，尤其是入胸带来的疼痛。他们提及了学习曲线，并指出这些手术只能由具有腹腔镜先进技能的医生来完成。存在的问题是在美国的某些地区几乎没有患者要求行抗反流手术，因此使许多外科医生难以获得食管微创手术所需的经验来征服学习曲线。外科医生最好能在相对短的时间内获得一些详细了解学习曲线所需的病例，以便能真实地利用从每次手术中收集来的知识。要想在3年时间里通过10~20例的病例就能熟练地完成该手术是不太可能的。

对食管癌行微创食管切除术所涉及的问题比较复杂。食管癌的发生率比其他癌症(例如结肠癌)要低得多，所以关于微创术式和标准开放术式前瞻性随机对比研究可能需要许多年才能完成。但是在作为一种治疗癌症的等效手术推荐行腹腔镜下结肠切除术之前，这样一项研究是很必要的。食管癌病例数相对较少也使得克服学习曲线面临一定困难。很少有每年做20例食管手术的医疗机构，而且即便是这些机构所做的食管手术也不都是针对食管癌。只要看看申请美国胸部外科委员会认证的候选机构所报道的食管疾病稀少的病例数，尤其是食管切除例数，就能看到这些类型的病例很少会集中于任何一家研究机构。作者报道的并发症发生率为32%，而在做这项手术方面他们是世界上最好的，或者说肯定是最有经验的。按照现在的报道，很难判断12%的渗漏率就是相当低的以及应该达到降低。这样来看，微创手术的优势就微乎其微了。术后住院时间也没有变化，也不应当变，因为吻合术的愈合时间不会因为是小切口手术就会加快。我认为，经裂孔食管切除术才真正代表微创手术，因为它根本没有进入胸廓，即便须小切口也没有进入。如果争论在于是否能在胸腔镜下松动食管时摘除更多的淋巴结，那么合乎逻辑的结论就是所有的患者都应当行彻底的食管切除术，就像同Skinner所支持的那样，那样的话再多的淋巴结和周围脂肪细小组织都可被切除。而实际上，经裂孔术式和其他术式之间在存活率上即使有任何差异的话也非常小。微创手术为那些患有Barrett黏膜和高度发育异常的患者找到了一条彻底解决的途径，那就是对他们行此手术可防止侵袭性恶性肿瘤的发生。而且基于现在的结果，我不认为每一位做食管切除术的外科医生都必须精通微创手术，因此这种手术最好由像Luketich这样以微创手术为自己毕生工作的外科医生来做。外科医生只要做到愿意把那些能够从微创手术中获益的患者送到世界各地像Luketich那样的医生那里就行了，当然，对我们大多数人而言这也许是最困难的事情。也就是说，对于那些在个人行医历程中已经做过500例以上微创食管切除术的医生来说，他们早已把自己放到了这个行列中，我们对这些人很难不肃然起敬。

(李志刚 译 周清华 校)

第 20 章

贲门失弛缓症及其他食管运动功能障碍性疾病的外科治疗

Richard F. Heitmiller，Molly M. Buzdon

可用于治疗食管运动功能障碍性疾病的外科手术术式不多，而且自始至今并没有显著的改变。这些术式包括：缓解括约肌梗阻或食管痉挛所致肌源性疼痛的食管肌层切开术，控制反流的部分或全胃底折叠术，食管肌层切开术加胃底折叠术，以及食管病变不能治疗时所行的食管切除和置换术。手术时并存的其他食管病变（如憩室）也尽可能同期处理。从本书前一版面世至今，上述手术的入路已经有了显著的变化，主要的入路从常规的开胸手术变为微创腹腔镜手术。这一变化进而改变了外科手术术式，改变了进行这些手术的医生的背景和培训计划，甚至对于某些运动功能障碍性疾病，外科手术已经从非手术治疗失败后的二线治疗变成了一线治疗手段。本章内容涉及贲门失弛缓症、高动力型贲门失弛缓症、弥漫性食管痉挛（DES）、蠕动亢进（超级挤压食管）和硬皮病。其中一节将讨论最常见的食管运动功能障碍之一——反流相关性运动障碍。而抗反流手术将在另一章中全面讨论。

贲门失弛缓症

定义

贲门失弛缓症是以吞咽时下段食管括约肌（LES）不能松弛和食管体缺乏蠕动或蠕动无效为主要特点的运动功能障碍性疾病。贲门失弛缓症（achalasia）的得名是为了纪念Cooper Perry爵士，源于希腊词根chalan，意为“放松”。因此，从字面来看它强调了LES的运动功能障碍，这也是本病最重要的部分。

发病率

贲门失弛缓症并不常见，每10万人中有1~6人患病。因食道症状就诊的人群中有2%~14%最终发现患有贲门失弛缓症。该病患病率没有性别差异，白种人患病率高于黑种人，发病高峰年龄为20~30岁。

病因学

贲门失弛缓症是由食管神经变性所致。神经异常包括两个方面：①调节蠕动的肠肌丛神经节细胞缺失；②调节LES松弛的抑制性迷走神经支配的障碍。这些神经变性可能的原因有先天性、感染后（病毒，寄生虫等）及毒素所致。这些因素可以通过不同方式产生相同的神经变性，从而引起贲门失弛缓症的临床表现。因此，贲门失弛缓症是由多种可能刺激因素引起的单一获得性疾病。

症状和诊断

贲门失弛缓症最常见的症状是吞咽困难和反流。反流随食管直径的增加而症状日益明显。食管痉挛所致的胸部疼痛与变异性高动力型贲门失弛缓症有关，这也将在本章中讨论。以前，贲门失弛缓症的诊断是通过食管镜或探条检查排除了吞咽困难由固定的机械性损伤或远端食管堵塞而得出的。由于本病存在食管压力异常，如今食管测压已成为该病最准确的诊断方式。食管吞钡造影检查表现为近端食管管腔扩张、下段食管呈鸟嘴状且造影剂排空缓慢。食管吞钡造影诊断贲门失弛缓症的准确性达85%。如果食管吞钡造影怀疑贲门失弛缓症，推荐进行食管镜检查，以排除隐匿的恶性病变所致的假性贲门失弛缓。核素扫描测定食管通过时间最好用于治疗措施的效果评价，而不用于初步诊断。

治　疗

原则

贲门失弛缓症无法治愈，治疗的目的只是缓解症状。无论采取何种治

疗方式,其治疗原则都是一样的。包括以下内容:

1. 缓解下段食管括约肌不能松弛所致的梗阻症状。

2. 避免下段食管括约肌的松弛引起的胃肠反流(GER);对于食管不能有效清除反流物的患者胃肠反流尤为严重。

3. 疗效要持久。

治疗方式

贲门失弛缓症的治疗方法包括:非手术的药物治疗,食管扩张疗法,肉毒素(A型肉毒杆菌毒素)注射,开胸或者微创食管肌层切开术,加或不加胃底折叠术,以及食管切除置换术。

非手术的治疗方式

本章的重点是讲述外科治疗的方法和技术。然而外科手术仅仅是缓解症状的众多手段之一。事实上,大部分患者采用的不只是一种治疗手段。因此本章也将简要讨论一下非手术治疗方法。很多药物被用于松弛LES。硝苯地平被认为是其中最有效的。尽管如此,但它的疗效有限,而且有较大的潜在副作用,因此仅被用于症状轻微的患者或者作为辅助治疗。食管扩张疗法使用大的血管成型球囊,在荧光确认下放置跨过下段食管括约肌,通过拉伸(撕裂)下段食管括约肌,类似于内镜下的肌切开术。

Pasricha等人首先使用神经毒素肉毒杆菌毒素治疗贲门失弛缓症。毒素在内镜下通过硬化治疗的注射器注射在下段食管括约肌的四个象限。该疗法的原理是通过药物阻断不受抑制的静息LES肌张力,从而促进食管排空。随后在约翰霍普金斯医院进行的临床研究证实了肉毒杆菌毒素注射的安全性,并证明其疗效与食管扩张疗法相当。而且该疗法的优势在于可以门诊治疗,年龄较大的患者和高动力型贲门失弛缓症的患者疗效更好。治疗效果可以维持8~14个月,然后需要再次治疗。

手术治疗方式

手术治疗方式包括:①开胸或微创食管肌层切开术,加或不加胃底折叠术;②食管切除术,它将在外科技术章节中详细讨论。

手术适应证

腹腔镜下食管肌层切开术的进步将风险/获益的天平显著地偏向了早期外科手术治疗,特别是对于没有其他疾病的患者。贲门失弛缓症无法治愈,对它的治疗将持续一个人的一生。因为该病发病的平均年龄是40岁,所以重要的是不要过早用完所有的治疗方式。历史上,开胸手术对于缓解症状非常有效。然而,如果手术无效或者后期失效,一般就认为没有再好的剩余治疗手段,如同治疗的桥梁被烧毁了一样。腹腔镜手术和开胸手术一样,有良好的治疗效果,而且它的并发症发生率和死亡率都低,住院天数和花费更少。不同于开放手术,一开始使用腹腔镜手术治疗并不妨碍非手术治疗、再次腹腔镜手术或者开放手术。

尽管一些医生仍然认为,无论什么手术,都应该在非手术治疗手段用尽后才采用,而临床上越来越倾向于早期使用腹腔镜肌层切除术治疗贲门失弛缓症。早期腹腔镜手术推荐由受过特别培训,并且能熟练进行腹腔镜下食管肌层切除术的外科医生进行。

手术方法

腹腔镜下食管肌层切除术

患者取改良截石位,反Trendelenburg位。连续压迫装置置于腿部以降低深静脉血栓形成的风险。术前置尿管和胃管。在中线脐到胸骨剑突的1/3距离处做5mm切口,插入Veress针,人工气腹压力15mmHg。接着插入其他4个套管针,两个位于两侧锁骨中线与肋弓交界处,另外两个放于两侧腹直肌外缘,脐上约3cm水平(图20.1)。5mm肝脏拉钩将肝脏左外侧段牵开,暴露胃食管交界处。沿胃大弯解剖分离,使用超声刀结扎胃短动脉。锐性切开覆盖左侧膈脚的腹膜,仔细辨认食管,将其从左膈脚游离出来。打开肝胃韧带,暴露右膈脚。从右膈脚最下面开始,分开腹膜,将食管从右侧膈脚钝性分离出来。分开膈食管韧带。前迷走神经走行在食管左前侧,肌切开术必须在迷走神经右侧进行。将胃食管交界

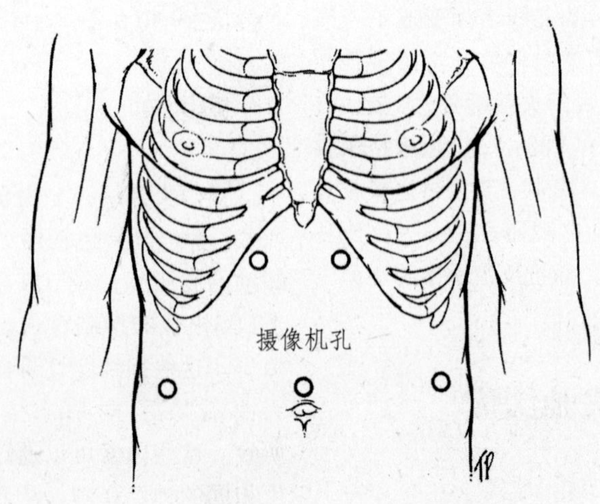

图20.1　套管针位置。使用5个5mm套管针。脐上正中处用于放入镜头,右外侧用于牵引肝脏。

的脂肪垫切除，肌层纤维用电钩背部切开(图20.2)。从食管的基部开始，左手用5mm的解剖刀分开食管肌层纤维，右手拿电钩使用电烙仔细分开肌纤维。肌切开术沿着食管向上延长约6cm，同时向下至少2cm，越过胃食管连接处到胃表面。肌切除术时，我们喜欢放置测压导管进行术中测压，以评价胃底折叠术的效果。肌层充分切开后，测压导管慢慢推进到食管以确定没有高压区域存在。通常，肌切除术远端胃表面的距离会延长，这由测压导管的数值确定。肉毒杆菌毒素治疗后的患者，从固有肌层分离黏膜的难度较大。如果不慎出现食管或胃穿孔，应该使用8字缝合关闭缺损。我们倾向于所有患者都做前(背侧)胃底折叠术，以避免术后反流。如果出现食管或者胃穿孔，背侧胃底折叠术将会提供额外的覆盖(图20.3)。

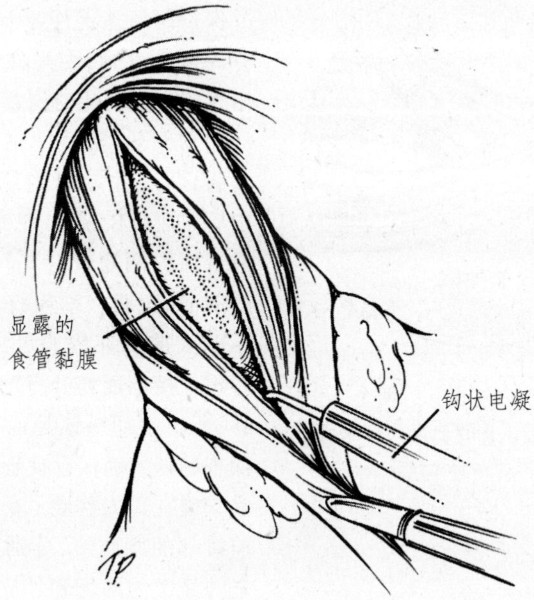

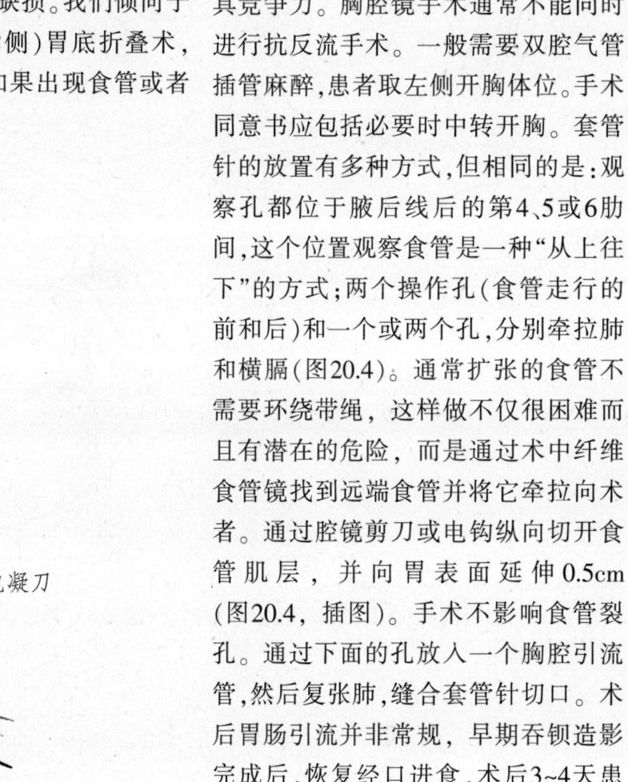

图20.2　腹腔镜下肌切开术。使用卷烟引流条向下牵拉食管胃交接处，更好地暴露下段食管和食管胃交界处。用电钩切开肌层，向食管延伸5cm，向胃延伸2cm。

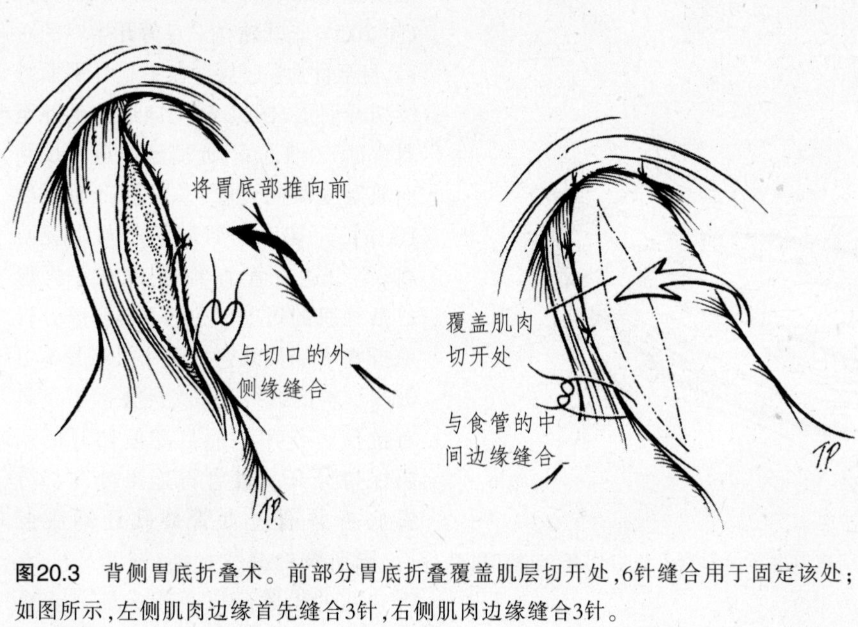

图20.3　背侧胃底折叠术。前部分胃底折叠覆盖肌层切开处，6针缝合用于固定该处；如图所示，左侧肌肉边缘首先缝合3针，右侧肌肉边缘缝合3针。

胸腔镜食管肌层切开术

在现在注重成本效益的环境下，微创食管肌层切开术比非手术治疗更具竞争力。胸腔镜手术通常不能同时进行抗反流手术。一般需要双腔气管插管麻醉，患者取左侧开胸体位。手术同意书应包括必要时中转开胸。套管针的放置有多种方式，但相同的是：观察孔都位于腋后线后的第4、5或6肋间，这个位置观察食管是一种“从上往下”的方式；两个操作孔(食管走行的前和后)和一个或两个孔，分别牵拉肺和横膈(图20.4)。通常扩张的食管不需要环绕带绳，这样做不仅很困难而且有潜在的危险，而是通过术中纤维食管镜找到远端食管并将它牵拉向术者。通过腔镜剪刀或电钩纵向切开食管肌层，并向胃表面延伸0.5cm(图20.4，插图)。手术不影响食管裂孔。通过下面的孔放入一个胸腔引流管，然后复张肺，缝合套管针切口。术后胃肠引流并非常规，早期吞钡造影完成后，恢复经口进食，术后3~4天患者出院。

改良Heller手术

食管肌层切开加抗反流手术称为改良Heller手术。将这些手术组合起来的合理性基础是，很难确定肌层切开延长到胃表面多长（特别是贲门失弛缓症通常不是手术指征），但是经胸的抗反流手术是很常规的，大部分胸外科医生能熟练进行。肌层切开延伸到胃表面降低了持续LES梗阻的可能，胃底折叠术能有效减轻胃食管反流，这是胃肌层切开不可避免的。因此，如果手术治疗贲门失弛缓症，我倾向行改良Heller手术。

双腔气管插管全麻是必需的。麻醉诱导时要特别注意防止误吸，因为可能有食物和液体潴留在食管中。麻

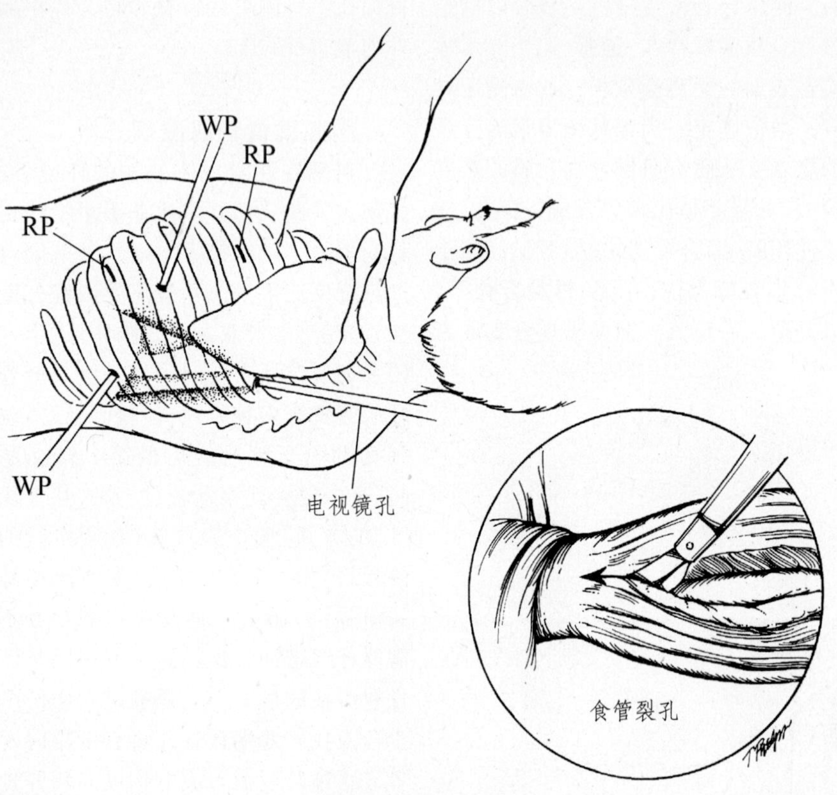

图20.4 胸腔镜下食管肌层切开术需取开胸体位，一个电视内窥镜孔，两个操作孔(WP)，两个拉钩的孔(RP)分别牵拉膈肌和肺。**(插图)**胸腔镜下食管肌层切开术，肌层切开仅达胃部。

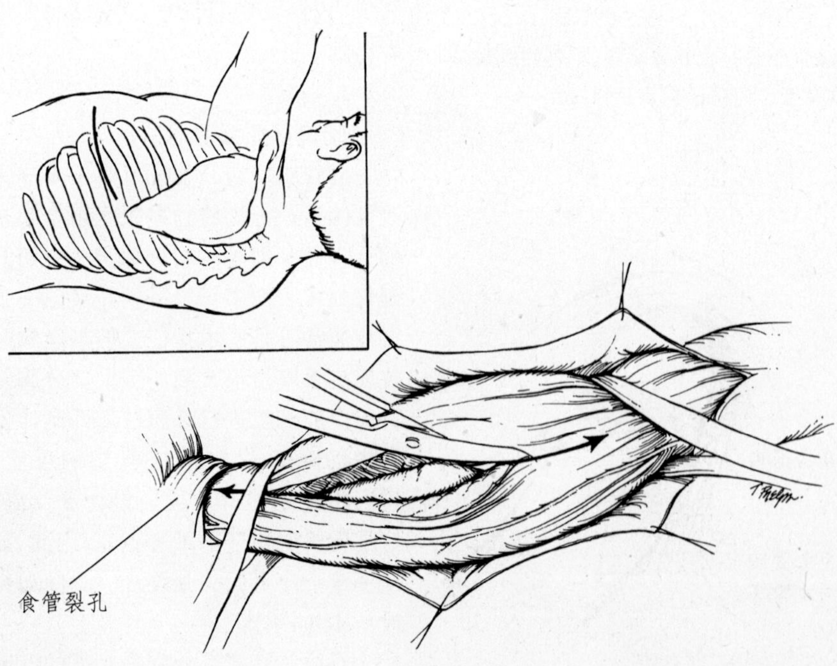

图20.5 食管环绕0.6cm的卷烟引流条后，使用剪刀进行纵向食管肌层切开。**(插图)**手术体位，第6、7或8肋间进胸。

醉诱导之后置入鼻胃管。患者取右侧卧位，左外侧开胸，第6、7或8肋间进胸(图20.5，插图)。根据每个人的情况选择肋间，以能充分暴露下段食管、胃食管连接部和食管裂孔为宜。对大部分患者来说，10~12cm的切口足够暴露。左肺塌陷后，松解下肺韧带，轻轻把肺牵向头侧和内侧。食管用0.6cm卷烟引流条绕线牵拉(图20.5)。因为食管直径扩张，绕线时注意不要造成食管穿孔，并且游离时注意包括并保护两条迷走神经干。通常不需要游离近端食管，因为食管已经延长和增粗。食管裂孔的位置通常是由右侧(前)支开始，随后是左支。左支位于食管之后，主动脉内侧，通过触摸确定后使用长Babcock钳钳夹并切断它，或者在内侧随着右支(开胸体位患者的前面)腹膜在前面打开。必须注意不要太前和在腹膜外或者太靠近食管胃连接部而切开胃壁。一旦打开腹膜，所留空间应该足以容纳手指进行探查确认。确认胃食管连接部并通过食管裂孔送入胸腔。正中切开胃食管连接部的脂肪垫，分别连同前面的迷走神经干向内侧和外侧翻转。膈肌脚处用不可吸收缝线间断缝合缩小食管裂孔，将食管置于其前，但不缝合固定。使用Metzenbaum剪刀行纵行肌层切开(图 20.5)，先开始在一点剪开增厚的肌肉，直至食管黏膜层。在黏膜外平面继续切开肌层(图2 0.6A)，向远处延伸至胃表面1.0~1.5cm，近端延伸至经扩张而肌层变薄的食管，总共切开肌层约10cm长。切开的肌层切缘与黏膜游离，至少达食管前半周，以减小再形成括约肌的可能。进行Belsey部分胃底折叠术(图 20.7)。最好用双股不可吸收材料的缝线。胃底折叠术不仅具有抗反流作用，而且还使切开的肌层保持分开。食管胃连接处和部分胃底折叠通过食管裂孔还纳腹腔后，膈肌脚的缝线打结(图20.8)。食管裂孔的松紧应以手指尖能靠着食

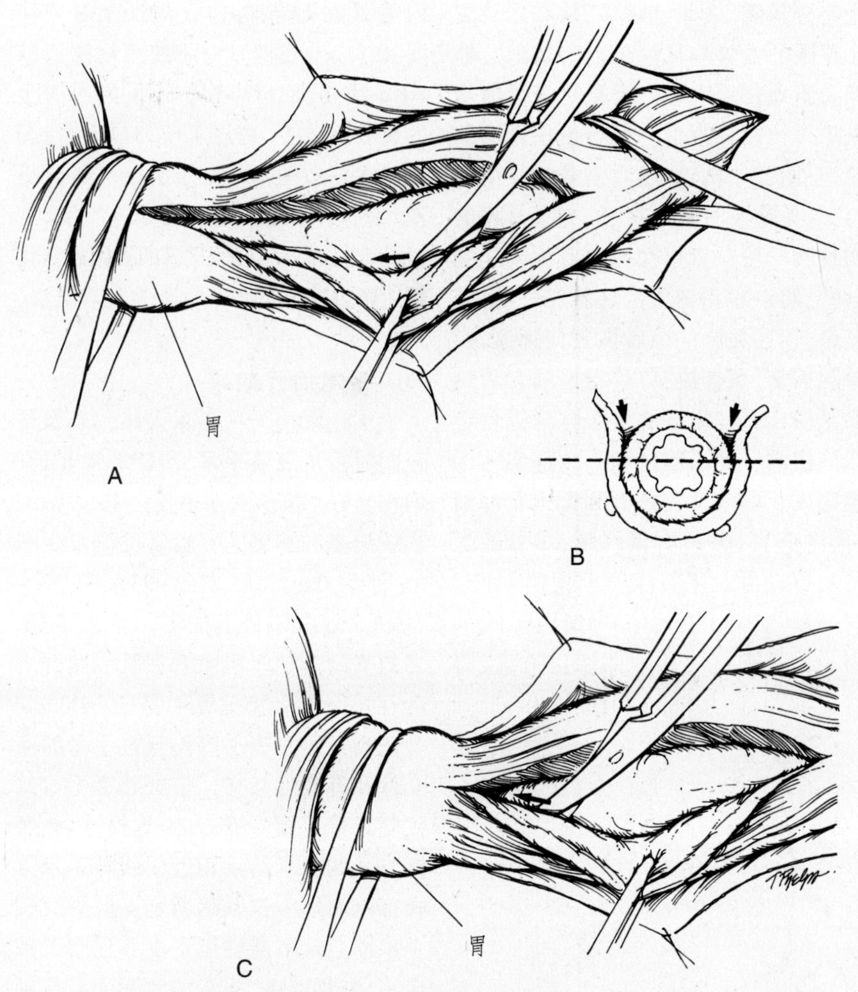

图20.6　食管肌层切开术有两种主要方式:一种肌层切开延伸到胃1~1.5cm(A);另一种切开刚到胃(C)。无论那种方式,切开的肌层边缘均应该与前面的黏膜层分离(B),以避免再连接。

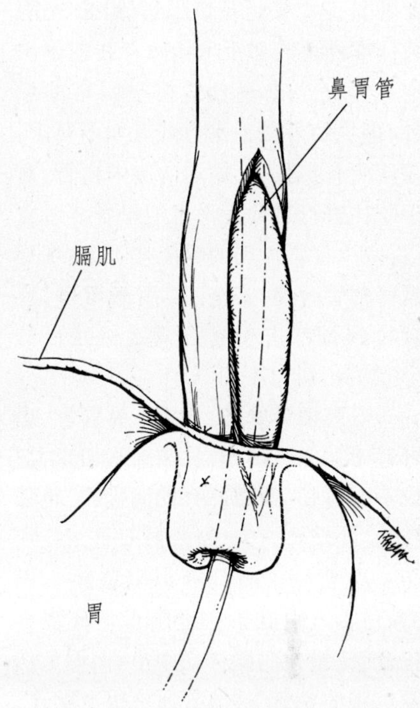

图20.8　完成的改良Heller食管肌层切开术(肌层切开加胃底折叠术)。

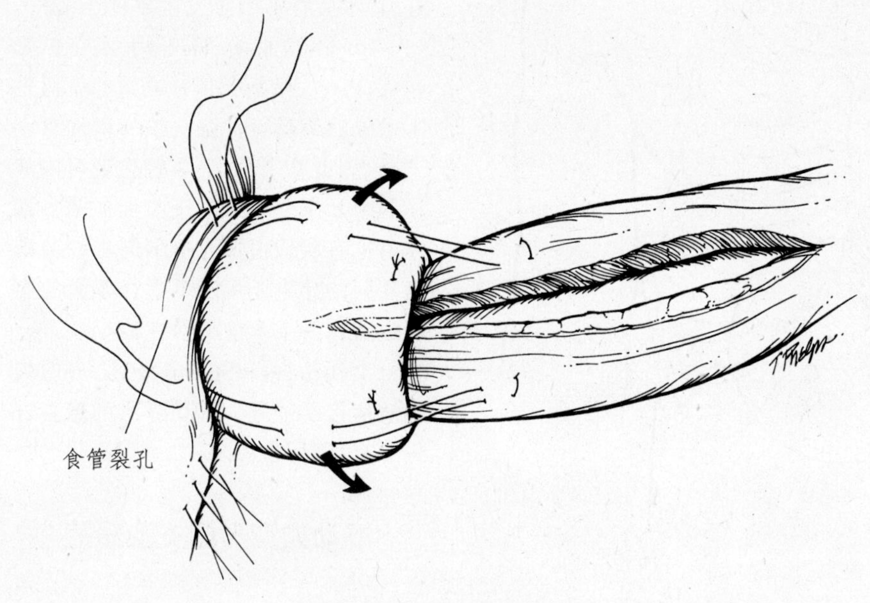

图20.7　两针胃底包裹。

管通过(有鼻胃管存在)为宜。胸腔留一根胸管引流,逐层关胸。

Heller 肌层切开术

不是所有的作者都认同食管肌层切开术需要改良，增加抗反流手术。Ellis等一直提倡在食管显著扩张前进行早期局部食管肌层切开。其手术主要包括:双腔气管插管麻醉,同样注意防止误吸;左侧开胸入路;单侧肺压缩后,牵拉肺以暴露远端食管,并将其绕线。与改良Heller手术不同之处在于食管裂孔不被切开，纵行肌层切开至胃(1cm或以内),而且总的肌层切开更短(大约7cm)(图20.6 C)。肌层切缘同样需向两侧翻折游离，以避免以后愈合时再连接(图20.6B)。关胸和术后护理同改良Heller手术描述。

食管切除置换术

食管切除置换术适用于正规食管肌层切开术失败的患者,以及那些食管显著扩张延长以致解除LES梗阻的标准外科或非手术治疗存在技术困难且预计会出现食管排空困难的患者。理想的外科手术方式有如下要求：切除所有扩张、无蠕动的胸内食管，对于既往进行过食管手术的患者非常合适；减少食管损伤的纵隔瘘；良性疾病而行食管置换；安全。使用三切口，胃牵拉到颈部进行吻合满足这些目的(图20.9，切口A、B、C)。

双腔插管麻醉，并置入鼻胃管。患者置于左侧卧位，右外侧开胸切口，切口不必过长。第5或第6肋间进胸，单肺压缩，并牵向内侧。奇静脉双重结扎切断，在食管上方切开纵隔胸膜。用0.6cm卷烟引流条在隆凸水平环绕牵拉食管。操作时同样必须小心，避免伤及扩张的食管，这部分通常很少粘连，能充分暴露。食管绕带后，从胸顶至裂孔范围的食管均从纵隔内游离出。推荐大胆地使用电刀。由于食管逐渐从纵隔牵拉出，很少有机会损伤纵隔的结构(图20.10A)。在胸顶避免使用电刀，以免伤及右喉返神经。如果有可能伤及胸导管，可以在胸腔低位结扎胸导管。将一根引流管放在胸腔下部，肺复张，逐层关胸。患者恢复仰卧位，换单腔插管，颈伸展，以进行经膈食管切除术(THE)。剩下的步骤与经膈食管切除相同，除了胸内和下颈部切除已经完成。取改良左颈部和正中腹部切口，游离胃，保留右胃网膜，尽可能保留右胃动脉。平行于贲门用GIA闭合器切断胃。钉子处用4-0聚丙烯线加固。食管和贲门从颈部切口拖出，将胃提到颈部，用Stone和Heitmiller提到的方式在颈部吻合（图20.10B、C和图20.11）。我们倾向于使用双层回转4-0丝线吻合，但可根据不同外科医生的喜好而改变。分层关闭切口。行空肠造口术，以便术后必要时能够经皮更换。术后第5天拔除鼻胃管，第6天行食管镜检查。如果没有瘘、显著的梗阻或者食管造影时发现误吸，即可恢复经口进食。

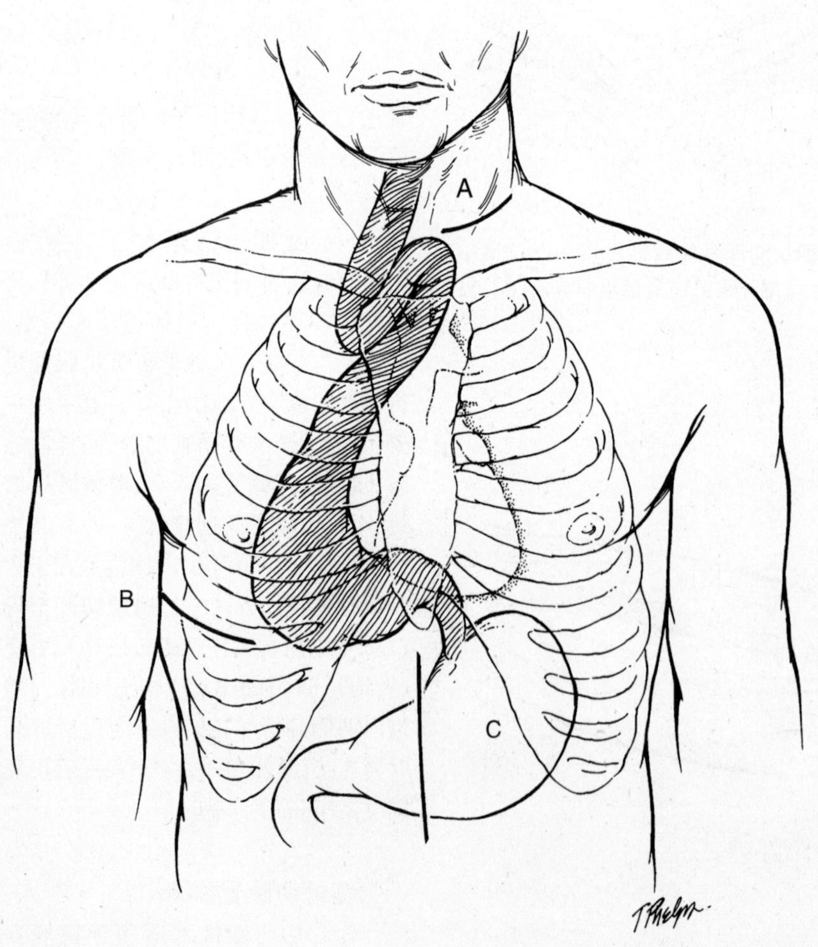

图20.9　贲门失弛缓症患者扩张和延长的食管。使用三切口(A、B、C)食管切除术。

手术治疗效果

不论采用何种手术入路，以及是否同时行抗反流手术，治疗效果相近，均相当好。报道的手术死亡率、吞咽困难缓解率和相关的胃食管反流发生率分别为0%~2%、87%~93%和7%~11%。Arain等最近证实，静息LES压高的贲门失弛缓症患者在肌层切开术后吞咽困难症状缓解更明显。Douard等证实，腹腔镜手术同开腹手术的安全性和有效性相当，且腹腔镜手术的住院天数更短。据Kesler等报道，胸腔镜与开胸手术结果相近，两种手术方式都能明显缓解吞咽困难，但胸腔镜手术术后麻醉药使用更少，住院天数更短，恢复更快。研究发现是否行胃底折叠术没有明显的预后差异。Frantzides等成功进行腹腔镜下食管肌层切开术及Niseen胃底折叠术，效果很好，且术后吞咽困难发生率低(4%)。

Gockel等证实，Heller手术在扩张治疗(PD)失败后仍能成功进行。但是手术成功率随着扩张次数的增加急剧下降。因此作者总结，年轻患者可以从早期手术中获益。对于肉毒杆菌毒素注射也有相似报道，提示肉毒杆菌毒素注射治疗主要用于不适合手术的患者或者作为手术前的对症治疗。

据Orringer和Stirling报道，贲门失弛缓症接受经膈食管切除术的患者26例中有1例死亡(3.8%)。

高动力型贲门失弛缓症

某些贲门失弛缓症患者，食管痉

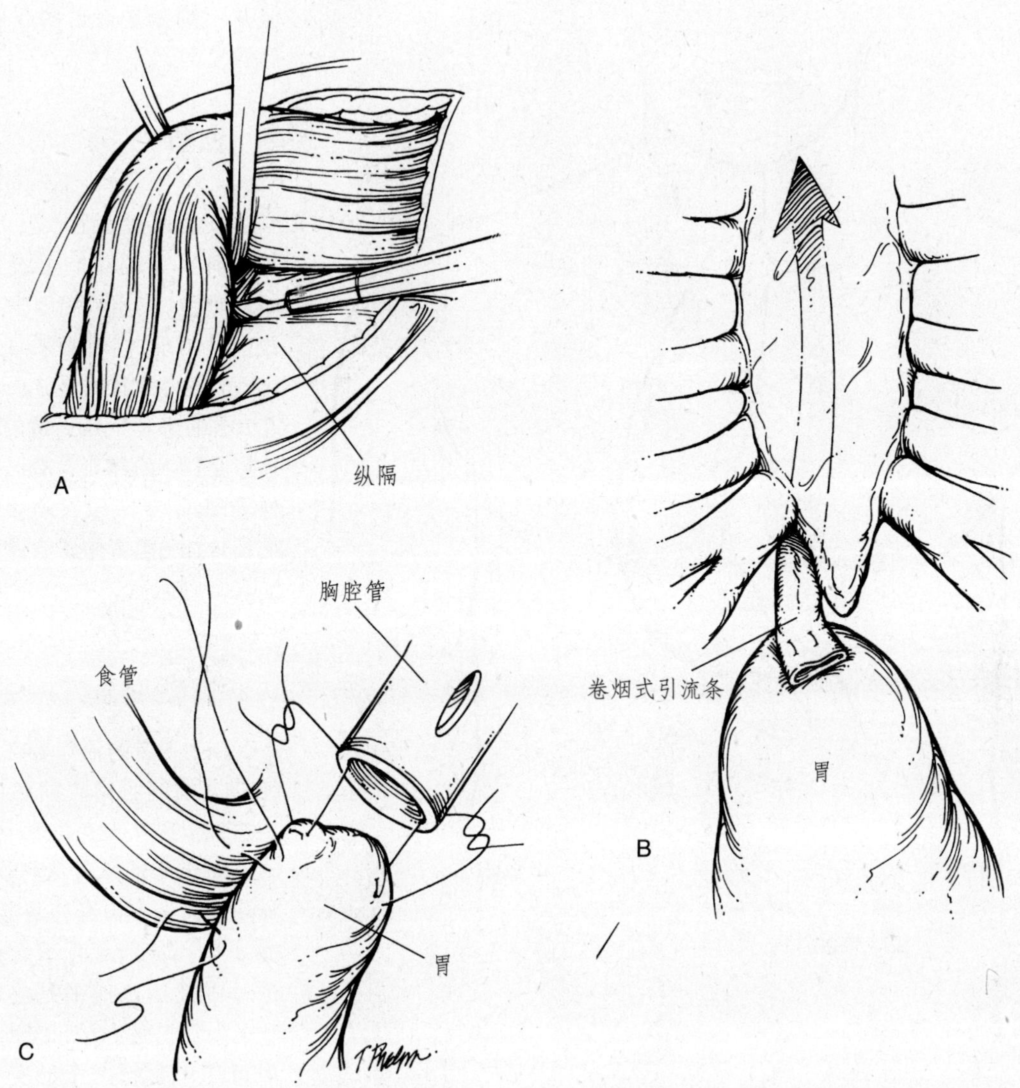

图20.10　三切口食管切除术。直视下从纵膈处解剖出食管(A)。在胃被游离之后，以胃底为引导，将其拖至颈部(B)，在颈部行端侧食管胃吻合(C)。

挛疼痛尤其突出，这种情况称为高动力型贲门失弛缓症。这类患者食管测压显示吞咽时出现频繁的高幅度非持续性收缩。LES轻度甚至没有松弛。这类贲门失弛缓症的病因不明。

其治疗方式与贲门失弛缓症中描述的相似。经胸手术(包括胸腔镜手术)目的在于通过食管肌层切开术解除LES的梗阻和食管痉挛。对于高动力型贲门失弛缓症，肌层切开的范围应该包括术前食管测压中发现的高幅度非持续收缩的部位。如果没有发现特定的区域，切开的范围延长到主动脉弓水平(图 20.12)。根据外科医生治疗标准贲门失弛缓症的水平决定是否增加抗反流手术。术后监护与贲门失弛缓症的描述相同。

弥漫性食管痉挛

定义

弥散性食管痉挛(DES)是一类特殊的食管运动功能障碍性疾病。其特点为：同时、重复、高压肌肉收缩，以致食管壁张力升高造成胸痛，节段性蠕动障碍而致吞咽困难。至少10%~20%的饮水动作时出现这种高压收缩，而没有弥漫性食管痉挛时必须有吞咽时正常蠕动的证据。这是弥散性食管痉挛与高动力型贲门失弛缓症的区别之处。

发病率及病因

DES在因食管症状就诊的患者中只占很少一部分。其原因尚不清楚。DES患者食管肌肉显著肥大，对于牵拉高度敏感(例如，吞咽食物或液体)。

但并不清楚是否这些改变导致了该病的发生。

诊断

该病通过食管测压法证实有重复、同时、非蠕动产生的异常高压收缩而确诊。高压收缩至少在10%~20%饮水时出现，同时必须有正常的蠕动出现。值得注意的是，LES压力和功能在70%的患者中是正常的。食管吞钡造影是DES的经典检查，包括螺丝刀样表现，由于节段收缩导致的造影剂潴留。DES患者中常合并滑动性裂孔疝和食管憩室。

治疗

DES患者的治疗策略旨在阻止特征性高幅度肌肉收缩和(或)肌肉高敏感性。

非手术治疗包括药物、食管扩张疗法和内镜下肉毒杆菌毒素注射。硝酸盐类，特别是舌下含化的硝酸甘油，以及硝苯地平是使用最多的药物。食管扩张治疗和肉毒杆菌毒素注射可用于食管测压证实有局部病变的患者。然而，多数患者病变弥散，累及整个食管。

外科手术指征包括非手术治疗痉挛相关疼痛、吞咽困难失败以及患者并存需要手术治疗的病变，如憩室。

手术方法

手术方式之一是长食管肌层切开术。长的定义是肌层切开从食管裂孔处延伸到至少主动脉弓水平。对于肌层切开是否应超过下段食管括约肌(LES)以及是否应加抗反流手术仍然存在争议。对大部分患者，LES正常。对于这些患者，只行长食管肌层切开就足够了。如果LES异常，或者

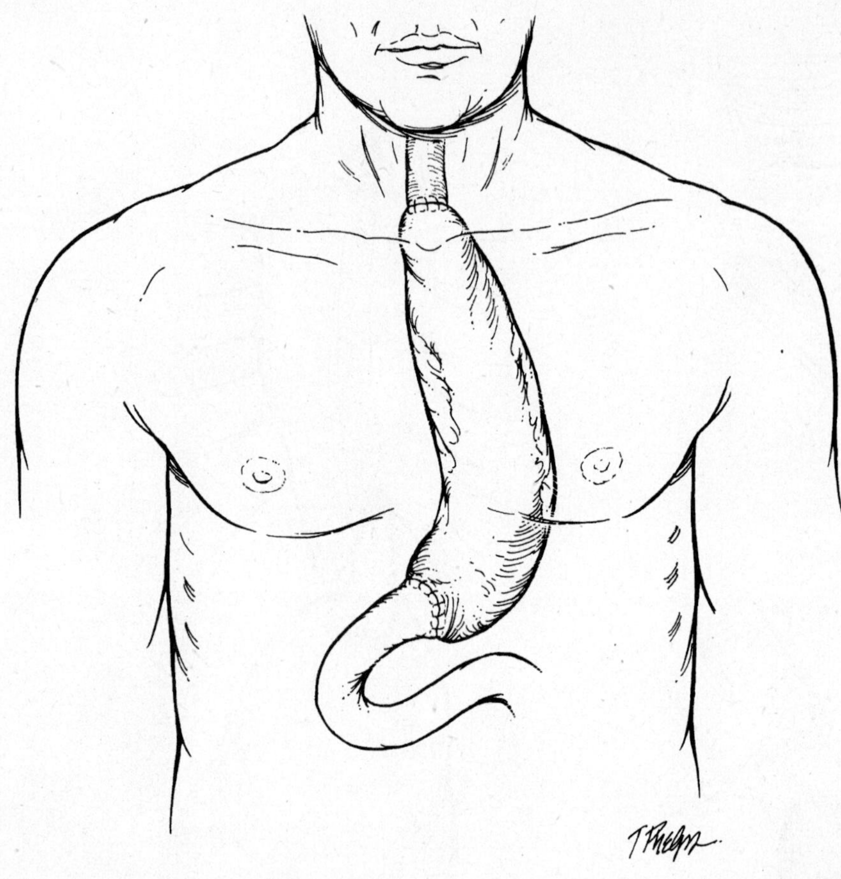

图20.11 胃牵拉完成。

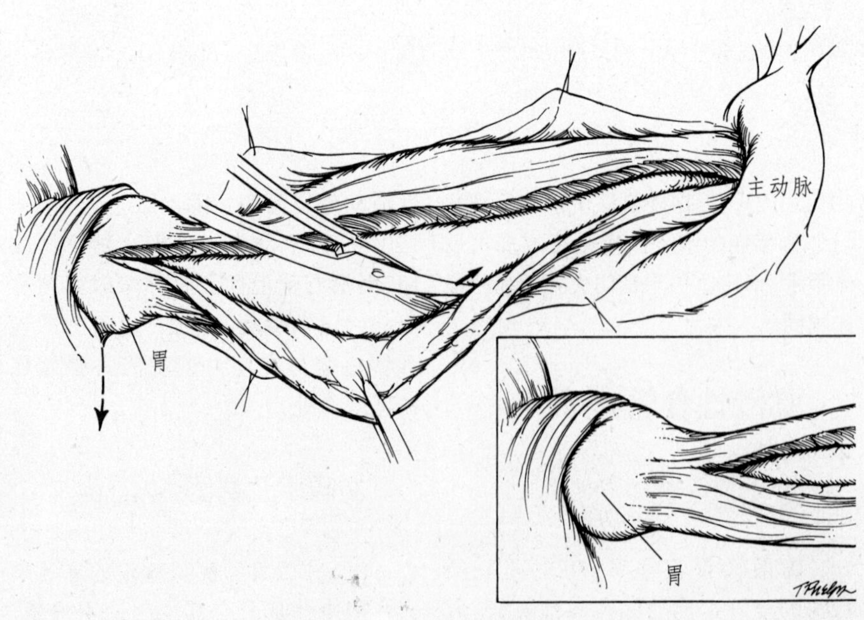

图20.12 长食管肌层切开术技巧。对于贲门失弛缓症，因肌层切开是否延长至胃而有两种变化方式(插图)。

LES功能不确定，肌层切开应该包括LES,并加部分胃底折叠术。肌层切开的最佳长度也受到置疑，因为腔镜下切开有更好的结果。

腹腔镜

Champion等描述了腹腔镜下食管肌层切开术加部分后胃底折叠术治疗弥散性食管痉挛，该手术能缓解吞咽困难及胸痛。由于目前大部分治疗方式仍是非手术治疗，因此还没有更多的手术治疗经验。

胸腔镜下长食管肌层切开术

使用双腔插管，患者置于右侧卧位,左侧开胸。套管针的放置与贲门失弛缓症治疗相同(图20.4)。唯一的不同在于DES患者食管肌层切开的范围近端到达主动脉弓水平。

单独长肌层切开术

使用双腔气管插管，并置入鼻胃管。患者置于右侧卧位,于左侧第7肋间开胸。单肺通气，解剖切断下肺韧带,肺向头侧和内侧牵拉。下肺静脉和食管裂孔中段食管使用0.6cm卷烟引流条环绕，将迷走神经干包括其中并予以保护。从食管裂孔至主动脉弓水平切开食管肌层，分开增厚的食管肌层(图20.12插图)。我的经验是,肌层切开使用Metzenbaum剪刀更加容易和安全。另外一个必须提到的技巧是从一点切开至暴露黏膜；用直角钳确定黏膜外平面;然后用剪刀、刀或者电刀沿这一层分离其上的肌肉层。当肌层切开完成后,扩大暴露的黏膜,将肌层切缘从黏膜层分离达到1/2食管直径(图20.6 B)。检查暴露的黏膜确定没有穿孔。一些人喜欢将液体注入胸腔，然后在食管中轻轻吹入气体确认暴露的黏膜完整。放入一根引流管在胸腔下部,复张肺,然后逐层关胸。鼻胃管可在术后早期拔出，胃食管功能恢复后即可进食流质。随着患者能够耐受逐渐增加食物。

包括下段食管括约肌和部分胃底折叠术的长肌层切开术

包括LES和部分胃底折叠术的长肌层切开术的步骤同前，不同的是需要打开食管裂孔，肌层切开范围包括LES并延伸至胃，两针部分胃底折叠手术与高动力型贲门失弛缓症相同(图20.12)。

手术治疗效果

由于DES患者数目有限，因此外科手术效果的数据有限。Henderson等应用长肌层切开术治疗了34例DES,并随访至少5年。32例患者(88%)吞咽困难和疼痛长期缓解,94%患者总的生活质量改善。Eypasch等报道了同样好的结果，不论是使用肌层切开还是食管切除。两组患者中,90%的患者愿意再接受手术。Champion等比较了胸腔镜和腹腔镜手术治疗，包括DES在内的食管运动功能障碍性疾病，得到相同好的预后，且证实腹腔镜与胸腔镜相比，吞咽困难和胸痛的发生率均较低。

高幅度蠕动性收缩

定义

高幅度蠕动性收缩（HAPC)是食管运动功能障碍性疾病，其特点是持续的高幅度食管收缩，最常见于远端食管,会导致间断剧烈胸痛。这种疾病也被称为胡桃夹子或超级挤压食管。与DES不同,HAPC的收缩是持续、协调的,因此吞咽困难不常见(大约10%的患者)。

发病率及病因

HAPC很少见,其病因尚不清楚。

诊断

患者以间断剧烈的非心源性胸痛为主要表现。HAPC是非心源性胸痛的最常见的食管运动性病变。由于高幅度收缩播散,故吞咽困难并不常见。食管吞钡造影及食管镜检查可能正常。食管测压显示间断的高幅度食管收缩，高于正常值两个标准差。LES的结果是矛盾的。

治疗

治疗的目的是减少异常肌肉收缩的发生频率和幅度。硫氮䓬酮治疗能减少该病相关的胸痛。没有证据支持食管空气扩张治疗或探条扩张。使用前面描述的肌层切开加部分胃底折叠术,在治疗经验上不多，但是有较好的效果。HAPC最常累及下段食管,因此可以使用腹腔镜行肌层切开加或不加胃底折叠术。治疗贲门失弛缓症中描述的腹腔镜治疗方式在这里同样适用。

硬皮病

定义和病因

硬皮病,或者进行性系统硬化症,是一种胶原血管疾病,以钙质沉着、雷诺现象、食管运动障碍、指端硬化和毛细血管扩张(CREST)为主要特点。该病是影响食管功能的最常见胶原血管疾病,其中50%~80%的患者有食管受累。其病因尚不清楚。组织病理学研究发现远端2/3食管平滑肌萎缩、结缔组织胶原沉积、小动脉血管内膜下纤维变性。结果导致食管无张力、LES张力减弱甚至缺失、显著的胃食管反流,由此常导致消化道狭窄。

诊断

所有硬皮病患者，都应考虑存在

食管受累，并积极治疗胃食管反流。食管吞钡造影能证实食管无张力（铅管），并伴有反流。该病通常合并食管裂孔疝。食管测压检查发现，远端2/3的食管为无效、低幅度的蠕动收缩，LES张力降低或者缺失。

治疗

治疗目的是积极处理胃食管反流和治疗与反流相关的任何后遗症如消化道狭窄等。硬皮病患者食管的非手术治疗包括积极抗反流治疗和探条扩张狭窄的食管。质子泵抑制剂的应用能显著改善内科抗反流治疗的效果。外科治疗仅用于内科抗反流治疗失败和系统疾病需要手术的很小一部分患者。抗反流手术在本书中单独讨论。然而，两个与硬皮病患者有关的方面需要注意。第一点，部分胃底折叠术比全胃底折叠术更好(图20.13 A)。以我个人经验，对于硬皮病和其他食管运动障碍性疾病，全胃底折叠术的梗阻症状很常见，妨碍其临床应用。第二点，手术操作应该可以同时延长食管(图 20.13B)，例如Collis-Belsey手术，因为食管结缔组织纤维化可能导致食管缩短。

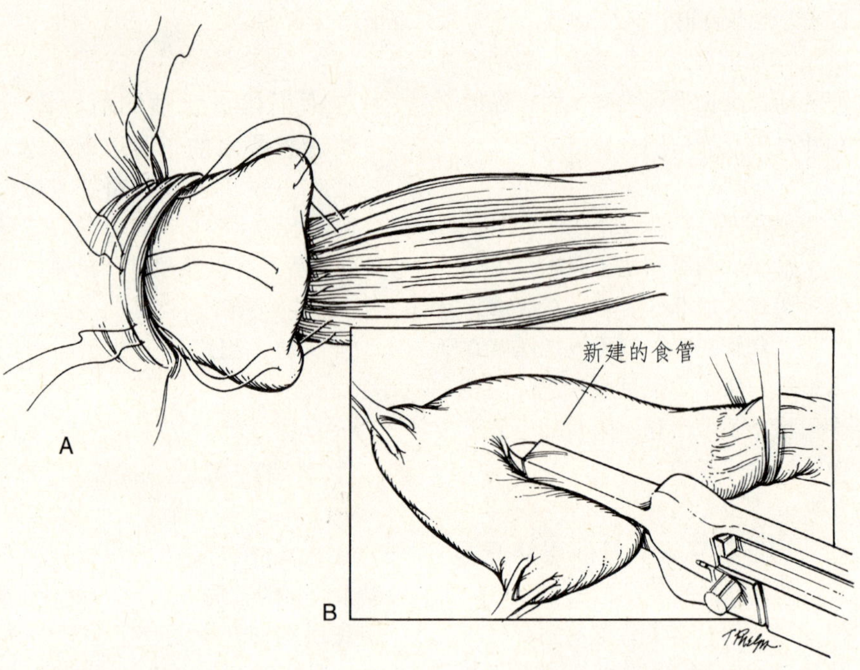

图20.13 对于需要外科治疗的硬皮病患者，手术包括(A)部分胃底折叠术和(B)部分胃底折叠加食管延长。

手术治疗效果

报道的案例以及需要手术治疗的硬皮病相关性胃食管反流很少。然而，以下几点是在这些报道中都提到的。无论何种抗反流手术都很安全。硬皮病似乎并没有增加手术的并发症和死亡率。手术医生应做好行食管延长手术(Collis)的准备。据报道，有8%~21%的病例需要进行Collis食管延长手术。全胃底折叠术可用于控制反流，而不会导致严重的梗阻症状。最后，胃食管反流的症状复发率很高。这些结果都源于早期的开腹手术。腹腔镜手术及早期外科手术控制硬皮病患者的胃食管反流是否有更好的预后尚不清楚。

胃食管反流相关运动障碍

胃食管反流相关食管运动障碍是最常见的食管运动功能障碍，它并不包括在本章中所讲的运动功能障碍。然而由于其发病率高，诊断明确，并可外科治疗，在这里也简要给予评论。抗反流手术将在另一章中具体讨论。大部分胃食管反流相关运动功能障碍现在称为无效食管运动(IEM)。其定义是食管运动幅度<30 mmHg或非传导的收缩≥30%。Ho等报道食管胃反流患者中49%满足IEM的诊断标准。食管胃反流相关运动功能改变包括LES张力减小导致反流增加。同时还发现下段食管蠕动性收缩幅度减低、同时收缩和重复节段收缩现象。这3个改变的结果使食管清除反流物质能力减低，导致症状和损害增加。同时收缩与自发性DES本质相似，但其幅度更大。最后，还发现上食管括约肌(UES)张力增加。似乎胃食管反流严重性（通过pH探针检查)与胃食管反流相关运动障碍有直接联系。治疗胃食管相关运动障碍包括抗反流治疗，这在内科治疗中已充分描述，这里不再赘述；抗反流手术将在另一章节讨论。有效的抗反流治疗似乎能逆转大部分病例治疗前的运动功能障碍。患者术前运动功能对手术操作没有特殊影响，因为正常或者无效食管运动障碍的患者Nissen胃底折叠术后疗效相似。

推荐读物

Arain MA, Peters JH, Tamhankar AP, et al. Preoperative lower esophageal sphincter pressure affects outcome of laparoscopic esophageal myotomy for achalasia. J Gastrointest Surg 2004;8(3):328.

Beckingham IJ, Cariem AK, Bornman PC, et al. Oesophageal dysmotility is not associated with poor outcome after laparoscopic Nissen fundoplication. Br J Surg 1998; 85(9): 1290.

Booth M, Stratford J, Dehn T. Preoperative esophageal body motility does not influence the outcome of laparoscopic Nissen fundoplication for gastroesophageal reflux disease. Dis Esophagus 2002;15:57.

Champion JK, Delisle N, Hunt T. Laparoscopic esophagomyotomy with posterior partial fundoplication for primary esophageal motility disorders. Surg Endosc 2000;14(8):746.

Champion JK, Delisle N, Hunt T. Comparison of thoracoscopic and laparoscopic esophagomyotomy with fundoplication for primary esophageal motility disorders. Eur J Cardiothorac Surg 1999;16(Suppl 1):S34.

Douard R, Gaudric M, Chaussade S, et al. Functional results after laparoscopic Heller myotomy for achalasia: A comparative study to open surgery. Surgery 2004;136:16.

Eypasch EP, DeMeester TR, Klingman RR, et al. Physiologic assessment and surgical management of diffuse esophageal spasm. J Thorac Cardiovasc Surg 1992;104(4):859.

Frantzides CT, Moore RE, Carlson MA, et al. Minimally invasive surgery for achalasia: A 10-year experience. J Gastrintest Surg 2004;8(1):18.

Gockel I, Junginger T, Bernhard G, et al. Heller myotomy for failed pneumostatic dilation in achalasia: how effective is it?. Ann Surg 2004;239(3):371.

Henderson RD, Ryder D, Marryatt G. Extended esophageal myotomy and short total fundoplication hernia repair in diffuse esophageal spasm: Five-year review in 34 patients. Ann Thorac Surg 1987;43(1):25.

Ho SC, Chang CS, Wu CY, et al. Ineffective esophageal motility is a primary motility disorder in gastroesophageal reflux disease. Dig Dis Sci 2002;47(3):652.

Kesler KA, Tarvin SE, Brooks JA, et al: Thoracoscopy-assisted Heller myotomy for the treatment of achalasia: Results of a minimally invasive technique. Ann Thorac Surg 2004;77(2):385.

Orringer MB, Stirling MC. Esophageal resection for achalasia: Indications and results. Ann Thorac Surg 1989;47:340.

Pasricha PJ, Ravich WJ, Hendrix TR, et al. Intrasphincteric botulinum toxin for the treatment of achalasia. N Engl J Med 1995;332:774.

Pellegrini C, Wetter LA, Patti M, et al. Thoracoscopic esophagomyotomy. Ann Surg 1992;216:291.

Stone CD, Heitmiller RF. Simplified, standardized technique for cervical esophagogastric anastomosis. Ann Thorac Surg 1994;58:259.

编者评述

L.R.K.

正如我在前一版中所指出的，很大程度上运动功能障碍性疾病对于胸外科医生来说是少见的；由于微创手术的发明，越来越多的患者开始引起外科医生的注意。这给通常进行切除手术的外科医生带来了很大的治疗方面的挑战。功能的改善为治疗成功的标准，对贲门失弛缓症来说，就是解除吞咽困难和食物潴留。腹腔镜下Heller手术成为贲门失弛缓症患者的治疗选择，这种手术不仅对大部分病例来说有很好的预后，同时受到胃肠医生的欢迎，也增加了他们的手术量。如作者所指出的那样，大部分手术都加上了某种胃底折叠术，因此都能称为改良Heller手术。依我之见，腹腔镜手术优于胸腔镜手术，而且问题是胸外科医生是否会继续接诊这些患者。现在大部分胸外科培训计划都不把重点放在腹腔镜手术上，但在结束普外科住院医生培训后，大部分医生也能接受很好的腹腔镜操作训练。随着胃肠外科继续将其作为一个亚专业，很可能大部分这些病例都会被分诊到胃肠外科医生，除非某些称自己为食管外科医生的胸外科医生对此特别感兴趣。我们应该在胸外科住院医生培训中讲授这些手术，但这还取决于我们是否能够这样安排。

对于接受正规的抗反流手术失败而食管“烧坏”的患者，手术切除可以作为治疗方式。由于既往做过手术，这次手术很有挑战性。作者采用右侧开胸的三切口手术方式。我们发现，左侧胸腹部切口跨过肋弓经第7或第8肋间进胸能充分暴露食管裂孔，这里在上次手术已经进行了广泛的操作。他们建议的仰卧位开腹在食管裂孔行切除非常困难。胸腹部游离之后，可以在胸部或颈部重建吻合。

外科医生必须意识到外科手术治疗其他食管运动功能障碍性疾病的功能恢复情况可能比贲门失弛缓症差，特别是弥散性食管痉挛和胡桃夹食管患者。对于这些少见疾病，食管测压检查诊断后，手术的选择应当非常慎重。

（邱小明 译　周清华 校）

第 21 章

食管重建术和姑息性手术

Wayne Hofstetter

食管替代物及重建术

食管切除术后重建胃肠道有几种不同的方法，对各种替代食管的手术结果及术后功能也存在较大的争议。选择胃（全部或部分）还是空肠或结肠，取决于器官的可用性、医生的偏好和经验。每种替代移植物都有优点和缺点，但没有一种可以和原有食管媲美，要根据患者的具体情况因人而异。在文献报道中，缺乏哪种移植物有绝对优势的真正证据，各种重建术的经验也相互矛盾。

本章讲述最常用的食管重建术式，以及各种技术的优点、不足和适应证。任何从事食管疾病诊治的外科医生都应该熟悉各种替代移植技术，以便为每个患者设计相应的食管替代手术方案。术者在制定个体化的治疗方案时，不仅要考虑重建消化道技术上的可行性，还必须考虑到所选择替代物的长期预后。

胃替代食管重建术

胃上提食管重建术是食管次全切除后重建胃肠道最常见的术式。游离胃的技术将在其他章节讲述，因此本章重点讲述一些手术细节，以及应用全胃或管状化胃重建食管的优、缺点。

胃的游离可取腹正中切口、肋缘下切口、腹腔镜下或胸腹联合切口入路来完成。任何手术径路的要点都是：对于恶性病变的切除范围应离肿瘤有足够的距离、要保护胃黏膜关键的血供以及重建上消化道的通畅性。在正常情况下胃接受来自胃右动脉、胃左动脉、胃网膜右动脉、胃短动脉和胰胃动脉的丰富血液供应，膈动脉分支供应胃底和胃食管交界区。游离胃时，切断了其他供血血管，仅靠胃右动脉和胃网膜右动脉供血，这样才使胃有足够的自由度能上提到胸腔或颈部（图 21.1 和图 21.2）。尽管胸腔内食管与胃的吻合口来自于这些血管相对丰富的血液供应，而颈部吻合时，则是依赖于胃网膜血管弓黏膜下的血管，以保证游离胃底顶部的吻合口动、静脉血循环。当游离胃大弯侧和胃结肠韧带时，必须注意保护胃十二指肠动脉和胃网膜右动脉弓，特别注意脾尖周围区域的解剖，此处的动脉可能有变异，这最终会影响到吻合口的结果。胃网膜左动脉很少与胃网膜右动脉形成直接交通，胃网膜右动脉通常终止于胃大弯 2/3 处，此处为胃短血管的起始端，而一些患者的胃网膜右动脉终止点更早。仔细解剖这一区域常常可以发现潜在的胃网膜右动脉过早终结，这种情况实际上由胃结肠韧带内的血管弓来代偿，仔细分离并保留这一血管弓，以维护游离胃顶端相对缺血区域内至关重要的血液供应。

保留迷走神经的胃上提重建术

Merendino 提出保留迷走神经食管切除术，其后由 Akiyama 加以改良，其目的在于降低迷走神经缺失所带来的副作用，这是一种姑息性肿瘤切除手术，只适用于高度异常增生、黏膜内局限性病变或选择性良性病变而需行食管切除的病例。后来 Collard 对此进一步改良，保留上提胃远端的胃神经分支(图 21.3)。

保存迷走神经的胃窦和幽门的分支在技术上和一般胃游离有明显差别。自膈食管韧带开始解剖游离，此处可辨认食管远端和迷走神经。以同样的方式解剖近端，行高选择性迷走神经切断术，从食管壁向下到胃角切迹水平，将食管脂肪垫和与血管神经并行的肝胃韧带从食管和胃小弯侧剥离。用一根 Penrose 卷烟引流管环绕拉起食管，使迷走神经干在卷烟引流管以外。在大弯侧，按着常规胃上提手

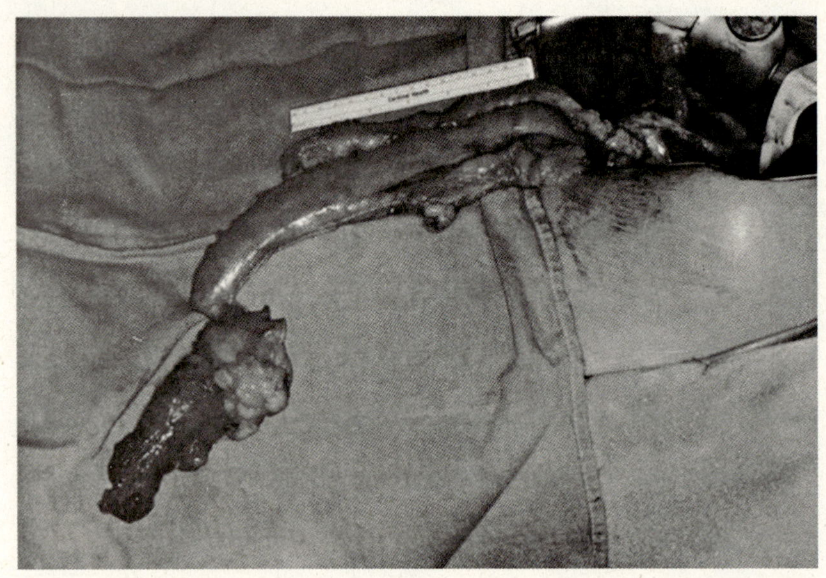

图21.1 上移胃管。可见胃网膜右动脉终止于胃大弯侧上2/3处。

术操作，但游离胃底和胃后壁时必须注意，以避免损伤迷走神经后干。按此操作，可充分游离胃体且完整保留幽门的迷走神经支配。

通过膈肌裂孔直接游离下段食管，游离纵隔内的上段食管，切除食管。对于解剖显露良好的患者，外科医生可以在直视下分离食管到隆突。通过左颈部切口游离近段食管时须仔细，注意避免损伤喉返神经。应用手指沿食管壁小心地分离迷走神经和喉返神经。横断近端食管，对于有化生或异型增生的病变应留下足够长度的食管，以便在环咽肌下进行颈部吻合。在胃的近端横断远端食管，保留适当的边缘和胃的长度。然后，将一个大静脉剥离子插入食管腔，全层结扎近切端食管，在纵隔内“拔脱”食管。止血后用Foley导管(30mL气囊)扩张后纵隔食管床。这可以使游离的胃顺利通过纵隔食管床而不必过度牵拉，在颈部吻合重建消化道的连续性。

手术的优点和缺点

到目前为止，胃上提代食管最大的优点是手术操作简便以及胃作为替代管道比较结实。该操作只有一个吻合口，因缺血引起的全胃管道坏死少见(< 1%)。颈部吻合口瘘发生率大约为3%~20%，胸部吻合口瘘更少见(3%~10%)。在大型医疗中心平均死亡率约4%，狭窄率约为10%~20%。患者在手术后很短的时间即可进食相对正常饮食，通常不会长期依赖肠内或肠外营养。虽然可能会较正常有些虚弱，但是重返工作岗位的大多数患者，一般长期生存质量较好。为预防胃上提重建后潜在的早期并发症，术中应仔细评估管道胃的长度、口径和动脉血供。尽管胃管状化后可以被上提到

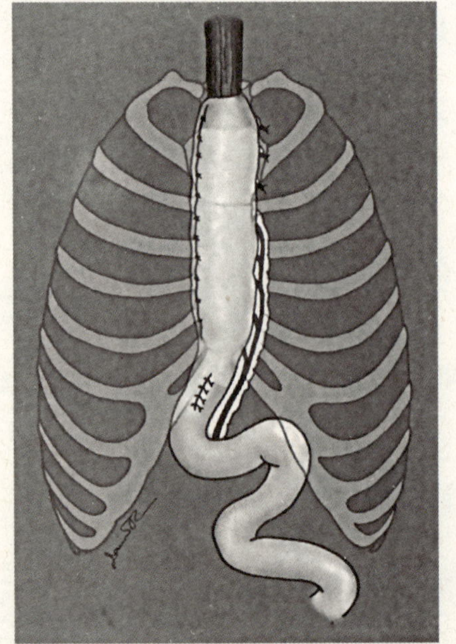

图21.2 胃间置术。(Reprinted with permission of David Rice, MD; copyright David Rice, MD.)

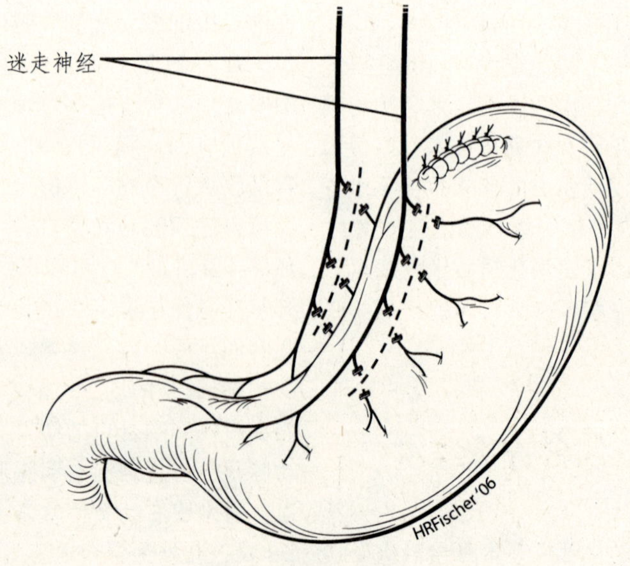

图21.3 迷走神经食管切除，结肠间置术。

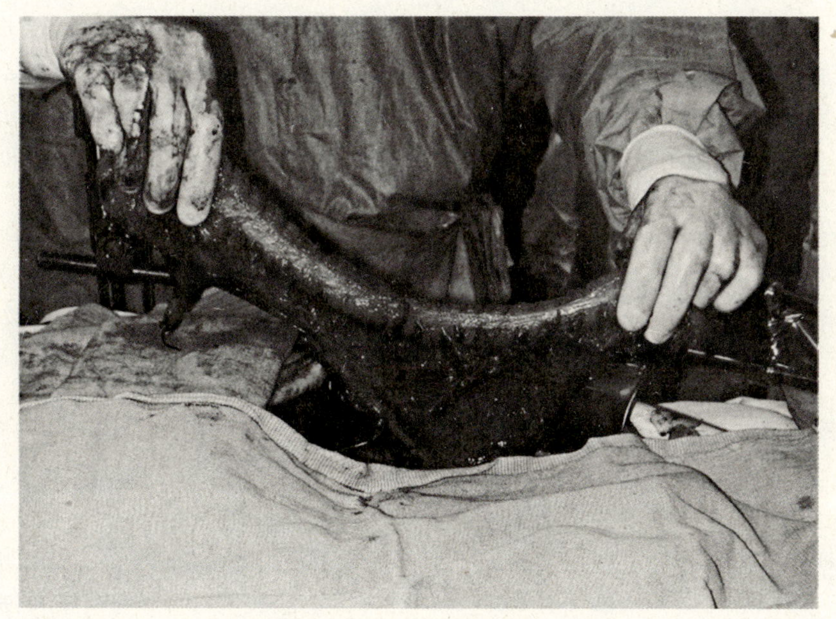

图21.4　迷走神经胃上移术。

环咽肌水平，但理想的吻合是在环状软骨水平以下，因胃网膜右动脉可达胃大弯 2/3 处，在胃顶端至少要保留 4mm 的宽度以保证吻合。

胃上提重建术的主要远期缺点是倾倒综合征(远期达 5%~25%)，吞咽困难，易饱胀，食管反流，以及胃和十二指肠反流，而且后者对预期寿命较长的患者更是一个问题，现在已知更多的患者在食管切除术后能存活 5 年或更长的时间。多个研究发现，许多最初诊断为食管良性疾病或高度异常增生，或虽然是恶性肿瘤但已经幸运临床治愈的患者，仍会面临复发异常化生，异常增生，甚至残存食管癌变这一难题。有几个研究探索胃上提重建术后复发异常化生的问题。大多数作者认为术后随访并经过仔细评估，有很高比例的患者存在胆汁反流的证据。存活超过 3 年的患者中，有相当一部分将复发 Barrett 异常化生，胸内吻合的患者中高达 80%的人将有明显反流和继发的食管炎。

另一个缺点是患者感到胃易饱胀。虽然部分患者会逐步达到他们理想的体重并保持稳定，但几乎所有胃上提重建后患者体重均会减轻。大约 30%的患者胃上提后长期受到饱胀感的折磨，必须全天多次少量进食才能保持体重。尽管采取以上措施，并依赖于口服补充营养品，仍有超过 30%的患者抱怨难以维持体重。总之，食管切除术后患者营养问题仍在研究之中，深入了解食管切除术后患者的代谢机制，将有助于改善这些患者的整体医疗状况。

误吸是胃上提重建术后患者常有的主诉，虽然大多数患者通过一些预防措施可以平卧，如避免太晚进食或睡前吃得过多，但许多患者必须采取斜坡卧位睡觉，以避免夜间发生误吸。应告知患者注意体位性反流，对于那些出于职业原因需要头低位的年轻的患者，应告知注意潜在性慢性反流，建议转换职业。在这些情况下也可以考虑选择其他重建替代物。

总之，管道化胃为食管重建提供了可靠的形式，是最常用的选择，国际上有大量的经验与各种具体术式。事实上，该术式对于个别患者不可行或不适宜，以及顾虑其副作用，导致其他食管重建术式的发明和发展。

结肠替代食管重建术

对于有经验的医生，结肠是一个极好的食管替代物。对于预期寿命长的年轻患者，即使可以利用胃重建食管，有些医生也喜欢选择这一方法。食管全切或次全切除，且部分或全部胃切除时，可通过左或右半结肠移植重建。这两种重建手术涉及使用部分或大部分横结肠，其通过边缘动脉和 Riolan 动脉弓(左半结肠)供血(图 21.4)。结肠替代移植通常是基于左结肠动脉升支(左半结肠)或结肠中动脉(右半结肠)供血。我们倾向于尽可能使用顺向蠕动的左半结肠，因为它管壁厚且与食管尺寸匹配。如果必须使用右半结肠，我们不主张包括盲肠。

肠道准备

任何准备接受以结肠行食管替代重建手术的患者，术前都需要接受内窥镜评估结肠是否有同期原发性肿瘤，广泛憩室疾病或血管病变。对于腹部没有病变的患者，通常没有必要事先做血管造影。对于怀疑以前做过结肠或结肠血管切除，或有继发于周围血管疾病或中央血管疾病的血管阻塞的患者，应通过磁共振(MR)或计算机断层(CT)血管造影进行评估。某些情况下，有创性血管造影可能是必要的。口腔卫生很重要，牙龈化脓或重大牙周疾病应该在手术之前予以处理。未经准备的结肠移植手术后并发症发生率很高，因此手术前做全肠道准备是必要的。建议患者在手术前两天进流质饮食，这将使肠道准备工作的效果更好，也更容易实施。虽然有些医生主张手术前 24 小时口服抗生素选择性消毒肠道，但是没有直接证据表明，这可以防止并发症发生，而且口服抗生素本身存在药物毒性作用。

手术步骤

在此介绍左半结肠替代重建术步骤，右半结肠血管蒂的来源和左半结肠明显不同，右半结肠靠结肠中动脉供血,左半结肠靠左结肠血管供血。手术可经食管裂孔或者通过三切口切除食管,于左颈前部切口完成近端吻合。

开腹后游离左、右半结肠的肝曲和脾曲,将大网膜从结肠上分离。当解剖横结肠和胃结肠韧带必须特别注意,要防止损伤横结肠系膜,或在无意中破坏重要的血管。结肠游离完毕,通过透照观察系膜内的血管床。在结肠中动脉任何一侧打开系膜；左半结肠替代重建术的理想解剖情况是结肠中动脉为单一动脉干，如此可确保其动脉弓与横结肠血管的连接。测量结肠的长度是必要的，用一根带子测量从剑突下 5mm 到下颌角的距离,以此作为替代结肠的长度，可以满足于后纵隔位结肠替代食管的重建。如果需要取胸骨后径路，应该测量到耳垂的距离；在吻合前切除多余的或断端发暗的部分。

此时再回到对结肠的操作，要辨认左结肠动脉升支和降支，在两条动脉之间打开肠系膜。在决定做任何切断之前，必须先检查替代结肠段的活力。根据供血的可能来源(升支为左半结肠供血，中动脉为右半结肠供血),游离出血管并用“哈巴狗”夹闭拟行移植肠段两端边缘的血管以及准备切断的较大血管。对于拟行左半结肠移植患者，必须有良好的血管解剖状态，必须评估肠系膜下动脉、Riolan 血管弓、边缘动脉以及结肠中动脉,确认其通畅以保证替代肠段的功能。将游离出来的结肠暂时放在一边，把注意转向其他方面的操作。要再次评估移植肠段情况，通过触诊和视诊确认移植肠段活力,包括动脉搏动明显,没有因静脉压高引起的肿胀(呈紫色)。多普勒可用于游离肠段的检查，但不应该仅靠其辨别肠段的活力。准备移植时，从肠系膜上动脉起始处结扎结肠中动脉。再次确认需移植的结肠长度(测量 3 次后切断)，在距离边缘动脉滋养血管约 1mm 处切断肠管。完全游离结肠系膜，将游离的结肠段顺蠕动方向放置，注意结肠和系膜在纵隔内应无张力。一些作者强调将结肠段顺蠕动方向放置,这也是我们的做法。根据现有资料,结肠替代重建手术后,移植肠段仅是一个被动的管道，对于食物的通过几乎没有转运作用。打开食管裂孔，以确保移植肠段穿过膈脚时不会发生系膜嵌顿。将移植肠段装入一袋子从胃后小网膜囊通过纵隔，注意避免肠段扭曲。如果选择胸骨后路径,可切除一半胸骨柄及同侧锁骨头,以提供足够的空间。静脉回流的通畅与动脉供血充足一样重要。结肠系膜在胸廓入口和(或)出口处受压会阻碍静脉回流,进而危及吻合口安全,并影响移植肠管功能和手术的整体效果。

移植结肠段被上提到颈部后,应及时评估近段移植肠段的血液供应。锐性切断结肠的封闭钉线，检查切缘的黏膜,应见到黏膜下出血。结肠段的出血应活跃,黏膜应鲜亮。任何多余的结肠或黏膜色泽暗淡的部分都应修剪掉。尽可能减少从游离结肠段末端剥离系膜的范围，以避免诱发吻合口缺血，只需解剖出长度恰好足以吻合的肠段即可。用可吸收缝合线完成食管结肠吻合，吻合完成前在直视下将鼻胃管放入结肠，在纵隔及颈部放置闭式引流系统。将胸腔多余结肠经膈裂孔轻柔拉出,把结肠固定在膈裂孔处，以避免术后结肠冗长、扭转或腹部内容物疝入胸腔。结肠–胃吻合口位于胃后部，允许不超过 10mm 的腹内结肠作为正压、抗反流区。除保留迷走神经的结肠替代段以外，无论恶性肿瘤是否侵犯胃部，均切除部分胃组织。对于不保留迷走神经的患者，我们建议切除 1/2~2/3 的胃,以避免胃潴留(对于保留迷走神经结肠替代重建术，吻合口在胃底，可以保留大部分胃的储存功能)(图 21.5)。然后进行结肠断端间的吻合，同样必须注意避免吻合口缺血,修剪吻合端黏膜暗淡的部分,确认残留结肠血液供应充足。在移植结肠的上方缝合肠系膜缺损。放置幽门处引流，并行用于肠内营养的空肠造口术,完成手术操作。

结果

在经验丰富的医疗中心，应用结肠替代重建手术取得了良好的短期和长期效果。与用胃代食管重建相比,应用结肠替代有几个潜在的优势:可以切除更长的食管甚至到咽部，而较少担心移植物缺血;当肿瘤侵犯胃食管交界区时，术者可以切除更多的胃体,以保证切缘阴性;结肠代食管提供了一个胃到食管的反流屏障,这样可最大限度地减少因反流所致的异常增生甚至癌变的发生,虽然有发生消化性结肠炎的报告,但与食管相比结肠黏膜对于酸和胆汁有较强的低抗力。使用结肠替代重建还可以保留一些胃的储存功能,使胃的生理和功能较少受到影响。结肠替代重建手术长期预后可能优于胃替代重建术。有些作者报道结肠替代食管重建的吻合口狭窄率低于胃替代重建术,即使发生狭窄时也更容易扩张。有报道显示对于经验丰富的外科医生,采用结肠替代食管重建的吻合口瘘、并发症以及死亡率与用胃重建术相比没有显著差异。

然而,结肠替代重建术也有缺点。多数作者都认为，采用结肠替代重建增加了手术的复杂性,因为它需要做 3 个吻合口,大大延长手术时间,并且需要肠道准备。与胃替代重建术相比,结肠更易发生缺血(历史数据,而不是随机研究),因此,一些作者探索采用微

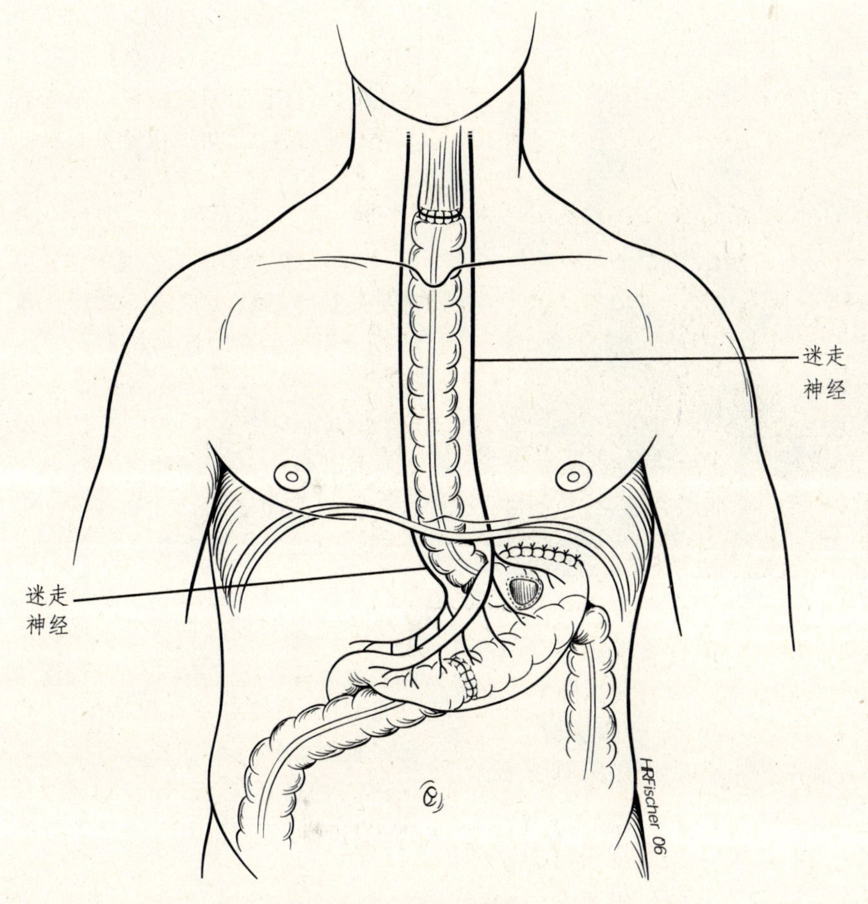

图21.5　上移左半结肠间置。

血管吻合技术将颈动脉吻合到结肠以改善供血。静脉回流欠佳可能会影响移植肠段生存或功能,术后 1~2 个月早期或晚期出现症状。长期看来，高达 30%的患者由于替代重建术后结肠冗长或扩张或淤滞而需要再次手术。

空肠替代食管重建术

除结肠和胃替代之外,有时需要寻求更长的或者一节段移植物替代食管,小肠替代重建食管无需顾虑其长度和位置。空肠长度够、易取、无需肠道准备，而且具有抗酸和胆汁能力。尽管以前认为空肠只适用于带蒂的短节段移植或颈部游离短段移植，现在空肠已被用于长段以至整个食管重建。

长段空肠替代重建术

1907 年 Roux 报道首次完成长段空肠替代移植术,此后,几位经验丰富的外科医生相继采用了这种技术，但发现有 22%的移植肠管发生坏死。因此,食管全切后长段空肠替代重建被认为是一个不适宜的选择而被放弃。1946 年,William Longmire 收治一例长段食管缺损而食管重建条件受限的患者,基于他所具有的整形外科和胸外科手术的经验，他在 Roux 重建术的基础上增加了颈部微血管手术,并获成功,但直到最近 10 年这一技术才得到普及。在几个有经验的医疗中心,对于条件受限的患者以及食管离断术后作为最后的努力,而选择空肠替代食管重建。

操作过程

影响带蒂空肠替代重建手术后短期和长期功能的关键因素如下：

1.肠段长短合适。

2.路径顺畅。

3.保留适当的空肠血管弓。

4.有合适的颈部或乳内血管作为微血管重建。

在腹腔要将空肠游离到 Treitz 韧带,将肠系膜透光评估小肠血管弓形态。移植的空肠必须有正常的血管弓,即几个主要分支发自肠系膜上动脉(SMA)并呈连续弓状供血空肠(图 21.6)，而不是由一根血管发出多个不连续的弓状小分支到小肠。在肠系膜根部显露肠系膜上动脉，分离、结扎拟作为移植肠段的血管分支。要保护好结扎血管处的肠系膜一级血管弓,通常需切断次级 3~4 个血管分支以使获取的空肠有足够的长度（图 21.7 和图 21.8)，这可以提供达 40~50cm 长度的空肠供重建。切开小肠系膜缩短部分对于拉直空肠段非常重要,可以更好地保留带蒂肠袢的功能。如果有必要,可以切断最远端弓部血管,保留完整的血管弓以便与颈部或胸腔内的血管做微血管吻合(图 21.9)。得到额外血供的肠段可提供移植肠袢上部 1/3 的血液供应,小肠系膜内发自肠系膜上动脉的远端血管弓供应肠袢下 2/3 的血液。空肠袢通过横结肠和胃后面,最好经后纵隔到达颈部(图 21.10)。无法通过食管床时可选胸骨后径路,这一径路往往需要切除一半胸骨柄和同侧锁骨头，以避免微血管吻合口受压。经胸膜和皮下径路不经常使用,因为这会大大增加排空问题。必须注意,当移植肠袢通过胸部和颈部时,避免撕裂血管弓或造成血管内膜撕脱而影响移植肠袢的脆弱的血液供应。微血管吻合是与颈部血管或乳内血管间进行,在颈部应用可吸收缝线做食管和空肠

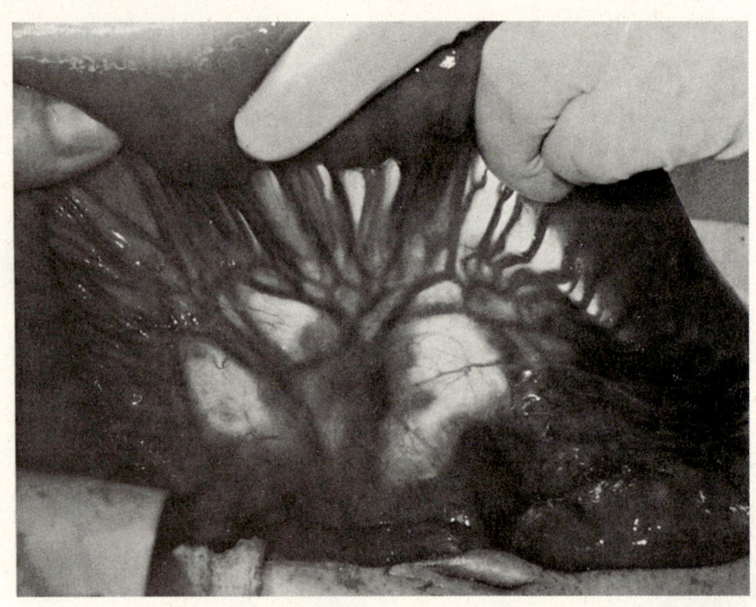

图21.6 透照检查空肠系膜血管分支。

的间断单层吻合。在完成吻合前如遗忘放置鼻胃管是较麻烦的事情;盲目插入胃管很容易导致胸内移植肠袢中部穿孔,该部位穿孔在手术时难以发现。应该牢记吻合完成前放置胃管,而避免盲目插胃管。要游离出空肠袢末端2~3cm的肠管,但要确保血管弓和肠系膜的完整以便于观察,颈部操作结束时将这部分肠壁留在切口外,通过定时观察肠壁颜色、运动和多普勒血流信号,来监测微血管吻合的状况。

回到腹部操作,远端的空肠袢吻合在胃后壁的顶端,避免马鞍袋状畸形和胃排空障碍。如有可能保留一些残胃比全胃切除更可取,整个胃去迷走神经支配也可能导致排空缓慢。空肠-空肠间做侧侧吻合恢复其连续性。如果之前做过胃切除,则通过空肠Rouxen-Y吻合以恢复小肠的连续性。图21.11显示了空肠替代重建手术后顺畅的通路和非常满意的口径。

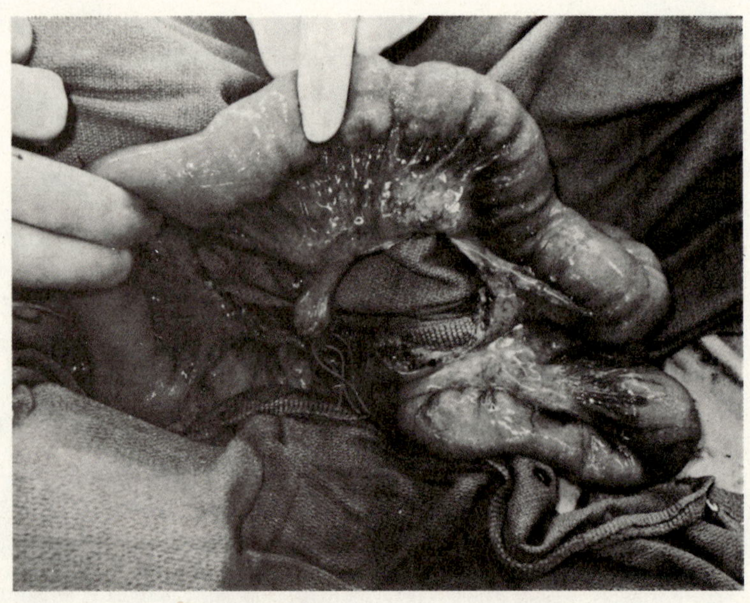

图21.7 游离近端空肠瓣以备颈部微血管重建。

优点

通过采用微血管吻合技术,可进行更长段空肠替代重建手术,且术后移植物坏死率较低。从我们以前一组未发表的不连续患者病例资料看,26例中只有2例(8%)带蒂长段空肠袢坏死。第一例是因空肠袢通过纵隔时张力过大,继发撕裂血管内膜,当时即已发现并及时更换了另一肠段。第二例虽然动静脉吻合通畅,但是肠袢静脉回流差。回顾分析空肠替代重建手术,显示出良好的长期结果;患者往往能保持体重,且能够重返工作,包括需要弯腰的职业,85%的患者饮食状况正常或非常好,并避免了胃代食管术后胃食管反流的风险。

既往有手术史、消化道离断手术、需广泛胃切除以及食管切除术,会增加长段空肠替代重建患者的手术风险。该术式的缺点包括:较高的颈部吻合口漏发生率,手术时间较长,需要做3个肠道吻合口和两个微血管吻合口。虽然未经直接评价,但该术式并发症发生率一般较胃替代重建手术高。吻合口狭窄少见,因为该术式颈部吻合口血供丰富,即使发生吻合口瘘以后也很少发生狭窄。移植肠段的冗长、扩张、淤积可以被认为是晚期并发症,但发生率较结肠替代重建低。该术式还缺乏大样本的长期随访。

远段食管切除术(Merendino手术)

很明显,食管切除后许多长期存在的副作用是由于切断迷走神经和失去胃贮存功能引起的。为了减少食

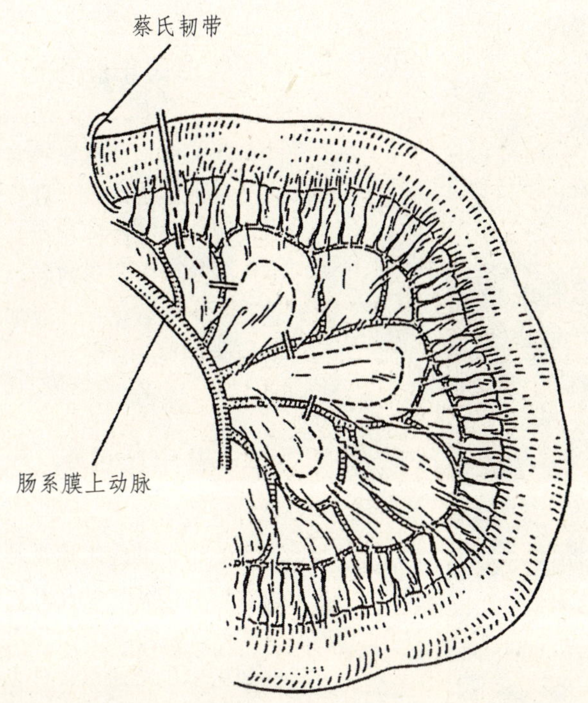

图21.8 正常空肠分支模式和长段空肠介入的准备。(Reprinted with Permission from Omura K, Kanehira E, Ohtake H.Reconstruction of the thoracic esophagus using Jejunal pedic with vascular anastomoses. J Surgical Oncol. 75;3:217-219.)

管切除而预后极好患者的长期后遗症，远段食管切除最近再次引起外科医生的兴趣。Barrett 氏短食管伴高度异型增生的患者、局限于黏膜的食管癌或远端食管良性病变的病例，可考虑行远段食管切除保留迷走神经的术式。Merendino 最初将这一个手术应用于治疗消化性狭窄，他采取保留迷走神经，切除远段食管，用一段带蒂的空肠袢重建消化道。横结肠或左半结肠替代重建也可用于这种情况。用小肠或结肠替代重建术优于将胃上提到胸腔的替代重建术，因为前者保留了食管下端括约肌，而低位胸腔食管胃吻合术会造成较严重的反流，不建议采用。

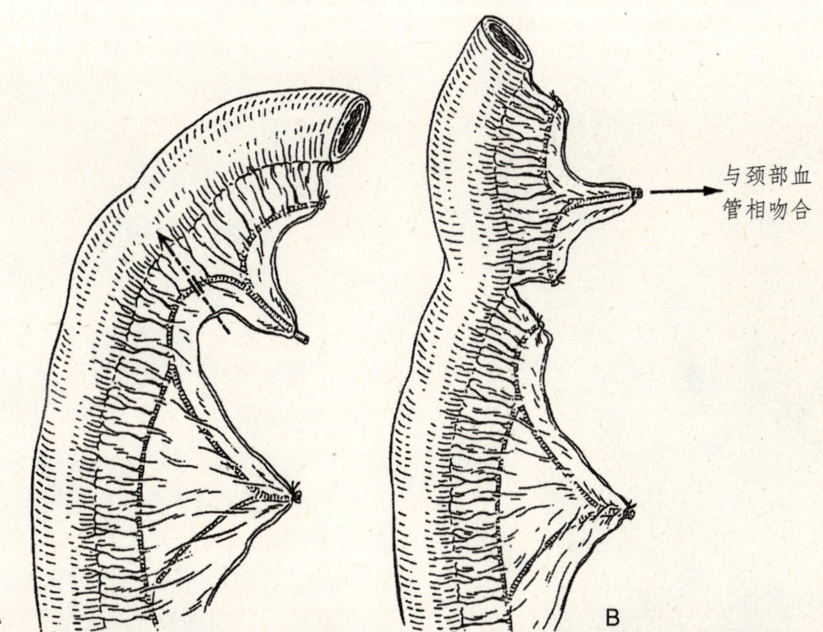

图21.9 分离最上动脉弓，将肠系膜拉直。(Reprinted with permission from Omura K, Kanehira E, Ohtake H. Reconstruction of the thoracic esophagus using Jejunal pedicle with vascular anastomoses. J Surgical Oncol. 75;3:217-219.)

手术步骤

操作类似长段带蒂空肠袢的获取，但是需要的长度短得多，而且没有必要行血运重建术。通常一个血管弓长度的空肠足以代替切除的食管。稍微游离后很容易将空肠及其系膜上提到胃后，经膈肌裂孔在胸腔完成食管空肠吻合，可以应用端端吻合器(EEA)完成，接着完成空肠胃吻合及小肠自身的吻合重建消化道的连续性。在腹腔保留一定长度(5~10cm)的带蒂空肠袢，可以减少胃内容物反流。必须注意避免移植空肠过于冗长，因为这将导致淤滞并影响消化功能。缝合肠系膜不要影响移植肠袢的供血管。

优点和缺点

优点包括保存了近端食管使得吞咽功能得以保留，保存了迷走神经，减少了倾倒综合征和少见的运动障碍综合征发生，同时保全了胃的贮存功能而避免易于饱胀。

该术式有些特有的缺点，如术后早期胃排空延迟；移植肠袢冗长或扩张可能需要补救手术。空肠移植术后吻合口边缘溃疡是一晚期并发症，因此我们建议终身抑酸治疗。该术式需要 3 个吻合口。由于丧失了下食管括约肌和邻近胃的食管，这一手术会引起反流。腹部的正压会将胃内容推入

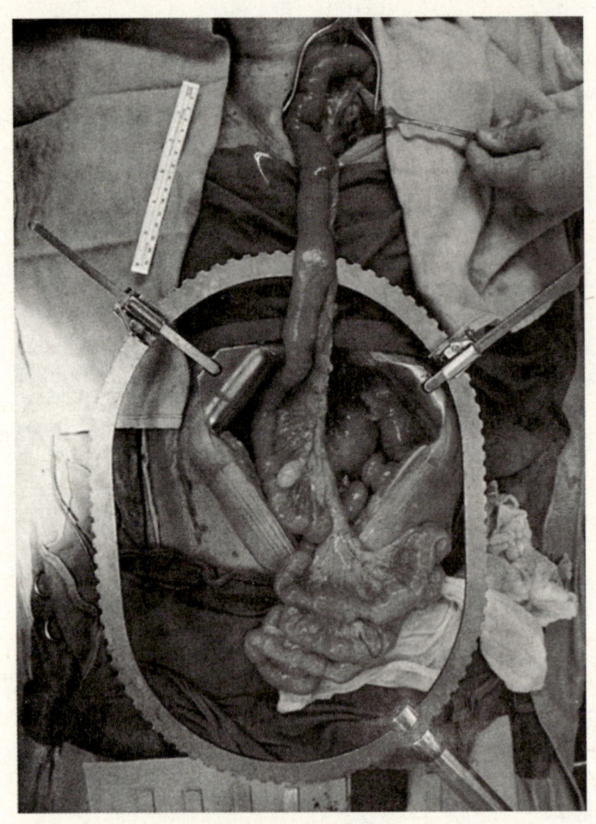

图21.10 长段空肠置入。

移植的肠袢内，甚至到达处于胸腔负压环境的食管内。为了解决这个问题，有些医生主张将近端肠管包绕食管，类似于胃底部分折叠。另一些作者报告,在空肠-胃吻合口远端人为将肠段套叠以形成一个阀门。

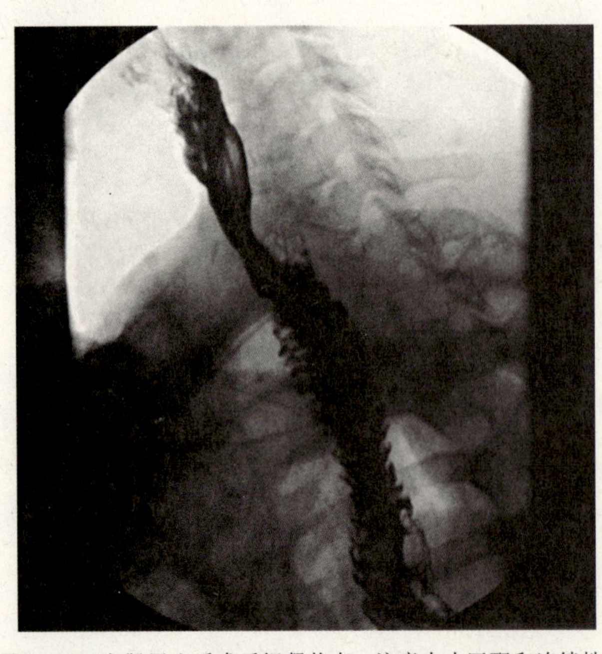

图21.11 空肠置入后术后钡餐状态。注意大小匹配和连续性。

短节段小肠移植

颈部食管节段性病变也常用游离的空肠袢移植到颈部进行修复，肠袢的获取与带蒂肠袢相似，但需应用显微血管技术将转移的肠袢与颈部血管吻合以再血管化，一般情况下这些手术的效果都非常好。

幽门疏通术

鉴于早期应用迷走神经切除治疗溃疡病后，很多患者出现继发性胃潴留，所以通常对于去迷走神经的胃都要加做幽门疏通术，这也是我们的惯例。然而，对于部分去迷走神经的胃是否需要加做幽门疏通术，最近受到质疑。几项关于胃排空生理的研究表明，食管切除术后采用管状胃上提的患者，无论是否做幽门疏通术，都会加速胃排空。后来一些外科医生主张“有选择的干预”方案，不做幽门疏通术，仅对10%~20%术后有持续性胃潴留的患者在内窥镜置入下扩张或加做幽门疏通术。对保留迷走神经的患者不常规使用幽门疏通术。据认为这有助于降低术后倾倒综合征的发生率。

替代食管的位置

许多已发表的回顾性研究介绍了纵隔内替代食管的并发症和功能。综观这些对不同患者群体的研究，还缺乏足够的证据和一致性，难以据此做出明确的推荐。大多数医生都同意，替代食管置于后纵隔是较短的径路，需较少的替代物长度，有可能降低缺血、狭窄和吻合口漏的发生率。后纵隔内替代食管也有利于排空。与此相对照，有一家医疗中心的系列性回顾研究报道，置于胸骨后或后纵隔内的替代食管均有良好功能。鉴于此,大多数术者首选后纵隔途径，将胸骨后径路用于无法使用后纵隔径路的患者。胸骨后径路的缺点包括：需要切除一半胸骨柄而继发手臂和肩部后遗症，吻合口漏发生率可能较高以及胸骨骨髓炎和胃排空迟缓。相比之下,胸骨后径路可能在下列状况更可取:二次手术、晚期肿瘤局部有复发风险和食管替代物功能障碍以及术后需放疗（R2 切除)、已发生气管食管瘘。

姑息性治疗

大多数食管癌患者的自然病程中,会有严重影响生活质量的症状出现。很多有晚期症状的患者却从未考虑过外科手术。另有一些患者,虽然仅仅只是局部晚期改变,但由于合并症及一般状况差可能无法接受手术或积极的内科治疗。姑息治疗适合于有症状的患者,其中 70%的患者是由于局部晚期食管癌导致的恶性吞咽困难,其他需要姑息治疗的常见症状包括出血、食管瘘、食管穿孔、疼痛和营养不良。

各种减轻晚期食管癌症状的治疗方式包括手术(旁路术,放置营养管),放疗(外照射,近距离放疗),全身治疗(化疗),局部消融疗法,食管扩张术和支架置入术。这些治疗方法大多数可以互相补充，往往会提供最有效的缓解效果。当选择这些姑息治疗方法时,必须考虑肿瘤的位置、需要缓解的特异性症状、治疗的潜在副作用、患者的合并症和一般状况。我们提倡在进行姑息治疗前和患者进行坦率的讨论。

外科方法

鉴于现有的腔内治疗和非外科手术性措施如化疗和放疗等姑息治疗的结果，姑息性食管切除已不再有什么价值。有症状的但局部晚期病变无法手术和已经转移的食管癌患者非手术治疗是最佳方式，因为这些患者中的大部分预期寿命短于一年,但是,缓解食管癌症状的手术也有一些指征。

通常情况下，严重的肿瘤病变使得患者处在分解代谢状态，许多患者的储备能力已经很低，即使成功接受姑息治疗仍难以维持足够的营养。尽管食管通畅，患者也可能难以保持自己的体重,正因为如此,我们建议早期辅助营养支持。腹部小切口或腹腔镜下空肠造瘘术能迅速和有效地改善营养。同样,可以采用经胃管进食,充分利用胃的储存功能，这样可以更为正常地分次进餐，而不是依赖持续泵入营养液(但是,如果有可能切除病变或肿瘤已累及胃引起胃痛、饱胀,置管局部肿瘤转移,大多数情况下应该避免胃置管)。

食管癌穿孔的患者可能需要切除食管和(或)旷置食管来控制败血症和纵隔内的进行性污染。已证明食管和气管覆膜支架能有效缓解破裂、漏以及瘘。虽然肿瘤出血历来也通过姑息性手术治疗，但目前通过内窥镜消融能够治疗,并且取得良好的效果,同时并发症率也很低。

总体而言，姑息性外科手术仅限于减轻未控制的食管瘘或破裂，无法控制的出血或辅助营养支持。鉴于其他非手术减状措施的有效性，仅为解决吞咽困难而行食管姑息性切除已成为历史。

化疗和放疗

化疗和联合化、放疗对于食管癌都有一定疗效，目前的治疗策略旨在维持晚期食管癌患者的吞咽功能,并延长生命。以铂类为基础的化疗方案已被证明可以有效治疗食管鳞状细胞癌或腺癌造成的吞咽困难，整体有效率高达 90%。虽然该方案能够有效减轻吞咽困难,但是因毒性很大,不常规作为姑息措施应用。

总体而言，化疗和联合或不联合放疗可以有效抑制肿瘤细胞，明显改善患者吞咽功能，以及其他晚期食管癌不良反应。由于毒性反应大,该治疗方式只应用于那些有足够生理储备，能够耐受治疗的患者。腔内疗法结合全身治疗和(或)放射治疗,可以提高和改善患者的生活质量。

近距离放射治疗

已有报道腔内放射治疗能够减轻大约 50%~90%食管恶性病变患者吞咽困难的症状。然而腔内放射治疗毒副反应仍需重视，在放疗文献中放疗整体剂量和分次剂量一直存在争议。低剂量腔内放疗更易耐受且并发症少,但减轻症状花费时间较长。高剂量腔内放疗 (HDR-ILRT)(一次或分两次 12~20Gy) 似乎已成为偏好的剂量选择。相当数量的患者一次或分两次给 15Gy HDR-ILRT,可以显著缓解吞咽困难。与 HDR - ILRT 相比,支架置入术可能会导致较多的并发症，却未显著改善吞咽困难或提高生活质量。

总之，近距离放疗是姑息治疗食管病变的一种选择，但由于存在食管瘘的风险，特别是位于食管中上段的病变,使该治疗的应用受到限制。

内窥镜下腔内姑息治疗

有各种各样的内窥镜下姑息治疗用于缓解食管恶性肿瘤的症状，在大多数情况下，易于操作和高效率的新技术已经取代注射腐蚀剂和几种热消融等旧方法。现在普遍采用腔内消融或扩张治疗，二者均可并用腔内支架植入术。消融疗法如激光消融,光动力疗法(PDT)和近距离放疗,可单独应用或联合其他治疗方法,如化疗、放射治疗、扩张和支架植入术。

消融治疗

消融疗法对于大多数食管恶性肿瘤患者能迅速缓解吞咽困难或出血症状。一般来说，该方法适合病变位于远端食管，胃食管交界处(GEJ)或非常高位的食管病变。虽然，近端和中段食管癌也可以应用消融疗法，但并发气管食管瘘的风险较高。以下介绍现在经常使用的几种内窥镜下消融方法。

光动力疗法 光动力疗法(PDT)适合于出现恶性吞咽困难或出血症状的原发或复发食管癌患者，对于因肿瘤再次生长引起的复发可以重复使用。该方法非常适合食管中段、远端、或非常近端的病变，能使 85%~100% 的患者在一定程度上缓解症状。

PDT 是给患者静脉注射血卟啉后，使肿瘤暴露于特定波长的光源下。血卟啉是一种光敏剂，能聚集在细胞膜并最终能进入细胞器。据认为在高浓度下，恶性肿瘤组织比正常组织更易选择性与此结合，因此对这一治疗更加敏感。注射后第二天，通过内窥镜将肿瘤暴露于 630nm 波长的红外线下，通过氧自由基介导引起肿瘤细胞坏死。光动力疗法还能选择性地影响毛细血管床，从而导致更多的肿瘤组织因血管坏死而被破坏。首次治疗两天后，通过内窥镜清除坏死肿瘤组织，然后再次光照治疗。由于肿瘤坏死程度通常与照射光量成正比，治疗之前认真规划肿瘤总体光照剂量，可以将穿孔风险降到最低，并最大限度提高疗效。肿瘤巨大的患者，难以充分接受光照，为取得更好的效果，一些作者主张把探头直接插入肿瘤（组织间暴光）。同样，完全阻塞性病变可能需要先行激光消融和(或)先插入导丝，在此引导下行扩张术，再进行光动力治疗。光动力疗法并发症少见，即使发生程度可轻可重，包括：短暂胸痛、吞咽疼痛、胸腔积液等，这常常是治疗的反应，并非与凶险并发症相关。肿瘤坏死延及全层组织存在潜在穿孔的风险，由于坏死肿瘤量与组织光照剂量直接相关，过度照射增加穿孔风险，发生率约 2%左右。

据报道有5%~30%的患者发生气管食管瘘，虽然 PDT 非常适合于胃食管交界处，远端或非常近端的食管病变，据认为对于近端和中段食管病变，瘘的发生率可能较高，因此，可以考虑应用如 Celestin or Montgomery 唾液管等其他方法。

据报道与 PDT 相关的食管狭窄总的发生率可达 11%。然而，这对于把 PDT 严格用于姑息治疗的患者并不常见，因为其治疗深度通常达不到肿瘤全层烧灼。许多患者可因肿瘤复发引起吞咽困难，因此光动力疗法治疗后致狭窄可能不会如报道的那么多见。为预防治疗后狭窄，往往需联合使用食管扩张术，这样就有可能减少该并发症的发生率。

在接受 PDT 治疗后一段时间内，患者很容易受到阳光，甚至较亮室内光线的损伤。尽管已采用预防措施，接受这种治疗的患者皮肤对光过敏或“光灼伤”发生率大约 5%~20%。由于静脉注射光敏剂后，在正常的细胞膜也会聚集足够数量卟啉，无意中光暴露持续时间过长时，会造成患者任何部位皮肤损害。通常情况下，暴露在光下可导致轻微、可逆的皮肤刺激，但大面积灼伤也有报道。基于这个原因，患者静脉注射光敏剂后必须接受全面防护，尤其保护眼睛，免受阳光和室内光线照射，持续 4~6 周直至光敏剂被代谢。防晒霜不能有效防止此并发症，因为这只能阻挡紫外线，而挡不住红外线。“光褪色剂”允许渐进性接触有限的光线，可加速卟啉代谢，减少与光暴露有关的并发症发病率，使患者尽快恢复正常生活。其他报道的常见皮肤并发症依次为与药物毒性相关的多形性红斑和带状疱疹感染。

PDT 后食管炎相当罕见，发生约 2%，通常的致病菌为念珠菌感染。

据报道，姑息性 PDT 的死亡率一般为 0%~2%。

有效期限 存活患者多在 60~90 天内因恶性肿瘤复发致吞咽困难而需要进一步治疗。对于复发病例，可以再次应用 PDT 或其他姑息性治疗方法，如使用自膨式金属支架，激光消融，扩张术或联合应用这些方法。

激光消融 采用钕：钇铝石榴石(Nd：YAG)激光消融操作简单，能快速缓解吞咽困难。经过光导纤维脉冲或连续传输激光能量，在内窥镜下可以直视消融肿瘤。单独应用此方法姑息治疗适合于短段食管癌部分梗阻的患者。大多数患者需要多次治疗(3 次或 3 次以上)缓解吞咽困难，这个过程是比较耗时的。然而，即使对于大的梗阻性病变，一些作者也主张单独应用 Nd：YAG 激光一次消融，并报道几乎所有患者经治疗后均有所改善。这些治疗结果采用逆行消融技术，消融之前通常需要扩张以使内窥镜通过肿瘤。与这种方法相关的穿孔发生率约 10%。巨大、梗阻性食管癌的患者也能受益于 Nd：YAG 激光消融，采用激光消融以解决梗阻，进而实施其他方法，如 PDT 或内支架置入术。

该方法的主要优点是，可以使患者迅速缓解吞咽困难，而没有 PDT 所造成的继发对光过敏及其对生活质量的影响。激光消融的缺点是需要多阶段减瘤治疗，缓解时间相对较短(平均 30~60 天)，特别是当激光消融未联合其他姑息性治疗方法时，如支架置入术等。其他缺点，如发生穿孔(8%)、气管食管瘘（1%~6%），有一定死亡率(1%~5%)。临床医生应了解在以前已经置入支架的部位进行激光消融时有灼伤的风险。

将热消融术与膨胀金属支架置入术相比，发现两种方法对于大多数患者均可以减轻吞咽困难，且两者没有明显差别。支架可作为激光消融后恶性肿瘤复发狭窄补救措施，或热消融后即刻放入支架预防继发的不良事件（穿孔或瘘）。与可膨胀式金属支架相比，热消融术治疗的费用和住院次数是其两倍，但热消融有效期是否要长一些。

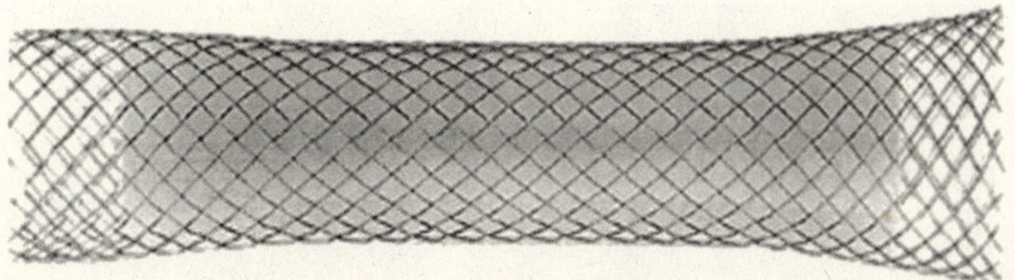

图21.12　覆膜的膨胀支架。(Courtesy, Boston Scientific, Natick, MA.)

支架

单独应用食管支架或与消融治疗联合应用能够迅速有效缓解恶性肿瘤引起的吞咽困难。在食管瘘、破裂或较局限的自发恶性穿孔的情况下也经常使用。与消融疗法主要限用于食管腔内疾病不同，支架置入术还适用于外在病变压迫食管以及外生肿瘤造成的食管腔缩窄。近端食管病变也容易造成气管食管瘘或压迫气管造成呼吸困难；对于这些情况，已证明气管内放置自膨式金属支架(SEMS)非常有效。

国家食品和药物管理局已批准多种支架应用于临床，选择何种支架取决于需姑息状治疗病变的类型和位置。内在病变或外在的压迫造成的狭窄可以植入膨胀式金属支架缓解，支架可以选择覆膜或非覆膜多种(图 21.12)。这类支架往往有较高的径向张力，虽然它们有利于迅速缓解吞咽困难，但与其他方法相比却有增加患者不适的缺点。这种类型病变的另一种选择是一种镍钛合金支架(图 21.13)，其比传统的金属支架更柔软，患者更易于耐受，但往往扩张较慢，且该覆膜支架有较高的移位率。姑息治疗食管瘘和吻合口漏要使用覆膜支架。新型的可取出的全覆膜塑料支架(Polyflex,Boston Scientific,Natick,MA)，适用于食管和气道大多数部位的所有类型病变。

食管中段和远端病变更适合自膨式金属支架治疗，但将支架置入环咽肌水平或以上是不可取的，因为患者对该部位放置支架的耐受力很差。该部位病变更适于柔软的塑料支架，如Celestin 管或其他姑息疗法。食管远端和胃食管交界处的肿瘤，可以用支架有效减状治疗；然而，临床医生和患者应该意识到，该部位植入支架后反流率非常高，因为在这些情况下，支架的远端在胃腔内是悬空的。

支架置入技术　可以在患者镇静或完全麻醉下经内窥镜置入支架(图 21.14)。在某些情况下荧光内窥镜下引导是非常有帮助，甚至是至关重要的(图 21.15)。精确的评估和测量狭窄部位是判断置入支架的长度和直径的关键所在。一般情况下，置入内径较小的支架会导致患者吞咽困难改善不佳，频繁的进食阻塞，由于肿瘤再生引起吞咽困难缓解时间缩短。选择内径过大的支架(过度支撑)，对于大多数患者将由于径向力过大而不适，或支架膨胀不全导致咽下食物和分泌物沉积和早期阻塞。我们一般选择直径在 17mm 和 20mm 之间的支架。必须估计支架近端未覆膜部分固定于正常食管壁的长度(图 21.16)和支架能否贯通整个狭窄病变全长。中段食管病变时在其远端固定是可能的，但对于更远端食管病变，通常支架远端突入胃腔。一般来说，支架要比病变长 4cm，允许两端各留出 2cm 长度用于固定在食管壁。

如果内窥镜检查食管发现管腔已闭塞，则在荧光内窥镜入下轻柔置入导丝探查，常常可建立管腔内通路。然后用球囊或 Savary 扩张器扩张恶性狭窄部位，再植入适当型号的支架。对于食管恶性狭窄，其他建立管腔内通路的方法包括：Nd：YAG 激光消融或PDT。经囊轻柔膨胀内窥镜球囊将有助于将支架置于最佳位置。

结果　必须小心置入支架以避免重大或潜在的灾难性并发症。过度膨胀食管中段，病变可以压迫近端或远端气道。同样，过度扩张可能导致食管破裂和(或)瘘管形成。总体而言，支架置入术引起食管的穿孔率为5%。其他潜在的并发症包括食物块引起阻塞、支架移位、死亡以及由于恶性肿瘤增生引起再狭窄等。无覆膜支架移位很少见(仅 2%，而覆膜支架为 10%~12%)，但置入这种类型支架后，因过度肿瘤增生而复发和因异常增生而需要进一步治疗，更为常见。覆膜支架移位较多见，但治疗缓解期较长。覆膜支架也适用于食管瘘的非手术姑息治疗。

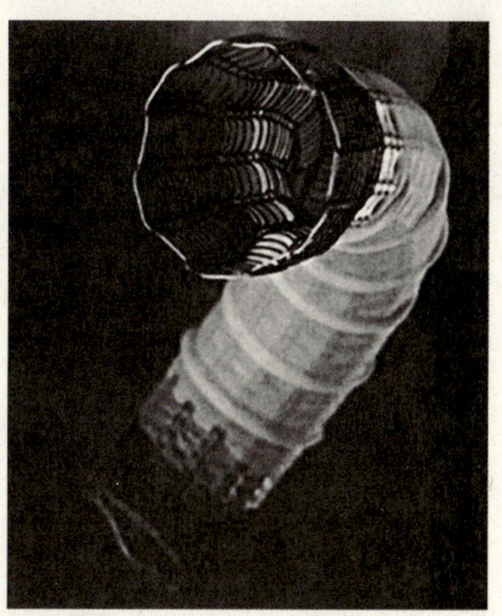

图21.13　覆膜的自我膨胀的近端呈喇叭口状的镍钛合金支架。(Ultraflex Stent, courtesy, Boston Scientific, Natick, MA.)

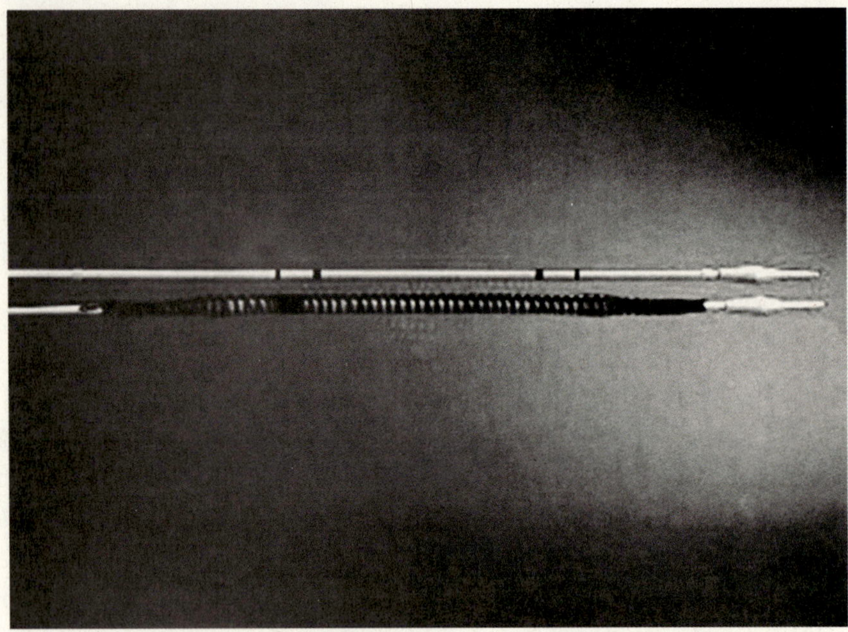

图21.14 可自我膨胀金属支架的安置系统。(Courtesy, Boston Scientific, Natick, MA.)

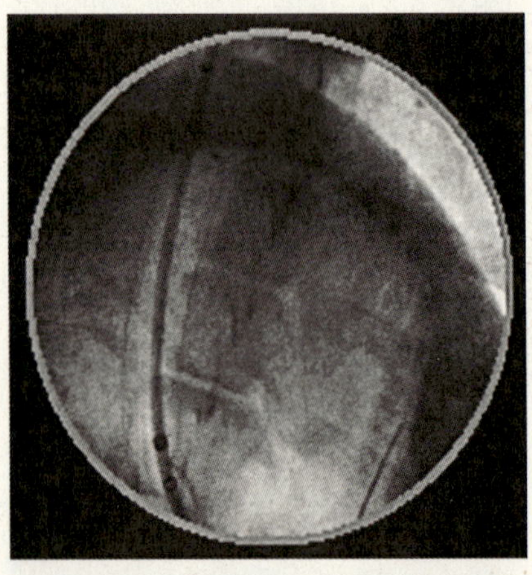

图21.15 荧光内窥镜指引下的支架安置。(Courtesy, Boston Scientific, Natick, MA.)

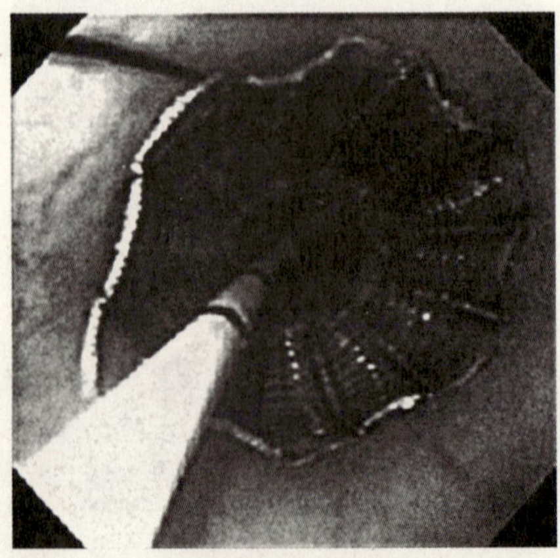

图21.16 近端呈喇叭口状的可自我膨胀金属支架在正常食道壁上安放，固定。(Courtesy, Boston Scientific, Natick, MA.)

结 论

总之，对于食管癌有多种迅速和有效的方法以缓解症状。尽管已有许多关于不同方法疗效的比较研究，但目前尚无单一的优势治疗方法。对患者实施个体化治疗最有可能获得显著持久的缓解效果，并将不适降至最低限度。

推荐读物

Akiyama H, Tsurumaru M, Ono Y, et al. Esophagectomy without thoracotomy with vagal preservation. J Am Coll Surgeons 1994;178;83.

Barkley C, Orringer MB, Iannettoni MD, et al. Challenges in reversing esophageal discontinuity operations. Ann Thorac Surg, 2003; 76:989.

Christie NA, Buenaventura PO, Fernando HC, et al. Results of expandable metal stents for malignant esophageal obstruction in 100 patients: Short-term and long-term follow-up. Ann Thorac Surg 2001;71:1797.

Collard JM, Romagnoli R, Goncette L, et al. Whole stomach with antro-pyloric nerve preservation as an esophageal substitute: An original technique. Dis Esophagus 2004;17:164.

Dallal HJ, Smith GD, Grieve DC, et al. A randomized trial of thermal ablative therapy versus expandable metal stents in the palliative treatment of patients with esophageal carcinoma. Gastrointest Endosc 2001;54:549.

DeMeester TR, Zaninotto G, Johansson KE. Selective therapeutic approach to cancer of the lower esophagus and cardia. J Thorac Cardiovasc Surg 1988;95:42.

Dresner SM, Griffin SM, Wayman J, et al. Human model of duodenogastro-oesophageal reflux in the development of Barrett's metaplasia. Br J Surg 2003;90:1120.

Gaspar LE, Winter K, Kocha WI, et al. Swallowing function and weight change observed in a phase I/II study of external-beam radiation, brachytherapy and concurrent chemotherapy in localized cancer of the esophagus (RTOG 9207). Cancer J 2001;7:388.

Gerzic ZB. Modification of the Merendino procedure. Dis Esophagus 1997;10:270.

Harvey JA, Bessell JR, Beller E, et al. Chemoradiation therapy is effective for the palliative treatment of malignant dysphagia. Dis Esophagus 2004;17:260.

Holscher AH, Voit H, Buttermann G, et al. Function of the intrathoracic stomach as esophageal replacement. World J Surg 1988; 12:835.

Homs MY, Eijkenboom WM, Coen VL, et al. High dose rate brachytherapy for the palliation of malignant dysphagia. Radiother Oncol 2003;66:327.

Homs MY, Steyerberg EW, Eijkenboom WM, et al. Single-dose brachytherapy versus metal stent placement for the palliation of dysphagia from oesophageal cancer: Multicentre randomised trial. Lancet 2004: 364:1497.

Ilson DH, Forastiere A, Arquette M, et al. A phase II trial of paclitaxel and cisplatin in patients with advanced carcinoma of the esophagus. Cancer J 2000;6:316.

Ilson DH, Saltz L, Enzinger P, et al. Phase II trial of weekly irinotecan plus cisplatin in advanced esophageal cancer. J Clin Oncol, 1999;17:3270.

Isolauri J, Koskinen MO, Markkula H. Radionuclide transit in patients with colon interposition. J Thorac Cardiovasc Surg 1987;94:521.

Kolh P, Honore P, Degauque C, Gielen, et al. Early stage results after oesophageal resection for malignancy—Colon interposition vs. gastric pull-up. Eur J Cardiothorac Surg 2000;18:293.

Lightdale CJ, Heier SK, Marcon NE, et al. Photodynamic therapy with porfimer sodium versus thermal ablation therapy with Nd:YAG laser for palliation of esophageal cancer: A multicenter randomized trial. Gastrointest Endosc 1995;42:507.

Litle VR, Luketich JD, Christie NA, et al. Photodynamic therapy as palliation for esophageal cancer: Experience in 215 patients. Ann Thorac Surg, 2003;76:1687.

Longmire WP. A modification of the Roux technique for antethoracic esophageal reconstruction. Surgery 1947;22:94.

Lord RV, Wickramasinghe K, Johansson JJ,

et al. Cardiac mucosa in the remnant esophagus after esophagectomy is an acquired epithelium with Barrett's-like features. Surgery 2004;136:633.

Merendino KA, Dillard DH. The concept of sphincter substitution by an interposed jejunal segment for anatomic and physiologic abnormalities at the esophagogastric junction; with special reference to reflux esophagitis, cardiospasm and esophageal varices. Ann Surg 1955;142:486.

Mitty RD, Cave DR, Birkett DH. One-stage retrograde approach to Nd:YAG laser palliation of esophageal carcinoma. Endoscopy, 1996;28:350.

Moghissi K, Dixon K. Photodynamic therapy (PDT) in esophageal cancer: A surgical view of its indications based on 14 years experience. Technol Cancer Res Treat, 2003;2:319.

Monga A, Kumar D, Jain SK. Laser palliation of esophageal carcinoma. J Assoc Physicians India 2002;50:1017.

Nash CL, Gerdes H. Methods of palliation of esophageal and gastric cancer. Surg Oncol Clin North Am 2002;11:459.

O'Riordan JM, Tucker ON, Byrne PJ, et al. Factors influencing the development of Barrett's epithelium in the esophageal remnant postesophagectomy. Am J Gastroenterol 2004;99:205.

Roux C. A new operation for intractable obstruction of the esophagus (L'oesophago-jejuno-gastrosiose, nouvelle operation pour retrecissement infranchissable del'oesophage). Sem Med 1907;27:34.

Schroder W, Gutschow CA, Holscher AH. Limited resection for early esophageal cancer? Langenbecks Arch Surg 2003;388:88.

Sharma V, Mahantshetty U, Dinshaw KA, et al. Palliation of advanced/recurrent esophageal carcinoma with high-dose-rate brachytherapy. Int J Radiation Oncol Biol Phys 2002;52:310.

Shibuya S, Fukudo S, Shineha R, et al. High incidence of reflux esophagitis observed by routine endoscopic examination after gastric pull-up esophagectomy. World J Surg 2003;27:580.

Stein HJ, Feith M, Siewert JR. Cancer of the esophagogastric junction. Surg Oncol 2000;9:35.

Urschel JD. Does the interponat affect outcome after esophagectomy for cancer? Dis Esophagus, 2001;14:124.

Urschel JD, Blewett CJ, Young JE, et al. Pyloric drainage (pyloroplasty) or no drainage in gastric reconstruction after esophagectomy: A meta-analysis of randomized controlled trials. Dig Surg 2002;19:160.

Vakil N, Morris AI, Marcon N, et al. A prospective, randomized, controlled trial of covered expandable metal stents in the palliation of malignant esophageal obstruction at the gastroesophageal junction. Am J Gastroenterol 2001;96:1791.

编者评述

L.R.K.

涉及到食管外科，单一种手术显然不适合所有的食管疾病。任何试图从事食管手术者，无论是面对恶性或良性疾患，都需要掌握各种不同的术式，包括切除术及重建术，要随情况而熟练应用这些技术。仅掌握了一种食管手术操作的外科医生难以承担患者的医疗工作。 Hofstetter 详细讲述了各种类型的食管重建术，对大多数病例我们倾向于采用保留胃网膜右动脉供血的胃替代食管重建术。正如作者指出，也可以选择结肠和空肠替代重建，但这些术式并不常用。我们对 Orringer 最近倡导的“杂交”吻合技术非常赞赏，他通过胃部小切口将直线缝合器的一个翼插入胃，另一个翼插入食管腔，吻合后缝闭遗留的“帽兜”样小口。我们发现该技术很少发生漏，或许这是因为吻合腔尺寸足够大。该技术可以在胸腔或颈部完成吻合。应用该技术后，患者消化道的功能非常好，很少患者术后需要扩张。我们认为对于 Barrett 氏食管伴高度异常增生以及浸润性腺癌的患者，经膈裂孔全食管切除，胃上提重建术是首选术式。对于食管中段病变，尤其是巨大肿瘤的患者，通常需要开胸手术，特别是病变靠近隆突，即认为经膈肌裂孔“无法操作的区域”，更须开胸手术。全食管切除，将胃经后纵隔上提，行颈部吻合仍是首选方法。

如果不可能利用胃重建，可以选择结肠替代食管，这是较复杂的食管切除重建术。该术式需要完成 3 个吻合口，显然增加了手术风险并存在潜在的并发症，而且用于移植结肠的血液供应比胃更易遭受损伤。结肠替代术后如患者情况较差，应及时用内窥镜评价移植肠段的存活状态。如果未能及时处理，移植肠段的坏死将导致死亡率明显增加。

对于应用长段空肠替代食管重建术，我们的经验有限。有时需要应用结肠与空肠组合进行食管重建。“超长度”应用空肠或结肠替代食管重建非常好，但这项工作应与掌握微血管技术有经验的整形外科医生配合。通常是将短节段游离空肠移植到颈部，通过微动、静脉吻合达到再血管化。

我对常规切断迷走神经的食管切除后不行幽门疏通术的做法感到不可思议，我一直都加做幽门切开术，认为这种附加手术并不会增加并发症，却避免了后期再做促排空手术，尽管该情况只是偶尔发生。如胃出现排空障碍，可以认为加做促胃排空手术，如幽门成形术，是一个恰当的选择。

(王怀斌 译　甄文俊 校)

第22章

食管憩室切除术

Philip A. Rascoe, W. Roy Smythe

食管憩室为罕见病，通常按照发生部位(颈部，胸部，膈上)、发病机理(膨出型，牵引型)及形态学(真性和假性)进行分类。

大多数食管憩室为后天获得性的，多见于中年以上的成人。膨出型或假性憩室是最常见的食管憩室。局部的膨出组织缺少肌层，憩室壁完全由黏膜和黏膜下层组成。几乎所有的憩室都是前进的蠕动波受功能性阻塞的结果，而食道上下括约肌的异常运动可导致前进的蠕动波。偶见，蠕动前进的阻抗来自消化道的狭窄或局部动力紊乱(如痉挛)。因此，膨出型憩室通常见于环咽肌水平，此处是Killian三角处的交叉肌纤维形成的薄弱区域，抑或是胸部食管远端 10cm处，介于下方肺静脉和隔膜(膈上部位)之间的薄弱区域。而且，食管憩室还可发生于胸中段的食管。

真性或牵引型憩室常见于支气管周围的胸段食管中部1/3区域。这类憩室形成的原因首先是结核或组织胞浆菌病引起的，其次是食管周围的肉芽肿或纵隔的淋巴结炎引起的。随后的结缔组织增生反应使食管壁完全变厚，形成圆锥形宽开口的真性憩室。多凸向右侧，因为这个部位的气管隆凸下淋巴结与食管右侧前壁紧临。膨出型在西方人是很罕见的，经常没有临床症状或症状轻微，在少数病例，如在纵隔炎症进展形成的瘘管与气道或其他胸腔内组织相通时，偶有症状出现。

咽食管憩室

英国外科医生Abraham Ludlow在格拉斯哥皇家医院病理学博物馆陈列的一具尸检样本中发现并首次描述了咽食管憩室。大约一个世纪后，德国病理学家 Zenker 提供了34例病例的完整临床和病理资料。1926年，Jackson首次提出了这一疾病的发病机理，他认为食管上括约肌的强直收缩阻碍吞咽的进行。管腔内压力的局部增高，使黏膜在下咽缩肌的斜行纤维和环咽肌的横行纤维围成的解剖学的裸区(Killian三角）的咽下斜肌的后正中线膨出。从坚硬的椎骨前方膨出的憩室经常出现在左侧。环咽部的运动功能障碍的确切本质尚不明了，但通常是由于食管上括约肌不完全或不配合的开放引起的。

临床表现

咽食管憩室主要发生在中年以上的成人，通常男性是女性的2倍。坚硬食物的吞咽困难和未消化食物的反流是最常见的典型症状。口臭、吞咽后咽部由于空气、食物进出憩室而发出的响声和癔球症也很常见。误吸也可引起这种情况，可能会出现轻微的夜间咳嗽、清晨声音嘶哑或新发现的成人支气管痉挛等症状，常由反复的喉部穿刺和刺激引起，少数情况下会出现慢性下呼吸道感染甚至肺脓肿。尽管食道裂孔疝、胃食管反流和咽食管憩室同时发生，但只有少数患者会出现严重的胃灼热，而且罕有患者对于反流症状会选择手术矫治。

诊断

侧位或斜位的吞钡食管X线片常用于诊断憩室，憩室可能很大，也可能正好凸向上纵隔(图22.1)。食管测压术仅可提供少量信息，不宜作为常规检查的项目。内窥镜检查是可以考虑的，但诊断价值常不高。憩室穿孔可由侵袭性内镜检查引起，因为柔软的内腔检视器常可以进入憩室而不是真性食管腔。极少数憩室会恶变，有报道称<0.5%的憩室患者可出现鳞状(上皮)细胞癌。如果实施憩室固定术或内镜处理，可能要通过触诊以去除结节密集的憩室壁，手术前的内镜检查可用于评估憩室的内部情况，因为通常不会做憩室病理切片。

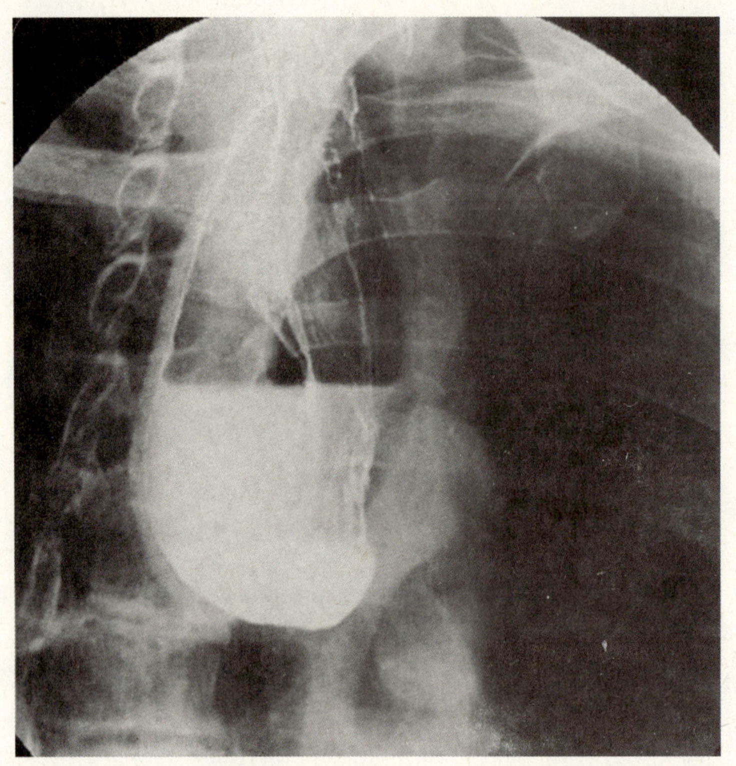

图22.1 钡剂食管造影片显示一个巨大的咽食管憩室。

治疗

因为随着时间的推移憩室常会增大，且会导致更复杂的并发症，如误吸等，因此一旦被诊断，常建议行手术治疗。咽食管憩室外科治疗的金标准是经开放颈入路行环咽肌切开术联合憩室切除术或憩室固定术。但是，微创性外科手术方法的进展使许多患者咽食管憩室治疗成为可能，采用经口内窥镜为许多患者实施切割器食道憩室切除术。这一过程形成了环咽肌切开术，并将膨出的憩室和食管缝合。对精心选择的患者可进行内镜处理，如果术中证实微创手术在技术上不可行，可能需要转为常规外科手术。

术前准备

内镜处理对某些患者由于解剖学限制并非首选操作。放置憩室镜时遇到困难可见于颌后缩、颌活动受限、切牙凸出或僵硬性颈部脊柱后凸限制了颈部伸展的患者。另外应在硫酸钡食管X线片上对憩室的大小进行评估，因为小型憩室(<2cm)一般无需缝合。小憩室会限制缝合器头部的进入从而阻止行足够长的肌切开术。>6cm的憩室也应通过常规外科手术来处理，因为内窥镜缝合可导致形成不能完全排空的大咽腔。这一信息对有可能要转为常规外科手术患者的术前讨论是有帮助的。所有患者均需配合，并同意当内窥镜证实不可行或会出现并发症时行常规外科手术。患者在术前一天需要限制饮食只进食清淡流食。

尽管现在许多颈部手术过程是在局麻下实施的，但对这个手术过程中建议行全身气管内麻醉，并在术前预防性常规应用抗生素。

内窥镜外科技术

全身麻醉诱导后，为硬式食管镜检查选择标准体位，肩部放置辅料卷使颈部伸展。放置上颌牙齿防护器。用带照明的悬吊式喉镜实施直接内窥镜检查。镜下可见食管腔、憩室腔及它们的共壁。远端的叶片轻度开启以便先进入食管，然后进入憩室腔。开启内镜的远端叶片，保持食管和憩室之间的共壁对中内镜口。然后将近端视野扩大，并将喉镜附加至悬挂系统上，以便在吻合过程中用双手操作仪器。将附加内镜照相系统上的0度支气管镜镜头从侧面插入喉镜。对憩室进行检查，以排除恶性肿瘤并评估憩室的深度和中隔的长度。然后，通过喉镜置入 30mm的直线缝合器，将缝合器的口部定位于共壁上，使包含有主要软骨的长端位于食管腔内。口部位置可用镜头确认。如果对口部位置有疑问，可将缝合器开启重新操作。如需要，可用Endosuture装置将牵引线放置在共壁的侧面，用于将共壁牵拉至缝合器口内。如果在激发前不能确定缝合器的位置是否适当，则无法安全地实施微创手术，则应将其放弃改为实施常规外科手术。一旦确认位置合适，便可激发缝合器然后将其移出。缝合器将共壁(包括环咽肌分隔在憩室与食管之间)，并以每侧三排钉的方式关闭切口边缘。中隔被分离的边缘应向侧面牵拉以暴露开放的食管腔。应检查切口边缘，以确保止血成功。如果仍存在明显的中隔和憩室囊，应以同样方式实施二次缝合。一旦中隔完全分离且确认已止血，手术过程即告结束。术后第一天，患者应进食流食，如果可耐受液体，可进食软食，并在术后第二天出院。所有患者在手术后均要拍X线胸片以确定咽后间隙或纵隔内没有空气。

常规外科手术

全身麻醉诱导后，肩部放置辅料卷使颈部伸展，头轻微转向右侧。沿左侧胸锁乳突肌前缘至胸骨上切迹附近做切口。接下来,分离皮下组织和颈阔肌。此区域的上1/3存在有颈部表浅皮神经,应尽可能加以保护,以防止术后颌下皮肤发生感觉迟钝。加深切口使其通至胸锁乳突肌内侧的颈筋膜。切开肩胛舌骨肌上的筋膜,然后分离该肌肉。向内侧牵拉以暴露甲状腺、颈静脉和颈动脉。结扎并分离甲状腺中静脉,并将喉向中间牵拉。应尽可能在外侧结扎并分离甲状腺下动脉,以保护位于该动脉分支正下方的喉返神经,该分支位于甲状腺后方的气管食管沟内。在向外侧牵拉颈动脉鞘及其内容物的同时向内侧旋转甲状腺和环状软骨,手法牵拉优于自动保持装置,其可防止对喉返神经造成牵拉性或直接挤压性损伤。采用钝性分离进入食管和憩室后面的椎骨前筋膜平面,然后进一步旋转喉部使后外侧的咽食管结合部外翻。憩室常可见明显粘连,以薄膜状附着在环状软骨水平或其下方的颈部食管的后方。逐步在后方中线上分离其外膜组织以游离憩室囊。用无创伤性Babcock型或类似型夹子提起憩室的顶端,并采用锐性和钝性复合分割将其与食管分离 (图22.2)。提起憩室囊,直至清楚确认出其颈部,这可能需要行另外的一些锐性分离,从已知的憩室囊表面分离到包埋的肌纤维和瘢痕组织(如果存在的话)。显露出憩室颈部之后,实施环咽肌切开术,先从食管左后外侧或左后方的憩室下缘开始。用小直角夹将环咽肌肉与其下面的黏膜下层钝性分离。肌切开术应向下扩展约3 cm(图22.3)。黏膜下层将膨出在切开肌肉的边缘之间。完成肌切开术之后,<1 cm的小憩室在释放至膨出的黏膜下层时常会消失,因此单独行肌切开术已足够。那些不能自行消失的憩室应进一步实施憩室固定术或切除术进行治疗。长度< 5cm的憩室应行憩室固定术,此

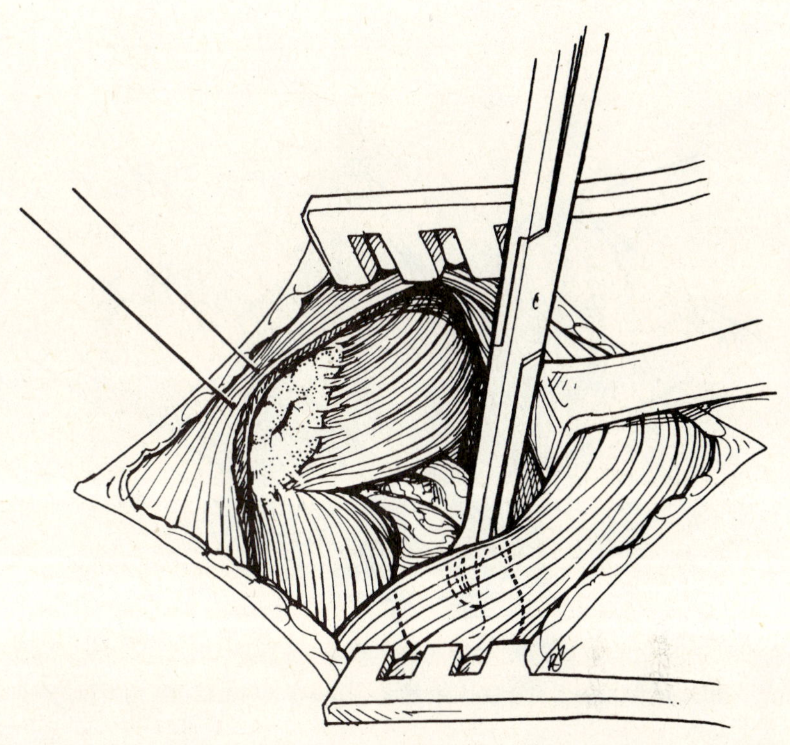

图22.2 咽食管憩室的暴露。用无创伤夹子提起憩室囊,并将其与食管分离。

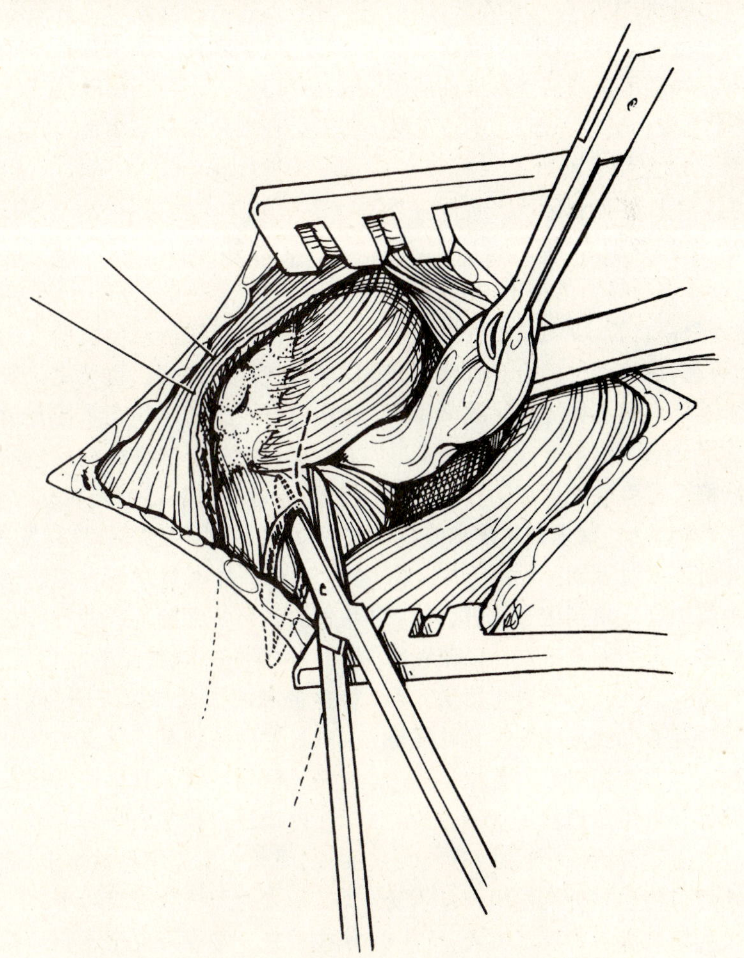

图22.3 从憩室下2~3cm切开食管肌肉,并将其扩向环咽肌。

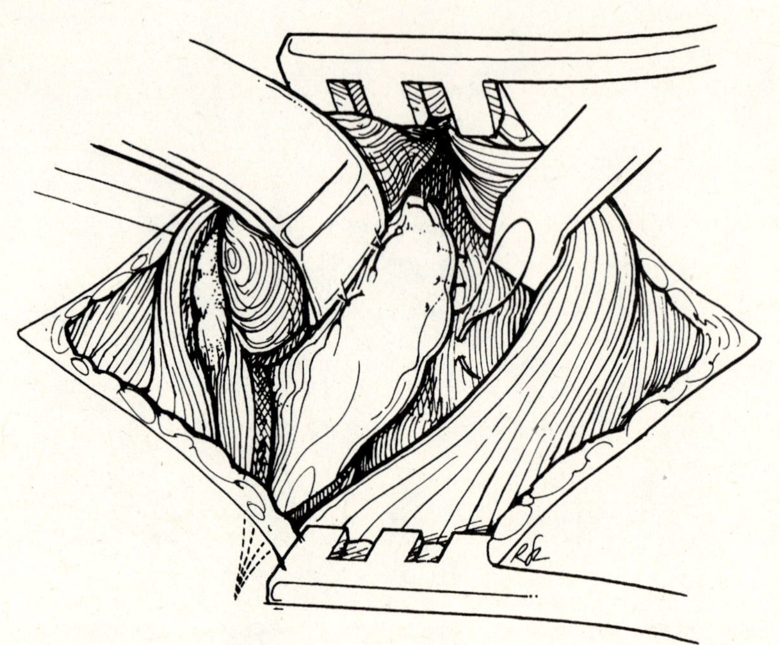

图22.4 肌切开术完成后,应将憩室切除或将其向上缝至椎前筋膜。

操作简单快捷,无需切开食管腔。肌切开术后，可用2~4条单股3-0缝合丝线将憩室顶端悬吊至咽后壁或椎前筋膜(图22.4)。操作要格外小心,不要刺穿憩室囊，以免使手术野受到污染。>5cm的憩室太大不宜悬吊，通常应进行切除。肌切开术后,将一个大号探条(依据患者的身材，可选用40F或更大的)插入颈部食管,以防止过度黏膜切除。如可能,应将线性缝合装置横跨在憩室囊颈部两端，在缝合线远端将憩室囊横断。对一些不能放置缝合器的罕见病例，可将憩室囊切除并用间断缝合来修补缺损。这里必须注意的是，切除囊时不要过度切掉黏膜下层。因为周围组织会聚集到缝合线内，故应尽可能多地保留黏膜下层，以使腔的大小合适。闭合前,应将鼻胃管送入近端食管，并通过吹气检测黏膜的完整性，检查时要在切口处放置盐水并用包海绵的环形钳压迫鼻胃管下方的远端食管。随后移除鼻胃管,并在确认止血成功后，将切口分两层闭合且不设引流。如果肩胛舌骨端足够大,可用8字形缝合技术将其对合。患者可在术后早晨进食清淡流食，大多数患者可在转天进食软食。大多数患者在术后第2或第3天可出院。出院前通常不必行术后吞钡检查。回家后建议在术后第一周进食软食。

手术效果

目前尚无随机对照实验来比较不同的常规手术术式，也无随机研究对内镜缝合食管憩室切除术与开放手术方法进行比较。据部分病例组的研究报道,内镜手术取得令人满意的效果，至少为90%，且发病率和复发率均<10%。这些数据与常规手术病例系列报道的结果非常接近。两种方法的术后并发症类似,最常见的是出血、短暂性声带麻痹以及导致纵隔炎的穿孔。文献报道的微创手术优点包括麻醉时间短、恢复正常饮食早以及住院时间短。内镜缝合技术是一种有效的治疗手段,因此临床应用日益增多。然而有关其复发的随访数据仅限于2年。因此现在看来，常规开放手术仍应视为治疗的金标准。

胸部食管憩室

胸部食管的憩室相对少见，在所有食管憩室中所占的比例一般不到30%。如上文所述,通常不必按照憩室的发生部位或发病机理进行分类,因为食管中段牵引型憩室目前在西方少见。几乎所有的胸部食管憩室均可能是由于食管的运动障碍引起的，并伴发有其他病症,最常见的是弛缓不能、弥散性食管痉挛、高血压性食管下括约肌及非特异性运动障碍。Cross等用荧光电影照相术和压力测定法对150位食管功能紊乱患者进行了检查,他们的结论是：食管憩室是因食管腔内压力过高造成的。这一节段压力的升高是由于食管紧张性增高或括约肌开启延迟引起的，其作用于食管薄弱部位,导致黏膜外突。

临床表现

大多数患者年龄>60岁,多数无症状或症状轻微且不明显。出现症状和憩室大小之间通常没有相关性。许多不明显的症状可归因于潜在的能动性紊乱而不是憩室本身。症状有吞咽困难、体位性反流、嗳气、胸骨后疼痛、胃灼热和心口痛。与咽食管憩室类似,常存在肺部症状但没有引起重视。症状范围从轻度夜间咳嗽到危及生命的大量误吸。

诊断

胸片上出现后位纵隔气液平面可提示诊断，而硫酸钡食管造影则可基本确诊。憩室内出现伴发的食道裂孔疝或癌(均罕见)可通过内镜检查进行评估,每一侧患者均应行内镜检查。食管测压法在诊断时不必进行，但有助于明确潜在运动障碍的性质和程度。如遇困难，测压法可能需要将导管直接通到憩室以外。

手术适应证

大多数人认为，对临床症状明显、憩室较大以及已有明确并发症(如支气管肺感染）的患者必须进行手术治疗(图 22.5)。无症状或症状轻微患者的手术适应证文献中缺少明确的规定，因此对于无症状的胸部食管憩室患者来说，最安全的选择是每年进行一次检查。

手术的基本要素是憩室的切除和肌切开术，以减轻潜在的运动障碍。尽管有些作者提出只有在证实存在运动障碍时才行肌切开术，但这种主张有一定风险，因为它在术后期存在有使憩室切除术缝合失去完整性的风险，而且后期会出现憩室的可能复发。另一个争论的焦点是肌切开术的长度。尽管有限的肌切开术在大多数情况下效果较好，但是从主动脉弓至胃上1~2cm长的肌切开术几乎不会延长手术时间，却可以从根本上消除再手术的可能。当然，一旦将贲门松动就必须附加进行非阻塞性抗反流修复术，以避免随之而来几乎肯定会出现的胃食管反流，因为无蠕动的食管不可能充分排空。

手术操作

所有患者术前均要接受一定剂量的氨苄西林或舒巴坦，这些抗生素可以持续作用到术后24小时。大憩室患者要在术前用大号导管将囊内容物抽空。快速诱导全身麻醉是必要的，这样可确保快速控制，并可防止气道误吸。

尽管大多数憩室出现在胸部右侧，但若必须行抗反流修补术，则首选术式是左侧胸廓切开术，因为只有这样才能使胸部食管的下半部分、憩室以及贲门得以充分暴露。患者应置于右侧卧位，通过第6肋间进入左胸。左肺排气后应用双腔气管内插管可以明显改善暴露情况。在食管上部切开纵隔胸膜，将切口从主动脉弓延伸至食管裂孔。在距憩室一定距离处松动气管，然后用卷烟式引流管包绕气管的近端和远端，包括双侧迷走神经(图22.6)。通过钝性和锐性分离从周围的纵隔结构中游离出憩室囊。偶见憩室囊紧密附着于右肺或右主支气管(在中部食管憩室病例中)，则需将食管向上牵拉才能将憩室囊小心地从附着处分离开。

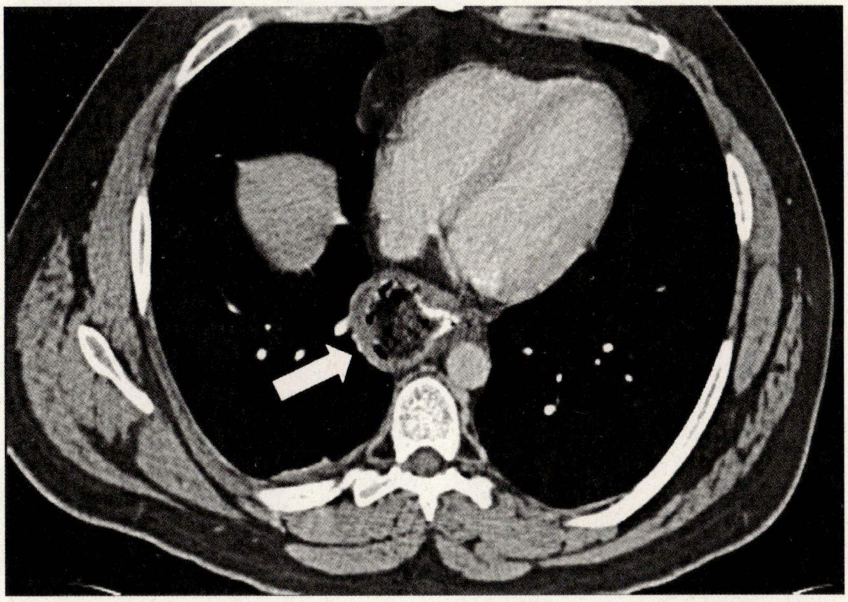

囊可能被包埋在炎性组织壳内，因此必须仔细清除组织壳才能暴露黏膜下层壁。应将憩室颈部从周围的食管肌肉和残留瘢痕(如果有的话)中锐性地分离出，然后沿其边缘将黏膜下层四周围的上方肌肉上分离开，以便暴露真正的颈部便于后继分离的进行。迷走神经可能完全附着于囊上，因此可嵌入在其周围的炎性组织中。在这步操作过程中必须小心操作，以免损伤迷走神经。

然后向尾侧进行分离，以松动胃贲门。锐性分离膈食管膜，并手法扩张裂孔。贲门的松动是通过分离双侧迷走神经之间的后方附着部和进入小囊来完成的，接下来切除此区域内近贲门正上方的全部脂肪垫。此处后面的附属部可能隐藏着从胃左动脉发出的扩大的动脉分支，如果没有辨认出来将会导致出血。

此时，麻醉科医生在外科医生的指引下穿过憩室口置入一根44F或者更大的探条。然后开始观察憩室，为此要用无创伤夹子夹起憩室底部并将憩室和食管先向前再向左旋转(图22.7)。如果可能，即可实施憩室切除术，用线性缝合器从距其颈部大约5mm处切除囊，如果由于颈部尺寸或其与食管壁结合处有坏死而不能切除，则在憩室颈部头尾延展部留置缝线后可将其锐性切除。然后用间断3-0可吸收缝线修复切口。放入鼻胃管，在远端食管受压下通过水下吹气检测缝合关闭口是否漏气。用间断3-0缝合丝线将肌肉层对合在黏膜闭合处(图22.8)。肌肉层偶尔可能有严重水肿或过分萎缩，以致不能充分进行二层关闭。如果出现这种情况，可移动肋间肌肌瓣，并在肌肉切缘用间断细缝合丝线将其对合在线性修补处。如果需要进行这步操作，从后面将肌瓣放置在食管周围。然后再移至左侧前表面上，这样可在食管转回到右侧时便于将其舒服定位。然后，在与切除的憩室成180°

图22.5　膈上大的内压性憩室，伴有疼痛和未消化食物的间断反流。

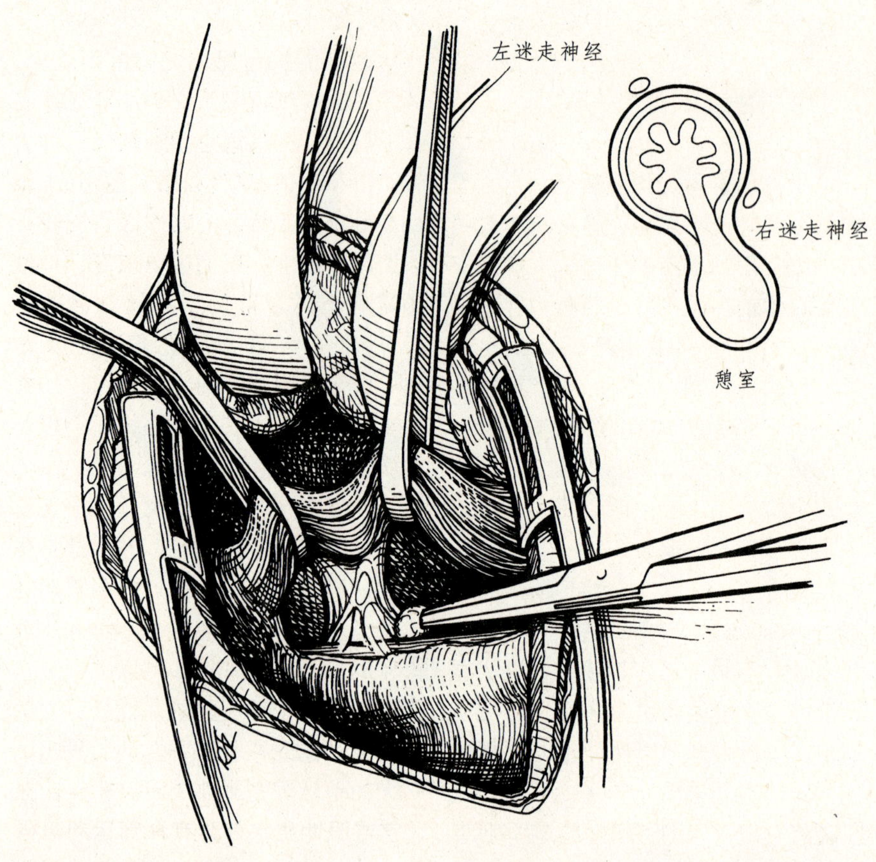

图22.6 胸部憩室的食管松动术。卷烟式引流管在憩室近端和远端环绕食管，包括迷走神经。

角的食管的左外侧位实施长的肌切开术。肌肉切开部位至少距离憩室修补处近端2cm，如果可行的话，可从主动脉弓正下方穿过胃食管连接部移至胃部上方约1cm。轻轻地将肌肉边缘与下面的黏膜分离开，两则留出数毫米，以防止肌切开术切口早期愈合。然后应进行非阻塞性抗反流修补，以预防反流后遗症。首选的修补术是Belsey Mark IV部分胃底折术，在肌切开术任一侧的肌肉层上缝合。一旦完成第二层缝合，即可将贲门逐渐复位进入腹部，并将第二层缝线打结。用不可吸收粗缝线重新对合膈肌脚，使其能容纳下术者的食指尖，然后把鼻胃管送入胃内。

曾对胸部食管憩室行微创手术治疗，但是腹腔镜探查不适用于此类憩室，因为其位置较高，邻近下方肺静脉。如果这种术式可行，憩室切除并行肌切开术后，优先选择Dorr胃底折术。胸腔镜术式也曾有报道，该手术的组成部分与先前描述的开放手术无异，但需注意：非常大的憩室往往难以分离且难以充分旋转到术野内。这种微创手术虽然引人注目，但由于有症状病变或非常大的病变比较少见，因此不可能对这种手术进行系统研究。

手术并发症和术后护理

建议鼻胃管要留置3~4天，在此期间行钡剂食管造影，以排除修复部位或肌肉切开术部位出现渗漏或机械性阻塞。如果无渗漏，可开始进食清淡的流食并可迅速转为软食，一般在术后第6~7天即可出院。尽管手术成功率很高，但是在某些系列研究中报道有中等发病率和高达9%的死亡率，从而证明下列建议是有根据的：小的或无症状的憩室应留待观察。死亡原因中较常见的是由食管渗漏造成的纵隔炎和吸入性肺炎。发病率和死亡率随着多个后选手术者年龄的增长而明显升高。

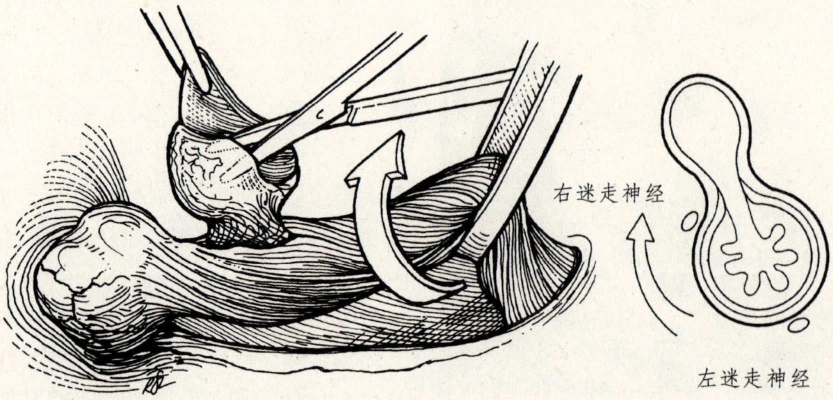

推荐读物

Adams J, Sheppard B, Andersen P, et al. Zenker's diverticulostomy with cricopharyngeal myotomy: The endoscopic approach. Surg Endosc 2001;15:34.

Allen MS. Treatment of epiphrenic diverticula. Semin Thorac Cardiovasc Surg 1999;11:358.

Aly A, Devitt PG, Jamieson GG. Evolution of surgical treatment for pharyngeal pouch. Br J Surg 2004;91:657.

Bremner CG. Zenker diverticulum. Arch Surg 1998;133:1131.

Rice TW, Baker ME. Midthoracic esophageal diverticula. Semin Thorac Cardiovasc Surg

右迷走神经
左迷走神经

图22.7 向左和向前旋转食管，以暴露憩室，憩室常位于右侧。

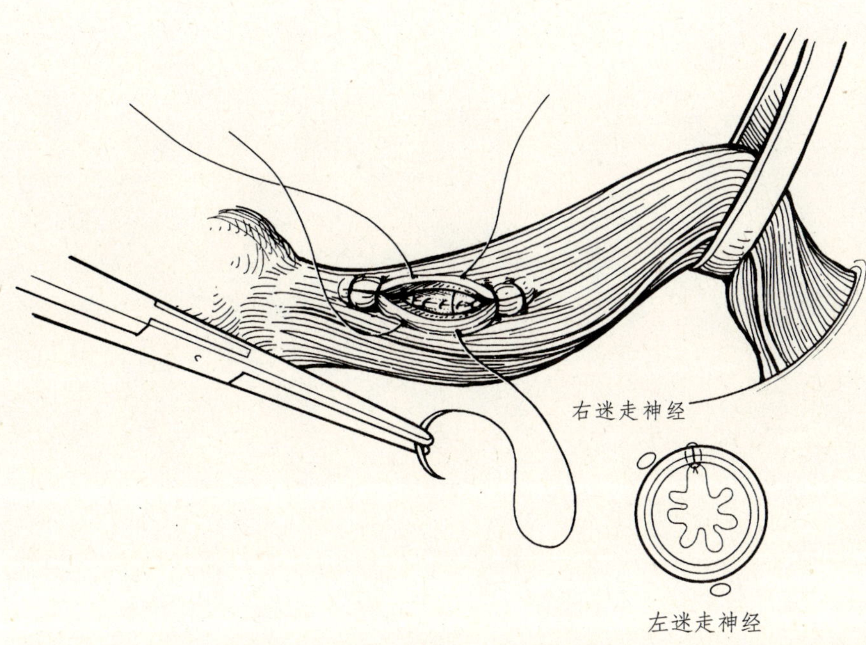

图22.8　憩室切除后，通过间断缝合关闭黏膜层和肌肉层。闭合处有无渗漏可通过吹气法和远端闭合来进行检测。

1999;11:352.

Sen P, Bhattacharyya AK. Endoscopic stapling of pharyngeal pouch. J Laryngol Otol 2004; 118:601.

Sideris L, Chen LQ, Ferraro P, et al. The treatment of Zenker's diverticula: A review. Semin Thorac Cardiovasc Surg 1999;11:337.

White PS, Mountain RE. Endoscopic treatment for Zenker's diverticulum. Semin Laparosc Surg 1999;6:177.

编者评述

L.R.K.

最常见的食管憩室是咽食管憩室或(即Zenker憩室)，正如作者指出，咽食管憩室并非真实的憩室，因为它是黏膜隆起而不是真正的食管全层外突。患者多表现为吞咽困难、有吞咽声并且常出现误吸的体征和症状，尤其是夜间。多数患者年龄较大，而且因为有手术的风险而认为自己不适合手术。保守地说，手术风险较小，而且憩室的存留对与患者来说危险性似乎更大，尤其是有误吸症状的患者。如果患者认为全身麻醉的风险太大，手术可在局部麻醉下实施。

对治疗Zenker憩室，我们优先选择开放手术。这需要做一切口，起于左侧胸锁乳头肌的前缘，向下切开至椎前筋膜。即使憩室凸向右侧也选择左侧入路，因为此入路食管易于松动，且左侧喉返神经的危险性比右侧小。肌切开术起于憩室的基底部，向下切至食管上方，小心地切开纵行肌纤维和环状肌纤维。除了最大的憩室以外，我偏好对所有憩室均实施憩室固定术，以便将憩室排除在食管内食物流之外，但要避免黏膜进入。如果计划实施憩室切除术，应放置大号(50F)探条以避免插入黏膜内和过度切除，否则会导致狭窄。将缝合线放置在憩室两端，患者数天不能进食。一项对照研究证实进食前缝合线需保持完整。

如作者所述，已有治疗Zenker憩室的内窥镜入路的报道。Weerda憩室镜是专门针对这种术式的专用仪器，用其可观察憩室和内镜缝合器的放置状况。为取得手术成功，缝合器的一侧叶片必须进入食管腔，而另一侧叶片则应进入憩室腔。这一步操作可去除憩室和食管腔之间的“共用壁”，并可完成肌切开术。这种术式的长期结果尚未确定。

重要的是必须认识到，任何食管憩室或假性憩室都会有食管运动障碍的表现，这进一步强调了完全肌切开术的重要性。为了确保缝合线的完整性，在切除憩室之后行肌切开术是非常重要的。“膨出型”憩室和“牵引型”憩室这两个术语在当今已很少使用。所谓的隔上憩室是运动障碍的表现，如果要实施手术也必须进行肌切开术。隔上憩室的患者也常会发生误吸，但是许多(并非大多数)隔上憩室的患者无需手术。大多数患者无症状，仅在胸片或钡餐造影片上有些迹象。仅出现单个大型膈上憩室，不是手术的适应证，主要因为手术的实施需行胸廓切开术。

(南娟 译　周清华 校)

第23章

肺移植

R.Duane Davis

1963年Mississippi大学的James Hardy首次报道人类肺移植之后，众多尝试均告失败，直到1983年Toronto大学的Joel Cooper成功实施了第一例肺移植。以后几年内，肺移植已成为终末期肺病患者的一种行之有效的治疗方法，全世界共有20 000多名患者接受了这一手术。在手术技巧、供肺保存、肺的再灌注程序、围术期护理以及对肺移植患者人群的长期药物控制方面均有所进展。生存率的改善反映了这些治疗措施的完善。器官获取和移植网站(OPTN)所报道的一年生存率已从1994年的74%提高到2004年的84%。在Duke肺移植计划中也观察到类似的生存率改善(图23.1A)。最近3年的队列研究显示，30天、1年和2年的生存率分别为98%、92%和81%。移植后的早期死亡通常与缺血再灌注损伤导致的原发性移植物功能障碍(PGD)有关。随着肺保存方法的改善及对再灌注操作的控制，PGD发生率已大大降低。肺移植后患者的早期生存率和移植肺的存活率现已接近其他实体器官的移植；然而长期生存率仍不够理想，注册数据的5年和10年生存率分别为45%和25%。后期死亡常常与慢性移植物功能障碍有关，其发生与免疫和非免疫因素均有关。通过对免疫和非免疫因素的控制可提高长期生存率，例如应用更好的免疫抑制剂，通过采取胃底折叠手术限制胃食管反流引起的气管支气管树的吸入而尽量减少非免疫性损伤。

肺移植的适应证

肺移植已成功地用于各种终末期肺病患者的治疗。尽管有关肺移植的特定纳入标准和适应证已有广泛报道，但肺移植主要适用于以下患者：①由于肺功能衰竭而预期寿命仅为6~12个月；②能够耐受和接受复杂的移植后药物治疗；③无显著影响移植后生存和生活质量的其他疾病，如恶性肿瘤、胸外感染或其他器官的严重功能障碍/衰竭。选择性地对某些患者同时进行其他器官的移植或心脏修补手术也可收到较满意的效果。

进行单侧还是双侧续贯肺移植取决于受者的特点以及对以下两个方面的权衡：通过同一供体进行两个单肺移植(SLT)从而提高肺移植受者的数目而使患者受益，还是通过双侧肺移植(BLT)提高长期生存率而使患者受益。尽管大多数非化脓性肺疾病，如慢性阻塞性肺疾病(COPD)、原发性肺纤维化(IPF)和原发性肺动脉高压患者能够安全地进行单肺移植，但化脓性肺疾病如囊性纤维化(CF)或非囊性纤维化引起的支气管扩张患者则需要进行双侧肺移植，以防止残留自体肺引起的感染并发症。由于残留自体肺可造成多种并发症(如感染、气肿肺的过度充气、恶变)以及7年生存率的25%绝对差异(23.1B)，Duke肺移植计划已经开始对所有患者实施双侧续贯肺移植。本章描述了双侧续贯肺移植过程中肺的获取、准备及移植步骤。进行单肺移植时同样可采取这些技术。

供肺的获取

肺移植效果的改善使得等待移植的患者数大大增加。在美国，大约有4000名患者登记等待肺移植。每年完成的肺移植手术约有1100例，而等待中死亡的患者约有450例。与其他器官一样，肺移植同样面临着供体短缺的情况，但仍存在一些不同的问题。在常见的移植器官中，肺是对外源性损伤最敏感的。脑损伤前的事件(如吸烟)以及与脑损伤相关的事件(如抽吸、机械通气或神经源性肺水肿)，均可造成供体肺不适宜进行移植。然而对于何种肺适于移植尚存在不同看法。在美国，器官供者中肺的获取比例正在逐渐增加(达17%)。然而这一数字远远

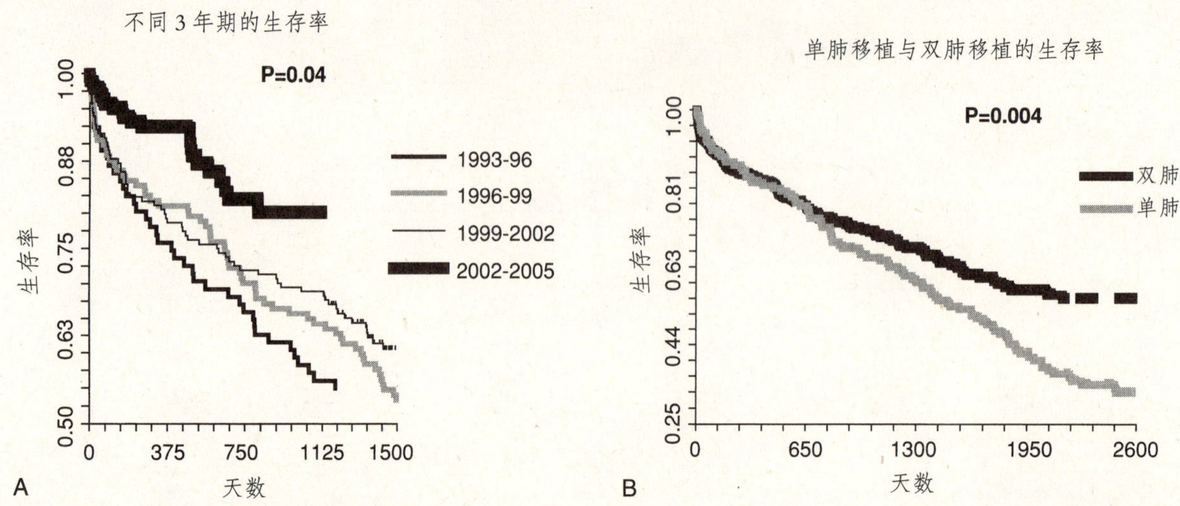

图23.1 Duke肺移植计划中肺移植受者的实际生存率。(**A**)1993~2005年间4组3年期的实际生存率。(**B**)单侧(1)和双侧(2)肺移植患者的实际生存率比较。可见随时间推移生存率显著提高,且双侧肺移植患者的生存率显著高于单侧肺移植患者。

低于美国工作开展最好的地区以及澳大利亚,这些地方的利用率可达40%~50%。另外,在这些地区的受者生存率也高于登记数据。积极的供体管理措施可增加供肺的数目,如:激素替代,特别是肾上腺皮质激素;采取肺泡复原措施的合适通气条件;适当控制液体出入量及给予血管活性药物;防止误吸以及应用支气管镜进行气道清理。此外,积极的评估及安置措施也有助于增加供肺数目。

供肺必需满足:①ABO血型与受者相符;②若受体有抗HLA抗体,应无HLA抗原,可通过预期或实际交叉配血情况确定;③不传播疾病,如乙型或丙型肝炎,HIV或者恶性肿瘤;④胸腔和肺体积大小合适;⑤能够行使生理功能以迅速维持受者的心肺功能。在疾病传播方面,除非是在特殊情况下,乙/丙型肝炎或HIV血清学检测阳性,或者患有非中枢神经系统、非皮肤恶性肿瘤(黑色素瘤除外)者不能作为供体。应用肝炎病毒核心抗体血清学检测阳性而表面抗原阴性的供体进行移植,其疾病传播率很低,则是一个例外。

供者评估包括获得潜在供者的详细病史。特定的供者标准依不同的移植中心而定,然而一般来说关键在于供者的血型、身材、年龄、吸烟史、肺部疾病、胸部手术史及死亡方式。供者的其他信息还包括影像学所见、动脉血气、通气条件、气道压力峰值、气管内径以及支气管镜所见。对于有大量吸烟史的年长供者,高分辨率胸部CT扫描有助于评估肺实质情况,从而更好地判断是否存在供肺使用禁忌证,如肺气肿、肺小结和间质性肺疾病等。应给予供者肾上腺皮质激素(甲基强的松龙1000mg),并且对通气条件进行优化。通气不足和不恰当地使用呼气末正压通气(PEEP)的情况经常发生,进行通气优化则可改善供者的动脉血气结果。近期胸部X线片用于检查病理学改变及帮助确定器官的大小。肺不张不影响肺移植,但明显的肺实变将阻止器官的使用,除非实变区容易切除,否则只能使用对侧肺。然而不对器官进行直视或触摸,对肺不张和肺实变进行区分难度很大。肺不张是供者动脉血氧分压(PaO_2)与吸入气体氧浓度(FiO_2)低比值最常见的可逆性原因。对预期供者进行本地评估极大地增加了可获取的供肺数目。在无气道顺应性差(非小气管内径而气道压力峰值增加,或病态肥胖)或混合异常,如有大量烟草接触史及边缘性动脉血气降低的年长供者情况下,我们尽量对所有供者进行评估。

供者与受者之间的大小匹配主要根据身高,身高相差不超过10cm通常可以匹配。然而,阻塞性肺疾病受者的胸腔大于正常,因此较大的供体更加合适。另一方面,限制性肺疾病受者的胸腔小于正常,则较小的供体更合适。供者和受者胸部X线垂直和水平方向测量的比较提供了更多大小相关的信息。采用数字化胶片进行大小重构是十分重要的。尽管在手术室内可对供肺大小与受者胸腔容积的差异进行准确测量,但在肺移植操作前进行供者与受者之间大小匹配是最理想的。

纤维光学支气管镜用于气道炎症、腔内病理和解剖情况的评估,以及气道分泌物的清除。尽管常常遇到脓性分泌物的情况,但这并非器官使用的禁忌证,除非分泌物不能清除或吸净后又重新出现。供者气道分泌物的培养和革兰染色有助于受者抗生素的选择。

供肺的获取通常与心脏和肝脏的获取同时进行。以下的供体获取步骤适用于任何情况。通过胸骨正中切开术，并沿中线延伸切口直达耻骨从而暴露胸腔和腹腔器官。于中线部位打开心包在横膈下水平向侧方充分延伸。心包缝合牵引线有助于暴露。充分打开双侧胸膜腔，自下而上从横膈延伸至乳腺根部。如有粘连用电刀进行分离。对双肺依次进行探查以评价其大体形态，有无小结、肺不张、肺实变、肺水肿及其顺应性。有可疑情况应予以切除并送病理检查排除恶性肿瘤。用呼吸囊对肺进行扩张，然后短暂地中断气管内插管与呼吸机的联系，使肺自行缩小来判断肺的弹性回缩。顺应性好的肺在中断与呼吸机的联系后应迅速回缩。在此阶段可进行积极的肺泡复原。在麻醉师的配合下，对肺进行人工通气以扩张肺不张区域。这些操作完成后还需测量动脉血气。我们应用 FiO_2 为 1.0 ，PEEP 为 5cmH_2O 时 PaO_2最小值为300mmHg作为供肺合适的标准。从4条肺静脉分别取样，可确定氧合作用减弱的肺外分流因素并获得一些额外信息。供应相应功能区的肺静脉预期PaO_2应大于400mmHg。这一方法可以确定不适合进行移植的区域肺。通常对挫伤部分或实变区域的肺可进行楔形切除、肺叶切除，或仅使用一侧肺。这种切除通常在获取供肺后作为一种 修整手术。对于受者胸腔而言供肺体积过大时也要进行肺的部分切除，同样作为一种修整手术。在这种情况下我们倾向于进行右肺中叶切除和左肺舌叶切除，伴任一肺上叶前尖段曲线楔形切除。当出现供肺体积过大的情况时，最好仅行下叶肺移植。

一旦确定供肺适于获取并通知移植手术小组，即通过游离大血管开始手术获取的准备。主要使用电刀分离，将升主动脉从肺动脉(PA)和上腔静脉(SVC)分离出来。用电刀从无名静脉至右心房结合处将上腔静脉游离出来，继续分离直至心脏以显露房间(Waterston)沟。完全游离SVC和充分暴露房间沟可减少两个最常见部位的损伤：①SVC后方右肺动脉的损伤通常发生在右肺动脉干分叉水平；②左心房袖前右侧的不足。通常可用手指分离来迅速游离下腔静脉(IVC)。常会出现暂时的血流动力学不稳定，可通过在操作前使供者处于Trendelenburg体位而予以缓解。应在横膈的上下方对下腔静脉予以充分暴露，以保证腹部和心脏移植小组有足够组织。

轻轻地向侧方牵拉上腔静脉及向中间牵拉主动脉，通过切除后心包而定位气管。用手暴露这一平面后用脐带胶带包绕气管。一旦所有的供体获取小组均准备进行插管，即对供者进行充分肝素化(250 U/kg)。升主动脉插管用于标准的顺行心脏停搏。应用4-0聚丙烯线褥式缝合或荷包缝合及Rummel止血带固定插管。肺动脉插管的放置类似于主动脉插管，与肺动脉瓣有适当距离但又要足够接近，以保证双侧肺动脉灌注相同。应注意确保曲形插管的尖端恰好朝向肺动脉的分叉。安放好插管后，在靠近肺动脉插管的位置向肺动脉干内迅速推注500μg前列腺素E_1(前列环素)。前列环素灌注之后，立即双重结扎或用血管钳阻断上腔静脉，切断下腔静脉以对右心减压。阻断主动脉，经主动脉插管灌注心脏停搏液。即使不准备获取心脏，也应进行主动脉阻断以阻止支气管动脉血流。应于心包窦的上方切断下腔静脉，为肝脏和心脏移植提供足够的血管袖。通过进行左心耳切除术达到左心减压的目的。一旦完成左心耳切除术，即开始通过肺动脉导管进行Perfadex或Celsior保存液（细胞外液）肺灌注。输液袋不应高于肺动脉插管76cm。流经肺动脉(顺行肺灌洗)的灌注液(35~50 mL/kg)约3L。灌洗开始时，应用冰盐水洗涤胸腔。手术医生通过直接排挤心脏评估双侧心室的灌注情况。放血后应观察到清亮的液体自左心耳流出，通常预示着保存液已对肺的血液循环系统进行了成功的顺行灌洗。在保存液灌注期间，供肺的通气仍应继续。为使随后的器官摘取达到最佳的可视性，应使腹腔下腔静脉血流向下流而不进入胸部。

用适当的保存液对主动脉和肺动脉进行充分灌注后，开始进行心脏摘除。对于心肺移植术来讲最重要的是要保证有足够多的移植组织。向右牵拉心脏，然后在冠状窦与左肺静脉之间行左心房切开术。进一步暴露右侧房间沟以确保有足够的心房袖。用剪刀向上及向下扩大心包切口，注意不要损伤左肺静脉。位于手术台左侧的医生对左肺静脉口的视线最佳，应在直视下建立心房袖。左心房的吻合应有足够的袖宽。于双重结扎之间切断上腔静脉，另一方面若使用血管钳，此时可将血管钳移向远端以最大限度地增加上腔静脉的长度。于肺动脉分叉处横断主肺动脉，在接近十字钳闭处切断主动脉。与上腔静脉一样，可将血管钳向远端移动最大限度地增加主动脉的长度。这样就可将心脏从胸腔中移出。

心脏取出后即可通过每条大的肺静脉口进行肺的逆行灌洗。当从肺动脉流出的灌洗液变清亮时即可终止逆行肺灌洗，通常需要大约1~2L的保存液(每条肺静脉250~500mL液体)。随后通过切断下肺韧带及后方附着物即可将其他胸腔内器官移出。于隆凸上至少3个软骨环处钝性分离游离气管。在缝合气管前，麻醉小组用呼吸囊对肺进行通气。于近端拔出气管内插管，使肺回缩至肺活量的约2/3大小，然后用TA-30缝合器于隆凸上2~3个软骨环处缝合气管。于其近端紧接着进行第二道缝合，于两次缝合之间用手术刀或剪刀将气管切断。要避免肺的过度扩张，以防止发生肺泡牵张损伤及随后的同种异体移植物衰竭。

钝头剪现在可用于迅速分离食管

前平面上下残留的后纵隔组织，使肺完全游离以便移出。或者，拔掉鼻胃管后也可用GIA缝合器在近端和远端缝合后切断食管。然后可在食管与脊柱之间进行分离，随后将肺与食管整块移出。这时即可将所有器官打包运送；若要将左右肺分别送往不同机构需要事先在获取医院进行分离。如果可能的话我们优先选择在移植医院进行修整手术分离，因那里有更好的照明和设备。

通过切除后心包，于两组静脉之间切除左心房及在肺动脉分叉处切断主肺动脉对双肺进行分离(图23.2)。当双侧肺分别送往不同机构时，可在隆凸远端两处缝合之间将左侧支气管横断，以便在运输过程中维持其气压。移植物送达移植机构后，即准备进行移植，主要包括在距上叶起始1~2个软骨环处分离每侧肺的主支气管。由于主支气管和气道依赖于肺动脉的灌注，支气管的长度要尽量短。应注意尽量减少沿支气管进行分离。检查有无肺动脉栓子的存在，如有要用镊子取出，重复进行肺静脉逆行灌注直至灌洗液变清亮。检查所有的器官结构有无损伤。血管损伤和血管袖长度不足最好在移植进行前予以重建。直接修复通常是可能的，但来自移植肺的自体组织，来自供体的同种异体移植物以及受者心包均可用于损伤修复。还应查看动脉和心房袖有无残留的心包附件，如有应在此时予以清除，若保留则可能导致在吻合完成后出现纽结和血流受阻。此外还应进行供者支气管的微生物学检测。

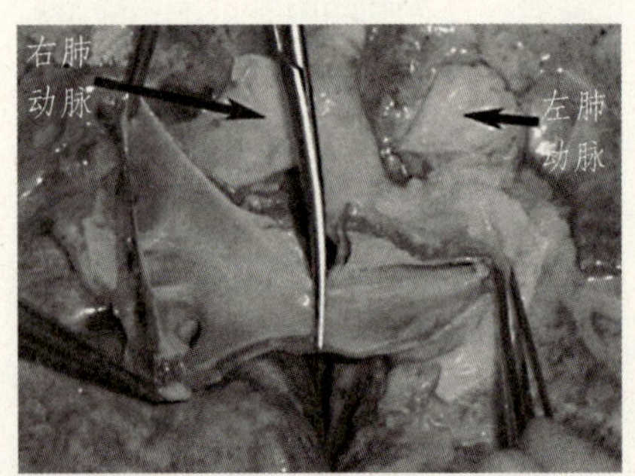

图23.2 实施单侧或双侧续贯肺移植的准备工作需要切除后心包，于两组静脉之间切除左心房以及在肺动脉分叉处切断主肺动脉。将心包附件从血管袖移除对于防止吻合口并发症的发生非常重要。

受体手术过程

麻醉原则

要进行大量输液需要建立合适的大口径静脉通路。所有受者均应桡动脉插管以及通过颈内静脉行肺动脉插管。因桡动脉通路常常受其他因素影响而不准确，特别是在行蛤壳切口的情况下，我们也常规行股动脉插管。患者行双腔气管内插管，其尖端插入左侧支气管。通过纤维支气管镜确认插管的位置。若受者体格小，37F或更大的双腔管不能置入，则行单腔插管，而大多数手术操作在体外循环下进行。尽管有人采用单腔导管，通过支气管阻塞器来隔离左肺，进一步将导管插入左支气管以隔离右肺，但我们倾向于选择使用体外循环以避免气道并发症的发生，如黏稠黏液阻塞管道。进行单肺移植时最好选择胸膜腔正常而功能较差的一侧肺，通过定量灌注可确定。所有移植的完成均要具备移植过程所需的体外循环，必要时应具备移植后支持所需的体外膜式氧合(ECMO)。在操作过程中给予最低限度的输液，特别是晶体液，充分使用缩血管药物(肾上腺素)以维持合适的血流动力学。手术医生在牵拉可能造成血流动力学不稳定的心血管结构前应告知麻醉师，这有助于麻醉师适当推注血管活性药物以防止血流动力学不稳定情况的发生。在整个手术过程中维持合适的红细胞压积和凝血因子至关重要，尤其是伴有大出血、肺动脉高压和阻塞性肝充血的患者。我们常规采用经食管超声心动图(TEE)监测心功能和心灌注，以及检查左心房吻合情况。

患者体位和皮肤切口

进行左侧单肺移植的患者采取右侧卧位，可通过左侧腹股沟进行股静脉插管。这一手术操作可采取标准的第5肋间后外侧胸廓切除术。可采取保留肌肉的胸廓切除术，尤其是对于伴COPD的患者。右侧单肺移植可行标准的第5肋间后外侧胸廓切除术或更倾向于行第4肋间前外侧胸廓切除术。体外循环插管在胸部最易进行，不需暴露腹股沟。对于行双侧肺移植的患者，我们采取双侧第4肋间横断胸骨切口（蛤壳切口）(图23.3)。患者取仰卧体位，双上肢前举并外展。上肢在肘水平略屈曲，前臂安置于支持垫上。常规使用保温毯或其他措施，右侧及双侧肺移植时盖于脐及以下部位，左侧肺移植时盖在大腿及以下部位。患者胸部和上腹部准备必须充分。对于女性患者，其切口位于乳房下皱褶或其下方水平，显露乳房瓣并向两侧上方牵拉，然后通过第4肋间隙将胸廓打开。我们常规在结扎内侧乳房根部后横断胸骨。尽管我们的胸骨并发症并不常见，但其他一些移植小组报道了更多的胸骨损伤问题，因此更倾向于采用独立的双侧前外侧胸廓切开术而不切断胸骨。此时重要的是用电刀在乳房静脉水平以上和心包水平以下分离纵隔胸膜。应保持心包的完整性，但如要进行体外循环则可打开心包。在充分打开牵拉器之前，于侧方和后方切断第4肋间隙(ICS)的肋间肌，以最大限度地暴露蛤壳切口的视野。互相重叠的肌肉(如背阔肌和前锯肌)向侧方相对分开。术中通常会遇到粘连情况，尤其是有囊性纤维化、气胸史或肺切除史的患者。应用电刀分离位于胸壁、横膈、膈神经前的纵隔壁的粘连。膈神经区的纵隔粘连应予小心锐性分离。在肺减容手术后或有肺叶切除史的患者，与纵隔的粘连可能很严重以至于膈神经不能辨别。在这种情况下，应当慎重地使用

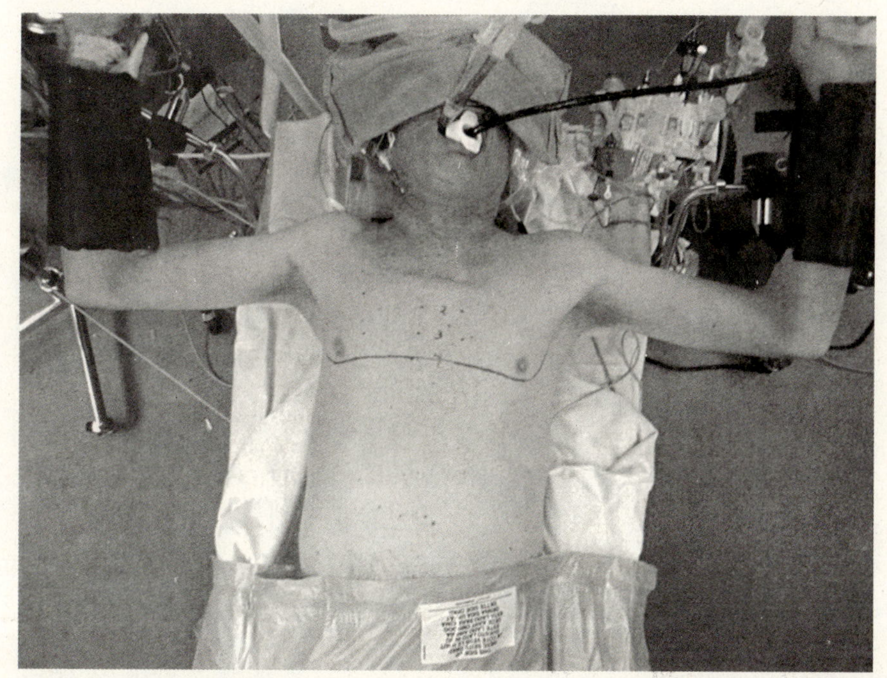

图23.3　蛤壳切口和体位。患者处于仰卧位，上肢前举并外展。上肢于肘水平略屈曲而前臂置于支持垫上。脐水平以下的身体用保温毯覆盖。对于男性患者切口位于第4肋间水平。

GIA缝合器分离重叠的肺组织，保留一小部分残留肺，以防止膈神经损伤。通常在完成肺切除术的其他部分后才进行这部分的操作，而且这是手术中最耗时间的部分。

在小胸腔受者，如大多数IPE患者中，将一根8号牵引缝线(0号线)固定于纤维性膈顶，使用钩针穿过置于下外侧胸膜腔的14号血管导管可将这种缝线从胸内取出。拉动缝线即可向下牵拉横膈，同时将缝线用小夹子固定于胸外。为了更好地暴露左肺门，用丝线于心包下、膈神经后以及下肺静脉前进行粗略的牵引缝合。将丝线穿过红色Robinson橡胶导管形成一个大号的Runnel止血带，用来将心脏向上和向右牵拉，从而为进一步分离肺门结构及供肺植入提供更好的视野。对于双肺移植，我们在行受体肺切除术前常规对双侧肺门结构完全游离（不要切断）。首先进行哪一侧肺切除取决于几个因素，根据其重要性不同依次如下：①正常的胸腔大小和形态；②供肺质量(有挫伤、实变或在获取过程中发生损伤的供肺后进行)；③自体肺功能较差的一侧应先切除；④每一侧的技术难度(有更多技术困难的一侧，通常为左侧应首先切除，这样可以缩短单一移植肺灌注的时间)。

受体肺切除术与常规肺切除术的不同点在于：通常要进行心包内解剖，于支气管血管起始处或以外部位对肺动脉进行分离，在靠近上叶入口处切断支气管。Endo GIA缝合器的使用使得肺动脉和肺静脉的结扎和切断更加容易。肺移除后，环状切除肺门结构周围的心包。右侧Waterson沟的显露，从左房顶至肺动脉、左房后壁和心包分离有利于之后左房钳的安放(图23.4)。左肺动脉(PA)和上肺静脉(SPV)以及左心房之间的分离开始沿侧方进行，然后向中间继续。从右侧对左房壁完全游离极大地方便了左房钳的安放和随后的吻合。肺动脉从近端进行游离。在右侧，需要对SVC上方进行分离；在左侧，小心避免喉返神经的损伤至关重要。尤其是在左肺动脉的前上段要避免使用电刀。肺移植开始前的止血是很重要的，尤其是后纵隔部位。特别是在伴有囊性纤维化和结节病的患者，淋巴结的出血可能会造成麻烦。这些淋巴结组的广泛摘除伴支气管动脉和其他相关血管的夹闭可提供良好的止血效果，改善视野，并有助于防止血管吻合并发症。对位于右侧淋巴结组后方和侧方的迷走神经应予辨认和保护。

在接受双侧肺移植的患者，在完成止血，获得足够长度的肺动脉、左心房和支气管后，由于此时肺在胸膜腔外而术野暴露良好，可在胸廓切口的后方和侧方安放两套8字缝合一号Maxon肋旁缝线，为关胸做好准备。同样，于肋椎沟安放后胸膜腔引流管。我们采用一个36F直角胸腔管和一个24F弹性Blake引流管。将小管径的吸引管放入胸腔管并与吸引装置相连，可促进血液和体液的引流。此时也可将一弹性引流管置于胸廓和前锯肌之间的腋窝；在女性患者，于手术将要结束时可将导管尖端导向乳房下间隙。

体外循环

大多数肺移植手术可安全有效地进行而不需要体外循环(CPB)。然而，

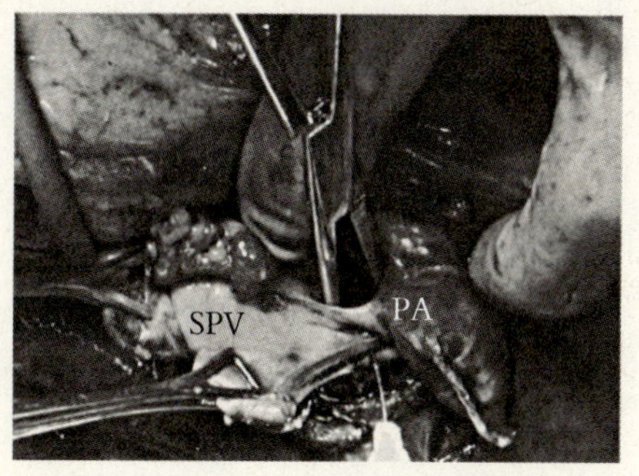

图23.4　左肺动脉(PA)和上肺静脉(SPV)以及左心房之间附件的分离，开始沿侧方进行，然后向中间继续。从右侧对左房壁完全游离极大方便了左房钳的安放和随后的吻合。

当受体血流动力学不稳定、全身灌注差或技术因素需要时均应应用体外循环。对于以下患者我们应用体外循环：①严重肺动脉高压者，尽管在个别情况下部分患者通过使用一氧化氮和收缩支持可不进行体外循环；②需进行心内手术如房缺（ASD）或室缺（VSD）闭合或者瓣膜修复者；③气道狭小者；④较供肺体格大者，避免全心输出量通过狭小的血管床；⑤左房组织脆弱或供体左房袖不足者，采用心脏停搏液或室颤使心脏停搏，而不使用血管钳进行吻合。特别是对于有肺动脉高压和阻塞性肝充血的患者，最好使用新鲜冰冻血浆进行体外循环以减轻移植物周围的凝血紊乱。对于右侧和双侧肺移植，进行胸部插管，通过右心耳安放120° 二级插管以便静脉回流，升主动脉插管以便动脉泵入。对于左肺移植，用一长的Bio-Medicus静脉导管（15~23F）行股静脉插管以便静脉回流，降主动脉插管以便动脉泵入。通常在卧位姿势下进行股静脉插管比较困难。在紧急情况下可进行左肺动脉插管以实现静脉回流，以允许更多的时间来建立股静脉通路。另外一方面，我们曾经在体外循环开始后才建立右心耳通路。尽管可在手术过程中任何时候根据需要采取体外循环，但我们倾向于在体外循环开始前尽可能多地进行切割，包括肺切除术。在使用体外循环时，我们在开始移植过程的任一环节前进行双肺切除以及支气管、肺动脉和左房袖的完全游离。

肺移植

左肺和右肺移植差别不大。通常当进行双侧肺移植时左肺移植较困难，因心脏和左心耳妨碍了左心房吻合的视野。经中央静脉给予肝素（100U/kg）使活化凝血时间（ACT）接近300秒。

在靠近上叶支气管起始部位用手术刀切断主支气管。用刀片切断支气管的软骨部分后，向前牵拉缝合以固定支气管。然后用一把锋利的剪刀分离残留的支气管壁（后方，膜部）（图23.5）。受体的支气管现已准备吻合，吸掉管腔内的所有分泌物，确定气管内插管的位置，用抗生素溶液冲洗胸膜腔、支气管和气管内腔。吸掉抗生素溶液后将冰冷的腹腔垫置于胸膜腔后方，并将供肺按正常情况安放于胸膜腔内。对齐供体和受体支气管，用4-0 PDS缝线连续缝合进行支气管吻合。首先进行后侧膜部支气管的吻合，从膜-软骨结合处的一角开始（图23.6）。前侧软骨部支气管也采用连续缝合技术进行吻合。通常受体一侧的支气管明显较大。通过小支气管外侧与支气管内侧进行的过渡缝合可形成套叠。通过膜-膜和软骨-软骨之间的对合并有一个软骨环的套叠可保持解剖学方向的正确性。支气管吻合术完成后，在麻醉师人为地对供肺进行充气并用水检测是否漏气。

支气管吻合完成后，用Satinsky血管钳阻断已缝合的受体肺动脉远端，修剪掉缝线部分。同样，将供体肺动脉修剪至适当长度。注意不要保留过长的供体或受体肺动脉以免在吻合后发生组结。将受体和供体肺动脉对齐准备进行吻合，采用6-0 聚丙烯缝线从一角进行连续缝合（图23.7）。在左侧对供体前尖叶分支的辨别有助于正确对齐。在吻合口的远端放置另一血管钳（如Harken Ⅱ），随后取掉之前夹闭受体肺动脉的Satinsky血管钳，可对肺动脉吻合情况进行评价。

用Pennington血管钳向侧方牵拉已缝合的上肺静脉和下肺静脉残根，有助于左房钳的安放。于左心房放置一把大Satinsky血管钳。切除缝合部分，将上肺静脉和下肺静脉的开口相互连接，形成一个大的受体左房袖。于心房袖的前半部放置一把Pennington血管钳并向上方及中间牵拉可极大地改善视野，特别是在左侧（图23.8）。左侧吻合的视野暴露通常需对心脏进行大幅度牵拉，通过之前所放置的心包缝线及用手进行牵拉对此很有帮助。这一阶段可能需要使患者处于Trendelenburg体位并推注收缩性药

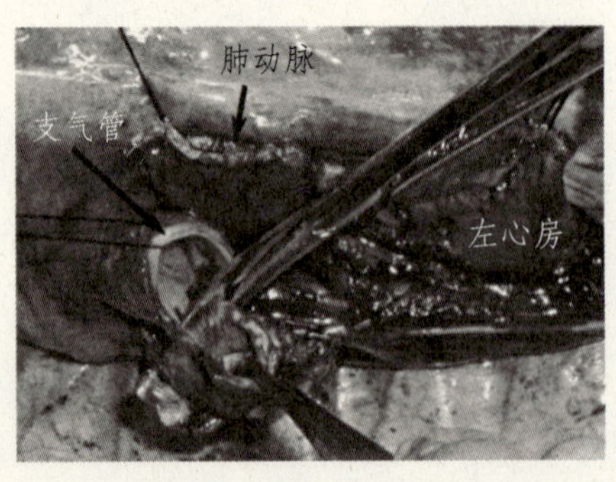

图23.5　在前方用手术刀分离支气管（Br）并进行牵拉缝合，有助于固定支气管而进行随后的吻合。图中所见为支气管膜部的分离。切除的受体支气管送培养检测。

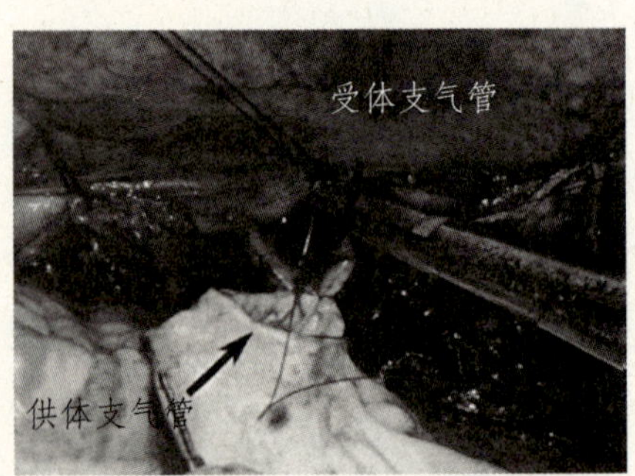

图23.6　采用4-0的可吸收单纤丝线进行支气管吻合，从膜-软骨结合处进行连续缝合。支气管膜部进行端-端吻合。

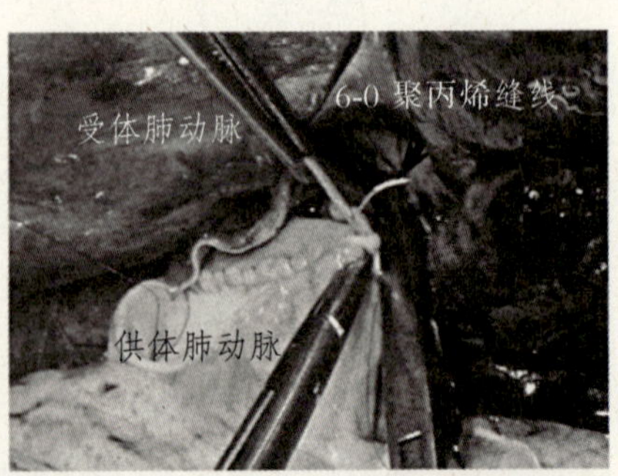

图23.7　肺动脉吻合采用6-0 聚丙烯缝线连续缝合。通常会存在显著的大小差异，可通过延伸弹性小肺动脉和多处缝合来解决这个问题。

物。有时将心包广泛打开使心脏向前及向右脱出，可能对于充分暴露以及维持合适的血流动力学是必要的。使用5-0聚丙烯缝线连续缝合进行内皮-内皮吻合，尽量将内膜层包括在内，而不包括肌肉组织。一旦后部吻合完成，即予以静脉推注甲基强的松龙(500mg)和甘露醇(25mg)。

再灌注

5-0聚丙烯缝线的最后几针先不收紧(图23.9)，部分松开肺动脉的血管钳，使血液经右肺动脉吻合口流入新移植的肺内以除去肺血管内的空气。恰在5-0聚丙烯缝线打结之前松开受者左心房的Satinsky血管钳以排出残留空气。小心控制再灌注，将原发性移植物功能障碍(PGD)的危险性降至最低。在10~15分钟内逐渐松开肺动脉血管钳可到达对肺控制性及低压灌注的目的。开始时使用室内空气进行人工通气，然后改为机械通气。通气的压力控制模式最好为PEEP 5~8cm，膨张压16~22cm，最小FiO_2<30%。再灌注期间可实现供肺组织的止血，完全松开肺动脉血管钳时，肺动脉压力应正常。如果肺动脉压升高或系统氧合作用较差可使用

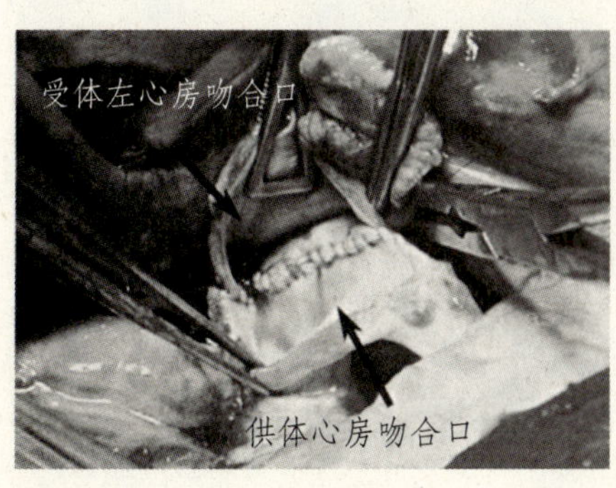

图23.8　使用5-0聚丙烯缝线连续缝合进行左心房(LA)吻合。助手医生对左心房前部的牵拉非常有利于视野的暴露，特别是左侧。重点是将内膜与内膜进行缝合，而不带入肌肉组织。

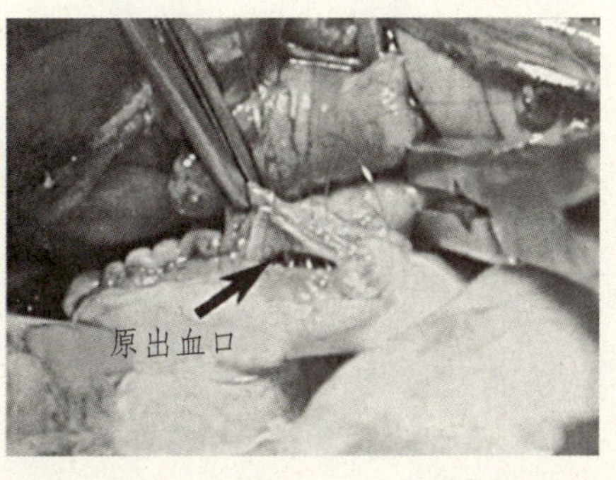

图23.9　通过左心房吻合口的最前侧部分将肺内空气排出。部分移除左肺动脉血管钳及完全移除左心房血管钳后，将吻合口缝合打结。

一氧化氮或袢利尿剂。于双侧胸腔前部放置28F导管。

如前所述，在体外循环情况下进行移植时，行双肺切除，放置前侧胸廓切开缝线和胸膜腔引流，在进行再灌注前完成双肺移植。在第二个肺移植过程中，将第一个移植肺置于冰屑中。再灌注前给予甲基强的松龙(1g)和甘露醇(50g)。当用室内空气进行肺通气时进行逐步再灌注，从5~10mmHg平均肺动脉压开始，每5分钟增加5mmHg直至达正常的系统压力。用氧饱和、低二氧化碳血液进行肺的再灌注，对肺血管和肺实质最大限度的复原尤为有利。

在无体外循环的情况下接受双肺移植的患者，在第一个移植肺的再灌注之后，一旦确定达到合适的血流动力学和氧合作用即可移除残留的自体肺。第二个肺移植以与第一个肺移植类似的方式继续进行。开始行双侧肺解剖和游离极大减少了体循环血液仅流经一个移植肺的持续时间，也最大限度减少了PGD的发生。

对于单肺移植，后外侧胸廓切开术的关闭常规采用大管径的胸腔引流管，置于胸膜腔的前方和后方。对于采用胸骨正中切口进行的双侧移植，切口前部采用3根5号钢丝，一根置于胸骨中线，另外两根分别于胸骨中线两侧、靠近乳腺根部进行8字缝合。切口的剩余部分采用1号Maxon缝线以8字缝合的方式进行吻合。如前所述，在自体肺缩小或被移除时放置蛤壳式切口最外侧部的缝线。如未准备好，则在每一侧腋窝放置Blake引流管。然后分层吻合胸筋膜层、皮下层和皮肤。

放置胸腔管进行抽吸，除外受者胸膜腔远远大于供肺体积的情况。在这种情况下，对胸腔管进行水封以防止发生移植肺的过度扩张、牵张损伤和严重的移植肺功能障碍。开始和停止抽吸时潮气量有显著不同则可确定有此种情况的发生。

用敷料覆盖后将双腔气管内插管拔出，换上一个大的单腔气管内插管。行纤维支气管镜检查以确认：①评价吻合是否充分；②无分泌物；③根据有无严重肺水肿判断是否发生PGD；④根据有无异常的新月形远端气道，判断是否发生移植物的扭曲或旋转不良。

原发性移植肺功能障碍

通过使用细胞外肺灌注液保存肺时给予逆行肺灌注，再灌注时尽量减少与氧的接触，控制流经肺移植物最初的压力和血流，使用氧自由基清除剂，这些措施已使严重移植物功能障碍(PGD)的发生率从15%~25%降至5%。然而严重移植物功能障碍(表现为显著低氧、肺水肿、肺动脉压升高和顺应性差)的形成仍需早期检查以发现可逆性原因。及时发现和纠正吻合或机械因素，尤其是静脉流出问题极为重要。若不及时纠正静脉流出受阻的情况，超过4~6小时很可能造成移植肺恢复不佳。吻合口的检查包括直视评估有无扭曲或纠结；TEE评价是否有涡流或缺乏肺静脉血流、左心房吻合的质量、有无管腔内血凝

块;直接测量通过吻合口的压力。通过TEE常常可以发现心脏问题，包括左侧心瓣膜异常、左室衰竭、心内分流和心脏压塞。我们在移植后最初数小时内常规进行定量灌注检查,如有肺叶或更大范围的灌注缺陷需要进一步进行评估,最好行手术探查。支气管镜检查发现非对称性肺水肿和新月形气道可能提示存在机械问题。循环中抗供体抗体引起的体液性肺损伤也可导致PGD。这些抗体可经供体-受体交叉配型确定。治疗方法有多种,包括血浆置换,柱吸附,静脉给予免疫球蛋白以及抗B细胞治疗如抗CD20抗体(rutuximab)。

严重PGD可造成或在很大程度上引起大部分的移植后早期死亡。除非发现可逆性原因,否则只能进行支持性治疗,如优化呼吸机参数、缩血管支持和一氧化氮。当受者发生严重肺水肿或要求FiO_2>60%时,我们转向早期建立静脉-静脉 (V-V)ECMO的策略。静脉-静脉转流通常采用Selding法，经皮于右股静脉插入静脉导管(Bio-Medicus) 和左颈内静脉插入儿童用动脉导管(Medtronic),循环通路包括3/8英寸肝素涂层管道,中空纤维膜式氧合器和滚动泵组成。回路流入和流出通道的最佳安放部位取决于这一系统的再循环水平。ECMO流量大约是2.5~3.5L/min,同时调节气流保持二氧化碳分压在30mmHg左右以最大限度减少肺血管扩张。在进行V-V支持的同时采用一种保护性策略,包括低氧和低压通气。V-V ECMO的终止包括根据需要切断膜气体流以及提高呼吸机参数。V-V ECMO的终止不需要增加抗凝。通过采取这种策略,所有的患者均终止了ECMO,通常在支持治疗3~5天后,因在实施ECMO后肺血管抗性下降,肺毛细血管渗漏通常修复更快一些 (通常在24小时内)。在我们医院,采用V-V ECMO患者的30天生存率接近90%。

手术后的护理原则

尽管大量讨论术后护理问题超出了本文的范围，有几个原则仍然很重要。硬膜外止痛可达到最佳的疼痛控制,特别是对双侧移植患者。大多数移植物功能良好的患者应在移植24小时内拔管,10天内即可出院。虽然现在尚不明确最佳的免疫移植治疗方法,大部分治疗方案采用三药联合治疗,包括神经钙蛋白抑制剂(环孢霉素A,他克莫司),抗增生药物(硫唑嘌呤,麦考酚酯,mofetil)和皮质激素。大约50%肺移植后患者接受冲击治疗，采用一种抗CD25药物 (basiliximab, 达利珠单抗)或一种免疫细胞耗竭性药物,如多克隆抗T细胞药(Thymoglobulin, ATGAM) 或最近出现的抗CD52药物(Campath)。虽然急性排斥反应常常在肺移植后发生,40%~60%患者在前6个月内至少有一次排斥发作，但是急性排斥反应并不是早期死亡的一个常见原因。肺移植后的早期死亡最常继发于移植物功能不良，感染以及神经源性和心源性事件。表23.1和表23.2概括了Duke肺移植计划所采用免疫抑制和感染预防措施。

表 23.1 Duke University 免疫抑制剂使用规范

术前

FK506:0.04mg/kg,PO,入院时给药

硫唑嘌呤:2mg/kg IV,诱导麻醉时给药

术中

甲强龙制剂:500mg IV,双侧移植于每侧移植肺再灌注前给药;500mg IV,单侧肺移植再灌注前给药

Basiliximab(Simulect):20mg IV,诱导麻醉后给药

术后

FK 506:0.04mg/kg 每 12 小时舌下给药;对术后要接受伏立康唑或伊曲康唑的患者将剂量减至 0.02mg/kg;调整剂量使最低有效浓度为 10~15ng/mL;胃肠蠕动恢复后改为口服;若肌酐>1.5,,FK506 的最低浓度应为 8~12 ng/mL

硫唑嘌呤:每日 2mg/kg IV 或 PO 以保持白细胞计数>4000

类固醇:甲强龙制剂 125mg IV,12 小时一次,连用 48 小时,然后改为泼尼松每日 20mg PO

Basiliximab(Simulect):20mg IV,术后第 4 日给药

维持

FK 506:每 12 小时调整剂量,维持其最低有效浓度:0~6 个月,10~15ng/mL; >6 个月,8~12 ng/mL;若患者有明显的肾功能不全,可能需要维持更低浓度

硫唑嘌呤:2mg/(kg·d) PO,调整剂量以保持白细胞计数>4000

泼尼松:0~3 个月,20mg/d;4~6 个月,15mg/d; >6 个月,10mg/d

治疗排斥反应

很少或轻微发作的排斥反应(ISHLT 1 级或 2 级):甲强龙制剂每日 500mg IV,连续 3 次,然后改为口服泼尼松,从 60mg 开始,逐渐减量 5mg/d 直到初始剂量

中度(ISHLT 3 级)或类固醇耐受性排斥反应:RATG(Thymoglobulin)1.5mg/kg IV 连续 3 次;给药前 30 分钟先给予甲强龙制剂 40mg IV,苯海拉明 50mg IV 和对乙酰氨基酚 650mg PO

ISHLT:心肺移植国际协会; IV:静脉注射; PO:口服; RATG:兔子抗胸腺细胞球蛋白。

表 23.2 Duke University 感染预防

细菌

标准疗法[a]:

头孢他定:术前诱导麻醉时 2g IV,然后每 8 小时 1g IV 连续 7~10 天直至拔出侵入管道(有肾功能不良的情况下进行剂量调整)

万古霉素:术前诱导麻醉时 1g IV,然后每 12 小时 1g IV 连续 7~10 天直至拔出侵入管道(有肾功能不良的情况下进行剂量调整)

CMV/HSV/EBV[b,c,d]

供者阴性/受者阴性:仅行去白细胞 PRBC;若 HSV 阴性,不需预防;若 HSV 阳性,阿昔洛韦 200mg PO,一日 3 次,连服 3 周

供者阳性/受者阴性:更昔洛韦 5mg/kg IV,每 12 小时一次,连用 4 周,改为一日一次,连用 10 周,再改为每日缬更昔洛韦 450mg PO,无限期应用

供者阴性/受者阳性或供者阳性/受者阴性:更昔洛韦 5mg/kg IV,每 12 小时一次,连用 2 周,然后改为一日一次,连用 2 周

卡氏肺囊虫:Septra DS,术后一周开始,每周一、三、五口服,无限期用药;若磺胺过敏:每日氨苯砜 50mg PO 或每月雾剂 喷他脒 300mg,无限期用药

真菌:制霉素旋液 5mL swish 每日吞服用于预防口腔念珠菌感染;持续 6 个月;两性霉素 B50mg 每日吸入共 4 天,于术后住院期间改为每周一次(患者拔管后减为 25mg)

弓形虫(仅用于供者阳性/受者阴性时):Septra DS 一日一次,术后一周开始(也适用于卡氏肺囊虫的预防);若磺胺过敏:乙胺嘧啶(Daraprim)每日 50mg 口服和四氢叶酸(leucovorin)每日 10mg 口服,共 6 个月(预防卡式肺囊虫病与喷他脒合用);若患者不能耐受每日服用乙胺嘧啶,则每日服用氨苯砜 50mg,每周服用乙胺嘧啶 50mg 和四氢叶酸 10mg

CMV:巨细胞病毒;EBV:EB 病毒;HSV:单纯疱疹病毒;PRBC:浓集红细胞。

[a]标准疗法应当同时适用于以下情况:(1)受者的其他任何已知的术前病原体;尤其是伴囊性纤维化,支气管扩张和其他化脓性肺疾病的受者;(2)任何其他从供者支气管灌洗物中发现的微生物;若术后 72 小时第一次支气管肺泡灌洗物培养为阴性,将静脉抗生素改为左氧氟沙星或莫西沙星每日 500mg,口服,连用 7 天。

[b]依上述时间缬更昔洛韦 450mg,每日 2 次,只要患者可耐受,口服吸收良好,胃肠道功能正常,白细胞计数 >5000,且肌酐 <1.5 。

[c]对于 EBV 均为阴性的受者:更昔洛韦 5mg/kg IV,每 12 小时一次,连续 4 周,然后改为每日缬更昔洛韦 450mg PO 无限期应用。

[d]接受免抗胸腺细胞球蛋白(RATG;Thymoglobulin)治疗的患者给予更昔洛韦 5mg/kg IV,每 12 小时一次(或根据肾功能进行适当的剂量调整),连用 3 周,预防 CMV。

吸入性损伤是看似与移植肺损伤有关而其发生率又常被低估的一个因素。除了经典的吸入性肺炎外,继发于微量吸入的反复损伤也常常发生。增加吸入性危险的因素包括在终末期肺病患者中普遍存在的胃食管反流,特别是伴IPF和囊性纤维化的患者。由于药物治疗,更重要的是迷走神经损伤相关事件,胃食管反流会更常见且更严重。迷走神经损伤可导致胃轻瘫,从而加重胃食管反流。此外由于喉返神经损伤,许多患者会出现口咽吞咽异常。我们对所有患者在肺移植前和移植后早期常规进行胃食管反流的评估,同时在移植后和开始进食前进行内镜评估吞咽功能。对于严重反流患者,于肺移植术后早期行胃底折叠术,常常在入院时进行。吞咽评估失败的患者经肠内(如胃空肠管或鼻空肠管)而非胃管接受营养支持治疗。对声带麻痹或轻瘫的患者进行声带矫正。

在移植后早期阶段要经常进行支气管镜检查,同时经支气管取活检,以发现新的浸润,发热或移植物功能障碍,常表现为氧合作用差、高碳酸血症和肺量测定值下降。尽管移植后的肺栓塞不常见,支气管动脉缺血造成肺梗死可能引起破坏性后果,对其诊断和治疗需要高度警惕。大的肺动脉栓子常需进行手术切除。

结 论

在过去20年里肺移植已取得了重大进步。患者和移植肺的一年生存率现已接近肝脏和心脏移植。与其他实体器官移植一样,供体器官的短缺和慢性移植肺损伤的发生是其更加广泛地用于治疗终末期肺病的主要限制因素。尽管发展其他器官获取途径如异种移植、肺器官生成、心脏停搏供体等,将极大地增加今后进行肺移植的数目;如能对大多数供者进行恰当的评估,应能得到大量合适的器官特别是肺。随着对移植肺损伤原因的进一步了解以及免疫耐受研究工作的进行,肺移植的长期效果终将得到改善。

推荐读物

Cantu III E, Appel III JZ, Hartwig MG, et al. Early fundoplication prevents chronic allograft dysfunction in patients with gastroesophageal reflux disease. Ann Thorac Surg 2004;78:1142.

de Perrot M, Snell G, Babcock W, et al. Strategies to optimize the use of currently available lung donors. J Heart Lung Transplant 2004; 23:1127.

Patel VJ, Messier RH, Davis RD. Clinical outcome following coronary artery revascularization and lung transplantation. Ann Thorac Surg 2003;75:372.

编者评述

L.R.K.

最近几年Duke的Davis和他的同事极大地推动了肺移植的进展。或许没有其他手术会如此的依赖于对最微小细节的严格关注。由于接受双肺移植的患者生存期提高，Duke小组推荐对所有患者均进行双侧续贯肺移植，即使是单肺移植可满足需求的患者。这一理论是无可非议的，但要指出等待接受移植的受者要远远多出供肺的提供，因此对于大多数项目来讲，在某些受者中采用单肺移植是有意义的。

由于采用经胸骨双侧开胸术术后会出现胸骨切口愈合的问题，许多小组开始采取双侧前方胸廓切开术，而宁愿忍受术野暴露不佳。Davis指出，他们尚未遇到胸骨切口愈合的问题，而且毫无疑问，胸骨切开提供的视野明显有助于自体肺的摘除和供肺的植入。采用钢丝对胸骨正中切口进行安全闭合，会促进愈合并降低伤口问题的发生。

静脉-静脉体外膜氧合作用的应用比较新颖，但其高达90%的30天存活率是不容争议的。如同Duke小组所坚持的，关键是当发生明显的移植肺功能障碍时及早建立ECMO支持。既然这里所报道的效果显著，所有机构均应采取前面提到的可减少原发性移植肺功能障碍的其他措施。

隐性胃食管反流可造成移植肺的感染和损伤，认识这一点尤为重要。我们早已知道肺切除术常伴随吞咽功能障碍，也认识到在接受肺移植的患者中该情况同样会发生。我们最近又认识到胃食管反流和吸入的较高发生率。我所赞同的不仅是作者积极采取了药物抗反流的措施，同时还在患者早期实施了胃底折叠手术。许多患者在移植后住院期间都进行了胃底折叠术。

所有的肺移植手术小组均采用Duke小组所用的许多方法是明智的。

（王卓敏 译 周清华 校）

第 24 章

肺气肿外科手术

Mark Ellis Ginsburg

概 述

肺气肿定义为终末支气管远端气道永久性异常扩张，伴有管壁损伤,但无明显纤维化。这种病理过程进展残酷,可导致气短、运动耐力下降、呼吸衰竭,最终导致死亡。外科手术的设计应致力于改善这种病理过程带来的生理扰乱，以达到改善症状，并可在特别选择病例中提高生存率。

肺气肿总是给胸外科医生带来巨大的治疗挑战。不管是遭遇原发病或只是伴发疾病，它长久以来一直在挑战外科医生的技巧和创新。1994年Joel Cooper医生及同事对肺减容手术的重新发现和定义是对这种疾病的自然病史和病理生理的更深入理解和发展新技术的强大动力。这个曾经被视为没有希望改善的不能治疗和不断进展的疾病，现已成为新的治疗干预的目标和希望。

本章涉及肺减容手术及其技术，但是应该认识到在肺气肿领域,生理、药理和放射学方面正在取得广泛进步。但这些患者的未来永远不会过于乐观。

历 史

上个世纪有许多意图良好但是考虑欠周的术式尝试解决肺气肿带来的机械和生理扰乱。包括肋骨软骨切除及横行胸骨切断等外科技术曾试图通过扩大胸腔以适应肺的过度扩张。椎体旁胸廓成形术尝试减少肺的过度扩张。这些术式由于远不能达到目的和实际效果,很快被淘汰。有效观察到典型的进展期肺气肿膈肌变平与通气受限有关,导致通过膈神经切断、人工气腹及腹带等错误的尝试试图恢复膈肌形态。壁层胸膜切除试图通过促进胸壁侧支循环以改善降低的肺实质灌注。肺去神经化试图减少支气管痉挛和分泌物,这些都无实际效果。

尽管如此，外科治疗肺气肿已取得显著成效。肺大疱切除确实疗效持久，但只在有限的特定患者中有效。Otto Brantigan首先提出肺重塑可以改变病肺的顺应性和功能。他的概念是保持小气道开放的弹性回缩力会由于肺过度扩张而失去，减少肺的体积可以改善呼气气流。他应用这种理论使用多次肺楔形切除行肺减容，但未能取得令人信服的效果和适用性。肺移植已证实对肺气肿有效，但受用患者群很窄。Wakabayashu于20世纪90年代初期普及了激光肺大疱切除，引起了对这种疾病新的兴趣，但证实既无效果又不安全。

Cooper及其同事对肺气肿减容手术的重新引进，以及后来国家肺气肿治疗试验（National Emphysema Trea-tment Trial,NETT)所提供的数据显示，大量肺气肿患者可能从外科治疗中受益。

肺气肿的病理生理

肺气肿病理形成机制中，最广泛接受的假设是,蛋白酶-抗蛋白酶的不均衡导致肺的过度蛋白溶解活性。这种不均衡或是由于外在刺激物导致蛋白酶活性过度，或是由于遗传倾向致抗蛋白酶活性降低。这种蛋白溶解过程导致弹力蛋白和胶原基质的降解，最终导致肺组织的破坏和弹性回缩力的丧失。生理上这种损伤导致气流受限、肺的机械改变、气体交换异常及肺的血流动力学改变。临床后果表现为气短,运动耐力下降、反复肺部感染，最终呼吸衰竭。很多近期的证据提示损伤有更复杂的相互影响，其中包括金属蛋白酶、肿瘤坏死因子、多形核细胞、CD4细胞、CD8细胞和巨噬细胞。Hogg等的工作显示，终末支气管的反复损伤和再塑型导致不可逆的气道损伤。他们指出这种过程由细菌反复感染和繁殖引起，并由适应性免疫反应介导。

呼吸量计测定的呼气气流的下降反应在一秒用力呼气容量与用力肺活量比率的下降以及一秒用力呼气容量绝对值的下降。肺气肿的主要特征之一是过度膨胀，它直接由弹性回缩力的丧失引起，并充当代偿机制在最细支气管水平增加肺静态容量以减少气流阻力。这种现象与哮喘及慢性支气管炎形成对比，后者炎症性气道疾病主要导致气道阻力的增加，但肺很少过度膨胀。鉴别这两种不同的阻塞性肺病对于选择肺气肿手术至关重要。

肺的过度膨胀导致膈肌变平，胸廓尺寸增加。进行性膈肌变平导致肌纤维长度变短、吸气力量的降低、表面吸附力的降低和跨肺压力的降低。极端情形下，膈肌收缩可导致吸气期胸腔的减少。相比于正常人，所有这些改变使得呼吸时胸壁和附属肌肉处于机械性不利地位，并导致呼吸做功增加。

气体交换功能受到良好保护为肺气肿的典型特点。由于肺泡表面面积的减少导致弥散功能的下降，但除非在疾病晚期，显著的低氧血症并不常见。通气/血流比(V/Q)显著增加，其中通气水平升至已经很高的V/Q区域内(无效腔样通气)。

肺气肿的血流动力学效应尚未得到有很好证实。肺血管阻力、肺动脉收缩压及静息肺毛细血管嵌压似有升高，活动后心排量下降。肺动脉高压为多因素所致，包括血管收缩、肺毛细血管床丧失、肺小动脉重塑后变厚。活动后肺过度膨胀可限制心脏充盈，导致心输出量下降。这些改变导致活动后外周氧输送进一步受限。

外科治疗的病例选择

外科手术病例的选择受制于临床经验和远期疗效的相对缺乏。最初的筛选包括全面的病史和体检、肺功能试验、胸部X线以及CT扫描。在进行昂贵和侵入性操作规程前，明确诊断肺气肿的过度通气、病变分布及病废程度很重要。基于这些有限的筛选，许多患者被排除在进一步考虑之外。肺气肿减容手术的主要适应证和禁忌证简要列在表24.1和表24.2。

完善的病史应包括肺气肿本身的失用程度、症状进展速度、住院频率及每日产痰量和性质。体格检查应记录休息和运动时呼吸模式(特别是辅助肌肉的参与)、反应性气道疾病的征象及身体失调程度。

那些在失用程度上感觉严重到足以考虑外科手术干预的患者，有肺气肿但无明显反应性气道疾病或慢性支气管炎，同时符合肺减容手术一般指征的患者，应进行广泛评估，包括心脏测试、并发症评估、运动耐力和生活质量测定(表24.3)。这时，应讨论并明确指出手术治疗目的及其局限性。其他应探索的选择方案包括细化内科治疗、肺的康复训练以及对合适病例行肺移植。

表 24.1　肺减容手术的相对适应证

病史和体格检查符合肺气肿
FEV_1≥预计值15%或≤40%
TLC≥预计值100%
残气量≥预计值150%
室内空气下PaO_2≥45mmHg
室内空气下$PaCO_2$≤55mmHg
超过6个月的非吸烟者
计算机断层扫描显示显著肺气肿
手术可接受的心脏危险程度
有能力适应肺康复训练项目

FEV_1：1秒用力呼气量；$PaCO_2$：动脉二氧化碳分压；PaO_2：动脉氧分压；TLC：肺总容量。

表 24.2　肺减容手术的相对禁忌证

计算机断层扫描显示显著支气管扩张
动脉二氧化碳分压≥60mmHg
肺动脉收缩压≥45mmHg，平均肺动脉压≥35mmHg
先前同侧目标病变肺叶切除术
显著系统疾病或恶性肿瘤预计影响生存
显著胸膜或间质性肺病
慢性支气管炎或哮喘
心脏疾病不能耐受大的胸部手术
每日强的松用量或相应激素剂量≥20mg，难以撤除
休息时氧需求超过6L/min，以保持血氧饱和度≥90%
康复训练后6分钟行走距离≤140m
社会心理状况不稳定
呼吸机依赖
现时尼古丁滥用
体重指数男性≥31.1kg/m²，女性≥32.3kg/m²

表 24.3　术前评估

完整病史和体格检查
血清尼古丁水平
α-1抗胰蛋白酶水平
吸气期和呼气期高分辨率胸部计算机断层扫描
灌注肺扫描
经胸超声心动图评估肺动脉压
多巴酚丁胺核素应激试验
支气管扩张剂应用前和应用后肺量计测定
肺体积描计图测定肺容量
心肺运动试验
6分钟跑
室内空气动脉血气分析

肺气肿患者与慢性支气管炎或反应性气道疾病鉴别是其能否通过肺减容手术最大获益的关键。虽然绝大多数患者有一定程度的炎症性气道疾病，但患者越接近于单纯肺气肿，即典型的"粉红色气喘"，肺减容手术越可能获益且合适。反应性气道疾病的迹象包括依赖激素治疗、吸气性或呼气性喘息及胸部X线缺乏肺过度膨胀。这些患者可能与肺气肿有相似的生理特点，但肺量计上倾向于更大的支气管扩张剂反应性。每日大量产痰或计算机断层扫描显示支气管扩张同样是肺减容手术的不良候选病例，应该排除在外科手术考虑之外。

病变异质性和上叶为主的病变屡次被证实与良好的肺减容手术疗效有关。计算机断层扫描和灌注肺扫描对于决定病变异质性很有帮助，并且是手术切除的潜在目标区域。复习前后位、侧位和斜侧位向肺灌注扫描片，对评估病变类型极为重要。

胸片、计算机断层扫描以及体积描计图测定肺容量对于评估肺过度膨胀程度很有用。单体肺容量测定并不能很一致地与手术改善相关联，但缺乏肺膨胀是一个很重要的阴性预测因子，提示为显著反应性气道疾病而非肺气肿。

有未明确的肺结节证据或已证实有肺癌值得特别关注。肺减容手术再次引入前，绝大多数严重肺气肿患者因为肺功能差而被排除在手术考虑之外。肺减容手术的教训显示许多有合并病理的病例现在能手术切除，有些病例同时获得根治性癌症手术和肺功能改善。这些病例应根据肿瘤部位和肺气肿分布区别对待，它们再不应该一概只依据肺功能试验被排除在手术考虑之外。

心脏评价应包括肺动脉压测量和冠心病评估。患者应做心脏超声检查来评估右心压力，行多巴酚丁胺试验来评估冠心病。如提示严重病变应做心导管检查。Scharf等证实，对于经国家肺气肿治疗试验(NETT)评估的肺气肿患者，显著的肺动脉高压(肺动脉收缩压大于45mmHg，平均肺动脉压大于35 mmHg）相对少见。冠心病较常见，但患者很少不能手术。对于共同的主要危险因素吸烟，绝大多数冠心病或肺气肿病例可能已经因为死亡或晚期失调被自然淘汰。

其他不常考虑但重要的合并疾病还有抑郁症和骨质疏松等。积极评估和处理对于围术期和远期疗效是重要的。未治疗的抑郁症会降低肺康复训练的动力并影响术后生活质量的改善。未治疗的骨质疏松会导致疼痛性骨折及慢性疼痛综合征，抵消了手术带来的肺功能改善效果。

对于漫长的慢性病来说，决定手术的时机总是很困难。目前很少有数据提示在肺气肿病程中何时进行外科手术是理想时机。值得注意的是，在NETT中随机分配到内科治疗的病例中死亡率为0.11每人年。很明显，许多患者错过了外科减容手术作为合理治疗肺气肿的机会之窗。因疾病进一步发展，丧失更多功能性肺组织、进行性失调或死亡，最终导致失去候选条件。

术前准备

术前准备包括两大部分：体力修复和优化内科治疗。几乎所有患者受累于去适应作用，因此会从肺康复训练中获得相当大的收益。肺康复训练已显示可改善运动耐力，减少气短，改善生活质量。但未能显示可改变肺功能。我们需要有一个熟悉临床要求以及有处理肺部疾病经验的正式的肺康复训练项目以修复体力。其他并非针对肺的项目通常无效。功能改善平台常在6~10周达到，但需要个体评估。

所有患者都需评估内科治疗是否达到最佳疗效，尤其是支气管扩张剂和激素治疗。多数患者可以停用激素或减至最低剂量。不能达到这个目标应怀疑存在显著气道反应性疾病以至于不是肺减容手术的合适候选病例。另外，评估和治疗骨质疏松、抑郁症及焦虑症也很重要。最后，我们要求患者应长期戒断尼古丁产品。这需要有包括血清尼古丁水平检测等的实验室证据支持。

因为肺减容手术是择期手术，手术应该推迟到术前治疗疗效达到最佳水平。

外科技术

入路选择和目标区域选择

手术入路和目标区域的选择紧密相关的。初始评估潜在手术切除区域需复查胸部高分辨率计算机体层扫描及灌注扫描。吸气期和呼气期进行的计算机体层扫描可进一步细化空气潴留区域。

选择手术入路很大程度上取决于手术医生及基于对该技术的舒适程度。后方胸膜病变及左下叶病变很难经胸部正中切口进入。单侧病变可经胸腔镜辅助途径或直接开胸手术进入。对于肺减容手术来说，双侧胸腔镜辅助手术是最合适的术式，但需要优良的微创技巧。评估肺的大小、发现和处理漏气以及制作胸膜幕帐在采用胸腔镜辅助入路时可能很困难。

双侧经胸骨途径肺减容手术

我们对于大多数病例偏好正中胸骨切口(图24.1)。该入路可以提供很好的双侧显露，而且大多数患者能很好耐受。全身麻醉诱导之前置入胸部硬膜外导管并进行测试。因有高碳

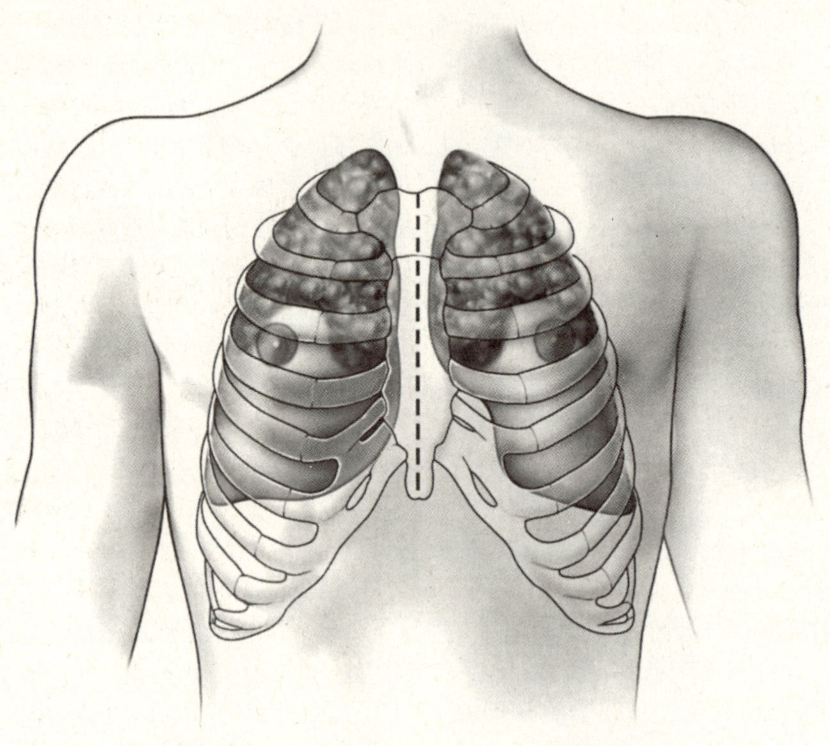

图24.1 胸骨正中切口为双侧肺减容手术提供极佳显露。

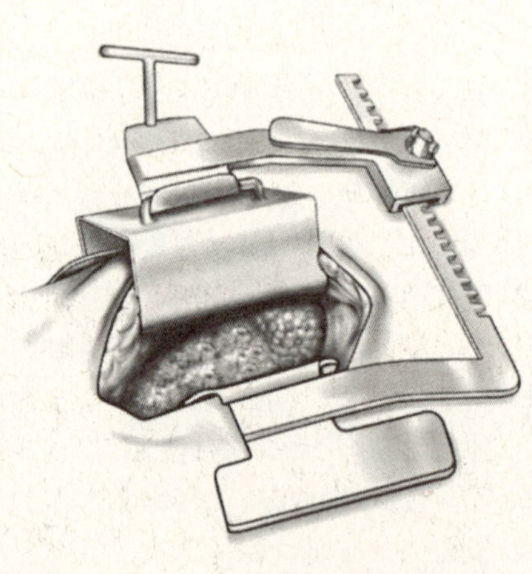

图24.2 使用Bugge牵开器抬高胸骨。在胸骨后打开胸膜，从膈肌表面直到内乳静脉下方。注意打开胸膜时不要太向头侧，以免损伤膈神经。术侧停止通气，以便视以便觉检查肺萎陷。

酸血症以及麻醉恢复漫长而延迟的危险，故避免用麻醉止痛剂。在全身气管内麻醉诱导后，经单腔气管插管置入纤维支气管镜。这一步骤可评价、培养并清除分泌物，同时了解是否存在支气管内恶性肿瘤，该种情形偶尔会在这种高危病例中发现。患者然后重新置入双腔气管插管。行正中胸骨切口，使用Bugge牵开器抬高胸骨板(图24.2)。我们首先在肺灌注最少一侧进行减容手术。在胸骨后打开胸膜，从膈肌表面直到内乳静脉下方。注意打开胸膜时不要太向头侧，以免损伤膈神经。首先在通气下检查肺，然后术侧停止通气。我们在对侧肺使用压力控制通气，以避免气压伤。当术侧肺萎陷时，医生可在直视下检查并识别肺首先不张区域。吸收性肺不张在肺气肿最不严重区域发生最快。几分钟后，灌注分别明显，灌注最好区域去饱和最快。最终限制性再通气使外科医生可以鉴别顺应性最好区域所在肺实质。这些观察以及胸部计算机断层扫描和灌注肺扫描，给外科医生提供了必要的信息以决定应遵从的手术目标区域。

全肺必须进行充分游离以使肺重新在一侧胸腔内定位，并避免出现胸膜间隙问题。离断下肺韧带，显露时注意避免损伤膈神经。因为肺组织易脆，所以应避免抓夹不需切除的肺组织。大的海绵钳对于牵引很有用。粘连必须小心分离，如果确实困难，可应用胸膜外游离技术。膈神经区域的顽固性粘连可通过缝合器去除少量肺组织来解决，让少量组织附着在神经上。在肺后方置入开腹海绵或将肺浸入温盐水可使肺处于更好位置以改善显露。

肺一旦游离且要切除的肺实质区域已确定后，使用带有牛心包(Peristrips, Biovascular, Minneapolis, MN; Instat, Johnson and Johnson, Brunswick, NJ)或Gore-Tex条片 (Core-guard, W. L. Gore, Flagstaff, AZ) 的Endo-GIA缝合器进行切割。GIA缝合器用于较厚的肺组织。缝合始于前侧(图24.3)，并过渡到后侧肺，温柔地用切除的肺来提起其余的肺叶(图24.4)。注意避免肺叶切除太深或接近肺门组织。决定切除多少肺实质，即切除尺寸至关重要，但理想尺度指南很难确定。切除太多将导致胸膜腔问题和漏气，切除过少会带来潜在的疗效不足问题。我们努力使膨胀的肺充满自膈肌直至胸顶的半侧胸腔，并使膈肌处于正常解剖位置。

单侧切除完成后，轻轻膨肺，并在所有缝线上手法保持压力。气道压力应控制在使肺再膨胀所需的最低水平。用温盐水充满半侧胸腔以评估漏气，必要时尽可能尝试再使用加强的切割缝合器或缝线或生物胶最大限度地减少或消除漏气。对侧切除以同样方式进行。每侧胸腔分别置入胸腔引流管，注意其位置以达到理想的肺尖和基底部引流。必要时，行胸膜帐以帮助消除过多的胸顶空间。胸膜固定虽然合理但不常规进行。

拔管前应尽力吸除分泌物并给予

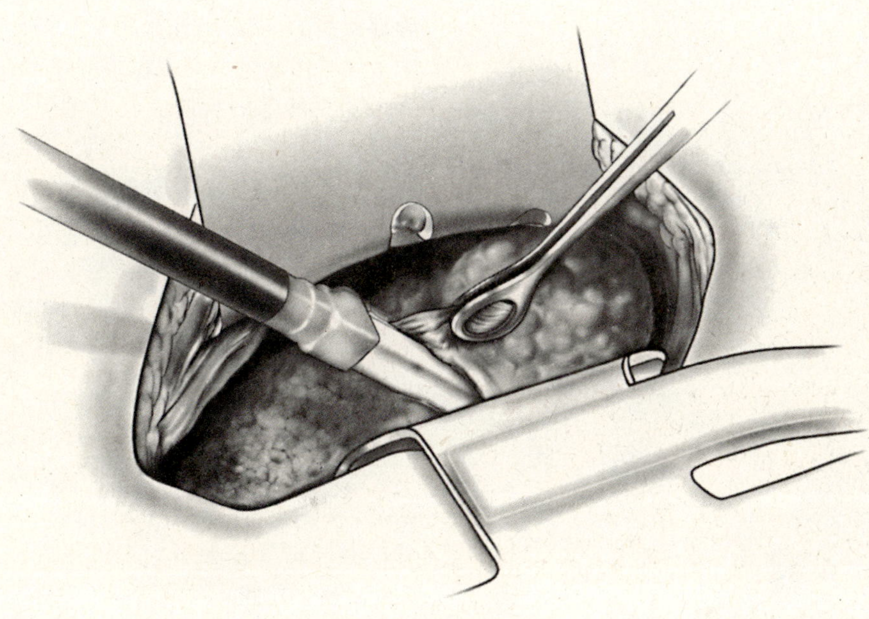

图24.3　目标肺组织向前抓夹，使用带有牛心包的Endo-GIA直线切割缝合器开始进行切割。

支气管扩张剂。拔管时必须使患者无痛，警觉，且无显著高碳酸血症。胸腔引流管最初要置入水封瓶内，并经常检查胸X线片。如果发展为大量气胸，胸腔引流将需要接上轻度负压吸引。

胸腔镜辅助双侧肺减容手术

正确的体位摆放和计划是这项技术的关键。我们将患者置于平卧位，上肢放在头上方，适宜地垫绑在两侧的隔板上(图24.5)。患者固定在手术床上，胸部消毒铺巾。麻醉技术和术中通气处理与经胸骨切口肺减容手术描述相似。如图24.6所示，使用3个管孔。镜头所在最下方管孔位于腋前线第6肋间。锁骨中线第4肋间管孔置入切割缝合器。腋中线第3肋间管孔置入器械。电灼切断下肺韧带，游离粘连，特别注意避免漏气。粘连严重可采用胸膜外游离。于前侧夹持肺，将Endo-GIA切割缝合器通过前管孔置入，从下方向胸顶切割缝合肺(图24.7)。切割缝合继续自肺尖朝向肺叶后侧。再次强调，注意不要离肺门太近做切割缝合或切除太多组织。使用这种技术更难以评估校准正确的肺尺寸。完成切除后，胸腔部分充盈温盐水，并在低压下轻轻膨肺以评估漏气情况。置入前侧和后侧胸腔引流管，同时注意对侧胸腔情况。按照与经胸骨途径相似的方式拔管。

单侧术式

在许多情况下单侧术式比双侧途径更可取。这些指征包括选择性肺结节或恶性肿瘤需要行大手术的病例、对侧严重胸膜疾病、既往肺叶切除以及同侧有原发性病变。在这些病例中，我们采取个体化手术途径，但绝大多数我们应用胸腔镜技术或限制性开胸手术。

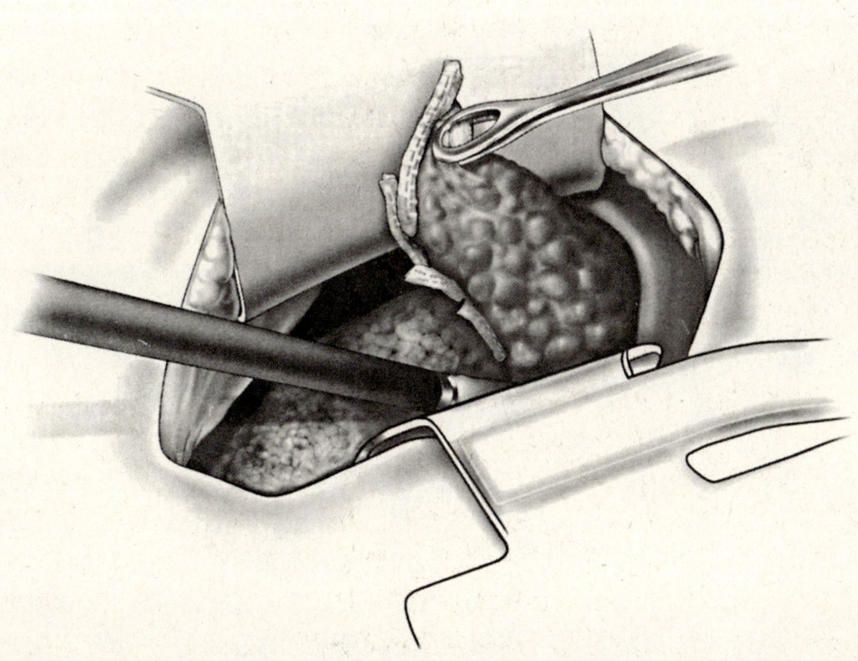

图24.4　运用轻柔牵引显露肺后部，向尖后部继续进行切除。半侧胸腔充满温盐水使肺浮向术者，以改善术野。

术后监护

肺减容手术患者由于其对不利事件的耐受力有限，故术后监护需要特别细心。肺减容术后是否成功需要有一支由外科医生、肺科医生、麻醉师、呼吸治疗师、物理治疗师及护士组成的团队，这个团队具有治疗晚期

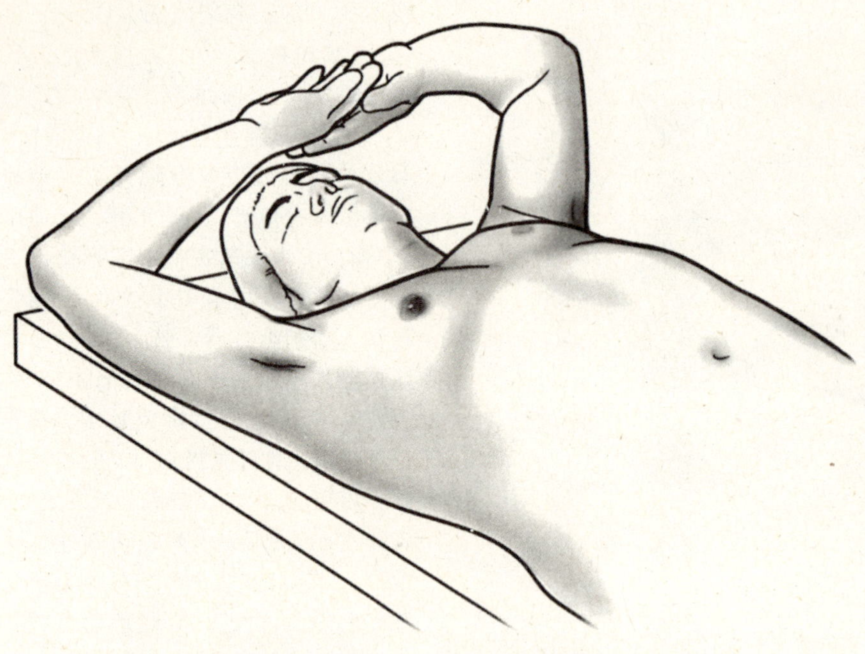

图24.5 进行胸腔镜辅助双侧肺减容手术时，患者应置于平卧位，上肢放在头上方，适宜地垫绑在两侧的隔板上。

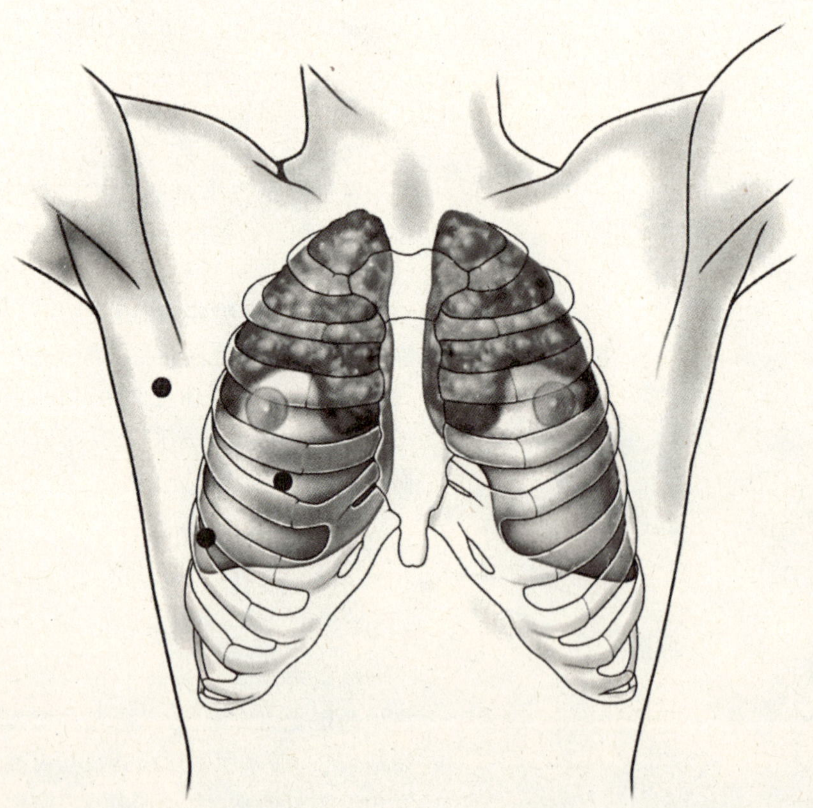

图24.6 胸腔镜镜头经腋前线第6肋间插入。腋中线第3肋间置入空的卵圆钳器械用于抓夹肺组织。锁骨中线第4肋间置入切割缝合器。切除始于前方朝向肺尖进行。

肺部疾病的丰富经验。采用配合精良的多学科团队方式可提供最好结果，并可预见特殊的后遗症及其术中潜在并发症。

在手术结束时常规拔除气管插管，这样可减少气压伤危险，其可导致难以处理的漏气。成功拔管及有效的肺内排痰需要充分的疼痛处理。为控制疼痛首先要硬膜外应用局麻剂直至CO_2分压正常而患者苏醒。然后缓慢滴定给予麻醉镇痛剂，以避免过度镇静及通气降低。术后尽早让患者活动，通过刺激性肺活测定、咳嗽、深呼吸及经鼻气管吸引等积极促进肺排痰。硬膜外麻醉所致低血压最好行液体治疗，因为有些患者血管收缩伴有肠系膜缺血。

胸腔引流管保持在水封瓶液面下，除非发生气胸增加，出现这种情形，应采用10cmH_20低压力吸引。胸腔引流持续3~5天。如果漏气持续，将Heimlich阀连接到胸管上，并在随后24小时行胸部X线密切观察。如果患者肺部保持稳定48小时，可携带Heimlich阀出院。我们的经验是，因不可控制的漏气而需再次手术极为少见。

支气管扩张剂治疗术后应立即重新开始。除非有反应性气道疾病、分泌物增加或呼吸衰竭，否则应避免应用激素。如果微创方法未能充分清除分泌物，应充分应用支气管镜。术前开始使用抗生素，需要时应持续至术后。如果需要，我们要送术中及每日痰标本做培养和革兰染色，以指导抗生素治疗。

有些患者需要再次插管，多为可逆事件。如果患者虽经充分控制疼痛、支气管痉挛及分泌物，仍然显示呼吸衰竭征象，应选择使用插管，不要让衰竭患者情况急转直下。这些患者拔管前应休息数天，并治疗相应的促发事件。如早期不能再次拔管，建议行气管切开和松解术。

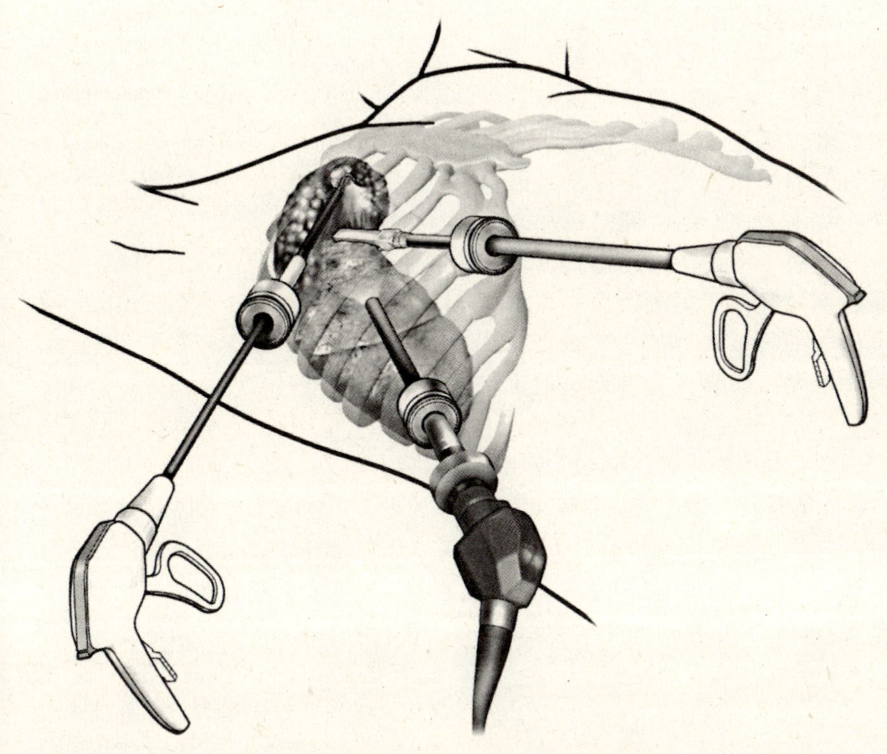

图24.7　切除方式类似于经胸骨途径，围绕肺尖连续进行。

手术结果

自从Cooper等的最初报道以来，现已有很多病例系列及小样本随机试验报道了不同途径及技术行肺减容手术的结果。这些研究一致显示，肺减容手术可改善FEV_1、呼吸肌功能、运动耐力及气促症状。术后死亡率为5%~15%。并发症较明显，包括漏气延续、呼吸衰竭、心肌梗死、肺炎和中风。

远期结果资料有限。Yusen等报道了华盛顿大学最初的200例肺减容手术平均随访3.7年的结果。术后呼吸困难评分分值的改善情况：6个月时为81%，3年时为52%，5年时为40%。以SF-36表测试评估体力功能，6个月时93%的病例改善明显，3年时为78%，5年时为69%。他们的结论认为，肺减容手术比内科治疗取得更显著效果，而且这种效果至少持续5年。这些改善似乎可以与内科治疗及肺部康复效果相区分，而且与肺功能改变呈非线性相关。

国家肺气肿治疗试验（NETT）是最大规模的前瞻性随机研究，用以确定对肺气肿行肺减容手术的有效性。这项试验，受到医疗保险和公共医疗补助服务中心及健康保健研究和质量机构的资助，并由国家心肺及血液研究所管理，历时7年在全美17个医疗学术中心进行。它比较了包括肺部康复训练在内的最佳内科治疗与双侧肺减容手术的疗效，共有1218例患者，平均随访2年。这项试验确定了显示肺减容手术有益或有害的5个亚组病例的特征。虽然受研究范围及设计上限制，但这项研究现在已成为指导临床工作者选择病例和预测疗效的基础。

NETT中确定的5个亚组依据的是：基础运动耐力，一氧化碳弥散功能（DLCO），病变结构，以及FEV_1（表24.1）。5个亚组中有两组显示肺减容手术后结果恶化，有3组显示改善。只有一组显示肺减容手术有生存率优势。这些结果显示在表24.4。

分析显示，上叶为主的肺气肿和低基础运动耐力患者在生存率、运动耐力及生活质量指标上取得显著效果。非上叶为主的肺气肿和低基础运动耐力患者只在运动耐力及生活质量上取得效果。非上叶为主的肺气肿和低运动耐力患者只在生活质量上取得效果。

FEV_1预测值低于20%以及肺气肿均质分布或DLCO预测值低于20%的患者，肺减容手术死亡率显著增

表 24.4　国家肺气肿治疗试验的主要结果

亚组	肺减容手术结果
FEV_1≤20%且DLCO≤20%或均质病变	生存率降低
上叶为主病变/运动耐力低[a]	生存率升高 运动耐力增加 症状减少
上叶为主病变/运动耐力高	运动耐力增加 症状减少
非上叶为主病变/运动耐力低	症状减少
非上叶为主病变/运动耐力高	生存率降低

[a]低运动耐力，女性低于25W，男性低于40W。
DLCO：一氧化碳弥散能力；FEV_1：1秒用力呼气量。

加。存活者在生活质量和运动耐力上有小的好处但无显著临床意义。同样,非上叶为主的肺气肿和高基础运动耐力患者手术死亡率增加而且没有显著临床效果。

研究比较正中胸骨切口与双侧胸腔镜辅助手术两种途径,在生存率和功能改善上都很一致地未能显示有意义的差异。在NETT,正中胸骨切口或双侧胸腔镜辅助手术患者,功能改变皆无显著差异。但是,胸腔镜辅助手术患者更早独立生活,总体费用少于正中胸骨切口手术。

大量证据证实,双侧肺减容比单侧肺减容有更好的功能改善。然而单侧术式在有肺肿瘤、孤立性单侧胸膜病变、既往肺叶切除或单侧肺气肿患者中显示良好效果。对侧效果如何还不明确,但很可能很小,因缺乏肺与肺之间相互作用。移植后自体肺减容也已显示有效,但不清楚有效性是与移植肺还是与自体肺有关。

应用肺减容技术对于肺结节病或已证实的肺癌患者,使得一组原本因肺功能差而不适外科手术切除的病例接受了外科治疗。需个体化考虑每个病例及手术方案,但在严重肺气肿区域以及病变不重区域的肺如能行有限切除现在皆可处理。肺减容手术结合肿瘤切除已证实是可行的,但缺乏远期效果研究。

未来方向

国家肺气肿治疗试验(NETT)提供了无可争辩的证据,即肺的重塑可改善肺功能。仍需许多工作进一步明确最佳手术时机和外科技术。NETT中仍藏匿许多尚未开发的数据资料等待分析。特别让人感兴趣的是,这为对这组进行过充分检测的病例所做的广泛放射学研究进行数字分析提供了机会。

新的技术正在研究中,其有可能取得肺减容疗效,或者至少通过支气管镜途径可改善通气效率。这些技术包括通过支气管镜置放的单向阀门和其他装置。早期研究提示这些技术是安全的,同时通过改变通气方向、动态性过度膨胀以及有些病例的肺不张得到改善,取得了类似于外科肺减容的改善效果。这些技术是否将转化为有意义的临床效应,尚待确定。

对于对肺气肿感兴趣的临床工作者存在着独特机遇。围绕着肺减容手术的兴奋已激励人们进行新的研究,也打开了新的发现和治疗策略的机会之窗。在这书中,肺减容手术只应被视为外科治疗肺气肿新纪元的开始。

推荐读物

Cooper JD. Technique to reduce air leaks after resection of emphysematous lung. Ann Thorac Surg 1994;57:1038.

Cooper JD, Trulock EP, Triantrafilou AN, et al. Bilateral pneumonectomy (volume reduction) for chronic obstructive pulmonary disease. J Thorac Cardiovasc Surg 1995;109:106.

Hogg JC, Chu F, Utokaparch S, et al. The nature of small-airway obstruction in chronic obstructive pulmonary disease. N Engl J Med 2004;350:2645.

Martinez FJ, de Oca MM, Whyte RI, et al. Lung volume reduction improves dyspnea, dynamic hyperinflation, and respiratory muscle function. Am J Respir Crit Care Med 1997; 55:1984.

McKenna RJ Jr, Brenner M, Fischel RJ, et al. Should lung volume reduction surgery for emphysema be unilateral or bilateral. J Thoracic Cardiovasc Surg 1996;112:1331.

McKenna RJ Jr, Fischel RJ, Brenner M, et al. Use of the Heimlich valve to shorten hospital stay after lung reduction surgery for emphysema. Ann Thorac Surg 1996;61:1115.

National Emphysema Treatment Trial Research Group. A randomized trial comparing lung volume reduction surgery with medical therapy for severe emphysema. N Engl J Med 2003; 348:2059.

Pauwels RA, Buist AS, Calverley PM, et al. Global strategy for the diagnosis, management, and prevention of chronic obstructive pulmonary disease: NHLBI/WHO Global Initiative for Chronic Obstructive Pulmonary Disease (GOLD) Workshop summary. Am J Respir Crit Care Med 2001;163:1256.

Wisser W, Tshernko E, Wanke T, et al. Functional improvements in ventilatory mechanics after lung volume reduction surgery for homogeneous emphysema. Eur J Cardiothorac Surg 1997;12:525.

Yusen RD, Lefrak SS, Gierada DS, et al. A prospective evaluation of lung volume reduction surgery in 200 consecutive patients. Chest 2003;123:975.

编者评述

L.R.K.

自从1994年Joel Cooper首先再次引入肺减容手术以来,外科治疗肺气肿已引起很大兴趣。在他最初报道后已做了许多这些手术,结果经常不理想,有些机构的死亡率高达30%。手术病例选择指征差异很大,外科技术也是如此。鉴于潜在花费巨大,医疗保险及公共医疗补助的服务中心(CMS)终止了对肺减容手术的付费,但最终同意对由国家心肺及血液研究所所资助的临床试验部分付费。最后17个中心参与了这项研究,但未能产生大约接近最初预计的病例数,但在一组特殊肺气肿受害者中确实显示有生存优势。目前CMS将在已批准的中心对符合所确定指征的候选手术付费。尽管有NETT好的结果,但肺减容手术病例数仍很少。肺科界似乎已对该手术有所醒悟,并阻止患者寻求手术治疗。优化内科治疗包括肺康复训练,确实可以改善运动耐力和总体状况。然而,在选择性病例中,没有内科治疗能像在肺减容手术中所使用的多种测定方法那样显示可改善生存或生活质量。

从严重肺气肿患者手术中获得的知识对于边缘肺功能状态的肺癌病例有一定影响。虽然以前许多这样的患者因为储备太低不能耐受切除而被拒绝手术,但现在我们对于他们中的多数都做手术。取决于肿瘤所在部位,在一些过度膨胀的肺组织中手术切除可以完成肺减容部分目的,虽然只完成了单侧手术,却改善了总体肺功能。有时手术切除伴对侧肺减容手术既改善了患者肺功能同时又切除了肿瘤。很少有患者因严格依据肺功能指标而未考虑其他因素而拒绝手术,包括肿瘤部位、肺气肿最严重部位(特别是病变是否具有异质性)、营养状态及活动行为等。

肺减容手术有一些技术特点值得注意。单侧肺切除组织总量通常接近20%~30%,但精确计量或肺切除总量计算方法并不存在。术者必须根据个人经验判断切除多少肺组织。切除太少,患者不能从手术中获益,但是却需承受所有手术风险。切除太多,患者可能遭受损失过多气体交换实质组织,所以强调病变的异质性。除了很少例外情况,绝大多数手术不适用于无特定区域的均质性病变患者。必须避免损伤膈神经。如果为增加显露,打开胸膜返折过于靠上,此处神经很靠前,易于受损。切开胸膜返折必须止于内乳静脉下方。尽管很多研究未能证实有好处,是否在切割处垫以人造物质帮助预防或减少漏气仍是个悬而未决的问题。肺膨胀后很多实质漏气发生在垫片旁。我倾向于在开胸手术而非在胸腔镜手术中切割缝合线处加垫片,就漏气频率和持续时间而言,我的印象是没有显著区别。术后期间疼痛控制很关键,硬膜外麻醉止痛必须作用良好,否则应该取代。控制疼痛可使患者积极参与排除分泌物。如果患者不能有效咳嗽,我选择通过环甲膜置入微创气管切开处理分泌物。如有提示分泌物潴留,我选择早期置入。

外科手术虽然看似容易,但给这些患者术后带来很大挑战,肺减容手术或许应该限制在对处理晚期肺病具有相当经验的中心进行。这些不一定是做过肺移植手术的中心,但这可能确有其优势,而且做过一定数量这样的手术,大概也是切实可行的。另外,任何对于晚期肺气肿患者处理具有经验的中心应该寻求获准进行这类手术。肺减容手术可以对选择性病例显著提高其生活质量,并且可延长其寿命。

(王永忠 译 甄文俊 校)

第25章

胸出口综合征

Harold C. Urschel Jr., Amit N, Patel

胸出口综合征涉及一个或更多通过胸廓出口的解剖结构受压迫（如锁骨下脊髓和肩部之间的空间)。这些结构包括:臂丛上、下束和周围神经,沿动脉走行的交感神经系统，以及锁骨下动静脉。诊断血管或神经受压迫必须经过仔细的询问病史及体检。虽然针对血管的标准检查容易做到，但是尺神经和正中神经传导速度的精确测量很难做到。由于神经牵涉痛的评估使得神经传导速度的测量变得可信和可重复，故这对于评估原发或复发性胸出口综合征经过保守或外科治疗的效果极其重要。星状神经节阻滞能够预测许多部位的背侧交感神经切除术的功效。

多数神经压迫症状发病缓慢且较轻,能够通过保守理疗进行有效治疗。继发于臂丛或周围神经压迫的更严重的感觉和运动障碍；由交感神经反射引起的周围血管反应,包括胸痛、动脉供血不足、动脉栓塞或梗阻;以及静脉闭塞,这些病例更具挑战性,常需要外科手术治疗。

外科治疗指征

外科治疗指征包括经过保守治疗3个月后神经压迫引起的症状无改善以及表现出尺神经和正中神经传导速度减低的病例。其余外科治疗指征还包括:①经保守治疗无效的非典型性胸痛(与冠状动脉、食道或肺部病变无关)；②表现为高交感活性;③伴或不伴外周栓子的锁骨下腋动脉狭窄或梗阻;④锁骨下静脉血栓形成(Paget-Schroetter 综合征)。

对于神经压迫，外科首选经腋下径路切除第一肋骨,给锁骨下动脉、静脉和腋丛减压。与经锁骨上径路比较,经腋径路可以切除第一肋骨，可以切开斜角肌且必要时切除之，并可以减压胸廓出口而且对离开第一肋的关键神经血管结构危险性最小。最重要的是这种径路可以完整切除肋骨，从而避免因残余肋骨及纤维软骨而造成症状再发。经过锁骨上径路完全切除第一肋骨，需要牵拉臂丛和神经血管结构，这种体位可能造成较高的并发症发生率。

对于经腋径路和锁骨上径路手术后复发的胸出口综合征，后胸廓成形手术可以提供更安全的径路来切除残余骨和瘢痕组织，减压臂丛和锁骨下血管，而且允许行背侧交感神经切除术来改善灼痛和反射交感性营养不良(交感源性持续疼痛综合征)。

当梗阻或动脉瘤病变需要行旁路移植手术时，常应用锁骨上下结合径路来完成动脉重建。对于静脉梗阻(Paget-Schroetter 综合征)，理想的处理办法是溶栓结合导管介入应用尿激酶,随后立即经腋径路切除第一肋骨对胸廓出口进行减压。延迟溶栓明显增加死亡率,而第一肋骨切除和胸廓出口减压失败则会导致极高的症状复发率。药物治疗无效的压迫和交感神经高活性应该采取背侧交感神经切除术,通常联合经同一切口切除第一肋骨。

外科原则

胸出口减压手术通常包括：①切除第一肋骨；②锁骨下腋动脉和静脉减压;③分离锁肋韧带;④从第一肋向上至颈部切除前和中斜角肌，以防止Sibson筋膜再粘连;⑤分离颈7、8和胸1神经根以及臂丛的中、下干。应用具有光源的胸腔镜可提供清晰放大的手术野,作为教学示范也有较大的帮助。

外科手术入路应根据患者个体而定,而外科医生应熟练掌握各种手术入路。对于初次减压,我们倾向于经腋入路,而对于再发症状的二次手术则采用后胸切口。对于反射交感性营养不良(交感源性持续疼痛综合征)、Raynaud现象或其他灼痛样症状需加做交感神经切除术。

伴或不伴第一肋骨切除的背侧交感神经切除术可以经腋、经锁骨上或经后胸入路完成。星状神经节阻滞可以用来评估手术对症状改善的效果。虽然一些外科医生应用胸腔镜来电灼破坏背侧交感神经节，主要用于治疗多汗症，但我们认为重要的是应切除该神经节并获得神经节细胞的冷冻切片病理证据。切除胸2和胸3神经节以及相关的有症状神经链可缓解大多数症状(90%的患者)。若同时切除胸1神经节可使缓解率达到100%。对于Raynaud疾病，由于彻底切除星状神经节(颈7、8和胸1)才能缓解症状从而常会产生Horner综合征。

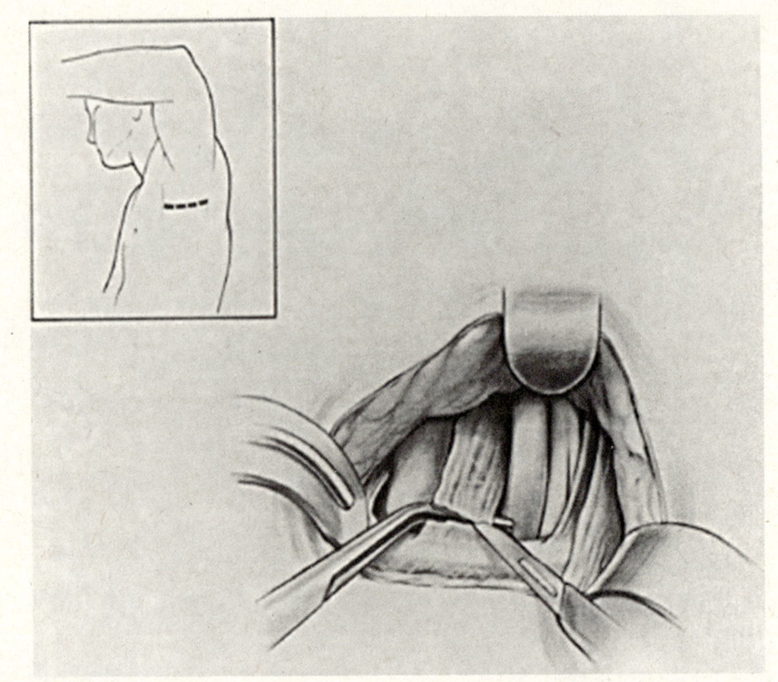

图25.1 分离前斜角肌和第一肋的附着点。用一把直角钳来保护血管神经束。插图显示从胸大肌到背阔肌的腋下水平皮肤切口位置。(Adapted from HC Urschel Jr, JD Cooper. Atlas of Thoracic Surgery. New York: Churchill Livingstone, 1995.)

外科技术

经腋第一肋切除(合并背侧交感神经切除)

应用双腔气管插管，使术侧肺萎陷，并尽量减小意外气胸发生的可能性。应用带照明的直角胸腔牵开器和窄的Deaver拉钩暴露手术野。应用电视胸腔镜可作为光源，并可提供放大，因此有利于临床教学。患者取健侧卧位，下方侧垫腋卷。上方的前臂敷裹并抬高，用0.5kg的重物牵拉。用特制的固定器使手臂固定在与胸壁呈90°的位置上；并应避免肩关节过度外展或延伸。每2分钟应放松一次固定的手臂，必要时还要频繁放松。手术野消毒铺巾做准备。

在胸大肌和背阔肌之间做腋下横切口(图25.1插图)。切口向深部延伸达胸壁，不要弯向上方的第一肋骨。在遇到胸壁时，再向上分离到第一肋骨，然后识别出第1、2肋之间的肌间臂神经。将其向前或向后牵开对其加以保护（切断该神经会使上臂内侧皮肤麻木6个月至1年）。应用Paulson骨膜剥离器于骨膜下剥离第一肋骨，并识别出前斜角肌。将一把直角钳放在该肌肉下面，此时手术医生应小心操作，以避免损伤锁骨下动静脉。在邻近第一肋附着点附近离断前斜角肌(这将避免损伤膈神经，其在第一肋骨水平与前斜角肌分离)(图25.1)。

离断前斜角肌后，将第一肋骨从骨膜下平面游离开，使其与胸膜顶分离。将第一肋骨的三角形段移到无血

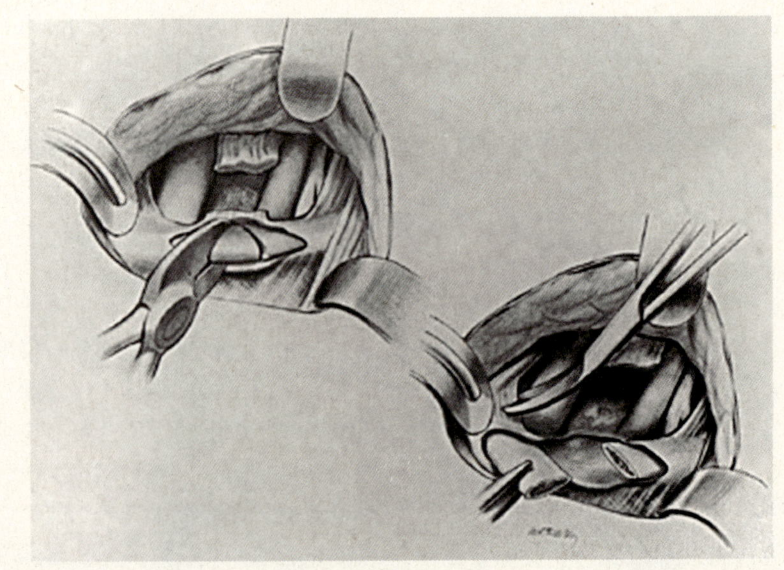

图25.2 离断前斜角肌后，楔形从肋骨中段切去一楔形骨块(左)，以便于钳夹肋骨前段（右）并向前分离至胸骨。(Adapted from HC Urschel Jr, JD Cooper. Atlas of Thoracic Surgery. New York: Churchill Livingstone, 1995.)

管区。该三角形的顶点位于前斜角肌结节上。通过离断肋锁韧带并在胸骨的肋软骨后方切断该肋骨切除肋骨的前端(图25.2)。

在横突后方向上游离第一肋骨的后部,然后用肋骨剪将其离断。用Urschel-Leksell咬骨钳去除后部的肋骨残余。在将中斜角肌从肋骨上游离时要小心,以免损伤颈8和胸1的神经根(图25.3)。

在横突显露后，用Urschel强化垂体修骨钳切除肋骨的头颈部（图25.4)。必须完全切除才能最大限度地减小其再生。操作要小心,以免损伤位于神经孔水平第一肋上方的颈8神经根或第一肋下方的胸1神经根。完全切除第一肋骨后,松解颈7、颈8和胸1神经根以及臂丛的中、下干。为此可应用电视胸腔镜,因为它具有光源和放大作用。向上切除前、中斜角肌至颈部，使其与Sibson筋膜或胸膜不发生粘连。从腋锁骨下动静脉处切除纤维束带。仔细止血。

如果因存在交感反射性营养不良之类的上肢疼痛综合征需要行背侧交感神经切除术,可以经相同切口进行切除。切除第一肋骨后,用纱布棒向下牵拉胸膜和肺,游离平面应在胸1神经根下方。识别出星状神经节和背侧交感神经干(图25.5)。

用手术夹夹闭通向肋间神经的每一支灰、白交通支。切断神经节,以便切除胸1或其下1/3(图25.6)。切断交感神经干并切除胸1、2、3神经节，并在下方用手术夹夹闭交感神经干。用电凝控制出血并对该区域划破取样血。进行冷冻切片检查,以确认存在有神经节细胞。如果切开胸膜,可通过腋下的单独刺伤口留置20F胸腔引流管。应用抗生素溶液冲洗切口后，在神经游离区注射皮质类固醇(Depo-Medrol)。应用缝合皮肤的3-0聚肌动蛋白910(Vicrgl)缝线分层关闭切口。

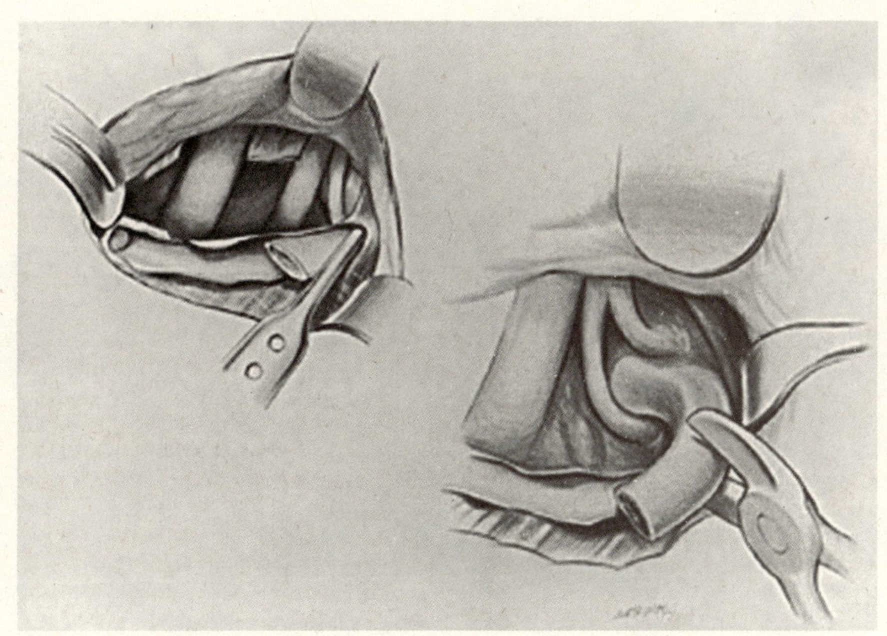

图25.3　钳夹后段肋骨,然后在骨膜下平面向上将其分离使其后部朝向横突(左)。第一肋颈部位于颈8和胸1神经根之间，应注意保护以免损伤（右）。(Adapted from HC Urschel Jr, JD Cooper. Atlas of Thoracic Surgery. New York: Churchill Livingstone, 1995.)

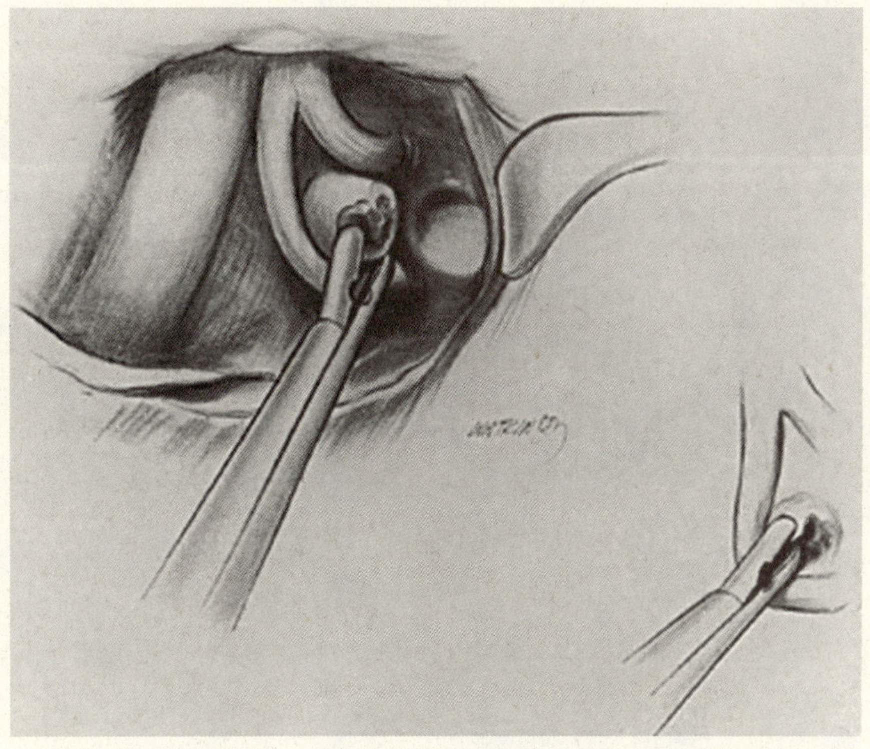

图25.4　应用Urschel修骨钳片状切除第一肋的头和颈部，以免损伤颈8和胸1神经根。第一肋骨必须完整切除,以期达到最好的手术疗效。再手术的最常见原因是因为存在有后肋残余。(Adapted from HC Urschel Jr, JD Cooper. Atlas of Thoracic Surgery. New York: Churchill Livingstone, 1995.)

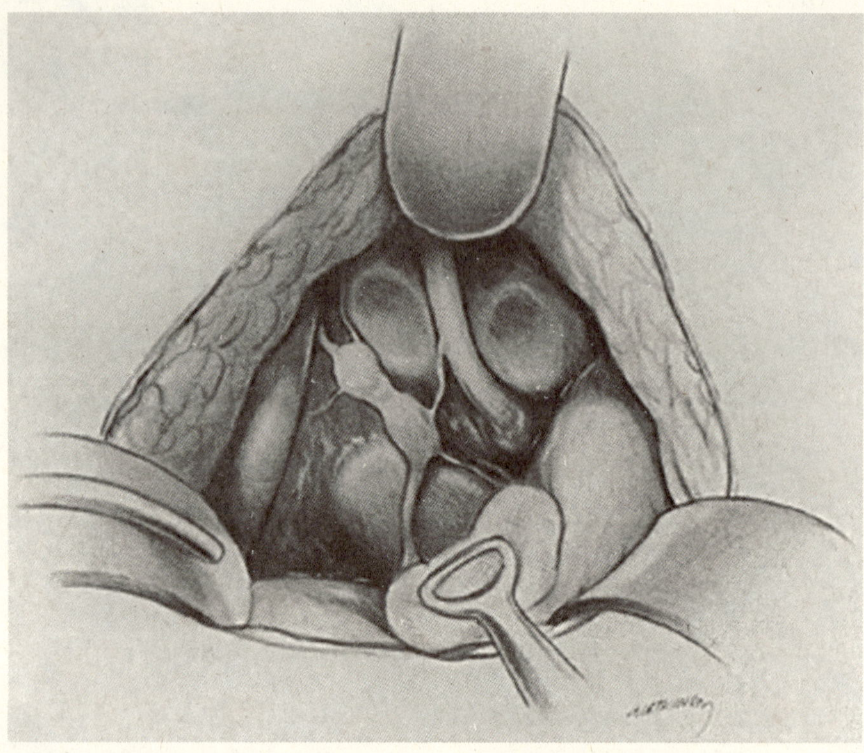

图25.5　通过腋径路很容易分辨星状神经节和背侧交感神经干。(Adapted from HC Urschel Jr, JD Cooper. Atlas of Thoracic Surgery. New York: Churchill Livingstone, 1995.)

后胸切口第一肋切除(合并背侧交感神经切除术)治疗复发性胸出口综合征

虽然后胸切口第一肋切除(合并背侧交感神经切除术)可用于切除原发性巨大第一肋或颈肋,但其常用于再次手术。腋径路或锁骨上径路适用于初次手术。复发性压迫的二次手术需同时行背侧交感神经切除术以减轻灼痛样症状、交感源性持续疼痛综合征或Raynaud现象。

患者取健侧侧卧位,手臂放置同开胸手术。做约6cm长纵形切口,切口中点位于肩胛骨和棘突之间与肩胛成一定角度(图25.7插图)。切开皮肤及皮下组织直至斜方肌。分离斜方肌和菱形肌(图25.7)。

切开上后锯肌,并在内侧识别出第一肋残端。用电凝暴露第一肋残余并切开骨膜(图25.8A)。应用骨膜剥离

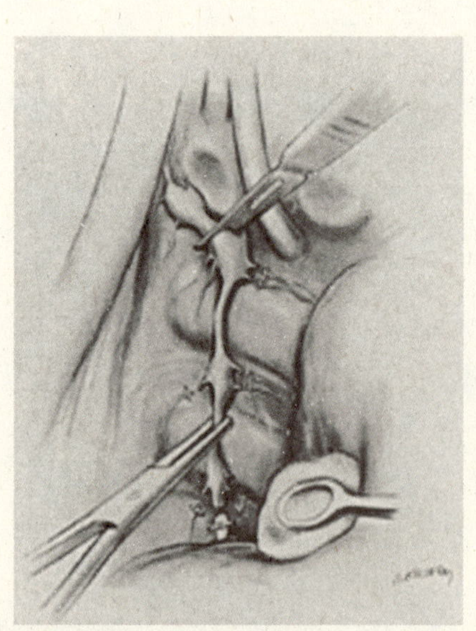

图25.6　在上颈部或星状神经节下方切断交感神经干。如图所示钳夹和切断各分支。切除胸1、胸2和胸3神经节。(Adapted from HC Urschel Jr, JD Cooper. Atlas of Thoracic Surgery. New York: Churchill Livingstone, 1995.)

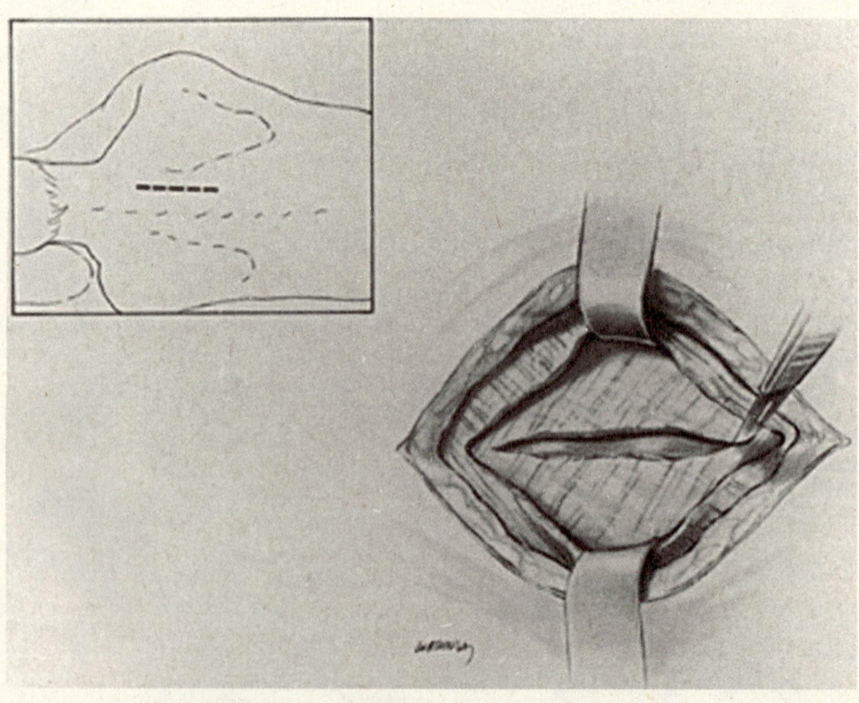

图25.7　第一肋切除术的后胸入路通常用于再次手术。插图显示第一肋切除术的后胸入路皮肤切口。(Adapted from HC Urschel Jr, JD Cooper. Atlas of Thoracic Surgery. New York: Churchill Livingstone, 1995.)

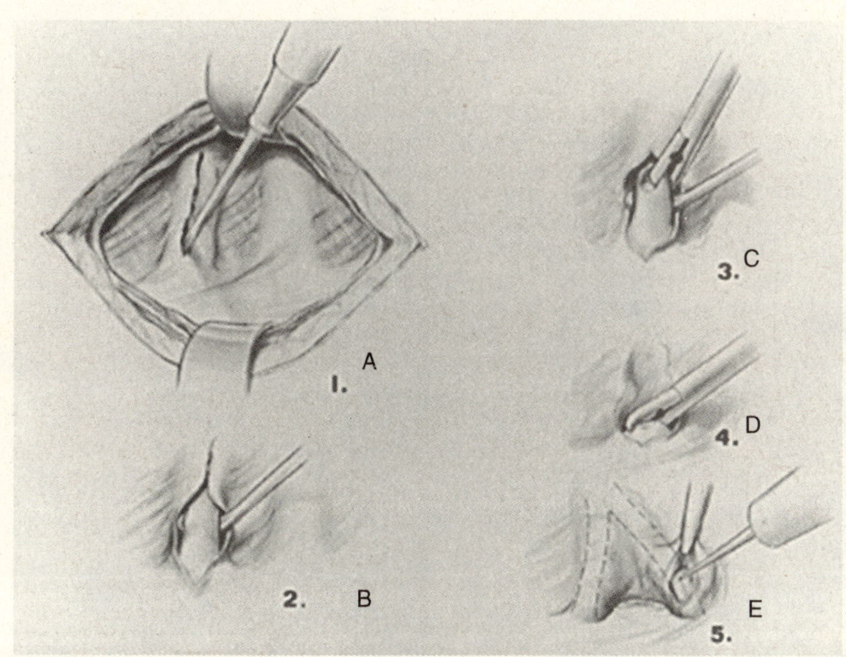

图25.8 (A)应用电刀切开第一肋后段上的骨膜。(B)在骨膜下平面游离肋骨以便于切除。(C)应用肋骨剪切除肋骨并用修骨钳骨切碎去除肋骨。(D)用修骨钳切除肋骨头颈部，以免后肋残留。(E)按照其相对于第一肋颈的位置来识别颈8和胸1神经根。(Adapted from HC Urschel Jr, JD Cooper. Atlas of Thoracic Surgery. New York: Churchill Livingstone, 1995.)

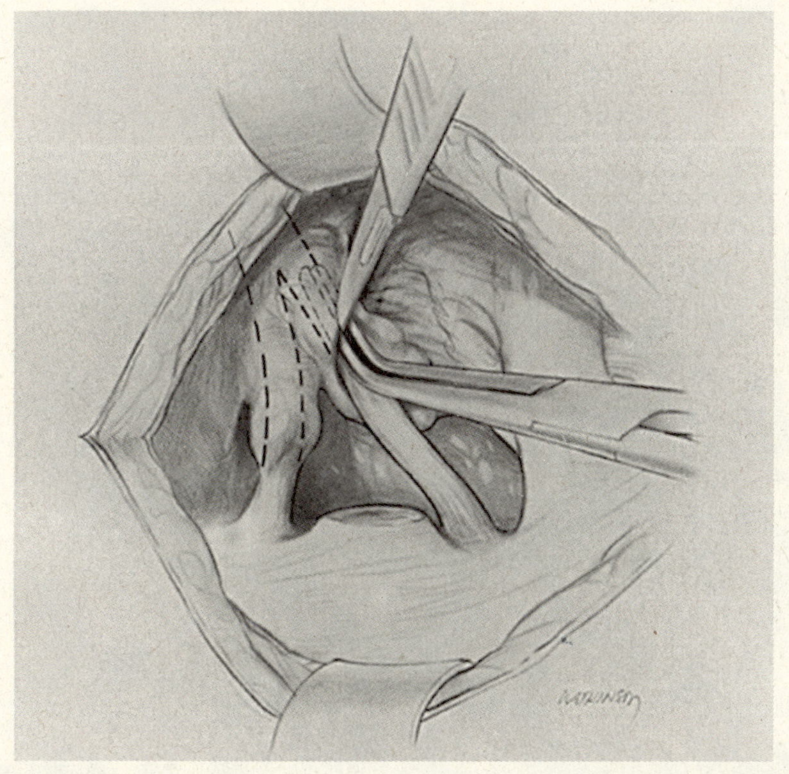

图25.9 识别出神经根之后，将各神经从包绕它们的纤维束或瘢痕组织中分离出来。这是该手术中最重要的部分。(Adapted from HC Urschel Jr, JD Cooper. Atlas of Thoracic Surgery. New York: Churchill Livingstone, 1995.)

器去除残端(图25.8B)。常可见第一次手术留下的完好肋骨头颈部。用肋骨剪切除肋骨，然后用Urschel-Leksell强化垂体修骨钳去除肋骨头颈部(图25.8C和D)。在第一肋残余的下方识别出胸1神经根(图25.8E)。

识别出胸1神经根之后，应用直角钳、刀和专用微形剪刀进行神经分离(图25.9)。如果存在广泛瘢痕化应用刺激等有帮助。向上分离至颈7、8神经根，直至臂丛下干。必须去除所有瘢痕，以松解各神经根以及臂丛的上、中、下干。操作要小心，以免损伤胸长神经或其余的臂丛分支。

分离第二肋骨，然后电凝切开骨膜。在骶棘肌后内侧切除2cm长的一段肋骨，以便行交感神经切除术(图25.10)。

切除第2肋骨头颈部后，在椎骨体上识别出交感神经干。星状神经节几乎都在横位而不在纵位(图25.11)。

切断星状神经节(胸1)的下1/3，然后夹闭并切断各个灰、白质交通支(图25.12)。连同交感神经干一起切除胸1、2节段和神经节，对所有分支进行夹闭。应用电凝有效止血并使该区域焦化，以防止交感神经干再生。分层闭合切口，各肌层分别用“8”字方式缝合。在神经分离区域经切口下方数厘米处的另一个切口留置大的Jackson-Pratt胸腔引流管。

经胸背侧交感神经切除术

患者取健侧卧位。手臂可用0.5kg的重物置于牵拉装置上，或者采用臂架。应采用双腔气管插管，以利于术侧肺萎陷。在胸大肌和背阔肌之间做腋下横切口。向下切至胸壁。识别出第二间隙，并切开第2、3肋间肌。

进入胸膜腔，使术侧肺萎陷后牵开。通过胸膜壁层识别出位于与肋颈部的交感神经干，并切开胸膜。

夹闭并切断背侧交感神经干及

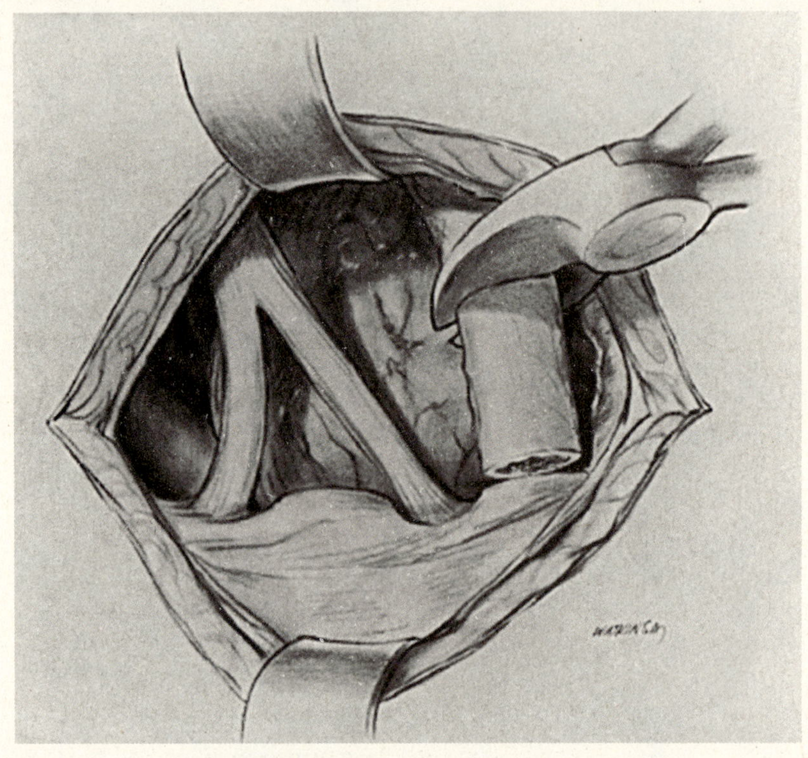

图25.10　为提高经后胸入路对交感神经干的暴露程度，可切除2cm长的第2肋后段。（Adapted from HC Urschel Jr, JD Cooper. Atlas of Thoracic Surgery. New York: Churchill Livingstone, 1995.）

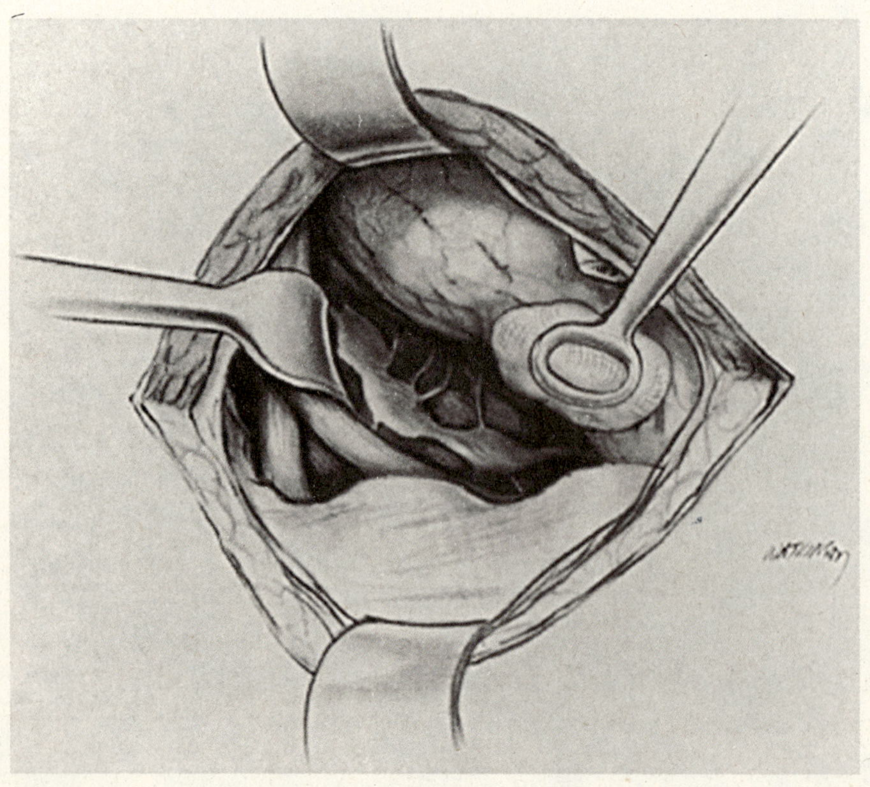

图25.11　暴露背侧交感神经干，识别出横向排列的星状神经节。（Adapted from HC Urschel Jr, JD Cooper. Atlas of Thoracic Surgery. New York: Churchill Livingstone, 1995.）

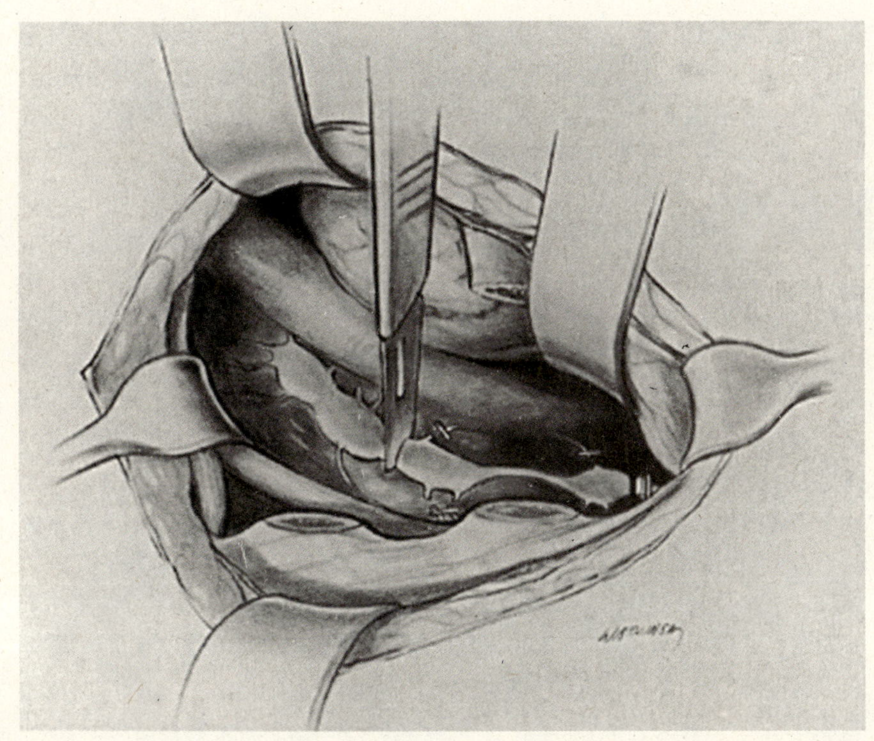

图25.12 在胸1水平切断背侧交感神经干，钳夹并切断其各分支。(Adapted from HC Urschel Jr, JD Cooper. Atlas of Thoracic Surgery. New York: Churchill Livingstone, 1995.)

其分支，包括通向肋间神经的灰、白交通支。连同交感神经干一起切除胸1、2、3神经节。切断星状神经节(胸1)的下1/3。进行神经节冷冻切片检查，以确认存在有神经节细胞。通过另一个切口留置胸腔引流管并膨肺。

腋静脉锁骨下静脉血栓形成(Paget-Schroetter综合征)

腋静脉锁骨下静脉血栓形成(Paget-Schroetter综合征，PSS)继发于胸出口的压迫。

大多数患者表现有肋锁韧带(位于锁骨下腋静脉的内侧)先天性侧向附着。在该静脉外侧的前斜角肌出现肥大、脱水或凝血病时，该静脉会发生阻塞从而产生上肢急性肿胀，如未经正确治疗常导致长期发病率。

首选治疗方案是：及时应用静脉多普勒和静脉造影做出临床诊断，及时进行溶栓治疗，随后经腋径路切除第一肋骨并行神经血管减压。不需要长期应用抗凝药物。因为压迫源自该静脉外部，故禁忌行经皮穿刺静脉造影或支架治疗。

效果与并发症

经腋径路切除第一肋骨可使该综合征至少90%的症状立即得到缓解。复发率约为12%~15%，取决于个体间差异、瘢痕形成过多或瘢痕瘤形成或者肋骨切除不完全。臂丛上束压迫(正中神经)较少发生，单独经腋径路切除第一肋骨即可取得与锁骨上和腋径路联合入路相同的效果。复发神经症状常可应用药物治疗，除非存在第一肋残留或再生纤维软骨。另外，二次手术的指征依赖于症状持续存在、理疗失败以及尺神经或正中神经传导速度延长。

经过正确治疗后，动、静脉综合征极少再发。通常在一侧需行手术时，对侧肢体往往处于危险中，因此应在症状发生前进行评估。

经锁骨上入路的神经损伤报道发生率为5%，可累及臂丛及其分支、周围神经、膈神经或胸长神经。经腋入路的神经损伤发生率小于1%。对于动脉供血不足的病例，如果早期治疗不成功，偶尔需要截肢。慢性静脉阻塞可导致上肢水肿，常出现静脉炎后症状。如果急性严重的静脉阻塞未得到缓解，会产生蓝色静脉炎。

结　论

上肢疼痛综合征在诊断和治疗上是对外科医生的严重挑战。在采取外科治疗前，通常经过药物治疗和靶向理疗。患者的排选对于取得成功至关重要。并不是保守治疗失败的所有患者都是手术治疗的理想候选者，铤而走险更不是好的手术指征。

推荐读物

Cheng SWK, Stoney RJ. Supraclavicular reoperation for neurogenic thoracic outlet syndrome. J Vasc Surg 1994;19:565.

Mackinnon SE, Patterson GA, Urschel HC Jr. Thoracic Outlet Syndromes. In Pearson FG, Deslauriers J, Ginsberg RJ, et al. (eds), Thoracic Surgery. New York: Churchill Livingstone, 1995.

Urschel HC Jr. Dorsal sympathectomy and management of thoracic outlet syndrome with VATS. Ann Thorac Surg 1993;56:717.

Urschel HC Jr, Cooper JD. Atlas of Thoracic Surgery. New York: Churchill Livingstone, 1995.

Urschel HC Jr, Patel AN. Paget Schroetter syndrome therapy: Failure of intravenous stents. Ann Thorac Surg 2003;75:1693.

Urschel HC Jr, Razzuk MA. Current concepts: Management of the thoracic outlet syndrome. N Engl J Med 1972;286:1140.

Urschel HC Jr, Razzuk MA. The failed operation for thoracic outlet syndrome: The difficulty of diagnosis and management. Ann Thorac Surg

1986;42:523.

Urschel HC Jr, Razzuk MA. Thoracic Outlet Syndrome. In Sabiston DC Jr, Spencer FC (eds), Gibbon's Surgery of the Chest (6th ed). Philadelphia: Saunders, 1995.

Urschel HC Jr, Razzuk MA. Upper plexus thoracic outlet syndrome: Optimal therapy. Ann Thorac Surg 1997;63:935.

Urschel HC Jr, Razzuk MA. Neurovascular decompression in the thoracic outlet: Changing management over 50 years. Ann Thorac Surg 1998;228:609.

Urschel HC Jr, Razzuk, MA. Paget-Schroetter syndrome: What is the best management? Ann Thorac Surg 2000;69:1663.

Urschel HC Jr, Razzuk MA, Hyland JW, et al. Thoracic outlet syndrome masquerading as coronary artery disease. Ann Thorac Surg 1973;16:239.

编者评述

L.R.K.

Urschel是世界上处理胸廓出口综合征方面最有经验的外科医师之一。其中包括他在处理胸廓出口减压后症状复发方面的大量经验。也就是说,绝大多数胸外科医师在面对上肢疼痛综合征患者时会选择了别的处理方法。血管外科医师接收了许多患有上肢疼痛综合征的患者,偶尔可见血管外科医师反而成为治疗胸廓出口综合征方面的专家。胸廓出口综合征处理方面的困难并不在外科手术操作方面,而在于它的诊断以及决定是否做和何时做手术方面。包括神经病学家在内的许多专家认为,由于胸廓出口综合征没有特征性、一致或者可重复的客观表现,因此很难做出诊断。经常有一些精神方面的症状伴随该综合征发生,导致了很多与这个问题有关的诉讼,再加上存在与工作相关致残的一些争端,从而导致外科医师尽量避免治疗该综合征。除非存在颈肋,在影像学方面不会看到解剖异常,包括CT和MRI检查。尤其是在处理上肢疼痛综合征时这种现象尤为明显,这与处理血管或Paget-Schroetter综合征患者完全不同。血管性压迫患者的治疗效果要远远好于更加常见的神经性压迫患者的治疗效果。根据我的经验,上肢疼痛综合征患者往往对手术后的远期疗效不满意。手术效果通常在术后早期较明显,但是经过很短一段时间后这些患者常会出现一些另外的不适。就好像他们注定要患疼痛综合征似的。一组症状得到了缓解,又出来另外一组症状。

虽然本文作者没有提及需要神经外科医师或手外科医师共同关注外周神经疾病,但由这些专家参与的综合治疗方案对患者来说会有好处。臂丛神经松解术可能比此前认识到的更加重要,而且这些专家在处理这些大神经方面要比大多数胸外科医师更加擅长。问题是如何处理颈肋。如果需要切除颈肋,一般来说需要通过锁骨下入路,而锁骨下入路更容易对神经血管结构造成损伤。我是根据颈肋的尺寸来决定采用何种入路。如果颈肋较大,需要经锁骨下入路予以切除。如果颈肋尺寸较小,可经腋下入路切除第一肋,同时将附着于颈肋上的粘连带一并切除,但并不切除真正的副肋。

电视胸腔镜在采用经腋下入路处理第一肋时帮助不大,尤其是在使用带照明的直角乳腺牵开器时。为了能够安全地经腋下切除第一肋,必须要有一套专用的器械,包括带槽和不带槽的Overholt骨膜剥离器、专用牵开器以及成角和直的第一肋肋骨剪。我认为这项手术的关键是要将上肢摆放于合适的位置,这需要助手在术中根据需要移动上肢的位置以获得最佳显露,而不是简单地用重物将上肢悬吊。术侧上肢做好术前准备并覆盖弹力织物以便于手术。即使拥有趁手的工具且上臂的位置摆放也合适,到达肋骨后部仍比较困难。将肋骨离断,首先切除肋骨的前部。然后切除肋骨的后部,但横突的显露并不容易。正如本文作者所指出,用修骨钳可以帮助外科医师去掉肋骨后部的绝大部分。仍然有人怀疑是否非得将每个患者第一肋的后部完全去除干净才能产生有效的减压。这种怀疑又引发了另一个问题,即以往第一肋后部未完全切除干净的患者是否有再次手术的指征,对此显然仍有争议。

(王怀斌 译 吴良洪 校)

第26章

胸壁切除术

John C.Kucharczuk, Larry R.Kaiser

概　述

胸壁切除术有多种不同的适应证。其中包括切除原发性和继发性这两类胸壁病变。原发性胸壁病变是指构成胸壁的皮肤、结缔组织、肌肉、软骨和骨骼等组织内产生的良恶性病变。原发性病变相对少见，其切除的目的是明确诊断和指导进一步治疗。继发性胸壁病变是由于邻近组织器官（如肺或乳腺）的病变侵入导致的。胸壁切除术最常见的适应证就是肺癌侵犯胸壁。对这些病例，如果肿瘤分期适合手术，就应实施原发灶切除联合部分胸壁切除的整块切除术，以求治愈。

胸壁切除术的3大宗旨是：①切除所有变病且切缘要宽，②提供健康软组织覆盖，③保护好呼吸机制。本章的目的是回顾胸壁切除术及各种重建术的适应证和技术方法。重点讨论如何正确选择重建术式，从合成材料到复杂的软组织移植。

术前评估

胸壁切除术前必须全面评估患者情况。重点关注患者过去做过什么手术或做过哪些治疗，这些情况可能会影响手术入路和胸壁重建方式的选择，也可能影响切口的愈合。这类因素包括：既往胸部手术、放疗史、急性感染和免疫抑制。所有患者均要常规做胸片和胸部CT检查。MRI可以了解患者胸壁原发性病灶的局部病变程度，但基本上不能分辨肿块的良恶性，因而不作为常规检查。肺癌侵犯胸壁的患者应做相关的全身检查以排除转移性病变，若没有转移灶可考虑胸壁切除术。如果考虑行部分椎体切除或者担心神经孔（椎间孔）水平受侵，术前应请神经外科会诊。同样，如果需要移植大量软组织或对复杂的组织移植技术不熟悉，也应及时请有经验的整形外科医生会诊。

手术计划：选择最佳手术路径

在选择胸壁切除术切口时手术医生需要结合自身经验灵活地进行考虑。最佳的手术入路应能在不破坏病灶完整性的情况下评估病变程度。外侧胸壁病灶一般选后外侧切口。如果计划需要移植软组织，应游离背阔肌和前锯肌，但应在进入胸膜腔之后再进行分离。如果不需要组织移植，通常只分离背阔肌，而为将来可能的需要应保留前锯肌。可选择病灶下方间隙或其前方进入胸膜腔。进胸后扪及病灶，以确定手术切除范围。胸壁原发性病变一般不侵犯肺，因此肺组织一般也不需要切除。但肺癌侵犯胸壁的患者，切除胸壁是肿瘤整块切除手术的一部分。不要试图通过胸膜外的层面分离肿瘤或直接从胸壁上剥离肿瘤，因为这样会破坏肿瘤完整性，造成肿瘤胸腔种植从而造成复发率升高。如果胸壁切除后，被切除的胸壁仍然与肺实质相连，需行肺切除术。不要试图将胸壁与粘连的肺组织分开。

累及胸顶的病灶可选择传统的Shaw-Paulson方法进胸。这种入路将普通的后外侧切口延伸到C7，离断斜方肌和菱形肌后把肩胛骨抬离胸壁，然后从后侧切除胸壁。采用由Dartevelle描述，后又被其他人改进过的经颈前区进胸的方法处理这样的病灶可能更有效。对于前胸壁的病灶，最好让患者取仰卧位并选正常病灶部位上方做前胸壁切口。

不论选取哪种手术入路，胸壁切除术都要遵循以下的基本原则：切除肿瘤周边较宽的无瘤区域，完整地解剖性切除粘连的肺实质，以及根据具体情况重建胸壁填充缺损。

胸壁切除的方法

因为患者伴有胸痛表现而且CT显示肺部外周病灶与胸壁关系不清，因此医生常常会怀疑胸壁可能已经受侵。仅从CT图像上通常难于将胸壁受侵与肺组织紧贴胸壁可靠地区分开。后外侧切口开胸后，如果重建胸壁需要带蒂肌瓣可将背阔肌和前锯肌先分离或游离出来。一般是经第5肋间进胸，行探查术。如果第5肋受侵，可以从估计的病灶范围前方或后方进胸。实施胸壁切除之前应先探查肺门和纵隔，以明确肿瘤能否切除。只有去除整块胸壁才能发现的局灶性晚期病变或弥散性胸膜病变毫无实际意义，因此不必切除胸壁。纵隔淋巴结阳性合并胸壁侵犯的肿瘤患者预后很差。只要怀疑可能已累及纵隔淋巴结，开胸手术之前必须行纵隔镜检查。尽管对于伴有纵隔淋巴结阳性的病例有些医生予术前先进行新辅助化疗再行胸壁切除，但一般这种情况不考虑手术。大多数研究表明，肿瘤侵犯胸壁合并纵隔淋巴结阳性患者的5年生存率基本为0。

一旦确定肿瘤可切除，即行胸壁切除术。根据病变的位置需断开斜方肌和菱形肌才能将肩胛骨抬离胸壁。切除的范围由胸腔内的探查结果确定。至少需要切除病灶上方和下方各一根肋骨的局部，作为切除范围的上下界。先找准肋骨，在病灶前方几厘米处切开骨膜以其作为切除范围的前界。胸壁切除范围足够大才能确保切缘无肿瘤残余。可在每根要切除的肋骨的前份切取1cm作为切除范围的前界(图26.1A)。而这一小片肋骨取出后留下的空隙正好可用来结扎肋间的血管神经束。先从下界切除再切除上界，

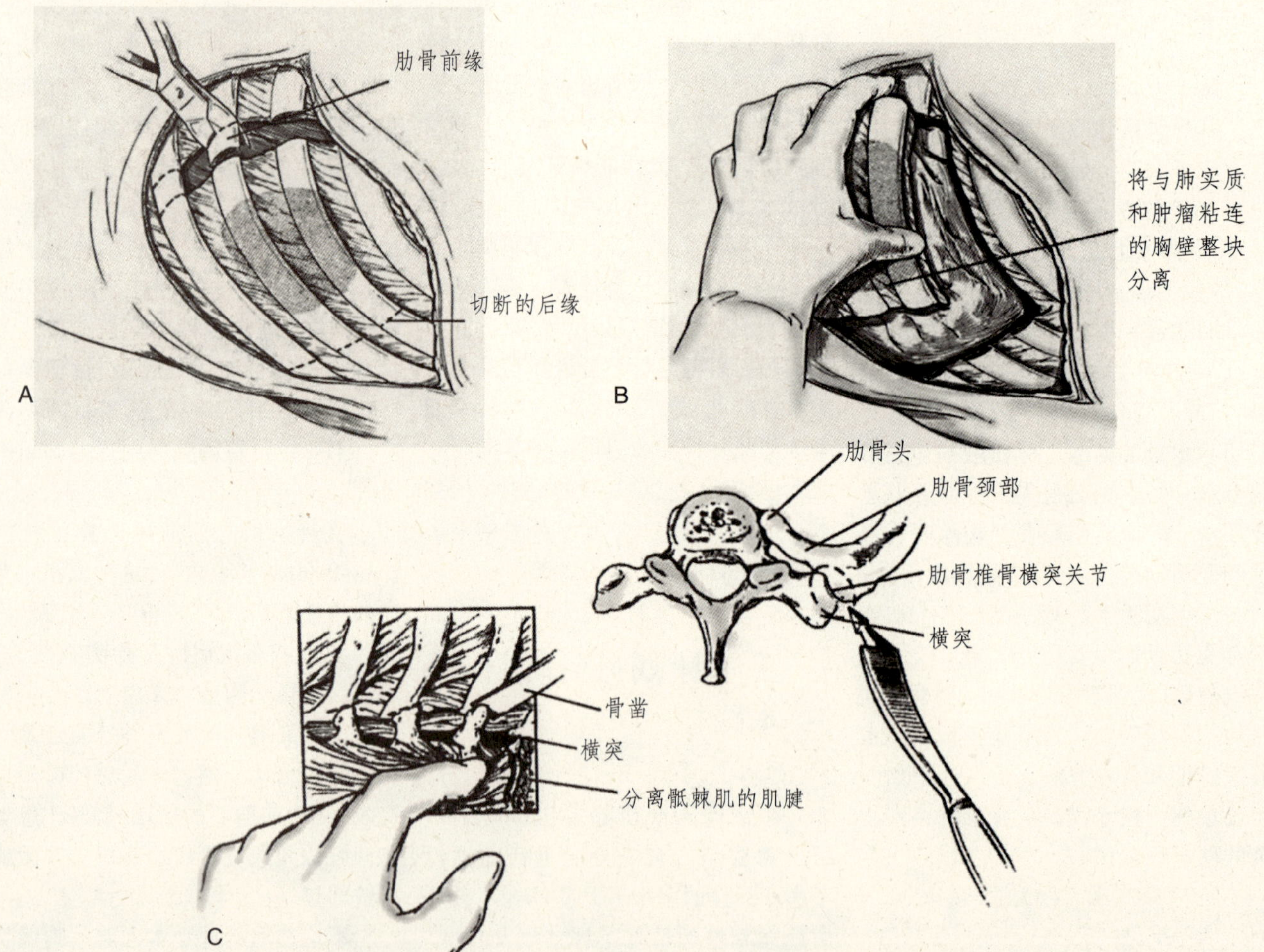

图26.1 (A)一例原发性肺癌患者包括切除部分侧胸壁的整块胸壁切除。切除范围的前界超出胸壁受侵部分较远，从肋骨前份切取1cm作为前界的标志。(B)被切下的胸壁；可把切下的胸壁放入胸膜腔内，经胸壁切除后的缺损行肺的切除术。(C)用骨刀打开肋横突关节松解肋骨后份。(Reprinted with permission from LR Kaiser. Atlas of General Thoracic Surgery. St. Louis: Mosby, 1997.)

前界的每一肋、上界和下界的肋间肌都要连同胸膜一起切除。再切除受累肋骨的后份,不必像处理前缘那样在每根肋骨后份切取一小片肋骨作为后切缘。所有切缘都要送检病理确保完整切除。由于病变位置的不同,肋骨后份的处理可能需要切断肋骨(图26.1B),也可能需要从肋横突关节松解取出肋骨后份(图26.1C)。只要认为有必要,就应松解肋横突关节取出肋骨,有的病例还需要切除横突。做这些的目的就是为了切缘没有肿瘤残余,因为任何没达到这个目标的情况(即切缘阳性)患者都难长期生存。

如果只需要切断肋骨后份,仅切开骨膜剪断肋骨并结扎肋间血管神经束就可以了。肋间束在前缘已经结扎过,现在每个肋间只需要结扎一次。如果需要松解肋横突关节,就要在神经孔(椎间孔)处结扎肋间血管神经束。从横突上松解肋骨,必须把连在肋骨与椎体以及横突之间的韧带分开,因为该处有较多血管穿通支必须用电刀切割止血。电刀切到横突后,把肋骨向前拉,将电刀伸入肋颈部与横突之间切开软骨连接。软骨能够被电刀轻松切开,肋颈部能够轻松分开,那就证明切割的位置是正确的。切开该处软骨连接后,用弯骨刀伸入肋颈部与横突之间(图26.1C插图),以横突为支点撬动肋骨,从横突上松脱肋颈部并从椎体上松脱肋骨头。先切开胸膜会使这些操作容易些。骨刀偏离椎管直对椎体,一般可避免损伤脊髓。靠着椎体朝上撬起肋骨头,松脱肋骨动作要轻柔,以避免撕裂肋间神经及撕破硬脊膜造成脑脊液漏。一旦松开肋骨看到肋间神经穿出神经孔(椎间孔),就应该结扎切断神经血管。从神经孔渗血并不少见,因为该处有较多小的静脉交通支可能被扯破。双极电刀才可用于该处的止血,以避免对脊髓造成热损伤。不能在神经孔用止血药或止血凝胶,这些材料可进入孔内造成脊髓压迫。

肋骨后份切断或松脱后,让被切下的胸壁病灶仍与下方的肺实质相连;或是保持被切除的胸壁仍与肺部的原发肿瘤粘连。连同切下的胸壁实施肺组织的解剖性切除术(如肺叶切除术或肺段切除术)。即使纵隔镜检查已经准确分期,彻底清扫纵隔淋巴结仍是手术的一部分。切除组织送病理检查,如结果是胸壁原发瘤,即开始重建胸壁。

切除第一肋需要特殊的技术和技巧。手术医生必须非常熟悉第一肋与臂丛神经、锁骨下血管等的解剖关系,以避免伤及它们中的任何一个结构。专门的第一肋骨手术器械是顺利切除第一肋的安全保证。它们包括第一肋骨骨膜剥离器,其具有特殊角度,可带沟槽或不带沟槽,还有咬骨钳和弯肋骨剪。要切除第一肋,就必须切断附着在第一肋上的斜角肌。后斜角肌附着于第二肋上,必须先切断。中斜角肌附着于第一肋,位于锁骨下静脉与锁骨下动脉之间。用骨膜剥离器从骨膜上分离中斜角肌,然后用电刀切开骨膜。前斜角肌也应从第一肋上分离开。用带沟槽的剥离器剥离第一肋的下面。将Matson剥离器置于第一肋下面来暴露肋骨的内侧面以保护邻近的神经和血管。其内面游离后用第一肋骨剪从前面切除肋骨。如果从肋横突关节切除第一肋,必须谨慎识别C8和T1神经根。它们共同形成臂丛的下干。第一肋骨头正好位于二者之间,可用于区分这两个结构。如果因为它们从各自的神经孔穿出而使二者难于区分,那么手术医生就有可能将臂丛下干误认为T1神经根而切断。T1神经根可能本来就要被切断,但切断C8神经根会导致手臂瘫痪。切断T1神经根常常只留下很小的问题,至多有轻度的残疾。

合成材料的选择

可供胸壁重建的合成材料有聚丙烯网和聚四氟乙烯补片等。两种材料都被大量使用,效果相当。聚丙烯网要便宜得多还可以被异丁烯酸甲酯("骨水泥")加固并做成具有胸壁弧形的硬性假体。用这种材料会更美观些。图26.2展示的是把聚丙烯网和异丁烯酸甲酯做成"三明治"用于胸壁重建。不

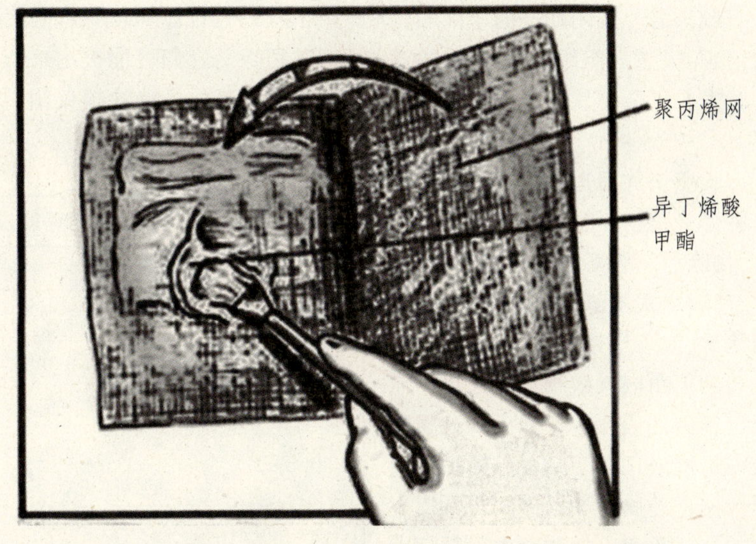

图26.2 聚丙烯网中间夹异丁烯酸甲酯做成"三明治"用于侧胸壁重建。(Reprinted with permission LR Kaiser. Atlas of General Thoracic Surgery. St. Louis: Mosby, 1997.)

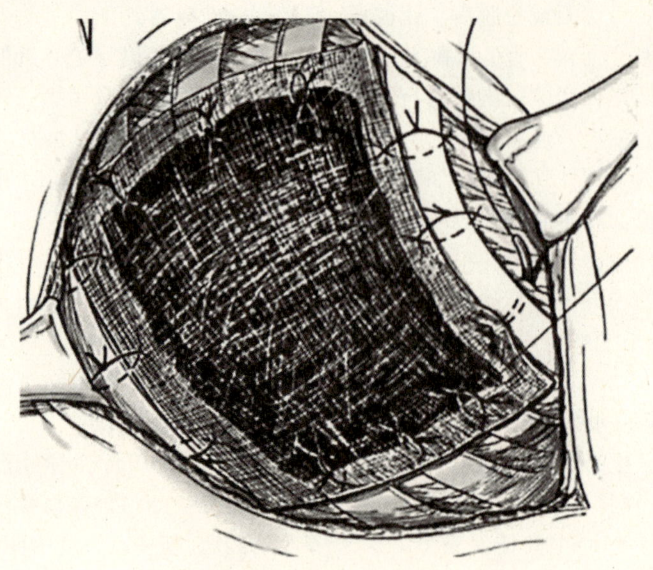

图26.3　用不可吸收缝线间断缝合固定假体。(Reprinted with permission from LR Kaiser. Atlas of General Thoracic Surgery. St. Louis: Mosby, 1997.)

管选择何种材料，都是把它们用不可吸收缝线间断缝合固定到胸壁上。可采用1号聚丙烯缝线,缝合必须跨过侧胸壁切缘上、下各一肋(如图26.3),并用小钻头带缝线穿过被切除的肋骨的残端。如果切缘上界没有留下肋骨可供固定,那就固定下面三边,顶端不固定留下一定空间避免假体挤压胸廓入口的组织。合成材料由健康软组织覆盖，一般只需要关闭切开的肌肉和其他软组织。大量软组织、肌肉切除的病例，就需要复杂的软组织移植来填补缺损。

后胸壁切除后造成的缺损如果可被肩胛骨遮盖就无须重建胸壁。但是第5肋切除后肩胛下角容易疝入第6肋后方,患者会很不舒服。因此第5肋后份切除后,应该用聚丙烯网封闭缺损,避免肩胛下角嵌入缺损。该处也不需要固定坚硬的假体。其他后壁缺损需用聚丙烯网或用异丁烯酸甲酯加固的聚丙烯网重建胸壁。前壁缺损常需要坚硬的材料重建，以避免术后早期因胸壁缺损改变胸廓运动而造成呼吸窘迫。这点对临界肺功能的患者特别重要,因为失去胸壁的支撑和固定,这样的缺损会造成局部胸壁起伏（“连枷胸”)而严重影响呼吸功能,很容易导致必须进行机械通气治疗的情况。

移植组织的选择

胸壁主要的肌肉为覆盖胸壁缺损提供了良好的自体移植材料。大量软组织被切除后它们可能被用来覆盖人工材料；感染的胸壁缺损仅用肌肉填充缺损不用其他假体重建。腹直肌和网膜也可在胸部充当移植材料。表26.1列举了多种可移植到胸部的带血供的材料。保护好带蒂组织瓣的血管神经束是移植的必要条件和移植成功的关键。

图26.4描绘了可在胸部移植的每种带蒂肌瓣的解剖特点。前胸壁缺损最好选胸大肌瓣前移覆盖，也可采用带蒂腹直肌肌皮瓣或网膜瓣覆盖。侧胸壁缺损最好选带蒂的前锯肌和(或)背阔肌覆盖。如果带有肌肉、皮下组织和皮肤的材料不能使用，可单独移植肌肉,并结合中厚皮瓣移植。

胸骨切除

胸骨的原发肿瘤较为少见，如果发生，多半都是源于胸骨体的软骨肉瘤。一般是低度恶性肿瘤,最佳选择是全胸骨切除确保切缘无肿瘤残余以求治愈,并立即用人工材料重建胸壁。其治愈和复发的概率与肉瘤的组织学恶性程度相关。

胸骨部分切除所致的缺损如果不是太大，可不用人工材料只用胸大肌前移肌瓣弥补。全胸骨切除造成很大的组织缺损,一般需要复杂的重建。这种情况在乳腺癌切除术后或放疗后复发需要切除胸骨的病例中尤其明显。

表26.1　用于胸壁重建的带蒂肌瓣(网膜)

肌肉	动脉血供	胸壁重建部位
背阔肌	胸背动脉	前胸壁或侧胸壁
胸大肌	胸肩峰动脉	前胸壁或正中胸壁
前锯肌	胸外侧动脉	侧胸壁
腹直肌	腹壁上动脉	前胸壁或正中胸壁
网膜	胃网膜动脉	正中胸壁

所列举的每种瓣的血管神经束都必须保护好。在复杂的病例中,这些也可以作为游离瓣,用显微外科技术吻合动、静脉。

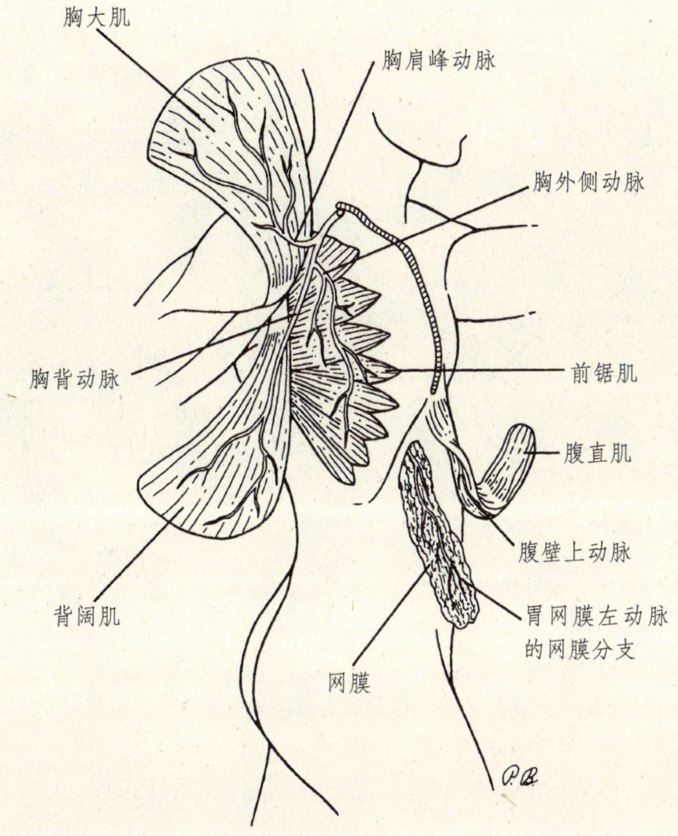

图26.4　用于胸壁和胸骨缺损重建的带蒂肌瓣。

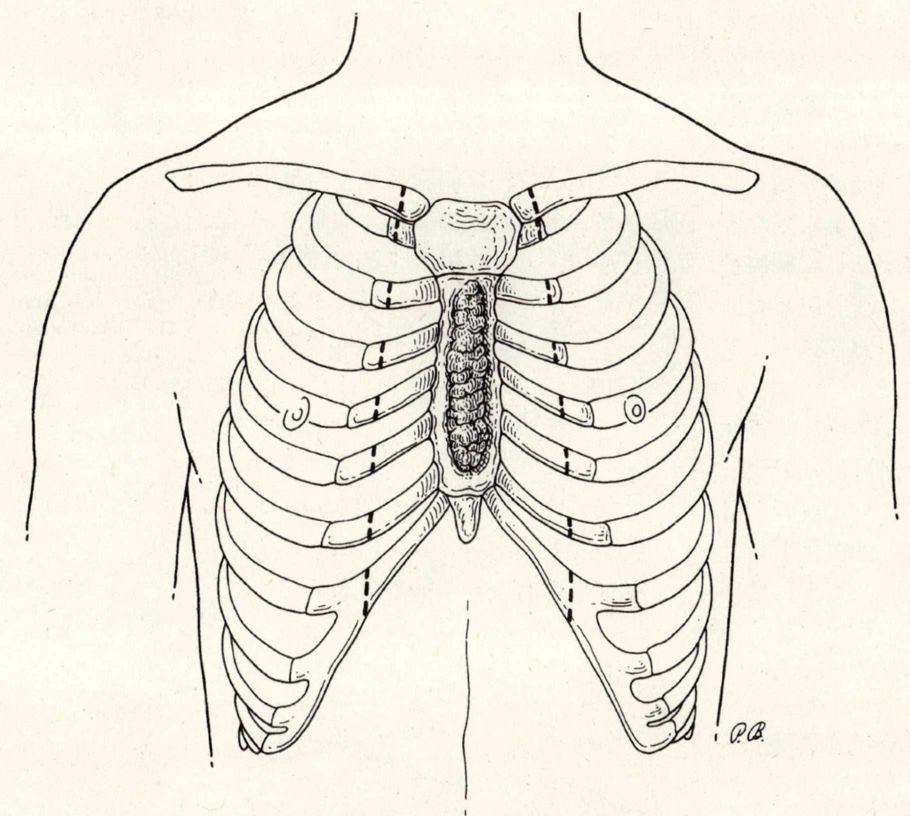

图26.5　原发性胸骨肿瘤准备切除的范围。

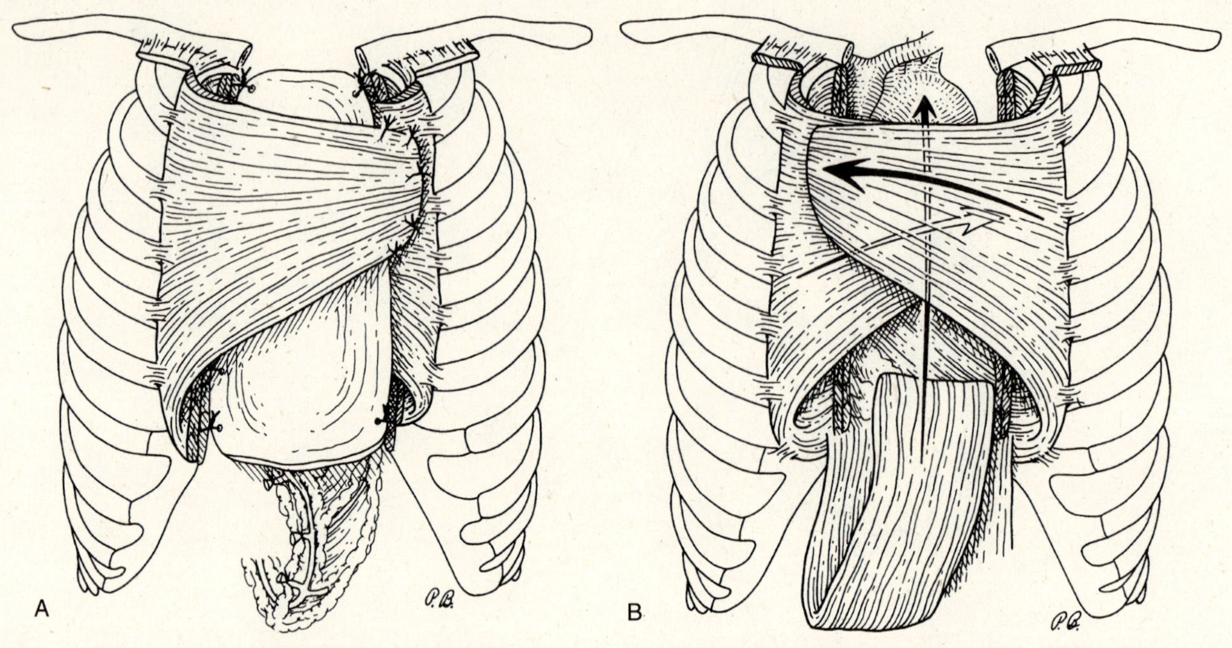

图26.6 (A)胸骨切除后，移植网膜充填覆盖纵隔，翻转双侧胸大肌覆盖聚丙烯网和骨水泥做成的假体重建胸骨。如果需要移植软组织、皮肤，可用腹直肌覆盖假体如图。(B)最后移植皮肤完成重建。

胸骨切除的方法

在胸骨皮肤正中做纵切口，根据病灶大小将两侧皮肤拉开暴露术野。把没被累及的胸肌分到两侧暴露胸骨，留下肿瘤累及的胸肌连同胸骨一起切除。从胸骨颈静脉切迹处切开并剥离胸骨后面的软组织，切除剑突也从下方伸入胸骨后面剥离，将胸膜折返推向两侧。剥开肋软骨骨膜后切断肋软骨。用骨钩将胸骨提起以利于剥离其后方的软骨骨膜。

全胸骨体切除一般可以保留胸骨柄，将胸骨体从胸骨柄切取下来。根据完整切除的需要，可松解开锁骨头或切断两侧的第一肋软骨来切除胸骨柄，整块移除胸骨。用聚丙烯网和“骨水泥”做成“三明治”塑成胸壁的弧形填补缺损。用不可吸收缝线间断缝合，将假体固定在肋骨切缘和锁骨头上。

图26.5描绘一例胸骨原发病灶的全胸骨切除术准备切除的范围。切除后的胸壁重建如图26.6A：移植网膜充填覆盖纵隔；翻转双侧胸大肌覆盖聚丙烯网和骨水泥做成的假体。如果皮肤没有被切除，安放引流装置关闭切口完成重建。如果大量皮肤软组织被切除，可用腹直肌瓣结合中厚皮片移植覆盖假体(图26.6B)。

结　论

条件适合的原发和继发肿瘤病例经过胸壁切除、胸骨切除术后能获得较好的治疗效果。术前需要周密地计划，术中手术医生必须能够熟练运用多种胸壁重建技术。

推荐读物

Arnold PG, Pairolero PC. Chest wall reconstruction: An account of 500 consecutive patients. Plast Reconstr Surg 1996;98:804.

Burt M. Primary malignant tumors of the chest wall. The Memorial Sloan-Kettering Cancer Center Experience. Chest Surg Clin North Am 1994;4:137.

Chapelier AR, Missanna MC, Couturaus B, et al. Sternal resections and reconstruction for primary malignant tumors. Ann Thorac Surg 2004;77:1001.

(胡彬 译　周清华 校)

第 27 章

膈　肌

Christine L. Lau, Bryan F. Meyers

概　述

膈是分隔胸腔和腹腔的穹顶状肌肉腱膜结构，其英文名称diaphragm来源于解剖功能（希腊语中dia表示“之间”，phragma表示“屏障”）。这一持续活动的横纹肌收缩时增加胸腔容量，舒张时减少胸腔容量。这种胸腔容量的变化导致胸腔内压力的循环变化，从而使空气进出肺脏。膈的自主性或非自主性持续收缩将使腹压增高，引起排便或呕吐。

膈的胚胎学发育在胚胎形成的第8~10周。其前部和心包周边部分由起源于心脏和肝脏之间的原始横膈发育而来。后外侧部分由背侧隔膜以及退变的中肾及胸腹膜融合形成。膈的肌肉部分由源于颈肌节、随横膈向尾侧迁移的两块肌肉与膜状结构融合生长形成。

起源的多样性和发育的复杂性导致先天性膈缺陷发生的数目和种类多样。在膜性融合之前发生的缺损形成没有疝囊的膈疝，而在膜性融合之后因肌肉生长发育不完全导致的缺损将具有胸腹膜疝囊。

解　剖

任何涉及膈肌的手术或切口都需具备详尽的膈解剖学知识。膈肌由外缘的肌肉区和向中央嵌入形成的中心腱组成。膈的周边部分起源于圆周上的4点：胸骨、肋骨、前肌、后肌。胸骨起点由剑突两侧发出的两束肌肉组成，向上向后延伸进入中心腱（图27.1）。肋骨起点由下6根肋软骨内面发出的肌肉束组成。这些肌束和腹横肌的肌束错杂交叉，进入中心腱的前部和侧部。膈后部源于内侧弓状韧带和外侧弓状韧带（图27.2）。内侧韧带是增厚的腰肌筋膜前面部分，由L2椎体延伸至L1横突顶部。外侧韧带是增厚的腰方肌筋膜前面部分，由L1横突顶部延伸至第12肋骨下缘。膈脚是腰椎体部及侧面和椎间盘在低处发出的后部肌肉束。右膈脚起源于L1–L3，左膈脚起源于L1–L2。肌肉纤维上行过程中，两束肌肉的中部纤维在降主动脉前方交叉呈十字形。右侧肌纤维继续上行包绕食管而后进入中心腱。膈主动脉裂孔在T12水平，食管裂孔在T10水平。组成膈的片状肌肉在中央接合并嵌入形成三叶状中心腱。三叶分别为左叶、右叶和心包叶。在右叶的T8水平中线偏右2.5cm处有腔静脉穿过。

膈神经同时具有感觉和运动功能（图27.2）。右侧膈神经恰紧贴腔静脉裂孔穿入膈，左侧膈神经紧贴左心缘穿入膈。每侧膈神经大致分为4支：前外侧支、后外侧支、胸骨支和膈脚支。发出胸骨支后，每侧膈神经穿入膈并立即走行于肌肉下面腹膜内，因此从胸腔不能看到。

膈的动脉血供来源于腹主动脉在主动脉裂孔附近发出的左、右膈动脉（图27.3）。它们在近膈顶后部分支，走行于中心腱边缘。大的前分支向前上走行，汇入心包膈动脉。较小的膈动脉后分支沿腰背部和肋骨的膈肌附着处在后外侧走行，汇入肋间血管。其他血供来源于乳内动脉和肋间动脉的肌膈支和心包膈支。静脉引流通过与动脉伴行的左、右膈下静脉，二者均汇入下腔静脉。动脉和静脉引流从膈肌腹侧面更易观察。

切　口

在各种胸部和腹部手术中，经常用到膈肌的切口以增加暴露。了解膈神经的分布有利于外科医师在大多数病例中保存膈功能。膈神经和常用切

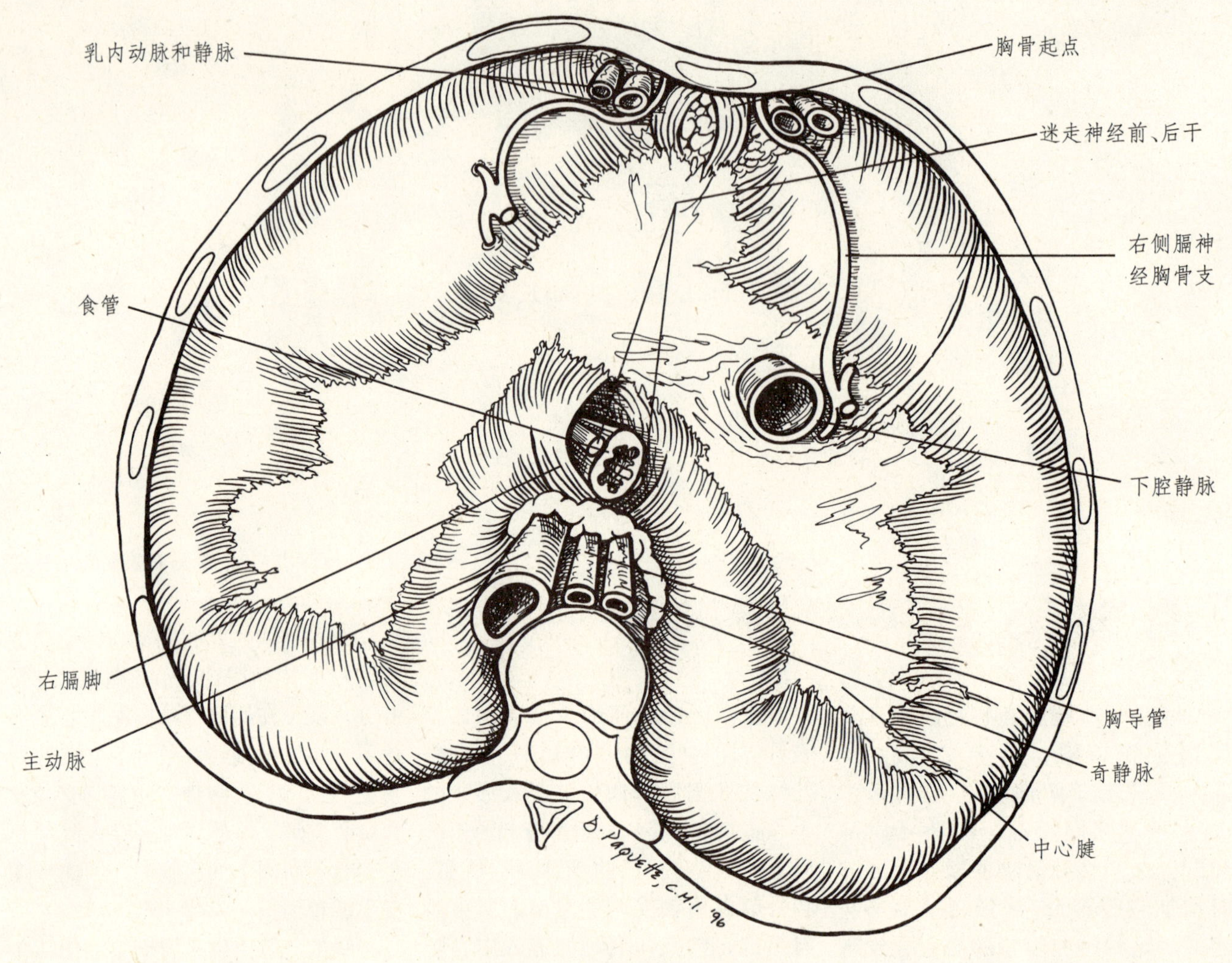

图 27.1 胸腔面观膈的解剖。

口的关系见图27.4。一般来说,最佳切口是距离膈肌侧壁附着点2cm处的环形切口。可从胸腔行此切口,也可作为胸腹联合切口向侧面的延伸。沿膈肌周边做此切口时,食指和中指应在膈肌的上下抵住胸壁。这样可使切口至胸壁的距离合适,并保护不能直视的脏器以免损伤。此位置导致膈动脉或膈神经明显损伤的可能性很小。延至膈脚的切口可能损伤膈脚支神经末端或膈神经后支,但这些损伤临床意义不大。这种环形切口缝合后很少加重仅由剖胸或剖腹手术引起的呼吸功能下降。

有时候,中心腱上的较短切口能够提供膈下脏器额外的有限暴露,例如胃底折叠术中脾门和胃短血管的暴露。小的膈肌动脉血管可被切断且易于用8字缝合止血。中央切口不宜向内侧延伸过多,以免切断膈神经后支。不管在前部或后部膈正中切口也都很安全。穿过中线的重要结构只有左膈下静脉,必须结扎止血。在Merendino关于切口的经典论文中,还描述了另外两个安全切口:膈神经内侧的心包旁切口和食管裂孔水平的后部放射状切口。

膈肌损伤或切开的修复

关闭或修复膈肌可使用多种方法。经中心腱的单纯切口很容易用不可吸收的0号缝线关闭(图27.5A)。我们常采用沿切缘的连续水平褥式外翻缝合,在第一层缝合基础上折返后继续连续缝合外翻的切缘。对于膈肌的切口或缺损的修复,我们常采用不可吸收0号线进行间断水平褥式缝合(图27.5B)。我们也用这种方法关闭膈肌的外周切口。小的贯通伤很容易用单纯间断缝合关闭。但是当膈肌撕裂严重或变薄时,我们用聚四氟乙烯(Teflon)垫片加固水平褥式缝合。切除膈原发肿瘤或侵犯膈肌的肺、胸膜或胸壁肿瘤时,常遗留不能闭合的缺损。膈肌重建应重新确立胸腹腔脏器的分隔和最大限度的恢复肺功能。多

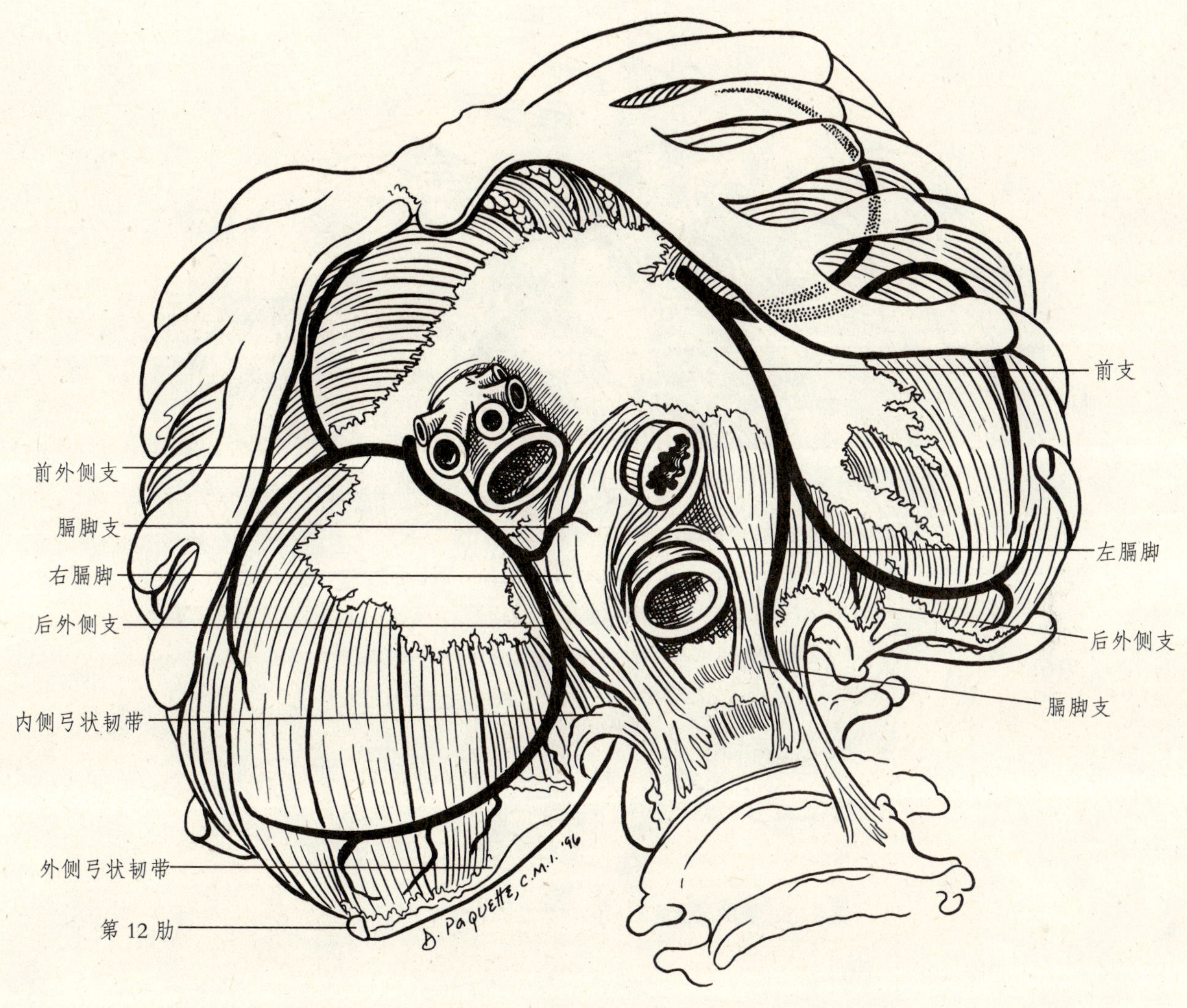

图 27.2　腹腔面观显示膈的解剖及膈神经分支。膈神经胸骨支见图 27.1。

种材料能达到这些目标，包括聚丙烯网、机织聚四氟乙烯(PTFE)补片、牛心包、Surgisis (Cook Surgical公司)以及涤沦(Dacron)补片。用间断水平褥式缝合将这些材料缝合至膈的肌肉部分。连续缝合常用于材料与中心腱的接合。当缺损较大、预计重建的膈肌不能运动时，必须注意将修复部分拉紧以避免矛盾运动，并应保持肺活量。这一问题在膈麻痹部分将作更详细讨论。当发生外周部分缺损时，为保持功能有时会在较高水平将膈肌重新固定于胸壁上。为达此目的，我们使用互锁的水平褥式缝合并将缝线引至胸壁外。

前部胸骨后Morgagni膈疝

胸骨后膈疝由Morgagni首次于1769年描述，占已报道膈缺损不足2%(图27.6)。该疝发生于胸骨剑突和肋软骨之间的膈附着处，乳内血管经此处穿过膈成为腹壁上血管。其发生原因是肌肉组织未能覆盖这一区域。这一潜在腔隙在左侧有心包遮盖，故此疝多发生于右侧。该疝通常有疝囊，除非出生前疝囊已破裂。这种罕见的疝可见于儿童期，但更多见于成年期发病。症状多种多样，从隐约的饱胀感到梗阻性绞窄。女性患者似乎占多数，肥胖患者更易有症状。此疝常表现为偶然发现的X线胸片异常。胸片可能显示团块甚至液平。疝囊内的脏器常包括结肠、网膜、胃和小肠其中的一种或几种。上消化道造影或钡灌肠能明确疝囊内的腹腔脏器。CT扫描十分有用，据报道其诊断敏感性达100%。

手术前24小时患者应进清淡流食。外科切开前应给予抗生素。最好经腹进行疝修补。正中或肋缘下切口能提供疝及其内容物的良好视野。最近，腹腔镜下膈疝修补的应用越来越

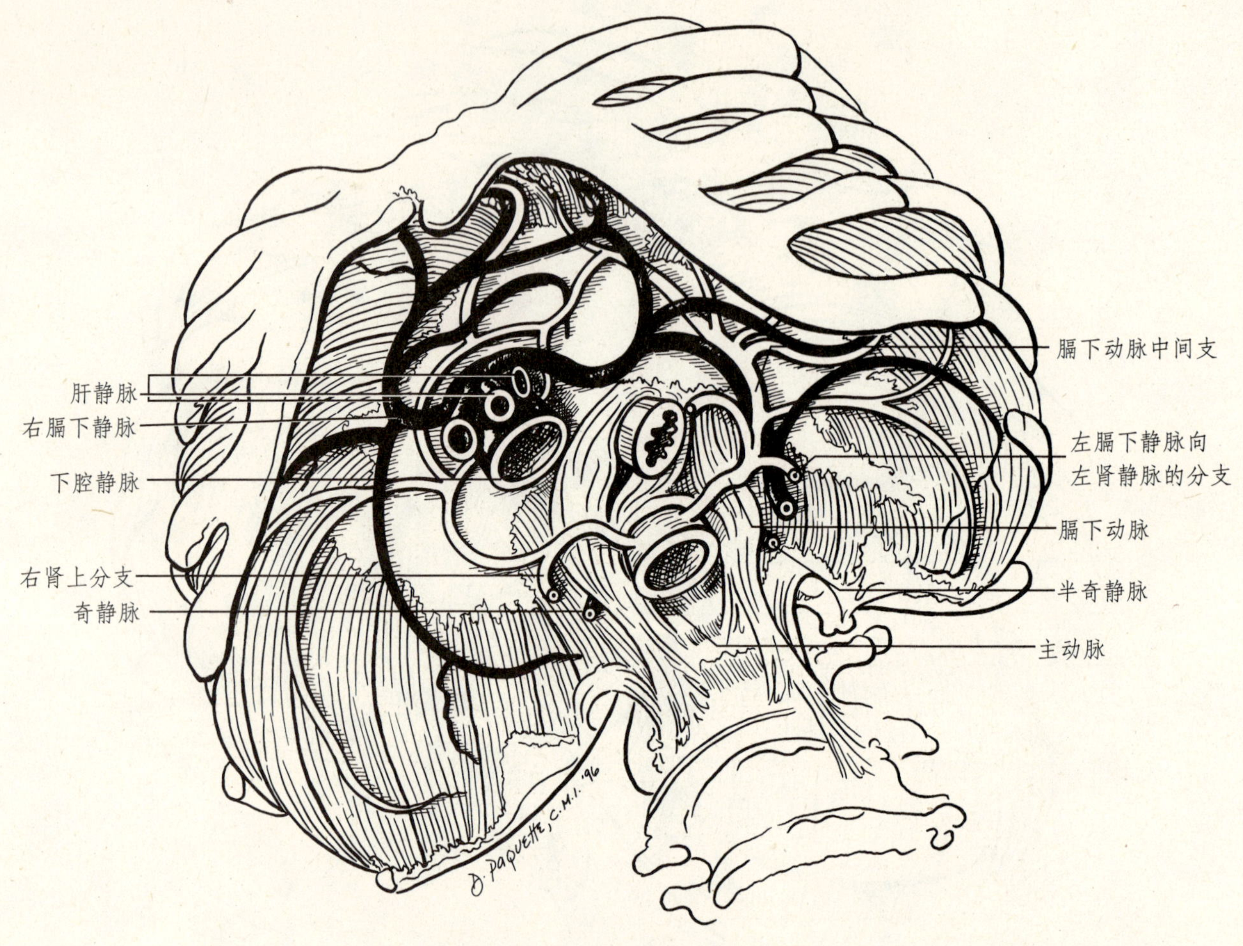

图 27.3　膈的腹面观示膈的动脉血供和静脉引流。

多。进入腹腔后，轻柔牵引可还纳疝内容物。必要时可在疝囊内置入导管以平衡压力。在极少数嵌顿病例中，需将皮肤切口延过肋弓达肋间隙，以利于双手操作将疝内容物还纳至腹腔。识别疝囊边缘，切除疝囊。当疝缺损周围有完整的膈肌肌环时，可用粗的编织线水平褥式缝合进行闭合(图27.7A)。褥式缝合打结后应再行一层连续缝合。当前部缺乏完整的肌肉边缘时，应用粗的编织线褥式缝合将未附着膈肌游离的新月形边缘缝合至肋缘(图27.7B)。伤口闭合后，如果胸腔已打开，可在最后缝合完成前置管吸出气体，或置入胸腔引流管连接水封瓶。

若在开胸术中发现未预计到的疝，亦应修补(图27.7C)。还纳疝内容物，切除疝囊。用编织线行两排褥式缝合，一排在缺损边缘，另一排距边缘向内2cm。缝线引出胸壁并打结，使膈表面有一2cm宽的区域和胸壁紧贴。术后行胸片检查评价肺膨胀情况。

后外侧Bochdalek膈疝

Bochdalek描述了一种先天性后外侧膈缺损(图27.6)。妊娠第8周胸腹膜管闭合失败导致前肠在返回腹腔过程中疝入胸腔。疝入的肠占据胸腔导致肺芽不能发育成熟，因此而造成的肺发育不全是这一疾病发病率和死亡率的主要原因，约占出生者的1/4000。1953年，Gross报道了一组63例婴儿，修补缺损的手术死亡率为12%。随着应用产前超声达到的早期诊断，许多更小的且有其他并发症的婴儿也被认为应行修补术。尽管这些患儿得到早期诊断和加强监护，但手术死亡率仍达50%。

产前超声可做出诊断，而后期当胸片显示胸部有肠内容物时诊断将更为明显。有症状的疝更常见于左侧。应检查有无中枢神经系统、泌尿生殖道和心血管系统等其他部位的异常。

围术期处理与外科修补同等重要。使用鼻胃管能避免气体进入疝入的肠管从而防止进一步的肺功能损害。需要监测血气，必要时进行辅助通气。一般认为应尽快外科纠正——还纳膈疝、关闭缺损。实际上，外科手术也可能使临床状况恶化。在婴儿镇

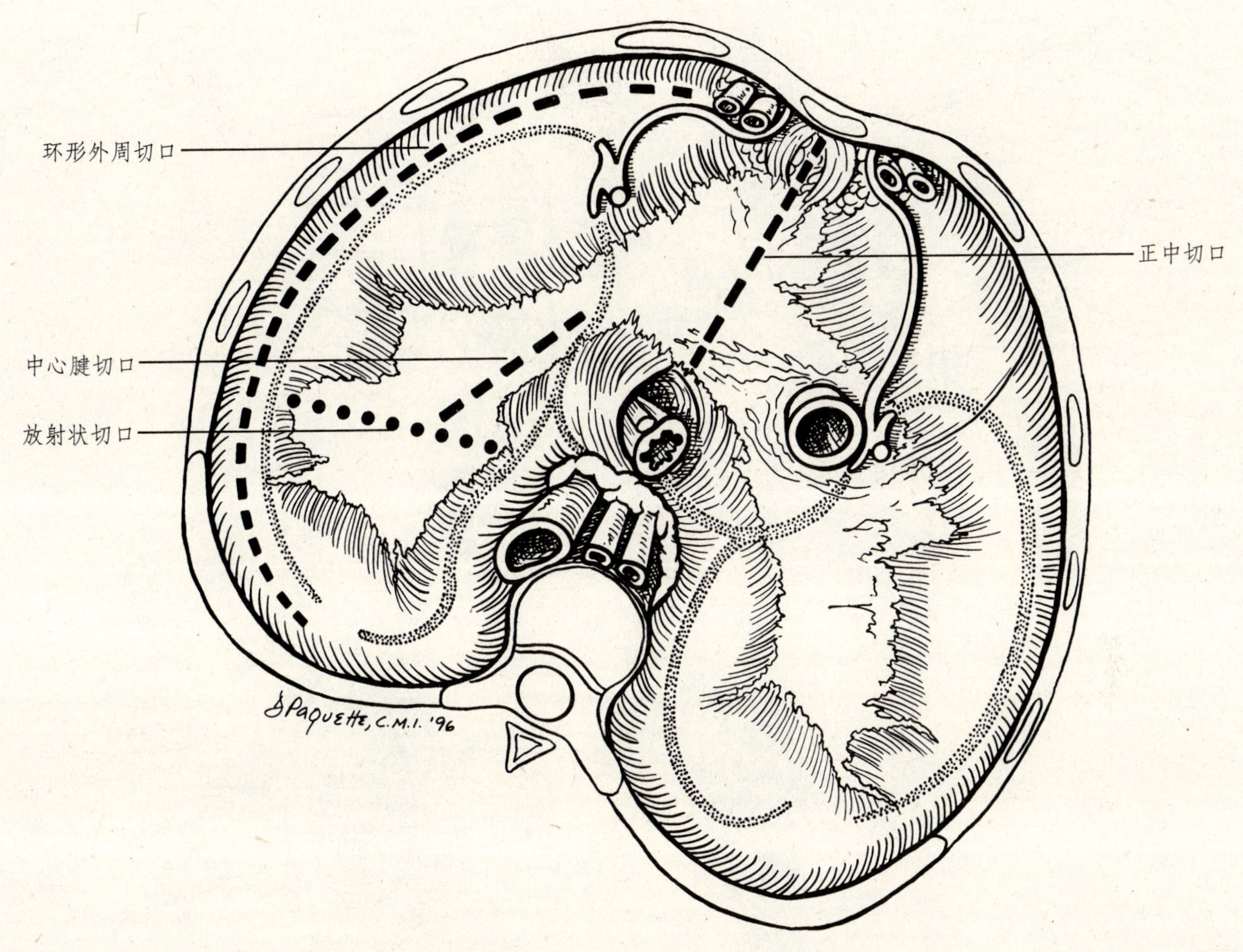

图 27.4　膈肌的胸面观示常用膈切口及其与膈神经分支的关系。

静或麻痹情况下，非外科治疗机械通气常能获得满意的气体交换。对最大限度治疗反应不佳的婴儿可应用体外膜肺氧合（ECMO）。关于外科修补时机是在应用ECMO同时还是推迟至拔管后进行，目前尚无确切证据或经验性一致意见。我们中心的经验是等到患儿ECMO脱机后以减少出血性并发症。手术时机的最终结论尚未得出，但很显然急症手术是不必要的。

修补术开始时先取肋缘下横切口，切口距肋缘2~3cm。自动拉钩能提供良好的视野。可以看到进入缺损的脏器，应轻柔地将其还纳。缺损前缘下的静脉拉钩和用于平衡气压的疝囊内导管将有助于完成手术。20%的病例有疝囊，应找出并切除。接着能看到同侧肺，应注意避免过度通气。这时可置入胸管。需找出缺损后缘。后缘常位于肾上腺以上，应充分游离之以加固缺损的闭合。用2-0不可吸收多股编织线水平褥式缝合前缘和后缘。但是大的缺损需要用人工补片闭合（图27.8）。将Gore-Tex补片剪成大于缺损的形状。用带Teflon垫片的不可吸收单股缝线将其缝合至合适位置。如果找不到后缘，可缝合至肋骨周围或肋间肌深处。带蒂腹壁肌瓣修补缺损似乎不如人工补片有效。

修补膈肌后，需要将肠还纳入腹腔。为了无张力地容纳脏器，可能需要仅缝合皮肤形成腹壁疝或制造一个囊袋。几天之后可再关闭腹壁疝或囊袋。

术后的监护十分艰难。胸管连接水封瓶但不进行负压吸引。另一个选择是使用平衡胸腔引流管，以避免进一步的肺损伤。肺脏有破裂的危险。伴有气胸的气压伤可发生于任一侧肺。通气的微小改变可能引起强烈的肺血管收缩。第一个48小时内会发生广泛性毛细血管渗出。如果复苏早期出现严重缺氧，心肌病和肾衰将成为持续性的威胁。

出生后最初6~24小时需要尽快治疗的新生儿死亡率较高。尽管开始采用的特殊方法有效，但其后慢性支气管肺发育不良、精神迟滞和神经系统缺陷并不少见。病例死亡率始终高于50%。有人尝试在子宫内纠正缺陷，或者阻塞胎儿气管以引起肺脏过度生长，甚至进行肺移植。这一难题的最终答案仍然是外科之谜。

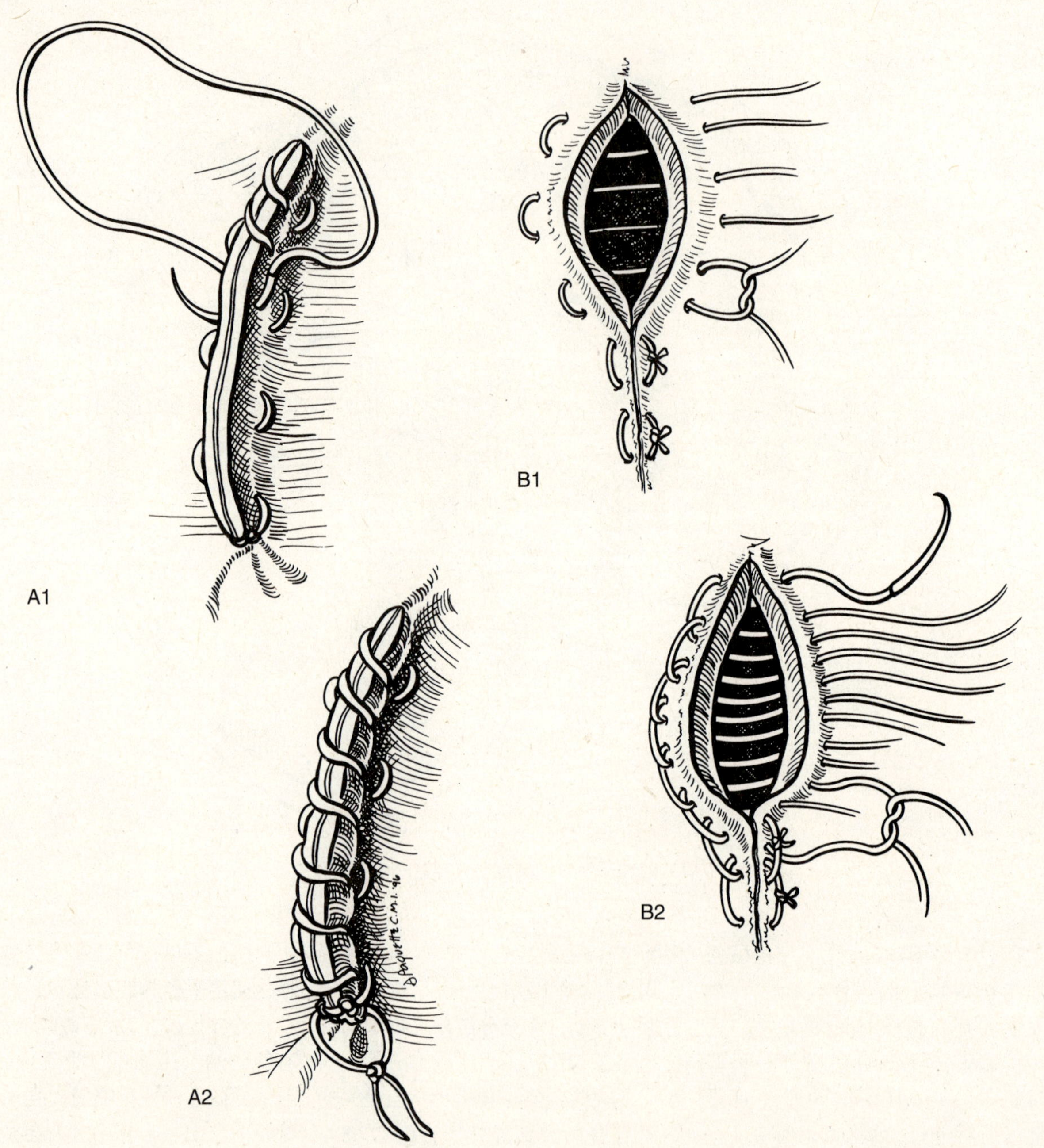

图 27.5 膈肌修复的缝合技术。(A1,A2)中心腱的修复。(B1,B2)膈肌肉的修复:采用单纯或互锁的水平褥式缝合。

裂孔疝

I型或称滑动型裂孔疝在第16章讨论。II型裂孔疝是不多见的食管旁疝，因食管前面和侧面的膈食管韧带局部薄弱而形成(图27.6)。在II型裂孔疝中,贲门和远端食管位于膈下。随着膈食管韧带的薄弱，胃底通过缺损突入胸腔并且位置越来越高。因十二指肠、胃左动脉和食管胃连接部呈固定状态，胃在上升过程中以小弯为轴发生旋转。胃底和胃体升入胸腔,而贲门和幽门仍在膈下腹腔内(图27.9A)。这样在膈水平产生机械性梗阻效应,钡餐的典型表现是颠倒的胃。III型裂孔疝是I型和II型的结合,IV型裂孔疝是指裂孔广泛扩大导致除胃以外还有其他脏器疝入胸腔。

围绕食管旁疝有巨大争论。许多人认为II型裂孔疝很少见，大多数食管旁疝是III型裂孔疝伴有膈上食管括约肌。图27.9B显示III型裂孔疝的造影片。许多人确信，无论患者是否有症状，抗反流手术都应作为修补的一部分，但其他人认为只有在确证有反流

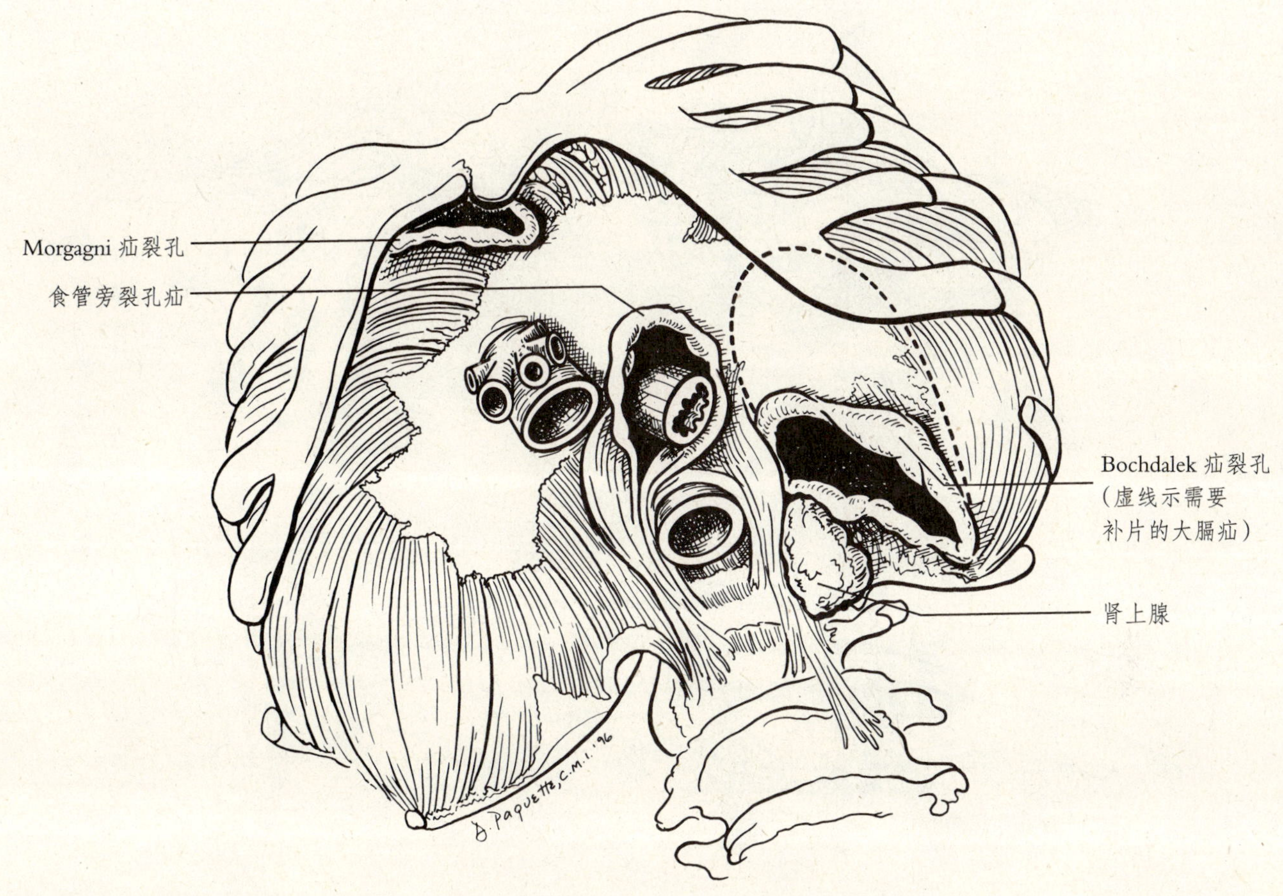

图 27.6 膈的腹面观示常见的膈疝位置。

的患者中才应施行。许多人认为裂孔旁疝本身即是手术指征，但最近其他人指出没有症状不一定必须手术。最后，疝修补是经胸还是经腹，每种术式各有支持者和反对者。

大部分患者主诉餐后不适，但少数人有吞咽困难。胸骨下饱胀感或压迫感常见，可因打嗝或反刍部分缓解。反流症状可能有或没有。当发生胃扭转或梗阻时，患者表现极度窘迫，伴严重恶心、上腹部疼痛、不能反刍或呕吐。患者也许不能吞咽唾液。这些患者需要急症手术以避免发生高死亡率的绞窄和梗死。

没有腹部手术史的患者可考虑采用腹腔镜手术修补食管旁疝。腹腔镜术后复发的可能原因之一是没有处理已形成的食管缩短。因此在腹腔镜手术中，经充分游离后腹腔内食管仍短于2cm时，我们应毫不犹豫地施行Collis胃成形术。为便于施行胃成形术，我们在手术时将患者置于30°斜位(右侧抬高)，通过胸腔镜切口使用内镜胃食管吻合(GIA)器完成Collis术。

在开放手术中，我们常用经胸术式，入路经左侧第7肋间切口并切断第8肋。这使肋骨撑开宽阔且避免骨折部位影响肋间神经。找出迷走神经及其周围的血管环，尽量避免损伤它们。从胸腔游离疝囊并切除。疝囊也常延伸至右胸。找出膈脚，游离其边缘。如果食管呈缩短，我们进行Collis胃成形术。在胸部施行Belsey-Mark IV胃底折叠术，并将包裹部分纳入膈下（第16章）。我们认为，不行抗反流手术的术后反流发生率相当高(15%)，所以有理由行胃底折叠术。当需要施行Collis胃成形术时，我们倾向于采用Belsey术式而不是Nissen术式，因为我们发现使用Collis-Nissen术式后吞咽困难的发生率高。用不可吸收的0号线在距边缘1~2cm处间断缝合膈脚。大约缝合5针。最后一针打结后，留置有鼻胃管的食管旁应可容一小指通过。如果最后一针缝合后裂孔仍太大，可在食管前方的膈脚处加针缝合。I型裂孔疝修补后可能胃停滞的时间更长。

膈麻痹

膈瘫痪或局部麻痹最常见于心脏手术后。心内直视手术和再次手术有较高的发生率。麻痹常是暂时性的。婴儿中直接损伤常见，而成人中多为低温造成并多发生于左侧。据报道总的损伤发生率约为2%。肺或纵隔肿瘤的

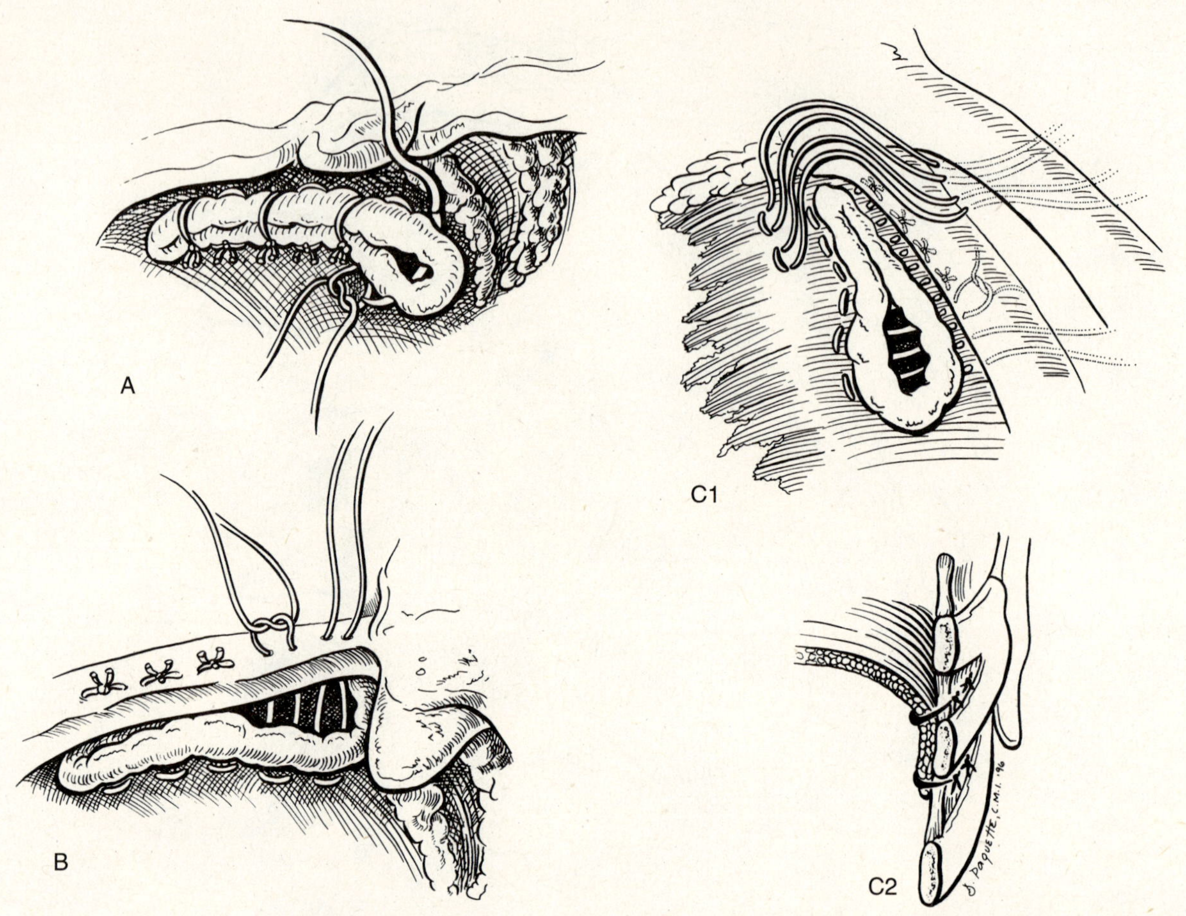

图27.7　Morgagni疝的修补。(A)具有前部肌环时的经腹术式。(B)缺乏前部肌环时的经腹术式。(C1,C2)经胸术式:前面观和侧面观。注意如何将膈严密缝合固定于胸壁。

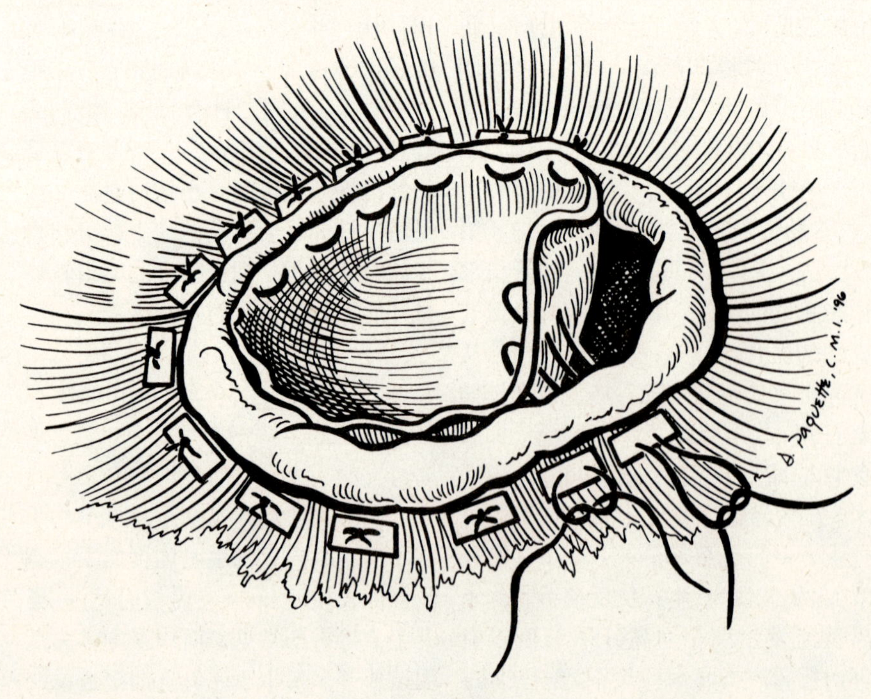

图27.8　使用Gore-Tex补片修补大的Bochdalek膈疝。间断褥式缝合用Teflon垫片加固。

直接侵犯是引起膈神经麻痹的常见原因，通常能够在胸部CT扫描中识别。非心脏的胸部或颈部手术造成的直接损伤可能是神经横断,也可能不是神经横断。对神经的牵拉、牵开器的压迫或神经附近的烧灼都可能引起膈瘫痪或局部麻痹。突发减速伤或爆震伤导致的严重创伤可能导致膈神经损伤,偶尔也可见于难产后或病毒、细菌、梅毒、结核等感染后导致的神经肌肉疾病。

在婴幼儿中,膈麻痹后可能发生致命性呼吸功能不全。有3种因素导致上述情况发生:肋间肌无力,不能使胸腔内容量显著增加;纵隔活动度大,吸气时明显偏向健侧,限制肺膨胀;最后,卧位倾向导致腹腔内脏器向上施加不适当的压力。

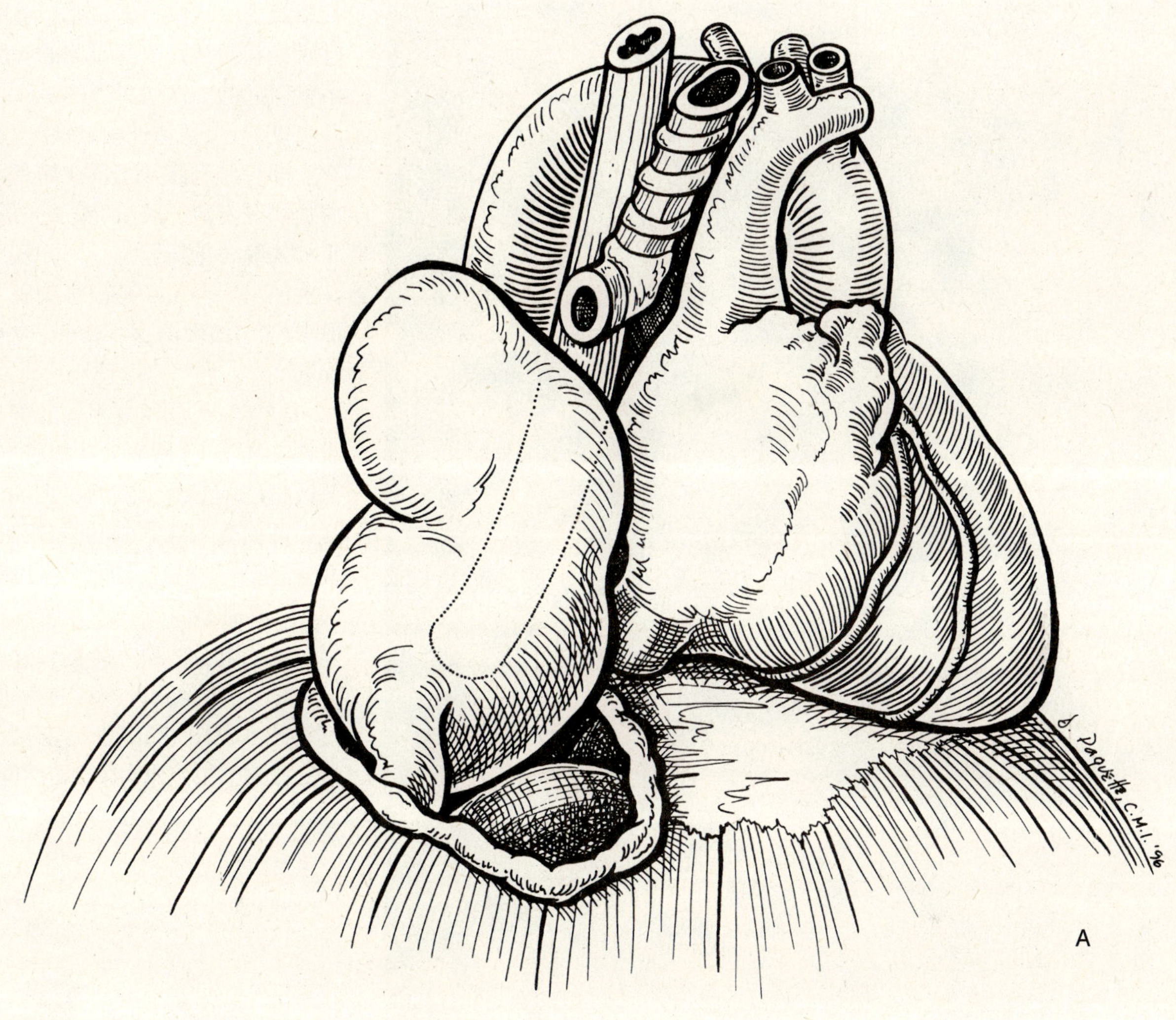

图27.9　食管旁疝。(A)II型裂孔疝，十二指肠和食管胃连接部固定于膈下。(待续)

成人中，单侧膈麻痹在大部分患者中不会产生呼吸功能不全。早期肺活量下降20%~30%，6个月后肺总量多恢复至正常。但仰卧位时肺活量和呼气流速仍有下降。有报道说，主要症状是咳嗽或胸痛的患者大部分在随访期间有所改善，但是主要症状是活动后气短的患者中有2/3没有改善或有所加重。在少见的双侧膈麻痹患者中，能见到呼吸辅助肌肉的过度运动，但肺活量和流速仍有明显下降。

正常膈运动在透视下易于评估，所谓"吸气试验"在用力吸气时能够引起并显示异常的矛盾运动。最近，磁共振(MRI)电影成像已被用于评价可疑病例中膈局部麻痹的程度。

在婴幼儿中，对辅助通气患儿进行床旁早期膈神经功能评价是有益的。在单侧膈麻痹的婴幼儿及成人中，已经应用膈折叠术以改善呼吸功能。在小于18个月的婴幼儿中，治疗的时间一般是在第1~8周。最近，几位作者建议应在诊断后2周内早期干预。经早期折叠术治疗的患者，带气管插管时间和重症监护时间都有缩短。在大于18个月的患儿中，折叠术一般不是必需的。早期折叠术的其他支持证据还在于已证实折叠术不会妨碍膈正常功能的恢复。在这些患者中，我们建议使用由Schwartz和Fuller在1978年首次提出的技术。在中间区域折叠膈肌，用带Teflon垫片加固的3-0线间断水平褥式缝合，间距大约保持0.5cm。在膈肌上的缝合必须有间隔，以免损伤膈神经的主要分支，且只在肌肉中缝合。在膈神经分支之间用镊子拽起膈肌，每一针缝合应穿过肌肉而避免穿过其下的腹膜。每个褶皱中应包含足够多的膈肌，以使其适度绷紧。在多次折叠术失败的少见病例中，可能需要人工材料固定膈肌。

成人中，只有当损伤时间或性质排除了膈神经的再生可能，或症状明显能从手术中获益时，患者才应接受折叠术。观察时限一般为1年。偶尔有患者同时有术后膈麻痹和严重的潜在

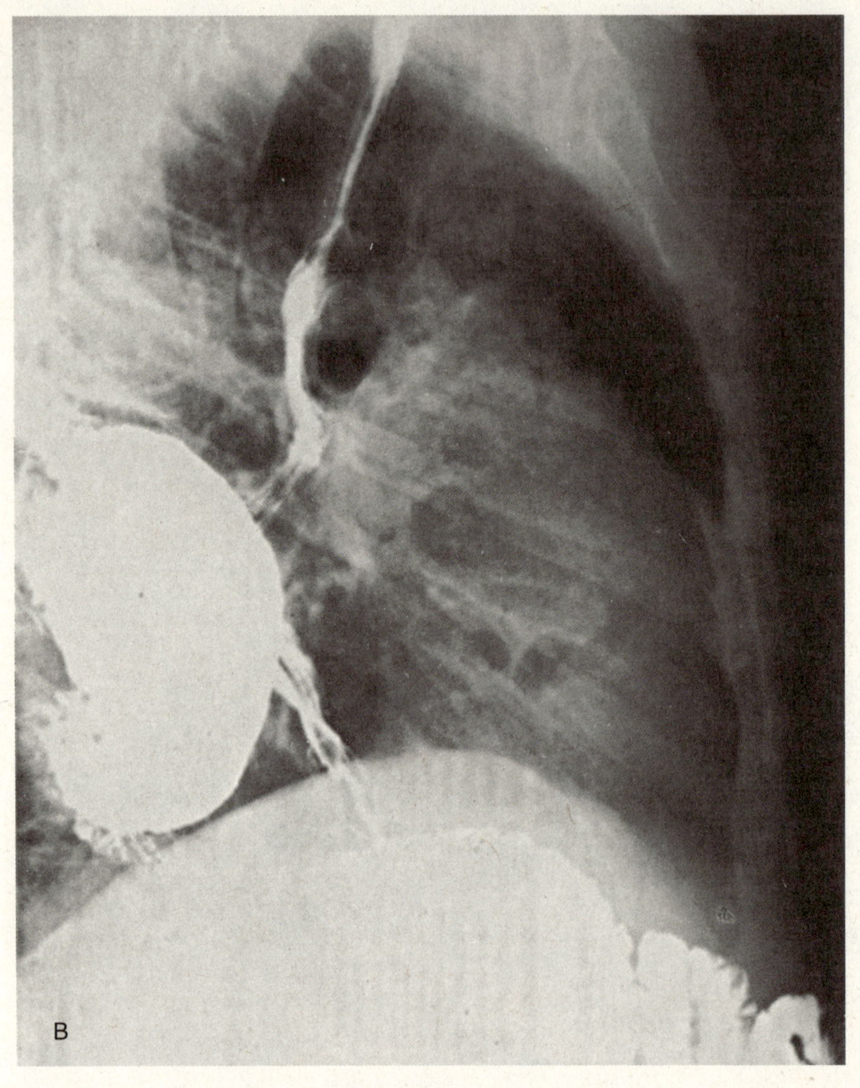

图 27.9(续)　(B)III型裂孔疝，食管胃连接部和十二指肠移至胸腔。(待续)

性肺部疾患，可能没有足够的通气功能储备代偿膈麻痹，也许会从早期折叠术中获益。折叠术会改变膈的外形，增加肺活量和肺容量，使膈相对绷紧从而增加其作为压力产生者的能力。另外，观察到的用力肺活量和一秒用力肺活量、肺总量、残气量、弥散容量和动脉血氧分压可持续改善至1年。折叠术后症状的改善看来也是持久的。

成人的膈折叠术我们建议采用经第8肋间的开胸术。恰在膈神经入膈之前处直接刺激它以确认麻痹。用带Teflon垫片加固的间断水平褥式缝合将膈肌的后面和侧面部分呈褶状聚集在一起(图27.10A，B)。使用双头不可吸收0号线。褶皱呈环形，方向由膈肌的周边外缘开始向内侧中心腱方向延伸或进入中心腱。以1cm的间隔大约需要缝10~20针能够达到目的，降低吸气顶点时的膈肌位置，使其绷紧。通常患者能够良好耐受手术，折叠术后的患者可以很快脱离机械通气。

膈膨出

膈膨出是胎儿期获得的先天性疾患，特点是横膈的膜性结构中肌肉发育不全，常伴发脊柱和胸壁的异常、肺脏发育不良或发育不全、肺外肺隔离症以及内脏转位。新生儿严重的心脏呼吸症状通常是由受累侧的肺脏发育不良引起的。这些患者的最大挑战是呼吸支持，包括体外膜肺氧合。通常需要立即行经胸修补术。在靠近肋缘附着处切开变薄的膈肌，展开伸平，以水平褥式缝合重新固定。与肺发育不良相关的另一种疾病是出现副膈肌。常需要CT扫描做出这一诊断，应行手术切除。

最近有人应用电视辅助胸腔镜技术修补膈膨出。置入双腔插管，患者取侧卧位。腋后线第5肋间打10mm镜头孔，前面乳头线第5肋间打第2个5mm孔。在腋后线第9肋间或第10肋间行5cm的胸部小切口。进行两排重叠的横向来回缝合。第一排缝合使膨出部分内翻，第二排获得预计的膈肌张力。这一技术见图27.10C。有人提议改良这一技术，用第8肋间和第9肋间打2个5mm孔代替胸部小切口。

膈起搏

膈起搏有益于两组患者：中枢型肺泡低通气患者（原发性肺泡换气不足）和高段颈髓损伤患者(四肢瘫痪者)。尽管膈起搏有时也用于其他两组疾病：慢性阻塞性肺疾病（COPD）和顽固性呃逆，但其价值远未明确。膈肌或膈神经损伤的患者对膈起搏没有反应。

中枢型肺泡低通气(CAH)患者延髓中的感受器对高碳酸血症和缺氧的反应性降低。高碳酸血症或缺氧引起的正常通气增强反应在CAH患者中减弱或消失。尽管白天和夜间这一反应都异常，但患者清醒时能有意识地努力呼吸，而当睡着后就会缺乏自主呼吸。鉴别CAH和阻塞性睡眠呼吸暂停很重要，后者只在睡眠时发生且继发于解剖性阻塞。二者的鉴别重要是因为治疗完全不同：阻塞性睡眠呼吸暂停是减轻体重、正压通气支持以及严

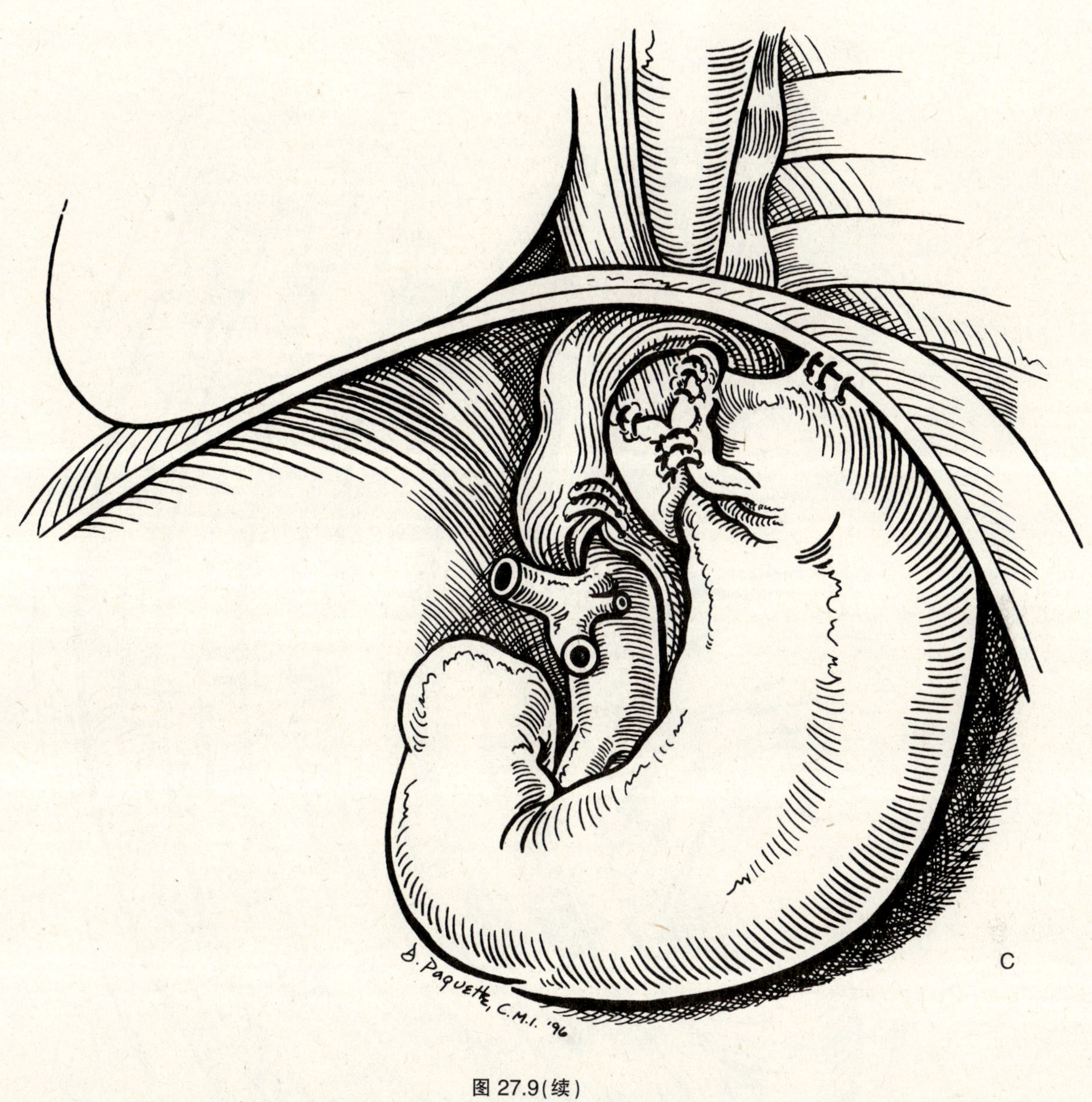

图 27.9(续)

重病例行悬雍垂腭咽成形术；而CAH则为膈起搏。

颈髓损伤常继发于交通事故、运动相关损伤或坠落伤。高段颈髓损伤(C3以上)进行膈神经起搏最有意义，因为膈神经是完整的。当损伤累及C3–5的神经根,起搏受益减少因为缺乏受累神经根的组成部分。低于C5的损伤不会影响膈神经，所以患者不会从膈神经起搏受益。

严重的COPD患者已适应慢性高碳酸血症而依赖于缺氧对通气的驱动。当需要吸氧时他们可能丧失缺氧性驱动而发生通气不足。膈神经起搏，尽管理论上对该组患者有益，但实际很少采用。有报道将膈起搏应用于顽固性呃逆患者，但许多患者自觉不适而主动停止使用。

膈起搏通过在膈神经上放置电极来实现。最常用的是第2或第3肋间的前外侧小切口开胸，尽管颈部入路和胸腔镜手术也很有用。必须小心处理膈神经以防止意外损伤而不能成功起搏。避免使用肌松剂以明确膈神经的刺激和兴奋。围术期应用抗生素和无菌技术是必要的。将电极平放于纵隔面,另一端置于膈下,二者与皮下囊袋中的接收器相连。在工作系统中,接收器通过皮肤与体外的起搏器相联系。通常一次植入一端电极，几周后植入另一端。

创　伤

膈损伤在创伤后可能立即表现明显,也可能为迟发性表现。这是发生于贯通伤或钝性创伤后损伤的事实。贯通伤比钝性损伤常见5~10倍，双侧胸

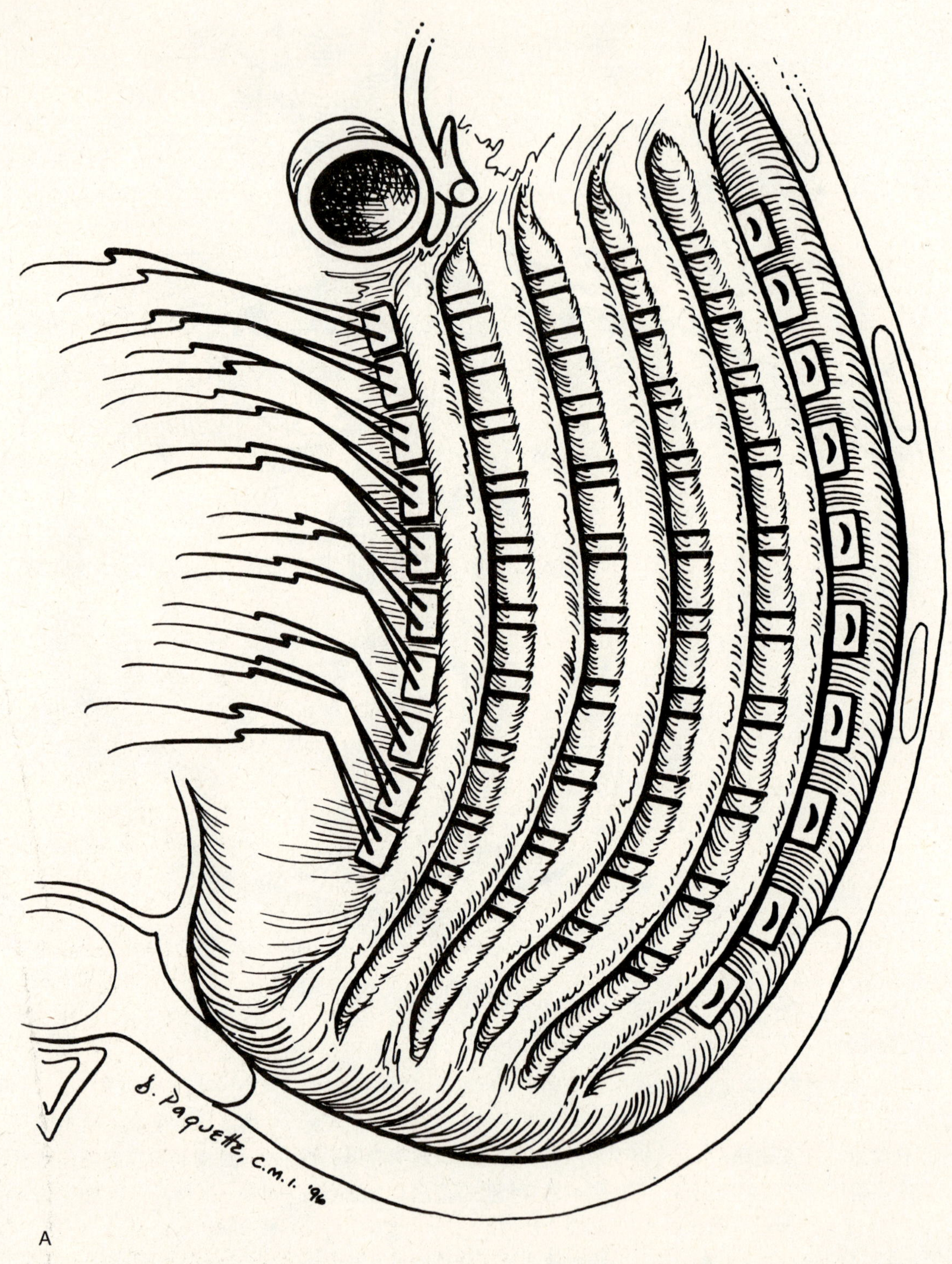

图27.10 成人右侧膈折叠术。(A)带Teflon垫片加固的缝合向前延伸至腔静脉水平。(B)折叠后的膈。(C)应用电视辅助胸腔镜技术折叠膈修补膈膨出。(Reprinted with permission from Mouroux J, Padovani B, Poirier C, et al. Technique for the repair of diaphragmatic eventration. Ann Thorac Surg 1996; 62: 905-907.)(待续)

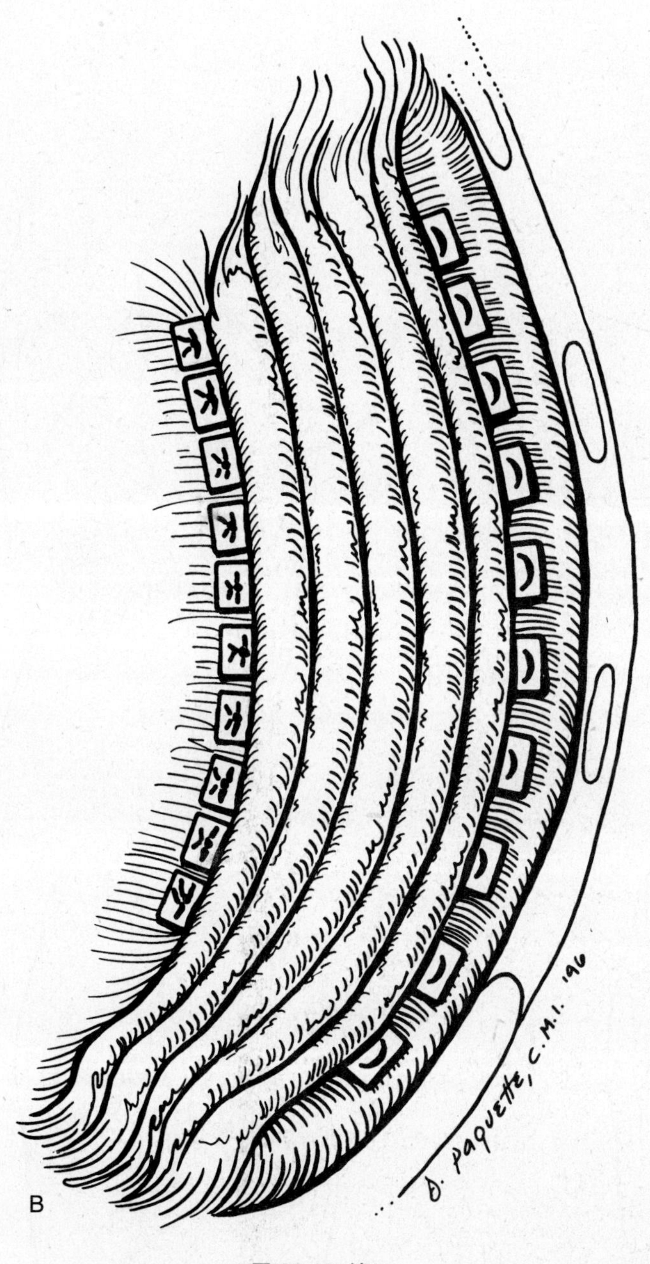

图 27.10(续)

部都可发生。损伤通常为1~4cm长,多可单纯缝合修补。累及膈肌的大多数贯通伤位于乳头下水平,故低于此水平的损伤应考虑到膈受累。胸部刀伤多向下运动,而腹部伤多向上运动。一般说来,刀伤更多见于胸部,枪伤更多见于腹部。在腹部受伤的病例中,常采取外科探查,在术中应尽量排除膈损伤以免从缺损处形成迟发疝。最近有人建议在贯通伤中应用腹腔镜评价和修补膈肌。胸外伤时,因不是所有患者都探查,可能漏诊膈损伤。这些患者应细致随访。

钝性创伤可能导致膈破裂。左侧受累比右侧常见20倍,绝大多数病例中破裂继发于车祸撞击。撕裂长度10~15cm不等,可能发生于膈的任何部位。不同的研究宣称后外侧、前外侧或心包区更常受累。最被广泛接受的撕裂发生机制是通过腹腔脏器的受力传导,而肝脏的受力缓冲能够解释为何左侧多发。但是1/3的钝性膈破裂病例发生于胸部外伤后,同时认为膈损伤与急性主动脉夹层有相关性。高达5%的严重钝性创伤患者发生膈损伤。大多数时候,膈损伤比起其他的灾难性的损伤是次重要的。但是在儿童中,因为胸廓的顺应性增加,可能在没有外伤的征象下发生膈破裂。受伤的途径决定探查膈的术式。大多数时候,急性左侧损伤最好经腹腔探查,而右侧损伤或迟发表现的损伤最好经胸部探查。

仅有50%的钝性破裂伤患者有腹腔脏器膈疝的表现。最常发生疝的顺序依次为胃、脾、结肠和小肠。但大多数患者会显示一些胸片上的异常,如气胸、血胸或膈升高。怀疑的高指数是做出诊断的唯一最重要因素。尽管胸片是重要的诊断方法,但还需要几方面的观察来确立诊断。有时候下鼻胃管用气体扩张胃或者人工气腹有助于诊断。上消化道造影、钡灌肠、静脉肾盂造影可能对左侧损伤有用,肝脏扫描、肝–肺扫描、血管造影可能有助于右侧损伤的诊断。我们发现应用口服或静脉造影剂的胸部和腹部CT最有助于筛查明显创伤的患者,这可能发现膈缺损。

漏诊的膈损伤可能迟发性表现为膈疝。临床表现多为肠梗阻或急性腹痛的急症,伴或不伴有胸痛或呼吸困难。其他患者表现为非特异性上消化道症状。

迟发性表现病例中经第8或第9肋间接近膈肌。找到膈疝,游离腹腔脏器周围可能产生的粘连。同前所述,一旦腹腔脏器还纳入腹腔,大多数缺损能够一期闭合。偶尔有较大缺损需用人工补片重建。

肿　瘤

膈肌原发肿瘤罕见。大多数为间叶细胞来源,其余(约10%)为神经来源。大部分为良性,多由囊性病变组

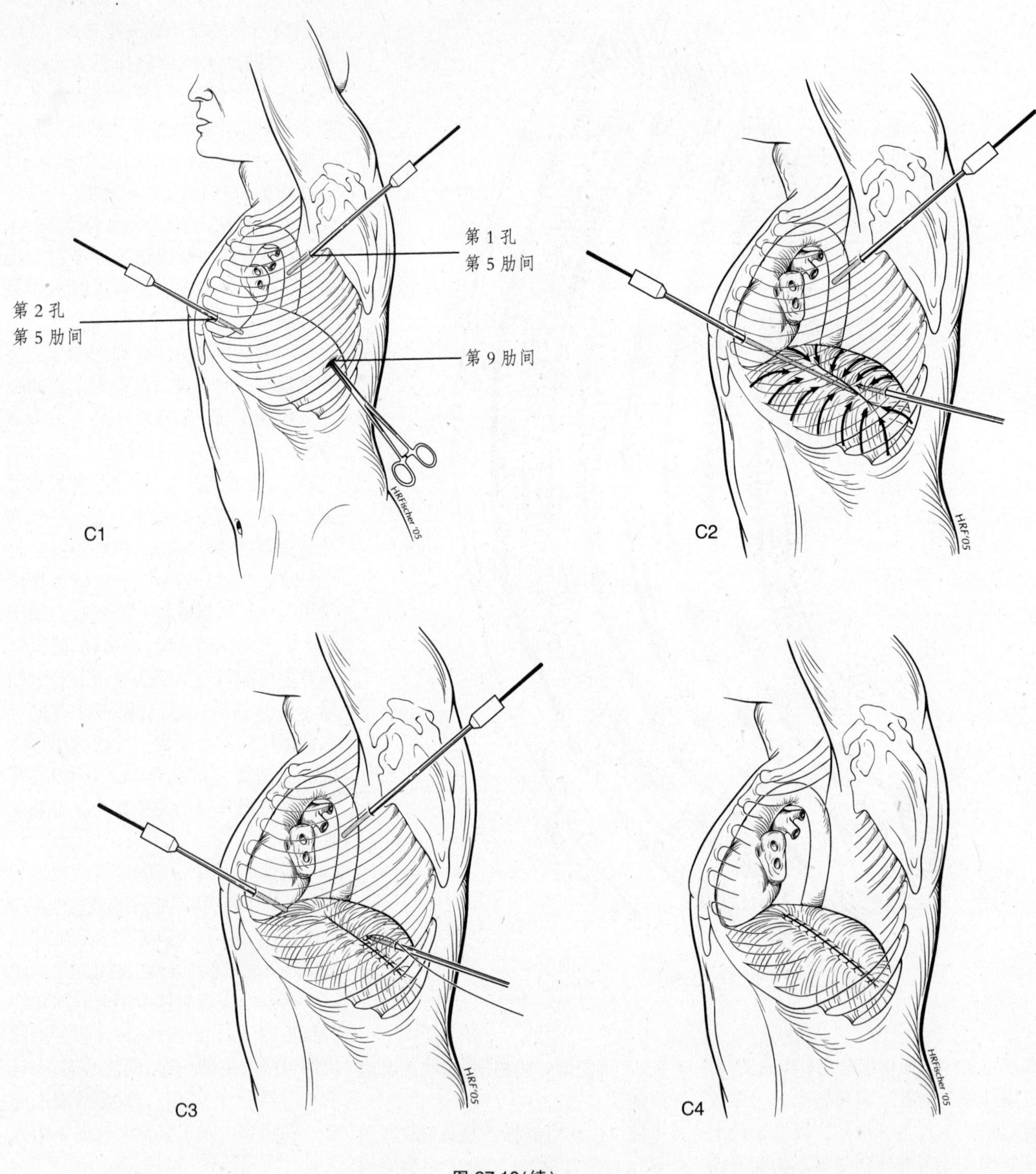

图 27.10(续)

成,例如支气管性、间皮性或畸胎性囊肿。如果不包括囊肿,间质肿瘤中大多数是恶性的,无论是否切除预后都很差。最常见的恶性肿瘤是纤维肉瘤。另一方面,大多数神经肿瘤是良性的。在可能的情况下所有肿瘤都应切除以进行诊断和治疗。起源于临近结构的肿瘤对膈的侵犯更为常见。起自肺、胸膜、胸壁、纵隔、肝、胃和食道的肿瘤都能直接侵犯到膈。合适的情况下,可进行原发肿瘤和受累膈肌部分的整块切除。发生于膈的孤立性转移,如果是转移的单发灶,也可被切除。

良性肿瘤常没有症状,多在胸片

或CT上偶然发现。症状多为非特异性的,包括下胸痛、咳嗽、呼吸困难、中部或肋缘下饱胀感。杵状指或肥大性肺性骨关节病与一半以上有报道的神经源性肿瘤有关。

CT扫描是诊断膈肌肿瘤的最佳影像学方法。当怀疑肝脏受累时,血管造影可能有所帮助。偶尔采用MRI明确CT扫描上的不明病变。

恶性肿瘤应切除至距离正常组织足够远的切缘而不必考虑缺损程度。可切除整叶膈肌而不会造成生理上的过度扰乱。有报道对肺或胸壁的原发肿瘤进行大片膈肌和邻近胸壁的复杂性切除。可使用人造材料修补缺损。如果需要另外的软组织覆盖，可旋转各种肌瓣填充缺损，必要时还可应用微血管吻合技术移植游离肌瓣。切除术中考虑到膈功能的损失程度是重要的。如果切除区域较大,修补后的膈位置应接近深吸气的膈位置，这对保持足够的肺活量、避免矛盾运动是非常重要的。

多孔膈综合征

多孔膈综合征是具有共同病因学的一组疾病：膈缺损导致腹膜腔中的物质(液体、气体、组织或渗出物)向胸膜腔跨膈迁移。最常见的膈缺损位置是腱性区。缺损可是先天性的,但更多是获得性的，有多种原因（腹膜腔循环、肝脏的活塞效应)导致受累胸腔多在右侧。

Meigo综合征(纤维瘤或纤维瘤样良性卵巢肿瘤、腹水、胸腔积液,常为右侧，卵巢肿瘤切除后可治愈腹水和胸腔积液）看起来是多孔膈综合征的精萃例证，尽管实际上从未确证这一综合征中存在膈缺损。卵巢肿瘤的手术切除可治疗这一综合征，所以除了胸腔积液需要置管引流，胸外科医生不常见到。

月经性气胸是多孔膈综合征的又一个例子。这一综合征表现为伴随月经来潮时发生的自发性气胸多在右侧。子宫内膜异位沿膈肌种植，随激素水平波动经历周期性坏死，导致膈穿孔。一般认为引起气胸的气体是经输卵管逆行进入的。治疗方法采取关闭膈肌缺损和药物治疗子宫内膜异位。开胸术、胸腔镜手术或胸膜固定术常规用于膈肌缺损的固定。

膈肌瓣

尽管很少用到，带蒂膈肌瓣能够提供支气管残端的良好保护以及支气管胸膜瘘和食管破裂的血管化覆盖。肌瓣的血供由膈动脉供给。获取技术见图27.11。取瓣手术时在腹腔引入光源能有所帮助，因首次膈肌切开时能通过透照保护膈动脉分支。另外,这一操作还能防止对腹腔器官的疏忽性损伤。对膈肌的分离从后缘开始以保护膈动脉的起点处。为确保肌瓣有活力,基底的宽度应占总长度的约1/4。如果邻近组织将行放疗，可用不透辐射的夹子标记肌瓣。取肌瓣后产生的膈缺损用粗丝线间断缝合关闭。

推荐读物

Merendino KA, Johnson RJ, Skinner HH, et al. The intradiaphragmatic distribution of the phrenic nerve with particular reference to the placement of diaphragmatic incisions and controlled segmental paralysis. Surgery 1956;39:189.

Skandalkis JE, Gray SW, Ricketts RR. The Diaphragm. In Skandalkis JE, Gray SW, Ricketts RR (eds), Embryology for Surgeons. The Embryological Bases for Treatment of Congenital Anomalies (2nd ed). Baltimore: Williams & Wilkins, 1994;491.

The Diaphragm. Chest Surg Clin North Am 1998;8(2). Moores, DWO, ed.

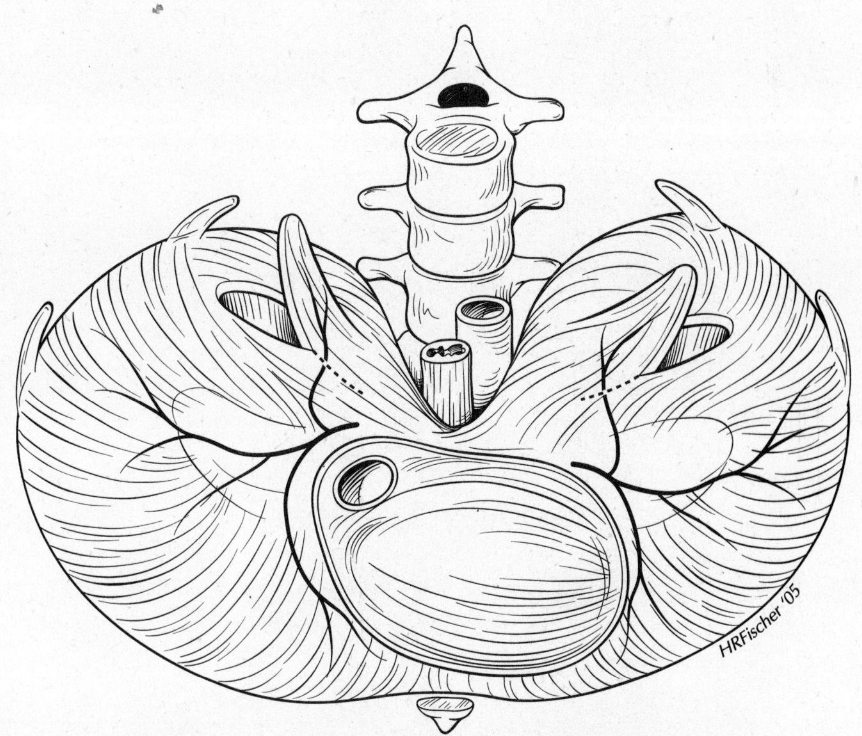

图27.11 膈肌瓣的获取技术。(Reprinted with permission from TC Mineo, V Ambrogi. The diaphragmatic flap: A multiuse material in thoracic surgery. J Thorac Cardiovasc Surg 1999;118:1084.)

编者评述

L.R.K.

我们很少思考除了膈疝以外的膈肌相关外科问题。膈原发肿瘤非常罕见，在肺癌直接侵犯切除或间皮瘤的胸膜外肺切除的过程中，我们可以进行半侧膈肌的全部或其部分切除。作者很好地总结了重建半侧膈肌的要点。膈麻痹更是一个令人烦恼的问题。首先，必须在透视下确立诊断——吸气试验常是最好的确证方法。必须见到明显的矛盾运动以确立诊断，因为麻痹的膈肌完全随对侧膈肌的移动发生被动运动。鉴别膈麻痹与慢性膈疝或膈膨出也是比较困难的。我们发现对比研究可能有帮助，但也许更有用的是MRI扫描冠状面重建。

在选择性患者的膈麻痹治疗中膈折叠术显然占有一定地位。就像作者指出的，因为这些患者的许多症状会逐渐消失，所以应该观察一段时间，但是有明显矛盾运动和持续性呼吸困难的患者能从这一手术中获益很大。必须十分注意右侧膈麻痹，因为肝脏对修补的膈肌产生很大张力，若没有加固可能导致裂开。注意使用人造材料加固右侧膈肌的修补，以免首次用力咳嗽导致修补处裂开。

读者应仔细学习作者提供的优秀的解剖学描述，这将有助于外科医生在这一部位的任何操作。

（刘毅梅 译　周清华 校）

第28章

胸导管和乳糜胸的处理

Bradley M. Rodgers

乳糜胸是指来自淋巴系统的液体在胸膜腔内的异常聚积。乳糜主要由胃肠道的淋巴液组成，也包括来自于肺脏、肝脏、腹壁和躯干的淋巴液。正常情况下，作为乳糜液的组成部分来自于躯干的淋巴液数量可以忽略不计。乳糜胸可以是先天性的，也可以是后天获得性的(表28.1)。先天性的乳糜胸认为继发于婴儿生产过程中的胸导管破裂，或者先天性胸导管解剖异常，比如胸导管先天性闭锁。获得性的乳糜胸可以有多种原因。 胸导管破裂最常发生于胸部的钝挫伤之后，偶尔也发生胸部的贯穿伤，尽管胸导管的位置偏后使得这种损伤十分少见。胸导管也可以在放置左侧锁骨下静脉穿刺管被损伤。可是最常见的胸导管及其分支的损伤发生于胸部手术。乳糜胸的发生率占全部胸部手术的0.25%~0.50%。乳糜胸可发生于几乎各种胸部外科手术，但更多见于需要在心脏底部纵隔游离的心脏或食管切除手术后。

在成年患者，纵隔肿物是造成自发性乳糜胸的主要原因，大部分继发于纵隔淋巴瘤所致的淋巴管阻塞。在美国，感染不是造成乳糜胸的常见原因，但是在其他很多国家结核性淋巴结炎也是造成乳糜胸的很常见的原因。其他的原因还包括锁骨下静脉和上腔静脉的血栓形成，常继发于长期留置静脉导管、儿童受虐和肺淋巴管瘤病(表28.1)。

解　剖

胸导管是体内最长的淋巴管道，它输送体内大部分淋巴液到循环系统。胸导管胚胎起源于成对的有很多交叉的通道，在大多数情况下，这些成对的结构融合形成单个的管道系统，胸腔下段位于右侧，胸腔上段位于左侧的永存导管(图28.1)。尽管50%以上的人胸导管解剖有变异，但在多数经典的解剖位置上，胸导管起源于第一或第二腰椎前侧的乳糜池。 胸导管自乳糜池沿主动脉右侧向头侧走行，经主动脉裂孔进入胸腔。胸导管在右侧胸腔继续上行，位于奇静脉内侧和食管后方。在第4或第5胸椎水平，胸导管穿过椎体前和食管后间隙到左侧胸腔，位于主动脉弓的背侧。胸导管穿过胸廓入口后侧到达食管的左侧，在第6或第7颈椎水平面的锁骨上方3~4cm形成一个弓，它跨过锁骨下动脉和甲状颈干，最终开口于左锁骨下和颈内静脉交界的夹角处(图28.2)。在淋巴管和静脉汇合处的瓣膜可以防止血液反流入导管。成年人胸导管开口处的直径3~5mm，但是在胸部管腔变细，在汇入静脉时末端管腔又扩张。胸导管在胸腔上行的过程中有很多分支，而且在胸导管与奇静脉和肋间静脉之间有很多的侧支吻合。

Riquet描述了两种主要的来自于心脏的胸导管分支。右侧的分支主要引流右心室的淋巴液，于主动脉和肺动脉之间向上走行，在左胸的上部与胸导管相连。左侧的分支主要引流左心室的淋巴液，在肺动脉后方向上走行，常与右胸的奇静脉相连。右侧分支的损伤可能是很多情况下导致心脏术后的乳糜胸和乳糜心包的原因。

尽管胸导管有这些最常见的解剖特点，但是还有很多变异，这些变异对于外科治疗具有显著的意义。最常见的解剖变异是双乳糜管，偶尔见于胸腔的下部，但在锁骨水平更为常见。胸导管跨越脊柱的平面也是多种多样的。

生　理

胸导管内有多个瓣膜，特别是在头端，这些瓣膜能够保证淋巴液的单向流动。胸导管的管壁内有平滑肌细胞，这些平滑肌细胞收缩的间隔时间为10~15秒。胸导管内乳糜液的流动主要

表28.1　乳糜胸的病因

先天性
　外伤
　导管畸形
获得性
　外伤性
　　手术
　　钝性创伤
　　穿透伤
　　儿童受虐
　非外伤性
　　恶性肿瘤
　　感染
　　自发性

是依靠导管壁平滑肌细胞固有的收缩和胸腹之间的压力阶差。淋巴液在肠道和肝脏产生的速度也会影响淋巴液的流速。胸导管的流量约为0.38~3.9mL/min。

胸导管的功能是输送来自于腹腔脏器和下肢的摄入的脂肪和淋巴液进入静脉系统。大约60%~70%的脂肪经过肠道淋巴系统吸收后经胸导管输送。包含小于10个碳原子的脂肪酸被吸收后直接进入门静脉系统，然而大的脂肪形成乳糜微粒，经淋巴管输送。胸导管也是血管外血浆蛋白和淋巴细胞回流的主要途径。长期的乳糜液的丢失不但会在体内导致脂肪、蛋白的下降，而且会发生继发于T淋巴细胞丢失所致的免疫功能下降。

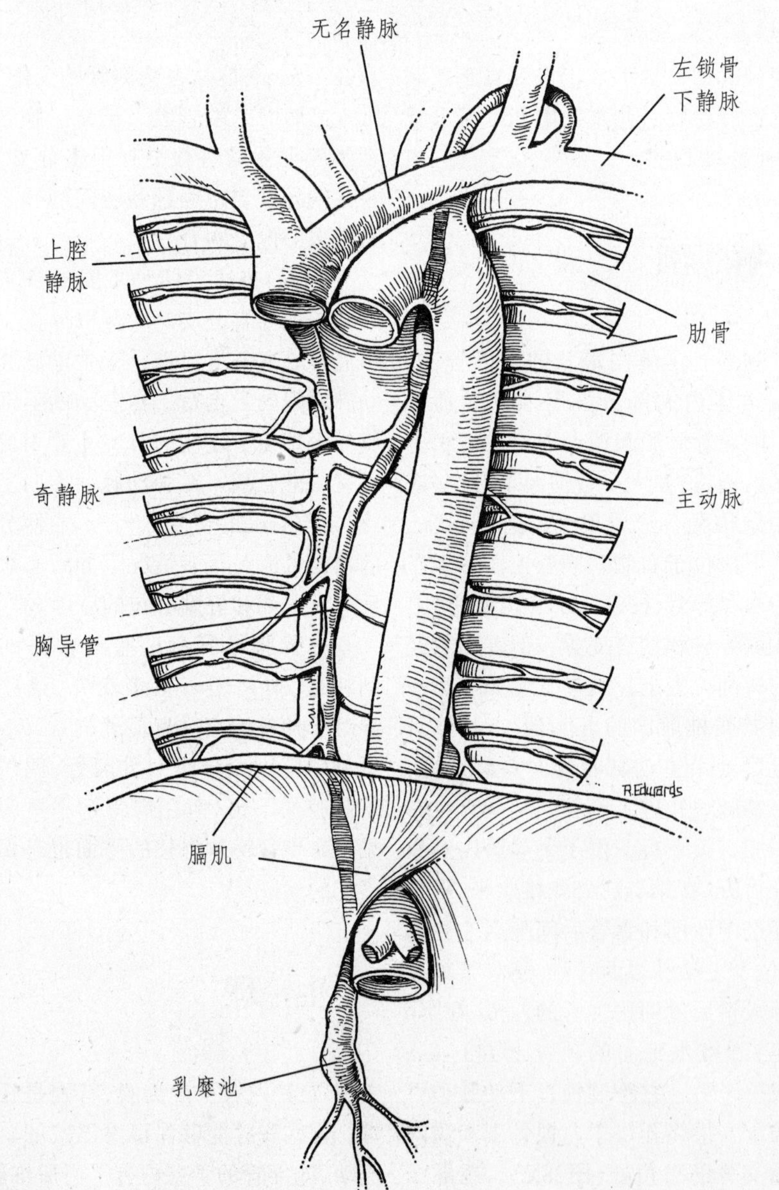

图28.1　最常见的胸导管的解剖模式。胸导管进入胸腔时位于右侧胸腔，在第4胸椎水平穿到左侧胸腔。

诊　断

在某些高危情况下，比如食管切除术后，胸腔积液持续发展应怀疑乳糜胸的可能性。乳糜胸的诊断依据于胸水的化验检查。在一些正常进食的患者，胸腔积液呈奶白色，乳糜胸的诊断通常是非常明确的。然而，一些患者常常于发展为乳糜胸前还未完全进脂肪饮食，在这种情况下，胸腔积液为血浆样。积液的化验分析显示甘油三酯和总蛋白水平的增高（表28.2）。细胞计数显示淋巴细胞明显的增多，范围为400~7000/mL。继发于肿瘤和感染的慢性胸腔积液偶尔也会因为胆固醇的聚集而表现为奶白色。这种所谓的假乳糜胸可以通过检测胸腔积液中甘油三酯水平与真正的乳糜胸区别开来。大多数乳糜性的胸腔积液的胆固醇/甘油三酯的比值 < 1，而非乳糜性的积液的比值则 > 1。积液的甘油三酯水平 > 110mg/dL的患者患乳糜胸的概率为99%。如果甘油三酯水平 < 50mg/dL，确诊是乳糜性胸腔积液的可能性仅为5%。

胸导管可以通过淋巴造影或核素扫描显影。这些检查常常可以确定胸导管的解剖结构和淋巴漏的水平。可是它们在这类患者的处理方面帮助不大，不应该被作为一种常规的检查手段。

临床表现

由于胸腔积液的缓慢增长，乳糜

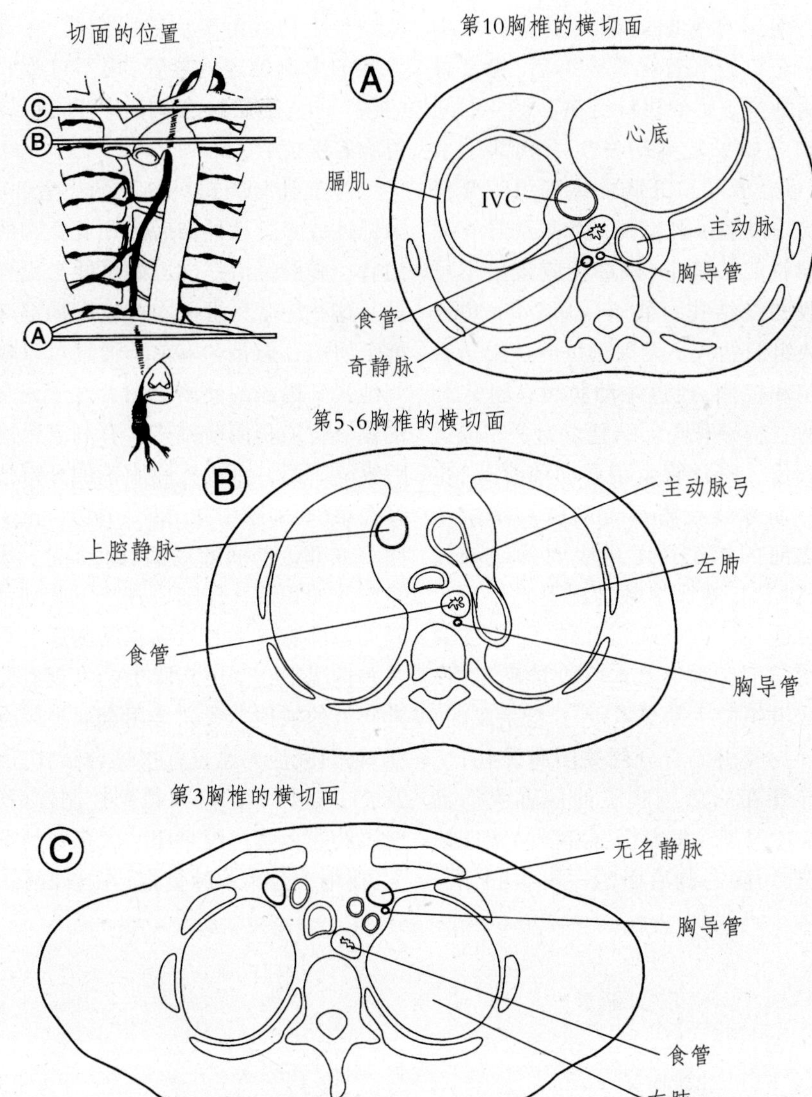

图28.2　在胸腔不同的平面胸导管和纵隔结构的解剖关系。(IVC：下腔静脉)

表28.2　乳糜液的组成

pH值	7.4～7.8
比重	1.012～1.025
淋巴细胞计数	400～7000/mL
细菌培养	无细菌生长
脂肪小球	用苏丹红染色
总蛋白	2.2～5.9g/dL
白蛋白	1.2～4.2 g/dL
球蛋白	1.1～3.6 g/dL
纤维蛋白原	16～24 g/dL
脂肪总量	0.4～6.0 g/dL
甘油三酯	>血浆
胆固醇	65～220mg/dL
电解质	=血浆
葡萄糖	48～200 mg/dL
胆固醇/甘油三酯的比值	<1

胸首先引起呼吸功能不全的症状。大部分患者症状进展缓慢，胸导管损伤后往往数天至数周才出现症状。伴随严重呼吸道症状的乳糜快速聚集是很少见的，但是在外伤或手术损伤致胸导管完全断裂的患者偶尔也可见到。乳糜液本身具有抑菌的特性，可能是因为它的高脂肪酸成分，所以胸腔感染的症状不常见，由于长期大量的乳糜丢失，患者会表现为低蛋白血症。这些患者也会由于淋巴细胞的丢失造成淋巴细胞减少症，发展为免疫功能相对低下。事实上，营养不良和感染是乳糜胸患者死亡的主要因素。

治　疗

乳糜胸的治疗是通过在乳糜漏的区域内形成胸膜腔的粘连，从而阻止胸导管及其分支淋巴液的外流，因此确诊为乳糜胸的患者应该尽量彻底引流胸腔内的淋巴液。一部分患者通过胸腔穿刺抽液完成，而大部分患者，特别是胸腔积液发生较快的患者，需要放置胸腔引流管。然后采取措施减少胸导管内淋巴液的流量，首先进食含有可形成中链甘油三酯的脂肪食物，这些脂肪直接吸收后进入门静脉系统。持续大量乳糜液的患者需要完全停止肠内营养，而改为静脉营养支持。

近来几项临床报告指出，应用生长抑素或者它的长效合成类似物奥曲肽可以阻止乳糜的产生。其在胸导管上的作用机理可能是减少内脏血流和肠道脂肪的吸收，减少乳糜颗粒的形成。生长抑素通常情况下可以静脉注射，成年人250μg/h，儿童3.5~10μg/(kg·h)。剂量可以逐步增加以得到较好的反应。奥曲肽通常可以皮下注射，成年人剂量为100μg，每日2~3次，儿童为每天10~40μg/kg(表28.3)。儿童和糖尿病的成年人应该检测血糖，以防发生高血糖症或低血糖症，成年人偶尔会发生心律失常。该药的安全性非常好，所以对于有乳糜积液的患者应该早期

表28.3　生长抑素/奥曲肽用量

生长抑素	
成年人	250 μg/h IV
儿童	3.5～7.0 μg/(kg·h) IV
奥曲肽	
成年人	100 μg，每日2～3次，
儿童	10～40 μg(kg·d) SC

IV：静脉注射；SC：皮下注射。

使用以避免蛋白和脂肪的大量丢失。

保守治疗的合理时限往往难以确定，这取决于乳糜胸的病因和乳糜液量的多少。在成年人每天的乳糜量超过1500mL，儿童患者每天每周岁100 mL,连续5天；超过14天而乳糜的量没有减少;出现营养不良的并发症时,一些学者主张采取外科手术治疗。我们的临床经验提示外科手术治疗具有较好的效果,在成年人和儿童患者,如果经5~7天的药物治疗乳糜胸无明显好转,应采取外科手术治疗。

直到1948年Lampson描述胸导管的结扎术以前，乳糜胸患者的死亡率大约为50%。虽然近年来对这种手术方法进行了一些改进,但是它仍是最常被采用的治疗乳糜胸的方法。在单侧乳糜胸的患者采用患侧开胸,而双侧积液的患者应该首选择右侧开胸探查。许多学者建议应用100~200mL的橄榄油或乳剂于术前数小时注入胃内,以增加胸腔淋巴液中的脂肪含量，使胸导管漏的部位更容易被确定。经口腔气管插管全麻后,患者置于侧卧位。后侧切口经第7或第8肋间开胸。如果乳糜胸发生于胸部手术后,可经原切口开胸。纵隔组织要仔细检查以明确乳糜漏。如果胸导管漏的部位能够确定,该部位应该用不可吸收的线结扎，偶尔也用Teflon垫片大块组织结扎。无论瘘口的位置是否确定和控制,经过主动脉裂孔进入胸腔的主胸导管必须结扎。为了完成这些操作，将食管套带并向前牵开,位于主动脉裂孔附近奇静脉和胸主动脉之间的组织用不可吸收的线结扎(图28.3)。在大多数情况下胸导管可以在这一区域被确定和结扎,而在其他情况下，胸导管本身没被确定,该区域组织的大块结扎是不能完成的,放置胸腔引流管分层关闭胸腔切口。胸导管在对侧胸膜腔的位置我们已经描述过了。患者全身麻醉后置于前俯位,切除右侧后面的一段第8肋骨。从胸壁上钝性游离后纵隔胸膜,在奇静脉的内侧确定胸导管,用不可吸收的线结扎,逐层缝合胸腔切口,不放置胸腔引流管。

对于乳糜胸相对局限的患者,比如钝性或穿透性外伤后出现乳糜胸的患者，胸腔镜治疗淋巴漏可能会更合适。这些患者尽管手术可以在局部麻醉下实施，但是全麻单肺通气可以较好地提高纵隔的暴露。患者置于完全的侧卧位或稍向前旋转，有利于暴露后纵隔。第一个放置胸腔镜的开口选择在第6肋间腋中线,第二个切口位于同一或邻近肋间的后面(图28.4)。吸净胸腔的积液，仔细检查从下肺韧带到无名静脉水平的后纵隔的胸膜。在某些情况下，壁层胸膜上会发现有漏淋巴液的缺损。我们常用金属夹闭合漏口,而其他人愿意直接缝合结扎(图28.5)。这区域的瘘口得到控制以后，壁层胸膜用蛋白胶封闭。大多数情况下,用电刀分离下肺韧带,在主动脉裂

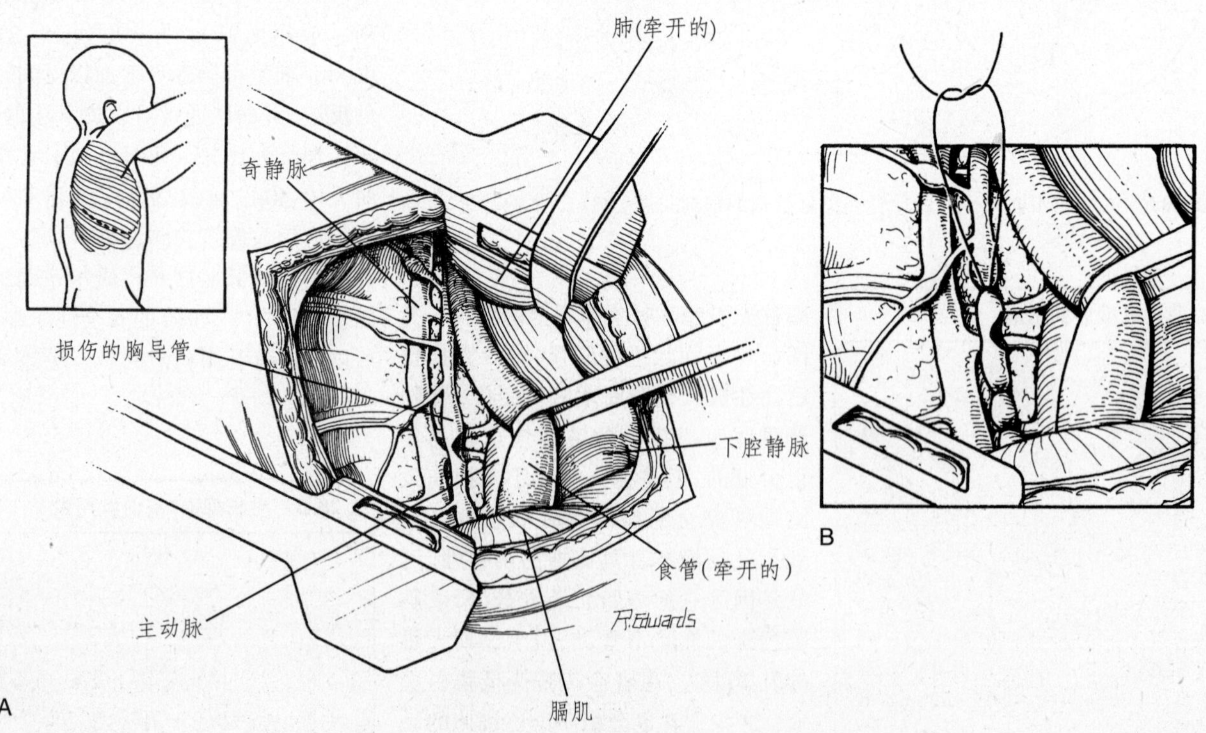

图28.3　乳糜胸开胸手术的标准入路。(A)经右侧后外侧切口胸导管的入路。将食管向前牵拉暴露胸导管。(B)在胸导管进入胸腔处用不可吸收的丝线结扎。(插图)开胸手术切口(第7或第8肋间)。

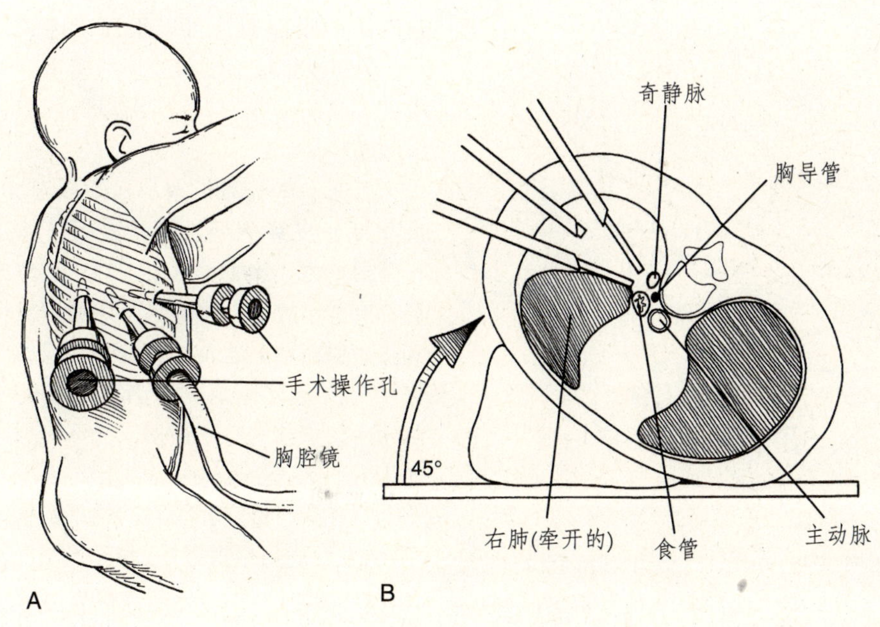

图28.4　胸导管手术的胸腔镜的切口选择。(A)将患者置于完全的侧卧位,有利于暴露后纵隔。(B)胸导管在食管的后方,介于主动脉和奇静脉之间。

孔的水平,夹闭或结扎胸导管。胸腔引流管经一个切口放入，而另外两个切口皮下缝合。

如果乳糜漏的漏口怀疑是弥散型的,比如胸部手术后、淋巴管肌瘤病和上腔静脉血栓形成的患者，最好的治疗方法可能是放置胸腔-腹腔分流器。在选择使用胸腹腔分流器的时候,外科医生必须决定使用内置式或者外置式。内置式的分流器完全埋置于皮下，而外置分流器的泵室则暴露在体外。内置型分流器的优点是导管的出入口不需要护理，尽管可能会有些不适的感觉，但是需要负责的患者或家长必要时频繁地挤压分流器的泵室。在不能耐受胸壁挤压的婴幼儿和内置系统的泵室难以固定的肥胖患者，外置系统是很有帮助的。它能够较容易地控制需要反复挤压的流量大淋巴漏患者,缺点是插管的部位需要清洁换药,而且有逆向感染的可能性。

尽管全身麻醉下分流器会更容易放置，但内置和外置性分流器都可以在局部麻醉下进行。手术过程中胸腔内留有一些乳糜液对放置这两种系统均是有帮助的，医生可以测试分流系统的通畅性。如果已经放置了胸腔引流管，可于术前一天晚上夹闭以存留一些乳糜液。患者置于仰卧位,患侧垫高30°~45°。胸腹部消毒铺巾。胸腹分流器放在体表确定分流系统和切口的位置。这时用记号笔标记切口的位置。内置系统的泵室应该放置在前侧胸壁下部肋骨表面的皮下囊袋内。胸腔插管尽可能地向后以满足充分的引流。在胸腔插管的肋间下方取一个2cm的皮肤切口。从这里向下沿肋骨的表面分离出宽大的皮下囊袋。再于脐和剑突之间腹直肌前鞘的中点取一个2cm的皮肤横切口(图28.6)。腹直肌前鞘横向切开，分开腹直肌纤维暴露后鞘和腹膜。用4-0聚丙烯缝线在后鞘上缝置两个同心荷包，将胸腹分流器放入水中挤压泵室使腔内和管道内充满无菌盐水。应仔细将泵室调到合适的方向,因为泵室内有两个单向瓣膜。修剪胸腔插管到适当的长度，并沿切线方向穿过肋间。这是该手术的最关键部分,注意在管道穿过胸壁时不要折曲。然后用一把长的血管钳从下方的切口,经皮下囊袋穿到上方切口,将腹腔的插管和泵室拖入袋内(图28.7)。泵室应该置于袋内，确保上下切口不要直接位于泵室表面。快速挤压泵室观察远端插管内乳糜的流动情况以确定其通畅性(图28.8)。适当修剪腹腔插管的长度，在荷包线内切开腹直肌后筋膜和腹膜,将管道插入腹腔。结扎双荷包线，反复挤压泵室再次检查分流系统的通畅性。用可吸收线缝合皮下和皮内闭合上下切口。

放置外置分流器的准备工作同

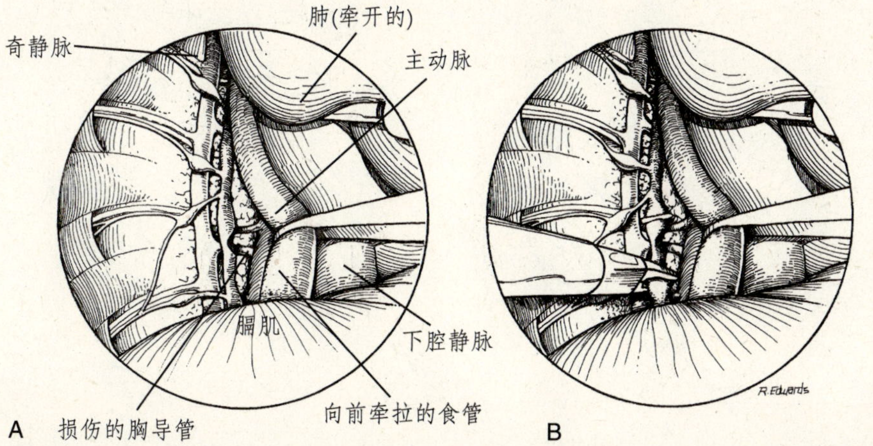

图28.5　乳糜胸的胸腔镜处理。在食管的后方暴露胸导管(A),在膈肌水平正上方用金属夹夹闭胸导管(B)。

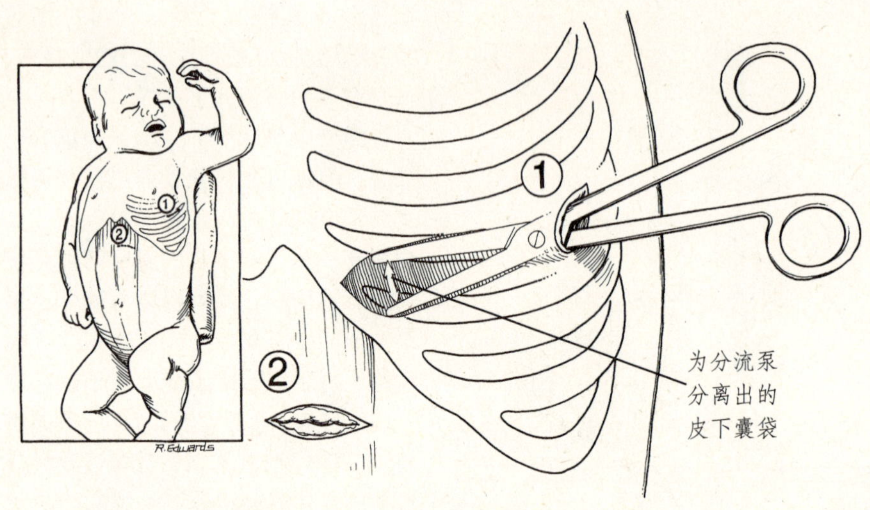

图28.6 内置形胸腹腔分流器的放置。患侧胸部轻度垫高，于第八肋间腋后线和前腹直肌取小切口，经胸部切口扩大皮下囊袋以容纳泵室。(①分流器胸部末端的切口;②分流器腹部末端的切口)

分流器的胸部插管可以很简单地拔除。腹部插管拔除后腹直肌后鞘需要用可吸收的缝线间断缝合，以防内脏疝形成。

近来一些介入放射科医生报道，成功地经皮穿刺经乳糜池进行了胸导管封堵术。该手术可以在静脉镇静局部麻醉下完成。将胸导管用微弹簧和蛋白胶封堵。这种技术的成功实施提示有真正乳糜漏的患者应早期行封堵术。该技术特别适用于身体衰弱的患者。

所有有创治疗乳糜胸的结果都很好。散发性病例报道显示，胸导管结扎治疗乳糜胸的成功率约为85%。据Murphy报道，用胸腹分流器治疗心脏手术后乳糜胸的成功率为100%，继发于腔静脉梗阻的乳糜胸成功率为75%。胸腔镜治疗乳糜胸的成功率与其他方法近似。经皮穿刺封堵技术的成功率为70%。弥漫性的淋巴漏患者，比如腔静脉梗阻或淋巴管肌瘤病的患者，偶尔疗效欠佳。在这些患者中，患侧的胸膜固定术常会有效地控制乳糜漏。可通过胸腔镜利用胸膜擦摩或滑

内置系统。胸腹分流器放在体表确定分流系统切口的最佳位置。为远端和近端插管做长约6~10cm的皮下隧道。在要放置胸管的肋间取一个1cm的皮肤切口，再于脐水平上方腹直肌前鞘取一个2cm的切口。胸腔插管用血管钳自皮下隧道从肋间切口引出。管道周围的Teflon套留在胸腔插管水平(图28.9)。腹腔插管用血管钳自皮下隧道从腹直肌切口引出，管道周围的Teflon套留在腹膜水平。在腹直肌后鞘和腹膜上缝置两个同心荷包线，同内置分流器一样，插入腹腔插管(图28.10)。结扎两个荷包线，然后再缝合到插管的Teflon套上。胸腔插管的Teflon套不需缝合到胸筋膜上。外置分流器通过挤压泵室测试后分层缝合切口(图28.11)。插管固定在插管的皮肤上，无菌敷料覆盖。

术后定期挤压分流器以确保胸腔的乳糜已完全排空。通过了解术前淋巴漏的量，每次挤压泵室可从胸腔向腹腔分流2mL的乳糜液来估计必需的挤压泵室频率。通常要求患者每遍要挤压一定的次数，每天要做4遍。放置外置分流器的患者能够很容易地知道什么时候胸腔内没有积液了，因为挤压后泵室内没有乳糜液存在。

当通过胸腹分流器的乳糜量很少时，医生应指导患者在2周的期间不要挤压分流系统，此后要经胸片证实没有积液存在。如果胸腔无积液，

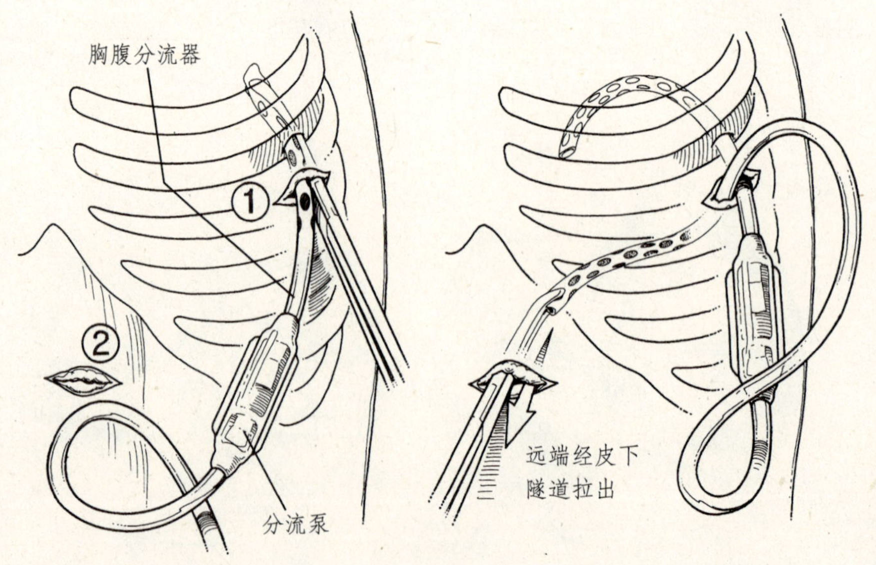

图28.7 内置分离器。胸腔插管沿切线方向经肋间肌入胸膜腔。远端插管和泵室经腹部切口用血管钳引出。

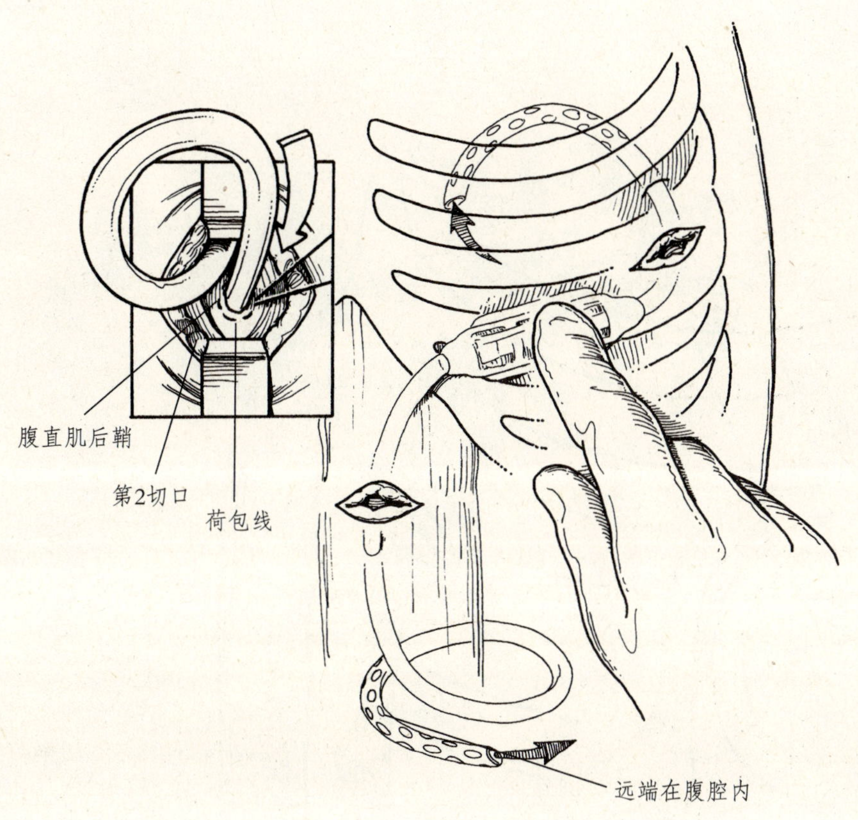

图28.8　放置的内置分流器。腹腔插管经腹直肌后筋膜和腹膜荷包线的中央插入。反复挤压泵室以确定分流器的通畅性。(黑箭头指示乳糜流的方向)

插管的近端经皮下隧道拉出

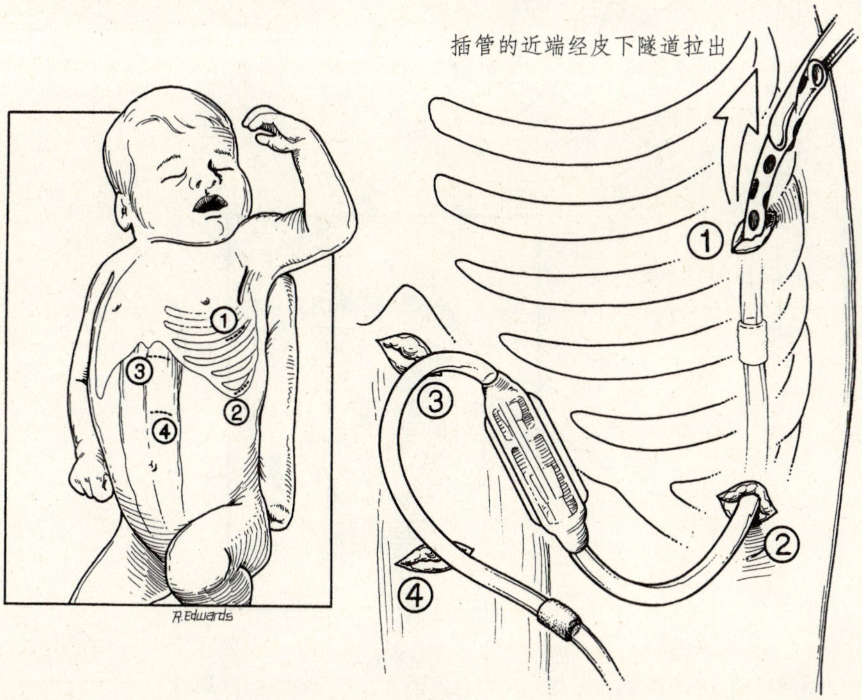

图28.9　外置型胸腹分流器的放置。为胸腹部插管建立两个长的皮下隧道。(数字指示切口的部位)

石粉来完成胸膜的固定,或者通过开胸手术治疗。

认识到乳糜胸的发展不是一个良性过程是很重要的。治疗应该迅速及时地减少蛋白、脂肪和淋巴细胞的丢失。应引流胸腔积液,并应给予患者中链甘油三酯饮食或立即给予全胃肠外营养。在胸腔引流持续3天以上的患者应开始应用生长抑素或者奥曲肽,积液持续存在7~10天的患者应该手术治疗。对于难治性乳糜胸选择外科手术治疗取决于外科医生的经验和致病原因。由于钝性或者胸壁贯穿伤所致的胸导管损伤的患者,最好选择后侧切口开胸探查,直接控制乳糜漏口,也可以结扎胸导管的主干。继发于胸腔手术的乳糜胸患者,若再次暴露困难或过分紧张拒绝手术,更适合于放置胸腹分流或经皮穿刺术,可在局麻下完成。长期和分腔的乳糜胸患者适合胸腔镜治疗,它能够使外科医生分离胸腔内的多个分隔来控制乳糜漏。

推荐读物

Al-Zubairy SA, Al-Jazairi AS. Octreotide as a therapeutic option for management of chylothorax. Ann Pharmac 2003;37:679.

Cerfolio RJ, Allen MS, Deschamps C, et al. Postoperative chylothorax. J Thorac Cardiovasc Surg 1996;112:1361.

Cope C, Kaiser LR. Management of unremitting chylothorax by percutaneous embolization and blockage of retroperitoneal lymphatic vessels in 42 patients. J Vasc Interv Radiol 2002;13:1139.

Graham DD, McGahren ED, Tribble CG, et al. Use of video-assisted thoracic surgery in the treatment of chylothorax. Ann Thorac Surg: 1994;57:1507.

Johnstone DW, Feins RH. Chylothorax. Chest Surg Clin North Am 1994;4:617.

Lampson RS. Traumatic chylothorax. J Thorac Surg 1948;17:778.

Milsom JW, Kron IL, Rheuban KS, et al. Chylothorax: An assessment of current surgical management. J Thorac Cardiovasc Surg 1985;89:221.

Murphy MC, Newman BM, Rodgers BM. Pleuroperitoneal shunts in the management of

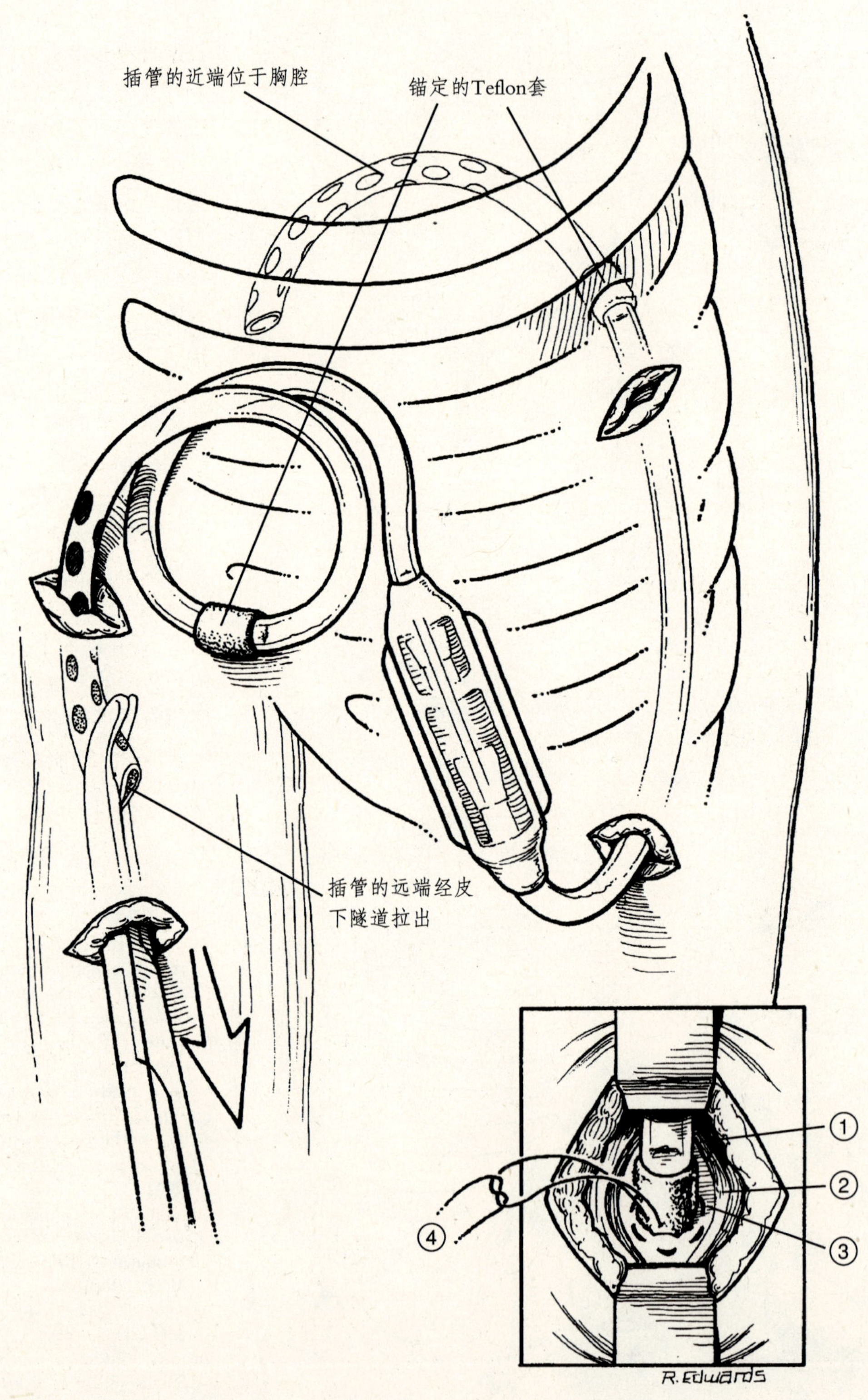

图28.10 带涤纶套的插管于肋间肌和腹直肌后鞘水平置入。荷包线固定在Teflon套上(**插图**)。

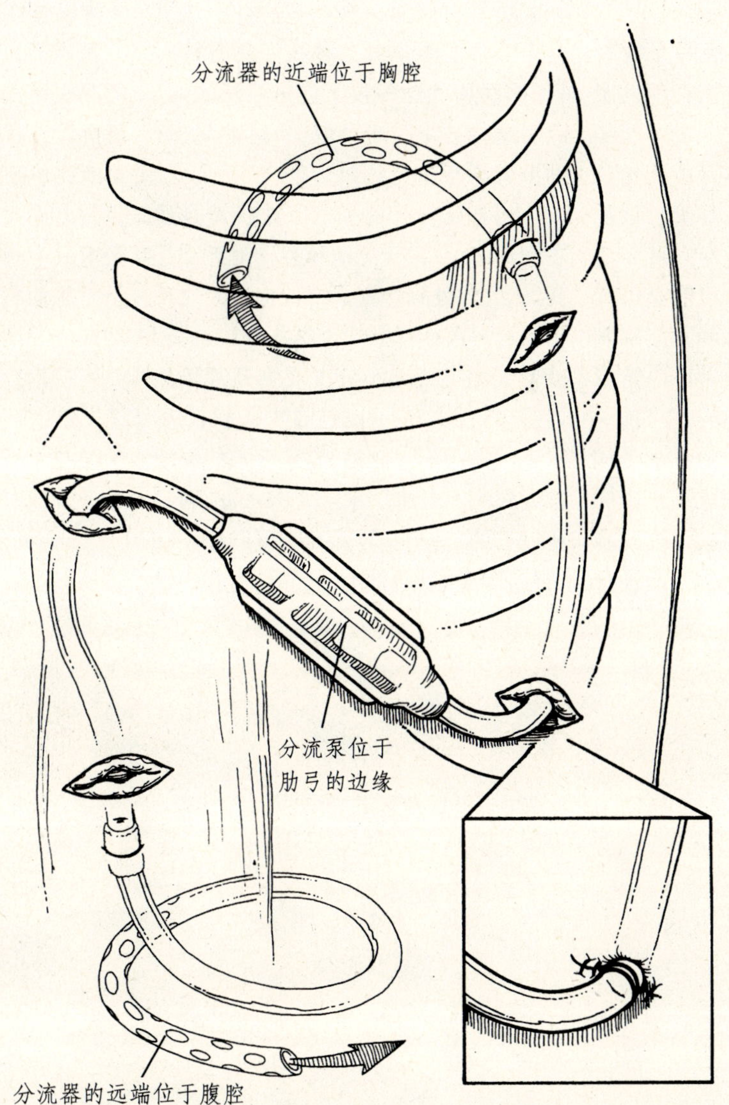

图28.11　反复挤压泵室以确定外置型分流器的通畅性。插管固定在皮肤的出口处。固定线缠在分流器的管道上(**插图**)。

persistent chylothorax. Ann Thorac Surg 1989;48:195.

Riquet M, Le Pimpec Barthes F, Souilamas R, et al. Thoracic duct tributaries from intrathoracic organs. Ann Thorac Surg. 2002;73:892.

编者评述

L.R.K.

关于乳糜胸我们已有很多认识，Rodgers 医师所撰写的本章极其精彩，所有的胸外科住院医师，甚至胸心外科医师都应该认真阅读。正如 Rodgers 医生所提到的，心脏手术后乳糜胸尽管很罕见，即使已从事成人心脏外科的医师，当然也包括我在内，对此也非常头痛。我可以打赌，大多数外科医师都不十分清楚在心脏手术时胸导管最容易遭到损伤的解剖部位，但是如果知道胸导管的走向，则可以避免对其损伤。我认为避免损伤胸导管比处理胸导管损伤更为容易，更何况损伤后乳糜漏所引起的并发症。理所当然外科医师应当熟知乳糜胸所导致的一系列问题以及处理措施，因为治疗时间至关重要。

我个人没有使用生长抑制因子或奥曲肽治疗乳糜胸的经验。发生乳糜胸后，尤其是每天引流液少于 500mL 时，不考虑经费问题的话，应该尽早使用这类药物。对于采用保守治疗后乳糜漏未见效果，除一例患者观察了很长时间后结扎胸导管外，现在我一般都不超过 7 天就实施胸导管结扎术。术后早期患者在任何时候都极易发生低蛋白血症及免疫力低下。我们一直在建议使用介入技术来封闭胸导管。我的一位同事Stan Cope医师是放射科从事介入治疗的杰出专家，他发明了直接穿刺乳糜池的方法，将一根细的导管放入胸导管内，然后放入铂丝卷和纤维蛋白胶以封闭胸导管。该种方法是否成功取决于能否穿入乳糜池内。以前做过上腹部手术可能会破坏解剖结构，而难以实施这种直接穿刺术。要实施这种方法必须做淋巴造影术，在造影剂下显示乳糜池，而目前淋巴造影术几乎属于已失传的技术。如果能显示乳糜池并能穿刺成功，则完全有可能封闭胸导管而消除淋巴漏。然而即使是最娴熟的术者，乳糜池穿刺成功率也仅为70%左右。一般放射介入医师能否掌握这种技术还有待时日。据我所知这种技术尚未广泛运用，因为这种技术很难驾驭，幸运的是，这种患者毕竟少见。

结扎胸导管的标准方法仍然是经右胸下部切口，于主动脉裂孔附近结扎胸导管，此处胸导管为单一主干。这种手术的失败往往意味着结扎部位过高，遗留了侧支或细小分支或胸导管仍然通畅未闭合。也可以经胸腔鏡手术，尽管手术操作不太容易，而且手术的失败率要稍高于开胸手术。如Rodgers医师所提倡的，对于左侧乳糜胸可以经左胸切口。因肿瘤(通常为淋巴瘤)引起的纵隔淋巴管弥漫性梗阻造成的乳糜胸，结扎胸导管的手术失败率要高得多。这种情况引起的渗出应通过治疗肿瘤才可能奏效。有些情况下施行胸-腹分流术可能比单纯结扎胸导管更为有效。尤其是漏出量大的患者，采用单纯的胸膜固定术很难获得成功。

总而言之，对于医源性乳糜胸的处理应果断、及时。尽管经全胃肠外营养支持治疗，如果乳糜液的漏出仍持续不断，我们建议此时等待实施胸导管结扎术或闭合术的观察时间不要超过7天。

(孙耀光 译 吴良洪 校)

第29章

心包手术

John R. Roberts, Larry R. Kaiser

概　述

因心包疾病而进行手术并不常见，但对于那些由于明显的渗出或缩窄需要进行诊断性或治疗性操作的患者来说却至关重要。对心包解剖结构和生理动力学方面知识的了解以及熟知二者与心包疾病之间的关系是处理好心包疾病的关键。

心包解剖

心包类似胸膜，由两层内皮层组成，一层紧贴心肌表面，另一层与心脏是分开的，两层之间被少量液体隔开。脏层心包又叫心外膜，一般为单细胞浆液细胞层。壁层心包又叫心包囊，也就是通常所说的心包，是一层坚韧的纤维组织结构，与脏层心包之间被生理性心包液所隔开。生理状态下，心包液量一般为15~50mL，通常由血浆过滤产生。脏、壁层心包于大血管和肺静脉表面相互融合。

壁层心包紧贴升主动脉上行。在右侧，越过上腔静脉向后走行，然后反折向下，越过右侧的上、下肺静脉表面后包绕下腔静脉。在左侧，壁层心包从主动脉弓向下走行，向后越过左肺动脉后包绕左心室。左、右壁层心包会合后向下与横膈相融合。在后方，壁层心包贴着左心房。在心包腔内，有两个重要的隐窝：横窦和斜窦。横窦位于升主动脉起始部和肺动脉的后方以及心耳和上腔静脉的前方。斜窦位于横窦的下方，在左、右肺静脉之间，下腔静脉的中线侧。

心包积液

病因学

比较容易转移到心包的恶性肿瘤主要包括乳腺和肺部的恶性肿瘤。二者都比较常见，占到需要外科手术心包引流患者的大多数。原发性心包或邻近心包的恶性肿瘤主要包括淋巴瘤、白血病、胸腺瘤、恶性间皮瘤、畸胎瘤、血管肉瘤和横纹肌肉瘤。如果肿瘤已经侵犯心包（以乳腺癌为例），切除肿瘤几乎不起作用，不过在完成心包引流手术后若再做一些有效的辅助治疗可能会有所帮助。由于绝大多数心包积液是由晚期和不可治愈的恶性肿瘤所致，因此心包引流手术需要相对无痛，且住院时间要短。

心包填塞的生理学基础

虽然壁层心包质地比较坚韧，顺应性不大，但是如果心包积液量缓慢增加，壁层心包就可以逐渐被撑大以适应这种变化。如果为急性心包积液，一旦超过了壁层心包扩张的能力，就会增加心包腔内的压力。在这些情况下，壁层心包扩张的能力不及右心房和右心室。如此增加的压力影响了心脏舒张期充盈量，从而导致搏出量的减少。正是由于这个原因，那些存在显著血流动力学影响的心包积液患者，只能通过增加心率或增加有效血容量来增加心脏输出量。

心包填塞是指心包腔内有积液，心包腔内压力增加，限制了舒张期心脏的充盈并最终影响心脏搏出量和输出量。心包腔内压力的增加与心包腔内积液的多少并不成线性关系。急性心包积液，即使总量不算多，同样可以导致心包填塞。如果为慢性心包积液，即使总量较大，仍然可能不会影响到血流动力学指标。但是，一旦超过了壁层心包的弹性范围，同样可以导致心包腔内压力显著增加。可以说，心包积液是解剖学诊断，而心包填塞是生理学诊断。

心脏填塞的诊断

在治疗心包积液之前首先要明确诊断。渐进性呼吸困难、乏力以及胸骨下区压迫感等症状提示可能存在心包积液。心包填塞的体征包括脉率增加、血压降低、奇脉和颈静脉怒张。一般来说,经胸超声心动检查可以发现右心室的舒张期直径在吸气相增加,相反左心室的大小却减小了。当心包填塞进一步发展,随着搏出量的减少,心脏输出量也随之减少。作为代偿反应,首先表现为心率加快。随着心脏输出量慢慢地进一步减少,会促进盐皮质激素的分泌,从而增加血管内血容量,这样可以增加心脏前负荷,从而可以改善心脏充盈。

虽然正常情况下心脏内压力左侧大于右侧,但是心包填塞对右侧的充盈影响更大一些。在心包填塞早期,超声心动检查可以证明主要为右心房受压,进一步说就是在收缩期右心房壁受压。随着心包腔内压力的增加,室间隔会逐渐向左侧偏移,会导致左心室的填充受限和心脏搏出量的减少。可以在超声心动导引下行心包穿刺引流术,这样,心功能会得到改善。

心包积液的手术治疗

心包穿刺

心包穿刺兼具诊断与治疗的作用,分为剑突下和经胸两种入路,通常局部浸润麻醉就足够了。如果采用剑突下入路,以剑突与左侧肋弓之间作为穿刺点和局麻的部位。穿刺针朝向左肩,在缓慢进针过程中,需要同时回吸。将穿刺针与心前区的心电图导联连在一起,可以帮助判断是否穿刺针与心肌相接触。如果抽出气体,需要将穿刺针拔出重新再来,此时穿刺针方向应向中间方向调整。如果抽出血性液体,打出5mL于纱布上,观察是否有血凝块形成。心包腔内积液由于已经被去纤维化,所以不会形成血凝块。当确认穿刺针在心包腔内后,可采用Seldinger技术:经穿刺针内腔置入导丝一根,将穿刺针拔出,然后沿导丝置入一根穿刺导管,经穿刺导管将心包腔内积液抽出即可。

如果经第4肋间进针行心包穿刺,穿刺距离比剑突下入路短。通过触诊找到第4肋骨,局部浸润麻醉,穿刺点要求距离胸骨至少一根手指的宽度,以避免损伤内乳动脉。针尖朝向右肩,进针过程中同样要求回吸。如前所述,如果吸出气体,应将针尖向中间方向调整。如果抽出血性液体,可打出5mL于纱布上,观察是否有血凝块形成。同样如前所述,一旦抽出心包腔积液,可采用Seldinger技术放置一根静脉穿刺导管,以进一步将心包腔积液抽出。

解剖学标志、超声心动导引或者荧光镜导引可以在操作过程中起到帮助作用。放置静脉导管用于引流使原先比较急迫的、危险的心包穿刺更加安全和从容。对于许多患者来说,单纯引流就是用于控制心包积液。如果心包积液复发,尤其是那些恶性心包积液的患者,有时需要向心包腔内注入强力霉素(每天1000mg,直至心包腔积液减少)或无菌滑石粉以使心包产生粘连,从而预防心包积液的复发。超声引导下心包成形术是指如上述那样将一根导管置于心包腔内,使心包形成一个开口,使得心包积液引流进入胸腔。这种开口的长期通畅情况尚不得而知。效果比较持久的方法是进行外科手术行心包开窗,包括经剑突下、左侧胸腔镜和右侧胸腔镜入路。

剑突下心包开窗

虽然那些心功能显著受损的患者需要选择在局麻下行心包开窗术,但多数患者需要接受全身麻醉。当全麻生效后,由于心包填塞的患者交感神经张力消失,因此需要应用正性肌力和加快心率的药物来保证患者的血压。如果采用局麻,患者保持清醒,则需要在中线附近进行局部浸润麻醉,具体范围就是在剑突的两侧和剑突以下4~5cm的区域。手术取正中切口,起于剑突与胸骨的结合部,向下延长,长约4~6cm(图29.1A,插图)。向两侧分开皮下脂肪找到腹白线,并从正中分开,剑突通常需要切除(图29.1A)。如果需要的话,可以将左、右肋弓的部分予以切除,但很少需要这样做。向下将横膈和腹膜外脂肪分开以显露心包(图29.1B)。然后将心包向上提起来打一个小口放出少量心包内积液,这样可以为切除心包提供更大的空间。将心包切除直径至少2cm的一片,如果可能,应尽量开大(图29.1B,插图)。可以打开一小段腹膜,以利于心包积液直接引流入腹膜腔。这一操作步骤对于本手术的效果来说不是必需的。如果手术设计中包括引流入腹膜腔,还需要切除一部分膈区前方的心包。采集部分心包积液送细菌培养和细胞学检查,切下的心包组织送细菌培养和组织学检查。

在排空所有心包积液后,伸入一个手指进入心包腔向下和向两侧钝性游离以打通存在的分隔。如果不打开腹膜,分别在正中切口的两侧另行做戳口各放置一根右弯的胸管,放置于心包的下部(图29.1C)。关闭伤口时首先将腹白线及筋膜予以关闭,然后常规以不可吸收线间断缝合中线处筋膜,以可吸收线缝合皮下组织和皮肤。心包腔内放置胸管是为了继续引流。如果心包积液是引流入腹腔,由于患者无需放置胸管,因此可以早日出院。最终,心包与腹膜之间的开窗因为粘连而消失。但是短期内,心包与腹膜之间的开窗可以很好地将心包积液引流入腹膜腔内,从而大大缓解患者的症状。如果放置胸管,当两根引流管24小时引流量不足100mL时才可以拔除,

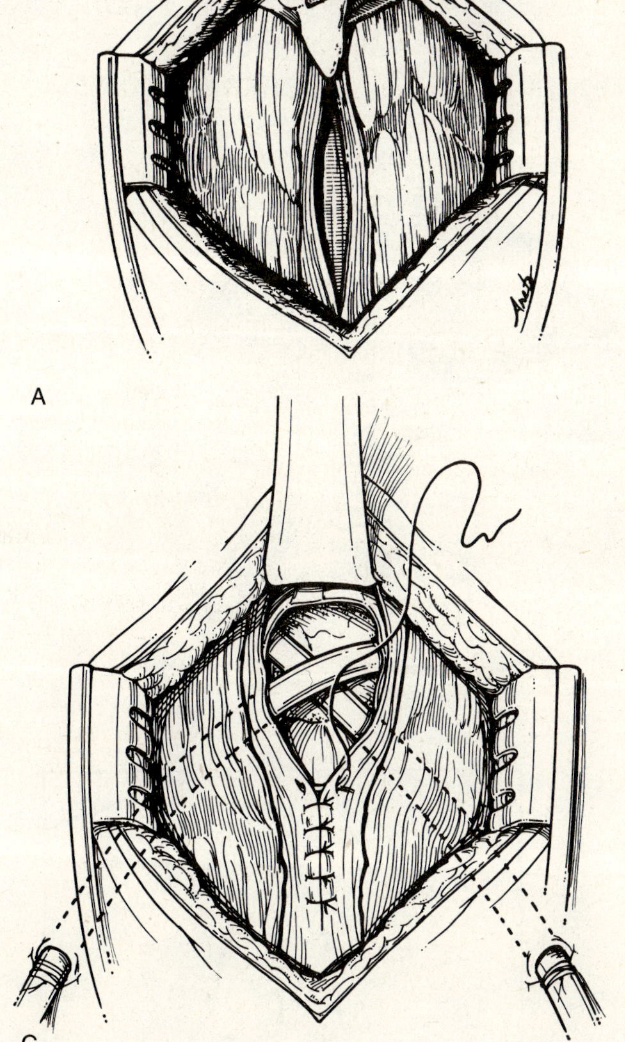

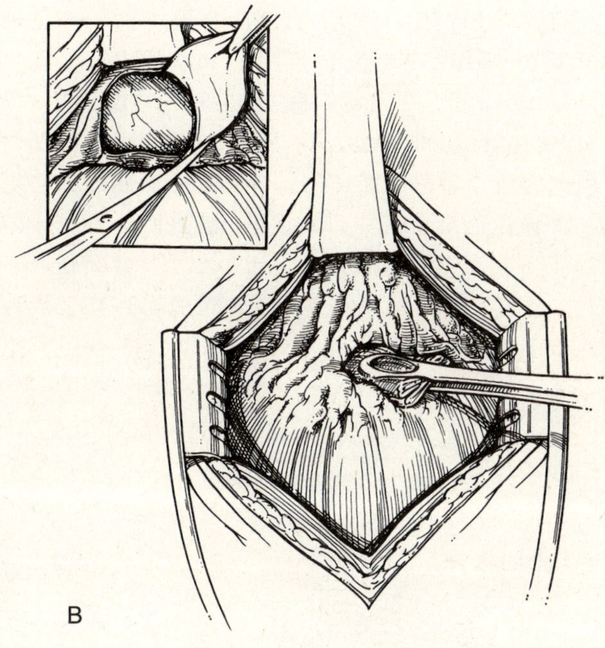

图29.1　剑突下心包开窗术。(A)电烧分离皮下组织,沿中线打开腹白线,暴露剑突,将其于与胸骨结合处切除。插图显示，剑突下切口以紧贴剑突与胸骨结合部下方为起点,沿中线向下延长5~6cm即可。(B)用牵开器将胸骨向前方提起,用海绵垫钝性游离心包前方的脂肪组织,可以看见心包位于胸骨的后方和横膈的上方。插图显示,在心包上先切一个小口,再切除2cm见方的一片心包。将手指伸入心包腔内，钝性游离以打通包裹性心包积液的隔断。将心包的边缘与心包外组织缝合在一起,以保证心包开窗始终处于打开状态。(C)心包腔内放置两根引流管,可以是两根直角胸管,将其放置于心包腔的下方,刚刚在横膈上方即可;或者是1根直的胸管将其放置于心脏的前方,1根直角胸管,放置于它的下方。

在床边操作即可。如果患者每天引流量较多，可以应用强力霉素或者四环素进行治疗，方法同如前所述的经皮穿刺引流，使其硬化从而失去渗出功能。如果诊断清楚,该操作手术并发症不多(表29.1)。对于那些心功能低下又没有事先经皮行心包穿刺引流的患者,不应采用全麻,因为那样可能由于交感张力的突然消失而造成严重的低血压。这部分患者应该采用局麻加镇静下行剑突下心包开窗术。

在临床上，由于心包内局部或者弥漫性粘连，可能形成包裹性心包积液。考虑到这个情况,确认心包内积液完全排空的重要性不言而喻。如果术中不确定心包内积液和粘连是否已经完全去除，可以在术中行经食管超声心动检查来帮助判断。

表 29.1　剑突下心包开窗术的危险事项
对血流动力学功能低下(心功能受损)的患者采用全麻
在打开心包时由于心包粘连或包裹性心包积液损伤心脏
未将包裹性心包积液引流完全

内镜心包开窗术

胸腔镜心包开窗术从两侧胸腔均可完成，目的是利用胸膜将过量的心包渗出加以吸收。胸腔镜切口同其他常规胸腔镜手术一样，一般需要3个切口(图29.2A)。第一个切口位于腋前线第6或第7肋间,第2和第3个切口要比腋后线还要靠后,大致位于第8和第5肋间(图29.2A)。首先应用电刀将下肺韧带游离开。在左侧,将膈神经沿着从肺门到横膈的走行仔细分离出来,膈神经位于心包的中部(图29.2B)。为了避免损伤膈神经,开窗需要在膈神经前方和后方进行。将心包向侧方牵离心脏,用内镜剪刀在心包剪一个小洞。如果见到类似新鲜血的血性心包积液搏动性涌出,提示可能已经将心脏损伤了,手术风险将变大。大多数情况不会损伤心脏,通常可以将心包切除3~4cm见方(图29.2B)。

可以在膈神经前方采用近似的方式开第2个窗。以钝钳夹持小纱布经切口置入,探查心包的内部,同时可将包裹性心包积液的分隔打通(图29.2C)。放置1根直角胸管入膈神经后方的窗口内用于术后引流。另1根直角胸管置入胸膜腔内(图29.2D)。

经右侧行胸腔镜心包开窗术的切

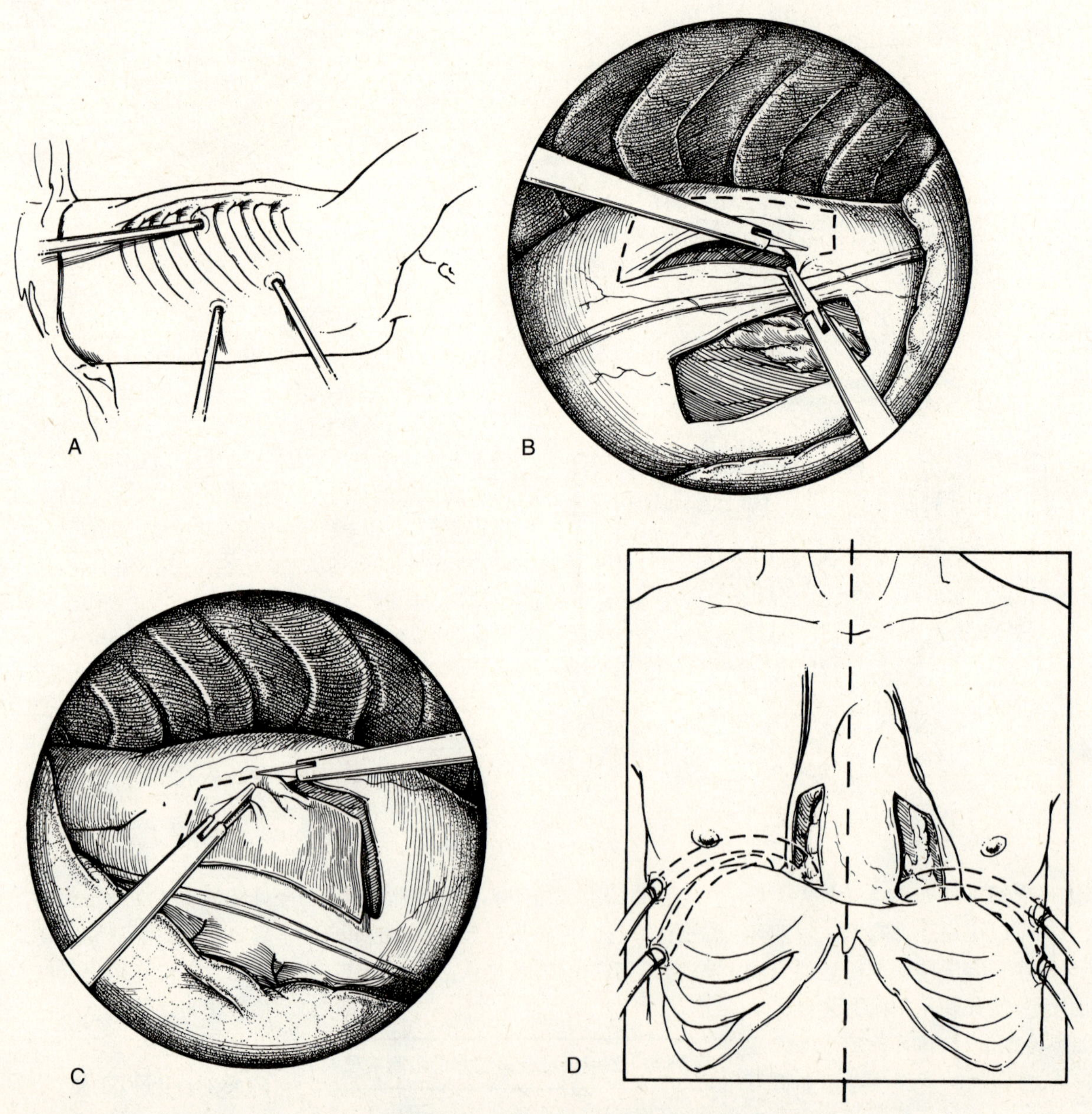

图29.2 胸腔镜心包开窗术。(A)患者取侧卧位,位于身体下方的腋窝下垫腋垫,上臂小心固定。一般需要做3个切口,根据患者的体格选择合适的切口位置。图中患者的其中一个切口位于腋前线第7肋间,通常这个切口用于术中将心包提起,另两个切口分别位于腋后线第5和第8肋间,分别用作观察孔和操作孔。(B)从左侧胸腔看膈神经,基本位于心包的中部,图中可见分别在膈神经前方和后方开窗。(C)如果取右侧胸腔入路,通常于膈神经前单纯开1个窗即可。(D)胸管通常放置于腋前线,可以只在心包内放置1根直角胸管。

口的选择与左侧近似(图29.2A),用于抓取心包的切口位于腋前线第6或第7肋间，操作孔位于腋后线第5和第8肋间。右侧的膈神经走行靠近肺门大血管,相对来说更靠近右侧心包的后部,因此,单纯开1个大一点的窗就可以有效地引流心包积液(图29.2C)。从腋后线两个切口分别置入胸腔镜和操作器械，从腋前线切口置入抓钳将心包提起，切除直径3~4cm大小的一片心包即可(图29.2C)。如前所述,将心包积液引流干净并打通包裹性心包积液的分隔,心包内和胸膜腔内各放置1根直角胸管(图29.2D)。

只有经过胸腔镜手术操作训练的外科医师才可以做胸腔镜心包开窗术。可能出现的并发症比较少见（表29.2)。外科医师到底选择哪一侧行心包开窗术，需要考虑到患者既往史中的相关因素。比如说同时合并同侧的胸腔积液、胸膜肥厚、先前曾接受过放射治疗以及既往曾行过开胸术等,均可能妨碍心包开窗术的完成甚至无法完成。如果同侧先前诊断患有恶性肿瘤,目前已有恶性胸腔积液,可以在完成心包开窗术的同时完成同侧胸膜腔的引流和胸膜固定术。尤其是既往曾经接受过放射治疗，需要格外谨慎小心。虽然纵隔放射治疗不影响心包开窗术的完成，但原发肿瘤的放射治疗可以导致胸膜纤维化和胸腔封闭的产生。在这些患者身上完成心包开窗术时容易损伤肺实质,耗时费力,而且难以达到长期有效的心包引流。一般来说，最好选择肿瘤的对侧胸腔入路来完成心包开窗术。术前行胸片和胸部CT扫描检查有助于判断是否有胸膜和胸腔内疾病，从而合理制定手术计划，选择合适的一侧进行手术以达到最佳效果。胸膜肥厚提示可能有胸膜炎症、胸膜肿瘤或者胸膜融合,上述情况均可以导致心包开窗术失败。

表 29.2　胸腔镜心包开窗术可能出现的错误

选择错误的一侧胸腔作为入路
损伤肺脏
损伤膈神经
心包开窗不充分
损伤心脏

心脏损伤非常少见,但是,如果心包与心肌之间存在致密粘连的话,还是可能会出现。如果心包内有大量液体填充，应将心包向侧方牵拉呈帐篷状,如果没有,则应该首先在没有粘连的地方将心包打开。只要心包打开一点儿，就可以小心地将心包从心脏上慢慢加以游离,然后予以切除。

心包剥脱术

虽然心包剥脱术可以应用于已经做过心包开窗术后复发的心包积液这种情况，但更多的是应用于慢性缩窄性心包炎。在大多数情况下,慢性缩窄性心包炎的病因尚不明确，甚至在手术之后有时也无法弄清其病因（表29.3)。况且,慢性缩窄性心包炎可以在原发病发生很多年后才表现出临床症状。

诊断

起初的症状与体征不明确，也没有特异性。乏力、中度劳力性呼吸困难以及颈静脉扩张可能是最早的表现。随着病程进展，逐渐出现肝肿大和腹水,在较晚期伴有或不伴有四肢水肿。气喘仅出现在劳力后。虽然显著的液体超负荷导致了腹水和四肢水肿,但是，由于肺脏被很好地加以保护,因此，端坐呼吸和夜间发作性呼吸困难很少见。

表 29.3　缩窄性心包炎的病因

病因	发生率
特发性	约 75%
急性心包炎后	10% ~15%
结核性心包炎	3%
纵隔放射所致	少见
类风湿疾病所致	少见
肉瘤样病	少见
创伤/心包出血	少见
心脏手术	1% ~4%

在疾病早期，临床体征局限于颈静脉压升高、轻微的四肢水肿以及轻微的肝大。随着心包进一步缩窄,四肢水肿、腹水以及胸腔积液等情况会进一步恶化。当患者病情加重后,常表现为室上性心动过速和脉压变小。有些患者仍然是窦性心律,但表现为奇脉。在舒张早期心室的快速填充导致一种早期的、声音较大的第3心音——心包叩击音。心电图通常没有特异性表现,大多数患者表现为弥漫性的非特异性ST段和T波改变。在有记录的缩窄性心包炎患者当中，有接近一半的患者存在QRS低电压，大约1/3的患者存在房性心律失常。

虽然最高可达到40%的患者存在心包钙化,但是胸片参考意义不大。虽然CT扫描可以提示心包肥厚,但是它可能难以鉴别到底是心包肥厚还是心包积液。核磁共振成像对心包肥厚可以提供更加准确的判断,同时,可以测量各心脏腔室的大小，而且还能发现缩窄性心包炎的特征性改变：右心房扩张和右心室变窄。

采用导管进行检查，慢性缩窄性心包炎具有一个特征性改变,叫做所谓的压力均衡化,即在舒张末期,右心房、肺动脉和左心房内压力升高相同。右心室内测压结果显示,在舒张早期,右心室内压首先降低,继而快速升高至一个高于正常的平台(“平方根征”)。左心室内测压结果可以近似,也可能不同。同时,右心房平均压在吸气相不再像平时那样会有所降低，甚至还会轻微增加。上述不甚明了的血流动力学表现有时可以在行导管检查时快速向静脉内灌

注1000mL生理盐水来进行验证。这种方法可以诱发隐性慢性缩窄性心包疾病患者出现有助于诊断的临床特点，例如充盈压力的显著升高、典型的压力脉搏特征的出现、右心房压力随呼吸周期性变化消失等表现。即使如此，仍然很难鉴别缩窄性心包炎和限制性心肌病，因此，通过前胸小切口或者胸腔镜手术完成心包活检是需要的。如果诊断为慢性缩窄性心包炎，可以将切口加以延长，直接行心包剥脱术。如果心包正常，则限制性心肌病就可以被确诊，手术到此结束。如果存在复发性心包积液，可以通过相对小的切口来完成扩大的心包开窗术。

心包剥脱术手术技巧

心包剥脱术可以通过两种手术入路来完成，效果相当。正中开胸入路可以将右心室以及腔静脉表面的心包剥脱的更加完全，前外侧开胸入路则可以将左心室表面的心包剥脱的更加完全。患者需要留置桡动脉插管和中心静脉插管进行术中监测。即使患者的心功能只是轻微受损，也应当需要肺动脉插管来监测右心的压力。

胸骨正中开胸入路

患者取仰卧位，常规行正中开胸术(图29.3A，插图)。在分开胸骨之后，将两侧胸膜打开，找出膈神经（图29.3A)。膈神经走行于上纵隔的前方，下行与肺门距离很近，向后方进入横膈。通常，如果不将肺脏牵开，我们是看不到膈神经的。在插图中，与其典型位置相比，膈神经被描绘得更偏前一些，以此来帮助说明切除的适当范围。该手术的目的是切除双侧膈神经之间的心包，然后，将余下的心脏表面与心包后部彻底游离。

该手术最大的风险就是心肌损伤、冠状动脉损伤或膈神经损伤。通常能够在横膈上面和大血管起始部找到局限的分隔间隙，甚至在慢性缩窄性心包炎的患者也是如此。在这些部位，首先做横切口以找到心包腔，并剥离形成一个心包瓣，利用它将心包从心肌上慢慢削下来。这期间可能会遇到包裹性心包积液或脓液，需要送检培养。

做心包瓣时应尽量认真，以避免损伤冠状动脉。有时，为了避免损伤冠状血管或房室沟，必要时可以残留岛状心包片，只要没有束缚带残留而影响到该手术效果。然后，通过利用该心包瓣作为牵引向上方、侧方、下方以及后方游离，逐渐将心脏解放出来。可能会遇到钙化斑片或条索，需要应用骨科器械进行粉碎去除。如果钙化斑片已经深深种植于心肌深处，可以将该处予以原位保留。

首先应该先将左心室自缩窄心包游离，以避免可能发生的严重的右心室衰竭。因为如果首先将覆盖于右心室表面的心包予以切除，则前负荷（右心室在舒张期得到完全的填充）和后负荷（未能将左心室解放出来，导致下游压力位于高水平）均显著增加。这个危险因素会导致右心室扩张和心力衰竭。前方心包切除范围位于两侧膈神经之间。后方心包一般不需要切除，因为心脏在完全与心包游离之后，其跳动已经获得了足够空间(图29.3B)。如果采用正中开胸，后方的心包切除起来会具有一定的难度。如果必须要切除膈神经后方的心包，则需要建立体外循环以使心脏可以更好地移动，壁层心包就可以被切除了。如果确实需要切除膈神经后方的心包，首先找到膈神经，在心脏减压的同时，直视下于膈神经后1cm处切开心包，用手指伸入心包内将膈神经托起来。当游离开后，用牵开器将膈神经向纵隔方向牵开，然后就可以根据需要切除心包了。

有时候，在切除心包的过程当中会见到增厚的、缩窄的心外膜或脏层心包。这些结构需要采用同样的方法一并予以剥离或者剔除，以便使心脏可以得到正常的充盈，否则该手术将无法完全解除患者的症状。超声剥离器可有助于这一操作。在切除房室沟和腔静脉起始部的局灶型狭窄带时一定要小心进行。最后留置前方及后方的纵隔引流(图29.3B，插图)。如果胸水量多，在关胸之前应当尽量将其吸净。如果腹水量较大，已经影响到呼吸，则应当将其引流。

左前外侧开胸入路

心包切除术经典的手术入路是采用左前外侧开胸术入路。采用乳房下切口，经第4或第5肋间进胸，可以很好地暴露左心室和左心房，同时可以很容易地保护好左侧膈神经。该入路不能很好地暴露右心室、右心房和腔静脉，必要时需要切断胸骨。而且，该入路无法建立常规的体外循环，因此，需要同时准备双侧腹股沟区，以备需要时建立股动脉-股静脉体外循环。

患者取仰卧位，左手放置于左臀下，左臂与躯干成45°角(图29.4A)。采用乳房下前外侧开胸术切口，在第5肋表面向后方延伸，将胸大肌向前分离，经第4或第5肋间进胸。为提高暴露效果，将第5肋软骨自胸骨上离断。经常需要切断内乳血管。分离、切断下肺韧带，将肺组织向上牵拉。此时可以很容易识别从肺门向横膈走行的膈神经，需要保留膈神经以及其伴行的血管和脂肪。如果有必要，可以沿着膈神经打开心包成长条形，目的就是为了保留膈神经（图29.4B)。小心打开心包，避免心肌损伤。经常可以在横膈上方和大血管起始部位发现多个局限性心包腔包裹性积液。因此，经常将上述部位作为首选切开部位，这样可以形成一个心包瓣，夹持该心包瓣逐渐将心包自心肌表面游离开来。心包切除范围的下缘为心

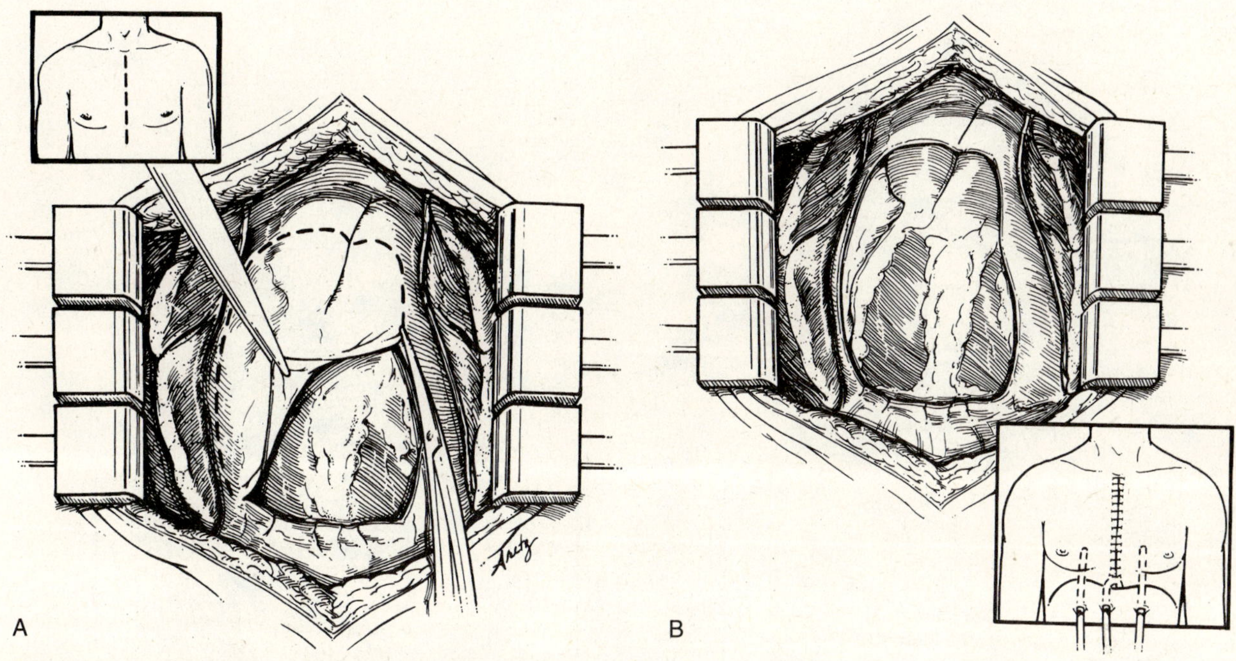

图29.3　经胸骨正中开胸行心包剥脱术。(A)心包切除通常选择膈结合部作为起点,两侧到达膈神经,然后向上先到主动脉再到肺动脉的顺序。图中为了清楚看到膈神经,未显示完全的心包切除范围。事实上,由于膈神经非常靠后,因此很难看到双侧的膈神经。插图显示,标准的胸骨正中开胸切口如图中所见,起于胸骨柄,止于剑突的下方。如果对切口美观效果要求比较强烈,手术切口的起点可以选择胸骨柄下方5cm处,对术野暴露的影响比较小。(B)完整的心包剥脱范围需要达到双侧的膈神经,将右心房、主动脉以及肺动脉完全解放出来。插图显示,通常需要留置3根引流管,可以预见,术后引流量会比较多,可能需要多留置引流管几天。

包与横膈连接的部位。心包切除的上缘是沿肺动脉和主动脉向上分离直至心包头侧反折处(图29.4C)。于胸腺与心包前脂肪的深面向右侧分离,直至右侧房室沟。左侧向后切除心包直至膈神经,也就是相当于左心房层面,同时游离左心房。常规留置纵隔及胸腔引流管。

经正中-侧开胸联合切口或双侧开胸术入路行心包切除术

经正中-侧开胸联合切口或双侧开胸术入路可以用于扩大的心包切除术。这两种入路目前已经很少应用,主要是因为这两种入路的并发症相对要更多一些。

可能出现的危险

上述手术操作在技术上是枯燥的,但要求很严格。可能出现的问题包括心肌损伤、膈神经损伤以及冠状动脉损伤等(表29.4)。由体外循环或心脏过度膨胀(慢性缩窄被解除的结果)造成的直接心肌损伤,可以造成心室衰竭。心力衰竭并不少见,但是可以通过有创性心脏监测、积极的药物支持以及早期采用主动脉内球囊反搏等措施来加以避免。如果在游离左心室之前将右心室从约束下解放出来,可以发生特异性右心室扩张和衰竭。主要是因为右心室的后负荷在持续增加,造成右心室过度填充,从而造成急性右心室扩张和衰竭。这种急性右心室衰竭有时可以通过手工按压右心室来避免其扩张,以及紧急建立体外循环来治疗。其实,最重要的是预防,就是首先行左室的心包切除术。

表29.4　经正中开胸行心包切除术的危险

危险
右心室衰竭
心肌衰竭
膈神经损伤
冠状动脉损伤
心外膜剥脱不完全

推荐读物

Fitzpatrick DP, Wyso EM, Bosher LH, et al. Restoration of normal intracardiac pressures after extensive pericardiectomy for constrictive pericarditis. Circulation 1962;25:484.

Mack MJ, Aronoff RJ, Acuff TE, et al. Present role of thoracoscopy in the diagnosis and treatment of diseases of the chest. Ann Thorac Surg 1992;54:403.

McCaughan C, Schaff HV, Piehler JM, et al. Early

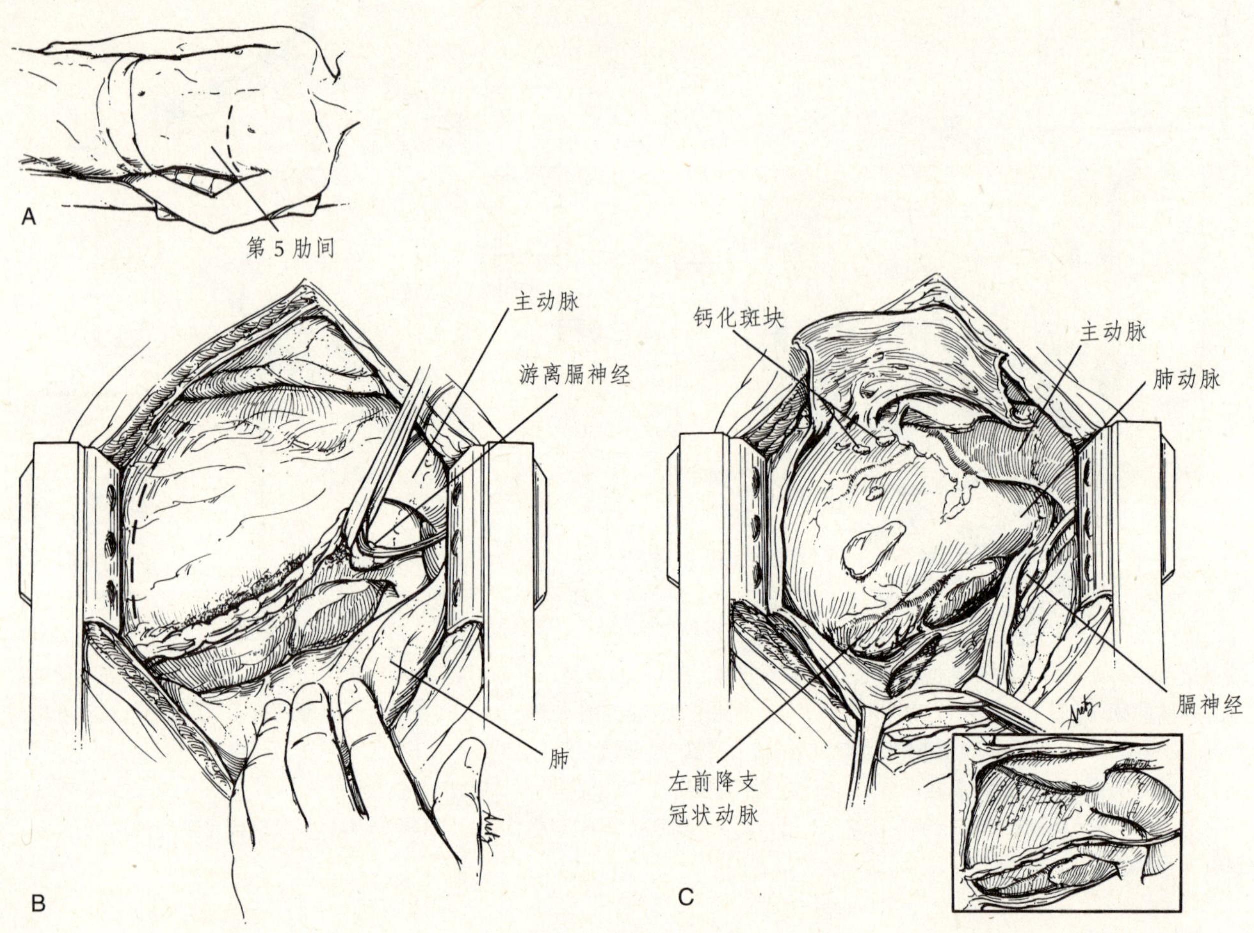

图29.4 经前外侧开胸入路行心包剥脱术。(A)患者取45°斜坡卧位,左手垫于左侧臀部之下。取乳腺下切口,起于胸骨旁,沿第5肋表面向后延长,经第5或第4肋间进胸。(B)显露膈神经,连同其伴行的脂肪和血管从心包表面游离下来。有时为了避免损伤膈神经,可以保留沿膈神经走行的一条心包。(C)小心地将心包从心肌表面游离下来,同时要避免损伤心肌。

and late results of pericardiectomy for constrictive pericarditis. J Thorac Cardiovasc Surg 1985;89:340.

Naunheim KS, Kesler KA, Fiore AC, et al. Pericardial drainage: Subxiphoid vs. transthoracic approach. Eur J Cardiothorac Surg 1991;5:99.

Quale JM, Lipschik GY, Heurich AE. Management of tuberculous pericarditis. Ann Surg 1987;43:653.

Reinmuller R, Gurgan M, Erdmann E, et al. CT and MR evaluation of pericardial constriction: A new diagnostic and therapeutic concept. J Thorac Imag 1993;8:108.

Seifert FC, Miller DC, Oesterle SN, et al. Surgical treatment of constrictive pericarditis: Analysis of outcome and diagnostic error. Circulation 1985;72(Suppl II):II-264.

Shepherd FA, Morgan C, Evans WK, et al. Medical management of malignant pericardial effusion by tetracycline sclerosis. Am J Cardiol 1987;60:1161.

编者评述

L.R.K.

心包积液的引流是胸外科医生面临的常见问题。如果仅仅提供积液就能够提供充分的诊断依据,则只需要做心包穿刺术就足够了。然而最常见的是,心包需要充分的引流以及通过某种理想的手段来防止心包积液复发。经剑突下入路心包开窗术的方法最直接、最简单,也最常用。如果患者对诱导全身麻醉有担心的话,可以在患者清醒的情况下通过局麻完成该手术。由于电视胸腔镜手术需要放置气管内插管,需要合适的体位以及需要做肋间切口,因此经剑突下入路心包开窗术的方法远比电视胸腔镜手术简单得多。虽然经电视胸腔镜手术切除的心包要比经剑突下入路的方法切除的多,但是由于心包开窗术的机理是促进了心包粘连的形成从而消除了心包腔内潜在的腔隙,因此有理由相信这两种心包开窗的方法都可以成功地防止心包积液的再次积聚。心包开窗术不会在心包与腹膜之间或心包与胸膜之间形成持续长时间的瘘，况且，该手术的成功也并不依赖于创造这样一个瘘。

为了促进硬化和粘连，在完成剑突下入路引流手术后，我们在心包腔内留置一根导管用于持续负压引流心包积液至少5天，尤其是恶性心包积液，这一点特别重要。

目前，在电视胸腔镜心包引流的适应证上仍存在争议。明显的胸腔积液同时合并心包积液时，由于电视胸腔镜可以同时完成这两方面的手术，因而优势比较明显。如有选择的话，我更喜欢选择经右侧入路的电视胸腔镜心包引流操作，因为这样可以获得更多的空间便于操作，而且可以看到更多的心包，以便于切除。

目前，明确地做出缩窄性心包炎的诊断仍然很难。临床医生必须有高度警觉才能作此诊断。缩窄性心包炎与限制性心肌病的鉴别很困难，经常需要通过外科手术来做出准确的诊断。很显然，心包剥脱术对限制性心肌病没有治疗效果。对于缩窄性心包炎来说，完全的心包剥脱是必需的，即使需要建立体外循环。这些手术操作虽然有时结果令人满意，但从技术上来讲是枯燥艰难的。不管本文持何观点，首先从左侧开始手术的观点是存在争议的，许多外科医师仍然首选从右侧开始手术来解脱心包的限制。

（马超 译 甄文俊 校）

第 30 章

恶性间皮瘤的外科治疗

Joseph S. Friedberg, Shamus R. Carr

尽管恶性胸膜间皮瘤是最常见的原发性胸膜肿瘤，但它仍是一种非常少见的肿瘤。相对于每年在美国近200 000例的非小细胞肺癌病例，间皮瘤的患者仅有几千例。恶性间皮瘤最常见于接触过石棉的患者，常在接触后几十年发病。虽然最近已有相关的法令保护公众远离石棉，但是在可预期的将来，间皮瘤的发病率仍会继续增加。此外有研究表明，SV40病毒与间皮瘤有潜在的联系。20世纪50年代末至60年代初，数以百万计的疫苗特别是脊髓灰质炎疫苗被SV40病毒沾染，这被认为有可能导致间皮瘤发病率增加，但对这一看法仍存争议。

恶性间皮瘤(MPM)几乎总是发生在单侧，它的自然病程是在局部不可抑制生长常包绕肺并且侵犯胸壁、膈肌和纵隔。大部分患者从诊断该病到死亡不足一年。虽然该病被认为是一种局限性生长的肿瘤，但至少有一半的患者在死亡时发现有隐性转移。由于研究人员研发了多模式有创治疗方法，这可能会延长生存时间及控制局部的肿瘤，使得经临床证实的转移变得更多见。

患者的主要症状是胸膜腔积液引起的呼吸困难。其他症状有体重下降或因胸壁侵犯引起的疼痛，常预示病情进入晚期。放射学检查可能只能发现胸腔积液而没有其他可以检查到的病变。除非获知患者有石棉接触史，对这种少见肿瘤不熟悉的医生可能很难做出诊断。胸腔穿刺常是进行诊断的首选方法，但也多是无效的。胸腔穿刺结果取决于做出判读的细胞学家，故近半数病例不能做出诊断。具有特征性的反复出现胸水而又不能诊断的患者或一开始就诊于对MPM有经验的医生的患者，可能会被转给胸外科医生。

胸腔镜是最好的诊断方法和缓解胸水的方法。可以通过一个10mm的切口实现。如果患者适合行有创治疗方案，参与这一治疗方案的外科医生完全有理由按计划给患者做胸腔镜手术。间皮瘤是在手术部位有种植生长倾向的肿瘤，在行大块切除术时要将活检部位做强制性切除。因此限制活检部位的大小并选择一个既可以操作又不影响以后切口缝合的位置是很重要的。采用何种方法来减轻胸水是需要那位领导多模式治疗团队的外科医生必须做出的另一项决定。

以往用于治疗间皮瘤的方法包括：全身治疗(化学治疗，免疫治疗)，放射治疗，光动力治疗(PDT)，术中高温化疗灌洗，以及基因治疗。治疗MPM效果较好的方法是采用有创手术去除大块病灶同时采取其他治疗措施对付显微镜下残留病灶，常用的方法有术后放疗、术中PDT或术中高温化疗灌洗。上述任一种治疗措施也可与全身治疗合并使用。那些拟行一侧胸壁放疗的患者需要做全肺切除术，因为放射野有肺组织会因放射性毒性引起放射性肺炎。采用术中PDT或术中高温化疗灌洗的患者可以保留肺。

对患者采取积极治疗措施的指证是患者可以耐受手术和没有任何转移病变(表30.1)。我们的标准影像学诊断包括：正电子发射断位显像(PET)扫描，排除骨转移及其他未被怀疑的转移性病灶；脑磁共振成像(MRI)；以及胸部上腹部计算机断层(CT)扫描。我们的术前评估包括：心功能评价，肺功能测试，以及怀疑患者有动脉病变时的颈动脉无创检查。如果患者的肺功能处于临界状态而有可能行全肺切除术，建议做定量通气灌注检查。胸膜有较大病变的患者，其要去除的肺通常功能已经很微小。进行有创分期是否有意义尚存争议。我们采用了腹腔镜腹膜灌洗细胞学分析。运用这一技术我们发现了隐性的腹部病变，因而没有进行任何有创干预治疗。有些单位用腹腔镜寻找肿瘤跨越膈肌的侵犯，而其他单位依靠MRI或CT重建来达到这一目的。我们的经验是，就侵犯胸腔的实际情况而言，MRI会得出假

表30.1　胸膜外肺切除术的适选标准

体格检查
心脏评估
肺功能试验
通气灌注扫描，三级测量
影像学分期
脑MRI
胸/腹部增强CT
PET扫描
有创分期
气管镜
食管胃十二指肠镜
分期腹腔镜
纵隔镜

阳性或假阴性的结果。纵隔镜是另一个有争议的检查。我们的一组患者采用术中PDT，我们发现纵隔淋巴结与治疗效果不相关，因此做这一治疗的患者没有做纵隔镜。目前,一个安全的治疗指南应该是，在开始任何多模式治疗前都应行纵隔镜检查。纵隔淋巴结对预后有意义。

如果患者不适合采用有创治疗策略或患者在被坦诚告知有创治疗可能的风险和好处后不愿施行，那么应将患者转给治疗间皮瘤有经验的肿瘤学家。尽管最近有使用培美曲塞（力比泰，Alimta）有效的报道，它能轻微改变疾病的自然病程，些许延长生存率，但患者碰到的医生多对此持怀疑态度且不给患者提供任何治疗选择。

间皮瘤的分期有TNM系统，也存在其他分期系统。这在某种程度上反映了治疗的患者数量有限，不同的联合治疗方案却很多。某些分期系统（如Brigham分期系统）在应用作为其基础的联合治疗方案时是非常准确的，但在应用其他的治疗方案时可能并不准确。值得注意的是，任何一种分期系统都没有考虑肿瘤是源于上皮、混合型或肉瘤样亚型。实际上大多数研究该病的学者唯一一致认同的正是，混合型特别是肉瘤细胞型将预示预后不良。

手术技术

诊断，减轻胸腔积液和有创分期

有时诊断建立在胸腔穿刺胸水或闭式胸膜活检细胞学的基础上。通常需要做外科活检。最佳的方法是通过一个10mm的切口用胸腔镜技术完成（图30.1）。患者接受术前准备后送入手术室。全身麻醉诱导后，行气管镜检查。一旦发现对侧支气管内有转移，则是任何有创治疗的禁忌证。大量胸水或大块胸膜病变中，气道判断的可能表现是气道受外压。如果气道内有明显的大量分泌物，外科医生应计划在手术结束时做完全的治疗性气管镜，以使肺最大限度地张开。

对有胸水患者的诊断和减状处理

患者翻身后确定双腔气管插管的位置或阻断气管的位置，并分离手术侧的肺。患者准备好并置于合适的侧卧位后，于胸壁画出一条胸切口。我们画一条S形开胸切口，以便准备行有创手术治疗时可以切除第7肋骨。从腋前线开始根据需要向前，用25号针头沿着切口线探测胸部直至抽到胸水。如果怀疑是感染性积液可用这些收集的胸水样本做微生物染色和培养。确定出安全进胸部位后，在选好的切口处用长效局麻药做皮下和肋间阻滞，做一个10mm的切口。通过这个切口进

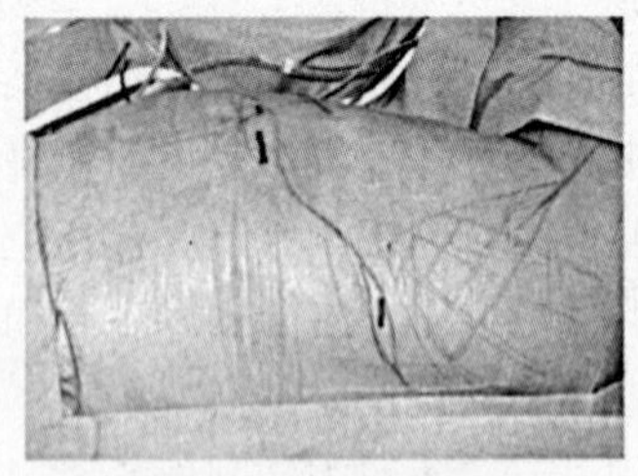
预计切口

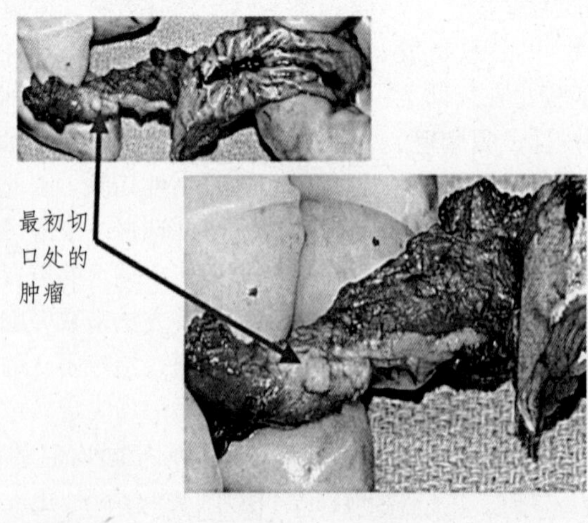

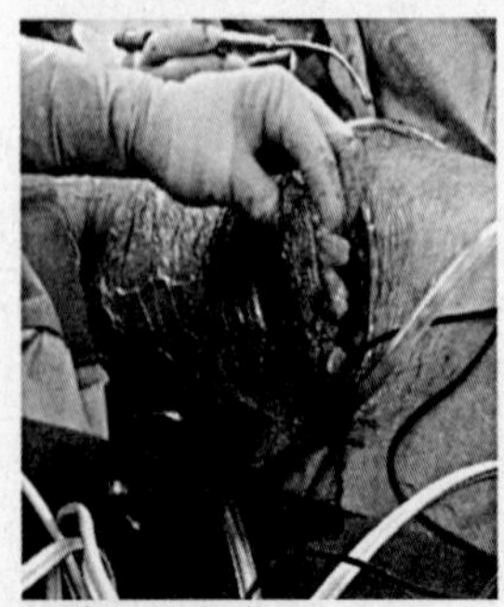
切除活检部位

图30.1　胸膜活检。

胸，吸出胸水以便观察。当胸膜活检取出的病变组织不能明确诊断时，应把胸水收集起来做细胞学检查。需要时我们把全部胸水吸入容器中送检。

然后放入一个直径5mm的30°胸腔镜观察一侧胸腔。吸走剩余的液体，然后顺着切口放入一个纵隔镜活检钳。30°的胸腔镜可以使外科医生操作活检钳和胸腔镜时互相无干扰。最早期的胸膜间皮瘤可以仅表现为胸膜充血，这样的病例需行广泛的壁层胸膜活检。进展期的病例表现为结节样病变，逐渐融合成斑块覆盖在胸壁以及肺、膈肌和纵隔。一定不要弄破脏层胸膜，否则会造成持续的漏气。所有的活检应在壁层胸膜进行。活检的标本要送病理科作冰冻切片分析，需有足量的病变组织标本给病理学家做免疫组化分析以利于最后的诊断。尽管大多数诊断可通过形态学和全面免疫组化得出，但仍有一些研究单位用电子显微镜，这需要对标本进行特殊处理。

如果患者计划在近期做彻底的治疗，那么仅放置胸腔引流管而不做胸膜固定术是可行的。如果患者做活检与以后做治疗有较长的间隔，那么就应该考虑采取措施减缓胸腔渗出。再次强调，计划减少胸水的措施时应与外科的最终治疗相配合。如果肺已复张且没有禁忌证，我们倾向于术中行滑石粉胸膜固定术。如果肺没有膨张应放置一根可长期留置的、带有套囊活瓣的硅胶胸管用于外引流，能很好地缓解症状。

对有胸膜硬结的患者的诊断

如果患者有胸膜增厚的硬结，那么不用进入胸膜腔就可以诊断。通过CT扫描可以在预计的胸部切口选择一个胸膜明显增厚的部位。在全身麻醉下，对该部位进行局部浸润麻醉。根据皮肤到病变的软组织厚度决定切口的长度，短至1cm，长至3~4cm。切开软组织，分离皮下的组织，会碰到一个质硬的白色肿块。用手术刀或活检钳获取标本。操作要非常小心避免穿透肿瘤全层及损伤脏层胸膜。应再次强调，一定要确认病变组织的存在。在有大块胸膜病变又无胸腔积液的情况下出现游离的胸膜腔属于例外，这些病例不宜用胸腔镜。如果需要更多的组织，最好在组织间隙内获取而不要向深部活检，那样会进到肺里。一旦病理学家确认有病变组织并有足够的标本能做出诊断，操作过程就此结束。切口用消毒液或生理盐水冲洗。切口处充满液体，观察该区域几个呼吸周期，确认没有液体流入胸腔。这一方法可以显示胸膜腔与外界是否相通，如果相通需放置胸腔引流管。然后要求麻醉师配合延长吸气，观察切口处有无气泡以判断有无漏气。如果表现出肺有损伤，应在切口处放置一个软的引流管，处理方法同胸引流管。如果没有气泡且液面保持稳定，则分层缝合切口而不用放引流管。

有创分期的研究

目前还没有治疗间皮瘤的标准化方案，所以外科医生须尽可能明确患者能否从有创手术中获得好处。除了极个别病例，该病不能单独采取外科治疗，也肯定不能以手术治疗转移的间皮瘤。最起码患者要做影像学分期检查。我们对门诊患者的诊治程序包括气管镜、腹腔镜及对有选择的患者做上消化道的内镜检查。腹腔镜用于检查膈肌侵犯和(或)腹膜转移。某些时候生理盐水腹膜灌洗液的细胞学分析不能发现隐性的腹膜转移。此外我们还发现有假阳性和假阴性的膈肌侵犯的影像学表现。在下述情况下我们要做纵隔淋巴结活检：患者要实施某项指定的治疗计划，以便从气管周围淋巴结的情况获得有用的预后信息；淋巴结病变更能提示远处转移的情况（如右侧肿瘤病例中的可疑主动脉肺动脉间的淋巴结）；或者对患者要实施的治疗方案要求做纵隔镜检查。

如果患者做了气管镜或上消化道内镜后未被排除在进一步治疗外，应将患者置于平卧位准备做腹腔镜。在患者腹部做小切口，外科医生可用他习惯的方法从脐周5mm的通道进入腹腔。我们用一个30°的腹腔镜观察整个腹腔，特别是膈肌。确认进入腹腔的创口处无损伤后，于靠近肿瘤一侧肋下建立第二个5mm的通路。至此便可显露整个腹腔。肋下的通道用于更好地观察膈肌的底面。任何可疑的地方都要做活检。之后腹腔用1L消毒生理盐水冲洗后，收集冲洗液做细胞学分析。我们认为任何的腹膜病变都是胸部手术特别是胸膜外肺切除术的禁忌证。

作为多模式治疗一部分的肿瘤根治性切除

介绍

如果从肿瘤学和内科学角度看患者适合行有创多模式治疗，那么外科医生应考虑手术的方法。任何肿瘤切除手术的目的都是使患者没有任何可见或可触及的病灶。减瘤术的术式选择受预计的辅助治疗策略制约。特别是在拟行一侧胸腔放疗时，就必须先切除该侧肺，以免受严重放射性肺炎的危害。如果计划做其他的局部辅助治疗，如PDT或胸膜灌洗，那么保留肺的选择是可行的。如果计划做保留肺的治疗，那么外科医生在手术结束时一定要保证肺完全张开。因为将瘤块自肺上切除通常要求从肺实质完整剥离脏层胸膜，这样做的后果是大量的漏气，如果肺完全张开，漏气将在几天后封闭。如果不完全剥离胸膜，或肺叶切除术后有残留的空间，外科医生要冒着造成持续漏气的风险。

成功的联合治疗有可能改善间皮瘤的自然病程，包括生存时间和疾病的进展。多年以来间皮瘤被公认是单纯局限性恶性肿瘤。这种感觉可能是基于绝大部分患者死亡时未发现发病侧胸腔以外的病变这一事实。随着多模式治疗方法的成功,患者的生存时间较未治疗者延长。有这样一种趋势,该病可能会在远处复发伴有或不伴有局部复发。有关外科治疗后复发的报道,特别是在腹部,这与内科医生尽可能保留自然屏障的倾向相左。也就是说,“经典的”胸膜外肺切除术包括肺的整块切除、完整切除一侧壁层胸膜以及同侧的膈肌和心包。当计划做肺切除术时,我们的方法是一样的,但膈肌和心包只剥除所有可见或可触及的病变。一些肿瘤的生长迫使外科医生别无选择只能切除这些结构。但是从心包剥除肿瘤和保留一定厚度的膈肌也常常是可行的。

体位和切口

除了这种程度手术的常规准备以外,还需要确认有无专用设备和(或)人员,例如烙凝胸壁的氩气刀和重建心包和(或)膈肌用的人工补片。在我们做术中PDT的病例中,我们还测试了可调染料激光,过滤了头灯和手术灯,并与操作光测量定量系统的技师协作完成治疗。

患者摆体位前应放置鼻胃管以便于术中辨认食管,并且如果在手术结束时对选择留置气管插管的患者可以保留胃管。然后摆放患者至合适的侧卧位,铺手术单要求能延长切口至肋骨的边缘。所有此前的切口要做出标记,如果可能,应将这些切口并入开胸切口,以避免间皮瘤在活检部位并发生长。将此前的切口合并成椭圆形。用一只手抓起皮肤上的椭圆切口并探查其深部。如果活检的路径可触及,应定位找到边缘进入间隙,然后便可在胸膜水平切除或做包括主要标本的大部分清扫。如果没有可触及的异常,则应深至肌肉切除椭圆切口区作为全层皮肤和皮下脂肪样本。

做多处切口时一定要把对胸壁肌肉组织的损伤减小到最小程度,特别是患者要做肺切除术需要紧密地关闭胸壁时偶尔患者可能要经一个或多个切口作活检,而这些切口难以合并成一个适当的切口或者需要一定程度的再次切除而影响到胸壁的闭合。如果高度怀疑肿瘤在活检部位生长,那么应将它们切除。如果不切除,而且辅助放射治疗没有纳入多模式治疗策略,手术前应请放射肿瘤科医生会诊,考虑是否做活检部位的照射。

患者摆好体位完成术前准备后,做一个有限的胸部切口并找出第7肋(图30.2)。然后沿着肋骨延长切口直至距肋骨边缘几厘米处。向前下延长切口对暴露膈肌沟非常有帮助。这一区域通常是切除肿瘤和重建手术最困难的部位。分开切口下的背阔肌,而将前锯肌在肋骨附着水平游离开。有时候通过适当向前牵拉前锯肌可达到合适的暴露便可保留该肌肉。否则就要在肋骨附着水平分离该肌肉,但要保留足够的软组织以便重新附着。为了更

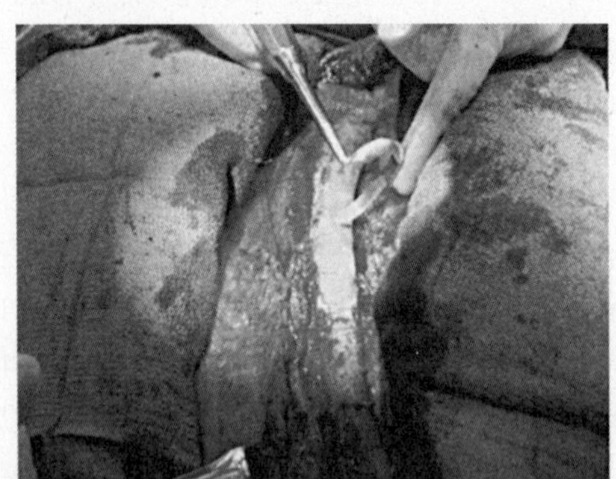
切除第7肋

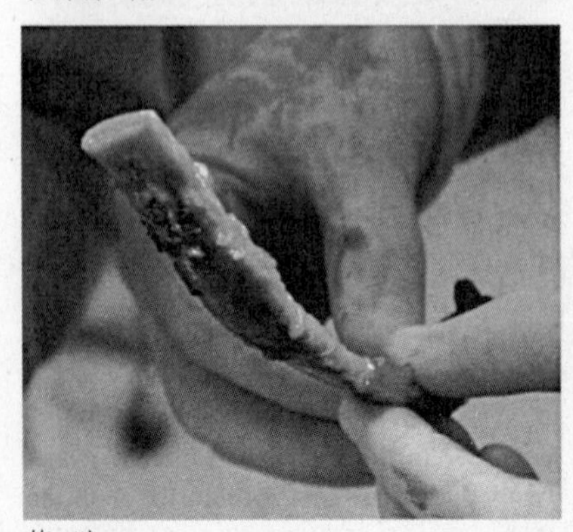
第7肋

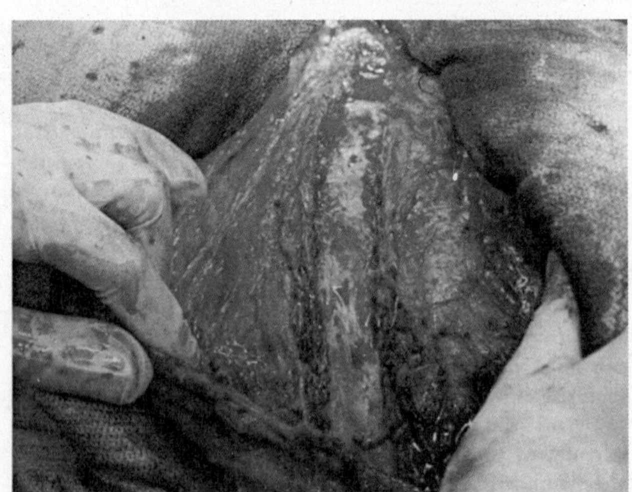
第7肋床,通过它进入并扩展胸膜外层面

图30.2 用牵开器的切口。

好地保留肌肉功能，不要损伤切口下的前锯肌,这样可提供一种重叠覆盖，有利于切口的严密闭合。

然后将第7肋用骨膜下方式切除。此时我们要根据是做肺叶切除还是保留肺叶来决定下一步操作。外科处理的目的是清除所有可见或可触及的病变。我们事先不会决定切除心包和膈肌。如果有可能完全切除这些结构的肿瘤以及一侧胸腔经胸膜外清除同样彻底,我们倾向于保留这一自然屏障。通常心包能保留。膈肌则很难保留,通常需要部分或全层切除。如果有相当大部分的膈肌可以保留，那么我们要尽量保留膈神经，通常要剔除膈神经附近的任何可发现的病变，同时保留它的完整性。

保留肺的手术

对大部分患者而言，肿瘤是可以切除的，甚至体积大的病变也可以切除。为发展这一技术我们尝试了不同的肿瘤切除顺序，发现首先切除肺上的瘤体，然后再切除壁层胸膜表面的瘤体效果最佳。原因有两个方面:首先，如果在肺大块切除过程中壁层胸膜表面没有渗血将减少失血;其次,肿瘤的范围限制在一侧胸腔内，使得从肺上分离变得容易。

尽管偶尔能从脏层胸膜上分离肿瘤，但对大部分病例要求切除脏层胸膜甚至是肺裂间胸膜，结果会形成肺完全裸露。使用分侧通气技术可以轻松完成这一任务。使用这一技术时在大部分去胸膜的时间里手术侧的肺保持呼气末正压通气 (PEEP)(5~40cmH_2O)。完成这一工作的同时要求麻醉师维持健侧肺的正常通气，患侧用氮气或室内空气通过一个PEEP瓣进入肺。正压的大小可以按要求调整，以提供将肿瘤从肺分离非常必要的反向牵引力。

第7肋切除后的第一件事是要确认肺的表面。麻醉师维持肺有10cm的正压,用一把新的手术刀沿第7肋床的中间切开一个较宽的口子。随着切口按分隔层次小心深入，就有可能判定肿瘤和脏层胸膜的分界面，确定后要扩展这一层面。通常脏层胸膜与肿瘤的有点色素沉着的最深层分界很难分辨，最早提示伤及脏层胸膜的指标是有气体漏出。可以用任何最好用的方法扩大这一层面,如锐性分离、钝性分离或电刀分离。麻醉的气体流量要调大,以适应气体漏出的情况,有时漏气可能是大量的。手术侧肺的持续正压非常有利于从肺分离肿瘤,并且应该根据完成任务的需要而调整(图30.3)。肿瘤可能深入肺裂，这一区域也要切除。在肺裂根部分离时要格外小心，因为肺动脉就在附近。有时肺裂里的肺动脉需要剥离光。如果肺动脉确实被肿瘤包住，那么保留肺的手术是不适合

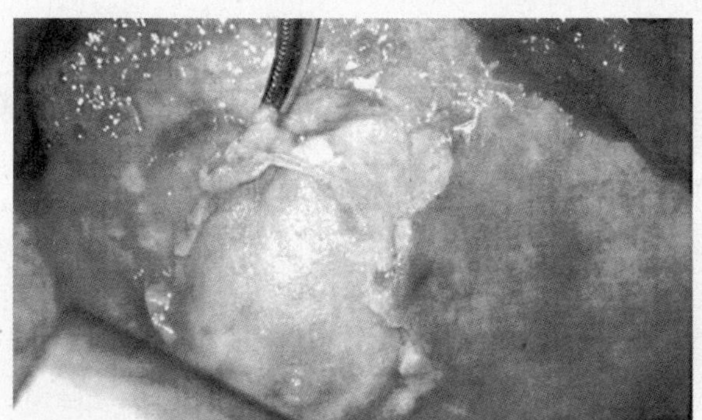

从肺上剥离肿瘤

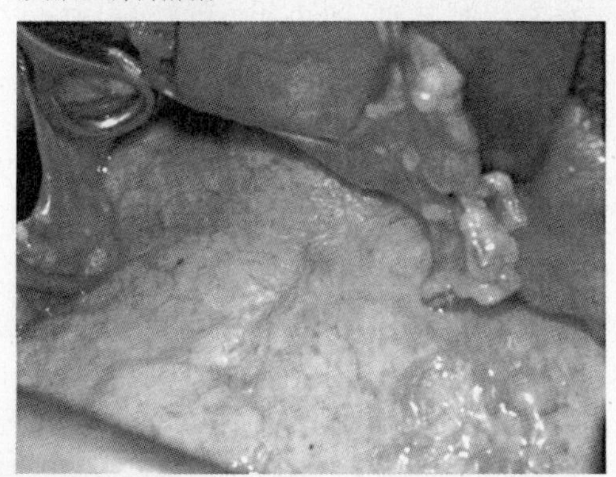

肿瘤从肺表面抬起

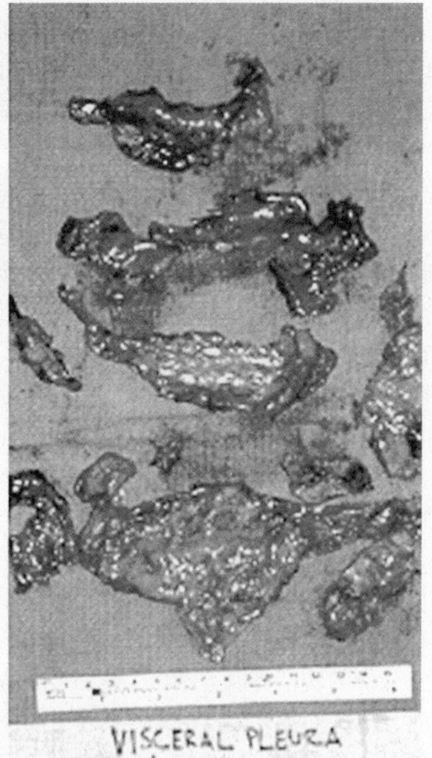

脏层胸膜标本

图30.3　通过设置麻醉正压通气行脏层胸膜减瘤术。

的。这种情况于术前做CT扫描便可以发现。

当肺上的肿瘤整块剥除后，要让肺瘪下去。这时候开始对肺实质表面的出血进行止血。用双极电烧烧灼任何活动出血的地方。此后我们将注意力转向壁层胸膜。用宽头剪刀或圆头剥离器将操作层面向第8肋头侧表面扩展。分离层面用器械充分扩展后，外科医生用手指过渡到一只手去进一步扩大剥离面。如果外科医生将肿瘤从胸壁分离在一个正确的层面会有一种典型的分离感觉。向尾侧分离不要过多，而要先向前后发展，这样能延伸分离第6肋下的区域。这样做的目的是潜行获得足够的空间在肋骨下能放入胸部牵开器，以便获得更好地显露。在将壁层胸膜从一侧胸腔分离下来时用氩气刀能控制出血。用氩气刀作表面烧灼是控制这种分离所导致的大面积弥漫性渗血的最佳方法。如果没有这一设备，可以用普通的电烧将其调到足够大的水平以产生电弧而不是直接接触，直接接触会迅速产生烦人的尖部炭化。

尽管没有绝对的分离壁层胸膜的顺序，但总的来说最好从后侧开始（图30.4）。在右侧胸外科医生要找到奇静脉，如果在正确的层次，抬起肿瘤后奇静脉会保持在纵隔并完全裸露出来。如果奇静脉及其所属支没有出现在预定的层面，说明剥离深了，且将静脉随肿瘤一同被拉起来了。应确认后侧的肋间再向前侧寻找正确的层面。在右后侧外科医生必须确认食管，通过触摸胃管可将食管在看到前辨别出来。顺着奇静脉找到上腔静脉交叉处，绝对不能损伤它。确认了上腔静脉处的层面后，顺着上腔静脉和膈神经的中间扩大分离头侧的胸壁可以解剖出胸膜顶。有时分离肿瘤需要锐性分离或电烧，但是最好更多地采用钝性分离的方法，因为这样抬起肿瘤可保持完整性且避免肿瘤的残留。

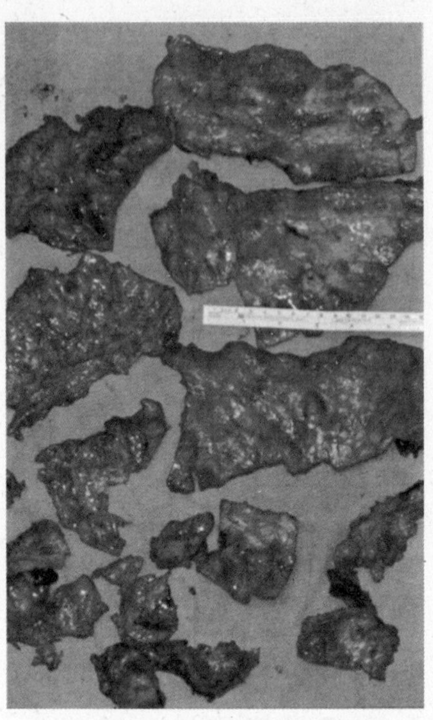

图30.4 壁层胸膜切除术。一个15cm的尺子用做标尺。

同样的方法可用于左侧胸腔，不同的是后侧的关键结构是降主动脉。通常后侧的主动脉和胸壁间有一个沟。很容易盲目分离到主动脉后，这样可能造成肋间血管的撕裂。所以一旦确定了这一边界，非常重要的是将层面向前推进越过主动脉的中层前的平面。然后沿降主动脉到达主动脉弓、锁骨下动脉，像右侧一样剥离出胸膜顶，要小心避免损伤跨过主动脉弓的迷走神经。

在两侧向尾侧剥离至碰到膈肌的肌肉纤维。此时肿瘤已经从一侧骨性胸腔分离下来。下一步要分离的区域是心包。这一部分通常由头侧开始，但是外科医生有时会遇到一个容易分离的层面可以在前隐窝和心包表面来回移动。无论采用哪种方法，都要辨认膈神经，必要时套一带子，剥除它周围的肿瘤。切除心包脂肪和肿瘤至合适的纤维心包层面。如果肿瘤不能从纤维心包抬起，没有将肿瘤从胸壁分离一样的感觉，那么可以切开心包并且切除部分带有肿瘤的纤维心包，留下完整的浆膜层心包。心包是一个非常结实的屏障，但是如果肿瘤侵入浆膜层就要切除它。在施行术中PDT的病例中我们做心包的瘤块切除，但等到PDT完成后再切除受侵犯的心包，以避免直接照射心脏。如果患者术中不做要求心脏防护措施的辅助治疗，那么心包可以在此时切除。在左侧必须采取特殊的措施保护喉返神经，同时也要辨认和保护较右侧不太明显的膈神经，右侧膈神经位于上腔静脉处。

在纵隔分离向后进行时，最终与肺门的剥离相接。此时，只剩下膈肌的肿瘤。与心包不同，从膈肌上分离壁层胸膜非常困难。这会是冗长的解剖，但是如果能将瘤块自膈肌上剥离就不用做修复重建手术。通常这一区域需要用锋利剪刀解剖，但是如果没有深的膈肌侵犯就可以保留大部分肌肉。如果肌肉受侵犯，那么将其从腹膜分离，保留腹膜。任何腹膜的破损都要立即用可吸收线缝合，以避免可能的腹腔种植转移。如果有一层薄的肿瘤，用CO_2激光可能会有帮助。在膈神经进入膈肌的地方要特别小心。

尽管很多纵隔淋巴结在切除壁层胸膜的过程中已经去掉了，但所有其他的淋巴结都应去除。在此再次重申，要特别小心主肺动脉窗，以避免喉返神经的损伤。除了做类似肺癌手术的淋巴结清扫，外科医生还要注意少见情形，如内乳动脉淋巴结。

做完纵隔淋巴结清扫，进行止血和完成术中辅助治疗，下一步是闭合伤口。右侧的手术，关胸前要结扎胸导管。胸导管通常能够看见，应该在主动脉裂孔处结扎。如果脏层胸膜已经切除，外科医生将面对大量的漏气。如果拔管前胸管接吸引，漏气量会大到超过麻醉机的流量。关键是肺要完全剥去胸膜以便充分扩张，同时保障胸腔引流通畅。将直的胸管经前侧和后侧后放置到胸膜顶，在两根管子上加做额外的侧孔引流低位胸腔。可用咬骨钳在胸管上咬出侧孔。沿膈肌放一个直角的管子至后肋膈窦。患者拔除气管插管后，胸管接-20cm的吸引，可以耐受大量的漏气，因为保证肺充分张开同时排出胸腔的血肿是首要的。如果肺没有完全张开，要加大吸引量以使其张开。把这3个胸管分别与不同的容器连接，有助于外科医生观察漏气和引流液。如果2天后胸管仍然漏气，那么在肺保持完全膨胀的情况下可以减少吸引。在水封瓶的液面下，漏气趋于很快停止。按照常规标准拔除胸管。除了初始时的大量漏气，持续的漏气是极其少见的。

胸膜外肺切除术

游离胸膜做胸膜外肺切除术的技术与前述的壁层胸膜切除术类似。如果能保留心包，在胸膜反折至肺门处可以暴露分离出肺动脉、静脉和支气管。如果心包需要切除，那么在心包内分离血管更简单。

为去掉大块肿瘤而做的胸膜外肺切除术需要具备艰苦努力的心态。肿瘤可能会很大且可压缩的程度很小，这就造成仅有狭小的操作空间和很差的视野，使得剥离非常困难。这些病例需要熟悉解剖并且有对正确分离层面的感觉。最终保留膈肌的瘤块切除手术仍然是我们的优先选择，但是有些肿瘤需要通过将肺充分游离，才能移动肿瘤有足够空间显露肺门的结构。在隆凸处整齐地切断气道，以避免残端分泌物淤滞在残桩内和潜在的残端漏形成。除淋巴结清除术外，还要在右侧主动脉裂孔水平结扎胸导管。通常用一部分残留的心包脂肪制作成一小块移植物，用可吸收缝线将其与气管残端缝在一起。如果需要可做重建手术。然后于一侧胸腔的后侧低位放置一28F的胸管，连接一个平衡引流液收集系统。

重建手术

用一片Gore-Tex（W.L.Gore&Associates,Flagstaff,AZ）心包补片做心包重建。补片用单纤维不可吸收缝线缝合（图30.5）。补片上要做孔以免心包填塞。做好重建的难点在于不要把补片做得太紧。时刻牢记患者侧卧位时纵隔因重力远离了术侧胸腔，所以外科医生在修补心包时要留有富余。这一点在右侧手术尤为重要，右侧容易下腔静脉缩窄。静脉的周围应开放有一至两个手指的空间，心脏的补片要松到能放入几个手指。即使这样谨慎地做了，患者在手术结束由侧卧位转为仰卧位时也要观察有无急剧的血流动力学变化。通常手术器械和手术室要保持消毒状态直到患者离开手术室。如果发生心包缩窄引起的持续低血压或静脉回流受阻，要马上把患者转回侧卧位。如果纵隔移位后危及血流动力学的情况得到缓解，要考虑做修正补片的。

如果膈肌的肌肉组织和相应的膈神经被保留，那么没有必要做补片修补。要尽量避免在胸腔内放置修补物。尽管感染很少见，但因有人工材料在胸腔使感染变成了一个更加可怕的问题。如果仅去掉了一小部分膈肌，可以做基本的修复。如果膈肌被完整切除或切除后影响完整性，且因反常运动危及呼吸功能，就需要做重建术。膈肌的重建术用一片20cm×30cm×2mm厚的Gore-Tex软组织补片。补片固定于原先膈肌的附着处（图30.6）。它也可以沿肋骨固定，用粗的单股不可吸收线缝补片。如果固定处的组织是结实的，可以用连续缝合。如果担心某些地方会拉豁，可以用间断缝合。根据放射肿瘤学家的经验和仪器检查，腹腔脏器的抬高，特别是肝脏进入胸腔会限制放射的剂量。将补片缝得尽量低和紧总是好的，这样既稳定了呼吸功能又使腹部脏器离开放射野。

关闭全肺切除术遗留的空间需要特别小心。其目的是要尽量关严，以避免因胸水外溢而引起的皮下组织的浆液性囊肿。在这种情况下，伤口感染有可能引起脓胸，这将是潜在的灾难，特别是胸腔内有人工补片的患者。可用可吸收缝线多层缝合切口，皮肤的边缘要完美地对

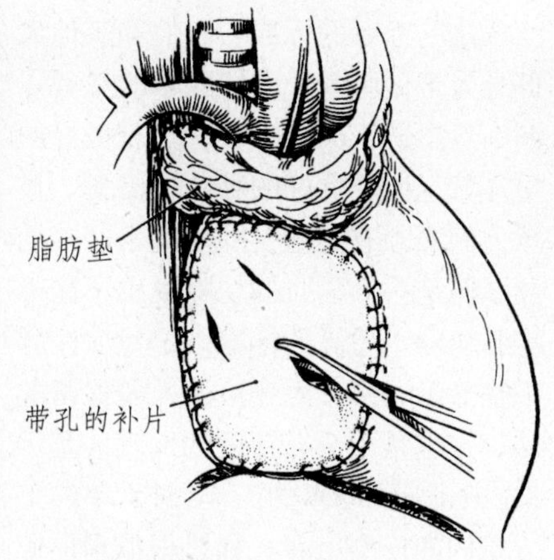

图30.5　心包脂肪垫/心包补片。(Reprinted with permission from D Sugarbaker. Extrapleural Pneumonectomy in the Setting of a Multimodality Approach to Malignant Mesothelioma. Chest. 1993;1035:4.)

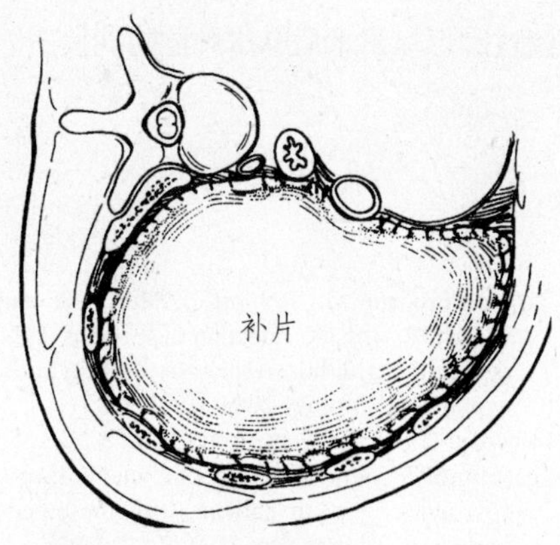

图30.6　膈肌重建/腹膜补片。(Reprinted with permission from D Sugarbaker. Extrapleural Pneumonectomy in the Setting of a Multimodality Approach to Malignant Mesothelioma. Chest. 1993;1035:4.)

齐,这样可以减少切口感染的机会。

依照外科医生的治疗常规和可提供的术后支持,最好在手术室拔除气管插管,以避免气管残端的正压通气。另一个方案是将双腔气管插管换成单腔管,患者带管一个晚上。如果做出这样的选择,患者用短效的镇静剂维持如异丙酚(propofol),用压力限制通气模式中最小的压力通气以维持适当的气体交换。除非氧合出现问题,不必使用PEEP。第二天早上做气管镜清除分泌物,在停止镇静和确认控制疼痛后拔除气管插管。如果患者做了心包重建术,术后第一天要谨慎地保持仰卧位,且只能有很小的翻动。除此之外,患者要尽快坐起走动是呼吸道护理所必需的。

胸膜外肺切除术患者术后胸膜腔的管理与标准肺切除术的患者不同。如果胸管拔除过早,一侧胸腔会很快填满并产生张力性胸腔积液。引流液的趋势很重要,当引流量逐步减少,且引流量每天达几百毫升时,胸管可以安全拔除。尽管有争议,我们的实践是患者用抗生素直到拔除胸管,并且拔管前向胸腔内慢慢地灌输非常少量的广谱抗生素。除此之外,胸膜外肺切除术患者的术后处理与其他肺切除术患者相似:适当的疼痛控制,早期时常的活动,呼吸道护理,保持一个相对的脱水状态直到渡过肺切除术术后肺水肿危险期。

推荐读物

Barbanti-Brodano G, Sabbioni S, Martini F, et al. Simian virus 40 infection in humans and association with human diseases: Results and hypotheses. Virology 2004;318(1):1.

Friedberg JS, Mick R, Stevenson J, et al. A phase I study of Foscan-mediated photodynamic therapy and surgery in patients with mesothelioma. Ann Thorac Surg 2003;75(3):952.

Grondin SC, Sugarbaker DJ. Pleuropneumonectomy in the treatment of malignant pleural mesothelioma. Chest 1999;116(6 Suppl):450S.

Hahn SM, Smith R, Friedberg JS. Photodynamic therapy for mesothelioma. Curr Treat Options Oncol 2001;2:375.

Rodriguez E., Baas P, Friedberg JS. Innovative therapies: Photodynamic therapy. Thorac Surg Clin 14(4):557.

Sugarbaker DJ, Mentzer SJ, DeCamp M, et al. Extrapleural pneumonectomy in the setting of a multimodality approach to malignant mesothelioma. Chest 1993;103(4 Suppl):377S.

编者评述

L.P.K.

间皮瘤的外科处理尚存争议,许多外科医生和肿瘤科医生满足于仅提供姑息的治疗措施。因为大部分的症状都和胸腔渗液有关,有效的姑息治疗通常包括去除积液,吹入滑石粉或慢慢地灌输多西环素形成胸膜粘连。大块肿瘤的存在是常见的表现,如此使得胸膜固定术很难成功进行,偶尔有做姑息瘤块切除的患者出现胸膜固定。Friedberg和其他学者采取了一种更加积极的方法来处理这一疾病。该方法主要根据病变早期至少局限在胸膜腔这一理论。因此对该病而言,局部治疗的方法证明是有效的,然而对肿瘤的治疗是不尽合理的。

Friedberg未详细讨论选择积极治疗方法的患者的标准。我们和其他大部分人把做胸膜外肺切除术的患者限制在年龄低于60或65岁,具有极好的身体状况以及良好的肺功能储备。显然他们必须有能耐受肺切除术的肺功能,但是一侧膈肌的切除提出了比标准肺切除术更高的标准。定量灌注肺扫描显示大部分灌注液进入要保留的肺,这也是一个有帮助的发现。基于Sugarbaker和同事的工作,对于单纯上皮型的间皮瘤患者,如果根据术前影像学感觉病变可以完整切除,要保留做胸膜外肺切除术的机会。广泛切除术后的长期生存的患者多为没有淋巴结转移的、完整切除肿瘤且边缘阴性的和肿瘤是单纯上皮型的。混合型或肉瘤型的肿瘤患者切除后预后不好,这种类型的肿瘤做胸膜外肺切除术的危险倾向尚未被证实。根据选择手术的严格程度不同,胸膜外肺切除术总的死亡率可能接近10%。

Friedberg讨论到他倾向于只要可能就应保留"自然屏障",一侧的膈肌和心包,这样可以防止肿瘤的播散。想要通过切除一侧膈肌上的肿瘤达到完全清除肿瘤的目的是极其困难的,为完成这一任务要做一侧膈肌的切除术。如果切除肿瘤时可以保留膈肌的肌肉组织要优先保留其下的腹膜,但是用人工材料取代它仍然可以获得最佳的闭合,同时防止腹部脏器进入空虚的胸腔,特别是在左侧。通常肿瘤能从心包上剥离而保留心包的完整。

保留肺的手术治疗间皮瘤仍存争论,具有肿瘤残留的高度倾向,这就需要做额外的辅助治疗。Friedberg建议做光动力治疗,这一治疗措施的效果如何还有待进一步观察。其他人有用腔内化疗的方法,有人用常温化疗药,有人用加热的化疗药。一些中心做保留肺的手术,术后的放疗需要制订复杂的治疗计划保护肺。

Friedberg指出这些患者的术后护理是关键。胸腔的引流可以处理过快的填满肺切除术的空间。如果患者保留了肺,极其重要的是术后处理大量的漏气以防止任何残腔的形成。对这些患者而言,胸腔的感染是灾难性的并发症。光动力治疗可能引起的并发症也要小心观察。

对恶性胸膜间皮瘤患者的治疗效果还有很多可以改进的地方。积极的治疗方法对生存的影响仅限于仔细挑选的患者。对这一疾病的全身治疗有一些小小的进步,基因治疗的方法也得到发展。

(谭洁 译 甄文俊 校)

第31章

纵隔淋巴结清扫术

Ali Khoynezhad，Steven M. Keller

纵隔淋巴结清扫术是规范化肺癌手术治疗的必要组成部分。一个胸外科医生的责任是既要注意原发病灶的侵犯范围予以完整切除，又要清扫胸内淋巴结，以明确其有无肿瘤转移。准确的肺癌外科病理分期是判断预后和医生给予适宜术后综合治疗的重要依据。另外，只有通过标准化的纵隔淋巴结清扫技术、统一特定解剖标志划分的区域淋巴结分组及淋巴结N分级，才能对不同研究者治疗方案的效果进行合理的比较和评判。

自从1933年Evarts Graham施行第一例解剖性肺切除术治疗肺癌以来，外科医生已经发现，在支气管周围和纵隔的恒定部位经常有肿大的淋巴结。在随后的10年中，很多的研究者提供了不同的命名法来命名这些淋巴结。目前，国际上广泛使用的是Mountain的纵隔淋巴结划分定义和分布图。

胸内淋巴系统解剖

Rouvière在*Anatomie des Lymphatiques de l'Homme*一书中对纵隔淋巴系统给予了经典的描述。通过精细的尸体解剖结合淋巴管道染色，鉴定了胸内淋巴管道通常的引流途径。但直到最近，才有报道描述了活体的肺内和纵隔淋巴系的引流模式。

Hata在支气管镜下将^{99m}Tc标记的显像剂注入各段支气管黏膜下，研究活体胸内淋巴的引流途径。通过患者的淋巴核素显像图与胸片对比以判定胸内淋巴引流的解剖途径。在179个患者中进行的192个研究结果如图31.1所示。右肺上叶尖段和后段的淋巴通过肺门淋巴结(hilar nodes)、气管支气管上淋巴结 (tracheobronchial angle nodes) 和上部气管旁淋巴结(upper paratracheal lymph nodes) 引流入同侧的斜角肌淋巴结(scalene nodes)。右肺上叶前段的淋巴引流途径有较大的差异。大约50%患者的淋巴引流途径与上叶其他段的引流途径相同。余下患者的淋巴引流或是到隆突下淋巴结(subcarinal lymph nodes)，或是到前纵隔淋巴结 (the anterior mediastinal lymph nodes)。引流入隆突下淋巴结后通过气管前和气管旁淋巴结 (the pre-tracheal and paratracheal nodes)到右斜角肌淋巴结(the right scalene nodes)[几乎不会引流到左气管旁淋巴结(the left paratracheal nodes)]。引流入前纵隔淋巴结者沿着左无名静脉和左侧前纵隔淋巴结引流到左斜角肌淋巴结(the left scalene nodes)。

右肺中叶和下叶背段的淋巴也通过上述的两种引流途径到同侧的斜角肌淋巴结。但也有少部分患者的中叶淋巴通过隆突下淋巴结和左侧气管旁淋巴结引流到左斜角肌淋巴结。右肺下叶基底段淋巴通过肺门淋巴结引流到隆突下淋巴结，进而通过右侧气管旁淋巴结引流到右斜角肌淋巴结。

左肺的淋巴引流途径证实为高度变异。但也发现一些较固定的引流模式。左肺上叶尖后段淋巴引流首先到隆突下淋巴结，然后或是沿着左迷走神经到左斜角肌淋巴结，或是沿着左喉返神经到纵隔淋巴结。左肺上叶前段和舌段淋巴沿着膈神经，通过主动脉旁淋巴结(para-aortic nodes)引流到同侧的斜角肌淋巴结。左肺下叶基底段淋巴引流到隆突下淋巴结，通过气管前和对侧的气管旁淋巴结到右侧斜角肌淋巴结。部分淋巴引流通过同侧的气管旁淋巴结到上纵隔淋巴结(high mediastinal lymph nodes)。左肺下叶背段的淋巴引流途径是最不固定的，可通过上述所有通路引流。

胸内淋巴结转移规律

Borrie研究了42例右肺癌和50例左肺癌切除标本的肺内淋巴结肿瘤转移模式，发现右肺各叶肿瘤淋巴结转

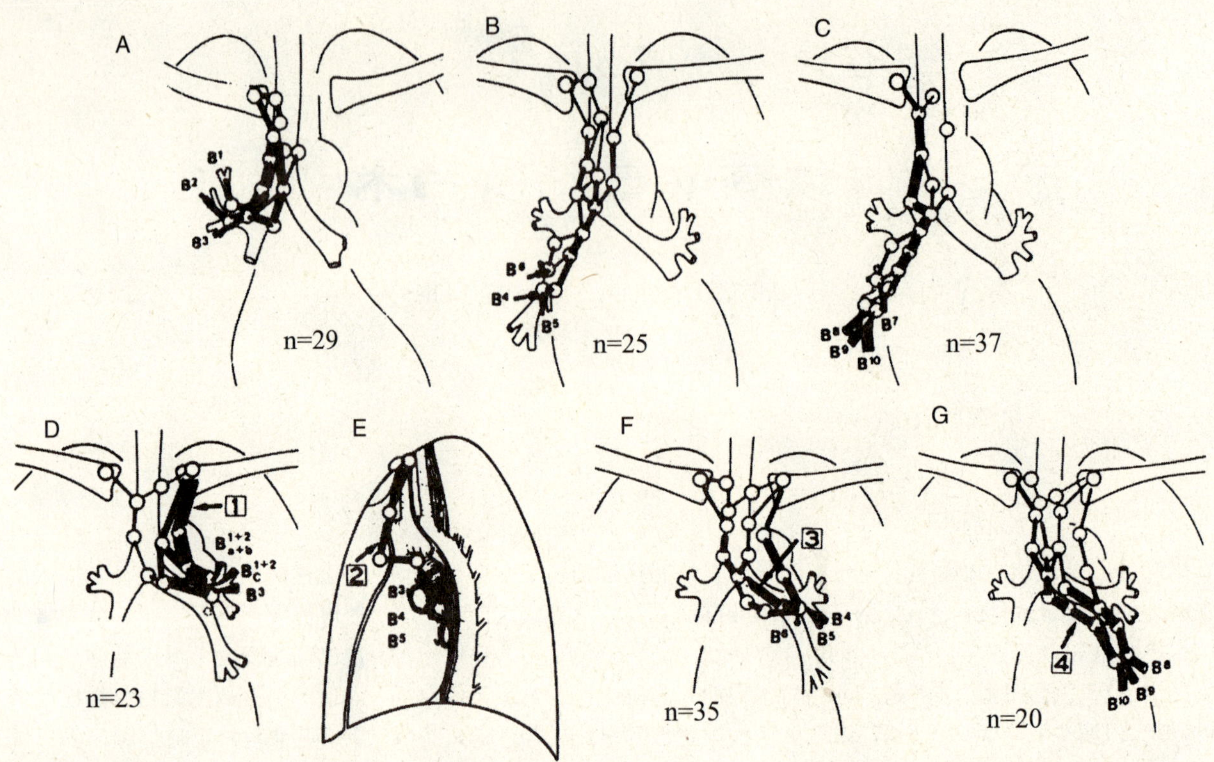

图31.1 箭头宽度代表淋巴引流途径的相对频率。(A)右肺上叶尖后段。(B)右肺中叶下叶背段。(C)下叶基底段。(D~G)左肺的4条淋巴引流途径。(D)通过主动脉下淋巴结,沿着迷走神经向上到斜角肌淋巴结,或沿着喉返神经近端到纵隔淋巴结;(E)沿着膈神经近端到斜角肌淋巴结。(F)沿着主支气管到气管旁淋巴结;(G)在主支气管下引流到隆突下淋巴结。(Reprinted with permission from E Hata, K Hayakawa, H Miyamoto, R Hayashida. Rationale for extended lymphadenectomy for lung cancer. Theor Surg, 1990; 5:19.)

移大多位于从上叶支气管开口到中叶支气管开口之间的中间支气管周围。同样,左肺上叶和下叶的肿瘤淋巴结转移也通常位于上、下叶支气管开口之间。这些淋巴结被称为Borrie淋巴池。在该研究中没有对纵隔淋巴结进行研究。

Nohl-Oser肯定了Borrie关于淋巴池的发现并作了补充,即下叶肿瘤常见向上转移到Borrie 淋巴池,但上叶肿瘤很少向下转移到这些淋巴结。Nohl-Oser进一步总结了359例行纵隔镜、斜角肌淋巴结活检或开胸手术证实为肺癌并纵隔和斜角肌淋巴结转移患者的区域淋巴结转移规律。在152例右肺上叶肿瘤的患者中,很少发生隆突下、对侧纵隔和对侧斜角肌

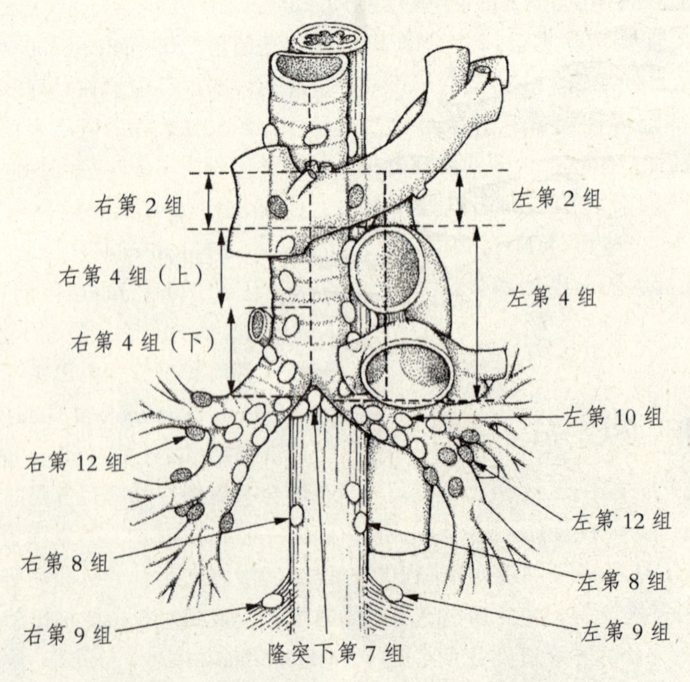

图31.2 纵隔淋巴结分组示意图。(Courtesy of Steven M.Keller, MD.)

淋巴结转移(<5%)。同侧纵隔淋巴结转移是最常见的转移部位（约为75%)。相反,在104例左肺上叶肿瘤的患者中,对侧纵隔淋巴结和斜角肌淋巴结转移相对多见，分别为13%和10%。右肺下叶肿瘤较少出现对侧纵隔淋巴结或斜角肌淋巴结转移（约7%);常见转移部位是隆突下淋巴结(22%)和同侧纵隔淋巴结(36%)。但对侧斜角肌淋巴结(14%)和对侧纵隔淋巴结转移(25%)是左肺下叶肿瘤的显著特征。

Asamura报道了166例活检证实为N2的非小细胞肺癌的胸内淋巴结转移模式,发现各叶肿瘤似乎都是通过叶间和肺门淋巴结转移到纵隔。右上叶肿瘤最常见转移到下气管前淋巴结 (the lower pretracheal node)(即3组:译者注)(约为74%),较少转移到隆突下淋巴结(约为13%)。右肺中叶肿瘤最常见转移到隆突下淋巴结 (约为88%),继之为下气管前淋巴结(约为75%)。右肺下叶肿瘤多见转移至上纵隔淋巴结(1~4组)(约为76%);较少转移至隆突下淋巴结(约为58%)。总体上，左肺上叶肿瘤最常见转移至主-肺动脉窗淋巴结(aortopulmonary window nodes)(约为59%)和主动脉旁淋巴结(para-aortic nodes)(约为32%);转移至隆突下淋巴结相对较少（约为21%),但却是舌段肿瘤最常见的转移部位。左肺下叶肿瘤最常见转移至隆突下淋巴结(约为58%),其他常见转移部位包括上纵隔淋巴结(superior mediastinal nodes）和主动脉淋巴结(aortic nodes)(约为58%)。

Kotoulas回顾分析了557例行肺叶切除和纵隔淋巴结清扫术患者的淋巴结转移模式。这些结果的总结见表31.1,与Nohl-Oser和Asamura的结果大体一致。另外,发现中心型肺癌比周围性肺癌更易向隆突下淋巴结转移。这可能也是Watanabe的意外发现右肺上叶肿瘤常常向隆突下淋巴结

表31.1　N2淋巴结转移的转移模式[a]

肿瘤原发部位	纵隔淋巴结例数									
	n	1	2	3	4	5	6	7	8	9
右肺上叶	17	1	2	9	13			1	1	
右肺中叶	2				1			1		
右肺下叶	12	1	1		1			5	7	2
右侧中心型	23		5	10	12			13	4	2
左肺上叶	19		2	5		16	1		1	1
左肺下叶	9			1	1			4	4	2
左肺中心型	41		2	10		20	11	16	2	1

[a]中央型肺癌指不能限定为某一肺叶,因此单独归为一类。

右肺上叶肿瘤倾向于转移到右侧气管旁和下气管前淋巴结;右肺下叶和左肺下叶肿瘤均主要转移至下纵隔淋巴结和隆突下淋巴结;左肺上叶肿瘤转移至主肺动脉窗、气管前和左侧气管旁淋巴结;两侧的中心型肺癌均常累及隆突下淋巴结。

Reprinted with permission from CS Kotoulas, CN Foroulis, K Kostikas, et al. Involvement of lymphatic metastatic spread in non-small cell lung cancer according to the primary location. Lung Cancer, 2004; 44:183.

转移的原因。

从解剖学角度考虑,淋巴结转移应该是有固定规律、顺序的先从肺内淋巴结始,再至纵隔淋巴结,最后到斜角肌淋巴结。但临床观察到的转移模式通常不是这样。在216例证实有纵隔淋巴结转移的患者中,Keller报道71例(约为33%)没有肺内淋巴结转移。右肺上叶肿瘤通常跳跃性地转移至同侧的气管旁淋巴结,而左肺上叶肿瘤常常跳跃性地转移到主-肺动脉窗淋巴结。不管是左或右肺下叶肿瘤,存在纵隔淋巴结跳跃式转移者通常会累及隆突下淋巴结。

淋巴结切除术

定义

自从Cahan最早描述了肺切除后行纵隔淋巴结切除以来，已有多种胸内淋巴结处理术式被报道。这包括从最简单的异常淋巴结采样活检到彻底的纵隔淋巴结清扫和锁骨上淋巴结切除。但对这些术式在判定纵隔淋巴结转移的准确性和延长患者生存期方面存在争议。

由于缺乏统一的术语,增加了评价这些技术有效性的困难。“采样术”指只摘除视触有明显异常的纵隔淋巴结。“系统采样术”指常规清扫研究者指定部位的纵隔淋巴结。“系统性淋巴结清扫”指常规切除同侧纵隔淋巴结及周围脂肪组织。“淋巴结根治性清扫术”指清扫同侧所有纵隔淋巴结,同时也清扫对侧纵隔淋巴结或锁骨上淋巴结。

淋巴结采样术、系统采样术和系统性淋巴结清扫术的比较

准确性

Gaer比较了胸内淋巴结术中肉眼发现为异常与病理检查证实有癌转移结果的差异。对连续95例非小细胞肺癌

表 31.2 术中纵隔淋巴结转移诊断评价

评 价	转移淋巴结个数	病例数
真阴性	238	88
真阳性	25	16
假阳性	14	11
假阴性	10	9
总病例数	95	

准确性 91.6%；阳性预测值：25/(25 + 14) = 64.1%；阴性预测值：238/(238 + 10) = 96.0%。

Reprinted with permission from JAR Gaer, P Goldstraw. Intraoperative assessment of nodal staging at thoracotomy for carcinoma of the bronchus. Eur J Cardiothorac Surg, 1990; 4: 207.

患者作了肺叶切除和纵隔淋巴结清扫，共切除了287个淋巴结(见表31.2)。对切除后的淋巴结，通过肉眼观察和扪摸，Gaer作出有无异常的判断。以病理检查证实有癌转移的结果作为标准，视、触判断为异常的敏感性是71%，阳性预测值是64%。如果不打开纵隔胸膜，术中仅通过肉眼判断淋巴结有无转移的准确性会更差。

Graham报道了240例非小细胞肺癌(T1–3N0)右胸2~4、7~10组和左胸4~10组淋巴结行系统性淋巴结采样的结果，阐述了常规行系统性胸内淋巴结采样术的必要性。如果CT显示纵隔淋巴结>1.5cm，在开胸手术前需行纵隔镜检查。证实为N2的病例不应行手术治疗。在20%的病例中有纵隔淋巴结转移，其中大部分原发肿瘤为T1或T2。

一些研究者对获取准确肺癌分期所需的纵隔淋巴结清扫范围进行了评价。Izbichi在182例患者中作了一个前瞻性的随机对照研究，比较了系统淋巴结采样术和系统性淋巴结清扫术效果的区别。行系统性淋巴结清扫的患者中，区域淋巴结分级为N2的淋巴结个数增多，但N1或N2病例在两组中的比例并没有明显区别。Keller对387例辅助化疗后行手术的III期患者进行了研究，比较了行淋巴结系统性采样术(187例)和淋巴结清扫术(186例)病理分期的差异。N2的病例在系统采样组为60%，彻底清扫组为59%。在222个有纵隔淋巴结转移的N2病例中，多组纵隔淋巴结的转移在彻底清扫组为30%，而在系统采样组为12%。综上看来，纵隔淋巴结系统采样和彻底清扫在诊断非小细胞肺癌分期方面具有相同的准确性，只是与淋巴结彻底清扫术比系统采样术诊断纵隔淋巴结转移的组数减少。

纵隔淋巴结清扫术式

概述

纵隔淋巴结清扫既可在肺叶切除之前，也可在移除肺实质之后。如果纵隔淋巴结转移影响手术操作进程的话，那么应在肺叶切除之前行纵隔淋巴结清扫术。后外侧切口或垂直肌肉切口均可以比较容易地完成纵隔淋巴结清扫术。而经胸骨正中切口很难清扫各组淋巴结。麻醉使用双腔气管插管极大地方便进行系统淋巴结清扫术。在与淋巴结紧临的组织中止血推荐使用血管夹，因为烧灼可能破坏其组织结构。手术操作大概需20~30分钟。如果切除后的淋巴结标本没有正确的标记，即使最彻底的纵隔淋巴结清扫也只能提供很少的信息。为了确保各组纵隔淋巴结分别进行病检，并将融合成团淋巴结进行解剖，每一组纵隔淋巴结应作为单独的标本送检。右侧开胸手术，常规清扫4、10、7、8和9组淋巴结；左侧开胸常规清扫5、6、7、8和9组淋巴结。

右半胸

通过向下牵引肺叶可以暴露由气管、上腔静脉和奇静脉包绕的上纵隔(见图31.3)。在上腔静脉的外界是膈神经，通常不需要打开通纵隔胸膜即可看到迷走神经穿越上纵隔。钳夹奇静脉上

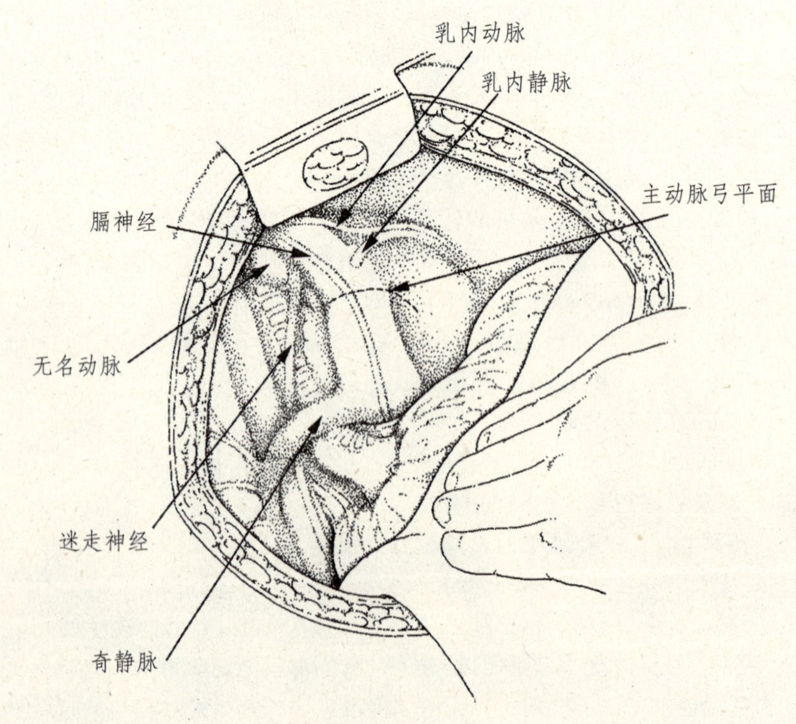

图31.3 显露胸膜下的右侧上纵隔淋巴结。(Courtesy of Steven M.Keller, MD.)

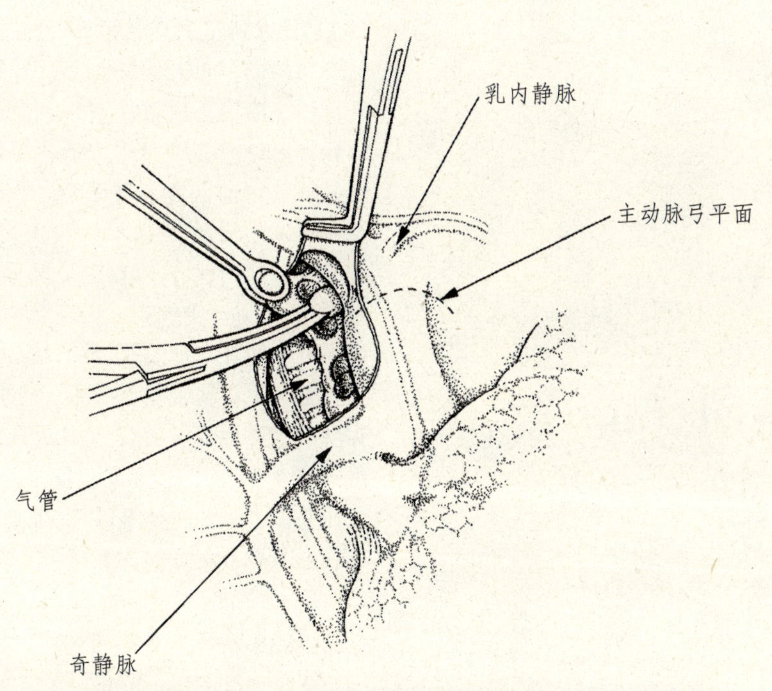

图31.4　右侧2组纵隔淋巴结解剖。由于右侧胸腔不能看到主动脉弓，因此以乳内静脉汇入上腔静脉处作为2组和4组淋巴结的分界标志。(Courtesy of Steven M.Keller, MD.)

方气管和上腔静脉之间的纵隔胸膜并切开，直到无名动脉水平。牵开气管上方的纵隔胸膜，利用“花生米”解剖气管前外侧的脂肪组织(见图31.4)。牵开上腔静脉上方的纵隔胸膜，轻柔地解剖奇静脉汇入上腔静脉处的脂肪组织，直至无名动脉水平。在纵隔脂肪垫中通常有一支小静脉属支直接汇入上腔静脉。

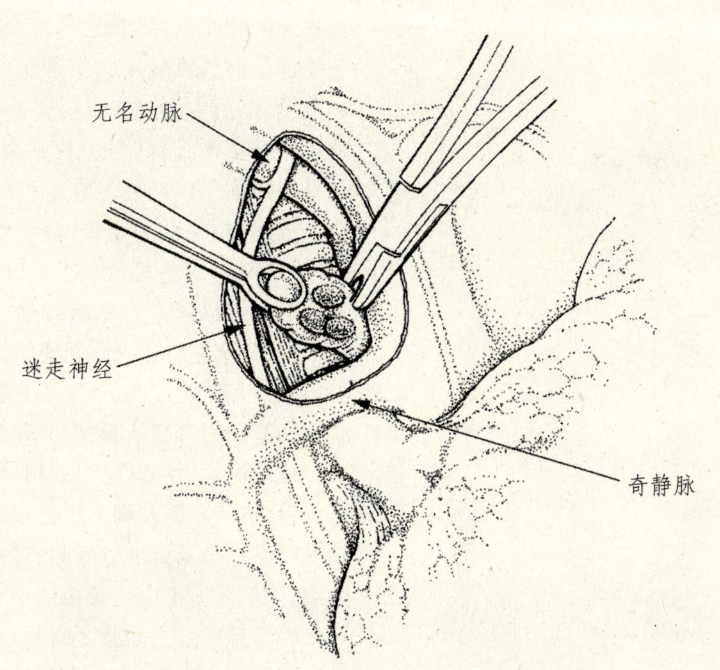

图31.5　右侧4组纵隔淋巴结解剖。(Courtesy of Steven M.Keller, MD.)

纵隔脂肪组织清扫的范围包括向前到上腔静脉，向后到气管，向下到奇静脉的头侧，向上到无名动脉的远端。应选用无磁性的夹子以避免将来CT扫描造成的假象。右侧第2组淋巴结位于主动脉弓的头侧和无名静脉的头侧之间。第4组淋巴结位于主动脉弓的远端和奇静脉近端之间(见图31.5)。

利用静脉钩将奇静脉向上牵引，切除位于奇静脉头端和右上叶支气管开口处之间的淋巴结(见图31.6)。在清除这4组淋巴结下部分(level 4 inferior lymph nodes)的时候，小心不要损伤肺动脉。解剖食管和气管膜部之间可以显露3组后淋巴结 (level 3 posterior nodes)。在奇静脉汇入上腔静脉处的前内侧是3组淋巴结的前部分。

右10组淋巴结位于中间支气管的前界和胸膜返折的远端(见图31.7)。向前牵拉肺动脉可以显露位于Borrie淋巴池的叶间11组淋巴结。12组淋巴结位于叶支气管的远端，随切除肺叶一并移除(见图31.8)。

将肺向前牵拉可以显示7组淋巴结——隆突下淋巴结(见图31.9)。打开纵隔胸膜，通过直角钳钳夹食管上界组织，将食管向后牵引，钳夹隆突下淋巴结包膜，以避开心包。在清扫淋巴结之前，钳夹左、右主支气管的附着组织以增加显露。在清扫之前，需鉴定并处理沿气管前走行并在隆突下的隆突下淋巴结的供应血管。

9组淋巴结位于下肺韧带处，通过环钳钳夹9组淋巴结，并电凝清除。食管旁淋巴结(8组淋巴结)并不总是会存在。

左半胸

沿着迷走神经和膈神经中间的方向向上解剖纵隔胸膜可以显露主肺动脉淋巴结(5、6组)和隆突下(7组)淋巴结(见图31.10)。动脉韧带并不容易看到，但可以较容易地扪摸到。钳夹膈神经附近的胸膜，清除动脉韧带前的淋

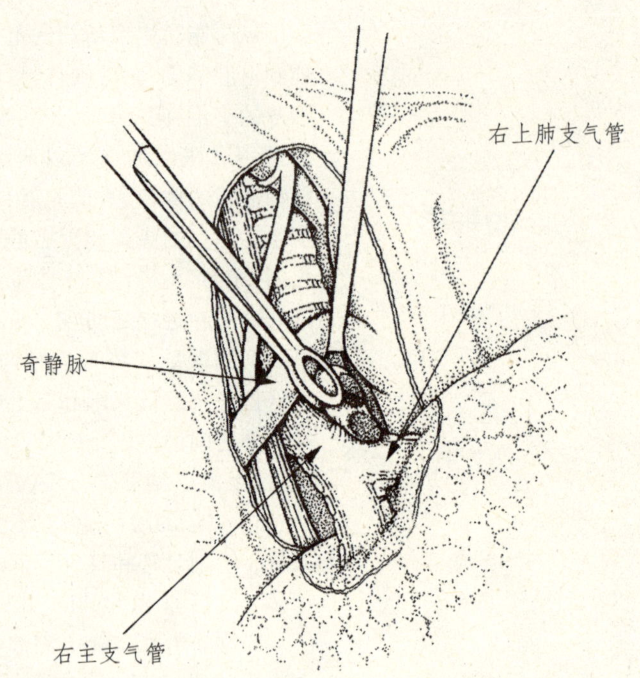

图31.6 右侧4组下纵隔淋巴结解剖。通常有一支小静脉属支汇入上腔静脉，需予以结扎（Courtesy of Steven M.Keller, MD.）

巴和脂肪组织。钝性的器械最容易清扫第6组淋巴结。需牢记膈神经的位置以避免其损伤导致医源性膈肌瘫痪。通过钝性解剖可以显露位于动脉韧带后方的第5组淋巴结。尽管发生率较低，但声带麻痹是一潜在的并发症。为了避免电刀损伤邻近神经，应采用钳夹或打结来止血。

通过向前牵拉肺可以显露隆突下淋巴结——第七7组淋巴结（见图31.11）。找到左主支气管，平行于主动脉方向的前方打开纵隔胸膜。环钳宽松地钳夹隆突下淋巴结，以利完整地切除淋巴结。在隆突平面通常有滋养动脉从气管前方进入淋巴结，予以结扎避免术后出血。

将肺牵向前方，可以充分显露叶间淋巴结(11组)。钳夹或电灼时要小心不要伤及叶间肺动脉。12组淋巴结沿着叶支气管与主支气管汇合部的远端排列，在肺叶切除时一并移除(见图31.12)。9组淋巴结(Level 9)位于下肺韧带内，通过钳夹或电凝切除该淋巴结。小心不要损伤在其后方走行的食管。

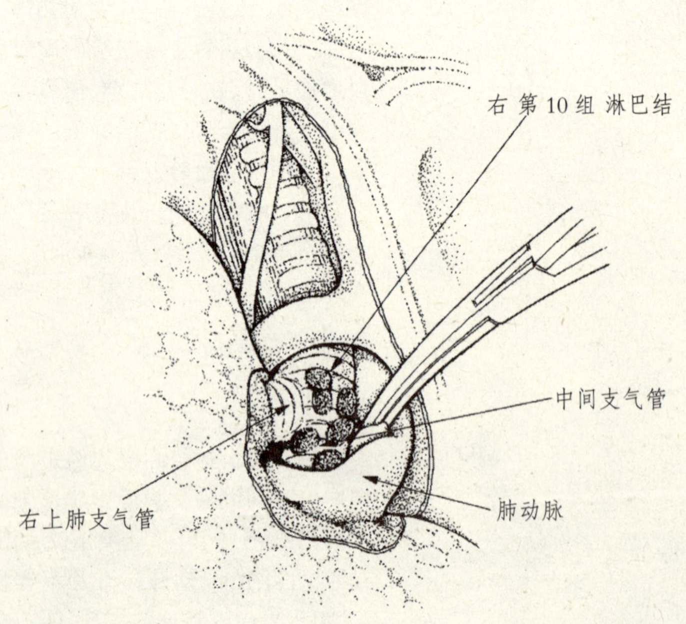

图31.7 向前牵引肺动脉可以显露10组淋巴结。（Courtesy of Steven M.Keller, MD.）

其他术式

一些外科医生相信越彻底的纵隔淋巴结清扫越可以提供准确的病理分期，或也能提高患者的生存期。因此，他们设计了更彻底的手术方式。Izbicki的手术方式就是一个代表。右侧开胸后，沿着上腔静脉走行(从胸廓入口到奇静脉)行纵隔切开手术。清扫上纵隔的所有脂肪结缔组织，包括右锁骨下动脉、右喉返神经和降主动脉包膜外的脂肪结缔组织。另外，也清扫上腔静脉前的纵隔脂肪结缔组织。同时行胸腺切除，使左、右头臂静脉、膈神经和升主动脉骨骼化。找到胸导管，在隆突平面予以结扎。左半胸的解剖包括分离、结扎动脉韧带，以牵引主动脉弓，从而清扫左2组和4组淋巴结。

对最上纵隔淋巴结有肿瘤转移的病例，部分研究者建议同期清扫锁骨上淋巴结；但事实上，支持纵隔淋巴结彻底清扫的研究者都认为，右侧开胸术足以完成同侧的纵隔淋巴结清扫。但许多研究者怀疑，左侧开胸不能达到彻底清扫纵隔淋巴结的要求。因此，对左上叶肿瘤，他们实施正中胸骨切口手术。切开上腔静脉和升主动脉之间的心包，将上腔静脉向右牵引，将升主动脉向左牵引。这样既可以切除左上叶原发肿瘤，

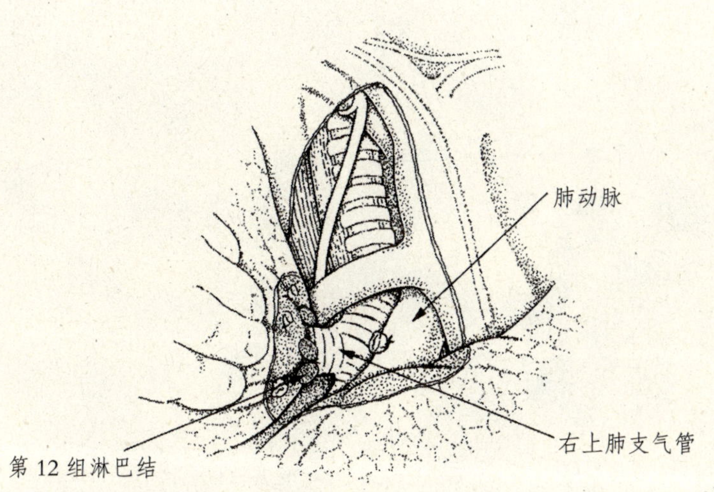

图31.8　右侧12组淋巴结解剖。通过电凝解剖以避免应用U型钉。(Courtesy of Steven M.Keller, MD.)

也可以彻底清扫前纵隔脂肪结缔组织、气管前、两侧气管旁、隆突下、主肺动脉窗和两侧的气管支气管上淋巴结。对没经胸骨切口开胸途径手术的左上叶和所有左下叶肿瘤，可首先通过标准的开胸手术切除肿瘤，缝合切口后再经胸骨正中切口手术。

并发症

一些外科医生不赞成做彻底的纵隔淋巴结清扫术最通常的理由就是可能因此增加术中并发症率。对一组199例患者的回顾性分析显示，做肺叶切除和纵隔淋巴结切除的患者中，2例再开胸止血，2例并发不可逆性的喉返神经损伤。两例出血患者均因为隆突下淋巴结供血血管止血不牢靠所致。

Bollen作了一个回顾性分析研究，发现淋巴结采样术、系统采样术和系统性淋巴结清扫术的术中平均失血量没有显著性差异。但确实术后胸腔引流量系统淋巴结采样或系统性淋巴结清扫术比无纵隔淋巴结活检者绝对量增多。另外行纵隔淋巴结清扫术的患者中5%并发喉返神经损伤，3%并发乳糜胸。一项前瞻性随机对照研究比较了彻底的淋巴结清扫术和系统性淋巴结采样术的差异，发现两者在术中失血、再开胸或住院时间方面没有统计学差异。

生存率

几个研究显示进行了彻底纵隔淋巴结清扫患者的生存率高于仅行系统性淋巴结采样术的患者。Izbicki报道N1(肺门淋巴结转移)或局限性N2(单个纵隔淋巴结转移)的肺癌患者行纵隔淋巴结清扫，提高了生存率(p=0.058)，并延长了无瘤生存期(p=0.037)。为了避免常规病理检查没有发现的肿瘤转移，对上述前瞻性研究中的169例患者的100个淋巴结进行了回顾性的Ber-Ep4抗体免疫组化检测。在常规检查没有发现转移的患者中又发现了约23%患者有肿瘤微转移。将100个患者作为一组进行研究，发现行纵隔淋巴结清扫

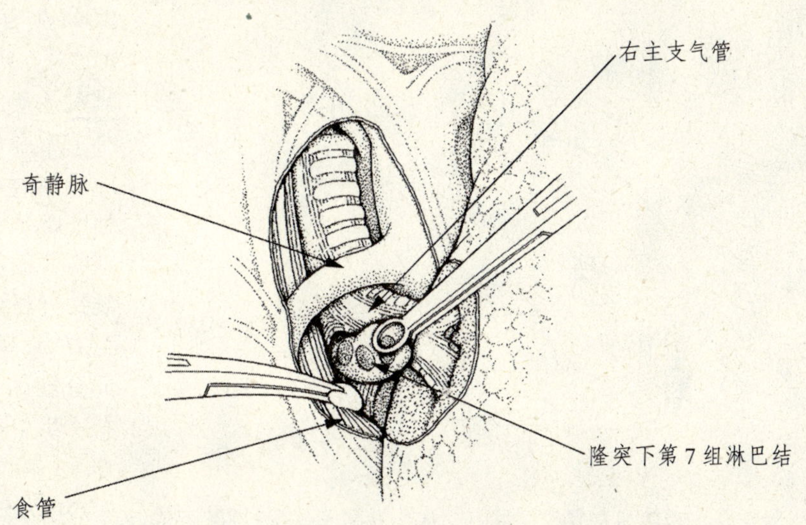

图31.9　在右胸腔解剖7组淋巴结解剖。注意不要损伤食管和主支气管膜部。(Courtesy of Steven M.Keller, MD.)

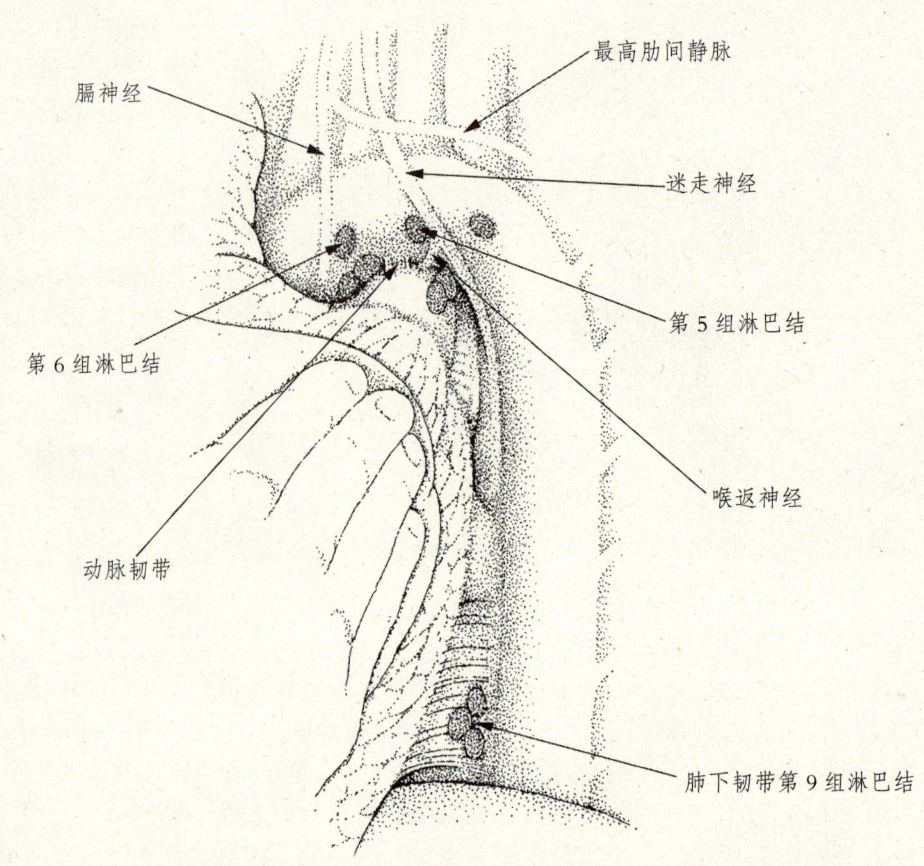

图31.10 显露5组、6组和左侧9组纵隔淋巴结。牵拉主动脉弓显露左侧2组和4组淋巴结。(Courtesy of Steven M.Keller, MD.)

和系统性淋巴结采样相比生存率没有明显提高。但通过免疫组化检测证实纵隔淋巴结没有微转移的患者中，行纵隔淋巴结清扫者的生存期显著高于行系统性淋巴结采样术的患者。

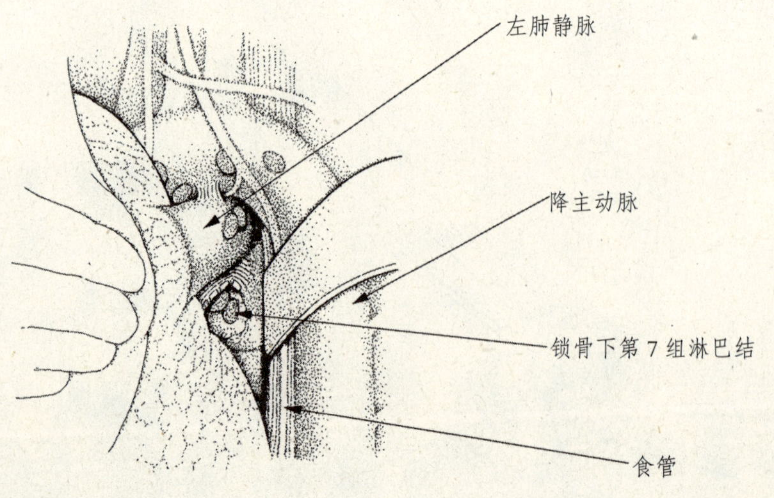

图31.11 用弹性压肠板将主动脉和食管牵向后方，从左侧胸腔显露7组淋巴结。(Courtesy of Steven M.Keller, MD.)

在一个回顾性非随机对照研究中，样本是373例II和IIIA期的肺癌患者，Keller发现右肺癌行纵隔淋巴结完全清扫术患者的生存率高于仅行系统性淋巴结采样术的患者(中位生存期分别为57.5个月和29.2个月，$p=0.004$)。吴一龙等作了一个前瞻性随机对照研究，532例I期到IIIA期的非小细胞肺癌患者，行肺叶切除，同时随机地行纵隔淋巴结清扫术或系统性淋巴结采样术。行纵隔淋巴结完全清扫术患者的5年生存率为48%，行系统性淋巴结采样术的患者5年生存率为37%($p=0.0001$)。研究者还比较了不同分期的肺癌患者行纵隔淋巴结清扫术后生存期的受益率。(Ⅰ，Ⅱ，Ⅲ期分别为：$p=0.0104$，$p=0.028$，$p=0.024$)另外，纵隔淋巴结清扫术减少了局部复发率和远处转移率。对4个

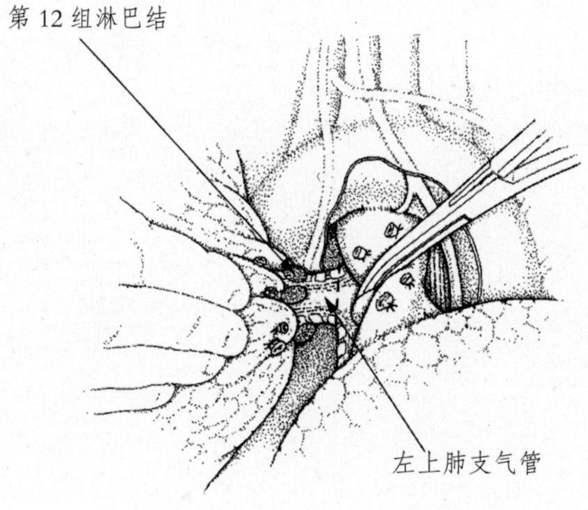

图31.12 左12组纵隔淋巴结解剖。(Courtesy of Steven M.Keller, MD.)

研究(病例数为997)进行荟粹分析显示,纵隔淋巴结完全清扫术患者的生存率高于仅行系统性淋巴结采样术的患者,其差别具有统计学意义(p=0.002)。与纵隔淋巴结采样组相比,纵隔淋巴结完全清扫组降低0.33的死亡危险(odds ratio,OR)。

为什么纵隔淋巴结完全清扫术会影响生存率?可能的原因是在非小细胞肺癌中,有部分患者确实只有局限性的纵隔淋巴结转移,因此这部分患者由于积极的胸内淋巴结清扫而获益。

只有通过以病理分期为分层因素、大样本、多中心的Ⅲ期临床实验比较不同手术方式对患者术后生存率影响的差异,才能得出可靠的结论。美国外科医师学会和肿瘤学组联合进行了一项编号为Z0030的前瞻性随机对照研究,研究了1000例患者,进一步比较了纵隔淋巴结完全清扫术和系统性淋巴结采样术在诊断和生存期的差异。

推荐读物

Asamura H, Nakayama H, Kondo H, et al. Lobe-specific extent of systemic lymph node dissection for non–small cell lung carcinomas according to a retrospective study of meta tasis and prognosis. J Thorac Cardiovasc Su 1999;117:1102.

Bollen ECM, van Duin CJ, Theunissen PHMI et al. Mediastinal lymph node dissection resected lung cancer: Morbidity and accura of staging. Ann Thorac Surg 1993;55:961.

Graham ANJ, Chan KJM, Pastorino U, Gol straw P. Systematic nodal dissection in th intrathoracic staging of patients with nor small cell lung cancer. J Thorac Cardiova Surg 1999;117:246.

fectiveness of radical systematic mediastinal lymphadenectomy in patients with resectable non–small cell lung cancer. Ann Surg 1998;227:138.

Izbicki JR, Thetter O, Habekost M, et al. Radical systematic mediastinal lymphadenectomy in non–small cell lung cancer: A randomized controlled trial. Br J Surg 1994;81:229.

Keller SM, Adak S, Wagner H, Johnson DH. Mediastinal lymph node dissection improves survival in patients with stages II and IIIa non–small cell lung cancer. Ann Thorac Surg 2000;70:58.

Mountain CF. Revisions in the system for staging lung cancer. Chest 1997;111:1710.

Naruke T, Suemasu K, Ishikawa S. Lymph node mapping and curability at various levels of metastasis in resected lung cancer. J Thorac Cardiovasc Surg 1978;76:832.

Nohl-Oser HC. An investigation of the anatomy of the lymphatic drainage of the lungs. Ann R Coll Surg Engl 1972;51:157.

Sugi K, Nawata K, Fujita, et al. Systematic lymph node dissection for clinically diagnosed peripheral non–small-cell lung cancer less than 2 cm in diameter. World J Surg 1998;22:290.

Wu Y, Huang Z, Wang S, et al. A randomized trial of systematic nodal dissection in resectable non–small cell lung cancer. Lung Cancer 2002;36:1.

编者评述

L.R.K.

本文对纵隔淋巴结切除术的沿革、数据统计和术式描述进行了全面的阐述。因此,作者提出了这样一个观点:对一个肺癌患者仅进行肺叶切除术而不行纵隔淋巴结切除,其手术治疗是不彻底的。纵隔淋巴结清扫不仅有利于对肺癌进行准确的病理分期,从而可以判断预后。同时作者指出,纵隔淋巴结清扫可以减少局部复发率和远处转移率。由于行纵隔淋巴结切除仅比标准的肺叶切除术增加15~20分钟,并且几乎不增加死亡率,没有理由不行纵隔淋巴结清扫术。近来有几项研究显示,对IB期及更晚期的肺癌患者进行纵隔淋巴结完全清扫和术后辅助化疗可明显延长生存率,因此进行纵隔淋巴结清扫具有更重要的意义。这也显示了确定有无纵隔淋巴结转移的重要性。

作者还指出,纵隔淋巴结清扫术增加胸腔引流量,有3%的患者发生乳糜胸。行纵隔淋巴结清扫时需小心使用血管钳。乳糜胸的发生多是由于没有钳夹异常走行的胸导管分支。大部分的病例均可以保守治疗治愈。但当乳糜渗出每天大于500mL,连续7天以上,就需要采取手术治疗结扎胸导管,以防止大量蛋白和淋巴细胞的丢失。

胸外科医生在清除纵隔淋巴结后标记其位置具有重要意义。同时应阐明所清扫纵隔淋巴结的组别。如果外科医生一开始不太清楚纵隔淋巴结的组别,可将淋巴结分布图悬挂在手术室,以便标记纵隔淋巴结位置。给病理医生的淋巴结需标明组别。这样就可以不管是谁阅读该病理报告,均明白纵隔淋巴结转移的水平。

偶有作者提及肺癌哨兵淋巴结取样活检。但由于纵隔淋巴结清扫相对容易，而且不增加死亡率，因此肺癌哨兵淋巴结没有成为大家关注的问题。不需要额外的切口即可施行纵隔淋巴结清扫术，解剖纵隔胸膜施术并没有增加死亡率。因此，鉴定哨兵淋巴结没有多大意义。

所有行肺癌切除的胸外科医生都应熟悉纵隔淋巴结清扫术。在多年以前Keller医生录制的纵隔淋巴结清扫术录像，现在仍值得学习。

(朱大兴 译 周清华 校)

第32章

脓胸的外科处理:胸管引流术,胸膜纤维板剥除术,胸廓开窗术

Mark S. Allen

概 述

脓胸，指胸膜腔内聚集了脓性物质。对脓胸的处理和介绍因经治医师，地理位置和经济情况的不同而不同。在英国，有40%的脓胸患者在导管引流治疗失败后寻求外科治疗，并且“其中有20%的脓胸患者死亡”。在第三世界国家，导致脓胸的常见病原体与发达国家大相径庭。处理方式也不同，从简单的开窗引流治疗到使用昂贵的纤溶剂进行复杂的放射学介入引流治疗。本章节回顾了脓胸的外科处理，着重介绍闭式导管引流、纤维板剥除术和胸廓成形术。

第一次提出脓胸概念的是希波格拉底。他这样形容脓胸的自然病史：“当胸膜腔的疾病在14天内没有清除干净，就常常会导致脓胸。”“外科”处理方法如下：“洗热水澡准备，让患者坐在凳子上，听一听哪边有杂音，在出现杂音这个位置（通常更容易出现在左侧）做一个切口，这种方法减少了患者的死亡。”这种由希波格拉底所描述的开窗引流方法沿用了两千多年。1843年，Trousseau介绍了胸腔穿刺术和引流术。之后数年，Hewett介绍了闭式胸膜腔引流术。1918年，美国军团菌脓胸委员会成员Graham和Bell的报道结果使外科治疗有个重大进步。在他们报道之前，开窗引流是在第一次世界大战中形成的所有脓胸的标准治疗方法，这种方法的死亡率惊人的高，在30%~70%之间。通过认真分析患者人群，他们推断出治疗应该遵循几个原则。引流应该谨慎，避免造成开放性气胸，提出了早期清洁和闭塞空洞的概念以及患者营养情况的重要性。应用这些简单的原则后，死亡率降至10%~15%。1945年，Tillet 介绍了溶纤物的用法，1972年，Clagett 发表了论文，阐述了注射抗生素溶液填充闭合胸膜腔的方法。近年来，Pairolero及Miller 拓展了肌瓣的使用范围，用来处理复杂性脓胸。

在处理疑似脓胸的患者时，为了找到最佳方案，往往需做出几个判断。首先，有渗出液的败血症和肺炎患者应行诊断性胸膜腔穿刺。如果抽不出液体，应使用CT或超声定位抽取样本。有脓液和浑浊液体的患者应立即置入胸管。即使仅仅延迟12~24小时都会导致液体增厚，这时就需要使用纤维板剥除术。同样，当胸腔积液革兰染色阳性，也应置入胸导管。有时，培养和肺炎渗出液的细菌为肺炎球菌，可单用抗生素，但是需考虑混合感染的可能性。pH<7.2的患者也应置入胸管。其他置入胸管的原因包括大面积渗出液、包裹性积液（CT或超声均可）、不符合抗生素临床使用指征的患者（图32.1）

在轻度镇静和局部麻醉下，可以在床旁放置胸腔引流管。胸膜腔通常为酸性，所以充分的止痛就要困难得多。然而，只要操作得当，还是可能在患者痛苦最小的情况下放置胸管。引流管应该被置入积液，以加速体位引流，但不是说患者不得不躺于导管上。

没有临床试验来比较传统的粗大引流管（32~36F）和在放射线指导下置入的细引流管（10~14F）的效率。大多数论文报道了两种类型的引流管均有好的效果（图32.2）。同样，关于怎样才算是最好的置管方法也没有达成共识。小孔的引流管通常需要使用普通的生理盐水10~30mL经由三向的开关进行间歇性的冲洗。通常不需要冲洗大孔引流管，因为在实际工作中，要在保持胸膜腔内负压的情况下同时行引流管冲洗非常困难。重复的冲洗可能将细菌引入胸膜腔，但尚没有针对此的报道。胸导管

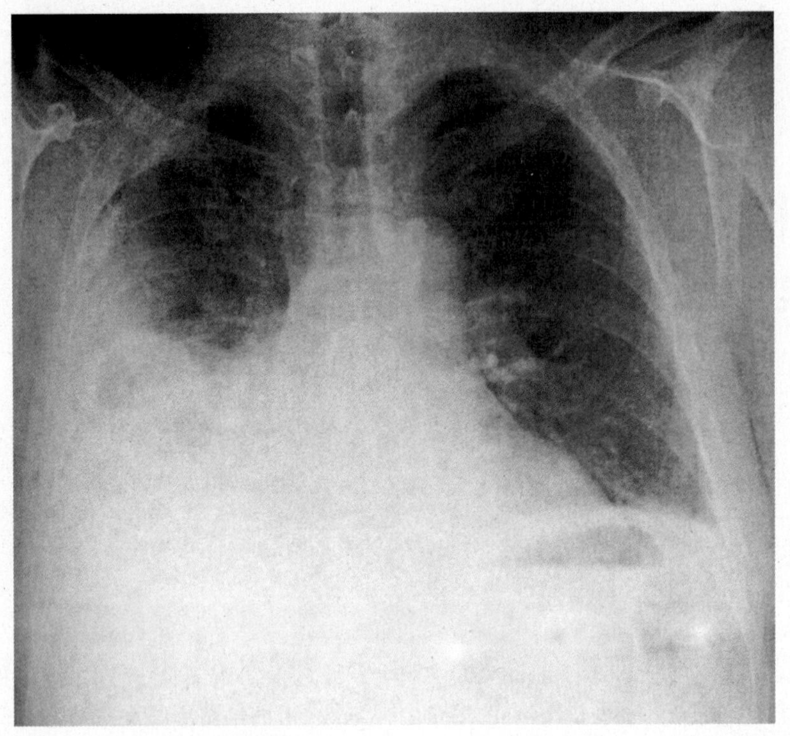

图32.1 胸部X线片示大量的右侧胸腔渗出液,至少需要使用胸导管完全引流。

通常与20cmH_2O压力的吸引器连接,保持到引流量每24小时<30mL为止,但同样也没有科学依据支持这些“标准”操作。如果肺能完全膨胀填满胸膜腔,那么仅仅采用闭式胸腔引流的方法后脓胸通常不再复发。

链激酶

胸腔内施行纤溶治疗以分解纤维性包裹、改善脓胸引流的方法约在1949年开始使用。

尽管药物最初的使用和很多问题的产生有关,包括过敏反应和白细胞增多,但新药物的出现为胸腔内使用纤溶物改善胸腔引流带来了希望。有4个小型随机试验,其中最大的一个试验将128名成年患者随机分成3组,分别予以胸膜腔内注射尿激酶、链激酶和对照性的冲洗治疗。接受尿激酶和链激酶治疗的患者的确增加了引流量,但这些药物的滴注法是否可以减少并发症、死亡率或者减少外科的干预治疗却不清楚。英国医学研究委员会和英国胸外科协会正在进行一项更大规模的临床随机对照试验。由于以上这些药物的用法多变并且没有对照性的证据,所以此试验在这些技术是否有价值的问题上有望获得一些答案。

胸腔内注射纤溶物治疗的并发症包括过敏反应和发热;但是,很难决定这些反应是继发于原发疾病的症状还是使用纤溶物导致的。理论上这些药物可能导致系统性反应,这种系统性还影响到以后开展的纤溶治疗,如全身给药以治疗心肌梗死或有可能导致全身栓塞的栓子。链激酶的推荐剂量是每日250 000IU或每12小时250 000IU,连续3天;尿激酶每日100 000IU,连续使用3天。基本概念就是借助胸管改善胸腔引流,减少外科手术的机会。这些药物多用于儿童和老人,在这些人群身上,外科手术并发症的风险很高。

其他胸腔内使用药物还包括a-1链球菌DNA酶。这种治疗方法是基于链球菌DNA酶能够溶解胸膜腔内一些黏稠的物质,改善引流。同样需要临床试验来评价这些方法是否有效。

当胸导管引流效果无效时,则需行外科治疗。手术指征为:持续的脓毒血症或者胸膜腔内持续的多房积脓(图32.3)。也应该考虑到是否有恶性肿瘤的可能,胸腔空洞内是否有大量外来细菌感染的可能,患者是否免疫抑制。有脓胸的大多数患者都需要使用纤支镜,以排除支气管阻塞的可能,支气管阻塞可以是导致脓胸的病原学的因素。虽然在这方面还没有进行过随机试验,一个英国胸外科医生对119个患者中的40%的患者进行了支气管镜检查,主要用来排除因癌症引起脓胸的可能。在总的抽查对象中,肿瘤的发现小于4%,尽管量很少,但因为使用支气管镜的并发症相当低,所以脓胸应该为使用支气管镜的指征。

外科介入治疗的目的是去除感染性和纤维性物质使肺扩张,使脏层和壁层胸膜闭合。这个手术即为纤维板剥除术。1893年,Flower对纤维板剥除术首次进行了成功的阐述。这个手术也由法国外科医生DeLormae阐述过,但患者在手术后死亡了。纤维板剥除术最常通过胸廓切口进入,该通路可进入胸膜腔的术野宽大,能对胸膜腔内的所有物质行清创术,包括脏壁层胸膜上堆积的纤维厚壳。近年来,纤维板剥除术可用电视胸腔镜来完成。可是要用微创技术来清除掉足够多的胸膜腔内增厚的物质以使肺达到充分的复张,难度加大,也很耗时间。去掉肺表面纤维厚壳的目的是使肺能够复张,两层胸膜可以靠拢,这样就使细菌的营养物蛋白质无处积聚。如果纤维板剥除术在技术上证明是不可行的,比如脏层胸膜一去除,肺就破裂了,或者不能找到适当的剥离面,可于脏层胸膜上做切口,平行或方格状均可,以

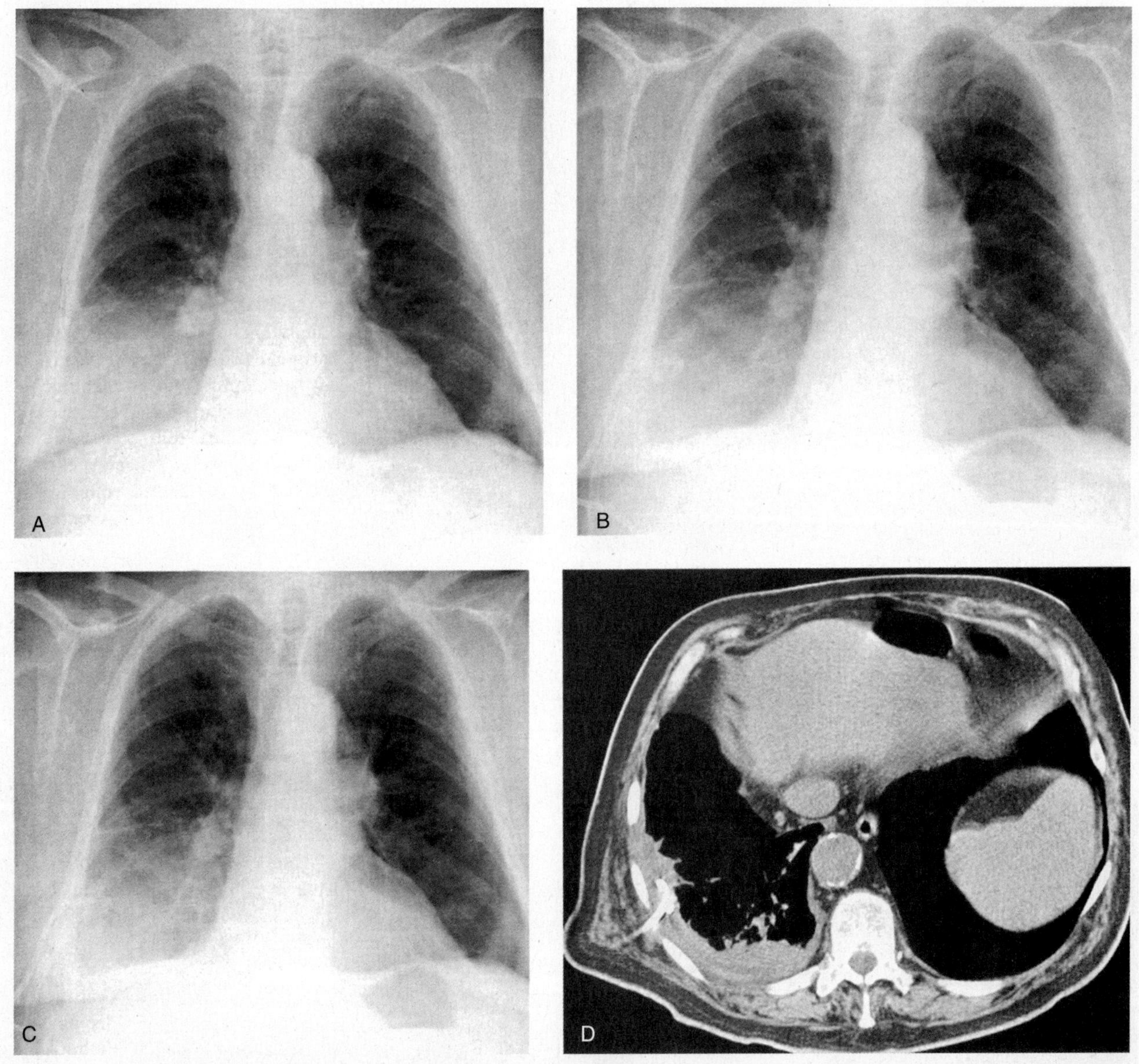

图32.2 （A）胸片示右侧较低胸膜腔积液。（B）A组患者CT示右侧脓胸。（C）A组和B组患者在CT引导下安置猪尾(形)导管后的胸部X线片。（D）患者CT示几乎完全引流后脓胸中的猪尾(形)导管。

使肺复张。这是由Ransohoff在1900年首次阐述的。

行纤维板剥除术时，脓性纤维蛋白物应送培养和病理学检查，以排除胸膜恶性肿瘤。操作完成后，胸腔应使用大量的生理盐水冲洗。所有大的漏口应该修补。小的周边漏口在手术后可迅速闭合。手术后于胸膜腔后侧、前侧与内侧放置大孔的胸腔引流管，并迅速与吸引器相连，继续引流胸膜腔。一旦引流量减少到一定程度，一般是每天胸管引流量小于300mL，且没有空气漏口，即可拔除胸管。纤维板剥除术的成功率非常高。失败的原因有纤维板剥离不完全，残留了空腔。当然，仅仅去除化脓的物质，而肺顶部的纤维硬壳未切除通常都会导致手术失败，大多都会需要行第二次手术(图32.4)。

对不适宜做纤维板剥除术的患者来说，全麻下行开胸术是非常有风险的，因此对这种极少数的病例，可尝试使用老式的方法，用加长的胸腔引流管或开胸引流。1918年，由Graham和Bell领导的美国军团菌脓胸委员会就报道了：在脏壁层胸膜完全融合后使用肋骨切除和广泛外科引流的方法可以使脓胸的死亡率显著下降。在脓胸患者行肋骨切除和早期开窗引流将导致肺塌陷，并会导致50%以上的患者死亡。通过置入胸导管和早期使用闭式引流可实现长期的胸腔引流。这将会使大量的感染性物质排出。一旦关

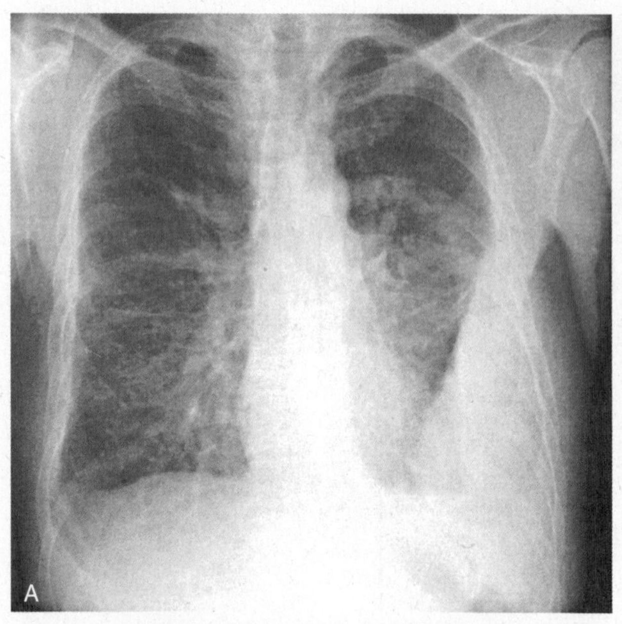

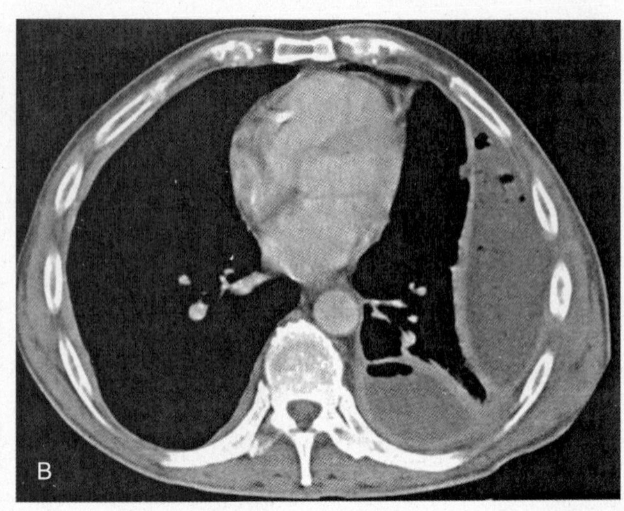

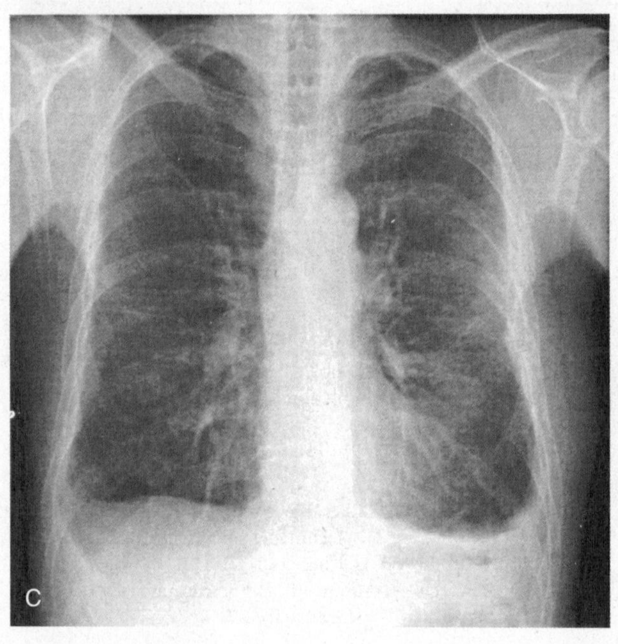

图32.3 (A)需要行纤维板剥除术的多房脓胸的X片。(B)多房脓胸的CT图片。(C)行经左侧胸廓成形术的纤维板剥除术1个月后患者的胸片。

键性的1~2周过去,即可由闭式胸腔引流转为开放式引流,并且应做X线检查确保肺没有塌陷。如果肺没有塌陷,可以剪短胸管的长度,并引流至纱布。当残留的空间逐渐闭合,达到二级愈合的时候,可以每隔一周将胸管从胸腔退出2~4cm。显然这是一种不太美观、不容易为大部分患者所接受的治疗方法,但是对一般情况太差、不能接受全麻或者脓腔为小到中等大小而且固定的患者,也是一种选择。这样常常能使胸膜腔非常好地闭合,虽然对患者来讲很不方便,因为他们需要频繁地返回医院处理胸管。

还有另一种选择,由Eloesser最先阐述,是切除一段肋骨并做一块皮肤和皮下软组织瓣以保持这个空洞开放,即胸廓开窗术。Leo Eloesser (1881~1976)于1935年在"Surgery Gynecology and Obstetrics"杂志中发表一篇文章,该文章报道在结核性脓胸的患者身上采用了这种单向活瓣。但这篇文章中并未详细介绍活瓣情况,因此不清楚Eloesser是怎么实现了既保持肺不塌陷又排出了胸腔内的空气的。以后抗结核药和抗生素的发展使Eloesser的活瓣过时了,这种手术方法很少再有使用的必要。但是,有时候,慢性病患者需要行开放性体位引流法,这时只要通过在需要引流的胸膜腔处切除一到多根肋骨即可完成。皮肤应与增厚的胸膜外壳缝合,以保持引流部位的开放(图32.4)。患者自己

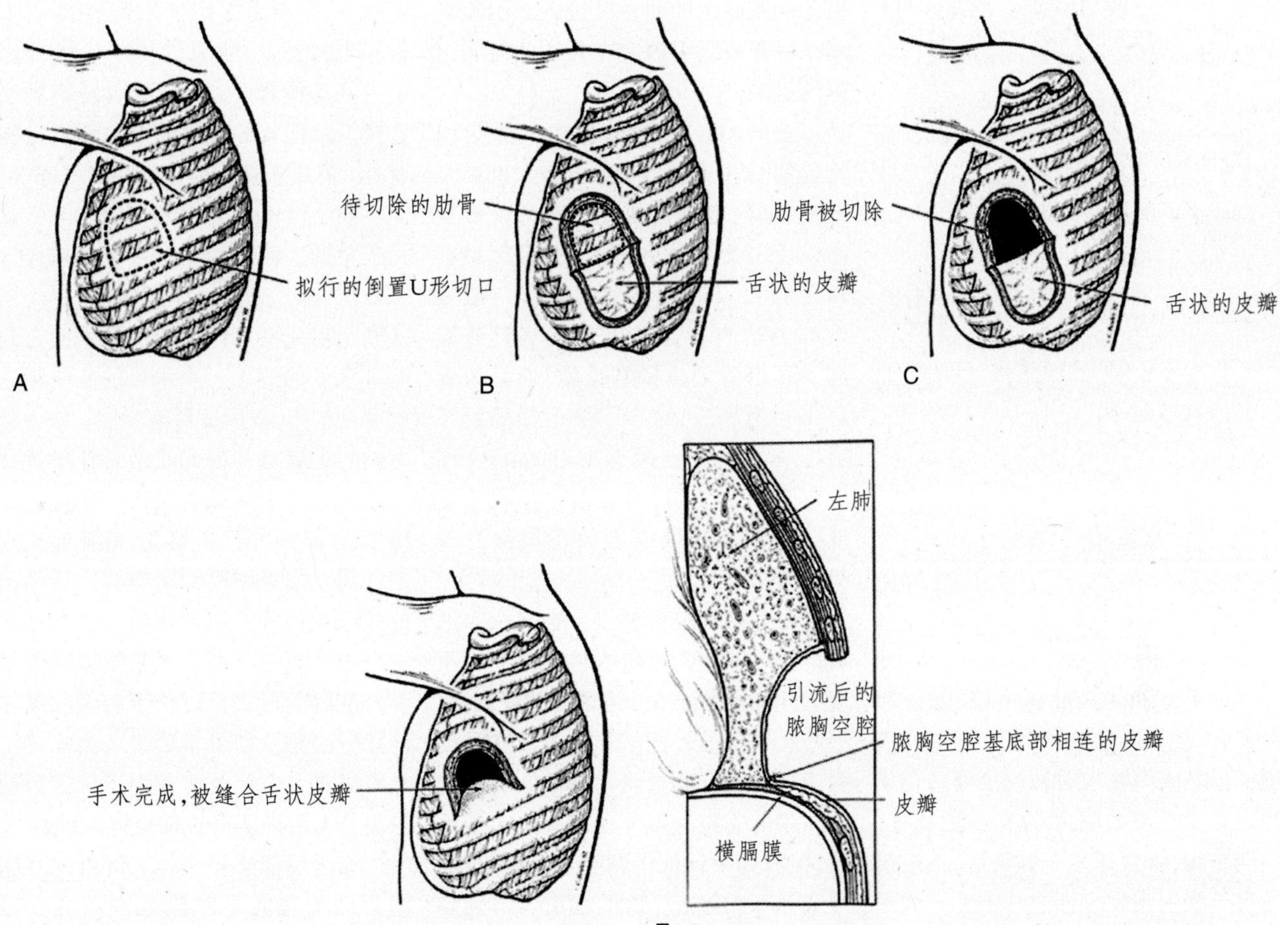

图32.4　(A)开放性引流手术皮肤切口位置。(B)脓胸开放性引流术皮瓣。(C)切除几根肋骨后胸腔被打开。(D)皮肤缝于胸膜腔内层。(E)完成的开放性胸膜皮瓣剖面图。操作前肺必须完全附着于胸膜。

可以每天冲洗引流口，覆盖纱布敷料。通常，这个引流口会成为慢性空腔，并且在患者的有生之年均会保持开放。这种空腔很少会达到次级愈合和自行关闭。无论怎样，这是一个致残的操作，只有在最极端的情况下才应该使用。

总的来说，脓胸的处理应该采用闭式方法引流。早期采用这种方法常常可以获得成功。若闭式方法不奏效，则应用开胸纤维板剥除术，其目的是去除所有化脓性的物质和使肺复张，使脏壁层胸膜黏合。当患者的病情严重，不能承受手术时，当有足够的时间让胸膜表面融合后，行一个小的开窗手术，这样肺不会因胸腔开放而塌陷。

推荐读物

Deschamps C. Management of post pneumonectomy empyema and bronchopleural fistula. Chest Surg Clin North Am 1996;6:519.

Ferguson AD, Prescott RJ, Selkon JB, et al. Empyema Subcommittee of the Research Committee of the British Thoracic Society. The clinical course and management of thoracic empyema. Q J Med 1996;89:285.

Hurvitz RJ, Tucker BL. The Eloesser flap: Past and present. J Thorac Cardiovasc Surg 1986;92:958.

Katariya K, Thurer RJ. Surgical management of empyema. Clin Chest Med 1998;19:395.

Light RW, Nguyen T, Mulligan ME, et al. The in vitro efficacy of varidase versus streptokinase or urokinase for liquefying thick purulent exudative material from loculated empyema. Lung 2000;178:13.

Merriam MA, Cronan JJ, Dorfman GS, et al. Radiographically guided percutaneous catheter drainage of pleural fluid collections. AJR 1988;151:1113.

Miller JI. The history of surgery of empyema, thoracoplasty, Eloesser flap and muscle flap transposition. Chest Surg Clin North Am 2000;10:45.

Miller KS, Sahn SA. Chest tubes. Indications, technique, management and complications. Chest 1987;91:258.

Munnell ER. Thoracic drainage. Ann Thorac Surg 1997;63:1497.

Poe RH, Marin MG, Israel RH, et al. Utility of pleural fluid analysis in predicting tube thoracostomy/decortication in parapneumonic effusions. Chest 1991;100:963.

Silverman SG, Mueller PR, Sainic S, et al. Thoracic empyema: Management with image-guided catheter drainage. Radiology 1988;169:5.

Simpson G, Roomes D, Heron M. Effects of streptokinase and deoxyribonuclease on viscosity of human surgical and empyema pus. Chest 2000;117:1728.

Somers J, Falser LP. Historical development in the management of empyema. Chest Surg Clin North Am 1996;6:403.

Staves J, van Sonnenberg E, Casola G, et al. Percutaneous drainage of infected and noninfected thoracic fluid collections. Journal Thorac Imaging 1987;2:80.

Ulmer JL, Choplin RH, Reed JC, et al. Image-guided catheter drainage of the infected pleural space. J Thorac Imaging 1991;6:65.

Wescott JL. Percutaneous catheter drainage of pleural effusion and empyema. Am J Radiol 1985;144:1189.

编者评述

L.R.K.

尽管1918年Graham 以及他以后的其他专家详细地阐述了脓胸的处理，但是大多数人对脓胸的处理仍然知之甚少。正如Dr.Allen指出的那样，早期脓胸，常常原发于肺炎后，一般仅通过导管引流就可以成功治愈。如果脓液排出后没有残腔，行简单的胸管引流，引流物消失后拔管通常就足够了。如果胸管引流没能完全排出脓液，情况就复杂一些，需要进行慎重的外科评估。引流不完全常常与电视胸腔镜清除纤维性物质以及肺的完全复张和任何残留空间的闭塞有关，残留空腔是胸外科手术的敌人。持续存在的空腔易孳生感染，必须将其闭塞。如果空腔小，有内容物，则应该将其扩大以容下脓胸引流管，一般经由被切除的覆盖在脓腔上的肋骨处进入。引流管用来行开放式引流，在几周的时间内慢慢退出。

正如Allen提到的那样，作为引流管的替代方法，胸廓开窗术也许是重建性的，但是需要在正确的区域实施以使引流量达到最大，并且区域必须足够大。这种类型的操作一般用于肺炎脓胸，伴或不伴支气管残端漏。开窗的部位特别重要，而且位置应该相当靠后，这样一侧的横膈膜不会影响到引流。最早由Eloesser介绍的皮瓣很少使用，因为简单地将皮肤缝合在增厚的胸膜上就可以保持窗口的开放。

由于胸膜腔的感染，当非常多的组织被纤维外壳包围的时候，需要行正规的纤维板剥除术。为了使肺复张，脏层胸膜表面的外壳必须去掉。这需要精确地进入纤维板剥离平面，保留脏层胸膜的完整。其中还有一个时间因素，因为如果纤维板剥除术实施过早，外壳还未“成熟”，则很难正确辨别剥离面。如果可能的话，在试图行纤维板剥除术前应该等待几周。理想的操作应该是和纤维板剥除术一道行壁层胸膜切除术，因为胸膜常常与其粘连在一起。壁层胸膜切下后，将手术刀切穿壁层胸膜的外壳，直至纤维板剥除术平面。保持肺部膨胀可使操作过程容易些，在确定纤维板剥除术准确剥离时，此时让麻醉医师协助患者完成瓦尔萨尔瓦动作，形成一股反牵引力，也可方便操作。一旦进入正确的纤维板剥除面，牵引力作用于外壳，反牵引力作用于肺表面。通常这种牵引力，反牵引力的动作就可以利于钝性分离脏层胸膜。最困难的地方是裂隙和沿横膈膜处。纤维板剥除时应该切掉外壳，以免在洞中操作。纤维板剥除术通常都相当单调，而且会在脏层胸膜造成许多破口。这些破口在术后容易闭合。当外壳足够成熟，纤维板剥除术能达到非常满意的效果。手术目的是使肺达到完全扩张，以填塞所有残腔。因为肺有塌陷的趋势，因此我常常让患者在纤维板剥除术后插管过夜，保持正压通气，以起到“内”支架、维持肺部扩张的作用。抽吸胸腔引流也有使纤维化的软组织保持扩张的作用。术后必须充分减轻患者疼痛，通常是以胸部硬膜外麻醉的形式，以便于患者咳嗽和清除分泌物。如果术后患者清除分泌物有困难，应该及时使用支气管镜检查法。术后必须密切观察胸部X线片。

完全引流感染液体、纤维碎片和闭合任何残腔是脓胸处理的两大原则。如果肺不能扩张填补残腔，可以将肌肉移植来达到这个目的，通常是前锯肌或者背阔肌。胸廓成形术，即切除肋骨以使胸壁内陷填补残腔是在结核时期最早用来填补空腔的方法。如果无肌肉可用，或者肌肉不足以填补腔隙，胸廓成形术可以临时使用。大量的肌肉移植代替了致残的胸廓成形术来填补残腔。

（任苑蓉 译 周清华 校）

第33章

肺上沟瘤切除

Christine Lau，G.A. Patterson

肺上沟瘤是起源于支气管的肿瘤，位于肺尖部并侵犯胸壁。肺上沟瘤表现为第八颈和第一、二胸神经根分布区的疼痛。此外，因侵犯星状神经节可出现霍纳综合征。患者有被称为Pancoast-Tobias综合征的典型临床表现。C8-T1神经根受侵的患者也可有"爪形手"这一典型的神经学表现。然而大多数肺上沟瘤患者表现为难以形容的持续性肩部或上胸痛。正侧位胸片可能仅表现为胸膜顶增厚。CT和MRI常能清楚地显示病变。

解剖学特征

分别由附着在第一、二肋上的前、中、后斜角肌把胸廓入口分成3个间隔（图33.1）。前间隔内含有颈阔肌及胸锁乳突肌、颈外及颈前静脉、肩胛舌骨肌下腹、锁骨下及颈内静脉及其主要分支和斜角肌拉脱维亚垫。中间隔包含前斜角肌及其前表面的膈神经、锁骨下动脉和其除肩胛后动脉以外的主要分支、臂丛主干和中斜角肌。最后，位于中角肌后的后间隔含有胸长神经、脊柱附属神经外支、肩胛后动脉、交感神经链和星状神经节、椎体、椎间孔和肋间神经。

临床表现

解剖位置和肺上沟瘤累及的范围决定了临床症状和体征。前尖部肿瘤一般表现为胸壁或肩部疼痛。左手或左前臂肿胀提示锁骨下静脉受侵，而右手或右前臂部肿胀提示头臂静脉受侵。当膈神经穿过前斜角肌时可能受累。这一部位的肺上沟瘤通常不累及臂丛神经。

侵犯胸廓入口中间隔的病变可表现为和臂丛神经中或下干压迫和受侵的相关症状及体征。表现为向肩部和上肢放射的疼痛。肿瘤经常沿中斜角肌纤维蔓延生长。

后部的肿瘤经常表现出所有的Pancoast-Tobias综合征的症状和体征。经常位于肋椎沟，累及C8和T1神经根、锁骨下动脉和椎动脉的后面、交感神经链、星状神经节和椎前肌群。这一部位的肿瘤有通过椎间孔向脊髓蔓延生长的倾向。椎体也可直接受侵。

诊断要点

不幸的是，由于肺上沟瘤的症状为非特异，有时缺乏神经学表现，常规的胸肩部影像常不能发现病变，所以肺上沟瘤诊断常较晚。症状经常被误认为是关节炎或颈肩部的其他炎性病变的表现。因病变常藏在第一肋和锁骨的后面，放射学发现可能很模糊。正侧位胸片在诊断肺上沟瘤中作用较小。肺上沟瘤病变及其范围的影像常通过现代的计算机断层技术获得。高分辨率三维容积叠加技术重建能精确地定位肿瘤的范围、累及的神经和脊柱侵犯情况。特定的神经根和血管受侵需用MRI评估。最容易获得组织学诊断的方法是细针针吸活检。也可考虑经支气管活检，但是由于肺上沟瘤常在肺的外周以至该方法罕有作用。若怀疑胸膜受侵或转移，胸腔镜辅助胸内探查有助于诊断。所有患者应行血行转移的彻底检查。正电子发射断层（PET）成像应作为评估病情的常规检查，以评估累及的区域淋巴结和远处转移性疾病。因上沟瘤为T3期病变，我们对每个患者均行纵隔镜及锁骨上淋巴结活检。N2和N3淋巴结受累患者将不考虑手术。潜在的可手术患者的基本检查也包括心肺功能测定和肺切除所需的所有其他检查。

手术指征

特定神经根受侵的确定是重要

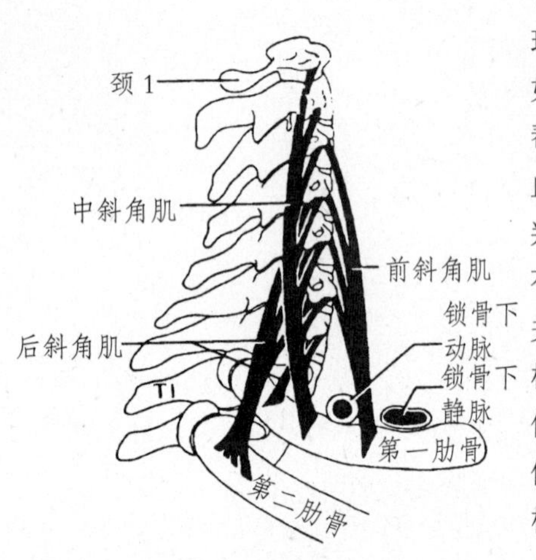

图33.1 附着在上两根肋骨的前斜角肌(ASM)、中斜角肌(MSM)、后斜角肌(PSM)把胸廓入口分成前、中、后3个间隔。

的，胸1神经受侵仅能从上臂中间区疼痛和感觉异常得到证明。颈8神经受侵与内在肌肌力丧失、拇指不能对掌和小指及环指内侧半感觉麻木相关。肌电图可证实这些观察结果，但通常临床检查已足够了。膈神经受侵表现为同侧膈肌抬高和固定。血管受侵通常在高质量强化CT下发现，但MRI检查能得到更多的信息。如果怀疑血管受侵，行血管造影是有帮助的，且多普勒超声将显示相关脑血管动脉改变，它可影响可手术性的判断。关于血管神经受侵的放射报告有时是模棱两可的。肿瘤和重要结构关系密切并不证明受侵，也不能排除根治性的外科探查(图33.2)。脊柱受侵或硬膜外播散常需CT扫描证实。但偶尔需要MRI检查排除微小的脊柱受累。

这些检查不仅仅是理论上的。因此，在术前必须确定病变的范围和完整切除的可能性。失去T1神经根无关紧要，但若切除C8和T1，将留下严重的不可恢复的“爪形手”后遗症，这是患者不可接受的。锁骨下动静脉受侵不是切除的绝对禁忌。该静脉切除不需重建。动脉切除则需原位重建或血管置换。血管受侵为T4 期病变，长期生存率较低。如横突、部分椎体受侵等局限性椎骨受侵不是切除的禁忌证。事实上，可在保证切缘阴性的情况下行受侵骨部分切除。更大范围的单或双侧椎骨受累仍有可能行根治性切除。在椎骨切除和脊柱稳定技术方面的最新进展使这一切除成为可能。少数有经验的中心已报告了这种切除的有限经验，其早期结果是鼓舞人心的。

手术绝对禁忌证包括N2或N3病变、广泛血管受侵、臂丛受累超过C8和T1范围、多个平面椎体受累并侵及椎管。

自1924年和1932年Henry K. Pancoast的著作描述胸顶部肿瘤之后到1956年Chardack和MacCallum 及1961年Shaw和Paulson报告以前，肺上沟瘤被认为是不可治愈的。自从Shaw和Paulson报告，20天以上的总剂量为30~40Gy，这已成为术前放疗标准方案。近年来，诱导放化疗后肿瘤反应的例证激起了它在上沟瘤患者中的应用。一个由Rusch和他的同事进行的多中心研究病例对照治疗显示顺铂和足叶乙甙(依托泊苷)联合45Gy的放疗与仅用诱导放疗相比完全切除率、病理完全缓解率、局部复发率、中位生存期得到了改善。基于上述治

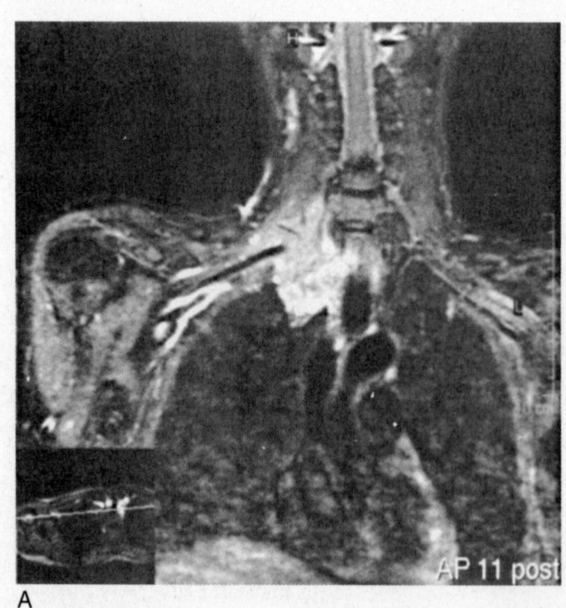

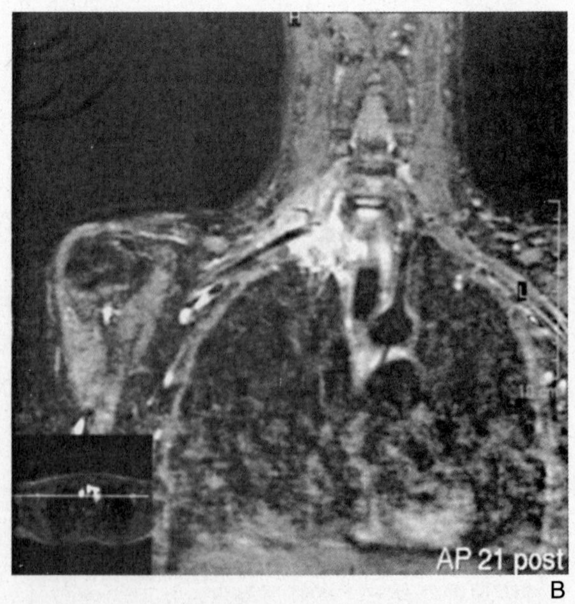

图33.2 (A)一位患右上沟瘤的患者诱导化放疗前MRI高度怀疑累及锁骨下血管。(B)同一患者诱导后(化放疗)MRI仍可疑血管受侵。最初经锁骨上入路探查，发现血管未受侵，采用标准的Shaw-Paulson入路完整切除病变。

疗结果和ⅢA肺癌综合治疗的成功，诱导化放疗已变成多数诊疗中心肺上沟瘤的标准治疗方案。近来，Krasna和其同事证明诱导治疗中放疗剂量应更高。

围术期管理

该术前准备适用于任何较大范围的肺切除。双腔气管插管和左侧支气管插管对手术是有帮助的。标准术中监测和检测包括对对侧桡动脉压的监测。应放置两根有助于进行快速扩容治疗的静脉输液通道。

手术方法

根据原发肿瘤的位置采用不同的手术入路。外科医生必须熟悉这些不同的手术入路。手术目的是整块切除上叶和受侵的肋骨及其他结构，包括横突、臂丛神经下根、星状神经节、上背部交感神经链。

肺上沟瘤有3种最常用的手术入路。Shaw和Paulson描述的后方入路对后侧病变是理想的。Dartevelle描述的颈胸入路对前侧病变是理想的。半蛤壳状切口入路很少采用，但是对位于前部、后部的肺上沟瘤病变都有用处。

我们相信不论选择何种手术入路，均应先行颈部探查，这对拟行后侧Shaw-Paulson 切口尤为重要。患者取仰卧位、肩部抬高、颈部伸展、头转向对侧，作锁骨上横切口。切开颈阔肌显露出胸锁乳突肌的锁骨头。切除锁骨上脂肪垫送冰冻切片检查以排除锁骨上淋巴结转移的T3病变。从前斜角肌上牵开膈神经，切除前斜角肌，暴露锁骨下动脉和臂丛下根。前置臂丛以暴露中斜角肌，并切除中斜角肌，保护胸长神经。通过颈部小切口探查这些结构，评估判断肿瘤范围。使后侧开胸和肋骨切除前就可对完整切除可能性得到评估。此外，前上部的松解也为随后的后外侧开胸解剖和切除提供便利。

后外侧入路 (Shaw-Paulson)

患者置于侧卧位，躯体轻度向前倾斜。上臂宽松地放在折叠的单子上，在抬高肩胛骨时上臂可自由移动。皮肤准备上自颅底(包括到C7棘突)，下达髂嵴平面，前后分别达前后正中线。

切口

作局限的后外侧切口，分开背阔肌，进胸入口选在第四或第五肋间。进胸后探查胸膜腔和肺门以排除有无转移性病灶。同时评估确定前方(病变外几厘米)和下方(一根肋骨和一个肋间隙)切缘。

接着在棘突和肩胛骨内缘间向上延长切口达第七颈椎水平（图33.3)，沿切口全长切开斜方肌。紧接着在切口线上由上向下切除棱形肌。棱形肌一端附着在肩胛骨内侧缘上，因肩胛背神经和伴行的肩动脉沿肩胛骨内侧缘下行，故需谨慎操作以免损伤。切断棱形肌后把肩胛骨内侧缘从胸壁上抬起。

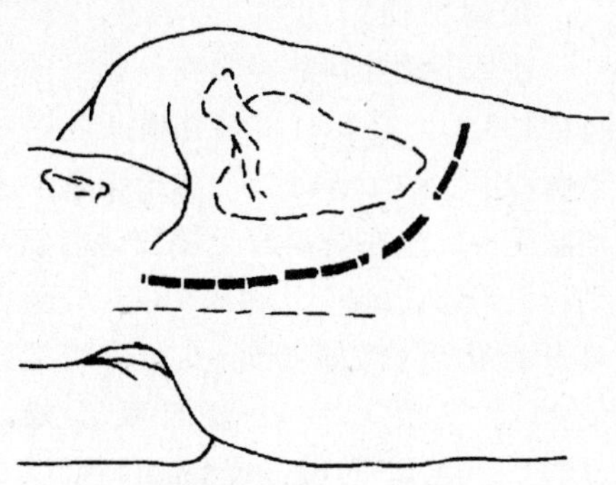

图33.3　后外侧开胸切口。通过局限的后外侧切口进入胸膜腔确定切除可能性，如果认为病变可切除，切口后端延长到C7椎体水平。

把大号Finochietto牵开器下片放在切口所在的肋间，上片放在肩胛骨尖端，撑开牵开器把肩胛骨抬离胸壁以暴露肩胛下肌肉组织，用烧灼法切断这些肌肉上达第一肋水平。

胸壁切除

首先完成胸壁切除使肺完全松解，使随后的肺切除较为安全。整块切除所有受累的胸壁。不含肋骨切除的胸膜外解剖有切除不全和局部复发的风险。应识别保留的低位肋骨。肋间切口沿着该肋骨的上缘，从切除的前缘向后达相应的横突。从前端开始切除肋骨。电灼法切断肋间肌，在肋骨前端用肋骨剪由下向上依次剪断各肋骨(图33.4)。向上牵拉已切除的受侵肋骨前缘以暴露第一肋前表面。为切除在后面的肿瘤，将角状肋骨剪置于第一肋骨完成第一肋骨切除。暴露出从上方分离出的前、中斜角肌。在其附着的第一肋外侧缘处切断后斜角肌。接着从上面松解锁骨下静脉、动脉，在下面游离出臂丛神经使第一肋上表面暴露出来。从这一部位继续向后手术。

在其前界切断竖脊肌，从第一肋向下牵拉未切除的肋骨。暴露出受侵肋骨的肋骨角和横突。可通过填塞肌肉和骨骼间的空隙来止血。如果没有肋骨和脊柱受侵的放射学证据，可不切除横突。打开肋横突关节，用骨膜剥离器向前撬，使肋骨头从肋横突关节脱下(图33.5)，这样肋骨头就从脊柱上脱下来了。如果肋骨受侵，若保留横突则为姑息性切除。因此应用骨刀切除横突(图33.6)和(如果肋骨受侵)椎体侧方的皮质(图33.7)。每一平面行完整骨切除应结扎切断肋间纤维脉管束。偶尔出现的显著的静脉出血是意外碰上了椎间孔内出血。可采用止血材料松散填塞止血，但应注意避免压力过大，否则将会导致止血材料进入椎管

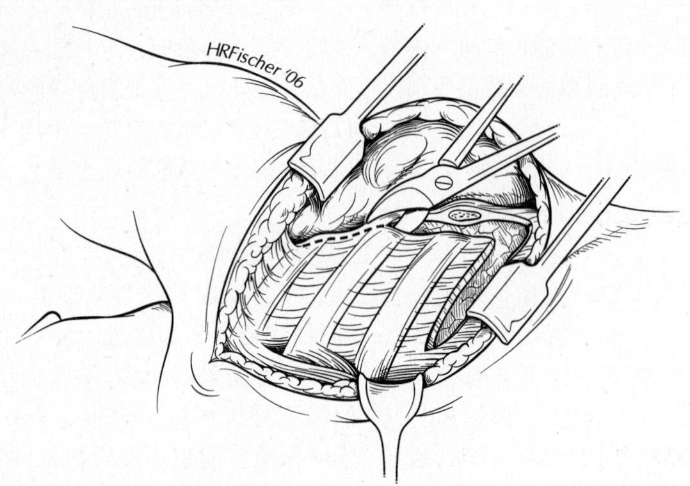

图33.4　神经血管束结扎和切断后，用肋骨剪在肋骨前端从下向上依次切断各肋骨。(Adapted from HC Urschel, JD Cooper [eds], Atlas of Thoracic Surgery. New York: Churchill Livingstone,1995;185, Fig. D.)

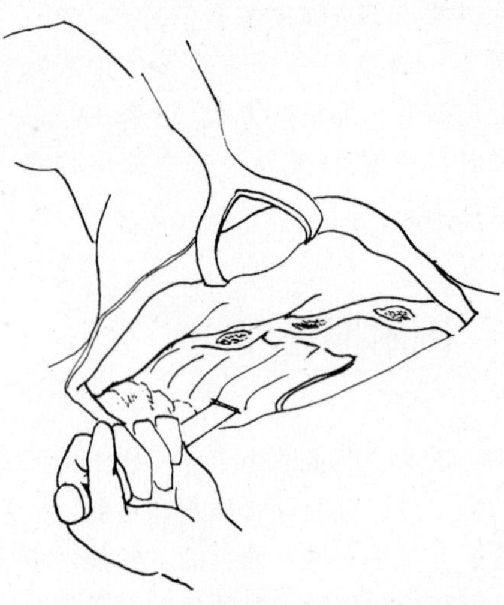

图33.5　如果肿瘤仅侵犯壁胸膜而没有侵及肋骨和椎骨,可在肋横突角处撬开肋骨。

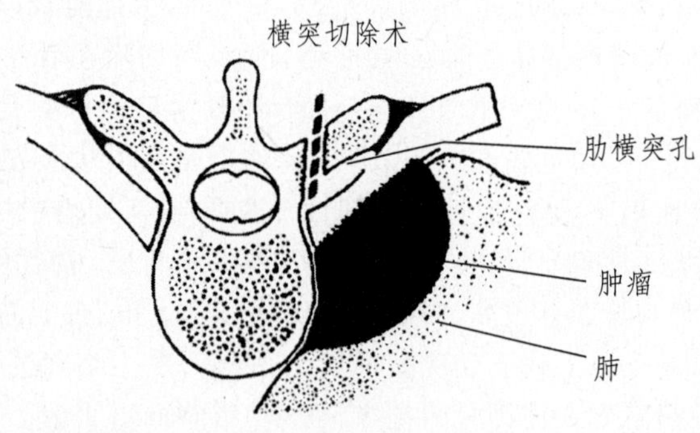

图33.6　如果肿瘤侵犯肋骨的后端,在横突基底部行截骨术。

或闭塞椎前动脉。切除范围向上达第一肋骨角。

臂丛切除

在第一肋骨角处，第一胸神经(T1)在下,第八颈神经在上方,同时可见到第一肋颈部。从脊柱断开第一肋肋骨头。通常T1神经在穿第一肋时受侵。在其出椎间孔处结扎或钳夹切断神经根。若第八颈神经未受累,应尽力保护(图33.8)。若肿瘤累及第八颈神经,在出椎间孔处切断它,并切断受侵侧臂丛下干。结扎或钳夹神经根以防脑脊液(CSF)外漏。若提示有脑脊液漏,应用带蒂的竖脊肌肌瓣覆盖椎间孔封住漏口。

锁骨下血管切除

锁骨下动脉切除经常在外膜下进行(图33.9)。必要时可结扎横断乳内动脉和甲状颈干等分支。如果锁骨下动脉受侵，应在受累段近端和远端分别行横跨钳闭(或十字钳闭)(在充分全身肝素化后,例如:0.5mg/kg)采用端端吻合或植入一段聚四氟乙烯(PTFE)人工血管(6mm或8mm口径)以保持血供。若锁骨下静脉受侵或阻塞,切除该段血管并对近端和远端的残端分别进行缝扎。不需尝试行该段静脉旁路移植。经后入路处理锁骨下血管相对困难，特别是在肿瘤向内侧延伸时。这种情况下有时需切除一段前斜角肌和膈神经。

椎体切除

若存在局限性的椎体受侵,为完整切除需行椎体切除。最近在椎体器械方面的进展允许对累及椎体或神经孔的肿瘤行完整的切除(图33.10)。这是对局限性椎体(一或两个椎体)受侵而未侵犯到椎间孔内的病变的合理选择。更大范围的椎体受侵,则不能行切除术。

为了整块切除受侵的椎体、胸壁及肺叶，可采用联合经颈和后中线入路，或选择经胸骨柄颈胸入路加后中线切口。前切口常用来评估可切除性。切断受侵侧神经根、肋骨和椎体等荷瘤结构。先把拟行标准肺叶切除的肺叶留在原位。之后经后中线入路行同侧椎板切除、椎管内神经根切除、半椎体切除。切除后行椎体固定。

肺切除

胸壁的标本仍和上叶相连。解剖上的上叶切除是完整的上叶切除,即便病变很小也是如此。经胸壁切除的切口或原探查的肋间切口行肺叶切除

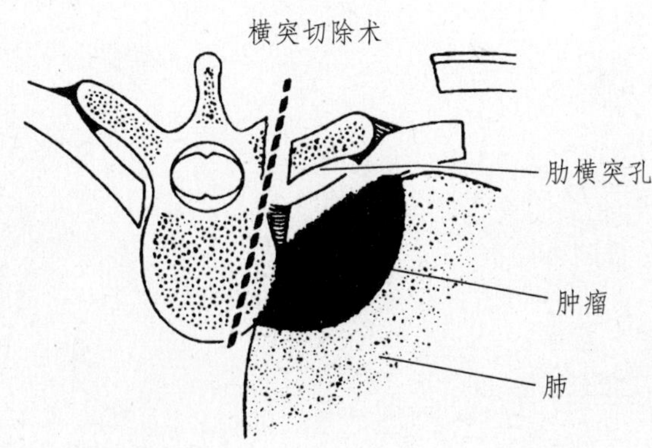

图33.7　如果肿瘤和椎旁筋膜浸润固定，须行像该图所示的部分锥体切除。

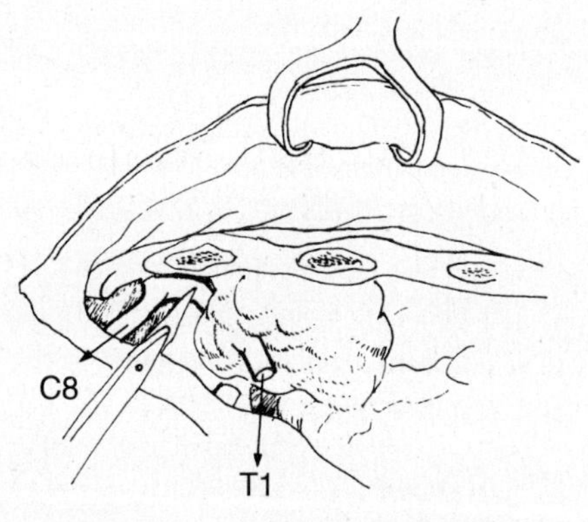

图33.8　在出椎间孔并和第八颈神经(C8)汇合前处切断第一胸神经根(T1)。

(图33.11)。完整的纵隔淋巴结切除，或至少须行淋巴结采样。

放置两根独立的胸管行病变切除后胸部引流，其中一根须放在胸膜腔的顶部。因胸壁切除向下达第四肋骨并有肩胛骨覆盖胸壁缺损，因此不必修复重建。肌肉、皮下组织和皮肤采用常规方法缝合。

最近Tatsamura提出一个适用于侵及胸廓入口的肺尖肿瘤的手术入路，该入路切口从第二或三椎体棘突水平，围着肩胛骨沿椎旁线向下，向前在乳头水平上方沿腋前线向上达胸锁关节水平(图33.12)。经这一切口处理胸廓入口处病变的方法与Shaw-Paulson法和前入路相同。

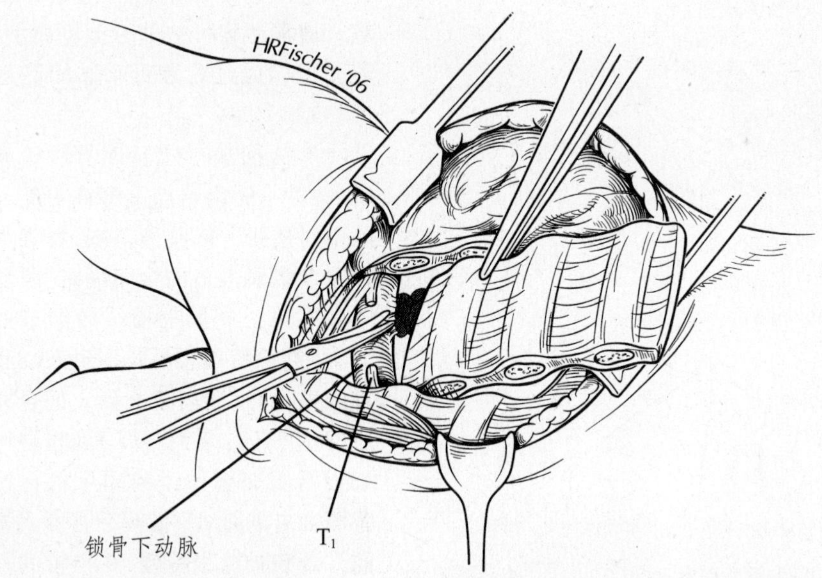

图33.9　从肿瘤上解剖锁骨下动脉常在外膜下进行。(Adapted from HC Urschel, JD Cooper[eds], Atlas of Thoracic Surgery. New York: Churchill Livingstone, 1995; 185, Fig. H.)

前入路

经锁骨入路

这一切口是位于前部肺上沟瘤病变的理想切口。患者取仰卧位，双肩抬高、颈部过伸、头转离患侧。手术区上达乳突，下至剑突，两侧从患侧腋中线到对侧锁中线。

做L形切口，包括斜形的胸锁乳突肌前切口，并在锁骨下水平延伸，外侧达胸三角肌沟(图33.13)。经向外掀起颈阔肌下的肌瓣，我们可切除锁骨上脂肪垫和清除锁骨上N3病变。从锁骨和胸骨柄上方向上游离胸锁乳突肌作成肌皮瓣，然后把该皮瓣向后反折以暴露颈部和胸廓入口。沿气管食管沟外侧插入一个指头探查评估上纵隔受侵情况。须仔细评估胸廓入口内的肿瘤范围。经这一切口的切除术要求通过锁骨内侧可以看清胸廓入口。Dartevelle和他的同事描述了锁骨内侧切除。然而锁骨内侧切除可导致明显的并发症并限制术后肩部运动。许多作者描述了保留胸锁关节和从内向外抬高锁骨的手术方法。手术完成后胸锁装置重新被固定在胸骨上。

锁骨下静脉切除　切断颈部内侧、外侧、前颈静脉支，使无名静脉起始部的静脉汇合点显露得更明显。在左侧，应找到胸导管并结扎切断。切断肩内静脉可改善锁骨下静脉的暴露。如果锁骨下静脉受侵，应在近端和远端控制后切断受侵部分。无论何时尽可能评估和保护膈神经。接着在其附着的第一肋斜角肌结节处或恰在肿瘤以远切断前斜角肌(图33.14)。若肿瘤侵及该肌上表面，应在其附着的颈3到颈6椎体横突前结节处切断。

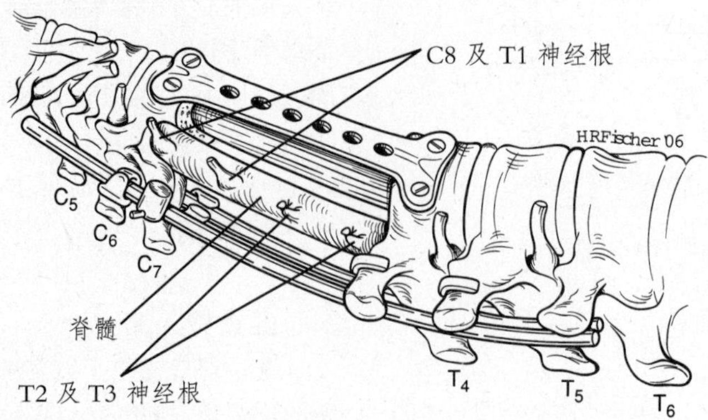

图33.10 多个胸锥骨及椎板切除，用甲基丙烯酸甲酯重建。放置带锁前板并用钩和杆把重建结构及后固定器拧上。(Reprinted with permission from S Gandhi, GL Walsh, R Komaki, et al. A multidisciplinary surgical approach to superior sulcus tumors with vertebral invasion. Ann Thorac Surg 1999;68:1778)

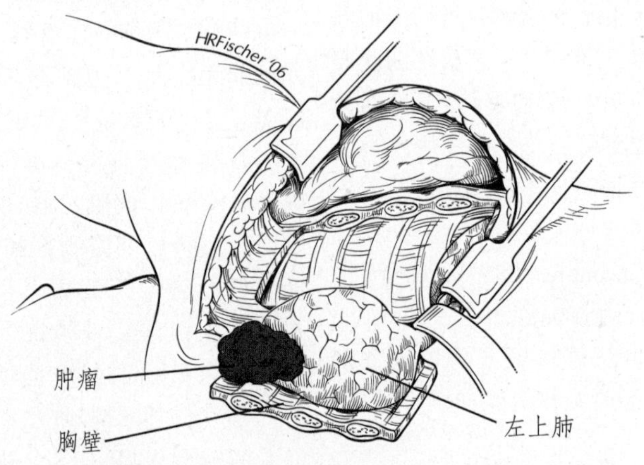

图33.11 整块切除胸壁和肺叶。(Adapted from HC Urschel, JD Cooper [eds],Atlas of Thoracic Surgery. New York: Churchill Livingstone, 1995;188, Fig. I.)

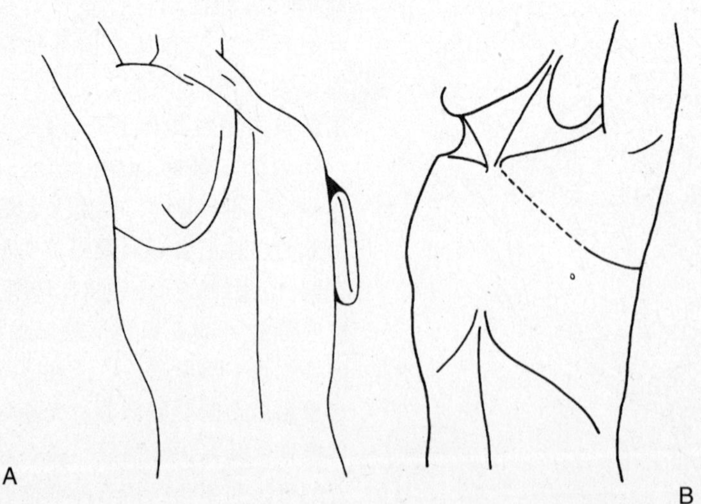

图33.12 背侧(A)和腹侧切口(B)。(Reprinted with permission from T Tatasamura, H Sato, A Mori, et al. A new surgical approach to apical segment lung diseases, including carcinomas and inflammatory disease .J Thorac Cardiovasc Surg 1994;107:32.)

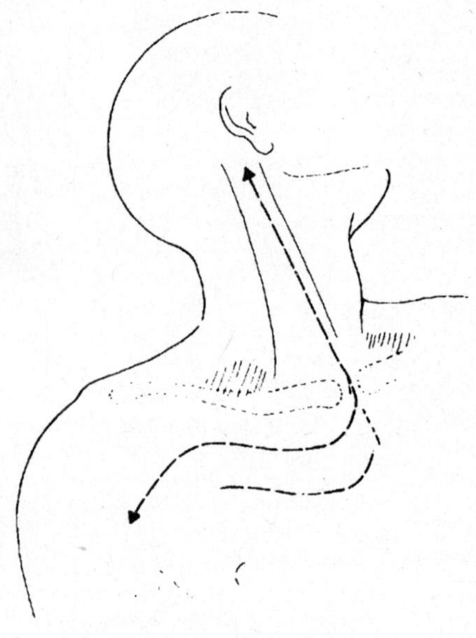

图33.13 右侧经颈切口。病人置于仰卧位，双肩抬高、颈部过伸、头转离患侧。做从下颌角向下达胸骨颈静脉切迹的L形切口。在锁骨内侧半下水平延长，外侧延长达胸三角肌沟，或达第二/第三肋间隙处。具体由病变范围决定。

锁骨下动脉切除　至于后入路，切断锁骨下动脉分支松解锁骨下动脉是必要的。在证明受侵时或术前彩色多普勒超声检查发现无症状的颅外血管闭塞性疾病时，应切除椎动脉。通常动脉可从肿瘤上剥离下来。若受侵，通过后路行动脉切除重建(图33.15)。

臂丛切除　当证明有肿瘤累及时，在第一肋附着点上方或更高处切除中斜角肌。依肿瘤范围，特别当肿瘤侵及胸廓入口的中间隔时，须切除附着在第二到第七横突后结节上的肌肉。切除后很容易辨别出来C8和T1神经根，从远端剥离直到它们合并形成臂丛下干。之后，从C7到T1椎体前表面沿着交感神经链和星状神经节背侧游离椎前肌。游离后可看到椎间孔。若T1神经根受侵，在T1椎间孔水平的肿瘤近端切除胸1神经根。虽然肿瘤范围可能超过臂丛，但常在不切

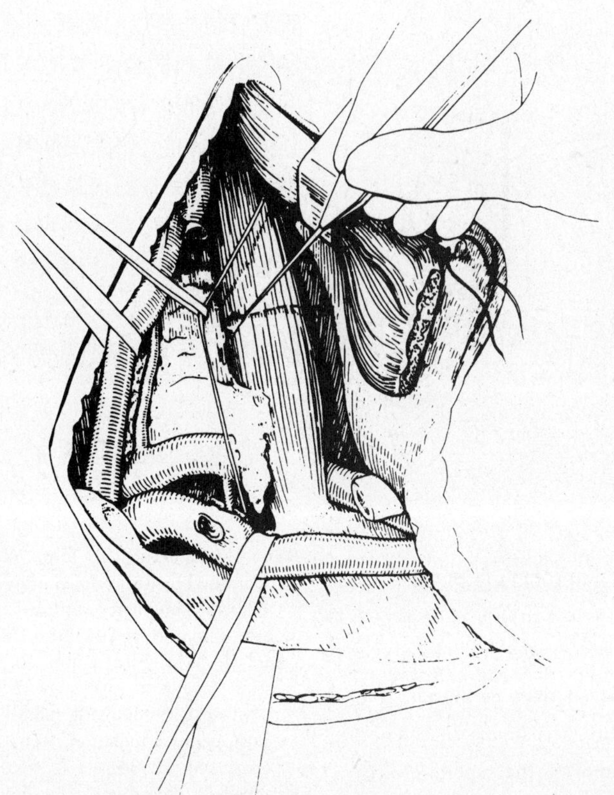

图33.14　在第一肋斜角肌结节附着处切断前斜角肌后,暴露出锁骨下动脉。若膈神经未受侵则必须保护。

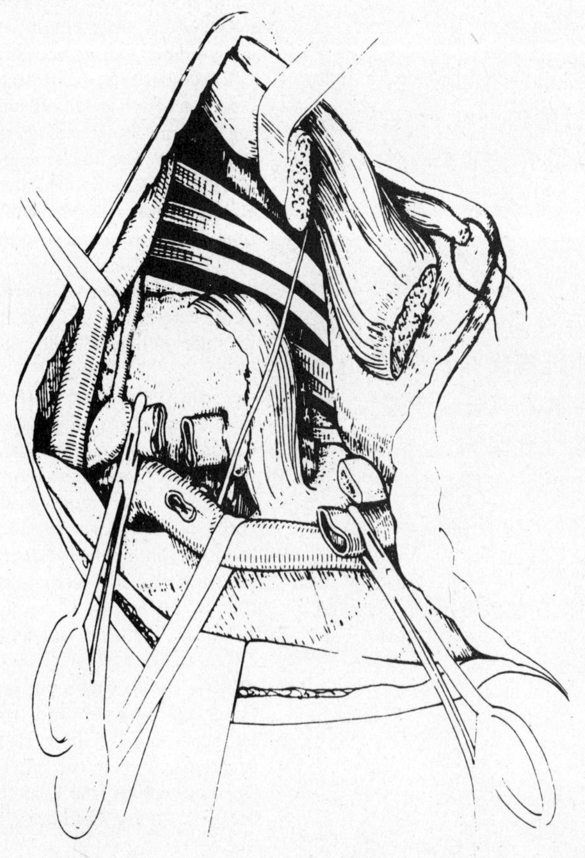

图33.15　在近端和远端控制后切除锁骨下动脉。

除T1以上的神经根的情况下达到神经松解。应避免损坏胸外侧和胸长神经而致翼状肩。

胸壁切除　在前部切除骨性胸壁。对于真正的前部病变,须沿着胸骨外侧界向下切至需切除的最下位肋骨。对于位置更外侧的病变,可于胸骨缘切断肋软骨。将肋间隙向外向后分离,超过肿瘤侵犯的边缘。把要切除的包括无瘤边缘在内的肋骨从脊柱上分离离断下来。

肺切除　胸壁切除所致的胸壁缺损使解剖学上肺上叶整块切除得以施行。如从前上方显露要求从前向后进行切除。这就是说在右侧切除肺上静脉、动脉分支和支气管;在左侧切除肺上静脉、支气管、动脉分支。关闭前切口后几乎没必要更换体位,再通过标准后外侧切口行肺叶切除。然而,既使有可能,通过这种前上切口而不借助胸腔镜暴露并安全切断肺下韧带是很困难的。

胸壁缺损的重建　如果切除了锁骨内侧段,要把胸锁乳突肌固定在胸骨的上缘。如果第二肋、甚至强制性第三肋被切除,则建议行前部骨性胸廓修复术。Malex甲基异丁烯酸、Gore-Tex、Prolene网可用作替代物,常规关胸及胸管引流。

半蛤壳状切口或活盖门切口

半蛤壳状切口或活盖门切口由部分胸骨正中切口和前胸切口构成(图33.16)。患者置于仰卧位,通常手术侧垫高。

我们选择乳房下切口经第三肋间进胸。进胸后评估手术切除的可能性。接着向上延伸切口经胸骨上界沿胸锁乳突肌前缘延伸。结扎切断乳内动脉。放入牵开器或胸骨钩,向外上侧抬起胸壁。暴露上纵隔的上半部和胸顶。在侧方解剖上腔静脉和同侧的无名静脉直到暴露出锁骨下静脉。切除锁骨内侧段,以更好暴露锁骨下血管和臂丛。

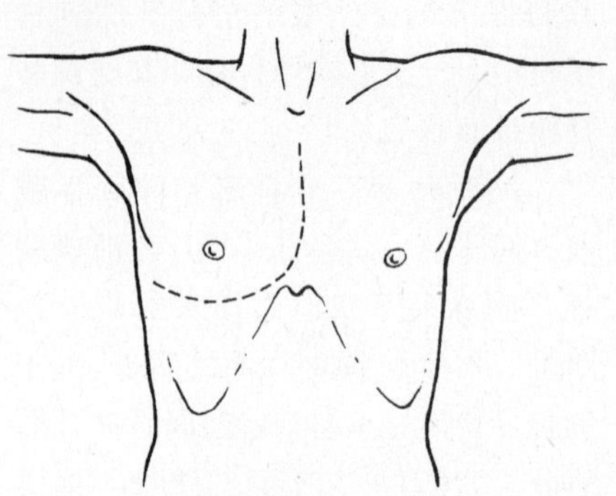

图33.16 半蛤壳状切口，病人置于仰卧位。(Reprinted with permission from MS Bains, RJ Ginsberg,WG Jones, et al. The clamshell incision: An improved approach to bilateral pulmonary and mediastinial tumor. Ann Thorac Surg 1994;58:30.)

在肋骨肋软骨交界处或胸肋关节处切除受累的肋骨。在其下方可看到肿瘤的相应肋间进胸。切除受累肋骨的后外侧面。胸顶筋膜相连的情况下在胸腔内拿下病变标本。解剖和处理锁骨下静脉、动脉和臂丛的方法和经锁骨入路的方法相似，至此肺叶切除完成。

Masaoka 切口

Masaoka 切口包括上胸骨正中切口联合第四肋间前切口和颈部横切口(图33.17)。之后的手术过程与前边描述的相同。

手术并发症和术后处理

肺尖部肿瘤术后的可能并发症和其他大部分肺切除的并发症相似，另外还有些是该手术的特有并发症。若在术中发现有脑脊液漏，则应封闭。这种情况可能需神经外科会诊、行椎间孔切开及直接硬脑膜修补。若术后从胸管引流出清晰的引流液而诊断，应采用包括再次开胸探查在内的积极的处理方法。应积极处理持续脑脊液漏所引起的蛛网膜下或脑室气体栓塞及

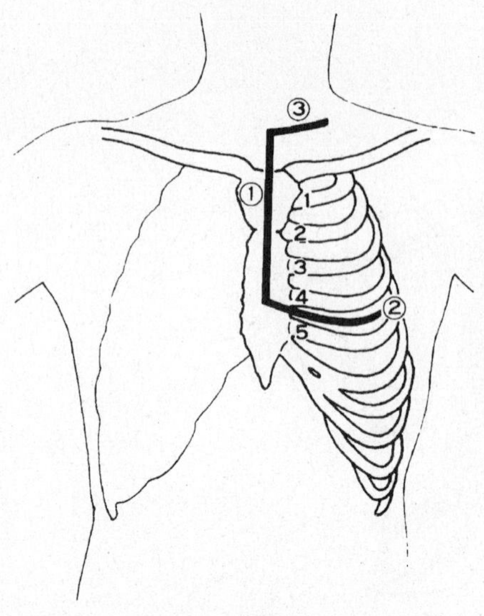

图33.17 Masaoka 切口包括胸正中切口上端①向下伸向第四肋间前半部②并向上延长达受侵颈的基底部。③(颈部横切口)。(Reprinted with permission from A Masaoka, Y Ito, T Yasumitsu. Anterior approach for tumor of the superior sulcus . J Thorac Cardiovasc Surg 1979;78:413.)

脑脊膜炎。

应在术前和患者讨论继发于神经根切除的霍纳综合征和神经缺陷的可能性。切除臂丛下干（C8和T1）引起前臂和手固有肌萎缩性瘫痪(Klumpke-Dejerine 综合征)，对患者来讲是一种病残。血胸可出现于切除胸壁困难时及椎间孔处固定小静脉时。还可发生乳糜胸并发症，能通过单独结扎胸导管及其分支来避免。如果证实有持续性乳糜胸，包括胸导管结扎在内的积极处理是必须的。若切除了锁骨下静脉，应抬高同侧前臂以利静脉回流并减少水肿发生。须检测桡部脉搏以评估置换的锁骨下动脉通畅情况。

结 论

因肺上沟瘤与周围结构紧密相关并经常累及周围结构(臂丛、锁骨下血管或脊柱)，所以它是肺癌治疗的挑战。术前化放疗联合手术是术前认为可切除性病变的患者的标准治疗方案。对于任何肺癌切除，切缘阴性可显著改善生存率，所以完整的切除是必要的。切口选择也很重要。前入路可对累及锁骨下血管的前尖部病变行完整切除。脊柱切除和固定的新技术发展使对累及椎体的后部肿瘤能行整块切除。

推荐读物

Bains MS, Ginsberg RJ, Jones WG, et al. The clamshell incision: An improved approach to bilateral pulmonary and mediastinal tumors. Ann Thorac Surg 1994;58:30.

Chardack WM, MacCallum JD. Pancoast tumor. Five year survival without recurrence or metastasis following radical resection and postoperative radiation. J Thorac Cardiovasc Surg 1956;31:535.

Dartevelle P, Chapelier A, Macchiarini P. Anterior transcervical approach for radical resection of lung tumors invading the thoracic inlet. J Thorac Cardiovasc Surg 1993;105:1025.

Detterbeck FC. Changes in the treatment of Pancoast tumors. Ann Thorac Surg 2003;75:1990.

Fadel E, Missenard G, Chapelier A, et al. En bloc resection of non–small cell lung cancer invading the thoracic inlet and intervertebral foramina. J Thorac Cardiovasc Surg 2002;123:676.

Gandhi S, Walsh GL, Komaki R, et al. A multidisciplinary surgical approach to superior sulcus tumors with vertebral invasion. Ann Thorac Surg 1999;68:1778.

Grunenwald DH, Mazel C, Girard P, et al. Radical en bloc resection for lung cancer invading the spine. J Thorac Cardiovasc Surg 2002;123:271.

Grunenwald D, Spaggiari L. Transmanubrial osteomuscular sparing approach for apical chest tumors. Ann Thorac Surg 1997;63:563.

Masaoka A, Ito Y, Yasumitsu T. Anterior approach for tumors of the superior sulcus. J Thorac Cardiovasc Surg 1979;78:413.

Pancoast HK. Importance of careful roentgen-ray investigations of apical chest tumors. JAMA 1924;83:1407.

Pancoast HK. Superior sulcus tumors. JAMA 1932;99:1391.

Rusch VW, Giroux DJ, Kraut MJ, et al. Induction chemoradiation and surgical resection for non–small cell lung carcinomas of the superior sulcus: Initial results of Southwest Oncology Group Trial 9416 (Intergroup Trial 0160). J. Thorac Cardiovasc Surg 2001;121:472.

Shaw RR, Paulson DL, Kee JL, Jr. Treatment of the superior sulcus tumor by irradiation followed by resection. Ann Surg 1961;154: 29.

Suntharalingam M, Sonett JR, Hass ML, et al. The use of concurrent chemotherapy with high-dose radiation before surgical resection in patients presenting with apical sulcus tumors. Cancer J 2000;6:365.

Tatsamura T, Sato H, Mori A, et al. A new surgical approach to apical segment lung diseases, including carcinomas and inflammatory diseases. J Thorac Cardiovasc Surg 1994;107:32.

编者评述

L.R.K.

有人能够给我指出肺上沟部位吗？我从未认为它是一个解剖结构，然而肺上沟瘤这一术语却被延续下来。最好把这种肿瘤称为肺尖部肿瘤，并且不是所有的肺尖部肿瘤是所谓的Pancoast瘤。重要的肺上沟瘤在胸廓入口所累及结构的识别，以便给予相应的术前放化疗。因这种疗法已在和多组间病例对照相比中显示与生存率改善相关。这种术前疗法现在已成为对这种病变的标准方法，取代了由来已久的但已验证为不足的仅给30Gy总剂量及10日周期的放疗。尽管缺乏显示其效果的数据，但在Shaw和Paulson报道这类病变后已开始对其行术前放射治疗。

诊断这些病变是困难的，患者经常在胸部X线照片和胸CT检查前有几个月被错误地的归因于肌肉骨骼病变的肩痛。肺尖是胸部X线照片难以清楚显示的区域。对这一区域病变，放射医生漏诊比例较高。没有特别原因的吸烟者如持续地肩痛应高度怀疑此病并尽早行CT扫描。肺尖部病变MRI扫描，特别是冠状位重建提高了我们的诊断能力同时增加了我们术前计划的精确性。MRI扫描使我们对臂丛神经和头臂血管了解显著提高，至少能对这些结构是否受侵有一个认识。

我赞同作者推荐的在切除术前行锁骨上脂肪垫采样的方法，即使这一区域没有临床上可疑的病灶。PET可显示这一区域，但由于和原发瘤很靠近，它不可能区分淋巴结性疾病。我的希望把支气管镜和纵隔镜锁骨上脂肪垫活检作为术前化放疗前的独立操作。因为如果出现N2或N3疾病，根治性放疗疗程将不同于术前放疗。

和作者相反，我认为通过L形切口沿着胸锁乳突肌前缘的前颈胸联合入路对包括后部在内的所有的肺尖部肿瘤均是理想的入路。你应当切记胸廓入口前后距离只有几厘米。前入路使头臂血管和臂丛的显露得到显著改善，也允许行完整的胸壁切除和可能的椎体切除。或切除锁骨内侧，或向我们希望的那样行经锁骨头斜行截骨术，随后又把它放回以减少上肢功能缺陷。与后入路相反，从横突处切除肋骨撬离椎体。经前入路先去除肋骨头，随后从肋骨颈上分离下横突。对累及胸廓入口的巨大上叶病变我们仍采用半蛤壳状切口。颈胸联合切口能很好地应用于大多数病例的操作。解剖学肺切除通常能通过前部切口完成。

关于一些更小的技术细节，如遇到神经孔处出血我们用双极电凝以避免填塞任何止血材料，在切断前仔细结扎血管束以免脑脊液漏。如果确定脑脊液漏，应请神经外科同道会诊，宜直接修补硬脑膜裂口，而不是仅仅填塞该区域。若存在术后脑脊液漏，应行颅部摄片以了解脑室是否含有空气。存在脑脊液漏的患者经常伴有头痛。一旦发现漏口，应请神经外科帮忙。保守处理包括放置脊椎引流，但正像作者指出的那样，最好的治疗是再入手术室行直接硬脊膜修补。

（薛兴阳 译 周清华 校）

第34章

肺部分枝杆菌疾病的外科治疗

Marvin Pomerantz, John D.Mitchell

肺部分枝杆菌感染为胸外科医生提出了一个重大难题，结核分枝杆菌(MTB) 是一种毒力很强的微生物，一旦感染可破坏正常的肺结构。随之产生的抗药性，特别是那些对利福平和异烟肼耐药的多重耐药结核分枝杆菌(MDRTB) 对健康构成了严重威胁。MTB和MDRTB在人群中均是通过痰沫传播。

世界每年有300万人死于肺结核。目前，大概有20亿人携带有肺结核杆菌，不过它们都处于非活动期。在美国，2003年就有14 871例肺结核病例。

也有的分枝杆菌感染不会由一个人传染给另一个人，它们更具隐匿性，并且常常感染有基础病变的肺组织。这些种类分枝杆菌的命名经过了一系列变更。最初称为非典型分枝杆菌，而后称为非肺结核分枝杆菌 (NTM)，再后来称为肺结核之外的分枝杆菌(MOTT)，现在称之为环境分枝杆菌(EM)。由于这些分枝杆菌发现于环境中，经常存在于非正常的肺组织中，因而环境分枝杆菌的名称是最合适的。最常见的EM感染是鸟分枝杆菌混合感染(MAC)，包括鸟分枝杆菌和胞内分枝杆菌感染，这些感染彼此都很相似并且难以鉴别。

其他的EM感染包括龟分枝杆菌、脓肿分枝杆菌、偶发分枝杆菌、堪萨斯分枝杆菌、蟾蜍分枝杆菌和摩尔分枝杆菌，以及其他一系列不常见的类型。

EM感染的发生率和诊断率正在增长，每一种感染都有特定的药敏并且可能产生耐药。迅速增长的如龟分枝杆菌和脓肿分枝杆菌的内科治疗十分棘手，原因是几乎没有敏感的抗生素。

如上所述，相对于MTB感染而言，EM感染的特点是危害性小且更具隐匿性。此外，EM感染倾向于侵犯非正常的肺组织。一旦这些菌体在肺实质中建立了感染灶，它们就能迅速地对目前常用药物产生耐药，因而应当早期施行手术治疗。

诊断与外科治疗指征

分枝杆菌的诊断主要依靠痰涂片和培养。在平板培养基上，抗酸菌MTB和EM可同时出现，因而接下来的培养和药敏数据对鉴别诊断至关重要。感染程度能够依靠在平板上的菌落数目来估计，而且根据患者对治疗的反应，平板培养能够作为一种快速诊断方式。历史上，胸部外科是随肺结核的外科治疗而产生的，在20世纪60年代，由于先后发明了利福平和异烟肼，肺结核外科治疗开始显著减少。不幸的是由于外来移民，免疫缺陷个体、无家可归的人群以及监狱人群的增加，为这些菌群的传播提供了源头。

肺结核的外科治疗指征包括：大咯血(24 小时内大于600mL)、支气管瘘、支气管炎、恶性肿瘤问题以及重度病变肺的再复张。目前在美国，对于肺结核的外科学干预指征，最常见的是MDRTB(多药耐药菌株)，这意味着特定培养基已经鉴别出其对利福平、异烟肼以及其他一些抗结核药物缺乏敏感性。在外科病例中，患者的痰菌阳性，通常存在局限性空洞、单个毁损性肺叶或是全肺毁损。标准的胸片往往能够证实，而胸部CT扫描则能更准确地鉴别和诊断此类疾病。术前风险评估除了常规的实验室检查还应当包括肺功能测定、通气灌注扫描和动脉血气分析。此外，大于40岁的患者还应当行心电图检查。符合以下几条，且患者无严重的心肺相关的限制性疾病史，则可以手术治疗。第一，预期术后FEV1必须大于800mL，最好大于1L；第二，无证据表明术前有活动后的肺动脉高压，特别是肺动脉压大于20mmHg，或者提升了肺血管阻力。我们在EM患者中观察到了一系列的疾病，包括上肺区域的局限性空洞、毁损的肺叶或肺以及舌叶或是中间叶的局限性疾病。在MTB和MDRTB的病例中，出现选择性的毁损、左全肺常常比右全肺高两倍(图34.1)。而在EM患者中，这种倾向于毁损左肺的情况不存在。对于MTB、MDRTB以及EM感染的患者而言，涉及肺叶或空洞疾病最常见的区域是右上肺叶(图34.2)。感染EM的患者比感染MTB的患者更倾向于老年人且多发于女性，在美国则多为白人。而MTB和MDRTB的患者更年轻化，并且分布于所有种族人群中。

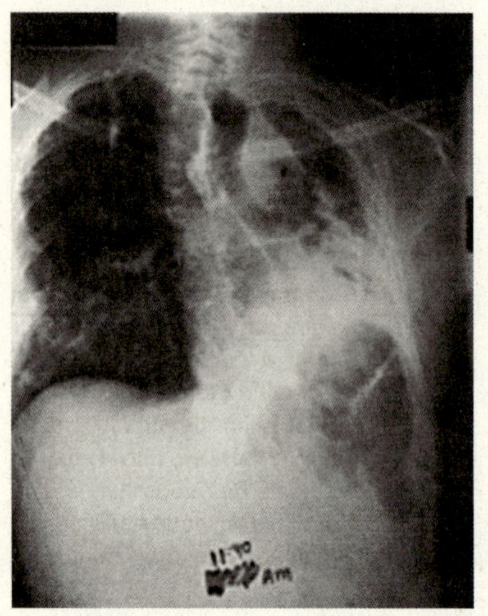

图34.1　继发于多药耐药结核菌感染的左侧毁损肺胸况。

围术期处理

在所有考虑能够手术的患者中，术前3个月都应做特殊的细菌培养和多种药敏。一般而言，对于局限性肺结核感染病例，对药物敏感的，可对利福平和异烟肼治疗6个月以及吡嗪酰胺治疗2个月都有反应，即患者痰细菌检查在3个月内转阴性。如果痰菌在治疗3个月后仍然阳性，则患者可能感染MDRTB，这种顽固的局限性病灶是手术切除的指征。有一些患者可能需要更早手术，如那些感染了耐药菌株、对内科治疗反应差且疾病进展或合并有其他结核相关并发症者，如大咯血或支气管瘘应当更加紧急地手术。对于内科治疗不敏感的EM患者可能需要比实际更早地接受手术治疗，手术时机的选择十分重要，所有这些条款在治疗肺结核中已经被实行了很多年。一个胸外科医生应当参与拟定治疗计划并清楚需要选择手术时机。

另外一个围术期的重要因素就是营养恢复。由于此类疾病本身导致分解代谢增强而促使患者常常处于营养耗竭状态，故其自身营养恢复是很困难的。且此类患者经常不能从口中摄入足够的能量，诸如胃管补充等肠内营养是十分有效的途径，必要时也可用肠外营养替代肠内营养。为增加食欲，甲地孕酮可和人类生长激素以及促蛋白合成类固醇的应用对患者是有益的。营养补充的目标是获得白蛋白水平大于30g/L，并且处于合成代谢水平。所有的患者在术前都需要肺活量测定，应用诱导性肺量器，采用吹气阀、咳嗽以及深呼吸进行测量。

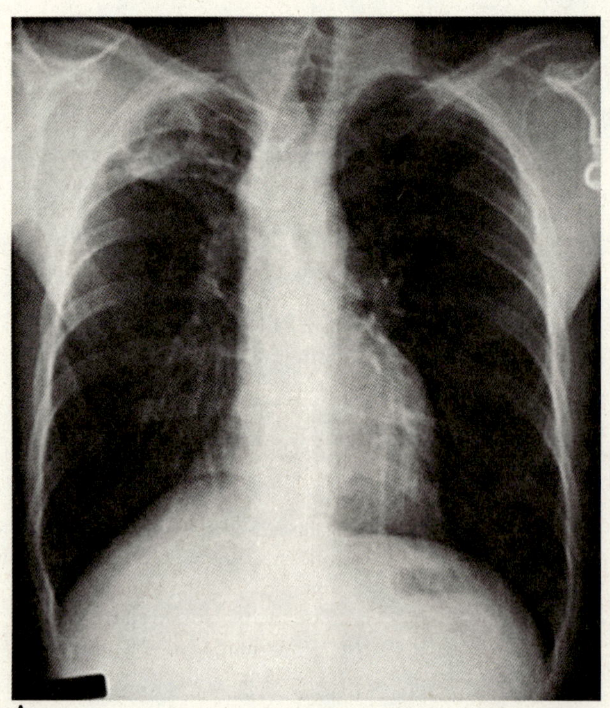

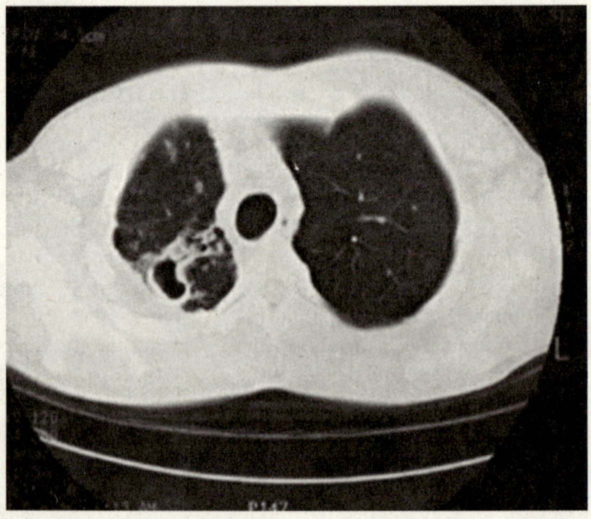

图34.2　(A)右上叶空洞患者再次感染多药耐药结核菌的胸片。(B)该患者的计算机断层扫描图片。

手术方法

在麻醉诱导后,患者先行气管插管,然后应用纤维支气管镜来检查支气管结构。这一阶段的信息至关重要。支气管镜检确定是否存在大量的分泌物,以及是否在支气管分叉处的支气管结核,这些情况将对支气管的愈合以及后期治疗进程有很大的影响,甚至可能会改变手术切除计划。气管镜检查完成后,将气管单腔管换成气管双腔管,通过纤维支气管镜确认进入左主支气管。心肺储备功能低的患者,应当行肺动脉插管,采用吸入麻醉并于手术期间予以硬膜外麻醉或一定剂量的鞘内麻药注射以补充。接下来,患者取完全侧卧位。由于手术过程的长度,需要十分注意保持合适的体位,并且保护受压位置很有必要。

取标准的后外侧切口,对患有支气管胸膜瘘或曾经行活瓣引流术者如原切口部位合适,应将这类切口包括在内。常规从第五肋间隙进胸,若患者有严重疾病时,通常有半侧胸廓的塌陷,因而为了能足够的暴露,通常需要切除肋骨。应保护锯状肌,如果背阔肌被用于肌肉瓣以保护支气管残端则必要将其提起保护。接下来,采用合适的剥离平面进入。分枝杆菌感染常常在肺脏和壁层胸膜之间产生广泛的粘连,因而常常需要在胸膜外切开。这尤其对肺空洞性改变、完全毁损肺或者是全肺切除术的患者很重要。在这种情况下,为了避免损伤纵隔和胸腔内的结构,一些手术要点需要遵守,特别是当解剖位置接近食管和奇静脉时,更应非常小心不要伤及这些结构。同样,当通过胸膜外直接接近肺尖时,要小心避开锁骨下静脉。最后,在前部区域以及心脏周围要非常小心不要伤及心脏和大血管。此外,在胸膜外钝性分离的时候可能会损伤喉返神经。

在分枝杆菌疾病的外科治疗中,常常需要应用肌瓣。应用肌瓣的指征包括手术时痰菌阳性、支气管胸膜瘘、一侧胸廓多重微生物的感染以及估计肺叶切除术后存在残腔。背阔肌是最常用的肌瓣,将肌肉从低位胸腔、腰部、骶骨脊以及髂后脊游离直到肱骨结节间沟(图34.3)。胸背动脉是背阔肌的血供来源,在手术分离至插入点时应当注意保护胸背动脉。在完全游离背阔肌后,用电刀完全分离内层,接下来如果需要,暴露并切除前面的第二或是第三根肋骨约2~3cm,注意避开肋间血管。(图34.4)。在完成后,通过移开这几条肋骨的空间,让背阔肌跨过半侧胸壁,将其缝合于支气管残端,肺门区域用剩下的背阔肌尽可能地填充(图34.5和图34.6)。有些患者的背阔肌很薄,不需要切断肋骨就可以通过肋间。不主张用锯状肌,是因为锯状肌转移将导致肩胛翼状移动,在肌肉很薄的患者中,常在胸廓切开术后影响胸部后面伤口的愈合。由于先前的开胸术而不能应用背阔肌的患者常保留胃网膜右动脉应用带蒂大网膜。应在患者侧卧位之前以仰卧位而获得网膜。由于EM感染的患者在行右侧肺切除术后,支气管残端瘘的发病率较高,因而其支气管残端需要用网膜来覆盖。这种理论认为采用供血丰富的网膜覆盖能够促进残端的愈合。在肺切除术后有严重胸腔内结核杆菌污染或多重耐药菌的反复感染的病例,我们也倾向于选择大网膜覆盖。

通常,最困难的手术部位是在胸膜和胸膜外剥离,先沿着胸腔的周围游离肺组织,然后再行肺切除术。肺门因没有紧密粘连而容易接近。在一些行全肺切除的患者中,有一些患者已

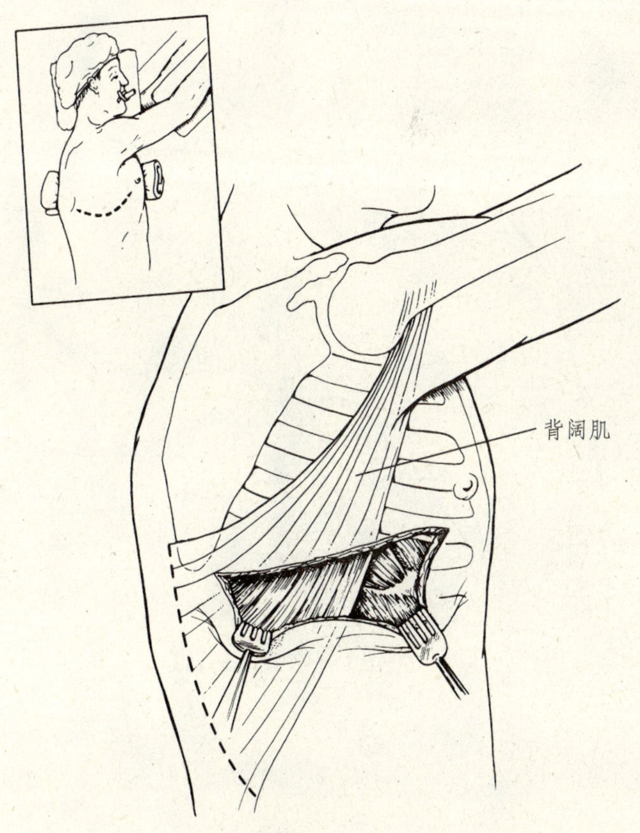

图34.3　背阔肌的外形(横线所指为背阔肌)。

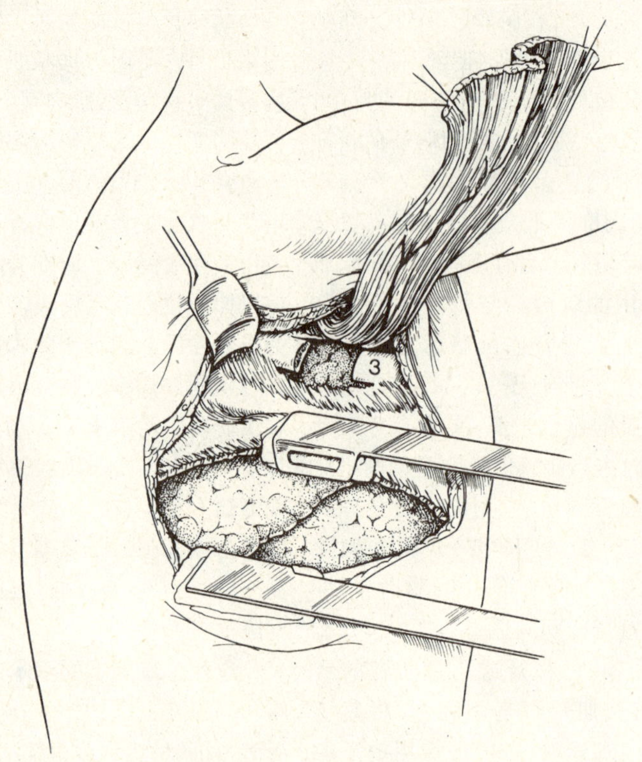

图34.4　移开背阔肌同时切掉一部分第三肋骨。

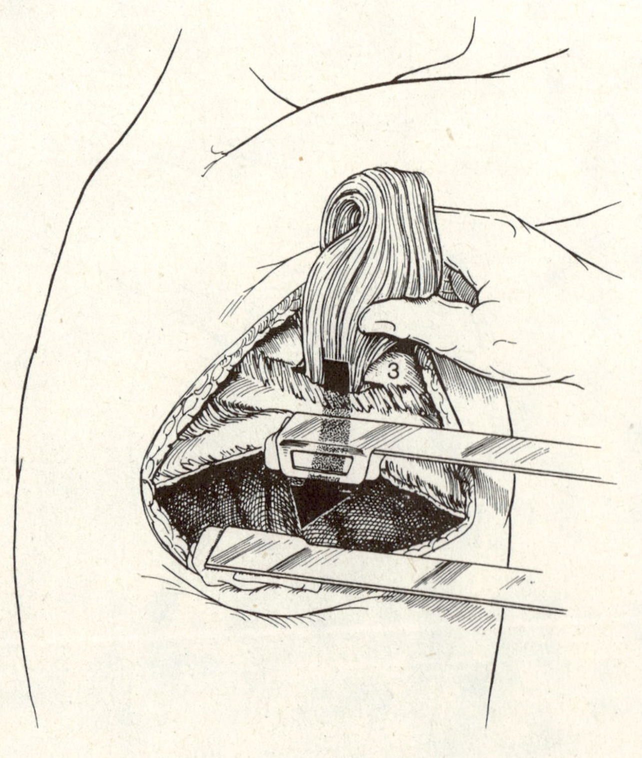

图34.5　将背阔肌穿入胸腔。

经有EM感染或是结核手术切除史，肺门有可能被紧密粘连包围。通常需要通过心包内来处理肺血管。在右上叶分枝杆菌感染的病例中，叶间裂常黏着紧密，切断叶间裂的分支血管十分困难。通常先从后面入路，先切断右上肺叶支气管，然后再分离右上肺肺动脉分支。

在完成肺切除后，胸膜腔用含抗生素的温盐水充分冲洗。由于此类患者营养通常很差，要十分仔细地缝合伤口，肋间用多针缝合关闭肌肉层，用可吸收的编织缝线(0号)，皮下组织用2-0号缝线，皮肤用可吸收缝线皮下连续缝合。在麻醉苏醒以前，所有患者应当再次行纤维支气管镜检查，以排除在术中可能聚集的分泌物，因这些分泌物有可能会污染未受感染的支气管。

同其他重大胸外科手术相同，积极术后护理是必须的。对于分枝杆菌感染行肺切除术的患者，术中及术后精确地维持液体平衡是十分必要的。这一过程比常规肺叶切除或癌症术后需要更长的时间，也更有难度。患者在术中及术后可能输入过多的液体，这是一个十分危险的情况，因为在这些感染的患者中，术后肺水肿是一个高发并发症。故所有年龄大于50岁行肺叶切除的患者都应当预防性使用地高辛，对于大于40岁行全肺切除术的患者同样应当应用地高辛。在出院时或者出院6周后如不存在心律失常，或者无左心衰表现时应当停止使用地高辛；如果患者出现心律失常或是心衰，则连续使用3个月地高辛，然后再重新评估。还有一些外科医生喜欢用β-受体阻滞剂和/或钙通道阻滞剂而不用地高辛。术后到底应用何种药物尚无可靠的数据。

我们在2001年报道了180例行肺切除术的患者，其中有172例MDRTB患者。手术死亡率为3.3%，远期死亡率

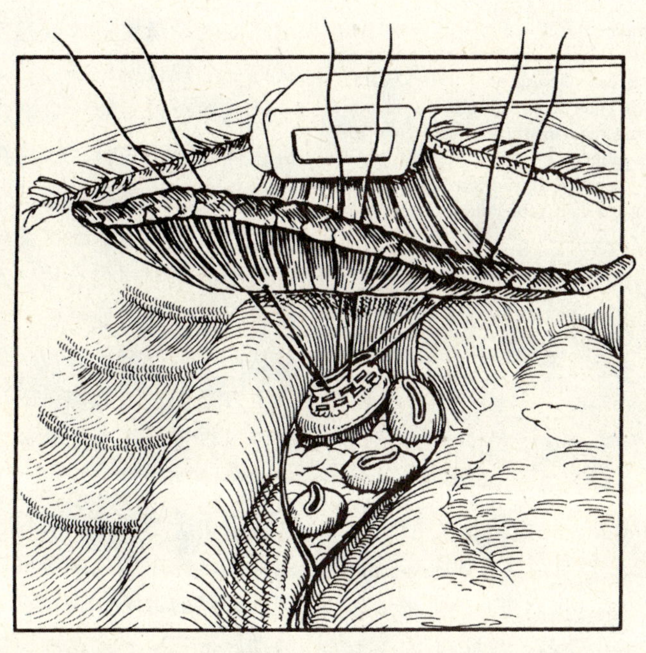

图34.6　在肺切除术后将背阔肌缝合至右主支气管上。

为6.8%。同术前有50%的痰菌阳性率相比,术后只有2%的患者痰菌阳性。2004年,Chan等人回顾了一组相似的患者,并且与过去在国家JEWISH医学研究中心接受非手术的患者相比较,统计数据显示外科治疗组(加内科治疗)以及老年患者采用氟喹诺酮(fluoroquinolones)疗效得以提高。

2003年,Iseman等深入地回顾了目前感染EM患者的数据。日益增长的EM感染患者使得做这个报告不但对内科医生有益,对外科医生同样有益。

手术并发症及术后护理

分枝杆菌感染患者行手术切除后的死亡率应当小于5%。然而术后并发症常发生,支气管胸膜瘘是最严重的并发症,造成瘘管形成的因素是手术时痰菌阳性、术前胸部的放疗、严重的多重耐药菌株的反复感染以及曾经进行过胸部手术。此外,与感染结核杆菌后行肺切除术比较,EM感染的患者更易发生右侧支气管残端裂开。一旦出现,则应当行患侧胸腔引流控制感染以限制其扩散至残余肺。那些有限制性通气障碍以及呼吸窘迫的患者如发生支气管胸膜瘘,当其右侧支气管残端破裂的时候,常常需要行左侧主支气管插管。患者应当评估感染的进展情况并给予合理的治疗。通常术后发生支气管残端破裂的时间较晚(大于6周),这使得患者迅速返回手术室封闭支气管残端不易获得成功。Elosser手术(胸膜腔开窗造口术)可能有用,完成该手术后,术侧胸廓采用浸湿有一半强度次氯酸钠溶液(Dakin溶液)的纱布包扎。在最终能够封闭以前,这既可以治疗感染又可以控制支气管胸膜瘘。

在控制了感染之后,如果采用单纯引流瘘口没有封闭,可以运用多种方式来封闭支气管胸膜。如果未行全肺切除,则可切除残肺。若是全肺切除者,则可以有多种方式封闭支气管残端。能够经过胸骨到主动脉和上腔静脉之间,并且分开后方的心包膜,从而显露支气管。这种入路可离断支气管远端,予以缝合、切除。在支气管裂开的再次手术中,更倾向于使用组织瓣以覆盖支气管残端,第一选择即是大网膜。如果有足够的肌肉组织能够获得,则移取肌肉也是另外一个选择。在这些技术全都失败后,胸廓成形术是备用选择,在某些病例中,它和肌肉转移联合应用可能也是有效的。

其他的术后并发症包括不合并支气管胸膜瘘的脓胸、喉返神经损伤、伤口感染、肺切除术后的肺水肿以及出血。这些并发症很容易出现的原因是患侧胸腔过于紧密地粘连。肺切除术后肺水肿常常发生于术后2~5天,死亡率大于50%。因而,建议在术后第一个5天中,液体入量应当限制在小于1500mL/天。需要严密注意入量及出量。在术后应当早期给予营养供给。无瘘管的脓胸治疗与伴有瘘管的治疗相似,肺切除术后并且经最初胸管引流后,则行开窗造口术(Elosser),包扎4~6周,使用抗生素,而后关闭切口(Clagett过程)。这样的时间进程是理想化的,许多患者需要通过胸腔开窗造口而长期引流。

结　论

总之,在美国肺结核手术治疗主要针对MDRTB,并与空洞形成、毁损肺以及是否痰菌阳性相关联。评估EM感染时也采用相同的手术指征,EM患者同样伴有许多反复发作的慢性疾病。在右侧肺切除术后,还有高发支气管胸膜瘘的可能。在痰菌阳性、曾经有胸部手术史、术前放疗或是多重耐药菌株感染、营养状况差的患者中,这些术后并发症发生率要高一些。当疾病处于局限期时,MDRTB应用手术治疗的同时联合应用正确的抗生素治疗2年以上比单独应用抗生素治疗有更高的治愈率。推荐MDRTB和EM 患者根据以上提到的理由自主地选择肌肉瓣和网膜瓣。营养支持对这些患者十分重要，也建议许多EM患者在疾病早期，在其进一步发展为严重疾病之前，应当采取手术治疗，否则会使手术更加复杂并增加术后并发症的可能。

推荐读物

Bates JH, Nardell E. Institutional control measures for tuberculosis in the era of multiple drug resistance. Chest 1995;108:690.

Brown JM, Pomerantz M. Extrapleural pneumonectomy for tuberculosis. Chest Surg Clin North Am 1995;5:289.

Chan ED, Laurel V, Strand MJ, et al. Treatment and outcome analysis of 205 patients with multi-drug-resistant tuberculosis. Am J Respir Crit Care Med 2004;169:1103.

Dye C, et al. Global burden of tuberculosis estimated incidence prevalence and mortality by country. JAMA 1999;282:677.

Iseman MD, DeGroote M. Environmental *Mycobacterium* (EM) Infections. In Gorbach SL, Bartlett JG, Blacklow NR (eds), Infectious Diseases (3rd ed). Philadelphia: Lippincott Williams & Wilkins, 2003.

Iseman MD, et al. Pectus excavatum and scoliosis: Thoracic anomalies associated with pulmonary disease due to *M. avian* complex. Am Rev Respir Disease 1991;144:914.

Pomerantz BJ, Cleveland JC, Olson HK, et al. Pulmonary resection for multi-drug resistant tuberculosis. J Thoracic Cardiovasc Surg 2001;121:448.

Pomerantz M. Surgery for pulmonary infections with *Mycobacterium* other than tuberculosis (MOTT). Chest Surg Clin North Am 1993; 3:737.

Pomerantz M, et al. Resection of the right middle lobe and lingua for mycobacterial infections. Ann Thoracic Surg 1996;62:990.

Pomerantz M, Madsen L, Goble M, et al. Surgical management of resistant mycobacterial tuberculosis and other mycobacterial pulmonary infections. Ann Thorac Surg 1991;52:1108.

Reichman LB. Time bomb: The global epidemic of multi-drug resistant tuberculosis. New York: McGraw-Hill,2002.

Treasure RL, Seaworth BJ. Current role of surgery in *Mycobacterium* tuberculosis. Ann Thorac Surg 1995;59:1405.

编者评述

L.R.K.

正如我在上一版所反复重申的，对于这个难题，没有任何人比Pomerantz医生更有经验了，我们所有的人都从他的智慧和经验中获益。我推测，对于大多数胸外科医生而言，分枝杆菌感染只是会偶然碰见的，而且他们大多认为不会很严重。然而，一旦遇到一个有手术指征的MDRTB患者时，Pomerantz医生和Mitchell 医生的观点就十分重要了。首先，他们在术语方面有了提高。就在几年前，我们还在说非肺结核分枝杆菌就如MOTT，或者是肺结核之外的分枝杆菌。如今，最合适的名称是EM 或是环境分枝杆菌，这要归因于其来源。

外科医生对待这些病例应当预想到他们治疗起来通常有难度并且时间会很长，一些要点要注意，尽管治疗的时间表会变化并且也没有一个治疗最佳的时间表，但手术前应当先接受药物治疗。营养补充最重要，我们通常采用经皮内窥镜胃造口或是空肠造口来获得一个较长期的肠内营养。手术时机的选择也很重要，笔者认为手术时机选择宜早不宜晚。肌肉瓣在各种过程中很常用，笔者已经清楚解释为什么背阔肌要比锯状前肌更好。带蒂的胃结肠网膜同样很有用，正如作者所建议，这可以使处于侧卧位的患者获益从而不需要变动体位。网膜通过胸骨下方途径进入胸腔，而后直接通过胸膜反折进入合适的胸膜腔位置。应用网膜时同样可以联合使用肌肉瓣。

由于手术切除的难度，我们强烈建议在这些患者切除肺叶之前，应控制肺动脉的近端。这包括心包内解剖肺动脉，安全完成这些取决于肺门粘连及纤维化的程度。特别是右侧的部分，如果有可能不应当切除心包，可关闭心包切口，以避免在胸腔内因感染而需用替代材料。

笔者建议对这些患者预防性地使用地高辛，特别是那些行了肺切除术的患者。术后心律失常预防性使用地高辛大多被证明是无效的，当发生房性心律失常而期待其控制室率时，大多数医疗中心不选择地高辛，我们倾向于选择β-受体阻滞剂或是胺碘酮。

我预测当胸外科医师面临这类不常见的患者拟行肺切除时，他仍会参考本章的观点。

（刘承飞 译　周清华 校）

第 2 篇

成人心脏病的外科治疗

第 1 部分

总　论

第35章

体外循环(心肺转流术)

Harry A. Wellons, Richard K. Zacour

体外循环是一种非常重要又灵便的手段,手术小组的心脏外科医师、麻醉师和灌注师都应能正确地去掌握它、应用它。手术医师应充分了解和熟悉体外循环的生理学、风险和局限性以及因应用错误会带来的潜在的损伤。

拟定的体外循环方案主要应用在治疗获得性与先天性心血管疾病方面,出于安全和效率的原因必须标准化管理。所有步骤都应协同一致,任何的改动都应出于患者的需要并征得所有参加手术的三组医师的同意。

外科医师要想知道体外循环的全部优点,就必须了解所用的灌注回路系统,包括预充液、变温速度和变温能力、最大和最小流速、插管大小等。

外科医师、麻醉师和灌注师在术前必须统一认识,明确手术台上各成员的责任,台上台下还应有简洁、专业而及时的交流和沟通。

拟定计划

手术前,外科医师必须拟定一个实施手术的计划,尤其是体外循环的应用。虽然麻醉师和灌注师并无必要详尽了解手术的技术,但重要的是让他们知道切口的部位、心脏和大血管插管的方法、拟达到的全身及心脏局部的温度、是否需要低流量和停循环、任何可能预见到的病理和解剖差异以及可能需要改变的计划等。监测管道部位有可能受到手术方案的影响,如需要用桡动脉来搭桥时。

外科医师在去手术室前仔细思考整个手术过程很有好处,通过设想关键的手术步骤,将有助于确定所需的解剖暴露。例如,二尖瓣修复或二尖瓣置换需要最大地显露心脏的右侧部分和房间沟,尽管心室和心脏的左侧部分不需要抬高,但它们必须能够垂到左侧胸腔内。另一方面,主动脉瓣置换通常需简单的主动脉插管和最小的心室操作而冠脉搭桥手术则需要暴露整个心室表面。为了更好地显露,可将心脏结构与心包进行一定的游离,适当悬吊心包组织,选择并放置好灌注插管,对心脏灌注和减压。手术计划包括心肌保护步骤以及因特殊手术所需达到的预计心肌和全身的温度。

最后,还应认真回顾一下“如果……将会怎样”。比如:碰到解剖变异、突发灾难性事件等。解剖变异的例子如“二尖瓣反流伴严重的后瓣环钙化”,将使手术时间延长且更复杂,需要更多的步骤来保护心肌;持续的房间隔缺损伴有左上腔静脉;法洛四联症伴有变异的冠状动脉横过右室流出道等。应经常考虑到潜在的灾难性事件,因为它们会突然发生,所有的手术组成员必须准备能快速而准确地进行处理。再次手术时较易发生灾难性事件,例如在体外循环建立以前,意外切破右心室或主动脉。其他突发事件还有:心脏显露前发生心室纤颤;Ⅰ型夹层动脉瘤患者在心包打开后出现升主动脉破裂等。

准 备

患者到达手术室时,手术组医师应到场。麻醉师负责麻醉诱导、气管插管和放置大部分监测装置。除非紧急情况,通常应在建立适当的周围静脉输液管道和心电图后实施麻醉。在血流动力学不稳定的患者,麻醉诱导前应放置好直接动脉测压管和肺动脉内测压管。

患者体位

放置好各种监测管后可固定患者的体位,在患者身体的受力部位要放置软垫防止组织受压坏死。各监测导线和管道要固定好,防止术中移位和脱落。常用的手术入路是胸骨正中切口,此时的胸骨与地面平行,患者的手臂可放在两侧以避免臂丛神经损伤。为此,患者的肩后应放一个圆垫,头下放一个垫圈。少数患者可能需要右前胸切口,此时右胸可垫高 30°,右臂放在侧面。

皮肤准备和铺巾

固定好患者体位和各监测设施后,可在手术台的头侧放一张无菌大单,有助于保护整个铺巾过程。这种位置既可暴露整个手术野而又不影响主刀和第一助手的活动范围。消毒区域从颈、胸、腹到双侧腹股沟(冠脉搭桥手术尚需消毒双下肢),围绕手术部位铺巾。每个开心手术患者均应准备好腹股沟区域,以便必要时能在胸骨打开前快速建立体外循环,或用于插入另外的监测管道或主动脉内球囊反搏。

手术台的高度以(在操作时)低于术者肘部 1~3cm 为佳,助手可调整其高度以适应术者。手术灯放在术者的左后上方(右利者)。体外循环机及血回收装置的管道连好后固定在手术区,以不妨碍术者并不易被移动为好,同时要告诉缺乏经验的医师不要压住这些管道。

切　口

用于心脏暴露和插管的切口的位置要考虑到安全、显露和美观。也需仔细考虑解剖和病理的差异以避免灾难性的事件,比如大的升主动脉瘤压迫胸骨或严重的漏斗胸时整个心脏移向左侧胸腔。符合美观的切口必须以不牺牲安全和显露为原则。

常纵行从中间切开心包,上起始于心包主动脉反折处,向下达膈肌,并在膈面横行切开以获得更大的显露,但要小心避免进入胸膜腔。此处显露应服从手术的需要。放置于心包切口边缘的粗丝线将心包悬吊于胸骨前筋膜可提高心脏,并可达到一定的固定作用。

插　管

稍游离主动脉上的心包反折以显露无名动脉,在无名动脉近端中线稍偏左的升主动脉上插管。成人患者常需缝 2 个相对应的荷包线,内荷包线的直径应较插管尖头的外径大 1/3 倍,用于成人的荷包线是双臂型的。用 3-0 双针单股涤纶线并带单个 Teflon 垫片,每针进出 3 次,穿过主动脉壁的中层,不要穿过内膜。第一针从左向右,针在持针器左边固定。第二针从右向左,第三针后每针均穿过对侧的 Teflon 垫片(图 35.1),来自另一荷包线的两针此时穿过对侧的垫片。取去针头后,将缝线穿过小胶管形成“止血带”。小于 30kg 的小孩,可用单根 4-0 聚丙烯线做成圆形荷包,无需带垫片,置于无名动脉近端的升主动脉。该荷色线的直径是动脉插管尖头外径的 $1\frac{1}{3}$(图 35.2)。如果上下腔静脉分开插管,先缝下腔静脉的荷包线,可缝成单个圆形的荷包线,恰好位于下腔静脉壁上。荷包线的直径为插管尖头的 $1\frac{1}{3}$,可位于终嵴上,针头不要进入心房腔。上腔静脉的荷包线可缝于心耳上,大小直径同上述原则。

可经右心耳的荷包缝合内向右心房注入肝素,注射前要回抽血以确定在心房内。标准的肝素剂量依手术的要求而不同,通常绝大部分患者为 300U/kg,对有潜在的凝血障碍者,肝

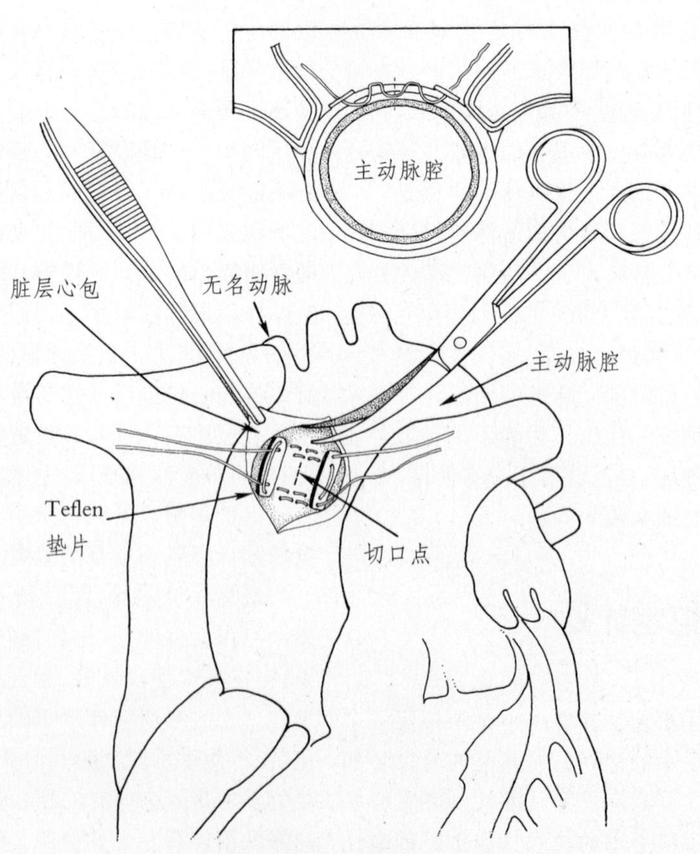

图 35.1　成人升主动脉插管的准备。

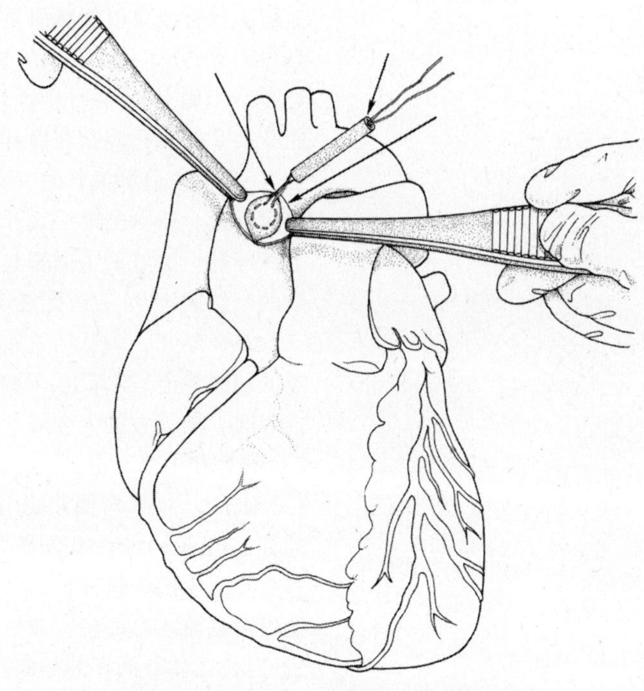

图 35.2　婴幼儿升主动脉插管的准备。

素的活性可有明显不同。

测定 ACT(活化凝血时间)可确定抗凝状况,该试验测定肝素的活性,比肝素的浓度测定更有意义。正常的 ACT 基线为 86~147s,体外循环的最佳范围尚无定论。我们喜欢维持 ACT 在 400~600s 之间,因为小于 180s 很危险,而大于 600s 又无必要(表 35.1)。

在等待肝素循环分布的时候,拟采用逆行灌注者,可用 4-0 聚丙烯线于右房前下方缝一小的荷包线以备插入逆行灌注管。可略分离右上肺静脉区的房间沟,用 3-0 聚丙烯线于右上肺静脉与左心房的汇合处做一荷包线,以备插入左心室减压管。

当 ACT 合适后,麻醉师将血压略微降低以便于主动脉插管。用镊子和剪刀清除主动脉荷包线内的脏层心包,清楚地显露主动脉壁的外层(图 35.3)。在成人,主动脉插管常依下述步骤:一手握好插管,另一手持 15 号刀片刺入荷包线内的主动脉。此时的插管头要挨着刀片压在主动脉壁上,将刀片于平行血流的方向刺一切口,其长度等于插管头的直径,当抽出刀时立即将动脉插管挤入主动脉内。切口的大小必须等于插管的直径,以避免再机械性扩大,否则可引起主动脉壁撕裂。必须垂直血流方向插入,以确保插管的尖端进入主动脉管腔内,不引起主动脉壁分离或内膜撕裂。一旦插管进入主动脉腔内 2~5mm,要改变插入的角度使之与血流方向平行,然后完全将整个插管的顶部插入。如使用软头的插管,插管顶部进入主动脉的长度必须超过主动脉直径的 25%~30%,以防尖端移位朝向升主动脉近端。当然,也必须注意避免插管进入主动脉弓的分枝血管(图 35.4)。

表 35.1　抗凝方案

1. 在体外循环机中按 4U/mL 灌注液加入牛肺肝素。
2. 外科医师于右心耳注入牛肺肝素,依据患者体重,300U/kg。
3. 注入肝素 3 ~ 5min 后,抽取无污染的全血标本测定激活凝血时间(ACT)
4. 开始体外循环以前,ACT 必须超过基础值 2.5 倍以上,并在体外循环期间维持在 480s 以上。
5. 常温体外循环时每 20min 测 ACT,低温体外循环时每 30min 测 ACT。如患者有肝素抵抗,则应更频繁地测 ACT。

插管放置好后即收紧荷包缝线,使用较长的软头插管时,插管头应位于主动脉弓的内弧线上,仅可略微超过心包反折处,轻轻触摸主动脉内弧线处可确定这一点。用粗丝线将插管与收紧荷包线的止血带扎在一起,然后排净空气,连接动脉泵的管道。

对婴幼儿,用薄壁衬有金属丝的主动脉插管(图 35.5)。荷包线内的心包脏层也要去除以显露主动脉外膜。助手用 2 个尖嘴镊夹将两边的心包脏层分开,术者用 11 号刀片刺一个与插管头直径相等的切口,当抽出刀片时助手压住切口以防止出血。当术者准备好后,助手将镊子分开,在术者插入插管时助手将主动脉上提产生反压力可有助于插入。管道插入时与血流方向成直角,然后向下倾斜使管头进入部分达到主动脉直径的 $1\frac{1}{3}$ 倍(图 35.6)。触摸插管头应位于主动脉弓的内弧线面,刚好在心包反折远端,必须确定未进入无名动脉。用止血带收紧荷包线,用粗丝线将其与插管捆扎固定好。排气后连接动脉泵管道,固定在铺巾上面,防止过紧或过松。

当需分别做上、下腔静脉插管时,先插下腔静脉管。助手将心房向中部方向牵拉显露下面的荷包线,术者用 15 号刀片在荷包线中间由下向上刺一切口,拔出刀后,与前次切口成直角再刺入一次,产生一个“十”字形的开口(图 35.7)。此时插管便很容易插入,插管时方向朝侧后方以避开欧氏(Eustachian)瓣和肝静脉。调整好插管位置,使其侧孔位于腔静脉阻断带以远不超过 1cm 的地方。在右心耳插入

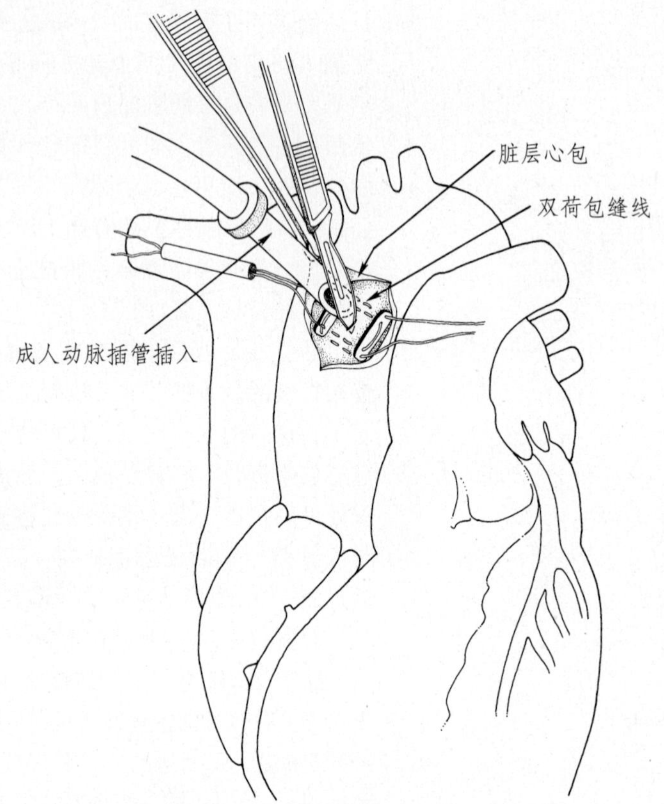

图 35.3 成人升主动脉切开插入主动脉插管。

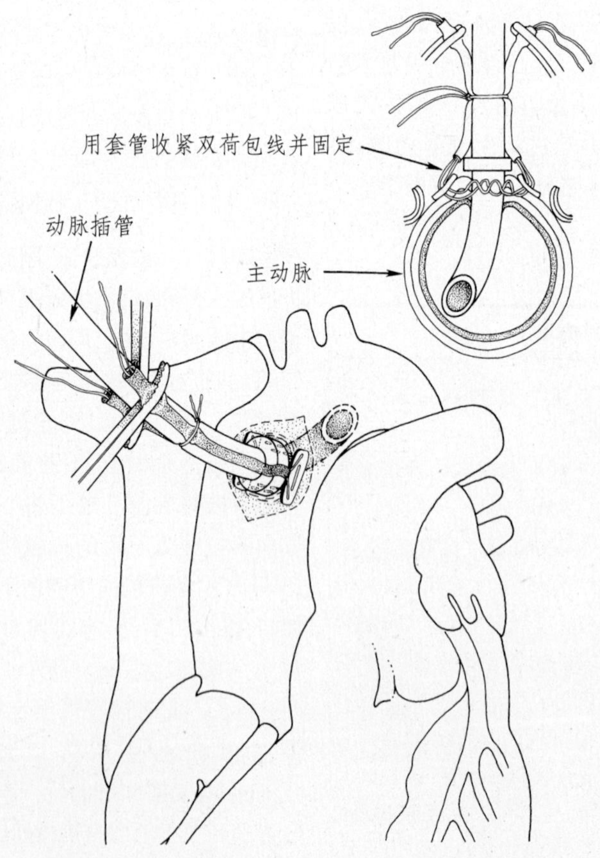

图 35.4 成人升主动脉插管固定好后的正确位置。

上腔静脉管或单根静脉引流管，切开心耳尖部，分离开心耳内的梳状肌(图 35.8)。当用上、下腔分别插管时，上腔静脉插管的侧孔应在腔静脉阻断带的上方。用单根静脉插管时，因使用的是双级插管，插管的第一级开口要进入下腔静脉。插好后将插管与收紧荷包线的胶管固定在一起(图 35.9)。

在婴幼儿，静脉插管用衬以金属丝的薄壁管道。当需上、下腔静脉分别插管时，插管头的无金属丝部分应有 2 个侧孔和 1 个斜边，插入技术同成人(图 35.10)。如果对婴儿使用单根静脉插管，应为有 4 个侧孔的插管，仅将插管头置入下腔静脉开口，让下腔静脉血可顺利流入右心房。放好静脉管以后(但要在体外循环开始前)再插入逆行灌注管更为容易。显露右心房上已放置好的荷包线，在荷包线内刺一合适的切口。插管先略微弯曲，术者将手指放在下腔静脉后方以助插入。插好后将插管同收紧的荷包线胶管固定在一起，压力监测管要连接好并记录到适当的波形，插管还要排气。

如需左心室引流，应在体外循环前插入。麻醉师用 Valsalva 手法以提高左心房压力，在右上肺静脉与左心房连接处的荷包线内刺一切口，立即将已充满液体的插管插入。插管应有一个几乎成直角的弯曲，并使其尖端紧贴心房表面且朝向左心室尖方向。除了二尖瓣狭窄以外，插管应立即进入左心室的适当位置，这可通过插管的搏动情况或用手指在斜窦里触摸来确定。

如应用顺行灌注，可在升主动脉近端缝一个小的荷包线，插入灌注管后固定。检查所有的管道是否固定妥当以及位置(图 35.11)，将动脉管路及插管上所有的夹钳全部松开，但当腔静脉分别插管时，在体外循环开始时才松开一根静脉管，因为通常在静脉管道里均有少量空气，如两根静脉管的夹钳同时松开，可因上、下腔静脉的

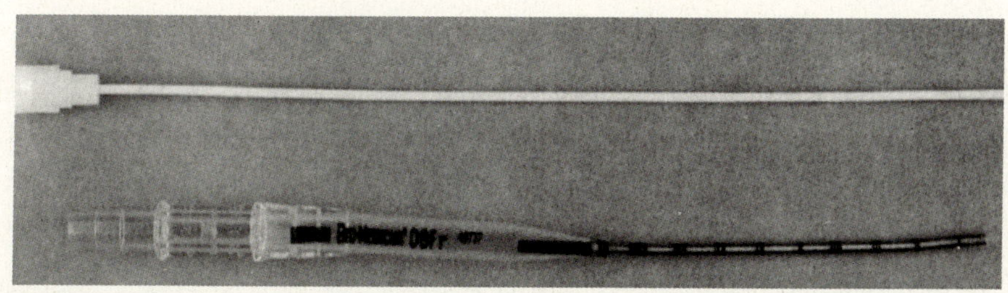

图 35.5 绕有金属丝的儿童动脉插管和内芯。这是 8F 的插管,因为管壁薄,其允许流量可达 800mL/min,适合于体重 5kg 的儿童。

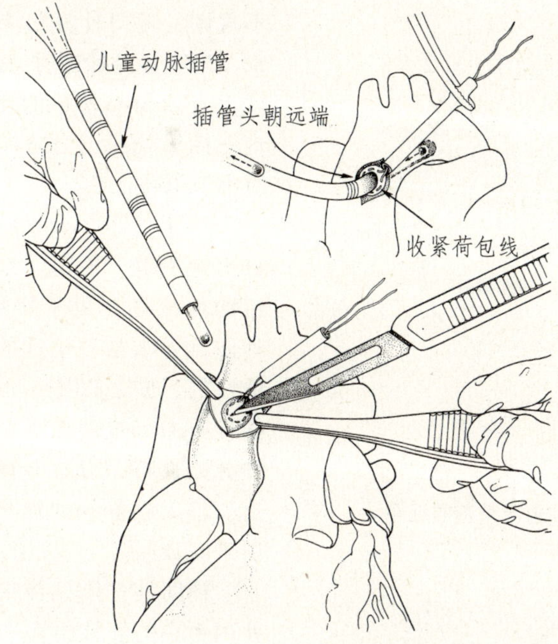

图 35.6 婴儿和儿童主动脉插管及插管固定的正确位置。

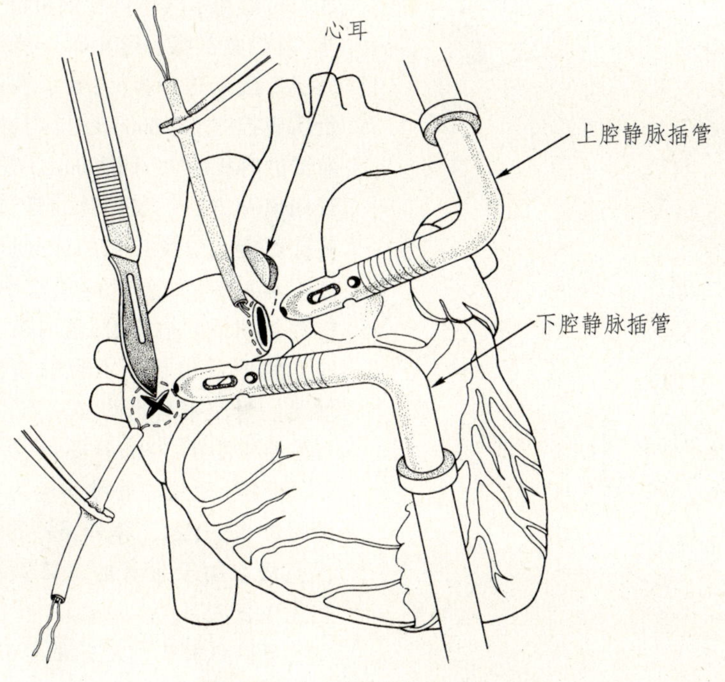

图 35.7 上、下腔双静脉插管。

压力不同,导致空气进入形成气栓。

动脉插管

在那些不适于主动脉插管的病例中,如升主动脉与主动脉弓的夹层,或累及主动脉弓的大的动脉瘤,有必要行右腋动脉或股动脉插管。

腋动脉可通过一个较短的锁骨下切口来暴露,将切口下的胸大肌钝性分开,仔细分离出腋动脉,避免损伤附近的臂丛神经。用血管钳阻断腋动脉的近、远端,在两个阻断钳之间做 8mm 长的纵形切口,取一节短的,直径 8mm 的人工血管,用 5-0 的聚丙烯线将其缝合到切口上。动脉插管插入到人造血管内,用粗丝线固定好。体外循环终止患者稳定后,可去除动脉插管。横断切除人工血管,连续缝合关闭人工血管的残端袖口。

股动脉插管时切口位于腹股沟韧带下方,游离好股总动脉后,将股浅动脉和股深动脉分别套带以控制远端,股动脉近端绕一脐带线并套胶管以便近端控制。用血管钳阻断近端后,于拟插管位置上切一横切口,逆行插入合适大小的插管,收紧近端的脐带线刚好满足止血要求,并用粗丝线将胶管与插管固定在一起。当体外循环结束拔出插管后,可用 5-0 或 6-0 聚丙烯线缝合切口。

体外循环回路

体外循环管理的基本原则是减少患者的代谢需求以适应非生理的状态,也就是所谓的"控制性休克"。为达到此要求,灌注师必须精确准备体外循环的管道并仔细管理好体外循环的血流动力学变化情况(图 35.12)。

动、静脉管道的设计和选择必须以能提供足够的血流以达到满意的

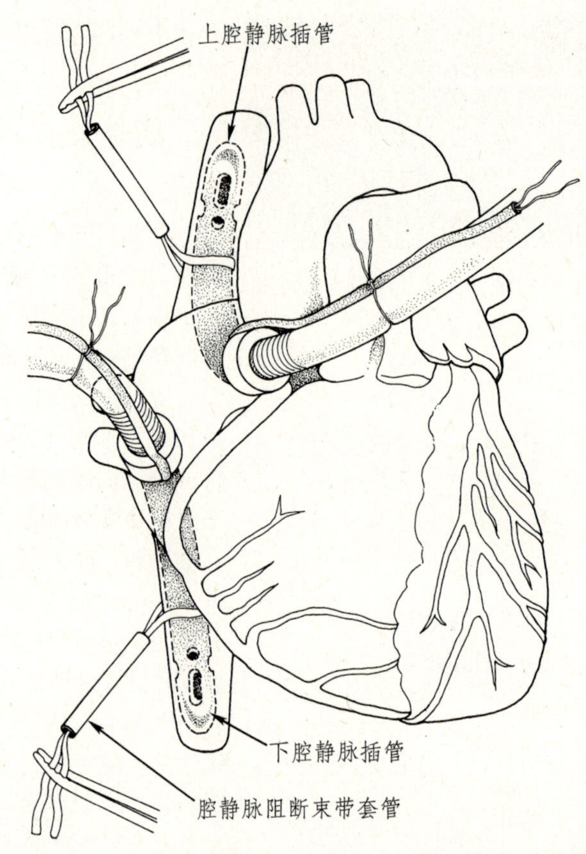

图 35.8 上、下腔静脉插管的正确位置。注意:侧孔必须位于束带的远端。

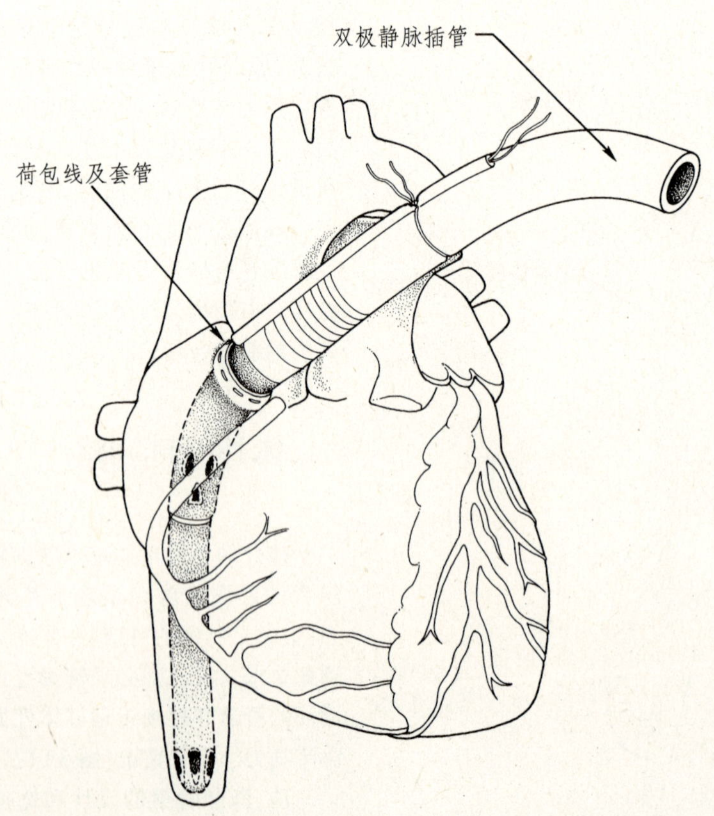

图 35.9 单根静脉插管。双极插管的引流孔位于右房和下腔静脉。

气体交换为基础,这可以通过计算来得到结果(表 35.2)。动脉插管的尖端是体外循环回路中最狭窄的部位,产生较高的阻力、压差和湍流。插管的大小用法式单位表示,或用毫米表示其直径,均指插管的外径,不代表内径或应用特征。尽管直管的血流参数和压力衰减可以计算出来,但由于插管的长度、侧孔、弯度均不同,或直径不规则,使得计算结果与实际有差别。当在选择插管时,需考虑上述因素以及内径与外径的比值(ID/OD)。动脉插管处的压力阶差在全流量时应小于 100mmHg。

静脉插管比动脉插管的工作参数更为关键,因为通过体外循环管道的血流量取决于静脉的回流,这种回流要么是被动性的,要么是辅助性的。通常多用被动的回流方法,依赖重力,也就是手术台面要高于静脉贮血器,以及开口大的静脉管道。辅助性静脉回流是通过负压吸引来完成。

辅助性静脉回流的优点是允许使用更小的静脉插管、更小的心房切口,并减少了预充量。缺点是当负压过大时增加了气体微栓的可能性。此外,当贮血器容积过小时不能适当地分层。出于这种担心,辅助性回流的负压应控制在 60mmHg 以内,静脉贮血器的容积应大于 1000mL。总之,不管用何种方法,如静脉插管过大,其侧孔可能被过度拉长的静脉壁堵住,使回流减少;而插管内径过小,就不能提供期望的血流量,这时就会出现右心膨胀或出现手术野的血液多的情况。当使用适当的静脉插管时,压力阶差应小于 30mmHg,不会产生过高的负压(理想的静脉压应为零或稍微超过 0mmHg)。体外循环的管道和预充量取决于患者的个体大小(表 35.3 和表 35.4)。

可以计算出血液的稀释度,如果预计的预充量可能引起不可接受的

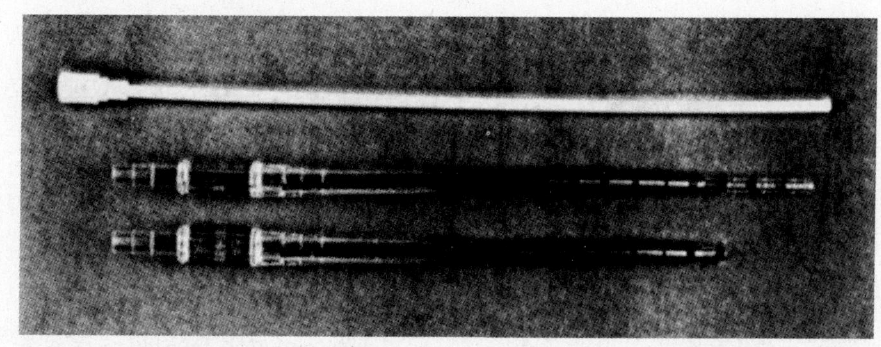

图 35.10　用于婴细儿的薄壁静脉插管，将插管的尖端从下图中的插管拔出，这样在钢丝加固的远端部分插管仅留有侧孔。

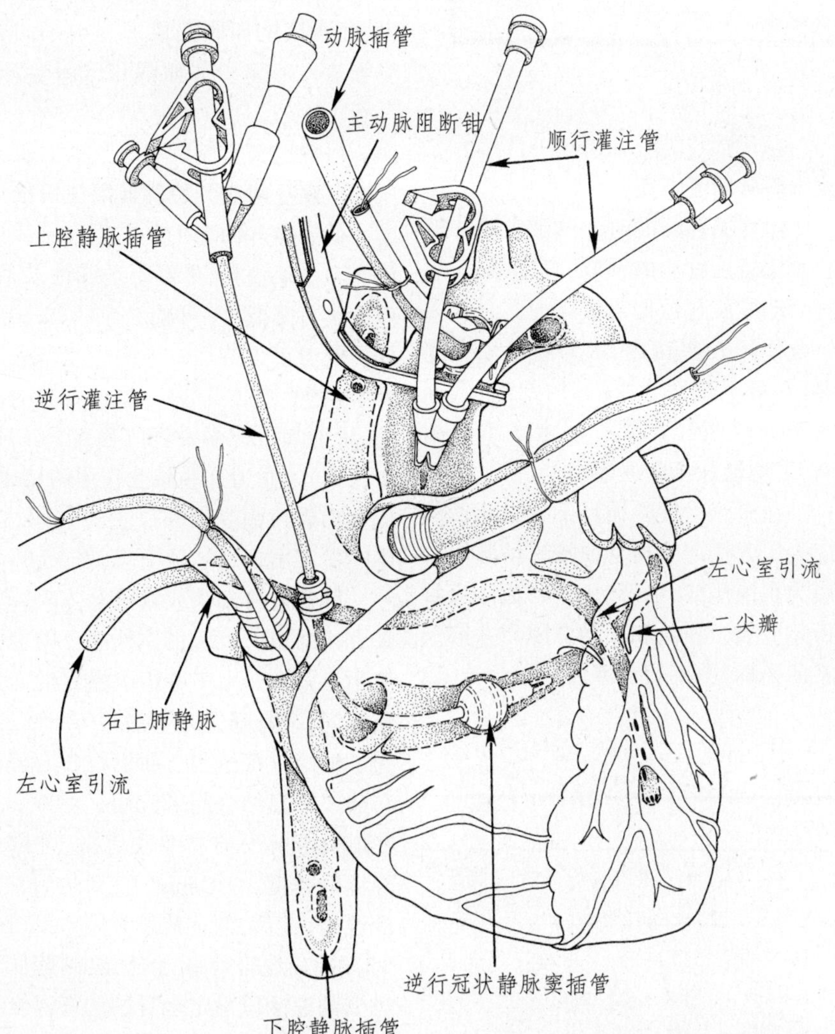

图 35.11　全部体外循环插管完成后的示意图。左心室引流管经右上肺静脉插入，逆行灌注管在冠状静脉窦内，顺行灌注管在主动脉阻断钳近端的主动脉内。

贫血时，就应加入红细胞到循环回路中(表 35.5)。

血液稀释后的优点是减少了血液的黏滞性，增加了血流量。缺点是降低了胶体渗透压，产生组织水肿。胶体渗透压与组织水肿呈相反的关系，在预充液中加入白蛋白和甘露醇可维持渗透压在 16mmHg，从而减少细胞外的水积聚。虽然血流量取决于许多因素的相互作用，但仍常规使用血液稀释的方法，以减少血液黏滞对血流的阻力，增加微循环的血流和组织灌注。

低温也会影响血液流变学和血管几何形态，降温可直接引起血管收缩和黏滞性增加，在毛细血管层产生淤积和壅滞并减少血流，血液稀释可抵消这些影响。

什么是合适的稀释度？在体外循环中，将血细胞比容稀释到 18%~21%较常用。循环骤停患者或信仰"耶和华见证人"的患者，可采用过度稀释，血细胞比容低于 15%。总的大体原则是：血细胞比容的百分数不要超过预期的低体温的摄氏温标值。

体外循环的建立及左心减压

当手术者指示开始体外循环，灌注师要检查操作区域、监视器和管道以评价系统状态。在确认术者的指令后，灌注师即可开始体外循环：先松开动脉管道上的夹钳缓慢灌注，此时动脉管的血流应自由流动，并显示体外管道压力合适。如管道压力突然明显增高，可能提示动脉管阻塞、主动脉插管位置不正常或主动脉夹层形成。如发生这种情况，应立即停止体外循环，寻找原因并予以纠正。

确定动脉血流通畅后，灌注师可松开静脉管的阻断钳让患者的静脉血流入体外循环管道内，此时右心压力应下降，中心静脉压应小于

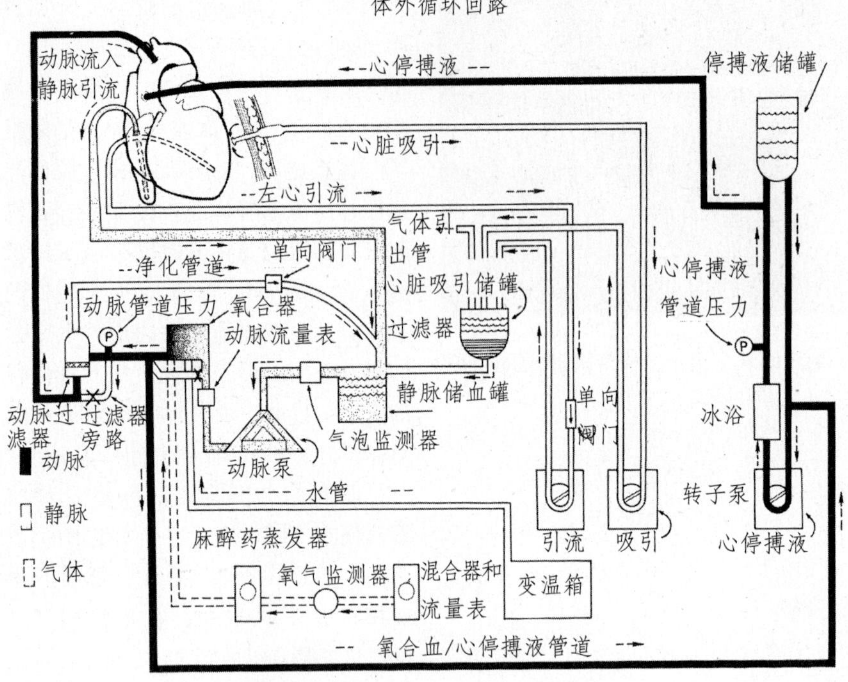

图 35.12 全部体外循环管道示意图。

5mmHg。如开始时静脉引流不畅且静脉压偏高,可能是静脉管的位置不好、管道有扭曲、管道内空气太多产生阻塞、插管太大或太小、手术台与贮血器间的高度不合适、负压吸引的压力不合适或有负压泄漏。

在此 1~2 分钟的过渡阶段中,灌注师逐渐增加动脉流量,这时心室回血会减少,搏动的动脉波形会逐渐变小,最后成为"线形波"。达到全流量后,如仍有搏动的动脉波存在,表明左心室接受了来自于主动脉瓣关闭不全的异常血液或支气管静脉回血过多,或体静脉回流不完全。

体外循环开始时,由于血液稀释和血管活性物质的释放,出现突发短暂的动脉压过低比较常见。此时并无必要使用 α 兴奋剂,因为随着全身降温(它可引起血管收缩)的开始,内源性儿茶酚胺和血管收缩素水平会增高,平均动脉压会逐渐回升。

在全流量体外循环下,除非使用了人工方法产生搏动血流,动脉压一般为均值压或"线形"压。均值压应看做是血流、容量和小动脉阻力共同关系的指标,并不代表灌注是否合适。虽然这方面争论很多,但平均动脉压在 35mmHg~90mmHg 之间是可以接受的。如果有已知的冠状动脉狭窄或心室肥厚,则灌注压应维持在 60~80mmHg。总而言之,如果全身血管阻力和混合静脉血气正常,则这种平均动脉压就是可接受的。

对有严重主动脉瓣反流的患者,如果出现心室纤颤,外科医师应准备横形钳闭升主动脉。如果心脏仍在搏动,应在阻断升主动脉后才能切开左心房以防空气栓塞。对于患有先天性心脏病的婴幼儿,也应在钳闭主动脉后或出现心室纤颤时才能切开右心。在婴幼儿,要想获得最好的左心减压,必须收紧腔静脉束带,打开右心房,经未闭的卵圆孔放入一根细的引流管达左心室,如卵圆孔已闭合,则可切一小口。

一旦达到全流量和适当的心脏减压后,灌注师应开始降低灌注液的温度。低温体外循环主要的优点是减少代谢率和氧消耗,尽管不呈线性关系,但大约每降低 1℃可减少 5%~7%。此外,低温可维持细胞内的高能磷酸池(细胞完整所必需的),保护细胞内高 pH 状态和电化学中性(稳定的 OH^-/H^+比率)。作为这些相互作用的结果,低温患者可耐受循环停止的时间达 1 小时而不出现缺氧的反应(表 35.6)。

可通过冷却毯或冰敷等体表降温来直接降温,也可由体外循环的灌注液中心降温。由于各组织器官的血流量不同,全身降温并不是均匀一致的。为了缩短这个过程,我们将中心降温与体表降温结合起来应用,维持 2.2~2.5L/(min·m²)的高灌注流量,并限制降温的速度 < 1℃/min,直到达到预期的温度。此后,灌注流量可调整到维持"正常的"混合静脉血气,监测膀胱和鼻咽的温度以确定全身的均衡温度。

全身复温是通过逐渐增加灌注液温度来达到。复温的过程比降温慢,因为灌注液的温度与鼻咽温的温

表 35.2 计算全血流率的两种方法

年龄 (岁)	1. 血流率[(BFR L/min·m²)] 体表面积(BSA,m²)	体重 (kg)	2. 血流率[mL/(min·kg)] 体重(kg)
0~2	BSA X 2.6	0~5	150
2~4	BSA X 2.5	6~10	125
4~6	BSA X 2.4	11~15	100
6~9	BSA X 2.3	16~25	90
>9	BSA X 2.2	>25	70

表 35.3　不同体重患者所需管道的直径

患者体重(kg)	动脉管(英寸)	静脉管(英寸)	负压辅助静脉管(英寸)
< 8	1/4	1/4	1/4
8 ~ 17	1/4	3/8	3/8
17 ~ 50	3/8	3/8	3/8
>50	3/8	1/2	3/8

度差不能超过 10℃, 而且血温最高不能超过 42 ℃, 这种狭小的温差减少了热交换。在这种情况下,变温毯可设置在 40 ℃, 灌注流量增加到 2.5~3.0L/(min·m²), 如果血压许可, 可以使用血管扩张药。当膀胱温度达到 32 ℃时, 患者血管可自发性地扩张, 可停用血管扩张药。

心脏排气

松开主动脉阻断钳之前,先将患者置于头低位 30°,松开腔静脉束带,减少静脉回流。右心开始充盈,麻醉师膨肺。术者可在维持左心室引流的情况下轻轻按摩心脏。将顺行灌注管的针头连接到吸引管,当较多的血液被从左心按摩出来后,顺行灌注管里会有一些气体排出。排出所有气体后,逆行灌注管的气囊变瘪,血泵流量减少到 1/2, 动脉血压降到 50mmHg,然后可松开主动脉阻断钳,此时应继续维持顺行灌注管道的负压吸引。用经食管超声心动图判断心腔脏内有无残余空气。如还有空气,可将手术台向两边摇摆, 将心耳内翻,继续轻柔按摩心脏。当排净所有空气后,可进行心脏除颤。间歇地控制静脉回流以利于心脏射血。停止心内引流吸引,因心脏继续射血,故继续经顺行灌注管的吸引。当超声心动图确定左心内已没有空气后,手术台可恢复水平位置,拔除主动脉灌注管与逆行灌注管。

如果需要可安放术后监测管道,临时起搏导线可缝在右心室和右心房上。继续复温直到鼻咽温达到 37 ℃,膀胱温度达到 36 ℃以上为止。通常每升高 1℃约需要 3~5 分钟的时间。

应逐渐终止体外循环, 此时外科医师、灌注师和麻醉师之间要保持随时沟通。在血容量恢复以前,心脏不会产生足够的心输出量。因此,灌注师应逐渐夹闭静脉回流管, 将贮血器内的血液缓慢回输到患者体内。随着血液回到心脏和肺循环,患者暂时处于“部分”体外循环状态。当心脏的血容量达到合适水平时, 主动脉瓣会随心脏搏动打开,此时可测出心输出量。继续回输血液,当动脉收缩压达到 100mmHg 时, 灌注师可完全夹闭动脉和静脉管道,停止体外循环。此后,灌注师应继续回输血液, 维持收缩压在 100mmHg, 但应注意不能使心脏变得膨胀。

停止体外循环后, 如果心脏不能有效的工作, 应重新体外循环支持以防止心脏过度膨胀和缺氧。如果心脏工作良好,血流动力学稳定,可拔除各插管。上、下腔静脉分别插管的患者,可先拔除下腔静脉插管, 结扎荷包缝线。拔除上腔静脉插管后先收紧止血带线, 观察几分钟以确定血流动力学及心功能状况。经食管超声心动图确定心内修复满意、心脏功能良好后,便可放置引流管。心脏后方斜窦内的引流管可用扁的胸管 (婴幼儿可用 10mm 宽的 Jackson-Pratt 插管,裁剪适当的长度), 圆形的胸管放在前纵隔。如果已打开胸膜腔, 就不要放纵隔前引流管, 可将圆形引流管放在胸膜间隔内。准备用鱼精蛋白中和肝素时,应停止所有心内吸引, 麻醉师先给全量 1/3 的鱼精蛋白,鱼精蛋白一旦进入体

表 35.4　各类管道本身的预充量

管道直径(英寸)	预充容量(mL/ft)
3/16	5.00
1/4	9.65
3/8	21.71
1/2	38.61

表 35.5　患者的年龄与血容量

年龄	血容量(mL/kg)
早产儿	100
新生儿	90
1 ~ 12 月	80 ~ 85
1 ~ 10 岁	75 ~ 80
成人	70 ~ 75

表 35.6　低温水平与大致的"安全"停循环时间

低温水平	患者的温度(℃)	循环停止时间(min)
浅低温	37 ~ 32	5 ~ 10
中度低温	32 ~ 28	0 ~ 15
深低温	28 ~ 18	15 ~ 60
极深低温	< 18	60 ~ 90

内，就不要将手术野的渗血吸引回体外循环管道内。应用上述剂量的鱼精蛋白约 5 分钟后，如血流动力学仍稳定，可拔除主动脉插管。主动脉双荷包缝合的成年患者，先去掉荷包线上的胶管，术者扶住管道，助手整理准备好荷包线，拔除动脉插管时，先打紧荷包线的第一个结并维持在原位不动以控制出血，术者将自己一侧的荷包线收紧打结，然后助手其他再打完其他的结。输入全剂量鱼精蛋白后，如患者情况稳定便可结扎右心耳的荷包线，如必要的话可再加固结扎，最后按部彻底止血、关闭切口。

致 谢

感谢我们的老师和朋友，Dr.Stan Nolan，本章所描述的基本内容，仍然是我们目前常规使用的方法，未做任何改动。

推荐读物

Castaneda AR, Jonas RA, Mayer JE Jr, et al. (eds). Cardiac Surgery of the Neonate and Infant. Philadelphia: Saunders, 1994.

Castheely PA, Bregman D (eds). Cardiopulmonary Bypass: Physiology, Related Complications, and Pharmacology: Mount Kisco, NY: Futura, 1991.

Gravlee GP, Davis RF, Utley JR (eds). Cardiopulmonary Bypass—Principles and Practice. Philadelphia: Lippincott Williams & Wilkins, 2000; Chs 3–7.

Kaplan JA. Cardiac Anesthesia (3rd ed). Philadelphia: Saunders, 1993.

Kirklin JW, Barratt-Bowes BG (eds). Cardiac Surgery (3rd ed). Philadelphia: Churchill Livingstone, 2003.

Mora CT (ed). Cardiopulmonary Bypass—Principles and Techniques of Extracorporeal Circulation. New York: Springer-Verlag, 1995.

Reed CC, Kurusz MA, Lawrence AE Jr (eds). Safety and Techniques in Perfusion. Stafford, TX: Quali-Med, 1988.

Thys DM (ed). Textbook of Cardiothoracic Anesthesiology. New York: McGraw-Hill, 2001.

编者评述

I.L.K.

作者仔细介绍了体外循环的技术，主要侧重于目前弗吉尼亚大学正在应用的方法，所有心脏外科医师对这些问题必须有详尽的了解。建立体外循环的方法各异，但各手术组的方法应有连贯性。全面的外科医师应掌握多种插管技术，特别是在遇到升主动脉钙化或复杂的再次手术患者。经皮股动脉插管在微创手术或再次手术患者也很常用，还有一种由克利夫兰医院采用的静脉引流技术，该法实用可行，并可避免空气引起的静脉管道堵塞。

（王治平 译校）

第36章

心肌保护

Constantine L. Athanasuleas, Gerald D. Buckberg

本章要讲述的是目前心脏手术中有关心肌保护的机理，心肌保护措施的有关理论依据并详细介绍我们研究的方法。

有关心肌保护的措施在关于温血停搏和冷血停搏；顺行灌注和逆行灌注；间断灌注和持续灌注方面形成对立的观点。不过这样会很混乱，而且影响到使用每一种方法的好处。心脏停搏液可明显地减少停跳心脏的氧耗，其必须有足够量到达心脏的全部区域以满足最低停跳的需求(图36.1)。这就导致使用顺行灌注并加辅助逆行灌注和降温的方法来减少氧耗，并获得完整无血的手术野，然后使用温血灌注来进行复苏。

我们所介绍的"整体方法"是结合了各种不同原理的优点来进行心肌保护的一种方法，这种方法能使手术顺利地进行而不受干扰。这种方法可以达到以下效果：①为外科医生提供了完整的视野；②避免了不必要的心肌缺血和使用过量的心脏停搏液；③允许在心脏手术后短期内开放主动脉和终止体外循环。

心脏停搏过程中的电机械活动增加了缺血过程中的氧耗，低温是心肌保护的一个重要组成部分，因为它减少了电机械活动(图36.1)。含血的心脏停搏液因为它的通用性，目前被大多数外科医生所选择。它保持了一定的张力，是一种自然的缓冲媒介，具有很好的流变学特性，并可以消除自由基。含血的心脏停搏液也能减少再灌注损伤和逆转急性缺血心肌的缺血/再灌注改变。而晶体心脏停搏液是不可能具备以上这些优点的。

已经有外科医生在特殊的情况下不使用心脏停搏液的方法。例如，当遇到主动脉严重钙化时，采用深低温停循环(约20℃)而不阻断主动脉的方法。这时用于搭桥的大隐静脉或动脉可以连接到无名动脉或内乳动脉上。

冷血心脏停搏液

冷血心脏停搏液能保证正常的心脏在缺血4小时后完全恢复。然而，术前心功能正常的患者是很少见的。在进行再血管化手术中，冠状动脉的血流被阻断，心脏停搏液能足够地分布到心脏各个部分来进行再灌注，低温就能减少心肌的氧耗和缺血性损伤(图36.2)。不过，单独采用低温并不能避免因完全没有能量供应(缺血)的心肌损伤。而且，低温晶体心脏停搏还有以下一些缺点：包括血红蛋白氧合曲线左移，阻滞Na+/K+ATP酶造成细胞水肿，血小板、白细胞和补体被激活。含血心脏停搏液是由四份血和一份晶体溶液组成，这减少了晶体心脏停搏液重复灌注过程中造成的血液稀释。

温血心脏停搏液

温血心脏停搏液(37℃)在开始阶段(诱导)就能减少缺血心肌的再灌注损伤，它通过多种通路传输氧化三磷腺苷产物到修复过程中来增强代谢修复。而其他心肌保护液的组成成分，枸橼酸磷酸钠葡萄糖(CPD)和三羟甲氨基甲烷缓冲液(THAM)，可减少钙内流和酸中毒。现在临床研究已证实了我们的实验结果，它表明在心肌缺血之后，温血心脏停搏液的灌注（热灌注)促进了缺血心肌的恢复。温的心脏停搏液的诱导和再灌注液中通过加入谷氨酸和天冬氨酸来补充关键的Krebs循环的中间媒介物——这种中间媒介物则会因心肌细胞缺血而减少。这些额外的措施在心肌缺血一段时间后将会加快修复过程(图36.2B)。

心脏手术后不稳定的患者，在主动脉开放后用常温心脏停搏液（约37℃)以恢复心脏的节律和改善血流动力学。当用它来改善血流动力学时，应将左心室排空来减少各种消耗，顺行灌注心脏停搏液10~20分

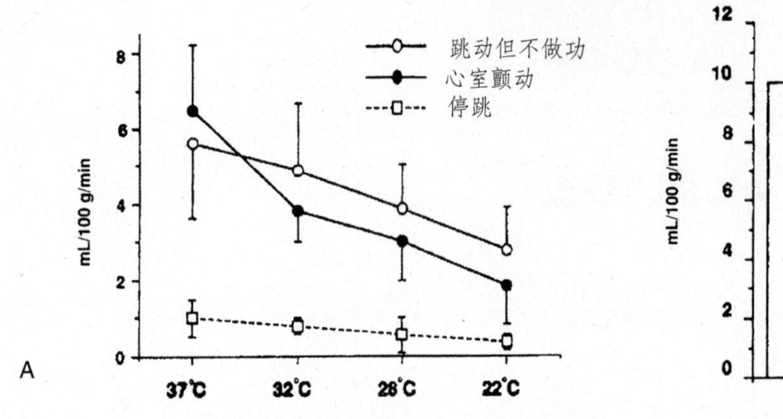

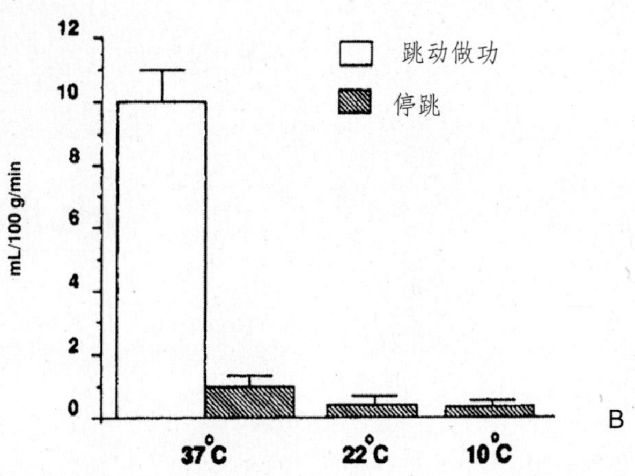

图 36.1　(A) 37℃到 22℃不同温度时室颤、停跳以及跳动但不做功的左室心肌氧需要量。注意停跳时的氧需要量最低。(B)跳动做功心脏与在 37℃,22℃及 10℃时停跳心脏的左室心肌氧需要量。注意:图 A 中停跳心脏氧需要量低;图 B 中显示心脏从 10°复温到 22°时心肌氧需要量变化极小。同时可见到心脏电机械活动恢复后氧需要量较图 A 要高。

钟。我们发现心脏停搏达到 120 分钟的患者使用该方法,心脏节律和血流动力学有明显的改善。

多剂量心脏停搏液

使用多剂量的心脏停搏液灌注方法是因为来源于纵隔侧支循环的非冠状动脉侧支血流(温暖的体循环血流)逐渐替代了心脏停搏液。局部低温可减慢复温过程,还可能会引起肺部的并发症(膈麻痹),而且并不能提供足够的心肌保护效果。再灌注含有缓冲液和低浓度离子钙的多倍剂量心脏停搏液可以减少再灌注损伤。间隔 10~20 分钟灌注一次,能保持心脏停搏并补充缺血期间耗尽的代谢底物。在手术中,开始逆行灌注时主动脉的回血是暗红色的,灌注 1~2 分钟后会变红,表示心脏停搏液已均匀分布在心脏各处。高渗透压能减少术后心肌水肿和提高术后心肌顺应性。

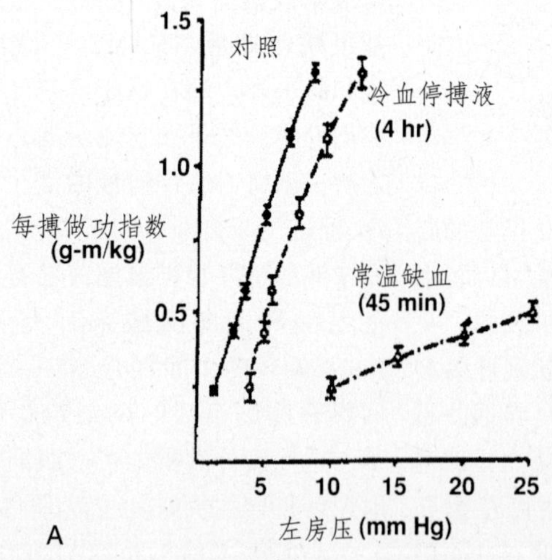

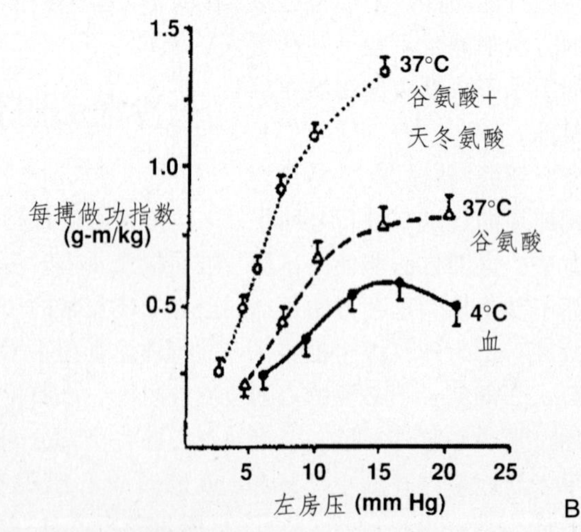

图 36.2　(A)每 20 分钟灌注冷血停搏液的心脏在主动脉阻断 4 小时后左心室功能仍然正常,而不用停搏液的心脏在常温停跳 45 分钟后左心室功能便受抑制。显示心肌保护的方法比主动脉阻断持续的时间更重要。(B)经历 45 分钟常温缺血的心脏再经受 2 小时主动脉钳夹后的左心室功能状况。注意:①在超过 45 分钟的停跳期间仅仅给予冷停搏液灌注未能改善心功能;②主动脉钳夹期间每 20 分钟灌注冷血停搏液,结合停搏液诱导和再灌注期在停搏液中加入谷氨酸和天冬氨酸可明显改善心肌的恢复。这些资料提示,增加氨基酸对受损心脏是有益的。

顺行或逆行灌注：交替使用还是同时使用

心脏停搏液只有在分布均匀的情况下才是有效的，增加逆行灌注能改善心内膜下心肌的灌注，主动脉瓣手术时避免了在冠状动脉开口插管，二尖瓣手术时可减少牵引器的移动，冠状动脉再次手术中能冲刷并带走空气和粥样斑块。经心房冠状静脉窦插管能安全和快速进行逆行灌注，该方法已被世界上大多数的外科医生所使用。实验表明，右心室里有营养的血流是有限的，但低温能降低氧的需求。临床研究表明，由顺行灌注转换成逆行灌注能增加心肌对氧的摄取和乳酸的清除，从而表明：两种灌注模式各自灌注不同的心脏区域。因此，顺行灌注和逆行灌注都是需要的(图36.3)。

单独顺行灌注和逆行灌注的局限性通过交替进行顺行和逆行灌注可以克服，但最近的研究表明：同时经冠状静脉窦进行逆行灌注和直接经冠状动脉开口或静脉桥的顺行灌注，可以获得两者的益处。通过Thebesisn静脉的引流防止了心肌静脉高压的发生。研究证实了同时从静脉桥和冠状静脉窦进行灌注的安全性，特别是在高危患者当中。

间断或持续灌注

持续的心脏停搏液灌注已经被提倡用来避免心肌缺血，不管是顺行性灌注还是逆行性灌注。如果用普通的流速来进行灌注，不一定能实现足够的心肌保护，而且在灌注过程中会影响视野。静止/干净的视野就要求"故意的"心肌缺血，这就要间断性地停止心脏灌注。间断地补充心脏停搏液能保持低温，带走积聚的代谢产物，中和酸中毒和消除水肿。起初，心脏停搏使用的是高浓度钾(20mmol/L)的含血心脏停搏液(表36.1)。现在使用的是多剂量的低钾 (8~10mmol/L)含血冷心脏停搏液(表36.2)进行间断性灌注。即使没有电机械活动发生，重复灌注也是需要的。在二尖瓣手术过程中，这样的重复灌注是逆行的；而在主动脉瓣手术过程中，同时进行逆行灌注再每间隔15分钟经右

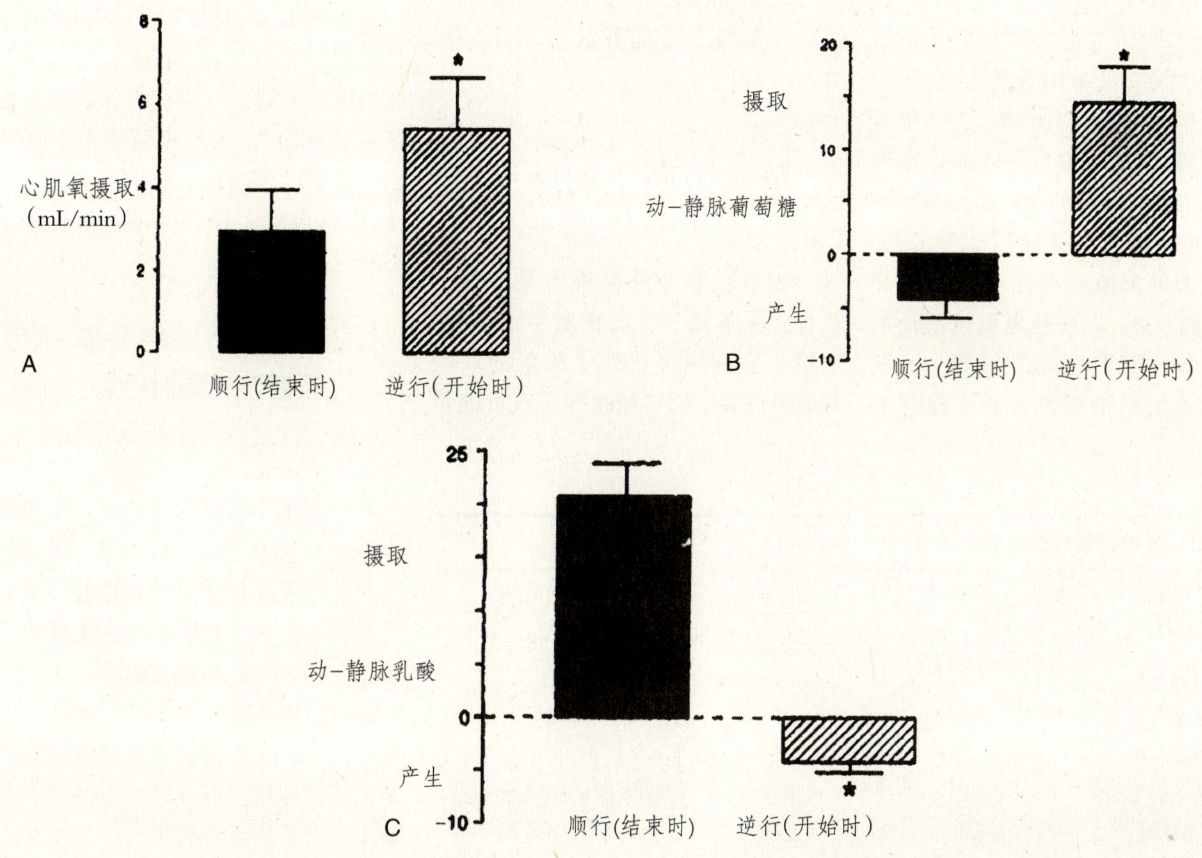

图36.3 冠心病患者心脏停搏液由顺行灌注转换成逆行性灌注时心肌代谢的变化。注意心肌摄氧量(MVO2)，葡萄糖摄取、乳酸产生的增加。提示两种灌注模式各自灌注的区域不同。这也暗示了应用两种方法的优点。

表 36.1 温血心脏停搏液

心脏停搏液附加物	所加量(mL)	改良的成分	给予的浓度[a]
氯化钾(2mEq/mL)	15	钾离子	16~20 mEq/L
三羟甲基氨基甲烷(0.3mol/L)	225	pH	pH 7.5~7.7
枸橼酸磷酸盐-盐-葡萄糖	225	钙离子	0.2~0.4mmol/L
天冬氨酸,谷氨酸脱羧酶	250	基质物质	13mmol/L
50%葡萄糖水溶液	40	葡萄糖	<400mg/dL
5%葡萄糖水溶液	200	渗透压	380~400毫渗量

[a]当同血成4:1混合后。

冠状动脉口重复灌注。起初,使用非心脏停搏液的冷血(约10℃)进行持续性逆行灌注可能有辅助作用,其前提是视野不成问题(例如,在血管桥近端与主动脉吻合时)。当视野不成问题后,一种非心脏停搏液的含血溶液(约10℃)将会被用于灌注,它包含枸橼酸盐-磷酸盐-葡萄糖、三羟甲氨基甲烷、镁和甘露醇(表36.3)。血细胞压积约20%的冷血以小于35mmHg的压力进行灌注。不过,心脏停搏液的间断性灌注至少要每15分钟进行一次,以防止电机械活动的发生。当心脏手术完成后,整个心脏会受到一定量的温的心脏停搏液的灌注(热灌注),首先是顺行的,然后是逆行的。随后进行的是主动脉根部的持续性的温血灌注,此时阻断钳还没有松开,灌注流量为300~350mL/min,压力≤80mmHg。在有足够的心肌收缩后5分钟,才能开放主动脉阻断钳。

单次阻断主动脉

冠状动脉旁路搭桥术是最常见的心脏手术之一,而在老年患者,术中脑血管粥样斑块栓子脱落的风险增加了许多。粥样斑块栓子很可能是由于在主动脉近端吻合时反复钳夹主动脉侧壁后脱落所致。单次阻断主动脉可降低此类事件的发生,但该方法延长了缺血时间。有证据表明:使用单次主动脉阻断的方法,在应用前述的心肌保护方法时,尽管主动脉阻断时间延长,但死亡率和住院费用都下降。这些研究结果与原来我们认定的原则相冲突——一旦阻断主动脉,医生就要争分夺秒完成心内操作。心脏损伤的程度与术中如何保护心脏的关联程度比其与主动脉阻断时间的长短更甚。含血心脏停搏液能够在主动脉阻断期间提供充足的心脏营养物质,这与将主动脉阻断等同于心肌缺血的观点相左。

临床应用

克里夫兰医院一项对3300例患者的研究报道中,Loop医生列举了含血心脏停搏液的许多优点。在单次阻断主动脉期间,我们使用混合温血/冷血心脏灌注停搏液,采用顺行/逆行灌注,以及血液/心脏停搏灌注液等联合心肌保护措施。

插管,灌注、监控设备,顺行/逆行灌注,同时行顺行/逆行灌注心脏停搏液的方法

全部操作包括使用心脏停搏变温器进行冷和热灌注(图36.4),进行顺行和逆行灌注插管,使用监控——输入系统等。我们使用的系统详见图36.5。三个控制装置安置在一个三角形支架上以便操作:

1.一个控制顺行和逆行灌注的开关,连接到这些灌注管的是用来测量灌注压力的较细小管道。

2.一个流量控制阀用于主动脉排气。

3.在连接逆行灌注管的管道安置

表 36.2 多倍剂量冷血心脏停搏液

心脏停搏液中附加物	所加量(mL)	改良的成分	给予的浓度[a]
氯化钾(2mEq/mL)	10	钾离子	8~10 mEq/L
三羟甲基氨基甲烷(0.3mol/L)	200	pH	pH 7.6~7.8
枸橼磷酸葡萄糖	50	钙离子	0.5~0.6mmol/L
5%葡萄糖溶于1/4等渗盐溶液	550	渗透压	340~360毫渗量

[a]当同血成4:1混合后。

表 36.3　改良的冷血维持灌注液

附加的溶液	所加量(mL)	改良的成分	给予的浓度[a]
三羟甲基氨基甲烷(0.3mol/L)	50	pH	pH 7.5~7.6
枸橼酸磷酸盐葡萄糖	50	钙离子	0.5-0.6mmol/L
氯化镁(2mEq/mL)	10	镁离子	4~6mg/L
5%葡萄糖溶于1/4等渗盐溶液	1000	渗透压,糖	340~360 毫渗量
甘露醇(25%)	50	渗透压,氧自由基清除剂	340~360 毫渗量

[a]当同血成 4:1 混合后。

另外一个流量控制阀,用来控制在主动脉瓣手术期间通过静脉桥或插入冠状动脉口的手持灌注管内的心脏停搏液灌注量(图 36.5)。附加的管道也可以连接到顺行或逆行灌注管上(图 36.6)。

顺行灌注插管

顺行灌注插管在升主动脉右侧的上端,该部位一般不会用于吻合移植血管。用 3-0 带垫片缝线套上套索固定插管,并捆绑在一起。插管上有一个测压力管道和排气孔,可以吸出混入灌注液中的空气和血液。体外循环开始后应排空心脏,此时肺动脉塌陷,提示体循环静脉引流良好。阻断主动脉后即以压力 70mmHg,流速 200mL/min 顺行灌注 2 分钟心脏停搏液。如果超过这一压力流速就会下降。如果存在心肌肥厚,流速需要增加到 50~75mL/min。附加的顺行灌注心脏停搏液是经大隐静脉血管桥灌注,或在静脉桥近端吻合完成后经主动脉根部进行灌注。尽管在许多心脏医疗中心仍采用侧壁钳夹闭主动脉,但对于简单的冠状动脉手术,我们采取按顺序吻合血管远、近端的做法。所有血管桥的近端吻合都在主动脉排气后才能进行。当血流将血管内的气体排挤到顺行灌注管里后就可以夹闭排气口。在吻合血管桥近端时,可通过压力安全阀产生较低的吸力(大约 175mmHg)或是用重力保持主动脉内血流刚好位于缝线之下,以避免主动脉塌陷及空气进入。同时以 150 mL/min 的流速连续逆行灌注冷血,并从升主动脉吸出。顺行灌注插管导管应有意识地安置低于主动脉前壁水平,以避免吻合术野存在血液。

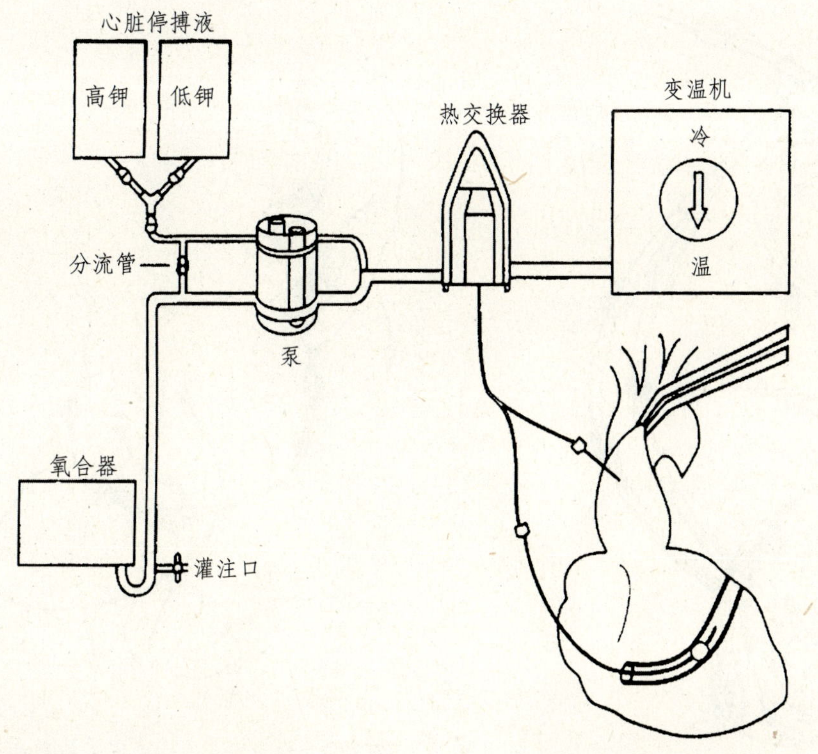

图 36.4　含血心脏停搏液灌注系统,本系统包括含有高钾和低钾停搏液的两个瓶子。停搏液与血液按 4:1 比例混合。在温血再灌开始后,分流管道可允许普通血液通过这个转子泵给予。

逆行灌注插管

可经心房途径行冠状窦口插管而不用阻断上、下腔血流。逆行灌注插管是在腔静脉插管后进行,可能会耗时 10~15 秒。我们使用尖端柔软和带有自行膨胀气囊的插管,并把它放在双腔静脉插管前方。先行 3-0 带垫缝合,不打结,在缝线中间做一个低位心房切口。我们向上向左侧牵引房室沟,以减少心房内插管冗余并避免术中的移位,再把缝线套上套索以固定。

也可从手术台左侧由助手安放

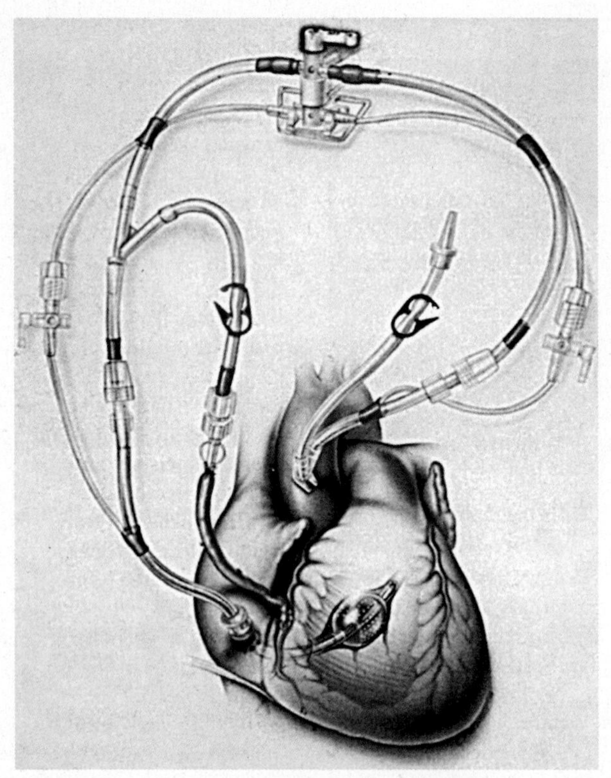

图 36.5　连接在逆行臂上的导管可以用作顺行、逆行及静脉灌注。留意那个开关，它允许同步进行输送停搏液和监测主动脉或冠状窦内的压力。该侧臂连接到逆行灌注管上，允许通过静脉桥或主动脉瓣置换术时经由右冠口同步进行顺行/逆行灌注。

逆行灌注插管，插管的方向与冠状窦口到左心耳下方的位置成 45°角（图 36.7）。而在手术台的右侧安置插管时，插管头的方向朝向左心耳（图 36.8）。将食指放在下腔静脉和右心房交界处，要能触摸到插管的尖端，引导其进入冠状静脉窦并进入到正确的位置。逆行灌注插管应该很容易地进入到冠状窦，当插管在冠状窦内推进过程中遇到阻力时就应停止插入，其位置通常在邻近左心耳的部位。很容易摸到逆行灌注插管的尖端（图 36.9）。如果插管尖端进入后降静脉就要重新进行插管（图 36.10）。在再次手术时，逆行灌注插管就不能用手指指引定位，当有暗红色血液从插管当中流出时即能确定其进入正确位置。逆行灌注在冠状动脉再次手术期间能减少栓塞发生和将碎屑从移植血管中冲出。在体外循环开始及心脏停搏后应检查插管的位置。

部分转流患者使用冠状窦插管技

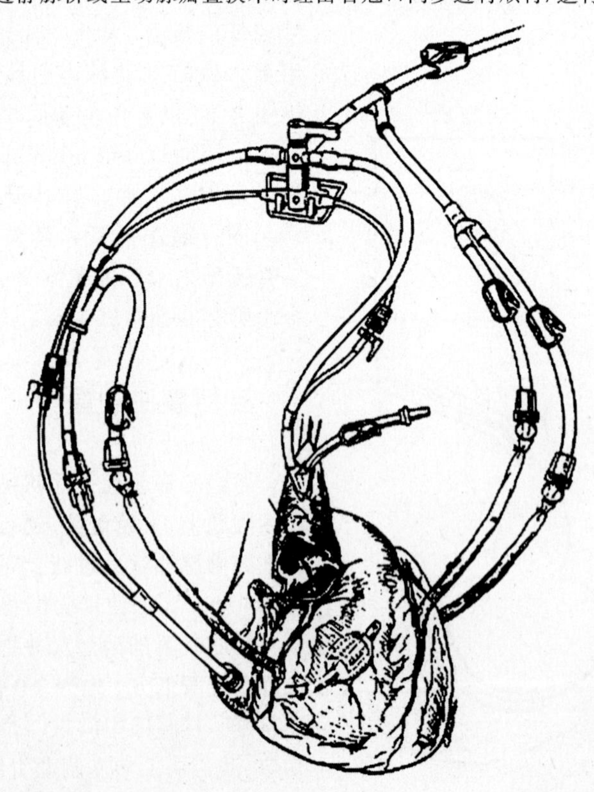

图 36.6　冠状动脉搭桥或瓣膜置换术的心脏停搏方案。注意这个装置允许同步进行静脉桥顺行灌注和冠状静脉窦逆行灌注。静脉桥灌注管应与其他管道分开，这样在主动脉手术时就不会有交叉灌注区域。

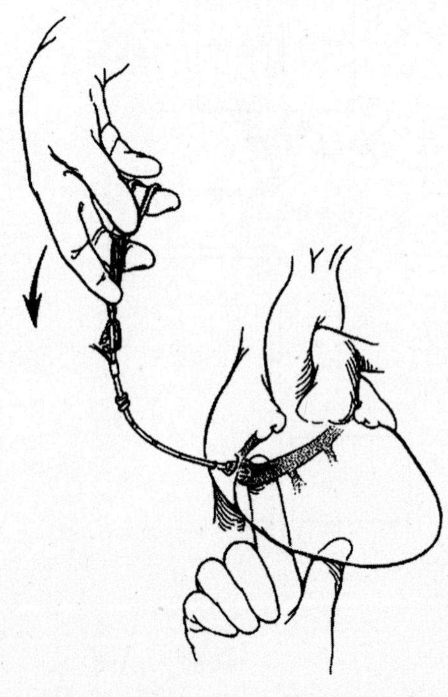

图 36.7　在手术台左边引导逆行灌注插管进入冠状静脉窦的方法，注意插入方向应与冠状静脉窦和左心房的交界处的连线成 45°角。

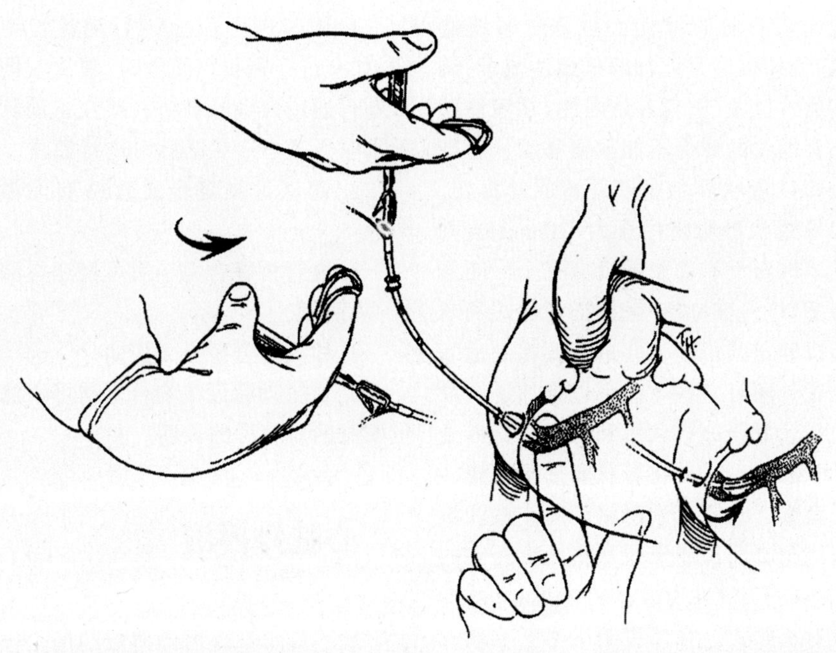

图36.8 在手术台右边引导逆行灌注插管进入冠状静脉窦的方法。注意灌注管应向前旋转并沿着冠状静脉窦走形向左肩部方向插入。灌注管插入后不要从右边旋转，这样做可能会损伤冠状静脉窦。

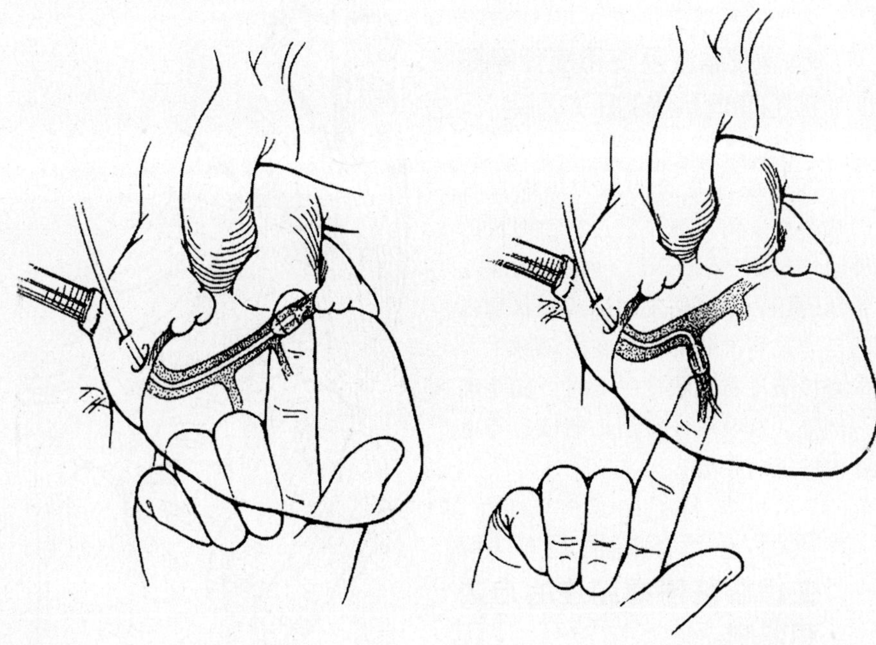

图36.9 触摸冠状静脉窦插管的位置。注意插管后方的位置并尽量触及插管的尖端。如果这时能触及导管，但触及不到插管尖端，插管应稍稍退出一点，否则监测系统将会记录到灌注压力过高。

图36.10 如果不深入手指就能触及冠状静脉窦插管尖端将意味着插管插入了后降静脉，这时应该退出插管并重新插入，就像图36.9一样，需要手指尖插入较深才能触及插管尖端。

术则需右心房稍稍膨胀以保持冠状窦口开放。而冠状窦插管失败很少见，仅占1%~2%。如失败则提示可能存在孔状的Thebesian瓣或冠状窦口上方有活瓣妨碍插管。有时可以从心房上的小切口伸入一手指直接引导插管插入正确位置。也可选用上、下腔静脉分别插管，在右心房上切一个小切口，并当冠状窦口上方的活瓣回缩或冠状窦瓣打开后，可以直接进行冠状窦插管。如果右心房已打开，可以收紧冠状窦口周围的缝线防止返流。

在逆行灌注期间，静脉内充满已氧合的血液，这些已氧合的血液能确保广泛的心肌静脉-静脉侧支循环灌注。在主动脉或冠状动脉手术期间，如果心中静脉不能充盈，或没有血液从右冠状动脉口或切开的右冠状动脉流出，应稍微退出一点插管。这些氧合血液富含营养，有部分血液经自行膨胀球囊分流入右心房。当这些血液呈红色时，表明灌注充足，这在常温持续心脏灌注停搏时尤其重要。当同时从静脉桥顺行灌注和经冠状窦逆行灌注时，测量发现逆行灌注压并不升高，这是因有Thebesian静脉回流所致。

冠状静脉窦损伤

暴力插管或持续灌注停搏液而使冠状静脉窦内压力超过50~60mmHg时，会导致冠状静脉窦的损伤。这类事件多在行回旋支搭桥期间抬高心脏时发生。这时灌注师会记录到突发灌注压力过高，而后因急性穿孔出现低压；或在灌注好的情况下，外科医生见到红色的血液积聚到心包腔里面。穿孔部位可以用6-0的缝线直接缝合修补，如果撕裂部位不清楚的话也可以用心包片缝补。球囊过度膨胀导致冠状窦破裂者也可用心包片围绕破裂区域缝合到临近心脏表面以进行修补。有时血肿未被注意到，因为静脉压低，当鱼精蛋白中和肝素后，渗血也会停止。

压力监测

监测灌注压以避免细胞水肿和损伤内皮细胞，也可以发现由静脉插管或无临床意义的主动脉瓣反流引起的主动脉无冠瓣变形以及由其导致的主动脉瓣关闭不全。避开无冠瓣，重新固定静脉插管，或用一块海绵棒压迫右心室流出道从而通过室间隔压迫后面的左心室，以减少返流量。在逆行灌注期间，通过测量压力来确认冠状静脉窦插管是否在恰当的位置。

顺行灌注压

额外增加含血停搏液的灌注量以确保心肌氧供充分。在心脏停搏诱导期间要监测主动脉内的压力，并维持灌注压在60~80mmHg，流速为200~250mL/min。心脏不能停搏可能的原因有：体循环系统静脉引流不充分、主动脉没有完全夹闭或主动脉瓣关闭不全、输入液为低钾溶液或没有关闭转流泵头端的灌注管等。处理的措施包括：增加静脉回流、重置主动脉阻断钳、检查泵系统以及重新进行灌注等。主动脉内压力<30mmHg意味着顺行灌注流量不足，并且只能采用逆行灌注。主动脉内压力过高(>100mmHg)，这在冠状动脉病变广泛的患者中常见，这时顺行灌注的效果是不确切的。在最后进行温血停搏液灌注期间，主动脉根部的压力不应超过50mmHg，以免导致内皮功能障碍。

逆行灌注压

当灌注流速在200~250mL/min之间时，冠状窦内的压力常维持在20~40mmHg之间。若冠状窦内压力>50mmHg，即意味着逆灌管位置不合适或者心脏收缩使心脏静脉系统蜷缩。处理措施是立即降低灌注流量，调整插管位置，重新开始灌注。在灌注期间有螺纹的球囊不能随便移动，否则会牵拉冠状静脉窦壁并造成其损伤。如果冠状静脉窦内压力<20mmHg，则提示球囊没有膨胀或没有完全封闭冠状窦口。这时应该触摸插管尖端和球囊以确定其位置，并进行调整到适当位置。还有一些方法可以增加逆行灌注量，如压迫冠状窦和右心房交界处(图36.11)，或者在冠状窦周围安置一个套索，收紧套索时就能阻止灌注液回流到心房。导致冠状窦内低压力的原因还有：①永存左上腔静脉；②球囊没有扩张；③在二尖瓣手术时发现的罕见的左房无顶冠状静脉窦等。左上腔静脉常常在体外循环术前就已经明确诊断，只有无名静脉完整存在时，才能用止血带阻断左上腔静脉。如果无名静脉缺如，就只能选用顺行灌注，以避免心肌灌注不足。

停搏液灌注系统和接受停搏液的血管系统的压力测定

测量灌注系统的压力可以发现因疏忽而夹闭或灌注管道扭曲造成的梗阻。然而，如图36.12所示，用灌注系统的压力来评估主动脉或冠状窦内的压力是不准确的。但在主动脉手术中直接灌注右冠状动脉口时可能是唯一例外，这时灌注管道内的压力与血管内的压力相近。

顺行/逆行或同时行顺行/逆行心脏停搏灌注的方法和监测

监控灌注装置，有助于根据监测的主动脉或冠状静脉窦内的压力，迅速地从顺行灌注转换到逆行灌注。在逆行灌注期间，连接到逆行灌注管道上的侧支连接有如下好处：

1. 同时进行顺行/逆行灌注液灌注，如在进行冠状窦灌注时，灌注液同步顺行通过大隐静脉桥；或在主动脉手术时通过右冠状动脉口进行灌注。

2. 测试远侧缝合血管桥有无渗漏。

3. 血管桥缝合完毕后可经逆行灌注进行排气。

4. 检查血管桥有无扭曲。

5. 在主动脉近端吻合之前可以测量膨胀的血管桥的长度。

心脏停搏液

我们应牢记含血停搏液的两个重要特点：①血液能优化有氧代谢率；②

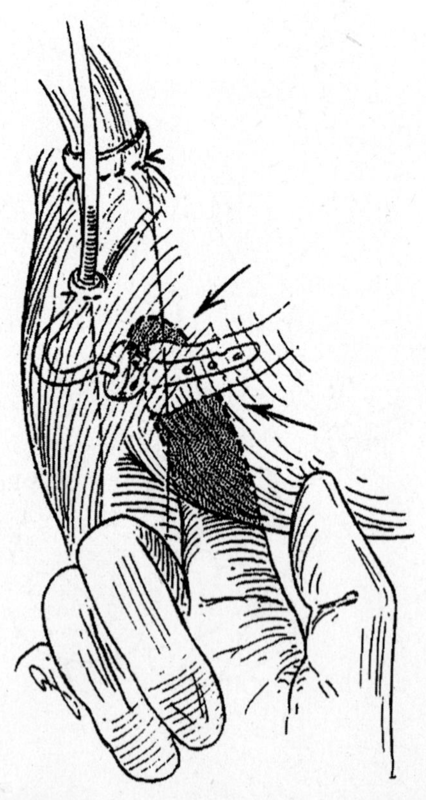

图36.11 如果在手术过程中冠状静脉窦插管回缩但仍在冠状窦内，这时可用手指在右心房和上腔静脉交界处压迫冠状静脉窦。这样做能恢复冠状静脉窦内的压力，其仅为暂时处理措施，最好还是重新插管。

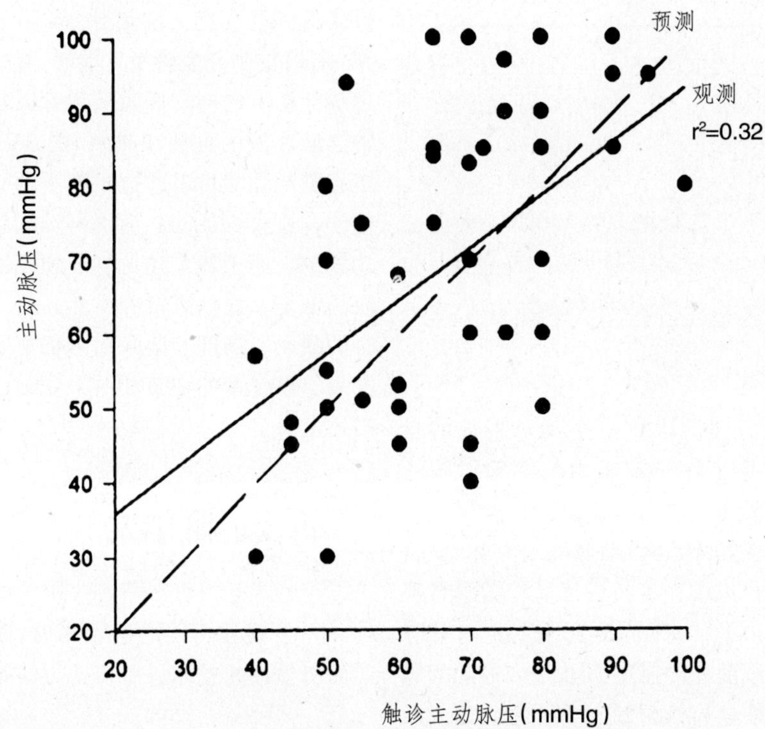

图 36.12　比较两种不同方法的主动脉压力的测定方法：外科触诊（横轴）和直接测定（纵轴）。注意预计和测量压力之间明显的差别。

氧摄取随时间延长而仍然存在，因此灌注时间较剂量更为重要。若在恒定的压力下灌注时间过短（尤其是温的液体灌注）心肌将得不到全量灌注的好处。因此，心脏停搏液控制设备提供给灌注师两个控制器（图 36.4）：①其中一个流量阀，可以选择高或低钾心脏停搏液以便用于诱导、维持和再次灌注；②另一个流量阀，在体外循环结束时开启旁路灌注血液（非心脏停搏液）。另外，依据心肌保护策略，使心脏停搏液经过"内置的"白细胞过滤器滤除白细胞。

正常心脏的灌注速率参见下述指南，对心肌肥厚患者应增加 50~100mL/min（表 36.4）。许多含各种添加剂成分的灌注液也取得了良好的使用效果。我们使用的就是含前述成分的高钾（20mmol/L）溶液。无论使用温或冷诱导它都能迅速地使心搏停止，而且若电机械活动重新出现还能重复灌注。对于低心排、心肌缺血或心肌肥厚的高危患者，富含氨基酸（谷氨酸/天冬氨酸）的灌注液是有益的（表 36.1）。冷诱导心搏停止后立即改用低钾溶液以防止高血钾。低钾溶液（8~10mmol/L）（表 36.2）不含有氨基酸，用于维持冷心脏停搏液灌注量。冷的非停搏溶液（表 36.4）用于替代灌注心脏停搏液时原来使用的冷血。在完成所有心脏修复操作后，开放主动脉之前，给所有患者灌注温的、含底物丰富的灌注液（"热灌注"）3~5 分钟，之后再灌注正常温血（非停搏液）。我们也使用表 36.1 中的溶液，但氯化钾的量减至 10mmol，以使再灌注时温血停搏液里的氯化钾浓度在 8~10mmol/L。在温的再灌注液灌注过程中，由血管舒张引起的短暂的轻度低血压并非罕见。

我们常从体外循环回路中取钙浓度正常的血液加入心脏停搏液中，在成人患者中常使用柠檬酸盐溶液（CPD），因此应该在用无钙溶液预充的体外循环回路中加入钙剂，这样可以避免可能导致损害心肌纤维膜的低血钙症。在小儿患者中，当使用含柠檬酸盐的库血预充时，也会发生低血钙症。总之，在体外循环停止之前，若血钙浓度处于正常范围，则手术期间可不需加钙。

冠状动脉搭桥术

在冠状动脉搭桥期间患者体温保持在 33℃~34℃，心功能良好的低危险择期手术患者，可选用高钾冷血心脏停搏液。简单而言，应使用上述的含氨基酸成分的停搏液，而非不含这些成分的保持液。在出现急性缺血或者严重的心脏收缩功能障碍情况时，也可以选择使用含高钾的温血停搏液（"温诱导"）使心脏停搏。已证明在这种情况下给予适当底物有助于术后心功能的恢复。温诱导之后，在主动脉根部顺行灌注低钾冷血停搏液，并于冠状窦内逆行灌注该溶液。在搭桥过程中间断灌注低钾冷血停搏液（表 36.4）。因心脏扭曲或主动脉瓣关闭不全（主动脉根部低压力）可能会使心室膨胀而受损，故应进行心室触诊。同样，在逆行灌注期间心脏的收缩会使心脏静脉系统扭曲，从而增加了冠状窦内的压力。如果压力超过 50mmHg，流量就会减少。

心脏停搏后可以在无血的术野按顺序吻合远/近端静脉桥。先进行右冠状动脉搭桥的主要原因是逆行灌注营养时，右冠状动脉获益有限。在第一个远端吻合口缝合最后一针后，即进行逆行灌流（200mL/min，1min）；这时不收紧缝线，以驱除冠状动脉内的空气。在打结的同时松开静脉桥上的夹钳，排除静脉桥内的空气，并同步进行静脉桥顺行及全心逆行灌注。

关闭排气口以使主动脉根部膨胀，决定静脉桥长度的简单方法是：提起充盈的静脉或动脉桥，靠近肺动脉或

表 36.4 心脏停搏液给予的方法

	顺灌	逆灌
冷	300mL /min,2min	200mL /min,2min
温	300mL /min,到心搏停止,然后 150mL /min,2.5min	150mL /min,2.5min
维持	200mL /min,1min	200mL /min,1min
再灌	150mL /min,2min	150mL /min,2min
非停搏的血液	200mL /min	200mL /min

上腔静脉相对应的心包处,该段长度即为合适长度。在缝合近端静脉桥时,可以200mL/min的流速逆行灌注冷血(非停搏液)。冷灌注液可以维持心脏停搏,防止钾浓度过高,而且含有CPD、THAM、镁和甘露醇,从而阻止低级电机械活动的恢复。在吻合近端血管桥时进行主动脉排气,并保持术野清楚。此后心脏停搏灌注法转变为顺行灌注模式。当近端吻合线拉紧时,注意主动脉根部排气。在用27号针头进行顺行停搏液灌注时,气体可经静脉桥排出。

每一静脉桥近端吻合后即开始灌注,心脏排空时在无血的术野吻合另一根静脉桥远端,依次顺序吻合每条静脉桥的远端及近端,留下一条静脉桥的近端暂不吻合,最后在左内乳动脉(LIMA)远端吻合完成后,再将该静脉桥吻合至主动脉。当LIMA吻合开始时即复温,灌注师给予最后一次灌注温停搏液。

在LIMA与前降支吻合之后,即开始以150mL/min的流速顺行灌注温停搏液2分钟,之后再以150mL/min的流速逆行灌注温停搏液。在这一逆行灌注期,将最后一条静脉桥近端吻合至主动脉。在停搏液输完之后,灌注师以250~300mL/min的流速灌注温血一直到近端吻合完成为止。这时心脏通常开始收缩,且毛细血管床的收缩引起冠状静脉窦压力增高。在近端缝合完成之前,打开所有静脉桥的阻断夹。如前述方法开始顺行灌注以排出主动脉根部的空气,并驱除静脉桥内的空气以防止空气栓塞。

在瓣膜/冠状动脉联合手术时,首先吻合远端血管桥,然后行瓣膜置换或整形术。每隔15~20分钟通过静脉桥持续灌注冷血,并同步进入冠状静脉窦灌注。持续阻断主动脉直到完成所有静脉桥的近端吻合。吻合右侧静脉桥近端以维持最大右心室灌注量。在倒数第二条静脉桥近端吻合结束时,开始灌注温停搏液3~5分钟;接着灌注师开始逆行灌注37℃血。在右侧最后一条静脉桥吻合到主动脉上的同时,主动脉开始排气。这样就能冲走心肌内的高钾停搏液,而心脏开始缓慢收缩。

灌注开关转到顺行灌注模式,保持主动脉阻断状态,然后以250~300mL/min的流速向主动脉根部灌注温血。维持主动脉根部平均压力在75mmHg左右,适当降低流量,以预防高血压。心脏将在一两分钟内恢复有力的收缩能力,这时开放主动脉阻断钳,心脏充盈,主动脉排气,最后停止体外循环。

进展性心肌梗死

心肌保护操作在急性心肌梗死进展期患者中需要改进,经右上肺静脉引流左心室以减少心肌氧耗。富含各种营养物的灌注液以流速50mL/min(≤50mmHg压力)通过最终端的静脉桥输送到梗死相关的动脉,持续20分钟。有时在吻合血管桥近端时,可以通过静脉桥上的侧支插入灌注管以延长常温灌注液的再灌注时间(图36.13)。当心脏跳动时可以通过阻断主动脉侧壁吻合血管桥近端。继续再转流超过30分钟,便于新重建血管的梗死区心肌的恢复。我们观察到虽然超过6小时的缺血,局部心肌收缩力仍可明显恢复,该技术的细节和结果先前已被描述过。

再次心脏手术

已发现在再次心脏手术时,采用前面所描述的整体心脏停搏方法特别

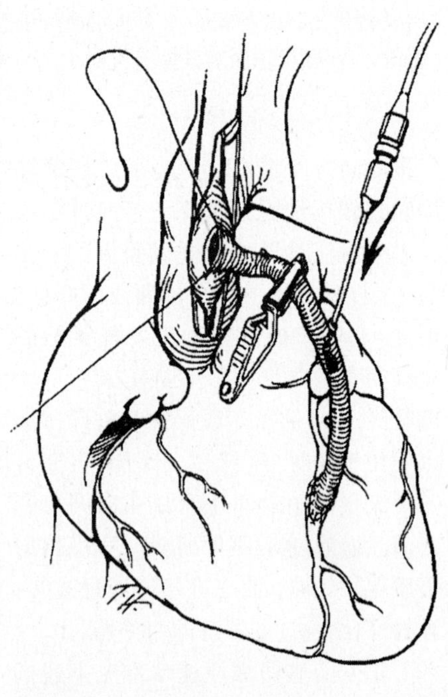

图 36.13 患有急性心肌缺血、刚从导管室转出或自然发生心肌梗死患者,行主动脉侧壁钳夹近端血管桥吻合的方法。注意阻断主动脉侧壁用于血管桥近端吻合。如有血管桥侧支,可通过它用温血灌注血管桥20分钟,灌注压由灌注师通过血液灌注液系统检测。由于血管夹阻断桥的血流,同时继续血管桥近端吻合。

有用。一个公认的法则是冠状动脉再次搭桥手术时，不要触动以前的移植血管，这种“无接触”技术可防止易碎的动脉粥样硬化物进入远端血管而造成栓塞。

切开胸骨后先仅游离出主动脉与右心房，插管建立体外循环，可行冠状静脉窦插管逆行灌注。主动脉阻断后，从主动脉根部注入心脏停搏液。逆行灌注停搏液同时监测室间隔温度，以确保停搏液分布适当。经主动脉吸引心室减压，才能分离心脏周围的粘连，这样可以避免压迫以前的血管桥以及防止栓塞形成。心脏停搏前避免分离跳动的心脏，以免血流动力不稳定，这样增加的缺血时间仅约 10 分钟左右。跟所有冠状动脉手术一样，远端及近端血管按次序吻合。单次横形阻断主动脉能避免压迫以前的移植血管，避免侧壁阻断而诱导缺血发生，这时血管桥的血流仅是暂时阻断。

用此方法所得到临床结果显示再次冠状动脉搭桥术不增加死亡率，甚至在术前心脏收缩功能已明显减低的患者也一样。

主动脉根部置换术的心肌保护

主动脉根部手术包括升主动脉瘤或主动脉夹层，意味着手术范围大、时间长，这时心肌保护尤其重要，常要分离冠状动脉口以便于重新植入。心脏停搏液可以间歇性直接经过游离的冠状动脉口注入，但是必须小心避免受损，尤其是手术矫正主动脉夹层时。我们发现一个有效方法是把右冠状动脉和大隐静脉吻合。右冠状动脉近端应用硅橡胶血管环暂时阻断。这时停搏液可以间歇性顺行地经右冠状动脉口，同时逆行经冠状静脉窦灌注。这样能保证允许停搏液在心肌内分布均匀且不干扰操作，能在一个较清楚的手术野中进行主动脉根部和升主动脉手术。主动脉根部重建，冠状动脉口再植入至移植血管后，大隐静脉血管桥与右冠状动脉吻合处可用连续缝合或钛夹结扎，这只需额外增加 5 分钟的操作，这种保护方法有利于保证整个心肌的保护及避免易碎冠状动脉口的损伤。

心室的修复

充血性心力衰竭的心室修复，有一个改进的方法可用于心室重建。这些患者风险极高，通常接受冠状动脉搭桥的患者中，大约有 25%的患者需要修补二尖瓣。可用整体的心脏灌注办法完成冠状动脉搭桥术 (CABG)及二尖瓣修补，然后开放主动脉阻断钳，重建左心室，由原来球形变成斜形。心肌保护的方法是“跳动直视”技术。术中主动脉瓣膜单向开放的特性，再加上经右上肺静脉减压左心室，可以避免心室膨胀。

主动脉灌注压力应保持>75mm Hg，因为实验研究和临床实践表明，高压力可改善心内膜下的灌注。当灌注压力增加的时候，可观察到心脏扭

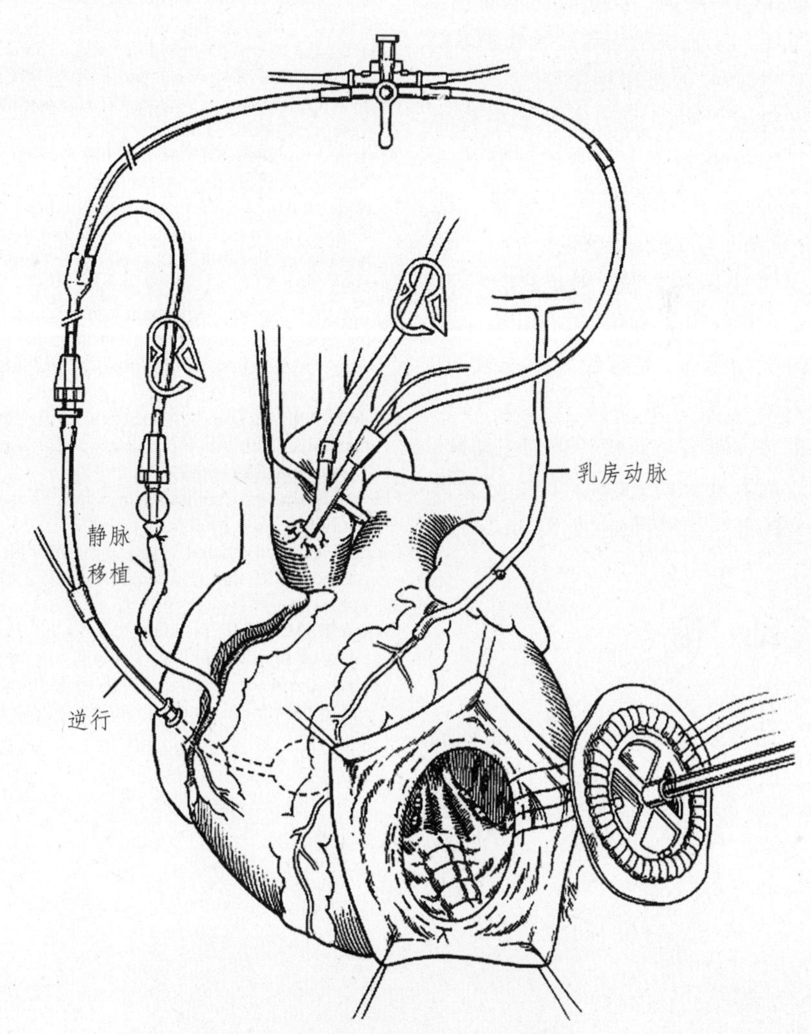

图 36.14 合并主动脉瓣关闭不全的患者，体循环血管阻断时跳动心脏的心肌保护方法。注意主动脉仍阻断，通过内乳动脉、静脉血管桥，以及经冠状静脉窦逆行灌注。这方法既可在修补前也可以在修补后使用。

转力进一步改善。随着连续灌注和完成冠状动脉搭桥手术，冠状动脉搭桥后血流改善，心室也得到了修复。心脏跳动时触摸壁厚而无动力的心脏非常有用，因为在这些心脏上光凭视觉的方法来区分疤痕和有活力的肌肉是很艰难的，尤其是有乳头肌疤痕，或者在早期心肌梗死后还没有任何疤痕表现时。其他的优点包括：①通过持续冠状动脉灌注来减少严重扩张心脏的心肌缺血，而这些心肌的修复时间常常会延长；②持续灌注以偿还在冠状动脉搭桥以及二尖瓣修补术中因长时间主动脉阻断所引起"缺血债务"；③由于在修复期间心脏得到了长时间的有营养的血流再灌注，能更迅速地停止体外循环。因此，跳动法通过延长手术结束时间使得"心脏得到休息"。

利用心室功能图或在术中用心脏超声检查确定术前主动脉瓣关闭不全很重要，因为只有小量（即500mL/min）反流就会掩盖术野。我们通常使用本方法，但也进行一些改革。在修复过程中，若预计有主动脉瓣关闭不全，阻断钳暂不能放开。这时近端血管桥可经一个"Y"型接头灌注，而不是直接连接到主动脉；开放内乳动脉桥；使跳动的心脏获得正常的逆行血液灌注（如图36.14）。

结 论

这种整体的心肌保护方法在成人心脏手术中十分有用，因为没有因灌注心脏停搏液或血液而中断或延迟手术步骤，反而更平稳和迅速。同时采用不同灌注方法的好处使得体外循环时间实际上是缩短了。正在进行的研究可能会引入新的心脏保护方法，包括预处理剂、白细胞过滤器、氧自由基清除措施、内皮细胞促进剂和分子因子，这将进一步改善缺血期间的安全性和减少再灌注损伤。

推荐读物

Ali IS, Al-Nowaiser O, Deslauriers R, et al. Continuous normothermic blood cardioplegia. Semin Thorac Cardiovasc Surg 1993;5:141.

Allen BS, Buckberg GD, Fontan F, et al. Superiority of controlled surgical reperfusion vs. PTCA in acute coronary occlusion. J Thorac Cardiovasc Surg 1993;105:864.

Allen BS, Buckberg GD. Myocardial Protection Management during Adult Cardiac Operations. In Baue AE, Geha AS, Hammond GL, et al. (eds), Glenn's Thoracic and Cardiovascular Surgery. Norwalk, CT: Appleton & Lange, 1995;1653.

Buckberg GD. Antegrade/retrograde blood cardioplegia to ensure cardioplegic distribution: operative techniques and objectives. J Card Surg 1989;4:216.

Calafiore AM, Teodori G, Mezzetti A. Intermittent antegrade warm blood cardioplegia. Ann Thorac Surg 1995;59:398.

Flameng W. Intermittent ischemia. Semin Thorac Cardiovasc Surg 1993;5:107.

Guyton RA. Oxygenated crystalloid cardioplegia. Semin Thorac Cardiovasc Surg 1993;5:114.

Ihnken K, Morita K, Buckberg GD, et al. The safety of simultaneous arterial and coronary sinus perfusion: Experimental background and initial clinical results. J Card Surg 1994;9:15.

Kirklin JW, Digerness SB, Fontan FM, et al. Controlled aortic root reperfusion in cardiac surgery. Semin Thorac Cardiovasc Surg 1993;5:134.

Kronon MT, Allen BS, Halldorsson A, et al. Delivery of a non-potassium modified maintenance solution to enhance myocardial protection in stressed neonatal hearts: a new approach. J Thorac Cardiovasc Surg 2002;123:119.

Loop FD, Higgins TL, Panda R, et al. Myocardial protection during cardiac operations. J Thorac Cardiovasc Surg 1992;104:608.

Teoh KH, Christakis GT, Weisel RD, et al. Accelerated myocardial metabolic recovery with terminal warm blood cardioplegia. J Thorac Cardiovasc Surg 1986;91:888.

编者评述

I.L.K.

作者详尽阐述了心肌保护的方法，Dr.Buckberg 对我们现今使用的一些心肌保护方法进行了改良和发展，使得这些方法更加安全和有效。实际上没有统一的心肌保护方法，如果我们调查10名心外科专家，可能有10种不同的心肌保护方法。然而，每个心外科医生必须有自己一套相对固定的方法，而且必须被灌注师、护士和心外科同事所了解。这些技术必须方便于心内操作或处理特别临床状况。然而，即使是最好的心肌保护也不能代替正常灌注的心脏。所有的外科医生应该明白不论哪种技术，时间才是最根本的。

（陈光献 译　王治平 校）

第37章

数据库

Frederic Grover, Colleagues

在过去的30年中，心脏外科领域在提高质量方面所做出的努力取得了实质性的成效。其中一个重要的方面是用于监测心胸外科手术预后的多中心数据库的发展，它促进了心脏外科治疗方法和组织的改进。数据库为外科实践提供了许多特有的便利条件。结合统计学分析，完整而高质量的数据库能够用来评估多个危险因素的相互作用对手术预后的影响。然而，如果没有统计预测模型帮助，这项工作就会非常复杂，非常艰难。

起初常常统计非校正手术病死率(30天)作为早期预后的指标，大多数心脏外科数据库开始都是在这一基础上建立起来的。从20世纪90年代中期开始，数据库的复杂程度不断提高。例如，可以从一系列术前变量中构建出风险模型，用来预测发生不良预后的可能性。数据库所统计的结果最初集中在病死率，但是近来人们在努力探索阐释风险调控结果如并发症发病率，以及有效性结果如存活时间等。数据库提供了信息反馈以及信息交流的机会，方便了医疗中心之间的相互对比，并且为临床医疗团队评估操作和指导未来的改进性策略提供了数字依据。这种交流为进一步提高心脏外科手术、构成以及预后提供了可能。

历史回顾

三十多年前，许多医疗中心就已经开始使用局部数据库。例如，Duke大学、Cleveland医院、Mayo医院以及其他医院均使用以医院为基础的数据库，监测各自医院的手术数量以及病死率等统计数据。1972年美国退伍军人管理局(VA)成立了心脏外科顾问委员会(CSCC)，开始了第一个大规模的、多中心的心脏手术预后监测。在该委员会的指派下，VA半年度报告与监督工作相结合，以确保VA系统内部心脏外科治疗的质量。直到1988年，CSCC一直使用未校正的病死率及手术数量作为判断结果的主要参数。Takaro及其同事分析了VA从1975年到1984年的资料，并且注意到每年的体外循环手术量从1975年的3000例增加到1984年的6400多例。与此相应，冠状动脉旁路手术病死率也从4.7%下降到3.6%。他们还注意到，虽然大部分手术病死率与患者相关的合并症有关，但是外科和内科治疗技术的提高对手术病死率的降低也起到重要的作用。

1986年3月12日，美国健康保健财政管理局(HCFA)向公众公布了冠状动脉旁路移植术(CABG)的原始病死率数据。实际上，这一报告只是为医疗保险患者接受CABG手术，列出病死率超过预期病死率的医院名单。虽然这些数据最初只是作为促进质量提高的手段而提供给国家同行评议组织的，但是HCFA却在《信息公开法》的迫使下公布了这些数据。令人遗憾的是，这些病死率数据并没有对临床患者的危险因素进行风险调控。而且，诊断分类混杂，没有对患者疾病的严重程度以及存在的并发症进行综合的、针对具体患者的风险调控。此外，这些数据的公布引起了广泛的担忧：非风险调控病死率并不能准确反映各个治疗组所处理的复杂病例的情况。普遍认为在没有精确的患者具体临床危险度分层的情况下，对各个治疗组心脏手术结果进行准确的比较是毫无意义的，无论是对于患者的治疗、方案选择还是策略决定都是无用的。HCFA的这一行为强烈的激发了胸外科医师学会(STS)用风险调控的方法创立自己的心脏外科数据库。

1987年，VA心脏外科顾问小组(VA Cardiac Surgery Advisory Group)，现在称为VA心脏外科顾问委员会，也在大约45个VA心脏外科治疗组中使用非调控手术病死率和手术数量作为主要的质量监测指标。用冠状动脉外科协作研究组织（Collaborative Study in Coronary Artery Surgery）所使用的对数回归分析方法，Hammermeister 和 Grover 医师开始对临床和冠状动脉造影中影响手术病死率的预测因素进行多变量区别分析。VA 还创立了冠状动脉旁路手术和心脏瓣膜置换手术的风险模型。该方法使用活页表格（最初包括 52 个项目）收集所有外科治疗过程的数据，包括患者具体的临床危险因素、心导管检查评估数据、手术细节以及一系列病死率及主要并发症发病率结果变量。这种尝试“公平竞争环境（level the playing field）”的初步努力被证明是成功的，它揭示了个体患者的危险因素在决定心脏外科治疗预后方面可能起到重要作用。在这些早期事件的基础上，两个大规模的全国性的数据库：STS 国家成人心脏外科数据库和 VA 心脏外科数据库应运而生，它们以补充和协同的形式定期报道心脏外科治疗情况，以努力提高他们当地的医疗质量。同样地，许多大的地区数据库也得到发展，包括（但不限于）新英格兰北部心血管疾病研究组（NNE）和纽约州数据库。

数据库的建立

实际观察到的患者预后不尽相同，可以解释这些差异的因素很多，包括患者之间重要的危险因素不同、随机变异以及治疗方法和结构的不同。临床相关概念模型的建立，可以评估患者的人口统计学因素、社会经济学因素、心脏疾病的严重程度、并发症以及患者的生活方式/健康行为等可能对心脏手术预后产生不利影响的因素。危险因素的评估时机要尽可能接近外科治疗的时间安排，从而使对患者内在特征的评估最准确、最可靠。

随机变异可以用合适的统计学技术进行解释。因而，危险度分层的目的在于尽可能地解释患者具体某些特征对某一特定的手术预后的影响。这种风险调控结果检测为开展医疗质量的差异的研究提供了间接的替代标准。

实际上，目前使用的所有数据库都尝试提供预测性的危险度分层。但是，医生要想更好的使用数据库，必须熟悉数据库的局限性以及关于数据库设计、建立和处理具体数据方面的一些情况。完整性、准确性、可靠性、时限性、变化敏感性以及数据输入的完全性是非常重要的。在考虑对数据库进行分析时，要知道“无用输入=无用输出”。理想情况下，所有接受心脏外科手术的患者都应该录入数据库以供分析，而且治疗结果要准确核对。对于任何具体患者的纪录，提交的数据也必须内在一致。例如，进入需行急诊手术类别数据库的患者，必须要有充分的临床数据支持这一归类。互联区域和内部区域的编辑核对可以用来评估不符合项目并适当地更新数据。最后，标准化的管理（要对数据收集队伍进行培训）对所有收集的数据单元都非常重要。使用定义的不一致通常出现在与患者相关的结果中，例如对围术期并发症的诊断，不同的诊断性检验方法判断常常并不一致。（例如，围术期心肌梗死可由临床病理实验室常规检查做出诊断，也可因为临床上怀疑已经发生围术期心梗再进行临床实验检查做出诊断，二者是有差异的。）外科医师应该熟悉管理/运用任何给定的数据库，包括以下几个重要方面：

1.统计哪些结果？定义哪些标准化的统计变量？例如，病死率是一个最广泛使用的结果变量，因为它不但重要而且实际上也容易从医院的记录中获得。这样的二分变量看起来是相对标准化的。然而，一些数据库统计 CABG 术的住院病死率，而另一些数据库则追踪 CABG 术后 30 天内的病死率（包括住院死亡和手术后 30 天内的死亡）。另外的重要变量包括其他一些重要的并发症（感染、休克、延迟脱离呼吸机、肾衰竭等），治疗费用以及住院天数。尽管这些统计指标也是重要的结果变量，但是，由于并发症在各医院的医疗记录中可能没有统一的记录，统计往往比较困难。对这些作为围术期并发症的重要病态事件进行标准化定义是有意义的，STS 和 VA 心脏数据库也都对其作了严格的定义。

2.数据分析的目的是什么？数据库可以设计用来预测特定患者的预后，也可以用来比较具体医师或治疗组的手术结果。而且，对手术预后的分析还可以用于促进国家政策制定或管理式医疗保健水平鉴定。不仅如此，已经有人开始讨论使用风险调控结果对外科医师进行评定和可信赖性调查。

3.数据如何采集？输入数据库的数据其采集方式有 3 种：回顾式，同步式和前瞻式。根据数据库的要求不同，数据的采集可能是强制性的（VA 数据库），也可能是自愿性的（STS 数据库）。数据的采集和输入可以由参与患者治疗的医务人员来完成，也可以由独立的数据采集者来完成。例如，VA 数据库的数据就是由独立于外科治疗团队的护师来采集的。一般认为，独立收集的数据其报告会比较全面，较少出现偏倚。（例如，外科医生对并发症的个人报告可能彼此差异很大）。

4.遗失的数据如何处理？任何大规模的数据库都存在不完整的数据单元，这种情况更常见于以回顾的方式收集数据的数据库中。如果有意义的结果变量遗失了，那么遗失结果数据的记录必须舍弃，因为目前尚没有可以接受的合理方法填充这些遗失的结果变量。如果遗失的是其他非结果性的变量，就需要使用一些统计学技术进行处理。有些时候，任何一个记录里都有大量的遗失数据单元，那么就有足够的理由舍弃这一具体病例。另外一个常用的填补技术是根据其他患者的测量值得到的一个数值，插入缺失的单元以替代遗失的变量。例如，在STS数据库中，作为变量的血清肌酐经常被遗漏，在分析这些数据时，可以插入一个标识变量表示"缺失"，或者用1.0代替正常值，表示该数值遗失。另外，其他很多填补技术是根据临床合理的估计(例如某区域内的估计)来权衡统计的严密性。然而，随着心脏外科数据库完整率的逐步提高，对复杂的填补技术的需求开始逐渐减少。

5. 数据来源的患者群体是哪些？多中心数据库接收来自大小不一，手术数量不等的医疗中心的数据。这一因素可能导致数据库的中心偏倚，引起分析结果偏向于收录患者数量最多的那些治疗组。数据库可以收录不同外科治疗组的数据。例如，STS数据库接收来自大小不一的社区诊所、附属大学培训治疗组以及军队医院等不同外科治疗组的数据资料。数据库也可以选择只接收相对单一的患者群体的数据。例如，VA数据库只收录在VA医疗中心进行外科手术患者的数据资料。不同的统计学技术可用于解释具体数据提供群体的固定效应和随机效应。关键的问题在于核对任何想要进行对比的差异，不能因为分析中要解释的差异而被校正。

数据库建立后，如何在此基础上建立预测模型？预测模型的建立通常包括几个步骤。首先，用一个与临床相关的概念模型把那些认为与研究中某一特定结果（如病死率）相关的变量(危险因素)罗列出来。专家小组参考该领域的文献，创立出临床模型。这些危险因素预先确立之后，要严格而准确地对其进行定义，从而使数据的收集标准化。在所有基本数据的完整性、准确性及可靠性经过确认后（包括需要更新的任何数据记录)，就可以对选定的患者群体接受某种治疗的具体结果进行单变量和多变量分析，从而判断哪些预先选定的危险因素与患者预后在统计学上存在相关性。存在某一危险因素的患者术后发生某一结果的比率与不存在该危险因素的患者术后发生这一结果的比率进行比较。进行分析所需要的患者的例数与研究结果的性质、发生频率、计划评估患者风险变量的数目以及选用的统计学方法有关。按照对数回归分析的规则，每10~15个不利事件最多只能评估一个危险因素。例如，假设CABG的平均病死率小于3%，而且仅对CABG这一单一手术建立logistic回归分析模型，如果选定大约7~10个风险变量，那么至少需要2000例的病例数。

在单变量分析之后，出现了多变量预测模型。在大多数心脏外科文献中，分析的终点是风险调控病死率，或者是出现/不出现严重并发症的比率。对于二分类终点，STS最早使用建立预测方程的分析技术，该技术起初是建立在贝叶斯(Bayesian)定理的基础上，用于解决自愿数据库中有关数据遗失的特有问题。然而，到了1997年，当数据记录的完整性和质量提高后，估计使用对数回归分析比前一方法更为精确时，STS就转向了使用多变量对数回归的分析方法。而且，对于二分类终点，目前NNE、VA和纽约州数据库都在使用多变量对数回归分析的方法。

多变量对数回归的统计技术是在预先确定的一系列事件的条件下建立起模型，在此基础上对某一具体事件发生的可能性进行预测。通常，大规模的数据库分为"学习"和"检测"数据集。对于二分类变量，记录按比例进行分层，以确保组与组之间充分的亚组代表性。其他的取样技术还有(但不限于)引导技术(一种数据抽样策略)。对数回归模型可以进行解释（理解危险因素和预后的关联性)，也可以进行预测(估计新的、不同的群体的风险性)。使用对数回归方程进行预测时，特定患者存在的危险因素按常规代入数学方程就可以了。因此，对于这类患者，对数回归方程能够对我们所感兴趣的二分类结果进行统计预测。

最后，必须评估统计模型的性能。预测模型的准确性是非常重要的一个问题，模型的"预测能力"描述了预测结果与对应观察结果的关系。预测的可靠性是大多数医师所感兴趣的。C统计值(c-statistic)常常用于评估预测模型辨别二分类结果发生与不发生的能力。C统计值的依据是接收者工作特征曲线(ROC曲线)下的面积。ROC曲线用图解的方法把真阳性率（敏感度)和假阳性率(1-特异度)联系起来。例如，如果C统计值为0.5则表示无意义检测，因为一个阳性结果可能是真阳性和可能是假阳性的机会是相均等的，表明其预测获益并不优于随机猜测。在图形上可以看到，高分辨力的模型曲线通常走行于ROC曲线的左上角，这一特点表明了其具有较高的真阳性率和较低的假阳性率。

另一个有关对数回归模型性能的重要尺度是模型校准，模型校准描述了如何通过与实际观测的结果发生率进行比较，从而获得模型风险估测的范围。某些模型可能适合估测高风险情况或者低风险的情况，但并不是对所有范围的风险一律适用。通常与模型校准有关、评估模型性能所使用的尺度是Hosmer-Lemeshow适合度检验。

目前的成人心脏外科数据库

纽约州数据库

作为对HCFA公布心脏外科数据的回应，纽约州成立了心脏外科顾问委员会，它由有关心血管疾病质量保证的调查组织负责。该机构制定了具体患者心脏手术报告表。该表格记录了患者的人口统计学数据、手术过程、入院和出院日期，以及有关危险因素、并发症和出院情况等信息。数据表格在每个外科治疗组填写后，递交给卫生局进行分析。数据报告是强制性的，其收录的患者变量如表37.1所示。

有关这些数据的首次报告公布于1990年，它公布了28家医院的手术病死率情况，其中4家医院的病死率明显高于预期病死率。整个州的心脏手术病死率是4.87%。对病死率过高的医院进行现场调查证实，它们存在明显的医疗质量问题。

表37.1 成人术前危险因素：纽约州数据库

年龄
民族
性别
付款人
再次手术(任何以前住院期间的心脏和大血管手术)
心脏射血分数
以前发生过心肌梗死
病态肥胖(理想体重的1.5倍)
高血压史(需要治疗)
术前进行主动脉内球囊反搏
透析治疗依赖
严重事故(急性结构缺陷，肾衰，心源性休克，枪弹伤)
顽固性的充血性心衰(CHF)
NYHA心功能分级；休息时的CHF症状
需要药物治疗的糖尿病
左主干狭窄90%以上
PTCA失败
心导管术失败
不稳定心绞痛
慢性阻塞性肺疾病引起功能障碍，住院，或第1秒用力呼气量FEV1 < 预期值的75%，或者需要支气管扩张药物治疗
手术类型(CABG，瓣膜手术，CABG + 瓣膜手术，或其他)

From Hannan EL, Kilbum HK Jr, O´Donnell JF, et al. Adult open heart surgery in New York State. JAMA 1990; 264:2768.

随后，1991年《新闻日报》要求获得具体外科医师手术患者的病死率。纽约州立卫生局担心这一结果可能会误导公众，因为每个外科医师的手术例数比起用于计算医院病死率的手术例数要少得多。

然而，《新闻日报》成功地对纽约州立卫生局进行了法律诉讼，通过使用《信息公开法案》，迫使纽约州立卫生局公布1989年到1990年具体外科医师手术的情况。因而，1992年12月公布了从1989年到1991年3年期间单独完成CABG术200例以上外科医生的手术风险调控病死率。通过这一质量提高的平台，纽约州数据库随后公布的资料不断显示CABG术的风险调控病死率在持续降低。纽约州数据库保持积极进取，不断发现纽约州心脏手术的重要独立危险因素。

新英格兰北部心血管病研究组

新英格兰北部心血管病研究组成立于1987年。该组织包括来自东北部开展心脏外科手术的6个中心代表：东缅因州医疗中心，缅因州医疗中心，新罕布什尔州Optima卫生保健中心和Dartmouth-Hitchcock医疗中心，佛蒙特州Fletcher-Allen卫生保健中心，以及波士顿Beth-Israel女执事医疗中心。这个社团研究组采用自愿形式，报告心脏外科手术患者的预后。最新的报告显示，这个数据库登记过的患者超过60 000例，研究组每年大约报告8000病例。这个数据库最初是为进行一个地区性的前瞻研究而建立的，用于研究这一地区观察到的CABG术预后不同是否仅仅是患者病例组合不同造成的结果。1991年该数据库的首次报告估计有3055例患者接受了单纯的冠状动脉旁路移植术。这一研究注意到，粗略的、非调控的病死率所提供的数据不足以评估手术操作情况。虽然研究显示住院病死率在3.1%到6.3%的范围内，但是这些地区的数据也提示，实际观察的住院病死率的差别并不能仅仅用患者病例组合的不同来解释。而且，数据还提示，单纯的CABG手术预后的不同可能是因治疗过程中某些无法测量的差别造成的。

于是，研究组探索了一个地区性的策略，互相学习“最佳做法”。该策略运用四个组成部分：常规反馈预后数据；努力明确死亡原因；建立组织间互访制度以及确定特殊原因的病死率。这一创新性的信息共享策略促使随后超过18个月的时间该地区CABG的病死率下降了24%，尽管这期间一批风险更高的患者也接受了手术。而且，研究组还认识到低心排是单纯CABG术后最常见的死亡模式。NNE心血管研究组仍在本地区不断努力探索，寻求预防、识别以及治疗围术期低心排的措施。

退伍军人管理局数据库

在国会的委任下，VA成立了心脏外科顾问委员会，从1972年起开始审查43个开展心脏手术的VA医疗中心的外科治疗效果。1987年，委员会承认使用原始的病死率数据来判断是否具备合适的外科治疗水平有其局限性。该研究组寻求并接受VA的授权和资助，开始了有关用患者危险因素的组合估测心脏手术疗效的研究。从1991年起，数据的录入由工作在各个参与报告的VA医疗中心的独立护师来完成。这些护师独立于外科治疗团队，而且每个外科治疗组数据的录入都是强制性的。数据在6个月期限内提交，VA数据库目前已收录了数千名患者的数据。

记录的患者危险因素如表37.2

所示。数据由各单位的护师输入，然后由中心统一处理。通过计算特定医院每位心脏手术患者 30 天内死亡的预期可能性，然后用所有心脏手术患者的死亡预期可能性之和除以患者人数，这样就能计算出每个心脏外科治疗组的手术预期病死率。观察到的病死率和预期病死率的比值也就计算出来了。该信息心脏外科顾问委员每半年度审查一次，并且每半年一次把每一个 VA 心脏外科治疗组的这种盲法统计结果提供给各个治疗组。在 VA 心脏外科数据库中，只有具体治疗组的数据，而不存在具体患者或具体医师的数据信息。

在 VA 系统，使用风险校正手术结果有两个目的：①作为促进心脏外科顾问委员监管各个心脏外科治疗组的手段；②作为回馈，给各个心脏外科治疗组提供其他 VA 心脏外科治疗组的对比数据，以求获得持续的质量保证。

表 37.2　CABG 术病死率模型：VA 心脏外科数据库

风险变量	相对危险度
年龄，每 10 年相对危险度的增加值	1.5
性别	
男性	参照
女性	2.6
慢性阻塞性肺疾病	1.3
血管疾病	
外周	1.4
脑血管	1.3
肌酐水平(mg/dL)	
<1.5	参照
1.5～3.0	1.6
>3.0	2.6
以前做过心脏手术	2.1
以前发生过心肌梗死	
没发生	参照
距手术 7 天前发生	1.2
距手术 7 天内发生	2.1
术前使用主动脉内球囊反搏	1.7
心脏扩大	1.5
静息时 ST 段压低	1.4
NYHA 心脏功能分级	
Ⅰ级	参照
Ⅱ级	1.5
Ⅲ级	1.5
Ⅳ级	2.3
加拿大心血管协会心梗分级	
Ⅰ级	参照
Ⅱ级	1.0
Ⅲ级	1.0
Ⅳ级	1.4

胸外科医师学会成人心脏外科数据库

为了努力帮助其成员评估他们各自诊所和附属医院的医疗质量，1989 年胸外科医师学会同样建立了自愿方式的风险校正数据库。该数据库的目标是运用综合的风险调控技术进行分析，确立准确的数据。STS 的一个目的是抗衡其他组织或机构汇集并公布的未经校正的、容易误导公众的病死率数据。STS 数据库已经收录了两百多万心脏外科患者的数据，而且显示 CABG 和瓣膜手术的病死率都显著降低。CABG 术后病死率的重要预测变量列于表 37.3。

STS 数据库是现存最大的心脏外科数据资料档案库。因而，它为有关新技术和新成果对心脏外科手术治疗的影响方面的科研论文提供丰富的资源。一个重要的例子是不停跳冠状动脉旁路移植术对冠状动脉旁路移植术后并发症发生率/病死率的影响。STS 的数据分析显示心脏不停跳冠状动脉旁路移植术比心脏停搏下手术病死率风险降低 20%。因为这些数据是实际观察到的、回顾性的数据，在这些数据的基础上诠释得出结论时必须小心谨慎。然而，这些数据被成功地用于那场令人关注的争论，推动了在 VA 系统内部开展对不停跳 CABG 进行随机对照性的实验研究。这一研究尚在进行中，将于 2007 年得出结论。

胸外科医师学会先天性心脏病外科和普通胸外科数据库

在成功完成成人心脏外科数据库的基础上，STS 建立了另外两个数据库：先天性心脏病外科数据库和普通胸外科数据库。先天性心脏病外科数据库目前有 22 个参与单位，已经获得 25 000 名患者的记录。数据库还编辑了数据词典，完整地叙述了先天性心脏缺损各种复杂变异的概念。该数据库仍处于发展阶段，但是已经在探索把亚里斯多德评分(Aristotle Score)融合到其报告中。与此相似，普通胸外科数据库拥有 46 个参加单位，已经报告收录了大约 5000 名患者的数据。到 2004 年，随着商业软件的发展，数据可迅速传递到 Duke 临床研究所进行分析，以年度或半年度报告的形式将数据反馈给各参与单位，从而使参与单位可与全国同行进行治疗结果的对比。

数据库面临的挑战和未来发展的方向

1996 年的《健康保险责任和义务法案(HIPPA)》对多中心数据库提出了一个重大的挑战。由于这些数据库是提高质量必不可少的组成部分，为了进行纵向跟踪随访，某些形式的患者识别符是必要的。而且，为提高效率和方便迅速的数据分析及数据反馈，使用互联网是比较理想的。STS 正在致力于结合征求患者的同意，用加密的核心数据收集和传递患者数据，以提高质量和方便纵向跟踪随访。然而患者的知情同意程序往往使

表 37.3 1996 年单纯 CABG 风险模型:胸科医师协会

变量	相对危险度(Odds Ratio)
年龄(每十年增长)	1.64
女性	1.157
非白种人	1.249
射血分数	0.988
糖尿病	1.188
肾衰	1.533
血清肌酐水平(如果存在肾衰)	1.080
透析依赖(如果存在肾衰)	1.381
肺高压	1.185
脑血管意外时限	1.198
慢性阻塞性肺疾病	1.296
外周血管疾病	1.487
脑血管疾病	1.244
急性进展期心肌梗死	1.282
心肌梗死时限	1.117
心源性休克	2.211
使用利尿剂	1.112
血流动力学不稳定	1.747
三尖瓣疾病	1.155
左主干狭窄 >50%	1.119
术前主动脉内球囊反搏	1.480
情况	
紧急	1.189
抢救	3.654
首次手术	2.738
多次手术	4.282
心律失常	1.099
体表面积	0.488
肥胖	1.242
NYHR 心功能分级	1.098
使用激素	1.214
充血性心衰	1.191
术前 6 小时内行 PTCA 术	1.332
引起血流动力学不稳定的血管造影意外	1.203
使用地高辛	1.168
静脉使用硝酸酯类药物	1.088

一些患者拒绝参与。这种拒绝可能导致数据偏倚,并对数据的准确性及其用于提高质量方面的可靠性产生不利的影响。

另一个挑战是保持并验证所递交的数据具有较高的质量。纽约州审查数据,NNE 研究组也对数据进行审查。这方面 VA 有额外的优势,它拥有数个平行的数据库,能够用于验证国家心脏外科数据库的准确性。自从 STS 与 Duke 大学临床研究所(DCRI)配合,并把 DCRI 作为资料档案储存和数据分析单位,DCRI 开发了许多程序系统来检测数据的完整性。而且,各种危险因素及结果变量中的异常值会自动触发 STS 数据库中的数据检测程序系统进行检测。STS 还在不断地努力培训数据管理人员以及那些参与定义风险变量、对数据的完整性和质量发挥重要作用的外科医师。最后,STS 还制定了病死率和并发症发病率的最高和最低界限。一旦报告的数值超出这一范围,他们将对当地医疗组织提出质疑。

过去 10 年,心脏外科在努力提高质量和监测预后方面有了实质性的进展。消费者群体、健康医疗购买者以及患者都要求获得最高质量的心脏外科治疗。这些数据库的完成已经考虑到合理地使用心脏外科治疗的结果数据。而且已经证实这些数据在为从事心脏外科手术的外科医生和医院提供反馈信息方面发挥着重要的作用。将来成人心脏外科数据库的发展方向将包括与美国心脏病学院数据库共享人口统计学变量，从而使具体中心心脏病的治疗效果得以反映。心胸外科医师应该为他们所做出的努力感到骄傲，是他们让卫生保健系统的其他专业理解并且规定需要对治疗和预后进行风险调控的质量评价。很明显,STS、VA 及其他组织通过建立这些复杂的数据库,对 21 世纪卫生保健事业的开展发挥了积极的作用。

结 论

临床医生应该使用风险校正的结果信息,仅把它当作一种监测手段,用于估计哪些方面需要进一步研究,从而挑战医疗质量并且寻找提高质量的机遇。在患者和临床医师进行有关告知同意的讨论时；在对事先进行风险预测的患者进行备选治疗方案的比较并做出临床决策时；在开展地区医疗质量评估和有关提高医疗服务的讨论时；在比较医疗保健提供者的能力以进行进一步研究时；以及在推动国家政策的讨论的时候，风险调控结果都起着重要的作用。关键的问题是，虽然单纯的风险调控结果信息并不充分，但是能够用于开展相互对话，达到改进患者心脏外科治疗的目的。

推荐读物

Cleveland JC Jr, Shroyer AL, Chen A, et al. Off-pump coronary artery bypass grafting significantly decreases risk-adjusted mortality and morbidity. Ann Thorac Surg 2001;72:1282.

Grover FL, Cleveland JC Jr, Shroyer LW. Quality improvement in cardiac care. Arch Surg 2002;137:28.

Hannan EL, Kilburn HK Jr, O'Donnell JF, et al. Adult open heart surgery in New York State. JAMA 1990;264:2768.

Hannan EL, Kilburn Jr HK, Racz M, et al. Hannan EL, Kilburn Jr HK, Racz M, et al. Improving the outcomes of coronary artery bypass surgery in New York State. JAMA 1994;271:761.

Kennedy JW, Kaiser GC, Fisher LD, et al. Multivariate discriminant analysis of the clinical and angiographic predictors of operative mortality from the Collaborative Study in Coronary Artery Surgery (CASS). J Thorac Cardiovasc Surg 1980;80:876.

Nugent WC. Innovative uses of a cardiovascular database. Ann Thorac Surg 1999;68:359.

O'Conner GT, Plume SK, Olmstead EM, et al. A regional prospective study of in-hospital mortality associated with coronary artery bypass grafting. JAMA 1991;266:803.

Takaro T, Ankeney JL, Laning RC, et al. Quality control for cardiac surgery in the Veterans Administration. Ann Thorac Surg 1986;42:37.

编者评述

I.L.K.

数据库的使用显得越来越重要。通过其结果可以对每个医师进行评价，在很多州这些结果公众是能够获得的。而且许多保险公司也计划根据数据结果进行理赔。我们研究组正在和保险公司进行谈判，如果我们的结果，包括具体的质量指标进入前四分之一的行列，保险公司将给我们一笔奖金。

而且，需要用数据库来证明美国胸外科学会所保持的主动进取精神，需关注我们自己的数据，并且以此为依据不断提高质量。我不能想象将来哪位医生能够在不使用数据库的情况下开展心脏外科手术。因此，理解本章所提到的发展历程，合理诠释我们自己的数据资料，对心脏外科这一职业极为重要。

（王伟 译　王治平 校）

第38章

冠状动脉旁路手术后神经损伤的预防

Christopher J. Barreiro, William A. Baumgartner

概 述

对于明确的冠心病患者,已证明冠状动脉旁路手术较内科治疗可以增加远期生存率。手术死亡率随着麻醉、外科技术和心肌保护等方面的提高而逐步降低。尽管有这些提高,但是神经系统损伤对于接受冠状动脉旁路手术的患者来说仍然是明确的危险因素。除了成为导致这些患者死亡的原因,神经系统后遗症还在增加住院时间以及随后的康复等方面导致了医疗成本的上升。

神经系统损伤包括从典型的脑卒中到很普遍、很轻微的神经认知方面改变的一系列表现，其中脑卒中的发生率在接受冠状动脉旁路手术的患者中可以高达6%。而其他表现还包括记忆力、注意力和语言上的轻微损害。造成这些损害的3个主要病因是动脉栓塞、脑组织低灌注和广泛的围术期炎症。典型损害的发生机制以及那些可能导致神经系统不良预后的潜在和可改变的危险因素有着非常重要的研究意义。许多可能的神经系统保护策略因此而涌现。

对心脏手术后神经系统后遗症的术前预测项目包括高龄、曾有的神经系统疾患、高血压、糖尿病以及外周血管病变。这些危险因素可确定患者是否有广泛的脑血管病变、受损的脑血供以及增加的血栓栓塞事件易感性。研究也确定了围术期神经系统事件的术中预测项目。这些独立的危险因素包括明显的主动脉弓硬化，长时间的体外循环和伴随冠状动脉旁路手术的颈动脉内膜剥除手术。术前对于危险因素的认识和评价对于降低围术期中风的发生率和死亡率是重要的步骤。

神经系统损伤的发生机制

据报道，神经系统损伤的发生率在心脏手术后的患者中可高达60%~70%。对此,可能的治疗策略的改进将取决于我们对于心脏手术后神经元细胞损伤发生机制的理解。“谷氨酸兴奋毒性”是主要的神经元损伤发生机制。谷氨酸是中枢神经系统主要的兴奋性氨基酸神经递质，它可以导致神经元机能亢进并在缺氧缺血等代谢应激时造成神经元死亡。谷氨酸通过结合到N-甲基-D-天门冬氨酸(NMDA)受体上启动一系列的级联事件，最终导致神经元坏死或凋亡。从组织学上看,脑组织中受到最明显影响的区域是那些富含NMDA受体的区域如海马、小脑和基底节。这些受体的药理学阻滞剂也能在动物模型上表现出提供某种程度的神经系统保护作用，这也证实了这种损伤机制。

一氧化氮(NO)是一种无处不在的分子,它也被发现有神经毒性作用。通过缺氧缺血损害对神经元一氧化氮合成酶(nNOS)的诱导导致了脑组织中NO广泛的产生。NO和它的代谢产物过氧化氮对神经元线粒体有毒性作用，其结果是自由基的大量增加和DNA的碎裂。而线粒体能量障碍(HCA)被认为在神经元细胞死亡中起着中心的作用。通过对深低温停循环的犬模型进行研究发现，相比之下未经处理的HCA犬,抑制nNOS能减少NO的产生并提高神经系统功能。这些研究显示对于损伤级联反应的某些特异点给予药理学干预可能可以减轻心脏手术后的神经系统损害。

脑保护技术

全身性炎性状态的最小化

体外循环由于血液与人工旁路表面的接触、从搏动血流到层流和非搏

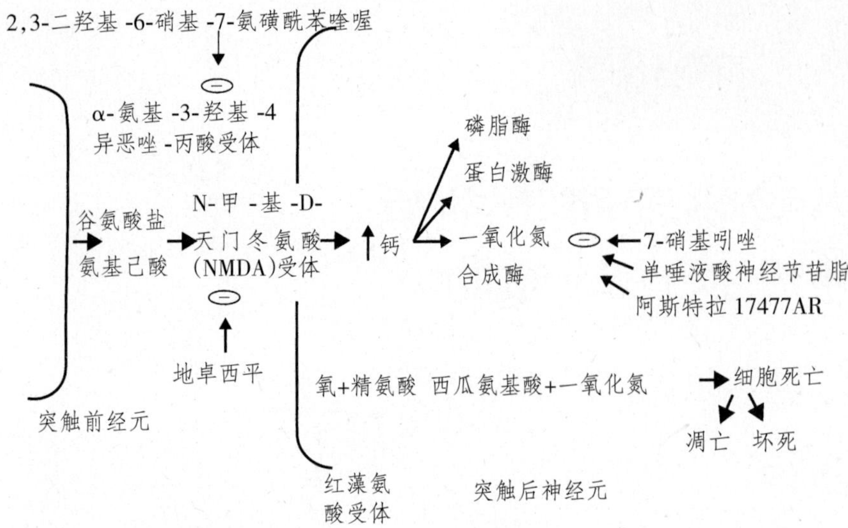

图 38.1 神经元细胞损伤的兴奋毒性机制以及介入点。(Reprinted with permission from WA Baumgartner. Neurologic injury after cardiopulmonary bypass surgery. J Neurosurg Anesthesiol 2004;16:102.)

动血流的转换以及缺血再灌注后白细胞和内皮细胞的激活，因此伴随有强烈的炎症反应。系统炎症反应的特点是补体、纤维蛋白溶解和细胞因子级联的激活。补体的激活在血液与外源的体外循环管道表面接触后立即发生。这导致了炎症性细胞因子的产生和白细胞的激活。白细胞与内皮细胞的相互作用产生的结果是微血管阻塞和终末器官缺血。这种炎症反应是造成体外循环后核磁共振显示大脑半球水肿的可能发生机制。

许多治疗策略都在试图减轻这种体外循环介导的炎症反应。这些措施既包括了药物,也有器械的方式。皮质醇已显示出可以通过减少补体激活和循环细胞因子从而减低体外循环介导的炎症反应。然而,类固醇的使用由于存在着增加术后感染机会以及使伤口延迟愈合等理论上的风险而有着不同的意见。丝氨酸蛋白酶抑制剂如抑肽酶,是另一类正在研究的药物。目前的研究显示这类药物可以减轻体外循环后的炎症反应和降低术后中风发生的风险。在减少炎症前细胞因子释放的器械方面，包括了白细胞和血液浓缩滤器。这些滤器实质上是在细胞进入体外循环管道之前对细胞进行清洗。然而,从人体研究的结果看,目前并没有显示出显著的临床收益。肝素涂层管道是一种试图增加体外循环生物相容性的设计，这种管道显示出可以减少补体激活、降低炎症前细胞因子水平和中性粒细胞黏附的作用。一项前瞻性随机研究表明,相较常用管道,肝素涂层管道能显著改善患者术后的神经心理测试结果。

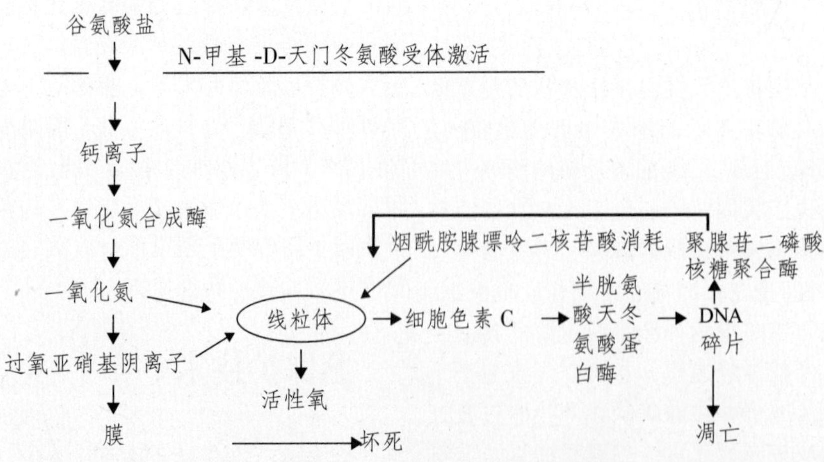

图 38.2 线粒体在神经元细胞损伤中所起的作用。(Reprinted with permission from WA Baumgartner Neurologic injury after cardiopulmonary bypass surgery. J Neurosurg Anesthesiol 2004;16:102.)

维持脑灌注

脑的自主调节功能保证了在体循环动脉压力波动的范围里（50～120mmHg）仍能保持恒定的脑血流(CBF)。低于 50 mmHg 时,脑氧输送(CDo_2)将变成压力依赖。这时供应的不足会由脑部对氧摄取增加来补偿。因此,CDo_2 在中度低温、体循环压力降至 30mmHg 时仍维持相对恒定。然而,由于患者常见的并发症,包括高血压、糖尿病和脑血管病变等使得脑部缺氧耐受以及自主调节能力均下降了。由于这个原因,维持足够的脑组织氧供可能需要更高的最低灌注压力。有鉴于此,体外循环过程中转流率要调整到能维持终末器官和脑部灌注在缺血阈值之上。然而,脑部不同血供之间的“分水岭”区域仍然面临着神经系统后遗症的最高风险。一项对 248 位择期体外循环患者进行的前瞻性随机研究显示,体外循环术中维持在低灌注压（50~60mmHg）的患者比起高灌注压(80~100mmHg)

的患者,死亡率和中风发生率均显著升高。这项研究表明在体外循环过程中维持患者在一个较高的灌注压力从技术上说是安全的,并且能有效地改善心脏手术后的预后。目前体外循环灌注技术采取的是宁愿灌注压力高一点也要避免灌注压过低的方法,这么做的结果却使大量患者获得了极好的预后。目前几乎没有证据表明,改变这种灌注技术会对患者脑血流的改善产生正面的影响。

减少栓塞

心脏手术中会遭遇三种形式的栓塞现象并导致术后神经系统损害:固体微栓、气栓和脂肪栓塞,其中由病变的主动脉和大血管的粥样斑块碎屑脱落形成的固体微栓可能是最主要的原因,血小板-纤维蛋白原聚合物以及体外循环管道自身产生的碎屑也是原因之一。为了尽量减少微栓的产生,在心脏和大血管上的外科操作必须轻柔,同时在硬化的大动脉上进行插管和阻断的时候也需要非常小心。除了术中触诊探查外,经食道超声心动图和主动脉外超声心动图被普遍应用于评估主动脉硬化的程度以及确定合适的插管和阻断区域。最近的研究表明,通过主动脉外扫描进行评估的患者比仅仅通过主动脉触诊探查的患者术后认知障碍发生率低。

在硬化的主动脉上进行阻断操作会造成斑块组织的脱落以及脑栓塞的发生。最近几项研究评价了单次阻断技术(SCT)和两次阻断技术(DCT)在冠状动脉旁路手术脑保护中的应用。在两次阻断技术中,在进行近端主动脉端吻合前移走阻断钳,更换一把侧壁钳完成余下的操作。这种技术减少了总的体外循环时间和心肌缺血时间,但是增加了主动脉上的操作以及栓塞发生的风险。一项回顾性研究对一组 189 例单次阻断技术和 272 例两次阻断技术病例进行比较表明,在多因素分析中,两次阻断技术对神经系统的损害是一个独立的危险因素。最近一项前瞻性随机试验将 268 例患者分成单次阻断组和两次阻断组。结果表明,术后两次阻断组中有 2 例患者(占 1.5%)出现中风,2 例患者(占 1.5%)出现精神异常。而单次阻断组的结果显示出更好的脑保护效果,没有任何的神经系统并发症,而且对心肌保护和远期疗效也没有副作用。

为了减少主动脉操作和随之的栓塞风险,新的技术也逐步发展起来。升主动脉的血管内球囊阻断技术是一种防止主动脉钳夹阻断造成潜在损伤的方法。主动脉内过滤系统(Embol-X; Embol-X Inc., Mountain View, CA)是另外一种开发出来能在主动脉阻断钳开放前安置好以减少栓子负荷的装置。一项大型的,超过 1200 个病例的随机研究表明过滤系统既安全又有效,过滤器对于栓子的捕捉率可达 96.8%。然而在研究中,对照组和过滤装置组对于术后包括死亡、中风、暂时性缺血发作和肾功能不全等事件的发生率并没有显著性差异。用于大隐静脉桥与主动脉免缝吻合装置的主动脉自动连接器,其使用也可以最大可能地减少主动脉的操作和阻断。同样的,最近一项前瞻性随机试验研究了 77 例首次冠状动脉旁路手术的患者,结果表明不管是自动吻合装置或者常规的手缝吻合对于神经认知损害、中风的发生以及死亡率没有显著性的差异。

脑部气栓是术后神经系统功能障碍的另外一个可能因素。空气能通过手术野被带入心脏。然而比起常规的冠状动脉旁路手术,这对于那些敞开心腔的手术如瓣膜手术来说是更大的一个问题。用二氧化碳气体喷吹手术野是其中一种减少空气栓子产生的方法。体外循环管道也能把空气带入患者体内。不过从理论上来说,这可以通过改变静脉储血器的设计和增加动脉管道端的滤器来避免其发生。灌注师在术中干预操作的次数和空气微栓的产生也是有关的,这些操作包括加药以及往静脉储血器注入血液。一项对 83 例冠状动脉旁路手术患者进行的前瞻性研究表明灌注师术中干预操作的增加以及因此增加的气体微栓,会造成术后神经认知测试结果显著性的恶化。这项研究进一步提示了体外循环管道是临床重要的微小栓子的可能来源。目前常规使用经食道超声来评价心脏内气体的数量以及协助排气操作。

由于把纵隔和心脏的脂肪组织吸入心内吸引器和体外循环管道,脑循环发生脂肪栓塞是很普遍的。这些脂肪组织通常体积小而且可变形,因此很容易通过动脉管道端的滤器。在尸解中发现,心脏手术后患者脑循环内的脂肪栓子是非常常见的。这些栓子与脑部炎性细胞因子的上调有关,其结果可能在一些患者身上出现全身性炎性反应。因此,目前在我们研究所的操作中是避免使用心内吸引器,以防止脂质碎屑被吸回到血泵中的。红细胞清洗回输机(Cell Saver)与其他血液回收装置的使用可以减少细小颗粒或脂肪碎屑回到体外循环管道的数量。但这些装置的主要缺点是把血小板和凝血因子也一同洗去了。脂肪栓塞造成的重要影响目前还没有完全了解清楚,但是可能与术后谵妄和冠状动脉旁路手术后早期发生的认知障碍有关。

温度管理

低温还是常温体外循环目前存在争论。低温体外循环的好处是可能降低了脑组织代谢率,这能降低与缺血有关的神经系统损伤。中度低温能允许更低的转流速率从而降低栓塞的风险。不管如何,这种风险在主动脉插管、阻断、开放和开始转机等时刻仍然是最高的。不幸的是,在开始转机后由于降温需要时间，大脑在上述关键时刻仍然处于正常温度。另外,低温体外循环需要复温过程，这不仅延长了体外循环时间也延长了总的手术时间。复温过程如果过快的话，其本身也可能导致患者中等程度的发热，这会造成神经系统更差的预后。因此在复温期间,肛温不应超过 37℃~37.5℃。各种对低温以及常温效果的研究得出的结论相互矛盾。一些研究认为低温体外循环可以降低中风发生率并改善神经精神方面的预后，但是另外一些研究则报告不管常温还是低温，对于术后神经系统并发症的发生没有显著性差异。总的来说,普遍的共识归纳为中度低温(30℃~32℃)状态是合适的,在这个温度下体外循环期间所有的器官能得到广泛的保护。

酸碱平衡管理

在低温情况下，血液中的二氧化碳溶解度增加,这导致在低温体外循环期间两种不同的酸碱平衡管理技术。一种是 pH 稳态技术,这种技术对动脉血气进行温度校正并维持 pH 值在 7.40。这种技术能造成脑部自主调节功能的丧失并增加神经系统损伤的风险。另一种技术即 α 稳态技术，则不对动脉血气进行温度校正,因此维持了脑血流的自主调节功能。各项研究比较了这两种技术方法,结果五花八门。一些动物实验研究支持 pH 稳态技术，认为 pH 稳态的使用改善了功能性指标,并减少了严重神经系统损伤的发生。然而,其他一些研究报告了在使用 pH 稳态技术的患者中,术后神经系统功能障碍的发生率更高。这可能与自主调节功能丧失后脑血流增加,从而使到达脑部的微栓子数量也增加造成的。尽管存在不同的意见,但是目前大部分的成人手术采用的是 α 稳态技术。

药物干预

许多药物由于在实验和临床模型中可能的神经系统保护作用而被研制开发出来。然而目前对于预防冠状动脉旁路手术后的神经系统事件还没有确定有效的方法。通过联合应用各种麻醉学手段与监测脑电图以降低脑部氧的代谢，以及使用抗炎因子以防止脑缺血的炎性后遗症可能有一定作用。然而,即使是这些手段产生的非常有限的作用也不是由于对神经系统的直接保护作用，充其量是对脑部栓子的间接作用带来的。随着对神经系统损伤机制阐述的逐渐深入，保护性措施针对的可能目标也在逐渐增加。随着我们对谷氨酸兴奋毒性导致一氧化氮生成的增加以及神经元细胞死亡的理解，谷氨酸受体拮抗剂和一氧化氮合成酶抑制剂合理地进入我们的视野。这些因子在我们实验室的循环障碍犬模型中表现出对神经系统的保护作用。线粒体能量障碍(HCA)被认为是神经系统损伤的最主要表现，因此对于药物研究来说这是一个很有用的模型。

在我们的 HCA 犬模型中,抑制线粒体能量障碍是防止缺血诱导神经元损伤的另一种方法。缺血预处理是一种在基础危害出现之前给予短暂控制性缺血以避免致死性缺血发生的反常规的保护方法。缺血预处理的作用虽然首先是通过心肌细胞描述的，但是现在发现在神经元中也有相似的保护机制。缺血预处理还可能有线粒体保护作用。其中一种缺血预处理作用机制与线粒体内层膜上 ATP 依赖钾通道的开放有关。使用多种不同的药物同样可以达到这种作用。一种临床已不再使用的降血压制剂——二氮嗪，是一种 ATP 依赖钾通道的兴奋剂。在神经系统损伤之前给予二氮嗪可以改善之后的功能性预后和组织病理学改变。这种作用可以通过被一种 ATP 依赖钾通道拮抗剂——优降糖阻断来进一步证实。目前阶段,与神经保护作用相关药物的研制随着我们对各种机制认识的不断提高将肯定能取得更进一步的成功。

体外循环中的红细胞压积管理

低温体外循环中，应用血液稀释可以降低血液黏滞度以维持最低限度的脑血流。这种技术被认为减少了某些原因造成的高血压所带来的风险，这些原因包括主动脉的解剖和主动脉阻断过程中冠状动脉的并行血流等。尽管在实际操作中，普遍把血液稀释的目标定为红细胞压积降至大约 21%水平，但是多个研究对此技术指标的合理性提出了疑问。DeFoe 及其同事对超过 6900 例接受冠状动脉旁路手术的患者进行了回顾研究，他把这些患者以体外循环过程中最低的红细胞压积为标准进行了分类。结果表明,对于红细胞压积<23%的患者,死亡的风险有增加的趋势。而红细胞压积<19%的患者组死亡率几乎是红细胞压积≥25%的患者组的 2 倍。在围术期中风发生率方面,几组间没有统计学差异。在一项 147 例婴幼儿的随机试验中，Jonas 及其同事随机把患儿在低温体外循环中分为低红细胞压积组(HCT：21.5%）和高红细胞压积组(HCT：27.8%)。结果表明,低红细胞压积组患儿的围术期预后较差，同时这组患儿在一岁时候的精神运动发展指数是显著降低的。因此,为了改善心脏手术的预后，必须进行更进一步的随机研究来改进并确定低温体外循环过程中最适宜的红细胞压积水平。

血糖控制

脑部能量代谢紊乱是造成继发于

脑缺血的神经系统损伤的原因之一。脑缺血的发生启动了无氧糖酵解过程，随之而来的是具有细胞毒性的细胞内乳酸性酸中毒。缺血过程中血糖浓度的升高为无氧代谢提供了更多的底物,随之是酸中毒的加重。研究显示脑缺血开始时的高血糖加重了缺血后神经系统功能和组织病理学损伤。一个完全脑缺血灵长目动物模型发现，缺血开始前一刻静脉注射葡萄糖液的动物 96 小时后比注射晶体液者神经系统功能更差。体外循环可能通过低血流灌注和微栓塞对全脑以及局部脑组织的缺血造成影响。心脏手术中对高血糖适当的控制以及其后的影响目前仍存在着争议，文献中可以发现结论相反的研究报道。在波士顿儿童医院进行的一项前瞻性试验中,对 171 名接受心脏手术的婴幼儿进行研究发现，术中高血糖对 1 岁、4 岁和 8 岁的神经系统发育结果没有影响。然而,由于严格控制血糖可以降低术后感染的发生率，大多数单位在实际操作中会这样处理。

术中神经系统监测

术中神经精神系统的监测能减少体外循环后意外的神经系统并发症发生。这些监测手段包括近红外线脑血氧饱和度、颈静脉球血氧饱和度、脑电图、体感诱发电位(SEP)和经颅多普勒超声(TCD)等。这些各种各样的监测手段能帮助检测心脏手术期间会导致术后脑损伤的主要致病因素如脑低血流灌注和低氧饱和度等。脑血氧饱和度是监测脑氧合情况的一种简单方法。脑部氧合血红蛋白水平不仅被认为与高能磷酸物质呈相关关系,而且在动物模型中能预测脑部组织学损伤。此外,近红外线分光镜被用于经颅检测脑部静脉血氧饱和度(CVOS)。CVOS 通常极其稳定，任何显著性的变化都能反应脑部氧供和氧耗之间出现了明显的失衡。颈静脉球血氧饱和度提供的信息与上者相似，也是与脑部氧供氧耗平衡有关的。但是由于需要颈静脉插管，这种监测手段的创伤性似乎大了一点。脑电图和体感诱发电位监测主要是用于监测脑部的代谢活动。安静的脑电图和体感诱发电位消失可以作为脑部保护不足的标志，也能提醒缩短体外循环的低温时间。这两种技术通常更多的是用于深低温停循环的患者身上。经颅多普勒超声既能检测血流或血管阻力的突然变化,也能帮助确定栓塞现象。除了检测异常事件外，这些神经系统检测手段还可以用于调整灌注、氧合和麻醉管理等方面。有效的使用这些手段能缩短住院时间,降低住院费用,更重要的是能减少神经系统并发症的发生。

不停跳冠状动脉旁路手术

随着心脏固定技术的发展,目前使跳动心脏完全再血管化是可行的，因此不停跳冠状动脉旁路手术(OPCAB)数量已经增加了。体外循环与继发于层流转换、血液接触人工旁路管道表面、心脏冷缺血和再灌注的强烈全身性炎性反应有着直接的联系。不仅如此，其他一些与体外循环有关的因素如血液稀释、主动脉阻断操作等也与术后神经系统障碍密切相关。不停跳冠状动脉旁路手术由于避免了全身性炎性反应以及由于体外循环管道和在硬化主动脉上的操作中造成的微小或大块栓子的产生可能有潜在的积极作用。一些回顾性研究报道了 OPCAB 能降低术后中风事件的发生率。然而在另外一些研究中与常规的体外循环手术相比,OPCAB 并没有表现出对神经系统具有显著的保护作用。一项前瞻随机研究评价了 281 位接受 OPCAB 的患者的术后认知障碍发生情况,结果表明在术后早期,这些患者的认知障碍发生率下降了。但是从 1 年随访的结果来看，不同组别之间的认知功能影响没有显著性差异。虽然 OPCAB 可能会有某些理论上的好处，但是这种手术是否能降低神经系统并发症的发生尚没有定论，这需要更进一步的临床研究来验证。

神经系统损伤的评价

神经精神学测试

在外科手术后神经系统的预后领域,传统研究关注的常常是临床上表现出来的明显的神经或精神障碍，例如中风、定向障碍以及抑郁等。但是随着神经精神学测试方法的引入，目前也能检测一些更加轻微的损伤表现了。这种测试突出的地方是包括了语言、记忆、注意力、集中力和精神运动表现的测定。在一项 127 例接受冠状动脉旁路手术患者的前瞻性研究中,患者在术前、术后 1 个月和术后 1 年分别接受一组有关认知能力的测试。这项研究得出的结论是认知障碍的发生在不同的皮质功能测试区域有着不同的表现。更重要的是这些患者必须接受长期随访,因为初始出现的损害随着时间的延长,可以渐渐的得到改善,也可以进一步恶化下去。我们研究所最近的一项前瞻性研究纵向地观测了接受冠状动脉旁路手术和没有接受外科手术的冠心病患者的神经精神行为表现。结果显示,两组患者在基础测试后 3 个月和 1 年接受的认知能力测试结果有可比性。这表明在冠状动脉旁路术后早期出现的认知障碍都可能是暂时和可逆的。因此,任何远期的认知障碍都可能与年龄或并发症有关,而不仅仅是体外循环的影响。通过对神经系统损伤进行客观的检测,我们能确定神经精神障碍出现的深层原因并减少它的发生。随着对神经行为评价技术研究的深入,我们可以更好地评价以减轻冠状动脉旁路手术后神经系统损伤为目的所采用的外科技术和药物干预手段的效果。

分子标记物

在神经系统损伤过程中，各种由受损组织释放出来的蛋白质可以作为评价损伤的指标。由于对缺血再灌注损伤的反应，中枢神经系统中的神经元细胞、胶质细胞和内皮细胞合成了这些物质。检测血液中的这些生物化学标记物为评价神经系统损伤程度提供了一种相对非侵入性的方法。如果这些检测结果能与临床表现呈现出直接的相关性，那么评价术后的认知障碍就有了一个简单的方法。脑特异性磷酸肌酸激酶(CPK-BB)是其中一种生化标记物。克利夫兰医疗中心进行的一项421例体外循环患者的研究发现，98%的患者术后血液中CPK-BB水平升高。然而，血液CPK-BB浓度与神经系统损伤之间并没有发现存在相关性。另外一种近期被重点研究的蛋白是S100β。这种蛋白在神经系统的主要作用是促进轴索生长、胶质增生和神经元分化。这种蛋白由受损的神经胶质细胞释放，在心脏手术后血液中的浓度也会升高。研究表明血液S100β浓度与术中经颅多普勒超声发现的微栓子数量有相关性。更为重要的是，一个16例患者的小样本量的研究发现，血液S100β浓度与心脏手术后6个月时的神经精神损害评价有显著的相关性。相似的研究还分析了各种其他的生化标记物。虽然目前没有一种标记物可以用于临床的常规检测，但是一种可靠的、非侵入性的生化检测手段对冠状动脉旁路手术后的神经系统监测可提供巨大的帮助。

核磁共振

核磁共振(MRI)发现在冠状动脉旁路手术后仅1小时即有脑水肿的征象。这种现象在大约一周后消失，在临床上常常没有什么意义。弥散加权MRI对区分急性和慢性脑缺血有帮助。但是，要在MRI出现脑损害征象和临床认知障碍二者之间建立关联是困难的。磁共振波谱成像(MRS)是另一种能更好地预测认知障碍的辅助手段。我们的实验室使用MRS在犬HCA模型中检测并量化了HCA后脑内亚细胞水平的代谢变化。MRS最重要的发现是在HCA后24小时检测到N-乙酰精氨酸对胆碱比值(NAA：Cho)的下降，这个比值是神经系统线粒体功能障碍的一个标志。MRS还能对不同的药物干预效果进行评价。二氮嗪预处理比对照组神经系统损伤较小，反映在MRS上表现为NAA:Cho比值维持得较高。这些结果与临床观察到的神经系统损伤程度有相关性。一项相似的临床研究在术前和术后对35例冠状动脉旁路手术患者进行了包括MRI/MRS和神经认知测试的系列检测，发现N-乙酰精氨酸对肌酐比值(NAA：Cr)的暂时变化，该比值下降的程度和神经系统认知功能的下降、患者年龄的增加和体外循环时间的延长有着密切的相关性。随着NAA：Cr比值的正常，一段时间以后神经认知功能也逐渐恢复。这些研究清晰地表明MRS可以为临床评价神经系统损伤程度和神经系统保护措施的作用提供早期的、非侵入性的参考意见。

结 论

神经认知障碍仍然是冠状动脉旁路手术后重要的并发症。在这一方面的研究使得外科和麻醉技术取得不断的进步，从而令我们今天能为越来越高龄和病情越来越重的患者开展手术治疗。因此，考虑为每一个患者建立独立的危险因素档案是很重要的。外科医生所能采用的各种不同的神经保护手段仍然在不断增加。其中研发可以预防神经系统损伤的神经系统保护药物是大家关注的热点，而该领域的研究工作目前也开展得非常活跃。虽然我们在一些实验研究和小样本量的临床研究已经取得了一定的成绩，但是我们还没有找到一种能常规应用到冠状动脉旁路手术患者身上的单一的保护手段。不过，随着我们对心脏手术神经系统损伤机制了解的不断深入，未来我们将有更好的设备和手段去研究开发更有效的神经系统保护措施。

推荐读物

Baumgartner WA, Walinsky PL, Salazar JD, et al. Assessing the impact of cerebral injury after cardiac surgery: Will determining this mechanism reduce this injury? Ann Thorac Surg 1999;67:1871.

Bucerius J, Gummert JF, Borger MA, et al. Stroke after cardiac surgery: A risk factor analysis of 16,184 consecutive adult patients. Ann Thorac Surg 2003;75:472.

Hammon JW, Stump DA, Butterworth JB. Approaches to reduce neurologic complications during cardiac surgery. Semin Thorac Cardiovasc Surg 2001;13:184.

Mahanna EP, Blumenthal JA, White WD, et al. Defining neuropsychological dysfunction after coronary artery bypass grafting. Ann Thorac Surg 1996;61:1342.

Roach GW, Kanchuger M, Mangano CM, et al. Adverse cerebral outcomes after coronary bypass surgery. N Engl J Med 1996;335:1857.

Van Dijk D, Jansen EW, Hijman R, et al. Cognitive outcome after off-pump and on-pump coronary artery bypass graft surgery: a randomized trial. JAMA 2002;287:1405.

编者评述

I.L.K.

Drs. Barreiro 和 Baumgartner 对心脏外科手术后神经系统损伤的预防进行了全面而深入的总结。他们对这一损伤作了大量的研究工作，并将发病机制完全不同的中风与神经认知障碍这两种情况很好地区分开来。对手术者而言,如何将理论知识和实际情况区别对待是一件不容易的事。正如我们所了解的,在硬化的主动脉上进行常规的手术操作是不适当的,此时手术应在不停跳或其他的插管技术下进行。此外,有一些患者的主动脉硬化在术前并未能诊断出来。因此,如单次主动脉阻断这种能减少在主动脉上操作机会的技术在理论上是有优势的。

另外一个难点是何时采用其他的方式对患者进行治疗。例如,有证据提示红细胞压积较低的患者预后较红细胞压积较高者差,但是至少在成年患者中却没有数据显示输血能够改善这一情况。而且目前输血治疗存在下降的趋势,这给我们的实际工作带来了两难的局面。我们也认为减少输血是比较合适的,但对于那些真正处于高危状态的患者应该采用什么样的治疗措施,仍然是个未知数。

最后将谈谈脑氧饱和度的问题。我们在工作中也开始监测这个指标。轻微的脑氧饱和度变化不一定需要处理,但如果变化明显的话必须加以干预,但目前我们不能确定何种治疗方法才是最合适的。神经系统损伤是患者心脏手术后最重要的并发症来源,也是我们最感兴趣的研究项目。

(熊迈 译　王治平 校)

第 2 部分

获得性瓣膜病

第 39 章

二尖瓣成形术

Lawrence H. Cohn

概 述

近年来针对瓣膜病理性改变所采用的修复手术已成为治疗二尖瓣反流的标准化术式，通过 20 多年来对手术技术的不断改进，这种可复制的手术对维持瓣膜持久功能的效果是肯定的。在开展修复术之初，外科医师都认为这类手术过于复杂，或者因为瓣膜的病理太深奥而难以修复。但成形术的远期效果以及小切口下微创技术的出现，显示情况并非如此。曾经是新的、不为大家所熟悉的修复二尖瓣病变的方法，如今已被许多心脏外科中心已将这些方法作为常规术式采用。

本章根据瓣膜的四种病理改变介绍相关的外科技术和理论：①二尖瓣黏液性脱垂；②缺血性二尖瓣反流；③心内膜炎引起的瓣膜病变；④风湿性二尖瓣病变。首先复习相关的病理解剖基础知识和二尖瓣修复或替换的适应证，其次再详细介绍外科技术并根据 Brigham 妇女医院的大量病例资料，讨论二尖瓣修复术的远期效果。

二尖瓣成形术的发展

1923 年 Elliott Carr Cutler 在 Peter Bent Brigham 医院首次完成二尖瓣成形术(Peter Bent Brigham 医院建立于 1912 年，1980 年与 Robert Breck Brigham 医院和 Boston 妇女医院合并后，命名为 Brigham 妇女医院)。该患者是一位患有严重风湿性二尖瓣狭窄的 12 岁女孩，在 20 世纪初抗生素还未用于临床之前，Elliott Carr Cutler 一直在实验室研究手术方法及外科器具以治疗风湿性二尖瓣狭窄，他提出通过人为造成中度二尖瓣反流的技术，从而疏通从左心房到左心室的血流。在这种目前称为心脏瓣膜扩张器被发明出来之前，他完成了第一例手术，他采用胸骨正中切口，用神经外科分离刀经左心室为这位瓣膜尚未钙化的二尖瓣狭窄年轻患者施行了瓣膜交界切开术，术后患者生存了四年多。直到第二次世界大战后，手术成功的病例屈指可数，Harken 和 Bailey 分别在波士顿及费城采用手指分离的方法施行了大量闭式瓣膜交界分离术，这些大宗病例的成功，极大鼓励了全世界的外科医师采用这种方法治疗二尖瓣狭窄。直到 70 年代，闭式二尖瓣扩张术几乎是全世界开展最为广泛的心脏手术。

尽管很早就认识到二尖瓣反流的病理性改变，而且也有人试图采用外科手术的方法来予以纠正，但直到上世纪 50 年代初人工心肺机问世前，没有实施这类手术。心脏直视手术的开展，使得外科医师能够在直视下行二尖瓣交界切开。从 50 年代末到 60 年代初，出现了几种缝合瓣环的方法以减轻二尖瓣反流，而且取得了一定效果。或许最为成功的术式是 Harold Kay 在洛杉矶实施的，他用一段褥式缝合缩小瓣膜交界区处，从而减轻了二尖瓣的反流量。由 Paneth 和 De-Vega 两人发明的瓣环环缩术，其目的也是为了减轻二尖瓣的反流，但不幸的是采用这种缝合术的复发率相对较高，因而真正能成功治疗二尖瓣反流的方法是人工二尖瓣替换术，幸好 1961 年 Starr-Edward 笼球瓣的问世。这类手术对二尖瓣反流的效果更具有可预见性及可重复性。60 年代初，Dwight McGoon 提出只需切除腱索断裂部分的二尖瓣瓣叶，他认为切除这一小部分瓣膜可防止整个瓣叶的卷曲，这是一种行之有效的手术，与当前采用的方法类似，但是由于人工二尖瓣替换相对容易和可重复性，因此在当时这种术式很大程度上受到了忽视。

早期二尖瓣替换术的局限性是因为当时外科医师认为必须切除全部乳头肌及腱索，这样才能在解剖上保证人工瓣膜的置入。后来出现了因心肌病引起严重左心室功能受损的病例，尤其是严重二尖瓣反流的患者更为突出。由于误认为无瓣膜的左心房不再具有功能，而且左心室张力会更大，在这种观点的影响下，许多外科医师遇到严重二尖瓣反流的病例更是退避三舍，不愿施行手术。1971年John Kirklin更促使了这种错误理论的流行，但后来实验室的资料证明了乳头肌与腱索之间的相互作用，才意识到这是一种错误的概念。

70年代后期，新手术方法的问世推动了将瓣膜重建术用于治疗二尖瓣反流，这种术式的基本方法是将人工材料缝合于瓣环上以稳定二尖瓣环，使得这种二尖瓣重建术被外科医师广泛采用。Alain Carpentier和Carlos Duran用人工瓣环对二尖瓣环进行重构，与上述原理类似。除了介绍了一系列纠正异常二尖瓣叶的手术方法以外，1983年全美胸外科年会上Alain Carpentier又提出关于二尖瓣成形术的基本原理，此后二尖瓣成形术得以广为推崇，包括：二尖瓣前、后叶的切除；瓣叶转移；瓣叶补片；腱索转移等等。Duran和Caropentier发表了一系列关于黏液性和风湿性瓣膜病变成形手术长期效果的观察报告，指出二尖瓣修复术的远期效果是可靠的。许多外科医师先后发明了不同口径、硬度和形状的人工瓣环，但其基本原理均与Carpentier和Duran最初提出的相同，即采用人工瓣环重建二尖瓣环是二尖瓣修复术成功的重要因素。

二尖瓣修复术的原理

二尖瓣成形术的原理是基于治疗四种不同病因所致的二尖瓣反流的经验总结而来：这四种病因为风湿性、心内膜炎、缺血性及黏液性病变。不论病因如何，其基本原理是相同的：即维持收缩期前、后瓣叶的位置；增加瓣叶的活动度；防止形成狭窄、缩小瓣环以及重塑瓣环。此外，对于心内膜炎引起的二尖瓣反流，还应去除所有感染灶并保留有足够的瓣叶组织以保证重建后瓣膜功能正常。

修复黏液性二尖瓣脱垂的原则与技术

对于黏液性二尖瓣脱垂的修复术已应用了30年左右，正如前面已提到的，Carpentier和Duran的论文对于推动二尖瓣病变的外科理论和相关研究起了很大作用，特别是使用人工瓣环进行瓣膜成形术。下面是几条已被广泛接受的修复二尖瓣脱垂的手术原则：

1. 在收缩期使前、后瓣叶对合良好。

2. 降低后瓣叶的高度，切除或减少后瓣脱垂的瓣体部分，缩短过长的瓣叶。

3. 修补或替换断裂的腱索，或缩短过长的腱索以稳定前瓣叶。

4. 采用全环或“C”形人工瓣环施行瓣环成形，以纠正扭曲、扩大或变形的二尖瓣环。

目前已有多种符合上述修补黏液性二尖瓣脱垂四个基本原则的术式，下面就此回顾这类手术并提出作者的个人观点。Duran最先提出了目前所习用的描述正常二尖瓣前、后瓣叶各部分的术语（图39.1A所示），图39.1B是二尖瓣及周围相邻组织的外科解剖图。

二尖瓣成形术后要完全消除反流并能长能维持，保证收缩期二尖瓣前、后瓣叶的对合是最基本的，可以根据Carpentier提出的参照点来预测瓣叶的理想高度，该点位于与前瓣相对应的未病变的后瓣叶区域，按照此点标记好需要修复瓣叶的高度。一旦确定了该点，手术的第一步是降低后瓣叶的高度，以此作为面积最大的前瓣对合的“门垫”。

在二尖瓣脱垂综合征中，约80%的病例其后瓣叶的中央部分(P2)脱垂严重，如图39.2A所示，该部分的腱索显著延长或已断裂。为了纠正这种病变，往往需要切除后叶的中央部分(P2)来降低后瓣叶的高度以消除二尖瓣反流。此时有几种方法可以选用，我们的方法是局限性切除后叶的病变部分，去除少许受累部分的邻近腱索，保留支撑后瓣的必要结构，为此，首先在要切除的瓣叶部位缝一针牵引线，用外科直剪刀梯形剪去后瓣叶的部分组织，梯形的最窄部分应朝向瓣环，这样可以最大可能地保留邻近腱索(图39.2B)。

在切除了脱垂部分的瓣叶后，需将剩余的二尖瓣后瓣叶(PML)缝合在一起，有两种方法可采用，一种是Duran所介绍的折叠法，即将后瓣的这两部分与瓣环折叠在一起，当切除的后瓣部分很少时这种简单的方法很有效，这种后折叠法实际上是使瓣环改变形状，当将缝在瓣环的两针牵引线提到一起后，采用来回连续缝合法将瓣环与左房缝合，然后用聚丙烯缝线从保留瓣叶的尖部朝向瓣环方向缝合，再将这两针缝线打结。

第二种方法是作者推荐的，也是应用最多的术式，即瓣叶折叠术。这种方法是将后瓣剩余过多的部分缝合，然后再将余下的部分对合在一起。这样可以尽可能保留具有支持作用的腱索。如图39.2C和图39.2D所示，将余留的已延长的后瓣向对侧交界处牵拉相互折叠，再把这两部分后瓣叶与瓣环缝合以填补切除P2后的缺损部分，该术式是作者根据Carpentier的手术改良而来，至于Carpentier手术将在后面讨论。作者的方法是用4-0的单纤丝缝线连续缝合法将两侧的后瓣叶向中央缝合，在靠瓣环部分留着暂不打结(39.2D)。

将后瓣叶的这两部分用两针4-0缝线连续缝合到瓣环上并拉紧后，再用一针4-0的聚丙烯缝线在瓣缘处将

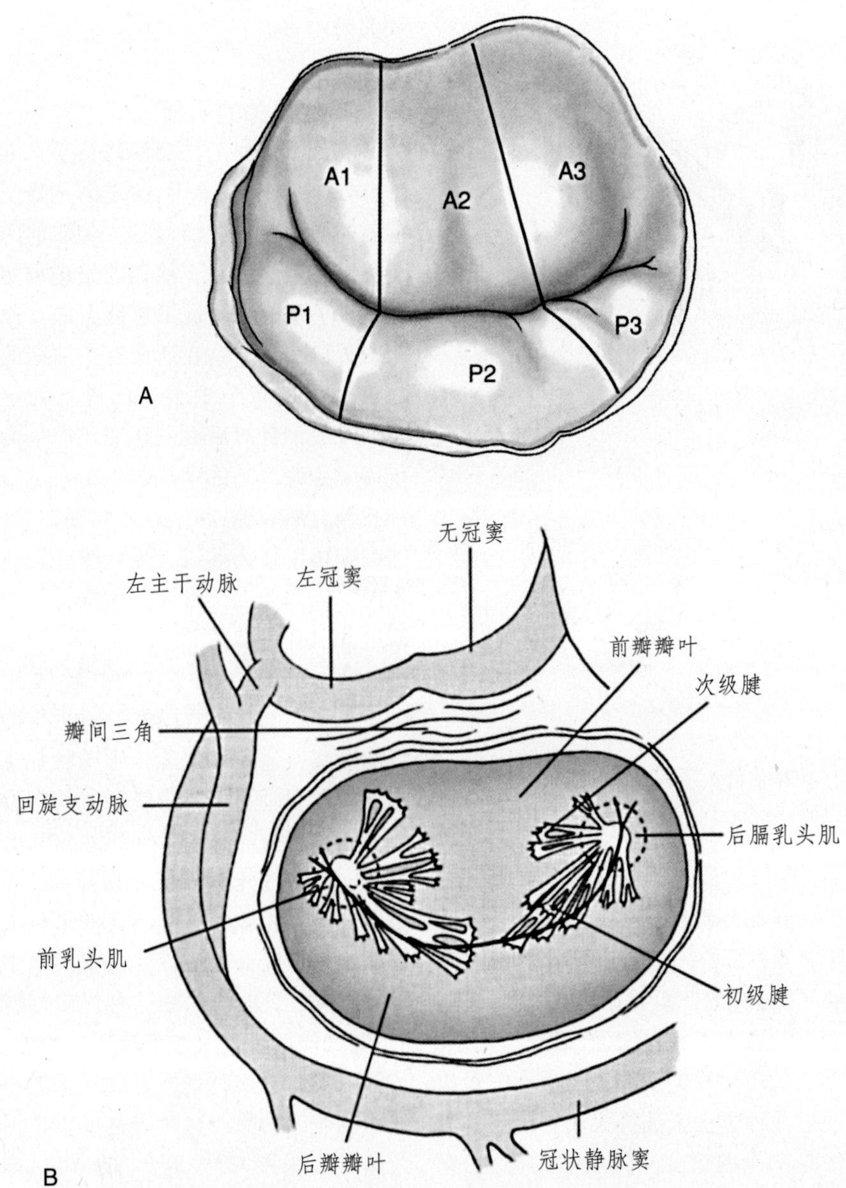

图 39.1　(A)二尖瓣前后瓣叶的分区。这张图描述了 Duran 首先使用的关于正常二尖瓣前后瓣叶的分区方法。在图中,两个瓣叶处于收缩期状态相互附着关闭二尖瓣瓣口。这种传统的术语分法将每个瓣叶分成 3 个区域,可以用来描述和决定最佳的修补部位。(Reprinted with permission from NT Kouchoukos,EH Blackstone,DB Doty,et al. Kirklin/Barratt-Boyes Cardiac Surgery:Morphology,Diagnostic Criteria,Natural History,Techniques,Results,and Indications.Philadelphia:Churchill Livingstone,2003:21.)　(B)二尖瓣外科解剖。熟悉二尖瓣的外科解剖是在手术过程中避免损伤冠状动脉血管和其他周围组织结构的必要的过程。(Reprinted with permission from AM Gillinov,DM Cosgrove III.Mitral valve repvir.In:LH Cohn,LH Edmunds Jr,eds.Cardiac－Surgery in the Adult,2nd ed.New york:McGraw－HIll,2003:934.)

后瓣叶的两部分对齐缝合,先在起针处打四个结,然后分别将聚丙烯缝线的两针朝瓣环方向连续缝合后瓣将关闭,最后再与前面留下的一针相互打结(图 39.2E),应重复缝合两次以免发生撕裂。作者多年前已采用这种方法,该法修复的瓣叶能保留较好的弹性,而且又比采用间断缝合或垫片缝合法节省时间。此种技术简单实用,在修补过程中可以调整保留的瓣叶组织和后瓣的高度。我们从不在二尖瓣上使用垫片,因为垫片会在局部形成斑痕,并存在形成血栓或栓塞的潜在危险。一旦完成后瓣瓣叶的修复、成形或重塑后,需要验证修补效果。作者的经验是即使没有使用人工瓣环或其他方法,采用此种方法修补,90%的瓣膜功能都是可靠的。但是尽管如此,因为该术式瓣环存在变形的可能,而这种变形最终可引起瓣膜的反流,我们的经验认为使用人工瓣环可提高手术的远期效果。

图 39.3 所示的是更为经典的瓣叶转移术,该术式常用于重症 Barlow 综合征,Barlow 综合征的病变特点是整个后瓣都发生病变。如图 39.3C 所示,先沿着虚线将瓣叶从瓣环切开直达两个交界区,然后用连续缝合法将瓣叶缝合回到瓣环上,此时瓣叶可稍稍移位向中央靠拢,这样很容易将两部分瓣叶缝合在一起(图 39.3D,E)。当在行连续缝合时,瓣叶的高度会明显降低,这点对于 Barlow 综合征的患者尤其重要,因为 Barlow 综合征的后瓣可能会很高。术中一定要注意避免损伤相关腱索,在剪开瓣叶时可将所有腱索向心腔内方向牵拉就可以避免不必要的损伤。

二尖瓣修补术的最后一步是植入人工瓣环,这是保证手术成功最重要的环节,对于治疗二尖瓣脱垂的瓣膜成形术来讲,人工瓣环的大小、植入的位置及固定方法都是很重要的。人工瓣环有很多种,包括全环型、C 形部分环、柔顺性、硬性等等。作者的临床经验认为最重要的是选择人工瓣环的大小和形状,以稳定二尖瓣前瓣的三角区,该区域位于主动脉瓣无冠瓣下方。长期以来一直都以为三角区之间的瓣环不会扩张和延长(图 39.4),这也是选择部分环或 C

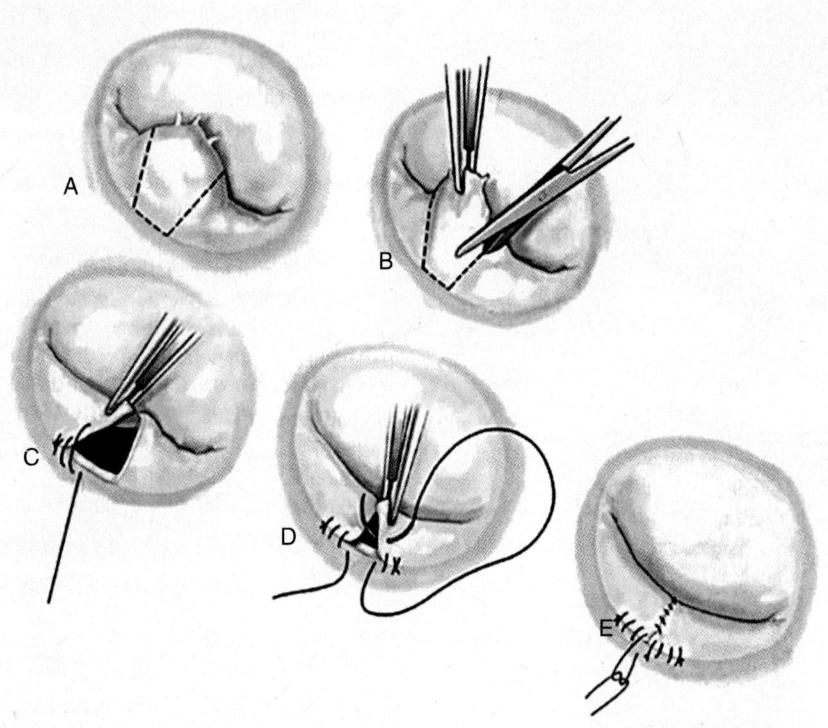

图 39.2　使用瓣叶迁移术治疗黏液性脱垂的二尖瓣疾病。该图是以二尖瓣后瓣 P2 段瓣叶下方的腱索断裂为例对瓣叶迁移术进行说明。

形人工瓣环的原因。近年来对上述理论提出了质疑,但实际地讲,三角区域的扩张还是相对较少。我们发现如果遵循主要的修复原则,C 型人工瓣环,如 Cosgrove 环（Cosgrove-Edwards 瓣环,Edwards LifeScience 公司, CA)、Medtronic Future 环(CG Future 瓣环, Medtronic 有限责任公司,Minneapolis, MN）和 Duran 部分环（Medtronic Duran 软性瓣环，Medtronic 有限责任公司)都是很适合使用的。

如图 39.4A 所示,在前、后瓣交界上方的三角区将 C 型环的两端做“U”形缝合,这两针牵引缝线十分重要,不仅可以稳定三角区，而且当在两个瓣交界区用带宽垫片缝线缝合时，还可以拉紧这两针以固定瓣环。可以用连续缝合法固定人工瓣环，但通常使用带垫片缝线间断缝合，缝针可以进到二尖瓣瓣环的左室面，这样的缝合更为牢固。例如,交界区缝合的目的是展平瓣环和缩小瓣交界，另一个目的就是防止瓣环扩张(图 39.4B),既使瓣环扩张很严重,一般缝合 9~11 针也就足够了。缝合的针距要宽,穿过瓣环进到左室面再缝回到左房面,以确保固定。不论采用何种类型的人工瓣环，可以通过两种方法来选择大小，第一种方法是测量两个三角区缝线的间距,第二种方法是测量前瓣的高度，这种方法或许是可行的，可以在术中心脏未切开前,用食道心脏超声图来估计。对于瓣膜黏液性脱垂，可用由厂商提供的测瓣器来测量。一般来讲治疗瓣膜黏液性脱垂时，要选择大一点的人工瓣环，因为这样可以减少收缩期二尖瓣瓣叶的前向活动(SAM)。我们认为测量前瓣的高度是一种很好的方法，比测量两个三角间距更常用。一旦选择好人工瓣环的大小后，可以用带垫片缝线按顺序缝合予以固定，修补完毕后要对瓣膜进行测试，如果修补满意的话,即使注入高容量的盐水,二尖瓣也应该只有小量的反流,最后用 3-0 线关闭左房壁。

其他相关的问题

有许多不同的二尖瓣修补手术方法,对于多数病例来讲,关键的是降低后瓣瓣叶的高度，即使是二尖瓣的两个瓣叶都发生脱垂，前瓣的处理也相对较少，偶尔的情况下可能会需要做瓣交界的成形，这在后面有关前瓣的病理改变的章节中会专门进行讨论(图 39.5)。针对后瓣的病变还有一类仅做了少许改动的术式，包括在后瓣环找到自然裂隙,如果有裂隙存在,这些裂隙可以作为标记，当行瓣叶转移术时，以此为中心将周围保留下来的瓣叶用 4-0 带垫片滑线缝合到一起。另一种手术方式是在后瓣使用 Gore-Tex 人工腱索，以避免缩短与瓣环的距离，这种术式适合于瓣膜本身的黏液性脱垂不太严重或断裂的腱索较局限。另外还有局限性切除瓣叶的方法，这种手术只需楔形切除与 1~2 条断裂腱索相应的瓣叶，其效果也很好，这种情况在缺血性二尖瓣疾病中可以见到，此时可采用这种局限性瓣叶切除,最后再植入人工瓣环。此外,如果二尖瓣后瓣脱垂严重而又只做小面积的瓣叶切除，这时候就可以在保留瓣叶上采用“折叠成形”的方法,如图 39.6 所示,这种方法可以将瓣叶过长的游离缘折叠到后瓣下方瓣环处,可以降低后瓣高度的 50%。

在对严重黏液性退行性病变进行瓣膜修补时,偶尔可碰到瓣环下钙化,这种情况往往发生于长期病变的老年患者，我们的经验认为二尖瓣修补术对老年患者的效果很好，而且手术的风险性与年轻患者一样。在这种情况一定要仔细考虑对钙化瓣环的切除，我们建议采用更为保守的策略，如果没有累及瓣环或钙化位于瓣环下,并且钙化没有影响到全部后瓣瓣环,可部分切除钙化组织。Carpentier 提出了一种根治性切除全部钙化组织方法，

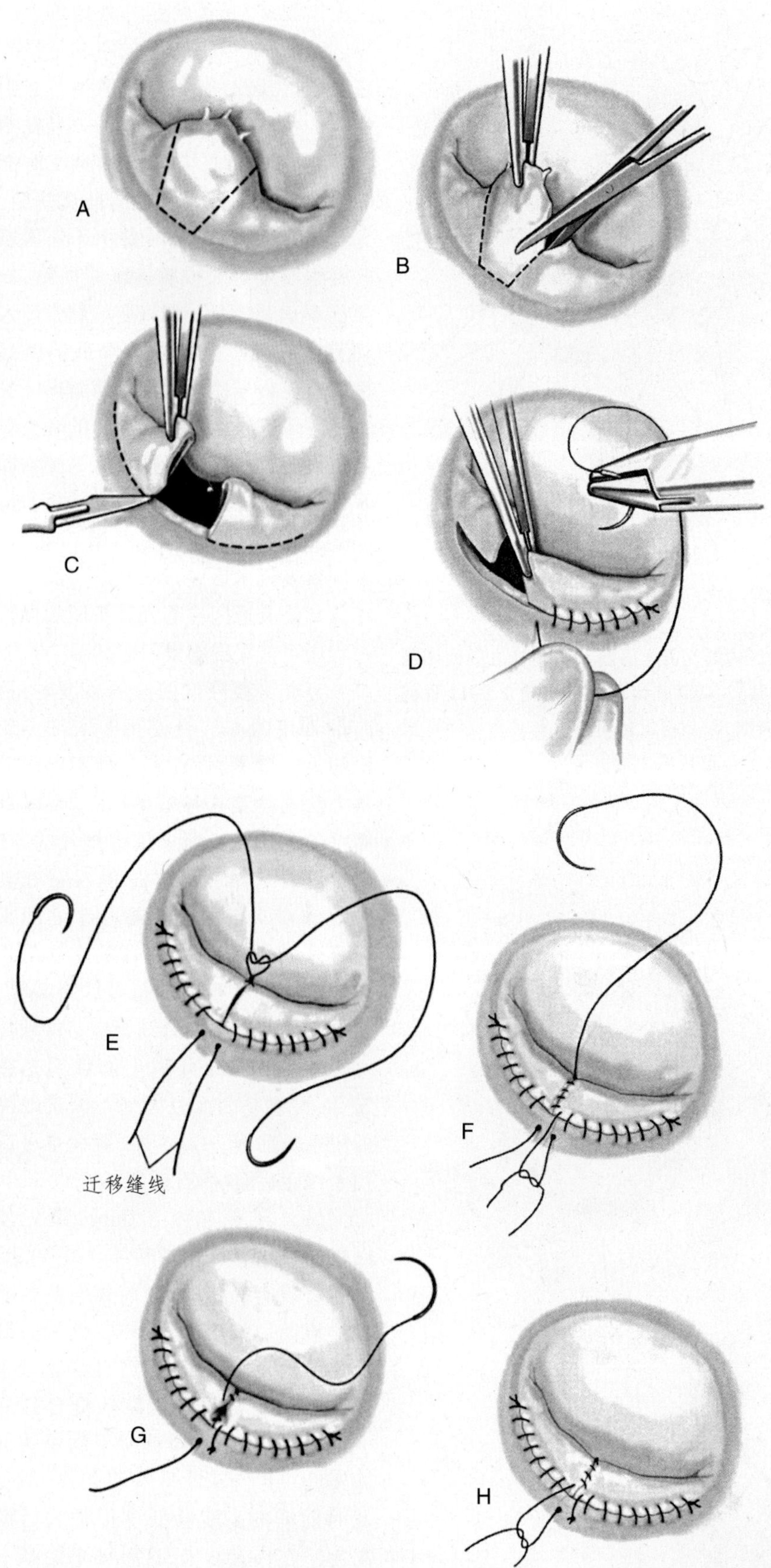

图 39.3 瓣叶迁移技术修补二尖瓣。该图阐述了治疗 Barlow 综合征的最经典的瓣叶迁移术。

当存在广泛性钙化而需要大面积切除病变瓣膜时,这种手术方法是有用的。当将全部钙化组织切除后,左房与左室完全分离,需要将左房与左室再缝合到一起。然而我们发现大多数情况下,不切除全部钙化组织瓣叶也能很好对合、相互靠拢以及可以置入大小合适的人工瓣环。我们曾经遇到过一个很少见的病例,该病例钙化严重并累及整个瓣环和瓣叶,在后瓣的中部腱索断裂,此时如考虑行瓣膜替换术是极其危险的。对于这类患者应采取个性化的选择,可以只施行瓣膜修补手术而不用置入人工瓣环。因为围绕整个后瓣瓣环和瓣叶已形成硬性的钙化,这样做可以阻止瓣环进一步扩张,一般来讲这种罕见的情况往往只发生于老年患者。

收缩期的前向活动(SAM)

在过去几年的临床中我们观察到如果没有将脱垂的后瓣适当降低,此时使用刚性的全人工瓣环常常会发生收缩期的前向活动(SAM),此时巨大的二尖瓣前瓣和室间隔相互靠拢,SAM 可以造成收缩期左室流出道的明显梗阻。在大多数情况下,因为腱索牵拉的作用使得发生脱垂的瓣膜不会出现 SAM 现象。如果在术中保护好这些腱索,术后出现 SAM 的可能性则很小。如果前瓣瓣叶冗长,而且后瓣瓣叶切除得不够,此种情况就有发生 SAM 的潜在危险。此时就应考虑其他的手术方式,首选的是再切除多余的瓣叶以降低瓣膜脱垂的高度。另外的办法就是固定前瓣瓣叶,在后面的篇幅会进一步讨论。对于 Barlow 综合征,预防性选用大一号的人工瓣环是重要的。

前瓣瓣叶的病理改变

大多数具有二尖瓣手术经验的外科医生都关注是否将脱垂的后瓣瓣叶降得足够低、是否选择了足够大

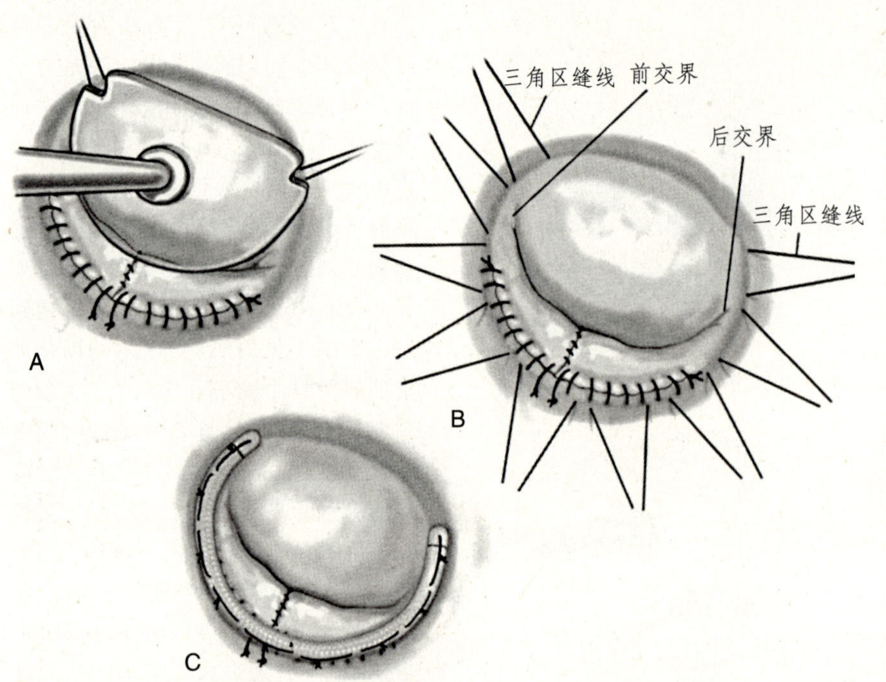

图 39.4　瓣间三角区的固定。(A)在瓣间三角区内瓣交界上方缝和的两针之间使用测量器进行瓣环大小的测量。即使瓣环扩张的再厉害，通常在瓣环上 U 形缝合 9~11 针就足够了。(B)通常瓣间三角区域没有扩张的倾向性，因此可以使用环状和 C 形成形环进行修补。(C)在瓣间三角区内行 U 形缝合以固定 C 形环的两端。

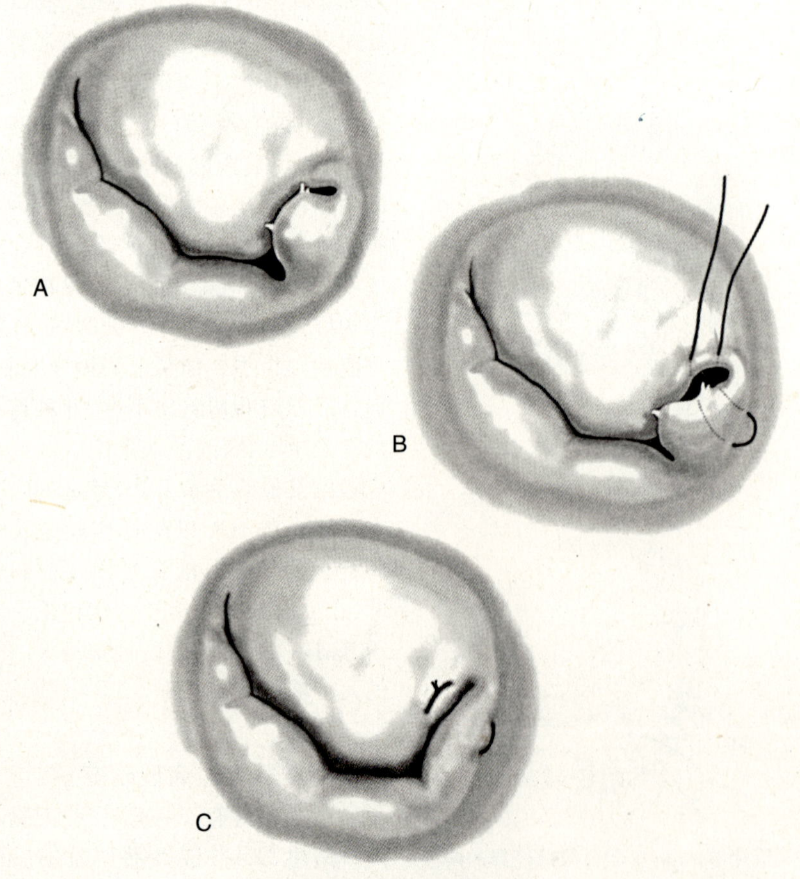

图 39.5　前瓣瓣叶交界成形术。

的人工瓣环、是否恰到好处地缝合瓣环，而相对较少地考虑采用其他措施来稳定前瓣。然而，外科医生都必须掌握一些修补前瓣的技术，一旦在术中发现主要为二尖瓣前瓣病变时能够满意地处理。最多见的前瓣病变，尤其是在 A2 区的瓣叶是由于该区域的腱索过度延长或腱索断裂所致，如果出现这种情况，将病变的腱索埋入切开的相应乳头肌内以降低前瓣高度，这是最早使用的降低前瓣瓣叶脱垂的手术方法之一，将切开的乳头肌缝合后，这样就可以把拉低的腱索固定(图 39.7)。这种方法最早是由 Carpentier 提出来的，但是后来 Cosgrove 及同事发现术后腱索再次断裂的发生率较高，其原因在剪开乳头肌的操作过程中可能损伤腱索引起断裂。

当有必要降低前瓣的高度时，目前最常用的方法是使用 Gore-Tex 制作的人工腱索，现在有几种不同的手术方法能达到这种效果：在需要降低瓣叶的相应乳头肌上用带垫片的 5-0 滑线缝合，然后用这根 Prolene 在乳头肌和要纠正的前瓣瓣叶缘之间来回缝合做成几个圈，其目的在于阻止前瓣瓣叶脱垂程度不超过后瓣瓣叶，在前瓣瓣叶上小心打结固定。这种技术至少已使用十年以上并证明是很安全、可复制的而且能毫不困难地降低脱垂的前瓣。Gore-Tex 缝线也可以用于纠正后瓣病变(图 39.8)。

另外还有一种由 Duran 最先使用的方法：即瓣叶翻转术 (图 39.9)。术者将没有病变的、与前瓣病变区域相对应的后瓣瓣叶切下来，该段后瓣叶连带着正常腱索，然后将此段后瓣瓣叶连同正常的腱索翻转缝合到病变前瓣瓣叶上，这样就使得病变的前瓣瓣叶可以与正常乳头肌相连，但是此时前瓣的高度会低于正常的后瓣高度。在作者看来，这种手术的唯一缺点是要切除一部分没有病变的后瓣瓣叶，而用其他的手术方式也可以

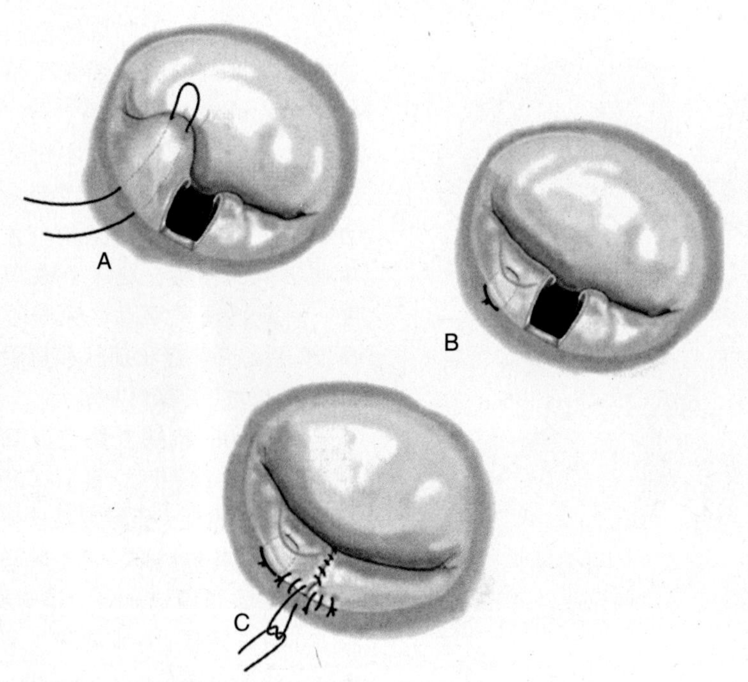

图 39.6　折叠成形技术。在二尖瓣后瓣瓣叶高度很高的情况下只做很小面积的瓣叶切除时适用。

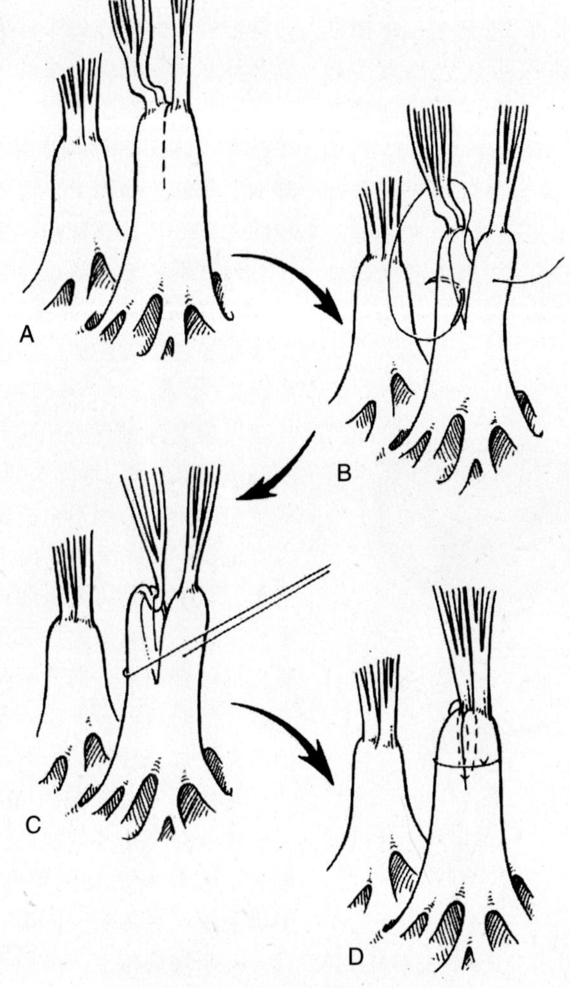

图 39.7　腱索缩短术。

达到同样的效果,则可免除对后瓣的切除。

最后,还有一种最近一直在讨论的缘对缘技术，也称为 Alfieri 手术(图 39.10)。这种手术适合于黏液性脱垂广泛而且所有消除 SAM 的手术均不能奏效的情况,缘对缘缝合后二尖瓣瓣口呈 8 字形,我们的经验认为该手术仅仅用于罕见的瓣膜大范围黏液性脱垂并且形成狭窄的病例。我们也曾作过一些这样的手术,但都是前瓣腱索断裂同时存在左室功能不全,SAM 无法避免或无法纠正，而必须尽可能缩短手术时间的情况下使用。例如,我们曾对一位 50 多岁的患者实施了此种手术,该患者左室射血分数为 10%,前瓣中份有六条腱索断裂,心功能分级为四级。该患者需要尽快完成手术,为此我们选择左房切口,使用缘对缘技术将有六条腱索断裂的 A2 与 P2 缝合，最后置入 36mm 号 Cosgrove 人工瓣形环。主动脉阻断时间为 30 分钟，该患者承受住了手术打击，术后随着左心室的重构,射血分数上升到 20%。因此,当前瓣瓣叶的病变难以修复或病情危重需要缩短手术时间时,该术式可以作为替代手术。

还有一些方法可以缩短或降低前瓣瓣叶的高度,如三角形瓣叶切除(图 39.11）和 Duran 的前瓣瓣叶短缩术（图 39.12)。这些方法可以纠正 SAM,但对于是否切除前瓣存在不可预知性,我们同意 Carpentire 的观点,就切除前瓣瓣叶 AML 来讲，最理想的术式是切除越少越好。

缺血性二尖瓣病变的修补

对缺血性二尖瓣病变的修复是一个令人困惑、充满矛盾、难以决策和争论不休的难题，问题的焦点在于采用什么样的修补方法和什么程度的反流需要手术处理。缺血性二尖瓣反流是

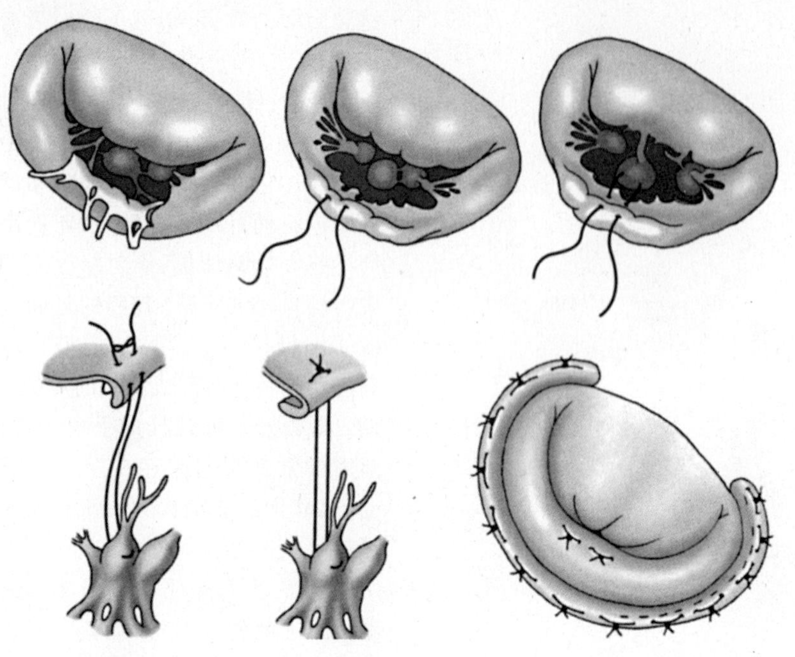

图 39.8　使用聚四氟乙烯缝线对后瓣瓣叶实行腱索替换术。

继发于心肌缺血的病理改变，也就是继发于冠状动脉阻塞，左室室壁节段性运动异常或整个左心室收缩运动低下或扩张所致。左心室的扩张可以引起二尖瓣的瓣环扩大，二尖瓣瓣叶不能完全闭合，即使尽管瓣膜组织及瓣下结构功能正常也会发生反流。

另外一个有争议的问题是关于手术适应证的选择，包括 Emory 团队在内的许多外科医生认为绝大多数缺血性二尖瓣的反流在冠状动脉旁路移植术后，其程度会减轻。但 Brigham 的团队认为仅仅接受冠状动脉旁路移植手术是不够的，尤其是二尖瓣反流持续存在时，因为心肌缺血不是造成二尖瓣反流的唯一因素。我们认为继发于严重心肌缺血的慢性二尖瓣中度反流的患者需要手术处理。应在术前决定是否需要行二尖瓣修复术，而不是在术中才临时做决定，因为全麻等因素可能改变血流动力学状态。如果术前存在有充血性心功能不全的症状，更应采取积极态度。一旦已决定要对二尖瓣进行干预，术中完成了冠状动脉移植手术后就应将注意力转移到左房上。

Carpentier 将缺血性二尖瓣反流分为三类（Ⅰ型、Ⅱ型、Ⅲ型），继发于心肌梗死后的乳头肌断裂是缺血性二尖瓣反流的特殊类型，由于乳头肌再附着的心室壁因缺血而变得脆弱，修补手术会很困难。因此对该类型的缺血性二尖瓣反流很少手术治疗，这也引起了对术后二尖瓣反流复发的关注。这类患者因肺水肿而病情危重，因此要选择相对保守的手术方式，此种情况最常采用的就是换瓣手术。

一些外科医生提出完全性人工瓣环或 C 型人工瓣环的使用是否为二尖瓣成形术的重要因素，已确认使用小号的人工瓣环能够使前、后瓣叶及瓣环对合严密。至于缺血性二尖瓣反流"治愈"的概念不是很准确的，因为引起缺血性二尖瓣反流的病因是左心室的病变，手术后左心室可能继续扩张，甚至发展为弥漫性心肌病。如果术后左心室持续扩张，将乳头肌向下牵拉，就会引起瓣膜关闭不全造成反流。

Irving Kron 医生提出了一种替代手术，该手术是将乳头肌向瓣环方向牵拉。这种手术对那些已预见到乳头肌会继续被向下、向外牵拉的病例会有益。但对这种较新手术的长期效果还没有予以充分评估。

马萨诸塞总医院的 Robert Levine 医生建议对于某些缺血性二尖瓣反流患者可以切断病变的腱索，Levine 医生认为由于因为病变的瓣叶存在所谓自我限制性的特点，采用上述方法能够增加二尖瓣瓣叶的对合。Boling 及

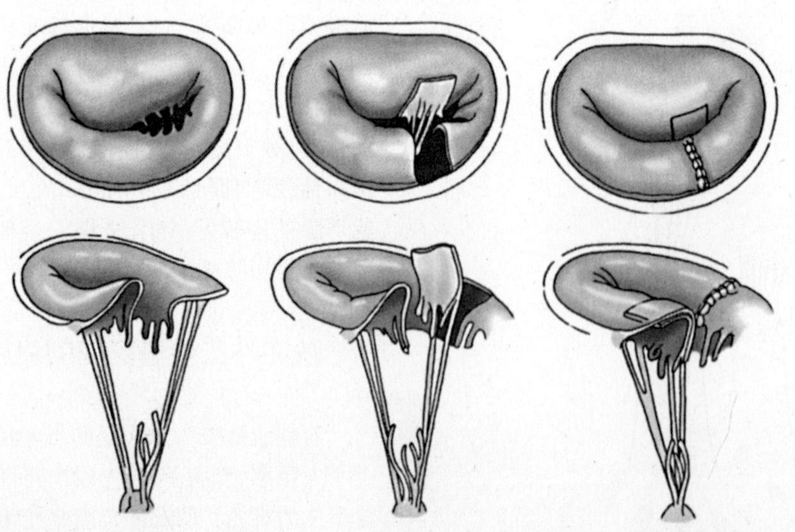

图 39.9　瓣叶翻转术。Duran 首先发明使用的手术技术，将一小部分正常的后瓣瓣叶连同正常的腱索游离下来，并将其转移缝合到因腱索断裂造成病变的小部分前瓣瓣叶上。

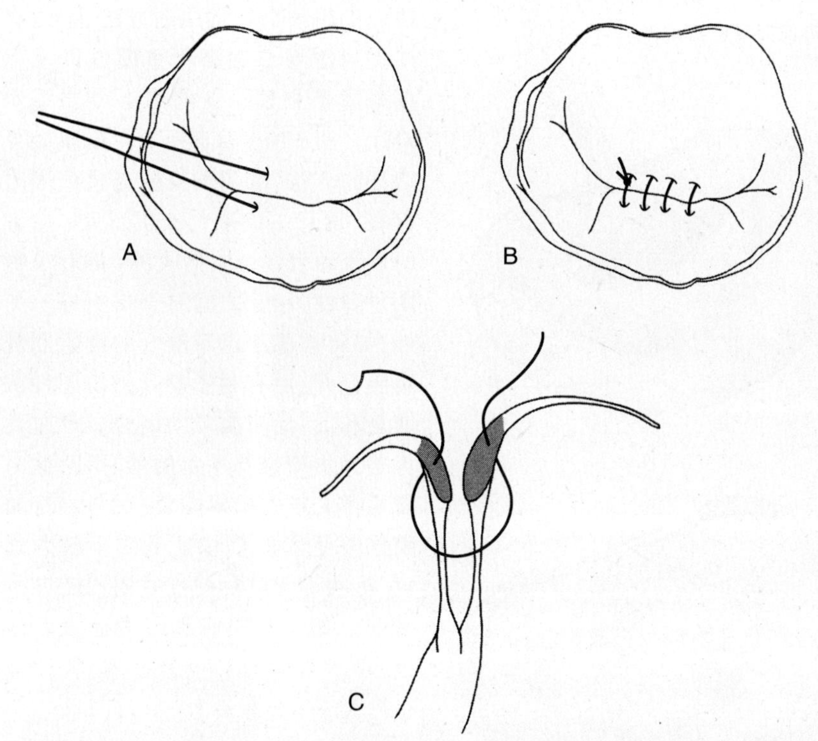

图 39.10　双出口技术。(A)为了保证二尖瓣瓣口的对称性,需先在瓣叶中央处缝线标记。(B)延瓣膜游离缘进行缝合。(C)缝线要缝合到有韧性的较深的组织上,防止以后瓣叶的撕裂。

同事用较小的人工瓣环来阻止瓣环的扩张，这种方法只稍微增加手术时间(15~20 分钟用于人工瓣环的置入)，但大大改善了患者的血流动力学状态。总之,从 80 年代以来缺血性二尖瓣反流手术的风险已显著下降，冠状动脉旁路移植手术的同时行二尖瓣成形或替换术的手术死亡率已由 10%~12%下降到目前的 3%~3.5%。

医疗器械制造商一直试图模拟外科手术来生产新型实验性的经皮介入装置，如果不能达到完全消除反流的目的，至少可以减轻缺血性二尖瓣反流。这些装置包括在冠状窦内植入支架,从而将后瓣朝前瓣的方向推;或类似 Alfieri 的缘对缘技术等。所有这些技术都在等待临床试验和美国食品药品管理局的批准。

对于中重度缺血性二尖瓣反流的手术效果仍在争论之中，然而事实上已很清楚，不论是修补术还是瓣膜替换术，术后早期和晚期的死亡率取决于左心室的病理生理状态，而不是手术本身。显然，尽快置入人工成形瓣环、保留乳头肌和腱索是理想的手术方法和趋势，也是目前大多数外科医师的选择。

二尖瓣感染性心内膜炎

治疗感染性二尖瓣病变的原则与其他外科治疗其他部位的感染相同,必须清除所有的感染病灶,尽量避免潜在感染的区域植入人工材料。这种情况对外科医生是一种挑战,不仅要清除感染组织又要保留足够多的组织以维持瓣膜功能;既要使用合适的人工环来重建瓣环,又要避免在可能的感染区域内植入人工材料。在过去几年中,已有几种设计巧妙的手术方法应用于与临床,较为保守的方法是瓣叶迁移术,用单股缝线将瓣叶缝合在一起。推荐在局部使用碘剂处理,尽管没有科学依据支持这种做法,但从经验上讲对严重感染的病变使用局部碘剂处理是有用的。当感染侵犯二尖瓣时,可能需要楔形切除病变的瓣叶,为了能够根除感染病灶有时需要使用瓣叶翻转术,将后瓣瓣叶连同腱索转移到病变的前瓣上以起到支持前瓣的作用。如果感染广泛,尤其波及到后瓣瓣环时，可能需要切除全部瓣膜,在这种情况下必须清创处理瓣环。可能需要用自体心包片作为瓣环的内衬,再将瓣环与后瓣缝合到一起,最后在自体心包片上再行瓣膜修补手术。如果感染是由毒力较低的微生物，如链球菌所致，有赘生物存在，但瓣膜本身没有感染，瓣环也没有扩张,只需要切除连同赘生

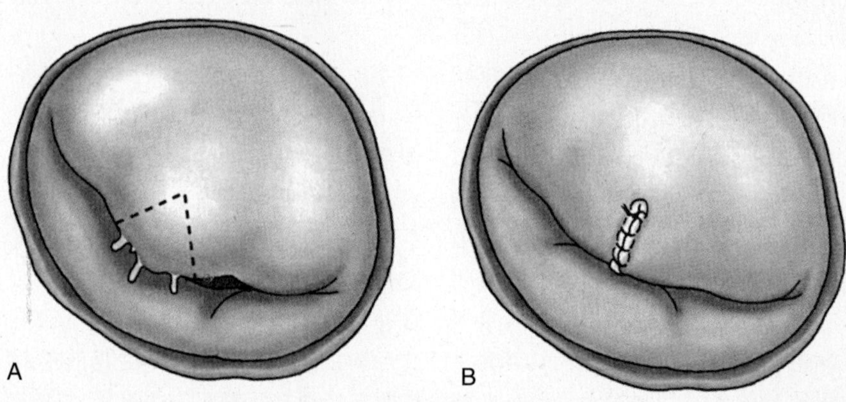

图 39.11　前瓣病变瓣叶三角形切除。将有限的前瓣瓣叶脱垂病变部分行三角形切除。

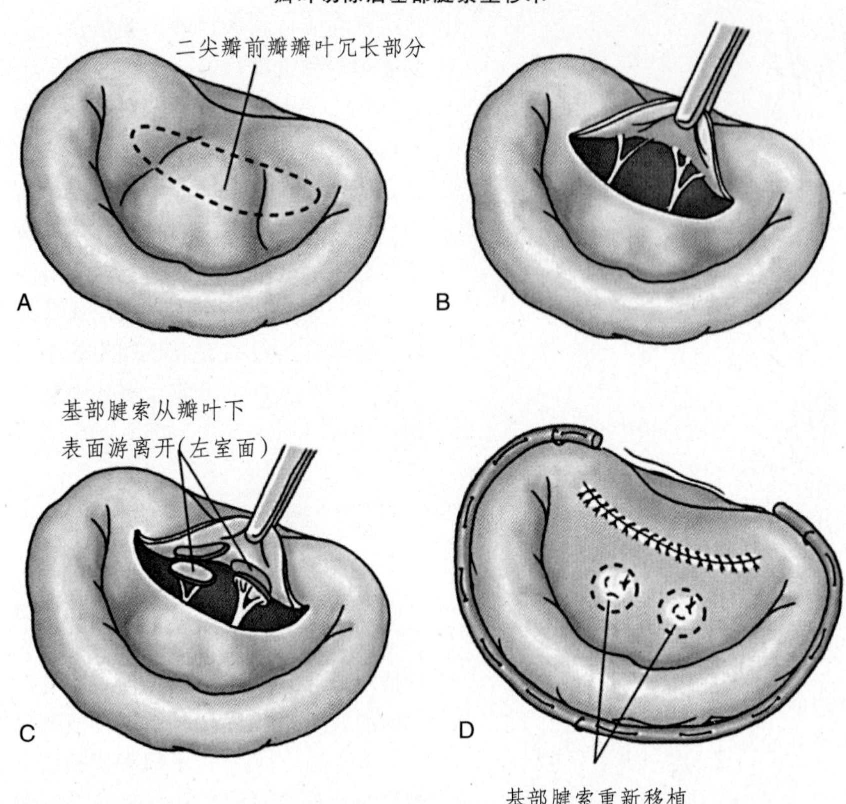

图 39.12　Duran 的瓣叶短缩技术。为了降低前瓣高度，二尖瓣的基部瓣叶被切除。靠近瓣环的切口是笔直的，靠近游离缘的切口是按照游离缘轮廓弧形切开的。需注意的是，将瓣叶切除后，保留下的基部腱索要重新移植回瓣叶的左室面。(Reprinted with permission from CMG Duran.Surgical techniques for the repair of anterior mitral leaflet prolapse.J Card Surg 1999;14;471.)

物在内的小区域的瓣叶，再用 Prolene 线将瓣叶缝合，不需要再植入人工瓣环。在某些情况下，整个瓣环组织遭到严重破坏结构并形成脓肿，此时应切除全部瓣膜、清除感染灶、用自体心包片覆盖整个瓣环，或行瓣膜替换术。已有人试图选择同种异体二尖瓣或肺动脉瓣，但其长期效果还不能确定。

风湿性二尖瓣病变的治疗

心脏外科医生最早实施的手术是治疗风湿性二尖瓣疾病，正如在本章前言中已谈到的，1923 年 Peter Bent Brigham 医院的 Elliott cutler 医生首次为一患风湿性二尖瓣狭窄的 12 岁女孩成功实施了修复手术。第二次世界大战后，Harken 和 Bailey 施行了许多闭式二尖瓣交界扩张术，他们的方法是用手指或器械撕开狭窄的二尖瓣瓣叶。在整个 50 年代到 60 年代期间，闭式二尖瓣交界扩张术是治疗风湿性二尖瓣狭窄施行最多的手术。到 70 年代后期，由于体外循环技术的广泛开展，不少外科医生转为直视二尖瓣扩张术。随着球囊扩张技术应用于二尖瓣狭窄的治疗和西方国家风湿病的减少，外科手术治疗风湿性二尖瓣狭窄的数量明显减少。但是即使目前球囊扩张技术已成为治疗风湿性二尖瓣狭窄最常用的方法，仍然有许多风湿性二尖瓣严重反流以及存在球囊扩张禁忌证的患者需要手术治疗。图 39.13 为直视下行瓣膜交界切开的方法，二尖瓣反流与狭窄同时存在，切开二尖瓣的交界区后，患者的血流动力学会明显改善。瓣叶可能恢复弹性，相互之间对合得更好。另外，如将瓣膜下已经融合的腱索和乳头肌分开，更有利于瓣叶组织弹性的恢复和前、后瓣瓣叶的闭合。严重钙化是二尖瓣修补手术的禁忌证，此时需要行人工瓣膜替换术。另外一个瓣膜修复手术的禁忌证是瓣下腱索过短，影响了瓣叶的弹性并阻碍瓣叶的对合。如果乳头肌和腱索已发生融合，不可能施行瓣膜修补术，此时只有行人工瓣膜替换术。

一旦将粘连的瓣叶交界切开后，腱索会恢复弹性，而瓣叶也会因为去除了一些风湿性纤维化组织而变薄。但此时仍然需要植入人工瓣环，其中包括 Carpentier 二尖瓣修复手术的 I 型患者，因此产生了要行瓣环成形术的概念。正如过去许多临床资料所报告的，风湿性瓣膜病修补术后的远期效果比退行性病变或黏液性脱垂要差很多，再次手术的机会也要大得多。但是如果适应证选择恰当，手术还是很安全的，而且长期效果也非常好，再次手术率很低。

二尖瓣疾病的再次手术治疗

一小部分黏液性二尖瓣脱垂的患者第一次修补手术失败后需要再次手术治疗。我们共做 2 000 例瓣膜修复手术，失败率为 0.7%。分析这些病例，发现主要有四个原因：①与上次手术修补区域无关的其他腱索发生断裂；②后瓣的高度降低得不够；③前瓣的高度未降到与后瓣相同的水平；④没有使用人工瓣环或人工瓣环过小，后

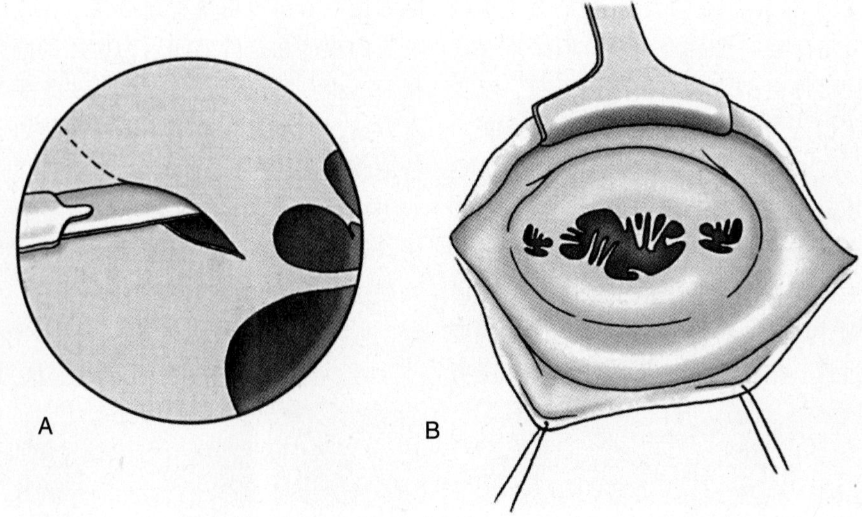

图 39.13 直视下使用三出口技术对粘连的瓣叶交界进行切开手术治疗。(**A**)完成第一步将中央出口扩大的操作后,使用锐利工具将前瓣交界切开。(**B**)完成将中央出口扩大的瓣交界切开术后的瓣模形态。(Reprinted with permission from BL Aaron,RR Lower. Advantages of open mitral commissurotomy using a triple-orifice technique.Ann Thorac Surg 1975;19;654.)

者是造成手术失败而需要二次手术的最常见原因。在我们二次手术的许多病例中,因瓣膜原因而再次手术是由于瓣叶过大而在第一次手术时又选择了过小的人工瓣环,这样就造成关闭不全和溶血现象。我们以前已报告过正确合理使用人工瓣环的重要性,我们发现未使用人工瓣环的病例,其瓣膜修复手术的失败率是使用人工瓣环病例的 5 倍以上。再次手术时只需将原有植入的瓣环取出,在重新植入大一点的人工瓣环,可以明显减少二尖瓣反流的复发。

结 论

最近一系列关于二尖瓣手术远期效果的报告体现了过去 30 多年的外科经验,也符合我们提出的二尖瓣疾病最佳手术方案的观念。显而易见,修补手术优于人工瓣膜或生物瓣膜替换术。基于二尖瓣病变的四种类型,即退行性黏液性病变、缺血性病变、感染性心内膜炎和风湿性病变,产生了许多外科修补技术。采用这些修补手术多数情况下可以维持左心室的生理功能,同时还可以避免抗凝治疗。最近,采用射频消融或其他方法的改良迷宫手术治疗持续性和阵发性心房颤动数量已增加,其目的也是为了维护左心室的生理功能。

同样值得注意的是,许多二尖瓣修复手术已采用了微创手术的方法,包括胸骨下端小切口和经右胸腔入路手术(胸腔镜和机器人手术),这些手术方式可以降低手术并发症和死亡率。经 30 多年的外科临床实践证明了目前广泛使用的多种二尖瓣修补术是成功的,也支持应首选修补术而不是瓣膜替瓣术。

推荐读物

Bolling S. Mitral valve reconstruction in the patient with heart failure. Heart Fail Rev 2001; 6:177.

Carpentier A, Pellerin M, Fuzellier JF, et al. Extensive calcification of the mitral valve annulus: Pathology and surgical management. J Thorac Cardiovasc Surg 1996;111:718.

Cohn L, Rizzo R, Adams D, et al. The effects of pathophysiology on the surgical treatment of ischemic mitral regurgitation: Operative and late risk of repair versus replacement. Eur J Cardiothoracic Surg 1995;9:568.

Duran C. Surgical techniques for the repair of the anterior mitral leaflet prolapse. J Card Surg 1999;14:471.

Duran C, Pekar F. Techniques for ensuring the correct length of new mitral chords. J Heart Valve Dis 2003;12:156.

Frater R, Vetter H, Zussa C, et al. Chordal replacement in mitral valve repair. Circulation 1990;82(Suppl IV):IV-125.

Greelish J, Cohn L, Leacche M, et al. Surgery for acquired cardiovascular disease. Minimally invasive mitral valve repair suggests earlier operations for mitral valve disease. J Thorac Cardiovasc Surg 2003;126:365–71; discussion, 371–3.

Grossi E, Sharony R, Colvin S. Mitral valve in ischemic versus idiopathic dilated cardiomyopathy. J Thorac Cardiovasc Surg 2003; 26:922.

Kron I, Green G, Cope J. Surgical relocation of the posterior papillary muscle in chronic ischemic mitral regurgitation. Ann Thorac Surg 2002;74:600.

Maisano F, Schreuder J, Oppizzi M, et al. The double-orifice technique as a standardized approach to treat mitral regurgitation due to severe myxomatous disease: Surgical technique. Eur J Cardiothorac Surg 2000;17: 201.

Mihaljevic T, Paul S, Leacche M, et al. Tailored surgical therapy for acute native mitral valve endocarditis. J Heart Valve Dis 2004;13: 210.

Nifong L, Chu V, Bailey M, et al. Robotic mitral valve repair: Experience with the da Vinci system. Ann Thorac Surg 2003;75:438.

编者评述

I.R.K.

Cohn 医生在本章中全面介绍了二尖瓣修复术,我曾经参观过他施行二尖瓣修补术,他是一位杰出的外科天才,也是二尖瓣外科的带头人之一。我完全同意 Cohn 医生所提出的原则,我在此再次强调其中最重要的原则,那就是纠正前、后瓣叶的位置;在黏液性脱垂时要降低后瓣叶的高度、此外要用人工瓣环行瓣环重塑。这几方面是瓣膜修补手术中极为重要的，其余的原则可灵活应用。我们采用的方法与Cohn医生所描述的修补技术稍有区别。在Mayo医院医生的建议下，我们倾向于采用三角形楔形切除后瓣瓣叶而不是做四边形切除，其效果非常好，并减少了做牵拉瓣膜成形。对前瓣的病变我们采用过人工腱索，但也曾经施行局限性的三角楔形切除，也取得令人惊讶的很好的临床效果。因为受到Carpentier的教诲，我们对于这种方法曾经一度犹豫不决，但是现在我们已体会到这种方法的确可行，至少我们认为这种方法比人工腱索简单。

我们同意Cohn医生的看法，即缩短腱索的埋藏法术后远期效果可能不会太好。此外，我们完全同意Cohn医生对缺血性二尖瓣病变的外科治疗原则，这是一种心肌和瓣环的慢性病变过程，往往不能仅仅通过冠状动脉旁路移植手术得以解决，缺血性二尖瓣反流的程度在全醉期间因为血压的降低而减少。我们同意应在术前决定手术方案，而不是在术中才做决定是否行瓣膜修复。此外Cohn医生还介绍了双出口手术，该手术采用Alfieri缝合法以解决SAM现象。目前我们还没有开展这种手术，但已有一定的印象。

（廉波 译 解基严 校）

第40章

二尖瓣修补术：机器人微创手术

Alan P. Kypson, L. Wiley Nifong, W. Randolph Chitwood, Jr.

概　述

早在20世纪50年代，Bailey, Harken, Davila和Glover即尝试对二尖瓣进行修复。他们通常采用的方法是在心外缩减二尖瓣的瓣环和使用锥形人工材料“阻塞”二尖瓣以减小其反流口；20世纪60年代，Kay, Woller和Reed发明了在心内缝合的瓣环成形术以缩小二尖瓣后瓣瓣环，改善二尖瓣瓣叶的闭合。1960年McGoon首次对二尖瓣腱索断裂进行了修补术，1965年Austin首次对乳头肌断裂的患者施行了二尖瓣替换术。直到70年代初期Carpentier和Duran创立新的二尖瓣重建技术之前，人工机械瓣膜的应用一直阻碍二尖瓣外科修复手术的发展。尽管二尖瓣修补术在欧洲取得了成功，可是此项技术在美国却遭到广泛质疑，直到1983年Carpentier证明了二尖瓣修补术具有极好的远期效果。这些结果的基础是他对二尖瓣不全的功能性解剖的深刻认识和可重复修补方法的发展。到80年代后期，其他研究中心发表了大量的相关报道，证实与二尖瓣替换手术相比，修补术后长期效果更好，不需抗凝治疗且死亡率低。

传统的二尖瓣手术需要从正中劈开胸骨，这种手术入路可以提供很好的手术野和全部的心脏通路。然而，在过去的10年里，随着手术器械和内镜技术以及患者的需求的发展，微创技术在普通外科和各专业外科中发展迅速。进血管腔内入路的技术使得微创技术可以应用于二尖瓣手术，从而避免了正中开胸。非开胸的体外循环和心肌保护技术，以及心脏内成像系统、器械和机器人电子控制技术的发展加速了心脏外科手术向安全、高效的微创内镜手术的转变。目前，使用内镜或在机器人辅助下通过小切口来完成二尖瓣手术正逐渐成为越来越多心外科医生的标准化操作方法。

机器人技术

借助于电脑辅助或机器人技术，心外科手术已发展到允许外科医生的手在有限的手术空间内活动自如。这些装置可以改善手术入路，放大手术野，并且便于固定手术器械。在一个特定的空间内要实现各个方向的任意活动，就需要具有六个方向的自由度。因此，标准的内镜装置只有四个方向的自由度，其灵活性明显降低。当操作者需要通过一个固定的手术入路或支点进行操作时，如通过套针进行手术，必须将自己的手翻转过来才可以完成。与此同时，由于器械手柄的剪力或阻力，操作者需加大操作的力度才能使器械的顶部活动，这样容易造成手部肌肉的疲劳。另外，在内镜手术中通常存在视觉-动作不协调所导致的操作能力下降。电脑辅助装置系统可以克服这些不足之处。当在狭小空间内进行手术时，这种系统能对组织同时进行远距离的显微操作。外科医生通过操控台在三维手术野中进行操作。通过计算机作为接口，操作者的动作会以精确的比例通过“微腕”装置而重现，这个装置被安装在机器人的手臂上，在手术时插入胸腔内。这种“微腕”装置能进行全部7个方向的自由转动，可以模拟操作者腕部XYZ 3个轴向的活动。

目前有两种电脑辅助外科手术系统在使用。可以根据其所辅助的工作性质进行分类。第一类在手术中仅仅作为一种辅助工具来握持或定位手术器械。自动视野定位内镜系统(AESOP; Intuitive Surgical, Inc., Mountain View, CA)通过声音控制来引导内镜活动。声音指令命令机器手臂在某个特定位置放置摄像系统，或改变方向到另一个特定的手术区，从而提供清楚、稳定的视野，且摄像头不会发生抖动。第二类是外科用远距离操作器，在三维内镜视野引导下，这种装置能灵活控制手术器械尖端的动作。通过计算机接口，装配在机器人手臂上的"微腕"能以精确的比例模拟操作者手部的动作。这种"微腕"装置具有7个方向的自由转动度，可以完全复制操作者腕部的活动。在狭小的手术空间内，例如在几乎封闭的胸腔的左心房内，通过防抖动和动作缩放可以增加其灵敏性。达芬奇系统（Intuitive Surgical, Inc., Mountain View, CA）是二尖瓣手术中应用最多的远距离操作系统。

达芬奇系统包括一个医生控制台，一台器械车和一个监视平台（图40.1）。控制台远离患者，操作者座位舒服，按照人体工作环境的要求，操作者的手臂自然摆放，头部可伸到三维监视平台内。数字影像被转化为高倍放大(10倍)的模拟的自然深度影像。模拟外科医生手臂的活动通过传感器将信号寄存入记忆库内。同时，这些信号数据被传递到器械车，再以器械的"终末效应"同步转化为手术操作。每个模拟的手指活动都会以8~10Hz/s这种人类固有的抖动频率转化为二进制数字信号，这些信号经过平滑处理和过滤以增加微器械的精确性。关于手术视野方面，有一个机械离合装置可允许外科医生不断地调整手臂的位置，使其能保持在相对于视野而言符合人体功能的最佳体位。

微创二尖瓣手术的发展

初级阶段微创二尖瓣手术是在以前手术切口的基础上改进而来的，仍然在直视下完成。小切口入路可以在直视下显露二尖瓣，外科医生感觉到能与大切口一样安全、精确地施行二尖瓣手术。大量的研究证明其手术死亡率(1%~3%)和并发症的发病率同传统的二尖瓣手术相似。一项研究报道，采用胸骨旁手术入路的25例患者无住院死亡和修补失败的病例，不过其随访时间不到一年。另一组研究报道43名接受微创二尖瓣手术的患者，并发症少而且费用低，患者更加满意。显然，利用熟悉的手术入路和基于直视手术的经验，对微创手术的探索不再令人顾虑重重。

基于已取得的经验，心脏手术由直视开始转向于在视频辅助下的间接视野内完成。1996年Carpentier首次经右胸小切口利用室颤施行了视频辅助的二尖瓣修补术。1997年Chitwood描述了首例内镜下的二尖瓣替换术。在右胸前外侧做6cm长的小切口、经外周血管建立体外循环，经皮胸腔穿刺置入主动脉阻断钳，逆行灌注停跳液。1998年Mohr报道Leipzig经4cm

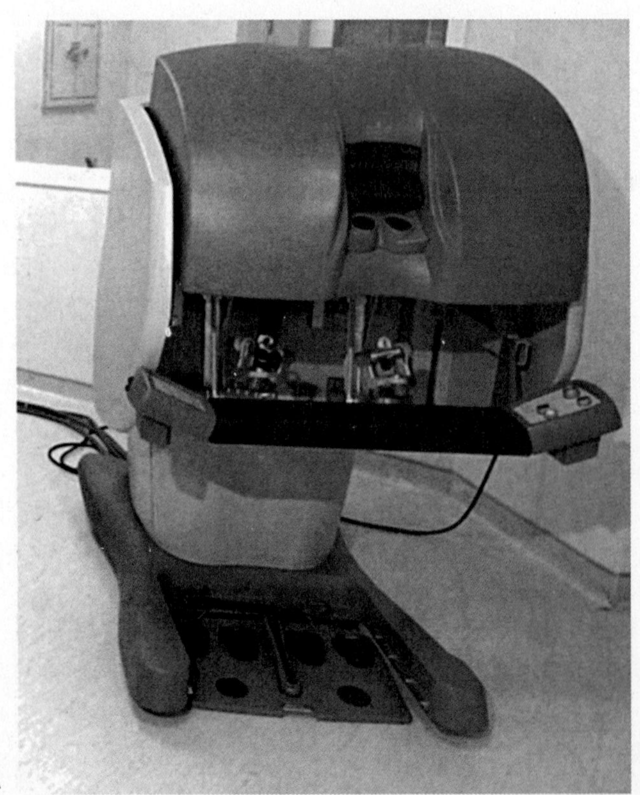

A

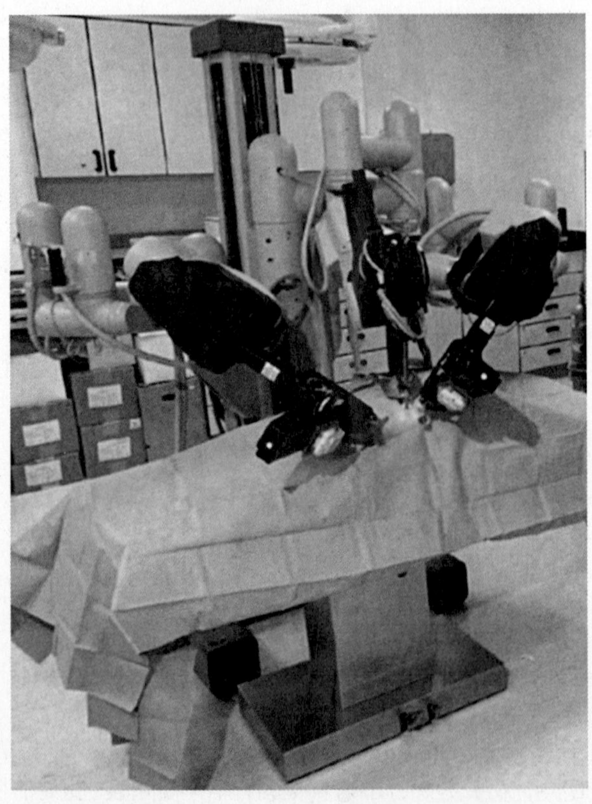

B

图40.1 达芬奇机器人远程操作系统。(A)操作者控制台。(B)安装了两个器械手臂和一个摄像手臂的器械车在手术台的旁边。

手术切口和三维成像系统施行了 51 例二尖瓣微创手术。这些患者在内镜技术下完成瓣膜替换和简单的修补，但是复杂的二尖瓣重建技术还是需要在直视下完成。与此同时，东卡罗莱纳州大学的研究者报道了 31 例采用二维 5mm 摄像头的内镜辅助下手术。复杂的修补术中包括四边形切除术、瓣膜转移成形术和腱索替换术，无严重并发症，死亡率小于 1%。

1997 年 Mohr 首次命名 AESOP 实施的内镜二尖瓣手术为“一个人施行的二尖瓣手术”，自此心脏外科进入机器人时代。该技术使得手术切口更小而且能更好地显露瓣膜及瓣膜下结构。1998 年 6 月，我们用 AESOP 装置和 Vista 三维摄像头(Vista Cardiothoracic Systems, Inc., Westborough, MA)实施了完全由影像引导的二尖瓣手术，该摄像头与装配于头部的显示屏相连。要想达到完全的内镜下二尖瓣手术，三维成像系统、机器人摄像控制系统和手术器械尖端的关节活动是基本要素。

90 年代中期，计算机辅助的远距离操作装置发展迅速，1998 年 Carpentier 首次使用达芬奇手术系统的早期原型完成了真正意义上的内镜下二尖瓣修补术。在一个星期内，Mohr 用同样的系统完成了 5 例二尖瓣修补术。2000 年 5 月，我们用达芬奇手术系统在北美首次施行了二尖瓣修补术。在这个手术中，在瓣膜上切除了一个大的梯形区域，然后多针间断缝合修补缺损的瓣膜，再植入瓣膜环成形。同年，Grossi 及其同事使用宙斯手术系统(Intuitive Surgical, Inc., Mountain View, CA) 实施了部分二尖瓣修补。Lange 和同事 Munich 使用达芬奇手术系统通过仅仅 1cm 长的切口首次施行了完全的内镜下二尖瓣手术。尽管我们仍旧使用 4cm 长的辅助切口，但对于二尖瓣单纯性病理的病例，机器人技术已成为作为常规手术方法的完全的内镜下二尖瓣手术的关键。

患者的选择

目前对于单纯性二尖瓣退行性变的所有患者都可以考虑使用机器人进行修补手术。本章所介绍的手术方法也可以用于复杂的二尖瓣病变。禁忌证包括有右侧开胸手术史和二尖瓣环周围钙化病变(表 40.1)。单纯的二尖瓣环中度钙化的患者仍可使用微创手术。但是，我们认为广泛的“棒状”钙化仍然是手术禁忌证。

肺功能不全的患者需要进行肺功能检查以明确是否能耐受单侧肺通气。如果患者不能耐受单侧肺通气，在入胸操作前应先建立体外循环。术前经食道超声心动图检查仍然是围术期计划的金标准。将动力性的超声分析和 Carpentier 功能分级、术中病理发现相结合是很重要的。年龄大于 40 岁或有冠心病家族史和冠心病症状的患者在术前要进行冠状动脉血管造影检查。

机器人二尖瓣外科手术

麻醉与监测

为了保证单侧肺通气，需要双腔气管内插管或堵塞支气管。经桡动脉插管和肺动脉漂浮导管监测血流动力学。采用 Seldinger 技术，经皮穿刺右侧颈内静脉置入 17F 薄壁管(Medtronic,Inc., Minneapolis,MN) 作为上腔静脉引流。经食道超声心动图(TEE)用于评估瓣环的位置、大小和形态，瓣叶的对合平面、瓣叶的长度和二尖瓣瓣下结构情况。反流血的喷射方向和强度有助于了解瓣叶的病变情况。经胃超声切面的观察对于准确确定瓣叶需要修补的二尖瓣部位很有帮助。现在我们依据 TEE 对二尖瓣前瓣的长度、瓣环的直径和间隔厚度的测量结果来选择人工瓣环的大小。我们的原则是“简易和再造”。为了获得理想的心腔内入路，机器人手臂和摄像头的固定、手术床旁外科医生的舒适体位及直接视野是最重要的。在准备使用视频辅助或达芬奇系统行修补过程中，用长焦(3.5×)放大镜有助于操作者通过 4cm 长的切口观察。在使用达芬奇系统手术时，操作者能舒服地坐在控制台前进行操作，手术台旁的助手通过工作孔给机械手臂更换缝线、缝针和取出组织标本。

表 40.1　机器人二尖瓣手术的排除标准

右侧胸腔手术史
肾功能衰竭
肝功能异常
出血性疾病
肺动脉高压(肺动脉收缩压 >60torr)
主动脉瓣及三尖瓣病变明显
需要手术治疗的冠心病
近期有心肌缺血发作(<30 天)
近期发生过中风(<30 天)
严重的二尖瓣瓣环钙化
体重指数 >35kg/ m^2

手术技术

使用达芬奇系统或 AESOP 装置手术时，需要将患者身体的右侧抬高 30°，并将手臂固定在身体旁。在腋前线乳房下皱褶处做 4cm 长的手术切口。钝性分离胸壁肌肉，右肺塌陷后，由第四肋间隙进入右侧胸腔。不需要切除或割开肋骨即可暴露心包，用一个软组织牵开器 (Cardiovations, Inc., Somerville, NJ)分开皮肤、脂肪和肌肉层，在肋骨之间留下一个卵圆形的小口。为了显露胸腔内部的手术野，经软组织牵开器可暂时放入一个 4cm 长的牵开器(Estech, Inc., Danville, CA)。如果右侧膈肌影响手术入路，可在膈肌的中央腱上缝一针牵引线，用“编织钩”状的器械引出胸壁并固定。在膈神经前方 2cm 处切开心包，切口从下腔静脉心包返折处到主动脉心包返折处。在上腔静脉心包返折附近和下腔静脉与右房交界处的心包后侧缘缝合牵引线，并将心包缝线经胸壁穿出以便牵引。为了尽量减少心腔内空气潴留，可经胸壁穿刺置入14G 导管用于持续吹入二氧化碳气体(2~3L/min)。如果使用达芬奇系统，还需要在第三和第五肋间分别置入机械手套针，视角正对二尖瓣环(图 40.2)。为了避免心内器械之间的互相干扰，器械手臂之间至少要保持 8~10cm 的距离，这一点十分重要。

为了体外循环插管，需在右腹股沟处做 2cm 长的斜行切口，在股动、静脉外膜上做荷包缝合。然后经导丝引入扩张器。在 TEE 引导下将一个22~25F 的静脉管(Cardiovations, Inc., Somerville, NJ)插入右心房中部。静脉管插入后不需要缝合固定，因为术中需要调整位置以保证良好的静脉血回流。使用同样的方法将 17F 或19F 生物医学公司生产的动脉管插入股动脉。引流静脉血(借助于动力辅助)将患者体温降至 28℃。在右冠状动脉开口的远端升主动脉壁插入心脏停搏液灌注/引流管，灌注管的插管部位不能影响经胸放置主动脉阻断钳。也可以在 TEE 定位下，经右心房壁插入冠状静脉窦逆行灌注管。

稍许分离房间沟后并在下腔静脉后方切开斜窦。为了阻断主动脉，可经腋中线第二肋间置入 4mm 粗的经胸主动脉钳 (Scanlan,Inc.,Minneapolis, MN)，该阻断钳经升主动脉后方（背侧），固定齿要直接跨越横窦，在此过程中必须小心操作，要避免损伤右肺动脉、左心耳和左冠状动脉主干。阻断主动脉后，顺行和(或)逆行灌注冷血心脏停搏液使心脏停搏。

正对右上肺静脉的中央切开左房，并向上延长切口到上腔静脉水平，向下延长到下腔静脉后方。在胸骨缘外侧正对切口经皮穿刺置入左心房牵开器，此时要避免损伤乳内动脉（图 40.2）。将左心房牵开器叶片插入左房后，再将其固定在机器手臂上。为了更好地暴露二尖瓣，应用牵开器的叶片提起房间隔。于左下肺静脉处吸收左心房内回血。然后通过套针将机器人工作臂放入左心房并固定，同时经切口安放三维内镜。注射冷盐水来评估二尖瓣功能。手术台旁的助手负责更换各种器械。我们使用达芬奇系统(表 40.2)和 AESOP 装置(表 40.3)施行了包括瓣叶切除、瓣叶滑动成形、腱索转移、腱索替换和瓣环成形在内的所有

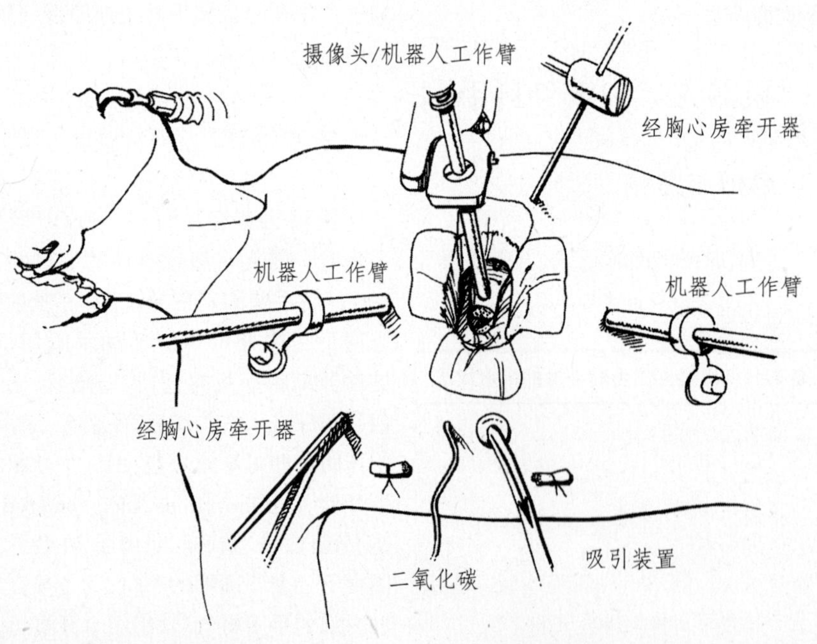

图 40.2　机器人二尖瓣修补术：手术野。经 4cm 长的手术切口中央放入摄像手臂，机器人的两个工作臂以三角形式穿过胸壁，相互之间至少要间隔 5~7cm 以避免相互干扰。用一个软组织牵开器牵开切口，缝线和组织从这里通过。于腋中线放入主动脉阻断钳，其位置应尽量低，避免与机器人的左臂碰撞。在胸骨外侧缘安放经胸心房牵开器，要避免损伤胸廓内动脉(乳内动脉)。

表 40.2　机器人二尖瓣手术(N = 114)

瓣膜替换	2(1.8%)
瓣膜修补	112(98.2%)
瓣环成形	21(18.4%)
后叶切除	47(41.2%)
四边形或梯形切除加瓣环滑动成形	32(28.1%)
后瓣或前瓣瓣裂修补	4(3.5%)
腱索替换(Gore-Tex)	11(9.6%)
腱索转移	23(20.2%)
Alfieri 手术	8(7.0%)
伴发病变手术	29(25.4%)
卵圆孔未闭缝合术	10(34.5%)
改良迷宫手术	19(65.5%)

表 40.3　Aesop 二尖瓣手术(N = 303)

瓣膜置换	88(29%)
二尖瓣修补	215(71%)
瓣环成形	88(40.9%)
四边形、梯形或楔形切除	64(29.8%)
切除瓣膜加瓣环滑动成形	10(4.7%)
腱索替换或转移	45(20.9%)
Alfieri 手术	16(7.4%)
伴发病变手术	42(13.9%)
卵圆孔未闭	6(14.3%)
消融术	26(61.9%)
房间隔缺损	2(4.8%)
三尖瓣	2(4.8%)
其他手术	6(14.3%)

标准化二尖瓣重建手术。目前,即使是复杂的 Barlow 双瓣叶病变也可以通过机器人进行修复。

二尖瓣疾病和修补技术

二尖瓣退行性病变

在我们研究中心, 用机器人修补二尖瓣的退行性变(黏液性变)已是每天进行的日常工作。此类病变的典型特点是瓣叶脱垂和瓣环扩张。Carpentier 对二尖瓣关闭不全的功能分级法是依据二尖瓣瓣叶的活动特点来评估的。瓣叶活动正常的为Ⅰ级,瓣叶脱垂的为Ⅱ级,瓣叶活动受限的为Ⅲ级。通常情况下,Ⅰ、Ⅱ级病变可以用机器人进行修补。在退行性病变时腱索常常会变细、延长和(或)断裂。后瓣(P_2)腱索断裂和(或)延长合并瓣环扩张是最常见的病变。在过去,只有在患者出现后瓣腱索延长或断裂、二尖瓣反流 3+或 4+的临床症状时才考虑手术治疗。随着安全、高效、微创的机器人技术的出现,现在对于许多无临床症状的中到重度二尖瓣反流的患者可以考虑早期手术。对于已存在有左心室缺陷或扩张的患者尤其重要。已有证据表明为了延长患者寿命,对于腱索断裂和部分瓣叶连枷性病变应及时手术修复。对于无症状患者来讲,这些新手术指征的目的在于预防心室功能恶化、左心房扩大和发生心房颤动。

后叶脱垂

如前所述,二尖瓣后叶脱垂/连枷性病变最常见。机器人的精细剪刀和组织钳可以用来切除病变的瓣叶。但绝不能用机器人的持针器来钳夹脆弱的瓣叶和腱索组织。对于后瓣的脱垂,可以四边形或梯形切除腱索发生病变的部分瓣叶(图 40.3)。要尽量减少切并后瓣环的长度,特别是对于不需要进行滑动瓣叶成形以降低后瓣高度的患者。用 2-0 的 Ti-Cron 线 8 字缝合狭窄的瓣环缺损,然后用 4-0 或 5-0 的心脏缝合线间断缝合剩余瓣膜的切缘。机器人手术时,我们使用 Cosgrove 瓣环,将其放置于两个纤维三角之间,用 2-0 Ti-Cron 缝线或特定的二尖瓣修补 U 型夹固定,U 型夹是通过释放装置放置的 (Coalescent Inc., Sunnyvale, CA)(图 40.4)。

考虑到前瓣瓣叶在收缩期的前向运动(SAM),需要采用转移瓣叶的位置来进行修补,这也可用达芬奇系统完成。修补术后发生瓣膜前向运动往往是由于以下原因造成的:后瓣瓣叶组织过多(后瓣高度>1.5cm)、前瓣过长(>34mm)、左室流出道的室间隔肥厚、主动脉瓣环和二尖瓣环之间的平面呈锐角。此外术中选择的人工瓣环或瓣环带过小也可以引起。目前并不能肯定使用弹性的人工成形瓣环或半环状的瓣环带就不会发生 SAM 现象。二尖瓣重建术后强制性地使前叶的中央或基底部与后叶的瓣尖相对合,这样就存在发生 SAM 的潜在可能。收缩期二尖瓣前叶的瓣尖向室间隔移动,而且收缩期的前向血流使前瓣叶抬高,将其非生理性的推向流出道室间隔。这种瓣叶的异位运动使二尖瓣无法关闭,造成严重的反流,即使对盐水试验关闭良好的瓣膜也可以出现。左心室肥厚和影响肌肉收缩的药物会引起瓣叶与室间隔之间的空间减小,增加 SAM 的发生和流出道的压差。

瓣叶滑动修补术的目的就在于减少后叶高度(图 40.5),这样可以将前瓣叶闭合点的位置向后移,使前瓣远离室间隔。四边形切除部分后瓣后,后瓣向两侧分开,与瓣环分离。瓣环多处压缩性缝合可对称性地缩小切除瓣叶后的缺损。用 4-0 缝线将瓣叶剩余部分沿着瓣环进行缝合。通常情况下两部分必须向中央靠拢,就像关闭仓库的大门一样。最后再缝合瓣膜游离缘,完成瓣环成形术。

前叶脱垂

治疗二尖瓣前叶脱垂的手术方法有很多。最常用的方法包括腱索转移和人工腱索替换术。如果使用达芬奇系统,我们选择的办法是通过转移瓣叶游离缘的腱索或大的基底腱索来减少前瓣瓣叶的对合面。在三维高倍放大摄像机和微型剪刀的帮助下,操作者可将前瓣的基底腱索分离后转移到发生连枷改变的瓣膜缘。另外可以将后瓣的一级腱索转移到失去支持的前瓣瓣叶区域。许多已脱垂的或发生连枷改变的后瓣仍然存在正常的、粗大的腱索,可以将带有部分瓣叶的这些腱索向前转移固定。一般来说,将前瓣的基底腱索(二级腱索)或残留后瓣的一级腱索缝合到前瓣瓣缘,这种呈几何图形状的放射运动可以减少前瓣的脱垂程度。此外,对二尖瓣后瓣缺损的修补法与前面已描述的标准四边形切除的修补方法相同(图 40.6)。严重的二尖瓣前叶脱垂需要转移多组腱索,并需通过注射盐水试验来判断瓣膜缘缩减的程度是否合适。由于达芬奇系统具有的防抖动功能、成像系统、微小手术器械以及手术入路的改进,因此与切开胸骨、直视下手术的传统术式相比,达芬奇系统更容易施行腱索转移术。

可减轻前瓣叶脱垂的第二种办法是用聚四氟乙烯缝线(PTFE, Gore-Tex)代替腱索。在达芬奇系统的帮助下,可充分显示乳头肌通路。用一根双头带针的短的(16cm)4-0 Gore-Tex 缝线在乳头肌纤维尖端行 8 字缝合。将带线的针从发生脱垂或腱索断裂的瓣膜缘穿出。绕过瓣叶到心室面,再由心室面进针到心房面,形成一个“环状的扣”(图 40.7)。在相隔 3mm 的地方用同样的方法缝合第

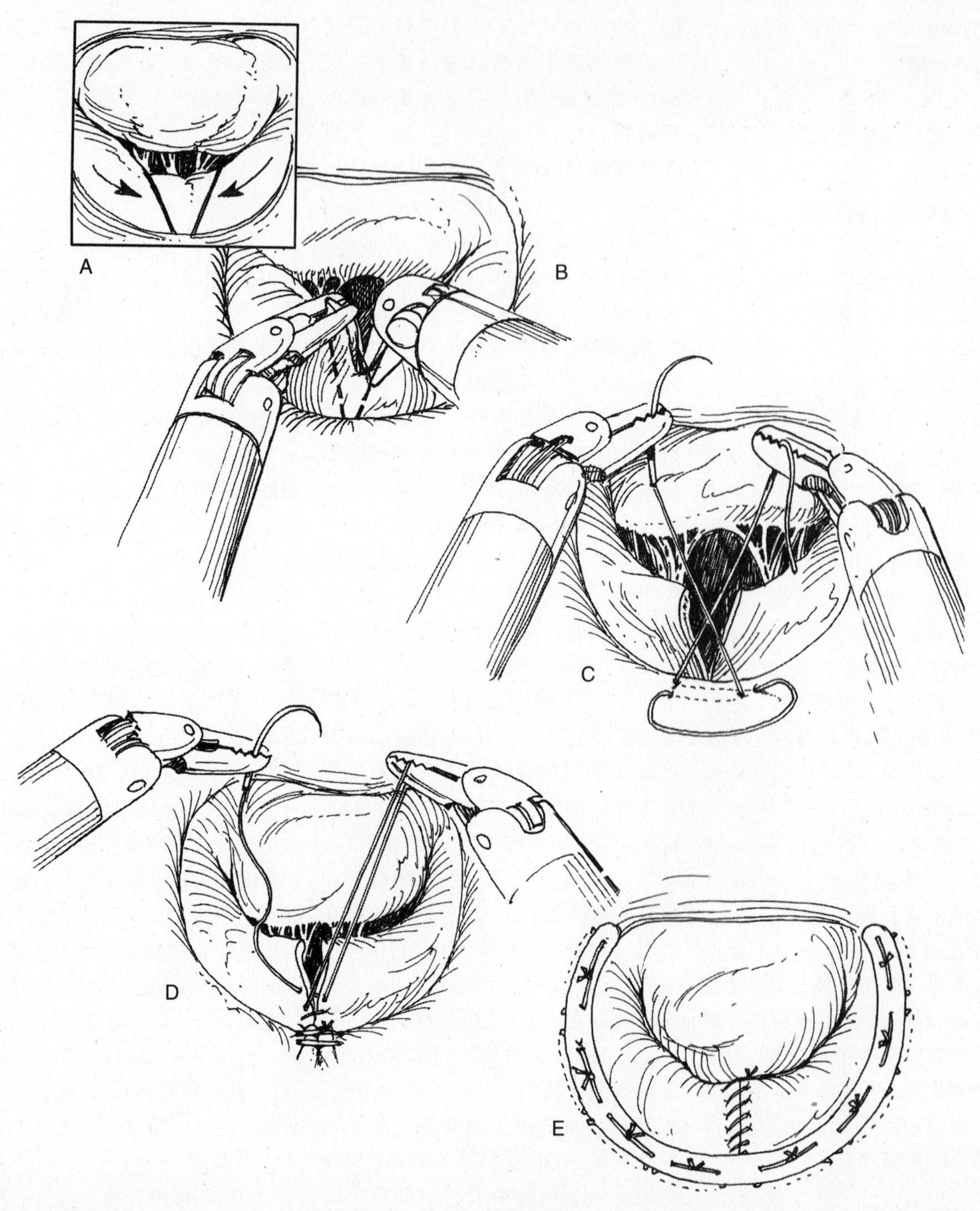

图 40.3　机器人切除二尖瓣后瓣。(A,B)机器人剪刀将病变二尖瓣后瓣(P_2)做梯形切除。(C)2-0 Ti-Cron 缝线 8 字压缩缝合瓣环。(D)5-0 心脏缝线间断或连续缝合剩余瓣膜小叶(P_2)的切缘。(E)使用 2-0 Ti-Cron 缝线间断缝合的二尖瓣环成形术。

二针。调整腱索长度之后,用机器人进行注水试验确定人工"腱索"的最佳长度和瓣膜的对合状态,最后通过远距离操作将两条腱索打结。

在所有二尖瓣修补术中,已放弃了将延长的腱索折叠后再缝到切开的乳头肌中,以缩短腱索的 Carpentier 修补术。因为简单的方法已能达到很好的修补效果,而且 Carpentier 术后远期腱索断裂率较高,我们已将注意力由修复乳头肌的尖端转移到修复瓣膜小叶本身上。机器人手术要优于上述手术方法,腱索转移或替换术后还没有发生腱索断裂。对于严重的 Barlow 双瓣叶病变的

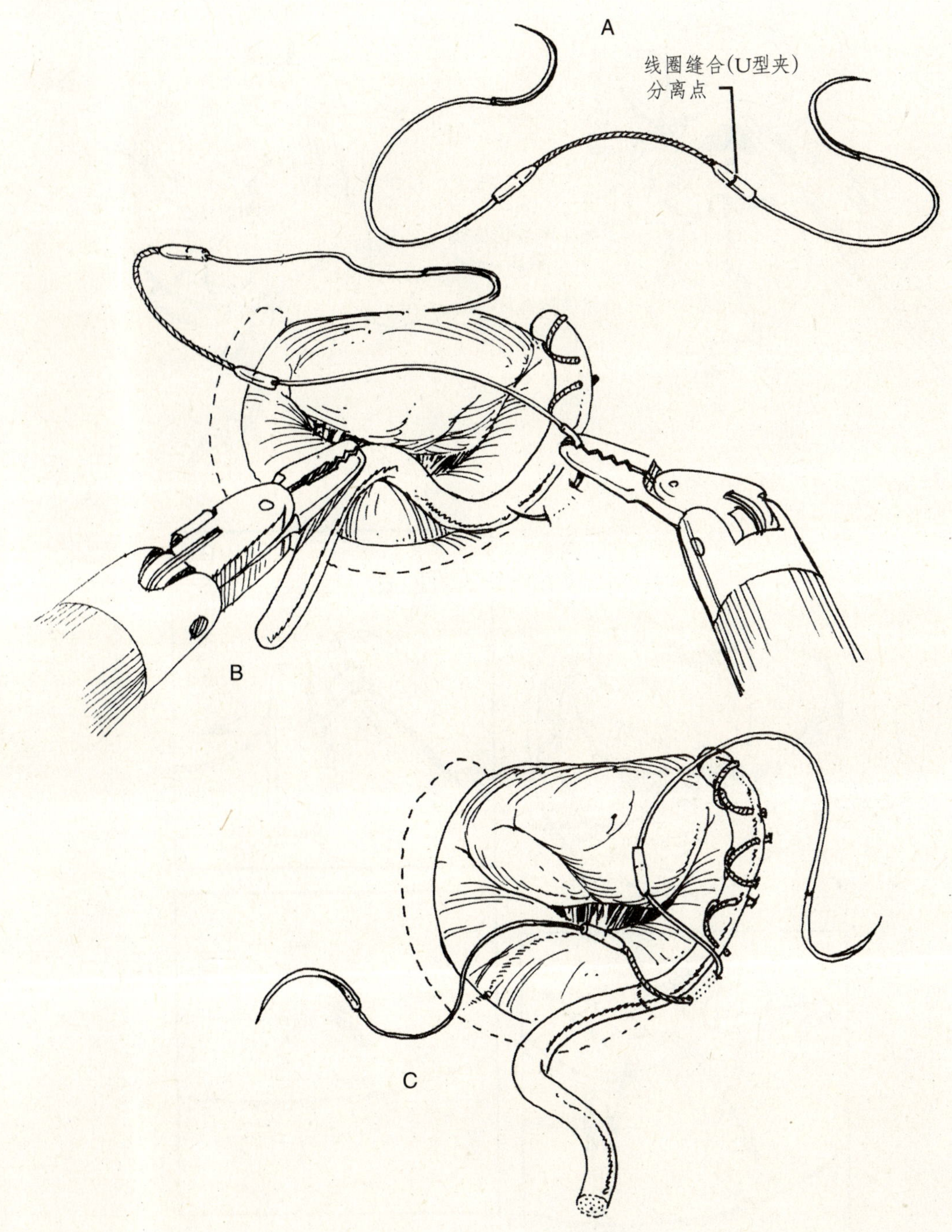

图 40.4　(A)机器人二尖瓣修补术中使用镍钛 U 型夹。(B,C)与传统的缝合方法一样,这些 U 型夹缝合在瓣环上。(待续)

患者,我们通常是将一条带有腱索的后瓣瓣叶(通常为 P_2 段)缝合到脱垂的前瓣瓣叶 A_1~A_3 段上。再使用瓣膜移动成形术的修补方法缝合切开的后瓣瓣叶,对于缝合区的脱垂采用缘对缘技术来纠正。当然,需要进行瓣环成形,使之到适当大小,以完成机器人修复术(图 40.8)。

瓣环成形术

二尖瓣退行性改变的患者中多数都存在瓣环扩张。在瓣膜修补术中通常会同时施行瓣环成形术,以保持瓣环原有的几何形状、缩小瓣环、阻止瓣环进一步扩张并巩固瓣膜修复的效果。减少前、后瓣环的直径可以增加瓣膜的对合面积。瓣环成形术中使用的人工瓣环可以是柔韧或坚硬的,周围的二尖瓣环可以是完整或不完整的。后一种观点认为位于两个纤

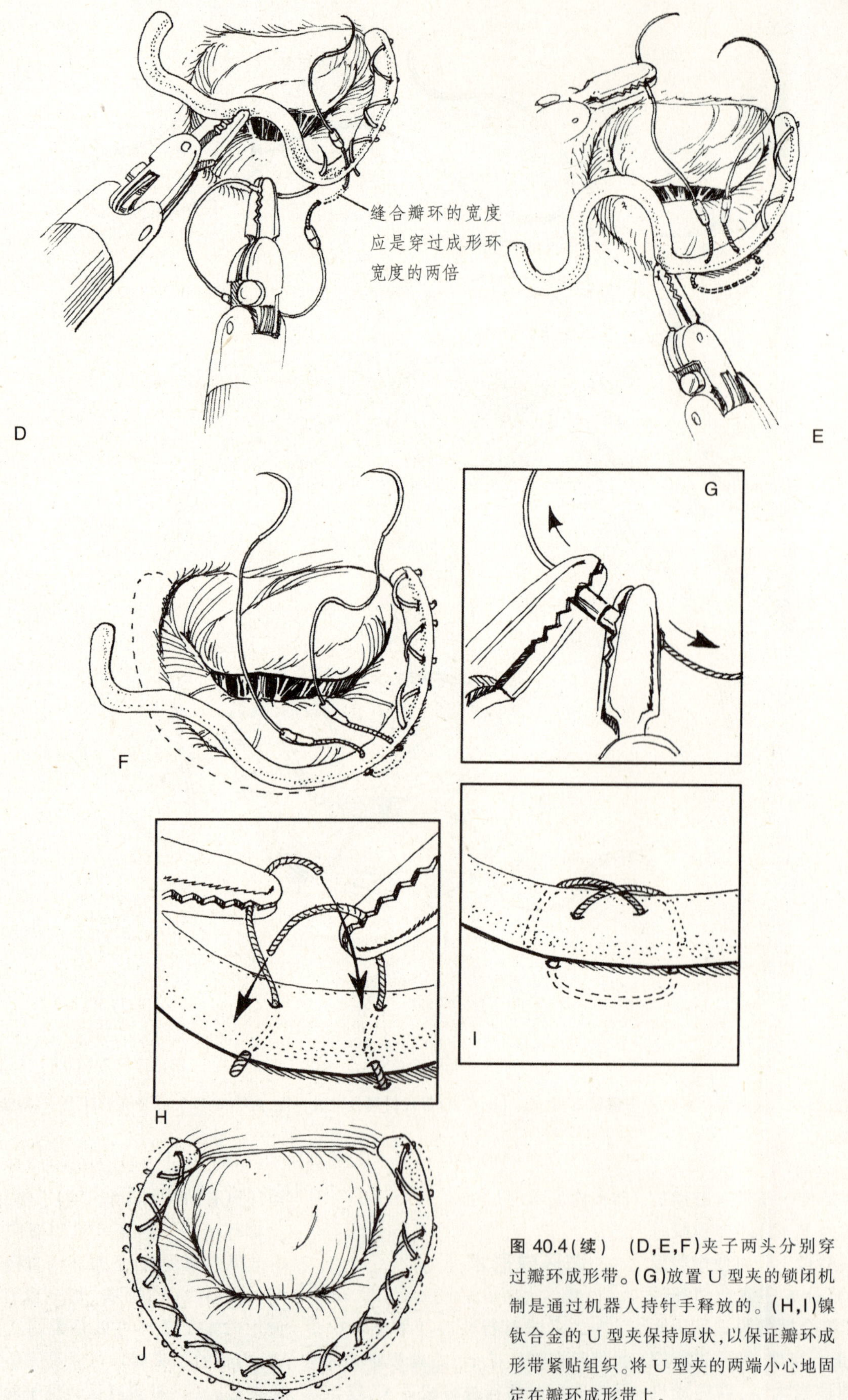

图 40.4(续) (D,E,F)夹子两头分别穿过瓣环成形带。(G)放置U型夹的锁闭机制是通过机器人持针手释放的。(H,I)镍钛合金的U型夹保持原状,以保证瓣环成形带紧贴组织。将U型夹的两端小心地固定在瓣环成形带上。

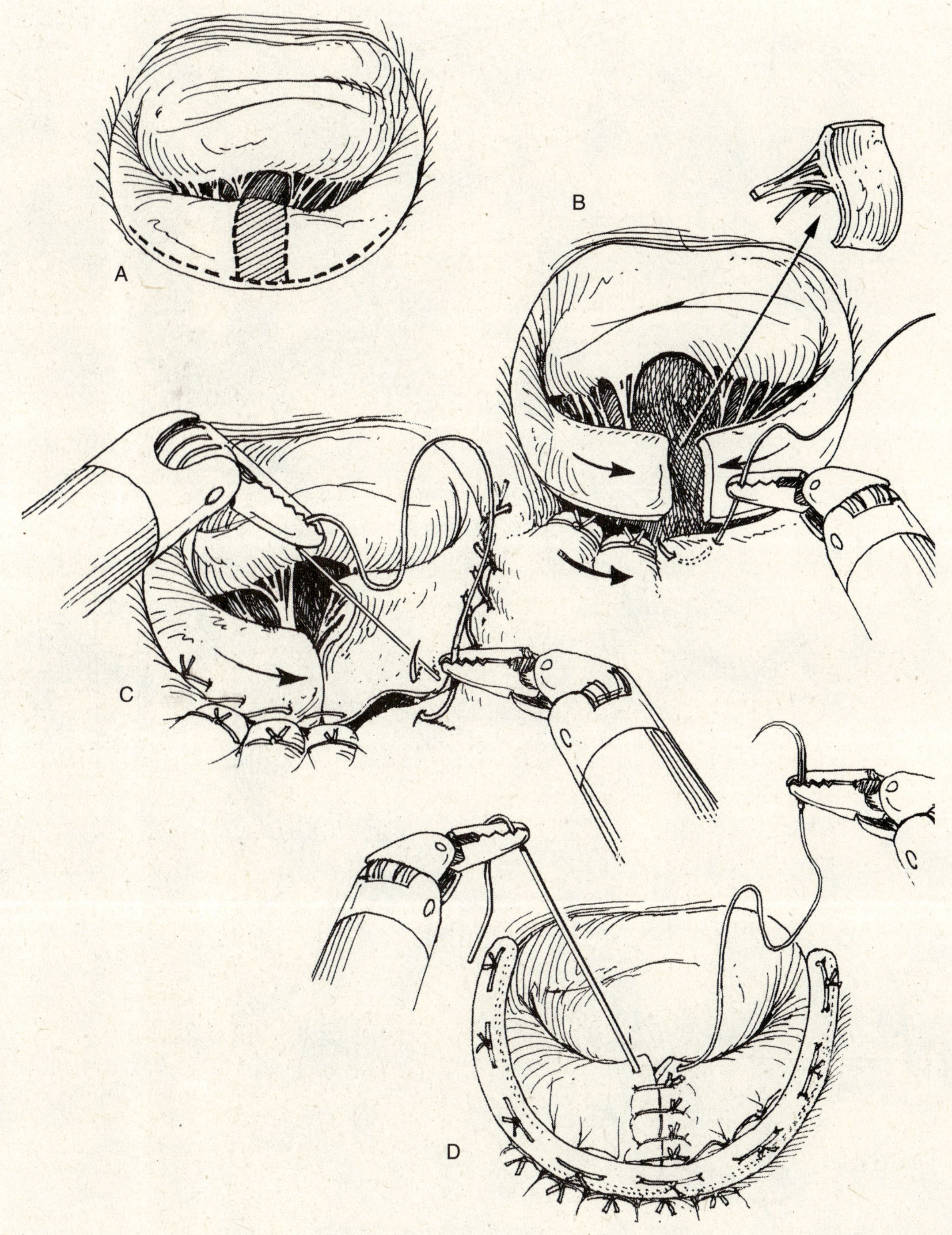

图 40.5　机器人瓣膜小叶滑动修补术。(A)切除后瓣病变的瓣叶(P_2 段)后。(B)修补术中为减少瓣叶张力而进行的瓣环压缩缝合后。(C)4-0 心内缝线从左右三角区分别向中央连续缝合的滑动成形术。(D)将缝合后的缝线打结,用 5-0 心内缝线间断缝合切开的瓣膜游离缘,最后放置瓣环成形带。

维三角之间的二尖瓣-主动脉瓣间隔或中央纤维体没有肌性组织,不会发生扩张。Cosgrove-Edwards 瓣环成形带固定于两个纤维三角,使肌间环缩小并重构。用于机器人的理想人工瓣环应柔软、富有弹性、且便于机器人器械操作。但目前还没有一种人工瓣环能达到上述要求,Cosgrove-Edwards 人工瓣环的修复效果较好,因为需要修复的最主要病变是退行性变而不是缺血性改变。

由于没有短的(14cm)2-0 双头针

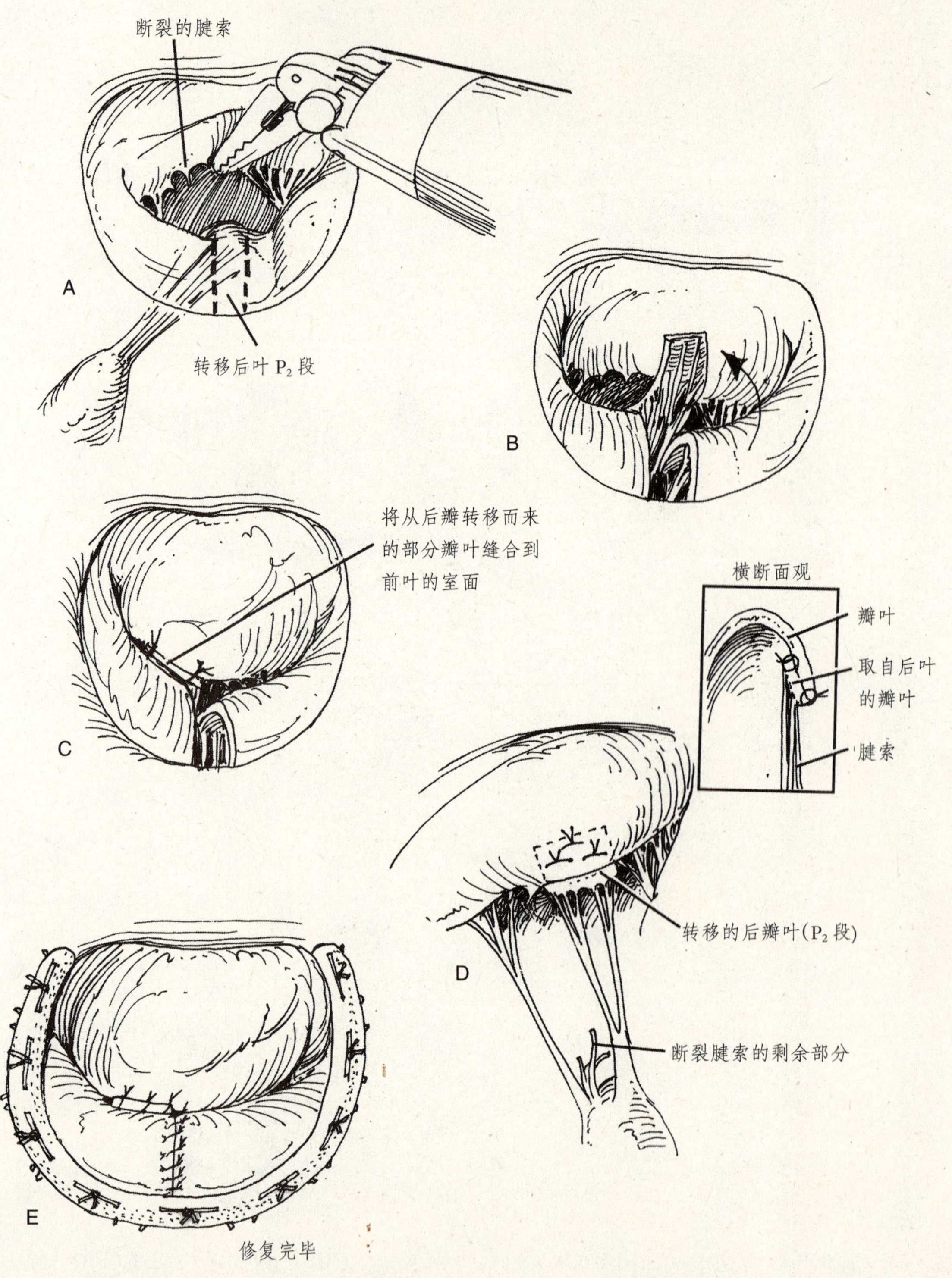

图 40.6 机器人后侧腱索转移术，将二尖瓣后瓣的腱索转移到因前瓣(A_1)腱索断裂引起的脱垂的前叶上。(A,B)切除部分后瓣瓣叶(P_2)。(C,D)转移腱索，用5-0心内缝线将其间断缝合到二尖瓣前叶心室缘上。(E)最后再将人工成形环缝合在瓣环上。

缝线可用，因此只能用单针缝线将瓣环带缝合到瓣环上(图 40.9)。先在两个纤维三角上各缝一针使其暴露。另外,从模板中取出人工瓣环带,在心房有限的空间内进行操作。这种操作很不容易，因为非直线进针和手术野的变化可以引起人工瓣环带扭曲和瓣环不对称。先将人工瓣环带缝合在右侧纤维三角上,然后沿顺时针方向缝合。前交界区和左侧纤维三角的最后两针要先缝合再分别打结。在该区域操作时要注意避开主动脉根部和左冠状动

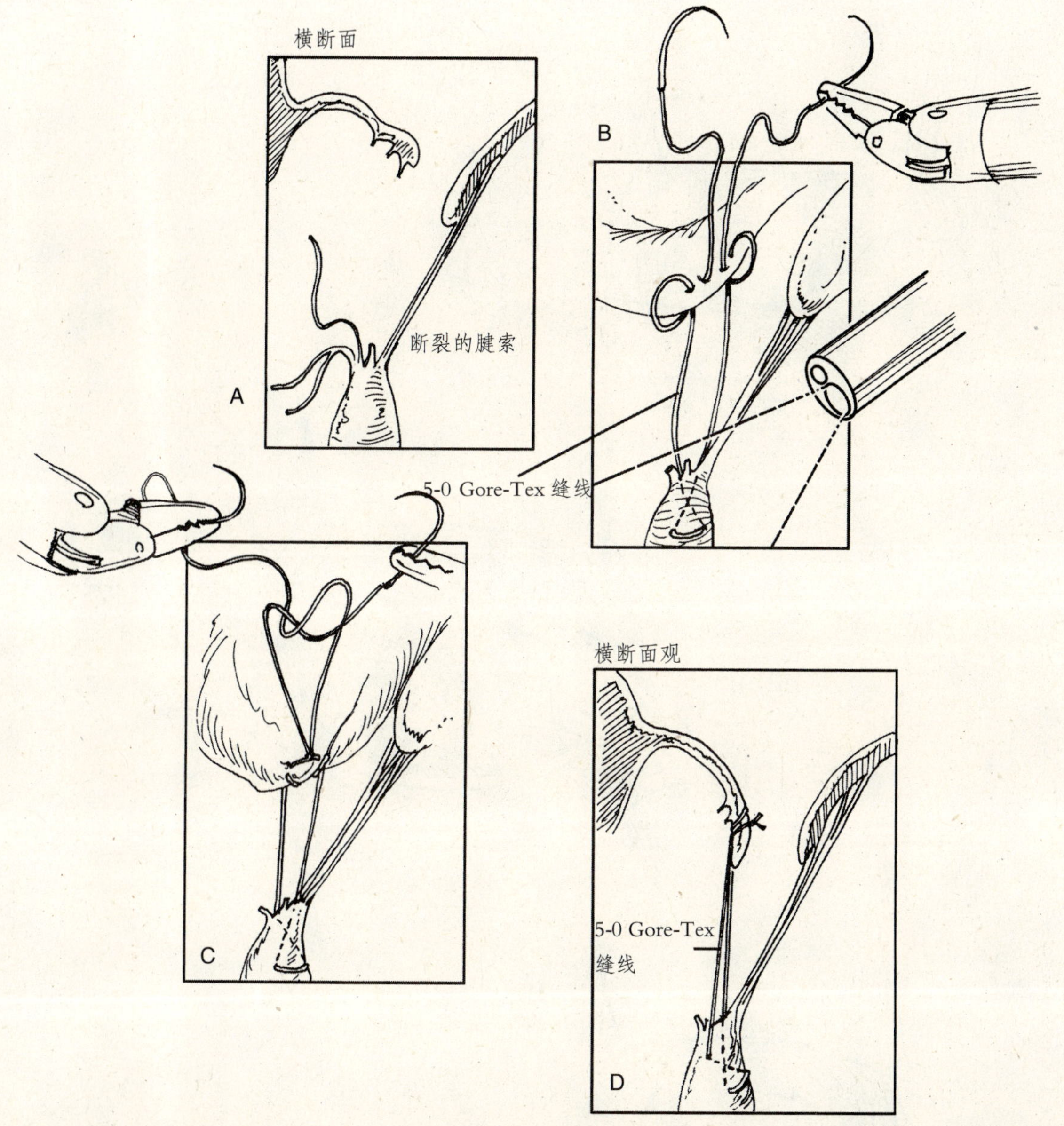

图 40.7　(A)用 Gore-Tex 人工腱索纠正因腱索断裂引起的前叶脱垂。(B)4-0 Gore-Tex 缝线以“十字交叉”的方法缝合乳头肌的顶端，将缝线穿过瓣膜缘，然后绕一圈再缝一针。(C,D)进行注水试验重新测量人工“腱索”的最佳长度以保证瓣膜对合良好，最后将缝线打结。

脉的回旋支。这些区域是固定瓣环的最佳点，但在缝合时必须保持与瓣环垂直的方向进针，不要沿主动脉或回旋支的切向方向进针。达芬奇系统的摄像机可以保证瓣环上精确的进针深度。我们最近施行手术的 60 例患者中，绝大多数均使用双头镍钛合金的 U 型夹成功固定了人工瓣环。在实验室研究中，我们发现 U 型夹能适当地缩小瓣环，容易缝合并且能可靠地固定人工瓣环，而且与上述使用缝线的方法相比，使用 U 型夹可以很明显地缩短手术时间。

如使用影像辅助方法或 AESOP 装置进行手术，我们采用长的手术器械和传统的缝线技术。外科医生需要在体外调整缝针的角度，以保证心内的精确操作。在体外排好缝线，围绕切口放射状排列。最后用特殊的器械打结(图 40.10)。

临床效果

我们已实施了近 400 台采用影像辅助的 AESOP 二尖瓣修补术。此外还用达芬奇系统施行了约 150 台

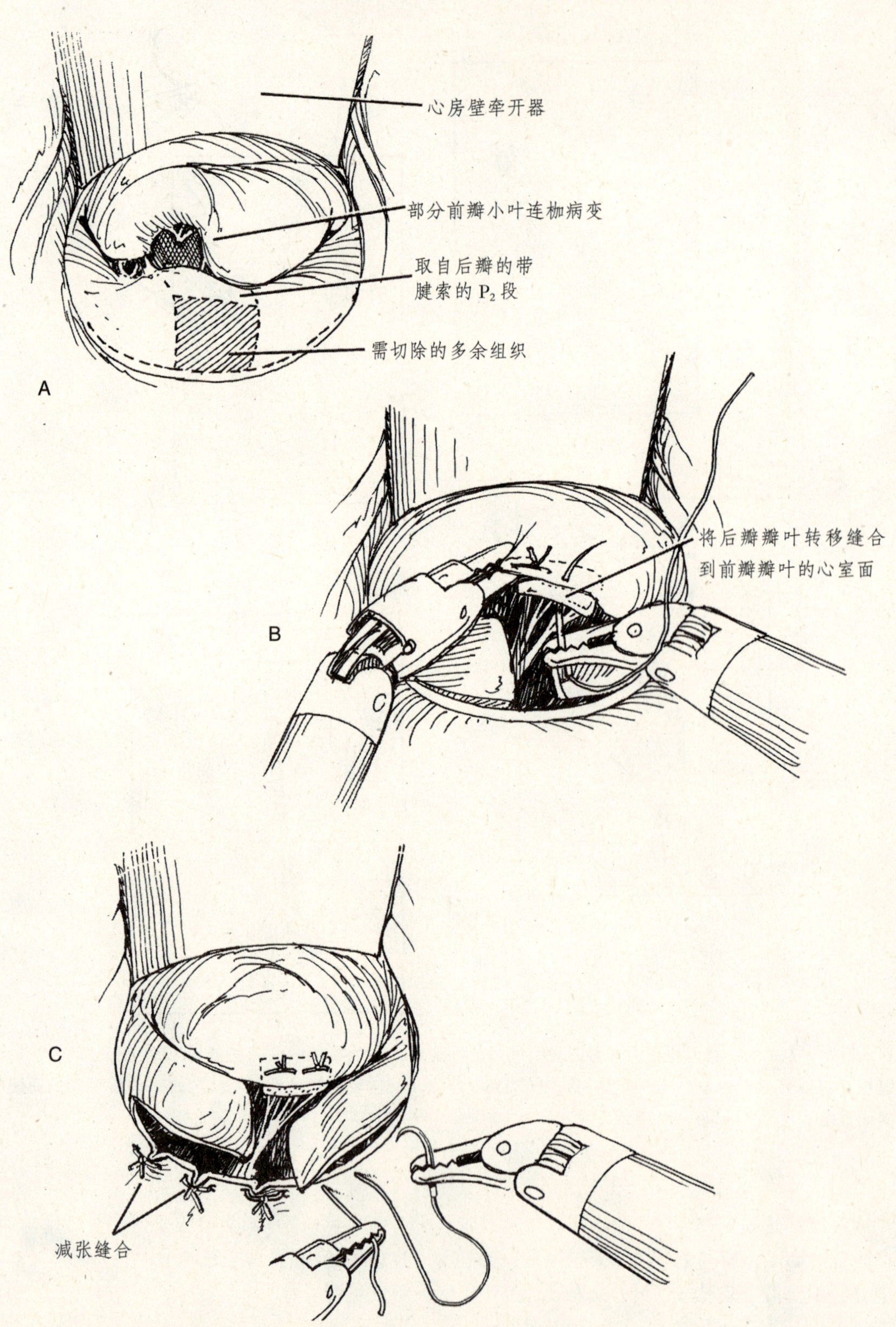

图 40.8　机器人修补 Barlow 瓣膜。(A,B)切除瓣膜(P_2)段，用 5-0 心内缝线将其转移到瓣膜(A_2)段的心室面。(C)在后瓣瓣环上用 2-0 Ti-Cron 缝线间断环缩缝合并打结。(待续)

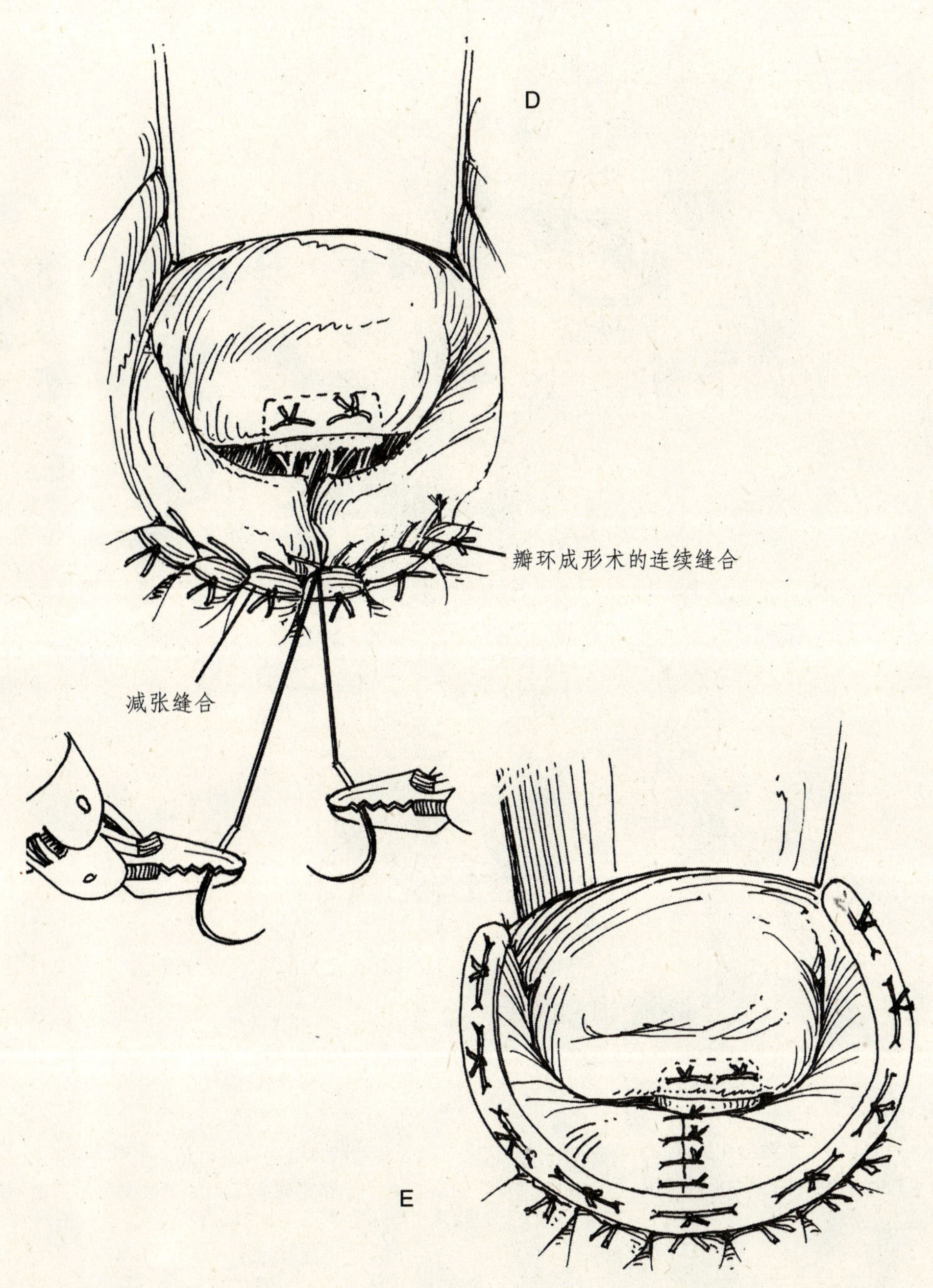

图 40.8(续)　(D)然后,用 4-0 心内缝线在接近 P_1 和 P_2 段处行滑动瓣环成形。(E)将瓣环成形带缝合到瓣环上,完成手术。

机器人二尖瓣修补术。按照培养计划,我们已训练了近 200 多名心外科医生用达芬奇系统施行二尖瓣修补术,他们中的大多数已掌握了机器人二尖瓣修补术。

AESOP 辅助下二尖瓣修补术

1999 年我们开始使用 AESOP 装置，在首次发表的系列报道中显示在 72 名患者中无术中死亡，术后 30 天的死亡率为 0.9%。而接受传统二尖瓣修补术的 100 例患者术后 30 天死亡率为 2.2%。有 2 例机器人辅助手术的患者因继发性出血需要改为正中开胸手术。没有因阻断主动脉而引起主动脉损伤或形成主动脉夹层的病例。与 55 例接受人工辅助操作的患者相比，72 例接受机器人手术的患者体外循环时间明显较少（由 172 分钟降为 143 分钟）。最近的资料显示主动脉的阻断时间已从人工辅助操作的 128 分钟降为 AESOP 手术的 90 分钟。显然，AESOP 摄像头的稳定性和语音控制系统增强了医生的自主性，减少了清理摄像镜头的次数，这些因素都有助于减少手术时间。术后平均住院时间

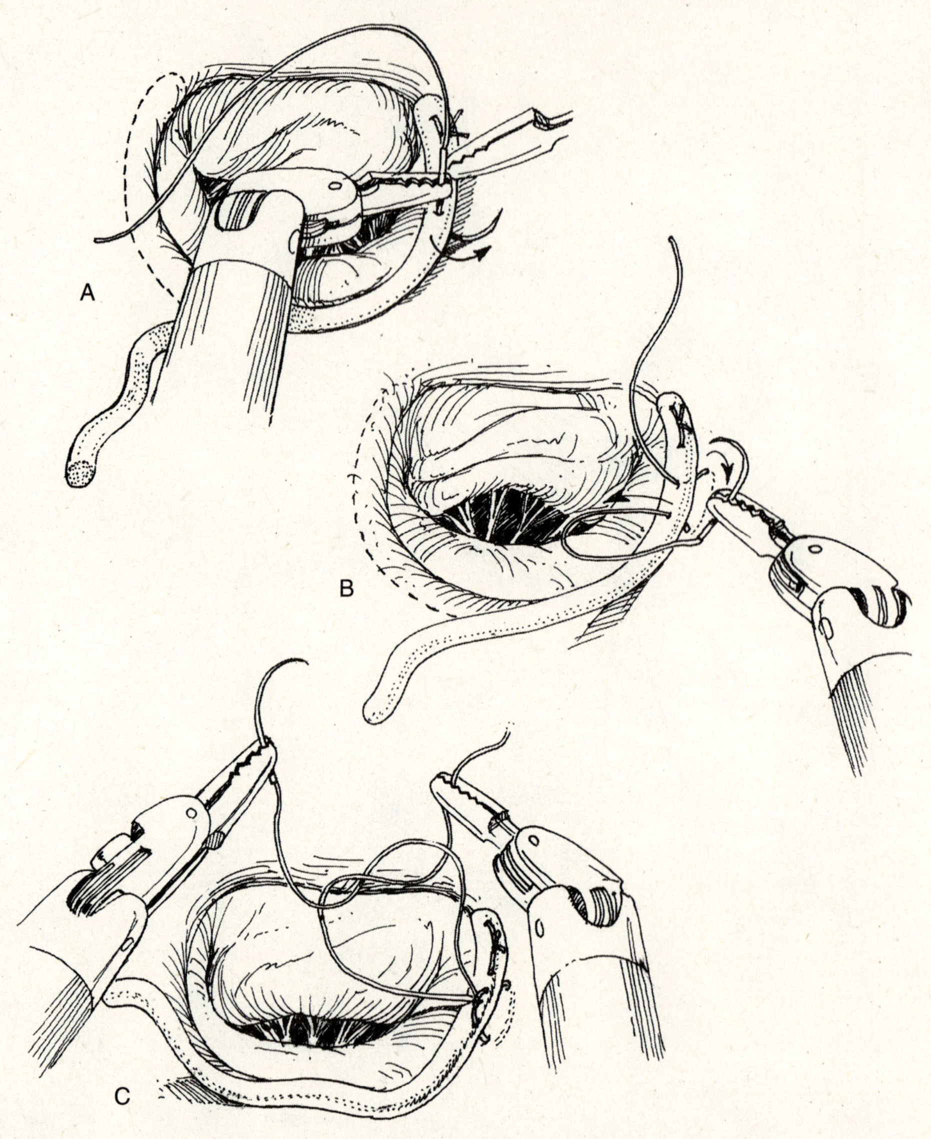

图 40.9 机器人缝合二尖瓣人工瓣环成形术。(A)用 12cm 长的 2-0 Ti-Cron 缝线依次缝合并打结。首先用机器人持针器将单针缝线穿过瓣环带。(B)再穿过瓣环缝回到瓣环带上。(C)一般情况下需要打六个结来确保人工瓣环带被紧紧地固定到瓣环上。

为 4.6 天,67%的患者不需要输血治疗。在 AESOP 系统手术病例中,只有 1 例患者手术失败。

最近,我们总结了早期使用 AESOP 手术的 300 例患者的资料。其中 70%为二尖瓣修补术,主动脉阻断和心脏灌注的平均时间分别为 98 分钟和 138 分钟,术中和术后 30 天的死亡率分别为 0.3%和 3.0%。其中绝大多数是复杂性修补术,2.5%的患者因瓣膜相关病变而再次手术。这组病例中有 4%的患者因出血而需要再次探查,但仅有 24%的患者接受输血治疗。术后平均住院时间为 5 天。对这些患者的分析结果显示支持使用腔镜辅助或 AESOP 的其他二尖瓣修补手术的趋势。经验表明该技术安全、有效,手术效果与传统手术相似。患者的满意度和恢复情况均很好。其他学者也报道了使用 AESOP 微创二尖瓣手术的类似结果。Reichen-spurner 报道了 20 例患者,手术时间相同,术后 30 天无死亡。此后,Trehan 报道了 120 例患者,手术时间也与我们的相同。术中死亡率为 0.5%,无二次手术病例。

达芬奇机器人二尖瓣修补术

为了证实机器人二尖瓣修补术的安全性和有效性,作为食品药品管理局(FDA)的一期临床试验,2000 年东卡罗莱纳大学对 20 例患者进行了手术,手术的方式包括四边形瓣叶切除、瓣膜滑动成形、腱索转移、PTFE 腱索

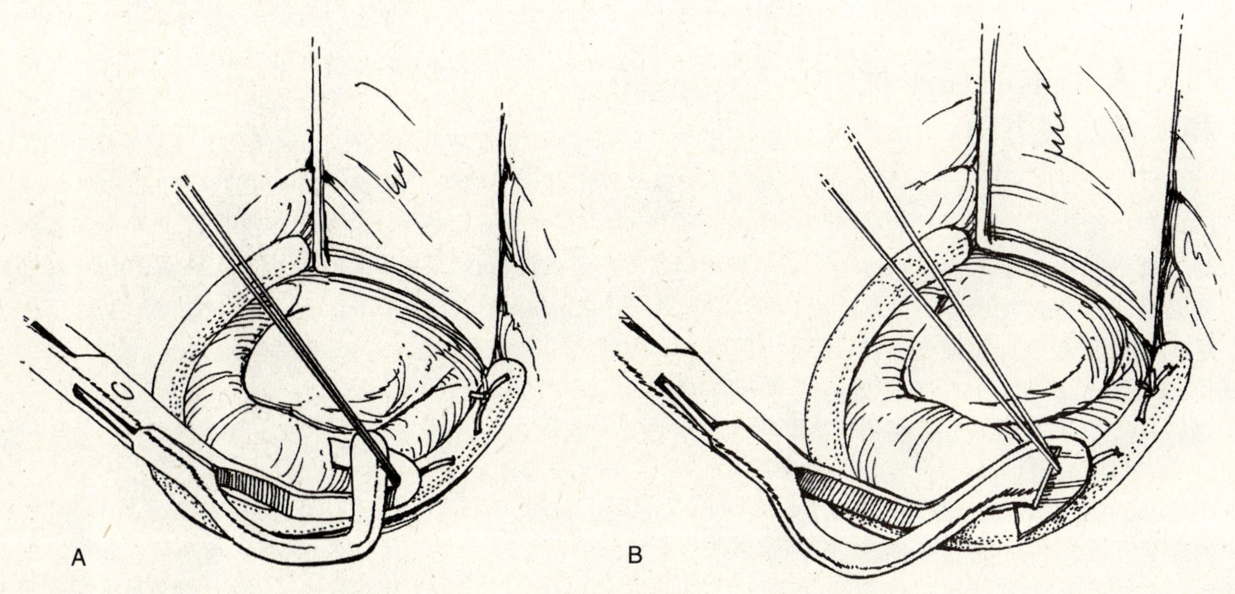

图 40.10　Chitwood 体外打结器(推动器)。这种器械有一个支管，以保证经 4cm 切口打结时能清楚显示。两个钩是为了避免产生"滑结"，再做一个方结将人工瓣环带紧紧地固定在瓣环上。这种器械还附有剪刀，打结后不需换器械即可剪断缝线。

替换、瓣环环缩成形和人工瓣环置入成形术。心脏停搏时间最长达 150 分钟，但用于修补瓣叶的时间仅仅为 52 分钟，另外，如要置入 Cosgrove-Edwards 环，还需多用 42 分钟(平均 7.5 缝针)。虽然手术时间长但效果好，没有与使用该装置相关的并发症，与手术相关的并发症也很少。平均住院日为 4 天(3~7 天)。3 个月后超声心动图复查除了极少量的反流外没有发现其他问题。术后 1 个月所有患者都恢复正常活动。

紧随其后，美国有 10 家心脏中心承担了 FDA 中心二期临床实验，共用达芬奇手术系统施行了 112 例手术。手术方式包括四边形切除瓣叶、瓣膜滑动成形、缘对缘成形、腱索转移和替换术。与一期临床实验相比，用于修补瓣叶和瓣环成形的手术时间分别缩短为 37 分钟和 39 分钟。主动脉阻断和体外循环时间分别平均为 2.1 小时和 2.8 小时。各中心之间所用的手术时间差别很小。术后 1 个月经胸超声心动图检查发现有 9 例(8.0%)患者存在Ⅱ级或Ⅱ级以上的二尖瓣反流，其中 6 例(5.4%)接受了二次手术。尽管二次手术率较高，但这些失败的病例由各个中心平均分担，其中有的心脏中心手术不超过 10 例。这些病例中没有死亡、中风和与手术装置相关的并发症。本实验证明在推广该技术的初级阶段，尽管手术时间和修补结果还存在学习曲线，但许多心脏外科团队都可以安全地完成机器人二尖瓣修补手术。基于上述两个临床实验，2002 年 11 月 FDA 批准了此项技术在美国使用。

最初的 38 例达芬奇二尖瓣修补术所反映出的学习曲线是鼓舞人心的。将这 38 例手术分成两组：早期手术组(N=19)和晚期手术组(N=19)。手术时间从机器人到位、开始修补瓣膜起计算。机器人所用的手术时间从 1.9 小时减少到 1.5 小时(p=0.002)。瓣叶修补时间由 1.0 小时减少到 0.6 小时(p=0.004)。随着经验的积累，主动脉阻断和体外循环时间都大大缩短。住院时间为 3.8±0.6 天，两组之间无差别。术后复查显示 84%的患者二尖瓣反流程度降低了Ⅲ级或Ⅲ级以上。没有发生与手术装置相关的并发症和术中死亡。

我们用达芬奇已完成了近 150 例机器人二尖瓣修补手术。1 例患者因为鱼精蛋白过敏死亡，但没有发生与装置相关的并发症。所有患者中有两例术后晚期死亡，有 3 例因瓣膜修复失败而再次手术。然而，即使在施行第 100 例手术时，我们仍然可以感到手术时间还在缩短。这无疑同瓣环成形术中 U 型夹的使用、安置和调整机器人的时间减少、工作人员的紧密配合以及术者的经验积累相关。然而手术的某些因素只能通过新技术来改进而不仅仅是临床经验的问题。以机器人打结为例，前 25 例同其后的 25 例相比，在时间上没有明显改变，前 25 例平均打结时间为 1.8 分钟，后 25 例为 1.56 分钟(p=N.S.)。因此，我们体会到当使用 U 型夹时，必须要改进牵拉和暴露的方法，并且要获取更好的视野。另外，还必须减小机器人手臂的尺寸并开发出多样化的操作器械，这样才能真正进入机器人担任二尖瓣手术的时代。

机器人手术的局限性和未来发展方向

尽管手术技术发展迅速，从我们用机器人辅助二尖瓣手术的早期经验中还是发现了许多技术方面的限制。这些器械没有力量和触觉的反馈；但是安装在机器人手上的新的张力传感器或许很快能更好地控制力量的应用。另外，我们可以通过“视觉感觉”来克服手术中因“触觉缺失”所带来的限制。也就是说，通过高度视觉敏锐和放大的影像，医生可以感觉到手术结是否打紧、人工瓣环是否牢固地缝合在瓣环上以及是否存在钙化。不过，加入触觉反馈感受器后会使手术器械更大。如前所述，传统的缝合和打结方法增加了手术时间。而技术在不断发展，如镍钛合金U型夹的使用会大大地缩短手术时间。例如在连续进行的动物实验中，用于安放和闭合U型夹的平均时间明显短于常规缝合和打结的时间。在实验中置入人工瓣膜带时，用U型夹比常规缝合快3.5倍。术后3~6个月病理学检查发现U型夹和人工瓣膜带固定状况良好，超声心动图检查没有发现瓣膜存在狭窄和反流现象。最近，又为达芬奇系统设计出5mm长、带有微小器械的手臂(图40.11)。

我们复习了实验室和临床应用机器人行二尖瓣修复术的学习曲线。回顾性分析了最初用达芬奇施行的80名二尖瓣修复术的患者资料，结果显示学习曲线呈平台状。为了研究这种学习曲线，按时间顺序将这80名患者平均分为8组，每组10名患者。分析前五组用于切除瓣膜、修补瓣膜、缝合、打结、总的机器人操作、主动脉阻断和体外循环的时间。所有数据都表明最后一组与第一组相比，操作时间大大缩短(表40.4)。与预期估计的一样，手术做得越多，机器人二尖瓣修复的手术时间越短。有趣的是，最初20例手术的学习曲线尤其平坦，但随后的改变明显。随着其他技术的发展和改良，机器人辅助的心脏手术应该推广，并会给广大患者带来好处。未来的外科影像技术和定位系统或许使我们能够经一个1cm的切口进行修补手术，甚至能在超声心动图的引导下在跳动的心脏内进行手术。

结 论

心脏外科的“文艺复兴”时代已经到来，机器人技术给心外科医生和患者带来了福音。随着影像技术和手术器械的发展，手术切口越来越小，模拟的三维影像系统改善了术者的手眼协调能力。在机器人手臂远端放

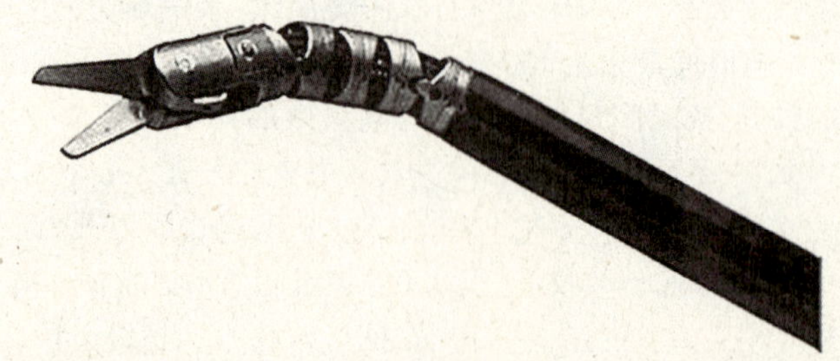

图40.11 正在发明中的长5mm的机器人手臂。该装置柔韧性更大，所占据的手术空间更小，机械手之间相互干扰更少。当在闭合的空间进行手术时，这种新的机械手能使医生更精确地控制器械。

表40.4 最初接受机器人二尖瓣修补手术的50名患者手术时间

	RST[a]	RPT[a]	SPT[a]	KTT[a]	TRT[b]	CCT[b]	CPB[b]
第一个10例手术	8.8±2.5	54.9±2.8	2.7±0.27	1.9±0.11	2.1±0.15	2.7±0.07	3.4±0.10
第二个10例手术	5.6±1.0	52.2±8.2	1.9±0.11	1.7±0.09	2.0±0.50	2.7±0.16	3.4±0.17
第三个10例手术	4.7±0.8	38.1±5.4	1.5±0.08	1.5±0.08	1.5±0.33	2.1±0.13	2.7±0.14
第四个10例手术	2.9±0.4	29.1±2.9	1.5±0.09	1.5±0.08	1.5±0.17	2.1±0.10	2.7±0.15
第五个10例手术	2.6±0.6	27.8±3.1	1.3±0.09	1.5±0.07	1.4±0.17	2.0±0.09	2.5±0.13
p	0.005	0.001	0.001	0.001	0.001	0.001	0.001

[a]分钟(平均值±标准差)。[b]小时(平均值±标准差)。

RST：瓣膜切除时间；RPT：瓣膜修补时间；SPT：缝线时间；KTT：打结时间；TRT：机器人操作时间；CCT：主动脉阻断时间；CPB：体外循环时间。

置模拟的腕关节可在二尖瓣瓣环的平面上完成旋转活动。它可在狭小的空间内灵活地操作和缝合。另外,机器人系统也具有作为培训工具的潜能。在不远的将来,外科影像和培训系统能模拟绝大多数的外科手术。这样,心外科医生可以严格根据患者术前影像资料先进行模仿和练习,最后实施手术。

新兴科学的发展是一种艰苦跋涉的过程,没有止境。在循证医学的年代,外科同道们必须不断地、严肃地评估机器人及所有的新技术。除了具有很高的热情,还要充分强调谨慎行事。因为手术的安全性、术后患者恢复时间、患者所受痛苦水平、手术花费和长期的治疗效果都有待准确结论。传统的瓣膜修补手术具有很好的长期效果,而且并发症及死亡率在下降,仍然是评估其他手术的参照标准。然而,机器人辅助的二尖瓣修补术已经发展成为一种安全、有效的手术方式,并且一定会随着整个外科领域新技术的发展而不断进步。

推荐读物

Carpentier A. Cardiac valve surgery—The "French correction." J Thorac Cardiovasc Surg 1983;86:323.

Carpentier A, Loulmet D, Aupecle B, et al. Computer assisted open-heart surgery. First case operated on with success. C R Acad Sci II 1998;321:437.

Chitwood WR Jr, Nifong LW, Elbeery JE, et al. Robotic mitral valve repair: Trapezoidal resection and prosthetic annuloplasty with the da Vinci surgical system. J Thorac Cardiovasc Surg 2000;120:1171.

Chitwood WR Jr, Wixon CL, Elbeery JR, et al. Video-assisted minimally invasive mitral valve surgery. J Thorac Cardiovasc Surg 1997;114:773,.

Cosgrove DM, Chavez AM, Lytle BW, et al. Results of mitral valve reconstruction. Circulation 1986;74:I82.

Felger JE, Chitwood WR Jr, Nifong LW, et al. Evolution of mitral valve surgery: Toward a totally endoscopic approach. Ann Thorac Surg 2001;72:1203.

Gorman PJ, Meir AH, Krummel TH. Simulation and virtual reality in surgical education: Real or unreal. Arch Surg 1999;134:1203.

Meir AH, Rawn CL, Krummel TM. Virtual reality: Surgical application—Challenge for the new millennium. J Am Coll Surg 2001;192:372.

Mohr FW, Falk V, Diegeler A, et al. Minimally invasive port-access mitral valve surgery. J Thorac Cardiovasc Surg 1998;115:567.

Mohr FW, Falk V, Diegeler A, et al. Computer-enhanced "robotic" cardiac surgery: Experience in 148 patients. J Thorac Cardiovasc Surg 2001;121:842.

Nifong LW, Chitwood WR Jr, Argenziano M, et al. Robotic mitral valve surgery: A United States multi-center trial. J Thorac Cardiovasc Surg 2005;129:1395.

Nifong LW, Chu VR, Bailey BM, et al. Robotic mitral valve repair: Experience with the da Vinci system. Ann Thorac Surg 2003;75:438.

Sand ME, Naftel DC, Blackstone EH, et al. A comparison of repair and replacement for mitral valve incompetence. J Thorac Cardiovasc Surg 1987;94:208.

编者评述

I.L.K.

东卡罗莱纳大学 Chitwood 领导的心外科小组已经成为应用机器人做二尖瓣手术的领军性团队。本章中他们对机器人手术进行了精彩的描述,充分证明了机器人手术效果良好并能缩短手术时间。不论我们是否心存质疑,患者都宁愿接受小切口手术,而机器人恰恰能容许外科医生通过小切口来施行完美的二尖瓣修补手术。当然,机器人技术的主要问题是存在学习曲线和医生没有触觉,其优势在于使用方便、不会抖动、能在狭小的空间内进行操作。现在我还不能断定机器人二尖瓣修补术是否合适,但显而易见这是一个新兴的领域。东卡罗莱纳大学心外科取得的卓越成果和不断探索,必将能够让我们寻求出机器人手术在二尖瓣外科中的合适地位。

(廉波 译 解基严 校)

第41章

缺血性二尖瓣疾病的修复

David H.Adams, Farzan Filsoufi, Lishan Aklog, Sacha P.Salzberg

概　述

严重的冠状动脉疾病或者心肌梗死可以并发二尖瓣反流。通常称之为缺血性二尖瓣反流，多数的情况是由于心肌梗死后左室重构造成的,少数情况是由急性心肌缺血引起。这种疾病要与缺血性冠状动脉疾病和其他原因如二尖瓣退行性病变、风湿性二尖瓣疾病和感染性心内膜炎造成的二尖瓣反流相区别。多年来由于缺乏对缺血性二尖瓣反流病理生理改变的准确认识,许多内、外科的医药文献都不能区分这些疾病的临床表现。早期的临床报道由于患者的分组差异而产生自相矛盾的结果，以至于难以得出明确的结论并不能制定出药物或手术治疗的指南。最近实验室的研究和对临床结果的分析明显提高了对这种复杂疾病本身和药物或手术治疗的认识。对缺血性二尖瓣反流病理生理更深入的理解以及认识到这种疾病远期生存率的低下，是近年来在再血管化手术的同时纠正二尖瓣反流的病例数增加的主要原因。本章中我们将从病理生理改变、临床表现、诊断、外科手术适应证和患者管理等方面对缺血性二尖瓣反流进行全面复习。

定　义

二尖瓣反流的 Carpentier 功能分类

当评估缺血性二尖瓣反流患者时，尤其要重视二尖瓣疾病分类的方法。我们通常使用 Carpentier 功能分类法来描述二尖瓣反流的机制（图41.1)。该分类方法基于二尖瓣瓣叶的启闭活动与瓣环平面的关系：Ⅰ型患者的瓣叶活动正常，由瓣环扩张和瓣膜穿孔引起二尖瓣反流(图 41.1,上)。Ⅱ型患者瓣叶活动度增加，在收缩期至少有一个瓣叶的游离缘超过瓣环的平面(瓣叶脱垂)(图 41.1,中)。Ⅱ型二尖瓣反流导致的最常见的病变是腱索或乳头肌延长或断裂。此外，Ⅲ型患者瓣叶活动受限，一个或两个瓣叶的游离缘被限制于左室腔内，低于二尖瓣瓣环的平面，收缩期瓣叶活动度降低，致使瓣膜对合不好，引起二尖瓣反流。Ⅲa 型患者瓣叶的活动在收缩期和舒张期都受限。最常见的病变是瓣叶增厚/卷曲和腱索增厚/缩短或融合。Ⅲb 型患者瓣叶在收缩期活动受限，左心室功能降低、扩张后引起心尖部和后外侧乳头肌移位，致使瓣膜功能异常(图 41.1,下)。

缺血性二尖瓣反流可以由Ⅰ、Ⅱ和Ⅲb 型功能异常引起(表 41.1)。单纯二尖瓣瓣环扩张导致的Ⅰ型二尖瓣反流并不常见，但在基底段心肌梗死时可以发生。心肌梗死后的Ⅱ型二尖瓣反流的原因是乳头肌断裂，通常累及后乳头肌，或由于纤维化的乳头肌延长引起瓣叶脱垂，尤其是交界区附近的瓣叶脱垂。少数情况下一组腱索断裂也可引起Ⅱ型二尖瓣关闭不全。Ⅲb 型是缺血性二尖瓣反流最常见和最重要的类型(表 41.1)。

Ⅲb 型缺血性二尖瓣反流

病理生理改变

正常的二尖瓣功能涉及瓣叶、瓣环、瓣下结构和左心室壁在三维空间内相互之间的复杂作用。缺血性二尖瓣反流的病因与许多解剖和病理生理改变相关,包括心室变化(室壁活动异常、心室球形扩张),瓣下结构改变(乳头肌梗死、移位或者融合)和瓣环改变(扭曲、扩张)。缺血性二尖瓣反流的基础是心室改变，尤其是心肌缺血或梗死后的左心室重构。这种重构效应使左心室由椭圆形转变为球形，其结果使局部的瓣环和瓣下结构扭曲变形，

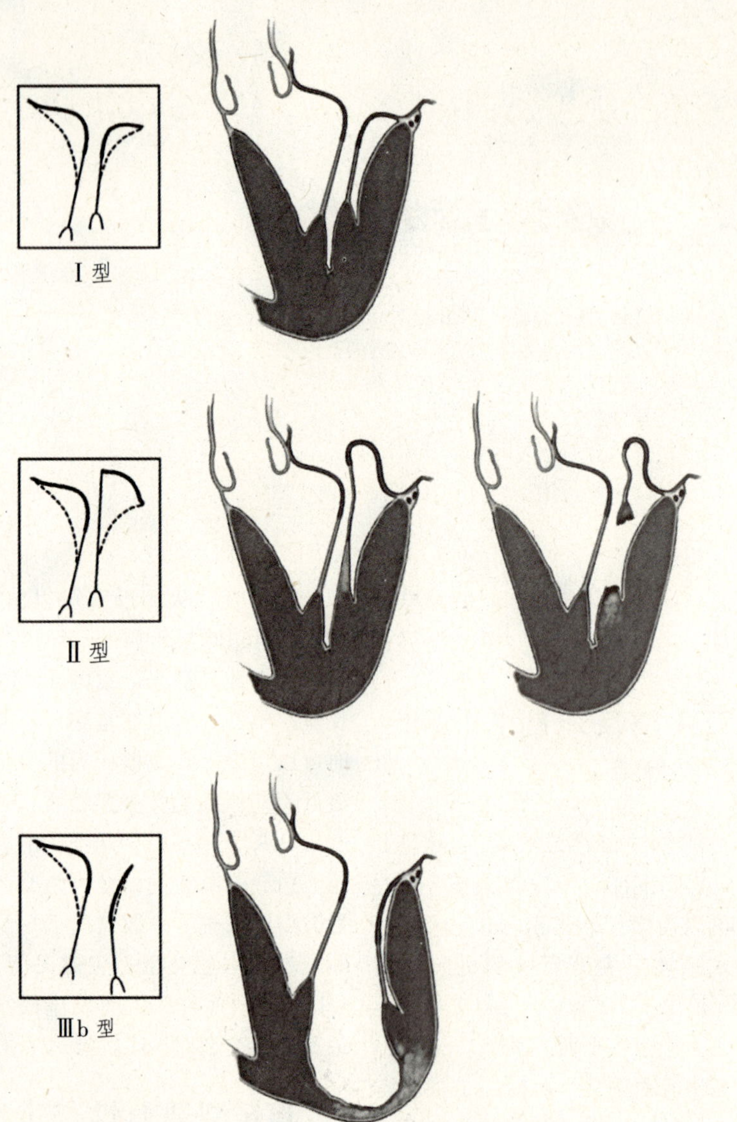

图 41.1 二尖瓣反流的Carpentier 功能分类。(最上面一幅)Ⅰ型二尖瓣关闭不全的瓣叶活动正常,二尖瓣反流发生的基础是瓣环扩张,有可能在基底段心肌梗死时发生。(中间一幅)Ⅱ型二尖瓣关闭不全的瓣叶游离缘活动往往是增加的,收缩期瓣叶会超过瓣环高度水平,这种情况会在心肌梗死后发生,在急性期是由于乳头肌的断裂,慢性期是由于乳头肌的延长。(最下面一幅)Ⅲb 型是缺血性二尖瓣反流疾病中最常见的类型。表现为收缩期瓣叶活动度的受限,继发于心尖乳头肌和后侧乳头肌的移位。(Adapted from DH Adam, F Filsoufi. Another chapter in an enlarging book: Repair degenerative mitral valves. J Thorac Cardiovasc Surg 2003;125:1197.)

最终导致瓣叶关闭不全。在缺血性二尖瓣反流的发生过程中左心室的球形改变似乎比心室容量和左心射血分数更为重要。左心室改变引起缺血性二尖瓣反流的主要原因是乳头肌移位。乳头肌移位的机理复杂多样，不能简单解释为心尖部的牵拉。乳头肌的顶端由瓣环的间隔中部分(前部)移位，也就是向后外侧和心尖部移位，相互之间距离拉大。拉开的距离与缺血性二尖瓣反流的严重程度相关。乳头肌的牵拉导致瓣叶向心尖部膨起（瓣膜游离缘的活动受限),这样阻碍了瓣膜游离缘向上活动到瓣环的平面与另外一瓣膜对合(图 41.2)。临床上经食道心脏超声的定性和定量检查已证实此点。继发于腱索的牵扯会导致瓣膜体部呈现“海湾”样改变,这加重了瓣膜闭合不全。瓣环扩张在慢性Ⅲb 型缺血性二尖瓣反流疾病中很常见，但是瓣环扩张的程度各不相同，而且与二尖瓣反流的程度没有相关性。实验室研究也证实二尖瓣瓣环的扩张并不是缺血性二尖瓣反流发病机制的基本组成部分。动物实验发现左前降支和左回旋支远段急性堵塞后会导致轻微的二尖瓣瓣环扩张，但并不会引起缺血性二尖瓣反流。综前所述,左心室的几何结构的改变，乳头肌的位置及瓣环在三维空间内相互作用可导致瓣叶闭合不全，这是Ⅲb 型缺血性二尖瓣反流的最终共同病理过程。

临床表现

Ⅲb 型缺血性二尖瓣反流可以呈急性或慢性发作。如乳头肌未发生断裂,许多患者可以通过体格检查、左室造影或者超声心动图检查发现急性心肌梗死后缺血性二尖瓣反流。其中高达 13%的患者为中到重度二尖瓣关闭不全。急性严重Ⅲb 型二尖瓣反流的患者往往突发呼吸困难和（或）心绞痛。多数患者发生于急性心肌梗死(MI)之后,而这种急性心肌梗死可以是无症状的，尤其是合并糖尿病的患者。另外有少数患者表现为急性严重的左心功能不全和(或)低心输出量症状，尽管一些患者的二尖瓣反流会随着时间而消失，但另外一些患者二尖瓣反流会持续存在，并且会转为慢性心肌梗死后缺血性二尖瓣反流。由于心肌梗死后左心室的重构作用，部分患者要到心肌梗死后 6 周（平均为 7 天)才表现出慢性二尖瓣反流症状。心肌梗死后缺血性二尖瓣反流的危险因素有高龄、女性、有急性心肌梗死病史、心肌梗死面积过大、心肌缺血复

表 41.1 三类缺血性二尖瓣反流的病理生理特点

分类	病变	急/慢性
Ⅰ型	瓣环扩张	慢性
Ⅱ型	腱索断裂	急性
	乳头肌断裂	急性
	乳头肌延长	慢性
Ⅲb 型	乳头肌移位	急/慢性
	瓣叶牵拉	

发、冠状动脉多支病变和充血性心力衰竭。

慢性缺血性二尖瓣反流的患者常常有两种临床表现。一种为中到重度二尖瓣反流，表现充血性心力衰竭或者左室功能障碍，需要进行二尖瓣手术治疗。术前冠状动脉造影检查显示严重多支血管病变，可以表现或不表现出心肌缺血症状。这些患者往往有心肌梗死的确切证据或至少存在中度心功能不全表现。另外一些患者则表现为冠状动脉多支病变的症状，而需要进行冠状动脉血管旁路移植术，术前经左室造影或经食道超声心动图检查可发现不同程度的二尖瓣反流。这些患者的主要表现为急性冠状动脉综合征和慢性稳定型心绞痛。此外，可能存在呼吸困难和(或)充血性心力衰竭表现。

诊断

患者多存在心电图（ECG）的变化，而且在慢性缺血性二尖瓣反流的患者中，超过 80%的患者有心肌梗死病史。心电图显示后壁心肌梗死比前壁和侧壁心肌梗死更多见。绝大多数患者表现为窦性心律，但是慢性缺血性二尖瓣反流患者伴随心房扩大，可出现异常 P 波和心房颤动。这些患者当中传导异常并不多见。急性发作时胸部 X 线检查可以提示肺间质水肿。随着病情的发展，心影常常增大(左房增大和左室扩张)。所有的患者都应接受心导管检查以判断冠状动脉血管病变的范围和严重程度。左室造影对某些患者而言有助于评估其左心室功能和节段性室壁运动情况，但无助于评估二尖瓣病变。

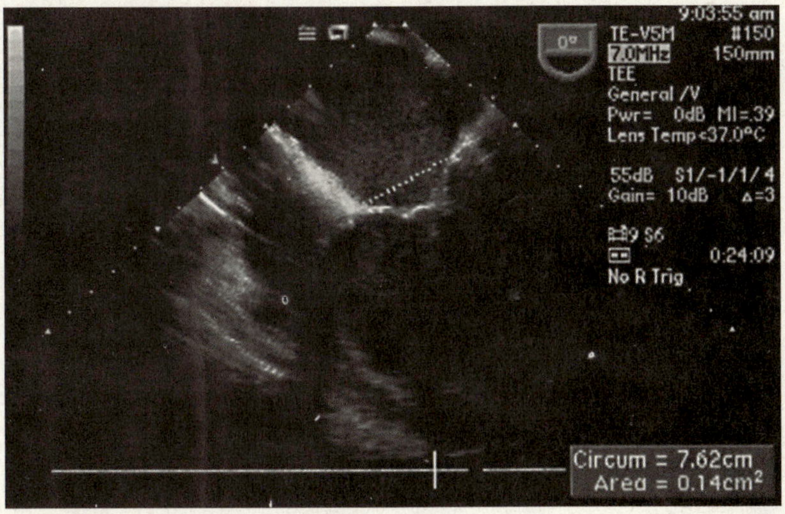

二维超声心动图/多普勒是最基本的检查手段，可明确二尖瓣反流的机制和严重程度及左室壁异常的活动和功能。可将 Carpentier 功能分类法用于区分二尖瓣反流的机制。在行超声心动图检查时，经剑突下切面能显示二尖瓣的不同部位。通过多个切面观察血流形态面积，可以用半定量法测出二尖瓣的反流程度。可将二尖瓣反流程度分为 0~4 级(1+,微量反流;2+,少量反流;3+,中度反流;4+,重度反流)。反流血的方向是判断反流机制的良好指标。瓣叶活动受限的二尖瓣反流(Ⅲb 型）其射血方向朝向活动受限的瓣叶，或者因伴有瓣环的扩张而朝向正中央。Ⅱ型二尖瓣反流(瓣叶脱垂)射血的方向与脱垂的瓣叶相反。最近,已出现了可以对二尖瓣反流进行定量分级的多普勒检查方法。定量分级法是通过计算反流容量（二尖瓣和主动脉瓣每搏输出量之差）和实际反流瓣口(反流血容量与反流速度比值)而得出的。术中可以使用经食道超声心动图(TEE)来判断二尖瓣反流机制;然而有几项研究表明，术中经食道超声检查会低估Ⅰ型和Ⅲb 型二尖瓣反流的程度，这种现象的原因在于全麻后对心脏负荷的影响,即麻醉后引起全身动、静脉扩张,减轻心脏的前、后负荷。

图 41.2 Ⅲb 型缺血性二尖瓣反流的经食道心脏超声表明瓣叶活动严重受限于瓣环平面以下(白线)。

手术适应证

重度缺血性二尖瓣反流

如上所述，重度缺血性二尖瓣反流的患者中大多数存在充血性心力衰竭或左心室功能恶化的临床症状。此外，他们多合并有严重的冠状动脉三支病变,药物治疗效果差。因此目前已取得共识，对这类患者应在施行心肌再血管化手术的同时行二尖瓣手术，而且手术的死亡率是可接受的。

轻到中度缺血性二尖瓣反流

在临床方案中，继发有症状的冠状动脉疾病的患者通常需要进行心肌再血管化。术前常发现轻到中度的Ⅲb型缺血性二尖瓣反流，且对瓣膜进行手术治疗的决定是有争议的。

最近的研究表明单纯行冠状动脉旁路移植手术不能完全纠正缺血性二尖瓣反流。我们认为对于许多中度缺血性二尖瓣反流的患者，仅仅施行冠状动脉血管旁路移植手术不是最好的方法。对136例中度缺血性二尖瓣反流的患者只施行冠状动脉旁路移植手术，术后早期对其中68例患者进行经胸超声心动图检查，发现40%的患者仍存在中到重度(3~4级)反流，另外有50%的患者二尖瓣反流得到改善，但仍存在轻度(2级)反流。另外有报道认为只施行冠状动脉旁路移植手术可以降低二尖瓣反流的严重程度，特别是对轻度二尖瓣反流和左心功能不良的患者，但是对于中度(3级)缺血性二尖瓣反流的效果不明显，许多患者术后仍存在2级或2级以上的二尖瓣反流。

尽管对于缺血性二尖瓣反流患者同期行冠状动脉旁路移植和二尖瓣手术的手术疗效还没有前瞻性的、随机性的研究，但许多研究证明术后早期二尖瓣反流会减轻，还有一些研究认为其对改善术后生存率可能有潜在好处。我们认为除非术前存在危险因素，使附加手术会引起并发症和死亡率增加（即二尖瓣环广泛钙化或因主动脉本身病变严重而需要在非体外循环下行冠状动脉旁路移植手术）外，对于轻到中度(2~3级)缺血性二尖瓣反流的患者在行心肌再血管化手术的同时应对病变的二尖瓣进行处理。

外科处理

围术期注意事项

对于同期施行冠状动脉旁路移植和二尖瓣手术的患者要执行标准化监护。每个患者都需要放置Swan-Ganz导管，特别是合并有左/右心室功能不全和肺动脉高压的患者。可应用经食道超声心动图来判断二尖瓣反流的机制，评估左室功能，评价修补的质量和在手术结束时了解心腔排气情况。如前所述，除非是激发试验(容量负荷，增加后负荷)外，经食道超声心动图不能用于估计二尖瓣反流的严重程度。建议在主动脉插管前检查升主动脉表面以排除动脉粥样硬化斑块的存在。对于二次手术的患者需在手术前放置体外除颤器备用。右侧胸腔入路的患者需使用气管内双腔插管。

手术入路与体外循环

同期行二尖瓣修补和冠状动脉旁路移植术以及二次手术的患者，最好采用正中开胸的手术入路。在过去的十年里，曾接受过冠状动脉旁路移植手术并需要二次手术以修复二尖瓣的患者逐渐增多。在二次手术时，为避免出现重要并发症，开胸前选择插管位置或确定体外循环指征是十分重要的。如估计有严重纵隔粘连(二次手术距前次手术时间短、多次劈开胸骨、有纵隔炎和纵隔放疗病史）或心脏表面有永久移植物的患者，建议事先暴露股部血管。对于乳内动脉桥通畅、升主动脉严重扩张和右心室扩张严重的患者，应在开胸前行股动、静脉插管并建立体外循环。

对于已接受冠状动脉旁路移植手术和有明显移植物，尤其是乳内动脉仍然通畅，二次手术仅仅是为了解决缺血性二尖瓣病变的患者，可以选择右胸前外侧切口。患者向左旋转30°，在右胸前外侧第四肋间隙做12~15cm长的切口。因为右侧开胸不需要广泛分离纵隔，因此对于怀疑纵隔内存在严重粘连（如有纵隔炎史）的患者，右胸入路也是有益的。右胸有手术史、严重慢性阻塞性肺病(COPD)和中到重度主动脉瓣关闭不全，是右胸入路的禁忌证。可以选择升主动脉、股动脉或腋动脉直接插管，经皮穿刺股静脉插管或股静脉、上腔静脉直接插管，通过真空辅助引流建立体外循环。

心肌保护

二尖瓣手术需要在体外循环下顺行或顺行与逆行相结合间断灌注含血心脏停搏液。我们偏爱使用改良的Buckberg心肌保护方法，即第一次灌注用温血停跳液，然后用冷血灌注维持，最后一次用温血灌注。其他心肌保护方法还包括将全身温度降到中低温(28℃~30℃）以及心包内用冰水局部降温。二尖瓣的再次手术，特别是经右胸手术入路时，阻断升支主动脉常常有一定难度。因此如果主动脉瓣仅为轻度反流，可以选择心脏跳动下，中度到深度低温或室颤下手术作为心肌保护方法。

二尖瓣的暴露

完成冠状动脉旁路移植手术后，在探查瓣膜和选定手术方式前，最重要的是暴露二尖瓣。我们通常选用Sondergaard沟(即房间沟)入路。切开房间沟后，分离左、右心房达卵圆孔，显露并切开左房顶，这个切口紧邻二尖瓣(图41.3A，B)。如果患者左心房小或以前有过主动脉瓣置换病史，也可以选择经房间隔的方法充分暴露二尖瓣。

二尖瓣修补

二尖瓣修补是纠正Ⅲb 型缺血性二尖瓣反流的常规手术选择。瓣膜修补的主要目的是通过瓣环成型（使用环状的、硬性的或半硬性的人工瓣环）来重建瓣环，缩小瓣膜间隔部及交界区的尺寸，从而保证有足够大的瓣膜对合面。

瓣膜的探查

根据瓣膜的各个部分，用神经钩对瓣下结构进行探查，要注意评价瓣膜的柔韧性及受限制的程度（图 41.3C）。可将后瓣瓣叶(P_1)前交界的扇形部分作为参考点。牵拉瓣叶其他段的游离缘并同此点进行比较，来判断瓣叶的受限程度。可借助两个神经钩来确定因后乳头肌移位造成的瓣叶受限程度，通常瓣叶的 P_2 和 P_3 段受累最多。检查二尖瓣环是为了了解瓣环扩张的严重程度，Ⅲb 型缺血性二尖瓣反流患者中瓣环的扩张很常见，并且这种扩张是不对称的。

Ⅲb 型缺血性二尖瓣反流的小型瓣环成形术

对于Ⅲb 型缺血性二尖瓣反流，从技术的角度应选用小一点的人工瓣环来重塑病变的瓣环。多数情况下用 2-0 的编织线缝合人工瓣环。一般情况下，在瓣环的间隔和外侧部位要采用反针缝合，而在瓣环的前面和中央部分可以用正针缝合(图 41.3E)。要沿着瓣环顺着缝针的弧度，保证每一针缝合的深度和宽度(图 41.3F,G)。由于Ⅲb 型缺血性二尖瓣反流的患者因瓣环扩张而存在组织张力升高的可能，因此缝线之间的距离应尽量接近，最好缝线能够相互交叉(图 41.3H)。前交界往往是最难暴露的，一般都先将间隔部、侧部和中央部的缝针缝合完，将这些缝线牵引以暴露前瓣交界区域的瓣环，再最后缝合该区域(图 41.3I)。全部缝针缝合完成后，用标准的测瓣器测量瓣环的大小以选择合适的人工瓣环(图 41.3J)。此时用神经钩将二尖瓣前叶 A_2 部分的腱索向瓣叶边缘轻轻牵拉起来，使测瓣器能够准确测量前瓣的高度和面积。此外还有一种方法就是测量两个瓣交界之间的距离。由于缺血性二尖瓣反流病变时因瓣膜活动受限而导致瓣叶组织太少而对合不良，所以要选择比测量值小 1~2 号的 Carpentier Edwards Physioring 人工瓣环，或者取与测量值相同大小的 Carpentier-McCarthy-Adams IMR Etlogix 人工瓣环(见后面的讨论)，以保证瓣环成型后有足够的瓣叶组织相互对合(图 41.3K)。尽管选择了较小的人工瓣环，但因为受到限制的后瓣不能取代前瓣突向流出道，所以不会发生收缩期前向活动。选择好人工瓣环后(最常用的是 24~28mm)，将已缝在瓣环上的间断缝线穿过人工瓣环，注意要保持瓣环的几何形状。最后分别打结将人工瓣环固定在瓣环上(图 41.3K)。完成瓣环成形术后，进行灌注盐水试验以确认瓣叶游离缘的闭合状态（图 41.3L)。前瓣应几乎覆盖全部二尖瓣瓣口，以允许受限的后瓣能够与前瓣对合。

排气方法

手术操作结束后，仔细排出气体是很重要的。术中用二氧化碳吹入法可以减少心腔内空气。可通过二尖瓣在左心室内留置一根细的引流管以便于关闭左心房后排气。排出大部分气体后，松开主动脉阻断钳。此外，在复温期间仍然需要继续排气。主动脉上排气管要持续吸气直到停止体外循环并经食道超声检查证实已彻底排出余气。

残余二尖瓣反流

如前所述，我们强烈推荐对于缺血性二尖瓣反流的患者进行瓣环重建时要使用人工瓣环(环形、硬性的或半硬性的)。已观察到使用弹性人工瓣环或用缝合法进行瓣环成形的患者术后存在残余反流或二尖瓣反流复发，而且最近的尸体解剖研究也支持我们的观点。

在一项研究中，通过对 100 名接受冠状动脉旁路移植手术同时使用 Duran 弹性瓣环重建二尖瓣瓣环的缺血性二尖瓣反流患者的术后中期疗效观察发现，在术后 36 个月内，有 29%的患者出现 2 级以上的二尖瓣反流。最近，克利夫兰医院发现采用小型的 Cosgrove-Edwards 弹性后瓣环施行瓣环成形术，术后 18 个月 3~4 级二尖瓣反流的复发率为 30%。相反，最近有学者报道关于小型瓣环重建术的疗效，术前为 3~4 级二尖瓣反流的 51 例患者，术后 18 个月随访，发现全部患者的二尖瓣反流已消失或者仅有微量的反流。此外，一项尸体解剖的研究表明，与对照组相比，合并二尖瓣反流的缺血性心肌病患者二尖瓣的三角区间距加宽，这点就强调了治疗缺血性二尖瓣反流时使用环形人工瓣环的重要性。

最近有一项临床影像学研究，证实已能够精确显示出Ⅲb 型缺血性二尖瓣反流的解剖和形态学特点。该研究发现三维心脏超声心动图可以进一步精确分析瓣叶受限在Ⅲb 型缺血性二尖瓣反流中与在扩张型心肌病中的不同图像。他们观察到这两种病因造成的二尖瓣改变有明显区别。缺血性二尖瓣反流的二尖瓣形态学改变特点是前外侧与后内侧瓣交界之间的病变是不对称的，而扩张性心肌病则是对称的改变。这种二尖瓣形态学改变的差别强调了这一事实，

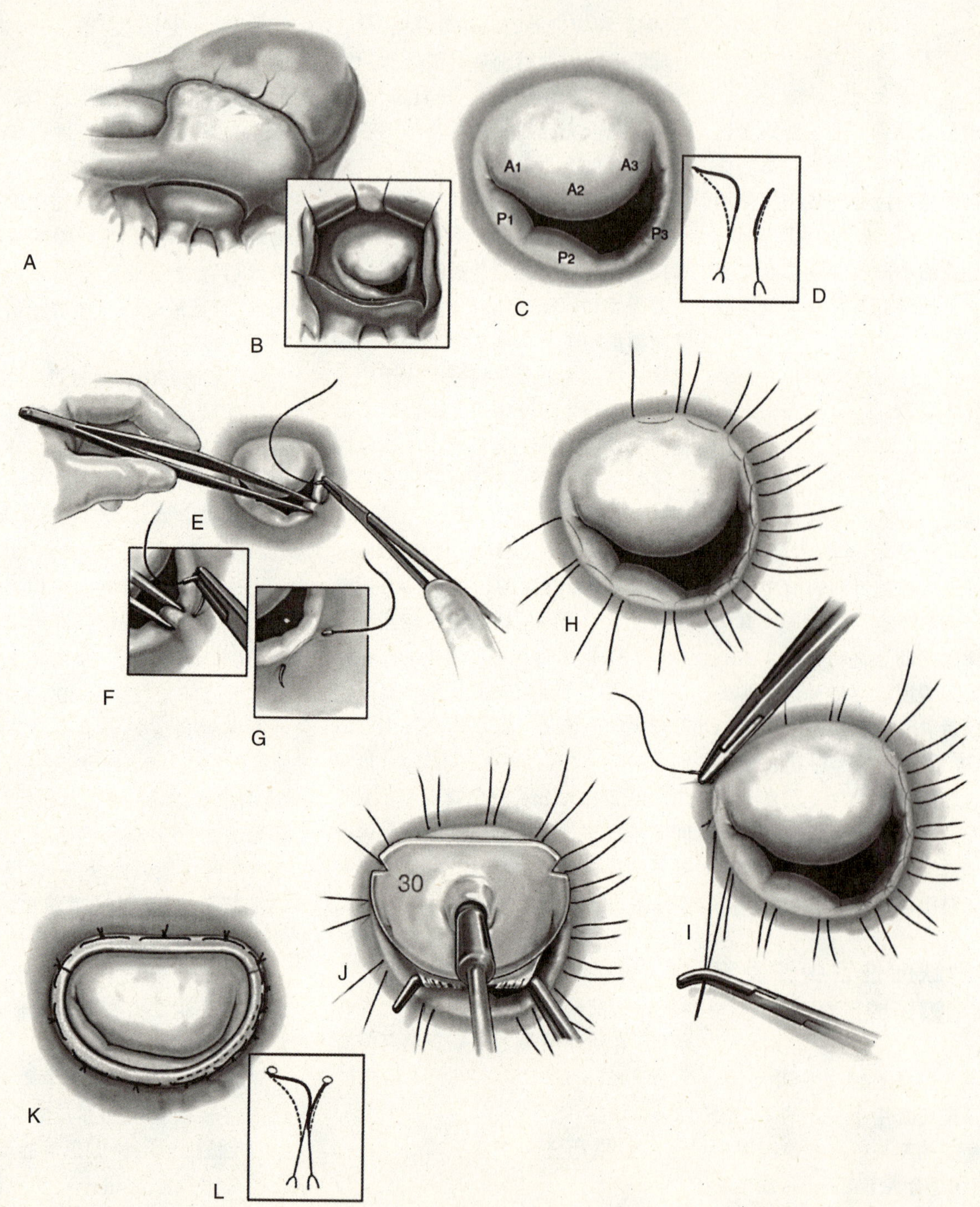

图 41.3 缺血性二尖瓣反流的外科手术技术。(A)通过 Sondergaard 沟切口并向上延伸至右下肺静脉和上腔静脉之间。(B)二尖瓣的暴露。(C,D)典型表现为显著的 P2 到 P3 区域瓣膜的活动受限。(E,F,G)将 2-0 编织线缝合到二尖瓣瓣环上,充分利用针的弧度,将针尖向左室方向缝合以保证能缝透瓣环。(H,I)牵拉之前已经缝合好的缝线,来暴露前瓣交界和瓣间三角区域的瓣环,最后对此区域瓣环进行缝合处理。(J)使用标准的 Carpentier-Edwards 测环装置对前瓣瓣叶面积及高度进行测量来决定瓣环大小。(K)使用 Carpentier-McCarthy-Adams IMR Etlogix 成形环完成瓣环重塑后,瓣叶间相互附着能力被修复(结合点低于瓣环水平)。(Revised From A Carpentier, DH Adams, F Filsoufi. Carpentier's Reconstructive Valve Surgery. Philadelphia: WB Saunders.)

即缺血性二尖瓣反流的病变主要是 P_2 到 P_3 段的瓣叶活动受限，导致二尖瓣瓣口的不对称性，因此提示对缺血性二尖瓣反流的患者选用对称的小型瓣环行二尖瓣修复或许不是最佳的选择。

新技术发展：Carpentier-McCarthy-Adams IMR Etlogix 成形环

为了更好地了解缺血性二尖瓣反流的病理生理改变，减少术后二尖瓣反流复发率，Edwards Lifesciences 公司（欧文市，加州）发明了一种新型人工瓣环，即 Carpentier-McCarthy-Adams IMR Etlogix 人工瓣环。这种新型瓣环的设计结合了成形术时缩小瓣环的原则与Ⅲb 型缺血性二尖瓣反流中可见的不对称病变（图 41.4C）。与传统的对称性的 Carpentier Edwards Physioring 人工瓣环相比较（图 41.4D），这种新设计的人工瓣环通过减少前、后瓣叶的间距（AP）来增加前、后瓣叶的对合面（图 41.4C，D2 和 D3 的长度）。新瓣环在 D3 长度上要小两个型号，在 D2 长度上小一个型号。这样就可以根据用标准的 Carpentier Edwards 测瓣器测得的实际前瓣瓣叶表面积来选择大小合适的 Etlogix 人工瓣环，从而精确地重建二尖瓣瓣环，使 P_2 和 P_3 部分瓣叶闭合更好（图 41.4D，E）。此外，这种新的人工瓣环骨架为钛合金构成，这样可以保证间隔部和外侧部的直径不随心脏收缩而变化。

2003 年 12 月我们首次对 15 例缺血性二尖瓣反流患者植入了 IMR Etlogix 人工瓣环。这些患者都存在 3 级以上二尖瓣反流，其中男性 14 例，女性 1 例，平均年龄 66 岁，平均左室射血分数为 31%，心功能为Ⅲ~Ⅳ级（NYHA）。所有患者都成功植入 IMR Etlogix 人工瓣环（平均大小为 28mm），同时完成的其他手术操作包括冠状动脉旁路移植手术、左房迷宫手术、三尖瓣修补手术和卵圆孔未闭缝合术。欧洲评分法预测这组患者的术后死亡率为 19%（4~47），但术后实际死亡率为 0%。出院前经胸超声心动图检查发现所有患者的平均二尖瓣反流都有明显减轻（由 3.5 级降到 0.6 级；$p>0.05$），不过还需要长期随访以断定这种新的人工瓣环是否能防止缺血性二尖瓣反流的复发。

尽管我们对常规采用瓣环重建或在策略上更积极推行使用小号的人工瓣环可能降低冠状动脉旁路移植（CABG）和二尖瓣成形术后残余反流的发生率感到怀疑，可能有一小部分患者仅仅采用瓣环重建术还不能纠正缺

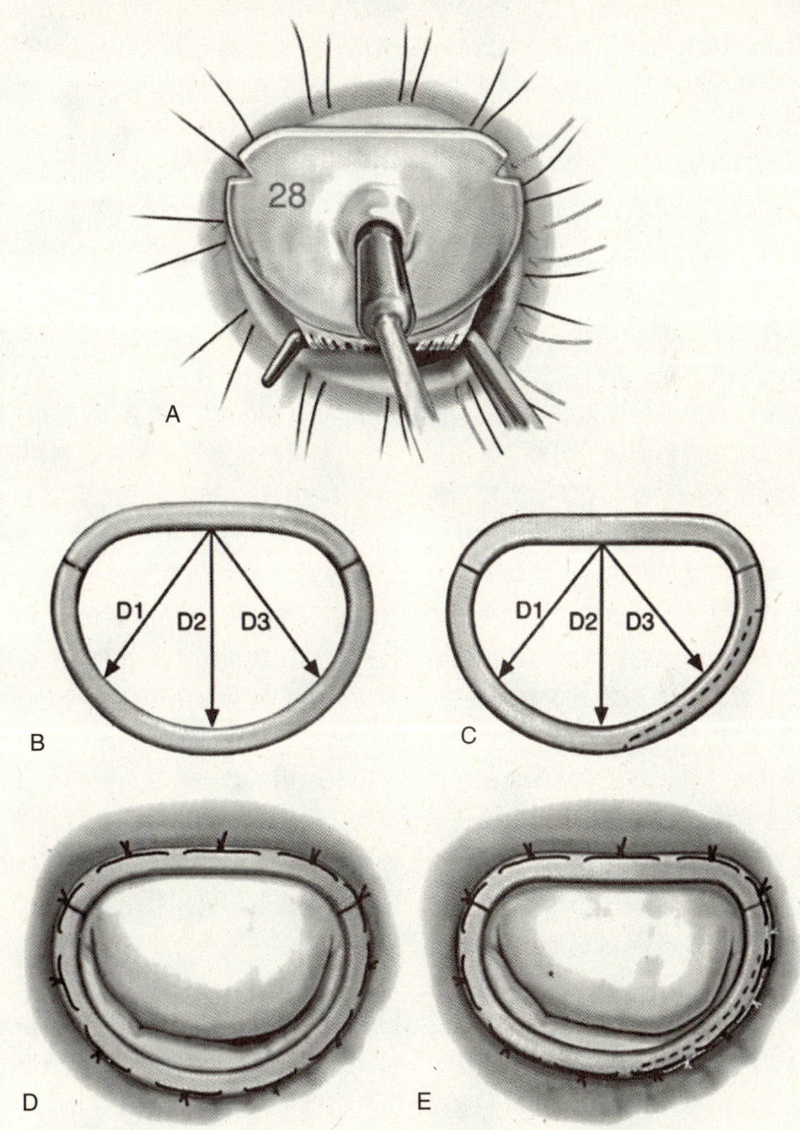

图 41.4　使用 Carpentier-McCarthy-Adams IMR Etlogix 成形环对病变瓣环进行缩环成形。（A）以实际测量到的二尖瓣前瓣瓣叶高度和面积作为选择成形的标准。（B,C）标准尺寸对称形状的成形环（Carpentier Edwards Physioring）和 IMR Etlogix 成形环在尺寸大小上是不一样的。在这里，D1 长短是近似一样的，IMR Etlogix 成形环 D2 的长短比 Physioring 环小一号，D3 的长度比 Physioring 环小两号。（D,E）在Ⅲb 型缺血性二尖瓣修补过程中使用非对称性的成形环重塑瓣环，可以加强活动受限部分的瓣叶（P_2 到 P_3 段）同前瓣瓣叶的附着能力。（Revised From A Carpentier, DH Adams, F Filsoufi (in press).Carpentier's Reconstructive Valve Surgery. Philadelphia: WB Saunders.）

血性二尖瓣反流,此时需要其他附加手术,但相关的临床经验较少。因后瓣活动受限或存在瓣叶裂时,瓣叶的对合不好,如果注水试验得以证实,应缝合相应的瓣叶段(P_1P_2或P_2P_3)。如后瓣瓣叶严重受限,需要延长瓣叶,尤其是P_3段的瓣叶。也可采用乳头肌移位来治疗缺血性二尖瓣反流,此时需要用带垫片的缝线将乳头肌缝到瓣环上。此外,腱索切除术、左室折叠术和环缩瓣膜的间隔和外侧部分也有一定的效果。

结 果

手术死亡率

在过去,同时施行二尖瓣手术/CABG比单独行CABG或二尖瓣手术死亡率要高得多。许多研究表明同时行冠状动脉搭桥术和二尖瓣手术的早期和远期效果主要取决于二尖瓣反流的病因,回顾性研究发现病因为缺血的患者术后效果都很差。尽管有报道称同时行冠状动脉搭桥术和二尖瓣替换术的死亡率仍然相对较高,但同时行二尖瓣成形术的效果正逐渐改善;最近的一系列报道显示手术死亡率已降到10%以下。2002年胸外科医师协会的数据显示二尖瓣成形术/冠状动脉旁路移植术的死亡率已降到8%(由1993年的12%),而二尖瓣替换/CABG的死亡率降到11.5%(由1993的17%)。我们对接受CABG和二尖瓣成形术的中度(3+)缺血性二尖瓣反流患者的术后早期结果进行回顾性分析发现,在90年代期间,早期手术死亡率由14%降到了3.7%,与以前一项非配对研究所报道的对中度缺血性二尖瓣反流只行冠状动脉旁路移植术的2.9%的死亡率没有时显差别。

远期效果

20多年来很多研究都认为缺血性二尖瓣反流的患者接受二尖瓣手术后的远期存活率明显低于退行性二尖瓣病变和风湿性二尖瓣疾病。依据患者的危险因素,中期(3~5年)的存活率为50%~80%。最近的研究已转为直接比较CABG和CABG加二尖瓣手术治疗缺血性二尖瓣病变的效果。

在一项研究中,将99例2~3级缺血性二尖瓣反流,EF<30%的患者分为两组,一组只接受冠状动脉旁路移植手术,另一组在接受冠状动脉旁路移植术的同时行二尖瓣手术(几乎都为瓣膜成形术)。尽管两组的术前临床特点相似,但同时行二尖瓣手术的患者术后射血分数提高,左室容积减少且3年的存活率升高。另一项研究回顾了1998~2001年共60例中度缺血性二尖瓣反流的患者,分为CABG组(30例)和CABG加二尖瓣成形组(30例)。术前两组患者的临床资料相同,术后12个月和36个月随访用超声心动图检查发现,CABG加二尖瓣成形组的NYHA心功能分级较好,几乎没有充血性心功能衰竭的症状和体征,超声心动图的指标也较好(左室容积、射血分数和肺动脉压力)。该研究还发现术前瓣环扩张的程度为术后出现心衰的危险因素。作者认为对于中度缺血性二尖瓣反流的患者,在冠状动脉旁路移植术的同时行二尖瓣成形术,可以取得更好的临床效果和血流动力学状态。

综上所述,这些研究表明同期施行二尖瓣手术治疗缺血性二尖瓣病变,可以改善远期手术效果,尤其是在不增加手术风险和术后残留二尖瓣反流发生率低的情况下更是如此。

Ⅱ型缺血性二尖瓣反流

如前所述,Ⅱ型缺血性二尖瓣反流发病较少。该型二尖瓣反流主要由于一个或两个瓣叶的过度活动,使瓣叶的游离缘在收缩期超出瓣环高度。通常这种瓣叶的脱垂是由于一个乳头肌部分或全部断裂、乳头肌延长或更为罕见的腱索断裂造成的。

病理生理改变

乳头肌断裂是一种逐渐增加的罕见的急性心肌梗死后并发症,如果没有早期诊断和恰当及时的药物或手术治疗,患者的死亡率会很高。乳头肌断裂常发生在心肌梗死的急性期,绝大多数患者在心肌梗死后2~7天出现。后内侧乳头肌断裂最常见(为75%,前外侧乳头肌断裂为25%)。这是因为后内侧乳头肌仅有一支血管供血(右优势型为右冠状动脉,左优势型为回旋支血管)。而前外侧乳头肌由前降支和回旋支两支大的冠状动脉供血。乳头肌完全断裂会引起两个瓣叶脱垂,导致严重的二尖瓣反流。一个乳头肌的部分断裂为Ⅱ型缺血性二尖瓣反流的最常见病理性改变。心肌梗死通常局限于一个小的区域,这可以解释为什么大多数患者的左心功能相对受影响不大。因陈旧性心肌梗死造成慢性乳头肌延长从而导致的瓣叶脱垂也不多见,这是由于心肌梗死后乳头肌的纤维性病变的结果。

临床表现和诊断

乳头肌断裂的患者常表现为突发性充血性心力衰竭和心源性休克。临床症状的迅速恶化常常提示心肌梗死后并发症的机制。对于突然出现的收缩期杂音和血流动力学恶化,重要的是应想到可能存在乳头肌断裂导致的重度缺血性二尖瓣反流或室间隔穿孔。

临床上仅依据杂音的特点来区分缺血性二尖瓣反流和室间隔穿孔是很困难的,尽管这两种杂音有一定差别(室间隔穿孔的杂音较响,在胸骨左缘更明显,并常伴有震颤;乳头肌断裂造成的缺血性二尖瓣反流杂音较柔和,心尖区杂音较强,没有震颤)。鉴别诊断时还应考虑到严重的心肌梗死导致心源性休克伴有不同程度的二尖瓣反流,而无乳头肌断裂(急性Ⅲb 型缺血性二尖瓣反流)。术前经胸二维超声心动图、TEE 和心导管检查对于确诊因乳头肌断裂造成的缺血性二尖瓣反流,了解左心功能和冠状动脉病变的严重程度是很重要的。

药物和手术治疗

术前药物治疗的目的是保持血流动力学稳定(维持心输出量和动脉血压,从而保证外周器官的灌注)。可以使用正性肌力药物和安放主动脉内球囊反搏。然而对于病情严重的患者来说,这种稳定治疗期不应延迟手术治疗。根据术前的诊断,手术的方案应在心肌再血管化的同时纠正二尖瓣反流。

对于大多数患者来说保留腱索的二尖瓣替换术是首选手术方式。这样可以维护术后左心功能,并提高术后长期的生存率。

经典的 Carpentier 二尖瓣成形手术可用于乳头肌延长的患者。切除一定长度的乳头肌,再将剩余的乳头肌与相应的腱索纤维缝合,这种手术方法是最好的乳头肌短缩术。可用四五针不带垫片的周围缝合予以固定。如果仅有乳头肌的一个头延长并导致瓣叶部分脱垂(如 P_3 段脱垂),此时可采用更为保守的手术方式,如切除病变瓣叶加瓣环折叠。也可以考虑采用转移乳头肌术,即将已延长的乳头肌顶部的纤维部分缝合到正常乳头肌上,以达到治疗的目的。

Ⅱ型缺血性二尖瓣反流的手术治疗结果

在过去,手术死亡率是较高的。连续观察 21 例同时接受冠状动脉搭桥术(52%为突然发病)和二尖瓣手术(二尖瓣替换 19 例,二尖瓣修补 2 例)的患者,手术死亡率为 19%。术后的主要并发症为中风(6%)和需要透析治疗的肾衰竭(18%)。术后 1 年、5 年和 10 年的实际生存率分别为 81%,68% 和 56%。本研究的生存率要高于另一项类似研究,该研究发现术后 7 年的生存率为 55%。尽管术后早期的手术死亡率较高,但积极的手术治疗的确可以通过纠正急性期血流动力学的改变而提高远期效果。

结 论

缺血性二尖瓣反流是一种进行性的动态疾病,对心肌梗死后急性或慢性发作的患者具有重要指导意义。在过去的几年里,我们对缺血性二尖瓣反流病理生理的认识也更加深入,目前对继发于缺血而出现的二尖瓣功能障碍的发病机制和手术治疗策略也更加明确。对于中度缺血性二尖瓣反流的患者在心肌再血管化手术的同时应行瓣环成形术,这样可减少术后残余二尖瓣反流和其复发率。目前正在进行的如何保持左心室良好形状的成形手术的研究,或许代表了缺血性二尖瓣反流手术治疗的新方向。

推荐读物

Adams DH, Filsoufi F, Aklog L. Surgical treatment of the ischemic mitral valve. J Heart Valve Dis 2002;11(Suppl 1):S21.

Aklog L, Filsoufi F, Flores KQ, et al. Does coronary artery bypass grafting alone correct moderate ischemic mitral regurgitation? Circulation 2001;104(12 Suppl 1):I68.

Bax JJ, Braun J, Somer ST, et al. Restrictive annuloplasty and coronary revascularization in ischemic mitral regurgitation results in reverse left ventricular remodeling. Circulation, 2004;110(11 Suppl 1):II103.

Gillinov AM, Wierup PN, Blackstone EH, et al. Is repair preferable to replacement for ischemic mitral regurgitation? J Thorac Cardiovasc Surg 2001;122(6):1125.

Grigioni F, Enriquez-Sarano M, Zehr KJ, et al. Ischemic mitral regurgitation: Long-term outcome and prognostic implications with quantitative Doppler assessment. Circulation 2001;103(13):1759.

Hueb AC, Jatene FB, Moreira LF, et al. Ventricular remodeling and mitral valve modifications in dilated cardiomyopathy: New insights from anatomic study. J Thorac Cardiovasc Surg 2002;124(6):1216.

Kwan J, Shiota T, Agler DA, et al. Geometric differences of the mitral apparatus between ischemic and dilated cardiomyopathy with significant mitral regurgitation: Real-time three-dimensional echocardiography study. Circulation 2003;107(8):1135.

Reece TB, Tribble CG, Ellman PI, et al. Mitral repair is superior to replacement when associated with coronary artery disease. Ann Surg 2004;239(5):671;discussion, 675.

Tibayan FA, Rodriguez F, Zasio MK, et al. Geometric distortions of the mitral valvular-ventricular complex in chronic ischemic mitral regurgitation. Circulation 2003;108 (Suppl 1):II116.

编者评述

I.L.K.

本文作者十分精彩地介绍了手术治疗缺血性二尖瓣反流的有关问题。我十分赞同应使用人工瓣环全环,也同样认为对于缺血性病变已引起解剖改变的患者仅仅施行冠状动脉搭桥术是不够的。绝大多数缺血性二尖瓣反流是由于慢性缺血性病变引起瓣膜的解剖性损害。但有两个观点我们稍有不同认识。作者特别将缺血性二尖瓣反流患者与同时伴有冠心病和二尖瓣其他疾病的患者进行区别,然而我不能确定这种差别是如此明显。我曾经观察到许多瓣膜确为黏液性变但却符合缺血性二尖瓣病理解剖特点的病例。由于其病变的机制不同,也无法选择预期手术方案,因此这属于难以修复的复杂瓣膜病变。

另一个我不能认同的是Ⅱ型缺

血性二尖瓣反流的发生机制，即本文作者明确指出的乳头肌延长性病变。乳头肌的断裂是为大家熟知的病因，本文作者也提到这点，但我不能肯定在临床上真正遇见过因心肌缺血引起的乳头肌延长病变。如确有此种情况，我怀疑是否早已存在其他的发病机制。不管怎样，对于复杂的缺血性二尖瓣反流性病变来讲，本章非常重要。

（廉波　译　解基严　校）

第 42 章

获得性瓣膜病:二尖瓣替换术

Kwok L.Yun, D. Craig Miller

解剖特点

二尖瓣及瓣下结构是由瓣环、瓣叶、腱索、乳头肌和左心室壁构成。其中任何一部分的异常都会导致瓣膜功能障碍。二尖瓣有前、后两个瓣叶,后瓣通常由 3 个相互不连续的扇贝样小叶组成（前外侧、中央和后内侧三部分,Carpentier 将其分别称为 P_1、P_2 和 P_3 段),在胚胎期这 3 个扇贝叶的交界是可以完全分开的。1 或 2 个副叶的交界区与附近瓣的交界处相连接。正常二尖瓣瓣口面积为 4~6cm²。二尖瓣的瓣环是一个动态性的结构，在心动周期中其大小和形状都在变化，由于心房的特性，舒张末期二尖瓣的瓣环会缩小(收缩前期的"收缩"运动)。二尖瓣前瓣的部分瓣环与主动脉瓣环相连,以左、右纤维三角为界(右纤维三角也称为中央纤维体)。前瓣瓣环纤维化成分相对较多而且位置相对固定,以前人们认为前瓣的瓣环不会发生病理性扩张,然而现在有人认为(Heub、McCarthy 和 Tibayan 等）扩张性心肌病和缺血性心肌病患者的前瓣瓣环也会扩张，从而导致功能性二尖瓣反流(FMR）和缺血性二尖瓣反流(IMR)。房室结和希氏束与右纤维三角相邻，二尖瓣手术时可能会遭到损伤。每个瓣叶都与分别来自前外侧和后内侧乳头肌的腱索连接。绝大多数一级腱索(初级腱索或边缘腱索)附着于瓣膜的游离缘，这样可以阻止瓣叶的脱垂并保证瓣膜的关闭功能。二级腱索(或称支柱腱索)附着于瓣体的中部,邻近光滑带和粗糙带之间的区域，同瓣膜与左室之间的相互作用相关，可以使左室收缩功能保持良好状态。三级腱索(或基础腱索）位于瓣膜的基底部,主要在后瓣瓣膜上。

自 1961 年 Starr 第一次使用球笼瓣成功植入人体后，传统的切除全部瓣膜及瓣膜下组织的这种二尖瓣替换术（MVR）成了正统的、广为接受的 MVR 技术。然而 Lillehei 及同事们在 1964 年介绍了一种 MVR 手术，这种 MVR 采用 Starr-Edwards 球形瓣,但保留了瓣叶和腱索。在对 14 名患者进行研究时，与心脏直视手术早期阶段的结果比较，这种保留腱索的手术死亡率较低。因为保留腱索的手术操作较复杂,所需时间也较长,而且担心保留下来的瓣下结构可能会影响人工机械瓣膜的活动，因此切除所有二尖瓣瓣下结构的标准二尖瓣替换术又沿用了 20 多年。人工机械瓣膜存在血栓性栓塞和与抗凝治疗相关的出血性并发症,而生物瓣的持久性又较短,这样就促使了二尖瓣修补技术的发展，这类修复手术具有同样好的临床效果。实践经验提示如果在 MVR 中保留瓣膜下结构组织，可能保护左心室收缩功能。1972 年 John W. Kirklin 提出二尖瓣反流的患者在 MVR 术后,因消除了收缩期内反流回顺应性低的左房的血液,会增加左心室的后负荷,从而增加左心室壁的张力,降低左室射血功能,后来证明如果保留腱索的话，这种认识是错误的。相反,在 MVR 时切除腱索术后左心室收缩末期容积增大,左心室壁张力增高,导致射血分数下降。并不是所有的二尖瓣病理性改变都可以通过修补术加以纠正，如严重的风湿性二尖瓣病变、因感染性心内膜炎导致严重的瓣叶破坏、前瓣瓣叶严重脱垂以及瓣叶不可逆损伤，其结果是临床和实验性的各种保留腱索的 MVR 技术不断涌现;目前,对于二尖瓣反流的患者，如估计瓣膜修补后其耐久性不可靠或瓣膜修补困难时,可选用保留全部腱索(即保留前、后瓣)的 MVR 方法。

诊断问题

一般来讲心电图作用不大,但心电图能够发现心房颤动和心肌缺血的证据。P波的异常可提示左房增大；右室肥厚为晚期二尖瓣病变继发肺动脉高压的表现。左房增大的患者，胸部X线检查在右心缘可显示“双房影”，慢性二尖瓣反流晚期的患者可表现为肺充血、肺血管重新分布和肺底部间质水肿伴有淋巴管增生(Kerley B线)。

经胸超声心动图［M型、二维(2D)和彩色多普勒血流图］是评价二尖瓣病变及其并发症最重要的诊断手段。M型和二维超声心动图可以准确测量左房和左室的大小，此外可以发现左心房内有无血栓和评估收缩期左心室壁的运动情况。扩张性心肌病的功能性二尖瓣反流或缺血性心脏病的二尖瓣反流，可以表现为收缩期瓣尖膨起或被牵拉(CarpentierⅢb型，收缩期瓣叶活动受限)，导致瓣叶对合不良。瓣尖牵拉常常伴随瓣环明显扩张，引起二尖瓣瓣叶不能完全闭合(IMLC)和CarpentierⅠ型瓣叶关闭不全。超声心动图还可判断二尖瓣病变的范围和二尖瓣反流和（或)狭窄的程度。M型和二维超声心动图可以评价二尖瓣瓣叶的厚度和异常活动，确认有无瓣叶脱垂及腱索断裂。多普勒流速测量可以用来估计跨瓣压差、二尖瓣瓣口面积和右室收缩压力。对于二尖瓣反流的患者，彩色多普勒血流检查可通过测定心脏形状、时相、起因、容积和彩色血流方向来判断反流的严重程度和反流发生的机制。彩色M型超声心动图是判断收缩期反流时相的最好方法。将超声心动图的这些检查方法结合在一起，可以明确造成二尖瓣反流的解剖异常。一般情况下，血液反流的方向与病变瓣膜相反。少数情况下，当经胸超声心动图检查不能满足诊断需要时，就需要用经食道超声心动图(TEE）检查来明确二尖瓣的病理解剖情况。

现在已很少用心导管检查来判断扩血管药物和吸入一氧化氮(NO)能否逆转肺动脉高压和测量心输出量。二尖瓣反流患者的肺毛细血管楔压描记图中可以出现明显的“V”波。此外，可以通过由血管造影得出的每搏输出量和温度稀释法得出的心脏输出量来计算二尖瓣反流分数，但最好的方法是心脏磁共振检查。另外，50岁以上有缺血性心脏病的症状或存在多个动脉粥样硬化危险因素的患者，术前要进行冠状动脉造影检查。因瓣叶脱垂引起二尖瓣反流多见于年轻患者，一般已用超声心动图来替代心导管检查，但如有特殊情况或老年患者，仍需要行冠状动脉造影检查。

手术适应证

二尖瓣狭窄

除了适合经皮二尖瓣球囊扩张的患者外，任何存在有症状的二尖瓣狭窄的患者（有或无肺动脉高压，右心衰和咯血)都应考虑手术治疗。对于心功能Ⅲ或Ⅳ级(NYHA)，超声心动图诊断为严重二尖瓣狭窄(二尖瓣瓣口面积<10cm^2）且有严重肺动脉高压(>60mmHg)的患者，不论是否有症状，一般都认为必须接受手术治疗。虽然心房颤动通常会加重症状，但这仅仅是一个相对的手术适应证。相反，如果出现全身性的栓塞表现，就需要尽早接受手术。对于无症状的严重二尖瓣狭窄的女性患者，如果计划妊娠，可能需要预防性手术，因为在妊娠第三个月血流动力学发生改变，会增加心脏负担。

二尖瓣反流

急性二尖瓣关闭不全伴血流动力学突然恶化而药物治疗不易控制者，需要紧急行二尖瓣修补或二尖瓣替换术。另一方面，大多数患者经药物治疗都能够稳定病情。慢性二尖瓣反流患者出现Ⅲ或Ⅳ级充血性心功能衰竭的症状时，多存在左心收缩功能障碍，为手术适应证，而且应进行早期手术。相反，对于无症状或症状轻微的慢性二尖瓣反流的患者，最佳的外科时机仍在争论中。测量左心室的直径和运动时右心室收缩压对于估计预后和选择治疗方案是非常有用的客观方法。如果是严重的二尖瓣反流，估计瓣膜能够修复或者左心室进行性扩张以及存在左心室收缩功能减退的征象，即使患者没有症状或症状轻微，都需要进行早期手术治疗。超声心动图的手术指征为左心室射血分数<60%、左心室收缩末直径>40mm。新发生的心房颤动或肺动脉压力升高（静息状况下压力>50mmHg，活动后压力>60mmHg)也应该手术。如果超声心动图提示患者的瓣膜很可能无法修补时，就需要做好瓣膜替换手术的准备。无症状或症状轻微的患者可采用药物治疗，定期超声心动图随访检查。

围术期管理

二尖瓣狭窄

因二尖瓣狭窄引起的充血性心力衰竭应限制盐的摄入，使用利尿剂和硝酸甘油予以控制。对于有肺动脉高压的患者应加大利尿剂的用量。对于心房颤动的患者应降低心室率，除非存在抗凝的禁忌证，否则还应预防性使用小剂量的华法林抗凝治疗。此外，可以使用β受体阻滞剂和钙离子拮抗剂来控制应激状态或体力活动时出现的心动过速。因为二尖瓣狭窄是一种血流限制性病变，交界切开或二尖瓣替换均是可选择的治疗方法，如果二尖瓣狭窄是风湿性病变，而且瓣膜柔韧度较好且瓣下结构没有严重病变，可以采用经皮球囊扩张术。

二尖瓣反流

由心肌缺血/心梗或心内膜炎导致的乳头肌或腱索断裂引起的急性的严重二尖瓣反流，常常表现出低心排和肺水肿。应在术前使用正性肌力药物和动脉性血管扩张药物，以稳定患者的血流动力学状态。主动脉球囊反搏也是很有用的。对于慢性二尖瓣反流的患者，利尿剂和血管扩张剂能够有效控制充血性心力衰竭的症状。降低周围血管的顺应性可以减少反流入左心房的血流量，增加前向的心输出量。如果患者合并二尖瓣狭窄同时存在心房颤动,需用药物减慢心室率。

手术技术

二尖瓣手术的基本条件是应充分暴露二尖瓣,但令人惊讶的是,由于在实习阶段训练不足和缺乏经验，对于每年施行的二尖瓣手术数量很少的外科医师来讲,这种手术是十分困难的。应对病变瓣膜的所有结构和瓣下组织进行全面检查后，再最后决定是采取二尖瓣修补还是二尖瓣替换术。通常经胸骨正中切口或胸骨下段小切口来暴露心脏。对于有多次心脏手术史,有或无冠状动脉搭桥或因肿瘤接受过胸部放射治疗的患者，可以选择右胸前外侧经第四肋间切口，可以很好地暴露二尖瓣。但这种手术入路不足之处包括：①升主动脉插管和阻断较为困难;②如果存在主动脉瓣反流,左心室会膨胀且手术视野不清晰；③排气困难。如有一侧或双侧乳内动脉或多支静脉移植血管,且无主动脉反流,简便的方法是不用考虑这些移植血管,不阻断主动脉,选择全身中度低温(22℃~24℃),并维持较高灌注压("低温心室纤颤")。

切开胸骨及心包后，将右侧心包悬吊到皮肤上，使心脏的右缘向前旋转;左侧心包不用悬吊,这样可以使心脏的左缘向后旋转。通过心脏插管建立体外循环(CPB)。通常采用上、下腔静脉分别插管，并完全阻断上下腔静脉以避免体静脉血回流，因为在主动脉阻断期间回心血可以使心脏温度回升。体外循环开始后，将体温降至28℃~30℃。然后阻断升主动脉,通过冠状静脉窦逆行灌注冷血停跳液。通过间断灌注冷血停跳液和局部使用心脏降温罩 (Daily Medical Products,圣地亚哥,加州)来保护心脏。对于伴有严重肺动脉高压的患者，顺行灌注冷血停跳液可以加强对右心室的保护。要将心脏温度降到 10℃,首次通常需要灌注 1000mL 左右的冷血停搏液。以后每间隔 20~30 分钟逆行灌注一次冷血停搏液,加上心脏局部降温,维持心脏温度在 10℃以下。

有 3 种暴露二尖瓣的切口 (图 42.1),最常用的切口是在右肺静脉前方的房间沟上垂直切开左心房 (图 42.2)。如果需要,分开心包返折后,可以于上、下腔静脉的下方向头、足方向延长该切口。向上延长心房切口时应注意不要损伤房间隔顶部的窦房结动脉；向下可在下腔静脉下朝左下肺静脉的方向延长。二次手术患者或小左房患者要充分暴露二尖瓣及瓣下结构有一定困难，此时可以延长房间隔的垂直切口(图 42.3)或双房斜切口来暴露二尖瓣结构(图 42.4)。如果采用延长的房间隔切口，右心房切口可以向上朝向右心耳直到接近房间隔。纵行切开卵圆窝并向上与右心房的切口相连，再向上延长 2~3cm 至左房顶。Khonsari 首先使用双房斜形切口,在离房间沟 1cm 左右切开右上肺静脉,向下斜行延长切开房间沟和右心房游离壁,暴露房间隔和卵圆窝,再沿相同方向于卵圆窝的前缘切开房间隔。如果同时需要行三尖瓣修补术，可选用后两种心房切口中的任何一种。切开房间隔后,可以放入左心房引流管,并将其固定在靠近左上肺静脉的位置。一旦认为不可能行二尖瓣重建术或认为二尖瓣修补术不太合适时，可采用下列方法之一行二尖瓣替换手术。

传统的二尖瓣替换术

传统的二尖瓣替换术需将所有二尖瓣瓣叶和瓣叶下结构全部切除 (图

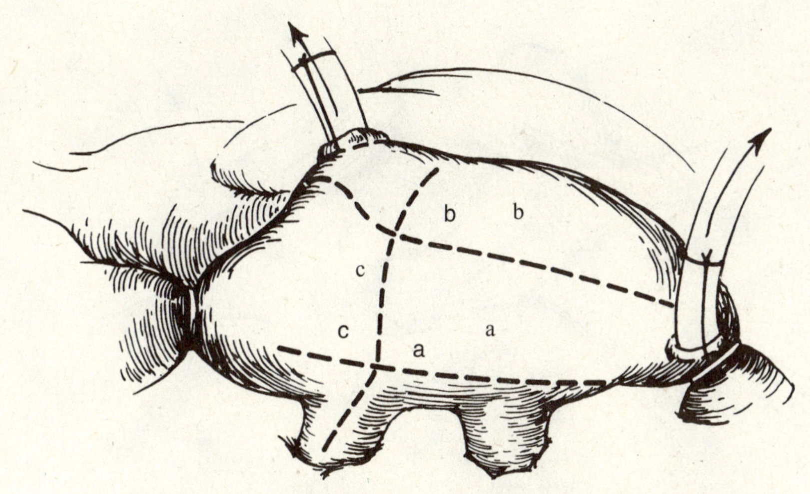

图 42.1 三种非常重要的暴露二尖瓣的手术入路。(a) 通过肺静脉前方的 Sondergaard 沟做一个标准的垂直方向的左房切口。(b)通过房间隔的垂直方向双房切口,在小切口手术中很常用。(c)通过房间隔的 Khonsari 的斜形双房切口。详细内容见图 42.2 至图 42.4。

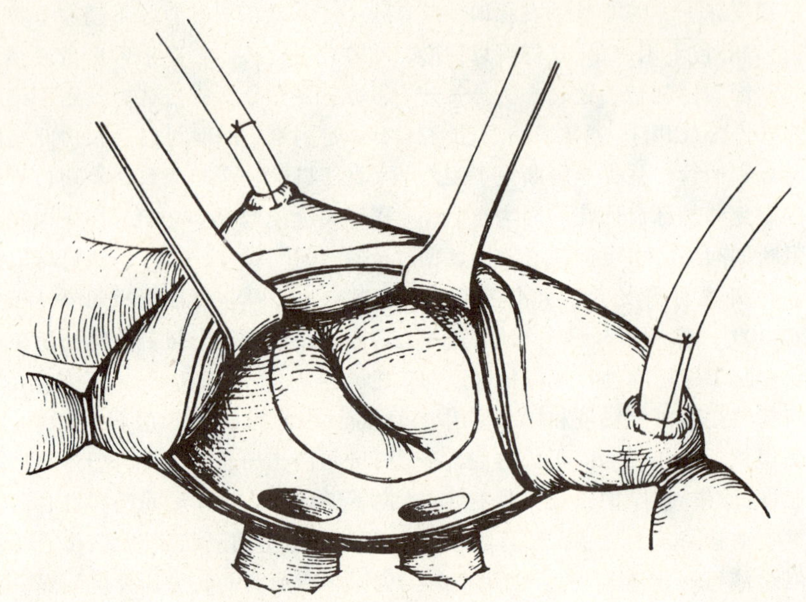

图 42.2 传统的左房垂直方向切口是在肺静脉前方通过 Sondergaard 沟水平切开左房，并可分别向头侧和尾侧延长到腔静脉下方。

42.5)。这种方法只适合于瘢痕和钙化广泛的严重风湿性病变。应沿瓣环切除瓣叶，保留 1~2mm 的瓣叶组织。在靠乳头肌的顶部切断腱索。不论采用何种术式，都要测量二尖瓣瓣环的大小，测瓣器应能轻松放入左室，注意不要选择过大的人工瓣膜。使用 2-0 的 SH 或 SH-1 带垫片聚酯编织缝线水平缝合瓣环，间距约为 8~10mm。垫片缝线并非常规使用，但是对于严重的感染性心内膜炎、二次换瓣手术和马方综合征患者，瓣环组织脆弱或被破坏，此时要使用垫片缝线进行加固。缝合瓣环时尤其要注意进针不能过深，避免损伤冠状动脉回旋支、主动脉瓣和传导系统。使用机械二尖瓣的时候，缝线针的方向应从心房面外翻到心室面；而使用生物瓣膜的时候，缝线针的方向要从心室面到心房面。然后将缝线缝合到人工瓣膜的缝合环上，再将人工瓣膜入位。如果使用生物瓣膜，应将最大瓣叶朝向左室流出道，以避免瓣膜支柱阻挡血流。将人工机械双瓣放置于解剖位置，瓣膜的枢轴要对向 12 点和 6 点方向。生物瓣膜植入到二尖瓣上后，要用小的牙科镜来检查瓣膜支柱附近的瓣叶，以确认瓣叶未被绕进缝线内。这一步对于新型的心包瓣来说十分重要，因为这种生物瓣的支柱短并向内成角。最后将缝线打结并剪掉过多的部分，再次确认生物瓣膜和机械瓣瓣叶的活动没有受到任何限制。

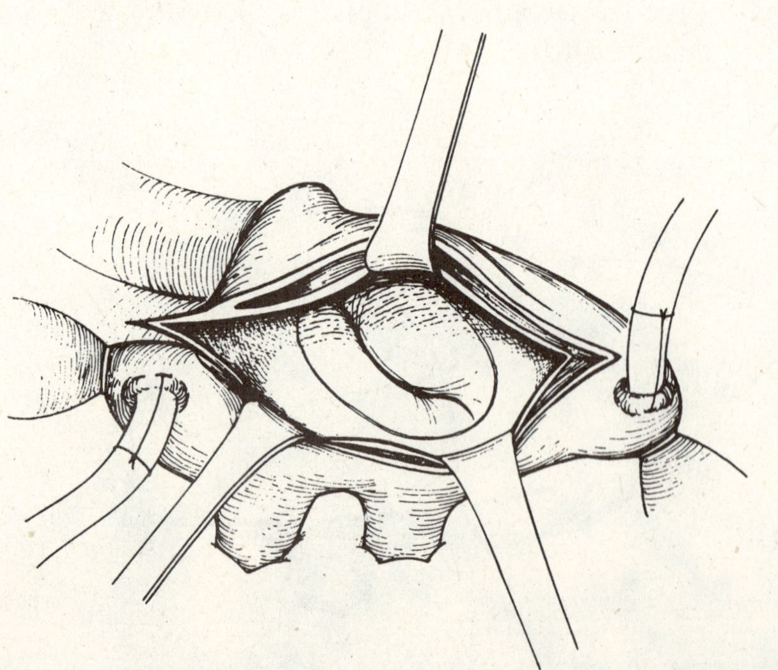

图 42.3 通过房间隔的垂直方向双房切口是以右心耳为起点向下切开右房壁。沿着卵圆窝长轴方向切开房间隔并向头侧延长到左房顶部。

保留腱索的二尖瓣替换术

只保留后瓣瓣叶时（注意该术式没有保留全部瓣叶及腱索的手术效果好），切除前瓣瓣叶的方法与传统的二尖瓣替换术一样。如选用生物瓣，则后瓣的缝线要从心室面缝到心房面的瓣环上，注意不要缝到任何腱索组织。另一种缝合方法为“折帆”样，将后瓣瓣叶冗长的部分折叠缝合到瓣环上。如果使用机械瓣，应从心房面到心室面缝合，从离瓣环 2~5mm 的距离处穿出后瓣。如后瓣为黏液样病变或瓣体过大及腱索延长，需要将后瓣折叠缝合到后瓣瓣环上以缩短腱索(图 42.6，插图)。或者以新月形切除过大的瓣体中央部分(靠近瓣环处)，在缝合人工瓣膜的时候再将保留下的瓣膜重新缝合到瓣环上(图 42.6)。如使用双叶机械瓣时，最好将机械瓣的枢轴朝向间隔

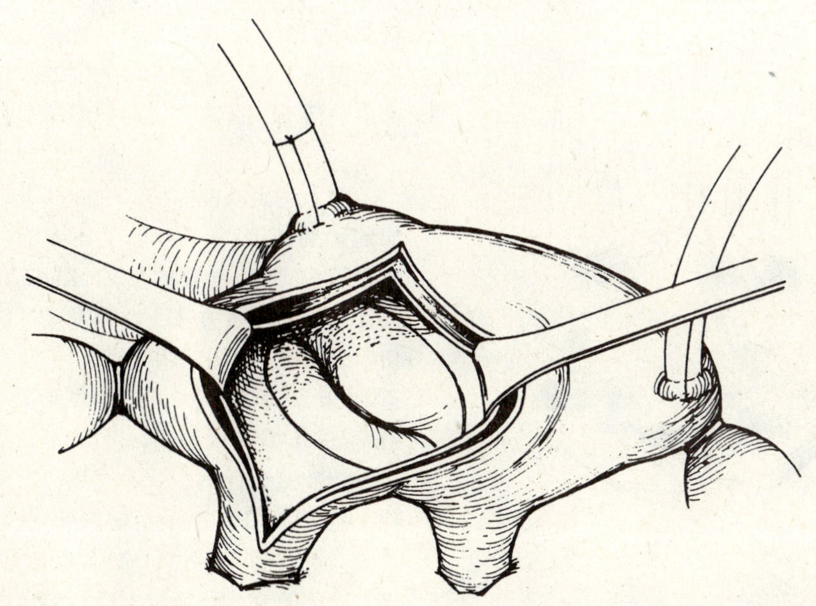

图 42.4　通过房间隔的 Khonsari 斜形双房切口是以右上肺静脉为起点，向上垂直切开右房游离壁，暴露出房间隔，再沿着卵圆窝的上缘垂直切开房间隔。(Reprinted with permission from S Khonsari, CF Sintek. Transatrial approach revisited. Ann Thorac Surg 1990;50: 1002.)

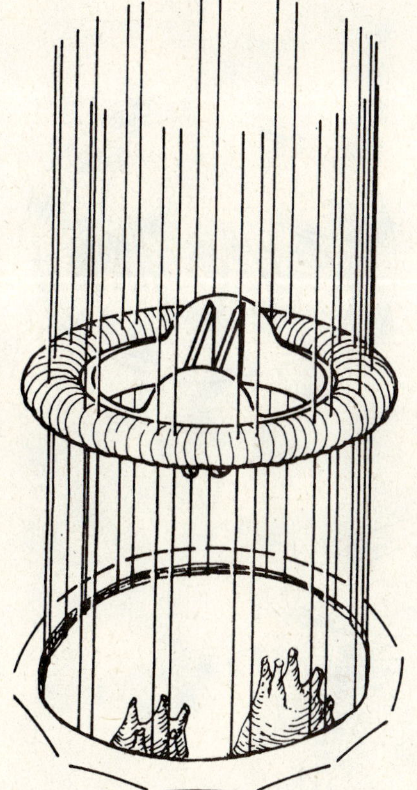

图 42.5　传统二尖瓣替换术需将全部的瓣叶和瓣膜下结构予以切除，这种手术方式只有在过去或严重的风湿性二尖瓣疾病中使用。使用多根水平缝合的带垫片缝线固定植入的人工瓣膜。

外侧方向(或“前后”方向)，也可采用非解剖位的方向，其目的是要保证人工瓣的两个瓣叶对称开放，保留下的腱索不影响人工瓣膜的开启和关闭。

最好的术式是保留前、后瓣及其一、二级腱索，近年来已有多种保留前瓣及腱索的手术方法。运用 David 在生物瓣替换时最初使用的方法，在前瓣瓣体中部的底部距瓣环 2~3mm 处做一切口(图 42.7)。再将该切口朝游离缘的方向斜行延长，这样可以将几乎所有前瓣的腱索保留下来，仅以梯形切除了前瓣的中央部分瓣叶（没有腱索附着的部分)。再将两边保留下来的部分瓣叶用瓣膜缝线悬吊在相应的瓣环上。后瓣及其腱索的处理与前面提到的方法相同。

日本奈良的 Miki 及同事使用另一种保留前瓣的方法用于双叶机械瓣置换，在前瓣瓣叶上做一个与 David 法相似的切口，切除没有一、二级腱索附着的中央部分瓣叶。这样将前瓣分为附着于前外侧和后内侧乳头肌的两

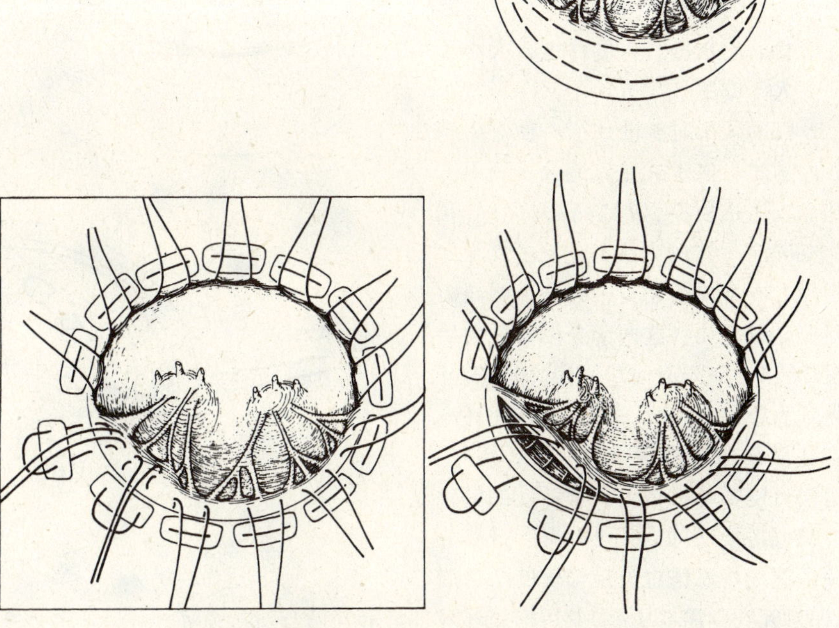

图 42.6　保留后瓣瓣叶的方法有两种，一种是将后瓣瓣叶折叠(嵌入)瓣环，另一种方法是将后瓣瓣叶月牙形切除，再使用缝线将瓣叶的游离缘缝合到瓣环上。

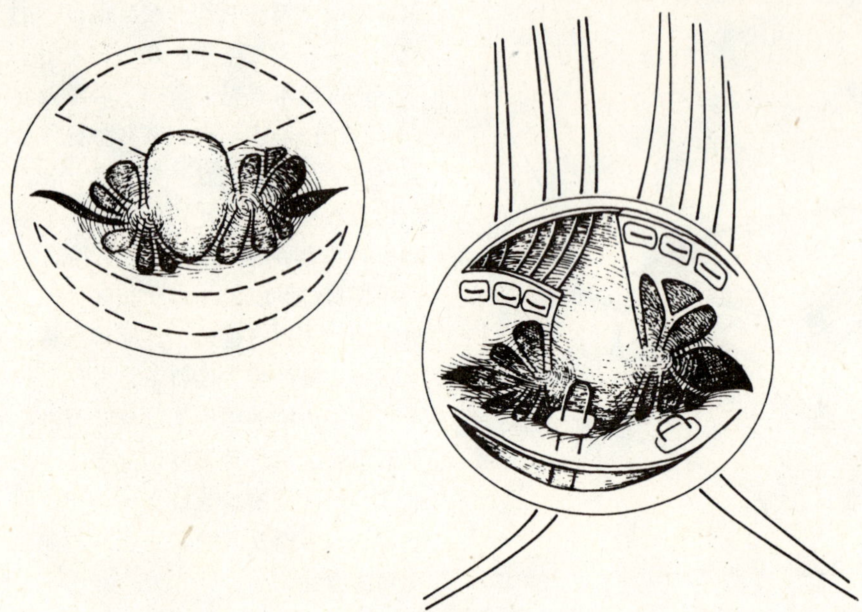

图 42.7 保留前瓣瓣叶及其腱索的方法是将前瓣的中央部分瓣叶梯形切除，再将保留下的部分瓣叶使用瓣膜缝线悬吊到前瓣瓣环上(David 等人首创)。这种手术方式适合于生物二尖瓣替换术。

个部分(图 42.8)。如果保留下来的瓣叶增厚明显，可以用刀将其剔薄。使用 2-0 的聚丙烯缝线将这两部分瓣叶转移并分别悬吊到相应接合处的瓣环上，由心室面向心房面缝合(非外翻)，并用聚四氟乙烯垫片加固。在后瓣的中点向后瓣瓣环方向切开，如果需要还应将后瓣折叠，以容许植入大小合适的人工瓣膜。

Feikes 和同事设计了一种保留腱索的术式，该术式尤其适合于倾斜式碟形人工机械瓣，如 Medtronic-Hall 和 Sorin 瓣。具体的方法是先从游离缘向瓣环方向将前瓣切开，再把前瓣与瓣环完全分开，将这两部分瓣叶拉向后瓣环，以心室侧面面对心房。前瓣瓣叶的张力要保持一致，超出后瓣瓣环高度的多余黏液性病变部分需要切除，对于可能影响机械瓣正常活动的钙化组织也需要切除。用 2-0 聚酯带垫片编织缝线将修整过的前瓣瓣叶与后瓣(如果冗长则需要折叠)及后瓣瓣环缝合(图 42.9)。最后植入倾斜式碟形人工机械瓣，其方向是瓣的大口朝向前瓣瓣环的中点。这样当碟形机械瓣在舒张期向下打开和收缩期关闭的时候都向前活动，远离移位的前瓣腱索和瓣叶。

为了达到既能保留二尖瓣瓣下结构的解剖特点(如环状)，又不改变前瓣腱索和瓣叶位置的目的，Khonsari 设计了一种手术方法，这种术式可以切除足够的瓣叶组织以避免左室流出道梗阻和干扰人工瓣膜的活动。Khonsari Ⅰ型术式是为治疗风湿性二尖瓣病变而设计的，该术式原位保留整个后瓣，对于冗余的后瓣瓣叶，缝线从瓣环进针后，再由瓣叶游离缘穿出，将其折叠起来。按照腱索附着的情况将前瓣分成 2~5 份或呈小片状 (根据瓣叶的大小)(图 42.10)，每个小片与相应的一级或二级腱索相连。如果瓣叶明显增厚或钙化，如严重的风湿性

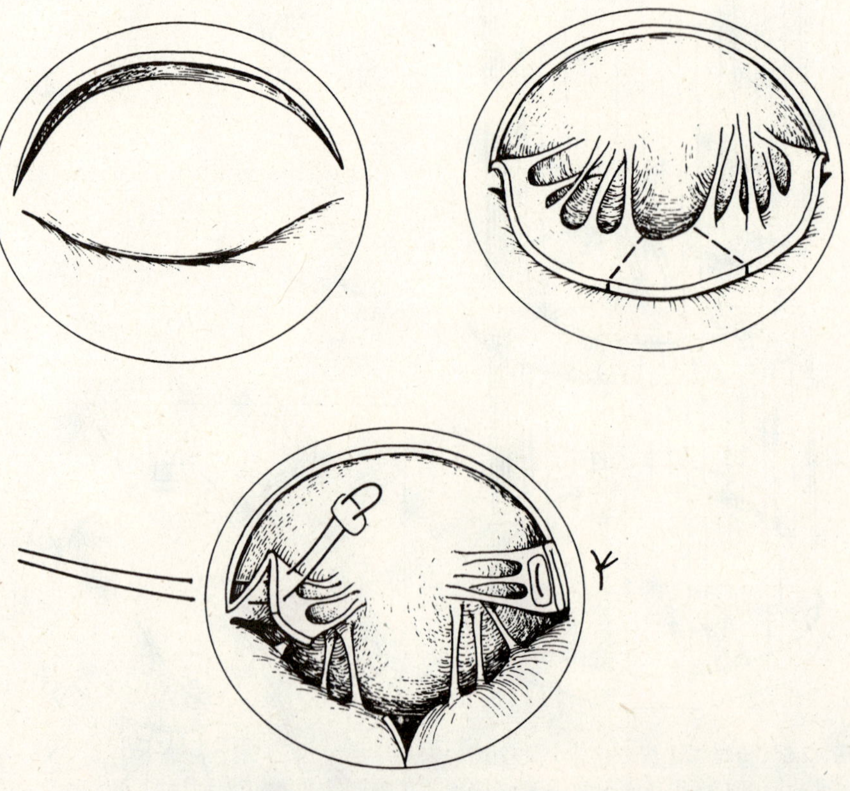

图 42.8 前瓣组织保留手术方法。前瓣瓣叶由前瓣瓣环上游离下来，将中央部分(虚线所示)瓣叶切除。然后将前瓣的剩余两部分瓣叶重新缝合到相应瓣交界的瓣环上(如 Miki 等人所述)。将后瓣瓣叶从中间切开到后瓣瓣环上，以利于植入大小合适的二尖瓣假体。

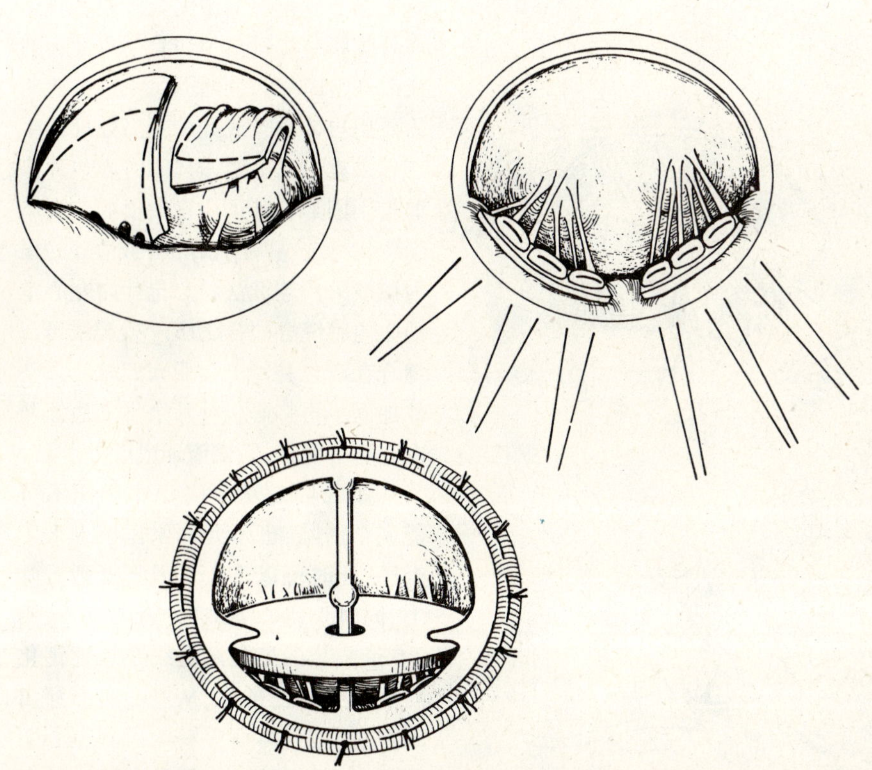

图 42.9　Feikes 等人使用的腱索保留的倾斜式碟形人工机械瓣二尖瓣替换术。前瓣瓣叶从前瓣瓣环上游离下来后被分成两部分。多余的黏液性病变的前瓣瓣叶予以切除（虚线所示）。沿着后瓣瓣叶使用缝线将两部分修整后的前瓣瓣叶缝合到后瓣瓣环上。瓣膜的植入方向要使较大的瓣口面向前瓣瓣环的中点，使得收缩期机械瓣瓣叶向下偏移的时候，瓣叶都会远离移位的前瓣腱索和瓣叶。

瓣膜病，可楔形切除腱索间的瓣叶组织。用带垫片的缝线将每个小片翻转重新缝合到原来的解剖位置上。如果带有腱索的小片不能安全切除多余组织，当打结固定人工瓣膜时，可将其牵出并固定到心房面（缝合环的外面），这样可以避免多余组织在人工瓣膜下方影响机械瓣叶的开启及关闭或阻碍左室流出道血流。

正常的瓣膜心室几何形态可以很好地重建，尤其是当前瓣瓣叶相对柔韧，纤维化和瘢痕化不严重时，采用 KhonsariⅡ型手术可获得较好的结果。该术式是将前瓣瓣叶距瓣环 2~3mm 处切开（从左纤维三角到右纤维三角），再椭圆形切除瓣体中央部分，留下 5~10mm 宽的与绝大多数一、二级腱索相连的游离缘（图 42.11）。最后用换瓣缝线将游离缘翻转缝合到瓣环原来的解剖部位。

Rose 和 Oz 用 4-0 聚丙烯缝线连续缝合切除后的缺损（图 42.12），来替代将前瓣瓣叶缝合到瓣环上的方法。其目的也是为了缩小前瓣的面积，将其远离瓣下区域，同时保留一、二级腱索。可以用垫片翻转缝线进行加固。

如果瓣膜组织的柔顺性较好，可以将前、后瓣叶的中央部分做月牙形切除，保留前、后瓣叶的全部一、二级腱索。如果不采用翻转悬吊腱索的方法，可以将换瓣线从保留的瓣叶上进针，从心室面穿过瓣环到心房面（图 42.13）。用生物瓣时这种方法很有用。

此外，并非所有的腱索都能够保留，例如二次换瓣手术的患者，上次手术已切除腱索，或由风湿性疾病导致二尖瓣重度狭窄的患者，其瓣下结构病变严重，瓣叶组织纤维增生、钙化，腱索融合、短缩。一旦认为风湿病变严重，应切除全部前、后瓣叶。除了保留三级腱索或基底部腱索外，于乳头肌顶部将融合的腱索切断。可按照 David 的方法，用 4-0 聚四氟乙烯缝线将乳头肌重新与二尖瓣环相连，形成人工腱索（图 42.14）。用两根带垫片的聚四氟乙烯缝线分别缝合到前外侧、后内侧乳头肌的尖端，根据左室腔的大小来调整人工腱索的长度。新的人工腱索应该绷直但不紧张。正常心脏在收缩期从乳头肌的尖端到瓣环的距离为 22~23mm。起自后内侧乳头肌的两根缝线分别在 2 点和 5 点的位置处穿过瓣环，起自前外侧乳头肌的两根缝线分别在 7 点和 10 点的位置外穿过瓣环。每一根缝线都要在瓣环上两个或三个点穿出，用神经钩调整聚四氟乙烯人工腱索的长度，此后再按照传统的二尖瓣替换方法植入人工瓣膜。

二尖瓣瓣环钙化的处理

高龄、风湿性病变或 Barlow 综合征的患者，如果瓣环钙化严重，则很难将人工瓣膜植入到正常位置。这种钙化病变的特点为可累及整个后瓣瓣环，从左纤维三角到右纤维三角呈“马蹄”状，并向左室心肌内延伸，有时钙化病变可以累及包括前瓣在内的整个瓣环。如果过分清除钙化组织，可能会造成心房与心室离断，损伤回旋支动脉或导致传导阻滞。部分清除钙化病灶有可能使遗留的钙化组织破碎，损伤左室游离壁或导致瓣周漏。在钙化严重的瓣环上缝合换瓣线，如缝针用力过猛可能会导致心脏撕裂。相反，如果未能清除足够的钙化组织，又难以将人工瓣膜植入到解剖位置，有可能导致瓣周漏，另外，也不可能植入大小合适的人工瓣膜。

尽管后瓣瓣环经过仔细处理，但

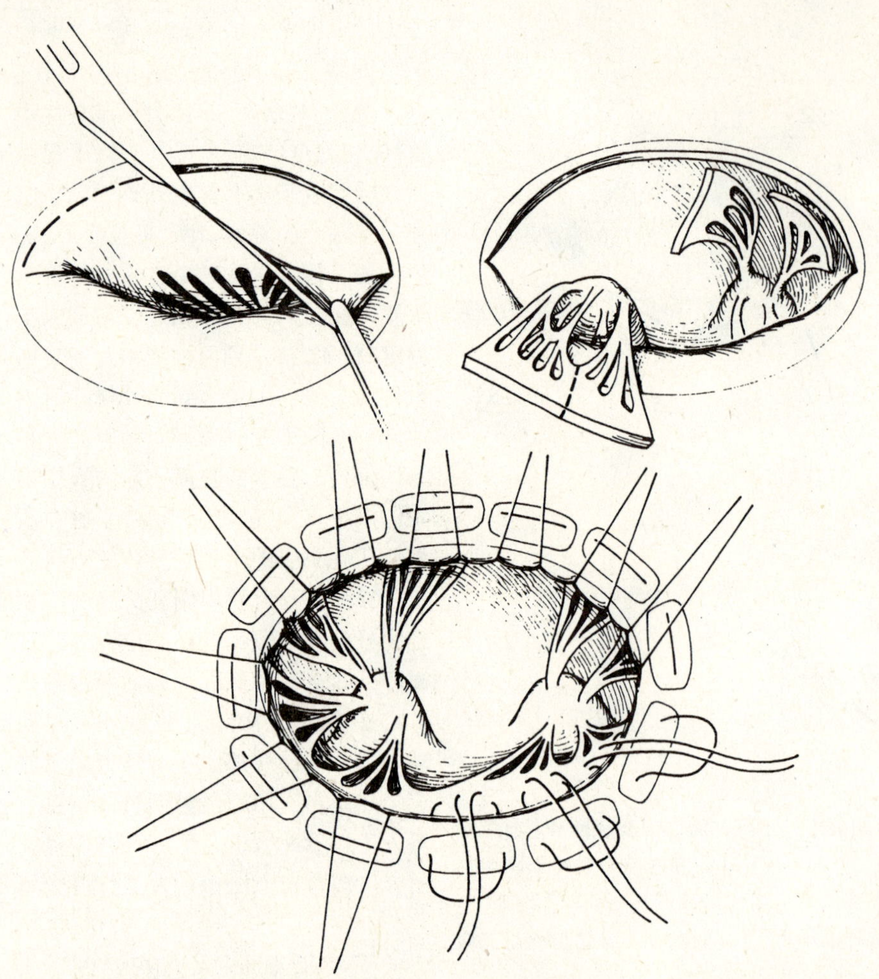

图 42.10　Khonsari Ⅰ型保留瓣叶和腱索的二尖瓣替换术式。在风湿性二尖瓣疾病中，瓣叶组织有明显的增厚并伴有或不伴有钙化，瓣下结构需要切除，但二级腱索需要保留。前瓣瓣叶分成包括大腱索的 2~5 个部分，最后再使用瓣膜缝线将这几部分瓣叶翻转缝合到原位瓣环上。

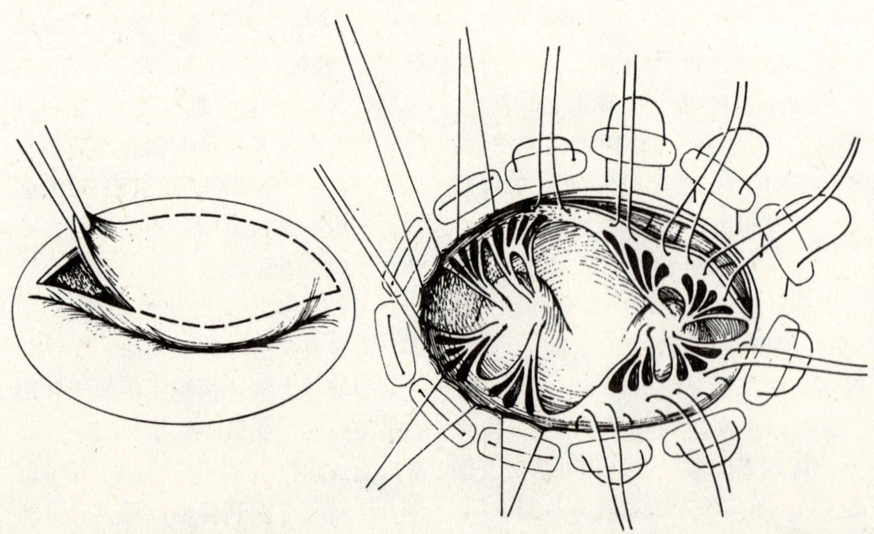

图 42.11　KhonsariⅡ型保留瓣叶和腱索的二尖瓣替换术式。保留前瓣腱索组织结构在原解剖位置上。椭圆形切除前瓣中央部瓣叶，再将游离缘一侧保留下来的瓣叶使用瓣膜缝线按原来的解剖位置缝合到瓣环上。

有时也会发生房室沟完全破裂，直达心外膜脂肪。过度地切除钙化灶会造成瓣环组织薄弱，不能承受缝线。此时需要用自体心包或经戊二醛处理的牛心包来重建二尖瓣瓣环。将心包片修剪为半圆形，其大小比缺损的二尖瓣组织大 2cm 左右。用 3-0 或 4-0 的聚丙烯线采用连续法将心包片与左心室的心内膜缝合(图 42.15)。换瓣线可以缝合在心包补片上，用聚四氟乙烯垫片加固，再将心包补片余下的边缘与左心房壁缝合，完成瓣环成形手术。

如二尖瓣瓣环广泛钙化而不可能完全清除，也不允许原位植入人工瓣膜，此时可以将人工瓣膜缝到瓣叶上，同时保留瓣下结构(图 42.16)。用 2-0 带垫片的聚丙烯缝线在靠近钙化瓣环的瓣叶上进针，从左心房面穿出到左心室面，再缝穿瓣叶回到左心房面。因此换瓣线是在瓣环和瓣叶游离缘之间两次穿过瓣体的中央部分，使瓣膜形成折叠的双层结构。另外还有一种缝合方法，用带垫片的缝线水平褥式缝合，从钙化的瓣叶绕过瓣环到左房面，而不需采用翻转缝合法。如果可能的话，对前瓣瓣环应采用传统的缝合方法。这种手术方法可以将人工瓣膜植入到正中位置，并且维持了乳头肌与瓣环的连续性。但其不足之处在于缝线是缝合在病变的瓣叶上，而且植入的人工瓣膜比预计的要小得多。对于非常严重的瓣环钙化，一种可选用的方法是将人工瓣膜植入左房内(图 42.17)，这是由 Yacoub 发明的用于自体二尖瓣移植术或三尖瓣替换的“帽顶”术改良而来的。Syria 提出了一种类似的方法，即将自体肺动脉瓣与人工血管吻合，再替换二尖瓣，也称为“Ⅱ型 Ross 术”。用 4-0 聚丙烯缝线将一片涤纶条（约 1.0~1.5cm 宽)与人工瓣膜连续缝合以扩大缝合缘。不需要清除钙化组织，用 2-0 编织线褥式缝合法将人工瓣膜固定在左房壁上，缝合缘离二尖瓣瓣环

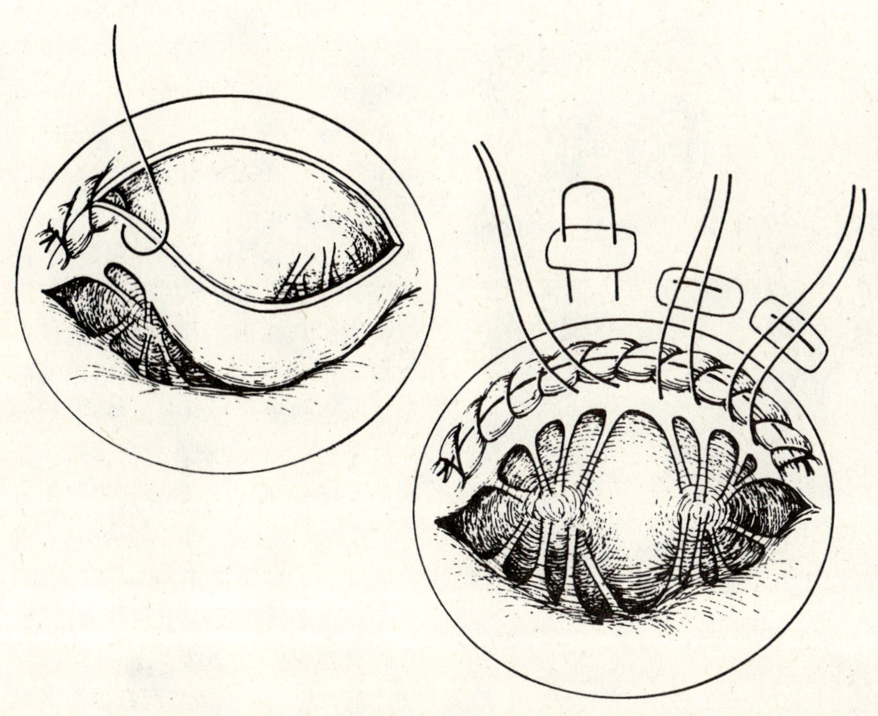

图 42.12　另一种原位保留前瓣腱索的手术方式。在瓣膜植入前，通过椭圆形切除前瓣瓣叶的中央部分后再使用 4-0 聚丙烯缝线缝合缺损的方法，可减少前瓣瓣叶面积并将前瓣组织向瓣环方向牵拉。(Reprinted with permission from EA Rose, Mc Oz. Preserration of anterior leaflet chordae tendineae during mitral valve replacement. Ann Thorac Surg 1994;57:768.)

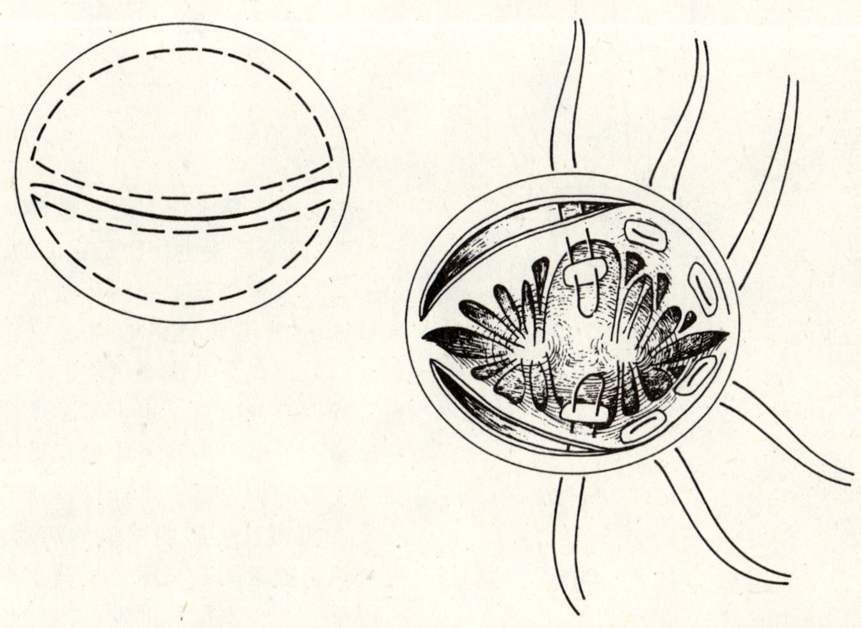

图 42.13　通过切除前后瓣瓣叶的中央部分，可以保留住前后瓣叶及腱索，然后再将保留的瓣叶悬吊回相应的瓣环上。这种方法适用于替换生物二尖瓣的手术，或者当瓣膜有严重脱垂但外科医生又不打算修补的时候。

0.5~1.5cm，再用 4-0 聚丙烯缝线将涤纶条与左房壁连续缝合。如果二尖瓣环仅部分钙化，可以在心房内相应位置用涤纶片加宽缝合缘，其他部位的瓣环仍使用标准的缝合方法。这种心房内“帽顶”技术的应用，可以增加瓣环的有效周长，植入较大的人工瓣膜。然而，由于左心室的收缩压作用于与涤纶片缝合的左房壁，有可能造成缝合处的撕裂，也有可能在左心房腔内形成血栓。

二尖瓣瓣环的重建

感染性心内膜炎或曾多次行二尖瓣替换手术的患者，二尖瓣瓣环已经严重损毁，在破坏或脆弱的瓣环上不可能再以正常的方法缝合换瓣线，植入新的人工瓣膜。David 提出可用 2cm 宽的牛心包补片来重建二尖瓣瓣环周缘，其长度可以根据瓣口直径乘以 π 来计算。前面可以缝到主动脉瓣下的纤维组织上；后方可缝合到左心室的心内膜组织上。可能需要切开升主动脉以确保缝线在主动脉瓣下，防止损伤无冠瓣和左冠瓣。最严重的情况是感染已经破坏了二尖瓣与主动脉之间的纤维三角区，使整个心脏底部(左心房、左心室和升主动脉)形成一个大腔。此时用牛心包片重建二尖瓣后瓣环及纤维三角区后，再行二尖瓣和主动脉瓣的替换，最后用补片缝合主动脉。我们称这种手术为“剔肉”手术，对于这种高难度的挑战已取得了可喜的成功。

脱离体外循环辅助

换瓣缝合线打结时即可开始复温，用 3-0 或 4-0 聚四氟乙烯线连续缝合关闭左房切口。开放主动脉前逆行灌注 1500mL 的温血停跳液。开放腔静脉，控制回流到体外循环机的静

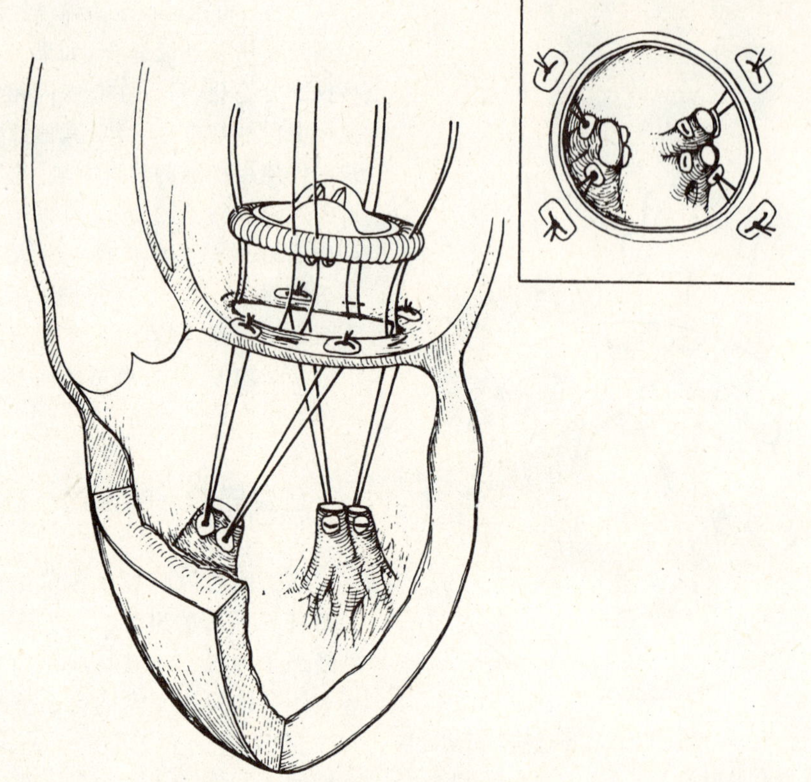

图 42.14　使用聚四氟乙烯缝线作为人工腱索恢复乳头肌和瓣环的连接。这些缝线从前后乳头肌的尖端缝出后，分别再缝到瓣环的2点、5点、7点和10点的位置上。使用神经钩调整好人工腱索的长度后，分别将每根缝线的两端打结固定。

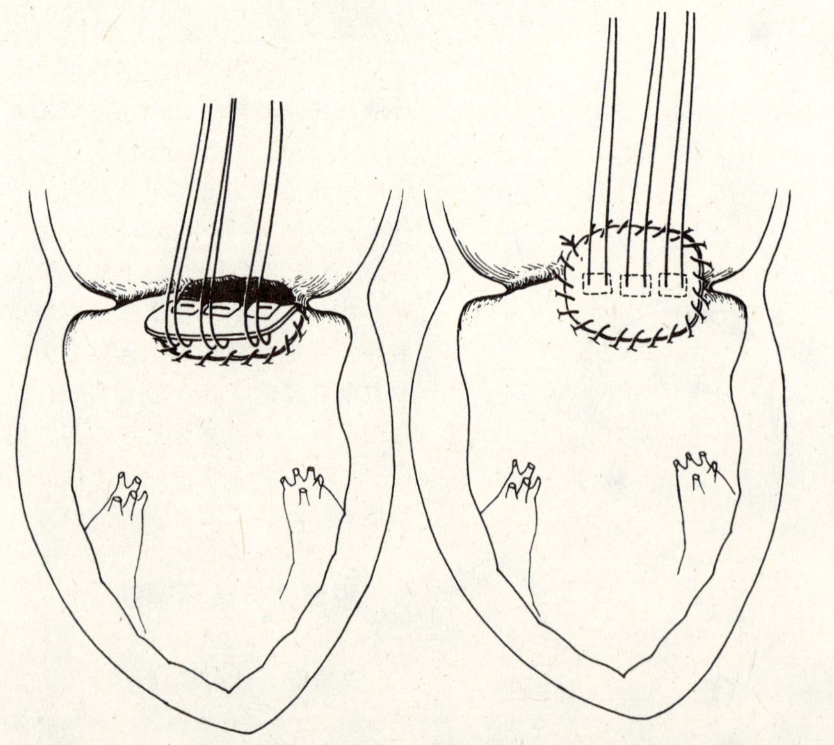

图 42.15　因心内膜炎导致瓣环严重钙化，将病变瓣环完全切除后破坏了后瓣瓣环，需要使用心包补片重建瓣环。在将心包补片缝合到心房侧缺损周围的组织上完成重建瓣环工作之前，可将瓣膜缝线缝合在瓣环补片上。

脉血以充盈心脏。人工膨肺将肺静脉内的空气由左房切口排出，可采用按摩和（或）放置左心耳引流，也可在右上肺静脉、左房顶部和左室心尖穿刺吸出气体。在主动脉根部插入引流管。将患者放置于垂头仰卧位（Trendelenburg 位），释放主动脉阻断钳，持续吸引开主动脉根部的引流管排气。二尖瓣替换术后不应抬高心脏或用力按摩左心室，以避免造成医源性的房室沟撕裂或左心室游离壁破裂；如果需要搬起心脏，术者应将整个手放到左室后方，并将手指伸到横窦内以保护左房室间沟。当复温达标，心脏复苏后，可以停止体外循环的支持。继续经主动脉根部吸引及针刺排气，直到食道超声检查发现所有的微小气栓都已经排净为止。所有的患者都必须接受食道超声检查来判断排气是否充分，确认机械瓣开启正常，保留的腱索不影响其活动，没有瓣周漏，也不存在左室流出道梗阻的现象。最后拔除各种插管，放置临时双极心室起搏导线和纵隔引流管，闭合胸骨。

手术并发症

左室破裂

二尖瓣替换术后左心室破裂十分罕见，但一旦发生往往是致命的。如果左心室壁较薄或脆弱，过度切除或牵拉乳头肌可引起左心室破裂。如果存在急性或亚急性心肌梗死，特别是老龄患者也可能发生左室破裂。近年采用的低瓣架机械瓣和带支架的生物瓣，可以保留所有的乳头肌而且不影响瓣膜的活动。自从保留腱索的二尖瓣替换技术推广以来，左心室破裂的发生率已经明显下降。这就进一步证明，保留二尖瓣瓣下结构的完整性能从结构上强化左室游离壁，同时能优化术后

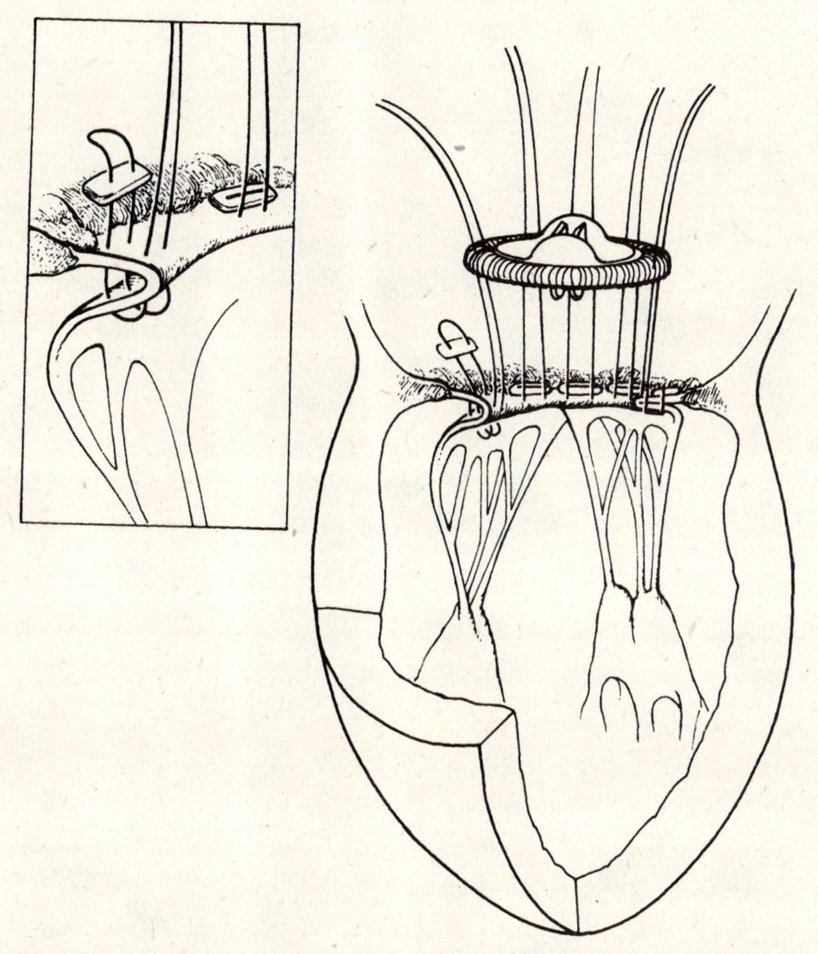

图 42.16　当遇到严重钙化病变时，无法使用常规手术方式来完成二尖瓣替换。不去处理瓣环的钙化病变，将假体植入到同钙化瓣环相连接的瓣叶上是一种选择。这种技术的应用还可以保留下所有瓣下组织结构。

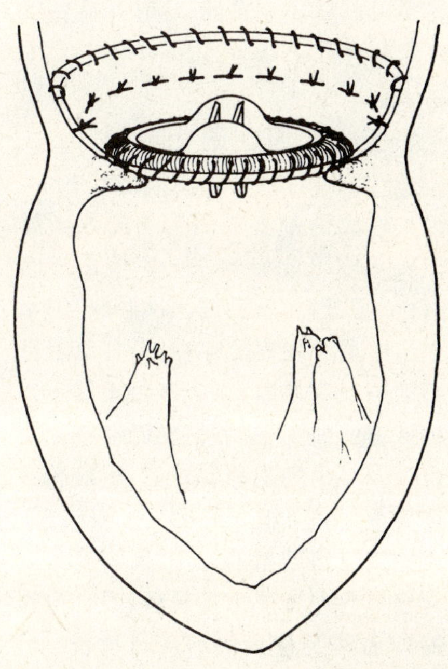

图 42.17　当瓣环组织钙化严重或因多次行瓣膜替换术导致瓣环严重损毁（伴或不伴假体相关的心内膜炎）的时候，可以使用非解剖位置的心房内二尖瓣替换术。在假体上使用涤纶材料加宽缝合环。先使用带垫片缝线内圈间断缝合将涤纶环固定在心房壁上，垫片放在心房表面。再使用 4-0 聚酯缝线将假体的缝合环的边缘连续缝合到左房壁上。

左心室的收缩功能。

左心室的破裂也可能是因为生物瓣的支柱侵蚀或刺入左室后壁造成的。这种严重的并发症多发生于老年患者或植入人工瓣膜后心脏过度抬高的患者。保留乳头肌与瓣环之间的连接能够大大降低这种灾难性的并发症。

治疗心脏破裂的方法包括立即重新建立体外循环。取出人工瓣膜后，用牛心包片与左心室内膜缝合修补穿孔，再植入人工瓣膜。如果停止体外循环后在手术室内发现左心室破裂，预后较差；而在监护室内发生，则常常是致命的。

房室间沟破裂和回旋支动脉损伤

过度清除二尖瓣后瓣及瓣环的钙化病灶，有可能引起房室间沟的血肿、房室分离和（或）心脏破裂。如换瓣线在后瓣瓣环上缝合过深也有可能损伤回旋支动脉。发生此种情况时，需要用大隐静脉施行回旋支动脉的旁路移植术。

主动脉瓣和房室传导系统损伤

在二尖瓣前交界和右纤维三角之间（跨前瓣瓣环）缝合过深，可能无意中损伤无冠瓣或左冠瓣。同样在右纤维三角与后交界之间缝合太深也可能损伤房室结和希氏束。后者往往是由于感染性心内膜炎或钙化病变，对瓣环病灶清除过多，遗留的组织太少以至于换瓣线缝合过深所致。

开放主动脉阻断钳后，如果左心室因主动脉瓣的反流而膨满，应考虑有无主动脉瓣叶的损伤，需使用经食道心脏超声予以确诊。相应的处理方法包括重新阻断主动脉，切开左房和主动脉，取出人工瓣膜或仅剪除影响主动脉瓣的缝线，修补受损的主动脉瓣，重新植入人工瓣膜或在剪除换瓣线的地方重新缝合换瓣线。相反,传导系统的永久性损伤可能直到术后许多天以后才被发现,这时就需要植入永久性起搏器。

左心室流出道梗阻

过大的带支架的生物瓣或高瓣架机械瓣可能影响左心室流出道的射血。重脉(主动脉瓣两次开放)现象提示这种并发症的存在,经食道超声心动图很容易确诊。近年由于低瓣架机械瓣的使用,这种情况已经很少发生。一旦出现这种并发症,重症患者需要重新植入低瓣架的人工瓣膜。如果使用保留腱索的方法,前瓣瓣叶可能会引起左室流出道梗阻,表现为收缩期前瓣及腱索的前向运动(SAM)及食道超声心动图上的梯度差。处理的方法包括停止使用正性肌力药物及容量负荷,加用β受体阻滞剂和使用收缩血管药物(例如脱羟肾上腺素)增加心脏后负荷。可以通过经食道心脏超声检查来观察药物治疗效果,一般情况下上述治疗能起效,且同样适用于二尖瓣修复术后因SAM引起的LVOT梗阻。如果左室流出道梗阻持续存在,需要将主动脉切开,经主动脉切除导致流出道梗阻的二尖瓣瓣叶。

瓣周漏

术后瓣周漏可引起二尖瓣反流,其原因常常是由于换瓣缝线将脆弱的瓣环或残存的瓣叶撕裂所致。也有可能是因瓣环钙化严重,人工瓣膜不能与瓣环严密固定。经食道超声心动图可以明确诊断,但是判断瓣周漏的严重程度却比较困难。对于高度怀疑的病例,需要在用鱼精蛋白中和后经食道超声心动图复查。瓣周漏必须与双叶人工机械瓣膜对称性的"收缩期血流"相鉴别。如果瓣周漏严重而且不可耐受,必须即时再次施行二尖瓣置换术,用带垫片的缝线修补(如瓣环钙化严重,可采用心房内法植入新的人工二尖瓣),不能置之不理。

术后管理

抗凝治疗

正常窦性心律而植入生物瓣的患者,通常需要华法林抗凝治疗3个月,接受机械瓣膜植入或虽然接受生物瓣膜置换但合并有心房颤动的患者,需要终身使用华法林抗凝治疗。

二尖瓣狭窄

因长期肺动脉高压或其他肺部疾病导致二尖瓣狭窄的患者,术后早期需要长时间的机械通气辅助治疗。肺动脉高压的可逆转程度是不可预知的。二尖瓣狭窄时,尽管左心室在容量和压力负荷上均得以保护,但由于右心室没有得到有效保护,心功能障碍常继发于右心衰竭。此时应联合使用正性肌力药物与扩张肺血管药物,加上高容量通气治疗,将动脉二氧化碳分压降到30mmHg以下,以改善右心室后负荷(降低肺动脉的阻力),提高心输出量。通过右心系统插管输入扩血管药物,而经左心房插管输入正性肌力药物有一定帮助。对于难以耐受的肺动脉高压(右心室不能承受的高后负荷),一氧化氮吸入是可选择的治疗方法,但必须与右心泵的衰竭相鉴别。前者肺动脉压力通常较高,右心房平均压(RA)与肺动脉平均压(PA)的压差大,右心房的压力仅轻微升高;而右心泵衰竭时,因右心房压力升高和肺动脉压下降(最终失去时相性),使得它们之间的压差变小。严重的右心泵衰竭的患者表现为右房压和肺动脉压几乎相同。

二尖瓣关闭不全

与换瓣术后二尖瓣狭窄的处理相同,也需要机械辅助通气和降低肺动脉压。然而,当二尖瓣反流纠正后(消除了收缩期左心室向左心房内射血),可能表现出严重的左心室收缩功能不全。这种收缩功能的低下在术前即已存在,正性肌力药物与降低动脉阻力(扩张外周血管药)合用是治疗的选择。少数情况下,有必要使用主动脉内球囊反搏以改善心肌及全身系统的灌注,降低左心室的后负荷。如采用保留腱索的二尖瓣替换术,术后低心排的发生较为少见。

推荐读物

Bonow RO, Carabello BA, Chatterjee K, et al. ACC/AHA 2006 Guidelines for the management of patients with Valvular Heart Disease. J Am Coll Cardiol 2006;48:e1.

Coselli JS, Crawford ES. Calcified mitral valve annulus: Prosthesis insertion. Ann Thorac Surg 1988;46:584.

David TE. Mitral valve replacement with preservation of chordae tendineae: Rationale and technical consideration. Ann Thorac Surg 1986;41:680.

David TE, Feindel CM, Armstrong S, et al. Reconstruction of the mitral annulus: A ten year experience. J Thorac Cardiovasc Surg 1995;110:1323.

Feikes HL, Daugharthy JB, Perry JE, et al. Preservation of all chordae tendineae and papillary muscle during mitral valve replacement with a tilting disc valve. J Cardiac Surg 1990;2:81.

Heub AC, Jatene FB, Moreira LF, et al. Ventricular remodeling and mitral valve modifications in dilated cardiomyopathy: New insights from anatomic study. J Thorac Cardiovasc Surg 2002;124:1216.

Khonsari S, Sintek CF. Transatrial approach revisited. Ann Thorac Surg 1990;50:1002.

Kirklin JW. Replacement of the mitral valve for mitral incompetence. Surgery 1972;72:827.

Kumar N, Saad E, Prabhakar G, et al. Extended transseptal versus conventional left atriotomy: Early postoperative study. Ann Thorac Surg 1995;60:426.

McCarthy PM. Does the intertrigonal distance dilate? Never say never. J Thorac Cardiovasc Surg 2002;124:1078.

Miki S, Kusuhara K, Ueda Y, et al. Mitral valve replacement with preservation of chordae tendineae and papillary muscles. Ann Thorac Surg 1988;45:28.

Nataf P, Pavie A, Jault F, et al. Intraatrial insertion of a mitral prosthesis in a destroyed or calcified mitral annulus. Ann Thorac Surg 1994;58:163.

Okita Y, Miki S, Ueda Y, et al. Replacement of chordae tendineae using expanded polytetrafluoroethylene (ePTFE) sutures during mitral valve replacement in patients with severe mitral stenosis. J Cardiac Surg 1993;8:567.

Rose EA, Oz MC. Preservation of anterior leaflet chordae tendineae during mitral valve replacement. Ann Thorac Surg 1994;57:768.

Sintek CF, Pfeffer TA, Kochamba GS, et al. Mitral valve replacement: Technique to preserve the subvalvular apparatus. Ann Thorac Surg 1995;59:1027.

Tibayan FA, Rodriguez F, Langer F, et al. Does septal-lateral annular cinching work for chronic ischemic mitral regurgitation? J Thorac Cardiovasc Surg 2004;127:654.

Yun KL, Sintek CF, Miller DC, et al. Randomized trial comparing partial versus complete chordal-sparing mitral valve replacement: Effects on left ventricular volume and function. J Thorac Cardiovasc Surg 2002;123:707.

编者评述

I.L.K.

Yun 和 Miller 对二尖瓣替换手术做了十分精彩的论述。基本上我同意作者所有关于技术上的观点。显而易见，瓣膜修补术是治疗二尖瓣病变的最佳选择。然而，我希望作者能对瓣膜替换手术做一个回顾，这也是他们原先的工作重点。

我要强调的是作者提到的两个问题。第一，当正中开胸比较困难时，选择右胸切口的问题。我们认为这是一种有效的方法，术中不需要阻断主动脉。当然，我们同时采用了降温及心室颤动以避免气栓的发生。对于再次手术来说，这是一种很好的手术方法。尤其是当胸骨正中切口不能轻易完成而又必须很快显露心脏的情况下更为有用。但严重的主动脉瓣反流为此方法的禁忌证。

其次，最为困难的问题是瓣环钙化的处理。作者介绍了清除钙化后在二尖瓣原位植入人工瓣膜的方法。另一种方法是在二尖瓣环的上方植入人工瓣膜，以避免清除钙化。我们已经发现心房组织不能够牢固地稳定人工瓣膜，最好避免采用此种方法进行二尖瓣替换手术。

(廉波 译　解基严 校)

第 43 章

二尖瓣再次置换术

G. Randall Green, Scott A. Buchanan, Reid W.Tribble, Curtis G.Tribble

手术入路的选择

对于既往有心脏手术史的患者，若决定对其施行二尖瓣手术，必须首先选择合适的手术入路。可选方案包括再次胸骨正中切口和右胸前外侧切口。二者各有利弊，选择哪种取决于如下因素：既往心脏手术的次数和手术情况，既往手术与本次手术的时间间隔，是否存在开放良好的冠状动脉移植血管以及估计患者主动脉瓣、大血管和肺部可能存在的病变程度。

选择胸部前外侧切口的影响因素包括近期刚接受冠状动脉搭桥或移植血管开放良好，尤其是乳内动脉移植者，再次经胸骨正中切开有可能损伤上述移植血管。既往多次接受经胸骨切开手术、主动脉瓣或升主动脉置换的患者，采用胸廓前外侧切口入路可能更加安全，这样可以避免发生与粘连、人工主动脉瓣相关的并发症及胸骨断裂的风险。既往有纵隔炎病史或者接受纵隔放射治疗的患者，经右胸可能更为容易。

与此相反，除了二尖瓣手术外还需同时进行其他心脏手术的患者最好选择胸骨正中切口。严重主动脉瓣关闭不全时最好用胸骨切口，因为右胸入路难以阻断主动脉及进行排气。伴有腹主动脉与髂主动脉病变时不能使用股动脉分流术，此时胸骨切口更为可取。当右肺及右侧胸膜存在某些病理性疾病时，诸如严重慢性阻塞性肺病、活动期的肺部感染或者胸膜粘连等，应选择再次胸骨正中切口而不是前外侧胸部切口，这样既可以避开粘连，又能避免由于暴露在非无菌的肺及胸膜腔中而污染新换的瓣膜。

对于再次心脏手术，我们早年的经验是选择右胸前外侧切口。然而，随着再次心脏手术越来越多，现在对于再次手术安全地切开胸骨也积累了广泛的经验。目前，多数外科医生认为，胸骨正中切开术可以良好地暴露心脏各个部位，容许使用各种心肌保护的方法，能够很好地引流左右心腔。鉴于此，对于大多数二尖瓣需要再次手术的患者，在谨慎排除相关禁忌证后，我们均采用再次切开胸骨的手术入路。

术前还需要注意的其他问题有：阅读以前的手术记录，回顾最近心脏导管检查的资料，了解冠状动脉搭桥的情况并进行 CT 扫描检查，确定移植血管的位置，尤其是乳内动脉的情况。

胸廓前外侧切开术

患者取平卧位，将右胸背部垫高，使身体呈左旋 30°且略向左屈状态，使得右侧胸廓伸展(图 43.1)。消毒范围应包含整个胸部与腹股沟区。应该按照前外侧径路，自胸骨旁开始，沿第五肋间向侧方切至腋前线。由于肋间肌需要向后分开，以便于牵开肋骨，因此皮肤切口不需要过大。可以“V”型切断肋弓以扩大手术野。仔细分离、缝扎右乳内动脉。插入肋骨牵引器，用包了垫的腹腔拉钩将肺轻柔向后拉。尽管有人习惯用双腔气管插管通气，但这并非强制性的，因为在建立体外循环前，很容易牵开肺。

在膈神经的前方和外侧切开心包暴露心脏(图 43.1)。因为存在致密的粘连，分离粘连既繁冗又耗时，尤其是在右心耳原先插管的区域。在此过程中要严格避免使用钝性分离，而建议采用锐性分离，这样可以最大限度地减少对心包及其供应血管的损伤。最佳途径是经由右肺静脉附近后方或膈肌下方进行心包腔，因为这里通常粘连较少。除了需分离膈面一小块区域用来术终固定心脏导线外，没有必要分离心室表面的粘连。同样，右心房上的心包也可以保留不需分离，由于此处壁较厚，插管前可作为垫片直接在此处缝合荷包。要暴露出上腔与下腔静脉以便于使用腔静脉阻断带。保护好膈神经至关重要，它走行于上腔静脉旁，而且恰好位于右肺门前方，因而在分离心脏粘连过程中容易伤及。鉴于需经升主动脉插管，而且

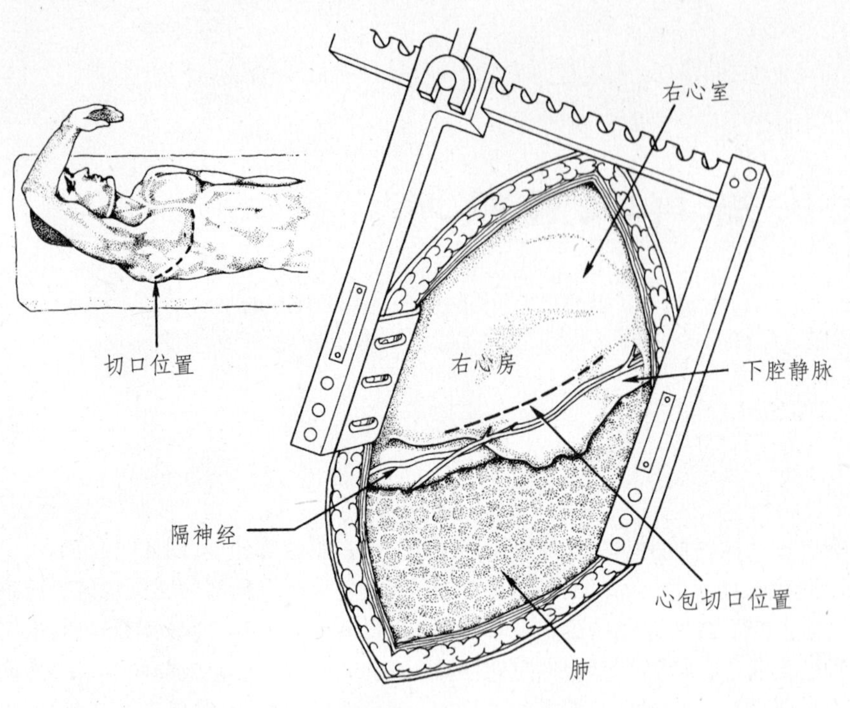

图 43.1 切口位置。

还必须经其排气,因此,如果操作不困难,应分离并暴露升主动脉。必须充分暴露房间沟,直到显露房间隔。从左心房顶部分离右心房的操作简单,能显著增加二尖瓣的暴露(图 43.2)。此时将手术台向患者左侧旋转,使术者能直视二尖瓣。

再次胸骨正中切开术

患者采取仰卧位,双臂收拢。将体外除颤电极片置于患者右肩胛骨和左胸。在手术室内先装好体外循环备用,以便于在手术早期必要时随时分流。我们常规在手术开始前暴露好股动脉,如情况需要可迅速插入动脉管。由于进入纵隔时有可能伤及通畅的大隐静脉或乳内动脉,因此还应备好各种插管。消毒区域应从下颌处一直到双足,这样不仅可以在股静脉区进行操作,而且在需要时还可获取右腋动脉和大隐静脉。

按标准方法拆除原先的胸骨钢丝,用胸骨摆动锯锯开胸骨的前、后骨板。在分开胸骨时,要小心地将胸骨从心脏前面提起。然后使用 Mayo 弯剪分离残连的胸骨后板。如果前纵隔与胸骨底面广泛粘连,则要先断开胸骨前面的钢丝。完整保留胸骨后板下方的钢丝。然后用胸骨摆动锯小心锯开胸骨后板直到每根钢丝,再拆除钢丝,用 Mayo 弯剪断开穿钢丝部位的剩余胸骨后板。此时可用 7~10cm 长的儿科胸骨撑开器或者分节椎板撑开器撑开胸骨下段,帮助分开胸骨后板的剩余结缔组织。如果 CT 扫描检查显示右心室与胸骨后部粘连,可用双侧乳内动脉拉钩提起肋缘。然后在直视下用锐性和电灼的方法从切口下段开始分离,逐步分开胸骨。

劈开胸骨后,用电灼分开胸骨下需安放胸骨撑开器的区域,这样也有利于最终关闭胸骨。安放胸骨撑开器时,要充分打开双侧胸膜。为了缩短插管时间,还应尽早分离升主动脉的粘连。分离无名静脉的上方与下方有助于辨认升主动脉。通常在首次手术中

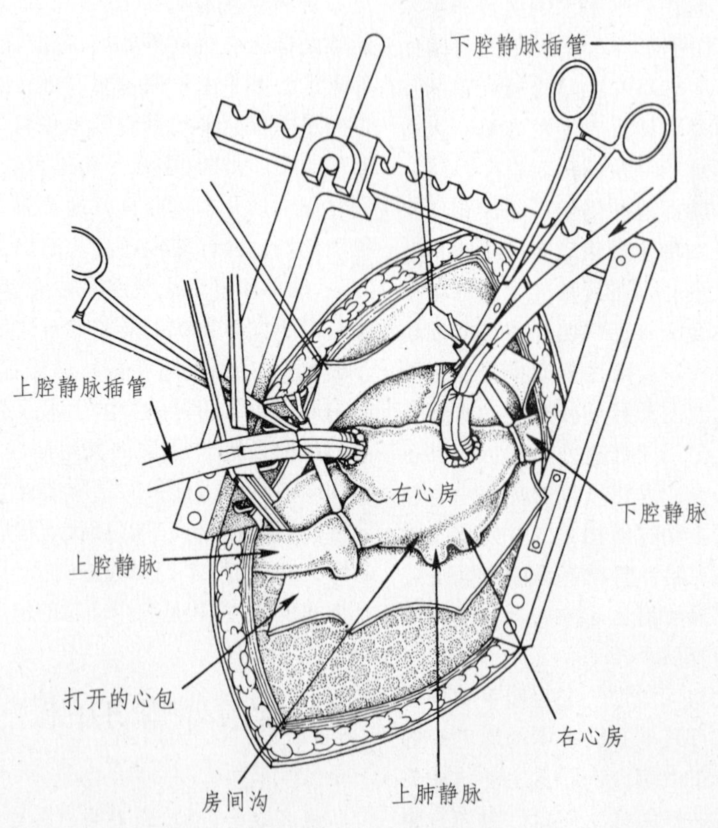

图 43.2 胸廓前外侧切口的手术野。

并不分离该区域。如果在分开主动脉前需要紧急体外循环，最方便的方法是用 Seldinger 法行主动脉插管。同样，为了便于缝制荷包以及放置静脉插管，应分离出一小部分右心房的粘连。与右心房粘连特别紧密的部分心包可以不予分离，并可作为缝制心房荷包的垫片。其他需要优先分离的部位包括上、下腔静脉、右肺静脉以及房间沟。不需要分离心脏的左侧，也不需要悬吊左侧心包，这样可以使得心脏尽可能向左胸倾斜。

体外循环的建立

使用标准的插管和荷包缝合法进行上、下腔静脉插管。不过，应根据预计的心房切口来选择正确的上腔静脉插管位置。如果计划采用房间沟入路，则应在原来已用过的右心耳插管处插入上腔静脉插管。如果计划采用“心脏移植型”的经心房及房间隔的切口，则应选在右心房外侧壁上插管。缝心房荷包时，必须要避免进针处太靠近腔静脉和窦房结。也可以直接在上腔静脉插管。

动脉插管部位包括升主动脉或其他部位，如腋动脉或股动脉。如条件许可，应尽可能在主动脉插管，但如果主动脉插管困难或者存在病变，应毫不犹豫地在其他部位插入动脉管。若在其他部位动脉插管，可能需要诱发心室纤颤，而不用心脏停跳。体外循环建立以后，应密切监视，注意转流过程中可能出现的问题，并按需改变体外循环的方式。在主动脉阻断钳的安放部位，主动脉的右侧和后方较容易分离。该步骤完成后，再分离主、肺动脉之间的间隙。

心肌保护

对于所有再次行二尖瓣手术的病例，我们均采用顺行与逆行相结合的方法灌注冷血心脏停搏液，该方案对心肌的保护效果最好。此外，逆行冠状静脉窦灌注有助于在开放主动脉前排出冠状循环内的气体。顺行是从主动脉根部用双腔管灌注，该管既能灌注又可进行吸引。而对于合并主动脉瓣关闭不全的患者，则应切开主动脉，直接将手持式灌注导管插入冠状动脉口或移植血管的开口，从冠状动脉内直接灌注心脏停搏液。当逆行灌注无法满足临床需要时，它通常作为备用方法。逆行灌注是将一根标准逆行灌注导管插入右心房内，并使其顶端插入冠状静脉窦。心脏停搏液灌注有持续和间断两种方式，我们主张采用间断灌注的方式。如果利用低温心室纤颤法进行心肌保护(如当使用替代部位进行动脉灌注时)，则必须将温度维持在 28℃以下，以防止术中打开心脏的状态下心脏复跳。右心室局部低温可作为心肌保护的辅助方法。局部使用含盐冰屑泥时一定注意不要接触膈神经，因为这会损伤膈神经。

体外循环期间全身温度降低的程度主要取决于术者的意见。除了采用纤颤停搏方法外，我们一般采用的温度为 28℃~32℃。只要心脏不停跳，就可保护其不发生膨胀。不过，当发生心室纤颤时，应夹闭主动脉或者切开或吸引左心室，避免左心室膨胀，防止由此所导致的心肌损伤。

心房切口的选择

最佳的暴露二尖瓣的路径应该能毫无遮挡地充分显露二尖瓣环和瓣下结构，同时不应伤及周围的结构。目前已有多种心房切口可满足上述要求。由于切口的选择取决于术中遇到的个体解剖差异，因此术者应熟悉各种不同的手术路径。许多二尖瓣病变患者左心房扩大，使暴露的二尖瓣方向相对朝前，因此左心房扩大时，采用左心房水平切口可以很好地暴露瓣膜。如果左心房较小或者前次手术分离造成了房间沟的致密粘连，则可使用其他方法，包括经房间隔上部暴露二尖瓣，也称“移植切口”；经心房斜切口，该切口横跨右上肺静脉；以及 Carpentier 经心房切口等。如前所述，选定好心房切口之后，即可确定心房的插管位置。

对于大多数病例，采用左心房水平切口即可充分暴露二尖瓣，这时有些诀窍可以使用。首先，在房间沟尽可能将左心房与右心房分开（图 43.3）。在第一次手术时，可通过切开房间沟的脂肪将右心房推开。倘若在前次手术时曾广泛切开房间沟，那么此次分离房间沟的难度会较大。在这种情况下，可以选择其他的手术路径。不过，一般来说，外科医生在做二尖瓣手术时往往不会广泛分离房间沟，这就为再次心脏手术创造了条件。另外，还应在心包反折处的上下方切开，这样可以将上、下腔静脉向前方和患者左侧游离，进一步暴露二尖瓣。可以向上、向下延长心房切口(图 43.3)，如上腔静脉活动度大，也可以将切口朝心耳方向延长横跨左心房顶部。此时切口越大，在手术中撕裂心脏的风险越小。对于大多数病例来说，左心房的水平切口可极好地暴露二尖瓣(图 43.3)。

经房间隔上部暴露二尖瓣要基于心脏移植手术时受体的心房切口。建立心肺旁路循环后，束紧腔静脉束带，以便于切开右心房。切口始于两个静脉插管位置之间的右心房侧壁中部，向前经过右心耳，再向后切开至房间隔上缘(图 43.4)。将右心房前缘向左侧牵拉以暴露卵圆窝，并将其切开(图 43.4)。然后将房间隔的切口向头侧延长与右心房的切口会合。接下来从上述两个切口会合处切开左心房上部，横过左心房顶部并延长左心耳(图 43.4)。当各个心房切口在房间隔顶部会合时，常会切断窦

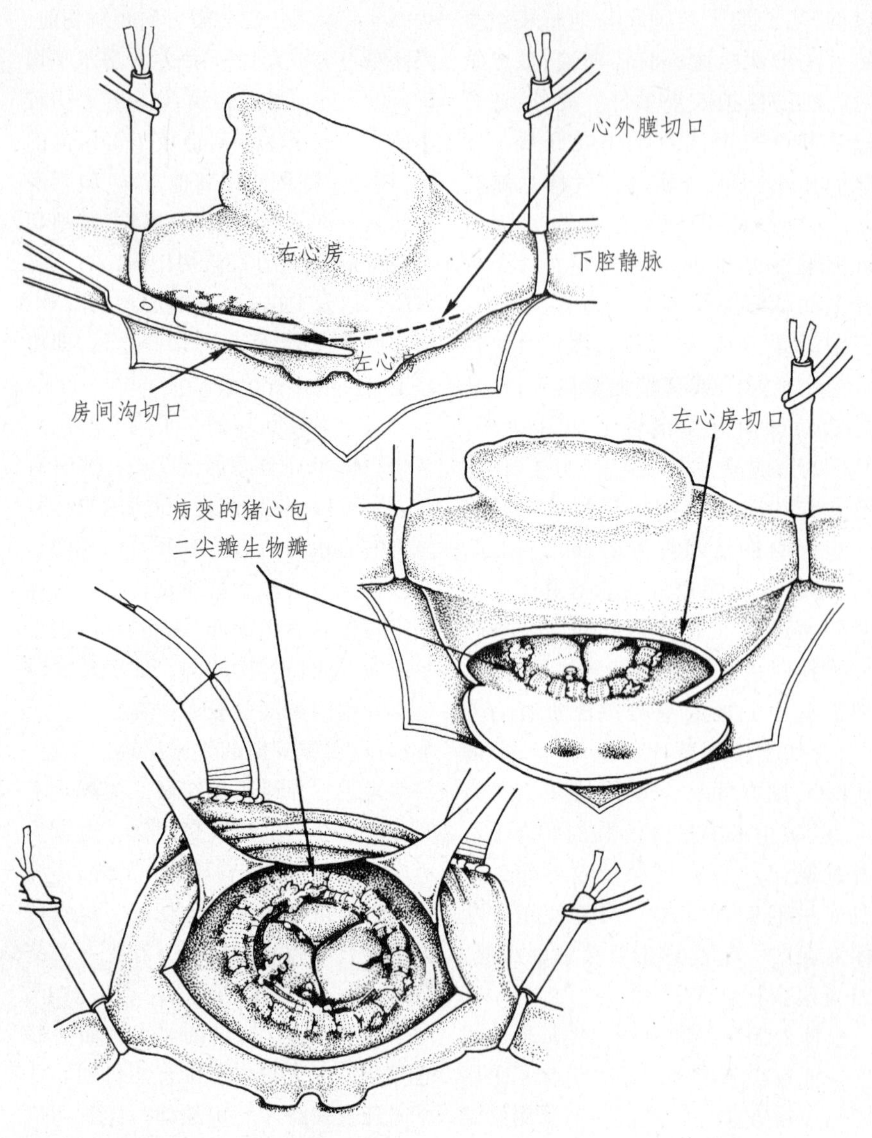

图 43.3　左心房水平切开术。

房结的供血动脉。这种窦房结的失去供血可能导致术后窦房结功能障碍,不过在我们的实践中未发现永久性窦房结功能障碍的患者。需要注意的是,应保留 1~2cm 靠右心室的右心房切口缘,以利于关闭右心房切口。将右心室、右心房以及左心房顶部向左牵开,暴露二尖瓣结构。可以通过缝合固定或者用拉钩帮助暴露。还可用带垫片的聚丙烯缝线缝合左心房顶部,将二尖瓣后瓣环向术者的前、上方牵拉,同样有助于暴露二尖瓣。类似地,在纤维三角区用有垫片的聚丙烯缝线缝合牵引,也可以将瓣环拉向术者。

对于左心房较小的病例,可通过上肺静脉来暴露二尖瓣。从右上肺静脉与左心房相接处做切口,向前于两个静脉插管之间切开右心房游离壁(图 43.5)。再将此切口向房间隔延长直至卵圆窝边缘(图 43.5)。将拉钩插入左心房,暴露二尖瓣(图 43.5)。

最早由 Carpentier 提出的经心房切口结合了左心房水平切口与经房间隔"移植切口"二者的优点。首先与左心房水平切口类似,以与房间沟平行的方向切开左心房,再经右心房游离壁将切口向下腔静脉插管处延长(图 43.6)。然后向冠状静脉窦方向切开房间隔,进一步暴露左心房。在冠状静脉窦方向开口处缝合一针固定线作为房间隔切口终点的标记(图 43.6)。然后在房间隔上再缝几针牵引线,拉开房间隔,暴露病变的人工二尖瓣(图 43.6)。

原有人工主动脉瓣的处理策略

如果患者已植入人工主动脉瓣,则必须根据具体情况作出一系列决定。如果是猪的生物瓣膜,则在本次手术中应予以替换。如果是耐久的机械瓣,则必须选择不会对其造成损伤的手术路径来暴露二尖瓣。此时我们倾向于采用胸骨正中切口经间隔入路,或者采用胸部前外侧切口。

取出原来的人工移植物

如果患者原先接受的二尖瓣修补术使用了硬质成形环,此次手术必须将该环的金属骨架移除,这样才可能保证二尖瓣环与新的移植物紧密闭合。具体做法是切开覆盖在人工环表面的涤纶布,用钢丝剪断开金属环。然后将金属丝拉出,将剩余的涤纶布保留在原位(图 43.7)。尽管最为理想的做法是清除所有的人工移植物材料,但对于弹性成形环,只要与瓣环贴合良好,可以保留在原位。不过,一旦对其贴合情况有所疑虑,应将其完整取出(图 43.7)。

如果患者曾接受过二尖瓣置换术,则需要先了解前次植入人工瓣所使用的缝合方法,垫片是放在心房面还是放在心室面。应仔细拆除每针缝线,并清点每一块垫片。留下来的垫片可能看似与周围组织愈合得好,但其实稳定性不佳。拆除缝线与垫片后,用 Kocher 钳夹持住旧的人工瓣缝合环,用手术刀、血管刮刀或起子将其与下

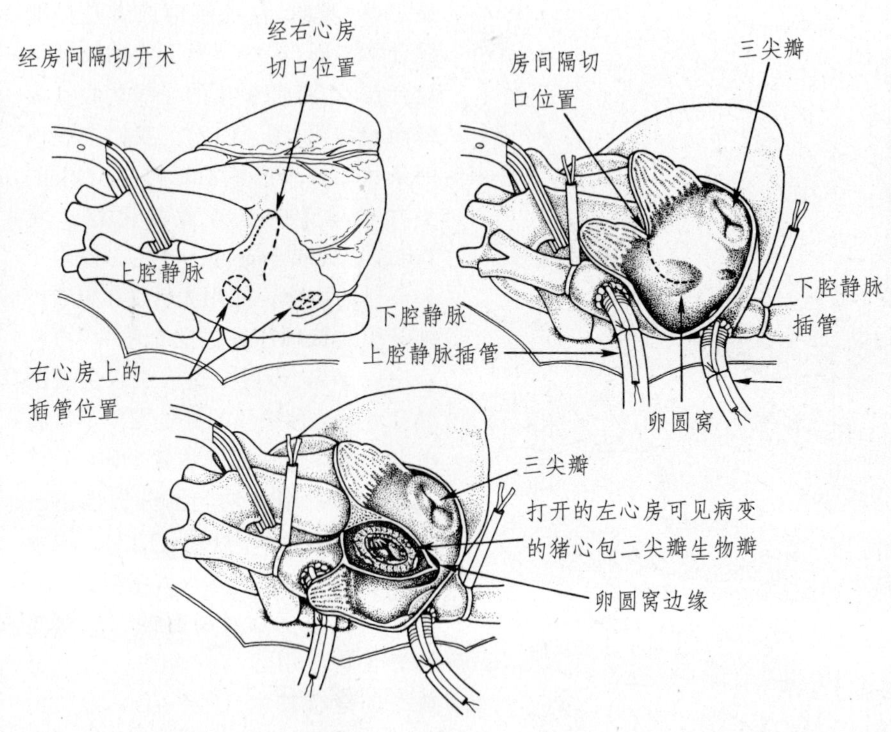

图 43.4 经房间隔心房切开术。

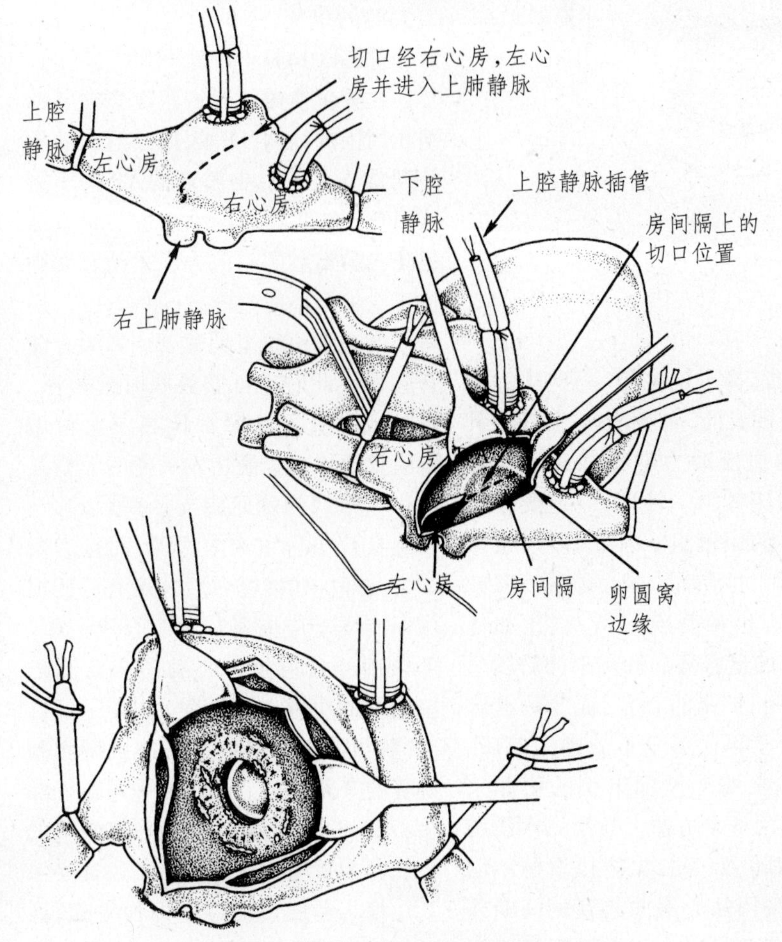

图 43.5 经心房斜切口。

面的瓣环分离(图 43.8)。

近来有些医生提倡将原来的猪生物瓣的缝合环保留在原位,只切除瓣叶，将新的机械瓣放在旧的瓣环内。这种方案的优点在于可以避免剥离旧的缝合环,但缺点是新、旧缝合环之间存在漏血的潜在危险。可先间断缝合固定人工瓣,再用连续缝合法将两个缝合环缝在一起。

重建瓣环

取出原来的瓣膜并送培养后,必须仔细检查瓣环。如果在取出旧瓣膜的过程中损伤瓣环,或瓣环存在感染,则需要对其进行修补或者重建。对于瓣环上小的缺损，可利用带有垫片的换瓣线予以修补，将垫片线跨过受损的瓣环处。如果存在较大的缺损,影响房室的连接，则必须用补片修补并避免张力。可利用患者自体心包或者牛心包作为补片材料，用 4-0 或 5-0 聚丙烯缝线连续缝合(图 43.9)。

对于瓣环上的严重钙化应予以清除。在第一次手术时没有充分清除钙化组织，往往是导致需要再次二尖瓣手术的原因。钙化斑块严重的地方难以轻易进针缝合；而且要想将瓣膜很好地植入坚硬和不规则钙化斑块上也非常困难。因此,我们多采用与主动脉环清创术或者颈动脉内膜切除术非常近似的方法来清除钙化斑块（图 43.10)。尽管有观察发现有的钙化斑块会深深侵入后房间沟内，不过我们仍认为在直视下有可能彻底清除。

目前认为保留瓣环与乳头肌之间的连续性对于维持心脏的远期功能是有益的。大多数情况下保留后瓣的完整性即可达到此目的。因此,对于前瓣可以只保留两条乳头肌与瓣环的连接,切除全部瓣膜。不过,在瓣膜置换术中保留主要腱索与前瓣环的连续性在技术上并不困难,而且优于仅单纯保留后瓣的效果。有时需要

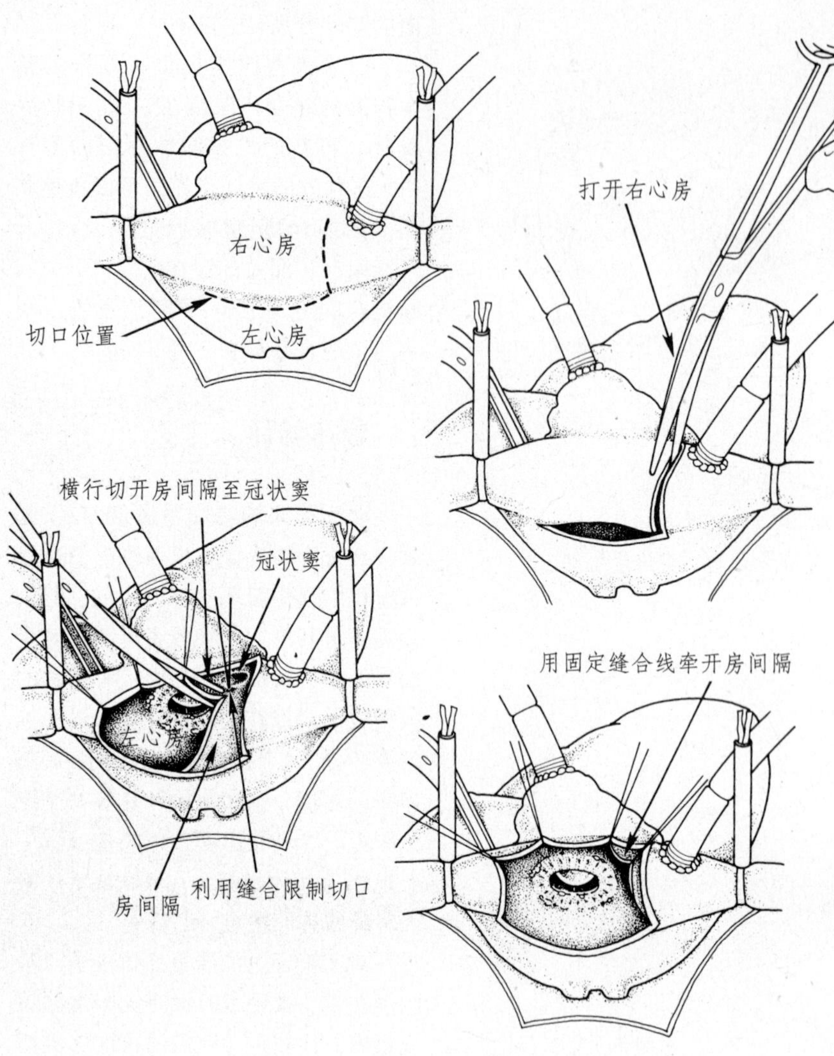

图 43.6　Carpentier 经心房切开路径。

采用连续缝合的方法将后瓣与瓣环缝合，在缝合人工瓣时还可以加强这种修补。偶尔的情况下，由于解剖或者机械的多种原因，无法保留瓣环与乳头肌之间的连续性。不管怎样，多数患者的这种连接性对整个心脏功能的作用较小，因此仍可维持良好的心脏功能。

瓣膜的植入

在选择猪生物瓣膜或机械瓣时，尽管很多再次二尖瓣置换的患者都选择机械瓣膜，但还是要遵循指南的原则。如选择了机械瓣，一些注意事项还是很重要的。如 St.Jude 双叶瓣具有很好的血流动力学特性和可信赖的长期临床效果。然而，一定要仔细检查瓣环的瘢痕组织，因为瘢痕组织会影响瓣叶的活动。如必须置换双叶瓣，要考虑这种瓣膜的特点，比如低瓣架和厚的缝合环。低瓣架的瓣膜适合于肥厚和扩张的心室，而厚的缝合环更适合于再次手术不规则的瓣环。要根据二尖瓣环周围组织的肥厚来选择恰当的缝合方法。与第一次瓣膜置换术相同，如果二尖瓣口增厚不明显，可以采用从心房向心室的间断外翻缝合(图 43.11)。如果瓣环组织明显肥厚、脆弱、存在感染或者是可能缝合不牢固，这种情况下应用瓣环下缝合技术，将带垫片的缝线从心室面缝向心房面(图 43.12)。我们发现使用条状的多聚四氟乙烯树脂(Teflon)垫片较单个的垫片效果更好。将 Teflon 片剪成 3mm 宽，放在心室内二尖瓣口的边缘。使用大针 2-0 聚酯纤维编织线按顺序穿过这个垫片，再从心房内穿出，最后穿过人工二尖瓣的缝合环。这种垫片的好处在于不必将单个小垫片逐一摆好位置，能有效修复瓣环的缺损及均匀的分散围绕二尖瓣口的缝合张力(图 43.13)。也可以采用连续缝合法植入人工瓣膜。一些外科医生喜欢对所有的二尖瓣置换患者均应用连续缝合法，使用“开放”的缝合技术，用一根非常长的(137cm)带大针的 2-0 缝合线先在后瓣进针，然后边缝边将人工瓣膜推入二尖瓣的位置，最后缝合瓣膜的前面部分(图 43.14)。

在放置换瓣线时，医生必须熟悉损伤周围的结构(图 43.15)。冠状动脉的回旋支位于二尖瓣环的左后方，冠状窦位于二尖瓣环的右后方。房室结位于二尖瓣环的右前方，主动脉瓣则位于二尖瓣环的左前方(图 43.16)。换瓣线的缝合位置至关重要。如果有缝合失误，此时宁可安放临时起搏器、修补或结扎冠状窦都比第三次再做瓣膜置换术强。最让人头痛的大概是损伤了冠状动脉回旋支。幸运的是，回旋支位于房室沟内很深，而且远离二尖瓣环。如果缝合后怀疑有可能损伤回旋支，应该退针再缝合浅一些。可以用经食道超声心动图来监测心室侧壁的功能。如果确实损伤了回旋支，置换瓣膜后应取一条静脉做侧壁血管的旁路移植。此时如采用逆行灌注心脏停搏液，那么保护心室侧壁的心肌尤为重要。

植入瓣膜以后应立即检查瓣膜，必须确保瓣膜的位置正确。在打结前

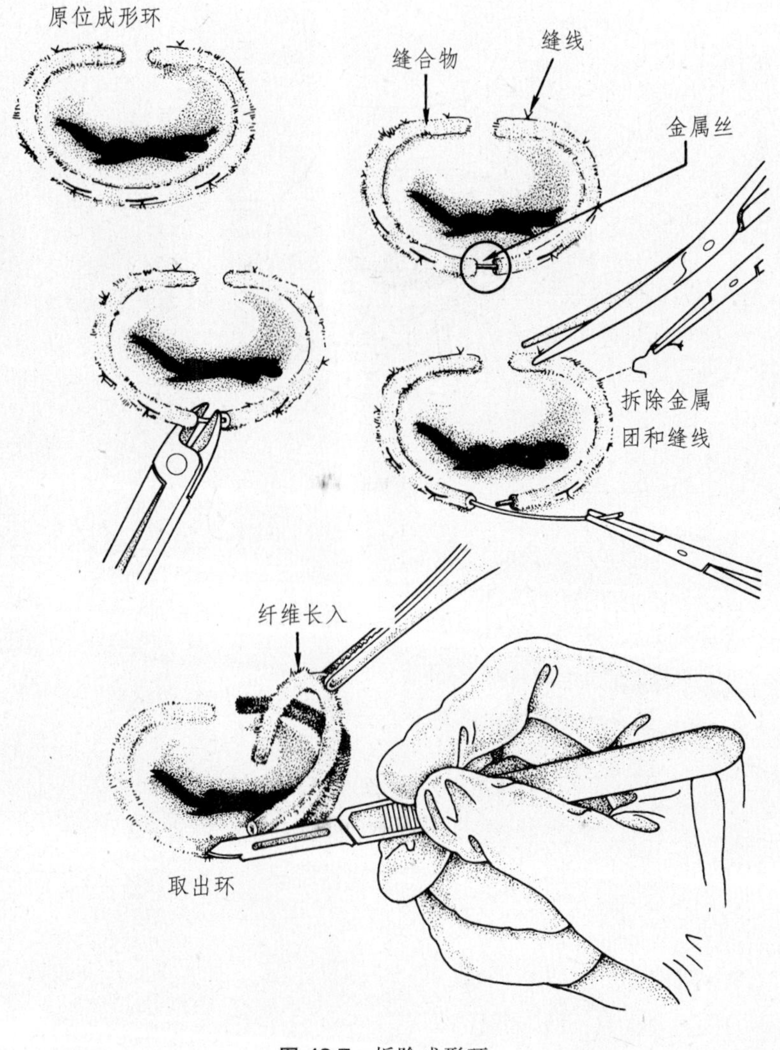

图 43.7　拆除成形环。

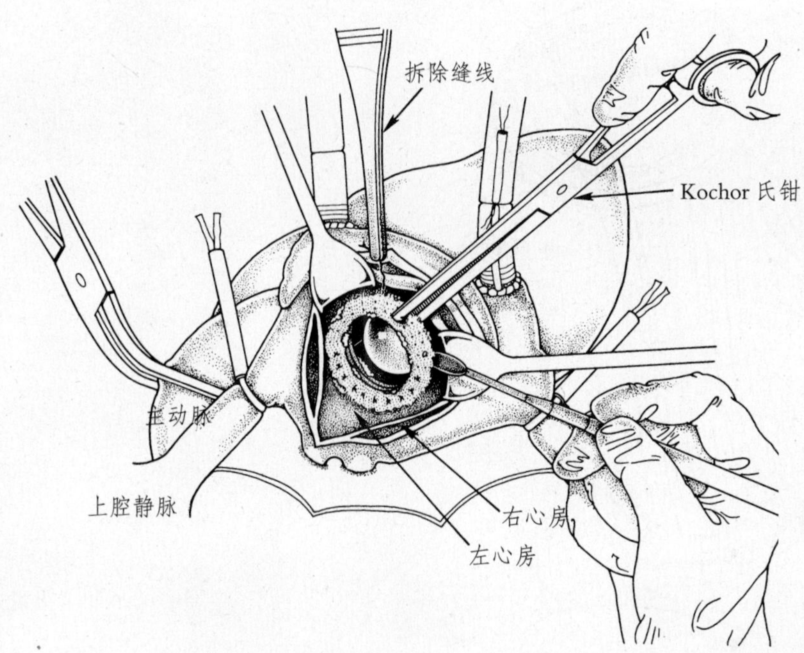

图 43.8　拆除修补物。

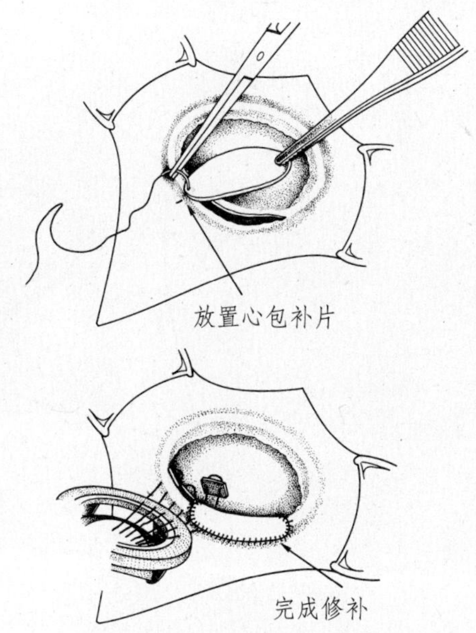

图 43.9　用补片修补瓣环。

如果有条件可以用口腔镜检查瓣膜的心室面。对于某些瓣膜用这种方法是可行的，如 Starr 瓣膜 Medtronic Hall 瓣膜和猪瓣膜，但 St.Jude 瓣就不行。如果使用的是猪生物瓣膜，尤其重要的是要避免缝线绕在瓣柱上，如果已经绕在一起应小心剪断。最近设计出了可用于几种瓣膜的释放装置，在将瓣膜推到位之前，将瓣膜连同支柱装入这个释放器中，减少了这种潜在的并发症。最后，用 4-0 或者 3-0 聚丙烯线单层连续缝合心房切口。

手术结束时，术者必须按常规和特定的步骤排出心腔内的空气。轻轻抬起左心室，在心尖部插进一根针进行心脏排气，此时体外循环内的血将回到心脏(图 43.17)。用一个红的橡胶管帮助暂时没有功能的二尖瓣活动，将左心室内多余的空气排到心房内(图 43.18)。有两种最有效的主动脉排气方法：①用 11 号刀片在主动脉前面做一小口进行排气；②在排气过程中，加大心脏停搏液灌注管的吸引力。如果在整个过程中应用了二氧化碳，将更有利于排气。

在关闭心房之前可用 3-0 聚丙烯

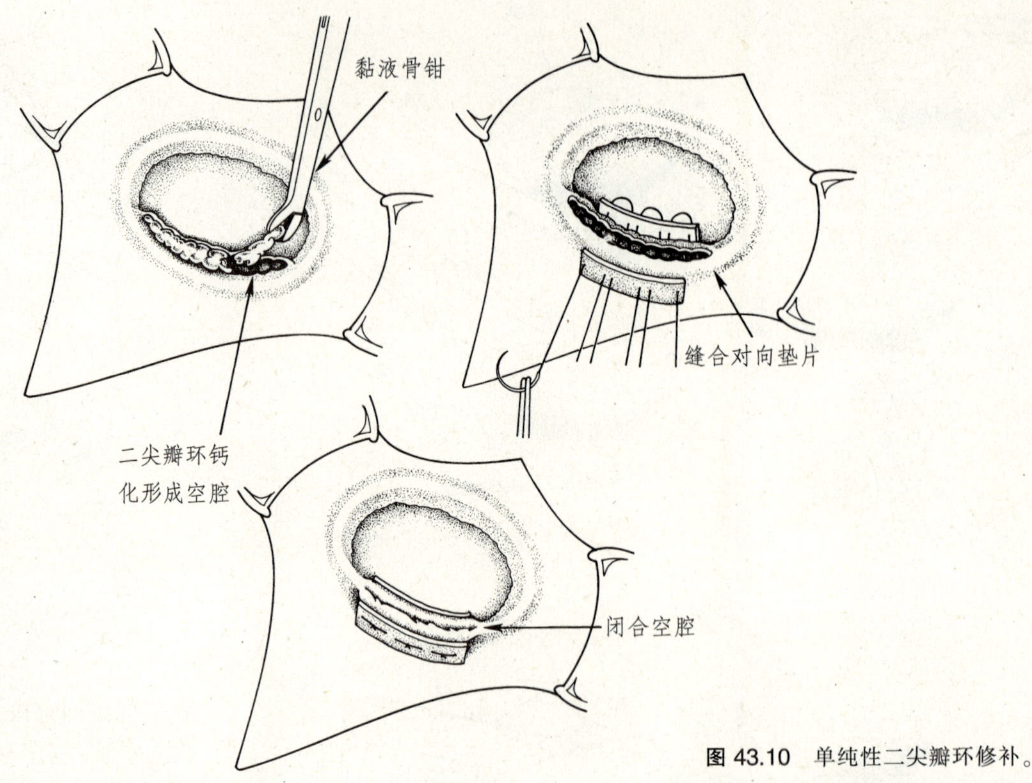

图 43.10　单纯性二尖瓣环修补。

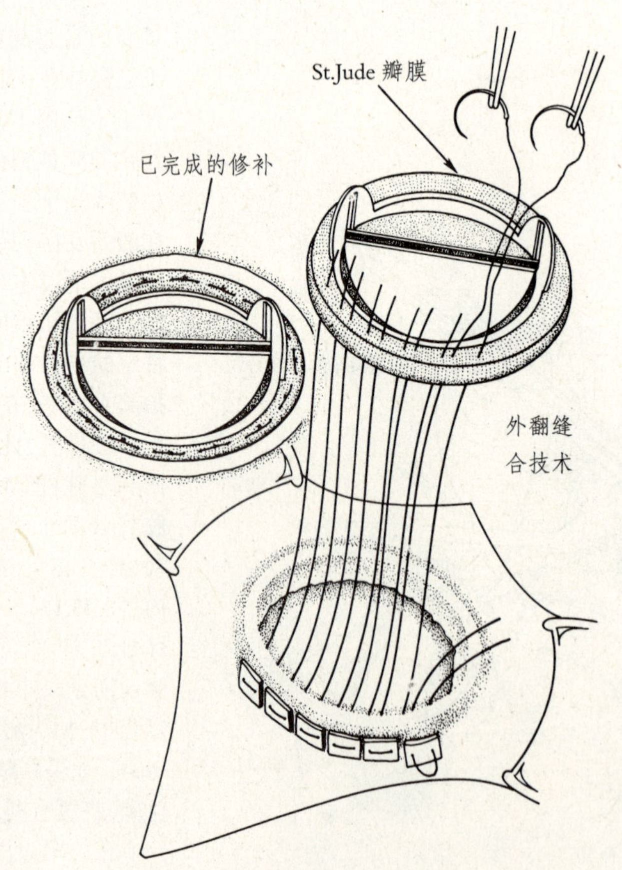

图 43.11　用外翻法缝合植入瓣膜。

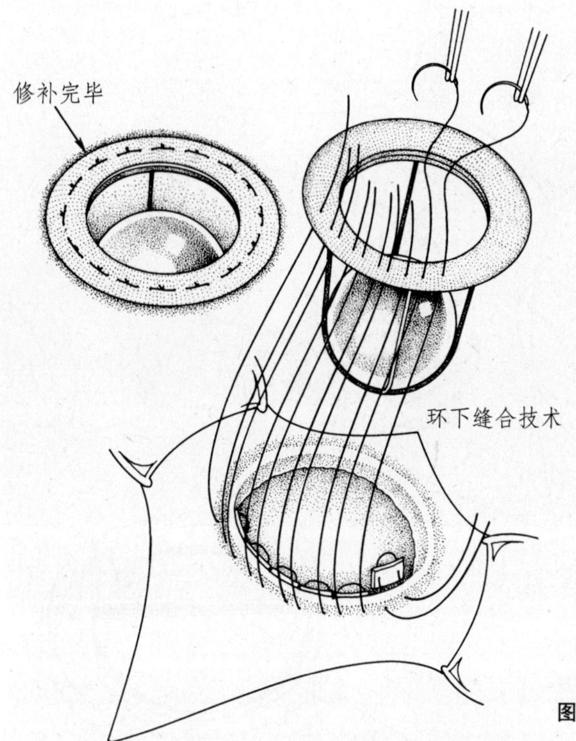

图 43.12　瓣环下缝合技术植入瓣膜。

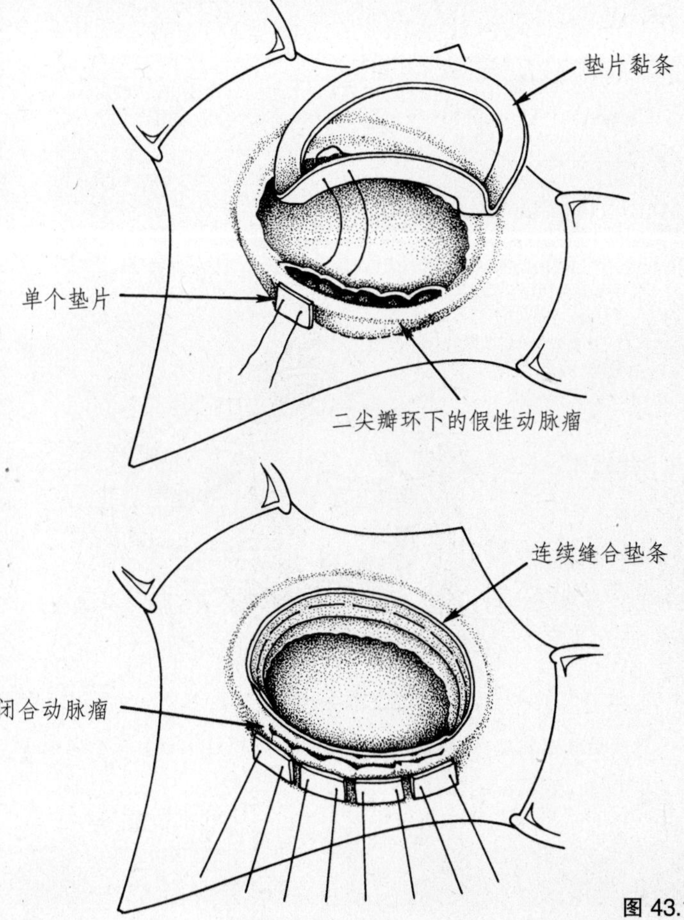

图 43.13　连续缝合垫条操作技术。

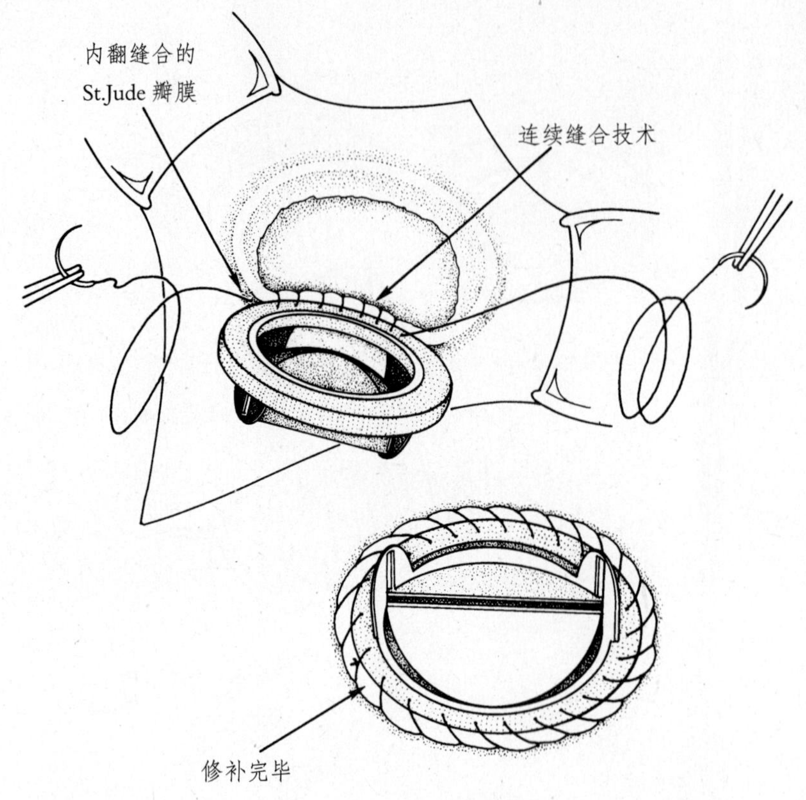

图 43.14　连续缝合植入瓣膜。

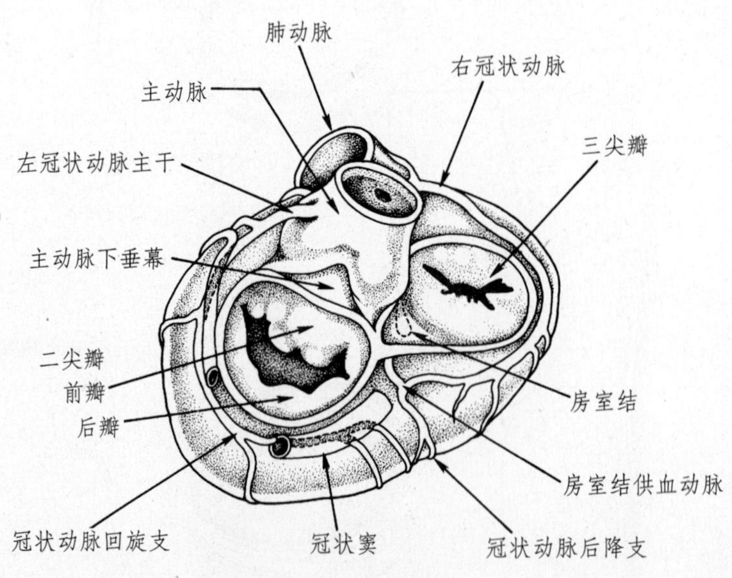

图 43.15　心脏解剖。

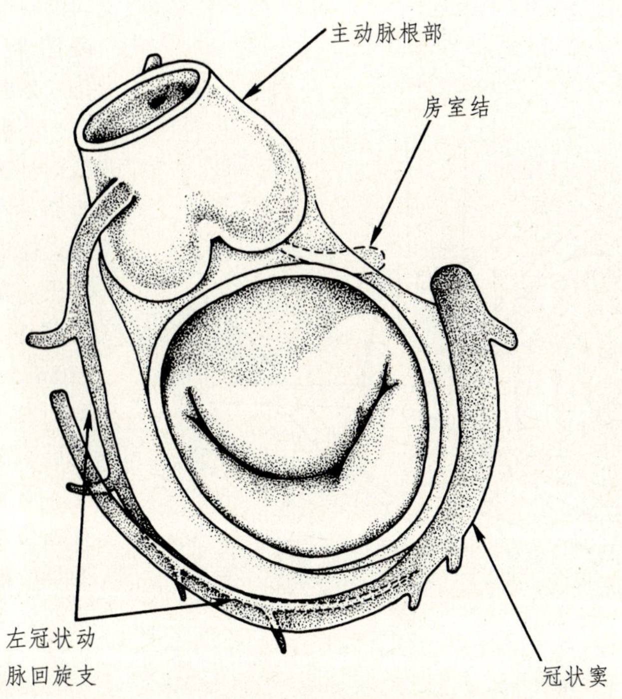

图 43.16　瓣周的解剖结构。

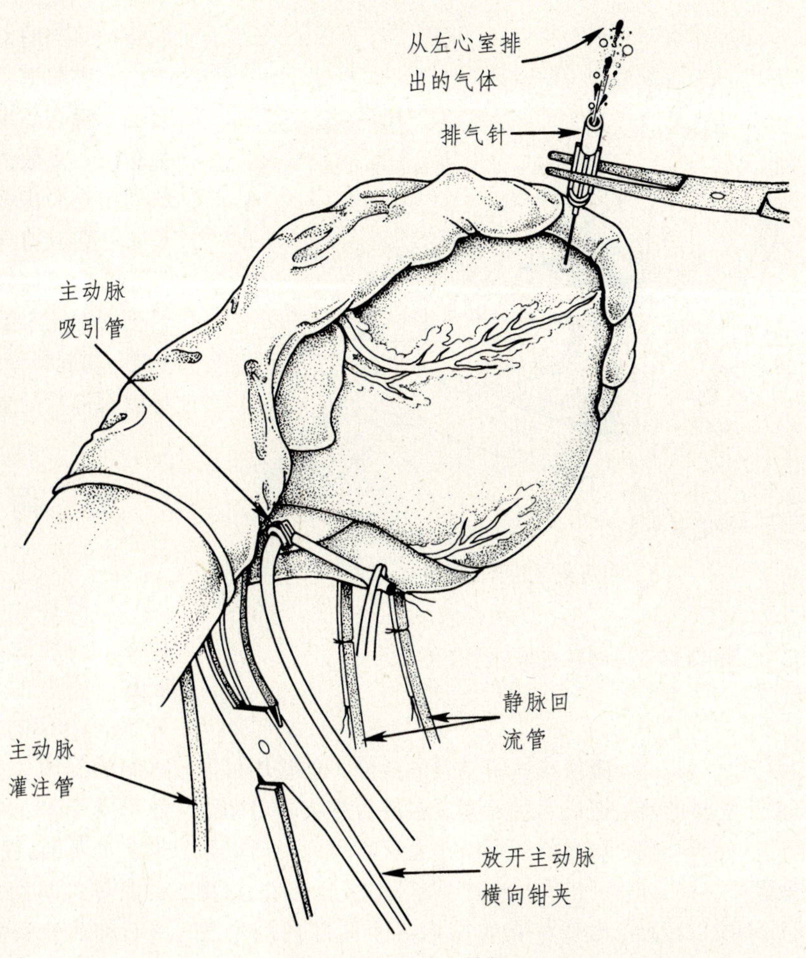

图 43.17　左心室排气。

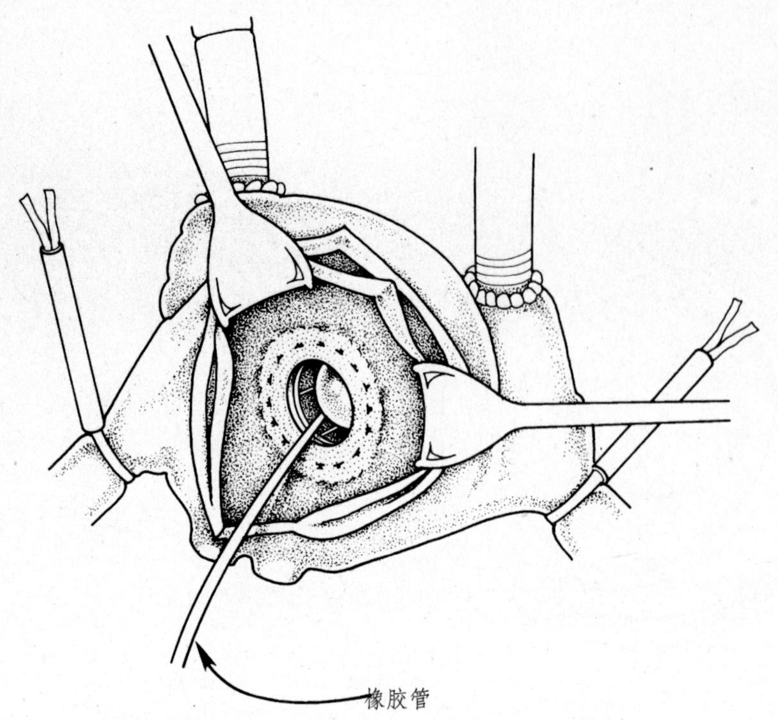

图 43.18 帮助尚未有开闭功能的人工瓣膜活动。

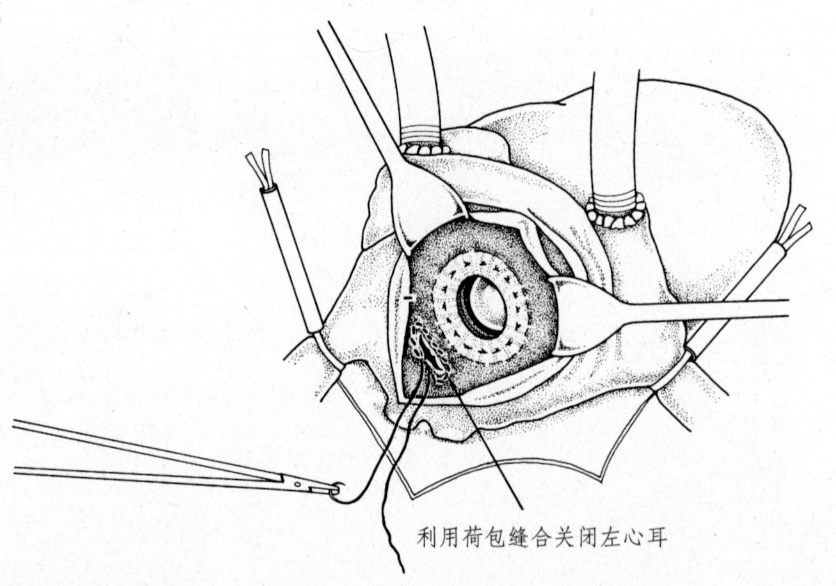

图 43.19 关闭左心耳。

线荷包缝闭左心耳(图 43.19)。(也有很多术者为了不忘记这个重要的步骤,在手术中很早就关闭了左心耳。而且可将缝合左心耳的线留长一些,如果手术视野显露不好可以牵拉以帮助显露。)该操作能减少左心耳内形成血凝块或残留空气的危险，这些均可能造成术后栓塞。在最后打结心房的缝线之前，可以让血从心房内溢出以帮助排气。此时可轻柔地晃动心脏,以排出残存在心脏内各个间隙内的小气泡，用 Valsalva 法膨肺来排出肺静脉内的空气。了解排气效果最重要的手段是经食道超声心动图，可用来检查排气是否彻底。

心脏排气的最后一步是患者取头低仰卧位，停止体外循环支持恢复自身循环。同时在主动脉根部持续吸引，或者保持主动脉切口开放以便于气体排出。在开放主动脉阻断钳的同时通过逆行冠状窦灌注导管以大约150mL/min 的速度灌注几分钟温血。我们发现在此重要的阶段用这种方法能够有效地避免冠状动脉气栓的发生。用经食道超声心动再次检查是否存在残留的气体和瓣周漏。如果存在明显的瓣周漏,应该再次阻断主动脉,重新灌注几分钟心脏停搏液保护心肌保护,修补瓣周漏。如瓣周漏未予以纠正，对于患者来说是一个非常严重的问题，而患者能很好地耐受第二次心肌缺血，尤其是第一次心肌缺血时心肌保护得当的患者。

心脏起搏导线要缝在心房和心室表面。缝合心房导线时要考虑到能容易拔出。多数情况下是将心房起搏导线固定在心房静脉插管荷包缝合的部位。心室起搏导线的固定部位尽量应靠近心尖，这样可使心脏的兴奋收缩活动起源于心尖部，尽可能符合生理状态。如起搏导线缝合的位置过高,会导致医源性的主动脉瓣下狭窄。

关 胸

按照标准的方法关闭正中胸骨切口。应注意保证胸骨的完整性和能耐受钢丝的切割力。如果胸骨有骨质疏松不能缝合钢丝,可以沿胸骨两侧的间隙垂直缝合钢丝以加强胸骨承受牵拉的能力。关闭好胸壁是非常重要的,我们认为增强胸壁的稳定性与关闭胸骨同等重要。如果采用右胸前外侧切口，应绕肋骨缝合，这样能够避免缝合时损伤走行于肋骨下的肋间神经。用肋骨打孔器可以将缝线直接穿过肋骨，或者将肋骨周围缝线位置的肋间束从肋骨上分离开。采用这些方法能够减轻部分患者术后的疼痛。

推荐读物

Berreklouw E, Ercan H, Schonberger JP. Combined superior-transseptal approach to the left atrium. Ann Thorac Surg 1991;51:293.

Cohn LH, Aranki SF, Rizzo RJ, et al. Decrease in operative risk of reoperative valve surgery. Ann Thorac Surg 1993;56:15.

Deloche A, Acar C, Jebara V, et al. Biatrial transseptal approach in case of difficult exposure of the mitral valve. Ann Thorac Surg 1990;50:318.

Najafi H, Guynn T, Najafi C, et al. Declining risk of reoperative valvular surgery. J Card Surg 1995;10:185.

Smith CR. Septal-superior exposure of the mitral valve. The transplant approach. J Thorac Cardiovasc Surg 1992;103:623.

Tribble CG, Killinger WA, Harman PK, et al. Anterolateral thoracotomy as an alternative to repeat median sternotomy for replacement of the mitral valve. Ann Thorac Surg 1987;43:380.

Tribble CG, Nolan SP, Kron IL. Anterolateral thoracotomy as an alternative to repeat median sternotomy for replacement of the mitral valve. Ann Thorac Surg 1995;59:255.

编者评述

I.L.K.

对于经验不足的外科医师来讲，二尖瓣的再次手术是他们面临的困难之一。本章详尽地讨论了经右胸切口与胸骨再次切开的相关问题。其中谈到了很多手术的技巧。我的评论焦点是是否应该采用右胸入路。简而言之，我认为如果需要尽快开胸或切开胸骨可能损伤左、右乳内动脉时，应考虑右胸入路。右胸切口能充分显露二尖瓣，但这种切口的不足之处在于不能全面观察心脏情况，而且除了有利于二尖瓣的操作以外，不能做其他部位的操作。因此，正如其他术者建议的那样，对于大多数的再次二尖瓣手术，我都采用经胸骨入路，在弗吉尼亚大学我们已经应用了全套手术方案，取得了很好的效果。

（鲍黎明 译　解基严 校）

第 44 章

三尖瓣

Benjamin B. Peeler

概 述

临床上单纯的重度三尖瓣反流的患者很罕见，因此在成人患者中仅需要行三尖瓣手术的并不多。在临床上，成人三尖瓣关闭不全常继发于左心系统的瓣膜病和(或)心肌病所致的肺动脉高压、右心室肥厚及继发性瓣环扩张。这种情况下，瓣膜的结构是正常的，但不能良好对合，引起所谓的功能性三尖瓣反流。对于功能性三尖瓣反流，其手术指征因为几种原因常不明确。首先，压力较低的右心循环对功能不完善的三尖瓣耐受性较好。其二，三尖瓣反流常继发于左心病变，而左心病变是手术的主要原因，该类手术耗时长、操作复杂而且具有较高风险。另外，三尖瓣功能依赖于右心室的功能状态，当右心室功能不全及扩张时，即使三尖瓣结构正常，也会出现对合不全。大多数情况下，当左心系统病变纠正后，三尖瓣功能会得到一定程度的改善，因此部分患者可以不必延长手术时间。然而，要准确估计左心系统病变纠正后哪些瓣膜功能可以改善以及改善的程度却非常困难，甚至不可能。因此，应同期进行三尖瓣修复。

更为困难的是如何评估存在不可逆性肺动脉高压、右心室功能异常及严重的三尖瓣反流，左心系统没有真正或活跃的病理改变但有右心衰竭症状的患者。这类特殊的高危患者的预后与右心室功能障碍的病因有关（如慢性肺栓塞、肺病等），手术只会加速他们的死亡。

原发性三尖瓣瓣叶异常较少见，三尖瓣病变最常见的原因为感染性心内膜炎或心脏类癌性病变。如果 Ebstein 畸形较轻，也可以在成年后才被发现，而严重的 Ebstein 畸形通常需要在新生儿和(或)儿童期予以手术矫正。

评估与手术指征

功能性三尖瓣反流

成人中需要外科矫治的三尖瓣病变通常是功能性三尖瓣反流，这种功能性三尖瓣反流继发于左心系统病变引起的肺动脉高压、右心室扩张和三尖瓣瓣环扩张。继发于瓣环扩张但瓣叶结构正常的单纯三尖瓣反流需要接受手术的患者很少见。目前在临床上，三尖瓣瓣环扩张引起的三尖瓣反流最常见的是继发于左心系统病变。超声心动图是评价三尖瓣反流最有用的手段，它可以明确区别三尖瓣反流是由于瓣环扩张还是原发瓣叶异常引起。经胸超声心动图通常能很好地评估瓣膜的结构和血流动力学状态。考虑到患者的年龄和常伴发的心脏疾患，术前常常要进行心导管检查。尽管心导管检查对三尖瓣反流的评估价值不大，但对右心系统血流动力学的评估是十分有用的。

重度三尖瓣反流的超声心动图的征象包括右心房、右心室和下腔静脉扩张，同时存在跨三尖瓣的大量彩色喷射血流。

问题的焦点在于对于左心病变基础上继发三尖瓣反流的患者，如果单纯进行左心手术而不处理三尖瓣，其右心系统和三尖瓣几何结构能有多大改善，以及何时需要进行三尖瓣膜修复。由于三尖瓣手术技术相对简单以及难以预测矫正左心病变后三尖瓣功能的恢复程度，因此对于术前超声心动图显示Ⅱ级或以上的三尖瓣反流患者，建议在对左心瓣膜手术的同时积极进行三尖瓣成形术。当然，对于那些接受第二次二尖瓣手术、三尖瓣反流为Ⅱ级或Ⅱ级以上且有长期左心房高压的患者，典型风湿性心脏病伴三尖瓣Ⅱ级或Ⅱ级以上反流的患者，持续肺动脉高压合并Ⅱ级或Ⅱ级以上三尖瓣反流的患者，我们强烈主张同期施行三尖瓣修复术。

有很少一部分患者为孤立的三尖瓣关闭不全，当药物治疗难以消除症状时，应当考虑外科手术。通常这些患者都有难治性充血性心力衰竭，肢体水肿及明显的肝脏淤血，加强利尿治疗通常只会导致血尿素氮和肌酐水平升高，而难以改善患者症状。有选择地对这些患者进行三尖瓣置换可以改善前向性血流，明显改善这些患者的体循环淤血症状。

心脏类癌

类癌综合征的大部分患者心脏都会发生病变，但有明显临床表现的并不常见。病变主要影响右心结构，包括三尖瓣、肺动脉瓣及右心室内膜。心内膜斑块是心脏类癌最常见的损害，可以单独或同时累及三尖瓣、肺动脉瓣及右室心内膜。这些患者中可发生三尖瓣狭窄或反流。当患者出现三尖瓣(或肺动脉瓣)功能不全和进行性右心衰竭的临床症状时应考虑手术治疗。采用目前治疗恶性类癌肿瘤的方法，预期生存率较高(5年生存率>50%)。因此，如果类癌肿瘤没有危及生命，对于存在瓣膜功能障碍或进行性心力衰竭的患者应该考虑瓣膜置换术。

心内膜炎

累及三尖瓣的感染性心内膜炎可以作为一个瓣膜的病变单独存在或者是多瓣膜病变的一部分。三尖瓣是静脉注射毒品所致的心内膜炎最常累及的瓣膜，约占3/4，而二尖瓣或主动脉瓣受累只占1/4~1/3。肺动脉瓣受累更为少见，只占1%甚至更低。静脉注射毒品的患者如果出现发热和胸片有肺部浸润性改变，即使心脏没有明显杂音，也应警惕右心系统心内膜炎。经胸超声心动图能够明确诊断三尖瓣心内膜炎。

与左心系统损害相比，静脉注射毒品所致的右心系统心内膜炎的手术指征有一定限制。首先，三尖瓣处于低压力循环系统中，因此，心脏能较好地耐受其功能障碍。其次，与产生于左心瓣膜的栓塞相比，来自于三尖瓣的栓塞引起的灾难性后果较少。另外，由于存在继续注射毒品而导致的危险，如再次感染、吸毒过量以及HIV感染，因此这类患者适于进行保守手术。三尖瓣心内膜炎两个重要的手术指征为：①引起心内膜炎的微生物难以清除，如真菌或耐药菌感染；②三尖瓣赘生物大于2cm，右心室扩大，复发肺栓塞或右心功能不全。如果必须手术，应尽可能清创感染组织同时保留自体瓣膜。患者通常存在重度的三尖瓣反流，企图将其功能完全恢复既不可能，也没必要。有些外科医生宁可完全切除自体瓣膜，因为术后再经静脉注射毒品有发生植入瓣膜感染的危险。有些患者切除瓣膜后由于低心排最终需要植入人工瓣膜，而有的患者当时就会出现心力衰竭。有任何程度的肺动脉高压（有时可能与脓毒性肺部栓塞相关）的患者都难以耐受三尖瓣的缺失。对这类患者应避免单纯切除瓣膜而不实施瓣膜置换术。

Ebstein 畸形

Ebstein 畸形可以造成不同程度的三尖瓣反流，可以没有任何临床症状，也可在儿童或成人的不同时期出现症状。其病理特征为三尖瓣的隔瓣以及后瓣向下移位至右心室内（图44.1)，造成右心室“心房化”的特征性表现。通常三尖瓣瓣环和右心房相当大，三尖瓣前瓣大，像风帆一样。三尖瓣的前瓣相对较薄、柔软，然而亦可增厚和肌性变。三尖瓣前瓣的质量是成功矫治 Ebstein 畸形的关键。增厚和肌性变的三尖瓣前瓣不能为 Ebstein 畸形的修复提供良好的基础。

Ebstein 畸形的三尖瓣变异较大，可以在患者一生的任何阶段出现临床症状而需要外科干预。在新生儿期，可能需要移植或单心室减状手术(Starne

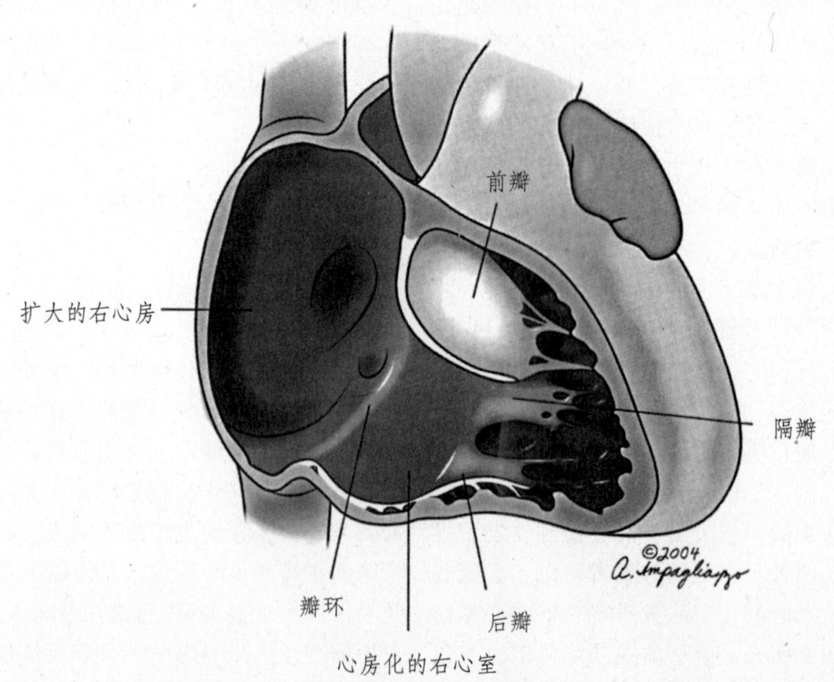

图44.1 Ebstein 畸形的异常三尖瓣，显示三尖瓣隔瓣与后瓣下移，以及“心房化的右心室”。

手术)。较轻的 Ebstein 畸形在成人后会出现症状,从而需要外科手术。

成人 Ebstein 畸形的症状有心律失常、乏力、呼吸困难及紫绀。另外,Ebstein 畸形可能伴发房间隔缺损,或出现体循环的反常栓塞。在考虑行瓣膜成形时,超声心动图对于评估瓣膜关闭不全的程度和瓣膜的质量,尤其是三尖瓣前瓣情况非常有用。如果可能应尽量进行瓣膜修复,但在有些情况下需要进行瓣膜置换。考虑到许多患者相对年轻,应当选择机械瓣膜。据文献报道,三尖瓣植入机械瓣和生物瓣后并发症的发生率是相同的,包括血栓栓塞在内。

三尖瓣解剖

幸运的是,绝大部分三尖瓣需要手术的患者右心房都有不同程度的扩大,因而可以充分暴露瓣膜。上、下腔插管较容易,同时也容许在右心房上做较大的切口。当然在插上腔管时应避免损伤窦房结,但其操作相对容易。切开右心房后,可以清楚地看到三尖瓣,三尖瓣的隔瓣紧靠术者,而前瓣远离术者,后瓣紧邻下腔插管(图 44.2)。

三尖瓣的前瓣呈四边形,是三个瓣叶中最大的。其腱索起源于前、后乳头肌。通常三尖瓣的后瓣是三个瓣叶中最小的,呈三角形。其腱索亦起源于前、后乳头肌。三尖瓣隔瓣呈半圆形,在右室流入道和室间隔膜部插入到室间隔顶端。室间隔膜部通常位于隔瓣的下方,从右心房观察时室间隔膜部最靠近前隔交界处。

房室结紧邻三尖瓣隔瓣,这点对外科医生尤为重要。房室结位于 Koch 三角的顶端,Koch 三角由三尖瓣隔瓣环、冠状窦及 Todaro 腱构成(图 44.2)。希氏束从房室结发出,穿过中心纤维体,沿膜部间隔的后下方走行。

房室结与三尖瓣隔瓣的毗邻关系在三尖瓣外科中最重要。三尖瓣置换时,最安全的方法是保留隔瓣少许的边缘组织以用于瓣膜缝线缝合,这样可以避免损伤传导系统。大多数用于三尖瓣成形的人工瓣环为了避免在此重要部位缝合,都设计为在该区域留有一段缺口。

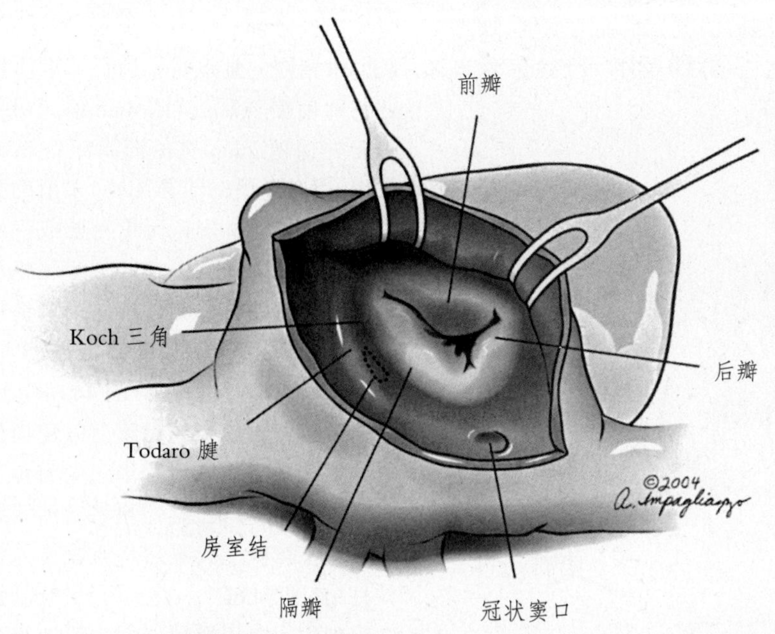

图 44.2　三尖瓣解剖。从术者角度经右心房切口观察到的三尖瓣。

手术方案

建立体外循环的方法取决于是单纯行三尖瓣手术还是同时进行二尖瓣手术。这两种情况下都要分别行上、下腔插管,但上腔插管的位置要取决于用何种方法暴露瓣膜。如果仅限于三尖瓣手术,可选择与房室沟平行的标准右心房切口(图 44.3A)。在同时行二尖瓣和三尖瓣的手术时,经右心房和左心房的纵切口可获得极佳的显露效果。为了达到此种显露效果,上腔插管应通过右心耳处以便于做标准的右心房切口,或者将上腔插管直接插入上腔静脉内。然而,如果要经房间隔的顶部进入左心房,上腔插管的位置可以像原位心脏移植手术一样位于右心房的外侧面(图 44.3B)。根据外科医生的习惯,可以采用各种顺行或逆行灌注停跳液的结合方法。如果需要行左心手术,第一步应先完成左心手术,关闭左心房切口,在复温期间进行三尖瓣手术。有些外科医生习惯在进行三尖瓣手术前开放主动脉阻断钳。但一般来讲三尖瓣的操作仅需稍微延长一点手术时间,我习惯仍阻断主动脉以保持无血、安静的手术野。单纯性的三尖瓣手术可选择浅低温,多瓣膜手术可选择中度低温。当心肌停跳后,单纯三尖瓣手术可取平行于房室沟的标准右心房切口,切口要尽量远离房室沟,以便于缝合右心房切口时不伤及右冠状动脉。切开右心房后,可以在切口边缘缝合牵引线,用人工或自动拉钩予以显露。应仔细检查瓣膜和瓣下结构,判断三尖瓣病变的原因,进行相应的处理。

三尖瓣成形

在对三尖瓣进行修复时,我们很少单独应用 DeVega 瓣环成形的方法。只有对继发于左侧瓣膜病变的三

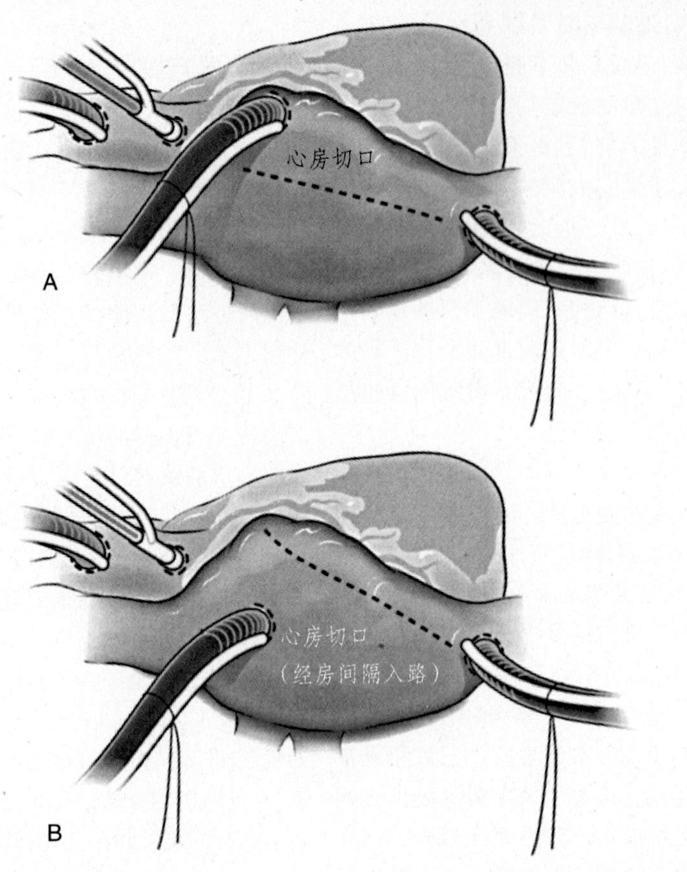

图 44.3 (A)与房室沟平行的标准右心房切口。(B)双侧房室瓣手术中经房间隔切口显露二尖瓣。

尖瓣反流,以及彩色多普勒超声心动图显示瓣膜反流为 2+级或以下的情况,才考虑单独应用该方法。

DeVega 成形术(图 44.4)是用 3-0 聚丙烯双头带垫片缝线,离三尖瓣环 3mm 处开始做内圈缝合。每针缝合的深度约 3mm,跨度约 5mm,针距约 5mm。按顺时针方向沿瓣环缝至后瓣与隔瓣交界处。外圈缝线距内圈缝线约 3mm,按相同方式缝合至后瓣与隔瓣交界处。在缝线末端缝合另一个垫片并打结。通常将瓣环缩至 29 号的测瓣器大小即可。

单纯性三尖瓣反流和瓣环明显扩大而瓣叶结构正常的严重反流,应选择三尖瓣人工瓣环成形术。我们使用 Carpentier-Edwards 三尖瓣环,该瓣环为不完整的环,在隔瓣邻近传导系统的位置留有一缺口。瓣环大小的选择可参照瓣交界之间的距离(前瓣的长度)确定,也可以牵开前叶瓣交界处腱索,用测瓣器更为精确地测量。通常男性患者选择 33 号环,女性患者选择 31 号环。

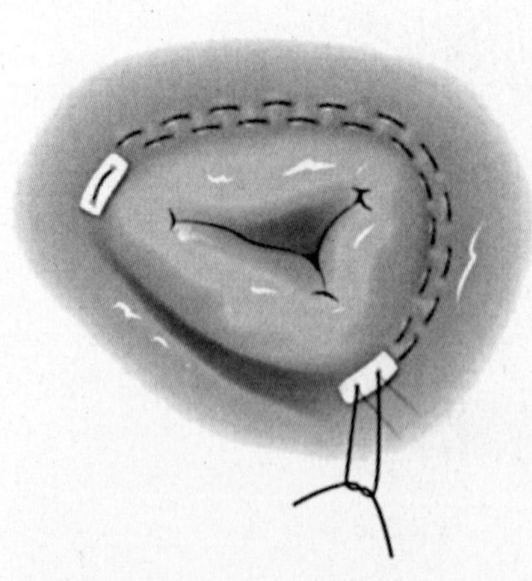

图 44.4 Devega 瓣环成形术。

用 2-0 带垫片 Ticron 线水平褥式缝合瓣环,每例的缝针数不定,应因人而异。一般在瓣环上的缝线间距为 3~4mm,人工瓣环上的缝线间距为 1~2mm。这样可以保证围绕人工成形环的三尖瓣环能均匀皱折缩小。每一缝针都要从瓣环外进入心房组织并从瓣环穿出(图 44.5A,B)。再将缝线穿过人工成形环,使其直接固定在瓣环上。最后收紧缝线打结(图 44.5C)。

三尖瓣置换术

三尖瓣置换的手术指征为感染性心内膜炎、三尖瓣修复术失败、瓣膜置换术后人工瓣膜损坏以及更为少见的心脏类癌性病变及不能重新修复的风湿性心脏病。对于注射毒品所致的心内膜炎可以单纯切除瓣膜。但是这些患者如果存在明显右心功能不全或切除瓣膜后继发右心功能不全时则需行瓣膜置换术。尽管对注射毒品所致的心内膜炎患者多选用生物瓣,但实际上生物瓣或机械瓣的安全性是一样的。心房颤动的患者或左心置换了机械瓣而需要抗凝的患者,应使用机械瓣。

三尖瓣置换的手术步骤与三尖瓣成形术相同。显露瓣膜后在邻近瓣环处切除前瓣与后瓣(图 44.6A)。切除隔瓣并保留 2mm 宽的瓣膜组织备缝合用,以避免损伤传导系统。多余的腱索组织要切除。不论用生物瓣或机械瓣,换瓣线的缝合方式都与瓣环成形术中所描述的方法相似,即用带垫片的 2-0Ticron 线水平褥式缝合,从瓣环外进针再由瓣环内出针(图 44.6B)。隔瓣区域要缝在残余的瓣膜上以免损伤传导系统。或将缝线置于三尖瓣环下面,以保护传导束。然后再将换瓣线缝合到人工瓣膜上,最后将瓣膜推入位并打结(图 44.6C)。当使用生物瓣时,瓣膜的方向并不重要,因为瓣架很少造成右室流出道梗阻。

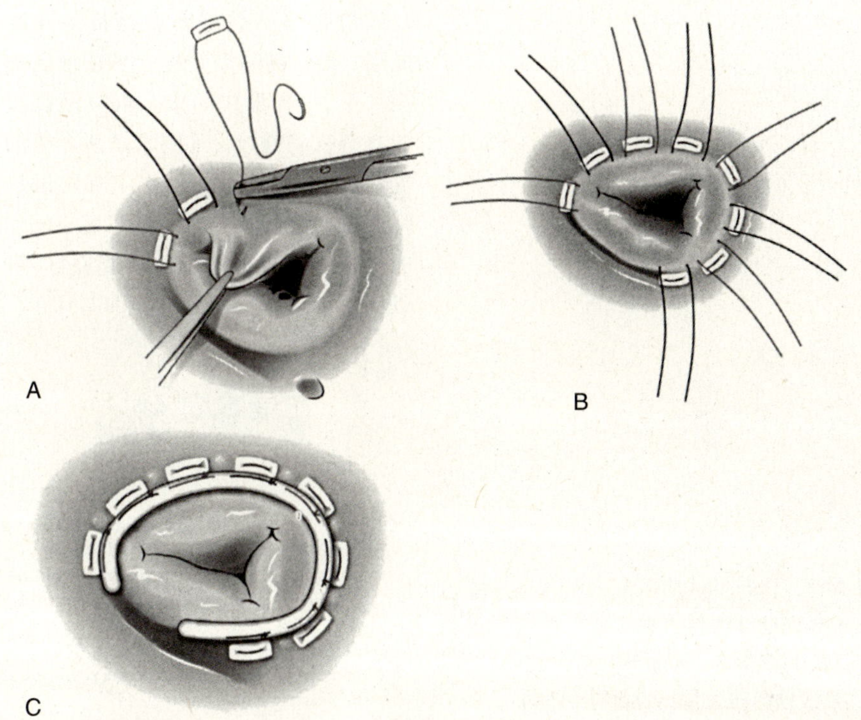

图 44.5　(A)三尖瓣瓣环成形术。水平褥式缝合法,缝针要穿过瓣环。(B)三尖瓣成形术,已缝好缝线。(C)用 Carpentier-Edwards 人工环完成三尖瓣成形术。

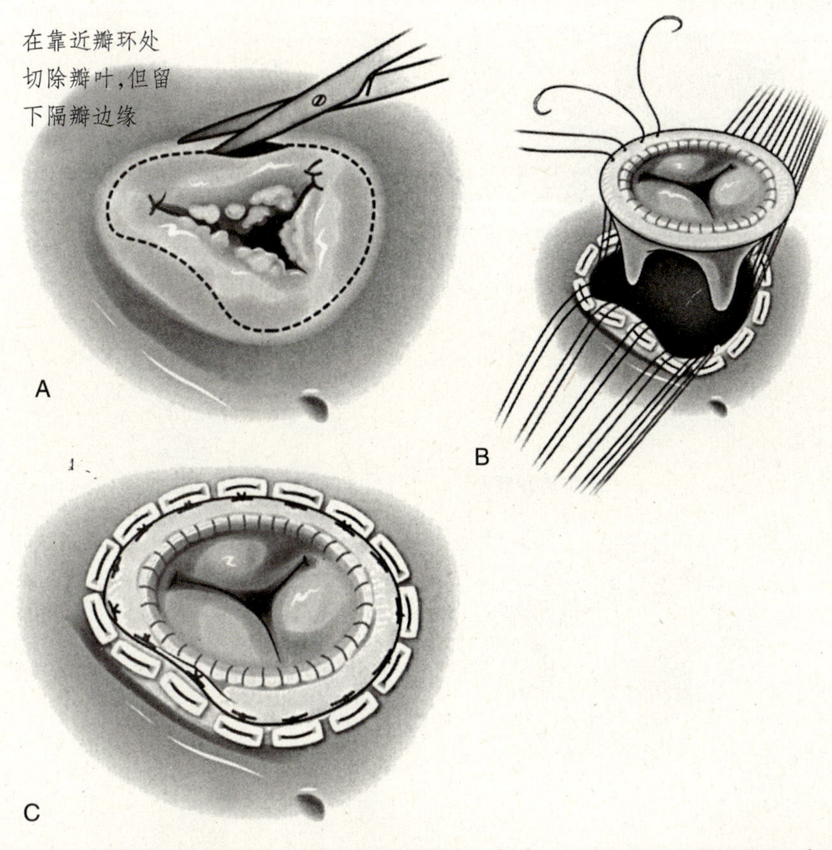

图 44.6　(A)切除三尖瓣,保留 2mm 的隔瓣组织。(B)三尖瓣置换时的缝线位置。(C)三尖瓣置换术完成。

Ebstein 畸形的瓣膜成形术

修复 Ebstein 畸形要先使用上、下腔静脉插管建立体外循环。通常 Ebstein 畸形患者的右心房扩大,多选用右心耳处插上腔静脉引流管。使用浅低温,阻断升主动脉,顺行灌注停跳液,心脏局部降温。心肌保护完成后,常规切开右心房,此时应记住对于明显扩张的右心房要椭圆形切除一部分右心房组织。评估三尖瓣和房间隔情况,如果存在房间隔缺损,在三尖瓣成形后要先修补房间隔缺损。为了获得良好的手术视野,在修复三尖瓣的过程中,可以经房间隔缺损放入心内吸引器或左心引流管。对三尖瓣进行评估时尤其要注意前瓣的形态和质量。如果前瓣瓣叶增厚或腱索融合,成形术的效果可能不理想。Danielson 和 Carpentier 成形的方法都已成功应用,但我们发现对于合适的瓣膜,Carpentier 成形术的效果更好。

在成人中应用的 Danielson 成形术(图 44.7)包括垂直折叠房化的右心室及利用前瓣创造功能性的单瓣。需切除一部分右心房组织以恢复其正常大小。用带垫片的 3-0 聚丙烯缝线水平褥式缝合,将向下移位的三尖瓣瓣叶与瓣环相缝合。打结后即可将三尖瓣提升到瓣环位置从而将房化的右心室部分排除在外。再用 3-0 的带垫片聚丙烯缝线对后瓣环环缩成形,以缩小三尖瓣瓣环的周径。对三尖瓣的后瓣环可以多缝合几针以关闭其残余部分。如存在房间隔缺损需予以纠正。

Carpentier 修复术(图 44.8)中纵向折叠右心室和三尖瓣环,从而缩小三尖瓣环周长。在靠近瓣环处切开大部分三尖瓣前瓣,用 4-0 聚丙烯缝线

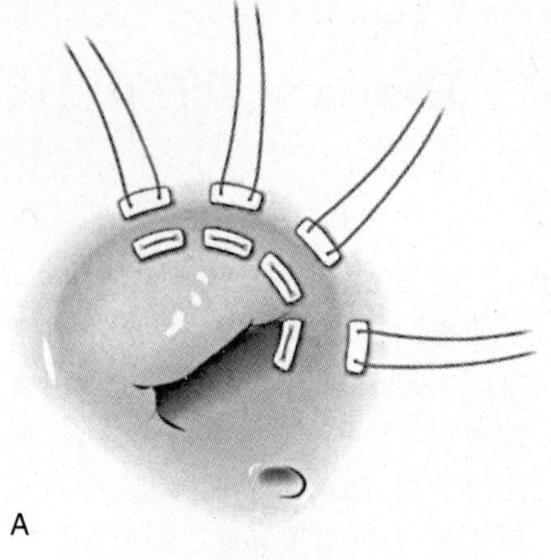

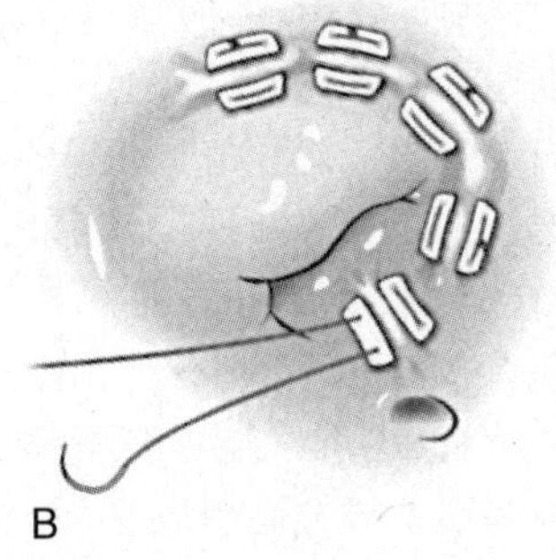

图 44.7　Danielson 成形术。(A)带垫片的水平褥式缝合法将三尖瓣提升至三尖瓣环。(B)对后瓣环予以成形，缩小瓣环的周径，形成以前瓣为基础的功能性单瓣。

连续缝合法折叠瓣环后行滑动瓣叶成形。再将前瓣重新缝合到成形后的瓣环上，这样形成的单个瓣叶足以覆盖整个三尖瓣口。采用本章所介绍的方法，植入 Carpentier 人工环可以加强修复术的效果。如果瓣环缩小的程度合适，三尖瓣前瓣的功能良好，可以明显减轻三尖瓣的反流。

推荐读物

Cooley DA, Hallman GL, Leachman RD. Total anomalous pulmonary venous drainage: Correction with the use of cardiopulmonary bypass in 62 cases. J Thorac Cardiovasc Surg 1966;51:88.

Darling RC, Rothney VVB, Craig JM. Total pulmonary venous drainage into the right side of the heart. Lab Invest 1957;6:44.

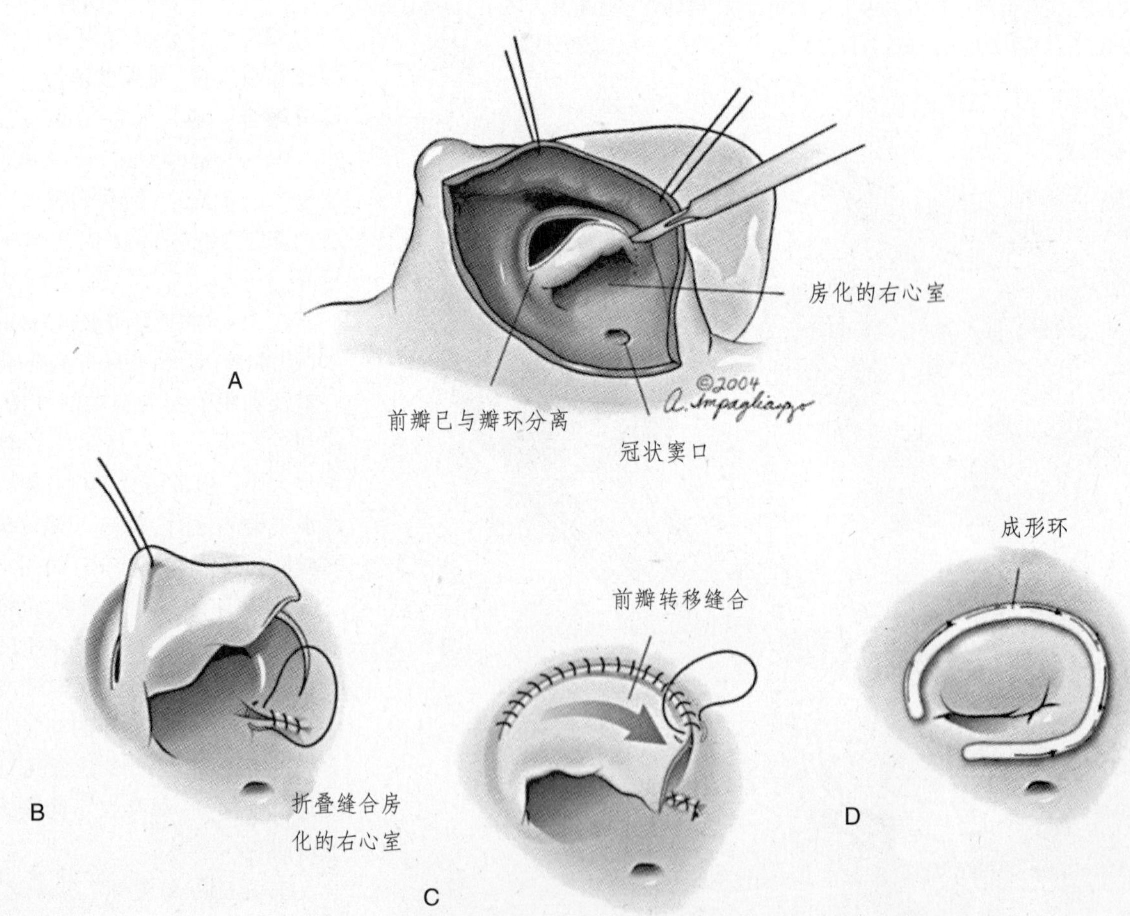

图 44.8　Carpentier 成形术。(A)游离的三尖瓣前瓣。(B)垂直折叠三尖瓣环。(C)将三尖瓣前瓣再缝合到成形后的三尖瓣环上。(D)用人工成形环予以修复。

Herlong JR, Jagger, JJ, Ungerleider RM. Congenital Heart Surgery Nomenclature and Database Project: Pulmonary venous anomalies. Ann Thorac Surg 2000;69:S56.

Katz MM, Kirklin IW, Pacifico AD. Concepts and practices in surgery for total anomalous pulmonary venous connection. Ann Thorac Surg 1978;25:479.

Kirklin JW, Ellis FH, Wood EH. Treatment of anomalous pulmonary venous connections in association with interatrial communications. Surgery 1956;39:389.

Neill CA. Development of the pulmonary veins: with reference to the embryology of anomalies of pulmonary venous return. Pediatrics 1956;18:880.

Van Praagh R, Corsirii L. Cor triatriatum: Pathologic anatomy and a consideration of morphogenesis based on 13 postmortem cases and a study of normal development of the pulmonary vein and atrial septum in 83 human embryos. Am Heart J 1969;78:379.

Warden HE, Gustafson RA, Tamay IJ, et al. An alternative method for repair of partial anomalous pulmonary venous connection to the superior vena cava. Ann Thorac Surg 1984;38:601.

编者评述

I.L.K.

Peeler 医生深入浅出地介绍了三尖瓣手术，我完全同意他的观点，但要强调两点。第一，也是最重要的一点，对于继发于左心病变的三尖瓣病变应予以积极处理。我做实习医师时老师告诉我们，左心病变纠正后，三尖瓣瓣环可以缩小。然而，术后许多患者需要很长一段时间才能得以恢复而且其过程异常艰难。同期修复三尖瓣的并发症很少，而且可以预防右心室功能恶化及器官损害，挽救生命。有些外科医生认为三尖瓣瓣环扩大时，即使没有三尖瓣反流也应该予以纠正。

第二个问题是关于三尖瓣的手术方法。对于多数重度三尖瓣反流的患者我们都采取规范化的手术方法。但是有些医生，尤其是波士顿 Brigham 女子医院的 Cohn 医师认为用缝线缝合与用人工环的成形环效果相同。对此目前还没有明确结论，但可以肯定的是，有多种三尖瓣成形的方法。另外，我一直认为通常三尖瓣都是能够修复的。三尖瓣换瓣的适应证很少。感染性心内膜炎或三尖瓣反流的患者在换瓣术后，有可能再次手术异常困难。几乎所有的三尖瓣病变能修复，应该尽量避免置换瓣膜。

（刘刚　译　解基严　校）

第45章

主动脉瓣置换

David A. Fullerton

历史回顾

手术治疗主动脉狭窄的尝试开始于20世纪初叶。1912年，巴黎的Tuffier试图经主动脉用手指扩张狭窄的主动脉瓣。1947年，南卡罗来纳大学的Smithy（43岁时死于主动脉瓣狭窄）与Parker描绘了一种切开主动脉瓣膜的实验模型。三年后，费城的Bailey报道经狭窄的主动脉瓣插入一个机械扩张器以分开粘连的瓣膜交界，成功施行了主动脉瓣切开术。1952年，乔治敦大学的Hufnagel和Harvey首次为一名主动脉瓣关闭不全的患者在降主动脉内植入人工球笼瓣。1954年，Gibbon发明了体外循环，直视主动脉瓣手术需要在体外循环下才可能完成。1955年，Swann在低温和阻断血流的情况下成功实施了第一例主动脉瓣切开术。最初阶段，直视主动脉瓣手术仅限于切开主动脉瓣交界和清除主动脉瓣的钙化斑块。然而，1960年Harken在波士顿和1963年Starr在波特兰报道了用球笼瓣进行主动脉瓣置换的病例。1962年，Ross在伦敦成功进行了原位同种瓣膜移植。1967年，Ross施行了第一例肺动脉瓣自体移植(Ross手术)以治疗主动脉瓣狭窄。在60年代中期，植入的是带支架的猪主动脉瓣，但这些经过福尔马林固定的瓣膜很快发生退行性改变。1974年，Carpentier在巴黎报道经戊二醛保存的猪瓣耐久性更长。

主动脉瓣的手术解剖

正常的主动脉瓣有三个薄的、柔软的瓣叶或瓣尖，附着于主动脉与左心室之间的连接处。瓣叶在主动脉根部的弗氏窦内相互连接，在瓣交界处形成冠状窦。由于冠状动脉发自三个弗氏窦中的两个，因此主动脉瓣依据其相应的部位命名为左冠瓣、右冠瓣和无冠瓣。然而，由于主动脉根部呈斜行走向，因此很难将窦部严格划为左边或右边。瓣叶与左心室流出道连接的部分称为瓣环；但是严格地讲，这并不是真正的瓣环，因为它并不呈环形。瓣叶与主动脉的连接点并不在一个平面上。主动脉瓣的解剖有两个重要的外科标志。第一，左冠瓣与无冠瓣之间的交界部位恰好在主动脉瓣与二尖瓣的连接区域。交界区的下方是纤维性主动脉下隔。无冠瓣与右冠瓣的交界位于左束支上方。主动脉瓣手术时如损伤该传导束可造成心脏传导阻滞。

主动脉瓣狭窄

病因学

获得性主动脉瓣狭窄常常由老年性主动脉瓣钙化所致。尽管传统上认为该疾病为原发性，但近来的资料表明，与动脉粥样硬化相似的炎症病变在主动脉瓣的钙化中可能起着重要作用。实际上，已有学者报道应用斯他汀类药物可以逆转或延缓主动脉瓣狭窄。有研究证实主动脉瓣内的成纤维细胞可以变形为成骨细胞，进而发生钙化，这可能是主动脉瓣钙化性狭窄产生的机制。尽管风湿热已少见，但它也可如同引起二尖瓣病变一样致使主动脉瓣发生病变。在类风湿性主动脉瓣狭窄中，瓣膜的炎症可导致瓣膜交界的粘连以及瓣膜增厚和钙盐沉积。瓣膜的挛缩可引起主动脉瓣狭窄及关闭不全。风湿热时，其炎症病变很少仅仅局限于主动脉瓣，往往同时侵犯二尖瓣。不论何种病因，发生于主动脉瓣的钙化都可以向下到二尖瓣前瓣或向上沿主动脉内膜扩展。少数情况下，广泛的钙化还会引起冠状动脉口狭窄。

先天性主动脉瓣畸形在出生时就可能有明显症状，如单叶瓣或穹状瓣。先天性主动脉瓣二瓣化畸形在童年期较少出现症状，但在成年后较早发展为主动脉瓣狭窄。血流通过二瓣化畸形的瓣膜时产生涡流，最终会导致瓣膜纤维化、钙化以及瓣膜僵硬。主动脉瓣二瓣化畸形趋向于比三瓣化更早发生主动脉狭窄（前者多发生在40~60岁，后者常发生在60~90岁）。

病理生理学

获得性主动脉瓣狭窄时，主动脉瓣为慢性、进行性改变。在瓣膜狭窄病变的过程中，左心室适应性的代偿反应为左心室肥大。根据Laplace定律，在室壁变厚（肥大）的过程中，室壁张力是正常的。实际上，当这种正常的代偿机制失效时会出现心室功能不全。尽管如此，心室肥厚过程中其顺应性会下降。顺应性下降的表现是左心室需要提高舒张末压以维持同样的心排血量。为了达到足够高的左心室舒张末压（舒张期负荷），左心室逐步依赖于心房收缩；当心房丧失收缩功能，如发生心房颤动时，可以导致心排量明显下降和急性血流动力学失代偿。

尽管左心室肥厚是后负荷增加的生理适应性反应，但也具有不利的影响。以下任何一种协同效应都会增加心肌对氧的需求：左心室心肌肥大、左心室顺应性下降（左心室室壁张力增加）、左心室收缩压力增高和收缩期射血时间延长。同时，因室壁张力增高压迫血管引起冠状动脉血流下降，以及左心室舒张末压升高降低冠状动脉灌注压，这些因素会引起心内膜下冠状动脉灌注不足，导致慢性缺血。反过来慢性缺血又可以引起细胞坏死和纤维化。

左心室肥厚可以使心脏在静息状态下维持正常心排量。但是此时有一定的跨瓣压差，随着瓣口面积减少，左心室到主动脉的跨瓣压差会增加。过瓣血流量、瓣口面积及跨瓣压差三者间的关系可以用Gorlin公式表达：

$$\text{AVA}(\text{cm}^2) = \frac{\text{过瓣血流}}{44.5\times\sqrt{\text{平均跨瓣压}}}$$

AVA指主动脉瓣口面积，单位是cm²；主动脉血流等于每分钟的心排血量除以每分钟收缩时间，单位是mL/s；44.5是经验常数。尽管Gorlin公式广泛应用于临床，但常数44.5并没有得到科学的证明。

过瓣血流与跨瓣压差之间的关系见图45.1。当瓣口面积下降到1cm²时，跨瓣压差改变不大，既可保证一定的血流，患者也很少出现症状。当瓣口面积小于1cm²后，维持相同的心排血流就需要增加跨瓣压差，通常患者会出现症状。

症状

主动脉瓣狭窄的典型症状是心绞痛、晕厥和心力衰竭。心力衰竭常表现为劳力性呼吸困难。典型的情况是患者在瓣口面积减小到1cm²左右时才出现症状。但是，临床表现差异很大，一些患者在瓣口面积到1cm²之前就出现症状，而有的重度狭窄患者却没有症状。

诊断

出现心绞痛、晕厥和心力衰竭症状时提示可能存在主动脉瓣狭窄。心力衰竭可以很明显，但更为常见的是活动耐力轻度下降或进行性劳力性呼吸困难。体检时，于心底部听到收缩期杂音并向颈动脉传导，应考虑主动脉瓣狭窄的诊断。明显的主动脉瓣狭窄时，心脏杂音伴有缓细脉，即动脉搏动缓慢延长、上升。重度主动脉瓣狭窄的心脏杂音柔软、高调，通常称之为“海鸥鸣”。

超声心动图是诊断的主要手段。

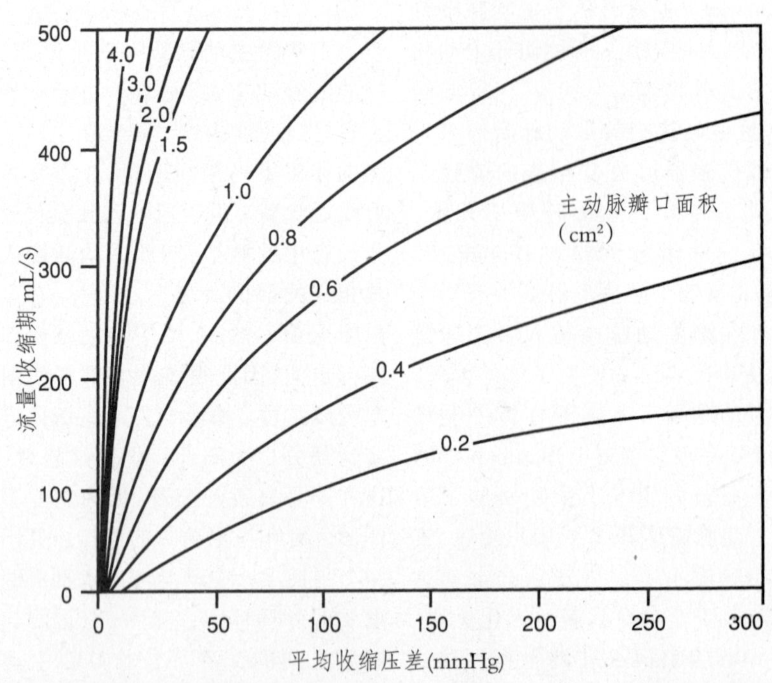

图45.1　Gorlin公式计算的平均主动脉瓣跨瓣收缩压差与收缩期主动脉瓣每秒排血量之间的关系。当瓣口面积减小至0.7cm²以下时，即使平均跨瓣压明显增加，过瓣血流也不会有太大增加，因此过瓣血流是“固定”的，这称为临界性主动脉瓣狭窄。（Reprinted with permission from JW Hurst ,RB Logue , RC Schlant ,et al .[eds], Hurst's The Heart: Arteries and Veins[3rd ed].New York, McGraw-Hill, 1974;811.）

通过彩色多普勒血流图，利用下面的公式可以根据跨瓣血流速度求出峰值跨瓣压差：

$$压差 = 4V^2$$

V是测得的最大过瓣流速，单位为m/s。正常瓣膜的过瓣流速约为1.0m/s，轻度主动脉瓣狭窄的流速升至2.5~2.9m/s，中度主动脉瓣狭窄的流速升至3.0~4.0m/s，流速升至4.0m/s以上为重度主动脉瓣狭窄。

通过超声心动图测得的过瓣流速也可利用连续方程式计算出主动脉瓣口面积(图45.2)。正常主动脉瓣口面积约为3.0~4.0cm²。当瓣口面积减少一半左右时，压差的变化不大。根据瓣口面积可以将主动脉瓣狭窄分为轻度(>1.5cm²)、中度(1.0~1.5cm²)和重度(<1.0cm²)。按照体表面积，主动脉瓣重度狭窄的瓣口面积为≤0.6cm²/m²。

尽管通常用超声心动图即可做出诊断，但心导管检查可以证实计算出的压差。心导管检查时最准确的方法是同时测量左心室和主动脉的压力，而不是采用"拖回法"，该法是将心导管从左心室拖回到主动脉时再测量。正确方法应该是在同一条件下测量心输出量。这样可以用简化Gorlin公式计算瓣口面积(AVA)：

$$AVA = \frac{心输出量^2}{平均跨瓣压}$$

自然病程

Ross和Braunwald已描述了主动脉瓣狭窄的自然病程。随着时间推移主动脉瓣口逐渐变窄。如前面所提到的，当瓣口面积减小到一半时才会出现小的压差。因此，在"潜伏期"患者通常没有症状。值得注意的是，瓣膜狭窄过程并不是线性的，而是以不可预测的阶梯方式发展。出现症状后患者的生存率明显下降。因此，生存率受到症状影响，主动脉瓣狭窄的三大临床症状为心绞痛、晕厥与心力衰竭。主动脉瓣狭窄患者出现心绞痛后平均生存年限为4.7年，出现晕厥后平均生存年限小于3年，出现呼吸困难和心力衰竭后平均生存年限为1~2年。主动脉瓣狭窄的患者中至少有1/3存在心力衰竭症状，大约3%~5%的患者从无症状期到有症状期后，会在数周到几个月内死亡。因而，准确判断患者的症状极为重要。主动脉瓣狭窄的患者出现症状是主动脉瓣膜置换(AVR)的手术指征(图45.3)。

主动脉瓣反流

病因

主动脉瓣反流可由主动脉瓣或主动脉根部病变导致。风湿热损害主动脉瓣，致使瓣膜游离缘到瓣环的距离缩短，而不是瓣叶交界的粘连。这样会导致舒张期瓣膜对合不良，产生中心性反流。先天性主动脉瓣二瓣化畸形时通常发生瓣膜狭窄，但在瓣膜脱垂时则易发生反流。另外，心内膜炎也会损害瓣膜产生反流。

即使瓣叶正常，主动脉根部扩张时也会影响瓣叶的对合，产生反流。窦管结合部的扩张牵拉瓣膜，产生中心性反流，这种情况最常见的原因是主动脉瓣环扩张症，这是一种特发性主动脉根部和瓣环的扩张性病变，如弗氏窦与近端主动脉的扩张，可引起舒张期主动脉瓣对合不良，造成主动脉瓣反流。类似的病变有主动脉根部黏液变性所致的主动脉根部扩张，如马方综合征、Ehlers-Danlos综合征和主动脉中层囊性坏死。这些病变会导致瓣膜冗长、进行性脱垂及反流。除此之外，外伤和主动脉壁夹层如果引起瓣膜交界悬吊功能丧失及瓣叶脱垂，也会导致主动脉反流。

病理生理

舒张期主动脉瓣反流会使舒张压降低、脉压增大。因为冠状动脉的灌注主要发生在舒张期，舒张压降低会降低冠状动脉灌注压。与主动脉瓣狭窄所致的左心室压力负荷增加不同，主动脉瓣关闭不全的病理生理改变主要是容量负荷过重。来自于二尖瓣及主动脉瓣的反流血可引起左心室舒张末容积(前负荷)增加。慢性主动脉瓣关闭不全的患者，左心室舒张末容积可能高于其他类型的心脏病患者。然而，由于此时左心室顺应性常常减低，因此左心室舒张末压可能升高也可能不升高。左心室扩张时，由于左心室舒张末和收缩末容积增加，可能可以维持正常的左心室前向每搏输出量和射血

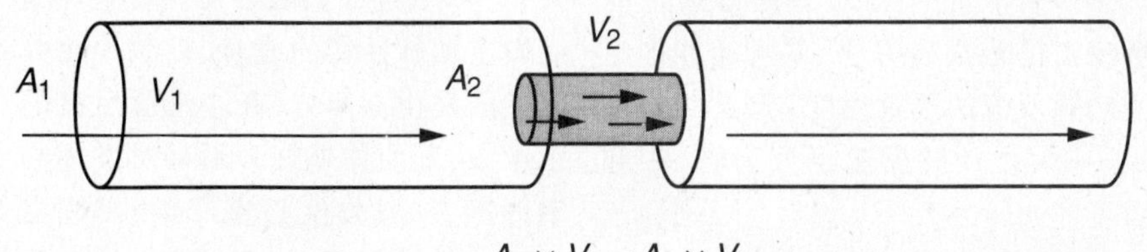

$$A_1 \times V_1 = A_2 \times V_2$$

图45.2 运用连续性公式确定主动脉瓣口面积。如果血流($A_1 \times V_1$)保持一致，当到达狭窄部位时(A_2)，速度必须升至V_2。多普勒超声可以测量出V_2，并可计算出主动脉瓣的压差及根据等式计算出A_2。(Reprinted with permission from BA Carabello. Aortic Stenosis. In MH Crawford[ed], Current Diagnosis and Treatment in Cardiology.Norwalk, CT: Appleton & Lange,1995;87.)

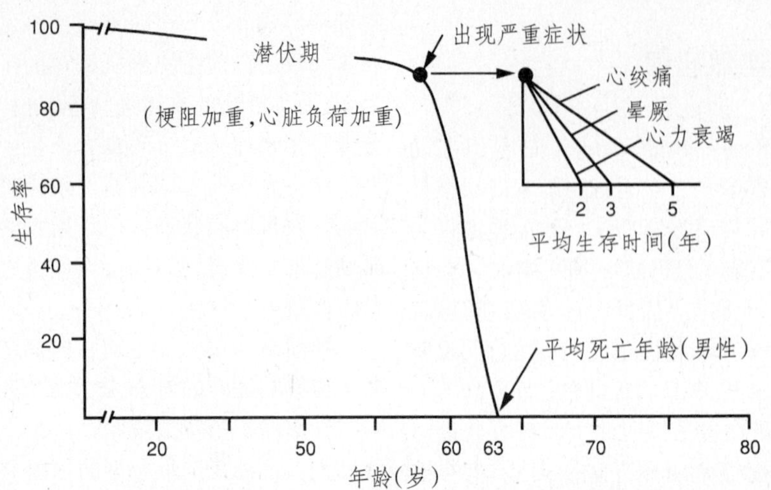

图45.3 药物治疗主动脉瓣狭窄的自然病程。(Reprinted with permission from J Ross, E Braunwald. Aortic stenosis. Circulation 1968;38:61.)

分数。根据Laplace定律,左心室扩张时增加左心室壁张力,需要提高收缩压。左心室壁张力增高不仅会增加心肌耗氧,还会引起左心室肥大、左心室壁增厚,最终引起心肌纤维化。

对于代偿良好的主动脉瓣关闭不全,患者的运动耐量可以正常,这是由于外周血管阻力下降,从而使左心室的后负荷降低,有效增加前向血流。同时,心率的增加会缩短心脏舒张时间,从而减少反流。但是随着左心室舒张末容积的增加,即使主动脉瓣反流量不增加,左心室最终也会失代偿。心室衰竭时心室排空功能受损,心室收缩容量增加,但前向血流却降低。重度主动脉瓣反流时,心肌耗氧增加超过心肌的供氧,即使冠状动脉血流正常也会引起心肌缺血。心室质量和室壁张力的增加会降低舒张压(即冠状动脉灌注压降低)。结果当心脏舒张期缩短,尤其是在运动时,冠状动脉的血流就有可能不能满足需要。

诊断

由于主动脉瓣反流存在代偿机制,患者可在很长时间内不出现症状。但是当失代偿时,患者会出现左心室功能不全及心力衰竭表现。临床症状主要是由左心房压力升高引起,如劳力性呼吸困难、端坐呼吸、阵发性夜间发作性呼吸困难。偶尔由于心率减慢,舒张压过低造成冠状动脉灌注不足,会引起夜间发作性心绞痛。

在体格检查时,主动脉瓣反流的患者可以表现为脉压增宽。可出现脉搏骤升骤降(Corrigan征或"水锤"冲脉)、点头征(DeMusset征)和毛细血管搏动征(Quincke征)。听诊时可以听到高频、渐降的舒张期反流杂音,有时可以听到舒张中、晚期隆隆样杂音(Austin-Flint杂音),这是因为主动脉反流使左心室快速充盈、前向性血流快速通过二尖瓣、二尖瓣提前关闭所导致。另外,患者舒张压可能很低。

多普勒超声心动图是诊断主动脉反流的最准确方法,并且还能确定主动脉反流的严重程度。与二尖瓣反流一样,主动脉反流也分为轻、中和重度。

自然病程

前面已经提到由于代偿机制的原因,慢性主动脉反流患者可以在很长时间内没有症状。实际上,轻到中度主动脉瓣反流的远期预后很好,确诊后10年的生存率约为90%左右。重度主动脉瓣反流采用保守治疗,十年的生存率为50%或更低。一旦发生充血性心力衰竭,生存率明显下降,50%的患者在两年内死亡。

手术方法

主动脉瓣置换术的标准化入路为胸部正中切口(图45.4)。主动脉和右心房插管建立体外循环。体外循环开始后,主动脉根部插管引流并在右上肺静脉插管引流左心室。如主动脉瓣关闭功能良好,可以先顺行灌注心脏停搏液至心脏停搏,然后再逆行灌注保护心肌,除此之外都应逆行灌注心脏停持液。在整个主动脉阻断期间,每20分钟灌注一次冷血停搏液,应保持室间隔温度在10℃以下。我习惯将膀胱温度降为28℃。

有几个需要注意的手术环节。第一,在经右上肺静脉插入左心室排气管时,要防止空气进入左心房。这点至关重要,可短暂夹闭静脉引流管使左心房充盈。我们常规在放置左心引流管前先在主动脉根部插入引流针以排出任何可能进入心脏的气体。第二,由于狭窄后扩张、高龄、主动脉瓣环扩张等原因,主动脉瓣置换患者的升主动脉壁可能非常薄。因此在缝合主动脉荷包时必须非常小心,以防止撕裂主动脉。我们通常使用带垫片缝线做主动脉插管的缝合,以减少此并发症的发生。第三,在主动脉反流的手术中,开始体外循环后即可发生心室纤颤,一旦发生心室纤颤,必须立即进行左心室减压,有时这种情况是致命性的。为避免这种情况,我们常在放置好左心引流管后再全身降温。降温后会很快发生心室纤颤,此时应立即阻断升主动脉,逆行灌注心脏停搏液。

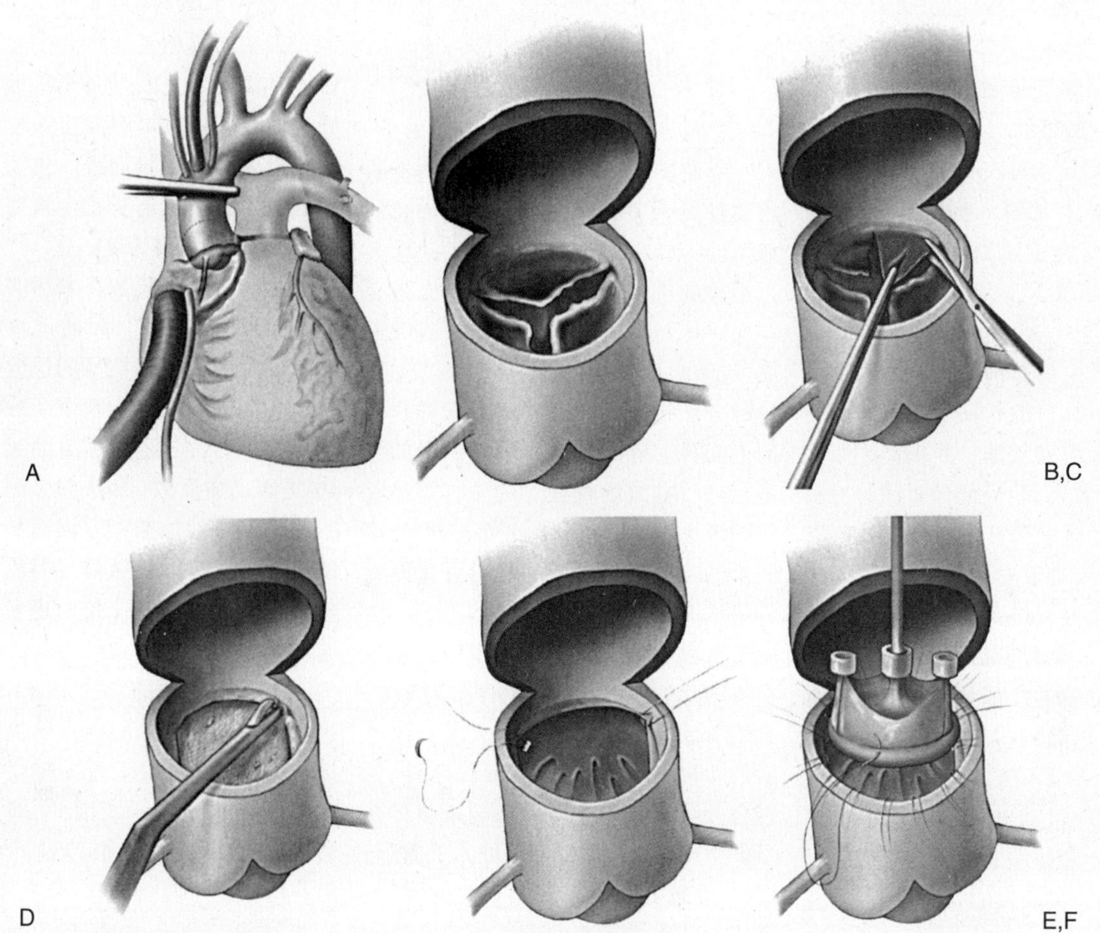

图45.4　主动脉瓣置换术。(A)在右冠状动脉上方3~4cm处横行切开主动脉一小口。看到主动脉瓣后延长切口,切口的末端至少应距右冠瓣与无冠瓣交界的顶点1cm。(B)延长切口至无冠瓣叶中点,再向下朝瓣环延长,止于瓣环上1cm处。(C)切除主动脉瓣。(D)用咬骨钳清除瓣环上的钙化斑块。在左心室内放入一块湿纱布有助于吸附小的碎屑。(E)间断水平褥式缝合,垫片放置于瓣环下。(F)所有缝线缝到人工瓣膜上后,将人工瓣推到位,最后打结。

体外循环开始后,分离主动脉与肺动脉的间隙,这样有利于显露主动脉瓣及缝合主动脉。最重要的一点是确定从右弗氏窦发出的右冠状动脉的解剖位置。可以仔细分离右弗氏窦表面的脂肪垫予以辨认。如果切开主动脉的位置太靠近右冠状动脉口,在缝合主动脉时会损伤冠状动脉口或造成人工瓣膜本身堵塞冠状动脉口。全身降温时,可能会发生心室纤颤,此时要阻断主动脉,灌注心脏停搏液。

在右冠状动脉起始部的上方3~4cm处左右横行切开主动脉一小口,通过此切口观察主动脉瓣。沿主动脉前方横行延长该切口,切口要离开瓣膜交界顶点1cm,这点非常重要。将切口向右延长到无冠瓣的中点,再朝下转向主动脉瓣环。切口的止点应至少离主动脉瓣环1cm。

将手术台调整为轻度头高脚低位并稍向左侧倾斜,能较好地显露主动脉瓣。在每个瓣交界顶点缝合牵引线并固定于手术巾上,将主动脉瓣向上拉向术者,剪除主动脉瓣。切除瓣膜后用湿纱布填塞左心室,以黏附小的钙化碎屑。用咬骨钳仔细清除瓣环上的钙化斑块,在此过程中助手可用外吸引器吸出钙化碎屑。彻底清除瓣环上的钙化斑块后,取出左心室内的纱布,用冷盐水冲出左心室内所有的小钙化碎屑,测量瓣环的大小。

根据测瓣器测出的瓣环大小,选择合适的人工瓣膜。重要的是不要植入过大的人工瓣膜。通常我们选用比测出的瓣环值小一些的人工瓣膜。用带垫片的缝线水平褥式缝合主动脉瓣环,垫片置于主动脉瓣环的下方。所有的缝线缝好后,取出人工瓣膜,将缝线缝合到人工瓣膜的缝合环上。为了能缝合均匀,可将人工瓣的缝合环分为三个象限。

所有的缝线都穿过人工瓣膜缝合

环后，将人工瓣膜送到主动脉瓣环，将缝线打结。为减小人工瓣入座的难度，可先将三个瓣交界处的缝线打结，再将交界中点的缝线打结，这样可以确保人工瓣膜牢固坐入瓣环。

固定好人工瓣后，用5-0 聚丙烯线分两层缝合主动脉切口。第一层为水平褥式缝合，第二层为来回连续缝合。

开放升主动脉前，我们常规逆行灌注温血。其目的是在心脏复苏前排出冠状动脉内的气体，并提高心肌代谢水平。在此期间，应部分钳闭静脉引流管，主动脉根部和左心室的排气管持续吸引有助于排出左心室内的空气。逆行灌注500mL温血后开放主动脉阻断钳。心脏复苏后，可以用食道超声来检测排气的措施是否有效。通常采用的排气方法有：在体外循环下使心脏充盈，将手术床向左侧倾斜，利用Valsalva原理增加肺内压排出肺静脉中的气体。确认左心室内的气体已经完全排出后，拔除左心室排气管，停止体外循环。

手术效果

根据美国胸外科医师协会(STS)心脏外科数据库的数据，美国每年进行约70 000台主动脉瓣置换术。单纯主动脉瓣置换的手术死亡率为4%左右。主动脉瓣置换加冠状动脉旁路移植术的手术死亡率约为6.8%。包括纽约州卫生署心脏外科报告系统及退伍军人心脏外科数据库在内的其他大数据库资料显示，主动脉瓣置换的死亡率与此相同。

所有外科手术存在的风险，都受到患者个体因素的影响，上述大型数据库从统计学的角度也有力地证明了患者所特有的因素对于瓣膜手术的影响。表45.1列出了STS数据库中最常见的瓣膜手术患者的部分特异性主要因素。

主动脉人工瓣膜的选择

心脏瓣膜置换术的风险与选择的瓣膜种类无关。而且目前所用瓣膜的血流动力学效果相似。对于主动脉人工瓣膜的选择，习惯于关注患者是否存在终生抗凝的危险(机械瓣)或因瓣膜毁损(生物瓣)而需再次手术。但是，这种方法过于简单化，瓣膜选择应该因人而异。除了要考虑特定患者的并发症外，其瓣膜置换时的年龄是最重要的考虑因素之一。就此点来讲，值得注意的是在美国约80%的瓣膜置换患者手术时都超过60岁。

文献报道主动脉瓣置换后10年生存率为40%~70%，平均生存率为50%。人工瓣膜的种类与生存率无关，而患者的特异性因素，如手术时的年龄、是否合并冠心病确实可以影响瓣膜置换后的生存率。不管植入何种人工瓣膜，约1/3的患者死于与瓣膜相关的因素。瓣膜相关的并发症每年发生率为3%~6%，对某一特定患者，必须考虑到选择生物瓣或机械瓣是否能减少患者的风险。

如图45.5所示，瓣膜置换后与瓣膜相关的死亡原因主要有血栓性栓塞、再次手术、出血及人工瓣膜心内膜炎(PVE)。机械瓣和生物瓣在PVE的发生率上没有区别，在患者的一生中发生PVE概率约为4%，但是一旦发生PVE，死亡率高达50%。

人工瓣膜相关死亡的主要原因是血栓性栓塞。主要是由于机械瓣膜可导致血栓，机械瓣膜发生血栓性栓塞的风险要高于生物瓣膜。主动脉置换术后十年，机械瓣膜发生栓塞的概率为20%，而生物瓣为9%。

由于机械瓣膜置换术后必须终身抗凝治疗(华法林)，因此选择瓣膜时一定要考虑到长期抗凝的风险。每年因长期抗凝引发的出血发生率为1%~2%。实际上，与瓣膜相关的死亡中有4%是因出血所致(图45.5)。因为职业或同时存在其他医疗原因而禁忌抗凝的患者不要选择机械瓣。同样，医疗顺从性差和难以严密监控的患者也不要选用机械瓣。

与瓣膜相关的死亡中有10%为再次手术所致。传统的观点认为组织瓣植入十年左右，由于人工瓣膜结构的毁损需要再次手术。因此，对预期寿命超过10年的患者推荐选择机械瓣膜。其合理性值得再次斟酌，第一，植入机械瓣后并不能避免以后再次瓣膜手术的可能性。尽管机械瓣膜不会毁损，但主动脉机械瓣膜置换术后有10%的患者在5~10年后需要再次手术，主要原因为瓣周漏、心内膜炎和非结构性瓣膜失灵，如瘢痕组织或血管翳性增生。第二，新型生物瓣膜的结构持久性优于前一代瓣膜。第三，目前认为分析生物瓣膜结构性退变的正确方法是临床应用的统计学方

表 45.1　主动脉瓣置换术死亡率的独立危险因子

危险因子	AVR	AVR + CABG
抢救	7.12	7.00
依赖透析(肾功能衰竭)	4.32	4.60
急诊	3.46	1.89
非透析性肾功能衰竭	2.20	2.11
首次二次手术	1.70	2.40

CABG：冠状动脉旁路移植术。

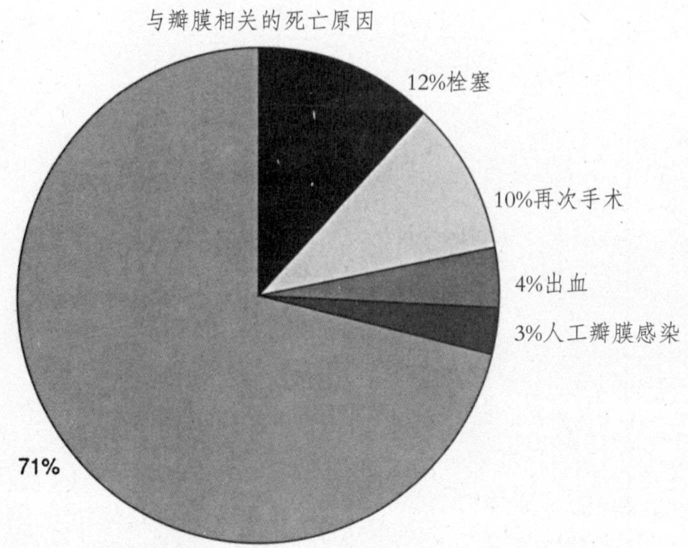

图45.5　与瓣膜相关性的死亡原因。瓣膜置换术后，约30%的死亡与瓣膜相关。(Reprinted with permission from DA Fullerton, AH Harken, Acquired Heart Disease: Valvular. In CM Townsend Jr, RD Beauchamp, BM Evers,et al.[eds]. Sabiston Textbook of Surgery. The Biological Basis of Modern Surgical Practice (17th ed J Philadelphia: Elsevier Saunders,2004;1898.)

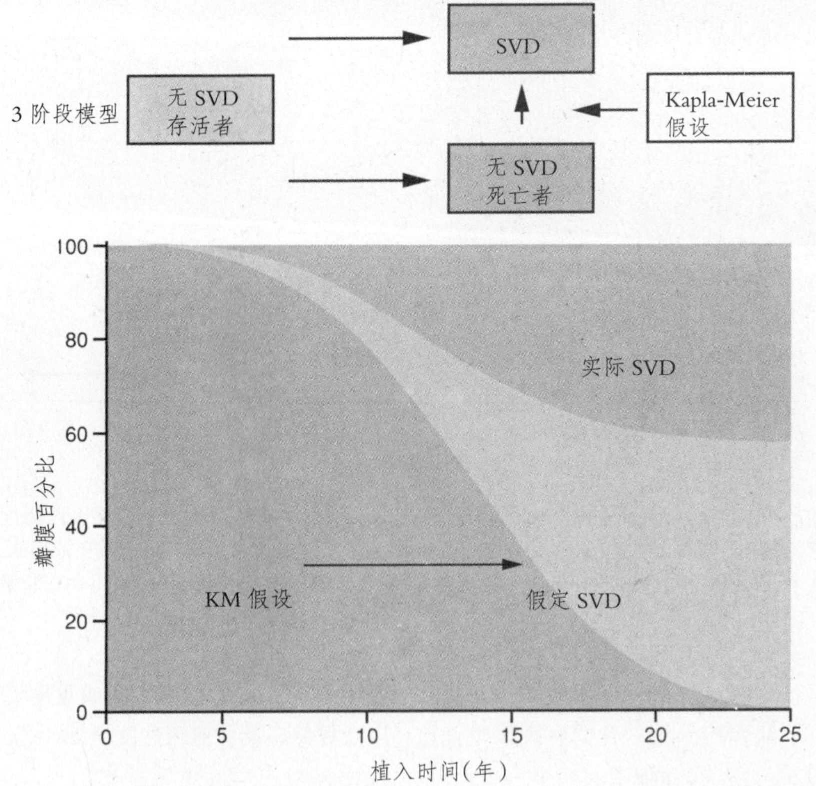

图45.6　保险精算分析法过度估计了瓣膜结构毁损(SVD)。Kaplan-Meier方法学假设那些发生SVD前死亡的患者最终将会出现SVD。此组患者称为"虚拟SVD患者"。(Reprinted with permission from GL Grunkemeier, YX Wu,Interpretation of nonfatal events after cardiac surgery: Actual versus actuarial reporting.J Thorac Cardiovasc Surg 2001 ;122:2160.)

法，而不是保险精算(图45.6)。用这些统计方法可以确认主动脉生物瓣膜的耐久性与患者手术时的年龄呈负相关，还证明了60岁以上患者因生物瓣膜毁损再次手术的比例低于15%(图45.7)。

无症状患者

无症状的主动脉瓣狭窄

对于无症状的主动脉瓣狭窄的治疗存在争论。尽管普遍认为无症状的主动脉狭窄患者的生存率较高且猝死的风险低，但的确存在风险。对于无症状患者，必须权衡猝死与主动脉瓣置换术的围术期风险及人工瓣膜本身所带来的长期风险。外科医生面临的挑战是确定哪些无症状的患者应该接受主动脉瓣置换术。

非手术治疗的风险

长期以来一直认为无症状患者的猝死风险非常低，通常不到1%，但也有高达9%的报道。这些资料的大部分都来自于还不能准确判断主动脉狭窄的程度的时代。现在的研究采用超声心动图对主动脉狭窄进行全面评估，以临床死亡或主动脉瓣置换为终点观察无症状患者的结果。一项严谨的研究发现，无症状主动脉狭窄非手术患者的猝死风险约为6%。此外，还必须考虑到一旦出现症状，死亡率为3%~4%。或许是由于这种原因，在等待主动脉瓣置换术的患者中，超过6个月的患者死亡率高达7%。

症状的显露

对于超声心动图诊断为主动脉瓣明显狭窄的患者，重要的是确认患者是否真正没有症状。可以通过运动实验予以客观评价(蹬车)。尽管有症状的主动脉瓣狭窄患者没有必要进行该实验,而且存在风险,但是运动实验对无症状患者是安全的。可在严密的监测下进行改良Bruce实验,如果出现症状、收缩压下降10mmHg以上、发生心律失常或ST段发生改变则为运动实验阳性。运动实验阳性的患者应该被归为有症状组并考虑手术。高达66%的无症状患者运动实验为阳性。

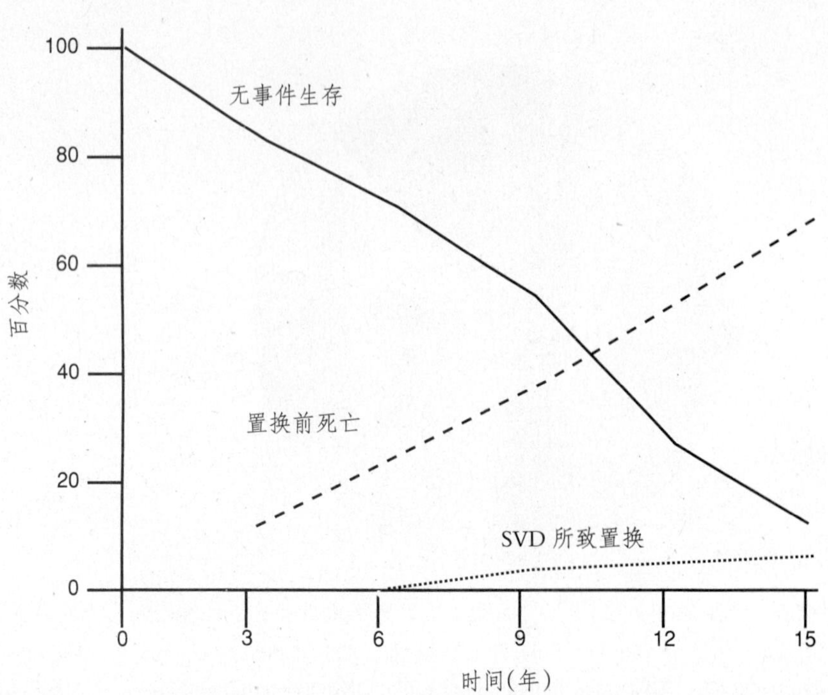

图45.7 牛心包生物瓣置换主动脉瓣,15年后因瓣膜结构毁损(SVD)而二次手术的风险小于15%。(Reprinted with permission from MK Banbury, DM Cosgrove 3rd, JA White, et al.Age and valve size effect on the long-term durability of the Carpentier-Edwards aortic pericardial bioprosthesis. Ann Thorac Surg 2001;72:753.)

运动实验阴性患者的转归

对运动实验阴性的患者必须严密随访,观察主动脉瓣狭窄的血流动力学进展情况。一般来讲,主动脉流速平均每年增加0.3m/s,主动脉瓣口面积平均每年降低0.1cm^2。但是流速主要依赖于心室的收缩性,如果心室功能降低,流速可能没有改变。另外,主动脉瓣狭窄患者的血流动力学进展的个体差异很大,难以预计具体某一患者的临床进展情况。

目前已经确定了几个参数有助于对无症状患者进行分层。Otto及其同事确定主动脉流速是患者最重要的特异性指标。无症状患者中主动脉流速>4m/s为极高危组,因为如果不进行瓣膜置换,其两年的生存率只有21%(图45.8)。

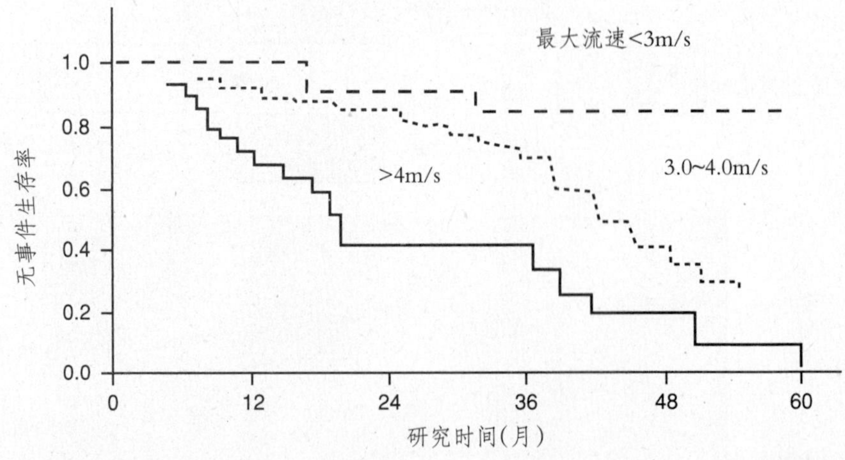

图45.8 主动脉内血流速度>4m/s时,预测无症状的主动脉瓣狭窄患者无事件的生存率会迅速下降。(Reprinted with permission from CM Otto, IG Burwash, ME Legget, et al. Prospective study of asymptomatic valvular aortic stenosis. Circulation 1997;95;2262.)

除了主动脉绝对流速>4m/s以外,长期随访中连续超声心动图检查显示主动脉流速迅速增加的患者,其发生心血管事件的风险性加大。一项研究发现,无症状的主动脉瓣狭窄患者主动脉流速每年平均增加0.14m/s,而发生过心血管事件的患者的流速每年增长0.45m/s。

患者的年龄和主动脉瓣钙化也非常重要。随访发现在无症状患者中,主动脉流速大于4m/s而年龄大于50岁的患者更易发生心血管事件。值得注意的是,就在该组中,瓣膜中、重度钙化多伴有心血管事件(图45.9)。

从实用的角度我们发现以下几点很有帮助。经仔细询问病史后,对于没有症状的患者要进行运动试验,运动实验阳性的患者应该手术治疗。如果运动实验阴性,我认为欧洲心脏学会的建议有一定帮助。如果主动脉血流速度>4m/s、主动脉瓣中度或重度钙化以及每年主动脉血流速度增加>0.3m/s,我建议行主动脉瓣置换术。另外,我还建议左心室射血分数(LVEF)<50%的患者应实施主动脉瓣置换,因为这提示主动脉瓣狭窄已造成左心室功能减退。

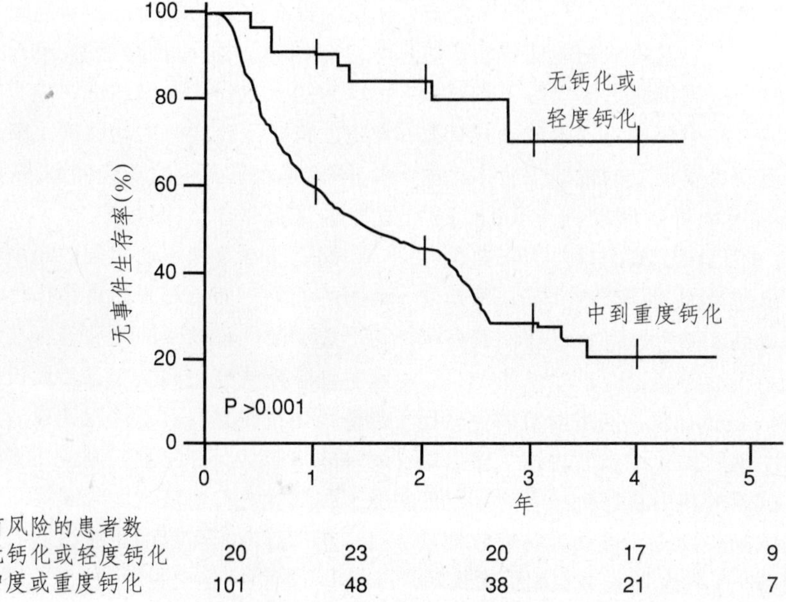

图45.9　瓣膜明显钙化，预测无症状的主动脉瓣狭窄患者无事件的生存率迅速下降。(Reprinted with permission from R Rosenhek, T Binder, G Porenta. Predictors of outcome in sever, asymptomatic aortic stenosis. Reprinted with permission from N Engl J Med 2000;343:611.)

无症状的主动脉瓣反流

对于有症状的主动脉瓣反流患者，主动脉瓣置换的手术指征已经明确。但是，严重主动脉瓣反流而无症状患者的自然病程还不十分清楚。临床诊断为重度主动脉瓣反流的患者，10年后75%已死亡或接受了主动脉瓣置换术。现在已经清楚，确诊后一部分无症状的重度主动脉瓣反流的患者需要行主动脉瓣置换术。主动脉瓣置换的指征取决于左心室的大小和功能。

一致的意见认为，对于重度主动脉瓣反流而无症状的患者，如静息时左心室射血分数低于正常者，应行主动脉瓣置换术。因为这些患者中每年有25%可发展为心力衰竭或死亡。有证据表明，左心室扩张与发生心力衰竭或死亡极其相关。左心室收缩末内径>55mm（或>25mm/m²）或舒张末内径>80mm是主动脉瓣置换的指征。同样，超声心动图随访中，如果发现左心室射血分数迅速下降或左心室内径迅速增加，也是主动脉瓣膜置换的指征。尽管在静息状态下心肌功能正常，但运动时可能出现异常。因此，运动实验可以揭示潜在的心肌收缩功能异常；运动试验时LVEF降低>5%，是主动脉瓣置换的强烈指征。

跨瓣压差低的主动脉瓣狭窄

最具有挑战性的是那些跨瓣压差低、左心室功能严重障碍的主动脉瓣狭窄患者。主动脉瓣狭窄时跨瓣压差<30mmHg即归为低压差。如用药物治疗，这些患者通常存活时间少于2年，1年和4年的生存率分别为41%和15%。由于主动脉瓣狭窄的患者中此种情况<5%，因此这类患者主动脉瓣置换后的临床效果尚未肯定。长久以来，该类患者行主动脉瓣置换术的手术死亡率非常高，以至于一些作者认为此类患者不宜手术。

如果患者就诊时左心室重度功能障碍而且压差小，此时可能难以断定这种左心功能异常是原发性还是继发性的。继发于主动脉瓣狭窄的左心功能异常主要是由于后负荷不匹配所致。重度主动脉瓣狭窄时，通过左心室肥厚、增加压力负荷而代偿，使室壁张力正常。此种代偿方式在开始之初能维持正常的LVEF和心输出量。当左心室不能通过增加室壁张力而代偿时，后负荷不能匹配，左心室收缩功能继发性下降。此时尽管存在重度主动脉瓣狭窄，但跨瓣压不高。如果左心室具有收缩功能（收缩储备功能），主动脉瓣置换的临床效果相当好；手术死亡率低，主动脉瓣置换后左心室功能可以得到改善。

另一方面，左心室功能障碍可以是原发性的，而不是继发于主动脉瓣狭窄。如果每搏射血量明显减少，左心室功能减退时可能难以完全冲开轻度钙化的主动脉瓣，此种情况被称为“相对性主动脉瓣狭窄”。这些患者存在心肌病变（缺血性或其他原因）而仅有轻度主动脉瓣狭窄。

对于外科医师和患者来讲，首要的问题是手术风险和术后能否得到改善。其答案必须基于压差低的主动脉瓣狭窄伴严重左心功能不全患者的临床资料，而目前这种资料极其有限。Carabello及其同事最早关注此问题，1980年他们报道了在14例患主动脉瓣狭窄、低LVEF及心力衰竭患者的主动脉瓣置换中获得的经验。这14例患者的跨瓣压差<30mmHg，换瓣术后患者不是死亡就是生活质量很差。相反，那些跨瓣压差较高的患者，尽管存在严重的左心室功能异常，但解除主动脉瓣狭窄后效果很好。因而作者强调了这个事实，尽管术前患者都存在重度左心室功能异常，但有的患者术后心室收缩性得以恢复，效果良好，而有的患者心室收缩功能没有恢复，手术效果较差。他们认为，术前跨瓣压差有助于确定哪些患者可以从手术中受益。

在随后的25年中，由于手术效果不理想，对此类患者外科医生一直非常谨慎地选择主动脉瓣置换手术。1990年Lund报道了主动脉瓣置换术的预后与术前跨瓣压差呈负相关；那些压差<35mmHg的患者手术效果非常差。1993年Brogan及其同事报道了低跨瓣压差伴左心室功能异常患者的手术死亡率为33%(18位患者中6例死亡)。但是在12例存活的患者中,10患者的临床症状得到明显改善。作者认为此组中的确有部分患者能够受益于主动脉瓣置换术。Connolly及其同事于2000年证实了此结果，在52例患者中手术死亡率为21%,5年生存率低于50%。然而一部分患者的心功能状态和LVEF得到明显改善。2002年，Pereira及其同事报道了68例主动脉瓣置换手术和89例药物治疗的对比观察。在这些严格筛选的患者中,手术死亡率为8%,主动脉瓣置换术后1年和3年生存率分别为82%和78%。药物治疗组3年生存率仅有15%(图45.10)。

汇总所有资料，数据提示低跨瓣压差伴重度左心室功能异常的主动脉瓣狭窄患者可以根据主动脉瓣狭窄严重程度和左心室收缩功能储备状态进行分组。这可以通过多巴酚丁胺试验来完成。在用超声心动图或心导管监测血流动力学反应的情况下，多巴酚丁胺的用量可逐渐加大至40μg/(kg·min)。多巴酚丁胺的反应为每搏量和心输出量增加、跨瓣压差增加。每搏量至少提高20%为心室收缩功能储备的证据。

Nishimura及其同事对21例伴低压差的主动脉瓣狭窄患者进行了多巴酚丁胺试验，其中有15例患者对多巴酚丁胺试验有反应，被认为具有收缩功能储备。这些患者的手术死亡率为7%(仅1例死亡)，而6例术前无收缩储备的患者中,围术期有2例死亡(33%)，另有2例30天后死于心力衰竭。在一个大样本的多中心研究中,Monin及其同事对136例低跨瓣压差的主动脉瓣狭窄患者进行了超声心动图多巴酚丁胺试验。其中92例患者有收缩功能储备，另外44例无收缩功能储备。有收缩功能储备的92例患者中，有64例接受了主动脉瓣置换术，手术死亡率为5%。相反，没有收缩功能储备的44例患者中,31例接受了主动脉瓣置换,手术死亡率为32%。另外,他们还进一步明确肯定，跨瓣压差低的主动脉瓣狭窄患者,不论是否具备收缩功能储备,药物治疗效果都非常差(图45.11)。

我们非常重视主动脉瓣的超声心动图的征象。如果瓣膜严重钙化伴活动严重受限，可以明确该患者存在重度主动脉瓣狭窄。反之,如果瓣膜没有严重钙化或瓣膜的活动情况比患者所表现的临床状况好，我们则应用多巴酚丁胺试验进行血流动力学观察。

超声心动图多巴酚丁胺试验有两个作用。当每搏输出量(也包括心输出量)增加20%以上时,说明心肌存在收缩储备。如果患者每搏输出量增加的同时跨瓣压差也增大，我们可以断定该患者可以接受主动脉瓣置换术,而且术后LVEF和心功能可以得到改善。然而，如果多巴酚丁胺试验每搏输出量(也包括心输出量)及跨瓣压差不增加，则说明该患者没有收缩储备或不存在严重的主动脉瓣狭窄，不推荐主动脉瓣置换术。

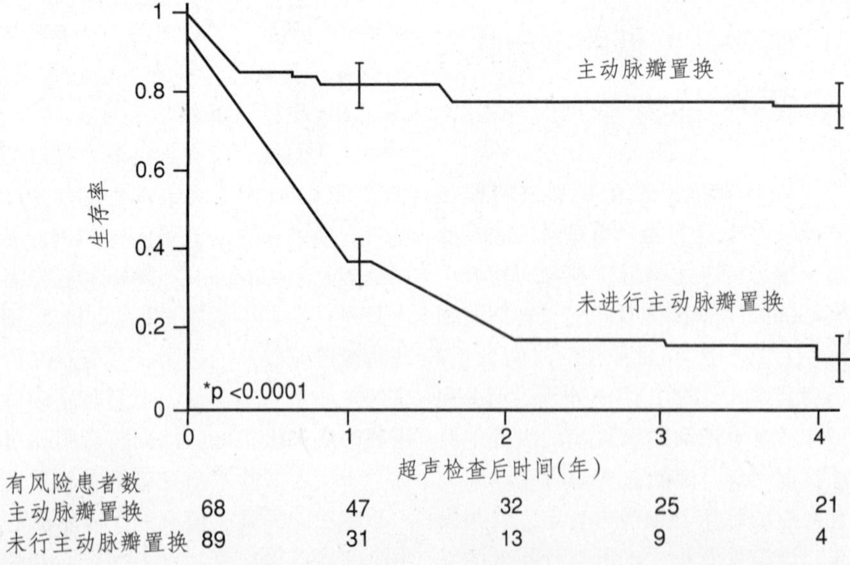

图45.10 主动脉瓣置换可明显提高重度左心室功能障碍、跨瓣压差低的主动脉瓣狭窄患者的生存率。(Reprinted with permission from Pereira, MS Lauer, M Bashir, et al. Survival after aortic valve replacement for severe aortic stenosis with low transvalvular gradients and severe left ventricular dysfunction. J Am Coll Cardiol 2002;39:1356.)

“预防性”主动脉瓣置换

对于轻到中度主动脉瓣狭窄的患者在行冠状动脉旁路移植手术时是否需要置换主动脉瓣这个问题，目前仍存在争论。1994年,Collins及其同事报道了曾经做过冠状动脉旁路移植术再施行主动脉瓣置换的手术死亡率高(18.2%)。不久,另外几个研究小组也报道了同样的结果。基于这些报道,国际上对轻到中度主动脉瓣狭窄的患者进行冠状动脉移植术的同时开始倾向于预防性地施行主动脉瓣置换术。“预防性”主动脉瓣置换手术一直受到争议，因而对这些患者的治疗策略也在不断地发生较大变化。

冠状动脉旁路移植术的同时预

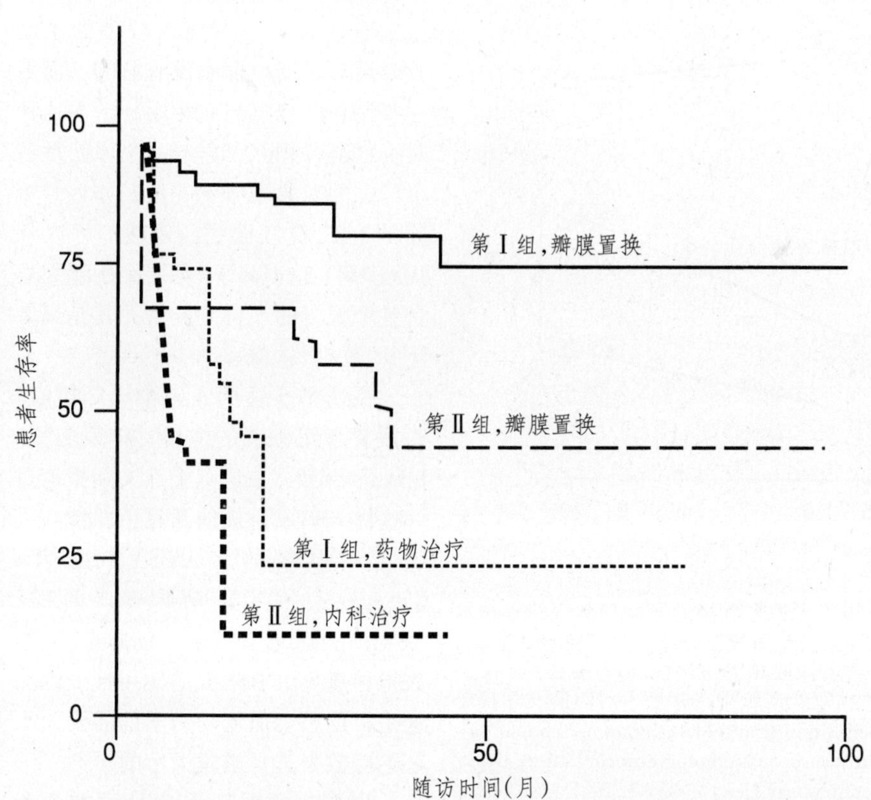

图45.11　术前评估心肌收缩储备功能，可以确定哪些患者重度左心室功能障碍、跨瓣压差低的主动脉瓣狭窄患者，他们能从主动脉瓣置换术中受益，手术死亡率较低。Reprinted with permission from JL Monin, JP Quere, M Monchi, et al. Low-gradient aortic stenosis. Operative risk stratification and predictors for long-term outcome: A multicenter study using dobutamine stress hemodynamics. Circulation 2003;108:319.）

防性置换主动脉瓣的支持者们强调主动脉瓣狭窄是一个不可逆的病理过程，这些患者再接受第二次手术具有较高的死亡率和病残率。那些不主张预防性瓣膜置换者强调，换瓣手术不可避免地让大量患者面对与瓣膜相关的死亡和病残的风险。尽管临床上可以观察到主动脉瓣狭窄患者在相对短时间内从无症状发展为有症状，但难以判断哪些患者属于此类情况。争论的焦点在于需要搞清楚轻到中度主动脉瓣狭窄患者的自然病程，以及冠状动脉旁路移植术后再做主动脉瓣置换的风险。

目前还不十分清楚轻到中度主动脉瓣狭窄患者的自然病程。Horstkotte及Loogen报道了轻度主动脉瓣狭窄（主动脉瓣瓣口面积>1.5cm^2)的患者，10年之后只有8%发展为重度主动脉瓣狭窄。同样，Turina及其同事报道，10年之后只有15%的患者死亡或需要进行主动脉瓣置换。这些资料表明，中度主动脉瓣狭窄（主动脉瓣瓣口面积为1.0~1.5cm^2）的自然病程较难确定，但肯定比轻度主动脉瓣狭窄差。Turina及其同事报道中度主动脉瓣狭窄患者3年无事件的生存率为100%，但10年之后只有35%。最近，Rosenhek及其同事报道了轻到中度主动脉瓣狭窄（主动脉流速2.5~3.9m/s)的不良预后。他们对176名患者进行了随访，随访时间平均48个月，33例接受了主动脉瓣置换，34例死亡。5年无事件生存率为60%。发生事件最强烈的预测因子为主动脉瓣膜钙化、主动脉流速峰值>3m/s、年龄>50岁和冠心病。来源于Rosenhek的资料与Otto的资料一致，这些资料清晰表明中度主动脉瓣狭窄的患者在较短时间内血流动力学可能出现改变。

近年来冠状动脉搭桥手术后再行主动脉瓣置换的手术死亡率明显下降。心肌保护的方法改进、手术及麻醉技术的提高以及大量二次手术经验的积累使手术效果得到改善。最近有报道发现冠状动脉搭桥术后行主动脉瓣置换的平均间隔时间为7~9年。在这些报道中，主动脉瓣置换的手术死亡率约为7%，与在同一医学中心同期施行主动脉瓣置换和冠状动脉搭桥术的手术死亡率没有明显区别，这说明已经达到预期目标。

这些资料说明轻度主动脉瓣狭窄患者（主动脉瓣瓣口面积>1.5cm^2，主动脉流速<2.5m/s)在行冠状动脉搭桥术时，因为瓣膜病变的预后良好，不需要同时进行主动脉瓣置换。根据数学模型估计，如果对这些患者“预防性”施行主动脉瓣置换，10年之内的死亡率很高(图45.12)。另一方面，年龄大于65岁的行冠状动脉搭桥术的患者，如果存在中度以上的主动脉瓣狭窄、主动脉瓣口面积<1.2cm^{2}和(或)主动脉内流速>3m/s且同时伴有主动脉瓣钙化，在随后几年中很可能会出现有症状的主动脉瓣狭窄。对这类患者有理由在行冠状动脉旁路移植手术的同时置换主动脉瓣。

内乳动脉通畅的主动脉瓣置换

以前做过冠状动脉旁路移植手术，尤其是内乳动脉通畅的患者，再施行主动脉瓣置换术在技术上有一定难度。死亡率为6%~17%，明显高于首次主动脉瓣置换。这种高死亡率与术中

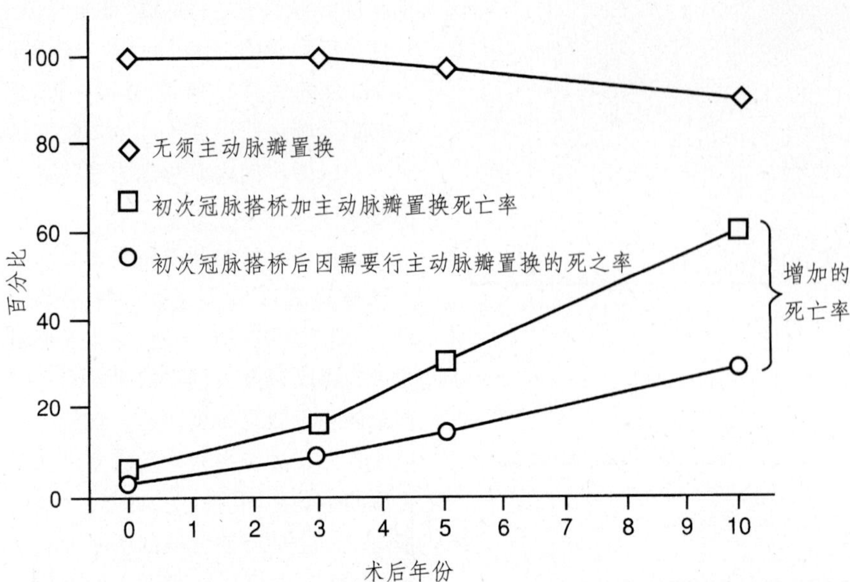

图45.12 严重冠状动脉疾病伴轻度主动脉瓣狭窄的患者接受冠状动脉旁路移植术(CBS)的转归。由于此类患者术后10年内接受主动脉瓣置换(AVR)的可能较小,因此大多数主动脉瓣置换术是不必要的。由于存在与瓣膜相关的死亡,那些接受了不必要的主动脉瓣置换术的患者的死亡率高于那些在冠状动脉旁路移植术后因需要才接受主动脉瓣置换术的患者。(Reprinted with permission from SH Rahimtoola. Should patients with asymptomatic mild or moderate aortic stenosis undergoing coronary artery bypass surgery also have valve replacement for the aortic stenosis? Heart 2001;85:337.)

损伤内乳动脉或者因内乳动脉通畅而使心肌保护不到位有关。

为尽可能减少损伤内乳动脉的风险，有的外科医生推荐采用中度或深低温体外循环(20℃),阻断升主动脉，灌注心脏停搏液。但避免分离内乳动脉的蒂部。有些外科医生在主动脉阻断期间让内乳动脉开放，而持续经冠状静脉窦逆行灌注心脏停搏液。无论应用上述哪种方法，手术期间来自于内乳动脉的血流都会冲走心脏停搏液,并使心脏复温。第三种方法是采用深低温和停循环。

尽管这些方法对于那些内乳动脉与胸骨后紧密粘连，难以安全分离的患者有用，但最好的方法是游离出内乳动脉并在手术期间予以阻断。甚至可以在二次劈开胸骨前通过锁骨上切口先游离内乳动脉。阻断内乳动脉血流后，可以保证心脏停搏液不会被冲走,均匀降低心脏温度。

由于在近端主动脉外有大隐静脉吻合口，可能难以通过标准主动脉切口暴露主动脉瓣。据我个人经验,这种情况下选择腋动脉插管非常有用。这样只需在无名动脉近端阻断主动脉即可，可以留出几厘米长的升主动脉不受插管影响。在这段升主动脉上,医生可以沿着患者右侧从主动脉轴向后切开(避免损伤近端吻合口)。这样可以不损伤前次手术的近端吻合口而且能很好地显露主动脉瓣。

小主动脉瓣环

术者选择合适的人工瓣膜的目标是使置换后的跨瓣压差最低。这样,主动脉瓣置换术后增加的左心室体积指数(因主动脉植瓣狭窄而代偿性增高)可以降低。如果植入的主动脉瓣太小，造成“患者-瓣膜不匹配”,会遗留较高的跨瓣压差，这是人们一直关心的问题。因而也导致人们对如何处理小主动脉瓣环争论不休。

有的作者证明植入较小的主动脉瓣后对长期生存率没有影响，而另一些作者的观点与此相反。造成这种对资料解释相互矛盾的一个原因是各个厂家的瓣膜型号不一致。如19号瓣膜的有效瓣口面积（EOA）可以从1.0cm^{2}到1.3cm^{2}不等。另一个干扰因素是各个报告的人群差异（尤其是患者年龄、性别、体格)。

在选择合适的人工主动脉瓣时，必须要考虑患者的体格（体表面积，BSA)和年龄。在这点上有文献报道过一些尚未形成条规的意见，即植入人工主动脉瓣的EOA/BSA不应当<0.8cm^2/m^2。因为主动脉瓣口面积<0.6cm^2/m^{2}时,属于重度主动脉瓣狭窄。该指导意见具有很大的实用性，因为这是根据患者血流动力学的需要而不是绝对数来选择瓣膜大小的。

该方法的含义是,BSA大的患者比BSA小的患者需要更多的过瓣血流（心排血量)。已知患者BSA和各种特定型号瓣膜的EOA后，即可估计出达到患者所需要EOA/BSA值的瓣膜大小(图45.13)。因为“患者-瓣膜不匹配”可能对患者5~7年的生存率影响不大，所以还必须考虑到患者的其他特殊性因素,如年龄和活动量。如一个60岁的长跑运动员所需要的EOA就比一个80岁的伏案工作者大。但是,在选择瓣膜的大小上该方法还是非常有用的。

为了能植入合适的瓣膜，有可能需要扩大主动脉瓣环。大多数有关主动脉瓣置换的报道表明很少扩大瓣环,而且死亡率较高。目前有几种扩大主动脉瓣环的方法，我喜欢如下的方法(图45.14)：

1. 从无冠瓣的中点扩大瓣环,这需要延长主动脉切口。

2. 将切口延伸至主动脉瓣环与二尖瓣间的纤维垫，但不必切开二尖瓣环或二尖瓣前叶。

3. 在切口的顶点缝一块涤纶补

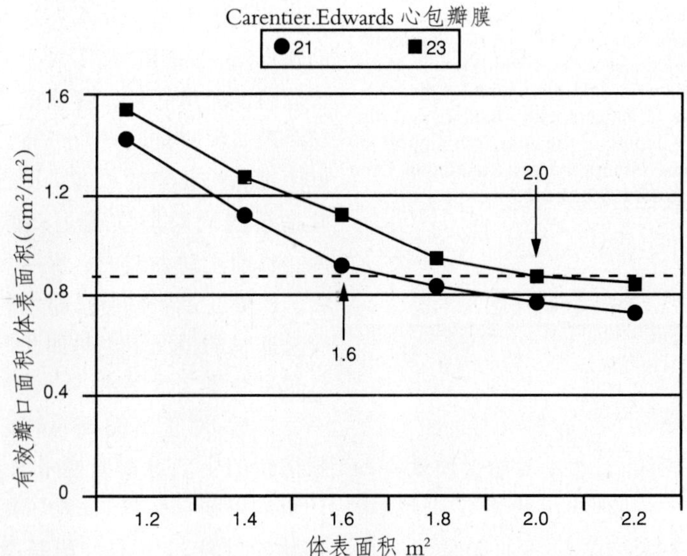

图45.13　以Edward Life公司的21号与23号心包瓣膜为例，证明体表面积(BSA)对患者-瓣膜不匹配的影响。BSA为1.6m²的患者植入21号瓣膜，有效瓣口面积指数(EOA/BSA)为0.9cm²/m²。同样，如果给BSA>2.0m²的患者植入23号瓣膜，可能会造成患者-瓣膜不匹配现象。(Reprinted with permissin from V　Rao, WRE Jamieson, J Ivanov, et al. Prostehsis- patient mismatch affects survival after aortic valve replace ment. Circulation 2000;102:Ⅲ-5.)

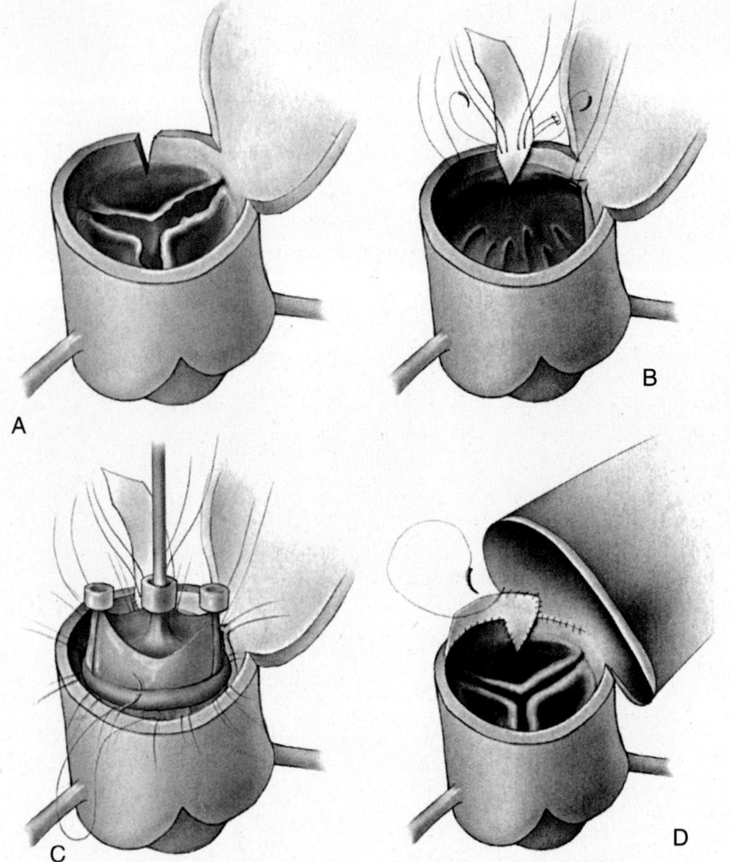

图45.14　主动脉瓣环扩大术的方法。(A)在无冠瓣叶中点延长主动脉切口，超过主动脉瓣环。(B)部分缝合血管补片。(C)植入瓣膜，在补片部位换瓣线由外向里缝入。(D)将补片拉向前方，关闭主动脉切口。

片。通常该片为2cm宽，用5-0带垫片聚丙烯线将补片与左心房顶和主动脉切口的尖端缝合。补片与主动脉的缝合长度约5cm。

4. 缝合换瓣线。用4针带垫片的换瓣线，由外向内穿入主动脉腔。技术上应注意：补片两个边缘的带垫片水平褥式缝合法的第一针要从主动脉壁穿入，第二针从补片穿入。在两个缘中间的另外两针带垫片线采用常规的缝合方法，我们喜欢使用4-0的聚丙烯线，因为这种线穿过垫片的针眼小，很少出血。

5. 将补片向前拉，关闭主动脉切口。技术上应注意：如果补片太宽，可能会造成近端主动脉壁移位，这样会引起右冠状动脉开口移位或扭曲。为了避免此现象发生，该区域补片的宽度不能超过1.5~2cm。关闭主动脉切口后，可以顺行灌注心脏停搏液来检查有无漏血。在中和肝素以前，补片处可能会有少量渗血。但是，任何部位的出血，尤其补片尖端的出血，一定要在开放主动脉前修补好。

推荐读物

Banbury MK, Cosgrove DM III, White JA, et al. Age and valve size effect on the long-term durability of the Carpentier-Edwards aortic pericardial bioprosthesis. Ann Thorac Surg 2001;72:753.

Borer JS, Bonow RO. Contemporary approach to aortic and mitral regurgitation. Circulation 2003;108:2432.

Byrne JG, Karavas AN, Filsoufi F, et al. Aortic valve surgery after previous coronary artery bypass grafting with functioning internal mammary artery grafts. Ann Thorac Surg 2002;73:779.

Grover FL, Edwards FH. Similarity between the STS and New York State databases for valvular heart disease. Ann Thorac Surg 2000;70:1143.

Grunkemeier GL, Wu Y. Actual versus actuarial event-free percentages. Ann Thorac Surg 2001;72:677.

Kuralay E, Cingoz F, Gunay C, et al. Supraclavicular control of patent internal thoracic artery graft flow during aortic valve replacement. Ann Thorac Surg 2003;75:1422.

Lung B, Gohlke-Barwolf C, Tornos P, et al. Working Group Report. Recommendations on the management of the asymptomatic pa-

tient with valvular heart disease. Eur Heart J 2002;23:1253.
Monin JL, Quere JP, Monchi M, et al. Low-gradient aortic stenosis. Operative risk stratification and predictors for long-term outcome: A multicenter study using dobutamine stress hemodynamics. Circulation 2003;108: 319.
Nishimura RA, Grantham JA, Connolly HM, et al. Low-output, low-gradient aortic stenosis in patients with depressed left ventricular systolic function. The clinical utility of the dobutamine challenge in the catheterization laboratory. Circulation 2002;106:809.
Otto CM, Burwash IG, Legget ME, et al. Prospective study of asymptomatic valvular aortic stenosis. Circulation 1997;95:2262.
Rahimtoola SH. Should patients with asymptomatic mild or moderate aortic stenosis undergoing coronary artery bypass surgery also have valve replacement for the aortic stenosis? Heart 2001;85:337.
Rao V, Jamieson WRE, Ivanov J, et al. Prosthesis–patient mismatch affects survival after aortic valve replacement. Circulation 2000;102: III-5.
Rosenhek R, Binder T, Porenta, G. Predictors of outcome in severe, asymptomatic aortic stenosis. N Engl J Med 2000;343:611.
Sommers KE, David TE. Aortic valve replacement with patch enlargement of the aortic annulus. Ann Thorac Surg 1997;63:1608.
Task Force on Practice Guidelines (Committee on Management of Patients with Valvular Heart Disease). ACC/AHA guidelines for the management of patients with valvular heart diseases: A report of the American College of Cardiology/American Heart Association. J Am Coll Cardiol 1998;32:1486.

编者评述

I.L.K.

Fullerton 对主动脉瓣置换术进行了全面阐述。他提出的关于主动脉瓣置换的手术指征给我的印象尤其深刻。外科医师必须熟知药物和手术治疗瓣膜疾病的方法，真正成为这方面的专家，这样才能选择恰当的手术时机。这点十分重要，怎样强调都不过分。Fullerton 全面介绍了手术时机及手术的危险因素。我本人基本同意他的观点。一般来讲，除了对于二次手术十分恐惧的患者外，我偏重于选用组织瓣膜。我完全同意对于高龄伴有中度主动脉瓣狭窄的患者，在行冠状动脉搭桥的同时应实施主动脉瓣置换术。目前主动脉瓣的二次手术是安全的，即使在冠状动脉搭桥术的移植血管是通畅的情况下也是如此。然而，应尽量避免第二次手术。

最后，对于不需要同时行冠状动脉搭桥的主动脉瓣置换术患者，我已开始采用胸骨小切口。除了用经皮股静脉插管外，手术方法基本上与标准的胸骨切口相同。这种小切口显露效果很好，我认为可以完成同样的手术。

（刘刚 译 解基严 校）

第 46 章

主动脉瓣置换:ROSS 手术

Ronald C. Elkins

现在世界上越来越多的外科医生对儿童及活动量较大的成人患者采用自体肺动脉置换主动脉瓣，该术式是1967年由Ross首次施行的。自体肺动脉具有活性,可以随年龄而生长,可作为永久性瓣膜置换物,不需抗凝治疗,而且具有与正常主动脉瓣相同的血流动力学特性。经最近15年经验的积累,其适应证已经拓展到新生儿、心内膜炎及合并升主动脉疾病的患者。通过对Ross术后患者的常规超声心动图检查,现在已搞清楚手术失败的原因,并在此基础上对该手术进行了改进,包括避免主动脉瓣环与肺动脉瓣环不匹配、预防升主动脉扩张及动脉瘤形成、选择合适的术式以及患者的选择。鉴于部分患者术后不久重建右心室流出道的异体移植物即出现问题，以及异体移植物的来源有限，使得外科医生去选择替代的瓣膜或手术。一些研究者正在研究去细胞构成的同种异体移植物和异种瓣膜或异体管道，以减少对异体移植物的免疫反应，提高其耐久性。随着有关手术指征、操作技术长期经验的积累以及远期效果的认识,Ross手术将不断地得以完善。

适应证

需要外科治疗的单纯主动脉瓣病变，预期生存超过20年的患者为Ross手术的适应证。此外,抗凝治疗不安全或患者本人不愿终生抗凝、患者相对年轻而不适合异体主动脉瓣移植亦可考虑Ross手术。近年来外科医生采用自体肺动脉置换主动脉瓣感染性心内膜的热情不断高涨，因为自体肺动脉是唯一有活性的主动脉瓣移植物，外科医生可以避免用机械瓣或无活性的生物瓣。最近,由于外科技术的发展，即使患者的主动脉瓣环与肺动脉瓣环的大小差别较大，亦可以应用自体肺动脉置换主动脉瓣。主动脉瓣环较小或主动脉瓣下有明显梗阻的患者可以选择扩大Ross手术 （即Ross手术加Konno心肌切开和切除术）。主动脉瓣关闭不全和主动脉瓣环明显扩张的患者可以应用主动脉瓣环成形术，将主动脉瓣环缩小到其与自身体表面积相匹配的大小，再用Ross手术行主动脉根部及主动脉瓣的置换。

禁忌证

马方综合征或其他影响主动脉瓣的肌原纤维蛋白或弹力纤维的遗传性疾病不能行Ross手术，因为这类疾病同样会影响肺动脉瓣。严重免疫复合物性疾病的患者（幼年型类风湿性关节炎,红斑性狼疮,风湿性心脏病活动期),因为这些引起主动脉瓣病变的病因也可以导致自体肺动脉瓣膜的过早毁损或退变，这些患者不宜行Ross手术。因主动脉扩张症而需要行主动脉瓣和升主动脉置换，尤其是伴有主动脉瓣二瓣化畸形的患者可以考虑Ross手术。而主动脉瓣为正常的3个瓣叶的患者更适于David的方法行瓣膜成形术和升主动脉置换术。

手术技术

正中切开胸骨后,悬吊心包,如果需要切除升主动脉，主动脉插管的部位应在无名动脉的起始部或更远处。上、下腔静脉分别插管，为了便于显露,上腔的引流管直接插在上腔静脉,必要的话可以在直视下行冠状窦插管,逆行灌注心脏停搏液。开始转流前应先分离主动脉根部的脂肪组织,以认清右冠状动脉的起始部，还要分离主-肺动脉之间的外膜直到显露出右肺动脉的起始部。心肌保护采用全身中低温(30℃~32℃)、心脏表面冰屑降温以及顺行及逆行结合灌注含血心脏停搏液,以保持心肌温度低于12℃。阻断升主动脉，心脏停搏后于右冠状动脉起始部的上方1.5~2cm处横行切开

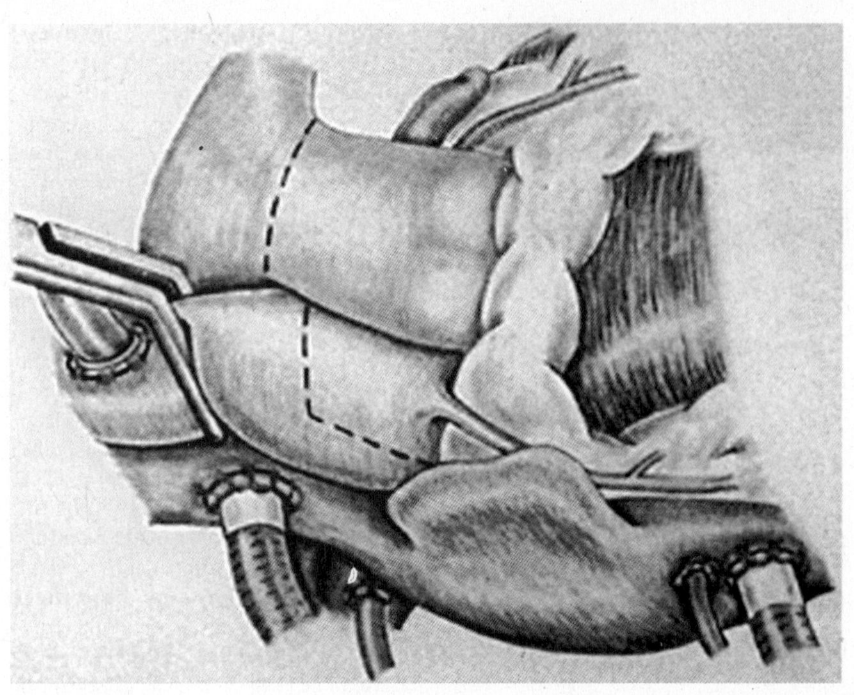

图46.1 插管：远端主动脉，上、下腔静脉分别插管，上腔插管荷包缝合于上腔静脉，通过右上肺静脉行左心室引流，右心房插入逆行灌注管。所有图示为手术者位于患者右侧。

升主动脉(图46.1)。向右延长主动脉切口到无冠窦的中点，终止于主动脉瓣环上方2~3mm，在主动脉切口缘缝合牵引线以充分显露主动脉瓣膜。探查主动脉脉瓣，还要注意主动脉瓣环或冠状窦的任何发育异常，以及冠状动脉开口的位置及关系。在主动脉瓣环切除主动脉瓣，测量主动脉瓣环的直径。如果无明显主动脉瓣环发育不良，3个冠状窦大小相似，冠状动脉开口位置正常(各个开口之间约为120°)以及主动脉瓣环直径为20~25mm，我们应用柱形植入法将自体肺动脉植入主动脉内，而对于不符合这些指标的患者，则选择主动脉根替换法，以下分别讨论这两种术式。

柱形植入术

探查和切除主动脉瓣后，在右肺动脉开口处切开肺动脉(图46.2)。先分离肺动脉前面，探查肺动脉瓣。肺动脉瓣必须是3个瓣叶，而且瓣叶之间的交界没有融合及大的孔隙（图46.3)。如主动脉瓣一样，许多肺动脉瓣都可能有小孔(1~2mm)。主动脉二瓣化畸形患者中，2%~3%的肺动脉瓣亦为二瓣化，我们认为存在此类情况的瓣膜不能进行自体移植。(有些医生使用了二瓣化的肺动脉瓣作为自体移植，中期结果显示这些患者较早出现瓣膜退行性改变。)如果肺动脉瓣存在异常，应关闭肺动脉切口，根据医生的习惯和患者的病情选择异体瓣膜、机械瓣膜或生物瓣膜来置换主动脉瓣。如果肺动脉瓣膜正常，则紧贴肺动脉游离肺动脉后面及其瓣膜，切断肺动脉(图46.4)。通过分离肺动脉后方的心包返折进入心包横窦较为方便。必须保护左主干冠状动脉，可以在此动脉内留置一探针以帮助经验不足的医生辨认此结构。贴近肺动脉向后分离肺动脉，直至看到左心室心肌。从肺动脉内，在肺动脉瓣环下3~4mm处定点，用直角钳确定此点所对应的右心室前壁位置(图46.5)。用手术刀切开右心室，确认此切口在肺动脉瓣下，向左延长右心室切口，看清肺动脉瓣环，保持切口在肺动脉瓣环下3~4mm，一直切至左前降支。这时再向右侧分离，当与左侧切口相遇时，整个肺动脉连带瓣膜与右心室流出道完全游离。通常肺动脉和

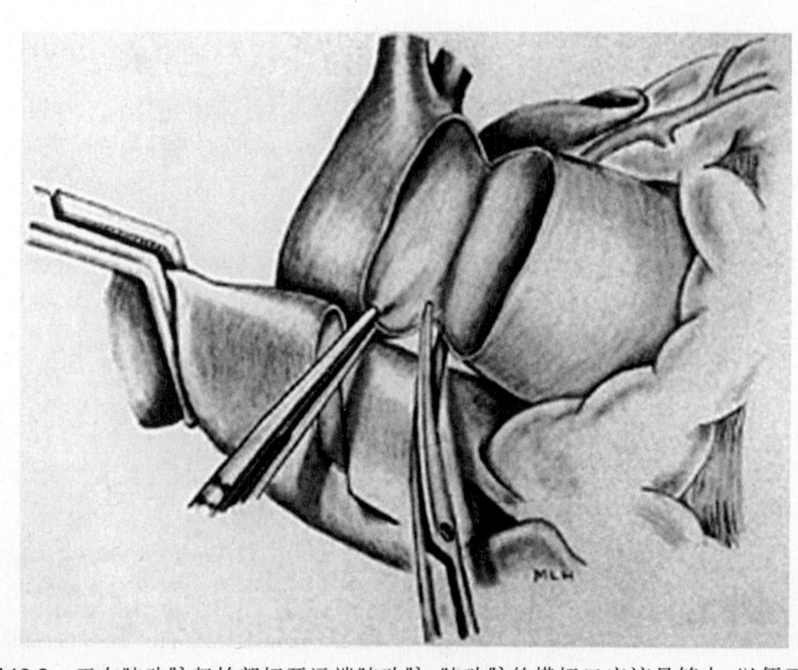

图46.2 于右肺动脉起始部切开远端肺动脉，肺动脉的横切口应该足够大，以便于仔细检查肺动脉瓣。

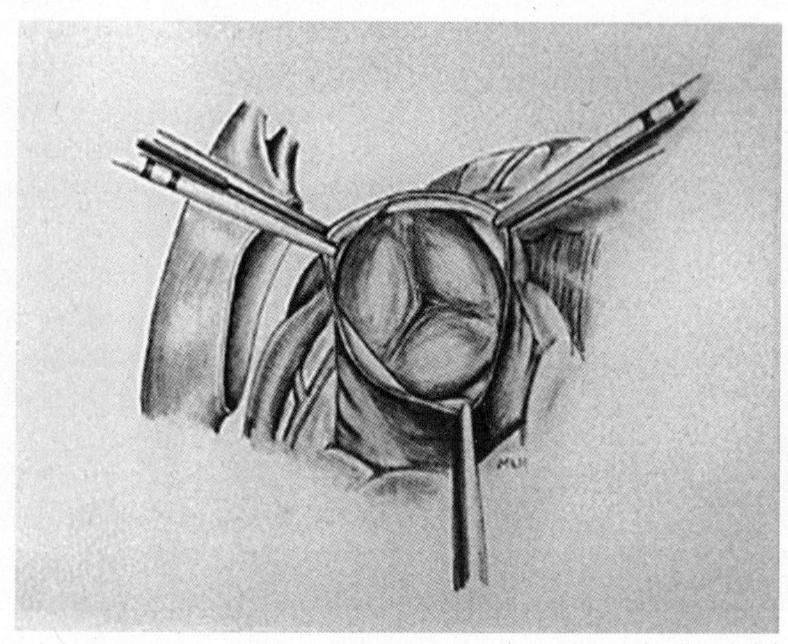

图46.3　正常肺动脉瓣有3个瓣叶,3个窦部的大小相等,瓣膜没有明显的小孔或异常。

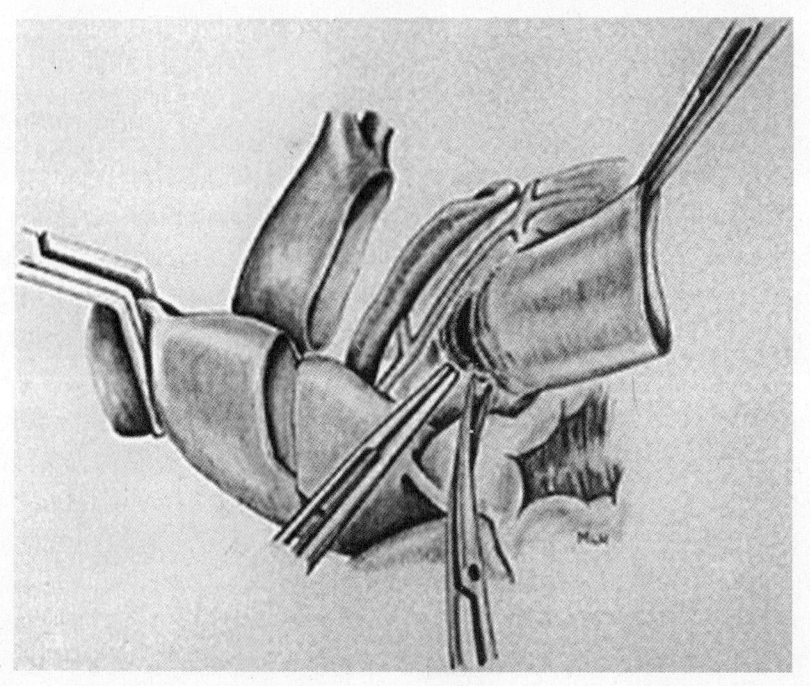

图46.4　从近端后方开始分离自体肺动脉,分离面靠近肺动脉,直到肌部室间隔。注意保护冠状动脉左主干和左前降支。

主动脉在前纤维三角处粘连紧密。沿水平面将右心室后面的肌肉从室间隔上分离(图46.6)。此分离过程必须小心谨慎，在牵拉肺动脉时要避免损伤冠状动脉第一间隔支。最近有人再次描述了正常人和主动脉瓣狭窄患者的第一间隔支解剖。该动脉分支来源于左前降支,在第一对角支的水平发出,沿隔缘肉柱的下缘行走，朝向三尖瓣中间乳头肌和调节束。隔缘肉柱向前延伸较少的患者，第一间隔支距肺动脉后瓣尖较近，此处尤其要小心切勿伤及该动脉。

当肺动脉及其瓣膜从右心室流出道离断后,修剪其近端肌肉缘,肺动脉瓣环下要保留2~3mm心肌。如果用主动脉内柱状包埋法植入肺动脉，须清除肺动脉所有外膜（如果选择根部置换,则不需处理肺动脉外膜)。肺动脉瓣环主要由肌肉构成，其大小不是机械固定不变,它可以扩张到任何大小,因此可以事先将其扩大。植入之前要定位，肺动脉瓣的后窦作为移植后的左冠窦的位置，先在肺动脉瓣环附作瓣叶的最低点缝一针4-0 聚丙烯线，另一端缝至左冠窦主动脉瓣环的最低点,靠近冠状动脉开口(图46.7A)。第二针缝在肺动脉另一个瓣窦底部,该部以后作为移植后的右冠窦，另一端缝在右冠窦主动脉瓣环的最低点,第三针缝到最后一个肺动脉瓣窦和主动脉无冠瓣的瓣环，这样,3针缝线提起主动脉瓣环。因为肺动脉的3个瓣窦大小基本一致，而主动脉瓣的窦部却很少一致，因此在缝合主动脉瓣环的定位线时,要做一些调整。这些缝线将瓣的方向固定好后,在这3针固定线之间的同一平面间断缝合肺动脉与主动脉流出道，此平面不应与肺动脉瓣或主动脉瓣的瓣环平行，而应该在瓣环下方低于瓣交界的水平平面。缝合完毕后将缝线分为3组,将自体肺动脉推到位，并将肺动脉及瓣膜反转塞入左心室内,以便于分别打结(图46.7B)。再将肺动脉及瓣膜翻转回来，检查在缝合过程中有无损伤瓣叶。用4-0 聚丙烯线在肺动脉瓣膜交界处上方1mm水平褥式加固缝合瓣交界，缝针要在主动脉瓣交界上方穿出主动脉壁，这样可以使肺动脉和主动脉壁所受张力一致。其高度通常在主动脉瓣交界上方3~5mm。采用柱状植入肺动脉及其瓣膜，较易确保每一交界处的缝线悬吊张力相等,在主动脉内的方向对称。用橡皮蚊式钳夹持这3针固定缝线先不打结,直到冠状动脉吻合后再打结。对

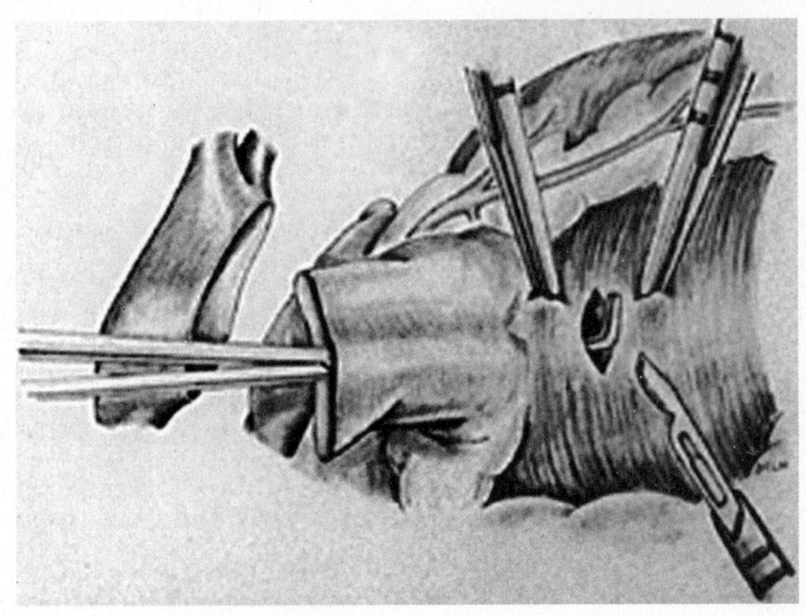

图46.5 用直角钳通过肺动脉瓣确定右心室前壁的部位，切口应离肺动脉瓣环下3~4mm。

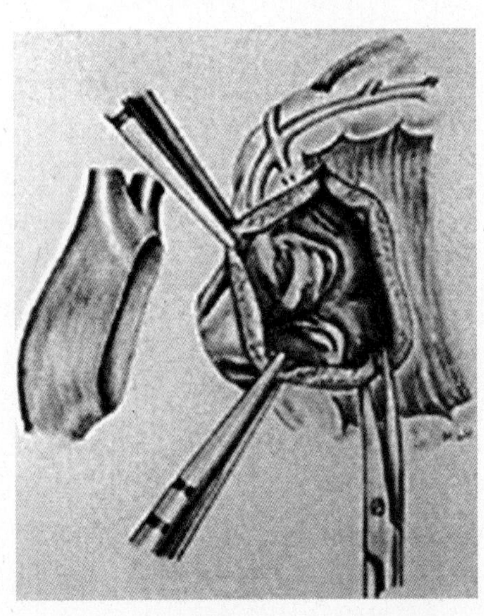

图46.6 从右心室流出道后方解剖自体肺动脉。注意第一间隔穿支的常见位置。它通常紧邻前降支发出的第一对角支。该动脉横跨室间隔肌肉，朝向三尖瓣的圆锥乳头肌。

着左冠状动脉开口方向的肺动脉壁上做一4.5~5.0mm的孔，作为左冠状动脉的吻合口(图46.7C)。用5-0 聚丙烯线将左冠状动脉口缝合至肺动脉的孔上。使用同样方法将右冠状动脉口与肺动脉吻合。

完成冠状动脉的吻合，将肺动脉瓣交界的缝线打结，使肺动脉瓣的交界与主动脉壁靠紧固定。修剪肺动脉远端，保留瓣膜交界处缝线上方2mm的组织以便肺动脉远端的吻合。用4-0聚丙烯线连续缝合远端吻合口，从左冠窦与右冠窦的交界开始起针，全层缝合肺动脉及主动脉壁，在主动脉外膜打结(图46.7D)。然后将缝针穿回主动脉内连续缝合，要保证肺动脉与主动脉的吻合口面光滑。缝合毕后后，用4-0聚丙烯线缝合主动脉切口(图46.7D)。从无冠窦处起针，应穿过肺动脉全层，以闭合无冠窦处主动脉与肺动脉间的潜腔，另外还可以利用肺动脉加固此处主动脉的切口。当缝到肺动脉的远端吻合口时，将缝线的两端穿出主动脉再打结。缝合升主动脉的横切口，经升主动脉排气，开放主动脉阻断钳。此时通过观察左心室引流量及开放阻断钳后主动脉平均压有无降低来评估瓣膜性能。

植入自体肺动脉后，要集中精力重建右室流出道。我们偏好选用同种肺动脉，并且使用的同种肺动脉的直径要大于患者的主动脉瓣环内径。我们通常选择相同年龄的供体，肺动脉的直径为22~27mm之间。选择好同种肺动脉后在进行自体移植手术操作时让其化冻，保持低温、湿润或者先将其放置于心包腔中备用。修剪异体肺动脉，清除肺动脉瓣膜附近的心肌组织，必要时亦可将肺动脉分支去掉。要按照肺动脉的正常解剖方向移植，用4-0聚丙烯线连续缝合，先缝合近端，缝合过程中应小心进针，因为在室间隔部位缝合过深有可能损伤第一间隔支(图46.8)。缝合完近端的后壁就可以复温，再缝合前壁。在缝合肺动脉的远端前，应先对自体肺动脉的分离面止血。该创面常有冠状血管的小分支，须用电刀或缝合的方法止血。彻底止血后，缝合远端吻合口。该吻合有可能会造成远端肺动脉的狭窄，尤其是右肺动脉，要避免将吻合口缝成“荷包”样以及避免右肺动脉的张力，这样可以减少此并发症的发生。

体外循环停止后，在拔管前要先用超声心动图判断自体移植物的功能。彩色多普勒通常可以发现自体肺动脉瓣的微量至少量反流。这表明手术效果良好，而且经验证明这种反流不会随时间加重。2+或3+的反流表明可能存在技术上的失误。此时超声心动图检查或直接探查常会发现瓣叶脱垂。根据我们的经验，这是由于悬吊不到位或3个瓣交界方向有误所致。可以拆除移植物的远端缝线，用重新悬吊瓣交界的方法予以纠正。我们的经验是，大多数的问题是与右冠窦与无冠窦之间的瓣交界相关。利用上述柱形植入术，我们发现没有必要调整或重新做瓣膜，也没有放弃使用自体肺动脉移植物。

根部置换术

根部置换术是使用最为广泛的移植自体肺动脉物的术式，如果在持续随访过程中能够证明肺动脉根部可以承受体循环的压力负荷而不会

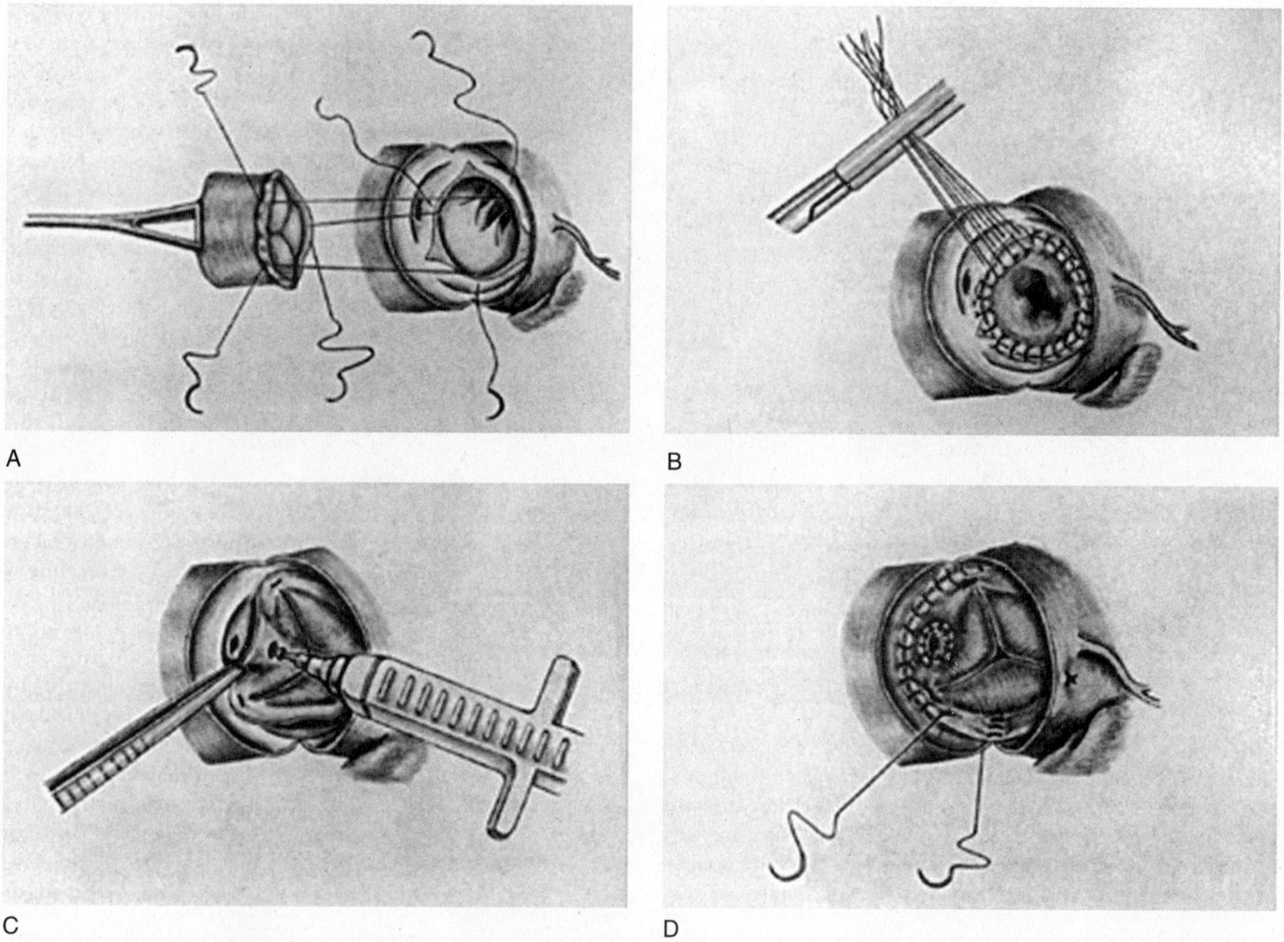

A

B

C

D

图46.7 （A）缝合3针聚丙烯线以确定自体肺动脉的方向，肺动脉的后窦作为新的左冠状窦。（B）将自体肺动脉翻转塞入左心室，分别将近端缝线打结、剪断。（C）再将自体肺动脉翻转回来，水平褥式缝合，确保自体肺动脉的高度及方向（左、右冠状动脉吻合完成后再打结），用主动脉打孔器（4或5mm）在自体肺动脉壁上打孔，进行冠状动脉吻合。（D）完成冠状动脉吻合后，分别将瓣交界的固定线打结、剪断。从左、右冠状动脉之间的瓣交界开始缝合远端吻合口，一直缝到延伸至无冠窦的主动脉切口。此处的主动脉切口的缝合应包括自体肺动脉的无冠窦在内进行全层连续缝合关闭。

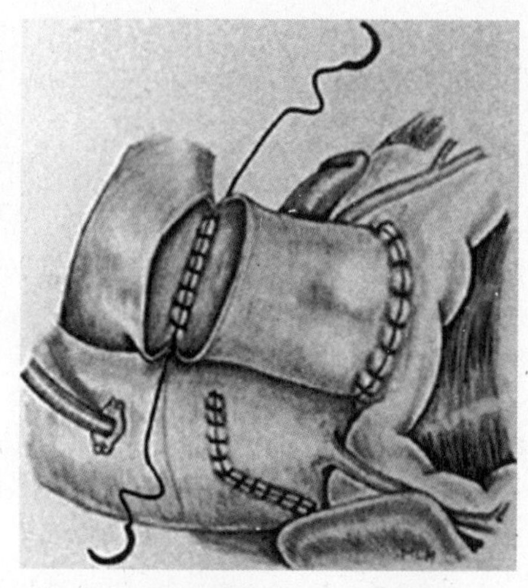

图46.8 关闭主动脉切口。移出主动脉阻断钳。用两针聚丙烯线连续缝合，用异体肺动脉重建右心室流出道。先缝合近端。

发生扩张和瓣膜关闭不全，此种技术应该是一种好的选择。对于小主动脉瓣环（<20mm）、主动脉瓣环发育不良或瓣膜或瓣下梗阻的患者，我们选用此术式。主动脉瓣二瓣化畸形、冠状动脉之间为180°、一个或多个窦部明显变形或者瓣环或管窦部明显扩张的患者，亦可选择主动脉根部置换术。

主动脉根部置换术是我们施行Ross手术之初所用的术式，迄今为止手术存活有409例。实际上13年来88%±4%的病例未发生与自体肺动脉退行性改变有关的并发症（因自体肺动脉瓣的原因而再手术、非感染因素所致的自体肺动脉瓣重度关闭不全、自体肺动脉瓣狭窄以及与瓣膜相关的死亡）。主动脉内Ross移植术的86例患者，13年未发生与自体肺动脉退行性改变有关的并发症为78%±6%（Wilcoxon p=0.0024）。

主动脉根部置换术的插管和体外循环技术与主动脉内移植术相同。从右室流出道将肺动脉切下后，修剪肺动脉近端的心肌，只保留肺动脉瓣环下2~3mm的心肌。保留肺动脉的所有外膜，以保持移植物完整。在右冠状动脉起始部上方1~2cm处横行切开升主动脉。游离两支冠状动脉并将其开口处的主动脉壁剪成纽扣状，以便于与自体肺动脉相吻合（图46.9A）。切断主

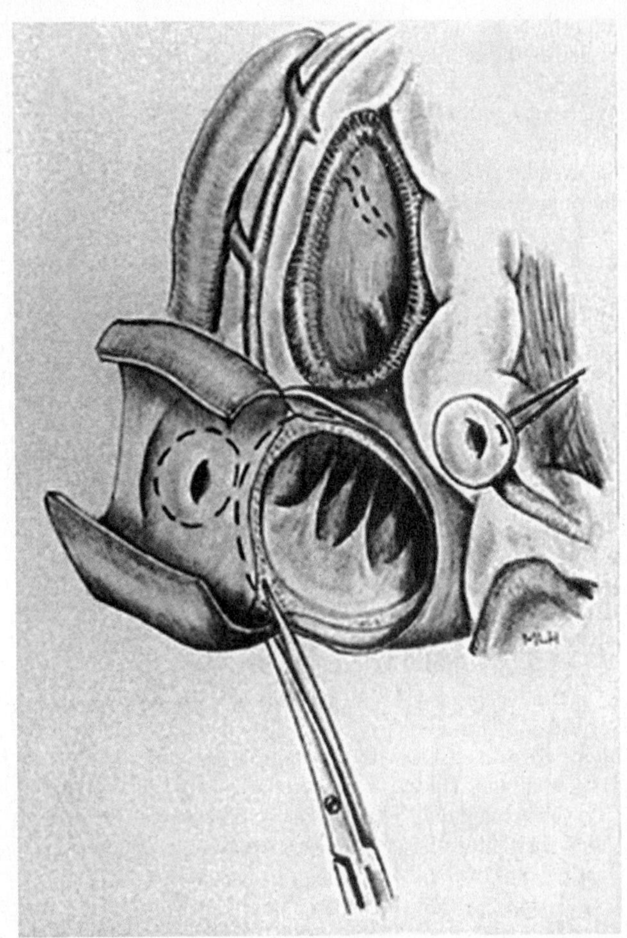
A

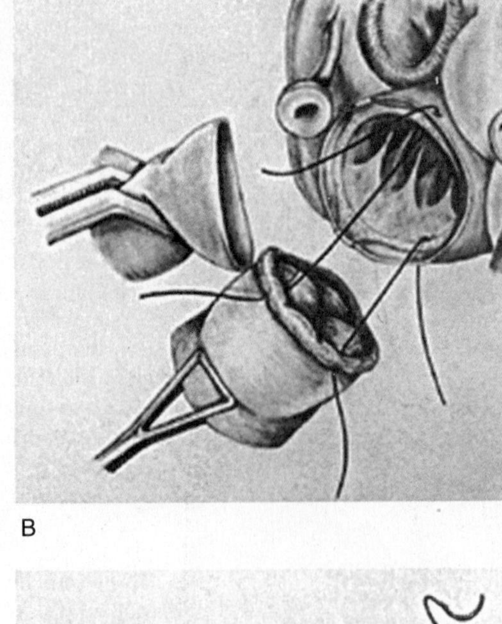
B

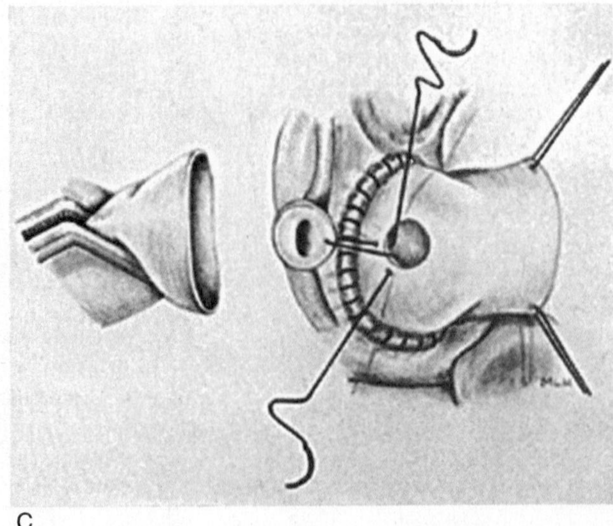
C

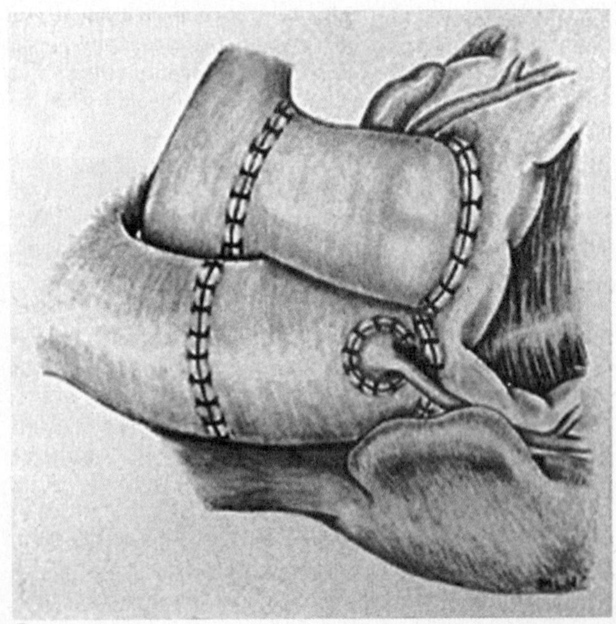
D

图46.9 (A)将左、右冠状动脉开口处的主动脉壁做成扣状,稍将冠状动脉游离,切除近端的主动脉,瓣膜间的三角区应在主动脉瓣环下水平切断。(B)将自体肺动脉放好解剖位置,自体肺动脉的后窦应作为新的左冠窦(该固定线未画出),剩下的固定线缝在新的右冠窦的部位,这样将主动脉瓣环分为三部分。(C)用聚丙烯线连续缝合,吻合左冠状动脉。(D)完成自体肺动脉根部吻合后,在自体肺动脉未膨胀的情况下,选择右冠状动脉的植入部位。最后用两针聚丙烯线,连续缝合重建右心室流出道。

动脉，仅保留主动脉瓣环上方2~3mm长的主动脉。保留完整的主动脉瓣环，尤其是两个纤维三角之间的左冠窦和无冠窦部分的主动脉瓣环，以起到支撑作用。清除所有的瓣下梗阻,如果有指征还可以切开左心室肌。调整自体肺动脉的方向，使其后窦作为移植后的左冠窦(图46.9B),在后窦的底部用4-0聚丙烯线与主动脉瓣环左冠状动脉开口缝合。用同样方法将要作为右冠窦和无冠窦的肺动脉分别缝合至主动脉瓣环上,这3针缝线将主动脉瓣环分为3份。这3针确定好方向及平面后，用4-0 线间断缝合自体肺动脉与主动脉瓣环。在窦底部的缝合面位于瓣环水平，而在瓣膜之间的三角区则低于瓣环水平。自体肺动脉的缝合线必须位于左室流出道内，这样左心室心肌才能支撑自体肺动脉瓣环。自体肺动脉一定要缝在二尖瓣前叶边缘的纤维三角及纤维三角之间的瓣叶上。为避免损伤传导系统，在室间隔膜部的缝针只缝在瓣环上。当缝完所有的缝线后,将自体肺动脉放入位、打结。为了帮助止血，这些缝线常打在一条心包片上,或者如果想要固定瓣环的大小,可用一条涤纶片。全部打结后,用主动脉打孔器在自体肺动脉壁上打一5mm的孔,吻合左冠状动脉(图46.9C)。先修剪冠状动脉开口处的主动脉壁,使之与自体肺动脉壁的孔径相匹配,用5-0聚丙烯线连续缝合。然后,用4-0聚丙烯线连续缝合自体肺动脉远端的吻合口。缝合前有必要修剪主动脉或肺动脉。如果主动脉和肺动脉的口径相差太大,要行主动脉成形术。如果升主动脉有瘤样扩张,则需切除主动脉瘤,用一段人工血管置换。远端吻合口完成后,灌注心脏停搏液充盈肺动脉,检查左冠状动脉吻合口有无漏血，确定右冠状动脉的吻合口位置。在左、右冠状动脉窦的交界处做一标记缝线有助于选择右冠状动脉的吻合部位，也可以避免在肺动脉壁打孔时误伤肺动脉瓣。吻合右冠状动脉口时应保持一定的张力,因为当撤离体外循环后,如果右冠状动脉太靠近自体肺动脉的近端吻合口，由于右心室的充盈会导致冠状动脉扭曲(图46.9D)。右冠状动脉的吻合方式与左冠状动脉相似，吻合完成后,排除自体肺动脉内的空气,并移出主动脉阻断钳。评估自体肺动脉瓣功能的方法与主动脉内植入术相似。

使用自体肺动脉进行根部置换的中期效果良好，很少出现明显的瓣膜反流。早期失败的病例是由于患者主动脉瓣环明显扩张以及主动脉瓣环与自体肺动脉瓣环口径差别太大所致。这种手术的学习曲线具有较高的手术死亡风险,主要是由于出血所致。重建右室流出道之前必须逐一检查4个吻合口的完整性，因为此时尚在体外循环之下，在缝合自体肺动脉时可以人工控制灌注压。

肺动脉的异体血管移植操作与前面叙述的主动脉内植入术相同。最后用超声心动图检测自体肺动脉和异体移植物的瓣膜功能。

主动脉瓣环扩张的自体肺动脉移植

主动脉瓣环明显扩张的患者(主动脉瓣环≥27mm，或与体表面积相比瓣环的Z值>+2)，如果采用自体肺动脉植入术,术后因为移植物根部扩张和进行性瓣膜关闭不全而导致早期失败。然而,这些患者常常适合于Ross手术。他们的年纪往往较轻,多患有主动脉二瓣化畸形伴主动脉瓣重度关闭不全，常有主动脉瓣环扩张，并可能有升主动脉瘤。最近我们在主动脉瓣环外包绕袖状的涤纶布对主动脉瓣环成形,将主动脉瓣环缩小固定到与自体肺动脉相适应的大小。如有指征,可用经胶原预凝过的涤纶人工血管来置换升主动脉。

切除主动脉瓣并测量主动脉瓣环的大小后,用两针3-0聚丙烯线在主动脉瓣环做荷包缝合，应缝在冠状窦的底部，但在无冠瓣与左冠瓣和左冠瓣与右冠瓣之间的三角区，缝线要低于瓣环。而在右冠窦和无冠窦之间紧靠近室间隔膜部的三角区，缝线要靠近主动脉瓣环以避免损伤传导系统。这两针缝线要在无冠窦处穿出主动脉(图46.10)。再缝过一个Teflon片后打结，这样将主动脉瓣环调整至与患者体表面积相适应的大小。自体肺动脉根部置换的操作与前面所述的相同，所不同的是近端的缝线必须绕过瓣环成形线，线结打在涤纶片3mm外圈上(图46.11)。该涤纶片环绕主动脉瓣环作为加固用。对于急性心内膜炎、主动脉瓣环扩张的患者，仍采用缝线做瓣环成形术，但此时需要用戊二醛处理的牛心包片作为固定环。

自1995年开始施行主动脉瓣环环缩和固定术以来，迄今已有170例患者接受了手术。保险统计的本组患者中7年自体肺动脉无退行性变率为96%±3%。这与同时期接受Ross主动脉根部置换手术而未行主动脉瓣环环缩和固定的患者相似。1997年以后,除了心内膜炎以外,我们对所有成人和与成人相同体格的儿童患者进行Ross手术时都常规应用涤纶片固定瓣环,心内膜患者则用自体心包片或戊二醛处理的牛心包片来固定瓣环。戊二醛固定的牛心包片用于感染性心内膜炎累及自体主动脉瓣环的患者。当近端的缝线打在自体心包片上以增加止血效果时,我们没有发现其能起瓣环固定的作用。

手术结果和目前的观念

主动脉瓣置换的死亡率与患者群体相关，全身情况良好的年轻成人死亡率为1%。有足够经验的外科医师进行Ross手术风险与此相当;但是,一般

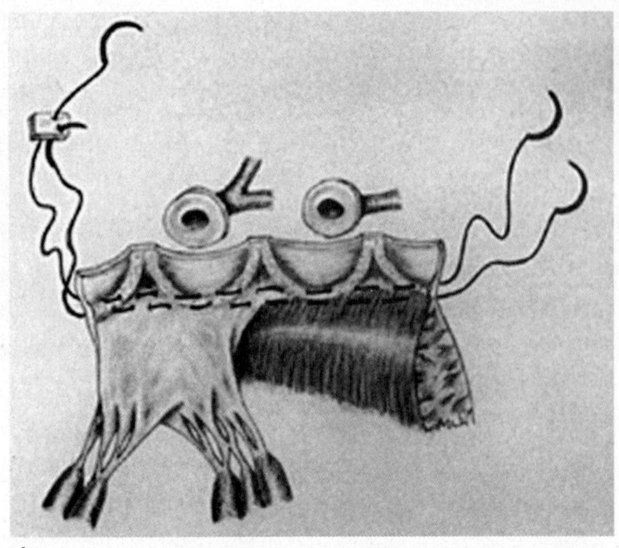
A

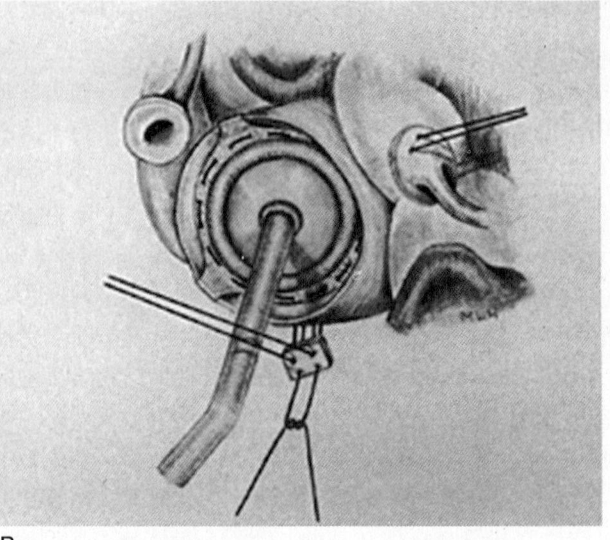
B

图46.10 (A)用两针2-0或3-0聚丙烯线，在冠状窦的底部及瓣膜间的三角区做荷包缝合，在无冠窦处穿到主动脉壁外，用一个垫片加固。(B)在宫颈扩张器或测瓣器的帮助下，将瓣环缩小到合适大小，打结缝线，主动脉瓣环的大小要符合患者的体表面积的需要。

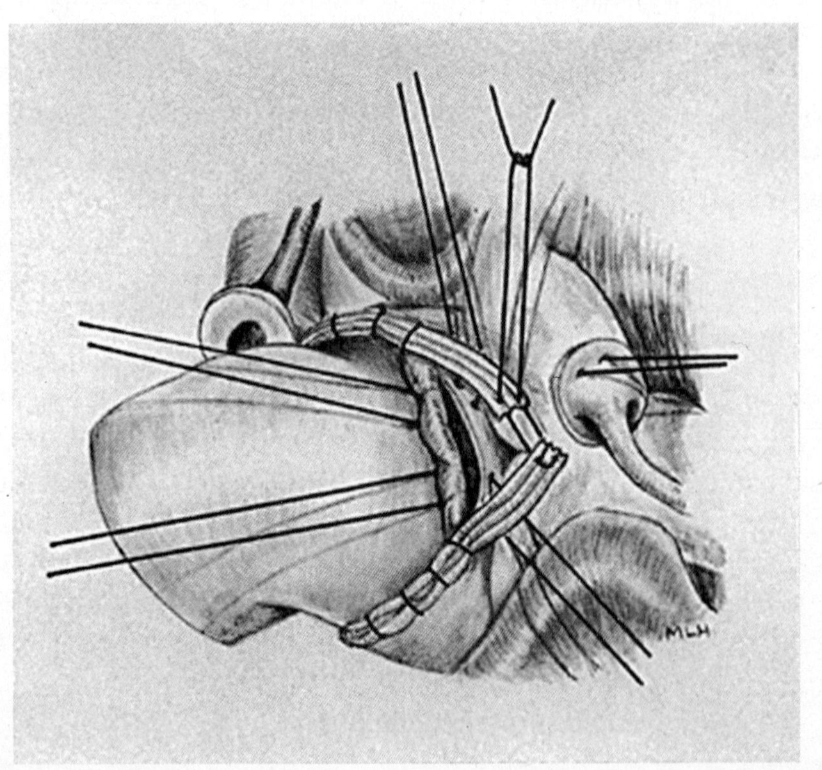

图46.11 将自体肺动脉近端的缝线在涤纶条上打结以固定瓣环。近端的缝线包括做瓣环成形的缝合线。

来讲Ross手术的风险要高一些。国际Ross注册中心报道的4205名患者的死亡率为3.3%。在我们共计518例患者中，所有的手术死亡率为4.2%。我们回顾分析了此组中的22例手术死亡病例，总结了与结果最相关的手术问题，以期能给那些刚开展Ross手术的医生提供资料。有9例新生儿和婴幼儿手术死亡，死亡的这3例新生儿是由于主动脉瓣球囊扩张失败引起主动脉瓣重度关闭不全、左心室功能进行性恶化，病情处于危重状态。两例患儿在Ross手术前用体外膜肺支持，这些患者或许应当先进行主动脉瓣成形术作为抢救措施，手术成功后在后期再行Ross手术。一例患者死于左冠状动脉与自体肺动脉的吻合口并发症。这提醒我们注意，在摆放冠状动脉口时必须十分小心，因为停止体外循环后，自体肺动脉根部会膨胀、扩张，因此冠状动脉吻合口要选在冠状动脉窦相对高的位置，以避免自体肺动脉根部扩张引起冠状动脉扭曲的可能。有4例主动脉和左心室流出道梗阻患者死于Ross-Konno手术；其中有2例与严重肺动脉高压相关。一例因切除第一次手术放置的左室主动脉移植物和重建主动脉弓，停循环的时间过长而死亡，另一例死于顽固性室性心律失常伴左心室功能衰竭。回顾成人的手术死亡，只有两个手术细节值得关注：即术中自体肺动脉吻合口及冠状动脉吻合口出血。避免术中出血是Ross手术成功的关键。吻合口必须仔细缝合，停止体外循环之前要仔细检查，确保无出血。对缝合缘的任何修补都应在体外循环下进行，这样可以控制体循环压力，并可使自体肺动脉的根部相对松弛。带垫片的缝线没有好处，因为自体肺动脉根部的壁较薄，可能被拉豁。有些外科医生推荐在自体肺动脉吻合口使用生物胶或密封剂，但我从来没有用过，我更喜欢在肺动脉根部的压力低于50mmHg的状态下用细线精确缝合。第二个细节前面已经提过，就是要注意冠状动脉的吻合。右冠状动脉或左冠状动脉的位置都有可能摆放不好，尤其是那些曾经做过主动脉手术的患者，主动脉和近端冠状动脉可能存在外科性粘连和瘢痕。我认为最容易犯的错误是将冠状动脉植入太低，植于冠状动脉窦中，随着自体肺动脉根部的扩张会造成冠状动脉扭曲，引起冠状动脉灌注不足。

在我们的518例患者中(年龄1天~62岁，平均25岁)，随访时间最长16.9年(平均5.3年)，16年时保险统计的生存率为77%±8%。后期死亡17例，其中5例猝死，推测可能是与瓣环相关性死亡，10例为非瓣膜相关性死亡，1例为晚期真菌感染性纵隔炎，1例因系统性红斑狼疮所致自体移植瓣膜早期衰变，与再次手术置换自体瓣膜相关。

在495名手术存活者中，保险统计的16年自体肺动脉未发生退行性改变率为81%±5%(非感染所致的瓣膜严重关闭不全，自体肺动脉再手术，与瓣膜相关死亡)。保险统计的16年无自体肺动脉再手术率为80%±5%。36例患者接受了自体肺动脉的再手术，其中30例患者是因为自体移植瓣膜关闭不全，6例患者为窦部显著扩张但无瓣膜关闭不全。由于瓣环扩张所致移植瓣膜关闭不全有17例，这些病例均在开展瓣环缩小固定术前或因瓣环大小正常而未固定瓣环。其余的自体肺动脉瓣膜关闭不全病例中，继发于使用异常肺动脉瓣3例(二瓣化2例，四瓣化1例)，在我们学习曲线的早期因技术失误3例，感染性心内膜炎4例，瓣叶脱垂2例。还有2例患者因左室流出道或瓣下梗阻而再次手术，一例是由于瓣下膜性梗阻复发，另一例则是Ross术后3年发生新的瓣下膜性梗阻。有24名患者需要置换自体肺动脉，16年时实际自体肺动脉无置换率为83%±5%(图46.12)。

由于Ross手术需要重建右心室流出道（除了3例应用异体主动脉外，我们均选择异体肺动脉)，手术后期因肺动脉狭窄或关闭不全可能需要再次手术。保险统计的16年异体肺动脉未置换率为86%±4%。16年时保险统计的异体肺动脉未发生退行性改变率为73%±5%(指异体肺动脉的再手术、重度瓣膜关闭不全、使用或未使用支架的球囊瓣膜成形术或超声心动图发现压差≥50mmHg)。超声心动图检查发现存在压差的患者中，多数情况下梗阻的部位在管道中，而非在瓣膜水平。

各组Ross手术的生存率和瓣膜罹病率及死亡率与最近报道的几组类似规模的主动脉瓣机械或生物瓣膜置换术的结果有所区别。在我们这组患者的16年保险统计手术生存率为82%±8%，有两组用最为流行的机械瓣进行主动脉瓣置换的报告，有一组共666例患者（年龄< 65岁)，15年的生存率为61%±5%，另一组有418例患者(年龄20~84岁，平均55±15岁)，15年的生存率为37%±5%。使用带主动脉支架的生物瓣置换患者，年龄小于65岁，15年的生存率为55%±6%；另一组有319例使用主动脉心包瓣膜，年龄21~95岁(平均64±11岁)，单纯主动脉瓣置换12年的生存率为42%±4%。

本组Ross手术患者与瓣膜相关的并发症与其他组差别较大的原因，主要是没有发生远期血栓性栓塞，由于不需抗凝治疗，也就不会发生与抗凝相关的出血事件。后期感染性心内膜炎的发生率很低，随访中只有11例。保险统计的16年无感染性心内膜发生率为95%±2%。有8例自体肺动脉瓣膜感染，2例异体肺动脉感染，1例置换升主动脉的涤纶人工血管感染。16年时未发生与瓣膜相关的并发症为65%±6%(自体肺动脉退性行改变、自体肺动脉

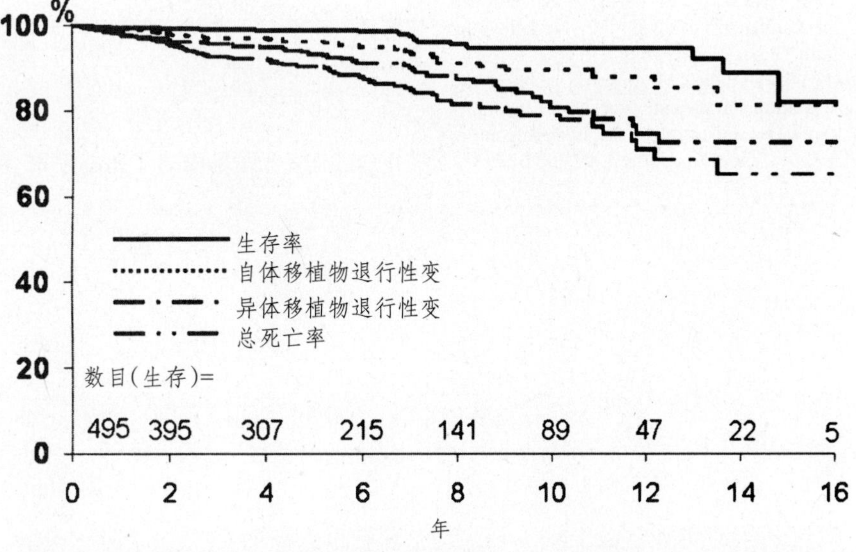

图46.12　保险统计的术后16年无晚期死亡(82%±8%)、自体肺动脉未发生退行性变(81%±5%)、异体肺动脉未发生退行性变(73%±5%)、没有发生与瓣膜相关的并发症(65%±6%)。

再手术、异体移植瓣膜再手术、感染性心内膜炎及与瓣膜相关的死亡)。有一组使用机械瓣膜的报告,15年时与瓣膜相关的并发症和死亡为61%±6%,而在高龄组为42%±4%。年龄小于65岁应用带支架组织瓣膜组中,12年时为39%±5%,用心包瓣膜组中(单纯主动脉瓣置换),12年时为65%±5%。很明显这几组中患者的年龄不相似、危险因子也不相同,而且后期发生的与瓣膜相关的并发症也不相同。Ross手术的再手术的风险较高,因为两个瓣膜都存在风险,并且其中一个没有活性。为了避免因使用机械瓣膜而发生的血栓性栓塞及与抗凝相关的出血风险,以及避免因使用生物瓣膜而发生的退性行改变,而选择Ross手术的患者(或小孩的父母)必须理解并愿意接受这种风险。与其他手术相比,Ross手术后16年的生存率和无衰变的并发症方面上具有良好的效果,如果成人患者本人及患儿的父母不愿进行抗凝治疗并同意接受再次手术,不失为一个好的选择。

推荐读物

Banbury MK, Cosgrove III DM, Lytle BW, et al. Long-term results of the Carpentier-Edwards pericardial aortic valve: A 12-year follow-up. Ann Thorac Surg 1998;66:S73.

David TE, Feindelm CM. An aortic valve-sparing operation for patients with aortic incompetence and aneurysm of the ascending aorta. J Thorac Cardiovasc Surg 1992;103:617.

Elkins RC, Knott-Craig CJ, Ward KE, et al. Pulmonary autograft in children: Realized growth potential. Ann Thorac Surg 1994;57:1387.

Elkins RC, Santangelo K, Stelzer P, et al. Pulmonary autograft replacement of the aortic valve: An evolution of technique. J Card Surg 1992;7:108.

Gerosa G, McKay R, Ross DN. Replacement of the aortic valve or root with a pulmonary autograft in children. Ann Thorac Surg 1991;51:424.

Khan SS, Trento A, DeRobertis M, et al. Twenty-year comparison of tissue and mechanical valve replacement. J Thorac Cardiovasc Surg 2001;122:257.

Kouchoukos NT, Davila-Roman VG, Spray TL, et al. Replacement of the aortic root with a pulmonary autograft for aortic valve disease in children and young adults. N Engl J Med 1994;330:1.

Melo JQ, Abecasis ME, Neves JS, et al. The large septal arteries in normal hearts, in aortic valve disease, and in tetralogy of Fallot. Ann Thorac Surg 1995;60:S626.

Oswalt JD, Dewan SJ. Aortic infective endocarditis managed by the Ross procedure. J Heart Valve Dis 1993;2:380.

Ross D, Jackson M, Davies J. Pulmonary autograft aortic valve replacement: Long-term results. J Card Surg 1991;6:529.

Ross DN. Replacement of aortic and mitral valves with a pulmonary autograft. Lancet 1967;2:9568.

Stelzer P, Jones DJ, Elkins RC. Aortic root replacement with pulmonary autograft. Circulation 1989;80:III-209.

Zellner JL, Kratz JM, Crumbley III AJ, et al. Long-term experience with the St. Jude Medical valve prosthesis. Ann Thorac Surg 1999;68:1210.

编者评述

I.L.K.

Elkins医生详尽描述了Ross手术,毫无疑问他具有丰富的经验,强调了手术操作的重要性。我完全赞同他的描述以及对Ross手术的热情,在此我还要强调以下两点。

最重要的一点是Ross手术并不适用于每个患者,该手术通常用于没有重要并发症的年轻患者。对于老年人还有许多好的生物瓣膜可以应用,也是非常安全的手术。

我想强调一下右冠状动脉移植的技术问题。尽管对此我们并不困难,但我们耳闻过有关该问题的许多事件。正如Elkins医生明确指出的,最多见的事故是冠状动脉移植位置过低,这可以导致冠状动脉扭曲。为了避免此并发症,我们使用的方法与Elkins稍有不同,当吻合完左冠状动脉和主动脉远端后,暂时开放主动脉阻断钳,可以准确看清右冠状动脉应当吻合的位置。这几乎都比心脏停搏时预期的位置高。应用该方法,可以避免将右冠状动脉吻合过低。

最后一个细节是关于肺动脉远端吻合的问题。我们习惯在吻合主动脉远端前先做肺动脉远端的吻合。这样做非常容易,而仅稍微延长主动脉阻断的时间。

我们非常愿意给儿童和年轻患者行Ross手术,因为手术风险小,而且瓣膜功能良好又没有抗凝治疗的并发症。

(刘刚 译 解基严 校)

第 3 部分

冠状动脉外科

第 47 章

体外循环下的冠状动脉旁路移植术

Robert S.D. Higgins, R. Anthony Perez-Tamayo

概 述

在美国，粥样硬化性心脏病是居于首位的致死原因。而冠心病治疗手段的进展构成了现代医学最为重大的进步之一。自20世纪60年代初开始，体外循环的应用使冠状动脉旁路移植手术的操作更为简单，促进了该术式的发展；这种手术能够改善心肌血供，防止心脏的相关并发症，极大改善了患者的总体存活率和生活质量，使全世界的心脏外科医师治疗这一痼疾成为可能，其意义之重大，是其他治疗手段所难以企及的。

由于麻醉技术的进步，以及对左室功能不全患者手术治疗的开展，在每年约600 000例接受冠状动脉旁路移植手术的患者中，绝大多数采用体外循环术式，而其病死率在根据危险性加权之后<3%(图47.1)。其他如经食道超声心动检查、新型正性肌力药物及血管活性药物的应用为新技术的开发和手术的持续增长提供了良好的平台。以安全有效的心肌再血管化为后盾，主动脉瓣和二尖瓣成形，对室上性心动过速的消融治疗，以及心室修复手术得以安全实施，并获得更好的临床效果。如果没有体外循环装置，上述技术进步中的大多数都无法实现。

但是，随着冠状动脉成型、药物洗脱支架及非体外循环等新兴技术的应用，面对需要冠状动脉再血管化治疗的不同患者，下一代心胸外科医师显然将面临来自多方面的挑战。重症高龄、左室功能不全、既往再血管化治疗，以及包括不完全、不彻底的介入再血管化治疗等在内的多种合并情况，可能造成相关医疗中心之并发症发生率和病死率升高，形成更严峻的挑战。在本章中，我们将重点描述体外循环核心技术的发展，从生理学角度阐述该技术的继发效应，复习冠状动脉再血管化治疗的适应证，讨论冠状动脉旁路移植术的流程，特别着重于术后生理、治疗、并发症和预后方面。

冠状动脉旁路移植术的发展

1912年，芝加哥Rush医学院的James Herrick与病理学家Ludvig Hektoen在美国医学会期刊（Journal of the American Medical Association）发表了题为“冠状动脉突发梗阻之临床表现(Clinical Features of Sudden Obstruction of the Coronary Arteries)”的文章。该报道回顾了自1768年，William Heberden率先描述了心绞痛及其自然病程后，Osler、Dock、Hammer及Fothergill等几个世纪以来的观察结果，是第一篇将心肌缺血后的整个综合征与冠状动脉阻塞的病理改变之间建立联系的文章。

回顾冠状动脉性心脏病治疗的历史，众多分支与冠状动脉旁路移植术(CABG)相关。诸如经心肌血运重建及冠状动脉内膜切除等时至今日仍存争议的治疗手段，以当代的视角解读，从坏的角度讲，是源于错误的起点；从好的角度说，则是早期有益的探索。在难以尽数的众多疗法中，有交感神经切除等姑息疗法，这也是外科治疗冠心病的最初尝试；也有间接再血管化的方法，如向心外膜及心脏组织内撒粉，将胸肌、网膜、空肠、皮肤或脾脏血管向心肌内搭桥等；或者直接将乳内动脉(LIMA)等植入心肌；或有重新导引侧支循环的手术方式，如接扎乳内动脉、冠状窦或支气管动脉等。

本文着重介绍体外循环(CPB)下CABG术具有重大意义的技术进展，尽管CABG与CPB二者的发展在许多方面具有各自的独立性。

冠状动脉性心脏病的现代治疗始于Alexis Carrel，他凭借血管吻合的研究荣获诺贝尔奖，并建议通过冠状动脉手术治疗心绞痛。他采用动脉材料，对犬的冠状动脉进行了旁路移植实

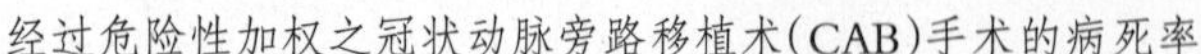

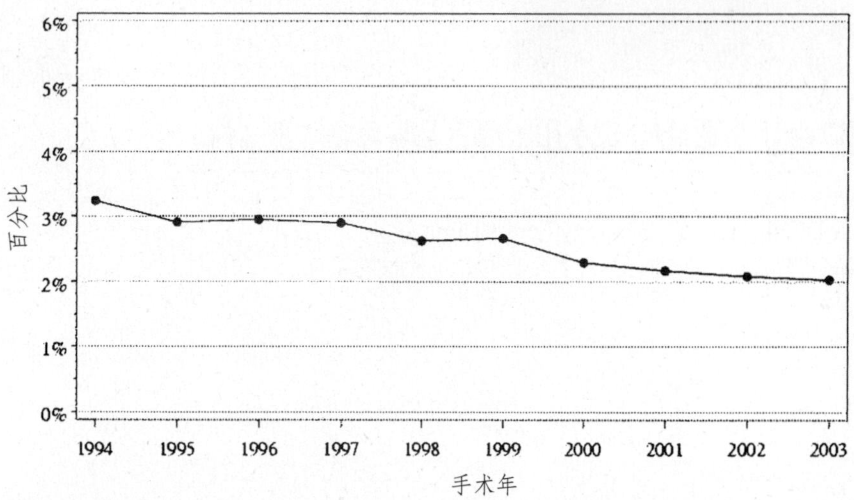

图47.1　经过危险性加权后冠状动脉旁路移植术(CAB)手术病死率。(数据分析取自胸科医师协会成人心脏手术数据库2003年网页报告图。)

验,但手术操作导致了心脏停搏,在进行吻合时,需要人力心脏按摩。他认为,吻合时间应<3分钟,并建议使用管状连接装置。20世纪30~40年代,为改善心肌灌注,Beck及其他学者尝试了一系列间接再血管化的方法。其中,最为重要、应用最久的是将乳内动脉直接植入心肌。1946年,Vineberg报道了相关实验研究,1950年,他率先将其应用于临床。

当时,诸多直接对冠状动脉进行再血管化的动物实验都未能获得关注,或者因为未能发表,或者仅在较小的论坛上发表。1940年代,Murray进行了一系列未获发表的动物实验,进行冠状动脉分离、直接修整,或将倒转的隐静脉旁路插入。1953年,俄罗斯移植手术的先驱Vladimir Demikhov使用一枚三向导管,首次对犬实施了LIMA对左前降支(LAD)的吻合实验,但这项工作并不为前苏联以外所熟知。同年,采用Gibbon垂屏式氧合器(Gibbon's screen oxygenator)的体外循环机首次在临床使用。由于在使用中空纤维的鼓泡式氧合器发明前,早期的氧合器都存在固有的毒性,加之CPB与低温的结合,都使其在冠状动脉再血管化的早期历史中显得极不寻常。1955年,May实施了首例闭式冠状动脉内膜切除实验,而1956年,Bailey率先将其应用于临床,都是在没有CPB的情况下完成的。次年,Thal在心脏跳动的动物模型上,实施了首例LIMA-LAD缝线吻合。1957年,Julian采用IMA及其他动脉旁路材料,首次进行了CPB下CABG手术的实验。

1958年,Senning进行了切开冠状动脉,进行内膜切除的实验;并游离乳内动脉,制成长条补片行血管成形。1959年,Dobust在CPB下对一例梅毒性主动脉炎患者实施冠状动脉开口重建术。1960年,Goetz使用无缝线钽环技术进行右乳内动脉(RIMA)对右冠状动脉(RCA)的吻合。次年,Senning采用低温技术,实施了冠状动脉内膜切除及条状隐静脉补片血管成形的临床手术试验。该病例是首次在冠状动脉造影指导下进行的冠状动脉手术,当时还没有选择性造影技术。在此之前,冠状动脉阻塞的诊断还只能在临床和触诊基础上确立。

具有讽刺意味的是,首例采用隐静脉作为移植旁路进行的CABG手术(SVG CABG)是Sabiston于1962年对一位再次手术患者实施的。术前1年,Sabisten对其RCA进行了内膜切除。该患者于术后第三天死于脑卒中,使旁路移植术式受到置疑。次年,苏联的Kolesov成为使用乳内动脉及缝线吻合方式进行搭桥(LIMA-LAD)的首创者,患者的心绞痛症状因此得到长期缓解。1964年,Garrett采用SVG作为移植旁路,恢复患者左侧冠状动脉的循环,并成功脱离CPB。可惜,这些创新性的工作并不为医学界所知。早期SVG CABG的尝试皆未报道,直至1973年,Kolesov的工作仅在Leningrad召开的一次会议上发表,而当时大家一致认为,冠状动脉再血管化治疗是没有前途的。一直到1967年,Kolesov的工作才以英语发表。

1962年,Sones开始进行定向冠状动脉导管检查和造影,这一工作开创了冠状动脉再血管化的新纪元,同时,也促使克利夫兰临床中心(Cleveland Clinics)成为该领域的翘楚。1964年,克利夫兰临床中心的Effler在低温体外循环下进行了冠状动脉内膜切除,并以心包片行血管成形。至此,诸事具备,终于迎来令人振奋的新发展。1967年,Favaloro将其采用SVG进行冠状动脉旁路移植的试验成果应用于临床。一如此前的内膜切除,这种干预措施并不受制于开口或分支的病变部位,Favaloro对旁路移植技术进行了改进,采用端侧(end-to-side)吻合方式,从而减少了冠状动脉吻合口的数量。有趣的是,Favaloro同时也有限地继承了间接再血管化的技术,其早期将SVG CABG与乳内动脉再血管化联合应用的方式是将单侧或双侧乳内动脉植入心室壁(即以IMA作为Vineberg血管);此后,他才与自己的团队一起,开始同时使用SVG与IMA进行CABG;进而发展至与瓣膜置换、主动脉瘤切除等其他手术联合实施。克利夫兰临床中心丰富的CABG手术经验为Lytle的临床观察提供了良好的平台，他于1984年发表的报告指出，乳内动脉旁路具有优异的远期通畅率。

从各方面说，Gruntzig在1979年开始应用经皮腔内冠状动脉成形术(percutaneous transluminal coronary angioplasty，PTCA)都应是最后被提及的里程碑。CABG技术难度大，部分患者在初次再血管化时须向腔内置入金属管(支架)，而现在在PTCA后置入支架在技术上则容易得多，因而渐有替代之势(表47.1)。

表 47.1　时间表

1768	Herberden：完整描述心绞痛及其自然病程
1899	Francois-Franck：建议手术切除交感神经治疗心绞痛
1910	Carrel：率先应用血管吻合技术，建议用冠状动脉手术缓解心绞痛，进行 CABG 实验
1912	Herrick(与 Ludvig Hektoen 合作)：完整归纳并描述心肌缺血综合征的表现及其与冠状动脉阻塞的病理联系
1916	Jonnesco：首例心脏交感神经切除术(cardiac sympathectomy)
1935	Beck：心包固定术(Cardiopericardiopexy)
1940	Murray：未发表的实验工作，切断冠状动脉，原位修补，插入调转的隐静脉
1945	Bigelow：在心脏手术中采用低温技术
1946	Vineberg：直接将左侧乳内动脉植入心肌的实验工作
1948	Beck：冠状窦动脉化及分期结扎
1950	Vineberg：首例人体 Vineberg 手术
1952	Dodrill：联合进行左右心转流实施心脏手术的实验及临床研究
1953	Demikhov：使用三向管道对犬实施乳内动脉至前降支吻合
1953	Gibbon：率先临床应用体外循环(垂幕式氧合器)
1955	May：逆行闭式冠状动脉内膜切除之实验
1956	Bailey：逆行闭式冠状动脉内膜切除
1956	Thal：在跳动心脏上用缝线吻合左乳内动脉与左前降支的实验
1957	Julian：在体外循环下采用乳内动脉及其他动脉管道实施 CABG 的实验
1958	Senning：开放的冠状动脉内膜切除实验，并将游离的乳内动脉劈开，制成长片，进行血管成形手术
1959	Dobost：体外循环下对梅毒性主动脉炎患者实施冠状动脉开口重建
1960	Goetz：采用无缝线的钽质环技术实施首例乳内动脉 CABG 术(由乳内动脉至右冠状动脉)
1961	Senning：低温下实施冠状动脉内膜切除，并用隐静脉条进行血管补片成形；受理在冠状动脉造影指导下实施的冠状动脉手术
1962	Sones：直接冠状动脉置管，并进行冠状动脉造影
1962	conolly：体外循环下，经主动脉向右冠状动脉开口处行内膜切除术
1962	Sabiston：首例隐静脉 CABG(注意：为再次手术)，直至 1974 年方才报道
1963	Kolesov：率先用缝线进行乳内动脉 CABG 术(LIMA-LAD)(从而反驳了认为对冠心病患者实施手术无前途的言论)
1964	Garrett：体外循环下使用隐静脉旁路进行 CABG(并脱离体外循环)，直至 1973 年方获发表
1964	Effler：体外循环、低温下进行内膜切除、心包片实施血管成形
1967	Favaloro：更广泛地进行隐静脉插入冠状动脉搭桥的实验和临床研究，并进展至 CABG，采用隐静脉旁路的 CABG，以及 Vineberg 术式(与 Johnson 同时)
1968	Green：使用缝线进行 LIMA 至 LAD 之 CABG
1969	Reed：体外循环、室颤下用缝线进行 LIMA 至 LAD 吻合
1970	Favaloro：采用隐静脉及乳内动脉实施 CABG，或单独应用，或此后与瓣膜置换、室壁瘤切除联合施行
1979	Gruntzig：经皮腔内冠状动脉成形

CABG：冠状动脉旁路移植；
LAD：左前降支；LIMA：左侧乳内动脉。

冠状动脉旁路移植术的适应证

动脉粥样硬化的进展导致冠状动脉阻塞，进而引发冠状动脉性心脏病。心肌缺血将引起心绞痛、心肌梗死、左室功能不全，继发于乳头肌缺血的瓣膜功能障碍，以及充血性心力衰竭。因此，心肌再血管化的目的在于恢复心肌血供，防止粥样硬化性心脏病的相关并发症。

心肌再血管化的适应证包括：

- 缓解药物治疗无效的心绞痛；
- 药物治疗无效的不稳定型心绞痛(静息心绞痛)；
- 心梗后心绞痛，静息性心绞痛，或在经皮冠状动脉成形术后，经心电图证实的急性心肌缺血；
- 心肌梗死后的机械并发症，包括梗死后室间隔缺损，继发于乳头肌功能不全的二尖瓣关闭不全，以及心室游离壁破裂；
- 由急性心肌缺血或严重冠状动脉性心脏病引起的充血性心力衰竭；
- 心肌梗死后的心源性休克。

此外，心肌再血管化的解剖及生理适应证如下：

- 冠状动脉左主干狭窄超过50%；
- 等同左主干病变：LAD近段及回旋支近段明显狭窄(>70%)；
- PTCA或支架置入术后冠状动脉急性阻塞；
- 合并左室功能不全 [左室射血分数(LVEF)< 50%]的冠状动脉三支病变；

● 可能因冠状动脉急性闭塞导致猝死的冠状动脉畸形，如左回旋支异常起始于右冠状动脉或右冠窦。

体外循环的影响

在CABG术中应用体外循环机，由于血液接触异常表面，需要抗凝与拮抗治疗，需要主动脉插管以输送氧合血，搭桥过程中需调节体温，以及钳夹阻断主动脉所致心肌缺血，其影响主要表现为炎症反应。本节主要讨论血液接触异常界面导致的炎症反应，该反应在CPB回路中的氧合器部分发生最剧。

参与上述炎症反应的主要蛋白质系统包括接触系统(contact system)、内源及外源性凝血系统、纤溶系统(fibrinolytic system)、补体系统(complement system)和细胞因子(cytokines)；细胞成分中，主要包括血小板、内皮细胞、中性粒细胞、单核细胞以及淋巴细胞。每个蛋白系统都具有逐级放大机制，形成瀑布效应；一些关键性物质在系统间相互作用，并通过反馈机制促进或抑制这些瀑布效应。在每种细胞之间，以及细胞与蛋白质系统间，都存在相互作用，其形势之复杂，实难简单描述。为防止此类瀑布效应导致急性发生的致命终点事件，抑制凝血酶生成，有必要使用肝素；但肝素仅作用于凝血瀑布效应的终点，而无法减少炎性介质的释放，后者在此终点前，已产生了放大效应。

血液暴露于异常表面，使接触系统激活。血管舒缓素(kallikrein)是接触系统的关键成分，它与高分子量激肽原(kininogen)及因子Ⅻ、因子Ⅺ相互作用，生成缓激肽(bradykinin)，激活内源性凝血系统，最终产生凝血酶。血管舒缓素协同缓激肽激活尿激酶原(prourokinase)，并促使内皮细胞释放组织纤溶酶原激活物(plasminogen activator)，从而激活纤溶系统。血管舒缓素激活中性粒细胞，释放毒性介质，极大促进了炎症瀑布反应的发展。血管舒缓素还通过与C1形成复合物，对补体系统产生影响。

血液与异常界面的接触亦可经传统(即旁路)途径激活补体系统。两种途径作用的结果，是产生具有杀细胞作用的细胞膜攻击复合物，以及细胞毒素C3a、C4a、C5a，还有一些可趋化和激活中性粒细胞的强血管活性物质。肝素-鱼精蛋白复合物可促使C4和C2浓度达到高峰，这可能是鱼精蛋白摄入后，50%的患者出现血管扩张及低血压的原因。

激活后的中性粒细胞将发生明显的形态学改变，典型变化包括形成伪足(pseudopodia)和脱颗粒(degranulation)。中性粒细胞颗粒中可释放出弹性蛋白酶(elastase)、组织蛋白酶(cathepsin)G、细胞壁溶解酶(lysozyme)、髓过氧化物酶(myeloperoxidase)等一系列物质，或本身具有细胞毒性，甚至可损伤释放细胞本身，或通过促进氧自由基的生成发挥毒性作用。

在接触伤口和心包组织后，单核细胞可被明显激活，通过CPB管路亦可使其活化，但程度稍低。活化的单核细胞可释放强力的促凝组织因子，启动外源性凝血途径；还可释放炎性细胞因子，包括白介素(interleukins，IL)1、2、4、6、8、10以及抑制性的IL-12，后者可促使内皮及平滑肌细胞的可诱导性一氧化氮合成酶(inducible nitric oxide synthetase)上调，从而促进一氧化氮释放，内皮细胞通透性增加，血管扩张。单核细胞还是肿瘤坏死因子α(TNF-α)的重要来源，TNF-α通过诱导肾小球纤维蛋白沉积及肾血管收缩引起肾小球滤过率降低，并可在不同程度上增进血管通透性。在TNF-α作用下，心肌细胞可释放鞘氨醇(sphingosine)，该物质参与肌浆网中的钙外流，因而具有负性肌力作用。

近来，一个名为NF-κB的核转录因子受到广泛关注，该因子在放大机制中居于枢纽的地位(图47.2)。诸如细胞因子，TNF-α，氧化应激(oxidative stress)、C3a、C5a、氧自由基等刺激因素都可促使NF-κB磷酸化，而与抑制性蛋白分离。当其转移至细胞核内，与DNA结合后，即可介导细胞因子、可诱导性一氧化氮合成酶(iNOS)及黏附分子等一系列炎性介质的表达。黏附分子与白细胞表面活化的整合素(integrin)相结合，并与发现于白细胞、血小板及内皮细胞表面的选择素(selectin)协同作用，使滚动的白细胞黏附于内皮细胞，辅助其激活、跨内皮转运及脱颗粒过程。同时，在血小板和白细胞选择素的作用下，血小板-白细胞聚集物进一步聚拢，造成微循环阻塞和器官末梢损伤(图47.3)。

上述纷繁芜杂的炎症反应整合在一起，构成了CPB下CABG手术后患者的临床表现：由于凝血因子消耗、纤溶激活，术后可继发出血；纤维蛋白、脂肪、血小板、气体引起的栓塞，白细胞-血小板聚集物，血管收缩，乃至局部水肿都可造成微血管阻塞；而微血管阻塞、组织水肿又可导致器官功能不全；在心脏手术，直接的心脏抑制即可引发心功能障碍。在不同的组织床，血管收缩和舒张两种截然不同的趋势彼此消长，最终的趋势往往表现为微血管收缩逐渐消退，继而，随着补体效应和患者体温回暖，出现急遽的血管扩张。

鉴于在CABG术中应用CPB可能产生多量有害物质，人们不可避免地将其与非体外循环冠状动脉旁路移植术(off-pump CABG，OPCAB)及在并行体外循环下保持心脏跳动的准备方式相比较，后者避免了氧合器的使用，从而去除了血液与异常界面接触的最大机会。这种比较主要基于两方面的观察结果。首先，在不同患者之间，炎症反应的烈度和特异性状况往往存在较大差异，常使该领域的研究出现偏差。

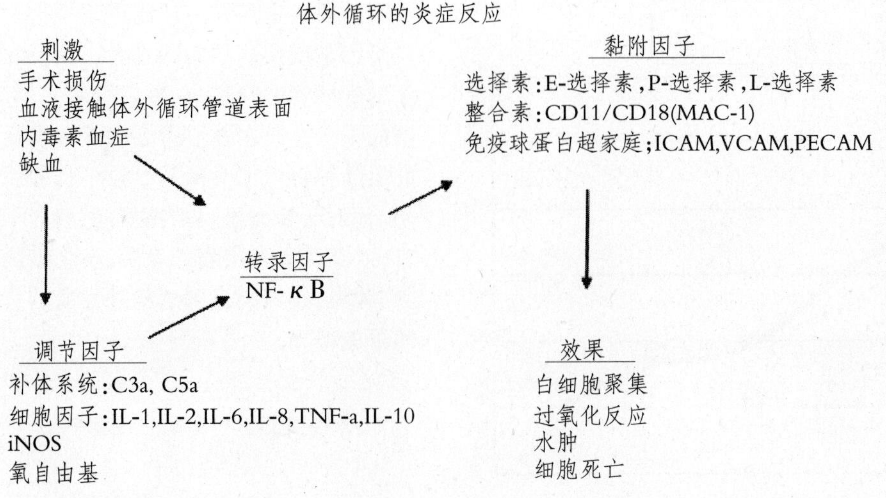

图47.2　系统阐述体外循环(CPB)所引起的炎症反应过程，重点标示出NF-κB引起内皮细胞及白细胞激活的关键作用。(ICAM:细胞间黏附因子；IL：白介素；iNOS：可诱导一氧化氮合成酶；PECAM：血小板-内皮细胞黏附分子；TNF-α：肿瘤坏死因子-α；VCAM：血管细胞黏附分子)(Reprinted with permission from D Paparella, TM Yau, E Young. Cardiopulmonary bypass induced inflammation: Pathophysiology and treatment. An update. Eur J Cardiothorac Surg 2002;2:232.)

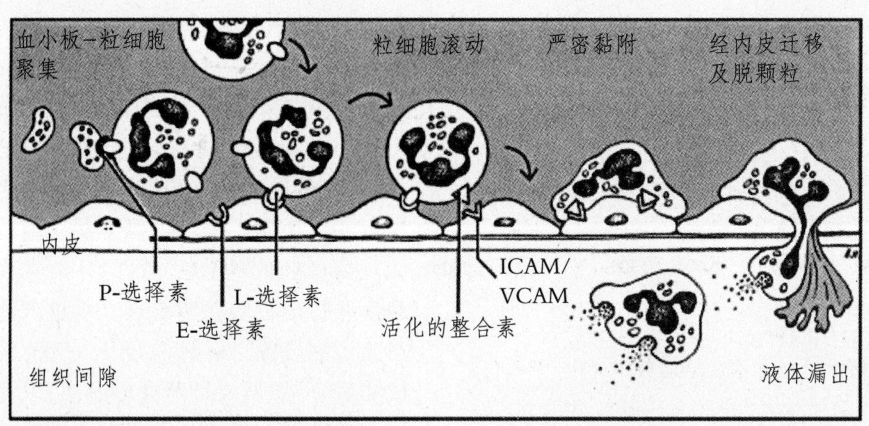

图47.3　内皮细胞、血小板和粒细胞的相互作用导致粒细胞溢出血管和脱颗粒，液体渗出至组织间隙。(ICAM：细胞间黏附分子；VCAM：血管细胞黏附分子)(Reprinted with permission from D Paparella, TM Yau, E Young. Cardiopulmonary bypass induced inflammation: Pathophysiology and treatment. An update. Eur J Cardiothorac Surg 2002;2:232.)

另一方面，在多数情况下，非体外循环及体外循环下CABG手术的炎症反应相比较，最重要的区别并不在于OPCAB避免了氧合器的使用，而在于患者自体的肺脏充当了清道夫和滤器的角色。CABG-CPB与OPCAB相比，许多炎症标记物，如TNF-α、IL-8、IL-10、弹性蛋白酶等，都明显升高；但这种升高仅限于术中和术后早期。在术后24小时内，上述标记物的水平已无区别(图47.4)。与之相似，OPCAB手术后即刻。可观察到血小板消耗和纤溶激活少于CPB-CABG，但到24小时后，二者水平并无差异。OPCAB与CABG-CPB之血小板和内皮细胞活化标记物的水平在任何时候皆无差异。OPCAB需要的输血量少于CABG，在重症监护室(ICU)滞留时间较短，除此之外，很难找出二者在临床指标上的差别。不论何种术式，多数炎症反应似乎主要取决于手术操作本身带来的组织损伤，而在这一方面，两种术式的主要操作在客观上差别很小。

体外循环下冠状动脉旁路移植术的实施

术前评估

过去，只有存在严重解剖病变(如左主干或多支冠状动脉病变等)的患者，方可进行冠状动脉旁路移植手术。随着冠状动脉旁路移植术适应证的扩展，与既往相比，更为多样化的患者群体得以入选手术。对心外科医师而言，其内科治疗状况就显得格外重要。例如，术前应用某些药物，可能导致体外循环期间、围术期及术后阶段出血；存在可能引起肾功能恶化的潜在因素；术前罹患脑血管疾患，或存在进行性发展的脑血管症状，如一过性缺血发作，或颈动脉杂音等；可能引起术后心律失常的心电异常；术前合并感染性疾病，如肺炎、泌尿道感染或牙脓肿等；明显的呼吸功能不全，如1秒用力呼气量(FEV1)<1L的慢性阻塞性肺疾病患者；继发于心源性恶病质及(或)其他慢性疾病的营养不良等，都值得关注。上述每种因素的存在，都可能使患者的预后恶化，因而需要在手术前就加以考虑，或进行治疗。

有若干特异性危险因素被认为可对手术后果产生明显影响。这些危险因素的作用已被广为承认，每位外科医师在对体外循环下心肌再血管化治疗进行评估时，都应考虑此类因素，并在与患者讨论手术的裨益和风险时，向其告知相关信息，以及医生的建议。

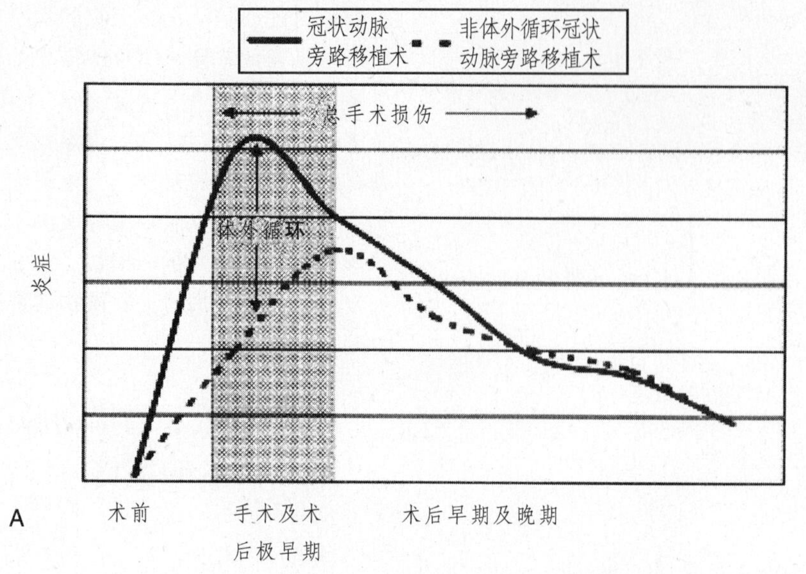

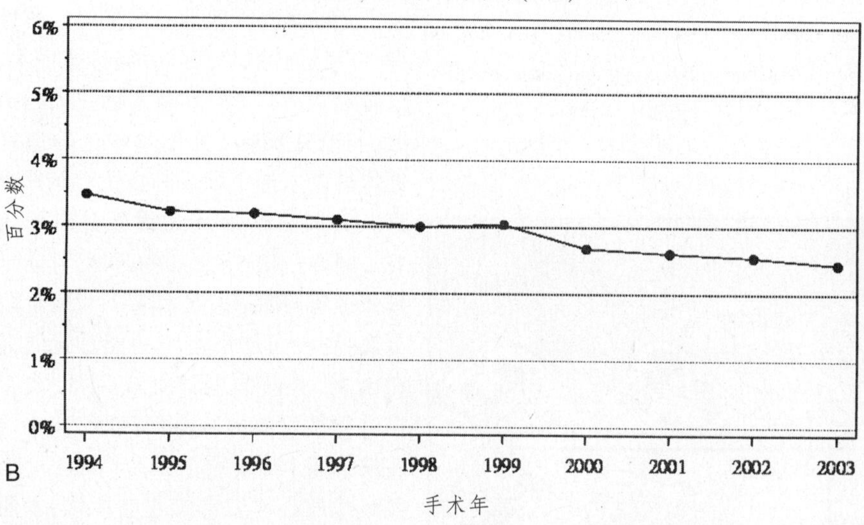

图47.4 (A)体外循环下冠状动脉旁路移植术术中及术后早期数小时内，某些炎症前体介质水平达到峰值，并明显高于与非体外循环冠状动脉旁路移植术；但在此之后，二者在炎症反应方面的区别渐趋缩小，以至最终消弭。(Reprinted with permission from P Biglioli, A Cannata, F Alamanni, et al. Biological effects of off-pump vs. on-pump coronary artery surgery: Focus on inflammation, hemostasis and oxidative stress. Eur J Cardiothorac Surg 2003;24:269.) (B)单独冠状动脉旁路移植术未经加权的病死率。(数据统计源自胸科医师学会国家成人心脏外科手术数据库2003年秋季报告图表。)

影响冠状动脉再血管化治疗并发症发生率及死亡率的危险因素包括：

- 血清肌酐升高，慢性肾功能不全；
- 急诊手术；
- 严重左室功能不全；
- 再次手术；
- 合并缺血性二尖瓣关闭不全；
- 高龄，>75岁；
- 慢性阻塞性肺疾病；
- 糖尿病；
- 脑血管病；
- 体表面积<1.6。

术前确定存在一项或若干项上述危险因素或疾病状态的患者，术后发生气管插管时间延长、脑血管事件、肾功能不全及充血性心力衰竭等并发症的风险都将增加，从而导致不良的后果。而对于控制不良的糖尿病、营养不良，以及严重肺疾病的患者，发生纵隔炎、肺炎、心内膜炎等感染并发症的概率可能增加。

术中治疗

经过术前对患者全身情况的评估及严密的麻醉评估，包括麻醉师、灌注师、护士和手术医师在内的手术组成员之间应进行有效的交流，这一点至关重要。讨论内容包括手术方案；预期采用何种旁路移植物，是隐静脉、桡动脉抑或乳内动脉；以及可能影响患者预后的任何操作措施。选择适当的抗生素，在术中预防性应用，以及在手术操作前选择予以抗生素的正确时间，正日益受到重视。从预防角度讲，最好选择可覆盖革兰阳性菌(Gram+)的抗生素，并在做皮肤切口前1小时内给予，可获得最大的收益。对于可能发生术后左室功能不全，需要主动脉内球囊反搏(IABP)的患者，我们亦须常规确定并标记股动脉搏动点。再植入适当的检测装置，麻醉诱导及气管插管成功后，可能需要行经食道超声，以评估左室功能，确定是否存在二尖瓣关闭不全。术中经食道超声的应用亦可在脱离体外循环时提供重要信息。近期的证据提示，注意手术操作，应用氨基己酸、血清蛋白酶抑制剂(抑肽酶，aprotinin)等抗纤溶制剂，以及使用肝素涂层管道(Carmeda)有助于减少术中出血。另有证据表明，抑肽酶(aprotinin)可能对围术期炎症反应具有重要的对抗作用。

越来越多的证据表明，围术期应用抗血小板制剂有助于增进手术疗效；这其中包括了阿司匹林(aspirin)

等抗血小板聚集药物，以及更强的可结合于血小板糖蛋白Ⅱb/Ⅲa受体的药物[氯吡格雷(Clopidogrel)及玻立维(Plavix)]，后者现已常规应用于每位罹患冠状动脉疾病的患者。但是，这种增强效应应与术后纵隔出血的潜在危险取得平衡。我们建议，术前接受血小板糖蛋白Ⅱb/Ⅲa受体拮抗剂治疗的患者，除非存在急诊(urgent)或抢救(emergency)手术的适应证，在择期手术前数天应予停用。术后如有必要，可输入血小板拮抗这些药物的作用。在心脏手术完成、返回监护室后数小时内，就可以开始阿司匹林治疗。

手术技术

在制定心肌再血管化治疗方案时，具备完全再血管化的理念至关重要，亦即对所有管腔阻塞>50%的严重狭窄血管进行搭桥。成功获取再血管化需要的隐静脉旁路非常关键；同样的，成功获取左乳内动脉是多数需要对左前降支动脉进行搭桥的心肌再血管化手术的基石。为达到完全再血管化的目的，需要手术医师仔细研读冠状动脉造影，方可对使用何种旁路移植物有清晰的认识；手术医师还应向负责手术准备的助手进行通报。考虑到全动脉再血管化的需要，乳内动脉、桡动脉等其他旁路移植物亦广为应用。理论上，完全动脉再血管化的优势在于，这些动脉不仅都非常适合达到增进心肌灌注的目的，而且，它们较不容易发生术后阻塞，或吻合口的增生反应。

做胸骨正中切口后，常需获取乳内动脉，或称胸廓内动脉。它位于胸骨边缘外侧数厘米处，为增进显露，Favaloro设计了外置的牵开器，成为有力的辅助工具。使用电刀或剪刀，可将胸廓内动脉带蒂游离，或完全骨骼化。游离胸廓内动脉的长度下及剑突，上至第二肋间，此处常已可显露左侧隔神经。当计划采用双侧乳内动脉时，采用类似技术，亦可获取右侧乳内动脉。为避免胸骨伤口的并发症，对罹患严重肺功能障碍及糖尿病的患者，获取双侧乳内动脉可能成为禁忌。左右胸廓内动脉可以作为带蒂的移植物，但如获取过程中操作失误，造成损伤，或长度难以达到左前降支或右冠状动脉远段，亦可离断后使用。

历史上，大隐静脉曾一度作为心肌再血管化手术理想的旁路材料。但为防止损伤后并发症，仍需熟练和谨慎的操作。过去获取大隐静脉需要沿血管全长做连续的大切口，而现在，许多手术团队已使用多个小切口及(或)内镜技术获取静脉。由于静脉在分离过程中常可能发生痉挛，因此，在分离之初，以及取下静脉、完成操作后，都应对其通畅性进行仔细评估。在使用缝线或止血夹(hemoclip)完整结扎各分支后，应倒转静脉，置入小灌注管，向静脉内注入肝素盐水冲洗。而后，继续使用肝素溶液，以低压轻柔地扩张血管，以保证其内膜的完整性；并用缝线结扎仍在侧漏或突出的分支，确保止血。为防止扭曲，我们一般在此时对静脉做标记。直至远端吻合完成，静脉都应保存于肝素化溶液中。

当静脉及乳内动脉移植物不敷使用时，许多人选择桡动脉，而最终的目的在于全动脉再血管化。在手术前，有必要评估手的动脉灌注情况。一般选择非惯用侧手，应用Allan试验以确定桡、尺动脉网的完整性。术中使用托手架，将手臂外展于胸部切口旁；手术切口远端位于腕部桡动脉搏动点，近端延伸至肱桡肌(brachioradialus muscle)上方。打开腕部深筋膜，暴露桡血管床，而后向近侧延展，显露臂部肌肉。发现前臂外侧皮神经(lateral antebrachial cutaneous nerve)及桡侧浅神经(superficial radial nerve)是重要的解剖标志。最后，动脉自腕部近侧离断，断端通常需双重结扎处理。动脉远端置入小灌注管，注入肝素化的乳酸钠林格液，冲洗动脉。由于桡动脉易发生痉挛，许多有经验的医师在术中使用钙通道阻滞剂（地尔硫卓，Diltiazem）以防止急性动脉痉挛。使用可吸收缝线连续缝合腿部及前臂（如果使用桡动脉的话）切口，直至手术结束前，伤口都应加压包扎。

建立体外循环

在获取适当旁路移植血管，手术医师确认移植物足够之后，即开始建立体外循环。在游离胸廓内动脉过程中，就可予以肝素，而后再切断胸廓内动脉，此时可检查动脉血流是否充足。打开心包，缝心包牵引线。在升主动脉预期插管部位留置两圈荷包缝线；右心耳留置单圈荷包缝线；此外，在升主动脉还应留置带小垫片的荷包线，以备心脏停搏液灌注插管和排气。如需采用心脏停搏液逆行灌注，须在右心房壁缝荷包线。为保证有足够的空间放置心脏停搏液灌注系统及主动脉阻断钳，以及完成隐静脉旁路的近端吻合，必须审慎选择升主动脉插管的部位。在选择插管部位时，为避开升主动脉粥样硬化病变，直接触诊可能已经足够；但如直接触诊仍无法完全确定主动脉病变，主动脉外超声检查可能成为重要的辅助手段。如欲进行二尖瓣置换等其他操作，可能需要上下腔静脉分别插管。经检测活化凝血时间(activated clotting time，ACT)，确证患者抗凝已达标后，即可开始体外循环。通过询问体外循环师，或直接观察右心状况，可判断静脉引流是否充分；在停止机械通气前，还应确定动脉流量是否足够。

我们并不使用安装于体外循环管路中的主动降温装置，而是听任患者体温逐渐下降，主要是因为我们认为这一过程并不费时。对于存在左室功能不全或需要其他复杂操作的患者，可能需要进一步降温。在阻断主动脉、体外循环流量减少之后，即可经主动脉根部灌注管或置于冠状窦中的逆行灌注管注入含血冷停搏液。在主动脉阻断时，应保持心脏局部低温，以维持及(或)开始心肌保护。在成功造成心脏电机械停搏后（停搏液10mL/kg），就应转而关注冠状动脉搭桥远端吻合的部位；这些部位也可以在建立体外循环前确定。至于吻合次序，往往取决于心肌再血管化的适应证。

由于胸廓内动脉旁路具有令人信服的远期通畅率，对手术效果的影响亦已得到验证，因此，只要可能，都应使用胸廓内动脉。但如患者存在急诊或抢救手术的适应证，则取材方便的隐静脉旁路可能成为更适于吻合于左前降支的移植材料。吻合一经结束，即可经隐静脉旁路注入心脏停搏液。

按照标准操作程序，应首先对右冠状动脉分支及回旋支动脉的分支(边缘支)搭桥，而后才进行乳内动脉至左前降支的吻合。在这种情况下，常需要一名助手将心脏向侧方牵拉，以显露回旋支；或向头侧牵拉，以显露后降支或左室后支(后侧支)。在固定冠状动脉远端之后，切开动脉，将缝线穿过动脉或静脉移植物吻合口，再缝合至冠状动脉吻合口跟部；在全周吻合过程中，常需一直遵从这一次序。在吻合完成之际，对聚丙烯缝线打结之前，就应向隐静脉桥内再注入停搏液。而后，可使用其他隐静脉移植物，对回旋支近段其他分支、对角支或左前降支搭桥，或进行序贯搭桥。远端吻合完成后，即可开始复温，去除主动脉阻断钳后，应确定旁路的正常长度和走行。如升主动脉无严重粥样硬化病变，就可以使用侧壁钳，部分阻断升主动脉，再选用适当大小的打孔器，在升主动脉壁上制造近端吻合开口。近端吻合口位于升主动脉侧壁，缝合技巧与远端吻合相仿。如主动脉存在病变，为避免多次钳夹升主动脉，可在同一阻断部位进行多处吻合。对主动脉及隐静脉旁路排气后，即可去除主动脉钳或侧壁钳，恢复心肌灌注。

脱离体外循环

患者经过充分复温，恢复正常窦性心律后，即可开始机械通气。如出现心动过缓或暂时性心脏传导阻滞，可在右心房及右室流出道留置临时起搏导线，予以起搏治疗。此外，还须纠正低镁及低钾血症等电解质异常。在灌注师减低体外循环流量，心室内供心脏自主射血之需的血量增多时，应用经食道超声，可为判断局部或整体心功能不全提供很大帮助。通过经食道超声的验证，患者可逐步脱离体外循环，在整个血流动力来源中，自主心室功能提供的份额逐渐增大；同时，还应逐渐减少静脉回流量，使心脏容量负荷渐次增加，直至停止体外循环。如患者此前存在心功能不全或充血性心力衰竭，亦可额外予以正性肌力药物。在成功停止体外循环后，予以鱼精蛋白拮抗抗凝药物。在鱼精蛋白输入后，活化凝血时间(ACT)应恢复正常。在脱离体外循环过程中，应依次参照患者的心率、心脏节律、前负荷、后负荷，最后，还要视其心室收缩状态，采用逐步撤机的方法，这是该过程的重要规则。

术后生理状态及治疗

CPB下CABG术后患者的生理状态具有共性，使我们可能针对每个器官、系统的特点制定治疗规划，临床一线的护理人员亦能够根据护理计划，更为独立自主地指导患者快速康复。

术后应用短效、快速作用的麻醉及镇静药物，有利于防止该类药物对心脏的抑制作用，亦有利于快速拔除气管插管。>90%的患者应可能于术后6小时内拔管。因此，术后很少需要使用镇静药物，即使必需，亦应使用半衰期很短的制剂，如右旋美托咪啶(盐酸右美托咪定，Precedex)或异丙酚(丙泊酚，Diprivan)。

脱离呼吸机时，采用同步间歇强制通气(SIMV)，辅以生理状态下的呼气末正压及压力支持。拔除气管插管时，患者应达到适当的自主潮气量，且意识清醒。在拔管前后，为清除气道分泌物，进行胸部体疗及经气管吸痰非常重要。脱离呼吸机的流程并不取决于患者术前的射血分数，或术前心肌缺血情况，亦不受IABP的应用、术后血管活性药物及正性肌力药物的应用，以及除胸部引流量明显增多外的其他情况影响。而在另一方面，如果患者插管无困难，即使其可能因出血而返回手术室，早期拔管的益处亦超过再次插管带来的不便。

如前所述，CPB期间的血管收缩终将转变为血管扩张。在体外循环结束，特别是予以鱼精蛋白之后，只要可能，管路中的容量都将回流至体内。在机器血回收后，应常规准备一些胶体液，如血液回收装置收集血、羟乙基淀粉或白蛋白，以备输入。当患者出现高血压或血压不稳定时，往往存在相对性的低血容量；经验不足的监护室医师治疗此类高血压，常予以镇静剂或血管扩张药物，其结果是延宕了拔除气管插管的时间，还可能造成低血压。直至血容量补足，这种由过度控制引起的血压波动才告终结。多巴胺之减轻后负荷效应可能使血管扩张轻微加剧，而米力农则可明显增加该效应，甚至需要同时予以去氧肾上腺素(Neo-synephrine)。

当血管扩张的程度超出容量的摄入时，就需要予以去氧肾上腺素等血管收缩药物。在体外循环后6~12小时，对血管收缩的需求就将停止。据报道，在接受CABG术的患者中，约有10%可能出现极为严重的血管扩张，且往往对去氧肾上腺素不敏感，此类现象或称为“血管麻痹(vasoplegia)”，可能与低射血分数及(或)血管紧张素转换酶抑制，或术前经静脉摄入肝素时间过久等有关。现已发现，相关患者之血管加压素水平过低，可诱导性一氧化氮合成酶活性过高。体外循环期间早期复温可能利于避免去氧肾上腺素的使用。静脉输入血管加压素，剂量范围每小时1.5~6单位，可有效治疗血管麻痹状态。亦渐有更多文献支持予以亚甲蓝(methylene blue)作为一氧化氮抑制剂，用量要求在1小时内予以1.5~3.0mg/kg。同时亦应认识到，由移植旁路(尤其是动脉旁路)控制的冠状动脉灌注，最主要的制约因素是平均动脉压，而远非血管收缩剂。

在确保足够的容量负荷，纠正钙离子浓度，并在可能情况下，维持规律的心房节律之后，方考虑是否应用正性肌力药物。尔后，则应根据体动脉及肺动脉循环状态、右室收缩性，以及左室肥厚程度，选择适当的正性肌力药。如体血管阻力(SVR)降低，则去氧肾上腺素与α及β肾上腺素能受体激动剂可能是适当的药物之选。如SVR升高，则多巴胺和米力农既有正性肌力作用，又有利于降低后负荷。对于右室功能不全及(或)肺动脉高压的患者，米力农具有右室正性肌力和扩张肺血管的独特功效；肾上腺素是强有力的肺血管扩张剂，也是此种情况下不错的选择。通过经食道超声短轴显像，发现不论灌注压正常或过高，都可见乳头肌基底部几乎相聚，即可确定严重左室肥厚(LVH)的诊断。对此类患者，由于增强肾上腺素能张力可能加剧其舒张功能不全，因此，只有在非常必需时，才可应用多巴酚丁胺、米力农及多巴胺。米力农和β受体阻滞剂都有令人满意的良好疗效，后者在条件许可时应首选应用。

由于内皮屏障在短时间内通透性增加，致使血管内液转移至第三间隙；加之体外循环运转过程中予以有效的利尿治疗，在CPB后6~12小时，液体治疗通常以补液为主。为控制水肿，并防止体液向第三间隙转移，需要输入胶体。在有需求时，血制品是最好的胶体，其次是羟乙基淀粉和白蛋白液。由于淀粉分子可附着于血小板表面，因此，输入羟乙基淀粉可能使失血量增加。对CPB患者随机应用不同分子量的羟乙基淀粉溶液和白蛋白，并采用凝血弹性描记法(thromboelastography)检测，发现羟乙基淀粉组血块形成较慢，且血块不稳定，但定量分析及术后失血量并无显著性差异。其他临床研究证实，在术后失血方面，白蛋白与羟乙基淀粉相比较，具有一定程度的优势。但前者在感染并发症及价格上的逊于后者，也是需要考量的因素。对许多临床医师而言，这种额外的抗血小板效应在术后早期反而可能是有益的。

术后12~24小时，随着炎症反应的消退，内皮通透性逐渐恢复，第三间隙中的液体回到血管内。这种净水压的升高常表现为水肿引起的轻度呼吸功能不全，肢体肿胀及渗出增加。因此，在12~24小时期间，可按预定剂量予以呋塞米(furosemide)等利尿剂，同时注意补钾，维持血清钾浓度≥4.5mmol/dL。通过检测血清尿素氮与肌苷的比值，可以获知利尿的效果，但这比实际要拖后约12个小时。

为预防心房纤颤，可予以利尿剂，以维持正常的体液平衡，适当补钾，保证血清钾达到4.5mmol/dL。此外，只要可能，应尽早予以β受体阻滞剂，通常在术后1天已可给药。β受体阻滞剂应累积至心率及血压所能容受的最大剂量。术后房颤的发生率可达25%，而控制好上述所有细节后，其发生率至少可以下降一半。如房颤业已发生，治疗应主要着眼于控制心率，而后才是转复窦律。关于治疗的细节，并不在本章讨论之列。胺碘酮能够有效控制心律，并具有良好的转复窦律之效果。只要没有禁忌证，都应予以低分子量肝素皮下注射，同时口服华法林抗凝；但有些医师可能在给药前观察24小时，以期待恢复窦性节律。另一个选择是择期进行同步电复律。

所有的接受CABG手术治疗的患者在恢复后，都应开始终生口服药物治疗，几乎概莫能外。这些关键性的药物包括：阿司匹林，一种β-受体阻滞剂，一种血管紧张素转换酶抑制剂(ACEI)，以及一种降脂药物。采用乳内动脉以外的其他动脉旁路移植的患者，应服用硝酸酯类及钙通道阻滞剂至少6周。最后，据报道，围术期静脉应用胰岛素积极控制糖尿病，对近期及远期预后具有非常良好的作用。

并发症

神经系统

冠状动脉旁路移植术后的神经系统并发症分为两型。Ⅰ型事件一般较为严重，包括局部神经障碍(focal deficits)、昏睡(stupor)、昏迷(coma)。Ⅱ型包括一系列难以界定的认知功能障碍，往往需要通过复杂的神经精神试验方可确诊。由于Ⅰ型事件发生率较低，而Ⅱ型病理状态又过于微妙，势必使对该类并发症的研究和寻找避免其发生的检测方法的努力遭遇困难。CABG手术患者中，典型Ⅰ型事件之发生率为1%，而Ⅱ型神经系统并发症则变化较大，从5%~30%，甚至高达90%。在众多研究Ⅱ型神经损伤的文献中，观点莫衷一是，仅在为数不多的方面可达成共识。经过CPB转流、神经元特异性烯醇化酶(neuron-specific enolase)及S100β等脑损伤的血清标记物确有升高。这些标记物的水平与神经精神试验结果之间并无可靠的相关关系。对CPB下CABG手术后的患者进行上述试验，发现不论术后多长时间，与非手术及手术对照组相比，他们的表现似乎都没有真正的区别，即使选取接受OPCAB手术的患者作为手术对照亦然。不论II性神经损伤表现如何，似乎都只是暂时发生，经过3~12个月的随访，都可痊愈。至于造成Ⅰ型和Ⅱ型神经损伤的病因，或出于低灌注，或源于栓塞现象，而后者要常见得多。防范低灌注的根本措施在于维持较高的平均动脉压，或者CPB能够按照生理状态下的搏动性波形进行转流。至于大体栓塞和微栓形成的论题，则更为复杂。

至少1/3的I型事件是由可产生血流动力学影响的严重颈动脉疾病所引起。据报道，CABG术后围术期脑卒中的发生率与颈动脉无症状狭窄的程度呈正相关，狭窄<50%者的发病风险<2%；狭窄达50%~80%者，风险为10%；狭窄>80%者，风险为11%~19%。对于此类患者及有症状的颈动脉病变者，应于CABG前行颈动脉内膜切除术。在一次手术中同时实施CABG与颈动脉内膜切除，病死率可达3.5%，而围术期卒中的发生率降至4%；联合手术后，5年内无卒中患者可占88%~96%。

对于有症状的颈动脉疾病患者，除在CABG前实施颈动脉内膜切除外，预防栓塞的种种尝试几乎无一获得可为临床认可的好处。微栓计数(counts of microemboli)曾被用于评估脑损伤，但与神经精神试验的结果无明显相关性。本着任何微栓都有害的理念，我们可以改进措施，改用经证实可减少微栓产生的方法，但能否获得更好的临床效果，我们则无法预期。这些措施包括应用主动脉外超声确定插管和近端吻合的位置，选用不同的主动脉插管部位，以及避免多次使用侧壁钳，而采用仅阻断主动脉一次的方式完成近端吻合。灌注师过度控制体外循环管路可导致过多的气体微栓产生；CPB过程中复温过快，也可使气体析出，形成微栓；通过心内吸引，将术野内积血吸入CPB管路，其中的脂肪颗粒等多种物质亦可形成微栓。使用血液回收装置以及在洗血装置中外装滤器能够明显减少微栓的来源。

出血

因出血再次手术的发生率约为1%～2%。术前除常规检测凝血功能外，还应在尽量长时间内，停用抗凝药、促纤溶制剂以及药效强于阿司匹林的抗血小板药物，以减少术中失血。术前晚停用低分子量肝素，氯吡格雷应至少于术前5日停药。尽管阿司匹林可使严重出血的发生率增加，但亦可提升移植旁路的早期通畅率，收益可大于风险，因此，可一直用药至手术当天。大量证据显示，足量的抑肽酶可减少术中及术后失血。鉴于抑肽酶产生血管舒缓素抑制作用所需的剂量已高达其实际血浆浓度的100倍，因此，其抗炎作用尚有待于确证。

胸引量达到多少，就应再次手术探查，常取决于外科医师的判断。抉择的关键在于，出血是由于凝血功能障碍引起，还是出于技术失误。在等待PT、PTT、纤维蛋白原、血小板计数等常规凝血功能检测结果时，已有大量血液流失，同时，通过经验输血，大量血制品被不必要地输入。理想的检测手段应可在监护室床旁实施，如凝血弹性描记法，用于分析凝血瀑布反应的各个分支，评估患者是否可能形成血块。如果出血患者的凝血弹性描记结果正常，就应再次手术。而若凝血功能异常，则应在再次手术探查前予以纠正。

感染

胸部切口深部的感染是一种严重的并发症，发生率约为1%~2%。归根结底，感染应归咎于无菌技术的纰漏，但是，有大量证据表明，有若干因素可增加该并发症的发生。其中包括糖尿病、肥胖、再次手术、严重的慢性阻塞性肺疾病，以及对糖尿病患者应用双侧乳内动脉。这些因素中，多数属于外科医师无法控制的临床情况。但是，亦有少数外科医师可以控制的医疗行为，可对其发病产生影响。

首先，对手术操作区域的毛发，剪短比刮净为优。即使必须剃除干净，也不应在患者即将进入手术室前实施。如欲使抗生素发挥疗效，应使其血清浓度在做手术切口时达到峰值；而在手术后，无证据显示其使用剂量、频率或用药时间可对感染的发生率产生影响。严格控制血糖，最好是静脉输入胰岛素，是防止胸部伤口感染的关键要素。

是感染引起胸骨不稳定，抑或胸骨不稳定诱发感染，常常难于分辨。因此，在术前、术后的患者宣教中，离床活动，预防胸骨并发症是关键部分。患者咳嗽时，应注意保护胸骨。在呼吸训练器的帮助下，咳嗽应成为胸部体疗过程中主动实施的动作，而不是被动的反射。

肾功能不全

在CABG术后的患者中，约有4%发生肾功能不全；其中，又有1/5需要透析治疗。术后肾功能不全患者病死率很高，达到总体的20%，而在需要透析者中，更高达一半以上。既往罹患肾病、糖尿病及充血性心力衰竭的患者术后发生肾衰竭的风险更高。一旦发生肾功能不全，在治疗上有两种思路。较为传统的方案依靠呋塞米等利尿剂，将少尿型肾衰"转化"为非少尿型，后者的病死率远低于前者。至于这种"转化"的机制，最常提及的是尿液的冲刷可将急性坏死后的沉积物自肾小管清除出去。反对的意见认为，利尿剂强令业已受损的肾单位代谢活动急剧增加，将加剧肾脏的损伤。这种观点提出，维持平均动脉压至术前水平，并应用多巴胺(产生肾动脉作用的剂量)或fenoldapam等肾脏及内脏血管扩张剂，以期增进肾脏血流。如果容量负荷过重，可采用低强度的持续透析，必要时应用静脉-静脉持续透析。

结　论

自从20世纪70年代，首批随机对照试验证实心肌再血管化治疗可明显提升存活率以来，体外循环下冠状动脉旁路移植术的效果又发生了很大的变化。当时的3个主要研究证实，手术可明显缓解心绞痛，提高心脏功能，减少致命性心肌梗死的发生率。研究同时显示，左主干或三支病变患者，以及中度左室功能不全的患者，通过手术可提高存活率。尽管冠状动脉手术研究（Coronary Artery Surgery Study）、退役军人医院联合研究（the Veteran's Administration Cooperative Study）和欧洲冠状动脉手术研究（European Coronary Surgery Study）已成为标志性的文献，但回顾起来，他们各自因存在严重的局限而不断被人诟病。这些特殊的限制包括：仅男性患者人群入选，且年龄<65岁；实验设计中“最初治疗意向”的缺陷，在评估患者之临床结果时，仅能按照最初的随机分组进行比较；仅将乳内动脉作为备选旁路材料之一，限制了其应用；另外，在手术和麻醉技术上，也已发生了一系列变化。

1989年，作为提高国民生活质量努力的一部分，胸科医师协会(STS)建立了国家心脏外科医师志愿数据库。自此开始，它逐渐成长为涵盖600余家医院，包括2百万例手术临床信息的，在冠状动脉旁路移植手术结果统计方面最具技术水准、最为准确的数据库。最近，STS数据库的报道提出，基于一个业已建立7年的风险调整模型，冠状动脉旁路移植术之手术病死率为2.59%(95%置信区间)。而发生永久性脑卒中的风险为1.5%，肾衰发生率为3.49%，胸骨深部伤口感染为0.5%，机械通气时间延长可能为7.1%(表47.2)。

本数据库的结果揭示了冠状动脉旁路移植术疗效的进展；同时，通过对危险因素的加权处理，数据库亦可成为预测手术后果，评估术后生活质量和症状改善程度的重要工具，这方面的功能显示出重要的价值。尽管基于STS数据库的报道显示出CABG手术预后的显著优势，但如将未向数据库报告的搭桥病例一并统计，则CABG手术的实际结果可能有所减低。

同为粥样硬化性心脏病的治疗手段，随着经皮冠状动脉成形及支架置入技术的发展，显然将有更多的患者首选这种方式，而后才是手术治疗。手术成为第二选择，意味着入选患者的病情将更为复杂，患者可能存在多种心血管合并疾患，经历过多种治疗。在这种形势下，我们将面对更为特殊的患者群体，他们不具备介入治疗的适应证，只能转往外科，手术成为其唯一确定的选择，而其潜在的患病率和病死率亦将升高。

因急性心肌梗死而发生心源性休克及心力衰竭的患者是治疗上最具挑战性的患者群体。在由于心肌梗死住院治疗的患者中，心源性休克是主要的致死原因。在急性心肌梗死病例中，其发生率约为10%；但在死亡病例中，则有70%~80%与之有关。有鉴于此，许多研究者尝试对心源性休克患者进行术前评估，比较早期急诊再血管化与药物保守治疗的优劣。再血管化的手段既包括冠状动脉旁路移植术，亦包括介入治疗。在许多病例中，亦使用

表47.2　胸科医师学会心脏手术数据库：风险加权模型及95%置信区间

冠状动脉旁路移植术手术病死率	2.59%
永久性脑卒中风险	1.5%
肾功能衰竭风险	3.49%
胸部切口深部感染风险	0.5%
机械通气时间延长风险	7.1%

主动脉内球囊反搏对患者进行辅助。有趣的是，无论采用再血管化措施，抑或药物治疗，在30天的总体病死率并无显著差异（分别为46.7%对56.0%）。然而，至6个月时，再血管化组的病死率低于药物治疗组（50.3%对63.1%，p<0.027）。采用多变量分析对接受冠状动脉旁路移植术之心源性休克患者进行远期预后的评价，提示该组患者的住院病死率高达35%。这一结果对手术的临床选择构成了冲击，在早期病死率很高，而6个月、1年，乃至10年的存活率提升甚微的情况下，必须审慎利用医疗资源。

业已出现稳定或慢性心力衰竭，或已形成缺血性心肌病的患者群是对冠状动脉旁路移植术的另一个挑战。对心衰病生理变化了解的深化，使我们能够更好地评价对此类患者实施冠状动脉再血管化治疗的意义。基于对心衰后心脏的适应机制及交感激活、副交感抑制之影响的深入认识，我们可以在常规手术前采用多种手段，以增进临床疗效。上述因素的存在也促使我们在心肌再血管化之外，选择其他的技术手段，如二尖瓣成形、左室重建等。若干中心的临床实践已证实，对存在严重左室功能不全的患者施行手术，可提高其存活率。手术的成功有赖于对该组患者心肌存活性和功能不全面积的准确评估。判断患者能否从再血管化或其他术式中受益，还是只能接受心脏移植，关键在于对存活心肌的数量进行定量评估。核素检查可显示存活心肌对示踪剂的摄取和代谢，超声心动检查能够检测残存心肌的收缩功能，而正性肌力药物（多巴酚丁胺）负荷下的超声心动检查可能拥有更高的特异性，从而可用于此类患者的临床检查。

通过术前检查，对心肌功能可能的改善幅度进行正确评估后，可对罹患缺血性心肌病的患者实施心肌再血管化治疗，而将手术并发症之患病率

和病死率控制在可接受的范围内。但是,无论术中再血管化是否完全,或术后使用何种药物治疗,患者远期的改善程度可能仍然取决于其术前充血性心力衰竭的情况。

与其他患者相比,合并糖尿病患者的冠状动脉病变往往更为严重、弥漫。鉴于其病变的严重性和弥漫性,介入治疗即使能够完全处理所有局限、高度的狭窄,亦可能使患者面临心肌缺血复发的风险。1996年开展的"旁路移植及血管成形再血管化调查"(Bypass Angioplasty Revascularization Investigation,BARI)是一项随机试验,该研究发现,对接受药物治疗的糖尿病患者,以冠状动脉旁路移植术作为最初治疗,与经皮腔内冠状动脉血管成形术(PTCA)相比,能够明显提升5年存活率。即使随防至5年以后,这种优势仍持续多年,患病风险可降低50%。对BARI试验受试者进一步的分析证实,即使既往曾接受冠状动脉旁路移植术的患者,与曾行PTCA的患者相比,在存活率上的优势仍然存在,特别是当其发生急性心肌梗死时,趋势尤为显著。

对于接受体外循环手术的患者而言,对预后影响最大者在于其中枢神经系统并发症风险可能增加,其中包括栓塞并发症和脑卒中。在近期发表的一系列重要文献中,都论及神经系统并发症增加的严重性,并以此作为避免体外循环的论据。升主动脉粥样硬化作为神经系统栓塞事件的病因,已多有论述。已有不少研究者和外科医师应用各种手段,防止该并发症的发生,其中包括在升主动脉阻断或插管前行升主动脉超声扫描,应用经食道超声检测主动脉,或在体外循环过程中通过调整pH值等生理学手段以促进脑循环。抑肽酶是一种非特异性蛋白酶抑制剂,在体外循环手术中,作为有效的止血药,可防止血液流失,保护血小板功能。同时,它也具有一系列抗炎效应,现已证实,体外循环可引起全身炎症反应,而抑肽酶可抑制参与其中的多种酶中间产物。近期的研究对应用抑肽酶的患者数据库进行分析后证实,与安慰剂对照组相比,高剂量和低剂量抑肽酶组患者之卒中和神经系统并发症的发生率均有所下降。这也是当前正在进行的心脏手术进一步前瞻性临床试验的主要课题。总之,通过应用抗炎症反应药物及其他措施减少中枢神经系统并发症的发生有望成为控制体外循环中期和远期副反应的重要思路。

前景展望

自1953年John Gibbon率先应用人工心肺机后,冠状动脉旁路移植术经历了长足的发展,已经成为冠状动脉粥样硬化性心脏病确定的治疗手段;它具有良好的远期效果,能有效改善患者的生活质量,而并发症患病率和病死率很低,其临床疗效已广为认可。为了进一步增进手术疗效,下一步的努力方向集中于减少神经系统并发症、简化手术步骤和缩短体外循环用时。构建近端和远端吻合口的技术创新还在不断涌现,而微创直接冠状动脉旁路移植术的引入和发展意味着该领域真正的革命。目前,由于手术医师对微创技术的感受和技术掌握程度不同,对非体外循环冠状动脉旁路移植术应开展得更多还是更少,看法也莫衷一是。而放眼更远的将来,机器人辅助下的冠状动脉手术已经出现,也许在某一天,它能成为另一个突破。

推荐读物

American College of Cardiology/American Heart Association. Guidelines for coronary artery bypass graft surgery: Executive summary and recommendations: A report of the American College of Cardiology/American Heart Association Task Force on Practice Guidelines. Circulation 1999;100:1464.

Biglioli P, Cannata A.,Alamanni F, et al. Biological effects of off pump vs. on pump coronary artery surgery: Focus on inflammation, hemostasis and oxidative stress. Eur J Cardiothorac Surg 2003;24:260.

Bolling S, Dicstein M, Levy J, et al. Management strategies for high risk cardiac surgery: improving outcomes in patients with heart failure. Heart Surg Forum 2000;3:337.

Cameron A, Davis KB, Green G, et al. Coronary artery bypass surgery with internal thoracic artery grafts—Effects on survival over a 15 year period. N Engl J Med 1996;334:216.

Edmunds LE. Inflammatory response to cardiopulmonary bypass. Ann Thorac Surg 1998;66:S12–6.

Furnary A, Gao G, Grunkemeier G, et al. Continuous insulin infusion reduces mortality in patients with diabetes undergoing coronary artery bypass grafting. J Thorac Cardiovasc Surg 2003;125:1007.

Grigore A. Neurological Outcome Research Group and CARE Investigators of the Duke Heart Center: Prospective randomized trial of normotheric versus hypothermic cardiopulmonary bypass on cognitive function after coronary artery bypass graft surgery. Anesthesiology 2001;95:1110.

Hachman J, Sleeper L, Webb J, et al. Early revascularization in acute myocardial infarction complicated by cardiogenic shock. N Eng J Med 1999;341:625.

Hangler HB, Nagele G, Danzmayr M, et al. Modification of surgical technique for ascending aortic atherosclerosis: Impact on stroke reduction in coronary artery bypass grafting. J Thorac Cardiovasc Surg 2003;126:391.

Jones E, Weintraub W. The importance of completeness of revascularization during long term follow-up after coronary artery operations. J Thorac Cardiovasc Surg 1996;112:227.

Koster A, Fischer T, Praus M, et al. Hemostatic activation and inflammatory response during cardiopulmonary bypass. Impact of heparin management. Anesthesiology 2002;97:837.

Levin RL, Degrange MA, Bruno GF, et al. Methylene blue reduces mortality and morbidity in vasoplegic patients after cardiac surgery. Ann Thorac Surg 2004;77:496.

Mangano D. Aspirin and mortality from coronary bypass surgery. N Engl J Med 2002;347:1309.

Mekontso-Dessap A, Houel R, Soustelle C, et al. Risk factors for post-cardiopulmonary bypass vasoplegia in patients with preserved left ventricular function. Ann Thorac Surg 2001;71:1428.

Morris J, Smith L, Jones R, et al. Influence of diabetes and mammary artery grafting on survival after coronary bypass. Circulation 1991; 84:111:275.

Murashita T, Makino Y, Kamiturbo Y, et al. Quantitative gated myocardial perfusion single photon emission computed tomography improves the prediction of regional functional recovery in kinetic areas after coronary bypass surgery: useful tool for evaluation of myocardial viability. J Thorac Cardiovasc Surg 2003;126:1328.

Olsen MA, Lock-Buckley P, Hopkins D, et al. The risk factors for deep and superficial chest surgical site infections after coronary artery bypass surgery are different. J Thorac Cardiovasc Surg 2002;124:136.

Paparella D, Yau T, Young E. Cardiopulmonary bypass induced inflammation: Pathophysiology and treatment. An update. Eur J Cardiothoracic Surg 2002;21:232.

Puskas J, Thourani V, Marshall J, et al. Clinical outcomes, angiographic patency, and resource utilization in 200 consecutive off-pump coronary bypass patients. Ann Thorac Surg 2001;71:1477.

Puskas J, Williams W, Mahoney E, et al. Off pump vs. conventional coronary artery bypass grafting: Early and 1-year graft patency, cost, and quality-of-life outcomes. JAMA 2004;241:1841.

Rosenfeldt FL, He GW, Buxton BF, et al. Pharmacology of coronary artery bypass grafts. Ann Thorac Surg 1999;67:878.

Shah P, Hare D, Raman J, et al. Survival after myocardial revascularization for ischemic cardiomyopathy. A prospective ten year follow-up study. J Thorac Cardiovasc Surg 2003;126:1320.

SOLVD Investigators. Effect of enalapril on survival in patients with reduced left ventricular ejection fraction and congestive heart failure. N Engl J Med 1991;325:293.

Van Dijk D, Jansen E, Hifman R, et al. Cognitive outcome after off-pump and on-pump coronary artery bypass graft surgery. A randomized trial. JAMA 2002;287:1405.

Van Dijk D, Keizer AMA, Diephuis JC, et al. Neurocognitive dysfunction after coronary artery bypass surgery: A systematic review. J Thorac Cardiovasc Surg 2000;120:632.

Villareal R, Hariharan R, Liu B, et al. Postoperative atrial fibrillation and mortality after coronary artery bypass surgery. J Am Coll Cardiol 2004;43:742.

编者评述

I.L. K.

冠状动脉旁路移植手术是应用最为广泛的心脏外科手术。然而，支架技术的发展，使之被更为积极地应用于多支冠状动脉病变，搭桥手术数量因之而有所减少。因此，在保证最好的旁路通常率成为手术医师义不容辞的责任。只要手术能够成功、安全地实施，采用何种技术其实并不重要。本章着重回顾了手术并发症的预防和治疗。

有几个问题需要特别强调。在采用体外循环的手术中，我们已经基本摈弃了部分阻断主动脉的技术。这一措施减少了主动脉病变所引起的栓塞的发生，还可能降低术中主动脉夹层发病的可能，尽管后者的发生率本就非常有限。第二个问题是，采用何种移植旁路。除高龄或肥胖患者，或者某些合并胰岛素依赖性糖尿病的患者外，我们尽量使用双侧乳内动脉。对糖尿病患者应用双侧乳内动脉，手术切口并发症的发生率无疑将有所升高；但是，鉴于双侧乳内动脉良好的远期通常率，对年轻患者仍值得冒险应用。另一种选择是桡动脉。尽管我们常常使用，但桡动脉的远期后果是否真的优于静脉移植物，目前尚不清楚。有些研究着眼于此，但长期（10年）的随访结果尚未见发表。最后，静脉移植物又如何呢？尽管与乳内动脉相比，他们不够理想，但静脉仍是非常重要的移植旁路来源。我们更愿意采用内窥镜技术，以避免损伤并发症。这对我们的患者意义很大，而且，显然并不昂贵。

（赵鸿　译　万峰　校）

第 48 章

低温心室纤颤下冠状动脉旁路移植术

Cary W. Akins

在应用心肌再血管化手术治疗缺血性心脏病的早期，无需阻断主动脉的低温心室纤颤技术已成为心肌保护的方法之一。本方法的基本原理是基于20世纪60～70年代的一系列试验研究，近些年来，又在原有基础上进行了一些微调。尽管更多的心脏外科医师转而选择灌注高钾停搏液的心肌保护手段，低温心室纤颤、不阻断主动脉的方式仍是非常有效而可靠的技术，并被广为应用。

适应证和禁忌证

不阻断主动脉的低温心室纤颤技术曾被成功应用于各种初次及再次心肌再血管化手术，以及左室室壁瘤切除手术。事实上，只要对患者实施冠状动脉旁路移植术，都可选用该方法进行心肌保护，并不存在禁忌证。

严重的主动脉瓣反流是唯一不适宜采用本方式的病理状态。但是，当主动脉瓣反流如此严重，以至于本方法已无法应用于旁路移植手术时，主动脉瓣修补或置换往往亦无可避免。此外，当存在升主动脉钙化时，只要能在动脉主干上找到灌注管插管位置，这种方法仍可应用。对此类患者，还需要为移植旁路寻找动脉血注入的开口，换言之，亦即静脉移植旁路需要选择适当的近端吻合部位，或索性应用通常的乳内动脉。

患者的术前准备

在低温心室纤颤下的冠状动脉旁路移植手术实施之前，并不需要对常规药物治疗进行调整。β受体阻滞剂、钙通道阻滞剂和抗凝药物等防止缺血事件发作的药物可一直应用至手术前。作者最强烈的感受是，保证患者在手术前处于非缺血状态（甚至不惜应用主动脉内球囊反搏）是决定冠状动脉旁路移植手术预后的重要因素。如果是择期手术，可在住院前停用阿司匹林；但近年来的研究提示，术前持续应用阿司匹林并不增加因出血而再次手术探查的概率，但与血小板输入量的增加有关。

低温心室纤颤手术的基本原理

支持低温心室纤颤、不阻断主动脉的理论依据其实很简单，主要基于一个压力方面的论点：如果主动脉根部平均灌注压能保持在80~100mmHg，而左心室腔内压很低，就能够维持冠状动脉血管床灌注所需的足够的压力阶差。由于在进行远端吻合时须阻断冠状动脉血流，采用适当程度的低温，可以降低整体心肌耗氧量，提供更好的心肌保护；同时，这样做亦可降低患者总体的氧耗，为防止体外循环造成的少见并发症提供了一定的安全防护。因为近端吻合可在体外循环建立前完成，则每完成一个远端吻合口，旁路内血流能够顺利注入，就意味着该支血管支配的心肌恢复了灌注。

不阻断主动脉、低温心室纤颤心肌保护技术实施的基本要点如下：

- 麻醉诱导后，应静脉输入硝酸甘油，只要患者能够耐受，剂量可提升至1 μg/(kg·min)。
- 如果患者在术前未接受充分的β受体阻滞剂治疗，在麻醉诱导后，应予以β受体阻滞剂，在患者能够耐受的前提下，降低脉率至60次 / 分钟以下。
- 在获取乳内动脉过程中，主动脉插管之前，早期予以肝素。
- 在心房插管、建立体外循环前完成一个或多个隐静脉旁路与主动脉的近端吻合。
- 在晶体预充液中，应加入甘露醇(mannitol)，以发挥其渗透性利尿和自由基清除作用。
- 在体外循环过程中整体降温，一

般降温至30℃。

- 在体外循环中，或调整体外循环转流量，或加入药物，维持体循环平均灌注压于80~100mmHg，常用药如去甲肾上腺素(Neo-Synephrine)，可增加周围血管阻力；而硝普钠(Nipride)则可降低周围阻力。
- 如降温后心脏未能自行发生心室纤颤，可选用晶体停跳液灌注，诱导心室纤颤；但不用晶体液灌注维持。
- 常规经右上肺静脉置入左心室引流管，最好使用可持续检测左室压力的导管。
- 避免阻断主动脉。
- 应用阻断带阻断冠状动脉，完成静脉或乳内动脉远端与冠状动脉之吻合。
- 如有可能，首先对缺血最严重的区域搭桥。
- 首先完成对有病变的左回旋支及其分支的旁路移植，而后再进行乳内动脉与左前降支系统的搭桥，以防止过分牵拉乳内动脉的蒂。
- 无论何时，都应坚持完全的再血管化。
- 在即将最终完成远端吻合时，开始体外循环复温。

手术技巧

初次再血管化

冠状动脉旁路移植手术的技术在许多方面——特别是近、远端吻合的实际操作方面，不同的方法并无多大不同；但确有一些操作步骤，可带来更好的、广为认可的效果。正中开胸后，获取一侧或双侧乳内动脉；同时，亦可获取静脉或其他动脉移植物。近年来，作者们已几乎完全转为内镜获取隐静脉，从而有效减少了腿部并发症的发生，患者也更为满意。在离断乳内动脉远端前，为建立体外循环，经体循环予以适量肝素。而后，切断乳内动脉，估测动脉内血流是否足够。使用无创软夹阻断乳内动脉远侧断端，再用罂粟碱浸泡过的纱布包裹乳内动脉。

打开并悬吊心包，提升心脏位置后，在无名动脉近侧行升主动脉插管。如经触诊或术中超声心动检查，发现粥样斑块，就应改变插管部位。为完成静脉-主动脉近端吻合，作者会在主动脉灌注插管连接于心肺机之前，取少量患者自身的肝素血，用来检查隐静脉是否漏血。作者使用附带压力监测导管的主动脉灌注管，以期在搭桥过程中和脱离体外循环时准确监测主动脉压。

使用4-0丝线仔细结扎隐静脉各分支，对静脉上其他部位的出血，用7-0聚丙烯缝线缝闭。在确定所须静脉旁路长度后，截断静脉，断端用无创软夹阻断。在体外循环开始前，就可完成所有静脉旁路的近端吻合。但往往出现无法确定静脉旁路确切长度的情况，此时可在体外循环前先完成一个近端吻合口，其余的近端吻合在体外循环中，远端吻合完成后再实施。

只要可能，作者总倾向于尝试使用一支旁路对冠状动脉的各主要分支(无论左前降支、回旋支，抑或右冠状动脉)实施再血管化。作者对每例患者平均搭桥4.5支，这意味着更多地运用序贯搭桥优于对每只冠状动脉分别搭桥。作者之所以偏好序贯搭桥，意在避免在每例手术中使用过多的移植血管，限制近端吻合口的数量，从而减少主动脉使用的部位。

在左室前壁，如果可能，可使用乳内动脉对对角支和左前降支搭桥。偶有对角支走行过于靠近侧壁，或乳内动脉之长度和口径不足的情况，此时或可单独应用静脉旁路搭桥，或以之作为侧壁血管序贯搭桥的一部分，采用静脉序贯搭桥。

作者喜欢把心脏左侧的旁路置于升主动脉左侧。如患者左侧的冠状动脉仅需一支静脉或游离的动脉旁路，而主动脉亦有足够的空间，作者会将近端吻合的部位尽量提高。这样，无论其以后冠状动脉疾病复发，或出现新的心脏瓣膜疾患，都不会为过低的隐静脉旁路而受到限制。对于右侧冠状动脉循环，静脉或游离的动脉旁路应置于升主动脉的右侧。

如经过判断，未发现主动脉有明显的粥样硬化病变，可用侧壁钳钳夹升主动脉，进行近端吻合。在主动脉打孔前，应先观察患者的收缩压、心电图及肺动脉漂浮导管(Swan-Ganz)充盈压片刻，确定无不稳定征象。在应用侧壁钳时，患者收缩压升高并不少见。如果收缩压上升过剧，在近端吻合时，麻醉师可能需要使用降压药物。

尽管任何标准的近端吻合技术都可接受，作者更喜欢使用打孔器在升主动脉上打孔，并用5-0聚丙烯缝线连续缝合静脉与主动脉的吻合口，当采用游离的动脉旁路时，如动脉口径较小，则可能用6-0的聚丙烯缝线。在患者开始体外循环前，应检测所有连接于主动脉的旁路流量是否充足。

静脉插管通常在近端吻合完成后进行。这样，在进行近端吻合时，静脉管道就不会出现在术野中。另外，留置静脉插管缝线或插管本身都可能刺激心脏，引发心房纤颤；除非已经准备开始体外循环，作者会尽量避免这种心律失常。过去，为显露心室侧壁和后壁，可能需要牵拉心脏，因此，作者往往使用两支静脉插管；但近年来，为规范使用作者们手术室的灌注设备，作者常规应用双极静脉插管，亦无问题。

根据手术时间和冠状动脉病变的不同，机体降温的幅度亦可有一定程度的变化。但多数患者会采用30℃的温度，因为更高的体温下，偶可发生窦性心律恢复。体外循环中，随着心脏温度的下降，往往会自发心室纤颤。如有必要，简单应用直流电击，即可诱发心室纤颤，但该方法无法维持心室纤颤心律。

心室纤颤发生后，须置入左心室引流管。事实上，对所有患者，作者会将引流管经右上肺静脉直接置入左心室。该导管附带压力监测管，外接传感器，可在监视器上持续显示压力变化。灌注师可据此调整引流管的吸引力水平，在体外循环过程中和心脏心室纤颤下，维持左室腔内压至0~5mmHg。这条压力通道亦可用于直接测量左室舒张末压，当导管退至左心房时，还可检测左房压；从而在再血管化操作完成、撤除体外循环时提供帮助。

选择哪支动脉进行再血管化，首先取决于若干因素。如果手术医师预知严重缺血的心肌范围，例如缺血时的心电图改变或术前行动态心肌核素检查，则该区域应予优先处理。但如果缺血最严重的区域位于前壁，而外科医师希望使用乳内动脉搭桥，就应首先对存在病变的左回旋支动脉搭桥；这样，在翻转心脏，对回旋支各分支搭桥时，就不会过度牵拉乳内动脉旁路。

如果没有明确证据显示哪个区域的心肌缺血更严重，在考量再血管化顺序时，就应纳入另外几个因素。一般来说，完全阻塞的动脉应优先搭桥，因为对完全阻塞的动脉实施远端吻合，阻断局部血流不会造成远段心肌的缺血。如果完全阻塞的动脉接受来自其他通畅动脉的侧支，这一点就尤为确定。例如，如果右冠状动脉完全阻塞，并接受存在病变的左前降支冠状动脉的侧支供血，就应先对右冠状动脉搭桥。采用这种次序的原因在于，当对右冠状动脉进行远端吻合、阻断局部血流时，主动脉并未阻断，因此，其远段血管床仍可接受来自前降支侧支的血液供应。而当阻断左前降支，进行搭桥时，右冠状动脉的旁路业已畅通，血液可以经侧支血管逆行灌注左前降支分布供血的心肌。鉴于上述情况，在旁路移植，阻断冠状动脉远端时，即使短时间的局部缺血亦受到限制，同时，远端吻合完成，冠状动脉血流重建所积聚起的优势亦应予格外保护。

阻断冠状动脉远段血流需使用一枚精细尖端的直角钳轻柔地绕过冠状动脉，迁出一条中空的乙烯阻断带；通过调节阻断带的张力，可阻断冠状动脉血流，或使其流量减少至手术需要水平。作者总是力图将动脉周围脂肪和心外膜缝入阻断带中，以期减少对冠状动脉的直接损伤；同时，为防止造成挤压伤，作者也尽量避免用乙烯阻断带扎死冠状动脉。

冠状动脉阻断后，用尖刀刺开切口；使用精细眼科剪延长动脉切口至适宜口径。作者通常会用精细的金属探子探查动脉远段管腔。适当放松阻断带，亦有助于对前向和逆向侧支循环进行很好的判断。

对于影响旁路至冠状动脉远端吻合质量的因素，作者感受最强的一点是：在吻合即将完成时，采用几针间断缝合。在使用单股缝线时，可能由于张力过大造成“荷包”效应，而该技术可有效规避这一现象。作者会用5根7-0的聚丙烯缝线完成一个标准的静脉至冠状动脉远端吻合。首先，静脉置于冠状动脉旁1~2英寸处，自静脉切口一端开始，进行对侧缝合；维持这种开放的姿态，直至一侧缝合完成。为保证针体穿过冠状动脉时，能从管壁穿至内膜，作者总是要调整缝线。

当一侧吻合完成后，将静脉轻轻放到冠状动脉上。尔后，在吻合口一侧缝线的两端各单纯间断缝合一针，原有的连续缝合线两头与这两针分别打结，线头全部间断。在吻合口另一侧(己侧)的两端，另缝两针间断缝线，尔后连续缝合，至该侧的中点打结。在收紧吻合口缝线前，放松阻断带，并探查动脉吻合口的通畅性。去除静脉移植血管上的阻断钳，使气体或其他异物可随着血流从静脉冲出。最后，收紧缝线，助手用镊子轻轻阻断静脉，防止血流溢出。

对于乳内动脉及其他动脉旁路的远端吻合，作者的缝合技巧有所不同。只要可能，作者尽可能避免用镊子夹持动脉旁路。把持乳内动脉蒂的筋膜，使之位于冠状动脉近旁，在吻合口“脚跟”部位间断缝合3针。而后，收紧缝线，将乳内动脉降至冠状动脉上。两侧预留缝线要够长。自两侧开始，先连续缝合一侧缝线至吻合口的脚尖，再连续缝合另一侧，亦至吻合口脚尖。最后，在吻合口远端单纯间断缝合3针，侧方的连续缝线分别与其对应的缝线打结。仍要放松阻断带，探查远端吻合口通畅情况。此后，作者会松开乳内动脉阻断钳，并轻轻检查钳夹部位。不同于静脉吻合，在缝线最终打结时，无须钳夹乳内动脉，以防造成钳夹部位的痉挛。

在进行最后一个远端吻合时，开始恢复体循环血温。在体循环血温提升到34℃左右，并予以利多卡因后，如有必要，可进行心脏除颤。如使用两只静脉插管，在复温过程中，须将静脉插管退回右心房，以防腔静脉血流受阻。常规留置心房和心室起搏导线。当患者脱离体外循环时，左心引流管应撤回到左心房，监测左房压。

再次手术再血管化

与初次再血管化治疗相比，再次冠状动脉旁路移植术包含着若干前者不曾面临的问题。当有些静脉旁路仍然通畅，但已出现粥样硬化病变时，问题将尤为显著。在低温心室纤颤下，由于不阻断主动脉，心脏亦不处于电停搏状态，因此，通畅的动脉旁路移植物并不对心肌保护构成问题。

从狭窄的静脉旁路中脱落的粥样斑块进入冠状动脉，可引起栓塞，这是再次冠状动脉旁路移植术一种严重的并发症，只要可能，一定要尽量避免。

鉴于在此种手术之初，分离所有通畅而有病变的旁路并不适宜，必须根据每位患者的病理状况设计个性化的再血管化次序。

应尽可能在体外循环前将静脉近端或游离的动脉旁路吻合于主动脉。吻合口或选择主动脉尚未使用的区域，或将业已阻塞的原有静脉旁路切除，吻合于旧有旁路部位。在使用主动脉侧壁钳时，注意不要伤及原有的存在病变的旁路，或阻塞仍然通畅的旧有旁路。

再血管化的次序取决于建立体外循环前，需要做多少个近端吻合口。如在体外循环前仅能安全实施一支近端吻合，甚至无法完成近端吻合，则搭桥的次序往往演变为近端或远端吻合间的选择，这种选择会贯穿所有冠状动脉分支的再血管化过程。

如果可能引起粥样斑块脱落栓塞，则不宜在手术之初彻底分离心脏与心包之粘连。直至切断病变静脉旁路，完成新的近端吻合后，再游离旁路供血的相应心肌组织，按前述的标准技术进行远端吻合。在某些情况下，作者会首先实施静脉至冠状动脉的远端吻合，而后再进行静脉至主动脉的吻合。如果近端吻合无法在体外循环建立前完成，两部分吻合的实际次序如何就并不重要了。

如果静脉至冠状动脉的远端吻合口及吻合口以远的冠状动脉本身并无病变，作者可能会保留2~3mm的原有静脉旁路，在此基础上进行远端吻合，而无须在冠状动脉上另选切口。

与初次旁路移植相同，为避免过度牵拉乳内动脉，在建立乳内动脉至前壁血管的新旁路之前，往往先重建左侧壁的静脉旁路。

体外循环术后治疗

初次或再次再血管化完成后的治疗主要集中于几个方面。在搭桥后的最初几小时内，维持足够的冠状动脉灌注压至关重要。当心输出量充足、而外周血管阻力降低时，可能需要应用去甲肾上腺素。很少需要使用纯的正性肌力药物。通过术前预留的飘浮(Swan-Ganz)导管，或经过从右上肺静脉之心室引流管部位插入左心房的导管，持续监测充盈压。

为排除术中，特别是体外循环过程中输入的过多液体，需促进患者排尿，有时，须静脉应用利尿剂。通过排出多余液体，患者的肺功能及其他器官都将明显受益。对存在肾功能不全的患者，应用小剂量多巴胺，可能增进肾脏灌注。严重肾功能不全的患者，为增进利尿效果，防止过早应用透析治疗，持续低剂量混合输入呋塞米(速尿)和甘露醇将大有裨益。

在患者充分复温，拔除气管插管前，一般需持续静脉输入硝酸甘油，直至心电图提示无缺血性改变方可停药。一旦术后出血中止，即可开始每日单剂量应用阿司匹林抗凝。

低温心室纤颤技术之利弊

无论心脏外科医师选择何种手术策略，例如，在冠状动脉旁路移植术中，选择何种心肌保护方式，熟知每种方式的利弊都是有益的。与其他心肌保护方式相比，低温心室纤颤手术的优势主要体现在：

- 无须阻断主动脉及留置停跳液灌注插管，减少了对升主动脉的损伤。
- 无须在冠状窦内置入心脏停搏液逆行灌注插管，避免了对这一心脏区域的损伤。
- 避免了阻断主动脉所造成的整体心肌缺血，而这是导致心肌缺血至关重要的因素。
- 可以按任意次序进行冠状动脉旁路移植；例如，不一定要在再血管化的最后实施乳内动脉搭桥。
- 避免了注入心脏停搏液带来的液体负荷和高钾血症。
- 在再次心肌再血管化过程中，如果原有旁路，——特别是动脉旁路通畅，这种心肌保护方式将更为简单。
- 如在旁路移植手术中应用主动脉内球囊反搏(IABP)，由于无须阻断主动脉，就能在体外循环中维持搏动性灌注，从而使心肌持续受益。
- 与心脏停搏方式相比，技术更为简单便捷，应用更为灵活，也较为便宜。

与其他方式相比，低温心室纤颤手术的劣势在于：

- 在进行隐静脉或游离动脉旁路与主动脉之近端吻合时，须部分阻断主动脉。
- 尽管避免了整体心肌缺血，但在进行各支旁路与冠状动脉的远端吻合时，须局部阻断冠状动脉血流，以防血液流入术野；在缺乏足够侧支供血时，这可能导致局部心肌的短时缺血。
- 为进行远端吻合而局部阻断冠状动脉可能损伤冠状血管。
- 由于保持冠状动脉持续灌注，牵拉心脏以显露侧壁和后壁的冠状动脉可能较为困难，但这与冠状动脉持续灌注心脏停搏液的方法可能无甚差别。
- 远端吻合部位可能出血更多，但与心脏停搏、持续灌注含血停搏液的方法相比，也未必更多。

临床研究结果简述

自1977年进入马塞诸塞总医院以来，作者就采用不阻断主动脉、低温心室纤颤方案作为冠状动脉再血管化和左室室壁瘤切除手术唯一的心肌保护策略。在此期间，作者采用该技术完成了超过5000例单纯冠状动脉旁路移植手术，平均每例患者搭桥4.5支，总住院病死率1.9%。其中，包括急诊病历，初次冠状动脉旁路移植术之住院病死率为1.5%，而包括急诊病历在内的再次再血管化手术之住院病死率为5.2%。

致　谢

John F. Welch / GE心脏外科研究基金对部分工作提供了赞助。

推荐读物

Akins CW. Noncardioplegic myocardial preservation for coronary revascularization. J Thorac Cardiovasc Surg 1984;88:174.

Akins CW. Resection of left ventricular aneurysm during hypothermic fibrillatory arrest without aortic occlusion. J Thorac Cardiovasc Surg 1986;91:610.

Akins CW. Early and late results following emergency isolated myocardial revascularization during hypothermic fibrillatory arrest. Ann Thorac Surg 1987;43:131.

Akins CW. Myocardial preservation with hypothermic fibrillatory arrest for coronary grafting. J Mol Cell Cardiol 1990;22:S44.

Akins CW. Hypothermic fibrillatory arrest for coronary artery bypass grafting. J Card Surg 1992;7:342.

Akins CW, Carroll DL. Event-free survival following nonemergency myocardial revascularization during hypothermic fibrillatory arrest. Ann Thorac Surg 1987;43:628

Grotte GJ, Levine FH, Kay HR, et al. Effect of ventricular fibrillation and potassium-induced arrest on myocardial recovery in hypothermic hearts. Surg Forum 1980;31:296.

Krukencamp I, Badellino M, Levitsky S. Effects of ischemic ventricular fibrillation on myocardial mechanics and energetics in the porcine heart. Surg Forum 1990;41:239.

Yaku H, Goto Y, Futaki S, et al. Ventricular fibrillation does not depress postfibrillatory contractility in blood-perfused dog hearts. J Thorac Cardiovasc Surg 1992;103:514.

编者评述

I.L.K.

由于充分认识到绝大多数外科医师并不会采用本文中提及的技术进行冠状动脉旁路移植手术，我曾敦促Akins在旧版基础上对本章内容进行修改。但显然，Akins博士非常擅长这一技术，也取得了优异的临床效果。之所以将该技术的应用纳入本书，就在于对于每位心脏外科医师而言，掌握这一部分知识都是很重要的。该技术可应用于主动脉粥样病变明显，而又需要采用体外循环的个体。对于此类情况，避免阻断主动脉，保持心脏跳动可能较为有益。

（赵鸿　译　万峰　校）

第49章

非体外循环冠状动脉旁路移植术

Howard K. Song, John D. Puskas

概 述

过去十余年来，人们对非体外循环下实施冠状动脉旁路移植手术（CABG）的兴趣日渐浓厚。对体外循环弊端认识的日趋深入，以及避免体外循环后可能发生的全身炎症反应、多器官功能不全和神经认知并发症的需求的增长，驱使人们更多地实施非体外循环冠状动脉旁路移植术（OPCAB）。OPCAB术临床病例的增加，也为分析其术后效果提供了可能；通过前瞻性研究，以及在不同患者群中进行的大规模、风险加权的回顾性对照研究，都证实其拥有优异的临床效果。

美国2002年实施的CABG手术中，约25%为非体外手术，有些中心报道的OPCAB病例，比例要高得多。手术的增加很大程度上是基于显露和牵拉技术的改进，以及特殊的稳定和定位装置的发展；这些器材使资深的外科医师能在非体外循环下进行复杂的再血管化操作，而在过去，没有体外循环，这是无法实现的。

即使并不常规进行非体外循环冠状动脉搭桥的医生，对某些临床病例，也建立了新的认识。例如，对于升主动脉存在严重粥样硬化病变的患者，就强烈推荐应用OPCAB技术。对于采用微创方式进行冠状动脉再血管化的外科医生而言，OPCAB本身较易掌握。因此，在很短时间内，OPCAB已成为致力于不断改善临床效果，努力增进临床患者对CABG信心的心血管外科医师必须掌握的术式之一。

非体外循环冠状动脉旁路移植手术的临床效果

近些年来，已有若干致力于发展OPCAB技术的外科医师对其术后临床效果进行了研究。这些研究大致可以分为两类。直接比较非体外和体外循环下CABG术后临床效果的小规模、前瞻性随机试验，优点在于避免了选择偏倚；但这些试验往往入选样本较小，使其统计学意义降低，而在传统体外循环下CABG的并发症发生率本已很低的情况下，这对验证OPCAB的累积改善是必不可少的。另一类是大型、经过风险加权的回顾性研究，尽管可能产生选择偏倚，但其统计学意义较大，能检测出临床效果上较小的差异，经过进一步研究，还可能指出受益最大的人群。因此，熟知两类研究的结果将有所裨益。

前瞻性随机研究

已有若干前瞻性随机试验对接受OPCAB手术患者的结果进行了随访。所有试验都在同一个结论上达成共识：对有经验的医师而言，OPCAB是一种安全、有效地实施冠状动脉再血管化治疗的方法。没有任何试验证实，与传统CABG相比，OPCAB的病死率或严重心血管事件的发生率居于劣势。相反，这些研究显示，OPCAB在术后早期具有一系列优势，可有效避免资源的浪费（表49.1）。至于患者避免体外循环后临床获益的程度，仍存争论。

循环血通过体外循环管道，暴露于大面积的异物表面，导致血浆蛋白系统和血细胞成分的广泛激活，进而引发全身炎症反应、凝血系统激活和纤溶亢进。通过检测中性粒细胞活性、细胞因子水平及补体活性证实，如人们所预料，OPCAB避免了体外循环，可能使术后炎症反应降低。接受OPCAB手术的患者，包括胸部伤口感染在内，术后感染的总发生率有所降低，可能就是与术后炎症反应减少相关的一种临床表现。

体外循环术后肺功能不全往往表现为肺顺应性减低和气体交换功能受损，并可经此诊断；而中性粒细胞活化

表49.1 经前瞻性随机试验证实，非体外循环冠状动脉旁路移植术的优势

心肌保护
减少心肌酶的释放
减少正性肌力药物的用量
术后心律失常发生率降低
肺功能
减少机械通气的需要
肾脏保护
增进了对肾小球滤过功能和肾小管功能的保护
凝血系统
减少凝血功能紊乱
减少输血量
炎症反应
减少细胞因子的释放
减少补体激活
术后感染发生率降低
神经认知功能
改善术后早期神经认知功能
资源利用
使总的资源消耗减少

可能与其发病相关。接受OPCAB术的患者，机械通气时间更短，缩短了滞留在重症监护室的时间，并减少了术后住院时间。与体外循环手术一样，OPCAB术中亦须采用可调控的抗凝策略。已有数个研究证实，在出院时，包括红细胞及其他血液制品在内的输血量有所减少，红细胞压积也较高。这种优势的存在，有利于减少输血费用，亦有利于节约所有资源。

采用OPCAB技术，不可避免地会引起短时局部心肌缺血，与之相关的心肌损伤可能性甚至可能超过传统体外循环下的CABG手术。通过术后检测心肌酶，亦有一系列前瞻性试验对上述观点进行研究，发现接受OPCAB的患者酶释放水平总比体外循环下CABG者为低。这提示OPCAB对患者的心肌保护更好，主要可能由于避免了广泛的心肌缺血。心肌顿抑亦可能得以缓解。支持这一观点的证据在于，有观察发现接受OPCAB的患者术后对正性肌力药和抗心律失常药物的需求量有所减少。

对外周器官的保护(end-organ protection)是OPCAB手术的另一项优势所在。体外循环可引起全身炎症反应，后者可造成所有纳入研究的周围器官发生功能不全。避免了全身炎症反应，更好地保护心肌，以及正性肌力药物的用量更少，是OPCAB获得更好周围器官保护的机制所在。以肾脏功能为例，一项以此为终点的随机试验发现，接受OPCAB患者之肾小球滤过率和肾小管功能得到了更好的保护。

OPCAB术后神经认知方面的后果是重点研究的对象。由于栓塞、炎症和血流动力学改变等多种因素相互作用，都可能在术后对神经认知功能产生影响，且相互之间存在复杂的作用，因此，试图证实OPCAB与传统CABG孰优孰劣是非常困难的。例如，Puskas、Williams及Duke等进行的随机试验中，对所有接受OPCAB或传统CABG的患者进行心外膜超声检查，探查升主动脉粥样硬化病变。原拟实施传统CABG手术的患者，一旦发现升主动脉存在严重的粥样硬化病变，意味着其粥样斑块脱落、栓塞事件发生的危险性较高，即允许转入OPCAB组，以避免对病变主动脉的操作。在该试验中，患者的治疗得到了保障，但也失去了对两类患者进行比较的机会。有两项试验证实，接受OPCAB的患者在术后早期占有优势，但其中一项试验发现，该效应与时间有关，术后12个月内即告消失。

OPCAB是对外科医师技术的重要挑战。为保证心脏跳动手术的顺利进行，外科医生必须掌握暴露和稳定技术。有鉴于此，在该技术的整个发展过程中，接受OPCAB手术患者的旁路通畅与否一直是关注的焦点。在系统研究旁路通畅情况的最大规模的随机试验中，无论冠状动脉的病变分布如何，接受OPCAB及传统CABG患者之旁路通畅率并无差异。另一项规模较小的试验随即证实，接受OPCAB的患者，在术后3个月内之旁路通畅率较低。不同试验间之所以结果不同，或可解释为术者个人经验不同所致；因为在后一项试验中，随机试验开始前，仅有13%的患者接受OPCAB；而在前一项试验中，手术医师在临床上常规开展OPCAB，在其手术病例中，OPCAB所占比例>90%。在美国2002年进行的CABG手术中，约有25%采用非体外循环；而且，这一比例还在稳步增长。对于如何减少OPCAB术对术者经验的依赖，使之易于被接受，并安全应用于临床，已有相关研究。OPCAB手术确有明显的学习曲线，但只要审慎选择患者，这一阶段应可控制，并在保证临床效果的前提下实现安全过渡。

危险加权的回顾性研究

对OPCAB等新兴治疗进行评估，前瞻性随机试验诚然是最严格的方法，但对风险加权的大规模回顾性研究亦具有强烈的统计学意义，并可确定更可能受益的患者亚群，为进一步的研究提供帮助。对于一些相对少见的患者群，利用大型的、有预见地建立起的数据库，分析其接受OPCAB术后的临床结果，是格外有益的。例如，手术死亡病例就是一种典型的临床少见事件(真是万幸)。已有若干大型回顾性研究对患者的合并疾患进行危险加权，计算其预期致死风险。尽管多数研究的结论认为，OPCAB可以安全实施，不会导致风险加权后的病死率升高，但却有两项研究显示，病死率明显升高。这些研究中，有三项显示，接受OPCAB的患者，其并发症发生率经风险加权后有显著降低。

另有部分患者属于易发其他不良事件的患者亚群，已有些试验对其接受OPCAB后的临床后果进行研究。通过这些大型临床观察研究,越来越多的数据表明,合并多种疾患的高危患者接受OPCAB,可能获得更好的临床效果。例如,已有数个大型观察试验对左室功能不良的患者进行研究,发现在OPCAB术后之并发症发病率及病死率都更低。高龄患者是另一个高危亚群,研究亦证实其可能从非体外循环冠状动脉再血管化治疗中获益。其他可能由OPCAB术式中受益的高危亚群还包括女性、肥胖糖尿病和肾功能不全。

术前评估

在筛选患者的过程中，通过对一系列术前因素的评估，严格把握OPCAB的适应证,将使患者受益。尽管某些临床中心已常规开展OPCAB,但无选择地对所有患者实施OPCAB,或盲目选择OPCAB患者,都是不可取的。在做出决策时,必须在有利于OPCAB的术前因素及其相对或绝对禁忌证之间仔细权衡。对各种因素合理、全面的考量将最大限度地加大手术成功的可能,限制不良事件的发生。

手术医师

任何术前决策的制定都离不开外科医师个人的培训背景、经验及其对OPCAB的认识。对于早已习惯于在安静、无血的术野中操作的心血管外科医师而言,OPCAB手术是一种独特的技术挑战。据估计,在首次接受CABG的患者中，高达90%都可采用OPCAB术式。显然,实际接受OPCAB术的患者比例远低于此,可见,手术医师的偏好和对OPCAB的态度对于患者是否选择OPCAB具有很大影响。

外科医师之所以对OPCAB感兴趣,并乐于实施,往往因其坚信患者可能从避免体外循环中受益,为此,值得克服手术带来的技术困难。因此,医生的决策取决于病例的技术难度，以及患者可能在多大程度上从OPCAB中获益。不同的医师，以及不同的患者之间,对这两方面的权衡可能大相径庭。那些对90%的冠状动脉再血管化病例实施OPCAB的外科医师或许认为,对于低危患者,值得冒一些技术风险,以求得OPCAB的累积效益，比如输血量的减少,或机械通气时间的缩短。而其他医师则可能只有面对左室功能不佳或高龄等高危患者时，才乐于克服技术上的难度,采用OPCAB。无论医师对OPCAB的态度和开展情况如何，对某些亚群的患者，如升主动脉存在严重粥样硬化病变的患者，人们已日益达成共识,应强烈建议采用OPCAB手术。

外科医师个人的手术经验对于筛选何种患者进行OPCAB手术至关重要。由于OPCAB具有独特的技术要求,外科医师常对其缺乏了解,因此,在其适应OPCAB的学习曲线中,可能导致临床后果的恶化。这一点已引起关注,并已有相关的研究。为保证并最终改善临床效果，应仔细筛选患者,逐步将OPCAB引入临床。在手术医师积累经验的早期,建议不要对左室功能不佳、左主干及三支病变的患者施行非体外循环手术。随着外科医师经验的增长,对特殊技巧和器械的使用日益熟练,更为复杂的高危患者亦可安全实施OPCAB手术。再假以时日,方可将OPCAB的临床适应证拓宽至高龄、多支病变、左室功能不良、左主干病变,以及完全动脉再血管化等患者。这样随着外科医师对OPCAB术式理解的逐步深入,手术技巧日臻熟练自如,OPCAB亦得以应用于更广泛的患者群,更多患者可因避免体外循环而受益。

患者

在外科医师拥有足够的OPCAB手术经验和自信之后，术前决策将完全取决于患者因素。只要具备足够的耐心并持之以恒，绝大多数需要冠状动脉再血管化治疗的患者都可以采用OPCAB术式。不适于实施OPCAB的病患包括：心源性休克，缺血性心律失常，以及严重限制心脏旋转能力的胸部解剖异常，如漏斗胸或既往有左肺切除手术史(表49.2)。相对禁忌证包括心肌内冠状动脉，以及较为少见的纤细、钙化的冠状动脉。对于此类靶血管，只有相当有经验的医师方可在非体外循环下安全地实施旁路移植。另外，左主干病变及近期心肌梗死的患者同样能在非体外循环下安全实施冠状动脉再血管化治疗，因而亦属于OPCAB的适应证。

对患者的术前评估内容应包括完整的病史和体格检查。如欲获取桡动脉,而Allen试验尚不能确定其是否正常,则应对患者进行多普勒超声检查,明确桡、尺动脉状况。左主干病变、合并周围血管病、发现颈动脉杂音、既往有脑血管事件病史,有大量吸烟史，以及年龄>65岁的患者,都应在术前接受颈动脉多普勒超声检查。如发现严重颈动脉病变,应予格外重视,典型的治疗过程是:首先行颈动脉内膜切除术,继而分期行冠状动脉再血管化治疗。

除常规询问病史和体格检查外，

表 49.2　冠状动脉旁路移植术的禁忌证

非体外循环
绝对禁忌证
心源性休克
缺血性心律失常
阻碍心脏旋转的解剖因素
有左肺切除史
严重漏斗胸
相对禁忌证
心肌内冠状动脉
纤细或钙化的冠状动脉

术前评估的剩余部分着重于确定患者是否非常适于接受OPCAB术。如前所述,一系列研究业已证实,易于发生不良事件的高危患者接受OPCAB手术后,并发症发生率和病死率都有所下降。在这些研究中,高危患者的定义为存在一种或多种可能增加冠状动脉再血管化术后风险的合并疾患。而这些危险因素的存在,也意味着患者可能更多地由避免体外循环中获益。

这可能是因为避免了整体心肌缺血,使心肌保护得以进一步改善,左室功能不全似乎就属于这样的高危因素。OPCAB不仅可安全实施于高龄患者,亦可改善其临床效果。对于慢性肾功能不全的患者,非体外循环冠状动脉再血管化治疗可能比传统CABG提供更好的肾保护,使急性肾衰竭和术后透析的发生率下降。

在过去十余年里,升主动脉粥样硬化在围术期脑卒中的发病中所起的作用得到日益清晰的认识。升主动脉存在严重粥样硬化病变的患者,属于术后脑卒中的高危群体,而OPCAB与不钳夹主动脉、进行近端吻合的技术相结合,构成了此类患者治疗的新标准。为确定患者是否存在升主动脉粥样硬化,有效控制卒中风险,术中常规进行心外膜超声检查是非常有价值的工具。

尽管未见诸于上述文献,合并严重慢性阻塞性肺疾病及终末期肝病的患者是另外两个可能显著受益的患者亚群。大量文献报道,体外循环主要通过激活中性粒细胞造成呼吸功能不全。OPCAB技术避免了体外循环的应用,因而更有希望使这一难治的患者群免于术后呼吸系统并发症的打击。与之相似,对于严重肝功能不全的患者,在冠状动脉再血管化过程中避免激活凝血和纤溶系统,似乎是更为明智的选择。目前,对这两类患者尚缺乏足够的研究资料,在此方面的研究将可能有所裨益。

在本中心,将存在左室功能降低、高龄、慢性肾功能不全及升主动脉严重粥样硬化等特殊合并疾患的患者视为最可能由OPCAB中受益的对象。在制订冠状动脉再血管化手术方案时,不常规实施OPCAB的外科医师应审慎应对上述患者。无论高危患者,抑或接受冠状动脉再血管化治疗的所有人群,精心制订OPCAB手术方案将有利于改善临床效果。

术中处理

OPCAB手术的实施向手术室人员提出了一系列新的治疗问题。为保证患者安全和手术的顺利实施,一个重要问题在于,在外科医师、手术室人员和麻醉师之间,应保持良好的沟通。在OPCAB进程中,患者的血流动力学可能发生合乎预期或超出预期的变化,手术方案可能改变,包括预计的远近端吻合计划都可能变更。有效的沟通将帮助团队的每位成员预见到变化的发生,并做出迅速的反应,从而保证手术的安全进行。

麻醉

OPCAB术中的麻醉治疗多与传统CABG相同。所有接受OPCAB手术的患者都应进行有创监测,至少应留置动脉测压管和中心静脉管,严重左室功能不良的患者必须置入Swan-Ganz导管。当发生血流动力学异常时,往往在发生缺血性心律失常及严重心血管事件之前,首先出现肺动脉压升高,因此,在牵拉心脏,进行远端吻合时,监测肺动脉压将非常有益。

常规进行监测、安全实施麻醉诱导是所有CABG手术必备的条件;除此之外,OPCAB术对麻醉还有一些特殊的要求。由于去除了体外循环,就意味着失去了主动恢复患者体温的有效手段,因此,与传统的CABG不同,在OPCAB手术的全过程中,维持患者的正常体温至关重要。严重的低体温将对凝血功能产生不良影响,诱发心律失常,使术后拔除气管插管的时间延迟。可见,维持正常体温的努力应在诱导前就开始。术前注意术野和手术室内保温,在准备消毒前的诱导期间,患者都应覆盖保温毯。所有静脉输液和输入体内的血制品都应保温。在我们中心,常规使用一种具有黏性的保温垫,贴附于患者的背部和两肋,内有循环温水保温(Arctic Sun; Medivance, Inc., Louisville, CO)。在OPCAB术中,该系统比单独应用传统的保温措施更有利于防止低体温。在获取静脉移植血管后,还要在患者的双腿上覆盖无菌的气动对流保温装置(Bair Hugger; Arizant Healthcare, Eden Prairie, MN)。

OPCAB术中麻醉所面临的另一个难题,是在必须搬动、牵拉心脏,以显露冠状动脉靶血管时,如何维持血流动力学的稳定。该操作可引起血压和心输出量的显著变化,当向右牵拉心脏,显露侧壁血管时尤为明显。这主要与前负荷严重下降和左室充盈不足有关——在这种姿态下,腔静脉、右室流出道和肺静脉都将扭曲。对此,首选的有效治疗就是静脉输液。在对心脏进行操作前,应评估患者的血管内容量,并以前述方法调整前负荷至最佳水平。当搬动心脏、导致前负荷剧变时,将患者置于正立或反向的头低足高位,可迅速改变前负荷状态,适应不同的血流动力学状况。当需要对血压进行瞬时的调解时,改变患者体位非常有效。例如,预计心脏将向右移位时,可采取头低仰卧位,而在即将使用侧壁钳钳夹主动脉时,需要适当降压,可使用反向头低足高体位。

随着OPCAB手术经验的增长,在使用正性肌力药物和血管收缩药物以维持血流动力学稳定的问题上,也渐趋宽泛。在早期,我们仅采用静脉输液作为最主要的调整前负荷、保持血压稳定的方式；现在，为限制术中静脉输入液量，我们常规应用小至中等剂量的α受体激动剂，如去甲肾上腺素，作为必要的补充。这一措施使患者术后的容量状态更为满意，以为对心肌保护产生超乎预期的不良效应。除在围术期这段短暂的时间之外，患者一般不需要频繁大量地使用正性肌力药或血管收缩剂。

为保证手术的安全实施，麻醉团队熟知OPCAB手术的流程，显然非常重要。这样，对于一些接受OPCAB手术患者可能发生的特有问题，就能在其产生不良后果前，做出提前判断并予以处理。在麻醉团队与手术医师之间，无论术前还是手术当中，保持沟通都很重要，特别是当手术医师变更手术计划时。麻醉团队与手术医师间有效的沟通，可令后者在技术操作方面投入更多的精力。

手　术

为保证成功的临床效果，外科医师应在术前制定完备的手术方案；但同时，也要以术中探查为准绳，对方案做出切合实际的修改。这也是OPCAB与传统CABG差别最大之处。OPCAB术中，常需偏离常规，做出重大的修正决策。下面，我们就对典型的多支病变的OPCAB旁路移植病例进行讨论。

术前准备

所有需要接受OPCAB手术的患者都应在麻醉诱导后、皮肤消毒前经肛门应用阿司匹林(1000mg)。与体外循环下CABG手术不同，接受OPCAB的患者，即使应用阿司匹林至手术当天，也不会增加出血相关并发症的发生率。由于避免了体外循环所引发的凝血功能异常，OPCAB术后早期的旁路通畅率可能降低。事实上，与普通外科手术相似，在OPCAB术后早期，患者可能处于相对的高凝状态。有鉴于此，我们在围术期摄入阿司匹林，术后早期即服用氯吡格雷（clopidrogrel)，以抑制血小板，提高旁路早期通畅率。

在消毒、铺巾完成后，应将起搏导线和胸内除颤板准备于手术操作区左侧近处，一旦发生严重事件，需要起搏或电复律治疗时，可以随时应用。当右冠状动脉阻塞，特别是侧支循环尚未充分建立时，出现心动过缓，甚至引发相关症状者并不少见。即刻应用起搏导线和除颤板，常可缩短血流动力学不稳定的时间，使OPCAB得以继续实施。

一般选择胸骨正中切口，使用一侧抬高的Favaloro牵开器，可以获取左侧或右侧乳内动脉(LIMA / RIMA)。同时，采用内镜技术获取桡动脉或隐静脉旁路。予以肝素(1.5mg / kg)，使活化凝血时间(ACT)达到＞350秒。每30分钟应重复给予肝素，以维持这一抗凝水平。由于在常温下，肝素的代谢速度更快，因此，OPCAB术中重复给予肝素的频率可能需要高于传统的CABG术。

肝素化之后，切断乳内动脉，向乳内动脉腔内注入罂粟碱和利多卡因的混合液，保留15~30分钟。安装专为放置OPCAB稳定器和显露装置(Octopus 4.3及Starfish 2; Medtronic, Inc.)而设计的胸骨牵开器（OctoBase; Medtronic, Inc., Minneapolis, MN)。在心包上做宽大的倒"T"形切口，沿膈肌向左右隔神经方向切开。为便于心脏移位，应仔细封闭、左、右心包周围的膈动脉、膈静脉，以避免术后出血。充分切断心包与膈肌的联系非常重要。应仔细关闭左右心包周围的膈动脉和膈静脉，以避免术后出血。充分打开左侧胸腔；打开右侧胸腔亦有利于心脏移位，但在Starfish心脏显露装置投入使用之后，就不是那么必要了。在分离、钳夹所遇到的大血管时，应小心从事；并注意避开隔神经。同时，为了给心脏向右移位创造空间，切断附着于胸骨右侧的膈肌肌束也很重要。如果发现位于右侧的大面积心包脂肪垫，将其切除，亦可提供额外的空间。在牵开器右臂下方放置双叠纱布，抬高右侧胸骨，可使心脏位于右侧，而不被胸骨或牵开器压迫。

为提升心脏，增进显露，可用粗线缝合几针，悬吊心包。在左侧，可于隔神经上方的心包缝1~2针。为充分发挥心包缝线的悬吊作用，很重要的一点在于，应将左侧心包自膈肌上充分切开；这样，心脏就能以上下腔静脉为轴向右旋转，从而更好地显露左室侧壁。

最重要的心包悬吊线位于心包后份深部，在下腔静脉与左肺静脉间2/3处，覆盖左心房的心包反折部位。在留置该处的心包缝线时，应注意避免损伤其下方的胸降主动脉、食管、左肺和肺静脉。还应在缝线外套上橡胶软管，以防割裂心外膜表面。在如此深的部位留置悬吊线，是为了提升心脏，使之脱离心包腔，便于显露冠状动脉靶血管。将该缝线向患者足侧牵拉，可使心底向上提升，并垂直靠近心尖，而对血流动力学的影响很小。如将心包深部悬吊线向左肩方向牵拉，心脏将由左向右旋转。同时，还可在悬吊线的根部加用纱布垫，在对心脏扩大者实施OPCAB时，这种方法尤为有效。

在对主动脉进行操作前，可对所有患者进行主动脉超声检查。检查只需使手术时间延长1~2分钟，但却是术中探测升主动脉粥样硬化病变最敏感的方法。更为重要的是，它使外科医师得以根据患者情况个性化地选用主动脉阻断钳及近端吻合装置，减少粥样斑块脱落栓塞的危险。对粥样斑块脱落栓塞的高危患者，应用超声可减少其术后卒中的发生率。当发现IV或V级粥样硬化时，不宜钳夹主动脉；通过主动脉超声，发现无明显病变的主动脉区域后，可使用无钳夹吻合装置(Heartstring; Guidant

Corporation, Indianapolis, IN）完成近端吻合。如粥样病变弥漫，应采用无名动脉、左侧或右侧乳内动脉作为近端吻合的供血血管。

通过旋转手术床，牵拉心包悬吊线，或偶尔使用纱布垫，可使心脏在重力作用下脱入左侧或右侧胸腔。切忌令心脏被胸骨或心包压迫。在显露心脏左侧时，应放松右侧心包悬吊线；同样，欲显露心脏右侧，亦须放松左侧悬吊线。在移动心脏，显露靶血管时，绝不能同时拉紧左右两侧的心包线，采用上述技术以保证良好显露时，应轻柔操作，维持血流动力学的稳定。

在对心脏侧壁或后壁的血管搭桥时，还可使用心脏固定装置(cardiac positioning device, Starfish 2; Medtronic, Inc., Minneapolis, MN)。该装置使用吸引器贴附于心外膜表面，在对血流动力学影响甚微的情况下，使心脏提升移位，显露冠状动脉靶部位。其血流动力学优势表现于，它使心脏以上下腔静脉为轴旋转，将其提升至心包腔外，而不引起心房、腔静脉和肺静脉的压迫或扭曲。该装置有助于心脏的显露和摆布，但并不具备稳定冠状动脉的功能。它可与冠状动脉稳定装置合用，帮助显露，特别适用于心脏扩大和左室功能降低的病例。该装置可应用于心脏表面的任何部位，时常贴附在远离心尖的位置，以利于各支冠状动脉靶部位的显露。

偶有心动过缓与心脏扩大并存的情况，由于心室扩张，心脏移位较为不易。此时使用临时心房心外膜起搏，可通过缩短舒张期充盈时间使心脏显著缩小，进而增进靶血管显露。

旁路移植次序

OPCAB手术中，选择旁路移植的次序对维持血流动力学稳定，防止严重缺血意义重大。因此，手术的次序就成为重要的考量因素。作为一般原则，已形成侧支循环的血管应首先搭桥；随即进行近端吻合，恢复灌注；或开放乳内动脉，恢复血运。而最后进行旁路移植的靶血管则是为侧支供血的冠状动脉。采用这一策略，可以确保接收侧支供血的冠状动脉完成旁路移植前，由为侧支供血的血管至接收侧支供血的心肌的血流不会中断。

有时，为保证已建立侧支循环的冠状动脉尽早开始再灌注，须在手术早期首先进行近端吻合。先实施近端吻合可能使旁路的长度更难以估计；可以用一段丝线先测量、预估一下，再以此为准绳将旁路剪裁至适当长短。如果必须首先完成乳内动脉至左前降支搭桥，可能需为乳内动脉预留出充分的长度；这样，在此后搬动心脏，显露其他靶血管时，才不至于使LIMA吻合口承受过大的张力。

理想的旁路移植次序如下：

- 首先对完全阻塞或侧支循环建立最充分的血管进行吻合；而后，方可安全地向为侧支循环供血的血管实施旁路移植。这种策略可最大限度地减少心肌缺血。
- 如果左前降支之侧支循环建立最为充分，或存在严重的左主干狭窄，应首先行LIMA至LAD的吻合。如果LAD属于为侧支供血的血管，则应最后对其搭桥。
- 如果目标血管较为重要，且为接受侧支供血的血管，则应在远端吻合完成后，首先或早期行近端吻合。在此后阻断向侧支供血的血管时，这将保证前者的灌注，并防止心肌整体缺血。
- 警惕粗大的右冠状动脉。右冠状动脉（特别是右冠粗大或右冠优势型者）一旦在OPCAB术中阻塞，将产生严重问题。当原本中度狭窄的冠状动脉发生急性阻塞时，可导致心动过缓，并继发严重的血流动力学障碍。外科医师必须准备迅速应用冠状动脉内分流器(intracoronary shunt)或心外膜起搏器，以纠正心动过缓，扼制其演变为严重心血管事件的趋势。
- 警惕存在二尖瓣反流的OPCAB病例。原有二尖瓣反流的心脏，如搬动时间过长，将发生严重的血流动力学障碍。术中应尽力及早解除急性缺血性二尖瓣反流。解决的方法就是尽早对可疑导致乳头肌功能不全的罪犯血管进行旁路移植，恢复其血运。
- 最后，旁路移植的顺序应个性化，依据冠状动脉阻塞和侧支形成的解剖状况、心肌之收缩性、升主动脉粥样硬化病变的程度、可用的移植旁路，以及移植物的形态进行设计。

搬动心脏，显露冠状动脉靶血管

为显露心脏下壁和侧壁的冠状动脉，搬动心脏的技巧并不相同，了解这一点非常重要。将心尖旋转至胸骨右缘下方，方可对侧壁血管实施操作(图49.1)。如前所述，可以开放右侧胸膜腔，松开位于右侧的心包悬吊线；将左侧心包悬吊线拉紧，固定在胸骨牵开器上(OctoBase; Medtronic, Inc.)。同时，为促使心脏向胸骨右缘下方旋转，可将手术床向右大幅旋转。深部悬吊线应向左肩方向牵拉，并固定于手术单上。冠状动脉稳定器 (coronary stabilizer, Octopus 4.3; Medtronic, Inc.)安装于胸骨牵开器的右侧臂，稳定器的臂跨过心脏，帮助显露并固定冠状动脉钝缘支。

对于后降支、右冠状动脉左室支或居于后外侧的钝缘支等位于后壁的血管，可将深部缝线向患者足侧牵拉，并钳夹于手术单上(图49.2)。冠状动脉稳定器置于胸骨牵开器的左侧臂。患者取头低足高位，手术床向右倾斜。心底部位置提高，而心尖垂直向上提起，并可将Starfish心脏显露装置置于心尖，帮助抬高心脏。

不同于侧壁和下壁，在对前壁血管(LAD及对角支)进行显露时，不需要对心脏做过多操作(图49.3)。深部悬吊线固定于患者左侧的手术单上，冠

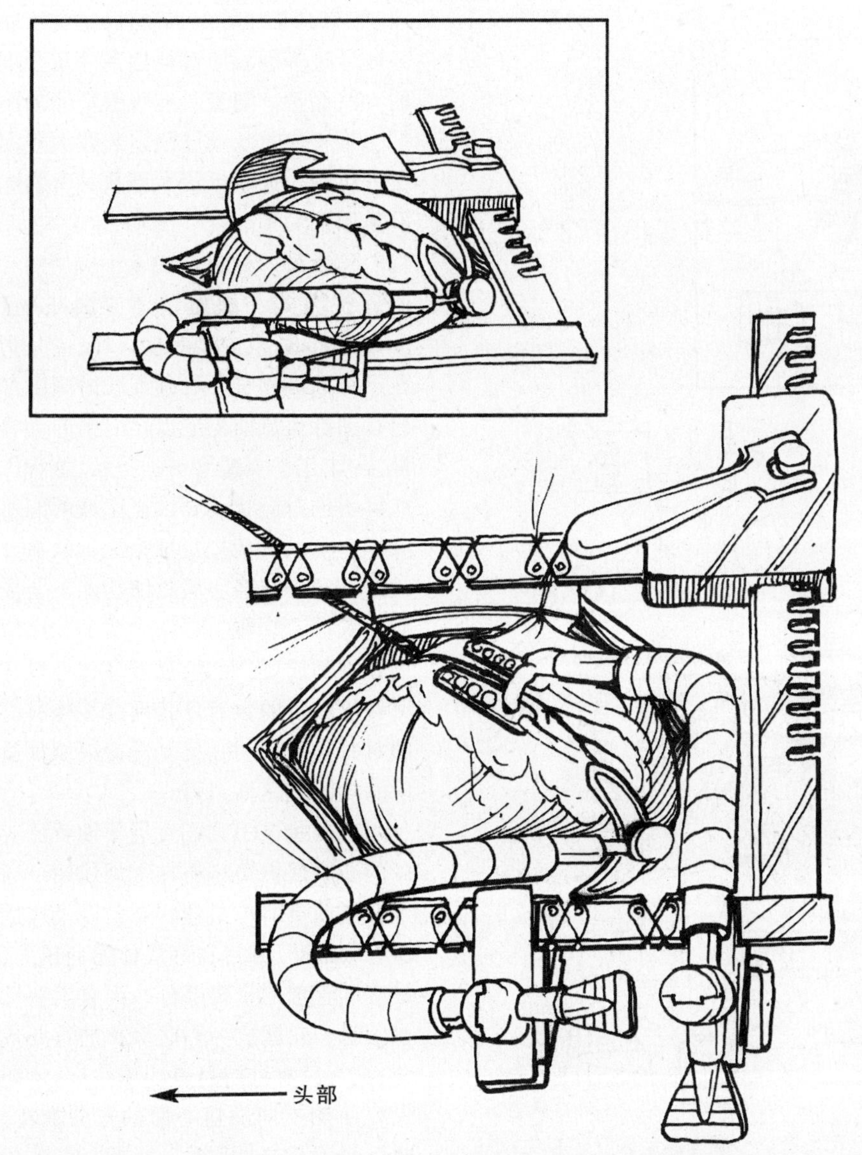

图49.1 搬动心脏，显露位于侧壁的冠状动脉靶血管。心脏显露装置置于心尖或心脏左侧壁，将心脏自心包腔中提升出来，并向右旋转(**插图**)。拉紧左侧心包牵引线和深部悬吊线，帮助心脏进一步旋转至右侧胸部缘下方。冠状动脉稳定器自胸骨牵开器的右侧壁伸出，横跨心脏，帮助显露和稳定侧壁冠状动脉靶血管。

状动脉稳定器置于胸骨牵开器的尾端或左侧，由此伸向心脏前壁。在对前壁血管搭桥时，并不常规使用贴附于心尖的显露装置。为使LIMA能向后落入左胸，并向后下移位，达到心尖部位，需切开心包，此时应小心保护左肺。

稳定冠状动脉及旁路移植

新一代冠状动脉稳定装置主要采用吸引而非压迫的方式实现对心外膜组织的固定。这样，就可以在心动周期中，选择心脏运动的中点实现对冠状动脉的固定。避免稳定装置过度压迫心腔，从而将对心室机械运动功能的干扰降至最低。应用稳定装置后，心脏须数秒钟方可恢复。一旦发生血流动力学异常，应减少对心脏的压迫；在保持吸引的同时，放松稳定器臂，恢复其变形性，辨清心动周期，在心脏机械运动的中点实施固定。维持吸引，是为了不失对组织的掌握。一旦确定了稳定器臂的最佳位置，就可以重新使之紧固。Octopus 4.3装置具有变形性的两支前脚可将冠状动脉操作部位附近的心外膜展开，显著改善冠状动脉的显露；因此，很少需要使用心外膜脂肪牵开装置。这种可变形的前脚可独立弯曲、旋转，以适应不规则的心外膜表面。

显露完善之后，需绕过靶血管、缝合一根软橡胶带(Quest Medical, Allen, TX)，以备阻断。阻断带只能置于吻合口的近侧，而绝不能置之于远侧，以防对移植旁路下游血管造成损伤。缝合阻断带时，注意不要穿透心室壁，或损伤心外膜静脉。一旦发生，一般在心外膜浅表缝合，就可制止出血。在心外膜松松地缝一针，即可导引阻断带朝向术者的视野之外。

如果靶血管缺乏足够的侧支供血，可以试阻2~5分钟，确定患者能否耐受吻合时引起的局部心肌缺血，从而使术者在切开冠状动脉、进行吻合之前能够心中有数。一旦开始进行远端吻合，麻醉人员与外科医师之间保持不断地沟通非常关键。血流动力学变化必须尽快解决；发生心动过缓时，应采用心外膜起搏，迅速恢复心律。

用尽可能小的张力牵拉阻断带，阻断靶血管血流。张力的大小应以能提起靶血管、使之高于周围的心外膜脂肪、进一步改善其显露为宜。使用冠脉刀刺开靶血管，再用冠脉剪刀延长动脉切口。为提供无血的术野，使用CO_2吹雾器 (Clearview Blower/Mister, Medtronic, Inc.)，将由动脉切口远端逆行而来的出血驱赶开。只有当术者用锋针穿过旁路或靶血管时，助手才能向缝合部位吹雾，这是一个重要的原则；这样，可以缩小过度使用吹雾器对靶血管造成损伤的可能。精确的吻合需要良好的显露。因此，在进行所有吻合时，都应使用3.5倍的放大镜、头灯和Castro Viejo持针器。常规使用8-0的

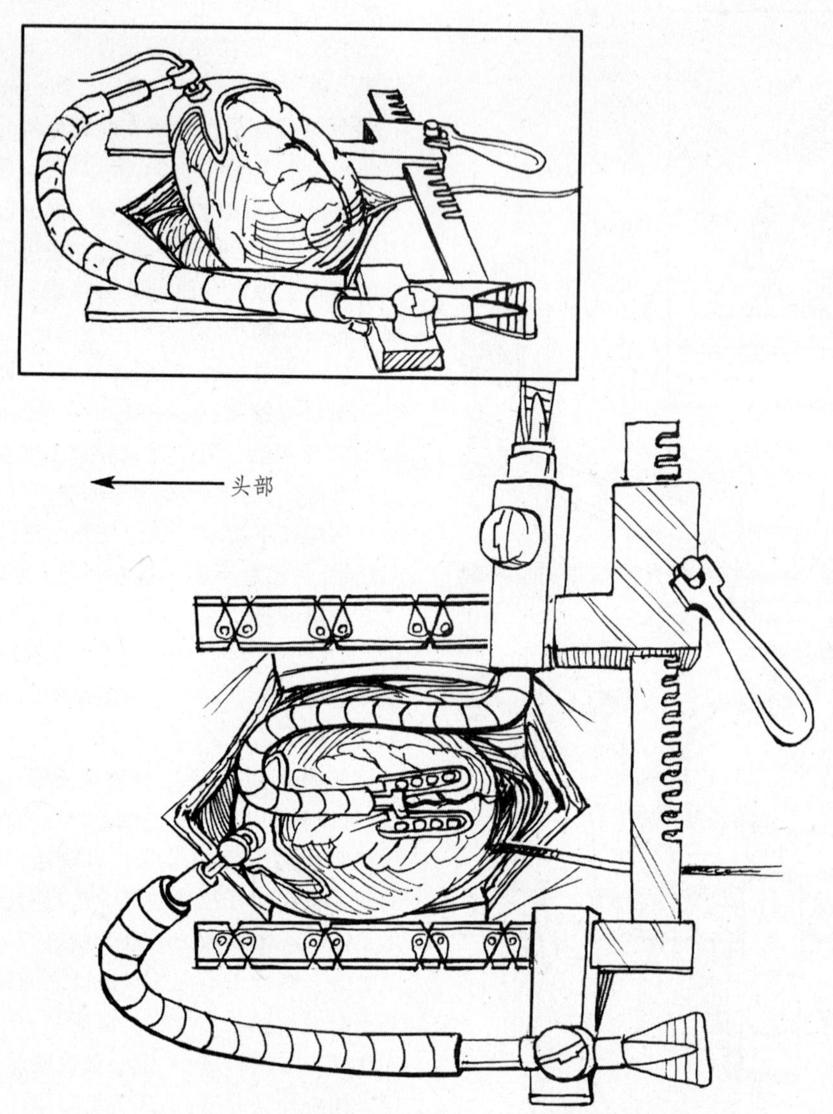

图49.2 搬动心脏，显露位于下壁的冠状动脉靶血管。心脏显露装置置于心尖，将心脏自心包腔中提升出来，以便显露心脏下壁(**插图**)。深部悬吊线向患者足侧牵拉，帮助提升心脏基底部于心包外。冠状动脉稳定器安装于胸骨牵开器的左侧壁。

单丝缝线，可使吻合更为精确，除非存在严重钙化，方可使用更粗的针线。

心肌保护

对OPCAB术中心肌保护的关注主要基于以下认识：在进行远端吻合时，为显露靶血管，必须短时阻断冠状动脉，这将引起局部心肌缺血，造成一定的心肌损伤；在对多支血管进行旁路移植，多次阻断血流后，影响将不仅限于缺血局部，亦可能累积起来，导致心肌整体功能不全。模拟OPCAB的动物模型显示，即使短时间的缺血，亦可致收缩功能不全、靶血管内膜损伤和细胞凋亡，后者又与再血管化术后病变相关。因此，针对缺血和再灌注损伤的保护策略旨在改善OPCAB术后早期乃至远期的后果。

OPCAB术中的心肌保护体现于手术操作技巧的发展和完善。在采用吸引技术的稳定装置出现之前，须予以腺苷（adenosine）及短效β受体阻滞剂，诱导间断停搏及长时间的心动过缓。除减少靶血管的运动外，这种策略亦可通过降低心肌氧耗达到一定程度的心肌保护。随着具有吸引功能的第二、第三代冠状动脉稳定装置大规模投入应用，这些手段大都从日常临床实践中消失了。

作为另一种OPCAB术中应用的心肌保护方式，缺血预适应(ischemic preconditioning)亦曾一度流行。它是指在进行远端吻合，必须在长时间阻断冠状动脉血流前先予以短时阻断和再灌注。丰富的实验室证据提示，这种方式可增进对冠状动脉供血区域的心肌保护。但是，并无广泛证据提示缺血预适应有利于减轻心肌收缩功能不全或心肌顿抑，它在OPCAB术中的临床应用亦遭到质疑。而且，随着非体外循环下常规搭桥的数目日趋增加，外科医师对每支冠状动脉反复进行缺血预适应的热情也逐渐消弭。

也有些在OPCAB发展早期就已应用的心肌保护策略还在常规使用。通过调整前负荷至最佳状态，以及应用血管收缩药，维持良好的体循环压力，是麻醉管理的重要部分。而且阻塞靶血管时，它就成为心肌保护的重要成分；因为只有维持足够的灌注压，才能保证由侧支向缺血心肌的充分灌注。熟练使用心包悬吊线、心尖显露装置和冠状动脉稳定器，可保证靶血管良好的显露，而不致过度压迫心腔，造成血流动力学异常；因此，理所当然地成为心肌保护的另一组分。在妥善放置之后，这些装置不会对心动周期造成干扰，缩血管药物用量将得以减少，心肌总氧耗量亦将下降。所以，仔细摆放心脏应视为常规的心肌保护手段。最后，在对多支血管病变实施OPCAB时，选择远端吻合的次序，将使外科医师能有效控制心脏局部缺血的程度，故而也是一种心肌保护的手段。在手术过程中，先阻断接受侧支供血的靶血管，可保证在远端吻合过程中，该区域仍可经侧支保持灌注。旁路移植完成

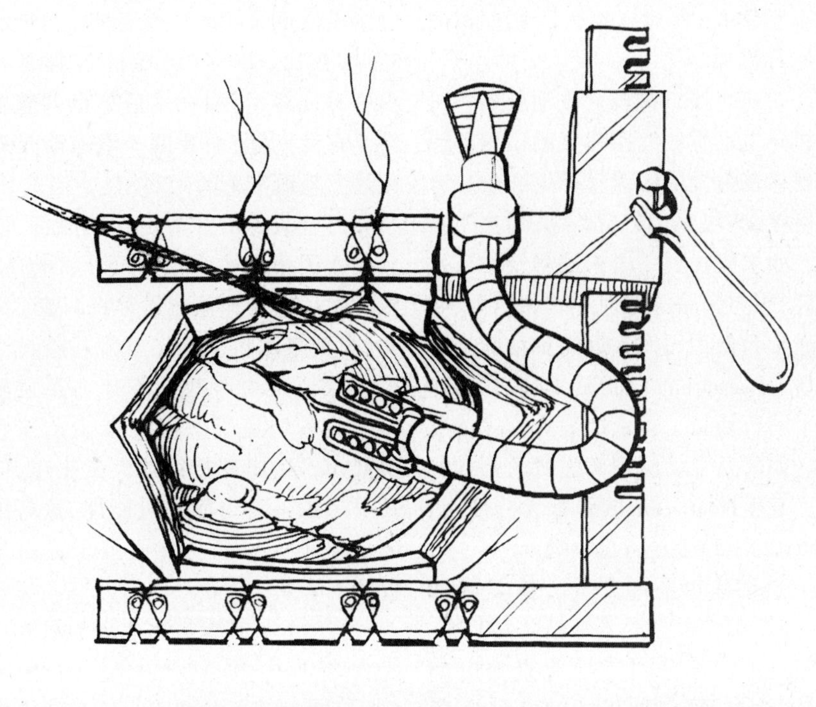

图49. 3 搬动心脏,显露位于前壁的冠状动脉靶血管。拉紧左侧心包牵引线和深部悬吊线,冠状动脉稳定器置于胸骨牵开器的尾端或左侧。在对前壁实施搭桥时,不常规使用心尖显露装置。

后,则可在经过侧支逆行灌注后阻断血供的区域。

在手术进程中,早期进行一个或多个近端吻合是对有意识选择远端吻合次序的补充。在进行首个远端吻合之前,先实施近端吻合,则在阻断靶血管,完成近端吻合后,即刻就可恢复缺血区域的再灌注。如果靶血管接受侧支供血,则在对侧支供血血管进行下一步远端吻合时,即可由业已完成的旁路向侧支供血,逆行灌注心肌。在手术之初,先完成原位LIMA至LAD的旁路移植,优势在于此处的吻合仅需稍稍抬高心脏;当对其他靶血管进行显露和旁路移植时,就可以通过LIMA至LAD的吻合向侧支供血;同时,无须中断手术正常的顺序,先实施近端吻合。

在使用前述常规手段的情况下,如果阻断靶血管后仍发生严重的血流动力学障碍,可置入冠状动脉内分流栓。这种分流栓(ClearView Intracoronary Shunts; Medtronic, Inc.)的直径为1.0~3.0mm;在与靶血管口径匹配时,易于置入和取出;可在保证冠状动脉充分血流的同时,提供基本无血的术野。尽管不常使用,分流栓仍应常备于手术室,对所有病例,都要准备,一旦紧急需要,可随时提供。冠状动脉内分流栓特别适用于右冠状动脉粗大、合并心动过缓的患者;或心肌内冠状动脉,留置血管阻断带有风险者;以及阻断向侧支供血的重要血管,可能导致整体心肌缺血及血流动力学严重事件等特殊的解剖情况。在即将完成远端吻合,收紧缝线,恢复血流前,应取出分流栓,并排出冠状动脉内的气体。

谨遵前述原则,加之以丰富的手术经验,绝大多数患者都能耐受OPCAB手术,完成对所有冠状动脉靶血管的旁路移植。但是,先后多次阻断冠状动脉,其累积效应仍然偶可引起血流动力学下滑。当其他血管阻塞时,向心肌进行辅助灌注或可有所裨益。辅助灌注下直接冠状动脉旁路移植(perfusion-assisted direct coronary artery bypass,PADCAB)可通过旁路血管向业已完成旁路移植的冠状动脉进行控制性灌注。在升主动脉或股动脉内置入一根导管,将灌注用血引入转流泵和管道;使用计算机控制血流输注系统(Quest Medical MPS; Quest Medical, Allen, TX)精确调控冠状动脉灌注压;应用药物和控制体温可能增强其保护作用。不同于首先进行近端搭桥和使用分流栓等保护措施,PADCAB对冠状动脉灌注压的调控不取决于体循环压力。这种技术对业已建立侧支循环的靶血管尤为有益,因为可采用高于体循环血压的压力,驱动血流经侧支滋养邻近的心肌组织。另外,亦可经此管道检测旁路通畅与否以及血流情况。采用多头灌注系统,还可同时灌注多支旁路。在进行近端吻合时,切勿同时停止对所有旁路的灌注,而应在对每支旁路行近端吻合时,分别将旁路由多头灌注系统上断开。我们对较危险的冠状动脉吻合病例及严重心功能不全的病例选择性应用PADCAB,以降低局部心肌缺血的风险,增进心肌保护。在外科医师积累OPCAB经验的早期,亦可放宽PADCAB的适应证,改善血流动力状况,拓展OPCAB的应用范围。

尽管并非严格意义上的心肌保护措施,主动脉内球囊反搏(IABP)仍是一种有效的辅助循环手段。对于存在OPCAB边缘适应证的患者,术中应用IABP可稳定其血流动力学状况。某些患者存在易致OPCAB失败的高危因素,如冠状动脉近段存在严重狭窄的多支病变,近期心肌梗死,以及严重的心室功能不全,如果同时合并需要避免体外循环的疾患,则很可能需要IABP的辅助。对于此类难治患者,IABP可增进其血流动力学稳定性,在显露和阻断靶血管时,明显减少正性肌力药物的用量。唯其如此,这些原本很可能无缘OPCAB的高危患者方可获得非体外循环术式带来的益处。

目前,OPCAB的适用人群已明显扩大,其中,包括大量需要冠状动脉再血管化治疗的高危患者，即令如此，术中无法按照预期实施OPCAB、改为传统体外循环下CABG的概率还是很低。据其他作者统计，中转率仅<4%。一般来说，无法如期进行OPCAB,需要中转体外循环的病例都可归为两类：选择性中转或紧急中转。选择性中转往往基于技术原因，包括无法找到心肌内冠状动脉或靶血管出乎意料的纤细、钙化等;在提高心脏,显露靶血管时,偶可诱使室性心律失常反复发作,亦促使术者做出选择性中转的决定。尽管令外科医生备受打击,选择性中转至体外循环CABG并不一定预示着患者的预后不良。另一方面,紧急中转常意味着患者致病乃至致死的危险性显著增高。与紧急中转体外循环相关的危险因素包括既往CABG史以及充血性心力衰竭。审慎制定手术方案,小心暴露心脏,合理选择心肌保护策略,可有效降低紧急中转体外循环的概率,使患者免于承受与之相关的风险。

近端吻合

旁路近端吻合于主动脉需常规使用主动脉侧壁钳。在钳夹前,须降低收缩压力至<95mmHg，以避免钳夹引起主动脉夹层形成;而高血压是后者的重要诱因。钳夹之后，使用4.0mm的主动脉打孔器(aortic punch)做主动脉切口。6-0单丝缝线行静脉旁路吻合，动脉旁路使用7-0之单丝缝线;任何旁路与IMA行“T”形吻合，都用8-0的单丝缝线。去除侧壁钳以后,选择位于最前方的吻合口,在收紧缝线前排净主动脉根部的气体。继续阻断静脉旁路,直至使用25号针头排出其中的气体后才开放。动脉旁路上不宜钻孔,但可以在去除侧壁钳之前逆行排血。

如前所述，常规行主动脉超声可以指导主动脉侧壁钳钳夹的位置。当发现存在弥漫的III级动脉粥样硬化或任何IV或V级病变时,都不宜钳夹主动脉。如果能找到一段未被累及的升主动脉,并与旁路的几何形状相匹配,我们通常会使用无钳夹近端主动脉切开系统(Heartstring; Guidant Corp.),先作一个斜行切口，再依次缝合，完成吻合。如果升主动脉遍布弥漫的粥样病变，甚至Heartstring装置都无法使用，还可以于IMA上进行近端吻合。

旁路移植全部完成，恢复灌注后,应予以鱼精蛋白(protamine,0.75~1.0mg/kg)，部分纠正活化凝血时间(ACT)至150秒左右。止血完毕后,留置3根胸引管 (Blake Drains; Johnson and Johnson, L.L.C., Piscataway, NJ),两侧胸腔内各放一根,纵隔留置一根。除非患者在关胸前立即需要心外膜起搏，不必常规留置临时心外膜起搏导线。按标准方式关胸,胸骨穿钢丝,筋膜、皮下及真皮层分别用可吸收线连续缝合。

术后监护

在很多方面,OPCAB术后患者的监护与传统CABG手术并无多大差别。两种术式都需要严密监测心肺状况、肾功能和胸引量。但是,二者确有一些重要的区别,监护医师必须充分了解,充分利用OPCAB的优势,加快患者的康复。

可能是由于避免了整体缺血、心肌顿抑亦得以减少的缘故，接受OPCAB的患者术后对正性肌力药物的需要量减少。因为避免了体外循环导致的全身炎症反应,经毛细血管漏出的液量亦减少,患者术后对静脉输液的需求也会减低。在术后早期,静脉予以镇静剂后，不宜大量补液,而应给予低剂量的血管收缩剂。与传统CABG相比,OPCAB典型的进程是在术中补充容量,而在术后早期调整容量。在此期间,明智的补液策略是避免过度补液带来的问题。

由于减少了纤溶途径的激活,以及凝血因子和血小板的消耗,OPCAB患者术后出血和输血量都将减少。因此,我们在术后早期不常规检查血小板计数或凝血时间。不存在凝血障碍，胸管引流量一般也很少。一旦OPCAB术后出现持续或大量出血,应及早考虑外科出血的可能性,这是因为出血不太可能与凝血因子或血小板缺乏有关。

与体外循环术后多表现为凝血功能障碍不同，接受OPCAB手术的患者多处于相对高凝的状态。这种状态可能对术后旁路的通畅率产生不良影响。如前所述,我们在术前的解决办法就是在麻醉诱导后经直肠给予阿司匹林。术后与传统CABG患者一样,继续每日予以阿司匹林。另外,一旦胸管引流量连续3个小时都很少,我们就开始予以氯吡格雷(clopidrogrel)75mg/d。

术后无凝血功能障碍，接受OPCAB的患者深静脉血栓形成(DVT)的发生率可能有所升高。除非患者有肥胖等额外的危险因素，我们不会采用除前述措施之外的其他DVT预防手段。当患者无法早期拔除气管插管、开始活动时,只要没有禁忌证,就可予以肝素,并穿上医用弹力袜。

OPCAB手术对医疗保健系统最大的贡献之一就在于,OPCAB患者耗费的医疗资源更少。其中一项优势就是,它缩短了机械通气时间和在监护室的滞留时间。令人信服的证据表明,OPCAB患者术后需要机械通气的时间缩短。意识到这一优势对患者和医疗系统的意义，监护医师应在患者不再需要机械通气辅助时，立即准备脱离呼吸机、拔除气管插管。通过制定完善的麻醉计划和良好的麻醉配合，患者一般可在OPCAB结束后即在手术室拔管，或在返回监护室后30分钟内拔管。即使做不到这一点，也应制定客观的标准和目标，促使患者在适当时机脱离呼吸机，拔除气管插管；从而有效避免呼吸机相关并发症，增强治疗的有效性，节省医疗资源。

术后在监护室滞留时间缩短是另一个值得关注的优势。在本中心，不需要进行有创血流动力学监测的OPCAB患者会在术后直接转入普通病房。这些患者一般皆为左室功能及呼吸功能正常者，在手术室或麻醉恢复室(post-anesthesia care unit)拔除气管插管。当然，作为心脏专科的普通病房，也需要正常的护理培训和合理的人员配备，才能保证患者的安全康复。如果确实需要在监护室治疗，亦应制定转出监护室和出院的客观标准和治疗目标，规范医疗程序；从而提高治疗的有效性和时效性。为使OPCAB对医疗资源的节约作用得到更好的发挥，还应定期对患者的诊治流程进行全面的评估。

非体外循环冠状动脉旁路移植术未来的发展方向

直到不久前，还只有为数不多的外科医师能开展OPCAB，病例也非常有限。在短短的时间内，它已成长为常规实施的手术，可应用于几乎所有需要冠状动脉再血管化治疗的患者。人们已认识到，与传统CABG手术相比，OPCAB拥有独特的优势；对于某些临床病例，如主动脉存在严重粥样硬化的患者，他已成为治疗的金标准。许多外科医师认为，OPCAB将成为攻克许多临床难治病例的重要武器。

OPCAB手术业已成熟，并为广大临床医师所接受，甚至被视为促进心血管外科进一步发展的重要技术。OPCAB已被定义为微创技术在冠状动脉再血管化手术治疗中的一种应用。微创手术的发展，仍然离不开OPCAB的吻合技术。在本中心，采用内镜获取LIMA，与无创胸部小切口相结合，可对前壁血管进行微创冠状动脉再血管化手术。这种术式将LIMA至LAD旁路移植的优势拓展至因合并疾患不宜行胸骨切口的患者。

对于多支病变患者，还可以将微创手术与介入治疗相结合，对其他部位实施经皮再血管化；这种疗法，称之为“杂交”(hybrid)治疗。为确定何种类型的多支病变患者可从杂交治疗中受益，目前正在对杂交治疗进行严格的评估。特别是因为手术危险性高而采用单独介入治疗的患者，可能更多地接受杂交治疗。

机器人和吻合装置的研制仍在不断进展，它们变得日益小型化，使我们能够以更小的创伤，对更复杂的冠状动脉病变实施再血管化治疗。这些技术将与不断涌现的支架及其他介入技术相比较。能够在不影响远期疗效的同时，不断降低手术并发症的发生率，是临床医师对手术治疗保持恒久信心的基础。我们很难对OPCAB技术的发展进行预测，对于它可能占据的地位，也所知有限；但是，我们有理由相信，在未来相当长的时间内，OPCAB将继续带动心血管外科的创新，并以自己的方式达到上述的种种目标。

推荐读物

Al-Ruzzeh S, Ambler G, Asimakopoulos G, et al. Off-pump coronary artery bypass (OPCAB) surgery reduces risk-stratified morbidity and mortality: A United Kingdom multicenter comparative analysis of early clinical outcome. Circulation 2003;108:II1.

Angelini GD, Taylor FC, Reeves BC, et al. Early and midterm outcome after off-pump and on-pump surgery in Beating Heart Against Cardioplegic Arrest Studies (BHACAS 1 and 2): A pooled analysis of two randomised controlled trials. Lancet 2002;359:1194.

Ascione R, Lloyd CT, Underwood MJ, et al. Economic outcome of off-pump coronary artery bypass surgery: A prospective randomized study. Ann Thorac Surg 1999;68:2237.

Ascione R, Williams S, Lloyd CT, et al. Reduced postoperative blood loss and transfusion requirement after beating-heart coronary operations: A prospective randomized study. J Thorac Cardiovasc Surg 2001;121:689.

Calafiore AM, Teodori G, Di Giammarco G, et al. Multiple arterial conduits without cardiopulmonary bypass: Early angiographic results. Ann Thorac Surg 1999;67:450.

Cleveland JC Jr, Shroyer AL, Chen AY, et al. Off-pump coronary artery bypass grafting decreases risk-adjusted mortality and morbidity. Ann Thorac Surg 2001;72:1282; discussion 1288.

Craver JM, Murrah CP. Elective intraaortic balloon counterpulsation for high-risk off-pump coronary artery bypass operations. Ann Thorac Surg 2001;71:1220.

Diegeler A, Hirsch R, Schneider F, et al. Neuromonitoring and neurocognitive outcome in off-pump versus conventional coronary bypass operation. Ann Thorac Surg 2000; 69:1162.

Edgerton JR, Dewey TM, Magee MJ, et al. Conversion in off-pump coronary artery bypass grafting: An analysis of predictors and outcomes. Ann Thorac Surg 2003;76:1138; discussion 1142.

Hoff SJ, Ball SK, Coltharp WH, et al. Coronary artery bypass in patients 80 years and over: Is off-pump the operation of choice? Ann Thorac Surg 2002;74:S1340.

Khan NE, De Souza A, Mister R, et al. A randomized comparison of off-pump and on-pump multivessel coronary-artery bypass surgery. N Engl J Med 2004;350:21.

Lev-Ran O, Loberman D, Matsa M, et al. Reduced strokes in the elderly: The benefits of untouched aorta off-pump coronary surgery. Ann Thorac Surg 2004;77:102.

Mack M, Bachand D, Acuff T, et al. Improved outcomes in coronary artery bypass grafting with beating-heart techniques. J Thorac Cardiovasc Surg 2002;124:598.

Magee MJ, Coombs LP, Peterson ED, et al. Patient selection and current practice strategy for off-pump coronary artery bypass surgery. Circulation 2003;108:II9.

Magee MJ, Jablonski KA, Stamou SC, et al. Elimination of cardiopulmonary bypass improves early survival for multivessel coronary artery bypass patients. Ann Thorac Surg 2002;73:1196; discussion, 1202.

Plomondon ME, Cleveland JC Jr, Ludwig ST, et al. Off-pump coronary artery bypass is associated with improved risk-adjusted outcomes. Ann Thorac Surg 2001;72:114.

Puskas JD, Vinten-Johansen J, Muraki S, et al. Myocardial protection for off-pump coronary artery bypass surgery. Semin Thorac Cardiovasc Surg 2001;13:82.

Puskas JD, Williams WH, Duke PG, et al. Off-pump coronary artery bypass grafting provides complete revascularization with reduced myocardial injury, transfusion requirements, and length of stay: A prospective randomized comparison of two hundred unselected patients undergoing off-pump versus conventional coronary artery bypass grafting. J Thorac Cardiovasc Surg 2003;125:797.

Puskas JD, Williams WH, Mahoney EM, et al. Off-pump vs conventional coronary artery bypass grafting: early and 1-year graft patency, cost, and quality-of-life outcomes: A randomized trial. JAMA 2004;291:1841.

Roach GW, Kanchuger M, Mangano CM, et al. Adverse cerebral outcomes after coronary bypass surgery. Multicenter Study of Perioperative Ischemia Research Group and the Ischemia Research and Education Foundation Investigators. N Engl J Med 1996;335:1857.

Sabik JF, Gillinov AM, Blackstone EH, et al. Does off-pump coronary surgery reduce morbidity and mortality? J Thorac Cardiovasc Surg 2002;124:698.

Song HK, Petersen RJ, Sharoni E, et al. Safe evolution towards routine off-pump coronary artery bypass: Negotiating the learning curve. Eur J Cardiothorac Surg 2003;24:947.

Van Dijk D, Jansen EW, Hijman R, et al. Cognitive outcome after off-pump and on-pump coronary artery bypass graft surgery: A randomized trial. JAMA 2002;287:1405.

Van Dijk D, Nierich AP, Jansen EW, et al. Early outcome after off-pump versus on-pump coronary bypass surgery: results from a randomized study. Circulation 2001;104:1761.

Zamvar V, Williams D, Hall J, et al. Assessment of neurocognitive impairment after off-pump and on-pump techniques for coronary artery bypass graft surgery: Prospective randomised controlled trial. BMJ 2002;325:1268.

编者评述

I.L.K.

Song和Puskas就非体外循环冠状动脉旁路移植术进行了非常精彩的讲解。OPCAB是胸外科在过去5年最重要的革新之一。Puskas尽量以科学的方法对其进行研究，并主持了一项重要的随机试验。那么，我们对非体外循环冠状动脉旁路移植术到底所知多少呢？就我们所知，接受这一手术的患者，住院时间可能缩短1天左右，输血量亦有所减少。很难确定两种术式在神经系统预后方面是否存在差异。至少一项研究认为，OPCAB可能使旁路通畅率降低，但Puskas等的试验未能证实这一点。最后，有若干试验发现，采用该术式，每例患者移植旁路的数量有所减少。

关于OPCAB的争论，与其说是关于它是否优于经典的冠状动脉旁路移植手术，毋宁说二者是否具有相同的疗效。显然，旁路通畅率是冠状动脉旁路移植手术的全部。只要能获得良好的旁路通畅率，任何人都可以按自己的偏好选择术式。关于非体外循环手术技术方面的争论，与一些解剖因素有关，诸如有时要在升主动脉上使用侧壁钳，或可能造成术中轻微的不稳定等。无论操作者个人对非体外及体外循环术式感受如何，对每一位术者而言，掌握该技术都是至关重要的。对于升主动脉钙化的患者，采用非体外循环技术可能确实更好一些。我认为，对一些有争议的论题和技术方面的问题，所有著者都发表了真知灼见。随着时间的推移，还会有更多、更精彩的论述出现。

（赵鸿 译　万峰 校）

第50章

机器人冠状动脉旁路移植术

Saqib Masroor, L. Wiley Nifong, W. Randolph Chitwood

微创冠状动脉旁路移植术

概述

传统的冠状动脉旁路移植术(CABG)是正中开胸，在心脏停搏下完成的。所谓微创CABG，避免了体外循环，并降低了手术入路的创伤。很明显，其最理想的目标是经很小的切口，通过内窥镜，在跳动的心脏上完成最佳吻合。体外循环的副作用和大型切口，特别对于年老患者，是选择该术式的主要原因。另外，普通外科、整形外科、泌尿外科以及妇科的成功，启发了心脏外科医生在手术中尝试应用内窥镜。冠状动脉外科中机器人手术与非体外循环冠状动脉手术的发展历程近乎相同。近些年来，冠状动脉稳定器和机器人装置有了很大发展。经过多方面的技术改进以及反复的实践，机器人冠状动脉手术已经变得切实可行。随着近期食品药物管理局(FDA)批准了用于该技术的机器人装置，机器人冠状动脉手术已经开始被接受作为一种安全可行的CABG术式。在微创获取胸廓内动脉ITA方面，机器人装置已有相当成效，但其在冠状动脉吻合方面的技术和操作还有待改进。

技术的发展和操作技巧的进步

第一例非体外循环冠状动脉旁路移植手术(OPCAB)是由Kolessov报道的，他在没有体外循环的情况下，将左侧ITA吻合至左前降支冠状动脉。安全的体外循环和心脏停搏技术的进展妨碍了OPCAB的发展。在20世纪70年代仅有几个孤立的报道，直到1985才由Buffolo和Benetti系统地报道了一系列OPCAB手术。为降低费用，这些外科医生逐渐可以在没有心肺机的情况下，轻易地完成多支血管冠状动脉手术。当时，靶血管的稳定仅仅通过留置固定线以及利用药物(β阻滞剂)诱发心动过缓来达成。早期的这些手术需要很强的临场应变能力、耐心以及获得满意结果的技能。Calafiore的左前胸小切口LAST手术是向非体外和机器人冠状动脉手术迈出的重要一步。LAST术式几乎与25年前报道的Kolessov所做的手术一样。经左前胸壁第5肋间小切口，Calafiore直接获取ITA，并在跳动的心脏上将其吻合至左前降支动脉(LAD)。数年间，大家的目光都聚集在MIDCAB或单支血管微创直视下冠状动脉旁路移植手术。很显然，单支血管手术的应用受到了限制，而且改进的冠状动脉支架，尤其是药物洗脱支架的出现，使其几乎无处可用。那时，少数医生抛弃了非体外的方式，而且早期Gundry的报道更使人无法接受非体外冠状动脉手术。他报道了112位行跳动冠状动脉手术的患者，其中20%需要一段时间后血管成形术或者二次手术。工程师和外科医生们随后开始设计一些装置，可以更好地在跳动的心脏上固定局部冠状动脉。只有当有效的稳定器出现后，非体外的方式才能被心脏外科医生接受作为主流的术式。经过Utrecht工作组的努力，吸附稳定成为一种可以有效显露及固定3支冠状动脉的方法。基于他们的努力，非体外冠状动脉旁路移植手术被应用的更为广泛。有了更好的稳定器，OPCAB也可以对侧方和下方的冠状动脉进行搭桥了，不过仍是通过正中开胸。

经典MIDCAB的左前胸壁切口，由于直视获取ITA时对肋软骨的极度牵拉，给患者带来极大的痛苦。闭式胸腔镜获取ITA降低了其发生率。然而由于忽视了稳定装置，尚无法于胸腔镜下通过长臂器械在跳动的心脏上进行远端吻合。通过胸壁小切口直视下手动行远端吻合再次成为最微创的选择，该术式得以成功应用并获得了极佳的效果。最初，由于无法显露侧壁及下壁，这种术式只用重建前壁血管。对于多支病变，Angelini提出一种杂交术式，即内窥镜下获取ITA，切开吻合ITA。对于仍狭窄的血管再进行经皮血运重建。尽管杂交手术已用于一些多支冠状动脉病变，但一般来说，大多数外科医生仍倾向于用微创方式完成心脏的完全再血管化。

微创冠状动脉手术

以下介绍的是几种小创伤冠状动脉手术。

- 微创直视冠状动脉旁路移植(MIDCAB)：这种手术实际上和单支病变LAST手术一样。经由前胸小切口获取ITA，再经同一切口吻合至LAD。
- 内窥镜辅助冠状动脉旁路移植(Endo-ACAB)：利用经小孔放置的自动内窥镜机器人视觉定位系统的声控摄像头，在内窥镜下获取ITA，然后经胸壁小切口进行远端吻合。
- 多支血管胸壁小切口CABG(MVST)：利用机器人手术装置获取单侧或双侧ITA。经胸壁小切口用手动方式，以ITA和桡动脉组成Y形桥，吻合多个远端。
- 完全内窥镜冠状动脉旁路移植(TECAB)：ITA的获取及远端吻合都是利用机器人系统来完成。通常情况下是在停跳的心脏上进行，但个别单位已可在跳动的心脏上熟练地应用这种方式进行冠状动脉手术。

机器人(计算机辅助)冠状动脉旁路移植手术

随着计算机增强远程操作系统的进展，完全闭合胸腔的冠状动脉旁路移植手术成为可能。1999年Carpentier和Loulmet首次展示了利用机器人技术进行微创心脏手术的可能性。利用宙斯(Zeus)(Computer Motion,Inc.,Goleta,CA)结合达·芬奇(da Vinci)(Intuitive Surgical,Inc.,Sunnyvale,CA)机器人系统，欧洲和北美的团队演示了完全内窥镜(机器人/计算机辅助)冠状动脉旁路移植术(TECAB)的可行性。这些手术虽有难度，但证实了吻合ITA至单支冠状动脉血管的安全性及有效性。利用达·芬奇系统，可以经右胸获取双侧ITA，使得双支ITA冠状动脉旁路移植成为可能。机器人辅助冠状动脉旁路移植最初是在停跳的心脏上试验的，随着更好的稳定器及机器人装置的出现，也可以用在非体外的手术中了。这种术式目前仅限于单支病变的患者，通常是LAD或其对角支。处理涉及侧壁或后壁的多支病变患者，一种方式是杂交式血管重建，另一种就是多支血管胸壁小切口(MVST)手术。

微创多支血管手术的进一步飞跃是内窥镜心脏定位器(Medtronic Corp., Minneapolis, MN)的出现。这种吸附装置可以在闭合的胸腔里安全地显露侧壁和下壁冠状动脉的位置，而对血流动力学影响很小。经左胸6cm小切口，双侧ITA和桡动脉可被吻合至LAD/对角支、回旋钝缘支(OMB)和/或后降支(PDA)。在MVST手术中，通过机器人辅助的方式获取ITA，而远端冠状动脉和T型桥近端的吻合则在直视下常规缝合。机械吻合装置可能会促进机器人冠状动脉手术，但还需要数年时间。这一章主要讲述在跳动心脏上的机器人辅助冠状动脉手术。除了为心肺灌注而增加的胸腔操作部分，停跳心脏的技术与之相似。

机器人技术

第40章已详细地讨论过与冠状动脉手术中所用类似的机器人技术。da Vinci系统是唯一FDA批准用于冠状动脉手术的机器人系统。尽管外科医生已非常灵巧，能够适应并且能够快捷地进行手术，但其也会出现判断失误以及疲惫。而机器人是精确的，不会疲劳的，并且可以稳定地移动至远距离操作的靶位。一般的外科医生可以进行精确到0.2mm ± 0.1mm的吻合。当在停跳心脏上对1mm的靶血管进行操作时，每一针吻合的失误率可能在10%~20%。而在跳动心脏上时这个失误率会扩大并变得可怕。这里，即使是在固定以后，靶血管的运动幅度也会达到1mm，或其本身血管的宽度。而当运动幅度超过90Hz时，人眼就失去跟踪其轨迹的能力。另外，长臂内窥镜设备传导并放大的震动，以及设备之间的碰撞也会使术者烦恼。为了在三维空间中自由操作，手臂运动需要有6度的自由度。而一般的长臂内窥镜设备仅提供了4度自由度。因此，用标准的内窥镜设备，不可能在闭合胸腔中跳动的心脏上行直视冠状动脉吻合。相比而言，结合了震动滤过、运动缩放以及更好的人体力学控制的自由操作的da Vinci机器人系统，可以使吻合精确到0.005mm。另外，利用一个抓取装置，术者可以调整其手臂达到一个更有效暴露术野的位置，而不用改变设备的插入孔。

多支血管胸壁小切口冠状动脉旁路移植

胸廓内动脉(ITA)解剖要点

ITA由锁骨下动脉发出(图50.1)并沿胸腔前方(前侧)的胸骨旁下行，在肋软骨后(背侧)，常被胸内筋膜所覆盖。胸横肌的尾部可能会覆盖ITA的动脉分支。在第6肋间水平，ITA分成腹部上动脉和膈肌动脉。前者继续在腹直肌正中走行。后者通过肋缘，分支汇入下方的肋间前动脉，营养部分膈肌。从心脏手术医生的角度来看，重要的分支包括心包膈动脉和肋间前动脉。心包膈动脉与膈神经伴行，营养胸膜、

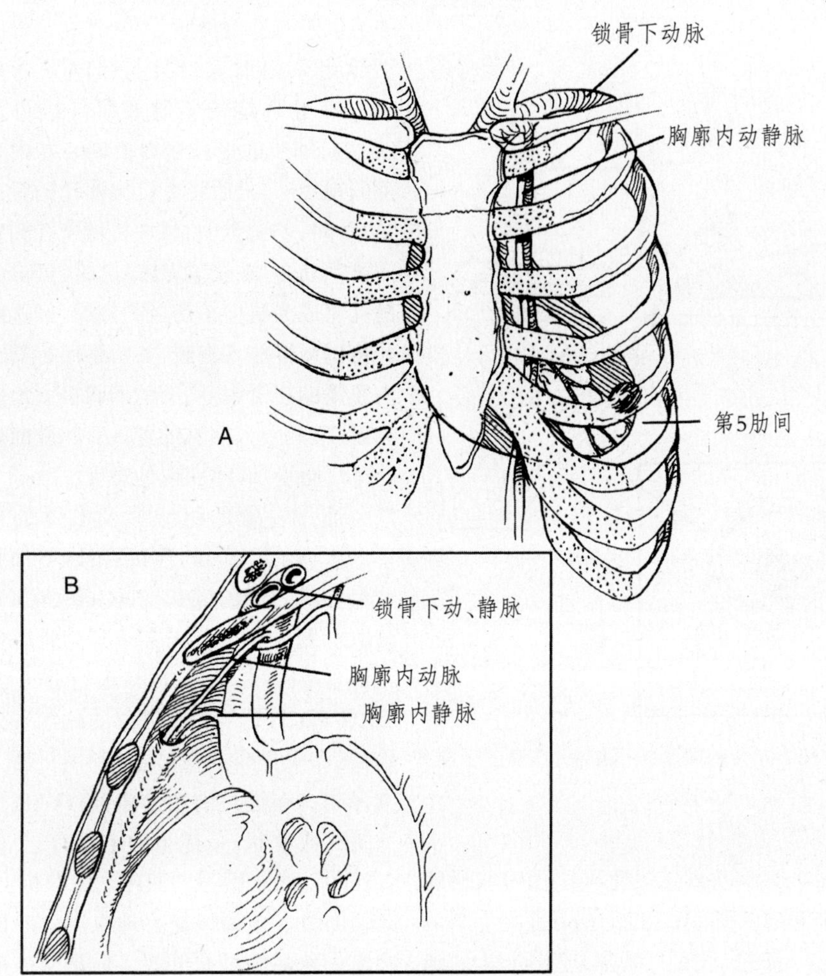

图50.1 (A)胸廓内动脉及胸廓内静脉与胸骨之关系。(B)乳内动脉与锁骨下动静脉及胸廓内静脉的解剖关系。

心包和膈肌。肋间前动脉向两侧于肋间后动脉汇合。胸廓内静脉(ITV)接收相应动脉的支流。沿第3~7肋间走行的肋间前静脉,流入ITV,并最终汇入头臂静脉。右侧ITV较左侧粗大,偏行而在上纵隔与膈神经相近。

患者选择

所有靶血管直径在1.75mm及以上的患者都可以考虑计算机辅助MVST。其相对禁忌证包括既往左侧开胸术后、严重的左主干病变、室性心律失常、心肌内LAD、靶血管细小、弥漫性冠状动脉病变、心脏扩大、肺功能差、显著的肥胖(体重指数>35kg/m^2)、急诊手术以及二次手术。TECAB的入选标准应与此相似。

为判断能否耐受单肺通气,对既往有严重肺部疾病的患者应在术前进行肺功能检查。对于有颈动脉血管杂音和(或)既往卒中或短暂性缺血发作病史的患者,应当行颈动脉超声/多普勒检查以排除明显的颅外动脉闭塞性疾病。术前进行ITA血管造影评估有助于了解血管粗细,特别是计划用T或Y形侧支桥时。

多支血管重建的血管选择

在一些医院采用MIDCAB方式治疗单支LAD或对角支病变已有数年。不论是直视、内窥镜或机器人辅助获取ITA,都可以获得一个极好的血管。根据术者的经验及患者的冠状动脉解剖,以下几种血管选择可以用在MVST或TECAB手术中:

1. 双侧胸廓内动脉:
- 右侧ITA(RITA)至LAD;
- 左侧ITA (LITA) 至回旋钝缘支(OM)。

2. 双侧胸廓内动脉续接桡动脉:
- LITA至LAD;
- 以桡动脉延长RITA至OM或PDA。

3. 双侧胸廓内动脉加桡动脉T或Y形桥:
- LITA至LAD和/或对角支;
- 从RITA以桡动脉做T/Y形桥至OM或PDA。

4. 双侧胸廓内动脉并以游离RITA做T或Y形桥:
- LITA至LAD和/或对角支;
- 从LITA以RITA做T/Y形桥至OM或PDA。

手术室准备

左侧应以体位垫抬高30°。经皮除颤片应贴在经心室体积最大的位置,背部放置有效的加热毯。后者避免了OPCAB及MVST手术患者的体温过低。如果需要获取桡动脉,则需要将非优势手臂外展于上肢板上。为了获取双侧ITA,da Vinci设备车应置于患者右侧。经前纵隔将机器人器械放入右侧胸腔以获取RITA。图50.2中示出一个右手优势患者行LITA-LAD搭桥的典型设置。术者通过左侧的控制台舒适地操作,同时床旁的助手更换前端器械,包括电刀、钛夹钳、剪刀、组织钳以及针持。

麻醉和监测

行双腔气管插管以便单肺通

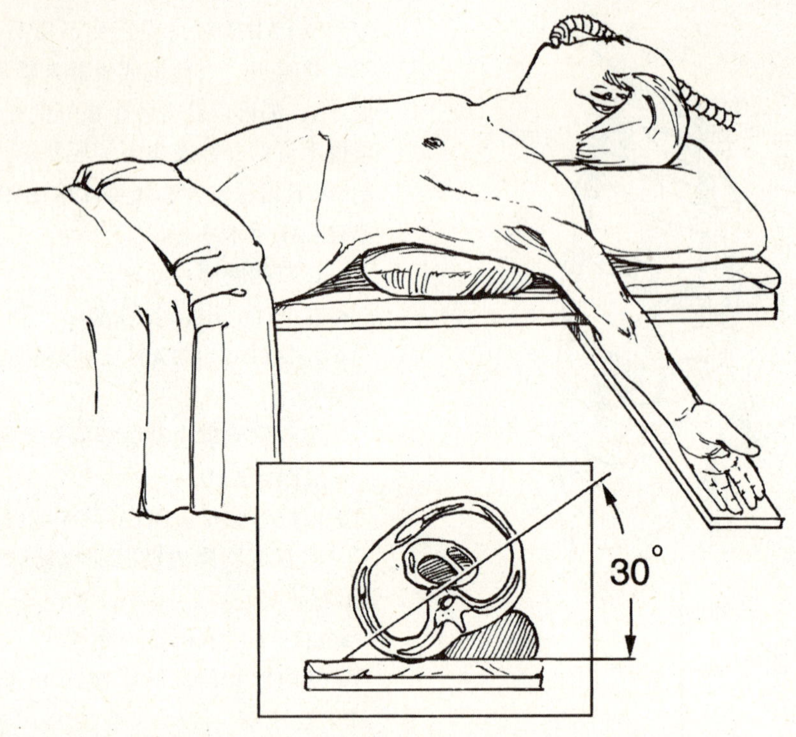

图50.2 机器人冠状动脉旁路移植术的患者体位。左臂外展于托手板上，左肩向后推，置于手术床上。

气。经食道超声心动用来在心脏操作时持续地评估心壁运动和心室充盈。通过增加Trendelenburg体位的容量负荷及液体灌注通常可以处理低血压。药物治疗是控制血压的第二选择，小剂量去甲肾上腺素和多巴胺有一定帮助。为早拔管可使用短效镇静麻醉。对待任何非体外手术，麻醉师应当警醒并能迅速反应以保持血流动力学波动的平稳。这样可避免术者分心，并可提供一个最佳的术野。

胸廓内动脉的获取

使右肺塌陷，左侧单肺通气。沿腋中线在第3、5、7肋间做机器臂的置入孔(图50.3)。分别经这些孔插入右机械臂、摄像头和左机械臂。首先，在第5肋间乳头侧方做12mm的孔，插入30°的de Vinci摄像头。然后检查左侧胸腔，明确解剖标记，以保证机械臂孔置入的安全。在获取双侧ITA时，持续向左半胸腔吹入二氧化碳以压缩非通气肺和通气肺[10～12乇(torr)]。

首先，在上纵隔应当可以见到ITA。接着，应当辨别出锁骨下动脉、膈神经以及胸廓内静脉。膈神经在锁骨下动脉出入胸廓入口处与LITA紧密相邻。多处环绕的脂肪或肌纤维可使LITA向膈肌的走行变得模糊。在内窥镜的视线下，随后将右机械臂孔鞘置入第3肋间。与此类似，将左机械臂孔鞘置入第7肋间。在获取完ITA之后，摄像头的孔将成为胸壁小切口的侧缘。经这些孔将机械臂放入胸腔，并始终保持其在内窥镜的视野中。胸廓的形状极大地影响着ITA机器人器械的置入。胸腔前后径过小会增加ITA获取的难度。

通过左臂的组织钳及右臂的电刀，分离膈肋之间的连接物，以增加胸骨和心尖之间的操作空间（图50.4）。获取双侧ITA时，首先会切开胸骨后的纵隔组织，并且沿RITA走行打开胸膜。游离ITA是从第2或第3肋的水平开始，在那里显露的最清楚。利用机器人电刀的尖端进行钝性分离，将ITA自胸壁游离成带状。低能量的电刀有3个优点：①产烟少；②减少ITA烫伤的机会；③切断分支前可以更好地电凝。ITA的游离先从两侧带状开始，向尾部方向逐步移动。将血管带拉向一侧，因为每

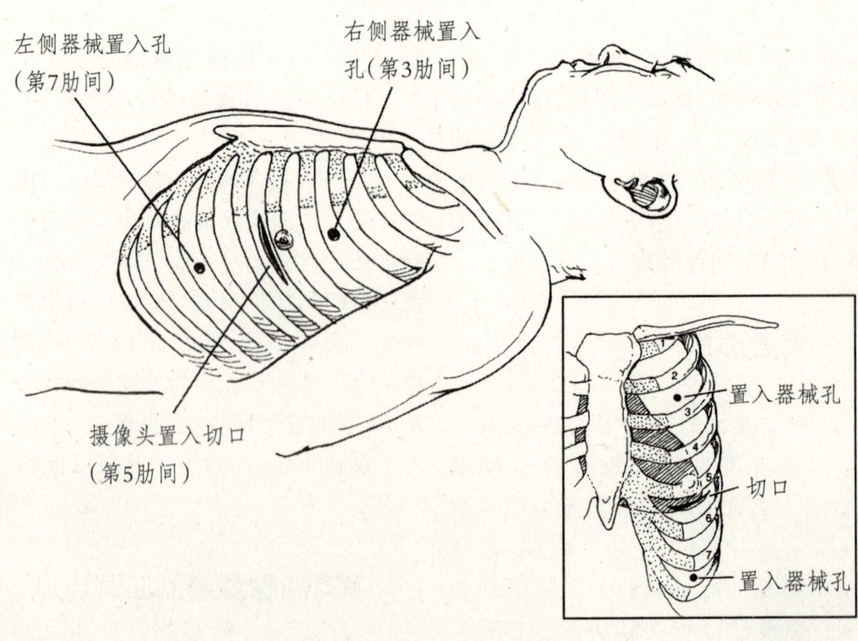

图50.3 沿左侧腋前线器械置入孔的部位。在置入摄像头的部位做微小的开胸切口。

个间隙都有动脉，每个动脉分支都要电凝或钳夹。较小的静脉出血可通过压迫止血。有一点很重要，不要用机器人器械过分向下牵拉ITA。在游离ITA时，可因动脉分支的牵拉造成内膜的撕裂及撕脱。ITA血管蒂应从第2肋间取至第7肋间。

在游离ITA时轻柔是很重要的，要运用所谓的“视觉触感”(visual tactility)。通过视觉信号感受组织张力，并判断其何时会撕裂。目前的机器人系统没有提供触觉反馈。在牵开平直的组织时，也就是游离ITA的前段，要避免突然的右向拉力(图50.5)。巧妙的牵拉应充分改变动脉的走行。不要在间隙上“打洞”，而应在沿血管蒂的直线区域上操作，这是很重要的。通常，与其长距离地显露一些分支，不如在其出现时就处理好每一个分支。通常只有一些大的分支，包括第1肋间支和心包膈支，需要进行钳夹。只有当整个LITA从胸内筋膜中分离显露出来后，血管蒂才能自胸壁垂下来。

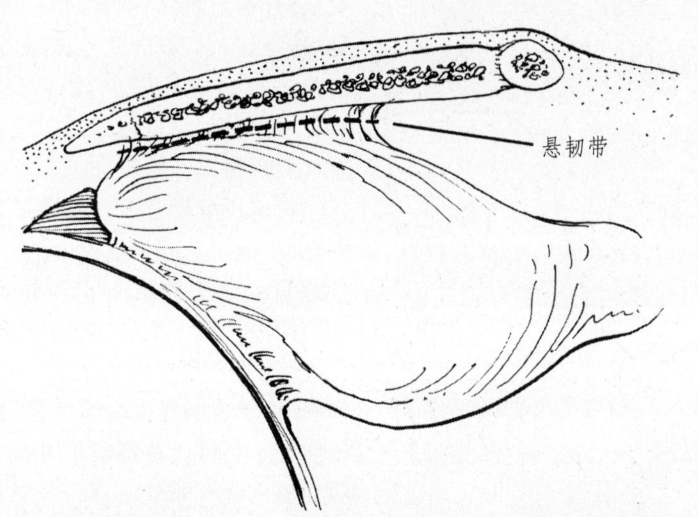

图50.4　连接于胸骨后份的心包悬韧带。松解该组织将使心脏向背侧下降。

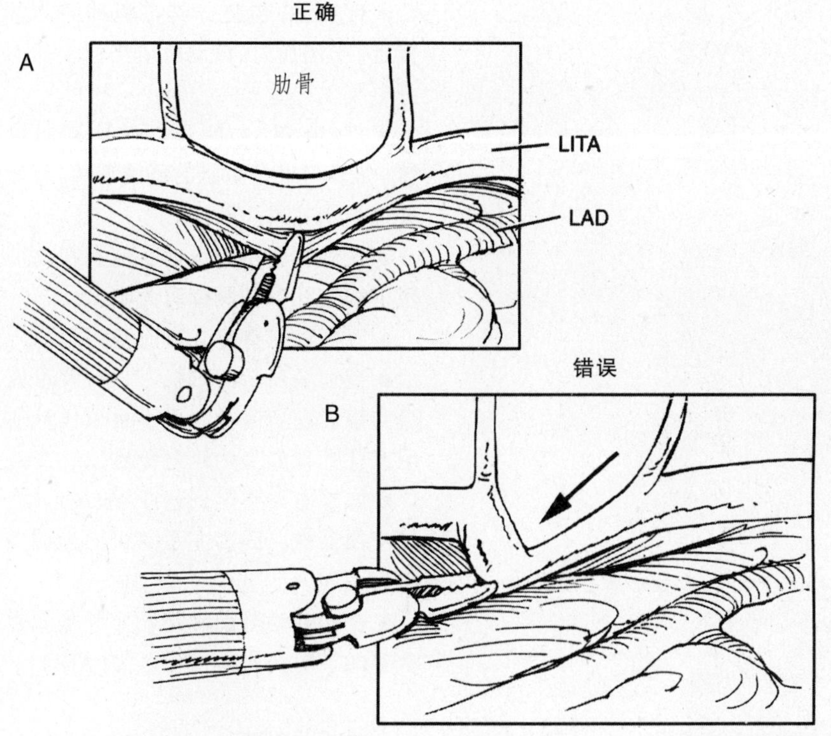

图50.5　获取胸廓内动脉时，须将中动脉自胸壁上轻轻牵开；如在牵拉过程中，使动脉形成锐角，很有可能造成分支撕裂或内膜夹层形成。(LAD：左前降支；LITA：左侧胸廓内动脉)

靶血管的显露

保持闭合的胸腔，在膈神经前方作4～5cm的心包切口。当用电刀切开时，心包应当被“提起”以远离左室，避免造成损伤和(或)心律失常。为最大显露LAD，可向下延长心包切口末端成“T形”。确定了LAD和对角支后，可以在靶位以钛夹进行标记。此时，移走机器人器械，控制住胸壁的出血，并做一个5cm的胸壁小切口。以软组织牵开器做最初的显露，随后再用小型的胸壁牵开器。肝素化后，将ITA远端离断，确定其血运良好。

冠状动脉旁路吻合

用7-0聚丙烯缝线，将桡动脉与乳内动脉各支吻合，构成T或Y形桥。经第5肋间小切口最有利于显露LAD。由此牵拉心包缘，可促使心脏移位，显露LAD中段和对角支。向下牵拉后外侧心包缘，可以显露对角支。至于右冠状动脉和钝缘支，只有借助心脏显露装置方可显露。心尖位于第5肋间，左侧乳头的正下方。内窥镜显露装置的长轴上，有一个吸盘，借此可利用真空吸住心尖。运用该装置，可通过轴的调节转动心尖，使之朝向不同的方向(图50.6)。在胸骨下份右侧做一剑突下小切口，即可经上腹部的胸骨后间隙置入显露装置。提起心尖并向左肩移位，就可以显露右

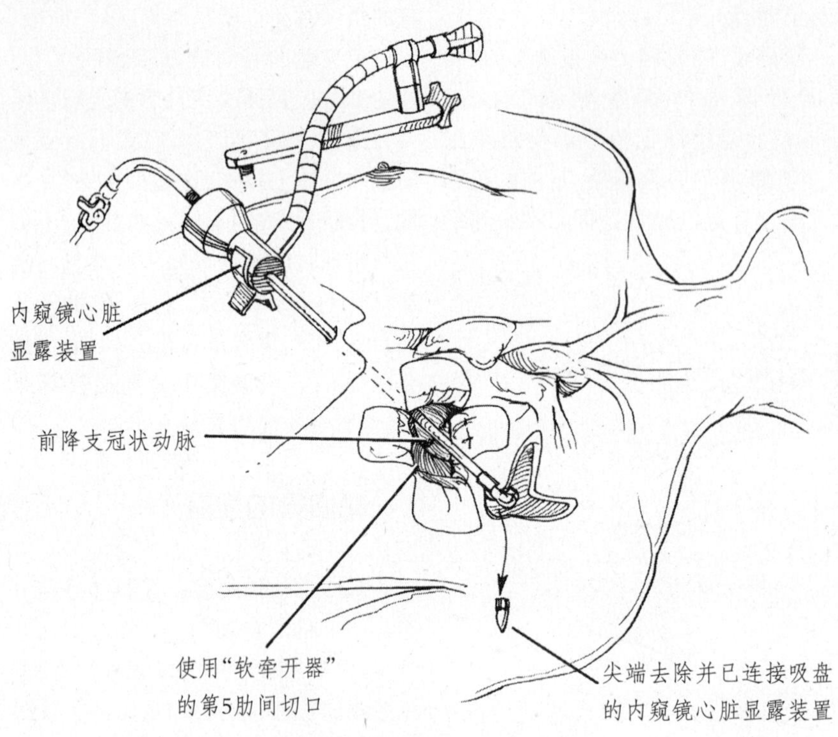

图50.6 由剑突下置入内窥镜心脏显露装置，当其经过胸部小切口时，可外接吸引头。

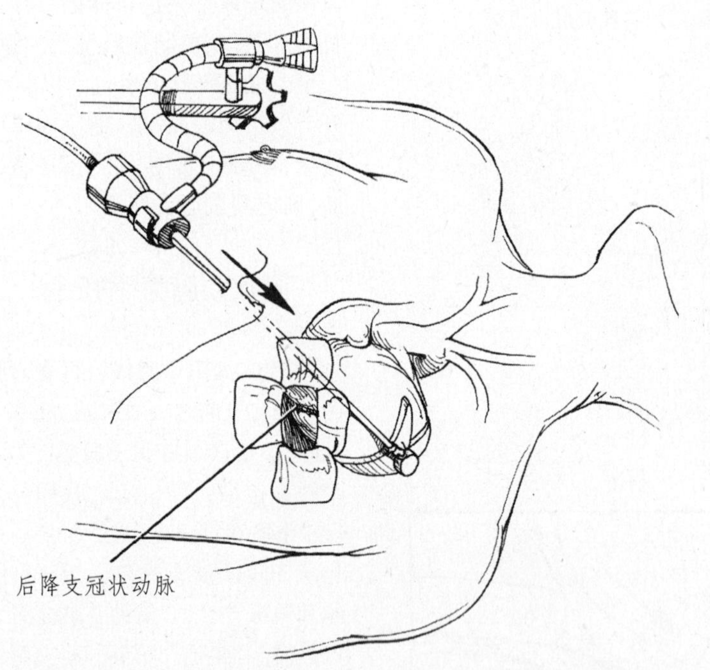

图50.7 内窥镜心脏显露装置之吸引器尖端业已置于心尖，摆放心脏于此位置，可显露后降支冠状动脉。

冠状动脉和后降支(图50.7)。右侧冠状动脉旁路移植的定位仍是最困难的。向下转动心尖，使之朝向右髋的方向，可显露位于侧壁的钝缘支(图50.8)。

在对回旋支和右冠状动脉搭桥时，可由左器械孔经胸壁放置一个经胸稳定器(图50.9)。如对LAD和对角支搭桥，可直接从切口放入吸附稳定器。切开动脉之前，用硅胶吊带在近端阻断冠状动脉。一般来说，我们不阻断动脉远端，而用CO_2吹雾器控制侧支血流。首先吻合LITA-LAD。先从ITA的右侧用聚丙烯缝线连续缝合。一般来说，完成5针后再将ITA降至LAD动脉切口处。接着逆时针方向缝合。对角支可用LITA进行侧侧序贯吻合或Y形桡动脉桥技术。此时，我们可通过即时血流测定仪测量桥血管的流量。

完成所有吻合后，测量每支旁路的血流，给半量的鱼精蛋白。经左器械孔放置一个大的Blake引流管至左侧胸膜间隙，另一个经剑突下孔放至心包腔。用聚合物编织线完成肋骨侧缘、筋膜、皮下组织及皮内的缝合，逐层关闭胸壁小切口。右器械孔用单纯可吸收线皮内缝合即可。

以下几点操作建议应当有所帮助：

- 游离ITA时应当从没有分支的位置开始，以减少出血。
- ITA的心包膈分支与膈神经非常接近。当出血时，该动脉应当钳夹而不可电凝。
- ITA在第3肋间可能被胸横肌覆盖。如果与来自膈肌的纤维混淆，可能会过早结扎或切断ITA。
- 在做胸壁小切口前，应当在内窥镜下检查孔口和胸壁有无出血。
- 应当首先重建心室前壁的血运。
- 当远端离断ITA时，右器械臂可能会与患者左肩碰撞。助手可以压低左肩或在孔口处上抬以避免碰撞。
- 如果电刀不能到达ITA的最远端，可交换器械，因为左手臂可向远端多深入几厘米。
- 在切开动脉前确定靶血管是非常重要的。对角支易被误认为LAD。

术后护理

患者可以在手术室拔除气管插

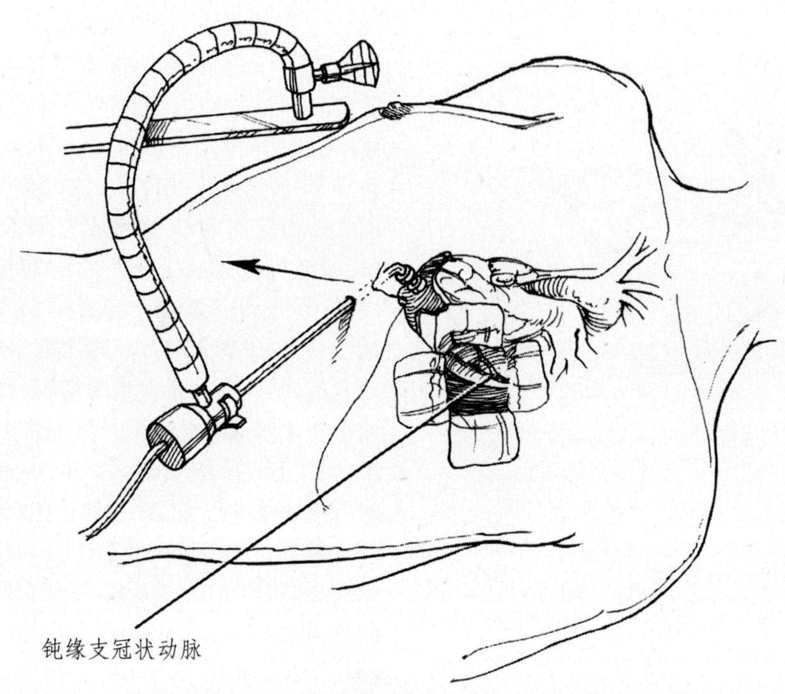

图50.8 为暴露回旋支及钝缘支，内窥镜心脏显露装置应向右侧及尾侧弯曲。

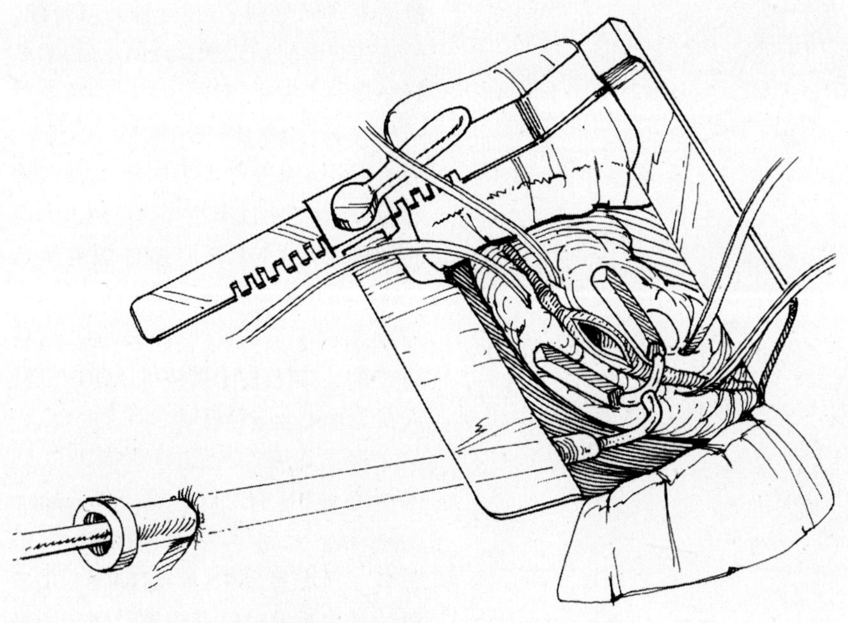

图50.9 经胸冠状动脉稳定器置于左前降支旁，同时，对于经胸部小切口进行的多支血管手术而言，硅胶阻断带亦常应用。

管，但更多的是在术后6小时内拔管。拔管后很快撤除漂浮导管，此时可以将他们转回普通病房。术后第1天拔除Blake引流，大多数患者术后2～3天即可出院。

心脏跳动完全内窥镜下冠状动脉旁路移植

除了没有胸壁切口，心脏跳动全内窥镜下冠状动脉旁路移植术（BH-TECAB）（图50.10）与MVST非常相似。整个手术在胸腔闭合、心脏跳动下实施。一旦显露了LAD，就在ITA的后壁做一个动脉切口。经剑突下孔道放入内窥镜稳定器，固定LAD的靶位置。在LAD的近端和远端放置自锁定的硅胶阻断带，并做一个6~7mm的动脉切口。先于吻合口的足根部缝置两针，然后沿LAD的侧壁（后方）继续缝合。做最初几针缝合时，ITA仍附着于胸壁上（图50.11）。继而切断ITA，使其断端形如片状，降落至LAD上。首先缝合远离摄像头的侧壁，在ITA一侧，缝针由内而外；而在LAD侧，则由外而内（图50.12 A~D）。当到达吻合口的“脚尖”后，将缝线拉紧并固定，继续缝合靠近摄像头的侧壁，在足根部打结（图50.12 E~G）。鉴于吻合口侧壁缝线一旦松脱，出血很难控制，因此，应拉紧足尖和脚跟的缝线。确定止血后，可松解稳定器并退出胸腔。在不影响LAD吻合口的情况下，固定好对角支，还可以使用ITA进行序贯吻合。在内窥镜监控下，经左器械孔放入一个小型胸管或Blake引流。术后24小时的血管造影可以确定桥血管的通畅。术中经桡动脉血管造影已被认为是一种可以确定术后ITA桥流量的可靠方法。

机器人辅助冠状动脉手术：临床效果

当机器人辅助MIDCAB已经被很多医生采用时，MVST才刚起步，内窥镜心脏定位器的发展使之成为可能。不管是内窥镜或是de Vinci系统，其在机器人辅助IMA获取上都已取得成功。Vassiliades报道了66例连续的Endo-ACAB患者，无死亡或二次手术，平均住院2.2天。3位患者因LAD肌桥改为正中开胸，1位因ITA大小不适合。46位患者术后5.8个月（平均）进

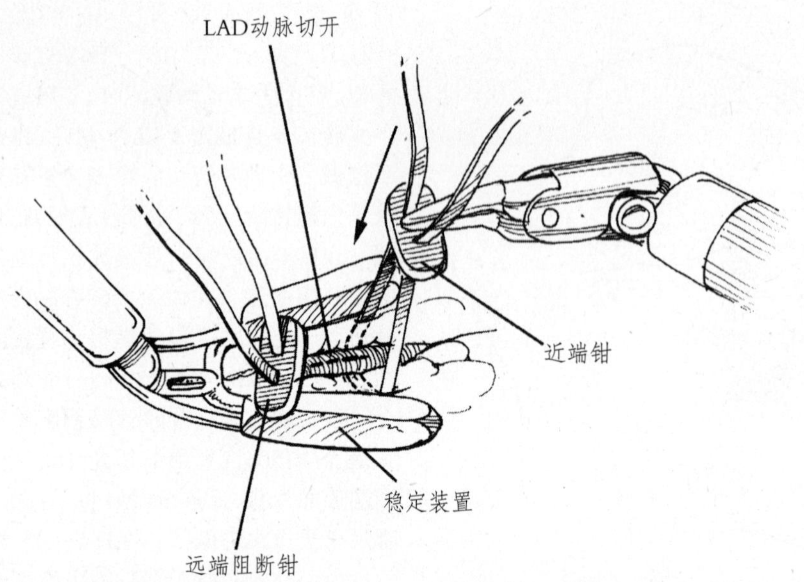

图50.10　在心脏跳动全内窥镜下冠状动脉旁路移植术(BH-TECAB)中,用一小塑料片固定硅胶阻断带。该方法可在胸部闭合手术中提供无血的术野。(LAD:左前降支)

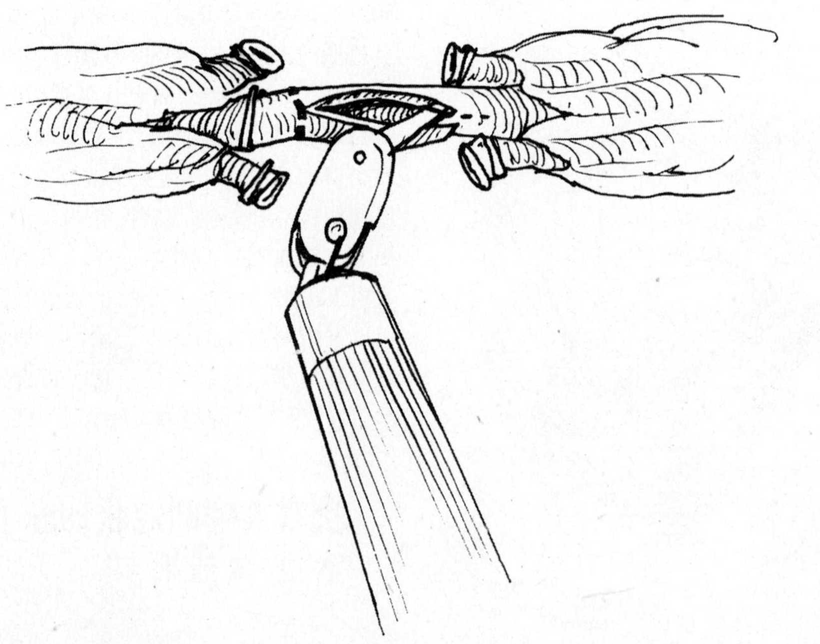

图50.11　将胸廓内动脉自胸壁上游离下来后,在原位保留,并准备与左前降支进行旁路吻合。

行血管造影,其中97.8%(n=45)的桥血管通畅。另外15位患者术前核素或经胸多普勒扫描阳性术后转为阴性,ITA的有效通畅率达到98.3%。

机器人辅助ITA搭桥联合经皮冠状动脉介入的杂交手术有了可喜进步。Stahl报道了54例行机器人辅助LAD/对角支MIDCAB联合经皮介入治疗其他血管的患者。共63个ITA桥及58个经皮腔内冠状动脉成型(PTCA)/支架,其事件存活率是87.1%,ITA100%畅通。10例症状复发的患者行血管造影随访,发现2例支架内再狭窄,1例支架闭塞。

最近,Subramanian报道了30例经前胸切口(n=23)或经腹入路(n=7)的MVST患者。平均每例2.6个血管桥,并且所有患者均使用ITA。21例用到RIMA,10例用到桡动脉或胃网膜动脉。靶血管包括LAD/对角支(n=37)、回旋支(n=32)以及RCA/PDA(n=12)。无死亡,15位患者术后24小时出院。1位患者的OM桡动脉桥发生闭塞,需要急诊再次手术以静脉搭桥。另一位患者术后6个月ITA-桡动脉桥失效,该患者随后成功地进行了LAD的原位PTCA。

最近,一项由FDA发起的多中心停跳心脏TECAB试验已经完成。入选的75例患者中,术中排除了8例。2例因损伤了ITA,术中转为正中开胸。其中11例采用杂交手术。成功的65例TECAB患者平均体外循环时间和主动脉阻断时间分别是118分钟和71分钟。平均住院时间是5.2天。58例术后3个月行导管的患者中,52例(90%)的桥血管通畅,6例(10%)的吻合口狭窄>50%。后者其中4例进行了再次经皮介入治疗。无手术死亡或卒中,但有1例围术期心梗。术后3个月不良事件缓解率是90%。随着经验的增加,吻合时间显著缩短,在研究后期大约为20分钟。这项研究显示,单支LAD搭桥可以通过机器人在完全闭合胸腔停跳心脏上完成。

相比而言,全世界仅有几个学术中心做BH-TECAB。最近Wimmer-Greinecker报道了28例BH-TECAB的患者。所有患者中,单支ITA至LAD搭桥的平均手术时间和缺血时间分别是208分钟和24分钟。其中,6例因为出血、靶血管质量差或ITA损伤,需要转为MIDCAB或正中开胸。严重的术后并发症包括1例再次探查止血,2例因桥血管狭窄再次手术,以及1例错误地搭在对角支上。这些数据清晰地显示,该技术尚在发展阶段的早期,BH-TECAB的广泛推广还需要在技术和附属工艺上进行相当的改进。

未来的方向

尽管机器人远程控制技术已被安全引入心脏手术中，但早期的临床经验业已证明并不断显示出其局限性。了解当前的局限，依从患者的要求，将引领未来的技术发展。采用机器人手段，评估组织的完整性和构成仍是个难题，单这一点就耗尽了许多外科医生对机器人手术的兴趣。不过，在一些机器人手术系统中，正在研制触觉反馈装置，器械尖端的张力感受器或可使操作的力量更易控制。为提供更多的操作空间，避免碰撞，已在生产更细的机械臂(5mm)。与之相似，设计更小尺寸的三维摄像头意味着更大的技术挑战。为达到这一目标，采用内镜将模拟光信息传导至大型的体外感受器的方式，将不得不让位于植入胸内的微型三维芯片。

不论MVST或BH-TECAB，内窥镜下冠状动脉稳定器和心脏显露装置的设计改进都将使机器人冠状动脉手术更为简易。目前的心脏显露装置过于庞大，难以保证心脏的最佳显露。内窥镜稳定器仍需手术医生在患者旁手动放置和控制。而对于难以触及的部位，机器人控制的内稳定器更有利于操作靶区域的固定。更小的稳定器有利于医生缩小切口，并避免与胸腔入口上下的肋骨相碰撞。额外的机械臂亦可简化机器人辅助冠状动脉手术。其中，一个器械臂举持ITA，另外两个则同时进行吻合。另一种可能简化机器人冠状动脉吻合的装置是远端吻合器。但冠状动脉吻合器的发展远落后于手术机器人的研发，而且，吻合器技术至少要到5年后才能大量应用于临床。动脉–动脉吻合器是最大的挑战。在欧洲，用于远端吻合的磁性血管吻合器已成功应用于BH-TECAB。

在获取IMA时，作为钛夹之外的另一种选择，微型双极电凝得到了发展。安全、无出血的ITA获取需要超声机器人电刀，然而，任一机械接头都会妨碍声波聚焦到尖端。内窥镜超声探头有助于确定靶血管，尤其当它们被心包脂肪所覆盖或者是肌桥时。另外，还可进行胸腔内桥血管血流的评估。由于靶血管的切面视角易出错，利用成像系统确定合适的搭桥血管将是最理想的。作为术前评估，多层CT扫描可用以确定冠状动脉靶位。在闭合胸腔跳动心脏上，可控的或多视角的窥镜也可使靶血管的表象更完美。

像任何一项新技术一样，机器人辅助冠状动脉旁路移植有显著的学习曲线。一旦掌握了ITA的获取，不同入路的远端吻合就会相对安全而且更易掌握。在跳动心脏上进行机器人远端吻合仍

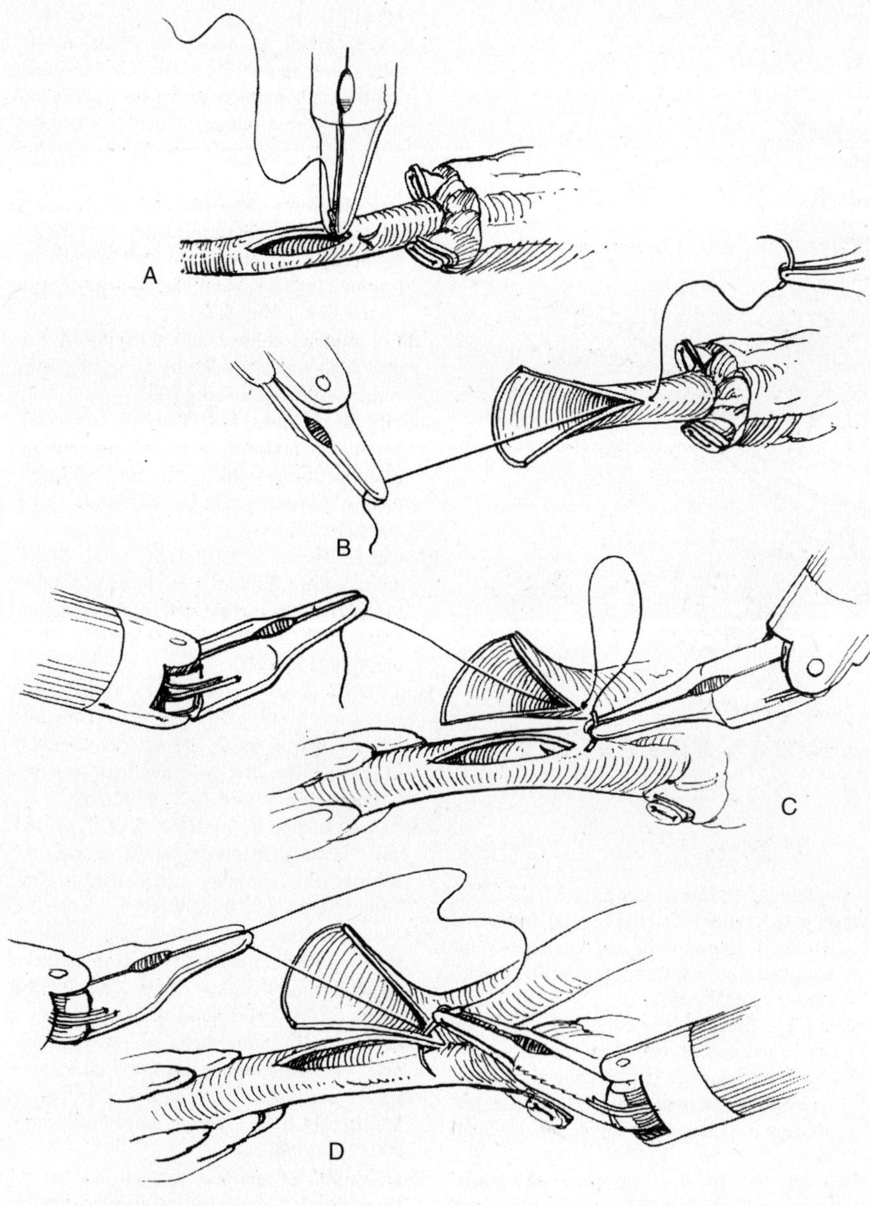

图50.12　(A~D)机械手首先将缝线穿过胸廓内动脉(ITA)旁路及左前降支的脚跟；继而剪断胸廓内动脉，使其下落至吻合口上；沿远离摄像头的远侧壁(后壁)向脚尖开始缝合。左侧机械臂用以拉紧缝线，使两血管紧靠在一起。(待续)

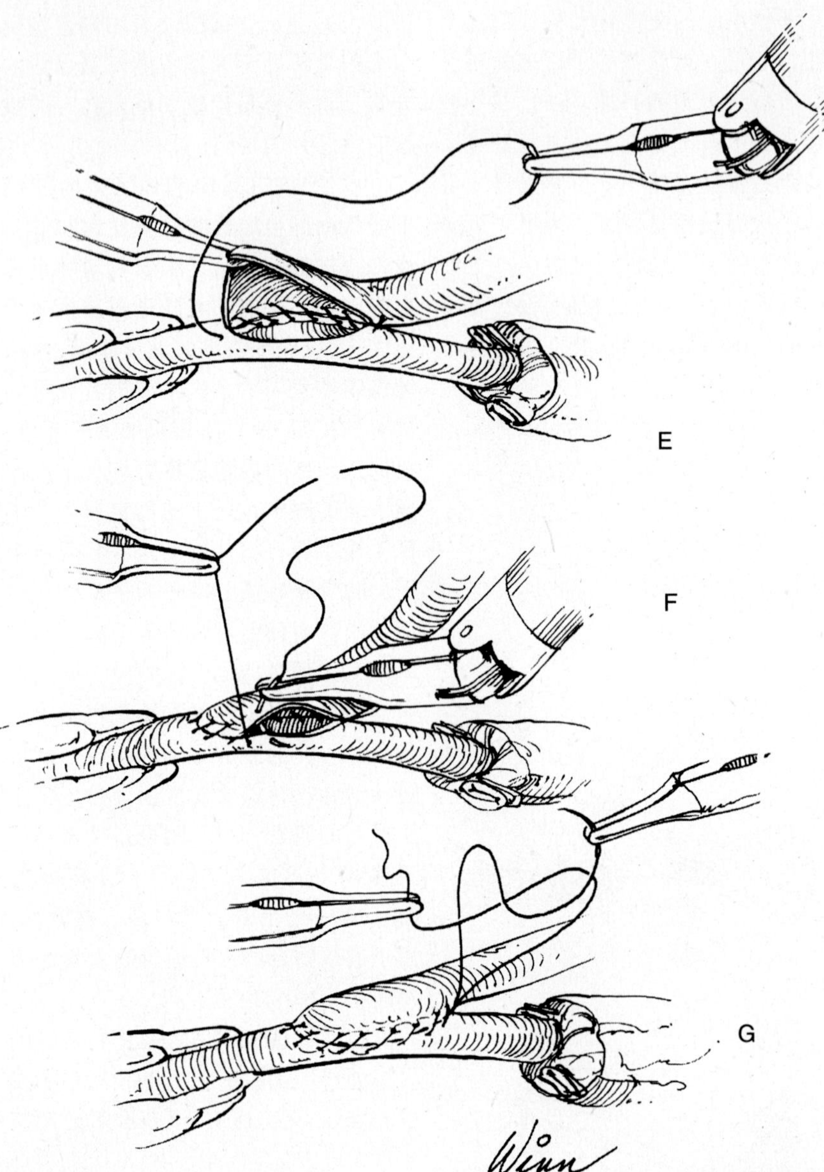

图50.12(续) (E~G)缝线绕过吻合口脚尖后,继续沿近侧(靠近摄像头一侧)缝合,最终于脚跟打结。

有难度,仅限于少数几个学术中心。然而,随着机器人科学的探索前进以及附属技术的发展,对于心脏外科医生及其患者来说,机器人辅助冠状动脉旁路移植手术的未来是充满希望的。

推荐读物

Acuff TE, Landreneau RJ, Griffith BP, et al. Minimally invasive coronary artery bypass grafting; a new method using an anterior mediastinotomy. Ann Thorac Surg 1996;61:135.

Angelini GD, Wilde P, Salerno TA, et al. Integrated left small thoracotomy and angioplasty for multivessel coronary artery revascularization. Lancet 1996;347:747.

Benetti FJ, Ballester C. Use of thoracoscopy and a minimal thoracotomy, in mammary-coronary bypass to left anterior descending artery, without extracorporeal circulation: Experience in 2 cases. J Cardiovasc Surg 1995;36:529.

Boyd WE, Rayman R, Desai ND, et al. Closed-chest coronary artery bypass grafting with the use of a computer-enhanced surgical robotic system. J Thorac Cardiovasc Surg 2000;120:807.

Calafiore AM, DiGiammarco G, Teodori G, et al. Left anterior descending coronary artery grafting via left anterior small thoracotomy without cardiopulmonary bypass. Ann Thorac Surg 1996;61:648.

Carpentier A, Loulmet D, Aupecle B, et al. Computer-assisted cardiac surgery. Lancet 1999;353:379.

Damiano RJ, Ehrman WJ, Ducko CT, et al. Initial United States clinical trial of robotically assisted endoscopic coronary artery bypass grafting. J Thorac Cardiovasc Surg 2000;119:77.

Detter C, Boehm DH, Reichenspurner H, et al. Robotically assisted coronary artery surgery with and without cardiopulmonary bypass—From first clinical use to endoscopic operation. Med Sci Monit 2002;8:MT118.

Dogan S, Aybek T, Andressen E, et al. Totally endoscopic coronary artery bypass grafting on cardiopulmonary bypass with robotically enhanced tele-manipulation: A report of forty-five cases. J Thorac Cardiovasc Surg 2002;123:1125.

Elbeery JR, Brown PM, Chitwood WR Jr. Intraoperative MIDCABG arteriography via the left radial artery: A comparison with Doppler ultrasound for assessment of graft patency. Ann Thorac Surg 1998;66:51.

Falk V. Manual control and tracking—A human factor analysis relevant for beating heart surgery. Ann Thorac Surg 2002;74:624.

Gundry SR, Romano MA, Shattuck OH, et al. Seven year followup of coronary artery bypasses performed with and without cardiopulmonary bypass. J Thorac Cardiovasc Surg 1998;115:1273.

Herzog C, Dogan S, Diebold T, et al. Multidetector row CT versus coronary angiography: Preoperative evaluation before totally endoscopic coronary artery bypass grafting. Radiology 2003;229:200.

Jansen EW, Borst C, Lahpor JR, et al. Coronary artery bypass grafting without cardiopulmonary bypass using the octopus method: Results in the first one hundred patients. J Thorac Cardiovasc Surg 1998;116:60.

Kappert U, Cichon R, Schneider J, et al. Closed chest bilateral mammary artery grafting in double-vessel coronary artery disease. Ann Thorac Surg 2000;70:1699.

Kappert U, Schneider J, Cichon R, et al. Development of robotic enhanced endoscopic surgery for treatment of coronary artery disease. Circulation 2001;104(Suppl I):I102.

Klima U, Falk V, Maringka M, et al. Magnetic vascular coupling for distal anastomosis in coronary artery bypass grafting: A multicenter trial. J Thorac Cardiovasc Surg 2003;126:1568.

Koransky ML, Tavana ML, Yamaguchi A, et al. Quantification of mechanical stabilization for the performance of off-pump coronary artery surgery. Heart Surg Forum 2003;6:224.

Loulmet D, Carpentier A, d'Attellis N, et al. Endoscopic coronary artery bypass grafting with the aid of robotic assisted instruments. J Thorac Cardiovasc Surg 1999;118:4.

Mohr FW, Falk V, Diegeler A, et al. Computer-enhanced robotic cardiac surgery-experience in 148 patients. J Thorac Cardiovasc Surg 2001;121:842.

Newman R. A systematic approach to minimally invasive coronary artery bypass surgery. Presented at the STS/AATS Tech-Con 2004, January 24–25, 2004,San Antonio, TX.

Stahl KD, Boyd WD, Vassiliades TA, et al. Hybrid robotic coronary artery surgery and angioplasty in multivessel coronary artery disease. Ann Thorac Surg 2002;74: S1358.

Subramanian VA, Patel NU, Patel NC, et al. Robotic assisted multivessel MidCAB with port-access stabilization and cardiac positioning: Paving the way for outpatient CABG? Presented at the 40th Annual Meeting of the Society of Thoracic Surgeons, January 26–28, 2004, San Antonio, TX.

Taylor RH, Jenson M, Whitcomb L, et al. A steady-hand robotic system for microsurgical augmentation. Int J Robotics Res 1999;12: 1201.

Vassiliades TA, Rogers EW, Nielsen JL, et al. Minimally invasive direct coronary artery bypass grafting: Intermediate-term results. Ann Thorac Surg 2000;70:1063.

Wimmer-Greinecker G, Aybek T, Mierdl S, et al. Totally endoscopic robotic-assisted coronary artery surgery. Presented at the STS/AATS Tech-Con 2004, January 24–25, 2004, San Antonio, TX.

编者评述

I.L.K.

将上述内容纳入本章，是因为本人认为机器人冠状动脉手术仍处于发展的初期，但值得加以讨论。我确实无法预知，这种技术在未来有多大机会得以应用，但我觉得，没有人能比Chitwood和他的团队更好地讨论这一专题。此类手术是有可能实现的。目前，机器人更多地用于获取乳内动脉，以期缩小切口。使用机器人进行吻合仍很困难，但这方面的技术仍在不断进步。另一种可能的方向是“杂交”(hybrid)治疗，对某些血管置入支架，而后使用乳内动脉对左前降支搭桥。现在就断言机器人技术将对外科医师个体产生何种重要的影响，还为时过早。

(赵鸿 译　万峰 校)

第 4 部分

心力衰竭的外科治疗

第 51 章

左心室重建术

Constantine L. Athanasuleas, Gerald D. Buckberg

概 述

心室重构是心肌梗死后的一种自然进程,表现为离梗死灶较远的正常心肌发生形状和体积的改变。心室过度扩张会损害心室的收缩和舒张功能,导致充血性心力衰竭。缺血性心肌病患者的预后与心室容积密切相关。

在大多数患者早期再灌注闭塞的冠状动脉可以限制心室的扩张,但仍有 20%的患者会发生这种病理变化。往往心外膜下的心肌是存活的,因为心肌坏死是从心内膜下向心外膜下扩展,其结果导致梗死部位心室肌无运动功能,而不是透壁性坏死引起的心肌异常运动。切除或折叠反常运动的部分心室是一种非常成熟的手术,但是对于无运动功能的心肌很少有外科医生这样做,这可能是由于心外膜下仍保留有存活的心肌缘故。

心室重建手术(Surgical ventricular restoration,SVR)是在心腔内放置补片以隔离梗死部分的心肌,使心室的形状和容积接近恢复到正常状态(图 51.1)。

术前评价

手术患者通常有数月到数年以上的心肌梗死病史,合并进行性充血性心力衰竭症状(NYHA Ⅲ~Ⅳ级)。所有病例的心电图均证实存在陈旧性心肌梗死。这些患者可能存在或不存在心绞痛症状,但是鉴于冠状动脉疾病是其主要病因,因此冠状动脉血管造影是必需的。评估左心室大小和功能在预测手术的可行性和决定其他附加手术具有重要意义。这主要依靠超声心动图、心室造影或核磁共振成像来确定,以上每种方法都有其优势与不足。

超声心动图简便易行,它可以通过测量心室短轴来证实心室有无扩张,并计算射血分数。但是这种方法对于测定心室容积的可靠性低。超声心动图可以显示梗死心肌的节段功能异常,以及显示非梗死节段心肌的室壁运动状态及室壁厚度。当节段功能异常(包括无运动区或反常运动区在内的无收缩区域)面积≥35%时,应外科手术干预。当心室前壁的功能恢复而其侧壁和下壁的心肌运动正常,这种情况是令人鼓舞的。

右前斜位(RAO)心室造影可以提示前壁及心尖部节段功能异常现象,但却不能显示代偿无收缩区域功能的室间隔和侧壁的运动情况。而左前斜位(LAO)可以很好地显示这一情况。心室造影容易计算射血分数,并且测量收缩期和舒张期的心室容积。如果只用右前斜位往往会低估心室容积,但是至少能显示心室明显扩张。我们所认为左心室收缩末期容积指数(LVESVI)≥60 mL/m^2 是手术重建的临界指标。

如果非梗死区域心肌存在运动减退或严重运动障碍,则需要心肌存活实验来判断可逆性心肌缺血的程度。虽然铊显像实验有一定用途,但用钆延时核磁共振增强对于评价冠状动脉血运重建后心肌的存活度和运动功能减退区域的功能恢复具有很强的预见性(图 51.2)。核磁共振可以测定局部心室壁厚度和计算射血分数,同时也是测定心室容积的最佳方法。

完整的术前评价还必须包括对二尖瓣功能的评估,心室重建术后远期效果不佳与术中未处理二尖瓣反流有关。左心室的整体扩张可以引起静息状态下或活动时二尖瓣反流,与此相应的解剖学改变包括瓣环扩张、瓣叶对合不良以及因瘢痕造成的乳头肌附着处增宽。术前应该通过询问病

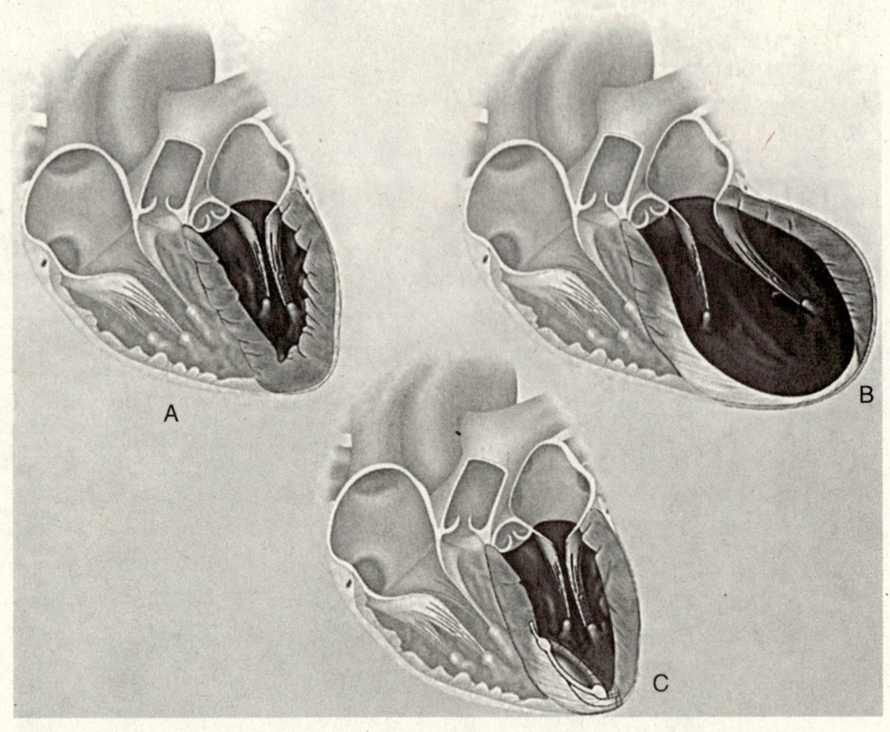

图 51.1 (A)正常心脏。(B)继发于前间隔梗死的心室扩张。(C)心内补片重建心室。

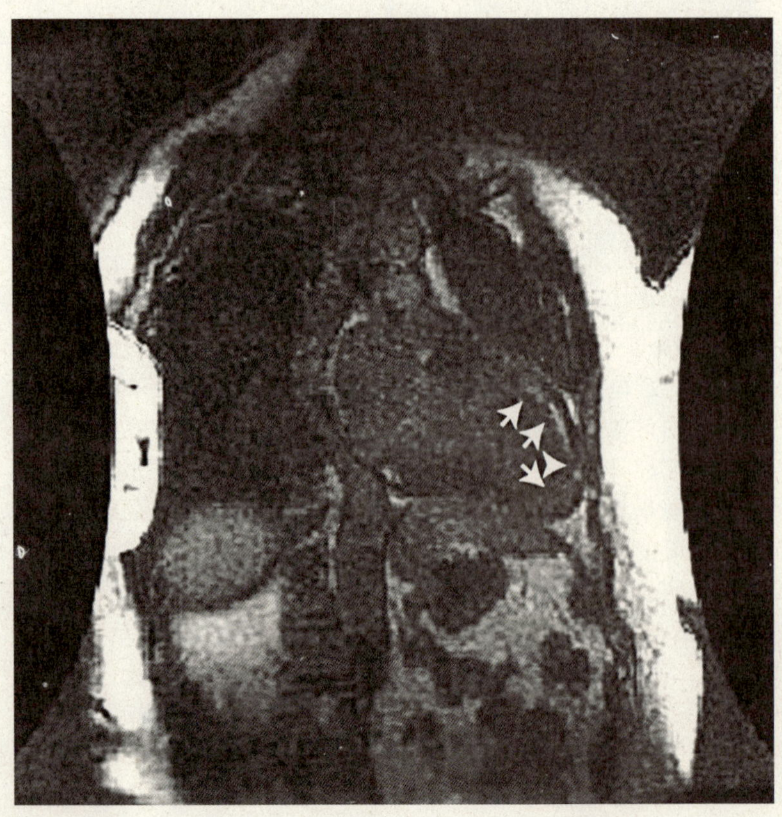

图 51.2 核磁共振钆延迟增强显像，显示变薄和坏死的区域。

史、查体及超声心动图检查来测定二尖瓣功能。如反流程度达到 2~4 级以上，或瓣环直径超过 35mm，即使没有二尖瓣反流，我们建议应施行二尖瓣成形术。这些患者通常存在瓣叶对合受限，从而明显影响其功能。在 RESTORE 注册的方案中，绝大部分的二尖瓣处理都采用成形术，只有不到 1%的患者接受了瓣膜置换术。陈旧性心肌梗死引起的侧壁和(或)下壁瘢痕是二尖瓣置换的常见原因，这种情况下因长期生存率较低，故推荐使用生物瓣膜。

手术技术

所有患者都应用经食道超声心动图来评估局部室壁运动和二尖瓣的功能，切开胸骨后行主动脉插管，如果拟施二尖瓣手术则需要上、下腔静脉分别插管。在心脏跳动的情况下经右上肺静脉插入左心室引流管。心肺转流将中心温度降至 34℃，阻断主动脉，顺行和逆行灌注冷血停搏液，在心脏停搏的情况下行冠状动脉搭桥术。如果存在心肌缺血或者术前血流动力学不稳定，则需要使用温血停搏液。关于停搏液的成分以及“整体心肌保护”的方法已被广泛应用和在其他章节已有描述。

冠状动脉血管重建完成后在心脏停搏状态下进行二尖瓣手术，我们习惯经房间隔修复二尖瓣。继发于前壁心肌梗死发生的左心室扩张往往引起中心性二尖瓣反流，二尖瓣叶的形态是正常的，对于这些患者中应采用瓣环成形术，使瓣环缩小至 28~30mm。因瓣环扩张可造成前三角区的增宽，故建议使用全人工瓣环。

冠状动脉搭桥和二尖瓣手术完成后，开放主动脉阻断钳，心脏复跳。这种心肌保护方法称为“开放式跳动(open-beating)”心肌保护，据认为更有利于缺血性心肌病的患者。平均动脉压应≥80mmHg，因为在这个压力下能观察心肌收缩状态是否理想。左心室引流的同时，可以观察左心室前壁有无凹陷现象，这表示运动障碍或无运动的心室肌变薄，但没有这种现象也不应改变切开左心室的决定。尽管心外膜正常，但应根据术前心室功能的评估来决定重建术。

心脏不停搏手术要优于心脏停搏的方法，对于局部心室壁无运动和心室壁厚的患者尤为重要。切开心室时，瘢痕组织可能仍有肌小梁，或者在心肌梗死早期阶段并没有瘢痕组织，因此几乎不可能从肉眼分辨出梗死区域以及与正常心肌之间的交界，此时可以通过触摸容易区分出来。

心室前壁重建术

在心室前壁左前降支旁做长约 2.5~3.0cm 的切口(图 51.3)，缝合牵引线拉开心肌切口。采用触摸的方法对于辨别心肌坏死的范围简便有效，用拇指和食指捏住心肌，心肌收缩时心肌变厚而很容易感觉到(图 51.4)。在左心室收缩和非收缩区域交界处用 2-0 聚丙烯单股缝线穿过心内膜，这种缝合方式叫做“Fontan 缝合”，拉紧缝线使之形成一个卵圆形的开口或突起，然后用补片缝合在上面（图 51.5 和图 51.6）。

如果室间隔的心内膜已经完全瘢痕化，就可以将其剥离并用做补片，也可以用涤纶或者牛心包作为补片覆盖开口。我们倾向于使用后者并予以改进，在补片上带有缝合环，这样当与肌小梁缝合时，可以保证止血可靠。先在室间隔侧用 2-0 线间断带垫片缝合(图 51.7)，在心室侧壁放置一条牛心包片，在心室侧壁从心外膜到心内膜做褥式缝合，与瓣膜手术相同，拉起所有的缝线，取出补片，再将缝线均匀地缝到补片的缝合环上，将补片送到位后打结、剪断。在给最后一针缝线打结时，膨肺并停止左心室引流使心室充盈，使患者呈头低脚高位防止空气进入体循环。用 3-0 聚丙烯线将缝合环外的补片与心内膜连续缝合以防止漏血(图 51.8)，此时心室已充盈并复跳，在此期间检查有无出血并彻底止血。

最初缝线的部位非常重要，这关系到补片的位置。为了使心室成椭圆形，Fontan 缝合法要求在室间隔上进针的位置应该靠上一些，这就使得补片相对于二尖瓣瓣环形成了一个斜面，如果没有达到这一位置，则补片与二尖瓣瓣环平行，心室呈球形而不是椭圆形。

当前壁的瘢痕超过心尖累及到下壁时，就需要对标准的术式进行改进，由于绕过心尖部前降支发生梗死而使该区域产生瘢痕(图 51.9)。对于这种围绕前壁的心肌梗死，乳头肌的附着点也往往向后向头侧移位。图 51.10 显示在心室内缝合以缩小乳头肌根部之间的距离。在心室内部或从心室外折叠缝合下壁，可使心室呈椭圆形(图 51.11 至图 51.13)。这种折叠缝合法也可以缩小乳头肌附着点之间的距离，这也是二尖瓣成形术的一个组成部分，因为这可增加二尖瓣叶的对合(图 51.14)。

需要分层缝合残余的瘢痕组织，第一层是在心室侧壁边缘由内向外褥式缝合，然后在室间隔的边缘由内向外穿出，这样将侧壁拉到室间隔部下方（图 51.15)。这种内衬缝合法“vest over pants”能够消除补片远端的无效腔，最后，用聚丙烯线连续缝合彻底止血(图 51.16)。

如果没有左束支传导阻滞，重建术后瘢痕区上方运动不良的室间隔心肌能够恢复正常收缩功能。采用“全面”保护心肌的方法能确保室间隔心肌功能的恢复，这是右心室功能恢复

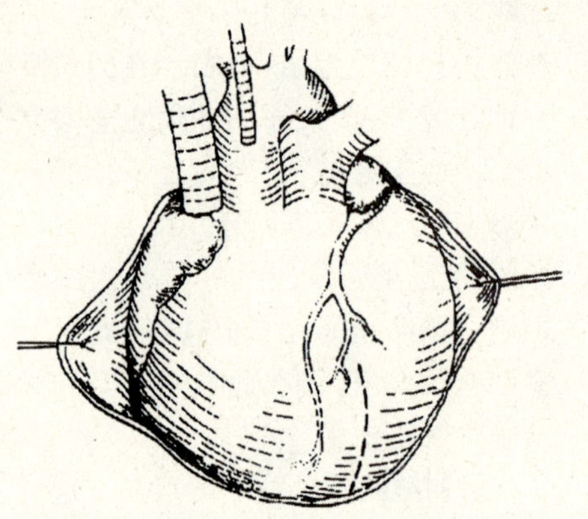

图 51.3　前壁心室瘢痕的切口。

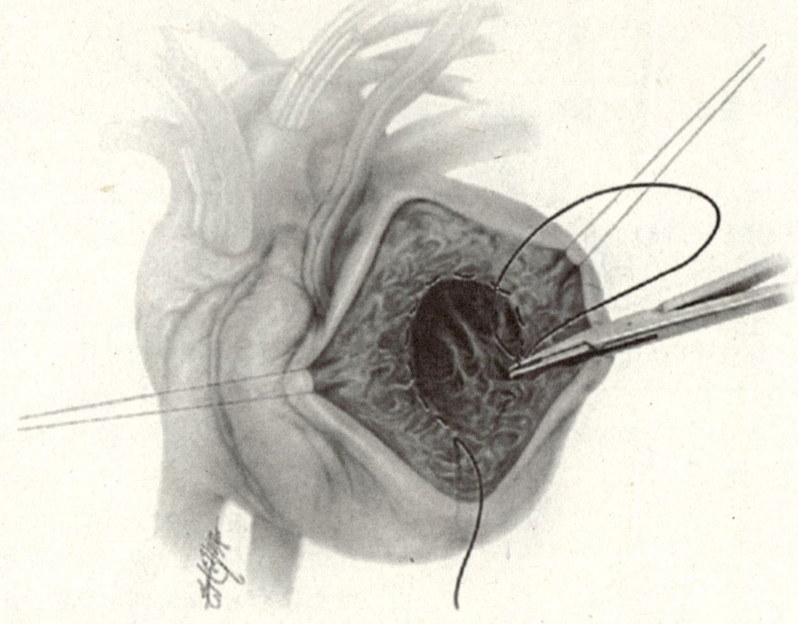

图 51.5　做环状 Fontan 缝合，缝线的位置在无收缩的心肌节段。

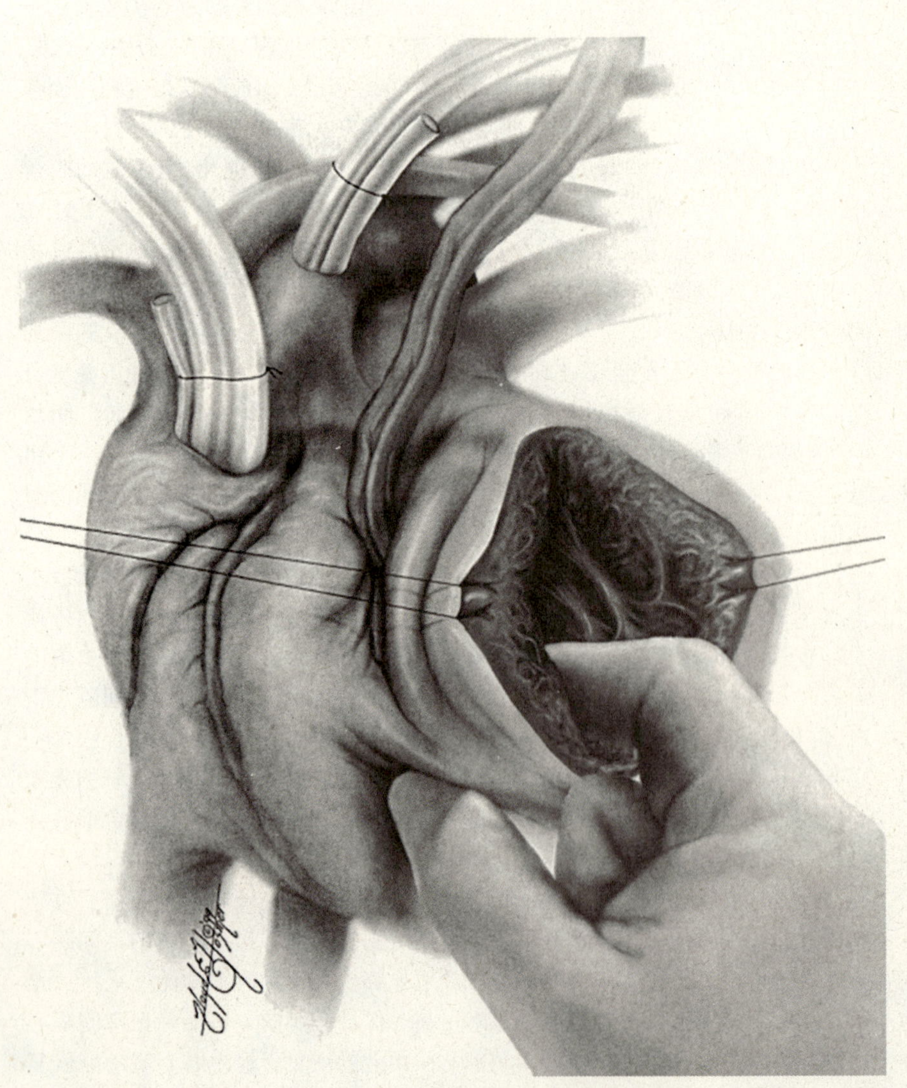

图 51.4　通过触摸辨认有收缩功能与无收缩功能心肌的界限。

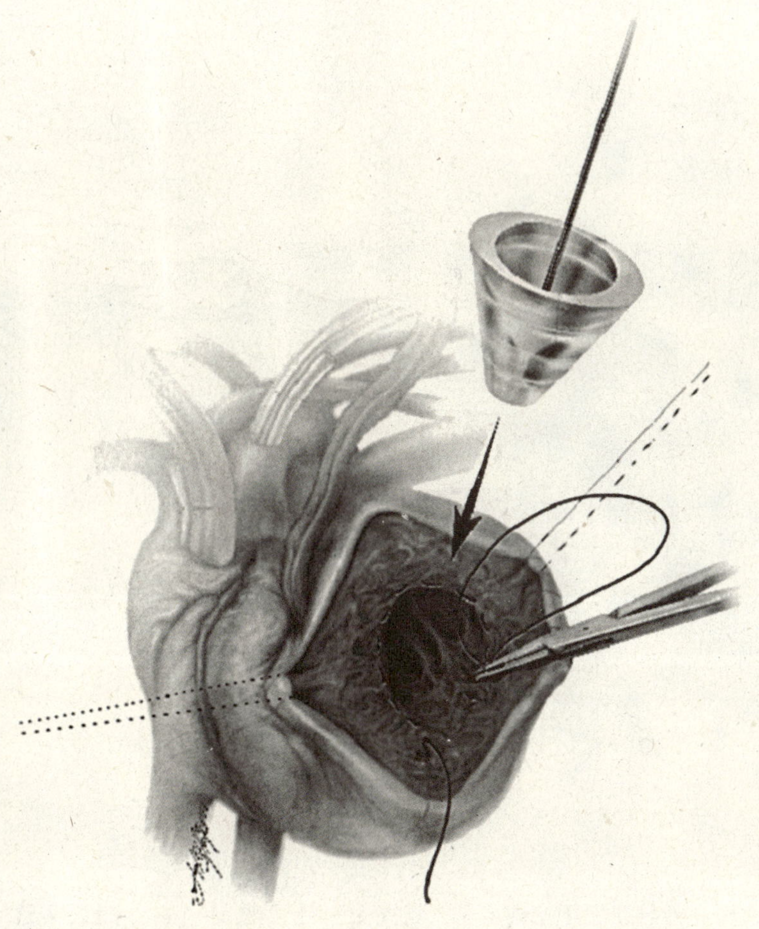

图 51.6 用一个测量器来确定补片大小。

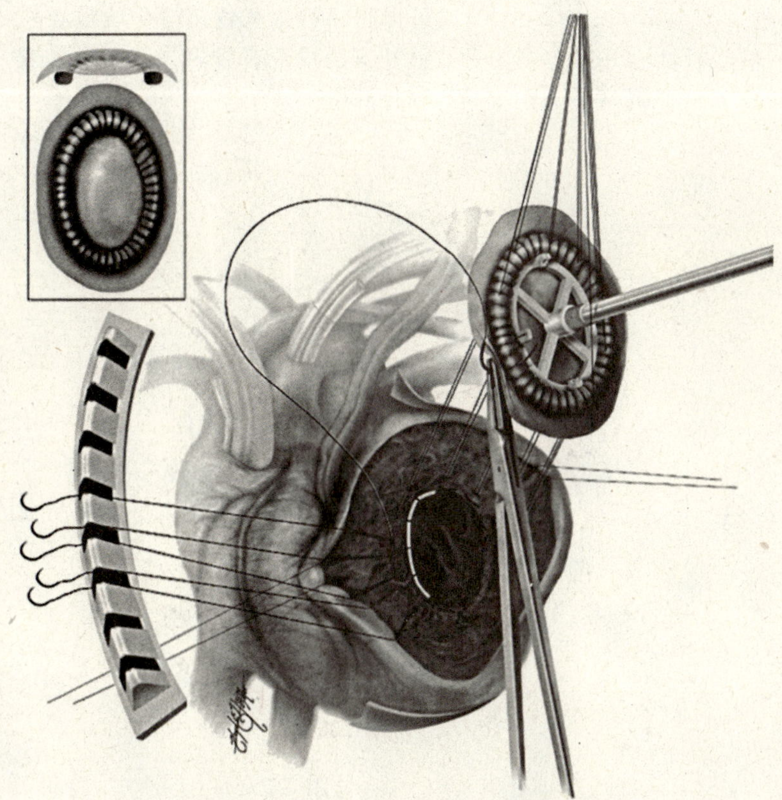

图 51.7 围绕卵圆形的心室口做缝合,并穿过补片。

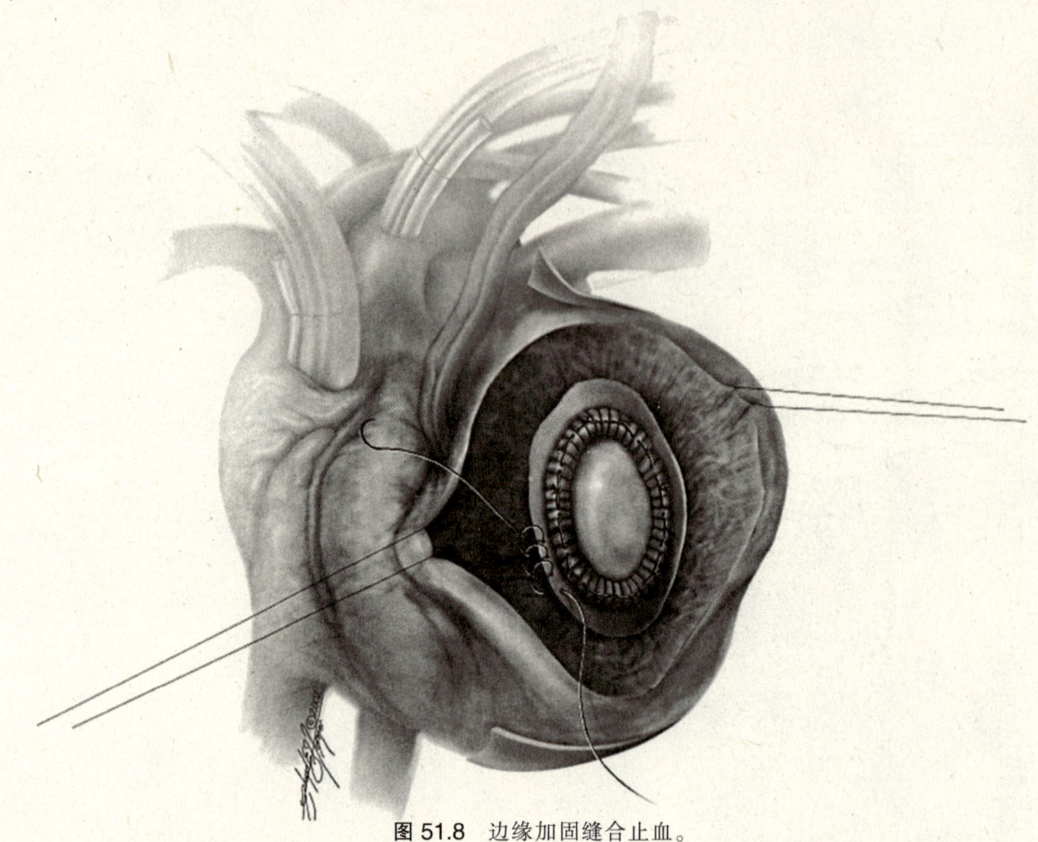

图 51.8　边缘加固缝合止血。

的一个重要因素。因兴奋-收缩不能同步，室间隔心肌运动障碍，在收缩早期膨出而引起二尖瓣反流，而术前存在左束支传导阻滞的患者，我们发现对于这类患者临时性双室同步起搏是很有帮助的，将起搏导线置于室间隔膨出的中部，可以减少功能性的二尖瓣反流。

将一根临时性心外膜起搏导线放在钝缘支区域靠近房室沟的高位侧壁上，经食道超声心动图证实这种方法可以增加心肌的收缩力。也可以将一根永久性起搏导线放在左锁骨下的皮下囊袋内，留做后期双室起搏用。

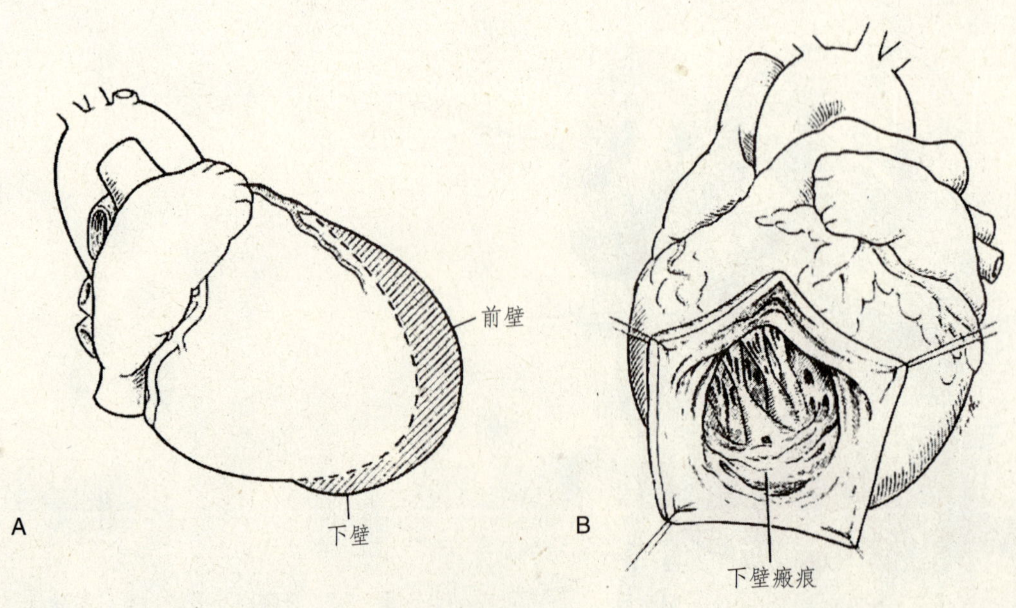

图 51.9　(A)绕过心尖的左前降支梗死引起的远端下壁瘢痕。(B)下壁瘢痕的内面观。

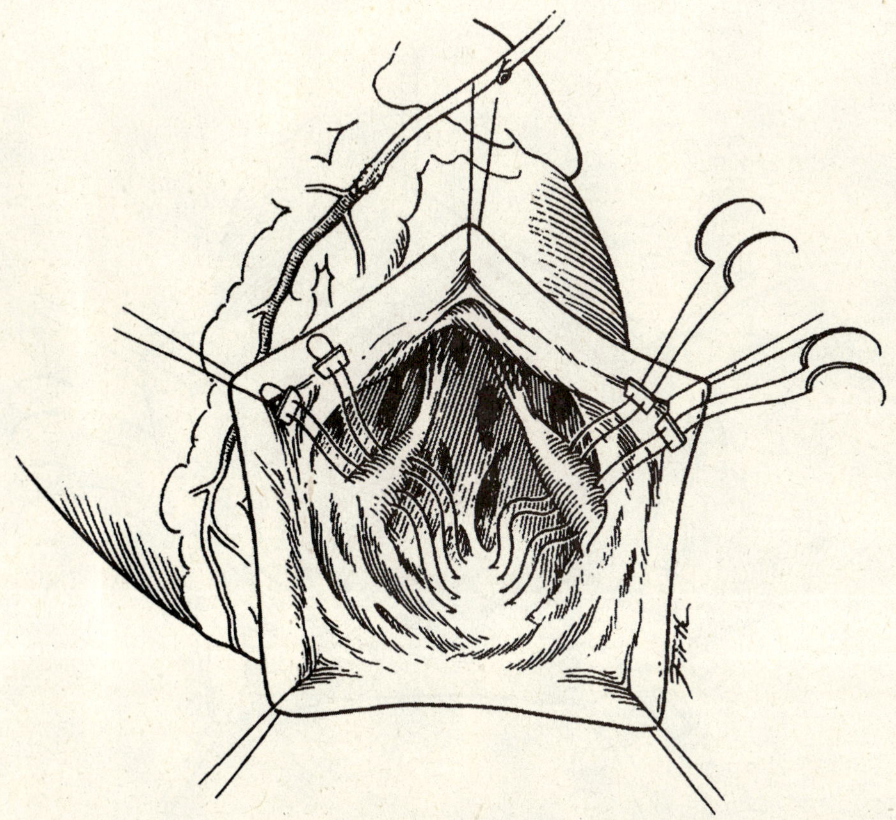

图51.10　通过将乳头肌头端合拢以缩小增宽的下壁瘢痕。

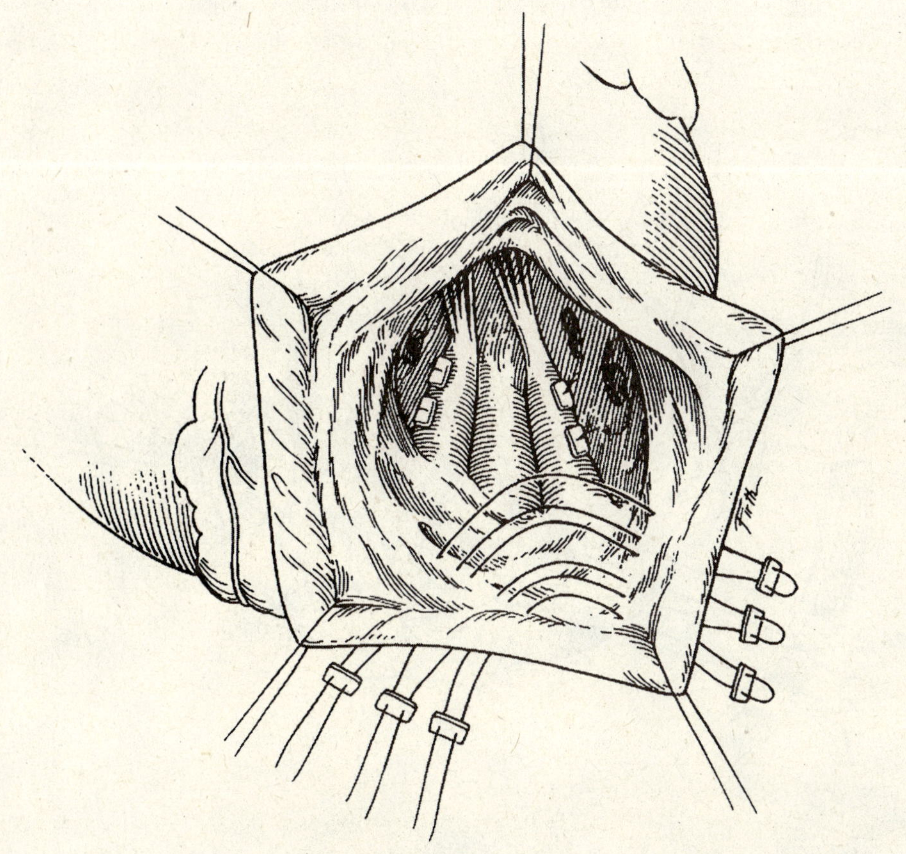

图51.11　心腔外缝合折叠下壁。

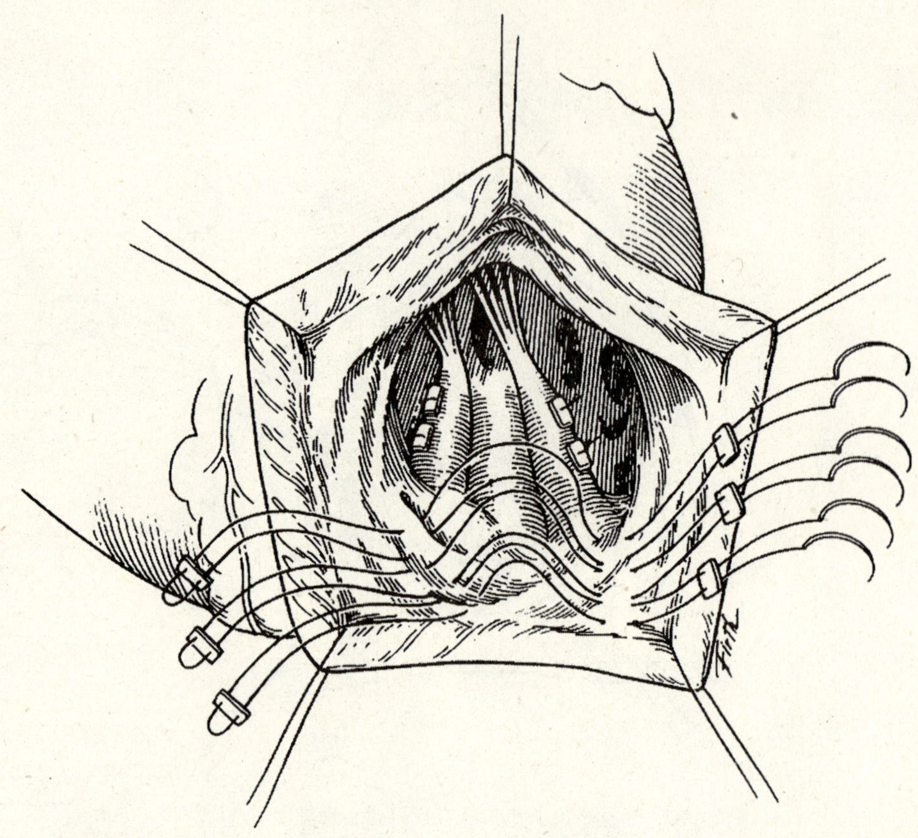

图51.12 心腔内缝合折叠下壁。

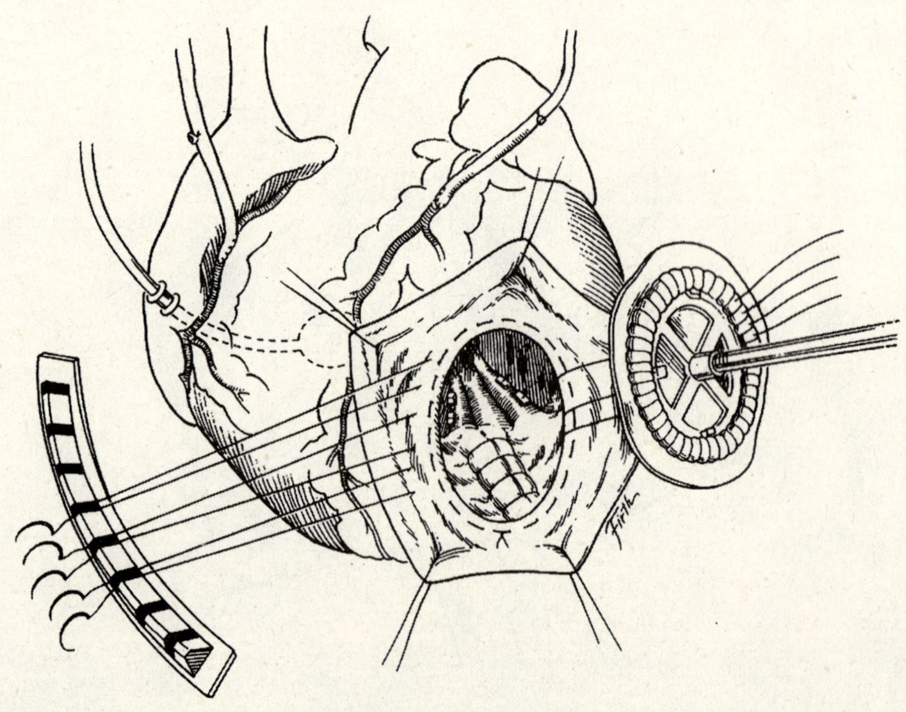

图51.13 在新建的心尖部斜行置入Fontan缝合线,重建圆锥形的左心室腔,并将卵圆形的补片固定在室间隔上。

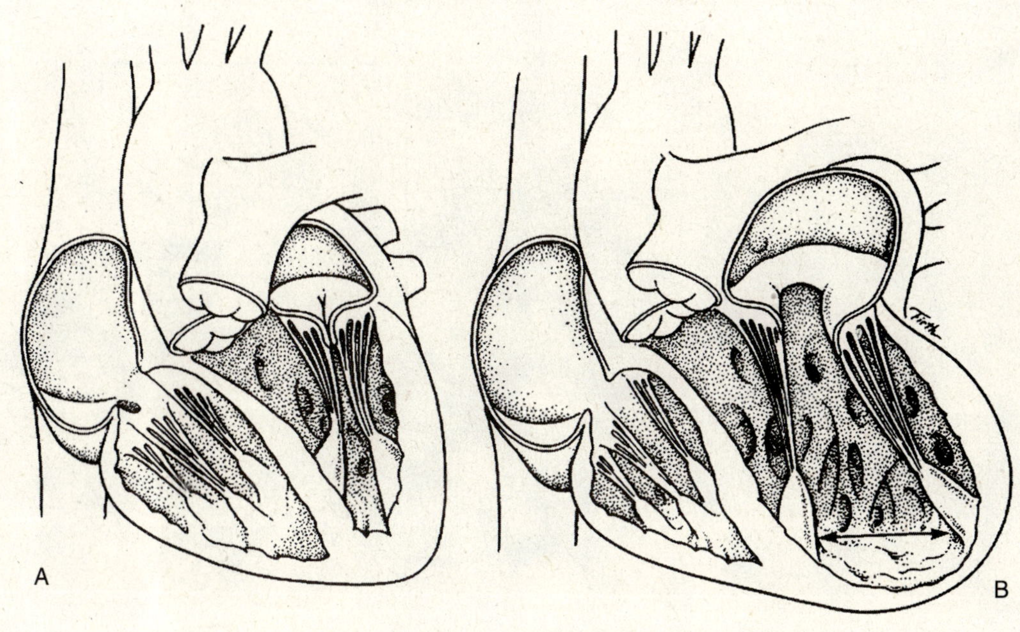

图 51.14　(A)正常心室腔。(B)心室扩张伴乳头肌附着部移位。

心室下壁重建术

心室下壁的重建需遵循相同的原则，该区域的心肌梗死往往涉及回旋支和后降支的病变。图 51.17 显示与下壁病变有关的基底部、游离壁和室间隔的解剖，因心脏基底部的扩张而使二尖瓣瓣环扩大，而且乳头肌也可能形成瘢痕，因此大部分患者存在二尖瓣反流，这种情况下很少证实二尖瓣成形术有效，我们倾向于用生物瓣实施二尖瓣置换。

在心脏跳动的情况下要显露瘢痕

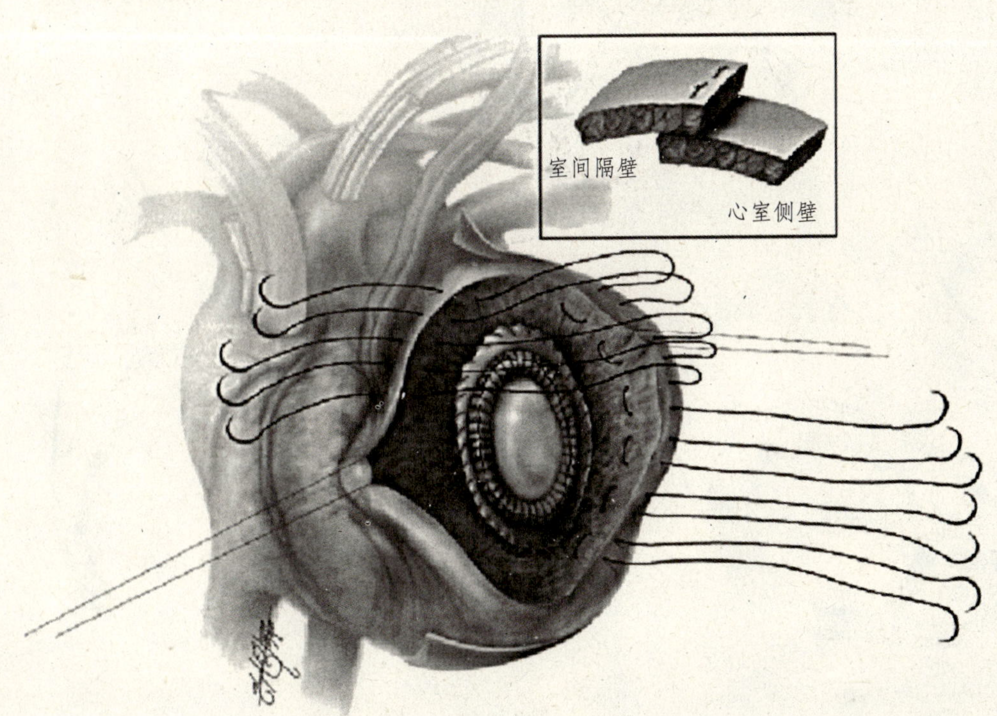

图 51.15　将外侧壁转移到间隔心肌壁的下方。

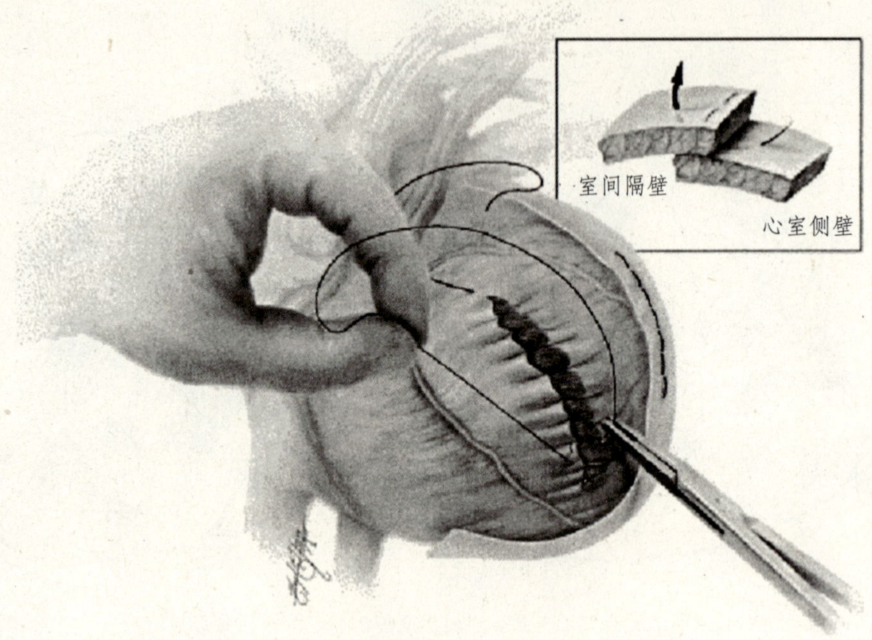

图 51.16　最后连续缝合心室。

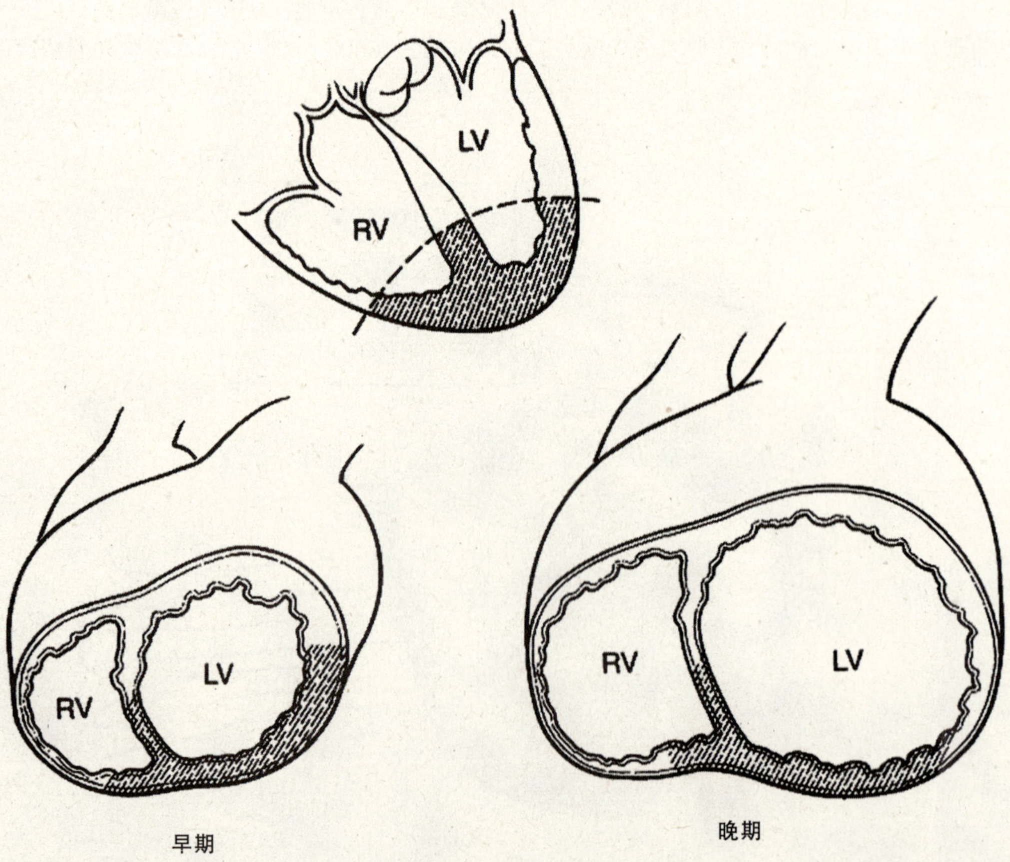

图 51.17　下壁梗死的受损区域(画有影线)的纵面观和横面观。可见(右下)边缘心肌的扩张。(LV:左心室;RV:右心室)

化的下壁往往很困难，而用于不停跳冠状动脉搭桥术的心尖吸引装置能很好帮助显露。在修复下壁的梗死灶时，我们常规使用双腔静脉插管术，因为抬高心室会阻碍静脉回流，同时也会造成主动脉瓣关闭不全。一般情况下我们应用心脏不停跳技术，但是做了一些改进。如果预计会发生主动脉瓣反流，则放置主动脉阻断钳，利用移植血管的近端来灌注，而不是连到主动脉灌注，开放移植的乳内动脉，在修补期间逆行灌注常温血，这种方法类似于前壁梗死灶的重建术，如图 51.18 所示。

对于下壁的病变，可在后降支旁的梗死灶上做切口（图 51.19），切口上缘离二尖瓣瓣环 1cm，远端延伸至心尖（图 51.20）。切口应在乳头肌的间隔侧，避免切断二尖瓣附着的乳头肌基底部，通过该切口可以行二尖瓣置换术。

切除包括部分室间隔在内的无收缩功能心肌，重建的方法包括直接缝合瘢痕组织，这片瘢痕组织在心室引流时塌陷而能辨认（图 51.22）或采用补片修补。正如 Dor 所提出的，对

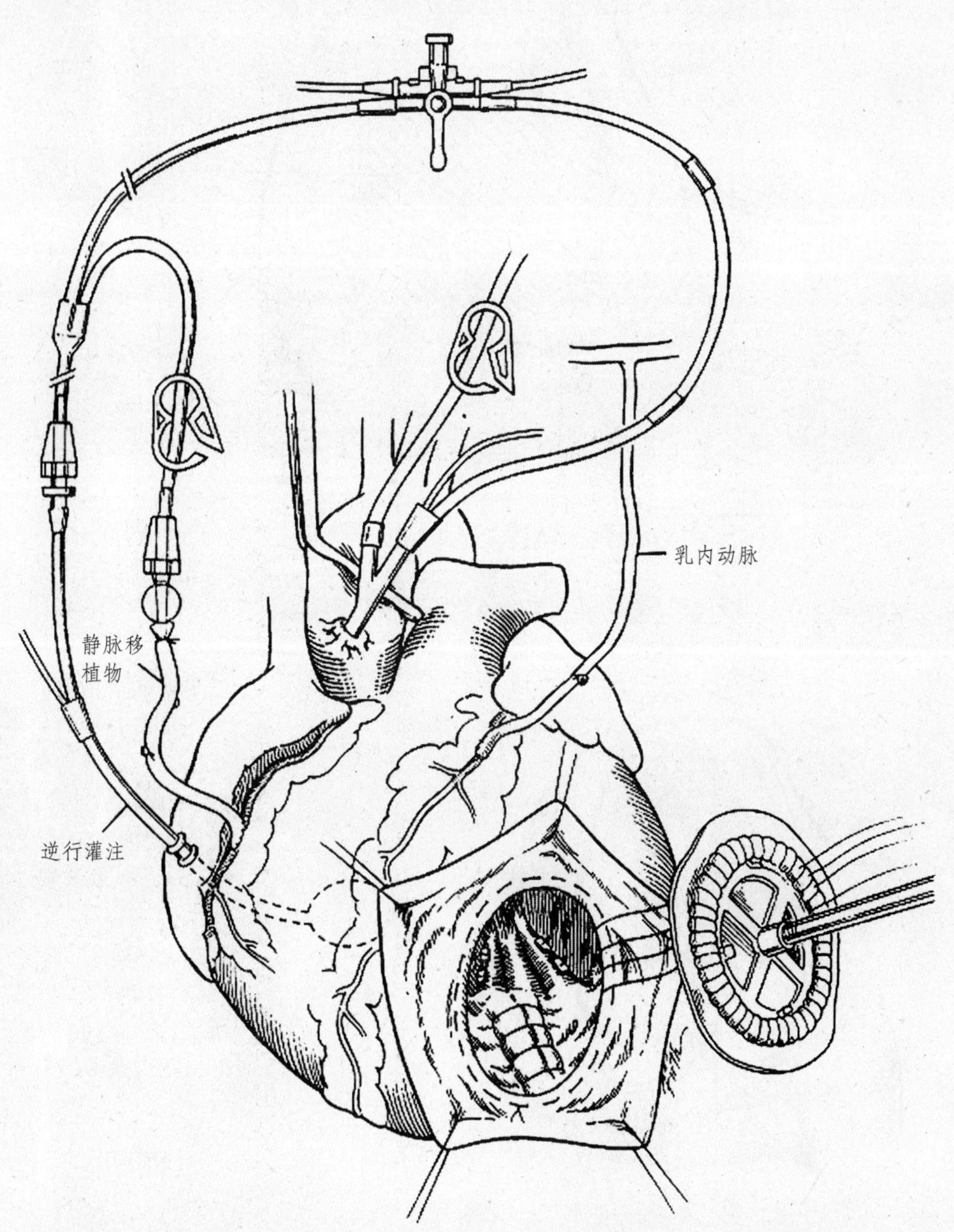

图 51.18　主动脉瓣关闭不全的患者在心室重建时采用心脏不停跳方法进行心肌保护。可见主动脉已阻断，经乳内动脉、静脉桥和冠状窦逆行灌注。这种方法可以用于下壁或前壁的修补。

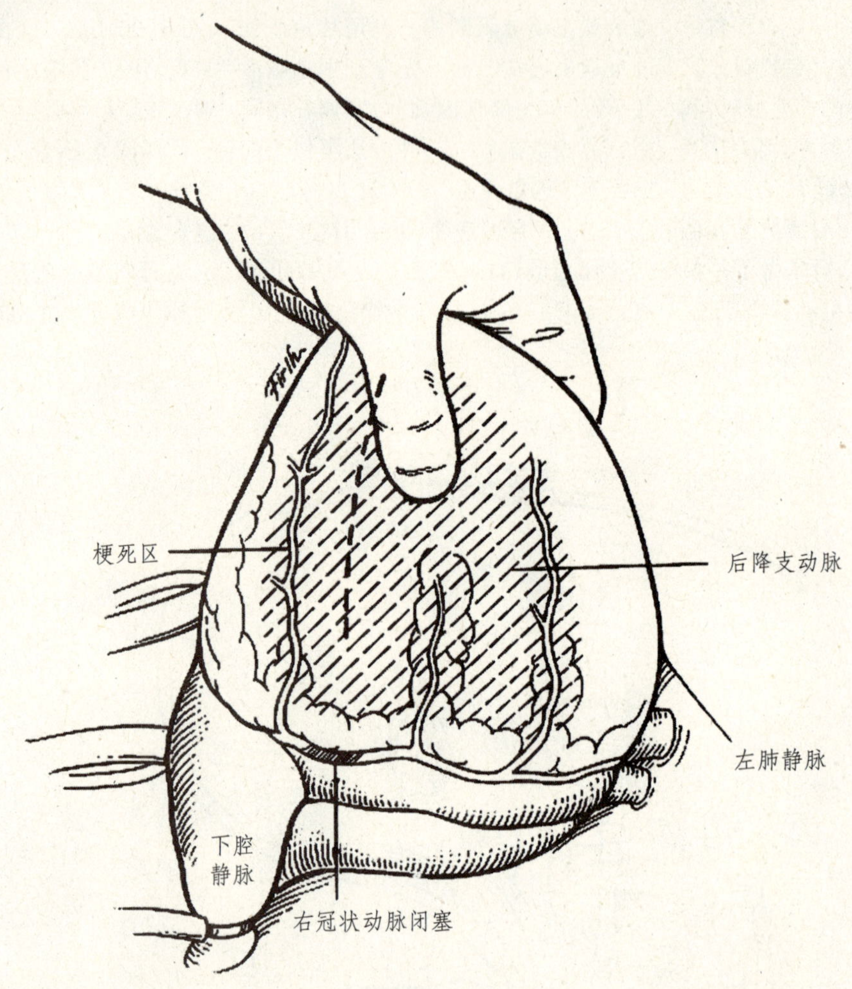

图 51.19 抬高心尖，辨认坏死区域(画有影线)和切开的部位，切口在后降支旁 2~3cm。

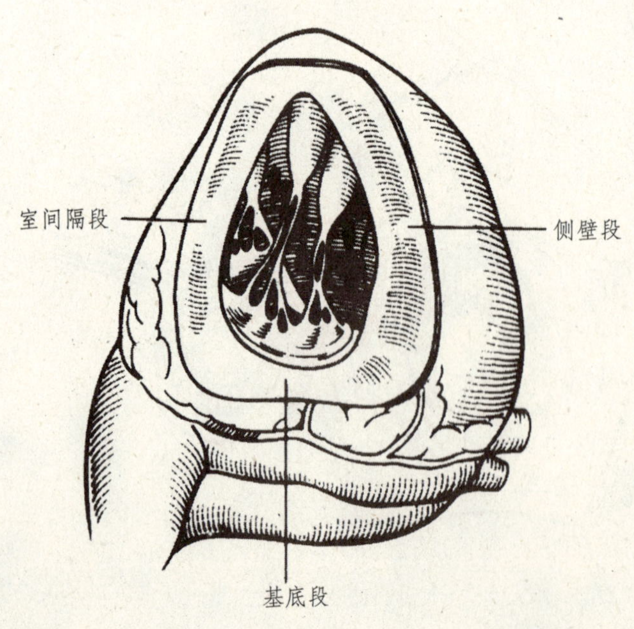

图 51.20 暴露心室内结构，辨认需切除的区域，该区域包括室间隔段、二尖瓣环的基底段和侧壁。

于下壁病变的修补，补片的形状应为三角形，我们用牛心包衬垫聚四氟乙烯片，因为要求三角形修补缺损，因此补片也需修剪成三角形。我们使用“再三角化”的方法(retriangulation)，即在瘢痕边缘做叠状缝合，使缺口成三角形，如图 51.22 所示。当拉紧缝线时，心室腔被缩小，再根据缺口的大小修剪补片，如图 51.23 所示，最后用聚丙烯线单纯连续缝合关闭残余心室。

术后监护

术后早期通过 Swan-Ganz 管或左房压力管或二者结合来监测容量至

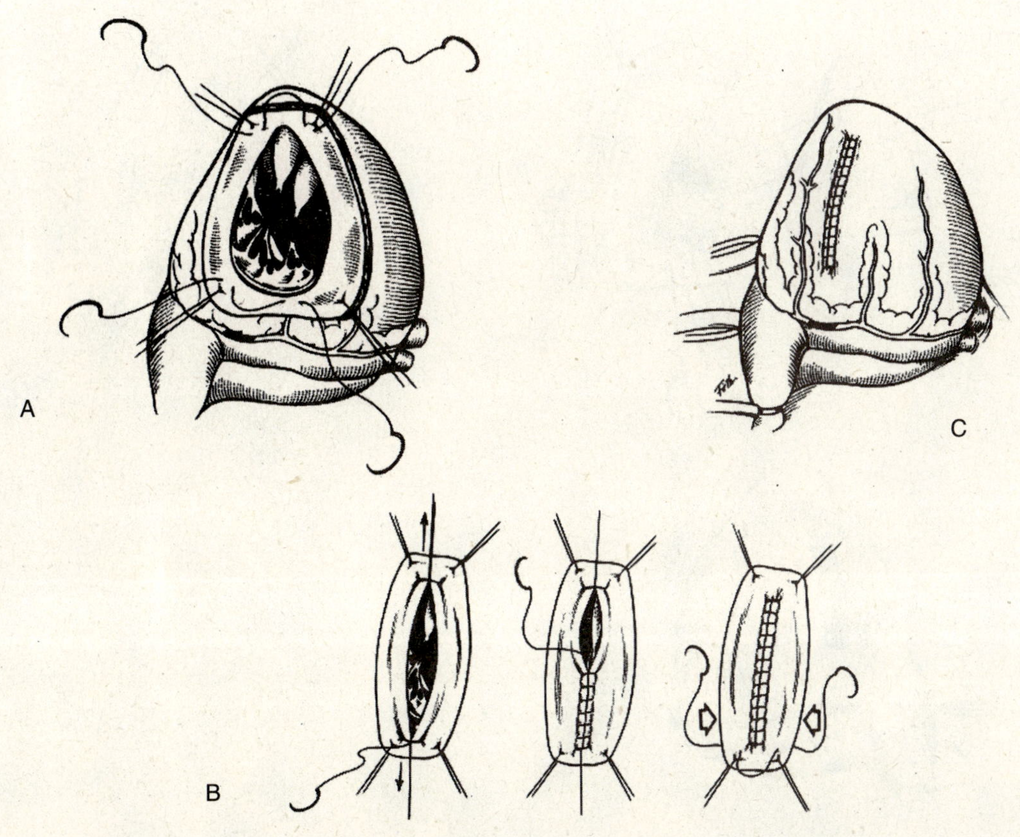

图 51.21　(A)直接缝合基底段和心尖部,注意基底部的缝线距离二尖瓣环约 1.5cm,靠近间隔肌肉,在心尖部形成"V"形。(B)收紧心尖部和基底部的缝线(左),在两端形成"V"形,在开始缝合时拉紧牵引线(中);缝合结束(右)。(C)缝合心室切口。

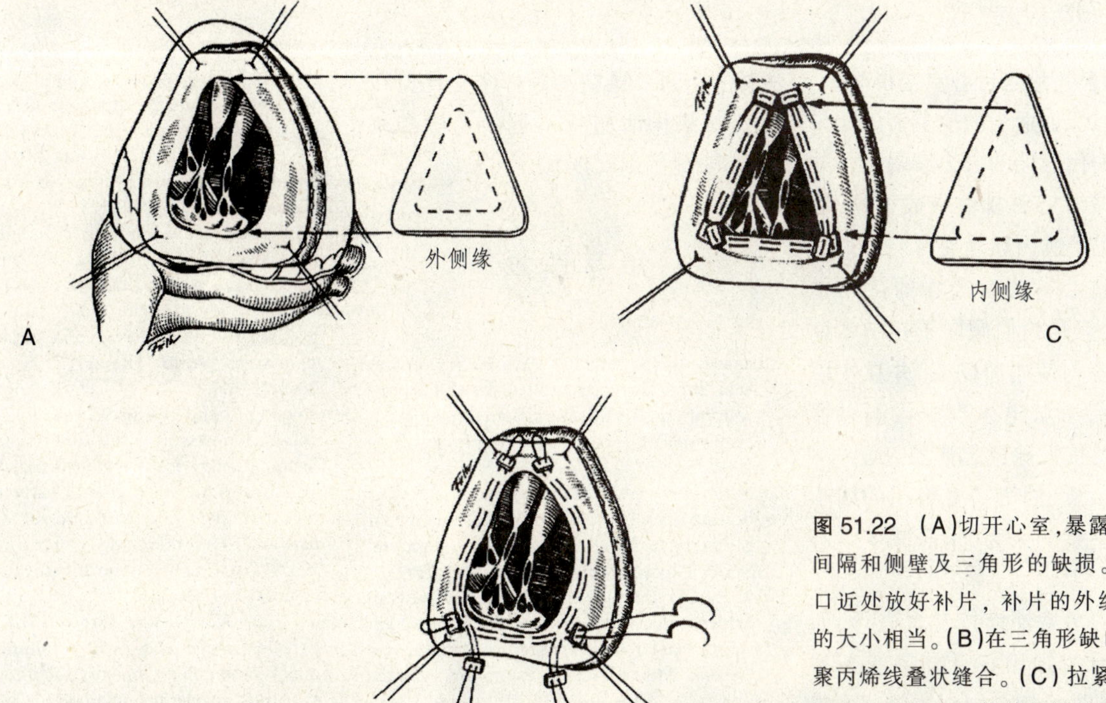

图 51.22　(A)切开心室,暴露基底段、室间隔和侧壁及三角形的缺损。在心室切口近处放好补片,补片的外缘与心室口的大小相当。(B)在三角形缺口的边缘用聚丙烯线叠状缝合。(C)拉紧固定缝线,减小切口面积,使其与补片的内三角大小相等。

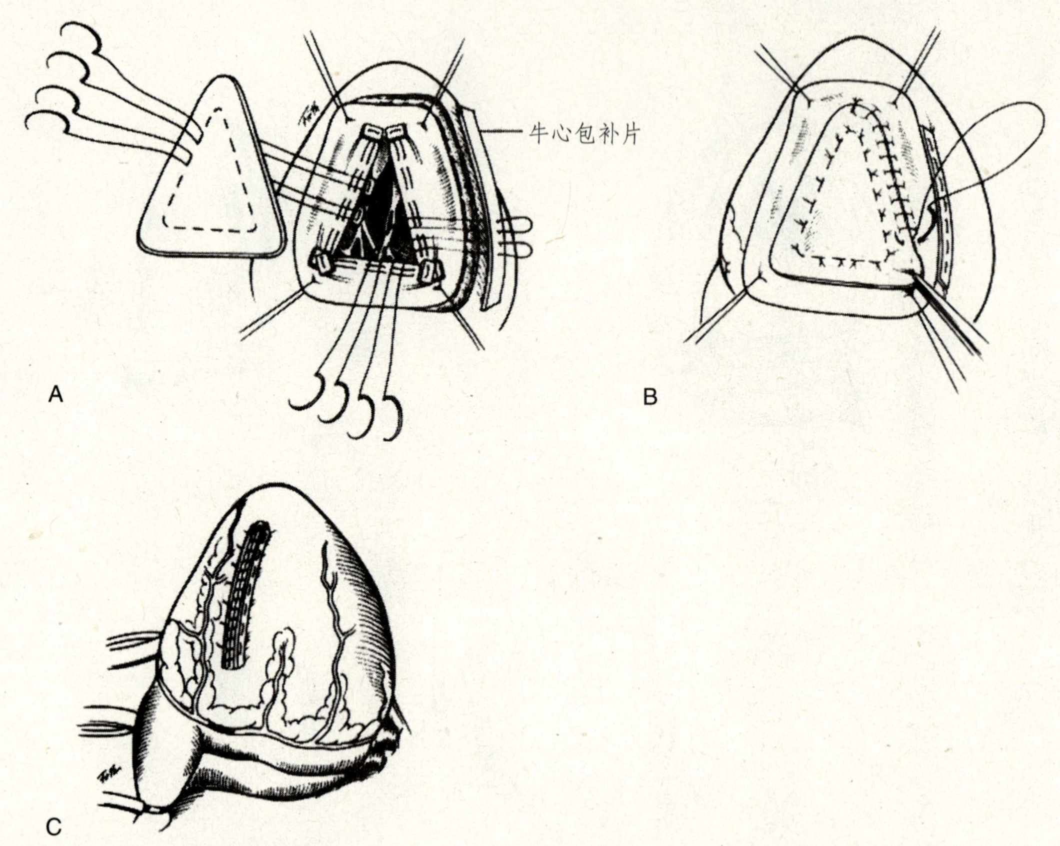

图 51.23 (A)如正文中所述,室间隔和侧壁的褥式缝合,并穿过补片。(B)将补片固定到位,在补片边缘连续缝合以止血。(C)缝合切口。

关重要,由于补片之后心室变得僵硬,应当扩容以保证适当的前负荷。如果患者出现失代偿性的心力衰竭,合并胸腔积液或者心脏排血指数下降,应尽早使用主动脉内球囊反搏。

关于抗心律失常药物的使用是有争议的,但是我们倾向于在围术期对所有患者均使用胺碘酮,并在术后数周内进行心脏电生理学检测以评价是否需要植入除颤起搏器。通常不需要除颤装置,因为心室容积的缩小降低了心室壁的张力,从而减少了心律失常的发生。

其他的术后治疗按常规进行,如患者能耐受应加用β-受体阻滞剂和血管紧张速转换酶抑制剂。应监测胆固醇,如有升高需积极治疗。要使用华法林 3 个月,维持国际标准化比值在 2.0。如果同时施行了冠状动脉搭桥术,需要使用阿司匹林。

推荐读物

Athanasuleas CL, Stanley AW, Buckberg GD, et al. Surgical anterior ventricular endocardial restoration (SAVER) for dilated ischemic cardiomyopathy. Semin Thorac Cardiovasc Surg 2001;13:448.

Beyersdorf F, Doenst T, Athanasuleas C, et al. The beating open heart for rebuilding ventricular geometry during surgical anterior restoration. Semin Thorac Cardiovasc Surg 2001;13:42.

Buckberg GD. Defining the relationship between akinesia and dyskinesia and the cause of left ventricular failure after anterior infarction and reversal of remodeling to restoration. J Thorac Cardiovasc Surg 1998;116:47.

Di Donato M, Sabatier M, Dor V, et al. Effects of the Dor procedure on left ventricular dimension and shape and geometric correlates of mitral regurgitation one year after surgery. J Thorac Cardiovasc Surg 2001;121:91.

Dor V. Left ventricular aneurysms: the endoventricular circular patch plasty. Semin Thorac Cardiovasc Surg 1997;9:123.

Dor V. Reconstructive left ventricular surgery for post-ischemic akinetic dilatation. Semin Thorac Cardiovasc Surg 1997;9(2):139-145.

Menicanti L, Dor V, Buckberg GD, et al. Inferior wall restoration: anatomic and surgical considerations. Semin Thorac Cardiovasc Surg 2001;13:504.

Migrino RQ, Young JB, Ellis SG, et al. End-systolic volume index at 90 to 180 minutes into reperfusion therapy for acute myocardial infarction is a strong predictor of early and late mortality. The Global Utilization of Streptokinase and t-PA for Occluded Coronary Arteries (GUSTO)-I Angiographic Investigators. Circulation 1997;96:116.

White HD, Norris RM, Brown MA, et al. Left ventricular end-systolic volume as the major determinant of survival after recovery from myocardial infarction. Circulation 1987;76(1):44.

编者评述

I.L.K.

我们邀请了 Buckberg 编写本章，因为正是他使这种手术得以推广，并且他也是第一个到弗吉尼亚大学来帮助我们开展此类手术的人。这种重建术是外科治疗心力衰竭的重要方法，这种技术已经很成熟，其效果正不断提高。Buckberg 采用的方法效果非常好，这在他本人和其他学者发表的结果中已经证实。我们的方法只有一些细微的区别，本文作者的方法是在心脏跳动的情况下触摸到心脏的非搏动区，从而决定 Fontan 修补法缝线的方向和走行。我们认为这种方法至少在理论上是存在缺陷的，因为心尖部可能存在的血凝块在操作过程中脱落造成栓塞。而且我们还认为在跳动的心脏上进行缝合尤为困难。我们习惯采用连续缝合法，这样可以减少重建的时间，而我们认为在主动脉阻断的情况下更容易完成，我们已证实其结果与这些作者的方法相同。

还存在一些与此有关的继发问题，我们所能做的最重要的事情是使每例患者的心脏大小尽量合适。本文作者使用心脏跳动技术，而其他的术者根据患者体重而选用球囊导管。我认为大多数这些方法还不够精确，将来我们应该能够根据术前影像学资料而准确估计出每例患者的心脏需要恢复的大小和形状。如果我们能够将乳头肌调整到合适的位置，则可解决绝大多数的二尖瓣反流。我相信这种重建术是过去 5 年中最令人激动的进展之一，并将成为每位外科医生的常规方案。

(陈彧 译 解基严 校)

第52章

心肌病的二尖瓣修复

Martinus T. Spoor，Steven F. Bolling

概　述

充血性心力衰竭的治疗已经成为国际性的健康问题，也是引起住院和死亡的最常见原因之一。在当前不断老龄化的社会人群里，对心脏疾患基本医疗的发展，使人口平均寿命得到延长，同时罹患慢性心脏病的患者也比以前更多了。尽管内科治疗有了很大的进步，但仍有近50%慢性充血性心力衰竭的患者在3年内死亡。继发性二尖瓣反流是终末期心肌病的并发症之一，并且作为终末前期或终末期事件影响到60%的心力衰竭患者。仅在美国就有500万人(总人口的2.2%)患有心力衰竭，每年还有55万新增病例。每年死亡的53 000患者当中，接受心脏移植的不到3000例，而心脏移植被认为是严重充血性心力衰竭和终末期心脏病的标准治疗方法。由于心脏移植供体有限，并且不宜用于老年和并发其他内科疾病的患者，因此永远不可能广泛实施。为了解决这一问题，其他可供选择的内科和外科治疗方案仍在不断地探索中。

解剖和病理

在讨论心力衰竭和二尖瓣反流前，首先要了解二尖瓣的复杂结构。二尖瓣的功能依赖于二尖瓣装置各部分的协调作用，包括瓣叶、瓣环、乳头肌、腱索和整个左心室。

二尖瓣是左心室的入口，二尖瓣有两个瓣叶，前叶(主动脉侧)和后叶(室壁侧)。两个瓣叶在瓣环处被后内侧交界和前外侧交界分开。前叶呈半圆形，在两个交界之间延展开，它连接在左心室的前外侧壁上，与心脏纤维骨架、左冠瓣叶、部分无冠瓣叶直接延续。后叶呈矩形，被瓣叶上的裂隙分成3个部分。

二尖瓣环是连于左心室和左心房之间的纤维性和肌性组织。人类平均的二尖瓣环截面面积为5~11cm²。瓣环有两个主要的胶原性结构：右纤维三角(位于间隔膜部、二尖瓣和三尖瓣以及主动脉根部的交汇处）和左纤维三角（位于二尖瓣后交界和主动脉左冠瓣之间)。收缩期二尖瓣环呈椭圆形，能够同时收缩并减小瓣口直径，而在舒张期则更接近于圆形。二尖瓣环的弹性可使瓣叶在收缩期紧密对合，而在舒张期增加瓣口面积。二尖瓣环的前部与心脏纤维骨架相连，弹性有限；而其瓣环的后部，周围没有坚韧组织的附着，因而有更好的弹性。在二尖瓣反流中，典型的瓣环扩张发生在更有弹性的瓣环后部。

前外侧乳头肌和后内侧乳头肌直接起于心尖部和心室壁中部，发出腱索连接于两个瓣叶。前外侧乳头肌接受来自冠状动脉前降支和对角支或左旋支的边缘支的双重血供。而后外侧乳头肌只有来自右冠状动脉或者左旋支的单一血供，因此更易于发生缺血和梗死。左心室后壁和乳头肌在瓣膜功能和瓣叶对合方面共同起到重要作用。两组乳头肌紧随左心室的活动而运动。左心室收缩时，瓣叶被拉向下方并靠拢。左心室的几何形状及运动机制要比乳头肌本身对瓣膜功能的影响更大。左心室扩大会改变乳头肌的排列和张力，从而造成瓣膜功能不全(图52.1)。

腱索由纤维结缔组织组成，将瓣叶固定在乳头肌上或者直接连于心室壁。腱索分为三组，第一级腱索直接连接于瓣叶的游离缘上，从而保证瓣叶对合而不致脱垂或形成连枷。第二级腱索在前叶上更为明显，沿着瓣叶对合线分布，对维护心室功能极为重要。第三级腱索只出现在后叶上，直接连于心室壁或肉柱上。此外，还有融合腱索，可直接起于任何一个乳头肌而连于两个瓣叶上。

保持腱索、瓣环和瓣下结构的连贯性和二尖瓣的几何关系对心室整体功能的维护非常重要，而且心室功能受损的患者更是如此。继发性二尖瓣反流可

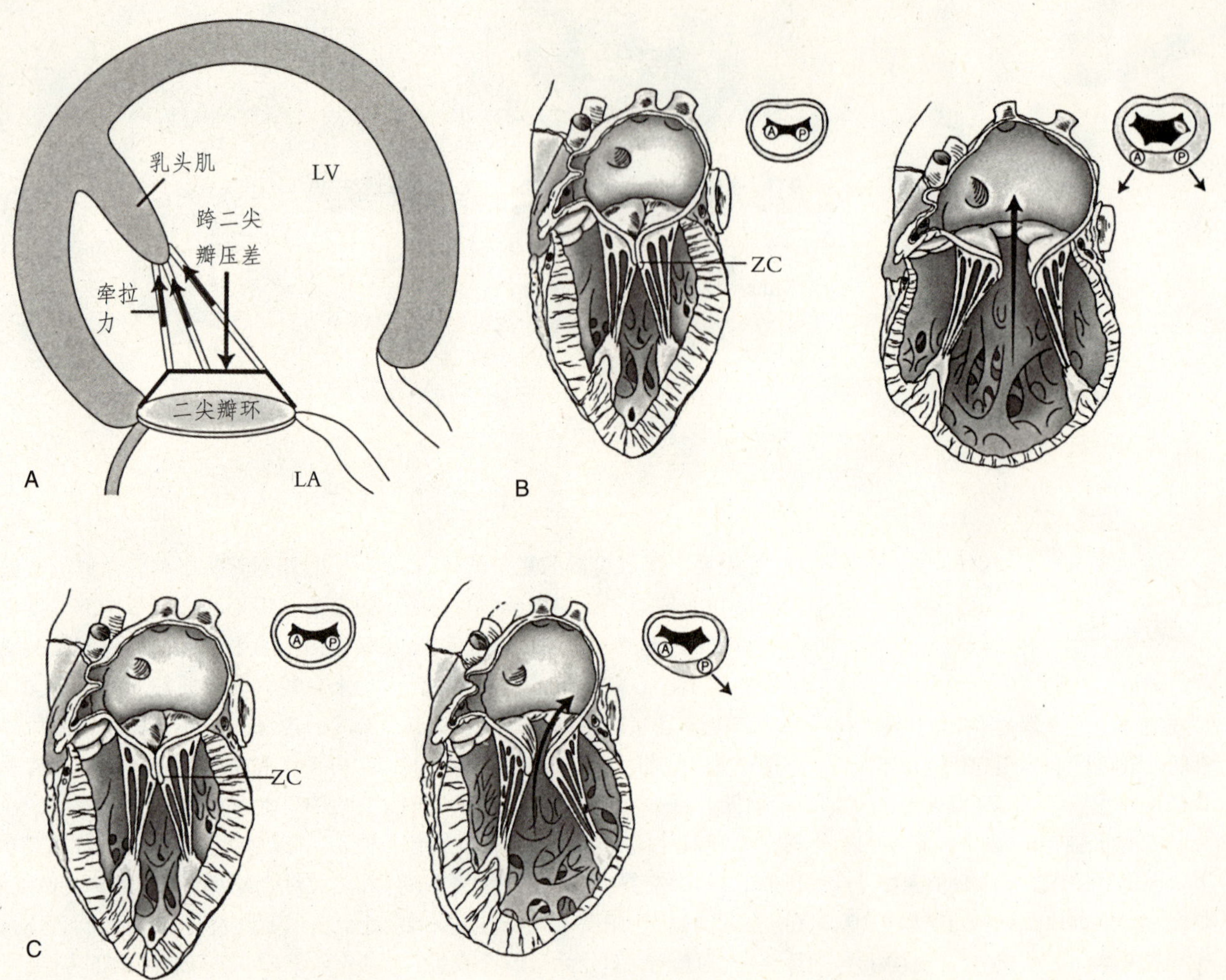

图 52.1　继发二尖瓣反流的瓣膜病理改变。(A)左心室扩张改变了乳头肌的排列,引起使瓣膜关闭不全。在继发性二尖瓣反流时,跨瓣压超过了乳头肌的牵拉力。(B)左心室几何形状的改变产生中心性二尖瓣反流。(C)继发于心肌梗死的不对称性几何形态改变。(LA:左心房;LV:左心室;ZC:瓣膜对合区)

见于特发性心肌病和缺血性心肌病,也可由其他很多原因引起。在非缺血性扩张性心肌病患者中,并不是二尖瓣本身存在病变,而是由于随着心室腔几何形状的改变,瓣环－心室装置进行性扩张,继而导致瓣叶对合不良。缺血性心肌病患者,造成二尖瓣反流的机制更为复杂,可能是瓣环－心室装置的扩张、左心室/乳头肌功能不全,以及瓣膜本身对合不良的联合作用。由于二尖瓣的瓣叶面积比瓣口面积大2倍,因此瓣膜的对合需要一个大的瓣叶面积。瓣口扩大后需要更多的瓣叶面积来覆盖,用于对合的瓣叶组织明显减少,从而不能形成瓣叶的有效对合,造成功能性或继发性关闭不全的中心性反流束。因此,二尖瓣瓣叶对合、瓣口面积和二尖瓣反流最主要的决定因素是二尖瓣环的尺寸。在功能性二尖瓣反流中,心室大小不那么重要,因为在伴有或不伴有二尖瓣反流的特异性心肌病患者当中,腱索和乳头肌长度的改变并不十分明显。

病理生理

二尖瓣反流导致了这种互为影响的关系：即持续性的容量超负荷作用于已经扩张的心室,瓣环进行性扩张,左心室壁张力增加,二尖瓣反流加重,心力衰竭持续恶化。内科治疗效果不佳的二尖瓣反流患者长期生存率很差，在对28例心肌病射血分数 <25% 的患者研究发现，未行心脏移植的1年生存率是46%。

急性二尖瓣反流(因腱索损伤、心内膜炎、胸部顿挫伤或心肌梗死)的病理生理改变与继发性二尖瓣反流不同。急性反流中,左心房相对正常而顺应性低，左心房压的急剧升高可引发肺水肿。继发性反流则没有这种现象，而是发生缓慢的代偿性改变，导致左心房和肺静脉顺应性的逐步增加，因此肺淤血的迹象不明显，除非到了很晚期。

二尖瓣反流时，射入左心房的反流量取决于瓣口大小、房室压力阶差和心率。反流血使左房压增高，从而导致左房扩大，顺应性增加，前向性体循环血流减少。左房压在收缩期上升，舒张期下降。在舒张末期左房压仍维持轻度升高，表示存在血流梯度。这种情形下，左房压只是轻度升高，而肺血管的阻力通常不会增加，因此急性肺水肿也不常见。

有许多方法可以改变反流瓣口面积的大小：增加前负荷或后负荷，或降低收缩性都会造成左心室扩张和反流瓣口面积的增加。对严重心力衰竭采用内科治疗（利尿剂、硝酸酯类和降低后负荷药物）的一项研究，观察到左心房充盈压和全身血管阻力的降低，心力衰竭所伴发的反流量减少，这是因为随着左心室容积的减少和瓣环扩张的下降，相应的反流瓣口面积也减小。这种二尖瓣的瓣环面积与瓣叶对合之间的复杂关系，或许可以解释为什么用较小的瓣环进行成形术有助于解决“肌肉”问题，即心室问题要从心室解决(图 52.2)。

二尖瓣反流时左心室排空（后负荷）的阻力降低，心室则通过增加总的心排出量以维持足够的前向性输出，从而弥补反流的血容量。左心室前负荷、室壁张力、舒张期容积和每搏输出量的增加提示了心室对严重反流的适应。前负荷的增加逐渐引起心室扩张，并使心室形状从椭圆体变为球体。这一变化使得左心室射血的工作效率显著降低，最终不能产生有效的前向性血流。这些病例中，难以维持前向性血流，因为高达 50%的每搏输出量在主动脉瓣开放之前就射回了左心房。而随着反流量的减少，左心室不必为相反方向的血流再额外做功。在重度心肌功能不全的病例中，消除反流的积极意义可能更为重大。继发性二尖瓣反流时，心室的质量亦会增加，而且左心室肥大的程度跟心室腔的扩张程度有关。心室质量与舒张末容积比率仍维持正常。在后负荷减少的情况下，即便是在左心室固有的收缩能力已严重受损的情况下，射血分数（心泵功能的一个重要临床测量指标）可能仍在正常范围内。许多心泵功能的常用指标依赖于前、后负荷，因此在二尖瓣反流的情况下不再可靠。左心室舒张末容积是一个更好指标，因为它真实反映了左心室收缩功能，不依赖于前负荷，而直接随后负荷变化而变化。

继发性二尖瓣反流也会影响到冠状动脉血流，最近有一项对二尖瓣成形手术前、后的冠状动脉血流进行研究，认为二尖瓣反流患者的冠状动脉血流储备受限，归因于基础冠状动脉血流和血流速度的增加，这与左心室容量的超负荷、增生肥厚和前负荷（左心室壁压力）有关。瓣膜成形手术会使冠状动脉血流储备受限得到改善，因为一旦左心室前负荷、左心室做功和左心室质量减低，基础冠状动脉血流和流速也会降低。基于这项研究，对继发性二尖瓣反流的患者而言，可能存在冠状动脉血流储备受限，瓣膜成形术后冠状动脉血流储备和流速将有望得到改善，此种情况下，二尖瓣成形术最终也会导致左心室几何形状的改善。

慢性心力衰竭时，心脏储备能力减低，许多代偿机制激活，可能产生心力衰竭的许多症状，并且促进心力衰竭的进一步发展。其中有些机制，包括刺激和激活了神经内分泌系统和交感神经系统，可以引起血管收缩，这在心力衰竭时是可以见到的现象。心力衰竭时，已证实血循环中去甲肾上腺素升高，去甲肾上腺素释放后结合在 β 肾上腺素受体上，引发正性肌力作用。心力衰竭时心肌内的去甲肾上腺素过度释放，其血浆水平相应升高，而心肌中的储存量则减少。长期暴露于升高的肾上腺素水平之后，β 受体数量下调，导致 β 受体激动剂的正性肌力作用减低。此外，研究显示促炎性细胞因子[肿瘤坏死因子 α (TNF-α)，白介素-1，2 和 6] 可能导致心力衰竭患者心肌抑制。有证据显示，TNF-α 是在应激情况下由心脏产生，有负性肌力作用，并可能在左心室功能不全、扩张型心肌病、低血压和肺水肿等情况中起到重要作用，所有这些在晚期心力衰竭均可出现。

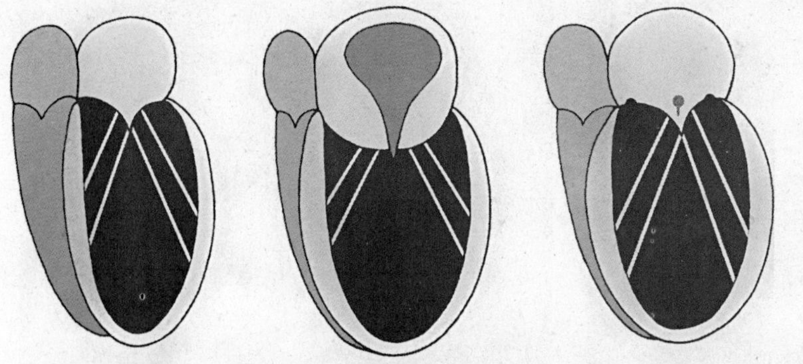

图 52.2　继发性二尖瓣反流，瓣环成形术的原理。随着左心室扩张，反流口面积增加，瓣环扩张。使用小号的人工瓣环进行瓣环成形术，使对合带恢复至正常，纠正瓣膜反流。

临床表现

轻到中度二尖瓣反流患者可若干

年没有症状，因为左心室已经适应了工作负荷的增加。相反，继发性二尖瓣反流患者常可能表现出的心肌病和心力衰竭的相关症状。心输出量的下降和肺充血的症状会逐渐出现(虚弱、乏力、呼吸困难)。这些症状随着二尖瓣反流的进展而恶化。查体时可能发现心脏搏动增强，并有特征性的吹风样全收缩期杂音，向腋下、背部传导，达到颈部。

诊断方法

胸部X线片

心影增大是继发性二尖瓣反流患者的常见影像学表现，这表示左心室和左心房增大。肺实质的淤血表现则不很明显。

心电图

心房颤动很常见，并可以见到典型的与左心房增大和左心室肥厚相关的心电图表现。

超声心动图

超声心动图提供了一个评价心室功能和二尖瓣反流程度的无创性方法，彩色多普勒对反流量可进行半定量分析。这种对反流程度的评估是根据反流束的大小和面积与左心房的大小和面积的比例做出的。多普勒血流束受负荷状况、驱动压力、血流束的离心率和左心房大小的影响，因此可能对反流程度估计不准确。近端血流聚合分析技术，通过测量最接近于二尖瓣口的血流来计算反流量，这对于估计反流程度是一项有用的方法。经食道超声心动图(TEE)要优于经胸超声心动图，因为它可以更好地显示二尖瓣的病理和解剖的细微之处，以及反流的严重程度(图 52.3)。

心导管检查

心导管检查对于继发性二尖瓣反流的诊断并非必需，但它能提供继发性改变的资料及心脏伴发的病理情况。尽管左心室造影并不能真正的评估二尖瓣和瓣下结构，但却能用于计算射血分数。

治 疗

对心肌病和继发性二尖瓣反流的主要内科治疗是用利尿剂和降低后负荷的药物来处理可能存在的心力衰竭。降低主动脉射血阻力能够减少进入左心房的反流血量，减轻肺淤血。此种方法可减少左心室容量，增加前向性每搏血流，从而减小反流瓣孔口面积，目前内科治疗的最新研究包括使用靶向 TNF-α 及其受体的重组药物。

过去针对二尖瓣反流的外科治疗是二尖瓣置换术，而对瓣环－乳头肌连续性中断后，左心室收缩功能的不良影响知之甚少，这种手术的病死率较高，正是对这些患者的研究从而提出了二尖瓣反流的“无阀”效应的概念，即反向的血流对心力衰竭患者是有一定益处的。大量的研究证据表明保留瓣环－乳头肌的连续性对维护左心室功能是至关重要的，切除了瓣下组织，使左心室结构遭到破坏，导致左心室收缩能力损害，从而造成二尖瓣置换术后早期效果不良。已证实二尖瓣修复术由于保护了二尖瓣结构和左心室，有助于维持左心室功能和几何形态，同时可以降低室壁张力。这种方法已被证明是安全的，并且有良好的长期效果。实际上已经证明并不存在所谓的“无阀”效应，而二尖瓣置换术患者的高死亡率应该归咎于瓣下结构的破坏和心室功能的丧失。

由于用于终末期心肌病的心脏移

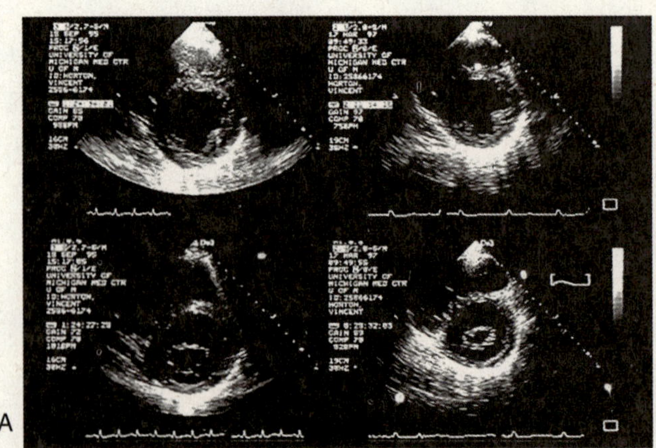

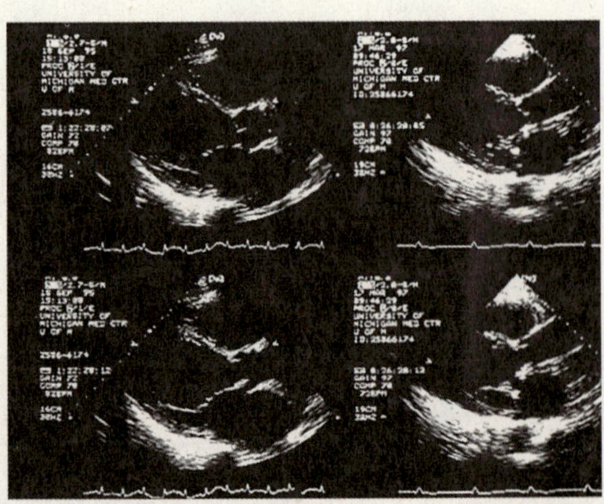

图 52.3 经食道超声心动图。经食道超声心动图和彩色多普勒证实瓣环扩张和存在继发性二尖瓣反流。

植术受限，近来已有人开始对改善严重心功能不全患者的左心室形状产生兴趣。这项创新性的工作由 Batista 最早报道，他认为所有哺乳动物的心脏其质量(M)与半径的立方(R^3)之比是相同的，与心脏的大小无关($M/R^3=4$)。Batista 提出对于那些不再保持这种关系的病变心脏，应实施手术使其恢复正常，外科医生通过左心室心肌减容术(Batista 术)来尽量恢复上述关系。Batista 最初的报道显示，手术死亡率为 5%，术后 30 天的死亡率为 22%，而术后 2 年生存率为 55%。遗憾的是，目前还没有全面的和长期的随访资料。这种手术方法在美国和全世界获得了不同程度的成功。Cleveland 医院报道了 62 例患者，其住院死亡率为 3.5%，7 人后期死亡，一年实际存活率为 82%。重要的是在所有的病例中，作为心室减容术的一部分，常规实施了二尖瓣修复或瓣膜置换术，因此难以明确纠正二尖瓣反流在这些成功病例中的真实作用。

从 1993~2003 年在密歇根大学有 215 名终末期心肌病和难治性二尖瓣反流患者接受了二尖瓣修复加二尖瓣环成形术，年龄为 30～87 岁(64 岁 ± 12 岁)。射血分数 6%～30%(20.8% ± 6%)。术前平均 New York 心功能分级为 3.1 ±0.9。其中许多患者(64/215，30%)接受过心脏手术。二尖瓣修复的患者中，30 天死亡率为 4.7%(10/215)。术后低心排量综合征发生率为 2.3%(5/215)。手术并发症低，其中脑血管事件(CVA)和短暂脑缺血发作(TIA)发生率为 2%(4/215)，延长辅助通气发生率为 6%(14/215)，总感染率为 5%(11/215)，需要透析的肾衰竭发生率为 1%(2/215)，因出血再开胸发生率为 0.5%(1/215)。平均住监护室 2.67 天，平均住院 7.8 天。1 年和 2 年实际生存率分别为 80%和 70%。其他研究也证实了这些令人振奋的结果。Bitran 治疗了 115 例患者，心力衰竭的症状和 NYHA 功能得到改善。Chen 报道了 81 例扩张型心肌病二尖瓣反流患者接受二尖瓣修复术。该组中左心室射血分数由 24%增加到 32%，NYHA 分级由 3.3 降为 1.6。术后 1、3、5 年存活率分别为 73%、58%、38%。最近，Calafiore 及其同事报道了 49 例患者，左心室射血分数由 27%增加到 30%，NYHA 功能分级由 3.5 降为 2.2。术后 1、3、5 和 10 年的存活率分别为 90%、87%、78%、73%。有趣的是，该研究中二尖瓣修复的实际存活率为 83%，而二尖瓣置换术为 70%，5 年 NYHA 心功能改善率中，二尖瓣修复为 76%，而二尖瓣置换为 65%。Bishay 及其同事观察了 44 例仅接受二尖瓣手术的患者，其左心室射血分数从 28%升至 36%，NYHA 功能则由 2.9 降至 1.2。术后 1、3、5 年存活率分别为 89%、86%、67%。进一步观察发现左心室球形变化减少。尽管所有这些方法都有二尖瓣反流的复发，但这些新的技术如三维成型环、乳头肌折叠、将后乳头肌转移于瓣环及心脏束缚术，都旨在通过改变左心室的形状而减少心力衰竭的发生。

心肌病的二尖瓣修复术，在重建正常左心室质量 / 容量比例的同时，心肌的质量并没有减少。在这个研究中，随访 24 个月，平均左心室容量 > 200mL，仍然很大。而 Batista 术是在手术当时就将心室容量急剧降至 90～100mL。在最近一项评价 Batista 术后急性期心血管改变的研究中，发现左心室舒张末压和舒张期末导电性显著提高，表明术后持续的舒张功能减低。在单纯二尖瓣修复并没有损失心室质量，然而恢复了合理的质量 / 容量比。另外，术后球形指数和左心室容量的减低也得到了验证，在这些患者中，慢性心力衰竭的恶性循环被打破，达到了手术减少心室负荷的目的。这些患者可能会发生缓慢的自我心脏重塑，表现为心底部角度的改变，二尖瓣环的稳固和心室负荷减低，所有这些都有助于维持良好的心室形状。二尖瓣修复手术后 30 天和 1 年的死亡率是可以接受的，等于或者少于所报道的左心室减容手术的死亡率。而且，Cleveland 医院的 Franco-Cereceda 及同事完成了一项最大的，也是最常被引证的系列研究，他们报道了 62 例特发性心肌病患者。这些患者接受了二尖瓣修复加部分左心室切除术，术后 1 年存活率为 80%，3 年存活率为 60%。然而 18% 的患者需要左心室辅助装置(LVAD)支持，这些人中 72% 的最终施行了心脏移植。作者指出，左心室辅助装置和心脏移植可以提高一年存活率，因为仅仅只有 49%的患者在一年中没有发生其他的合并问题。

预　后

对特发性心肌病和缺血性心肌病患者而言，死亡率直接与心室收缩功能障碍和容量改变的严重程度有关。此外，心室腔球形增大、出现二尖瓣反流、左心室舒张末容量增加均是预后不良的指标。对这些患者的回顾研究发现，一年的死亡率为 54%～70%。对继发性二尖瓣反流实施二尖瓣手术可以缓解症状，增加远期生存率，有利于防止心室功能不全恶从而改善整个心室功能。

总　结

二尖瓣反流是终末期心肌病的一个重要并发症。二尖瓣反流是由于瓣环 – 心室结构进行性扩张、心室几何形状的改变、瓣叶对合的丧失以及左心室壁 / 乳头肌的功能障碍引起。在继发性二尖瓣反流中，前负荷增加，后负荷减低，最终导致左心室扩张和重塑。内科治疗主要包括利尿剂、β 阻滞剂及降低后负荷药物，其结果是长期生活质量和存活率的降低。采用瓣环成形术重建二尖瓣能有效纠正心肌病患者的瓣膜反流，对高危人群而言是一种安全的治疗，其手术死亡率是可以接受的，术后这些患者的存活状态和心功能都得到改善。对于重度心肌功能障碍的患者，这种手术的作用在于减小了二尖瓣的反流口面积，增加前向性及冠状动脉血流，这些变化都有助于恢复正常的心室几何形状关系。尽管还需要长期随访，但二尖瓣重建手术为终末期心肌病的治疗提供了一种新的方法。

推荐读物

Akasaka T, Yoshida K, Hozumi T, et al. Restricted coronary flow reserve in patients with mitral regurgitation improves after mitral reconstructive surgery. J Am Coll Cardiol 1998;32:1923.

Akins CW, Hilgenberg AD, Buckley MJ, et al. Mitral valve reconstruction versus replacement tor degenerative or ischemic mitral regurgitation. Ann Thorac Surg 1994;58:668.

Anguita M, Arizon JM, Bueno G, et al. Clinical and hemodynamic predictors of survival in patients aged <65 years with severe congestive heart failure secondary to ischemic or nonischemic dilated cardiomyopathy. Am J Cardiol 1993;72(5):413.

Batista R. Partial left ventriculectomy—The Batista procedure. Thorac Surg 1999;15(Suppl. 1):S12.

Batista RJV, Verde J, Nery P, et al. Partial left ventriculectomy to treat end-stage heart disease. Ann Thorac Surg 1997;64:634.

Bolling SF, Deeb GM, Brunsting LA, et al. Early outcome of mitral valve reconstruction in patients with end-stage cardiomyopathy. J Thorac Cardiovasc Surg 1995;109:676.

Bolling SF, Pagani FD, Deeb GM, et al. Intermediate-term outcome of mitral reconstruction in cardiomyopathy. J Thorac Cardiovasc Surg 1998;115:381.

Boltwood CM, Tei C, Wong M, et al. Quantitative echocardiography of the mitral complex in dilated cardiomyopathy: the mechanism of functional mitral regurgitation. Circulation 1983;68:498.

Bristow MR, Ginsburg R, Minobe W, et al. Decreased catecholamine sensitivity and beta-adrenergic receptor density in failing human hearts. N Engl J Med 1982;307:205.

Carabello BA, Williams H, Gash AK, et al. Hemodynamic predictors of outcome in patients undergoing valve replacement. Circulation 1986;74:1309.

David TE, Uden DE, Strauss HD. The importance of the mitral apparatus in left ventriuclar function after correction of mitral regurgitation. Circulation 1983;68(3 Pt 2):II76.

Dowling RD, Koenig SC, Ewert DL, et al. Acute cardiovascular changes of partial left ventriculectomy without mitral valve repair. Ann Thor Surg 1996;67:1470.

Fann JI, Ingels NB, Miller DC. Pathophysiology of mitral valve disease and operative indications. In Edmunds LH (ed), Cardiac Surgery in the Adult. New York: McGraw-Hill, 1997;959.

Harding SE, Brown LA, Wynne DG, et al. Mechanisms of β adrenoceptor desensitization in the failing human heart. Cardiovasc Res 1994;28:1451.

Herrera-Garza EH, Stetson SJ, Cubillos-Garzon A, et al. Tumor necrosis factor-α: A mediator of disease progression in the failing human heart. Chest 1999;115:1170.

Huikuri HV. Effect of mitral valve replacement on left ventricular function in mitral regurgitation. Br Heart J 1983;49:328.

Kawaguchi HK, Kitabatake A. Alterations of signal transduction system in heart failure. Japan Heart J 1997;38:317.

McCarthy JF, McCarthy PM, Starling RC, et al. Partial left ventriculectomy and mitral valve repair for end-stage congestive heart failure. Eur J Cardiothorac Surg 1998;13:337.

Rosario LB, Stevenson LW, Solomon SD, et al. The mechanism of decrease in dynamic mitral regurgitation during heart failure treatment: Importance of reduction in the regurgitant orifice size. J Am Coll Cardiol 1998;32:1819.

Sarris GE, Cahill PD, Hansen DE, et al. Restoration of left ventricular systolic performance after reattachment of the mitral chordae tendineae. The importance of valvular-ventricular interaction. J Thorac Cadiovasc Surg 1988;95:969.

Starling MR, Kirsh MM, Montgomery DG, et al. Impaired left ventricular contractile function in patients with long-term mitral regurgitation and normal ejection fraction. J Am Coll Cardiol 1993;22:239.

Stevenson LW, Fowler MB, Schroeder JS, et al. Poor survival of patients with idiopathic cardiomyopathy considered too well for transplantation. Am J Med 1987;83:871.

Thomas, JD. How leaky is that mitral valve? Simplified Doppler methods to measure regurgitant orifice area. Circulation 1997;93:548.

Tischler MD, Cooper KA, Rowen M, et al. Myocardial function/valvular heart disease/hypertensive heart disease: Mitral valve replacement versus mitral valve repair: A Doppler and quantitative stress echocardiographic study. Circulation 1994;89:132.

Torre-Amione G, Kapadia S, Benedict C, et al. Proinflammatory cytokine levels in patients with depressed left ventricular ejection fraction: A report from the Studies of Left Ventricular Dysfunction (SOLVD). J Am Coll Cardiol 1996;27:1201.

编者评述

I.L.K.

Bolling及同事首先证明对扩张性心肌病患者可以安全修复二尖瓣，而过去认为对于心室储备很差的患者，这是极其危险的手术。有意思的是，正是二尖瓣反流导致患者出现心肌病的各种症状，一旦二尖瓣开始反流，患者即真正开始失代偿。正如本章所述，我们曾经被告知作为“无阀”的瓣膜，二尖瓣反流是件好事，而事实证明这是完全错误观点。另一方面，对心肌病患者行二尖瓣置换术可能是不好的，死亡率非常高，正如作者所讲，修复二尖瓣的确是一条可行之举。

二尖瓣修复适用于哪些心肌病患者？很显然，该手术能安全实施，可以减轻患者的症状，改善部分患者的心室功能。然而，它似乎并没增加患者的长期生存率，因为晚期死亡原因是心律失常。我们使用这种方法来治疗心力衰竭，术后患者自我感觉较好，但长期生存率仍受到潜在心脏功能的限制。

（陈彧 译 解基严 校）

第53章

心室辅助

Nicholas C. Dang, Mehmet C. Oz, Yoshifumi Naka

背 景

心室辅助装置(VAD)是与心脏移植共同发展的。随着20世纪80年代环孢素的应用以及外科技术的不断改进，心脏移植成为终末期心脏病最有效的治疗方式，其中包括那些充血性心力衰竭的患者。然而，心脏移植只是针对少数人的方法，每年大约有10%的患者在等待心脏的过程中死亡。器官来源也一直非常有限，每年大约仅有2000个供体心脏可供使用。所以替代心脏移植的治疗方法是非常必要的，其中最成功也是最有希望的方法就是心室辅助装置。

心室辅助装置始于Hall及其同事在20世纪60年代初期时设计的胸内左心室转流泵。这个装置的特点是当外层的气室受到外部气体的脉冲式压迫时，会使存在于内部的血液室受压坍陷而推动血流向前。从那以后，心室辅助装置得到了显著的改进，从而产生了目前最新一代的各种辅助装置(表53.1)。心室辅助装置主要用于支持左心室，因为大部分的心力衰竭是由左心室产生的，但是右心辅助装置(RVAD)和双心室辅助装置(BIVAD)的使用也是很成熟的。心室辅助装置的主要设计是一个搏动装置，可以分为体外式和完全植入式的，其心脏支持的设计时限是不同的。最常使用的装置有：Thoratec心室辅助系统(VAS; Thoratec Laboratories Corp., Berkeley, CA), ABIOMED BVS 5000(ABIOMED Cardiovascular Inc. Danvers.MA), HeartMate IP-1000 （气动，Thoratec Corp., Pleasanton CA), HeartMate VE（电动), LVAS和Novacor LVAS(Baxter Healthcare Corp., Oakland, CA)。

最重要和最有价值的是持续性血流装置，包括更为小型的、血流更为流线型的轴流泵。许多使用轴流泵，支持时间达6个月的动物实验研究，从临床、生化以及显微镜观察都没有发现任何不良作用。从理论上说，持续性血流泵的优点除了前面提到的体积小之外，还包括移动部件少、没有瓣膜、血液接触面积小、能量需求少以及没有可变形的人工心室。这一组心室辅助装置主要有：HeartMate II (Thoratec Corp., Pleasanton CA), Debakey/NASA LVAD (MicroMed Inc. Houston, TX)和Jarvik 2000(Jarvik Heart Inc.,New York, NY)。尽管设计上存在差别，但所有的心室辅助装置都能达到同样的目标，即利用机械手段解除衰竭心脏的负荷，充分提供身体需要的氧合。

利用心室辅助装置来解除左心室的负荷，可以引起许多重要的生理和分子水平变化。由于左心室辅助装置增加的心排量大于此前衰竭的左心室的排血量，导致更多的血液进入体循环，静脉回流增加，从而使得右心室排出量也增加。同时左心室辅助装置减少肺动脉的后负荷，进一步增加了右心室的排出量。心肌做功减少，心内膜下血流灌注改善，使得心脏得到休息和恢复。在左心室辅助装置的支持下，左心室膨胀降低，从而增加了肌浆内质网的钙含量，G蛋白受体激酶表达下降，逆转心室重塑过程。此外，神经激素的激活和与心力衰竭有关的分解代谢状态得到抑制，同时肾上腺素、去甲肾上腺素、血管紧张素II、精氨酸加压素、白介素-6、白介素-8和肿瘤坏死因子(TNF)-α的血浆水平均显著下降。这种心力衰竭相关内环境的好转，防止了心力衰竭的进一步恶化，并且使心肌细胞进入恢复阶段。

左心室辅助装置对于3类特殊患者是有益的，第一类是心室需要支持以便于心脏得到休息而恢复其功能的患者。此类心肌损伤程度是可逆的，预计心肌功能经过短时间的支持(<2周)能够恢复。这种情况常见于急性病毒心肌炎、急性心肌梗死和心脏术后

表 53.1 心室辅助装置的类型

体外搏动式
- ABIOMED BVS 5000
- Thoratec VAD

体内搏动式
- HeartMate LVAS
  - 植入气动式 LVAD(IP-1000 LVAD)
  - 插管电动式 LVAD(VE-LVAD)
- Novacor LVAS
- Cardiowest 全人工心脏(TAH)
- AbioCor 全人工心脏(TAH)
- Arrow LionHeart LVAS

离心和轴流血泵(非搏动性)
- 体外膜式氧合

MicroMed DeBakey VAD
- Javik 2000
- HeartMate II LVAS
- Terumo Duraheart LVAS
- Arrow CorAide LVAS
- Berlin Heart INCOR
- 心脏辅助 TandemHeart
- Impella VAD

LVAD:左心室辅助装置;LVAS:左心室支持系统;VAD:心室辅助装置;VE:插管电动装置。

心源性休克而难以撤离体外循环的患者。通常此类患者使用体外式的左心室辅助装置，除非患者需要更长时间的支持，此时体外式的装置可由一个完全植入性装置所替换。理论上讲，尽管说左心室辅助装置的支持应该有助于心肌的恢复和此后辅助装置的撤除，但我们的经验并不是这样。这类的患者能够撤除装置的概率非常低，只有不到5%的患者能够成功撤除。其中原因目前仍不太清楚，尚需进一步评价。而新的治疗方法，如药物及干细胞植入，将来可能在促进心肌恢复方面是非常有希望的。

得益于左心室辅助装置的第二类患者包括长期终末期心力衰竭或严重的急性心肌梗死患者以及预计其心肌功能不能很好恢复的患者。这些患者需要机械循环支持仅仅是作为心脏移植前的过渡，对这些患者采用植入式左心室辅助装置使其能够更好地活动、恢复和出院回家。如果可行的话，我们推荐在患者接受心脏移植前至少使用左心室辅助装置治疗3个月，以尽量改善器官的灌注。

过去对一些不可逆性心力衰竭又不适合进行心脏移植手术的患者，药物治疗是唯一的选择。这些患者的预后很差，一年的生存率大约只有25%。最新有关充血性心力衰竭患者实施心脏机械辅助的随机性研究(REMATCH)中，对比了接受 Heartmate 左心室辅助装置和药物治疗（血管紧张素转换酶抑制剂 ACEI、地高辛、利尿剂、β 阻滞剂）两组患者，发现左心室辅助装置治疗比仅用药物治疗的一年生存率增加一倍，并且显著提高了生存质量和功能状态。此后，食品和药物管理局(FDA)批准 HeartMate 左心室辅助装置可作为一种长期的终极治疗。这种手术治疗也被确定可用于第三类患者，越来越多地用于那些能够承受左心室辅助装置的日益增多的长期心力衰竭患者。

表 53.2 左心室辅助装置的植入指征

心源性休克
- CI < 2.0 L/(min · m²)
- SBP ≤ 85mmHg
- CVP > 16mmHg
- PCWP > 20mmHg
- SVO_2 < 50%
- UOP < 30 mL/h

最大剂量的正性肌力药物/血管收缩剂支持
(IABP 支持)

CI:心脏指数;CVP:中心静脉压;PCWP:肺毛细血管楔入压;SBP:收缩压;SVO_2:混合静脉血氧饱和度;UOP:尿量。

表 53.3 左心室辅助装置术前危险因素评分

术前指标	权重值
使用呼吸机	4
心脏术后休克	2
既往 LVAD 史	2
CVP > 16mmHg	1
PT > 16 秒	1

CVP:中心静脉压;LVAD:左心室辅助装置;PT:凝血酶原时间。

患者的选择与术前评价

患者的选择对于左心室辅助临床效果至关重要。一般来讲，没有绝对的血流动力学标准指示应何时开始辅助支持，然而有几个重要的临床因素需要考虑(表 53.2)。基于以下的血流动力学数据和临床症状诊断为心源性休克：心排指数 <2.0L/(min·m²)，动脉收缩压 <85mmHg，中心静脉压 >16mmHg，肺毛细血管楔入压 >20mmHg，尿量 <30mL/h，精神状态改变，毛细血管充盈时间 >2 秒，肢端发凉，所有上述情况经药物治疗和(或)主动脉气囊反搏治疗无效的患者应考虑左心室辅助装置。并且已证实某些特定的术前因素对左心室辅助术后的生存率产生不良影响(表 53.3)。这些因素包括：呼吸机依赖，心脏术后休克，曾接受过左心室辅助装置(例如 ABIOMED BVS 5000)，凝血时间 (PT)>16 秒以及中心静脉压 >16mmHg。从上述5个临床指标可将左心室辅助植入术进行评分，并分为低(0～4 分)、中(5～7 分)、高(8～10 分)3等，其临床状况与评分呈负相关。通过对所有需要进行左心室辅助植入术的患者，尤其是那些紧急情况下的患者术前进行评分，我们可以预测哪些患者可能预后不好，并且可以有效地分配治疗资源给那些最可能从这种方式中获益的患者。合理的患者选择对于患者住院时间、重症监护(ICU)时间、资源利用及治疗费用都有很大的影响。

上述讨论显然提示，准确评估终末期器官功能障碍的状态是非常重要的。肝功能损害常常是由于右心衰竭导致肝脏淤血的结果，其次也可能因左心力衰竭导致肺阻力增高引起。肝脏合成功能的损害，主要影响凝血因子,同时也影响白蛋白、伤口愈合蛋白和免疫因子。这种器官损伤对手术近期和远期效果都有显著的影响，因为这使得出血和感染的倾向都大大增加。术前肾脏功能障碍在预计实施心室辅助装置的患者中非常常见，大多是由于严重心力衰竭引起低流量状态的结果。尽管左心室辅助装置通过恢复充足的肾脏血流灌注有时可缓解急性肾脏衰竭，但是对于在住院期间需要肾脏替代治疗的患者（如血液滤过和血液透析)其临床效果不佳,包括过渡到移植手术的概率降低。尽管如此,急性肾衰竭不是左心室辅助装置植入术的绝对禁忌证，临床评估中还需要考虑到心源性休克的程度和时间,以及患者的基础肾功能。

在患者的选择中还需要注意伴随的心脏问题。在辅助装置植入前需要纠正的瓣膜病变包括二尖瓣狭窄和主动脉瓣反流。如果严重二尖瓣狭窄,可限制左心室辅助装置的充盈。主动脉瓣关闭不全将减少前向性血流量,因为由辅助装置泵入主动脉根部的血流通过关闭不全的主动脉瓣会反流到左心室。事实上,轻至中度的主动脉瓣反流在左心室辅助的支持下会变成重度，因为左心室负荷的减轻使得舒张期主动脉和左心室之间的压差增大而反流加重。已经接受主动脉瓣机械瓣膜替换的患者，应在辅助装置植入时使主动脉瓣闭合，以避免瓣膜偶尔打开将血栓排入体循环。

尽管冠状动脉疾病是接受左心室辅助的主要原因(如急性心肌梗死、冠脉搭桥术失败后的休克状态),但冠状动脉疾病本身在左心室辅助支持下并不会对血流动力学产生重要影响。尽管左心室辅助装置功能良好，有时仍然存在心绞痛。左心室辅助植入后的右心室缺血可以导致右心室衰竭,使到左心室辅助装置的血流减少。而且持续存在的心肌缺血，限制了心肌的恢复和难以撤除左心室辅助。

心肌病的患者多发心律失常,即使在心室辅助后仍然可能持续存在。心房颤动或者心房扑动使右心室的充盈受限,但左心室辅助的患者对此的耐受性好,因为心室辅助装置的流量不会产生明显变化。对于房性心律失常,应尽早实施电转复以预防血栓的形成。左心室辅助的患者也可以耐受心室纤颤,长期状态下左心室辅助装置的血流量虽然会轻度下降但能维持足够的血流,因为尽管自身心室没有活动,但左心室辅助装置仍然可以得到充盈。对于持续房性或室性心律失常的所有患者应该进行抗凝治疗,以减少血栓形成以及随之而来的体循环栓塞。

存在某些临床情况则不能植入左心室辅助装置(表 53.4)。一般来讲,不可逆性肝、肾、肺功能衰竭的患者不能进行左心室辅助装置。既往患有神经系统疾病而存在明显的残留病变也不应该实施装置植入，以及严重的梗阻性或者限制性肺部疾病的患者，尤其是处于后期阶段，对肺血管扩张剂治疗无效的肺血管阻力升高，会影响左心室辅助装置的功能,导致右心衰竭,使其不能接受心脏移植手术。HeartMate 左心室辅助装置的其他相对禁忌证包括:脓毒血症,体重指数(BMI) <18 或 >35kg/m^2，体表面积(BSA) <1.5m^2,手术高危患者(如升主动脉钙化)，肝素诱导的血小板减少症(HIT) 以及合并急性内科疾病（如胃肠道出血)。应该就每个患者的具体情况评价心脏失代偿的紧急程度，是否需要左心室辅助以及各种可接受并发症所带来的风险。

表 53.4 左心室辅助装置植入的禁忌证

败血症
严重的神经系统缺陷,包括重大脑血管意外
转移性肿瘤
不可逆的肝功能衰竭
不可逆的肾功能衰竭
严重慢性阻塞性肺病或者呼吸衰竭
依从性问题
限制生存时间的并发症
心脏移植禁忌证(对于只适用于移植过渡的情况)

经济因素

LVAD 作为一种对众多心力衰竭患者具有治疗作用的先进技术，需要全面分析其费用和讨论资源的合理分配。其经费和医疗资源根据采用的辅助装置和植入的适应证而异。一般来说，无论在急性还是慢性心力衰竭的情况下，应与其他挽救生命措施一样来考虑 LVAD 的医疗和社会价值。

虽然左心室辅助装置已经显示出能改善某些患者的生存率，但是很少有研究分析与生存率改善相关的费用问题。最近的一项研究特别关注 REMATCH 实验中住院医疗的费用问题，以及对 LVAD 终极治疗患者的预测。在随机接受 LVAD 的 68 例患者中有 52 例费用资料可采用,其中包括医疗保险资料（Medicare)、标准账目单(UB-92) 以及从每个参加研究的临床医疗中心的目录账单。初次安装 LVAD 的平均费用大概是 210 187 美元 ± 193 295 美元。在比较住院期间死亡患者和生存者的费用时，发现从平均 159 271 美元 ± 106 423 美元升至 315 015 美元 ± 278 713 美元。植入装置费用(从随机研究开始时间到急诊接受治疗后出院的时间)的主要始动因素包括脓毒血症、泵周感染和围术期出血。仅有脓毒血症而没有其他重大并发症的患者，其费用由预计的 119 874 美元增加到 263 822 美元，如三种并发症均存在，其费用直线上升，甚至高达 869 199 美元。

LVAD 的平均费用为 62 308 美元 ± 11 651 美元，占总费用的 29.64%。重症监护室(ICU)的平均费用为 50 262 元 ± 82 076 美元，占总费用的 23.91%。整个 LVAD 治疗期间每个患者每年再住院的平均费用为 105 326 美元，生存超过一年的 27 名患者，其费用为 99 118 美元。

这些数据显示，慢性终末期心力衰竭的患者实施 LVAD 的治疗与其他救命性的器官移植手术，如肝脏移植，甚至心脏移植具有可比性。因此，LVAD 必然会从一种投资性的实验手术转变为合法的救命性治疗措施，然而这需要时日。作为一项不断开发的技术，LVAD 还有大量需要改善之处，比如装置的设计、患者的选择、合理的营养支持、外科技术、抗菌治疗以及围术期凝血异常的处理。

手术步骤

不同辅助装置的植入手术方法各异，但是基本原则相同。下面讨论介绍我们植入 Thoratec HeartMate LVAS 的手术步骤。无菌条件下在手术室的另一手术台将辅助装置安装好，流入端与流出端的瓣膜以及流出端的人工管道均需要预先抗凝处理以避免出血，并减少在安装时进入辅助装置内的空气。Thoratec HeartMate 用涤纶血管作为流出道(Dupont, Wilmington, DE)，其外表面为一层冷沉淀物和凝血酶复合物或其他标准的预凝物质覆盖。也可用未肝素化的患者自体血，在瓣膜管道充分浸润后，其外表面也被冷沉淀物和凝血酶复合物预凝(图 53.1)。注意不要预凝内部表面，尤其是猪瓣膜的区域。

将预先凝固好的流入道与流出道与 LVAD 的心室连接，用手拧紧。经流入道瓣膜注入无菌生理盐水，充满辅助装置。剪下无菌手套指端覆盖流入道，流出道用一个硬的六角形白色保护套覆盖，以防止装置内部被污染。装置的驱动线由一块浸过万古霉素的手术纱布覆盖（万古霉素过敏者用头孢菌素和庆大霉素代替）。

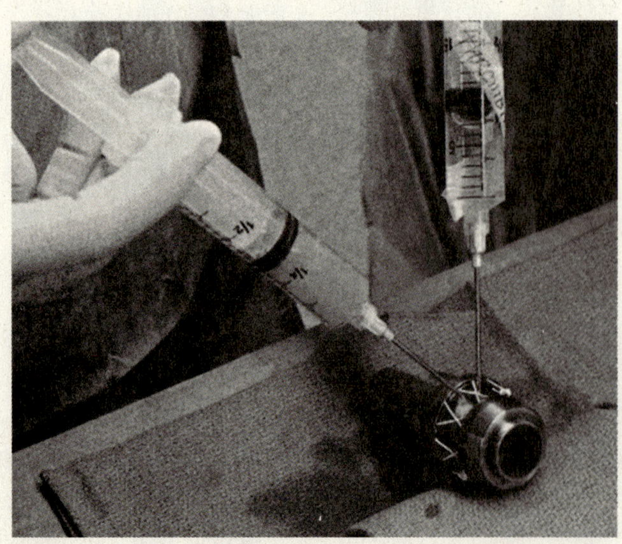

图 53.1 预凝带瓣流入管道。

术中常常用食道超声心动图来评价心脏功能、决定人工心室的大小比例和识别心脏异常解剖（如卵圆孔未闭、主动脉关闭不全和二尖瓣狭窄)，并保证在 LVAD 的同时进行外科矫正。一旦 LVAD 开始工作，超声心动图还可以确认左心室充分减压的情况。术中肺动脉导管检查有助于监测患者的血流动力学指标和容量状态。根据热稀释法测到的心排出量，并与 LVAD 流量对照。一般来讲，如果右心输出量与 LVAD 流量差别 >20%时，表明存在主动脉关闭不全，此时需要手术矫正。植入装置和装置开始工作后，应反复进行超声心动图检查，以确认自体心脏和辅助装置的协调性。有时候某些血流的异常，如主动脉关闭不全或是通过未闭的卵圆孔产生右向左分流的患者，只有在 LVAD 植入后才表现明显，这主要是因为左心室充分减压后引起两个心室之间压力差变化。

在开始手术时，先从胸骨上切迹至脐上做正中切口，在做 LVAD 囊袋前先劈开胸骨暴露心脏，以便一旦血流动力学突然不稳定时可以快速进入。可以将辅助泵放于腹腔内或者腹膜前，每种方法各有其优缺点。腹内泵适合体形较瘦的患者，这样驱动导线的隧道内不会有组织增生或者装置泵对皮肤的腐蚀作用。与腹内泵植入相关的缺点包括腹部粘连、对胃肠道压迫、肠梗阻或穿孔、装置经膈肌疝入心包内以及对腹腔脏器的腐蚀。腹膜前泵适合曾经做过腹内手术或体形矮胖的患者。该方法的优点是可以避免腹内粘连、胃向后方移位以及辅助泵与内脏直接接触引起的并发症。可能的缺点为伤口裂开、囊袋积液或血肿所导致的囊袋感染以及驱动线穿出部位的感染。考虑到以上这些因素，我们对

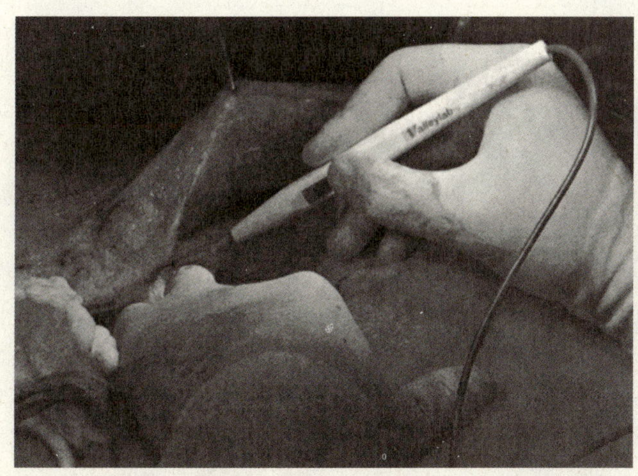

图 53.2　做腹膜前囊袋。

大部分的患者采用腹膜前植入术。下面描述这一特殊的手术入路。

延长中线切口到脐上方，从腹直肌鞘清理腹膜前脂肪，将此空隙延至白线右侧 2～3cm(图 53.2)。用电刀分离右肋弓下的区域(Larrei 腔)，以进一步扩大空间。为避免术后出血，如有必要可以结扎右侧乳内动脉末梢分支。扩大右侧边缘有利于缝合腹部切口，并保证有足够空间使流出道的带瓣管道不会扭曲。还应分离右半膈肌与胸骨的肌肉附着处，以便于流出管道的穿出有足够的空间。向上分离到膈肌下，在膈下血管的外侧可以触摸到心尖。一般需要结扎膈下的血管，因为流入道穿过膈肌会损伤这些血管，而在辅助泵植入后即使能看到出血部位，处理上也非常困难。再向下向外分离，为辅助泵留出足够的空间，可分离至脾后方，将一个塑料的 HeartMate 测量器放入囊袋，以判断有无足够的空间植入 LVAD。囊袋的前方是腹直肌后鞘和腹横筋膜，后方是腹膜前脂肪和腹膜。如果在分离过程中进入腹腔，可以用 3-0 可吸收缝线修补，以防止腹内容物疝出。如果难于分离出足够的平面，可以进入腹直肌鞘，而将后鞘留下作为腹膜外的补片。有些患者可以用人工合成补片置于腹膜表面，使 LVAD 装置向前移位，这个方法可以防止辅助泵向后压迫下面的胃而导致腹部不适、饱胀感和出口不全梗阻。而另一部分患者因为太瘦，而使得关闭腹部切口时张力较大，可以将聚丙烯或 Marlex 网片（C.R. Bard, Inc. Murray Hill, NJ）置于辅助泵表面，在腹筋膜切口边缘之间补片，可以无过分张力情况下关闭腹部切口。

将驱动线连接于辅助泵的下外侧，在脐下从腹膜前囊袋中穿出，出口部位在麦氏点上方(右侧锁骨中线，约右肋缘下三指)。先在此部位做一 1.3cm 大小的圆口（与造瘘口类似），向下分离到腹直肌前鞘。该切口要足够大，使之能与驱动导线的隧道分离器相适应，但也不要太大，仅容许皮下管道在出口处容易通过即可。将隧道分离器经皮下直接向下引导至脐下，一旦隧道分离器进入 LVAD 囊袋的下方，应确保穿入部位的血管和腹直肌没有出血。将经皮管道的尖端与隧道分离器拧紧，再将全部驱动导线向后穿过皮下隧道(图 53.3)。在驱动导线引入隧道之前，要确认导管外罩物已紧紧覆盖经皮管道的排气孔，以避免在穿过隧道的过程中其他物质进入排气孔内。在穿出皮肤前，用直径约为 2.5cm 的聚酯纤维绒包裹经皮管道外，并将其留在隧道内，以促进组织粘连和减少出口部位感染的机会。在 LVAD 电启时，用抗生素湿纱布垫包裹体外的驱动导线，直至驱动导与控制器相连。用粗的单股线将经皮导管道固定在出口的内外侧，该缝合线要术后 4~6 周才拆除。

按体外循环的要求全量肝素化，标准化主动脉和双腔心房插管。如果需要进入右心房（如关闭开放的卵圆孔），则分别插上、下腔静脉管。体外循环开始后不需心脏停搏（除非同期进行其他手术）。用开腹使用的纱布垫将心尖抬高，在定位打孔前应辨认特征性心尖凹陷部位。在左心室充满血的情况下，用 11 号刀片在预计打孔的中心做一个 0.5cm 大小的切口。HeartMate 的打孔刀连于 14F 的 Floey 导管(C.R.Bard, Inc.,Covington,GA)，该导管可作为心室的引流管插入左心室的心

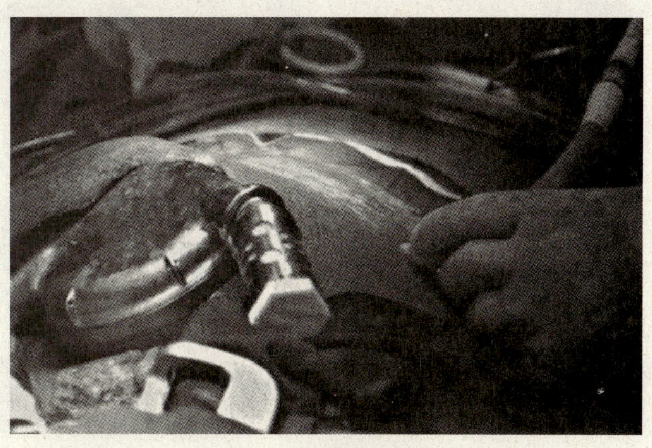

图 53.3　驱动导线的隧道。

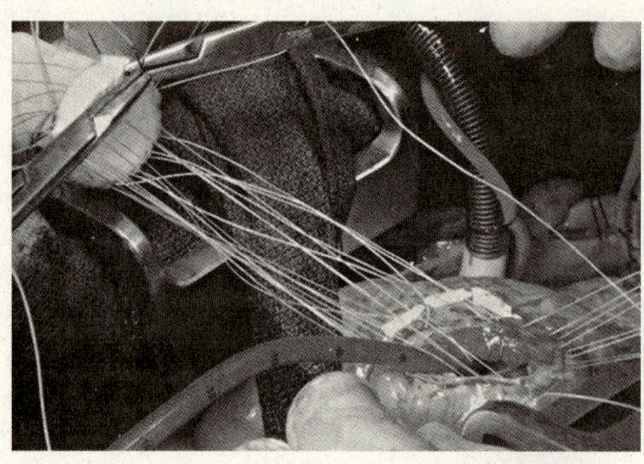

图 53.4　将心尖缝合环与左心室心尖部吻合。

尖部。在 Foley 导管气囊内注入 5mL 生理盐水,向心尖方向轻轻牵拉导管。用打孔刀切开心外膜，前后转动直到进入左心室腔。在这一过程中,以 FoLey 导管为中心标记，打孔刀应朝向二尖瓣的流入口和左心室的外侧壁方向，这样可避免流入道的插管折向室间隔。用 Metzenbaum 剪刀完全剪除所有残余的肌肉或瘢痕组织，检查左心室腔是否残存有组织或血栓，对于疏松的血栓应该去除，而附壁血栓一般可保留。

安放心尖缝合环，将垫片朝向心脏,而硅管部向外,中心部位的塑料管到连接流入道瓣膜管道之前时才取出。至少用 12 根代垫片的 2-0 TI-CRON 缝线(Tyco Health-care Group LP, Norwalk,CT)，围绕心尖孔缝合,要缝到一定厚度的心肌上。如果心肌有瘢痕、变薄、质地较脆,以及如在心肌梗死的部位,则需要全层缝合心肌。缝线应距心尖孔 1.5cm,然后与相应的管道垫片相缝合(图 53.4 和图 53.5)。在缝合环上标记方向，并保证缝合线的针距合适，每根缝线应打 6 ~ 7 个结，在心肌缝合处形成轻度的凹陷。

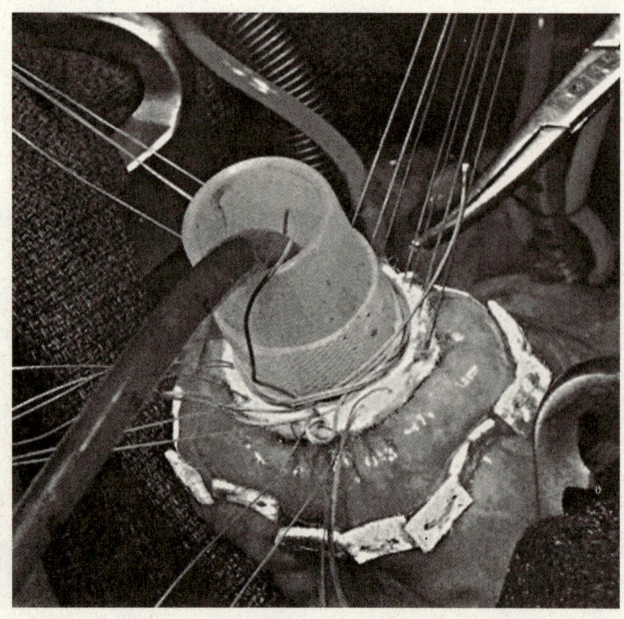

图 53.5　完成心尖缝合环的吻合。

必须切开膈肌以便于左心尖能够和 LVAD 的带瓣膜的流入道连接,我们习惯用 28mm 端端吻合器(EEA)。在正对左心尖的膈肌上做一个十字形切口,该切口刚好在膈下血管的外侧。从腹膜前囊袋引入吻合器，切除膈肌孔道中间的组织，吻合器的大小应足够容纳带瓣膜的流入管道。吻合器进入心包后朝向左侧，这样在左心室尖到腹膜前囊袋之间建立了一个直接窗口。在钛制的瓣膜管道插入心尖缝合环前,应取出中心塑料管。流入管道经左半膈肌打的孔插进缝合环的硅质部分，热解钛做的接触面与其袖状边缘应紧密相连(图 53.6)。LVAD 的正确位置应该是流入道朝向二尖瓣方向，以避免流入道打折和自体心脏的旋转移位。将缝合环上的绿色 TI–CRON 缝合线在流入管上打结，直到硅质的吻合处出现皱折，要确保接口密闭不会漏血。我们还要用两层胶带加固接口，最后在缝合环的缝线进针处用生物胶密封(CryoLife, Inc., Kennesaw, GA)。在做主动脉吻合时，应用抗生素浸泡的纱布垫覆盖辅助泵。

主动脉的吻合位置应考虑到以后的手术,最常见的是心脏移植术。管道的定位应足够高，以便于以后心脏移植时的主动脉—主动脉吻合，同时又要足够的低，以保证能够安放主动脉阻断钳。在升主动脉近端右侧部分钳夹主动脉,纵行切开(图 53.7),修剪切口两侧的边缘以加宽切口。也可用主动脉打孔器先做一个圆洞，再进一步扩大切口。应根据患者的大小裁剪流出管道的长度,管道不要留得太长,因为这会导致管道扭曲，引起管道压力升高和 LVAD 流量降低。也不能裁剪得太短，尤其是估计以后有可能会经胸外途径取出或替换的情况。一般情况下,置入辅助泵后,带瓣的流出道至少有 2/3 的长度应该在右肋缘下。在

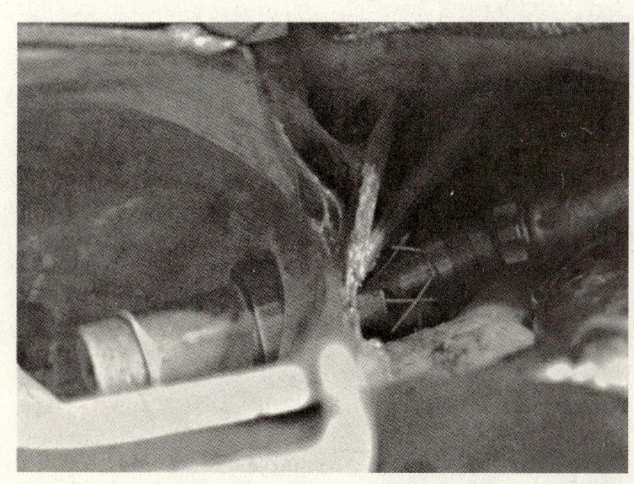

图 53.6 经左侧膈肌穿出带瓣流入管道。

多数成人管道的长度为 12～14cm 之间。开始吻合主动脉前，应确认流出道上有用于固定的螺帽，这对于保证流出道与人工心室的牢固连接是非常重要的。

用 4-0 聚丙烯缝线做管道—主动脉的端侧吻合(图 53.8)。在 12 点、3 点、6 点和 9 点分别放置水平褥式缝线，每一针按顺时针方向连续缝合至下一针。虽然在大多数情况下我们倾向于在缝合线上使用生物胶，有时也用一条牛心包片或者自体心包来加固吻合(图 53.9)。在流出道上安放阻断钳，取头低脚高位，开放升主动脉阻断钳，小心排出气体。观察流出道的连接处，确认没有血栓。如有血栓可以认为密封性不好，有可能发生严重出血。该接口的出血可以用粗丝线环状结扎加固，加压止血。

在整个植入过程中，血泵内经常存在大量的空气，因此按照正确的顺序排出血泵和心脏里的气体是非常重要的。先除去流出管道上白色的六角形保护盖，让主动脉的血逆性灌入流出道管道中，然后再用阻断钳夹闭管道。体外循环回血很快充满左心室，使得血液自动从心室流入辅助装置中，再从流出道排出。将流出道与流出道瓣膜连接，顺时针方向旋紧固定螺帽。开放流出道上的主动脉阻断钳，并且用 18 号针插入移植管道的最高点作为排气。在排气孔的远端部分阻断主动脉，将手提泵与排气接口相连，再连接到经皮导管上，手提泵开始工作前，减少体外循环的流量，进入左心室的血流至少为 2 L/min。当手提泵开始工作时，将患者置于头低脚高位，旋动手柄使黑色球囊塌陷，然后随着每次泵血球囊缓慢充盈至完全膨胀。膨胀肺部并且人工控制手提泵排出残余空气。持续排气直到经食道超声心动图看不到气体，此时开放部分夹闭的流出道。最后拔除 18 号排气针，用 4-0 聚丙烯线缝合插针处。

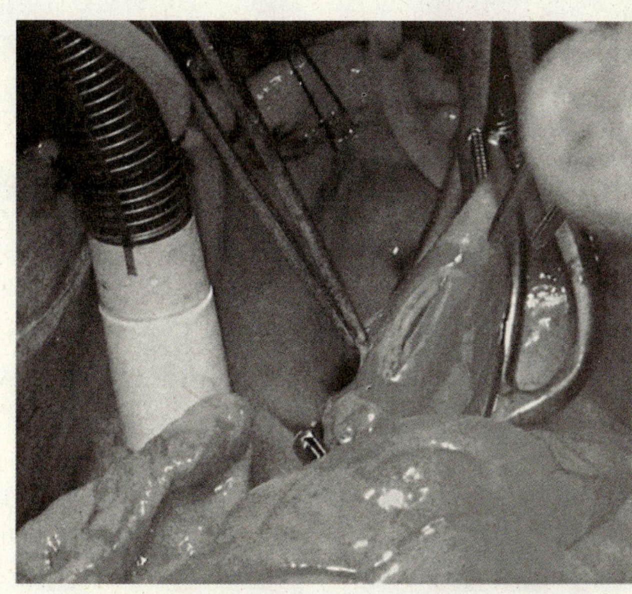

图 53.7 切开近端升主动脉。

从排气口接头上取下手提泵，将经皮导管连接到系统控制器上，系统控制器导线的白色电源插头与电源基座(PBU)的白色接头连上。在完全撤离体外循环和启动 LVAD 之前，使用正性肌力药物和血管收缩剂。如有肺动脉高压，我们倾向于使用多巴酚丁胺和米力农来增加 LVAD 的充盈。吸入一氧化氮对于某些患者可降低肺动脉压力，还可以加用去甲肾上腺素和精氨酸加压素，以维持平均动脉血压 >65mmHg。左心室辅助开始时设定为 50 次 /min 的“固定频率”模式，每搏输出量的目标为 70～80mL 之间。当左心室辅助通电启动后，快速减少体外循环的流量，保证足够的血流进入辅助装置，不会使右心过度膨胀。电源基座的黑色接头与系统控制器的连接方法类似于白色接头，在持续撤离体外循环的同时缓慢增加左心室辅助的设定频率以维持足够的充盈。一旦完全脱离体外循环支持而患者血流动力学稳定，则将左心室辅助从“固定频率”模式转换到“自动”模式。根据患者不

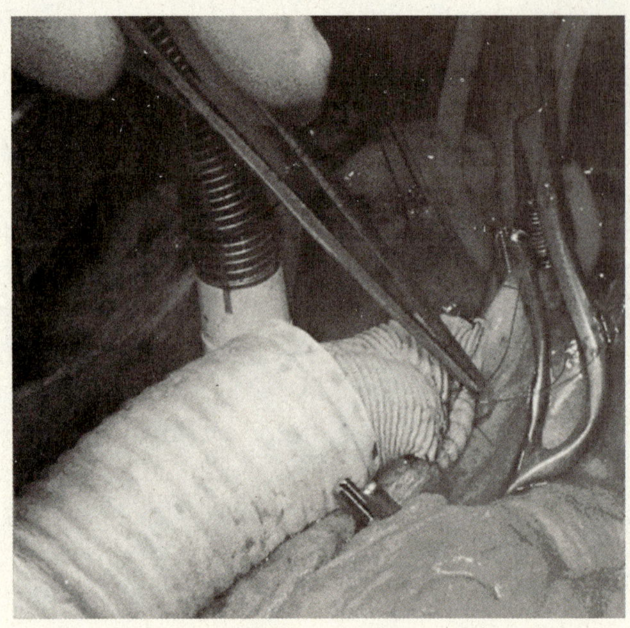

图 53.8　流出管道与主动脉的吻合。

同的临床情况，这种转换过程可能需要术后24～48小时才能完成。自动模式非常类似于心脏的生理学反应；当血泵至少充盈97%或感受到充盈速度减缓时才射血。因此，当患者活动量增加，血泵反应性地增加其输出量。

在关闭胸、腹部的切口前，要将心室泵固定在LVAD囊袋里（图53.10）。用不可吸收的粗丝线经钛制泵体上的孔眼将装置固定在腹壁或者筋膜上。如LVAD未固定到位，LVAD可能会在体内活动或迁移，并引起不良反应。

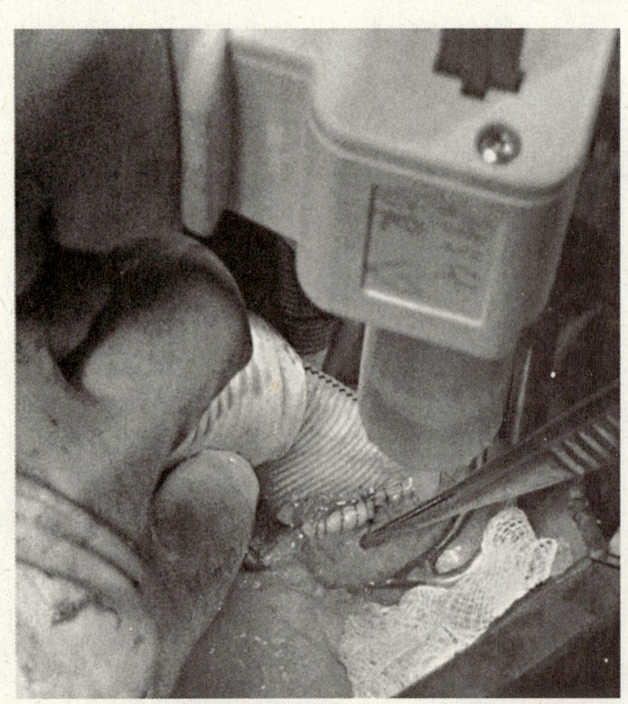

图 53.9　在流出道管道与主动脉吻合处使用生物胶。

囊袋内放置引流以减少囊袋血肿或积液，我们习惯在泵体的上方和下方放置布莱克引流管，术后引流量<100mL/24h时才拔除引流管，一般在术后3～7天即可拔除。在心脏前方和后方放置心包和纵隔引流管，如果需要，还应放置胸腔引流管

为减少手术后胸骨和LVAD囊袋感染的可能性，还应采取其他一些措施。我们喜欢用1g万古霉素，2g微纤维胶原止血剂（MCH,Avitene, Davol, Inc.，Cranston,RI）或INSTAT MCH（Ethicon,Inc.; Johnson & Johnson, Piscataway, NJ）以及20 000单位的牛凝血酶（Gen Trac, Inc., Middleton, WI）组成复合物，在手术室将这些药物混合后，关闭胸、腹腔之前将其放在囊袋内和胸骨周围。万古霉素主要对葡萄球菌有直接的抗菌作用，而MCH和凝血酶具有强有力的止血屏障作用。

一些过瘦的患者，由于腹膜前囊袋内的装置会造成腹部张力过大而难以关腹，为了解决这个问题，我们有时会在腹中线放置Marlex网来填补腹白线与腹壁筋膜之间的缺损。这个方法也适用于那些担心会形成腹部疝的患者。此外，使用Marlex网后有了额外的空间，辅助装置可以向前移位，从而减少向后对胃的压迫，通常采用这种方法也允许体格更小的患者置入左心辅助装置。

潜在并发症和术后护理

LVAD治疗最常见的并发症包括围术期出血、右心衰竭、急性肾衰竭、感染和血栓栓塞。所有这些问题在术后早、晚期均会导致严重的后果和死亡。表53.5列出了我们在使用HeartMate LVAD时积累的处理这些并发症的经验。事实上，其中许多并发症也正是住院治疗花费的主要因素。这与利用医疗资源进行治疗，或者因

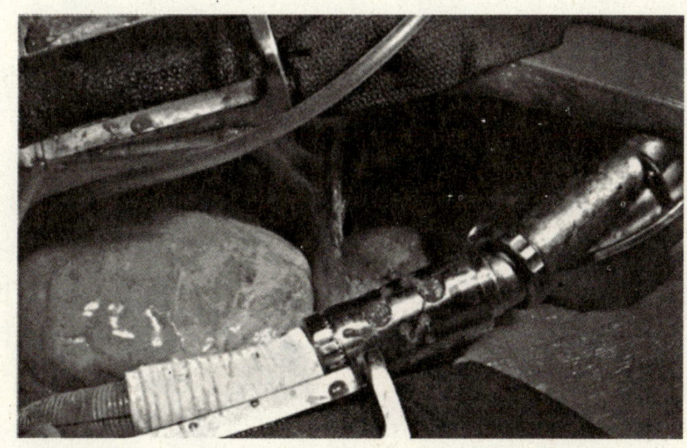

图 53.10 放置到位的 HeartMate 左心室辅助装置。

这些并发症需更长时间留在 ICU 和手术室有关。下面的讨论详细阐述了术后并发症的发生以及围术期我们所采用的治疗策略(表 53.6)

在多数中心围术期出血的发生率在 25%～60%之间，再手术率高达 50%以上。出血发生的频率与所使用的辅助装置是否要求全身抗凝无关。有人提出，辅助装置可以诱发凝血和纤溶系统的失衡。对于 HeartMate LAVD 来说,这个过程可能源于 LVAD 的人工膜与血液成分的直接接触。在手术后早期，止血作用主要受内源性纤维蛋白溶解系统激活的影响，这种纤维蛋白溶解系统是接触依赖性的，激活后会消耗接触因子，提高纤溶酶－α2-抗纤溶酶(PAP)复合体的水平。与出血发生率升高有关的其他因素包括术前肝功能不全、术前营养不良、再次手术、长时间体外循环、外科剥离面积过大以及肾衰竭导致的血小板功能障碍。术中常规使用丝氨酸蛋白酶抑制剂抑酞酶和术前给予维生素 K 在某些患者中可以显著减少大出血的风险。这种方法降低了血液制品的输入，也减少了由此而来的右心衰竭及过敏反应的发生率。目前正在研究这种理论，认为在凝血过程中抗凝物质(Ⅸ因子和 Xa 因子)处于高的水平，术后的出血程度可减小。

左心室辅助植入后大约 20%～30%的患者会发生右心衰竭，其中某些患者需要再安置右心室辅助装置。右心衰竭是多因素的，可能与解剖、术中和围术期的情况有关。从解剖学的观点看，左心室辅助装置卸载了左心室的负荷，导致室间隔偏离右心室。虽然从理论上讲，如果左心室压的峰值下降有利于提高其舒张期的顺应性，但室间隔向左心室膨出会降低右心室的收缩效率。而且，由于左心室辅助增加体循环的前向血流，静脉回心血量的增加可以超过右心室的容量负荷能力。右心衰竭的发生通常与术中和围术期的出血以及随后的输血有关，这增加了细胞因子的产生，例如 IL-1β、IL-6、IL-10 和肿瘤坏死因子 α，其协同作用可以导致肺动脉高压。这种病

表 53.5 HeartMate 左室辅助装置的术后并发症

并发症	数目(%)
出血	47(23.60%)
右心衰竭	24(12.18%)
急性肾功能衰竭	83(42.13%)
感染	87(44.16%)
驱动线感染	10(5.08%)
囊袋感染	30(15.23%)
装置感染	11(5.58%)
伤口感染	33(16.75%)
菌血症	25(12.69%)
败血症	28(14.21%)
血栓栓塞	24(12.18%)

患者总数:197。

表 53.6 围术期临床治疗方案

术前	术中	术后
IABP	抑肽酶	一氧化氮
早期植入 LVAD	生物胶	磷酸二脂酶抑制剂(米力农)
调整容量状态	一氧化氮	积极使用右心室辅助治疗右心衰竭
广谱抗生素	磷酸二脂酶抑制剂(米力农)	避免使用大量血液制品
营养支持	筛查 PFO	CVVH
	INSTAT 抗生素贴片	使用腹带
		早期活动
		康复治疗
		早期肠道进食和营养支持

IABP:主动脉内球囊反搏;PFO:卵圆孔未闭;RVAD:右心室辅助装置;CVVH:持续静－静脉血滤。

理改变还与血栓素A2所介导的肺血管收缩协同作用，血栓素A2是因体外循环而产生的。我们降低一氧化氮治疗的指征，主张早期吸入治疗，许多患者大大降低了肺动脉压力，从而避免了安装右心辅助装置。

急性肾衰竭是左心室辅助装置术后的常见并发症，术前存在一定程度肾功能不全的患者中更为明显。在我们中心，LVAD患者的急性肾衰竭高达40%以上，其原因几乎都是急性肾小管坏死(ATN)，这是低流量灌注的后果，在术中和术后都可发生。如果能够保持LVAD的足够流量，这些情况经常是可逆的，但是有些患者在监护室内需要短暂采用连续静脉—静脉血液透析(CVVHD)支持治疗。

在LVAD支持期间，多达28%～66%的患者会发生某种形式的感染，而有报道认为使用更小的轴流血泵可以显著减少感染的发生率。最常见的感染部位包括：左心室辅助装置的驱动线、腹膜前囊袋、装置本身以及胸骨和腹部的伤口。菌血症和败血病的发生也不少见，并且加重了并发症和死亡率。众多因素与这类患者的高感染倾向有关，首先，这种手术通常是在年老而免疫能力相对较差患者的体内安放了一个很大的异物，对于HeartMate来说，需要横跨两个体腔，并且有相当大的切口，因此伤口和LVAD囊袋的感染可能性是非常大的。其次，接受LVAD的患者在手术时往往存在严重的营养不良，这与慢性心力衰竭引起的严重分解代谢有关，那些保持免疫系统完整性所必需的重要蛋白质和氨基酸无法合成，手术后这些营养不良的患者在伤口愈合和免疫反应方面都处于显著不利的状态。第三，有证据表明，某些搏动性LVAD使用的生物合成膜，通过与血液成分的直接接触，诱导循环中的CD4 T细胞凋亡，这个过程引起细胞免疫缺陷的加剧，使患者严重感染的风险增加。对所有感染的治疗主要是慎重选择抗生素，同时进行手术清创，如果必要的时候要替换辅助装置。我们也主张使用腹带来减少因伤口而引起驱动线部位的感染风险。随着技术的进步，将转向使用更小的、完全可植入的装置，减少宿主与环境的接触面。围术期积极提供营养支持，同时给予免疫增强药物(精氨酸、谷氨酰胺、低聚核苷酸、ω-3脂肪酸)对于促进伤口愈合和保持一定的免疫防御能力是必要的。

血栓栓塞事件的发生占5%～11%，并且与凝血和纤溶作用之间的平衡有密切关系。全面观察表明术后早期为出血并发症，而晚期为血栓栓塞形成。对于那些需要术后抗凝的VAD患者而言，这种情况的处理是非常棘手的。HeartMate LVAD是非常独特的，它与血液接触的表面为编织物（金属表面为钛质的微球体，在活动的隔膜上覆盖有完整的聚氨酯编织物)，在植入后很快被致密的自体新生内膜所覆盖。这种生物合成膜降低了血栓栓塞的风险，减少了全身抗凝治疗的必要性。事实上大多数的左心室辅助装置都要求抗凝治疗（包括最新的轴流装置)，因此多数医疗中心联合使用肝素和低分子右旋糖酐，并在拔除胸腔引流管后口服华法林。多数接受HeartMate LVAD的患者，只给予阿司匹林或潘生丁，这两种都是抗血小板药物，这也是仅有的一种抗血栓治疗模式。

结 论

随着全世界范围内充血性心力衰竭的患者越来越多，而供心的总数仍恒定不变，所以心室辅助装置目前的地位已稳固建立。心室辅助装置的作用到了有效的拓展包括：作为心脏移植术的过渡支持，心脏恢复期的过渡，以及最终治疗。虽然许多术后的并发症部分阻碍了心室辅助装置的有效利用，但是辅助装置的改进和围术期治疗水平的提高，会提高临床效果。对于药物治疗难以逆转的终末期心力衰竭患者来说，辅助装置仍然是一种很有吸引力的治疗选择。将来它还可用于大批不太严重的心力衰竭患者。因此，由于治疗疾病的需要，技术得以发展时，反过来，技术也可能大大改变心力衰竭的表现。

推荐读物

Gelijns AC, Richards AF, Williams DL, et al. Evolving costs of long-term left ventricular assist device implantation. Ann Thorac Surg 1997;64:1312.

Goldstein DJ, Moazami N, Seldomridge JA, et al. Circulatory resuscitation with left ventricular assist device support reduces interleukins 6 and 8 levels. Ann Thorac Surg 1997;63:971.

Goldstein DJ, Oz MC (eds). Cardiac Assist Devices. Armonk, NY: Futura, 2000.

Goldstein DJ, Oz MC, Rose EA. Implantable left ventricular assist devices. N Engl J Med 1998;339:1522.

James KJ, McCarthy PM, Thomas JD, et al. Effect of the implantable left ventricular assist device on neuroendocrine activation in heart failure. Circulation 1995;92(Suppl 9):II-191.

John R, Lietz K, Schuster M, et al. Immunologic sensitization in recipients of left ventricular assist devices. J Thorac Cardiovasc Surg 2003;125:578.

Kaltenmaier B, Pommer W, Kaufmann F, et al. Outcome of patients with ventricular assist devices and acute renal failure requiring renal replacement therapy. ASAIO J 2000;46:330.

Oz MC, Gelijns AC, Miller L, et al. Left ventricular assist devices as permanent heart failure therapy: The price of progress. Ann Surg 2003;238:577; discussion 583.

Oz MC, Goldstein DJ, Pepino P, et al. Screening scale predicts patients successfully receiving long-term implantable left ventricular assist devices. Circulation 1995;92(9 Suppl): II-169.

Rao V, Oz MC, Flannery MA, et al. Revised screening scale to predict survival after insertion of a left ventricular assist device. J Thorac Cardiovasc Surg 2003;125:855.

Rose EA, Gelijns AC, Moskowitz AJ, et al. Randomized Evaluation of Mechanical Assistance for the Treatment of Congestive Heart Failure (REMATCH) Study Group. Long-term mechanical left ventricular assistance for end-stage heart failure. N Engl J Med 2001;345:1435.

Slater JP, Williams M, Oz MC. Implantation techniques for the TCI HeartMate left ventricular assist systems. In Cox JL (ed). Operative Techniques in Thoracic and Cardiovascular Surgery, Vol 4, No 4. Orlando, FL: Saunders, 1999;330.

编者评述

I.L.K.

哥伦比亚大学的医生们在使用心室辅助装置方面已经积累了大量经验,本章的描述对于心室辅助的植入和治疗都非常实用。在我们中心,心室辅助装置主要用于心脏移植的过渡。我们还没有将其用于急救或者最终治疗。尽管我们已经被允许可以将其作为最终治疗手段,但是找到合适的患者并不容易。心室辅助装置用于心脏移植前的过渡是非常有前景的,它通过维持受体的健康状态而挽救了生命。现已证实,在长期生存方面它的效果很好,而在挽救体外循环术后的危重患者方面仍然非常困难。正如作者所述,疗效最差的是那些其他器官功能衰竭的患者。不幸的是,这正是我们在挽救患者时所要面对的事实。很明确,为了解决这个难点,辅助装置的技术一定要改进。

目前,心室辅助装置的最佳用途还是作为心脏移植的过渡性措施。

(陈彧 译 解基严 校)

第 54 章

心肌梗死并发症的外科治疗

Mark F.Berry, Timothy J.Gardner

概　述

心肌梗死的急性、机械性并发症常常需要外科处理。这些机械性并发症占急性心肌梗死后死亡率的 15%～20%,过去包括心室游离壁破裂、急性室间隔穿孔以及急性缺血性二尖瓣反流。目前正逐渐认识到有一种属于机械性、需要外科治疗的急性心肌梗死并发症,这就是"泵衰竭"或心源性休克,这种心源性休克用最强的药物治疗和再血管化均难以奏效,用于这个并发症的外科手术包括植入心室辅助装置与心脏移植。

心室游离壁破裂

发病率与发病机制

急性心肌梗死 3 周以内死亡的患者当中,大约有 1/4 的患者合并心室游离壁破裂。总的来说,急性心肌梗死后高达 11%的患者会发生心室游离壁破裂。破裂的部位与梗死位置有关,破裂多发生于存活心肌与梗死心肌之间,经常发生在急性透壁性心肌梗死范围扩大之后。因溶栓再血管化治疗导致的梗死后出血可能起到作用,但还未发现血管成形术与心室游离壁破裂或者室间隔破裂之间存在相关性。

临床表现与诊断

游离室壁破裂有急性、亚急性和慢性临床表现。急性破裂通常在数分钟内死亡。亚急性破裂占游离壁破裂的 20%～40%,表现为心包填塞进而出现休克。急性心肌梗死后患者出现心包填塞的生理表现,超声心动图检查发现心室壁缺损和心包积液,可以做出诊断。慢性破裂很少见,表现为心室渗血,进而形成假性室壁瘤。虽然 12%～23%的患者没有症状,但大部分患者具有充血性心力衰竭的症状、胸痛或呼吸困难。超过 2/3 的患者有心脏杂音,而且实际上所有患者都有非特异的心电图改变。大部分患者的 X 线胸片表现为心脏扩大。血管造影、超声心动图、CT 扫描、放射性核素扫描和磁共振成像都有助于识别假性室壁瘤。

自然病程

急性破裂是致命性的,很少有治疗机会。亚急性破裂患者出现症状后存活时间为 45 分钟到 6.5 周,平均为 8 个小时。未手术治疗的亚急性破裂据报道仅有 17 例存活。慢性破裂的自然转归未能明确。一篇文献总结 290 例左心室假性室壁瘤患者,其中 139 例为心肌梗死造成的。保守治疗 31 例,其中 15 例一周内死于心肌梗死,而其他 16 例则长期存活,证明慢性假性室壁瘤是相对稳定的。

术前治疗与手术时机

急性破裂通常来不及进行修补,而对于亚急性破裂的患者均应行急诊手术,必须将患者迅速送往手术室。在超声心动检查的同时进行心包穿刺可以暂时改善部分患者的血流动力学状态,在准备手术的过程中一定程度上能稳定病情。在转往手术室的过程中,也可使用正性肌力药物、输液、血管收缩剂和主动脉内球囊反搏来维持血流动力稳定。

慢性心脏破裂的手术时机取决于从发生梗死到诊断之间的时间。据认为梗死发生在数月内的患者心脏破裂的危险性大,应急诊心导管检查来评估冠状动脉病变的严重程度,随后行外科手术修补假性室壁瘤。对梗死后时间较长的患者是否需要外科手术主要取决于假性室壁瘤是否大于 3cm、是否还正在继续扩大、有无临床症状或者是否存在二尖瓣反流和(或)严重的冠状动脉病变需要手术干预。

手术技术

亚急性心脏破裂的患者应迅速做好标准正中开胸的准备，由于可能会发生严重的低血压，在麻醉诱导的过程中应严密监测血流动力学。在心包减压期间仍然需要严密监测血流动力学，因为血压可能会升高、破裂口扩大、出血量增加。要根据破裂的位置、破口的情况以及患者的情况决定是否使用体外循环。所有血流动力学不稳定的患者都应建立体外循环。如果暴露破口时对循环状态干扰过大、不能控制破口的出血或无法进行修补，这些情况都需要体外循环。

修补亚急性心脏破裂的方法有几种，应尽可能简单。缝合时要避开脆弱的心肌，修补心外膜时可以在心室间隔穿孔缺损部位放置一片心包、涤纶或是聚四氟乙烯补片，应沿着梗死区的外周将补片缝合在正常的心肌上(图 54.1A)。也可以采用聚四氟乙烯毡条和补片水平褥式缝合法直接缝合破口(图 54.1B)，还可以在缺损部位用生物相容胶加固（图 54.1C)。当存在心室内缺损，如室间隔破裂或是乳头肌断裂时，单纯进行心外膜缝合是不恰当的。对这样的病例应在体外循环下阻断主动脉，切除梗死区域的心肌，用补片修补缺损或实施梗死区的隔离术，这些将在以后的章节中详细描述。

对慢性心脏破裂是否进行修补，部分取决于是否存在二尖瓣功能不全或冠状动脉病变。体外循环的建立以及慢性破裂的修补与急性破裂相似。前壁的假性室壁瘤由于存在纤维边缘，通常可以直接闭合，对于后壁的假性室壁瘤，需要用补片修补，这样可以保持心室的几何形态。如要修补巨大的假性室壁瘤，或假性室壁瘤还在扩大，此时需在体外循环下充分暴露修补部位，同时也可以避免假性室壁瘤腔内的栓子脱落造成体循环栓塞。

生存率

大部分关于亚急性心室破裂外科手术的报道，患者数量很有限，然而这些报道提示及时的诊断和干预可以挽救相当数量患者的生命。有一篇报道 5 例危重亚急性心室破裂患者，接受急诊修补术，其中两例长期存活。另一组报道 5 例患者接受同样手术，其中 4 例存活。据一项 8 年的研究，在此期间有 6 例患者采用补片修补，有 5 例存活出院。外科治疗慢性心室破裂的经验有限，而且大部分为个案报告。在一篇报道中，有 12 例慢性心室破裂的患者接受治疗，其中有 8 例长期存活，所有的死亡病例都发生在心室功能极差或是合并二尖瓣疾病患者。

室间隔穿孔

发病率及发病机制

急性室间隔穿孔(VSD)是心肌梗死的罕见的、致命性并发症。发生在心肌梗死后 4～6 周为急性室间隔穿孔。尽管在心肌梗死中室间隔受累高达 70%，但发生急性室间隔穿孔者只占所有心肌梗死的 1%～2%，最近报道的发生率低于 1%。发生率的降低说明介入治疗或许能降低心肌坏死和透壁心肌梗死的发生。但是从心肌梗死到室间隔穿孔的间隔时间似乎变得短了。因为梗死性出血在室间隔破裂中可能起到作用，故对这些患者进行溶栓治疗可能会加速室间隔穿孔的进程。

心肌梗死后急性室间隔穿孔的患者平均年龄为 62.5 岁；目前男女比例为 3∶2，而女性的发生率可能正在上升。急性室间隔穿孔通常发生在冠状动脉完全阻塞引起的透壁性心肌梗死后，心肌梗死的平均面积(累及左心室壁的 25%）要比未出现室间隔缺损的心肌梗死(15%)面积大。心肌梗死后室间隔缺损累及双侧心室的概率要高于未发生室间隔缺损的患者。典型的患者为单支血管病变、侧支循环差，通常为前壁心肌梗死。尽管该并发症最早可发生于心肌梗死后数小时，最晚可至心肌梗死后几周，但多在出现心肌梗死症状后 4 天内做出诊断。室间隔破裂的发生时间与纤维结缔组织尚未取代坏死心肌的时间相吻合。缺损的大小从 0.3～4cm 不等，平均为 1.7cm。

过去认为由于左前降支动脉的闭塞，急性室间隔穿孔主要发生在前间隔。然而最近的资料显示后部的室间隔穿孔发生比例正在增加，并且占目前室间隔穿孔的 1/3～1/2。后部室间隔穿孔的发生通常是优势的右冠状动脉或是优势的回旋支动脉闭塞的结果。室间隔穿孔可分为单纯型和复杂型。单纯性缺损通常位于室间隔的前部。复杂型缺损通常位于室间隔的下部，预后更差。多发性室间隔穿孔为 5%～11%。约 1/3 的患者因乳头肌梗死(占 15%)或左心室功能障碍和二尖瓣环扩张，存在二尖瓣反流。因左心室功能不全导致的二尖瓣反流在室间隔穿孔修补后一般会消失，而因为乳头肌断裂所导致的二尖瓣反流则需要置换瓣膜。

临床表现与诊断

急性室间隔穿孔的典型症状是胸痛反复发作、新出现的全收缩期杂音，并能触及胸骨左缘震颤，急性心肌梗死几天后血流动力学迅速恶化。室间隔破裂导致左向右分流，进而发生心力衰竭。临床表现轻重不一，可以从无症状的心脏杂音到发生心源性休克。临床症状与心室功能障碍和室间隔穿孔导致的分流有关。发生在间隔前部的室间隔穿孔发生心力衰竭通常是室

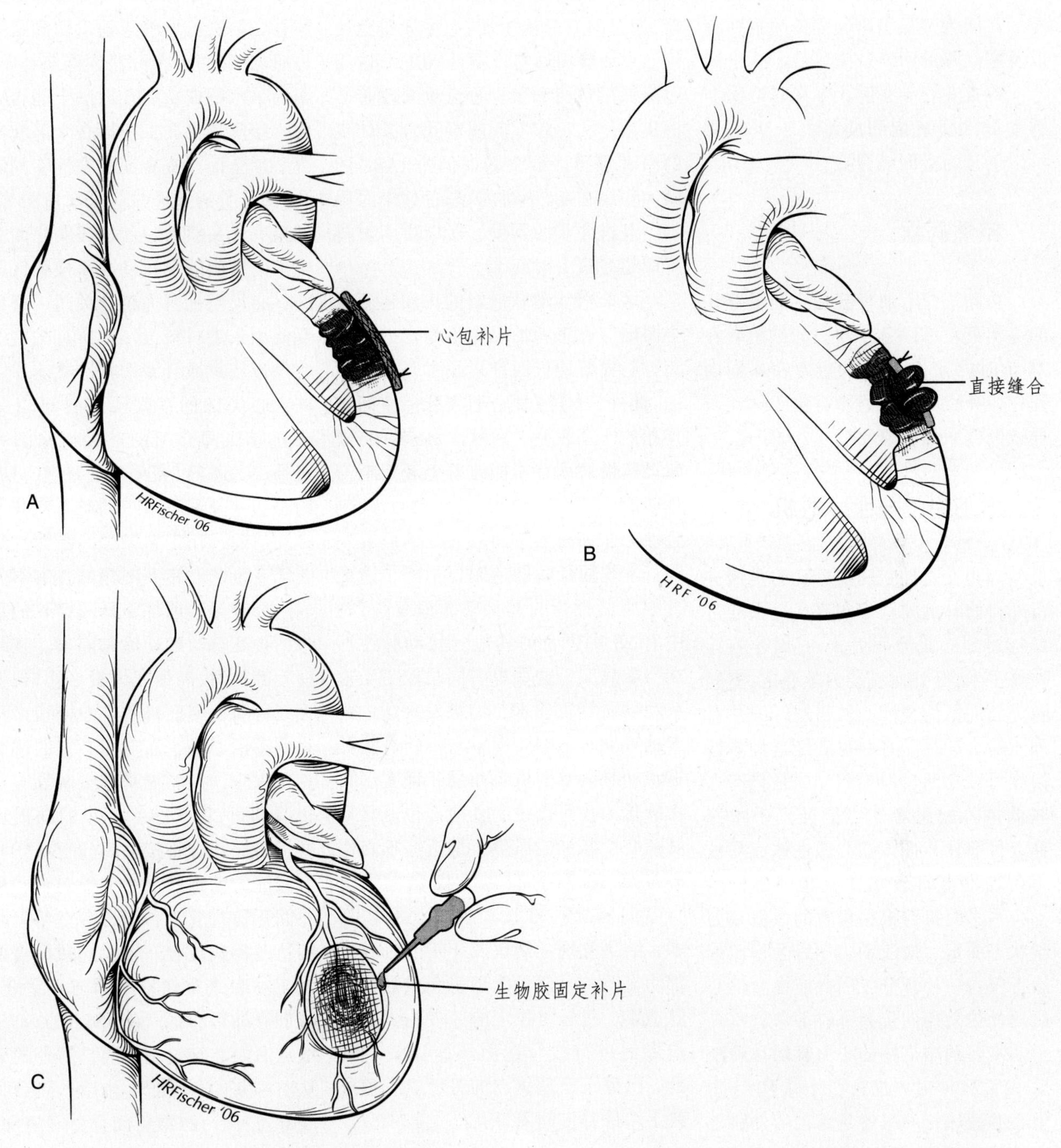

图 54.1　修补左心室游离壁。(A)心外膜补片。(B)直接缝合。(C)用生物相容胶固定补片。

间隔穿孔与广泛的心室梗死共同作用的结果，而发生在间隔后部的室间隔穿孔发生心力衰竭则是大面积右心室梗死的结果。心电图上心肌梗死的定位与室间隔穿孔的部位相吻合，心电图经常表现为 QRS 波电轴右移和右束支传导阻滞，约 1/3 的患者在室间隔穿孔之前会有短暂的房室传导阻滞。

急性室间隔穿孔的临床表现与急性二尖瓣反流非常相似。通常查体与心电图有助于两者的鉴别诊断。室间隔穿孔的杂音通常在胸骨左缘最明显，常伴有震颤，而二尖瓣反流的杂音在心尖部最明显，不伴有震颤。除此之外，急性二尖瓣反流多伴有下壁心肌梗死，没有传导的异常。超声心动图对于室间隔穿孔的确诊、判断缺损的大小和部位方面有很高的敏感性和特异性，并能清楚显示跨间隔的喷射血流以及室间隔的回声缺失区域。

检查右心导管时，如果右心房与肺动脉的血氧饱和度差大于9%，则可以确诊为室间隔穿孔。

自然病程

药物治疗心肌梗死后室间隔穿孔的一年死亡率高达97%。1/4的患者在24小时内死亡，80%的患者在4周内死亡。死亡的原因通常是由于休克所导致的终末器官衰竭。

术前治疗与手术时机

因为在急性室间隔穿孔的早期进行外科修补的死亡率很高，过去通常是推迟到心肌梗死后4～6周才施行外科手术，等到血流动力学稳定，室间隔穿孔周围的梗死心肌出现纤维化有利于缝合。尽管有些患者经这种延期治疗可以存活，但很明显的是只有那些低风险的患者才可能等到手术修补。目前认为应该在心源性休克导致不可逆性器官衰竭发生之前进行手术，手术时机要根据患者的血流动力学状态而定。血流动力学完全稳定的患者仅占一小部分，因此应在急性心肌梗死住院期间选择外科手术时机。

需要药物支持的心力衰竭在诊断后12～24小时内应进行外科手术。发生心源性休克的患者是真正的外科急诊，需要立即进行修补。已存在多系统功能衰竭或败血症的患者，接受急诊手术是极其危险的，在外科修补之前应该力求进一步稳定，如需要可以使用抗生素。

术前治疗的目的是维持全身的血液供应和心输出量、血压和冠状动脉血流。利尿剂、正性肌力药物以及血管扩张剂可以减少左向右分流；但是通常因为体循环低血压而无法承受血管扩张剂。血管收缩剂能增加心脏后负荷，使左向右分流增加，应尽量避免使用。主动脉内球囊反搏(IABP)可以通过降低后负荷和减少分流量来改善心搏出量，在治疗室间隔穿孔合并休克的患者是不可缺少的。但是IABP的最大作用在24小时内，超过这个时限不会有进一步的帮助，所以手术时机不应超过这个时间。

术前冠状动脉造影的作用还不完全明确，在患者情况很不稳定的阶段为行心导管检查而推迟手术是很危险的。此外，对179例心肌梗死后室间隔穿孔的研究表明，冠状动脉造影与冠状动脉搭桥术并不能改善患者近期与远期的生存率。然而，另一项对54例急性心肌梗死后室间隔穿孔的研究发现，常规冠状动脉造影显示除了造成急性心肌梗死的冠状动脉病变外，其中有28例患者的其他冠状动脉还存在严重病变。这些患者同时接受了冠状动脉血管重建术，结果发现这些患者的近期与远期生存率与不伴有相关冠状动脉病变的患者相同，证实了再血管化治疗可以控制其他部位冠状动脉病变所增加的风险。最近一项多中心报道，65例患者中有42例同期进行室间隔穿孔修补和冠状动脉搭桥术，结果发现近期以及4年的生存率都明显改善。假设能迅速完成冠状动脉造影，对暂时稳定的患者用少量的造影剂进行血管造影还是比较合理的。已处于严重休克的患者应直接外科手术修补室间隔穿孔。

手术技术

有几种方法可用于修补急性心肌梗死后室间隔穿孔。无论使用何种特殊技术，都已有许多技术指南。正中胸骨切口，上、下腔静脉插管快速建立体外循环。心脏停搏液首次顺行灌注，以后经冠状窦逆行灌注以达到最佳的心肌保护效果。此外，术前确诊有严重冠状动脉狭窄的患者，应在修补室间隔穿孔之前进行血管重建以做到最好的心肌保护。可经梗死区入路修补缺损。因为手术的成功完全取决于能否完全关闭室间隔穿孔，所以在术前和术中都必须全面检查有无多发性室间隔穿孔。对于伴有严重二尖瓣反流的患者，如果有乳头肌断裂就应该实施瓣膜置换术。室间隔穿孔和心肌梗死区的切除口必须是无张力缝合关闭，通常需要使用人工材料，最后，所有的缝线都应该带垫片或者聚四氟乙烯毡片。

心尖部的室间隔穿孔可以采用Daggett医师介绍的心尖切除的办法修补(图54.2)。在梗死区域做一切口，两个心室及间隔组织的所有梗死心肌必须清除。用带毡条的间断褥式缝合关闭余下的心室及间隔的心尖部分。

修补急性前部室间隔穿孔的手术包括梗死部位的切除和隔离。在切除梗死部位时，经梗死区做一切口，切除梗死心肌，彻底修剪左心室切口边缘直到存活心肌，而对右心室的修剪要相对保守，只要能暴露室间隔穿孔的边缘即可(图54.3A)。小的缺损可以通过折叠缝合直接关闭(图54.3B)。将室间隔的前缘与右心室壁对合，用毡条间断褥式缝合，闭合心室切口时也用毡条褥式缝合。较大的缺损需要用人工材料来重建室间隔与心室壁，以降低修补后的张力(图54.3C)。首先缝线从右向左穿过室间隔，另外的缝线从右心室的外膜到心内膜，然后将缝线穿过补片，打结后闭合室间隔穿孔，补片放在室间隔的左侧。如果需要，清除了梗死心肌的心室游离壁也可用补片关闭。

梗死区心肌切除后，心室的几何形态发生扭曲，很有可能导致右心室功能不全。David发明了梗死心肌的隔离术，而不用切除术。将一个补片缝合在正常的心肌上，将梗死部位以及缺损的间隔隔离开，从而保留了左心室的几何形态和功能(图54.4)。在左

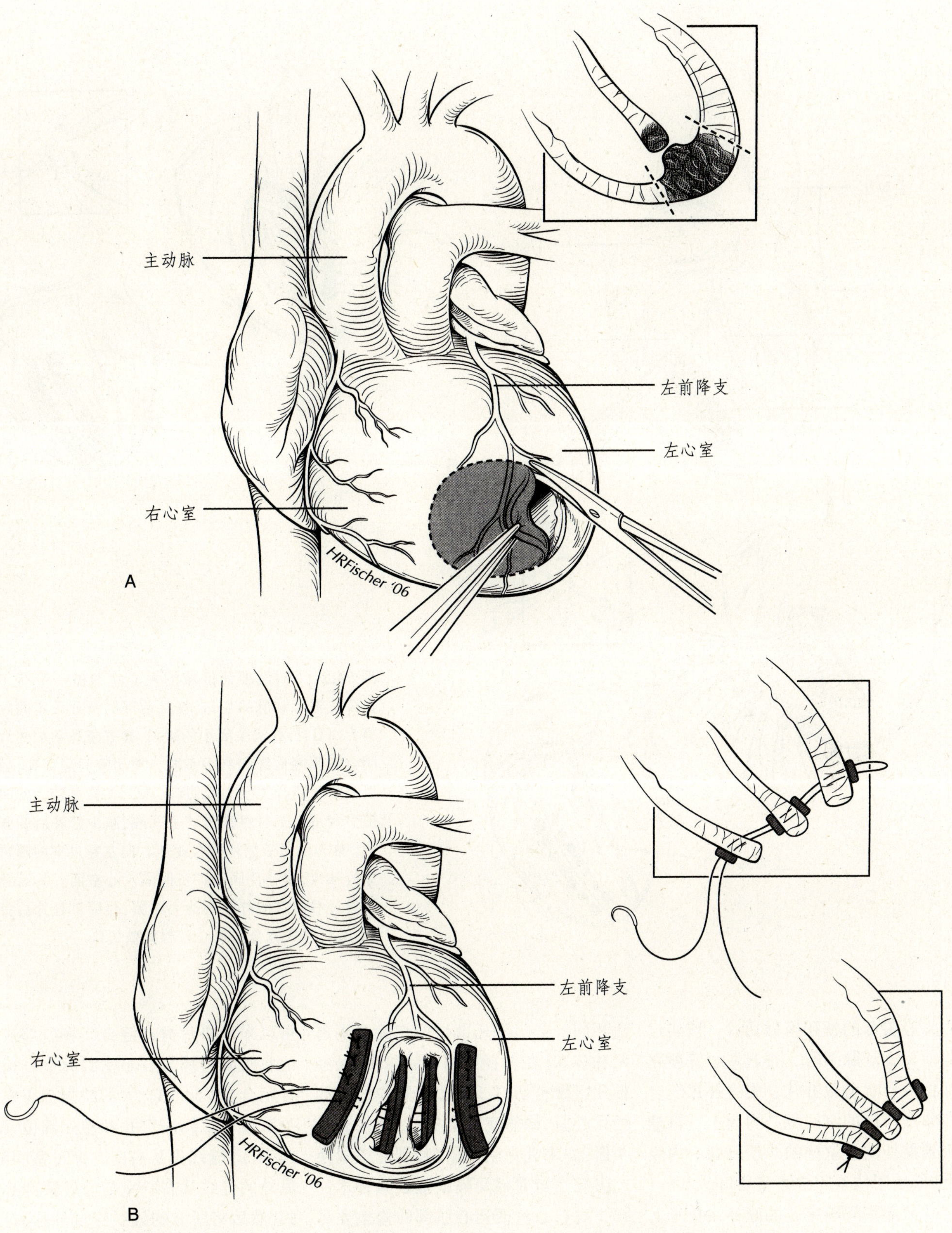

图 54.2 心尖部室间隔穿孔的修补。(A)切除梗死的左心室和右心室心尖部显露室间隔穿孔。(B)间断褥式带毡片缝合法,缝合左心室、心尖部间隔、右心室切口。

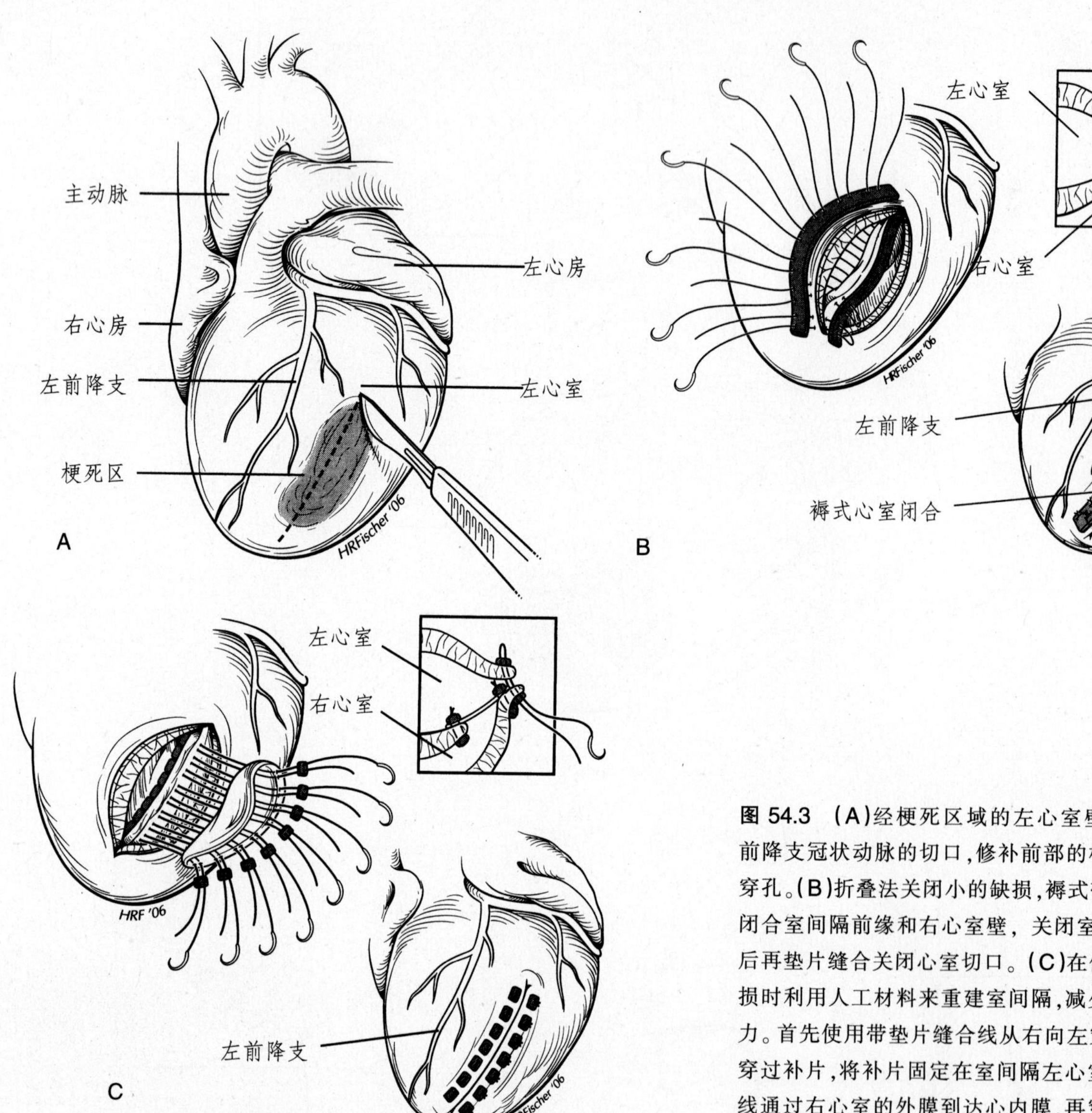

图 54.3 (A)经梗死区域的左心室壁做一平行于前降支冠状动脉的切口,修补前部的梗死后室间隔穿孔。(B)折叠法关闭小的缺损,褥式带毡条的缝线闭合室间隔前缘和右心室壁,关闭室间隔穿孔,随后再垫片缝合关闭心室切口。(C)在修复较大的缺损时利用人工材料来重建室间隔,减少修补后的张力。首先使用带垫片缝合线从右向左穿过室间隔再穿过补片,将补片固定在室间隔左心室面。然后缝线通过右心室的外膜到达心内膜,再穿过补片后打结,最后褥式缝合关闭心室游离壁切口。

心室心尖部的梗死区做切口,该切口与前降支动脉平行,按照左心室梗死部位的形状剪裁补片,先将补片缝合在非梗死区的室间隔心内膜上,再缝合到前外侧心室壁的非梗死区心内膜上,最后用毡条闭合心室切口。

后部室间隔穿孔的修补在技术上更困难一些。经右上肺静脉插管行左心引流,像做后面血管搭桥一样将心脏抬高。与修补前部室间隔穿孔的方法相同,包括梗死部位的切除和隔离两种技术。在做梗死部位切除术时,经梗死区做一切口,彻底清除左心室的梗死心肌,暴露室间隔穿孔,要探查乳头肌,如果乳头肌已断裂,则应该置换二尖瓣。与前部间隔缺损的修补术一样,对右心室梗死心肌部的修整要尽量保守,只要能暴露室间隔穿孔的边缘即可(图 54.5A)。对于靠近心室游离壁而未累及大部分室间隔的穿孔,可以采用垫片褥式缝合,将后部缺损的室间隔边缘与右心室游离壁直接缝合闭合(图 54.5B)。大的缺损则需要补片来修补室间隔穿孔和梗死部位(图 54.5C)。缝线先从右向左穿过室间隔,另外的缝线从右心室的心外膜到心内膜,然后将所有的缝线穿过补片,打结后闭合室间隔穿孔。

David 提出的梗死心肌隔离术同样也可以用来修补后部的室间隔穿孔

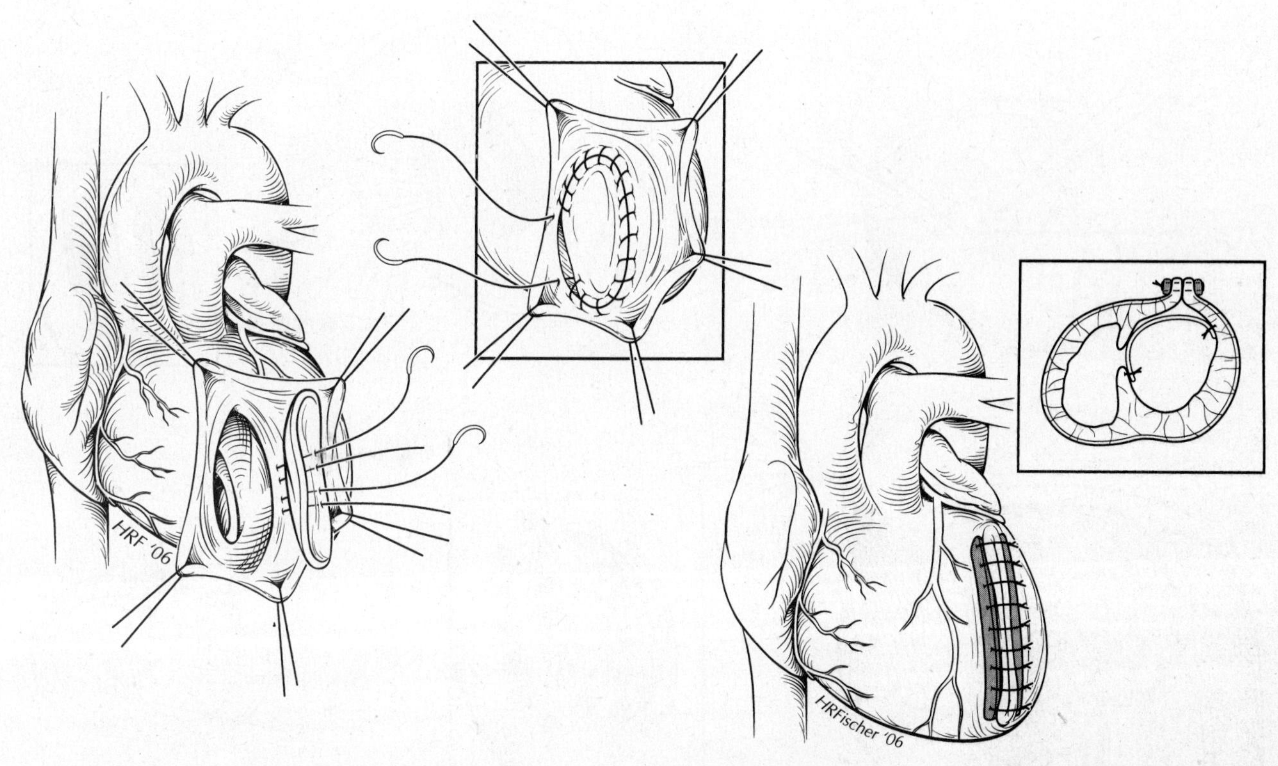

图 54.4　用梗死隔离技术修补前部的梗死后室间隔穿孔。切开梗死部位暴露室间隔穿孔，按照左心室梗死部位的形状剪裁补片，然后将补片缝到未梗死室间隔的心内膜上，再缝合到未梗死的前外侧心室壁的心内膜上，最后垫片缝合关闭心室切口。

(图 54.6)。在心脏下壁的中部距后降支动脉几毫米处做一切口，近端朝向二尖瓣瓣环，远端朝向心尖。将补片的底部剪成三角形，采用连续法将补片缝在二尖瓣的纤维环上，起始点在后内侧乳头肌的相应平面，向中部沿着间隔一直缝到未梗死的心内膜上，间断缝合并修剪多余的补片。三角形补片的中分缘用连续法缝合在正常的间隔组织上，补片的外缘则沿着后内侧乳头肌的基地部中分缝在左心室的后壁上。在梗死区域的缝合需要褥式全层缝合，并在心外膜加垫片。梗死区域的切口要两层褥式缝合，保持梗死的右心室壁不受影响。

生存率

尽管治疗急性心肌梗死后室间隔穿孔的生存率已有明显改善，但是多数大样本的调查显示手术死亡率为 30%～50%。据最大的一组报道，共 179 例患者，发现 1 年、5 年和 10 年的生存率分别为 60%、49%和 31%。其中 1 年与 5 年的生存率无显著差异，这说明围术期存活的患者其远期生存率还是可观的。梗死心肌隔离术的死亡率降到 14%，6 年生存率达到 66%，明显优于以往的所有报道。

急性缺血性二尖瓣反流

发病率与发病机制

缺血性二尖瓣反流(MR)是指由心肌梗死所导致的二尖瓣关闭不全。急性心肌梗死的早期，有 17%～55%的患者超声心动图显示存在二尖瓣反流，或出现新的二尖瓣收缩期杂音。许多患者的缺血性二尖瓣反流是很轻微的，或者可以消失，但是 4%的患者为中至重度或重度反流。总的来讲，在急性心肌梗死中，0.4%～0.9%的患者并发急性严重的二尖瓣反流。

急性缺血性二尖瓣反流实质上是心肌病变，而并非瓣膜本身有问题。在二尖瓣的六个组成部分(瓣叶、腱索、瓣环、乳头肌、左心室、左心房)中，急性心肌梗死实际上并未影响到瓣叶、腱索和瓣环。心肌损害使乳头肌断裂或移位，可以导致急性严重的二尖瓣反流。后乳头肌仅接收来自回旋支动脉的单支血供，而前乳头肌有前降支动脉与回旋支动脉双重血供，所以由后乳头肌病变导致的严重的二尖瓣反流是前乳头肌病变的 6～12 倍。当心肌梗死影响后乳头肌，导致的二尖瓣反流通常要严重得多。

乳头肌断裂引起瓣叶的连枷运动一般发生在梗死后 2～7 天，平均为 4

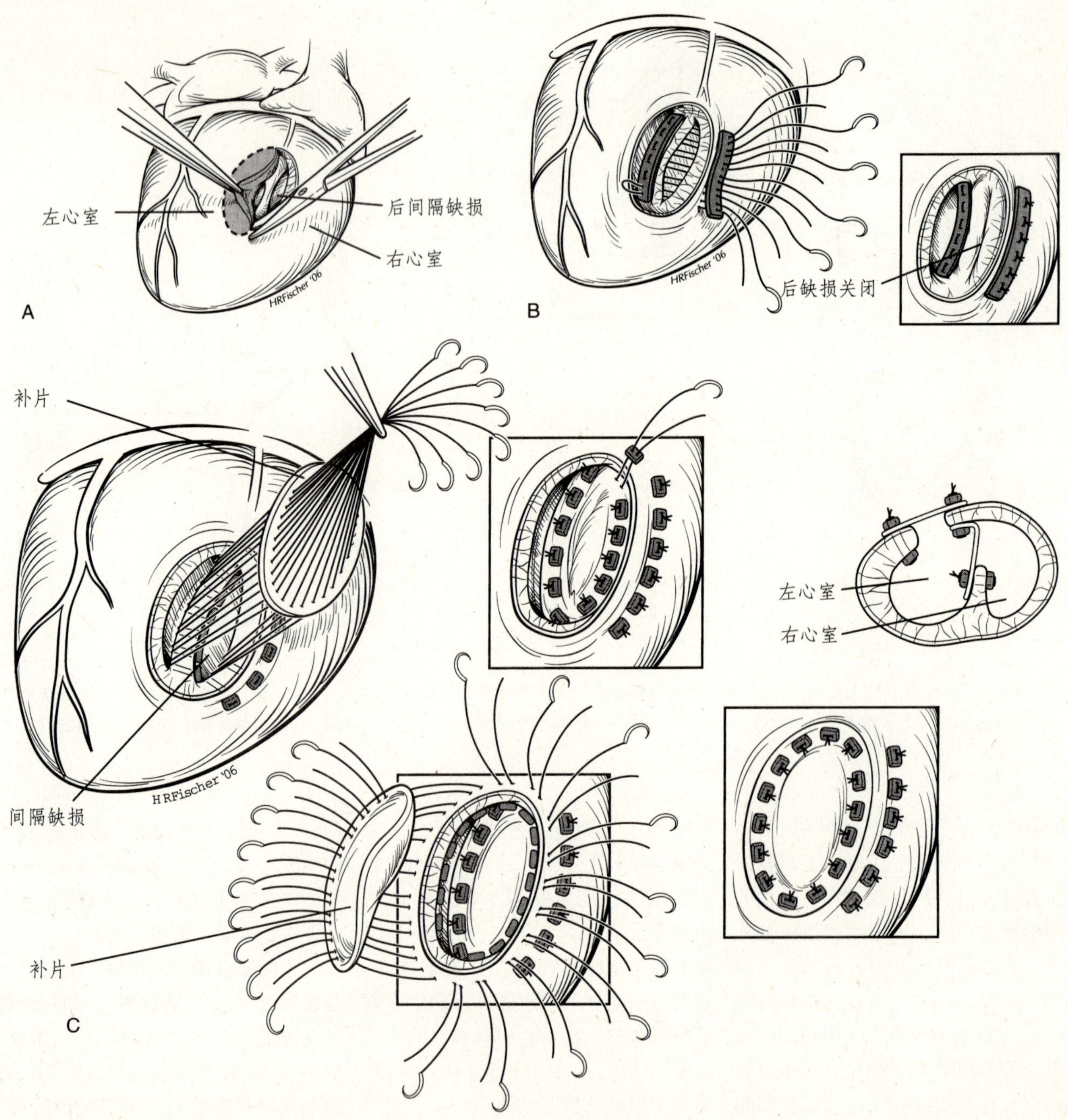

图 54.5　(A)切开梗死部位的心肌,剪除左心室部的梗死心肌,暴露间隔的缺损。(B)切心肌,修补较小的缺损。垫片褥式缝合将心脏后部室间隔穿孔的边缘与右心室游离壁缝合在一起。(C)经梗死部位切开,采用补片修补大的后壁室间隔穿孔。缝线先从右向左穿过间隔,其余的缝线从右心室的心外膜穿到心内膜,然后所有的缝线都穿过补片、打结,闭合室间隔穿孔。最后用带垫片的缝线穿过补片来关闭梗死灶清理后的心室游离壁。

天。乳头肌主干的断裂导致乳头肌完全分离，并迅速引发严重的二尖瓣反流、肺水及休克。乳头肌顶部的尖端断裂也可能导致严重的二尖瓣反流，虽然随后的病情变化难以预计，但是最初的临床表现并不那么严重。乳头肌主干完全断裂通常发生在急性心肌梗死后的一周之内，而部分断裂可晚至梗死后几个月才发生。如外科未干预，这两种类型断裂的致命性都很高。

因乳头肌移位导致的急性缺血性二尖瓣反流，通常是由于左心室的形态、大小以及室壁运动发生了一系列小的几何形态变化，进而引起正常瓣叶本身对合不良。乳头肌缺血一般只

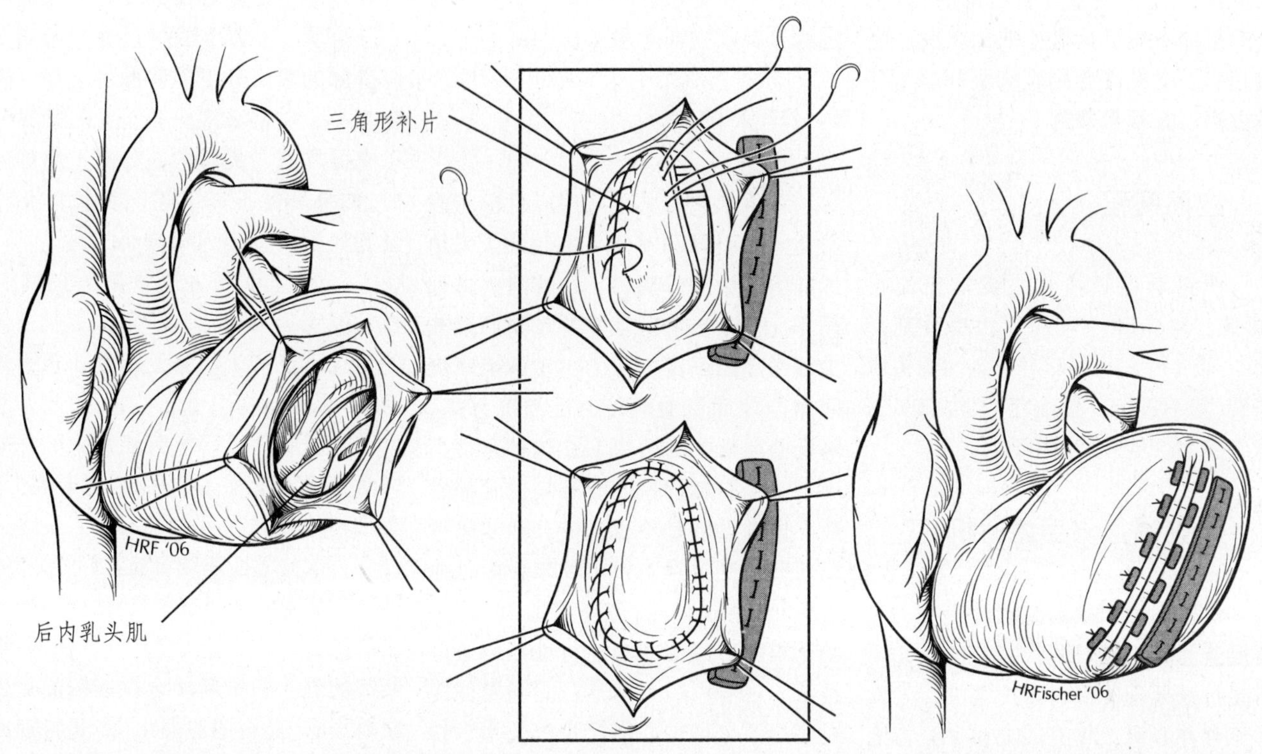

图 54.6　利用梗死隔离技术修补心脏后部的梗死后室间隔穿孔。在左心室下壁，后降支旁几毫米做切口。用连续缝合法将三角形补片的底部缝合到二尖瓣纤维环上，从后内侧水平朝向室间隔方向缝合，直达非梗死心肌。然后用间断缝合，并剪除多余的补片。连续缝合法将三角形补片的内侧缘缝到健康的室间隔心肌上。补片的外侧沿着后内侧乳头肌基底部的内侧缘缝合至左心室的后壁上，用双层带垫片缝线关闭梗死区域切口。

引起心脏杂音，不会导致血流动力学恶化的严重二尖瓣反流。如乳头肌没有断裂，只有左心室壁缺血合并乳头肌缺血的情况，才会发生严重的二尖瓣反流。由乳头肌移位引起的严重二尖瓣反流，尽管其近期生存率要优于因乳头肌断裂引起的二尖瓣严重反流，但其导致的心功能损害类似于乳头肌断裂，因此绝大多数需要外科手术治疗以确保长期生存。

乳头肌断裂和移位都能导致收缩期血流反流到左心房，使收缩期左心房的容量与舒张期左心室的容量负荷增加。二尖瓣反流引起每搏量增加和心输出量降低。急性二尖瓣反流通常导致无顺应性的左心房压力增高。而这种压力增加有助于降低左心室与左心房的压力阶差，从而减少反流量。

临床表现与诊断

急性心肌梗死后急性二尖瓣反流的典型临床表现为梗死后 2～7 天突发胸痛、气短和收缩期杂音。因乳头肌断裂或移位引起的严重二尖瓣反流，所导致的肺水肿和心源性休克通常要比急性室间隔穿孔更加突然和严重。患者平均年龄在 60 岁，往往有高血压病史，男性多见。X 线胸片通常显示心脏大小正常和肺水肿。右心导管检查为肺动脉压力增高和 V 波高尖，而肺动脉氧含量并不增加。

如以上描述，急性二尖瓣反流的临床表现与急性室间隔穿孔很相似。查体和超声心动图可以做出鉴别。急性二尖瓣反流的全收缩期杂音在心尖部最清楚，不伴有震颤，并可闻及房性奔马律（S_4），而急性室间隔穿孔的杂音在胸骨左缘最清楚，常伴有震颤。与急性室间隔穿孔相比，急性二尖瓣反流更常见于下壁心肌梗死，一般不伴有传导异常。

彩色多普勒超声心动图是诊断急性严重二尖瓣反流的首选方法，经胸超声心动图有助于评估二尖瓣的反流程度和明确室壁的异常运动。对于乳头肌断裂患者，超声心动图可以显示瓣叶的连枷运动以及附着于腱索的乳头肌断端。如果临床有肺水肿和休克的表现而心脏收缩功能正常，即使未看到瓣叶的连枷运动，也要怀疑乳头肌急性病变。当诊断肯定时，经胸超声心动图是转外科前可靠的诊断手段。当诊断不确切时，可选用经食道超声心动图检查，因为它能更明确地评估二尖瓣反流与室壁异常运动的程度，同时也能观察到后乳头肌的状况。经胸超声心动图在鉴别乳头肌断裂与移位方面不是很可靠的。

自然病程

严重急性缺血性二尖瓣反流在30天、半年和一年的死亡率分别是24%、42%与52%。而对于急性乳头肌断裂，若不进行外科治疗，大约50%的患者在24～48小时内死亡。

术前治疗与手术时机

对于不太严重的急性缺血性二尖瓣反流，除了心肌梗死的治疗外，并不需要特殊处理。而对于严重的二尖瓣反流合并心源性休克或充血性心力衰竭的患者，则需要立即外科手术。在准备手术期间应稳定血流动力学状态。由于反流口径的大小随后负荷与容量负荷的增加而增大，正性肌力药、血管扩张剂以及主动脉内球囊反搏可以降低反流量并增加心输出量。

与急性室间隔穿孔一样，对于急性二尖瓣反流的患者是否进行冠状动脉造影还不是很明确。对于不稳定的患者，为了进行心脏导管检查而延误手术修补的时间可能是非常危险的。血运重建手术会延长手术与体外循环的时间，虽然对于不能脱离体外循环的患者可能有一定的益处，但它并不影响术后早期的生存率，尤其是对于乳头肌破裂的患者。然而，考虑到心肌梗死是引起二尖瓣反流的原因，事实上近一半的急性缺血性二尖瓣反流患者存在三支病变，明确冠状动脉的病变情况并进行冠状动脉搭桥术，可以改善远期的预后。如果能迅速完成冠状动脉造影而不延误手术时间的话，如同处理急性室间隔穿孔一样，合理的策略是：对于药物或主动脉内球囊反搏能短暂稳定的患者，可用少量造影剂进行血管造影，而对于情况不稳定的患者应立即手术。

手术技术

在手术室内必须应用经食道超声心动图来引导和评价手术效果。采用标准的正中胸骨切口，快速建立体外循环。上、下腔静脉插管并予阻断以减少体循环的回流，因为主动脉阻断期间体循环回流血会使心脏温度升高，降低心肌保护的效果。在这种紧急情况下，经右胸切口同时外周血管插管建立体外循环是不合适的，除非患者以前曾接受过经胸正中切口，而且血管桥是通畅的。全身降温到28℃，主动脉阻断后经冠状窦逆行灌注心脏停搏液，也可以顺行与逆行间断灌注冷血停搏液来增加心肌保护的效果。切开左心房使心脏减压，存在严重冠状动脉狭窄的患者应该进行冠状动脉的远端吻合。

二尖瓣的暴露必须充分，能全面观察瓣膜以及瓣下的所有结构，以便决定是做瓣膜修补术或瓣膜置换术。应正中劈开胸骨，将心包右侧悬吊在胸骨筋膜上。左心房的切口应靠近右上肺静脉，与房间沟平行，充分游离上腔静脉的后面和下腔静脉的下面（图54.7）。上腔静脉应分离至无名静脉处以充分暴露二尖瓣。在分离上腔静脉时，如果需要还应分离奇静脉，防止在暴露瓣膜的过程因牵拉而撕裂。

尽管应该评估修复瓣膜的可行性，但实际上在急性严重二尖瓣反流的情况下进行瓣膜修复术是非常困难的。如果患者情况十分危重，瓣膜修复术替代瓣膜替换手术可能带来的好处通常还抵不上手术的风险。因为如果在最初修复瓣膜后效果不好，最终还需要再次修复或瓣膜替换，则手术和体外循环的时间会显著延长，从而增加手术的风险。对于乳头肌断裂的病例，将断裂的乳头肌重新缝合在近期遭受过缺血损害、脆弱的心肌上，需要特别谨慎。一般不主张这样做，虽然有的时候对于远端的乳头肌，可以将其断裂的纤维端重新植到邻近未梗死的乳头肌上或未梗死的心室肌上(图54.8)。

由于修复二尖瓣十分困难，所以对于急性严重的缺血性二尖瓣反流常常需要施行二尖瓣置换术。为了尽量保持

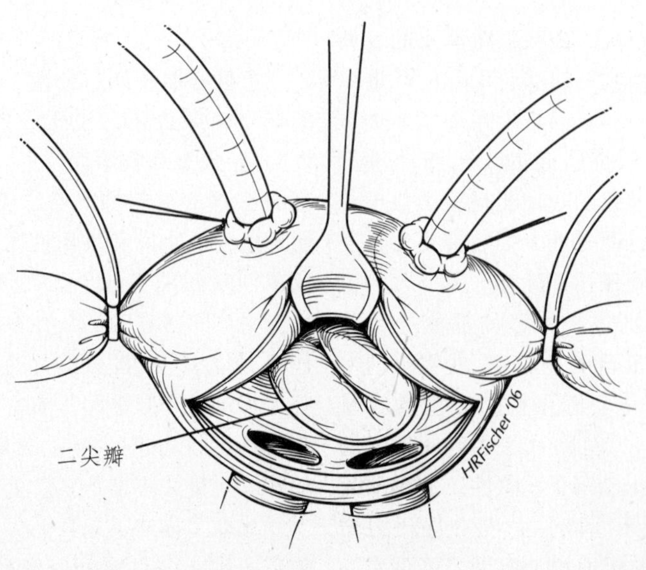

图54.7 在右上肺静脉水平，横行切开左心房，延伸至上腔静脉的后方和下腔静脉的下方，充分暴露二尖瓣。

二尖瓣装置和术后左心室形态与功能，瓣膜替换时应尽量保留附着在瓣环上的腱索(图 54.9A)。尽管在急诊手术时未特别考虑长期抗凝和瓣膜的耐用性问题，但是外科医生还必须选择用机械瓣或生物瓣。有人建议对已经长期接受抗凝治疗的患者应选用机械瓣，然而术者必须考虑患者的年龄以及伴发疾病状况，估计患者如果能存活下来，其寿命能否超过生物瓣的时间。将人工瓣间断缝合到瓣环上(图 54.9B 和 C)。生物瓣的缝合线应从心室面穿过瓣环到达心房面。机械瓣的缝线则是从心房面穿向心室面。随后连续缝合关闭心房，并完成冠状动脉的近端吻合。

生存率

急性严重二尖瓣反流外科手术 30 天的死亡率为 18%～27%。术后 1 年、5 年和 10 年的生存率分别为 75%～81%、65%～68%和 32%～56%。观察到的相对稳定的远期死亡率说明，尽管并发症致死率较高，但左心室的功能还是可以维持的，尤其是乳头肌破裂，外科手术确实能挽救生命。手术死亡的危险因素包括高龄、术前存在休克、合并其他疾病、梗死面积的大小和手术时机的延误。

泵衰竭

发病率与发病机制

急性心肌梗死后心源性休克的发生率为 6.7%，其中 75%以上主要是左心室衰竭引起的。心源性休克常常是因为梗死发生后，心肌进行性损伤与坏死这样一个恶性循环造成。由于急性心肌梗死的药物治疗和介入治疗更加完善，心源性休克的总体发生率正在下降。当左心室功能低于正常的 30%或者异常的收缩节段超过左心室

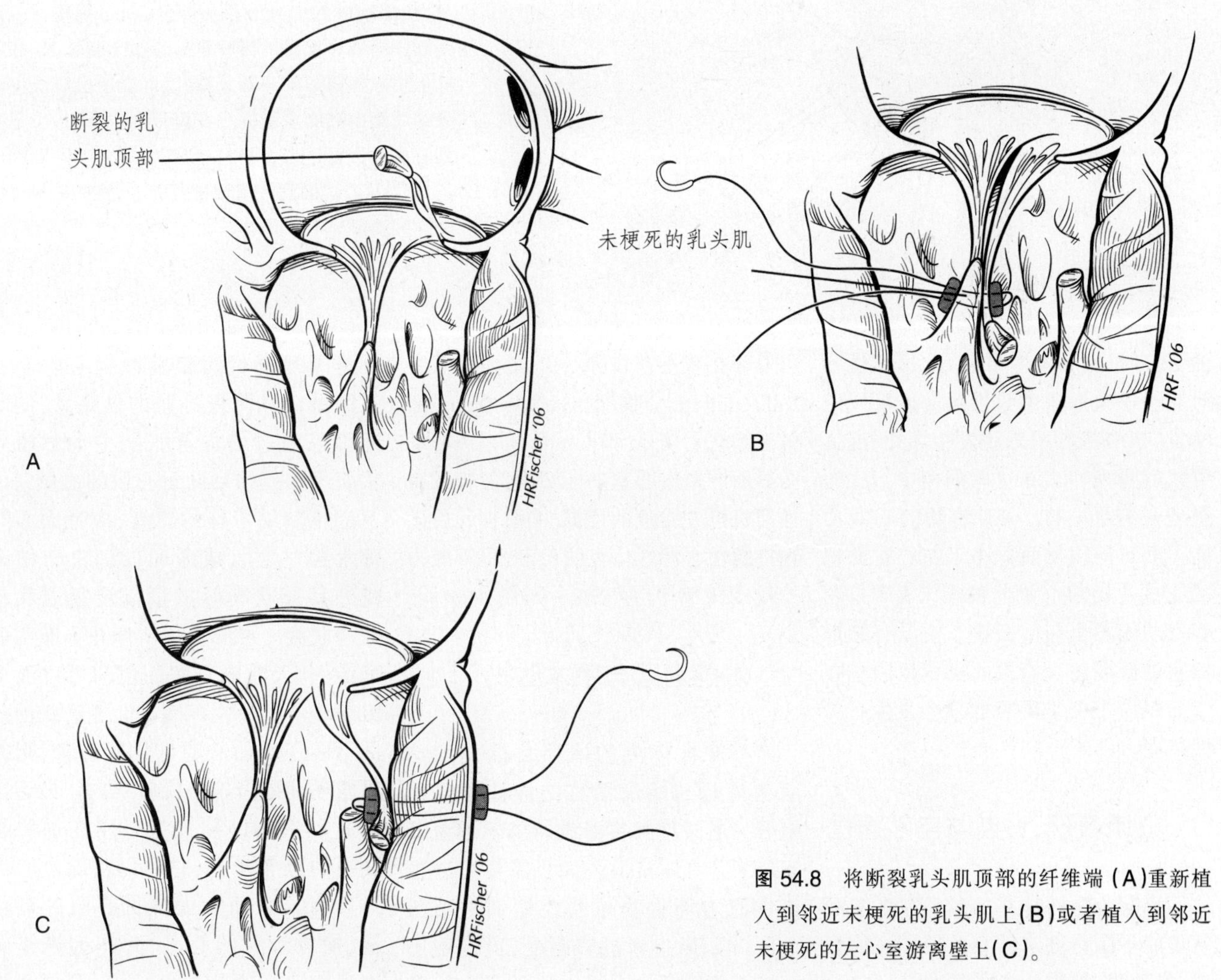

图 54.8　将断裂乳头肌顶部的纤维端 (A)重新植入到邻近未梗死的乳头肌上(B)或者植入到邻近未梗死的左心室游离壁上(C)。

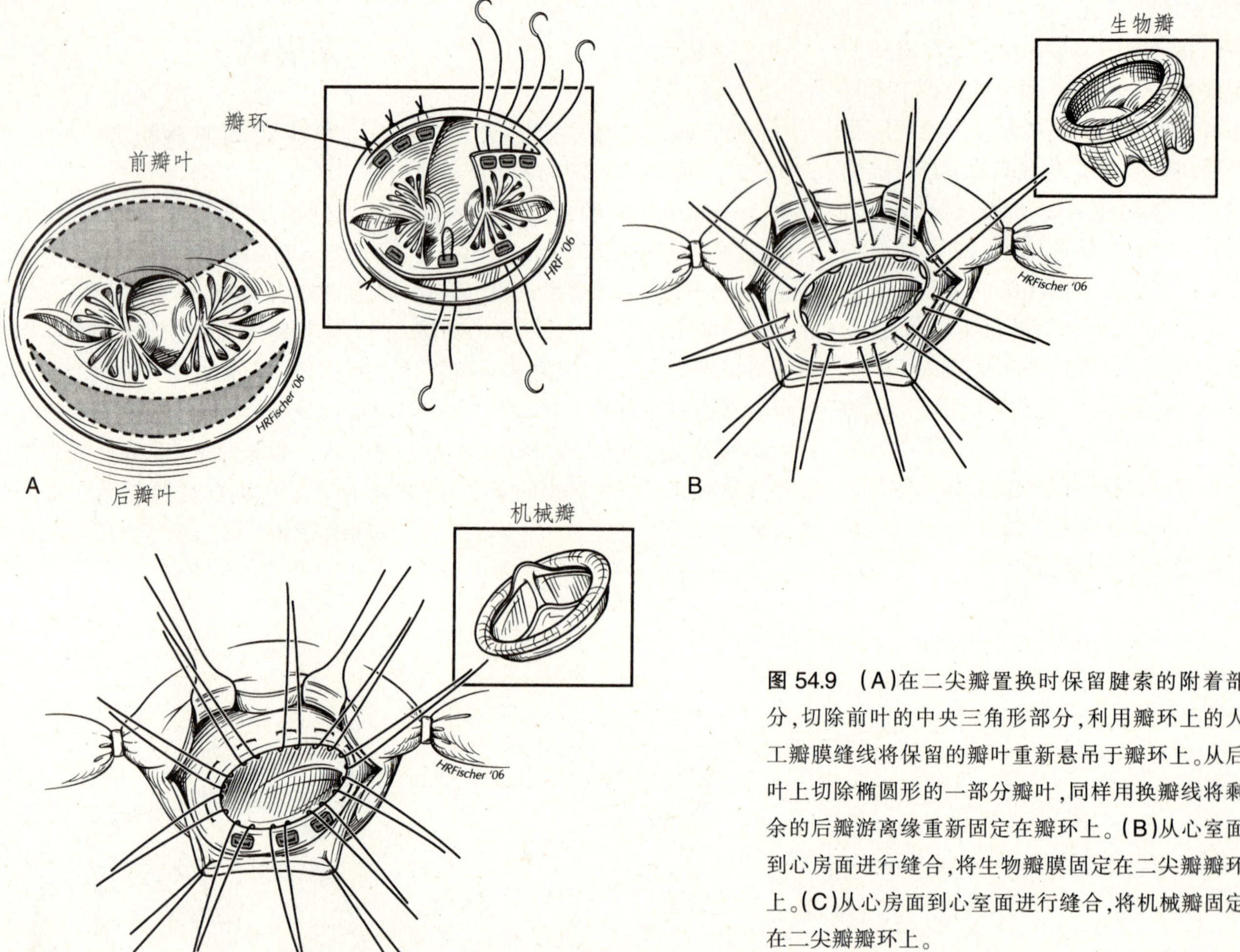

图 54.9 (A)在二尖瓣置换时保留腱索的附着部分,切除前叶的中央三角形部分,利用瓣环上的人工瓣膜缝线将保留的瓣叶重新悬吊于瓣环上。从后叶上切除椭圆形的一部分瓣叶,同样用换瓣线将剩余的后瓣游离缘重新固定在瓣环上。(B)从心室面到心房面进行缝合,将生物瓣膜固定在二尖瓣瓣环上。(C)从心房面到心室面进行缝合,将机械瓣固定在二尖瓣瓣环上。

的25%时,则会发生泵衰竭。区域性心肌完全性缺血通常只导致缺血区域内60%～70%的心肌细胞发生坏死,这就可以解释为什么在这些病例中,2/3的患者只有24～72小时短暂的心室功能下降。当损伤面积小于左心室面积的35%～40%时,通常的临床表现是左心室功能不全与肺淤血,而没有终末器官的低灌注。当梗死面积超过左心室面积的35%～40%时,就会发生心源性休克。

临床表现、诊断与自然病程

患有心源性休克的患者存在左心室功能不全与终末器官的低灌注的表现,如少尿、神志状态不好、皮肤湿冷、可以存在或不存在肺淤血。心脏指数 < 1.8L/(min·m²),收缩压 < 80~90mmHg,肺毛细血管楔压 > 18mmHg。超声心动图显示严重左心室功能障碍,但却没有任何机械并发症的证据。心肌梗死后出现持续性心源性休克的患者,尽管极力抢救,死亡率仍为35%～80%。

术前治疗与手术时机

心源性休克的治疗目标是增加冠状动脉与终末器官的灌注和保证氧合。通过增加容量维持肺毛细血管楔压大于15mmHg。如果需要可以用正性肌力药物和血管收缩剂来维持血压。如果患者能够耐受,可以用血管扩张剂降低后负荷。主动脉内球囊反搏通过降低后负荷减少心脏左心室的做功和降低心肌的氧耗量,同时还可以通过增加舒张期主动脉压力从而改善冠状动脉对心肌的血供。以上措施效果不佳的患者,应考虑心导管术通过血管成形和(或)支架植入或外科冠状动脉搭桥以恢复冠状动脉的血流。再血管化治疗并不能明显降低30天的死亡率,但却可以显著提高6个月的生存率。上述这些治疗仍不能逆转的心源性休克患者,则需要循环辅助措施来挽救死亡。最近出现的心室辅助装置可以用在这些泵衰竭的患者身上,它可以去除左心室的负荷,从而大大降低心肌的氧耗量,挽救濒死的心肌,并作为恢复的过渡性措施(图54.10A)。对那些心脏功能不能足够恢复的患者，这项技术可能成为过渡到心脏移植的桥梁。一旦明确所有的治疗措施都不能改善患者的病情时，应立即植入心室辅助装置，否则的话，单心室衰竭可进展成为双心室衰竭，进而发展为永久性的终末器官衰竭。

手术技术及生存率

采取正中胸骨切口，肝素化后建立体外循环。按照生产厂家的方案来准备辅助装置。装置的输出道应缝合在主动脉上；可以在建立体外循环之前进行，阻断部分主动脉侧壁进行吻合，这样可以减少体外循环时间，如果患者不能耐受阻断部分主动脉，则应在体外循环建立后进行。在体外循环下将输入道与心脏吻合，输入道可以缝合在左心室或左心房上，左心室插管可以防止左心室内的血液淤滞，从而降低了栓子形成的危险。如果辅助装置的流量不合适，则需要再安装右心室辅助装置。在手术结束时要中和抗凝，如果植入后辅助装置未发生明显的出血，术后 24 小时应开始使用肝素。

心室辅助装置可用于短期（几天到几周）、中期（几周到几个月）和长期（几个月到几年）的支持。心肌梗死后难治性心源性休克通常需要短期植入装置，如 Abiomed BVS 5000。如有可能最好将患者转入能够开展心脏移植的三级医疗机构，但事实上在任何一所心脏中心都可以进行装置的植入。撤除辅助装置应在患者终末器官功能恢复之后，在密切监测血流动力情况下，利用小量到中量的药物支持可以逐渐减少流量。如果患者在中量剂量的药物支持下血流动力学稳定，则可考虑摘除辅助装置；否则仍须继续支持。如果一周之内没能摘除装置，则应作为心脏移植的候选人，需要在手术室将

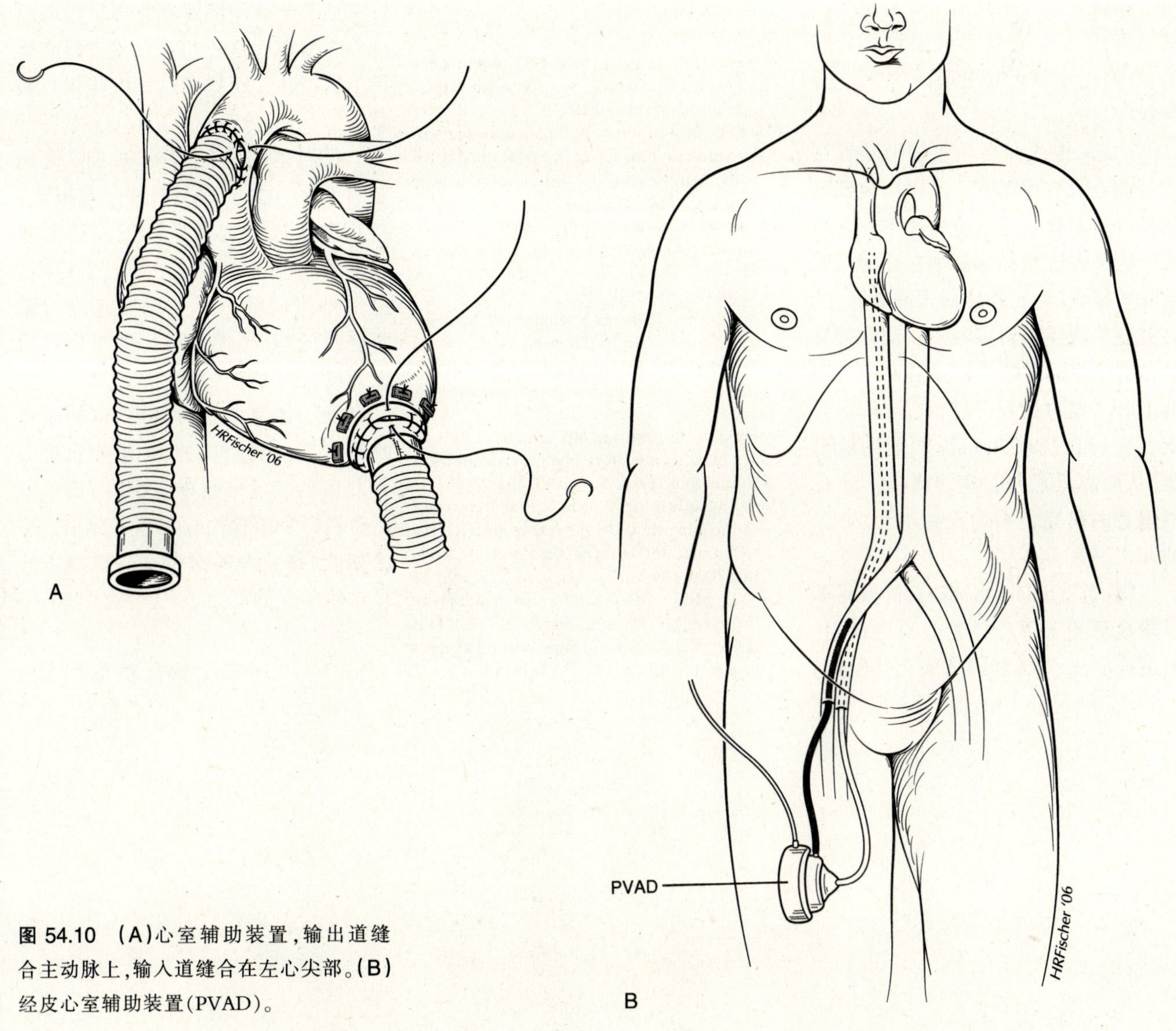

图 54.10 （A）心室辅助装置，输出道缝合主动脉上，输入道缝合在左心尖部。（B）经皮心室辅助装置（PVAD）。

短期的辅助装置更换成长期的辅助装置,以使其能够过渡到心脏移植。如果心脏功能始终不恢复，就有必要将患者转到移植中心。如果患者不适合接受移植,则应维持辅助支持,直到做出决定,进一步是无效的,其结果患者死亡,或患者恢复。

许多报道提示，利用左心室辅助装置治疗急性梗死与难控制的心源性休克是成功的。在一篇报道中,25例患者中22例成功过渡到了心脏移植,移植后早期死亡6例,术后1年、2年和5年的生存率分别为71%、71%和51%。另一篇报道中,15例患者中有10例利用辅助装置成功过渡到了心脏移植，有1例是不需心脏移植而摘除了辅助装置。在其他一篇报道中,7例患者中有6例成功过渡到心脏移植,在将近900天的中期随访中,有5例状况很好。

Thiele报道经皮心室辅助装置用于急性心肌梗死患者、心脏功能延迟恢复以及血管重建后持续性休克的患者。这种方法是经皮建立左心房到股动脉的转流,经股静脉插入静脉管,然后穿过房间隔到达左心房，动脉插管则是通过股动脉或是髂动脉路径（图54.10B)。这种装置可以在心导管室开展，它可以提供4L/min的辅助输出量,从而降低了左心室的负荷。对18例患者的研究，平均支持4天,30天的死亡率为44%。

"双桥"(double-bridge)机械复苏手段也已用于治疗急性心源性休克。采用这项技术,体外膜式氧合(ECMO)可以非常及时地用于危重心源性休克，以便在移植之前尽早过渡到心脏辅助装置。一项对23例患者的研究,其中9例安装了心脏辅助装置，随后有7例接受了心脏移植，另有3人成功脱离了ECMO。23例患者中11例因为严重的神经系统损伤和多器官衰竭而拆除装置。在另一项类似的研究中,14例患者中有7例过渡到心室辅助装置,1例直接进行心脏移植。

推荐读物

Agnihotri AK, Madsen JC, Daggett WM. Surgical treatment of complications of acute myocardial infarction. In Cohn LH, Edmunds LH (eds), Cardiac Surgery in the Adult. New York: McGraw-Hill, 2003.

Chitwood WR. Mitral valve repair: Ischemic. In Kaiser LR, Kron IL, Spray TL (eds), Mastery of Cardiothoracic Surgery. Philadelphia: Lippincott-Raven, 1998.

David TE, Dale L, Sun Z. Postinfarction ventricular septal rupture: repair by endocardial patch with infarct exclusion. *J Thorac Cardiovasc Surg* 1995;110:1315.

Gorman RC, Gorman JH, Edmunds LH. Ischemic mitral regurgitation. In Cohn LH, Edmunds LH (eds), Cardiac Surgery in the Adult. New York: McGraw-Hill, 2003.

Gudbjartsson T, Aranki S, Cohn LH. Mechanical/bioprosthetic mitral valve replacement. In Cohn LH, Edmunds LH (eds), Cardiac Surgery in the Adult. New York, McGraw-Hill, 2003.

Pennington DG, Smedira NG, Samuels LE, et al. Mechanical circulatory support for acute heart failure. *Ann Thorac Surg* 2001;71:S5.

Thiele H, Lauer B, Hambrecht R, et al. Reversal of cardiogenic shock by percutaneous left atrial-to-femoral arterial bypass assistance. *Circulation* 2001;104:2917.

Yun KL, Miller DC. Mitral valve replacement. In Kaiser LR, Kron IL, Spray TL (eds), Mastery of Cardiothoracic Surgery. Philadelphia: Lippincott-Raven, 1998.

编者评述

I.L.K.

最难治疗的患者之一是心肌梗死后并发心源性休克。Berry和Gardner总结了用于这种情况的非常实用的外科方法。无论采用何种外科技术,其存活率主要取决于治疗前休克的持续时间。另外,对于室间隔穿孔的患者,由于心肌组织条件非常差，闭合缺损十分困难。我们同意作者所介绍的方法,我们治疗室间隔穿孔的方法也如作者所述。唯一细微的不同之处,是在治疗较罕见的下部间隔穿孔方面，可以通过心房切口而避免切开心室，但必须是小的穿孔，而且通过三尖瓣很容易暴露。

我们也完全同意处理二尖瓣病变的方法。关于瓣膜修复已有报道。但我们认为在这种条件下修补瓣膜难度较大，还是倾向于瓣膜置换术。这也是我们唯一不考虑直接进行瓣膜修复的情况,原因在于如果修补后梗死的心肌仍然很糟,那么对于一个已经处于休克的患者来讲,体外循环时间太长。我们认为,心肌梗死后的并发症已经越来越少,这或许是早期血管造影和溶栓治疗起到了作用。尽管如此,每位外科医师都应该具备处理这些病变的能力。

(陈彧 译 解基严 校)

第 5 部分

胸主动脉疾病

第55章

主动脉瓣环扩张症

Tirone E. David

1961年，Denton Cooley用“主动脉瓣环扩张症”描述了一例由Erdheim囊性中层坏死引起但没有马方综合征特征的主动脉根部动脉瘤。虽然主动脉瓣环扩张常伴有主动脉根部动脉瘤，但也可发生于那些没有动脉瘤但有两叶或三叶主动脉瓣关闭不全和主动脉瓣下室间隔缺损的患者。反之并非所有主动脉根部动脉瘤的患者都有主动脉瓣环的扩张。目前已习惯用主动脉瓣环扩张症一词来定义主动脉瓣扩张，其中多数患者都存在主动脉根部结缔组织异常。主动脉瓣可以是二叶或三叶。本章主要介绍有或无主动脉瓣环扩张的主动脉根部动脉瘤的外科治疗。

主动脉根部动脉瘤由主动脉窦部膨大而引起，常逐渐进展并可累及窦管结合部和升主动脉。主动脉瓣环也可能扩张。主动脉根部动脉瘤通常是由于结缔组织的异常引起，例如马方综合征和隐性马方综合征。先天性主动脉瓣二叶化的患者也可能由于结缔组织的异常而发展成主动脉根部和升主动脉动脉瘤。只要主动脉瓣环和窦管结合部不受影响，主动脉窦部扩张不会引起主动脉瓣关闭不全。不过假如主动脉瓣环和（或）窦管结合部扩张，主动脉瓣叶将被向外牵拉而导致主动脉瓣中心区闭合不全。随着主动脉根部的扩张，主动脉瓣叶承受的应力增加，致使瓣叶变薄，过度伸展，最后在交界区出现应力性破口。主动脉瓣叶结构的改变通常与主动脉根部直径增加相对应，因此，巨大主动脉根部动脉瘤（如>60mm）的患者更可能发生主动脉瓣叶的损坏，这也将影响主动脉瓣的修复效果。正因为如此，若在重建主动脉根部的同时保留主动脉瓣膜应该慎重，手术应在主动脉根部直径达到60mm之前施行。我们建议马方综合征患者的主动脉窦部直径达到50mm，而其他患者主动脉窦部直径达55mm时可施行主动脉根部重建术。除了主动脉瓣关闭不全及其相关并发症以外，主动脉根部动脉瘤的患者还存在主动脉夹层和（或）升主动脉破裂的危险。主动脉根部动脉瘤并有主动脉夹层家族史的患者更应在主动脉根部直径达到50mm之前接受手术。

主动脉根部动脉瘤有两种手术方式：保留主动脉瓣手术和带瓣管道主动脉瓣和升主动脉替换手术。

保留主动脉瓣手术

两种最常见的保留主动脉瓣手术是主动脉根部重建术和主动脉瓣再植术。为了实施这类手术，外科医生必须对主动脉瓣的功能解剖和各种病理过程引起的瓣膜结构和功能的改变有充分的认识。

鉴于主动脉瓣与其周围结构的解剖和功能关系，通常将主动脉瓣与主动脉根部一起介绍。主动脉根部有4个解剖部分，即主动脉瓣环、主动脉瓣叶、主动脉窦（又称Valsalva窦）和窦管结合部。主动脉根部经主动脉瓣环连接左心室，主动脉根部的周径约有45%紧贴左心室肌部，余下的55%紧贴纤维结构（二尖瓣前叶和膜部室间隔）。主动脉瓣环呈扇形，其下的3个三角形空间是左室流出道的一部分，且对主动脉瓣的功能十分重要。左、右瓣叶下的三角由心室肌构成，它几乎不受主动脉根部结缔组织异常的影响。其余两个三角为纤维结构，因此在主动脉瓣环扩张的患者该处将会变得平坦，基底更加宽大。

主动脉瓣呈半月形，有着一个基底边和一个游离缘，瓣叶从一个交界向另一个交界延伸。主动脉瓣基底边的长度约是游离缘的1.5倍。在正常成年人，主动脉瓣基底边平均长度为48mm，游离缘为32mm，瓣叶高度为14mm，交界部的高度为19mm。

紧邻交界部上的嵴称之为窦管结合部，因为其悬挂主动脉瓣叶，故对主动脉根部的功能显得尤为重要。窦管结合部的扩张使瓣叶的游离缘相互分离，最终由于瓣叶中央区不能对合而导致主动脉瓣关闭不全。

主动脉瓣环与窦管结合部之间的主动脉壁构成主动脉窦部。单纯主动脉窦部扩张对主动脉瓣功能没有影响。主动脉窦部在心动周期中对维持冠状动脉血流，并通过产生涡流促使主动脉瓣在舒张期关闭均非常重要。

年轻患者主动脉根部有很好的弹性，在心脏收缩和舒张期有一定程度的延伸和缩短。主动脉瓣环在其最低点的横径比窦管结合部的直径长15%~20%。不过随着年龄的增长，主动脉壁内的弹性纤维数量下降，主动脉根部顺应性随之降低。老年患者窦管结合部的直径增加，并逐渐等于或稍大于主动脉瓣环的横径。

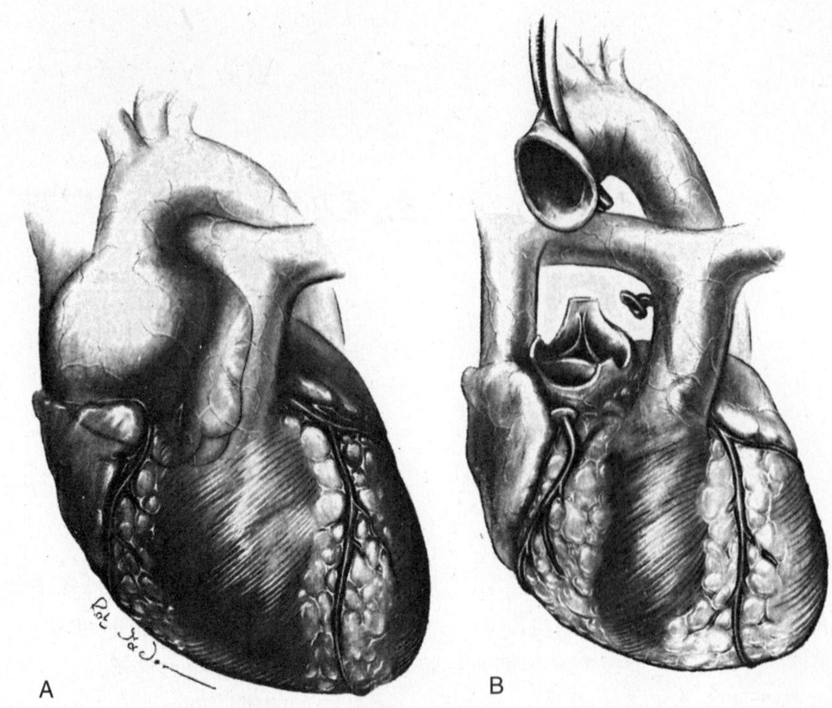

图55.1 (A)主动脉根部动脉瘤。(B)主动脉窦部已被切除，冠状动脉从主动脉根部分离，主动脉瓣环及冠状动脉开口周围均留下5~6mm的主动脉壁。(Reprinted with permission from TE David. Remodeling of the aortic root and preservation of the native aortic valve. Oper Tech Cardiac Thorac Surg 1996; 1:44.)

主动脉根部的重建

如图55.1所示，主动脉的3个窦部已被切除，留下约5mm长的主动脉壁与主动脉瓣环和冠状动脉开口相连。如果存在主动脉瓣环扩张，应行主动脉瓣环环缩术，对主动脉瓣环的环缩可通过在左室流出道外侧沿其纤维部分缝合一条涤纶织片而达到（图55.2）。主动脉瓣环横径的缩小主要应在无冠瓣交界区下的三角形区域内进行，选择合适的涤纶人工血管，其直径应在主动脉瓣叶关闭状态下，与包括3个瓣交界区在内的周径相匹配。如图55.3所示将人工血管做相应的剪裁以再造主动脉窦部。新的主动脉窦部宽度应与主动脉瓣叶大小相适应，其高度应等于或略大于人工血管的直径。主动脉瓣3个交界部要重新悬吊于剪裁合适的人工血管内，用4-0聚丙烯缝线将新主动脉窦与主动脉瓣环连续缝合（图55.3）。此时仔细检查主动脉瓣叶的对合平面，3个瓣叶应在同一水平对合，并高于主动脉瓣环平面几毫米。如果至少有一个瓣

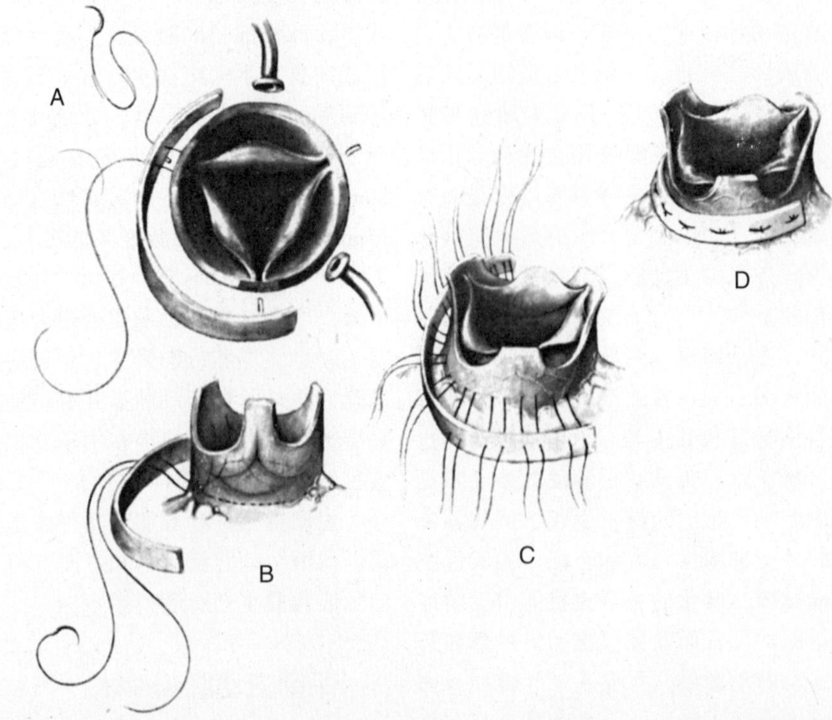

图55.2 主动脉瓣环扩张症主动脉瓣环成形术。(A)多根4-0聚酯缝线沿左室流出道纤维部分由内向外水平褥式缝合。(B)水平面观。(C)缝线穿过一条涤纶织片，这样可以缩小无冠脉瓣叶交界部下方三角形区域。(D) 缝线在涤纶织片条上打结。(Reprinted with permission from TE David. Remodeling of the aortic root and preservation of the native aortic valve. Oper Tech Cardiac Thorac Surg 1996; 1:44.)

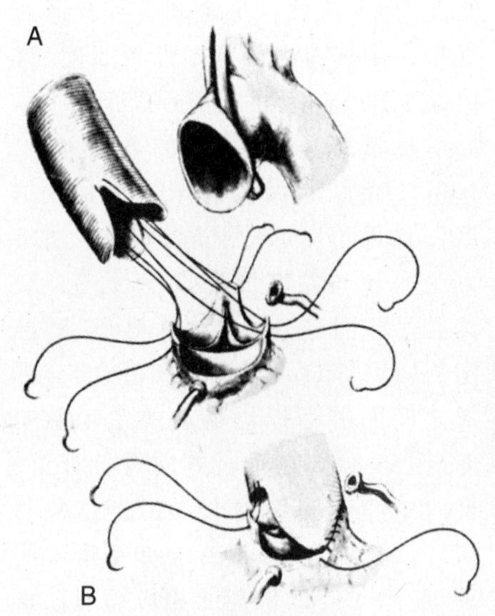

图55.3　主动脉根部重建。(A)主动脉瓣3个交界部重新悬吊于经过剪裁具有新主动脉窦部的涤纶管道。(B)涤纶管新的主动脉窦部缝合到主动脉窦残留管壁和主动脉瓣环之间的结合部。

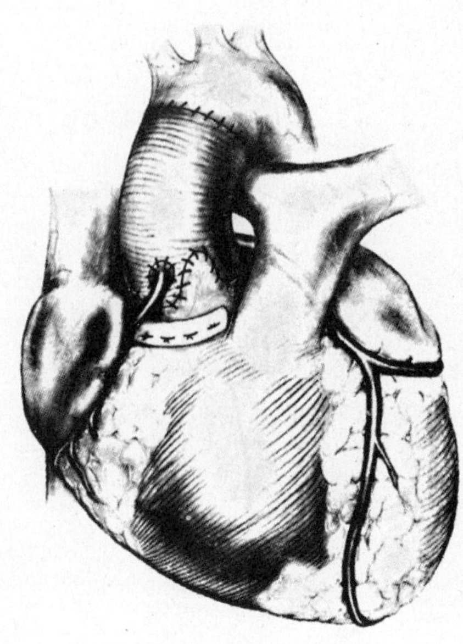

图55.4　主动脉根部重建。重建主动脉根部管道与远端升主动脉吻合。

叶对合水平低于其他两个瓣叶，其游离缘可通过下面描述的方法予以修正，即以Aranti结节为中心进行折叠来缩短瓣叶。然后将冠状动脉重新移栽到相对应的新建主动脉窦部。钳夹人工血管远端，在新建的主动脉根部以一定压力灌注心脏停搏液用以评估瓣膜的关闭状态。如果左心室不胀，说明主动脉瓣没有或仅有很轻的关闭不全。最后将人工血管与远端升主动脉缝合完成手术(图55.4)。

主动脉根部重建术是一种比较符合生理特点的术式，因为它重建了主动脉窦并允许主动脉瓣环和瓣叶相对正常的活动。不过由于交界区和窦管结合部被固定，使其在心动周期中不能像正常主动脉根部那样变化。该手术的问题在于某些患者主动脉瓣环可能扩张，特别是在马方综合征或某些结缔组织严重退行性变的患者。图55.2描述的主动脉瓣环成形术似乎不能阻止缝合区域内纤维组织的扩张。基于这个原因，我们更愿意对那些伴有或不伴有主动脉瓣环扩张的主动脉根部动脉瘤患者施行主动脉瓣再植入术。

主动脉瓣的再植入

如图55.1所示，3个主动脉窦部已被切除，邻近主动脉瓣环和冠状动脉开口处均留下长约5mm的主动脉壁。由于人工血管将置于主动脉根部的外面，确定用于主动脉瓣再植入的人工血管的直径要比主动脉根部重建更难一些。虽然我们曾经尝试过几种不同的方式，但最简单而又可信的方法是利用主动脉瓣叶的高度，因为它因人而异但在手术过程中能保持不变。因此，我们使用直径两倍于3个瓣叶平均高度的人工血管。由于大多数主动脉瓣叶高度是14~16mm，所以28~32mm直径的人工血管最为常用。如果3个主动脉瓣叶大小相似，就在人工血管一端作3个等距离的标志以对应3个交界部。如果3个瓣叶大小不等，这3个标志间的距离要反映出这些不同。在左、右瓣叶交界处相对应的人工血管标志处做一小的三角形切除，因为该部分主动脉瓣环对应肌部室间隔(图55.5)。随后，用4-0聚丙烯缝线在紧邻主动脉瓣环下的左室流出道做多个由内向外水平褥式缝合。这些缝合线在左室流出道的纤维部应在同一水平面上，而在肌部主动脉瓣环处则呈扇形分布（图55.5)。如果纤维部分非常薄弱，那么应在褥式缝合处加用特氟隆小毡片，将缝线由内向外穿过裁剪过的涤纶管道末端。如果主动脉瓣环比人工血管大，可将人工血管上缝线比无冠瓣交界区以下的左室流出道处缝得更密些来调整。主动脉瓣膜置于人工血管内，左室流出道的缝线在外面打结。将人工血管于5~6cm长度处剪断，将三个交界部和人工血管轻轻向上提起，用4-0聚丙烯缝线由内向外贯穿缝合法将每个交界部固定于人工血管，但这些固定线暂不打结。轻轻牵开3根缝线，检查瓣叶对合平面以及交界部平面和位置。必须铭记的是，3个交界部位必须在人工血管内准确分布，因为它们在管道内的固定位置将决定重建主动脉瓣环的形态，随后将3根缝合线在管道外面打结。每根聚丙烯缝线的其中一臂穿入人工血管内，缝针在主动脉瓣环和主动脉窦间的结合部从人工血管的里面到外面，然后再从外面到里面，沿着残留主动脉窦边缘，将主动脉窦和主动脉瓣环剩余部分固定于人工血管。缝合部位仔细止血，并保持重建主动脉瓣环呈平滑的扇形。检查主动脉瓣叶，如果其中某一个主动脉瓣叶游离缘对合时低于其他两个瓣叶水平，那么就应根据下面将要描述的方法对其进行缩短，将左右冠状动脉重新移栽到对应的新建主动脉窦部。此时可通过钳夹管道上端并以一定压力灌注心脏停搏液来评估瓣叶关闭状况。如果灌注心脏停搏液期间心室不胀，证明没有主动脉瓣关闭不全，最后将人工血管远端与升主动脉吻合(图55.6)。

对这种手术方法的主要争议在于，它将主动脉瓣置于没有Valsalva

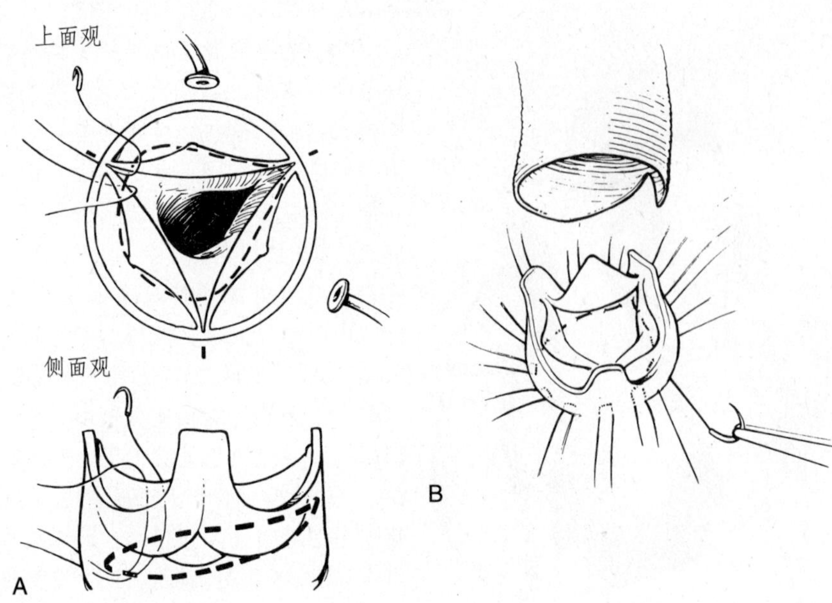

图55.5　主动脉瓣再植入。(A) 在左右瓣叶交界处相对应的涤纶管道一端做一小的三角形切除。(B)紧靠瓣环下方多个水平褥式缝线由一个平面从内到外穿过左室流出道纤维部分,瓣环褥式缝线在肌性室间隔处呈扇形分布。

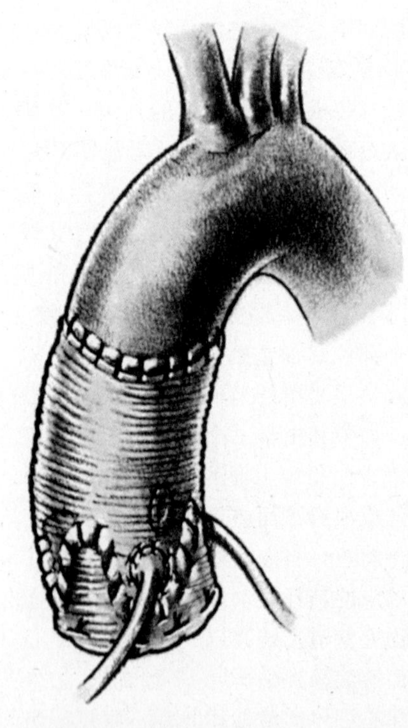

图55.6　主动脉瓣再植入。第一排间断缝合线将涤纶管道固定于左室流出道。主动脉瓣环和主动脉窦残留部用连续缝合固定于管道。冠状动脉吻合到各自对应的新主动脉窦部。

窦的直管道内，主动脉窦的缺乏可能增加对主动脉瓣的机械应力，影响远期效果。已有资料显示,其主动脉瓣的开放和关闭速率较之正常情况下增加，尽管我们已有大量这种手术病例且超过10年的长期随访，没有发现主动脉瓣功能有退化的征象，但主动脉窦部缺乏的状况仍可以通过在手术中合理剪裁人工血管得以解决。事实上现在已有带Valsalva窦的涤纶人工血管销售，然而我们相信将主动脉瓣环塑造成球形是不正确的，这可能加速瓣叶的衰败。我们没有使用过商品化带Valsalva窦的管道,更愿意将主动脉瓣再植于直形的管道中，它能够合理地重建主动脉瓣环并产生新的主动脉窦。

如果要重塑新的主动脉窦,应选择比所需直径大2~4mm的涤纶血管来重建主动脉根部,因此30~40mm的管道最为常用。人工血管一端的3个标志对应每个主动脉瓣交界,并在对应左、右瓣叶交界处切除一小块三角形的区域,折叠管道末端对应瓣叶最低点的3个区域，折叠减少了管道的直径，使其与主动脉根部相匹配,这也是重建所必需的步骤(图55.7)。每3mm长度折叠使管道的直径减少1mm（管道的周长等于直径的3.14倍)。如果用直形的血管,如前所述将人工血管与左室流出道缝合,3个交界悬吊于管道内,主动脉瓣环、动脉窦的残留部与人工血管相缝合,交界部之间做缝褶以再造新的主动脉窦部(图55.8)。在垂直方向折叠管道,聚丙烯缝线连续缝合以产生这些缝褶。认真检查3个瓣叶，如有瓣叶脱垂,脱垂瓣叶的游离缘相应缩短。再将冠状动脉移栽到相应的窦部,人工血管与升主动脉远端吻合(图55.9)。该手术在人工血管内构建了3个新的主动脉窦以及合理的扇形主动脉瓣环。这也是正常主动脉瓣环的形状,尽管速率要快一些,但瓣叶的开闭和正常主动脉瓣类似,并与主动脉根部重建术的结果相近。

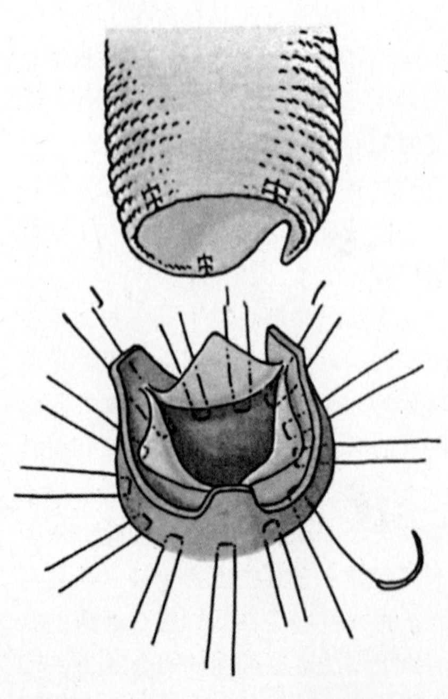

图55.7　新建主动脉窦部主动脉瓣植入。选用比所需直径大4mm的管道，在管道末端作3个4mm的折叠可缩小管道直径4mm,并可将主动脉瓣环的最低点做成弧形。

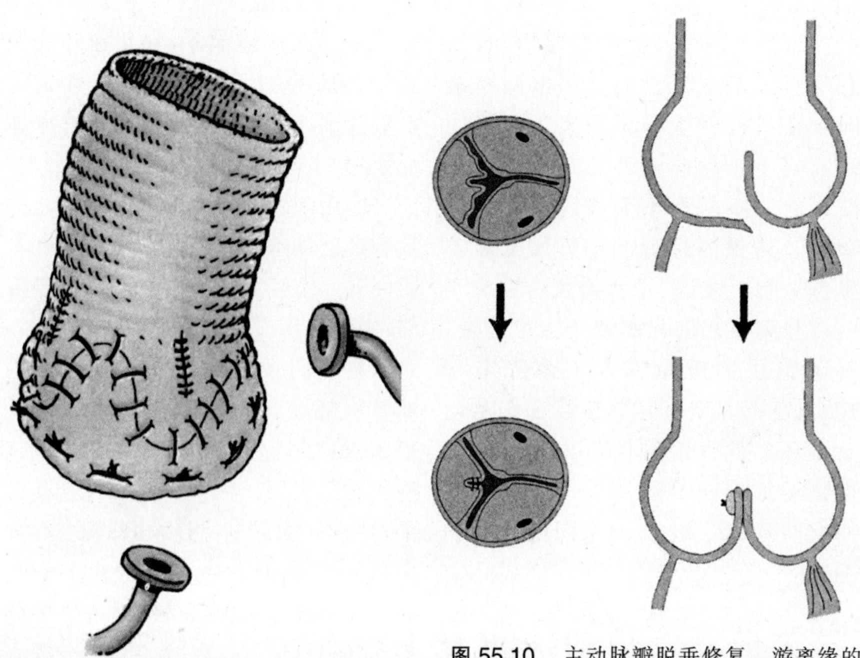

图55.8　新建主动脉窦部主动脉瓣植入。主动脉瓣固定于人工血管及冠状动脉移栽后，在交界部之间做纵向缝褶以再造新的主动脉窦部。

图 55.10　主动脉瓣脱垂修复。游离缘的中部采用间断缝合折叠以缩短其长度。

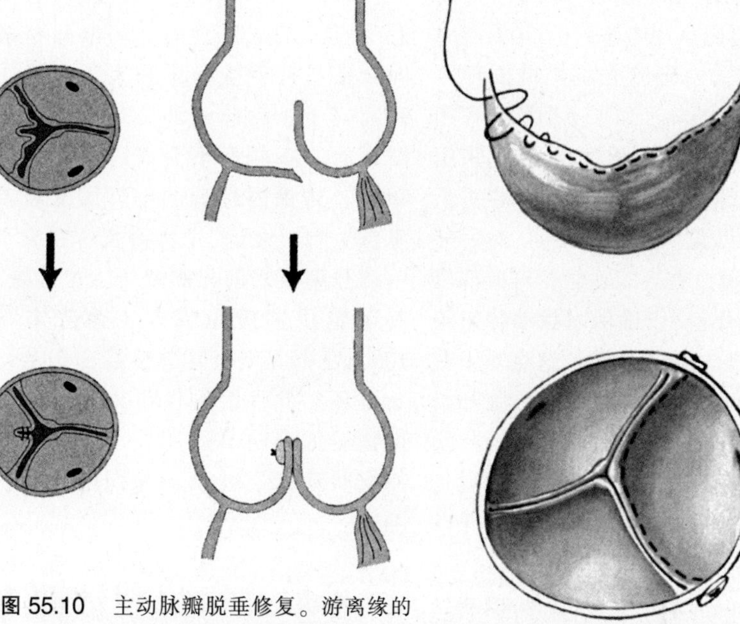

图55.11　主动脉瓣游离缘加固。6-0膨体聚四氟乙烯缝线沿游离缘单层或双层编织缝合并固定于主动脉根部的外壁。

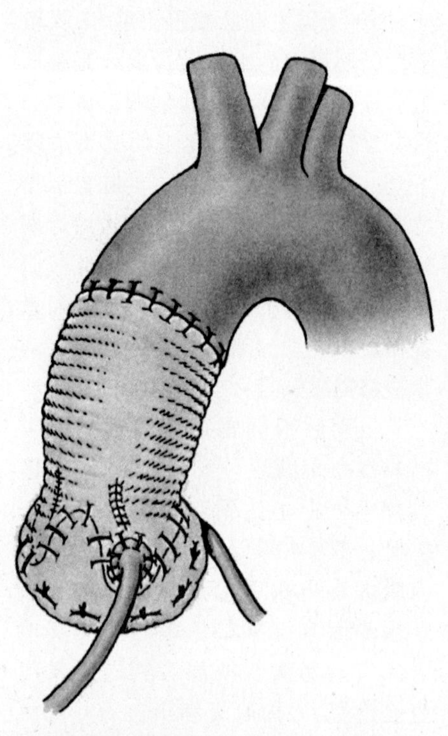

图55.9　新建主动脉窦部主动脉瓣植入。管道远端和升主动脉吻合。

主动脉瓣脱垂的修复

主动脉瓣游离缘过长引起的脱垂可以通过折叠其中央区来矫正。将Aranti小结折向主动脉侧并用5-0的聚丙烯缝线做折叠缝合。如果还需要进一步缩短，从距脱垂瓣叶交界处1mm左右处将另外的瓣叶折叠缝合，可进一步缩短游离缘。游离缘的折叠提高了瓣膜的对合平面并矫正瓣膜过渡的运动(图55.10)。

如果交界部呈网状或游离缘脆弱而冗长，除如上所述缩短其长度之外，还可采用6-0的膨体聚四氟乙烯缝线从一个交界到另一交界编织缝合游离缘，并将缝线固定在主动脉或人工血管外面而得以加强(图55.11)。

主动脉根部置换

主动脉根部动脉瘤和主动脉瓣损坏的患者应采用带瓣管道置换。这种管道可以是商品化的带有机械瓣膜的涤纶管，也可以是带有瓣膜的生物性主动脉根部。自体肺动脉或同种主动脉瓣主动脉根部置换已在本书其他章节详尽描述。商品化戊二醛固定的猪主动脉根部也可用来行主动脉根部置换，方法与同种主动脉瓣移植相同。在此介绍我们所采用的带机械瓣或带支架的生物瓣的主动脉根部置换技术。

切除主动脉瓣，清除主动脉瓣环上的钙化、瘢痕以及其他异常组织。切除主动脉窦部，保留紧邻主动脉瓣环数毫米的主动脉壁以及冠状动脉开口周围的5mm动脉壁。冠状动脉应稍做游离到足够移栽而无张力。在游离左冠状动脉主干时，经常会发现一根小的静脉靠近主动脉瓣环外侧。如果在分离时损伤该静脉应立即结扎，因为左冠状动脉再植后该处的出血会很棘手。测量主动脉瓣环的横径，并选择商品化带机械瓣管道。大多数主动脉根部动脉瘤的患者主动脉瓣环扩张,患者与人工瓣不匹配不是问题。我们更愿意用带垫片的2-0聚酯缝线水平褥式内翻缝合将机械瓣环固定到主动脉瓣环。如果主动脉瓣环相对于患者的体表面积过小,我们采用单纯间断缝合,因为这项技术相对于内翻缝合可置入更大的瓣膜,然后移栽冠状动脉。在人工血管相对应部位做一圆形开口,以确保冠状动脉纽扣在无张力和扭结下吻合。这点对于右冠状动脉尤其重要,因为当心脏开始工作时右室的位置会发生改变,冠状动脉可能会因此而扭曲和变形。冠状动脉移栽处人工血管上的圆形开口直径不应超过冠状动脉直径的2倍,尤其是在马方综合征的患者,以减少晚期冠状动脉纽扣动脉瘤的风险。我们使用5-0的聚丙烯缝线连续缝合移栽冠状动脉,并在吻合中不应用特氟隆片,人工血管与升主动脉远端采用4-0的聚丙烯缝线连续缝合(图55.12)。用来替换全段升主动脉的人工血管长度不应超过6~7cm。如果仅与升主动脉中段吻合,人工血管应按比例缩短。

如果使用带支架生物瓣,应选择适当直径的人工血管,2-0聚酯缝线间断带垫片将生物瓣和人工血管同时固定于主动脉瓣环。垫片可置于瓣环的心室侧而不会妨碍生物瓣的功能。如果因患者的年龄因素需要考虑生物瓣衰退,生物瓣膜应在缝于主动脉瓣环之前先固定于人工血管。其固定位置应距离人工血管末端10mm处,人工血管单独缝合于主动脉瓣环。此种改进使得将来再次行生物瓣置换时不需从人工血管上摘掉冠状动脉。冠状动脉再植方法如上述。

术后并发症和远期效果

出血可能是主动脉根部手术最常见的早期并发症,尤其是实施保留主动脉瓣手术同时行主动脉弓部和(或)二尖瓣成形手术。这些手术伴有长时间体外循环,患者经常出现凝血功能障碍,特别是马方综合征或者急症手术,诸如急性A型主动脉夹层时。虽然抗纤溶因子(如止血环酸尤其是抑肽酶)是有帮助的,但常常需要输注血小板、冷沉淀物和新鲜冰冻血浆。

应用现在的心肌保护方法低心排综合征已基本消除,除非患者伴有心肌梗死。室性心律失常、心脏传导阻滞、中风和伤口感染等并不常见。

在我们医院最初的连续200例主动脉根部动脉瘤保留主动脉瓣手术,手术死亡率为1.5%,其中包括急性A型主动脉夹层、再次手术和合并其他手术病例。在另一组连续452例主动脉根部置换术患者中,手术死亡率是4%,也包括主动脉夹层、再次手术和主动脉根部脓肿。高龄、NYHA分级心功能4级、紧急/急诊手术和需要停循环是主动脉根部置换手术死亡的独立预测因素。

保留主动脉瓣手术的远期效果十分令人鼓舞,瓣膜相关的并发症罕见。所有患者10年生存率达82%,马方综合征为96%。96%患者(包括马方综合征)10年无需主动脉瓣再次手术。保留主动脉瓣手术的唯一致命弱点是晚期主动脉瓣关闭不全,我们的患者中大约有1/3出现中等程度主动脉瓣关闭不全。不过我们发现在主动脉根部重建患者中主动脉瓣环扩大是术后远期瓣膜关闭不全的主要原因。因此我们更愿意在所有的主动脉根部动脉瘤患者再置入主动脉瓣,因为这将使主动脉瓣修复更加稳固。

主动脉根部置换术的远期效果也非常令人满意。我们一组452例患者10年生存率达到74%,高龄、左室射血分数< 40%、冠状动脉疾病、心内膜炎和再次手术是晚期死亡的独立预测因素。这些患者也有与其他人工主动脉瓣替换患者相同的发生血栓栓塞、心内膜炎和出血等并发症的风险。

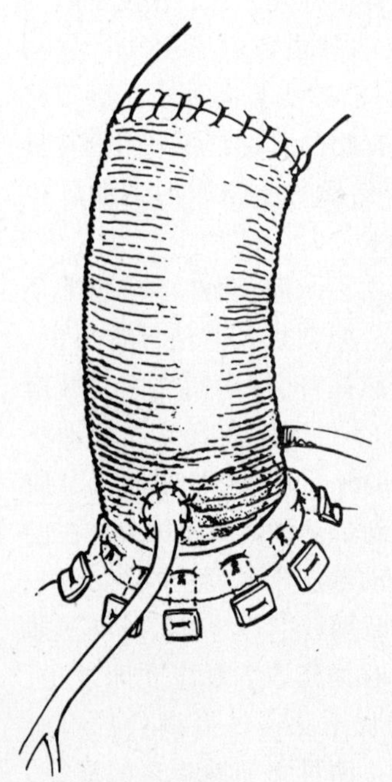

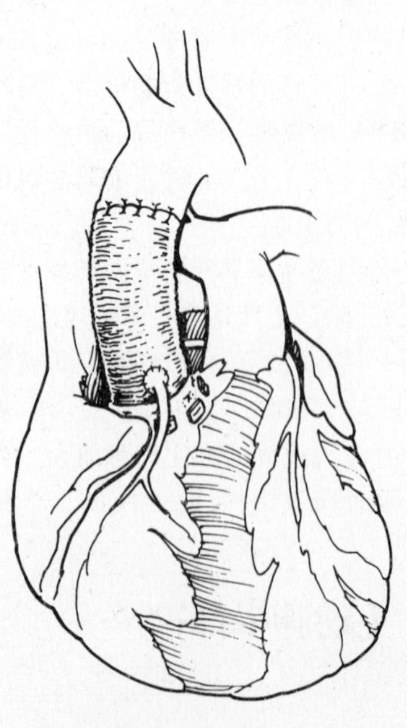

图55.12 应用商品化带机械瓣管道置换主动脉根部。

推荐读物

David TE. Remodeling of the aortic root and preservation of the native aortic valve. Oper Tech Cardiac Thorac Surg 1996;1:44.

David TE. Surgery of the aortic valve. Curr Probl Surg 1999;36:421.

David TE, Armstrong S, Ivanov J, et al. Results of aortic valve-sparing operations. J Thorac Cardiovasc Surg 2001;122:39.

David TE, Feindel CM, Webb GD, et al. Long-term results of aortic valve-sparing operations for aortic root aneurysm. J Thorac Cardiovasc Surg 2006;132:347:54.

de Oliveira NC, David TE, Ivanov J, et al. Results of surgery for aortic root aneurysm in patients with Marfan syndrome. J Thorac Cardiovasc Surg 2003;125:789.

Sioris T, David TE, Ivanov J, et al. A Comparative study on separate and composite replacement of the aortic valve and ascending aorta. J Thorac Cardiovasc Surg 2004;126:260.

编者评述

I.L.K.

David博士在治疗主动脉瓣环扩张症方面对保留主动脉瓣手术技术进行了多项改进。我们正在运用他的方法，并成为治疗升主动脉疾病的重要组成部分。正如David博士所描述的那样，我们在多数情况下更钟情于主动脉瓣的再植入术。在主动脉瓣环扩张并有完整功能的主动脉瓣二叶化患者中，我们依旧使用重建技术。唯一的例外是那些急性主动脉撕裂合并主动脉瓣环扩张的患者，在这种情况下因为考虑到血肿围绕主动脉根部，难于保留瓣膜而施行Bentall手术。对那些主动脉撕裂但根部正常的患者，可行瓣膜悬吊和人工血管重建窦管结合部。

David博士的技术是值得信赖的。我们曾遇到过两个病例，主动脉瓣关闭不全发生于主动脉瓣再植手术多年后。我们相信此种情况的发生是由于少量主动脉遗留组织持续增生，将瓣膜推向心室。两个患者都通过重建的主动脉根部做了瓣膜置换手术。

毫无疑问，这种方法是主动脉瓣环扩张症患者外科手术治疗的又一选择。

(杜心灵 译　孙宗全 校)

第56章

主动脉夹层

Alberto Pochettino, Joseph E. Bavaria

概 述

主动脉夹层是一种灾难性疾病，在美国每年发病2000例以上。过去10年里，随着对主动脉夹层病情发展的认识提高，某些心脏中心的相应发病率和死亡率已大为降低。但是根据国际统计报道，主动脉夹层总死亡率仍达25%。CryoLife BioGlue 的前瞻性随机评估显示，A型主动脉夹层死亡率为20%。

主动脉夹层的恰当处理需要团队协作，因为夹层的进展可能影响到循环系统的任何一个环节，并导致心脏、脑、脊髓、胃肠道、肾脏和四肢的灌注不良。进一步深入认识主动脉夹层的发病和死亡原因，有助于我们设计更好的手术方式和改善预后。进一步改进管理方式，例如把手术室作为诊断室，可提高患者生存率。

分 类

主动脉夹层从主动脉壁内膜撕裂开始逐渐发展。血流通过此“入口”进入薄弱的中层，使血管壁沿血流方向纵向剥离，并在中层内形成一个新的“假”性通道。假腔向下游发展，并对主动脉走行中发出的各个分支血管形成显著的压力或机械压迫。分支血管亦可能撕裂，导致假腔与主动脉真腔的交通或真腔闭锁，引起相应供血器官的灌注不良。假腔沿途多个分支血管的撕裂可形成出口或“穿孔”。此时，假腔不是有潜在血栓形成可能的盲袋，而是通过多个不同大小的出口保持开放。如果出口是很小或限制性的，在真腔和假腔之间就会形成压差。这个压差将引起假腔相应的膨大，进而导致真腔缩小。真假腔之间最终达到新的压力平衡，形成典型的小真腔和大假腔。这个压力平衡可在内膜撕裂后数分钟至数小时内达到，到患者症状引起医学注意的时候，夹层已形成并保持相对稳定，此时的假腔往往已从入口延伸至主动脉全程直至主动脉分叉处。

尽管主动脉夹层的最终始动因素是内膜破裂，但这种疾病并非内膜病变。内皮细胞及基底膜没有明显的固有张力强度，其破裂是由于血管中层缺乏适当的机械支撑。中层病变可由基因结构异常引起，如马方综合征，中层纤维病变导致弹性缺失。但更常见的情况是，其他未完全识别的遗传因素使中层易于病变，进而导致主动脉夹层。这些未定义的多基因异常往往归类为主动脉瓣环扩张，其血管中层的不同病变最终引起共同的病理改变，即主动脉直径扩大和主动脉壁变薄。动脉粥样硬化也可通过不同方式损害血管中层。粥样硬化的血管壁薄弱往往伴有持续高血压，导致病变的血管壁张力增加。在高血压的基础上，突发的血压升高将引起内膜撕裂。

主动脉夹层的解剖分类基于内膜撕裂的位置(图56.1)。第一种分类由DeBakey提出，他将主动脉夹层分为以下3型：

Ⅰ型:病变累及升主动脉、主动脉弓、降主动脉，往往还包括腹主动脉。

Ⅱ型:病变累及升主动脉，但终止于主动脉弓水平，不累及左锁骨下动脉开口远端主动脉。

Ⅲ型：病变从左锁骨下动脉开口远端开始，累及胸主动脉(Ⅲa)或胸腹主动脉(Ⅲb)。另一种分类为Stanford分型，因其具有治疗指导意义而更为常用：

A型：夹层累及升主动脉，并且常常延伸至胸降主动脉和腹主动脉。DeBakey Ⅱ型也包含在此类型中。

B型：夹层从主动脉弓部以上(一般在左锁骨下动脉附近)开始，向远端发展，不累及升主动脉和主动脉弓。

Stanford分型更实用和普遍的原因，是由于这两种类型夹层的自然病

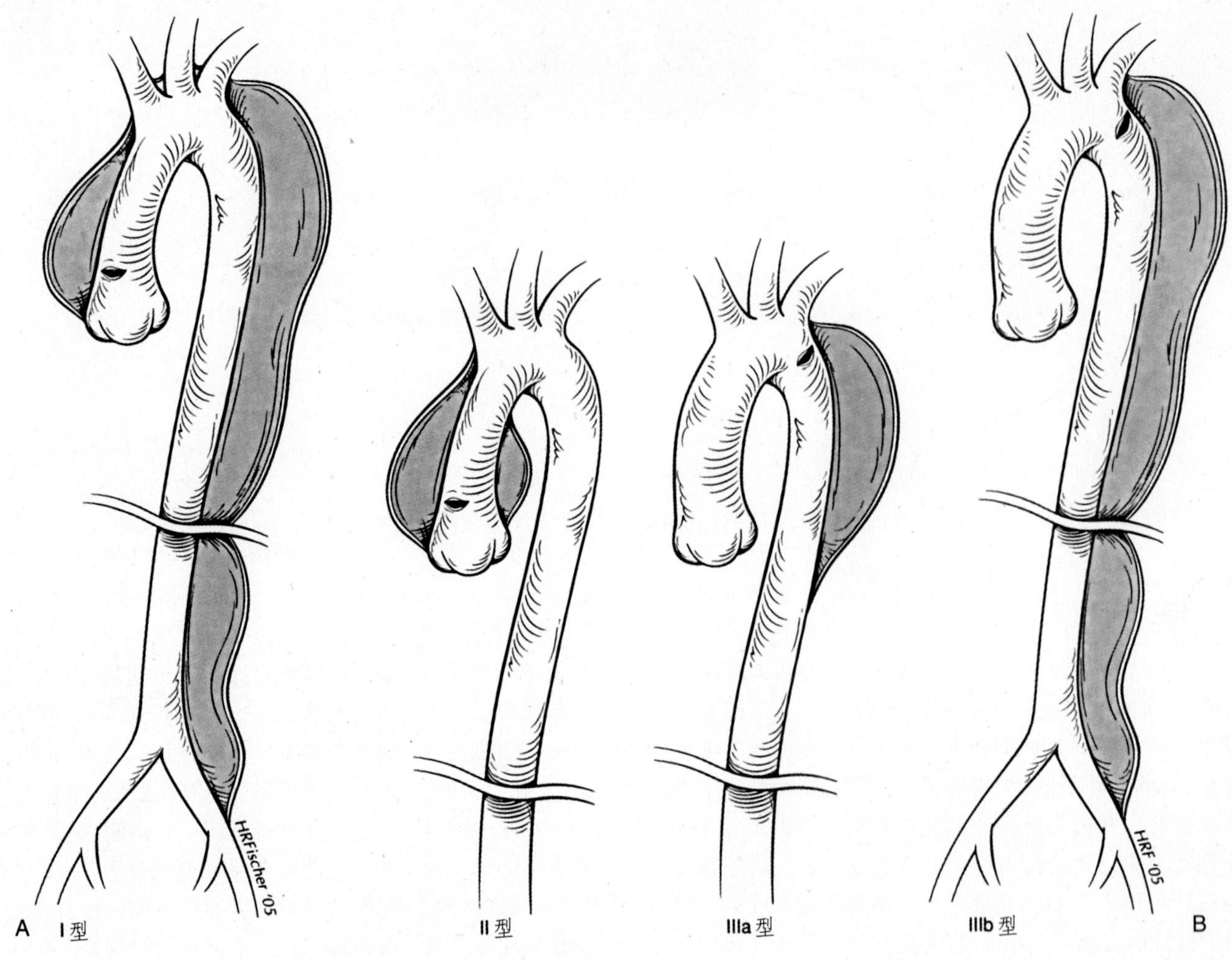

图56.1 分类。

程和对手术方式的要求截然不同。A型如未进行外科治疗，早期死亡率和并发症发生率极高;B型的早期死亡率则低得多,与保守治疗相比,早期手术没有明显优势，甚至增加并发症发生率。A型发病凶险，应视为外科急症。B型则风险较低，破裂可能性较小。B型引起的主要急性并发症是胸降主动脉、腹主动脉甚至髂动脉供血的各个器官的灌注不良综合征。

临床表现和诊断评估

主动脉中层含有丰富的神经末梢。因此,夹层发生后,几乎所有患者的首发症状都是突然发生的剧烈疼痛。中层粥样硬化退行性变越严重,患者描述的疼痛程度可能越轻。对于A型夹层，典型的描述是突然发生的剧烈胸痛。根据假腔发展情况,疼痛可转移至上背部，并常常继续向下延伸至下背部甚至腹股沟。一旦假腔完全形成并保持稳定，锐性疼痛可转为持续的钝痛。此时疼痛不易定位,前胸后背均不同程度疼痛,伴有恶心、腹痛、大汗和喘气等。新出现的局灶性神经系统损害提示主动脉弓灌注不良。腰痛也可出现，特别是一侧肾急性灌注不良的患者。静脉压升高的症状和体征提示心包填塞,常伴有四肢灌注差、出汗、皮肤湿冷以及晕厥,这些都与低心排有关。另外一个体征是突然出现的手足皮肤温度低和无脉搏，尤以右下肢常见。右上肢血管损害往往伴有神经系统事件,特别是Willis环不完整的患者。这些患者可出现灾难性的大脑半球梗死,对侧肢体瘫痪。在很少见的情况下可出现截瘫，常伴有脊髓休克症状。这与急性夹层的其他心血管事件混杂在一起，使患者的早期评估更加复杂。腹痛在A型和B型均可出现，往往与腹腔干或肠系膜上动脉的狭窄或闭塞有关。

对于较年轻的、没有明显的粥样硬化危险因素的患者，如果出现上述表现,应高度怀疑主动脉夹层。筛查包括胸部X线和心电图。心电图一般是非诊断性的，有时可显示下壁心肌缺血，提示夹层累及右冠状动脉。胸部X线是非特异性检查，可显示纵隔增宽或由于心包积液引起的心影增大。

如果可能的话，下一步筛查是经胸超声心动图，重点检查升主动脉和主动脉瓣。经胸超声可能难以实施，并且较差的图像质量限制了其应用价值。但是如果主动脉根部显示清楚，不同程度的主动脉瓣反流伴有主动脉根部扩张或者内膜活瓣，将提示A型夹层诊断成立。

在大部分急诊科，计算机断层扫描（CT）可在患者入院后数分钟内完成，往往是在超声心动图之前。因为超声检查一般需要超声医师评估，这需要较长时间。大部分现代CT增强扫描可做出主动脉夹层的准确诊断，并且可作为在决定治疗方式之前的唯一检查依据。罕见情况下，特别是静脉增强剂没有准确计时，CT扫描可显示升主动脉线样伪影而诊断为A型夹层，这属于假阳性。

经胸超声心动图提示主动脉夹层但不能确诊时，经食道超声心动图（TEE）几乎总是可以准确诊断夹层的类型。尽管没有必要耽误时间在诊断性CT增强扫描之外还进行食道超声检查，但根据我们最近的经验，TEE和其他诊断性检查一样准确，并且对于不稳定的患者可提供快速评估。

磁共振成像（MRI）和磁共振血管造影（MRA）虽然可提供所有类型夹层的高质量图像，但不能随时就绪，并且需要较长的扫描时间，在此期间内，因高磁场的技术要求，患者不能进行密切监护。我们不提倡把磁共振作为首选检查，除非TEE不能进行，并且有证据显示患者肾功能不全。MRI对于初诊为B型夹层的追踪或慢性夹层的评估有很高价值。

尽管主动脉造影曾被认为是主动脉夹层的标准诊断性检查，但在过去的10年中，我们已放弃主动脉造影作为夹层的诊断性评估。主动脉造影只能显示夹层的存在，而不能像CT增强扫描、食道超声或MRI/MRA那样提供解剖细节。只有当患者没有夹层表现并且怀疑冠心病，需要进行心导管检查时，才考虑主动脉造影。主动脉夹层的患者进行心导管检查的死亡率极高。怀疑冠心病将会使用血小板抑制剂、抗凝剂、有时还有溶栓剂，所有这些药物可能将一个限制性的撕裂变成开放性的破裂，或者对于极薄的、已形成夹层的主动脉，增加其血液渗出。此外，进行心导管检查将导致明显的、危险的治疗延误，并且心导管操作可对刚刚剥离的主动脉造成直接、危险的损伤。

确诊A型夹层以后，选择性冠脉造影的价值存在疑问。回顾性研究显示，冠脉疾病在主动脉夹层患者中发生率很低。若进行心导管检查，与发现冠脉病变而得到救治相比，更多的患者处于延误治疗和增加并发症的危险之中。唯一的例外是以往接受过冠脉搭桥手术的患者，选择性冠脉造影会明确冠脉病变程度、桥管的位置和开放情况，可能有助于手术安全。当术中冠脉造影技术成为可行时，它也许是所有患者的选择。

一旦筛查提示A型夹层，患者就不应该在急诊室作进一步检查而耽误时间，而是应该被转到能够迅速进行手术的适当机构。最近几年来，我们的惯例是，任何已诊断或高度怀疑A型夹层的患者，应立即被转运到手术室以减少延误。患者到达手术室后，如果依据充分，尽快进行全身麻醉和食道超声检查。若TEE证实升主动脉夹层，应马上急诊手术。直接送到手术室的患者中，约5%~10%TEE检查阴性，他们将被转到MRI，进一步明确其B型夹层解剖细节或其他主动脉病变。

急性A型夹层

传统估计，急性A型夹层发病后48小时内患者死亡率高达80%。最近数据显示，对于不伴有主动脉根部动脉瘤的患者，积极应用抗高血压药物，特别是β受体阻滞剂，早期死亡率可低至60%。对于A型夹层，单纯药物治疗不影响预后，除非迅速转至对复杂主动脉手术有丰富经验的医疗中心。过去，手术目的似乎主要是在升主动脉植入一小段Dacron人工血管，希望消灭近端至主动脉根部、远端至弓部以上的假腔。这个手术原则将导致灌注不良复发（近端：心肌梗死、主动脉瓣关闭不全；远端：脑血管事件）和稍远端早期破裂发生率。此外，远期形成主动脉根部、升主动脉和弓部夹层动脉瘤的发生率很高。

随着对导致早期并发症和死亡的危险因素的认识提高，我们可以设计更好的手术方式。急性期主要消灭远端夹层的观点可能存在本质缺陷。消灭弓部假腔很少能够闭合远端夹层，因为远端可能存在多个破口，把注意力集中在这个方面将使我们忽略对于A型夹层真正重要的东西。分析急性A型夹层的相关数据，可以使我们识别引起早期死亡的以下4个主要原因，并设计恰当的手术方式以进行相应处理：

1. *主动脉破裂* 升主动脉比主动脉的其他部分承受着更大的压力，这是中层退行性变进而内膜撕裂的主要部位。一旦夹层形成，升主动脉破裂的危险性很高。主动脉根部和升主动脉扩张时，这种可能性更大。因为根据Laplace定律，作用于中层和外膜的压力与血管直径的平方成正比。为了预防这种致命的并发症，应彻底置换升主动脉。

2. *急性主动脉瓣关闭不全引起的充血性心力衰竭* 由于一个或多个瓣联合处内膜脱垂，瓣叶缺乏支撑。最常见的部位是无冠瓣和右冠瓣交界，其次是无冠瓣和左冠瓣交界。左、右冠瓣交界受累比较少见。为消除主动脉瓣反流，手术方式包括瓣膜成形和置换。最常见的成形技术是主动脉瓣悬吊，以重建正常的瓣联合支撑（图56.2）。此外，窦管接合部也可能扩张，需要恢复至正常几何大小。不同口径的升主动脉移植物，是矫正窦管接合部到正常状态的最佳选择。

3. 冠状动脉灌注不良引起的急性心肌梗死 累及左主干的患者，很少能幸存至引起医务人员注意；右冠状动脉灌注不良更常见。手术时应正确修补主动脉根部，以处理合并的冠状动脉狭窄/闭塞，或预防将来的冠脉损害或迟发性根部扩张。主动脉根部夹层发生率相当高，最常见的部位是无冠窦。大部分情况下，主动脉根部在此剥离，并向下累及瓣环。其次是右冠窦，往往引起冠状动脉灌注不良。有时左冠窦亦可形成夹层。以往认为这是主动脉根部置换的指征，但现在认为，如果主动脉根部内膜完整、瓣叶正常，左冠窦夹层也可作修补处理。我们推荐的技术是，将适当修剪的Teflon垫片放在内膜和外膜之间，形成新的中层，以加固主动脉根部的剥离部位（图56.3）。这个Teflon中层应修剪成适当形状，以保证冠脉开口不受影响。用4-0或5-0单丝线在窦管接合部连续缝合，或使用少量生物胶固定。我们现在最常用的是CryoLife BioGlue(图56.4和图56.5)。注意应尽可能减少生物胶的使用量，因为它们有引起血管壁，特别是外膜远期损害的潜在可能。CryoLife BioGlue的长期随访结果令人满意，但还需要进一步的数据。在过去10年中，用Teflon作为中层，修补非扩张性主动脉根部夹层是安全有效的。重建生理功能满意，80%以上的急性A型夹层得以保留主动脉根部，修补后没有发生根部再次夹层和扩张、没有冠脉灌注不良。另一种手术方式是保留瓣膜的根部置换，自体瓣膜被固定在适当剪裁的Dacron人工血管内。

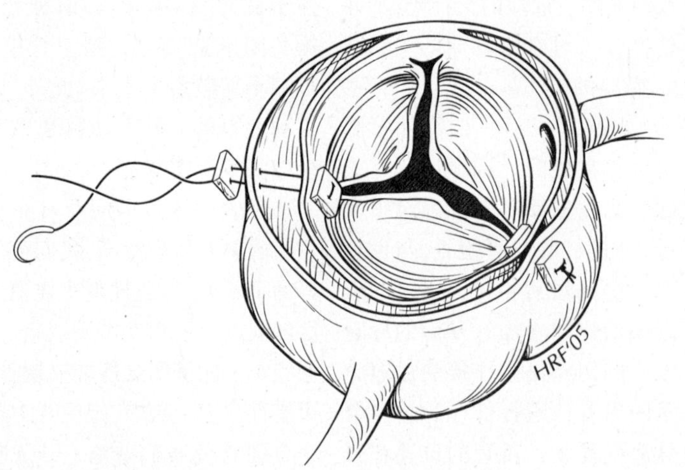

图56.2 主动脉瓣悬吊。

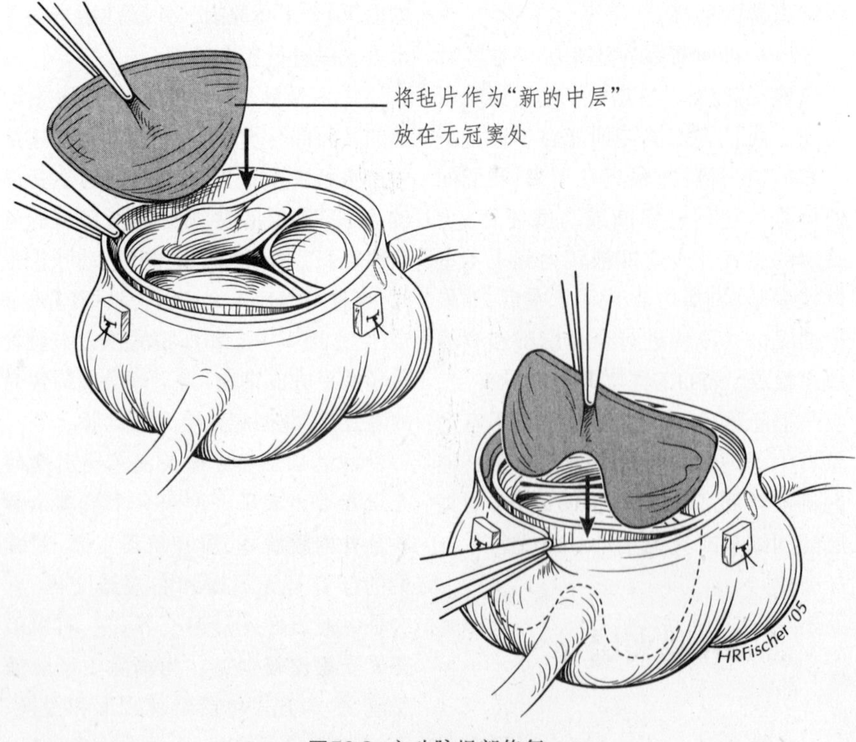

图56.3 主动脉根部修复。

4. 主动脉弓部血管灌注不良引起的卒中 弓部血管夹层最常见的是无名动脉，其次是左颈总动脉，左锁骨下动脉夹层发生率则低得多。采用加固的办法进行大部分弓或全弓置换，将保证弓部血管真腔开放，预防围术期卒中，甚至逆转术前的局灶性神经系统损害。我们通常切除主动脉弓的整个小弯侧，保留弓部含3个分支血管的组织与降主动脉相连。在内膜和外膜之间放置Teflon毡条作为新的中层，主要有两个目的：一是恢复弓部血管真腔灌注，防止术后灌注不良综合征；二是加固弓部吻合口缝线，防止远端破裂。半弓置换后，80%~90%弓部以上部位的假腔仍保持开放，但这并不代表弓部重建失败。手术时夹层出口往往已经很大，希望在闭合近端入口之后假腔立即形成血栓是不现实的。根据我们的观察，假腔闭合只发生在少数类型的夹层，如DeBakey Ⅱ型，或动脉粥样硬化的夹层（不同程度的中层纤维化和钙化可阻止夹层发展并

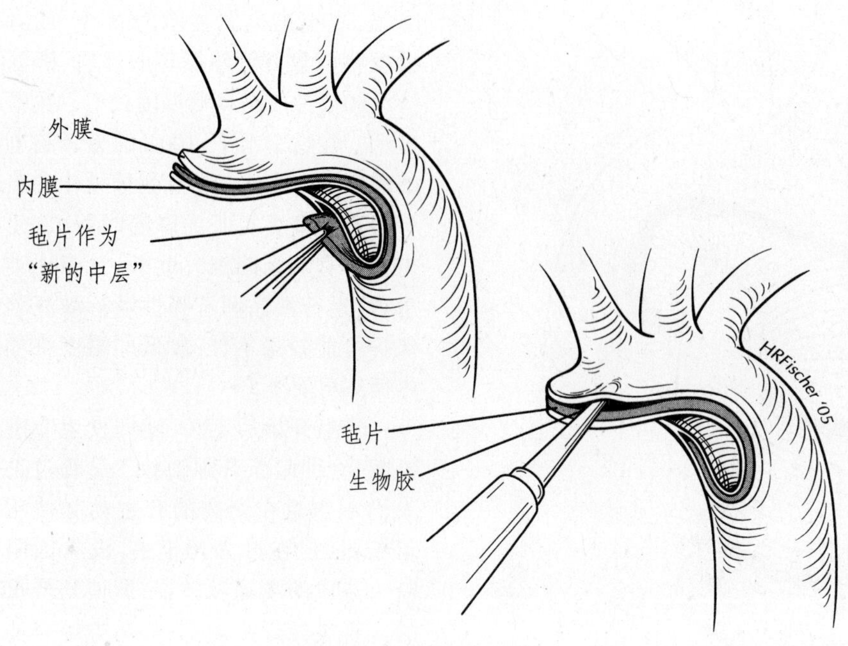

图56.4 消灭远端假腔。

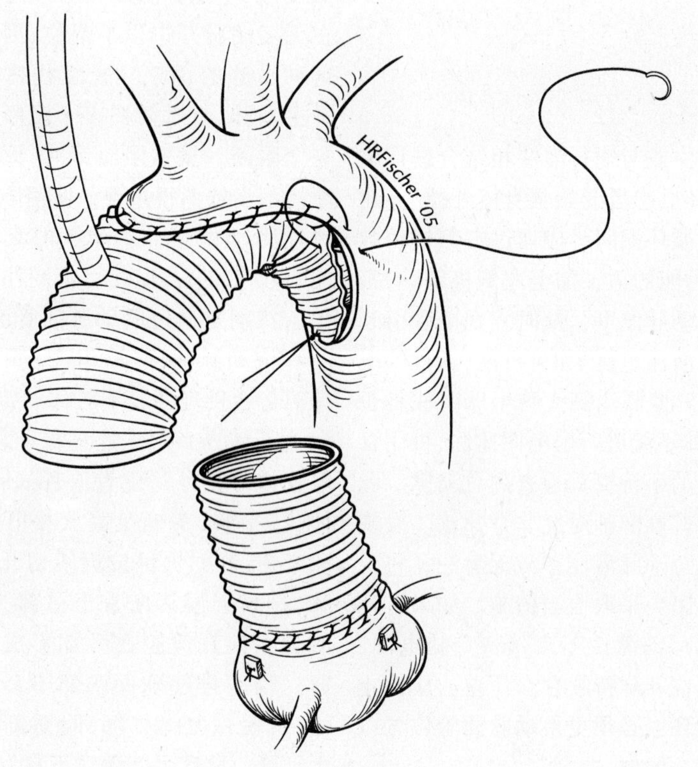

图56.5 远端吻合。

限制出口部位)。对于这些患者,闭合入口减少假腔内血流，可能导致假腔血栓形成。

成功的急性A型夹层手术包括:主动脉根部重建或置换，主动脉瓣功能良好,升主动脉置换,部分或全弓置换保证弓部血管真腔开放,远端残留“B型夹层”(图56.6)。大部分情况下,患者将从A型夹层(死亡率极高)转变为B型夹层(破裂可能性极低,残余夹层动脉瘤形成的可能性中等)。

外科手术步骤

一旦诊断为急性A型夹层，应立即对患者进行气管插管,全身麻醉。右桡动脉穿刺监测血压,如果可行,同时监测左侧桡动脉压力。最常见的弓部灌注不良血管是无名动脉，因此右侧桡动脉将最早反映脑灌注不良。如果时间允许，左桡动脉置管可进一步反映下游灌注情况。常规置入肺动脉导管，以利于术前尽可能改善血流动力学,但更重要的是便于术后管理。楔嵌压增高与血性心包积液和心包填塞相关。中心静脉压(CVP)增高、左侧楔嵌压和肺动脉压(PA)降低,高度提示右冠状动脉(RCA)灌注不良引起的右室(RV)缺血。如果患者情况不稳定,先放置动脉测压管和大口径静脉插管,推迟肺动脉导管置入。如果可能的话,进行脑电图(EEG)监测,不仅可提示脑皮质灌注不对称，而且可作为脑保护降温是否充分的依据，增加手术安全性。然而很显然,许多急性夹层发生时无法进行脑电图监测。在我们研究所，很幸运的是我们对60%的急性夹层患者进行了神经系统监测。随后,患者胸部、腹部、双下肢进行消毒铺巾。对于没有严重粥样硬化疾病的患者,建立体外循环最迅速的方法是通过股动脉。下肢灌注不良的患者可高达20%,最常见的是右下肢。如果双侧股动脉均搏动良好，可选择任意一侧进行插管。如果患者有双侧下肢灌注不良的表现和(或)有明显的动脉粥样硬化证据(既往史、CT或TEE),我们的办法是通过右腋动脉插管。首先用8mm Dacron人工血管与腋动脉端侧吻合，然后把动脉灌注管插入Dacron人工血管，手术结束后缝闭Dacron人工血管与腋动脉的吻合口。

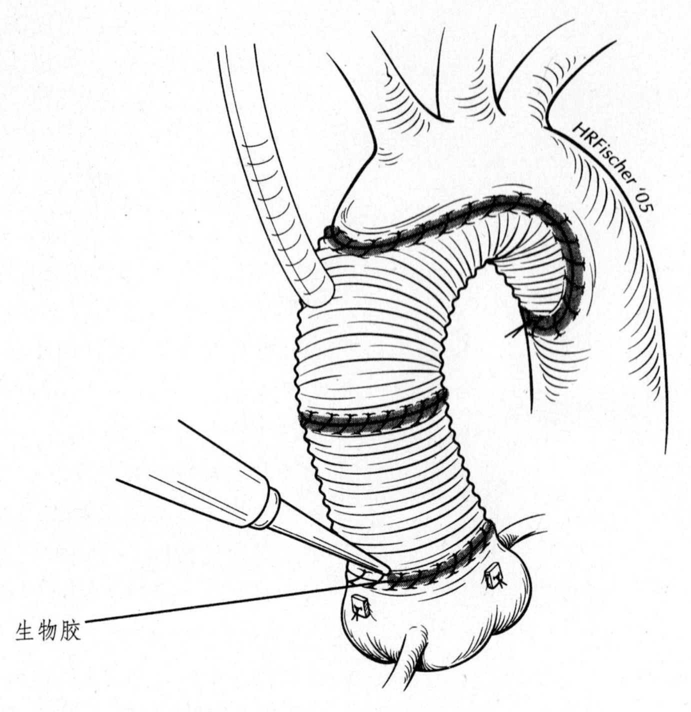

图56.6 修复完成。

通常情况下，最好在劈胸骨之前先准备好外周动脉。两位外科医师可同时工作，在劈胸骨时，选定的动脉也游离完毕。对于不稳定的患者，股动脉比腋动脉有明显优势，这样两个手术小组可同时工作而不至于互相影响。胸骨锯开后立即打开心包，往往可发现不同程度的血性心包积液甚至中量心包积血。通常升主动脉中度扩张，因为动脉瘤是导致升主动脉夹层的主要危险因素。我们发现，升主动脉内膜破口最常见的位置是升主动脉中部。大部分情况下，血液进入主肺动脉和升主动脉之间的蜂窝状结缔组织，有时向下剥离至右室流出道。血液和血栓组织可延伸至右房室沟，使右室流出道表面颜色污秽。很重要的一点是，在处理的早期，不要动这个着色区域，因为剥离组织很容易转变成开放性破裂。外周动脉插管建立后，行常规右房插管。此时我们常规把停搏液逆行灌注管置入冠状静脉窦，并进行上腔静脉(SVC)插管，用于停循环期间，单独逆行灌注或与顺行灌注相结合进行脑保护。随后患者开始全身体外循环。建立体外循环期间，应通过右侧桡动脉(如果可能的话，加上左侧桡动脉)密切监测动脉波形，及时发现插管引起的弓部灌注不良。如果可能，通过脑电图(EEG)监测双侧大脑半球灌注是否对称。如不能进行脑电图监测，可用食道超声的手持探头检查颈总动脉。我们的所有麻醉师对此非常熟练。发现一侧颈总动脉灌注差或无灌注，将提示外科医生采取恰当措施。如果有证据显示弓部灌注不良(超声、脑电图，或双侧桡动脉持续存在压差)，应停止体外循环，必须更换动脉插管位置以解决这个问题。

有时需要两个插管，一个供应真腔，一个供应假腔。建立正确的体外循环并且脑电图、桡动脉测压、颈动脉超声和动脉插管压力监测证实没有灌注不良之后，通过右上肺静脉插管进行左室引流，因为很多患者合并有主动脉瓣重度关闭不全。随后开始降温，直至脑电图显示为直线，或者根据我们数百例停循环的经验，降温持续50分钟或至鼻咽温度12℃。数据显示，在这个水平，100%的患者脑电图都显示为直线。动脉粥样硬化的患者很可能需要更长的降温时间，以使末梢器官均衡降温。此外，对于这类患者，逆行灌注和选择性顺行灌注脑保护可能效果不佳，较低的温度将使停循环更安全。

降温开始后不久，随即发生心室纤颤，立即阻断升主动脉。尽管过去人们不愿意在剥离的升主动脉使用阻断钳，但在过去10年中，没有因阻断钳造成的主动脉破裂，即使是严重的血管胶原纤维病变，如马方综合征或Ethan-Danlos综合征。很显然，为确保安全，主动脉阻断钳必须仔细放置在无名动脉开口以下部位，因为对于这种易碎的、病变的、且往往扩张的升主动脉，有时需要多个阻断钳才能完全阻断。放置阻断钳时，评估有无灌注不良依然很重要。使用阻断钳有可能闭合位于升主动脉的真假腔之间的较大交通，促使弓部灌注不良发生，特别是通过股动脉插管灌注时。左右桡动脉测压、脑电图、颈总动脉超声将会发现明显不对称。如果证实灌注不良，必须迅速进行外科纠正。停止体外循环，患者取Trendelenburg体位(平躺，头低足高)，松开主动脉阻断钳，在钳夹部位近端切开升主动脉，显露夹层活瓣直至弓部，剪除此活瓣，使真假腔在弓部形成广泛交通。彻底排气确保脑部不会产生气栓，缓慢恢复体外循环，重新阻断升主动脉。尽管弓部灌注不良发生率不高（根据我们统计，占夹层的3%~4%)，但若认识不足，未进行处理，可导致致命的神经系统损伤。通过上述操作则可成功避免。

升主动脉阻断后，如果没有远端灌注不良，在右肺动脉水平将其切断。通过冠状静脉窦逆行灌注和冠脉开口顺行灌注冷血心停搏液。右冠状动脉常被累及，灌注停搏液时注意有无假腔导致的冠脉狭窄、闭塞甚至破裂。如果右冠状动脉近段出现停搏液外渗，应该由另一组医生取一段大隐静脉备用于搭桥，以防万一右冠开口"纽扣"状移栽不可行。左冠状动脉病变很少见(如果累及，一般在院外已死亡)。若此时在术中发现，可以取静脉进行搭桥处理。

接下来显露主动脉根部，评估其是否可以修复。如果内膜完整、瓣叶正常，根部通常是可以修复的。窦管接合部轻度扩张，直径在30mm以下，通过适当修补是可以接受的。如果主动脉根部显著瘤样扩张，此时应考虑保留瓣膜的根部置换、机械瓣或生物瓣置换。如瓣叶正常、内膜完整，就充分游离主动脉根部，注意保持根部外膜的完整性。随即在窦管接合部上方3mm横断主动脉，在3个瓣联合上方2mm，分别用3根带垫片的单丝线缝合悬吊，使瓣联合恢复恰当的几何形状。接下来注意力集中到乏氏窦。无冠窦几乎总是向下剥离至主动脉瓣环。清除干净无冠窦假腔内的所有组织碎屑和血栓后，根据无冠窦假腔情况，把Teflon垫片修剪成适当形状，然后放在内膜和外膜之间形成新的"中层"，用5-0或4-0单丝线在窦管接合部缝合，或使用少量CryoLife 生物胶固定。下一步处理右冠窦。50%以上的急性A型夹层累及右冠窦，处理方法与无冠窦相似，注意避免右冠脉狭窄。随后探查左冠窦。左冠窦很少累及，但如果有剥离，处理方法与右冠窦相似。

如果内膜不完整和(或)瓣叶病变或撕裂，或既往存在根部疾病，主动脉根部就不可修复。此时应游离冠脉开口，准备进行根部置换。虽然保留瓣膜的根部置换也是一种选择，但我们对于A型夹层很少使用这种技术。它应限于年龄在50岁以下、一般是血管胶原纤维病变且瓣叶正常的患者。对于大部分60岁以下的患者，机械瓣带瓣管道仍然是不错的选择。对于60岁以上的患者，应考虑生物材料根部置换(主要是猪瓣)。这样可避免使用抗凝药物，大大简化术后管理。更重要的是，这个年龄组的A型夹层患者，其预期寿命不大可能超过生物材料。

通常情况下，在完成根部置换之前，降温已足够。为最大限度提高手术效率，一旦脑电图显示为直线、鼻咽温度12℃或降温已达50分钟，就应停止近心端的处理，转向主动脉弓部。停止全身体外循环，开始经预留的上腔静脉插管进行逆行脑灌注，常规流量为150~250mL/min，颈静脉压力控制在20~25mmHg。经颈内静脉鞘管(用于插入肺动脉导管)监测颈静脉压。松开升主动脉阻断钳，探查主动脉。现在的目的是切除残余升主动脉，防止恢复体外循环后弓部灌注不良。绝大部分弓部以下的主动脉壁被切除。仔细分辨真假腔的相互关系，因为可能存在很大的个体差异。弓部移栽的范围很大程度上取决于弓部血管与弓部假腔的关系。总的来说，切除主动脉弓的整个小弯侧以及前壁和后壁的大部分，仅留下包含左锁骨下、左颈总和无名动脉开口的主动脉组织。将薄的Teflon毡条置入弓部血管开口周围的假腔内，必要时在降主动脉起始部的剥离处也放置毡条。同样，这样做的主要目的是为了防止弓部灌注不良，其次是形成新的中层，以便主动脉弓重建时缝合更牢靠。毡条放在弓部血管周围和降主动脉起始部的内、外膜之间，用4-0或5-0非吸收性单丝线单纯间断或连续缝合固定，或用CryoLife生物胶固定。Dacron人工血管剪成适当的斜面后，用4-0单丝线连续缝合与加固的弓部组织吻合，必要时用带垫片的单丝线间断缝合几针加固。逆行脑灌注帮助排尽主动脉内空气。

有时主动脉弓破裂非常严重，必须进行全弓置换。在无名动脉和左颈总动脉插入手动充气球囊导管，进行选择性顺行脑灌注。使用"象鼻"技术，将Dacron人工血管与加固的降主动脉近端吻合。弓部血管"岛状"或分别吻合于人工血管上。在恢复体外循环之前，通过逆行脑灌注排气。根据我们的经验，仅10%的急性A型夹层需要进行全弓置换，另有5%仅需要移栽无名动脉。

半弓或全弓置换完成后，在Dacron人工血管上直接插管恢复体外循环。我们认为，即使在开始时已通过右腋动脉插管，在弓部重建结束时，也应在Dacron人工血管插管进行顺灌，这一点非常重要。顺灌最大限度地减少了灌注不良和弓部缝线撕裂的可能性。急性A型夹层有50%~60%的弓部血管远端存在明显假腔。在无名动脉远端剥离的情况下，通过右腋动脉恢复灌注，将可能导致右颈总动脉灌注不良。此外，无名动脉假腔可能还有远端入口，增加弓部缝线的压力，导致重建弓部的破裂。通过人工血管直接插管可避免这种局部异常灌注，减少弓部缝线撕裂的可能，最大限度上保证真腔血流。恢复全流量后，花几分钟时间仔细检查弓部缝线，确保止血彻底。弓部吻合口漏血是最糟糕的，此刻也许是处理弓部明显出血的唯一机会。随后开始全身复温。

选择适当大小的Dacron人工血管以重建正常几何形状的窦管接合部，用4-0非吸收性单丝线吻合。如果在重建弓部之前已开始进行根部置换，那就继续完成相应处理。通过对修复或置换的主动脉根部灌注心停搏液，检查有无明显的主动脉瓣反流以及缝合处出血。用单丝线连续缝合将重建的近端与弓部人工血管进行吻合。心脏排气后，开放阻断钳恢复心脏灌注。辅助循环期间，适当修复外周动脉插管部位。复温完成后，患者逐渐脱离体外循环。停机后早期评价主动脉瓣反流程度非常重要。超过少量或Ⅰ度的主动脉瓣关闭不全，将影响瓣膜远期耐久性。如果患者能够耐受重新转流，Ⅱ度以上的主动脉瓣反流应该现在处理，可在修补的根部内单独置换瓣膜，或必要时进行整个根部置换。

心脏修复满意后，评估体循环的分支血管，排除新的灌注不良综合征或重新评估术前的缺血区域。近端主动脉修复后，50%以上的术前肢体缺血将得到解决。如果一侧肢体仍然没有脉搏，而对侧灌注良好，可行双侧股动脉搭桥。如果此时双侧下肢脉搏依然差（这种情况非常少见），最好行腋动脉-股动脉转流，或腋动脉-双侧股动脉转流，而避免打开腹部进行手术。在不久的将来，对于腹腔脏器和双下肢灌注不良，支架置入可能成为有效、耐久的处理办法。

急性B型夹层

比起A型，急性B型夹层患者死亡的危险性低得多。胸降主动脉或腹主动脉破裂的早期风险远低于10%，慢性期破裂的可能性仍然很低，除非伴有瘤样扩张。主要引起早期并发症和死亡的原因是各种灌注不良综合征。这些灌注不良可能需要外科处理。灌注不良综合征最终形成假性狭窄，即真腔被假腔内的血栓或迟滞的血流压迫而极度狭窄（图56.7和图56.8）。所有下游血管的灌注减少。

B型夹层的外科处理，需要针对每位患者的特殊情况制定不同的手术方式。与A型夹层不同，大部分B型夹层患者伴有明显的动脉粥样硬化，内膜破口往往在粥样斑块破裂的部位。在严重粥样硬化的主动脉，由于纤维化的中层限制假腔形成，剥离范围可能局限。

对于单纯的急性B型夹层，最重要的早期处理依然是药物治疗，主要是严格控制血压。β受体阻滞剂能够很好地控制收缩压，并通过降低血压升高速率（dP/dT），减少主动脉壁张力。早期血压控制一般通过静脉给予艾司洛尔和拉贝洛尔。其他静脉扩管药物包括钙拮抗剂如尼卡地平。我们尽量避免使用硝普钠，除非在稳定期的较早时候短期使用。患者渡过急性期后，调整口服药物以维持理想的血压和心率水平，一般包括长效β受体阻滞剂如美托洛尔或美托洛尔缓释片、钙拮抗剂如氨氯地平和硝苯地平。如果肾功能正常，也可使用血管紧张素转化酶（ACE）抑制剂如卡托普利，有时可用神经节阻断剂。许多此类患者都表现为顽固高血压，需要长期服用三四种药物，包括β受体阻滞剂、钙拮抗剂、神经节阻断剂、ACEI和利尿剂。

非常重要的是，在发病早期应该尽量减少主动脉张力，以防止破裂，控制疼痛，稳定已经处理的或轻度的灌注不良，并使薄弱的主动脉保持稳定。一旦进入慢性期，应严密控制血压，防止动脉瘤样退行性变。如上文所述，很多此类患者合并严重的动脉

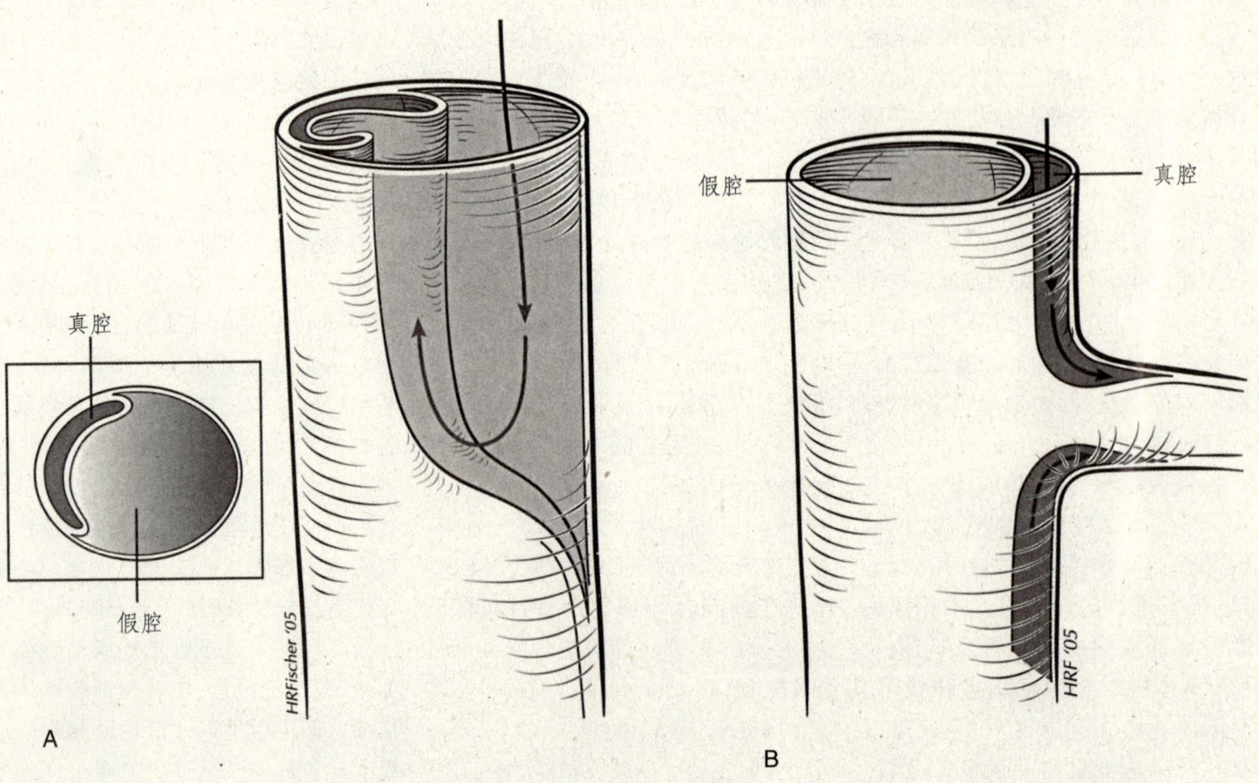

图56.7 （A）假性狭窄。（B）灌注不良综合征。

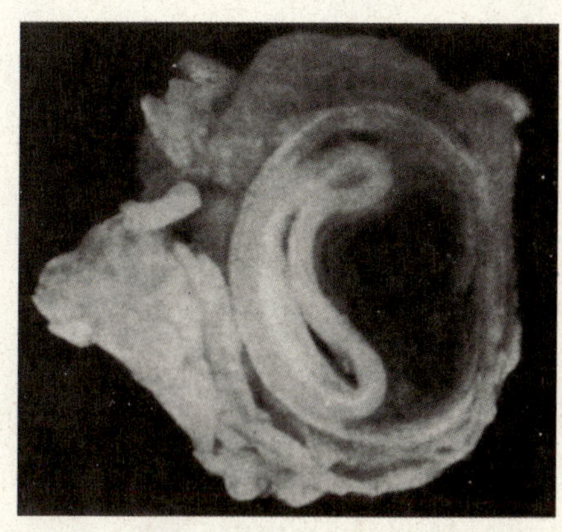

图56.8　假性狭窄。

粥样硬化,包括颅内血管、肾动脉、腹腔内脏血管和下肢血管。这些患者可能对血压“正常化”的反应不佳,往往必须兼顾两者平衡,既减少主动脉破裂的可能性又使严重病变血管床获得足够灌注。

B型夹层的外科治疗目标必须个体化并在手术前予以明确。如果患者有闭合性或开放性破裂,手术目的应该切除破裂的一段血管。尽管比较少见,还是应该在早期寻找主动脉破裂的证据。更常见的情况下,手术目的主要是处理局部器官灌注不良。最迅速的、久经试用证明有效的外科处理灌注不良的办法是,建立额外的解剖分流。因为直接对急性剥离的胸主动脉或腹主动脉手术是很危险的,往往导致并发症和死亡率明显增加。

支架置入很可能是处理急性B型夹层的革命性手段。血管内带膜支架已成为治疗假性狭窄和肠系膜灌注不良最合适的方法。血管内开窗往往和裸支架一起,用于增加不良灌注血管内的血流。以往经验表明,在单纯B型夹层的胸降主动脉内,替换一小段人工血管以消灭下游假腔的办法效果不佳,大部分假腔仍保持开放,并且有相当程度的手术并发症和死亡率。到患者准备手术时,多个下游假腔的穿孔常常已形成并保持稳定。然而,极早期支架介入技术对缓慢消灭远端假腔则更有效,且并发症和死亡率很低。目前的初步经验是,血管支架经过内膜破裂的入口,到达左锁骨下动脉,然后覆盖尽量短的近端血管真腔,从胸降主动脉的上1/3直至全长。在病变极早期,远端破口可能还很少且未完全形成,这为介入技术成功提供了可能。即使部分消灭B型夹层,也会明显减少形成夹层动脉瘤的远期后遗症。在美国,一系列关于血管支架的研究方案正在设计阶段,以评估急性B型夹层的极早期支架置入策略的安全性和有效性。一些欧洲的研究所已经开始运用短支架置入治疗复杂的B型夹层,即内膜撕裂累及左锁骨下动脉起始部。近期疗效满意。但是在病程早期,大部分B型夹层的患者仅通过控制血压即可获得很好的效果。因此,只有通过长期随访研究,才能评价这种治疗方式的真正优点。支架策略的另一个延伸应用是治疗急性A型夹层。将来可以在手术时,通过切开的主动脉弓部,在胸降主动脉近端常规放置支架。这将显著增加消灭远端假腔的可能性,基本上不增加手术风险,并且希望可以使患者免于形成迟发性夹层动脉瘤。

特殊病例:壁间血肿和B型夹层的逆向剥离

有时A型和B型夹层的假腔内会有部分或全部血栓形成。对于A型夹层,特别是升主动脉没有扩张时,部分血栓形成可能减少破裂和灌注不良的危险。但是,支持这一结论的统计数据非常有限,并且我们对A型夹层进行急诊手术的风险,低于文献报道对部分血栓形成的、扩张的升主动脉夹层进行观察的风险。对于假腔血栓形成的升主动脉,我们的处理方法与标准的A型夹层相同,因此手术时机没有任何延误。此类患者通常有严重的动脉粥样硬化,这可能是夹层没有进一步发展、出口小所导致假腔血流缓慢、进而早期血栓形成的原因。假腔血栓形成的B型夹层,处理原则与标准的B型夹层相同,首选药物治疗。但如果部分血栓形成的假腔压力增高,则可能影响真腔血流并导致假性狭窄,应予以正确评估并考虑支架置入,或绕过假性狭窄部位建立额外解剖分流。

罕见情况下,夹层可起始于主动脉弓部并顺行和逆行发展。这一过程有时很难进行Stanford分类,也很难决定早期处理是外科手术还是药物保守治疗。大部分此类患者合并明显的主动脉粥样硬化,胸降主动脉的假腔很早就压力升高,促使夹层沿最小阻力方向逆行剥离。如果逆行剥离终止于主动脉弓水平,没有明显累及升主动脉,除标准的B型夹层之外,其主要额外风险是脑血管事件,破裂的危险性相对较低。对于这种逆行剥离的患者,虽然我们的处理仍然存在个体差异,但在开始阶段将会观察并按照B型夹层的原则进行处理。如果升主动脉被累及,无论是急性期还是随访期间,患者均应按照标准A型夹层处理。因为他们同样有破裂、主动脉瓣关闭不全、主动脉根部损害导致冠脉灌注不良的危险。此外,我们还发现,这些患者的外科手术风险比较高,因为主动脉弓部常被完全破坏,很难修补还原,往往需要进行挑战性的全弓置换,且伴随着较高的死亡率和神经系统并发症发生率。

长期随访和慢性夹层

任何接受保留瓣膜的根部修复或置换的患者,都需要长期观察瓣膜的功能。Ⅰ度以下的主动脉瓣关闭不全,可以经上述技术修复获得很好的耐久性。如果主动脉瓣反流明显,往往只需要单独置换主动脉瓣,因为主动脉根部经加固后具有足够的强度，扩张的发生率较低。

所有已进行近端修复的A型夹层患者，都需要长期观察远端主动脉。进行弓部修复后，90%的患者有残余B型夹层。这种残余夹层有动脉瘤形成的危险。如果夹层动脉瘤形成，可考虑按照标准动脉瘤处理方法进行修补。我们发现，接受近端A型修复手术5年以后，30%~40%的患者需要进行下游动脉瘤手术，并且越年轻的患者可能性越大。血管胶原纤维病变的患者需要再次手术的可能性可高达70%~90%。需要进行远侧主动脉弓和胸降主动脉置换的患者，必须仔细评估有无明显主动脉瓣关闭不全。如果有Ⅰ度以上的主动脉瓣关闭不全，经左侧开胸建立全身体外循环时，低温引起室颤将会非常麻烦。因为从左侧很难阻断升主动脉，即使有很好的左心引流，也会发生显著的左室膨胀，这将导致远侧主动脉弓和胸降主动脉置换时心肺功能不全。为预防这些问题，必须在修复远端主动脉之前，先行主动脉瓣置换。

有时，未经诊断的急性A型夹层患者可以幸存下来，在数月至数年后形成巨大的升主动脉夹层动脉瘤，并伴有不同程度的主动脉瓣关闭不全。此类患者应进行限期外科手术，因为其破裂危险高于同样大小的非夹层升主动脉瘤。这种夹层动脉瘤可能进展迅速，并引起周围结构的压迫症状。手术时不应该试图消灭远端假腔，因为很多远端血管可能依靠假腔供血。应该尽可能长地切除假腔活瓣，以维持远端腔内血流通畅。基于窦部常被累及和慢性病变，瓣膜悬吊技术可能效果不佳。如果主动脉瓣叶相对正常，保留瓣膜的根部置换可能是不错的选择。与急性夹层相比，慢性夹层需要进行弓部血管分别移栽的全弓置换更为常见，并发症和死亡率较低。

结 论

在过去的10年里，我们对主动脉夹层有了更深刻的认识。这使得我们的外科处理目标明确、疗效显著提高。急性A型夹层治疗后的早期死亡率降至10%，原因是多方面的，如：诊断技术的提高，在心源性休克之前迅速转运至手术室，对术中灌注不良尤其是弓部血管受累的生理学认识提高，术中神经系统监测实时引导外科操作以便纠正异常，根部的精确修复或置换以及弓部的精确吻合等。B型夹层仍以药物治疗为主，早期风险依然相对较低。支架技术可能进一步提高复杂B型夹层早期处理的疗效，并显著减少晚期夹层动脉瘤形成的可能性。采用上述A型夹层修复技术，联合术中安放支架到残余下游夹层，将进一步提高远期疗效。虽然已经取得了很大成绩，但我们的技术和认识仍然有待进一步提高和改进。

推荐读物

Bavaria JE, Pochettino A, Brinster DR, et al. New paradigms and improved results for the surgical treatment of acute type a dissection. Ann Surg 2001;234:336.

Bavaria JE, Woo YJ, Hall RA, et al. Circulatory management with retrograde cerebral perfusion for acute type A aortic dissection. Circulation 1996;94(Suppl9):II1730.

David TE, Armstrong S, Ivanov J, et al. Surgery for acute type A aortic dissection. Ann Thorac Surg 1999;67:199.

Fann JI, Smith JA, Miller DC, et al. Surgical management of aortic dissection during a 30-year period. Circulation 1995;92(Suppl 9):II113.

Hagan PG, Nienaber CA, Isselbacher EM, et al. The international registry of acute aortic dissection (IRAD). New insights into an old disease. JAMA 2000;283:897.

Januzzi JL, Marayati F, Mehta RH, et al. Comparison of aortic dissection in patients with and without Marfan's syndrome (results from the International registry of aortic dissection). Am J Cardiol 2004;94:400.

Kallenbach K, Leyh RG, Salcher R, et al. Acute aortic dissection versus aortic root aneurysm: comparison of indications for valve sparing aortic root reconstruction. Eur J Cardiothorac Surg 2004;25:663.

Kitamura M, Hashimoto A, Akimoto T, et al. Operation for type A aortic dissection: Introduction of retrograde cerebral perfusion. Ann Thorac Surg 1995;59:1195.

Mehta RH, Bossone E, Evangelista A, et al. International Registry of Acute Aortic Dissection Investigators. Acute type B aortic dissection in elderly patients: Clinical features, outcomes, and simple risk stratification rule. Ann Thorac Surg 2004;77:1622; discussion 1629.

Motallebzadeh R, Batas D, Valencia O, et al. The role of coronary angiography in acute type A aortic dissection. Eur J Cardiothorac Surg 2004;25:231.

编者评述

I.L.K

宾夕法尼亚大学已形成最有条理的转运和监护急性主动脉夹层患者的方法。这是我邀请他们编写此章节的主要原因。他们就病因、诊断和外科处理进行了精辟阐述。我们的做法基本上和他们建议的相同，但是近来我们已逐渐放弃各种生物胶，因为文献报道其远期效果不佳并损害血管壁。与作者观点相同，我们对根部置换倾向于持保守态度，除非根部确实是扩张的。在大部分情况下，我们避免进行保留瓣膜的根部置换，除非是主动脉未完全撕裂的年轻患者。关于毡片存在分歧，我们没有使用像作者建议的那么多。因为我们认为，没有Teflon毡片我们可以进行更好的吻合。当然，这只是个人选择的问题。尽管我们的认识和诊断水平已得到提高，死亡率仍相当高。在很多著名的心脏中心，伴有休克的患者死亡率可达30%~50%。死亡原因与外科手术不相关，而与多器官功能衰竭相关，这在很大程度上影响了疗效。

（孙图成 译 孙宗全 校）

第57章

降主动脉和胸腹主动脉瘤

John A.Kern, Irving L. Kron

自从1955年Etheridge和1956年DeBakey首次报道成功修复胸主动脉瘤和胸腹主动脉瘤以来，外科重建胸主动脉瘤和胸腹主动脉瘤技术发生了很大的变化。患者的预后有了明显的改善，在同一医院，Crawford 1965年报道的26%的围术期(30天)死亡率降低到最近162例患者2%的围术期死亡率。(上述结果)除了患者围术期管理技术的提高，有赖于对可能影响患者预后的危险因素和主动脉阻断后快速恢复远端器官灌注的重要性的理解。在处理具有挑战性的主动脉问题上，对有丰富经验的医院而言其死亡率和致残率较低。这反映了外科团队的专家们能基于以往的经验个体化评估每一个患者的特殊需要并选用适当的外科技术。

本章论述目前外科医师处理慢性胸主动脉瘤或胸腹主动脉瘤时面临的问题，并概述为取得安全和长远主动脉修复效果的可能外科技术。

解　剖

本章论述起自主动脉峡部到肾动脉下部的主动脉瘤。Crawford的胸腹主动脉瘤分类(图57.1)如下：Ⅰ型，近端降主动脉到腹主动脉上部；Ⅱ型，近端降主动脉到肾动脉下；Ⅲ型，降主动脉远端1/2到腹主动脉；Ⅳ型，大部分或全部腹主动脉。大多数外科医师使用“度”而非“型”。本区域内的主动脉分支可分为内脏血管或体血管。主动脉自第3肋间动脉到第4腰动脉发出数对体动脉。由上述肋间动脉或腰动脉，大多数情况下由胸9到腰2发出分支供应脊髓前动脉降部、脊髓下部和马尾。向腹侧发出内脏血管，如腹腔干、肠系膜上动脉和肠系膜下动脉，向两侧发出一对，有时是多支肾动脉。

从事修复胸主动脉瘤或胸腹主动脉瘤的外科医师必须了解动脉瘤比邻的内脏血管，并且如果动脉瘤累及到上述血管，如何用人工血管重建或重新植入。处理主动脉分支的主要困难不是数量问题，而是如何判断哪根血管重要并需要重建。幸运的是，应用现代灌注技术，大多数主动脉分支能够被重建且几乎不增加手术时间和死亡率。术前通过目前的血管造影或其他放射技术判定脊髓动脉及其起源尚不可行，也不实际。通常情况下脊髓前动脉起自胸9和腰2，但可能更高或更低。因此，有必要用其他间接方法判定重要的肋间动脉或腰动脉以保护脊髓的血液供应。

主动脉在胸12水平于膈肌脚之间穿过膈肌。根据定义胸腹主动脉瘤将跨过膈肌，因此，膈肌至少必须部分切除，然后再重建而不损伤其功能。膈神经的分支分布在膈肌的腹面，外科医师必须了解其解剖分布。

诊　断

有许多不同的原因可导致胸或胸腹主动脉瘤。虽然梅毒曾经是动脉瘤的常见原因，但是现今非常罕见。目前，动脉硬化是动脉瘤的最常见原因。所有动脉硬化和心脏病的常见危险因素均预示着患者形成动脉瘤的风险增加。高血压是造成主动脉夹层的危险因素，随着时间的推移，主动脉夹层将几乎不可避免的演变为动脉瘤。马方综合征、囊性中层坏死和其他结缔组织病的患者形成动脉瘤的风险增加。未诊断的胸主动脉创伤患者数年后可能形成迟发性动脉瘤。胸或胸腹主动脉瘤患者可能以不同的方式就医：患者可能因为一种不相关的原因拍胸片或胸部CT扫描而发现纵隔或主动脉异常；或以前可能有过腹主动脉或升主动脉瘤手术而易于罹患主动脉疾病；或以往可能有背部疼痛和高血压等主动脉夹层的症状；或偶尔

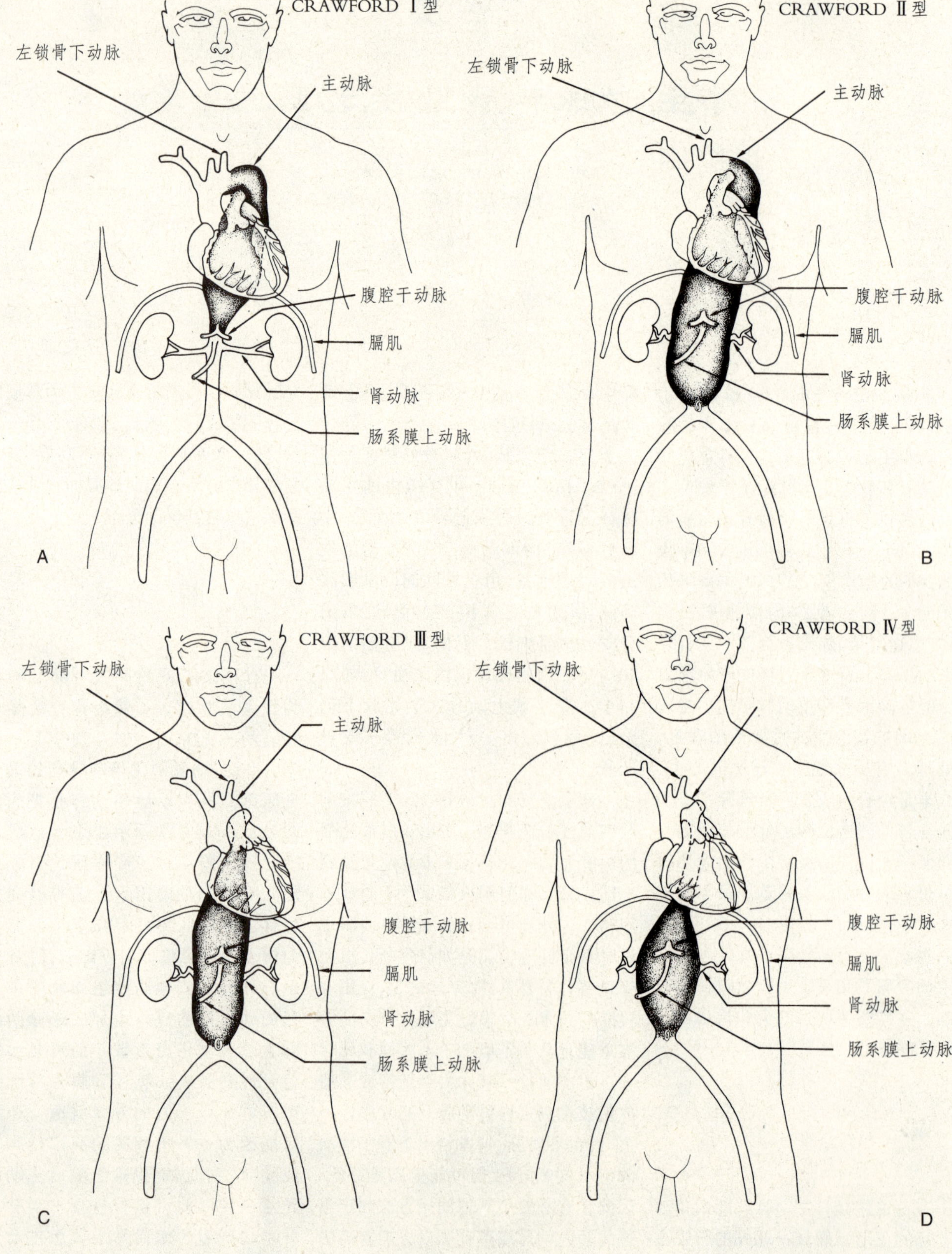

图57.1 胸腹主动脉瘤Crawford分型。(A)Ⅰ型。(B)Ⅱ型。(C)Ⅲ型。(D)Ⅳ型。

可能表现出主动脉瘤的间接征象，如因喉返神经功能障碍而引起的声音嘶哑或因动脉硬化血栓或层状血栓而引起的远端缺血事件。极少数情况下患者可能呈现即将破裂的症状或体征，如严重的背痛、胸腔积液或腹膜后血肿。

确诊常常依靠胸部或腹部增强CT扫描。CT可以精确地提供有关动脉瘤大小、有无血肿或出血以及层状血栓或粥样斑的程度。相关影像重建的薄层CT造影(CTA)几乎可以取代标准的血管造影资料来诊断主动脉病变和动脉瘤疾病。适时注射造影剂十分关键，并且于轴位测量主动脉直径时必须考虑主动脉是否扭曲。尽管主动脉造影仍然是确定动脉瘤与主动脉分支的关系以及这些分支是否狭窄或闭塞的金标准，但CTA迅速地发展成为快速微创诊断所有主动脉病变的方法。不论是外科或是血管内介入治疗的大多数方面，均可通过CTA来确定，从而避免了数字减影(DSA)。

磁共振血管造影(MRA)在过去10年已经发展成另外一种诊断主动脉瘤病变和设计适当介入方案的可用方法。MRA引人之处在于其使用无肾毒性的造影剂，常常是肾功能不全患者的诊断方法。MRA几乎没有禁忌证，在影像后处理时放射医师的技术可能影响该技术诊断主动脉瘤疾病的准确性。

由于修复胸或胸腹主动脉瘤手术的高风险，对于无症状主动脉瘤患者推荐手术的大小一般是6 cm 。大于6 cm以上者血管破裂的风险增加，如果患者能够耐受手术，应择期手术。需注意引起动脉瘤疾病的病情进展、病变段主动脉与正常主动脉的直径，以及6个月后动脉瘤直径增加大于5 mm的任何证据。这些因素可能改变6 cm标准而提早手术或继续仔细观察。术前评估时必须注意有无缺血性心脏病、阻塞性肺部疾病以及肾脏损害。如果存在上述任何一种情况，术前应尽量予以治疗从而将相关的死亡率降到最低。

手 术

麻醉和监测

患者采用双腔气管插管全麻。单腔气管插管可用于低位段胸主动脉或胸腹主动脉瘤。需要14 G针经外周静脉入路，必须监测桡动脉压力和中心静脉压。部分患者需要肺动脉导管和经食管超声心动图。插入Foley尿管持续监测尿量，连续监测心电图(ECG)和脉搏血氧饱和度。对于左心转流的患者，监测股动脉压力有助于维持转流期间的压力平衡。建立适当的监测和控制通气后，转动患者体位显露左侧胸壁和胁腹。虽然后外侧胸部切口用于显露胸主动脉瘤，但不需完全侧位。骨盆部分向前翻转以便显露左侧股血管。通过一小布袋将患者体位摆好，所有受力点均应用垫子垫好。应用腋卷可灵活地屈曲手术台以便显露肋间，进入主动脉。

入路和手术显露

胸主动脉瘤

通过一个胸部入路可以显露全段胸主动脉。我们采用长的后外侧胸部切口，分离背阔肌和部分前锯肌。进入胸膜腔前停止左肺通气。进入胸膜腔的肋间根据患者的具体情况而定。上部和中部胸主动脉瘤可能通过一个肋间充分显露，特别是切断肋骨后段时。对于更广泛的动脉瘤，我们选双肋骨间入路，经第4肋间切口显露升主动脉到主动脉弓远端和左侧锁骨下动脉，而另一个肋间入路通过同一皮肤切口经第7或第8肋间进胸。打开胸膜后注意避免损伤肺组织。铺上棉垫后向前牵拉肺脏以显露主动脉。分开主动脉上的胸膜以显露动脉瘤和主动脉。注意通过迷走神经穿过胸膜腔处识别迷走神经和膈神经近端，解剖主动脉弓时可能危及膈神经。显露动脉瘤的近端并且在其颈部解剖出主动脉有助于控制动脉瘤。应当在左锁骨下动脉近端或其开口处套带，仔细锐性解剖主动脉周围以有足够的空间置入阻断钳。如果在解剖时看到任一淋巴管，尤其是胸导管，应避开之。如果有淋巴漏，要立即控制。

解剖动脉瘤的主动脉远端并套带。如果因动脉瘤范围而需要第二个肋间入路，从上部肋间入路撤走肋间牵开器，进入下部胸膜腔，在此处放置牵开器。解剖动脉瘤下部后，将牵开器重新放到上部肋间以便放置阻断钳。不要试图解剖出动脉瘤全长，这对于修复是没有必要的，而且可能导致灾难性的出血。

胸腹主动脉瘤

我们采用后外侧第8或第9肋间入路。切口斜形走行，在第9肋间跨过肋缘，向下弯曲，与中线平行，直到脐下。腹部切口位于中线的外侧。左肺排气后进入左侧胸膜腔。腹壁肌肉在切口处分开，但不进入腹膜腔。腹膜和腹横筋膜在腹直肌外侧常紧密相连，注意不要进入腹膜腔。

斜行切开膈肌而保护其功能。在肋缘切口下将膈肌切至胸壁，切口向后弯曲时在肋骨内侧留下一3 cm的边缘。圆形切口一直延续到膈肌脚；左侧膈肌脚可能需要分离以便显露主动脉床。很多外科医师选用此圆形切口避免损伤膈神经；然而，最近我们开始采用放射状切口而没有增加术后肺部并发症。其他学者也观察到同样的结果。同时我们发现有可能不需要完全分离膈肌，保持膈肌部分完整，在膈肌上下操作，通过膈肌裂孔穿过移植血管，有可能改善术后肺功能。

逐步牵开和钝性分离使腹膜及其

内脏向前分离，从而显露腹膜后。应用自动牵开器有利于维持显露。主动脉及其分支位于髂腰肌肌束的内侧。我们建议在腰肌上左肾床上游离左肾，但如果需要，可不予游离。接着锐性解剖主动脉前部，以辨认内脏分支的情况，并充分游离以便必要时重建(见后面的讨论)。然后游离主动脉并上下套带准备阻断。

主动脉阻断期间控制不稳定的血流动力学

阻断主动脉近端，特别是在左颈总动脉和左侧锁骨下动脉之间阻断，可引起后负荷急剧增加；而松开主动脉阻断钳导致后负荷突然降低，引起血容量相对不足和急性体循环低压。有数种方法能调控上述血流动力学改变。

药物应用

阻断主动脉前，应与麻醉师沟通。通过快速输注硝酸甘油或硝普钠可以快速而明显地降低体循环压和后负荷。当体循环压降至70~80 mmHg时进行阻断。主动脉阻断后血压急剧升高，阻断期间应维持在正常水平。同样，松开主动脉阻断钳前也应当告知麻醉师。准备开放时，应当停掉所有的扩血管药物，应用碳酸氢钠和钙剂，并且快速补充容量。升压药，如去氧肾上腺素，可以在开放前使用。上述方面有助于最大限度地减轻开放后低血压。

慢速阻断和开放

用2~4分钟的时间缓慢阻断或开放主动脉，这将有助于减轻因阻断主动脉而引起的后负荷的急剧变化。为了准确评估远端缺血情况，主动脉阻断时间应当从开始阻断到完全开放。不幸的是，一些病例尽管最大限度地应用血管扩张药、容量和阻断技术，仍可能发生明显的血流动力学不稳和低血压。

体外循环

通过应用体外循环重新分布血流可降低后负荷并灌注阻断后远端器官。最简单的办法是使用被动的主动脉—主动脉分流。更合理和有效的方法是左房股动脉转流和股动静脉转流。

1. 左房–股动脉转流(图57.2)：将左心房血液通过左心耳，更多情况下通过左下肺静脉插管引流。用肝素涂层管道以减少肝素的需要量，通过离心泵或滚压泵将血液泵回股动脉或主动脉阻断钳以远的未病变的主动脉。通过调整转流的血流量可以减缓主动脉阻断时血压升高或开放时血压降低。大多数I型和II型动脉瘤患者和部分III型动脉瘤患者采用该方法进行远端灌注。从该技术获得最大益处的患者包括有一定程度心脏病的患者、血流动力学不稳定的患者和可能需要较长时间阻断以便进行难度较大的吻合和多支血管重建的广泛动脉瘤患者。转流管道的动脉端可呈Y字形，以便用多头导管灌注内脏动脉从而最大限度地减少重要器官的缺血时间。在进行胸或胸腹主动脉瘤修复术的患者中，通过远端灌注减少

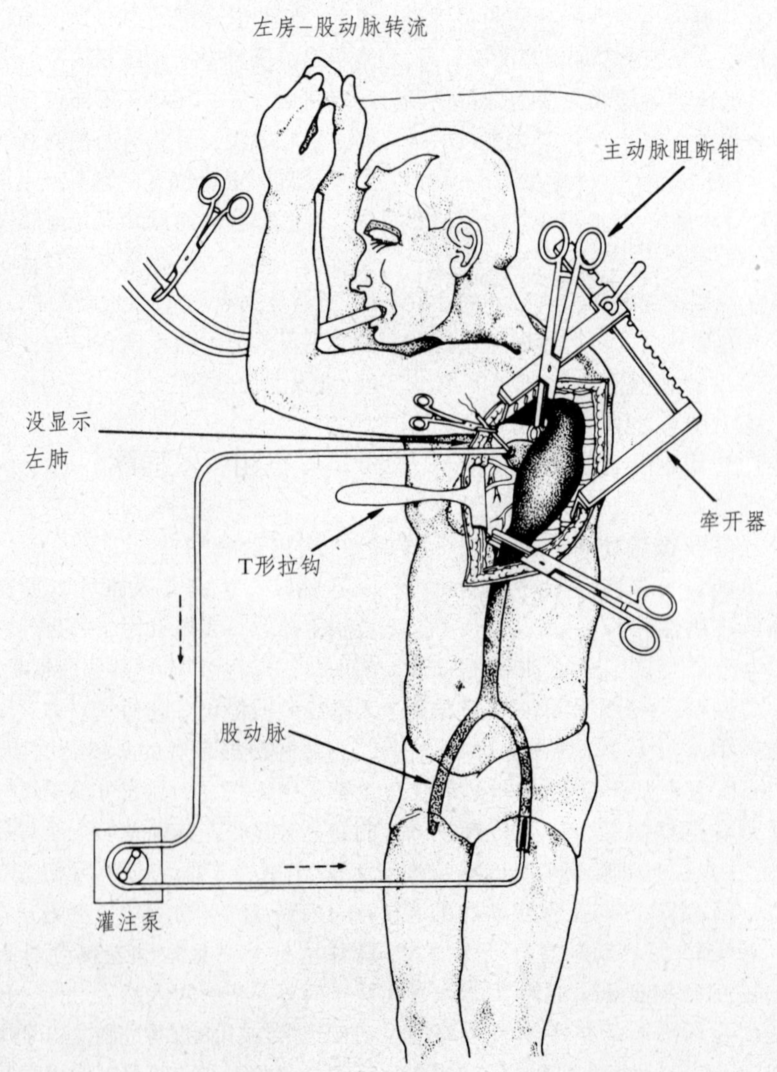

图57.2 左房–股动脉转流灌注远端动脉。

缺血性麻痹的风险尚未见报道。然而，对于阻断时间超过30分钟的患者使用远端灌注可能改善预后。

给肝素前应显露左侧股动脉并套带。切开心包显露左心耳，预置荷包缝线；或在下肺静脉根部插管，后者可避免切开心包和脆弱的心耳。当准备阻断主动脉时，给予肝素（100 U/kg）使ACT时间达200秒左右。插入小直径的小儿动静脉插管并固定。一般情况下，转流量为每分钟2～2.5 L。阻断主动脉时，引流左心房血液经泵灌注股动脉。最初，阻断主动脉时应快速转流以降低前负荷和上肢增加的后负荷。然后调整转速获取满意的上下肢血压。

开放阻断钳之前，停止转流以增加前负荷而控制血压以免过低。我们推荐尽量减少左房股动脉转流管道的部件，一般情况下不用热交换器。

2. 股动静脉转流（图57.3）：这是另一种可选择的远端灌注方法。用一根长的静脉插管如Bio-Medicus Medtronic（Medtronic Inc., Atlanta, CA）静脉插管经股静脉插到右房以取得满意的引流。即将阻断主动脉前开始转流。体循环灌注压不要过低以保护脊髓，并且该管路可在手术完成后用以彻底复温。因为管路较复杂并装有氧合器/热交换器，比左房股动脉转流需要更长的ACT。增加储血室的容量，以便开放后快速输注。快速转流可防止开放后低血压。

因主动脉严重钙化不能阻断主动脉近端时，股动静脉转流特别有用。在这种情况下，患者降温至15℃～18℃停循环下进行近端吻合。如果主动脉瓣关闭不全，一旦房颤发生必须进行适当的左室引流。

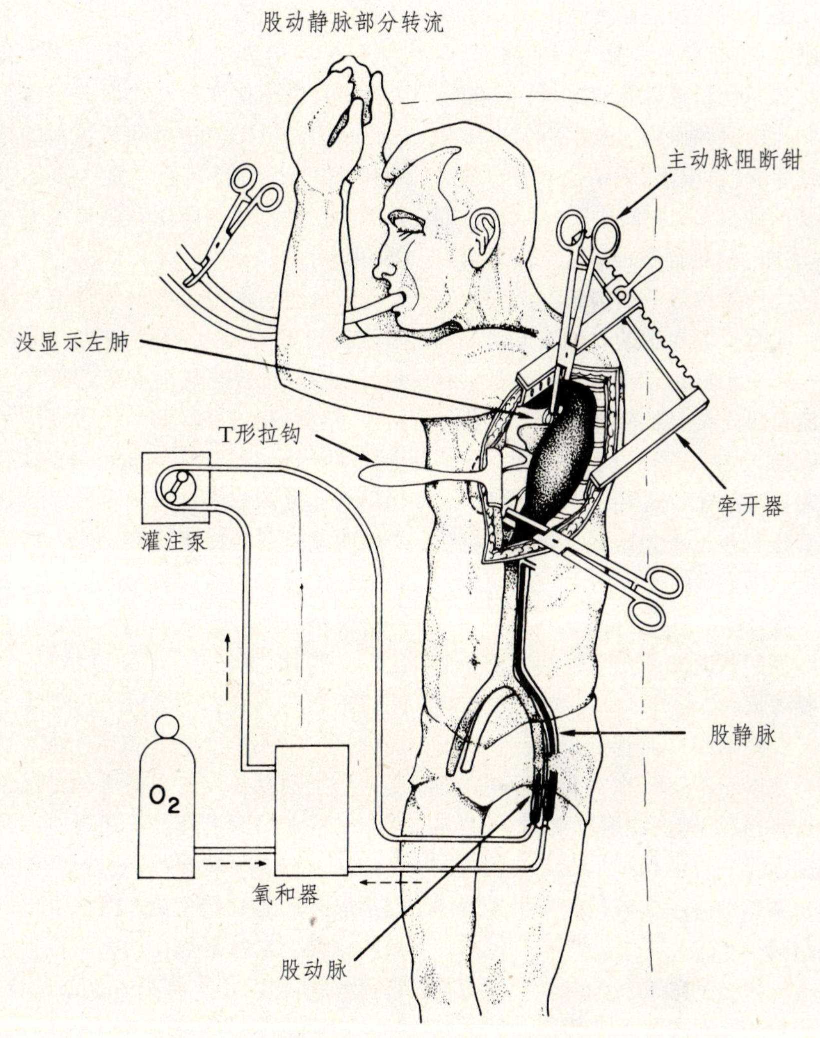

图57.3 股动静脉部分转流灌注远端动脉。

脊髓保护

脊髓保护仍是胸或胸腹主动脉瘤外科最有争论和棘手的问题。在迄今为止最大一组报道中，Svensson及其同事注意到进行胸腹主动脉瘤修复手术的1509例患者中，截瘫或轻度截瘫的发生率为16%。修复手术的复杂性是脊髓损伤的显著性预测因素。修复Ⅰ、Ⅱ、Ⅲ、Ⅳ型动脉瘤截瘫或轻度截瘫的发生率分别为15%、31%、7%和4%。其他学者也报道复杂修复术的患者脊髓损伤的概率明显增加。

通常仅修复降主动脉的手术脊髓损伤的概率低。然而，主动脉远端灌注的任何改变，不论是单用主动脉阻断或是结合其他远端灌注方法，均与脊髓血流的复杂变化相关，其中大多是由肾素—血管紧张素系统介导的。多数作者认为夹层或急诊增加脊髓损伤。有关主动脉阻断时间可能导致脊髓损伤的资料还不一致。Svensson及其同事显示与阻断时间 <30分钟相比，阻断时间 >60分钟脊髓损伤的概率明显增加。但Hollier等报道，所有5例术后截瘫的患者修复时主动脉阻断时间均 <20分钟。Najafi在31例均采用股动静脉部分转流灌注主动脉远端的平均阻断时间为58分钟的患者中，术后未观察到脊髓损伤发生。Svensson认为，如果采用远端灌注，阻断时间40分钟与脊髓损伤无关。因此，使用主动脉远端灌注可能抵消阻断主动脉对脊髓损

伤产生的任何影响。

围术期脊髓缺血可能由于围术期低血压、阻断后主动脉远端低血压、重要肋间动脉和腰动脉的阻断、肋间动脉血栓栓塞和血栓以及术后低血压和缺氧引起。常温下，膜结合钙稳态泵所需要的能量ATP在缺血3～4分钟后耗尽。另外，缺血脊髓再灌注可因氧自由基活化而导致进一步损伤。

改善脊髓保护的方法如下：

1. 主动脉远端灌注：左房-股动脉转流和部分或全部股-股转流已经描述（见前部分体外循环）。已经注意到使用上述技术对脊髓提供的保护结果不一。尽管进一步检查如监测脊髓诱发电位可能给出更多的资料，这种资料可能不能改善脊髓保护的程度。这可能是由于阻断期间暂时或永久性阻断了重要的脊髓动脉。

2. 鞘内注射血管扩张药：一些研究者如Svensson等，在实验动物使用血管扩张药（如鞘内注射罂粟碱）可改善脊髓血供和脊髓保护。在人类鞘内应用罂粟碱的一项非随机研究报道脊髓损伤减少。

3. 再植肋间和腰动脉：尽管理论上吸引人，可能是由于阻断时间的延长，Crawford报道一组605例患者再植多支肋间动脉脊髓损伤的风险增加。Hollier报道接受胸腹主动脉瘤修复的连续24例患者使用脊髓引流和肋间动脉再植无1例术后截瘫发生，但患者的数量不足以得出该技术具有完全保护作用。

4. 降低脑脊液（CSF）压力：Cooley和Blaisdell首次提出脑脊液引流可降低阻断主动脉后升高的鞘内压。数项实验研究报道应用该技术术后截瘫发生率低。Crawford等的一项前瞻性随机试验表明CSF引流没有益处；然而，最近Coselli等的一项前瞻性随机试验发现CSF引流的患者脊髓损伤的发生率显著降低。在Coselli的报道中，所有的患者是I型或II型胸腹主动脉瘤，均采用左心转流、允许轻度低血压、再植所有通畅的重要肋间动脉。145例患者随机分成CSF引流或非引流组，结果CSF引流组脊髓损伤率2.6%，而非引流组为13.0%（$p=0.03$）。由于随机试验的结果和CSF引流的低风险，现大多数外科医师在做胸或胸腹主动脉瘤时采用CSF引流。

5. 低温：据报道全身和局部低温是改善脊髓对缺血耐受性的有效机制。全身深低温与出血和肺部并发症相关；然而，几组外科医师仍常规应用全量体外转流和低温。Cambria支持脊髓局部低温并取得良好的结果。该技术向硬膜外腔缓慢滴注冷盐水，因需要额外的设备和专门技术，因此尚未广泛应用。

6. 药物：据报道，钙通道拮抗剂、类固醇激素、巴比妥类、可卡因衍生的局麻药、N-甲基-D-天冬氨酸（NMDA）受体拮抗剂以及其他制剂可辅助改善脊髓对缺血的耐受性；但还没有一种在临床上证实确实有益。最近，我们研究了腺苷和腺苷衍生的A2A拮抗剂的保护效果，这些制剂在动物研究似乎有很大的希望，不久将进入临床试验。

7. 尽量缩短主动脉阻断时间：通常与长时间的阻断时间相比，短时间的主动脉阻断术后截瘫的风险要低。术前适当地选用影像学检查有助于设计有效的手术。因此，急诊胸或胸腹主动脉瘤手术往往与较高的脊髓损伤发生率相关。

对于所有I型和II型动脉瘤和部分III型动脉瘤，以及任何需要重建的复杂胸腹主动脉瘤，我们推荐的脊髓保护方法是尽量缩短主动脉阻断时间，结合左心转流和CSF引流。最大限度地缩短主动脉阻断时间和仔细放置阻断钳的位置以避免在有明显动脉硬化斑和附壁血栓处阻断主动脉，有望降低脊髓和内脏血栓形成。尽量维持血流动力学稳定和采用左心转流通过所有可能的侧支循环持续进行远端灌注，也可能限制脊髓损伤的发生率。在可行而又不过分延长阻断时间的情况下，我们尽量采用斜行吻合，以维持灌注或重建T11–L1水平大的成对的重要肋间动脉和腰动脉，这可能是有益的。

当阻断主动脉是危险的或不可能的罕见情况下，如动脉瘤近端超过弓部或主动脉完全钙化，其他学者和我们的经验是股-股转流和低温停循环完成近端吻合。然后在完成远端吻合时，移植血管插管灌注开始复温大血管和腿部，甚至可能的内脏血管。广泛动脉硬化的患者插管策略可能要改变以尽量减少血栓意外的风险，腋动脉可能是这些患者较好的动脉插管位点。

主动脉移植血管的选择

不论用测量器测量或（直接）测量主动脉近端和远端直径，阻断主动脉前应当选定移植血管并打开置于无菌台上。自从无孔聚乙烯对苯二酸酯（涤纶）移植血管问世后，移植血管预凝和出血已不再是问题。同时分支移植血管的出现使得复杂的再植、内脏甚至肋间血管再植更加容易。

阻断主动脉前，据吻合方式和承受负荷选择所需缝线的材料，大多情况下，我们建议用长的双头3-0聚丙烯线吻合主动脉。

主动脉的吻合方式

当阻断主动脉和分离完毕后，在靠近计划吻合处将动脉瘤用大刃刀沿主动脉长轴切开。然后，用剪刀将主动脉切口向近端和远端延长，以显露瘤腔并清除瘤体内的分层血栓。对于累及范围长的动脉瘤，我们建议尽可能使主动脉阻断钳靠近吻合口处，以最大限度减少脊髓重要供血动脉被阻断在循环之外。在这种情况下，远端阻断钳可以在近端吻合完成后移到远端吻合处。或者在应用阻断和缝合技术这种应用不太广泛的技术时(图57.4),主动脉远端可能根本不需要阻断。用不破坏细胞的吸引器保持术野干净。应用序贯阻断技术时,应当注意阻断相对没有病变的主动脉,以尽量减少血栓形成的可能性。

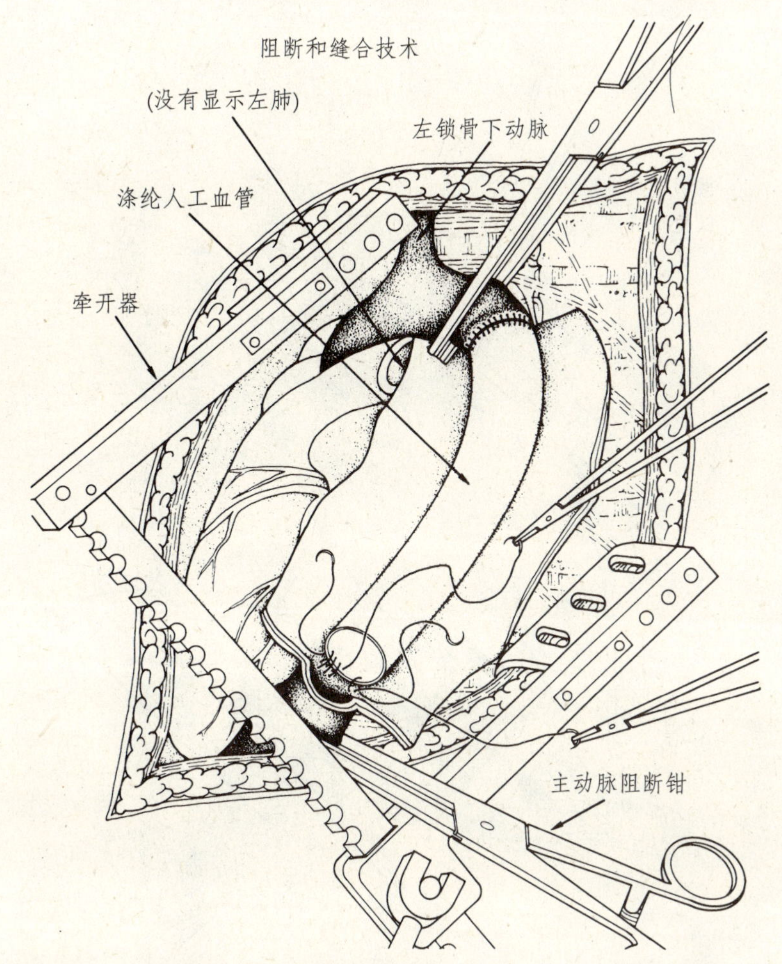

图57.4 快速吻合主动脉的阻断和缝合技巧,可最大限度减少阻断时间。

管状移植血管的植入

将主动脉近端横行切开以便吻合。特别是在慢性夹层,我们推荐完全横切主动脉判定主动脉的各层,以便能够准确地吻合(图57.5)。对于慢性动脉硬化性动脉瘤,横切主动脉也有利于吻合,但在需要进一步解剖才能完成的情况下应当避免。

用布单盖住所有的牵开器和阻断钳,将移植血管放置术野近端吻合处,先用降落伞式缝合方法缝合4针,然后推下移植血管快速完成吻合。主动脉多缝一些以便有效止血。我们推荐缝合从后壁开始缝向术者直到前部缝合缘,然后缝线的另一头也从下面开始缝向术者。一般情况下,只要又深又快而准确地缝合,主动脉从外向内或从内向外都可行。

完成吻合后,在吻合口下方4~5 cm处阻断移植血管,开放近端阻断钳。快速检查吻合口,此时只关注明显的出血。如果发现大的出血点,用标准长度3-0聚丙烯线带聚四氟乙烯(Teflon)垫片褥式缝合。

然后转向远端吻合。对于第二个肋间入路的胸主动脉瘤患者,快速将牵开器由上位肋间移到下位肋间。延长主动脉切口至动脉瘤远端颈部,在选定的吻合部位水平垂直切开。远端吻合时,对于慢性夹层带内膜片的主动脉,我们推荐横行切开。对于亚急性夹层,我们推荐长舌状切口并远离内膜片,并将移植血管缝在主动脉外膜,这样确保远端既灌注真腔又灌注假腔。远端吻合与近端吻合采用同样的方法。当即将吻合完成准备开放阻断时,应适时告知麻醉师。左心转流的患者,当远端阻断开放后,减流量与停流量应当看到尽可能小的血流对抗。

再植肋间动脉

肋间动脉,特别是大的肋间动脉应当在阻断前解剖时做好标记,以备用(切下肋间动脉时)所带的血管片再植到移植血管或再血管化时用;然而,该技术可能易引起后期动脉瘤的发生。如果在切开动脉瘤时发现肋间血管已经闭塞,没有再植的必要。吻合部位发现的大的肋间动脉应当予以保护并且在可能的情况下吻合口应将其包含进去。回血少而暗的较大且通畅的肋间动脉需要再植。主动脉近端和远端吻合完成并且开放的情况下,肋间动脉必须带蒂或在多支肋间血管将要重建时舌形游离。用侧壁钳夹闭移植的主动脉并用4-0或5-0聚丙烯线完成吻合。或者,肋间动脉可以在近端吻合完成而远端通过左心转流灌注时完成,(然后)阻断钳移到再植的肋间血管下方,完成远端吻合。

再植腹腔干、肠系膜和肾动脉

对于广泛胸腹主动脉瘤患者,所有的内脏血管可能均需要重建。在这种情况下,我们推荐将腹腔干、肠系膜上动脉和右肾动脉作为一个大卡莱尔(Carrel)片(图57.6)一起游离。对于广泛病变需要复杂重建的患者,我们喜好主动脉远端灌注(见前面的讨论)。主动脉阻断钳可以在每一吻

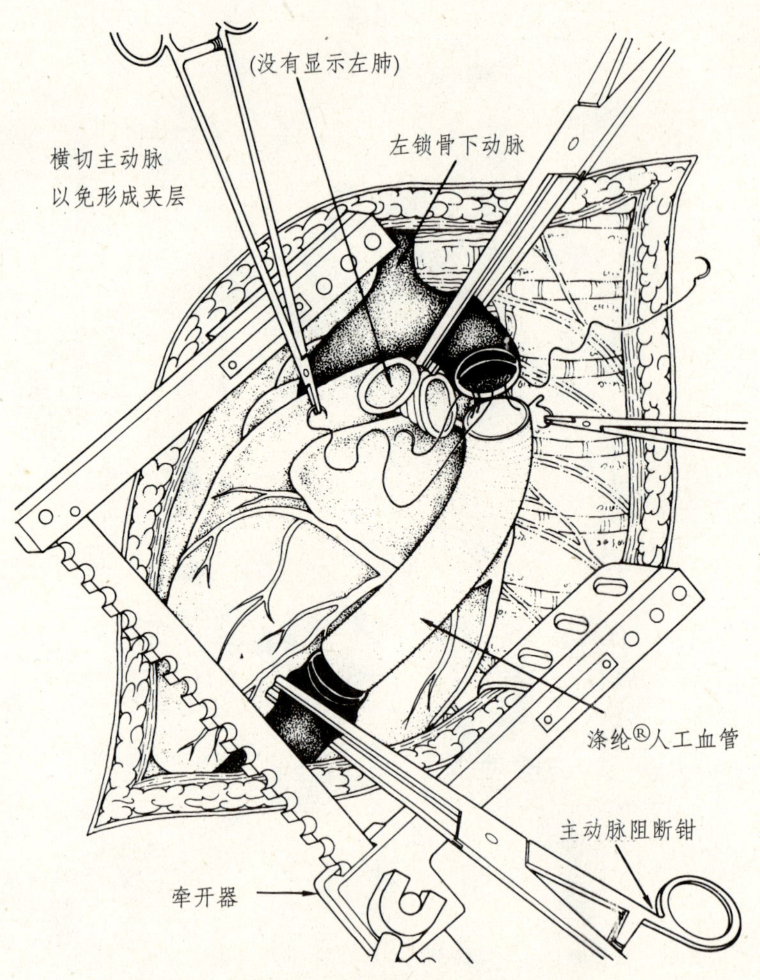

图57.5 横切主动脉以免形成夹层,确保全层吻合。

合完成后逐一向远端移动,这将最大限度地缩短主动脉阻断的距离而减少将内脏血管阻断在循环之外的数量。在这种情况下,应当在阻断钳刚好阻断吻合口上下时首先吻合完成主动脉近端。近端吻合完成后,阻断紧邻吻合口的远端移植血管,将阻断钳移到要吻合的动脉的远端。制作这些血管的卡莱尔(Carrel)片并在主动脉移植血管上裁下相应的区域,用3-0或4-0聚丙烯线完成每一个吻合。然后将移植血管近端阻断钳移到吻合血管的下方。远端主动脉阻断钳可以进一步向下移,完成主动脉最后的吻合。采用该技术主动脉无灌注区域,不论从上方或下方,均减少到最低限度,因而减少了脊髓或器官缺血。

很多情况下,动脉瘤可能延伸到接近内脏血管但实际上并未完全牵涉到其起始部。在这种情况下,我们推荐斜行切下主动脉远端而使其保留一舌形带内脏血管的前壁(图57.7)。舌形主动脉壁与主动脉移植血管吻合有效地避免了内脏血管再植之外的吻合。

当内脏血管由于动脉瘤而明显扩张、内脏血管起始部闭塞、动脉瘤样改变妨碍直接再植时,可采用新型的多分支的人工血管。当人工血管的分支与内脏血管逐一吻合后,来源于左心转流的多头灌注导管可通过冠状静脉窦球囊导管分别进行灌注。

结束手术

当人工血管植入,所有的吻合完成,阻断钳移除后,应确保每一缝线处止血良好且远端灌注适当。在左房-股动脉转流或股-股部分转流用于远端灌注的情况下,患者适当复温、心律满意和血压适合后应当停止并撤离体外循环。然后,给予鱼精蛋白并修补插管部位。在任何可能的条件下,均应当用主动脉瘤壁包裹涤纶移植血管以免以后发生肺或肠管瘘。修复胸腹主动脉瘤时,在移植血管和肠管之间插入一定的组织特别重要;常可采用腹膜后组织,如果不够,可用大网膜。当移植血管被包裹且止血彻底后,在胸膜前的顶部和底部留置引流管。我们喜好选用较大(32~36F)、柔软的圆形胸膜腔引流管,但最近开始使用小直径(19~24F)的多孔引流管。我们不常规引流腹膜后。在裸面持续渗血的情况下,可用表面止血剂,并常规用抗纤溶剂。膨肺,冲洗术野以除去动脉瘤残留的血块和碎屑。推荐用多组间断可吸收粗缝线对合肋骨,小心不要损伤神经血管束。在下位肋骨钻孔可能是防治肋间神经麻痹的最有效的方法。然后分层缝合软组织。

所有患者术后均需要呼吸机辅助通气,直到体温正常,酸中毒纠正,出血在控制的范围内且血流动力学稳定。

结 果

从20世纪50年代后期的最早报道以来,手术死亡率和致残率一直在稳定下降。Sevensson等1993年报道在1509例胸腹主动脉瘤修复的一大组患者中,30天生存率为92%。最近连续的210例手术患者的30天生存率为97%。影响生存率的因素是高龄、术前肌苷水平、慢性肺部疾病或冠心病、同时发生的主动

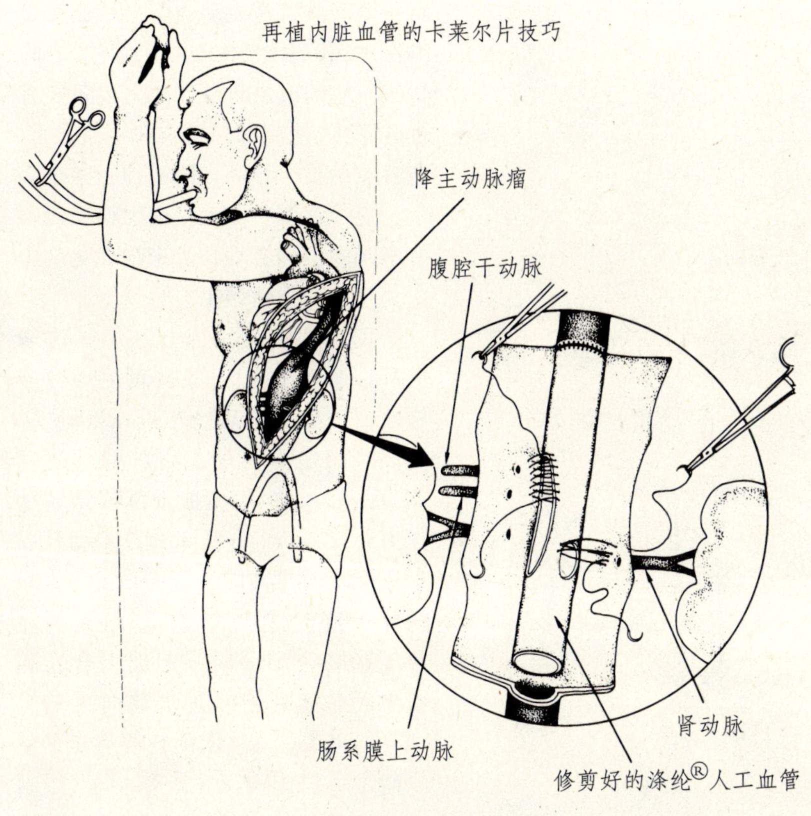

图57.6　再植内脏血管的卡莱尔片技巧。

脉近端动脉瘤和主动脉阻断时间。明显影响脊髓损伤的因素包括主动脉阻断时间和广泛主动脉置换。降主动脉瘤修复死亡率和病残率与此相似。

我们认为，确保胸或胸腹主动脉瘤手术安全的最重要的因素包括：仔细评估患者的全身状况，特别注意慢性肺部疾病和冠心病；计划好手术，尽可能将主动脉置换范围缩至最短；在阻断主动脉前评估修复术可能面临的复杂性，准备好在必要时进行主动脉远端灌注和脑脊液引流；以及用快速而精确的吻合技术最大限度地缩短主动脉阻断时间并平稳地管理好血流动力学不稳定。

胸主动脉瘤的血管内治疗

上一个十年主动脉瘤的治疗发生了明显的变化。虽然食品和药品管理局已经批准了腹主动脉瘤的血管内治疗装置，但胸主动脉瘤支架移植物仍处于临床试验的评估阶段。虽然一些医院有一定程度的用带分支的血管内支架治疗胸腹主动脉瘤的经验，但该技术成为临床主要治疗方法还需要数年的时间。

很多胸主动脉瘤解剖上适合血管内支架治疗；然而，在试图血管内治疗前必须评估其他因素。动脉瘤的近端和远端必须有适当的颈部或支架附着部位。虽然很多外科医生有在主动脉弓内释放支架覆盖左锁骨下动脉的经验，并在需要的时候进行颈动脉—锁骨下动脉搭桥，但这无疑增加了手术的复杂性和并发症的发生率，特别是猝死的发生率。

考虑接受血管内治疗的胸主动脉瘤患者必须同时评估作为血管内输送装置通路的整个主动脉、髂动脉和股动脉。一般而言，髂动脉和股动脉必须达7 mm或更粗并且没有明显的钙化和扭曲。虽然一些技术和硬质导丝可以安全地通过扭曲的血管，但输送装置通路腹主动脉和胸主动脉也应当没有明显的扭曲。具有明显动脉硬化碎屑或分层血栓的严重扭曲的主动脉是血管内治疗的相对禁忌证。这种情况会明显增加患者远端栓塞的风险。据报道，胸主动脉瘤血管内治疗其脊髓损伤的发生率是3%~5%，显然是由于血管内装置覆盖了重要的肋间血管或栓塞了肋间血管而导致脊髓缺血造成的。

由于胸主动脉瘤血管内治疗的结果尚未完全明了，且植入血管内支架的手术本身也不是没有风险，因此人们不应当仅仅因为“较少侵入”方式的存在而改变胸主动脉瘤的治疗准则。

推荐读物

Cambria RP, Davison JK, Carter C, et al. Epidural cooling for spinal cord protection during thoracoabdominal aneurysm repair: A five-year experience. J Vasc Surg 2000;31:1093.

Cassada DC, Gangemi JJ, Rieger JM, et al. Systemic adenosine A2A agonist ameliorates ischemic reperfusion injury in the rabbit spinal cord. Ann Thorac Surg 2001;72:1245.

Cassada DC, Tribble CG, Kaza AK, et al. Adenosine analogue reduces spinal cord reperfusion injury in a time-dependent fashion. Surgery 2001;130:230.

Cassada DC, Tribble CG, Long SM, et al. Adenosine A2A analogue ATL-146e reduces systemic tumor necrosis factor-alpha and spinal cord capillary platelet-endothelial cell adhesion molecule-1 expression after spinal cord ischemia. J Vasc Surg 2002;35:994.

Coselli JS, LeMaire SA, Koksoy C, et al. Cerebrospinal fluid drainage reduces paraplegia after thoracoabdominal aortic aneurysm repair: Results of a randomized clinical trial. J Vasc Surg 2002;35:631.

Cox GS, O'Hara PJ, Hertzer NR, et al. Thoracoabdominal aneurysm repair: A representative experience. J Vasc Surg 1992;15:780.

Francel PC, Long BA, Malik JM, et al. Limiting ischemic spinal cord injury using a free radical scavenger 21-aminosteroid and/or cerebrospinal fluid drainage. J Neurosurg 1998;79:742.

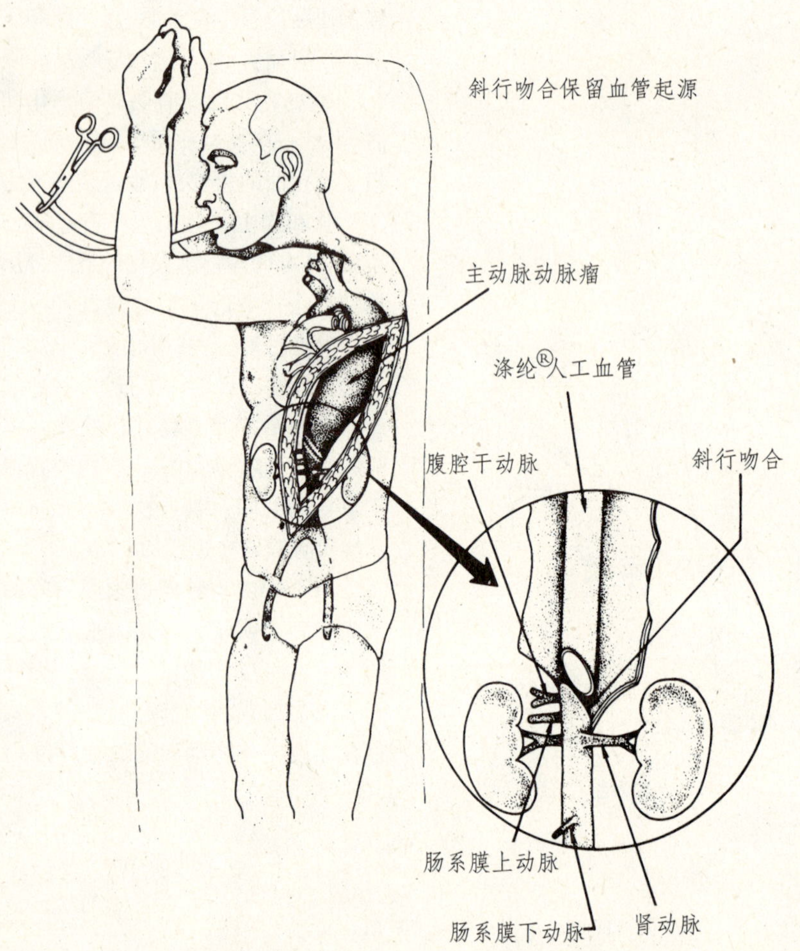

图57.7 斜行吻合避免了内脏血管再植时的额外吻合。

Gangemi JJ, Kern JA, Ross SD, et al. Retrograde perfusion with a sodium channel antagonist provides ischemic spinal cord protection. Ann Thorac Surg 2000;69:1744.

Hansen CJ, Bui H, Donayre CE, et al. Complications of endovascular repair of high-risk and emergent descending thoracic aortic aneurysms and dissections. J Vasc Surg 2004;40:228.

Herold JA, Kron IL, Langenburg SE, et al. Complete prevention of postischemic spinal cord injury by means of regional infusion of hypothermic saline and adenosine. J Thorac Cardiovasc Surg 1994;107:536.

Mauney MC, Blackbourne LH, Langenburg SE, et al. Prevention of spinal cord injury after repair of the thoracic or thoracoabdominal aorta. Ann Thorac Surg 1995;59:245.

Nafaji H. Descending aortic aneurysmectomy without adjuncts to avoid ischemia. Ann Thorac Surg 1993;55:1042.

Safi HJ, Miller CC, Huynh TTT, et al. Distal aortic perfusion and cerebrospinal fluid drainage for thoracoabdominal and descending thoracic aortic repair: Ten years of organ protection. Ann Surg 2003;238:372.

Svensson LG, Crawford ES, Hess KR, et al. Experience with 1509 patients undergoing thoracoabdominal aortic operations. J Vasc Surg 1993;17:357.

Svensson LG, Crawford ES, Hess KR, et al. Variables predictive of outcome in 832 patients undergoing repairs of the descending thoracic aorta. Chest 1993;104:1248.

编者评述

Wilson Szeto, L.R.K

从20世纪50年代开始治疗胸和胸腹主动脉瘤以来，外科治疗方法已经有了明显的改进。然而，今天外科治疗胸腹主动脉瘤仍然面临挑战并且仍有明显的致残率和死亡率。成功的结果要求术中明确3个基本概念：①主动脉阻断期间维持血流动力学平稳；②脊髓保护；③远端器官(内脏)灌注。心肺转流技术的改进对最优化上述各点有重要意义。使用部分或全部心肺转流，能够控制整个循环，因而控制整个手术。现今大多数文献报道强调使用略有不同的循环管理技术来最优化胸腹主动脉瘤的重建结果。

我们常规应用部分左心转流来进行I型、II型和III型胸腹主动脉瘤修复时的循环管理。与Kern相似，我们的小组也提出经左下肺静脉插管作为左房入路，左侧股动脉或髂动脉作为动脉入路。该技术允许主动脉以阶段的方式再植(如近端吻合、肋间动脉再植、内脏血管吻合、分离的左肾动脉吻合和主动脉远端吻合)，随着主动脉阻断钳从近端移向远端完成一期再植。该技术的重要性在于使我们维持控制和保护近端吻合，限制过高的后负荷(如果高位阻断)，并且通过控制远端流量避免血流动力学过分波动。同时我们认识到，一定要将远端内脏和脊髓缺血降低到最低限度。如果近端需要开放吻合，则必须采用低温全流量体外循环。该技术的最重要考虑是，只有微量的主动脉瓣关闭不全才可以耐受。轻到中度主动脉瓣关闭不全，左室引流可能不足以引流所有的反流。如果外科医生有可能采用低温全流量体外循环，术前用超声心动图评估是绝对必要的。与作者相似，一般我们不简单地主张主动脉阻断，否则会增加截瘫的发生率(特别是当阻断时间 >30 分钟)。其他脊髓保护的辅助方法已在文中谈到，在此值得一提。改进脊髓保护有助于改善胸主动脉瘤重建手术的效果。绝大多数外科医师的临床实践证明脑脊液引流对截瘫的发生率具有重要影响，我们常规采用该技术。对于一个有经验的麻醉团队，脑脊液引流只有很低的致残率，对于避免截瘫发生所带来的潜在的益处值得冒这种小风险。另外我们常规使用神经检测，特别是脑电图 (EEC)/躯体感觉诱发电位(SSEP)来指导远端循环的管理。最后，对于没有侧支循环的主动脉病变(即横断、夹层)，我们常规再植肋间动脉。

胸和胸腹主动脉瘤的血管内治疗这一迅速发展的领域值得关注。目前FDA还没有批准用于胸腹主动脉瘤的产品。只有一些有经验的中心在进行临床试验。由于涉及肠系膜血管，并要求穿刺和(或)带侧支移植血管，用支架治疗胸腹主动脉瘤仍然具有很大的挑战性，若要成为临床重要的治疗方法还需很长时间。在我们完全清楚其作用和影响之前，胸腹主动脉瘤支架还需要进一步的研究和改进。对于孤立的降主动脉瘤，血管内主动脉支架已经成为开放修复术之外的可行的方法。目前，FAD已批准一种(降主动脉瘤血管内治疗)装置，其他几种装置也可能很快批准。像开放修复术一样，血管内修复也面临着发生截瘫的危险。支架覆盖主动脉的范围似乎是决定截瘫风险的主要因素，因为大多数这种装置在动脉瘤近端和远端至少需要2cm附着部位。需要从左锁骨下动脉到髂动脉全程覆盖的胸主动脉瘤显然风险最高。而且，目前我们观察到曾做过腹主动脉瘤修复的患者(或开放性手术，或支架修复)现在需要胸主动脉支架治疗。这是一组不断扩大的具有明显截瘫风险的高危群体。对于这些可选择的群体，我们常规采用其他方法进行脊髓保护(即脑脊液引流、ECC/SSEP)。在我们的经验中，神经监测发现的术中事件曾改变了我们对远端循环和脑脊液引流的管理，这与我们在开放手术中的经验相似。血管内支架是一项革新的技术，也正在用于其他主动脉病变(即横断、夹层、主动脉弓动脉瘤和嵌合手术)。短期和中期结果令人鼓舞，但这一技术的耐久性还需要长期结果来评估。

毫无疑问，胸和胸腹主动脉瘤患者是一组复杂的患者群，手术修复这些动脉瘤具有明显的挑战性。在复杂主动脉再植中积累了丰富经验的外科医师往往能最好地完成这些手术，他们能够为每一位患者提供最好的治疗选择：选用开放式手术或经血管内治疗。

(邓勇志 译　孙宗全 校)

第 58 章

主动脉弓动脉瘤

Joseph S. Coselli, John Bozinovski, Scott A. LeMaire

病因学和病理学

动脉瘤在主动脉的任何部位均可发生，但孤立的主动脉弓动脉瘤不常见，常与升主动脉和(或)降主动脉瘤一起出现。主动脉弓动脉瘤最常见的原因是中膜退行性变导致弹力纤维丢失，像自发性囊性中膜退行性变和马方综合征及Ehlers-Danlos综合征。主动脉弓动脉瘤的其他原因包括动脉硬化、感染、炎症、创伤、慢性夹层和狭窄后扩张。

弹力纤维的完整性丧失导致主动脉壁薄弱。薄弱的主动脉壁向周围扩张，可形成常见的梭性动脉瘤，或者局部表现为囊性动脉瘤。随着主动脉的扩张，管壁张力根据LaPlace定律（张力＝压力×半径/管壁厚度的2倍）而增加。管壁张力增加进一步使管腔扩张，进而导致管壁更大的张力和管腔进行性扩张。研究表明，进行性扩张的意义在于：35～49mm直径的动脉瘤破裂的概率<10%，50～59mm的为18%，>60 mm的为>25%。

诊 断

主动脉弓动脉瘤的症状包括局部压迫症状或起源于血管本身的症状。局部压迫症状主要与累及的部位有关。胸壁受压可表现为胸骨后或肩胛骨中部钝性疼痛。压迫气管可能伴发喘鸣，而牵拉喉返神经可引起声音嘶哑。患者可能由于食管受压而出现吞咽困难，或由于压迫引起上腔静脉阻塞综合征时上肢淤血或水肿。由于肺脏受压或是由于肿块压迫心脏均可引起充血性心力衰竭以至呼吸困难。在较少的情况下，压迫交感神经可能导致Horner综合征。

起源于血管本身的症状包括：血栓栓塞事件，如脑卒中、内脏和肢体缺血；主动脉根部扩张而引起关闭不全；或由于压迫冠状动脉引起充血性心力衰竭和心肌梗死。管壁破裂常伴有剧痛。如果破裂在外膜之内，这可能是唯一的症状。破入左侧胸膜腔更常见，可能导致呼吸困难、胸膜炎性胸痛以及低血压。然而，动脉瘤可能破入任何周围结构，如纵隔、食管、气管或支气管分支。主动脉弓动脉瘤也可能引起主动脉夹层，这点将在其他章节详细讨论。应当注意，大多数动脉瘤无症状，而是由于其他原因如胸部X线检查或轴位CT扫描时发现的。

诊断主动脉瘤的方法包括胸部X线检查、心电图、超声心动图、CT、血管造影和磁共振成像。主动脉瘤患者影像学表现包括纵隔增宽、气管或气管内插管移位、压迫左主支气管、食管或鼻胃管移位、主动脉外形不规则、主肺动脉窗密度增高以及破裂后左侧胸膜腔积液。

心电图可能显示源于动脉瘤或者相关冠状动脉硬化性心脏病的心肌缺血征象。对于所有择期手术的动脉瘤患者，如果有症状或有冠心病的危险因素或高龄患者，均应进行冠脉造影检查。

超声心动图用于术前和术中评估主动脉和心功能。主动脉经胸超声图像受成像平面限制，且术中不及经食管超声适宜，同时由于气管的影响而使主动脉弓的评估受限。CT可以同时用于整个主动脉、头和颈部血管以及周围结构的显像，可以提供有关骨骼结构、心包积液、动脉瘤的特点，以及与大血管相关的有价值的资料。CT可以三维重建主动脉，使外科医师能更好地明白术中可能发生的情况；但一般而言，CT并非必要。与磁共振成像相比，CT更为经济、快速。但CT造影剂具有肾毒性，且不能评估瓣膜功能和动脉分支有无狭窄。

一般不常规用血管造影，血管造影已被具有较小侵袭性的CT和磁共振血管造影所取代。血管造影可用于除外可疑的动脉瘤漏。左心插管评估冠状动脉的患者应行血管造影。血管造影更适于评估主动脉夹层、创伤性破裂以及怀疑主要分支血管狭窄和闭塞的患者。血管造影的缺点包括使用造影剂、脑血管和周围血管栓塞的风险、损伤主动脉和入路血管的风险。

指 征

由于主动脉弓动脉瘤常伴有升和(或)降主动脉瘤,如像在相应各章内讨论的那样,是否需要手术常常取决于主动脉在升和(或)降主动脉部分的大小。有时决定包括弓在内的修复很困难。必须考虑患者的年龄、并发症、心功能以及动脉瘤本身的特点来判定弓修复的益处是否超过其风险。弓修复包括较长的心脏缺血时间、停循环或低流量脑灌注时间,这可能危及患者的恢复。

一般认为主动脉弓置换的指征是主动脉弓直径大于6 cm,或达正常大小的2倍。主动脉结缔组织紊乱、慢性夹层或年轻的患者,应当尽早行主动脉弓置换。其他指征包括血管快速扩张、出现症状、假性动脉瘤或真菌性动脉瘤。

术 前

计划进行主动脉手术的患者术前相关的检查包括全面的病史和体检,以便除外其他系统的病变,特别要注意冠状动脉、肾、颈动脉和肺部疾病。有心绞痛病史、诊断不明的呼吸困难或者以前诊断为冠心病的患者需要进一步评估。这些患者和具有冠心病危险因素的患者,或心电图有冠状动脉病变证据的患者,应当进行心脏运动试验,包括负荷试验、核素显像和冠状动脉造影。

心肺转流的患者会增加肾功能不全的风险,包括需要透析。尤其是术前肾功能不全和一定时间循环停搏的患者更是如此。术前检查基础肌苷和尿素氮水平。肾功能不全的患者应将主动脉和冠状动脉造影时静脉内造影剂的用量减少到最低限度,如果需要一项以上的检查应协同进行。如果血管造影和CT均需要的话,最好先行血管造影。随后进行CT检查不需要额外的造影剂仍可获得主动脉和大血管的良好影像。

鉴于主动脉疾病和颈动脉疾病的相关性,必须判定患者有无颈动脉闭塞或明显狭窄,特别是计划进行经腋动脉、无名动脉或单一颈动脉顺行脑灌注的患者。主动脉粥样硬化、有脑血管疾病症状、晕厥和晕厥前发作的患者,需要用复式超声进行无创性筛查。多普勒检查发现的明显病变需要血管造影进一步评估以便最优化外科治疗。

主动脉和阻塞性肺部疾病的相关性大部分是由于吸烟引起的,后者导致二者的发生。肺功能评估包括动脉血气分析和肺功能检查;然而必须指出,不应采用单一的检查结果来决定外科手术的风险而禁止手术。部分动脉二氧化碳分压($PaCO_2$)和术后肺功能衰竭风险之间呈线性相关,而一秒用力肺活量(FEV1)、25%潮气量时用力肺活量(FEV25%)、25%~75%潮气量时用力肺活量(FEV25%~75%)、部分动脉氧分压(PaO_2)和术后呼吸功能衰竭之间呈负相关。

围术期

开通静脉入路,包括颈静脉入路。桡动脉用于检测血压和血气分析。计划循环停搏的患者,还需要建立股动脉通路,因为桡动脉压在循环停搏后即刻减弱。正中开胸的患者单腔气管插管,而侧开胸或胸腹联合切口的患者采用双腔气管插管。在肝素化以前插好经食管超声心动图探头,全身抗凝后尽量少动探头。鼻咽温度探头用于监测降温和复温。

技 术

有很多方法可用于主动脉弓动脉瘤。在此,我们并不罗列所有的方法,而只描述我们常用的方法。外科医生建立一套固定的方法使麻醉师、灌注师和护士能够协同一致缩短停循环和心脏缺血时间,这是很重要的。指导原则是应当步骤简单、避免不必要的活动,特别是在循环停搏期间。

半弓

有时升主动脉手术时动脉瘤延伸到弓的近端而没有累及到大血管分支。在这种情况下,推荐进行所谓"半弓"手术或"开放远端吻合"主动脉置换术。吻合远端时需要一段时间停循环。一般情况下,通过升主动脉、股动脉或腋动脉建立循环的动脉入路。如何选择取决于病变要修复的病变主动脉的程度、患者的年龄、有无动脉硬化性疾病、估计修复的困难程度以及停循环时间等因素。

升主动脉插管安全简单,所有心外科医师均熟悉。与腋动脉入路相比,升主动脉插管的缺点是停循环期间不能进行顺行脑灌注。顺行脑灌注仍可通过其他脑血管插管进行,但在有限的手术野显得累赘。

开胸、心包切开和肝素化后,在升主动脉将被切除的部位插管。静脉插管可通过单一二阶梯静脉插管或在需要逆行脑灌注或探查二尖瓣时用上腔静脉插管完成。对于不施行顺行脑灌注的患者,推荐在恢复体外循环前给予短时逆行脑灌注,以便冲出气泡特别是栓塞性碎屑,或在停循环期间顺行灌注上腔静脉。对此将予以介绍。但是，对简单的患者用单一静脉插管而不用脑灌注维持循环以及手术尽可能简单是不无道理的。在预期逆行脑灌注的患者，连接动脉与上腔静脉而建立旁路循环(图58.1A)。体外循环期间夹闭该由动脉到静脉的通路（图58.1A)，而在停循环期间通过如图58.1B所示的部位阻断而开放逆行脑灌注，供应逆行血流到头部。

一旦激活凝血时间(ACT>480秒)，开始体外循环，停止肺通气。我们常规通过冠状静脉窦放置停搏液逆灌插管，通过右上肺静脉、经左房、跨二尖瓣左室引流。左室引流建立后，可以开始安全降温。在没有主动脉瓣关闭不全的情况下，在放置左室引流以前开始降温几乎没有左室膨胀的危险。一旦室颤，可观察到左室膨胀。如果左心减压位置和工作正常，这不应当成问题。但如果左心减压不好，应当准备好主动脉阻断心脏。

一般情况下我们一直降温到脑电图(EEG)静止，开始远端手术。当主动脉关闭不全时，如果主动脉不是很大或动脉硬化，阻断主动脉，给予心脏停搏液，在降温时开始近端修复也常采用。不是降温到一个预先设定的温度，而是降温到脑电波活动消失，然后继续降温5分钟。通常该方法相当于将中心温度降到18℃或更低。头放在冰帽内以协助脑部降温。一旦降到适当温度，静脉给予戊巴比妥(2 g/70 kg)。给3分钟的时间让组织吸收戊巴比妥，之后全身停循环，调整阻断钳开始逆行脑灌注。上腔静脉套带阻断，用200～400 mL/min的流量维持近端静脉压25 mmHg或更低。

患者呈头低脚高位，主动脉开放，经冠状动脉开口给予心脏停搏液。每10分钟经冠状动脉开口、冠状静脉窦或二者给予心脏停搏液。切除主动脉动脉瘤部分，沿主动脉弓曲率较小的方向斜形切除，保留未被累及的头臂血管与主动脉相连。测量主动脉大小，将一带有8 mm侧支的人工血管在侧支附近剪下，斜面与主动脉远端相匹配。用3-0聚丙烯线连续缝合完成远端吻合(图58.2A)。全周用带垫片4-0聚丙烯线加强。该步骤不明显增加循环停搏时间，而减少了曲率较小的吻合口后壁出血的风险，后者在移植血管落座后很难显露。

停止上腔静脉灌注，除去阻断带。然后连接灌注环路与移植血管侧支，后者已提前由制造商连接好。调整阻断钳，恢复全身体外循环。缓慢开始灌注以便移植血管在患者处于头低脚高位时充盈。将心内吸引器放在没有阻断的移植血管的近端，较长时间协助排气，并保持术野清晰。当满意排气后，在侧支近端阻断移植血管，恢复全量灌注(图58.2B)。裁剪移植血管，用4-0或5-0聚丙烯线连续缝合近端。将18号排气针插入移植血管，停止左心减压，全身充盈。肺脏人工通气排气，一旦看到血液由排气针喷出，将患者置于明显头低脚高位。减流量，开放阻断钳。重新左心减压解除心脏压力，恢复全流量。通过超声心动图检查左心没有气体前，排气针一直留在原位。拔除心脏停搏液逆行灌注管和左心减压管，减流量停止体外循环。

体外循环开始后可以马上开始复温，但如果近端需要广泛重建时，偶尔可以谨慎地延迟复温。在中心体温达到27℃以前，保持灌注液和中心体温温差＜10℃，然后，维持灌注液在37℃复温。食管温度达到36℃后停止体外循环。当准备好拔出动脉插管时，用两把止血钳夹闭人工血管的侧支并将其剪断。用粗丝线结扎主动脉移植血管侧支，然后缝合结扎完全消除侧支内腔。如果不结扎主动脉侧支，将来CT扫描时可能认为是吻合口漏或破裂，因为造影剂可能进入残留的侧支。

用股动脉代替升主动脉插管的患者可以用同样的方法完成上述的操作。就像主动脉插管一样，可采用分别头部血管插管和(或)逆行脑灌注技术。股动脉插管的优点包括简捷，高危再手术患者开胸前可以建立体外循环，升主动脉较长的患者可以在无名动脉和弓部很容易地放置阻断钳，以便不

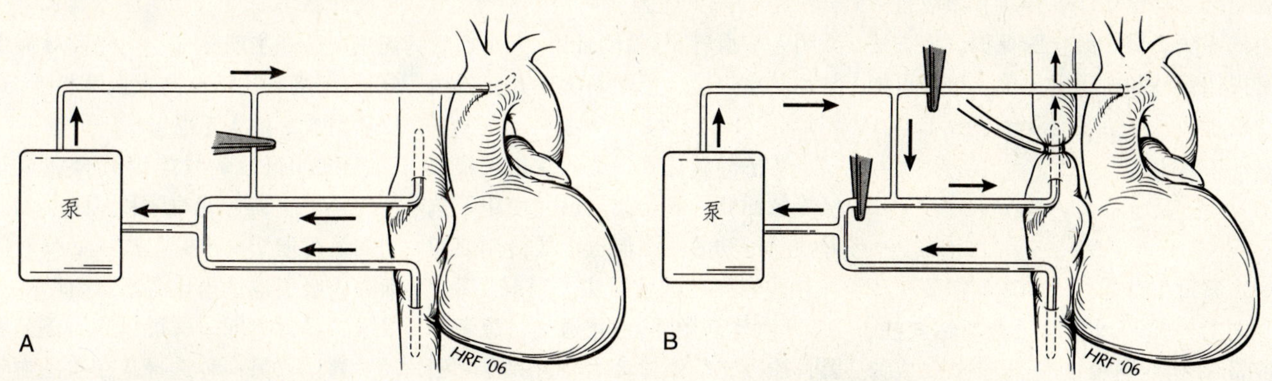

图58.1 (A)预期逆行脑灌注体外循环环路的建立。箭头表示血流方向。(B)逆行脑灌注时，阻断钳的应用如图所示，以便通过上腔静脉灌注脑组织。上腔静脉用套带阻断。

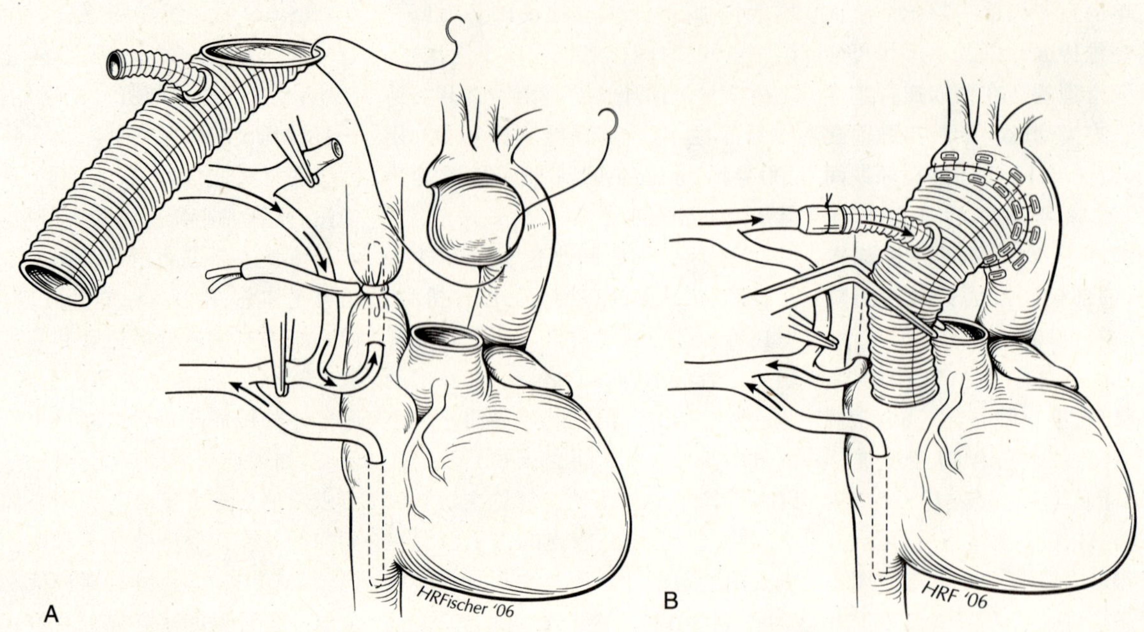

图58.2　(A)拔除动脉插管,切除动脉瘤性主动脉。带分支的斜面人工血管与主动脉弓下面的斜面吻合。图中显示逆行脑灌注。(B)吻合口用4-0带垫片间断缝合加强。人工血管的分支与体外循环的动脉路连接。重新调整阻断钳确保顺行灌注,主动脉和人工血管排气后,阻断人工血管,恢复全流量体外循环。

用停循环就完成手术。缺点包括血管损伤或夹层的风险,由于逆行灌注动脉硬化的主动脉引起脑或内脏栓塞、没有采用单独的脑血管插管顺行脑灌注导致脑和内脏缺血的风险,以及肢体缺血的风险。

我们越来越多地应用腋动脉入路来完成这些手术。该技术将在下一部分全弓置换中描述,除具有与股动脉插管同样的优点外,还易于建立选择性顺行脑灌注。不像股动脉插管,没有逆行主动脉灌注,在所有灌注技术中该方法提供了最佳脑保护。该方法有损伤臂丛和血管的风险,虽然可能性较小。

全弓

累及主动脉弓的动脉瘤需要一段时间的停循环或低流量选择性灌注,常常结合不同程度的低温来完成修复。监测右侧桡动脉和股动脉压。我们推荐右侧腋动脉插管。三角肌胸大肌沟入路常常优于锁骨下入路,在开胸前完成。三角肌胸大肌沟入路需切除胸肩峰动脉,保留胸大肌。用电刀将4~6 cm的切口切到胸大肌下,沿肌纤维分离胸大肌,显露胸小肌。分开胸小肌显露正位于其后方的动脉。该处臂丛的外侧和正中束分别位于血管的上下,小心损伤臂丛。解剖血管,游离3~4 cm,套带。开胸,切心包。静脉内给予肝素4 mg/kg。用套带提起腋动脉,侧壁钳夹住后,用6-0聚丙烯线连续缝合法将8 mm人工血管与腋动脉吻合。夹闭人工血管,移除侧壁钳。人工血管与动脉路连接,用塑料箍条和粗丝线固定(图58.3)。

对于静脉插管,我们常用一根二级静脉插管,因为我们已经使用了选择性顺行脑灌注,但也可能使用双腔静脉插管和逆行脑灌注。当ACT适当后,开始体外循环,停止通气。患者降温,插入逆行停搏液灌注管和左心引流管。为了协助脑保护,头部包裹在冰内。无名动脉套带准备体外循环停止时阻断用。降温直到脑电图静止,然后继续降温5分钟。

一旦脑电图静止,静脉内给戊巴比妥(2g/70kg)并让其循环数分钟。患者置于头低脚高位,停止全身体外循环,用事先预置的套带阻断无名动脉。500~1000 mL/min的流量通过腋动脉进行顺行脑灌注。调整流量维持右侧桡动脉压至少60~70 mmHg。纵行切开主动脉,经冠状动脉开口灌注停搏液,然后每10分钟直接经冠状动脉开口、冠状静脉窦或经二者灌注停搏液。探查主动脉和主动脉弓,切除动脉瘤部分,留下岛状主动脉与大血管相连。选取适当大小的人工血管。

用3-0聚丙烯线连续缝合完成远端吻合。左锁骨下动脉和左颈总动脉的回血可能影响术野显露,必要时间断心内吸引以适当显露术野。偶尔,如果术野显露成问题,可以临时停止腋动脉灌注。另一种选择是在这些血管的起始部插入球囊阻断导管。我们采用逆行停搏液导管。虽然这在某种程

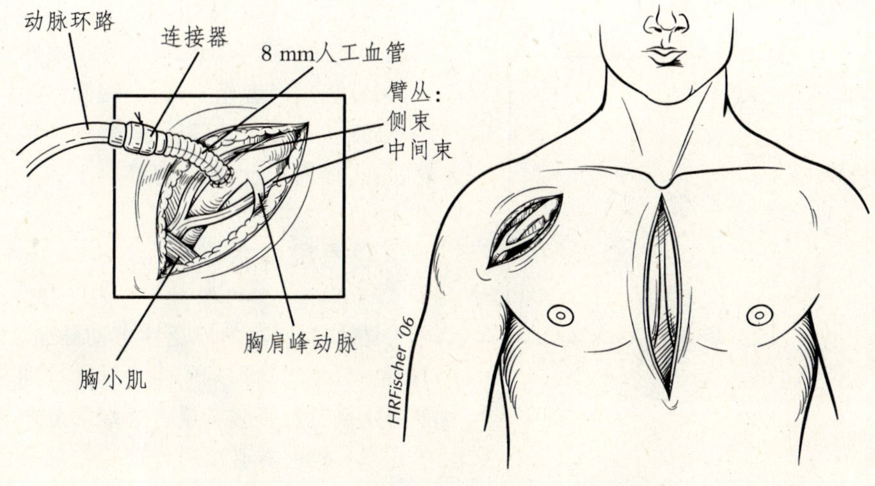

图58.3 通过8 mm 人工血管腋动脉插管。胸肩峰动脉是解剖中点的标志。

度上增加体外循环管道的复杂性,这些导管也可用于顺行灌注。这也可能是理性的途径,因为腋动脉灌注整个脑部有赖于Willis环的完整的侧支循环。远端吻合口用4-0聚丙烯线带垫片间断缝合加强一周(图58.4A)。

连接主动脉的大血管,用3-0聚丙烯线连续缝合吻合于人工血管上方的开口。回血可能影响术野显露,可能需要采用先前提到的方法处理。在患者仍处于头低脚高位时,松开无名动脉的套带,来自头部和颈部的血液充满人工血管而排出气体,此时转流量仍为500~1000 mL/min。理论上,顺行腋动脉灌注几乎是连续的,人工血管内应当没有什么气体。然后,阻断人工血管近端,开始全流量灌注(图58.4B)。如果除近端吻合外没有什么操作,即开始复温。用3-0聚丙烯线连续缝合完成近端吻合。排气方法如前述。复温后,患者停止体外循环。

象鼻技术

升主动脉和弓部动脉瘤有时延伸到降主动脉,甚至累及腹主动脉。一期手术是可以置换整个主动脉,但要冒很大的风险。相反,可以选择分期进行修复。象鼻技术是先置换升主动脉和主动脉弓,第二次手术时再置换动脉瘤的远端部分。除以下情况外,一期手术和描述的全弓修复一样。停循环后,切除动脉瘤,进行远端吻合,像肠套叠一样将人工血管导入其自身内部。将整个人工血管放入降主动脉内,两个游离端置于远端,用3-0聚丙烯线将人工血管折叠处与远端吻合,然后拖出人工血管的一端,另一段仍留在降主动脉内,近端将成为弓和升主动脉(图58.5)。人工血管上方切一开口,吻合大血管。手术的其余部分像先前描述的那样完成。如果患者有降主动脉置换指征,大约3~6周后进行二期手术。如果症状提示需要紧急手术,可以近期完成二期手术。

二期手术时患者双腔气管插管。监测右侧桡动脉和股动脉压。我们对所有Crawford Ⅰ和Ⅱ度胸腹主动脉瘤均进行脑脊液(CSF)引流。鞘膜内插管经腰3和腰4或腰4和腰5椎间隙置入。主动脉阻断后,脑脊液引流保持颅内压5~10 mmHg,最多引流不超过50 mL。然后患者取右侧卧位,胸部75°,臀部45°,显露腹股沟血管,以便需要建立体外循环时用。第6肋间后外侧开胸,分离背阔肌和前锯肌,然后塌陷肺。

如果动脉瘤延伸到膈肌下,切口以曲线的方式向脐部延长。我们不切除肋骨,只是偶尔切断肋骨完成象鼻手术。分离肋弓和腹直肌,连接胸腹部切口。用电刀解剖后腹膜反折,游离脾脏、降结肠和左侧肾脏,显露腹主动脉。从离膈肌中心腱1~2 cm处锐性切开膈肌,那里有神经血管束走行,并在胸壁连接处留下3~4 cm边缘以便用1号聚丙烯线缝合关闭。用Richardson牵开器牵引上位肋骨,Omni牵开器牵引下位肋骨。助手轻轻将腹腔内脏牵向右侧,显露胸腹部切口。

对于Crawford Ⅰ和Ⅱ度胸腹主动脉瘤,我们用左心转流。体外循环用离心泵,不用热交换器和氧合器。肝素减少到1 mg/kg。切开位于左下肺静脉上的心包,用4-0带垫片聚丙烯线荷包缝合、插管。在降主动脉远端,或者胸腹主动脉瘤时在腹主动脉插管。开始流量为500 mL/min,直到阻断,随后调整流量(通常为2~2.5 L/min)维持右侧桡动脉平均压至60~70 mmHg,股动脉压至少50~60 mmHg。包括象鼻人工血管游离远端在内阻断降主动脉。第一次手术时在象鼻人工血管游离远端置一金属夹,在成像时可以显示其自由漂浮的远端而使外科医师可以看到移植血管远端的位置。在术中用经食管超声可以证实。因为移植血管应当延伸到降主动脉内一定距离,阻断钳不必置紧靠弓部(图58.6A)。第二个阻断钳置于主动脉插管的近端。在动脉瘤的部位切开主动脉,测量移植血管远端的大小并阻断之(图58.6B)。移除第一个阻断钳,以便向下拉一些移植血管,因为人工血管的皱褶样结构而具有回缩的特点。与麻醉师沟通是必要的,以便他们在阻断前和阻断时调整前负荷、后负荷和血管收缩性。

用3-0聚丙烯线将适当粗细的人工血管与象鼻移植血管远端吻合。不必常规加强吻合口,因为人工血管之

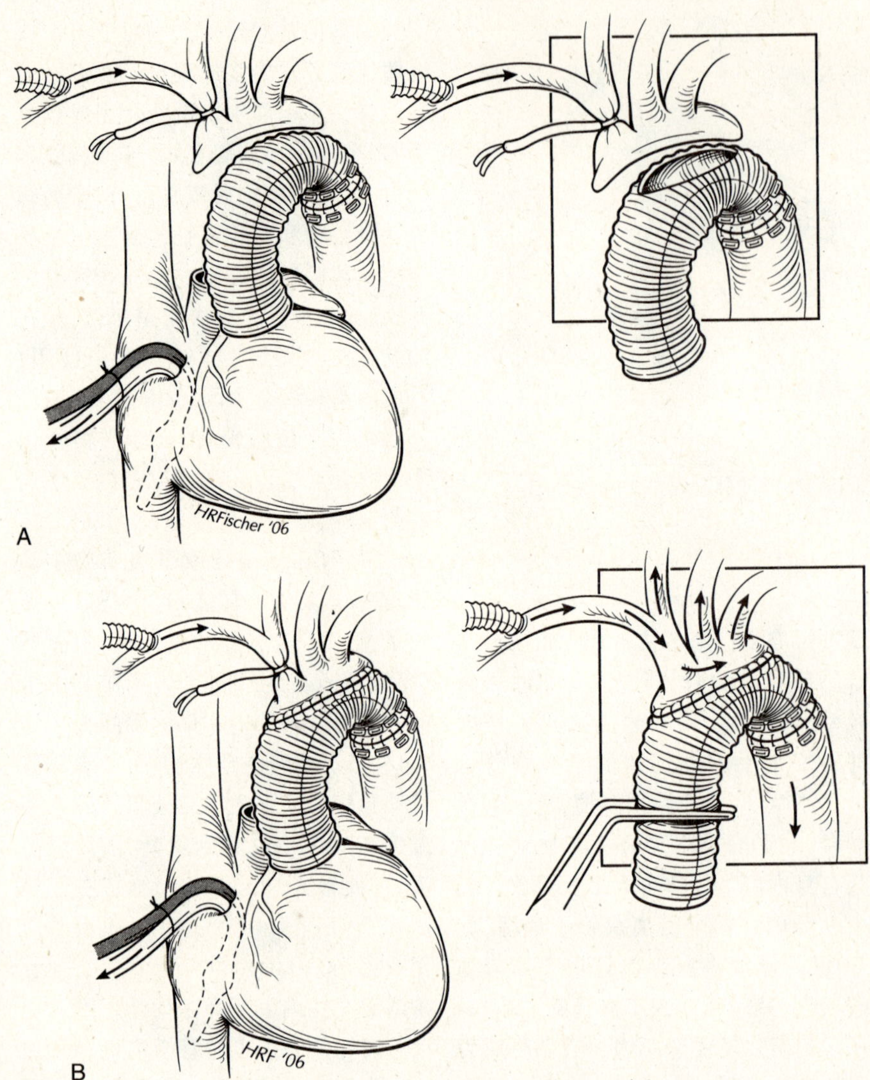

图58.4 (A)远端吻合用3-0聚丙烯线连续缝合并用4-0带垫片间断缝合加强。在人工血管与大血管相连的主动脉片的对应位置切一切口。(B)将与大血管相连的主动脉片与人工血管吻合。主动脉和人工血管通过移除位于无名动脉的阻断带排气，并在头低脚高位时充盈大血管。然后阻断人工血管，恢复全流量体外循环。

间的吻合口可以很好地止血。停止左心转流，拔出动脉插管。开放远端阻断钳，主动脉的回血用吸引器吸到储血池(图58.6C)。展开剩余的主动脉瘤部分，判定胸6水平以下回血少的大的肋间血管。用3-0或4-0聚丙烯线将包含有回血少的肋间血管的主动脉片状组织与人工血管侧壁上开的孔进行吻合。缝闭回血好的肋间血管。然后将近端阻断钳移到已吻合肋间血管的下方，以便脊髓灌注。如果动脉瘤的远端位于这些重要的肋间血管近端，不必进行这些端侧吻合而直接进行远端吻合。事实上，如果动脉瘤仅仅延长了一小段距离，在胸7前结束，可能不需要左心转流，采用"阻断和缝合"技术只需很短的阻断时间。

如果动脉瘤延伸到髂动脉下方，肠系膜上动脉和肾动脉需要重新连接。这些在胸腹主动脉瘤章节已论述。修剪移植血管，用3-0或4-0聚丙烯线连续缝合吻合远端，同时，告知麻醉师在几分钟内即将移除阻断钳，以便适当地调整前负荷、后负荷、血管收缩性和酸碱状态。患者呈头低位，缓慢移除阻断钳。拔出左下肺静脉插管，给予鱼精蛋白，仔细止血，关闭切口。

逆行象鼻术

在如前所述的广泛性主动脉瘤，有时锁骨下动脉远端的主动脉比近端部分主动脉粗得多，或者远端部分产生症状。这时有必要先处理远端部分主动脉。可能要先置换降主动脉或胸腹主动脉，然后在后期二期手术完成全部手术。而且，为了减少食管、肺动脉、迷走神经和喉返神经损伤的风险，可用逆行象鼻手术。

该技术除了人工血管被套入其本身，在主动脉和人工血管折叠缘进行吻合外，开始的方法与刚刚描述的象鼻技术的二期手术一样(图58.7A)。一期手术的其余部分用上述描述的方法完成(图58.7B)。患者经过一段适当时间的功能恢复后，进行二期手术。除了下列改变外与象鼻手术一期操作一样：停止体外循环移除主动脉阻断钳后，一期手术套叠的移植血管从降主动脉拉入术野(图58.7C)。该部分用于主动脉弓替换，将与大血管相连的主动脉岛吻合到移植血管上(图58.7D)。在大血管的近端阻断移植血管，重新体外循环(图58.7E)。然后，用移植血管的近端替换瘤性升主动脉，手术的其余部分按照象鼻手术一期手术描述的完成。

脑保护

手术期间外科医师可选用各种各样的方法供主动脉弓脑保护。在可能的情况下，我们用深低温停循环、脑灌注、冰块包裹头部、积极控制血糖、应用类固醇激素、甘露醇和巴比妥类药物。不管哪种辅助方法，限制脑损伤的最重要的因素是在短的脑缺血时间内

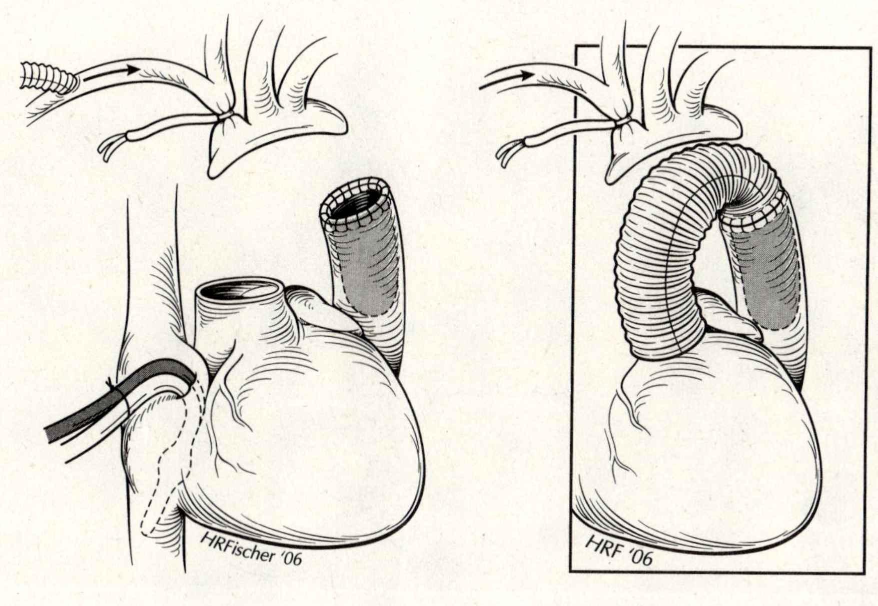

图58.5 主动脉与内陷套叠的人工血管吻合在一起。然后内陷套叠的人工血管的内层由主动脉拉出。手术的其余部分像全弓手术一样完成。

迅速完成外科手术，这应当成为每一个外科医师脑保护的中心策略。

低温的应用源于其降低细胞代谢活性和氧的需求。温度每下降10℃，脑代谢活性下降2~3倍。这被视为成"安全"停搏时间。传统观点认为，中心温度18℃提供大约30分钟的安全停循环时间。虽然这并不适用于每一个人，但这是低温停循环修复的指南。我们用脑电图活动来评估脑降温减少脑皮活动的效果。假定脑波活动降低到探测不到的水平，最大限度减少代谢需求，那么会避免或至少限制脑的缺血性损伤。令人感兴趣的是，15℃时，几乎所有人的脑波活动均已探测不到，而代谢活动仍然是基础代谢的15%~20%。为了评估脑低

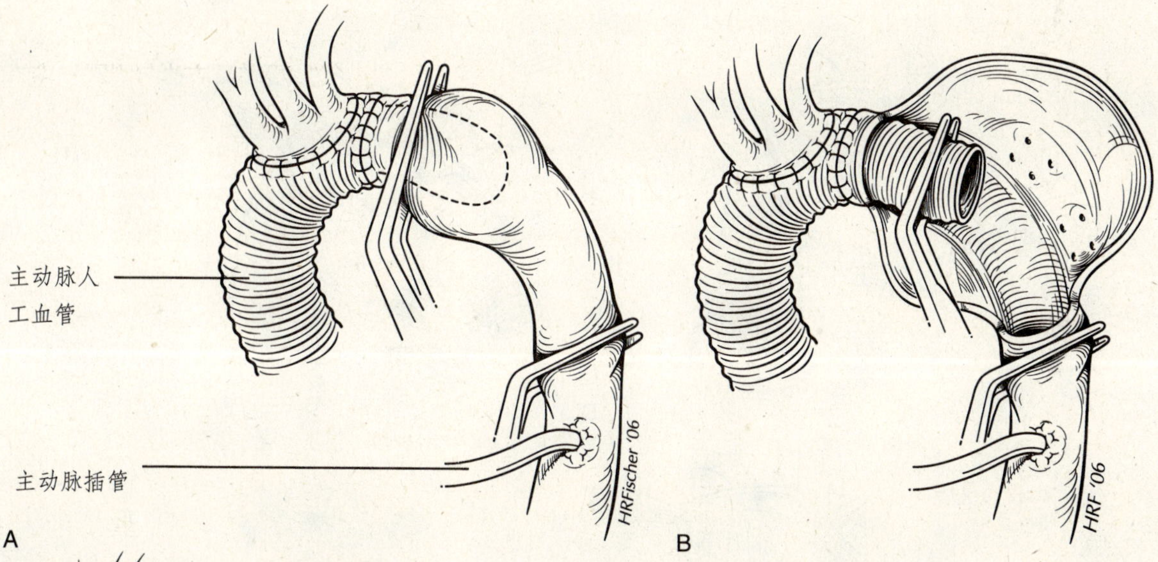

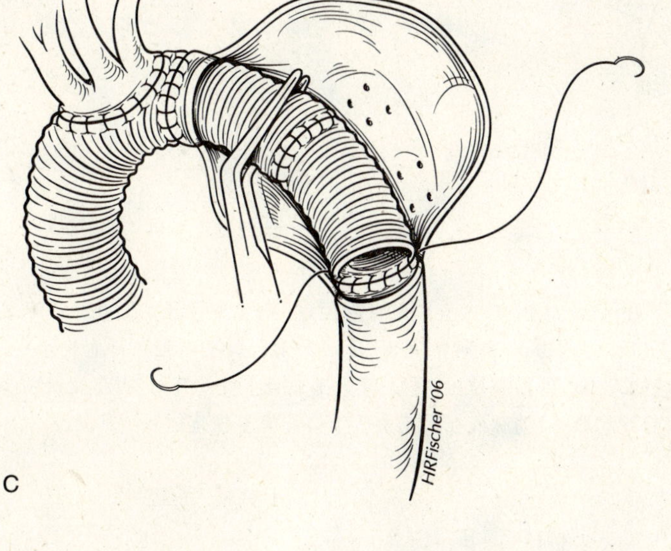

主动脉人工血管

主动脉插管

HRFischer '06

A

HRF '06

B

HRFischer '06

C

图58.6 (A)采用开胸或胸腹入路，解剖降主动脉并在经左下肺静脉和主动脉远端建立左心转流后阻断降主动脉。(B)开放主动脉，测量人工血管远端大小并阻断，以便移除主动脉近端阻断钳。(C)适当大小的人工血管与自由漂浮的、以前置入的人工血管的远端吻合。停止左心转流，拔除主动脉插管。移除主动脉阻断钳，用储存系统处理回血。将重要肋间血管与人工血管连接(图中没有显示)，然后进行远端吻合。

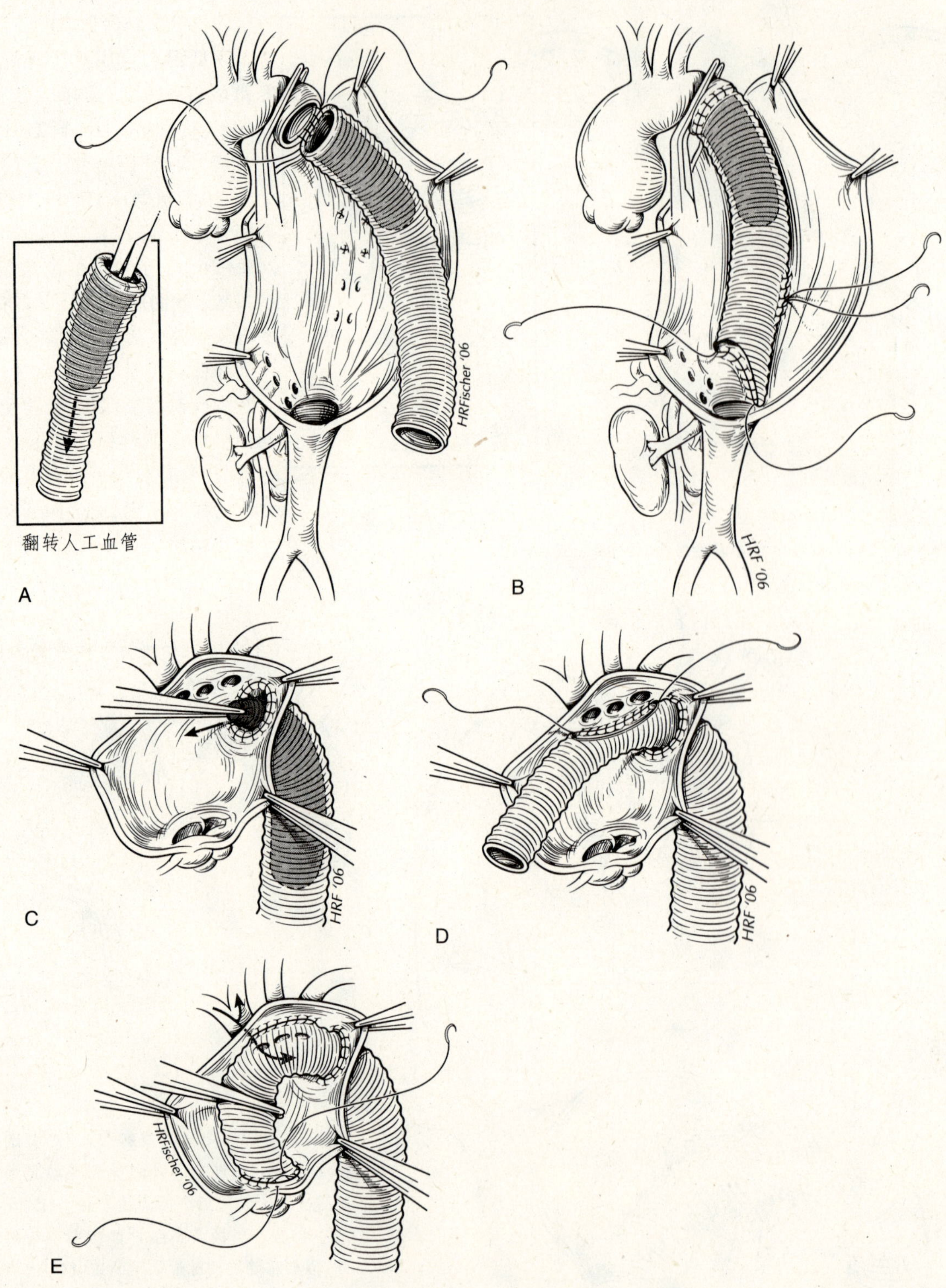

图58.7　(A,B)逆行象鼻技术开始步骤:(A)主动脉阻断后,切开动脉瘤,将人工血管内翻(插图箭头所示),折叠缘与降主动脉近端吻合。(B)近端吻合完成后,将肋间血管再与人工血管侧壁吻合,此种情况下,远端的吻合口在内脏和肾血管水平以上。(C~E)象鼻手术的第二阶段:(C)停循环后,将内翻套叠的人工血管近端拉出。(D)在人工血管上做一开口,再将此口围绕头臂血管开口与主动脉弓吻合。(E)阻断人工血管的近端,经腋动脉、股动脉或在人工血管上直接插管恢复体外循环灌注。

温如何有效地减少代谢需求，可以监测颈静脉球饱和度。氧饱和度>95%提示由于脑低温时氧的需求减少，毛细血管摄氧减少。

脑灌注影响对氧的供需关系，延长安全"循环停搏"的期间。对于逆行和顺行脑灌注，似乎后者要好些。然而，逆行脑灌注也有益处。这些好处极可能是由于以下因素带来的：冷血通过矢状窦使脑组织降温，有效地模拟了原位降温套，并且冲出了栓塞性空气和碎屑。逆行脑灌注不大可能为脑组织提供营养性血流。顺行脑灌注为脑组织提供营养性血流，延长外科医师修复主动脉弓的时间。有人应用顺行脑灌注减低需要低温的程度，在较高的温度下进行修复。这样做时必须小心，原因有二：首先，深低温和选择性脑灌注的益处是累加的，在维持较高的温度时，增加顺行脑灌注的总的益处可能丧失；其次，身体下部和脊髓并未灌注，不用深低温时更容易损伤。

另一方面，低温辅助外科在延迟复温方面引起人们的兴趣。观察到在复温前一段时间冷灌注的患者脑动脉血流改善。该现象的原因尚不清楚。理论上讲，选择性脑灌注的患者将在复温前连续灌注中获益。

pH管理策略在本书的其他部分讨论。基本原则是当患者降温时，CO_2在气体中的可溶性增加，因而下述公式中的平衡向右移：

$$H^+ + HCO_3 \leftrightarrow H_2CO_3 \leftrightarrow H_2O + CO_2$$

氢离子浓度下降，pH增高，血液变碱性。患者降温时给予CO_2，所谓pH稳定管理，维持所有温度下pH均在7.4。复温到37℃将使样品变酸性。另一方面，α稳态管理不需校正，血液在较低温时维持碱性。复温到37℃将pH恢复到7.4。

pH稳态管理不能与脑血流自动调节耦合，因而脑血流灌注增加。这一"奢侈的"流量可能辅助脑降温，但可能将大量栓塞性碎屑带到脑组织。CO_2可以自由地出入细胞膜，当其进入细胞后，前面提到的公式平衡左移，细胞内变酸，酶活性丧失。α稳态管理保持脑血流自身调节，避免了过量脑灌注的好处和坏处。虽然对各自的应用持有争论，最佳方法可能使二者结合，在pH稳态管理下降温，然后转向α稳态管理。我们应用α稳态管理策略。

类固醇激素通过减轻体外循环相关的全身炎症反应、降低血脑屏障的通透性、减轻脑水肿、稳定细胞膜、降低毛细血管通透性并改善胶体渗透压而有益。通常情况下静脉内给15~30 mg/kg甲基强的松龙。除了剂量外，给药时间可能也有讲究。术前几小时给药可能比体外循环时给药益处更多。我们医院稳定地供给甲基强的松龙有困难，而代之以地塞米松。我们的做法是体外循环开始前静脉内给地塞米松100mg/70 kg。

甘露醇也有助于减轻体外循环和停循环相关的脑水肿。预充液内给25g。脑电图静止后静脉内给予硫喷妥钠2 g/70 kg。灌注脑组织3分钟后停循环。也可用利多卡因。患者降温时静脉给予利多卡因(200 mg/70 kg)。我们认为利多卡因在患者降温时降低室颤阈值，使得我们可以在室颤发生前降到较低的中心温度。当开放主动脉时，复温时给予另一剂量利多卡因预防或延缓室颤。

严格控制血糖改善脑保护。低温停循环期间没有氧气输送到脑组织，仍可监测到细胞的代谢活动，细胞用无氧代谢途径产生能量。无氧糖代谢产生乳酸，引起细胞内酸中毒、酶活性丧失、细胞损伤和神经递质释放。通过预防高血糖，可避免或减轻无氧糖酵解的一些有害作用，潜在的改善脑功能。

术后管理

这些患者的术后管理大部分不像其他心脏外科患者。有几点值得提出。我们常在术后第一天拔出股动脉插管，因为此时桡动脉应当能准确测量。像前面描述的那样，一段时间停循环后动脉常常痉挛，特别是应用腋动脉灌注时。另一点较少见即深低温，特别是完全停循环的患者完全清醒的时间比其他患者长。因此，对于此类患者密切观察神经状态更为重要。另外，延迟苏醒增加机械通气的时间需要更警惕患者的呼吸状态。股动脉插管时要注意适当的肢体灌注。

结 果

选择性主动脉弓病变修复的早期死亡率明显受高神经损伤发生率的影响，报道的死亡率介于6%~20%之间。在1142例主动脉弓病变患者中，非夹层疾病616例(53.9%)，221例(19.4%)急性夹层，305例(26.7%)慢性夹层。患者平均年龄为65.3 ± 11.2岁；60%(686例)为男性。慢性动脉高压和主动脉瓣关闭不全常见，分别为65.6%和55.9%。平均体外循环和停循环时间分别为127 ±48分钟和34 ± 11分钟。总体死亡率为7.9%(90例患者)，30天死亡率为6.6%，住院死亡率为7.7%。主动脉弓置换的主要死亡率包括43例(3.8%)患者神经损伤或脑卒中发生。13例(1.1%)的患者术后肾衰竭需要血液透析，其中7例患者为临时性透析。348例(30.5%)的患者有肺部并发症，162例(14.2%)的患者有心脏并发症，38例(3.3%)需要二次开胸止血。126例(11.0%)的患者发生包括死亡、脑卒中和血液透析等不良后果。不同灌注技术结果见表58.1。

象鼻技术

15年半的时间内，连续205例累及整个主动脉的动脉瘤患者。只有8例

(4%)患者一期修复升主动脉、主动脉弓和降主动脉。49例(24%)的患者用分期逆行象鼻技术,降主动脉先修复,这些患者的情况在下一部分描述。本部分重点描述148例(72%)用象鼻技术全弓置换的患者。这148例患者占该时期内我们进行修复的1135例主动脉弓手术的13%。

一期修复手术后死亡率为12%(18/148)。早期死亡的15例患者中有2例是降主动脉破裂引起的。第一例患者术后15天破裂,尝试急诊修复未成功。另一例患者呼吸衰竭,术后27天破裂,复苏失败。7例(5%)患者脑卒中,5例(3%)患者二次开胸止血,14例(9%)患者急性肾衰竭需要透析治疗。肺部并发症最常见,并常出现声带麻痹,发生在37例(25%)的患者。一例患者双侧声带麻痹需要永久性气管切开。

130例一期手术生存的患者,32例(25%)没有进行远端主动脉修复前死亡。大多数患者死亡原因不明。3例患者死于远端主动脉破裂。9例(15%)生存的患者没有进行二期修复。大多数患者残留的动脉瘤没有大到需要修复。因此,79例(61%)的患者进行了二期远端主动脉修复,其中76例是在我们医院完成的。

二期手术死亡率为4%(3/76)。2例(3%)患者截瘫,2例患者脑卒中,2例患者需要二次开胸止血,3例患者急性肾衰竭需要透析治疗,6例患者新发声带麻痹。二次手术后长期生存率5年为70%,8年为59%。

逆行象鼻技术

38例患者按计划用逆行象鼻技术完成二期全主动脉置换。其中21例为男性患者,17例为女性患者;平均年龄为64.6岁。15例(39%)患者慢性主动脉夹层,22例(58%)患者梭状中层退行性变,1例(3%)患者在原来动脉瘤性病变的基础上行急性夹层急诊手术。45%的患者就诊时有症状,背痛是主要症状。急性夹层的13例(34%)患者需要急诊或亚急诊手术, 包括3例(8%)患者破裂。有症状和严重广泛冠状动脉病变的患者, 与严重瓣膜病变的患者一起被排除在该方法之外,这些患者的手术需要正中开胸处理主动脉和心脏病变。手术的范围包括3例(8%) 胸部降主动脉、14例 (37%) Crawford Ⅰ型和21例 (55%)Crawford Ⅱ型胸腹主动脉瘤。50%的患者有主动脉手术史, 包括12例近端主动脉修复,1例降主动脉修复,1例Ⅳ型胸腹主动脉瘤和5例腹主动脉瘤修复术。

28例中的12例(43%)患者第一次手术后平均间隔3.9个月(1.6~14个月)进行二期手术。所有12例二期手术包括主动脉全弓置换。同期手术包括2例冠状动脉旁路移植手术、3例主动脉瓣环成形术、1例主动脉根部同种血管置换术。另外,1例患者同时进行无名动脉旁路移植,1例患者进行无名动脉、左颈总动脉和左锁骨下动脉旁路移植。16例患者没有进行二期手术。原因是多方面的,包括:近端动脉瘤还没有达到推荐手术的程度(n = 12),一期手术后并发症(脑卒中和偏瘫)禁止手术(n = 3),患者不愿进行二次大手术(n = 1)。

在降主动脉或胸腹主动脉一期手术时,没有术中死亡。中位阻断时间45分钟,27例(71%)患者左心转流,23例(61%)患者脑脊液引流。30例(79%)患者肋间动脉重新植入。术后并发症包括1例(3%)Ⅱ型胸腹主动脉瘤的急诊患者偏瘫。该患者出院时在步行器辅助下可以行走,随访时自己行走。1例患者脑卒中,4例(11%)患者心脏并发症,2例(5%)患者需要透析。心脏并发症的4例患者中2例房颤,2例心肌梗死。6例(16%)早期死亡。4例患者随访时在修复升主动脉/主动脉弓完成逆行象鼻术前死亡。3例晚期死亡原因不明, 分别发生在一期术后21.3、32.8和45.4个月。第4例死亡患者于一期术后14.3个月死于呼吸衰竭。

其余28例中的12例(43%)患者在一期手术后平均3.9个月完成全部手术。二期手术时没有术中死亡。二期手术后没有脑卒中或截瘫/轻瘫发生。3例 (25%) 患者发生肺部并发症,1例(8%)患者发生严重脑病。1例(8%)患者二期手术后3.5个月多器官功能衰竭住院死亡。4例后期死亡,1例术后5.3个月多器官功能衰竭、3例不明原因分别于术后1.3、34和96.5个月死亡。全组38例患者5年累计生存率为51.3 ± 10.8%。

表 58.1 1142 例主动脉弓动脉瘤修复结果

灌注	患者数(%)	脑卒中(%)	手术死亡率(%)
逆行脑灌注	695(60.9)	17(2.4)	32(4.6)
顺行脑灌注	43(3.8)	0	2(4.7)
顺行逆行脑灌注	138(12.1)	2(1.4)	2(1.4)
单用深低温停循环	266(23.3)	24(9.0)	54(20.3)
累计	1142(100)	43(3.8)	90(7.9)

致 谢

作者非常感谢Stephen N. Palmer博士、ELS提供编辑支持。

推荐读物

Coady MA, Rizzo JA, Elefteriades JA. Developing surgical intervention criteria for thoracic aortic aneurysms. Cardiol Clin 1999;17:827.

Coselli JS. Aneurysms of the transverse aortic arch. In Baue AE (ed), Glenn's Thoracic and Cardiovascular Surgery, 6th ed. Norwalk, CT: Appleton & Lange, 1996:2239.

Coselli JS. Retrograde cerebral perfusion via superior vena caval cannula for aortic arch aneurysm surgery. Ann Thorac Surg 1994;57:1668.

Coselli JS, Buket S, Djukanovic B. Aortic arch surgery: current treatment and results. Ann Thor Surg 1995;59:19.

Coselli JS, Crawford ES, Williams TW Jr, et al. Treatment of postoperative infection of ascending aorta and transverse aortic arch. Ann Thorac Surg 1990;50:868.

Coselli JS, LeMaire SA, Carter SA, et al. The reversed elephant trunk technique used for treatment of complex aneurysms of the entire thoracic aorta. Ann Thorac Surg 2005; 80:2165.

Coselli JS, Poli de Figueiredo LF. Surgical techniques for symptomatic aortic arch disease. In Calligaro KD, DeLaurentis DA, Baker WH (eds), Management of Extracranial Cerebrovascular Disease. Philadelphia: Lippincott-Raven, 1996:93.

Crawford ES, Coselli JS. Replacement of the aortic arch. Semin Thorac Cardiovasc Surg 1991;3: 194.

Crawford ES, Coselli JS, Svensson LG, et al. Diffuse aneurismal disease (chronic aortic dissection, Marfan, and mega aorta syndromes) and multiple aneurysm: Treatment by subtotal and total aortic replacement emphasizing the elephant trunk operation. Ann Surg 1990;211: 521.

Crawford ES, Kirklin JW, Naftel DC, et al. Surgery for acute ascending aortic dissection: Should the arch be included? J Thorac Cardiovasc Surg 1992;104:46.

Ehrlich MP, Fang WC, Grabenwoger M, et al. Impact of retrograde cerebral perfusion on aortic arch aneurysm repair. J Thorac Cardiovasc Surg 1999;118:1026.

Ergin MA, Galla JD, Lansman L, et al. Hypothermic circulatory arrest in operations on the thoracic aorta. Determinants of operative mortality and neurologic outcome. J Thorac Cardiovasc Surg 1994;107:788.

Kouchoukos NT, Mauney MC, Masetti P, et al. Single-stage repair of extensive thoracic aortic aneurysms: Experience with the arch-first technique and bilateral anterior thoracotomy. J Thorac Cardiovasc Surg 2004;128:669.

Lass J, Jurmann MJ, Heinemann M, et al. Advances in aortic arch surgery. Ann Thorac Surg 1992;53:227.

LeMaire SA, Coselli JS, Carter SA. The elephant trunk technique for staged repair of complex aneurysms of the entire thoracic aorta. Ann Thorac Surg 2006;81:1561.

McCullough JH, Zhang N, Reich DL, et al. Cerebral metabolic suppression during hypothermic circulatory arrest in humans. Ann Thorac Surg 1999,67:1895.

Michenfelder JD, Milde JH. The relationship among canine brain temperature, metabolism and function during hypothermia. Anaesthesiology 1991;75:130.

Rodriguez RA, Austin EH, Audenaert SM. Postbypass effects of delayed rewarming on cerebral blood flow velocities in infants after total circulatory arrest. J Thorac Cardiovasc Surg 1995;110:1686.

Shum-Tim D, Tchervenkov CI, Jamal AM, et al. Systemic steroid pretreatment improves cerebral protection after circulatory arrest. Ann Thorac Surg 2001;72;1465.

Svensson LG, Crawford ES, Hess KR, et al. Deep hypothermia with circulatory arrest: Determinants of stroke and early mortality in 656 patients. J Thorac Cardiovasc Surg 1993;106: 19.

Ueda Y, Miki, S, Kusuhara K, et al. Surgical treatment of aneurysm or dissection involving the ascending aorta and aortic arch, using circulatory arrest and retrograde cerebral perfusion. J Cardiovasc Surg 1990;31: 553.

编者评述

I.L.K.

Coselli等描述了主动脉弓动脉瘤修复的明确方法。这是一个极其详细的方法，对任何做这类手术的外科医师均有帮助。我们基本上使用作者描述的所有技术。对于格外复杂的患者效果非常好。

我们有一些小的不同。我们基本上同意作者描述的插管技术。只要没有动脉硬化，我们常在升主动脉瘤变部位临时插管。一旦切除主动脉弓动脉瘤，可用带侧支人工血管完成手术。但是，用腋动脉途径进行插管选择性顺行灌注是一种吸引人的方法，起初我们常规采用该方法。我们倾向用4-0聚丙烯线进行主动脉弓吻合。我们担心3-0聚丙烯线不可用于脆弱组织。Coselli等用4-0带垫片聚丙烯线分层缝合，我认为该方法可提供相同的止血效果。

最后，升主动脉粥样硬化是一种困难的情形，特别是在瘤样病变的患者。这些患者脑卒中的风险最高，我们仍未想出在该类患者中完全避免这类并发症的方法。显然，对于这些患者腋动脉插管作用较大，且需要应用非接触技术来避免脑卒中。

（邓勇志 译 孙宗全 校）

第59章

急性创伤性主动脉离断

Daniel Martinez, Scott Johnson, O. L. Miller, John Calhoon

创伤性主动脉离断的治疗对于胸外科医生来讲仍十分棘手。伤后80%的患者死于现场。余下20%的幸存者得益于胸外科医生的正确判断和技术以及多学科团队的协作。创伤性主动脉离断极少是孤立性损伤，其他器官的合并伤十分常见且多为首发症状。从最初的急救、诊断到最后的治疗过程中都必须进行审慎的判断。创伤性主动脉离断患者进入急救室后如未经处理，其死亡率会随着时间的延长而增加。至少在一开始时，根据其他损伤的严重程度和轻重缓急，急救措施可能包括非手术治疗。由于此类患者伤情复杂，没有一种特定的模式进行所有的治疗和管理，应采取个体化治疗方案。

一旦创伤性主动脉离断诊断确立，胸外科医生应参与抢救，并且负责患者的管理和指导正确的监护。胸外科医生应当开始着手治疗并考虑到急性创伤性主动脉离断的死亡风险以及瘫痪、肾衰竭、呼吸功能不全等并发症的发生。

不同的外科医师采用不同的特定技术修复此类损伤，但每一项技术均有其优点和潜在的危险性。不同技术的区别在于如何使瘫痪、肾衰竭等并发症的发生率降至最低。然而，无从证实其他技术比单纯钳夹缝合技术有任何优点。术中应根据原发伤、合并伤的特点及血流动力学状况采用不同的治疗技术。

病率和自然病史

80%急性创伤性主动脉离断是由交通事故引起。其他常见原因为冲击伤、坠落伤及挤压伤。大多研究报道认为，20%的交通事故可导致胸主动脉离断。年轻成年人发病率较高，且男女比例有逐渐增加趋势。

一半以上的离断伤发生在主动脉峡部。升主动脉损伤约占20%，患者存活率极低。另有约20%的患者为多发性损伤，几乎不能存活。主动脉离断伤的发生机制为减速伤和剪切力所致，多发生于主动脉较固定部位，如降主动脉峡部及主动脉弓。

创伤性主动脉离断的自然病史是80%~90%的患者伤后立即死亡。少数伤者幸存是由于血管外膜及纵隔胸膜完整，包裹损伤而维持主动脉远端血流的连续灌注。主动脉完全离断并形成外膜血肿并不少见。最初存活的伤者占10%~20%，若不及时治疗其中一半可在24小时内死亡。存活时间超过24 小时的伤者在接下来的2周内每天的死亡率约占5%。仅少数存活者发展为慢性创伤性胸主动脉瘤。

诊　断

若患者有减速撞击史，应怀疑急性主动脉离断。送入急诊室的清醒患者从非特异性主述到胸痛、肩胛骨之间疼痛、声嘶、呼吸困难、言语困难及瘫痪等。体检可发现肋骨、胸骨骨折及胸部方向盘撞击伤痕。颈椎和胸椎也容易受伤，必须详细检查(以防漏诊)。曾有报道发现上肢高血压即缩窄综合征。仔细检查上下肢脉搏并发现其有无不同是十分重要的。神经系统全面检查极其重要，因为脊柱损伤及脱位可导致术前瘫痪。患者到达急诊室时，若无颈椎损伤，应立即行胸片检查。最好取直立后前位摄片，如果无法进行，则行直立前后位摄片，仰卧位胸片常显示纵隔增宽。直立后前位摄片纵隔如有异常提示可能合并主动脉离断，应立即行进一步检查。主动脉离断特异性的X线表现有纵隔增宽、主动脉结模糊、前后窗消失、气管偏移、左主支气管受压、脊柱旁条带增宽、食管移位(大多数情况下可见鼻胃管偏移)及左侧血胸。对于第一肋骨及肩胛骨骨折的伤者应高度怀疑主动脉损伤，因为此类骨折需要较强力量。

有胸部减速撞击史且胸片提示纵隔异常的患者应立即进一步检查（以明确诊断）。

动脉造影术是诊断主动脉离断的金标准。在一些医院对比增强CT是常用的筛选工具，尤其适用于有外伤史而纵隔摄片正常的患者。对于纵隔增宽的患者，CT扫描可以排除可能的主动脉损伤。MRI也被推荐用于主动脉损伤的诊断，但在该领域应用经验不多，且在急性创伤时应用受限。最近，经食管超声心动图(TEE)检查被证实为有用的诊断工具，但并不是所有单位都具有该设备，且其准确性依赖于操作者的熟练程度。行TEE检查时患者恶心呕吐可致胸腔内压增加，进而增加主动脉断裂的危险。我们认为，TEE检查适用于因合并伤危及生命而需紧急手术，但未排除主动脉损伤的患者。TEE检查有助于术中确定或排除主动脉损伤。对于未行血管造影的患者应根据临床影像学资料如平片、CT扫描及术中TEE来判断是否手术探查。

急性主动脉离断很少为孤立伤，复合伤很常见，如颅内损伤、腹部损伤、脊柱及骨盆骨折等，必须处理这些复合伤才能获得良好的治疗效果。一旦发现复合伤，临床医生必须根据伤情优化方案并及时处理。

对于排除颅内及腹腔出血、生命体征稳定但疑有主动脉撕裂的患者，应行血管造影。一旦确诊即应开胸修复。对于有颅内出血伴颅内高压者，应于开胸修复前处理。如血流动力学不稳定不是由主动脉离断引起，则需判断出血部位并优先处理。引起血流动力学不稳定的常见原因为腹腔内出血，可通过诊断性腹腔灌洗确诊，显然，如有腹腔出血应先于主动脉离断修复前行剖腹探查术。患者应立即送手术室剖腹手术并控制活动性出血。对于TEE结果模棱两可、生命体征稳定者先行血管造影，若主动脉离断诊断确立则急诊行开胸手术。胸外科医生必须对伤情非常熟悉并制定相应治疗方案。显然，每个伤者均需要制定个体化方案以保证治疗有序、准确地进行。

药物治疗

降压治疗最初应用于胸降主动脉瘤，现已借鉴用于急性主动脉创伤的治疗，应用β-受体阻滞剂及扩血管药物可降低血管壁张力。前瞻性研究表明，正确降压治疗可降低主动脉自发性破裂的发生率。对于复合伤患者优先处理危及生命的损伤是治疗的重要环节。

我们的原则是对充分复苏后高度怀疑主动脉撕裂的伤者给予短效β-受体阻滞剂及降低心脏后负荷的药物，这允许救治者处理危及生命的损伤或出血、纠正可能出现的凝血紊乱、治疗并发的肺挫伤和(或)头部损伤及代谢紊乱。其目的是在处理上述异常后将传统治疗方式转化为半选择性治疗方式，从而使患者获得更多的存活机会。几项研究表明，对于复合伤患者首先处理危及生命的损伤，而后延迟修复主动脉损伤可以降低总死亡率，甚至被认为无手术机会的严重脑、肺损伤者，最终获得了手术机会。通常，患者可从积极的救治及抗高血压治疗中受益。

外科处理

主动脉离断伤的外科准备应快速、有序进行。如果患者病情稳定，应尝试每一种尽可能的外科治疗方法。尽管时间紧迫，但必须对伤情进行评估并进行神经系统体检，进行常规实验室检查、备血及交叉配血，同时通知手术室做好手术准备。

作为术前准备的一部分，向患者家属交代手术方案及围术期瘫痪等风险十分重要，这是一种严重的致命伤，必须与患者家属充分讨论其合并伤及主动脉离断伤导致死亡的可能性。其他手术风险如感染、肾衰竭、呼吸窘迫综合征及声带麻痹及复合伤引起的并发症也应交代。

如果主动脉离断伤诊断确立，不宜过多地进行复苏。充分镇痛及控制血压十分重要，因为高血压可撕裂保持血肿完整性的纤细外膜及纵隔胸膜而引起出血。应用镇静剂控制患者焦虑也很重要。降压治疗应持续至麻醉诱导期，但要避免血压过低，以免促进瘫痪的发展。

在外科治疗准备期间，麻醉师与手术医生术前、术中交流，真正开始每一步操作前的相互对话非常重要。尽量应用双腔气管插管有助于损伤部位的暴露。如果合并颈椎损伤则不能采用此方法，因为颈托使插管困难。应建立快速静脉通路，应用静脉内导管或中心静脉导管，如颈静脉或锁骨下静脉导管。灌注师应随时待命，尤其需要建立左心转流或其他类型的转流时。另外，为防止大量失血，应准备好快速输血装置及专职操作人员。术前插Foley导尿管监测尿量。应监测右上肢桡动脉血压，因为手术期间需阻断左锁骨下动脉，而从左桡动脉获得的数据是不准确的。通常患者需行动脉造影，我们推荐经右腹股沟穿刺，造影完毕将导管留置用于监测。术中将此导管与传感器连接持续监测肢体末端血压。左腹股沟可用于手术转流或建立另外的通路。如有条件可行肺动脉插管监测肺动脉压、肺毛细血管楔压及心输出量，但并非必须。如情况紧急，可于术中稍晚或术后放置Swan-Ganz导管。我们倾向作为备用，仅当血流动力学恶化时应用Swan-Ganz导管。脑脊液压力监测不作为常规，因为该操作费时而且其益处不确定。所有患者均预防性使用抗生素，预防因使用人工血管材料而可能发生的金黄色葡萄球菌感染。必须与手术相关人员如洗手护士及巡回护士讨论术中特殊要求，以保证手术顺利完成。事先准备好各种型号移植血管材料，我们的做法是术中目测或用测量工具测定主动脉尺寸，以做到心中有数。我们推荐应用预处理的编织材料，因该材料不需预凝。

术前准备完毕，患者入手术室，取仰卧位并麻醉。麻醉诱导及插管非常关键，应努力避免血压大幅度波动，因为高血压可能使血管撕裂从而被迫急诊手术。先行双腔气管插管，建立足够的静脉通路，进行上下肢血流动力学监测及尿量监测。患者取右侧卧位，摆好四肢位置，关节部位垫以衬垫，准备左腹股沟区域以便术中暴露股动脉及股静脉。铺好手术布单。考虑到使用人工血管材料的可能性，我们推荐使用无菌、防渗透的塑料手术单，尽可能覆盖手术区皮肤(图59.1)。

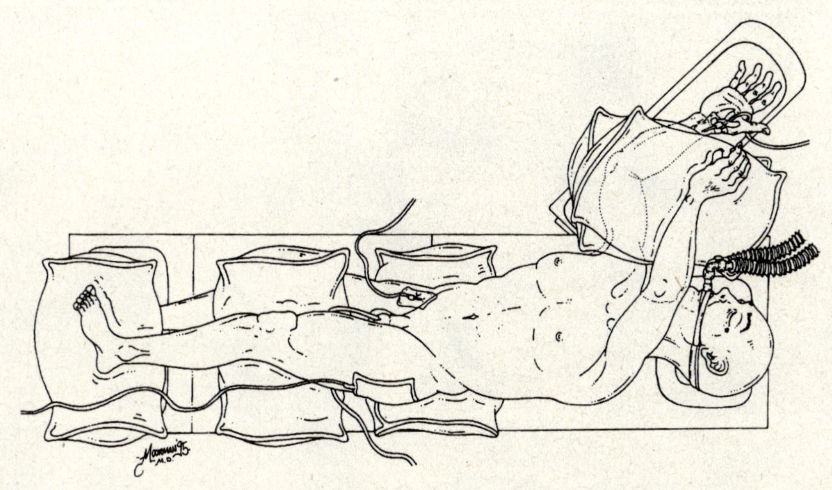

图59.1 患者正确的左后外侧开胸体位。右桡动脉及腹股沟动脉导管已放置完毕。暴露左腹股沟区用于心肺转流。双腔气管插管已固定。

自左乳头至肩胛骨与脊柱间作全长后外侧切口，分离背阔肌与前锯肌，经第4肋间进胸。我们推荐高位第4肋间，如选用第5肋间则位置偏低而暴露困难。这是手术至关重要的一步，因为选择不正确的肋间进路会导致不必要的暴露及修复困难。通常不需要切除肋骨。如果暴露不充分，可于切口下方(棘突旁韧带后方)切除约1cm左右肋骨以增加显露。

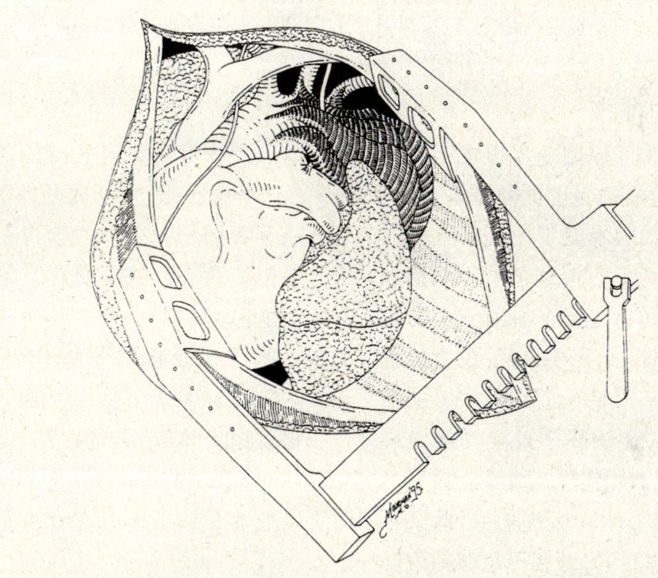

图59.2 经左后外侧开胸切口的手术所见。左肺已塌陷，可见巨大血肿、迷走神经及膈神经。

进入胸腔后，麻醉师应使左肺塌陷，检查下肺(即右肺)通气量是否足够。麻醉师调整插管的位置以保证足够的氧合与通气，尽管费时但很重要。肺塌陷后，可见到纵隔内的巨大血肿(图59.2)。进行血管操作时，应控制其近端及远端，以保证手术操作顺利进行。

在进行血管近端及远端操作时需十分谨慎，通常先控制远端，因其操作相对简单，且发生破裂的可能性较小。肋间动脉自主动脉两侧成对发出，解剖主动脉远端时应避免损伤。可于肋间环绕主动脉套阻断带（图59.3)，以便血管突然破裂时收紧止血或放置阻断钳。此方法比用手控制出血并放置阻断钳容易。应用阻断带的另一个好处是可以保证阻断钳完全阻断，方便探查锁骨下动脉，通常在其上方有小血肿，但不会太严重。控制锁骨下动脉非常重要，即使血管造影提示损伤部位远离其起始端亦应如此。操作应十分小心，确保远离血肿。我们推荐使用Rommel止血带控制锁骨下动脉，因为它占用空间小，在修复时可提供充分的止血。放置主动脉近端阻断钳是手术中重要的一步。我们一般将其放于左颈总动脉远端，靠近左锁骨下动脉起始部位近端。尽管主动脉离断常远离左锁骨下动脉起始部位，但其额外的部分需要精心修复。另外，内膜实际撕裂范围要比血管造影所见广泛。在控制远端靠近左锁骨下动脉起始部位时常碰到假性动脉瘤，因为血肿常常进入此处动脉较脆弱的区域。当阻断钳置于左锁骨下动脉远端时，撕裂可延伸至阻断钳部位，因而需要在更近侧控制。迷走神经及其返支经过此区

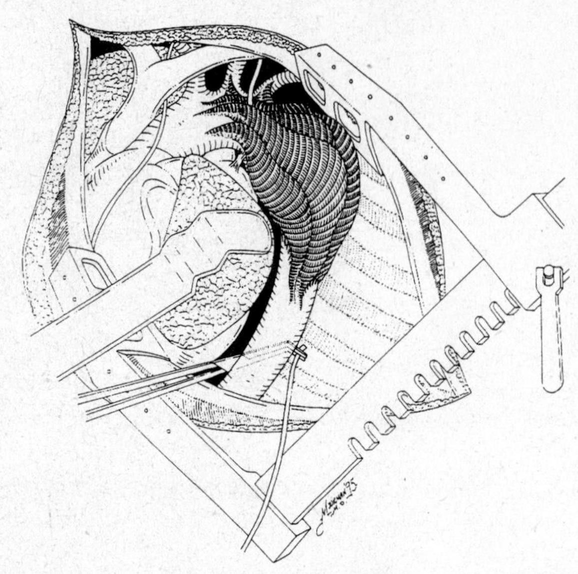

图59.3 肺已回缩并被牵向前上方，显露被血肿包绕的降主动脉。避免损伤肋间血管。

域，由于血肿的原因返支通常不易见到，而血肿的推挤使迷走神经易显现。在其前方，很容易获得主动脉近侧的控制。将手指小心地置于左颈总动脉与左锁骨下动脉之间，游离一个间隙便于放置阻断钳(图59.4)。在该位置放置阻断带，以便稍后用于放置阻断钳(图59.5)。要警惕多处主动脉撕裂伤的可能性，峡部撕裂伤可能伴有弓部、升主动脉及大血管损伤，对此必须留意。少数情况下，为获得足够的近端控制阻断钳必须置于无名动脉与左颈总动脉之间。

当进行部分左心转流时，必须插引流管和灌注管。有多个部位供选择，我们推荐选择左房与左心耳交界部(或经左心耳)插引流管，降主动脉阻断钳远端插灌注管。肺塌陷后仔细切开心包避免损伤膈神经。我们通常于膈神经后方、肺静脉前方切口心包，偶尔于膈神经前方切开。手术者应先探查心包，然后决定在膈神经的哪一侧切开心包。通常左心耳因其在心包内搏动而易鉴别。在平卧位时左心耳呈上下运动，心包切开后，左心耳几乎可突出切口外(图59.6)。偶见钝性挫伤致心包破裂，可直接经破口处切开心包。心耳尖端很脆，操作时易撕裂。因此近几年我们于左上肺静脉与左房汇合处插引流管，此处易缝合且不易撕裂。为防止心耳撕裂，我们用Glover钳固定心耳并用2-0编织线作荷包缝合。切除心耳尖端，将引流管插入左房。根据患者体重，可选用26F、28F或30F内衬金属丝的引流管。应用28F引流管可使流量达到3~4L。在放置心房插管移除心耳钳时必须告知麻醉师。采用Valsalva操作法避免气体进入左侧心腔，移除心耳钳，插入引流管，收紧Rommel止血带(图59.7)，事先排除与泵连接的引流管内的空气。

远端的灌注部位有几处选择。尽可能首选降主动脉，因其远离损伤部位，经开胸切口易暴露。用2-0爱惜康缝线作荷包缝合，插管建立心肺转流(图59.8)。我们选用24F可弯曲动脉插管。如果降主动脉插管不可行，则经左腹股沟切口(该区域术前已消毒)解剖股动脉，经股动脉插管。对于多发伤或伴骨折可能延迟出血的患者，转流中可不用或仅用5000U的微量肝素。

然后选用人工血管，我们推荐使用测量器测定主动脉直径，应用编织或预凝处理的编织血管材料，因为编织材料易于缝合，且在肝素化前已预凝处理。或者选用尺寸合适的密封材料。选用合适的阻断钳用于血管近端及远端的控制，在阻断前，给予甘露醇[12.5~25g(0.25~0.5 mg/kg)]以增加肾脏灌注。

上述步骤完成后，阻断主动脉近端(图59.9)。通过左心辅助减轻左心负荷而降低主动脉近端血压。然后阻断主动脉远端，收紧锁骨下动脉阻断

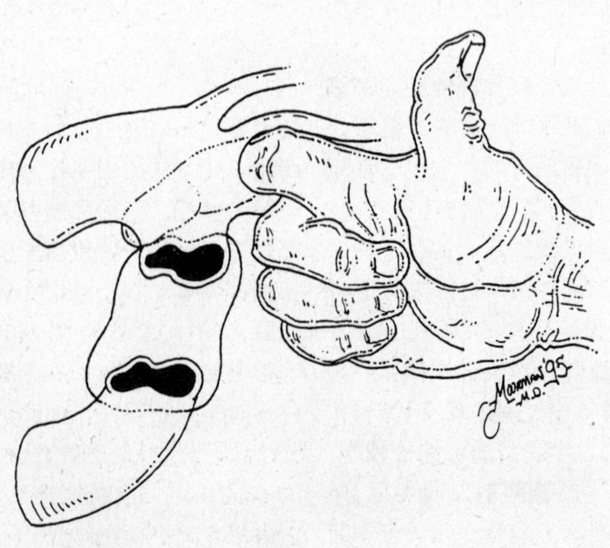

图59.4 手指套绕颈总动脉与锁骨下动脉之间离断的主动脉弓部位，注意避开血肿本身。

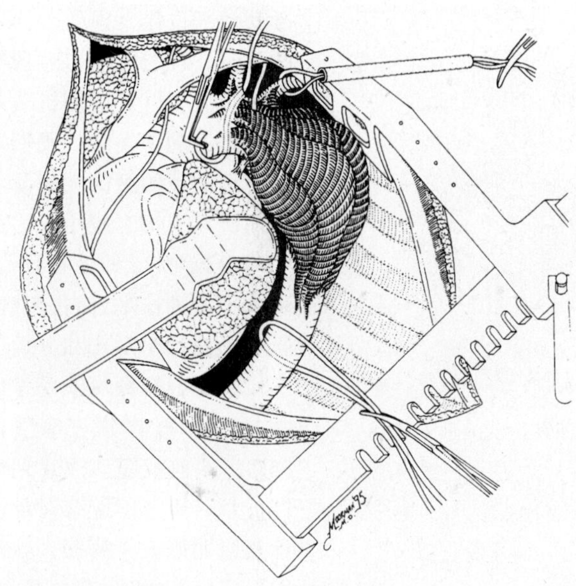

图59.5　钝性分离结束，于锁骨下动脉与颈总动脉间靠近离断的主动脉近端套绕阻断带，左锁骨下动脉已套带。

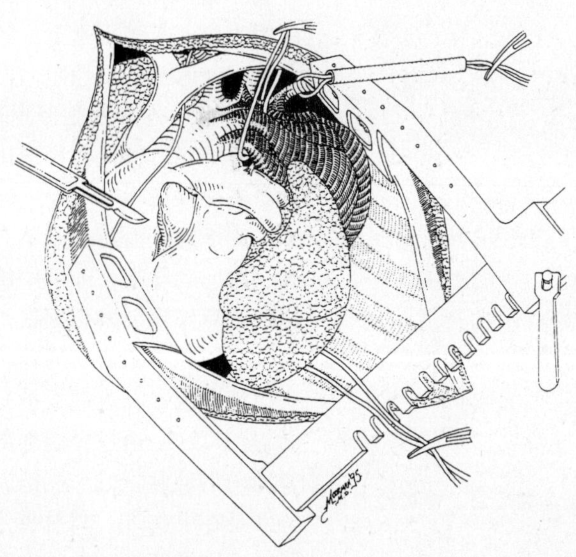

图59.6　于左心耳上方做切口，切开心包，避免损伤位于切口前方的膈神经。

带。手术应迅速而有序进行。切开血肿后通常可见到大量血液，正确放置阻断钳的位置，很容易发现活动性出血的部位。肋间侧支血管出血是常见的，但出血量通常不大。如阻断不全，则会花费较多时间用于近端与远端控制，而且会丢失大量血液。一旦切开血肿，则容易发现主动脉撕裂部位。如主动脉完全性断裂，其残断可缩回数厘米。先确定游离缘，修剪两侧游离缘至新鲜组织(图59.10)。根据情况可直接修复，但大多数病例需应用人工血管以减轻吻合口张力。对于肋间动脉出血，可用狗头夹、血管夹或丝线结扎处理。尽量保留肋间动脉，除非它们直接遭受损伤并且无法保留。最好先解剖主动脉近端，可使吻合更牢固，因为主动脉位于远端动脉韧带附近不易暴露且组织脆弱易出现意外。推荐采用4-0不带垫片的双针聚丙烯丝线行连续吻合。须注意此处不宜进针过深，否则可能损伤食管和喉返神经。近端吻合完成后，将人工血管长度裁减合适，过长可能导致扭曲，过短则会产生张力致吻合口撕裂。远端吻合采用4-0的Prolene线连续缝合。吻合即将完成前松开远端血管夹，检查吻合口有无出血并排气(图59.11)。吻合完成排气后松开近端血管夹。如应用左心辅助，则在开放近端血管夹时暂停左心辅助。如发生低血压，则需再次部分或全部阻断血流以维持近端血压。然后补充血容量，维持近端及远端血压于正常水平。术中外科医生、灌注师和麻醉师的默契配合非常重要。同时需进一步检查近端及远端的吻合情况。明显的出血可缝合止血，而针眼出血及远端吻合口缝线渗血应进行观察。如应用了肝素，则使用鱼精蛋白止血。出血处压迫5~10分钟也可达到止血目的。至此可停机拔管，收紧荷包缝线打结止血。关胸前以可吸收线及纵隔胸膜覆盖血管移植物，特别是缝线部位，使其与肺脏隔开。

经多年努力，我们从最初的阻断-缝合技术发展到应用低剂量肝素化离心泵左房-降主动脉或左房-左股动脉左心转流技术。如后者不易实施时，则毫不犹豫应用阻断-缝合技术。我们不采用被动分流技术，因为血流无法调节，且很难准确判断进入主动脉远端的血流量。使用离心泵左心辅助装置的另一优点是容易控制血温，因为变温器使用很方便。目前尚未证实某一特殊技术可预防瘫痪。我们认为快速、准确修复损伤是预防并发症的最好方法。缺血时间超过30分钟是导致瘫痪的危险因素。但亦有报道显示阻断时间超过30分钟并没有引起瘫痪。瘫痪的发生可能是多因素的，阻断时间只是因素之一。此外，部分左心辅助可能在其他方面有利，因为它可以维持远端灌注压并减轻左心负荷，避免阻断近端高血压。因此，这有助于避

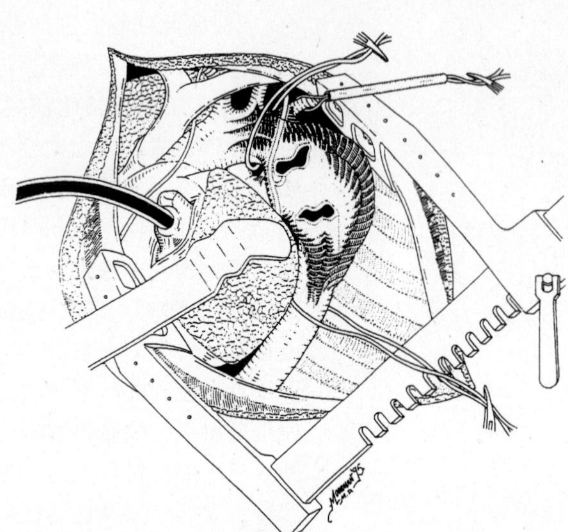

图59.7　放置止血带，经左心耳荷包缝线插管，连接于排气后泵管的静脉端。

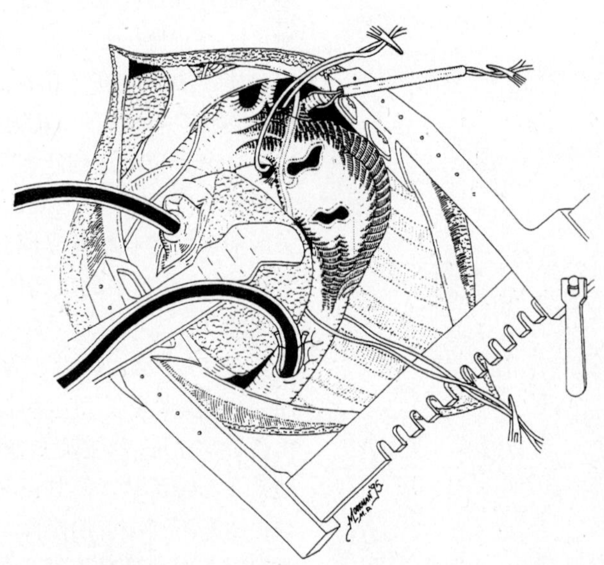

图59.8　解剖分离降主动脉处血肿，在其下方放置阻断带用于远端控制。也可经股动脉插管。

免使用硝普钠等血管扩张药物，而硝普钠已被证实可导致脊髓供血减少。更重要的是，在阻断期间可维持下半身和肾脏足够的灌注，也提供了一种快速降温或复温的方法。虽然部分左心辅助增加了手术难度，但其益处值得尝试。然而，对于游离型主动脉破裂，我们主张采用阻断-缝合技术，因其历史悠久且已被证实效果良好。总之，没有哪一种技术被证实是最好的，都有其优缺点和适应证。

外科结果

急性创伤性主动脉离断是一种致死性损伤。约80%患者死于损伤初期。围术期死亡率很高，在某些病例系列中高达30%，与损伤初期严重程度评分相关。患者可能由于动脉瘤破裂或者无法控制主动脉近端或远端，导致大出血而死亡。患者也可能于术中死于其他部位伴发损伤。使用外科辅助装置，如股-股转流、房-股转流和降主动脉转流，以及使用抗凝可能会增加全身出血的并发症。我们习惯于简单转流辅助下的简洁化修复。大多数临床病例系列相对较小，因此不同医院之间很难对比。即使在我们医院，因为采用了多种技术，使每组病例数减少，影响了统计学对比和分析。

瘫痪或轻瘫可能是术后最严重的并发症。据报道其发生率为20%~25%。术前就应该注意到瘫痪的可能性，术后患者能配合时即应行神经学检查以明确有无瘫痪。瘫痪也可能在术后很晚才发生，甚至几天后，其具体原因不明。虽然提倡应用预防瘫痪的辅助装置，但仍有争议，且没有证实某一技术能预防瘫痪或降低死亡率，可能因为瘫痪是多因素造成的。原因之一是阻断时间，虽然阻断时间大于30分钟与术后瘫痪发生率增高相关，但也并非绝对。此外，阻断时间小于30分钟也不能保证术后不发生瘫痪。术前、术中和术后低血压也是不利因素。此外，肋间动脉损伤或术中结扎也可能造成术后瘫痪。药物因素也可能促进瘫痪，因为扩张血管的药物可使脊髓内血液分流。脊髓的血供来自肋间动脉，呈节段性，通过脊髓根部动脉到达脊髓前后动脉。脊髓动脉通常不完全，特别是在下胸部，其血供依赖于下位肋间动脉或腰椎动脉。这种脊髓供血的不确定性在瘫痪形成中亦有重要作用，可以解释为什么有些阻断时间短的病例出现瘫痪，而阻断时间长的患者却没有发生瘫痪。

患者降温3℃~4℃使体温达34℃~35℃对脊髓有保护作用，但对创伤性患者不适用，因为许多患者由于休克或(和)输注室温血制品和液体体温已较低。但术中修复完成前不应使患者复温到34℃~35℃以上。作为一种脊髓保护措施，脑脊液引流在胸腹动脉瘤外科治疗中已进行了广泛研究，最近

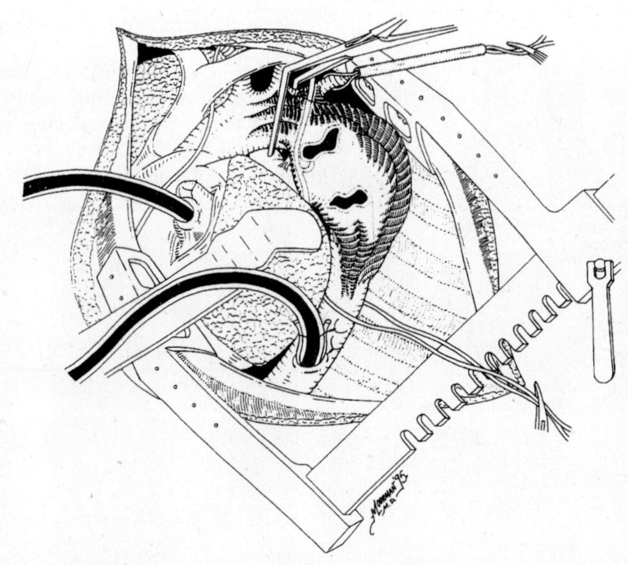

图59.9　左心辅助循环开始后于主动脉弓处放置阻断钳，阻断后调整灌注流量，以保证动脉近端及远端足够的灌注压。

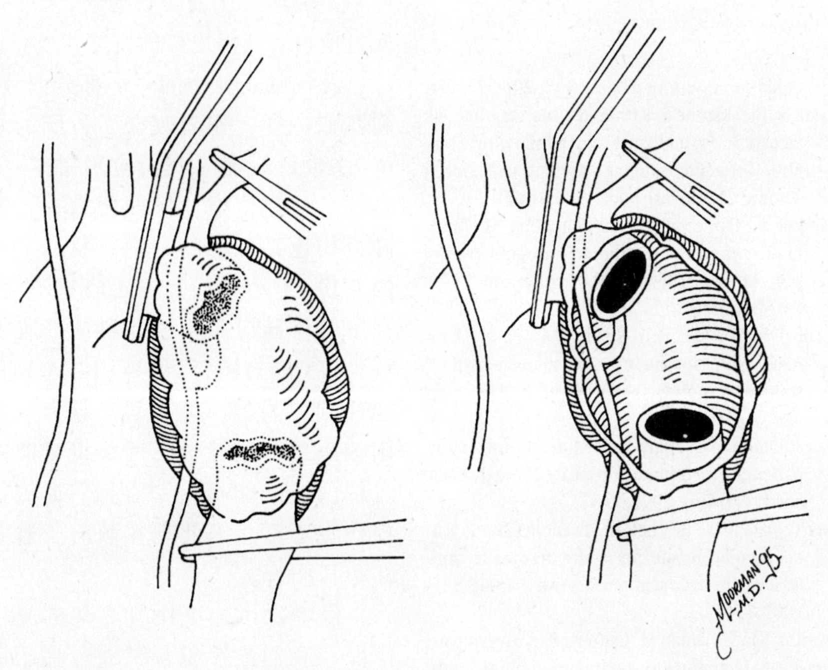

图59.10　建立心脏辅助后切开血肿。修剪动脉创缘至正常组织，控制肋间出血，避免损伤喉返神经。

研究结果表明其有保护作用。而对于多发伤患者，该方法没有吸引力。基于上述研究结果，如果患者发展为晚期（1~3天后）瘫痪或轻瘫，立即使用脑脊液引流术，可避免永久性脊髓损伤。

我们认为，准确、快速（非匆忙）操作才能得到好的治疗效果，而且，在多数病例中，死亡、瘫痪、声嘶及其他并发症可能是损伤自身的后遗症。

在主动脉横断外科成功修复后也可出现肾衰竭，这与阻断时间或（和）低血压有关。偶见败血症及呼吸窘迫综合征（ARDS）。与普通创伤不同的是，孤立性主动脉损伤很少见，其他复合伤也加剧了并发症的发生、发展。

术后特殊并发症包括喉返神经损伤所致声带麻痹，有时可出现术后上肢高血压。上肢高血压及下肢低血压常提示吻合口缩窄。可行动脉造影或MRI以明确原因。其他少见并发症包括缝线处假性动脉瘤、膈神经麻痹、心包炎、乳糜胸及伤口感染。主动脉-食管瘘及主动脉-支气管瘘也有报道。

血管内支架

血管内支架置入是高危患者除手术外治疗急性主动脉创伤的另一种有效措施。其优点是不需后外侧开胸，创伤小。最近的病例报道和小样本研究报道该技术具有可行性且取得良好的短期效果。除了支架内漏锁骨下动脉阻塞及瘫痪等并发症外，还缺乏远期随访结果来证实危及患者生命的损伤已经纠正、血流动力学状态稳定，适合的外科手术患者采用血管内支架置入的合理性。随着主动脉支架置入技术的发展及远期结果的对比研究，对于特定病例而言，血管内支架置入可取代手术治疗。然而，目前它仅用于解剖适宜的高危患者，而大多情况下仅用于实验研究。然而在大的医疗中心，对其进行选择性应用研究是值得的。

结　论

急性主动脉离断伤仍然是需要外科处理的最棘手的损伤，其预后依赖于胸外科医师熟练的外科技术及谨慎的判断。如合并其他损伤，则死亡率将大大增加。对此类患者需采取多种综合治疗措施。希望在不远的将来改进的外科技术及脊髓保护措施能够出现，进而降低瘫痪及其他术后并发症的发生率。血管内支架置入对于特定

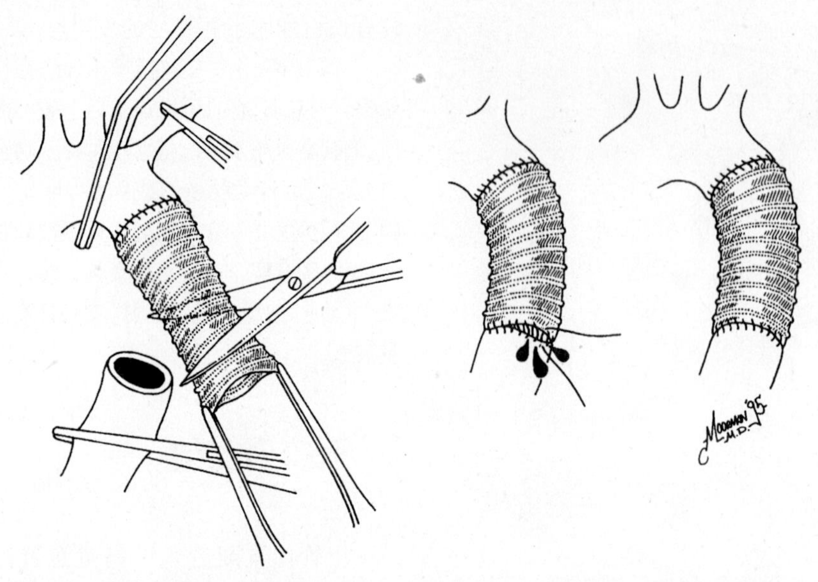

图59.11 近端吻合完成，修剪血管移植物至合适长度，避免扭曲。移除阻断钳之前，部分开放阻断钳以排除人工血管内空气。

病例终将占有一席之地，但对大多数患者仅是实验性措施。

推荐读物

Cohen A, Crass J. Traumatic aortic injuries: Current concepts. Semin Ultrasound CT MRI 1993;14:71.

Coselli JS, LeMaire SA, Koksoy C, et al. Cerebral spinal fluid drainage reduces paraplegia after thoracoabdominal aortic aneurysm repair: Results of a randomized clinical trial. J Vasc Surg 2002;35:631.

Cowley R, Turney S, Hankins J. Rupture of thoracic aorta caused by blunt trauma. J Thorac Cardiovasc Surg 1990;100:652.

Duhaylongsod FG, Glower DD, Wolfe WG. Acute traumatic aortic aneurysm: The Duke experience from 1970–1990. J Vasc Surg 1992;15:331.

Eddy C, Rusch V, Marchioro T. Treatment of traumatic rupture of the thoracic aorta. Arch Surg 1990;125:1351.

Fabian TC, Davis KA, Gavant ML, et al. Prospective study of blunt aortic injury: Helical CT is diagnostic and antihypertensive therapy reduces rupture. Ann Surg 1998;227:666.

Iannelli G, Piscione F, DI Tommaso, et al. Thoracic aortic emergencies: Impact of endovascular surgery. Ann Thorac Surg 2004;77:591.

Katz N, Blackstone E, Kirkland J. Incremental risk factors for spinal cord injury following operation for acute traumatic aortic transection. J Thorac Cardiovasc Surg 1981;81:669.

Kodali S, Jamieson W, Lei-Stephens M. Traumatic rupture of the thoracic aorta: A twenty year review 1969–1989. Circulation 1991;84(Suppl):40.

Lebl DR, Dicker RA, Spain DA, et al. Dramatic shift in the primary management of traumatic thoracic aortic rupture. Arch Surg 2006;141:177.

Lee R, Stalman G, Sharp K. Treatment priorities in patients with traumatic rupture of the thoracic aorta. Am Surg 1992;58:37.

Marty-Ane CH, Berthet JP, Branchereau P. Endovascular repair for acute traumatic rupture of the thoracic aorta. Ann Thorac Surg 2003;75:1803.

Mattox KL, Holzman M, Laurens R. Clamp repair: A safe technique for treatment of blunt injury to the descending thoracic aorta. Ann Thorac Surg 1985;40:456.

Parmley L, Mattingly T, Manion W. Non-penetration traumatic injury of the aorta. Circulation 1958;17:1086.

Pate JW, Gavant ML, Weiman DS, et al. Traumatic rupture of the aortic isthmus: Program of selective management. World J Surg 1999;23:59.

Peterson BG, Matsumura JS, Morasch MD, et al. Thoracic aortic emergencies: impact of endovascular surgery. Ann Thorac Surg 2004;77:591.

Thompson CS, Rodriguez JA, Ramaiah VG, et al. Acute traumatic rupture of the thoracic aorta treated with endoluminal stent grafts. J Trauma 2002;52:1173.

Turney S. Blunt trauma of the thoracic aorta and its branches. Semin Thorac Cardiovasc Surg 1992;4:209.

编者评述

I.L.K.

作者详细描述了急性主动脉离断伤的治疗。这是一种复杂的疾病，即便对于有经验的医生亦是如此。对于很少处理该疾病的医生来讲相当棘手。当然对于复合伤患者，延迟修复可使患者获得更好的恢复。

我仅叙述其中的一小部分细节。和我们一样，作者改变了传统的左房-主动脉转流。我们应用钳夹-缝合技术效果良好，但即便有一处脊髓损伤也是棘手的难题。我们采用的左房-主动脉插管方法略有不同，在下肺静脉应用小型儿科体外膜式氧合(ECMO)插管，另外用一个ECMO插管直接插入主动脉。该方法采用较小的荷包缝合便可获得足够的流量，且易于拔管。以往插管时可能损伤左心耳，因此现在倾向于避开左心耳插管。

作者也讨论了血管支架的应用情况。我们虽然积累了大量临床资料，但仍不确定急性主动脉离断时应用血管内支架适应证。我们倾向急诊开胸手术治疗急症患者。然而，对于复合伤需要延迟手术的患者，血管支架置入是一种好的选择。

(陈家军 译 邓勇志 校)

第 6 部分

心 脏 移 植

第 60 章

心脏移植

Christopher T. Stalerno, Edward Verrier

概　述

由斯坦福大学Norman Shumway与Richard Lower研发的技术使得心脏移植成为终末期心力衰竭的治疗手段之一。经静脉心内膜活检技术的普及与环孢素免疫抑制的应用大大提高了生存率，标志着现代成功心脏移植手术时代的到来。目前心脏移植作为终末期心脏病的治疗手段已被广泛接受，每年完成的心脏移植手术超过2700例。

受体的选择

应由一个多学科组成的委员会对那些患有终末期心脏病的心脏移植候选患者进行评估，以使有限的供体资源得到公平、客观、经医学认证的分配。应优先选择术后最有可能存活与康复的患者。受体选择的最大目的是确认患有不可逆转心脏疾病而其他治疗方法（优化内科治疗、再血管化治疗、心室重塑、瓣膜整形/置换、双心室起搏）无效的患者。最好选择那些最有可能在术后维持正常生活并能坚持规律服药的患者。近年来手术成功率的提高与抗排斥药物的应用使得筛选标准明显放宽了。经积极内科治疗心功能仍在NYHA Ⅲ或Ⅳ级的患者可考虑进行心脏移植。大多数的患者通常因为缺血性心脏病或者特发性扩张型心肌病而表现为终末期心衰。而目前已知的终末期心肌病病因分型包括感染性（病毒性）、炎症性、中毒性、代谢性和家族流行性。符合心脏移植指征的患者两年预期生存率应<60%。另外，其他少见的心脏移植指征包括顽固性心绞痛、致命性心律失常、慢性心脏同种异体移植物排斥反应等。心脏移植的禁忌证通常与并存疾病相关。广为接受的禁忌证包括活动性感染、不可逆的肝肾功能不全、肺动脉高压（肺动脉收缩压>60mmHg，跨肺动脉压差>15mmHg，肺血管阻力>6 Wood 单位）。

术前受体评估

心脏移植受体的评估包括询问病史、体格检查、X线胸片以及实验室检查，其中包括全血细胞计数、凝血功能、红细胞沉降率、尿酸水平、肝功能、血脂检查、感染性疾病血清标记物（甲、乙、丙肝炎病毒，单纯疱疹病毒，EB病毒，水痘-带状疱疹病毒，HIV，快速血浆反应素，风疹病毒，麻疹病毒，弓形虫）。所有患者都要进行运动试验测定最高氧耗（VO_2）。进行右心导管检查以排除不可逆性肺动脉高压。对缺血性心肌病患者回顾或重新进行冠状动脉造影，以确认是否已失去常规手术的机会。非缺血性心肌病变的患者如有持续较长时间或不典型的症状，要进行心内膜活检，以了解是否仍可进行药物治疗。

大多数心脏中心还把以下项目列为常规检查项目：营养指标，甲状腺功能，空腹与餐后血糖，肌酐清除率，12导联心电图，超声心动图，肺功能，族反应抗体（PRA），HLA分型，血管筛查（腹部超声，颈动脉与下肢多普勒彩超），胃镜检查，心理社会评估，牙科评估，经济状况，对恶性肿瘤的筛查（大便潜血试验，前列腺特异性抗原，乳腺X线片，阴道细胞涂片）。

已被列为候选受体须接受常规检查，以便再次评估受体情况。随访中如果超声心动图提示肺动脉高压恶化或维持高水平则要再次进行右心导管检查。

供体的获得与分配

能否获得供体器官是决定心脏移植能否进行的主要因素。据统计，有20%~40%的患者在等待供体过程中死亡。供体器官的分配根据受体的优先情况、等待时间的先后及地理位置的远近来决定。最优先权给予那些等待时间最长且在当地列为第一类的患者。供体器官的分配制度应该为病情最为危重的患者提供心脏并尽量缩短供体器官的缺血时间。虽然在最初仅有25%的患者归为1类患者，但在心脏移植前将会有48%的患者进展为1类。现在一个2类候选人的术前平均等待时间大于1年，而1类患者的平均等待时间约为60天。

供体选择

心脏供体需经过严格的筛选评估。当地的器官获取机构需要提供有关供体的详细资料，包括供体的年龄、身高、体重、性别、血型、医疗记录、死亡原因、常规检验数据以及病毒血清学的检查结果。另外还需要的资料包括心电图、胸片、动脉血气分析与超声心动图。冠状动脉造影可选择性应用。冠状动脉造影的指征包括高龄供体（男性大于45岁，女性大于50岁），有冠心病危险因素（嗜烟、糖尿病、明确的家族史），有时还包括死亡原因。当移植手术组的成员到达并进行器官摘取时，要进行第二次筛查。第二次筛查将允许外科医生对器官获取机构提供的资料进行检查与核实。而最重要的检查工作是在手术室摘取器官时进行，检查供心有无瓣膜与心室功能不全、陈旧性心肌梗死、冠状动脉粥样硬化或心肌挫伤。如供心外观无明显异常，外科医生将切下供心。

将受体与合适的供体匹配主要根据血型相容性与患者体型的大小。按规定，ABO血型不符不能进行心脏移植，因为容易发生致死性的超急性排斥。供体体重与受体体重相差不要超过20%，儿童体重匹配要求更为严格。如果受体的肺血管阻力有升高（> 4 Wood单位），则需要一个更大的供体，以减少术后早期右心功能衰竭的风险。如果PRA抗体≥10%~15%，术前建议对供体与受体血清进行T淋巴细胞交叉匹配试验，阴性者方可使用。某些中心还坚持要在移植前进行B淋巴细胞交叉匹配试验。即使PRA抗体为阴性或者低滴度，回顾性交叉匹配试验仍需进行。回顾性研究发现，HLA-DR位点匹配越好，术后排斥反应与感染的发生率越低，总体生存率越高。目前由于分配制度和供心缺血时间的限制，前瞻性的HLA匹配试验并不总是能够实行。

供心的摘取

在进行第二次供体检查时，要留意中心静脉管与动脉管道的位置。因为这些管道可能影响取心手术的进行。在取心过程中连续监测供体的血容量状态与尿量，这对维持器官的功能是十分重要的。供体取仰卧位，由下颌到膝关节大范围备皮。为方便胸部和腹部同时进行器官摘取，由胸骨切迹至耻骨作一纵行切口，胸骨纵行锯开。切开心包显露心包腔。按上述方法检查供心外观。检查完毕后负责供心摘取的外科医生要通知负责移植的外科医生供心是否适合移植。

游离供心时负责取心的外科医生要对供心血管的保留长度心中有数，这点对随后的移植手术十分重要。就常用的双腔法而言，保留上腔静脉足够的长度是必需的。上腔静脉应从右房游离至无名静脉，还包括分离右肺动脉与结扎奇静脉。如果上腔静脉还需要更长，可以把无名静脉全部切下来。下腔静脉要游离到可以向周围活动。上下腔静脉绕以脐带线或粗丝线将有助于心脏切取时牵拉暴露。主动脉与肺动脉主干间充分游离开并绕脐带线。在手术过程中如果遇到血流动力学不稳定，在髂动脉分叉处钳夹腹主动脉会有助稳定血压。一旦腹部脏器游离结束后即静脉注射肝素30 000U。在升主动脉处缝一荷包，插入顺行灌注针头。将中心静脉测压管末端退出至上腔－无名静脉连接处以上。腹部手术组准备就绪后，钳夹上腔静脉并在奇静脉汇入部的远端结扎（要防止损伤窦房结）(图60.1)。

如果腹部下腔静脉已经排空，则在膈肌平面阻断下腔静脉。横断左下肺静脉（如果肺也一起摘取的话则切开左心耳）及切开阻断钳近端的下腔静脉排空心脏。阻断主动脉并灌注冷停搏液使心脏停搏。触摸主动脉根部了解灌注压力是否足够。要注意监测左室大小以防止过度扩张。用10L左右的冰盐水使心表迅速降温至4℃左右。停搏后，开始切取供心，先完整横断下腔静脉(图60.2)。用一块冰水浸泡过的大方纱布将心脏包裹，抬起心尖，分离和切断剩下的肺静脉与肺动脉干，其顺序是从底部到顶部，先完成一侧，然后到另一侧。如果肺也一起摘取，则适当调整切口保留足够的左房边缘与肺动脉组织供心脏移植与肺移植之用。最后切断升主动脉与上腔静脉。在决定升主动脉与上腔静脉的长度时要考虑到受体的基础疾病。

取出心脏后，供心被转移到一个后备手术台，放入一个装满冰盐水的盘子里进行检查并做最后的准备。检查有无卵圆孔未闭、血管损伤(或者血管长度不足)及瓣膜病变。如有任何异常须告知负责移植手术的医生。然后将供心依次放入两个经消毒的装满冰盐水的塑料袋中，然后放入一个装满消毒盐水的密封容器，最后放入装有冰的冷冻容器中进行转运。

现已确认如下几个常见的错误。避免这些错误是成功摘取器官的关键：

1. 在切除多个器官时未能严密监测心脏情况；
2. 未用肝素抗凝；
3. 左室或右室过度膨胀；

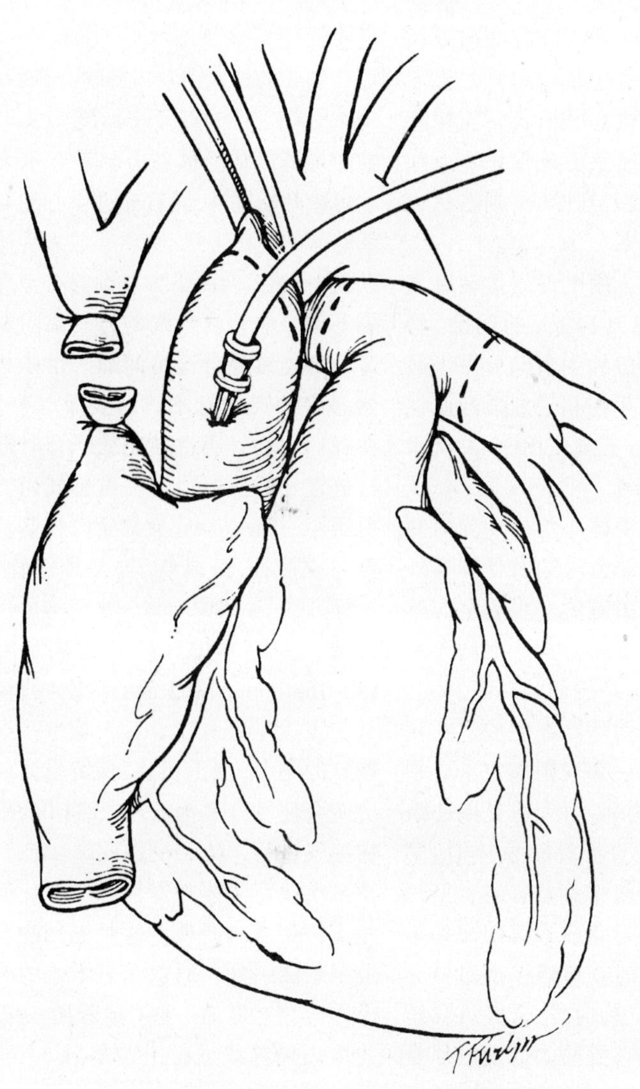

图60.1　标准供心切除示意图。点线代表主、肺动脉切断处。

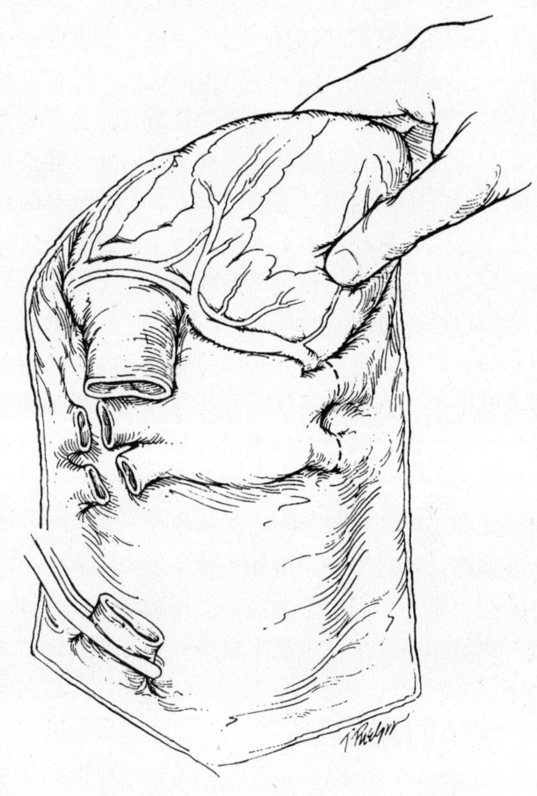

图60.2　标准供心切除示意图。下腔静脉横断后，将心脏牵拉向头部方向，然后横断肺静脉。

4. 供心在摘取和转运时未能有效降温。

器官保护

大多数的供心保护技术可提供4~6小时的"安全"缺血时间，因为缺血>4小时意味着手术效果较差。影响术后心肌功能的因素较多，包括不恰当供体处理、低温、缺血再灌注和能量储备丢失所造成的损伤。超过90%的移植中心所使用的器官保护方法是实行单次的冷晶体心肌停搏液灌注，然后低温保存。目前还没有一种临床应用的器官保存液体能提供持续的、明显优于其他保护液的心肌保护效果。低温是器官保护的基石，有实验证据表明4℃保护效果最好。供心灌注心脏停搏液也有局部降温的效果。晶体溶液分为"细胞内液"与"细胞外液"。细胞内液含有中高浓度的钾与低浓度的钠，据说可通过模拟细胞间微环境而减轻低温导致的细胞水肿。常用的细胞外液包括University of Wisconsin液与Euro-Collins液。细胞外液含有中低浓度的钾与高浓度的钠，理论上可以避免高钾所致的细胞损伤与血管阻力增加。Stanford液、Hopkins液与St.Thomas液是胞外心脏停搏液的代表。一些中心在其灌注液中增加高涨性添加剂(包括甘露醇、乳糖醛酸盐、棉子糖和组氨酸)，理论上可以对抗细胞内渗透压，减轻低温导致的供体细胞水肿。几个研究小组报道了另外几种添加剂，包括三羧酸循环底物及氧自由基清除剂。在供心移植过程中，继续使用局部冰盐水降温和逆行血液灌注有助于提高心肌保护效果。

原位心脏移植

目前几乎所有心脏移植手术都在原位进行，自20世纪60年代Shumway

和Lower首次提出心脏移植技术以来几乎没有太大改变。负责心脏移植的外科医生应进行细致的安排和组织，以避免各种技术性或非技术性的过失，特别要注意的是不要发生ABO血型不相配的情况。在我们中心，手术医生在开刀前要确认供体与受体的血型。如果患者已经给予了充分的抗凝治疗，术前要用维生素K及新鲜冰冻血浆进行矫正。当取心组确认供心可以使用，受体就被送入手术室进行全身麻醉。中心静脉管最好不要放置在右侧颈内静脉，以免影响手术暴露。大剂量的麻醉剂是进行诱导与维持麻醉的主要手段。准备好正性肌力药与血管活性药以防止诱导过程中出现突然低血压。吸入麻醉药物也可以使用，但因潜在的心肌抑制作用在心脏移植中难以推广。不迟于开刀前30分钟给予静脉抗生素。我们中心选择性应用抑肽酶或氨基己酸来减少手术出血。

受体的手术准备

正中切口锯开胸骨，切开心包显露心脏。如果患者以前曾做过心脏手术，应安置股动脉插管，以防心脏失代偿而要紧急放置主动脉内球囊反搏或是开始体外循环。如果患者已安装左心辅助装置，最好作外周动脉置管，这可使动脉吻合更加方便。肝素化后准备建立体外循环。大部分病例主动脉插管放置在无名动脉起始部的近端。腔静脉使用分开插管，下腔管插于下腔静脉-心房连接处，上腔管直接插入上腔静脉。上、下腔静脉分别绕以脐带线。转流开始，腔静脉套索收紧后，再进行其他步骤的心脏游离。供心到达后，阻断升主动脉并切除受体心脏。主动脉和主肺动脉在半月瓣平面以上横断。绝大多数的心脏中心现今都进行双腔-心房吻合。因此上腔静脉与下腔静脉都在与心房连接水平切断。保留右心房的大部分后壁以方便右心房-下腔静脉的吻合。在右肺静脉前方切开左心房，然后沿房室沟切开并留下足够的边缘用于供心的植入。当切除左心耳时要十分注意不要损伤左上肺静脉。若要进行双心房吻合，则右房边缘也应该保留下来。

为方便移植，用电刀将主动脉与肺动脉近端分离开1~2cm的间隙，将吸引器放置在左房的剩余部分可吸净术野内的血液，并有利于加强心肌保护效果。一些中心常规使用CO_2冲洗术野以帮助供心排气。

供心摘取与受体心脏的切除时间对于减少移植物缺血时间及受体体外循环时间是非常关键的。供心组与移植组外科医生保持经常沟通有利于工作的协调进行。最理想的状态下，供心到达时受体心脏切除恰好完成。在我们单位，建立了一套规则规定了必须进行的5次电话沟通：第一次是取心组到达供心采集地点并评估供体时；第二次是在手术室内视察器官时；第三次是供心主动脉阻断前；第四次是离开供心采集地点时；最后一次是供心到达时。无论在任何时候，应允许移植组按需要减慢器官摘取的进度以尽量减少器官缺血的时间。

移植

从冷冻便携箱中取出供心放置在装满冰盐水的盆中。将主动脉与肺动脉用电灼或锐性分离的方法分离开。左房的准备是将肺静脉开口沿图60.3所示切开使之相连并去除多余的心房组织。左房口的大小应进行适当的裁剪，以适应受体左房的尺寸。检查三尖瓣结构与房间隔是否完好。最近有数个报道认为应放宽心脏移植时三尖瓣瓣环整形的指征。在术后早期，常因原来存在的肺动脉高压与高容量负荷使受体的右心压力增高，这些情况往往使得右心难以耐受。为防止因左向右分流导致的顽固性低血氧，应关闭卵圆孔。

供心的植入由左房的吻合开始(图60.4)。用一根54英寸长4-0带双头针的聚丙烯缝线从受体左上肺静脉水平的左房壁开始进针，然后穿过供心左心耳基底部的左房边缘。将供心放入受体的纵隔中，然后向内下方连续缝合至房间隔下部。然后取缝线的另一头向左心房顶部连续缝合至房间隔。供体与受体心房的尺寸有不符时要及时修整。在我们中心，通常在完成缝合时经切口放置一吸引器入左房作排气用。吸引器用一Rummel止血器暂时控制。吻合完成后，心脏排气，去除排气管，结扎缝合线。一些中心将一去气泡的冷导管放入左心耳进行持续冰盐水灌洗(50~75mL /min)以去除心内空气。

完成左心房吻合后，就进行下腔静脉的吻合。如上所述，保留受体的右房壁会使吻合更为方便。用4-0的聚丙烯缝线进行供体到受体的端-端吻合。要再次注意供体与受体心房有任何尺寸不符要及时修整。这是五处吻合中最困难的一处，通常在手术台的右侧操作会相对容易一些。接着用一根5-0的聚丙烯缝线进行上腔静脉-上腔静脉的端-端吻合。我们习惯将后排的吻合线进行交锁缝合，以防止吻合口荷包状缩窄。腔静脉吻合完毕后，如果预计缺血时间有所延长，则要再次进行心肌停搏液的顺行或逆行灌注。

接下来进行肺动脉的端-端吻合。关键是对肺动脉断端多余部分进行修剪，以防止吻合后肺动脉扭曲而造成右心功能不全。用4-0的聚丙烯缝线从受体肺动脉3点钟位置从外到内开始进针，这样血管后壁的吻合就在血管内完成，而前壁的吻合则在血管外完成。如果之前有降温的话这时就可以开始复温。最后，以同样的方法行主动脉的端-端吻合。如果供体与受体的主动脉尺寸有明显的差别，就将主动脉裁剪成斜面或垂直切开处理。为防止缺血时间过长，也可先吻合主动脉待

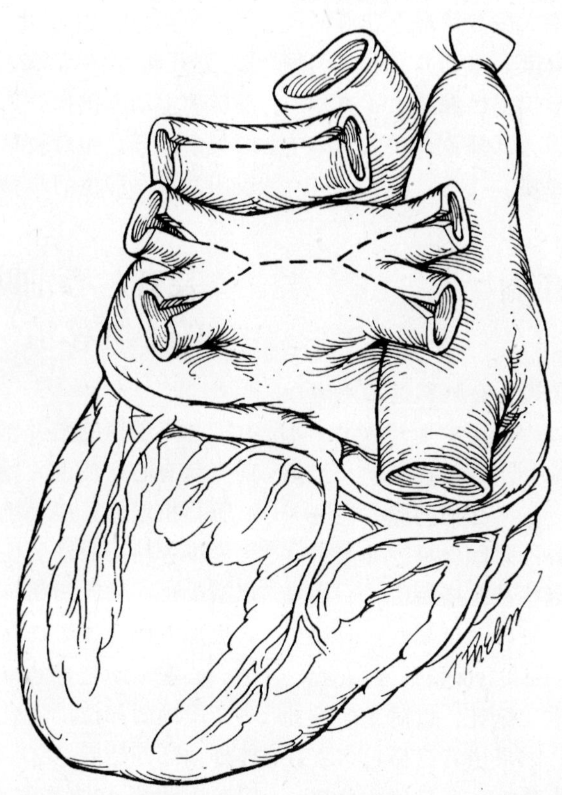

图60.3 同种原位移植供心的准备。肺静脉开口沿点线剪开，形成一个大的左房开口。

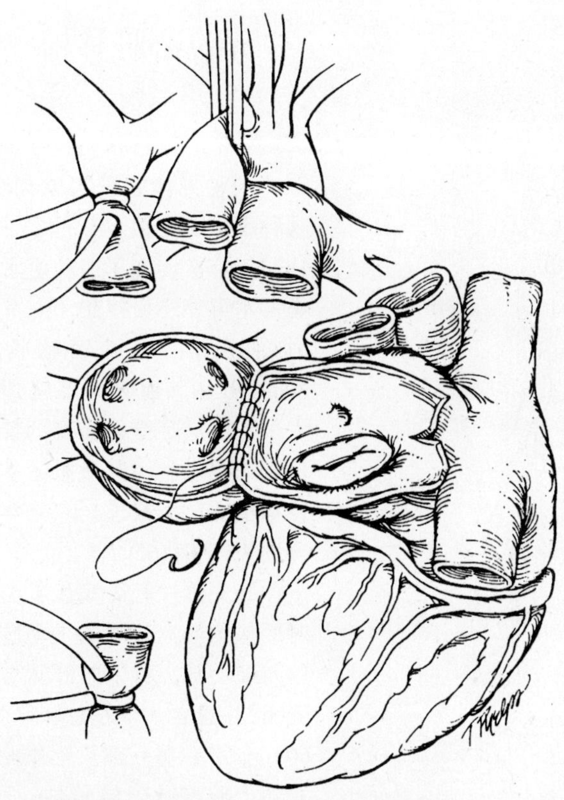

图60.4 双腔法原位心脏移植，从左心房吻合开始。

开放后再吻合肺动脉。松开阻断带使心腔充满血，在主动脉吻合口打结前，膨胀肺并按压心脏从吻合口排气。在主动脉根部放置一排气/灌注针头。需要的话，可在打开阻断钳之前再进行一次温停搏液灌注。然后，静脉给予利多卡因，并将患者摆成倾斜的Trendelen-burg体位。打开主动脉阻断钳，通过主动脉根部灌注针进行持续排气直至经食道超声未发现任何气体为止。

在心脏复跳期间要做的几件事包括：放置心房与心室起搏导线，放置胸腔和纵隔引流管，将肺动脉测压管调整至合适的部位，仔细探查止血。逐步撤除体外循环，根据指征使用血管活性药物与硝普钠。管道撤除循环稳定后，按常规关闭胸骨切口。

为达到最好的效果，关键是在心脏复跳早期保持高度警觉，尤其是当受体有肺动脉高压、长时间的器官缺血或是供心相对较小时更是如此。这类患者如果心脏容量、酸碱平衡或肺动脉压力有轻微变化即可诱发右心衰。心外科医生和麻醉师要密切配合，保证代谢紊乱得到及时的纠正(如低血糖，高血钾或低血钾，呼吸或代谢性酸中毒，低血钙等)。要密切监测血容量，尤其是当出现凝血功能障碍时要输注血制品予以纠正。合理应用血管活性药物、一氧化氮及机械通气可以减轻肺动脉高压。最后，按处理常规，在手术室即要开始应用抗免疫排斥药物。

其他原位心脏移植技术

虽然现在绝大部分中心都进行双腔法吻合，由Shumway与Lower创始并由Barnard改进的经典双心房吻合法仍然被证明是有效的。我们之所以更倾向于选择双腔法是因为它的5年生存率更高(81%比62%)，三尖瓣关闭不全的风险更低，术后对正性肌力药物与利尿药的依赖更少，而且房性心律失常、传导阻滞、二尖瓣与三尖瓣关闭不全以及右心衰的发生率更低。如果作右房袖状吻合，就要在供心的下腔静脉开口至右心耳作一弧线形切口(图60.5)。跟左房类似,右房的吻合也是连续缝合，第一针缝在房间隔的最顶部。

有些中心也推荐了全心脏移植法，其特点是完全切除受体心脏和双腔静脉端-端吻合及双侧肺静脉吻合。

受体合并先天性畸形

先前曾接受先天性心脏畸形姑息手术治疗的成人进行心脏移植并不常见,然而对这种病例,供心要进行完整的切除,以留下足够的组织用于整形,这是十分重要的。几位学者提出了有关大动脉左转位、左心发育不全、既往Fontan手术及内脏反位患者的心脏移植方法。在绝大多数情况下取心时应保留肺动脉分支、主动脉弓及无名静脉。这些整形技术已经超出了本章所要讨论的范围，其细节在相关文献中都有详细的描述。

二次开胸

至少30%接受心脏移植的患者以前曾经进行过胸骨正中切开手术。术前进行X线胸片与CT检查有助于了解纵隔前是否存在潜在的间隙。在开刀前应放置好心外除颤电极。如患者之前曾进行过冠状动脉搭桥手术，应复查冠状动脉造影以了解哪些血管桥仍然是通畅的。如果要保留近端主动脉,血管桥的残端要缝扎，以防止假性动脉瘤的形成。如果患者已做过多次开胸手术或再次移植，开胸前先分离出股动静脉是十分有用的做法。如果需紧急转流,可先用单个静脉引流管,待情况稳定后再改成上下腔静脉插管。

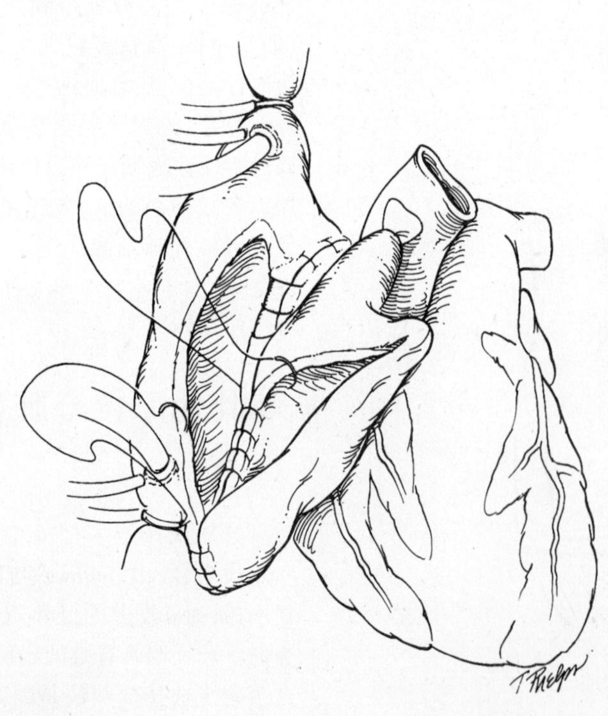

图60.5 双房法原位心脏移植。左房吻合完毕后,房间隔的吻合缝针要穿过全层组织。注意右心房切口成曲线形。

使用摇摆锯(前板)和Mayo剪(后板)打开胸骨,然后游离右房、上下腔静脉和主动脉供插管用，再分离心脏的其余部分，相对较早建立体外循环较为常见。移植的步骤按常规进行。

装有左心辅助装置患者的心脏移植

越来越多的患者在进行心脏移植前安装有心室辅助装置。这些患者为心脏移植增加了很大挑战性。对这类患者推荐使用股动脉插管，因为这可以减少再次插管损伤，而且主动脉吻合更加方便。如果选择主动脉插管的话，心室辅助装置的流出管道可作为一个柔顺的部位供临时性插管用。当体外循环开始后,关闭心室辅助装置,阻断主动脉,切除受体心脏。切去左心尖有利于切除心脏，供心再灌注后去除左心辅助装置。

异位心脏移植

异位心脏移植是指在胸腔内放置一个同种异体心脏与原有心脏串联，这种手术现在很少进行了。Barnard在1974年首次实施了这一手术。今天,这类手术可能还可以用于一些肺血管阻力明显增高（肺动脉收缩压力>60mmHg和肺血管无反应）或者供心太小不能满足受体需要的情况。即便对于这些患者，其效果还是比不上原位移植法，据报道1年和5年的生存率分别为83%和66%。

与先天性心脏病患者类似，取心时要保留最大长度的主动脉、上腔静脉与肺动脉。将下腔静脉与右肺静脉缝闭,并建立一个左总肺静脉口(如图60.6)。沿右房后部长轴作一纵行切口并向上腔静脉延伸3~4cm。受体按上文所述方法进行双腔插管，切开心包

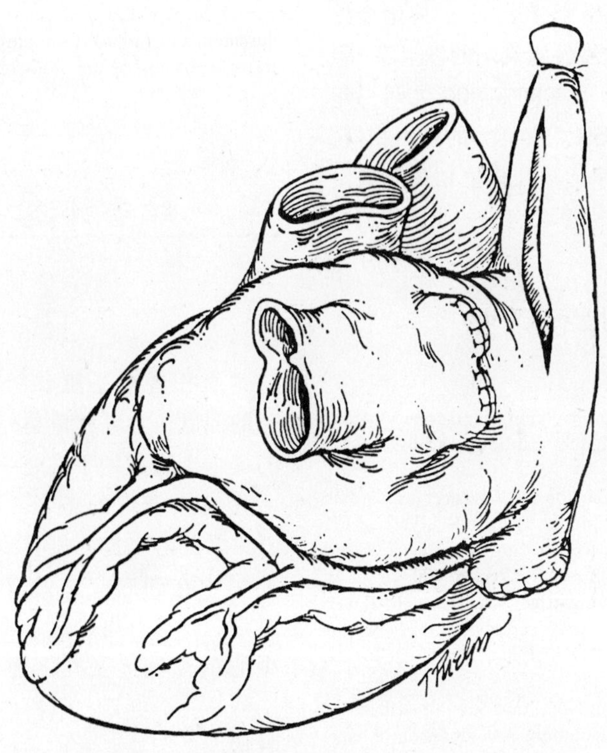

图60.6 异位心脏移植的供心准备。

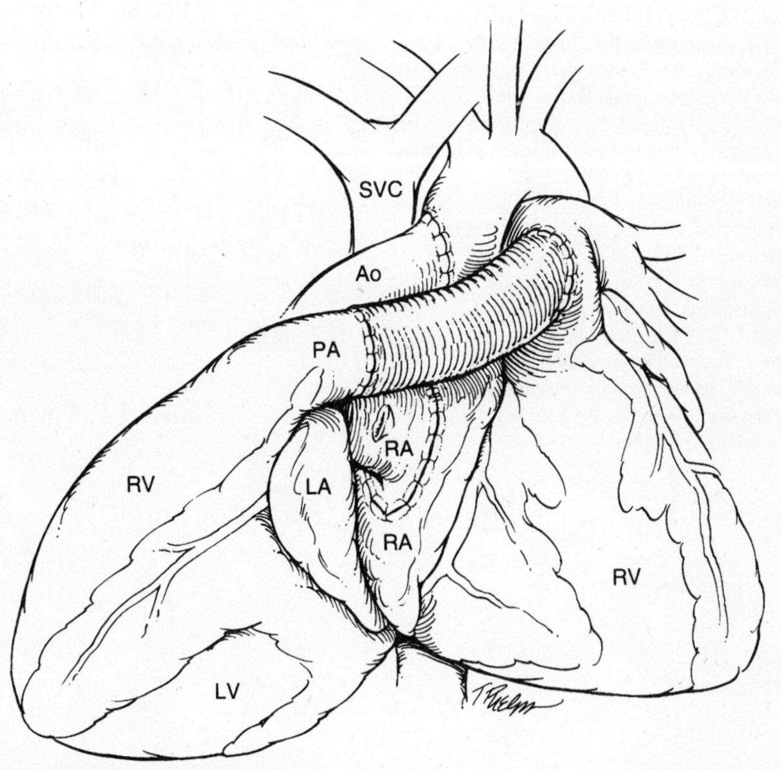

图60.7 异位心脏移植。肺动脉间的吻合用人造血管连接。(Ao:主动脉;LA:左心房;LV:左心室;PA:肺动脉;RA:右心房;RV:右心室;SVC:上腔静脉)

和右侧胸膜,以便将同种异体心脏放置在右侧胸腔内。吻合的顺序如下:供心到受体左房,供心上腔静脉到受体右房,主动脉到主动脉的端-侧吻合,供体的肺动脉与受体肺动脉的端-侧吻合连接(图60.7)。肺动脉的吻合通常需要同种主动脉或人造血管,使得供心能放置到右侧胸腔中。

术后处理

术后患者通常被转送到重症监护室的一个独立房间中。绝大多数的中心已经不再采取传统的包括正压空气过滤系统的"保护性隔离"措施,因为最近的研究发现这些设备并不比单纯戴口包和洗手更有效。应避免患者与携带有传染性疾病的人接触。

监护的方式与其他心脏手术患者类似。桡动脉插管、左颈内静脉导管、连续遥测、脉搏计数器、Foley导管是术后监护的重要组成部分。合并有肺血管阻力增高或供心功能不全的患者可预先放置Swan-Ganz导管。为防止院内感染,如果患者血流动力学稳定的话,所有侵入性管道和尿管应在术后48~72小时内拔除。只要引流<25mL/h,胸腔引流管在术后第一天即拔除。

供心心肌的功能在术后短时期内会受到抑制。供体的血流动力学不稳定、保存过程中的低温和缺血等因素将损伤同种异体心脏并导致心室顺应性和收缩力的减低。双心房吻合术会导致心房内血流动力学异常,从而影响了心室舒张末期充盈。在手术室开始常规静脉注射异丙肾上腺素或多巴酚丁胺可以提供暂时的正性肌力作用。异丙肾上腺素的正性变时作用也有助于治疗术后早期常见的心动过缓。

让患有肺动脉高压或右心衰的患者吸入一氧化氮是可选的治疗措施。主动脉内或肺动脉内球囊反搏和右心辅助装置已经用于那些药物治疗无效的患者。患者心肌功能恢复后，正性肌力药物可用2~4天时间慢慢地逐步撤除。

有超过半数的接受心脏移植的患者会出现窦性或结性心动过缓。窦房结功能不全的主要危险因素是过长的器官缺血时间。可通过静脉注射异丙肾上腺素和暂时性心外膜起搏提高心率。绝大多数心动过缓可在1~2周内缓解，有2%~25%的患者需要放置永久性起搏器，极少数患者对起搏器依赖可延续到术后6个月。

大部分患者在术后第7天进行一次心内膜活检之后就可以出院。所有出院患者都要进行严密的随访，内容包括检测抗免疫排斥药物的浓度、抗感染预防接种及心内膜活检。

结 果

心脏移植的手术死亡率大约在5%左右，主要死亡原因有原发性移植物功能不全、急性排斥、脓毒症和受体先前患有的疾病等。大部分患者在第一次移植手术后会发作一次急性排斥反应，通常应用皮质激素治疗。如果反复出现排斥或是难治性排斥通常用单克隆抗体、换另一种抗免疫排斥药物或抗代谢药治疗。慢性排斥通常表现为同种异体心脏的冠状动脉病变，唯一的治疗方法就是再移植。钙调磷酸酶抑制剂(环孢霉素，FK506)的应用会伴有3%~10%的慢性肾衰竭的发生率。患者1年的生存率在80%~90%之间，3年生存率大于75%。有充分的理由相信，随着免疫排斥药物和移植相关疾病治疗的改进，生存率会有进一步的提高。

推荐读物

Bolman RM. Cardiac transplantation: The operative technique. Cardiovasc Clin 1990;20:133.

Edwards NM, Garrido M. Advances in Cardiac Transplantation. In Franco KL, Verrier ED (eds), Advanced Therapy in Cardiac Surgery. Hamilton, Canada: BC Decker, 2003.

Fleisher KJ, Baumgartner WA. Heart. In Kaiser LR, Kron IL, Spray TL (eds), Mastery of Cardiothoracic. Philadelphia: Lippincott-Raven, 1998;501.

Gamel AE, Yonan NA, Grant S, et al. Orthotopic heart transplantation: A comparison of standard and bicaval Wythenshawe techniques. J Thorac Cardiovasc Surg 1995;109:721.

Kirklin JK, McGiffen DC, Pinderski LJ, et al. Selection of patients and techniques of heart transplantation. Surg Clin North Am 2004;84:257.

Kirklin JK, Young JB, McGiffen DC. The Heart Transplant Operation. In Kirklin JK, Young JB, McGiffen DC (eds), Heart Transplantation. Philadelphia: Churchill Livingston, 2002.

Lower RR, Shumway NE. Studies on the orthotopic homotransplantations of the canine heart. Surg Forum 1960;11:18.

Miniati DN, Robbins RC. Techniques in orthotopic cardiac transplantation: A review. Cardiol Rev 2001;9:131.

Shumway SJ, Operative Techniques in Heart Transplants. In Shumway SJ, Shumway NE (eds), Thoracic Transplantation. Cambridge, MA: Blackwell Science, 1995.

Smith CR. Techniques in cardiac transplantation. Prog Cardiovasc Dis 1990;32:383.

Yacoub M, Mankad P, Ledingham S. Donor procurement and surgical techniques for cardiac transplantation. Semin Thorac Cardiovasc Surg 1990;2:153.

编者评述

I.L.K.

本文作者对心脏移植作了一个精彩的回顾。心脏移植是外科医生所做的最令人满意的手术之一。它可以使一个病入膏肓的患者在短时间内恢复正常的心功能。仅有的少数争论主要集中在到底应该做双腔吻合还是双心房吻合。当然这主要取决于各个中心的惯例以及热缺血时间的限制。另外一个更具有争议的问题是三尖瓣整形是否需要常规进行。最近的研究发现，这种方法可减少术后右心衰的发生。除了这些有关外科技术的问题外，目前主要的难题就是缺乏足够的供体。在我们心脏中心供体极端缺乏。因此一个重要的问题是哪些患者应该优先接受心脏移植。总的来说，我们一般给非缺血性心肌病的患者优先移植，因为这些患者没有其他有效的治疗手段，而缺血性心肌病患者至少可以先尝试进行一些除心脏移植以外的手术治疗，如冠状动脉搭桥或左心室再造等。

（梁孟亚 译 王治平 校）

第 61 章

心肺移植

Bruce A. Reitz, Abdulaziz Alkhaldi

概　述

心肺移植为一小部分联合重症终末期患者带来了最后的希望。1981年，斯坦福大学成功地开展了这类手术，这些手术患者也是第一批完全由移植肺组织支持的对象。国际心肺移植协会登记处报道全球完成心肺移植术已超过3000例。在早些年,患者包括原发性肺疾病患者，如肺气肿或囊性纤维化。近些年,已将患者限制在终末期心肺疾病患者，包括先天性心脏病和肺血管性疾病（艾森门格综合征),或者原发性肺血管疾病伴终末期右心衰竭。全美每年大约有50例心肺移植,全球其他地方有50例。

受体选择

受体选择的首要目标是为了确认是进行性功能丧失的心肺疾病或肺疾病，并且这些患者在移植术后仍有完全康复的能力。与单纯心脏移植或肺移植相比,心肺移植发生技术性并发症的可能性更大。因此,受体选择标准应更加严格,以确保合理的手术成功机会,这点尤其重要。基于此，年龄太大(>60岁)的患者,尽管常常是心脏移植候选者,但却较少被心肺移植选中。重要的多系统疾病是禁忌证,尽管有过成功的心肺移植联合肝移植的报道。禁忌证包括:肾功能障碍,进展期的恶性肿瘤,感染HIV、乙肝、丙肝,严重的肝脏疾病,恶病质或肥胖,吸毒或酗酒,以及不配合治疗的患者。既往有胸部手术史的患者，要在对比前后病例的基础上评估其是否有条件进行手术。既往有多次开胸术或胸膜剥脱术史并非绝对禁忌证,尽管这对做此类手术尚无相当经验的手术队伍来说，意味着更高风险。一般认为，因急性发作收入ICU病房,尤其是机械通气的患者病情太重,难以耐受心肺移植手术。

接受移植的患者被列入国家移植登记册里，内容包括该患者的诊断、等待移植的时间、ABO血型。因为心肺移植受体是在与病情危急的心脏移植受体(可能更急待移植)竞争供体器官,所以供体的数量更少。另外，要求供受体肺体积大概相等或者供体稍小就使得供体更加缺乏。与单纯肺移植一样,患者身高是肺体积的一个合理预测因子,应避免身高明显过大的供体。预先存在的反应抗体（PRA）水平>25%就需要供体与受体进行前瞻性交叉配型试验。PRA明显升高就要采取特殊措施(可在移植前或移植后)，如血浆置换和交替性免疫抑制,以减少供体器官出现超急性排斥反应的可能。

供体器官的获取和保存

与所有胸腔器官供体一样，心肺移植的供体已处在不可逆性的脑死亡,但仍保持着接近正常的心肺功能。标准的供体评估内容包括体格检查、胸部X线、12导联心电图(ECG)、动脉血气分析和血清学筛查。供体年龄最好<50岁。年龄>40岁或伴心脏危险因素的供体可能需要作冠状动脉造影。精确的液体管理能够防止肺水肿和改善肺和心肌功能。近10年来在供体管理方面已取得了明显进步,如原先较差的心肺功能经积极治疗能够得到明显改善。因为心肺移植术的技术复杂程度更高,良好的供体器官功能就显得极其重要。供体选择标准可见表61.1。

供体手术经由胸骨正中切口,也有人用双侧胸部横行切口，如图61.1所示,这取决于腹部器官组的需要。立刻打开双侧胸腔检查双肺是否存在肺不张或大出血。通过触摸冠状动脉检查心脏情况。双肺简单放气后用电凝刀离断肺韧带。完全分离移除残余胸

表 61.1　心肺供体选择标准

年龄 <50 岁
吸烟史 <20 包/年
动脉氧分压在吸氧浓度 40% 时为 140mmHg,吸氧浓度 100% 时为 300mmHg
胸部 X 线正常
痰液 Gram 和真菌染色检查,无细菌、真菌或白细胞数不多
支气管镜未见脓性分泌物或误吸征象
无明显胸部外伤史
HIV 阴性

腺组织后,双侧距膈神经约 2cm 切除心包。脐带线套绕升主动脉和上、下腔静脉。垂直剪开附着在气管上的心包,将气管套绕在距气管隆凸上至少 5~6 个气管环处。结扎离断无名静脉可以方便上述操作。

在放主动脉阻断钳前约 15 分钟,静脉使用前列腺素 E_1,然后开始以 20ng/(kg·min)的速度灌注,并将灌注速度逐渐提高至 100ng/(kg·min)。仔细监测确保平均动脉压高于 50mmHg。维持 40%的吸氧浓度(FiO_2)和低水平的呼吸末正压通气(PEEP,3~5cmH_2O)。如图 61.2 所示,两个灌注管道分别置于升主动脉和肺动脉主干。然后供体肝素化,结扎上腔静脉,用直 Potts 钳钳夹下腔静脉。等心脏排空后,钳夹主动脉,然后将 10mL/kg 的冷晶体停搏液快速注入主动脉根部。我们偏爱 Stanford 配方,但也可以使用其他几种停搏液。然后切断下腔静脉,切去左心耳尖部(图 61.2),以避免心脏和肺因肺灌注回流而出现膨胀。在顺行灌注心脏停搏液的同时,通过肺动脉主干以 15mL /(kg·min)速度灌注肺保护液,持续 4~5 分钟。并立即用冰盐水或 Physiosol 液(Abbott 实验室,北芝加哥,IL)覆盖心肺。在灌注心肺保护液期间,保持肺通气,使用半潮气量及吸入空气。完成灌注和局部冰敷后,吸尽胸腔内液体,肺完全放气排空。

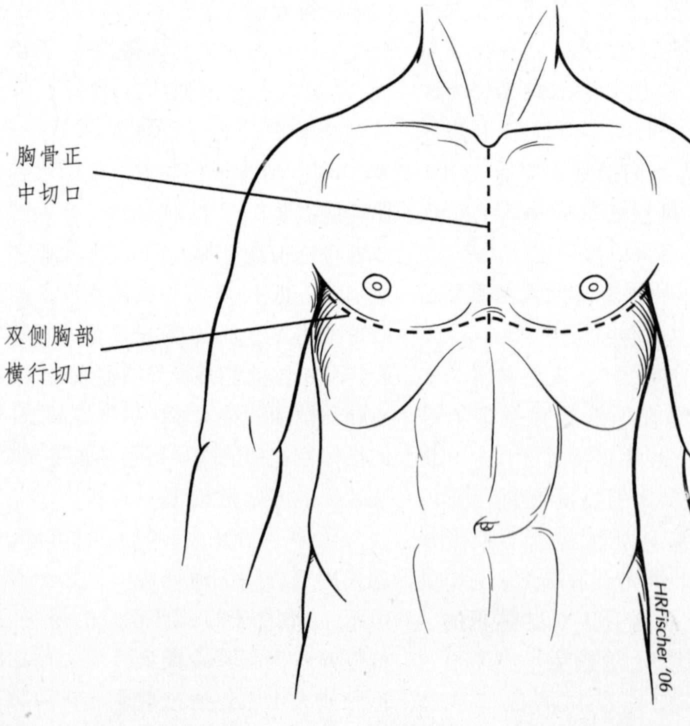

从膈肌水平开始,将心肺与食管解剖游离开,向头侧至气管隆凸水平。分离组织时尽量靠近食管,小心避免伤及气管、肺和大血管。分离肺门后面贴附组织,用正常潮气量的半量膨胀肺,用 TA-55 闭合器(美国外科,Norwalk,CT)尽可能高地在气管隆凸上至少 4 个气管环处钉合气管,并在其上方离断气管,即可将整个心肺从胸腔内取出。心肺移出供体后,用无菌纱布垫包裹,浸入 2℃~4℃冰盐水中,再放入几层无菌塑料袋中,即可装入无菌塑料容器内。将容器放入充满冰块的盒子后,便可运送到移植中心。由于可能使用常压飞行器,我们认为夹闭气管前避免过度膨胀对于预防运输过程中的过度扩张很重要。

有了现代保存技术和心肺的无创伤性切除,即便离移植中心远达 1600km,缺血时间长达 6 小时,获取器官也理应耐受的。供体额外使用糖皮质激素以及受体肺再灌注前的白细胞滤过,也能提高器官的保存时间。

图 61.1　供体和受体手术都可采用胸骨正中切口或经第 4 肋间的双侧胸部横行切口。胸骨正中切口更常选用,但双侧胸部横行切口可以更好地暴露后纵隔和双肺顶部空间。

受体手术

心肺移植受体手术是由同等重要的两个阶段构成。第一步是在良好止血前提下切除受体器官,第二步是将供体器官植入受体中,也要注意很好的止血。

麻醉监测包括动脉压、脉搏氧饱和度、连续心电图、体温和尿量。使用

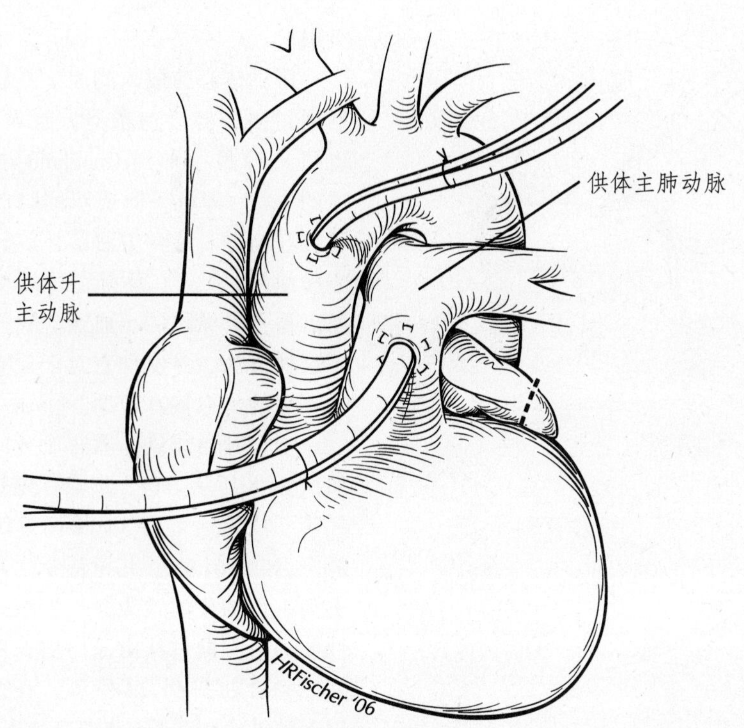

图 61.2 分离和检查完供体器官后,在升主动脉中部和肺动脉主干中部插灌注管给心脏停搏液和肺保护液。左心耳尖部虚线表示心脏开窗减压以引流肺灌注液的部位。

标准的气管内插管，经食管超声在手术早期可能有帮助，但是在受体器官切除时必须撤除，这样有助于防止分离后纵隔时损伤食管。大部分受体都采用胸骨正中切口。既往有广泛开胸术或胸膜剥脱术史的患者应用双侧胸部横切口则有帮助(图 61.1)。此时双侧开胸术更容易进入后纵隔和胸腔顶部，以便更加精确地分离和止血。另外，胸骨正中切口因术后能够更好地恢复胸壁机械力学而更可取。

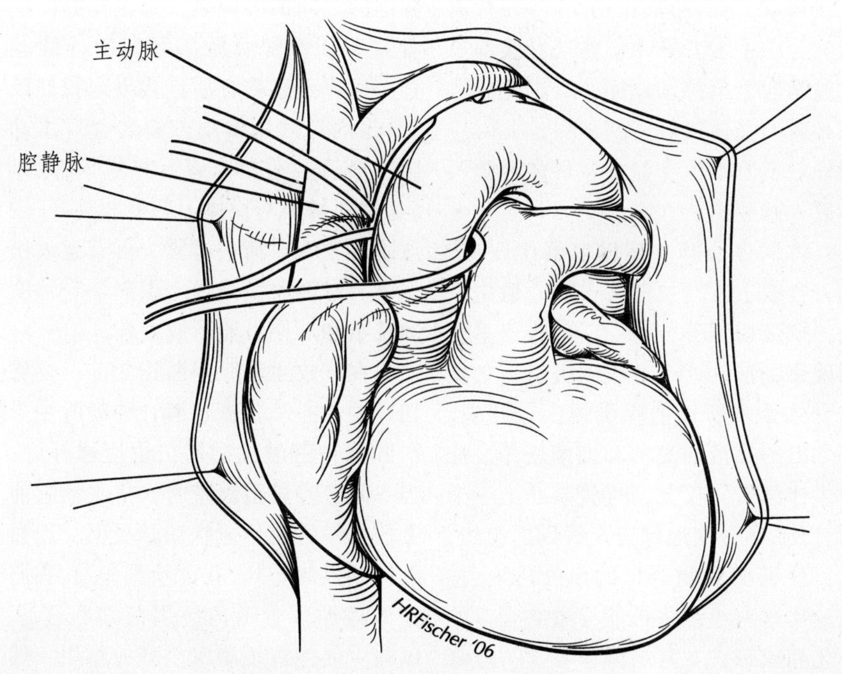

图 61.3 正中开胸后,在胸骨缘下方开放双侧胸膜腔,分离主动脉和腔静脉并套带。

灌注抑肽酶 (Bayer HealthCare, West Haven,CT)能够减少体外循环的全身炎症反应,而氩电凝器(ConMed, Corp,Utica,NY)能够控制胸壁附着处的弥漫性出血，两者有助于术中止血和减少术后成分输血。

切开胸骨,在胸骨缘打开胸膜腔,仔细分离切除前纵隔内残余胸腺组织和前心包。游离升主动脉并套绕脐带线,接下来是上、下腔静脉,如图 61.3。体外循环插管包括:升主动脉的高位插管和分别上下腔静脉插管，如图 61.4 所示。体外循环开始时,阻断主动脉和腔静脉。然后是切除心脏,分别在主、肺动脉瓣上缘处离断大血管,和心脏移植术的心脏切除术方法十分相似（图 61.5)。如果要做双腔静脉吻合术,我们喜欢留下连接上下腔静脉的部分右心房后壁，以防切除心脏时腔静脉回缩。左心房从中部分开,留下完整的肺静脉开口部分。离断双侧肺韧带开始游离双肺，小心打开前纵隔胸膜返折部分,分离肺静脉。在体外循环开始前尽可能解剖出肺门,但如有进行性血流动力学不稳定应开始体外循环。任何胸膜粘连均要以电烙分离并小心止血。

心脏切除后再行双肺切除。如图 61.6 所示，用切割闭合器离断肺动静脉。某些特别瘢痕化的肺门也可用电烙分离肺动静脉。

有些患者存在重要的支气管动脉侧支，以及淋巴和支气管周围组织中的纵隔血管,应以电烙或 ligaclip 仔细处理。左右支气管分别用 TA-30(美国外科,Norwalk,CT)钉合,离断远端后即可取出双肺。这点关键是要仔细控制后纵隔的任何出血。

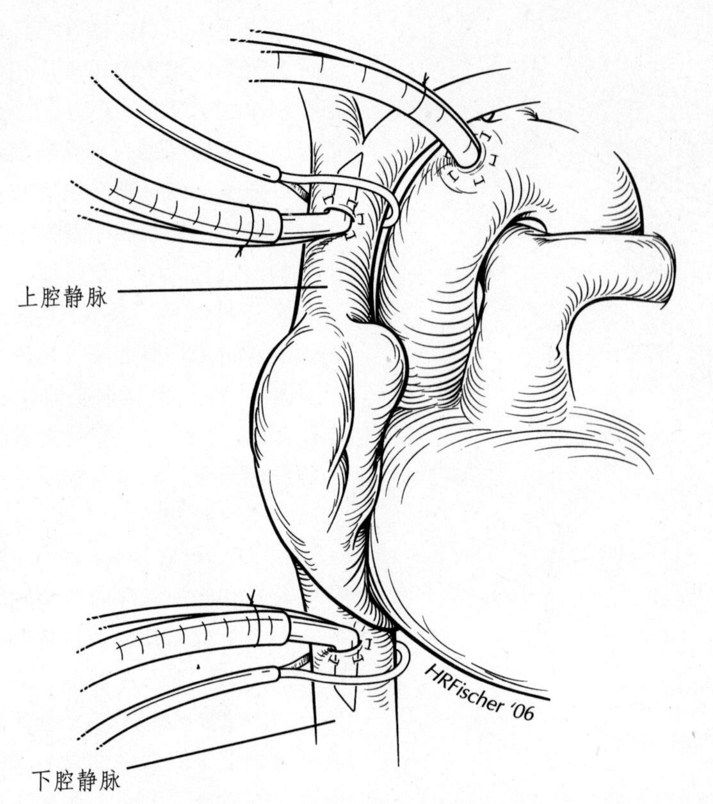

图 61.4 正中开胸后,在胸骨板下方开放双侧胸膜腔。游离升主动脉和上下腔静脉并套带。体外循环插管包括经典的升主动脉高位动脉插管、上下腔的直角静脉插管。

移植受体准备的下面步骤包括:在心包侧壁为左右肺门开口,游离主支气管至气管远端,分开气管准备吻合。

在双侧肺静脉前方打开左右心包,扩大上下方,以便有足够空间放入供体肺。仔细找出膈神经并予以适当的保护,以防止损伤。抓紧左右支气管的钉合端,用电刀仔细从后纵隔分离至气管隆凸处汇合(图 61.7)。清除气管前的右肺静脉残余组织有利于方便暴露气管。留下左肺动脉在主动脉下方紧邻动脉韧带的部分,对于保护左喉返神经很重要。刚好分离到支气管而不伤及气管隆凸正后方的组织对于膈神经的保护同样重要,因为膈神经在此处绕经食管前方。在此区域内常易犯的一个错误就是分离或伤及迷走神经,造成高位切断迷走神经而出现术后胃麻痹。必须找出多重的支气管血管,以 ligaclip 仔细结扎或电烙处理。艾森门格综合征的患者有较大的支气管侧支循环应予确认并结扎。做好止血后,于隆凸部位用 15 号刀片离断气管。手术者必须记住气管膜部不应过度向下牵拉和离断,否则将导致不必要的受体气管后壁缺失。此时应处理好气管的侧支血管,供体心肺可以放入胸腔内。

将供体心肺从运输容器中取出,靠钉合线下方开放气管,小心取出里面的拭液留培养,冲洗气管,吸出里面的残余黏液。这个过程的吸引器必须与受体手术所用的吸引器区分开来。将取出的拭液送真菌和细菌培养。修剪供体气管,仅保留气管隆凸上一个软骨环。尽可能地保留气管周围组织,以方便移植后吻合口的血管再生,过度分离这些组织将可能导致吻合口的坏死和狭窄,尤其当留下较长一段骨骼化的左支气管残端时。在横断供体气管时必须仔细保留气管后部的膜性组织。

将供体心肺放入胸腔,左右肺分别通过膈神经心包条下方放入胸腔。也可选择另一种由 Copeland 小组报道的方法,即将一侧或双侧肺放置在膈神经前方。这种方法容易旋转搬动心肺组织,便于在体外循环后更好地暴露检查后纵隔的出血点。我们已应用这种方法,并发现它对于检查体外循环后的出血很有帮助。

吻合开始前供体器官放置的位置如图 61.8 所示。吻合步骤首先是吻合气管。成人通常用 3-0 聚丙烯线连续缝合,如图 61.9A。儿童或新生儿则用更细一点的聚丙烯线。气管后壁的膜性部分由左向右从内面缝起,在前面完成吻合如图 61.9B 所示。心脏此时用无菌纱布垫包裹。首先是心表降温,再到双肺表面的降温。

接下来,如应用双腔吻合方法,先吻合下腔静脉,如图 61.10 所示。通过供体的下腔静脉开口观察供体房间隔上是否存在需要关闭的卵圆孔未闭。下腔静脉与右心房的吻合用 4-0 聚丙烯线。沿着右心房的后壁,在受体上下腔静脉之间的心房后壁是完整的。接着顺着下腔静脉游离缘向前连续缝合。完成上述吻合后,接下来我们以 4-0 聚丙烯线用常规方法吻合升主动脉。最后,适当修剪上腔静脉后,以 5-0 聚丙烯线与供体上腔静脉吻合,注意防止吻合口荷包过紧,可有意放松一点。过度收紧缝线会引起一定程度的狭窄和后期可能形成血栓。

在开放主动脉阻断钳之前,要将切开的左心耳紧密包缝,肺动脉主干行肺保护液灌注的部位也应修补好。当拿开腔静脉阻断带时,将主动脉前方的排气管用作冠状动脉吸引,让血液回到供体心肺。在此项操作前,我们在体外循环管道内应用白细胞过滤,以减少受体白细胞对供肺的作用。然后放开主动脉钳,心脏便开始再灌注。

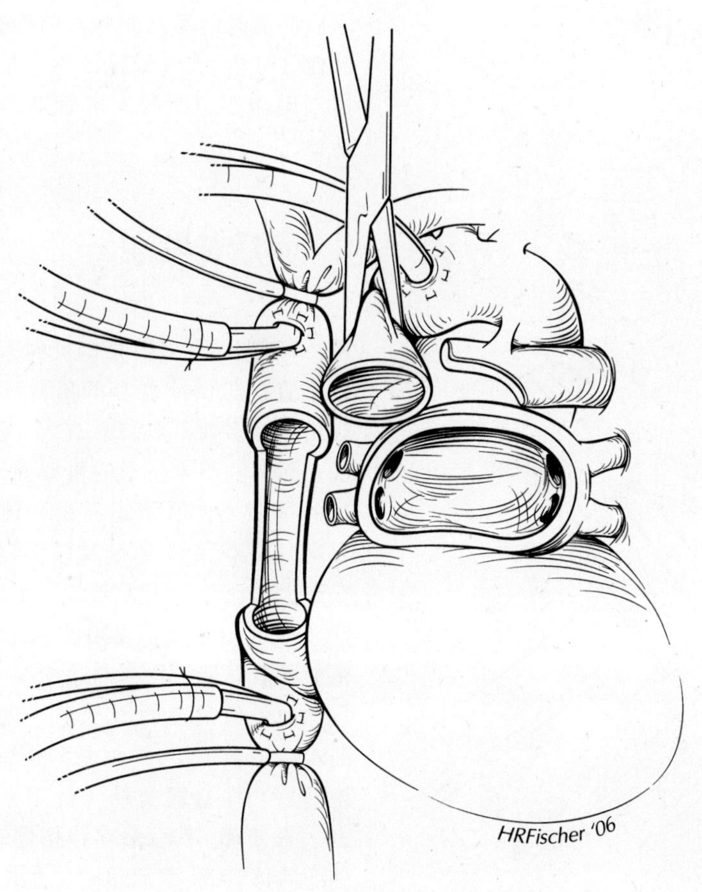

图 61.5　切除心脏的方法类似于单独的心脏移植术。我们更喜欢留下右心房壁的中间和后面部分，这样可以防止上下腔静脉在与右心房吻合时发生回缩，方便吻合。

心肺的再灌注和复苏约需要 30~45 分钟。排气和完全稀释肺保护液很重要。应用室内空气行轻柔的机械通气在停止体外循环之前便已开始。应在氧流量为 50%时开始停止体外循环，并根据监测外周血氧饱和度来调节。小剂量的多巴胺和异丙肾上腺素有助于维持心率和提高肾灌注。给予鱼精蛋白后即可静脉给予甲基强的松龙(500mg)。完全移植后的外观如图 61.11 所示。在两侧胸腔和纵隔放置引流管后，常规关胸。

术后早期的临床处理

心肺移植受体术后早期的处理包括精确的补液和通气管理。首要目标是维持充分的灌注和气体交换，尽量减少静脉补液量、心脏负荷和气道压力伤。应小心轻柔地使用肺和气管内吸引来清除痰液和防止肺不张。当患者情况稳定，清醒和警觉后，即可按常规停止机械通气。典型病例在移植术后 24 小时内拔管是可行的。约 10%~20%的心脏移植患者会短暂出现窦房结功能紊乱，在 1 周内使用异丙肾上腺素或临时心脏起搏器通常可以解决上述问题。

如果出现进行性肺功能障碍时，表现为 FiO_2 要求提高和胸部 X 线片显示弥漫性肺间质浸润增加，应考虑出现再灌注损伤的可能。另外还应考虑到某段肺静脉梗阻的可能，因为已有心肺移植术后的相关报道。这可以通过经食管超声检测出来。如果原发性移植器官功能障碍持续出现，可以考虑使用吸入一氧化氮和临时体外膜式氧合器(ECMO)。术后出血和过多输入血制品也会加重肺功能障碍，要再次强调术中认真止血的重要性。

免疫抑制的处理

心肺移植患者的免疫抑制治疗从术中开始，并维持终身。其药物方案类似于肺移植患者。自从使用免疫诱导治疗，即使用兔抗胸腺细胞球蛋白将类固醇推迟到移植术后 2 周再使用，我们看到了明显获益。这段时间里，环孢霉素在术后早期使用，拔气管插管后即改为口服。甲基强的松龙在术中移植物再灌注时开始使用，接着在术后第一个 24 小时内，每 8 小时静脉再用 125mg。口服泼尼松在 2 周后开始，初始剂量 0.6mg/kg，一个月后可减至 0.2mg/(kg·d)。

预防感染

心肺移植和肺移植一样，严格抗病毒和抗真菌治疗是术后处理的重要组成部分。大多数中心对任何接受 CMV 阳性供体器官的 CMV 阴性受体，都使用更昔洛韦来预防巨细胞病毒(CMV)感染。预防黏膜念珠菌感染包括每日制霉菌素漱口。预防卡氏肺囊虫包括复方新诺明或者戊烷脒雾化剂。术后早期用两性霉素 B 抑制曲霉菌增殖。弓形体阴性的受体接受弓形体阳性的供体器官术后至少前 6 个月要服用乙胺嘧啶。

移植器官监测

常规临床随访监测和调整免疫抑制药物需要有规律的监测。这包括

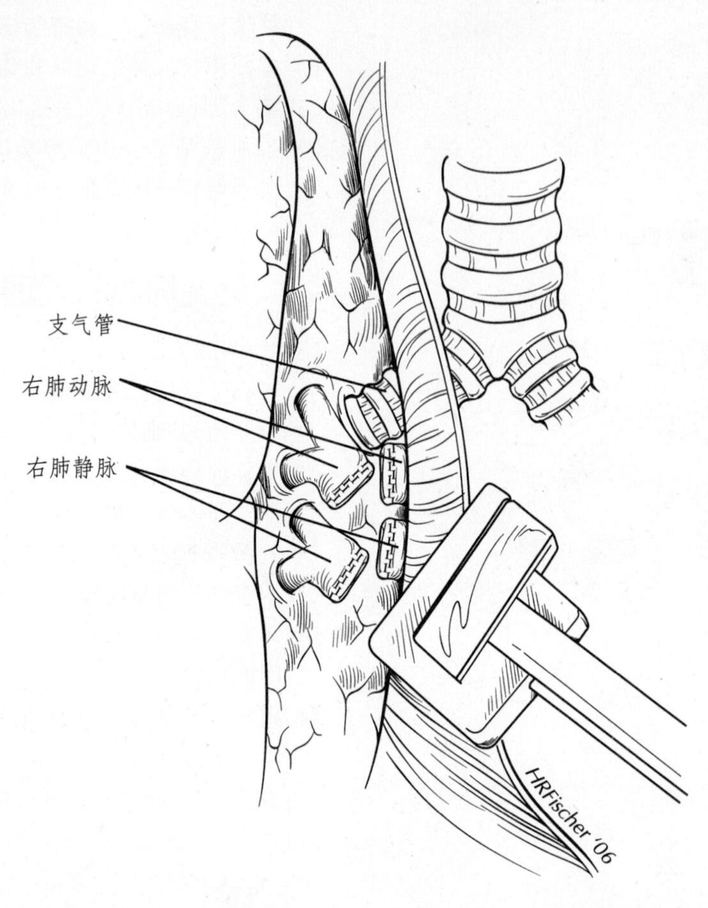

图 61.6 肺门的分离包括肺动静脉的确认、在受体同侧的钉合，后者有助于控制血管外膜上的纵隔侧支出血。最后，支气管也同样进行钉合，有利于保持胸腔的无菌。仅在吻合气管前才离断和开放气管。

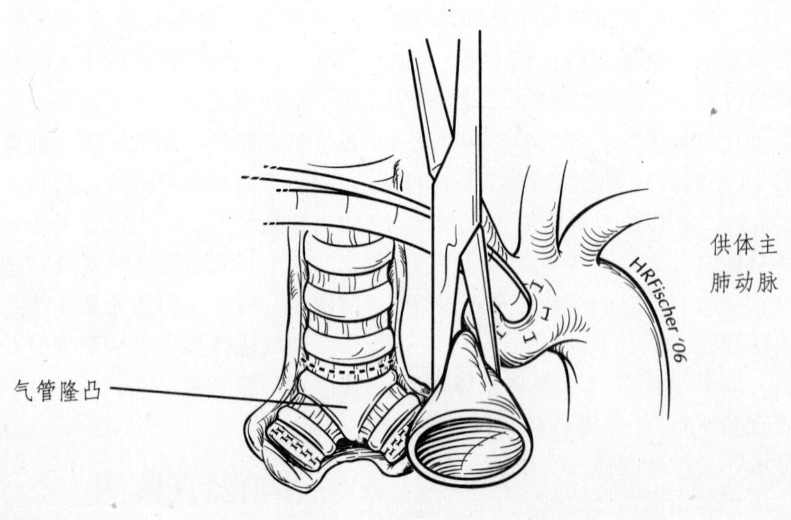

图 61.7 用夹钳抓紧左右支气管钉合端，轻柔牵引以利逆行分离直至隆凸和气管切除点。

术后两周时行系列的肺功能检查、动脉血气分析、支气管镜评价。长期的监测则需要定期的支气管镜检查及活检。

术后并发症

事实上，大多数早期发病率和死亡率直接与供体器官的质量和因术后出血过多输入血制品有关，可见精确和无创的手术技术的重要性。最常见的早期死亡原因是原始移植器官衰竭或感染，由于原始移植器官功能差或大出血导致的多系统器官衰竭。这些原因导致我们 200 多例心肺移植的术后早期死亡率高达 16%。

如果像现在对所有患严重疾病的术后患者一样，肺功能不全和多系统器官功能衰竭的患者都用常规的方法来处理，小心保存移植器官，精确的液体管理，术后尽可能少输血制品等，都能减少此类综合征的发生。幸运的是，和仅行心脏移植或肺移植的受体一样，因排斥所致的急性排斥发作和移植器官衰竭极其罕见。肺比心脏更容易出现排斥，心肺移植术后第 1 年内约 67%患者出现肺排斥，仅约 15%患者出现心脏排斥。

慢性排斥或远期并发症

与单独的肺移植类似，心肺移植的主要长期限制是肺的慢性排斥，主要表现为阻塞性细支气管炎（OB）。通过支气管镜肺活检可明确 OB 的诊断，表现为特征性的致密嗜曙红黏膜下瘢痕，部分或完全阻塞小气道管腔，伴随动脉氧分压降低，FEV1 降低，FER 降至 FVC 的 25%~75%。唯一的治疗方法是增加免疫抑制药物的剂量，这可能减缓疾病的发展，但常常无法逆转疾病。

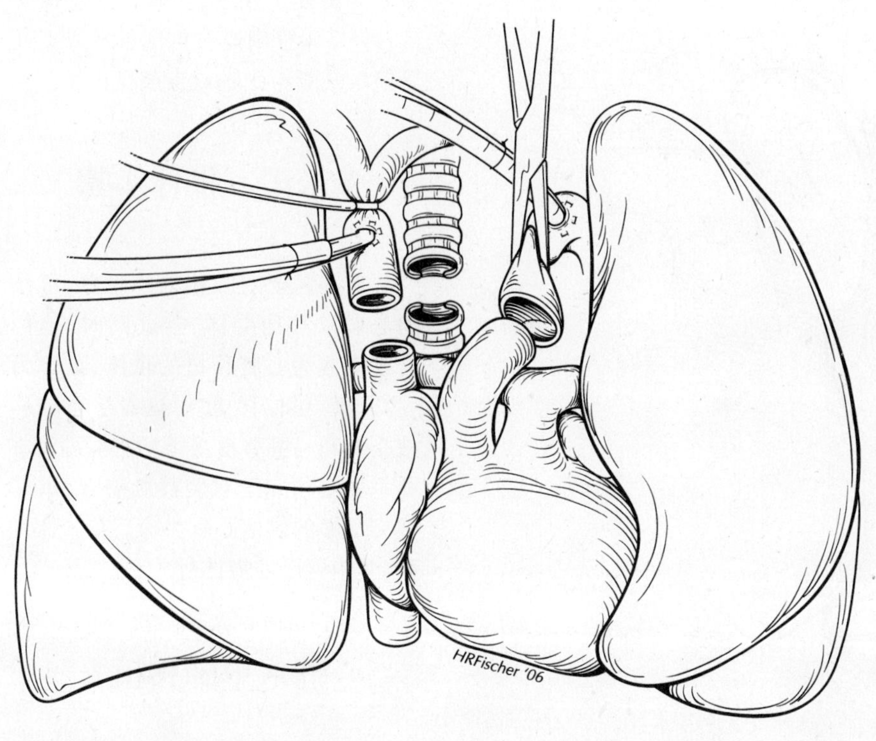

图 61.8　供体心肺已被放入胸腔,左右肺放置在膈神经的前方或后方均可。首先是做气管的吻合。

再次移植

远期移植受体出现 OB 继发的终末期呼吸衰竭或出现慢性冠状动脉疾病(少见),可再次进行心肺移植、单独的肺移植或单独的心脏移植。这些手术代表着技术挑战，但已有报道在其他方面有着良好生理条件的受体上获得成功。细致的获取和保存供体器官原则一样,注意止血,围术期的认真处理都是重要的。再移植后主要的致死因素仍然是多系统器官功能衰竭。

呼吸道并发症

幸运的是，冠状动脉-支气管侧支的较早期形成使得心肺移植时气管吻合处的血管比较容易再生,这使得因缺血而导致的原发性气管裂开和气管狭窄的发生率降低。事实上，气管并发症更易发生在那些需要增加术后机械通气和加大 PEEP 的患

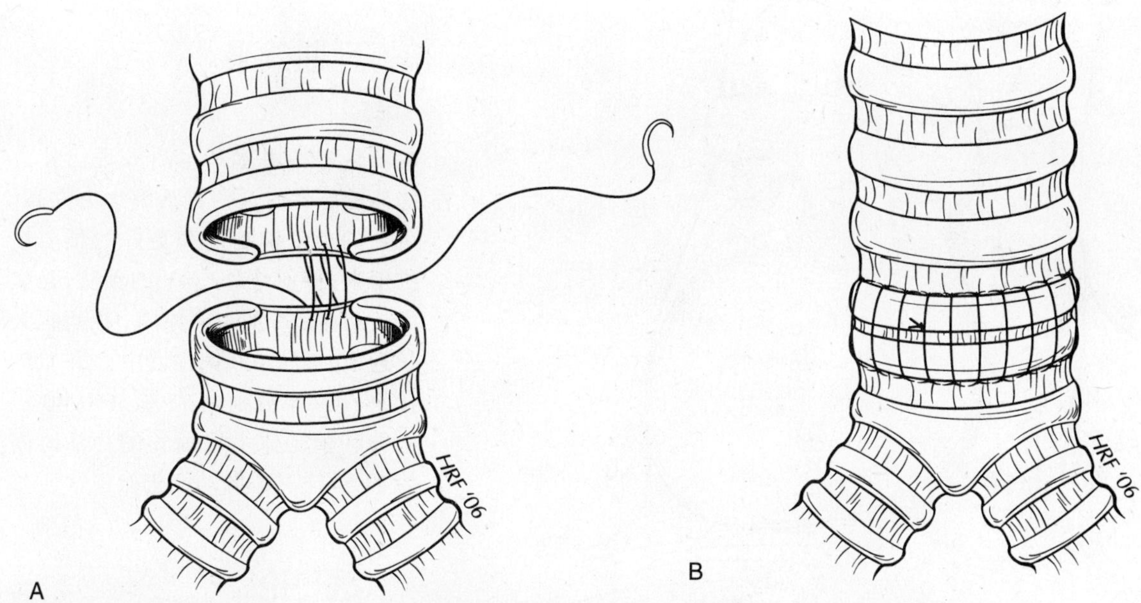

图 61.9　(A)沿气管后壁在气管软骨部和膜部交界处开始吻合。用 3-0 聚丙烯线由气管里面从左向右行连续缝合,在气管前方转为外面缝合。(B)气管吻合完毕如图示,刚好在隆凸上方一个完整的气管软骨环。

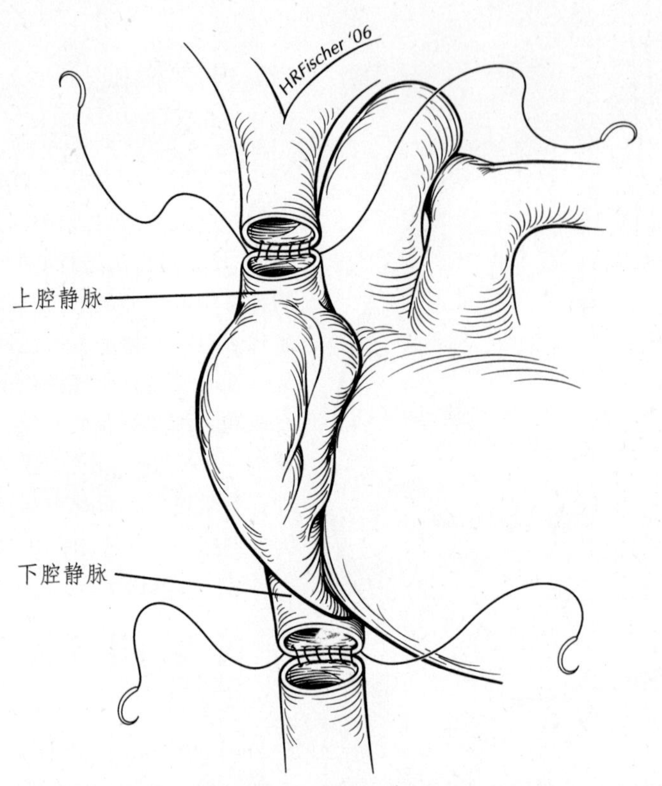

图 61.10 下腔静脉的吻合要沿其后壁从左向右开始缝合，连续缝合至前面，注意避免收得过紧。通常这里的开口足够大，不易像上腔静脉那样被注意。

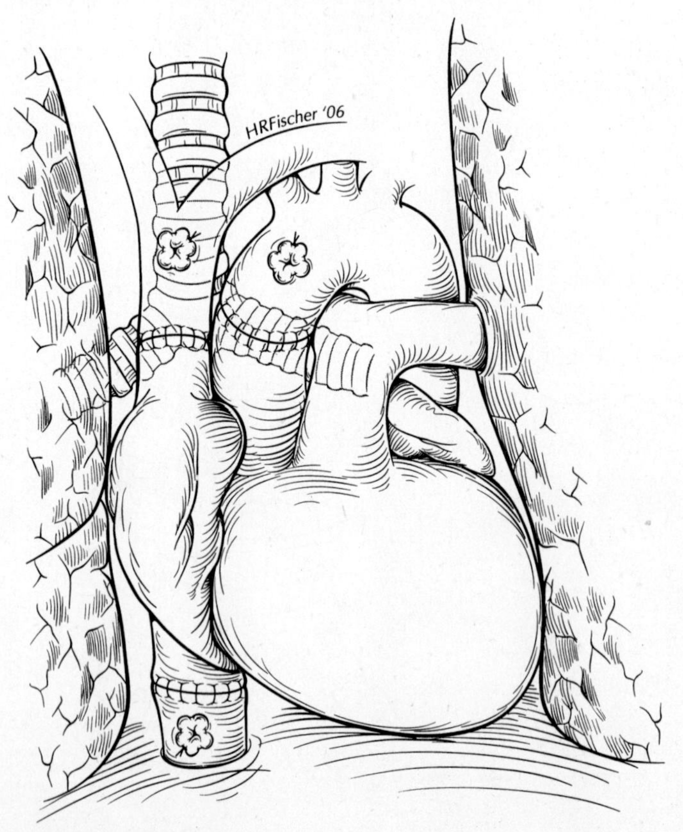

图 61.11 心肺移植完毕。气管吻合位于上腔静脉和升主动脉后方。双侧放置直角胸腔引流管，前纵隔放置直引流管，常规关胸。

者。并发症出现后，可做支气管镜明确诊断。治疗则通过再次手术或支气管镜行气管扩张术或支架植入术。

多米诺－供体步骤

那些需要双肺移植的患者，可作为心肺移植的受体，与此同时，他们自己也成为心脏移植的供体，这称为“多米诺-供体移植”。这对于心肺移植受体和心脏移植受体均有好处。这些手术必须完全双腔静脉吻合，以保证有足够的供体心脏供应。在其他方面，其步骤已经描述过了。

心脏－单肺移植

有报道一小部分先天性心脏病患者，因为伴有一侧肺血管疾病或一侧肺严重进行性改变，已被成功施行了心脏-单侧肺移植手术。此方法也已用于一侧胸腔严重瘢痕化而无法安全移出肺的受体患者，进行单侧支气管、肺动脉、肺静脉吻合。长期的预后效果很好。

远期效果

良好的手术和术后处理已使心肺移植患者的远期存活率大大提高。更新的免疫抑制剂和更好的预防性抗生素，特别是对 CMV 的预防，是提高长期存活率的主要原因。斯坦福大学近 10 年的 100 例患者中，第 1、5、10 年生存率分别是 77%、56%、40%。心肺移植受体术后最长的存活时间为 21.5 年，其心肺功能仍然正常。

结　论

治疗终末期心肺疾病的心肺联

合移植术的发展，依赖于精细的手术技术。手术对一些患者来说可以很简单，但对另一些患者来说则可能要求很高、操作困难。供体器官的获取和保存的重要性再怎么强调也不为过。精确的止血，以及尽可能采用任何可以减少术后出血的措施，是取得良好效果所必需的。那些手术成功的患者有望和双肺移植的患者拥有相同的长期存活时间，且很满意地恢复正常活动。未来在免疫抑制和诱导免疫耐受力方面的发展，将推动心肺移植治疗不断向前发展。

推荐读物

Balsam LB, Yuh DD, Robbins RC, et al. Heart-lung and lung transplantation. In Cohn LH, Edmunds LH (eds), *Cardiac Surgery in the Adult*. New York: McGraw-Hill, 2003:1461.

Hardesty RL, Griffith BP. Procurement for combined heart-lung transplantation. Bilateral thoracotomy with sternal transection, cardiopulmonary bypass, and profound hypothermia. J Thorac Cardiovasc Surg 1985;89:795.

Jamieson SW, Stinson EB, Oyer PE, et al. Operative technique for heart-lung transplantation. J Thorac Cardiovasc Surg 1984;87:930.

Lick SD, Copeland JG, Rosado LJ, et al. Simplified technique of heart-lung transplantation. Ann Thorac Surg 1995;59:1592.

Hertz MI, Boucek MM, Deng MC, et al. The Registry of the International Society for Heart and Lung Transplantation: Introduction to the 2004 Annual Reports. J Heart Lung Transplant 2004;23:789.

Novick RJ, Stitt LW, Al Kattan K, et al. Pulmonary retransplantation: Predictors of graft function and survival in 230 patients. Ann Thorac Surg 1998;65:227.

Reichenspurner H, Girgis RE, Robbins RC, et al. Obliterative bronchiolitis after lung and heart-lung transplantation. Ann Thorac Surg 1995;60:1845.

Reitz BA, Wallwork JL, Hunt SA, et al. Heart-lung transplantation: Successful therapy for patients with pulmonary vascular disease. N Engl J Med 1982;306:557.

Stoica SC, McNeil KD, Perreas K, et al. Heart-lung transplantation for Eisenmenger syndrome: Early and long-term results. Ann Thorac Surg 2001;72:1887.

Straznicka M, Follette DM, Eisner MD, et al. Aggressive management of lung donors classified as unacceptable: Excellent recipient survival one year after transplantation. J Thorac Cardiovasc Surg 2002;124:250.

Vricella LA, Karamichalis JM, Ahmad S, et al. Lung and heart-lung transplantation in patients with end-stage cystic fibrosis: The Stanford experience. Ann Thorac Surg 2002;74:13.

编者评述

I.L.K.

Reitz 医生的确是世界级心肺移植专家。早在 1981 年，他就在斯坦福开展了这项手术，并为手术制定了标准。本章详述了供体和受体手术。对我们来说，合理获取供体心肺是个难点。无论是提供双肺还是心脏，在东部海岸地区获取整个供体组织是极其困难的。于是对艾森门格综合征，我们把注意力放在单肺或双肺移植加心脏缺损修补上面。如前所述，患者将明显从心肺移植中获益。这类患者包括终末期肺疾病和不可修复的心脏疾病患者。因此，这些技术应该用于此类患者。

（张文波 译 王治平 校）

第7部分

心律失常

第 62 章

迷宫手术治疗心房颤动

John M. Stulak, Hartzell V. Schaff

背　景

早期方法

消除难治性房颤/房扑（AF）最早的方法是切除房室结并植入永久起搏器（PPM）。导管技术简化了这种方法，但房室结切除矫正心律失常的同时却带给患者因左房血栓引起栓塞并发症的危险。另一个早期治疗房颤的外科方法是左房隔离术，它不需要起搏器而提供了一个规律的室性心律。但是由于左房持续纤颤，这个方法仍然不能避免栓塞后遗症。虽然回廊手术可从窦房结到房室结隔离出一条通路，但是它不能恢复房室的同步性。后来，Cox 和他的同事们改进了迷宫术式，从而解决了所有 AF 带来的包括节律、血液动力血和血栓栓子的不良后果。Cox 迷宫术式很快被证实是消除 AF 和可怕并发症的有效方法。

迷宫Ⅰ和迷宫Ⅱ术式

为了使心跳频率改变障碍和左房机械性功能障碍降到最低，对最初的迷宫术式进行了两处改进。最初的迷宫Ⅰ手术有几个围绕窦房结的切口，其中有一个切口跨越了上腔静脉（SVC）和右心房连接处的前方。这个损伤导致了在紧张和锻炼时的心跳频率改变障碍。为了避免右心房根部的传导折返，迷宫Ⅰ手术有一个切口是从切除的右心耳根部穿过房间隔和左心房的穹隆延伸到切除的左心耳的根部。对这个切口进行了修改并在更后方，从而把上腔静脉的内侧面作为终点。改变切口部位的结果导致了房间隔的切口更靠后。

术后左心房功能不全可能是心房间传导延迟的结果。传导是通过 Bachmann 束从窦房结传到左心房的，而这个传导组织的密集区在迷宫Ⅰ和迷宫Ⅱ手术中被经过心房穹隆的切口破坏了。因此，延迟了到左心房的传导，并与左心室逆行的冲动几乎同时到达，从而严重破坏了心房机械性能。为了解决这个问题，Cox 和他的同事们对迷宫Ⅱ手术进行了修改，把心房穹隆的切口移到上腔静脉的后面。由于这个切口比较靠后，这样只有一个切口的终点在上腔静脉末端和右心房的接合部，因而上腔静脉狭窄的危险减轻了，并且这里也不再需要补片了。另外，这个修改加强了心脏左面的暴露。因此，迷宫Ⅲ术式简化了操作，并且解除了困扰前两种术式的心跳频率改变障碍和左房机械性功能障这两个主要的问题。

适应证

虽然药物治疗是大部分 AF 患者的一线治疗，但是外科方法也可能适合一小部分患者。症状较轻的年轻患者，特别是那些药物治疗失败或不能耐受药物治疗的年轻患者，应该考虑手术消除 AF。绝大多数年轻患者宁愿选择手术而不愿终身服用那些带有副作用的药物。另外，还有那些有抗凝药物禁忌证和强烈反对长期服用华法林治疗的患者。

此外，有一小亚组患者在服用华法林抗凝过程中遭受血栓栓塞事件，这些患者应该考虑 Cox 迷宫手术，因为术中切除左心耳极大地降低了左房形成血栓的危险。后面将要讨论，有左室功能障碍的患者可能因为 AF 外科治疗调整了心动过速诱导的心肌病而获益。另外一组可能在房性心律失常外科治疗中获益的患者是那些导致右房扩张的先天性心脏病患者。对这些患者，我们在切口限于右心房和房间隔进行心内修补时，有选择性地进行右侧迷宫术式。

也许，最大组受益于外科治疗的患

者是患有瓣膜心脏病伴心房颤动而需要行瓣膜修复或置换的患者。在这些患者中,心律失常的消除可使瓣膜修复或置换生物瓣的患者停止抗凝治疗。

操作技术

对大部分患者我们继续采用 Cox 等描述已做两处修改的标准“切缝”迷宫术式(图 62.1)。已涌现出许多改良 Cox“迷宫”手术,这些改进大部分通过替代能源和建立替代心房切口,这些新的方法的目的在于简化手术和缩短建立心房切割线的时间。

Cox 迷宫Ⅲ的改进

我们不切开右心房的中部,从心耳的切缘到三尖瓣仅使用线形的冷冻消融(图 62.2A)。这样避免了切断常见的供应窦房结的右冠状动脉的分支。我们发现通过在这个区域用冷冻消融代替切口可以减低术后窦房结功能障碍的危险。在左心房,我们比较喜欢把肺静脉环形切口延长到左心耳口,然后缝合左心耳的横断面作为切口的一部分。作为一个替代办法,冷冻消融可以被用作肺静脉环形损伤的一部分,以避免环饶缝线和左心耳缝线的连接(图 62.3)。“切缝”技术比起其他方法最主要的优点在于保证了全层的损伤,尤其是环肺静脉周围组织。这一点特别重要,因为近来发现肺静脉组织是许多患者 AF 的起源。

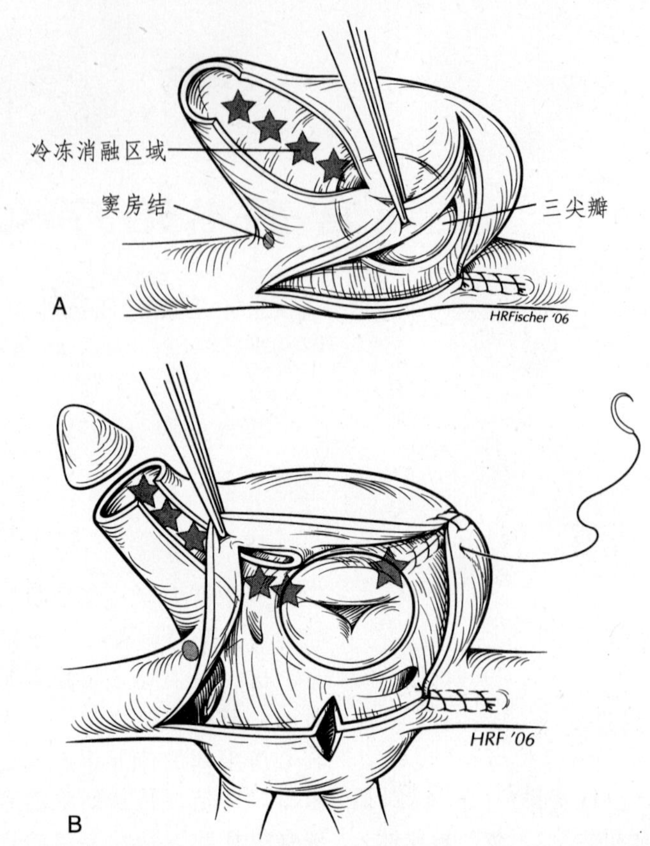

图 62.2 (A)改良右房切口。在右心房中部,从心耳切缘到三尖瓣环用冷冻消融而不切开。通常右冠状动脉的一个分支供应窦房结,冷冻消融减少了血管损伤和窦房结功能受损。(B)右边迷宫切口。Cox 最先描述在房间隔增加一个切口,冷冻消融用在三尖瓣环的前方和下方。

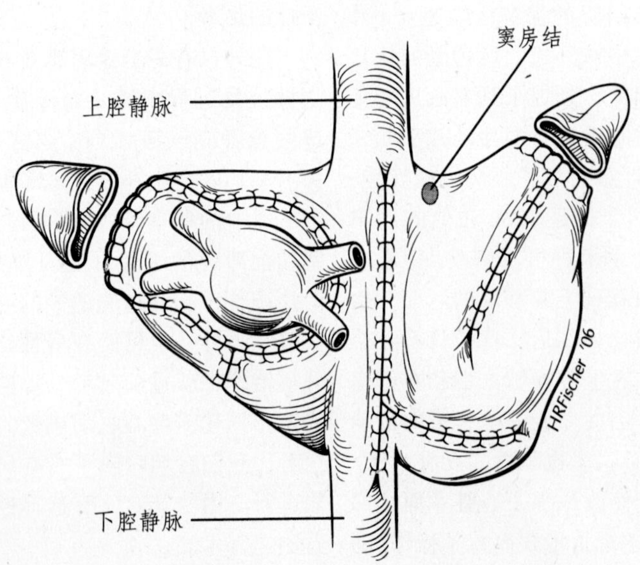

图 62.1 心脏后面观,迷宫术时切缝心房的示意图。

替代能源

很多外科医生使用替代能源来建立心房损伤,并且曾介绍了几种在体外循环下不停搏的仿迷宫术式。的确,一些外科医生正在尝试通过在跳动心脏的心房外膜采用各种能源来消除 AF。

最大宗使用替代能源的临床经验是应用射频消融(RF),它应用交流电把能量转移到心房组织。研究证明这一技术在导管实验室已获成功,使得

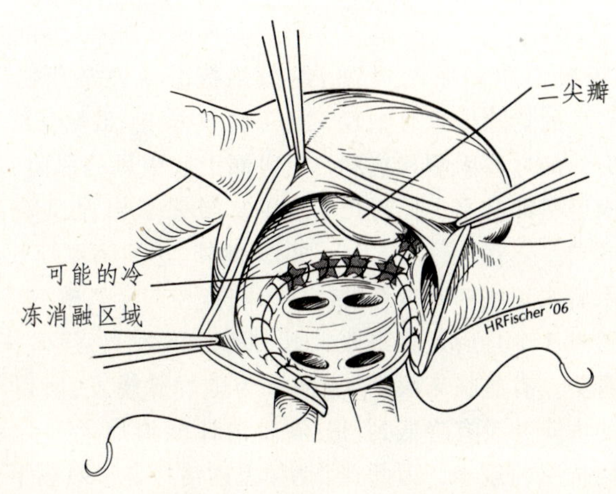

图 62.3 左房切口改良。通常我们在关闭肺静脉周围切口时,也关闭左心耳,但并不使用两个单独的切口同它们连接,因这个部位易出血。取而代之是用冷冻消融应用于肺静脉周围,以避免在此部位两个缝线的连接。

外科医生在心脏手术时直接对心脏应用 RF。许多不同工具已经被开发利用于心房消融，包括带有冷冻尖端的坚硬的单极探头、柔软的单极探头、冲洗式及非冲洗式的双极夹板。射频探头可以在单极构型下应用于心房的内膜或外膜面。这种方法的潜在缺点是消融深度不一致，导致非透壁以及纵隔周围结构损伤。

双极夹板射频探头比单极探头有利于减少周围结构损伤并可以更彻底的透壁消融。动物研究证明冲洗式射频生产的透壁消融成功率比非冲洗式射频高。这可归纳于冲洗的冷却效能有效地防止被烧焦组织的积聚。在这种情况下能量可更加深入组织内。非冲洗式及冲洗式射频装置具备感应系统,能提示透壁的成功。

损伤设置

新技术的应用导致了许多新的破坏性方法的出现，目的都是减少心房颤动和心房扑动的折返。这些破坏性方法包括双侧隔离肺静脉并切开或切除左心耳，以及连接肺静脉与二尖瓣瓣环之间切口的一些变化。有些作者认为，肺静脉隔离和二尖瓣瓣环之间连接切口的省略会导致术后早期房性心律不齐发生率增加。

改良小迷宫手术主要包括环绕肺静脉切口，一种位于左心耳出口的心房峡性损伤，以及左心房外侧的非冰蚀切口。这种方法主要是简便,但似乎并不影响控制房颤的效果。

最近，有人介绍了一种采用盐水冲洗,具有冷却端的“类三角形”射频消融装置(SICTRA),能促进心房损伤的建立。左右肺静脉在三角形装置里隔离,以及左心耳的缝合封闭。三角的顶点在二尖瓣后段中部汇合。有报道称这一种简化损伤装置能缩短手术时间,并且, 80%的患者在最后随访中有较稳定的窦性心律。这种方法能保护心房组织，解决了心房组织损失与术后心房收缩损失直接相关性的顾虑。此术式不包括右心房损伤。

结　果

文献报道的标准迷宫手术成功率各有不同。一般来说,大约有 90%接受迷宫手术的患者在最后随访完全无房颤;10%~15%的患者仍需要新起搏器。在 Mayo Clinic,我们已经完成大约 600 例房颤手术，并在 2006 年 6 月,400 多例患者行了上述改良标准双心房迷宫手术。另有 125 例患者合并影响右侧心脏的先天性心脏病 (如 Ebstein 畸形或后天孤立三尖瓣疾病),我们采用隔离右心房迷宫手术来消除房颤。

我们的经验与他人相似，手术风险低,整体为 1.5%,其中包括术中心内修补操作；孤立性心房颤动手术风险低于 1%,这相当于修补房间隔缺损(ASD)的风险。少于 10%的患者需要安装永久心脏起搏器，其中绝大部分是因为病态窦房结综合征。术后起搏器植入发生率低于原先迷宫手术报道的预测。根据较早的经验,临床医生都不敢让患者术后早期维持交界性心律，但许多这种患者可恢复稳定窦性功能。因此,有些患者可以早期植入起搏器。此外,技术性改良迷宫手术可降低窦房结损伤。

术前，患者被告知这种手术能可靠地解除大部分患者心房颤动，但不一定恢复窦性节律。老年患者具有病态窦房结综合征的发生基础；房颤消除后还需要植入永久起搏器来处理窦房结功能障碍。同样 AF 术中需要心脏内修补操作的患者会出现传导干扰,80%在 Mayo Clinic 行标准双心房迷宫手术的患者需要联合操作。

根据我们的经验，大约 90%的患者出院时无心房颤动。这包括窦性心律、起搏心律或具有适当心率的交界心律患者。我们必须承认,迷宫手术同其他心脏手术一样术后早期会有短暂性心房颤动发生的可能。

房颤外科治疗疗效持久，最后随访时(中位数 42 个月),约 90%患者摆脱了房颤。当利用 Kaplan-Meier 分析法分析结果时,5 年和 10 年后房颤消除率分别达到 76%和 51%。根据我们的经验，后期结果和房颤的治愈与术前个体有关。在最后随访时(中位数 41 个月), 93%术前为单独的阵发性心房颤动者其心律失常消失,5年和10年后实际房颤消除率分别为90%和64%。在最后随访时(中位数28个月),术前为单独的慢性心房颤动者有83%房颤消失,5年和10年后实际房颤消除率分别为80%和62%。迷宫和二尖瓣联合手术的患者疗效不持久,在最后随访时(中位数33个月),70%患者免于心房颤动,5年和10年后实际房颤消除率分别为68%和41%。

这些结果突出了评估迷宫术后患者随访情况的一些困难。首先在于评估方法。心电图只是一个“快照”,随访时其发现有可能发生短暂性房性心律失常的患者有限。复发性心律失常的理想评估方法还是动态心电图(Holter monitoring);但是,广泛使用于常规随访并不可行。临床评价和随访结果获得后,第二个困难是如何报告操作结果。随访期间“最后随访时的节律”可能低估复发性的房性心律失常,从而高估操作成功。反之,用来划定时间相关性事件的实际方法,把“房颤消失”定义为任何复发的心律失常作为操作失败,就有可能低估真正的成功。由于新的工具和消融装置的发展和监测,结果的报告应该规范化。不同的命名法(间歇相对阵发性,等)和不同患者群体也是评估外科治疗手段结果的另一些障碍。

术后处理

行迷宫术患者的术后管理原则不一。为了控制心律失常,一些中心预防性使用抗心律失常药物,如胺碘酮,而且用于所有患者并维持3个月。对住院期间房性或室性心律失常患者,我们宁可选择性使用这些药物。我们监控血钾、镁并保持在高位正常范围。术后心房颤动时及时使用胺碘酮,必要时采取电复律措施。如果术后早期出现心房颤动并给予胺碘酮治疗,我们持续使用该药3个月。

术后早期积极使用利尿剂很重要。迷宫术中心耳的切除导致心钠素重要来源的丢失,加之醛固酮和抗利尿激素浓度在术后早期升高,使得患者具有水潴留倾向。

我们推荐术后用华法林系统性抗凝3个月,但超过3个月后是否需要抗凝没有一致看法。有些临床医生认为,血栓栓塞的危险并没有降低到可以不采用系统性抗凝的地步,因此选择继续服用华法林。另一些人认为,如果消除了房颤而且心室功能正常,左心耳已切除患者心内来源的血栓栓塞发生危险性很低。因此,使用华法林的额外风险及不方便并未得到证实。

尽管我们有一些患者术后证实有交界性心律,部分直至出院,但我们不常规使用推荐的抗心律失常药物或兴奋剂,如茶碱。大量此类患者最终会恢复稳定窦性心律,有报道所需要时间可达50周。持久性交界性心律可能反映窦房结功能障碍,这将使得患者容易复发心律失常和中风。此类患者应考虑使用永久性起搏器。

迷宫术和二尖瓣手术

一大组考虑行迷宫手术的患者是瓣膜病变合并心房颤动,这些患者如行瓣膜修补或生物瓣膜置换就可以免于服用抗心律失常药物和华法林抗凝。行二尖瓣修补或置换的患者中,伴有慢性心房颤动者比例高达40%;仅纠正二尖瓣病变大多数患者不能恢复窦性心律。这些患者的慢性左心房扩大造成了心房颤动发生的基础,因而用药物或导管消融技术治疗房颤在这些患者中有较高的失败率。二尖瓣手术中常规行迷宫术最初并不被接受,因为担心在术后血栓栓塞风险已降低的手术上增加了潜在的死亡率。但是,如果二尖瓣手术成功后没有恢复窦性心律,患者需要持续服用抗心律失常药物以及慢性抗凝药物华法林。虽然华法林治疗能降低房颤引起中风的风险,但它的长期使用却带来了出血风险,每年高达3%。此外,达到满意疗效还需要密切临床随访和剂量调整。

因为阵发性心律失常患者中90%为肺静脉触发,所以单独肺静脉隔离估计能治疗大部分该型房颤患者。上述治疗方法对剩下10%的患者会失败,因为其肺静脉不是房颤发生的基础。慢性心房颤动患者的治疗目标从隔离心律失常诱发地(阵发性心房颤动的肺静脉)转移至去除维持房颤的巨大折返途径。慢性心房颤动导致心房重构和维持电折返的巨大折返路径的发展。Allesie等指出,“房颤能造成房颤”。在这个背景下,心律失常不依赖于从肺静脉来的刺激,因此肺静脉隔离可能不是适当的治疗方法。相当大一部分二尖瓣关闭不全,尤其左心房扩大患者具有这个重构。这一类二尖瓣关闭不全合并慢性心房颤动患者的肺静脉隔离效果较标准迷宫术差。

据Handa等报道,需要施行二尖瓣修补手术的患者,假如术前存在房颤,迷宫术将是一种安全的辅助治疗手段。在我们的临床研究中发现,迷宫术对于病程长于3个月的慢性房颤患者特别有效。在接受二尖瓣修补联合迷宫术的患者中有82%的房颤得到了纠正,但在单纯接受二尖瓣修补术的患者中,这个比率只有53%。另一方面,加用迷宫术并不会增加死亡率与并发症的发病率,而且在最近的随访当中,有75%的患者能够重获窦性心律。在本研究发现,只有迷宫术的疏忽和遗漏以及慢性房颤是心律失常复发的危险预测因素。

一些研究团体提倡,为了将二尖瓣修补术的死亡率和并发症发病率降到最低,在术中应该只对左心房进行迷宫损伤来消除房颤。但 Handa 等发现，接受二尖瓣修补联合迷宫术与单纯接受二尖瓣修补术之间的死亡率与并发症发病率并没有显著性差异。而且放弃行右心房迷宫术并不可能降低在双心房迷宫术中本已很低的死亡率与并发症发病率。

心动过速性心肌病

表 62.1　心动过速性心肌病行房颤消融后左心功能改善研究统计

研究	患者数	方法	术前	术后	p 值
Kieny 等,1992	12	复律	32 ±5	53 ±10	<0.001
Van Gelder 等,1993	8	复律	36 ±13	53 ±8	<0.05
Twidale 等, 1993	14	房室结切除/起搏	42 ±3	47 ±4	<0.05
Mayo(所有患者),2006	34	Cox 迷宫手术	46 ±10	53 ±3	<0.001
36% ~45%	8	Cox 迷宫手术	44 ±2	53 ±10	<0.05
≤35%	11	Cox 迷宫手术	31 ±4	53 ±7	<0.05

房颤的外科治疗也可考虑用于心动过速引起心肌病的患者。房颤引起心动过速可以导致心肌病，许多研究报道已经证明，室上性心动过速导致的左心室功能不全，通过窦性心律的转复，可以得到缓解甚至被治愈。此外,通过对房室结进行消融,并植入起搏器亦可以控制心动过速，从而纠正由此引起的心室功能不全。在我们的回顾研究当中,接受迷宫手术的 99 名患者均无患有瓣膜或先天性心脏病的证据,其中 37 名患者存在左心室功能不全（EF<60%），这些患者按照轻度(EF46%~55%)、中度(EF36%~45%)和重度(EF≤35%)被分成 3 组,用于研究迷宫术在不同程度左心室功能不全中的特殊作用。

大多数患虽然经过积极的药物治疗,但术前心律控制都很不理想。值得注意的是,2/3 的患者存在心功能衰竭的症状,45%的患者表现出中度甚至重度的左心室功能不全。在手术之后，除一个患者以外，所有患者的房颤得到纠正,73%的患者不再需要服用抗心律失常药。通过超声心动图检查可以证明，术后早期对左心室功能的提高是明显的，而且这种获益在目前的随访中仍然存在。更进一步说,最明显的改善体现在那些术前存在最严重功能损伤的患者(表 62.1)。因此,与之前描述过的能纠正心动过速性心肌病的手段一样，房颤的外科治疗也能够扭转这一病理发展过程，而且对于心动过速性心肌病，这种治疗手段并不会降低远期的心室功能或阻断心室功能的恢复。在我们的经验中,超过 35%的患者术前会出现突发性心房颤动,故这种形式的心律失常应该被认为与左心室功能不全的发生相关。

心房颤动可以通过数个不同的途径降低血流动力学功能。首先,心律失常会导致房室同步性以及心房收缩的消失。这样会减少心室充盈,从而减少心搏出量。心房收缩消失所导致的不良后果在心室肥厚、限制性心肌病和二尖瓣狭窄等心肌舒张充盈功能不全的患者中尤其明显。RR 间期的波动改变了舒张充盈间期，导致了舒张末容量的改变。在动物实验中,相同心率情况下，心室律不正常的心输出量比正常者要低 15%。

其次，除了上述的病理生理改变外，心房颤动能够导致心动过速性心肌病。心动过速引起的心肌病一般被认为与心率大于 120 次/分的慢性心律失常有关。根据经验,我们认为即使静息心率低于 120 次/分仍可能会导致心室功能不全，而且突发性房颤也会引起心室功能不全。

判断一个患者是不是心动过速性心肌病是非常重要的,因为这种心室功能不全能够通过对心律失常的控制来纠正。过往的研究已经证明，通过窦性心律的转复（药物或电复律），或对房室结的消融合并经静脉的起搏器植入控制心率可以提高心室功能(表 62.1)。

前文已述，左心功能不全是迷宫手术的唯一禁忌证。然而,心动过速性心肌病在房颤患者中并不少见，我们的经验提示：对一些特定的心肌病患者,手术治疗房颤是应该被考虑的,特别是那些心动过速发生在左心功能不全之前或两者同时发生的患者。另外，我们的研究结果表明，即使是中度左心室功能不全的患者也可以通过迷宫手术获益。

先天性心脏病中的房性心律失常

先天性心脏病(CHD)导致的右心房扩张常常与房性快速型心律失常相关,尤其是房颤。持续性迟发性房性心律失常是一种已经表现出心脏生理性储备下降的病理改变。为了降低这种症状在先天性心脏病患者人群的发生率,我们在心内修补手术的同时施行右心房改良迷宫术（图 62.2)。因为许多房颤患者的先天性心脏病修补手术属于再次手术,右心房迷宫术有减少分离粘连的好处,因此相对于标准的双房迷宫术,可以缩短体外循环时间。另外还可以避免在左心房留下手术切口,从而减少心脏后壁出血的危险性,毕竟心后壁出血的止血是很困难的。

在我们的经验里，从 1993 年到

2006年6月，有超过100名患者，中位年龄43岁，在行先天性心脏病修补术的同时接受了右心房迷宫术。其中大于80%患者的房颤是突发的，术前心律失常的中位持续时间大约3年。在这些患者中最常见的诊断包括三尖瓣下移畸形、单纯性房间隔缺损以及法洛四联症。出院时，接近90%的患者房颤消失，而且接近70%的患者是窦性心律。在这些患者中，有15名需要植入新的起搏器，只有一位患者出现了病窦综合征。在33个月的中位随访期中，术前存在慢性心律失常的患者有77%房颤症状消失，而在术前突发心律失常的患者，这一比值更达到96%。先天性心脏异常的患者在接受修补手术时加用右心房迷宫术，由此引起的右心房扩张可以降低迟发性心律失常的复发率，同时却不会增加并发症的发生率与死亡率。

Cox迷宫手术是对药物难以治疗心房颤动(起源至左心房)的金标准。传统的观念认为左右心房都需要切开以控制心律失常。由于一些患者的房颤可能起源于左心房，单纯右心房迷宫手术存在潜在的缺陷。在右心房扩张而左心房体积正常的基础上，我们才会选择行单纯右心房迷宫手术。

虽然先前的研究发现，接受单纯先天性心脏病修补术的患者，房颤后期复发率会有轻微下降，但是上述的手术包括修补恢复三尖瓣活力及右心房减容成形术，这个研究表明联合右心房迷宫术对此类患者后期效果有着潜在益处。

心房颤动与肥厚性心肌病

超过30%的肥厚性阻塞性心肌病(HOCM)患者会并发房颤，而且这种心律失常会伴有明显的舒张功能障碍，从而导致心房参与心室充盈的功能消失，引起非常严重的临床症状恶化。接受室间隔部分肌切除术的此类患者，其症状会有戏剧性缓解，并有运动耐量的提高，一部分患者甚至会出现舒张功能障碍消失。然而，在房颤合并肥厚性心肌病，将要接受室间隔部分肌切除术的患者，迷宫术的作用仍然存在着争议。有观点认为，在这类患者人群中，施行迷宫术虽然可以恢复窦性心律，但是心房的损伤会导致其收缩功能下降，从而降低心室充盈以及心输出量。Chen等认为，在HOCM患者行间隔部分肌切除术的同时合并迷宫手术是安全的，而且在其研究的最新随访中，80%的患者能恢复为窦性心律。虽然在他们的研究中有2名患者出现了房性心律失常的复发，但通过抗心律失常药物合并心脏复律都得到成功的治疗。在这一系列研究中，有20%的患者需要植入永久型起搏器。至今为止，我们已经对11名肥厚性心肌病的患者进行了室间隔部分肌切除术合并迷宫术。相对于单纯的迷宫手术，这种联合手术方式在不提高并发症发病率与死亡率的同时，可以成功地治疗心房颤动。所以，与报道中迷宫术联合其他手术一样，在肥厚性心肌病的患者中，迷宫术合并室间隔部分肌切除术在阻断心房颤动的同时，手术死亡率并不比单纯迷宫术要高。

Cox迷宫术后心房颤动复发

在二尖瓣病变患者中，心房颤动是最常见到的并发症。虽然文献已经证明迷宫术对这些患者的心房颤动治疗是成功的，但并不是所有患者都能够消除心律失常。进一步说，在接受迷宫手术的各个亚组人群当中，二尖瓣病变人群的手术效果是最差的。而且对二尖瓣手术联合迷宫术效果的报道也是众说纷纭，多种多样。Cox和他的研究人员报道说心房颤动的治愈率高达98%，但在我们临床的实践经验上发现，3年内只有70%的患者心房颤动消失。其他的许多研究中心报道的迷宫术后远期的心房颤动复发率与这个水平有差异。至于导致这些研究结果相差悬殊的原因，除了迷宫术如何实施与术前患者选择上的差异外，还包括对手术成功的定义，毕竟目前并没有一个标准去衡量手术的成败。

正如一些研究所描述的，患者的个人特点对迷宫术后心房颤动复发有着非常重要的影响。最主要的危险因素包括术前心房颤动的持续时间、年龄偏大以及左心房扩大。在研究左心房增大与迷宫术后心房颤动复发之间关系的领域中，一些研究描述了左心房体积的一个明确临界值，当在这个值以下时，迷宫术治疗心房颤动的效果将会得到保证。而其他的研究通过进一步的观察发现，并没有一个左心房扩大的界值能够将对迷宫术反应效果不佳的患者区分开来。现在已经报道有几种不同的手术方式可对左心房扩大的患者施行迷宫术。其中一些术者采用迷宫术联合左房缩小成形术，而且报道有大于90%的成功率。故手术方式的选择对这类人群术后效果的差异也产生着影响。

对于术前没有证据证明心房颤动，而要接受心脏手术的患者，左心房扩张也是非常重要的。总的来说，左心房扩张患者术后发生心房颤动是非常频繁的，而且会导致并发症发病率和死亡率的上升以及住院天数与费用的升高。再者，有研究表明二尖瓣术后的患者，术后并发心房颤动是随后发生中风、充血性心力衰竭与迟发性心房颤动的独立危险因子。由于持续的左心房扩大已经被证明是非手术患者发生心房颤动的预测因子，所以它同样可以解释术前左心房体积及容量的持续扩张会是术后并发心房颤动的准确预测因子。而这对术前危险分级是很有价值的，并加强了对术后并发心房颤动的预测。

左心房容积被认为是预测心血管疾病病程及严重性的一个指标。左心房的扩大反映了明显的心肌重构进程以及代表着一种致心律失常的基础。现在对于术后并发心房颤动的预防，推荐使用β受体阻滞剂或胺碘酮。然而，目前常用的治疗大部分是药物治疗，虽然这种干预有助于降低术后心房颤动的发生，但却对与时间相关的心房颤动发生，心房颤动持续时间，或住院时间没有影响，同时也增加了发生药物副反应事件的可能性。

由于术前危险度分级可以更清楚地找出哪些患者能在抗术后心房颤动的预防性治疗中获得潜在利益，所以预防性迷宫术的概念也被引入。显而易见，伴有左心房扩张的患者在接受二尖瓣手术或其他心脏手术时，术后并发心房颤动的危险性是增加的，故在这个系列中，首先消除致心律失常的潜在因素可以被证明是有效的预防措施。现已证明，患者在接受二尖瓣手术的同时加上完全的“切—缝”迷宫术与单独的二尖瓣手术相比较，并不会明显地增加并发症发生率与死亡率。这是一种新的迷宫术潜在适应证，目前也正在研究中。

未来展望

我们的结果反映了接受经典的，即上述通过手术切割或冷冻消融术造成心房损伤的双心房迷宫术的患者的治疗效果。如之前所讨论的，新治疗工具的发展提高了手术阻断心房颤动的效果及新的消融装置也许可以达到与传统的“切—缝”迷宫术相似的心房颤动控制率。然而，上述两种方法的等价性仍未被证实，所以在未来的研究，两者的比较是十分必要的。另外，对其他患者人群的研究，如术前没有心房颤动但存在左心房扩大并需要接受心瓣膜手术的患者，也是必需的。远期术后的心房颤动发生在这些患者人群中也许并不常见，但在进行瓣膜手术的同时施行预防性迷宫手术可能会降低发生心房颤动的危险性。此外，迷宫术对那些需要冠状动脉搭桥又合并心房颤动的患者的意义也是需要去研究的。

推荐读物

Albage A, van der Linden J, Bengtsson L, et al. Elevations in antidiuretic hormone and aldosterone as possible causes of fluid retention in the Maze procedure. Ann Thorac Surg 2001;72(1):58.

Chen MS, McCarthy PM, Lever HM, et al. The effectiveness of atrial fibrillation surgery in patients with hypertrophic cardiomyopathy. Am J Cardiol 2004;93(3):373.

Cox JL. Atrial fibrillation I: A new classification system. Thorac Cardiovasc Surg 2003;126:1686.

Cox JL, Ad N, Palazzo T. Impact of the maze procedure on the stroke rate in patients with atrial fibrillation. J Thorac Cardiovasc Surg 1999;118:833.

Cox JL, Ad N, Palazzo, et al. Current status of the maze procedure for the treatment of atrial fibrillation. Semin Thorac Cardiovasc Surg 2000;12:15.

Cox JL, Boineau JP, Scheussler RB, et al. Five-year experience with the maze procedure for atrial fibrillation. Ann Thorac Surg 1993;56:814.

Cox JL, Boineau JP, Scheussler RB, et al. Modification of the maze procedure for atrial flutter and atrial fibrillation. I. Rationale and surgical results. J Thorac Cardiovasc Surg 1995;110:473.

Cox JL, Canavan TE, Schuessler RB, et al. The surgical treatment of atrial fibrillation. J Thorac Cardiovasc Surg 1991;101:406.

Cox JL, Jaquiss RDB, Scheussler RB, Boineau JP. Modification of the maze procedure for atrial flutter and atrial fibrillation. II. Surgical technique of the maze III procedure. J Thorac Cardiovasc Surg 1995;110:485.

Cox JL, Sundt TM III. The surgical management of atrial fibrillation. Annu Rev Med 1997;48:511.

Fasol R, Meinhart J, Binder T. A modified and simplified radiofrequency ablation in patients with mitral valve disease. J Thorac Cardiovasc Surg 2005;129:215.

Gillinov AM, McCarthy PM. Advances in the surgical treatment of atrial fibrillation. Cardiol Clin 2004;22(1):147.

Haissaguerre M, Jais P, Shah DC, et al. Spontaneous initiation of atrial fibrillation by ectopic beats originating in the pulmonary veins. N Engl J Med 1998;339:659.

Handa N, Schaff HV, Morris JJ, et al. Outcome of valve repair and the Cox maze procedure for mitral regurgitation and associated atrial fibrillation. J Thorac Cardiovasc Surg 1999;118:628.

Kieny JR, Sacrez A, Facello A, et al. Increase in radionuclide left ventricular ejection fraction after cardioversion of chronic atrial fibrillation in idiopathic dilated cardiomyopathy. Eur Heart J 1992;13:1290.

Luschsinger JA, Steinberg JS. Resolution of cardiomyopathy after ablation of atrial flutter. J Am Coll Cardiol 1998;32(1):205.

Melo JQ, Santiago T, Gouveia RH, Martins AP. Atrial ablation for the surgical treatment of atrial fibrillation: Principles and limitations. J Card Surg 2004;19:207.

Oh JK, Holmes DR, Hayes DL, et al. Cardiac arrhythmias in pts with surgical repair of Ebstein's anomaly. J Am Coll Cardiol 1985;6:1351.

Packer DL, Brady GH, Worley SJ, et al. Tachycardia-induced cardiomyopathy: a reversible form of left ventricular dysfunction. Am J Cardiol 1986;57:563.

Theodoro DA, Danielson GK, Porter CJ, Warnes CA. Right-sided maze procedure for right atrial arrhythmias in congenital heart disease. Ann Thorac Surg 1998;65:149.

Twidale N, Sutton K, Bartlett L, et al. Effects on cardiac performance of atrioventricular node catheter ablation using radiofrequency current for drug-refractory atrial arrhythmias. Pacing Clin Electrophysiol 1993;16:1275.

Van Gelder IC, Crijins HJ, Blanksma PK, et al. Time course of hemodynamic changes and improvement of exercise tolerance after cardioversion of chronic atrial fibrillation unassociated with cardiac valve disease. Am J Cardiol 1993;72:560.

编者评述

I.L.K.

我相信在目前Schaff和他的同事们拥有最多的一组施行“切—缝”迷宫术治疗心房颤动的患者。在这一章中，他们作为见证者拥有令人叹服的研究结果。他们很细致地讨论了这一手术的生理特点以及怎样应用这些损伤。显而易见，结果好于那些利用替代能源更局限的操作方式。然而，在迷宫术中决定如何让损伤变为最小以及对不同的患者人群的处理上仍存在困难。

这些随迷宫术开展而衍生的领域，还没有令人满意的答案。

我觉得最困难的地方是在对那些心肌病合并心房颤动的患者做出决定。正如作者所说，在许多个案中心房颤动可以导致心肌病。然而，心肌病本身能够导致某种程度的二尖瓣环扩张，从而产生二尖瓣反流也是众所周知的。随着心房的扩张，心房颤动就会发生。作者认为术前必须明确的一点是，心房颤动是发生在心肌病之前的。我个人认为这组患者的预后是最差的。

（罗红鹤 译校）

第 63 章

心房颤动的外科治疗

A. Marc Gillinov

心房颤动的流行病学

心房颤动(Atrial Fibrillation, AF)是临床上最常见的持续性心律失常。在美国每年有超过 200 万人罹患此病,而且这个数字预计在未来 30 年内将翻倍。每年有数十亿美元的医疗经费应用于心房颤动的治疗。心房颤动会导致生存率下降、脑卒中、血栓栓塞并发症、快速心律失常引起的心肌病以及由于快速、不规则的心率引起的不适。由于这些临床和经济原因,发展各种有效的措施来治疗心房颤动意义重大。

虽然药物治疗是目前治疗心房颤动的最常用方法,但是最近的研究资料显示,单纯药物治疗难以恢复窦性心律并且增加了患者心血管疾病的发病率和死亡率。由此促进了心房颤动的导管介入治疗和外科手术治疗的发展。虽然导管介入消融术的成功率很高,但只有那些高度熟练的电生理学家才能成功地实施,所以只有少数患者能够得到这种方法的治疗。与此形成鲜明对比的是,几乎所有的外科医师都能进行心房颤动的外科手术治疗。

由 Cox 等设计发展的 Cox 迷宫 III 型手术已成为当前临床上用于治疗心房颤动的标准外科手术术式。在临床上超过 10 年的应用取得了满意的疗效。直到最近才在这种术式的基础上出现了一些旨在简化的改良措施,包括运用不同的能量进行消融和不同切口的设计来治疗心房颤动。对目前所知的心房颤动病理生理机制的简要描述可以帮助我们理解这些新术式的原理。

心房颤动的病理生理机制

近些年来许多研究进展加深了我们对于心房颤动发病机制的理解,同时也直接影响着消融术的方法。Cox 及其他学者在心房颤动的早期研究中指出,心房颤动的电生理特征是左右心房存在多个大折返波。为了阻断这些大折返波,Cox 迷宫 III 型手术精确地设计了左右心房的手术切口和冷冻部位。这些切口组成的传导阻滞带分隔左右心房,减少了心房的连续区域与容积。Cox 迷宫手术的切口阻止心房颤动折返波的形成和传导,从而终止了心律失常的发生。更为重要的是,Cox 迷宫手术还包含了左心耳的切除,这一措施可以减少血栓栓塞的风险。

电生理研究和临床实践扩大了我们对于心房颤动的理解,目前普遍接受的心房颤动的发病机制包括心律失常的发生和维持;心律失常的发生和维持可能包含有许多不同的发病机制。但可以肯定的是,就像临床表现一样,不同的患者有不同的发病机制。这些产生局灶激动、折返和自主神经激动的机制在心房颤动的发生和维持中所起作用的大小仍然存在争议。因而根据每个患者自身的电生理图形设计心房颤动消融术仍然比较困难。虽然心房颤动的电生理机制仍然需要进一步的研究,但它的解剖基础已经比较明确。心房颤动的发生和维持的解剖基础正是外科手术术式设计的基础。

根据心内膜的电生理标测数据证实,肺静脉口和左心房后壁是人类孤立性心房颤动消融手术的主要解剖靶点。而且对于瓣膜疾病合并心房颤动患者,肺静脉口和左心房后壁在引发心房颤动中具有重要作用。在许多永久性心房颤动患者中,我们在左心房后壁、肺静脉开口和左心耳发现了规律的、反复的电激动。虽然目前常规术中的电生理标测指导心房颤动消融术还不可行,但基于对其病理生理机制的理解和既往经验,对于这个解剖靶点的设计是合理的。事实上,这个解剖靶点(而非电生理标测的)很快成为导管消融术的标准靶点。

目前普遍接受的外科消融术必须

包括左心房切口和左心耳切除。然而,左心房切口的部位选择和右房切口的重要性仍然存在争议。Cox迷宫III型手术包括左右心房的大范围切口,这为我们发展新的术式提供了重要的参考价值。

Cox迷宫术

外科技术

除了增加用双极射频对右心房进行的修复和右心房峡部的处理外,我们主要采用Cox迷宫术所描述的切口和技术。Cox迷宫III型手术可行胸骨正中切口或者胸骨下段部分切口。体外循环的建立采用二极静脉插管与主动脉插管;行顺行心脏停搏液灌注心脏停搏,当右心房切开后行逆向心脏停搏液插管灌注。如果需要同期进行冠脉搭桥术,远端血管桥的吻合在Cox迷宫III型手术开始前完成。瓣膜病变的处理在Cox迷宫III型手术后进行。

Cox迷宫III型手术先行左心房切口,像做二尖瓣手术一样,在右肺静脉前切开,接着做右心房切口,从三尖瓣环(术者视野2点钟方向)至卵圆窝,手术剪刀的一叶位于左房,另一叶位于右房剪开房间隔;放置一个自适应的牵开器以协助完成左心房的切口。

如图63.1A所示,环肺静脉切口用剪刀在左肺静脉前剪开,环形剪至左下肺静脉,在此处做一提吊线以方便接下来的缝合。环肺静脉切口完成后将肺静脉与左心房隔离,接着将左

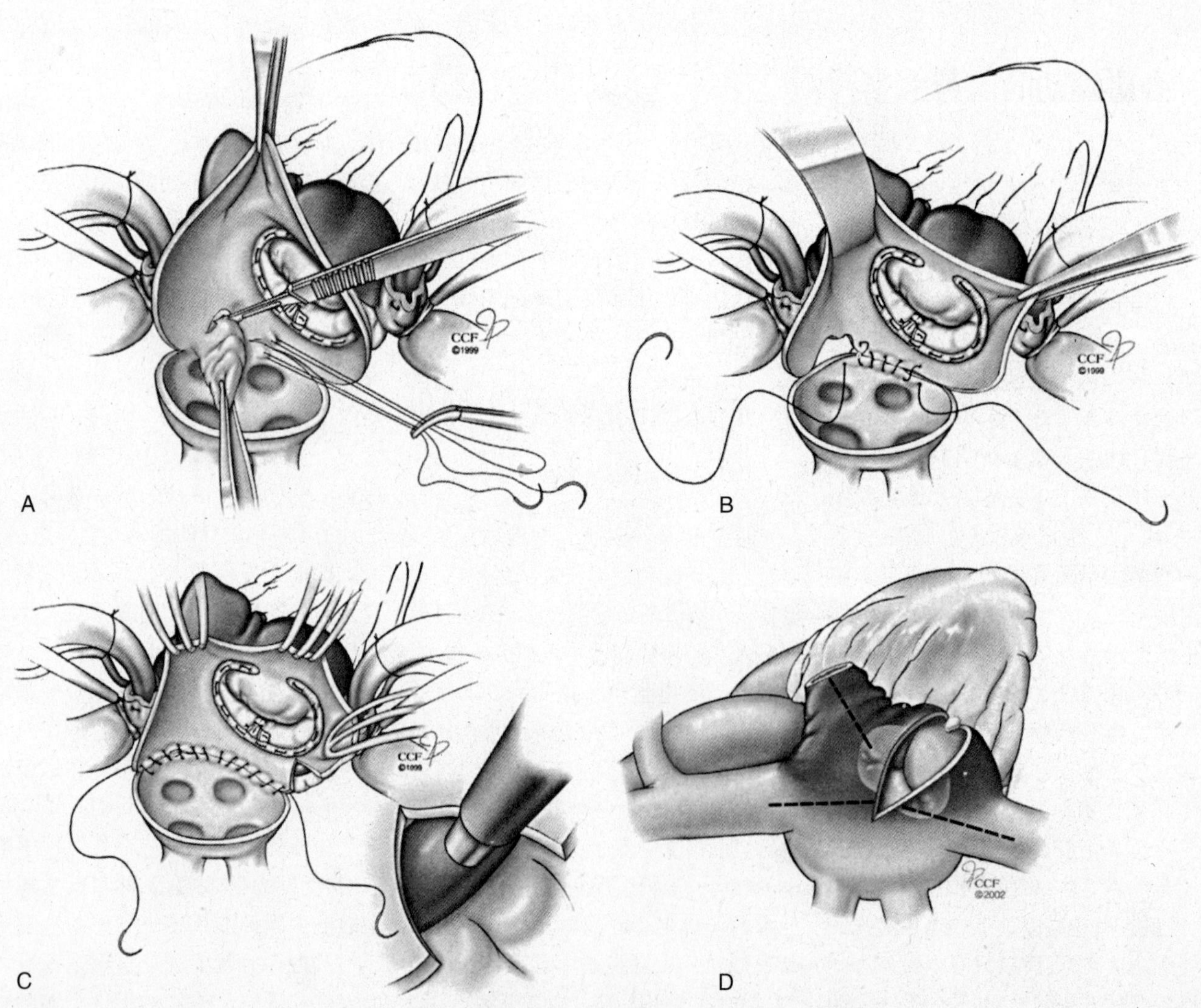

图63.1 Cox迷宫III型手术中采用双极射频处理右心房。(A)左房在左肺静脉前切开,环肺静脉切口切开至左下肺静脉。在此处行一提吊线,左心耳被锐性切除。(B)完成环肺静脉切口,并进行部分缝合。(C)向二尖瓣环行一切口,暴露冠状窦前壁。(D)右心房长切口从三尖瓣环至卵圆窝,在三尖瓣环2点钟位行冷冻切口;沿图中虚线所示采用双极射频向上、下腔静脉分别行切口;在右心耳行一小戳口后沿图中虚线所示采用双极射频向在右心房壁上行一切口。

心耳切除。如图 63.1B 所示，部分缝合环绕肺静脉的切口，同时将左心耳的切口一并进行缝合。在二尖瓣的 P2 段水平，从环肺静脉切口向二尖瓣环做一个切口，这一切口起始部分全层切开，但到二尖瓣环和冠状窦附近时仅仅切开心内膜和膜下肌层，这时冠状窦的前壁被显露。如图 63.1C 所示，在二尖瓣环和冠状窦处用一氧化氮(-60℃)低温冷冻 2 分钟。最后关闭所有左心房切口和房间隔切口。

我们倾向于在心脏停搏下行右心房切口。如图 63.1D 所示，将先前右心房切口尽可能地牵拉至三尖瓣环，在三尖瓣环的 2 点钟位置做 2 分钟的冷冻处理。在右心耳行一小戳口后沿图中虚线所示采用双极射频在右心房壁上行一切口，将双极射频的一极放入戳口，朝向患者的背部做一切口，直至距先前右心房切口 1cm 处；接着颠倒双极射频钳的方向，朝三尖瓣环处做一切口。然后沿图中虚线所示采用双极射频从右房切口向上、下腔静脉分别行切口；最后在右心房峡部做冷冻处理，范围从三尖瓣环至下腔静脉开口。右心房的切口在主动脉开放后再进行缝合。Cox 迷宫 III 式左心房的切口包括一个环肺静脉切口，环肺静脉切口到左心耳残端的连接切口，环肺静脉切口到二尖瓣环的连接切口，后者包括在二尖瓣环和冠状窦的冷冻处理(图 63.2)。

在撤离体外循环之前，最好仔细检查左心耳区域是否出血，因为如果存在左心耳区域出血在体外循环时最容易修补。撤离体外循环后患者通常能够恢复窦性心律，大部分患者离开手术室时是房性心律。

疗效

Cox 迷宫手术是唯一具有长期疗效观察的消融术式。据报道，术后 5~10 年未复发心房颤动的比例为 75%~98%。结果的差异与不同组患者采用的随访方法、未复发心房颤动的定义不同有关。Cox 迷宫手术术后心房颤动复发的高危因素包括：长期的术前心房颤动和左心房扩大，心房颤动发作的类型(阵发性或持续性)，以及需要同时行不影响结果的其他手术。除了恢复窦性心律，Cox 迷宫手术还可大大减少后期发生卒中的危险，这种有益的效果可能与术中左心耳的切除有关。

外科消融术的其他方法

肺静脉隔离术

由于肺静脉和左心房在阵发性心房颤动的发病机制中起着重要作用，因此肺静脉隔离术可作为阵发性心房颤动的一种治疗方法。许多能量方式被应用于肺静脉隔离术。可以选用两个独立的椭圆形切口(图 63.3)，或者单个大的盒形切口来隔离肺静脉。两种术式都可以达到手术目的。

双极射频的应用使得肺静脉隔离术变得简单。当作为一个伴随术式，肺静脉隔离通常在胸骨劈开、心脏停搏后完成。钝性分离肺静脉的后表面，电烧清除肺静脉前表面的脂肪组织，充分显露肺静脉，以便术者在进行肺静脉隔离术时能够保证切口与肺静脉口之间有足够的左房组织。在左侧的分离包括 Marshall 韧带的分离。如图 63.4 所示，将双极射频钳置于肺静脉周围。此钳尽可能靠向左心房，以保证切口与肺静脉口之间有足够的左房组织，这样电凝时电流不会直接传至肺静脉，防止术后肺静脉狭窄。每侧肺静脉采用平行双极射频钳钳夹一次以保证没有空隙。用剪刀切除左心耳，其残端采用双层聚丙烯线连续缝合。除了肺静脉隔离术外，我们建议在右心房峡部行冷冻处理，以防止发生右心房扑动。

对于伴二尖瓣疾病的阵发性心房颤动患者，扩大肺静脉隔离术非常有效。肺静脉隔离术后 1 年有 90%患者未复发。但是扩大肺静脉隔离术对于伴二尖瓣疾病的永久性心房颤动患者却疗效欠佳，约 50%患者 1 年后复发心房颤动。

采用连接切口行肺静脉隔离术

对于永久性(连续性)心房颤动患者，左心房需要扩大切口设置，从而产

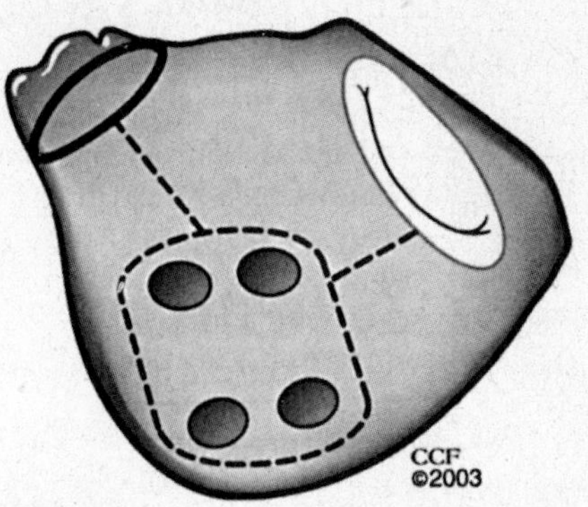

图 63.2 Cox 迷宫 III 型手术左心房的切口的设置。虚线表示手术切口。肺静脉被环形切开，从环肺静脉切口到二尖瓣环有一连接切口。左心耳被切除，环肺静脉切口到左心耳残端有一连接切口。

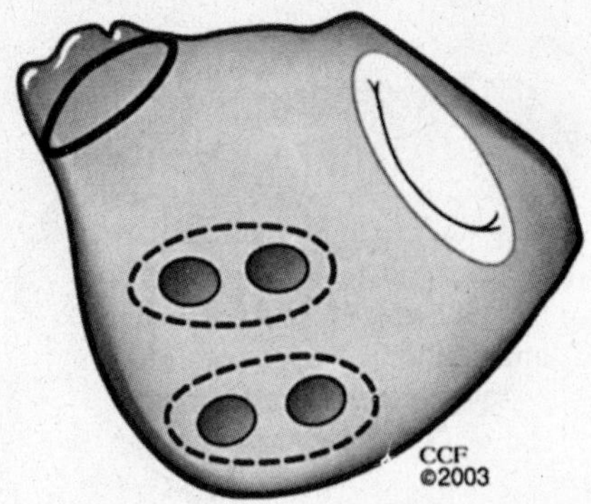

图 63.3 双侧肺静脉隔离同时行左心耳切除；左、右肺静脉被两个独立的卵圆形切口隔离，切口与肺静脉口之间有足够的左房组织；左心耳被锐性切除。

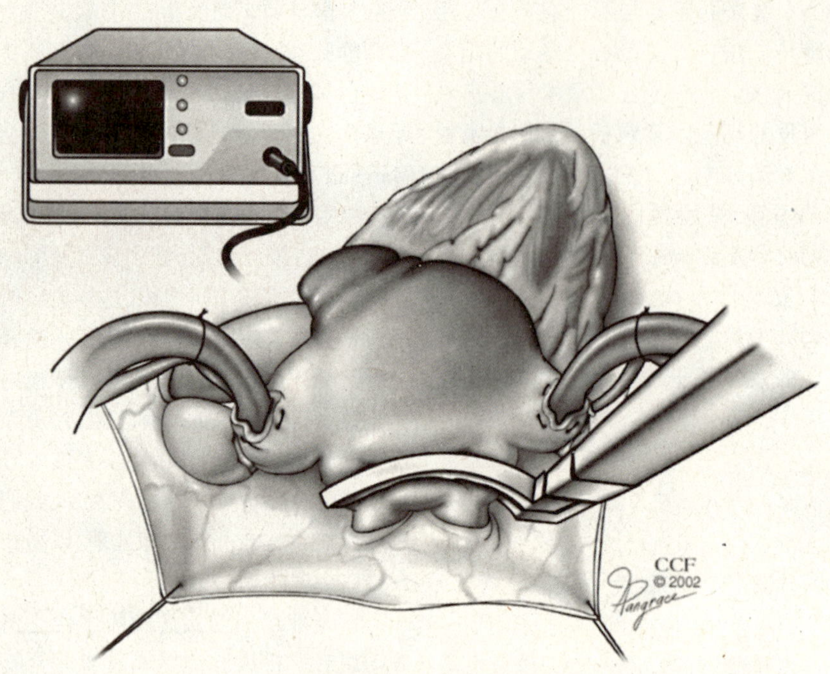

图 63.4 双极射频钳应用于肺静脉隔离术。直视下将双极射频钳置于左心房袖肺静脉周围。每侧肺静脉采用平行双极射频钳钳夹 5~15 秒,肺静脉以及左心房袖被隔离。

生了 Cox 迷宫 III 型手术左心房的切口的设置(图 63.5)。按前述方法行肺静脉隔离术,在右肺静脉前做一心房外侧切口,用双极射频钳分别在两上肺静脉和两下肺静脉之间做连接切口,并在左心耳残端向左下肺静脉做连接切口。左肺静脉与二尖瓣环 P3 段之间用冷冻或者单极射频钳行连接切口,但我们倾向于采用冷冻处理,因为这个部位接近冠状动脉左回旋支。最后,在右心房峡部做一冷冻处理。

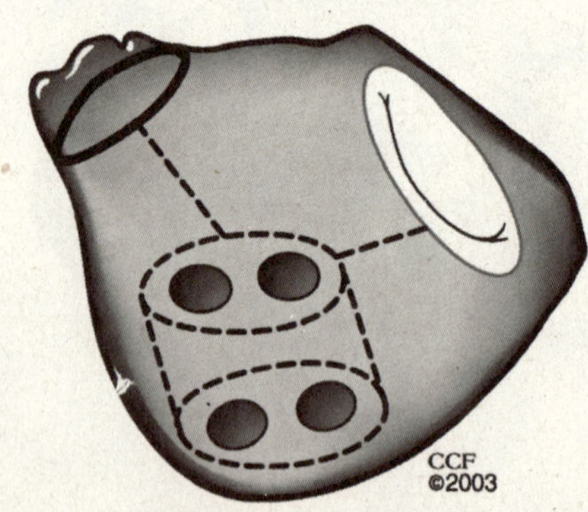

图 63.5 采用双极射频以及冷冻治疗(二尖瓣环处切口)的迷宫手术的切口设置。向二尖瓣环处切口采用冷冻处理。左心耳行切除。

对伴二尖瓣疾病的永久性心房颤动患者,此术术后 1 年 80%未复发心房颤动。对于左心房扩大的患者进行附加的左心房减容术会进一步提高疗效。

孤立性心房颤动与微创心外膜消融术

先前介绍的技术主要应用于因为其他原因需要行心脏手术的心房颤动患者,最常见为二尖瓣疾病。然而孤立性心房颤动患者的外科治疗近年来逐渐引起人们的兴趣。孤立性心房颤动患者有许多治疗的选择,包括药物治疗(心律与心率的控制)、导管介入消融和外科手术消融。外科治疗的潜在优势在于:可靠的透壁性切口,避免损伤邻近组织如食管,直视或内镜下操作减少肺静脉狭窄的发生,围术期卒中发生率极低,术中可同时行左心耳切除。心房颤动的外科手术消融有几种微创方法,其共同点是采用胸腔镜和(或)小切口而不需要体外循环。

我们最喜欢用于孤立性心房颤动患者的手术方法是双侧胸腔镜辅助下肺静脉隔离术并左心耳切除。在两侧第 3 肋间行"锁眼"入路设置,放置胸腔镜和相应的特殊设备,在胸腔镜辅助下行肺静脉分离。然后如图 63.6A 所示,采用双极射频进行肺静脉隔离术,记录肺静脉电生理曲线的传导阻滞来证实完全隔离。另外,在肺静脉周围脂肪垫中的自主神经纤维可以用电烧进行切除。如图 63.6B 所示,在左侧用胸腔镜钳夹切除左心耳。整个手术时间大约 2~4 小时,大部分患者的住院时间为 2~3 天,早期治疗效果极佳,半年后超过 90%的患者未复发心房颤动。

消融术后的治疗

消融术后心房颤动的发生率为 30%~60%。就像常规心脏手术后的心房颤动一样,这种心房颤动一般为一过性的。手术后 3 个月,85%~95%的患者心房颤动消失。对于消融术后出现心房颤动的患者,通常给以常规抗心律失常药物治疗 4~6 周。如果药物治疗无效,予以单纯电除颤复律。出院后所有患者常规口服华法林(目标达到国际标准化比值 2.0)6 个月并进行电话监测。每月进行一次心电节律复查,有症状时应及时进行心律曲线描记。如果患者仍然有心房颤动,可以在术后 3 个月给以电除颤复律,必要时在第 6 个月再除颤一次。半年后建议进行完整的疗效评估包括动态 24 小时心电图监测。如果术后 6 个月患者没有再发心房颤动,可停用华法林。相反,如果患者的心房颤动复发,

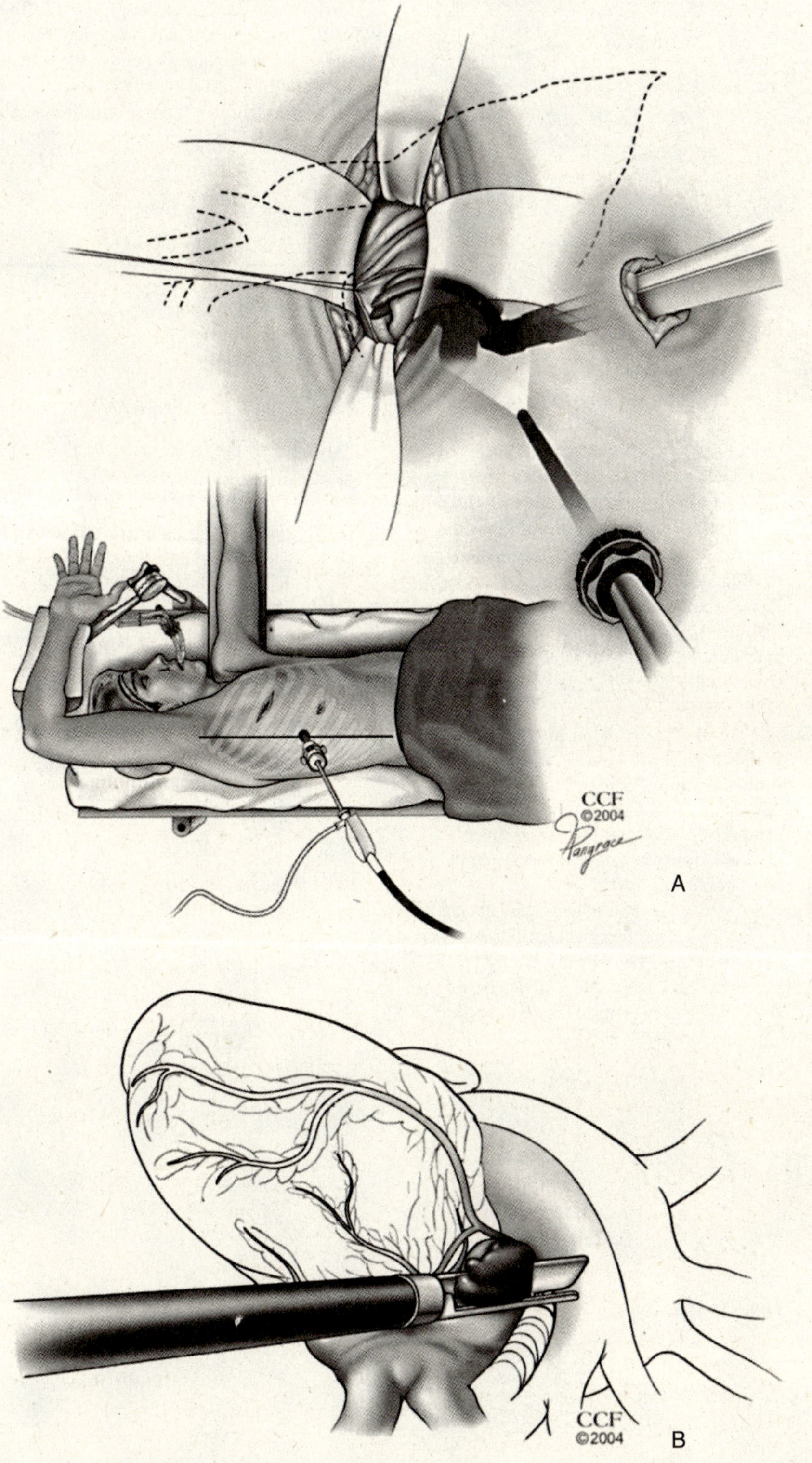

我们会建议患者进行导管心电生理检查,必要时进行导管介入消融术。

目前临床术式的选择原则

表 63.1 和表 63.2 反映了心房颤动患者的术式选择原则。如果患者需要同期行心脏手术,切口的选择与患者心房颤动的临床类型有关。如果心房颤动是阵发性的,则以扩大肺静脉隔离术为主,并确保肺静脉周围有足够的左房组织。另外,我们还要切除左心耳并对右心房峡部进行冷冻处理。如果是永久性心房颤动,我们倾向于 Cox 迷宫 III 型手术的切口设置。在这类患者中,如果左心房内径超过 5cm, 我们选择外科切开-缝合方法进行 Cox 迷宫 III 型手术, 以减少左心房容积。对于永久性心房颤动患者同样要进行右心耳峡部的冷冻处理。

对于孤立性心房颤动患者,如果心房颤动是阵发性的,我们采用微创肺静脉隔离术加用左心耳切除术;如果心房颤动是持续性或永久性的,我们则采用经典的 Cox 迷宫 III 型手术方法,采用皮肤小切口和部分或全胸骨劈开术。

未来发展方向

将来随着对心房颤动理解的加深和消融设备的改进,外科术式将随之改进,手术的疗效将随之提高。术中实时的电生理标测将为我们提供需要进行消融术的精确解剖定位,以及为切口的术后电生理评估提供精确定位。这种精确的(而非经验性的)消融术能通过对每个患者个体化的电生理病理生理机制的治疗来提高手术疗效。

CCF
©2004

A

CCF
©2004

B

图 63.6 "锁眼"入路进行微创心外膜肺静脉隔离术并左心耳切除术。(A)通过锁眼切口在胸腔镜辅助下进入右肺静脉周围。应用双极射频进行右肺静脉周围的左房袖状隔离术。(B)采用相似于(A)中的技术进行左肺静脉周围的左房袖状隔离术,同时进行左心耳的钳夹切除术。

表 63.1 心房颤动外科消融术并同期心脏外科手术

手术操作	阵发性心房颤动	持续性或永久性心房颤动
低危，简单的心脏手术	扩大肺静脉隔离术/左心耳切除术	肺静脉隔离术/左心房连接切术口/左心耳切除术或Cox-迷宫III型手术
高危或复杂的心脏手术	扩大肺静脉隔离术/左心耳切除术	肺静脉隔离术/左心房连接切口/左心耳切除术

表 63.2 孤立性心房颤动的外科消融术

阵发性心房颤动	持续性或永久性心房颤动
微创肺静脉隔离左心耳切除术	Cox-迷宫III型手术或微创肺静脉隔离术/左心房连接切口/左心耳切除术

为了微创心外膜消融术的发展，许多新的分离和消融设备正在研发中。这些新设备的运用通过小切口直接在心外膜上运用各种能量进行消融术，并提高手术的安全性。将来会有专门用于左心耳切除的设备，这将大大降低手术操作的难度和增加手术安全性。随着这些新设备的成功开发，微创心外膜消融术将会大大普及，使更多的心房颤动患者得到治疗。

推荐读物

Cox JL, Ad N. New surgical and catheter-based modifications of the Maze procedure. Semin Thorac Cardiovasc Surg 2000;12:68.

Cox JL, Ad N, Palazzo T. Impact of the Maze procedure on the stroke rate in patients with atrial fibrillation. J Thorac Cardiovasc Surg 1999;108:833.

Cox JL, Ad N, Palazzo T, et al. Current status of the Maze procedure for the treatment of atrial fibrillation. Semin Thorac Cardiovasc Surg 2000;12:15.

Damiano RJ Jr. Alternative energy sources for atrial ablation: Judging the new technology. Ann Thorac Surg 2003;75:329.

Gillinov AM, Blackstone EH, McCarthy PM. Atrial fibrillation: Current surgical options and their assessment. Ann Thorac Surg 2002;74:2210.

Gillinov AM, McCarthy PM: Advances in the surgical treatment of atrial fibrillation. Cardiol Clin 2004;22:147.

Gillinov AM, McCarthy PM, Blackstone EH, et al. Surgical ablation of atrial fibrillation with bipolar radiofrequency as the primary modality. J Thorac Cardiovasc Surg 2005;129:1322.

Wolf RK, Schneeberger EW, Osterday R, et al. Video-assisted bilateral pulmonary vein isolation and left atrial appendage exclusion for atrial fibrillation. J Thorac Cardiovasc Surg 2005.

编者评述

I.L.K.

在本书中我用了两章的篇幅阐述了心房颤动的消融术，因为我认为它在我们专业中占有重要的地位，而且它有着广阔的应用前景。Gillinov 医师与 Mayo 医师的手术方法其区别在于前者恰当地运用了其他的一些能量手段进行手术。我相信国内的大多数外科医师正在使用着各种能量手段进行迷宫消融术。Gillinov 医师的方法是经过深思熟虑后制定的，而且很容易掌握重复。虽然我还不能确定哪些手术切口是必需的，但进一步的研究将帮助我们找到最佳的方法。目前我推荐采用的是 Gillinov 医师的方法，因为我认为它是最容易掌握重复的。

（许哲 译　王治平 校）

第 8 部分

其他心脏病的外科治疗

第 64 章

心脏肿瘤

Himanshu J. Patel, Francis D. Pagani, Ridlard. L. Prager

历史背景

1559 年 Realdo Columbus 在意大利的 Pudua 首次将心脏肿瘤作为一种解剖现象进行了描述。几百年后，Yater 于 1931 年提出了第一个分类系统，这一分类系统与我们现在使用的系统十分相似。Yater 报道了 9 例于病理检查时发现的原发性心脏肿瘤。然而直到 1934 年 Barnes 应用心电图和淋巴结活检的方法，第一次在患者死前诊断为心脏肿瘤（肉瘤）。12 年后 Mahaim 在经典论著中描述了 400 多例心脏肿瘤。

Beck 于 1936 年成功切除了位于右心室表面的畸胎瘤，自此开创了手术治疗心脏肿瘤的新时代。据说 Bahnson 切除了第一例引起右心室流入道梗阻的右心房黏液瘤，不幸的是患者在术后第 24 天死亡。随着 1953 年体外循环技术的问世，1954 年 Crafoord 在瑞典首次成功切除了左侧心腔内的肿瘤。到 1964 年已有 60 例切除了心腔内肿瘤。超声心动图的应用使得更容易在死前得到诊断，因此切除心脏肿瘤的数量不断增加。

流行病学和分类

心脏肿瘤可分为原发性和继发性两大类。原发性心脏肿瘤更为常见，但总的发病率仍很低，尸检中占 0.15%~0.2%。大多数原发性心脏肿瘤是良性肿瘤（70%；表 64.1）。成人中一半以上的原发性心脏肿瘤是黏液瘤。

恶性原发性心脏肿瘤（表 64.2）在成人中比儿童更为常见。在恶性心脏肿瘤中，转移性瘤（表 64.3）占了绝大多数。实际上每一种肿瘤都可向心脏转移，最常见的原发性恶性肿瘤是白血病（54%）、黑色素瘤（34%）和支气管癌（10%），其他还包括肉瘤、乳腺癌和食道癌。原发性心脏恶性肿瘤不常见，以肉瘤居多。

黏液瘤

黏液瘤是最为常见的成人心脏肿瘤。通常为散发性，据报道 5%的病例为常染色体遗传。典型的散发病例见于 30~60 岁的女性，而且肿瘤为单发。家族型病例多见于年轻患者，通常为男性，肿瘤呈多中心生长。这两种类型的黏液瘤可通过检测 DNA 倍体予以区别，家族型病例中可发现异常倍体。

黏液瘤通常位于心房（最常见于卵圆窝边缘）（图 64.1A），亦可起源于心室。肿瘤大体病理形态多种多样（图 64.1B），表面光滑或呈乳头状，有蒂或无蒂，容易破碎。肿瘤多呈白色或黄色，表面可覆以血栓。在肿瘤切面上常可见到出血灶。一般为 5~6cm 大小，也有直径达 15cm 的报道。组织病理学上，肿瘤含有酸性黏多糖基质并包含有平滑肌细胞、毛细血管以及网织细胞。钙化多见于右心房黏液瘤。肿瘤一般向外生长进入心腔，很少侵入到心肌壁。通常认为双房黏液瘤是肿瘤向两个方向生长的结果，因为它们都附着于心脏的同一部位。肿瘤的基底一般局限在心内膜下。心内膜下的多能间充质细胞被认为是黏液瘤细胞的前体，这也是在黏液瘤中可见到各种类型细胞的原因。

黏液瘤的自然病程为快速生长。尽管认为黏液瘤是良性肿瘤，但有报道黏液瘤可以局部广泛浸润，以及转移扩散。家族型黏液瘤更具有复发性，进展更快。

黏液瘤的临床表现形式与其造成的梗阻（充血性心力衰竭，心房颤动，疲乏和晕厥）、栓塞及全身症状（肌肉痛、发热、关节痛和虚弱）相关。偶尔有感染症状，与感染性心内膜炎的临床表现相似。体格检查可发现右侧或左侧充血性心力衰竭的各种体征、早期诊断性的“肿瘤扑落音”或舒张期隆隆样杂音。

能够对黏液瘤提出怀疑性诊断的检查方法包括超声心动图。超声心动图是最为有用的诊断方法。尽管多数

表 64.1　良性心脏肿瘤
黏液瘤
乳头状纤维弹性组织瘤
脂肪瘤
畸胎瘤
横纹肌瘤
嗜铬细胞瘤
纤维瘤
房室结间皮瘤
神经纤维瘤
淋巴管瘤
粒细胞肿瘤

表 64.3　转移性心脏肿瘤
白血病
支气管癌
黑色素瘤
肉瘤
乳腺癌
食道癌
卵巢癌
前列腺癌
肾细胞癌(肾上腺样瘤)
淋巴瘤

情况下经胸超声心动图能够确定病理形态，但经食道超声心动图（图 64.1C）的图像更好并能清楚地显示肿瘤的位置及附着部位，即使只有 2cm 的大小，这一点有助于制定手术路径。对 45 岁以上的患者或有明显危险因素或症状的年轻患者，我们还要进行左心导管检查，以确定有无冠状动脉疾患。因为计算机断层扫描(CT)和磁共振成像(MRI)不能提供更多的信息，我们很少对疑诊为黏液瘤的患者采用这两种检查方法。然而，如果怀疑可能不是心脏黏液瘤，门控心脏 CT 检查或门控心脏 MRI 检查可更好地显示肿瘤临近组织受累的情况。排除心内膜炎引起心脏的肿块是很重要的。

表 64.2　恶性原发性心脏肿瘤
血管肉瘤
横纹肌肉瘤
脂肪肉瘤
恶性间皮瘤
恶性纤维组织细胞瘤
淋巴瘤
恶性畸胎瘤
恶性嗜铬细胞瘤
胸腺瘤
骨肉瘤

一旦确诊为黏液瘤就有手术指征。考虑到栓塞(8%~10%)或梗阻的风险，在确定诊断后我们即进行急诊手术。一般在同次住院期间实施手术治疗。在不延误手术治疗的前提下，在进行必要的检查的同时予以利尿治疗。在此期间使用肝素抗凝治疗也很重要，因为这样可降低栓塞的风险。

手术方法

一般选用胸骨正中切口。但是目前已进入微创外科的时代，还可以选择其他切口，如胸部前外侧切口(第 4 肋间)、部分胸骨切开("J"或"T"形切口)或女性患者的乳房下切口。在阻断主动脉之前我们采用"勿触摸"的策略以减少栓塞的风险。体外循环采用上、下腔插管。如果肿瘤位于左心房的典型部位，就不放置右上肺静脉管引流左心室，避免引起肿瘤脱落。将患者的体温降至 32℃~34℃，前向性灌注冷血心脏停搏液。我们通常采用双心房路径，经房间沟显露左心房。右心房采用标准与房室沟的平行切口，距房室沟 1cm。这一切口通常可直接完整地显露肿瘤(图 64.1A)。如果肿瘤较小，可轻轻操作，将肿瘤经左心房切口取出。肿瘤较大时向右心室流出道轻轻施压，有助于显露肿瘤的蒂部，然后将肿瘤连同距肿瘤蒂部周围 0.5~1cm 的组织一并切除，注意避免损伤二尖瓣环、传导系统和三尖瓣环。如果肿瘤蒂≤1cm，房间隔的缺损部位可直接缝合。若瘤蒂较大则要用补片(用心包片或 Gore-Tex 片)修补。需要强调的是，连同周边正常组织的完整切除是切除这种肿瘤的关键，可避免复发的危险。最后用大量盐水冲洗心室腔，常规关闭心房切口。排出心脏内空气后，患者脱离体外循环。

如果肿瘤位于右心房，可采用上、下腔静脉插管或一个上腔静脉插管加股静脉插管。采用标准的右心房切口切除肿瘤。如果肿瘤蔓延到下腔静脉进心包的入口处，就需要采用深低温停循环，以完整地切除肿瘤。

一般情况下手术死亡率<5%，大多的死亡都发生在老年患者（年龄>70 岁）。并发症可能与栓塞有关(如中风)。这些患者在术前或术后常合并心房颤动而需要抗凝治疗(鉴于心房表面已有暴露)。据估计在散发黏液瘤患者中复发率<5%，而在家族性黏液瘤患者中复发率高达 25%。因而对所有的患者术后都应长期行超声心动图随访。

乳头状纤维弹性组织瘤

这类良性肿瘤一般发生在瓣膜或邻近的心内膜上，占心脏肿瘤的 7%~10%。通常没有症状，但也可出现栓塞(中风)或阻塞(冠状动脉)的临床表现。大体病理为有多个突起的叶状肿块，一般肿块较小。这类肿瘤应予切除，特别是肿瘤长在左侧心脏时。当肿瘤位于瓣膜上时，切除肿瘤后应尽可能修补瓣膜而不要置换瓣膜。

脂肪瘤

脂肪瘤可发生于任何年龄及心

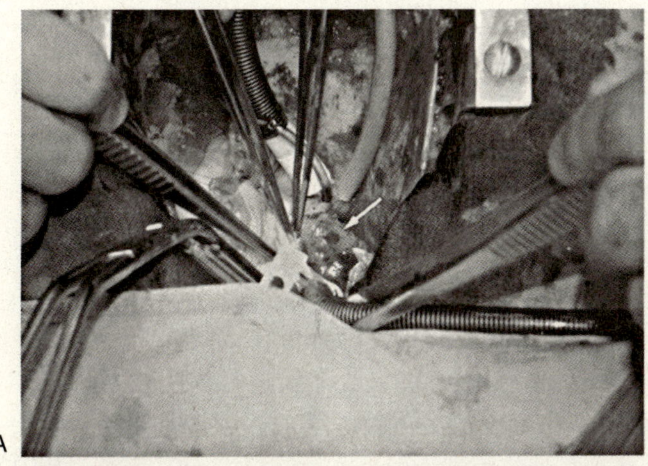

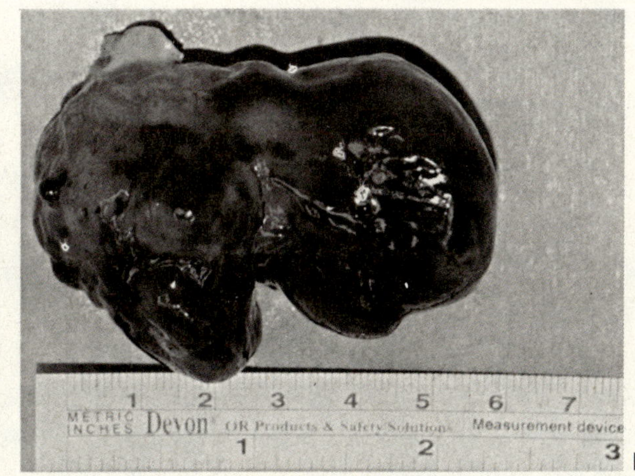

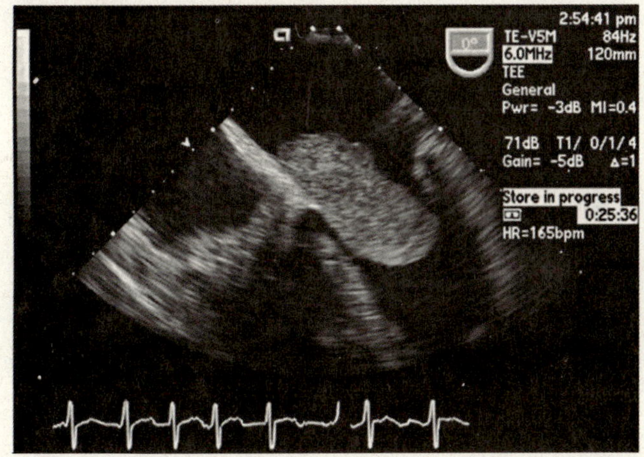

图 64.1 (A)经典的手术方法，采用胸骨正中切口和上、下腔插管体外循环技术，经双房径路显露肿瘤。准备从左心房切口取出肿瘤(白箭头所示)。(B)该黏液瘤的大体病理所见，内有大范围的棕黄色出血组织，稍微呈胶状和黏液状，最大直径 6cm。(C)该病例经食道超声所见。可见肿瘤引起二尖瓣“球状阀门”样阻塞。肿瘤沿卵圆窝附着点位于左心房壁。

包腔内的任何部位。通常这类肿瘤生长缓慢，表现为梗阻或压迫的症状。大体上这类肿瘤与身体其他部位的脂肪瘤相同，具有完整的包膜，内含成熟的脂肪细胞。一旦出现症状则是手术切除的指征。在施行其他心脏手术时偶然发现脂肪瘤，假如不会增加额外的风险，应同时予以切除。这类肿瘤不会复发，所以不必切除周围较多的组织。

如果这类肿瘤以无包膜的形式存在于房间隔，称之为房间隔脂肪瘤样肥大。这种情况通常很难与肿瘤区别，然而 MR 成像能鉴别肿块与脂肪组织的信号。有关这种病症的自然病程情况知之甚少，手术切除的确切指征尚未确定，可能包括该病出现心律失常的情况。如果在术中或术前经食道超声心动图检查发现该症，没有必要考虑手术切除。

横纹肌瘤

儿童中最常见的心脏肿瘤是横纹肌瘤（占儿童心脏肿瘤的 45%~60%，而在成人中这一比例不到 1%）。对这种肿瘤的自然病程还没有很好的了解。通常在出生后的最初几天出现梗阻症状，超声心动图可帮助确定诊断。这种肿瘤通常呈多中心生长，左右心室的发病机会均等。要注意病儿有无结节性硬化症，因为超过一半的心脏横纹肌瘤患儿同时患有这种遗传性疾病。一经确诊就应手术治疗，除非合并有结节性硬化症。大部分患者的预后不良，特别是合并有结节性硬化症的患者更是如此。

纤维瘤

心脏纤维瘤常见于儿童。通常位于心室腔内并且呈单发性。临床症状继发于梗阻或心律失常。因为这类肿瘤可能钙化，偶尔可在胸部 X 线检查时被发现。完整的手术切除是治愈的目标，但是切除大部分同样可获得长期的生存。

心脏嗜铬细胞瘤

发生在胸腔内的嗜铬细胞瘤不到 2%。发生在心包腔内的嗜铬细胞瘤通常位于左心房顶部。根据临床表现可怀疑该病的存在，实验室检查发现儿茶酚胺过度分泌可确定诊断。通过碘[131]聚苯碘胍(MIBG)扫描可确定肿瘤发生的部位。CT扫描最适于确定周围组织的受累范围。我们对所有患者还进行经食道超声心动图检查，以了解心腔和瓣膜的情况，同时获得肿瘤大小的信息。最后，对部分患者要行心导管检查以明确有无冠心病。治疗上首先是控制高肾上腺素综合征（β受体拮抗剂，继而用α受体拮抗剂，必要时静脉水化治疗）。然后在体外循环下切除肿瘤，完整地切除肿瘤是手术的目标。

原发性恶性心脏肿瘤

心脏原发性恶性肿瘤少见，几乎都是肉瘤。发病率从高到低排列，这类肿瘤包括血管肉瘤（图64.2）、横纹肌肉瘤、恶性间皮瘤和纤维肉瘤。这类肿瘤可发生于任何部位，通常在确诊时即已广泛播散。临床症状包括充血性心力衰竭和心律失常。术前检查包括寻找有无心脏外的转移。手术治疗仅限于没有发生转移的患者，有些中心主张辅以化学治疗。如果肿瘤不能切除，可考虑进行化学治疗和放射治疗。

血管肉瘤好发于右侧心腔。当出现症状时肿瘤已进入晚期阶段，转移最常发生于肺、肝和脑。本病预后不良，未经手术切除的中位生存不到一年。手术干预一般用于明确诊断和缓解病症。手术通常是进行肿瘤大部切除，术后患者一般不能长期获益。

横纹肌肉瘤一般呈多发性并侵犯瓣膜组织。同血管肉瘤一样，如果肿瘤较小而且没有远处转移证据，可考虑手术治疗，但是术后生存率通常有限。

最近有文献报道将原位心脏移植

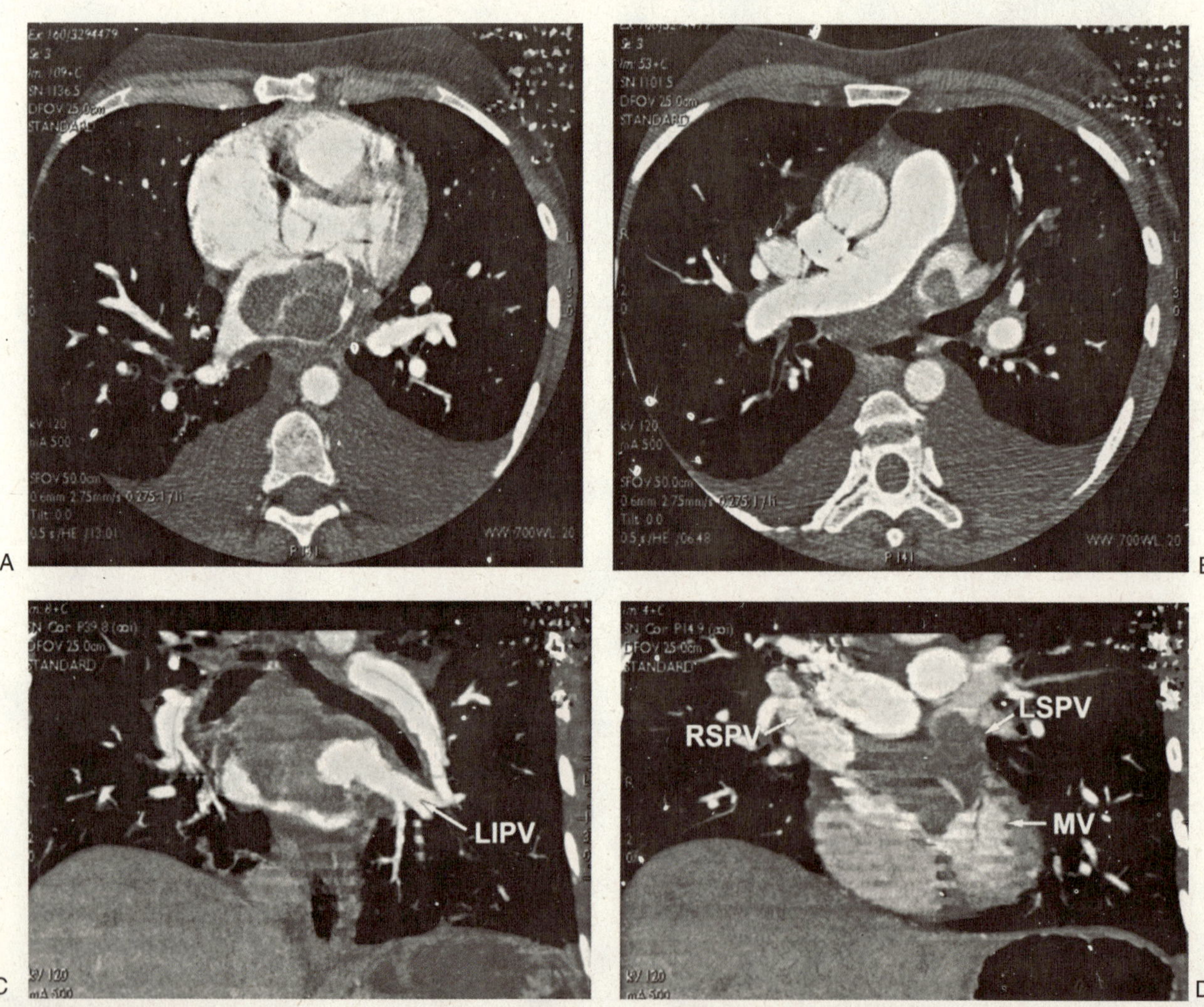

图64.2 心脏门控胸部计算机断层扫描显示起源于左心房壁的巨大血管肉瘤。(A)肿瘤占据大约左心房内80%的空间。(B)肿瘤侵入左上肺静脉。(C,D)分别为矢状位和冠状位，显示肿瘤侵入肺静脉。(LIPV：左下肺静脉；LSPV：左上肺静脉；MV：二尖瓣；RSPV：右上肺静脉)

作为心脏肿瘤(肉瘤、嗜铬细胞瘤、淋巴瘤、黏液瘤)的一种治疗措施。据报道，恶性肿瘤患者术后的中位生存为 12 个月。然而，考虑到供体的匮乏、确诊后须尽快治疗以及免疫治疗对于远期肿瘤恶变和转移方面的不明影响，对这种治疗决策仍存在不同的观点。

转移性心脏肿瘤

以发病率由高向低排列，转移瘤通常累及心包，其次为心外膜、心肌和心内膜。转移方式取决于原发肿瘤。白血病、肉瘤和肺部恶性肿瘤通过血液途径转移。直接浸润常见于肺癌、乳腺癌、胸腺癌和食道癌。

转移性肿瘤通常没有症状，但是一旦发生，多由心包积液引起。此时的治疗是施行姑息性的剑突下心包引流术。这种手术通常可以长期缓解症状。也有些作者主张行“心包开窗”术，以使积液引流入左侧胸腔。我们认为这种手术的效果与简单的剑突下引流相比没有明显的不同，因为左肺与“窗口”粘连，因此心包积液不能持续地引流入左胸腔内。而且这种手术需要全身麻醉(双腔气管插管)，而剑突下引流术则可在局部麻醉下完成。

肾细胞癌

肾细胞癌(肾上腺样瘤)为重要的一类心脏转移肿瘤。在所有肾上腺样瘤中约 5%的肿瘤直接由腔静脉生长侵入右心房(图 64.3A)。这些病例中可出现包括下身水肿、胃肠不适和腹水等腔静脉梗阻的症状。如果能进行完整的手术切除且没有远处转移，患者 5 年生存率可达 75%。从腹部侵入到右心房的其他肿瘤包括来源于肝脏、肾上腺和妇科肿瘤。

对于这类肿瘤的治疗，我们采取与泌尿科或肿瘤外科的多学科合作。术前检查包括：胸部、腹部和盆腔的 CT 扫描，经食道超声心动图检查，以及部分患者进行左心和右心导管检查。肿瘤局限在肾周筋膜，同时侵入腔静脉或右心房，而没有局部淋巴结或远处转移的患者预后最好。只有出现了远处转移，才是手术的绝对禁忌证。

患者消毒后手术单从颈部铺到大腿上部。腹部手术组开始时采用腹部探查切口，并松解肾周围组织。完成肾的游离和腹膜后止血后，正中切开胸骨并建立体外循环。温度降至 18℃，应用神经保护剂(甲基泼尼松龙，戊巴比妥和甘露醇)。阻断升主动脉，顺行灌注心脏停搏液，停止转流切开右心房向下直达下腔静脉。因为一般在 20 分钟以内即可取出肿瘤，我们通常不用脑部逆行灌注。腹部和胸部组联合手术，切除全部肿瘤和血栓，再开始转流，松开阻断钳复温，关闭腔静脉和右心房切口。温度恢复到理想程度后，脱离体外循环支持。

小　结

心脏肿瘤的手术治疗只是心胸外科临床工作的一小部分内容。对这类疾患的诊断与治疗通常需要有丰富的临床判断能力。但是这些肿瘤中有相当多的病例是能够治疗且疗效满意，因此使得外科医生有机会减缓罹患心脏肿瘤患者的症状。

推荐读物

Bissada NK, Yakout HH, Babanouri A, et al. Long term experience with management of renal cell carcinoma involving the inferior vena cava. Urology 2003;61:89.

Chitwood WR Jr. Cardiac neoplasms: Current diagnosis, pathology and therapy. J Card Surg 1988;3:119.

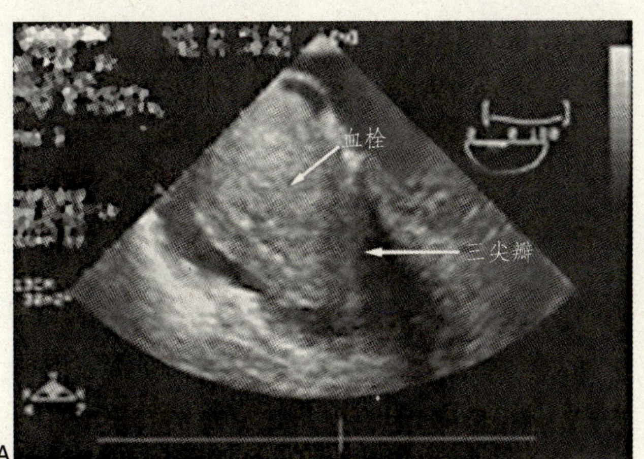

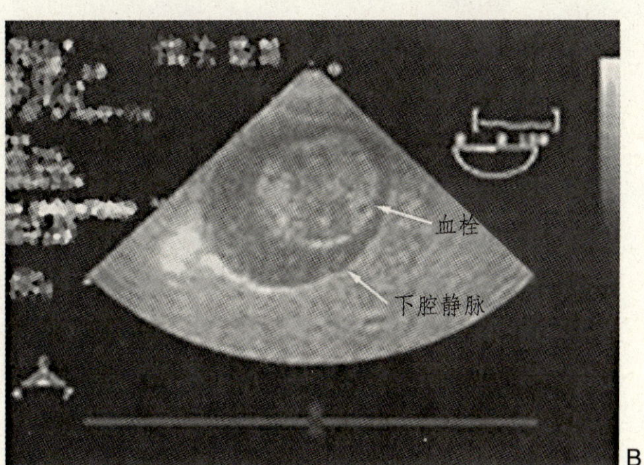

图 64.3 经食道超声心动图检查显示肾细胞癌瘤栓侵入到右心房。(A)瘤栓向上侵及到下腔静脉(IVC)。(B)瘤栓侵犯到三尖瓣。

Gowdamarajan A, Micheler RE. Therapy for primary cardiac tumors: Is there a role for heart transplantation. Curr Opin Cardiol 2000;15:121.

McAllister HA Jr, Fenoglio JJ Jr. Tumors of the Cardiovascular System. In Hartman WH, Cowan WR (eds), Atlas of Tumor Pathology (2nd series, fascicle 15). Washington DC: Armed Forces Institute of Pathology, 1978.

Miralles A, Bracamonte MD, Soncul H, et al. Cardiac tumors: Clinical experience and surgical results in 74 patients. Ann Thorac Surg 1991;52:886.

Orringer MB, Sisson JC, Glazer G, et al. Surgical treatment of cardiac pheochromocytomas. J. Thorac Cardiovasc Surg 1985;89:753.

Prager RL, Dean RH, Turner B. Surgical approach to intracardiac renal cell carcinoma. Ann Thorac Surg 1982;33:74.

Reardon MJ, Smythe WR. Cardiac Neoplasms. In Cohn LH, Edmunds LH (eds), Cardiac Surgery of the Adult. New York.McGraw-Hill, 2003;1373.

Reynen K. Cardiac myxomas. N Engl J Med 1995;333:1610.

Shahian DM. Papillary fibroelastomas. Semin Thorac Cardiovasc Surg 2000;12:101.

Spotnitz WD, Blow O. Cardiac tumors. In Kaiser LR, Kron IL, Spray TL (eds), Mastery of Cardiothoracic Surgery. New York: Lippincott-Raven, 1998;565.

Vander Salm TJ. Unusual primary tumors of the heart. Semin Thorac Cardiovasc Surg 2000, 12:89.

编者评述

I.L.K.

心脏肿瘤在心脏外科中相对罕见,因此确切地说本章是一篇综述。它涉及面广,方法学合理。对于黏液瘤和侵及腔静脉的肾细胞癌这两个方面,我们有很多经验。我们处理黏液瘤的方法与Michigan小组的方法十分相似,然而我们很少使用右心房路径。我们认为绝大多数左侧肿瘤包括瘤蒂都可通过左心房切口切除。作者提出的"勿触摸"的概念非常正确。这些肿瘤能够造成栓塞，一旦发生会引发一场灾难。

我们完全赞同他们处理肾上腺样瘤的方法。我们曾见过许多局限在膈肌以下腔静脉的肿瘤，切除这个部位的肿瘤可不用停循环的方法。然而,短时间的停循环对切除侵及右心房的肿瘤相当有用。对于这些患者而言,这是一种非常有效的治疗方法，通常会获得长期存活。

（陈生龙 译 解基严 校）

第 65 章

急性肺栓塞

Thoralf M. Sundt

急性肺栓塞刺激了人工心肺机的产生，而具有讽刺意义的是今天在治疗这一疾病时却很少用到它。1931年在 Massachusetts 总医院当 Gibbon 医师面对一名因大面积肺梗死而濒于死亡的年轻女子时，就立志终身从事研究工作。我们不应遗忘外科发展的这段历史。

急性肺栓塞是很常见的现象，在住院患者中更是如此。绝大部分急性肺栓塞很少引起并发症，而且大多数病例未被发现。然而大面积的肺栓塞因造成右心室流出道的机械性梗阻以及与未发生梗阻区周围血管床痉挛的叠加作用，引起血流动力学恶化甚至死亡。尽管这种大面积栓塞在急性肺栓塞中仅占很小比例，但事实上每年因肺栓塞造成的死亡和并发症却不少。

不幸的是，临床上很少考虑采用外科取栓。1996 年美国胸科医师学会(ACCP) 肺栓塞委员会发表的有关治疗静脉血栓栓塞性疾病的特别报告中提到外科取栓术，该报告写道："根据医生的经验和可提供的手段，采用选择性静脉内溶栓治疗、低剂量溶栓治疗……切开取栓、导管取栓或导管碎栓。"而在 1998 年更新的报告中根本就没有提到外科方法。发表于 2003 年的英国胸科学会指南将溶栓治疗和"介入性治疗(碎栓和下腔静脉内放置滤器)" 作为治疗大面积肺栓塞的首选，而未考虑少数医疗中心能够实施的外科取栓术。1989 年英国医院医学杂志就治疗急性肺栓塞上是否有外科一席地位展开了一场大辩论。

究其原因，除了需要有心脏外科的支持外，已发表的急性肺栓塞栓子清除术的死亡率在 20%~60%之间，因此很难断言外科手术的结果较自然病程好。更合适的理解是患者术前的状况对手术结果有很大影响。没有外科医生会感到惊讶，术前心脏停搏与患者的死亡无关。同样从诊断到实施手术之间的时间在很大程度上也影响手术的风险。自然这就成了一个永恒的问题，对很多内科医生而言鉴于手术的高风险报道，除非血流动力学极不稳定，很难推荐患者接受手术治疗。此外，不恰当的外科取栓术也可能造成更多的死亡。

对资料进行严格的分析后发现，事实上在治疗大面积肺栓塞的问题上，尽管外科手术只适合少数病例，但确是一种选择。作为外科医生，我们必须真正做到 24 小时候诊，并实施风险系数低而结果尽可能好的手术。要达到这种效果，我体会有几个技术细节很重要，术中既要减少对右心室的损害，又要尽可能解除流出道的梗阻。柏翰女子医院的 Aklog 及同事最近的报道结果支持这一观点，两年期间有 29 名患者接受了取栓手术，术后最初 30 天的死亡率只有 11%。我的目的就是介绍这些原则。

诊 断

一般在通知外科医生前就已明确急性肺栓塞的诊断。尽管如此，熟悉诊断程序仍十分重要。当然，存在大面积肺栓塞的有关病史非常有价值，如腿部戴有长段石膏的矫形术后患者、接受前列腺切除或子宫切除的骨盆手术后患者。急性肺栓塞时血清 D- 二聚体都会升高，通常将测定血清 D- 二聚体作为急诊室的筛查项目。高分辨 CT 扫描几乎可完全取代同位素检查。满意的扫描需要在适当的时间注入造影剂，因其他原因做的扫描往往不能很好地显示肺动脉而作出诊断。如果肺动脉显像好，尽管造影剂再次注入的时间恰当，CT 扫描能提供胸内其他病变的信息，如主动脉夹层，但对其他的结构显像并不理想。原则上同位素检查适用于孕妇、对造影剂过敏或肾功能处于边缘状态的患者。

从外科角度来看，经食道超声心动图检查可能是近来在诊断学方面最重要的进步。这种检查可识别肺血管中的栓塞物质，更重要的是它能识别循环中的血栓，包括循环中的矛盾性栓子，并且还能评估右心室功能受损的程度。如果可能的话，任何一名术前没有接受经食道超声心动图检查的患者，都应在手术室完成该项检查。

手术指征

当外科医师被叫到床旁评估能否施行取栓术时，重要的是应记住急性肺栓塞引起肺动脉高压的病理生理改变，此时血小板释放的血清素(5-羟色胺)、组织释放的组胺及循环中凝血酶增加，通气/血流比例失衡造成缺氧，而且通气无效腔增加进一步使肺血管收缩。因此在决定进手术室前要确保氧合处于较好状态。

普遍认为，尽管已应用血管活性药物，但仍处于低血压状态以及持续、不可逆的低氧血症是需要积极干预的指征(包括外科手术，放射介入或溶栓治疗)。然而一旦出现心源性休克，手术风险明显升高。所以，就单独使用抗凝治疗的不良预后对患者进行早期分层是具有挑战性的。1996年在ACCP协调委员会发表特别报告时，对是否将右心室功能不全作为干预的指征存在很大争议。今天，人们进一步认识到右心室功能不全是血流动力学失代偿的先兆，它可以非常突然、毫无征兆地使患者失去治疗机会，而这些患者看起来似乎“可以再坚持几个小时”。

对于不需要外科手术的患者，肝素是治疗的基础。肝素引起血小板减少的患者可以用类水蛭素药物。每例患者均需要口服华法林3~6个月。

溶栓治疗为不稳定患者的主要手段。部分原因是溶栓治疗已广泛应用于急性冠脉综合征，因而内科医师对此非常熟悉。然而，溶栓治疗也存在风险。据国际协作PE注册调查，溶栓治疗引起的脑血管事件为3%。2002年Thabut有关溶栓研究的荟萃分析报告：与肝素治疗相比，对非选择性患者进行溶栓治疗，对死亡率没有改善，反而出血的风险几乎增加了两成（风险比例1.76，可信区间1.04~2.98）。

导管取栓是另一种治疗选择。血管腔内技术包括血栓粉碎、血栓吸出及血管成形。然而这类治疗方法的死亡率为25%~30%。毫不奇怪，这种治疗方法并没有得到肯定。

我们认为，对大多数病例而言，在血流动力学衰竭之前进行手术干预，其风险并不比溶栓治疗高。当发现右心房内有血栓，尤其是血栓位于卵圆窝上时，显而易见应手术治疗。但是当心脏已经完全停搏，而且药物复苏失败时，则是手术治疗的禁忌证。另外，柏翰女子医院的医师建议，高龄患者(>80岁)也不适合手术治疗。

解剖学考虑

所有心胸外科医师都应该熟悉肺血管的解剖。最常用的经胸骨正中切口对显露肺叶血管并不理想，在行肺血管栓子清除时，经心包腔的肺动脉切口可以到达所有肺叶和肺段血管。这点非常重要，据我们的经验，肺动脉分叉部的鞍状血栓而远端没有血栓的并不多见。大多数的情形是，血栓从主肺动脉延伸到肺叶血管的开口。

手术操作

肺动脉取栓术可以在常温体外循环下进行，不需要心脏停搏，以减少对右心室的进一步损害，并且可以在直视手术下彻底清除血栓。以前有一些报道，在单纯阻断血流的情况下完成肺动脉取栓术。这种方法在不能采用体外循环的情况下仍可选用。然而，在体外循环支持下可以进行更多的复杂操作，而且在手术期间没有周围组织器官灌注不足的风险。体外循环的持续时间通常很短暂。

一旦决定实施手术，应将患者立即转送手术室。麻醉检测包括动脉血压、颈静脉置入导管，但在开始阶段应避免插入肺动脉内。在我们医院，术中常规放置食道超声心动图探头，这更有利于术中了解右心房内的情况及循环中血栓的位置。

应该显露出腹股沟处的血管备用，以便于术后必要时进行体外膜式氧合(ECMO)。我们习惯于胸骨正中切口，以便于探查右心房。上、下腔静脉分别插管更能显露右心房。值得注意的是，我多次遇到下腔静脉回流不良，探查发现血块堵塞腔静脉插管口。在这种情况下，如果血栓由下腔静脉而来，可以先插上腔静脉引流管进行部分转流。Jakob还建议常规按摩下肢和腹部，并切开下腔静脉，将静脉回血吸到储血罐内，这样尽可能将循环中的血栓清除。

开始常温体外循环后，放置上、下腔静脉阻断带。如果经食道超声心动图检查发现卵圆孔未闭或在循环中存在矛盾血栓，这时应使心脏停搏。这种情况下，我采用Dubost切口经双心房游离壁和房间隔切开右心房和左心房，以控制远端的血栓(图65.1)。关闭卵圆孔和左心房后，松开主动脉阻断钳，使再灌注的时间尽可能长一些。

如果没有卵圆孔未闭，整个手术过程则不需要心脏停搏。在心脏跳动下能容易清除右心房内的血栓（图65.2至图65.4)。如果不需要探查右心房，可在右心房做一荷包缝合，在中间刺一小口，插入子弹头形的吸引器。这可以减少通过右心室排入肺动脉的血流量。

应在直视下清除肺动脉内的血栓。切口与肺动脉血栓内膜清除术治疗慢性肺动脉血栓的切口是一样的。当然，

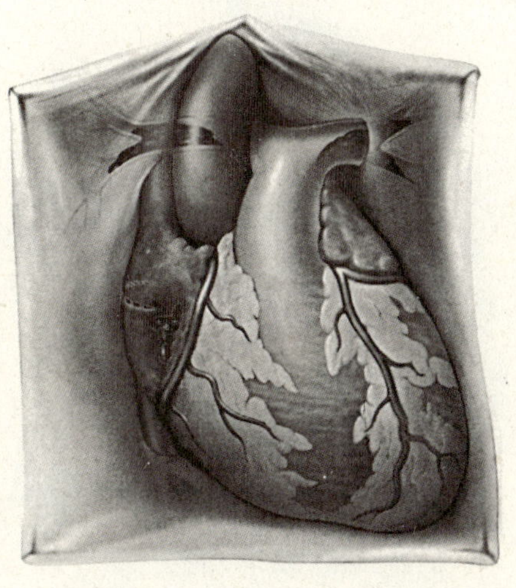

图 65.1 矛盾性血栓可以由经食道超声探得。如果诊断明确，在试图取栓前必须切开左房，Dubost 切口垂直延伸跨越右房游离壁和 Waterson 沟进入左心房。这使得外科医生在处理血栓的同时可以通过切开的间隔看清患者的心腔。这需要在手术开始前使心脏停搏，以使受损的右心能够被再灌注并有利于恢复。

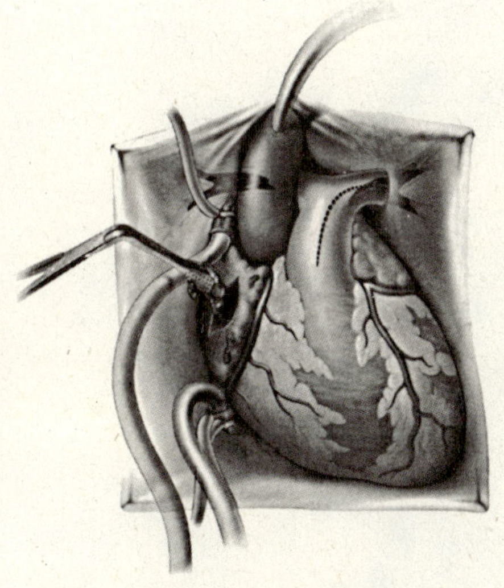

图 65.3 普通取石钳非常适于清除栓子。

只在主肺动脉做一个切口是不够的。

在清除进入左肺动脉的栓子时，应将主肺动脉的切口延伸到左肺动脉的心包返折处(图 65.5)，直视下取出栓子。经这个肺动脉切口可以用取石钳取出血栓。我还常常将气管内软吸引器送到动脉开口以远，在按摩肺的同时尽可能吸出远端的小血栓（图 65.6）。不要用尖部带球囊的取栓管。肺血管壁非常碎弱，直径突然变细，非常容易破裂。

在对慢性血栓性肺栓塞行血栓内膜切除术时，于主动脉与上腔静脉之间切开右肺动脉。用一个钝头的脑科牵开器将主动脉和上腔静脉分开，显露右肺动脉的横行部分(图 65.7)。在肺动脉下方切开心包后壁，再切开肺动脉，暴露肺叶和肺段的血管。如果术者以前没有做过这样的切口，他会感到惊奇，这种暴露右肺上叶血管的切口是非常靠近中央。该切口可以直接看到右上叶肺动脉、右中叶肺动脉和右下肺的肺段动脉。同样，在直视下用取石钳取出血栓(图 65.8)。按摩肺脏并用软头吸引管吸引(图 65.9)。用 4-0 聚丙烯线连续缝合关闭动脉切口(图 65.10)。一般很少使用心包补片。患者脱离体外循环，常规给予正性肌力药物支持右心室功能。此时可将漂浮导管放入肺动脉内。

手术的最后步骤是在右心耳做荷包缝合，经此置入下腔静脉滤器（图 65.11）。通常认为下腔静脉滤器适用于有抗凝禁忌证，或抗凝治疗期间肺栓塞复发以及肺栓塞严重而且反复发作危及生命者。虽然这种滤器不能阻止血栓形成，并且还有争议认为它本身就可以促进血栓形成，但对于那些具有慢性疾病和严重栓塞需急诊手术的患者，我都置入下腔静脉滤器。

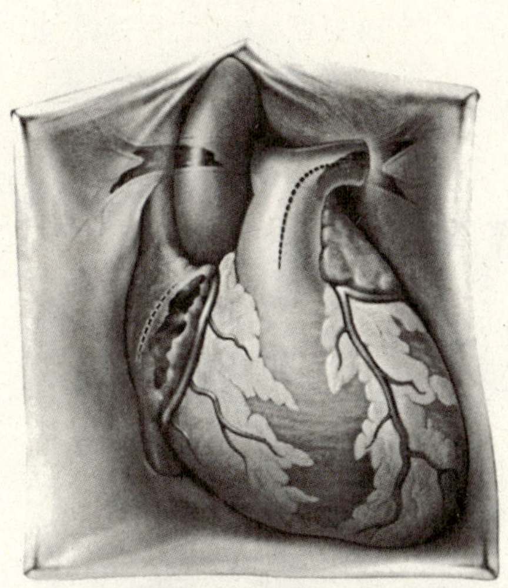

图 65.2 如果栓子局限于右房，则可经右房直接切口而不需要心脏停搏，这样可使右心室在术中得到良好的保护。

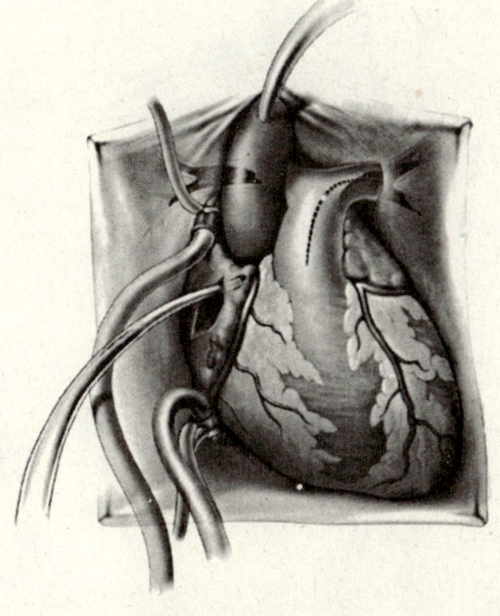

图 65.4 任何栓子的碎片均可应用一个广口的吸引器吸除。

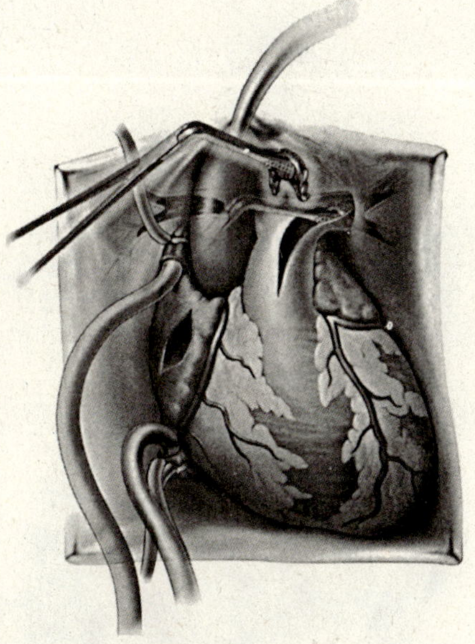

图 65.5 左肺动脉血栓的显露可以由经主肺动脉的切口开始，切口延至左肺动脉可直视栓子。这需要切开心包返折部，此时要注意避免损伤喉返神经。同样普通取石钳非常适用于直视下取栓。

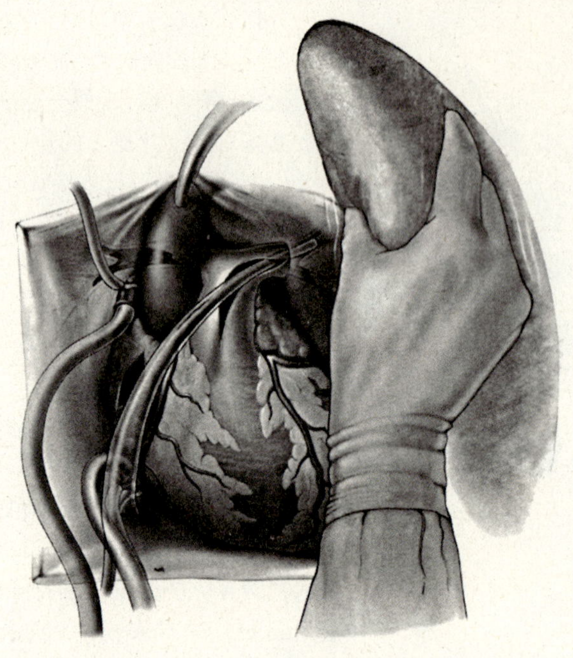

图 65.6 远端的栓子碎片可以通过大开口的吸引管或可塑的柔软的心内吸引管吸除。挤压肺脏可以使栓子柔软便于吸除。不建议使用球囊取栓导管,因肺动脉血管床质地脆弱,使用这种装置有使其破裂的风险。

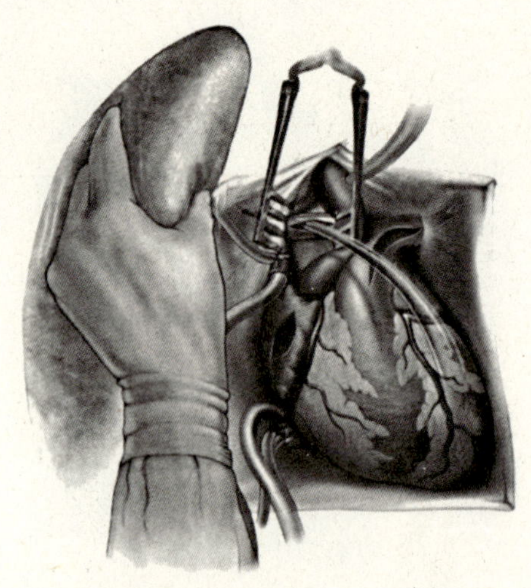

图 65.9 钳夹栓子后使用吸引装置。

术后处理

术后患者的右心室功能逐步恢复到正常的过程中,通常需要正性肌力药物的支持,偶尔需要短时间的体外膜式氧合治疗。如果证实存在突然发生的事件,如手术或以前有过创伤,术后要采用积极的抗凝治疗,先用肝素然后用6个月华法林。

有关发生肺动脉栓塞的危险因素应做进一步研究,并应做好二级预防。外科医生应该参与二级预防,鼓

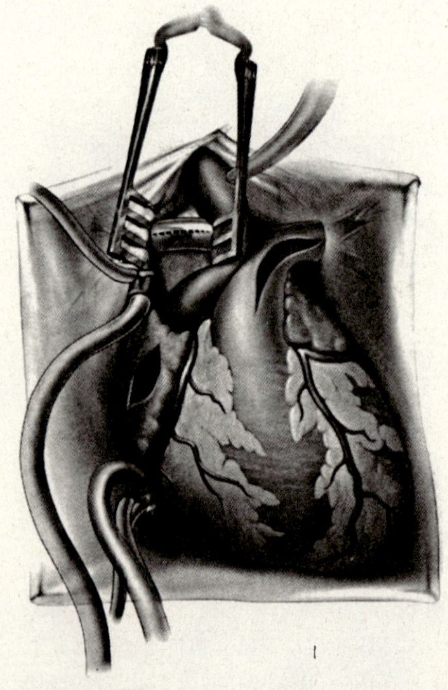

图 65.7 右肺动脉可以在主动脉和上腔静脉之间直接显露。

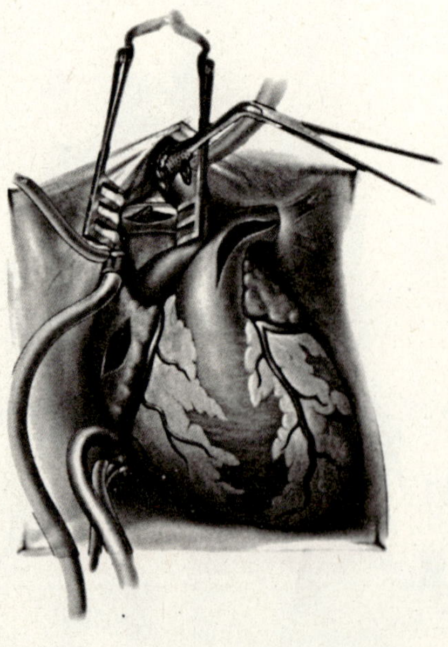

图 65.8 这使得血栓清除可以在直视下进行。

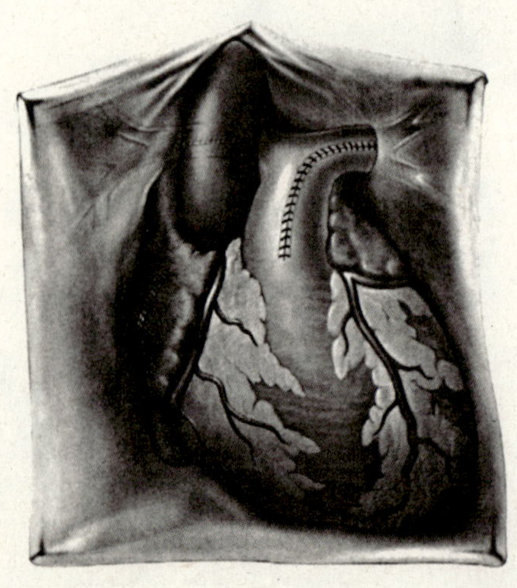

图 65.10 一期闭合切口。

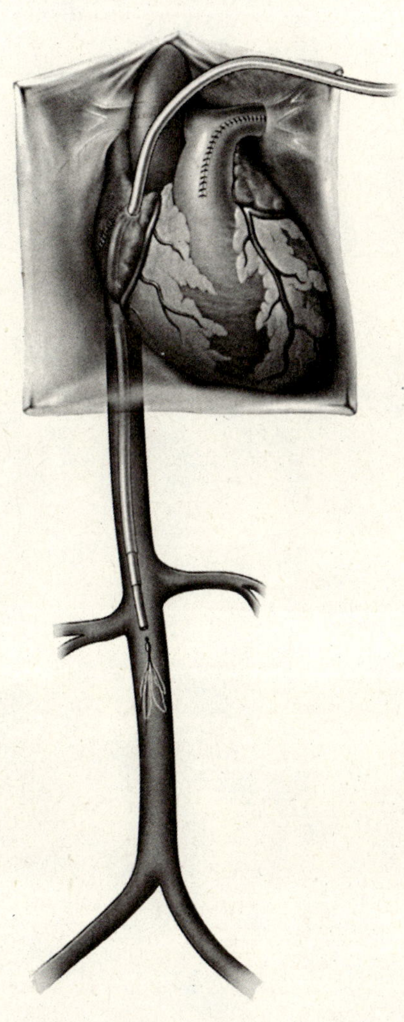

图 65.11　通过右心耳的荷包缝合，置入下腔静脉滤器。

励患者戒除再发的危险因素，如肥胖、吸烟、口服避孕药、绝经后激素替代治疗等。如果未查到明显因素，应注意有无未发现的恶性肿瘤。应请血液学专家会诊，并常规进行系统的血栓形成前期状态检查。如果明确没有可治疗的病因或患者处于高凝状态，则应终身使用华法林治疗。

推荐读物

ACCP Consensus Committee on Pulmonary Embolism. Opinions regarding the diagnosis and management of venous thromboembolic disease. Chest 1996;109:233.

ACCP Consensus Committee on Pulmonary Embolism. American College of Chest Physicians. Opinions regarding the diagnosis and management of venous thromboembolic disease. Chest 1998;113:499.

Aklog L, Williams CS, Byrne JG, et al. Acute pulmonary embolectomy: A contemporary approach. Circulation 2002;105:1416.

British Thoracic Society Standards of Care Committee Pulmonary Embolism Guideline Development Group. British Thoracic Society guidelines for the management of suspected acute pulmonary embolism. Thorax 2003;58:470.

Goldhaber SZ. Integration of catheter thrombectomy into our armamentarium to treat acute pulmonary embolism. Chest 1998;114:1237.

Goldhaber SZ, Elliott CG. Acute pulmonary embolism: Part I: Epidemiology, pathophysiology, and diagnosis. Circulation. 2003; 108(22):2726.

Goldhaber SZ, Elliott CG. Acute pulmonary embolism: Part II: Risk stratification, treatment, and prevention. Circulation 2003;108:2834.

Goldhaber SZ, Visani L, De Rosa M. Acute pulmonary embolism: Clinical outcomes in the International Cooperative Pulmonary Embolism Registry [ICOPER]. Lancet 1999;353; 1386.

Jakob H, Vahl C, Lange R, et al. Modified surgical concept for fulminant pulmonary embolism. Eur J Cardiothorac Surg 1995;9:557.

Kucher N, Luder CM, Dornhofer T, et al. Novel management strategy for patients with suspected pulmonary embolism. Eur Heart J 2003;24:366.

Thabut G, Thabut D, Myers RP, et al. Thrombolytic therapy of pulmonary embolism: A meta-analysis. J Am Coll Cardiol 2002;40:1660.

Wood KE. Major pulmonary embolism: Review of a pathophysiologic approach to the golden hour of hemodynamically significant pulmonary embolism. Chest 2002;121:877.

编者评述

I.L.K.

我非常赞同 Sundt 医师治疗急性肺动脉栓塞的策略。我认为他概括了所有重要的问题。肺动脉切开取栓术曾被认为是治疗肺动脉栓塞的最后措施，但过去的治疗效果并不好。一旦患者心跳停止并有脑缺氧表现，即已无望治疗。我们完全同意 Sundt 医师指出的右心室衰竭是猝死的先兆。当超声心动图提示右心室功能不全、有大的肺动脉栓子并伴有低血压时，很难还有时间或心脏储备以接受溶栓或其他非手术治疗。这样的患者是需要体外循环辅助的一个特别指征，只有这样才能取出栓子。如果肺动脉栓塞的患者能够进入手术室，肺动脉栓子取出后有可能存活。如果患者在手术前心跳停止，存活的希望就十分渺茫。

从外科的角度我们赞同 Suudt 医师的意见，不要用导管取栓，因为肺动脉具有破裂的风险。我们同意他使用钳子的类型，并且要切开双侧胸膜以便从肺内吸出血栓。关键的一点是术后下腔静脉滤器的使用，这对于避免肺动脉栓塞的复发至关重要。

（陈生龙 译　解基严 校）

第66章

慢性肺动脉血栓栓塞和肺动脉血栓内膜切除术

Michael M. Madani, Stuart W. Jamieson

肺动脉血栓内膜切除术(PTE)是治疗慢性血栓性栓塞肺动脉高压(CTEPH)的一种非常规手术;然而,它却是唯一能立即见效并根治这种灾难性疾病的方法。由于该病难以确诊,因此这种手术较少应用。继发于血栓栓塞的慢性肺动脉高压表现为不同程度的心、肺系统症状。一旦确诊,药物治疗不能奏效,手术取出血栓性栓子是唯一的治疗方法。

肺栓塞的确切发病率并不清楚,但有一些可信的估计,急性肺栓塞是第三位最常见的死亡原因(继心脏病和癌症之后)。尸解证实大约75%的肺栓塞(PE)未被临床发现。据估计美国每年大约有650 000次肺栓塞症状发作。该病在住院的老年患者中尤为常见。发生PE的住院患者中12%~21%会在住院期间死亡,另有24%~39%于12个月内死亡。因此第一次发作后,大约有36%~60%的患者会活过12个月,此后会表现出不同的症状。

深静脉血栓(DVT)和急性肺栓塞主要依靠药物治疗。一般来说,对于住院期间出现危及生命的急性右心衰以及严重血流动力学损害的大面积栓塞,心脏外科医生很少干涉。相反,治疗慢性肺动脉血栓栓塞的唯一方法则是手术切除肺动脉血栓内膜。对于这类患者,药物治疗只能是姑息性方法,而手术移植也不能获得满意疗效,是一种资源的滥用。

存在肺动脉高压的预后很差,而没有心内分流的则更差。因此,原发性肺动脉高压和继发于肺栓塞的肺动脉高压比艾森门格综合征的危险性和死亡率更高。事实上,血栓性肺栓塞患者的平均肺动脉压一旦≥50mmHg,其3年的死亡率接近90%。

手术的选择取决于主要病变的进程以及肺动脉高压是否可逆。除了血栓栓塞性肺动脉高压外,当病变到终末期时,肺移植是肺动脉高压唯一有效的治疗手段。虽然近几年已很少做,但在一些中心仍将肺移植术作为血栓性肺栓塞治疗的选择之一。然而,对于任何治疗有效性的真实评估,应计算所有接受治疗以及列入等待治疗患者的总死亡率。由于等待供体期间不少患者死亡,因此作为一种治疗策略,肺移植(尤其是双肺或心肺移植)的死亡率高于一般的想象。另外,应考虑到长时间应用免疫抑制剂以及其相关的副作用,较高的手术并发症及死亡率,即使移植成功后较差的预后以及长时间的等待,可以明显看出肺移植是肺动脉血栓内膜切除术的次一级选择,应该被认为是一种不适当的、过时的治疗方法。

发病率

要确定CTEPH的准确发病率基本上是不现实的。大多数这类患者并没有明确的DVT或肺栓塞的病史。此外,大多数尸解(约75%左右)发现的肺栓塞未被临床诊断。这使得确定该病的确切发病率要比急性肺栓塞困难得多。一种保守的估计,仅考虑那些的确患有急性肺栓塞而在发作中幸存的患者,在美国每年有近500 000例。慢性血栓性闭塞的发病率取决于急性栓子溶解失败患者的比例。近期的研究表明,在这些患者中,超过3.1%将在一年内出现CTEPH的症状,两年内达到3.8%。如果这些数值准确,而且仅统计有症状的急性肺栓塞患者,在美国每年约有15000~19000患者会发展为慢性血栓栓塞性肺动脉高压。然而,由于很多(如果不是大多数)诊断为慢性血栓性肺栓塞的患者没有急性肺栓塞病史,该病的真实发病率还要更高。

不论确切的发病率或情况如何,很明显急性栓塞及其与慢性栓塞的相关性,即发展为慢性血栓栓塞梗阻性疾病,都比一般想象的更为常见,而且极其难以确诊。根据尸体解剖发现的大血栓闭塞的死亡率和随机发病率推断,其结果支持这种假设,即美国现今有超过100 000的人群患有能手术治疗的肺动脉高压。

病理和病理生理

大多数慢性肺栓塞之前都有急性栓塞的发作，尽管大多数慢性血栓性肺栓塞患者对既往血栓栓塞的发作并不清楚，不能提供深静脉血栓的病史。尚不清楚为什么一些患者会有未溶解的栓子，但一定存在不同的原因，这些因素可单独作用或联合作用。

例如，急性栓子的体积就会影响溶栓机制，而且大动脉分支的完全闭塞可以阻止溶栓药物的到位，从而影响对栓子的完全溶解，此外，反复形成的栓子也可能难以溶解。其他与此相关的原因可能有：栓子可能是由某些用常规方法不能溶解的物质组成（已经机化的纤维性血栓、脂肪或肿瘤），或溶解治疗方法本身就存在问题。某些患者本身就易于形成血栓，或是处于高凝状态。

一般来说，当血块嵌入肺动脉后会出现两种情况：①血块通道化，形成许多由内皮细胞覆盖的小通道，这些小通道由纤维分隔而成（即束状和网状）；②形成一个由纤维结缔组织组成的致密团块，没有通道，完全阻塞动脉管腔。

另外，长期植入的中心静脉导管和起搏导线有时与肺动脉栓子有关。一些偶发病因包括肿瘤栓子，来源于胃、乳腺以及肾恶性肿瘤的肿瘤碎片已被证实可引起慢性肺动脉闭塞。右心房黏液瘤的破碎也可以形成栓子。

无论何种原因造成血管中遗留血栓，肺血管高压结果的发生要比想象中复杂得多。随着时间推移，正常肺血管床血流改变引起的压力和流量的增高，会造成与艾森门格综合征类似的前毛细血管的病变。

除单纯的血流改变引起的血流动力学变化之外，可能其他因素也参与了这种病变过程。例如，全肺切除术后100%的右心室血液排入单侧肺，即使在术后10年随访，肺动脉的压力也很少增高。然而，在血栓性肺栓塞的患者中，即使仅<50%的血管床被血栓堵塞，我们也常常发现存在肺动脉高压，而且可早在初次发作后数月至1年即已发生。这说明交感神经和激素的变化可能起到作用，使原来未受损的肺血管床出现肺动脉高压。这种病理变化可能发生于梗阻的同侧肺或对侧肺。

不管什么原因，这种以前未闭塞的血管床发生的变化，由此而产生的肺动脉高压其结果非常严重，因为这种病程可能无法手术。因此，根据我们积累的治疗血栓性肺动脉高压的经验及其良好的手术疗效，我们更加倾向于早期手术，以避免出现这些变化。

临床表现

慢性肺动脉血栓栓塞造成的肺动脉高压没有特异性体征和症状，这也是该病难以确诊的原因。与其他原因的肺动脉高压一样，血栓栓塞性肺动脉高压的最常见体征是劳累性呼吸困难。一般来讲，这种呼吸困难在临床查体时多无异常发现。与主诉容易感到疲劳一样，最初只在劳累时发生的呼吸困难被认为是焦虑或生活不规律引起。更晚期的肺动脉高压患者的另一常见的症状是晕厥或晕厥前的表现（劳累时头晕目眩）。

更严重的肺动脉高压患者中大约50%会有非特异性胸痛。所有肺动脉高压患者都可有咯血，这可能是由于血管内压增高造成血管异常扩张引起。当右心衰竭（肺源性心脏病）时，会出现周围性水肿、过早的饱胀感以及上腹部或右上腹部的胀满感或不适。继发于急性肺动脉小面积栓塞的慢性肺动脉血栓栓塞患者，有可能出现急性右心衰竭的症状，仔细地询问病史可发现轻微活动后呼吸困难、易疲劳、活动量减少、类似心绞痛或头晕目眩的发作。进一步检查可以发现肺动脉高压的征象。

不论本质的病理生理如何，肺动脉高压的体征都是一样的。初期，颈静脉搏动有特征的大A波。当存在右心衰竭时，V波变得更突出。在胸骨左缘下方常可触及右心室搏动，第二肋间可闻及肺动脉瓣的关闭音。偶尔晚期的患者可表现缺氧和轻度发绀。杵状指很少见。

右心衰竭时常会出现右房奔马律及三尖瓣反流性杂音。因为在肺动脉高压时流经三尖瓣的压差很大，杂音呈高调而且不随呼吸变化。这些与三尖瓣疾病的常见表现截然不同。还可以听到肺动脉瓣的反流性杂音。

诊断方法

为确诊慢性血栓性肺栓塞，建议对所有无法解释的肺动脉高压患者进行标准化评估。其中包括胸部X线片。应该记住，相当多的患者即使肺动脉高压很厉害，胸片可能也相对正常。不同程度肺动脉高压的胸片表现不同；异常的胸部X线片可显示肺叶或肺段动脉血管影中断，或区域性肺血减少提示有血管闭塞，肺动脉主干典型的表现为增粗，右心室可能会增大而不伴有左心房与左心室的增大（图66.1）。

对于未能溶解的血栓性肺动脉栓塞，肺通气-灌注扫描是确诊的必要检查。肺扫描正常可以排除急、慢性以及未溶解的血栓栓塞。大多数肺动脉高压患者的肺扫描常见图像为相对正常或表现为弥漫性不均匀灌注。当扫描显示肺的亚段或稍大片灌注缺损时，即使与通气缺损相匹配，此时也应行

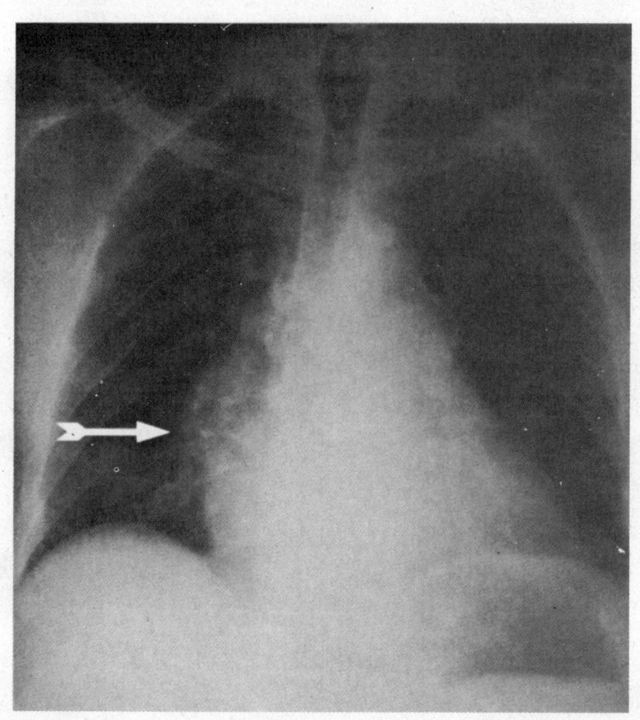

图 66.1　慢性血栓栓塞性肺高压患者胸片。可见肺门影向两侧扩大，右房和上腔静脉明显，左房小。

肺血管造影以确诊或排除血栓性栓塞病变。

肺血管造影是诊断慢性血栓性肺动脉栓塞的金标准。另外还可以明确梗阻的平面并提供手术路径。这种情况也可以采用右心导管检查，测量右心的参数、评估肺动脉高压和肺血管阻力(PVR)的程度。机化的血栓性栓塞病变没有急性肺栓塞时血管内充盈缺损的征象，对于未溶解的慢性栓塞病变的肺血管造影结果，需要一定临床经验才可能辨认。典型的机化血栓可表现为异常的充盈缺损，网状、束带状或当血管内完全形成血栓时，类似于先天性血管缺如(图 66.2)。机化的组织沿再通的血管壁形成扇形或锯齿状的内缘。由于血管壁的增厚以及近端血管的扩张，造影剂显示的血管腔直径相对正常。远端的血管迅速变细，表现出肺动脉高压特有的残根征象。

近年来，胸部的高分辨计算机断层扫描(CT)已频繁用于肺栓塞的诊断。肺叶或肺段血管内有大的血块即可以肯定诊断。另外，还有一些少见情况，如主肺动脉闭塞或怀疑存在外部的压迫时，CT 有助于鉴别血栓性栓塞病变与其他原因引起的肺血管梗阻，如纵隔纤维化、淋巴结及肿瘤。

肺血管造影是诊断和设计手术方案的金标准。除了肺血管造影外，45 岁以上的患者还有必要行冠状动脉造影及其他心脏检查。如果发现有明显病变，在切除肺动脉血栓内膜的同时还要实施心脏手术。

当难以鉴别原发性肺动脉高压与肺外周小血管血栓性栓塞病变时，可以采用肺血管镜检查。肺血管镜为纤维光学内窥镜，经中心静脉放入肺动脉，顶端有一个球囊，球囊注入盐水后压向血管壁，这样就可以在一个无血的视野下观察肺动脉壁。血管镜下典型的慢性血栓性肺栓塞的表现为内膜增厚、不规则及瘢痕化以及穿过小血管的网状物。血管镜可以诊断出栓塞性疾病、闭塞的血管或血栓性团块。

治疗选择

药物治疗慢性血栓性肺栓塞的效

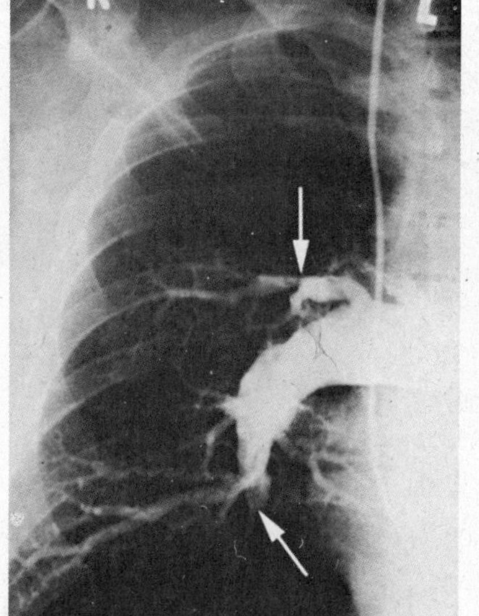

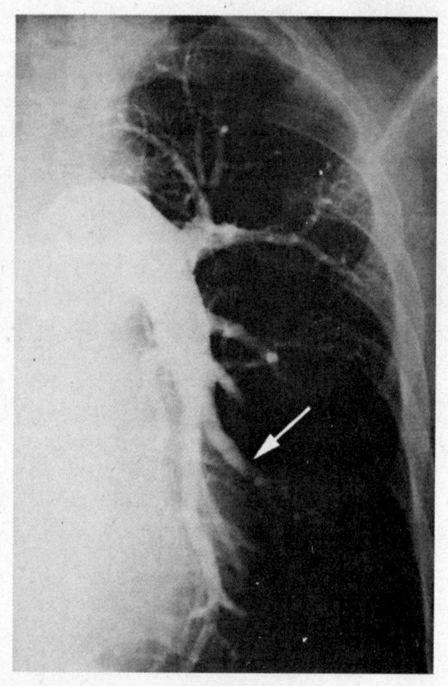

图 66.2　左侧和右侧肺动脉造影显示血管腔内充盈缺损，分支突然中断(白箭头)，外带缺乏血管影。

果有限,充其量仅能缓解症状。近来用于治疗肺动脉高压的药物有很多种,包括钙通道阻滞剂（如地尔硫卓或硝苯地平)、前列环素如依前列醇(Flolan,Remodulin)、前列环素类似物、内皮素受体拮抗剂(Tracleer)以及氧化亚氮。然而,血栓栓塞性病变是一类机械梗阻性病变,并不适于药物治疗。

右心室衰竭时常用利尿剂及血管扩张剂治疗,虽然可能会缓解症状,但疗效常很短暂,因为只有解除梗阻才能消除心力衰竭。同样,药物治疗并不能改变预后,仅可以作为一种支持手段。然而,由于存在支气管循环,肺动脉栓塞很少引起组织坏死,因此动脉内膜剥脱术可使远端肺组织在气体交换中再次发挥作用。

长期抗凝是主要的药物疗法。抗凝治疗主要是用于防止以后的再次发生栓塞,但它也限制了低流速区域的肺血管产生血栓。常规使用下腔静脉滤网以防止栓塞复发。如果下腔静脉滤网和抗凝治疗都不能阻止栓塞复发,立即采用溶栓治疗可能会有帮助,但溶栓药物对栓子的陈旧性成分并无效果。

这类患者另外唯一的手术选择是移植术。但我们认为移植术并不适用于该病的治疗,而且认为手术治疗 CTEPH 是一种过时的方法。鉴于患者在等待移植过程中的病死率和并发症率、手术的高风险以及存活率较低的事实（在有经验的中心移植一年的存活率大约为 80%,而肺动脉内膜切除术为 95%),我们认为肺动脉血栓内膜切除术是更好的选择。另外,肺动脉内膜切除术的效果持久,不存在排异反应和免疫抑制治疗的风险。

肺动脉血栓内膜切除术

1960 年 Allison 成功实施了首例肺动脉血栓内膜切除术,该患者于术前 12 天因大腿损伤而导致继发性肺动脉栓子。Allison 采用胸骨正中切口和体表降温,但仅清除了新鲜的血凝块。自此,有许多手术治疗慢性血栓性肺动脉栓塞的个案报道,但绝大多数肺动脉内膜切除的经验都是由圣地亚哥加利福尼亚大学(UCSD)医学中心报道的。Braunwald 从 1970 年开始采用 UCSD 的手术经验,至今已超过 2000 例。我们现在的标准术式是在深低温停循环下手术。

适应证

当确诊为血栓栓塞性肺动脉高压后,应根据患者症状的严重程度和一般状况来决定是否手术。据肺动脉内膜切除的早期经验,Moser 及其同事指出考虑血栓内膜切除的 3 个主要原因:血流动力学状态、肺泡通气情况以及预防性治疗。血流动力学的目的是防止或改善肺动脉高压引起的右心室损害。呼吸的目的是通过消除肺存在大片通气而无灌注的生理性无效腔,以改善呼吸功能。预防的目的是防止右心室功能进行性衰竭或梗阻范围扩大,从而引起心、肺衰竭或死亡。我们后期取得的经验增加一个预防目的:防止仍通畅的血管发生继发性动脉病理改变。

本组患者的年龄在 7~86 岁之间。典型的患者在静息时 PVR 严重升高,不存在与右心衰无关的严重并发症,血管造影的慢性血栓征象似乎与 PVR 水平相符合。当然也有例外的情况。

尽管大多数患者的 PVR 在 800dyn/(s·cm^{-5})以内,肺动脉压低于体循环压力,但随时间右心室逐渐增厚使肺动脉压增高并可能超过体循环压力。因此许多患者(本组中约 20%)的 PVR 会超过 1000dyn/(s·cm^{-5})并有高于体循环的肺动脉压。PVR 值、肺动脉压力和右心室功能障碍的程度不存在禁忌手术治疗的高限。

我们进一步认识到通畅的肺血管床(未受血块影响)由于其他部位的梗阻,而承受高压力和高流量灌注可能发生的变化。因此,随着临床经验及手术安全性的增加,对于血管造影证实血栓性栓塞病变、有症状的患者,我们倾向于手术治疗。极少数患者在静息时 PVR 可能正常,而在轻微活动后升高。这通常为年轻患者,一侧肺动脉完全闭塞,由于无效腔通气的增加,而不能耐受劳累性呼吸困难。这种情况下手术目的是使肺组织得到再灌注,重建更为正常的通气/灌注平衡(从而减少静息和活动时的每分通气需求量),并保持对侧循环的完整性。如果既往未植入下腔静脉滤网,应在手术前数天常规放置。

手术技术

原则

尽管肺动脉血栓内膜剥脱术的基本技术与其他心脏直视手术十分类似,但有几点指导性的原则。虽然双肺慢性血栓栓子的大小可能会有明显差异,但该病几乎都是双侧的。此外,由于肺动脉高压为主要因素,因此一定会涉及双侧肺动脉,所以双侧都要手术。能显示双侧肺动脉的唯一入路是胸骨正中切口。过去有许多单侧手术的报道,现在一些缺乏经验的中心偶尔仍会采取经侧胸切口做一侧肺动脉手术。然而,单侧入路忽视了对侧的病变,当阻断肺动脉时使患者遭受血流动力学改变的风险,而且由于存在从支气管循环来的持续血流,手术野也不清楚。此外,慢性血栓性肺高压时,侧支循环不仅仅来自支气管动脉,也来自于膈肌、肋间以及胸膜的血管。经胸切口分离肺脏时极易出血,胸骨正中切口不仅提供双侧肺血管的入路,还避免进入胸腔,而且可以做好体外循环的准备。

体外循环是必要的，不仅可以确保术中循环的平稳，而且可以在停循环期间降温。除了需要能看清肺血管外，还需保持无血的视野，这样才能确定内膜剥脱的层面，清除肺段以下肺动脉的内膜。由于这类患者的支气管血流十分丰富，需要暂时停循环以确保良好的视野，当然也有个别不停循环进行该手术的报道。然而，应当强调的是，虽然有可能在不停循环下施行动脉内膜切除术，但不可能完整、彻底切除内膜。手术的开始阶段，根据侧支循环情况，我们通常不停循环，在循环停止前尽可能剥离一部分，但不可能完全切除。我们将停循环的时间限制在 20 分钟内，两次停循环之间要恢复血流。我们的经验是只需要一次停循环即可完成一侧动脉的内膜切除。

切除的平面必须确实在动脉的中层。有必要认识到术中能够清除看到的血栓是很偶然的。事实上，在大多数患者中不存在游离的血栓；初次探查时，没有经验的术者可能认为肺血管床是正常的。早期的文献指出清除血栓时常常没有做到完整的内膜切除，这样并不能降低肺动脉的压力，患者往往死亡。

准备和麻醉注意事项

手术准备和麻醉有关问题与心脏直视手术相同。麻醉诱导时的常规监测包括体表心电图、经皮血氧饱和度以及桡动脉测压。诱导后再插入肺动脉管和经食道超声心动图的探头。一般我们还要放置股动脉测压管，以便于在复温期间和停体外循环时更为准确评估。因为这类患者在低温停跳时周围血管常会收缩，造成桡动脉压力读数不准确。到重症监护室后，当股动脉和桡动脉的压力一致时，再拔除股动脉测压导管。

常规描记脑电图以确定在诱导停跳前大脑活动消失。将患者的头放在降温袋中，开始体外循环后即进行脑部降温。测量食道、鼓膜、尿管以及血液（经 Swan-Ganz 导管）的温度。如果麻醉诱导后患者的一般状况平稳，应取 500mL 的自体全血备用，相等的容量用晶体液补充。

手术技术

胸骨正中切开后，纵向切开心包并悬吊于切口两边。典型的表现是右心扩大，右心房张力高以及不同程度的三尖瓣反流。常有严重的右心室肥厚。通常这些患者对于心脏操作相当敏感，如果有严重的梗阻，患者的情况会变得非常不平稳。

用牛肺肝素钠（400U/kg，静脉内）抗凝，延长活化凝血时间至 400 秒以上。升主动脉上部及上、下腔静脉插管建立体外循环。静脉引流管应插入上、下腔静脉以便于能充分切开右心房。体外循环开始后放空心脏，在距肺动脉瓣以远 1cm 处正中切开主肺动脉。放一根临时肺动脉引流管，这也是左肺动脉起始切口的标记。

体外循环开始后，利用头袋和降温毯体表降温，氧合器降低血温。一般需要 45 分钟至 1 小时降温。发生心室纤颤时，经右上肺静脉切口放入左心房引流管。这可以防止大量来自支气管动脉的血流造成房、室膨胀，这种情况在此类患者中很常见。

一般情况下术者从患者的左侧开始手术，在降温的期间进行简单解剖，将右肺动脉与升主动脉完全游离。也要完全游离上腔静脉。右肺动脉的切口要正对上腔静脉，而不是在侧边（图 66.3）。所有肺动脉的分离都是在心包内进行的，不应进入任何一侧胸腔。然后在右肺动脉做切口，在主动脉后方开始，在上腔静脉下方走行，直到下叶肺动脉，刚好终止于中叶动脉发出的远端（图 66.4）。重要的是切口应位于血管的正中，要延续至下叶动脉而非中叶动脉。

在主动脉与上腔静脉之间放一个改良的脑科牵开器。当切开肺动脉后，可能有不同大小的血栓脱落，清

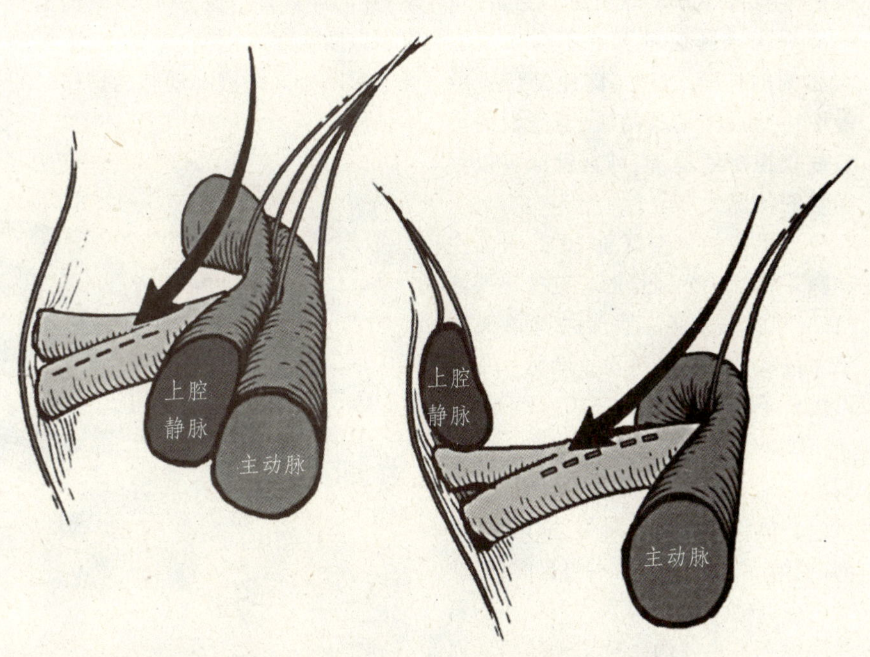

图 66.3　进入右肺动脉的手术途径。右肺动脉在上腔静脉内侧，位于上腔静脉与主动脉之间。上腔静脉侧方路径提供的术野有限。

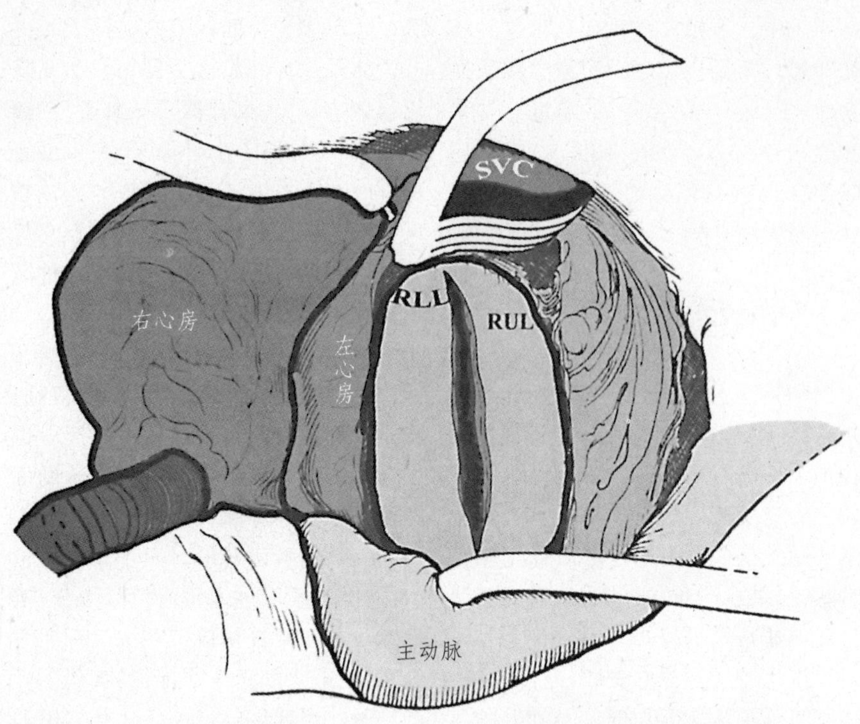

图 66.4 右肺动脉的显露。注意如何在上腔静脉(SVC)和主动脉间进行切开。同时显示出右上叶(RUL)和右下叶(RLL)肺动脉分叉部。

除这些血栓以保证看清血管床。然而最重要的是要认识到:第一,不管栓塞物有多大,仅清除栓子而不行内膜切除是完全无效的;第二,大多数慢性血栓栓塞性肺动脉高压的患者,术中直视探查肺血管床并不会发现显而易见的栓子,因此,即使是严重的慢性栓塞性肺动脉高压,对于没有经验或仅粗略的检查,肺血管床可以如正常的状况。

当患者的体温降至 20℃,阻断主动脉并给予一个剂量的心脏冷停搏液(1L)。用冰袋加强心肌保护。现在整个手术过程只需阻断一次主动脉,不用再次给予心脏停搏液。

如果支气管循环并不严重,在早期解剖时就可发现剥离内膜的层面。然而,尽管在停循环前可进行少许解剖,但继续解剖下去是不明智的,除非能有很好的视野,因为找到正确的剥离层面是最重要的。辨认正确的层面是这种手术最关键、技术上最具挑战性的部分。

如回流血影响肺血管床的暴露,可给予硫喷妥钠(500mg 到 1.0g)直到脑电图变成等电位。当中心温度降至 20℃时,大多数病例的脑电图呈等电位。停循环后排空血。关闭所有的监测管道以防止吸入空气。收紧上、下腔静脉的阻断带。一侧肺动脉的操作时间很少超出 20 分钟。虽然其他心脏手术在完全停循环期间提倡逆行脑灌注,但在这种手术是没有用的,因为逆行脑灌注不能提供完全无血的视野,而且随着经验的积累,可以缩短停循环时间,因此没必要逆行脑灌注。

先用显微刀片从后方分离出内膜的剥离层面,因为在这个位置的切口都容易修补或留在那里。在正确的层面剥离至关重要,如果层面太深,肺动脉可能穿孔而造成致命的后果,而剥离层面不够深,不能充分清除慢性血栓性栓子,会残留肺动脉高压。

找到正确的剥离层面后,在切口处保留全层厚度以便于后期的修补(图 66.5)。然后用外翻的方法剥离动脉内膜。由于血管是外翻的而且肺段以下的分支还在发挥作用,该部位发生的穿孔完全不能找到或看到,这就是为什么要停循环以提供完全无血的绝对视野。每个肺段以下的分支都应分别清理直至尖端没有梗阻,这一点很重要。不要切断残留的血栓,应当取出整个血栓,而且是自行脱出。

完成右侧肺动脉的内膜切除后,重新恢复循环,并用 6-0 聚丙烯线连续缝合肺动脉切口。可以利用最初分

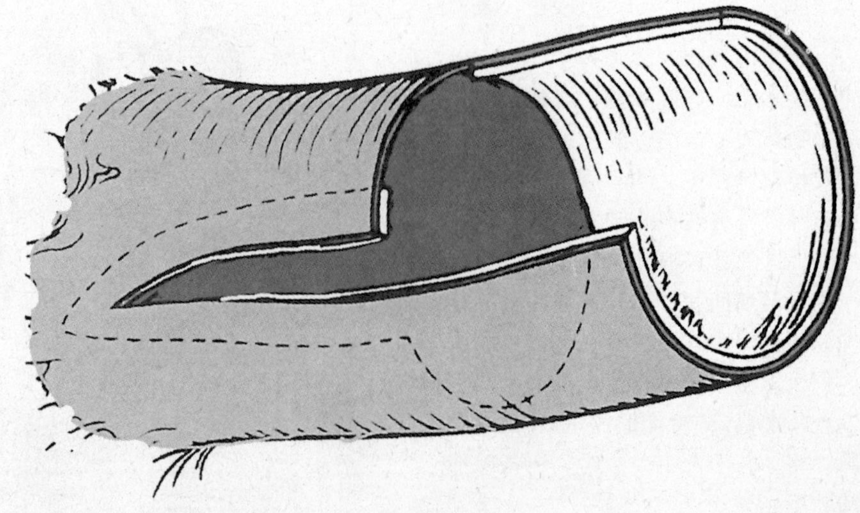

图 66.5 剥离平面首先从后方开始,一直剥向动脉切口边缘,但在切口边缘要留下一窄条,这样可保留全层动脉以备缝合。

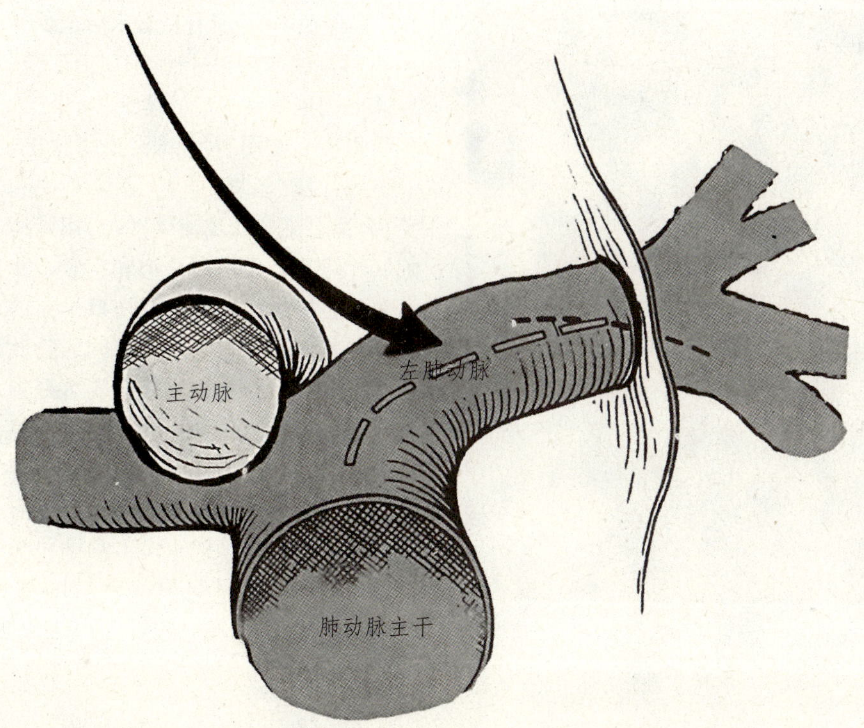

图 66.6　进入左肺动脉的手术途径。手术路径始自主肺动脉中部，延伸越过左上肺动脉起始部。切口位于血管中线上直至心包返折。更远的切口提供的术野有限。

离时保留的切口处的全层肺动脉壁进行缝合，有助于止血。

修补好右侧肺动脉后，术者换至患者的右侧。拔出肺动脉引流管，从肺动脉引流口处切开肺动脉，向左侧延长至心包返折处，避免进入左侧胸腔。过分地向左侧延长切口并不能改善视野，反而有可能损伤左侧膈神经，并使左肺动脉的修补更加困难(图 66.6)。

对左肺动脉的解剖在各方面与分离右肺动脉的操作极为相似，而且停循环的时间也与右侧相同。

动脉内膜剥脱完成以后，恢复体外循环并开始复温。如果体循环的阻力过高，给予硝普钠扩张血管和复温。根据患者的体重而异，复温时间一般需要 90 分钟左右。

缝合肺动脉切口，放置肺静脉引流。将心脏向左上方抬起，一般在心包后方开窗。随后切开右心房探查，修补心房内可能存在的分流。虽然这些患者存在不同程度的三尖瓣反流，而且常常很严重，但并不需要修复三尖瓣。因为术后几天右心室发生重构，三尖瓣的作用可以恢复。如果需要进行其他手术，如冠状动脉、二尖瓣或主动脉瓣的手术，可以在复温期间进行。完成所有的操作后停止给心脏降温，撤除左心房引流管。排除心脏内的空气，开放主动脉阻断钳。

达到复温要求停止体外循环，常规给予小剂量多巴胺，并根据需要使用其他的正性肌力药物及血管扩张剂以维持满意的血流动力学状态。一般心排量较高，体循环阻力低。放置心房和心室的临时心外膜起搏导线。

尽管体外循环较长，仍很容易止血，而且通常都不需要给血小板或凝血因子。常规关闭伤口。术后数小时通常排尿多，这也是由于此前全身低温的结果。

与血栓有关的肺动脉闭塞性疾病可以分为 4 大类型，我们采用以下的分类法：Ⅰ型病变(约占血栓栓塞性肺动脉高压的 20%左右，图 66.7)，血栓位于大血管内，切开肺动脉后容易看到。如前所述，在动脉内膜剥脱

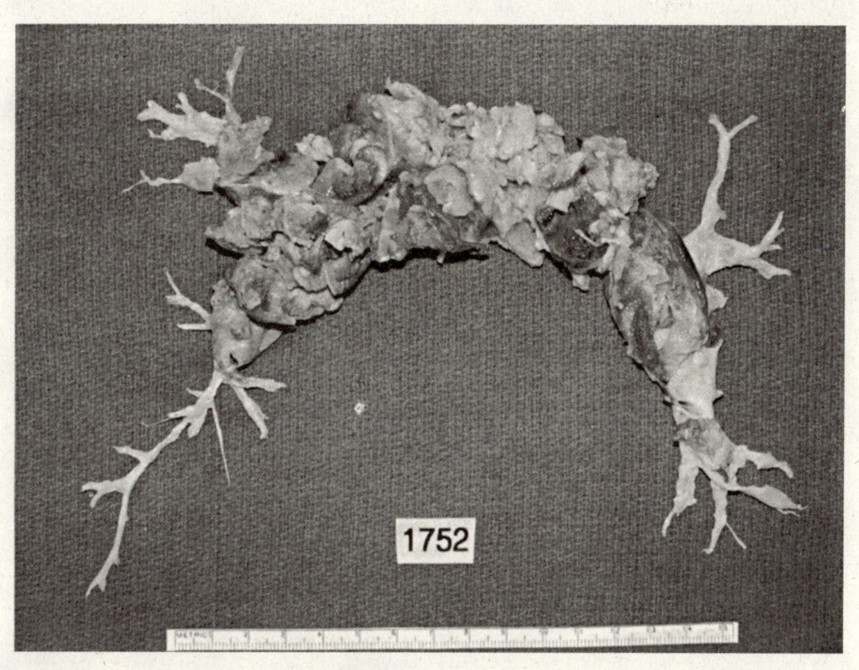

图 66.7　从一名外科分级为Ⅰ型病变患者体内取出的手术标本。可见去除新鲜的血栓栓塞物质后留下大量阻塞性病变。

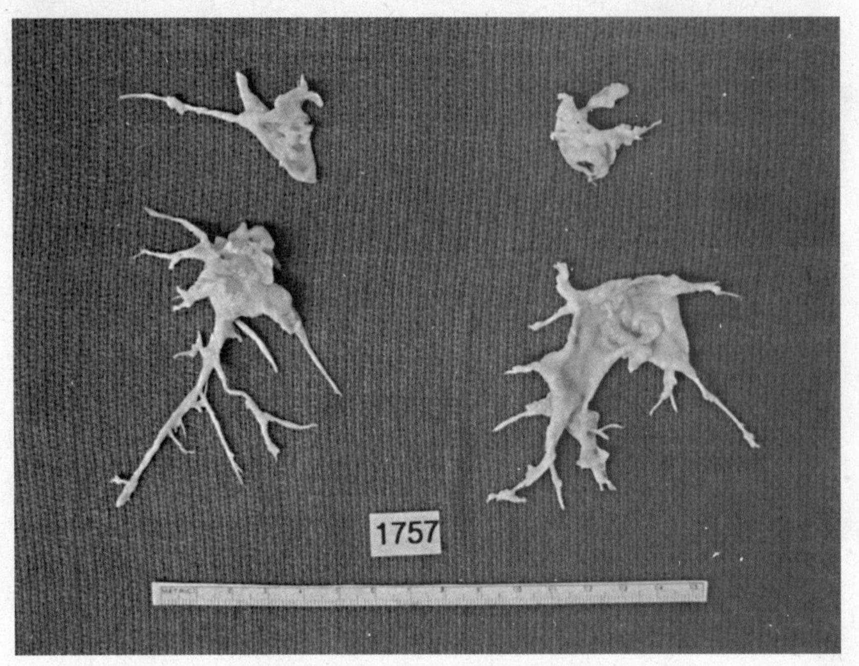

图 66.8 从一名外科分级为 II 型病变患者体内取出的右侧和左侧手术标本。可见标本上每一分支的“羽尾状”末端。

前必须完整清除所有中央性型血栓。Ⅱ型病变(约占 70%左右,图 66.8),大血管内看不到血栓,这类患者仅仅只有内膜增厚,偶尔会有网状物,动脉内膜剥脱的层面要起始于主肺动脉、肺叶或肺段动脉。Ⅲ型病变(约占 10%左右,图 66.9)的手术最具挑战性,病变在很远端,局限在肺段和肺段以下分支,开始时看不到闭塞的血管。必须仔细在每个肺段和肺段以下分支找到剥离动脉内膜的层面。Ⅲ型病变常常都与导管植入(如起搏导线)或室房分流术而反复出现血栓有关。Ⅳ型病变(图 66.10)并不是原发性血栓栓塞性肺动脉高压,是无法手术的。这是固有的小血管病变,虽然也可能因血流淤滞而发生继发性血栓。小血管病变可能与血栓栓塞事件无关(“原发性”肺动脉高压),或与血栓栓塞性肺高压有关,类似于 Eisenmenger 综合征,未受损的血管在高流量和高压力的作用下发生病变。我们认为还可能是交感性的“交叉影响”,即来自病变肺的对侧肺或同侧肺的狭窄区域的影响。

术后护理

尽管大部分的术后护理与普通的心脏直视手术相同,但也有一些重要的不同之处。细致的术后护理对于手术的成功是最根本的。所有患者术后至少要 24 小时机械通气,并持续利尿治疗,在 24 小时内恢复到术前的体重。

监测心电图、动脉压、肺动脉压、中心静脉压、温度、尿量、动脉氧饱和度、胸管引流量以及液体平衡。用脉搏血氧计持续监测末梢氧饱和度。心律失常和心排量的处理以及伤口出血的治疗与其他心脏直视手术相同。除此之外,术后早期常需要较高的每分钟通气量,以补偿因长时间停循环、低温和体外循环引起的暂时性代谢性酸中毒。以前我们认为延长镇静和通气时间有好处并可减少肺水肿,但随后的经验显示并非如此。如果可能,应在术后第一天拔除气管插管。

并发症

与心脏直视手术和肺手术相关的所有并发症(心律失常、肺不张、伤口感染、肺炎、纵隔出血等)都可能出现,也会出现该手术的特殊并发症。“再灌注损伤”是其中之一。大多数患者在一定程度上都会发生这种特异性的并发症,该并发症与局部肺水肿有关。肺动脉内

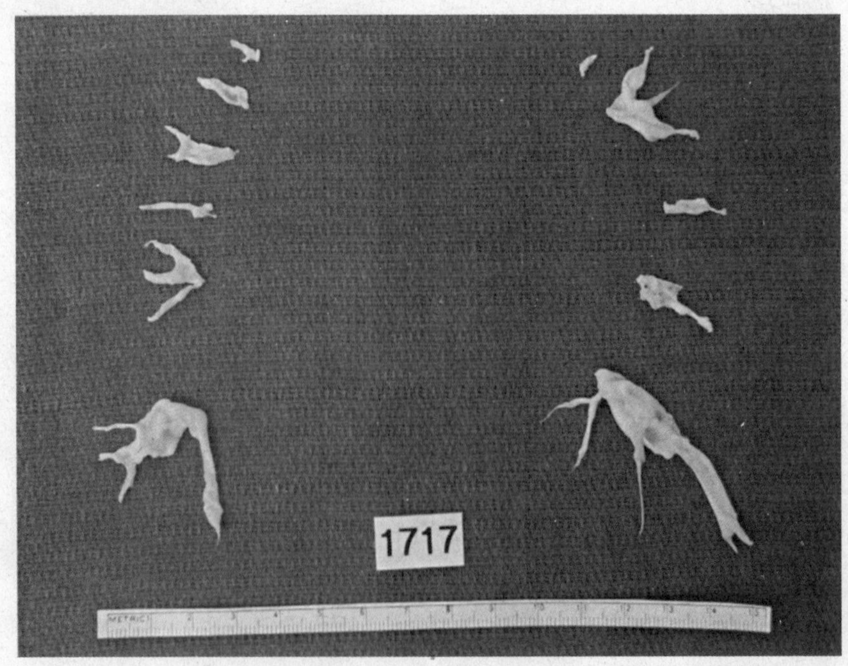

图 66.9 该标本显示:剥脱平面位于各阶段水平。外科分级为Ⅲ型。

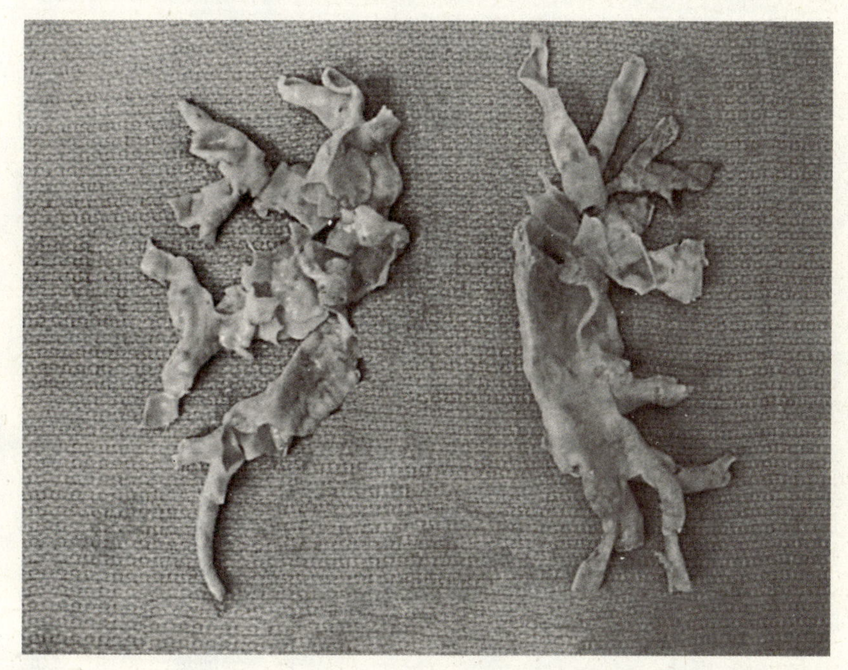

图 66.10 从一名外科分级为Ⅳ型病变患者体内取出的手术标本。可见每一分支的末端突然中止呈“裤状”而非“羽尾状”。尽管有如此完美的内膜剥脱标本，这名患者术后的血流动力学指标没有改善。

膜剥脱术后 72 小时内，X 线片表现为肺透明度减低，即可诊断为再灌注损伤。这是一种不确切的定义，其他的原因也可以出现，如液体过多以及感染。

再灌注损伤直接影响临床过程，目前发生率大约为 8%~10%。最典型的是术后很快发生（数小时内），且氧饱和极低。气管插管内可吸出水样的液体，有时伴有血性。然而，气管插管内的大量出血则意味术中因技术的失误造成血-气道屏障的机械性损伤。如果可能应该处理这种并发症，采用支气管镜确定受损的部位，用球囊堵塞受损的肺叶直到凝血功能恢复正常。

再灌注性肺水肿常见的原因之一是术后的持续性肺动脉高压，虽然彻底清除了中心部位的肺动脉内膜，但剩下来的大部分肺血管床仍存在Ⅳ型病变的影响。然而，在手术很完美而且肺动脉高压完全缓解的患者中也会出现再灌注现象。这可能是由于长期无血流的肺段动脉再血管化后，出现充血反应的结果。其他的因素可能包括围术期的肺动脉缺血以及与内皮受损区域高渗透性肺损伤相关的情况。幸运的是，本组中这种并发症非常少见，这要归于近 10 年来积累的丰富经验，认识到应完全、迅速切除动脉内膜，以及术后需要积极利尿治疗。

“再灌注反应”的处理

为减轻肺水肿，早期治疗的措施为利尿、维持血细胞比容水平以及呼气末峰压通气。一旦证实有毛细血管渗漏，就要行支持治疗，因为如能维持满意的血流动力学和氧合状态，再灌注肺水肿最终会消退。要小心维持通气和液体的平衡，要保持血细胞比容在较高水平(32%~36%)，并要积极利尿治疗，甚至需要采用超滤处理。患者的通气状况可能对体位极其敏感。吸入氧浓度(FiO_2)尽可能低，使氧饱和度在 90% 即可。逐步由容量控制向压力控制的反比例通气过渡，在可接受的适度高碳酸血症情况下，仔细地逐级调节呼气末正压。不要使用类固醇，因为通常激素既无效又可能造成感染。少数情况下吸入 20×10^{-6}~40×10^{-6} 的一氧化氮可以改善气体交换。有时我们用体外灌注进行支持（体外膜肺氧和体外排除二氧化碳），直到通气恢复正常，通常需要 7~10 天。

结　论

越来越清楚，慢性肺栓塞引起的肺动脉高压是一种相对常见的疾病，对该病尚未充分认识而且预后不好。药物治疗对于延长生命无效，只能暂时性缓解症状。唯一替代肺动脉血栓内膜切除术的手术是肺移植。血栓动脉内膜切除术的优势在于手术并发症和死亡率低，远期效果好，不存在因长期免疫抑制治疗和慢性排斥反应而引起的风险。目前在我们医院血栓动脉内膜切除术的死亡率为 4.5% 左右，效果非常好，近、远期效果均优于肺移植术。

尽管 PTE 要求外科医师具有较高的技术，需要仔细剥离肺动脉层面和停循环，但可以取得良好的近期和远期疗效。经二十多年来的技术发展，肺动脉内膜切除术的死亡率是可接受的，而且可达到预期的临床改善。随着经验的积累，目前已明确单侧手术是过时的，有必要在停循环下手术。

在圣地亚哥加利福尼亚大学医学中心，我们施行了 2000 多例肺动脉内膜切除，其中绝大多数病例都是在 1990 年以后完成的。随着经验的增多，我们可以对一些高风险患者手术，而总体死亡率大约在 4.5%。绝大部分患者术后的血流动力学得到显著的改善，肺动脉压和肺血管阻力降至正常水平，与此相应肺动脉血流和心排量通常迅速改善，一般认为这些变化是持续的。术前超过 95%的患者的心功能为Ⅲ级或Ⅳ级[纽约心脏协会(NY-

HA)分级],术后一年,95%患者的心功能为Ⅰ~Ⅱ级。另外,超声心动图显示随着长期压力负荷的消失,右心室的形态迅速恢复正常,增大的右心房和右心室会复原。由于右心室形态的重构,三尖瓣环的形状也得以恢复,几天内可恢复正常的关闭功能,因此术中不用修复三尖瓣。

即使病变逐渐明了,以及我们持续努力地传播我们的理解和知识,但根本的困难在于其未被重视。随着对于疾病流行病学以及手术治疗可能性的日益理解,可以让更多的患者远离这种耗竭性并最终致命的疾病。

推荐读物

Dalen JE, Alpert JS. Natural history of pulmonary

Dalen JE, Alpert JS. Natural history of pulmonary embolism. Prog Cardiovasc Dis 1975:17:259.

Fedullo PF, Auger WR, Channick RN, et al. Surgical Management of Pulmonary Embolism. In Morpurgo M (ed), Pulmonary Embolism. New York: Marcel Dekker,1994;223.

Jamieson SW. Pulmonary Thromboendarterectomy. In Franco KL, Putnam JB (eds), Advanced Therapy in Thoracic Surgery. Hamilton, Canada: BC Decker, 1998;310.

Jamieson SW, Kapelanski DP. Pulmonary endarterectomy. Curr Probl Surg 2000;37:165.

Jamieson SW, Kapelanski DP, Sakakibara N, et al. Pulmonary endarterectomy: experience and lessons learned in 1,500 cases. Ann Thorac Surg 2003;76:1456.

Madani MM, Jamieson SW. Pulmonary Thromboendarterectomy. In Edmunds LH, Cohn LH (eds). Cardiac Surgery in the Adult. New York: McGraw-Hill, 2003;1205.

Moser KM. Pulmonary vascular obstruction due to embolism and thrombosis. In Moser KM (ed), Pulmonary Vascular Disease. New York: Marcel Dekker, 1979;341.

Moser KM, Auger WF, Fedullo PF. Chronic major-vessel thromboembolic pulmonary hypertension. Circulation 1990;81:1735.

编者评述

I.L.K.

对于这种特殊疾病,世界上没有多少中心能有 Jamieson 医生及其同事超过 2000 例的经验。这并不是真正典型心胸手术的一部分。但编入这章是因为它展示了一些医院的工作,而且关于这种疾病的知识也是很重要的。作者对疾病的诊断和治疗做了优秀的工作。很显然,原发性肺衰竭与慢性肺动脉血栓栓塞之间有着巨大的差别。作者阐释了其方法的逻辑,特别是停循环技术的应用。我赞赏他们的优异成果。

(陈生龙 译 解基严 校)

第3篇

先天性心脏病的外科治疗

第 67 章

先天性心脏病的解剖和分类

Paul M. Weinberg

心脏和血管结构在空间关系和相互连接上的多变性是先天性心脏病的一大特点。为了理解这些异常，先定义某些具有特殊解剖学意义的术语是很有必要的。当描述心腔时，右和左这两个词仅仅表示形态学的特点，这些特点将在后文详细阐述，而不是表示人体相关结构的左与右。比如,右心室指的是一个具有特殊形态学特征的心脏结构,而与它在身体中的位置没有关系。当要描述左-右的相互关系时,我们便可以使用右侧和左侧这两个词。

知道哪些结构明确属于一个心腔而哪些结构经常和这个心腔密切相关也很重要。比如,正常的右心室拥有漏斗部或流出道，但在一些心脏漏斗部却部分或全部与左心室相关（解剖矫正性异位或左心室双出口)。所以,漏斗部的出现并不用来定义右心室,只是通常与其相关。

用形态学的方法认识先天性心脏病最重要的一面，是对其解剖学、生理学和外科学诊断之间差别的认识。本章将重点全部集中在解剖学的描述和诊断上。但因为一些术语也能同时被应用于生理学层面，所以,对使用者而言避免将其混淆是很重要的。比如,从解剖学上讲,大动脉转位指主动脉由形态学右心室发出,而肺动脉发自左心室。这样的定义并没有考虑右心室是否接受了来自体循环的非氧合血还是接受了来自肺部的氧合血。然而,生理学意义上的转位指的却是在任何解剖情形下,肺动脉所接受的血液与主动脉接受的相比饱合度都要更高。如果一个术语没有经过更进一步的修辞和分类,那它仅能作为对解剖学诊断的定义,而生理学术语则一定要标明,如:生理性转位或生理性二尖瓣狭窄。

先天性心脏病分类的目的和基本原则

先天性心脏病分类系统的建立是为了能够通过电脑数据库进行数据储存和检索,并以此达到在解剖、生理和外科层面上对所有病例进行识别的目的。分类系统的目标是对事物实质的区分,而不仅限于对命名的区别。正如莎士比亚说过:“名字有什么关系呢?把玫瑰花叫做别的名称，它还是照样芳香。”当然,对于什么是实质很难达成共识，虽然不能诞生一个让人人都满意的术语表，但一个好的分类系统的建立还是应该基于以下5项原则:①结构清晰;②简洁;③精确;④准确;⑤量化。

结构清晰

对任何一个分类系统而言，要想容易被理解，清晰的结构是必需的。将诊断简单地按字母排序是行不通的,因为对于诊断并没有一个标准化的命名。所以,诊断应该在某种系统方法的引导下按心脏的结构进行分组和归类。这样一来,对于和心脏某一给定部位相关的所有诊断就能一次全部呈现在面前,我们可以从中选出适合的诊断。

简洁

简洁在这里就是指，当医生要挑选一个他需要的诊断时可以节约时间，而电脑也不必为储存这样的分类系统而消耗大量空间。要达到这样的目的，诊断与诊断之间就必须是相互独立的。在这个系统中,所有的诊断将被一一归入不同的亚组,亚组之间也是相互独立的,一个亚组只包含一个可能的诊断。比如,只可能有一种心房位置异常、一种心室位置异常、一个大动脉位置异常、一个心房-房室瓣(AVV)连接异常、一个房室瓣-心室连接和一个心室-动脉排列异常的可能性。除此之外，其他被认为是可以描述一组相似异常的诊断都是多余的。而且，如果最终被证明是错误的话（比如其所描述的异常根本不能被认为是相似的），还会事倍功半。并且，通过计算机录入这样冗长的信息不仅浪费时间，也浪费储存空间。

精确

精确在这里指的是一个给定的诊断在每次使用时都具有相同的意义，其所包含的意思并不会随上下文的不同而变化。比如，当我们说到室间隔缺损(VSD)时，不论心室-动脉排列和大动脉的位置怎样，它所包含的意思都是一样的。同样，心房位置的含义也不会因为右位心或是左位心的存在而发生改变。一个随语境而改变的诊断只会使检索更加困难，因为在这样的情况下，一个给定的诊断可能会因病例中其他诊断的存在而有不同的含义。

准确

准确就是指在所需信息齐备的情况下，可以将诊断的解剖细节区分开来的能力。在缺乏更详细的信息的情况下，应仅仅使用非特异性的诊断。比如，胸部平片可能提示右位主动脉弓（没有更进一步的说明），但磁共振成像或血管造影就可能显示这一右位主动脉弓伴有一个食管后的憩室。如果仅仅采用"右位主动脉弓"作为诊断，那所获得的信息是很少的；如果要搜索所有关于右位主动脉弓的诊断，那笼统的和更加细致的信息都应该被包括在内。

量化

量化指的是某个诊断能够反映病变严重程度。有时，病变的严重程度和它的解剖细节同样重要。尽管流行病学家可能会认为所有不同类型室间隔缺损的重要性都是一样的，但临床医生可能就会去关注一个室缺的大小。也许在很多病例中，类似的量化可能比较主观和武断，但仍然很有帮助。

先天性心脏病的分类：节段分类法

先天性心脏病的节段分类诊断法，是由 Van Praagh 创造的一种系统地对先天性心脏疾患进行描述的方法，它符合上述的 5 项原则。Van Praagh的节段分类法与其他分类方法相比，具有以下重要的特点：

1. 诊断是基于对形态学的分析而得出的。尽管生理学意义上的矫正才是心脏外科手术最首要的目标，但潜在的形态学细节也很重要，因为它不仅影响手术方法，也影响预后。

2. 该系统并非是方位依赖性的，每一个节段的诊断都是独立的。方位依赖性的分类方法有两大缺点。其一是，如果现在的方位被发现与最初所认为的方位不同，那所有在此基础建立的诊断也会随之改变；其二，如果方位是不定位或是其下游的连接并非是一一对应时（如心室双入口），方位依赖性的分类方法就无法应用。

3. 诊断是分级的（图67.1）。较高一级的本质并不能改变较低级别的诊断或是命名，但其重要性更加显著：就是说，从分类的角度上讲，内部关系远比狭窄的瓣膜更为重要。

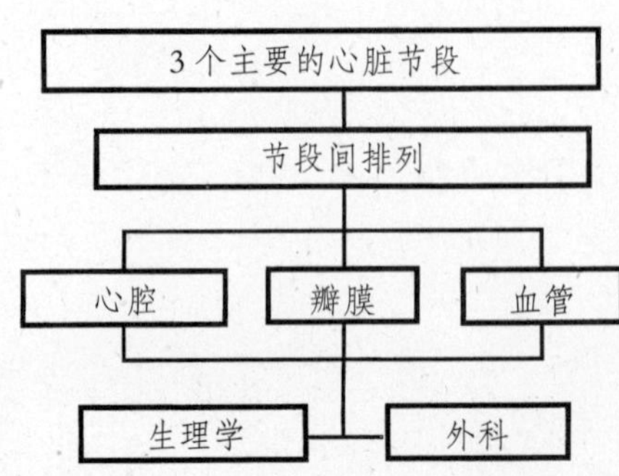

图 67.1 基于 Van Praagh 节段分类法的心脏分级诊断。

4. 该系统对心脏的分析和描述是按照一定的逻辑顺序进行的。

心血管系统可以被划分为3个主要的节段：内脏-心房位置、心室袢和大动脉位置。每一节段的位置或空间结构都可以依据其心腔或血管的形态学特征而被独立地加以描述。相邻节段通过节段间不同的排列而相互联系。3个主要节段可以被看作是一栋3层楼房中每一层的蓝图。它们本身并不是诊断的组成部分，但却描绘了整个心脏结构的轮廓。而节段间的排列就好似连接相邻楼层的楼梯一样。

在节段和节段间的排列被确定以后，就可以对单个的心腔、瓣膜和血管做出诊断了。按照上述的比喻，心腔、瓣膜和血管的异常可以被比作是每一个房间里的家具。

心脏节段

内脏-心房位置

内脏-心房位置描述了非对称性的腹部内脏器官和血管，以及心房的排列。内脏-心房位置可分为3类：正位、反位和不定位。正位时，肝脏和下腔静脉(IVC)位于身体的右侧，而胃位于身体左侧；具有右心耳的形态学右心房在右侧，而具有左心耳的形态学左心房在左侧；下腔静脉与右侧心房相连，而原发隔贴附于继发隔的左侧。反位则是正位的镜像，即下腔静脉和肝脏位于左侧，胃位于右侧；右心耳在左侧，左心耳在右侧；下腔静脉与左侧心房相连，而原发隔贴附于继发隔的右侧。不定位则是在一个患者身上同时体现了正位和反位一些特点。比如，当同时具有正位和反位的特点时，可以观察到横跨于腹部的肝脏（通常指位于"中间"位置的肝脏），即可以理解为同时归属于左侧和右侧。同样，双侧形态学右心耳或双侧形态学左心耳也意味着这样的共存。又比如，当位于左侧的腹段下腔静脉在肝脏位置转行于右侧，并汇入具有右心耳的右侧心房时，这样的情形也同时具有了反位(腹部)和正位(心房)的特点。所有这些联合了正位和反位的例子都属于不定位。内脏异位综合征时的内脏-心房位置就是不定位，在这样的病例中，几乎所有患者都存在脾脏的异常：无脾畸形或多脾畸形。右侧异构和左侧异构这两个词用于记忆合并无脾（右侧异构)或多脾(左侧异构)的畸形时很是方便，但这样的对应关系并不绝对。

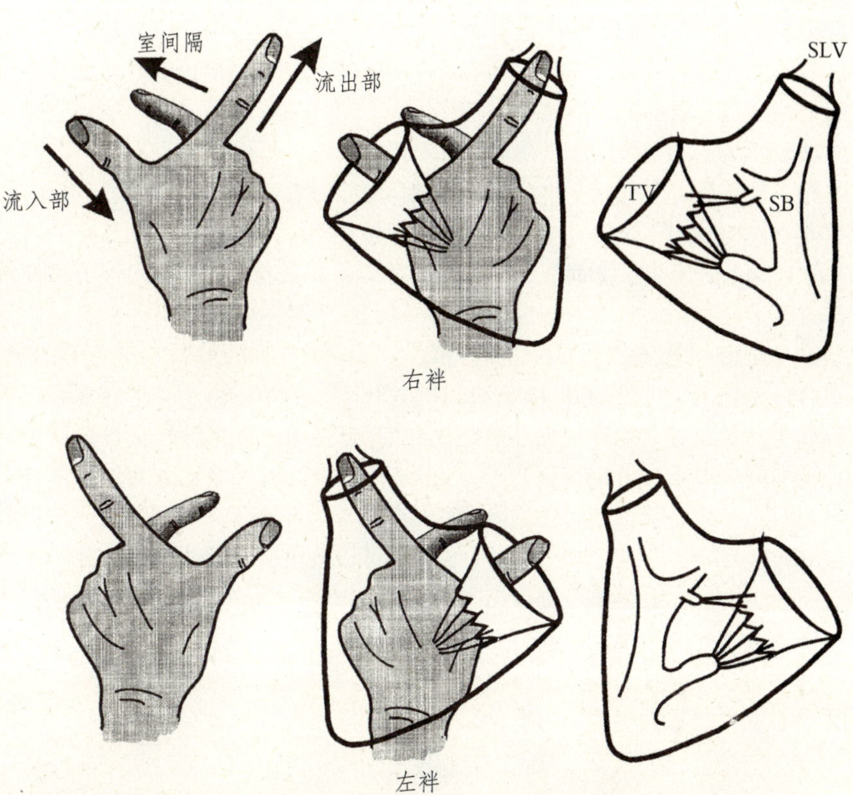

图67.2　心室袢和手形。心室袢或位置决定于其内部组织结构。右心室结构与右手相比较：拇指、食指和中指都竖起，且相互垂直，并分别代表心室流入部、流出部和室间隔。右侧心室符合右手手形就是右袢；符合左手手形就是左袢。(SB：隔束；SLV：半月瓣；TV：三尖瓣)

心室袢

心室袢是对心室位置的一种指示，分为两种：右袢和左袢。和心房的完全为并列关系所不同的是，虽然心室位置也通常两侧并列，但可以是前后或是上下内部空间结构的一种。所以，我们需要的是一个不简单依赖于左-右参照架构的指示方法。就像我们在看不到身体其他部分的情况下同样可以区分左手与右手一样。那么，同样的，我们在不依靠左-右参照架构的情况下也能区分出心室结构的两种立体异构形式，这需要利用手形并结合心室流入部、流出部和室间隔来加以描述(图67.2)。具体方法是：一只手展开拇指和食指，同时使中指伸直并与食指成一直角，此时我们用拇指代表流入部，食指代表流出部而中指指向室间隔。如果一个右侧的心室可以用右手来表示，那就是心室右袢；如果是左手符合右侧心室的结构，那就是心室左袢。就像左右手永远可以相互区分一样，无论心脏或心室在三维空间的位置如何，我们都总是能区分开心室的左右袢。但如果一个右心室并不完全具备流入部、流出部和室间隔这3种结构时，又该怎么办呢？比如，当三尖瓣闭锁时右心室就没有流入部。事实上，心室之间都有相邻的流入部和流出部，并被共同的间隔所隔开。正因为这样，一个符合右手型的右心室总是搭配一个左手型的左心室。同样的，一个符合左手型的右心室也总是和一个右手型的左心室配对。所以，在上述三尖瓣闭锁的例子里，我们可以通过对左心室手形的判断很容易推导出心室袢。

大动脉位置

大动脉位置指的是半月瓣和大血管的空间关系。当大动脉与心室的连接关系正常时(见后面章节“节段间连接”)存在特殊的空间关系。所以在那些肺动脉发自右心室而主动脉起自左心室的病例，大动脉的节段关系给予单独的描述。如果两支大动脉顺时针方向盘旋(从心室方向看)，那升主动脉将跨过右肺动脉，我们将这种关系称为正常大动脉关系。如果它们逆时针盘旋，且升主动脉跨过左肺动脉，就称做大动脉关系与正常相反。对在节段间排列中描述的其余所有例子来说，无论是转位还是异位，当主动脉瓣位于肺动脉瓣的右侧时即称为大动脉右转位(D)，主动脉瓣位于肺动脉瓣的左侧时即称为大动脉左转位(L)，而当主动脉瓣位于肺动脉瓣前方(在同一矢状面)时即称为大动脉前转位(A)。

分段标记法

使用分段标记法进行诊断不仅仅是为了对心脏结构复杂的空间关系进行描述，同时也是为了在对后面将要提到的各种节段间排列以及各种心腔、瓣膜和血管的异常进行罗列时可以方便交流。这种对心脏结构的速记方法就称为节段标记法。Van Praagh将每一个心脏都看作是一个代表实际可能出现的心脏空间结构的亚型。Van Praagh借用了数学里的"{}"符号来进行节段标记，每一个心脏都可以被看作是由3个亚单位组成，这3个亚单位分别代表了内脏-心房位置、心室袢和大动脉位置。在标记时，3个亚单位的实际情况由其首字母代替，并分别写入括号中，字母之间以逗号分隔(图67.3)。

所以，内脏-心房节段可以用字母S、I和A分别代表正位、反位和不定位。同样在第二个节段，用字母D和L分别代表心室右袢和心室左袢的位置。当肺动脉发自右心室，而主动脉发自左心室时，我们用字母S和I分别代表正常大动脉关系和大动脉反位；或分别用字母D、L和A来表示主动脉瓣位于肺动脉瓣右侧、左侧和主动脉瓣前方。如果在实际的病例中缺乏足够的信息对某一节段进行分析，那该节段便用字母X代替。

正常心脏的分段标记是{S,D,S}，这代表了心房正位、心室右袢和正常大动脉关系。同样的标记也可以被用于经典的法洛四联症和大动脉连接关系正常的经典的三尖瓣闭锁。所以我们可以看出，这种分段标记并不能反映出心腔、瓣膜和血管的异常，也不能描述出节段间连接的异常（除非大动脉排列关系是正常的)。经典的完全性大动脉转位可以被标记为 {S,D,D}，因为其心房和心室的排列是正常的，但大动脉排列关系却出现了异常：在半月瓣水平，主动脉位于肺动脉的右侧。但{S,D,D}也可以用于标记主动脉位于肺动脉右侧的右心室双出口。经典的生理矫正性大动脉转位的标记是{S,L,L}，意味着心房正位，但心室为左袢且主动脉位于肺动脉的左侧。在{S,D,L}型的大动脉异位中，心房为正位，心室右袢，但与{S,D,D}相比主动脉却位于肺动脉的左侧。节段标记的差别并没有提示不同的连接，但却反映了不同的空间关系，这对我们了解一些相关的异常（如右心室发育不良和三尖瓣骑跨）和制定手术方法有较大的意义。图67.4显示了在不同节段标记下心房、心室和大动脉的空间关系。这种节段性的标识是整个心脏诊断中一个非常重要和基础的部分，而并非是可有可无的一步。

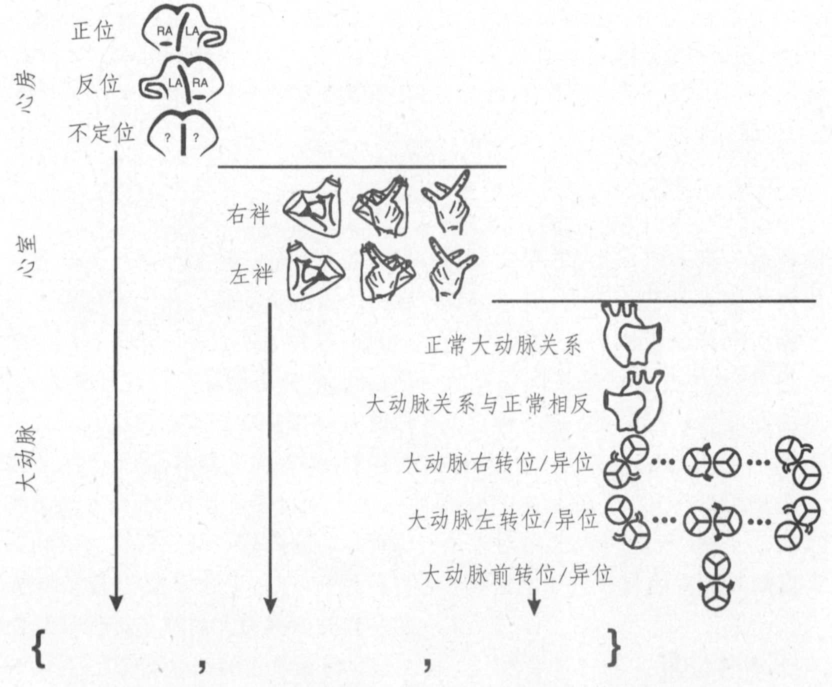

图67.3 节段标记法。节段标记由位于"{}"内的3个标记部分组成。第一部分是内脏-心房位置，包括了正位、反位和不定位；第二部分是心室袢，包括右袢和左袢；第三部分是大动脉位置，包括正常大动脉关系、大动脉关系与正常相反、大动脉右转位/异位、大动脉左转位/异位和大动脉前转位/异位。以上这些名词的含义已经在正文中进行了解释，并用图表加以了描述。图右下方对于大动脉位置中大动脉转位(TGA)/异位的展示视角是位于半月瓣上方的；主动脉上已经标记出了冠状动脉的位置。(LA：左心房；RA：右心房；?：形态学不确定，属于正位和反位的混合)

节段间的连接

每对相邻的节段都有各自的节段间连接方式。根据前述的简洁的原则，对节段间连接的诊断都是相互独立的。

心房-心室连接

心房-心室连接其实是由心房-房室瓣连接和房室瓣-心室连接共同组成的。心房-房室瓣连接有4种基本类型：两组房室瓣，且和两个心房一一对应；两个心房对应一个共同房室瓣；右房室瓣闭锁(右侧心房没有相应的房室瓣，左侧心房仍有对应的房室瓣)；左房室瓣闭锁。每一种心房-房室瓣连接都可以与几种房室瓣-心室连接相搭配：当有两组房室瓣时，每一组房室瓣都可以对应一个心室(正常心脏)，其中一组或者两组都对应两个心室（一组或两组房室瓣骑跨)或两组房室瓣对应一个心室(心室双入口)(图67.5)；当只有一组共同房室瓣时，它可以同等地与两个心室相通（均衡型）或者不平等地相通（不均衡型），或者只与一个心室相通（共同入口）（图67.6）；当一个房室瓣闭锁时，另一个房室瓣可以与同侧的心室相通，也可以与对侧的心室相通或是同时与两个心室相通（房室瓣骑跨）（图67.7）。

心室-大动脉连接

心室-大动脉连接并不反映真实的解剖情况。正常右心室通过漏斗部与肺动脉相连，而左心室则通过房室管与主动脉相连，因此二尖瓣-主动脉瓣纤维连接是存在的。然而，和房室连接不同，大多数分类方法都没有把心室-大动脉排列作为其分类表的内容，而是更倾向于将每一条大动脉"指定"给一个，也是唯一一个心室。当室间隔完整时，这样的"指定"没有问题。但当大动脉附近存在一个相对较大的室缺时，这样的分配就是有问题的。所以这些分类方法都采用了某些规则来判定大动脉的归属关系。这些规则（图67.8）可以总结为以下几点：

1. 如果肺动脉瓣50%以上位于某个心室之上，那肺动脉就被分配给这个心室。

2. 因为主动脉通常更多地位于室间隔之上，而不是左心室腔之上。那么，无论主动脉位于右心室之上的比例有多大，只要二尖瓣-主动脉瓣间纤维连续存在，那主动脉就归属于左心室。二尖瓣则被定义为左心室或其残迹（与右心室或其残迹相比较）一侧的瓣膜。

3. 在划分主动脉时，如果二尖瓣-主动脉瓣间纤维连续不存在，则适用上述肺动脉瓣分配时的规则。

4. 当存在圆锥干畸形或者肺动脉闭锁时，肺动脉的归属就很难界定。在这种情况下就只需要界定主动脉的归属：即命名为右心室主动脉合并肺动脉闭锁，或者左心室主动脉合

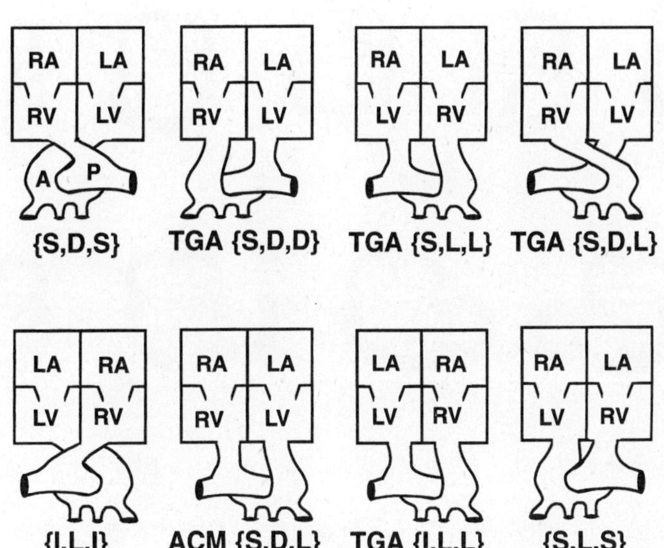

图67.4 以所选异常为例，并列出其节段标记。心脏的盒状图向我们展示了心房的位置，右心房（RA）和左心房（LA）；心室的位置，右心室（RV）和左心室（LV）；以及大动脉的位置，主动脉（A）和肺动脉（P）。左上图显示了正常心脏的空间关系，而左下图显示的则是内脏-心房反位时的正常心脏连接关系。上一排所展示的3种大动脉转位（TGA）已在文中讨论。在下排的解剖矫正性转位（ACM）中，主动脉异常起于左侧的圆锥之上，并发自左心室。（TGA{I,L,L}：心房反位时的生理性完全性大动脉转位；{S,L,S}：孤立性心室调转：心室-大动脉排列关系正常的生理性转位）

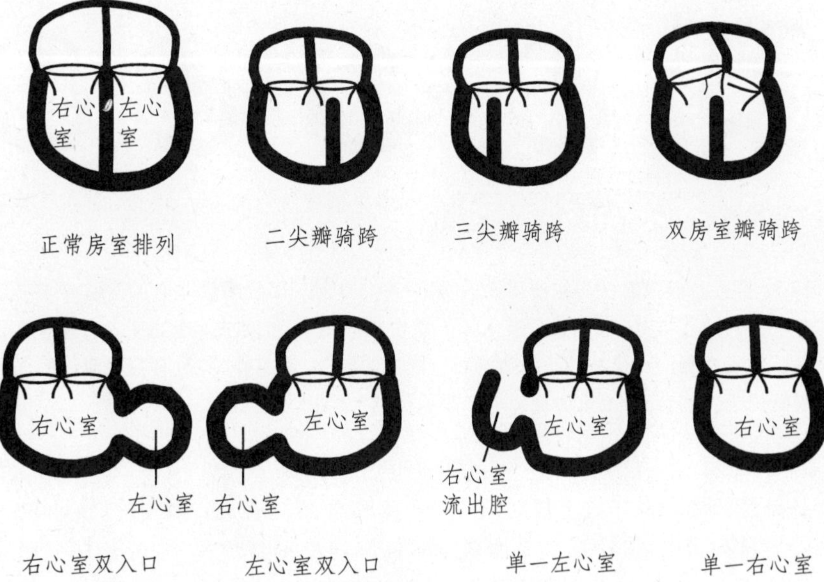

图67.5 具有两组房室瓣的房室（AV）排列。两组分别来自一个心房的房室瓣与心室所有可能的连接方式。（此处只展示了心室右袢时的情况，如在心室左袢时，只需记住三尖瓣位于左侧而二尖瓣位于右侧即可。同样的，在心室左袢时，是右心室流出腔而不是室窦位于左侧。）

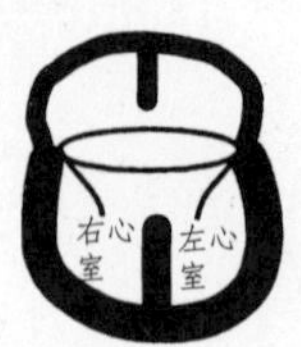

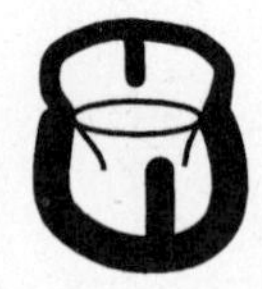
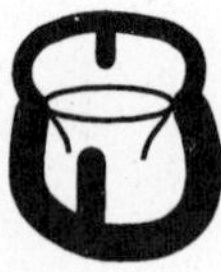

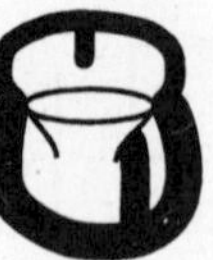
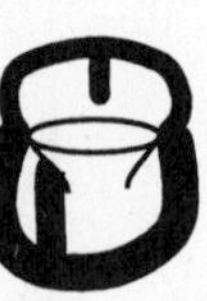

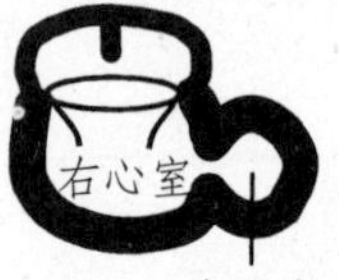

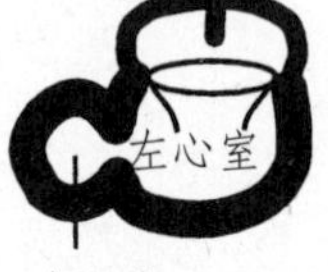

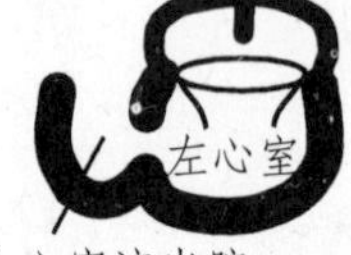

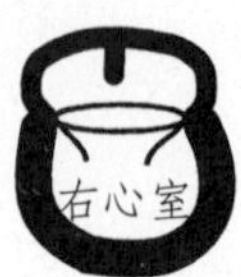

图67.6 具有单一的一组共同房室瓣的房室(AV)排列。同时来自两个心房的一个共同房室瓣与心室所有可能的连接方式。(此处只展示了心室右袢时的情况，在心室左袢时,是右心室流出腔而不是室窦位于左侧。)心室流入部闭锁中,共同房室瓣的瓣叶封闭了进入另一心室唯一的通道:一个“室间隔缺损”。

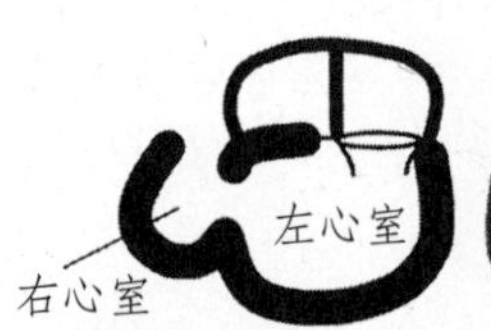

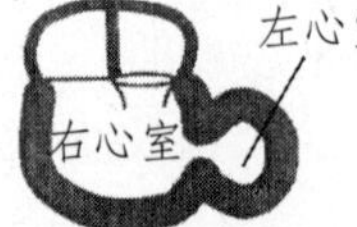

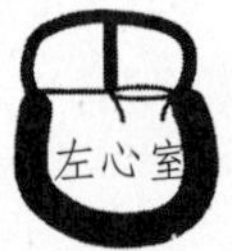

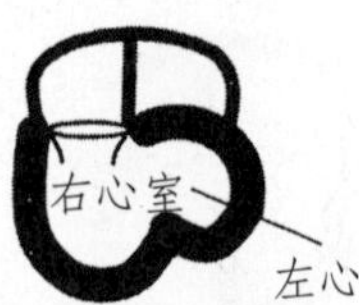

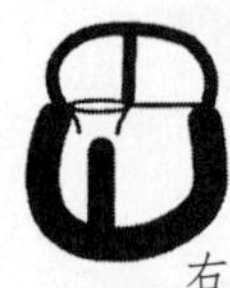

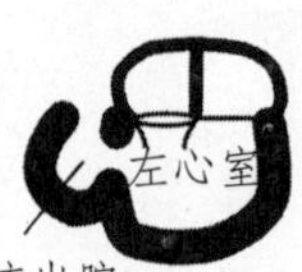

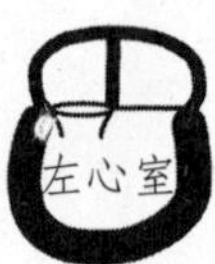

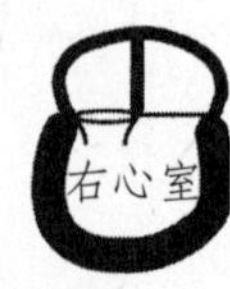

图67.7 合并左侧或右侧房室瓣闭锁的房室(AV)排列。闭锁瓣膜对侧的房室瓣与心室所有可能的连接方式。(此处只展示了心室右袢时的情况,如在心室左袢时,只需记住三尖瓣位于左侧而二尖瓣位于右侧即可。同样的,在心室左袢时,是右心室流出腔而不是室窦位于左侧。)以上仅为推测但未见报道的类型用灰色表示。

并肺动脉闭锁。基于以上规则,心室-大动脉排列可以通过图67.8来命名。

如同所有分类方法都或多或少地存在一些武断之处一样,在这个系统里也有一些问题或者说“例外”,以下就是一些。比如,当主动脉事实上只位于右心室上方,但二尖瓣和主动脉瓣之间又存在一个通过狭小的室间隔缺损的纤维连接,我们还是将主动脉划归了右心室。还有,如果不存在二尖瓣,取而代之的是一个共同房室瓣时,我们就要把贴近左心室部分的共同瓣膜当作是二尖瓣来处理。最后,如果是因为房室瓣闭锁而没有二尖瓣时,主动脉的归属就决定于其更多的位于哪个心室之上。如果主动脉根据这一规则被判定给左心室,那主动脉的连接就应该被认为是正常的,除非主动脉瓣下确有漏斗部的肌束存在。所以,典型的左心发育不良合并二尖瓣闭锁被认为具有正常的大动脉连接。

先天性心脏病的解剖

心腔、瓣膜和血管的异常

对所有心腔、瓣膜和血管的异常本章不作深入的描述。以下部分将简单描述心脏各结构的一部分特点,同时列出了一些对于外科处理非常重要的解剖异常。

腔静脉和冠状窦

上腔静脉(SVC)接纳身体上半部分的血液回流到心脏。通常情况下,只有一支位于右侧的上腔静脉与右心房相连，但有时单一的上腔静脉也可以与冠状窦(CoS)或是左心房相连。双侧上腔静脉有时也能见到，在这样的情况下，通常是右侧的上腔静脉与右心房相连;而左上腔静脉与冠状窦相连,并最终通过冠状窦回流到右心房。然而,在合并有无脾畸形的内脏异位时,两支上腔静脉也可以分别与两侧的心房相连，或是在更少见的情形下都与同一心房相连。另一种和上腔静脉位置相似，但却是连接汇合后的肺静脉和无名静脉的静脉结构不应与上腔静脉相混淆,它并不与心脏相连,称之为垂直静脉或连接静脉更为适当。

下腔静脉与右心房相连，在其入口处有静脉瓣。靠内侧的是与原发隔相融合的左静脉瓣，而外侧则是右静脉瓣(Eustachian瓣)。这两组静脉瓣的前联合形成了所谓的Todaro腱,它指向房室结。下腔静脉在心脏水平总是单独的一支（双下腔

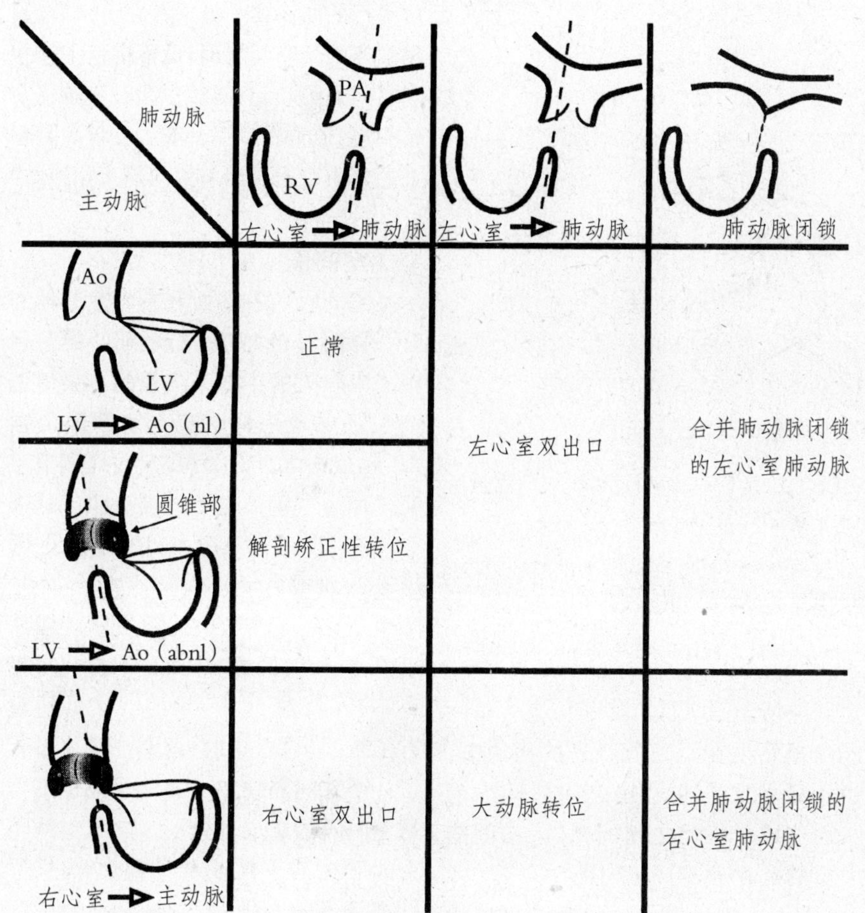

图67.8 心室-大动脉排列。这里用图表表示了文中所叙述的将大动脉指定给某一心室的规则。最上面的一排代表了肺动脉（PA），如果肺动脉瓣50%以上属于右心室(RV)，那肺动脉就起自右心室；如果其50%以上属于左心室(LV)，那肺动脉就起自左心室。如果存在肺动脉闭锁(P Atr)，且难以分清肺动脉与哪个心室相关时，就不将其指定给某一心室(最右侧一列)。主动脉(Ao)分配的规则在最左一列进行了描述。无论主动脉位于右心室(RV)之上的比例有多大，只要二尖瓣-主动脉间纤维连接存在，那主动脉在正常情况(nl)下就归属于左心室(LV)。当二尖瓣-主动脉间纤维连接不存在，如存在主动脉下圆锥时。这时，如果主动脉50%以上属于左心室，则认为其排列异常(abnl)，且被指定给左心室；如50%以上属于右心室，则被指定给它。主动脉和肺动脉不同指定关系间的组合也在上面相应位置里表示出来。

静脉仅指在肾脏以下水平的重复的下腔静脉)。尽管双下腔静脉可以一并汇入同一心房，也可以各汇入一侧心房，但其中总有一支是由肝静脉汇集而成。因为下腔静脉在心房水平总是单独的一支，所以它可以作为辨识右心房很好的标志（见其后的讨论)。这样的标志几乎可以适用于所有情况，但有两种例外：一是所谓的下腔静脉缺如；二是下腔静脉通过所谓的下腔入口处腔静脉窦型房间隔缺损同时与两侧心房相连。在第一种类型中，肾脏至肝脏一段的下腔静脉缺失。所以，身体下部(除肝静脉引流区域外)的静脉血通过奇静脉汇入上腔静脉，只有肝静脉是直接与下腔静脉相连的。在下腔静脉窦型房间隔缺损中，右心房并不能依靠下腔静脉的连接来确定，因为下腔静脉骑跨了房间隔。

冠状窦通常在靠近下腔静脉入口处汇入右房(图67.9)。它的入口部分被Thebesian瓣所覆盖，该瓣可以是Eustachian瓣的延伸，也可以是一个独立的结构，而房室结可以延伸至冠状窦窦口之中。如果有上腔静脉与冠状窦相连，那冠状窦的开口可以非常的大，以至于被误认为是房间隔缺损或者单心房。除此之外，冠状窦开口也可以因为肺静脉异位连接，或是在极少的情况下因为与肝静脉相连而扩大。其他较少见的情况有冠状窦开口于左心房，或者在更为罕见的情况下冠状窦开口缺如，冠状窦通过上腔静脉的残迹(Marshall静脉)向上汇入无名静脉。外科手术或是心导管术中阻塞Marshall静脉可以导致冠状静脉回流受阻。

形态学右心房

形态学右心房可以通过基底较宽的心耳来加以识别，从外面看，与心房其他部位差别细微。Aderson指出，从心房内部来看，这一结构更加容易被辨认，因为梳状肌一直延伸至心脏的十字交叉。事实上，功能右房腔大部分由梳状肌组成，使得右心房的顺应性要优于心耳更独立于心房之外的左心房。从右心房看过去，继发隔或者说是房间隔的上缘带位于原发隔或者说是卵圆孔活瓣的前面。除非存在前述的腔静脉畸形，通常情况下下腔静脉汇入右心房。因为上腔静脉和冠状窦更为多变，所以用它们来定义右心房是不合适的。如果上腔静脉汇入右房，那从心房内看，其入口的外侧就是界嵴；而从外面看，与之相对应的便是界沟，其中埋藏着窦房结。

房间隔

房间隔由 3 部分组成(图 67.9)，这些结构虽然在新生儿中更容易辨认，但在成人心脏里也是可以清楚区分的。这 3 部分是原发隔、继发隔和通道部房间隔。原发隔或者说是卵圆

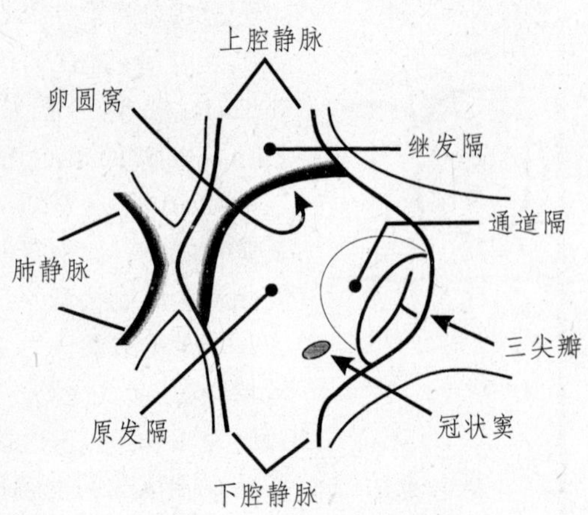

图67.9 房间隔右房面。在解剖位时从右侧面观察打开的右心房，可以看见房间隔上的许多结构。[Reprinted with permission from PM Weinberg. Morphology of Congenital Heart Disease. In RM Freedom (volume ed), E Braunwald (series ed), Atlas of Heart Diseases, Vol 12: Congenital Heart Disease. Philadelphia: Current Medicine, 1997.]

孔活瓣是房间隔中部较薄的部分。在胎儿或是早产儿中，这一结构可以非常的薄，以至于近乎透明。随着年龄的增长，这一结构可以逐渐增厚而变为半透明状，但始终要薄于组成房间隔的另外两个结构，在球囊隔膜造口术中，球囊穿透的就是它。原发隔的缺损被称为继发孔型房间隔缺损。继发隔，或者说上缘束是一个位于房间隔上部较厚的，肌性的结构。它刚好位于上腔静脉的内侧(如果上腔静脉直接与右心房相连的话)。原发隔通常通过两个附着点与继发隔的左房面相贴，它们之间的空隙就是卵圆孔。原发隔的上部(两个附着点之间的部分)形成了一个半月形的结构。房间隔的第 3 个结构就是房室通道间隔，它是一个位于原发隔前方的较厚的肌性组织。它向下延伸至房室瓣水平，并组成了室间隔的通道部，或所谓的流入部。在包含了原发孔缺损的房室共同通道的病例中，缺损或缺失的就是该通道部房间隔。其他较为明显的房间隔缺损实际上都是由血管开口造成的，比如腔静脉窦型房间隔缺损就可能是由于右肺静脉(上腔型)或者是下腔静脉(下腔型)骑跨了房间隔所造成。冠状窦开口型的房间隔缺损发生在无顶冠状窦的病例中，由于冠状窦与左心房之间的间隔消失而造成了心房之间的相通。房间隔缺损的类型参见图 67.10。

三尖瓣

从定义上讲，三尖瓣就是心室右袢时位于右侧的房室瓣，或者是心室左袢时位于左侧的房室瓣。由于房室瓣在形态学上变化多样，且易受其相连接的心室的影响，这样的定义可以避免在两组房室瓣外形相似(如心室双入口)的情况下引起混淆。虽然已经这样定义了三尖瓣，但还是有必要对其共同的形态特征作一描述。典型的三尖瓣瓣叶分为前叶、后叶和隔叶。虽然被叫做三尖瓣，但却并不总是由 3 块瓣叶组成。比如在新生儿中，就经常见到因为前叶和后叶之间并未分开而造成的二叶三尖瓣。在形态学上，三尖瓣最大的特征应该是其 3 块瓣叶的深度 (从瓣环到瓣叶游离缘的距离)相似。

形态学右心室

形态学右心室内布满了粗大和相对平行的肌小梁。如果存在房室瓣，其腱索连附于室间隔面(而不仅仅是连接于室间隔的隆起)同时也和心室游离室壁相连。通常右室里都有一支单独且粗大的乳头肌通过调节束与隔束相连。

室间隔

室间隔的右室面和右心室其他部分一样附着粗大且平行的肌小梁。其中一束较大的，称为隔束的小梁好似“Y”型贴花一样附着于室间隔的顶部。隔束向下延续为调节束，而调节束又延伸为右室最主要的乳头肌。这个“Y”字可以通过其分叉处稍后方的圆锥乳头肌或者说Lancisi肌加以识别。隔束“Y”字的空缺处通常就是漏斗隔。当漏斗(圆锥)隔对位不良或是发育不良时，这个“Y”字的空缺处便没有了东西填补。这时，这个部位就形成了一个室间隔缺损，而漏斗隔也不再是室间隔的组成部分了。右束支从隔束的上2/3和下1/3交界的部位穿过，并顺着调节束延伸至主乳头肌的基底部。隔束-调节束复合结构是其下方的右室窦部和其上方的流出道的分界。这一复合结构的病理性延伸会将右室窦部和右室流出道分开，导致肺动脉下狭窄，也就是右心室异常肌束形成或双腔右心室。

室间隔的左室面从心底往下的一半到2/3的部分都是光滑的，而从心尖往上的1/3到一半的部分也只附着了一些细小的相互交错的肌小梁。左束支从室间隔的右侧穿过室间隔后分为前后两股。它们在穿入左室游离壁或跨过室腔到达两根左心室乳头肌基底部前走行于室间隔左侧光滑部分的表面。

有趣的是，尽管被称做室间隔，它却不一定要完全位于两个心室腔之间。在一侧心室窦发育不良(如室间隔完整的主动脉闭锁或肺动脉闭锁)或缺失(如三尖瓣闭锁、单一左心室)时，一个具有室间隔形态学特征的结构就

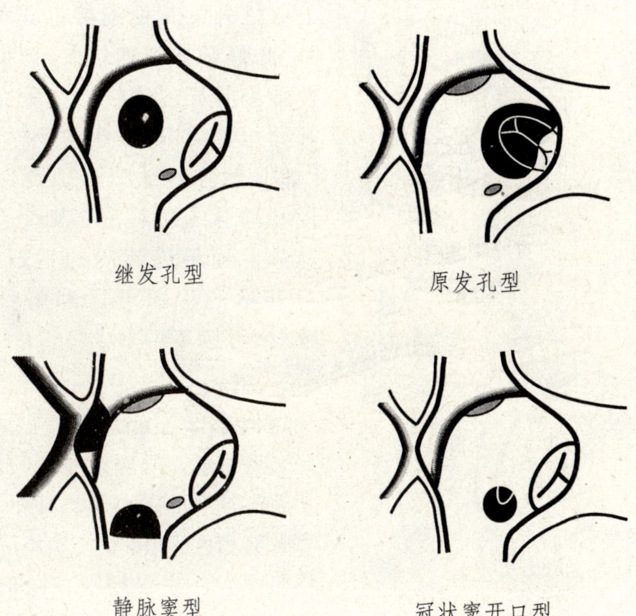

图67.10　房间隔缺损。上图显示了与图67.9视角相同的4种主要类型的房间隔缺损。缺损用黑色表示。静脉窦型缺损有两种亚型：(1)与肺静脉入口邻近的上腔静脉型；(2)与下腔静脉入口邻近的下腔静脉型。[Reprinted with permission from PM Weinberg. Morphology of Congenital Heart Disease. In RM Freedom (volume ed), E Braunwald (series ed), Atlas of Heart Diseases, Vol 12: Congenital Heart Disease. Philadelphia: Current Medicine, 1997.]

间隔了一个心室与一个流出道心腔，或是将这一心室与心脏外部相隔。所以，有室间隔并不一定就意味着存在两个发育良好的心室窦。同样的，即使它所间隔的并不是两个发育完备的心室，比如在合并有右心室流出道心腔的单一左心室时，其上的缺损仍然被称为室间隔缺损。

室间隔缺损可以根据其与室间隔上的一些标志的位置关系而分为五型，室间隔上的这些标志从右心室一侧看上去很容易辨认(图67.11)。这些重要的标志包括：隔束、肌部或小梁部室间隔、漏斗隔和三尖瓣环。圆锥室间隔型室间隔缺损，也称为膜周型或膜旁型，位于圆锥隔(漏斗隔)与肌部或小梁部室隔之间。这一型中，圆锥隔仍然位于隔束“Y”字分叉之中（图67.12）。这种缺损位于室间隔膜部通常的位置上，但一般要比膜部1~3mm的直径大一些。圆锥室间隔对位不良型室间隔缺损，或简称对位不良型，是一种由于漏斗隔对位不良而位于隔束“Y”字分叉之中的缺损。房室通道型室间隔缺损，也称做流入道型室间隔缺损，是一种完全位于房室瓣(三尖瓣或共同瓣)下方的缺损。这种缺损上至房室瓣，也就是说，缺损和瓣膜之间并没有肌肉相连（如有肌束相连则应视为肌部室间隔缺损，详见其后论述）。肌部室间隔缺损是肌性或小梁部室间隔的缺损，通常位于以下区域：隔束主干的后下方、心室中部、肌部室间隔下部、三尖瓣隔瓣下(但与瓣环间有肌束相隔)、肌部后方、心尖肌部、隔束主干的前方和肌部前方。由于右心室具有网格状的小梁结构，所以肌部室间隔缺损从右室面看上去，或通过血管造影和彩色多普勒超声来看常表现为多发的缺损，而这样的缺损从左室面看上去却往往是单一的。所以，多发性室间隔缺损应仅用于描述多个独立的缺损，而不是由一个缺损放射出的多个开口。圆锥隔发育不良型室间隔缺损与对位不良型缺损一样，也位于隔束的“Y”字分叉之中，但却没有对位不良的存在。漏斗隔的残迹与隔束的连接是正常的，但漏斗隔实际上是缺损的。除以上5种主要类型外，尚有一些上述类型联合存在的情况：对位不良-圆锥隔发育不良型、对位不良-房室通道型、对位不良-房室通道-圆锥隔发

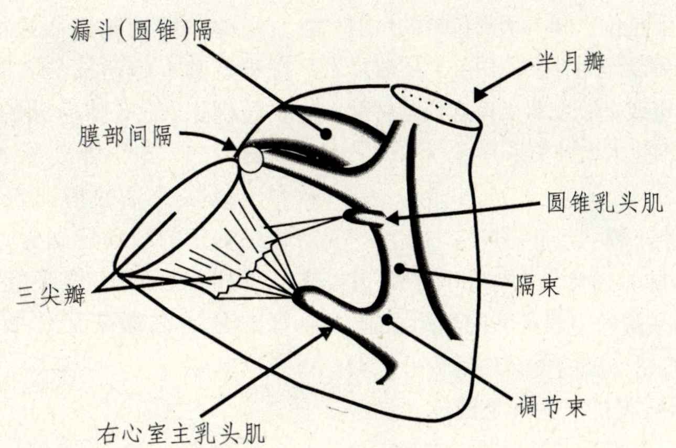

图67.11　室间隔右室面。在解剖位时从右前斜方向观察打开的右心室，可以看见用于描述室间隔缺损的标志。[Reprinted with permission from PM Weinberg . Morphology of Congenital Heart Disease. In RM Freedom (volume ed), E Braunwald (series ed), Atlas of Heart Diseases, Vol 12: Congenital Heart Disease. Philadelphia: Current Medicine, 1997.]

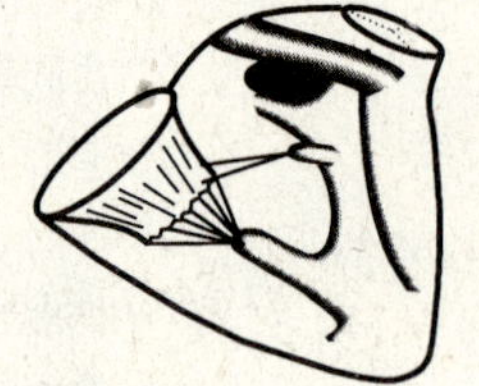

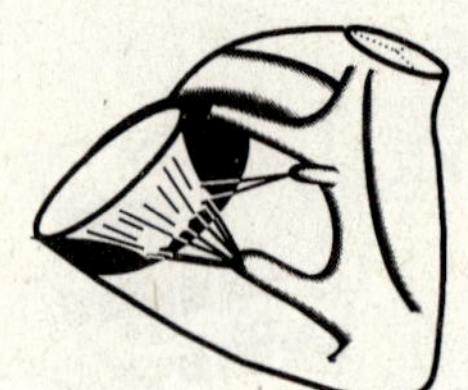

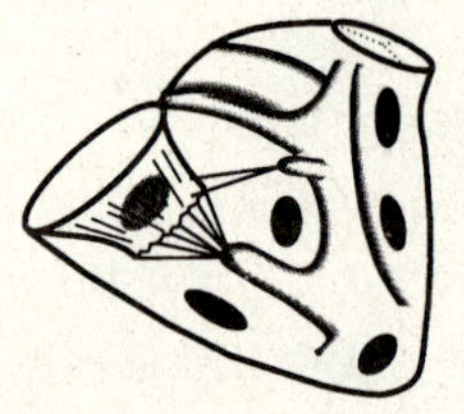

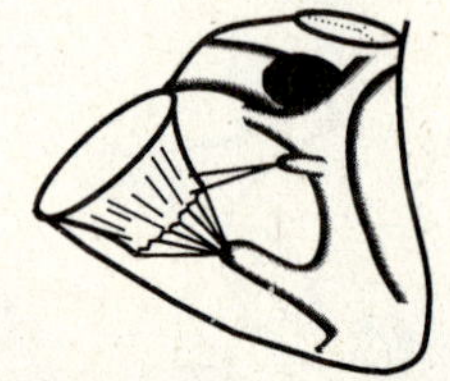

图67.12 室间隔缺损。上图显示了与图67.11视角相同的5种主要类型的室间隔缺损。肌部室间隔缺损不同亚型的分类及名称已在文中详述。[Reprinted with permission from PM Weinberg. Morphology of Congenital Heart Disease. In RM Freedom (volume ed), E Braunwald (series ed), Atlas of Heart Diseases, Vol 12: Congenital Heart Disease. Philadelphia: Current Medicine, 1997.]

育不良型和圆锥室间隔-肌部型。

为达到精确的原则和不受上下文的干扰，不同室间隔缺损的定义不受与其相关的圆锥干畸形或其他畸形的影响。这就是诸如肺动脉下、主动脉下、双动脉下和非动脉下等术语不能被接受的原因，因为当大动脉连接关系正常时的主动脉下缺损和大动脉转位时的肺动脉下缺损实际上是位于同一解剖位置的（但这些名词可以作为补充使用，使用时可加用右心室或左心室双出口这样的解剖学术语来细化大动脉关系）。

肺动脉瓣

肺动脉瓣通常由3片瓣叶组成，其靠漏斗隔一侧的交界处指向主动脉瓣，瓣的圆周被3个瓣的交界均等分开。典型的肺动脉瓣狭窄并不是圆锥干异常的一部分，其主要表现为瓣叶之间未分开，形成一个穹隆状的仅留有一个小孔的瓣膜，3个交界的残迹均存在。而合并圆锥干异常的肺动脉瓣狭窄却常常表现为至少留有一个靠漏斗隔一侧的瓣叶交界的二叶或单叶瓣。

肺动脉

这里所说的肺动脉是指肺动脉主干和近端左右肺动脉近端，它们为外周肺动脉供血。右肺动脉走行于右主支气管的前下方，左肺动脉走行于左主支气管的前上方。左或右肺动脉缺如指的是肺动脉近心端的缺失，并不意味着整个肺动脉分支的缺如。在这些病例中，外周肺动脉的血供可来自动脉导管、支气管动脉、其他体动脉侧支或在少见的情况下来自冠状动脉。真正的肺动脉通常起自气管-支气管树前，所以，位于气管后方的血管汇合通常都是某种形式的体循环侧支血管。

肺静脉

肺静脉负责引流来自肺脏的血液，且通常与形态学左心房相连。肺静脉的数量可在3~5支之间变化。不管肺静脉的血液最终流到哪里，其上述之外的其他连接方式都被认为是“肺静脉异位连接”。因此，“部分性肺静脉异位连接”或“完全性肺静脉异位连接”都属于解剖学术语，而“部分性肺静脉畸形引流”和“完全性肺静脉畸形引流”则是两个描述肺静脉血最终流向的生理学诊断。生理学的诊断可以和解剖关系一致，也可以不一致。

形态学左心房

形态学左心房最显著的标志就是基底部较窄的左心耳，其相对孤立与静脉部相区别。和右心房不同的是，梳状肌在左心房仅局限存在于心耳部，并不靠近心脏的十字交叉。如前所述，因为左心房的主要区域都缺乏梳状肌，所以左心房的顺应性要差于形态学右心房。这就是当存在房室瓣反流，特别是急性反流时左心房压变化较大的原因。

二尖瓣

二尖瓣就是心室右袢时位于左侧的房室瓣，或者是心室左袢时位于右侧的房室瓣。这种定义的原理已经在前文对三尖瓣的介绍中进行了阐述。形态学上，二尖瓣通常为双叶结构的瓣膜。其前叶较后叶或壁叶为深（即瓣环到瓣叶游离缘的距离更大）；但前叶在瓣环周径上的长度要短于后叶。

形态学左心室

形态学左心室的特点是其附着有细小的、指状突起的肌小梁，且其房室瓣与室间隔面没有腱索连接。左室的游离壁发出两支乳头肌，分别为前外侧乳头肌和后内侧乳头肌。左心室通常是没有漏斗部（动脉圆锥）的，但并不是定义规定如此。事实上，左心室也是可以存在漏斗部的。但必须强调的是，如果左心室存在漏斗部，那它就应该和左心室窦一样位于室间隔的同一侧。如果像在前面“室间隔”一节里描述的那样，漏斗部位于室间隔的对侧，那它就应该被推定为右室漏斗部。

主动脉瓣

主动脉瓣如前述的肺动脉瓣一样，是一个由3片瓣叶组成的，且瓣环的一周被3个瓣叶交界均等地分割开的结构。主动脉瓣的狭窄几乎总是由单叶或二叶瓣畸形所致。在这样的畸形中，主动脉瓣仅分别留有一个或两个瓣叶间交界的残迹。单叶瓣畸形时，瓣膜的形状就像一个带有偏心孔的漏斗。左冠瓣和无冠瓣瓣尖之间的交界发育通常是正常的。

主动脉

主动脉起自主动脉瓣以上，并供应至少一侧头臂血管的血流。与肺动脉可以闭锁，甚至缺如不同，就算主动脉瓣是闭锁的，升主动脉事实上也向下开放至主动脉瓣水平，因为它至少要向冠状动脉供血。主动脉弓的方向是左侧还是右侧要根据其跨过的是左侧还是右侧支气管而定，而并不取决于它起自心脏的哪一侧。然而，主动脉弓方向也可以通过其他可靠的方法推导出来：主动脉弓上第一支血管所供应的颈动脉的方向几乎总是与弓的方向相反。

冠状动脉

冠状动脉通常由3支主要的和一支较小的分支血管组成。3支主要血管分别是：右支(右室支)、前降支和旋支(左室支)。而较小的一支则被称做漏斗支或圆锥支。冠状动脉的分布可根据心室而变。所以，右冠状动脉也像右心室一样，可以位于右侧也可以位于左侧。通常情况下，前降支和旋支共同起自单一的一支称作左(心室)主冠状动脉。与此类似，右支和圆锥支也起自一支共同的血管，就是右冠状动脉。发生在右支和圆锥支的一种常见的变异就是这两支血管可以起自同一主动脉窦的两个相互独立的开口。然而，其他类型的变异也是可能的，特别是当存在圆锥干异常的时候，因为这时主动脉与心室的空间关系不同于正常。因此，在某些法洛四联症的病例中，前降支可以发自右冠状动脉的圆锥支；或者在主动脉位于肺动脉右侧的大动脉转位（D-TGA）中常见的一样，右支和前降支共同起自一支血管，而旋支(左室支)起自另一血管。

圆锥干异常

圆锥干异常是指涉及心脏流出道(漏斗)部，包括漏斗隔、近心端大动脉和半月瓣在内的缺陷(图67.13)。这些异常取决于每一半月瓣下漏斗(圆锥）部肌肉相对分量的多少和每一个流出道的相对扩张程度。正常的圆锥干位于肺动脉下而不是主动脉下圆锥，且双侧的流出道都充分扩张。在法洛四联症的圆锥干，肺动脉下圆锥扩张不良，且主动脉下没有圆锥结构。肺动脉下圆锥扩张良好，且主动脉下没有圆锥结构但扩张不良，就是主动脉弓中断的圆锥干。圆锥位于主动脉下而不是肺动脉下圆锥是大动脉转位时的典型表现。如果此时主动脉下圆锥扩张不良，这类圆锥畸形见于大动脉转位-室间隔缺损-主动脉缩窄；如果是肺动脉下区域扩张不良，则称为大动脉转位-室间隔缺损-肺动脉下狭窄的典型圆锥部。其他圆锥干异常还包括伴或不伴流出道梗阻的双侧圆锥以及双侧圆锥的缺陷。

认识到圆锥干异常和心室-动脉连接之间的区别非常重要。有3种方法可以用以确定心室-动脉连接：①半月瓣下漏斗（圆锥）部的相对分量——圆锥干异常；②漏斗部与一个或两个心室的关系；③心室的大小。动脉下圆锥与其前上方相应的动脉相连，这通常发生在右心室；而没有圆锥时，动脉通常是与左心室相连。但如果存在左室圆锥或右心室发育不良时，上述的倾向就不起作用了。所以，几乎任何一种圆锥干都能在任何一种心室-动脉排列中见到。所以我们应当记住，圆锥干异常是解剖学上的事实，而心室-动脉排列是一个用于描述每一支大动脉与心室靠近关系的概念上的构造。

心脏异位

心脏在正常情况下位于胸腔纵隔之中，其大部分位于左胸，一小部分也可以跨过正中线而位于右胸。心脏位置超出以上正常范围就称作心脏异位。心脏异位分为两大类：胸内异位和胸外异位。前者包括了右位心(心脏大部分位于右胸)、中位心(心脏大部分居于中央)、极度左位心(心脏完全位于左胸，比正常还要偏左)、无心包型(部分或全部心脏位于一侧胸腔的异常位置)和心包膈缺损型(心脏被疝入胸腔的肝脏托起)。胸外异位包括了异位心和胸部连体双胎。

心脏诊断的格式

心脏诊断按以下常规进行表达：

心脏综合征（如左心发育不良综合征，内脏异位综合征伴无脾畸形）

心脏异位(如右位心)

房室连接异常

心室-动脉连接异常

节段标记法

心室、瓣膜和血管异常，从心脏的动脉端开始，延伸至静脉端

心律失常和生理学诊断

外科诊断和按时间先后顺序描述残存异常

比如，一个包含了以上所有条目

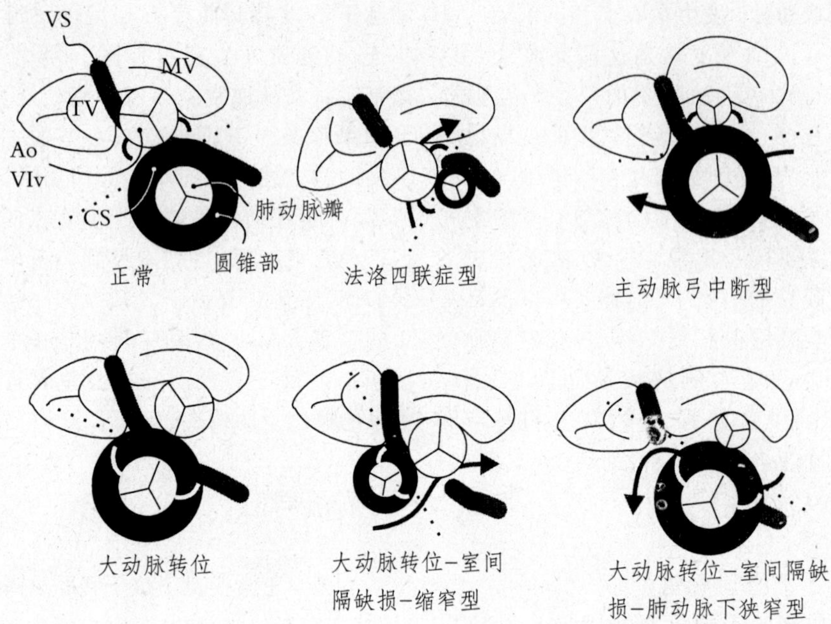

图67.13 圆锥干异常。上图显示了从上方来看正常和异常的圆锥干结构时的情况。主动脉瓣(Ao Vlv)可以通过其相连的冠状动脉来表示。漏斗或圆锥隔(CS)用虚线表示，以便与室间隔(VS)相比较。注意其在法洛四联症型中与正常相比向左前方的偏移，在大动脉转位(TGA)-室间隔缺损(VSD)-缩窄型中向右前方的偏移，在主动脉弓中断型中向左后方的偏移和在大动脉转位-室间隔缺损-肺动脉下狭窄(PS)型中向右后方的偏移。大箭头代表了与漏斗隔或圆锥隔移位相关的多种室间隔缺损。(MV：二尖瓣；P Vlv：肺动脉瓣；TV：三尖瓣)[Reprinted with permission from PM Weinberg . Morphology of Congenital Heart Disease. In RM Freedom (volume ed), E Braunwald (series ed), Atlas of Heart Diseases, Vol 12: Congenital Heart Disease. Philadelphia: Current Medicine, 1997.]

的诊断可以被表述为："内脏异位综合征伴无脾畸形、右位心、共同房室通道、右心室双出口{A,D,D}合并镜面右位主动脉弓、肺动脉狭窄、完全性肺静脉异位连接于静脉导管、永存左上腔静脉连接于左侧心房、异位心房心律、改良左侧Blalock-Taussig术后(Gore-Tex 外管道)、Fontan 术后伴残留左肺动脉狭窄"。如果一个病例中的上述某些条目是正常的，那就可以直接省略掉。比如，一个病例可以被描述为"室间隔缺损合并汇入冠状窦的永存左上腔静脉"或者"合并室间隔缺损和肺动脉狭窄的三尖瓣闭锁"。但如果存在心室-动脉排列异常，那节段标记就必须要包括在诊断中。如果存在心脏异位，即使各节段是正常的，纳入节段标记也大有益处。因为对心脏异位节段性的描述要比使用诸如右位或右转等附加和模棱两可的词汇来描述清楚得多。

推荐读物

Van Praagh R. The Segmental Approach to Diagnosis in Congenital Heart Disease. In Bergsma D (ed), Birth Defects: Original Article Series (Vol 8, No. 5). Baltimore: Williams & Wilkins, 1972;4.

Van Praagh R, Weinberg PM, Calder AL, et al. The Transposition Complexes: How Many Are There? In Davila JC (ed), Second Henry Ford Hospital International Symposium on Cardiac Surgery. New York: Appleton-Century-Crofts, 1977;207.

Van Praagh R, Weinberg PM, Smith SD, et al. Malpositions of the Heart. In Adams FH, Emmanouilides GC, Riemenschneider TA (ed), Moss' Heart Disease in Infants, Children, and Adolescents (4th ed). Baltimore: Williams & Wilkins, 1989;530.

Weinberg PM. Systematic approach to cardiac diagnoses. Pediatr Cardiol 1986;7:35.

Weinberg PM. Morphology of Congenital Heart Disease. In Freedom RM (volume ed), Braunwald E (series ed), Atlas of Heart Diseases, Vol 12: Congenital Heart Disease. Philadelphia: Current Medicine, 1997;4.1.

编者评述

T.L.S.

在大多数医疗中心，复杂的先天性心脏病越来越多见，其部分原因是因为这类先天性心脏病的外科姑息治疗手术的大量应用和技术的提高，这些畸形的死亡率很高。所以，对于心脏外科医生和心脏病学家来说，能够针对这些复杂畸形的解剖特点进行有效的交流就显得越来越重要了。由Van Praagh提出，并在本章描述的解剖学分类方案对于统一的描述某些心脏特点具有一定的优势。所以，使用Van Praagh分类系统可以准确地传递关于心脏位置、心室位置或异构和主动脉起源位置的信息。然而，需要强调的是，这些分类系统都是解剖学层面上的。生理学和外科学的定义，以及一些对于常见的复杂畸形在解剖学上模棱两可的定义，都应该在分类方案中或对心脏畸形进行描述时被考虑到。所以，诸如左心室发育不良综合征、内脏异位综合征等心脏综合征，以及心脏转位都应该作为描述心脏畸形的词汇。使用这些综合征不仅具有外科学意义，也更便于交流。Van Praagh方案中的节段标记是一种有用的补充信息。正以为某些节段存在着不定性，所以分级进行描述非常重要。比如，合并大动脉转位的右心室双出口就是一个相对的误称。因为，初步诊断要么是右心室双出口，要么是大动脉转位，而大动脉的位置关系应该分开描述。大动脉转位在解剖学和生理学上都具有和右心室双出口截然不同的异常。

某些在解剖学上不是很准确的字句也很流行。比如，矫正性大动脉转位、孤立性心室调转、Taussig-Bing畸形、完全性大动脉转位和房室通道。这些诊断可能在胚胎学上是不准确的。或许没有进行解剖学上的描述，但却有生理学上的意义。房室连接或心室-动脉连接一致或不一致等附加的叙述很重要。尽管房室连接或心室-动脉连接已经在Van Praagh分类系统中进行了定义，但对于关系一致或不一致的说法依然用于平时交流之中。

我们应该清楚地认识到，目前，我们对于心脏胚胎发育的过程还不是十分了解，能够检测出的与先天性心脏病有关的基因缺陷也非常少见。所以，解剖学分类系统、外科综合征和胚胎学发育并不一定要完全一致。想要了解目前所知的关于心脏发育的信息，可以参考：Bharati S, Lev M. Embryology of the Heart and Great Vessels. In C Mavroudis and CL Backer (eds), Pediatric Cardiac Surgery. St Louis: Mosby, 1994;1.

对于处理先天性心脏病的心脏内科专家和外科医生而言，能够准确地对心脏诊断和解剖进行交流是最重要的。多种多样的描述和分类系统使我们在通过建立数据库来准确地和跨国家地收集大量先天性心脏病患者的信息时遇到了困难。正因为如此，才有遍布世界各地的大批心脏内科专家、外科医生和病理学家在为建立一个标准的诊断和外科命名表而努力，并期望这个命名表的诊断可以与诸如欧洲先天性心脏病数据库等其他数据库接轨。通过这些不懈的努力所建立的命名表，将最终提供一个集解剖学诊断和手术方式为一体的标准化的目录。它将不仅方便信息的国际化采集，也能成为各医疗中心之间比较与先天性心脏病有关成果的基准。

（于昌平　译　安琪　校）

第 68 章

超声心动图对先天性心脏病的评估

Jack Rychik

近20年来，超声成像的方法得以改进，可用于评估心脏的形态和功能。心脏超声或超声心动图，因其无创和床旁操作简便而成为一种对疑患先天性心脏病的婴儿和儿童进行初筛的影像学检查手段。心脏超声能迅速而轻松地检测到心脏畸形以及血流动力学的改变，从而识别出患者极微小的病变。在血管造影中，血液是不透明的，心脏形态通过相对透明区域推断而来，而超声心动图则通过超声的反射，直观、实时地显示心脏形态；超声成像安全、无辐射，可以从不同角度、不同方位对心脏进行扫查，重建心脏的三维图像；超声心动图能连续采集不同时点的图像信息，作为手术和介入操作中的监测工具。熟悉超声心动图成像原理及其局限性，将有助于准确读片，并将其正确运用于先天性心脏病的婴儿和儿童的外科治疗中。

超声的物理特性及其应用原理

超声频率

超声波是通过特定频率的电子脉冲作用于压电晶体而产生的。常规心脏超声检查的频率范围在2.0~7.5MHz。频率的选择取决于组织的穿透性和分辨率。高频超声在组织中衰减迅速，只能短距离传播，而低频超声在衰减前能传播较远距离；但高频超声的图像有较高的分辨率。传播距离与频率的关系如下：波长=速度/频率。超声在生物体内的传播速度是一常数，为1540m/s。只有当相邻两点的距离大于一个波长时，超声才能将其区分开来；频率越高，波长就越短，相邻两点间的分辨率就越高。例如：使用频率为2.0MHz的探头，相邻两点间的距离必须大于0.78mm才可以分辨，若两点间的距离小于0.78mm，这两点就不能辨别而只能显示为一个点；当频率为7.5MHz时，分辨率提高，相距0.21mm的两点即可分辨清楚。实际工作中，高频探头可以取得最大的分辨率而用于新生儿和较小的儿童，低频探头可以达到最大的组织穿透力而用于较大的儿童和成人。

多普勒原理

1842年，Christian Johann Doppler首先描述了多普勒效应，即声源与接收器之间相对运动时，频率会发生改变，相向运动，频率增加，背向运动，频率减低，这种频率的变化称为多普勒频移。公式如下：

$$F_d=2VF_0\,(\cos Y)\,/c$$

F_d是频率的改变，F_0是发射频率，Y是物体运动方向与发射频率间的夹角，V是物体运动的速度，c（常数）是超声波在介质中的传播速度。超声的反射性决定了上述公式可用于测量心腔内血流速度。上述公式可转化为：

$$V=F_d\,c/2\,F_0(\cos Y)$$

因此，若超声发射频率、超声束与血流运动方向间的夹角已知，根据频率的变化，可计算出血液流动的速度。在临床工作中，声束与血流方向间夹角的测量是非常烦琐的。因此，常尽量使声束与血流方向平行，此时角度Y为0°（cosY=1）。因为cos20°的值接近1，所以当角度Y≤20°时，也可近似认为cosY=1而用于估测多普勒血流速度。然而，当角度大于20°时，上述假定不再适用。

通过脉冲多普勒、连续多普勒和彩色多普勒技术可以获得血流的速度和方向。脉冲多普勒是晶片先发射超声脉冲然后再接收反射回来的声波，它可以对感兴趣区的血流进行准确定位，通过反射声波到达接收探头的时间可计算出距离。脉冲多普勒不能测量明显紊乱和高速血流的峰值速度，此时需换用连续多普勒。然而连续多普勒会把取样线上每一点的血流速度都同时显示出来。因此，脉冲多普勒主要用于对高速血流进行定位，而测量高速血流的峰值流速则需用连续多普勒。

彩色多普勒是采用脉冲波的原理在二维图像上根据血流的速度与方向而叠加不同颜色的信号。一般,朝向探头的血流显示为红色,背离探头的血流显示为蓝色。

简化的伯努利方程

基于势能转换为动能的定律,心脏内血流的速度可用于估测压力阶差,从而提供血流动力学信息。伯努利认为,两点间的势能或压力之差,在除去因惯性和摩擦力引起的能量损耗后,与转化的动能相当。如果惯性及摩擦力引起的能量损耗很小,如血液通过狭窄口时,则可以将这部分的影响忽略不计。于是,简化的伯努利方程可以用来测量上游位点1(远端)和下游位点2(近端)的压力阶差:

$$P_1-P_2=4(V_2^2-V_1^2)$$

当远端血流速度≤1.0m/s时,心腔及大血管内绝大多数的血流满足这种情况。上面公式可进一步简化为:

$$压力差=4V_2^2$$

因此,狭窄部位的压力阶差可以通过多普勒超声心动图获得该处血流的峰值速度转化而来。由血流速度峰值推导出的收缩期压力阶差反映的是瞬时最大压差。它通常出现在收缩的上升阶段,而不是在收缩达到峰值时,而心导管测量的是峰值与峰值之间的压差。这即是多普勒测量的压差可能大于心导管所测值的原因所在。当心脏病变时,相邻心腔压力的达峰时间会不同步,这就进一步加大了彩色多普勒与心导管测量压差的差异。例如:主动脉狭窄时,主动脉的压力上升到峰值比左心室压力峰值要晚。由于存在时间差异,峰值–峰值(心导管)之间的压差可能在40~50mmHg,而彩色多普勒所测的瞬时最大压差可能要高出30~40mmHg,因为瞬时最大压差很可能在收缩早期主动脉压力较小而左心室压力迅速上升时产生。由整个收缩期的瞬时最大压差计算出的平均压差,是了解心室后负荷的最好参数。目前临床在这方面的工作领先于心脏超声,对先天性心脏瓣膜狭窄的分级标准和治疗仍然基于峰值–峰值压差的估测。

儿童先天性心脏病图像采集

对于怀疑先天性心脏病的儿童,应该从多个平面对各个解剖节段进行规范、系统的超声检查。当解剖结构完全清楚之后,生理学特点便可以通过多普勒技术获得。小于3岁的患者在做检查时应该给予镇静。一个完整的心脏超声检查包括二维图像和动态扫描(在一个平面上移动或以一个轴线为中心旋转探头时所获得的连续图像)。通常从剑突下开始扫查,到胸骨上窝切面结束(表68.1)。

腹部和内脏

超声心动图检查从剑突下扫查开始。剑突下膈肌平面的腹部断面观可以显示肝脏、胃、下腔静脉和降主动脉(图68.1)。腹部的上界是胸骨下的膈肌水平,腹腔内膈肌水平以下有肝、胃、下腔静脉、降主动脉。内脏正位时,有以下几个要点:①肝和走行于肝内的下腔静脉位于右上腹部;②胃在左上腹部;③主动脉位于腹膜后,略偏左沿脊柱前方下行。当内脏反位时(伴无脾或多脾),会出现镜像影,此时,肝通常位于正中,下腔静脉和降主动脉位于脊柱同一侧,二者可以同在左边,也可以同在右边。多脾时,下腔静脉可能在肾水平以下离断而在膈肌水平观察不到下腔静脉。此时,在腹膜后脊柱前可以观察到增粗的奇静脉。离断的下腔静脉血流通过增粗的奇静脉汇入上腔静脉,此时上腔静脉管径也扩张,三支肝静脉常直接汇入右心房。肝静脉内径不均一性扩张常提示右房室瓣关闭不全、狭窄、闭锁或者是心下型完全性肺静脉畸形引流。

心房、心室及房室连接关系

房室形态的鉴别在超声心动图检查时非常重要。心房可根据心房附属结构相鉴别。右心房有一个较宽大的流入道和广基底的三角形右心耳;左心房流入道较窄,有长指状左心耳。左心室的室间隔肌小梁光滑,有二组乳头肌,二叶房室瓣开放时呈鱼口样,没有腱索与室间隔相连;右心室室壁肌小梁粗糙,单组乳头肌,三叶式的房室瓣,室间隔心室面有腱索附着。心室右襻时,左右心房与其相对的形态左右心室相连。心室左襻时,右心房与起肺循环作用的解剖左心室相连,左心房与起体循环作用的解剖右心室相连。房室瓣与心室相连,所以心室左襻时,体循环房室瓣为三尖瓣,其功能通常不正常,可伴反流。

房、室间隔缺损

房间隔缺损(ASD)大致分为3种类型:

1. 继发孔型房间隔缺损是指第一房间隔上缘缺损。缺损常位于房间隔中央,大小不等,较小的ASD难以与卵圆孔未闭相区别(图68.2)。一般认为,在剑突下长轴斜切面或矢状切面扫查,直径>6mm的缺损是较大的缺损;直径<5mm的缺损可能是卵圆孔未闭,随时间推移可能自发变小。但有时一个解剖上较小的缺损在生理上可能有大量左向右分流,有手术缝合指征。

表68.1　疑患先天性心脏病儿童的超声心动图扫查切面及扫查方法

声窗	探头位置	扫查角度	最佳显示结构
剑突下腹部横断面	剑突下	声束向后、与脊柱垂直	膈肌、肝、胃、腹主动脉、下腔静脉、脊柱
剑突下冠状面扫查	剑突下	冠状断面，与患者心脏长轴平行，声束从后向前扫查	心耳、心房、心室和大动脉连接关系
剑突下左心长轴斜行扫查	剑突下	冠状断面左斜30°，从右肩开始扫过心尖	肺静脉、房间隔、室间隔基底段大部分、左心室流出道和主动脉
剑突下矢状面扫查	剑突下	在冠状断面基础上顺时针方向旋转90°，从右至左扫查	上腔静脉、下腔静脉、房间隔、膜部室间隔、肌部及心尖段室间隔
剑突下右前斜切面	剑突下	冠状面右斜30°	右心房、右心室流入道及流出道、肺动脉瓣、右肺动脉
心尖四腔切面	心尖搏动处，第6肋间，左前腋线内侧	探头上翘，声束朝向右肩	房室连接、二尖瓣、三尖瓣、肌部及心尖段室间隔
心尖两腔切面	在心尖四腔切面基础上逆时针旋转90°	探头上翘，声束朝向右肩和前方	左心房、二尖瓣、左心室流入道及流出道、室间隔、主动脉
胸骨旁长轴切面	胸骨左缘第三、四肋间	声束切过右肩与左髋连线沿心脏长轴方向，从右髋至左肩缓慢倾斜扫查	三尖瓣、右心室流入道及流出道、左心室流入道及流出道、室间隔、肺动脉瓣
胸骨旁短轴切面	在胸骨旁长轴基础上顺时针方向旋转90°	从大血管水平短轴开始扫查，从上至下缓慢倾斜角度直到心尖	肺动脉瓣、右心室流入道及流出道、二尖瓣附属结构、前室间隔、心尖段室间隔
胸骨上窝长轴切面	胸骨上窝	与患者主动脉弓长轴平行、探头朝向后下方	升主动脉、主动脉弓及3个分支、降主动脉、右肺动脉、左肺动脉
胸骨上窝短轴切面	胸骨上窝	与患者主动脉弓长轴垂直、探头朝向下方缓慢倾斜	上腔静脉、无名静脉、主动脉弓、右肺动脉、左心房、左肺动脉

2.原发孔型房间隔缺损是先天性心脏病心内膜垫缺损的一部分。这种心脏畸形除了房间隔缺损外，还合并有二尖瓣裂缺，同时可能有大小不等的室间隔缺损(VSD)。原发孔型房间隔缺损通常较大，位于房间隔前下份，剑突下长轴斜切面和心尖切面是最佳的观察切面(图68.3和图68.4)。

3.静脉窦型房间隔缺损是房间隔在静脉与心房连接水平的缺损，缺损通常较大。上腔静脉型缺损位于上腔静脉回流入右房开口处，超声心动图检查时，缺损表现为上腔静脉骑跨于房间隔之上。正常情况下右肺静脉引流到左心房后方，但上腔静脉型房间隔缺损时，可能同时伴有右肺静脉异位引流入上腔静脉，这一畸形在超声心动图检查时可能比缺损显示更清楚。下腔静脉型缺损，下腔静脉骑跨于房间隔，血流可能直接进入左心房。在剑突下矢状切面扫查时，应该注意下腔静脉的位置和是否存在欧氏瓣以及它们与房间隔缺损的关系，以免将下腔静脉开口与ASD混淆。

由于房间隔是一层菲薄的结构，超声探查中可能出现假性回声失落现象，所以检查时必须从多个与超声束垂直的切面观察房间隔。此外可能继发右房、右室、肺动脉的扩大，随右心容量负荷增加，肺动脉血流加速也有助于ASD的诊断。诊断这一畸形无需借助于心导管检查，超声心动图即可为患者是否选择手术提供足够信息。

室间隔是由多种胚胎学来源的组织构成的复杂三维结构；因此，VSD有多种类型。膜周部VSD是最常见的一种类型，在右室面邻近三尖瓣隔瓣，在左室面位于主动脉瓣下。VSD大小不一，并可能部分被三尖瓣隔瓣组织遮

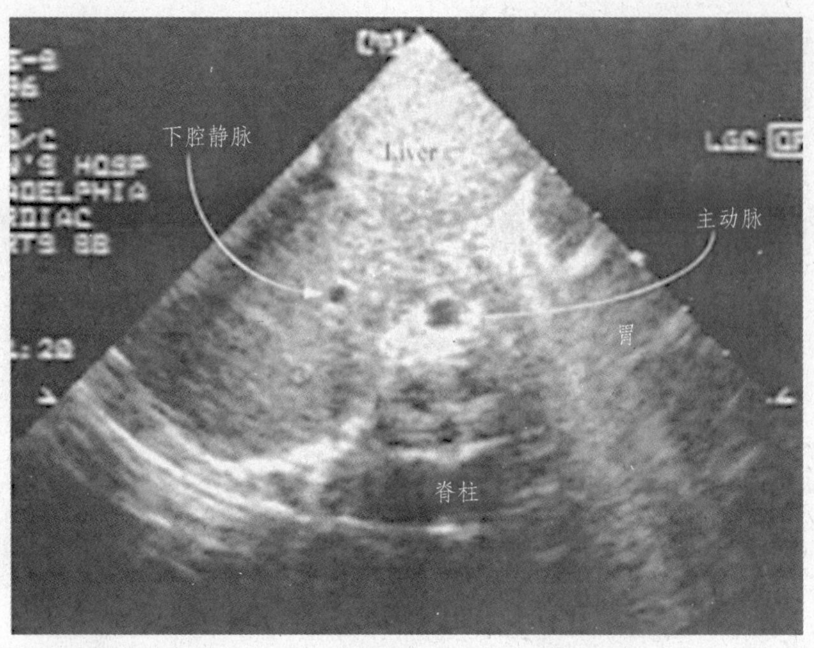

图68.1 膈肌水平腹部横断切面。这是儿童超声心动图检查的起始位置。该患者内脏正位,肝脏和下腔静脉(IVC)位于右侧,胃和主动脉位于左侧。

挡,形成“膜部瘤”。超声检查时“膜部瘤”组织的出现提示缺损很可能自行减小或闭合。圆锥部或漏斗部间隔移位可导致一种对位不良型VSD。这类缺损位于室间隔前部,直径通常较大,不会自行闭合;若漏斗部室间隔向前或向后移位,可分别导致左室或右室流出道梗阻(肌性主动脉瓣下狭窄或法洛四联症)。漏斗部室间隔缺损可能伴或不伴间隔移位,这一类VSD位置接近主动脉瓣环,故常同时伴有主动脉瓣右冠瓣脱垂、瓣膜畸形和继发关闭不全。房室间隔缺损型VSD常是先天性心脏病心内膜垫缺损的一部分,这一畸形中可能同时存在原发孔型ASD和共同房室瓣,但房室间隔缺损也可能单独存在。这类缺损直径通常较大,位于右室流入道后方。在心内膜垫缺损时,VSD可能部分被瓣膜组织覆盖,从而部分或全部遮挡缺损。肌性VSD常常位于肌小梁区前部或中部,缺损周围被肌性组织包绕,大小多变(图68.5和图68.6)。大的VSD,比如在法洛四联症中,有5%~10%的病例同时合并有小或中等大的肌部VSD,但是这些缺损可能难以探查发现,因为分流束首先通过大的缺损。当大的缺损修补后,合并的较小缺损就具有更重要的生理学意义,出现左向右分流量增加从而引起相关疾病。因此,在所有大室缺的患者术前检查中应仔细探查可能伴随的肌部VSD,重点观察右室肌小梁区前部。

室间隔缺损病理生理学的评价基于右室压力的估测。通过三尖瓣反流速度可以估测右房、右室间的最大压差(图68.7A,B)。右房压力在缺乏直接监测时按照5~10mmHg计算,三尖瓣反流压差加上右房压即可粗略估测右室压力。另外一种准确性欠佳但较实用的估算方法是以先天性室间隔缺损或修补后的残余缺损分流的峰值速度估计右室压力。这一方法的局限性在于:缺损形状不规则时,分流束形态也不规则,矫正的伯努利方程不适用于这种情况,无法准确计算右室压。因为多普勒技术只能测量整个心动周期中的瞬时最大压差,在有右束支传导阻滞时(室间隔缺损修补术后一种常见的心律失常),收缩早期便可出现最高峰值流速和最大压差。这种情况下,可能会误以为右室压力很低,然而由于右

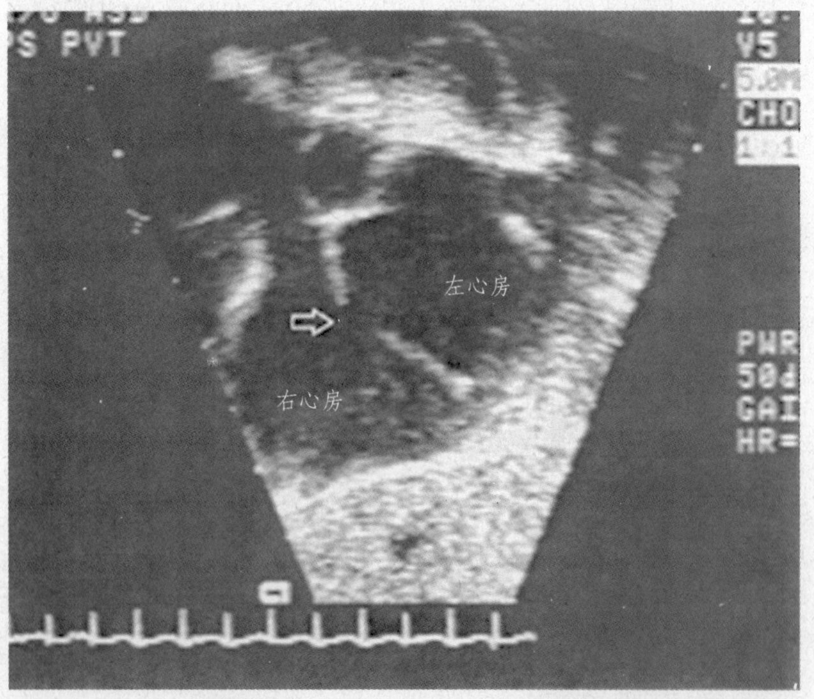

图68.2 剑突下双心房冠状切面。肝脏为透声窗,箭头所指为继发孔型房间隔缺损。

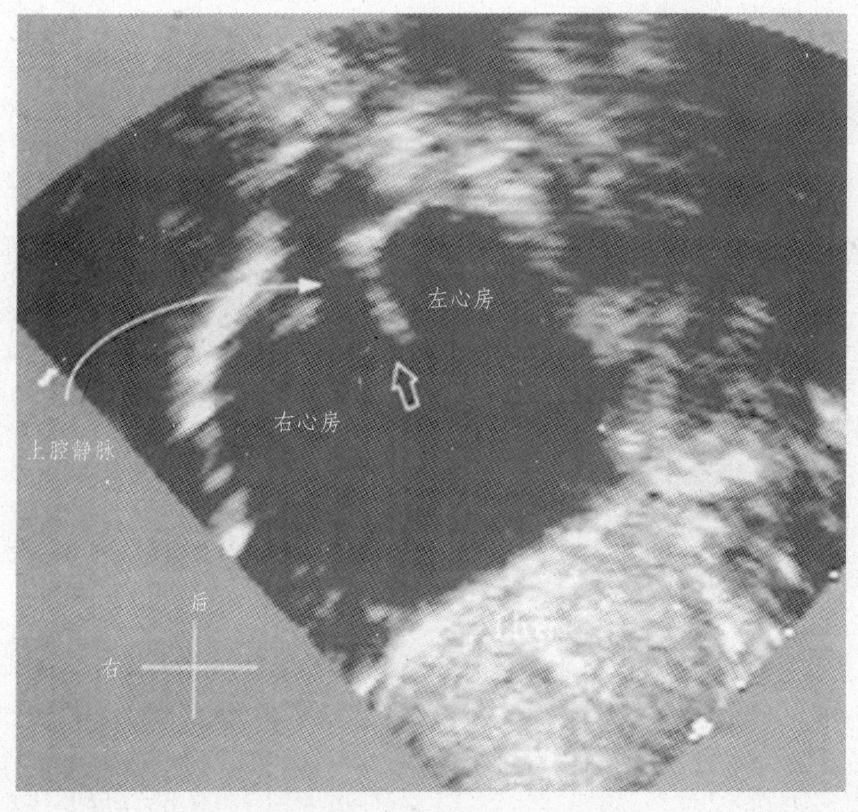

图68.3 剑突下左心长轴斜扫心房切面：图为一例患儿的巨大原发孔型房间隔缺损，箭头所指为残余房间隔的下残端(第二房间隔)。

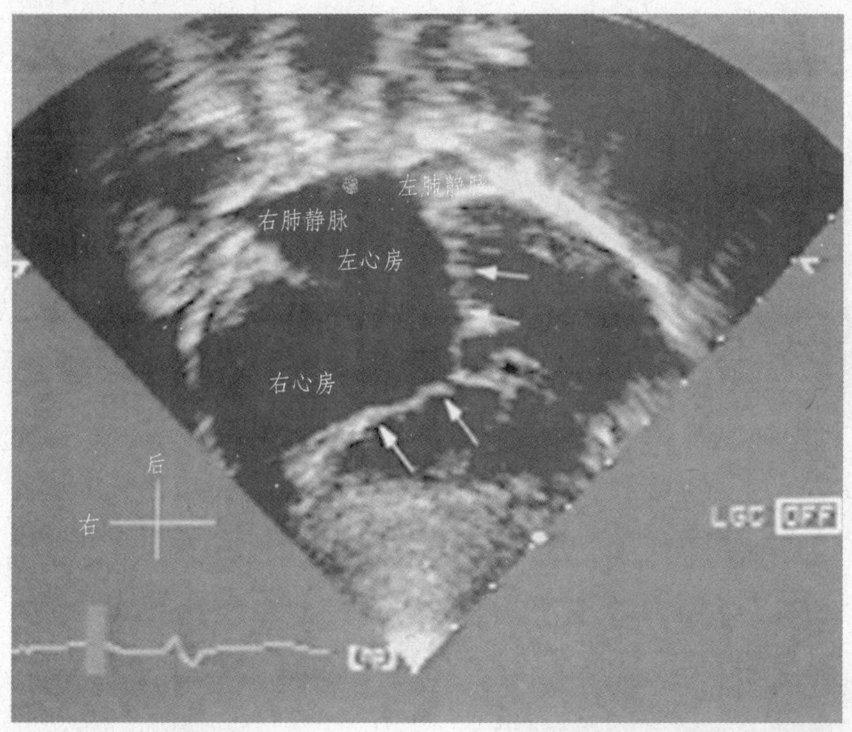

图68.4 剑突下左心长轴斜扫向左前旋转，图为一例原发孔型房间隔缺损患儿显示巨大的心房间交通以及肺静脉的连接，箭头所指为共同房室瓣。

室最大压力的出现滞后于左室，实际上的右室最大压力可能很高。有时VSD患者在决定是否手术治疗前还需行心导管检查。如果室间隔缺损超声检查解剖测值较大，并伴有充血性心衰症状和体征，同时排除了肺血管疾病（例如年龄小于6个月的患儿），则不必行侵入性心导管检查，直接选择外科手术治疗。当缺损不大，分流量大小的测定有助于临床决断时，有行心导管检查的指征，并可用于测定血管阻力。

圆锥部畸形

圆锥部畸形包括漏斗部（圆锥部）和大动脉的缺损。圆锥部是一肌性的光滑区域，位于肺动脉瓣下方，主动脉瓣水平上方，位置在主动脉左前。正常情况下，主动脉瓣环与二尖瓣之间以纤维连接，这一特点决定了主动脉从左室发出。许多超声切面都可以很容易地显示出这一关系。当漏斗部间隔对位不良时或正常的大动脉关系改变时可出现圆锥部缺损。

法洛四联症属一种常见的圆锥部畸形，这一畸形中漏斗部间隔向前移位到右室流出道，导致巨大的对位不良型室间隔缺损(图68.8)。此外，还可合并出现肺动脉远端狭窄和发育不良。超声心动图检查这一疾病的关键在于评价：①漏斗部和肺动脉狭窄的性质和程度；②肺动脉的分支；③有无肌部缺损并存；④冠状动脉的位置和走行。这一疾病中，大约5%~10%的患者左冠状动脉前降支起源于右冠状动脉，沿漏斗部区域走行，手术时可能会损伤，所以明确冠状动脉解剖对于手术非常重要。若上述4点解剖关系可以被超声心动图很好地观察到，法洛四联症患者可不必接受心导管检查。

大动脉转位系一种主动脉发自右心室而肺动脉发自左心室的先天

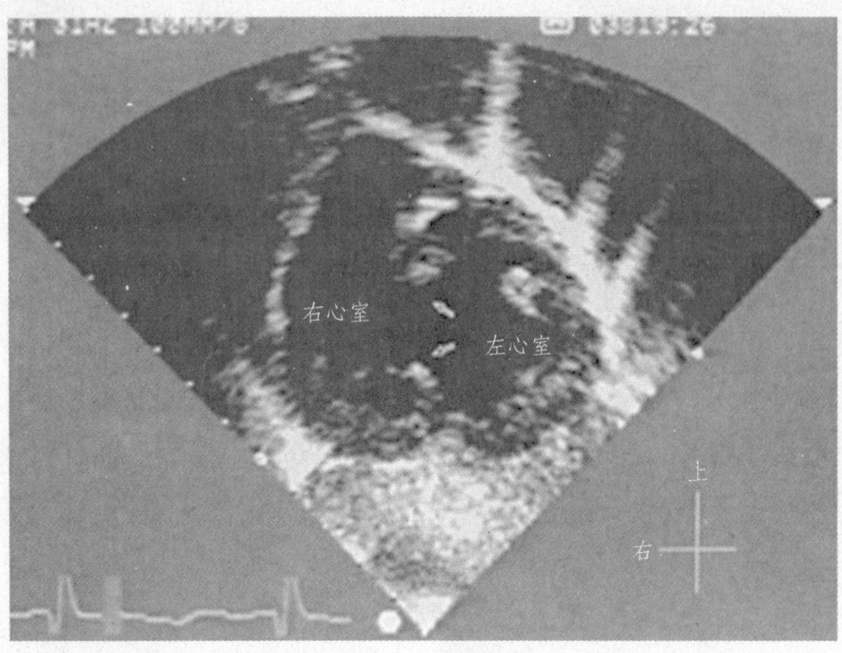

图68.5 剑突下冠状面扫查显示巨大的肌部室间隔缺损，箭头所指之处为缺损的肌性缘。

畸形(图68.9)。超声心动图检查需要评价以下方面：①心房间交通的性质和大小；②是否合并左室流出道梗阻；③大动脉彼此的相对位置；④冠状动脉的解剖，以便在进行大动脉调转术的同时施行冠状动脉移植术。多数情况下，超声心动图诊断对于这类患儿已经足够，无需再行心导管检查。以前，实施房间隔球囊扩开术(可增加体肺循环血流混合，提高动脉血氧水平)需要在荧光镜的监测下进行。现在，这一操作除了一些严重病例需要在心导管室进行外，多数则可在超声心动图(经胸或经食道)引导下安全实施。

右室双出口也属于圆锥部畸形，它的两条大动脉均发自右心室。这一畸形可有复杂的病理生理学改变。几乎均伴有室间隔缺损，此外还可能有：①左室发育不良，二尖瓣狭窄或闭锁(生理上类似于左心发育不良综合征)；②肺动脉下漏斗部狭窄，VSD血流直接进入主动脉（生理上类似于法洛四联症)；③主动脉下漏斗部狭窄，VSD血流直接进入肺动脉（生理上类似于大动脉转位)。超声心动图检查的关键部分包括：①大动脉彼此的相对位置；②大动脉下方的圆锥是否存在，以及流出道的梗阻程度；③从VSD分流到大动脉的血流方向；④VSD的大小(有时可能较小)；⑤房室瓣下腱索的附着位置是在漏斗部间隔上还是跨越VSD。

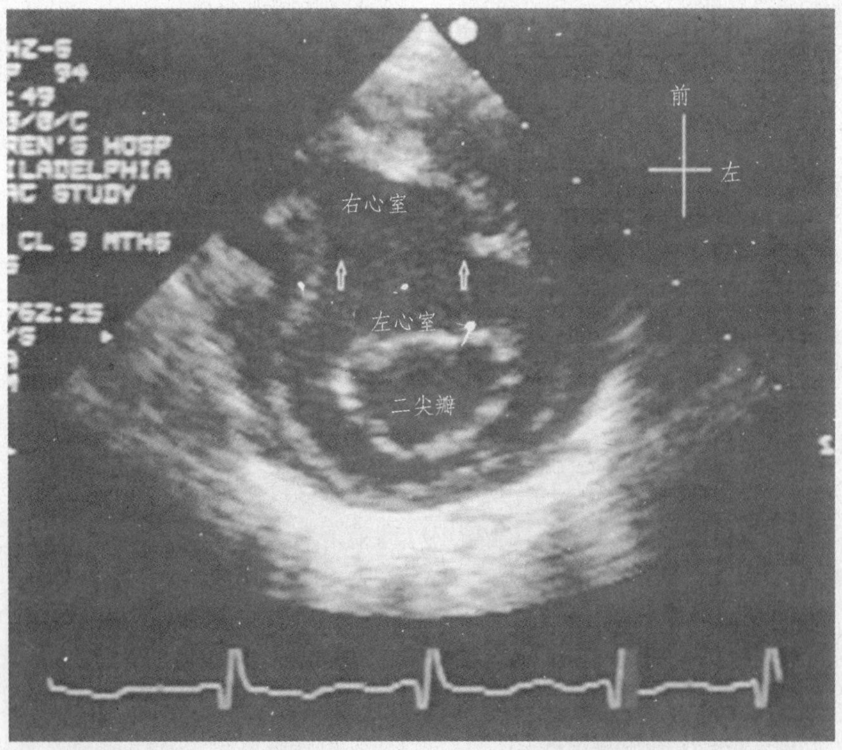

图68.6 胸骨旁短轴切面二尖瓣口水平显示巨大的中间肌部室间隔缺损。

静脉连接和心外血管

胸骨上窝声窗可以观察肺静脉、上腔静脉和主动脉弓的畸形。该声窗冠状切面能明确4条肺静脉是否全部回流入左心房。如看到本应回流左心房的肺静脉血流向上进入无名静脉或向下流向膈肌方向时，提示可能有肺静脉畸形引流。在拟行Gleen术(腔肺连接术)的患者中应仔细检查有无左上腔静脉的存在。这一畸形的典型表现是，左上腔静脉在左肺动脉前方绕行随后进入冠状静脉窦。检查时应该注意主动脉弓周围，辨别从主动脉近端到远端发出的每一支血管。正常情况下为左主动脉弓，第一支起源于主动脉弓的血管是右无名动脉，继而分叉成右颈总动脉和右锁骨下动脉，之后是左颈总动脉，最后

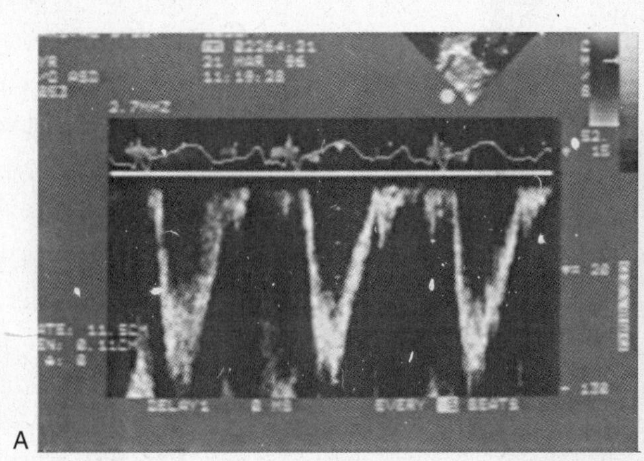

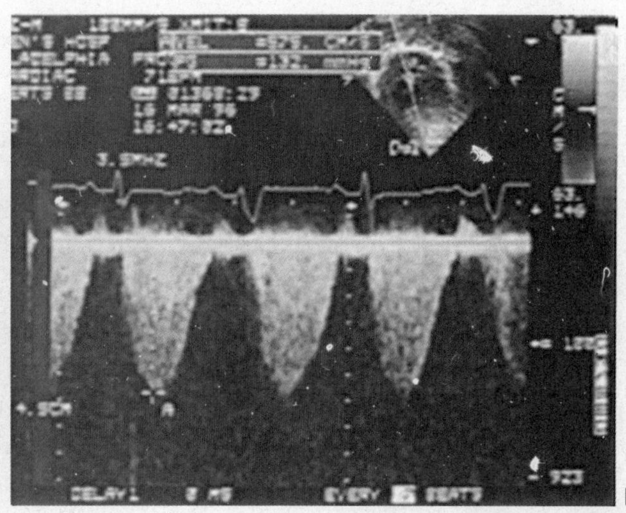

图68.7　(A)正常肺动脉的脉冲多普勒频谱,频带窄呈空窗;表明在这一取样容积内,血细胞在心动周期的任一时点都以相同的速度移动,峰值速度为1.3m/s。(B)一例用三尖瓣反流速度来估测右室压力的肺动脉高压患儿;使用连续波多普勒;频谱实填,表明是涡流;三尖瓣反流峰值速度明显升高,推算右房室压差是132mmHg。

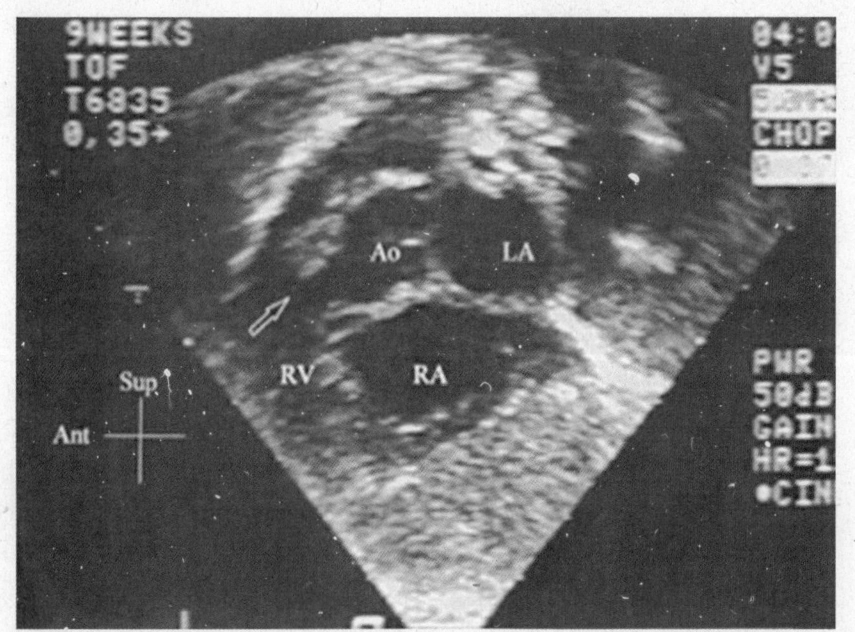

图68.8　法洛四联症患儿剑突下矢状面扫查。箭头所示漏斗部间隔肥厚,向前突出,部分阻挡右室流出道。室间隔缺损正好位于肥厚的间隔下方。(Ant:前;Ao:主动脉;LA:左心房;RA:右心房;RV:右心室;Sup:上)

是左锁骨下动脉。在胸骨上窝冠状切面,如果起自主动脉弓的第一支血管是左无名动脉,那么表明是右位主动脉弓。应注意第一支血管的分叉方式,确定它是否分为颈总动脉和锁骨下动脉。如果它没有分叉,可能是一支异常的锁骨下动脉。动脉导管未闭可能单独存在或与其他畸形并存。在病理生理学上,它导致体循环或肺循环血量增加。多普勒血流在动脉导管的表现模式有助于理解这一改变。在单纯动脉导管或合并有其他畸形时,若肺动脉血流出现梗阻(如法洛四联症,严重的肺动脉狭窄),血流将从主动脉连续分流到肺动脉(左向右分流)。在合并有严重的左室梗阻时(如严重的主动脉狭窄,主动脉缩窄,左心发育不良综合征),动脉导管的分流可供应体循环,因此,分流的方向在收缩期可能是从肺动脉进入主动脉(右向左)。而在舒张期由于肺血管阻力相对于体循环较低,血流会反过来从主动脉进入肺循环。单纯动脉导管右向左分流则反映肺血管阻力异常升高。

术中经食道超声心动图和术后超声心动图

由于小型化超声探头出现,经食道超声心动图(TEE)甚至可在小至3kg的婴儿中使用。先天性心脏病手术关胸前,TEE能够即时提供有关手术修复的信息;在评价VSD缝合,流出道梗阻疏通,房室瓣关闭不全成形术后的效果以及观察心肌功能的异常方面TEE也非常有用。在手术中定量评价血流动力学改变(如压差和瓣膜关闭不全程度)必须谨慎,因为体温、心肺转流、心肌变应力以及打开的胸壁等

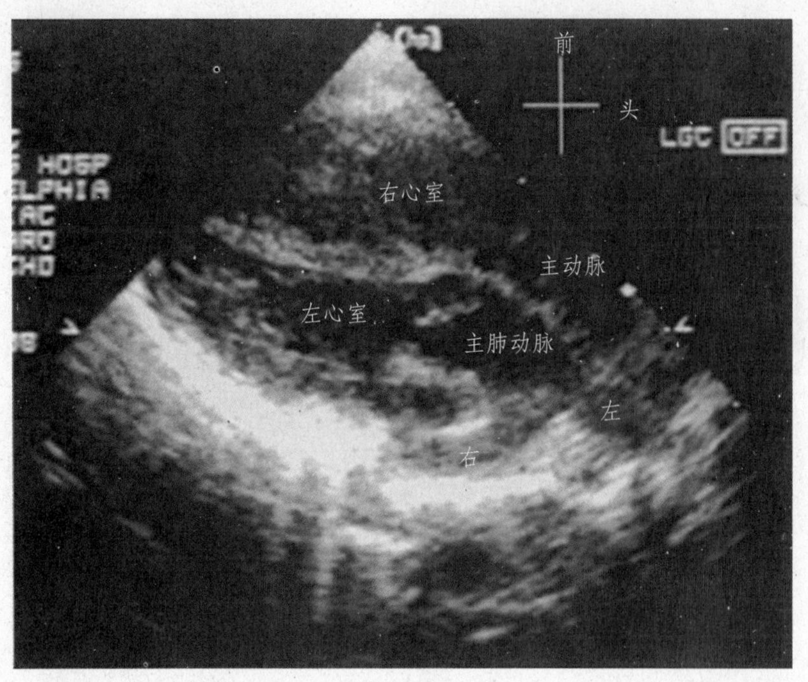

图 68.9 胸骨旁长轴患儿为右袢大动脉转位，注意从左心室发出的大血管在近段分叉，形成两个分支，提示这是肺动脉。

易变因素可短暂地影响血管阻力和心肌肌力。这种环境中观察到的信息可能无法预测患者在重症监护病房或其他不同条件下的稳定状态。

传统的经胸超声心动图在检测残余分流方面很有效，在大约85%的病例中可以为外科医生再次手术提供足够依据。彩色多普勒超声心动图是一种精确和敏感的工具，已显示在大的室间隔缺损修补术后有38%患者有残余左向右分流。在2岁以下的儿童中定量评价残余分流表明大多数残余缺损都很小，补片残余漏的直径<4mm时无血流动力学影响。残余分流的彩色血流束>4mm时认为有生理学意义，需要进一步干预处理。在大约1年的随访中，超声心动图显示约2/3的患者残余分流消失。

推荐读物

Chang AC, Vetter JM, Gill SE, et al. Accuracy of prospective two-dimensional Doppler echocardiography in the assessment of reparative surgery. J Am Coll Cardiol 1990;16:903.

Chin AJ. Non-Invasive Imaging of Congenital Heart Disease Before and After Surgical Reconstruction. Armonk, NY: Futura, 1994.

Chin AJ, Vetter JM, Seliem M, et al. Role of early postoperative surface echocardiography in the pediatric cardiac intensive care unit. Chest 1994;105:10.

Rychik J. Aortic stenosis or atresia with associated hypoplasia of the left ventricle: imaging before and after reconstructive surgery. Echocardiography 1996;13:318.

Rychik J, Norwood WI, Chin AJ. Doppler color flow mapping assessment of residual shunt after closure of large ventricular septal defects. Circulation 1991;84:III-153.

编者评述

T.L.S.

正如这一章所描述的，非侵入性超声检查在先天性心脏疾病中的运用已不断成熟，除获得解剖信息外，我们还能获得很多血流动力学的信息。在包括我们在内的大多数先天性心脏病手术中心，心导管仍保留性用于部分患者，这些患者不能由非侵入性检查精确获知全部心脏解剖信息，或者需要进行特殊血流动力学测量（比如分流的计算和血管阻力的测量），这种测量不能经由超声图像来计算压差或估计室内压力。偶尔，在超声图像显示不清或者是手术存在争议时，可能必须行心导管检查进一步证实或者否定计算的跨瓣压差。然而，诊断性心导管术的使用频率正在下降，目前大多数的心导管术或多或少都包含一些介入治疗的成分，如电生理决策、药物评价研究，或者肺血管阻力的可逆性评价。

理解超声心动图检查方法和标准图像以及很好地阅读超声心动图提供的信息，对于先天性心脏病手术医生在术前诊断和术后评价都非常重要。术中超声心动图，由于经食道技术的使用，现已成为一种常规用于评价心脏修补效果的合适工具。尽管在一些中心仅选择性使用超声心动图观察VSD补片术后残余漏和心内膜垫缺损修补、三尖瓣环成形术后的残余瓣膜关闭不全，而在另一些中心已常规使用超声心动图评价所有心脏疾病手术治疗的效果和排除其他合并的血流动力学障碍（RM Ungerleider, JA Kislo, WJ Greeley, et al. Echocardiography during congenital heart operations, experience from 1000 cases. Ann Thorac Surg 1995; 60: S539.）。术中超声心动图即刻评价术后解剖的益处：如果残余分流被证实，并在初次手术中进行修补，将降低术后有关的发病率和病死率。使用术中超声心动图的经验告诉我们，常规使用其评价心内膜垫缺损与降低再次手术率密切相关，因为术中严重的残余瓣膜反流可被及时发现。用这一方法已经降低了修补术后肺动脉高压的风险（CE Canter, TL Spray, CB Huddleston, E Mendeloff. Intraoperative evaluation of atrioventricular septal defect repair by color flow Doppler echocardiography. Ann Thorac Surg 1997; 63: 592)。由于涉及新生儿和婴儿的复杂修补越来越多，术中TEE应该作为先天性心脏手术的一部分。

最新的超声心动图技术，包括三维超声心动图，提高了在瓣膜反流时获得解剖信息的能力，并提供了更丰富的立体几何信息以指导心脏修补手术的开展。

（唐红　译校）

第 69 章

心脏磁共振成像

Mark A. Fogel

概　述

磁共振成像(MRI)在先天性心脏病患者的术前和术后处理中发挥着越来越重要的作用。它是超声心动图和心导管检查的补充，能提供可改变患儿治疗的重要信息。在大多数情况下，MRI能获得诊断所必需的所有解剖数据和许多生理信息。因而，很显然，正确选择某一影像检查手段或影像检查方法的组合应用是很重要的。

表69.1总结了MRI与超声心动图和心导管检查相比较所显示的其独特的优势和不足之处。因为患者的大小对超声心动图显示结构方面的能力有很大的影响，因此MRI在年长儿、青少年和成人的检查方面有明显的优势。对于复杂性先心病，血管造影时结构的重叠或超声心动图中"摆动式"扫描方法的运用均不足以形成整体的解剖概念。而MRI检查时，由于采集的图像是连续的平行层面，计算机可以离线堆叠这些图像形成容积数据，并且在任意需要的平面切割(被称为多平面重组或斜面重建)，从而突出需要显示的解剖要点。有时临床上甚至采用曲面重建技术。对于获得的容积数据，还可以使用三维的表面遮盖重建或容积再现技术显示任意平面，从任意角度观察，并且可以去除某些结构以显示所需的信息。一幅典型的MRI图像是多次心跳图像的平均 (与超声心动图和血管造影不同，单幅MRI图像可以是从两次到数百次心跳的平均)，因此，基于MRI的功能分析更易于对长期表现的掌握(图像自身进行了平均，医生不必像做超声心动图时那样在头脑中进行平均)。另外，目前"实时"或"交互式"心脏MRI正在进入常规的临床使用，这就能够得到与超声心动图和心导管检查一样的图像。而且，MRI能够独特地采用磁血或组织标记的方法，进行局部肌壁收缩、运动的测量，以及显示速度分布图。心脏MRI另一个独特的能力是通过延迟强化现象来识别心肌瘢痕组织。另一方面，通常佩戴起搏器的患者不能进行MRI检查，因为会干扰内部的电子(虽然这一领域新的研究显示一些经过选择的患者，能够戴着起搏器进行MRI检查)，并且线圈会引起严重的伪影。因此，在选择影像检查方法时有很多注意事项。

如何产生MRI图像的物理解释超越了本文的范围，这里只讲一下基本概念。强大的磁体使体内氢原子核的自旋排列一致，与产生磁场"梯度"的特殊磁场相结合，用射频脉冲 (电磁能) 激发体内特定部位的小部分氢原子核至高能状态。关闭射频脉冲后，体内该部位的氢原子核回到正常状态，这一过程会释放能量。接收这一能量并进行一系列复杂的数学计算产生出图像数据的一行 [图像被分割成棋盘一样的小方格(矩阵)，每一格叫做一个像素]。通常64至512行数据形成一幅图像。考虑到系统的"噪音"(错误的数据)并且为了减轻呼吸伪影，每一条线会采集两次或3次来进行平均(如果采用屏气方法，这一点并非必需)。进行心脏扫描时，磁共振机使用心电图(或脉搏记录)来决定在心跳周期的哪一时段采集图像。

改变射频脉冲的时相和大小，可以产生不同类型的图像。图69.1总结了临床上使用的各种类型的心脏MRI技术。显示解剖方面(图69.1A)，双反转(DI)黑血MRI可以产生心肌组织和血管壁的高分辨图像，血液为低信号。稳态自由进动(SSFP)图像也能产生心肌组织和血管的高分辨影像，但血液是高信号的。电影MRI(参见后面的讨论)也用于形态学的显示，包括瓣膜的形态。

虽然心脏MRI检查主要获取静态图像，但是包括造影剂增强检查在内的很多其他技术也用于临床。造影剂(一般是含钆的试剂)注入后，通常进行T1

表 69.1　磁共振成像的优势和不足

优于心导管	无创
	无电离辐射
	无需造影剂即可显示空腔和管腔
	可测量层流速度
	没有结构重叠
优于超声心动图	没有患者体形大小的限制
	不受患者"窗"的限制
	没有钙化、外科修补物或假体瓣膜产生的伪影
	与经食道超声心动图相比,无创
	可识别灌注缺损区
优于超声心动图及心导管	是数百次心跳功能数据的平均
	常规采集之后可形成三维图像
	能够磁化标记心肌组织和血液(可计算心肌收缩、肌壁运动,显示速度情况)
	能够评价跨心室或血管不同位点的速度
	不依赖几何形状假定测量体积、容积等
	可识别瘢痕化或纤维化心肌
	可鉴别包括心脏肿瘤在内的组织
	可了解心肌铁、氧水平(正在开始临床使用)
不足	不能检查佩戴起搏器的患者
	金属丝、钢夹、线圈伪影
	有时呼吸会引起图像模糊
	检查时需要平躺,需要镇静
	虽然多年来一直在改善,对瓣膜和腱索显示还有不足
	许多检查必须心电门控;某些情况下识别心电图 R 波困难
	不能床旁检查;检查设备很大
	压力测量仍处于临床试验阶段;湍流导致梯度测量不可靠

加权的三维序列采集,得到心血管系统的三维图像。这些图像可以重组产生多个二维影像,如表面遮盖重建图像(SSD)、最大信号投影图像(MIP)或容积再现图像(VRT)(图69.1A)。

但是,心脏磁共振检查所能提供的信息远远不止解剖学信息(图69.1B~D)。电影(也称做梯度回波)MRI(图69.1B)产生高信号的血液,而周围组织呈低信号,因而通常可用于测定心脏运动、心脏指数、血流以及功能分析。如果存在湍流,电影MRI将显示湍流区的信号缺失,这通常用于发现瓣膜反流、狭窄或血管狭窄。同样的,电影MRI通过"标记"血液为高信号区,也可获得身体不同平面的静态图像。这一技术可用于例如发现法洛四联症和肺动脉闭锁患者的主动脉侧支血管。电影MRI可以是毁损梯度回波(SGE)或稳态自由进动(SSFP)序列。

MRI信号通常包含幅度和相位信息。"相位编码速度分析"采用这一相位信息来编码速度数据,用于测量血液(或组织)的速度,也可用于任何器官的流体测量(如心脏输出或每一肺的相对血流)(图69.1C)。速度图有两种形式:①跨平面速度图,速度编码为流入和流出图像平面;②平面内速度图,速度编码在图像平面内(类似多普勒超声心动图)。跨平面速度图的优势是:如果在横断上显示了一条血管,该血管的整个断面内编码速度的所有像素可以加起来,在整个心动周期内整合得到血流数据(以升/分钟表示,而不仅仅是速率)。

心肌组织标记(图69.1B和图69.2)是另一个MRI技术,即磁化标记心肌壁,并分割为"磁化小立方体"。可用来测量局部肌壁收缩、径向运动和扭曲。一种是在心肌上放一个"栅格"的二维标记(磁化空间调制),另一种是只放一系列平行线的一维标记。最后,血液标记类似于组织标记,可以用于显示速度分布图和计算心脏指数。既可以只在血管内放一条细带来标记(团块标记),也可以用一个大的条带标记,以发现血液分流(图69.1B)。

近来,局部心肌灌注和心肌活力检查已经作为心脏MRI的常规临床应用(图69.1D)。采用钆剂增强的"首过"注射技术,心脏MRI能够评价局部肌壁灌注。典型的序列是采集心室的短轴图像,因为这样成像时心脏处于相对静止的状态。在连续扫描心室时(一次可以采集4或5层短轴图像)静脉内团注钆剂,造影剂依次从右心室腔到左心室腔,再到心室肌。灌注缺损显示为心肌的黑色部分,而心室的其余部分为高信号。通常会同时使用冠脉舒张剂,如腺苷。采用时间分辨造影技术也可以定性评价肺的灌注(图69.1C)。

虽然一些先天性的病变,如起自肺动脉的异常左冠状动脉,或者手术对心肌的创伤(如法洛四联症修补术后)可以表现为心肌梗死和瘢痕形成,但与成人相比较,先心病还是较少发生心肌梗死。有瘢痕的心肌可以摄取钆剂并能保留一段时间,而灌注良好的心肌内的造影剂随后会被冠脉血流"清除"。换句话说,二者的信号强度-时间曲线分离,注射造影剂5分钟后,梗死心肌仍为高信号,而正常心肌的钆剂曲线已经很低了。心脏MR利用这

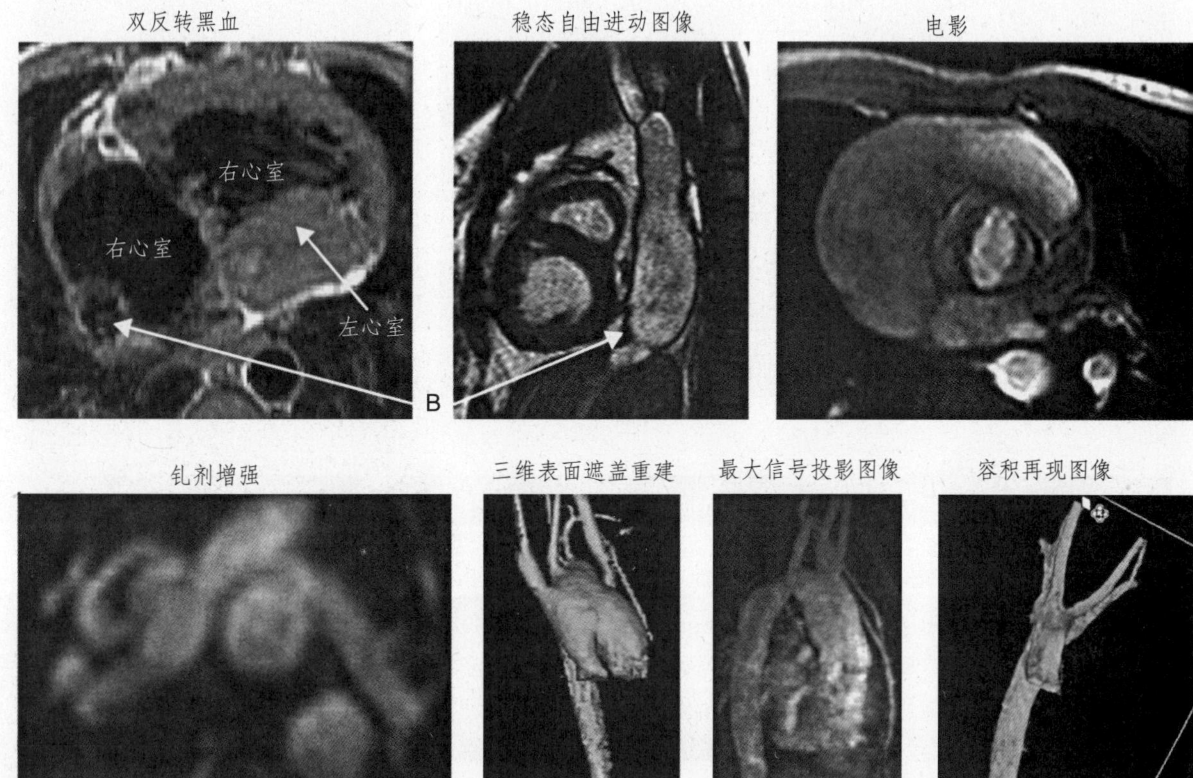

图69.1　通常采用的心脏MRI类型。(**A**)解剖：上排左图为左心发育不全综合征患者Fontan术后的双反转(DI)黑血图像。可见血液为“黑色的”而心肌和血管为高信号。左心室只是一个“大肌肉块”。Fontan板(**B**)短轴显示。上排中图为Fontan术后上下心室患者的稳态自由进动图像，可见血液有多亮。上排右图为二叶主动脉瓣患者的图像，采用毁损梯度回波序列，使流入图像平面的血液非常明亮。类似于超声心动图胸骨旁短轴像。下排图像均为钆剂增强(对比)检查，显示不同的方法：下排最左图为大动脉转位动脉转换Lecompte术式修复后的肺动脉二维重组图像，左起第二和第三幅图分别是左心发育不全综合征患者主动脉重建后的三维表面遮盖重建和最大信号投影图像。最右图是右位主动脉弓合并Kommerell憩室患者的容积再现图像(VRT)。(待续)

一特点可以独特地无创显示梗死的心肌，正常和梗死心肌的信号强度差异甚至可达5倍。这一技术可以精确地显示急、慢性心肌梗死和纤维化组织的有无、程度和位置(图69.1D)。另外，一些心脏肿瘤能摄取钆剂，而一些不能。心脏MRI利用该特性通过T1加权像、T2加权像和脂肪饱和技术来预测肿瘤类型(图69.1D)。

先心病很少需要进行心肌灌注、心肌活力评价以及冠脉成像，但是仍有很重要的一部分心脏病患者需要。心脏MRI通常使用三维、脂肪饱和序列和导航技术（一种监测膈肌运动的MRI技术）来对包括很小的婴儿在内的患者进行心脏成像(图69.1D)。

影像检查方法

本章前面已经概述过，对先心病患者的MRI检查方法与超声心动图一样。但是，每一位治疗心脏病患儿的医生应该了解有多种成像视图可用于先心病的MRI评价。下文将描述不同的方法以及何时采用。并非所有的方法都适合每位患者，不同的患者有其相适用的检查方法。

最先采集的是横断面(也叫轴位)的连续、断层图像(图像方向是从前至后，从右至左)。这样可以获得全部的容积数据，因此即使检查提前中止(例如，由于患者情况不稳定)，多平面重组和三维表面遮盖显示仍能够离线生成以用于解剖分析。该影像可以显示下列结构(术前)：升及降主动脉的短轴、肺动脉及主动脉环、腔静脉、奇静脉、气管、食管、主动脉弓水平长轴、肺动脉主干及分支、肺静脉以及轻微离轴的心尖四腔图。

接下来根据感兴趣区采集图像。例如，如果检查主动脉缩窄或Fontan患者的体静脉，斜矢状图用于得到主动脉的“糖果条(candy-cane)”图像，或体静脉的长轴图像(平行于血流)。如果双主动脉弓显影或者评价左室流出

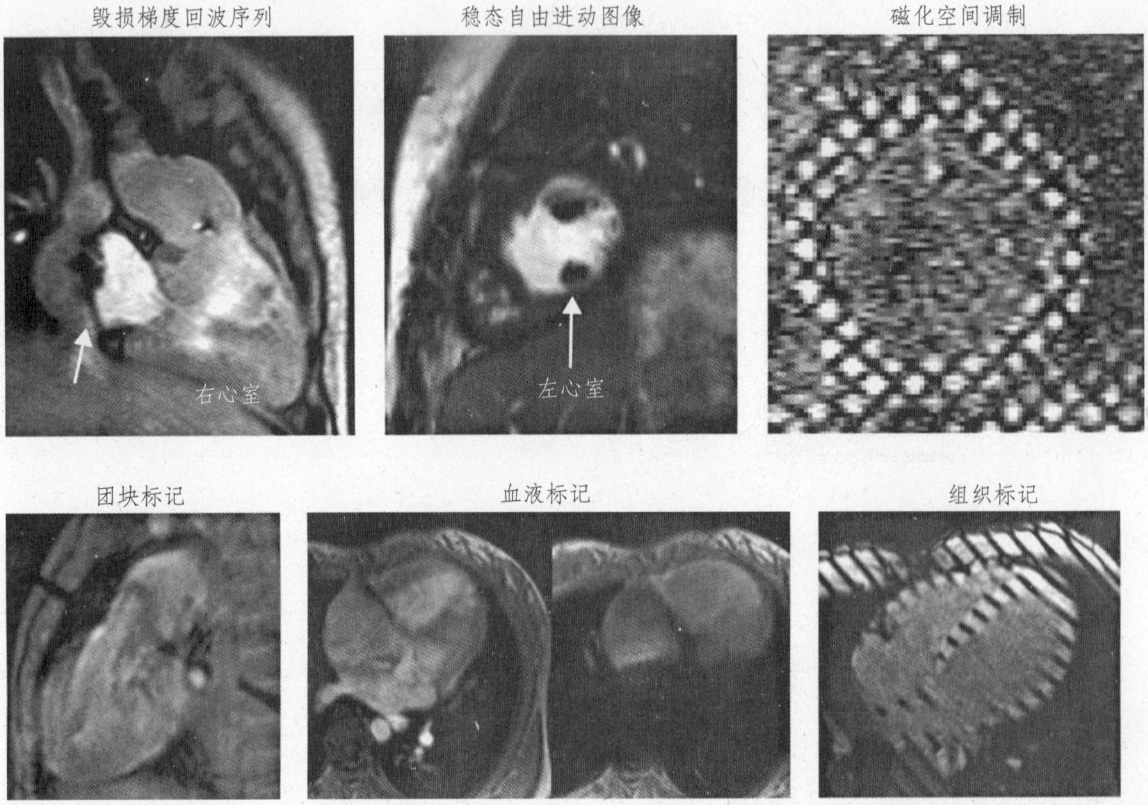

毁损梯度回波序列　稳态自由进动图像　磁化空间调制

右心室　左心室

团块标记　血液标记　组织标记

图69.1(续) (B)生理和功能:上排左和中图是分别采用SGE(毁损梯度回波序列)和SSFP(稳态自由进动)技术得到的单心室患者的电影图像。左图显示了左心发育不全综合征的Fontan B和右室(RV)长轴像。上排中图显示三尖瓣闭锁患者的左室短轴图像。上排右图是正常人左室短轴的磁化空间调制(SPAMM)组织标记图。可见脉冲序列产生的棋盘如何将组织切割成"磁化小体"。下排的图像显示磁化标记的形式:左图是升主动脉在"糖果条"位的血液(团块)标记。这是组织标记的修正,只放置一条带子。黑箭头显示速度分布图,黑箭显示初始标记的位置。下排中图显示血液标记的另一种形式,用于发现分流,其中标记的血液是"黑色的",并且能够追踪这种信号缺失(左图没有标记,右图有标记)。该患者是原发孔型房间隔缺损。下排右图是心肌标记形式,只有一套平行的带子放置在心肌上(该例为正常人)。(待续)

道,可以用正或轻度斜冠状面图像显示右位及左位主动脉弓的短轴图,它们合并进入升及降主动脉的长轴图以及左室流出道的长轴图像。可以采用黑血或亮血技术进行检查。

一旦确定解剖结构,下一步使用电影MRI以确定心室性能、瓣膜功能或可能存在的分流,并帮助确定大血管的狭窄。这一系列的动态扫描也用于确认静态图像获得的解剖信息(如,电影MRI上,肺动脉分支发育不良将显示为湍流造成的信号缺失)。静态图像用于电影MRI的定位(如,用静态的四腔图来获取左室短轴图像以缩短检查时间),这也是需要先采集静态图像的另一个原因。

接下来通常是采集一套用于血流和速度信息的相位编码速度图。原则上根据病损情况来确定研究的靶血管,但一般而言,至少要获得放置于主动脉和肺动脉的血流图。这可以达到两个目的:①如果没有分流,主动脉的心输出量应该等于主肺动脉的心输出量;②如果存在分流,可以测定肺-体血流比(Qp/Qs)。我们实验室推荐计算Qp/Qs时要同时测定右、左肺动脉血流,因为二者相加应该是主肺动脉血流。心脏MRI经常进行这些定量数据的内部校验,这也是该技术的特色之一。另外,与多普勒超声心动图一样,使用跨平面和平面内血流图也能估算心室压力及梯度。

随后可以进行注射钆剂后采集心血管系统的三维容积数据。有两种给药方式:①团注跟踪法:用一个特别的序列全程实时跟踪心血管系统内的造影剂团,当其到达感兴趣区时(如,法洛氏四联症患者的肺动脉分支),三维序列自动进行采集;②试验剂量法:先用一个序列计算少许试验剂量的造影剂从注射后到达感兴趣区的时间,然后全剂量注射并延迟该段时间后进行三维序列采集(这样的好处是可以让患者屏气)。

其他检查方法与上述序列类似或是用于取代相应的序列。可以在电影序列后进行心肌标记或血液标记。如

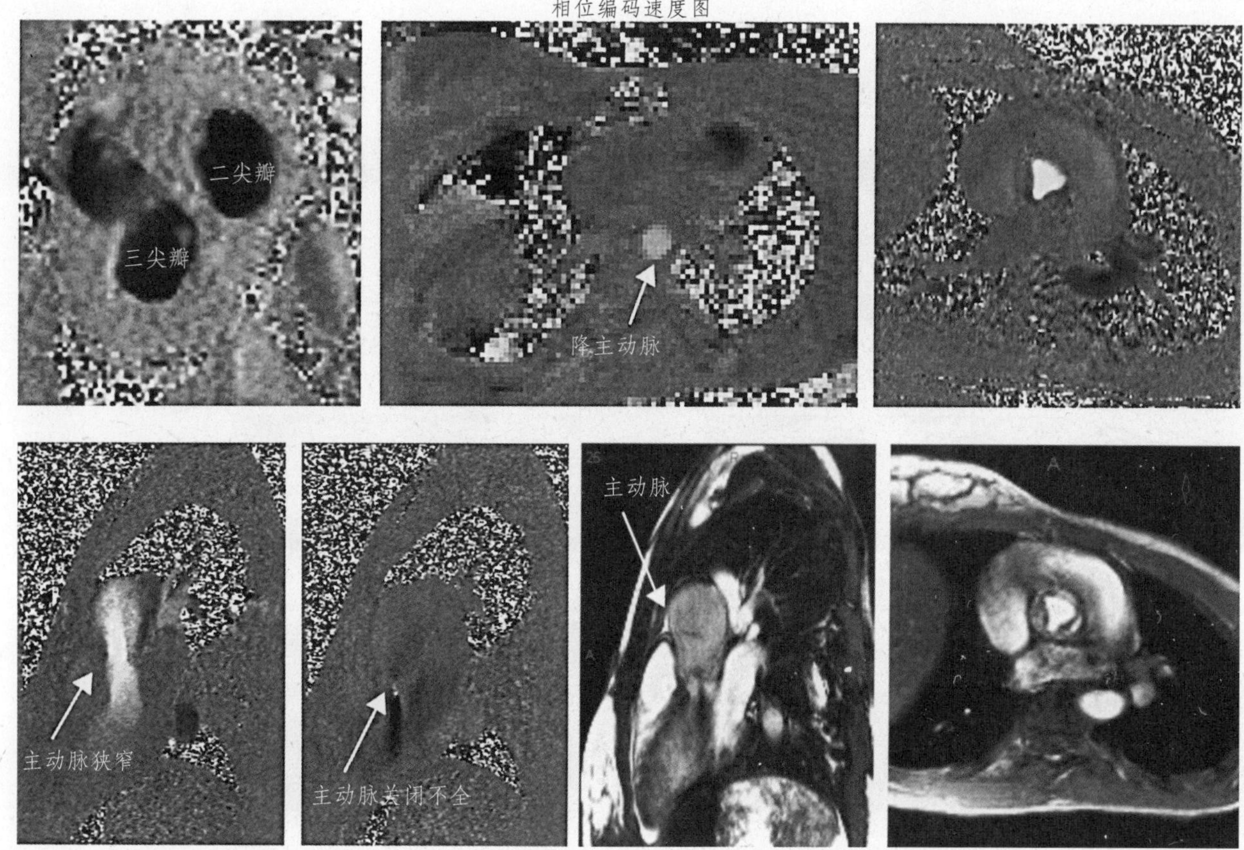

图69.1(续) (C)速度图:每一个像素都有一个与其相关的速度测量值,在跨平面血流图中编码进入和离开图像平面的速度,而在平面内血流图中编码在该平面内的速度。速度方向可以编码为一个方向为信号升高(白色),另一方向为信号降低(黑色)。在跨平面图中这些像素各自的速度之和就是血流。跨平面速度图:上排左图是一位大动脉转位患者跨房室瓣的速度图,上排中图是降主动脉横断相位编码速度图。上排右图和下排右图分别显示跨正常三叶主动脉瓣的速度图和解剖图。平面内速度图:下排最左和中间的两幅图是主动脉狭窄合并关闭不全患者的左室流出道的平面内速度图(下排最左及左起第二幅图)和解剖图(左起第三幅图)。下排最左图是收缩期,左起第二和第三幅图是舒张期。(待续)

果检查目的是灌注,通常在黑血序列后的检查初期进行。冠状动脉成像耗时较长,也应该在初期的静态图像和电影序列之后进行。心肌活力检查(延迟增强扫描)需要在注射造影剂后5~10分钟后进行,因此在制定扫描计划时也应该考虑进去。

与其他影像检查不一样,MRI的明显优势之一是可以不依赖于假定几何形状而计算出容积、质量等参数。这一点在先天性心脏病非常重要,因为一些稀奇古怪、畸形的心血管结构是没有对应的几何形状模型的。另外,MRI对湍流极其敏感,因此能发现甚至很小的反流或狭窄。

心脏磁共振成像:解剖学的主要用途

在一些情形下,心脏MRI远远优于其他影像学检查以至于不断成为治疗中的标准。对先天性心脏病的解剖诊断上,MRI在5个主要方面有着越来越重要的作用(包括术前以及术后):①大动脉的解剖;②对心外导管和心内隔板的显示;③复杂的空间关系;④术前及术后的静脉连接;⑤大体形态评价,以及一些未能分类但很重要的杂病,包括:ⓐ瓣膜形态;ⓑ组织定性(譬如确定右室发育不良和鉴别心肌瘢痕或心脏肿瘤);ⓒ冠脉成像。

大动脉解剖:术前及术后

主动脉

MRI评价主动脉病变通常分为环性或非环性异常(图69.3)。血管环是一种主动脉畸形,血管结构(或既往的血管结构)完全包绕气管和食管,并可能危及这些结构(如Kommerell憩室)。在显示与血管环相关的气管、支气管时,心脏MRI的优势是可以让医生检查支气管与动脉的关系、发现原因以及评价气道的压迫程度。

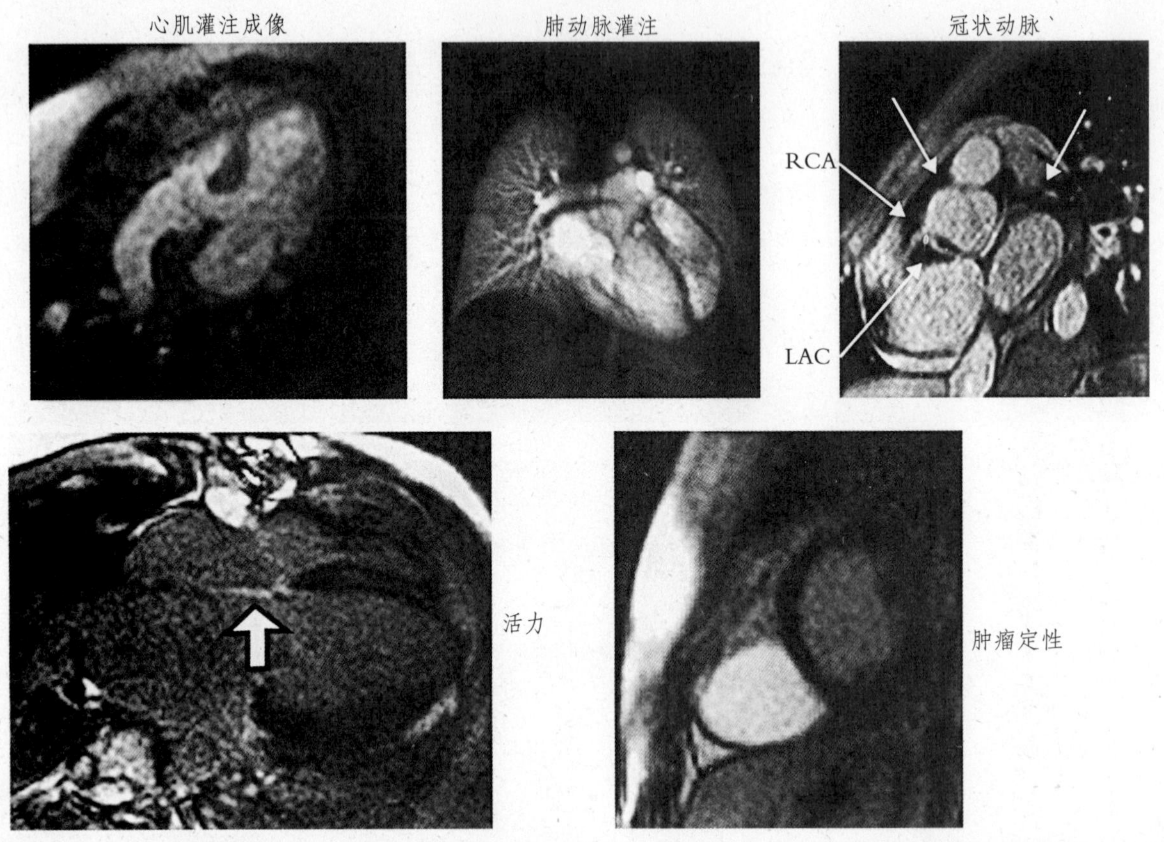

图69.1(续) (D)灌注、活力及冠脉成像:灌注图像使用钆剂注射,心肌的"显色"表示心肌灌注的程度。上排左图为三尖瓣狭窄并功能性单左室患者的灌注图。采用时间分辨钆剂注射法可以显示肺动脉的灌注,上排中图是一位"双调转术(double switch)"后心室倒置患者的肺动脉灌注图。单支冠状动脉患者的冠脉成像和走行在主动脉后的左冠状动脉显示在上排右图中。下排图像的延迟增强显像有助于发现瘢痕组织[左图,心内膜垫缺损修补术后患者补片上的纤维组织显示(箭头)]或肿瘤定性(右图,右室纤维瘤)。(Ao:主动脉;Cx:冠状动脉回旋支;LCA:左冠状动脉;RCA:右冠状动脉)

MRI评价血管环时,最初的横断扫描几乎总是能够给出诊断,与其构成正交视图的一套连续冠状图像(有助于评价血管结构的直径,这可能从根本上影响手术处理)作为横断扫描的补充。有时,三维重建也用于评价血管环组成成分的大小,以及计算气管或支气管的压迫。

在双主动脉弓时(图69.3,下排图像),升主动脉分裂成两个弓状血管跨过支气管和分支肺动脉,在气管和食管后接合形成降主动脉。主动脉完全包绕气管和食管,手术必须结扎并切断较小的弓,这通常是左边的一支。因为是开胸手术,所以心脏MRI在评价哪个弓更小以决定从哪个半胸去进行外科处理是至关重要的(图69.3,下排图像)。

右位主动脉弓复合体可能形成血管环,这取决于胚胎主动脉弓退化发生的部位。例如,右位主动脉弓合并食管后Kommerell憩室和异常左锁骨下动脉时,血管环的成分包括:前面及右侧部分由主动脉构成,后面部分是憩室,左侧部分由左动脉韧带和左肺动脉构成。图69.1A的下排最右图是该病例的容积再现重建图像。

与环性异常一样,对于非环性主动脉弓异常,最初采集的横断图像即可作出诊断或至少帮助找到正确的方向。取代冠状图像的是一套平行于血流路径的斜矢状面图像,以使整个主动脉弓能够显示在一张图片上。

非环性主动脉弓异常中,最常见之一的是评价主动脉弓缩窄(图69.3,上排图像)。四肢血压测定和MRI上的缩窄图像对于诊断和外科治疗市必需的。术后,MRI用于评价主动脉弓重建患者有无缩窄,或作为缩窄修复患者的随访,监测缩窄复发或动脉瘤形成。其他非环性异常包括主动脉弓离断,主动脉瓣膜上狭窄(如,Williams综合征时),或主动脉瓣狭窄导致的升主动脉扩张(图69.1A,C),术后评价左室流出道重建患者主-肺动脉吻合(图69.1下排中图和图69.3上排右图),或者如"包裹"手术(即升主动脉由同种移植物包裹支撑)后的升主动脉瘤形成等(图69.3)。

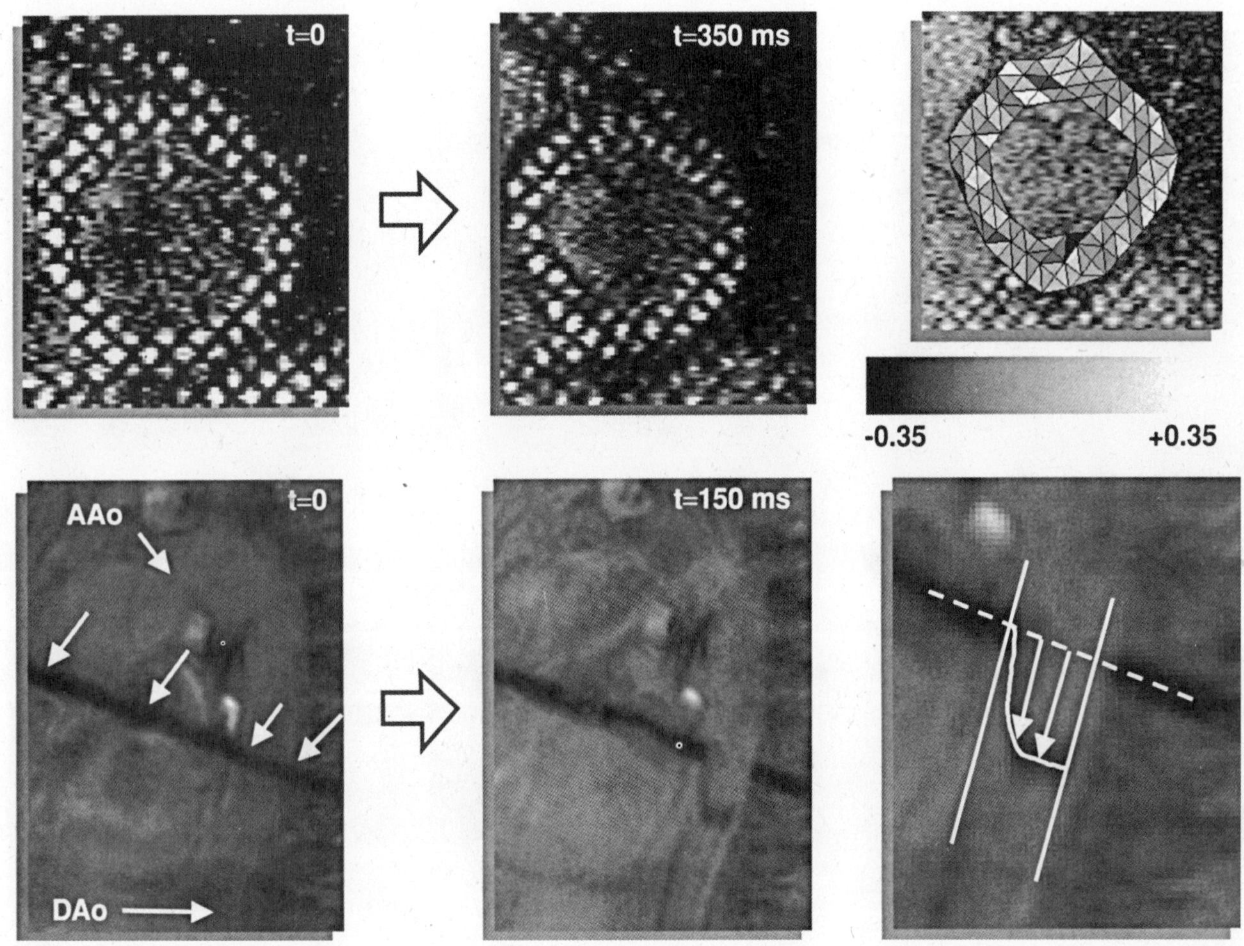

图69.2 组织及血液标记图。上排左及中图显示舒张末期(t=0)和收缩开始350ms时(t=350ms)正常左心室短轴的组织标记。可见350ms时"磁化小体"的变形。收缩被计算并以灰度编码(上排右图下方)叠加在解剖图上(上排右图)。肌壁的运动也能以图形显示(图中未显示)。下排左及中图分别显示舒张末期(t=0)和收缩开始150ms时(t=150ms)降主动脉(DAo)糖果条图像上的血液(团块)标记。白箭表示标记的初始位置,白箭头是降主动脉内的标记。注意下排中图是降主动脉的速度分布图。下排右图是降主动脉内标记位置的放大,显示血管直径上每一点的速度如何测量。经过适当的数学计算,速度分布图的曲线下面积就是局部的心脏指数。(AAo:升主动脉)

肺动脉

最初是用沿着分支肺动脉长轴的横断图像来评价肺动脉(图69.4)。在MRI图像上肺动脉病变分为3个基本类型。一个或两个分支肺动脉或主肺动脉的狭窄或发育不全(例如,法洛四联症或三尖瓣闭锁的术前和术后)是一个类型,因为该类型可能需要手术扩大肺动脉,所以术前的数据很重要,可以预测预后并可能影响外科处理。在需要Fontan重建的单心室患者,肺动脉大小被认为是影响外科预后的多个因素之一。MRI能显示动脉的几何形状和大小,判断分支肺动脉中断(理想情况是获得3个正交平面的图像),确定起自主动脉的侧支血管数目,以及如果肺动脉闭锁存在时,确定主肺动脉与心底的距离。

肺动脉瘤样扩张是第二个类型(图69.4)。这种情况经典地发生于法洛四联症合并肺动脉瓣缺失患者,但也可能发生于肺动脉高压患者或肺动脉狭窄患者的狭窄后扩张。MRI能显示肺动脉大小和形状以及对呼吸功能损害的程度。最后一个类型是肺动脉的异常起源或行程(图69.1A和图69.4)。这一类型包括,例如,可能发生气管压迫的左肺动脉异常起源自右肺动脉(肺动脉"悬带"),右肺动脉异常起源于升主动脉(半动脉干型),以及大动脉起自心底并在升部直接发出体、肺和冠脉循环(动脉干型)。另外,术后评价动脉转位和Lecompte maneuver手术患者(图69.1A,下排左图)。在所有的病例中,MRI能够也应该被用来显示大小、形状和起源位置。

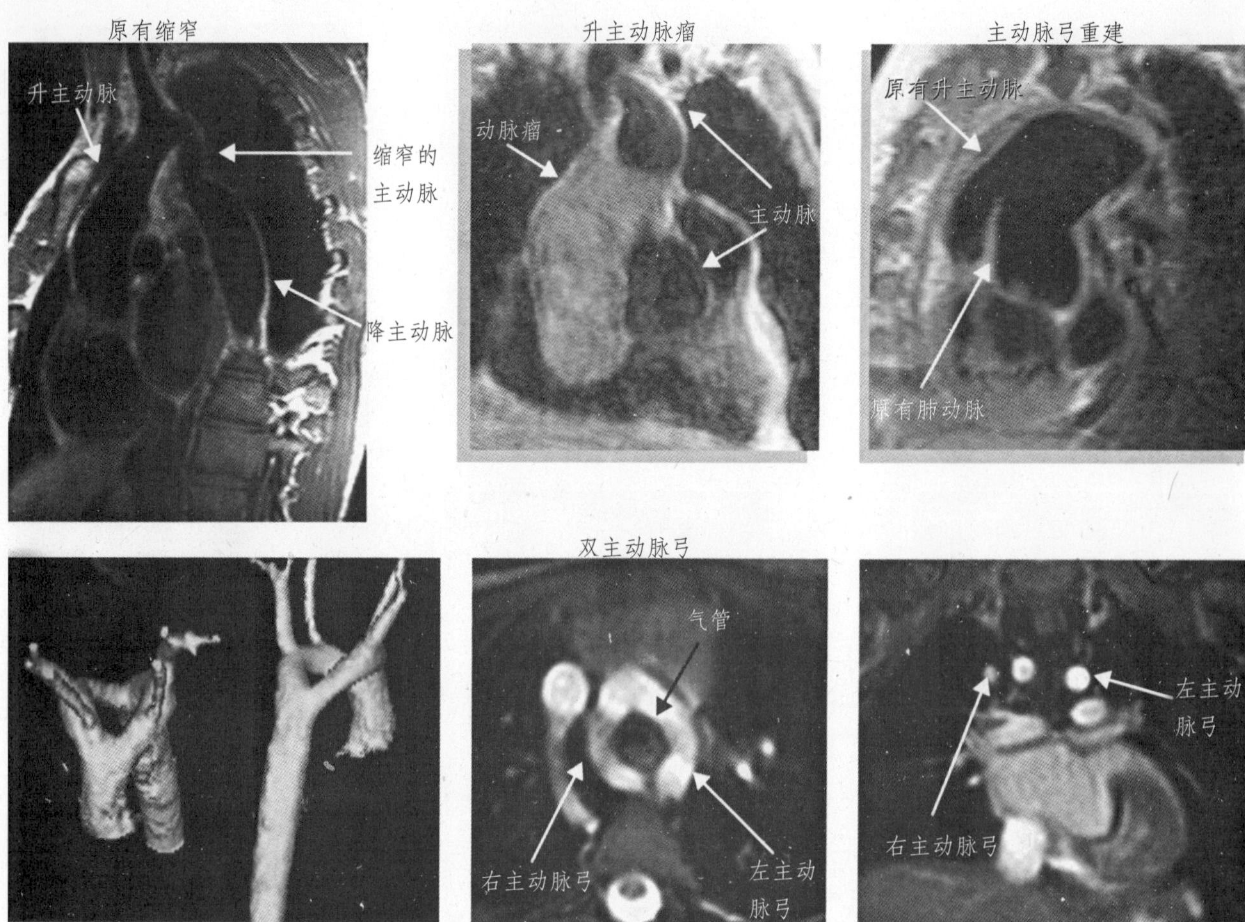

图69.3 环性及非环性主动脉弓异常。上排左图显示原有缩窄处的离轴矢状图像。上排中图是一位主动脉根部及升主动脉扩张,需接受升主动脉周围同种移植"包裹"手术的Marfan综合征患者的冠状图像。原有升主动脉破裂进入同种移植物和原有升主动脉之间潜在的腔隙,结果造成动脉瘤。其内的信号增强区域是停滞的血液产生的。上排右图是主-肺动脉吻合术后患者的离轴矢状图像。注意显示得多么好。下排图像展示显著性的双主动脉弓,左图是两张双主动脉弓表面重建图像,中图是右主动脉弓和左主动脉弓的离轴二维横断图像。注意如何包绕气管。下排右图是两个主动脉弓的短轴(横截面)冠状图像。

心外导管和隔板

由于心外导管经常紧贴在胸骨下或靠近肺组织,部分心外隔板位于心房或心室后方,所以超声心动图可能难以显示这些结构。心脏 MRI 通常能在超声心动图显示欠佳时做得很好。

心外导管(图69.1B,Fontan心外隔板;图69.5,图69.6A和图69.7)可分为几个类型。右心室-肺动脉导管(如,Rastelli手术),心尖左心室-肺动脉导管(如,{I,L,L},严重肺动脉狭窄,两个相当大的心室)或左心室心尖-降主动脉导管(如,严重主动脉狭窄)是一些心室-动脉型导管的例子(图69.6A)。静脉-心房型导管的例子是Baffes手术(图69.6A)。动脉-动脉型导管的例子是用于重建胸联双胎心脏的主动脉-主动脉导管(图69.5)。另一个例子,其表面遮盖重建图像显示在图69.6C,是绕过主动脉缩窄的升-降主动脉型导管。

心内隔板(图69.6B)也可以分类。心房隔板的功能是引导静脉血流进入动脉或心室,包括单心室(图69.1B和图69.6B)的Fontan重建,在异常静脉连接和治疗大动脉转位的Mustard和Senning手术(以前的手术方式)时,心房隔板使肺静脉血液直接进入左心房(见后讨论及图69.8)。治疗大动脉转位合并室间隔缺损及肺动脉狭窄的Rastelli手术是放置心室隔板的一个例子。

采集了连续的沿着导管和隔板短轴的横断图像后,通常必须采集双倾斜角度图像使导管或隔板长轴显示在一幅图像中。但是有时也许不可能实现,所以医生必须结合两或三幅导管的长轴图像来了解其全程。电影MRI能够发现狭窄、反流或跨隔板的漏隙。

复杂的空间关系

MRI较其他影像学检查更容易识

动脉干

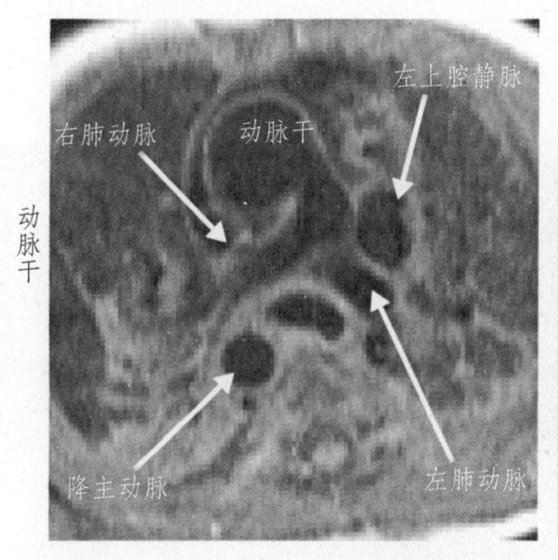

主肺动脉　肺动脉悬带
右肺动脉
右肺动脉主干
气管
左肺动脉　左肺动脉

室间隔完整的肺动脉闭锁

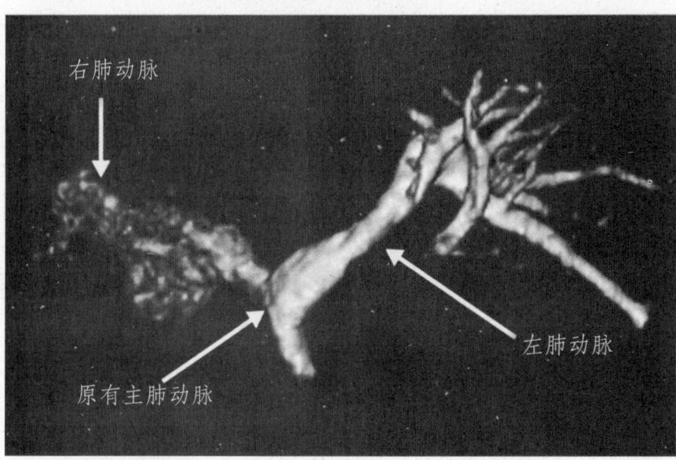

右肺动脉　主肺动脉

法洛四联症合并肺动脉瓣缺如

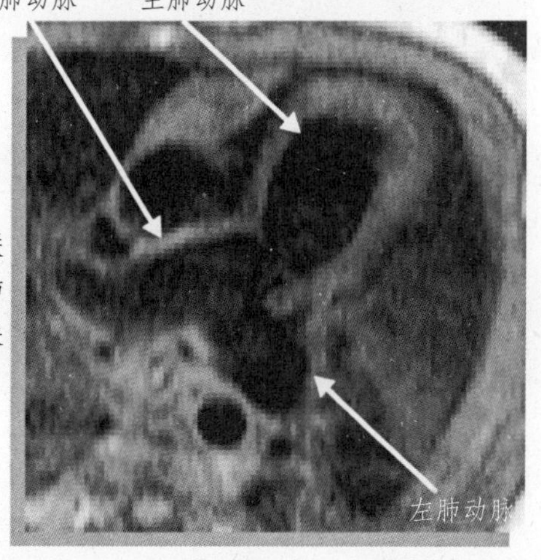

图69.4 肺动脉异常。上排左图显示A1型动脉干患者的轴位图像，主肺动脉发自动脉干，分支为右肺动脉及左肺动脉。该患者同时合并了左上腔静脉。上排右图是两幅轴位图像(从左至右逐渐往下)，该患者左肺动脉异常起源于右肺动脉；肺动脉悬带。可见左肺动脉如何走行在气管后方，并压迫气管。下排左图是法洛四联症合并肺动脉闭锁患者的肺动脉容积渲染图像。可见很小的主肺动脉段。下排右图是法洛四联症合并肺动脉瓣缺如患儿的轴位图像。可见左肺动脉及右肺动脉都扩张。

别众多心血管结构之间以及与身体其余部分彼此之间的位置关系（图69.1和图69.5至图69.8)。MRI获得平行的、连续的断面图像，能进行三维表面遮盖重建以及多平面重组的能力给了医生一个强有力的分析复杂几何结构的工具。

对于导管和隔板，连续的横断平面用于显示众多的心血管结构和接近于解剖的图像。之后，为进一步显示形态和横断位上发现的兴趣区，双倾斜角度图像（冠状斜角对矢状斜角对横断)通常是必需的。某些诊断的确定可以采用电影MRI。

复杂空间关系的一个例子是上下心室合并十字交叉房室关系（图69.1A和图69.7)。该病变中，室间隔平行于横断平面，两个心室的方位是上下关系，而不是前后或者左右关系。而且，联系心房和心室的房室瓣互相交错，因此得名为十字交叉。冠状或矢状图像用于显示心室的关系，而标准的横断图像能够显示十字交叉的房室瓣。偏离轴心的冠状和矢状图像用于在上下平面内显示十字交叉。

胸联双胎是复杂空间关系的另一个例子(图69.5)。双胎的胸部接合在一起，心脏可以在一个或多个水平融合。由于声窗的缘故，产后的超声心动图比较困难；实际上，产前图像通常比产后图像要好。MRI用于识别众多的心脏结构，包括复杂的静脉解剖(如，下腔静脉情况)，心室形态[如，融合的中央(通常左室形态)心室]和腹部脏器(肝脏情况)。对于所有这类病变，三维表面遮盖重建和多平面重组有助于形成解剖概念。

静脉连接：术前和术后

由于在胸腔内的位置或较差的超声心动图窗的原因，超声心动图有时

胸联双胎术后

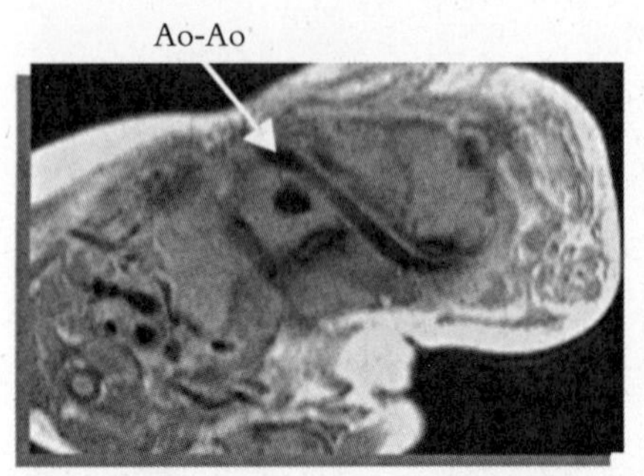

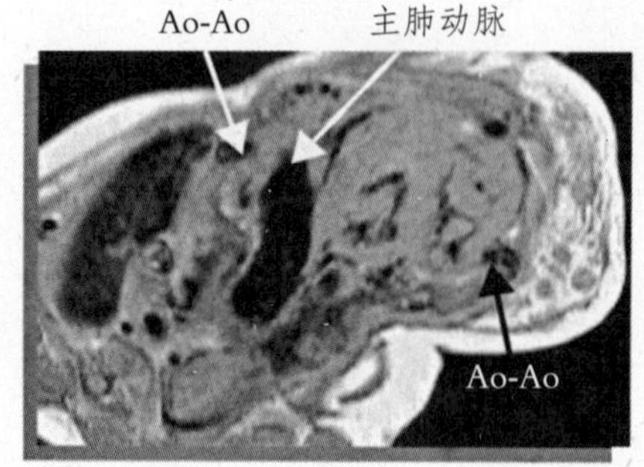

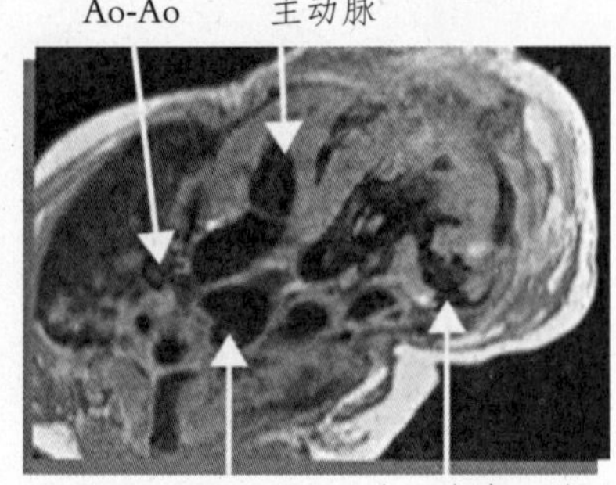

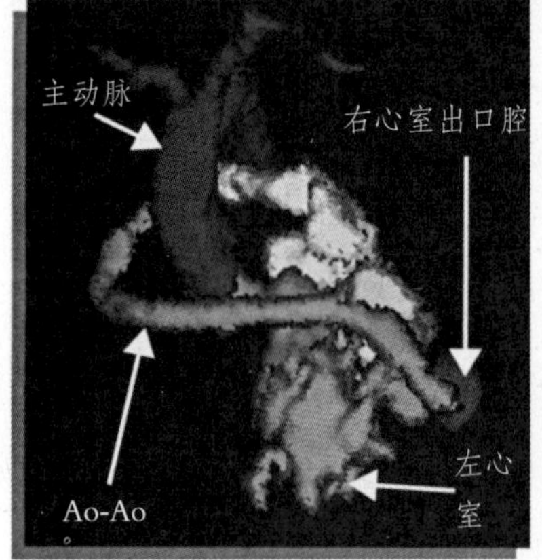

胸联双胎术前

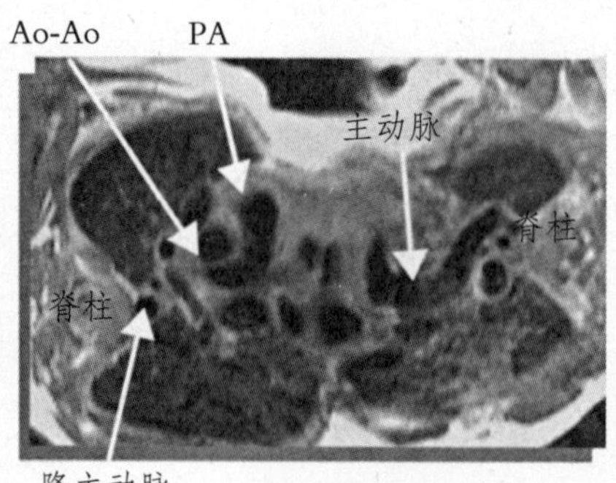

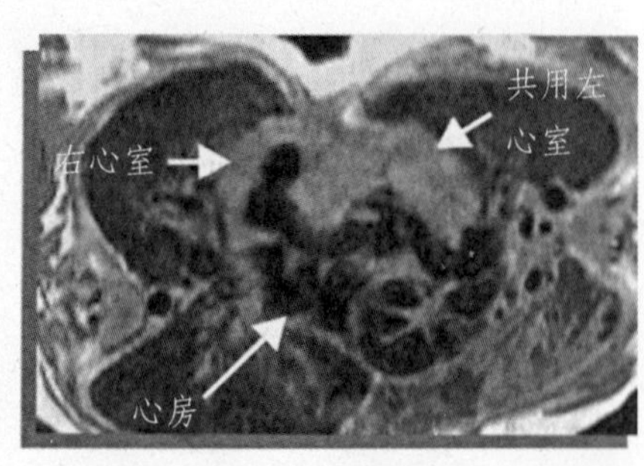

图69.5 复杂空间关系和心外导管。胸联双胎的术前和术后横断图像。生理性修复该缺损需要放置一个主动脉-主动脉(Ao-Ao)导管,显示在上排的3幅图像中(从右至左逐渐往下)。虽然一幅图像不可能显示导管的全程,但上排左图显示了主要部分。上排右图显示了右侧婴儿的主动脉源自右心室出口腔。下排左图是导管的三维表面遮盖重建图像。可见导管的全程是如何沿着起始的右心室出口腔至主动脉在三维图像中显示的。术前横断图像显示在下排中图和右图作为比较。两个婴儿共用一个左心室,心房融合。右侧婴儿有一个残留的RVOC。可见下排中图,左侧婴儿的升主动脉(AAo)和降主动脉显示为横截面,主肺动脉和左肺动脉(PA)为长轴,主动脉弓显示在右侧婴儿。

难以显示静脉连接(图69.8)。心脏MRI是显示这些连接的有用工具。

体静脉

有时体静脉的孤立病变可能导致明显的生理性后果,比如当右侧或永存左上腔静脉连接至左房时,会导致发绀(图69.8,左图)。体静脉的其他异常可能与心内病变有关联并且会影响外科处理,因此术前必须注意到这些病变(例如,如果左心发育不全综合征患者在施行Fontan手术之前没有发现永存左上腔静脉,脱氧血液将进入肺静脉通路与氧合血液混合,导致术后的发绀)。发现这种静脉病变的必要性是显而易见的,因此用MRI诊断它很重要。因为大多数体静脉呈上下方向走行,所以连续的横断图像后要采集冠状面图像,以显示静脉的长轴。这样可以确认静脉的连接关系,评价血管大小以及发现任何区域的狭窄。

肺静脉

横断图像能够显示肺静脉解剖,也能沿着其穿过胸部或腹部的行程追踪垂直的静脉。显示肺静脉长轴的离轴冠状位图像用于确认诊断。

肺静脉异常种类繁多,并且其重要性是显然的。本书中另有专门论述。图69.8(右边)的病例是一位完全肺静脉连接异常的患者(右边上排两幅图),其垂直的静脉与门静脉系统和右上腔静脉都有连接。该静脉穿过膈肌时有一个狭窄,这导致左肺静脉大部分引流至门静脉系统,而右肺静脉引流至右上腔静脉的生理学改变。图69.8(右边下排两幅图)显示了弯刀综合征(Scimitar syndrome)患者存在一条异常粗大的右肺静脉直接连接至右房,以及修复该病变的导管。

一般形态学和其他疾病

MRI也能用于一般形态学评价。

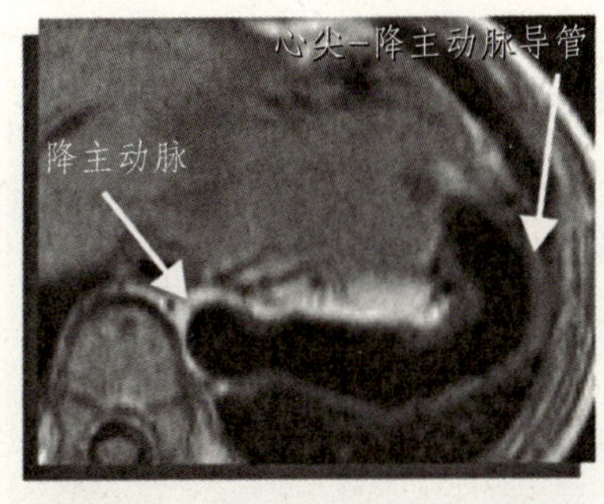

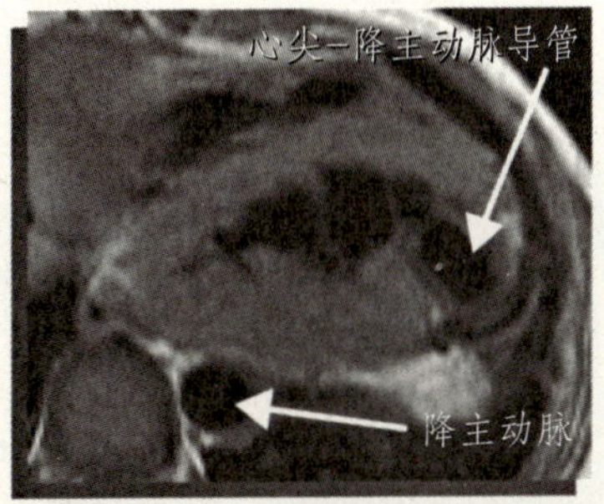

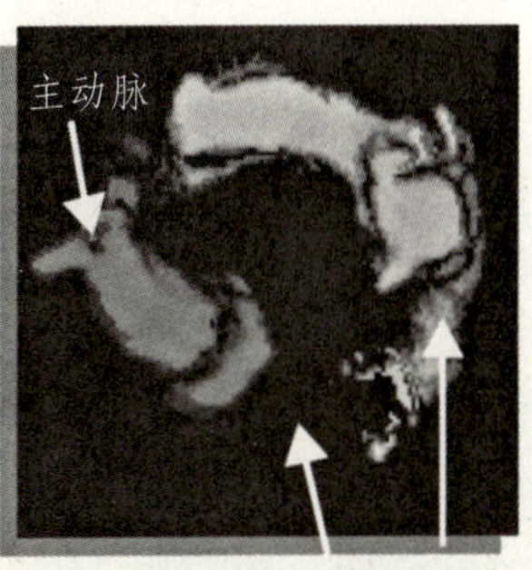

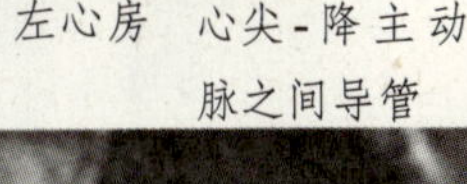

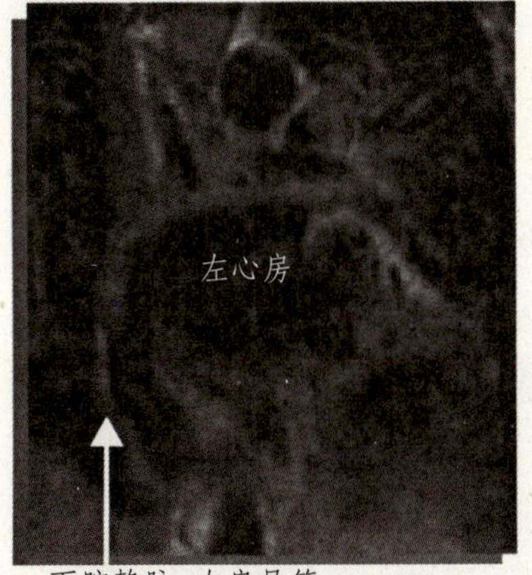

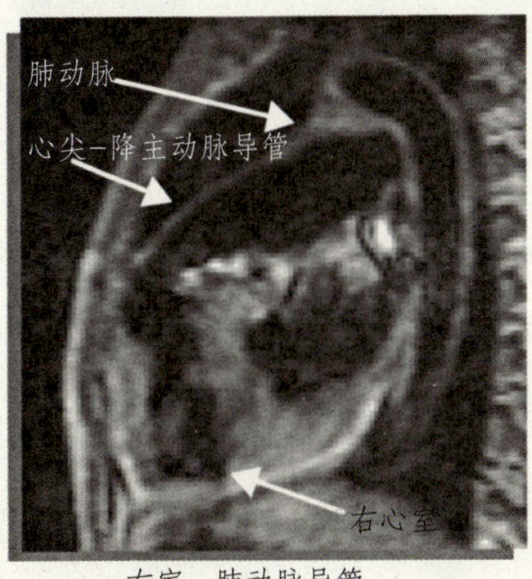

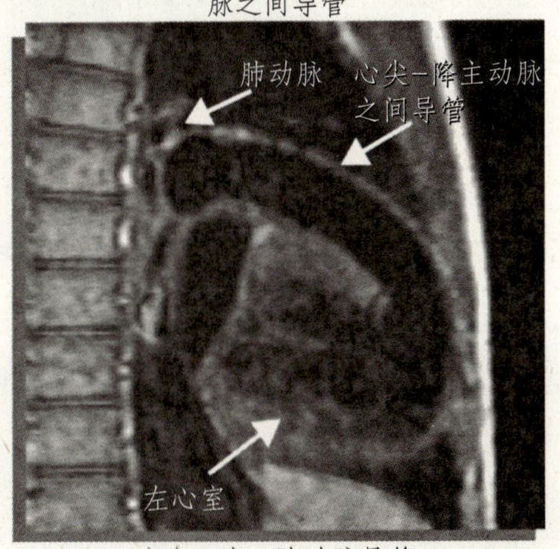

图69.6 心外导管和心内隔板。(A)这里收集了四种心外导管。上排图像是严重主动脉下和主动脉狭窄患者放置左心室心尖-降主动脉导管后的三维表面遮盖重建灰度图像(右图,水平视图)和横断图像(左图和中图)。下排左图是大动脉转位患者Baffes术式下腔静脉-左房导管的冠状图像。下排中图是法洛四联症合并肺动脉闭锁患者修复术后右室-肺动脉(RV-PA)导管的图像,现在残留狭窄(注意导管近段有多窄)。下排右图是完全性内脏逆位合并右室主动脉及肺动脉闭锁{I,L,L}患者放置左室心尖-肺动脉导管后的图像。注意MRI很好地显示了导管全程。(待续)

在年长儿、青少年和成人都非常有用。由于MRI有较宽的视野,单次检查就可能达到多种其他检查的效果。例如,在内脏异位综合征时,明确气管、肝脏、胃肠道的形态和位界以及发现脾脏是很重要的,单次MRI就能解决。否则可能不得不作胸片、腹部超声、超声心动图、腹部CT等检查,甚至还可能要作肝-脾核素扫描。

MRI依赖于组织的磁学特性,因此可以从另一个方面了解病变。例如,对心内黏液瘤或肿瘤时(图69.9,上排左图),在确定肿瘤的范围和内部含水情况时,声学对比(采用超声心动图)可能与MRI的信号对比[采用不同的脉冲序列并注射造影剂(可以增强血管结构的磁性)]不同。另一个例子是左室动脉瘤,图69.9的上排右图显示了它在稳态自由进动MRI序列上的图像。该心尖左室动脉瘤在注射造影剂后出现了延迟强化(图69.9,下排右图),提示它由瘢痕组织构成。

图69.1和图69.9显示了用MRI来诊断或附带诊断普通病变的其他例子。心包积液(图69.9,上排中图)和单心室病变(图69.1)在MRI上能够清楚直接地识别。通过电影MRI的冠状和横断图像显示从主动脉向肺动脉湍流状喷射的血液分流,可以诊断主肺动脉导管未闭患者。有时候MR"黑血"技术扫描也能发现该病变,并且采用相位编码速度图可以对分流进行量化测定。最后,左侧双心耳并置畸形能够在冠状位和横断位(不那么好)上显示,通常可以发现室间隔和(或)房间隔缺损、三尖瓣闭锁或狭窄、右室发育不全、肺动脉狭窄以及双侧漏斗。

随着快速成像序列的出现以及硬件和软件的进步,心脏MRI检查全身解剖的能力得到很大地扩展。例如,心脏MRI显示瓣膜形态学(参见前面5a分类)接近于超声心动图。图69.1A上排图像显示了一个二叶主动脉瓣的例子。MRI可以采用稳态自由进动图像或大翻转角毁损梯度回波序列来正面显示这类病变的形态学。甚至相位编码速度图也能用于确定瓣膜形态,譬如图69.1 C显示的三叶主动脉瓣。

除了瓣膜形态学之外,组织定性在心脏MRI中的作用也开始越来越重

Fontan 手术

TGA, S/P Rastelli 手术

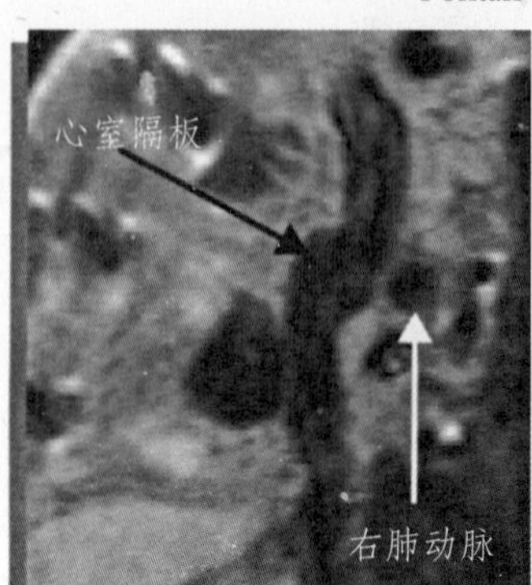

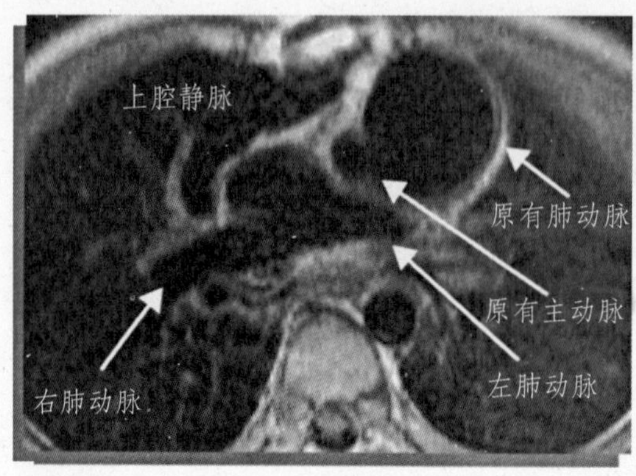

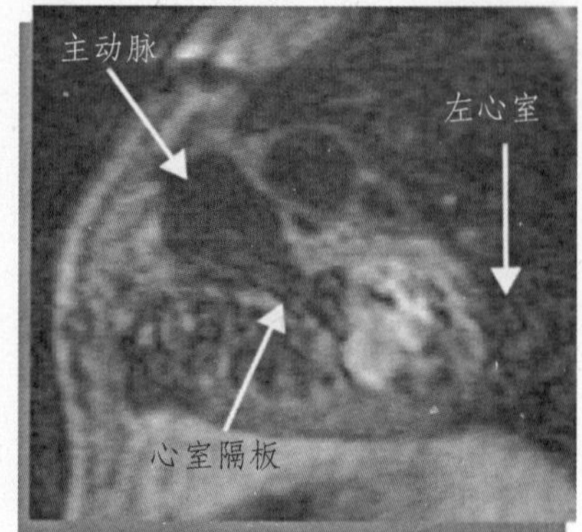

TGA, S/P Mustard 手术

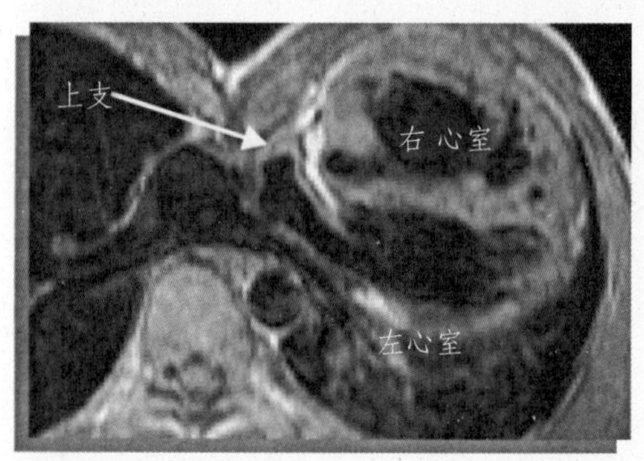

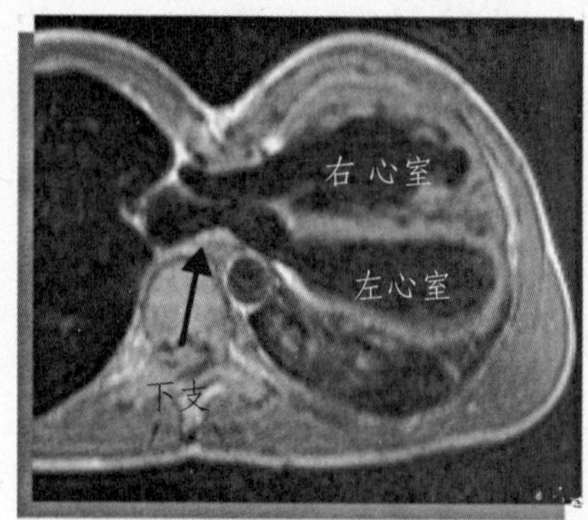

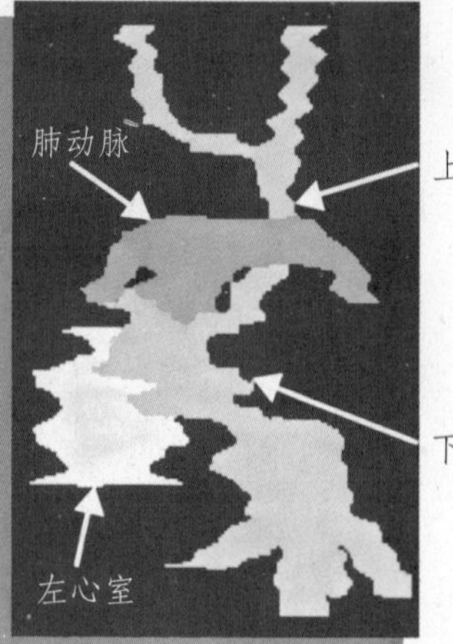

图69.6(续) **(B)**隔板:Fontan,Rastelli和Mustard。上排左图和中图分别是单心室复合体Fontan重建组分的离轴矢状和横断图像。上排左图显示建立体静脉和肺静脉通路的隔板的长轴。隔板和右肺动脉平面的横断图像(上排中图)显示上腔静脉与右肺动脉的吻合,以及左肺动脉近段,原有主动脉和原有肺动脉。上排右图是一位大动脉转位(TGA)合并室间隔缺损、肺动脉狭窄患者Rastelli术后心室隔板建立的左室流出道的离轴矢状自旋回波图像。左室流出道小而狭窄。图69.1显示了通过这一左室流出道的电影MRI。下排左图和中图是大动脉转位患者Mustard术后的横断图像,下排右图是该病例的三维表面遮盖重建图像。表面重建显示了体静脉通路、左心室和肺动脉。注意体静脉通路的上支和下支很容易在横断位上看到,而表面重建显示三维行程。这些支阻挡上、下腔静脉血液流入左室,而肺静脉血液绕过隔板进入右心室。(待续)

要(参见前面5b分类)。有研究建议使用该技术通过显示以下特点来诊断左室发育异常的患者,例如:①心肌脂肪变性;②右室(RV)流出道扩张;③右室壁运动障碍性膨出或运动障碍;④右心室扩张;⑤右心房扩张;⑥固定的右室壁变薄合并右室壁增厚下降。肿瘤定性也是心脏MRI的一个重要用途,通过观察T1加权和T2加权像(采用和不采用脂肪饱和技术)的特点、造影剂注射过程中和注射后的信号强度(图69.1D和图69.9)以及在心肌组织标记中的收缩模式来判断组织性质。最后,再举一些应用实例,如通过采用注射造影剂后5~10分钟的延迟增强扫描(图69.1D和图69.9)来识别心肌瘢痕组织对于确定心室性能、心肌灌注(参见后面的讨论),或心律失常的病因学等非常有用。

MRI冠脉成像不仅是成年心脏病患者的一个重点,在儿科也很适用(参见前面5c分类)。在儿科,典型的方法是采集一套稳态自由进动图像的三维容积数据,或运用导航技术来获得扰相梯度回波序列的三维容积数据。导航技术可以监测膈肌运动,以获得呼吸周期中某一时段的部分数据(也就是说患者可以不屏气)。儿科有一些众所周知的冠状动脉异常,如起自肺动脉的异常左冠状动脉,也有一些其他少见的异常,如单支冠状动脉(图69.1D)、起自右侧瓦氏(Valsalva)窦的左冠状动脉或者其镜像情况也需要清楚地显示出来。冠状动脉移植中的冠状动脉状态,诸如在Ross手术或大动脉转位动脉转换手术时,也需要使用该技术来评价。其他心脏MRI技术可与显示冠脉结构的MR图像联合运用,如延迟增强用于评价心

升主动脉-降主动脉导管后的缩窄

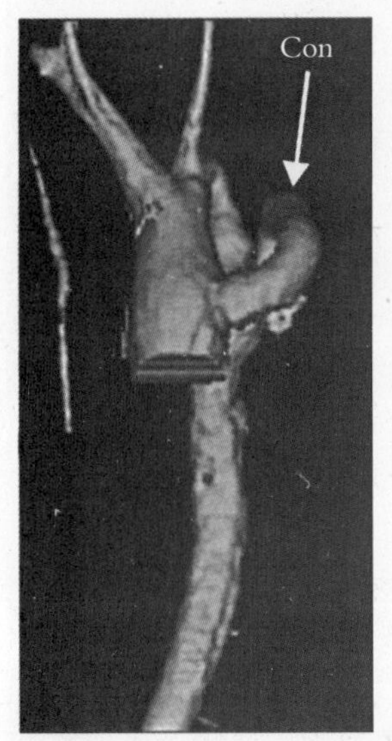

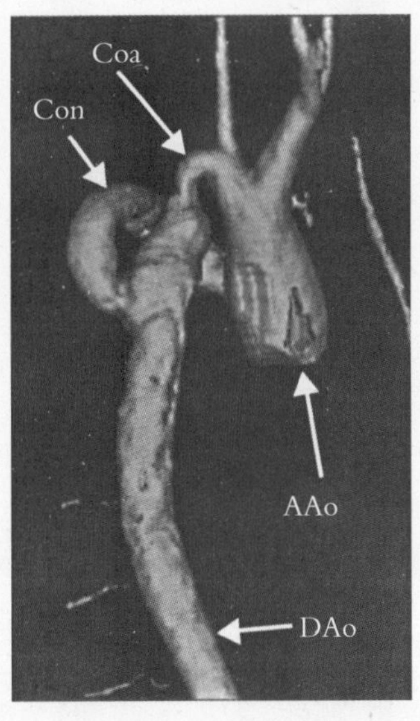

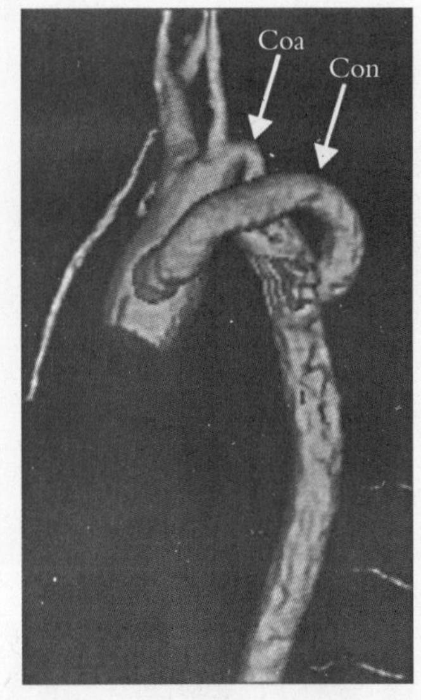

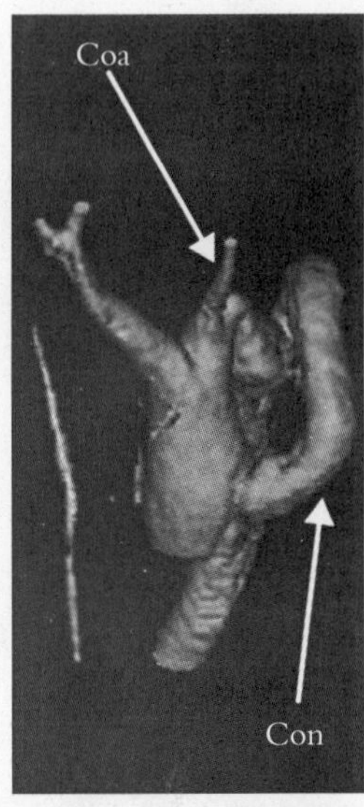

图69.6(续)　(C)升主动脉(AAo)-降主动脉(DAo)导管(Con)绕过缩窄(Coa)。表面重建显示了这一类型的心外导管。最左边的3幅是沿着上下轴线旋转的表面重建图像,最右边的图像显示主动脉和导管倾斜。

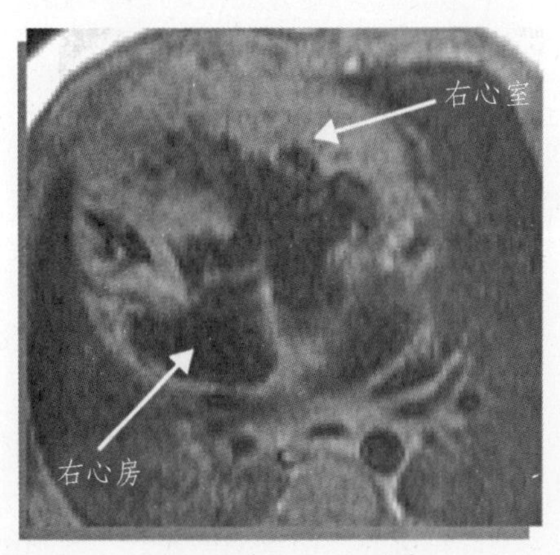

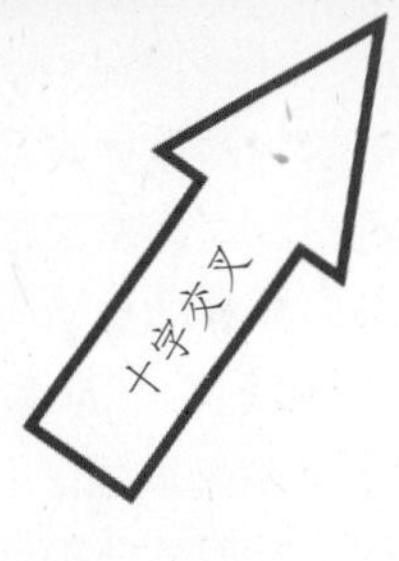

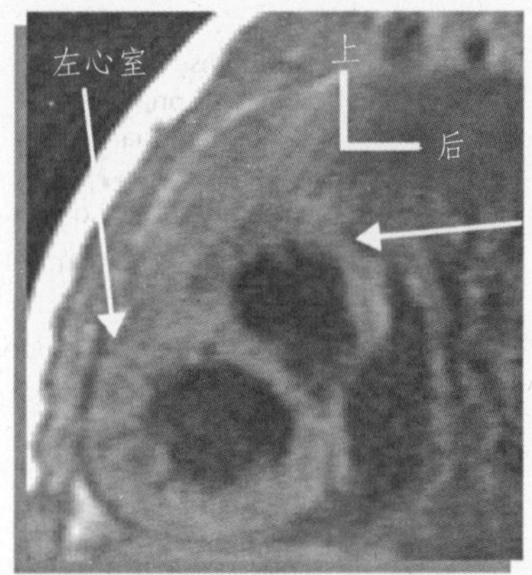

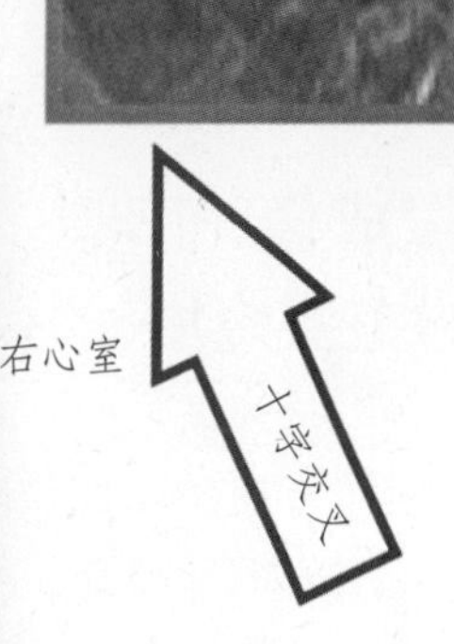

上下心室

十字交叉房室关系

图69.7　复杂空间关系。这是一个上下心室合并十字交叉房室关系的患者的例子。下图是位置靠上的右心室和靠下的左心室的短轴的离轴矢状图像。上排左图是位于右上方的右心房的横断图像,排空进入左上方的右心室。存在中等程度的室间隔缺损。上排右图(上排左图的下方层面)是位于左下方的左心房,跨过右心房至右心室的血流通道排空进入右下方的左心室,该图显示了房室瓣的十字交叉关系。

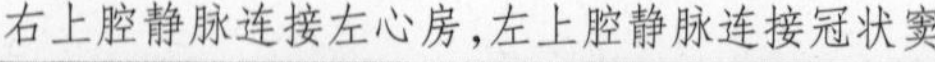

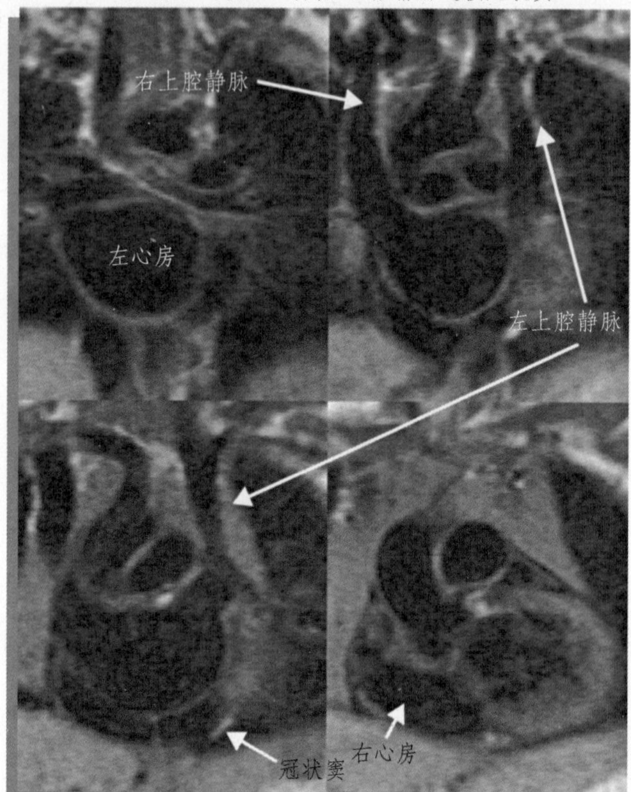

左肺静脉→垂直静脉→门静脉，右肺静脉→垂直静脉→右上腔静脉

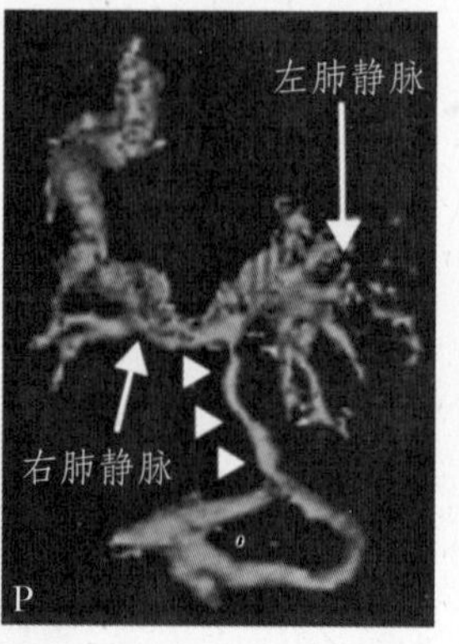

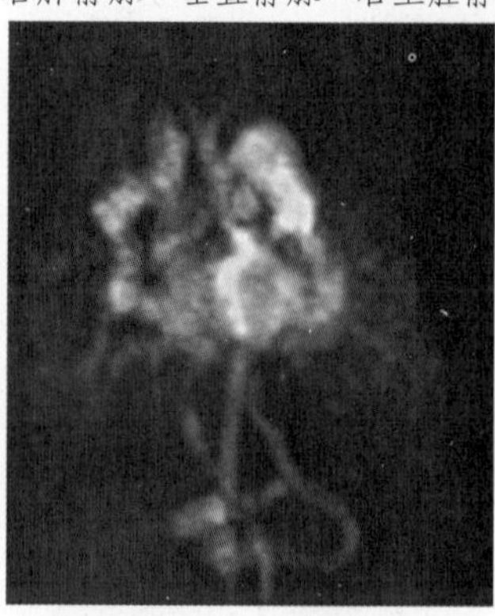

弯刀综合征

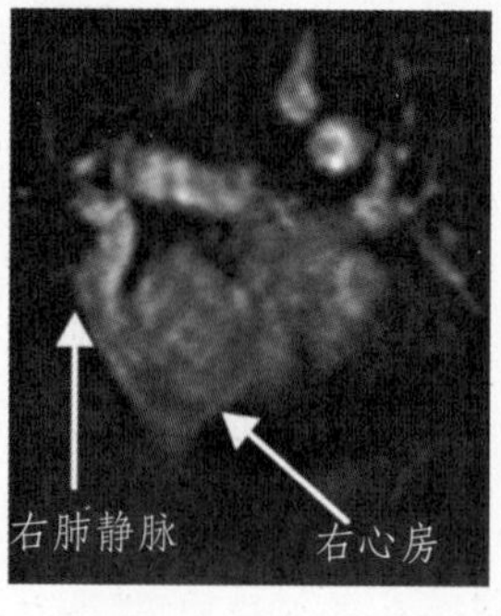

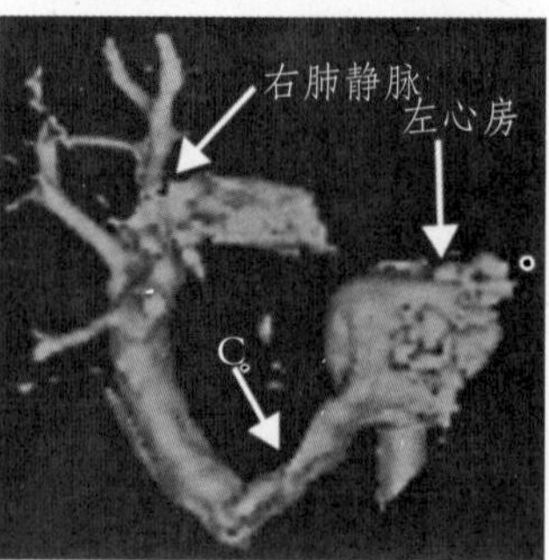

图69.8　静脉异常。左边是4幅冠状图像(从左至右从上至下逐渐往前),该患者右上腔静脉(RSVC)异常连接至左房(LA),并且左上腔静脉连接至冠状窦。可见右上腔静脉至左房显示得多好(右上图)。右边上排的两幅图像显示了一个罕见的完全肺静脉异常连接的类型:一支垂直静脉(VV)引流膈上和膈下的血液,膈上部分引流至右上腔静脉,而膈下部分汇入门静脉系统(P)。由于解剖以及垂直静脉穿过膈肌时的狭窄,左肺静脉(LPV)大部分流入门静脉系统,而右肺静脉(RPV)流入右上腔静脉。左图是三维表面遮盖重建图像,右图是一幅静态的时间分辨增强图像。右边下排的两幅图像是一位弯刀综合征患者,该病变是右下肺静脉至右房的部分肺静脉异常连接。左图是增大的右肺静脉的冠状增强图像,右图是修复该病变的心房隔板的表面重建图像。可见静脉显示得多好。

肌梗死(参见前面的讨论)或灌注成像(参见后面的讨论)。

心脏磁共振成像:生理学和功能的主要应用

MRI在生理学和功能方面的一些应用有非常大的临床价值(如,准确测量左室临界大小患者的心室容积以确定是否能维持体循环),并且在患者的治疗处理中起着很重要的作用。其他一些生理学或心室功能/流体力学方面的MR研究仍然处于实验性或临床发展的阶段。还有其他一些仍处于是否被临床接受的边缘(如,采用T2*技术评价心肌铁储备)。不过,治疗先心病患者的医生应该知道MRI所具有的这些潜力,因为在不久的将来这些研究无疑会进入临床应用。这里我只是介绍了在临床实践和研究中最常见的用途。

很多技术可以互相联合运用。例如，为了得到二尖瓣关闭不全患者的二尖瓣反流分数，可以采用电影MRI获得左室舒张末期容积、每搏输出量和总的心输出量。再使用主动脉内的相位编码速度图测量向前每搏输出量。电影MRI测得的总的每搏输出量中减去该向前每搏输出量就是二尖瓣反流量（如果除以总的每搏输出量就是二尖瓣反流分数）。

MRI的一个独特之处是在获得定量数据时有内部校验的能力。采用刚才的例子，舒张期跨二尖瓣的相位编码速度图得到的流体量应该等于该例中计算得到的二尖瓣反流量。同样,对于没有心内分流的患者，跨主肺动脉的速度图应该等于跨主动脉的速度图。所有这些都增强了MRI在生理学和功能评价方面的精确性。

MRI的另一个独特之处是图像由多次心跳叠加平均而成（与超声心动图和血管造影不同，单幅MRI图像可以是两次或数百次心跳的平均）。有人可能认为这是缺点,但是,应该注意到

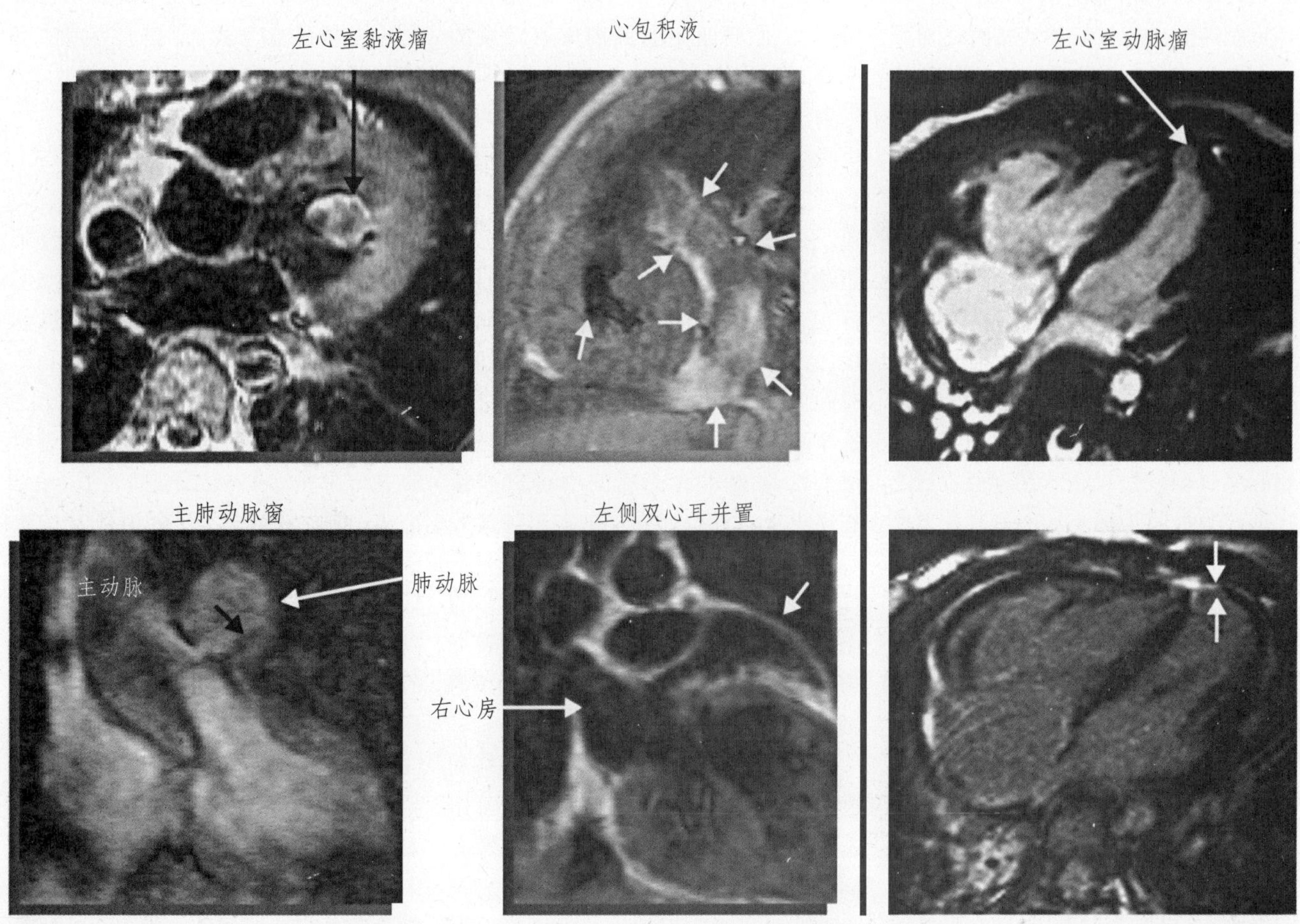

图69.9　一般形态学。上排左图是位于左心室流出道的左心室黏液瘤的增强横断图像(箭)。上排中图是左心发育不全综合征患者Fontan术后出现巨大、环形心包积液的短轴图像(箭头)。下排左图是主肺动脉窗患者的冠状图像。在黑血图像上没有发现,但是电影MRI显示在心脏收缩期主动脉向肺动脉湍流状喷射的分流血液(黑箭头)。下排中图是左侧双心耳并置患者的冠状图像,通过其右侧心耳位于左边作出诊断(箭头)。该患者还合并三尖瓣闭锁、大动脉转位、右心室发育不全及肺动脉狭窄。右边的两幅图像是右心室双流出道合并心尖左心室动脉瘤患者术后的电影(上图)和延迟增强(下图)图像(箭)。电影MRI上该动脉瘤收缩期呈气球样扩张,延迟增强图像上显示信号增高,提示为心肌瘢痕组织。

采用该方法的MRI更易于进行较长时间心脏状态的功能分析。图像自身就是多次心跳所获图像的平均值——医生不必像作超声心动图时那样在头脑中进行平均。

电影MRI的应用

正如在介绍中提到的,电影MRI(稳态自由进动图像和扰相梯度回波序列)用于显示心脏运动和血流(图69.1)。该脉冲序列中血液呈高信号,心肌组织呈低信号,而湍流在血液中产生信号缺失。

评价心室缩短可以采集心室的单平面短轴图像或多平面短轴图像,心尖四腔图或心室长轴图的电影MRI可以作为补充。这样可以粗略地显示局部肌壁运动异常。而且,一些研究者正在采用注射多巴酚丁胺来评价收缩状态的心肌。现在的MRI扫描机的大多数软件能够达到20ms左右的时间分辨率。更新一些的技术可以"实时"显示心室情况或进行"交互式扫描",采用这种实时技术,扫描者可以像超声心动图一样随时改变扫描平面。在这些情况下,心电门控并不是必需的,这使得电影MRI在心律失常患者非常有用。改良的现有技术采用"心律失常-抑制"算法成功地显示了心律失常患者的心脏。很明显,需要精通心脏MRI所有细微差别的医生选择最适宜的检查方法来解决手中的临床问题。

电影MRI可以精确地评价心室容积、体积、每搏输出量、射血分数和心脏指数。正如前面提到的,该技术不依赖于任何几何形状假定,对于在先心病中发现的奇异心室形状来说是一个优势。贯穿整个心室以同样的时间分辨率采集多个相邻的电影MRI（扫描时间大约5~10分钟），然后按时间对数据进行分类，可以得到短至20ms间隔的多个完整容积数据集。给定时间（通常对舒张末期和收缩末期比较感兴趣）的心室容积可以通过勾画该时间点所有图像上心内膜边缘（在计算机上用视频光标或鼠标进行），求出面积，乘以层厚，再加起来得到。心脏体积可以通过勾画所有图像上心外膜边缘，求出面积，乘以层厚，加起来，然后减去心室容积得到。简单地用舒张末期心室容积减去收缩末期（通常以半月形瓣膜关闭为标志）心室容积就得出每搏量。一旦知道了这些，就可以按平常的方式计算射血分数。简单地将每搏输出量乘以检查期间的心率再除以体表面积就是心脏指数。

前面提到过，电影MRI可以用于显示血液湍流，特别是当存在瓣膜反流或狭窄时极为有用。反流分级类似于彩色多普勒超声心动图，尽管反流量要采用后面提到的相位编码速度技术单独或与电影MRI技术合用来计算。同样的，电影MRI可以发现瓣膜狭窄，采用速度编码速度技术可以测量峰值速度。运用信号缺失技术必须谨慎，因为控制MRI参数（如回波时间）可以使其增大或减小。

电影MRI在很多先心病状态很有用。评价术后心室性能是常见的应用。单心室、法洛四联症以及大动脉转位患者的心室性能评价是电影心脏MRI的通常用途。另一个例子是对心内膜垫缺损患者修复术后的左侧房室瓣关闭不全反流分数的精确测定。再一个有用的应用是显示年长的大动脉转位患者心房倒置手术后左室流出道的动态阻塞。

相位编码速度图

该技术用MRI中获得的相位信息来编码速度，可以在垂直于血流或平行于血流方向进行（图69.1C）。在垂直于血流的图像中（如，采集血管的横断面），血管给定断面内所有像素的速度之和乘以每个像素的面积，即可得到给定时间段的血流。心动周期各阶段之和就是一次心跳的血流。乘以心率就是心输出量。采用电影MRI模式，目前MRI扫描机上的大多数软件能够达到20ms的时间分辨率。可以进行实时血流测量（如，血流-时间曲线，而不仅仅是超声心动图的速度-时间曲线）的"实时"速度图正在进行临床测试。在诸如单心室或大动脉转位心房倒置术后等病变中可以测量心输出量以评价心室功能。单纯放置一个跨大血管的速度图就可以测量反流分数，并可同时对向前和向后的血流进行测量。例如，这一点对采用跨环补丁法进行法洛四联症修补的患者很重要。

与超声心动图一样，运用伯努利（Bernoulli）方程，MRI测定的速度可用于无创性的压力估算（参见第68章）。同样，例如计算房室瓣反流量，只需在收缩期采集垂直于房室瓣的图像以得到容积数据（如前所述）。另一个可供选择的评价房室瓣反流的方法是在舒张期采集垂直于房室瓣（流入量）（参见图69.1C）和收缩期垂直于半月形瓣膜（流出量）的图像，流入量减去流出量即可得到反流量。同样可以联合应用电影MRI技术（测量舒张末期和收缩末期心室容积得出心室射血总量）和相位编码速度图（心室向前流量）来测量反流量。而且，由于MRI能够计算垂直于血流的速度，因此可以得到给定血管平面不同区域的速度，这可用于心血管系统的流体力学研究。

流至不同的器官或器官不同部分的血流可以被测量。仅单纯放置跨主动脉和肺动脉的速度图就可以计算房间隔或室间隔缺损患者的肺-体血流比（Qp/Qs）。通过跨颈静脉的速度图可以测量脑血流量。通过放置在右和左肺动脉的速度图可以分别测量右肺和左肺的血流量，获得如同核素扫描得到的信息一样。这对于单心室或法洛四联症患者很有用。

心肌组织和血液标记

MRI的独特之处是能够磁化标记组织或血液。它是联合采用电影MRI技术（在大多数机器上是这样，虽然也有一些是采用自旋回波序列）和另一种破坏给定平面内所有自旋（产生一条信号缺失线）的特殊技术来进行的。结果是心肌被"分割"成了"磁化小体"或血液被标记（由于信号缺失所以在电影图像上有一条黑线）。一旦舒张末期完成"磁化小体"切割，可以每隔20ms采集图像，通过这些小体的扭曲（在收缩期或舒张期）可以计算局部收缩、射血分数和肌壁运动（图69.2）。也可定性评价局部肌壁运动，这可用在电影图像上有可疑的收缩区域的情况下。

在血液标记时，更常用的是在每幅图像之前标记血液（类似于心肌标记，可以每隔20ms采集图像），可以计算心脏指数，也能显示速度分布图（图69.1和图69.2）。这也可用于发现分流（如，确定房间隔缺损，参见图69.1B）。如同相位编码速度图一样，也可以将血管的兴趣区分隔开来进行血流动力学的评价。在瓣膜反流计算中测量向前血流（心脏指数）时也很有用（参见前面的讨论）。

心肌灌注

局部心肌灌注是评价成人心肌的一个重要参数，这在儿科中也有一席之地。前面提到的一些手术操作对冠状动脉的处理，如大动脉转位的修复或Ross手术等，均有可能导致灌注异常。冠状动脉的发育异常，如左冠状动脉异常起自肺动脉或左心发育不全综合征等，也可能导致灌注缺损。例如局

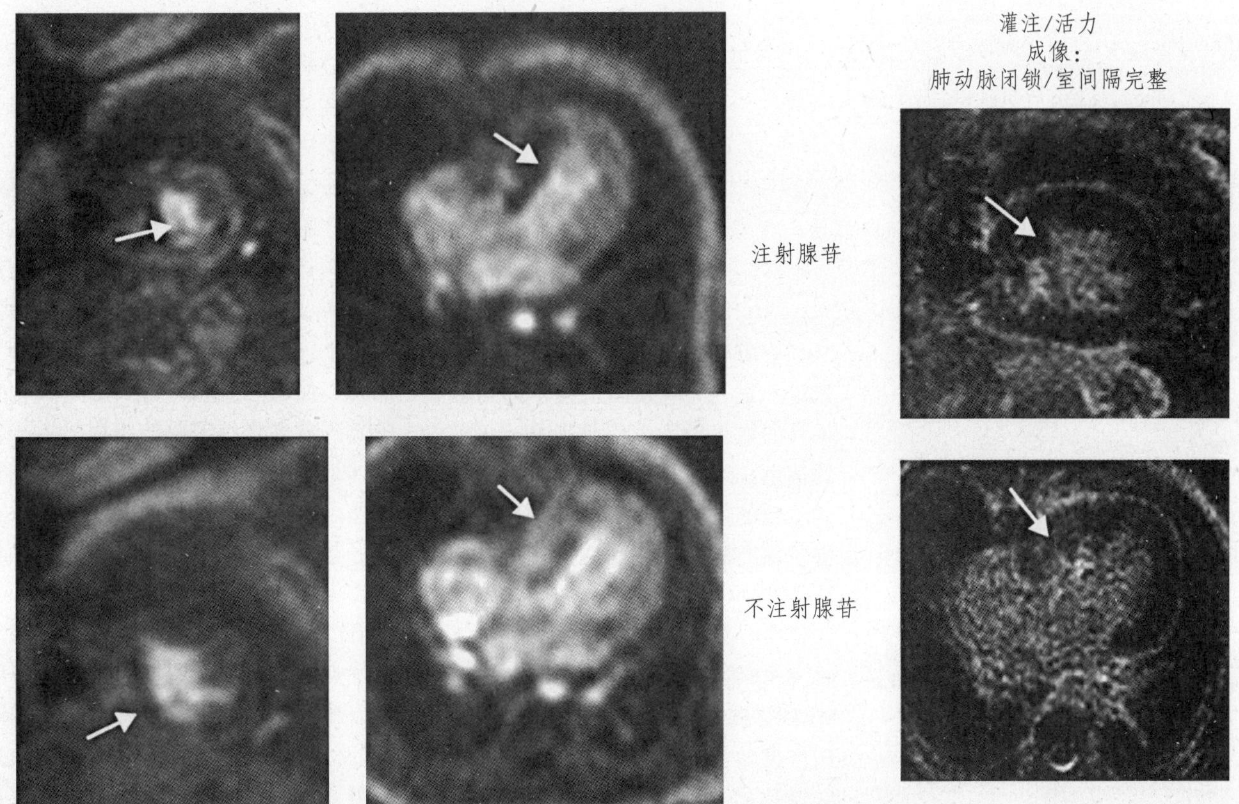

图69.10 灌注和活力。室间隔完整的肺动脉闭锁患者。注射腺苷(上排左图和中图)和不注射腺苷(下排左图和中图)的图像显示室间隔灌注缺损(箭),左边是短轴图像,中间是"四腔"图像。右边是延迟增强图像,显示灌注缺损区是心肌梗死(明亮区,箭)。上方是短轴图像,下方是"四腔"图像。

部肌壁运动异常，可能是由于心肌某个区域的血供减少造成的。采用"首过"注射技术,钆剂增强的心脏MRI能够评价局部心肌灌注。如在"电影MRI"一节中描述的,典型的方法是采集心室的短轴图像，并且序列设计成在相对静止的舒张期采集心脏影像。在静脉内注射造影剂的同时,MRI机连续扫描心室（一次可以采集4或5层短轴图像),追踪造影剂团依次从右心室腔到左心室腔,再到心室肌。灌注缺损显示为心肌的黑色部分，而心室的其余部分为高信号。一般要采集注射和不注射腺苷的图像,5~10分钟后再进行延迟增强扫描。图69.10显示的是室间隔完整的肺动脉闭锁患者。注射和不注射腺苷的图像显示室间隔灌注缺损(图69.10,箭),延迟增强显示该区域是心肌梗死。

结 论

心脏MRI在最近的20年中发展相当迅速，并且预期在下一个20年会有更多的潜力。尽管还有很长的路要走，它正在得到广泛的应用。相对于其他影像学检查，它非常有用，并互为补充，在某些方面它甚至已经取代一些检查成为金标准。认识到这一点有助于21世纪的医疗实践。

推荐读物

Bank ER. Magnetic resonance of congenital cardiovascular disease. An update. Radiol Clin North Am 1993;31:553.

Beerbaum P, Korperich H, Barth P, et al. Noninvasive quantification of left-to-right shunt in pediatric patients. Phase-contrast cine magnetic resonance imaging compared with invasive oximetry. Circulation 2001;103:2476.

Fleenor JT, Weinberg PM, Kramer SS, Fogel M. Vascular rings and their effect on tracheal geometry. Pediatr Cardiol 2003;24:430.

Fogel MA. Assessment of cardiac function by MRI. Pediatr Cardiol 2000;21:59.

Fogel MA, Baxter B, Weinberg PM, et al. Midterm follow-up of patients with transposition of the great arteries after atrial inversion operation using two- and three-dimensional magnetic resonance imaging. Pediatr Radiol 2002;32:440.

Fogel MA, Durning S, Wernovsky G, et al. Brain versus lung: Hierarchy of feedback loops in single ventricle patients with superior cavopulmonary connection. Circulation 2004;110(Suppl II):II-147.

Fogel MA, Hubbard A, Weinberg PM. A simplified approach for assessment of intracardiac baffles and extracardiac conduits in congenital heart surgery with two- and three-dimensional magnetic resonance imaging. Am Heart J 2001;142(6):1028.

Fogel MA, Ramaciotti C, Hubbard AM, Weinberg PW. Magnetic resonance and echocardiographic imaging of pulmonary artery size throughout stages of Fontan reconstruction. Circulation 1994;90:2927.

Fogel MA, Weinberg PM, Fellows KE, Hoffman EA. A study in ventricular–ventricular interaction: Single right ventricles compared with systemic right ventricles in a dual chambered circulation. Circulation 1995;92:219.

Fogel MA, Weinberg PM, Haselgrove J. Non-flow dynamics in the aorta of normal children: A simplified approach to measurement using magnetic resonance velocity mapping study. J Mag Reson Imaging 2002;15:672.

Fogel MA, Weinberg PM, Hoydu A, et al. Effect of surgical reconstruction on flow profiles in the aorta using magnetic resonance blood tagging. Ann Thorac Surg 1997;63:1691.

Fogel MA, Weinberg PM, Rychik J, et al. Caval contribution to flow in the branch pulmonary arteries of Fontan patients using a novel application of magnetic resonance presaturation pulse. Circulation 1999;99:1215.

Powell AJ, Maier SE, Chung T. Phase-velocity cine magnetic resonance imaging measurement of pulsatile blood flow in children and young adults: In vitro and in vivo validation. Pediatr Cardiol 2000;21:104.

Taylor AM, Dymarkowski S, Hamaekers P, et al. MR coronary angiography and late-enhancement myocardial MR in children who underwent arterial switch surgery for transposition of the great arteries. Radiology 2005;234:542.

Videlefsky N, Parks WJ, Oshinski J, et al. Magnetic resonance phase-shift velocity mapping in pediatric patients with pulmonary venous obstruction. J Am Coll Cardiol 2001;38:262.

编者评述

T.L.S.

心脏磁共振成像已经发展得非常先进，运用一些MRI新技术即可获得很多的血流动力学信息来补充形态学的信息。此外，对MRI图像进行三维立体重建的能力为心脏的先天性异常提供了很有用的解剖学描述，包括主动脉弓和血管环的异常。现在MRI已是评价这些病变的最有用的影像检查方法，而钡餐造影只是常用的筛查手段。MRI不仅能够评价大血管解剖，而且还可以显示气道和食道的解剖，这使它在这些患者的影像检查中独具优势。再者，显示胸壁解剖异常的能力使MRI在判断采用单纯血管环松解、复杂的血管重建、抑或是主动脉修补来解除梗阻方面有较大帮助。

心脏MRI应用最大的限度之一是对小婴儿的检查，因为需要麻醉来控制扫描中发生的运动伪影。较小儿童MRI扫描的分辨率限度问题也很重要。但是，MRI所特有的获取心脏三维解剖图像和相关血流和心室功能的图像能力、射血分数和血流速率的血流动力学评价能力以及对反流量的测量能力，使得它在先天性心脏病的评价中发挥着越来越重要的作用。

近来，快速多层螺旋CT血管成像技术已加入MRI检查，为先天性心脏病患儿提供三维重建的血管图像。它的特点在于成像速度很快，这样使儿童麻醉问题不那么重要。它的另外一个优点是即使在较小儿童也能获得较高分辨率的图像，并可同时评价气道，包括仿真支气管镜成像。但它的缺点是需要较大的X线放射剂量来获得这些图像。

（刘畅 宋彬 译 宋彬 校）

第70章

先天性心脏病的血流动力学评估和经导管治疗

Nancy D. Bridges, Jonathan J. Rome

无创影像技术的进步使得处理许多心脏缺陷已无需术前心导管检查。一个准备外科修补的患者，无论是患有完全性共同房室通道缺损，还是简单的膜周部室间隔缺损，或者是法洛四联症，判断其是否需要心导管检查取决于该患者的具体情况，以及该患者的外科医生和心血管医生的习惯选择。因此对儿童心导管检查讨论的焦点问题不是哪些病变需要心导管检查来进行全面评估，而是当确定行心导管检查时，期望明确哪些情况。重点在于血流动力学评估。

与无创评估相同，从心导管检查得出结论并不优于根据所采集的数据做出的解释。通常行某种特殊检查的时机或方法同检查本身一样重要。因此，外科医生必须有能力判断心导管检查报告所提交的结论的质量。

血流动力学评估的基本原理

有创血流动力学评估包括计算流量、阻力和分流量，并测量压力和血流压力阶差。

计算流量

操作上最简单的流量测量方法是使用热稀释导管。这种方法利用温度递减值来计算流出导管近端孔所在心腔的血流量，且当混合心腔位于导管近、远端孔之间时结果最可靠。因此，当热稀释导管的近端孔位于右心房，远端孔位于肺动脉时，测得的血流量系右心房流出量，而其间的混合心腔为右心室。显然，在正常无分流情况下，流出右心房的血流量与体、肺循环血流量均相等。然而，由于大多数先心病儿童存在右向左，左向右或双向分流，热稀释法常不是用于确定这些患者心输出量的合适方法。

Fick法是更常用的计算流量方法。Fick法的本质是指，在不能直接测量流量的情况下，利用一个可测量的按已知速率增减的指示剂来计算流量。

未知的血流速率F(mL/min)通过下列公式得出：

F (mL/min) =R (mg/min) [I_2 −I_1 (mg/mL)]。公式中I_1和I_2(mg/mL)是血流路径两端的指示剂浓度，R(mg/min)是该指示剂的增减速率。

在血流动力学检查中，未知的血流速率是体循环或肺循环血流；以氧为指示剂；氧耗量即为指示剂变化的速率。血氧含量等于血红蛋白浓度乘以分光光度计测量的血红蛋白氧饱和度。氧耗量可用气流收集袋测定，或者用基于年龄和心率的标准化表来估计。计算肺循环血流量的公式是：

Q_p=(氧耗量)/(肺静脉血氧含量−肺动脉血氧含量)

计算体循环血流量的公式是：

Q_s=(氧耗量)/(主动脉血氧含量−静脉血氧含量)

有效循环血流量是指流经肺循环的未氧合血流量或流经体循环的氧合血流量。有效肺循环血流量与有效体循环血流量相等，计算方法为氧耗量除以混合静脉血氧含量与肺静脉血氧含量之差：

Q_{eff}=(氧耗量)/(肺静脉血氧含量−混合静脉血氧含量)

计算分流量

左向右分流量等于总肺循环血流量减去有效肺循环血流量(Qp−Qeff)。右向左分流量等于总体循环血流量减去有效体循环血流量(Qs−Qeff)。

由于患儿体型的差异很大，通常用体表面积来校正流量。

计算阻力

在血流动力学评估中，阻力是平均压差除以血流量。因此，肺循环血管阻力(R_p)等于肺静脉与肺动脉压之差除以总肺血流量：

R_p=(平均肺静脉压−平均肺动脉压)/Q_p

体循环血管阻力等于体动脉与右房压之差除以体循环血流量：

R_s=(平均动脉压−平均右房压)/Q_s

结果单位是L/min/mmHg，即Wood单位(源自心脏病学家Paul Wood)。同流量一样，患儿的血管阻力通常也用体表面积校正。

血流压力阶差

在心导管室，跨狭窄瓣膜或管腔的压力阶差通常用“峰-峰”法测量。这种测量结果通常被不大准确的称为PSEG（收缩期峰值射血压力阶差)。“峰-峰”压力阶差与无创多普勒估测的最大瞬时压力阶差有本质区别。除非已知导致压力阶差的血流量，否则无论是用“峰-峰”压力阶差、最大瞬时压力阶差还是平均压力阶差来表示压力阶差都是没有意义的。例如，心输出量很低的重度主动脉缩窄患者，其严重狭窄瓣口两侧的压力阶差测量值也可能较低。

左向右分流患者的血流动力学评估

左向右分流病变的患者(室间隔缺损、完全或部分房室共同通道缺损、动脉导管未闭)行心导管检查要确定下列相关问题：

1. 左向右分流量的大小？它是否需外科修补？

2. 肺血管床的状态如何？肺血管阻力是否足够低，而有完全修补可能？

一般而言，修补指征为肺-体分流比值2:1，且肺血管阻力低于8 Wood单位。这只是通用的原则，也可能有例外。例如，某患者病变的分流比值低于2:1，但结合患者的症状、心律失常以及心功能不全的情况，也可能需要修补；或患者虽然肺血管阻力升高，但若其对血管扩张剂（如氧、钙通道阻滞剂、一氧化氮)的反应良好，也可以考虑心脏修补。

右向左分流患者的血流动力学评估

对于右向左分流病变的患者(如经外科手术或导管矫治术后的重度肺动脉狭窄、室间隔完整的肺动脉闭锁经体-肺分流术后、艾勃斯坦畸形、肺动脉闭锁的法洛四联症经右室流出道重建且室间隔缺损开放术后、单心室经带窗的Fontan姑息术后)，其右心或肺血管床血流量是否足够常不太确定。尤其是右心是否有正常的心排血量，且体静脉压力和右心室的压力在可接受的范围内。如果不行，心房或心室水平的合并常可提供充足的心排血量，而在以损害氧合为代价的情况下血流动力学数值也在可接受的范围内。在心导管检查评估血流动力学情况时通常应尝试暂时堵塞右向左分流部位。在堵塞心房水平的交通后出现心率增加、体静脉压升高和心排血量降低都是右心血流量不充分的征象。

循环完全混合和功能性单心室患者的血流动力学评估

对于功能性单心室病变儿童而言，“理想的”外科姑息方法是改良Fontan术伴/或不伴房水平右向左分流。这种外科姑息术需要低的肺血管阻力(<4 Wood单位)，因为完成循环分离是通过功能单心室泵出体循环血流，而肺循环血流靠被动的压力阶差来完成。早幼期(也就是1岁内)，治疗目标是提供充足但受限制的肺血流量。对于伴肺动脉狭窄的功能单心室情况，在出生后的最初几月也许无需干预。更多情况下，可通过行肺动脉环缩或主-肺分流术来达到所期望的血流动力学状态。往往在1岁内通过体静脉分流术(经典Glenn分流术，双向腔静脉-肺动脉吻合术或“半Fontan术”)来供血肺动脉。在对患者行Fontan术前行心导管检查来评估“Fontan生理”是否有可能性。所以，心导管检查要明确下列重要问题：

1. 肺血管阻力如何？一个肺血管阻力超过4 Wood单位的患者，可能由于高中心静脉压和低心排量而在行改良Fontan术或体静脉分流类术后出现血流动力学不稳定。

2. 肺动脉压力情况？在肺血流量增多的情况下，肺动脉压升高并不必然是行改良Fontan术的禁忌证。而在肺血流量正常或减少时，若肺动脉平均压超过15mmHg，在转换成Fontan生理后结果不良。

3. 心室充盈压情况？在行改良Fontan术后，血流被动通过肺血管床。所以，中心静脉压取决于心室充盈压和肺血管阻力。心室充盈压升高可能导致慢性容量负荷过重或心室肥厚。特别是后者，常与Fontan姑息术后不良结果相关。

半月瓣狭窄或关闭不全(无分流)患者的血流动力学评估

肺动脉瓣

肺动脉瓣狭窄严重程度是根据

跨瓣的“峰-峰”压力阶差来分级(轻微，<25mmHg; 轻度,25~49mmHg;中度,50~79mmHg; 重度,>80mmhg)。通常压力阶差超过40mmHg是需要治疗的指征。但是,如前所述,如果不评估血流量,压力阶差意义不大;如:在存在心室功能不全、三尖瓣反流、房水平右向左分流、低肺血流量或这些情况的组合的情况下，压力阶差35mmHg就可能表示有严重的肺动脉狭窄。而在中、重度肺动脉瓣关闭不全时,同样的压力阶差可能仅表示有很轻的梗阻。因此,在对右室流出道梗阻(无论是瓣下、瓣膜或瓣上)的血流动力学评估时,所有这些情况都要考虑。

在心导管室很难对肺动脉关闭不全进行量化评估。心室化的肺动脉描图(即肺动脉与右心室的舒张压接近)常表示有严重的肺动脉关闭不全。

主动脉瓣

虽然心血管医生通常根据计算的瓣口径来分级成人的主动脉瓣狭窄，儿科心血管医生却更喜欢根据“峰-峰”跨瓣压差来分级。先前讨论的关于肺动脉瓣狭窄评估同样适用于主动脉瓣狭窄评估,心排血量、左心室功能以及二尖瓣和主动脉瓣反流情况必须都要评估，以达到对左室流出道梗阻情况的精确判定。左室流出道梗阻可能出现在瓣下、瓣膜或瓣上。

在心导管室是通过造影来半定量地评价主动脉反流。动脉脉压增大可能表示有明显的主动脉瓣反流,但也可见于后负荷显著降低的情况。

房室瓣狭窄或关闭不全的血液动力学评估

三尖瓣

孤立性三尖瓣狭窄是十分罕见的;三尖瓣狭窄在合并右心发育不良和肺动脉狭窄或闭锁的情况更常见。肺动脉闭锁时三尖瓣狭窄程度是无法评估的,因为在此情况下很少或没有血流通过三尖瓣。在存在卵圆孔未闭伴右向左分流或者右心室舒张功能不全（右心发育不良时两者常共存)的情况下,使评估三尖瓣狭窄程度变成难题。完全评估需要用球囊堵塞心房间交通,并同时测量右心房和右心室压力;这在技术上也许不可行(例如，心房间交通太大而不能被堵塞),或者患者不能耐受。更常用的评估右心能力的方法是用球囊堵塞心房间交通并记录右心房压力、心脏指数以及心率的变化。

用造影来评估三尖瓣关闭不全要注意技术细节。导管进入右心室需通过三尖瓣;在注射造影剂时,如果导管通过瓣口或导管上的一些孔在右房中,则显示瓣膜反流比实际情况增加。另外,非窦性心律(例如,注射造影剂时诱发的室性期前收缩）常会使房室瓣反流减少。

二尖瓣

心血管医生常根据计算的瓣口面积来分级成人二尖瓣狭窄，而治疗儿童二尖瓣狭窄则根据解剖和跨瓣压力阶差。评估二尖瓣狭窄时需同时考虑平均跨瓣压力阶差（通过对在二尖瓣开放时记录的左心房压/肺动脉嵌入压与左心室压力之间进行面积数字化处理获得)和a波与左心室舒张末压力阶差以及绝对左心房压力。必须同时考虑血流量情况时压力阶差才有意义，在存在心房间交通和左向右反流时会影响对二尖瓣狭窄的评估；测量时必须用球囊堵塞心房间交通。平均左心房压力>25mmHg常伴随着中到重度的反应性肺动脉高压。

二尖瓣关闭不全可通过造影来半定量地评估。这比评估三尖瓣反流更易完成些，因为造影时导管通常无需通过二尖瓣，并且左心室外形使调整导管比右心室容易。但导管缠绕二尖瓣结构或者室性期前收缩可使二尖瓣反流减少。

经导管介入治疗先天性心脏病

介绍

在治疗先天性心血管缺损中导管直接治疗担当重要角色。在有些情况下导管介入技术已经替代了原先的外科成为主要治疗方法。还有许多情况下，分阶段联合的经导管介入和外科干预成为优化的治疗方案。因此,先天性心脏病外科医生要掌握一些介入心脏病学知识。本章节介绍先天性心血管缺损的导管介入治疗，特别重点的是用于与外科联合的治疗。

导管介入可分为间隔造口术、扩张术、堵闭术以及补救术。另一种常用的介入技术,射频消融术,更适于作为处理心律失常的一部分讨论。

间隔造口术

1966年Rashkind和Miller首先描述了球囊房间隔造口术用于姑息处理完全性大动脉转位(D-TGA)的紫绀。即使应用前列腺素E1,很多大动脉转位的婴儿需要间隔造口术来相对改善紫绀。这种手术也用于缓解婴儿的左房室瓣狭窄或闭锁所致的左房高压。从最初出现至今，其基本技术几乎没有变化。经脐静脉或股静脉使造口导管进入右心房,然后通过卵圆孔。用液体充盈球囊，然后快速抽拉导管穿过卵圆孔,撕裂房间隔。球囊间隔造口术常可在超声指引下床旁完成(图70.1)。

许多情况下球囊间隔造口术并不是建立心房间交通的最好方法。如果间隔膜太厚（大于6周的婴儿和许多左心

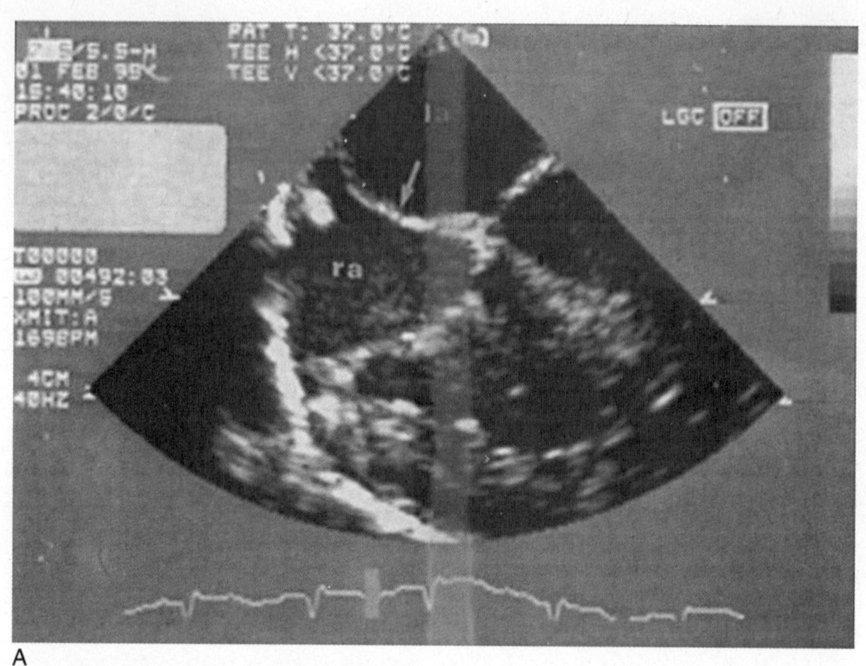

A

图70.1 经食道超声心动图横断面显示球囊房间隔造口术。(A)完整的房间隔(箭头)由左向右凸出。(待续)

发育不良综合征的新生儿)以及左心房太小或存在间隔膜后移时,球囊间隔造口术是无效的。对这些患者最好用其他方法造成房间隔缺损(ASD)。对于房间隔完整的患者可采取标准的间隔穿刺技术(Brockenbrough 法)或者在特殊设计的射频打孔系统 (Nykanen导管,Baylis Medical Corp.,Mississauga,ON)的辅助下贯穿间隔。一旦穿过房间隔,可采用静态球囊成形术造口,对房间隔很厚的病例,可放置支架。这些手术也可用于缓解有混合病变和左房流出道梗阻患者的紫绀情况,还可用于增加右心衰竭患者的体循环血流量,以及用于对因左心功能不全而行体外支持患者的左房减压。当这种技术用于缓解右心衰竭(法洛四联症修补术后暂存的右心功能不全或原发性肺动脉高压),将引起体循环血氧饱和度降低。因此,治疗目标是通过建立限制性房间隔缺损来增加体循环输出而不造成过度的紫绀。最好采用分级法完成球囊房间隔成形术。在需要时,也可采用类似技术建立Fontan外科术后的窗孔。

球囊瓣膜成形术

1974年Gruntzig首先采用膨胀球囊成形术治疗外周动脉粥样硬化性狭窄。随着器材和技术的进步,已经可对任何年龄患者的各种瓣膜和血管狭窄行球囊扩张。

肺动脉狭窄和闭锁

第一种采用球囊扩张术治疗的先天性心脏病变是肺动脉狭窄。肺动脉狭窄的球囊瓣膜成形术通常是治愈性的,且可适用于任何年龄患者。在大儿童和青少年,手术是容易完成的。在完成血流动力学评估后,经右室造影来评估解剖学情况和测量肺动脉瓣环直径。球囊导管沿着放置于远端肺动脉的导丝通过狭窄瓣膜,然后完成球囊扩张。球囊直径选择为瓣环直径的120%~140%。当球囊膨胀时,狭窄的瓣膜使球囊产生腰征,然后腰征消失。手术失败可能发生在下列情况下:①肺动脉瓣增厚,无穹顶,且常常肌性化(即所谓瓣膜发育不良,常见于Noonan综合征);②瓣膜狭窄是漏斗部、瓣环或瓣上复合狭窄的一部分。

新生儿重度肺动脉狭窄大多数情况下可扩张成功。由于心房的右向左分流,扩张后常见中度紫绀。随着右心室顺应性的改善,紫绀消失。瓣膜成形术后出现重度紫绀的应进一步评估。如果技术上已充分扩张瓣膜,而右室流出道梗阻缓解不充分,需要补片来扩大右室流出道,常常还加上体-肺动脉分流术。

球囊瓣膜成形术还可用于某些室间隔完整的肺动脉闭锁的新生儿。在介入术前需诊断性评估来确定右室,特别是漏斗部的大小是否足够,以及排除存在右心室依赖的冠状动脉循环(见87章)。如果病儿适合介入治疗,则使用射频导管(见前面内容)在肺动脉瓣打孔,然后用标准方法扩张(图70.2)。患者在进行这种介入术时,随着动脉导管的变窄和关闭,很常见出现紫绀加重。可用下列方法之一来处理这种情况:对判定为右心室发育良好的患者,可维持使用前列腺素一段时间来等待右心室顺应性改善。而右心室明显发育不良的患者,需要通过外科分流术或者动脉导管支架植入术来增加稳定的肺血流量。

主动脉狭窄

治疗主动脉狭窄要考虑各种方案,包括外科瓣膜成形术、瓣膜置换术、自体肺动脉移植术以及球囊瓣膜成形术。主动脉狭窄球囊扩张的一般可充分降低压力阶差,并且最低限度地增加主动脉反流。文献报道的失败率从0%到10%变化不等,接近10%的患者会使主动脉反流明显增加。虽然大多数(不是所有)患者会逐渐出现再狭窄,反流加重或两者都出现,但能成功缓解的持续时间可达数月到数十年不等。球囊扩张和外科成形术的即刻结果是可比拟的,球囊瓣膜成形术常

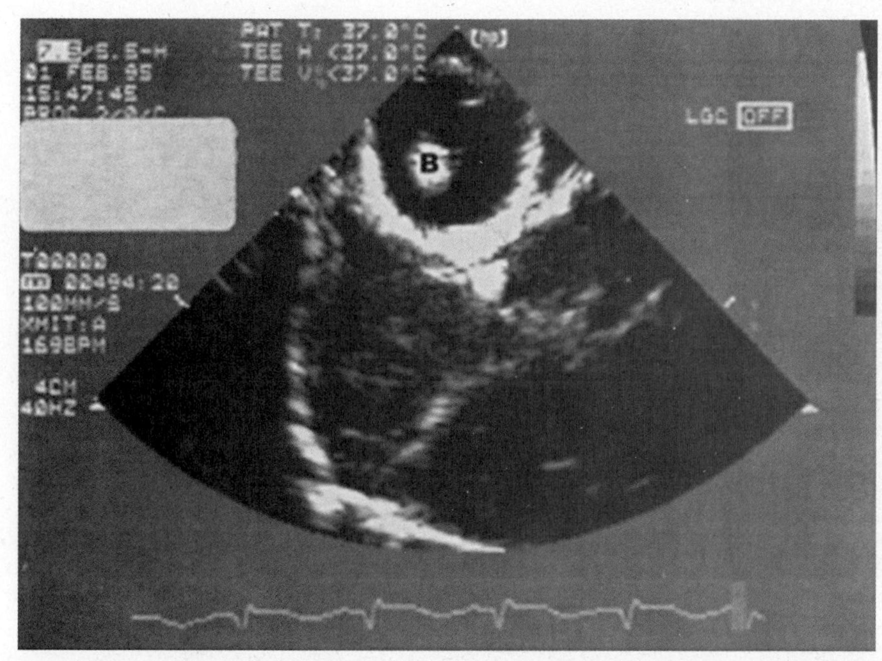

B

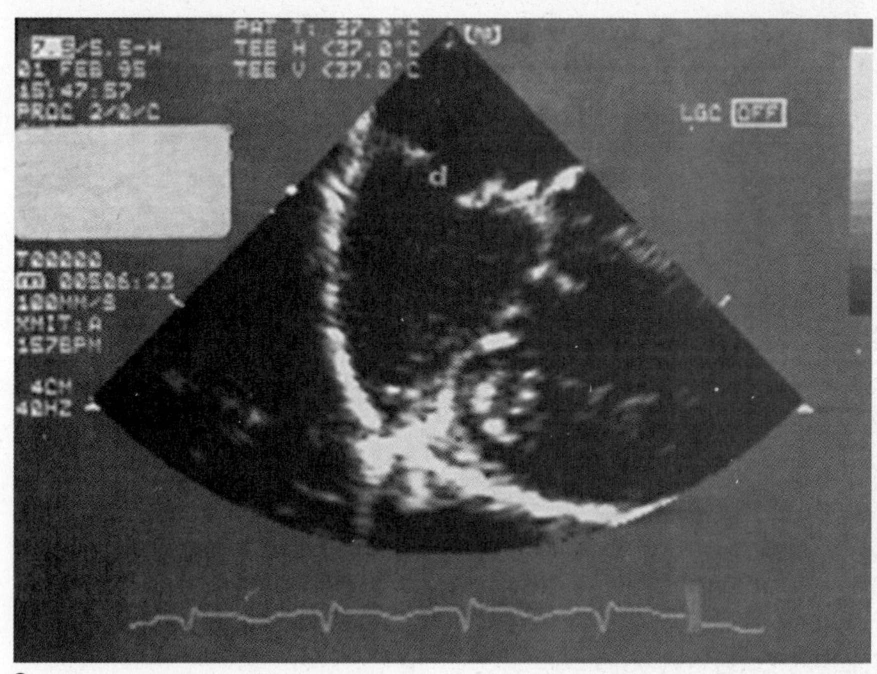

C

图70.1(续)　(B)造口前位于左房的充盈的球囊。(C)造口术后原来的心房间隔上出现一个房间隔缺损。(B:间隔造口球囊;d:房间隔缺损;la:左心房;ra:右心房)

被推荐为治疗主动脉瓣狭窄伴轻微反流患者的首选方案。主动脉瓣成形术常经股动脉逆行完成。测量完跨瓣压力阶差后，要在主动脉根部及心室造影来明确瓣膜解剖情况、反流程度,并且测量瓣环直径。由放置于左心室的导引钢丝引导血管成形球囊完成瓣膜扩张(图70.3)。选择球囊直径为等于或略低于瓣环直径。如果球囊-瓣环的直径比值超过110%,则引起主动脉明显反流的风险增加。

新生儿主动脉重度狭窄需要特别仔细的考虑。传统上这种病变治疗十分困难,死亡率高。但随着对患者采取分层适宜治疗策略的进步以及治疗方法本身的进步,死亡率明显降低。这类患者的治疗方法主要取决于左心室功能和解剖情况:当左心室不足以支撑体循环时,应采用同左心发育不良综合征一样的治疗方法。由几个报告建立了双心室修复与Norwood手术的患者分层标准。当认为左心室大小(包括二尖瓣情况、心室容量、主动脉瓣大小)和功能足以支撑体循环时,可选择球囊主动脉成形术。当左心室容量充分和二尖瓣情况允许,但主动脉瓣发育不良时,直接Ross手术可能是最佳策略。成功进行瓣膜成形术后,一般几天内心室功能可恢复至足以停止机械通气和静脉用正性肌力药物。如果不能完成,则是由于左心室大小及/或功能不足,或者存在左室流出道梗阻。对于前者,外科早期行Norwood术是唯一可能使患者长期存活的方法。当技术上已经充分球囊成形而梗阻持续存在时,它通常是由瓣环发育不良所致,采用自体根部移植术可治疗成功。

其他瓣膜病变

球囊扩张已经应用于二尖瓣、三尖瓣和人工生物瓣的狭窄。与风湿性二尖瓣狭窄球囊扩张的卓越结果比起来，婴儿和儿童的先天性二尖瓣狭窄球囊扩张后的结果好坏不一，且再狭窄常见。即便如此,对于某些解剖亚型的先天性二尖瓣狭窄，由于外科瓣膜成形术的疗效不佳，球囊瓣膜成形术仍是合适的一线治疗方法。对于“经典”的先天性二尖瓣狭窄以及多孔型二尖瓣患者行球囊扩张是合理的尝试。而对与降落伞型二尖瓣和二尖瓣环上型狭窄的患者则不应球囊扩张，因为前者无成功的范例，而后者外科治疗明显更优越。至于人工生物瓣狭窄和主动脉瓣下狭窄的球囊扩张已经

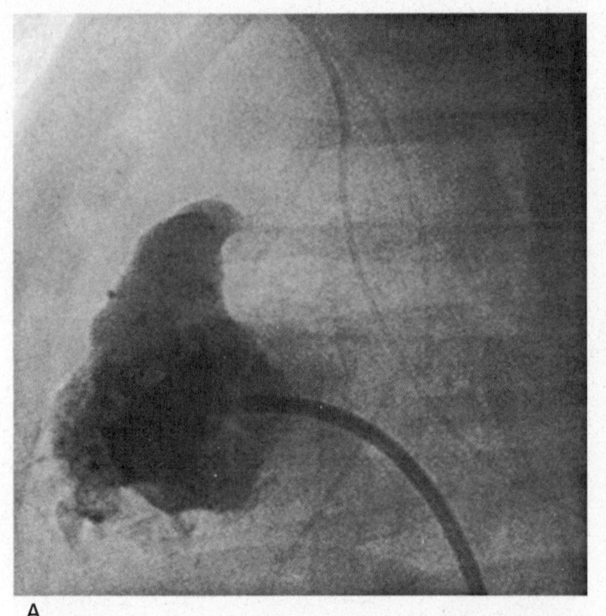
A

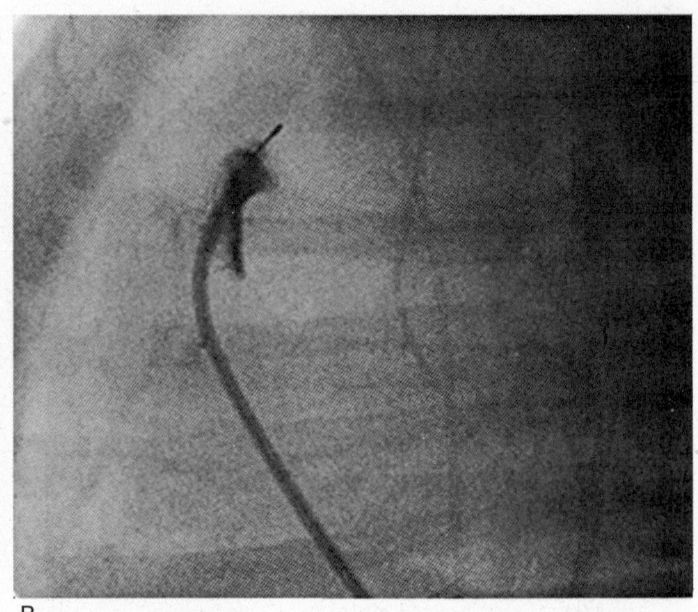
B

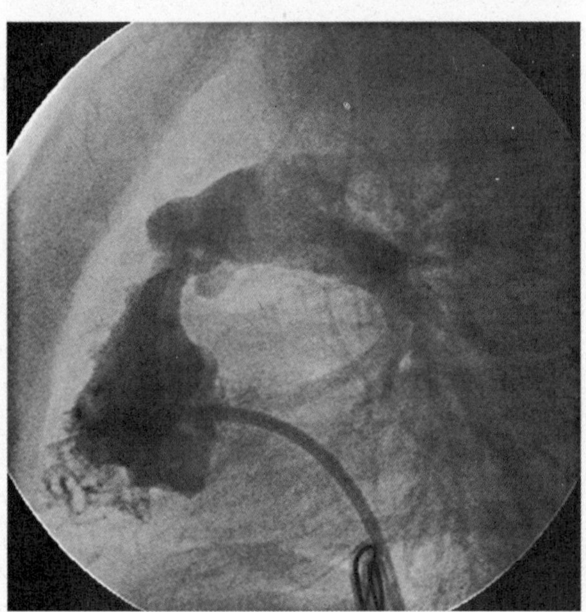
C

图70.2　(A)一个新生儿的侧位右心室造影图像,显示3部分组成的右心室,漏斗部发育良好,瓣膜型肺动脉闭锁。一个Nykanen导管(箭头)(Baylis Medical ,Ontario)沿导引导管通过已经射频打孔的闭锁瓣膜。(B)经序贯的球囊瓣膜成形术后,重复的右心室造影见主肺动脉浓密显影。

完成,但结果大多令人失望。

球囊血管成形术和血管内支架术

球囊扩张用于治疗自身及术后主动脉、肺动脉以及静脉梗阻已经超过10年。而球囊扩张性血管内支架也已经用于治疗肺动脉狭窄、静脉梗阻和主动脉缩窄。在球囊血管成形术时血管被扩张的直径要明显超过最终的预期直径。减轻梗阻主要依靠撕裂狭窄部位的血管内膜和中层。成功血管成形术后维持血管完整性则依赖血管外膜的完整。一般的原则是,对于6周至2个月内行外科切开的区域不应行扩张术。

主动脉弓梗阻

自身主动脉缩窄以及术后主动脉再缩窄行球囊血管成形术的效果相仿,约80%~90%的病例术后残余压力阶差小于20mmHg。自身主动脉缩窄扩张后再狭窄更常见，很大程度上是由于小婴儿行扩张术后再狭窄发生率特别高。球囊血管成形术也是处理外科修补术后主动脉再狭窄的可选择治疗办法。由于很小婴儿的自身主动脉缩窄行扩张术后的高再狭窄率，有资料建议外科是适宜的治疗办法。而对于大些的婴儿和儿童的自身主动脉缩窄，球囊扩张则是一个可接受的外科替代治疗方法。血管内支架术现在被

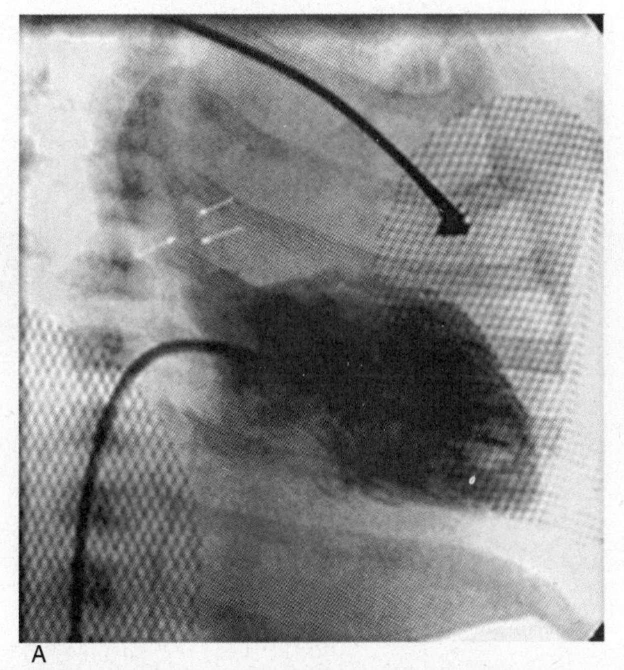
A

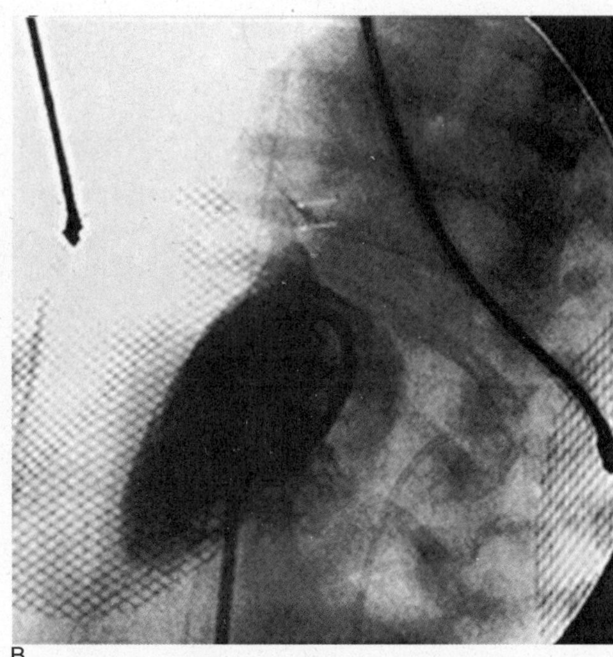
B

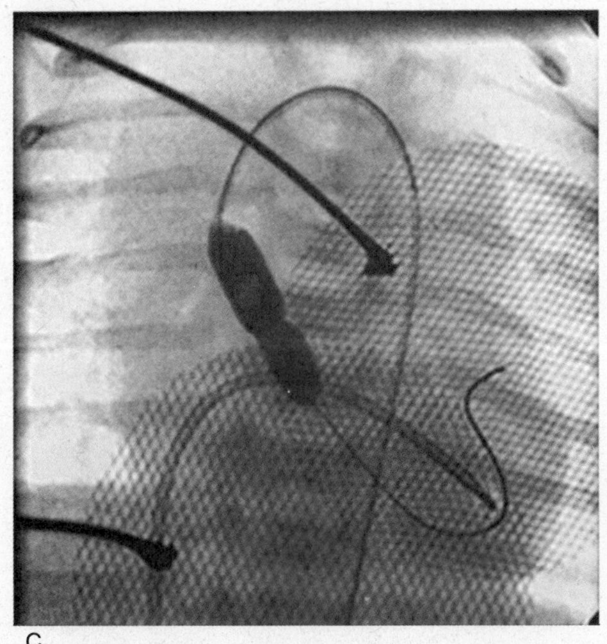
C

图70.3 一个严重主动脉狭窄的新生儿左心室造影图像，在右前斜位(A)及长轴斜位(B)投照体位上均显示狭窄的喷口(箭头)，为典型的单缝状主动脉瓣。(C)沿指引导丝通过主动脉瓣环的成形球囊在充盈时显示由狭窄瓣膜造成的腰征。

广泛用于治疗大儿童和成人的自身和复发的主动脉缩窄。来自几个小规模报道的早期结果是，这种治疗方式有非常好的成功率。最大一组报道的并发症低，但并非无足轻重。特别是有夹层分离和动脉瘤形成的报道。这些并发症与技术问题相关，如支架移位。另外，老年患者这些并发症的风险较高。大规模的研究正在进行，结果尚未报道，也还没有这种治疗的长期随访报道。对主动脉缩窄支架术的患者应持续医学随访。

虽然扩张的风险相对较高，尤其是有姑息性心脏缺损的患者，但对主动脉弓离断和左心发育不良外科术后再狭窄与单纯再狭窄的治疗结果相似。主动脉血管成形术的风险包括股动脉损伤、血管破裂和动脉瘤形成。

肺动脉分支狭窄

如果把增加血管直径50%作为成功标准，文献报道的肺动脉成形术成功率约为80%(图70.4)。对于复合或多发的肺动脉狭窄患者行血管成形术耗时较长。从肺动脉树由远及近分段扩张病变，靠近最狭窄病变的扩张时，首先尽可能减少血流动力学不稳

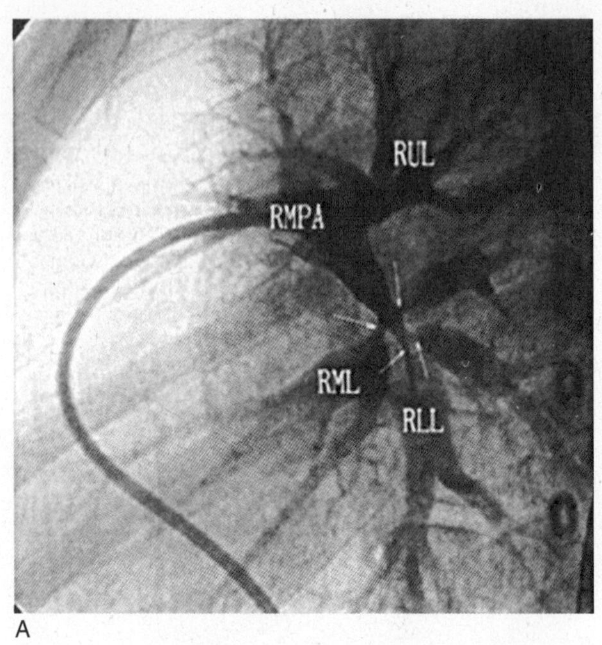

A

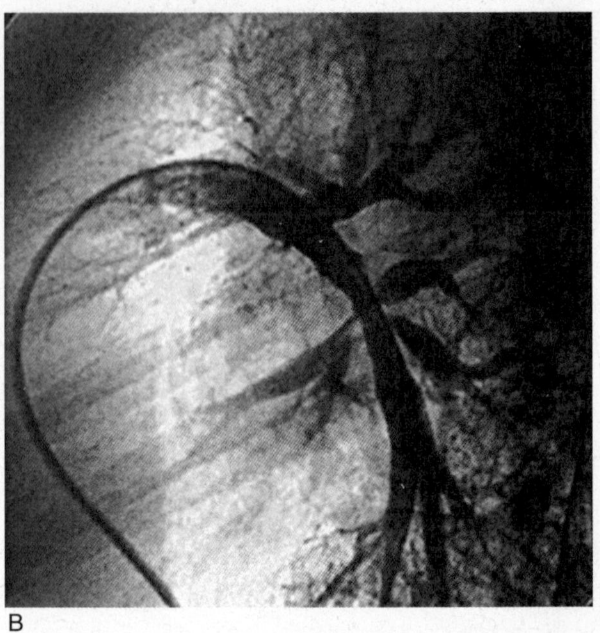
B

图70.4　(A)右肺动脉侧位造影显示多处的狭窄(箭头)位于肺叶肺动脉的起始部及段分支。(B)在右肺动脉主干和下叶肺动脉行球囊成形术后同一血管造影显示狭窄段的直径明显增加。(RLL:右下肺叶肺动脉;RML:右中肺叶肺动脉;RMPA:右肺动脉主干;RUL:右上肺叶肺动脉)

定。导引钢丝放置于最大的远端分支,并且使用短球囊完成扩张可使动脉瘤形成风险降到最低。潜在的血管并发症包括穿孔、动脉瘤形成、夹层分离和栓塞。手术死亡率可达0.5%~1%。因可发生再狭窄，而且机理不明,术后患者需仔细随访。血管内支架术被证实为治疗肺动脉分支梗阻非常有效的方法。成形球囊经长鞘至狭窄部位放置支架(图70.5)。血管内支架的缺点包括随着生长发育需再次扩张、内膜形成而造成再狭窄(小直径支架更

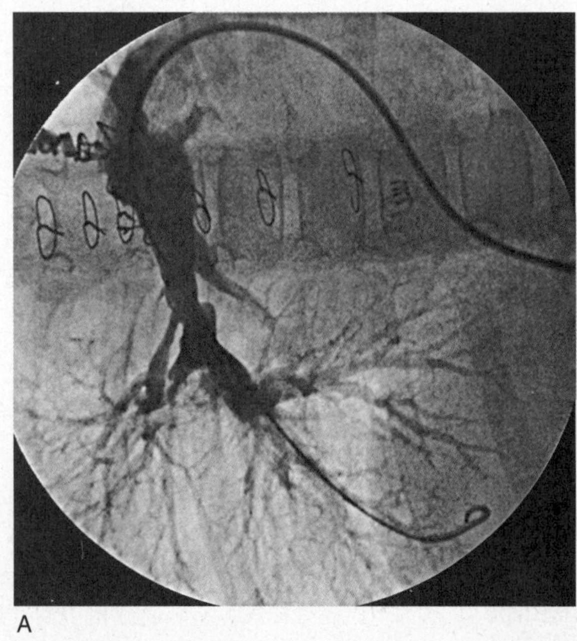
A

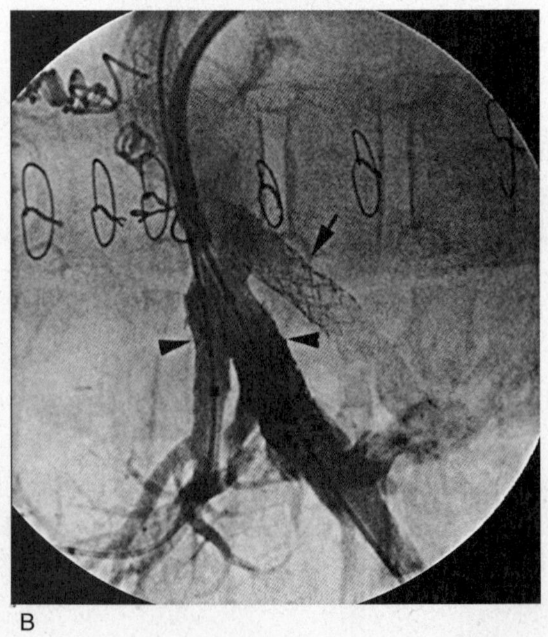
B

图70.5　(A)右肺动脉造影图像,该患者为法洛四联症伴多处复杂的肺动脉分支狭窄,肺动脉闭锁以及汇集术后的多个主-肺侧支。(B)侧位X线造影显示左肺动脉近段的一个严重狭窄(箭头)。

明显)、潜在的异物栓塞(特别在低流速血管)。总体上,支架是治疗肺动脉分支近端梗阻最有效的方法,而很少单独用血管成形术来完全解除血管梗阻。

肺动脉分支狭窄可以孤立出现。但更常见于伴随其他缺陷,可以是先天性的(法洛四联症,尤其是伴肺动脉闭锁,永存动脉干),也可是既往外科手术的结果(肺动脉束带、分流术、动脉调转术)。治疗常需导管和外科联合干预。外科术后早期行扩张术和外科切开新近扩张的血管可能有相同的风险。因此,球囊血管成形术和外科需分阶段进行以减少风险。对于个别患者虽然由于未认识或未充分治疗的肺动脉畸形而出现术后即刻明显的右心衰竭应该考虑导管介入。但这种情况需个体化考虑,比较外科和导管治疗的风险。在这种情况下,由于血管内支架术的血管破裂风险比血管成形术低,更宜采用。

由多部位序贯和并行的狭窄而造成的复杂肺动脉分支梗阻仍然是处理复杂先天性心脏缺损儿童的最困难的问题之一(图70.5)。治疗方法包括标准球囊成形术,切割球囊成形术以及支架植入。虽然支架通常可完全解除狭窄,但由于支架有“封闭”多个动脉分枝节段的可能,实际上使本来就差的肺血管树的分支更加减少,因而在很多远端血管应用受限。

体静脉和肺静脉

体静脉梗阻的球囊成形术或支架植入是十分有效的,特别是在Mustard或Senning术后的体静脉径路梗阻。用血管成形术治疗肺静脉狭窄常令人失望。虽然扩张初期的造影和血流动力学常改善,但再狭窄很快且难以避免。肺静脉血管支架术治疗肺静脉狭窄可能更成功些。持久的成功依赖于基础病。因此一些患者的非连续性的较大的正常肺静脉术后狭窄(肺移植后的老年患者、部分肺静脉畸形引流修补术后吻合口狭窄、房扑射频消融术后狭肺静脉窄),植入支架后可持续改善。然而,婴儿肺静脉狭窄支架术后必定再狭窄,或者因为支架内新内膜的增生,或者因为更多的周围肺静脉病变进展。对这些病变已开始采用应用抗代谢药物和西罗莫司药物洗脱支架的方法,但效果尚不得而知。

导管和分流管

血管内支架用于减轻外科导管和分流管的梗阻是十分有效的。随着婴儿的生长发育,重建右室流出道的导管的进行性梗阻是可预料的。但是,有些病例由于受外部压迫或者免疫反应引起的同种移植管道皱缩,而使这个过程加速。在这些情况下,常可用支架把管道撑回接近于最初的直径,以延长移植物的使用期(图70.6)。广泛使用的冠脉支架装载在轮廓很小的球囊上,可允许其被用于治疗很小儿童的外科分流管梗阻或阻塞(图70.7)。

封堵术

各种各样的技术已被发展用于封堵血管连接和心内缺损。这种技术的多样性已经使得它们可用于很大范围的先天性病变。

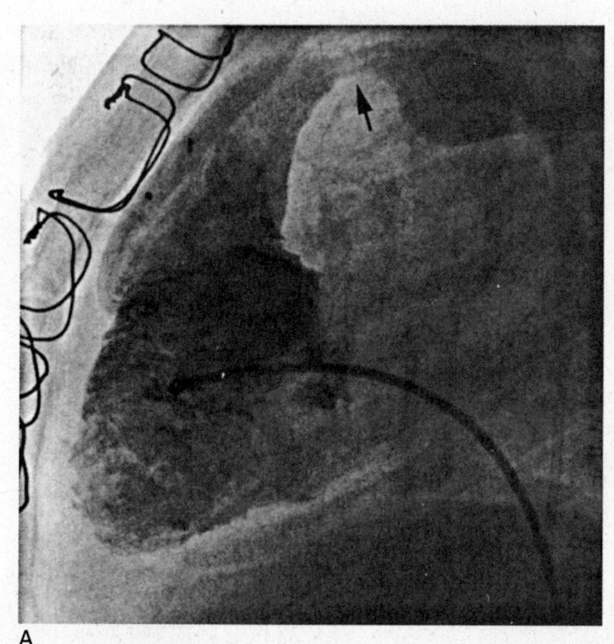
A

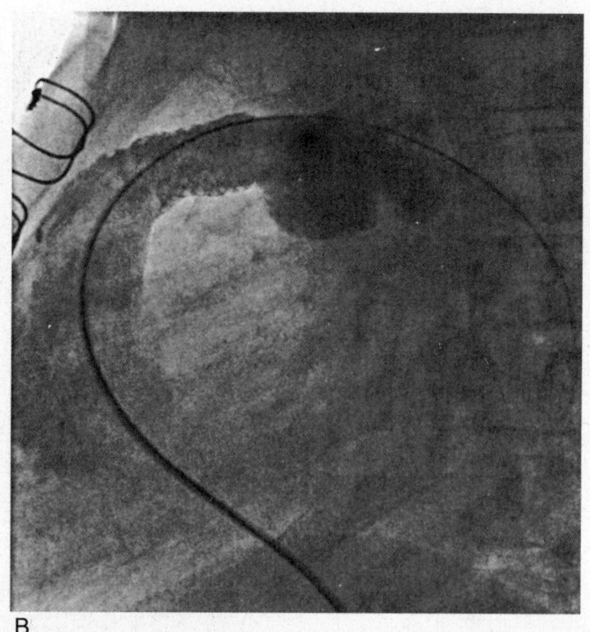
B

图70.6　(A)一个同种移植管道(箭头)严重梗阻患者的右心室侧位造影图像。(B)同种移植管道支架术后重复造影显示梗阻减轻。

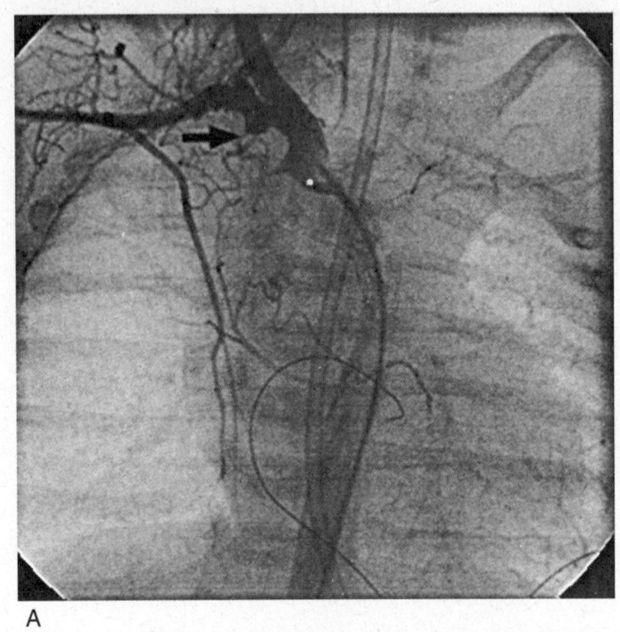

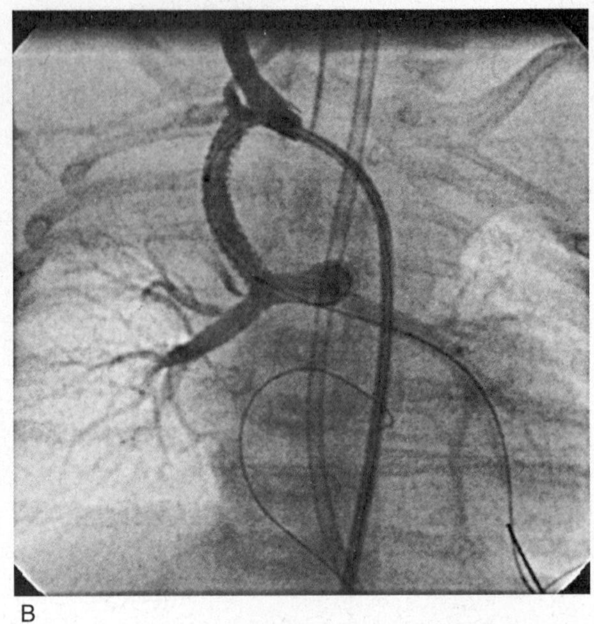

图70.7 （A）逆行猪尾导管无名动脉造影显示右侧的改良B-T分流管（箭头）完全堵塞。（B）支架术后重新恢复开放的分流管。

栓堵术

不锈钢或者铂金的弹簧圈是先天性心血管缺损最常用的栓堵器。这种栓堵器相对便宜且功能多用。经过仔细造影判定管腔大小和解剖，输送鞘先被导入至栓堵部位，经导管放置1个或更多的弹簧圈。栓堵术的有效率通常超过90%。这种手术最常见的并发症是弹簧圈误栓堵远处脉管系统，错误放置的弹簧圈通常可经导管回收移除。其他较少的并发症包括导管进入部位的血管损伤、弹簧圈不完全堵塞所致溶血以及血管内膜炎。

经导管弹簧圈栓堵术常作为外科的辅助治疗。例如在以下几种情况下，栓堵术已证实有效；法洛四联症伴肺动脉闭锁的主-肺动脉侧枝栓堵、经改良Fontan术后紫绀患者的胸壁-肺侧枝血管栓堵、经双向Glenn或Fontan术后患者的永存左上腔静脉或其他减压静脉的栓堵以及多肺血来源患者以前外科手术放置的分流管栓堵。另外，弹簧圈栓堵还被用于某些病变的最终治疗。这种技术广泛用于治疗动脉导管未闭，还被证实可有效治疗冠状动脉瘘。

封堵器堵闭术

设计的封堵器用来堵闭包括动脉导管未闭、房间隔和室间隔缺损已经发展和试验了近30年。许多种这样的封堵器在临床常规应用，还有几种在临床试验中。完成最多的经导管封堵器堵闭术是堵闭心房之间的交通，包括典型的继发孔房间隔缺损或有过中风的卵圆孔未闭患者。应用最广泛的堵闭房间隔缺损的封堵器是Amplatzer Septal Occluder。这是唯一的获得美国许可的继发孔房间隔缺损封堵器，已经在世界上应用于成千上万的病例。它由镍钛记忆合金编成的框架和缝于其中的3层涤纶编织盘组成（图70.8）。封堵器通过微型螺孔与推送杆相连。装配导入已通过待堵闭缺损的输送鞘内。然后被骑跨放置于缺损上。Helex Septal Occluder 已被获准在欧洲使用，在美国进入临床试验中（图70.8）。这种封堵器由缝制在一根螺旋形的镍钛丝上的 Gore-Tex组成。当封堵器被送出其输送鞘时，封堵器形成两个盘，房间隔每侧各一个。这种封堵器容易重新定位和回收，但不适于大缺损。Amplatzer PFO Occluder和Cardioseal Septal Occluder 已经通过HDE（Humanitarian device Exemption）用于堵闭有中风和抗凝治疗失败的卵圆孔未闭。Cardioseal Septal Occluder在美国完全获准用于堵闭肌部室间隔缺损。它是第一个研制的这类封堵器，是双面伞设计，且功能十分多用（图70.8）。大多数继发孔房缺可经导管输送封堵器成功堵闭。经典的方法是在超声（经食道和心腔内超声）和荧光透视的联合指导下完成。虽然，经导管堵闭室间隔缺损积累的资料较少，但某些病变的结果是令人鼓舞的。由于可影响房室瓣和半月瓣，封堵器不适于堵闭房室通道或错位型缺损。Cardioseal Septal Occluder（获准的）和Amplatzer 肌部室间隔缺损封堵器（调研中）已经被成功用于堵闭肌部和术后补片周围室间隔缺损（图70.9）。因为输送鞘大而硬故需要患者体重超过大约5kg才可以进行标准的经血管送

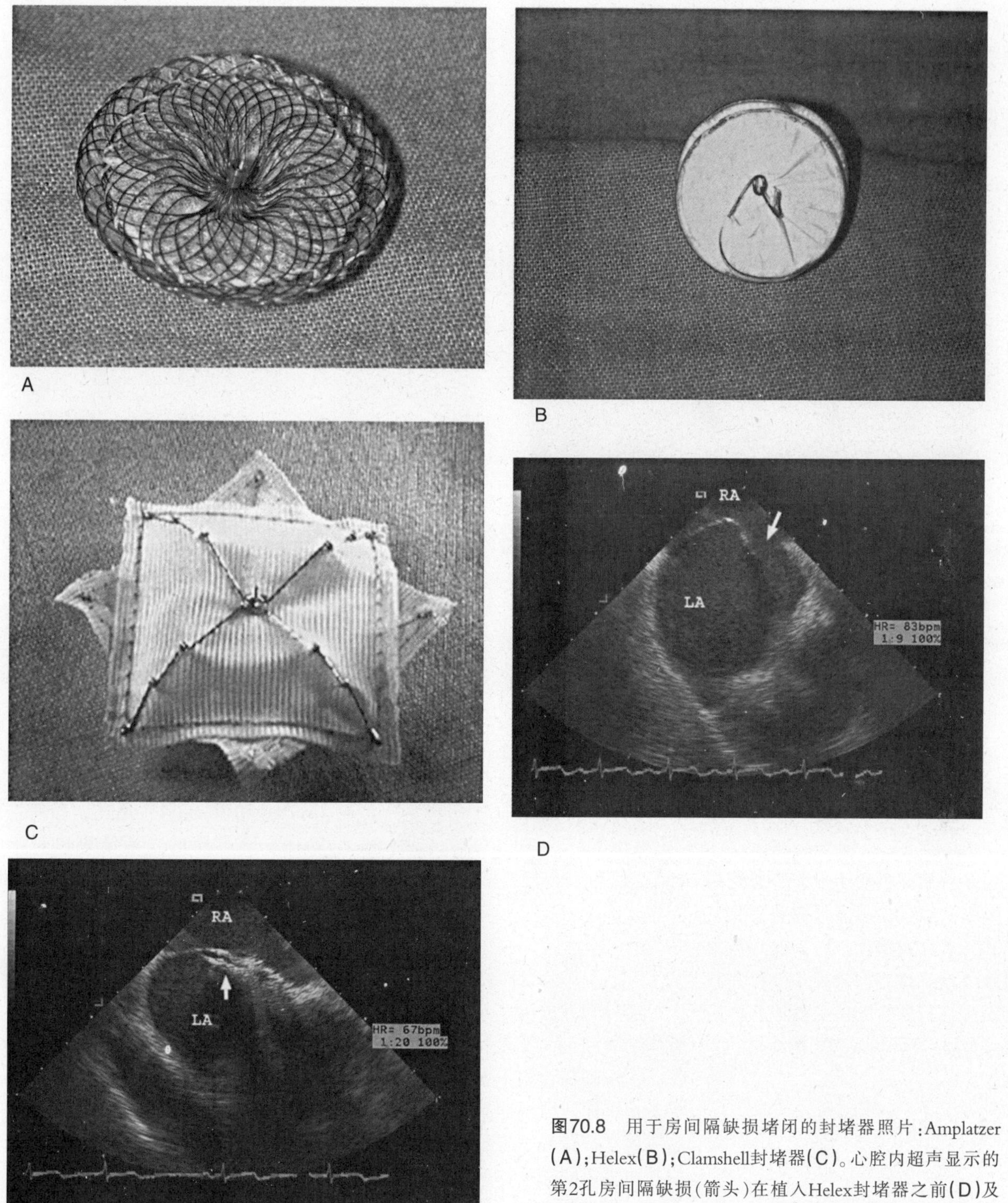

图70.8 用于房间隔缺损堵闭的封堵器照片：Amplatzer(A)；Helex(B)；Clamshell封堵器(C)。心腔内超声显示的第2孔房间隔缺损(箭头)在植入Helex封堵器之前(D)及之后(E)的图像。(LA：左心房；RA：右心房)

入封堵器。对于幼儿，在外科术中已成功经心室放入输送鞘堵闭难度大的室间隔缺损。Amplatzer膜周部室间隔缺损封堵器堵闭膜周部缺损正在临床试验中。初步结果显示对于体重大于8kg的患者可有效堵闭合适的缺损。

回收术

几种特殊的导管系统被设计用于经血管内回收术。这些装置包括圈套器、网篮和摄取导管。大多可被导入小的导引管，因此可用于小婴儿。除了大的、不可折叠的血管内装置外(已扩张的支架)，大多数误入的导管和血管

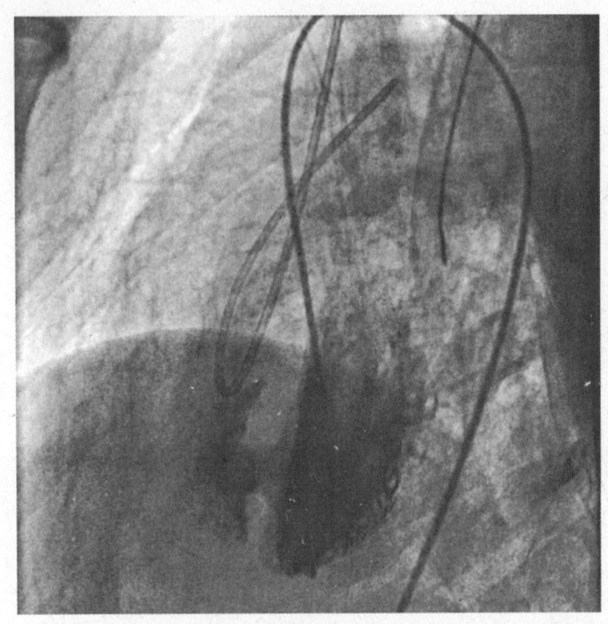

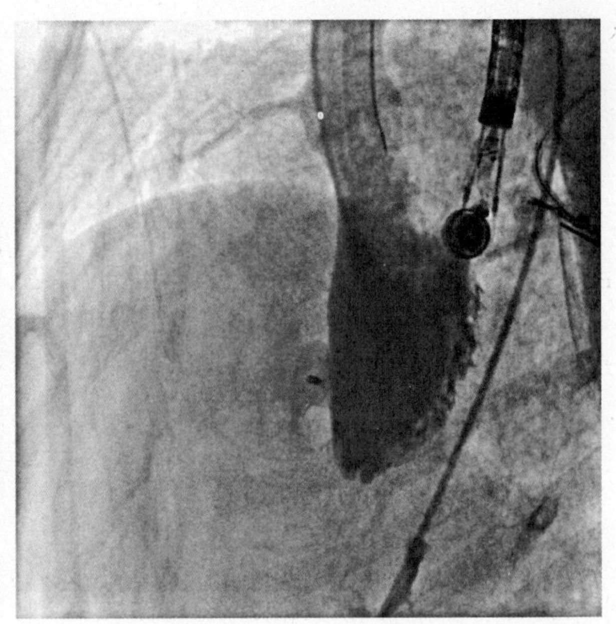

图70.9 (A)逆行猪尾左心室造影显示一个大的肌部室间隔缺损。(B)在该缺损放置Amplatzer肌部室间隔缺损封堵器后缺损被有效关闭,有细小的残余分流通过封堵器的涤纶。

内异物可成功取出而避免外科手术。对于经外科术后的儿童,这种方法对碎片和残留线的取除特别有用。

总 结

经导管治疗可用于很多心血管病变。对复杂病变的患者可能需要几种手术和导管介入治疗。对这些患者,由受过该领域操作专门培训的外科和心血管医师进行联合和前瞻性地共同制定治疗策略,可得到最理想的结果。

推荐读物

Bridges ND, Freed MD, Mandell V. Cardiac catheterization and angiography. In: Emmanouilides GC, Riemenschneider TA, Allen HD, Gutgesell HP (eds), *Moss and Adams Heart Disease in Infants, Children, and Adolescents, Including the Fetus and Young Adult* (5th ed). Philadelphia: Williams & Wilkins, 1995.

Lock JE, Keane JF, Perry SB (eds). *Diagnostic and Interventional Catheterization in Congenital Heart Disease*. Boston: Kluwer Academic, 2000:199.

Rome JJ. Percutaneous catheter interventions. In Yang SC, Cameron DE (eds). *Current Therapy in Thoracic and Cardiovascular Surgery*. Philadelphia: Mosby, 2004.

Rome JJ, Kreutzer J. Pediatric interventional catheterization: Reasonable expectations and outcomes. Pediatr Clin North Am 2004;51:1589.

编者评述

T.L.S.

经导管方法治疗儿童的各种心血管病变的问世,使得外科医师与心血管介入医师在计划手术治疗方案上需要密切合作。因为对新生儿重度主动脉瓣狭窄行球囊瓣膜扩张与外科开胸瓣膜切开术的结果相似,所以对这些患儿采用外科方法几乎不增加获益。需要强调的是经导管的方法也并非更好,这些新生儿的死亡率仍很高。有一定比例患者残留明显的主动脉瓣狭窄或关闭不全而最终需要再次的干预。因为在年幼患者中采用球囊扩张主动脉瓣狭窄的成功,罕有患儿需要在婴儿期行自体肺动脉瓣移植或其他外科方法来替换主动脉瓣。大多数患者至少可通过球囊扩张获得满意缓解,并且如果出现明显的关闭不全或再狭窄不适宜再球囊扩张的话,在儿童早期还可采用自体肺动脉瓣移植。正如Bridges和Rome医生所述,即使自体肺动脉瓣移植的长期结果也是未知的,所以在现阶段,所有这些方法都应该被考虑作为缓解方案。

对很多伴明显分流的复杂先天性心脏病患者来说,行心导管血流动力学评估是重要的确定手术可行性的方法。对许多这类患者而言,计算的分流量为2:1或更高是外科修复的指征。然而,有证据表明即便是不多的分流也应该行外科手术或经导管矫治,因为即使不多的分流对肺血管阻力的长期影响仍是多变的。因此,在大多数情况下,左向右分流比1.5:1或更高应该考虑为手术或导管介入治疗的指征。而且,由于亚急性心内膜炎对患者始终是个威胁,即使很小的动脉导管未闭也应为外科手术或弹簧圈堵闭的指征。即使左向右分流不多的房间隔缺损也不应完全看作为良性病变,因为即使一些房间隔缺损相对较小的患者也可发生肺血管改变。对于一些有特殊的遗传缺陷性血管疾病的患者，即使不多的左向右分流也可加重其进行性肺血管阻塞性病变的进展。另外，随着患者身材和年龄的增加，分流也不是固定不变的。因此，在一个单独看来左向右分流相对不多的房间隔缺损患者，也可出现明显的分流。随着生长发育，分流也可能明显增加。就我个人观点而言，由于目前的时代，进行干预的风险相对较低，即使分流不多也应处理。

介入封堵用于一些类型的先天性心脏病的研究正在进行，而导管介入的长期价值尚未确定。但是，似乎明显的是应用弹簧圈或封堵器治疗动脉导管未闭将越来越多，且对于年龄较大的小动脉导管未闭患者有特殊的价值，他们有亚急性心内膜炎的风险，而手术干预的风险比潜在获益更高。

随着封堵器的不断改善，虽然必使其能应用于大多数边缘足够的中等大小的第二孔房间隔缺损，但房间隔缺损封堵器的有效性仍是不确定的。这类封堵器关闭缺损的相对益处与缺损再通或晚期封堵器失效的风险是未知的。但有趣的是，至少在目前，使用房间隔封堵器不太发生心包积液，它是外科房间隔缺损关闭术后最大的死因。这种差异的原因并不是显而易见的。外科手术关闭房间隔缺损，无需植入替代假体或机械支撑物，手术风险十分低。但房间隔缺损关闭术后需要处理的心包积液发生率约5%~20%，这种高发生率的原因不明。经导管封堵器的堵闭率高而再通和感染的发生率低，是矫治小到中型第二孔房间隔缺损的可选方法。

用于大型第二孔房间隔缺损的较大Amplatzer封堵器在心房中是十分巨大的。一些经导管封堵器导致了明显的并发症。有几个报道报告了感染、血栓栓塞以及封堵器侵蚀主动脉窦或心房壁并导致法氏窦破入心房，这些并发症的发生率低。但大型封堵器似乎占据了过多的心脏内空间，因此在证实这些封堵器与用于封堵小到中型房间隔缺损的较小的封堵器的安全性和有效性相似之前，进行长期随访十分必要。

另一个有意思的研究领域是主动脉缩窄的球囊扩张和支架植入。虽然婴儿型主动脉缩窄采用球囊扩张的结果不太理想，且显然并不优于外科手术，远期结果也有待确定。对大多数再狭窄患者的球囊扩张则变成了可接受的标准治疗。动脉瘤形成和其他远期并发症的发生率需要长期的随访。可能有明显争论的是，对一个主动脉径正常的年龄较大的患者，采用直接支架治疗缩窄可缓解压力阶差和减轻高血压，与外科干预相比并不增加患病率和死亡率。但对于年幼患者，支架植入也许并不理想，因为随着生长发育，可能需要再扩张支架来预防相对狭窄。

对外科手术后的残留缺损，导管介入是一个令人兴奋的不断应用的新领域。多发室间隔缺损的患者特别适于采用这类方法。虽然大多数心尖和膜周部缺损可采用标准的外科技术直接处理，但肌部室间隔缺损常常因从右心室或心房途径难以辨认而需要左心室切开。虽然避免左心室心尖切开是有益的，但心室心尖切开总体上的结果尚好。但是，首先用外科方法处理多发的心尖和膜周部缺损，必要时再继之以导管介入关闭残余肌部缺损是合理的。因为大多数多发性室间隔缺损是适宜外科和导管介入关闭的，我们采取这种方法后，对多发性缺损的患者通常可不必再行肺动脉束带术。避免束带术可防止心室肌肥厚，心室肌肥厚可使肌部室间隔缺损更难辨认，使后期修补更困难。对这类患者心脏介入医生和外科医生的合作和交流可取得理想的效果。

另一个令人越来越感兴趣的领域是对各种先天性心脏病的“镶嵌”治疗观点。在镶嵌治疗中，经导管和外科的方法同时应用。在手术室中经心室关闭肌部室间隔缺损的应用在逐渐增加，并且取得了精彩的近期效果。经心室壁直接通过室间隔缺损的导管路径平直，很容易植入封堵器。此外，采用镶嵌方法对左心发育不良综合征行第一期的姑息治疗也是令人倍感兴趣。这个方法是在动脉导管中全长植入支架，并外科行肺动脉束带。目前研究的方法是采用内部束带器置入来限制肺血流量并避免外科和心肺转流术。这些创新的介入方法还处于试验阶段，但在未来，在某些复杂的生理单心室患者可能担当重要角色。

支架维持动脉导管开放的有效性也使其作为替代新生儿主肺分流的介入应用增多。对室间隔完整的肺动脉闭锁患者可通过射频瓣膜打孔，然后球囊扩张并动脉导管支架植入来免于外科手术，但采用这些策略治疗患者的远期效果还不肯定。对大多数病例，完成动脉导管支架术要受限于动脉导管本身是否能使支架充分锚定。现已有一些支架移位和狭窄的病例报告。短期的结果是，中央型支架的血流动力学特点在保护肺血管阻力方面欠理想。尽管如此，这种介入装置的应用经验越来越多。

虽然Amplatzer膜部室间隔缺损封堵器在美国仍未获准使用，但已经广泛应用于欧洲。已经有一些大宗病例室间隔缺损封堵器堵闭报告，虽然堵闭率十分好，但远期出现需处理的完全性心脏传导阻滞的发生率需要更长期的随访。尽管如此，适当的选择患者很多缺损能使用封堵器堵闭。

导管介入技术发展得越先进，则心脏介入医生与外科医生的交流变得越迫切。在许多情况下，导管介入可与外科治疗结合，堵闭术中难以到达的分流，对Fontan术后患者的其他来源的肺血供应封堵，或者堵闭单心室分期姑息术后的减压静脉。在一些病例中，可在术中行肺动脉支架术(例如，左心发育不良综合征患者分期重建术后左肺动脉受压)，它能明显改善双向Glenn、半Fontan及全Fontan术后的肺血流。在许多情况下，例如肺动脉离断伴动脉导管供应一侧肺血的患者，早期完全的手术修复是可进行的，但由于新生儿期后动脉导管组织的退化，会出现很高的再狭窄风险。这些患者应早期经导管扩张，并且在最初就应该有计划的把其作为手术干预的一部分。

必须指出，诊断性导管检查对外科术后患者的残余病变有特殊的应用价值，因为许多这样的病变不能被超声直接辨别。手术后超声窗可能不好，导管检查来确定这些残余病变的精确的解剖情况是很必要的。正如作者所强调，针对常需多次手术干预的复杂先天性心脏病，当外科医生和心血管医生采用前瞻性的、合作性的方法共同制定治疗策略时，其手术效果是理想的。

（冯沅 译　曾智 校）

第 71 章

先天性心脏病的减状手术

Carl L. Backer, Constantine Mavroudis

随着近年来新生儿体外循环和外科技术的进展，各种先天性心脏病教科书中关于减状手术的论述越趋简短。减状手术的适应证范围似乎愈加狭窄，尽管如此，至少目前这类手术对某些病况的患者是必需而重要的方案。此外，近来较流行的“杂交”治疗策略把一些特定减状术式应用到介入治疗过程中，也使这类手术重新受到关注。小儿心脏外科的发展史就是从单纯施行减状手术到生后早期（新生儿期）一期施行彻底矫治手术的转变过程。我们逐步认识到，新生儿和婴幼儿接受开心手术的风险并不比大龄儿童明显增加，而减状手术的某些严重并发症也促使我们寻求尽早为患儿施行根治性手术，以前曾普遍开展的减状手术很多已经过时并被弃用。虽然如此，当代的小儿心脏外科医生仍然很有必要充分了解此类手术，因为可能会遇到曾经接受过此类手术的患者需要后期手术干预。减状手术中有两类术式至今仍在广泛应用，对肺血减少的紫绀患者施行的主-肺动脉分流手术（表 71.1）以及对肺血增多的充血性心衰患者施行的肺动脉束带手术。近来在左心发育不良综合征患者的“杂交”治疗中，肺动脉束带术重新受到重视，焕发出新的生命。对复杂性先心病而言，适时、精确地完成一期减状手术再重要不过了。例如，如果一期主-肺动脉分流术做得不合适可能会毁掉肺血管，患者将失去二期进行 Fontan 手术的机会。所以，减状手术虽然看起来比较古老，似乎不那么重要，但我们仍然需要仔细考量和精确操作，才能保证更好的手术最终效果。

主 - 肺动脉分流术

经典 Blalock-Taussig 分流术

Blalock-Taussig 分流术是最早应用的分流术式（表 71.2），1944 年由 John Hopkins 大学医学中心的 Alfred Blalock 首次完成。经典 BlalockTaussig 分流术将锁骨下动脉切断，近心端与肺动脉行端-侧吻合。据说该手术设想最初由 John Hopkins 大学的小儿心脏内科医生 Helen Taussig 提出。她观察到一些重症的法洛四联症患儿，随着生后动脉导管的逐渐关闭，其病症会愈发加重。她到 Boston 拜访 Robert Gross，提出是否能为此类患儿制造一个人工的动脉导管。Gross 拒绝了她，说他现在正忙着关闭患者的动脉导管，怎么能再去制造新的导管呢？后来 Taussig 见到了 Blalock，后者当时是 John Hopkins 大学医学中心外科主任。Blalock 曾经在 6 年前为了建立犬的肺动脉高压模型，在 Vanderbilt 大学成功施行过一例左锁骨下动脉-肺动脉吻合术。Taussig 建议 Blalock 对她临床上见到的肺血不足的紫绀患者施行和上述动物实验手术类似的吻合术。第一例手术于 1944 年 11 月 29 日成功进行，患者为一位 15 个月大的女孩，诊断为法洛四联症/肺动脉重度狭窄。从此后，许多的紫绀病儿来到这里要求手术。在接下来的 2 年内，超过 500 例患者接受了 Blalock-Taussig 分流术。这段时期，手术的早期死亡率为 16%，有 6%的患者被认为不宜手术。这种术式被广泛开展，直到后来人们用 Gore-Tex 的人工血管来完成主-肺动脉吻合，从而避免了牺牲锁骨下动脉，这就是改良的 Blalock-Taussig 分流术。

经典 Blalock-Taussig 分流术的吻合通常选择在主动脉弓对侧。如果患者是左弓，则选择从右无名动脉发出的右锁骨下动脉做吻合，这样血流将经过一个和缓的曲线注入肺动脉。对镜像的右弓患者而言，左锁骨下动脉同理可选。相比之下，选择其他锁骨下动脉吻合需要克服接近 180°的成角。图 71.1 显示了从右侧开胸切口所见的锁骨下动脉和肺动脉的解剖

表71.1 主-肺动脉分流术
Blalock-Taussig 分流术
改良 Blalock-Taussig 分流术
Waterston/Cooley 分流术
Potts 分流术

关系。沿右锁骨下动脉远端走行结扎分离分支动脉，切断右锁骨下动脉，将其从右喉返神经形成的圈套中拉出，颈动脉适当游离以增加右锁骨下动脉的活动度。将右锁骨下动脉吻合断端剪成斜面，这样吻合口可以达到锁骨下动脉自身口径的1.5~2倍。吻合口做在主肺动脉上，尽量避免吻合于右上肺动脉分支上。吻合完成后，锁骨下动脉走行于上腔静脉和膈神经正后方的沟内(图71.2)。

经典 Blalock-Taussig 分流术不需要任何人工材料，而且能提供较精准的肺血流量，因为肺血流量受限于锁骨下动脉的口径。另外，吻合口和血管口径随患者生长而长大，可提供始终匹配的肺血流量。但是，该术式牺牲了锁骨下动脉，可导致部分患者手臂和上肢缺血，受影响的一侧手臂往往较对侧短，皮温降低，无脉。到手术远期，尽管行了颈动脉游离和下肺韧带切断，锁骨下动脉仍然会显得太短，连同吻合口将肺动脉向上牵拉，导致肺动脉成角打折。在二期的纠治术中，通过正中劈胸骨切口，游离上腔静脉后方，可找出分流血管，圈套并双重结扎之(图71.3)。

表71.2 Blalock-Taussig 分流术	
时间/完成医师	1944/Alfred Blalock
技术要点	锁骨下动脉与肺动脉直接吻合
最常见适应证	法洛四联症 肺动脉闭锁 三尖瓣闭锁(右心梗阻性病变的患者)
优势	肺血量可随患者生长而相应增加
不足	牺牲锁骨下动脉

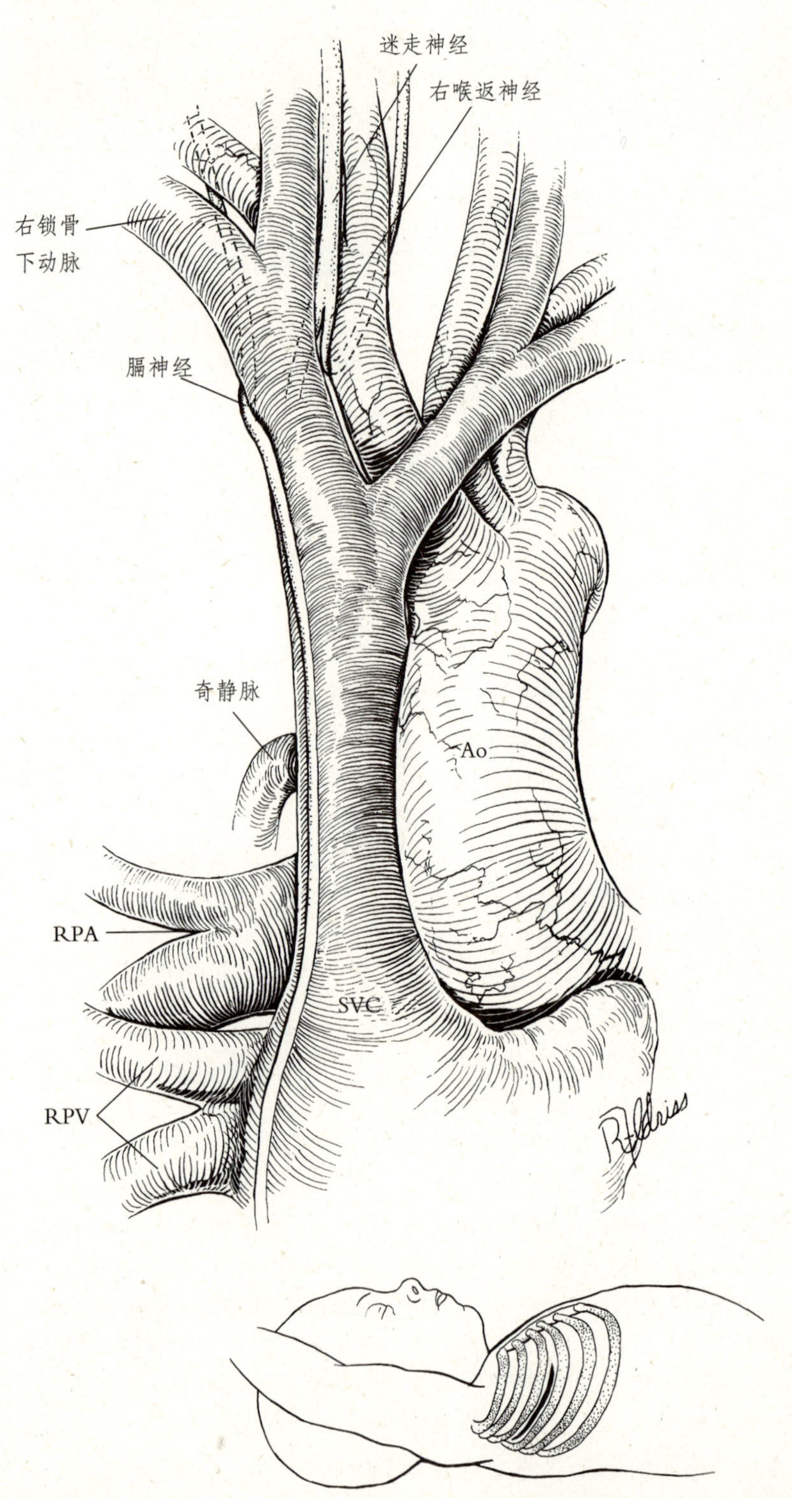

图71.1 预备行经典或改良 Blalock-Taussig 分流术的患者经右胸入路所见的解剖关系。(小图)右胸切口。(Ao:主动脉;RPA:右肺动脉;RPV:右肺静脉;SVC:上腔静脉)

改良 Blalock-Taussig 分流术

1976年 Gazzaniga 及其同事首次

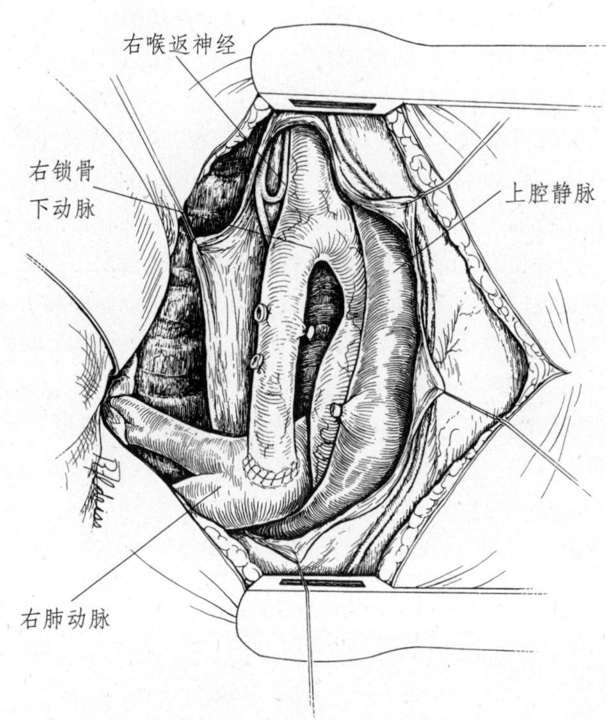

图 71.2 经典 Blalock-Taussig 分流术。

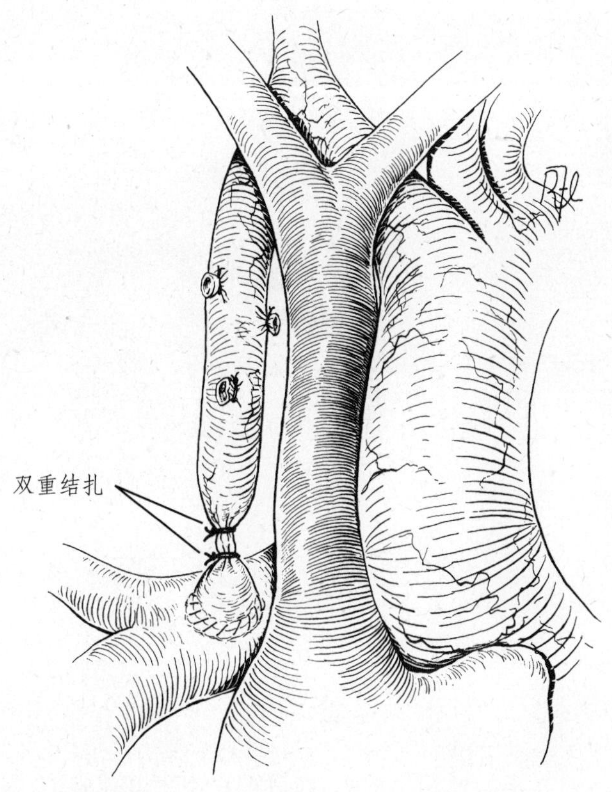

图 71.3 双重结扎解除经典 Blalock-Taussig 分流。

报道了应用膨体聚四氟乙烯(PTFE)管道完成主-肺动脉分流术,3 例肺动脉闭锁患儿用直径 4mm 的 PTFE 管道完成了主-肺动脉的连接。Deleval 在报告 1975~1979 年间 99 例患者使用涤纶管道(13 例)和 PTFE 管道(86 例)连接锁骨下动脉和肺动脉时首次使用了“改良 Blalock-Taussig 分流术”的名称(表 71.3)。他的报道中分流失败率为 6%，死亡率为 8%。改良 Blalock-Taussig 分流术现已成为大多数先心病外科中心的首选,其优势包括:①同侧上肢的血供被保留;②分流血流量受体循环血管(锁骨下动脉或无名动脉)控制和调整;③对 PTFE 的人工血管而言,由于甚少有组织长入管腔,即使很小的口径也能保持较高的早期通畅率;④能保证分流血管有足够的长度。该术式的一个不足之处是偶尔会出现 PTFE 管道上的血浆样渗漏,可能导致长期较多的胸腔引流液，或在血管周围形成血清肿,或者二者同时出现。该并发症的发生率约为 10%~15%。

可通过右侧、左侧开胸或胸骨正中切口完成改良 Blalock-Taussig 分流术。过去 5 年来,我们几乎只用胸骨正中切口。这样的话,如果患者在术中发生显著的氧合不佳,可以方便迅

表 71.3 改良 Blalock-Taussig 分流术

时间/完成医师	1975/Marc Deleval
技术要点	锁骨下动脉与肺动脉之间用 PTFE 管道连接
最常见适应证	右心梗阻性病变的患者(法洛四联症、肺动脉闭锁、三尖瓣闭锁等)
优势	肺血量受锁骨下动脉开口径的限制 不牺牲锁骨下动脉
不足	血清肿形成

速地建立体外循环。在分流手术中,体外循环应该随时待命。正中入路还有其他一些优势,如一旦分流血管开放或体外循环建立,动脉导管(如果有)可通过该入路方便地控制结扎;也不会像侧胸切口一样为了改善显露压肺(可影响到氧饱和度)。如果行侧胸手术,术侧的选择取决于锁骨下动脉和肺动脉解剖;动脉导管的有无和位置;大血管的位置关系。正中入路存在一个小的不足,即再次手术时可能有心包粘连。

侧胸手术会切断背阔肌,游离松解前锯肌,从第四肋间隙进入胸腔,将肺向前下方牵引(图71.4)。从上腔静脉和膈神经后方打开纵隔胸膜,双重结扎切断奇静脉,将锁骨下动脉用血管阻断带圈套,特别小心防止损伤同侧喉返神经,后者在发出锁骨下动脉和颈总动脉处的无名动脉附近走行。游离右肺动脉,仔细确认右上肺动脉分支和发出右中、下肺动脉的肺血管,分别圈套,阻断带阻闭。静脉给予1mg/kg的肝素。

根据患者的年龄体重来选择合适的PTFE管道,我们只用膨体的PTFE管道。大于4kg的新生儿使用5mm管道,2.5~4kg之间的新生儿用4mm管道,小于2.5kg的患儿用3mm管道。锁骨下动脉和肺动脉上阻断钳后,其位置关系和距离会发生变化,所以应该在上钳之前先量好距离,将管道剪裁到位。通常将管道做成适度弯曲,这样不致因患儿生长而造成张力。尤其要避免因管道长度剪裁不准确而造成肺动脉扭曲成角。可以行锁骨下动脉

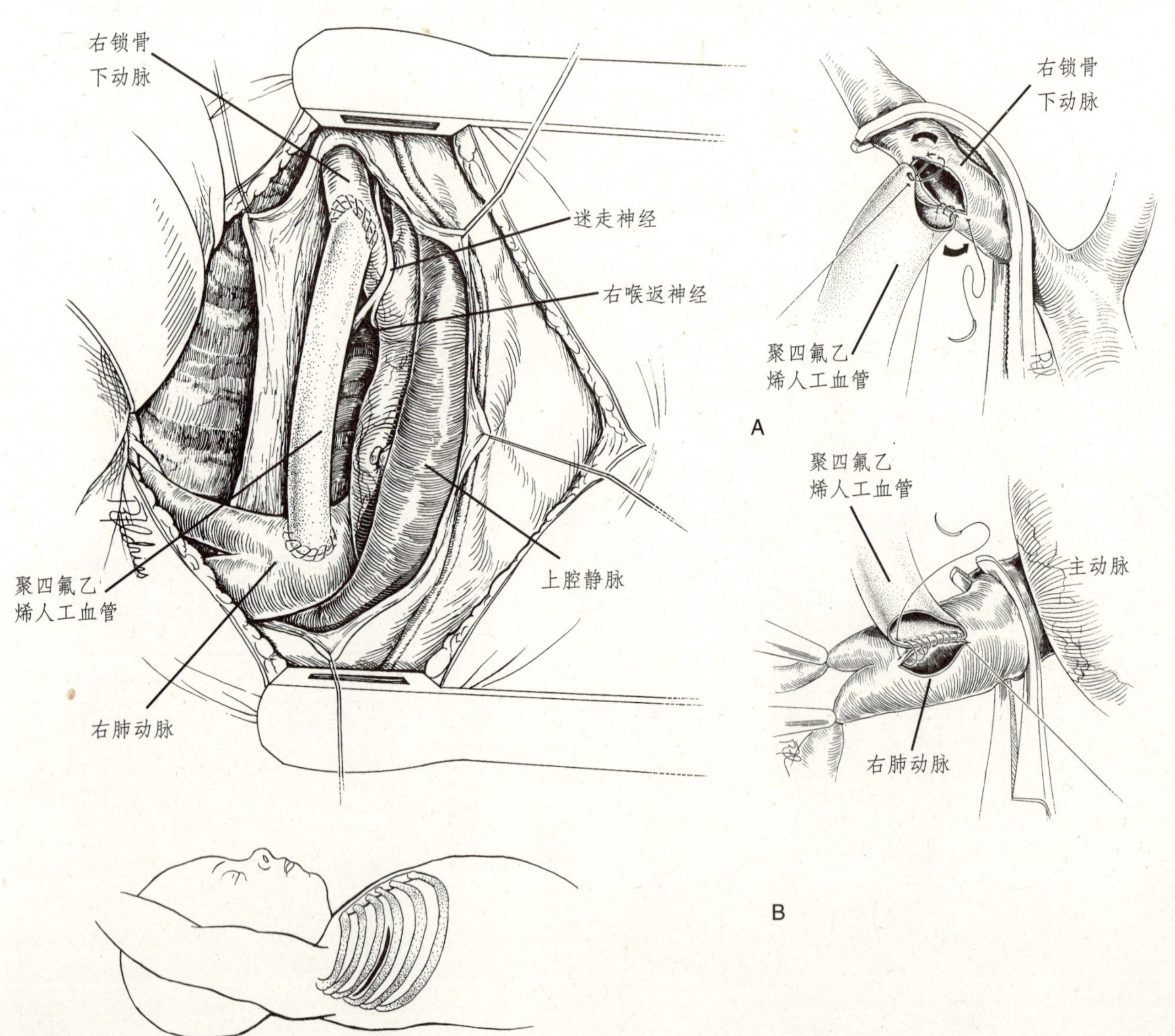

图71.4 改良Blalock-Taussig分流术,使用聚四氟乙烯(PTFE)人工血管。(小图)右胸切口。(A)右侧锁骨下动脉吻合。(B)右侧肺动脉吻合。

套带，轻柔牵拉，用 Castaneda 阻断钳夹闭一段动脉。PTFE 管道如图 71.4A 所示剪成斜面，在夹闭动脉的下缘切开，以 7-0 聚丙烯缝线采用降落伞技术吻合。肺动脉吻合完成后再一并松开阻断钳，在 PTFE 管道上重新作钳夹有可能增加血液淤滞和血栓形成的风险。肺动脉近心端另用一小的 Castaneda 钳夹闭，远心端的右上肺动脉和中下肺动脉分别用阻断带轻柔控制，于右肺动脉上缘沿血管走行作切口，将 PTFE 管道用 7-0 聚丙烯缝线单针吻合于肺动脉（图 71.4B）。先开放远心端阻断带，随后是肺动脉近心端，排气打结，最后开放锁骨下动脉阻断钳。

开放后即刻应观察到脉搏血氧监测显示氧饱和度有 10%~15%的提升，在分流管道处及远端肺动脉扪及震颤。为了防止分流早期血栓栓塞，在术前、术中及术后维持足够的体循环血压很重要，有时需要使用正性肌力药物支持（多巴胺、多巴酚丁胺等）。使用局部浸泡凝血酶的可吸收性明胶海绵来帮助止血。一般不用鱼精蛋白中和肝素，除非缝合缘的出血确实不易控制。分流血管应该放置在上腔静脉正后方的沟内，这样在二期正中切口手术纠正心内畸形时，会较易找到并拆除。分层关胸，放置单根胸管。术后常规正压辅助通气和镇静 24 小时。按照我们的经验，术后早期因血栓引起分流闭塞和住院死亡率都是 3%。

二期正中切口心内手术时，分流管道的拆除相当容易，尤其是右侧分流病例（图 71.5）。沿上腔静脉后内侧解剖，可以找到分流血管。左侧的管道相对难以寻找，可以顺着左肺动脉或主动脉向远端解剖，或者打开胸膜，从胸膜腔内靠近管道。在 PTFE 管道外周常会形成一层很厚的纤维“外壳”，解剖到此区域时会首先遇到，一旦突破了“外壳”，层次将变得很清楚，后面的解剖会变得很快很容易。只需游离出足够在近心端上两个血管夹，远心端上一个血管夹的长度即可。在血管夹中间切断分流血管，这样才不会因为患者长大而使锁骨下动脉和肺动脉发生牵拉变形。近心端残留管道不需要去除，有些拟行双向 Glenn 吻合术的病例可能需要去除远心端的残留管道，更易于进行肺动脉吻合。不过，如果手术涉及主肺动脉区域的修补成形，最好保留远心端管道，这样不容易形成外周肺动脉的残余狭窄。

如前所述，我们一般选择经正中劈胸骨入路完成改良 Blalock-Taussig 分流术。对于严重缺氧发作的患儿，即使经充分镇静、肌松、机械通气，并给予去氧肾上腺素仍不能有效控制，因此选择正中切口行分流术尤其有用。必要时建立单根心房插管的体外循环，降温至 32℃，可以很安全和从容地完成 Blalock-Taussig 分流，手术过程可以保持窦性心律。我们接受将正中切口作为改良 BlalockTaussig 分流术的标准操作的观点，其带来的安全方面的优势远大于对再次手术时粘连的顾虑。

Waterston/Cooley 分流术

Waterston 于 1962 年首次报告了

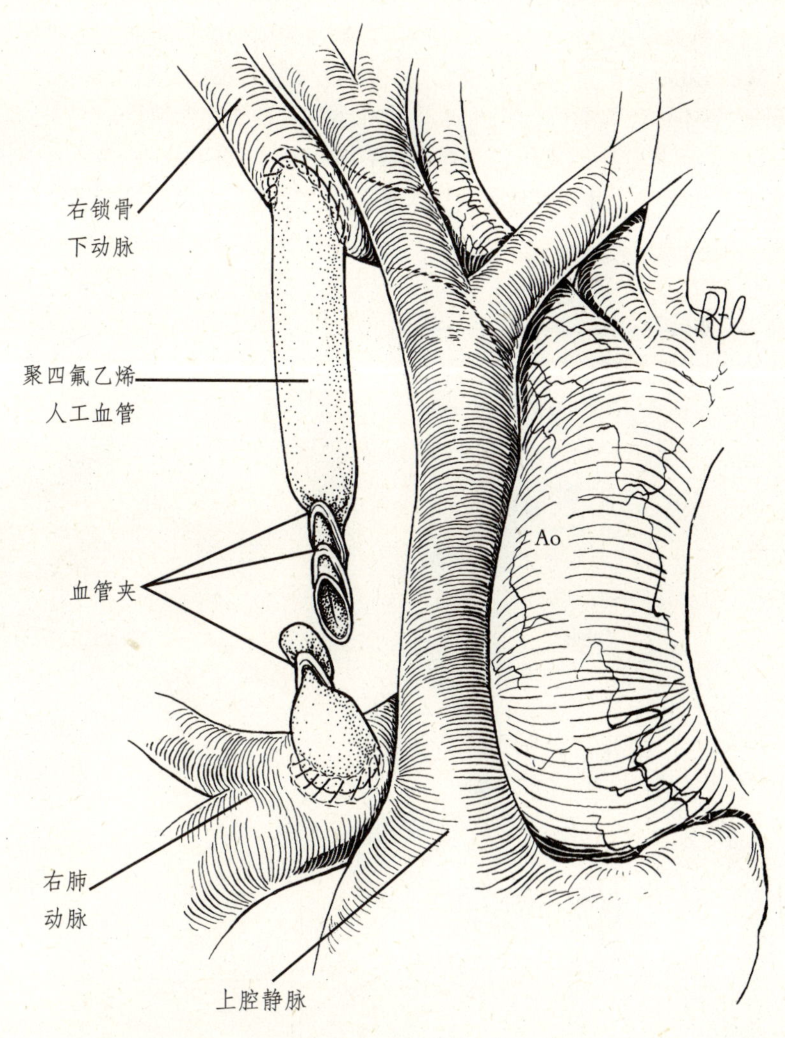

图 71.5　使用血管夹和离断技术拆除改良 Blalock-Taussig 分流。（Ao：主动脉）

一例主-肺动脉分流术(表71.4)。该手术采用右胸切口，于上腔静脉后方将升主动脉后壁吻合于右肺动脉前壁。Denton Cooley 也报告了一例同样的分流术，不同的是从上腔静脉前方完成吻合。游离近远端的右肺动脉，远端分支用阻断带控制。近端的处理较特别，用一把 Castaneda 阻断钳将升主动脉的一部分和右肺动脉一起夹闭。用一把镊子将主动脉轻微向左前方翻转，这样被夹入 Castaneda 钳的是主动脉后壁而不是侧壁。如图71.6所示，在主动脉后壁和右肺动脉前壁对应部位分别作吻合切口。切口长约3~4mm，依患者大小而不同。用聚丙烯缝线连续缝合完成吻合，如图71.7所示。先开放阻断带后开放阻断钳，氧饱和度得到如前所述的提升。

Waterston 分流术的一个很大的问题是：它不像经典或改良 Blalock-Taussig 分流术一样能提供可控的分流血量。如果主动脉和肺动脉切口太长，吻合口太大，分流的肺血流量会过多，从而导致肺血管病变；如果切口太短，吻合口太小，则不能获得足够的肺血量。该吻合的另一个问题是随着患者逐渐长大，主动脉渐向逆时针转动，吻合口逐渐牵拉右肺动脉，引起右肺动脉的成角和扭曲，可能导致两侧肺灌注的不均衡。因此，绝大多数 Waterston 分流患者于二期拆除分流时都需要进行右肺动脉重建术。

当二期经正中切口行心内畸形纠正手术的同时拆除 Waterston 分流(图71.8)。注意一定要在开始体外循环以前先解剖出 Waterston 吻合区域并有效控制，防止开机后大量血液灌入肺循环，而体循环灌注不足。或者可以将左、右肺动脉用圈套控制或钳夹。于吻合以远的主动脉处阻断，心肌保护液灌注(堵塞分流口或肺动脉，防止保护液泄漏)，沿原吻合切口分离主动脉和右肺动脉。一般来说，此类患者的主动脉都较粗大，吻合缺口可以连续缝合直接关闭。右肺动脉的吻合缺口通常用一块 PTFE 或心包补片扩大成形，因为吻合口附近的局部狭窄是很常见的。另一种拆除分流的做法是主动脉阻断后从前面打开主动脉（Cooley 的做法），直接探查吻合口，也可横断主动脉以获得更好的右肺动脉显露。由于上述诸多的缺陷，Waterston 分流在大多数医疗中心都已甚少开展，而被改良 Blalock-Taussig 分流术取代。不过仍有一定数量曾经接受此术式的患者(越来越少)需要如上所述的二期手术拆除分流。

Potts 分流术

本章在此叙述 Potts 分流术基本只是让读者了解在分流术发展历史上曾经出现过此种术式。该手术经左胸入路，在降主动脉和左肺动脉之间吻合(表71.5)，最初由芝加哥儿童纪念医院的 Willis J. Potts 报告。第一台手术于1946年9月13日进行，患者21月龄，8.5kg，出生后3个月出现紫绀，频繁缺氧发作。严重紫绀，杵状指。Potts 使用一种自己发明的阻断钳

表71.4 Waterston/Cooley 分流术

时间/完成医师	1962/David Waterston 1966/Denton Cooley
技术要点	Waterston：右侧开胸，于上腔静脉后方行升主动脉和右肺动脉吻合 Cooley：右侧开胸，于上腔静脉前方行升主动脉和右肺动脉吻合
最常见适应证	右心梗阻性病变
优势	技术上比改良 Blalock-Taussig 分流术更容易 无人工材料 保留了锁骨下动脉
不足	右肺动脉扭曲 分流血量可能过多或不足

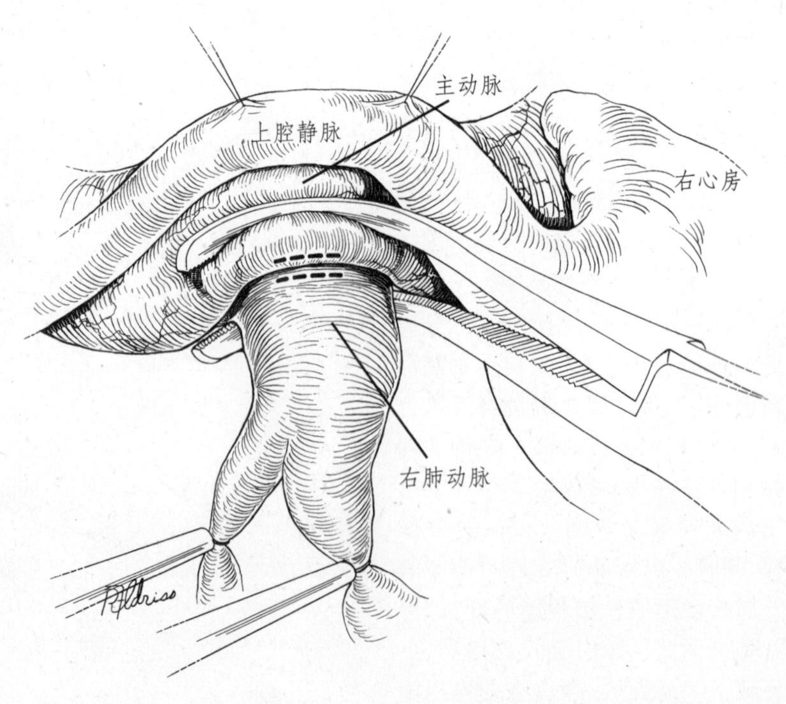

图71.6 预备行 Waterston 分流术的患者经右胸入路所见。

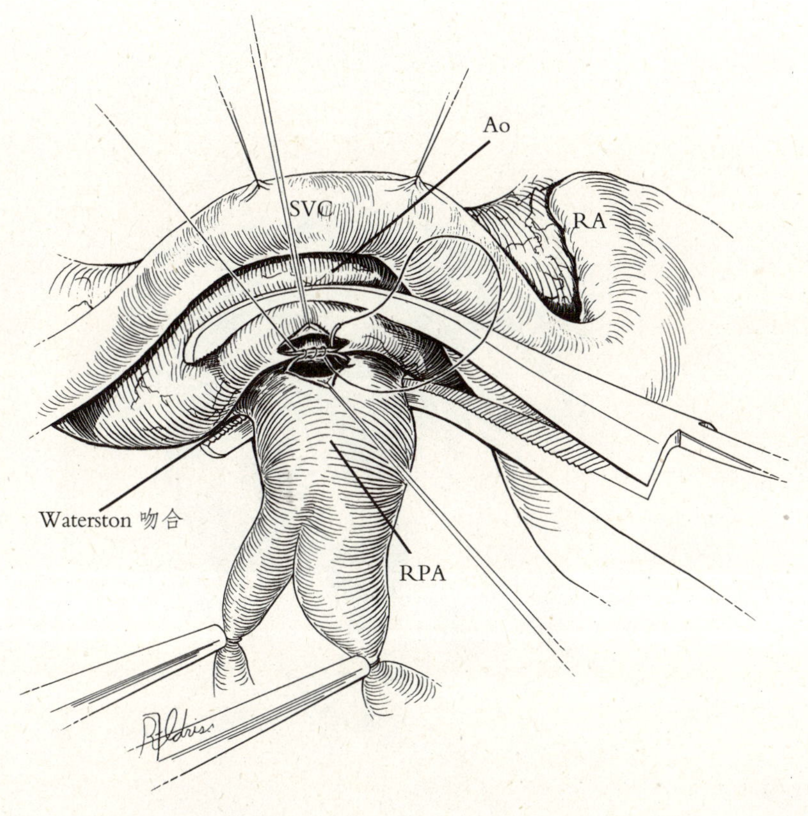

图 71.7　Waterston 吻合。(Ao：主动脉；RA：右心房；RPA：右肺动脉；SVC：上腔静脉)

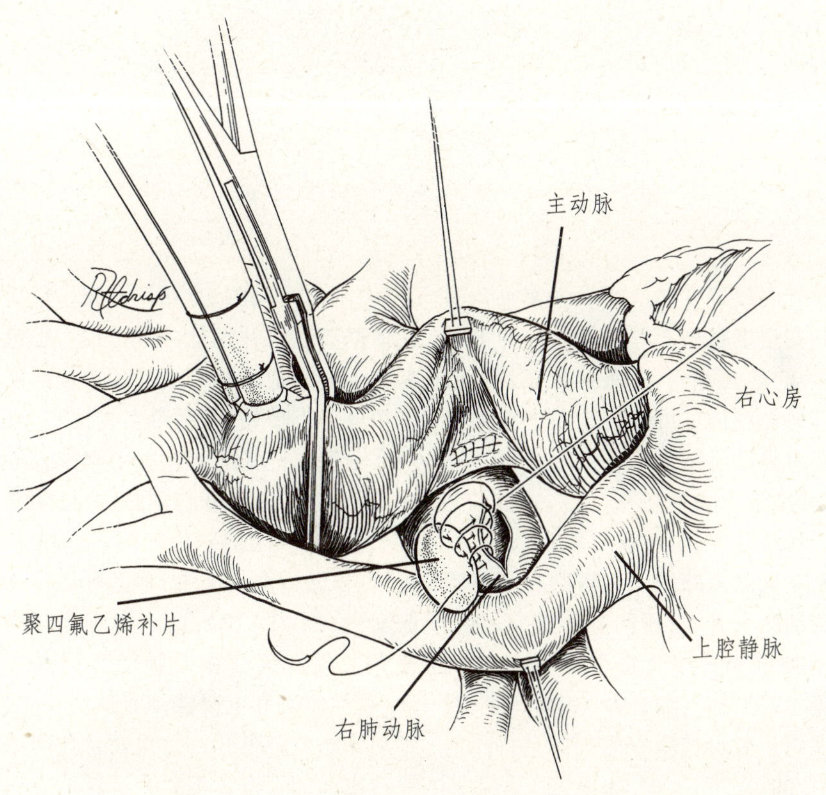

图 71.8　体外循环下 Waterston 吻合口的拆除，肺动脉用聚四氟乙烯(PTFE)补片加宽。

部分钳夹降主动脉侧壁，近、远端的左肺动脉阻断，在降主动脉和左肺动脉后壁分别平行做 4mm 切口，连续吻合。分流完成后如图 71.9 所示。

在 20 世纪 40 年代后期和 50 年代，Potts 分流术在芝加哥儿童纪念医院广泛开展。1946~1947 年间，共完成 659 例此类手术。Potts 分流可导致几种严重并发症，很多孩子出现了左肺动脉巨大动脉瘤，另一种并发症是分流吻合口要么太小，患儿仍残留紫绀，要么太大，引起充血性心衰。最后也是最麻烦的一点是二期手术时拆除分流非常困难。最初尝试简单结扎分流口，结果导致了手术台上发生无法控制的大出血，有的即使侥幸下台，也会很快破裂出血。现在更宁愿选择深低温停循环技术，充分做好预防气栓进入脑循环的措施，正中开胸，升主动脉或股动脉插管，用手指从肺动脉外侧堵住吻合口，控制左向右分流，也使降温更有效(图 71.10)。颈动脉放置圈套。主动脉阻断，灌注停搏液。收紧颈动脉圈套，充分降温后停循环。只有这样才能较安全地从前面打开左肺动脉(图 71.11)。停循环后，主肺动脉之间的交通可以较好显露，用 PTFE 补片关闭。可以重新开始循环，按常规操作，补片打结前排气，避免气栓入脑。

除了左肺动脉形成动脉瘤的风险很大外，从正中入路去处理一个非常靠后的吻合难度也是相当大的，并可能由此带来很多其他手术并发症。由于上述严重并发症及缺陷，很多年来 Potts 分流术实际已没有任何一家先心病外科中心开展，现在也几乎没有仍存活的此类手术患者。

肺动脉束带术

1952 年 Muller 和 Dammann 首次建议对大量左向右分流的先心病或单心室的患儿施行肺动脉束带术(表 71.6)。多年来，对于大量左向右分流、肺血流量增加的小婴儿，如室间隔缺损、房室管畸形、永存动脉干等，肺动脉束带术是当然的一期手术选择。然而，随着新生儿手术技巧和体外循环技术的进展，该术式已几乎被废弃，只在某些特定畸形中尚有应用，这些畸形包括：①瑞士奶酪型肌部室间隔缺损；②多发室间隔缺损伴主动脉缩窄；③单心室（如IIc型三尖瓣闭锁），肺血增多型，预期将完成Fontan手术者；④对计划施行动脉调转术的大动脉转位患者进行左心室准备。在两种情况下需要左心室准备：ⓐ室间隔完整的患儿在生后4~6周以后才入院治疗者；ⓑ既往曾行心房调转术需改行动脉调转术者。

近来，肺动脉束带术在左心室发育不良综合征中的应用重新引起人们很大的兴趣。肺动脉束带术在两大重要手术策略中都得到运用，其中之一即所谓“杂交Norwood”手术，该方案仍然保留经典Norwood手术的三期手术方案，在一期手术中，分别行左、右肺动脉束带，用介入方法在动脉导管内放置支架。对等待接受原位心脏移植的患儿，也用左、右肺动脉束带，动脉导管内放置支架的手术方案来帮助患儿安全度过供心等待期，这样可以减少甚至去除对前列腺素E1的依赖。另外我们还可以讨论一下近来流行的对肺动脉束带术的改良，即“腔内”肺动脉束带术。

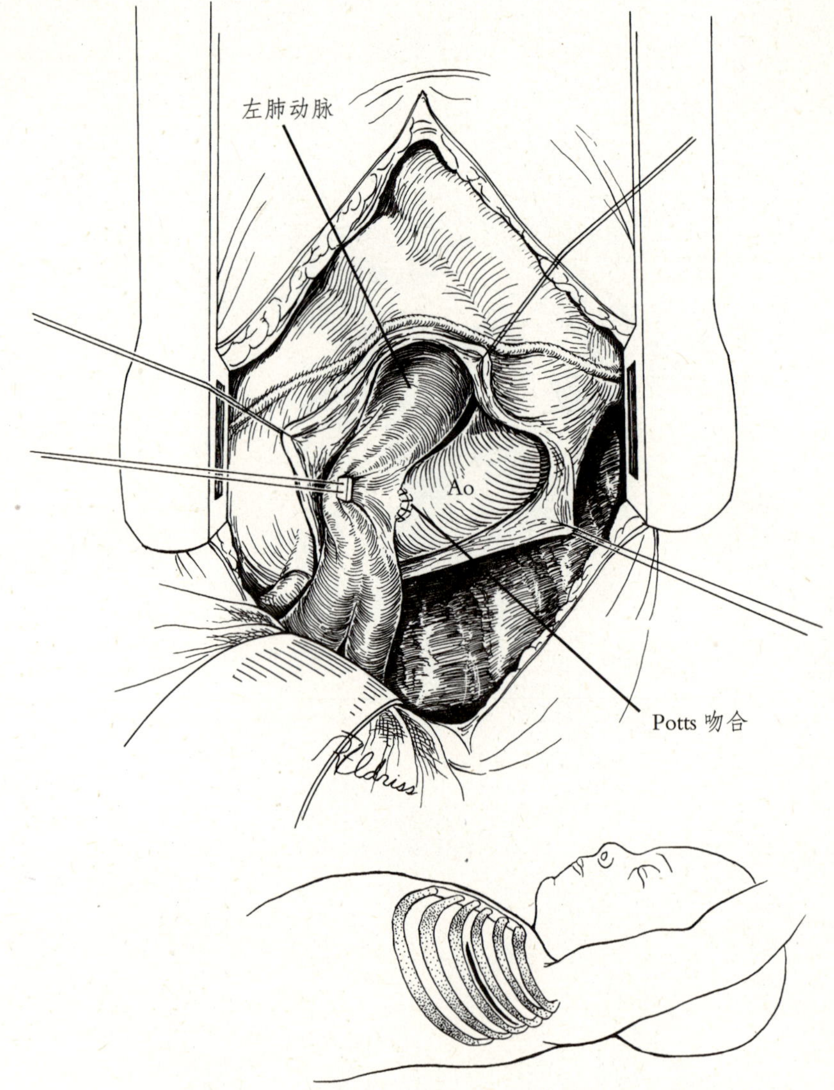

图 71.9 Potts吻合。(小图)左胸切口。(Ao：主动脉)

表 71.5 Potts分流术

时间/完成医师	1946/Willis Potts
技术要点	降主动脉和左肺动脉吻合
最常见适应证	右心梗阻性病变
优势	技术上比经典Blalock-Taussig分流术更容易
	无人工材料
	保留了锁骨下动脉
不足	左肺动脉瘤形成
	拆除分流时中风风险
	分流血量过多，肺动脉高压
	对右位主动脉弓者无法采用

对于正常大动脉关系的患儿，可以从左侧胸入路或正中劈胸骨入路施行肺动脉束带术，我们推荐正中入路，理由类似于介绍改良Blalock-Taussig分流术时所述。如合并主动脉缩窄需同期纠正时可选择左侧胸切口。我们使用的束带为聚四氟乙烯树脂(Teflon)包被的涤纶带(婴儿)或PTFE带(大小孩)。侧胸切口时，打开心包后向前翻折至膈神经处(图71.12)，心包上缝牵引线并拉开。左心耳常常恰位于拟放置束带处，可用牵引线拉开。直接在薄壁、扩张的肺动脉上套带很危险，可能会不慎捅破肺动脉，所以要非常小心。最安全的做法如图71.12A所展示，首先将束带从主、肺动脉后方一起套过(图71.12B)，这一步骤同时也避免了仅仅圈套住左肺动脉的并发症。锐性解剖和电凝器结合使用将主、肺动脉间隙游离开，直角钳从此间隙探向主动脉后方（不是肺动脉后方），夹住束带的一端拉出（图71.12C)，这

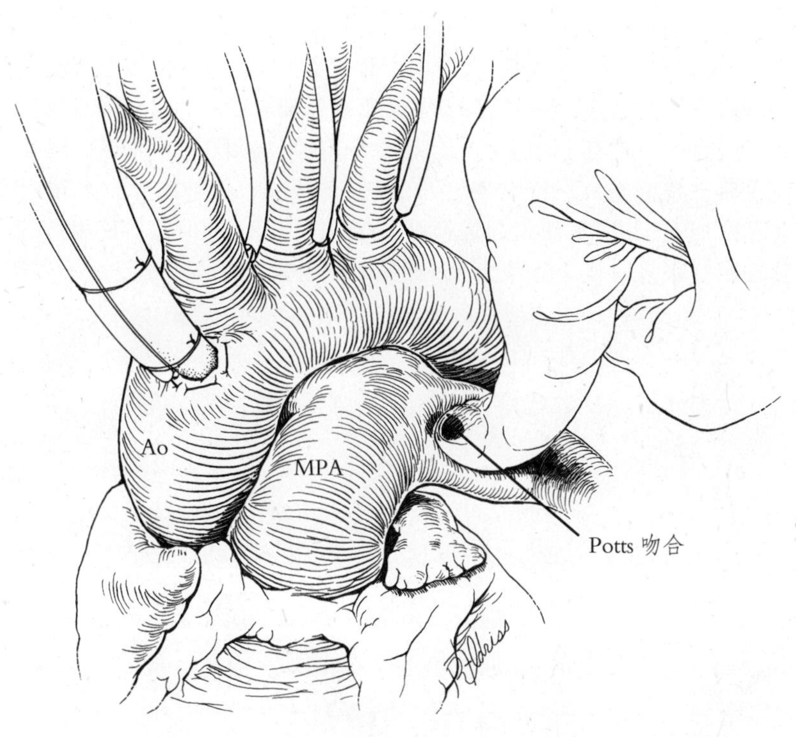

图 71.10　Potts 吻合的拆除。在升主动脉插管和降温过程中用手指阻闭吻合口。(Ao：主动脉；MPA：主肺动脉)

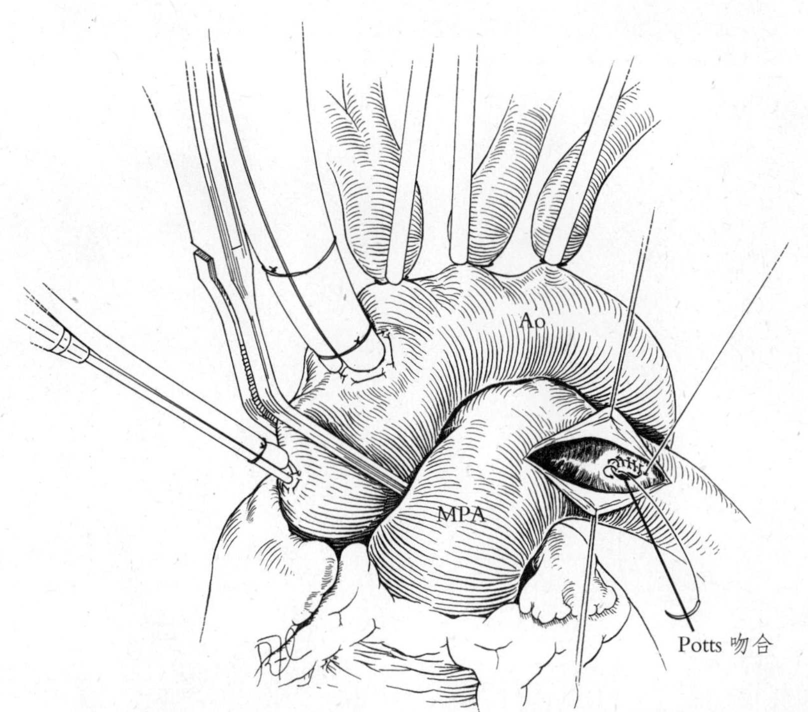

图 71.11　Potts 吻合的拆除。深低温停循环下通过左肺动脉切口放置聚四氟乙烯(PTFE)补片。(Ao：主动脉；MPA：主肺动脉)

样就安全确实地完成了肺动脉套带。在束带上间断缝合，逐渐收紧束带，如图 71.13 所示。在肺动脉远端放置测压管，监测远端肺动脉压，并和主动脉压实时比较。

束带收紧后，一般来说体循环血压会上升 10~20mmHg，主肺动脉远端收缩压应降至同期主动脉收缩压的 50%以下。对于准备二期行 Fontan 手术的患者来说，只要氧饱和度能接受，应尽量收紧束带，使主肺动脉远端压力尽量低。对将来拟行两个心室修复的患者，氧饱和度可以控制在 90%~95%；对将来拟行单个心室修复(Fantan 手术)的患者，最好将氧饱和度降至 80%~85%。有一点需要记住的是随着患儿逐渐长大，束带将会“越来越紧”，主肺动脉远端压力会越来越低。束带松紧调整到需要的程度后，用几针间断缝合将其固定在肺动脉近心端，以防止束带逐渐向远端移位，使右肺动脉开口被夹紧，造成狭窄，从而使过多血流进入左肺动脉。这也是该术式的重要并发症之一，其结果是右肺动

表 71.6　肺动脉束带术

时间/完成医师	1952/William Muller
技术要点	在肺动脉上逐渐收紧束带
最常见适应证	肺血增多而不适合一期纠治的病患(瑞士奶酪型室间隔缺损，IIc 型三尖瓣闭锁) 动脉调转术前的左心室准备
优势	无需体外循环
不足	引起肺动脉扭曲；可能导致心室过度肥厚 束带可能移位，阻塞右肺动脉开口

脉近端严重狭窄，而左肺动脉高压。束带放置好以后，用盐水冲洗心包，这样再次手术时不会有严重的粘连。几针间断缝合关闭心包，注意不要损伤膈神经。按常规关胸，放置单根引流管。

二期行心内畸形纠正手术时，经正中切口拆除肺动脉束带。手术在体外循环下进行，一般情况下，先行心内畸形修复，复温过程中进行肺动脉重建。所有的束带都必须去除，因为即使在后壁残留小块涤纶束带组织，都会导致疤痕形成，从而引起远期肺动脉狭窄。很多时候去除束带后，肺动脉并不如想象般得到松解，而是仍然残留狭窄。束带区域的肺动脉往往要么需要补片扩大，要么需要切除。补片技术如图 71.14 所述。用心包或 PTFE 补片扩大肺动脉，解除血流动力学的梗阻。有时需要使用“裤形”补片，将左右肺动脉窦分别扩大补片。

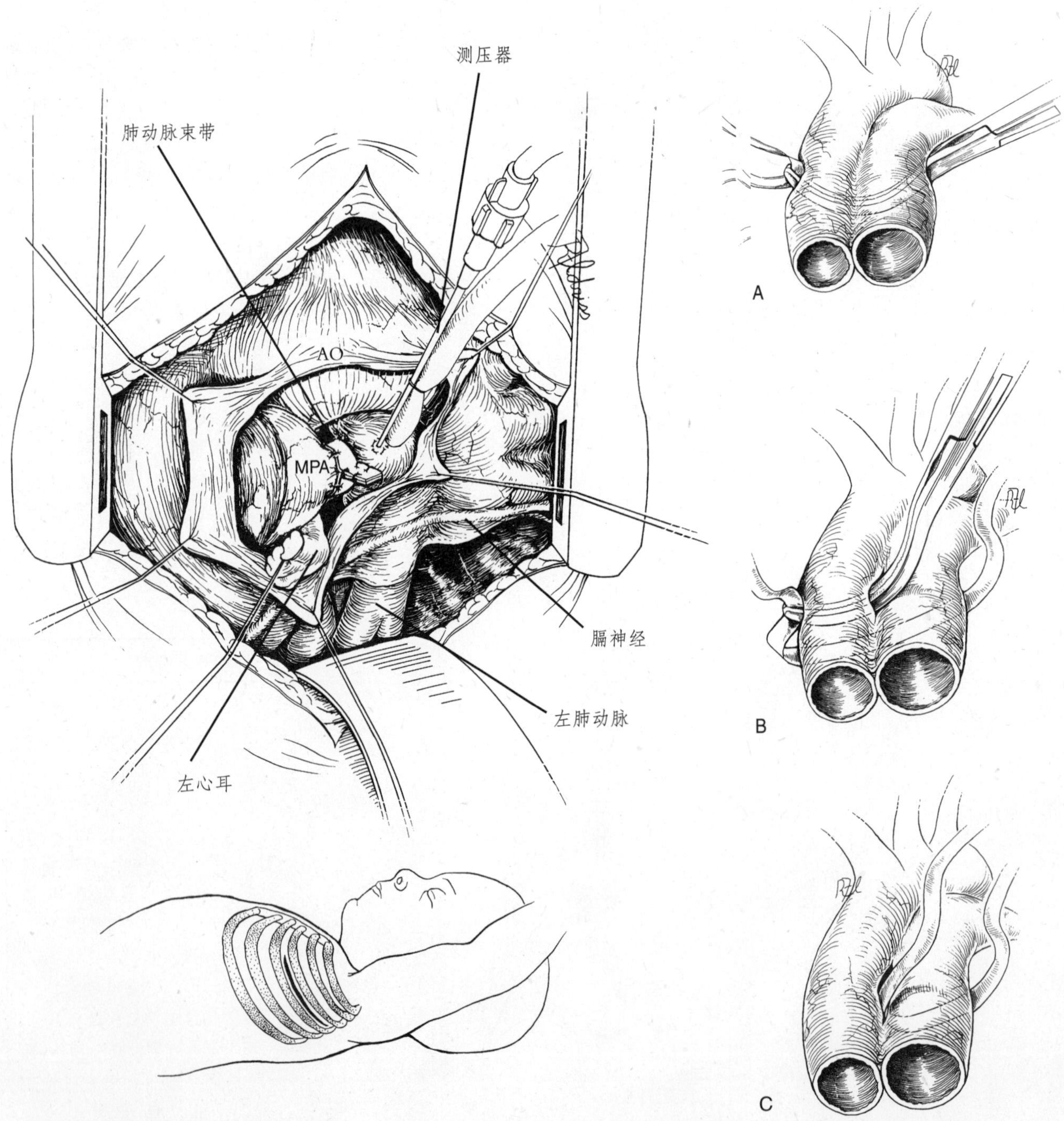

图 71.12 肺动脉束带的放置。(小图)左胸切口。(A)主-肺动脉干套带；(B)主动脉套带；(C)最终完成后肺动脉套带的位置。(Ao：主动脉；MPA：主肺动脉)

另一种束带拆除技术如图 71.15 所示。切除束带区域的肺动脉，近远端肺动脉用可吸收单丝缝线间断缝合，行端-端吻合，左右肺动脉需要充分游离，结扎切断动脉导管韧带，以保证毫无张力的吻合。虽然大部分外科医生选择行肺动脉补片，但术后常会残留轻度主肺动脉狭窄和杂音。如果肺动脉束带只放置了数周，或许不需要进行肺动脉重建。

还有一种肺动脉束带的方法称为“腔内束带”技术(图 71.16)。这种技术仅适用于需要同期体外循环下行其他畸形纠治的病例。该技术将一块中央打孔的 Gore-Tex 补片缝合在主肺动脉上，中央孔径经精确测量。术后肺动脉远端血流量和压力均显著降低，从根本上解决了束带滑动和右肺动脉被勒窄的问题。该技术的一大优势是如果患儿在生长过程中紫绀加重，可通过介入扩张的办法增大孔径。拆除时剪开肺动脉，去除补片，肺动脉端-端吻合。不过，很多行此手术的患者选择 Fontan 系列手术策略，大多二期行双向 Glenn 吻合，肺动脉多在补片部位横断。

其他减状操作

其他减状手术包括心房间隔造口术(表 71.7)，可通过外科行 Blalock-Hanlon 房间隔造口，也可经心导管行 Rashkind 房间隔球囊扩张。姑息性 Glenn 吻合和 Mustard 手术也被归入其中。第一例 Blalock-Hanlon 房间隔造口术于 1950 年经右胸完成。用一把大阻断钳同时夹闭左、右心房的一部分，分别在房间隔上下行左、右房平行切口，镊子提起阻断钳中间的房隔组织，切除之。暂时松钳，将房隔的切除缘放回心房腔中，阻断钳只夹住心房的两侧切口，缝合关闭之。此手术一般已不再开展，大多数需要在房隔造口的患者现在都选择行球囊 Rashkind 房隔扩张术。室间隔完整型的大动脉转位患者最常用到 Rashkind 扩张术。将头端带球囊的导管从股静脉插入，经卵圆孔进入左心房。在左房内注水充盈球囊，迅速向右房拉动，使房间隔组织被撕裂，扩大。有些患者房间隔很厚，球囊不易扩开，体外循环直视下行房隔切开可能更安全。可短时间阻断主动脉切开房隔，也可诱发室颤完成手术。卵圆窝内的房隔组织都可以切除，外科医生只需注意不要伤及房室结，也不要切穿心脏。现在大多数患者都选择在心导管室进行 Rashkind 房隔扩张术。

表 71.7　房间隔造口术

技术要点	右侧开胸；1950 年：Blalock-Hanlon 房间隔造口 1966 年：Rashkind 房隔扩张 体外循环直视下房隔切开
最常见适应证	大动脉转位患者房间隔缺损太小；单心室患者房间隔缺损太小

某些复杂紫绀先天性心脏病患者，因为心内外解剖条件实在不佳而不适合彻底纠治，可选择 Glenn 手术或 Mustard 手术作为姑息性治疗。术后氧饱和度可升高，但是手术本身并不是根治性的。

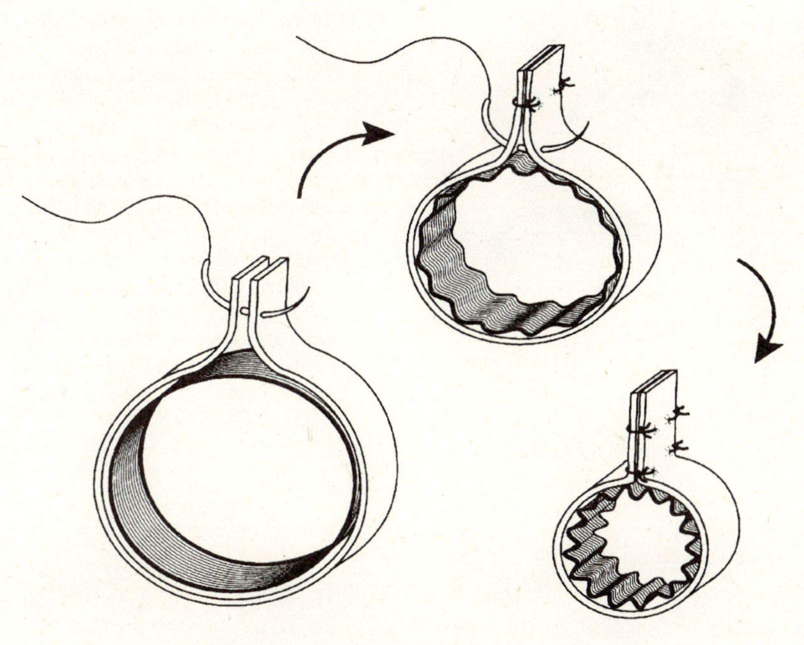

图 71.13　逐渐收紧肺动脉束带的过程。

结　论

简而言之，先天性心脏病的主要减状手术是主-肺动脉分流术和肺动脉束带术。两种手术都建议采用正中劈胸骨切口，主-肺动脉分流一般选择改良 Blalock-Taussig 分流术。肺动脉束带术现已甚少有人采用，但对于瑞士奶酪型肌部室缺和肺血增多型单心室(预期行 Fontan 手术者)仍适用。近来束带术在左心发育不良综合征中的应用重新得到重视，不论在 Norwood I 期手术的改良术式或心脏移植的前期手术中，束带术都是整体手术策略中的重要一环。外科医生应该了解 Waterston 或 Potts 分流技术细节和可能并发症，以备处理既往接受此类手术的患者。

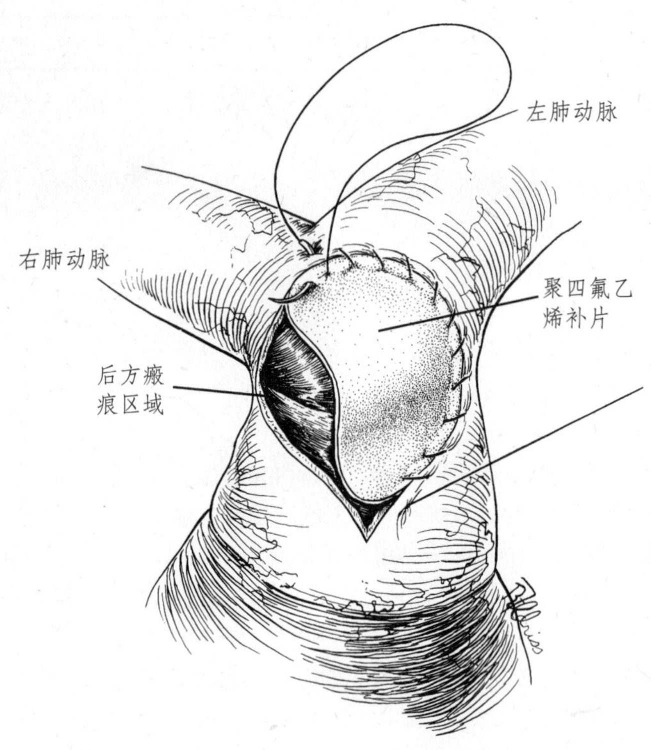

图 71.14 拆除肺动脉束带，肺动脉前壁聚四氟乙烯(PTFE)补片扩大。

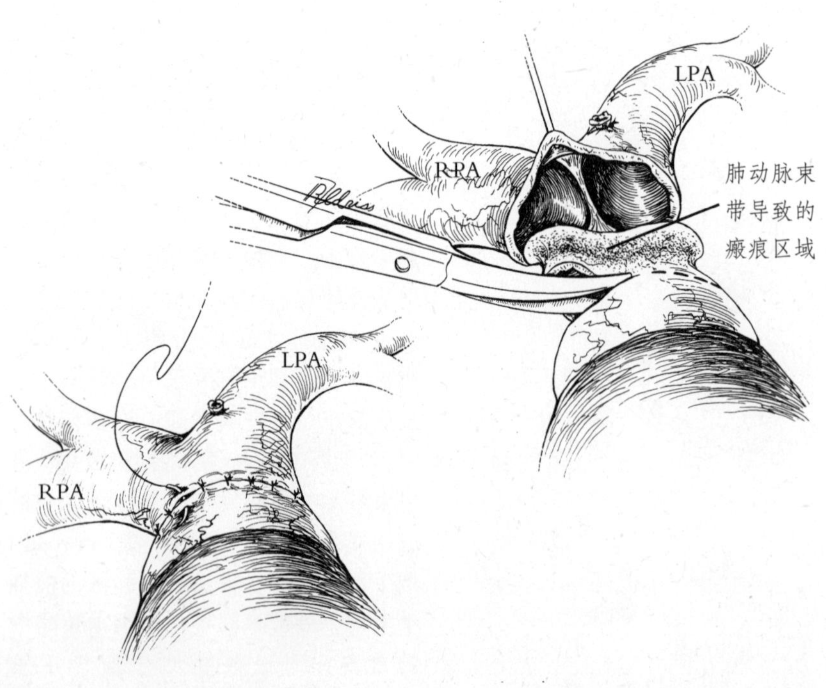

图 71.15 拆除肺动脉束带，肺动脉横断，束带区域切除，可吸收缝线间断缝合端-端吻合。(LPA：左肺动脉；PAB：肺动脉束带；RPA：右肺动脉)

推荐读物

Blalock A, Hanlon CR. Surgical treatment of complete transposition of the aorta and pulmonary artery. Surg Gynecol Obstet 1950;90:1.

Blalock A, Taussig HB. The surgical treatment of malformations of the heart in which there is pulmonary stenosis or pulmonary atresia. JAMA 1945;128:189.

Cooley DA, Hallman GL. Intrapericardial aortic-right pulmonary arterial anastomosis. Surg Gynecol Obstet 1966;122:1084.

DeLeval MR, McKay R, Jones M, et al. Modified Blalock-Taussig shunt. J Thorac Cardiovasc Surg 1981;81:112.

Gazzaniga AB, Elliott MP, Sperling DR, et al. Microporous expanded polytetrafluoroethylene arterial prosthesis for construction of aortopulmonary shunts: experimental and clinical results. Ann Thorac Surg 1976;21:322.

Mitchell MB, Campbell DN, Boucek MM, et al. Mechanical limitation of pulmonary blood flow facilitates heart transplantation in older infants with hypoplastic left heart syndrome. Eur J Cardiothorac Surg 2003;23:735.

Muller WH Jr, Dammann JF Jr. The treatment of certain congenital malformations of the heart by creation of pulmonic stenosis to reduce pulmonary hypertension and excessive pulmonary blood flow: A preliminary report. Surg Gynecol Obstet 1952;95:213.

Odim J, Portzky M, Zurakowski D, et al. Sternotomy approach for the modified Blalock-Taussig shunt. Circulation 1995;92(9 Suppl): II-256.

Piluiko VV, Poynter JA, Nemeh H, et al. Efficacy of intraluminal pulmonary artery banding. J Thorac Cardiovasc Surg 2005;129:544.

Potts WJ, Smith S, Gibson S. Anastomosis of aorta to pulmonary artery: Certain types in congenital heart disease. JAMA 1946;132:627.

Rashkind WJ, Miller WW. Creation of an atrial septal defect without thoracotomy: A palliative approach to complete transposition of the great vessels. JAMA 1966;196:991.

Vogt PR, Akinturk HI, Michel-Behnke I, et al. Replacement of stage I Norwood by ductal stenting and bilateral pulmonary artery banding. J Thorac Cardiovasc Surg (in press).

Waterston DJ. Treatment of Fallot's tetralogy in infants under the age of 1 year. Rozhl Chir 1962;41:181.

编者评述

T.L.S.

如作者所述，减状手术在先天性心脏

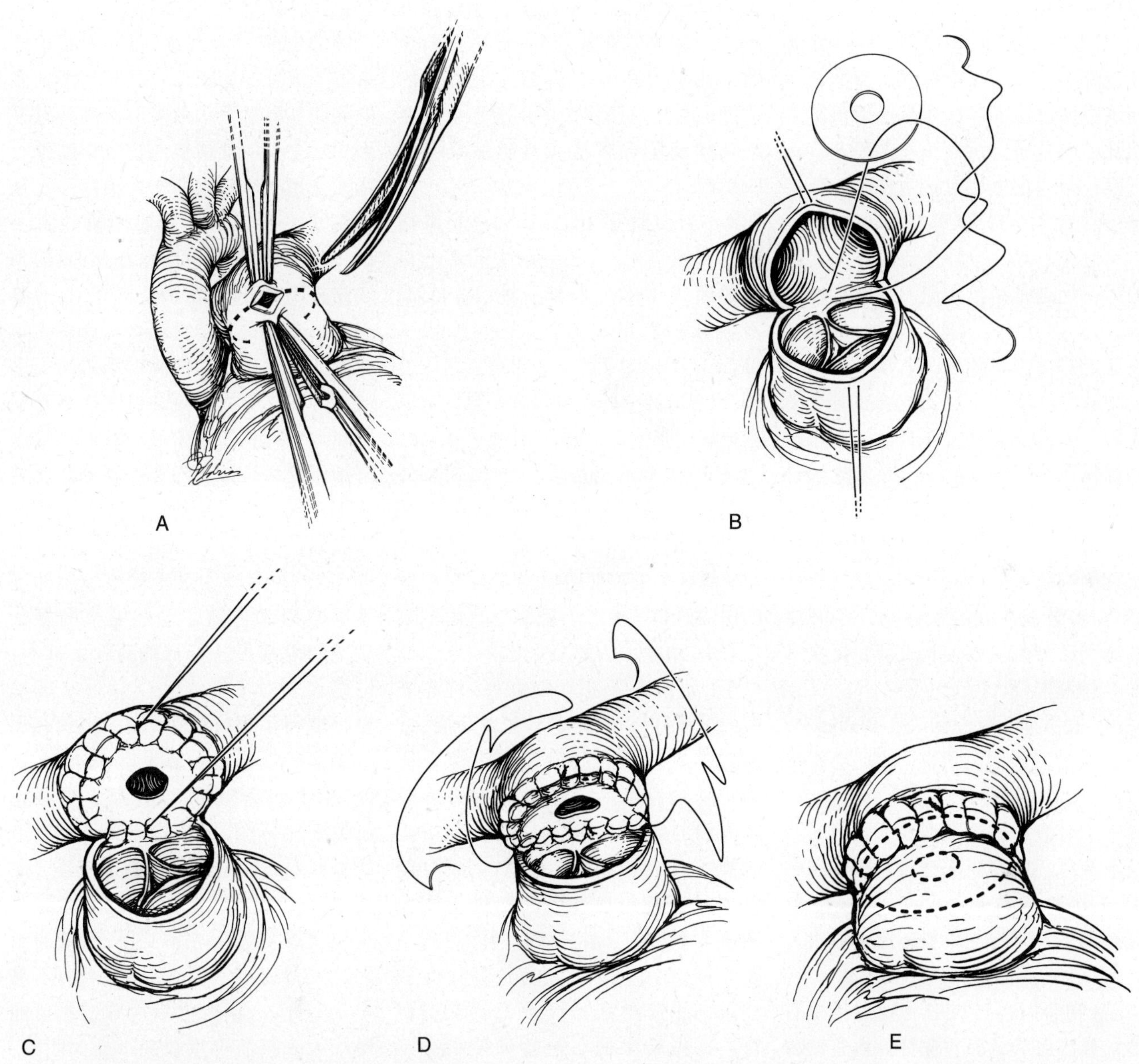

图 71.16　“腔内肺动脉束带”技术。(A)肺动脉瓣膜交界以上约 5mm 处环形切开肺动脉。(B)切口向后延伸至肺动脉的一半或 3/4 圈周径。(C)将中央打孔(直径 2.7mm、3.6mm 或 4.0mm)的 Gore-Tex 补片连续缝合于肺动脉切口。(D)肺动脉两端重新吻合。(E)手术完成后的外观。

病外科治疗中的重要性已逐渐降低。早期根治手术已成为多数病例的标准选择。然而,仍有一小部分患者需要进行姑息性分流或肺动脉束带术。典型的例子是 Norwood I 期手术治疗左心发育不良综合征,手术的重要步骤之一就是建立锁骨下动脉和肺动脉之间的分流。对肺血减少型的功能性单心室,作为分期 Fontan 术的第一步,有时需要在婴儿期行主–肺动脉分流术。同理,某些肺血增多的婴儿,若日后计划作单个心室的修复,可考虑先行肺动脉束带术。尽早限制肺血流很要紧,预防肺血管阻力增加。

标准 Blalock-Taussig 分流术利用了锁骨下动脉的生长能力,患者从小婴儿生长到儿童期肺血量可以相应增加。但是锁骨下动脉被牺牲,该侧上肢生长受阻,无法监测血压,使标准 Blalock 吻合的应用受限。大多数中心更愿意采用不需牺牲锁骨下动脉的 PTFE 改良 Blalock-Taussig 分流术。对新生儿和小婴儿患者,我们通常使用更小的 PTFE 管道(3.5~4.0mm),因为绝大多数患儿在不满半岁时就会接受进一步处理,要么行根治手术,要么行二期姑息手术,所以长期通畅率并不是那么重要。

几乎所有减状手术,包括体-肺动脉分流术和肺动脉束带术，都推荐选择正中切口施术。这样就不用担心主动脉弓的方向。此外,很小的婴儿空间有限，分流管道可直接吻合于主肺动脉。通过正中切口也可结扎动脉导管,从而避免出现竞争性血流。正中切口的另一优点是尽量创造一个中央性分流,如果患儿的无名动脉较细,或者存在迷走右锁骨下动脉，右颈动脉成为主动脉弓的第一个分支，可在升主动脉和主肺动脉间直接作分流。利用颈动脉做改良 Blalock-Taussig 分流理论上可行，但常因口径偏小而分流量受限。另一个选择正中切口的理由是小孩行侧胸手术后可能远期会发生脊柱侧弯,对紫绀型先心病患儿,主-肺侧支血管还可能从胸壁长入肺，再次手术时会带来很大麻烦。

一般不推荐行左侧改良 Blalock-Taussig 分流，因为再次手术时会很难解剖;通常左膈神经很靠近分流血管,再手术时游离结扎分流血管很容易伤及膈神经。所以我们会尽可能经正中切口行右侧改良 Blalock-Taussig 分流。再手术时粘连一般不会造成很大麻烦，二期行改良 Fontan 手术或 Glenn 吻合时可以较容易地游离出右边的分流血管，而左侧分流血管的游离常常造成肺动脉于分流连接处变形,使情况复杂化,较难修复,需要进行肺动脉成形，甚至深入左侧肺门以远操作。一般不用 Waterston 分流,当然有时患者存在法洛四联症/肺动脉闭锁，肺动脉发育非常细小,Roger Mee 提出可考虑采用 Waterston 分流。肺动脉共汇可以 Waterston 方式直接吻合于主动脉后壁，可刺激肺动脉生长。大多数情况下,手术是在体外循环下完成的，为了使肺动脉分叉更平顺地吻合于升主动脉后侧，避免生长过程中打折，有时甚至需要短时间深低温停循环。

对肺动脉束带术而言，考虑到大动脉位置关系存在变异,正中劈胸骨切口几乎对所有患者都是最安全的选择。左侧入路仅仅适用于那些需要附加如动脉导管或主动脉缩窄手术的病例。

作者叙述了 Blalock-Hanlon 房隔造口术的应用,这是一种去除部分房隔的闭式手术。如其所述,Rashkind 房隔球囊扩张术实际上已经取代了 Blalock-Hanlon 手术。如果患者房隔过厚,或心房腔空间不足以在心导管室施行球囊扩张或支架放置,抑或扩张较保守,房间隔分流仍是限制性的,需要外科直视下切除足够大的房隔组织。双侧上腔静脉伴小房缺的患者有时需要将冠状静脉窦的顶部切除,制造一个广阔的房隔开口，使左上腔静脉自由汇入左心房,防止术后复发梗阻。

正如作者所述，虽然先天性心脏病的减状手术相对并不常规开展,近期对其在包括左心发育不良综合征等特殊病种新生儿中的应用再度引起人们的兴趣。我们认识到,新生儿对神经系统损伤非常敏感,如果可能应该尽量避免在新生儿期进行体外循环手术。将手术干预时间推迟到小婴儿期(6~8 周龄)可能显著降低神经系统并发症发生率,虽然尚无资料将这样做带来的心血管风险和神经发育的好处确切对比。目前大多数有条件的医疗中心的标准策略是尽量在新生儿或小婴儿期完成一期矫治手术,这在先心病治疗方案中相对激进。如果有更多数据支持避免早期手术带来的神经发育的优势,在手术室或心导管室开展的减状手术将会扮演更重要的角色。

作为主-肺动脉分流术的替代措施，动脉导管支架引起了人们越来越大的兴趣。导管支架可提供一个稳定的肺血来源，但是人们对技术上是否能实现仍充满怀疑。支架可能移位;如果支架没有覆盖导管全长，新生内膜会长入导致阻塞。左心发育不良综合征的“杂交”手术方案,即术中肺动脉束带加放置导管支架正受到越来越多的关注，虽然手术效果与标准外科手术相比未见明显优势。过去肺动脉束带术还用于永存动脉干的治疗，但是在细小的肺动脉上很难精确放置束带,可能引起肺动脉阻塞或扭曲,再手术修补困难,故此法被逐渐弃用。有鉴于此，左心发育不良综合征患者重新应用此技术是否确能降低手术死亡率值得考量。有人甚至尝试在心导管室用介入导管将一种中心打孔的血管内塞子作为束带推入左右肺动脉。此类技术变化较快，目前尚无相关危险因素和效益的评价。

虽然作者认为瑞士奶酪型肌部室间隔缺损和伴随主动脉缩窄的复杂型室间隔缺损适于行肺动脉束带术,但是大多数的多发室缺通过一期修复都取得了很好效果。因此,只有那些无法一期修复的多发室缺(如真正的“瑞士奶酪”型室缺或孤立性心室肌致密化不全,很难找到真正意义上的室间隔),才是束带术的适应证。此类患者行束带术的一个很大问题是很快发展成显著右室肥厚,室缺边缘因此变得模糊不清,二期手术时不易辨认。此外,束带术后冠脉造影可能提示大多数肌部室缺变小或关闭了,而束带去除后随着右室肥厚的消退,残余室缺分流会变得很明显。我们认为一般来说应早期尽量寻找这些多发室缺，大多数情况下可以直接关闭。随着介入封堵室间隔缺损技术的开展,小到中等大小的残余缺损能在心导管室封堵,偶尔也可在手术室经右心室打孔放置封堵器使室缺彻底关闭,这类缺损通过右心房切口外科修补会很困难。

伴有主动脉缩窄的复杂室缺经常可以同期手术修补室缺和纠正缩窄。虽然主动脉缩窄矫治加肺动脉束带术的手术效果很好,二期可以修补室缺,并拆除束带，但随着婴幼儿外科手术的技术进步，现在绝大部分此类患儿都一期手术同时矫正两种畸形。

肺动脉束带术现在最常用于肺血增多型单心室预备最终行 Fontan 术者的前期肺准备；或就医时间过晚左心室已退化的大动脉转位的左心室训练；抑或大动脉转位既往行 Mustard 手术，发生右心衰者，行心房板障拆除和动脉调转术前的左心室训练。近来开发了一种可遥控调节的束带装置。作者指出仅仅去掉肺动脉束带并不足以消除肺动脉流出口阻塞，我们注意到如果较早进行二期手术，往往可以仅去除肺动脉束带而不用担心会存在残余梗阻。如果目前这股早期根治手术的风潮继续下去，单心室生理的患者只能允许较短的肺动脉束带时间，在 3~6 月龄可能需要拆除束带，行半 Fontan 术或双向 Glenn 术。如作者所述，同样的情况也可发生在多发室缺患者。对房室管畸形的患儿我们不推荐应用肺动脉束带术，因为束带会引起显著的右室肥厚，使心内畸形修补复杂化。即使对很小的患儿，一期手术矫治房室管畸形也能带来很好的效果，故极少需要进行束带术。

对先天性心脏病减状治疗的了解对先心病外科医生来说仍然是很重要的事，这使复杂患者的治疗分期更加合理。另外，正如作者所述，熟悉减状手术的重要性还体现在根治手术时可以成功完成减状手术的拆除工作。

（赁可　译校）

第 72 章

体静脉异位引流

Sanjiv K. Gandhi, Ralph D. Siewers

概　述

本章主要讨论回心大静脉的连接和位置异常，虽然对静脉系统在形态发生学上的认识非常重要，但由于对外科医师来说基于解剖学的静脉异位引流分类更有意义，因此本章结构亦基于解剖学分类，分述各个局部解剖区域内的静脉系统引流异常。虽然绝大多数的静脉异位引流不是造成循环系统障碍的最主要畸形，但即使不是绝大多数的情况下，体静脉异位引流在许多姑息或根治性心脏矫治术中均具有外科方面的重要考虑。对体静脉异位引流的诊断通常可通过心脏彩超、血管造影、CT、MRI等检查手段实现。

本章亦列举了部分相关实例。实例来源于1955~1979年间彼兹堡儿童医院的数据资料。该医院对超过34 200名患者的各类先天性心脏病进行了汇编统计。为了更好地对静脉系统畸形进行阐述，本章亦使用了汇编资料的统计数据，以供参考。

上腔静脉异常

双上腔静脉引流入体静脉心房

上腔静脉由胚胎时期的成对主静脉演变而来(图72.1)。妊娠7周时左头臂静脉(无名静脉)形成，左上腔静脉退化并形成马绍尔(Marshall)韧带。最常见的上腔静脉异常是残存左上腔静脉。在心导管及超声检查时很容易被发现，通常合并有无名静脉缺如。有时亦可发现沟通左右上腔静脉的桥静脉。由于残存左上腔静脉的存在，右上腔静脉管径往往有缩小，但这也只是相对而言。通常情况下，在绝大多数上腔静脉单侧化过程中，左上腔静脉汇入冠状静脉窦，即回流入解剖右房，因此不会造成血流动力学的异常，只有当其合并其他心脏畸形或心脏移植时才会需要处理这样的左上腔静脉。

在彼兹堡儿童医院统计的资料中，左上腔静脉进入冠状静脉窦是目前最常见的大静脉畸形。统计病例中发现有残存左上腔的占0.8%，而在尸体标本中亦有>4%的标本发现左上腔。在残存左上腔的患者中有17%合并有室间隔缺损，10%~15%有主动脉缩窄、法洛四联症或房室间隔缺损。少部分患者合并有房间隔缺损，右室双出口，大动脉转位及各种形式的单心室畸形。

左上腔静脉通常起自左颈总静脉及左锁骨下静脉交汇处，行于主动脉弓及左肺动脉前方，在入心包之前接受半奇静脉，向下向中走行进入后房室沟，于左肺静脉与左心耳之间注入冠状静脉窦(图72.2)。

在心脏手术中打开右房后必须对左上腔进行引流，短时间地阻断左上腔或右上腔是可以耐受的，但是长时间的心脏手术左右上腔都必须插管。目前认为阻断左上腔后维持其压力小于30mmHg是绝大多数心脏手术能够耐受的。

左上腔静脉引流方式有很多，可以通过冠状静脉窦插管或类似于右上腔的直接插管。如果有源自左无名静脉的桥静脉则仅需右上腔插管并阻断左上腔即可。如果采用正中切口，左无名静脉缺如通常在手术早期即可发现。

左上腔静脉汇入冠状静脉窦会造成冠状静脉窦血流增加，进而引起冠状静脉窦扩大，这是心脏彩超在诊断汇入冠状静脉窦型的左上腔静脉的一个重要依据。如果发现左上腔静脉汇入冠状静脉窦而冠状静脉窦开口无扩张，则提示左上腔直接汇入左房或为

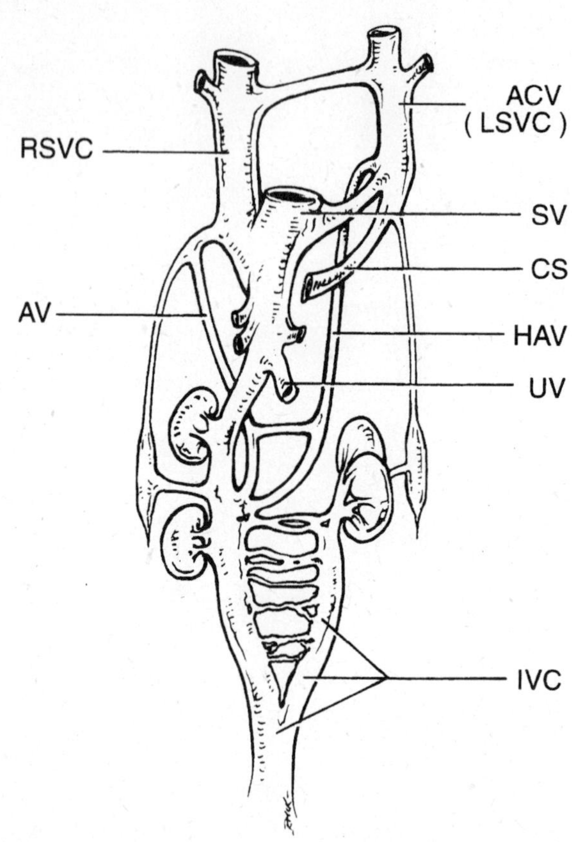

图 72.1 胚胎时期心静脉系统的构成。(ACV:前主静脉;AV:奇静脉;CS:冠状静脉窦;HAV:半奇静脉;IVC:下腔静脉;LSVC:左上腔静脉;RSVC:右上腔静脉;SV:静脉窦;UV:脐静脉)

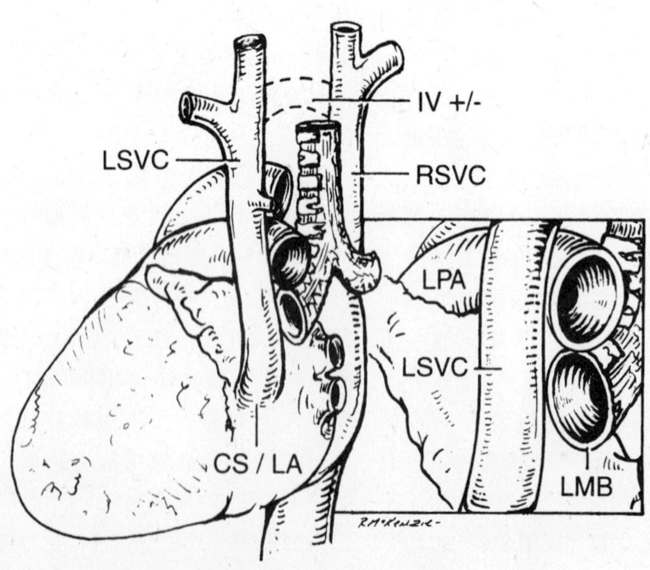

图 72.2 双上腔静脉。(CS:冠状静脉窦;IV:无名静脉;LA:左心房;LMB:左主支气管;LPA:左肺动脉;LSVC:左上腔静脉;RSVC:右上腔静脉)

无顶冠状静脉窦,冠状静脉窦的大小对于手术来说十分重要,尤其是对于房室间隔缺损的患者。如前述,左上腔汇入冠状静脉窦的患者中15%合并有房室间隔缺损,而扩大的冠状静脉窦往往会改变心内结构,使修复缺损变得困难。在某些医疗中心,在修复单纯的房室间隔缺损时,有时为了避免损伤传导束,往往用补片将冠状静脉窦搁入左房。然而若合并有左上腔汇入冠状静脉窦则不能这样修复,因其会造成明显的右向左分流,除非能够切除左上腔或有桥静脉存在的情况下单纯结扎左上腔静脉。

虽然左上腔通过冠状静脉窦回流入右心房本身并不是一个重要的畸形,但由于此类患者往往合并有左房与冠状静脉窦之间间隔的缺陷,使得左右心房间的血液沟通而需要手术矫正。虽然此种畸形相对来说较次要,且对于绝大多数情况来说也仅仅是当合并其他复杂畸形时才会成为外科考虑因素,但是此类畸形会造成心房水平的双向分流及动静脉血混合,从而导致外周血氧饱和度下降。残存左上腔静脉患者往往合并有各种类型的无顶冠状静脉窦,而对此的术前诊断又往往比较困难,因此,在手术修复房间隔缺损或其他缺损时,合并有残存左上腔的患者,应探查明确冠状静脉窦的完整性以及引流途径是否正常。在有桥静脉存在时,可单纯结扎左上腔再按常规修复心房水平的分流。也可单纯修复左房与冠状静脉窦间隔缺损,从而保证左上腔经冠状静脉窦引流回右房。此点将在第75章中详细讨论。

孤立性左上腔静脉

在右上腔静脉缺如的情况下的左上腔静脉十分少见。此类畸形中右头臂静脉(无名静脉)汇入左上腔。在彼兹堡儿童医院的统计资料中,在15

例(0.05%)尸体标本中有5例发现为单独左上腔静脉。最常见的合并畸形有室间隔缺损、房间隔缺损、房室间隔缺损。此种畸形极少合并有无顶冠状静脉窦，而据统计在右上腔缺如的情况下，更为常见的是各种类型的心律失常，如窦性心律不齐、室上性心动过速、房室传导阻滞、束支阻滞等。体外循环时如需打开右房，孤立性左上腔必须直接插管以保证静脉引流。

左上腔静脉直接汇入左心房

有时左上腔静脉可直接汇入左心房。据彼兹堡儿童医院心内科统计，腔静脉异位引流回左房占了不到0.2%，其中40%的患者合并有心房异构，而这当中的15%还合并有房室间隔缺损。左上腔直接汇入左房往往合并有左右心房的异构的单侧化异常，右心房异构更为常见。左上腔引流回左房如未合并其他的心脏畸形，会造成右向左的分流，进而造成血流动力学的改变从而需要纠正分流，例如通过经心房内封堵左上腔或掉转左上腔将其接入右房或右上腔。需要指出的是，在左房异构的患者中，单独的左上腔可能直接通过冠状静脉窦引流回功能右房。

在需要隔离体循环与肺循环的手术中，左上腔静脉直接汇入左心房必须高度予以重视。此种情况在姑息性手术及各种类型的功能单心室修复术中经常碰到。作为全腔静脉肺动脉连接手术的此时，往往需要将左上腔静脉与左肺动脉吻合(左侧的双向Glenn吻合)从而达到部分或全部腔肺吻合。心房内隧道将左上腔口引流改道至右房的做法会对心内多种畸形的修复造成影响，或产生并发症，尤其是房室间隔缺损的修复。断开左上腔并将其连于右房可能是更有效的选择，此种手术往往会用到低温保存的同种组织移植补片或血管，在肺血管血流动力学正常的情况下另一种选择是，即便考虑做双心室修复，也同样将左上腔与肺动脉吻合，这样可纠正右向左的分流，同时降低了左上腔系统的压力。

左旋心房主静脉

左旋心房主静脉常容易和残存左上腔混淆。事实上，他们有几点不同。左旋心房主静脉被认为是胚胎时期连接前肠毛细血管丛与主静脉之间解剖通道开放的结果。通常它存在正常的左无名静脉。左旋心房主静脉从左房或肺静脉交汇处发出，位于左肺动脉后方，于左肺动脉与主支气管之间经过(图72.3)。若其间有收纳肺静脉回流，由于其走行于位置相对固定体积相对较大的左肺动脉和左主支气管之间，从而会有肺静脉引流的梗阻。

目前认为左旋心房主静脉往往合并有左房室瓣(二尖瓣)的狭窄和闭锁进而使得其开放功能受限或完全丧失造成左心室入口梗阻。而此时左旋心房主静脉则成为肺静脉引流回左心房的唯一出口，将血液引流回右心系统。彼兹堡儿童医院心内科统计的数据显示0.04%的患者发现有左旋心房主静脉，其中50%合并有心房异构，少部分患者合并有其他畸形，包括右室双出口、法洛四联症、室间隔缺损及房间隔缺损。

单纯的左旋心房主静脉并无太大的外科重要性，过了新生儿期，左旋心房主静脉并不提供有效的静脉回流通道。即便是在新生儿期其管道也十分狭小或存在梗阻。但是当进行需要隔离体肺循环的手术时必须将左旋心房主静脉关闭。例如，在双向Glenn吻合手术中，左旋心房主静脉的存在会提供一个不可接受的旁路，使得上腔静脉减压。

右上腔静脉连接于左心房

右上腔连于左心房作为单一畸目前已有报道，它造成大约30%的右向左分流。此类右上腔通常于主动脉根部的后正中处汇入左心房的后上部，其间还可能收纳部分肺静脉(图72. 4)。婴儿时期不易被诊断出，往往随着时间的推移，紫绀加重而被发现。将右上腔从左

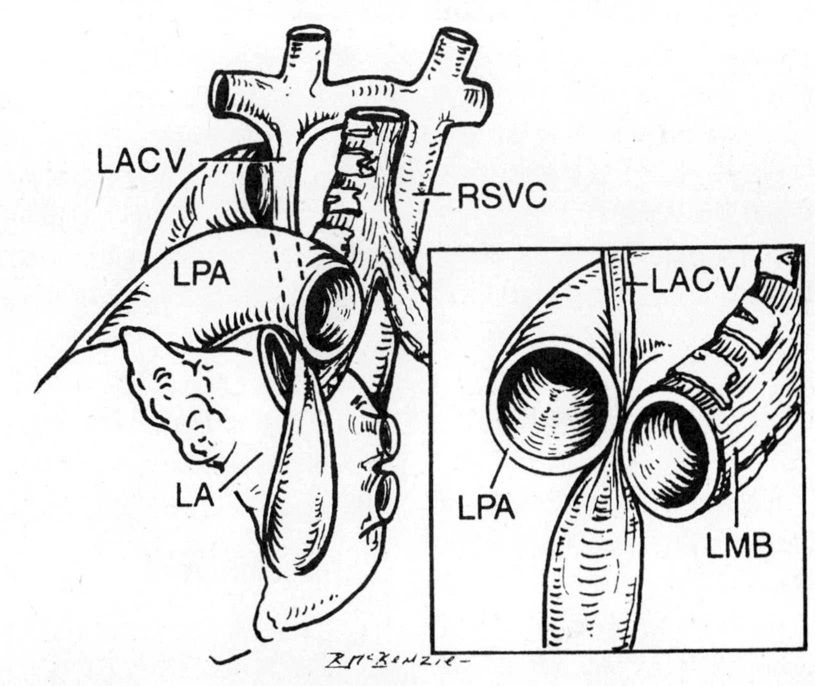

图 72.3　左旋心房主静脉。(LA：左心房；LACV：左房升主静脉；LMB：左主支气管；LPA：左肺动脉；RSVC：右上腔静脉)

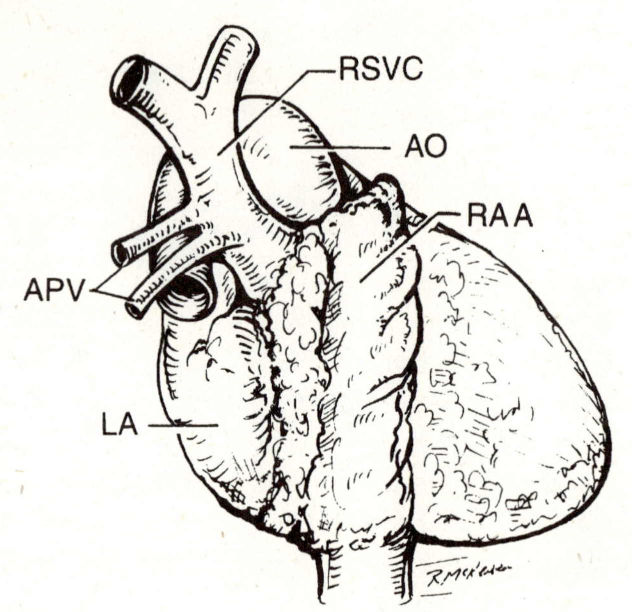

图 72.4 右上腔静脉汇入左房合并部分肺静脉异位引流。(AO:升主动脉;APV:异位肺静脉;RAA:右心耳;LA:左心房;RSVC:右上腔静脉)

房后壁上分离下来并连于右心耳的方法有几种。但必须查明是否有异位肺静脉引流回右上腔，如果只是小部分的右肺静脉引流回右上腔则可不处理，但如果大部分的肺静脉异位引流回右上腔，则连有异位肺静脉的右上腔处必须保留与左房的连接，而近端的右上腔应与右房相连。

有报道右上腔引流回双心房。此种情况在理论上与无顶冠状静脉窦相似,右上腔骑跨于房间隔,使得血液同时引流回两个心房。这种畸形的矫正往往需要开大房间隔缺损，然后补片将异位引流的右肺静脉隔入左侧。这种静脉窦型缺损的功能性的修补方式将右上腔的血液单独引流回右房。

上腔静脉系统瘤样扩张

上腔静脉系统有时可出现瘤样扩张。此种畸形往往局限,左上腔或右上腔静脉均可累及，有时左无名静脉及左、右颈内静脉也可出现。通常无须手术,除非患者有自觉症状或压迫。理论上讲，血栓形成和栓子脱落应该成为关注的问题，但目前尚无此方面的报道。作者曾经切除过一例儿童的先天性颈内静脉瘤样扩张，该患儿有平卧时胸闷及呼吸困难。作者考虑为巨大的颈内静脉瘤样扩张压迫了气管所造成。手术后症状消失。

主动脉后无名静脉

有时候手术中外科医生会发现没有左无名静脉，但是当打开心包后才发现在心包上间隙内有一条粗大的静脉连接在左颈内及左锁骨下静脉并汇入右上腔静脉，它行经升主动脉后方与右肺动脉平行。准确地说这并不算一类单独的畸形，但有些这类患者会合并其他先天性畸形,如左上腔静脉,但也是极少数。对此类异位认识的意义仅仅在于手术时认清此结构而与其他结构相区别,并在必要时进行保护。

下腔静脉异常

下腔静脉异常并不多见，比上腔静脉异常要少。彼兹堡儿童医院统计资料中,0.3%的患者和超过1%的尸体标本中发现有此类异常，与单侧化异常不一样，房间隔缺损是唯一证实与下腔静脉异常相关的。所有下腔异常的患者中15%有房间隔缺损。

下腔静脉肝静脉段缺如

很明显,下腔静脉肝静脉段缺如值得注意的是,下腔静脉远端通过奇静脉与半奇静脉向上汇入上腔静脉系统。此种畸形被称为下腔静脉离断,可出现于心脏正位或单侧化异常的患者中。

奇静脉上腔静脉延续

在无单侧化异常的患者中，肝内离断的下腔静脉血液通过延续入右上腔的奇静脉回流到心脏(图72.5)。极少数情况下,即便没有单侧化异常,下腔也可通过左侧(半)奇静脉回流至右房。它是下腔静脉最常见的畸形。撇开在修复其他心脏的畸形中的外科问题,此种畸形往往不需要修复。肝静脉往往在肝上方汇合，经正常下腔静脉的位置进入右心房。极个别情况下,肝静脉会以几个单独分支分别注入右心房。

如有下腔静脉先天性离断，在进行右锁骨下动脉到肺动脉的分流术时则不能关闭奇静脉。若术前未诊断出有下腔离断，则术中对外科医师最好的提示就是发现在异常增粗的奇静脉。在进行双向Glenn分流术中,奇静脉往往常规结扎，但在下腔静脉通过奇静脉延续回流时，此种分流术会将所有的体静脉血引向肺循环而将肝静脉血排除在外。这种对功能性单心室患者施行的姑息性手术被广泛采用，称为Kawashima手术。但是由于此类患者往往有异常增加的门脉系统和腔静脉系统的交通，故会进行性地使腔静脉回流入肺动脉的静脉血减少。除此之外，肝静脉血绕过肺循环往往会使得肺动静脉短路(动静脉瘘)发生增多。

绝大多数合并有下腔离断的而通过奇静脉回流的患者，在接受了双向上腔静脉到肺动脉分流术后，最终都需要将肝静脉引流回肺动脉，即改良Fontan手术。

下腔静脉离断合并内脏异位

彼兹堡儿童医院统计的数据中50%(37例)下腔离断的患者有单侧化异常。除一例外其余所有患者均伴有下腔静脉通过半奇静脉回流的左侧异构。其手术原则与通过右侧奇静脉回流的患者一样，但必须根据左上腔汇入心房的位置来调整手术方式，如，是直接汇入还是经冠状静脉窦汇入。

在右侧异构的患者中，下腔离断极为罕见，并且奇静脉异常较少受到关注。但是，此类患者往往肝静脉直接汇入心房体，无论是左心房或右心房。当然，因左侧异构发生下腔离断，发生的概率较高一些，这种肝静脉直接连于心房的情况在左侧异构中也很常见。右侧异构时，肝静脉的解剖变异很大，因此在考虑施行隔离体静脉与肺静脉回流或心脏移植术前，对肝静脉情况的全面了解是非常必要的。

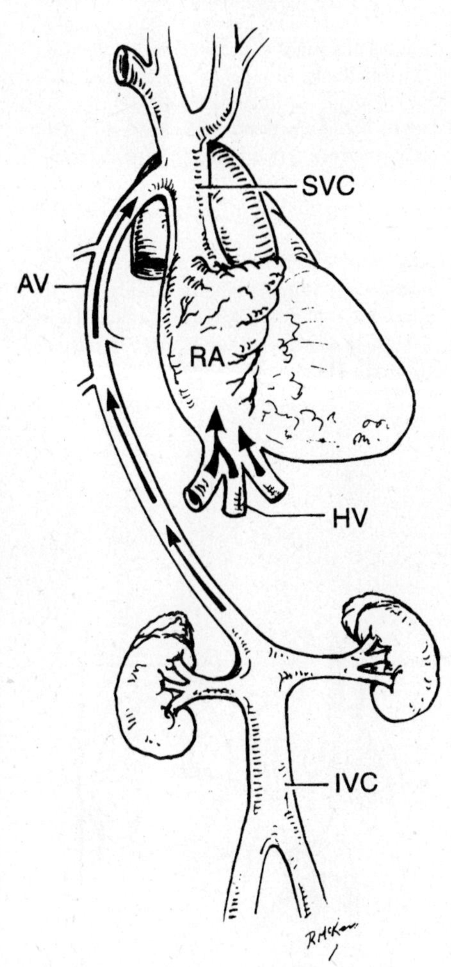

图 72.5 下腔静脉肝段缺失。(下腔静脉离断并以异位奇静脉回流)(AV：奇静脉；HV：半奇静脉；RA：右心房；SVC：上腔静脉)

下腔静脉连接于左心房或双心房

下腔静脉可直接连于左房，伴或不伴心房水平的分流。下腔型的静脉窦房间隔缺损(无顶冠状静脉窦)可使下腔静脉骑跨于房间隔上，使得大量下腔静脉血流入左房。此种畸形不可避免的伴有不同程度的右肺的静脉异位引流。骑跨为相对的，根据其程度的不同，患者可有缺氧的表现。术前若未沿下腔静脉仔细寻找，分流的来源通常难以发现。

外科矫正应通过将下腔静脉隔入房间隔右侧而矫正心房水平的血流交通。当下腔静脉直接连接于左房而无心房水平的血液交通时，可将下腔静脉与右房吻合，或心房内隧道重建，将其引流回右房。这种房间隔完好的病例非常少见。

其他下腔静脉异常

肾静脉以下的双下腔并不少见，它与先天性心脏并无关系。但是左肾静脉下的下腔静脉在肝下水平急转至右侧会增加心脏内科医生进行导管检查时的难度。在无法经胸插管或开胸前即需建立体外循环的手术时，外科医生在股静脉插管时难以插入较粗的静脉插管。

先天性下腔静脉右房入口处膜性梗阻的情况也有报道，与Budd-Chiari综合征相似，此类患者可有肝功能异常。可在体外循环下对膜性梗阻进行切除。

极少数情况下，下腔静脉完全缺失，此时下腔静脉的回流则是通过脊柱旁静脉与奇静脉系统的交通。

肺静脉与体静脉相连接

有时肺静脉会部分性或完全性异位与上腔静脉或下腔静脉相连。除了有回心血流的增加外，此类患者的腔静脉连接通常是正常的，此种畸形将在93章中重点讨论。

完全性体静脉异位连接

目前亦有关于右上下腔静脉均缺如，而右下腔通过奇静脉向上延续注入左上腔回流入左房的病例报道。此类患者手术时需分别进行体、肺循环引流。有人认为此类患者有单侧化异常。

冠状静脉窦异常

冠状静脉窦接收心脏自身的静脉血，主要是冠脉循环的静脉血。一部分心脏自身的静脉血(心小静脉)会直接引流入心腔，主要是右心房。心脏前壁的静脉会直接引流回右心房，右心房内可见小静脉(Thebesian)孔，为心小静脉及窦状隙的回流右心的入口，少数心脏前壁的静脉可引流回右室。由于这些多通道的存在，使得右室异构时出现的慢性冠状静脉窦梗阻或缺失的症状可长期耐受，并且对冠脉循环无较大影响。

无顶冠状静脉窦（冠状静脉窦与左房壁之间部分或完全性缺失）通常见于左上腔异位引流的入冠状静脉窦

的患者。也可能出现于正常的单侧右上腔情况。两种情况其冠状静脉窦与心房间隔的缺损均可使得心房水平上的血液交通。

极少数情况下，冠状静脉窦会完全缺失，而无合并其他畸形。此种情况主要出现在单侧化异常，主要是右侧异构的情况下。冠状静脉窦可能很小，未发育，而大部分的冠状脉循环系统回流主要通过心小静脉通道直接入右心房或右心室。

尽管多数患者可耐受冠状静脉窦的狭窄或发育不全，但急性的冠状静脉窦梗阻或闭锁却会造成自身静脉压力升高进而引起心肌水肿导致心肌收缩力下降。但在Fontan手术做侧管道时，通常会将冠状静脉窦隔入压力较小的心房，此种做法功能上是否有益有待证实。冠状静脉窦的狭窄和梗阻应避免，尤其是在经典的右心房与肺动脉连接的Fontan类手术中，绝对要避免冠状静脉窦梗阻而造成冠状静脉压升高的情况。

冠状静脉窦憩室及窦瘤也有报道。通常见于房室附属通路并合并有心律失常。

冠状静脉窦最重要的异常与左上腔或肺静脉异位引流而造成的血流增加并导致其扩大有关。后者将在93章中作为肺静脉异位引流的一种加以阐述。对于外科医师来说，看到冠状静脉窦有扩张时，应高度警惕其相关的各种可能性。

静脉窦瓣膜异常

为了更好地认识心房结构及体静脉与心房的连接关系，对静脉窦瓣膜的形态发生学上的了解是非常必要的。右侧的静脉瓣膜演化的结果是形成冠状静脉窦瓣(Thebesian瓣)及腔静脉瓣(欧氏瓣)，分别位于冠状静脉窦口及下腔静脉口。不同程度的演化过程的障碍可形成残留物，通常被称作Chiari网状结构，多位于右心。它可以产生一个完整的膜分隔体循环的心房，改变了右房静脉血流的形式，使得胎儿右结构的发育受到限制。

右心静脉瓣的存在形成了各种开口的右房分隔(右侧三房心)，将心房分成了静脉部和小梁部。静脉部接受体静脉和冠状静脉的血流，并通过卵圆孔未闭或房间隔缺损与左房交通。而小梁部则与房室入口相延续，入口处有房室瓣(图72.6)。严重的静脉瓣发育上的异常和畸形结局往往使得三尖瓣狭窄、发育不全，右室发育不全或肺动脉狭窄及闭锁等。

另有一种有趣且程度稍轻的可以通过手术治疗的右心和静脉窦瓣表现为：静脉瓣呈风袋状的纤维结构以降落伞状附着在原右静脉瓣沿终嵴和欧氏瓣以及Thebesian瓣的附着位置。 这种风袋状畸形的静脉瓣在舒张期可随血流通过三尖瓣口进入右心室，甚至通过右室流出道到肺动脉。此种情况下不仔细辨认往往被误认为是三尖瓣畸形、右心新生物或右房带蒂肿瘤等。我们曾做过3例这类静脉瓣的切除术，此类患者中除卵圆孔未闭外，未发现其他心脏畸形，因而术前心内科医师在做心脏彩超时往往会难以诊断。目前认为，长期的静脉瓣膜在右心系统内的异常运动，除了可能对三尖瓣及肺动脉造成损伤外，更可引起心律失常，影响静脉回流以及血栓形成等，因此一旦诊断应行手术切除。

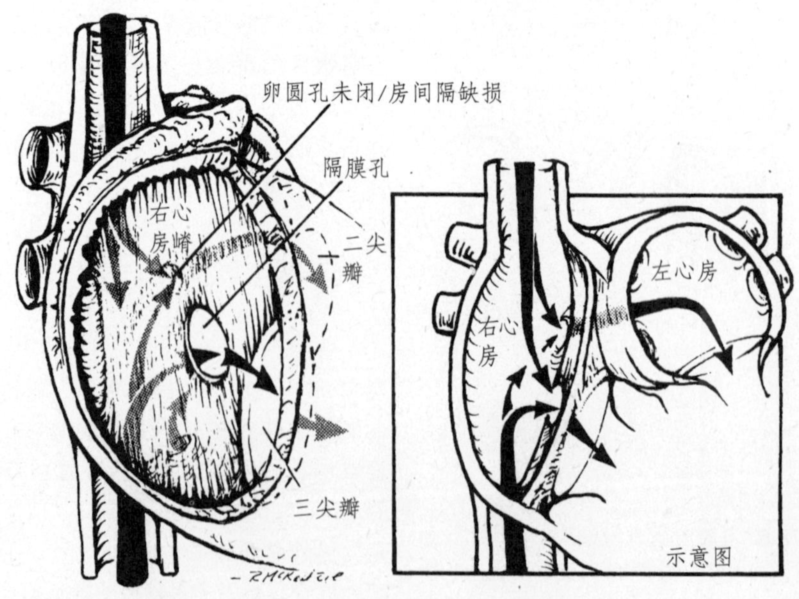

图72.6 右心房内残存的静脉瓣。

推荐读物

Fischer DR, Zuberbuhler JR. Anomalous Systemic Venous Return. In Anderson RH, McCartney FJ, Shinebourne EA, Tynan M (eds), Paediatric Cardiology (Vol 1). Edinburgh: Churchill Livingstone, 1987;497.

Freedom RM, Benson LN. Anomalies of Systemic Venous Connections, Persistence of the Right Venous Valve and Silent Cardiovascular Causes of Cyanosis. In Freedom RM, Benson LN, Smallhorn JF (eds), Neonatal Heart Disease. London: Springer, 1992;485.

Gatzoulis MA, Shinebourne EA, Redington AN, et al. Increasing cyanosis early after cavopulmonary connection caused by abnormal systemic venous channels. Br Heart J 1995;73: 182.

Geva T, Van Praagh S. Abnormal Systemic Venous Connections. In Allen HD, Gutgesell HP, Clark EB, et al. (eds), Moss and Adams' Heart Disease in Infants, Children, and Adolescents (6th ed). Philadelphia: Lippincott, Williams,

& Wilkins, 2001;773.
Ho SY, Cook A, Anderson RH, et al. Isomerism of the atrial appendages in the fetus. Pediatr Pathol 1991;11:589.
Nsah EN, Moore GW, Hutchins GM. Pathogenesis of persistent left superior vena cava with a coronary sinus connection. Pediatr Pathol 1991;11:261.
Rubino M, Van Praagh S, Kadoba K, et al. Systemic and pulmonary venous connections in visceral heterotaxy with asplenia. J Thorac Cardiovasc Surg 1995;110:641.
Slavik Z, Lamb RK, Webber SA, et al. A rare cause of profound cyanosis after Kawashima modification of bidirectional cavopulmonary anastomosis. Ann Thorac Surg 1995;60:435.

编者评述

T.L.S.

体静脉回流异常在许多先天性心脏病教科书中往往被忽略，虽然大多数的体静脉回流异常不会造成严重的生理影响，但对于诸如Fontan类的需要隔离体–肺循环及需行腔肺血管吻合手术来说，此时对于静脉系统解剖及发育的认识以及对静脉异位连接情况的全面了解就显得尤为重要。

如本章所述，最重要的静脉异位引流是左上腔通过冠状静脉窦引流回解剖右房(体静脉心房)。此种静脉异位引流本身并无生理功能上的影响，但如在手术时未发现却会产生严重的后果。虽然暂时阻断左上腔是可以的，但我们认为在没有左上腔引流的情况下最好不要阻断左上腔静脉；对于未发现的左上腔静脉，像房缺修补这类短时间的手术，将采用短时间的停循环。尽管理论上讲残存左上腔会造成心脏移植上的困难，然而事实上，仅仅需要在手术时留出左上腔残端，再稍微依此改动一下手术方案即可。此点在95章小儿心脏移植中有进行描述。左上腔连于冠状静脉窦造成的一个常见问题是右房及肺动脉压力增高，冠状静脉窦扩张，回左心的血流增加，大量血流冲击左房壁造成血流从肺静脉交汇处经过二尖瓣时受限而加速，术前心脏彩超可以发现此血流动力学变化。此时在术中往往需要进行左房探查，而冠状静脉窦在体外循环冷灌停搏后压力会下降，此时术前彩超所见的由于冠状静脉窦扩张所致的一些改变往往会变得不明显。

综上所述，目前普遍认为，对于需进行心房内修补或需行腔肺分流手术的先心病小儿，术前必须了解清楚静脉引流的情况。即便是很小的体静脉异位引流，若未纠正，在腔静脉血管吻合后也会造成腔静脉压力下降从而使心房内血氧饱和度下降。因此，在此类患者术后若发现患者有血氧饱和度下降的情况，则应行心导管检查搜寻是否有其他异常的体静脉回流通道。并通过介入手段对这些异位的静脉通道进行封堵。尽管从理论上讲，在需要腔肺分流的半Fontan类单心室修复术时应常规结扎奇静脉，但我们发现在许多患者中保留奇静脉会造成上腔压力增高但却不会造成显著的血氧饱和度下降。因此推测，在腔静脉行吻合后其他异位静脉通道的开放可能与肺血管阻力增加有关。

作者提出在许多冠状静脉窦异位引流的患者中往往伴随有单侧化异常。在冠状静脉窦缺如的患者中有时会发现心大静脉从心外膜回流入右房的情况，此时在进行右房切开入路的心内手术时应注意避开这些静脉，而这类患者往往合并有心房并列，此时右心房会相对正常时较小，从而会有右心回流受限。

而左上腔直接回流入左房可能是最具外科意义的体静脉异位引流。此时，手术将左上腔与右房相连接可能会有些困难。本章中提到过此类手术的方法，如将左上腔离断并与右上腔吻合，即重建左无名静脉，但此类手术由于两个大动脉尺寸较大，而上纵隔空间又狭小使得重建受到限制，往往吻合口张力过大。其他的一些方式还包括将左上腔离断，并且在右房未受到肺动脉或主动脉挤压的情况下将之与右房顶做吻合。有时甚至可能行心内隧道将左上腔入口引流回右心。在左右心耳并列时，我们发现左上腔就处在并列的右心房旁边，此时可将左上腔分离与右心耳相吻合。在左上腔无法牵拉来与右心结构做吻合时，有报道说尽管结扎左上腔会造成左上肢水肿及乳糜胸等，但一般不会产生致命后果，因此，此时可考虑结扎左上腔。在单心室或估计肺动脉低血流的情况下，另一种选择是做左侧的双向Glenn分流，将左上腔直接引流回肺动脉。

(杨勋 译 安琪 校)

第73章

动脉导管未闭

Redmond P. Burke

解剖学基础

胎儿时期的动脉导管持续开放，是一种常见的心脏疾病，其治疗简单且可以完全修复，但在治疗上往往难以抉择。其治疗方式包括经左胸或经正中切口手术结扎介入封堵及胸腔镜引导下结扎等等。开放性手术已有50年历史，是经典的术式。直视下操作使得出血的风险降到最低，且很少会有残余分流。

由于采用经导管闭合的微创介入技术的出现，迫使外科医生不得不对自身技术提出更高要求。为了减少开胸时胸壁的创伤，外科医生不断减少切口长度并避免切开时横断肌肉，但这些技巧均牺牲了传统开放手术的一些优点，缩小了手术术野并限制了传统器械的使用。即便采取这些针对胸壁创伤的措施也不能避免诸如肋骨撑开、胸壁疼痛、脊柱侧弯等的远期及长期后遗症。

经导管介入技术的发展曾经十分缓慢而曲折，一直到弹簧圈技术的出现，该技术现已被心内科介入医生广泛应用。导管介入避免了胸壁创伤但也有其特殊的一些并发症，如：介入带来的股静脉穿刺损伤，血栓形成，左肺动脉梗阻，静脉异物性血管内膜炎及射线辐射等等。

胸腔镜应用于先心病是内镜微创技术在成人普通胸外科受到欢迎的必然结果。入胸途径是通过胸壁上的几个小孔，视野通过放大图像的电视摄像头获得，组织的分离则通过内窥镜的工具来实现。这项技术将胸壁损伤降到很小的程度下闭合导管，同时避免了介入器械可能带来的不确定的并发症。必须承认，该技术无法直接对血管进行控制，因此每个手术都可能在必要时快速转变成开胸手术。熟悉开胸手术，特别是面对某些困难情况下的患者，仍然非常重要。

诊断及手术指征

动脉导管未闭的婴儿可无症状，但听诊可发现心脏杂音，而一些发育不成熟的新生儿则可表现为充血性心力衰竭。心脏彩超可明确诊断并排除其他一些合并的心内畸形、主动脉弓病变、左肺动脉狭窄、主动脉缩窄等。动脉导管未闭的早产儿，消炎痛治疗失败的有手术指征，足月出生的婴儿在出生数月后，导管很少自行闭合，这类导管应当给予关闭。导管较粗或有肺动脉高压的患者则明显需要手术。由于存在远期合并细菌性心内膜炎，在听诊有杂音的患者必须手。然而若查体无杂音，仅仅彩超提示导管未闭的患者，手术指征尚有争议，并需视情况而定。

对于开放手术及胸腔镜手术关闭导管来说，患者的年龄及血流动力学状态均不影响手术指征。这与介入手术明显不同，体重小于5kg的新生儿不适合做介入治疗，因其股静脉过小而禁止置入导管，而导管管径大于4mm的患者也不适合，因其植入装置容易形成血栓，较大的封堵器可能造成左肺动脉梗阻。对于早产的新生儿通过胸腔镜是不难完成手术的，虽然对于新生儿来说胸腔镜切口比传统切口短不到多少，但可避免传统手术对肋骨的撑开，而胸部撑开在开胸手术中受到相当的重视，它可造成胸壁明显的远期影响。胸腔镜手术的禁忌证包括：导管钙化，因其可造成导管破裂出血不能钳夹；直径大于1cm的导管，其直径超过了胸腔镜所用的最大血管夹长度而无法完全夹闭；曾经行过胸腔手术或有胸腔感染的患者，因其胸腔广泛粘连而无法进行胸腔镜手术。以上这些患者应该考虑行介入或开放手术。

围术期患者的准备

足月的患儿往往手术当天入院。一般麻醉可使用单腔气管插管，并监测血氧饱和度及呼末二氧化碳浓度。未使用振荡呼吸机的早产新生儿通常送入手术室，胸腔镜下阻断导管，患者要监测体温及氧饱和度。对于体重过小的患儿呼末二氧化碳浓度往往监测不准，此时应监测动脉血气。需要机械通气的患者可在重症监护室呼吸机辅助下进行开胸导管结扎术。

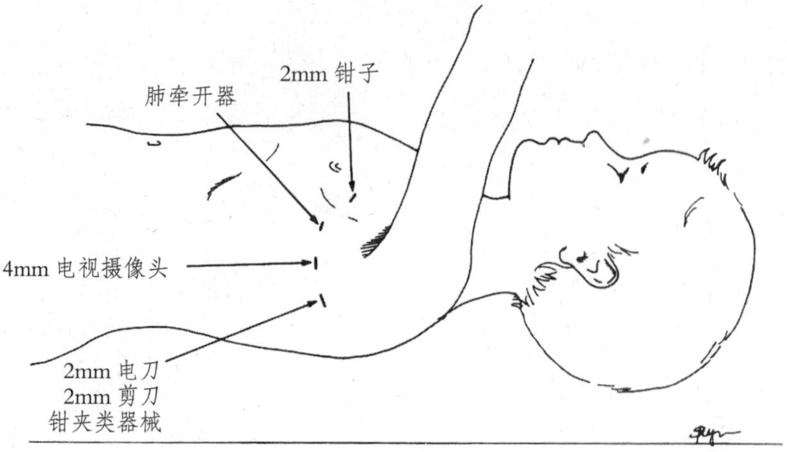

2mm 钳子
肺牵开器
4mm 电视摄像头
2mm 电刀
2mm 剪刀
钳夹类器械

图 73.2 胸腔镜动脉导管未闭结扎术的 4 个胸壁切口。

手术技术(显露)

电视胸腔镜结扎动脉导管的患者取右侧卧位(图73.1)。经食道超声心动图探头放入食道，证实解剖情况。左胸做好后外切口的准备，做4个进胸切口(图73.2)。做切口时一般用15号刀片，电凝开胸以防出血，用弯钳钝性分离进入胸膜腔，然后放入4个胸壁套管(Trocar)以方便器械的插入。靠中线的孔用于置入抓提钳，其旁边的孔放入肺牵开器，再下一个为电视摄像头(婴儿为4mm，向头30°的角度；早产新生儿为2.7mm，向头30°的角度)。最后一个孔用于电刀或钳夹类器械。当麻醉师限制肺的通气让患侧肺塌陷后，首先置入电视摄像头。另一个钳子夹住纱球由最后一个孔置入，并进一步将肺推离胸壁，为肺牵开器形成一个空间，在电视摄像头的引导下放入肺牵开器。在直视下将牵开器在胸腔内打开，左上方的拉钩向中线及下方牵拉(图73.3)。左肺下叶的上段可能会遮挡住导管，此时可用拉钩的最下面一个齿将其拉住钩开。电视摄像头再向前进入胸腔，以左锁骨下动脉为寻找动脉导管起始部的标志。左手用钳子，右手用电刀，提起覆于导管上的壁胸膜，形成一块胸膜片(图73.4)。迷走神经及喉返神经通常容易辨认。此时主动脉弓上的被膜已打开。如果胸膜片太厚，脂肪或淋巴组织太多的话，可从第一和第二切口之间再多做一穿刺孔置入一拉钩，拉开胸膜瓣。再继续向上游离，打开胸膜直至左锁骨下动脉起始处(图73.5)。至此其上部的淋巴组织在切开胸膜时应同时用电刀仔细止血。导管的下方应用钝性分离并电刀止血，注意避开喉返神经。导管上方应锐性切开，之后再钝性分离切口(图73.6)。用抓握器先游离导管的下缘再游离上缘，从后面的切口放入合适大小的夹子(图73.7)。若感觉有阻力，通常来自后壁。此时应进一步钝性分离导管后方，将其与食管分离开，然后以夹子夹闭导管，同时术中经食道超声

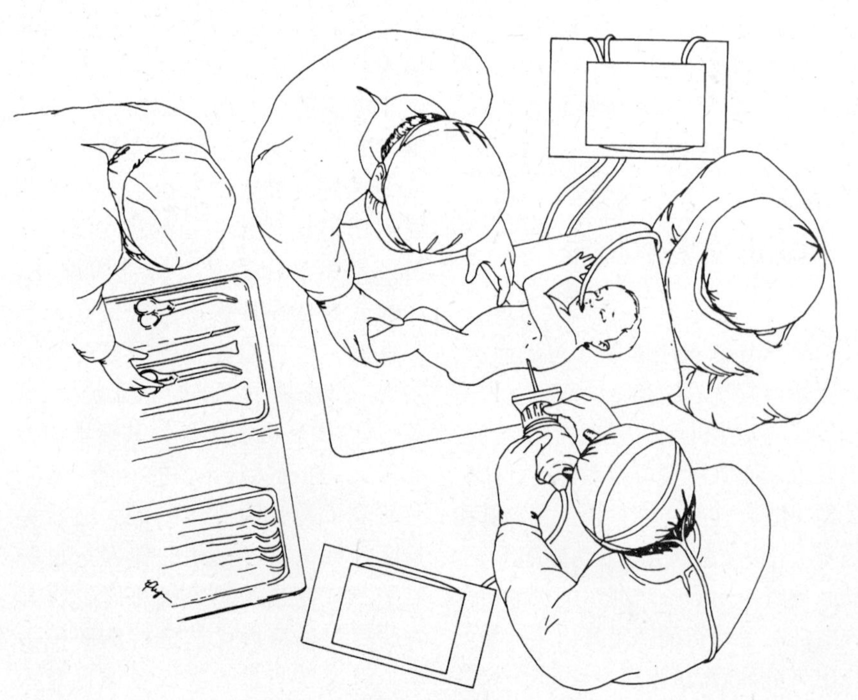

图 73.1 胸腔镜动脉导管结扎术。

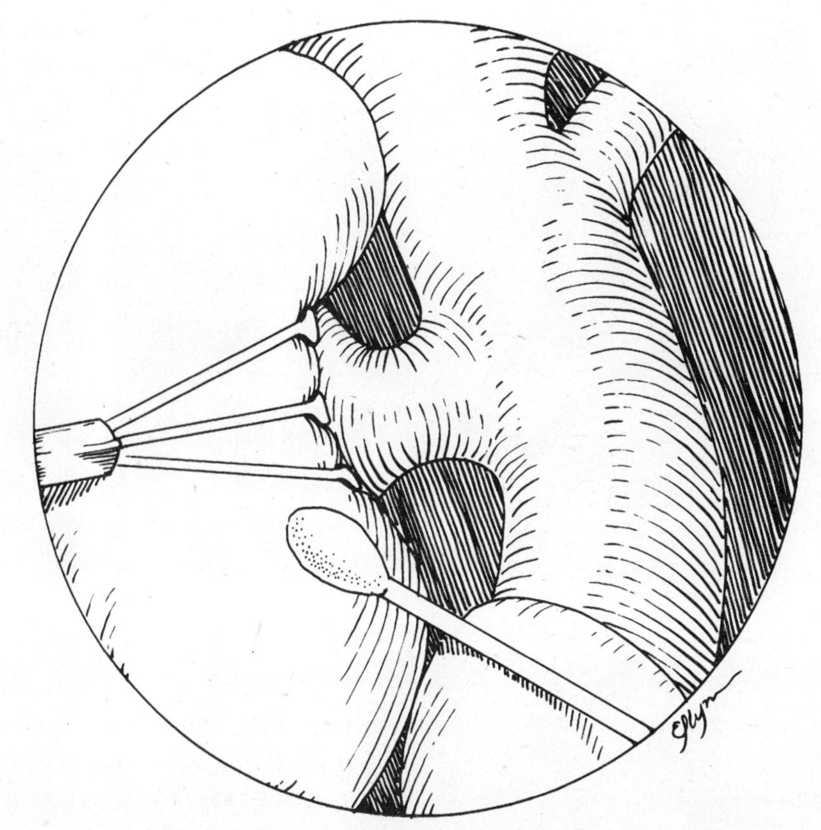

图 73.3　内镜下看到的左肺上叶被展开的拉钩拉向中线，纱球推子将肺叶固定到位。

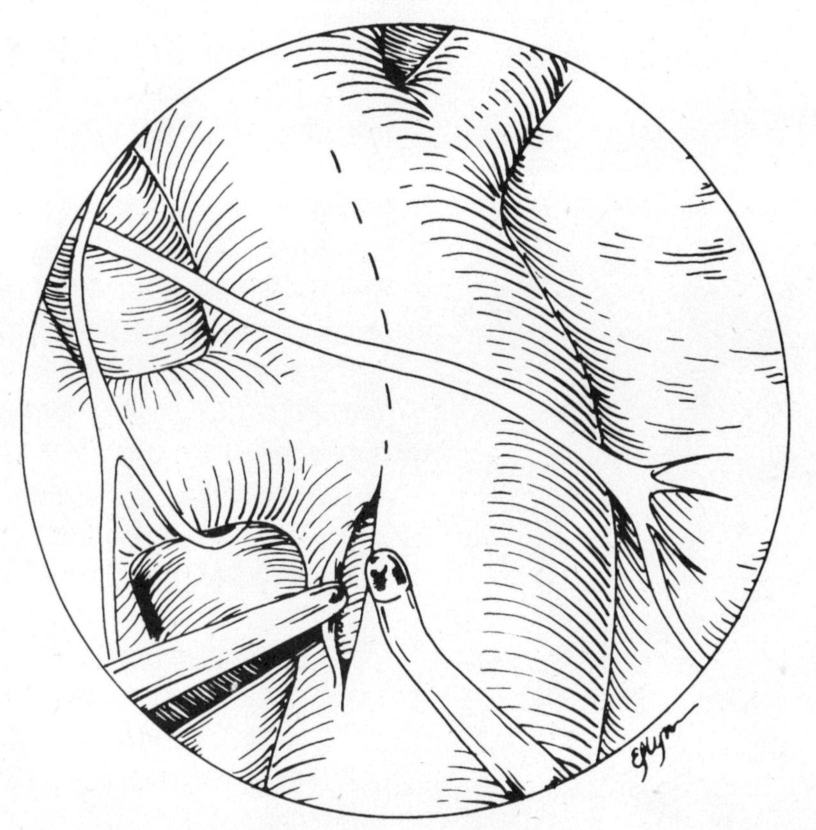

图 73.4　左锁骨下动脉起始部被作为标志。以电刀打开覆于导管表面的胸膜，横过的静脉通常需切断。

证实导管已被夹闭，并且确认左肺动脉及主动脉未被误夹。胸膜边缘应用电刀仔细灼烧以防止乳糜胸，然后小心取出胸腔镜器械，注意闭合撑开器时勿夹住肺组织。经拉钩孔置入12号胸腔引流管，各切口以可吸收线做皮内缝合，术后胸腔引流管拔除时应在手术室进行。婴儿患者清醒后拔除气管插管同样应在手术室进行。之后若为早产新生儿则应转回新生儿重症监护病房。

传统显露手术适用于导管直径较大、有钙化或胸腔镜手术中出血的患者。患者取右侧卧位，做胸壁后侧切口以保护胸肌及前锯肌。若为胸腔镜中转开放手术则应根据胸腔镜切口进行延长，在分离第5肋上沿的肋间肌后打开壁胸膜及第4肋间隙进入胸膜腔。撑开肋骨，两把S拉钩拉开左肺上叶及下叶上部(图73.8)。以左锁骨下动脉起始部为标志，沿远外侧端打开胸膜直至该处，在壁胸膜上做逢线牵引显露导管。若遇横过导管上间隙的横行静脉可将其结扎切断。打开导管上间隙，注意：在喉返神经绕过导管的折返处禁用电刀。导管后壁用直角钳做钝性分离，若导管直径与主动脉接近，则应在导管远近端各上一血管钳，然后切断导管，两端均以单丝线做连续缝合彻底封闭。

经胸骨正中切口的导管结扎或切断术需要游离主动脉与肺动脉紧靠的区域，而此区域在患者合并缺氧及紫绀时往往会有很多小血管形成。此时应从右肺动脉起始处切开外膜，导管的下方予以分离；纵隔包绕左肺动脉处也应切开，以充分显露左肺动脉及导管之间的间隙。同样以直角钳游离导管后方，以允许缝线的通过(图73.8)。缝线被缝在导管近端和远端的外膜上，以保持相互分开。缝扎导管后逢线应减少对主肺动脉的牵拉，以避免缝线的切割。导管用剪刀剪断。若导管较短应用血管钳夹住切断后缝合两断端。切断后左肺动脉根部的缝合位置应合适，以免造成狭窄。复杂心内手术后的出血往往与导管残端有关，因其组织较脆弱，尤其是在接受前列环素治疗的紫绀患者中。

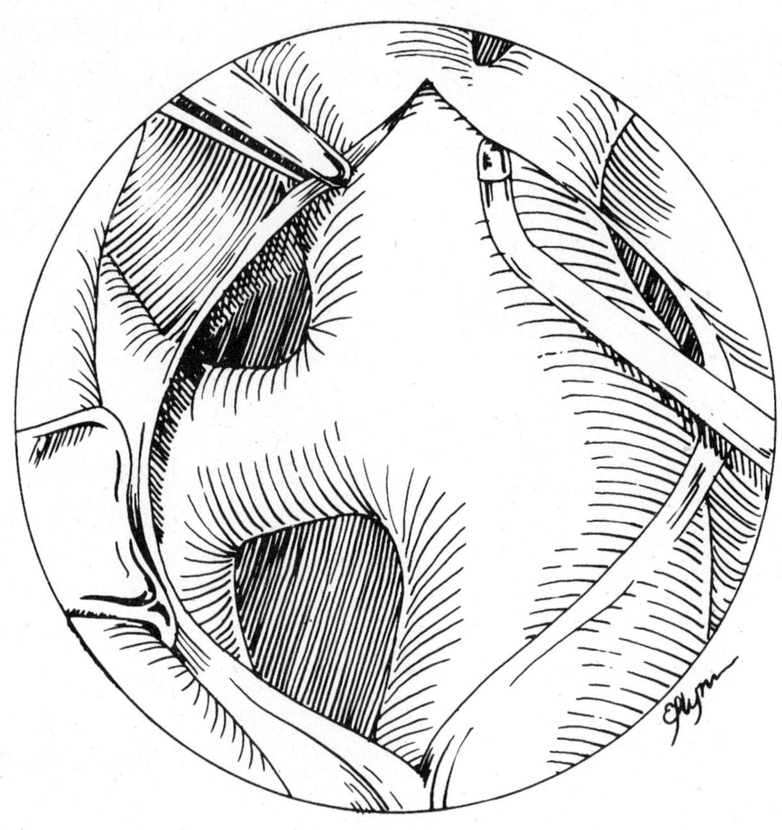

图 73.5　导管表面的胸膜切口缘至左锁骨下动脉起始处。

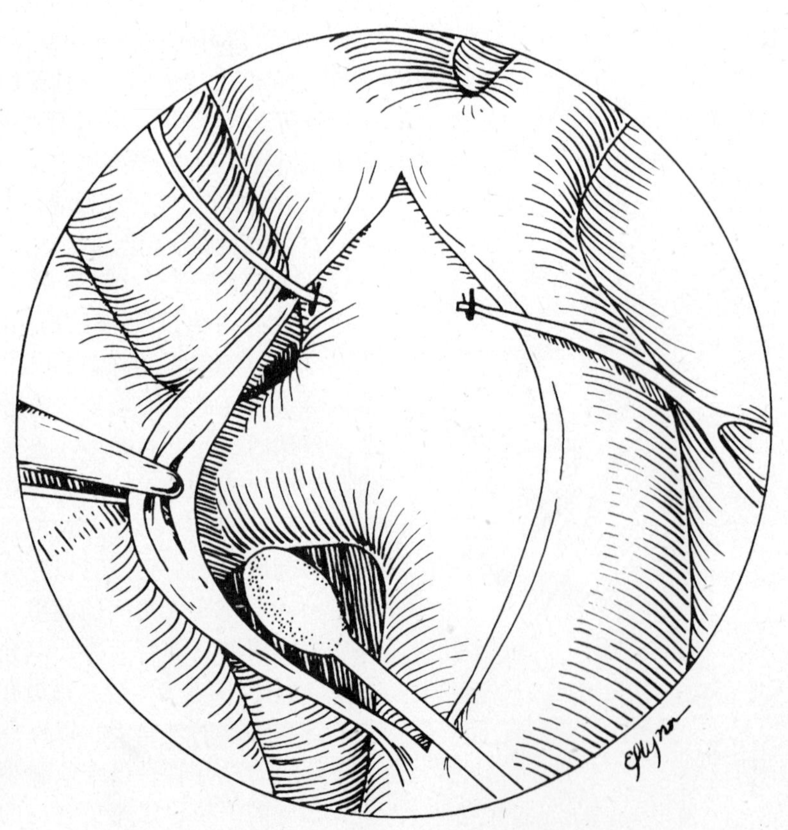

图 73.6　纱球推子游离导管后方，避免损伤喉返神经。

手术并发症及术后处理

胸腔镜远距离的手术操作使得出血的风险性加大，另外不能快速直接控制血管的出血，静脉通路的通畅、迅速开胸止血的准备是非常重要的，这样可以在发生出血后迅速地做出反应。和开放手术一样，最大的风险在于游离导管后壁及上钛夹时，应非常小心。而患儿往往合并有反流性食管炎，特别在Down综合征，使得食管与主动脉在导管位产生致密的炎性粘连，应小心精细地用电刀分离以防止出血。出血时应迅速开胸进入心包控制左肺动脉，夹闭主动脉近端及远端不仅有利于抓紧时间补充容量，也有助于清理术野修补导管。

无论开放或经胸腔镜导管结扎，均存在导管的残余分流或再通的可能。术中食道超声的应用可降低残余分流与再通发生的概率，但也不能绝对避免。胸腔镜术中发现残余分流往往与游离导管不彻底、钛夹未能完全包绕导管有关。此时应进一步游离导管后壁，充分分离食管与主动脉，再试着上第二个钛夹以完全夹闭导管。术中或术后一旦发现有残余分流，应立即趁着胸腔还未形成广泛粘连的时机进行再探查，开放或胸腔镜均可。

动脉导管瘤与血管内膜炎及假性动脉瘤相关，通常见于肺动脉管壁分层行导管切断缝合的患者，最好应经胸骨正中切口(若左胸有粘连)或者经胸部切口使用体外循环。

手术中误将左肺动脉或主动脉结扎的情况，往往见于导管较大且位

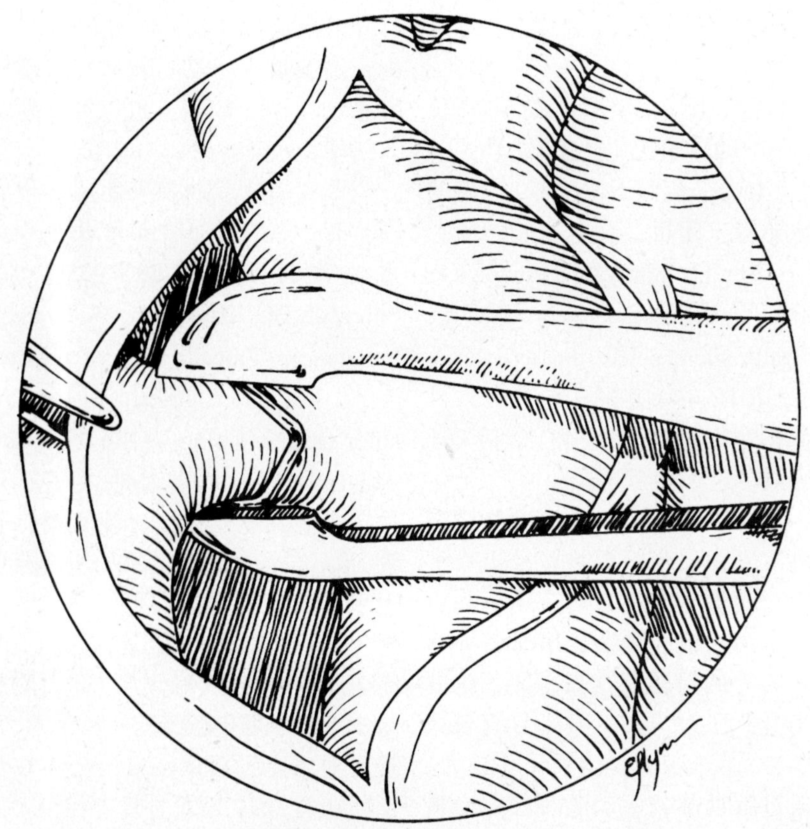

图 73.7　钳子向对侧提拉显露导管，动脉导管置于胸腔镜夹子中。

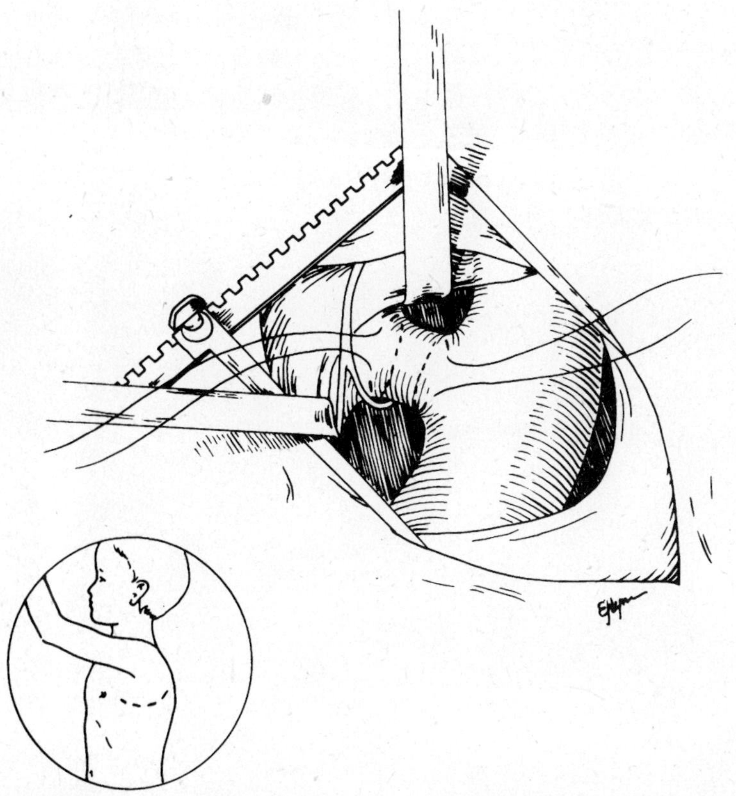

图 73.8　胸腔镜中转行开放手术时，经第 4 肋间隙延长胸腔镜切口，两把 S 拉钩拉开肺组织显露动脉导管，导管近端及远端缝线予以缝合。

于弓的上面，解剖视觉上的错误将导管当成了主动脉弓而结扎。喉返神经也会是造成误扎的原因。因此在不确定的情况下，主动脉弓的各个分支均应游离出，辨认清楚后再结扎。

当淋巴管从导管表面胸膜上越过，而在手术时打开主动脉被膜时将其切断，乳糜胸就可能出现。左锁骨下动脉发出的部位，有几支大的淋巴管。近期合并有上呼吸道感染的患者，若淋巴管肿胀而且电刀难以完全封闭淋巴管，术后乳糜胸的发生概率增加。此时做壁层胸膜的连续缝合关闭可有一定的帮助。术后早期发现乳糜胸应返手术室进行探查纠正。胸腔镜下用电刀或钛夹封闭渗漏的淋巴管并不困难，可大大降低患者长期住院及需饮食治疗的概率。

术中对喉返神经的保护技术要求很高，需要精确、轻柔的操作。在神经附近区域使用电刀是非常危险的，故在导管下间隙内应用组织剪或做钝性分离。无论胸腔镜或开放手术在钳夹导管时应确认未伤及喉返神经，尤其是确认后壁未夹住其他组织，并且最好是平行于主动脉夹闭。

多数患者在手术室即可拔除气管插管，然后在复苏室苏醒后再转回病房。微创手术后患者当晚便可活动进食，第二天即可出院。出院前应常规做胸片以了解胸腔及肺部情况，有无乳糜胸。出院后1个月复查心脏彩超，以确认导管有无残余分流和再通。

推荐读物

Castaneda AR. Patent ductus arteriosus: a commentary. Ann Thorac Surg 1981;31:92.

Fan LL, Campbell DN, Clarke DR, et al. Paralyzed left vocal cord associated with ligation of patent ductus arteriosus. J Thorac Cardiovasc Surg 1989;98:611.

Gray DT, Fyer DC, Walker AM. Clinical outcomes and costs of transcatheter as compared with surgical closure of patent ductus arteriosus. N Engl J Med 1993;329:1515.

Gross RE, Hummard JP. Surgical ligation of a patent ductus arteriosus: report of first successful case. JAMA 1939;112:729.

Laborde F, Noirhomme P, Karam J, et al. A new video-assisted thoracoscopic surgical technique for interruption of patent ductus arteriosus in infants and children. J Thorac Cardiovasc Surg 1993;105:278.

Panagopoulos PG, Tatooles CJ, Aberdeen E, et al. Patent ductus arteriosus in infants and children. Thorax 1971;26:137.

Pontius RG, Danielson GK, Noonan JA, Judson JP. Illusions leading to surgical closure of the distal left pulmonary artery instead of the ductus arteriosus. J Thorac Cardiovasc Surg 1981;82:107.

Wagner HR, Ellison RC, Zierler S, et al. Surgical closure of patent ductus arteriosus in 268 preterm infants. J Thorac Cardiovasc Surg 1984;87:870.

编者评述

T.L.S.

动脉导管未闭是一种常见的先天性心脏病，女性稍多于男性。大约每1000个新生儿中就有一名患有动脉导管未闭，在早产儿中，动脉导管未闭更为常见。1岁时导管仍未闭合的约占1%，而1岁以后导管自行闭合的不到1%，因此6个月到1岁动脉导管仍然未闭通常被视为手术关闭动脉导管的指征。而导管较大，有大量左向右分流或有充血性心力衰竭的患者则应立即进行手术。

如本章所述，手术方式仍有所争议。虽然动脉导管发生血管内膜炎的发生率较低，但由于即便是无杂音的动脉导管未闭也会发生血管内膜炎（D Balzer,TL Spray,CE Cantor,AW Strauss. Endarteritis associated with a clinically silent patent ductus arteriosus. Am Heart J 1993;125:1192），因此手术关闭动脉导管适用于包括无杂音的所有导管未闭的患者。

介入封堵治疗因其可避免胸壁切口及术中损伤喉返神经及出血等问题，而被越来越多的应用于动脉导管未闭的治疗中。但由于其导管尺寸匹配的问题使其在小婴儿中的应用受到限制。并且对于导管较大的患者，由于所需封堵器尺寸较大，在通过肺动脉或主动脉时往往会造成损伤。除此以外，金属异物带来的潜在的血管内膜炎风险也使得该技术的应用受到限制。然而若介入封堵能保证术后无残余分流或再通的话，这些缺点也不那么重要，但恰恰是介入亦不能保证导管的完全关闭。当然，对于导管有钙化的患者由于手术风险太大还是应该首先考虑行介入封堵。对于年龄偏大的患者，由于需要的手术切口较大，且随之带来的并发症较多，也应考虑行介入封堵治疗。

手术结扎或肽夹夹闭动脉导管通常有一定的再通的概率，有些报道再通率甚至高达20%~25%（KE Sorenson,BO Kristensen,OK Hansen. Frequency of occurrence of residual ductal flow after surgical ligation by color flow mapping. J Am Coll Cardiol 1991;67:653）。因此，尽管手术中已确定完全结扎或夹闭了动脉导管，术后再通也仍然需要警惕。当然无术后再通的金标准是切断动脉导管。但这要求切口较大且在切断前应完全地控制血管。而介入技术及胸腔镜技术要想取代传统的开放手术，则需要对患者再通率及残余分流率更长期随访，尤其是对导管直径较大的患者。

若经胸骨正中切口结扎动脉导管，虽然在结扎前需要仔细辨认右肺动脉起始处，并且需要足够游离开导管及左肺动脉，但总体上讲相对以上的手术方式则要简单一些。

（杨勋 译　安琪 校）

第74章

血管环、吊带和其他主动脉弓畸形

Erle H. Austin Ⅲ, Minoo N. Kavarana

历史背景

1737年Hommel首次描述了一种双主动脉弓畸形，由此才开始对主动脉弓和肺动脉畸形有所认识。57年后，Bayford发现1例吞咽困难患者存在迷走于食管后方的锁骨下动脉，他将此称作“大自然的恶作剧”，并命名为“吞咽困难畸形”。1945年，Gross首次对1例1岁的慢性哮喘患者施行双侧主动脉弓外科矫治术。1897年 Glaevecke和Doehle首次描述肺动脉吊带畸形，1954年Potts首次行动脉分隔再植术矫治该畸形。

胚胎学

胚胎发育第5周，原始心管融合，6对主动脉弓（鳃弓）在腹根和背侧主动脉之间形成（图74.1）。在高级哺乳动物中，弓的移行和退化生发出复杂的循环系统。正常发育过程中，左侧第4弓存留下来，形成主动脉弓和左锁骨下动脉近端；右侧第4弓演变成无名动脉和右锁骨下动脉。右侧主动脉远端退化，导致不成对的单侧主动脉弓形成。其余主动脉弓的胚胎发育结局如表74.1所示。

主动脉弓特定节段的移行或退化失败可能导致部分或完全形成包绕气管和食管的血管环，图74.2所示为其中最常见形式。

肺动脉的发育有两个不同的血管来源：①内脏血管丛发出肺芽，分化出肺血管丛；②左、右侧第6弓动脉近段（图74.3）。图74.4显示了各血管来源的移行异常，如何导致左肺动脉向气管后方移位，形成肺动脉吊带畸形和气管压迫。

分类及发病率

主动脉弓畸形及其导致的气管-食管狭窄约占先天性心脏病的1%~2%。一个常用的简单分类系统见表74.2，表中亦列出了需外科治疗的相对患病率。

组Ⅰ：完全性血管环

解剖学

若右侧背侧主动脉未退化（图74.2），导致左、右第4弓永存，则形成双主动脉弓（ⅠA型），通常情况下为右弓优势。降主动脉一般位于左侧正常位置，动脉韧带或动脉导管亦如此。通常双侧锁骨下动脉和颈总动脉分别从各自主动脉弓相应位置发出向上，无名动脉缺如。20%的患者并存其他心脏畸形，最常见者为室间隔缺损和法洛四联症。

ⅠB型血管环（右侧主动脉弓/食管后动脉韧带）占完全性血管环的45%，此类畸形大部分为左侧降主动脉，左侧第4弓异常退化导致右侧主动脉弓、食管后左锁骨下动脉和食管后韧带。左侧第4弓的残迹或残根存在（Kommerell憩室）。迷走左锁骨下动脉从右侧弓或Kommerell憩室发出，向上走行绕过食管后方。在此附近发出左侧动脉韧带，连接左肺动脉，形成包绕气管和食管的完整的环。

右侧主动脉弓可能镜像地发出左侧无名动脉，向前上走行，分成左颈动脉和左锁骨下动脉。如果动脉韧带连接左无名动脉和左肺动脉，就不会形成血管环，就像在法洛四联症患者中常见到的一样。因此，此类患者通常没有症状。如果动脉韧带从食管后方的主动脉弓发出，再连接左肺动脉，则形成了压迫性的血管环。

血管环畸形中有一种罕见的变异为颈部主动脉弓。主动脉弓位于锁骨平面以上的颈部，有时甚至高至颈2椎体水平。此种畸形有两种亚型，第一种也是相对常见的一种是ⅠB型，即右侧主动脉弓、迷走左锁骨下动脉、食管后

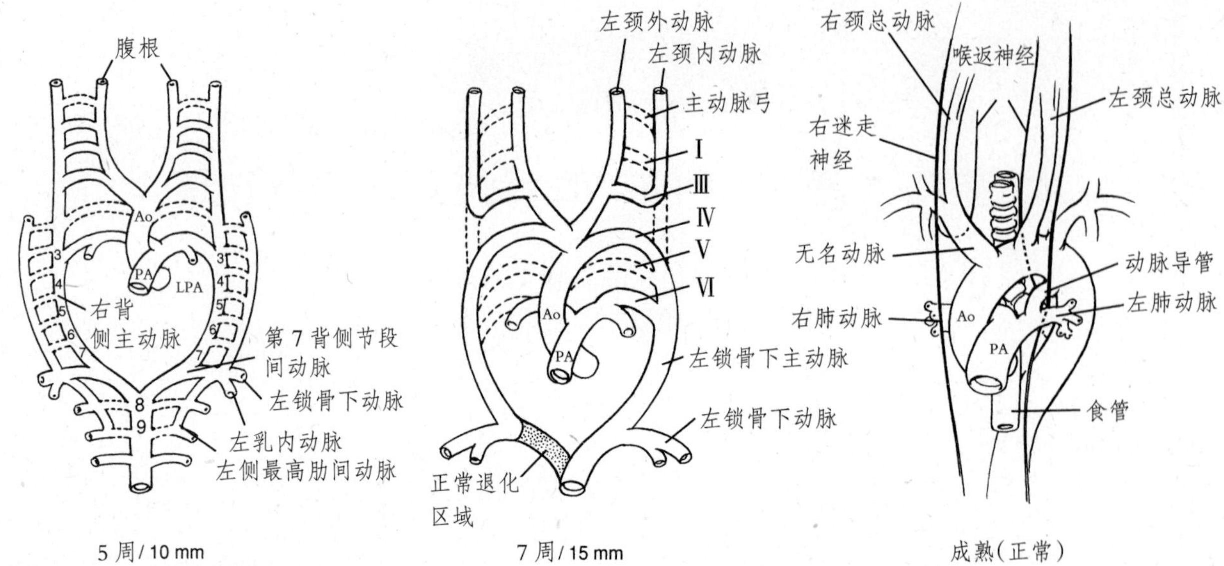

图74.1 正常主动脉弓发育过程。正常主动脉弓胚胎期由左侧第4弓演进而来。注意喉返神经从左侧绕过第6弓，即以后的动脉导管，从右侧绕过第4弓，即以后的右锁骨下动脉。这是由于正常情况下胚胎期右侧第6弓最终退化消失了。(Ao：主动脉；LPA：左肺动脉；PA：肺动脉)

动脉韧带；第二种为左侧主动脉弓，分支走行正常，故未形成完整的血管环。一般认为此种畸形是由于主动脉弓从头部(妊娠第3周)逐渐下降至胸内(妊娠第7周)的过程出现障碍导致的。

临床表现

血管环的临床表现可以从轻度呼吸困难或吞咽困难到呼吸窘迫或呼吸暂停。根据畸形类型的不同可以出现不同的症状和体征。

双主动脉弓的症状出现得最早最严重，因为包绕气管和食管的是一个很紧致的环。此型患者中75%1岁以内出现症状，常常在出生后一个月内，很少在6个月以上。出生后很快能发现哮鸣、非生产引起的咳嗽以及哭声嘶哑，喂食时哮鸣加重，尤其是喂固体食物时。这种咳嗽很具特征性，像“海豹叫声”或“黄铜样的咳嗽”。呼吸窘迫可以导致窒息、紫绀和呼吸暂停，在窒息前后可能发生呕吐。尽管食管受压，大多数双主动脉弓患儿对流质耐受较好，仍然可以正常喂养。

当气管食管压迫由右侧主动脉弓和食管后韧带引起时，总体来说症状类似但一般较轻，可能到婴儿后期或儿童早期才显现出来。这类血管环一般导致狭窄的程度较轻，随着主动脉的生长而逐渐显现。

颈部弓患者一般无症状，但可能在颈部或锁骨上凹处扪及搏动性包块。IB型患儿还可能存在哮鸣、呼吸困难等压迫症状，成人患者更常表现为吞咽困难。一些成人患者出现中枢神

表74.1 胚胎期主动脉弓的发育结局

胚胎血管	发育结局
1. 动脉干	近段升主动脉和肺动脉根部
2. 主动脉囊	远段升主动脉、头臂动脉以及左颈总动脉开口前的主动脉弓
3. 第1弓	腋动脉的一部分
4. 第2弓	镫骨动脉的一部分
5. 第3弓	颈总动脉和颈内动脉近段
6. 第4弓	
右侧	右锁骨下动脉的近段
左侧	左侧颈总动脉和左锁骨下动脉间的一段主动脉弓
7. 第5弓	无知名结构
8. 第6弓	
右侧	近段成为右肺动脉近段，远段退化
左侧	近段成为左肺动脉近段，远段成为动脉导管
9. 右侧背侧主动脉	头侧构成右锁骨下动脉右侧第4弓以远部分，远段退化
10. 左侧背侧主动脉	左锁骨下动脉以远的主动脉弓
11. 右侧第7段间动脉	右锁骨下动脉远段
12. 左侧第7段间动脉	左锁骨下动脉

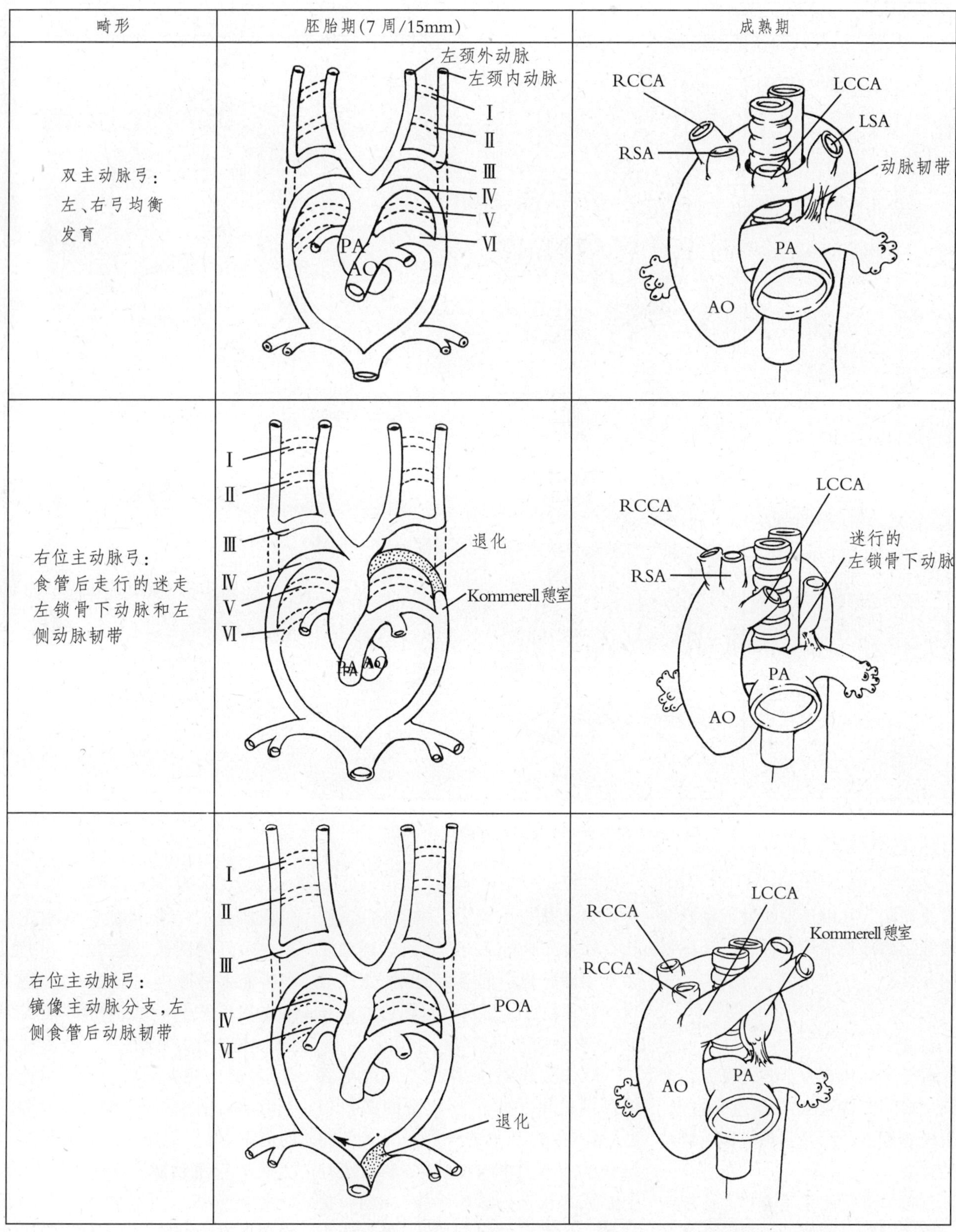

图 74.2　常见的需要外科手术矫正的血管环及其胚胎发育。Kommerell 憩室是左侧第 4 弓退化的残迹，可能形成动脉导管(韧带)或(和)左锁骨下动脉(LSA)。(Ao：主动脉；L. ext. car. a.：左侧颈外动脉；LCCA：左侧颈总动脉；LSA, LSCA：左锁骨下动脉；PA：肺动脉；PDA：动脉导管未闭；RCCA：右侧颈总动脉；RSA, RSCA：右锁骨下动脉；罗马数字代表胚胎期动脉弓)(待续)

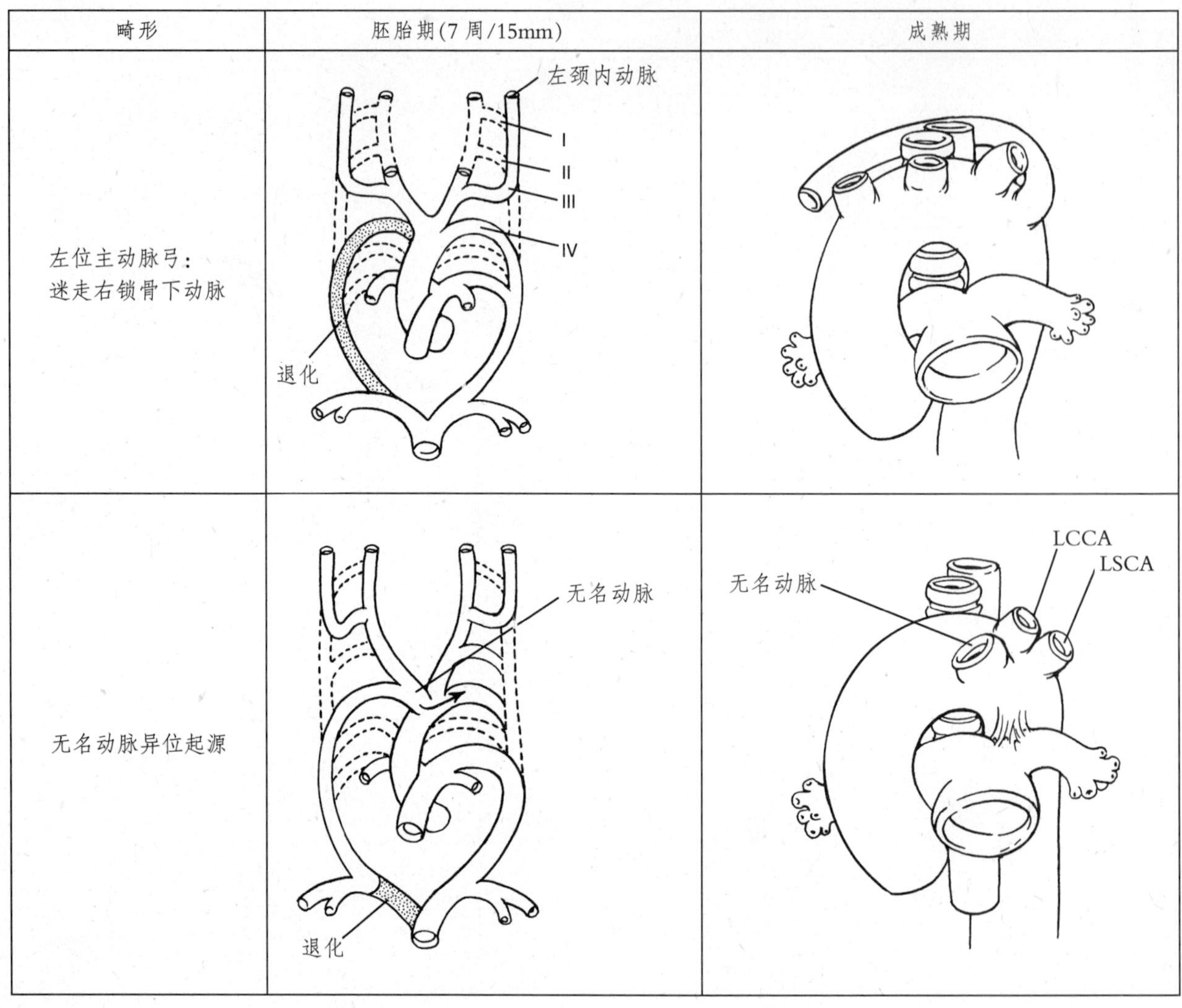

图 74.2(续)

经系统症状，并由于左锁骨下动脉和椎动脉起始部狭窄导致锁骨下动脉窃血综合征。

诊断

血管环在胸部X片上表现为肺部浸润、肺不张，单侧或双侧通气过度，如发现右侧主动脉弓则更应警惕该畸形的存在。

食道钡餐仍然是很有用的诊断手段。双主动脉弓的侧面观提示食管的向后切迹；从前后位投影上，可见左右皆有切迹，右侧高而左侧低。发自左侧主动脉弓的迷走右锁骨下动脉从侧位看也会引起食管的向后切迹，而其前后位显示从左上到右下的斜向走行。从右侧主动脉弓发出的食管后迷走左锁骨下动脉也引起类似的侧位X线表现，但其前后位显示斜行切迹方向相反：从右上向左下。

既往实践中，临床病史和食道吞钡已可提供手术治疗所需的必要信息。MRI和CT技术的开展和完善使得这些非侵入性检查技术在多数医疗中心成为优选的诊断手段。MRI可提供最详尽彻底的解剖描述，可显示血管环的压迫效应。但MRI价格昂贵，婴幼儿患者需要镇静，而此类患儿发生气道压迫的风险很大。如果不予镇静，患儿的运动伪影经常严重影响成像质量。CT扫描加三维重建也能提供很好的图像，但是其应用受限，因为需要静脉内注射造影剂，患儿暴露在射线中，检查时亦可能需要镇静。主动脉造影是一个侵入性的检查，目前已甚少采用。造影可明确双主动脉弓的完整性，确定血管腔异常的范围，但是不能鉴别一侧弓某节段闭锁的双主动脉弓和右侧主动脉弓加食管后韧带。经胸超声心动图可用来探查合并的心内畸形，该检查理所当然对评价血管环很敏感，但似乎在判别闭锁节段和非管腔结构方面无优势。

如果发现纵隔增宽，应怀疑有无

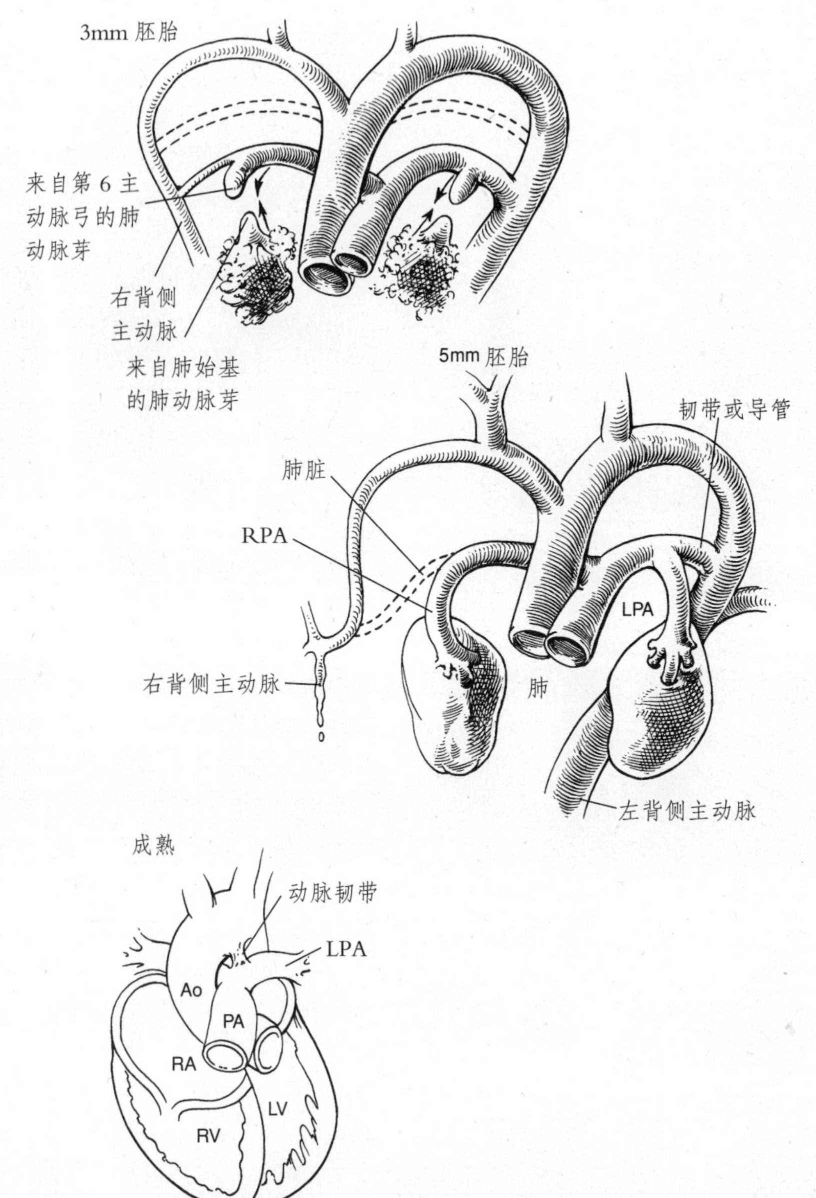

图 74.3　正常肺动脉发育过程。肺动脉由两大不同的血管芽生发而来：即第 6 弓（左、右）和内脏血管丛。这些血管芽融合后形成左右肺动脉。（Ao：主动脉；LPA：左肺动脉；LV：左心室；PA：肺动脉；RA：右心房；RPA：右肺动脉；RV：右心室）

颈部主动脉弓。胸部X片显示主动脉节消失，气管前移。虽然血管造影是诊断金标准，CT和MRI也已成为确立诊断的重要无创检查技术。

手术适应证

存在症状的完整血管环即有手术纠正的指征。出生后6个月内建立诊断者，甚或出生后不久即建立诊断者需要手术纠正的概率远高于出生后6个月后发现畸形者。大婴儿或儿童早期才发现的轻微症状可能随着小儿的生长而逐渐消退，对这样的患者选择密切观察也许更恰当。

手术技术

90%的血管环患者可通过左胸后外侧切口实施纠治手术，选择单腔气管内全身麻醉。

双主动脉弓　双弓患者，两侧弓都有血流通过，可保留优势血流侧的弓。切断的部位使血管环保留重要的头臂部血流。如果环上有闭锁的节段，则在此处切断。血管切断前先予钳夹，由麻醉师分别监测颈动脉和桡动脉搏动以确认。

经口气管插管建立麻醉后，患儿置于右侧卧位（图74.5）。作保留肌肉的后外侧切口，经左侧第4肋间隙入胸。向前下方牵引左肺，暴露后纵隔。可附加一个柔韧的肺部拉钩，并用巾钳固定在胸腔撑开器上，在整个手术过程中保持这种显露。

打开胸膜前仔细辨认降主动脉、前（左）主动脉弓、左锁骨下动脉、迷走神经和膈神经（图74.5）。迷走神经于左锁骨下动脉前方下行，穿过左侧主动脉弓，从动脉韧带内侧进入纵隔并发出喉返神经。后（右）主动脉弓此时可能看到，也可能看不到，这主要取决于纵隔脂肪厚度。

从左锁骨下动脉下方的降主动脉起始部切开纵隔胸膜，并向前后牵引暴露（图74.6）。迷走神经会随着纵隔胸膜片向前牵引而被掀离纵隔，显露出喉返神经，这和动脉导管未闭手术的显露类似。在前（左）主动脉弓和左肺动脉之间辨认动脉韧带（或动脉导管）。锐性解剖动脉韧带全程，按常规方法结扎切断。轻柔牵引悬吊后侧胸膜片，暴露纵隔。这样可以看到后（右）主动脉弓从食管后方穿入纵隔，和前（左）弓会合形成降主动脉。以此方法切开并延长纵隔胸膜，可以获得纵隔结构的广泛显露。前弓游离到左颈总动脉水平，左锁骨下动脉向胸廓出口方向解剖。把后弓和其毗邻纵隔组织解剖开，锐性切断所有粘连带。手术至此，血管环最狭窄的部分已可确认。多数情况下，最狭窄节段位于前（左）弓的左颈动脉和左锁骨下动脉开口之间（图74.10和图74.11），或

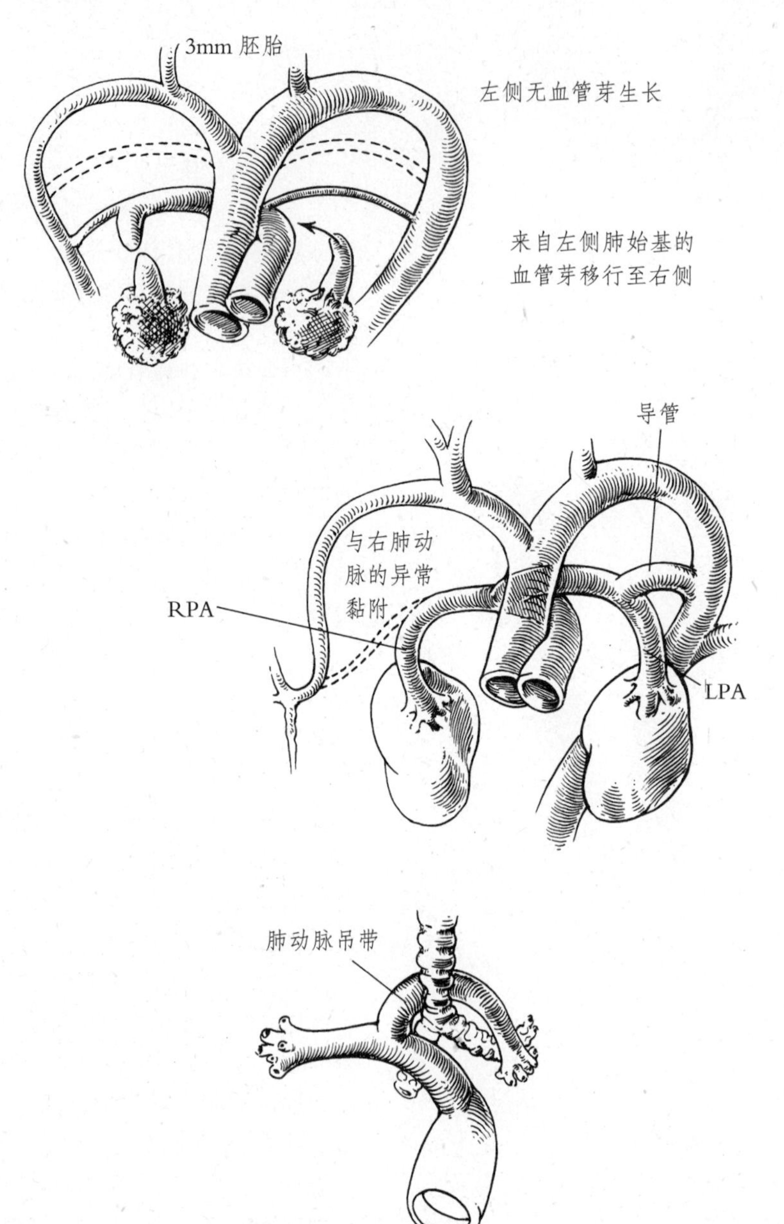

图 74.4 左肺动脉异常发育及肺动脉吊带形成过程。如果左侧肺动脉的内脏血管芽与左侧第6弓融合失败，其向后移行至气管和食管之间，和右肺动脉融合，这样就形成了压迫气管的“吊带”。(LPA:左肺动脉;RPA:右肺动脉)

者位于左锁骨下动脉和后(右)弓之间。约20%的患者后弓较细，应在其与前弓的连接部切断（图74.6和图74.7)。如前后弓粗细相当，即在最容易的地方切断弓，通常在左锁骨下动脉和后弓之间。

动脉韧带(动脉导管)用常规方法切断(图74.7)。一旦确认好血管环切断的合适位置，上血管钳阻断，探测双侧桡动脉和颈动脉搏动（图74.8)。切断血管，断端分别用4-0聚丙烯缝线连续缝合关闭。缓慢开钳，确认没有活动出血。在后纵隔解剖后弓时应尽量全程游离，后弓切断后可回缩远离食管后壁(图74.9)。最后再次检查有无活动出血，关闭纵隔胸膜。放置单根胸管，头端沿纵隔后方放在左侧胸顶。

图74.10和图74.11显示了前(左)主动脉弓的解剖和手术切断的类似技巧。如有必要，迷走神经和喉返神经可随后半纵隔胸膜片向后掀开，以获得前弓近心端更好的显露，同时也避免神经受损。

如果MRI和CT扫描清楚显示后(右)弓较前(左)弓为细，应选择右侧开胸入路。从右胸腔可以较容易解剖出较细的后弓，弓的后段切断后不会回缩入脊柱后(左侧开胸时总会如此)，一旦发生显著出血可以从容控制。

右侧主动脉弓伴食管后韧带 此类患者一般行左侧开胸手术，切断韧带也就切断了环。后外侧保留肌肉切口，于纵隔胸膜中辨认迷走神经。在迷走神经后方，降主动脉近端和左锁骨下动脉之间打开纵隔胸膜。前半胸膜片悬吊牵引，显露左肺动脉，可确定动脉韧带的位置。韧带可能存在几种不同的来源位置关系：①从后(右)弓的Kommerell憩室发出；②直接从后(右)弓发出；③从食管后的左锁骨下动脉发出。在动脉韧带发出的部位解剖，保护喉返神经，常规切断动脉韧带，松解粘连带。大多数情况下不必切除Kommerell憩室。充分游离后，气管和食管得到松解。如Kommerell憩室较大或扩张可予切除，以免其单独对气管食管产生压迫。对这类患者可以考虑将左锁骨下动脉转移到左颈动脉，防止后主动脉弓和左锁骨下动脉对气管产生吊带效应。

需右侧开胸的血管环 约10%~20%的血管环患者需要行右侧开胸手术纠治。如前所述，最常见的是左弓优势型的双主动脉弓。较罕见的病例包括：①左弓右降伴右侧动脉韧带连接右降主动脉和右肺动脉；②左弓、迷走右锁骨下动脉和右侧动脉韧带。外科医生对这些罕见病例应保持足够警惕，必要时可通过食道造影检查来鉴别。造影于食道左后上方的高位可见显著的充盈缺损。MRI和CT也可探明

表 74.2　血管环和肺动脉吊带的分类

分类	需外科治疗的相对患病率(%)
组 I　完全性血管环	75
IA 双主动脉弓	55
右弓优势	80
左弓优势	15
均衡双弓	5
IB 右侧主动脉弓/食管后韧带	45
迷走左锁骨下动脉	70
镜像分支	30
IC 左弓右降/致密韧带	<1
组 II　部分性血管环	20
左侧主动脉弓	100
迷走右锁骨下动脉/左侧韧带	20
无名动脉压迫	80
组 III　肺动脉吊带	5

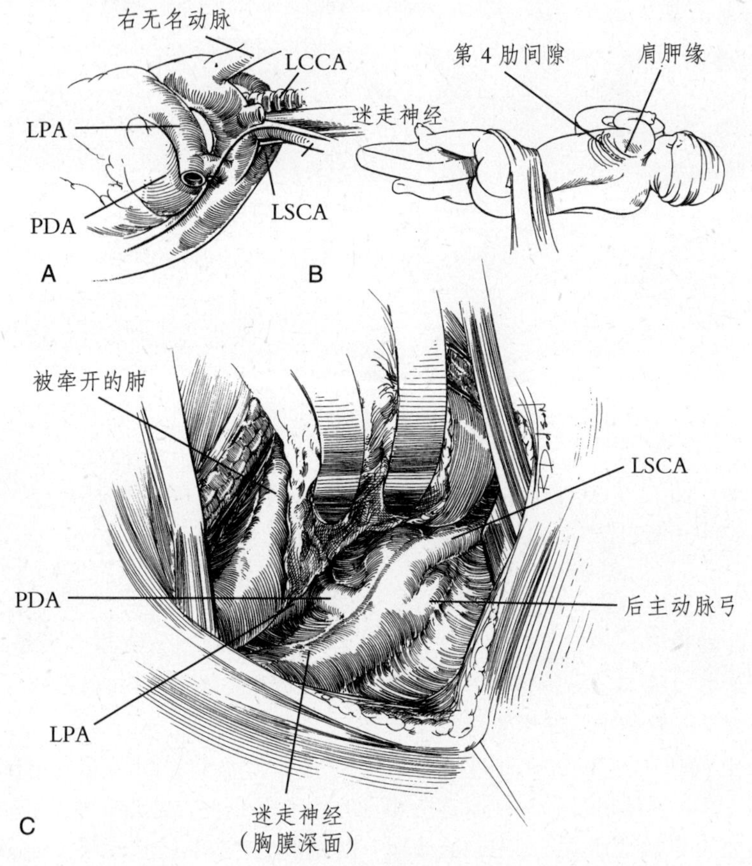

图 74.5　完全性血管环的解剖、外科入路和显露。(A)患者右侧卧位，左腋部前倾，右腿髋部和膝部弯曲，双腿间夹一个枕头，左腿伸直。切口在肩胛下角处略呈 S 形弯曲，尽量少切断肌肉，从第 4 肋间入胸。(B)向前放置胸腔自撑开器，用拉钩垫湿纱布将肺向前下方牵拉，将拉钩固定在撑开器上。(C)切开纵隔胸膜前，辨认迷走神经、主动脉和左肺动脉的位置，可能的话，辨认后(右)主动脉弓和动脉韧带的位置。(LCCA：左侧颈总动脉；LPA：左肺动脉；LSCA：左锁骨下动脉；PDA：动脉导管未闭)

此类病例。这些畸形的纠正原则都是类似的，喉返神经从右位的动脉韧带绕过，选择切断动脉韧带从而打开血管环，分离动脉韧带时需小心避开喉返神经。食管后方纵隔内的主动脉弓也需要游离，切断连接食管后壁的粘连带。

需正中劈胸骨开胸的血管环　约5%的血管环患者需要行正中劈胸骨手术纠治。当合并其他心内畸形如法洛四联症（20%~25%患者合并右侧弓）时，多采用该入路。不过，多数合并右侧主动脉弓的法洛四联症患者存在镜像的分支，如左侧无名动脉，动脉韧带连接左无名动脉和左肺动脉，因此并不形成血管环。

颈部动脉弓极少需要外科修补，除非合并一些复杂的病症如压迫综合征、主动脉弓发育不良、弓部动脉瘤等。手术方式根据并发症的情况和解剖特征而不同，从动脉韧带切断到动脉瘤切除、移植物植入等，不一而足。

组II：部分性血管环

部分性血管环包括：①左侧主动脉弓、迷走右锁骨下动脉、左侧动脉韧带；②无名动脉起源位置左移，导致气管从前方受压。

左侧主动脉弓伴迷走右锁骨下动脉

左弓伴迷走右锁骨下动脉畸形在主动脉弓畸形中最常见，在人群中占到0.5%~1.8%，多数患者无症状。该畸形由于右侧背侧主动脉全段退化形成，右锁骨下动脉向后移行至食管后方，左锁骨下动脉向头侧移行，常伴有主动脉缩窄畸形。如果出现症状，最常见为吞咽困难相关症状，食管吞钡造影已足够建立诊断。此畸形很少需要外科手术，如症状长期存在，可行左侧开胸，游离或切断食管后的右锁骨下动脉。

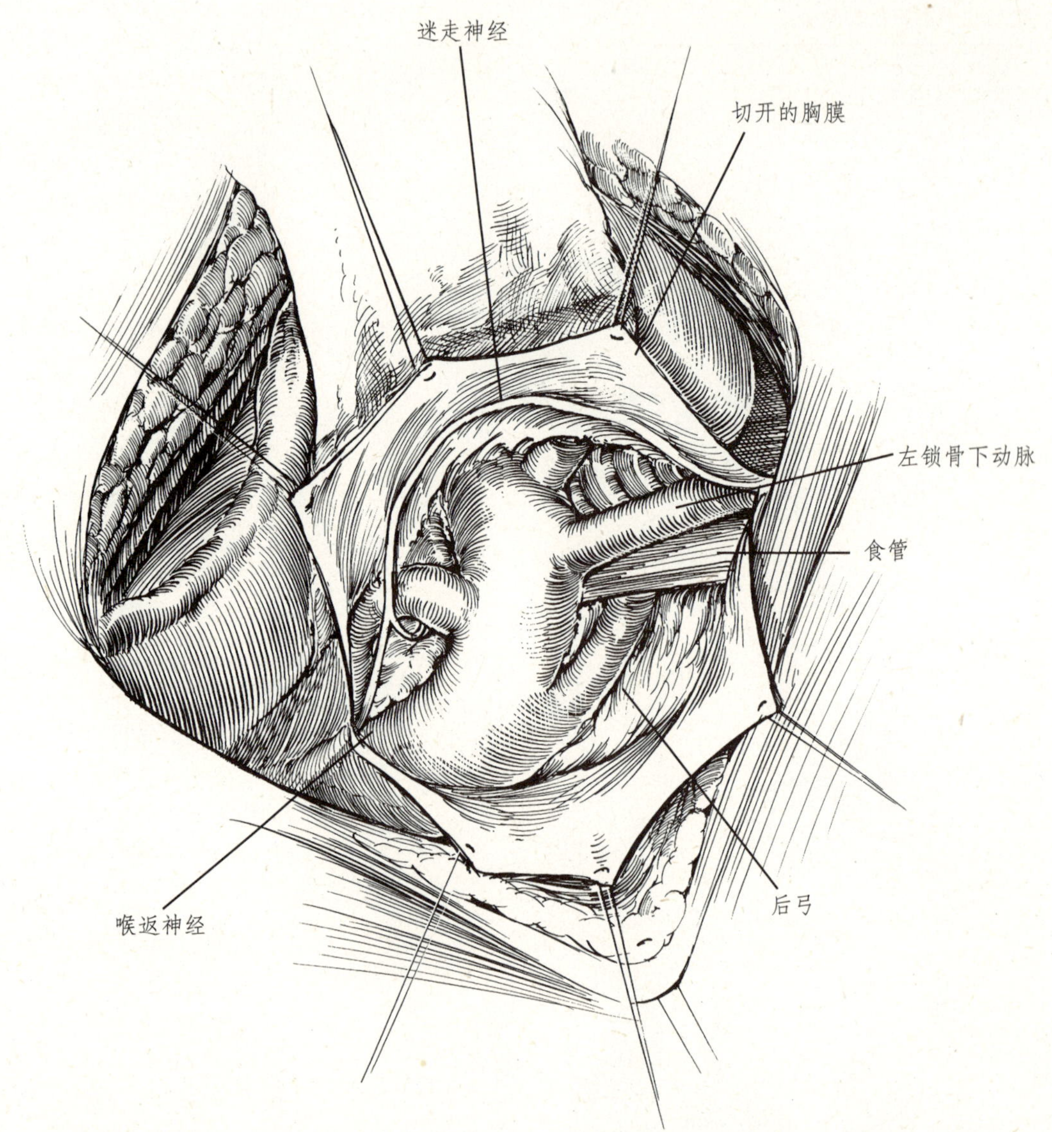

图 74.6 双主动脉弓的解剖，左弓优势，纵隔胸膜已打开。从降主动脉近端到左锁骨下动脉开口处打开胸膜，迷走神经和喉返神经随前半部分胸膜片一起被游离牵开，后(右)弓从食管后穿入纵隔深处。

异位无名动脉引起气管压迫

解剖学 正常的左主动脉弓和左侧动脉韧带的人群中，有一部分患者无名动脉部分或全部从气管左侧发出，其从左向右走行的过程造成了远端气管前面的压迫。气管压迫的程度不一，只有小部分患者出现气道梗阻的症状。

临床表现 无名动脉压迫大多发生在2岁以内的患儿。主要为呼吸道症状，包括反复支气管肺部感染、哮鸣和呼吸暂停。

诊断 无名动脉压迫最好的诊断措施为支气管镜检，镜下可见隆突水平以上气管前壁1~2cm的搏动性压迹。气管要受压超过50%~75%才会引起相关的呼吸道症状。MRI检查也可以建立诊断。

手术适应证 是否进行外科手术干预取决于症状程度。症状轻微的患者给予保守治疗并让其继续成长。既往有呼吸暂停、严重哮鸣或呼吸窘迫历史的患儿，或曾发生两次以上的支气管肺炎或气管支气管炎患儿，如果证实气管显著受压，应考虑行手术治疗。

手术技术 解除无名动脉压迫的技术有几种，Mustard的技术需要切断横越在气管上的动脉，Langlois的技术包括切断动脉和升主动脉再吻合。我们更推崇Gross的无名动脉悬吊技术。

虽然Gross采用左前开胸技术，我们更愿意选择右侧第2肋间前胸切口入胸(图74.12)。切除右叶胸腺，

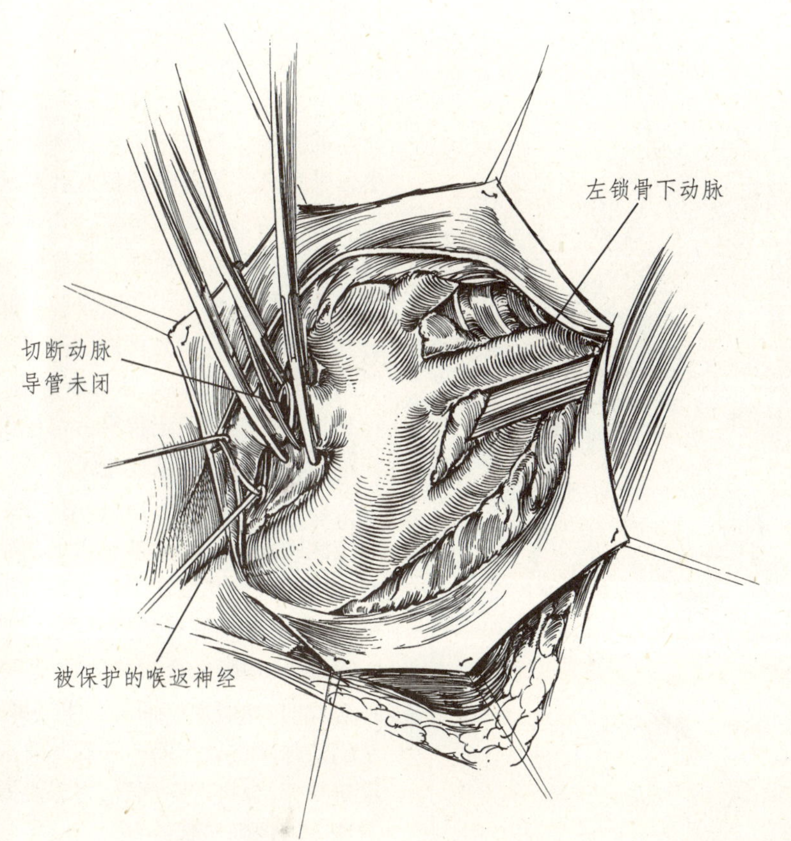

图 74.7 切断动脉导管未闭(PDA)。动脉导管处上阻断钳,注意牵开喉返神经,导管断端用 5-0 聚丙烯缝线关闭。

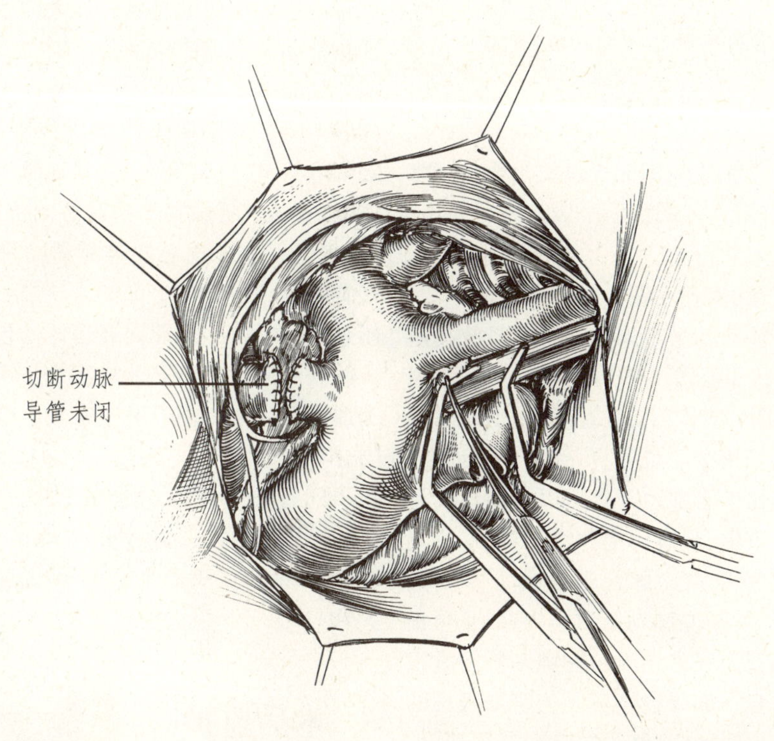

图 74.8 切断后(右)主动脉弓。充分游离后弓,放置合适大小的血管钳,切断前扪查颈动脉和锁骨下动脉搏动,或用超声多普勒确认血流。

游离无名静脉以显露无名动脉。不要把无名动脉从气管前方解剖开,这样对动脉的悬吊亦可把气管受压的前壁向前牵引,防止塌陷,保证气道腔通畅。胸骨正后方心包反折部的无名动脉外膜缝合几针3-0编织缝线(图74.13),缝线深缝入胸骨后壁的骨膜,视频辅助的硬质支气管镜对评价放置缝线后的效果和气管腔张力具有重要价值。或者可在胸骨上穿孔,将缝线穿出,在胸骨前方打结。不论什么方法,重要的是牢靠地将无名动脉悬吊在胸骨后。在无名动脉远端再放置2~4针3-0缝线,固定在相邻肋骨的骨膜上,这样无名动脉全程所造成的对气管前壁的压迫被悬吊解除了(图74.14)。再次强调在支气管镜引导下施术,确保气管梗阻解除效果满意。少数情况下,无名动脉悬吊不能明显改善气管压迫,可考虑正中开胸行无名动脉再吻合。

组Ⅲ:肺动脉吊带

解剖学

肺动脉吊带患者的左肺动脉从右肺动脉后方发出,绕过右主支气管,走行在气管和食管之间,以比正常更低的高度进入左侧肺门(图74.15)。此畸形不形成血管环,但包绕远端气管和右主支气管形成吊带,对这些结构造成压迫,食管并不梗阻,但是食管镜或食管吞钡造影仍可发现食管前壁的切迹。

肺动脉吊带畸形占气管狭窄病例总数的33%~50%。这些病例中,气管狭窄是由于正常气管和主支气管的后壁膜性部分消失,由完整的气管环取代。这种环的畸形可局限在远端气管,也可能累及气管全程,如果这样会非常棘手。更多情况下,这种缺陷只局限在肺动脉吊带所累及的区域。

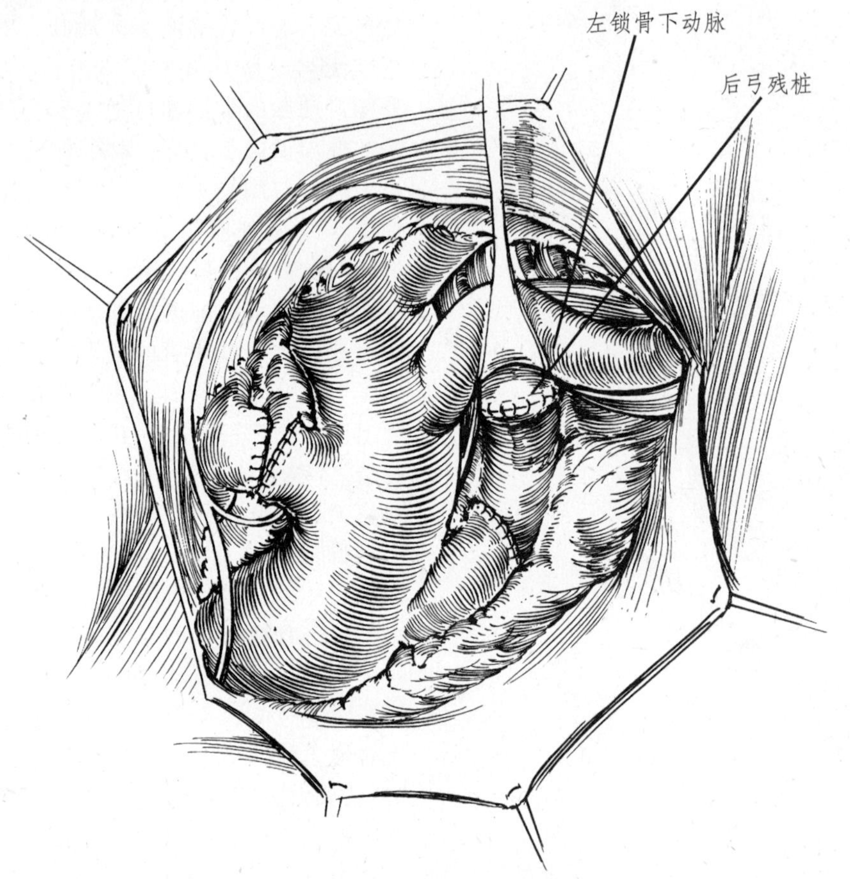

图74.9 后(右)主动脉弓切断完成后。后弓切断后双层缝合,游离近、远端残桩周围的粘连带,松解气管和食管。这样近端残桩可回缩,解除食管压迫。一旦残桩出血将会非常危险,很难控制住。基于上述考虑,如术前影像学清楚提示后(右)弓较细,选择右侧开胸完成手术可能更好。

临床表现

肺动脉吊带产生气管压迫症状是由于气管后方结构受损。小婴儿出生后不久就出现症状,如反复哮鸣。患儿经常被诊为哮喘症,可能有慢性肺部感染的历史。查体可发现哮鸣、呼吸加快、鼻翼翕动、吸气或呼气性喘鸣,还可能发现肋间肌凹陷。

诊断

肺动脉吊带患者的胸部X片可提示右主支气管向前弓状变形,气管远端和隆突被拉向左侧,引起双肺通气不均衡。如血管环一样,食道吞钡具有诊断价值。气管和食管之间的异位左肺动脉在侧位投影上形成食管前缘的压迹。当然,MRI能提供更全面的三维信息,是首选的诊断手段。

手术适应证

肺动脉吊带如果有呼吸系统梗阻的症状体征者,应选择手术修补。所有患者术前都应该行支气管镜检,评估气管支气管狭窄的位置、角度和狭窄程度。

如果术前检查提示以外源性气管压迫为主,没有固定狭窄,则手术修复重点将左肺动脉在气管前方重新定植。可切断左肺动脉重新吻合,也可横断气管,在未切断的左肺动脉后方重新吻合。如果检查提示气管局限性的固定狭窄,则将气管的病变节段切除,将未切断的左肺动脉重新置于气管前方,再吻合气管。

手术技术

若患者不需要行气管切除,可选择左前外侧切口或正中切口入胸。虽然体外循环并不是行异位左肺动脉再植所必需的,其应用确实可代替呼吸功能,并在开放的血管上精确完成吻合。体外循环也使不切断左肺动脉而行气管切除吻合成为可能。基于上述原因我们对所有肺动脉吊带患者,无论是否存在气管固定狭窄,都建议选择正中劈胸骨体外循环施术。

标准正中劈胸骨切口,打开心包和左侧胸膜。全身肝素化后主动脉和右心房插管。开始体外循环,降温至32℃。左右肺动脉近端解剖游离,确定气管位置,切断缝合动脉韧带(动脉导管)。此时,术者面临两种手术选择:于左肺动脉发出处切断,移到气管前方重新吻合;直接切除气管,将未切断的左肺动脉放到气管前方。

如果气管仅有轻度病变或无病变,我们倾向选择切断左肺动脉,将其吻合于主肺动脉的左侧面,大约在正常左肺动脉发出的位置。

气管存在局限性固定狭窄的患者(图74.16),需要切除狭窄段气管(一般切除4~5个气管环),左肺动脉保持连续,并从气管缺损处将其游离出来。用5-0可吸收缝线全层连续缝合完成气管吻合(图74.17)。如气管狭窄长度超过5个气管环,可能需要自体心包片或肋软骨来行气管补片成形术。手术完成后给予40cmH_2O正压通气,检查吻合口是否漏气。

气管吻合牢靠,测试完成后,可以恢复机械通气,并停止体外循环。肝素中和止血满意后,按常规逐层关胸。

术后监护

所有患者都应该给予特别的呼

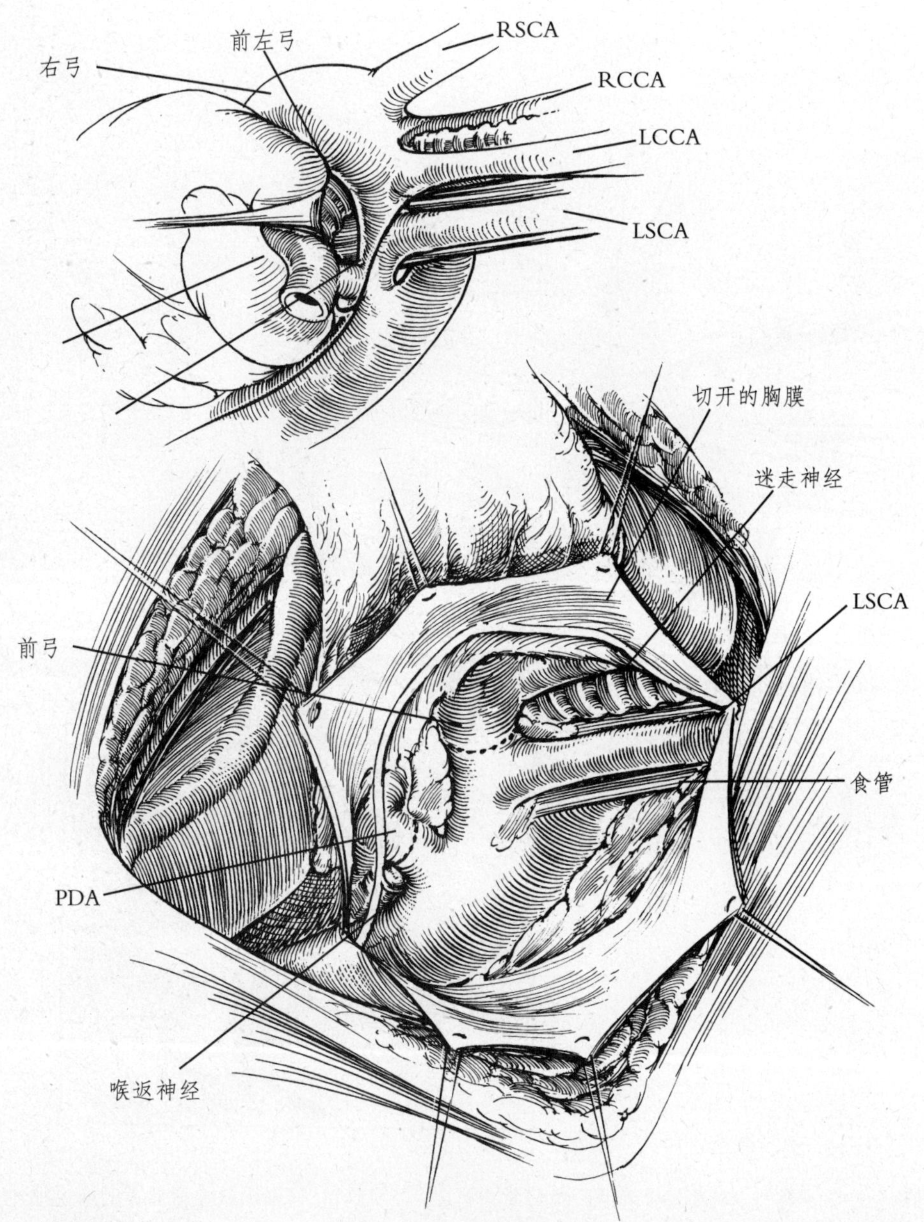

图 74.10　双主动脉弓的解剖，左弓优势。手术入路和显露类似于图 74.6 至图 74.9 所示。本图中迷走神经和喉返神经随前半纵隔胸膜片游离掀开，如预计将于左颈总动脉开口近心端的前(左)弓切断，也可将迷走神经和喉返神经随后半部分胸膜片游离牵开，这样可使近心端在没有这些神经的张力下得到更好显露。(LCCA：左颈总动脉；LSCA：左锁骨下动脉；PDA：动脉导管未闭；RCCA：右颈总动脉；RPA：右肺动脉；RSCA；右锁骨下动脉)

吸道管理和监护。大多数血管环和肺动脉吊带患者都可以于术后即刻乃至术后24小时内拔除气管插管。偶尔如果术前存在气道梗阻后不张或肺炎，术后可延长气管带管时间，正压通气，输氧治疗，加强气管内吸痰，氧气和支气管扩张剂行湿化治疗。拔除气管导管后，仍需继续进行湿化治疗和支气管扩张剂吸入。气管狭窄型的肺动脉吊带患者，气管切除吻合术后，一定避免做头颈部过伸动作，可从下巴到胸骨上凹的皮肤上缝一针粗线适当固定。

通常症状并不会很快消失，水肿消退的时间可能为几天到几个星期。少数情况下，反复发生的上呼吸道感染和慢性干咳可延续1~2年之久。术后这些长期存留的症状在某些患儿身上表现得尤为明显，这些患儿多为出生后6个月内就发现症状，却是在其病程的晚期才接受手术的。

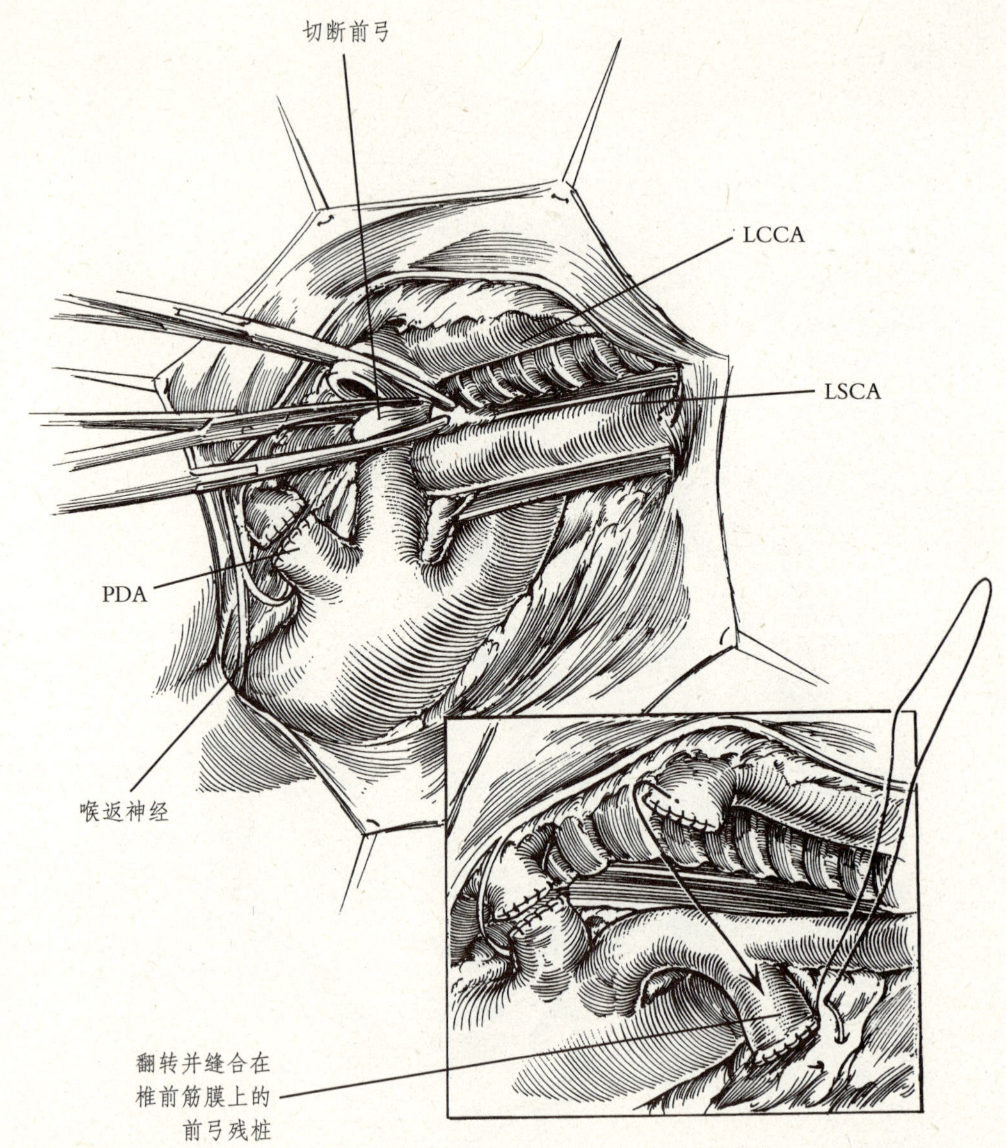

图 74.11 切断前(左)主动脉弓。动脉导管未闭已经切断并缝合。上血管钳,仔细确认左弓后方的喉返神经未被夹入钳内。前(左)弓切断,双层缝合。可翻转远端残桩,将其固定在椎前筋膜上。锐性游离气管食管周围的粘连带,解除气管食管压迫。(LCCA:左颈总动脉;LSCA:左锁骨下动脉;PDA:动脉导管未闭)

电视辅助胸腔镜外科

电视辅助胸腔镜外科(Video-assisted Thoracoscopic Surgery, VATS)已成功应用于部分完整型血管环患者。安全应用该技术一方面需要术者具备大量的VATS手术经验,另一方面需要合适的病例选择。最适合的病例是右侧弓、迷走左锁骨下动脉、左侧动脉韧带(IB型),偶尔双主动脉弓伴左弓闭锁的病例也可考虑应用VATS。这些病例中,血管环中有一段非血管的结构,且可通过内镜到达并安全地切断。内镜血管钳并不十分可靠,不推荐用此技术做未闭的血管结构的切断。MRI可以精确探查血管节段是通畅还是闭锁的,因此可鉴别血管环患者是否适合行VATS手术。

结 果

在真正的血管环患者中,死亡率为0.5%~6.0%。大多数死亡是由于术后上呼吸道感染、肺炎和呼吸衰竭等并发症导致的,最常见于推延手术时间的患儿。完整主动脉弓患者并发症

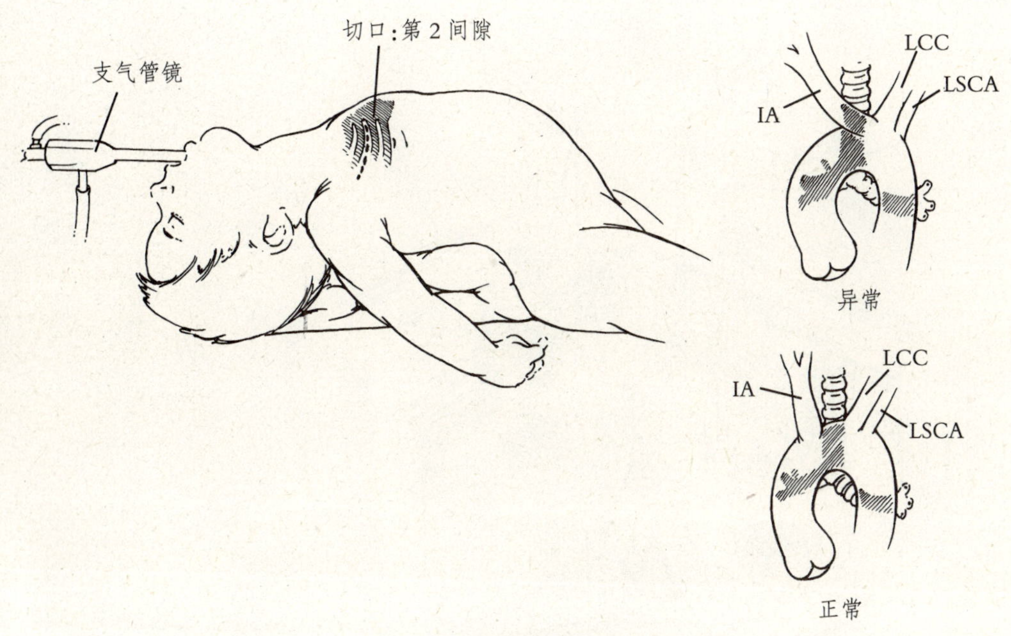

图 74.12　无名动脉压迫松解的手术摆位和入路。右前侧第 2 肋间开胸，开胸前放置可通气的视频辅助纤维光学硬质支气管镜。（IA：无名动脉；LCC：左颈总动脉；LSCA：左锁骨下动脉）

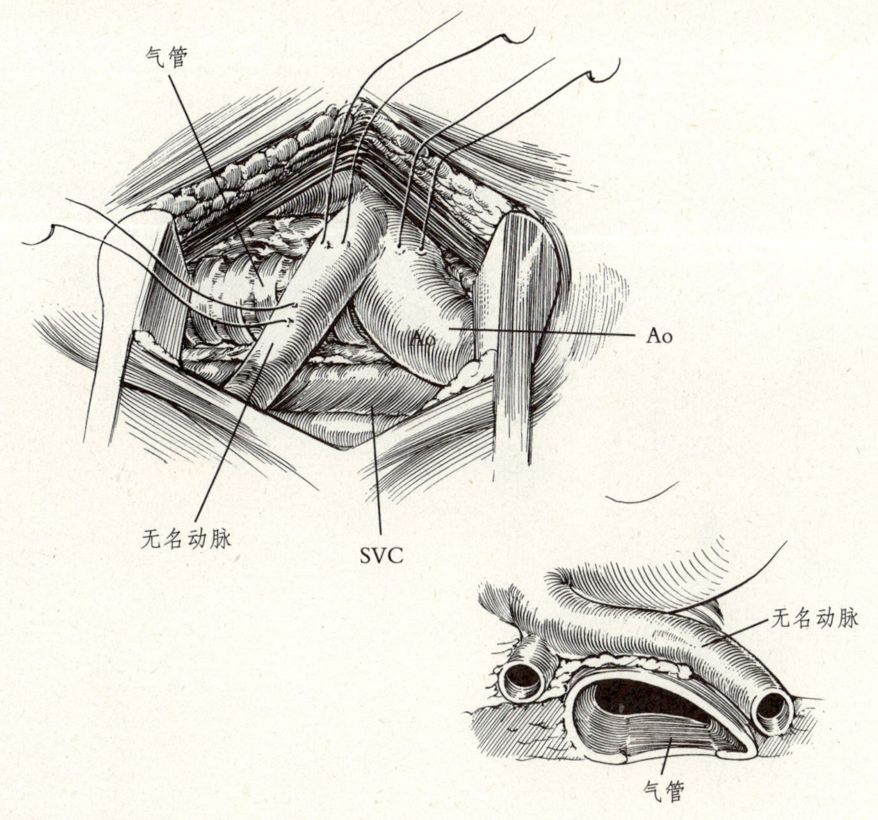

图 74.13　无名动脉压迫的动脉悬吊。手术显露提示无名动脉开口向左移位，3-0 编织缝线缝合血管外膜。横截图显示气管前方受压的机制。如果要取得满意的气管前壁悬吊效果，无名动脉外膜和气管之间的组织一定不能游离解剖。（Ao：主动脉；SVC：上腔静脉）

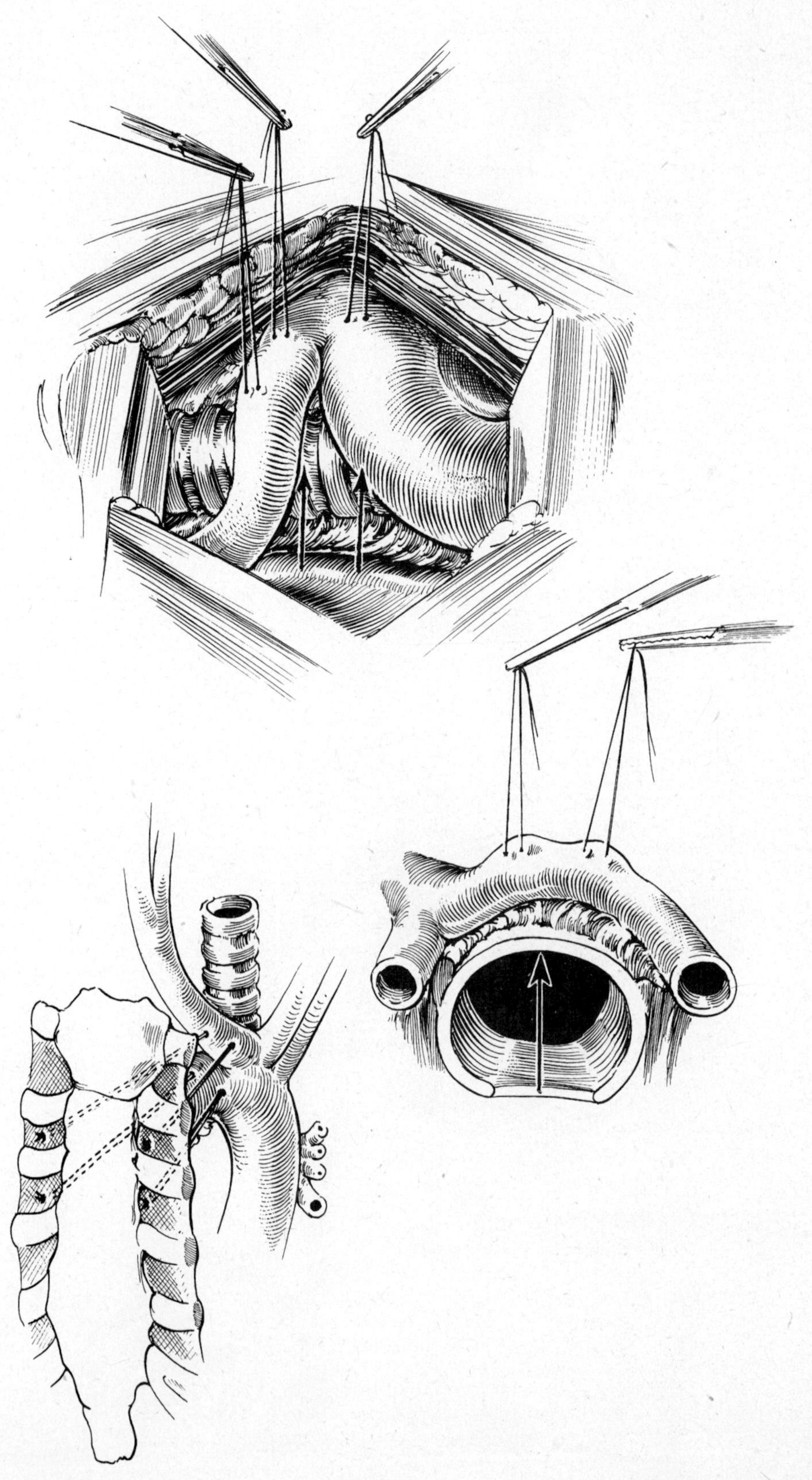

图 74.14 解除无名动脉压迫。外膜上缝线牵拉可抬高无名动脉和气管前壁。电视辅助支气管镜的应用确保了理想的缝线位置和最大限度去除气管压迫。缝线固定在胸骨上(30°角显示)。

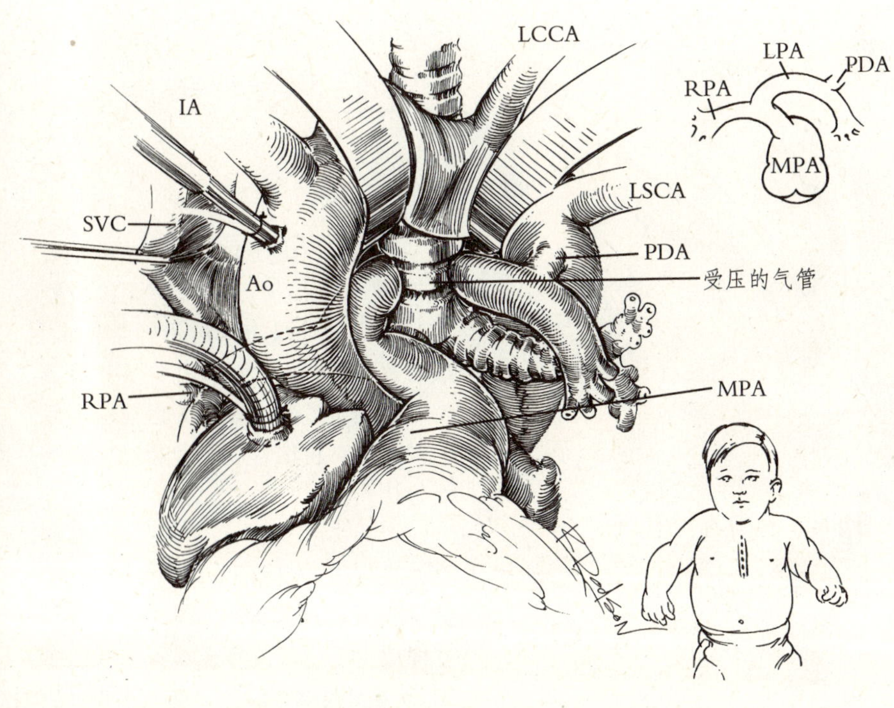

图 74.15 肺动脉吊带的外科解剖。正中劈胸骨入路，建立体外循环后的显露。本图显示局限性的气管狭窄。(Ao：主动脉；IA：无名动脉；LCCA：左颈总动脉；LPA：左肺动脉；LSCA：左锁骨下动脉；MPA：主肺动脉；PDA：动脉导管未闭；RPA：右肺动脉；SVC：上腔静脉)

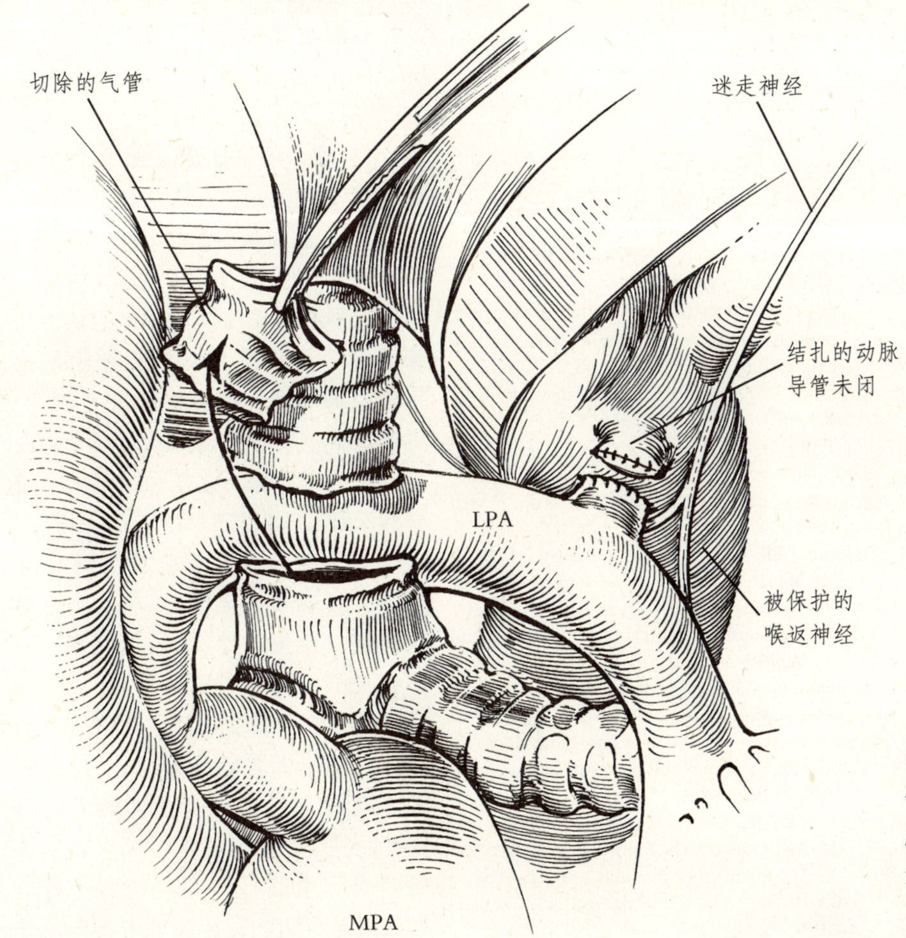

图 74.16 肺动脉吊带修补手术中切除气管。狭窄段的气管已切除掉。异位的左肺动脉向前游离，穿过气管缺损。这样避免了血管切断。(LPA：左肺动脉；MPA：主肺动脉)

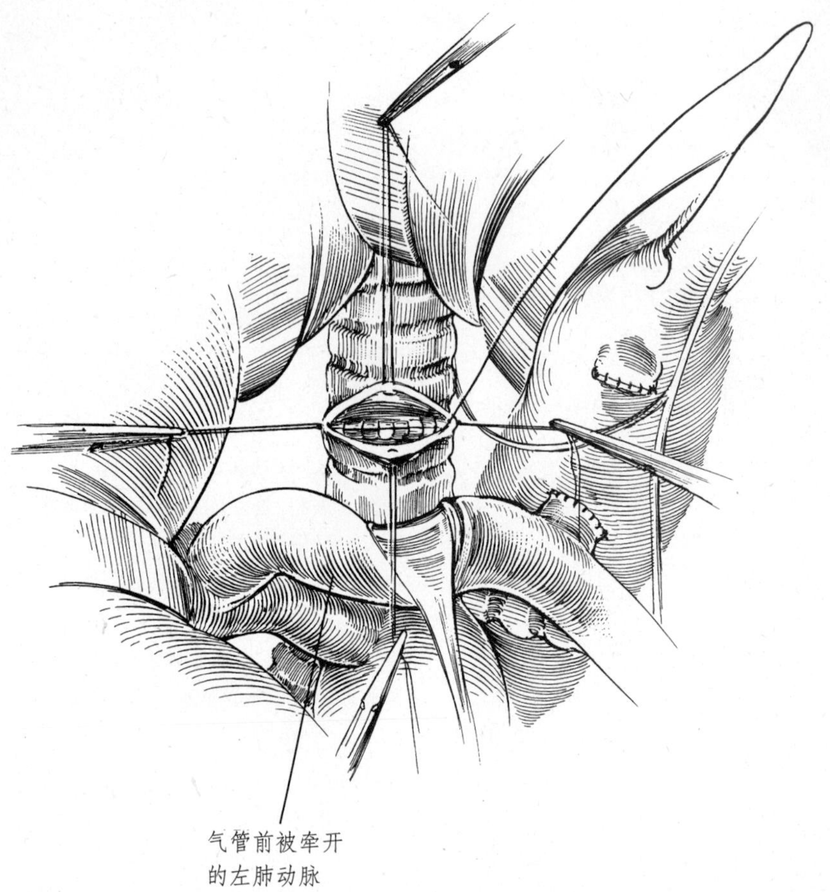

图 74.17 肺动脉吊带修补手术中气管吻合。5-0 可吸收缝线连续缝合将气管直接吻合。

率约为30%，无名动脉压迫患者约为25%。并发症主要包括慢性喘鸣和上呼吸道感染。少见的并发症包括喉返神经损伤和乳糜胸。

以前肺动脉吊带修补术需要动脉切断再植，术后高达90%的患者并发左肺动脉血栓形成，50%的患者死亡。近来采用新术式后，动脉通畅率超过75%，死亡率少于5%。

推荐读物

Backer CL, Mavroudis C. Surgical approach to vascular rings. Adv Card Surg 1997;9:29.

Backer CL, Mavroudis C, Gerber ME, et al. Tracheal surgery in children: An eighteen year review of four techniques. Eur J Cardiothorac Surg 2001;19:777.

Burke RP, Rosenfield HM, Wernovsky T, et al. Video-assisted thoracoscopic vascular ring division in infants and children. J Am Coll Cardiol 1995;24:943.

Dodge-Khatami A, Tulevski II, Hitchcock JF, et al. Vascular rings and pulmonary arterial sling: from respiratory collapse to surgical cure, with emphasis on judicious imaging in the hi-tech era. Cardiol Young 2002;12:96.

Edwards JE. Anomalies of the derivatives of the aortic arch system. Med Clin North Am 1948(July): 925.

Gross RE. Surgical relief for tracheal obstruction from a vascular ring. N Eng J Med 1945;233:586.

Haramati LB, Glickstein JS, Issenberg HJ, et al. MR imaging and CT of vascular anomalies and connections in patients with congenital heart disease: Significance in surgical planning. Radiographics 2002;22:337.

Hellenbrand WE, Kelley MJ, Talner NS, et al. Cervical aortic arch with retroesophageal aortic obstruction: Report of a case with successful surgical intervention. Ann Thorac Surg 1978;26:86.

Skandalakis JE, Gray SW, Symbas P. Embryology for Surgeons: The Embryological Basis for the Treatment of Congenital Anomalies. Baltimore: Williams and Wilkins, 1994; Chapter 28.

编者评述

T.L.S.

正如前面论述影像学方法的章节所提到，MRI扫描已经成为评价血管环和吊带畸形最有用的影像学技术。虽然吞钡造影检查可以提供关于弓部解剖的相当准确的评价，但前弓和后弓间的相对粗细程度不能通过该检查而确认。

快速多排螺旋CT对评估弓部畸形也是相当有用的。CT重建的一大优势是其可以在很短时间内获得图像，这样减少了患者镇静或插管全麻的概率，而在MRI检查时这是经常的事。图像一般会很清晰，可以和MRI图像媲美。这种检查的缺点是放射线照射和需要注射造影剂。

右侧主动脉弓、迷走左锁骨下动脉和Kommerell憩室的患者，有时将憩室或左锁骨下动脉基底部缝在椎前筋膜上，以确保环被打开，在中间部分游离松解气管和食管，确认没有外膜组织可能导致残余压迫。如作者所述，Kommerell憩室极少需要切除，虽然一些医疗中心常规这样做。他们认为切除后多少会更减少发生再梗阻的概率。如果切除了Kommerell憩室，我们更愿意将左锁骨下动脉重新吻合到左颈动脉或主动脉，这样到左臂的血流得到保证，正如作者所建议的一样。

无名动脉压迫综合征的情况较复杂。大多数情况下，无名动脉开口相对正常位置左移，压迫到气管。通常伴发胸腔的非对称畸形，如漏斗胸或胸腔前后径降低。我们相信这些畸形亦加重了无名动脉的压迫，单纯将无名动脉悬吊到胸壁上可能无法彻底解决压迫。我们相信将无名动脉重新吻合到更靠右的升主动脉上可以彻底解除梗阻，即使胸廓解剖外形异常。通过正中劈胸骨切口，可以较容易地完成手术。

虽然食管后的迷走右锁骨下动脉极少产生明显的症状，我们也见过此类畸形患者发生真性吞咽困难或慢性咳嗽。而结扎切断锁骨下动脉可缓解梗阻症状，我们选择将锁骨下动脉从食管后方游离出，切断，向右将其吻合于颈动脉或直接吻合于主动脉弓。这样保持了锁骨下动脉血流通畅，避免发生锁骨下动脉窃血综合征。一般行右侧开胸手术。

肺动脉吊带的解剖较复杂，修补效果不容乐观。如作者所述，肺动脉吊带患儿死亡率很高，左肺动脉梗阻率(切断左肺动脉，重新定位于气管前方的患者)也相当高。造成这样的原因是多方面的，其中有一点很重要，患者多为小婴儿，肺血流较少，不足以维持吻合血管的生长。如左肺动脉再植于主肺动脉上，我们建议将肺动脉后壁缩短，防止成角，前壁用自体心包或同种带瓣管道材料补片加宽，以减少狭窄风险。我们的经验，将左肺动脉移位到气管前方，可能引起其开口处成角和狭窄，因为左肺动脉开口本身是异常的，其走行也较冗长。有些病例即使仅仅把左肺动脉转移到气管前，也可能需要补片扩大血管开口，以防止形成折角和狭窄。

很多肺动脉吊带患者死亡都和气道并发症有关，正如本章提到，手术修补的首要目的和关注点就是气道重建。我们见过几例患者，右上叶支气管直接从气管发出，远端分叉部气管为完整气管环。由于很早发出了右上支气管，远端气管很细，分叉后主支气管也较细。对这些患者，需要切断气管，将肺动脉重置到前方，然后切除完整的气管环，移动气管成形，或用肋软骨补片行气管成形。这类手术很复杂，但效果可能很好。如果移动成形不可行，相比心包补片，我们更愿意使用肋软骨来成形，因为其组织硬度很好，容易保持气道形状。有时较细直径的气管成形需要心包补片，这是为了防止软骨突入气道管腔。在更典型的肺动脉吊带患者中，直接切除掉受累节段的气管就能彻底去除梗阻。

虽然作者建议术后将下颌部和前胸部固定起来，以此减轻气管重建后吻合口张力，但我们发现绝大部分婴儿和小儿都没有必要这样做。松解肺门一般已经足够避免吻合张力了，甚至对长节段气管梗阻患者行广泛的移动成形也已足够。

这些患者术后的处理必须很仔细，以防止呼吸道分泌物存积，而且反复支气管镜检是很必要的，以清理分泌物，检查气道，防止吻合口处阻塞性肉芽组织长入气道。相关心脏畸形如室间隔缺损或法洛四联症也可能并存于肺动脉吊带症候群中，共同予以治疗。

(赁可　译校)

第75章

房间隔缺损

Richard D. Mainwaring, John J. Lamberti

在本书的第1版出版后，房间隔缺损的治疗发生了重大的变化。随着2002年美国食品与药品管理局批准Amplatzer封堵器用于治疗房间隔缺损，现在大部分房间隔缺损的治疗在心导管实验室完成，这导致大部分先天性心脏病的直视手术数量在整体上有所下降。尽管如此，对于从事小儿心脏外科手术的医生来说仍然必须了解这类缺损的生理变化、介入治疗的指征以及修补的技巧。继发型房间隔缺损常常是许多复杂性先天性心脏疾病的一个组成部分，手术关闭房间隔缺损也就成为这类复杂手术的一部分。而且在外科领域可预计的未来一些其他形式的房间隔缺损仍有可能存在。

继发孔型房间隔缺损大约占所有房间隔缺损的80%~85%。静脉窦型房间隔缺损和部分性房室间隔通道缺损各占房间隔缺损的5%和10%。冠脉窦缺损是与房间隔缺损相关的但很少见的一种，部分性房室间隔通道缺损将在本书82章进行详细的讲解。

继发孔型房间隔缺损的患者中，女性是男性的3倍，且具有明显的家族遗传性。观察表明，遗传因素在继发孔型房间隔缺损形成方面起了十分重要的作用，但与此现象有关的基因定位尚不明确。

大部分房间隔缺损造成左向右分流(Qp:Qs=2:1或3:1)，分流量的多少与左右心室舒张期顺应性比值有关，这是因为体循环的前向血流和肺静脉回流需要房室瓣开放，分流量的多少也受以下因素影响：心房的大小、是否存在肺动脉瓣狭窄以及肺血管阻力。尽管在房间隔缺损时可发现肺动脉血流增加，但是大部分患者肺动脉压都是正常的。

房间隔缺损相关的慢性容量负荷增加有许多副作用，血流量增加导致左心房、右心房和右心室扩大，不管病因是什么，心脏增大最终都将导致生活质量和生命期望值的下降。房间隔缺损的患者心脏扩大一般要比心脏功能障碍和心律失常发生早几十年，肺血流量增加最初能很好耐受，但是时间过长会导致肺血管阻力增加。

房间隔缺损的自然病程已得到了很好的证明。研究表明，患者存在未修复的房间隔缺损以及分流比大于1.5:1时其平均预期寿命缩短至45岁，此类患者自然病程存在很大的差异。大部分婴幼儿和儿童患者无症状，他们能够正常生长没有发绀。许多学龄儿童比同伴或者兄弟姐妹更易感到疲劳，有时会在运动后出现短暂的口唇周围或眼眶周围发绀。患者若没有进行治疗，到青少年时期或者20岁左右时，会逐渐出现运动耐量降低。在这段时间里女性进入育龄期，患有房间隔缺损未治疗的女性，怀孕后有很高的胎儿死亡率(20%~30%)和孕妇死亡率(2%)。到30或40岁左右，大多数都会面临运动耐量进行性下降和右心室功能障碍进行性恶化的情况。心律失常一般在晚期发生并常导致心悸；房性心律失常的发展可能预示先前较好的代偿功能转变为充血性心力衰竭，这是因为心房的收缩功能下降所致。紫绀一般是不可逆肺血管疾病晚期且危险的信号。伴有右向左分流或者轻微左向右分流的患者有栓塞的危险，但这种危险性现在仍无法量化。右心衰竭、心律失常、紫绀，通常会进行性发展并最终导致患者死亡。

诊 断

一般认为房间隔缺损的诊断依靠体格检查，病史对于儿童而言并不很重要，但是对于成年患者却是评估病情的重要方面。超声检查则用来明确诊断和排除肺静脉异位引流（图75.1）。大部分案例中超声诊断就足够了，因为绝大部分确诊为房间隔缺损的患者都是婴幼儿和儿童。诊断性心导管检查只在以下两种特殊情况

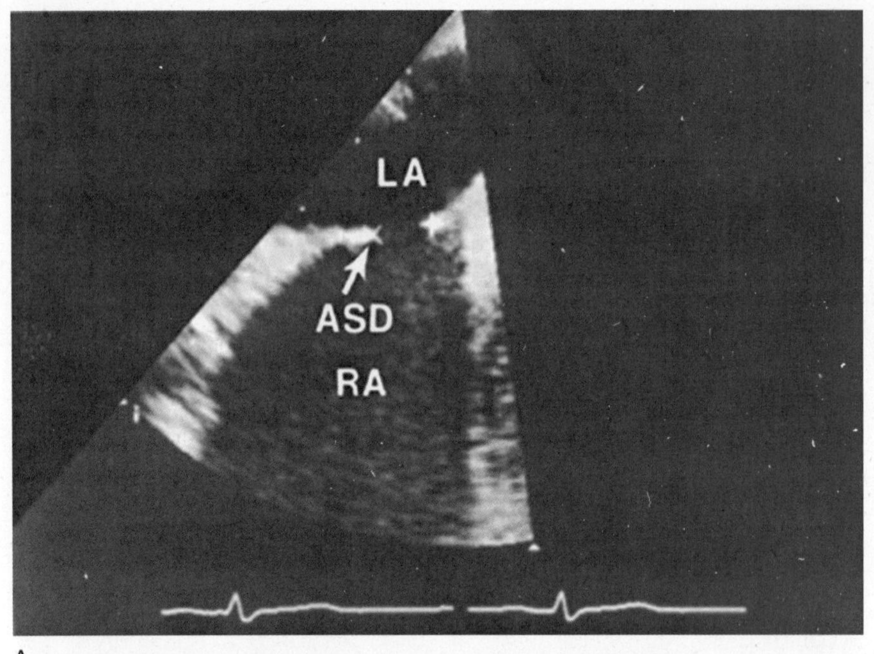

A

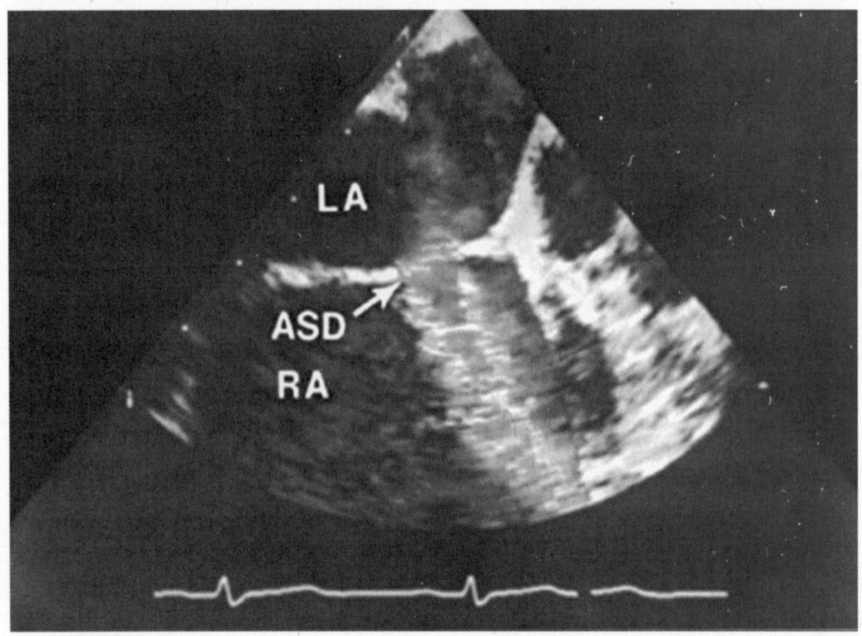

B

图75.1 (A)B超所示继发型房间隔缺损以及左心房(LA)、右心房(RA)的位置。(B)A图中所示房间隔缺损时从左向右分流的彩色血流。

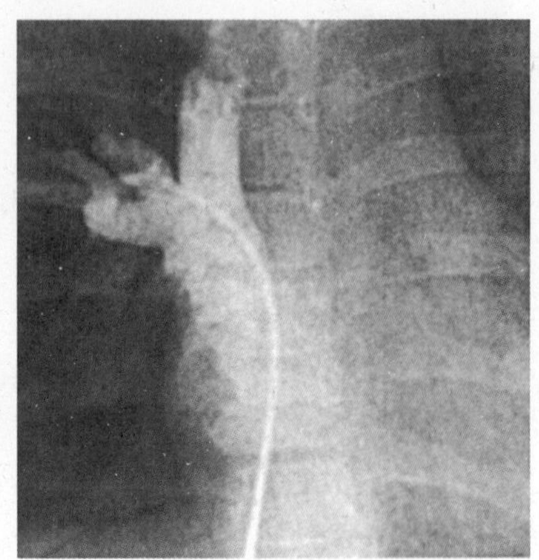

图75.2 继发性静脉窦型房间隔缺损患者的心导管检查,显示了异常右上肺静脉汇入上腔静脉。

下使用:对于完全明确诊断仍存在疑问的儿童(图75.2),或者是患者存在体循环或者是肺血管异常以及排除合并其他先天性心脏畸形。诊断性导管检查用于为成年患者评估肺血管阻力以及排除是否存在获得性心脏疾病。

关于房间隔缺损修补的建议

建议进行房间隔缺损修补是基于:手术干预的危险比自然病程发展危险性小,房间隔缺损的修补可以阻止心肺功能进行性改变,对于年轻患者而言,修补术更能保证预期生命值。如果在婴幼期或儿童期诊断出房间隔缺损,则建议在2~4岁实行修补手术,同时不论采用何种手术方法(手术或介入),患者都能很好地耐受,并且康复较快。同时此年龄段的儿童对于住院引起的社会心理影响也能得到较好的恢复。

成年后发现房间隔缺损,一般行修补术效果较好,并且可以耐受任何手术方式。对于此类患者应从以下几方面进行评估:病史、体格检查、B超检查以及心导管检查。如果患者存在左向右分流以及与容量负荷一致的右心室扩大,通过修补术患者可以得到更大的好处。相反的,大部分存在进行性紫绀的患者则不宜进行修补术,手术对这类患者的益处极其有限。心导管检查可以很好地界定出此类患者。如果患者的肺血管阻力超过体循环血管阻力或是分流比值接近1则提示患者不适合行修补术(将近10%的患者在第4个10年时达到这个阶段)。以往认为患者分流比值(Qp:Qs)大于1.5:1可以手术,但现在认为如果使用侵入性较小的封堵设备,此标准应该降至1.2:1或1.3:1。如果患者曾有过昏厥史,即使缺损很小也应手术修补,以防止此类事件再次发生。

孕期妇女发现房间隔缺损是一种特殊的临床类型,妊娠期人体血流量增加50%,造成更多的血液通过房间隔缺损分流,妊娠前代偿功能尚好的患者在妊娠第三阶段可能出现典型的心衰症状及体征,此时应采取手术之外的任意一种措施治疗,因为手术会给母亲和胎儿带来很大的危险性。大部分患者可以通过药物和卧床休息使症状得到很好的控制,然而情况不稳定者必须紧急干预治疗。过去这种情况比今天更为常见,这可能由于今天的诊断方法更加容易发现房间隔缺损。

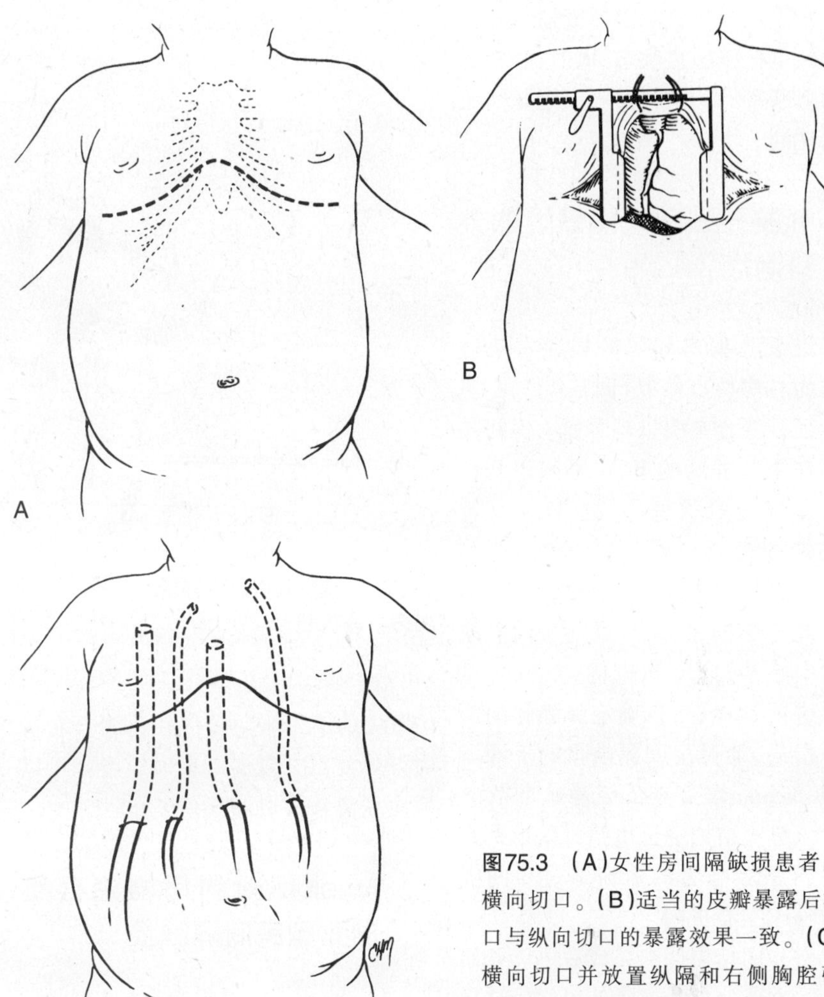

图75.3 (A)女性房间隔缺损患者的皮肤横向切口。(B)适当的皮瓣暴露后横向切口与纵向切口的暴露效果一致。(C)关闭横向切口并放置纵隔和右侧胸腔引流管以及两根皮瓣下引流管。

外科手术治疗

通常采用胸骨切开术治疗房间隔缺损。对于男性患者切口应该尽量选择较小、位置较低的正中切口,女性患者则应采用图75.3所示的乳下弧形横向切口。曾经推崇这种不影响暴露和低位美观切口。与皮肤切口不一样,胸骨在正中线被垂直切开,再用胸骨拉钩暴露手术野。手术中拉钩不应张开过宽,因为房间隔缺损的缺口正好是垂直的,而且用力过大会造成胸骨骨折。

儿童胸腺是一个相对较大的器官,这就给动脉插管造成一定障碍。为了更好暴露手术野可以切除部分胸腺,而成人则无需这样做。之后根据手术需要切开心包。修补继发孔型房间隔缺损时,我们倾向于沿正中线稍偏左侧打开心包,依据见到的缺口大小和形状切取心包片。修补静脉窦型房间隔缺损时,可保留前部的心包。一些外科医生喜欢使用戊二醛处理心包,因为一方面加强了修补片的质地,另一方面使其更加平整。保留的心包缘与无菌巾单缝合以显露心包腔。然后依据以下几点对心脏解剖结构进行探查:

1.检查心脏大小和结构。通常情况下,心脏实际扩张与胸片所见并不一致。

2.对大血管进行视诊和触诊。肺动脉的扩张与其内血流量一致,肺动脉环水平的震颤可能提示存在肺动脉狭窄。

3.确定体静脉有无异常。无名静脉小或没有无名静脉时提示有左侧上腔静脉存在,在上腔静脉型房间隔缺损时,上腔静脉是孤立的,同时要确定是否存在异常的肺静脉以及奇静脉的位置。

4.显露右侧的肺静脉,一旦建立体外循环则应检查左肺静脉。当有冠状静脉窦缺损型时应在此处确定是否有异常的肺静脉。

从上腔静脉、下腔静脉和主动脉开始插管,如果静脉窦缺损合并有异常肺静脉存在时,应在上腔静脉和无名静脉连接处插管,以便插管置于异常的静脉入口上。一旦患者进行插管,建立体外循环后,大部分患者需通过降低血液温度保持在中等低温(32℃~34℃),如估计阻断主动脉时间较长时(如经脉窦型房间隔缺损合并部分肺静脉异位引流)应采用深低温(28℃~30℃)。在这时完成心脏探查,特殊情况下可以向右倾斜心脏,以确定左肺静脉的位置以及左上腔静脉的存在。探查完后,沿上、下腔静脉放置腔静脉带，主动脉根插入心脏停搏液穿刺针，阻断升主动脉，将心停搏液输入使心脏达到电机械静止状态。同时，收紧腔静脉阻断带，切开右房，吸引冠脉回流的灌注液。

继发孔型房间隔缺损的外科治疗

继发孔型房间隔缺损通常通过标准的右房切口修复(图75.4)。心房切缘进行缝合牵引以利暴露。房间隔缺损在上腔静脉的下方，必须用几秒钟时间确定冠状窦的位置以及其与三尖瓣的毗邻关系，这两种结构与Torado腱一起构成Koch三角。房室结位于此三角的尖部，可能离房间隔缺损的中心不太远。可以将直角钳穿过缺口进入肺静脉，以确定肺静脉的位置。最后，通过房间隔缺损的下缘以及Eustachian瓣检查下腔静脉的插管位置。解剖结构定位出错可以导致修补时将下腔静脉的血流通过房间隔缺损隔入左心房内。

当解剖结构探查完成后可以开始修补，大部分小儿患者的房间隔缺损可以直接关闭，而青少年以及成人的缺损较大，组织顺应性差，因此更适合用修补片进行修补。尽管人工修补片也有应用，但我们倾向于使用自体心包修补，使用自体心包片修补很简单明了，这里描述的做法是多种方法中的一种。将两针5-0或6-0的不可吸收血管缝线分别缝在缺损的上下边缘，每一根缝线都距离心包一段距离轻轻穿过心包，并超过房间隔缺损的长度(图75.5)。切下心包片降至合适的位置并将其光面朝向左心房，并拉紧缝线，缝线的一端要转90°的角与另一端打结。完成此过程之前用正压通气方式增加肺静脉回流，使患者左心内充满血液，因此排尽左房内气体(图75.6)，患者应采取头低脚高倾斜体位，随着主动脉根部吸引慢慢移开主动脉阻断钳，用5-0或6-0的不可吸收缝线往返缝合右房时开始复温，复温结束时或者就可以完全脱离体外心肺机。

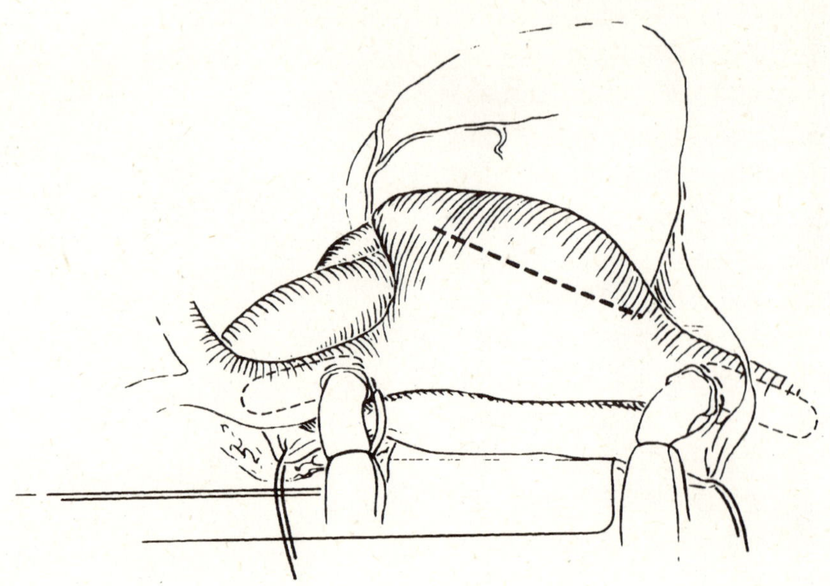

图75.4 从术者的角度观察右心房、上下腔静脉。每侧腔静脉放置一个直角钳。虚线所示为右心房切口。

Amplatzaer封堵器治疗继发孔型房间隔缺损

如前所述，现在大部分继发孔型房间隔缺损修补都在心导管实验室完成，最早的房间隔缺损闭合装置30多年前就有了，但结构上并不完善，如今的装置同时具备高效和耐用两个特点(图75.7)。与手术相比，封堵器侵入性小，恢复期短，但是此装置的使用要求股静脉可以通过7F或8F的鞘管，因此患者体重至少应该有

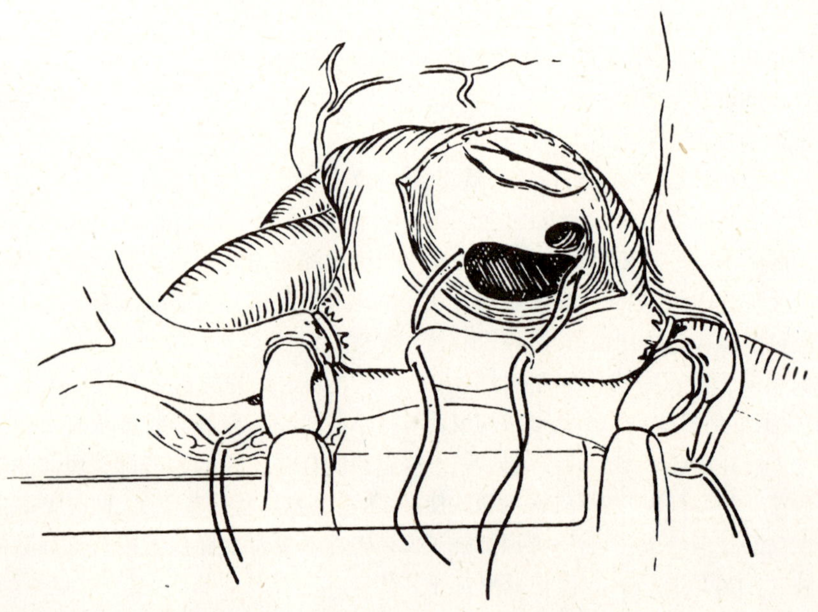

图75.5 置于缺损两侧的独立缝线并穿过心包，心包片已经切下并且置入缺损内较低的位置。然后将缝线与其对侧端打结。

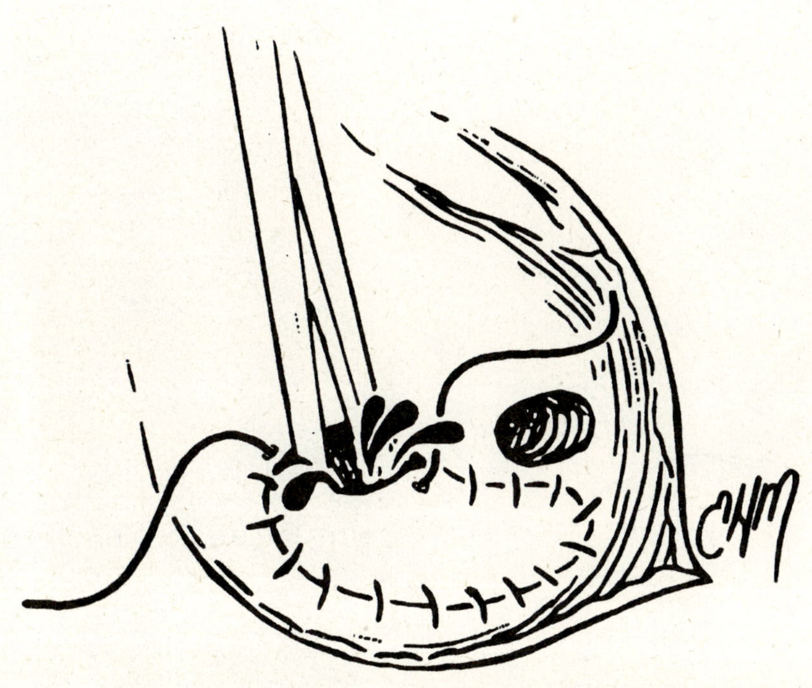

图75.6　完成修补前排尽左房内的空气。

10~12kg才能保证导管顺利插入。从技术角度来讲，Amplatzaer封堵器不适合房间隔缺损无边缘的患者，特别是缺损下方无边缘的患者。由于以上原因现在仍有一部分患者最好通过外科手术进行修补。

现在已经有许多使用Amplatzaer封堵器后需要外科手术治疗的早期或晚期其并发症的报道。观察发现，安置Amplatzaer封堵器后患者发生自身血栓时应进行评估有无高凝状态（如抗血栓3因子、蛋白C和S缺乏）并积极抗凝，反复血栓形成则提示应除去Amplatzaer封堵器并采用一般外科手术进行修补。Amplatzaer封堵器装置破坏心房壁造成血性心包导致心包压塞时应修补心房壁伤口，移除或不移除封堵器，并利用修补片修补缺损。也有损坏主动脉根部导致大动脉心房瘘的报道，这种情况下必须除去封堵装置，补片修补房间隔缺损，主动脉根部损伤则根据其部位和范围采取直接或补片修复。

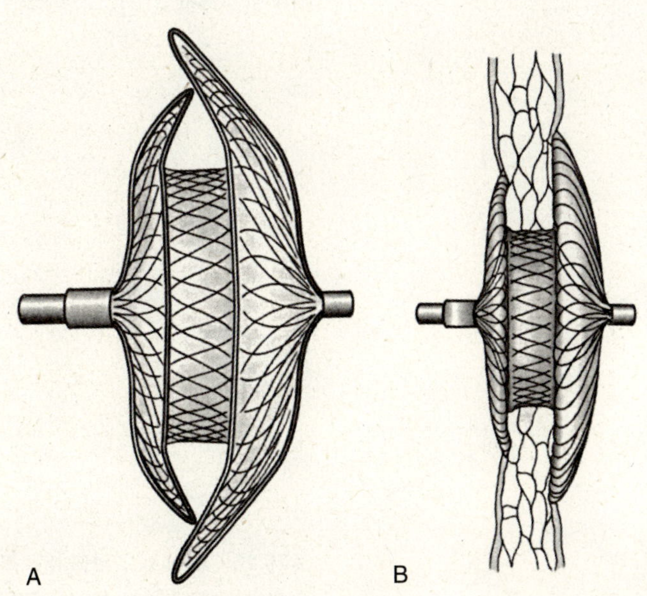

图75.7　Amplatzer封堵器模式图。

上腔静脉窦型房间隔缺损的修补

上腔静脉窦型房间隔缺损较下腔静脉窦型更常见，其诊断标志是房间隔缺损位于右房上腔静脉的上方。大部分情况下，右上、右中肺静脉异常汇入上腔静脉侧方。在心外探查时了解清楚肺静脉汇入到上腔静脉的入口与上腔静脉到右房顶的距离。同时从上腔静脉内部探查时要注意区分奇静脉与异常肺静脉，当肺静脉入口接近静脉交界时刻用小型修补片修补，使肺静脉血流通过房间隔缺损进入左房，然而肺静脉入口与静脉交界间距较大并不罕见，此时我们倾向于采用“双补片”技术，从侧面切开心房并沿静脉交界向头部延长切口（图75.8），此时牵引缝合就有利于暴露视野，用先前取下的一部分心包将异常静脉隔入左心房，用5-0或6-0不可吸收缝线缝合修补片，从上腔静脉内异常肺静脉入口处顶部开始缝合（图75.9），沿上腔静脉侧面连续缝合并围绕房间隔缺损的侧面和下面，在完成缝合前排尽左房内气体，由麻醉师给肺正压通气以检查修补是否还有参与分流。由于心包补片占据了上腔静脉的一部分，腔内静脉回流受到影响，因此采用第二块修补片沿表面加宽以增大上腔静脉的内径（图75.10）。

当异常肺静脉入口较高并与上腔静脉口分开时，采用改良静脉窦缺损修补法更合适：在肺静脉入口上方横断上腔静脉（缝合与右心房相连的上腔静脉近心端），在右房顶部用一补片

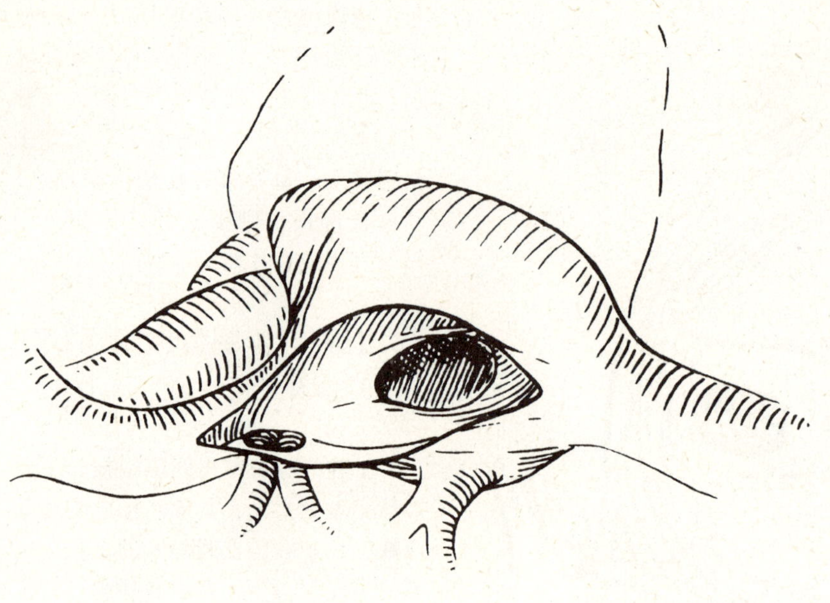

图75.8 侧面切开心房并沿上腔静脉扩展切口，可见异常右肺静脉汇入上腔静脉。

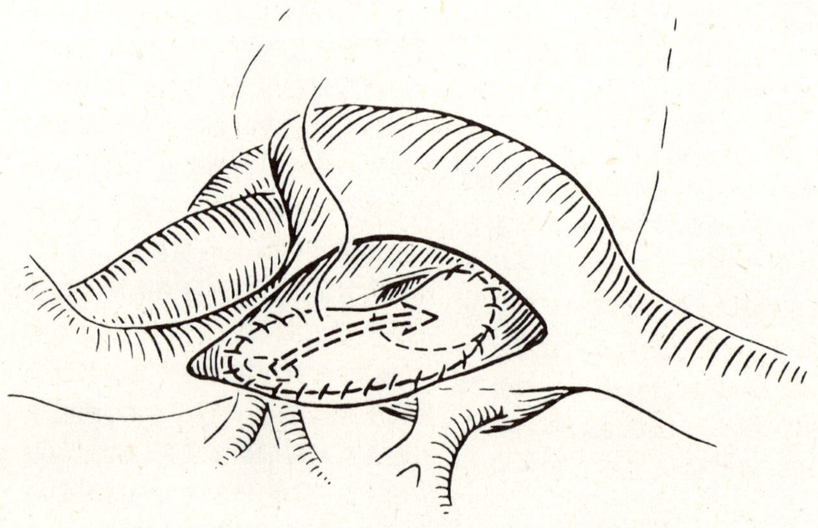

图75.9 在异常静脉入口缝合心包片，并向下包绕静脉窦型房间隔缺损。

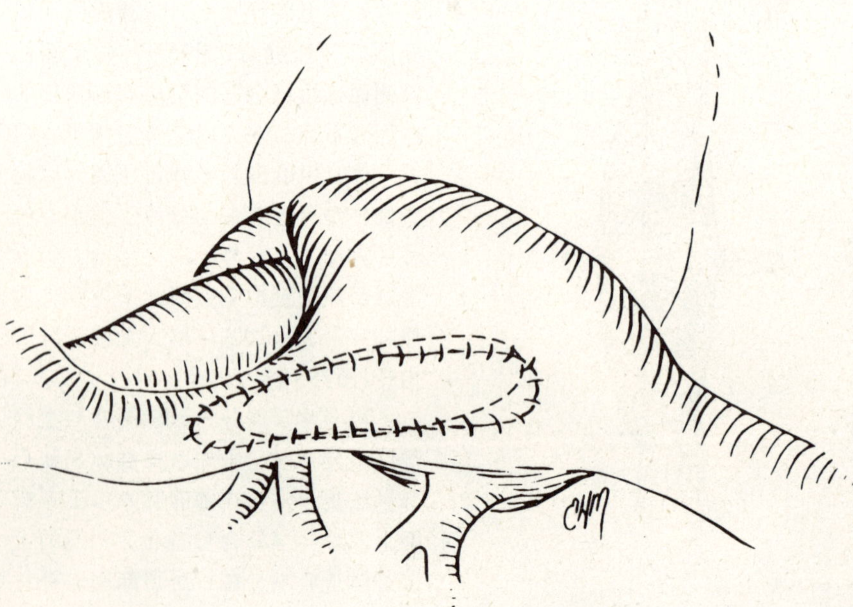

图75.10 通过第二块修补片扩大上腔静脉和右房间距，防止此处上腔静脉入口狭窄。

将右上、右中叶肺静脉通过房间隔缺损隔入左心房,该补片也关闭了上腔静脉的近心端。切开右心耳并与远端的上腔静脉吻合,右心耳的长度通常足够吻合且无张力。这种修补法有很多变化,但是仍然不清楚哪一种最有优势。

下腔静脉窦型房间隔缺损的修补

下腔静脉窦型房间隔缺损相当少见,常在手术中意外发现。这种缺损的标志是在下腔静脉与左房之间的组织缺损,缺损正好位于右心房与下腔静脉连接处,通过缺损可以清楚地看见右下肺静脉入口(图75.11)。因此,下腔静脉缺损与继发型房间隔缺损相比更靠近下方和侧面。此类患者其Eustachian瓣也更明显。当沿下腔静脉缝合时应十分小心,以防止错把Eustachian瓣当作缺损下缘导致下腔静脉血流转向左侧。

使用心包片修补下腔静脉窦型房间隔缺损时,应在修补片的左房侧保留下肺静脉,在其体静脉侧保留下腔静脉。如果术前通过超声心动图知道房间隔缺损是下腔静脉型,下腔静脉插管可稍低一点,可以切开膈心包越过下腔静脉。然而继发型房间隔缺损与下腔静脉型房间隔缺损的差别很难通过超声心动图区分。据统计,继发型房间隔缺损更常见,如果在标准位置进行下腔静脉插管,切开右心房后会发现静脉插管位于缺损内,可以夹闭并拔除插管,在插管位置安置心内引流,并完成缝合修补。一旦完成下腔静脉角的缝合可以重置下腔静脉插管。心包片应置于右下肺静脉入口上方合适位置,以保持肺静脉回流通畅。

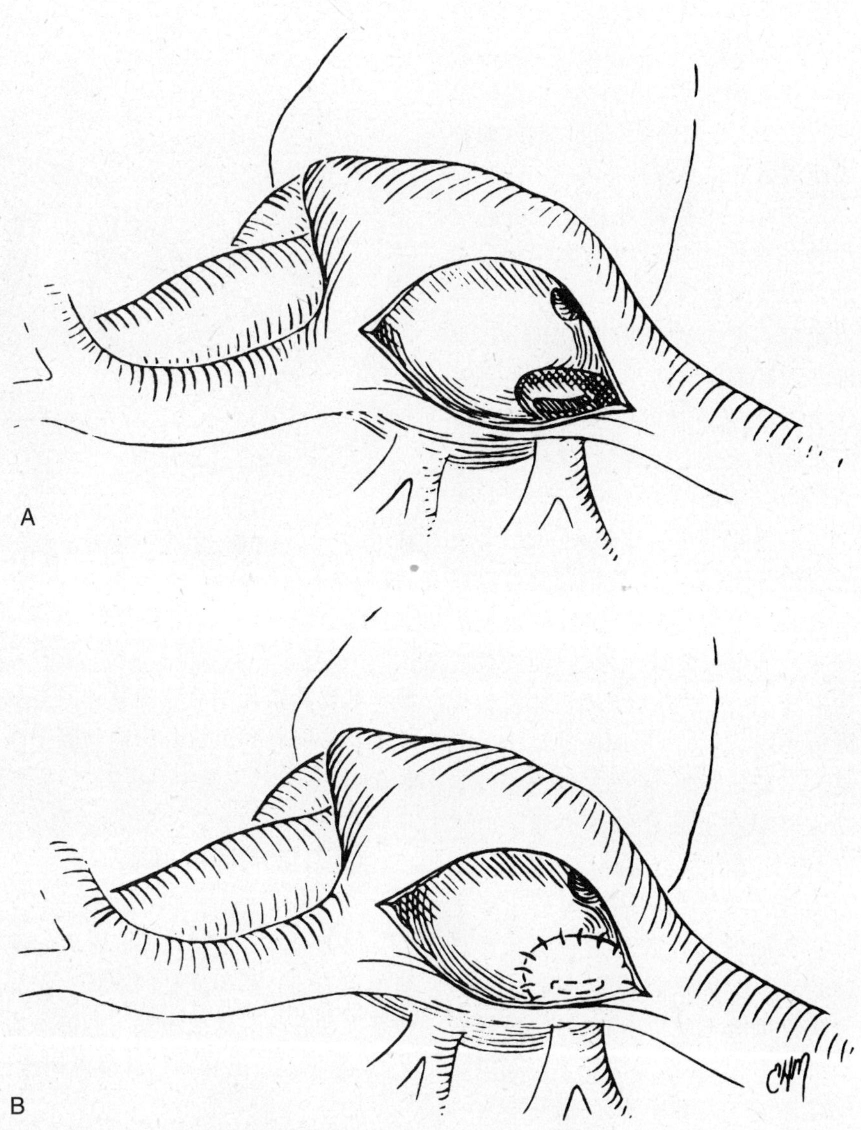

图75.11　(A)下腔静脉窦型房间隔缺损位于卵圆窝的下侧方。通过缺损口可见异常的右下肺静脉入口。(B)利用心包片修补缺口。

冠状静脉窦型房间隔缺损的修补

冠状静脉窦型房间隔缺损是很少见的,常和复杂性先天性心脏病或体循环回流异常同时出现。从概念上说,此类缺损按照是否存在左上腔静脉异位引流分为两型。不存在左上腔静脉异位引流时,冠状静脉窦进入左心房且顶部未被覆盖时即为冠状静脉窦型房间隔缺损。远端的冠状静脉窦起到一个使血液从左向右分流通道的作用。左上腔静脉异位引流造成异常的血液分流,一方面是因为它直接进入左心房,另一方面或是冠状静脉窦顶部没有被遮盖。冠状静脉窦型房间隔缺损可能合并继发型房间隔缺损或是单心房,但是也可以存在完整的房间隔。

修补冠状静脉窦型房间隔缺损的目的是将体循环和肺循环回流分开,减少心房水平血液分流。由于这种缺损邻近传导系统和肺静脉,修补时必须十分小心并将损伤降至最低。

不伴有左上腔静脉异位引流的冠状静脉窦型房间隔缺损修补通过“盖顶”手术完成,手术通过使用双腔静脉导管和标准右心房切开完成。如果房间隔完整可切开卵圆窝，以便充分暴露。在肺静脉中间部位定位未封顶的冠状静脉窦，用心包片修补此缺损(图75.12)。房间隔缺损可以同时修补或使用另一片心包片修补。

伴有左上腔静脉异位引流的冠状静脉窦型房间隔缺损修补可以通过一种或两种方法。手术方法的选择依赖每一个病例不同的解剖结构。如果左上腔静脉异位引流较小，特别是伴有连接静脉时可以选择最简单的方法即结扎左上腔静脉，然后用前述的“盖顶”手术完成修补。然而，如果左上腔静脉异位引流很大，可以考虑心房内分隔技术。切开卵圆窝可以使左右心房结构看得更清楚。在直视下切除一部分继发房间隔，以便放置心房隔板。在这种情况下用自体心包作隔板更好。缝合从房间隔缺损边缘靠近房室瓣处开始。前面的缝合线位于左心耳和左上腔静脉异位分流口下方。侧面缝合线沿右肺静脉扩展。下面的缝合线沿房间隔缺损的边缘走行；表面的几针靠近冠状静脉窦口(图75.13)。如果合并单心房，冠状静脉窦口可能不开口于右心房，传导系统可能不受累，这种情况下房间隔可以缝合于三尖瓣环处，并展开至右心房壁以包住位于左房侧的传导系统(图75.14)。

Raghib 综合征是指左上腔静脉异位引流至左心房，不伴有冠状静脉窦型和低位房间隔缺损(靠下腔静脉的房间隔缺损)。在生理上，这种极少见的情况与伴有左上腔静脉异位引流和单心房的房间隔缺损是一样的(图75.14)。但在解剖上来说，这两种却是截然不同的，因为从右心房观察时，Raghib 综合征不能看到肺静脉和左心耳。由于左上腔静脉异位引流至左心房，简单的修补会导致持续的低氧饱和状态。每当发现低位房间隔缺损伴左上腔静脉异位引流时都应怀疑有Raghib 综合征，可以通过房间隔修补缺损和结扎左上腔静脉，或是切除继发房间隔和重建心房内间隔予以矫正。

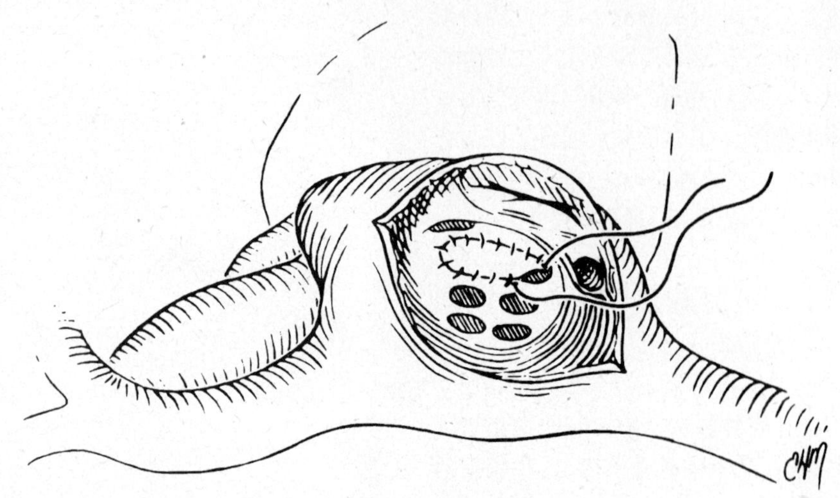

图75.12 切开卵圆窝以方便看到左心房。无顶的冠状静脉窦位于4条肺静脉中间，此类缺损用心包片修补。

镰刀综合征的修补

镰刀(Scimitar)综合征是房间隔缺损相关的一种很少见的疾病，在膈水平异常右肺静脉回流至下腔静脉有关。影像学上可见异常的肺静脉回流，使右心边缘形成一个类似于土耳其刀(镰刀)样致密影。症状明显时常伴有右肺发育不良、异常右支气管、纵隔右转(右位心)、右肺下叶隔离以及继发型房间隔缺损，但并不是每一个患者都存在以上异常，因此应该根据患者个体差异来描述。

修补镰刀综合征的方法有如下几种：①阻断右肺静脉回流途径并经房间隔将其引至左心房；②将异

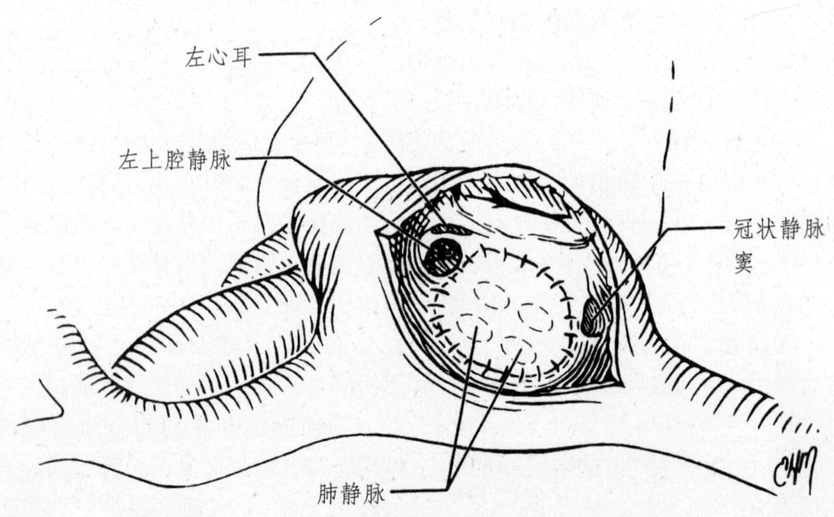

图75.13 切开卵圆窝以方便放置房内间隔。此间隔直接引导肺静脉血流过二尖瓣，左上腔静脉和冠状静脉窦流入右房。

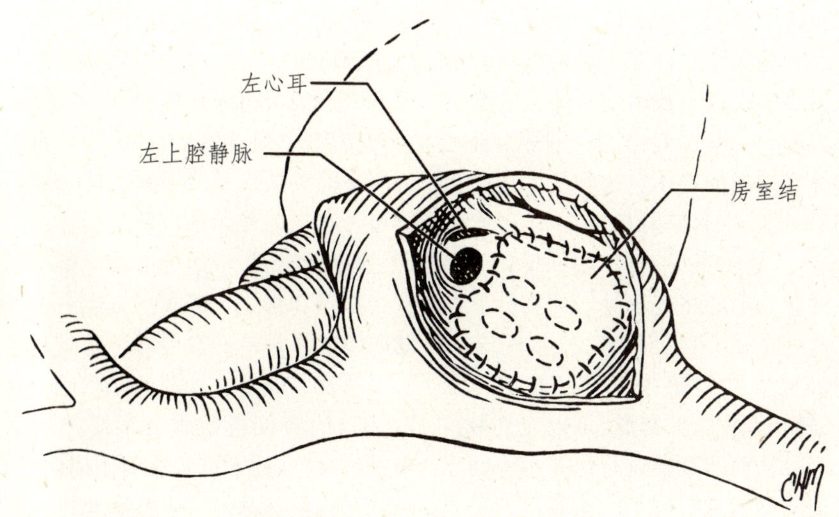

图75.14　冠状静脉窦型房间隔缺损合并左上腔静脉、单心房以及右房缺乏冠状静脉窦的修补。假想的房室结为之如图所示。这种情况下，心包片的中心于三尖瓣联合处缝合，以避开希氏束和房室结结扎。

常肺静脉移植在右心房，然后用补片将其隔入左心房；③修补房间隔缺损并将异常肺静脉重新植入左心房。但是这些技术因常造成肺静脉扭曲和栓阻而失败。当组织结构不能耐受以上措施时，还有第四种选择术式，即切开右房壁和与其平行的右肺静脉主干，采用侧-侧吻合法。将其吻合在一起，这样使得右肺静脉与右房上部融合，然后用补片关闭房间隔缺损，用这种方法不会引起狭窄或突然改变血流方。

发育迟缓的房间隔缺损患者

有一部分儿时发现患有继发孔型房间隔缺损的患者不能正常成长，这类患者婴儿时期虽有较大的室间隔缺损但临床表现可以是正常的，仅有喂养困难和体重不增。此类患者常常伴有明显的肺动脉高压，肺动脉压为体循环压力的1/2~3/4，肺血管阻力升高，因此Qp:Qs常处于较低水平(1.5~2.0)。由于肺动脉压增高导致右心室肥厚。部分患者患有唐氏综合征，部分可有其他综合征所致的各种障碍表现。曾推测这种类型是以肺动脉高压为原发异常，房间隔缺损只是附带的发现。

这类房间隔缺损的手术修补与先天心脏缺陷导致的体重不增有关。患者由于营养不好以及肺动脉高压而非常虚弱，因此，必须如同对待室间隔缺损的患者一样非常小心。手术方法与前面提到的一致，然而，我们建议术后放置肺动脉导管测量肺动脉压，起初这种测量看似没有预警价值，但是当CO_2水平上升、肺动脉压力增高时可以成为第一预警系统，根据我们的经验，采用该治疗策略后，虽然患者修补房缺术后仍发育较差，但是至少先天心脏缺陷就不会再成为潜在的危险因素。

结　论

房间隔缺损是先天性心脏缺陷中常见的形式，房间隔缺损的修补是保证预期生命的有效疗法。随着现代技术的发展，这种技术实际应用所伴发的并发症和病死率是很低的。

推荐读物

Becker RM. Intracardiac surgery in pregnant women. Ann Thorac Surg 1983;36:453.

de Leval MR, Ritter DG, McGoon DC, et al. Anomalous systemic venous connection. Surgical considerations. Mayo Clin Proc 1975;50:599.

Divekar A, Gaamangwe T, Shaikh N, et al. Cardiac perforation after device closure of atrial septal defects with the Amplatzer septal occluder. J Am Coll Cardiol 2005;45:1213.

Gatzoulis MA, Redington AN, Sommerville J, et al. Should atrial septal defects in adults be closed? Ann Thorac Surg 1996;61:657.

Hamilton WT, Haffajee CI, Dalen JE, et al. Atrial Septal Defect Secundum: Clinical Profile with Physiologic Correlates in Children and Adults. In Roberts WC (ed), Congenital Heart Disease in Adults. Philadelphia: FA Davis, 1990;267.

Hoffman JI. Congenital heart disease: incidence and inheritance. Pediatr Clin North Am 1990;37:25.

Mandelik J, Moodie DS, Sterba R, et al. Long-term follow-up of children after repair of atrial septal defects. Cleve Clin J Med 1994;61:29.

Murphy JG, Gersh BJ, McGoon MD, et al. Long-term outcome after surgical repair of isolated atrial septal defect—Follow-up at 27–32 years. N Engl J Med 1990;323:1645.

编者评述

T.L.S.

尽管房间隔缺损尤其是继发型房间隔缺损是最常见的先天性心脏疾病之一，但是它并不是一种良性病变。即使是很小的房间隔缺损也会导致后期矛盾性栓塞、继发型房间隔缺损，以及广泛性肺血管阻力增加导致肺动脉高压的形成。调查表明，如果患者存在左向右分流有发生肺血管疾病的倾向。因此，肺血管疾病的发生与缺损的大小以及患者年龄的大小没有必然的联系。由于这些原因，我们相信即使是很小的房间隔缺损也应当尽早关闭，以防止晚期并发症的出现。随着闭合装置的出现，使得即使很小的缺损的修补变成可能，并发症发生率降低，以及由于右心容量负荷增加随之而来的心律失常发生率也降低。作者注意到,患有房间隔缺损的成年人只有很少量的分流,此时应怀疑是否有严重肺血管疾病的发生,如果有任何双向分流或右向左分流,则不一定需要做缺损修补手术。

现在治疗继发型房间隔缺损修补通常采用特制闭合器如Amplatzer封堵器。如前所述,使用这些装置有许多并发症,包括主动脉和心房壁的损伤。此外,由于更大的器械被用于修补以前不能用器械修补的缺损,此类并发症的发生率可能有所增加。因此,对于采用闭合器械的患者进行长期随访是必要的。当然,一小部分患者最终需要把闭合装置摘除而接受标准房间隔缺损手术。

外科手术修补术治疗房间隔缺损已经很常用。我们推荐不论男性患者或是女性患者均采用垂直皮肤切口,特别是对于儿童患者。这样的切口较小且低很利于美观。胸骨切口较常用,对于年轻的女性患者我们应尽量避免横向切口,因为这会造成乳房组织异常,如果切口损伤了乳房组织就会形成难看的疤痕。另外,我们放弃了侧胸切口,因为一旦乳房筋膜受损将会造成双侧乳房不对称。因此我们认为最恰当的切口是位于正中线剑突上2.5cm的小且位置较低的垂直切口,避免大的皮瓣隆起,而且愈合后美观效果非常好。

修补继发型房间隔缺损的微创途径为经剑突下小切口入路进行手术,并运用到电诱发心室纤颤和常温体外循环,以避免钳闭主动脉。即使对于需要用补片修补的没有上缘的较大的继发型房间隔缺损,仍然可以经上述切口进行手术而无需心脏停搏术。在我们的医院,房间隔缺损的修补一般都在常温下进行,因为体外循环和阻断主动脉的时间都极短。

一些关于上部和下部的静脉窦型房间隔缺损修补技术的评论是完全有根据的。这些作者描述了一种修补上静脉窦缺损的技术,这种技术也包括用补片修补上腔静脉和右心房连合处。在大多数病例,静脉窦缺损见于上腔静脉和右心房连合处,而右肺静脉在此处进入心房。对于这些患者,正如修补继发孔型缺损那样经右房作切口,轻轻牵拉上腔静脉,可以充分暴露缺损,从而能直接进行修补手术而不必使腔静脉变窄。然而,必须注意适当裁剪修补片,以防止其膨出进入上腔静脉或左心房。这种途径的优点在于避免了损伤上腔静脉和右心房连合处,从而不会影响窦房结血供。某些患者的右肺静脉回流至远离右心房的上腔静脉中,对于这种情况,我们倾向于采用本章节提及的Warden型修补法,即将上腔静脉切断,然后重新连接右心耳和上腔静脉远端。再经房间隔缺损将肺静脉用补片隔入至左房。这种途径避免了经腔静脉和心房连合处作切口,从而不会影响窦房结血供。目前有报道表明这类手术方法的效果极佳,晚期上腔静脉狭窄的发生率极低。如果上腔静脉缝线处发生狭窄,并且奇静脉未被结扎,通常另建通路使血液回流至下腔静脉以减压。另外,如果出现严重梗阻,则可对上腔静脉进行扩张或建立支架。

作者描述了镰刀综合征的修补方法,包括畸形静脉的再植和阻断原先回流途径并经房间隔将其连至左心房。他们对已使用过的各种技术作了一个很好的总结。最近,人们的兴趣再一次投向将右位肺静脉直接再植到左心房,手术由右胸切口入路,并且不用体外循环。这种技术的优点在于,通过右胸切口,在肺轻度充气的条件下可以更好地评价静脉的几何位置,从而防止静脉进入左心房时发生扭曲。当没有明显的房间隔缺损时,这项技术最为实用。尽管可以经右前胸切口来关闭房间隔缺损和对该畸形静脉进行再植,我们认为如果需要进行体外循环,那么,作经胸骨的标准切口是抵达病变部位和避免在膈水平分离右肺静脉入口的最简单的途径。尽管少量报告表明在非体外循环的条件下进行经胸切口的直接再植术有很高的通畅率,但在这项技术被常规应用以前,应继续对再植静脉的狭窄和阻塞进行评估。

应注意的是,在婴儿期出现合并肺动脉高压的镰刀综合征的预后极差。成人期镰刀综合征的静脉梗阻发生率高,故作者建议在无手术干预的情况下对这些患者进行随访。然而,我们仍然认为,有严重左向右分流并且没有并发症存在、无肺血管抵抗证据的畸形,应考虑手术治疗,术中应注意操作细节,以防止静脉梗阻。

Mainwaring与Lamberti博士也认为在婴儿期房间隔缺损会导致发育迟滞。尽管仍然不可预测在幼儿对继发孔型房间隔缺损进行关闭是否会纠正生长模式(因为大部分患者左到右分流都不严重),但我亲自见过几个患者,他们在婴儿期做了中等大小的继发孔型房间隔缺损的修补术,多年来恢复得相当好。然而,必须保证这些患者的左侧心脏没有其他会加重经相对小的房间隔缺损左向右分流的病变,或其他会被房间隔缺损修补术掩盖的病变。然而,我认为在有严重房间隔缺损的患者,如果没有其他导致生长发育迟滞的因素,缺损修补术的风险是很低的。

(金龙玉 译 刘建新 校)

第 76 章

室间隔缺损

Christopher J. Knott-Craig

概　述

室间隔缺损(VSD)是最常见的先天性心脏畸形之一；单纯性室间隔缺损约占所有先天性心脏畸形的20%~30%，活产婴儿的患病率为0.1%~0.2%。

关于室间隔缺损临床症状和体征的最初描述是由Rogier于1879年完成的，因此将缺损小、血流动力学受限而肺动脉压力正常的室间隔缺损命名为"malady de Rogier 室间隔缺损"。与之相反，另一类室间隔缺损则更为严重，伴有严重肺动脉高压和持续的肺血管阻力，从而导致血液通过室间隔从右到左分流和患者出现紫绀。在1897年，有人描述了一名此类室间隔缺损的患者，随后这类室间隔缺损及其伴随改变被称为"艾森门格综合征"。

室间隔缺损可能与多种心脏病变有关，包括：二尖瓣疾患，房室运动不协调，心室发育不全，以及大动脉转位和心室双出口等流出道畸形。在本章中，我将对单纯性室间隔缺损以及与动脉导管未闭和主动脉缩窄有关的内容作一描述。

室间隔缺损的分类

在室间隔缺损的众多分类标准中，现今被广为接受的是Soto与Van Praagh的分类方法(图76.1)。室间隔有3个主要组成部分：①三尖瓣的隔侧叶以下的流入道部分，包括从三尖瓣瓣环一直到瓣叶腱索的乳头肌附着处；②从三尖瓣腱索附着处到心室尖的小梁状肌性部分，其朝向动脉圆锥的间隔部；③内壁光滑的圆锥状流出道间隔，其在间隔带(隔缘肉柱)前后支之间汇拢形成漏斗状间隔，并且延伸至主动脉与肺动脉环。流入道与小梁状部分常共同被称为室间隔，与其形成对比，圆锥状间隔部又被称为"流出道"或"漏斗状"间隔。

膜周部室间隔缺损

膜周部室间隔缺损是最常见的单纯性室间隔缺损，占所有种类的70%~80%。缺损位于流入道与圆锥部的间隔之间，可能会累及室间隔的流入道、流出道部分，或二者均被累及。向上可延伸至三尖瓣隔瓣与前瓣的结合部，累及瓣环。手术中，通过三尖瓣和该缺损部位，可很容易地看到主动脉瓣。在少数情况下，主动脉瓣的无冠状动脉瓣叶会向室间隔缺损口脱垂，从而导致进行性主动脉功能不全。

希氏束在三尖瓣的前瓣与隔瓣接合处穿过中心纤维体的右三角区，在该处其与缺损的下半部分（后下缘）紧密相关，沿途向中间乳头肌(亦称Lancisi肌或圆锥乳头肌)发出左束支。而当其经过中乳头肌下方时，只剩下右束支，并且延伸进离缺损较远的隔缘肉柱中。膜周室间隔缺损常从右心房进行修补。

流出道缺损

流出道缺损又被称为嵴上、肺动脉瓣下、近动脉或漏斗部缺损。此种缺损占单纯性室间隔缺损的5%~10%，但在亚洲人口却更为常见。典型的缺损呈卵圆形，并延伸至肺动脉和主动脉瓣环。正常的肺下圆锥部较薄弱，故肺动脉瓣和主动脉瓣之间仅隔有一圈非常薄的纤维组织。这可导致主动脉瓣叶脱垂，见于40%~50%的圆锥部缺损的患者。主动脉瓣右叶(右冠瓣)脱垂入缺损口最常见，从而导致主动脉瓣关闭不全。在此型室间隔缺损中，传导组织离缺损边界较远。经右室流出道作一短小的

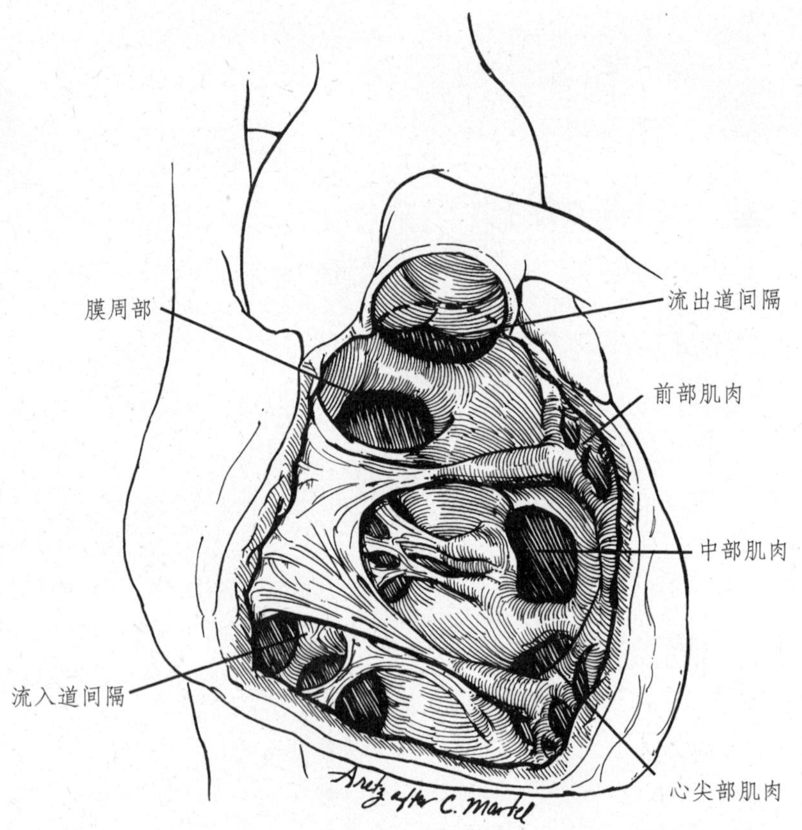

图76.1 该右心室游离壁被切除以显示室间隔缺损：心室圆锥部：膜周部；圆锥部室间隔：流出道间隔（肺动脉下的）；流入道间隔：房室管；肌部（小梁性）缺损可以在中部、前部或心尖部。穿支与膜周部缺损下缘紧密相连，并从此分成多支进入Lancisi肌下的隔缘肉柱。

横切口或经肺动脉主干均为修补缺损的最佳途径(图76.1)。如果缺损周围均是肌性组织，则被称为流出道肌性缺损。

流入道间隔缺损(房室道型缺损)

流入道缺损约占单纯性室间隔缺损的5%，位于三尖瓣隔侧叶下方，后方为三尖瓣瓣环。心室传导组织与缺损后下方边界紧密相连，一直延伸至Lancisi肌，在此处右束支发出分支穿过隔缘肉柱，直达调节束。房室间隔完整，二尖瓣前叶可偶尔出现裂隙。经三尖瓣对流入道室间隔缺损进行修复为最佳途径。

肌部缺损（肉柱缺损）

肌部室间隔缺损占单纯性室间隔缺损的10%~15%，可为单发或多发，可以发生于室间隔的任何部位。此类缺损可能与其他类型的室间隔缺损同时存在，主要分为以下几类：中部肌部缺损(最常见)，心尖部肌部缺损，以及前部肌部缺损(图76.1)。肌部缺损可表现为在室间隔右室面有多个大小不等的开口，而左室面仅有一个开口，这被称为“瑞士奶酪样缺损”。

一般情况下，心脏传导组织离肌性缺损的边缘都较远，但以下两种情况例外，需特别注意：①当合并膜周室间隔缺损时，传导束穿透支通常走行于两个室间隔之间的肌性桥梁，此时如果两者靠近，穿透支则很容易受损。②当流入道出现肌部缺损时（即缺损与三尖瓣仅隔有少量肌性组织），传导组织从缺损上缘与前缘（向左）走行——房室结在三尖瓣隔瓣与前瓣连合处传入室间隔，从缺损上界经最直接路径到达中乳头肌。

手术指征

在过去，对于有巨大室间隔缺损的重症婴幼儿患者，首先采取环绕肺动脉主干放置一条限制带的方法来缓解症状。限制带被缝于心外膜上，并逐渐被缩紧，直到其远端肺动脉收缩压降至原来的50%。这样就减少了肺动脉的血流量，改善了充血性心力衰竭。待患者生长发育较完善，能耐受手术时，再将限制带移除，并进行室间隔修补手术，这时则比较安全。然而，随着心肌保护措施的进步，外科技术和婴幼儿术后护理的不断完善，肺动脉环缩术已被废弃不用，目前主张一期手术将室间隔关闭，但在少数情况下例外，后文将予以提及。

回顾手术修补室间隔缺损的指征，应考虑到以下4个方面：①缺损的特征；②患者的年龄和症状；③肺血管阻力；④合并的心脏缺陷或非心脏缺陷。

室间隔缺损的特征

在新生儿期发现的巨大室间隔缺损的重症患者中，约有50%~70%能在6~12个月内自发闭合或缩小。对于膜周部和肌部室间隔缺损尤为如此。流入道(房室道)缺损和流出道缺损(嵴上缺损)通常不会自发闭合。当缺损相当于主动脉瓣环大小或导致肺动脉高压时，被认为属于“大室间隔缺损”。中度缺损是指Qp：Qs的比值为2∶1~3∶1且肺动脉收缩压为40~50 mmHg或为主动脉收缩压的1/2。小室间隔缺损者肺动脉压力正常，且Qp∶Qs的比值小于1.5∶1。当血氧饱和已知时，运用下列公式即可算出Qp:Qs的比值：

Qp:Qs=(Ao%−RA%)/(PV%−PA%)

上式中，Ao%为……RA%为……PV%为……PA%为……当室间隔缺损伴有严重的主动脉瓣叶脱垂时，不论缺损大小和患者有无症状，都应进行手术修补。不论何种类型的室间隔缺损，即使仅伴有轻度主动脉瓣关闭不全，也应尽早对室间隔缺损和主动脉瓣进行修补。

在婴儿期进行修补手术的指征如下：

1.所有大的或有症状的室间隔缺损。

2.所有不能自发闭合的中度大小的室间隔缺损。

3.所有伴主动脉瓣关闭不全的室间隔缺损。

4.所有流入道或流出道的室间隔缺损。

5.所有残留的大于3 mm的室间隔缺损，或伴有肺动脉压力升高者。

6.当合并有其他有手术指征的心脏病时，不论室间隔缺损大小，均应手术修补。

患者特征

伴随重症室间隔缺损的婴儿，如果出生后几个月内就表现出严重充血性心力衰竭，则应尽早进行手术。待患儿长大再进行手术并无益处，且常可导致发病率和死亡率增加。这类婴儿通常呼吸过于急促以致不能经口喂养，常发生肺部反复感染及误吸，还可能发生肺过度充气综合征（心源性哮喘）。后者是由于节段性肺动脉压力升高，压迫小支气管，导致慢性气体潴留所致。对于出现症状的婴儿，如果为多发室间隔肌部缺损，不宜进行早期一次性修补缺损。即使在现在，婴儿期进行此种手术的死亡率仍然很高。这种情况是肺动脉束带环缩术剩下的少数几个指征之一。当患儿长到9~18个月大时，即可进行肺动脉束带松解术。部分肌部缺损可能适合采用经皮导管穿刺术进行修补，可在术前、术中、术后进行。心尖部和前部室间隔缺损行开胸手术常难以完全修补，而用经皮穿刺术有望将之闭合。

出现临床症状药物控制的患儿，如果是大缺损而且缺损大小没有任何变化的患儿，应在其6个月至1岁时给予择期手术治疗。这类患儿几乎都不能正常成长。大多数体重严重偏低，发育不良，并且相当一部分可能已经发展为肺动脉高压。这些婴儿被认为有“反应性肺动脉高压”，他们在手术后，尤其是在手术时机被延误的情况下，肺动脉高压危象的发病率升高。

年龄在12~18个月的大室间隔缺损患者，在下列情况下应进行心导管检查并修补缺损：①肺血管阻力小于8~10 U/m²；②活动时不发生氧饱和度下降；③静息和活动时Qp∶Qs比值大于1.3∶1。

小的或中等大小室间隔缺损患儿，如果没有出现明显症状，可在其2~3岁时再进行修补手术，以利于缺损的自发修复。在儿童期后期发现的小型室间隔缺损一般不可能自发修复，如果有任何并发症，这类缺损都应予以修补，并发症包括心内膜炎、精神创伤（例如，患儿抱怨：“我讨厌这种杂音。”或“因为我有心脏杂音，他们不让我参加学校的运动。”）

肺血管阻力

单纯性室间隔缺损的患儿，在一岁以内肺血管高压现象很少对日常生活产生影响，除非极个别伴有唐氏综合征的患者，这些患者发展为肺血管阻塞性疾病更早，甚至在6~9个月大时就可出现。

如果室间隔缺损在患儿12~18个月大才发现，应行心导管检查测量肺动脉阻力（肺动脉阻力指数，PARI），如果PARI大于8U/m²，或Qp∶Qs 比值小于1.5∶1，应在患者吸氧时重复测量（或静脉给予肺动脉舒张药），以判断增高的阻力是反应性的还是持续性的。如果Qp∶Qs值增加（>1.5∶1）或PARI降低(<8.0U/m²)，表明缺损可被修复。如果患者有持续性肺动脉高压，则不宜修补缺损。

合并心脏和非心脏的病变

患儿如果有严重的左向右分流情况，例如房间隔缺损或动脉导管未闭，通常在早期就有顽固性充血性心力衰竭。在这种情况下，应早期对各种缺损进行一期修补。因为此类患儿术前情况通常较差，故修补手术的死亡率略有上升。相反，合并主动脉缩窄的新生儿和小婴儿应首先通过左侧开胸术解除狭窄。如果在解除狭窄后，他们仍不能脱离呼吸机或仍然有严重症状，最好在同一次住院期间迅速进行室间隔缺损修补。这种途径被证实比一期手术同时修补两种畸型更优越，还可避免对大约一半患者进行不必要的室间隔缺损的修补。

在以下几种情况不宜采取这种途径：①患者存在主动脉缩窄和多发肌部室间隔缺损，进行缩窄修补术时，如果可通过同一切口进行肺动脉束带环缩术；②当缩窄和流出道大缺损同时存在时，应在一期手术时同时对二者进行修复，因为这类室间隔缺损通常不会自发闭合；③存在室间隔缺损及主动脉离断。这种情况下，选择前正中切口对二者同时进行修复为最佳途径。

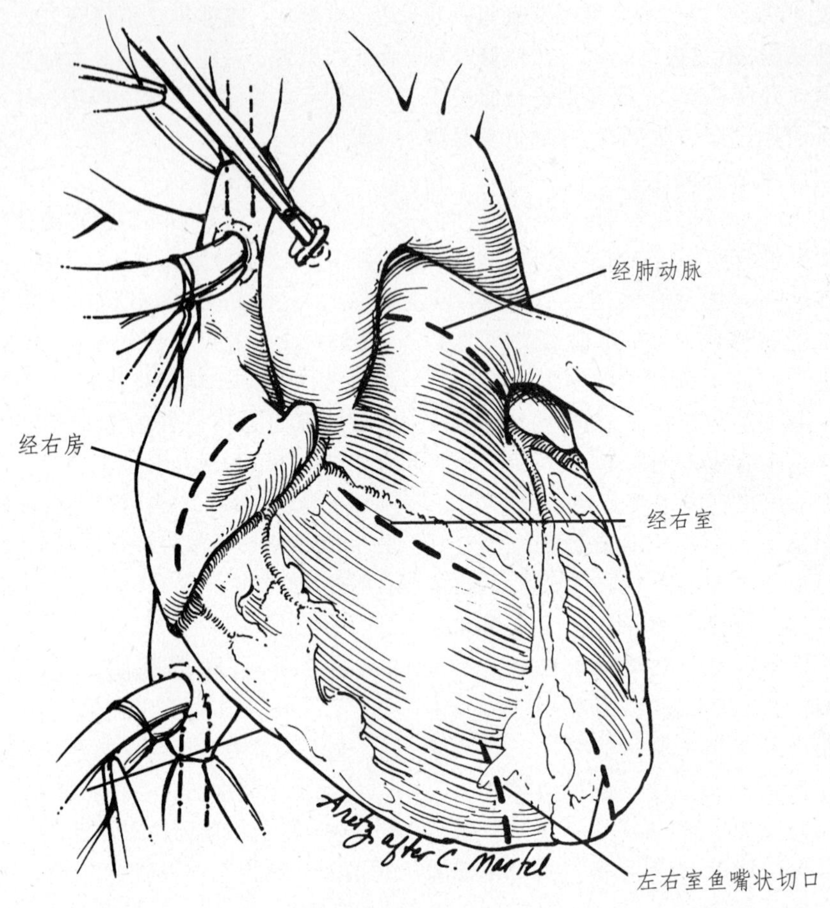

图76.2　修补室间隔缺损的常用切口。

进行单纯性室间隔缺损修补的婴儿中，约25%伴有某些非心脏的形态学改变综合征或病理改变(例如唐氏综合征、Vater综合征、气管食管瘘等)。对于症状非常明显的婴儿，通常难以用中等大小的室间隔缺损来解释出现的症状，故早期关闭缺损是合理的。

室间隔缺损的修补技巧

对于年龄小于2~3个月的患儿(或体重小于3.5kg)，手术应在深低温(15℃~18℃)暂停循环下进行。将一支16F的右弯静脉导管插入右心耳，而往升主动脉内插入一支8F或10F的灌注导管。体外循环转流开始时流量应设置为150~200 mL/kg，在患儿降温过程中，应将动脉导管结扎。在循环暂停前，应确保动脉导管已被结扎，以防止敞开的右心中的空气经未被发现的未闭动脉导管意外进入主动脉。一旦达到设置温度，应阻断主动脉，并从升主动脉的心脏停搏液灌注针注入单剂量冷血。循环随即停止，一旦患者心脏血液排空后，则可移除静脉插管。随后可进行修补手术。

对于较大婴儿，采用双腔静脉套管插管术，手术在中度低温(28℃~32℃)和多剂量冷血心脏灌注术下进行。上下腔静脉插管，特别是对于病重或很小的婴儿，有一种简便方法：将两根静脉插管都连到体外循环机的静脉引流管上，先将较小的一根静脉插管插入右心耳，开始并行体外循环。待肺放气、心脏减压后，下腔静脉荷包缝合和插管可以很容易完成。上述操作完成后，将第一个插管夹闭，从右心房移开，通过一个新的荷包缝合直接插入上腔静脉。动脉导管随之结扎，患儿体温下降到合适程度。在体外循环建立之前，严禁暴露或结扎动脉导管，以免将其撕裂而导致不可控制的大出血。当循环建立后，主动脉和肺动脉干内的压力大幅度降低，这使得游离动脉导管更为容易和安全；随后用5-0聚丙烯缝线缝闭或血管夹(用于新生儿)将之夹闭。

在主动脉被阻断，用心脏停搏液灌注使心脏停搏后，作一斜切口打开右心房(如图76.2)。再通过原已存在的缺损或房间隔的穿刺口将一个泵吸引管放于左心室，以确保手术野干净。如果修补术是从右心室或肺动脉进行的，吸引管则应通过右上肺静脉或左心耳放于左心室。

在少数情况下，当缺损很小时，可用带垫的4-0或5-0聚丙烯缝线进行间断水平褥式缝合，修补缺损。然而，修补术常需要某种特殊的修补材料，最常用的是涤纶(Dacron)。另外，可供选择的还有经鞣酸处理的自体心外膜，经戊二醛处理的牛心外膜，以及聚四氟乙烯外科补片(Gore-Tex)。采用涤纶的优点在于，它可以刺激心内膜产生强烈反应，从而加速术后可能残存的小缺损的自发修复。

膜周部室间隔缺损的修补

通常作一个与右房室沟平行的斜切口打开右房，再对膜周部缺损进行修补(图76.2，跨心房途径)。用一小型牵引器以牵引三尖瓣前叶，另一更小的牵引器在隔瓣与前瓣连合附近暴露缺损的上缘。轻轻地牵拉穿过室间隔缺损的直角吸引器或血管钳，即可看见缺损的上缘与前缘。主动脉瓣，三尖瓣瓣环和壁层漏斗部相交于上前部三角区，即室间隔的“顶部”，此处是术中最难暴露的部分(故也是最容易出现术后残留分流的部分)。第一助手可将右食指屈曲，置于主动脉根部，即主动脉和右心房之间，以便于暴露该“顶室”。

室间隔缺损的修补要用一块比缺损稍大的涤纶补片，采用连续缝合法。术者从三尖瓣侧入路，一条带垫的5-0聚丙烯缝线的两端缝合于室间隔右室面，距缺损边缘约2~3mm。从距离术者最远的间隔部分开始缝合（12点钟方向），临近Lancisi肌（图76.3）。然后缝线两端穿过修补片，拉紧；通过向尾部方向(右手方向)轻轻牵拉修补片，缺损的上、前缘(左手方向)以及“顶部”被逐渐暴露，随后围绕上缘（靠近左手方向)进行连续锁边缝合，至缝线经过三尖瓣隔瓣交界区为止。缝线的另一端则围绕缺损的后缘与下缘（右手方向)进行缝合，直至这端也穿过三尖瓣隔瓣，缝线应被置于传导组织附近，缺损边缘3~4mm（在2点钟到5点钟方向)。该缝合完成后为水平褥式缝合，从而能使修补片位于隔侧叶下方。缝线的两端打结，修补完成(图76.3，小插图)。如果室间隔非常脆弱或缝合路线过长，则建议在连续缝合基础上做一些间断加垫水平褥式缝合，以防止术后补片开裂。

将吸引器从左心房退出，将心脏冷停搏液连接管道与插入升主动脉中的灌注导管分开。再向左心房灌入足量冷盐水，这样空气和盐水就能先后从升主动脉中的导管中排出。将房间隔缺损或未闭卵圆孔关闭，将吸引器置于升主动脉的导管，松开升主动脉阻断钳，然后用5-0 单股缝线将右房关闭，同时复温，如果手术是在停循环下进行，应使患者重新开始低流量低温体外循环。在复温过程中，心脏通常自发恢复节律。在胸腔关闭以前，通常都在心脏表面放置临时心房心室起搏导联。

在少数情况下，室间隔缺损的

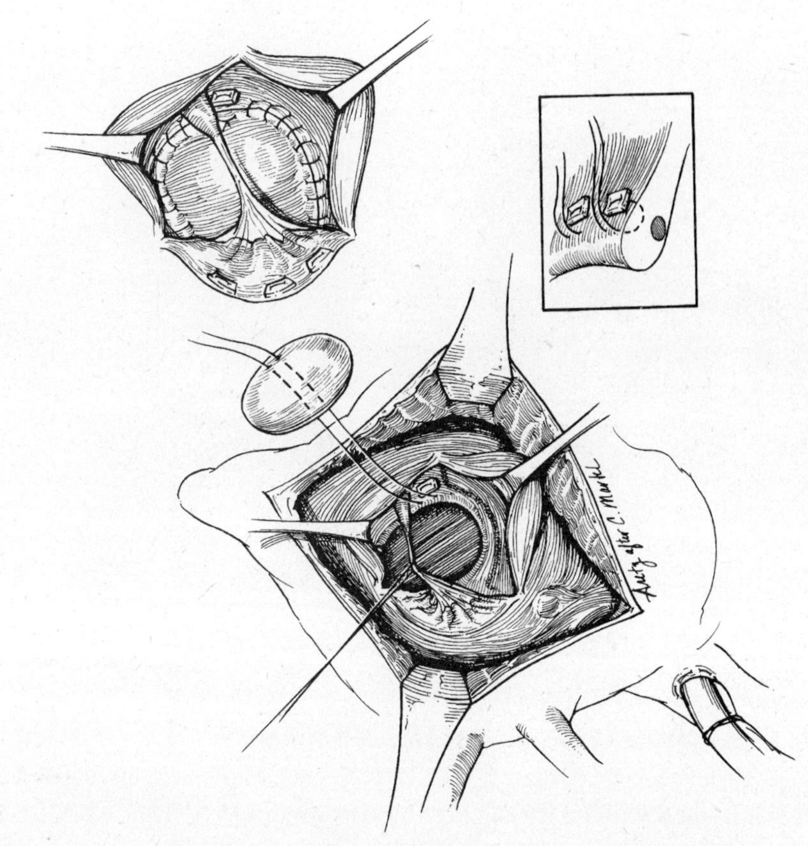

图76.3 运用连续缝合法经心房修补室间隔缺损。第一处缝线位于Lancisi肌正下方，距缺损边缘3mm。在缝线右侧以及其穿经三尖瓣隔侧叶处的下方，有传导束通过，容易受损。在缝线左侧为“安全”区域。小插图显示修补完成。

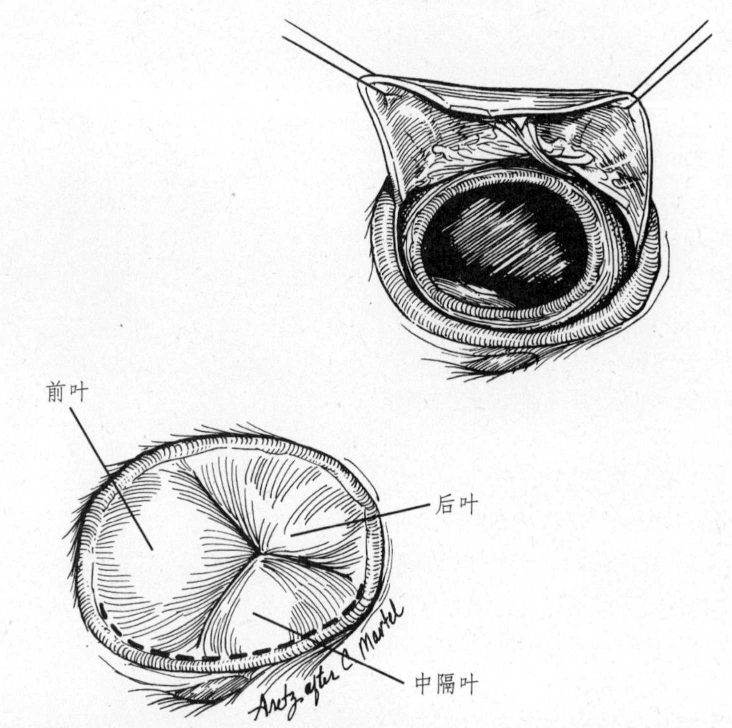

图76.4 在某些膜周部或流入道间隔缺损者，可把三尖瓣叶从瓣环上切开1~2mm以达到更好的暴露。应注意，在三尖瓣间隔前连合处，房室结穿过中央纤维体的右三角区。

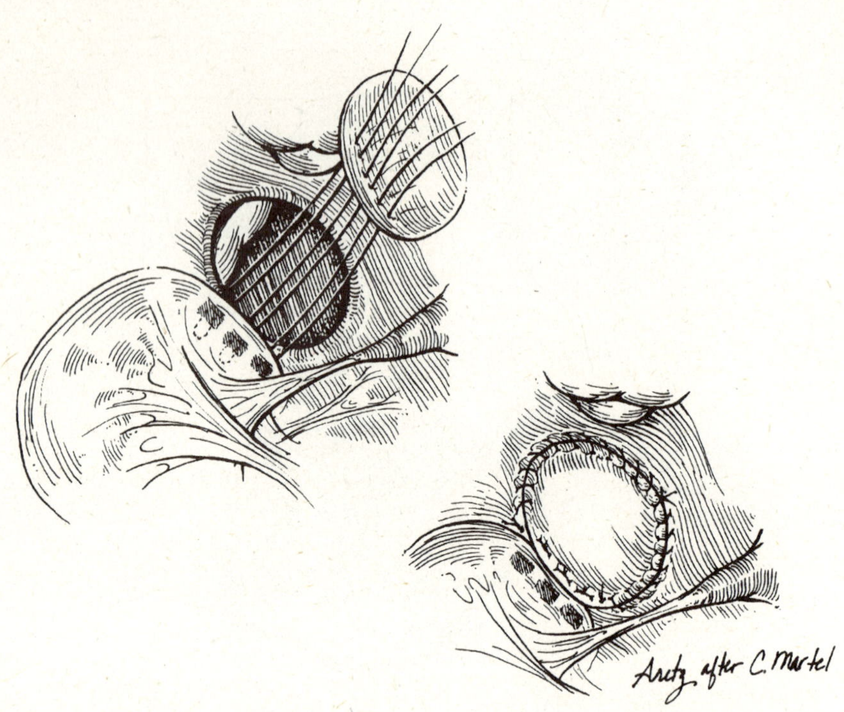

图76.5 膜周部室间隔缺损的经心室修补法。先作间断加垫水平褥式缝合，然后将缝线从右房侧穿经三尖瓣，再穿过涤纶补片。缝线随后被收紧，用一根5-0聚丙烯缝线进行连续缝合以完成剩下的缝合路径。位于隔侧叶和Lancisi肌（中部乳头肌）之间的过渡区域最为脆弱。在此区，缝合应在缺损边缘3~4mm处进行。

作。在动脉圆锥处作一与右冠状动脉右室支或动脉圆锥分支平行的斜切口（图76.2，经心室切口）。Lancisi肌在此处再一次成为重要的界标，将"安全"与"脆弱"的区域分开。通常用5-0编织缝线作2~4个间断加垫水平褥式缝合，穿过三尖瓣叶连合区，以使垫片位于右房侧；然后将缝线穿过放入心室的补片，收紧缝线（图76.5）。经三尖瓣放入一个泵吸引器，并将之向下牵引，通过分开三尖瓣叶可达到更佳显露效果。然后用5-0聚丙烯缝线在缺损的肌性边缘单独作一连续缝合，以完成修补（如图76.5）。从一端开始，在缺损下缘，离脆弱部位3~4mm处沿逆时针方向进行缝合。将该缝线做标记，另用一根缝线沿缺损上缘按顺时针方向缝合直到完成缝合路线，然后将缝线两头系紧（图76.5）。进行连续缝合时，常要将针在重要腱索后来回穿越以免被绊住，否则可能会导致严重的三尖瓣反流。如果采用间断缝合术，在把缝"顶部"很难看到，因为其深入流出道间隔（漏斗部），或因为三尖瓣腱索结构复杂而将其挡住。要更好地暴露该部分可采用下法：在距三尖瓣与瓣环连合处1~2mm切开三尖瓣，并从后部揭开（图76.4）。此法可相当漂亮地显示该部分缺损，然后再以上述方法修补缺损。修补完成后，用5-0聚丙烯缝线连续缝合法将瓣叶缝于瓣环。另一种途径是分开阻挡着的腱索，完成修补，然后用5-0聚丙烯缝线将腱索缝回间隔上或修补片上。

新生儿和小婴儿的组织很脆弱，不能很好地经受缝合。所以最好采用间断缝合术。首先在间隔缺损周围进行加垫水平褥式缝合，并分别进行标记。当所有的缝线都置好后，将它们穿过放入的修补片，然后将缝线收紧。

少数情况下，经过右心室而非右心房对膜周部缺损进行修补，通常因为需要在心室切开过程中进行一些其他操

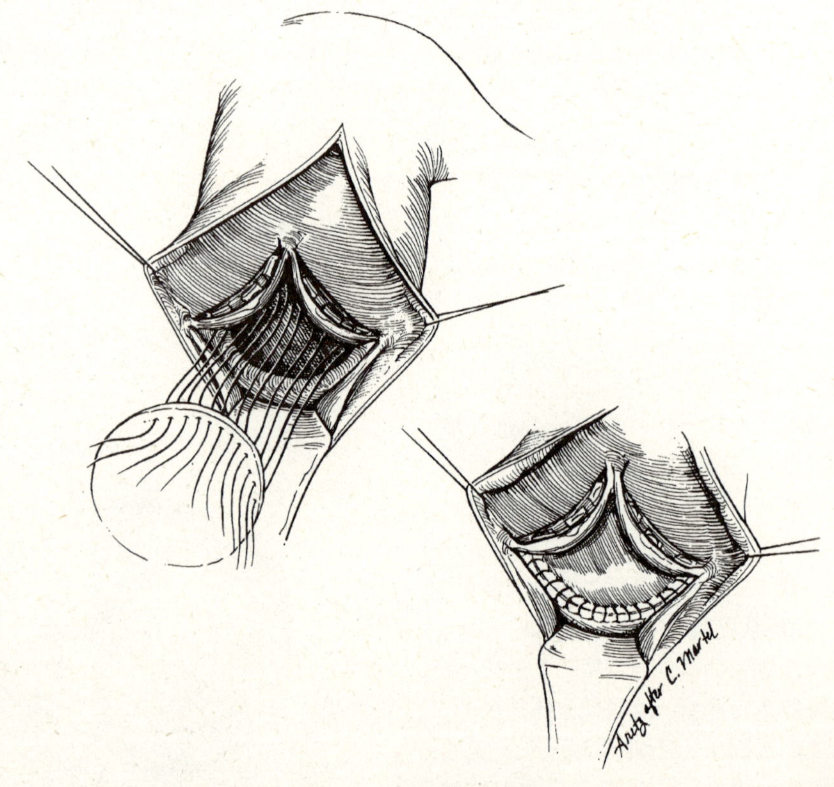

图76.6 圆锥部间隔缺损（近动脉缺损）的经肺动脉修补法。将作间断加垫缝合的缝线从窦之间穿过肺动脉瓣环，以修补缺损的上缘。用5-0聚丙烯缝线作连续缝合修补下缘。传导纤维距离此类缺损边缘都较远。

线穿过补片并系紧之前，常常可更容易地先将补片定位于这些腱索后的室间隔上(该位置即补片的最终位置)。

流入道间隔缺损的修补

与膜周部缺损类似，这类缺损主要经右心房途径进行修补。因为缺损几乎全部三尖瓣隔侧叶下方，故将该瓣叶与瓣环分离并向前牵引，可使暴露更容易(图76.4)。然而，通常很少进行这种操作，因为从三尖瓣即可容易地显露流入道(房室管)型缺损。应特别注意修补片不得过宽(从三尖瓣环到室间隔嵴)，因为过于庞大的修补片可能会影响隔瓣的活动度。要注意鉴别流入道间隔缺损和流入道间隔上的肌部缺损，因为在后者，希氏束经过隔开缺损和三尖瓣环的薄而窄的肌肉中。

圆锥部室间隔缺损的修补

室间隔漏斗部缺损可经肺动脉主干上的横切口，经过肺动脉瓣修补，或经邻近肺动脉瓣的右心室流出道进行修补(图76.2，经肺动脉切口)。圆锥部室间隔缺损邻近动脉，其上缘为肺动脉瓣和主动脉瓣。通常只被薄弱的、不能耐受缝合操作的纤维组织隔开，在修补过程中，间断加垫缝合的缝线穿过肺动脉瓣环，以使垫片被置于肺动脉窦中并于右室面收紧固定（图76.6)。缺损下缘的修补与其他缺损一样，用连续缝合法将缺口关闭。传导组织距离室间隔缺损边缘较远。部分患者最终需要主动脉瓣置换术，特别是当他们在接受修复缺损的手术时就已有主动脉瓣脱垂或关闭不全。故在进行修补术时，应考虑到保护肺动脉瓣及瓣环，以免将来需要进行Ross手术：如果肺动脉瓣环下有一圈肌性组织，则应按上述操作将之用来支持上部的缝合，而不用肺动脉瓣环。

肌部室间隔缺损的修补

中部肌性室间隔缺损的修补从右心房进行，类似膜周部或流入道间隔缺损的修补方法。采用间断水平加垫褥式缝合法，在缝合线穿过修补片并被收紧前，应使所有的缝合线都被置于缺损周围。但中部肌部缺损如还伴有膜周部缺损并与其紧密相连时，传导束通常走行于两缺损之间的肌性桥梁(图76.7A)。鉴于此，故将两处缺损视为一个整体来修补，只用一块补片，并且应在远离肌性桥梁进行缝合（图76.7B)。前部肌性室间隔缺损可通过在右室流出道作一垂直短切口来修补。这类缺损常常在右室面有多个开口，并隐藏于连接中隔小梁和右室游离壁的小梁之下。将一条小垫或心包放入右心室，另一条则放于心室外，且与左前方的降主动脉平行(图76.8A)，用间断缝合法使两条垫子（或心包)将缺损夹住，呈“三明治”样（见图76.8B)。目前，一些此类缺损可在导管室经皮介入封闭。

心尖部肌性缺损和“瑞士奶酪”型肌部缺损最难修补。有幸的是在接受肺动脉束带环缩后，多数都能自发闭

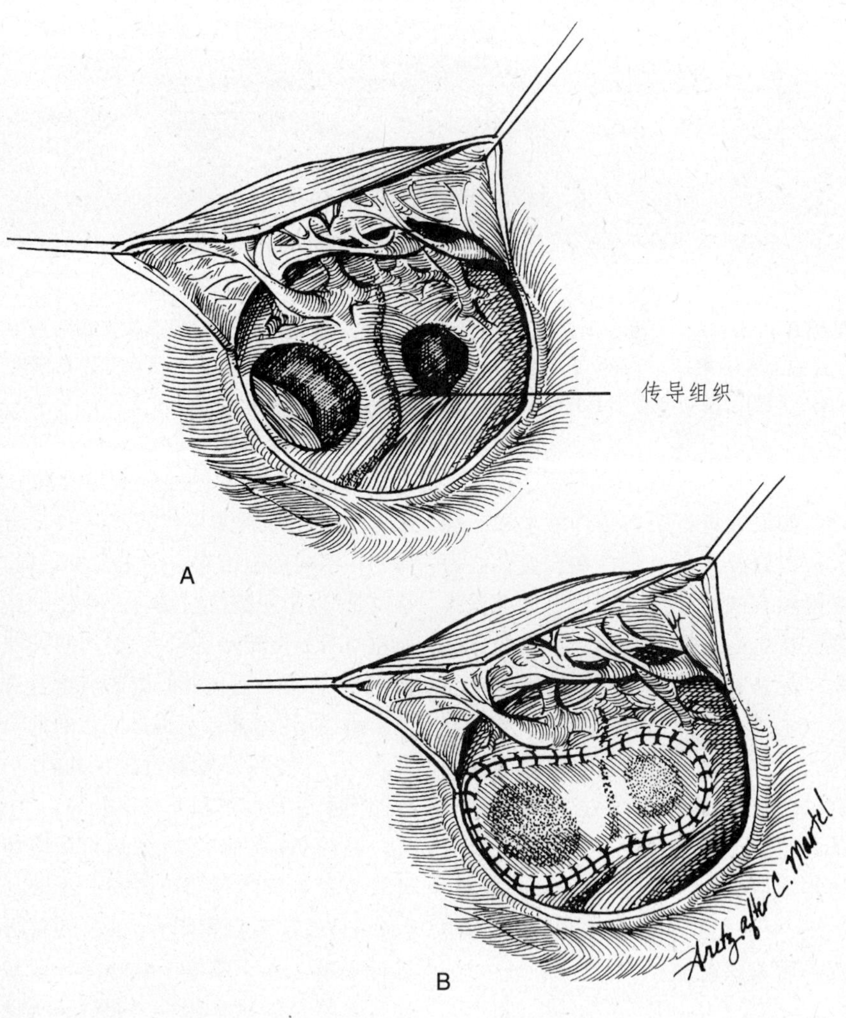

图76.7　为了更好地暴露膜周部室间隔缺损和中部肌部缺损，三尖瓣前叶与隔侧叶的部分已被切开。传导束的穿支位于两个缺损之间的肌性桥梁部分。(A)用一块合成补片来修补缺损以避免损伤传导束。(B)上述操作完成后，用5-0聚丙烯缝线作连续缝合，将三尖瓣叶缝回瓣环。

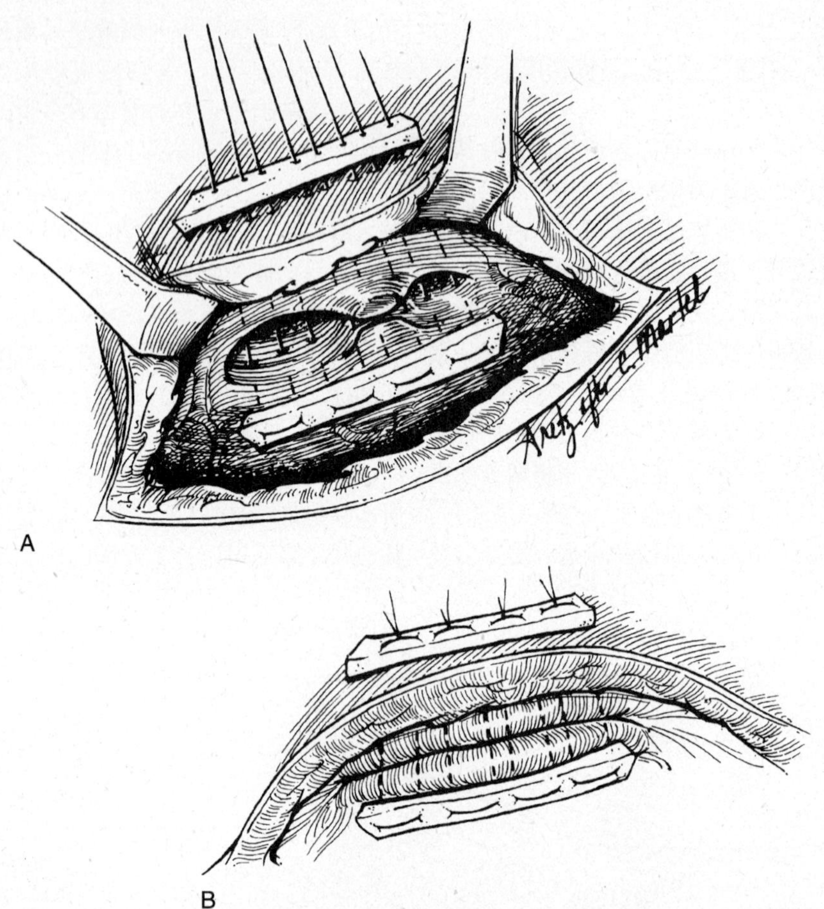

图76.8　经右室作一短小垂直切口，以修补多重前部肌部缺损。(A)缺损被夹在两条小垫片或心包片之间，一条位于右心室内，另一条位于心室外，且都与冠状动脉左前降支平行。(B)采用间断水平褥式缝合法。

合。如果在进行了束带环缩术和正确的缺损修补术后，仍存在充血性心力衰竭和有缺损残留，则应以标准操作方法从右心房显露缺损。如果经三尖瓣口的修补效果不佳，则可通过在左心室心尖部作一鱼嘴状切口来修补(图76.1)。室间隔的左心室面通常只有一个缺损，可用传统方法修补。用一条心包来加固心室切口处的缝合线可防止术后出血。另外，在经验丰富的医院，可采用蚌壳式器械于术前、术中或术后关闭缺损。

手术效果

单纯性室间隔缺损的手术死亡率一直持续下降，从20世纪70年代的10%~15%下降到90年代的2%~3%。增加死亡率的危险因素有：①多发缺损，特别是“瑞士奶酪”型；②合并存在的其他左向右分流畸形，例如大型房间隔缺损；③同时存在其他非心脏的严重全身性疾病。患儿体重轻不再是死亡的危险因素之一，但如果体重过轻(<2kg)，仍可能使术后发病率和死亡率升高。

在约35%的患者中，术后可用多普勒彩超探测到残存的小缺损。小缺损(<4mm)通常会自发闭合，极少需要再进行手术。大于或等于4mm的残留缺损自发闭合的概率较小，如果Qp:Qs比值超过1.3~1. 5：1，或肺动脉压力持续升高，则应进行第二次手术。只要有缺损残留，就应继续心内膜炎的预防。

完全性心脏传导阻滞的发生率为1%，右束支传导阻滞的发生率为40%~60%。在切开右心室进行修补的患者，其右束支传导阻滞的发生率要略高于经心房进行修补者，但一般与长期预后无关。

推荐读物

Barratt-Boyes BG, Neutze JM, Clarkson PM, et al. Repair of ventricular septal defect in the first two years of life using profound hypothermia-circulatory arrest techniques. Ann Surg 1976;184:376.

de Leval MR, Pozzi M, Starnes V, et al. Surgical management of doubly committed subarterial ventricular septal defects. Circulation 1988;78:III-40.

Fishberger SB, Bridges ND, Keane JF, et al. Intraoperative device closure of ventricular septal defects. Circulation 1993;88:II-205.

Hardin JT, Muskett AD, Canter CE, et al. Primary surgical closure of large ventricular septal defects in small infants. Ann Thorac Surg 1992;53:397.

Houyel L, Vaksmann G, Fournier A, et al. Ventricular arrhythmias after correction of ventricular septal defects: importance of surgical approach. J Am Coll Cardiol 1990;16:1224.

Knott-Craig CJ, Elkins RC, Ramakrishnan K, et al. Associated atrial septal defects increase perioperative morbidity after ventricular septal defect repair in infancy. Ann Thorac Surg 1995;59:573.

Park JK, Dell RB, Ellis K, et al. Surgical management of the infant with coarctation of the aorta and ventricular septal defect. J Am Coll Cardiol 1992;20:176.

Rychik J, Norwood WI, Chin AJ. Doppler color flow mapping assessment of residual shunt after closure of large ventricular septal defects. Circulation 1991;84:III-153.

Serraf A, Lacour-Gayet F, Bruniaux J, et al. Surgical management of isolated multiple ventricular septal defects. Logical approach in 130 cases. J Thorac Cardiovasc Surg 1992;103:437.

van Praagh R, Geva T, Kreutzer J. Ventricular septal defects: How shall we describe, name and classify them? J Am Coll Cardiol 1989;14:1298.

编者评述

T.L.S.

对各型室间隔缺损解剖学和修补

技术知识的掌握十分关键，因为不论是单纯型还是合并其他缺损的室间隔缺损，从外科角度来看，是最常见的先天性心脏畸形。本章对如何修补室间隔缺损并避免损伤传导组织做了大致描述。

有几种室间隔缺损值得特别注意，膜周部或圆锥部发育不全型室间隔缺损，如果合并主动脉瓣右叶或无冠状动脉叶脱垂，则比较特别，可用多种方法进行修补。一般认为，主动脉瓣和瓣叶交界区如果失去支撑会导致瓣叶进行性向缺损脱垂，从而导致进行性主动脉瓣关闭不全。因此，室间隔缺损的患者即使只出现轻度主动脉瓣关闭不全，也应进行手术干预。在大多数病例，用或不用补片进行单纯修复缺损可以重新使主动脉瓣保持悬挂状态，从而减轻或稳定主动脉瓣关闭不全的程度。在少数病例，应对脱垂的主动脉瓣叶进行更直接的修复，用到的技巧包括把瓣叶脱垂处的中央部分呈三角形切除，或在瓣叶交界区处进行瓣叶Trusler折叠术。在某些病例，可经过主动脉对缺损进行修复：通过主动脉瓣叶底部在室间隔左室面作加垫缝合，同时在主动脉瓣脱垂部分后方作Valsalva窦折叠术，以重新恢复主动脉瓣叶的支撑结构并处理脱垂和扩大的Valsalva窦（Yacoub MH，Khan H，Stavri G，et al. Anatomic correction of the syndrome of prolapsing right coronary aortic cusp，dilatation of the sinus of Valsalva，and septal defect. J Thorac Cardiovasc Surg 1997；113：253）。在少数情况下，也可通过右心房入路对缺损进行加垫缝合修补。

本章已描述经肺动脉入路对圆锥部间隔发育不良型室间隔缺损进行修补的方法。正如Knott-Craig医师所说，关闭缺损时，应特别注意肺动脉瓣叶基部缝合位置的选择，以免将来需要进行自体肺动脉瓣置换术。我们曾多次做过用自体肺动脉瓣来置换主动脉瓣的手术，这些患者曾接受过用或不用修补片的圆锥部发育不良型室间隔缺损的修补术，且肺动脉瓣叶基部的加垫缝合没有使瓣叶被过度牵拉变形。对于出现症状，有多处室间隔缺损的婴儿应采取何种手术途径仍然存在着争议。尽管肺动脉束带术和之后的修补术仍然为这类患者的主要治疗方法，但与肺动脉束带术相关的右室进行性肥大，常常导致右室面室间隔缺损的边界更加模糊。此外，束带术后，由于肺动脉受到限制，残留的室间隔缺损处几乎没有分流，从而导致再进行插管时难以发现缺损。在解除捆扎并将可识别的室间隔缺损关闭后，随着肥大的右室退化变小，新的肌性缺损可能会出现。因此，我们主张对于婴儿期的多处室间隔缺损，应在心室肥厚尚不严重时就进行手术，关闭大多数缺损。大多数患者的多处缺损都可被发现。对于心尖部肌性缺损，可采用心尖部右室切开的方法进行手术。心尖部左心室切开术的弊端在于，其伤及了维持心室系统性的重要心肌；然而，心尖部左室切开术一般与左室功能严重障碍并无联系。另外，在某些情况下，当多发前部肌部缺损与一个膜周部缺损同时存在时，可将一直角钳穿过膜周部缺损，探查室间隔，以暴露肌性缺损。随后可发现右室内的入口点，分开小梁，暴露缺损边缘以正确地进行修补。大部分心尖中部肌部缺损，膜周部缺损，以及圆锥部间隔发育不良型缺损在初次手术时都有很大把握被闭合。在某些病例，可经主动脉瓣或右室流出道切口进行手术。

当肌部缺损的边缘不容易辨认时，可通过经房间隔途径使一把直角钳穿过二尖瓣，再经过缺损口进入右心室。随后，夹住一根粗的聚丙烯缝线，将其带回到左室，左房，穿过一块Teflon修补片，该修补片应比预期的缺损左室侧更大。然后修补片随缝线穿过二尖瓣，抵达室间隔左室侧，缝线再穿过右室侧一块形状类似的Teflon修补片，收紧缝线。这种技巧特别适用于“瑞士奶酪”型室间隔缺损，或少数情况下的边界不清的前部肌部缺损。

以伞状装置为主的经导管闭合装置的发明，在对多发室间隔缺损进行外科介入方面起了很大作用。对于一些患者，如果有残存缺损或介入治疗装置可接近的多发室间隔缺损，在行开胸手术关闭缺损以前尝试介入手术，或在其后再采用介入手术，都可有很高的成功率。

目前，Amplatzer和蚌壳型室间隔缺损关闭装置备受关注。尽管这些装置可用于心导管室，但要经三尖瓣却较难。人们长期以来对一种“杂交”手术方法十分感兴趣：做一标准的胸骨切开，将一根针入右心室，在心脏超声指导下，通过在心室外操作将一根导线穿过缺损，然后同样在超声引导下，再使用Amplatzer蘑菇伞修复缺损，而无需进行体外循环。这类技术的优点在于，能够关闭相当远的心尖肌部缺损，且成功率很高，还不必进行体外循环。随着经验的不断累积，杂交手术将可能更多地被采用。甚至一般可通过右心房入路进行手术的缺损，可能会用心室外途径来修补，以避免进行体外循环。

目前许多用于修补膜周部室间隔缺损的装置不断被研发，很有可能取代原先的外科治疗方法。然而，随着置入时间的延长，主动脉瓣与室间隔缺损上缘的紧密联系可能会使这些装置的使用出现问题。另外，就目前经导管闭合膜周部缺损的装置而言，其导致的心脏传导阻滞的发生率仍未被完全弄清楚。然而，室间隔缺损闭合装置已使得原先的肺动脉束带术被淘汰。另一个存在争议的方面是同时有主动脉缩窄和膜周部大室间隔缺损的患者应采取何种手术途径。对于出现主动脉弓发育不良合并膜周部大室间隔缺损的婴儿，我们推荐于正中胸骨切开来修补缺损，并用补片修补主动脉弓以完全解除梗阻。尽管在少数患者大缺损可以自发闭合,但如果进行手术,在生命早期即避免肺动脉束带环缩和严重分流，以立即控制充血性心力衰竭且预后良好。

关于术后残留室间隔缺损的问题仍有待解决。在膜周部室间隔缺损和排列杂乱的缺损，常常很难暴露缺损的前上部分,残留缺损也最常见于此。在法洛四联症患者，圆锥部肌束常被误认为是缺损的边缘，导致补片更多地被附着于心室肌上而非缺损上缘，从而留下主动脉瓣下左室到右室的异常通道，并且被小梁肌肉掩盖而不易被辨清。这类缺损经主动脉瓣最容易探及，从此处很容易辨认出补片的上缘。此时可以采用直接缝合法,将补片的上缘与主动脉右冠瓣的底部相缝合,或者用另一个补片予以修补。

(金龙玉 译 刘建新 校)

第77章

主-肺动脉窗

James S.Tweddell

胚胎学与解剖学

主-肺动脉窗是一种罕见的畸形，是主动脉和肺动脉之间的动脉管道隔未能融合造成的。主-肺动脉窗通常发生在将动脉干分割成两个动脉管道的隔上，位于半月瓣的上方、升主动脉和肺动脉干之间。随着缺损的增大，血流的改变导致了右第6动脉弓的异常融合（右第6动脉弓衍化生成为右肺动脉），因此，造成了右肺动脉起源于升主动脉的右侧。较大的主-肺动脉窗，如果血流模式受到干扰，大量血流通过动脉导管，使正处于发生状态的主动脉弓血流消失，可导致主动脉弓远端发育不全(包括主动脉缩窄和主动脉弓中断)(图77.1)。因为主动脉与肺动脉间的管道隔大部分缺失可以导致右肺动脉起源于升主动脉，预示主-肺动脉窗畸形更为复杂。支持这一观点的证据是：伴有主-肺动脉窗的主动脉弓中断几乎都是A型，而主-肺动脉窗并不会伴有DiGeorge综合征，主-肺动脉窗是与房室间隔畸形(如室间隔缺损，法洛四联征，永存动脉干)有明显区别的另一种畸形。冠状动脉的异常起源通常与主-肺动脉窗相伴，冠状动脉可以起源于缺损边缘或者位于缺损的肺动脉侧。

临床表现、诊断及手术指征

最近有产前诊断主-肺动脉窗的报道，单纯主-肺动脉窗难以通过胎儿的超声心动图识别，因为在胎儿期升主动脉与肺动脉根部的压力是相等的，只有极少量的血流通过缺损处，尽管主动脉弓中断的诊断可以通过超声心动图，当伴有主-肺动脉窗时，主动脉弓中断的患者缺乏漏斗隔典型的后部分离，从而进一步促进弓的融合，产前诊断伴有主动脉弓中断的主-肺动脉窗尚未见报道。

主-肺动脉窗的临床表现与其他左向右分流型心脏病如动脉导管未闭或室间隔缺损的临床表现类似。尽管可能有分流量很小的限制性的主-肺动脉窗存在，但在一般情况下，主-肺动脉窗分流量是很大的，当肺血管阻力下降和充血性心力衰竭导致肺血流量增加时，患者在生后第一周症状即出现充血性心力衰竭的临床症状：如气促、出汗、纳差等，生长发育迟缓较为常见。病儿在发病早期，紫绀通常不明显，但在缺损较大时，双向分流会产生体循环缺氧。

体检发现病儿存在伴有辅助呼吸肌的参与气促。心脏检查可见心界扩大，与动脉导管未闭的患儿一样有水冲脉，在胸骨左缘可闻及收缩期杂音，然而，与动脉导管未闭的患儿不同，舒张期杂音很少闻及。胸片显示心脏扩大和与肺血流量增加一致的肺纹理增多。伴有主动脉弓异常的患儿通常表现为肺水肿、低灌注及代谢性酸中毒，这与动脉导管未闭患儿相似。

通常经超声心动图可以诊断。缺损的位置、范围以及伴发的其他畸形可以得到确定。心导管检查有时是必需的，对于症状出现较早的早产儿，可用于评估肺血管阻力的风险，也可用于通过超声心动图检查后解剖结构仍然不够明确的患者。尽管用心导管介入术判断冠状动脉的起源在理论上是可行的，但位于主动脉窦的上方的大的缺损有大量的肺血流通过，不可能应用介入技术判断冠状动脉的解剖。伴有肺血管阻力增高的患者应做肺血管舒张试验以判断肺血管阻力是否可逆。主-肺动脉窗的临床表现是外科手术的指征，因为未经治疗的患儿往往死于顽固性心力衰竭或迅速发展为肺血管阻塞性病变。

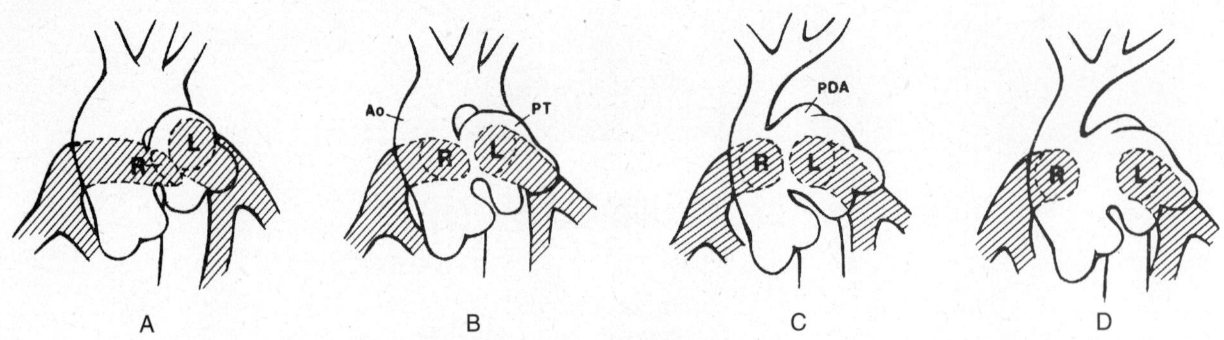

图77.1 主-肺动脉窗的类型。(A)具有正常起源于肺动脉干的右肺动脉的近端主肺动脉间隔缺损。(B~D)当缺损向远端延伸扩大,很可能同时合并异常起源于主动脉(Ao)的右肺动脉,以及主肺动脉弓发育不全、狭窄或主动脉弓中断。(B)合并肺动脉分支横跨于缺损后缘的轻型主-肺动脉窗,同时合并主动脉弓的轻度发育不全。(C)右肺动脉起源于主动脉和合并动脉导管未闭(PDA)的主动脉弓中断。(D)极重型主-肺动脉窗,左、右肺动脉广泛分离及主动脉弓中断的整个主肺动脉间隔缺失。(R:右;L:左;PT:肺动脉干)(Adapted with permission from T Berry, S Bharati, AJ Muster, et al. Distal aortopulmonary septal defect, aortic origin of the right pulmonary artery, intact ventricular septum, patent ductus arteriosus and hypoplasia of the aortic isthmus: A newly recognized syndrome. Am J Cardiol 1982;49:108.)

术前准备

与修复肺血流无梗阻的单心室畸形和永存动脉干相同,早期手术的目的在于通过限制过度的肺血流量来提高全身灌注。对年龄较大的主-肺动脉窗患者,通常需要插管、机械通气以及镇静,有时还需要肌松药物,以获得循环的平衡。高碳酸血症化和吸入氧浓度最小化将增加肺血管阻力,减少左向右分流,从而改善全身氧的分布。增强心肌收缩力是需要的,注射前列腺素对维持合并主动脉弓中断或宿窄的主-肺动脉窗患者的导管开放是必需的。这些措施在恢复全身灌注方面是成功的,患者将可在无代谢性酸中毒的状态下完成手术。

外科技术

不论是否伴有其他畸形,主-肺动脉窗手术均使用胸骨正中切口,手术中应充分了解和识别解剖结构的变异(图77.2),特别是主-肺动脉窗与临近冠状动脉开口的关系。术中可以看到与缺损有关联的冠状动脉是从主-肺动脉窗附近发出,并经主动脉近端向下行走一段后到达心肌。此外,还应注意右肺动脉的位置。

单纯性主-肺动脉窗

首先应用套扎线将左右肺动脉分别套带,以便体外循环建立后可以控制肺血流量(图77.3)。全麻能使肺血管阻力下降,从而导致肺血流量的过度增加,进而造成全身血流灌注减少。当准备体外循环转流时,收紧一侧肺动脉套扎线的分支有利于限制过度的肺血流量。应在离主-肺动脉窗较远处置主动脉插管,以便随后主动脉阻断钳的放置。在肝素化后,主动脉插管放置在靠近无名动脉起始处的升主动脉上(图77.3)。如果伴有房间隔缺损或室间隔缺损,应采用上下腔静脉两双根插管,单纯性主-肺动脉窗,可应用单根静脉插管。体外循环开始的同时,将左右两侧肺动脉分支上的套扎线收紧,在右上肺静脉与左心房的交界处放置左室引流管,在升主动脉上放置心脏停搏液插管。对于单纯性主-肺动脉窗,温度降至32℃已经足够。在主-肺动脉窗的远侧阻断主动脉。当左右肺动脉上的套扎线收紧时灌注心脏停搏液。缺损的修补可以经主-肺动脉窗切口、经主动脉切口或肺动脉切口(图77.4)。较常用的是经主-肺动脉窗切口,因为经此切口冠状动脉开口很容易暴露。如果存在冠状动脉起始处与主动脉异常融合的情况,补片也较容易放置。此外,应用此切口损伤大血管和半月瓣的可能性很小。主-肺动脉窗切口起始于主-肺动脉窗的前上缘,然后,在暴露冠状动脉开口之后,切口向近侧延长,半横断主-肺动脉窗,在冠状动脉和右肺动脉的开口显露后,用大小合适的PTFE(聚四氟乙烯)补片或心包片连续缝合的方法牢固地缝合在缺损的后缘(图77.5),将补片和前缘切口两侧的动脉壁一并缝合关闭(三明治法)(图77.6),最终关闭主-肺动脉窗的前缘切口。在主-肺动脉窗关闭时开始复温,主动脉根部排气,移走阻断钳,停止体外循环前的准备工作,包括通过右室前壁放置肺动脉测压装置,以及通过右上肺静脉与左房交界处放置左房测压装置,停止体外循环之前开始静脉滴注米力农能够增强心肌收缩力和促

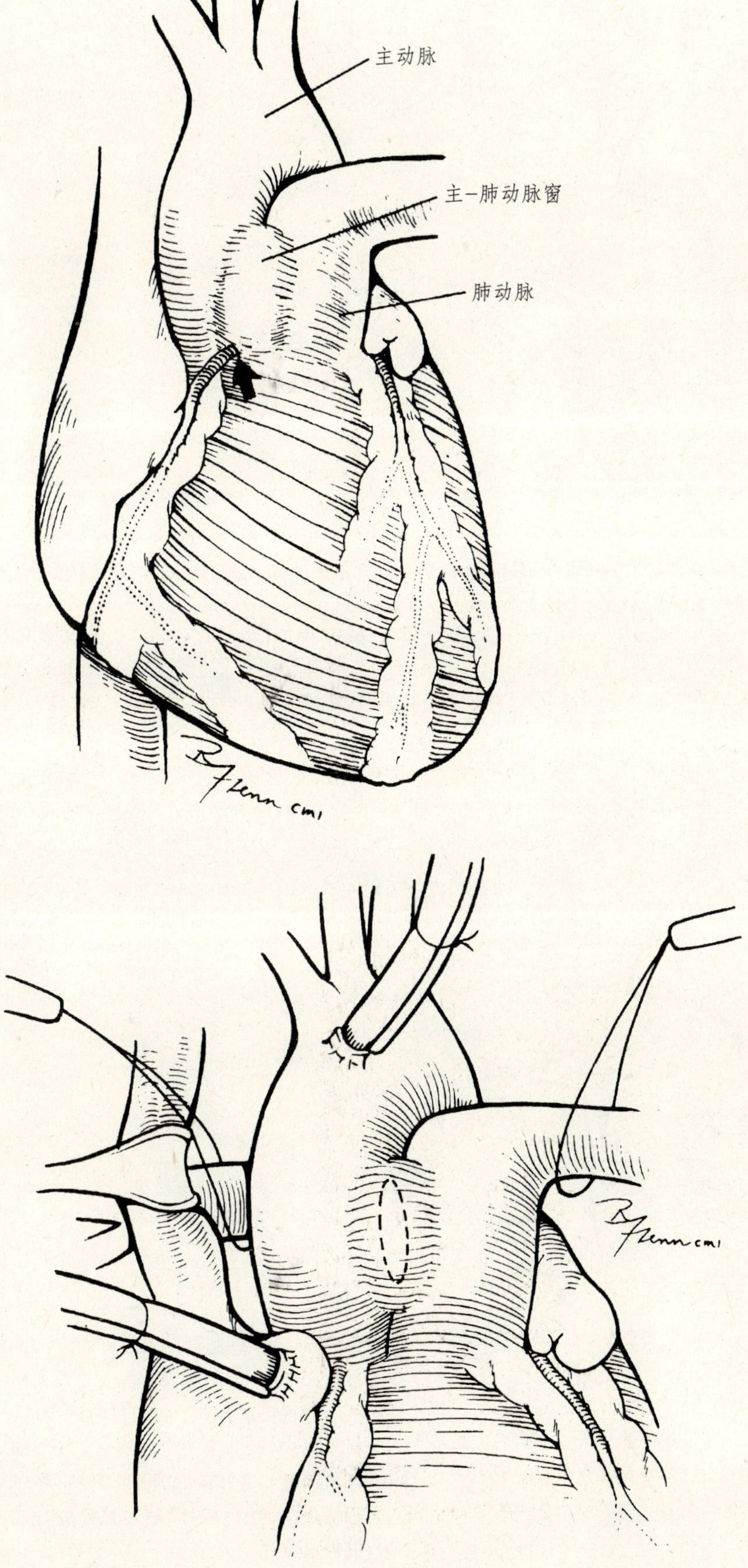

图77.2　主-肺动脉窗的外观位于大血管之间的交通区域能很容易识别。缺损的范围以及右肺动脉与右冠状动脉的开口也易识别。正如图中所示，右冠状动脉(箭头处）有时可以看到是起源于缺损的下缘，并在到达房室沟的正常位置前沿主动脉的近端下行。这种探寻可提高对起源于缺损下缘或肺动脉的异常冠状动脉的诊断。

图77.3　修复单纯性主-肺动脉窗的起始步骤。用套扎线将左右肺动脉分别套带。主动脉插管在远离主-肺动脉窗的位置，以便留下足够的位置放置阻断钳。一般通过右心耳放置的单根静脉插管通常用于静脉引流。体外循环转流开始之后，左右肺动脉分支上的套扎线被收紧。通过右上肺静脉放置左室引流管(图中未画出)。

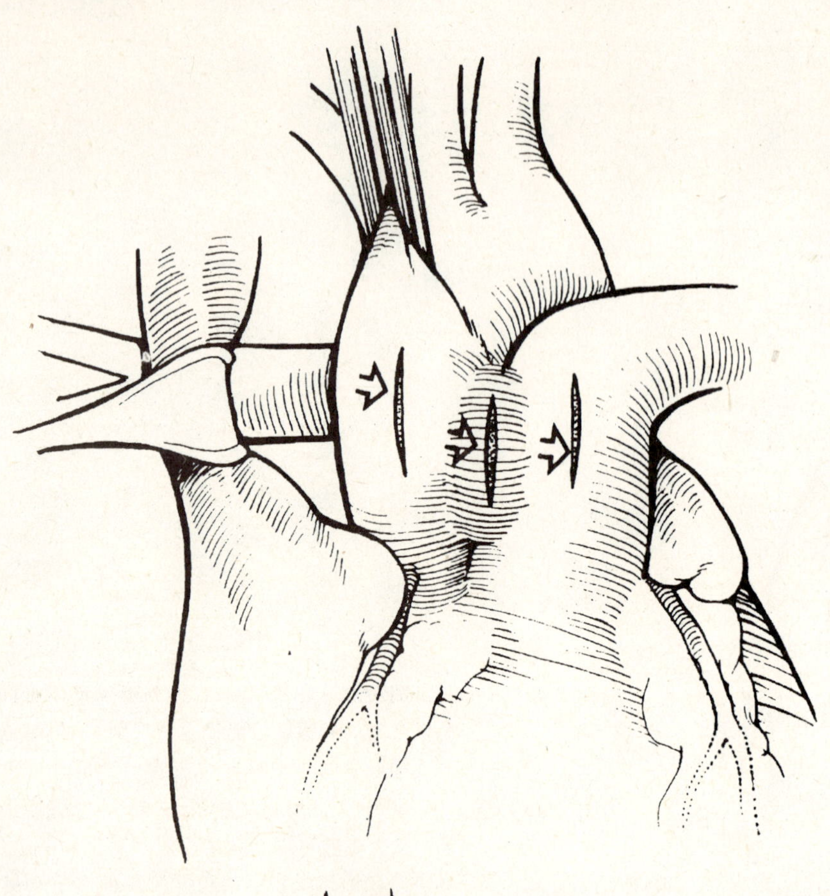

图77.4 可以通过主-肺动脉窗切口进行修补，或者经主动脉或肺动脉切口进行修补。

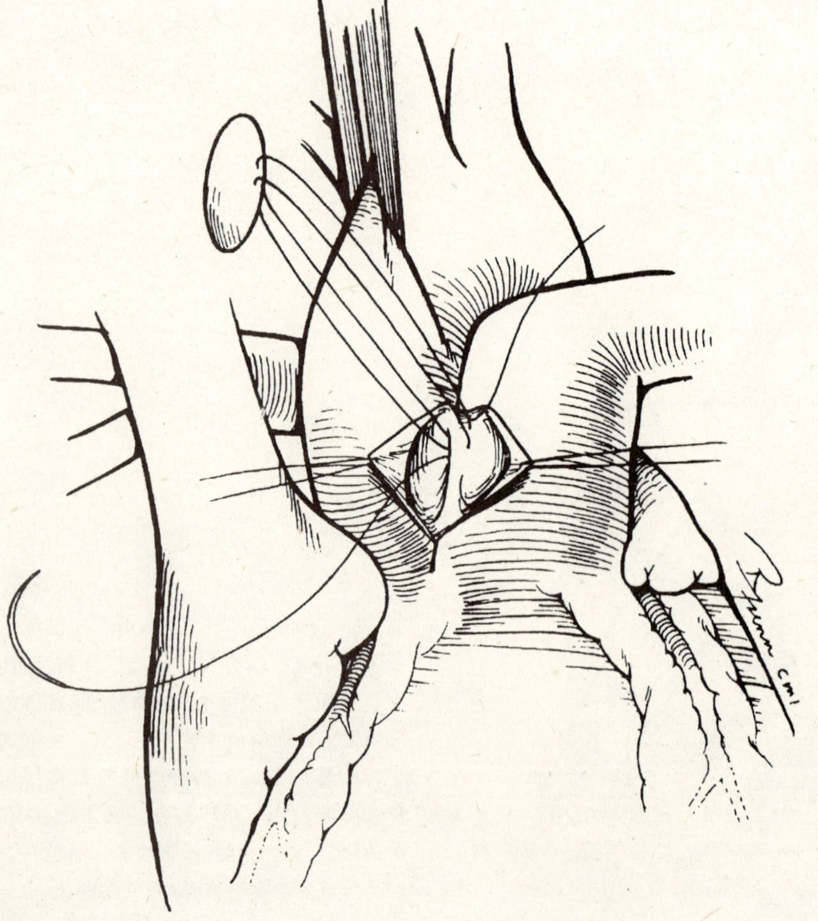

图77.5 经主-肺动脉窗径路的方法。切口起始于主-肺动脉窗的前上缘，在暴露出右冠状动脉开口后，切口向近端延伸，横断主-肺动脉窗的前半部分。在暴露出冠状动脉和右肺动脉的开口之后，将一块合适大小的PTFE补片或心包片缝合在缺损的后缘。

进肺血管舒张。另外一类血管舒张药如一氧化氮的应用在年龄较大的婴儿是有效的。

合并伴有主动脉弓中断的主-肺动脉窗修复

合并主动脉弓中断的主-肺动脉窗通常缺损较大并合并右肺动脉的起源异常(图77.7)。常用胸骨正中切口，前期准备与单纯性的主-肺动脉窗是一样的,左右肺动脉分支用套扎线套扎。由于存在较大的主-肺动脉交通,可采用单根升主动脉插管(图77.8),血流可通过主-肺动脉窗经动脉导管到达下半身。建立体外循环后，收紧左右肺动脉分支上的套扎线,同时放置左室引流管。至少经过30分钟将患者的体温降至18℃(肛温)。主动脉弓、头部血管、动脉导管和胸主动脉近端都参与降温过程。在达到目标温度后停循环,收紧头部血管套扎线，将一个C形血管钳放置在距动脉导管开口至少1cm远的胸主动脉上,并通过主动脉插管灌注心脏停搏液。在左右肺动脉分支、降主动脉以及头部血管阻断的情况下,将心脏停搏液直接注入冠状动脉。在应用深低温停循环下完成手术,或是通过选择性的灌注无名动脉持续脑灌注。动脉导管在靠近肺动脉附近处结扎,所有的导管组织应从胸主动脉侧全部切除。从主动脉弓近端的下面切开,切口延伸到升主动脉。然后牵拉降主动脉并吻合到主动脉弓和升主动脉远端的下面。运用C形钳提起胸主动脉的方法进行主动脉吻合来重建主动脉弓较方便(图77.9),同时为吻合提供了精确保证。主动脉弓重建后,将阻断钳放置于主-肺动脉窗和重建的主动脉弓之间，重新开始体外循环。此外,整个修复过程中也可在深低温停循环下进行。主-肺动脉窗的切口如上所述,找到右肺动脉和冠状动脉的开口(图77.10),用PTFE补片或心包片关闭窗口,将右肺动脉吻合在肺动脉干上，恢复右肺动脉腔血流。复温后,安置监测装置,停止体外循环，手术过程与单纯性主-肺动脉窗是一样的。

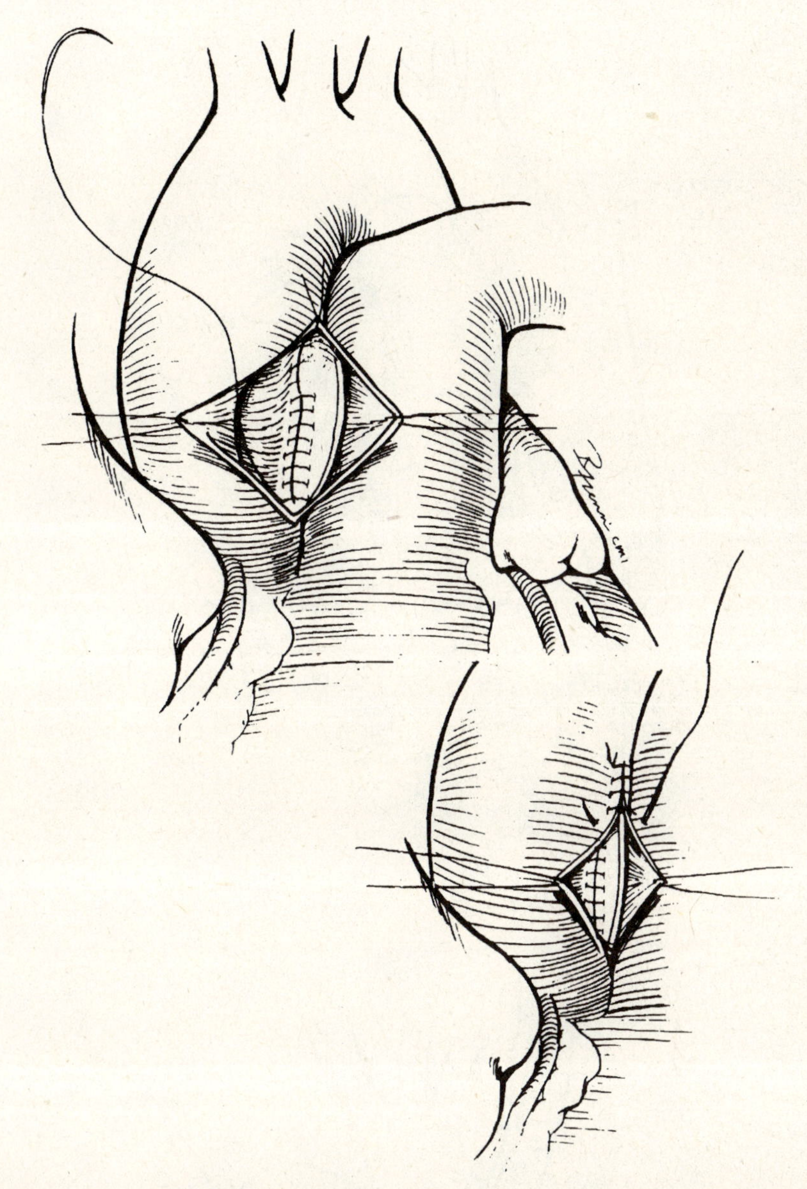

图77.6　经主-肺动脉窗径路的方法(续)。用连续缝合法将补片固定在主-肺动脉窗的后缘。在前缘,主-肺动脉窗上切口的闭合与补片的缝合同步完成。

图77.11至图77.14 中描述另一种修复合并主动脉弓中断的主-肺动脉窗的方法，用于升主动脉末端或主动脉弓近端几乎缺失的病例。在这种病例中，需要通过补片扩大完成主动脉弓和近端大血管吻合和重建。

手术并发症和术后监护

对单纯性主-肺动脉窗甚至合并主动脉弓中断的主-肺动脉窗，术后正性肌力支持应控制在最低剂量。与其他有较大的左向右分流的患者类似，由于术后出现严重的低心输出量,可能发生急性肺血管阻力增高的

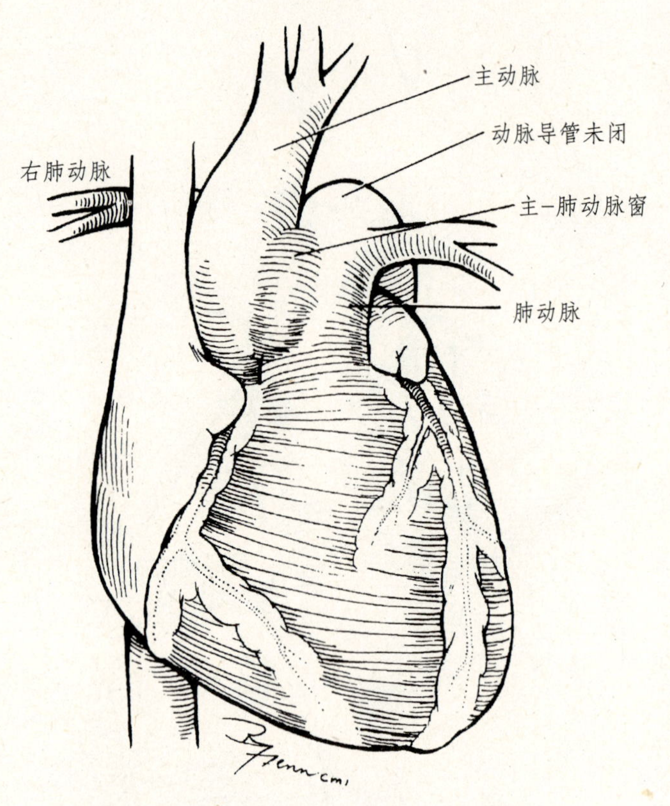

图77.7 主-肺动脉脉窗的外表面与主动脉弓中断。

危险。患者在出生后两周以内即行手术，术后肺血管阻力增高的风险较低,可作为早期拔管的候选对象。年龄大的患者则需要在术后12~24小时内行镇静和肌松治疗。在高危患者，应持续监测肺动脉压至拔管。如果肺动脉高压进一步加重,应立即给予血管舒张药(吸入一氧化氮)。除了血流动力学的监测外,还应通过肺动脉采集混合静脉血评估全身氧供应是否充足。

介入治疗

经导管介入封堵的方法不适合股血管较小的患儿以及有可能产生与冠状动脉异常开口相关并发症的患儿,很难确定介入是否具有优势。然而，主-肺动脉窗闭合器封堵适合于小缺损患者,发生冠状动脉异常开口的可能性很小,特别是那些窗口位置位于远端的患者。

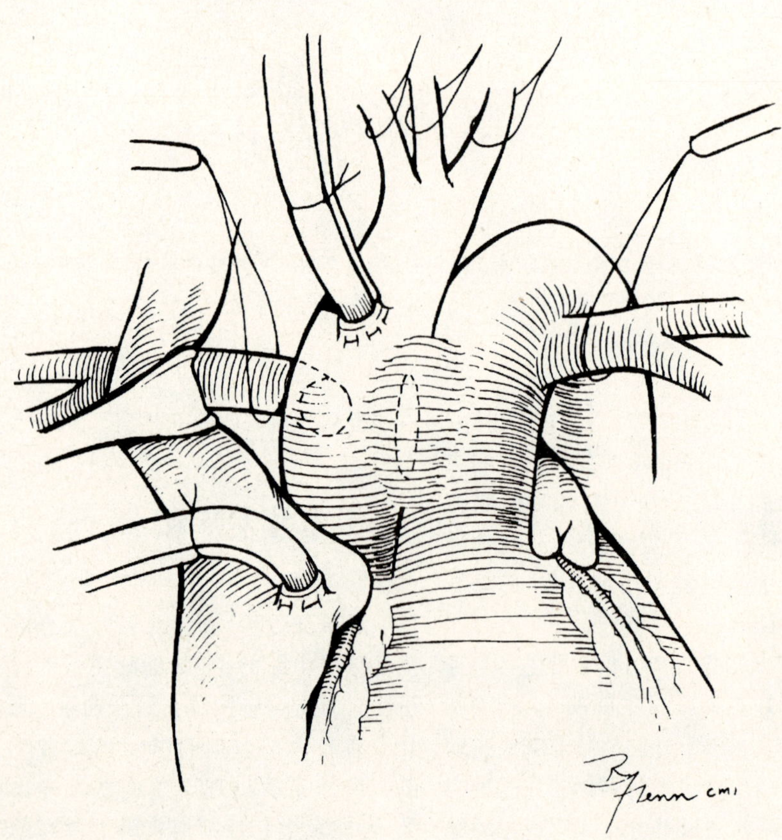

图77.8 修复主-肺动脉窗和主动脉弓中断过程的插管用套扎线。左右肺动脉套带。与合并室间隔缺损的主动脉弓中断不同，这种情况单根主动脉插管是安全的，因为经主-肺动脉窗和动脉导管可以实现对下半身的血液灌注。主-肺动脉窗和主动脉弓中断偶尔合并室间隔缺损，单根静脉插管通常可满足需要。体外循环建立后,将左右肺动脉分支上的套扎线收紧。在降温过程中,游离头臂血管并用套扎线套带。

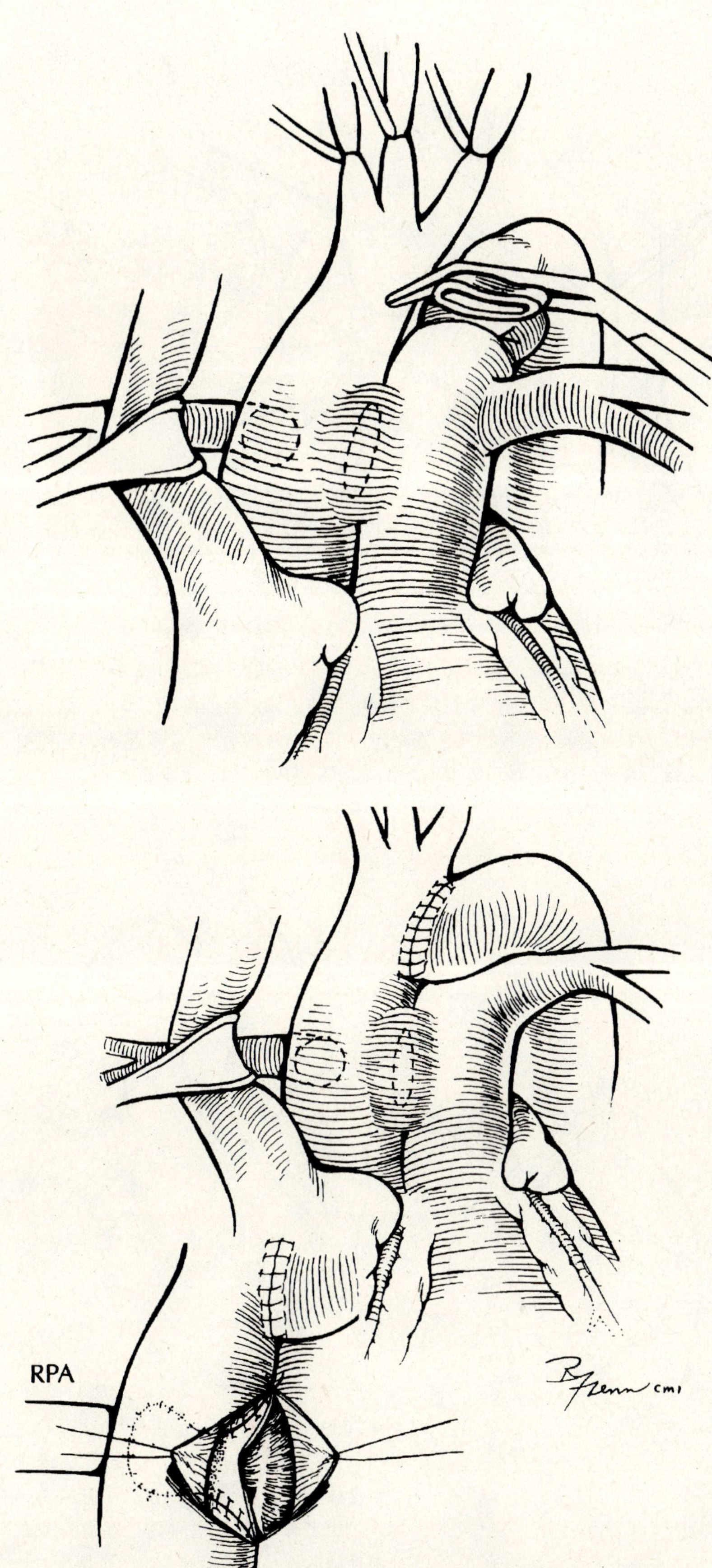

图77.9　主-肺动脉窗和主动脉弓中断的修复。深低温停循环或持续脑灌注下，将C形钳放置于离动脉导管切口约1cm的胸主动脉上。结扎和离断动脉导管。切除近胸主动脉端残存的导管组织。向上轻柔牵拉C形钳，胸主动脉的断端拉至主动脉弓近端与升主动脉远端的下方。连续缝合胸主动脉与升主动脉远端和主动脉弓近端之间的吻合口。

图77.10　主-肺动脉窗和主动脉弓中断的修复(续)。重建主动脉弓之后，重新开始体外循环。将主动脉阻断钳放置于重建的主动脉弓与主-肺动脉窗之间。另一种方法是手术在深低温停循环下完成。主-肺动脉窗可以经主-肺动脉窗本身的切口进路。放置一块PTFE补片或心包片，使右肺动脉(RPA)的起始处与肺动脉干相连，而右肺动脉管腔血流不受影响。补片的前缘与切口前缘一并缝合。

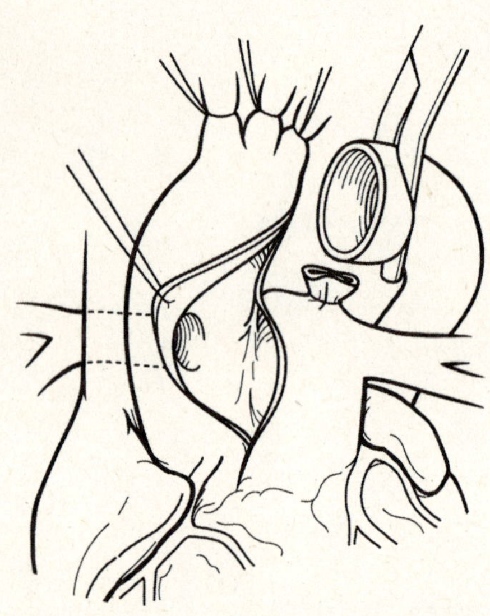

图77.11　另一种可选择的修复合并主动脉弓中断的主-肺动脉窗的手术方法用于升主动脉远端或主动脉弓近端几乎缺失的病例，此时主-肺动脉窗的远侧没有足够长的主动脉实现与胸主动脉的无张力吻合。插管方式如图78.8所示，灌注技术包括持续脑灌注或深低温停循环。结扎动脉导管及胸主动脉端所有残余的导管组织。在主动脉弓近端的下面作切口，切口从头臂动脉（本例为左锁骨下动脉）的远端开始，然后向近侧延伸到主-肺动脉窗。

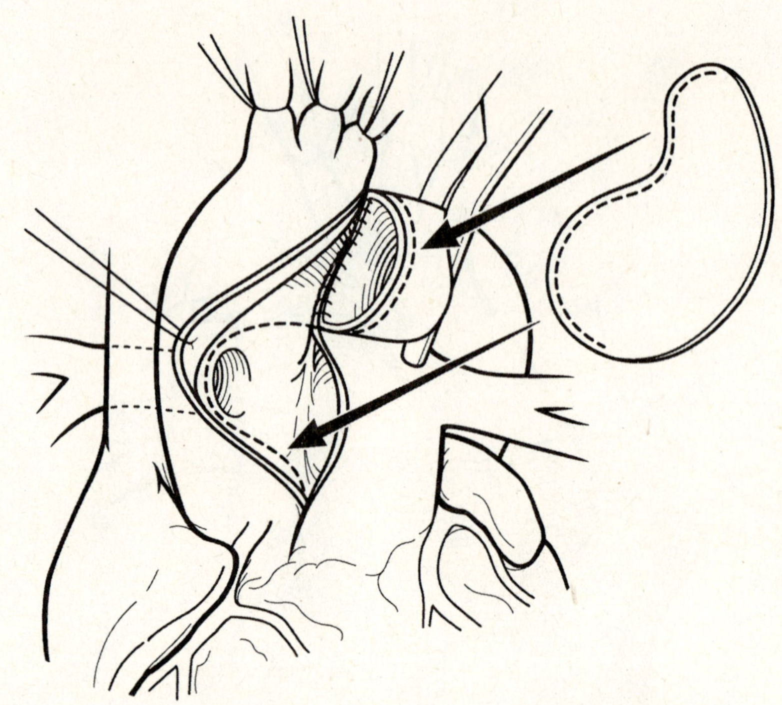

图77.12　胸主动脉环状切面的后半部分缝合在主动脉弓切口的后缘上。将补片（无论是同种肺动脉或心包片）制成如图中所示的形状，虚线表示缝合线路。先将补片缝合在胸主动脉近端的前半部分，然后将缝合线路转向升主动脉的后壁，异常起源的右肺动脉开口就会位于补片的左侧，最后缝合线路继续向主-肺动脉窗的基底部延伸。

手术疗效

1983~2004年，18例患者在威斯康星州儿童医院接受主-肺动脉窗修复术。根据是否合并严重畸形将患者分为两组：单纯性主-肺动脉窗（n=8）包括合并或为合并房间隔缺损的病人，复杂性主-肺动脉窗（n=10）包括合并严重的其他畸形的患者，主动弓中断（n=3），主动脉缩窄（n=2），室间隔缺损（n=1），室间隔缺损和右冠状动脉开口异常又同时合并肺动脉闭锁畸形（n=1），具有完整室间隔但合并部分肺静脉异位引流的肺动脉闭锁畸形（n=1），合并大血管d型错位的主-肺动脉窗（n=1），合并肺动脉高压的左肺动脉先天缺如（n=1）。在单纯

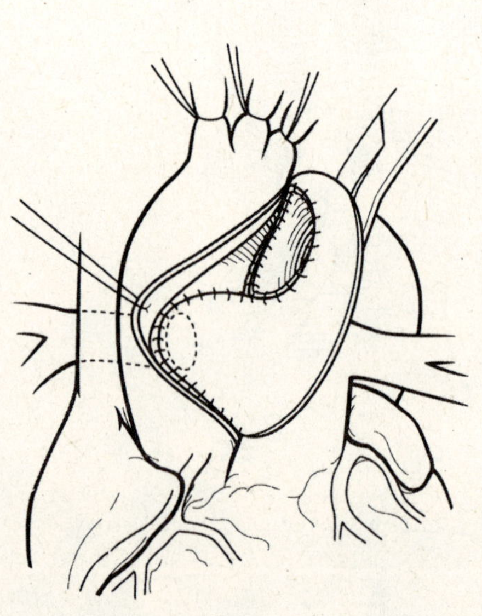

图77.13　后缝合线的合适位置补片的前缘缝合在升主动脉的边缘。

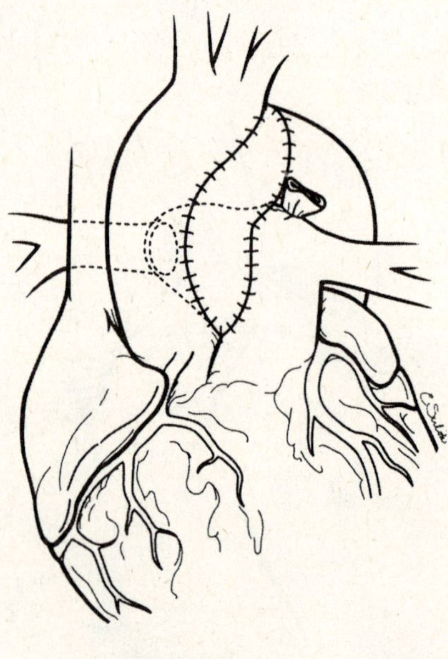

图77.14　修复的完成。主-肺动脉窗的肺动脉边缘缝合在补片的中心线上，完成对肺动脉干的关闭。补片既扩大了升主动脉也扩大了肺动脉干，并使对这些血管和右肺动脉的管径的影响减少到最低限度。补片也使主动脉弓在重建后扩大。

性主–肺动脉窗组无早期和远期死亡。在复杂性主–肺动脉窗组，一例具有完整室间隔合并肺动脉闭锁畸形的主–肺动脉窗患者早期死亡。另一例伴有肺动脉高压和左肺动脉缺如的患者在肺移植后发生远期死亡。

目前，非复杂性主–肺动脉窗修复术的早期死亡率接近零，远期预后良好。早期并发症包括肺动脉狭窄和残存主–肺动脉间隔缺损，长期随访对了解有无肺动脉分支狭窄很有必要。在合并主动脉弓中断的主–肺动脉窗患者，效果相当好，手术死亡率极低，但需要长期观察是否存在再缩窄。

推荐读物

Backer CL, Mavroudis C. Surgical management of aortopulmonary window: A 40-year experience. Eur J Cardiothorac Surg 2002;21:773.

Bagtharia R, Trivedi KR, Burkhart HM, et al Outcomes for patients with an aortopulmonary window, and the impact of associated cardiovascular lesions. Cardiol Young 2004;14:473.

Berry TE, Bharati S, Muster AJ, et al. Distal aortopulmonary septal defect, aortic origin of the right pulmonary artery, intact ventricular septum, patent ductus arteriosus and hypoplasia of the aortic isthmus: A newly recognized syndrome. Am J Cardiol 1982;49:108.

Bourlon F, Kreitmann P, Jourdan J, et al. Anomalous origin of left coronary artery with aortopulmonary window: A case report with surgical correction and delayed control. Thorac Cardiovasc Surg 1981;29:91.

Brouwer MH, Beaufort-Krol GC, Talsma MD. Aortopulmonary window associated with an anomalous origin of the right coronary artery. Int J Cardiol 1990;28:384.

Collinet P, Chatelet-Cheront C, Houze de l'Aulnoit D, et al. Prenatal diagnosis of an aorto-pulmonary window by fetal echocardiography. Fetal Diagn Ther 2002;17:302.

Hew CC, Bacha EA, Zurakowski D, et al. Optimal surgical approach for repair of aortopulmonary window. Cardiol Young 2001;11:385.

Johansson L, Michaelsson M, Westerholm CJ, et al. Aortopulmonary window: A new operative approach. Ann Thorac Surg 1978;25:564.

编者评述

T.L.S.

正如Tweddell所写的那样，主–肺动脉窗是一种罕见的先天性心脏病。在合并严重充血性心力衰竭和肺循环过度充血的婴儿，术前维持病情稳定对降低手术并发症和死亡率是绝对必要的。正如Tweddell所建议的，术前使用人工呼吸器支持有助于患者的稳定。然而，这些支持措施通常是暂时性的，及时修复和早期手术实际上对所有此类病的婴儿都是必需的。

许多修复主–肺动脉窗的手术技巧已作过描述。然而，正如Tweddell所描述的那样，最常用的手术选择是在主肺动脉窗的前部作切口。在暴露缺损的边缘之后，放置主动脉或肺动脉内补片修复缺损并分隔大血管。

在一些病例，我们选择将主–肺动脉窗完全切断，仔细识别出冠状动脉的开口，然后用补片分别修补主动脉和肺动脉侧。如果存在右肺动脉起始处的狭窄（这种情况时有发生），这种方法特别有用。右肺动脉开口能通过用补片关闭缺损同时肺动脉开口得以扩大修复。

单纯的主–肺动脉窗病例（主–肺动脉窗通常位于较远端并相对较小），甚至可以仅将缺损关闭或如同动脉导管手术般结扎。虽然这种情况相当少，但能够避免行体外循环。在这种情况下，辨别冠状动脉开口对避免遗忘来自缺损肺动脉侧的冠状动脉是非常重要的。

主–肺动脉窗合并主动脉弓中断的患者，我们选择用比Tweddell所描述的更具根治性的主动脉弓重建术。因为主–肺动脉窗与无名动脉和颈总动脉的起始处离近心端的距离通常较短，我们通常先结扎动脉导管，切除导管组织后，在左锁骨下动脉作一切口（B型中断）或广泛切开降主动脉（A型中断）后，切除所有导管组织，然后切开主–肺动脉窗，在其上方，切口延伸至左颈动脉的起始处。在升主动脉和颈总动脉处，切口的上端与降主动脉吻合，在这一区域形成相近的正常的结构。用一块较大的同种肺动脉组织补片来扩大主动脉弓的下缘，减低吻合口的张力，并确保吻合口不存在扭曲和狭窄，以避免以后造成主动脉弓梗阻。修剪补片成一定的形状以扩大升主动脉，并在其近端关闭主–肺动脉窗，随着主–肺动脉窗的离断，肺动脉侧可用同种肺动脉组织材料所制的小补片分别修补，这样可以防止任何异常的或是受限的血流进入肺血管的分支。

（刘建新　译　金龙玉　校）

第78章

主动脉缩窄

Irving Shen, Ross M.Ungerleider

概 述

主动脉缩窄在新生儿可出现严重、危机的临床表现,但对于儿童或成人仅有轻微临床表现甚至毫无症状。这一章主要围绕新生儿及婴儿主动脉缩窄进行讨论,因这种类型的主动脉缩窄的许多问题日益得到重视。

主动脉缩窄是左室流出道梗阻的一种形式,它使左心后负荷增加。主动脉缩窄经常合并一些重要的对患儿生理及症状有关键影响的心脏畸形。缩窄可仅仅表现为主动脉的收缩或狭窄,一般发生在动脉导管和主动脉峡部。由于这种特定的位置,该类缩窄临床上称为"导管旁型缩窄",与另一种较少见的缩窄相区别,后者称之为"导管前型缩窄"。该类缩窄发生于动脉导管连接处的主动脉近端并延伸到主动脉弓,因为这类缩窄在婴儿期有早期临床表现,又称"婴儿型缩窄"。但实际上外科医生更偏向于根据缩窄的范围分类,而较少应用"导管旁型"及"导管前型"这些术语。

由于左室流出道梗阻,婴儿可表现为严重的左心衰并伴有远端灌注的减少。重度主动脉缩窄的新生儿可表现为肺高压,可以导致继发性的右室肥厚。左心衰可表现为左室扩张,收缩乏力合并心输出量的减少。因此,缩窄两侧压差的改变并不是缩窄严重程度的指标。经胸腔的超声心动图可较准确地测量左室及右室的指标。而且,二维超声心动图能较好地显示主动脉弓、胸部大血管以及动脉导管附近主动脉缩窄两侧的相关区域。动脉远端的血流严重受限。对于新生儿来说,动脉导管的存在是非常重要的,它将提供身体远端的血流灌注(图 78.1)。因此,被诊断为主动脉缩窄的新生儿应静脉注射前列腺素E1(PGE_1)以保持动脉导管的开放能通过分流改善左室梗阻,从而能减轻肺循环的压力。对于主动脉缩窄的婴儿,右室将提供降主动脉的大部分灌注,右室压力和体循环压力相差无几(特别是合并有室间隔缺损的患者),在缩窄处的远端和近端压力无明显差别。因此,上下肢血压差并不能真实地代表缩窄的严重程度。如果没有室间隔缺损,降主动脉则由来自右心室的静脉血灌注,引起"差异性紫绀",即下肢比上肢体更"紫绀"。

寻找其他合并畸形很重要,这常发生于左心系统包括二尖瓣狭窄(例如单乳头肌),左室发育不良(左室容积<20mL/m²),心内膜弹性纤维组织增生症(在超声心动图可表现为密度增高,可导致心内膜下局部缺血),室间隔缺损(常位于漏斗部下,主动脉瓣下),房间隔缺损以及主动脉狭窄(瓣膜或瓣下)。超声心动图均可以发现这些畸形而无需行心导管检查。疾病的严重性及预后与下列因素有关:①年龄(年龄越小,风险越高);②合并心脏畸形的数目和范围;③畸形的解剖(例如:累计左锁骨下动脉近端则风险大大增加)。

对于患有主动脉缩窄的新生儿首先要通过静脉注射前列腺素E_1来维持动脉导管的通畅,增加下半身的远端灌注。气管插管和机械通气是有必要的,因为有15%~20%的患者因注射前列腺素E_1导致呼吸暂停。一旦病情得到控制,需进行全面的诊断和评估。常常通过超声心动图即可明确诊断。该检查能显示主动脉弓及狭窄处、动脉导管等重要的相关心脏解剖畸形。一般可不必行心导管检查,如果有主动脉弓、缩窄等处解剖不明或合并需要修复的相关畸形,则应行心导管术明确诊断。而且,心导管术在有些疾病的诊断中非常重要,如大动脉转位需行房间隔离造口术的患儿,一旦诊断明确应行手术治疗。主动脉缩窄对于新生儿是非常严重而且紧迫的疾病,一切拖延治疗时间的做法都是不可取的。修复主动脉缩窄有数种不同的方法,外科医生应当熟悉每种术式。在大多数情况下,通过左侧切口比较简单并

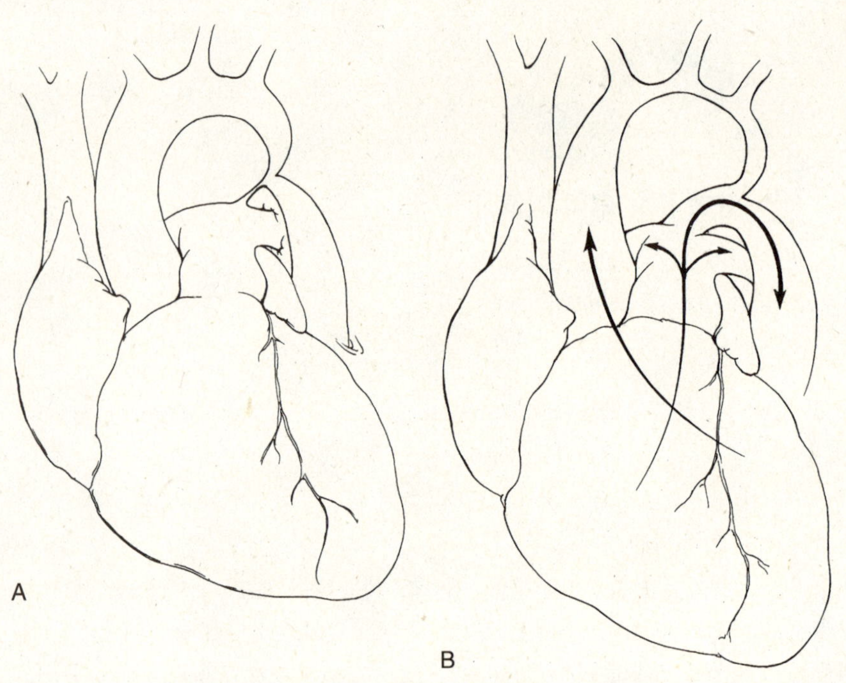

图78.1　(A)导管旁型主动脉缩窄位于动脉导管索水平。(B)婴儿型或导管前型血液通过未闭动脉导管灌注远端主动脉,如图所示,主动脉弓通常发育不良。

且效果比较满意，但是少数情况下经胸骨正中切口是很实用的方法，我们将在后面讨论。

锁骨下动脉翻转主动脉成形术

曾经许多权威专家认为对于新生儿及婴儿主动脉缩窄,锁骨下动脉翻转修补术是一种良好的手术方式,应常规选用。但是我们并不这么认为,相反的,我们反对将这种术式作为常规。该术式须将锁骨下动脉离断并翻转下来作为活瓣来扩大缩窄区(图78.2)。热衷于此种术式者认为，该手术简单并且安全，而且锁骨下动脉补片会随着患儿生长而生长，可减少再缩窄的发生率及后期动脉瘤形成的概率。但是,文献报道该术式再缩窄的发生率与其他术式相比无明显差别,并且有术后动脉瘤形成的报道。锁骨下动脉翻转修补术的缺点是永久性切断锁骨下动脉,虽然大部分患儿可以耐受,但观察远期可以导致左上肢功能不全。如果锁骨下动脉远端区域的脊椎动脉保存完整则有可能发生锁骨下动脉窃血现象。有少部分患儿右锁骨下动脉异常起源于缩窄远端,在永久离断左锁骨下动脉后会引起缩窄近端的压力增高。尽管有些学者建议摒弃离断方式,而通过补片扩大的方法再植左锁骨下动脉,并借用精巧的方法减轻缩窄近端的压力负荷,但我们认为这些建议是累赘而且没必要的,还不如直接替换该动脉。最后,很重要的问题是,该方法并没有提及左锁骨下动脉近端主动脉弓发育不良的问题,但这种情况在新生儿主动脉缩窄中能经常碰到。

主动脉补片成形术

许多学者提倡用一块大的补片修补缩窄,补片可以是人工修复材料如涤纶片或聚四氟乙烯片,亦可为冷藏保存的同种血管移植物(图78.3)。与锁骨下动脉翻转修补不同的是,该方法不需要离断锁骨下动脉,并且补片也较前者大得多。如果需要,补片可以向近端延伸到主动脉弓部。有报道该术式在补片的对侧有迟发型动脉瘤形成,限制了该术式的推广。近期研究表明,通过修复材料的选择以及对缩窄嵴的处理等方式可较容易地控制术后动脉瘤的形成,使用涤纶片比使用聚四氟乙烯片更容易发生迟发型动脉瘤形成。不切除缩窄环也能减少此种并发症的发生。还有人将该术式改进,切除缩窄部分后将主动脉后壁吻合,然后在前壁补片加宽。但是这种颇为繁琐的方法并没有得到广泛推广,因为直接行补片主动脉成形要简单得多,而无需切除缩窄环,并且效果很好。该术式再缩窄的发生率很低,因此很容易被一部分患儿接受。对于主动脉游离受限的再发性缩窄患者,这种术式是非常实用的。

端端吻合术以及改良端端吻合术

最初的主动脉缩窄修补术是切除缩窄部分，再将近端和远端血管进行吻合。现在仍有很多医生沿用这种术式(图78.4)。有部分患者主动脉缩窄区累及了主动脉弓(图 78.1B),可以在主动脉弓下吻合以扩大吻合区（图78.5),后者称为扩大的端端吻合术。端端吻合术最大的优点就是无需离断锁骨下动脉,也不必使用修复性材料,而且该术式能切除所有主动脉壁上的动脉导管残留组织,减少再缩窄,动脉壁退化以及动脉瘤形成的发生率。但是,端端吻合术后仍然有10%~15%的再缩窄发生率，并且采用球囊血管成形处理再缩窄后引发动脉瘤形成报道。尽管如此,该术式具有优点,即能完整的切除动脉导管残留和恢复胸主动脉的正常解剖行程。即使在那些主动脉弓

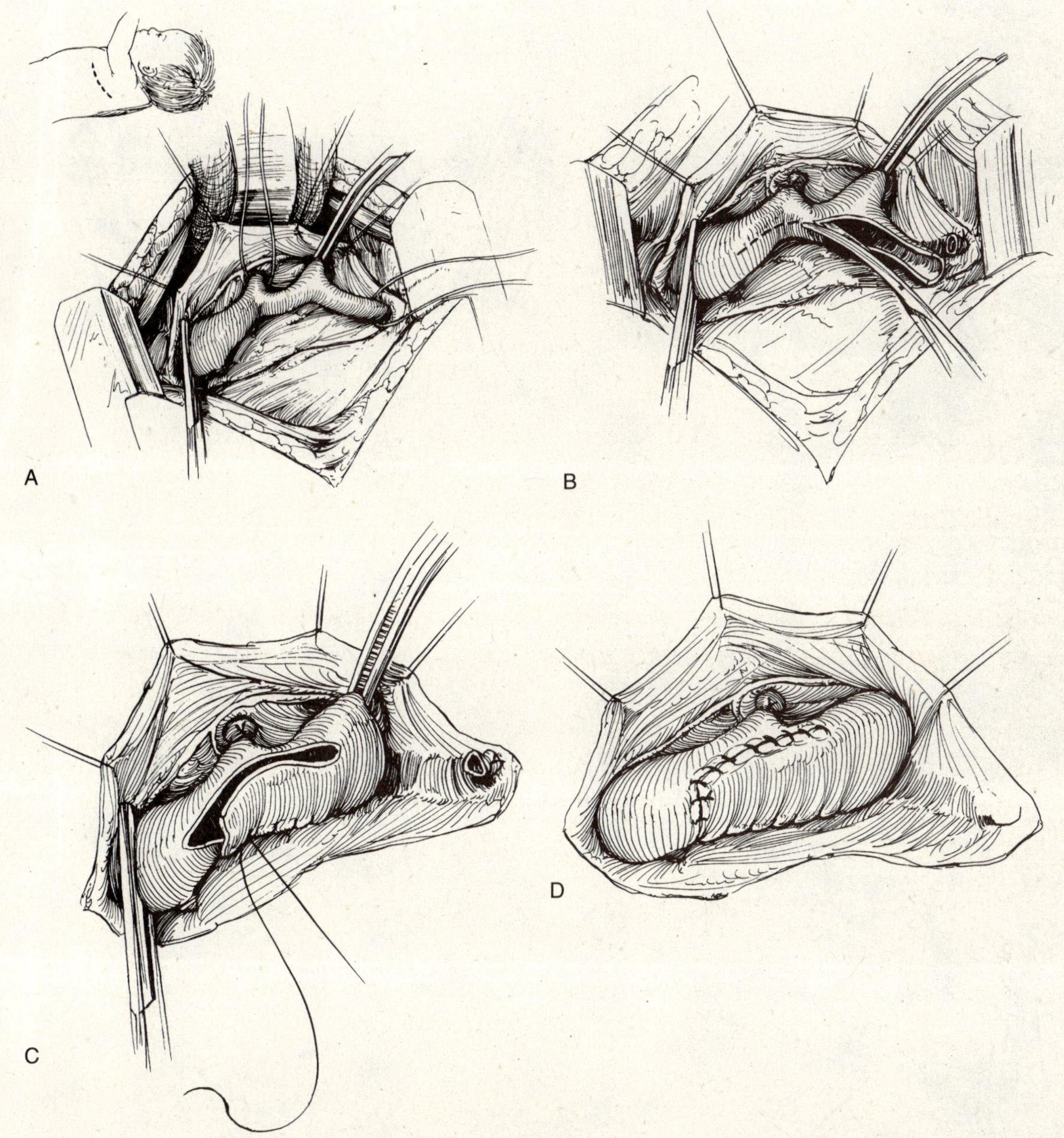

图78.2　(A)左侧胸切口显露主动脉缩窄,阻断主动脉弓及降主动脉,套住左锁骨下动脉及动脉导管,用血管钳临时夹闭侧支血管。(B)结扎动脉导管,尽量靠近近心端结扎,锁骨下动脉充分游离,结扎脊椎动脉(锁骨下动脉的第一个分支)很重要,能减少术后锁骨下动脉窃血综合征的发生,切断锁骨下动脉并展开向降主动脉牵拉覆盖于缩窄区。(C)将锁骨下动脉作为补片瓣缝合在降主动脉切开处。(D)锁骨下动脉补片能扩大导管旁缩窄区域,移除放置于侧支血管的血管钳。

发育不良的患者，该术式仍是大多数新生儿及婴幼儿患者的首选术式。

旁路移植术

尽管端端吻合术是治疗新生儿及婴幼儿主动脉缩窄的首选术式，但并不适合年龄偏大的儿童和成年人主动脉缩窄以及缩窄再发的患者。对于这些患者，游离缩窄两端的血管以求得无张力的端端吻合是比较困难的,可以使用人工移植材料修补狭窄，比如涤纶或聚四氟乙烯。这种方法只能用于可使用成人大小人工材料(大于18~20mm)的患者,应当避免使用人工材料来构建附加的解剖旁路来达到修补主动脉缩窄的目的，除非在异常情况下,例如复杂的再缩窄。

手术技巧

通过左侧开胸能显露大部分的主

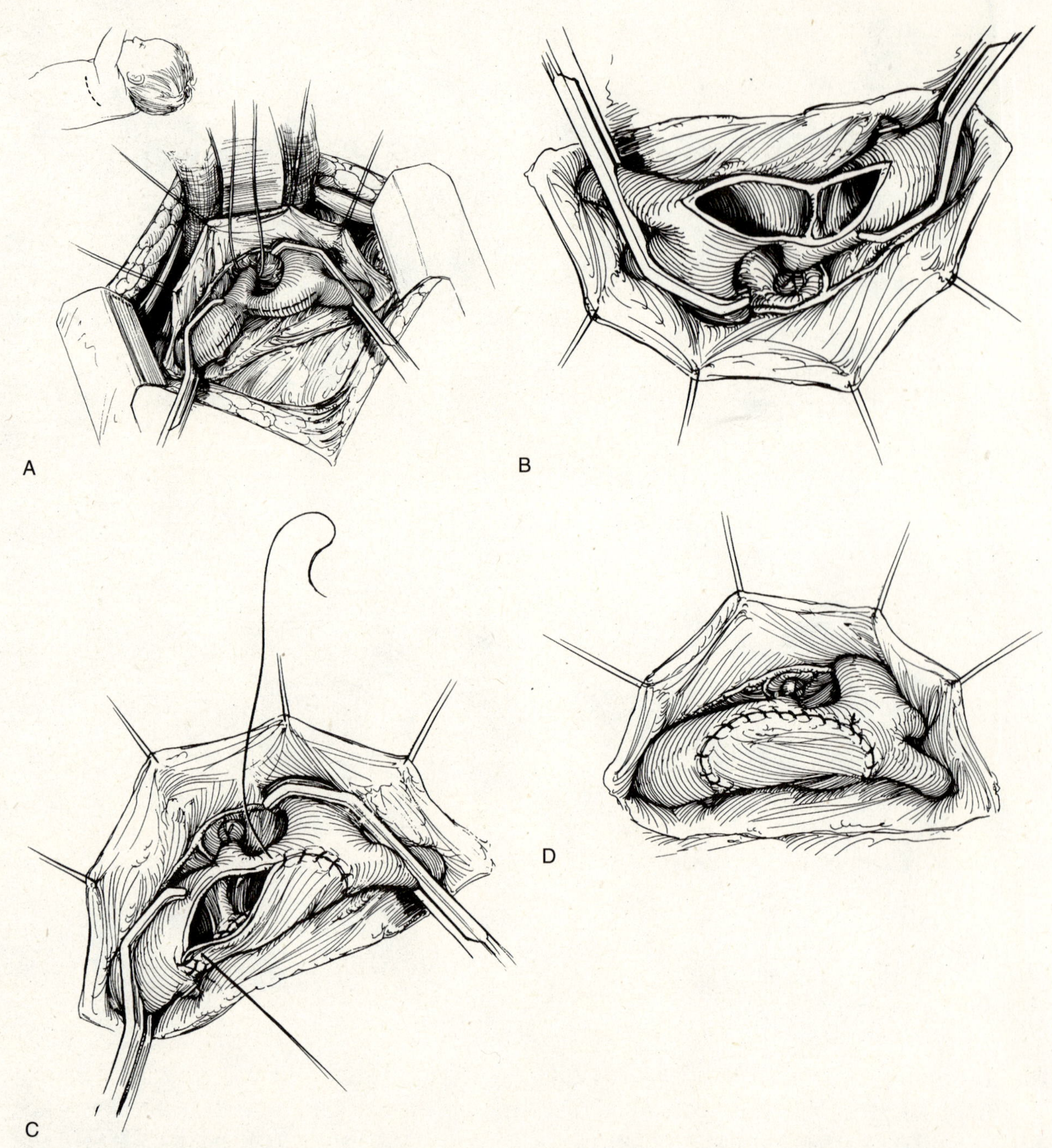

图78.3 (A)对于导管旁型缩窄,经左侧胸切口充分显露后,可于主动脉弓及降主动脉放置阻断钳,套住动脉导管,放置于降主动脉的Satinsky阻断钳能有效地控制后壁的侧支血管,再切开缩窄处的动脉壁。(B)保留缩窄嵴的完整,此处通常为主动脉最窄的部分并常位于动脉导管的对侧。(C)连续缝合置入人工或同种补片。补片必须足够大才能恢复正常的主动脉腔。(D)修复完成后能扩大导管旁区主动脉。

动脉缩窄区域并进行修复。在主动脉近端或远端上血管钳之前或之后,用丝线套住动脉导管并打结。大多数患者甚至婴幼儿,都会有侧支血管从缩窄附近的主动脉发出。一般使用小号或中号的血管钳临时夹闭,修复完成后再撤除。在端端吻合术中,可以在动脉导管与主动脉连接处的上方和下方切断主动脉。这样能将残留的动脉导管组织完全切除,也可以在动脉导管与肺动脉连接处结扎并牵引,然后剪断动脉导管并尽可能保留多的导管组织,使用不可吸收的单股缝线连续缝合端端吻合血管。没有研究证实采用可吸收缝线及间断缝合能减少再缩窄

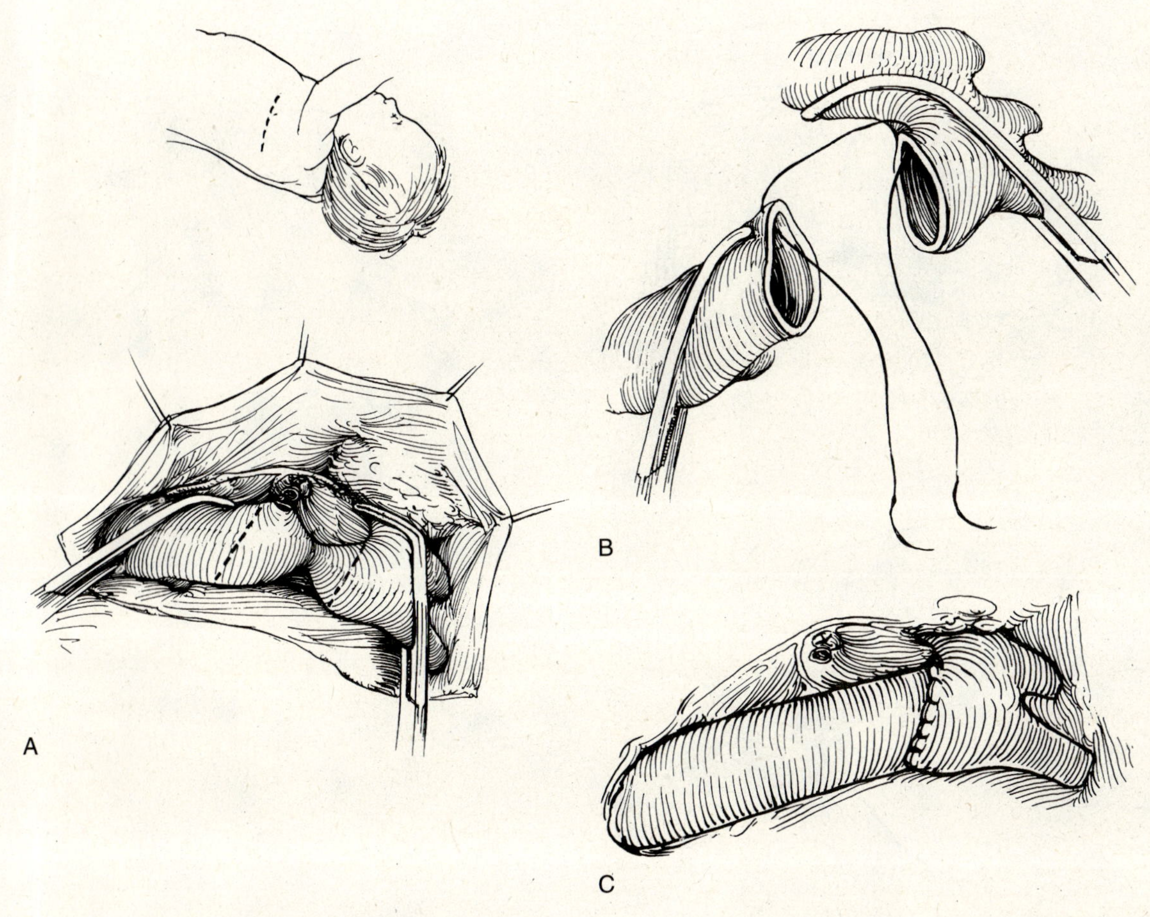

图78.4　左侧胸切口能顺利完成缩窄区切除端端血管吻合。(A)套住动脉导管近端，上钳阻断主动脉弓及降主动脉。显露侧支血管后上血管钳阻断，切除缩窄区。(B)连续缝合近端及远端血管。(C)大多数情况下可牵拉动脉完成动脉重建，恢复主动脉的原始形态。

的发生率。如果采用补片修补，建议不必切除缩窄嵴后方的动脉壁。这样能减少动脉瘤形成的发生率。使用一块大的聚四氟乙烯补片能代偿缩窄嵴向动脉腔内突出所造成的空间损失。完成端端吻合术或锁骨下动脉翻转修补术后，可根据术者个人习惯是否缝闭纵隔胸膜。有人认为于修补区上方缝闭纵隔胸膜将会压迫修补区，从而导致再缩窄的发生。也有人认为缝闭纵隔胸膜可防止肺组织粘连到修补区，可减少术后乳糜胸的发生，并且缝合后使缩窄区周围有组织包绕。如果发生再缩窄需行球囊血管成形术则安全得多。我们认为补片修补术后不必缝合纵隔胸膜，否则会压迫新扩张的主动脉而影响心输出量。也可以通过胸骨正中切口修复主动脉缩窄（图 78.6）。这种术式须建立体外循环，并将鼻咽温或肛温保持在16℃~18℃。在低温阶段，可以仔细游离整个主动脉弓和头部血管。一旦建立体外循环就可以结扎未闭的动脉导管。于主动脉弓近端阻断后(A型阻断)，远端肢体的降温会因为主动脉插管而受到影响。可以经肺动脉根部再插一根灌注管向前通过动脉导管来确保远端肢体的灌注。固定套管后该插管能改善远端肢体的灌注和降温。充分冷灌，头部以冰袋包裹，停机后拔出动脉插管，收紧事先放置于头部血管根部的套带，切断动脉导管。以适当的力度提起远端动脉，这样能更好地暴露主动脉缩窄区。在有些病例中，可将血管钳尽可能远地置于降主动脉，这样能更好地显露手术野。降主动脉附近的动脉导管残留必须全部切除。如果主动脉缩窄区能充分游离，则可以实施端端吻合术(图 78.6)。如果主动脉缩窄合并有主动脉弓发育不良，可以补片扩大弓部及修补区。婴儿可选用同种移植材料补片，特别是对于左室发育不良需行全弓扩大的患儿。对年龄偏大的儿童Gore-Tex管道非常适合，特别是再缩窄并有瘢痕组织包裹者。对于那些合并有严重心脏畸形以及复发性缩窄患者，采用胸骨正中切口是很方便的，可以同时矫治，而且能适当控制病

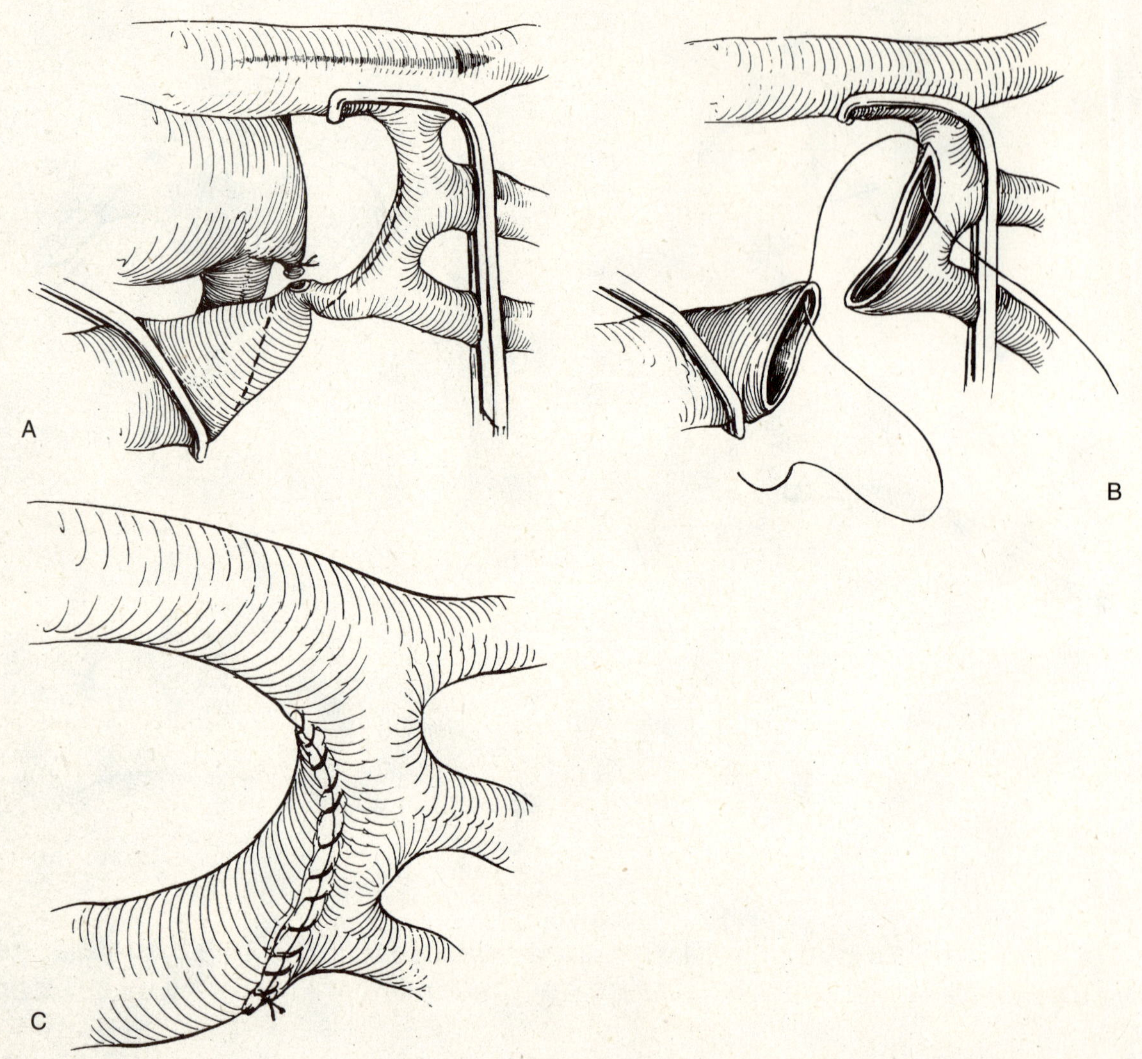

图78.5 左侧胸切口完成扩大的端端吻合术。(A)于近端钳夹阻断左锁骨下动脉及左颈总动脉,血管钳应前移至升主动脉并钳夹部分无名动脉,弓下切口就能尽可能延长至左颈总动脉(必要时可以延长更多),结扎动脉导管并阻断降主动脉,尽可能游离并上提降主动脉,钳夹侧支血管,手术完成后移除血管钳。(B)尽可能靠近心端作主动脉弓下切口,切断降主动脉时要延长切面以求与弓下切口匹配。(C)连续缝合近端及远端血管,这样主动脉弓得以扩大。

变的近端,这在采用侧开胸是难以办到的。

并发症

主动脉缩窄修补术最严重的并发症是截瘫,有报道术后该并发症的发生率为0.4%~0.5%,现在还不能确定有哪些危险因素,但在有些病例中,食管后异常的右锁骨下动脉,室间隔缺损,动脉导管未闭都将增加患者的手术风险。侧支血供不足也被认为是一种危险因素,但是婴幼儿一般很难分辨出相关侧支血管。因为这些患者手术前一般都没有行血管造影,即使做了血管造影,一些细小的侧支也难以发现。此外,不管侧支血管的情形如何,修复缩窄的各类手术方法都大同小异。分流器和远端动脉压力检测装置在婴幼儿主动脉缩窄修复术中的意义不大,对于年龄较大的患者则有争议。尽管阻断动脉时间的长短与截瘫的发生率有关的这种说法看上去很符合逻辑,但没有得到任何已有资料的证实。尽管如此,绝大多数外科医生还是会尽量减少阻断动脉时间,一般控制在20~30分钟之间。阻断主动脉期间的温度过高也被认为与术后截瘫有关联。在新生儿患者,降温过程开始时就降低室内温度能帮助患儿较快地使肛温或鼻咽温下降到34℃~35℃。年龄较大的患者可能需要冰袋行表面降温。尽管现在有些研究旨在预防截瘫(比如在术前就仔细分辨脊髓前角的动脉供血),

但没有一种方法是可靠的。因此,在术前应告知家属有可能出现该类并发症。另外,还有一些并发症比如术后高血压(特别是年龄偏大的儿童)和腹痛(肠系膜动脉炎),高血压患者术后可有 1/3 出现腹痛。处理高血压和腹痛的方法包括使用 β-受体阻滞剂和静脉补液(肠道休息)。少部分患者在术后数天可出现乳糜胸。这是因为在术中损伤了较小的淋巴管,如果通过保守治疗无效,则需行外科探查结扎乳糜漏口。

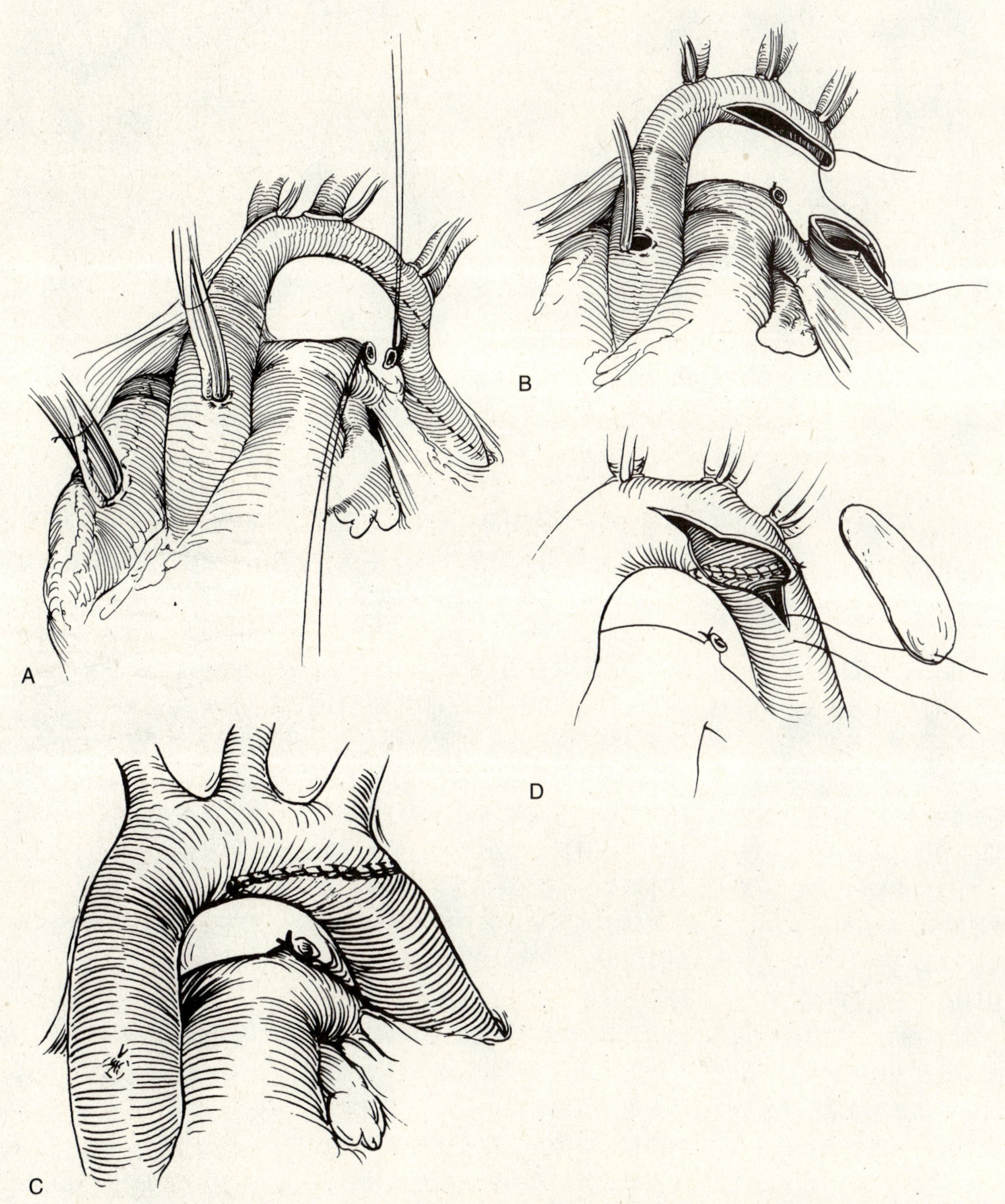

图78.6　主动脉缩窄,特别是合并主动脉弓发育不良和其他心内畸形时,可采用胸骨正中切口。(A)升主动脉及右房插管建立体外循环,游离主动脉弓,头部血管以及降主动脉,于两端结扎中间切断动脉导管,轻柔牵引连接肺动脉端的导管,能更好地显露缩窄修补区,同时柔和地向上牵拉主动脉端导管,能上提降主动脉有利于切除。(B)深低温停循环后移走主动脉插管,套住头部血管,于弓下及降主动脉切开。(C)连续缝合两端血管。(D)如果端端吻合后吻合口张力过高(主动脉弓中断的患者),可缝合动脉后壁,用补片扩大前壁,常用同种肺动脉。(E)主动脉修复完成。(F)采用胸骨切开术可以修复主动脉再缩窄,体外循环降温后和短时间的停循环,于动脉的最窄处切开,补片缝合切口后恢复体外循环复温。(待续)

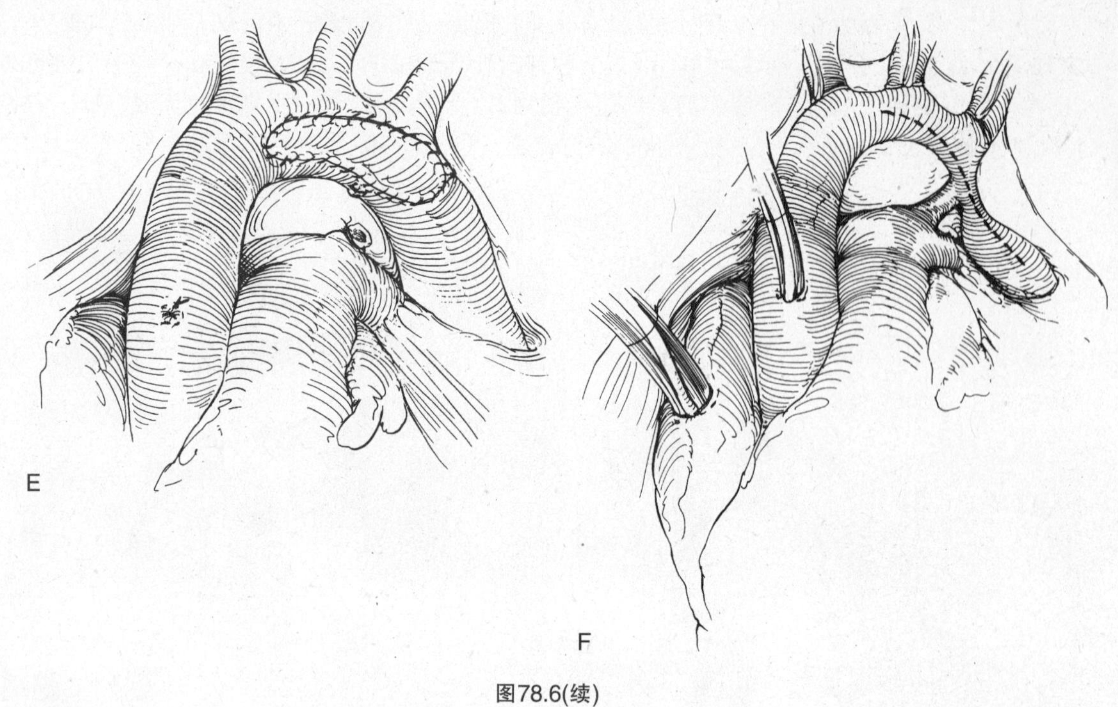

图78.6(续)

手术疗效

尽管新生儿主动脉缩窄畸形较复杂，外科手术的疗效还是很令人满意的。新生儿主动脉缩窄修补术后围术期死亡率在2%~9%之间。手术死亡率常常与一些其他心脏缺陷有关，比如左室的大小、缩窄的范围等。对于年龄较大的患者，围术期死亡率应当为零。由于患者的年龄和体重，所应用的手术方法、修复的质量以及一些不可预料的因素(比如修补区的生长情况)等，有5%~20%的患者会发生再缩窄（修补区压力差>20mmHg即可诊断为再缩窄）。对于大多数患者，可通过球囊血管成形使缩窄区扩大，仅极少数的患者需手术干预。

特殊类型

主动脉缩窄合并室间隔缺损

所有主动脉缩窄合并有室间隔缺损的患者均需接受修补术治疗。婴幼儿因为主动脉缩窄所致的左室流出道梗阻以及室间隔缺损导致的左向右分流，常常出现严重的充血性心力衰竭。在修复缩窄的同时，可通过下列方法处理室间隔缺损：① 肺动脉束带环缩；②通过胸骨正中切口行一期修复；③单纯修复缩窄而不处理室间隔缺损。先天性心脏病外科医师协会(CHSS)有数据证明将肺动脉束带环缩后再行缩窄修补这是一种最安全的术式，但更多的是主张对室间隔缺损行一期修补，众所周知室间隔缺损需要手术治疗。特别要强调，对于大的室间隔缺损(特别是左室流出道很小，包括主动脉弓中断的患者)或者是嵴上型室间隔缺损，在修复主动脉缩窄的同时应行修补室间隔缺损。胸骨正中切口及双侧单独的切口进行修补，均可获得令人满意的效果。我们并不赞成通过肺动脉束带环缩的方式来处理室间隔缺损。

先天性主动脉缩窄球气囊血管成形术

采用球囊血管成形术处理先天性主动脉缩窄受到一定的限制。因为这种方法会导致早期再缩窄和动脉瘤形成。并且对于球囊血管成形术失败需再行手术的患者，截瘫的发生率会升高。有假说认为这与成形术后部分地改善了缩窄区压差，从而导致侧支循环血流减少有关。外科手术令人振奋的效果使球囊血管成形术成为一种不被人们重视的治疗选择。现在仅仅那些不适合做手术的患者才行球囊血管成形术。

主动脉缩窄合并左室发育不良

主动脉缩窄通常是左室发育不良综合征的一部分。在明确诊断为左室发育不良的患者中，补片扩大修复主动脉缩窄是标准Norwood手术的一部分。能够承担整个体循环压力的左室大小临界值为20mL/m^{2}左右如不类似单心室的生理状态，可采用补片修复主动脉缩窄，注射前列腺素E_1以保持动脉导管的开放，这种治疗能缓解患者手术后可能出现的肺高压，待左室功能恢复后亦有助于维持体循环灌注。如果左室不能支持体循环，右心血液将通过动脉导管支持体循环，这样从生理角度来说则为单心室。但是，如果主动脉缩窄修复术后左室功能恢复到足以支持整个体循环，那么通过动脉导管则会形成左向右分流。这样的话就可以停止输入前列腺素E_1，使动脉导管闭合。不过有少数患者动脉导管较大，停输前列腺素E_1后仍不能使之闭合，则只能求助于外科手术结扎。

主动脉缩窄再发

主动脉缩窄再发率一般为5%~20%，与下列因素有关：①手术患者的年龄；②缩窄的范围；③缩窄修补的术式；④随访时间的长短。如果缩窄区压差>20mmHg（心导管术测量）或>35mmHg(心脏彩超测量)，则需再次手术干预。因为第一次手术导致的粘连，主动脉及肺周围瘢痕组织形成等原因，二次手术相对难度较大。正因为如此，弓部上主动脉阻断钳非常困难和危险，再次实施端端吻合术几乎是不可能的。因为二次手术游离主动脉非常困难，如果强行牵拉会造成原吻合口张力过高。治疗再缩窄比较好的方法是球囊血管成形术，如果球囊血管成形术失败而必须行手术治疗，应考虑补片主动脉成形术。可以通过侧切口手术，或胸骨正中切口建立体外循环，在深低温停循环下完成手术。另外，还可以建立一条从升主动脉至降主动脉的解剖外转流应用于复杂的再狭窄，特别是对于那些主动脉弓发育不良范围较大的患者。可以通过右侧进胸或胸骨正中切口，但无需建立体外循环。

推荐读物

Backer CL, Paape K, Zales VR, et al. Coarctation of the aorta: Repair with polytetrafluoroethylene patch aortoplasty. Circulation 1995;92:II-132.

Brewer LA, Fosburg RG, Mulder GA, et al. Spinal cord complications following surgery for coarctation of the aorta: A study of 66 cases. J Thorac Cardiovasc Surg 1972;64:368.

Castaneda AR, Mayer JEI, Jonas RA, et al. Cardiac Surgery in the Neonate and Infant. St. Louis: Mosby, 1994.

Elliott MJ. Coarctation of the aorta with arch hypoplasia: Improvements on a new technique. Ann Thorac Surg 1987;44:321.

Kirklin JW, Barratt-Boyes BG. Cardiac Surgery (2nd ed). New York: Churchill Livingstone, 1993.

Lerberg DB, Hardesty RL, Siewers RD, et al. Coarctation of the aorta in infants and children: 25 years of experience. Ann Thorac Surg 1982;33:159.

Locher JP Jr, Kron LL. Coarctation of the Aorta. In Mavroudis C, Backer CL (eds), Pediatric Cardiac Surgery. St. Louis: Mosby, 1994.

Quaegebeur JM, Jonas RA, Weinberg AD, et al. Congenital Heart Surgeons Society. Outcomes in seriously ill neonates with coarctation of the aorta: A multi-institutional study. J Thorac Cardiovasc Surg 1994;108:841.

Schwengel DA, Nichols DG, Cameron DE. Coarctation of the Aorta and Interrupted Aortic Arch. In Nichols DG, Cameron DE, Greeley WI, et al. (eds), Critical Heart Disease in Infants and Children. St. Louis: Mosby, 1995.

Ungerleider RM, Ebert PA. Indications and techniques for midline approach to aortic coarctation in infants and children. Ann Thorac Surg 1987;44:517.

编者评述

I.L.K

目前修补主动脉缩窄的方法很多，所有认可的手术方法都有良好的效果，并且术后死亡率非常低。绝大多数的儿童甚至是合并有其他复杂畸形的患者，主动脉缩窄修复术后的死亡率几乎为零，除非某些合并左室流出道梗阻的患者。如果仅仅只有主动脉缩窄而未合并有其他在婴儿期就必须完成手术矫治的先天性心脏畸形，选择在1岁内手术治疗比较合适。对于无症状患者手术时机的选择现在仍有争议。尽管有人提出在1~2岁间手术治疗再缩窄的发生率较低，但后负荷增加所导致的左室肥大可改变左室的细胞排列和顺应性。此外，有些患者在缩窄修复成功后可出现高血压，很可能与肾素-血管紧张素系统的异常或缩窄修复部位两端血管顺应性不同有关。许多术后顽固性高血压的患者经过缩窄疏通吻合术后症状并没有明显改善。

对于大多数1岁内术后发生再缩窄的患儿，成功实施球囊扩张术能降低左室压力后负荷。由John Waldhausen推广的锁骨下动脉翻转术修复主动脉缩窄适合于婴幼儿患者。该术式的优点是实施起来快速，并且简单地通过一把Satinsky式钳置于动脉导管基底部，就能部分阻断降主动脉和主动脉弓，将锁骨下动脉切断后迅速剪开并下拉缝合到缩窄区。实际操作中很难切除缩窄环，因为此处有很脆的动脉导管组织残留。尽管不可吸收缝线不会妨碍吻合口的生长，且吻合质量好，但我们还是主张选择使用可吸收缝线。当患者需要即时手术或儿童患者需要保留动脉导管者，通常采用锁骨下动脉翻转手术修复。作者推荐的补片修复补也是一种较好的选择，对于左室负荷过重不能耐受缩窄修复术的患者，我们可以采用锁骨下动脉翻转修复术，并且保留未闭的动脉导管。修复操作完成后观察心室功能和心输出量，情况允许可暂时夹闭动脉导管，或者不夹闭动脉导管，通过终止前列腺素治疗待其自然闭合。在缩窄修复术和动脉导管闭合术后，如果患者因相对性左室容积过小而需要通气支持，可以在二次手术时采用正中切口，施行Norwood-type手术。

对于婴儿和年长儿童患者是否采用补片修复主动脉缩窄，目前仍有争议。尽管涤纶片修补后可出现严重的晚期并发症，补片对面动脉瘤形成以及缩窄修补区的异常血流，Gore-Tex补片不会发生晚期退行性变，但也不能忽视晚期动脉瘤形成的可能性。此外，使用Gore-Tex补片出血较多，因此除了特殊情况我们并不推荐首选Gore-Tex补片。和Ungerleider一样，对于主动脉缩窄合并较大的室间隔缺损、合并主动脉弓发育不良或室间隔缺损不能自然闭合的患者，我们倾向于在主动脉缩窄修补术的同时对室间隔缺损行一期缝合。采用同种肺动脉补片修复儿童主动脉缩窄时操作要细心，补片要足够大以至能向降主动脉延伸。修补处主动脉的尺寸变化不要过于急剧，以防动脉扭曲。

一般情况下，我们不会采用胸骨正中切口行端端血管吻合术，因为术后吻合口张力过高易导致出血，而为了止血缝线过多会导致再缩窄。在主动脉弓中断的重建术中，可以采用同种肺动脉补片扩展整个主动脉弓或在锁骨下动脉和颈动脉水平行端端吻合，并在吻合口的下方缝合同种肺动脉补片减低吻合口张力，降低手术后再缩窄的发生率。

行锁骨下动脉翻转修补术或端端血管吻合术后，我们常规缝合修补区上方的纵隔胸膜，这样可以减少动脉瘤发生率。如果采用球囊扩张术治疗再缩窄时，也可更好地控制主动脉破裂并发症的发生。尽管手术后假性动脉瘤极其罕见，我们也有一例年龄较大的患者发生了原发性破裂。缝闭纵隔胸膜有助于控制局限性出血，甚至可以缓冲主动脉破裂这种危急情况。如果缝合胸膜会压迫修补区，则不予缝合。

目前主动脉再缩窄的患者行球囊血管成形术仍有疑问，对于大多数以前做过主动脉缩窄修补术的患者，用现有技术再行端端吻合术是非常困难的，因为动脉的牵拉和暴露非常困难，吻合口的张力也较大。因此，补片扩大是修复再缩窄最好的办法。处理这类患者我们经常借助体外循环或短时间的停循环，并使用Gore-Tex补片或同种肺动脉补片，可以降低截瘫发生的风险。因为这些患者侧支循环通常不丰富，术后发生截瘫的风险非常高。

不推荐采用主动脉再缩窄区行旁路移植，尽管在特殊情况下需要施行该手术。我们至少观察到两例患者在采用旁路移植术后发生了假性动脉瘤形成和动脉支气管瘘。术后胸内广泛的粘连和人工血管凸向邻肺组织，使假性动脉瘤的修复变得更加复杂。如果必须搭桥，一般采用端端吻合术将其放置在解剖位置，可能的话，将纵隔胸膜覆盖其上，以防侵蚀周围组织，并防止假性动脉瘤的发生。

比较少见的主动脉再缩窄合并主动脉弓发育不良或第一次手术创面过大，需要解剖外转流。因为此前的手术或其他复杂的因素导致主动脉弓和缩窄狭窄处暴露不佳，可以简单地在膈上水平心包后方放置一根成人血管大小的涤纶人工血管，连接升主动脉和降主动脉。这种放置于心包内的额外解剖旁路，较放置于左胸能减少假性动脉瘤的发生率，并能稳定地缓解残余压差。

对成人主动脉缩窄是否使用球囊扩张和植入支架仍有争议。对于青年人或中年人来说，这种方法可能是最佳的，因为这类患者为了缝合要牵拉暴露血管非常困难，而且损伤胸壁内较大的侧支血管可能并发大出血。尽管植入支架治疗缩窄近期效果非常好，但仍然是有必要远期随访。假性动脉瘤形成的发生率过高等并发症将会限制其应用。尽管如此，对于年龄偏大的患者，就相对的风险和效果来说，手术治疗还是要优于导管介入，因为前者术后的并发症较少。但是，不管是手术治疗还是介入治疗都有可能发生反常的高血压。

对于年龄较大的主动脉再缩窄的患者，现在普遍使用支架。支架植入的优点是能减少再梗阻的风险，并能较好地缓解残余压差。在顺应性异常的动脉的特定位置植入支架，其远期并发症尚有待研究。尽管如此，支架植入还是能显著减少再缩窄的发生率，即使是对于使用过球囊扩张后的再缩窄。

主动脉缩窄修补术后最常见的并发症是高血压，较好的处理方法为使用短效β受体阻滞剂如艾司洛尔。使用硝普盐控制血压效果不明显，且所需剂量非常大。而且硝普盐会增加左室收缩力，这对于动脉组织异常的患者易造成动脉破裂。因此对于术后高血压的患者我们首选艾司洛尔，未发生高血压的患者可在术后24小时内停用β受体阻滞剂。

尽管在某些研究中心有人大力提倡对婴儿患者使用球囊扩张术，但我们并不赞成这种做法。主动脉缩窄一期修复手术的效果非常理想，并且术后再缩窄以及动脉瘤形成的发生率较低。而球囊扩张并不能切除动脉导管组织，并且易导致内皮组织破裂，相对于手术令人鼓舞的近期及远期效果，球囊扩张就逊色得多。事实上大多数需行缩窄修补的患儿常常合并有需要处理的其他先天性心脏畸形。

（刘建新 译 金龙玉 校）

第79章

主动脉弓中断

Richard G. Ohye, Takaaki Suzuki, Eric J. Devaney, Edward L. Bove

主动脉弓中断(IAA)是指主动脉的两部分血管间血流完全中断特征的先天性畸形。这种畸形可表现为主动脉弓两段血管间长距离生理性中断,或外形上相连相邻的两段血管间中断。后者通常放在主动脉缩窄中论述,本章将不做进一步讨论。主动脉弓中断很少单一存在,多合并有许多其他心脏内畸形。因此,“复杂主动脉弓中断”的诊断和治疗最好将心脏畸形视为整体考虑。最近主动脉弓中断及与其相关的心脏畸形的治疗进展使这类患者预后得到全面显著改善。对主动脉弓中断合并各种心脏畸形行一期根治术是一种安全、有效的治疗方案。

解 剖

主动脉弓是位于无名动脉与动脉导管间的部分,主动脉弓中断可发生在这部分上任何一段血管。根据Celoria和Patton的最初经典定义(图79.1),A型指中断位于左锁骨下动脉的远侧,在该血管与动脉导管间中断。此类主动脉弓中断,在主动脉弓近远端存在纤维束条相连。B型最常见,中断位于主动脉峡部,即在左锁骨下动脉与左颈总动脉之间。该类型约占所有主动脉弓中断的2/3。C型是最少见的类型,中断位于无名动脉与左颈总动脉之间,仅占5%。

几乎所有主动脉弓中断都有相关的心血管畸形,以单纯的室间隔缺损最为常见。最近,先心病外科学会(CHSS)耗时5年,由29个机构参与的一项多机构联合研究,调查分析了250例出生不足1个月的主动脉弓中断婴儿,其中合并单一室间隔缺损的有183个(占73%)。其他常见的相关异常包括永存主动脉干、大血管错位(TGA)合并室间隔缺损以及各种类型的单心室。CHSS研究报告中的各种相关畸形、异常的发生率在表79.1中列出。

主动脉弓中断合并的室间隔缺损通常是不规则类型的,并且多合并圆锥隔后移。圆锥隔移位至隔束后缘左侧,导致左室流出道狭窄及潜在的主动脉瓣下梗阻。主动脉弓中断患者常会出现从降主动脉异常起源的右锁骨下动脉,并与因通过左室流出道。主动脉瓣的血流减少而继发的主动脉瓣下梗阻密切相关。在左心其他部位也可发生梗阻,如主动脉瓣叶、主动脉瓣环缩、二尖瓣、升主动脉等。

临床表现及诊断

大部分主动脉弓中断患者的诊断是基于其出生后最初几天发生的充血性心衰症状和体征。下肢脉搏微弱或不可触及。有些病例直到动脉导管闭合时才确诊。当动脉导管仍然开放时,到躯体下部分的血流依然不受阻,新生儿肺血管阻力增加延缓了预期因室间隔缺损而增加的肺血流量。这些综合因素有效地延缓了心衰的发展。然而,导管的突然闭合则会导致严重酸中毒、心血管衰竭以及在下部躯体灌注严重减少时出现休克。当主动脉弓中断诊断确立后,应通过输注前列腺素E_1进行复苏以维持动脉导管开放。多巴胺常规用于治疗发生休克合并肝肾功能不全。手术治疗前须让这些衰竭器官功能恢复。在此期间,需要细心管理呼吸道,以避免过度通气导致的肺血增加而加重全身血流灌注不足。除此之外,必须治疗相关并发症,包括败血症、坏死性小肠结肠炎、异常凝血等。由于DiGeorge综合征往往与主动脉弓中断相关,在CHSS统计的患者中占27%,所以须注意维持钙离子平衡。在彻底排除DiGeorge综合征之前,所有要输的血都要进行照射,以避免移植物抗宿主疾病。

主动脉弓中断可以通过二维多普勒/超声心动图确诊。很少需要用心导管造影来显示其解剖结构。除了要确

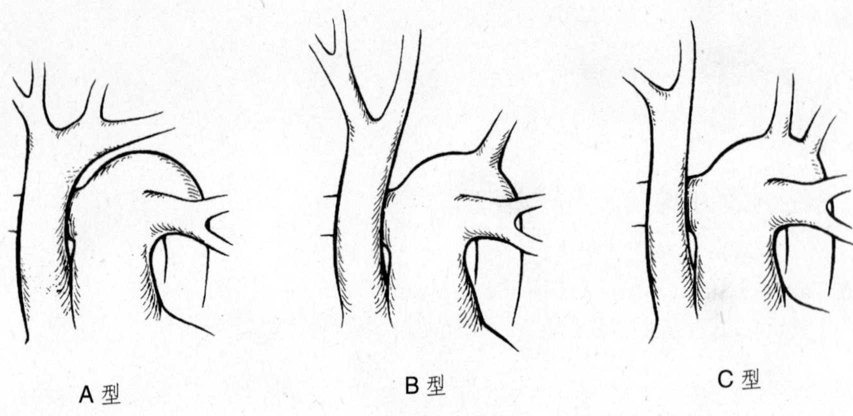

图79.1　最常用的主动脉弓中断分型。A型,中断位于左锁骨下动脉远端。B型,中断位于左锁骨下动脉和左颈动脉之间。C型,最少见,中断位于左颈动脉近端。

定断段间的距离和分支血管的位置以外,还应测定中断的准确部位。用超声心动图很难诊断异常起源的右锁骨下动脉，但这不会对手术方式有重要影响。除描述主动脉弓的解剖结构外,明确心内解剖结构对于一期根治手术的预测也很重要。必须准确描述室间隔缺损(VSD)的边界和位置,尤其是其与左室流出道、主动脉瓣、肺动脉瓣的关系。大部分VSD位于流出道膜部,但是还要探察其他部位以及有无另外的缺损。虽然在存在非限制性（巨大）VSD和动脉导管未闭的情况下，不可能测量左室流出道两端的压力阶差，但一些指导原则对于预测患者术后可能出现的重度左室流出道梗阻会有帮助。我们发现，当超声心动图测量出的，左室流出道最窄处直径与膈肌处降主动脉的直径标准化比值在心脏舒张期为1.0,在收缩期为0.6时,室间隔缺损修补术后主动脉瓣下梗阻的危险性很高，而且切除圆锥隔在主动脉环下后移位部分对于减少和预防术后梗阻有益。其他研究机构曾提出另外一些术前超声心动图测量方案，包括左室流出道横截面积与体表面积指数和主动脉下直径指数、主动脉下直径Z评分。尽管如此,具有高度敏感性和特异性的最佳指标仍然很难获得。

表 79.1　主动脉弓中断新生儿的合并心内畸形

合并畸形	病例数	百分比(%)
单一的室间隔缺损	183	73
永存动脉干	25	10
大动脉错位/室间隔缺损*	12	5
主-肺动脉窗	10	4
单心室	9	4
其他	7	3
无	4	2

*包括 Taussig-Bing 异常。

Reprinted with permission from RA Jonas, JM Quaegebeur, JW Kirklin, et al. Outcomes in patients with interrupted aortic arch and ventricular septal defect: a multi-insitutional study. J Thorac Cardiovasc Surg 1994;107:1099.

主动脉弓中断合并单一的室间隔缺损的手术治疗

主动脉弓中断合并单一的室间隔缺损的新生儿,首选的手术方案是经胸骨正中切口的一期修补术。放置鼻咽温和肛温探测装置。术前在监护室留置的脐动脉或股动脉导管以获得动脉监测。此外,还应进行无创动脉血压监测,在右臂袖带测压,以便监测主动脉弓中断上下端的血压。如果右侧桡动脉已置管,袖带则置于腿上。可以通过脐静脉或股静脉置管建立静脉通路；体重小于5kg的婴儿应避免颈内静脉置管,因为这样会增加上腔静脉栓塞的危险性。胸骨正中切开后，显露出存在或缺失的胸腺组织。如果胸腺存在,全部或部分切除以暴露手术野,保留其颈部部分。给予肝素,打开心包。分别荷包缝合心脏插管于右心耳处、升主动脉无名动脉基底处和肺总动脉处(图79.2)。也可建立上下腔静脉插管。体外循环前给右肺动脉套带,如果出现明显低血压可以阻断该血管。通过一个Y形管将升主动脉和肺动脉插管连接在动脉泵导管上。一旦体外循环开始,应给左肺动脉套带并束紧(右侧肺动脉如果还没有阻断也应如此)，以使所有血流通过动脉导管到达躯体下半部分。这种插管方法可以使躯体上下部分在准备停止循环前降温均衡。当血液温度大致在30℃时开始体外循环，并持续降温直至鼻咽温达到≤18℃。用冰袋包绕头部。给予扩张血管药酚妥拉明(0.1mg/kg),以便使鼻咽部和直肠的温度均衡降低。无论是否已降到要求的温度,最少需有20分

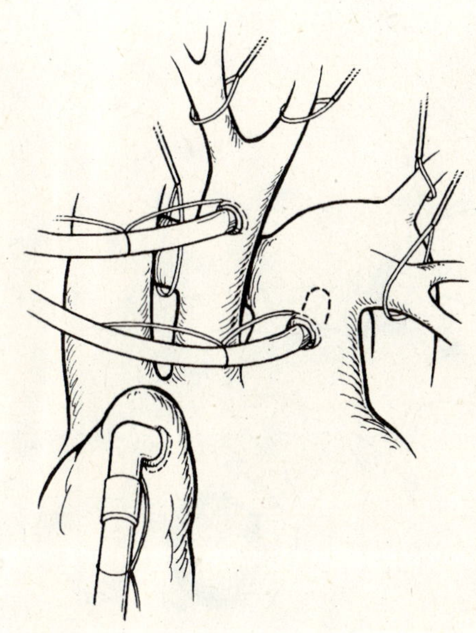

图79.2　修补 B 型主动脉弓中断的体外循环和插管。动脉插管通过升主动脉和近端主肺动脉置入，用套扎线阻断左右肺动脉分支血管。经右房置静脉引流管。另外在头部血管周围放置套扎线，以便在停循环期间阻断这些血管。

钟的降温时间。

在降温所需的时间内，升主动脉、降主动脉和头臂动脉都要充分游离。离断足够的肋间动脉，以使主动脉弓吻合口无张力。降到合适的温度后，停止循环，阻断主动脉弓。冷停搏液可在通过一根单独的导管输注，或者通过动脉插管处注入，使心脏停搏。将动脉导管于肺动脉侧结扎，并在远侧端离断，此时应仔细清除降主动脉上残余的所有导管组织。在降主动脉处放置血管钳有利于暴露，而且不必对血管本身施加过大的钳夹压力。当存在异常的右锁骨下动脉时，需将其结扎并离断，以使吻合口无张力或气管的压迫。如为B型主动脉弓中断，应将降主动脉缝合到左颈总动脉基底的开口起始部，近端沿升主动脉下侧延伸（图79.3）。使两段吻合口间血管对合良好很重要，并须注意避免该切口扭曲。用6–0或7–0可吸收或不可吸收丝线连续缝合完成吻合。如为A型主动脉弓中断，主动脉横弓可能发育不良，常见于主动脉缩窄的病例。应使吻合口成匙形，利用远端主动脉来增大主动脉横弓，让缝线接近无名动脉的水平，以确保没有残余的缩窄。

这一操作步骤总的停循环时间通常不应超过12~15分钟，以便有足够的时间经右房切口来修补室间隔缺损。也可以行双腔插管而不是单腔心房插管。如果采用此方法，在室间隔缺损修补时可以重新开始体外循环，从而减少停循环时间。当圆锥隔发育差或缺如，并且肺动脉瓣横跨室间隔缺损时，主肺动脉切口是最佳的暴露切口。经心房切口，通过置于三尖瓣前瓣和隔瓣的牵拉缝线，很容易暴露缺损，然后将一大小合适的聚四氟乙烯材料做成的补片用6–0聚丙烯缝线纵形缝合于缺损处。当同时有圆锥隔后偏移（图79.4），并且预计可能会有严重的修补后主动脉瓣下梗阻，应通过室间隔缺损本身楔形切除圆锥隔（图 79.5至图79.7）。有时仅在圆锥隔上做一切口，往往就足以扩大左室流出道。缝合心房切口，重新插管来建立体外循环，并通过升主动脉上的针眼排出空气。复温期间于右心房和心室安置心外膜起搏导线。停止体外循环后，通过插管荷包缝线另外安置1~2根导管到右心房。也可放置左心房血压监测导线。留置纵隔引流管后常规关胸；如果存在血流动力学改变或严重水肿，有时暂缓关胸。

大脑局部灌注是用于主动脉弓中断修补的另一种可供选择的深低温停循环技术。借助这一技术，仅需少量液体通过无名动脉灌注到大脑。升主动脉插管放置于靠近无名动脉基底部的位置。患者被降温并按照相同方式停循环。利用近红外光谱法测定的大脑氧饱和度监测大脑的灌注情况，并且可在右侧桡动脉置入测压导线来监测颅内灌注压。当开始停循环时，将主动脉插管进深至无名动脉内并固定就位。开始以5mL /(kg·min)进行灌注，并逐渐增至20mL/(kg·min)，同时监测大脑的气饱和度是否回到基准值（如果有右侧桡动脉置管测压的话也要监测血压参数）。取出肺动脉内的动脉插管，通过静脉导管回收静脉血，剩余的操作步骤与停循环过程相同。尽管许多研究中心采纳了这种方法以期获得更好的神经细胞恢复结果，但没有证

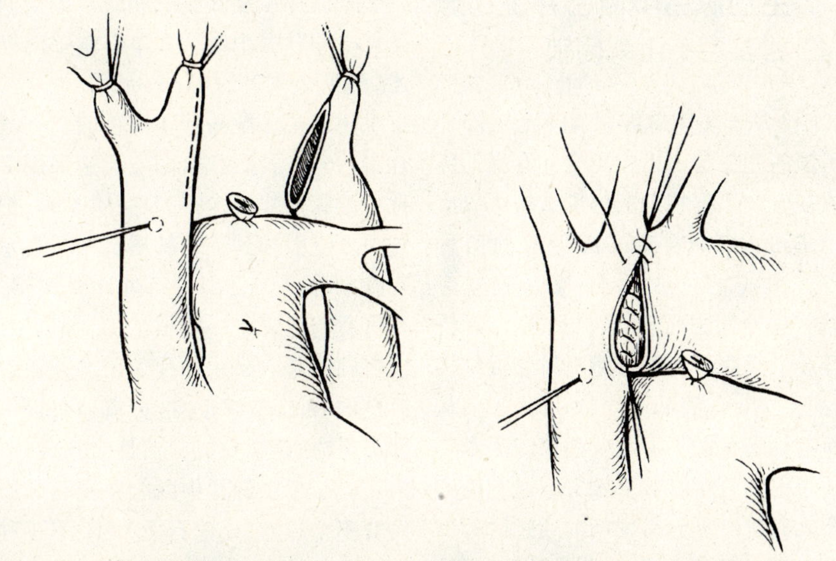

图79.3　在所有导管组织切除后，通过连续缝合在胸降主动脉和升主动脉之间进行直接吻合。吻合开始于左颈动脉基底部。

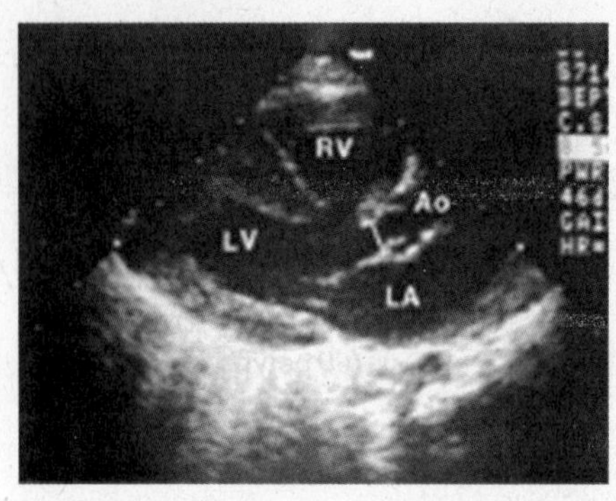

图79.4　长轴观超声心动图显示通常见于主动脉弓中断的错位室间隔缺损伴圆锥隔后移。(Reprinted with permission from EL Bove, LL Minich, AK Pridjian, et al. The management of severe subaortic stenosis, ventricular septal defect, and aortic arch obstruction in the neonate.J Thorac Cardiovasc Surg 1993;105:289.)

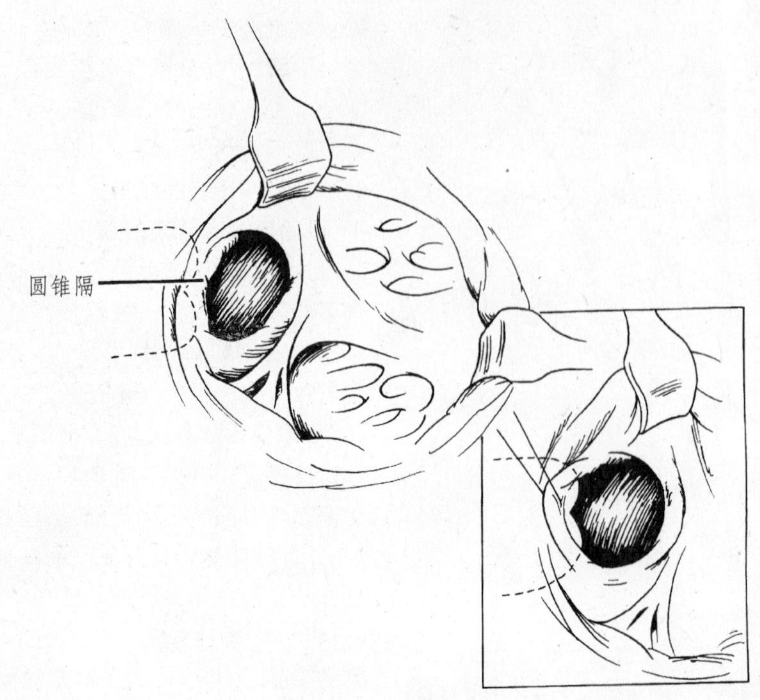

图79.5　从三尖瓣处暴露室间隔缺损。用线牵引圆锥隔上易于暴露主动脉瓣。(Reprinted with permission from EL Bove, LL Minich, AK Pridjian, et al. The management of severe subaortic stenosis,ventricular septal defect, and aortic arch obstruction in the neonate.J Thorac Cardiovasc Surg 1993;105:289.)

据显示其更有优势，尤其是与停循环时间短于20~30分钟的术式相比。

特殊类型

主动脉弓中断合并主动脉瓣发育不全或闭锁

当继发于主动脉瓣发育不全或瓣环闭锁的左室流出道梗阻合并有室间隔缺损时，根据特定的解剖结构可以应用Damus-Kaye-Stansel手术的两种改良术式之一在主动脉瓣处建立旁路。这种方法可使重建的主动脉广泛开放、无张力，并可避免对邻近结构(如左主支气管和肺动脉）的压迫,从而达到最佳的手术治疗效果。手术步骤是游离升主动脉远端并通过直接吻合来修复主动脉弓中断。通过同种肺动脉补片增强重建的主动脉远端段，然后与游离的肺动脉总干近端进行端端缝合。然后将升主动脉端一侧缝合至肺动脉干内。这种修复方法可采用Lecomplet手法加以简化。也可以在离断的肺动脉水平横断升主动脉。通过改良的Norwood手术主动脉补片形成后壁来修补主动脉弓中断，其方法同下页主动脉弓中断合并单心室中的描述。然后与改良的Norwood手术一样，将重建的主动脉与肺动脉近端端端缝合,与升主动脉近端合并。无论采用哪种主动脉重建技术,都要关闭VSD,把左室血流引导到肺动脉瓣，并在右室和肺动脉分叉之间进行外导管连接。尽管我们更喜欢一期根治术，但也可以将肺动脉分叉用补片关闭，并通过改良的Blalock-Taussig分流器来提供肺部血流,延期完成根治性修补。

对于主动脉弓中断合并主动脉瓣发育不全患者,无论有无VSD,第三种治疗选择是Ross/Konno手术。游离升主动脉并切除其近端及主动脉瓣。通过在中断处形成后壁并用前方Norwood手术补片增强,通常可修复主动脉弓中断。按常规方式方式获取肺动脉自体移植物,并实施标准的Ross手术。进行Konno手术部分时,通常不必完全分离室间隔并置入补片来扩大左室流出道。只要向上切开室间隔,但不要切穿右室流出道心内膜，通常就足以分离主动脉瓣环(图79.8)。也可从心间隔部楔形切除一块肌肉，以便进一步疏通未梗阻左室流出道。

主动脉弓中断合并永存动脉干

如果主动脉弓中断合并有永存主动脉干，则需要对修复治疗技术进行一些重要改进。几乎所有的中断都是B型，不过在我们研究中心仅有一例A型患者（图79.9)。在这种情况下，在动脉导管及肺动脉起始处远端的

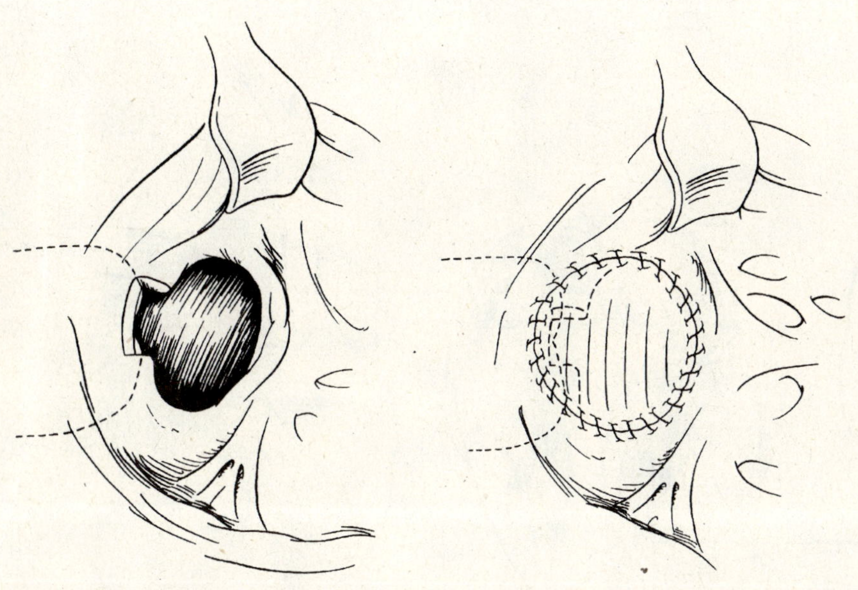

图79.6　切开圆锥隔直达主动脉瓣。然后用补片关闭室间隔缺损。(Reprinted with permission from EL Bove LL Minich, AK Pridjian, et al. The management of severe subaortic stenosis, ventricular septal defect, and aortic arch obstruction in the neonate.J Thorac Cardiovasc Surg 1993;105:289.)

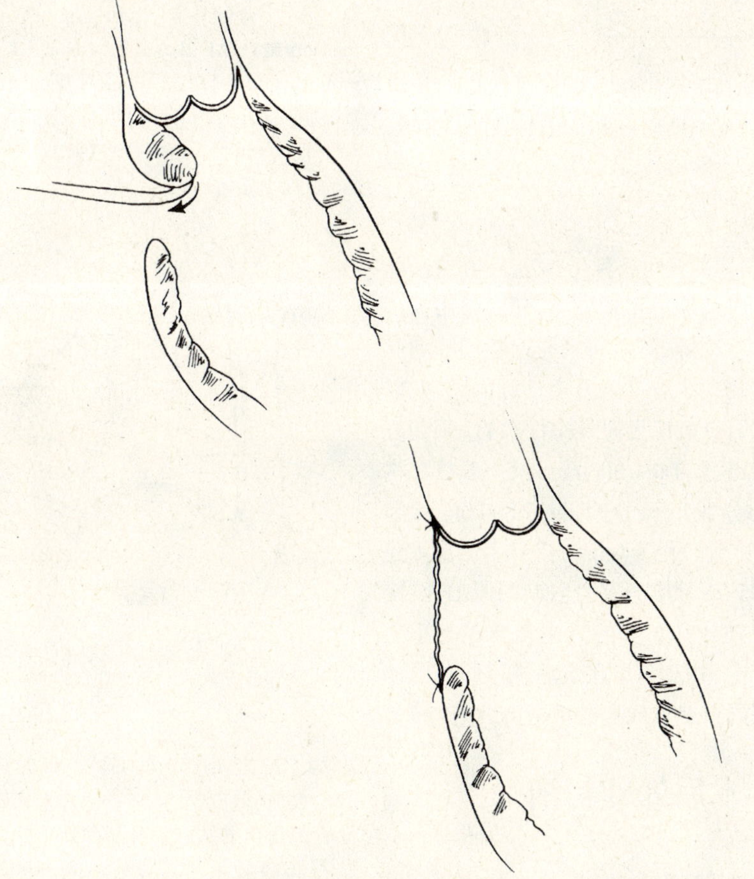

图79.7　侧视图所见的室间隔缺损的形态和移位的圆锥隔。注意圆锥隔上牵引线的位置(左上)和室间隔缺损补片的位置(右下)。(Reprinted with permission from EL Bove, LL Minich, AK Pridjian, et al. The management of severe subaortic stenosis, ventricular septal defect, and aortic arch obstruction in the neonate. J Thorac Cardiovasc Surg 1993;105:289.)

升主动脉一般相当狭小。于升主动脉远端置入动脉插管，因为该处随后会增强。当体外循环开始后,阻断肺动脉左右分支。在准备停止循环或局部脑灌注的降温过程中,按上一节所述游离无名动脉、左颈总动脉和左锁骨下动脉,并用套扎线套绕。也要游离其余的升主动脉和降主动脉近端。当停循环或局部灌注建立后,切断动脉导管,并从主动脉处切除左右肺动脉的口,邻近的动脉组织吻合钮要尽可能大。切除动脉导管和肺动脉分叉点在升主动脉近端形成的大开口,沿升主动脉内侧向上延伸,进入左颈动脉基底部(图79.10)。然后用连续缝合方法与降主动脉做初步端端吻合,并将降主动脉和左锁骨下动脉置于在左颈动脉基底部开始的升主动脉远端。吻合口下方残留的大缺损,用同种组织片予以重建,于Valsalva窦开始，向上直达主动脉弓部吻合口的下份(图79.11),这样加宽了升主动脉。这种方法可以避免两个潜在的危险:首先,如将降主动脉过分靠近升主动脉,可引起左肺动脉梗阻或压迫左支气管,并引起主动瓣与主动脉弓吻合口之间的残余梗阻。其二,该方法可以保证以后心脏血管的生长发育,因为吻合口和移植物没有围绕主动脉一圈。在这部分操作结束后,按照常规方式建立体外循环修补室间隔缺损。用冷藏保存的同种肺动脉导管重建右室至肺动脉远端的连接。

主动脉弓中断合并大动脉错位

将大动脉错位一期调转手术和主动脉弓中断修复术稍作改良可用于治疗主动脉弓中断合并大动脉错位。首先按照主动脉弓中断合并室间隔缺损一节中所描述的方式进行主动脉弓吻合。由于行升主动脉调转手术要将其横行切断并重新置于肺动脉分叉的后方,因

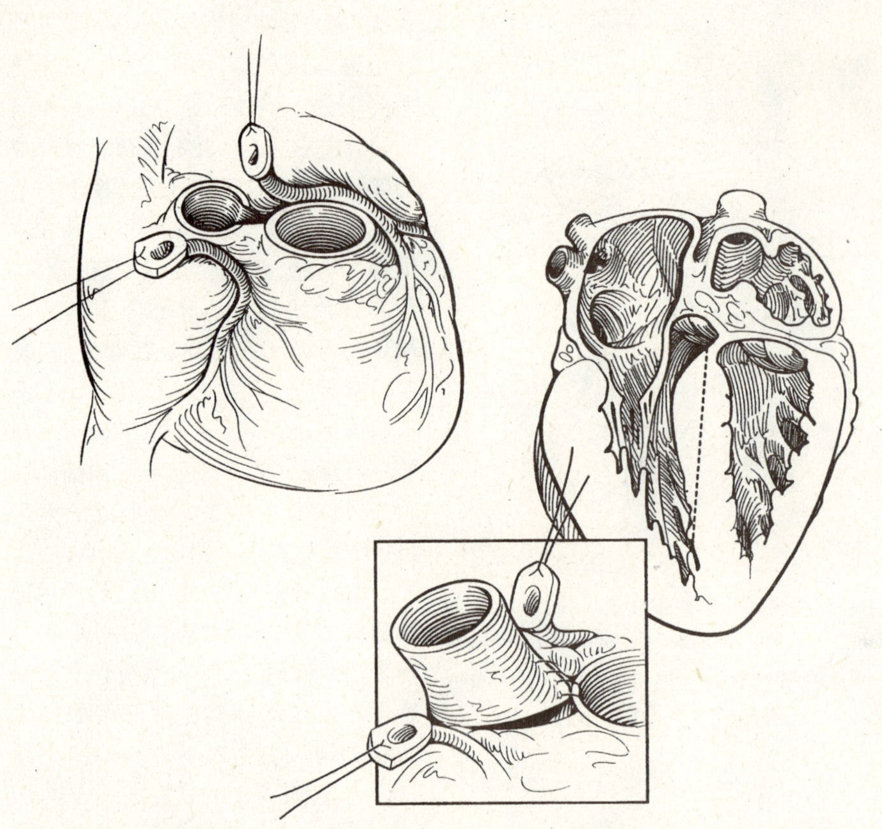

图79.8 移除主动脉瓣和获取自体肺移植物后，切出一个部分层厚隔部切口以扩大主动脉环(**左**)。必要时可以对主动脉瓣下狭窄实施圆锥隔的肌切除术(**右**)。在切口区域，将自体肺动脉带瓣管道吻合于右室流出道心内膜处(**插图**)。

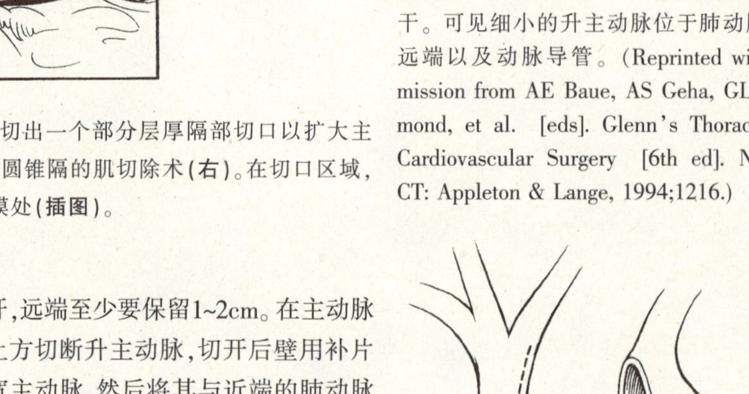

图79.9 B型主动脉弓中断合并永存动脉干。可见细小的升主动脉位于肺动脉起点远端以及动脉导管。(Reprinted with permission from AE Baue, AS Geha, GL Hammond, et al. [eds]. Glenn's Thoracic and Cardiovascular Surgery [6th ed]. Norwalk CT: Appleton & Lange, 1994;1216.)

此切口要在窦管嵴远端几毫米处，以缩短升主动脉并防止其弯折。

主动脉弓中断合并单心室

主动脉弓中断合并单心室时，修补技巧必须与个体的特殊解剖结构相适应。通常，主动脉弓中断合并有大动脉错位和三尖瓣闭锁或者合并有左室双入口(图79.12)。在这些情况下，无限制的肺部血流和有限的或潜在有限的流出孔(球室孔)将导致主动脉下梗阻。因此必须安排好初始手术步骤，以解除所有层面的体流出道梗阻并控制住肺部血流。最好采用改良的Norwood手术来完成，该术式采用冷藏的同种肺移植材料补片来加宽整个升主动脉和主动脉弓(图79.13)。沿动脉弓的升部和降部的后壁将其直接缝合在一起，并将其下面切开，远端至少要保留1~2cm。在主动脉瓣上方切断升主动脉，切开后壁用补片加宽主动脉，然后将其与近端的肺动脉总干端端缝合并入升主动脉的近端，以确保冠脉血流无梗阻(图79.14)。采用改良Blalock–Taussing分流术，一般情况常规的分流口径为3.5mm，3.8~4.0kg的婴儿，分流口径为4mm。这种主动脉重建技术，用肺瓣旁路受限制的流出孔，使肺总动脉和扩大的升主动脉在大小上相匹配，并避免了在主动脉弓修补中使用圆周形缝合或人造移植物。

术后处理与结果

存活率

经一期修补治疗的主动脉弓中断合并室间隔缺损的患者。其早期和晚期

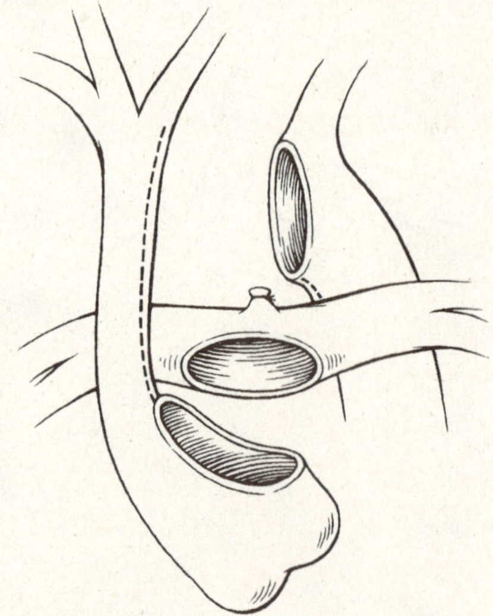

图79.10 移除肺动脉和结扎动脉导管之后的大血管外观。从降主动脉上切除动脉导管组织，并从肺动脉切除部位到左颈动脉基底部切开升主动脉。(Reprinted with permission from AE Baue, AS Geha, GL Hammond, et al. [eds]. Glenn's Thoracic and Cardiovascular Surgery [6th ed] Norwalk CT: Appleton & Lange, 1994;1216.)

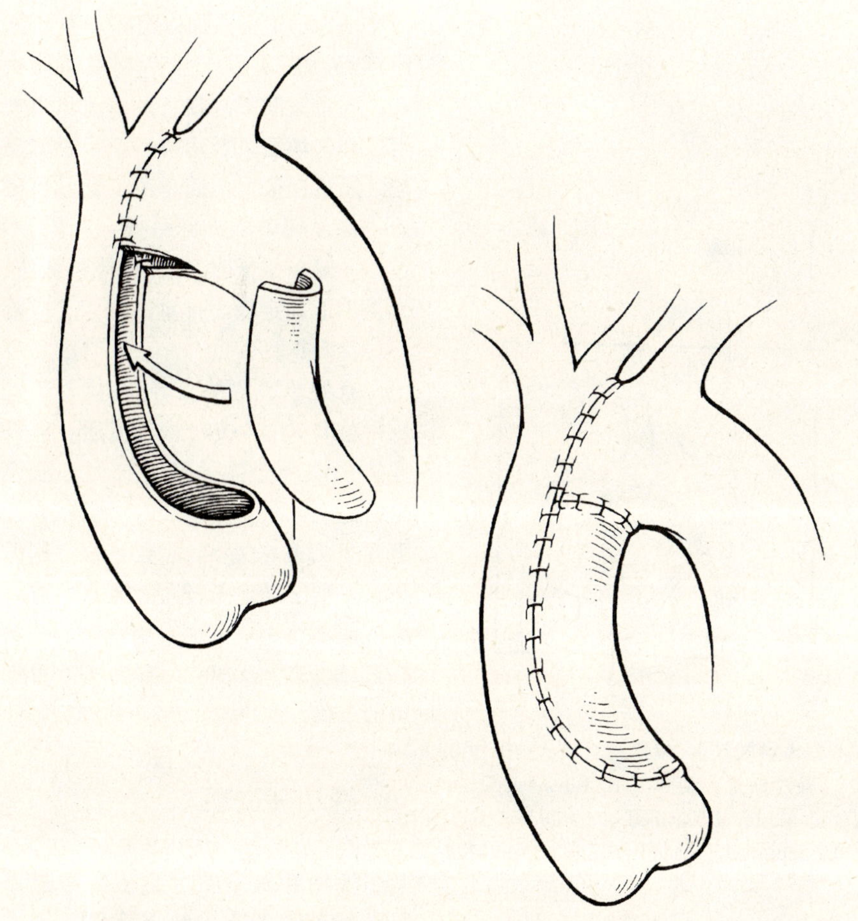

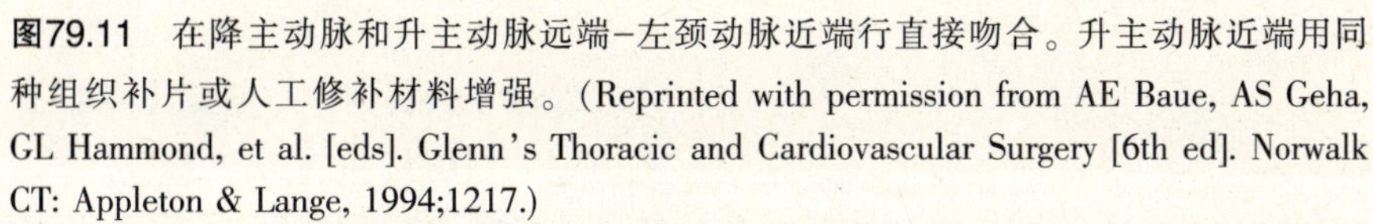

图79.11　在降主动脉和升主动脉远端-左颈动脉近端行直接吻合。升主动脉近端用同种组织补片或人工修补材料增强。(Reprinted with permission from AE Baue, AS Geha, GL Hammond, et al. [eds]. Glenn's Thoracic and Cardiovascular Surgery [6th ed]. Norwalk CT: Appleton & Lange, 1994;1217.)

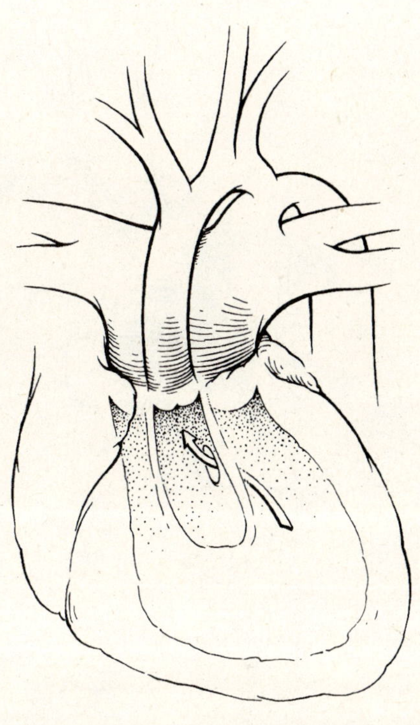

图79.12　三尖瓣闭锁伴大血管移位和主动脉缩窄的典型表现。主动脉血流依赖于心室。尽管插图显示出主动脉缩窄,但手术方法与主动脉弓中断相似。(Reprinted with permission from RS Mosca,HA Hennein, TJ Kulik, et al. Modified Norwood operation for single left ventricle and ventriculoarterial discordance: An improved surgical technique. Ann Thorac Surg 1997;64:1127.)

存活率较10年前有了显著的提高。在密歇根大学于1986~1994年间,有连续60例新生儿接受了同期主动脉弓和心内修补术(不包括单心室患者),其结果在表79.2中列出。虽然这组新生儿中除了主动脉弓中断患儿以外还包括了主动脉缩窄患儿,但处理和结果很相似,尤其是从手术时间上考虑,都是在不满1个月时做的手术。整组的早期死亡率为11.6%,总死亡率(早期加晚期)是15%。显然,合并单一VSD的患儿的结果要比那些合并复杂心内畸形的患儿好。在37例主动脉缩窄或主动脉弓中断合并室间隔缺损的新生儿中,有3例早期死亡(8%),仅有1例晚期(非心脏原因)死亡。在23例主动脉缩窄或主动脉弓中断合并更复杂心脏畸形的新生儿中,4例早期死亡(17%),1例晚期死亡。

虽然CHSS进行的多中心研究报道的结果不乐观,但主动脉弓中断合并室间隔缺损,接受修补术的174名新生儿中,1个月、1年和4年存活率分别为73%、65%和63%。对照密歇根大学的数据组,CHSS的报道显示,在有主动脉瓣下狭窄时,肌切开术或肌肉切除术是导致死亡的危险因素。相矛盾的是,CHSS的数据显示,没有同时行针对主动脉瓣下狭窄手术(肌切除术/肌切开术,Damus-Kaye-Stansel术)的修补术是危险因素,因此就主动脉瓣下狭窄本身而言,对这个难以解决的问题尚没有明确答案。

重症监护治疗

对主动脉弓中断及伴发的心内缺损行一期修补术后,早期的术后治疗与新生儿或婴幼儿接受复杂的心脏修补术后的治疗相似。一般需2~4天的机械通气,严重水肿消除后拔除气管插管。如果不能顺利脱离呼吸机,必须检查是否因膈神经受损导致膈肌麻痹,有无继发于左喉返神经受损的上呼吸道梗阻及声带麻痹,以及气管是否受重建主动脉弓的压迫。常规应用小到中等剂量的多巴胺[5~10μg/(kg·min)]进行强心支持,并要维持血流动力学稳定。当需更多的辅助支持时,必须仔细查明残留的

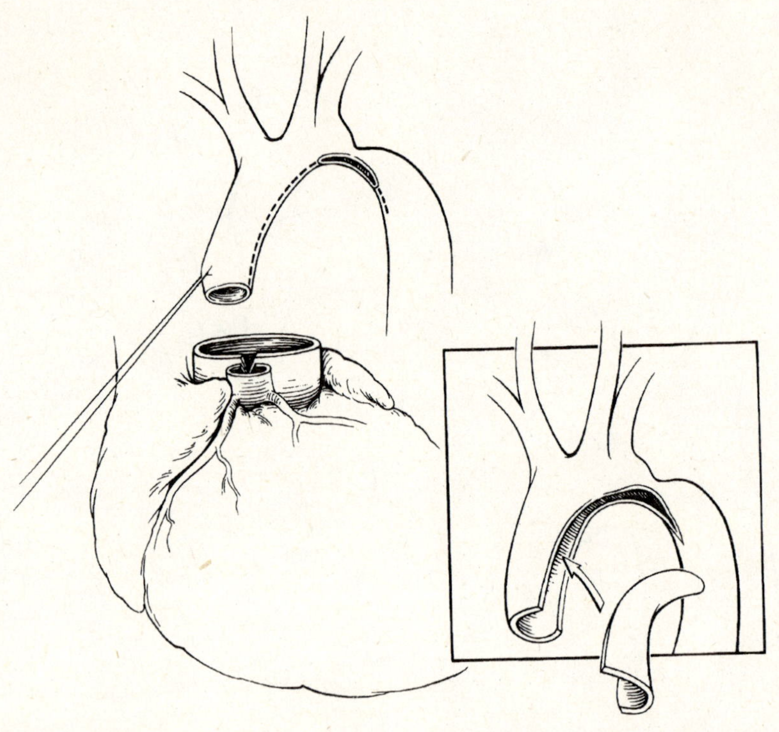

图79.13 改良Norwood手术治疗单心室合并心室大动脉错位。横断这两条大血管并切除远端组织。切开整个升主动脉，并用同种组织补片加宽主动脉。(Reprinted with permission from RS Mosca,HA Hennein, TJ Kulik, et al. Modified Norwood operation for single left ventricle and ventriculoarterial discordance: An improved surgical technique. Ann Thorac Surg 1997;64:1127.)

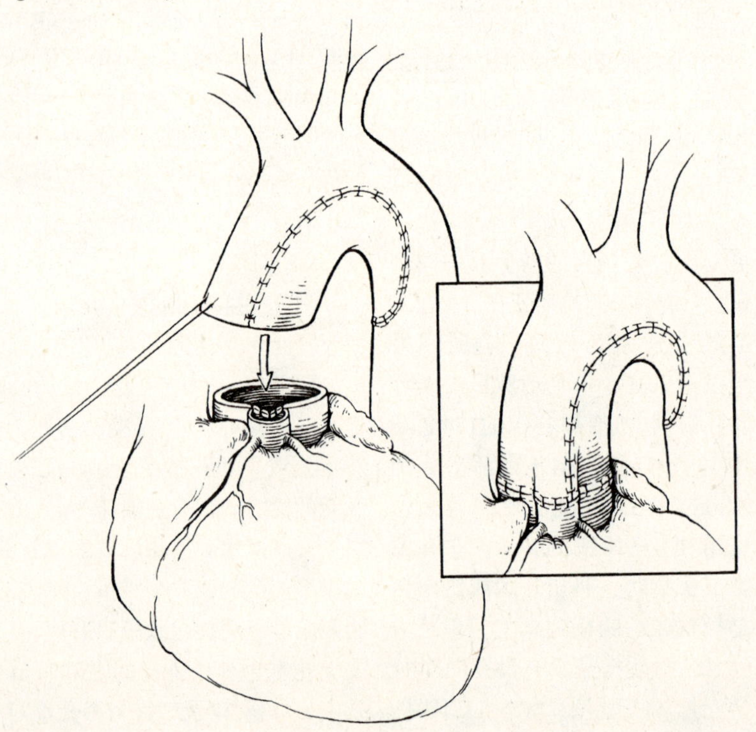

图79.14 将主动脉与肺动脉端端吻合，把升主动脉近端缝入缝合线内。肺部血流通过体肺分流器或心肺连接提供。(Reprinted with permission from RS Mosca,HA Hennein, TJ Kulik, et al. Modified Norwood operation for single left ventricle and ventriculoarterial discordance: An improved surgical technique. Ann Thorac Surg 1997;64:1128.)

血流动力学损害并加以消除。多普勒/超声心动图有助于诊断心室功能失常、残余室间隔缺损，左室流出道梗阻、心包填塞以及房室瓣或半月瓣反流。通过四肢血压简单测量记录可确诊或高度怀疑主动脉弓残余梗阻，不过在心输出量低时，压差可能被低估。如果不能确定低心排量的原因，应行心导管检查。

合并单心室的患者，在接受主动脉弓修复和体-肺动脉分流后，体循环输出取决于体循环和肺循环血管阻力之间的细微平衡。对弓部残余梗阻耐受力非常差，通常会导致急剧恶化。只要分流口径合适，肺部血流过多一般不会构成问题。用适当的药物降低体循环血管阻力，有助于改善组织的氧供。

晚期并发症

晚期并发症主要发生在经过修复的特殊类型心内缺损病例或合并有单心室损伤患者在症状缓解后预计难以治疗的病例。一定要监测患者术后有无残留或再发主动脉弓梗阻，休息时压差超过30mmHg，通常提示需予以治疗。我们机构在1986~1994年间，手术修复53例主动脉弓中断或主动脉缩窄合并心内畸形新生儿，仅有两例残余压差为20mmHg。无一例患者因主动脉弓再梗阻需行二次手术(平均随访23个月，从1个月到78个月)，仅有2例压差>20mmHg的患者需行球囊扩张术，效果满意。该组的这两类患者都有主动脉缩窄并且都在早期行手术治疗，但是都没有实施目前常规应用弓部扩大吻合术。经皮球囊扩张术是处理上述问题非常有效的治疗措施，并且常可避免行二次手术。如果在弓部修补中应用了人造血管，则更换血管将不可避免，而且二次手术在技术上通常很复杂。

正如上文所述，左室流出道梗阻

表 79.2 对主动脉弓中断合并心内缺损行一期修补的早期和晚期死亡率

组别	病例数	早期死亡率	晚期死亡率	体重（均值±标准差,kg）	年龄（中位数,天）
主动脉缩窄/室缺	19	1(5%)	0	1.4~4.7 (3.1±0.2)	1~29(11)
主动脉弓中断/室缺	18	2(11%)	1	1.3~4.0 (3.0±0.02)	2~15(6)
主动脉缩窄/室缺和复杂畸形	23	4(17%)	1	2.1~4.0 (3.1±0.1)	2~24(8)

Source: Reprinted with permission from SK Sandhu, RH Beekman, RS Mosca, et al. Single-stage repair of aortic arch obstruction and associated intracardiac defects in the neonate. Am J Cardiol 1995;75:370.

仍然是术后晚期并发症发生率和死亡率的主要因素。1991~2001年间，有27例新生儿在我中心接受了主动脉弓中断合并单一错位型室间隔缺损的早期修复治疗。其中主动脉下区域最小的15例新生儿，被认为有术后早期或晚期主动脉下梗阻危险。因此如前所述，这些患者接受了经心房切除或切开圆锥隔，并行VSD缝闭和主动脉弓中断修补手术。接受肌切除或肌切开术的患者（第一组）主动脉下直径(3.7±0.9mm)明显小于那些只行主动脉弓中断伴室间隔缺损修补的患者(第2组，4.5±0.7mm, p=0.0231)。体表面积指数比较也有显著差异（0.83±0.16 比 0.99±0.13cm×BSA$^{0.5}$,p=0.012)。两组间在平均主动脉Z值上没有差别。第一组中有两例院内死亡，第二组中有1例。均无晚期死亡。第二组中无一例患者需行二次手术。有6例共9次行二次手术治疗左室流出道梗阻，这6例都是来自最初行心肌切开/切除术的第一组。其中5例接受了主动脉瓣下新出现的隔膜切除术。只有1例因主动脉瓣下复发肌性梗阻需行肌切除术。初次手术到第一次再手术的平均间隔时间是3.7±4.1年（0.5~9.5年）。有3例患者需要第二次再手术，主要因为主动脉瓣狭窄。这些数据表明，在新生儿期对主动脉弓中断合并VSD行一期修复术的院内存活率在不断提高。这也证实，手术方法一定要适合主动脉下的缩窄程度，对于那些主动脉下残留或复发狭窄危险性高的患者应在早期修补术中同时切除或切割圆锥隔。尽管这些患者仍有可能在其他节段出现左室流出道梗阻，但同其他公开发表的数据相比，这种方法能非常有效地避免或延缓主动脉瓣下肌性狭窄的复发。

推荐读物

Bove EL, Minich LL, Pridjian AK, et al. The management of severe subaortic stenosis, ventricular septal defect, and aortic arch obstruction in the neonate. J Thorac Cardiovasc Surg 1993;105:289.

Jonas RA, Quaegebeur JM, Kirklin JW, et al. Outcomes in patients with interrupted aortic arch and ventricular septal defect: A multi-institutional study. J Thorac Cardiovasc Surg 1994;107:1099.

Mosca RS, Hennein HA, Kulik TJ, et al. Modified Norwood operation for single left ventricle and ventriculoarterial discordance: improved surgical technique. Ann Thorac Surg 1997;64:1127.

Sandhu SK, Beekman RH, Mosca RS, et al. Single-stage repair of aortic arch obstruction and associated intracardiac defects in the neonate. Am J Cardiol 1995;75:370.

Schreiber C, Mazzitelli D, Haehnel JC, et al. The interrupted aortic arch: An overview after 20 years of surgical treatment. Eur J Cardiothorac Surg 1997;12:466.

Scott WA, Rocchini AP, Bove EL, et al. Repair of interrupted aortic arch in infancy. J Thorac Cardiovasc Surg 1988;96:564.

Sell JE, Jonas RA, Mayer JE, et al. The results of a surgical program for interrupted aortic arch. J Thorac Cardiovasc Surg 1988;96:864.

Serraf A, Lacour-Gayet F, Robotin M, et al. Repair of interrupted aortic arch: A ten-year experience. J Thorac Cardiovasc Surg 1996;112:1150.

编者评述

T.L.S.

正如作者所述，对单独主动脉弓中断(IAA)或合并其他复杂先天性心脏病的IAA进行修复的治疗结果已有了显著改善，现在大多数有该疾病的新生儿均能得到令人满意的一期根治修复。早期对新生儿行一期手术的预后较差，导致许多外科医生提倡行肺动脉束带环缩，并用人造血管或颈动脉重建主动脉弓以恢复主动脉弓的连续性。然而，晚期出现主动脉下梗阻以及患者成长后需更换这些导管等问题，导致一期修复术成为公认的治疗这种疾病的首选手段。很多机构在应用这种手术技术时稍有变化。在几乎所有的病例中我们都尽量避免在初期直接将降主动脉环形吻合至升主动脉上，而是用可吸收线在主动脉弓最上方主动脉弓的半圆周上行直接吻合，切口通向头、颈部血管，并用同种肺动脉移植片加宽主动脉弓的下面。这种术式，使用自体主动脉行初始吻合，以利于生长发育，并将主动脉弓扩宽，以防止吻合处受到张力。在主动脉弓中断修补初始吻合时若遇到出血，另外用缝线控制出血可能会导致重建部位动脉管腔缩窄；而用同种肺动脉移植补片去扩大主动脉弓则可避免缩窄的发生。运用这种技术我们发现，在B类型主动脉弓中断中不必去游离畸形的右锁骨下动脉，而让右锁骨下动脉保持在原位，将左锁骨下动脉以及左颈总动脉在其起始处切开，再将这两根血管上端缝合在一起，将其作为主动脉弓重建的一部分。

修补主动脉弓中断合并室间隔缺损时难度最大的问题在于主动脉瓣下的圆锥隔，它可能导致主动脉瓣下明显梗阻。正如作者所述，由于术前大部分血流通过室间隔缺损流至肺动脉，很难通过超声心动图或心导管检查来明确患者术前是否存在主动脉瓣下明显梗阻。术前难以明确患者是否有明显的流出道梗阻，正好说明为什么在CHSS数据中通过超声心动图测定的主动脉瓣下缩窄与手术结果不相关从而导致该机构推荐在所有情况下行早期修复。尽管如此，对于一些主动脉瓣下节段很小的婴儿，我们不选择做早期修补手术，尤其是当主动脉瓣环自身严重发育不良时。

少数婴儿存在明显的主动脉瓣环发育不良合并主动脉瓣二瓣化，并伴有主动脉瓣下流出道严重梗阻。对于这些患者，我们选择实施一种Yasui手术，把室间隔缺损折向肺动脉，按Norwood手术那样重建主动脉弓，并用同种肺动脉导管连接右室和肺动脉分叉点。

主动脉弓中断合并室间隔缺损行根治修复手术后发生主动脉瓣下梗阻的概率很大。即使是切除了一些主动脉瓣下的肌肉，再梗阻依然会发生。对于很小的婴儿，很难切除这些肌肉，而且如果切除过多，对主动脉瓣有损害。此外，一旦切除了这部分肌肉，室间隔缺损补片的最上部将很难固定，因为此处剩余的组织很少。其他可供选择的切除主动脉瓣下肌肉的方法也曾有描述。如果可能，我们更愿意把室间隔缺损补片固定到肌肉的左心室侧上方，把缝线缝至右心室侧下缘，避开传导组织。采用这种方式时，左心室收缩期的压力将主动脉瓣下圆锥隔肌肉推离流出道，似乎可减少对该肥厚的肌肉的刺激，从而避免其后期发生流出道梗阻。如果暴露良好，肌切除当然是一种合理的术式。Starnes推荐经肺动脉闭合室间隔缺损，牵引圆锥肌至右室即可解决主动脉瓣下流出道梗阻。应用这些技术的随访时间都比较短，因此后期是否会出现流出道残余梗阻仍然值得关注。

不管采用何种方法来处理主动脉瓣下圆锥肌和主动脉弓中断，左室流出道再梗阻以及需要二次手术的高发生率已在大部分文献中有所报道。虽然主动脉环和主动脉瓣下区域很小的患者可以在新生儿期通过一期根治修复术成功治疗，但患有主动脉瓣二瓣化畸型以及流出道再梗阻的患者，常常在头6个月内需要二次手术，接受Ross-Konno术。这些修复手术的效果在不断提高，而且在许多中心主动脉弓中断修复术的整体存活率已接近95%。

(刘建新 译　金龙玉 校)

第80章

左室流出道梗阻和主动脉狭窄

Flavian M.Lupinetti，Michael F. Teodori

新生儿和婴儿主动脉瓣狭窄

新生儿或婴儿的左室流出道严重梗阻，到目前为止最常见的病因是先天性主动脉瓣狭窄。其前题是能正确区分左心室正常但左心室流出道梗阻和不同程度的左心发育不良综合征。先天性狭窄的主动脉瓣常严重发育不良且不规则。常可见两个或三个瓣叶在交界处融合，但许多狭窄的主动脉瓣表现为中央型开口而没有明显的瓣叶形成，即所谓的单瓣叶形态。主动脉瓣狭窄伴发的其他心脏畸形包括动脉导管未闭、主动脉缩窄、室间隔缺损和二尖瓣狭窄。

超声心动图可准确诊断主动脉瓣狭窄。超声心动图也可显示绝大多数的合并畸形和排除左心室发育不良。心导管检查目前最常用于需行经导管主动脉瓣球囊扩张术时。

由于许多主动脉瓣狭窄的新生儿和婴幼儿伴发有严重的充血性心力衰竭、紫绀和终末器官损害，为防止灾难性并发症，必须立即开始治疗。气管内插管和机械通气通常是必需的。为增加手术成功的概率，术前必须纠正体液和电解质异常。通常情况下，当心室功能减退时，应使用正性肌力药物。如果动脉导管可通过使用前列腺素E_2维持开放，心排血量可明显增大，且肾功能及酸碱平衡可获得显著改善。

尽管球囊扩张术在很多医院几乎完全取代了外科手术，但手术治疗的风险和效果与以导管为基础的治疗方法相比差不多。适用于主动脉狭窄危重婴儿的3种主要的治疗手段如下：低温停循环下瓣膜切开，体外循环下瓣膜切开，以及闭式经心室瓣膜扩张术。采用何种方法主要视外科医生的个人偏好而定。

单纯停循环下行主动脉瓣膜切开术可迅速施行，不必进行肝素化和转流。将下、上腔静脉用束带或钳夹阻断3~4秒使心脏排空。迅速钳夹并切开升主动脉，然后迅速实施瓣膜切开术。如果是新生儿，最好通过用止血钳实行简单的钝性分离来完成瓣膜切开术。这些病例的主动脉瓣明显发育不良，使得交界的确认十分困难，因此难以应用精确的解剖刀分离。向主动脉和左心室注入生理盐水以排除心内气体，在主动脉瓣膜切口部位上放置侧咬钳夹，以便在缝闭主动脉切口的同时获得心脏再灌注。松解腔静脉阻断带。这时，麻醉医生必须采取强有力的复苏措施。

在体外循环和心脏停搏液下施行瓣膜切开术，可使手术在更安全的条件下进行，并且能减轻时间上的压力。同样，主动脉瓣膜可通过主动脉切口显露(图80.1)。有人工心肺机的支持，可对瓣膜进行更精细的探查，而且有时可确定交界融合线。瓣膜切开时，应注意避免关闭不全(图80.2)。第三种治疗新生儿主动脉狭窄的极有效手术方法是在体外循环下经心室扩张术。应用体外循环不但使这种具有危险性的操作更安全，而且体外循环本身也带来直接的益处。它可使因主动脉瓣狭窄而休克的患儿获得适当的心输出量、合适的终末器官灌注并可纠正低氧血症和酸中毒。这些有益于疾病本身。常温下建立体外循环后，用带小拭子的5-0聚丙烯缝线在左心尖做一荷包缝合(图80.3)。在荷包缝线内做一刺口，并用止血钳扩大。然后将Hegar扩张器通过该刺口引入，并推送至主动脉瓣(图80.4)。术者未握持扩张器的食指放在主动脉根部，以获得扩张器定位的反馈信息。稳定地推进扩张器通过主动脉瓣进入主动脉近端。当瓣膜被切开时通常可有一种爆裂的感觉。一般先使用3mm扩张器，随后每次按1mm大小递增。最大使用的扩张器一般比超声心动图测出的主动脉瓣环内径大1mm，最常用的是5~6mm大小。之后，脱离体外循

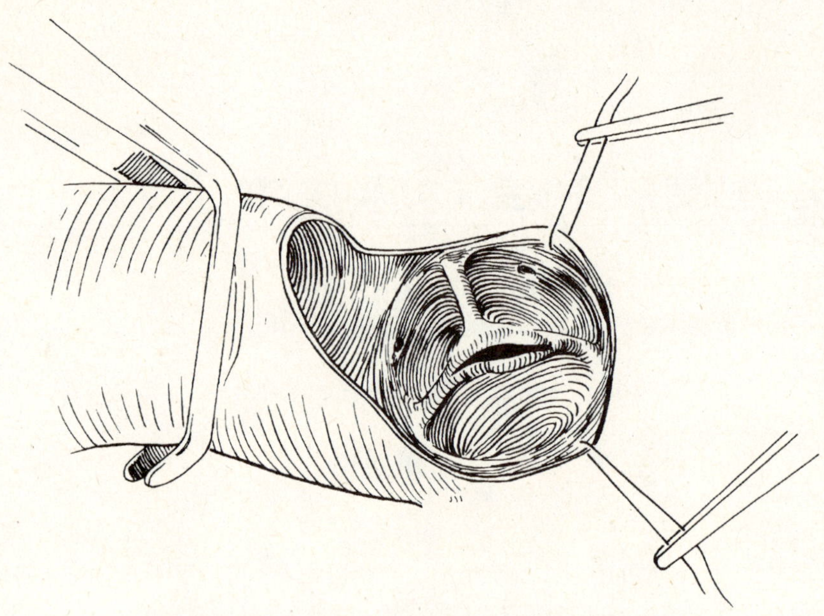

图 80.1 经主动脉切开术切口观察狭窄的主动脉瓣。

环,通过对左室和主动脉直接穿刺测定跨瓣压差。压差等于或小于25mmHg视为满意。术中超声心动图也有助于确认瓣膜切开是否适当。在某些情况下,此压差与术前测定或计算的压差相差不大。但必须注意的是,如果跨瓣血流正常,低心排出量会导致更低的压差。因此,如果心功能满意且血压正常,则不必担心轻中度的跨瓣压差。

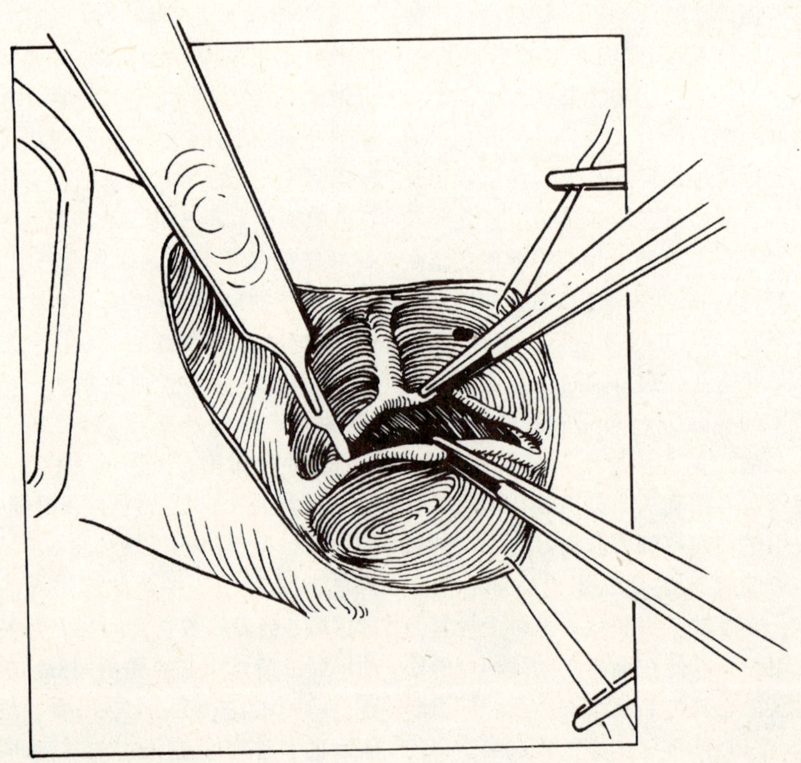

图 80.2 切开融合的瓣叶交界,行瓣膜切开术。操作要小心避免把切口做在假嵴上,以免导致瓣膜关闭不全。

业已证实,对新生儿主动脉瓣狭窄行手术治疗能改善预后,特别是当左心室发育不全的患者得到更准确的诊断并经其他手术进行适当治疗后。如果心室大小正常,存活率应超过90%。手术存活率不会因同时行房间隔或室间隔缺损、主动脉缩窄或动脉导管修补术而受到不良影响。

儿童主动脉瓣狭窄

与新生儿相比，在患主动脉瓣狭窄的儿童中，瓣膜形态明显发育不良较少见。儿童通常有两片可分辨的瓣叶,且超过75%的病例交界融合。瓣叶呈不对称性特点，这可能比对称性的两叶瓣有更大的有效瓣口面积。

主动脉瓣狭窄患儿活动耐受能力差,有心绞痛、晕厥或近乎晕厥表现。超声心动图通常可确立诊断,并可评估跨瓣压差。跨瓣压差大于40mmHg伴有症状或心电图显示心室肥厚或缺血即有手术指征。尽管在决定行手术还是行球囊扩张术存有争议,但我们还是建议对大多数跨瓣压差超过50~75mmHg的无症状患儿实施介入治疗。

绝大部分初次接受手术治疗的先天性主动脉瓣狭窄患儿可通过直视瓣膜切开术减轻症状。除了患儿有严重的主动脉瓣关闭不全或罕见的风湿性心脏病难以行重建手术以外，很少需要行瓣膜置换。如需要置换瓣膜,可以选择ROSS手术。

主动脉瓣切开术在中度低温体外循环和心脏停搏液下进行。经延伸至无冠窦内的主动脉斜切口检查主动脉瓣。在主动脉远端和近端边缘设置牵引线便于显露瓣膜，且无需使用大的拉钩。如婴儿一样,切口应尽可能达到最大的瓣膜开口面积而又不至于造成

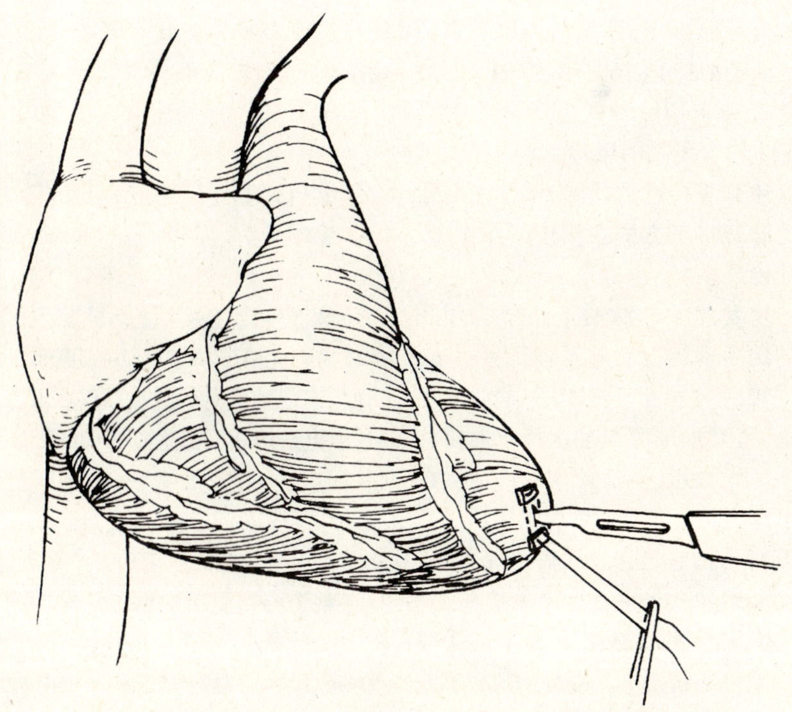

图 80.3　进行经心房主动脉瓣膜切开术时先在左心室尖做荷包缝合。

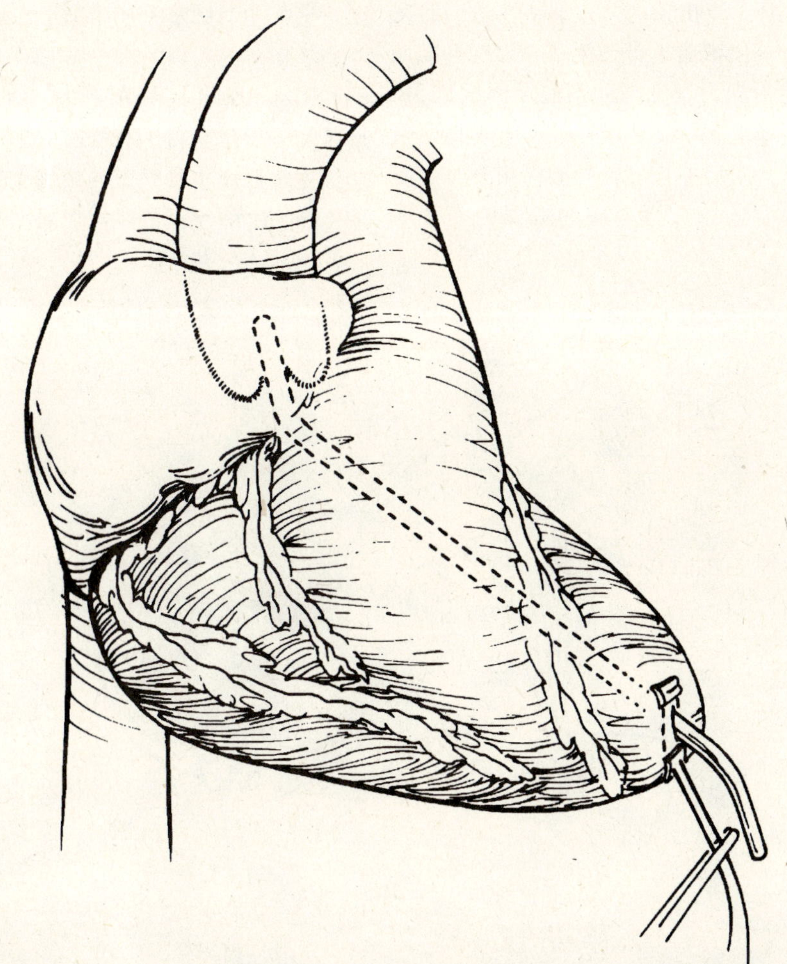

图 80.4　用 Hegar 扩张器打开狭窄的主动脉瓣膜，按照超声心动图所测出的瓣环内径扩张瓣口。

主动脉瓣关闭不全。在较大的患儿,通常可用11号刀切开融合的瓣叶，切至主动脉壁1mm内。只有此举不能获得合适的开口时，才有必要进一步处理瓣叶。如果能通过简单的双瓣叶分离获得适宜大小的瓣口，试图更侵入性地进一步扩大瓣口是不明智的。特别是必须注意避免切开假嵴。主动脉假嵴与主动脉瓣交界是有区别的，前者不延伸至主动脉壁，而后者则延伸至主动脉壁。如果切开了假嵴,将几乎不可避免导致主动脉瓣关闭不全，在数年内将有可能需行瓣膜置换手术。

儿童主动脉瓣膜切开术的死亡率小于5%。尽管心室肥厚消退慢,但术后心功能会获得改善。在所有成功的主动脉瓣切开术后的存活者中,至少有一半病例最终需要再次手术。再手术的早或晚(数十年后)取决于初次手术的质量。

局限性主动脉瓣下狭窄

局限性主动脉瓣下狭窄(DSS)表现为隔膜在平行于和靠近主动脉瓣膜的平面出现肌性和纤维状组织(图80.5)。该膜状组织呈圆形或半月形连于室间隔上,并且常伸展至二尖瓣前叶。DSS是后天造成的。有证据显示,左室和主动脉之间连接的异常成角可能建立了一种有利于形成该病变基质的血流形式。

局限性主动脉瓣下狭窄患儿常表现为无症状的杂音。由于异常不规则的血流干扰了正常瓣叶运动,主动脉瓣下狭窄主要表现为主动脉瓣关闭不全。主动脉瓣关闭不全的存在或进展是最常见的手术指征。应该认识到,目前鲜有资料支持一旦主动脉瓣关闭不全形成后修复主动脉瓣下狭窄能改变主动脉瓣关闭不全的自然病史的假说。

主动脉瓣下梗阻的完全解除最

好通过主动脉瓣膜切开术完成。探查主动脉瓣在该水平有无异常。除了某个瓣叶被膜部牵扯外，这样的畸形并不常见。如果主动脉瓣是双叶且交界融合，可行主动脉瓣膜切开术，以便显露瓣下结构消除梗阻。牵开瓣叶显露主动脉瓣下隔膜。助手扶鼻窥镜或小拉钩，无创伤牵开瓣膜提供左室流出道的可视性(图80.6)。切除隔膜的常用方法是将其从室间隔上锐性分离。但此法难以识别隔膜在心室肌内的深度。更有效的方法是剜出隔膜。做法是在隔膜与室间隔肌连接处的心内膜上做一个浅切口(图80.7)。用止血钳或直角钳钝性将隔膜分离切除(图80.8)。采用这种方式，外科医生会了解到隔膜是一个伸入心肌内1~3mm的粘连性结构。切出隔膜时先从右冠脉开口下假想线左侧开始，以避免损伤传导系统。分离以逆时针方向连续进行。分离过程中，隔膜可完整切断，或者延伸至二尖瓣前瓣。此处需仔细解剖以避免二尖瓣叶穿孔。然后，顺时针方向向右侧分离隔膜完成手术。移除标本，可见其达到左室流出道周经的180°~360°(图80.9)。此情形常有利于切除一些室间隔肌肉以进一步减少复发的风险。无论是楔形切除还是更广泛的切除，都要在右冠状动脉开口下方的左侧进行操作，以避开传导系统。

复发的主动脉瓣下狭窄应使用与初次手术相同的技术进行再手术。这类患者往往由于初次手术切除欠完全，复发的隔膜与初次手术时显著相似。这提示，合适而彻底的清除梗阻可降低复发率。一个切除隔膜的有用策略是把它当作良性肿瘤来处理，需完全切除其包膜才能避免复发。

局限性主动脉瓣下狭窄的手术死亡率可达到零。左心室功能应能很好地保护，主动脉瓣关闭不全可忽略不计。流出道的压差即使在适当的完全剜出术后也常持续存在。这可能是由于动力学梗阻的某些原因所致，如心室肥厚、二尖瓣前移运动或其他因素。术后左束支传导阻滞很常见。需要置入永久性心脏起搏器的完全性传导阻滞不常见。有证据显示，更完全的切除与更高的传导阻滞发生率并无相关性。

弥漫性主动脉瓣下狭窄

弥漫性或隧道性主动脉瓣下狭窄是较局限性瓣下狭窄更复杂、更严重的病变。不像其他类型的左心室流出道梗阻，梗阻结构几乎都是肌性或纤维肌性结构，弥漫性主动脉瓣下狭窄有时是由僵硬纤维形成引起的。病变导致的管状狭窄显示出较差的血流动力学表现，而且在整个心动周期中更容易保持一种恒定的形态。

弥漫性主动脉瓣下狭窄的有效治疗需要彻底切除梗阻的组织。有时需要行诸如主动脉瓣置换术加上主动脉心室成形术这类根治性手术，如Konno和Rastan所述。有时应用心尖主动脉带瓣导管也获得了有益的效果。对于无主动脉瓣本身病变的病例，改良的Konno手术(室间隔肌肉切除术和形

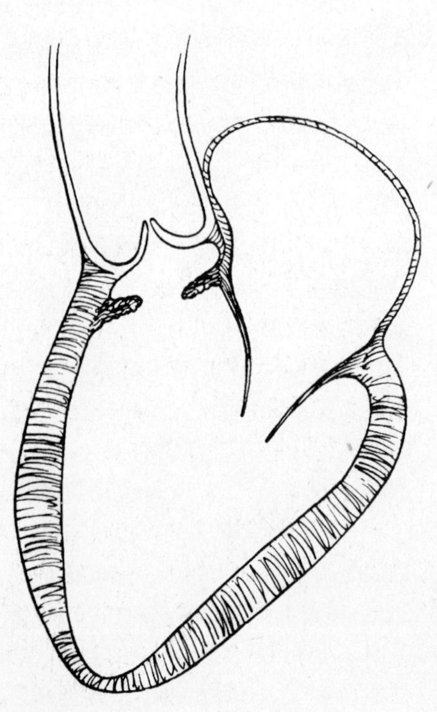

图80.5　局限性主动脉瓣下隔膜梗阻的心脏矢状面观。

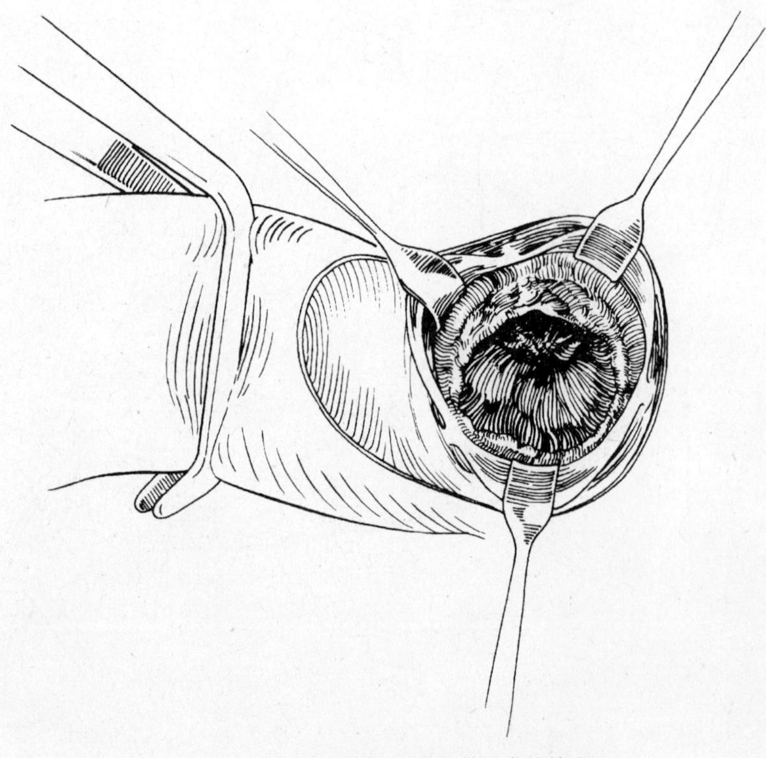

图80.6　主动脉瓣下纤维肌肉隔膜的检查。

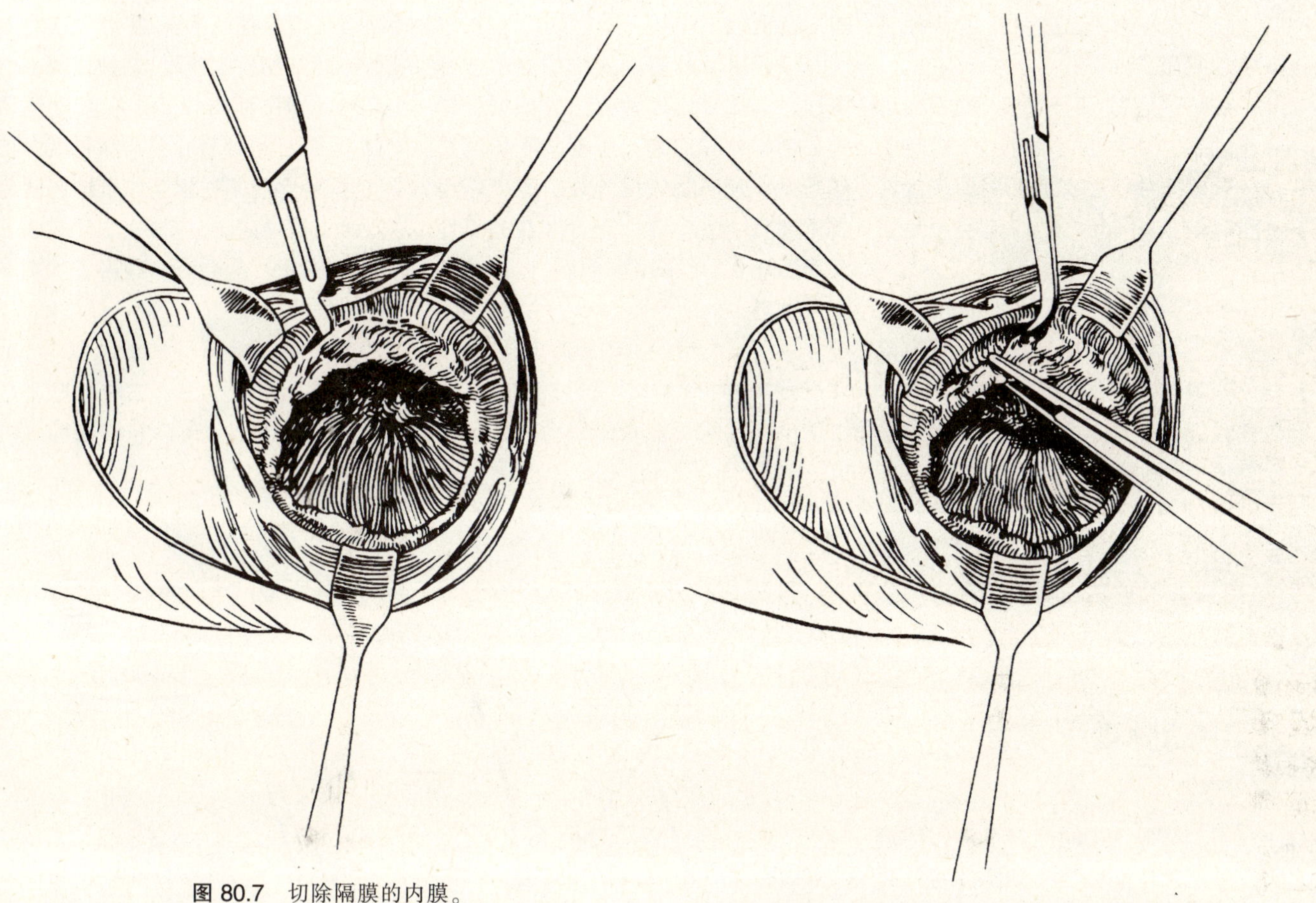

图 80.7　切除隔膜的内膜。

图 80.8　进行钝性分离。摘除隔膜而不是切除。

图 80.9　隔膜有时可作为一个完整的环形组织环予以摘除。

成术）可满意地解除梗阻，并可避免瓣膜置换的不良影响。体外循环采用双腔插管。在中度低温和心脏停搏后，切开主动脉。探查评价主动脉瓣和瓣下梗阻情况。可以通过主动脉切口切除瓣下梗阻，但这样极难解决真正意义上的弥漫性梗阻。更好的途径是在紧靠肺动脉瓣的动脉圆锥行右心室横行切开术(图80.10)。经室间隔做一切口(图80.11)。然后将室间隔切口向心尖方向以及主动脉瓣的相反方向扩大。从主动脉切口和心室切口反复查看扩大的切口，以避免损伤主动脉瓣和三尖瓣。当心室间的切口已适合解除瓣下狭窄后，应中止切口的扩大。然后采用扩大的聚四氟乙烯补片闭合室间隔切口，并用4-0或5-0聚丙烯缝线连续和带垫片间断缝合(图80.12)。关闭主动脉和右室切口，脱离体外循环，左室和主动脉直接穿刺测压。

在某些心脏，类似的间隔成形术可通过右心房切开术施行，可避免右心室形成瘢痕。在有室间隔缺损或在室间隔缺损闭合后，右房途径更易成功。

手术死亡率在婴幼儿或较大的儿童中较低。间隔成形术的主要风险是完全性心脏传导阻滞，需要置入永久性起搏器。另一个担心是梗阻解除不彻底，需要行另外的手术处理。如果初次间隔成形术未能解决梗阻，随后类似的手术更难奏效。对这样的病例，Ross手术或Ross-Konno手术可能更有效。

主动脉瓣上狭窄

不到10%的主动脉狭窄病例为瓣膜上狭窄。主动脉瓣上狭窄的特征是主动脉瓣交界以远的主动脉外径变窄伴主动脉壁增厚。这可引起明显的管腔狭窄。冠状动脉的开口亦可狭窄。主动脉瓣叶多正常，不过其可能附着于狭窄的远侧端。瓣上狭窄可相对局限性或弥漫性，可能在常见部位也存在主动脉缩窄。部分病例可合并周围肺动脉狭窄。

尽管约半数病例体征表现为无症状性心脏杂音，但主动脉瓣上狭窄多表现为运动耐力差、心绞痛和晕厥。超声心动图有助于诊断，但往往需要行心导管及血管造影检查以明确主动脉弓受累的程度。这样做是因为主动脉外径大可能与狭窄的管腔相一致，而这在手术室初次检查中难以探查清楚。如果有症状或者虽无症状但有临床上严重的左心室肥大、心电图改变或静息跨瓣压差大于50~75mmHg，则需行手术。肺动脉分支狭窄很少有手术干预的指征。这因为试图手术扩大肺动脉极难成功，而且这类病变常常能自行消退。

治疗主动脉瓣上狭窄的方法多种多样。具体采用哪种方法应依据个体的解剖学差异而定。所有技术均需要体外循环及心脏停搏。对于病变广泛需重建整个主动脉弓或者存在分离性缩窄的病例，可采用深低温、低流量甚至停循环。

对所有类型的主动脉瓣上狭窄，均要全面检查主动脉瓣叶，以确保其能自由活动并解除可能对冠状动脉的任何梗阻。仔细检查冠状窦，常可发现对冠脉血流的某种程度梗阻。这种梗阻多由主动脉窦缘平面内径缩小和瓣叶活动度减小所致。尽管瓣叶游离缘长度多正常，但瓣叶会有某种程度的牵扯僵硬造成冠脉血流梗阻。亦应探查主动脉瓣下的区域，这里可能会有一些需手术切除的瓣下缩窄。

对于最简单类型的瓣上狭窄，治疗时可能只需要做一个主动脉壁垂直切口，延伸至无冠窦，并切除动脉内

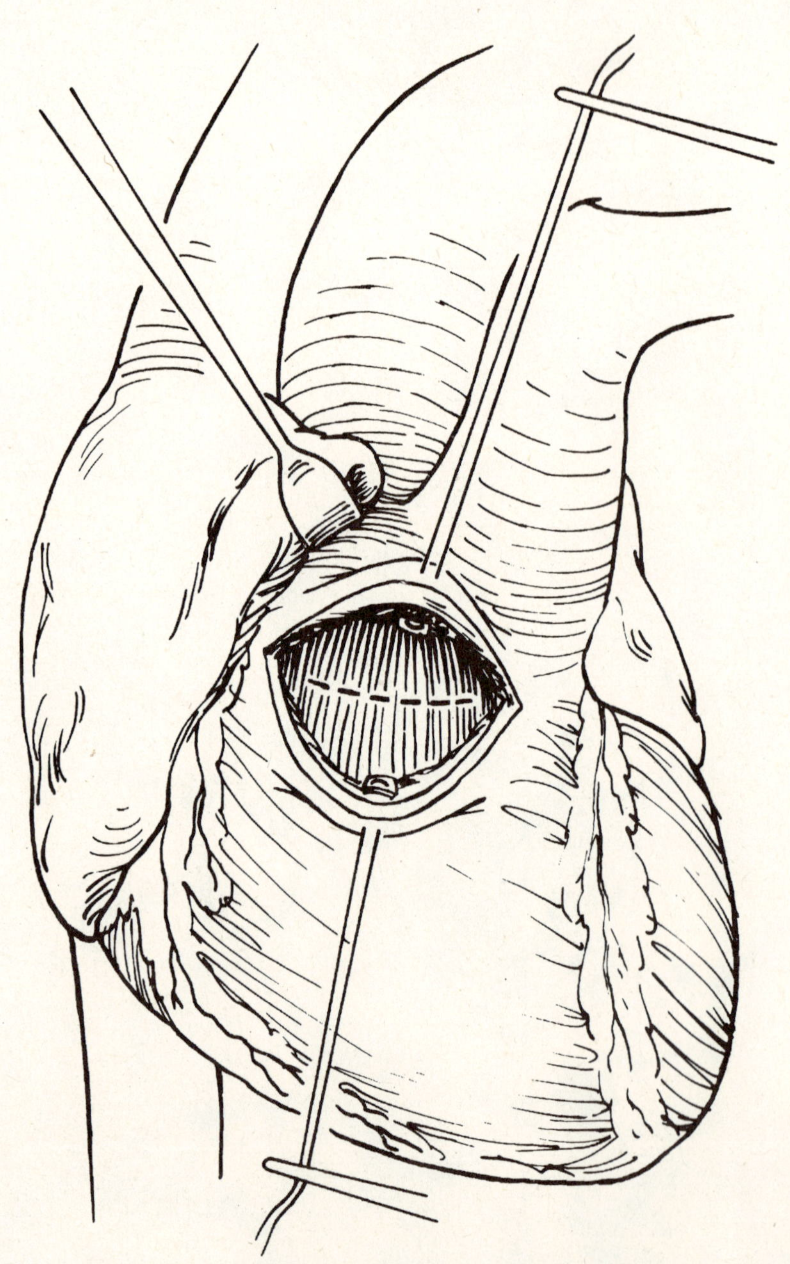

图 80.10 最好通过右室切口显露弥漫性主动脉瓣下狭窄。

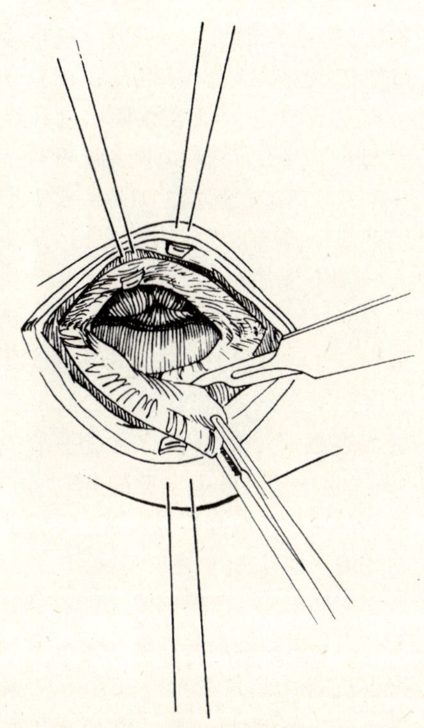

图 80.11　需行充分的间隔切开术来切除所有梗阻肌肉。操作要格外小心以免损伤邻近的主动脉瓣叶。

膜。主动脉通过一个椭圆形的聚四氟乙烯补片或心包补片加以扩宽。首次由Doty描述的一种更广泛的手术技术是以主动脉纵向切开术开始，然后将切口延伸至主动脉窦(图80.13)。采用Doty技术从第一个切口延伸向第二个主动脉窦做第二个切口。这种倒“Y”字形切口，进一步扩大了血管开口，因而容许使用更大的补片(图80.14)。

如果整个主动脉弓发育不良，则需要将补片扩大到所有剩余狭窄部位以远。如果是这种情况，同种肺动脉因其可弯曲成复杂的形状并具有止血功能，作为补片材料非常有用。如有分离性缩窄，只要将补片扩大至更远端即可。替代的方法是将缩窄段切除，作延伸的端端吻合。

有时，最好的重建方法是切除升主动脉，置入人工血管，除非小儿已充分发育，否则这种方法显然不宜采用。有时，对复杂的多水平病变，行ROSS手术或同种主动脉根部置换是更好的选择。最后，对于极少数病例往往只能行心尖主动脉带瓣导管置入。如果初次手术失败，上述这些替代的办法在再次手术中最常采用。

Myers技术对于许多主动脉瓣上狭窄的患者非常有效。这种方法将主动脉在其最狭窄处横行切断（图80.15）。远端主动脉上任何增厚的区域被水平环状切除以维持其与近端主动脉的平行关系。在主动脉窦做3个相隔120°的垂直切口。要注意避免损伤或扭曲冠状动脉开口。这需要让这3个切口均远离窦的中心。在主动脉远端再做3个辅助垂直切口，各相隔120°，并与近端的垂直切口相互错开(图80.16)。这样可使近端和远端的主动脉组织补片交错对插，以最大限度地扩大主动脉根部而无需采用人造织

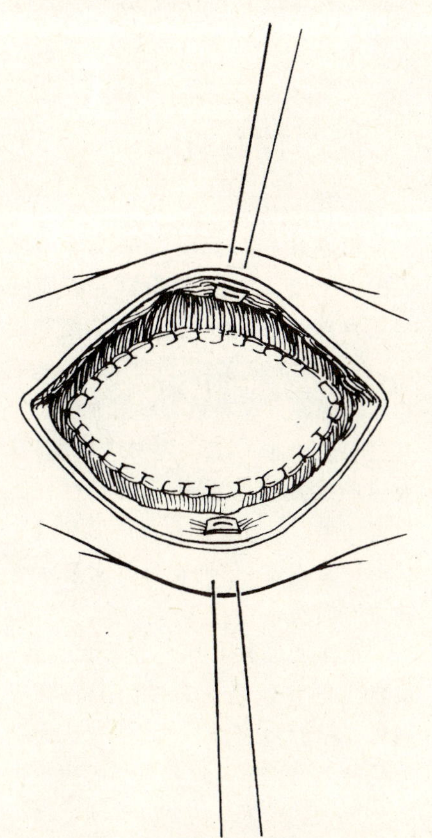

图 80.12　用聚四氟乙烯补片关闭室间隔切口，以扩大主动脉瓣下面积。

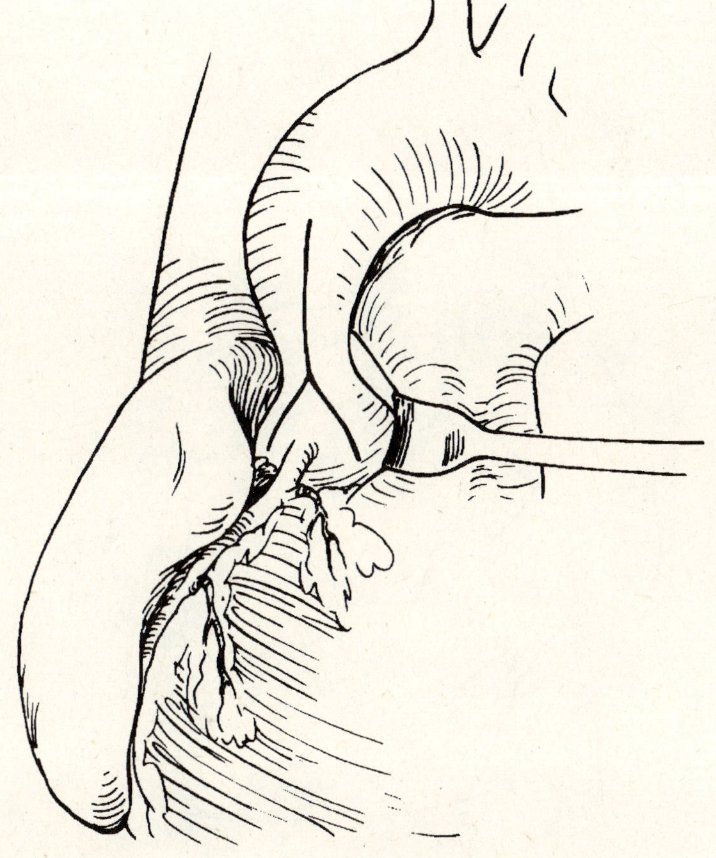

图 80.13　Doty 描述的主动脉瓣上狭窄修补术，采用倒“Y”形切口。

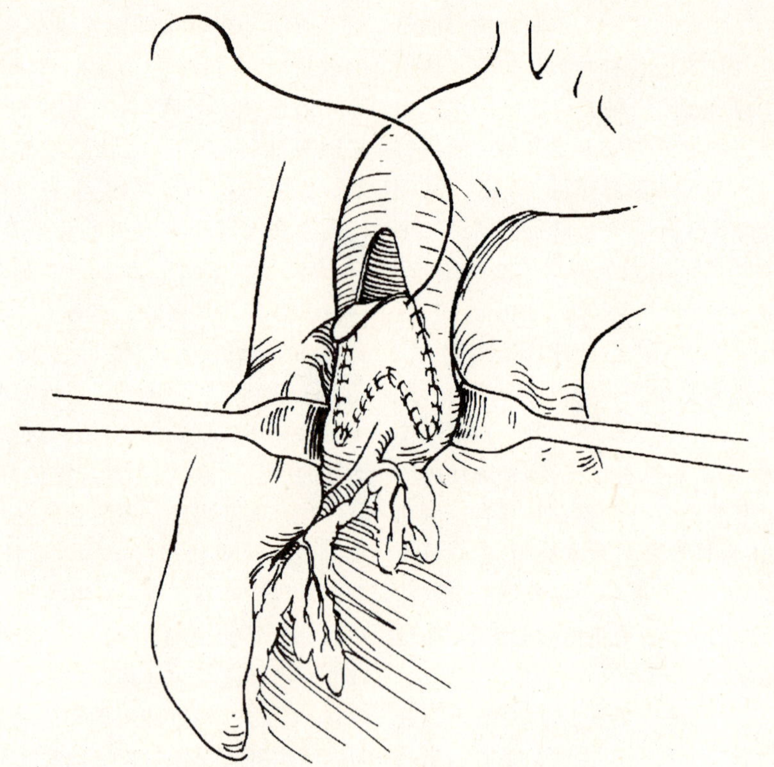

图 80.14　主动脉采用双分支补片扩大。

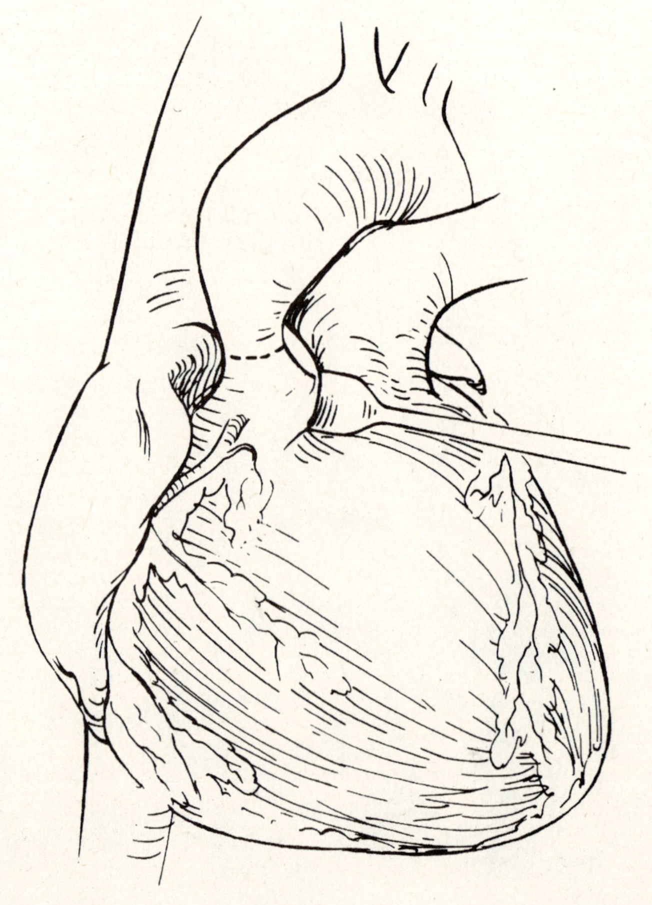

图 80.15　Myers 所描述的主动脉瓣上狭窄修补术，需将主动脉在其最狭窄处横断。

物(图80.17)。然后用可吸收缝线将远近端作锯齿状缝合(图80.18)。可充分游离主动脉，这样无需拔除主动脉插管即可在中度低温和体外循环下完成手术。只有在远端主动脉弓狭窄时才采用深低温停循环。

应特别注意的是主动脉瓣上狭窄合并肺动脉狭窄的治疗，此种情况最常见于Williams综合征患者。通常没必要去尝试修补这种肺动脉，因为绝大多数严重狭窄很难通过手术扩大，而且很多这种肺动脉随着时间的推移其狭窄情况会明显改善。尽管主动脉瓣上狭窄短期效果不错，且手术死亡率低于5%，但远期效果则不尽如人意。分离性和局限性瓣上狭窄术后效果更好，复发率低且长期存活率高。Williams综合征患者和广泛狭窄者效果差。此类患者梗阻解除欠彻底，再手术率高且寿命缩短。合并的肺动脉狭窄持续存在时，其远期效果欠佳。

肥厚性心肌病

肥厚性心肌病的特征是不明原因的心室肥大且在组织学上心肌纤维呈异常无序排列。与左室游离壁相比，心室间隔常常(但并非总是)呈不相称的肥厚。这导致心室射血受阻和心室充盈受损。二尖瓣常会增厚，且前瓣收缩期异常前移可引起左室流出道梗阻。尽管在肥厚性心肌病时冠状动脉常正常，但活检标本常显示有缺血性损伤。

很多肥厚性心肌病患者无症状。最常见的症状是劳累性疲劳和呼吸困难。晕厥也可能发生，并被认为是猝死的危险因素。猝死是心肌病直接导致死亡的最常见方式。其他症状可能是由心肌缺血或充盈受限限制了体力活动所致。二尖瓣关闭不全和细菌性心内膜炎是肥厚性心肌病不太

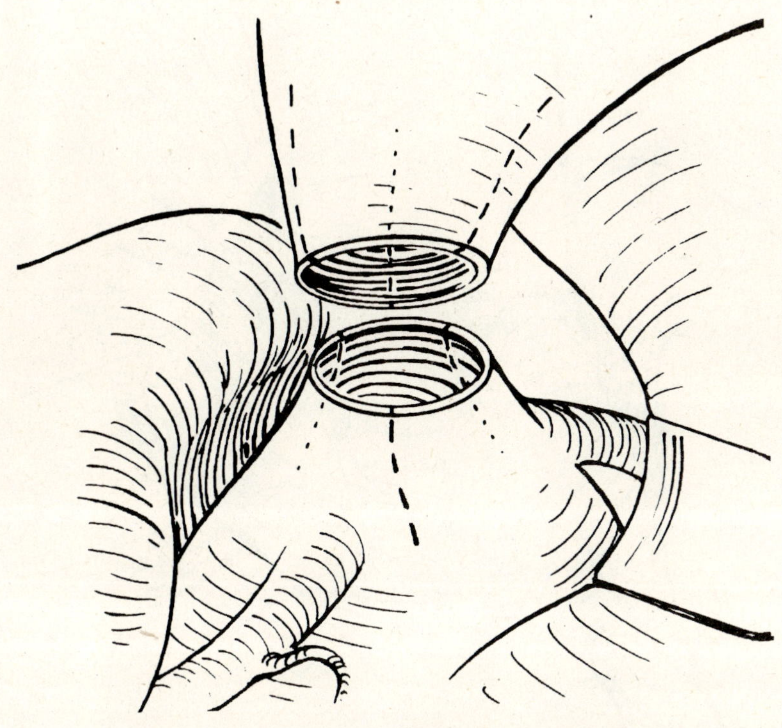

图 80.16　在主动脉远和近端各做 3 个垂直切口。

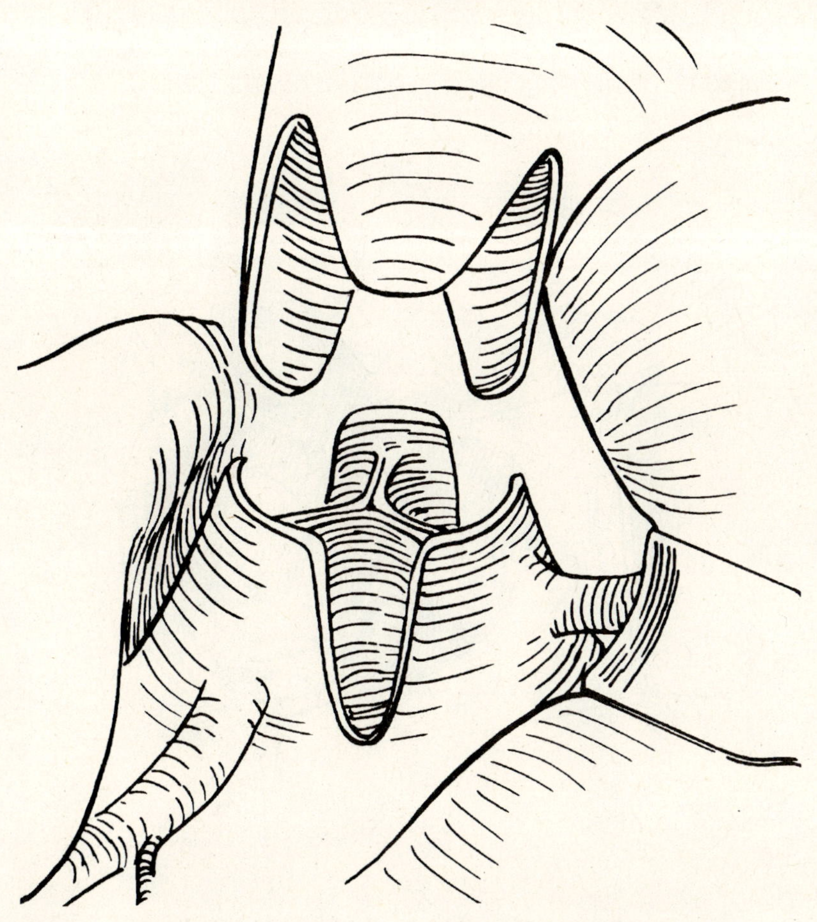

图 80.17　各切口要错开，以便远近端组织补片交错对插。

常见的表现。

肥厚性心肌病的非手术治疗应采用β受体阻滞剂和钙通道阻滞剂，它们可减轻流出道梗阻。已有采用双腔起搏器置入来治疗肥厚性心肌病。采用起搏器治疗肥厚性心肌病的原理是，室间隔肌肉的延迟激活有助于减轻动力学梗阻。对合理选择的患者，起搏治疗可减小流出道压差，改善症状。

肥厚性心肌病的自然病史难以预测，手术仅用于对内科治疗无效的有症状病例。有两种基本方法可缓解肥厚性心肌病左室流出道梗阻：主动脉瓣下肌肉切除和二尖瓣置换。Morrow所描述的室隔肌肉切除术在中度低温体外循环和心脏停搏下施行。切开主动脉，牵开主动脉瓣叶。鼻窥镜是显露主动脉瓣下局限性狭窄的最好器械。用可弯曲的带状拉钩牵开二尖瓣前叶可获得进一步的显露。另一种有用的显露技术是用棉垫或腹腔垫压迫右室前壁。上述这些技术均有助于主动脉瓣下肌性梗阻的显露，并可协助外科医生识别室间隔肥厚的程度。

在拟切除的间隔肌肉部位缝牵引线可上抬肥厚的室间隔并提供牵引，使切除变得容易。室隔肌肉切除时，首先在主动脉瓣下狭窄的下方部位的心肌上作两条平行的朝向心尖的切口。第一条切口始于右冠状动脉开口正下方，于主动脉瓣叶附着线下数毫米的室间隔上。第二条切口在第一条切口左侧。这样可保护传导系统。通过手的触诊可协助术者感知做多深的切口而又不致切穿右室间隔。朝向心尖的切口长度应限制在术者视野里，甚至远一些。将两条平行切口用垂直于二者的第三个切口连接起来（图80.19）。再次以触摸判断心肌切除的深度是否合适。合适的切除标本应是单一的大片肌肉，而且流出道梗阻的缓解应明显。对大多数病例，这样的首次切除有助于术者了解需再切除多少肌肉,其方法与第一次切除相似。肌肉切除完成后,与二尖瓣叶接触的室间隔部位应有明显的“空旷”感(图80.20)。在大龄患儿,术者可用手指插入左心室, 以便能双手触诊,判断切除后的室间隔厚度。在切除过程中如果反复进行观察和触诊,切穿室间隔是罕见的。切除完毕后用生理盐水仔细冲洗左心室,以清除任何肌肉碎片,否则可能引起栓塞。关闭主动脉切口,脱离体外循环。

经食道超声心动图有助于评价手术修补效果。心脏短轴观察常显示心室腔呈钥匙孔样征。二尖瓣应不再与室间隔接触。超声心动图还能发现有无医源性并发症, 如室间隔穿孔或主动脉瓣关闭不全。最后可计算出左室流出道压差。如果压差<20mmHg,说明梗阻解除满意。

某些外科医生主张行二尖瓣置换术,部分是基于这样的观点,即梗阻的动力学因素是非常重要的。在该机构,二尖瓣置换一直被推荐为仅用于肥厚性心肌病以及二尖瓣本身病变,或者用于以往心肌切除治疗疗效差的病例。肥厚性心肌病的二尖瓣置换术,其手术技术与原发性二尖瓣疾病的二尖瓣置换术相似,但不保留二尖瓣叶。置换瓣膜时,常同时行心肌切除术以求最大限度地缓解流出道梗阻。采用的瓣膜最好选用低瓣架的双叶瓣。

Morrow术式的手术效果相当好,手术死亡率<5%。对症状明显的病例,有证据表明,该手术既能缓解症状又能延长寿命。即使在满意的手术后,患者仍可能需继续维持术前一段时间的药物治疗, 药物主要是β受体阻滞剂和钙通道阻滞剂。继续药物治疗的理由是患者术后仍有发生与手术效果无关的房性或室性心律失常的危险。有时,梗阻复发需要再次手术干预。二尖瓣置换的手术死亡率与心

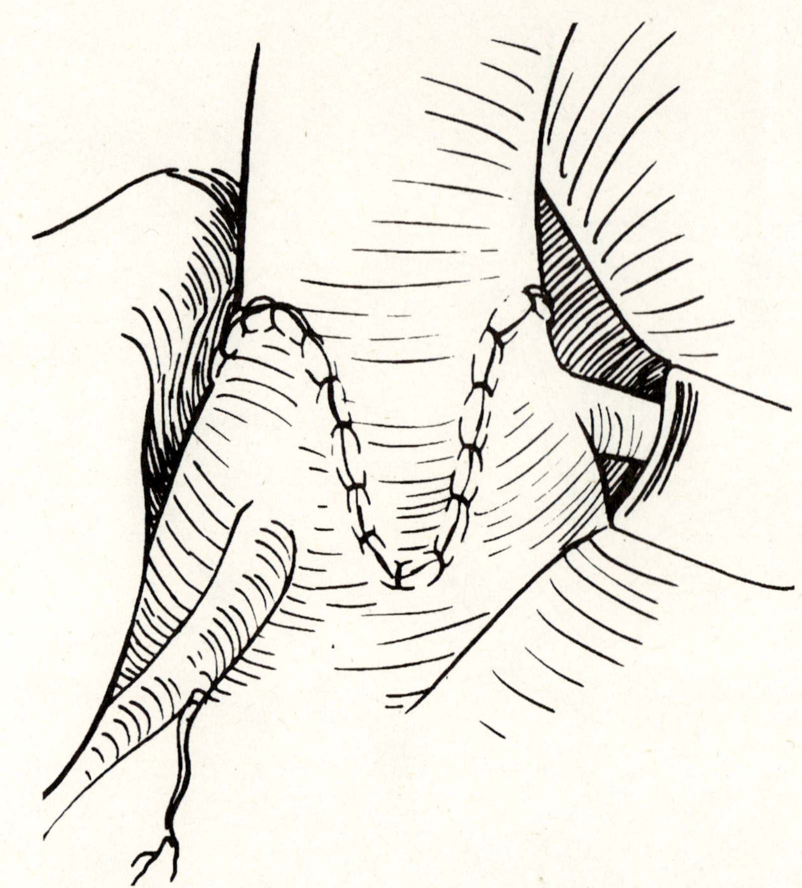

图 80.18　主动脉的锯齿形再吻合,可以达到最大的主动脉根部扩大。

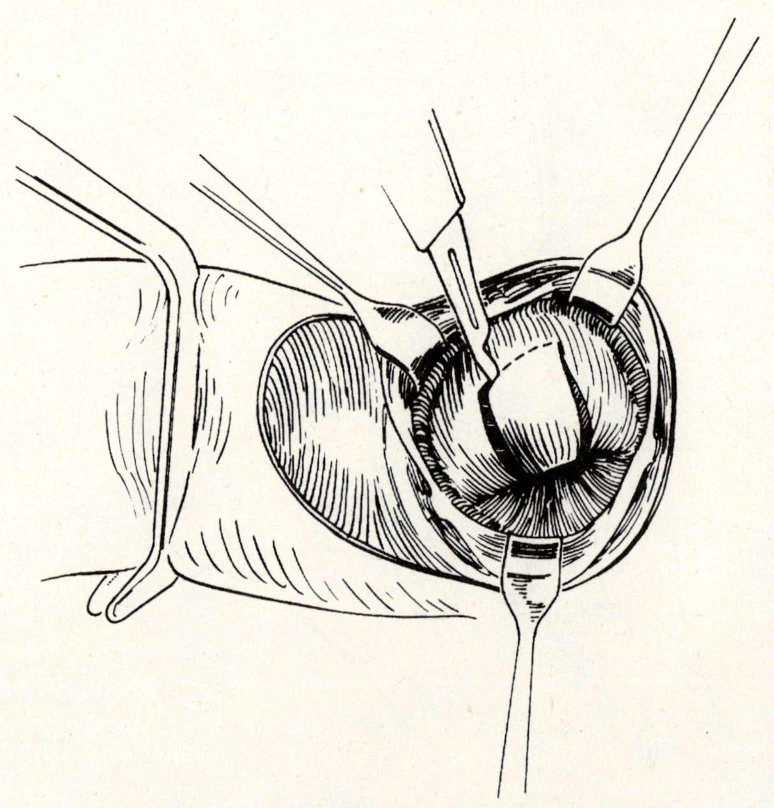

图 80.19　经主动脉切除梗阻肌肉治疗肥厚梗阻性心肌病。

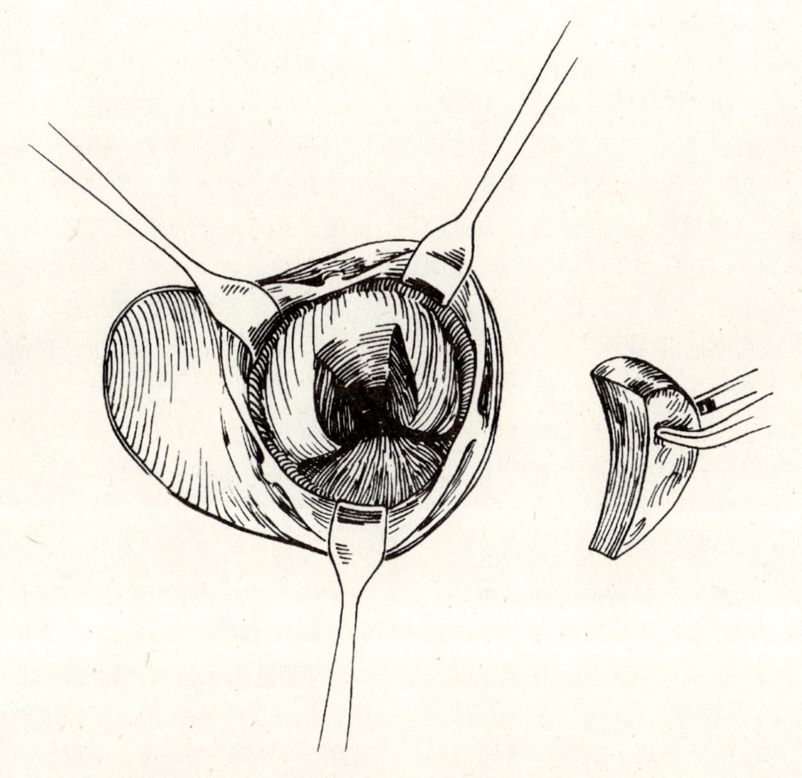

图 80.20 心室肌肉切除后,流出道应有明显的扩大。

肌切除术相似，缓解症状的效果亦优良。在减轻左室流出道压差及减少左室舒张末期压力方面，二尖瓣置换效果与心肌切除术相似。偏向心肌切除而非二尖瓣置换主要是因为后者存在抗凝治疗的风险。

推荐读物

Brown JW, Ruzmetov M, Vijay P, et al. Surgery for aortic stenosis in children: A 40-year experience. Ann Thorac Surg 2003;76:1398.

Caldarone CA, Van Natta TL, Frazer JR, Behrendt DM. The modified Konno procedure for complex left ventricular outflow tract obstruction. Ann Thorac Surg 2003;75:147.

Doty DB, Polansky DB, Jenson CB. Supravalvar aortic stenosis. Ann Thorac Surg 1977;74:362.

McElhinney DB, Petrossian E, Tworetzky W, et al. Issues and outcomes in the management of supravalvar aortic stenosis. Ann Thorac Surg 2000;69:526.

Myers JL, Waldhausen JA, Cyran SE, et al. Results of surgical repair of congenital supravalvular aortic stenosis. J Thorac Cardiovasc Surg 1993;105:281.

Rayburn ST, Netherland DE, Heath BJ. Discrete membranous subaortic stenosis: improved results after resection and myectomy. Ann Thorac Surg 1997;64:105.

Rayburn ST, Netherland DE, Heath BJ. Discrete membranous subaortic stenosis: improved results after resection and myectomy. Ann Thorac Surg 1997;64:105.

Stamm C, Li J, Ho SY, et al. The aortic root in supravalvular aortic stenosis: The potential surgical relevance of morphologic findings. J Thorac Cardiovasc Surg 1997;114:16.

Theodoro DA, Danielson GK, Feldt RH, Anderson BJ. Hypertrophic obstructive cardiomyopathy in pediatric patients: results of surgical treatment. J Thorac Cardiovasc Surg 1996;112:1589.

编者评述

T.L.S.

球囊扩张技术已基本替代外科手术来治疗新生儿和婴儿严重的主动脉瓣狭窄。相同情况下，球囊技术的死亡率几乎与手术治疗的死亡率相同。术中维持动脉导管的开放有助于增加远端灌注和术后复苏。因此，手术治疗仅用于球囊扩张失败或有其他合并畸形的病例。正如作者所指出的，新生儿严重的主动脉瓣狭窄，即使直视下，主动脉瓣显露亦困难，不管是如本章所述的顺行扩张还是前述的用止血钳或扩张器逆行扩张，其操作都带有相对的盲目性。除了有体外循环支持外，外科手术扩张较球囊扩张没有多大优势。令人奇怪的是，即使这些患儿的主动脉瓣常常在结构上显示明显的异常，很多病例以后的主动脉瓣发育似乎相当好，主动脉瓣的瓣口面积长期改善，解剖和生理功能基本正常。然而在大多数病例，最终需要行另外的瓣膜手术。这主要是由于二叶瓣的再狭窄或进行性瓣叶钙化。

球囊扩张后瓣膜功能只有中等度改善的患者可以重复扩张。最常见的并发症是主动脉瓣反流。在施行ROSS手术前主动脉反流的病例可稳定数月或数年。因此，新生儿极少需要行ROSS术式的主动脉瓣置换。在年长的婴儿或儿童中如果球囊扩张术失败，可行直视下主动脉瓣切开术。正如作者所说，如可能，应避免切口进入瓣的真嵴。不管怎样，瓣嵴可进行清创以增加瓣膜活动度，增加瓣口面积。此操作不致引起主动脉瓣反流。对有明显纤维增厚的主动脉瓣叶边缘，可行瓣叶清创和削薄瓣叶的交界切口，向瓣环延伸，然后，沿瓣环切开一些距离增加开放面积，防止交界区瓣叶的牵拉和僵硬。

局限性主动脉瓣下狭窄在单独的或相关的前期心脏手术后相对常见。主动脉弓中断和室缺修补术后常因主动脉瓣下膜部的发育出现瓣下狭窄。此外，房室隔缺损术后亦可出现隔膜，室间隔缺损修补术后亦有类似报道。看来，这些主动脉瓣下隔膜似乎总是一种与左室流出道的几何形态异常和该部位的紊乱血流相关的获得性现象。一个重要的现象是瓣下隔膜实际上与左室流出道内膜相连接，切开隔膜与心内膜的交界部都能简单地剜出隔膜。隔膜常能用动脉内膜切除刀钝性分离完整切除。有时，隔膜可延伸至主动脉瓣叶，导致某种程度的瓣叶增厚和活动受限，引起主动脉反流，从主动脉瓣上切除和清除隔膜是有益的。因为隔膜是一个后天性结构，它有别于瓣叶的心内膜面，常常能完整地从瓣叶上剥除而不至于破坏瓣叶本身。主要问题是术后常见复发，这一点是不难理解的。隔膜是与左室流出道几何形状相关的获得性病变，单纯切除隔膜并未改变左室的解剖特征。因此，我认为在瓣下狭窄膜切除区域施行左室流出道的心肌切开和心肌切除是重要的。它可改变流出道收缩的几何形态，消除梗阻的附加因素潜在的减轻血流紊乱，以消除复发的原因。

隧道型主动脉瓣下狭窄是一个更广泛的病变，外科治疗常较困难。大多数患者有某种程度的主动脉环发育不良或瓣叶异常。这些改变与流出道的弥漫性发育不良或隧道型梗阻相关。但偶尔瓣膜病变轻微，直视下的间隔成形术能有效缓解梗阻。我们的经验中这样的病例不常见。在真正的弥漫性瓣下狭窄病例实施间隔成形术有一个困难，就是因为梗阻向主动脉瓣叶基部的各个方向延伸，因此，间隔成形切口的上部必须在主动脉瓣环水平下方中止。这样，主动脉瓣下方总是有一个肌肉桥，这可变成潜在的梗阻来源。如果主动脉瓣下方有一个相对正常的流出道，间隔成形术非常有效。对由于流出道远端狭窄或合并主动脉瓣本身病变导致的单纯间隔成形术失败的病例，我们认为Ross-Konno自体瓣膜置换提供了最好的长期存活机会，并可完全消除梗阻。由于晚期瓣膜的退行性变和异常冠状动脉血流问题，应避免心尖主动脉管道的应用。我们的经验表明RossKonno手术实际上已避免了心尖主动脉管道的应用。

常常与Williams综合征有关的主动脉瓣上狭窄呈现一种不寻常的情况，采用多种技术可获良好的手术效果。升主动脉的单纯补片加上增厚的瓣上嵴的内膜切除，常常是不可能完成的，因为瓣上嵴常与主动脉瓣交界粘连。嵴的切除可导致瓣叶交界的损伤。应用“Y”形补片的Doty技术是有效的方法，但没有提出，由于交界与后方瓣上环的粘连形成，常常与围绕冠脉开口的内膜增厚有关的左冠状动脉开口狭窄问题。因此，我们使用三分叉补片扩大所有的3个瓣窦，或者使用Myers技术，将主动脉吻合于主动脉窦基部。尽管所有技术都能很好地解除跨左室流出道的压差，但我们认为对所有3个动脉窦的分别吻合可产生最理想的冠脉血流。

在很多有Williams综合征的患者，有明显的升主动脉和主动脉弓发育不良。此种情况不可能行远端主动脉与主动脉窦的交错对插来修补瓣上狭窄。我发现用同种肺动脉的三角形补片扩大整个主动脉弓，然后分别在3个冠状动脉窦插入三角形补片是非常有益的。窦及窦管连接的扩大很有效。升主动脉和主动脉弓的重建时要大小匹配。此外，如果左冠状动脉或右冠状动脉或者两者的开口狭窄，同种材料的三角形补片可扩大主动脉窦，缓解瓣上梗阻，还可向下直至冠状动脉开口处进行近端冠状动脉成形术。这类患者常有明显的肺动脉狭窄和分支发育不良，主动脉横断后，良好的显露使在主肺动脉和其分支上置入“T”形补片易于施行。

婴幼儿和儿童的肥厚梗阻性主动脉瓣下狭窄主要采用手术治疗。瓣下室间隔肌肉切除的早期及长期效果优良。采用钙通道阻滞剂或β-受体阻滞剂治疗后，如左室流出道压差仍然存在，手术应为首选。我们没有发现起搏治疗在儿童中特别有用。实际上对这种情况下的起搏益处尚有争议。广泛的间隔肌肉切除实际上为儿童提供了压差的完全缓解，以及良好的长期梗阻解除效果。传导异常的并发症很低。我们使用作者描述的技术施行左室心肌切除处理主动脉瓣下狭窄或肥厚梗阻性心肌病，尽管我们现在广泛清除垂直切口左侧的二尖瓣的室间隔肌肉。在离开传导系统的部位尽可能切除更多的流出道肌肉。当存在二尖瓣病变时可以考虑瓣膜置换；虽然如此，儿童换瓣后的各种问题使这一方法较少应用。可能的话，我们首先选择肌肉切除和二尖瓣修补。

（罗燕丽　译　罗万俊　校）

第 81 章

主动脉窦异常和主动脉-左室隧道

Luca A.Vricella, Duke E. Cameron

概 述

先天性主动脉根部窦异常的典型表现为窦部扩大或瓣膜上方主动脉与左心室腔之间的异常交通。前者(主动脉窦瘤)病情呈渐进性发展,并可伴有结缔组织发育异常，其有主动脉根部抗拉强度降低等表型表达。而后者则相反,是由于新生儿时期或幼儿早期,心脏发育紊乱所致，其临床表现几乎一样。

主动脉根部扩张也是各种先天性心脏缺陷(如永存动脉干、大动脉转位及双交界主动脉瓣）患儿接受修补术后的一种临床表现。就主动脉窦(SOV)瘤而言,我们将关注一个窦的单独扩张，因为均匀的主动脉根部扩张（更常见于合并有其他先天性心脏病、动脉粥样硬化疾病或结缔组织疾病的病例）的治疗将在本书其他章节详细阐述。

主动脉窦瘤

形态学

每一个冠状窦的下方均受限于相应主动脉瓣叶尖的半环形转折点。交界间三角位于心室主动脉连接处的垂帘状线的下方(通常称之为瓣环),而窦管样连接则为主动脉根部的环形上缘。

主动脉窦通常要比主动脉管状部细薄，而且这种肉眼可见的表现常伴有膜性介质的组织学表现偏低。在主动脉窦瘤患者中，这种正常特征更加明显。在组织学上可见主动脉壁变薄伴心室主动脉交界的中层中断，并且会随时间不断加重。

图81.1显示出从手术者角度所观察到的主动脉根部与邻近的心脏结构之间的解剖关系。这些解剖学关系可导致主动脉窦病理性扩大时不同的临床表现。因此,右侧主动脉窦(最常见)的扩张通常沿右室流出道或右房的方向进展,而无冠窦的扩张则将累及左或右心房腔。单独的左侧主动脉窦的扩张(可能破入左心房)在病理上是十分罕见的。虽然典型的主动脉窦瘤只累及3个窦中的一个,表现为明显的憩室样外突,但这种病理过程也可同时累及两个或3个窦。据报道,25%~50%的病例伴有室间隔缺损。

主动脉窦瘤比较少见。其可见于0.1%的尸体解剖病例以及0.14%~0.96%的大型手术病例,而且亚洲人血统的患者是其他人群的5倍。

临床表现

病理性主动脉窦扩张通常是在无症状患者中偶然被诊断出来的。临床表现可出现在其他方面，比如主动脉致死性病变(心包内破裂)或急性病变(左心房、右心房、右心室破裂,心内膜炎),或者呈现为儿童期更缓慢进展的临床病程。在最后一种临床类型中,主动脉窦的不断扩张、变形和随后丧失瓣膜尖对合功能，可导致有临床意义的主动脉瓣关闭不全。

主动脉窦破裂或瘘形成通常会累及右冠窦，少数患者表现为无冠窦受累(达30%)或左冠窦受累(<2%)。在目前可能是最大宗的手术病例报道(149例主动脉窦瘤患者)中,有临床表现的心脏内破裂者略小于50%的病例。主动脉根部破入邻近的心腔内在20岁之前十分少见。如果我们从结缔组织疾病年轻患者的数据来看，对这一点并不感到意外。通过对286例小于20岁的马方综合征患者进行Meta分析,Knirsh和同事们报道，只有5名患者(1.7%)出现了主动脉夹层,3名患者(1%)发生了破裂。只除有一名14岁患者外，所有患者都是在19岁时出现累及主动脉根部的急性病变。当主动脉窦瘤发生心脏内破裂后，未经任何治

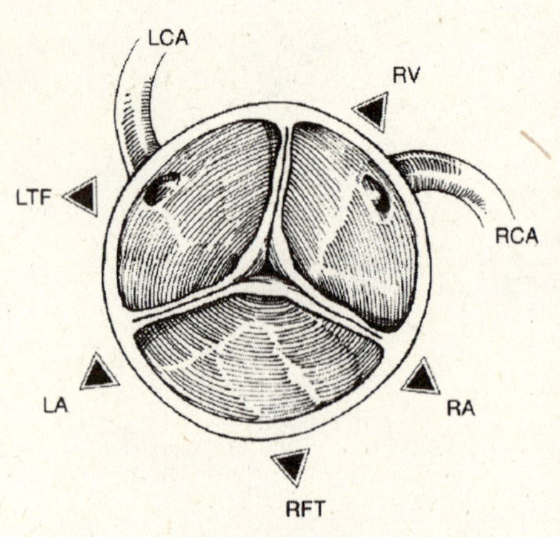

图81.1 主动脉根部及其邻近结构的上面观示意图。(LA:左心房; LCA:左冠状动脉 ;LFT: 左纤维三角; RA: 右心房; RCA: 右冠状动脉; RFT: 右纤维三角; RV:右心室)

疗患者的平均生存时间是3.9年。

出现症状时，患者可表现为胸部不适、心悸、劳力性呼吸困难或充血性心力衰竭，而且在主动脉与右心腔之间急性左向右分流时可伴有舒张压低以及肺循环充血。在瘘管形成患者中，60%以上的患者有明显的临床症状。在瘘管形成病例中，心前区听诊时可闻及连续性杂音。在伴有心内膜炎的病例中，可出现脓毒症的表现（约占20%)。向右心室突出的主动脉窦瘤增大造成右心室流出道梗阻时，偶尔可导致呼吸困难甚至紫绀。约有10%的患者会出现房室传导异常。

早期可通过经胸腔心脏超声心动图确诊，而有明显冠状动脉病危险因素的患者需行心导管插入术确诊。

手术指征及手术技术

主动脉根部均匀扩张患者的手术指征已明确确定。无症状患者，如果窦瘤大于5.5cm或者进行性扩张每年超过1cm的，是公认的手术干预指征。瓣膜交界处分离导致的主动脉反流伴心室扩大，和主动脉夹层一样，也是公认的手术指征。对于有主动脉夹层或破裂家族史的年轻患者，即使扩大程度轻也应考虑手术治疗。根据我们的经验，对于有主动脉根部扩张的儿科患者我们也应用相似的指征，不过如前面所述，10岁以内患儿破裂的危险性很低。

对于某个主动脉窦的单一性扩张，手术指征还没有明确确定。因为扩张的大小很可能会不断增加，而且有发生破裂或心内膜炎的可能性，因此对无症状患者强烈主张进行手术干预。心内膜炎是急诊手术的明确指征。

麻醉后常规应用经食道超声心动图检查，以确定术前诊断，评价瓣膜功能，并排除并存的心腔间隔缺损。

手术入路为经胸骨正中切口，并行双腔静脉插管和体外循环转流及中度降温(24℃~28℃)。右上肺静脉插管引流，顺行灌注冷血停搏液(冠状动脉内直接灌注用于窦瘤破裂或主动脉反流明显的患者)或经冠状静脉窦逆行灌注使心脏停搏。如果“风向袋”的尖端可通过右心房触及，可用手压迫后进行顺行灌注，这样停搏液就不会通过破裂口或瘘管而流失。我们采用局部持续降温，同时向术野吹入二氧化碳气体，以减少左侧心腔内气体的潴留。

将主动脉横行切开，探查主动脉根部解剖。将右心房斜行切开，以确定破裂瘤体或瘘道的两端（图81.2)。窦瘤破入或突向右心室的病例，可通过右心房切口或有限的心室切口进行暴露(图81.3)。当瘘管或憩室位于右室漏斗部时，也可通过肺动脉横行切口暴露病变。缺损处必须通过主动脉根部用自体心包或牛心包补片进行修补，从而闭合主动脉入口进入瘤体。直接缝合会带来高的复发率(高达20%)或因根部变形而导致主动脉瓣反流。对于破裂或形成憩室者，还要关注心房或心室侧的开口。可以直接闭合瘘管的心房侧或者心室侧，但并存的室

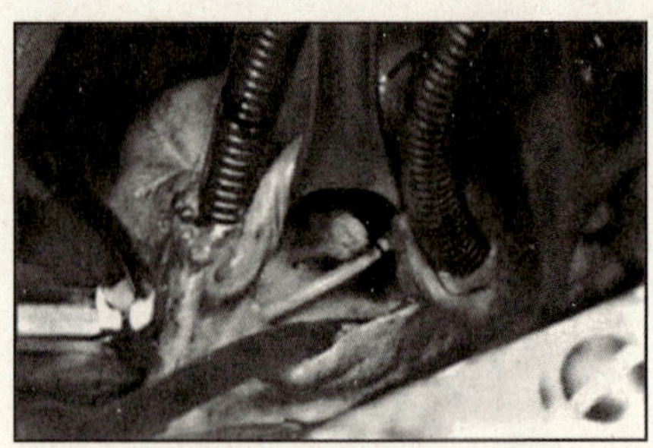

图81.2 术中照片显示，经右房切口可见右主动脉窦未破裂的动脉瘤，形似“风向袋”。应用牵引线向头侧牵开窦瘤。

间隔缺损应与瘘管一起用补片修补(图81.3)。缝闭室间隔缺损时要注意避开房室传导系统。

当主动脉根部的3个窦均扩张时，可以行保留瓣膜的主动脉根部置换术。保留主动脉瓣膜的主动脉根部置换术将在本书的其他章节详细描述，并且可成功地用于儿童患者。据报道，术前有明显主动脉瓣反流的患者中30%~50%需要行主动脉瓣置换术。随着重复性好的主动脉瓣膜修补技术(比如瓣膜悬吊术或游离缘缩短术)的应用，近来的病例中换瓣已经明显减少了。

在主动脉窦广泛扩张且不可修复的主动脉反流病例中，替代保留主动脉瓣术式的是用机械瓣膜、同种或异种生物瓣膜施行瓣膜置换术。对于没有结缔组织疾病或主动脉瓣二瓣化特征的患者，ROSS手术（肺动脉瓣自体移植术)可作为一种潜在的选择方法。

结果

在最近的大组病例中，Au及其同事们报道了53例行主动脉窦瘤手术患者的远期疗效，无一例手术死亡，15年的总体存活率为83%。在32年期间内，22例患者在Johns Hopkins 医院接受了单窦主动脉窦瘤修复手术。其中19例有心内破裂，充血性心力衰竭是最常见的症状。手术存活率为

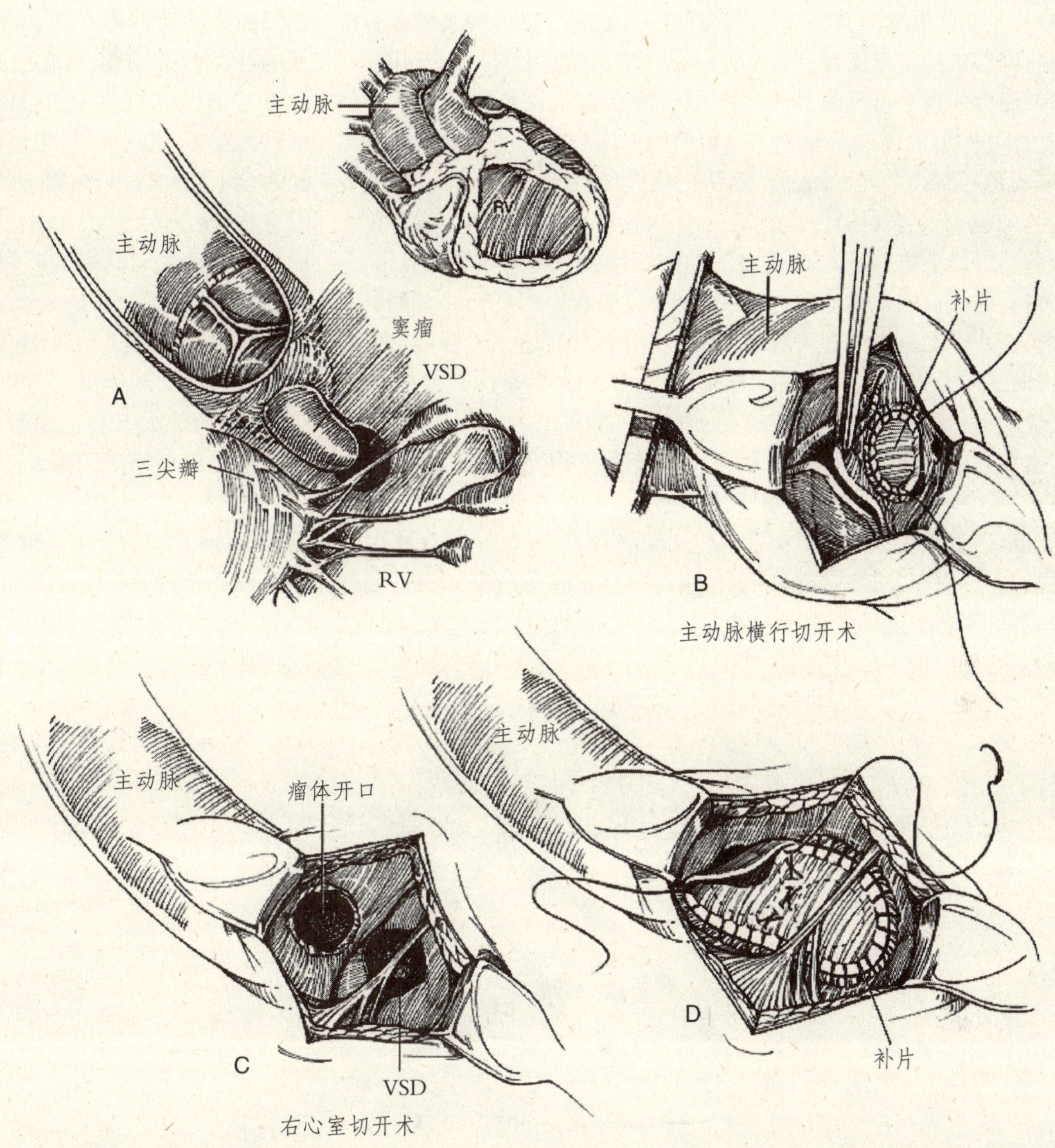

图81.3　(A)未破裂的右侧主动脉窦瘤源自右冠状窦并伴有室间隔缺损(VSD)。(B)通过主动脉横行切口应用自体心包片补片修补主动脉窦瘤。(C,D)经心室应用人造补片闭合主动脉窦瘤以及室间隔缺损。(RV:右心室)

95%,5年和10年期生存率分别是84.9%和59.4%。在我们的病例中长期生存率较短,可能表明患者就诊时年龄偏大,合并有各种心脏病变,而且西方人非先天性病变更常见。细菌性心内膜炎、主动脉瓣置换术以及合并有室间隔缺损这些因素并不会影响手术成功率以及远期生存率。然而,术前合并室间隔缺损以及术前已存在主动脉瓣关闭不全似乎对后期回主动脉瓣反流再手术有一定影响。尤其是窦部进行性扩张而没有破裂的病例,受累的主动脉瓣尖脱垂伴瓣叶纤维化及关闭不全,会损害主动脉瓣修复后的远期存活能力。在术后10年时,据报道有25%的患者需要行主动脉瓣置换术,尤其是术前合并有室间隔缺损和出院时残留主动脉瓣反流的患者。后期需要干预的复发性主动脉瓣反流或瓣周漏,心内膜炎以及血栓形成,均对患者的远期生存率产生不利的影响。

主动脉-左室隧道

形态学

主动脉-左室隧道(ALVT)是十分罕见的病变。它在所有的先天性心脏异常中占0.001%,到2004年为止全球报道的病例不足100例。

在这种的发育性异常中,主动脉根部(通常是右冠状动脉窦)与左心室之间存在一个内膜化瓣周交通，偶尔可导致突向右心室的室间隔瘤。这种病变通常表现为外观上可见的主动脉与肺动脉之间凸出的搏动性的肿块。虽然隧道的走行路径可有不同，但是其瓣膜上入口通常位于右冠窦内，在右冠状动脉开口的上方、下方或同一水平。心室上的开口通常位于右冠瓣叶的下方，牵开主动脉瓣叶即可看见。瓣周隧道向下向左进入左心室。近心端开口通常较大，外观呈裂隙样或卵圆形。通道可为动脉瘤样或呈匐行性狭窄。因此，这些隧道可以分为两型：①主动脉型，位于主动脉瓣开口与心室间隔之间；②心内型，位于室间隔与左室开口之间。后一种类型多位于形成右室流出道后壁的心室间隔内。主动脉-左室隧道在形态学上的多样性可归纳为Hovaguimian分型的I~IV型(图81.4)。

主动脉瓣通常正常或仅有轻度反流。30%的患者可见冠状动脉异常；另外在45%的患者中可见伴有其他的心脏缺损(室间隔缺损、主动脉瓣二叶化畸形、主动脉瓣狭窄等)。

临床表现和诊断

临床症状的严重程度显然取决于主动脉-左室隧道的大小以及与之相关的血液反流量。在具有收缩-舒张期连续性杂音和充血性心力衰竭的所有新生儿或婴幼儿中均应该考虑有此疾患。鉴别诊断应包括动脉导管未闭、主肺动脉窗、肺动脉瓣缺如综合征、先天性冠状动脉瘘，以及大龄患儿中的主动脉窦瘤破裂。呼吸急促、体重不增、心脏扩大以及脉压增大伴有水冲脉是主动脉-左室隧道的其他典型症状和体征。偶尔可出现紫绀，是肺动脉瓣下心室隔膜膨出导致的右室流出道梗阻的继发表现。

胸部X线片通常可发现心脏扩大、肺血增多以及升主动脉的扭曲。经胸超声心动图是首选的诊断检查，可

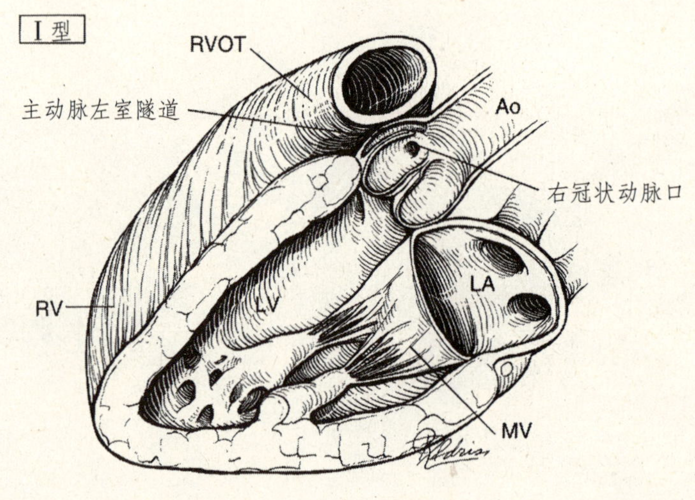

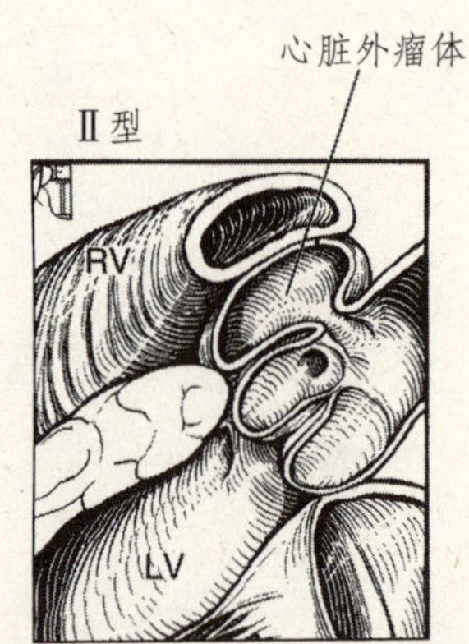

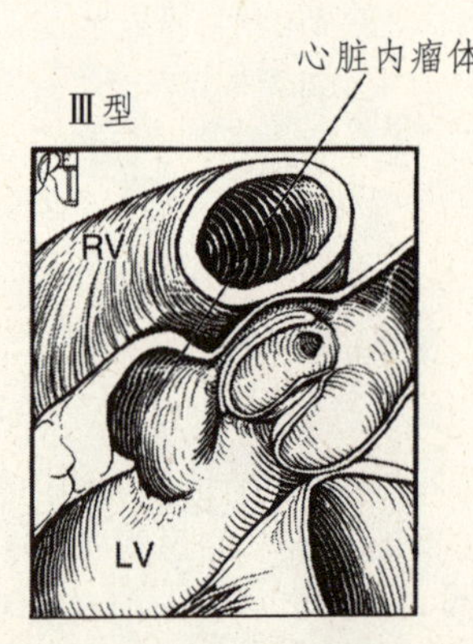

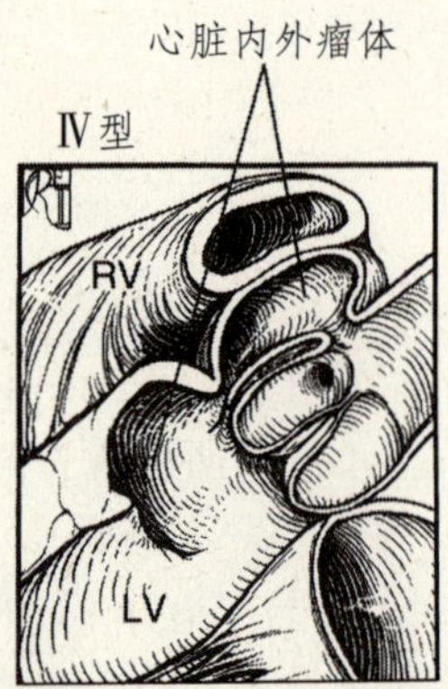

图81.4 根据形态学对主动脉-左室隧道分型。I型：主动脉根部呈裂隙样开口的单一隧道，主动脉瓣没有变形。II型：大的隧道，主动脉根部开口呈卵圆形，伴或不伴主动脉瓣变形。III型：隧道的心室部分的心脏内瘤体，伴或不伴右室流出道梗阻。IV型：同时存在II型和III型。(Ao：主动脉；LV：左心室；MV：二尖瓣；RV：右心室；RVOT：右心室流出道)(Reprinted with permission from D Shum-Tim, CI Tchervenkov. Aortic-Left Ventricular Tunnel. In: Mavroudis C, Backer CL (eds), Pediatric Cardiac Surgery, 3rd ed. Philadelphia: Mosby, 2003;576.)

以显示典型的右冠窦下方心室隔膜突出。心电图检查可见左室肥大、电轴左偏以及复极化异常。偶尔可出现由于舒张期血液经过异常的隧道分流所致的心肌缺血。有时，主动脉瓣反流和瓣周反流很难分辨。在这些病例中，主动脉根部造影(可同时行主动脉-左室隧道封堵)很容易获得确诊。磁共振成像在诊断不明确时可以用来代替血管造影来确定其形态。

手术指征和技术

如果就诊时有明显的症状以及临床表现不重但是有进行性主动脉瓣膜关闭不全的危险，一经确诊就应进行手术治疗，甚至没有症状的患者也应如此。在小部分患者来说，最适宜的目标是防止由于主动脉根部进行性扭曲变形和继发性瓣膜改变导致主动脉瓣反流，对于这些患者替代主动脉瓣修补术的是同种异体主动脉根部替换术。对于无自觉症状但已被确诊的较小的主动脉-左室隧道患者，细致的内科治疗以及定期的随访是十分重要的，因为有报道称小的隧道可以自行闭合。

术中应进行经食道超声心动图检查，以评价瓣膜的功能以及停止体外循环后修补术的效果。

如果没有室间隔交通，应在右房单腔插管和升主动脉远端建立体外循环。然后经右上肺静脉行左心房引流，并开始体循环中度降温(24℃~28℃)。由于有瓣周反流，因此必须避免心脏纤颤动后左心室膨胀。主动脉应立即阻断，并在窦管连接的上方切开主动脉。将含血心脏停搏液（婴幼儿患者30mL /kg)直接注入冠状动脉口，以后每隔30分钟灌注一次。逆行灌注是另一种可替代的心肌保护方式。

与主动脉窦瘤患者相同，缺损可以经过主动脉根部或左心室探查，找到主动脉-左室隧道的入口和出口。这个过程十分重要，因为单纯闭合隧道入口会出现主动脉-左室隧道的复发。闭合隧道入口的技术越来越受到关注。因为直接缝闭入口可能导致主动

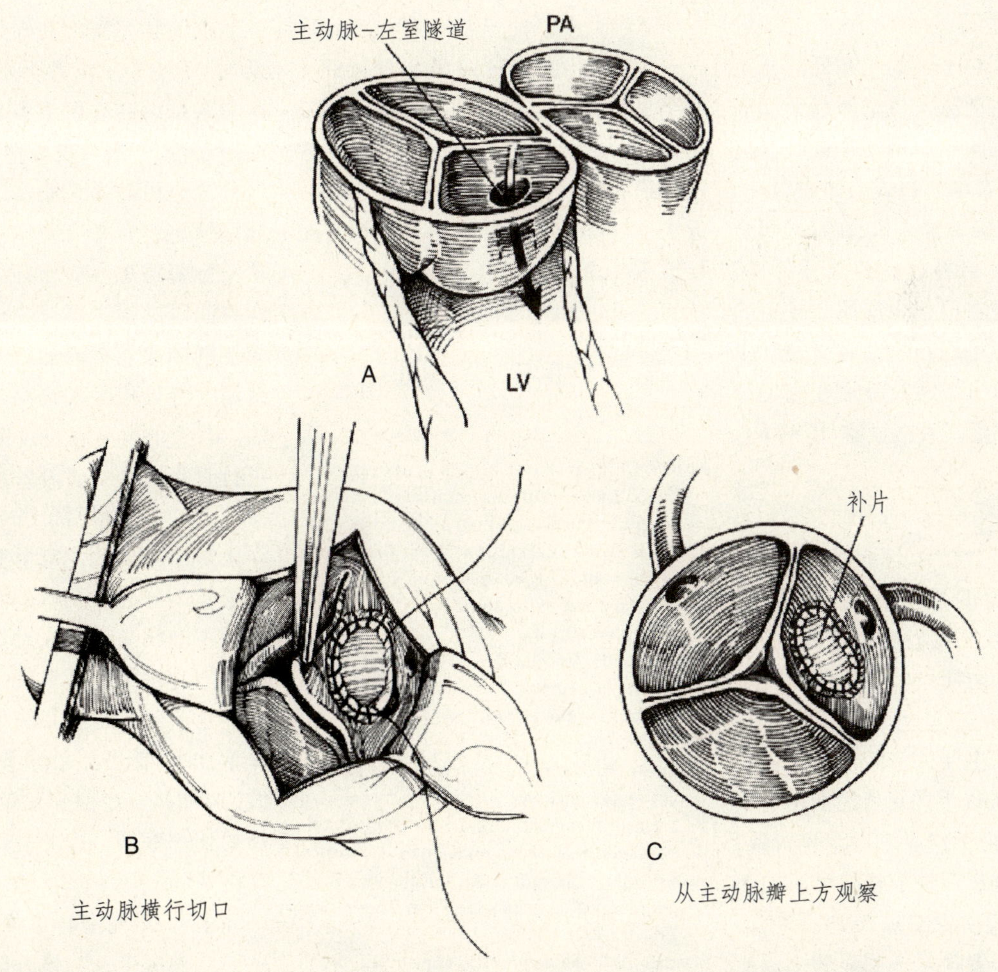

图81.5 (A)典型的起源于右侧主动脉窦的主动脉-左室隧道 。(B,C)经主动脉切口，应用自体心包补片关闭隧道的入口。单另通过主动脉关闭隧道的心室侧开口，可以直接缝闭或应用另一个补片修补。(LV:左心室;PA:肺动脉)

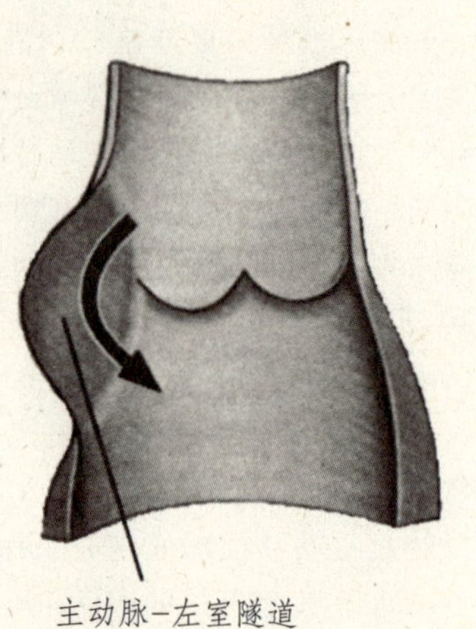

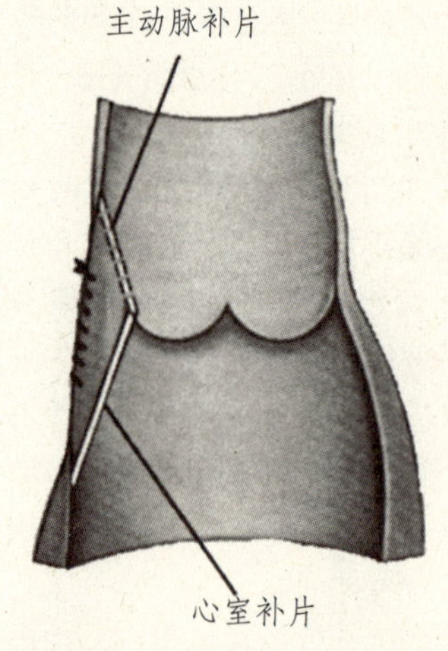

图81.6 修补主动脉-左室隧道(Ao-LV)的替代性手术方式。通过隧道暴露入口和出口(左图)。补片修补隧道的主动脉和心室开口,然后闭合主动脉和肺动脉之间的隧道(右图)。(Reprinted with permission from J Stark.Congenital Anomalies of the Sinuses of Valsalva and Aortico-Ventricular Tunnel.In:Stark J,deLeval M(eds),Surgery for Congenital Heart Defects,2nd ed.Philadelphia:Saunders,1994;633.)

脉瓣膜变形。对于婴幼儿和低龄儿童患者,如果主动脉入口呈卵圆形而非裂隙样我们偏向于应用补片修补(应用Gore-Tex或者牛心包或自体心包片,图81.5)。对于裂隙样入口,在直接闭合时采用带垫片修补缝合效果更可靠。隧道折叠术现在已很少应用。隧道的心室侧出口即可以在主动脉瓣瓣叶牵开时显露,也可以通过隧道在主动脉与肺动脉根部之间直接显露(图81.6)。

结果

文献报道的手术死亡率在0%~16%之间,包括早期特殊的并发症,表现为房室传导阻滞以及出院前有主动脉瓣反流。

术后我们主要关注后期是否需要再次手术,50%以上的患者后期由于瓣膜畸形(可能由于修复术后湍流所致)或主动脉根部进行性瘤样扩张(由于右侧主动脉瓣前尖支撑较差所致)而需行主动脉瓣置换术。明显的早期或晚期主动脉瓣关闭不全常见于年龄较大时行修补手术的儿童。

主动脉-左室隧道闭合后再通十分罕见,尤其是两端开口均修补后的病例。如果发现残留有小的主动脉-左室隧道,可以考虑行介入封堵,但是靠近主动脉瓣和右冠状动脉开口时则需要慎重考虑。

推荐读物

Au KW, Chiu SW, Mok CK, et al. Repair of sinus of Valsalva aneurysm: Determinant of long-term survival. Ann Thorac Surg 1998;66:1604.

Azakie A, David TE, Peniston CM, et al. Ruptured of sinus of Valsalva aneurysm: Early recurrence and fate of the aortic valve. Ann Thorac Surg 2000;70:1466.

Cameron DE, Vricella LA. Valve-sparing aortic root replacement in Marfan syndrome. Semin Thorac Cardiovasc Pediatr Card Surg Ann 2005;8:103.

Harkness JR, Fitton TP, Barreiro CJ, et al. A 32 year-experience with surgical repair of sinus of Valsalva aneurysm. J Card Surg 2005;20:198.

Hovaguimian H, Cobanoglu A, Starr A. Aortico-left ventricular tunnel: A clinical review and a new surgical classification. Ann Thorac Surg 1988;45:106.

Martins JD, Sherwood MC, Mayer, JE , et al. Aortico-left ventricular tunnel: 35-year experience. J Am Coll Cardiol 2004;44:446.

Murashita T, Kubota T, Kamikubo Y, et al. Long-term results of aortic valve regurgitation after repair of ruptured sinus of Valsalva aneurysm. Ann Thorac Surg 2002;73:1466.

Naka Y, Kadoba K, Ohtake S, et al. The long-term outcome of a surgical repair of sinus of Valsalva aneurysm. Ann Thorac Surg 2000;70:727.

Takach TJ, Reul GJ, Duncan JM, et al. Sinus of Valsalva aneurysm or fistula: Management and outcome. Ann Thorac Surg 1999;68:1573.

Van Son JAM,Danielson GK, Shaff, HV, et al. Long-term outcome of surgical repair of ruptured sinus of Valsalva aneurysm. Circulation 1994;90:20.

Vricella LA, Williams JA, Ravekes WJ, et al. Early experience with valve-sparing aortic root replacement in children. Ann Thorac Surg 2005.

编者评述

T.L.S.

主动脉窦瘤常在瘤体破裂后才被发现。正如本章作者所述,窦瘤常破入压力较低的右心房或者右心室。尽管左冠窦瘤常破入右心房或者右心室,但部分也可破入左心房。约1/3的主动脉窦瘤患者合并有室间隔缺损,因此主动脉窦瘤患者应该仔细探查是否存在室间隔缺损。尽管主动脉窦瘤与心腔之间的瘘管可以通过导管介入进行封堵,但外科手术仍是主要的治疗方法。因为手术可以直接接触瘘的两端,进行直接缝合或者补片修补,而不必使用大的人工材料。当今,房间隔缺损介入封堵是导致主动脉窦瘤破裂的另一个新的原因。当封堵器过大时,它可侵蚀主动脉基部和主动脉窦,导致主动脉与心房之间瘘形成。对于封堵造成的这些并发症,最有效的治疗方式是取出封堵器并手术修补主动脉窦瘤。这种并发症很少发生,加之介入治疗的死亡率低,因此并不影响这种治疗方式的应用。

主动脉-左室隧道很罕见,一旦发生了这种病变,在修补时一定要注意同时缝闭瘘管的主动脉侧和心室侧的开口,仅缝闭主动脉端的开口会导致收缩期的血液反流，持续的冲击可以导致室间隔瘤的形成，并可致主动脉瓣环的变形，进而引起主动脉瓣的进行性关闭不全。

对于马方综合征或者主动脉根部的退行性结缔组织病变所致的窦部扩张,最理想的治疗方式仍具争议。正如本章所述,Yacoub术式将主动脉瓣环平面部分扩张的窦瘤进行移植物置换,同时保留了主动脉瓣的交界装置以及一部分主动脉壁,或应用David术式,将瓣膜重新悬吊于Dacron管道内。这两种手术方式随诊时间相对较短, Yacoub术式是否存在主动脉组织的进行性瘤样扩张还不清楚。这些患者的瓣叶也存在异常,David术式仍有可能发生进行性主动脉瓣关闭不全。因此,一旦有明显的主动脉瓣病变或主动脉瓣关闭不全,采用同种异体血管或人工带瓣管道行主动脉根部完全置换仍然是最好的方式。作者所在的Johns Hopkins 大学,运用这些技术的手术效果是十分满意的。这些患者,尽管主动脉的其他部位或二尖瓣常需要再次手术,但瓣膜置换的晚期并发症发生率较低。

（李钡 译　罗万俊 校）

第82章

房室管缺损

Martin J.Elliott,Mazyar Kanani, Jeffrey P. Jacobs

解剖

房室管缺损也被称为心内膜垫缺损和房室间隔缺损(AVSD)。这种缺损的特征是围绕房室瓣的间隔组织有不同程度的发育不良并伴有不同程度的房室瓣本身异常。因此,房室间隔缺损可包括房间隔下部缺损、心室间隔流入道部分缺损以及形成左右房室瓣的组织的缺损。因为该畸形主要由正常房室隔结构的缺损所致,我们倾向于使用房室间隔缺损(AVSD)这一术语。

AVSD代表一个系列的心脏异常,可细分为部分型、中间型和完全型。部分型(也称为不完全型)AVSD在房间隔下部于房室瓣正上方有一个新月形房间隔缺损。也可将其称为原发孔型房间隔缺损。部分型AVSD可伴有不同程度的左侧房室瓣畸形,导致左侧房室瓣不同程度的反流。完全型AVSD既在房室瓣的正上方有房间隔缺损,又在房室瓣正下方有室间隔缺损。完全型AVSD由一个瓣叶桥接左右侧心腔,形成上桥叶和下桥叶。部分型和完全型AVSD代表了一类心脏病变。中间型(也称为过渡型)AVSD介于二者之间。中间型有两个独立的左右房室瓣开口,同时又有房室瓣正上方的房间隔缺损和房室瓣正下方的室间隔缺损。中间型的室间隔缺损常常为限制性。尽管中间型的房室瓣确实形成了两个独立的开口,但其仍属于异常房室瓣。

据称AVSD的房室瓣可有5个或6个瓣叶。在部分型AVSD中(图82.1A),不难理解房室瓣会有6个瓣叶。在左侧,3个瓣叶分别称为左上叶、左侧叶和左下叶。同理,右侧的瓣叶则称为右上叶、右侧叶和右下叶。部分型AVSD的右上叶和右下叶二者与室间隔融合,构成右侧房室瓣结构。同样,左上叶和左下叶与室间隔融合形成左侧房室瓣。左上叶与左下叶的交界就代表左侧房室瓣的"裂",在部分型AVSD可见此现象。这个瓣裂相当于完全型AVSD中上桥叶和下桥叶的桥基线。

在完全型AVSD (图82.1B,C),难以把共同房室瓣想像成六叶瓣,而将其看成五叶瓣结构更实用。上桥叶和下桥叶始终存在。这些瓣叶在横跨室间隔的大小上和与室间隔的连接程度上形态变异很大。此外,各桥叶的扇贝形外观可造成额外瓣叶的假象。除上下桥叶外,构成五叶瓣结构的尚有左侧叶、右侧叶和右前上叶。

1966年,Rastelli依据上桥叶共瓣程度和腱索连接方式,首先对完全型AVSD进行了分类。该分类不涉及下桥叶的解剖,因为该瓣叶的解剖变异很大,而且上、下桥叶的形态学之间也没有一致的相关性。在Rastelli A型缺损中(图82.1B),上桥叶实际上被局限于左心室,其右缘与室间隔嵴相连。右侧房室瓣的前上叶亦与室间隔嵴相连,产生上桥叶在室间隔上被分离的外观。在多数情况下,腱索把房室瓣平面下拉至低于瓣环平面的室间隔缺损内。在Rastelli C 型缺损中(图82.1C),上桥叶与室间隔有明显的桥接。上桥叶游离漂浮于室间隔之上,没有腱索与室间隔嵴相连。Rastelli B型介于A型和C型之间,而且在我们的经历中很罕见。B型包含从室间隔右侧到共同上(前)桥叶左侧的异常乳头肌连接。

在计划修补AVSD时另一个重要的解剖要点是传导系统的位置,因为在手术修补时这一点非常有用(图82.2)。房室结向后下方移向冠状窦。房室传导轴通过室间隔嵴从房室结向心室走行。这里,向后移位的希氏束常被房室瓣的下桥叶覆盖。因此,房室结便位于冠状窦和室间隔缺损(如果存在的话)边缘之间。因为原发孔型房缺常将冠状窦向后下方推向左心房,所以,AVSD时房室结的位置会有改变。这会使Koch三角变形并形成第二个三角,称之为房室结三角。该三角由冠状窦、下桥叶后方附着处和缺损处的房

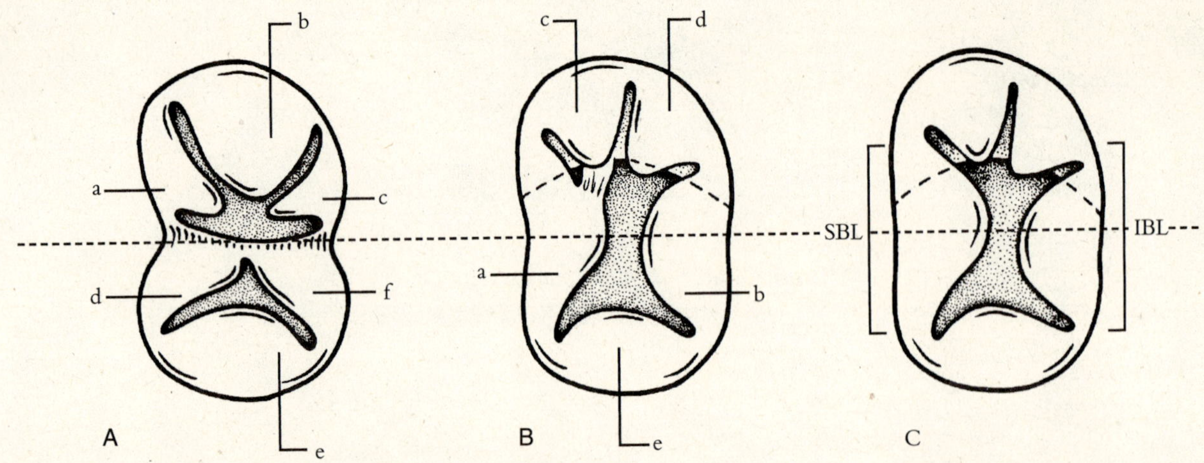

图82.1 (A)在部分型房室隔缺损中，房室瓣结构有6个瓣叶(a：右上叶；b：右侧叶；c：右下叶；d：左上叶；e：左侧叶；f：左下叶)。点划线表示室间隔平面。(B)五叶瓣结构的Rastelli A型房室隔缺损(a：上桥叶；b：下桥叶；c：右前上叶；d：右侧叶；e：左侧叶)。点划线表示室间隔平面。(C)Rastelli C型缺损的解剖。显示出游离漂浮的上桥叶(SBL)和下桥叶(IBL)。

间隔前缘围成。房间隔缺损把房室结和相应的传导组织连同冠状窦向后下推移。因此，房室结位于房室结三角的尖端更靠后下的位置。于是传导束便在室间隔缺损边缘的下桥叶下面沿室间隔嵴下行。

诊 断

依据间隔缺损大小、分流方向和分流量以及合并病变的不同，AVSD患者可呈现各种临床表现。部分型AVSD可表现为无症状的心脏杂音，类似于继发孔型房间隔缺损。但是当左侧房室瓣有严重关闭不全时，患者可有肺充血、心力衰竭和呼吸困难等症状。完全型AVSD更易产生明显的左向右分流，更易出现心力衰竭、疲劳和呼吸困难。完全型AVSD比部分型AVSD表现为更严重的病程。在完全型AVSD中，婴儿期常出现严重的心力衰竭，最终发生严重的肺动脉高压，如未手术治疗1岁前的死亡率高达65%。超过半数的完全型AVSD有Down综合征。

体格检查可闻及各种不同的心脏杂音。由于跨肺动脉瓣血流增加，肺动脉区可闻及收缩期射血杂音。当左侧房室瓣反流明显时，心尖区也可听到全收缩期杂音。房间隔缺损和室间隔缺损也可伴有心脏杂音。

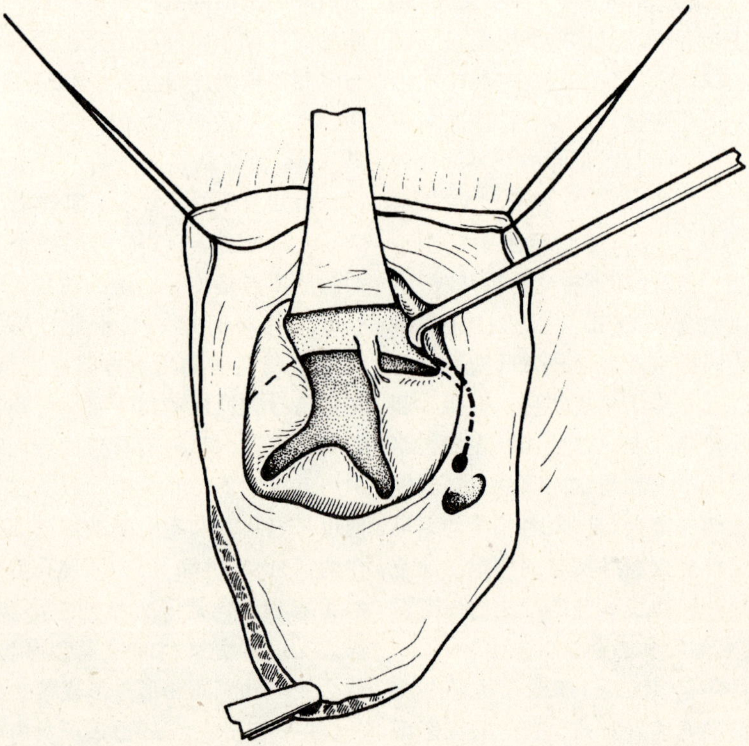

胸部X线片常显示肺动脉扩张。当心力衰竭症状进展时胸片也可见右心室肥大，左房室瓣明显反流时可见左心室肥大。心电图常可发现右心室肥大，有时也可见左心室肥大。心向量图常可见逆时钟的矢状面环。

超声心动图是当今确立诊断的首选方法。二维超声心动图联合彩色多

图82.2 点划线表示房室结和希氏束的位置。冠状窦也同时示出。

普勒检查通常可为部分型和完全型AVSD提供完整的术前资料。在很多中心目前正采用三维超声心动图进行评价，对外科医生设计手术方案和了解房室瓣形态极有帮助。心导管检查仅在临床表现提示有肺血管病变、手术决策困难或者合并有其他重要的心脏畸形时才考虑应用。在前后位投照的左心室造影图上显示有典型的"鹅颈"征。该体征由狭长的左心室流出道所引起，其下缘由上桥叶构成。心导管还可测定肺循环和体循环的压力、流量和阻力，以及分流方向和大小。

手术指征

未经治疗的AVSD，其自然病史取决于病变的形态学，而且是手术指征和手术时机的决定因素。左侧房室瓣无明显反流的部分型AVSD，其自然病史与房间隔缺损相似。高达15%的病例，成年期会发生肺部小动脉阻力升高。成年期症状加重常与心房纤颤的发生有关。伴有左侧房室瓣明显反流的部分型AVSD，其自然病史要严重得多。这些病例出现症状较早，若不手术治疗很多患儿会在10岁以内死亡。完全型AVSD的小儿临床表现更重，未经手术治疗大多数在1岁内死亡。

无症状的部分型AVSD，其治疗与继发孔型房间隔缺损相似。除非患者出现心力衰竭症状或发育迟缓，否则可在学龄前择期施行修补手术。少数伴有严重左侧房室瓣反流的部分型AVSD患儿，出生后头1年就有明显症状，因此需要早期行手术治疗。极少数伴有严重左侧房室瓣反流但无症状的患儿亦应施行手术治疗。

完全型AVSD患儿应在出生后2~4个月间施行择期手术矫治。对于合并有21三体综合征的完全型AVSD患儿的处理目前尚有一些争议，主要取决于心脏内科医生、心脏外科医生和家庭成员的观点。按我们的观点来看，这些患者的治疗应和没有21三体综合征的患儿完全一样。对于部分型和完全型AVSD，首选的手术方法应该是完全修补畸形，其方法如下文所述。除非合并有其他复杂的心脏畸形或者有严重不平衡心室或功能性单心室，否则通过肺动脉环缩来缓解充血性心力衰竭的症状对于治疗这类畸形起不到任何作用。严重肺部感染也可作为肺动脉环缩的相对指征。

手术禁忌证以肺血管阻力恒定的显著升高为依据。肺血管阻力>10 U/m²体表面积（或肺–体循环阻力比>0.7）为修补手术的禁忌证。肺血管阻力<10 U/m²（或肺–体循环阻力比<0.7），则为紧急手术干预的指征。评价升高后的肺血管阻力应包括行心导管检查，在应用氧、一氧化氮和前列环素的条件下评价其可恢复性。

完全型房室隔缺损的手术技术

在常规麻醉消毒铺单后，行标准的胸骨正中切开术，然后行次全胸腺切除。偏左侧行心包切开术，右侧预留大片心包供补片用(图82.3)。(所有手术示意图均以手术者位置观察表示。)游离主动脉、动脉导管和上腔静脉(SVC)。最好通过下述方法确定动脉导管：牵开主肺动脉，首先找到右肺动脉与动脉导管之间的"隐窝"，再找到左肺动脉和动脉导管之间的"隐窝"。一旦确定左、右肺动脉，在两者之间的结构即为动脉导管。将结扎丝线绕在动脉导管上但暂不打结，操作要仔细以免损伤动脉导管。

上腔静脉处侧面要用剪刀分离，以免电刀损伤右膈神经。绕着主动脉穿过阻断带。用5-0聚丙烯缝线对主动脉和右心耳做荷包缝合。在SVC距右心房连接处上方0.5~1.0cm处做另一个纵向狭长的四边形荷包（图82.4）。行主动脉插管。我们偏好采用柔韧性好的DLP（Medtronic，Grand Rapids, MI)插管。接着将下腔静脉直角金属头 Pacifico 静脉插管（DLP,Grand Rapids,MI)暂时插入右心耳，开始体外循环(图82.5)，结扎动脉导管。

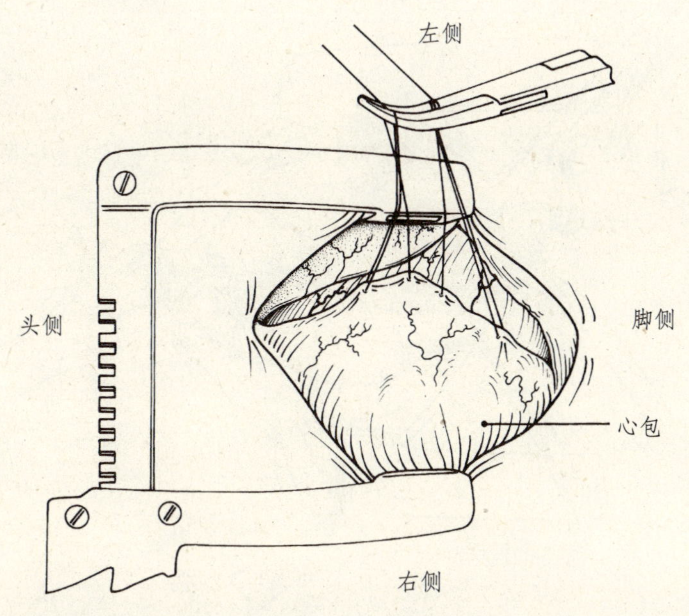

图82.3　行偏左侧心包切开术，右侧预留一片大的心包供之后用做补片。(注意：所有的手术示意图均以手术者位置的观察为准。)

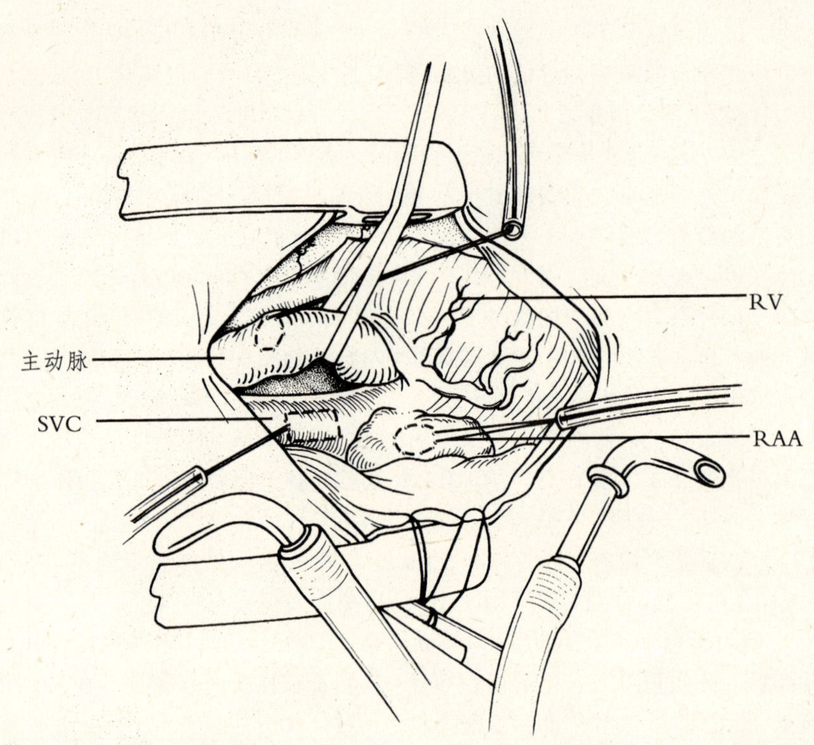

图82.4 示出主动脉、右心耳(RAA)和上腔静脉(SVC)内的荷包缝线。注意上腔静脉上的纵向狭长的四边形荷包缝线,位于腔静脉与右房连接处上方0.5~1.0cm。(RV:右心室)

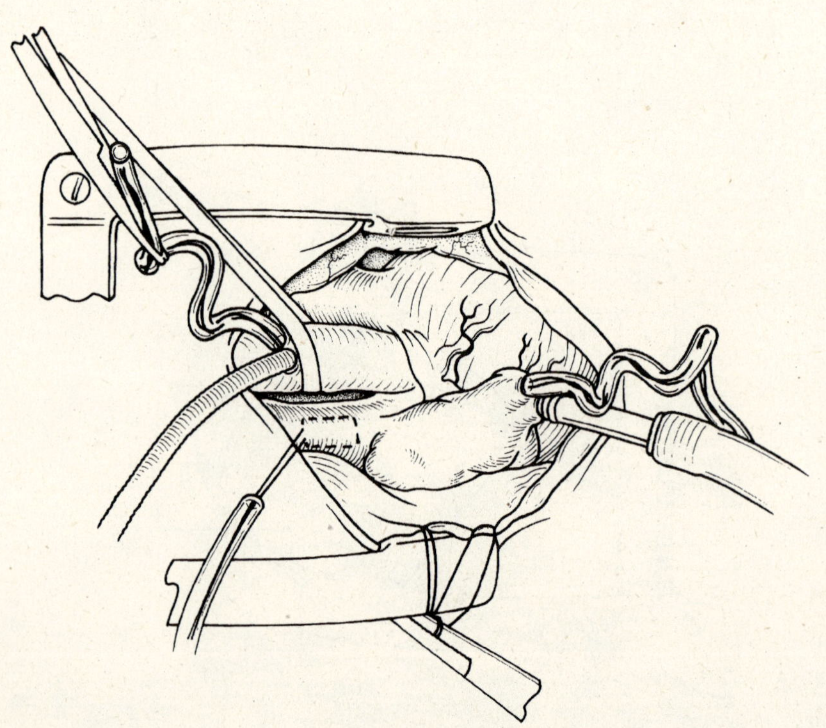

图82.5 主动脉和右心耳均已插管。下腔静脉成角金属插管被暂时插入右心耳。此时便可建立体外循环。

用两把蚊式钳分别在荷包线的两侧夹住SVC。用小尖刀纵向切开SVC，然后给SVC插入第二个金属直角插管(图82.6)。

在IVC插管拔除后,经右心耳插入引流管(图82.7)。分离下腔静脉前面的心包返折，显露膈下的下腔静脉至第一肝静脉水平。用5-0聚丙烯缝线在心包返折下方的IVC做荷包缝合(图82.8),在IVC内插入弯角金属插管。将尼龙带绕过IVC和SVC(图82.8)。

患者降温至25℃。钳夹升主动脉,阻断上下腔静脉,平行于房室沟切开右心房,并给主动脉根部灌注心脏停搏液(图82.9)。

将直角钳通过右心房开口进入左心房再向上进入右上肺静脉。在直角钳钳尖之间，用11号刀片切开右上肺静脉与左心房间的交界处（图82.10)。由此切口插入左房引流管,并用6-0聚丙烯荷包缝线将其固定。

心房壁上设牵引线,然后探查房室瓣的解剖结构(82.11)。用8mm针带6-0聚丙烯缝线在桥叶间的“对合点”上设牵引线(图82.12)。上下桥叶的对合点是指符合下述3项特征的位点：①该对合点在直观上是上下桥叶对合的中心点；②该点位于室间隔之上;③该点可作为每个桥叶上左右腱索之间的中点。可将多余的二级腱索分离开(该腱索会限制显露,其功能可由间隔补片部分替代)。这样便可将被心室嵴牵扯的桥叶抬高至瓣环平面。

然后，用黑丝线测定室间隔缺损补片所需的大小。用两根丝线测定。一根用来测定补片长度，其长度为在室间隔平面上共同房室瓣环上下缘之间的距离(图82.13A)。下方要留出额外的长度使补片延伸到希氏束预定部位以外。第二根丝线用来测定补片深度,该深度等于从游离的共同房室瓣的瓣环平面到室间隔缺损基底部以远的室

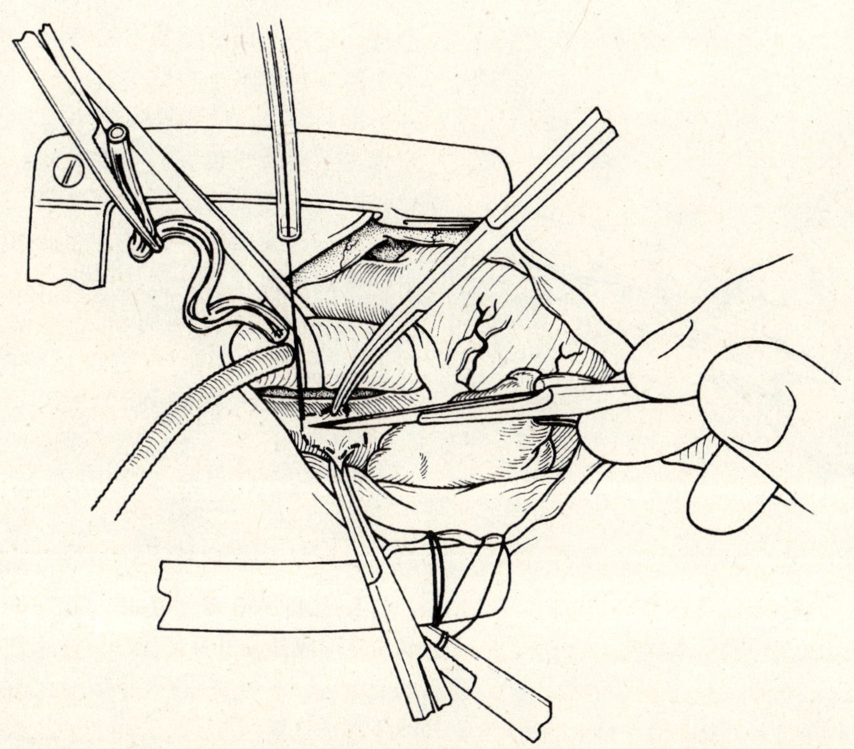

图82.6　用两把蚊式钳在缝好的荷包缝线两侧夹住腔静脉上用小尖刀纵行切开上腔静脉。

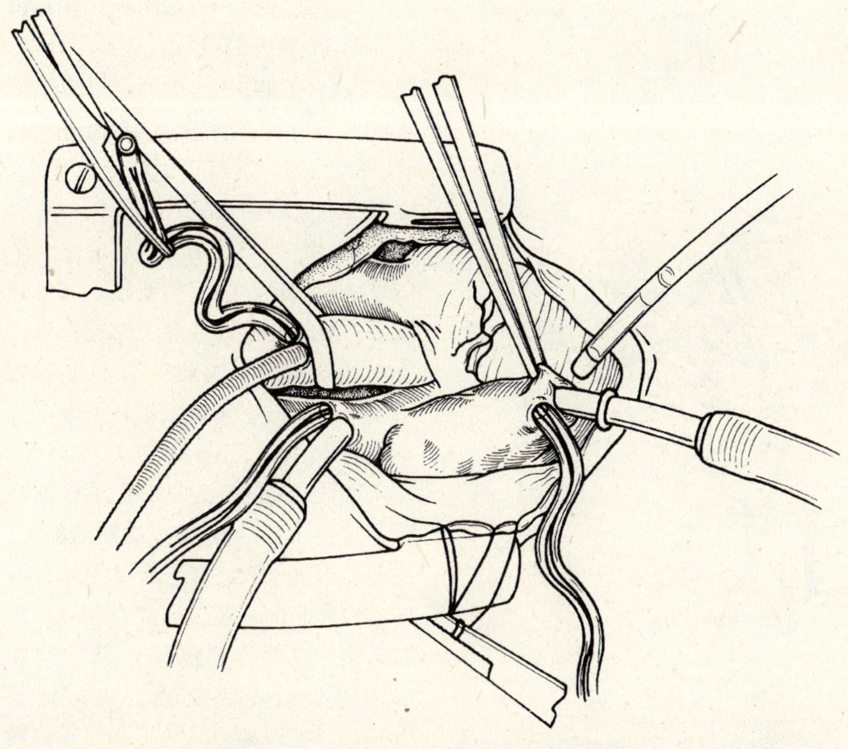

图82.7　在上腔静脉插入第二个弯角金属管。下腔静脉拔除插管后，在右心耳插入引流管。

间隔嵴的距离(图82.13B)。补片深度测定的重要性在于，它决定着修补后的房室瓣向瓣环平面抬高的程度。将0.4mm厚的聚四氟乙烯片(Gore-Tex)按丝线测定的大小进行裁剪（图82.13C)。

用5-0聚丙烯缝线连续缝合将0.4mm Gore-Tex补片缝在室间隔缺损上。我们从靠近房室瓣环、远离希氏束的右侧房室瓣下方开始缝合（图82.14)。通过下桥叶在心室间隔右侧很容易缝合第一针，让针在右侧腱索下方穿过下桥叶，再穿过“新月”形Gore-Tex补片的顶角。之后将缝针从腱索下方折回，缝合到远离希氏束但靠近瓣环的心室间隔上。这样的缝合可将补片固定在正确位置有助于连续缝合。用神经根拉钩向下牵开下桥叶可使第一针缝合更容易。然后沿室间隔右侧面向上进行连续缝合，需要时，缝针需避开腱索。下方应避开传导系统，上方应仔细看清各主动脉瓣叶并避开。在瓣环缘上将5-0聚丙烯缝线穿过上桥叶，到达上缘后将其夹在胶管钳上(图82.15)。

此时必须把瓣叶分离为左、右两个部分，同时制备心房补片。两头用8mm针带6-0聚丙烯线沿心室间补片的顶部作间断水平褥式缝合，分别通过上、下桥叶穿出，然后穿过尚未从右侧心包分离的自体心包补片(图82.16)。缝合应该由下方开始，先用神经根拉钩再次牵开下桥叶。第一针在靠近室间隔缺损缝合线的下部穿过Gore-Tex补片。然后将针穿过邻近室间隔缺损缝合线下方的下桥叶，最后穿过尚未分开的心包片。6-0聚丙烯双头缝线的另一头需缝在Gore-Tex补片顶端稍微远一点的地方，再将其通过下桥叶，位于室间隔缺损缝合线下支与吻合点牵引线之间的连线。此线的重要性在于，它是左、右侧房室瓣的分界线(图82.15)。第一根6-0聚丙烯双向缝线的另一头同样也穿过

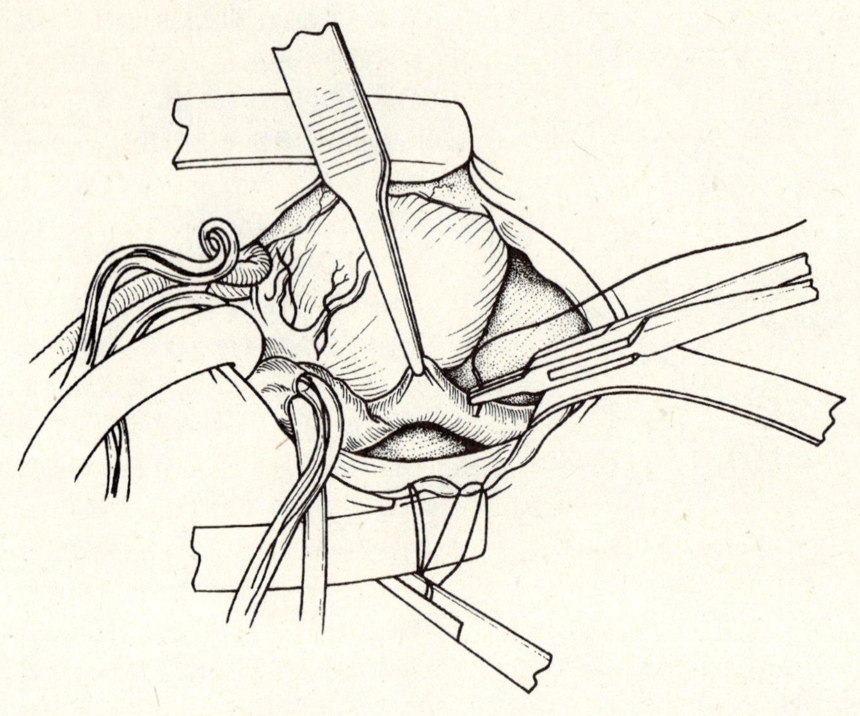

图82.8 游离下腔静脉前方的心包反折,显露膈下的下腔静脉(IVC)。5-0聚丙烯线的荷包缝合直接缝在心包反折下方的下腔静脉上。(为清楚显示,下腔静脉长度有所夸大)

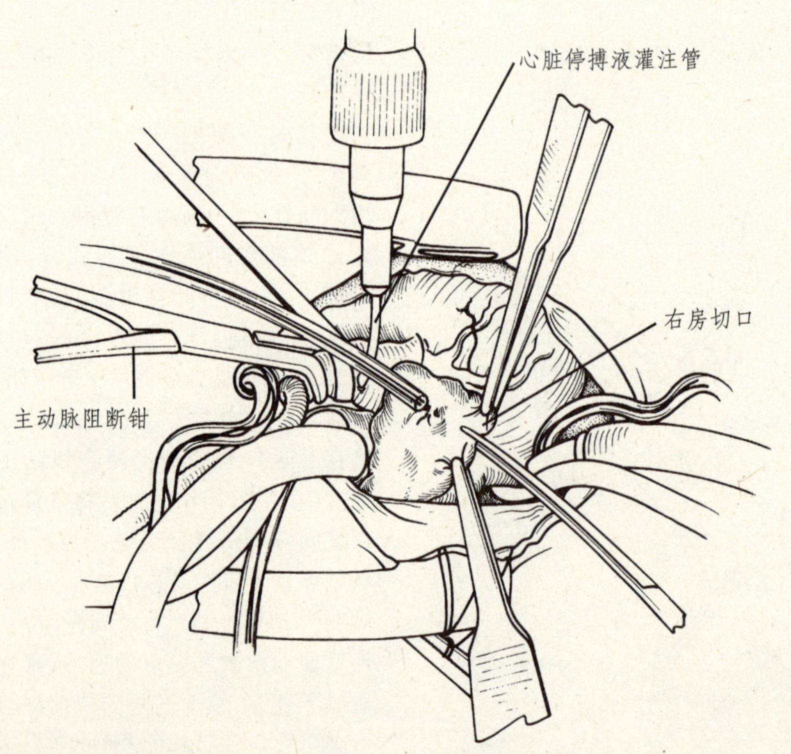

图82.9 将弯角金属管插入下腔静脉。绕着上、下腔静脉设置尼龙腔静脉束带。患者降温至25℃。钳夹主动脉,缩紧上、下腔静脉束带,平行于房室沟切开右心房,并给主动脉根部灌注心脏停搏液。

尚未分离的心包补片，并用胶管钳夹持。剩余的部缝线沿着心室补片的顶端做间断水平褥式缝合，分别穿出上下桥叶,然后穿过心包片。我们觉得不离断心包有一个很大的好处，因为这样更容易了解两个房室瓣与心房补片之间的关系。然后将水平褥式缝线打结，这样可将心包片连在瓣叶复合体的嵴上（图82.17)。分离心包补片(图82.18A),然后向前方牵开(图82.18B)。

保持左侧房室瓣的完整功能

1. 左侧房室瓣修补术的第一要素是室间隔缺损补片的大小。补片太大瓣膜对合不好,补片太小瓣膜会在瓣环水平狭窄。

2. 左侧房室瓣的裂隙(或左上桥叶与左下桥叶间的对合区）是一个无支撑的交界区，需要将其关闭以构建一个类似于正常二尖瓣的新隔瓣叶。关闭交界最好的办法是用带自体心包垫片的6-0聚丙烯线做一至两个水平褥式缝合(图82.19)。然后通过用生理盐水使瓣叶漂浮来检查瓣叶的 功能(图82.20)。所有牵引线应放松,不应有张力。轻柔地将自体心包补片向前牵开,用一个50mL注射器通过一个10号鼻胃管经左侧房室瓣注入冰生理盐水。瓣膜应很好地向上浮起且没有反流(图82.21)。如果需要,可在靠近中心开口的房室瓣裂隙上再用带自体心包垫片的6-0聚丙烯线进行缝合。

3. 如果瓣膜仍有渗漏,不应忽略这个问题。首先,需确定渗漏的部位,是在中央孔、分离孔还是在桥叶扇贝形结构之间的间隙。如果存在中央渗漏且裂隙已对合到腱索上,那么可在任何可见的瓣膜交界上施行诸如DeVega术式的瓣环成形术。如果瓣膜在裂隙处渗漏,则瓣环成形术就没用了。瓣叶和裂隙应首先处理。瓣环成

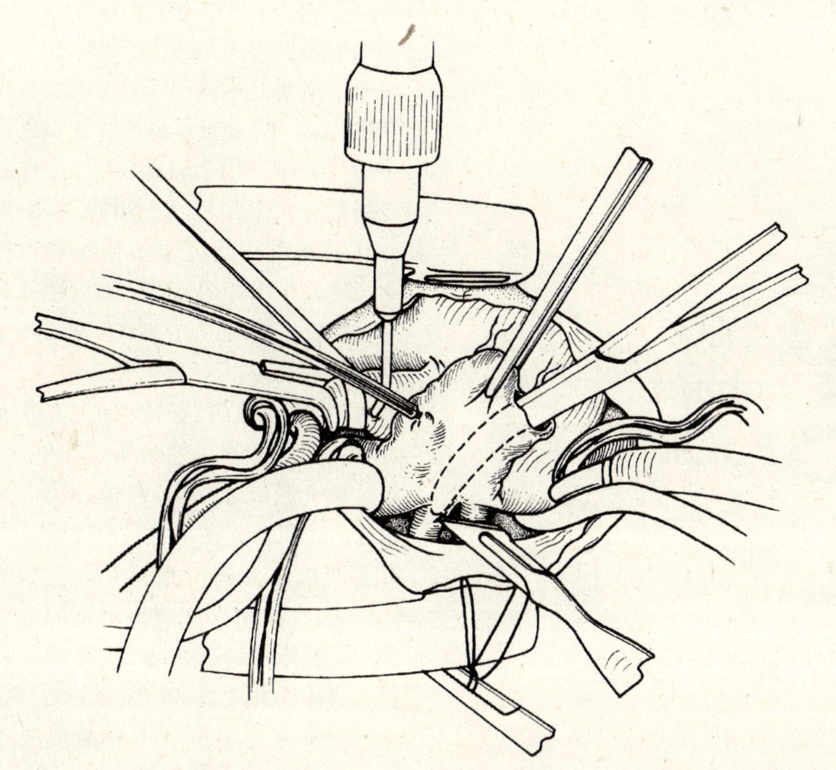

图82.10 直角钳通过右心房开口进入左心房再向上进入右上肺静脉。在直角钳钳尖之间,用11号刀片切开右上肺静脉与左心房的交界处。可将引流管插入左心房,并用6-0聚丙烯荷包缝线将其固定。

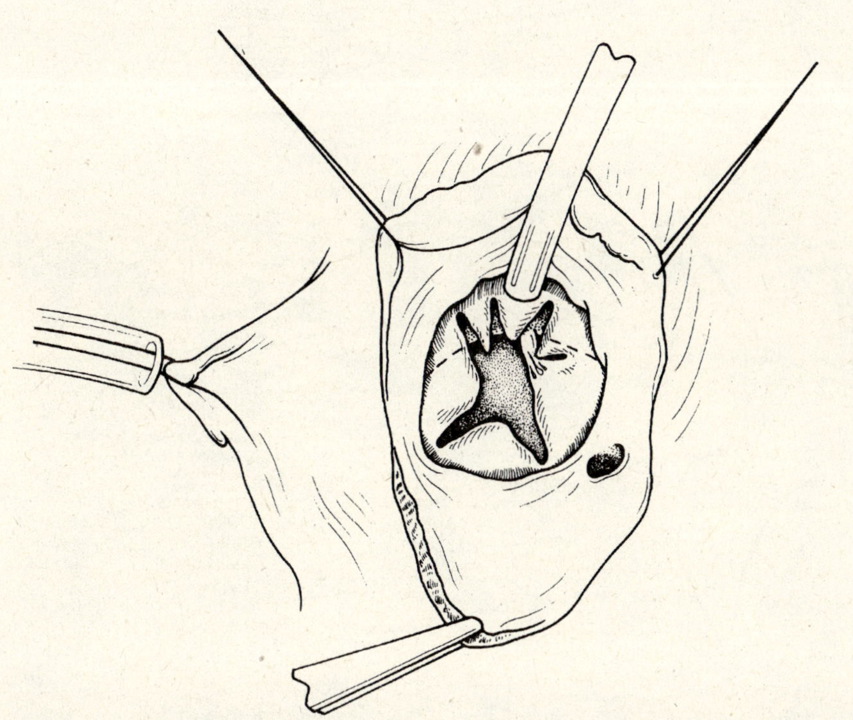

图82.11 用牵引线显露心房壁以探查房室瓣的解剖结构。吸入头可用作牵开器以便检查房室隔缺损的解剖结构。

形法虽有用,但在形态学上它不能解决根本问题。

4. 反常的是,在某些情况下也许不关闭瓣叶裂隙,不将上、下桥叶靠拢会更好。这种情况发生在壁瓣叶细小或缺如时,如左侧房室瓣支撑结构呈降落伞样排列时。在这种情况下,瓣膜狭窄和反流之间总会达到某种平衡,因此重要的是必须用Hegar扩张器测量出左侧房室瓣的大小,以确保未来随访有好的基础资料,有时可指导拆除会造成某种程度反流但可接受的裂隙上缝合过紧的缝线。

然后用5-0的聚丙烯线连续缝合房缺补片。冠状静脉窦可留在左房侧或右房侧。如果有一个大房缺或继发孔型房缺,我们将冠状静脉窦保持在左心房侧(图82.22)。尽管如此,只要有可能我们都会把冠状静脉窦放在右心房侧。当存在左侧上腔静脉时,则必须将冠状静脉窦放在右心房侧。当我们担心术后可能出现左房室瓣功能障碍时,我们同样尽可能将冠状静脉窦放在右心房侧,因为左房压力高可导致冠状静脉窦压力高。

关闭房缺时必须小心,以确保IVC仍然保留在右心房侧,并避开传导系统。用于固定心房心包补片的5-0聚丙烯缝线第一针应位于房缺的下表面,靠近先前修补室间隔缺损时夹有胶头钳的缝线起始部。不管将冠状静脉窦放在左房还是放在右房,第一针缝合都用同样的方法放置,并且此针还用来固定室间隔缺损的缝合。如果冠状窦隔放在左房,应用5-0聚丙烯缝线沿传导束正下方的心房壁以及冠状静脉窦的外围缝合心包补片,避开Eustachian瓣,并且保持IVC在右侧。如果要将冠状静脉窦放在右房,就沿着房室瓣环缘的瓣膜本身缝合心包补片,然后缝到远离传导束的房间隔上。连续缝合在房缺补片的顶部中断,以防止补片变得缩窄。在缝合进行时裁剪心包补片,使其最后的大

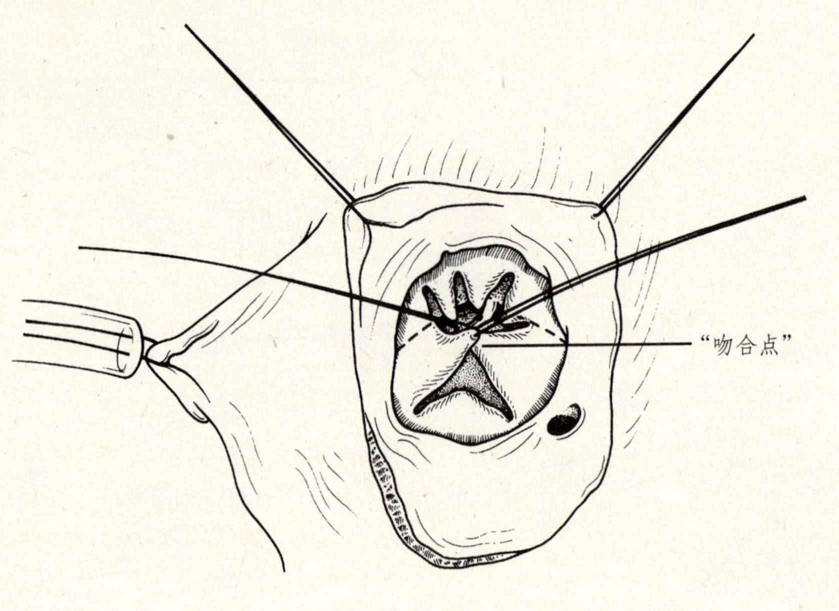

图82.12　用穿入8mm针上的6-0聚丙烯牵引线，对合桥叶间的“吻合点”。

小通常比最初预期的小一些。

在主动脉阻断过程中，每20~30分钟灌注一次心脏停搏液。在心房补片缝合完毕（图82.23）而且右心与左心的所有交通都可靠关闭后，移去主动脉阻断钳并通过主动脉根部和右上肺静脉排出心内空气。然后在复温期间用穿入13mm针的6-0聚丙烯缝线关闭右房切口。一旦患儿复温，则开始通气，完成排气，拔除引流管，并通过右上肺静脉插入左房压监测管线。然后患儿脱离体外循环，进行改良式超滤。我们喜欢在术中采用经食道心脏超声检查来确定修补后心脏的功能状态，如果有必要将重做某部分手术。然后给予鱼精蛋白。放置双房和双室起搏线并放置胸部引流管。

如果左房室瓣有潜在的反流或

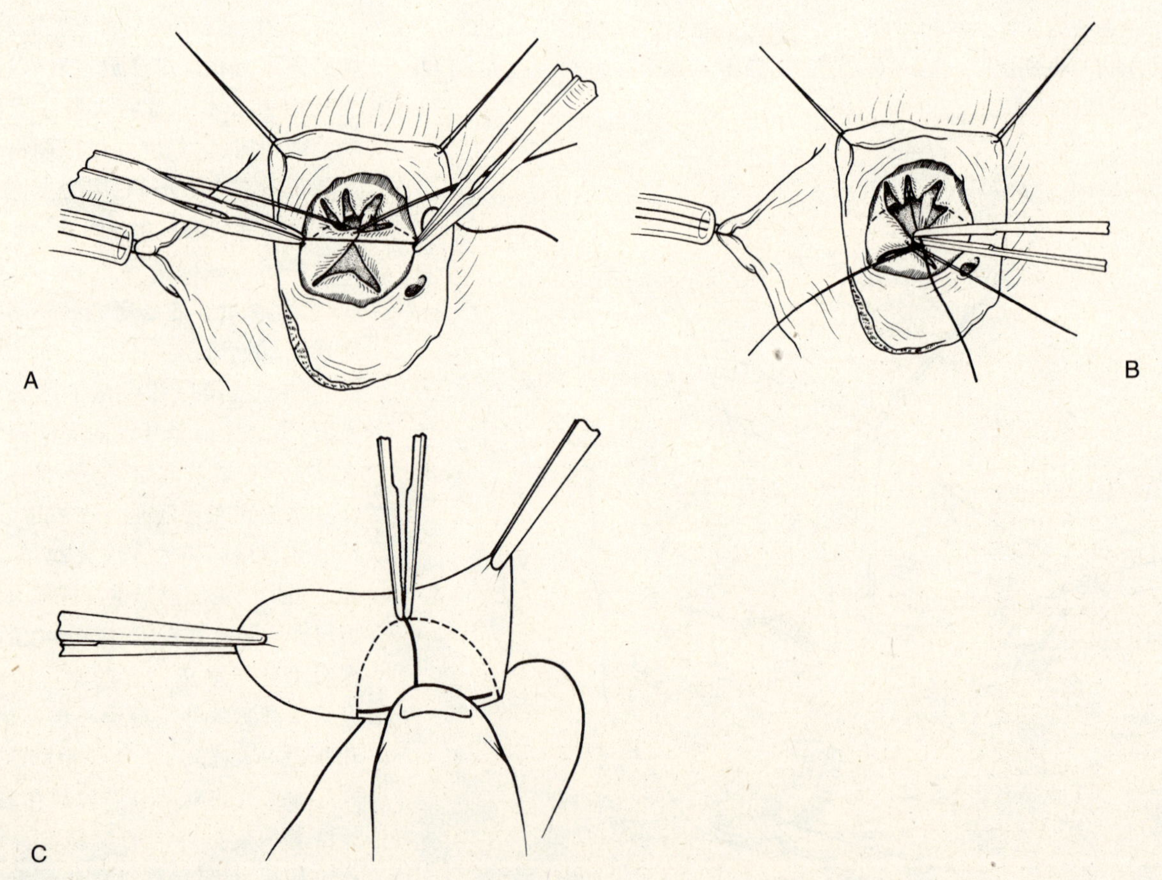

图82.13　（A）用一段黑丝线测量出室间隔平面共同房室瓣环上下缘之间的距离作为补片的长度。在下方需要留出额外的长度以允许补片超过希氏束下方。（B）用第二根黑丝线测量出从共同房室瓣环平面到超过室间隔缺损基底部以远心室间隔嵴的距离，确定补片的深度。（C）然后按丝线测定的大小，修剪0.4mm厚的Gore-Tex补片。

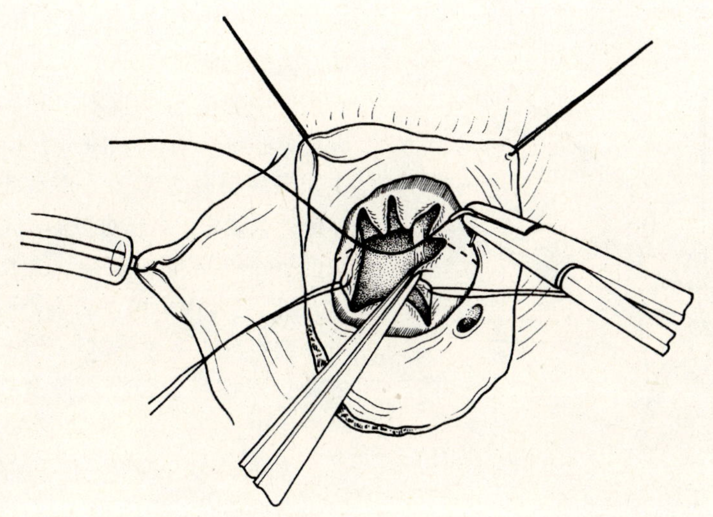

图82.14　第一根缝线先从下面穿过靠近瓣环的右房室瓣开始，并远离传导束的位置。

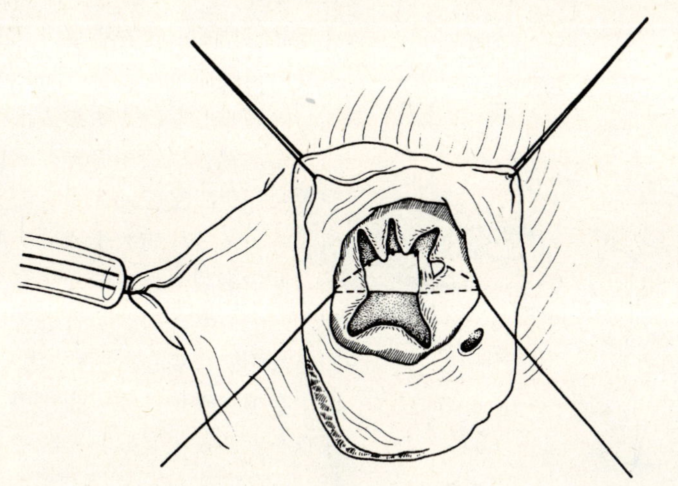

图82.15　在Gore-Tex补片完全缝合到心室间隔后，将5-0聚丙烯线用胶头钳夹住放于上方。

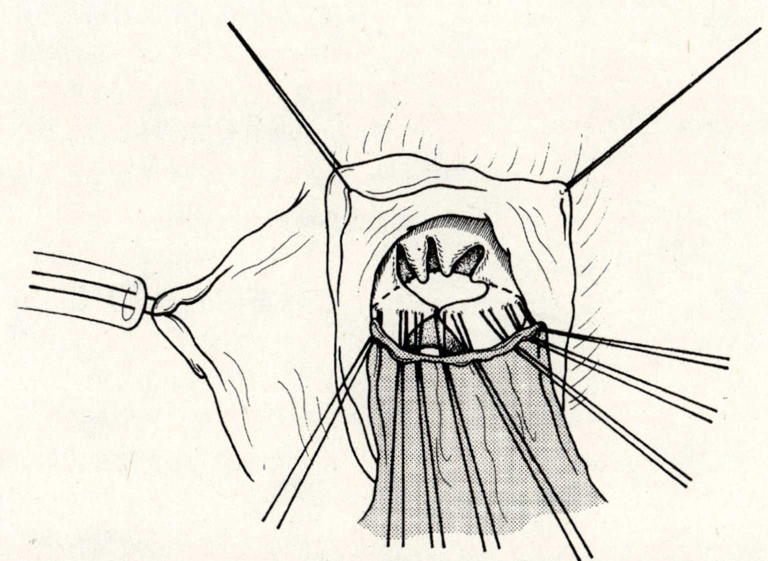

图82.16　用两头穿入8mm针的6-0聚丙烯缝线沿着心室补片嵴做间断水平褥式缝合，将它们分别穿过上下桥瓣叶，然后再穿过尚未从心包右边离断的自体心包补片。（为显示清晰将腱索省去。）

功能不良或者由于任何其他原因可能需要二次开胸手术，则放置一张0.1mm厚少孔的膨聚四氟乙烯心包膜，随后常规关闭切口。

处理少见变异的完全型房室隔缺损

房室间隔缺损伴法洛四联症

此时，共同房室连接发生在流出道间隔偏移的情况下，造成不同程度的主动脉骑跨。在不同水平上必然存在右心室流出道梗阻，因此必须手术处理。

室间隔流出道的偏移与房室连接瓣叶的形态和室间隔嵴的形状有因果关系。

上桥叶总是自由飘浮，使左心室能够接近偏移的主动脉。而这种联合畸形并不发生在部分型房室隔缺损。

假如这样的患者肺血管床受到保护，手术时间常推迟到2~3岁。尽管这些年龄较大的患儿瓣膜较大，但是瓣膜功能和发育不全反而在慢性反流的情况下会变得更糟。因此，完全型修补可能更具挑战性且至关重要，特别是右房室瓣，其良好的关闭功能对术后右心室功能是至关重要的。右房室瓣环成形术和（或）交界成形术常用作右房室瓣的进一步支持措施。

考虑到偏移的室间隔流出道（图82.24），室间隔补片必须是泪滴状而不是椭圆形。补片的主动脉边缘通过右房很难达到，但可以通过评价肺动脉瓣时切开的右心室流出道切口达到。

不平衡的房室间隔缺损

这种缺损很难定义。可以这样说，当心室腔不等大，或当房室交界明显偏向一侧心室时，就存在心室的不平衡。这两个问题经常同时存在。不仅整个心室腔可能较小，而且正常

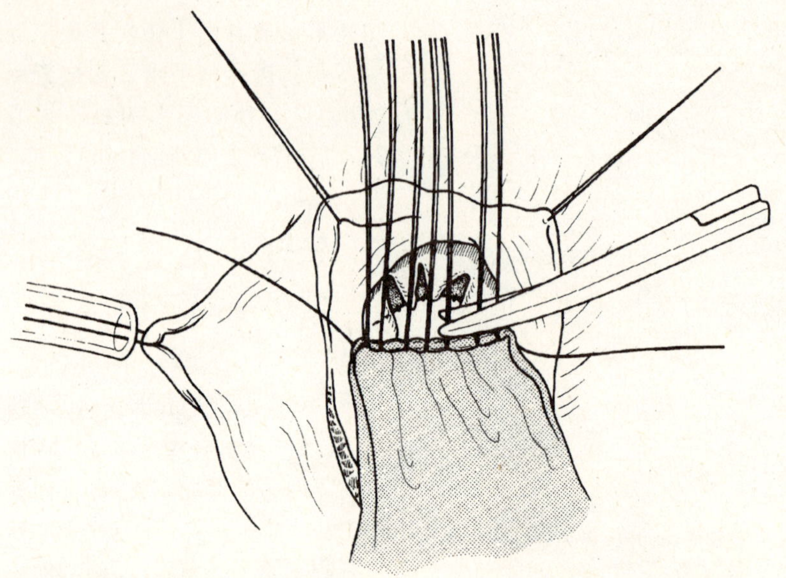

图82.17 将水平褥式缝线打结,并将心包补片向下移至瓣膜联合体的嵴部。

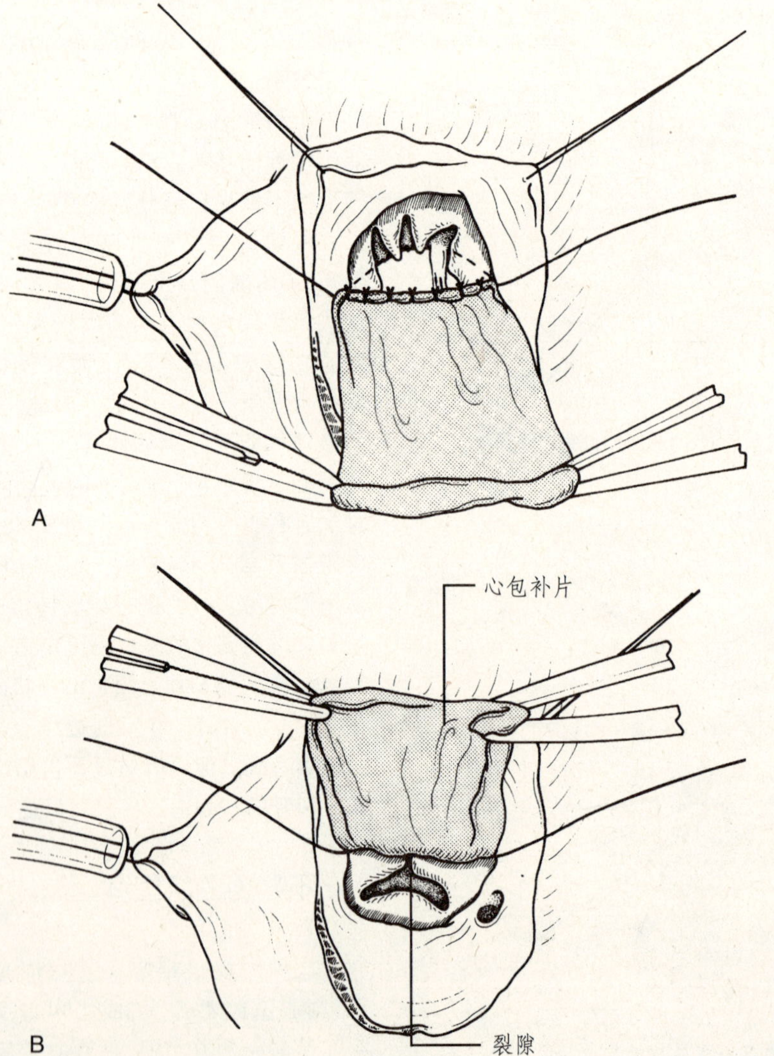

图82.18 (A)分离心包补片。(B)然后向前方提起心包补片。这样可以看见左房室瓣的裂隙。这一裂隙可看作是左上桥叶与左下桥叶的对合区。

三部分心室形态还可能缺一部分,例如心尖的小梁部。

任一心室的严重不平衡均需要施行单心室手术,即Fontan手术,但是决定采用何种方案的心室大小的分界值尚未确定。由于难以测量心室容积使这个问题更加复杂。在作者单位,我们更喜欢采用在二维心脏超声中仔细目测心室大小,但三维超声和磁共振成像将来会在抉择过程中起一定作用。

像Shone复合畸形一样,小的左心室可合并有单一乳头肌构型(即所谓降落伞瓣膜)、左心室流出道梗阻或主动脉缩窄。小的右心室可见于右心室流出道梗阻或肺动脉干环缩之后。

处理小心室的方法必须依据通用的形态学解析法因人而异。不仅必须在术中评价心室腔的大小,而且还必须了解房室瓣环的大小和乳头肌的情况。如果主观上将少部分共同房室瓣划入一个心室,那么不管心腔的大小如何都不能行双心室修补。因此,外科医生必须在瓣环、瓣膜和瓣膜下水平探查心室,以决定双心室矫治是否可行。如果可行,那么所谓的裂隙几乎一定要保持开放以防止瓣膜狭窄。是否可以用类似于在肺动脉闭锁和室间隔完整时修复心室的方法,通过切断肌束来恢复心腔的容积?这个问题正在研究,但是只要房室瓣环达到足够大小,我们提倡应仔细探查心室腔是否有可切断肌束的策略。

左房室瓣的附属开口

通常认为这种不常见的变异是术后死亡和左房室瓣反流的危险因素。

在这些病例中,大的房室瓣口伴有几乎总是位于下桥叶和室壁瓣叶交界之间的小瓣口。用发育的眼光看,这两个瓣叶可能未能分开或者可能它们的尖端已经融合,因此沿它们的关闭线产生一个小的附属瓣口。

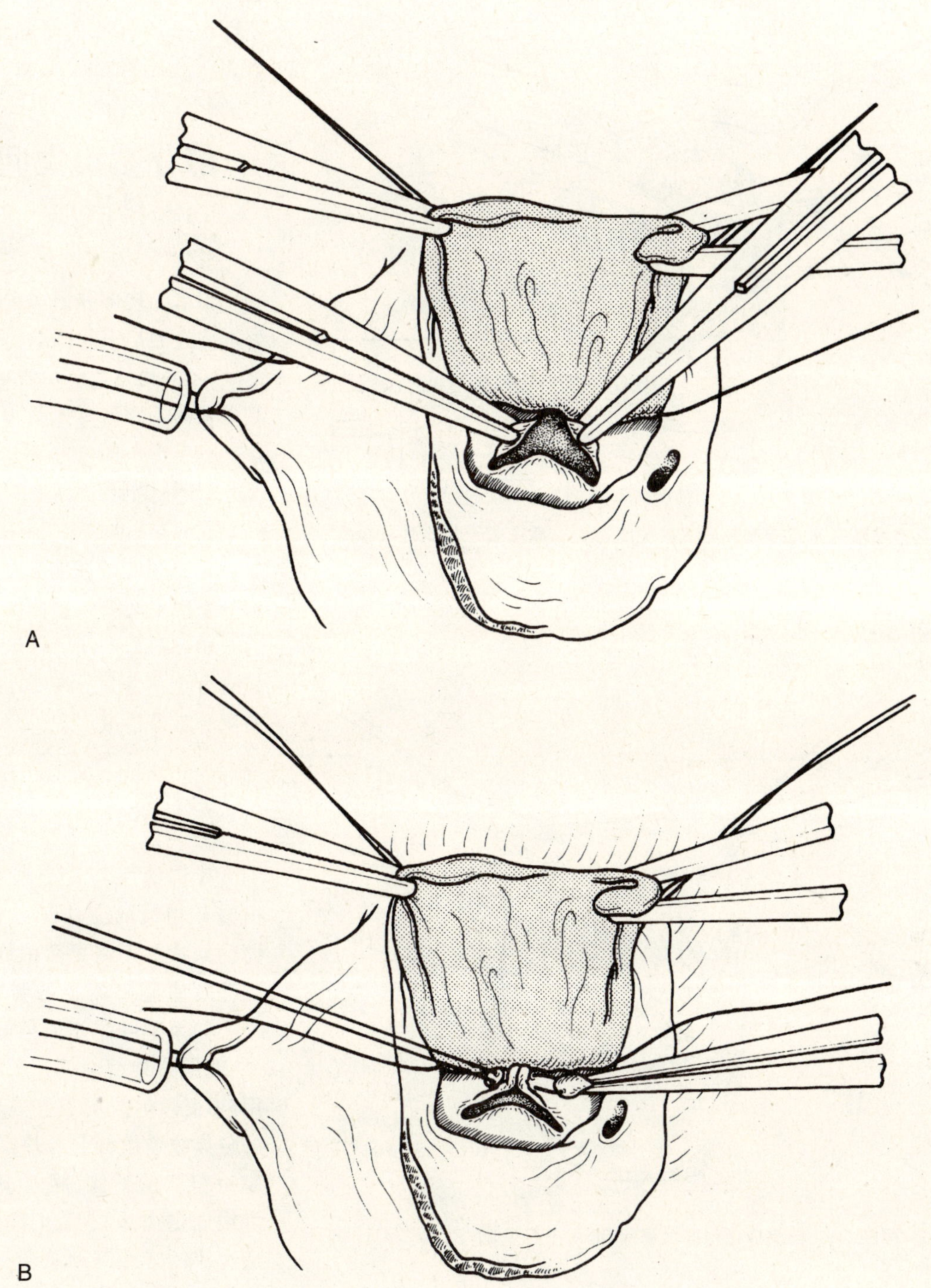

图82.19 (A)显示左房室瓣裂隙。(B)用一至两针8-0聚丙烯线水平褥式缝合,用自体心包垫片加固来关闭左房室瓣的裂隙。

手术中不能关闭这个附属的瓣口，因为它几乎总是由腱索支撑因此有一定功能。如果关闭则会导致左房室瓣狭窄。出于相似的原因,主瓣口对合的区域必须小心关闭，以确保不会产生狭窄。

房室瓣组织缺失

这是一个棘手的问题，并且可以导致患者在手术台上死亡。虽然任何瓣叶都有可能缺失,但是这几乎都是由于骑跨于室间隔上的下桥叶缺失所致。因此,手术方式必须按照瓣叶缺失的程度和类型而定。对比,瓣环成形术特别有助于改善其他瓣叶的中心性对合程度。但要忍受由此导致的某种程度瓣叶狭窄,不到万不得已

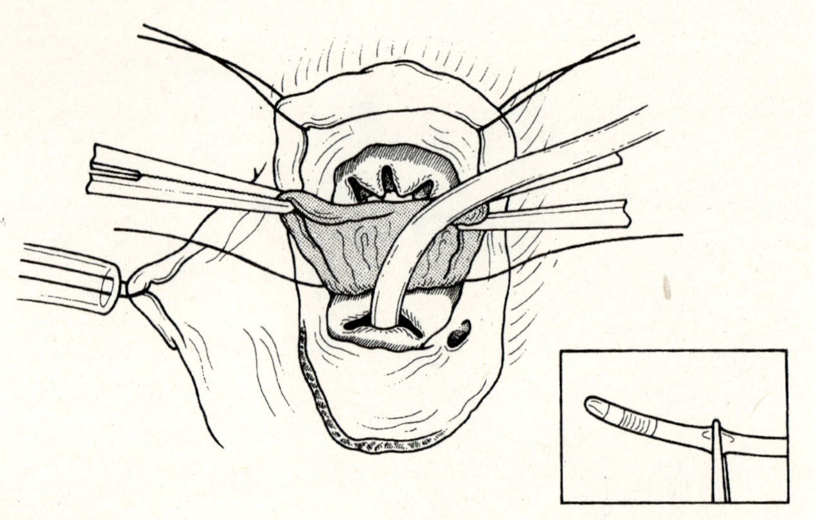

图82.20　通过心室灌注盐水悬浮瓣膜测试其关闭功能。插图表示用来注入盐水使瓣膜漂浮的导管。

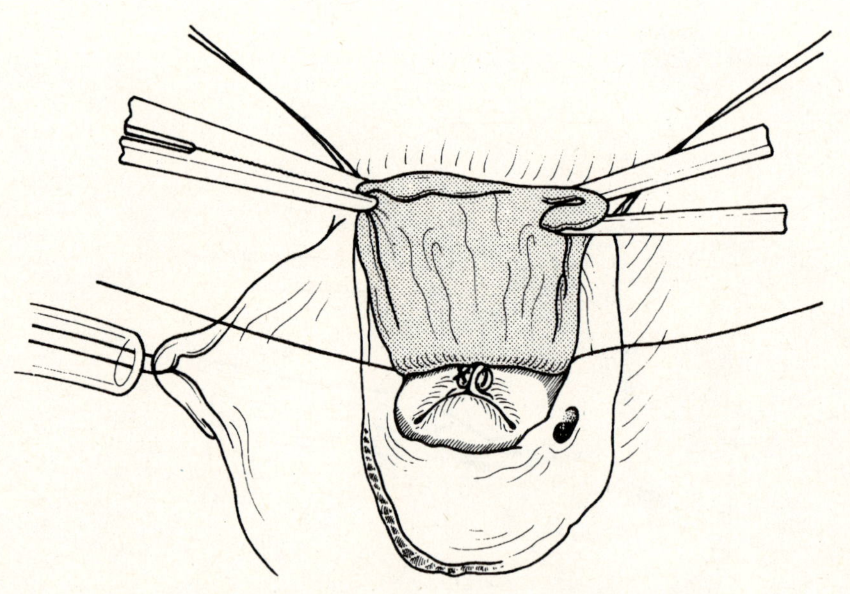

图82.21　瓣膜应该很好地浮起，证明没有反流。

不宜对年龄很小的患者施行瓣膜置换术。

房间隔缺损补片开窗术的作用

在上述所有情况下，关闭房缺时可以开窗。这一技术有一好处，即当心室较小时，可作为一个活瓣装置改善术后血流动力学，而且在这种情况下将使困难的双心室修补成为可能。它同样可使房室瓣和心室有机会随时间生长，纠正一些心室不平衡并改善左房室瓣的功能。

在Gore-Tex补片的中心打一个孔，该补片缝合到房间隔缺损或房间隔切除处的边缘。这不仅可以防止发生在自体心包切开处开孔的增宽，也允许在术后合适的时间通过导管封堵该孔。

部分型房室间隔缺损的外科治疗

手术处理部分型房室间隔缺损与处理完全型房室间隔缺损有很多相似之处，不必再重复。尽管如此，仍然有些重要的差别需要强调。

体外循环

我们倾向于在体温超过32℃下行部分型房室间隔缺损修补术，而且最近开始在37℃条件下行该手术。插管与完全型房室间隔缺损修补相同，并使用心脏停搏液。

修补术

我们使用与完全型房室间隔缺损修补相似的方法和心包补片仔细评估缺损。不需要牵引线，但是必须要注意室间隔嵴上的瓣膜组织的质量。如果瓣叶组织质量好（结实，够厚，能很好地缝合固定），我们有时采用5-0聚丙烯线沿着房室瓣左右瓣叶的分界线连续缝合补片修补。如果瓣膜组织质量不佳(脆弱，薄，缺失，或缝线固定力差)，我们倾向于采用合适大小的缝线间断缝合技术，如水平褥式缝合。如果瓣膜组织特别差，我们取患者左侧部分的自体心包条作为垫片，并将其在室上嵴上沿着瓣膜进行缝合，创建一个很结实的夹层(心包-瓣膜-心包)。在缺损下缘，避开传导束，冠状静脉窦的定位就像完全型房室间隔缺损一样。补片在室间隔嵴缝好后，将补片向前提起，左房室瓣像完全型房室间隔缺损一样进行评估和修复。

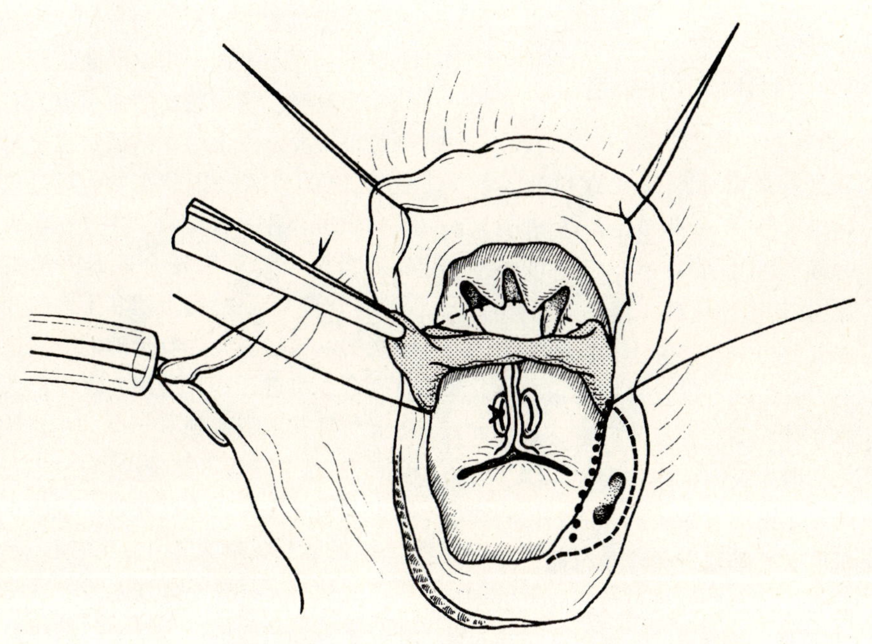

图82.22　房缺的心包补片用5-0聚丙烯线连续缝合到位。冠状窦可以留在左房或右房侧。点线表示冠状窦留在右房侧时的缝线位置。虚线表示冠状窦留在左房侧时的缝线位置。

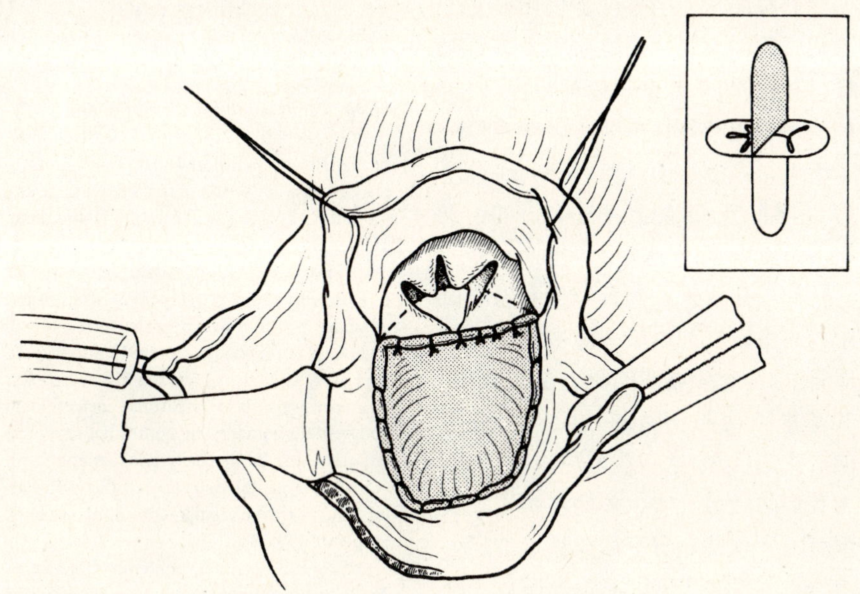

图82.23　将心房补片缝合到位。插图表示心房补片、心室补片、右房室瓣和左房室瓣之间的关系。

手术并发症和术后护理

不断提高的现代外科技术和现代化的监护室已经明显降低了手术死亡率。大部分中心报道手术治疗部分型房室间隔缺损的手术死亡率是1%~3%。如果不伴有严重的左房室瓣反流，那么这一死亡率可降至1%以下。完全型房室间隔缺损的死亡率小于5%，大部分主要中心报道的死亡率小于3%。在几种情况下手术风险的确会增加，包括重度房室瓣关闭不全、一个心室发育不良和有肺血管病变。

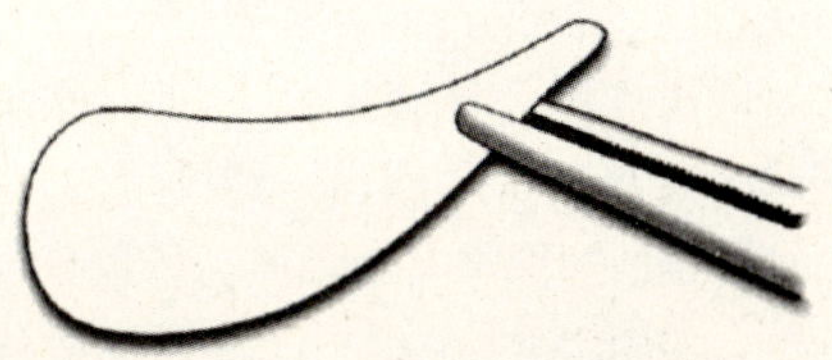

图82.24　考虑到偏移的流出道间隔，在修补房室隔缺损合并法洛四联征时，室间隔缺损补片的形状应为泪滴状，而不是椭圆形。

潜在的术后并发症包括肺动脉高压危象、左房室瓣关闭不全和心脏传导阻滞。严重术前左房室瓣反流的小儿和完全型房室间隔缺损的年长儿，有术后发生肺动脉高压危象的危险。对肺动脉高压的关注促成了一些基本的术后处理原则的建立。对有可能发生术后肺动脉高压问题的小儿，包括年龄在6~9个月(或年纪更大)施行完全型房室间隔缺损修补的小儿，应进行晚期拔管。处理这些小儿时需放置肺动脉和左房压测压管，且术后头48小时要保持镇静。监测肺动脉高压，并使患儿位于当发生肺动脉高压危象时可以适当处理的地方。除采用常规的通气治疗外，我们的一线治疗是吸入一氧化氮(2~20 ppm)。酚苄明是一种长效α肾上腺素能阻滞剂，已经在这些患者中预防性使用。它在体外循环前和复温过程中使用，剂量为1mg/kg。它也可以在术后使用，剂量是每次0.5mg/kg，每8~12小时一次，直到脱离呼吸机。这些患儿仍然保持镇静和监测。如果发生肺动脉高压危象，需要启动恰当治疗。这些治疗措施包括：加强镇静，增加供氧，过度通气使CO_2分压小于25mmHg或小于3.5kPa，静脉应用硝酸甘油或硝普钠、氨茶碱、肌松药、前列环素，吸入NO。如果出现肺动脉高压危象，那么在尝试脱离呼吸机之前，必须要保持24小时稳定。如果没有肺动脉高压危象发生，患儿大约在48小时后脱离呼吸机。部分型房室间隔缺损患儿以及完全型房室间隔缺损的2~4个月大的婴儿，通常没有发生肺动脉高压危象的危险。因此，这些小孩通常在头24小时内更快脱离呼吸机。

术后一定程度的左房室瓣关闭不全约占行房室间隔缺损修补术患者的10%。这些患儿最初接受减轻后负荷的药物治疗。可以在监护室内静脉给予硝酸甘油或硝普钠。长期减轻心脏后负荷可以口服血管紧张素转化酶抑制剂（如卡托普利）或其他口服药物(如哌唑嗪)。少部分左房室瓣关闭不全患者将来需要再次行瓣膜成形术或置换术。如果患者在监护室，那么修复不应该延迟。

房室间隔缺损修补术后第三个潜在并发症是心脏传导阻滞。在术后早期阶段，这种并发症是术中和术后死亡的首要原因。现在这一并发症已经不像以往那样严重了。由于注意了传导系统的解剖，它的发生率比以往更低了；而且当它发生后也可以得到适当的处理。在一些主要的中心，修补房室间隔缺损后永久性心脏传导阻滞的发生率小于1%。大部分术后发生心脏传导阻滞是暂时性的，是由水肿导致的，可在术后几天内消退。当发生永久性心脏传导阻滞时，出院前应安装永久性心脏起搏器。

房室间隔缺损修补术后的长期预后极好。几个系列报道的术后10~20年期长期生存率超过90%。除了因严重左房室瓣反流而需要再次手术修复的病例外，长期免行再次手术的概率也相当高。合并或者不合并唐氏综合征的房室间隔缺损患儿，其近期和远期预后类似。

有争议的问题

有关房室间隔缺损修补的一些问题仍有争议。这些争议包括：在修补的时候使用一个补片还是使用两个补片，补片该选用哪一种类型的材料，在部分型房室间隔缺损中左房室瓣的裂隙是否要关闭，以及修补后冠状静脉窦放在哪一侧心腔。我们更喜欢分开补片，因为我们认为这会使左侧房室瓣的重建更加容易。采用两张补片，我们相信能更好地避免瓣膜扭曲，并且在重建功能完全的瓣膜关闭时可以更加灵活。此外我们认为，如果使用两张补片可以更好地避开传导组织。

我们选择使用Gore-Tex或聚酯(Dacron)补片来关闭室间隔缺损。然而我们倾向于使用自体心包片来关闭房缺。我们也喜欢像之前所描述的那样，使用心包垫片来加固补片。我们相信使用心包片修补房缺可以有效预防术后溶血这一小的风险。否则，通过左房室瓣的反流束会冲击Gore-Tex或Dacron补片，导致这样的溶血问题。

有人建议，在部分型房室间隔缺损中，左房室瓣的瓣膜裂隙不需要完全缝合，因为这一瓣膜实际上是三叶瓣，其基本结构与正常的二尖瓣完全不同。我们认为，这一裂隙应该关闭，因为我们的经验证实，关闭左房室瓣裂隙有助于预防左房室瓣反流。

最后，关于将冠状静脉窦放在补片的左房侧或右房侧有几种选择。只要有可能，我们都会将冠状静脉窦放在正常的解剖位置(右房侧)。将冠状静脉窦放在右房侧可以消除氧合血和非氧合血混合的额外因素。而且，我们认为，将冠状静脉窦放置在右房侧，在大多数情况下，只要仔细注意传导组织的解剖就可以安全地完成。当然，在有左上腔静脉引流到冠状静脉窦时，将冠状窦放置在房间隔的右侧就极其重要了。在不平衡的房室隔缺损伴小的左心室时，将冠状窦的血引流入右侧也很重要。因为房室结通常位于房室结三角的尖端，冠状窦的血流可以导向心房补片的右房侧，并且在绝大多数情况下都可以安全地避开房室结。在一些心脏中，靠近冠状窦底部相当大的欧氏后窦允许有足够的空间进行缝合，可避开传导组织并可安全地将冠状静脉窦引流到右心房。在其他心脏中，这个欧氏后窦较小；在这些心脏中，通常需要将缝线放置在冠状窦口，以保证冠状静脉窦引流到右心。使用这些技术，只要充分注意传导系统和房室结三角的解剖位置，我们相信在绝大多数情况下，冠状静脉窦仍能引流到其右侧的解剖位置上。

推荐读物

Elliott M. Cannulation for Cardiopulmonary Bypass for Repair of Congenital Heart Disease. In RA Jonas, M Elliott (eds), Cardiopulmonary Bypass in Neonates, Infants, and Young Children. Boston: Butterworth–Heinemann, 1994;127.

Jacobs JP, Burke RP, Quintessenza JA, Mavroudis C. Congenital heart surgery nomenclature and database project: Atrioventricular canal defect. Ann Thorac Surg 2000;69(4 Suppl):S36.

Lillehei CW, Cohen M, Warden HE, Varco RL. The direct-vision intra-cardiac correction of congenital anomalies by controlled cross circulation: results of thirty-two patients with ventricular septal defects, tetralogy of Fallot, and atrioventricular communis defects. Surgery 1958;38:11.

MacCartney FJ, Rees PG, Anderson RH, et al. Angiographic appearances of atrioventricular defects with particular reference to distinction of ostium primum atrial septal defect from common atrioventricular orifice. Br Heart J 1979;42:640.

McMullan MH, Wallace RB, Weidman WH, McGoon DC. Surgical treatment of complete atrioventricular canal surgery. J Thorac Cardiovasc Surg 1972;72:905.

Newfeld EA, Sher M, Paul MH, Nikaidoh H. Pulmonary vascular disease in complete atrioventricular canal defect. Am J Cardiol 1977; 39:721.

Pacifico AD, Ricchi A, Bargeron LM, et al. Corrective repair of complete atrioventricular canal defects and major associated cardiac anomalies. Ann Thorac Surg 1988;46:645.

Pacifico AD. Atrioventricular Septal Defects. In Stark J, de Leval M (eds), Surgery for Congenital Heart Defects (2nd ed). Philadelphia: Saunders, 1994;373.

Rastelli GC, Kirklin JW, Titus JL. Anatomic observations on complete form of persistent common atrioventricular canal with special reference to atrioventricular valves. Mayo Clin Proc 1966;41:296.

Rastelli GC, Ongley PA, Kirklin JW, McGoon DC. Surgical repair of the complete form of persistent common atrioventricular canal. J Thorac Cardiovasc Surg 1968;55:299.

Thiene G, Wenink A, Anderson RH, et al. Surgical anatomy and pathology of the conduction tissues in atrioventricular defects. J Thorac Cardiovasc Surg 1981;82:928.

编者评述

T.L.S.

完全型房室间隔缺损修补效果的不断改善使一期修补成为婴儿的首选治疗手段。1岁前肺血管床闭塞性疾病的发生逐步导致实施修补术最佳年龄的前移，而现在这种选择性修补可在任何年龄实施，即使充血性心力衰竭未被控制住亦是如此。对于大多数婴儿最佳手术年龄为2~4个月。我们和作者的观点一样，认为肺动脉环缩对于完全型AVSD没有实际意义。因为环缩将导致右心室肥厚，这将会给完全型修补术时房室瓣的暴露带来不便。而且根据我们的经验，右心室肥厚实际上也会影响心室补片的放置以及共同房室瓣的重建。甚至非常小的婴儿在无需环缩的情况下也能顺利完成完全型修补。不过，有很少一部分患者心室有异常的前桥叶附着，导致左心室流出道狭窄，这部分患儿就适合做肺动脉环缩。不过对这些患者最好还是考虑行功能性单心室修补。

部分型AVSD（原发孔缺损）的修补比较简单，远期效果满意。但是尽管经过合适的一期修补，术后仍有可能发生严重的左房室瓣反流。我们认同应当常规行二尖瓣前瓣叶的闭合以降低晚期房室瓣反流的发生率。尽管我们建议如此，但有部分患者经过合适的闭合后仍然会发生房室瓣反流，以至在后期需要行瓣膜成形术。特别难以处理的亚组患者是原发孔房缺合并左心室相对发育不良的患者，这类患者的一期修补术死亡率高。

我们修补完全型AVSD的技术与本章描述的相似。我们也倾向采纳双补片技术，它能较好地暴露房室瓣并能较好地评价其功能，而且在绝大多数情况下不需要切开共同前桥叶来修补室间隔缺损。如果前桥叶保持完整，瓣膜与补片裂开的机会会降低，并能减少再次手术的风险。此外我们发现，在共同房室瓣下方固定室间隔缺损补片，可允许再用心包片加固瓣叶，以减少裂开的风险。我们通常使用涤纶片修补室间隔缺损，因为涤纶片伸展性好，小的残余缺损常能自然地闭合。我们先在室间隔缺损补片的中点定位，然后轻柔地牵引缝线行连续缝合，缝线的两头分别向前和向后缝合，在房室瓣连接平面完成修补。如果有必要，可以再次修剪涤纶片以求得房室瓣附着在涤纶片上缘的合适平面。心室用生理盐水充盈，使房室瓣膜浮起以评价对合平面，然后直接用聚四氟乙烯缝线缝合。该线不会像聚丙烯线容易切割组织，而且不必应用垫片。有一点非常重要，那就是不要外翻二尖瓣叶裂的边缘，否则会导致二尖瓣前瓣尖的中央型反流。在少数情况下二尖瓣可有附属的瓣孔，可位于前瓣或后瓣，在修补过程中可不予处理。我们修补房间隔缺损时将冠状静脉窦置于补片的右侧，应用此种方法并没有增加传导阻滞的发生率。

我们在部分型或完全型AVSD修补手术完成后，常规对每个患者行经食道超声心动图来评估二尖瓣关闭功能。有中度以上的二尖瓣反流者，则立即施行瓣膜再次修补，这样能减少晚期再次手术的发生率。我们采用这种技术，完全型AVSD修补的手术死亡率为2.9%或更低，再手术率小于10%。

对于大多数行AVSD修补术的患者，我们并没有使用肺动脉压力监测管，因为早期获得手术治疗的病例，其肺动脉高压事件的发生率非常低。

即使存在流出主动脉和跨主动脉弓的顺行血流，有限制性室间隔缺损、偏向右侧的不平衡房室隔缺损的病例可有足够的左心室流入血流适合行双心室修补。这些患者的手术决策非常困难，必须充分考虑到共同房室瓣附着的位置、入心室血流的方式、房室瓣及心室的相对大小。

Elliott和他的同事建议，对于那些左心室相对较小及房室瓣受损的患者可作为活瓣保留房间隔缺损，这样做是有益的。尽管这种方法对于某些病例有效，但还不清楚它是怎样改善血流动力学的。即使所有左房减压的血液从房间隔缺损处进入右心，最终这些血液还是会回到左房。不过也有人认为，保留房间隔缺损这种做法能增大左房容积，这样能缓解肺动脉高压，不过这是以减少体循环血流和增加肺循环血流为代价的。我们认为，如果需要保留房间隔缺损预防严重的左房高压，这样会使左心的结构太小，而不能施行双心室修补。

随着一氧化氮的应用，房室隔缺损修补术后肺动脉高压事件已很少是并发症和死亡的原因。同时也明显改善了手术效果。目前术后生存率可达98%。

根据我们的经验，房室隔缺损修补术后的再手术指征通常是二尖瓣反流。只有极少数患者是因为补片缝线裂开而再手术的。但是，房室瓣修补术后的远期耐久性仍是术后晚期并发症的主要决定因素。在许多病例中，二次手术可进行瓣膜修补，可以对二尖瓣前瓣裂隙施行更加完全的缝闭，也可以做额外的瓣环成形缝合术。瓣膜置换术在房室隔缺损修补术后的应用非常罕见。

（罗凡砚 译 罗万俊 校）

第83章

共同动脉干

Thomas L. Spray

共同动脉干是一种少见的先天性心脏畸形,心脏只发出一根动脉干,冠状动脉和头部分支血管均起源于此。这种畸形通常伴有室间隔缺损和一个大的半月瓣。通常半月瓣包含多达4片独立的瓣叶,婴儿期这些瓣叶可能就有形态学的异常。在多于4片瓣叶的情况下,可能会将残余肺动脉瓣误认为是动脉干的瓣膜。很少有共同动脉干没有室间隔缺损的报道,但通常室间隔漏斗部上部会缺损。因此,室间隔缺损虽与法洛四联症相似,但没有分隔肺动脉瓣和主动脉瓣的室间隔漏斗部的上缘。这一特点可以用来将共同动脉干与伴有室间隔缺损的肺动脉闭锁区别开来。在胚胎学上,共同动脉干的发展通常与主-肺动脉间隔的发育不全伴肺动脉下漏斗部的缺失和部分性或完全性肺动脉瓣组织的缺失有关。这些畸形与神经嵴的异常有关,因为神经嵴也会发育为胸腺和甲状旁腺,因此DiGeorge综合征通常与共同动脉干相关。

主动脉第4和第6弓的发育在共同动脉干中存在变化,以致患有主动脉弓发育不良或离断的婴儿有大的动脉导管连接于动脉干和降主动脉,而在主动脉弓完全发育的婴儿中通常没有动脉导管。

共同动脉干的最初分类方法的焦点为肺动脉的起源。Collett和Edwards分类方案是按照主肺动脉干的形式和从动脉干发出的肺动脉分支来定义的。然而从手术角度出发,肺动脉起源处的变异通常在各种类型中有很大的相似之处,按这种分类方法并没有Van Praagh分类法实用。Van Praagh分类系统见表83.1。Van Praagh分类方法的优点是包括了主动脉弓的变异。在这些变异中,会出现主动脉弓离断或不发育,或出现一支肺动脉起自动脉干,而另一支肺动脉起自于动脉导管。按照这一分类方法可以很好确定手术上重要的差异。如右肺动脉起自升主动脉,而左肺动脉起自右心室,一些作者将其称为“半型动脉干”。这种畸形通常不存在室间隔缺损。我们认为,这不是动脉干的变异,且最好定义为主动脉起始于右肺动脉。这一描述将这一畸形与Van Praagh 3A型动脉干区分开来。动脉干的瓣膜通常骑跨在室间隔之上,左心室和右心室维持平衡。尽管如此,在一些病例中,动脉干的瓣膜骑跨在右心室。在修复室间隔缺损时,可能造成左心室至动脉干瓣膜血流的受限。

在共同动脉干中,冠状动脉的异常通常是左冠状动脉起源于肺动脉起源点附近的动脉干,并且异常的冠状动脉前降支从右冠状动脉发出,跨过右心室为室间隔前部供血。

共同动脉干的病理生理

共同动脉干畸形在没有主动脉弓离断或严重发育不良时,体循环血与肺静脉血完全混合伴肺循环超负荷。随着新生儿早期肺血管阻力的下降,从动脉干中流出的肺动脉血流有不受限制的倾向,可以导致严重的充血性心力衰竭。由于血流在心房和心室水平完全混合,可能会出现轻度的紫绀。升主动脉与半月瓣膜水平以上的肺动脉间的巨大连接,导致在收缩期和舒张期肺动脉血流增加。有理由相信,这种情况会导致共同动脉干的患儿早期即可发展为肺血管梗阻性疾病,未经治疗的死亡率会很高。出生时有共同动脉干和非限制性肺血流的患儿,由于充血性心力衰竭所致的出生后第一个月的死亡率高达50%,通常在6个月内肺血管梗阻性疾病会发展到严重的程度。其他的共同动脉干的生理结果与是否有动脉干瓣膜的狭窄和关闭不全有关。虽然严重的动脉干瓣膜狭窄很少见,但动脉干瓣膜关闭不全占了很大的比例。严重的动脉干瓣膜关闭不全的出现,不仅使手术修复变得复杂,也可能会对修复后的并发症和死亡率有很大的影响。

表83.1 共同动脉干 Van Praagh 分类法

1. 形成部分主－肺动脉间隔(主肺动脉段存在)
2. 无主－肺动脉间隔(无主肺动脉段)
3. 从动脉干发出的一支肺动脉分支缺如(一根肺动脉起源于动脉导管或主动脉)
4. 主动脉弓发育不全或离断,伴有大的动脉导管未闭
A 型:有室间隔缺损
B 型:无室间隔缺损

共同动脉干伴主动脉弓离断导致出生早期心血管系统不稳定，用前列腺素E_1维持动脉导管开放是至关重要的。这可以为远端肢体提供灌注,但可伴随进行性肺循环负荷过重。这与左心室发育不良综合征的情况类似。

诊断和手术指征

超声心动图可以准确诊断共同动脉干。心导管只在患者出生后晚期出现肺血管阻力升高时使用。一些患儿可能存在严重的肺动脉狭窄，可以在早期控制充血性心力衰竭。用心导管诊断梗阻的程度和水平可能是有益的。此外,有时可能需要心导管更准确诊断冠状动脉的异常和共同动脉干瓣膜异常的严重程度。

我们通常将共同动脉干作为相对急症手术的指征。因为患儿的血流动力学可能很不稳定并且肺血流没有限制，此外我们还发现患儿在等待手术治疗期间病情迅速恶化，因此我们倾向于在确诊后适时修复共同动脉干。这一策略显示出在新生儿期修复共同动脉干的明显优势。纵观一系列共同动脉干修复手术,反映出一个趋势,即早期干预。Behrendt及其同事于1962年首次修复共同动脉干。1967年McGoon首先采用异体带瓣膜管道移植治疗共同动脉干，后来由Mayo医院的Rastelli进行了改进。然而,由于肺血管阻塞性改变的发展，早年修复的效果非常差。这些早期修复的大多数病例在出生后6个月时进行手术,此时肺血管阻力已经明显增高。1984年Ebert报道了100例婴儿病例，他们在6个月的时候接受了共同动脉干的完全修复手术,死亡率为11%。这一里程碑式的结果强调了一点，即这种畸形的患儿接受早期干预可以改善预后。以我们的经验，共同动脉干的修复效果已经随着手术技术的进步而逐步改善，在没有合并瓣膜病变的新生儿修补术中，手术存活率大于95%。共同动脉干的远期效果令人满意。尽管需要再次手术替换右心室流出道导管，但是晚期死亡率是很低的。

手术技术

共同动脉干的修复

通过胸骨正中切口暴露心脏。需要确认胸腺组织，因为很多患儿有痴呆相关的DiGeorge综合征。能清楚地看到胸腺组织可能对后期治疗和预后有重要意义。悬吊心包，并检查大血管。如果患者肺循环负荷过重且伴有充血性心力衰竭，建议用束带适当环缩肺动脉以限制肺血流。此举有时可在解剖分离主动脉弓血管时稳定患者的情况。

手术可以在体外循环或者停循环下进行。通常我们两种方式都采用,对于单纯的永存动脉干,大多数患者在停循环时间小于40分钟行根治性手术。游离左、右肺动脉并环绕阻断带,同时检查肺动脉起始部。另外,在剪开心包后,明确前降支冠状动脉的位置,确认其没有横跨右心室前壁需要做心室切口的部位是很重要的。全身肝素化,尽可能靠近升主动脉远端插管，这点尤其重要。因为肺动脉的起始部可能从相对远端的动脉干上发出，如果插管靠近端，在肺动脉分离处与主动脉插管之间可能几乎没有空间放置主动脉阻断钳。在持续的体外循环时,可选择上、下腔静脉分别插管，如停循环可只插右心房管。如果考虑到主动脉后方对肺动脉的交汇处进行分离时太接近放置的主动脉阻断钳，可以将头臂血管套带停循环,切断肺动脉分支后,在进行动脉干后方重建时阻断钳尽量靠近主动脉弓的末端。婴儿选择体外循环手术,如图83.1所示,将左、右肺动脉缩紧,从而防止降温时肺动脉过度灌注。停循环时温度降至18℃,体外循环时则降至34℃~37℃。如果存在动脉干瓣膜关闭不全，降温时左心引流是十分重要的，可以通过右上肺静脉置左心引流管,穿过二尖瓣到达心室腔。如果瓣膜严重的关闭不全,在降温过程中,可以通过压迫心脏以排空心室。

阻断主动脉，经动脉干根部灌注心脏停搏液，临时阻断肺动脉从而迫使停搏液进入冠状动脉。也可以选择逆行灌注停搏液或者切开动脉干,经冠状动脉直接插管灌注。灌注结束后,松开肺动脉的阻断带，在肺动脉分叉的起始处的前部做一切口。通过这个切口可以仔细检查动脉干的瓣膜以及左冠状动脉的起始段。左冠状动脉的开口位置较高，可以超过动脉干的窦部,与肺动脉分叉的起始部相关联。一旦冠状动脉的位置被证实，就可以从动脉干的后方切断肺动脉的分叉。可以用同种肺动脉组织补片修补主动脉。应用直接缝合的方式对动脉干的缺损进行闭合还是可以使用的。但是我们认为用补片修补可以减轻吻合处的张力，从而可以减少主动脉后方出血的风险。这一点在右心室重建后是十分重要的，因为在修补结束后再暴露主动脉后方是十分困难的，而且这个区域的缝合处出血是十分危险的，因为左冠状动脉的起始部可能会很靠近肺动脉分叉的附近。虽然可以应用心包补片，但是我们还是多选择同种肺动脉或者主动脉来源的组织进行右心室流出道的重建。因为这些组织可以使缝合处很好地止血，同时相对于未经处理的心包片来说，这些组织更易于缝合和操作。

修补动脉干后，分离肺动脉分叉，并将其移向左侧进行重建。再次经主动脉根部灌注心脏停搏液，并检查动脉干的补片处是否严密，如果需要的话可以补加缝合。接下来在右心室做一切口，注意避免伤及冠状动脉的圆锥支。这个切口应位于动脉干瓣膜的基底部，应注意切口不要过分向上而伤及动脉干瓣膜的瓣环。如果切口过高，此处漏斗部间隔的缺损可能导致动脉干的瓣膜的损伤。切口的方向应使用于右心室流出道重建的管道直接朝向肺动脉分叉。如图83.2所示，可以通过右心室的切口显露室间隔缺损，运用涤纶补片对缺损进行修补。其他注意事项是对漏斗部的缺损，补片应更具卵圆形而且补片应缝合在右心室切口的心外膜缘，从而避免补片对动脉干瓣膜的干扰(图83.3)。大部分病例在三尖瓣隔瓣和室间隔缺损边缘之间存在一个肌性连接，多数患者在此处进行缝合可以避免损伤传导系统。少数患者没有这个肌肉组织，修补室间隔缺损时在三尖瓣隔瓣基部处缝合可避免损伤传导系统。

修补室间隔缺损后，用带瓣的同种肺动脉或主动脉重建右心室流出道。对于婴儿在更换带瓣管道之前有必要留下最大的生长空间。我们选择尽可能大的可以适应新生儿胸腔的带瓣肺动脉进行重建。其管道通常为14~18mm，这个尺寸明显大于正常婴儿肺动脉瓣的大小。在首次更换带瓣管道之前，可以允许3~4年甚至更长时间的生长发育。

有时，相对于同种带瓣肺动脉来说，带瓣的主动脉是个更好的选择，因为带瓣主动脉具有升主动脉的天

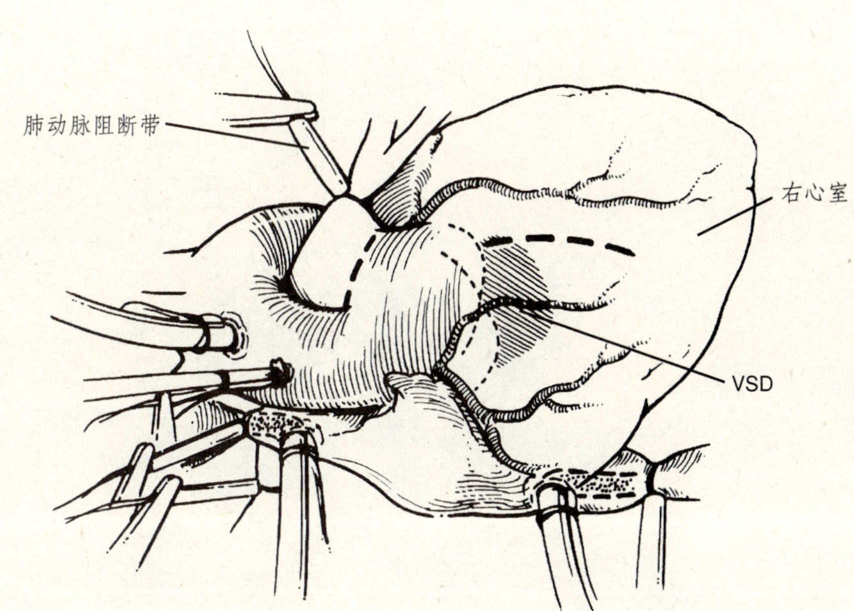

图83.1　简单型共同动脉干的修复。婴儿用双腔静脉插管或右心房单腔插管(如果需停循环)建立体外循环。尽可能在远端进行主动脉插管，主动脉阻断钳靠近主动脉插管，以利于分离从动脉干血管发出的肺动脉。在左右肺动脉处放置套带，以防止在复温时肺循环过重，并允许心脏停搏液灌注到心肌。心脏停搏后，松开肺动脉套带，从共同动脉干的后面切下肺动脉分叉。注意避开位于后面的左冠状动脉。左冠状动脉起源可以非常靠近肺动脉分叉。在右心室做切口，注意避开心表面主要的冠状动脉分支和共同动脉瓣膜的基底。(VSD：室间隔缺损)

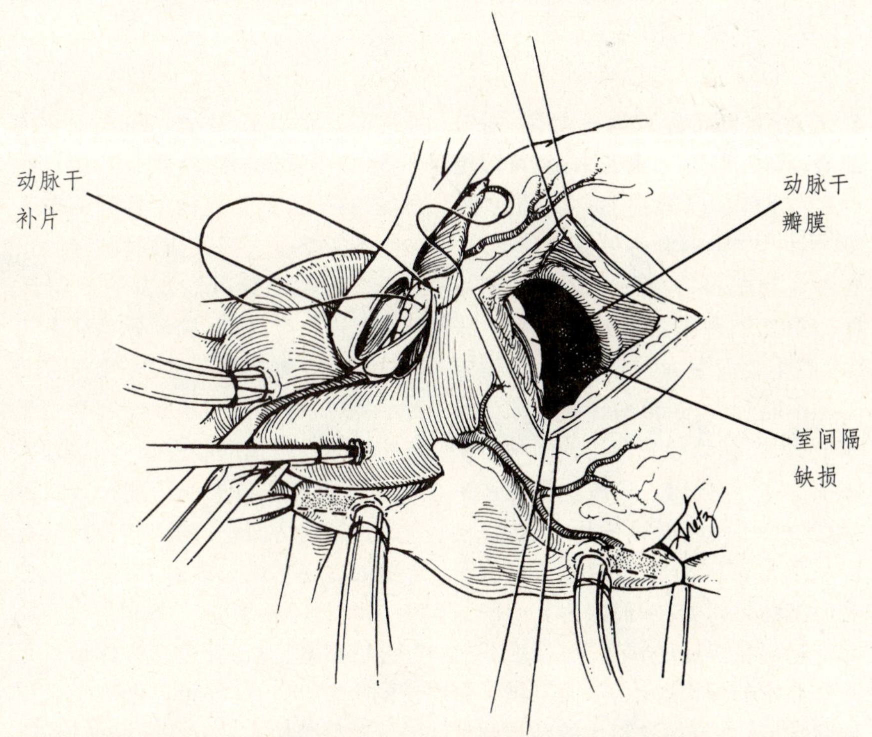

图83.2　因肺动脉分叉切除后留下的缺损用同种肺动脉或心包精细修补，避免漏血。再次从主动脉根部灌注心脏停搏液以检查动脉干上的补片处是否严密，因为此处如在修补完毕后显露非常困难。室间隔缺损通过右心室切口显露。通常室间隔缺损上缘没有肌肉边缘，因此室间隔缺损补片缝到心室切口上方的心外膜部位。

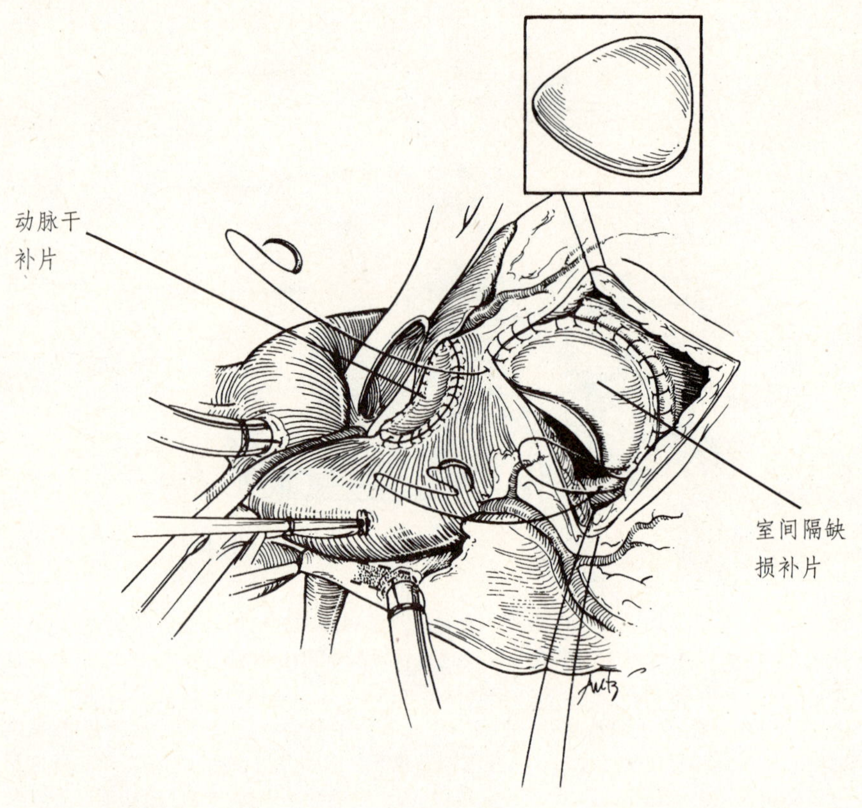

图83.3　室间隔缺损用卵圆形的Dacron补片修补(插图),补片应缝合在右心室切口的上缘。通常在三尖瓣隔瓣和室间隔缺损边缘之间存在一个肌性边缘,在此处进行连续缝合可以避免损伤传导系统。如果没有这个肌肉缘,修补室间隔缺损时在三尖瓣隔瓣基部处缝合可避免损伤传导系统。

然弧形,使其可以放置于左侧,对于那些动脉干较粗的患儿来说,可以围绕在大的动脉干根部。可以将同种带瓣导管的二尖瓣叶修剪成三角形片,在右心室切口形成一个平滑的起始部。虽然同种带瓣肺动脉具有扩张性、钙化轻而偏向首选,但是带瓣肺动脉不能过大。虽然对于将来的生长来说,大的肺动脉是合适的同种组织来源的材料,同时可以减少早期再手术的机会,但当管道的尺寸过大时,巨大的带瓣肺动脉的容量就相当于右心室的每搏量,从而限制了心脏的前向输出量。这种情况下,管道就像是右心室的瘤而膨出,从而限制了右心室功能。为容纳这种大的带瓣肺动脉,就必须在肺动脉分叉做一切口。右肺动脉切口只需至起始部,而左肺动脉则需要切开较多,从而使得带瓣管道可以靠左侧。接着用单线连续缝合,将带瓣管道与肺动脉分叉切口吻合(图83.4)。只要允许的话我们对大多数患者都会选择带瓣同种肺动脉,因为带瓣主动脉可能发生钙化导致早期管道狭窄。同种肺动脉似乎不太容易钙化并维持其柔韧性。如图83.5所示,然后将同种肺动脉吻合到用于修补室间隔缺损的心室切口上缘。大约1/3的心室切口周径用这种方式缝合。在某些情况下,同种肺动脉会有合适的右心室肌肉附着,以致可以修整。在缝合平面留有一条非常小的肌肉边给心室,但在管道前方保留了足够数量的肌肉,这样可以做到完全重建而无需增加补片。在这种情况下,缝合线继续沿着心室切口缝合直至完成重建。必须仔细适当放置同种移植物,避免导管在右心室的起始部被压。同时,移植血管的长度不能过长,过长会导致自体血管后壁的扭曲和右心室流出道的梗阻。

通常对于新生儿和婴儿,在瓣膜交界附着处水平的正上方离断同种肺动脉,使得有足够的长度可以在完成重建后防止扭曲。如果没有充足的右心室肌肉可以将同种肺血管直接吻合到右心室,可用一块三角形的PTFE材料加宽同种肺血管的起始部,以防止它的起始部被压,如图83.5所示。尽管心包可以用来作为这一三角形补片,但如果自体肺动脉远端或者吻合口有狭窄,未经处理的心包补片可能形成瘤样扩张。

动脉干修复完成后,通过心房荷包缝线或直接的心房切口检查房间隔。大部分患者存在继发孔型房间隔

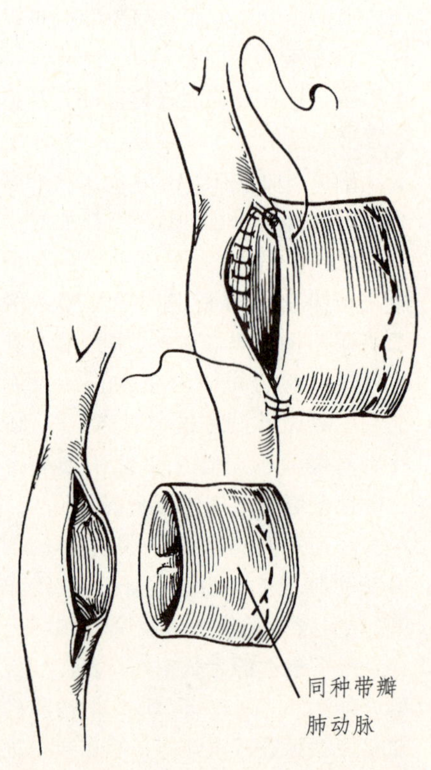

图83.4　用同种肺动脉重建肺动脉。为避免肺动脉膨胀时的扭曲,在肺动脉瓣交界连接处远端裁剪2~3mm。必要时,切口可分别向右肺动脉起始部和左肺动脉延长,主要向左肺动脉延长,直接使用12~18mm的同种肺动脉以提供大小合适的吻合和与肺动脉分叉的匹配。然后,用单股丝线连续缝合将同种肺动脉与肺动脉分叉吻合。

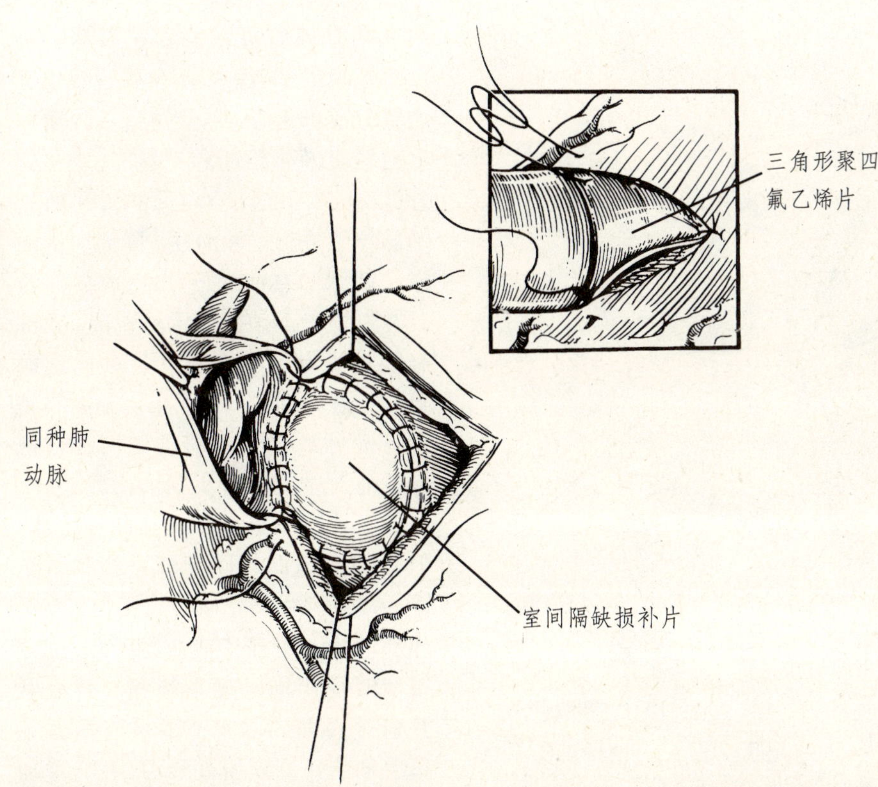

图83.5 大约1/3周径的同种肺动脉近端缝合到心室切口的上方。如文中所述，如果同种肺动脉有足够的肌肉，它可以直接缝到下方的右心室流出道。如果没有足够的肌肉组织，右心室流出道用一块三角形的PTFE材料加宽，如插图所示，同种肺动脉在右心室流出道有一个平滑的起始部，以避免受压迫。

缺损，可以将其部分闭合(图83.6)。如果手术后早期出现右心室功能障碍，可以允许心房水平右向左分流。如果卵圆孔未闭而无明显的缺损，可让其保持开放，以利于右心房减压。

修复完成后复温，脱离体外循环。最近我们对一些患儿采用改良超滤来减轻心肌水肿，以改善手术后早期血流动力学。用较大的同种肺动脉来重建右心室流出道，偶尔移植的血管可能会在关闭胸骨切口时受压，在这种情况下，可广泛打开左侧胸膜腔，向前或者向后到达膈神经，以允许移植血管旋转放入胸膜腔，使胸腔在没有压迫血管的情况下关闭。

共同动脉干修复的替代方法

修复共同动脉干的一些变化已经被描述，主要是避免右心室至肺动脉异体带瓣血管的使用，但这最终将使大部分患儿需要置换管道。因为共同动脉干修复后早期并发症和死亡率常与肺动脉高压危象和右心室功能不全有关，在这种情况下瓣膜的缺失会加重血流动力学的不稳定，因此，我们在大部分婴儿中使用异体导管重建右心室流出道。右心室流出道有一个功能良好的瓣膜，似乎使这些患者早期血流动力学不稳定的发生率降至最低，而且并发症和死亡率较低。

为了提供全面的信息，我们在此描述一些替代性修复技术。第一种技术是在半月瓣的上方、共同动脉干的肺动脉侧做切口(图83.7)。通过此切口术者可以用一块自体心包或异体血管材料，从动脉干内补片闭合肺动脉的起源处。应小心避免影响左冠状动脉开口并保证从动脉干瓣口到升主动脉的血流没有梗阻。该技术的一个优点是用这种缝合方法没有外出血，而切下肺动脉分叉再补片修补后的出血会有些麻烦。然而，一个潜在的缺点是这种缝合的任何一处裂开均将导致严重的左向右分流。采用该技术修复时做右心室切口，关闭室间隔缺损。充分游离肺动脉分叉，肺动脉可以移至升主动脉前，也可以直接吻合到右心室切口的上缘。如果因升主动脉压迫，肺动脉分叉不能直接吻

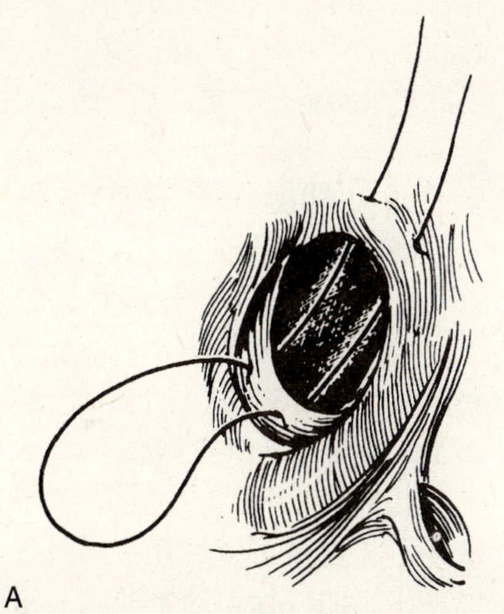

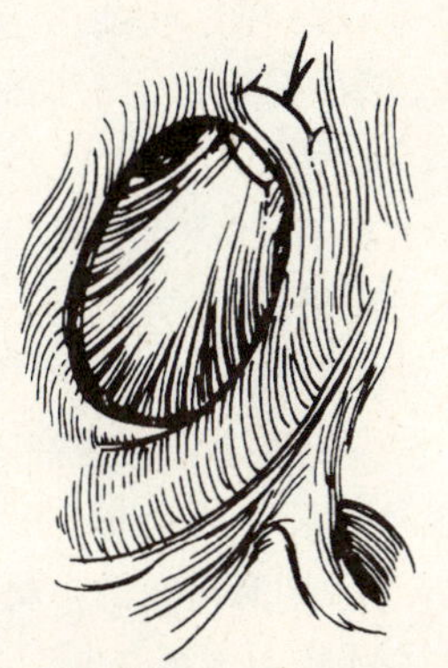

图83.6 如果存在继发孔房间隔缺损(A)，则进行部分关闭(B)；如果手术后出现心室功能障碍可以在心房水平产生右向左分流。

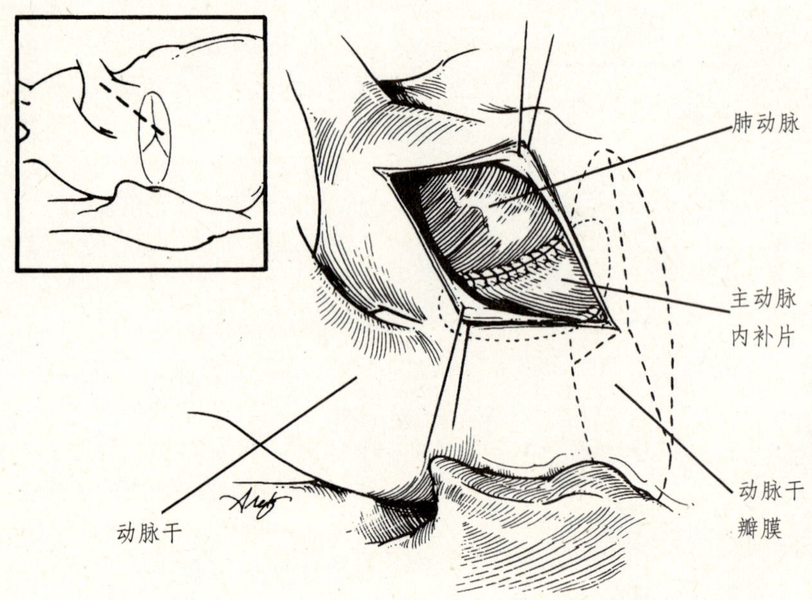

图83.7　动脉干的修复可不必从动脉干上切下肺动脉分叉，而是在共干前方做朝向肺动脉分叉的切口(**插图**)。用同种肺动脉片或自体心包片从动脉干内补片闭合肺动脉的起源处。必须注意避免缝到左冠状动脉的起源处以及动脉干瓣膜流出道的梗阻。再者,需要精细的缝合技术以防止补片漏血导致修复后的左向右分流。此外,补片不能太大,因为它可能会突入主肺动脉导致右心室流出道梗阻。然后用管道或替代的技术重建肺动脉流出道。

合到右心室切口上,或者异常的冠状动脉前降支横跨流出道,可能需要用自体组织重建右心室流出道后壁,例如左心耳。图83.8显示左心房耳被切开,制作成心耳组织片。然后把这个组织片放到流出道的后方,分别将其与右心室切口上缘和肺动脉分叉切口缝合。左心耳的基底部采用锁边缝合,这样在右心室与肺动脉之间形成一个具有潜在生长能力的自体组织连接。然后在流出道前面放置同种心包片或同种肺血管材料加宽流出道。该手术在右心室与肺动脉之间没有瓣膜的连接。

另一种替代技术是使用带单瓣的右心室流出道重建，这在手术后血流动力学不稳定的早期有潜在性的优势。并且后期有潜在的生长能力,可以减少术后晚期需要导管重建的机会。在这一技术中(图83.9),用自体心包制成单一瓣膜，然后将其缝合到用于重建右心室流出道的同种肺血管或自体心包或PTFE材料上。心包单瓣膜要做得足够大,使它可以紧靠右心室(图83.10)。流出道后壁的重建按图83.8方式做。而其前方的重建用这种单瓣的补片完成。单瓣膜可能在数个月内有满意的作用，可能降低后期更换管道的概率，但是术后早期至少有一点肺动脉瓣关闭不全是难以避免的。

共同动脉干合并主动脉弓离断的修复

当共同动脉干伴有主动脉弓离断时，手术在深低温停循环下进行。由于这些婴儿的情况不稳定,手术通常在出生后第一周内进行。游离和环缩肺动脉以防止肺循环在转流中过度灌注，然后行动脉干和右心房插管。由于头臂血管和经动脉导管的主动脉远端的灌注将由单根插管完成，因此动脉插管可以放置在靠动脉干血管近端的部位。阻断带放置在头臂血管分支的起始部。当左、右肺动脉上放置阻断带阻断肺动脉后,建立体外循环,鼻咽温度降至18℃,并通过动脉导管进行远端灌注。降温时游离降主动脉和左锁骨下动脉,必要时可以在左锁骨下动脉放置阻断带。在部分病例中存在有右锁骨下动脉起源异常。在此情况下,可能须分离右锁骨下动脉以得到足够的游离进行修复，像对主动脉弓离断的修复一样。尽管数种技术可用于主动脉弓重建,但我们更偏向用同种肺血管材料重建主动脉弓以防止吻合口张力。停循环和灌注心脏停搏液后(灌注心脏停搏液时应阻断动脉导管和头臂血管并通过共同动脉干上的插管灌注),移去插管。阻断主动脉弓,在升主动脉超过肺动脉起源的侧面做切口,并向下延伸，跨过肺动脉分叉（图83.11)。切除导管组织并在肺动脉端结扎。从共同动脉干切除肺动脉分叉,充分游离肺动脉。从降主动脉上切除导管组织,切口向上达左锁骨下动脉的起始部。 然后将左颈总动脉起始部与左锁骨下动脉起始部作侧-侧吻合,以提供主动脉弓上部具有生长能力的自体组织(图83.12)。我们用可吸收线做吻合以促进生长。然后用常用的方法做心室切开并关闭室间隔缺损,用同种肺血管补片重建主动脉弓,以保证血流通过主动脉弓时无梗阻并减少吻合口张力、出血及远端缩窄的风险(图83.13)。然后按照单纯的共同动脉干手术一样重建肺动脉。

用动脉干瓣膜成形或置换术修复共同动脉干

有严重的共同动脉干瓣膜狭窄和关闭不全的新生儿,在新生儿期修复有更高的风险。幸运的是,严重的动脉干瓣膜狭窄很少见,对极为严重

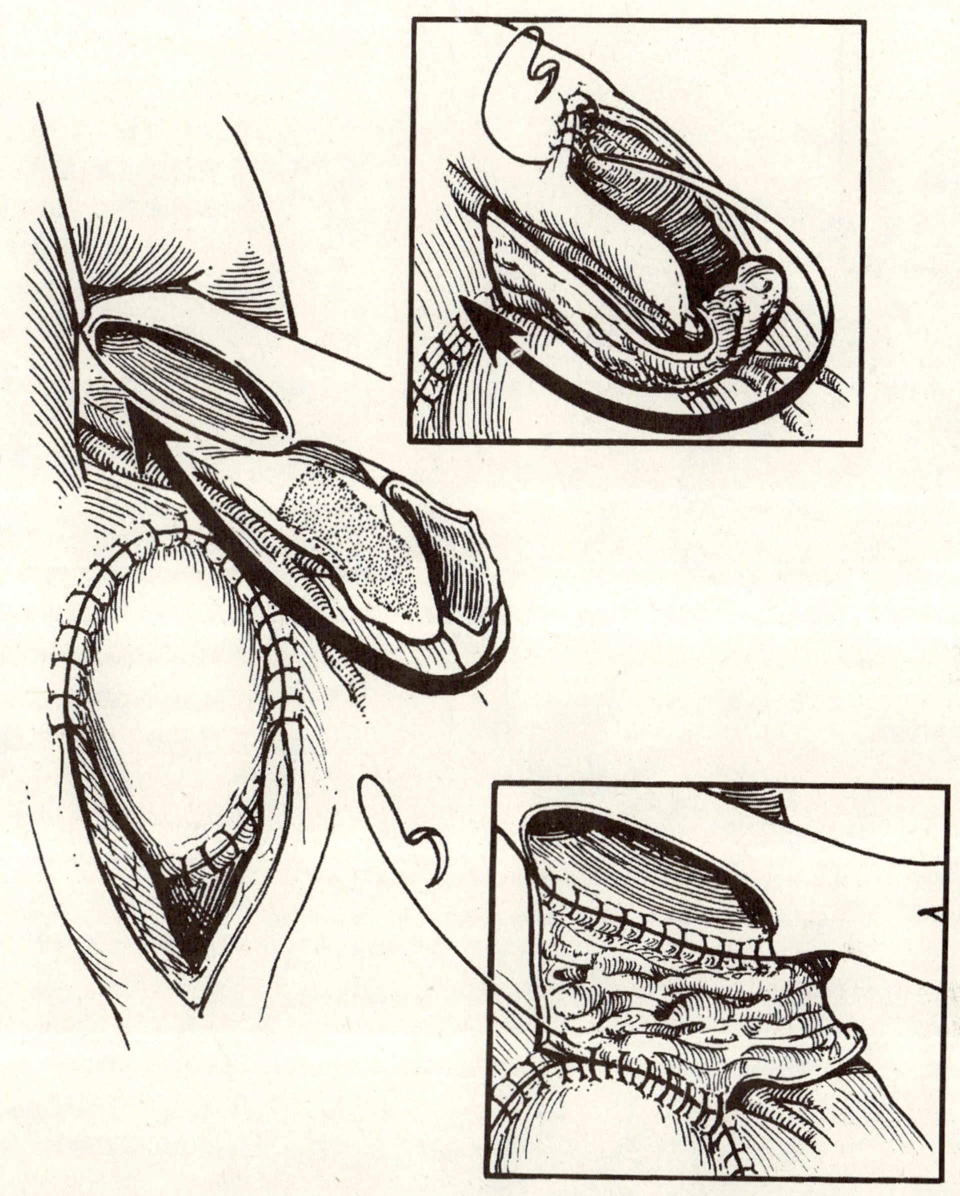

图83.8　在流出道重建时不采用同种肺血管移植的情况下，可以使用自体组织。在这种替代的技术中，切开左心房耳的基底部，将心房片吻合到上面的肺动脉分叉和下方的心室切口上，将肺动脉分叉和右心室切口连接。然后缝合左心耳基底部。如果采用这种技术，必须切开心耳来创造一段长的桥接组织。也有人建议不打开心房耳，但是以我们的经验，这样做较大的张力会出现在心耳上，随着心脏的膨胀和心房的收缩，桥接组织可能压迫左冠状动脉并造成心肌缺血。然后，应用后壁自体材料和前壁的心包或同种移植材料完成右心室流出道的重建。

的动脉干瓣膜狭窄，必须在首次手术中置换瓣膜。通常，消除这些患者中所见的大量左向右分流会降低通过动脉瓣膜的血流，而且，术前看起来严重的瓣膜狭窄在室间隔缺损关闭和动脉干修复完成后是可以接受的。因此，共同动脉干需行一期瓣膜置换术应该是极为罕见的。

一种更常见的情况是存在有严重动脉干瓣膜关闭不全伴未经修复的共同动脉干、有或没有主动脉弓离断。在过去的几年中，不断有报道共同动脉干瓣膜反流在首次动脉干修复或第二次手术时做瓣膜成形。在动脉干瓣膜为四叶型且有单瓣叶明显脱垂或异常的患者中，切除瓣叶和重建三叶动脉瓣膜可明显改善动脉干瓣膜关闭不全。术中分离动脉干根部后，在邻近拟切除的瓣膜交界的主动脉壁上做一切口，切口斜行跨过瓣环。第二个切口位于同一瓣膜更靠前的交界处，将瓣叶连同一部分动脉壁一起切除。首次修复缺损即可形成三瓣叶瓣膜，其可能有轻度中心性关闭

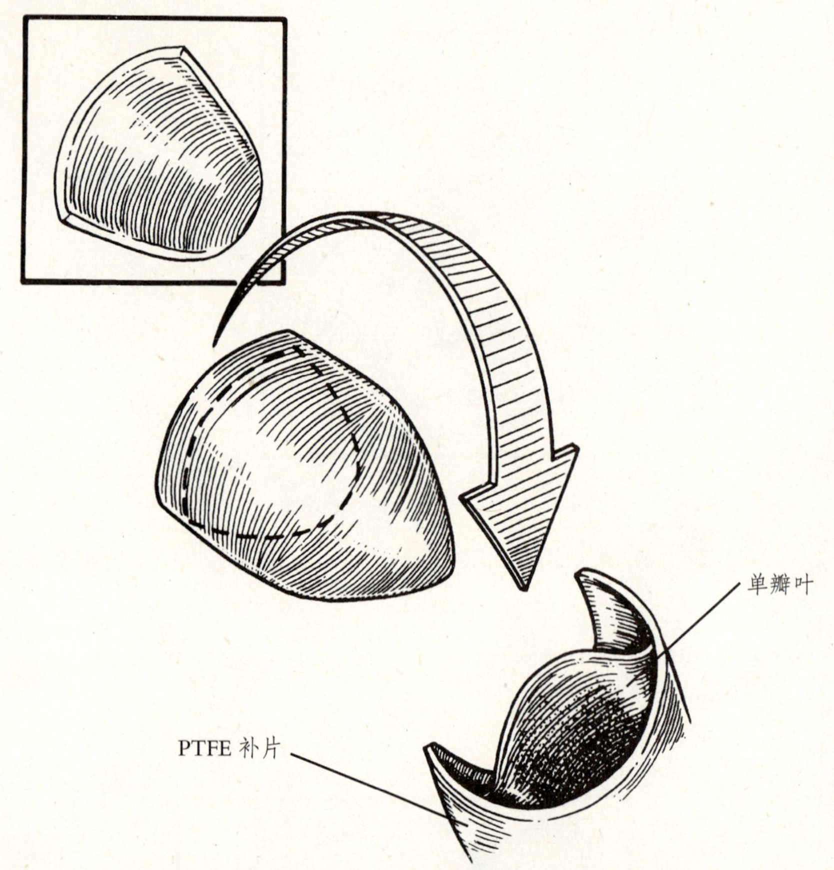

图83.9 用带单瓣的PTFE或同种移植材料重建右心室流出道，这可以在术后早期提供暂时性的肺动脉瓣功能。我们选择一块大的的自体心包瓣，根据流出道的大小将它缝到PTFE补片的内面，然后用已经安好了单瓣的PTFE进行右心室重建。另一种技术是将能接触到室间隔的心包片缝合到右心室切口上，然后将一块PTFE补片缝合覆盖在该区域。

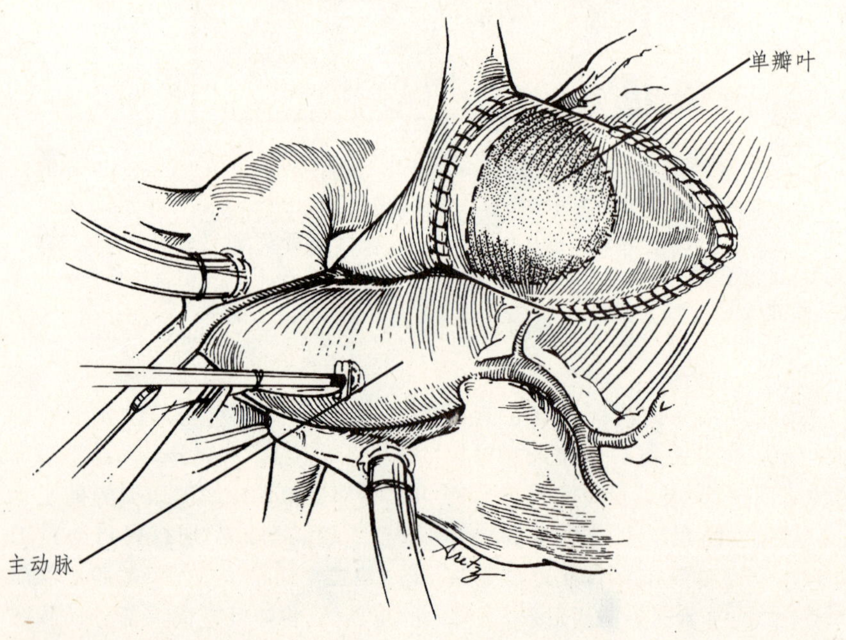

图83.10 用单瓣重建后，用心包补片关闭心室切口的上缘或右心室流出道自体重建的基底部，可以限制肺动脉关闭不全。

不全但瓣窦上的力量分布更加正常，有助于瓣膜的中心关闭（图83.14A，B，C）。在其他情况下，如果动脉干瓣叶没有明显异常，或者在交界区有一明显的反流区，缝合相邻瓣叶的交界可使动脉干关闭不全得到明显改善。尽管如此，在大多数病例中，瓣膜交界的首次缝合并不能消除动脉干瓣膜反流，因为动脉干瓣膜反流通常位于中心。因此，使用这种类型修复相对较少(图83.14D)。

在动脉干反流和四叶瓣型动脉干瓣膜的患者中，通常需要切除的是与左冠状动脉开口相邻的瓣叶。在这些病例中可以按图83.14E、F所示的方法切除瓣叶。尽管如此，在切除瓣叶之前，需要将左冠状动脉连同主动脉壁行纽扣状游离，然后像通常大动脉调位手术一样，将其移植到动脉干根部合适的位置上。应用这些技术，可以切除动脉干的任何瓣叶，不过切除主动脉前侧壁上与心脏传导组织相邻的瓣叶可伴发心脏传导阻滞，因此，如果可能更倾向于切除无冠窦瓣和左冠窦瓣。

在动脉干修复同时行动脉干瓣膜置换的情况下，手术通常采用体外循环联合间断停循环的方法施行。使用双腔插管，并且主动脉插管应尽可能位于远端。经右上肺静脉左心插管通过二尖瓣在降温和复温时进行心脏减压。钳夹主动脉，如果只有中度动脉干瓣膜关闭不全，则可直接在动脉干根部灌注心脏停搏液；如果反流严重，则在动脉干切开后直接将停搏液灌注入冠状动脉。替代的办法是逆行灌注心脏停搏液。然而以我们的经验，冠状动脉开口直接插管，即使在非常小的新生儿也是可行的，并使心脏停搏液能有合适的分布。将动脉干在肺动脉分叉发出水平横行切断，并充分游离肺动脉分叉。然后跨过动脉干瓣环做一垂直切口到达右心室，充分打

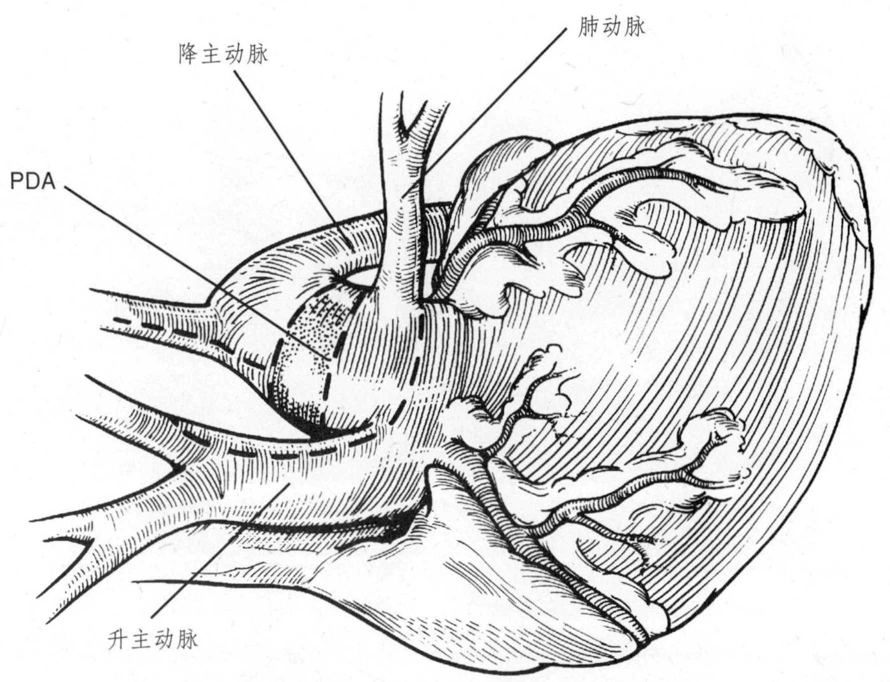

图83.11　伴有主动脉弓中断的共同动脉干的修复。在升主动脉和头臂血管上做一垂直切口，到达左颈总动脉的起始部。切口位于中间，然后横跨过动脉干到达左肺动脉起源的基底部。然后从动脉干的后面切除肺动脉分叉。在距肺动脉分叉的远端结扎动脉导管，从降主动脉上切除导管组织。然后在左锁骨下动脉直到超过任何导管残留组织的降主动脉上做一垂直切口。(PDA：动脉导管未闭)

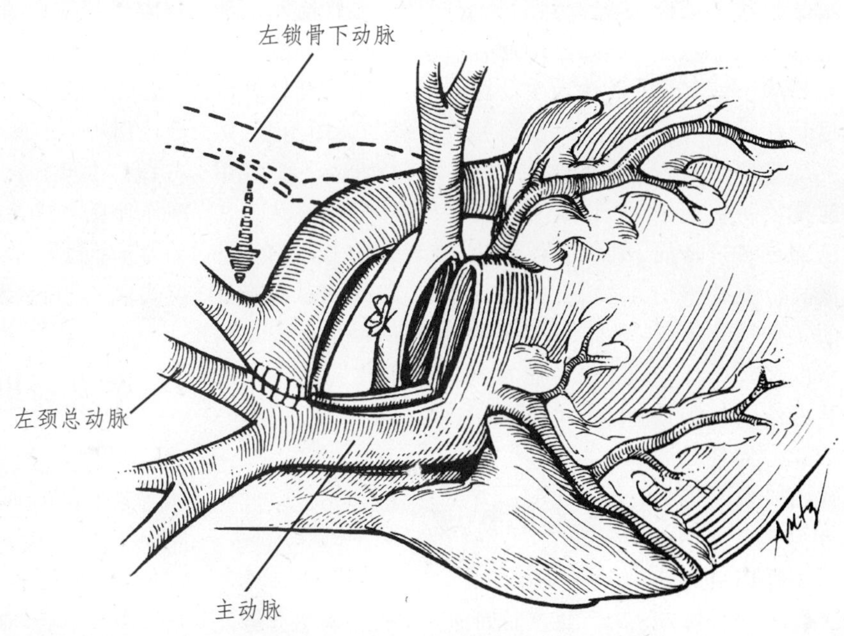

图83.12　用可吸收线直接吻合锁骨下动脉起源和颈总血管来重建主动脉弓。

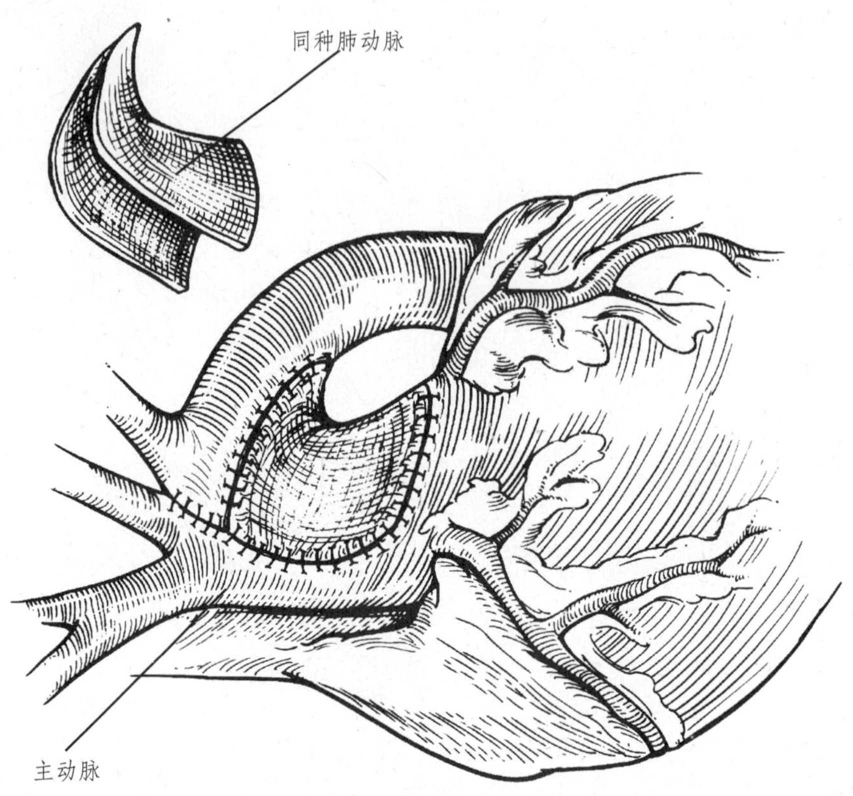

图83.13　用一块超过全部导管组织并到达近端动脉干的同种肺血管材料补片加宽主动脉弓。在这种方式中，缝合处张力最小，主动脉弓无梗阻，因而可防止肺动脉分叉受降主动脉压迫并降低主动脉弓吻合处缩窄的风险。

开右心室流出道(图83.15)。左右冠状动脉开口连同一块纽扣状主动脉壁一起游离，以备吻合重建用。然后按图83.16切除动脉干瓣膜。室间隔缺损很容易显露。尽管在早期经验中，我们使用同种主动脉移植行瓣膜置换，用二尖瓣前瓣关闭室间隔缺损，但我们现在已经更多选择同种肺血管，以期降低异体血管壁的钙化，使其有更好的柔韧性并降低瓣膜狭窄和关闭不全的风险。当使用同种肺血管时，其近端吻合到动脉干瓣环后壁大约1/2~2/3周径（图83.17)。然后用涤纶或PTFE材料的补片关闭室间隔缺损，引导左心室的血流流向肺动脉瓣膜。这样即可将室间隔缺损补片的上缘缝到同种肺动脉瓣基底部的前方，重建左心室流出道。在同种肺血管合适的部位切下纽扣状组织，并将冠状动脉像大动脉转位矫治手术一样再移植(见第79章)。然后完成同种肺血管与降主动脉的远端吻合。此时，再将心脏停搏液注入主动脉根部，以确认缝合处已止血且没有移植瓣膜的关闭不全。然后重建右心室(图83.18)，必要时用PTFE衬从右心室切口至肺动脉分叉加固自体瓣膜，或者采用上述的一种替代手术进行重建。如果在首次修复后需行动脉干瓣膜置换术，可按与同种主动脉根部置换术相同的方式进行手术(见第92章)。

术后护理

修复共同动脉干后，对患儿的处理主要是减少肺血管阻力和右心功能不全。镇静和偶尔的肌肉松弛剂伴过度通气是标准的术后处理。在术后早期用低剂量的磷酸二酯酶抑制剂进行心力支持对改善右心室功能是必要的。用这些技术，肺动脉高压危象和急性右心功能不全在我们最近的病例中已经相对不多见了。尽管如此，严重的右心室功能不全或无法处理的肺动脉高压伴低心排量可能导致严重的血流动力学不稳定，极少数情况下需要体外膜式氧合支持数天。

手术效果

尽管在20世纪80年代早期以前共同动脉干修复的死亡率高达60%~70%，但随着手术修补时间的前移以及术中和术后处理技术的进步，手术结果在逐步改善，致使简单型共同动脉干的预期存活率超过95%。伴有严重的动脉干关闭不全或主动脉弓离断

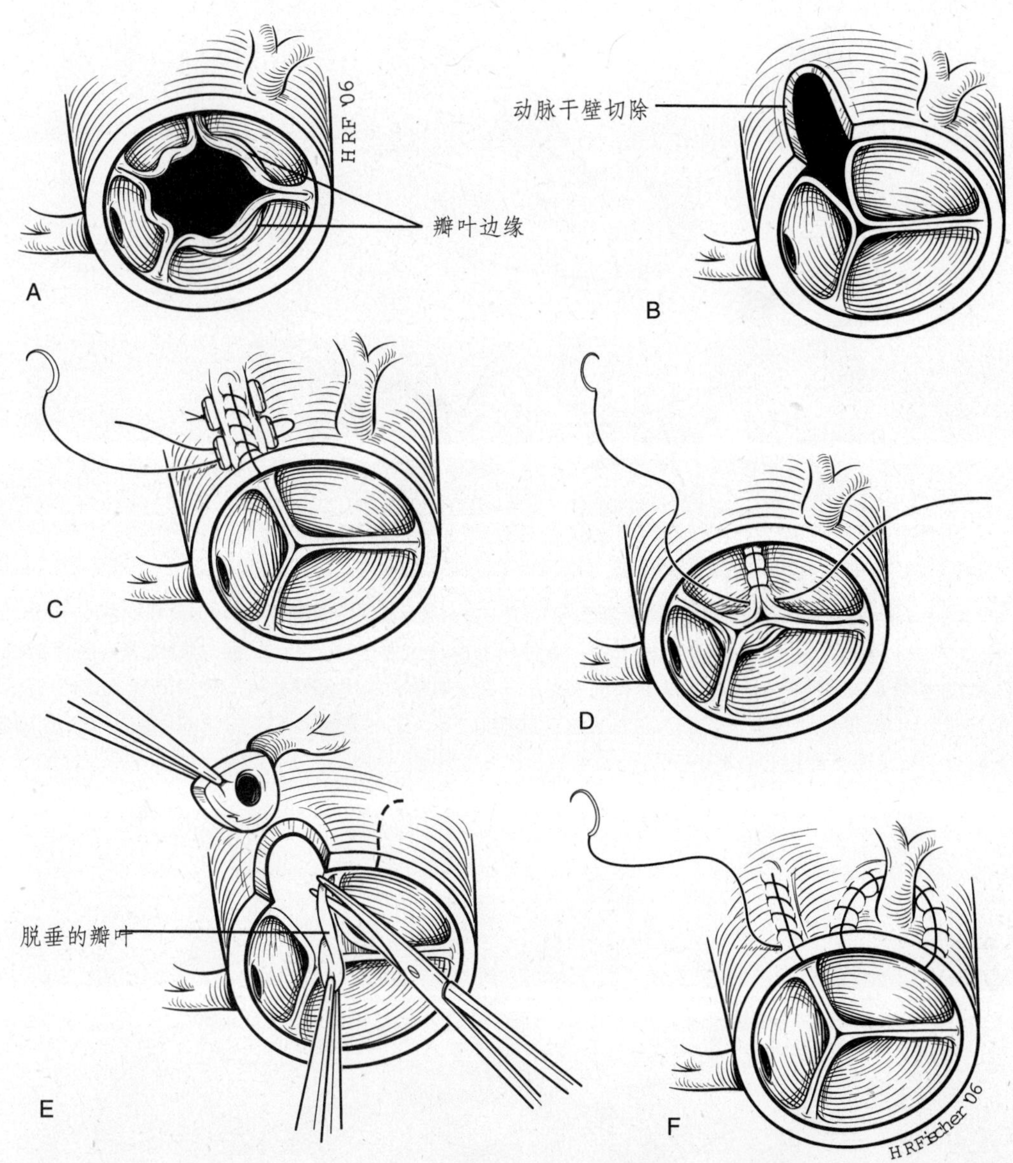

图83.14　动脉干瓣膜关闭不全的修复。(A)动脉干被横断,确定出要切除的瓣叶。通常,出现四叶型瓣膜,并且可能有一个瓣叶明显脱垂。在邻近拟切除的瓣膜的交界处做一切口,向下斜行跨过动脉干瓣环。(B)用相似的方法在前面做第二个切口,瓣叶连同1~2mm的瓣环一起被切除。(C)直接关闭瓣环和主动脉壁,可使保留的动脉干瓣叶在交界附着处对合,并减少中心反流的程度,从而改善剩余瓣叶的中心对合。(D)当一个动脉干瓣膜脱垂或发育不良导致局部反流时,关闭瓣叶间交界附着处可能是有效的。分离动脉干,并从上面检查动脉干瓣膜。如果发现瓣膜交界附着处的区域有关闭不全,那么交界附着处可以用PTFE线间断或连续缝合予以关闭。我们倾向于用PTFE材料缝合,因为与其他材料相比,似乎更少切割易损的瓣叶。(E)在切除与冠状动脉开口相邻的瓣膜的患者中,将冠状动脉开口连同一块纽扣状主动脉壁一起游离,使得瓣叶和瓣环可以像B图一样切除,以便直接重建三个瓣。(F)然后将冠状动脉纽扣再植到主动脉壁上合适的位置,或是在主动脉壁上打孔,或是做一个中间基底部翼状切口。

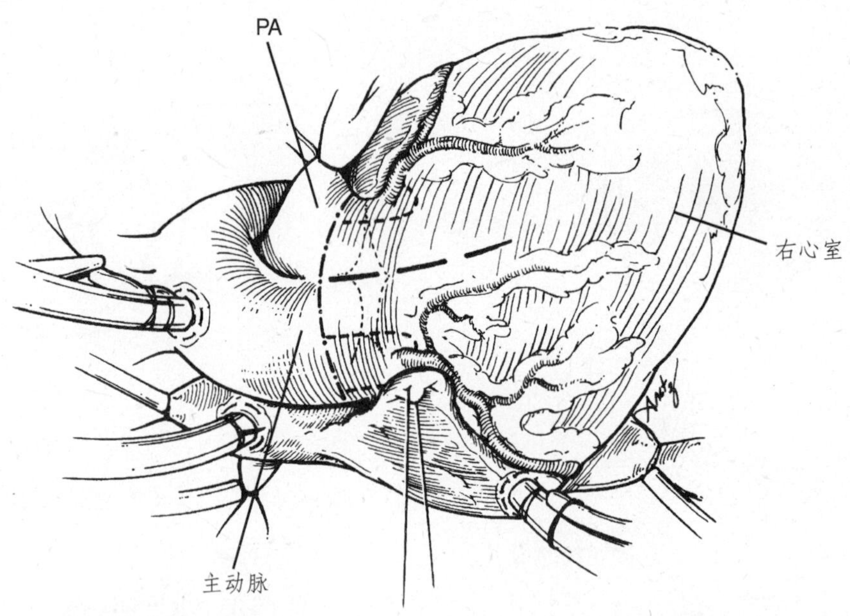

图83.15 同时行动脉干瓣膜置换的共同动脉干修复术。在停循环或持续体外循环时，阻断主动脉，将心脏停搏液注入动脉干根部。如果可能，肺动脉过阻断带可以使心脏停搏液流入冠状动脉。如果动脉干瓣膜关闭不全很严重，动脉干要像这幅图里描述的那样在上方切开，心脏停搏液在直视下注入左右冠状动脉开口。切下左右冠状动脉开口连同一块纽扣状主动脉壁，并做一垂直切口向下跨过动脉干瓣环到达右心室。(PA:肺动脉)

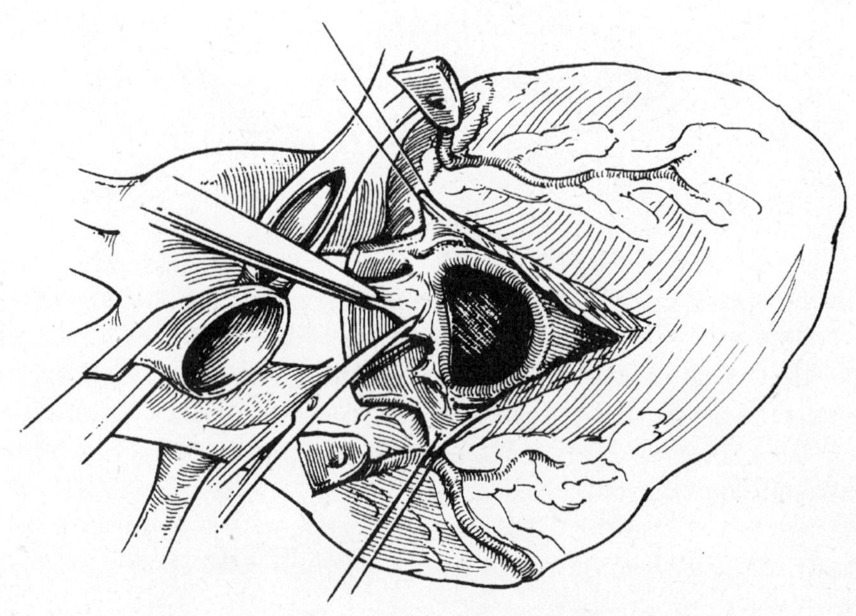

图83.16 切除动脉干瓣膜，然后用同种肺血管来替换动脉干瓣膜，将其缝合到动脉干瓣环上，达到其周围的1/2~2/3。

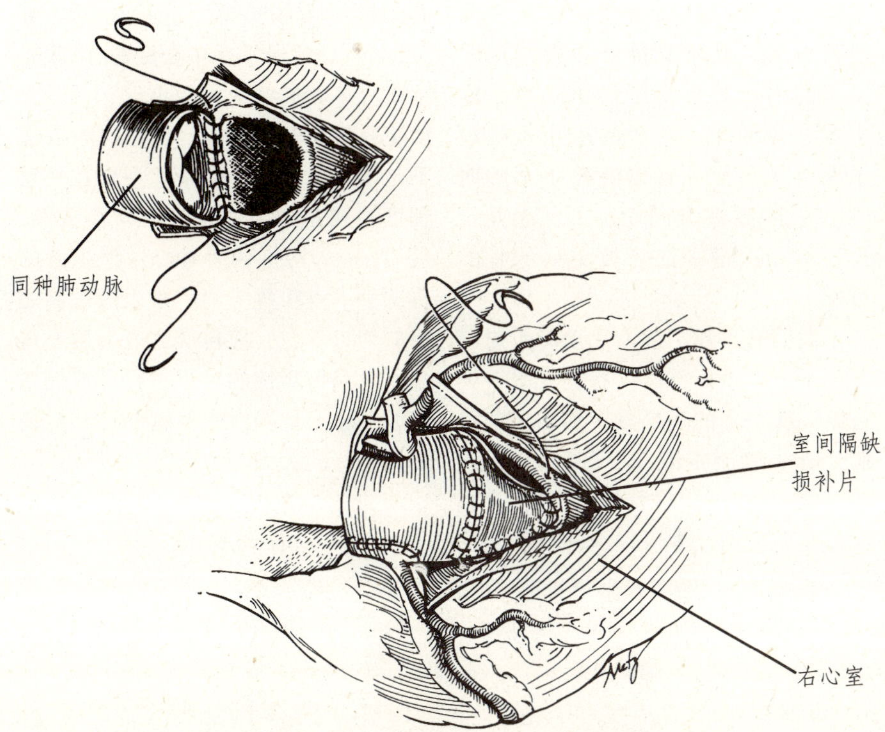

图83.17 室间隔缺损补片的上缘缝到同种肺动脉基底部的前方,重建左心室流出道。同种肺动脉的前部用Gore-Tex或涤纶补片连接到室间隔缺损的下缘,重建左心室流出道。然后将冠状动脉开口用常规方法再移植到同种肺血管,远端吻合到升主动脉。

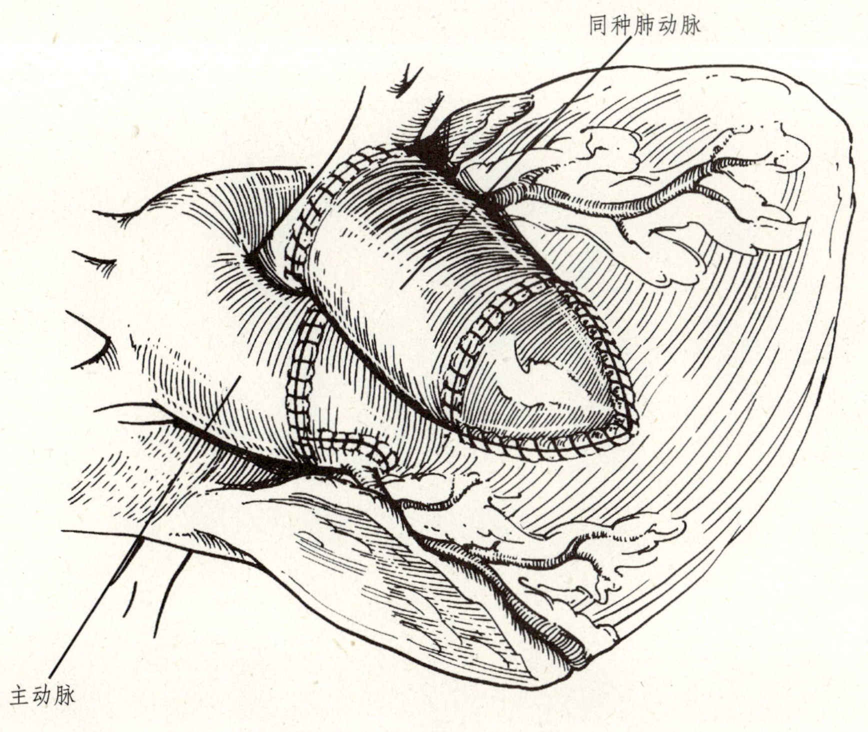

图83.18 重建右心室流出道。

是影响早期死亡率的一个相对危险因素,尽管如此,这部分患者也取得了良好的效果。渡过了围术期的患者,远期效果也出奇的满意。最近从旧金山得到的远期评估结果显示,虽然导管退行性变显然需要再次手术,但这种畸形的晚期并发症和死亡率都很低,并且远期心脏功能极好。

结　论

尽管共同动脉干在过去有非常高的早期和晚期死亡率，但在新生儿期共同动脉干的修复效果已取得了不断改善。尽管一些革新的修复技术已有很大发展，明显了减少使用异体移植血管来重建右心室流出道，但我们认为，修复后早期功能好的肺动脉瓣可改善手术后血流动力学的稳定性。晚期再处理移植血管的低发病率和死亡率支持这种方法。不仅如此,新生儿异体血管移植的使用，将导致因导管更换的再次手术治疗。因此,在右心室流出道重建中，使用自体组织已经看起来像是天经地义的事情。复杂重建手术后新生儿术后处理技术的改进已使有复杂共同动脉干的患儿，即使那些有明显异常的患儿，包括有动脉干瓣膜狭窄和关闭不全或主动脉弓离断患儿的预后有了显著提高。

推荐读物

Barbero-Marcial M, Riso A, Atik E, et al. A technique for correction of truncus arteriosus type I and II without extracardiac conduits. J Thorac Cardiovasc Surg 1990;99:364.

Bove EL, Beekman RH, Snider AR, et al. Repair of truncus arteriosus in the neonate and young infant. Ann Thorac Surg 1989;47:499.

Ebert PA, Turley K, Stanger P, et al. Surgical treatment of truncus arteriosus in the first six months of life. Ann Surg 1984;200:451.

Rajasinghe HA, McElhinney DB, Reddy BM, et al. Long-term follow-up of truncus arteriosus repaired in infancy: a twenty year experience.

J Thorac Cardiovasc Surg 1997;113:869.
Van Praagh S. The anatomy of common aorticopulmonary trunks (truncus arteriosus communis) and its embryonic implications. A study of 57 necropsy cases. Am J Cardiol 1965;16:406.

编者评述

I.L.K.

Spray博士已经清楚地描述了共同动脉干。他恰当地给出了选择性方法的标准。我们完全同意他在这种条件下使用同种异体肺血管移植的方法，并且在任何可能的时候使用这种方法。同种异体肺血管倾向于更少的钙化并且常可避免早期二次手术。各种介入技术的应用也推迟了因首次更换导管需要再手术的时间。现在,这些共同动脉干的患儿至少仅有一次潜在的需要更换导管的可能。

我们有兴趣了解治疗动脉干瓣膜关闭不全的最好方法。我们几乎不会在第一次手术的时候置换动脉干的瓣膜。Spray博士指出,仅仅关闭交界通常不能解决问题。尽管如此,经食道心脏超声的使用至少可以给外科医生诊断动脉干瓣膜关闭不全的生理学方法。虽然反流通常是中心性的,瓣膜脱垂在大多数病例中不会出现，可矫正瓣膜脱垂是有帮助的。虽然这种方法不是永久性措施，但是它至少在一定程度上或是避免或是推迟瓣膜置换。最后,Spray博士认为考虑这些患者的再次手术是很重要的。恰当的远离之前的切口部位，使再次进入会容易得多而没有灾难性的后果。打开左侧胸膜腔并小心地置换是使这些患儿长期效果良好的关键。

（徐汉杰 译　罗万俊 校）

第 84 章

心室双出口

Kirk R.Kanter

右心室双出口

定义

右心室双出口(DORV)是指一组多样性的心脏畸形,其特征是与右心室相关的两根大动脉在心室动脉连接上出现异常。尽管右心室双出口这一术语也适用于伴有房室连接不一致(如先天矫正性大动脉转位)或单心室性房室连接(如左心室双入口)的心脏畸形,但为简化讨论,本章只讨论房室连接一致且有两个合适心室的心脉畸形。

右心室双出口结构上的这个定义曾是引起争论的根源。虽然有人要求有双侧动脉圆锥或房室瓣-半月瓣不连接(最常见的是二尖瓣-主动脉瓣不连接),但这些不是诊断DORV的必需条件。从外科观点来看,用“50%规则”来定义DORV最适用。根据这个规则,DORV界限是>50%的两根大动脉均发自右心室。通常在DORV中,一根动脉的全部和另一根动脉的50%或以上均发自右心室。

分类

几乎所有的DORV都有室间隔缺损。Lev及其同事根据室间隔缺损与大动脉的关系将DORV分为四型(表84.1):主动脉瓣下型,肺动脉瓣下型,两动脉相关型,两动脉不相关型(远离大动脉)。

主动脉瓣下型室间隔缺损

主动脉瓣下型室间隔缺损是DORV最常见的一种(图84.1A)。其可伴有或不伴有肺动脉狭窄。无肺动脉狭窄的临床表现与巨大室间隔缺损的患儿一样(表现为心力衰竭)。如果有肺动脉狭窄(通常为漏斗状),患者的临床表现与法洛四联症相似(发绀、缺氧发作)。如果就诊时因为大小、临床条件或其他原因不能行根治手术,应行姑息性手术:无肺动脉狭窄的行肺动脉环缩术,有肺动脉狭窄的行体-肺分流术。

肺动脉瓣下型室间隔缺损

肺动脉瓣下型室间隔缺损(即Taussing-Bing畸形)在DORV中占第二位(图84.1B)。因为室间隔缺损位置的原因,左心室的氧合血经室间隔缺损进入肺动脉,而未氧合的右心室血则进入主动脉,这与大动脉转位合并室间隔缺损相似。患者表现为发绀和心力衰竭。常合并主动脉弓缩窄。因为其早期即可出现肺动脉梗阻性病变,因此婴儿期进行手术干预是必要的。像大动脉转位一样,通常需行房间隔球囊扩口系,以增加心房水平氧合血混合量,如果有主动脉缩窄则要根治。虽然可以行肺动脉环缩术进行姑息治疗,但最好在婴儿期行完全根治术。

两动脉相关型室间隔缺损

两动脉相关型室间隔缺损的DORV,室间隔缺损位于主动脉和肺动脉的正下方(图84.1C)。漏斗状间隔常缺如或发育不良。和主动脉瓣下型室间隔缺损的DORV一样,可伴有肺动脉狭窄。因此其临床表现及手术方法与有或无肺动脉狭窄的主动脉瓣下型室间隔缺损的DORV相似。

两动脉不相关型室间隔缺损

在这种类型DORV中,室间隔缺损既与主动脉无关也与肺动脉无关(图84.1D)。室间隔缺损远离大动脉,其位置可以像房室间隔缺损位于流入道,也可以像肌部室间隔缺损位于小梁部。可以有肺动脉狭窄。其临床表现和外科姑息治疗与合并或不合并肺动脉狭窄的主动脉瓣下型室间隔缺损的DORV相似。

外科技术

DORV外科治疗的目的是双心室矫治,左心室作为体循环心室,同时又不

表 84.1 DORV 分型

与 VSD 的关系	肺动脉狭窄	类似临床表现
主动脉瓣下	无	室间隔缺损
主动脉瓣下	有	法洛四联症
肺动脉瓣下	无	大动脉转位/室间隔缺损
双动脉瓣下	无	室间隔缺损
双动脉瓣下	有	法洛四联症
无相关性	无	室间隔缺损
无相关性	有	法洛四联症

引起左、右心室流出道的梗阻。一般可以在出生后6~12月内完成手术,这样可以不必进行姑息手术。如果预计最终修复需要采用心外带瓣管道或复杂的心内隧道，则应该延迟根治手术的时间，先行姑息手术，如肺动脉环缩或者体-肺动脉分流。另外，对于最终需要行 Fontan 手术的患儿,有必要早期采用适当的姑息手术,以保护肺血管床。

约 10%的 DORV 患儿其 VSD 是限制性的。这意味着左室流出道有梗阻，因此早期根治手术时要扩大 VSD，室间隔缺损的自发性闭合将会是致命的,而不是像单独室间隔缺损那样是一种治疗性的。对于限制性室间隔缺损的 DORV 行肺动脉环缩也是不合适的。

主动脉瓣下型VSD不合并肺动脉狭窄的DORV隧道修补

主动脉瓣下型室间隔缺损的 DORV修补术是建立心内隧道，以使

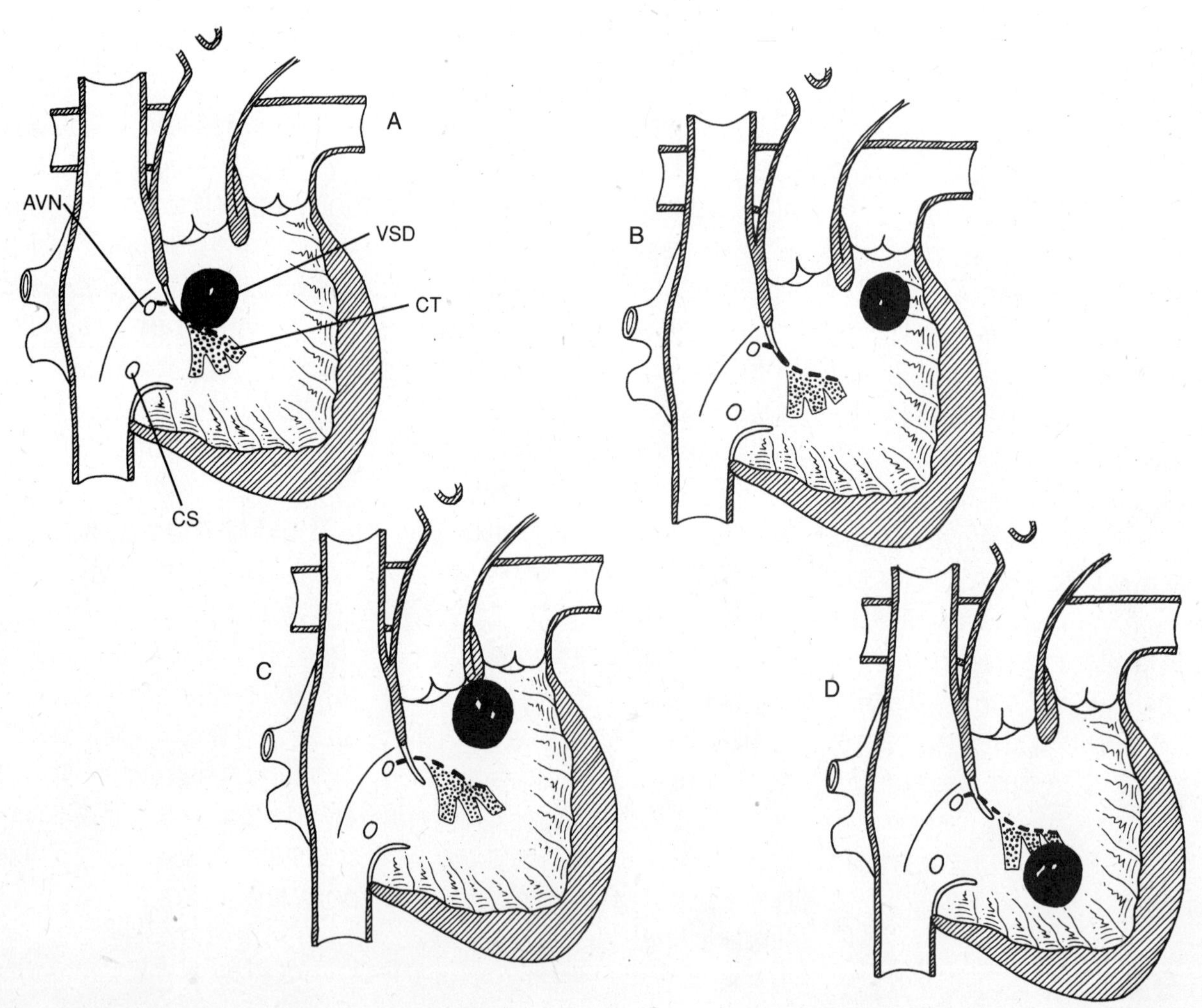

图 84.1 依据室间隔缺损与大动脉的关系对右心室双出口分型。图中标示了房室结和传导组织的位置。(A) 主动脉瓣下型室间隔缺损。(B)肺动脉瓣下型室间隔缺损。(C)双相关型室间隔缺损。(D)非相关型室间隔缺损。(AVN:房室结;CS:冠状静脉窦;CT:传导组织)

左心室血经VSD进入主动脉(图84.2)。修补术应采用与主动脉直径相近的聚酯(涤纶)或胶原覆盖的聚酯管道。应该纵向切开,这样可利用其周径的2/3(图84.2A)。用这样的血管做心内隧道的优点是因为血管波纹形成的弧形挡板可保证左室流出道没有梗阻。而用平板涤纶片或聚乙烯片(Gore-Tex)关闭室间隔缺损易产生皱褶从而造成左室流出道梗阻,除非补片的形状和大小十分合适。

双腔静脉插管常规建立体外循环并应用心脏停搏液后,经右心房切口仔细探查心内畸形。通过三尖瓣可以看清室间隔缺损并确定其与主动脉的关系。如术前或术中怀疑室间隔缺损比主动脉小,则应将其扩大。可以经三尖瓣向或右心室横向或纵向切口实施。切除部分漏斗部间隔可向前上方扩大VSD(图84.2B)。若通过心室漏斗襞向后下方扩大室间隔缺损则有可能切穿心脏。传导束走行在室间隔缺损下缘,应注意避免损伤(图84.1A)。

扩大室间隔缺损后(必要时),定位管形涤纶补片,使其长轴与主动脉最前方部分和室间隔缺损前下方的连线相一致(图84.2C)。应在隔前瓣交界三尖瓣根部缝第一针,然后再缝至补片中部(图84.2B)。为避免损伤传导束,经三尖瓣缝合室间隔缺损后下缘1/3,部分垫片置于三尖瓣隔瓣的心房侧。穿过补片后下片打结。VSD余下部分通过右心室切口缝合,注意保持补片的正确方位(图84.2C)。和Rastelli手术一样,缝合室间隔缺损前上方时,经主动脉瓣上方的右心室前壁用几针带垫片的缝合加固是有必要的。室间隔缺损除与其间断缝合,不如经右心室切口全部用连续缝合。

如果心室内隧道凸入右心室流出道,则应该用自体心包补片关闭右心室切口,以免造成右心室流出道梗阻。

主动脉瓣下型室间隔缺损合并肺动脉狭窄的DORV的矫治术

主动脉瓣下型室间隔缺损合并肺动脉狭窄的DORV患者,心脏停搏前有必要先明确心表冠状动脉走行,在计划的右心室切口置牵引线(图84.3A)。室间隔缺损心内隧道修补与主动脉瓣下型室间隔缺损无肺动脉狭窄的DORV一样(图84.3B)。如果重要冠状动脉横跨右心室流出道、肺血管阻力高或者有肺动脉远端梗阻,就有必要用带瓣管道连接肺动脉和右心室。横断肺动脉主干,并将其近端缝闭(图84.3B)。将同种带瓣管道近端缝合

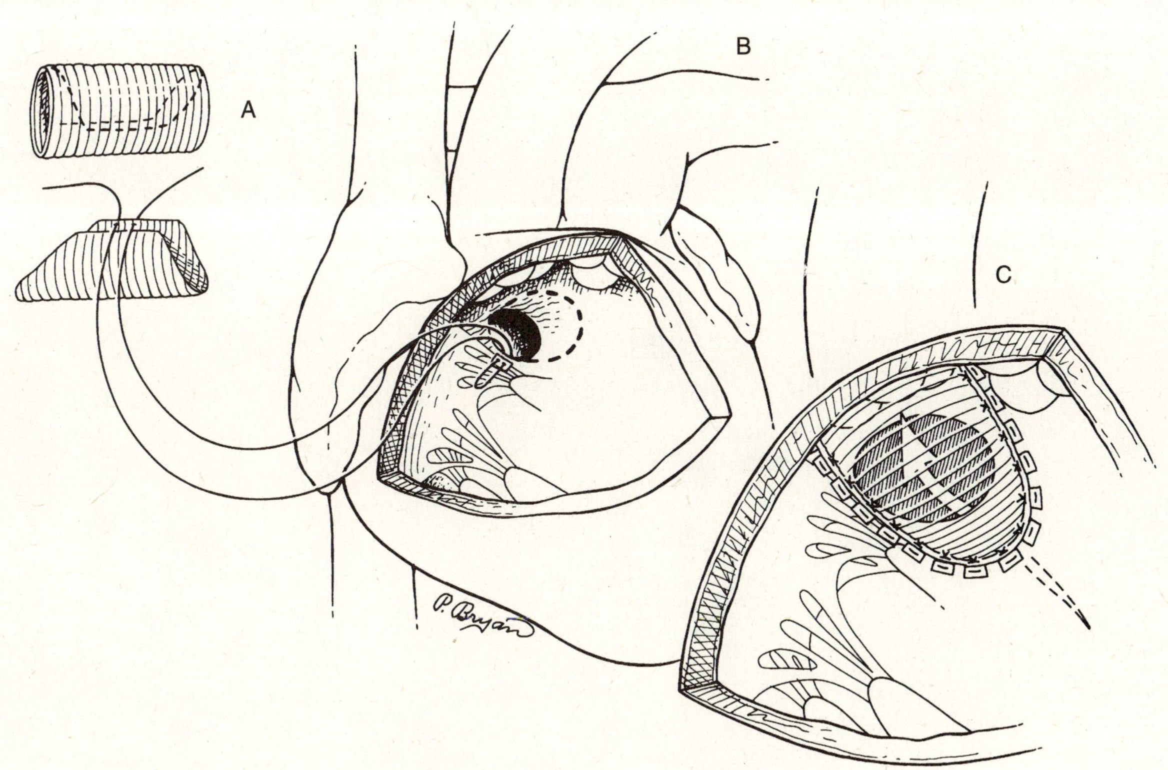

图84.2 不伴肺动脉狭窄的主动脉瓣下型室间隔缺损的右心室双出口的心内隧道矫治。(A)将相当于主动脉大小的Dacron或Hemashild管纵向切开供补片修补。从三尖瓣前隔瓣交界的基底部穿过补片开始缝合。(B)通过右室切口显露室间隔缺损。虚线显示为室间隔缺损扩大的安全区。(C)用间断带垫片或连续缝合完成心内隧道修补。注意血管片的定向,一端位于室间隔缺损的前下缘,另一端位于主动脉瓣前方。箭头表示血液从左心室经扩大的室间隔缺损和隧道流向主动脉。

到右心室切口上方。修剪同种带瓣管道至适当长度，与远端肺动脉（如果主干太小也可以到分叉）行端–端吻合。最后用剩余的带瓣管道材料或自体心包覆盖近端右心室切口和近端带瓣管道之间的间隙（图84.3C）。另一种方法是不切断肺动脉，用带瓣管道与肺动脉或分叉端侧吻合，这样血液可以同时通过狭窄的自身肺动脉和新管道。

有时也可以像法洛四联症根治术那样造一个没有带瓣管道的右心室流出道。这种情况下应在切除梗阻的右室肌束后，用自体心包做跨环流出道补片（图84.3D）。如果肺动脉瓣环够大，可行瓣膜交界切开而不需要跨环补片。否则就需要用跨环补片。

Sakamoto和同事描述了一种有趣的经主动脉术式，对2例主动脉瓣型下室间隔缺损合并肺动脉狭窄的DORV患者经主动脉扩大室间隔缺损，并经室间隔缺损到主动脉建立左心室流出道隧道。

肺动脉瓣下型室间隔缺损的DORV的解剖矫治

肺动脉瓣下型室间隔缺损的DORV（Taussig-Bing畸形）最常用的外科矫治是解剖矫治（动脉调转术）。因为这类患者常合并有主动脉缩窄，早期应行主动脉缩窄矫治和肺动脉环缩，不过现在多主张同期行动脉调转和主动脉缩窄矫治。

经右心房或右心室切口修补室间隔缺损，使左心室血流入肺动脉（图84.4A）。在稍高于肺动脉干的部位横断主动脉（图84.4A）。若合并有主动脉缩窄和主动脉弓发育不良，则同时在短暂深低温停循环或局部低流量下用同种材料补片对其进行修补。

特别是在大动脉呈并列关系的患者，通常右冠状动脉和回旋支都发自右

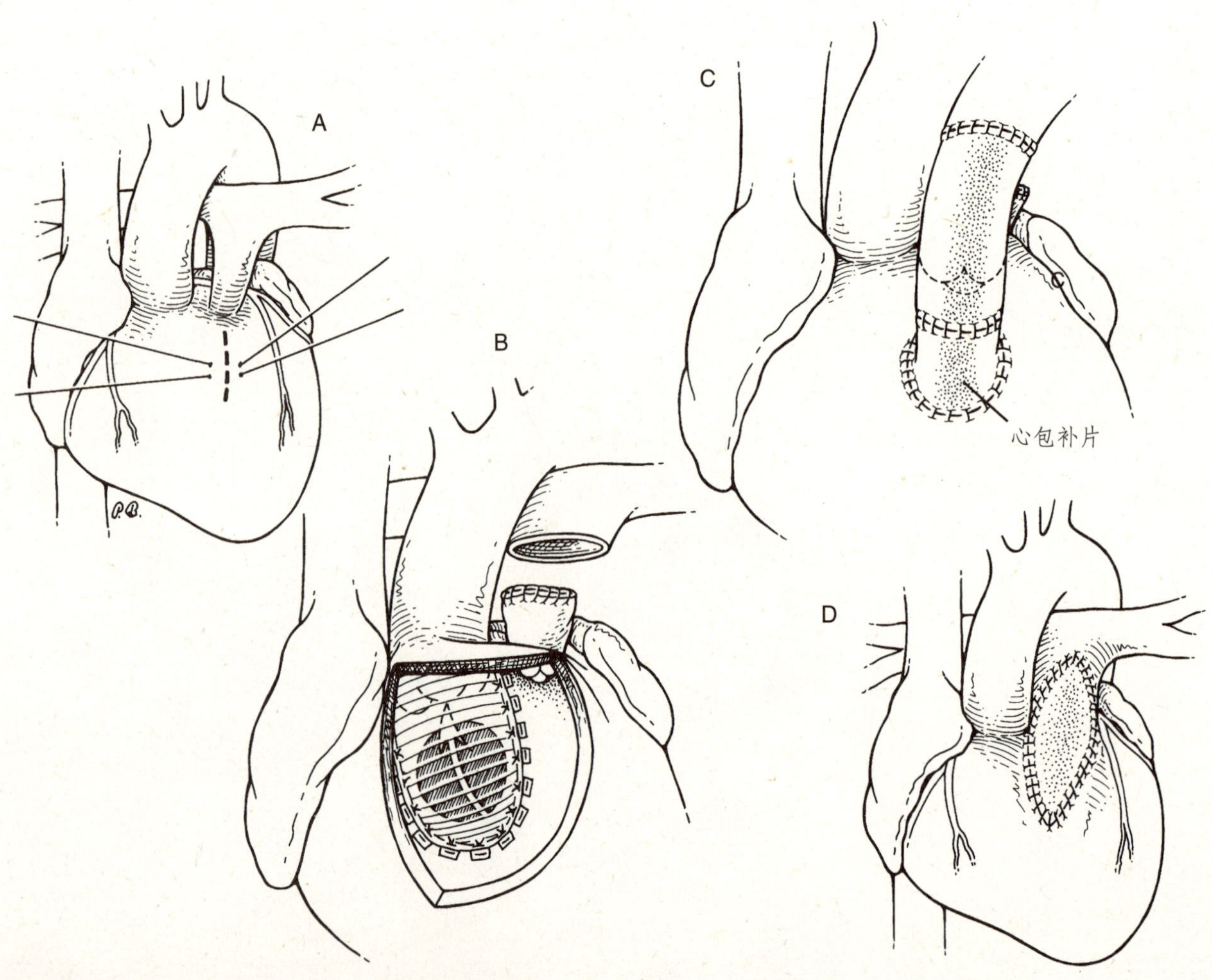

图84.3 伴肺动脉狭窄的主动脉瓣下型室间隔缺损的右心室双出口行心内隧道矫治。(A)拟切开的右室切口用虚线表示。灌注心脏停搏液前缝标记线，以便牵引和正确定位切口。(B)像图84.2一样行心室内隧道补片。切断主肺动脉，将其近心端缝闭。(C)用同种带瓣管道重建右心室和主动脉间的连接。将同种血管近端约1/2径缝合在右室切口上缘。用心包或同种血管片覆盖右室和同种血管之间的间隙。(D)替代的办法是采用未带瓣的跨肺动脉瓣环的右室流出道补片来解除肺动脉瓣狭窄。

后窦，而前降支发自左后窦。这种情况下，将前降支纽扣状切下并移植到近端肺动脉干（新主动脉）左前窦的所造缺损上（图84.4B）。将右冠状动脉和回旋支以一个大的"U"形纽扣状切下，将其移植到肺动脉干近端的右前窦上，并纳入肺动脉干近端（新主动脉）与升主动脉远端的缝合线内（图84.4B）。在冠状动脉纽向左移植时让其位置靠上些可以防止回旋支发生扭曲。

如果按照通常的TGA手术，在大动脉呈并列关系时重建右心室流出道可能会引起某一冠状动脉受压或右室流出道梗阻，因为原有的近端升主动脉（新肺动脉）与肺动脉远端之间的分支太多。在行Lecompte术式（将肺动脉分叉置于升主动脉前方）之后，将远端肺动脉右侧切开延伸到右肺动脉下面便可解决这个问题（图84.4B）。"旧"升主动脉近端上切下右冠状动脉和回旋支纽孔后留下的U形缺损可用远端较宽的自体心包补片修补。这样可加宽新肺动脉近端圆周，使原来较小的主动脉近端和较大的肺动脉远端相匹

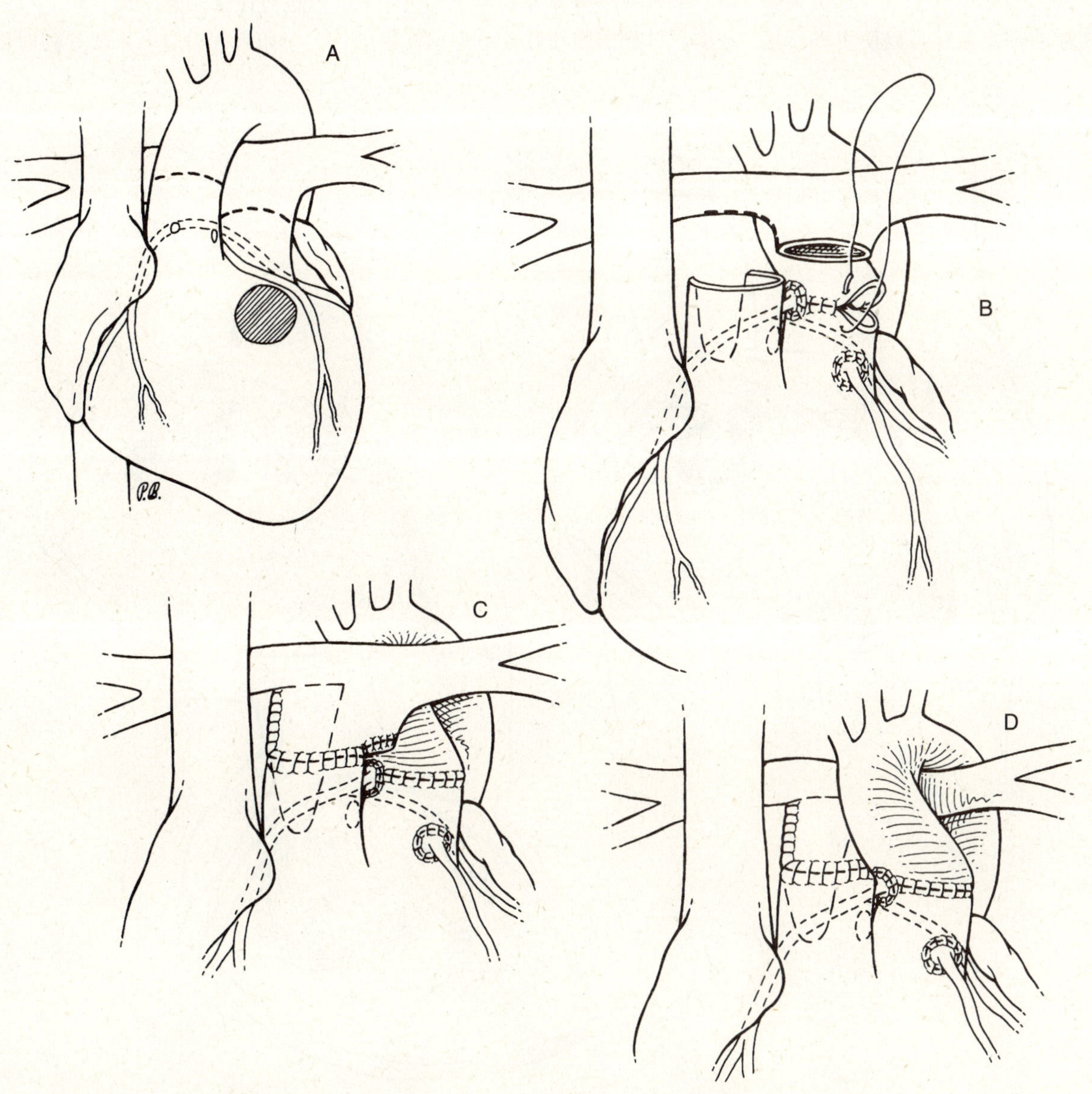

图 84.4　肺动脉瓣下型室间隔缺损的右心室双出口的矫治（大动脉调转术）。（A）虚线表示切断大动脉的平面。如果大动脉为并列关系，主动脉的横断平面应高于肺动脉。室间隔缺损通过右心室或右心房切口修补，将血引向肺动脉。（B）将带纽扣的前降支再移植到新主动脉上的卵圆形切口上。右冠-回旋支动脉开口作为一个 U 字形纽扣片切下，再植到主动脉横断处，构成主动脉缝合线。肺动脉分叉移至远端主动脉前方（Lecompte 术式）。虚线表示右肺动脉（RPA）下缘切口。（C）大的心包片关闭新肺动脉近端的 U 形缺损，补片延伸至右肺动脉下缘。分别用补片修补前降支冠脉开口纽扣样缺损和肺动脉干左侧方。（D）用图 C 所示技术，不需行 Lecompte 操作，让肺动脉分叉仍位于升主动脉后方。

配。用同一块心包片缝合右肺动脉下面的切口(图84.4C)以保证肺动脉吻合时没有张力，也有利于把新肺动脉置于右侧，远离右冠状动脉。前降支纽扣的原有部位和远端肺动脉左前侧的轻微突起可用小的心包片修补。如果修补右后窦的U形补片远端足够宽，其效果与裤形补片修补两个冠状动脉缺口是一样的，而且有时候更容易做。

另外，对于大动脉呈并列关系的TGA，肺动脉重建也可以使用先前描述的方法，而不用Lecompte术式（图84.4D）。为此必须使横断主动脉的位置高于肺动脉主干的位置，这一点非常重要(图84.4A)。

肺动脉瓣下型室间隔缺损的DORV心室内矫治

对于大动脉呈并列的关系肺动脉瓣下型室间隔缺损的DORV患者，采用心室内隧道修补术是可行的。经右室横切口显露肺动脉瓣下型室间隔缺损(图84.5A)。通常要向前上方扩大室间隔缺损。主动脉和肺动脉间的漏斗部间隔通常十分突出，而且实际上可引起术前主动脉瓣下梗阻。应将其切除以保证经室间隔缺损到主动脉的左心室通道通畅(图84.5B)。要注意避免损伤传导组织(图84.1B)。心内隧道通常用剪开的涤纶片或血管片（图84.5C)。图84.5C描述的是间断缝合，但也可以采用连续缝合。

如果大动脉关系比并列时更偏向

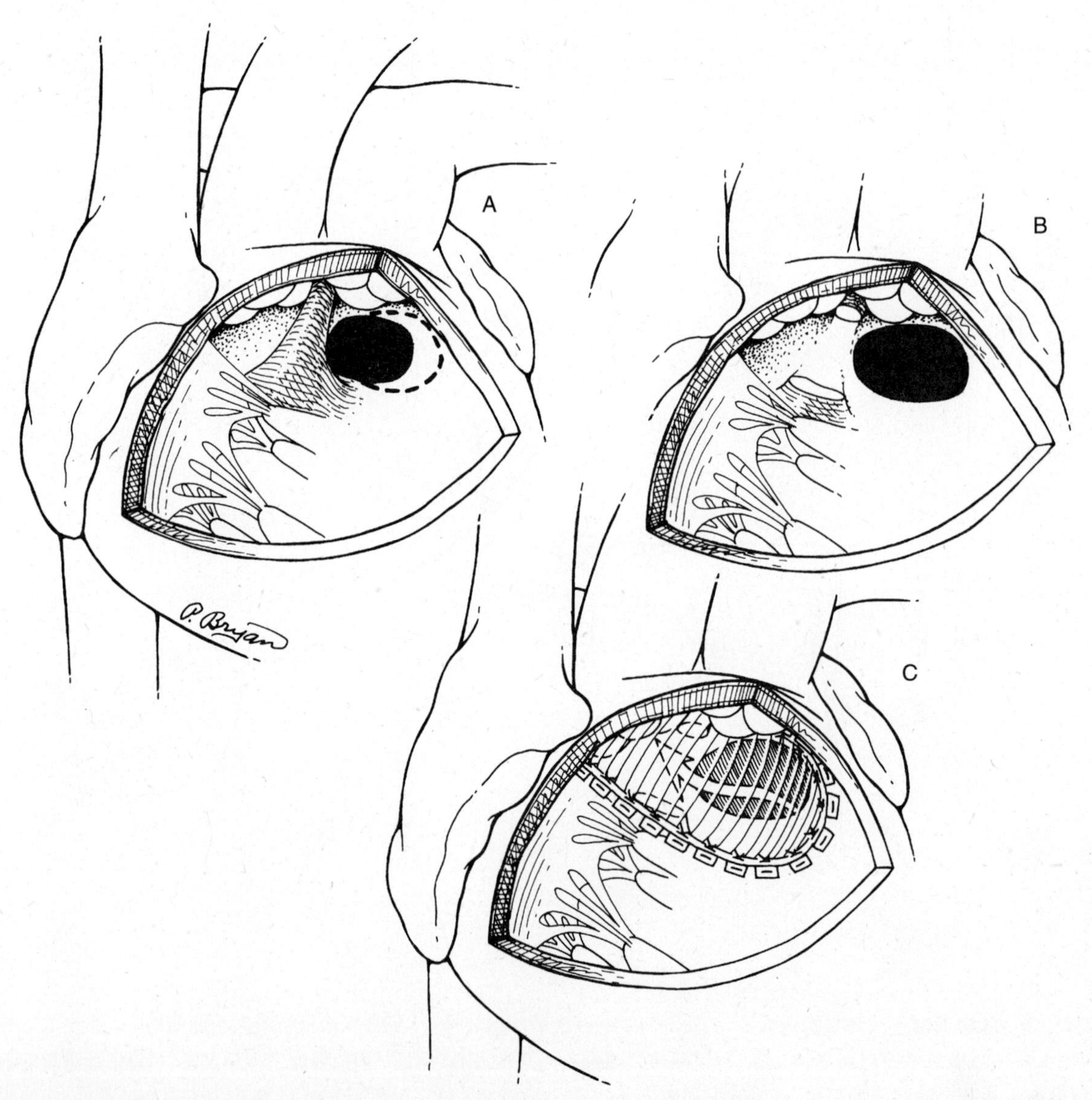

图84.5 肺动脉瓣下型室间隔缺损的右心室双出口心内矫治术。(A)室间隔缺损通过右心室横切口显露。虚线显示扩大室间隔缺损的安全区域。突出的漏斗间隔可清楚显示。(B)切除部分漏斗间隔，扩大室间隔缺损。(C)用切开的聚酯血管片做心内隧道修补，使左心室血流经扩大的室间隔缺损流向主动脉(箭头)。

前后位，三尖瓣与肺动脉瓣之间便没有足够的距离。心室内隧道会导致肺动脉瓣下梗阻。因此，右心室双出口合并肺动脉瓣下室间隔缺损和前后位大动脉时，不应行心内隧道修补术。关闭室间隔缺损把肺动脉放至左心室，然后在大动脉水平行调转术是较好的选择。

Damus-Kaye-Stansel 手术矫治肺动脉瓣下型室间隔缺损的 DORV

有些肺动脉瓣下型室间隔缺损的DORV患者合并有明显的主动脉瓣下型狭窄而且不能成功的充分切除。这就不能采用动脉调转手术，因为会造成术后右室流出道梗阻。有少部分合并冠状动脉畸形的患者(如壁内冠状动脉或单一冠状动脉)，虽然对这些冠状动脉畸形处理技术不断改进，但有些外科医生实施动脉调转术时还是有太大的风险。在这种情况下，可用不移位冠状动脉的动脉调转术(Damus-Kaye-Stansel手术)代替。

行Damus-Kaye-Stansel手术时，可经右房或右室切口修补室间隔缺损，使左室血通过肺动脉瓣(图84.6A)。靠近肺动脉分叉处横断肺动脉。关键是防止肺动脉干和升主动脉扭曲，以免造成半月瓣反流。心脏停搏前，在预计横断肺动脉处右内侧缝标记线。在对应处的升主动脉左内侧也缝标记线，以确定主动脉切口长度并保证两大动脉正确定位。从主动脉标记线开始切开主动脉沿其左侧近中位向远端延长，长度与肺动脉口径相近。主动脉切口应从主动脉瓣交界上方开始。注意识别冠状动脉，避免发生任何扭曲。通过连续缝合行近端肺动脉与升主动脉侧切口端侧吻合。通常这种吻合不需要额外补片(图84.6A)。然而，曾行肺动脉环缩的，应该在缩带水平横断肺动脉。切除环缩周围瘢痕组织后，主–

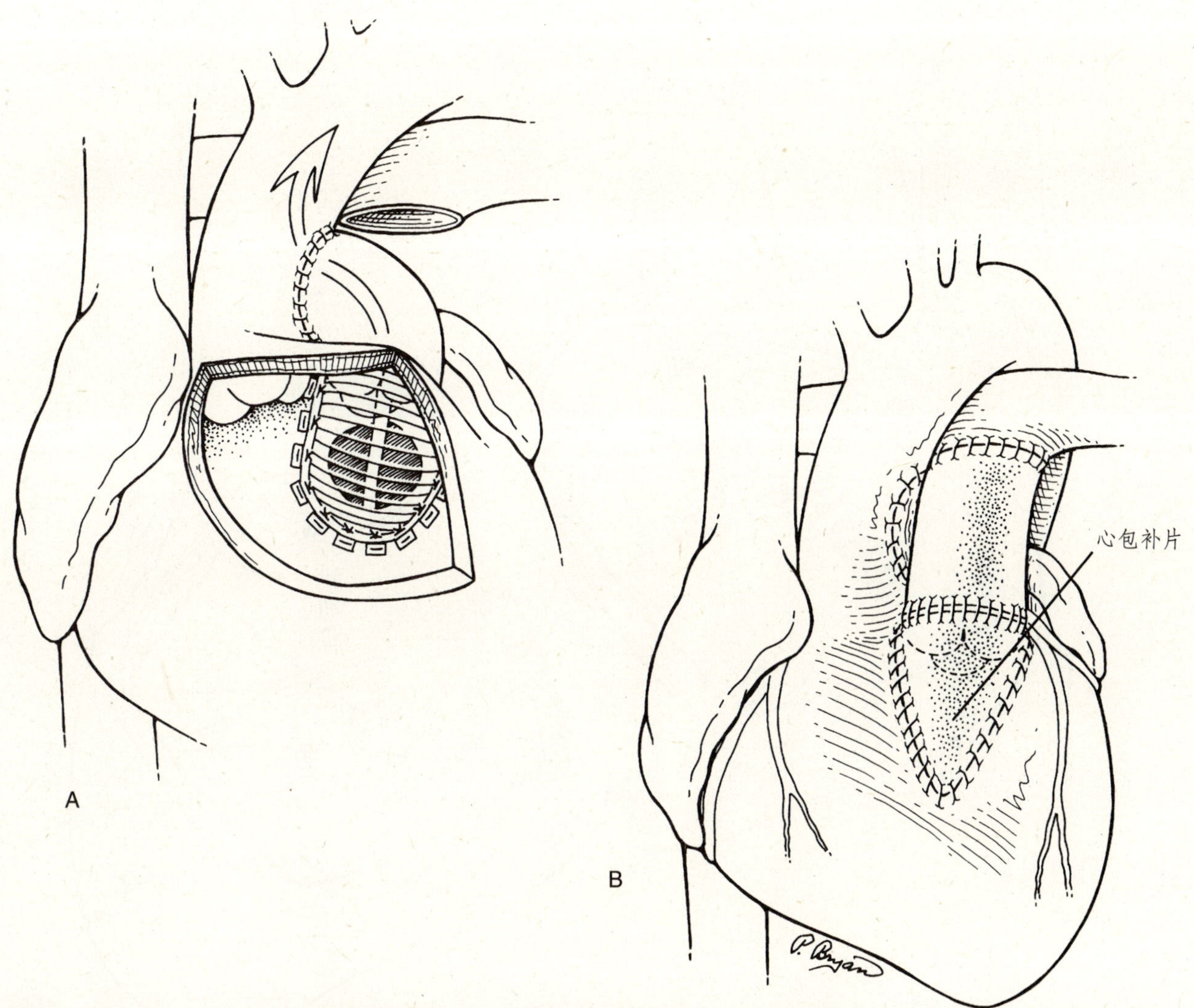

图84.6　Damus-Kaye-Stansel手术矫治肺动脉瓣下型室间隔缺损的右心室双出口。(A)关闭室间隔缺损，左心室血流向肺动脉(箭头)。横断主肺动脉，将其与近端升主动脉行端侧吻合。主动脉仍与右心室相连。(B)右心室流出道用同种带瓣导管重建，将导管约1/2周经缝合到右心室上缘。心包片或同种材料用来覆盖右心室和同种血管间的空间。

肺动脉的端侧吻合就需要用自体心包或同种血管材料。右室–肺动脉用同种带瓣管道连接(图84.6B)。

另一种方法是，将升主动脉和肺动脉在同一水平横断。升主动脉近端和肺动脉近端之间行部分侧侧吻合。升主动脉远端再与这双管腔动脉连接，同时用补片加宽升主动脉和动脉弓。这种方法比图84.6描述的端侧吻合方法降低了因半月瓣扭曲导致反流的风险，也容易加宽远端主动脉。

Damus-Kaye-Stansel手术中，主动脉瓣仍然与右心室连接。因为在整个心动周期中主动脉的压力始终高于右心室，所以主动脉瓣总保持关闭状态。右心室血经带瓣管道流入低压的肺动脉而非高压的体循环内。很显然，任何有意义的主动脉瓣反流都很难耐受，血液反流到右心室会被误诊为室间隔缺损残余瘘产生的左向右分流。对于存在主动脉瓣反流的患者，首先缝闭主动脉瓣是不难的。随着动脉调转手术和心内隧道技术的改进，经典的Damus-Kaye-Stansel手术现已不常采用了。

两大动脉相关型室间隔缺损的DORV手术矫治

两动脉瓣下室间隔缺损的DORV的手术矫治与主动脉瓣下室间隔缺损的DORV的矫治方法相似。通常室间隔缺损都较大，因此建立左心室到主动脉的心内隧道并不很难。如果合并肺动脉狭窄或因室间隔缺损补片引起梗阻，必须行右心室流出道加宽补片或用带瓣管道连接右心室和肺动脉。

两动脉不相关型室间隔缺损的DORV手术矫治

对两动脉不相关型室间隔缺损的DORV行满意的双心室矫治是比较困难的，因为室间隔缺损位置远，必须要建立一个复杂的心内隧道才能将左心室的血经室间隔缺损流向主动脉。如果室间隔缺损在流入道的膜周部，拟行双室矫治时必须仔细探查室间隔缺损有

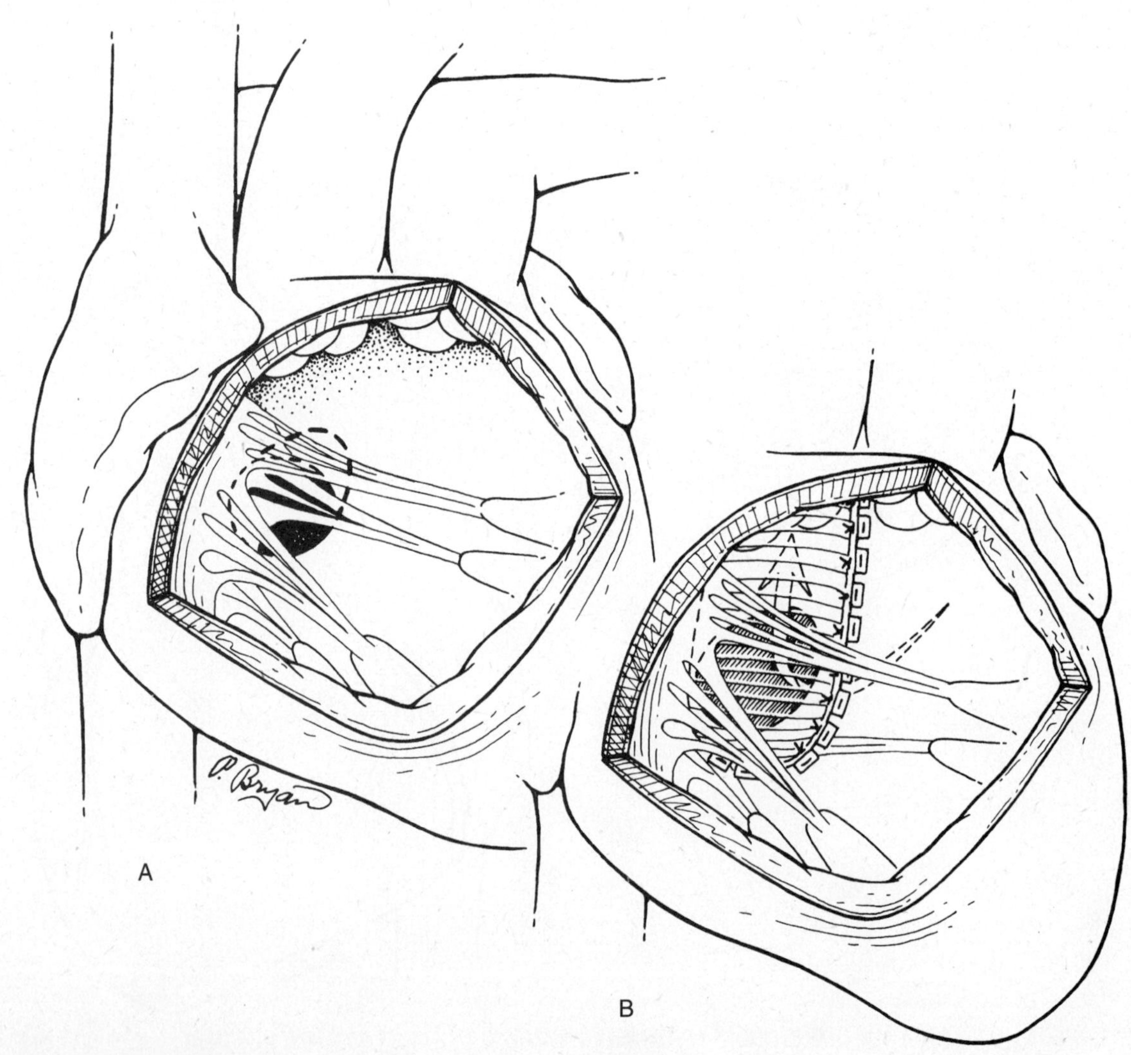

图 84.7 不相关型膜周流入道室间隔缺损的右心室双出口心内隧道矫治术。(A)经右心室切口显露室间隔缺损。虚线显示向前上方扩大室间隔缺损的安全区域。(B)用切开的涤纶血管片做成心内隧道，引导左心室血经室间隔缺损流向主动脉(箭头)。

无三尖瓣或二尖瓣组织的骑跨,这种情况不可能行双心室矫治。如果室间隔缺损偏小，向前上扩大是安全的（图84.7A),因为和主动脉瓣下室间隔缺损的DORV一样,膜周部室间隔缺损传导组织走行室间隔缺损后下缘的左室面(图84.1A)。心内隧道可用修剪的涤纶或同种管道材料的补片建造（图84.7B和图84.2A)。针对主动脉瓣下型室间隔缺损的DORV所描述的心内隧道技术和注意事项同样也适用于两动脉不相关型的膜周部流入道室间隔缺损的DORV。通常,即使原来没有肺动脉狭窄,宽大突出的心室内补片也可能造成肺动脉瓣不同程度的梗阻,因此右心室流出道要用补片加宽或者用带瓣管道连接右心室–肺动脉。

有时不相关型的室间隔缺损位于小梁部的肌部室间隔。如果室间隔缺损偏小,就应该向前下扩大(图84.8A),因为传导组织走行于缺损的后上方(图84.1D)。如前所述,室内连接主动脉的补片缝线不仅有可能损伤传导组织,而且有导致三尖瓣装置变形的危险。因此在这种情况下,用完整的涤纶或同种管道,一端缝在室间隔缺损周围,另一端缝在主动脉瓣周围(图84.8B)。这种心内隧道很大，会引起右室流出道梗阻，因此一定要对右心室流出道行补片加宽或右心室–肺动脉带瓣管道连接。室间隔缺损到主动脉的心内管道修补的最大缺点就是缺乏生长性。所以初次手术时应选用成人型号管道或等小孩长大后再手术加大管道。

Lacour-Gayet 和同事描述了另一种矫治与两动脉不相关型室间隔缺损的DORV的方法,(扩大室间隔缺损后）建立一个心内隔板使左心室通过室间隔缺损与肺动脉相连，再进一步行动脉调转术。有一种更复杂的双室矫治是用多个心室内补片将左室的血经无关联的室间隔缺损流入主动脉。

有时两动脉不相关型室间隔缺损的DORV行满意的双心室矫治是不安全的。例如:多发性肌部室间隔缺损,不能将远离的室间隔缺损与主动脉可靠地建立隧道,或者房室瓣骑跨(不过Serraf曾描述了一种关于房室瓣骑跨

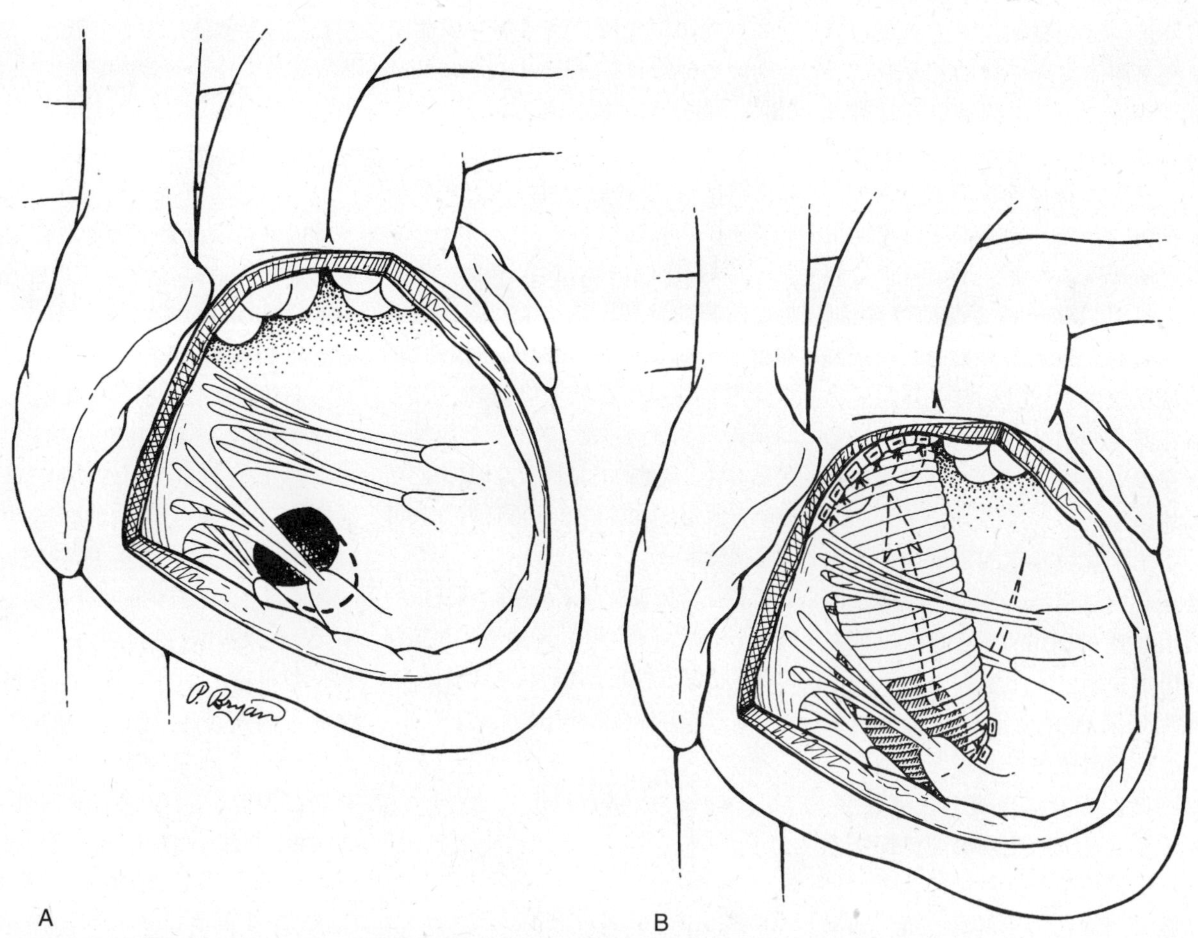

图84.8　不相关型肌部室间隔缺损的右心室双出口手术矫治。(A)经右心室切口显露室间隔缺损。虚线显示向前下方扩大室间隔缺损的安全区域。(B)完整的Dacron血管一端围绕室间隔缺损缝合,另一端与主动脉连接,将左心室血经室间隔缺损通过心室内管道引向主动脉(箭头)。

行双室矫治的革新性方法)。这些患者不适用双心室矫治，但行改良Fontan是可行的。即使是生理上的单心室矫治,也应该扩大限制性室间隔缺损,以保证左室到全身血流的通畅。最终要行Fontan手术的这些儿童，为保护肺血管,早期应行肺动脉环缩,特别是没有肺动脉狭窄的病例。

并发症和术后处理

DORV术后的许多严重并发症在性质上是机械性的，因此如果可能应在患者撤离体外循环后未出手术室的时候常规寻找原因并定位。术中常规应用经食道超声心动图，可以发现很多这些问题并可以尽快处理。

修补DORV的室间隔缺损，特别是需要扩大室间隔缺损时会出现与修补单纯室间隔缺损一样的并发症。手术可导致传导阻滞，因此修补时避开传导组织区域是极为重要的（图84.1)。室间隔缺损补片或室内挡板的残余左向右分流是影响术后血流动力学稳定的严重并发症。术中经食道超声心动图可以明确残余漏的位置,此外跨右心的氧饱和度测量也有助于判断分流量的大小。当然,肺循环与体循环血流量比例(Qp/Qs)达2:1的分流量应该在术中解决,而且比例>1.5:1也往往应加以纠正。

不论是限制性室间隔缺损扩大不够还是心内隧道形状不好，大多数心内隧道矫治的DORV都可能会出现左室流出道梗阻。术中经食道超声心动图有助于发现并确定任何缩窄的部位。术中同时测量左心室与主动脉压差可判断左心室流出道的梗阻程度。如果压差明显，从主动脉切口探查左心室流出道梗阻是有帮助的。可以经主动脉瓣切除残余梗阻的心肌。如果是补片导致的梗阻，则经主动脉确定狭窄面,经右室切开补片的狭窄部位，用心包或涤纶片加宽，而不必更换整块补片。虽然这种技术不是最好的方法，但可以很容易地解决对生命有潜在危险的并发症。

同样,术后可以引起右心室流出道梗阻，原因可能是肺动脉狭窄矫治不够、梗阻的肌束或者心内隧道补片导致的梗阻。术中侧压和经食道超声心动图有助于明确和定位梗阻,如果梗阻明显需当时处理。

术后心功能不全是常见的问题,原因是多方面的,可能与病变复杂、手术时间长、右心室明显肥厚甚至左心室肥厚伴限制性室间隔缺损有关。术中良好的心肌保护是至关重要的。除用正性肌力药物支持外,还需要维持相当高的右心室充盈压以维持满意的心输出量,因为肥厚的右心室僵硬且顺应性差。对于因右心室肥厚、右心室切口较长或残余右心室流出道梗阻估计术后会发生右心功能不全的患者,保留小的心房交通(相当于卵圆孔未闭）对于保证右向左分流是有帮助的。这样可以保证体循环的心输出量,患者通常可以很好耐受较低的体循环氧饱和度。

特别是没有肺动脉狭窄者，术后早期的肺动脉高压是一个问题，应该确定并采取常规的镇静、肌肉松弛、扩张肺血管和过度通气加以处理。过去,如果行矫治手术太晚,肺血管梗阻性病变是术后主要的死亡原因。有时,待心功能改善或组织水肿消退后再延迟关胸可能会挽救生命。

最后，肺动脉瓣下型室间隔缺损的DORV行动脉调转术时,即使冠状动脉移植技术很好也可能出现冠状动脉缺血。避免心室过胀和体循环高压是关键。

左心室双出口

定义

左心室双出口(DOLV)是一种罕见的先天性心脏病，其两根大动脉>50%发自于左心室。和DORV一样，DOLV可以是房室连接不一致或单心室的房室连接。本章只讨论有两个足够大的心室及房室连接一致的DOLV。

解剖和临床表现

几乎所有DOLV都有室间隔缺损,且常是主动脉瓣下型,有时也可以是肺动脉下型室间隔缺损。室间隔缺损远离或缺如而两个心室又发育良好的DOLV,目前尚无报道。大部分DOLV都合并有肺动脉瓣膜或瓣下狭窄。

合并肺动脉狭窄的DOLV，其临床表现和法洛四联症一样,均有发绀。姑息性体-肺分流是很有用的。少部分没有肺动脉狭窄的患者因肺血大量增多而出现心衰表现,与非限制性室间隔缺损的患者很类似。体肺静脉血混合流入左心室可导致体循环血低氧合。这种患儿应该早期行肺动脉环缩术。

外科技术

因为主动脉完全发自左心室,因此不需要建立心内隧道，所以完全矫治DOLV比DORV要简单些。而且室间隔缺损都是非限制性的,也不需要扩大。

合并肺动脉狭窄的DOLV，经右室切口显露室间隔缺损(图84.9A)。用涤纶片修补,应注意避免损伤走行于室间隔缺损后下缘的左室面的传导束（图84.9B)。切断肺动脉主干,缝闭近心端(图84.9A)。用同种带瓣管道建立右心室-肺动脉通道(图84.9C)。

据报道，对DOLV无肺动脉狭窄者的心内矫正术,室间隔缺损补片后直接将右室血经室间隔缺损导入肺动脉。但除了最理想的情况外,采用同样的方法，没有肺动脉狭窄的DOLV修补要比有肺动脉狭窄的DOLV修补更简单些（即用简单补片修补室间隔缺损,缝闭近心端,用同种带瓣管道建立右室-肺动脉通道,图84.9)。很多主动脉瓣下室间隔缺损合并肺动脉流出道梗阻的患者，解剖上仅有轻度瓣下梗阻或没有肺动脉瓣狭窄。这些患者关闭主动脉瓣下室间隔缺损使左室血流入主动脉后，将肺动脉根部连同肺动脉瓣完整切下(类似Ross技术)，然后再移植到右心室。这样就避免应用同种带瓣管道和可能的再次替换要求。

并发症和术后处理

和常规修补室间隔缺损一样，矫治DOLV有发生传导阻滞和残余左向右分流的风险，但是当注意并采用细致的外科技术时，这些DOLV的并发症是可以避免的。因为DOLV患者都有右心室肥厚，术后会由于右心室僵硬、顺应性差导致右心功能不全发生，但这些问题不大。最后一点，由于技术不当，任何心外带瓣管道都可能引起右室流出道梗阻，这种情况应该在术中确定并纠正。

推荐读物

Barbero-Marcial M, Tanamati C, Atik E, Ebaid M. Intraventricular repair of double-outlet right ventricle with noncommitted ventricular septal defect: advantages of multiple patches. J Thorac Cardiovasc Surg 1999;118:1056.

Belli E, Serraf A, Lacour-Gayet F, et al. Double-outlet right ventricle with non-committed ventricular septal defect. Eur J Cardiothorac Surg 1999;15:747.

Ceithaml EL, Puga FJ, Danielson GK, et al. Results of the Damus-Stansel-Kaye procedure for transposition of the great arteries and for double-outlet right ventricle with subpulmonary ventricular septal defect. Ann Thorac Surg 1984;38:433.

Chiavarelli M, Boucek MM, Bailey LL. Arterial correction of double-outlet left ventricle by pulmonary artery translocation. Ann Thorac Surg 1992;53:1098.

DeLeon SY, Ow EP, Chiemmongkoltip P, et al. Alternatives in biventricular repair of double-outlet left ventricle. Ann Thorac Surg 1995;60:213.

Kawahira Y, Yagihara T, Uemura H, et al. Ventricular outflow tracts after Kawashima intraventricular rerouting for double outlet right ventricle with subpulmonary ventricular septal defect. Eur J Cardiothorac Surg 1999;16:26.

Kawashima Y, Fujita T, Miyamoto T, Manabe H. Intraventricular rerouting of blood for the correction of Taussig-Bing malformation. J Thorac Cardiovasc Surg 1971;62:825.

Kleinert S, Sano T, Weintraub RG, et al. Anatomic features and surgical strategies in double-outlet right ventricle. Circulation 1997;96:1233.

Lacour-Gayet F, Haun C, Ntalakoura K, et al. Biventricular repair of double outlet right ventricle with non-committed ventricular septal defect (VSD) by VSD rerouting to the pulmonary artery and arterial switch. Eur J Cardiothorac Surg 2002;21:1042.

Lev M, Bharati S, Meng CC, et al. A concept of double-outlet right ventricle. J Thorac Cardiovasc Surg 1972;64:271.

Lui RC, Williams WG, Trusler GA, et al. Experience with the Damus-Kaye-Stansel procedure for children with Taussig-Bing hearts or univentricular hearts with subaortic stenosis. Circulation 1993;88(Pt 2):II170.

Masuda M, Kado H, Shiokawa Y, et al. Clinical results of arterial switch operation for double-outlet right ventricle with subpulmonary VSD. Eur J Cardiothorac Surg 1999;15:283.

Mavroudis C, Backer CL, Muster AJ, et al. Taussig-Bing anomaly: arterial switch versus Kawashima intraventricular repair. Ann Tho-

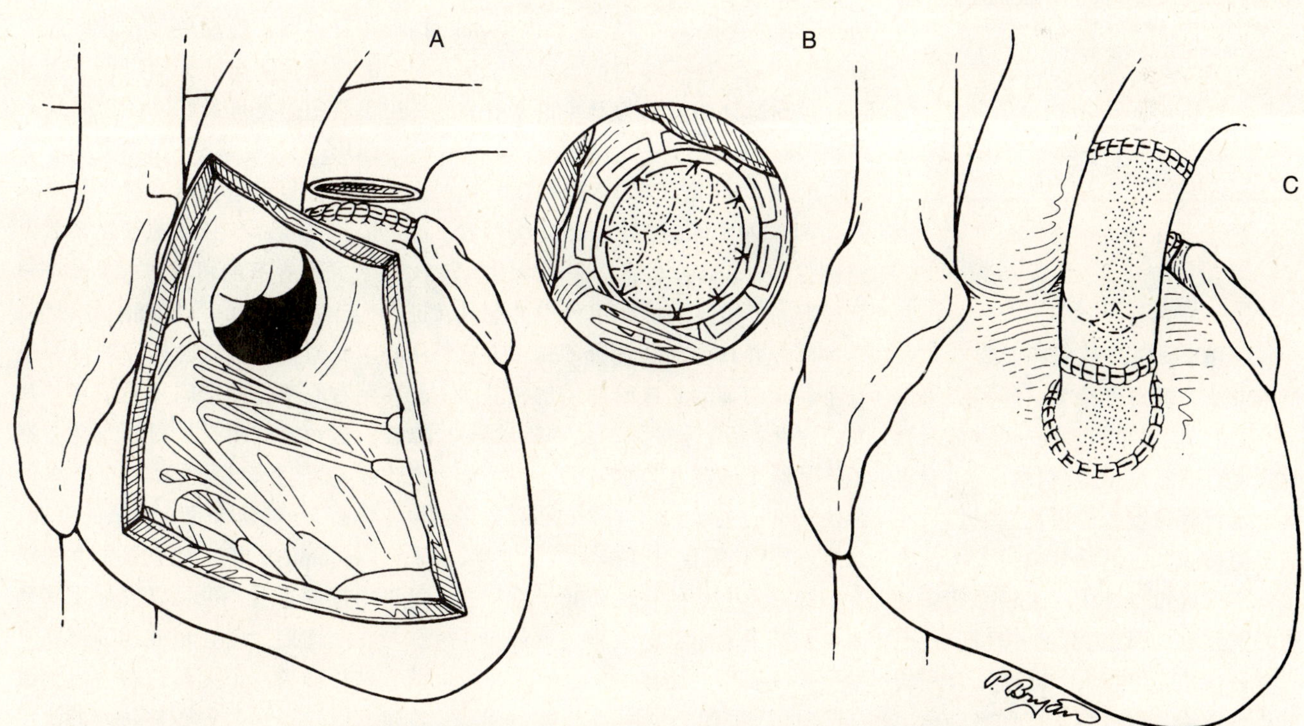

图 84.9　左心室双出口矫治。(A)经右心室切口显露室间隔缺损。通过主动脉瓣下室间隔缺损可见主动脉瓣。主肺动脉横断，近心端缝闭。(B)室间隔缺损用涤纶片间断带垫片或连续缝合修补，避开传导组织。(C)用同种带瓣血管重建右心室肺动脉连接。同种血管近端约 1/2 周径缝合在右心室上缘。用心包或同种材料覆盖右心室和同种血管间的间隙。

rac Surg 1996;61:1330.
McElhinney DB, Reddy VM, Hanley FL. Pulmonary root translocation for biventricular repair of double-outlet left ventricle with absent subpulmonic conus. J Thorac Cardiovasc Surg 1997;114:501.
Sakamoto K, Charpentier A, Popescu S, et al. Transaortic approach in double-outlet right ventricle with subaortic ventricular septal defect. Ann Thorac Surg 1997;64:856.
Serraf A, Nakamura T, Lacour-Gayet F, et al. Surgical approaches for double-outlet right ventricle or transposition of the great arteries associated with straddling atrioventricular valves. J Thorac Cardiovasc Surg 1996;111:527.
Tchervenkov CI, Marelli D, Beland MJ, et al. Institutional experience with a protocol of early primary repair of double-outlet right ventricle. Ann Thorac Surg 1995;60(Suppl): S610.
Tchervenkov CI, Walters III HL, Chu VF. Congenital Heart Surgery Nomenclature and Database Project: Double outlet left ventricle. Ann Thorac Surg 2000;69(Suppl):S264.
Walters III HL, Mavroudis C, Tchervenkov CI. Congenital Heart Surgery Nomenclature and Database Project: Double outlet right ventricle. Ann Thorac Surg 2000;69(Suppl): S249.
Wetter J, Sinzobahamvya N, Blaschczok HC, et al. Results of arterial switch operation for primary total correction of the Taussig-Bing anomaly. Ann Thorac Surg 2004;77:41.
Yacoub MH, Radley-Smith R. Anatomic correction of the Taussig-Bing anomaly. J Thorac Cardiovasc Surg 1984;88:380.

编者评述

T.L.S.

DORV系列的解剖特点要求多种外科方法。畸形复杂者，外科决策困难。采用心内隧道矫治时，通常需要带瓣管道行右室流出道重建，就很有再次手术行管道替换的可能性。另外，间隔肌肉切除和室间隔缺损扩大不充分也会出现进行性心内隧道梗阻和主动脉瓣下狭窄。正因为有这些晚期缺点，有些作者提出对于复杂的DORV，按单心室矫治，可以真正降低晚期再手术和并发症的风险。

肺动脉下型室间隔缺损的DORV（Taussig-Bing畸形）通常合并主动脉缩窄。虽然这种情况可以行主动脉缩窄矫治和肺动脉环缩，但我们在婴幼儿时行一期根治。动脉调转术主动脉切断时行弓部补片加宽重建是没有困难的，而且再狭窄风险是很低的。

即使完全矫治时要用心外管道，我们一期根治大部分病例没有肺动脉流出道梗阻，以避免肺动脉环缩引起的心肌肥厚和导致一些因相对限制性室间隔缺损者出现进行性主动脉瓣下狭窄的并发症。进行性主动脉瓣下狭窄迫使更多的血通过环缩的肺动脉。这些患者二次手术时很困难。通常肺动脉环缩后氧饱和度好，而主动脉瓣下狭窄却进行性加重。这样，实际的Qp/Qs比例是不定的，而明显的左向右分流是造成患者肺血管病变发展的原因。对那些分期行单心室修补的患者，这是相当困难的情形。即使在婴儿期做了肺动脉环缩术，早期也可做双向Glenn分流或半Fontan 手术。有明显的左向右分流伴主动脉瓣下狭窄加重时行肺动脉环缩会导致再手术行Damus-Kaye-Stansel 连接或双向Glenn分流时肺循环血不够的严重风险。所以，肺动脉环缩后，为避免这些并发症，必须严密随访。

因主动脉瓣下狭窄需行Damus-Kaye-Stansel手术时，对大部分病例我们都像Norwood手术那样来扩大主动脉弓部。严重主动脉瓣下狭窄的婴儿通常都合并升主动脉发育不良，而且升主动脉和肺动脉起始部比例相差很大。因此，直接连接肺动脉和主动脉，不管是原来的或者是加宽的，都可能会使狭窄的主动脉吻合口上端最远部分发生扭曲，需要另外扩大或放支架。主动脉弓下方长的补片防止了这种扭曲也加宽了升主动脉全程。这部分手术操作需要用停循环。

DORV采用心内隧道修补室间隔缺损发生晚期狭窄是很常见的，因此除了单独的主动脉瓣下室间隔缺损，主动脉骑跨50%且室间隔缺损等于或大于主动脉瓣环以外，完全矫治时都应该考虑要扩大所有室间隔缺损。

尽管心内隧道可以引起右室流出道梗阻，管道还可能粘连三尖瓣隔瓣，限制瓣叶活动，导致功能性三尖瓣狭窄。

不相关型室间隔缺损的DORV矫正仍然是困难的外科挑战。虽然切除流入道室间隔缺损前方间隔偶尔可以允许达到足够的左室流出道而且不影响三尖瓣功能，但很多患者需要复杂的心内隧道，实际上形成一个室间隔缺损到主动脉的突向右侧的隧道。

有些不相关型室间隔缺损的患者，室间隔缺损与肺动脉较主动脉有更直接的关系。这种情况下，如果没有肺动脉狭窄，像Taussig-Bing畸形样修补室间隔缺损同时行动脉调转术是最佳术式。在每个不相关型室间隔缺损的患者，必须确定大动脉与室间隔缺损的关系和从室间隔缺损到大血管的走行路径，以便决定何种情况下才能施行两个心室矫治。明显成角的复杂挡板很容易导致晚期狭窄；这些患者潜在的梗阻是明显的，所以很多患者采用单心室修复是最好的途径。

DOLV是罕见病例。虽然室间隔缺损补片修补很简单，但是缝合肺动脉流出道，重建右室–肺动脉管道会有再次手术更换管道的可能。据Kanter报道，对于没有右室流出道梗阻的患者，从心室完整切下肺动脉瓣和瓣环并重新移到右心室，左室间隔缺损用补片修补。这种术式用自体瓣膜重建右室流出道降低了晚期再手术的潜在风险。然而，有明显肺动脉狭窄的患者，采用Lecompte流出道重建，最好办法既可以用带瓣管道，也可以直接用肺动脉与右室连接，用心包或同种材料于前方补片形成一个无瓣的右室流出道重建。冠状动脉位置经常妨碍的流出道跨环补片。

（黄日茂 译 罗万俊 校）

第 85 章

完全性大动脉转位

Thomas L.Spray

完全性大动脉转位(TGA)是一种大动脉关系调转所致的先天性心脏畸形:主动脉完全或主要起自右心室,肺动脉完全或主要起自左心室（心室动脉连接不一致)。不经手术治疗,患者的生活将无法耐受病变带来的痛苦,因为生理上的异常导致体肺循环间不是连续的而是平行的关系。因此生存率取决于肺循环和体循环的混合程度。尽管这种心脏畸形很严重,但手术已经成为标准化的治疗，以致可以在大多数患此畸形的患儿出生后的最初几周内实施解剖和生理修复。

完全性大动脉转位可以和其他心脏畸形并存,例如,先天性主动脉缩窄和动脉导管未闭。在此畸形中,室间隔完整者约占50%；有室间隔缺损者占25%；有室间隔缺损又有功能性或解剖性左心室流出道狭窄者（肺动脉狭窄)占25%。完全性大动脉转位合并主动脉弓离断很少发生。

解 剖

完全性大动脉转位以房室连接一致而心室动脉连接不一致为特点({S,D,D}，按Van Praagh系统分型)。尽管有人用“转位”这一术语来描述心室与动脉连接的不一致,但其他作者则用转位来描述主动脉位于肺动脉前方的任何心脏畸形。使用“大动脉转位”这一术语在定义上容易与心室双流入道或房室不连接以及心房排列非单侧化的患者(一些内脏异位综合征)相混淆。“D型大动脉转位”也曾被用于描述房室连接一致和心室动脉连接不一致,但这种命名法还不足以描述主动脉位于肺动脉左前方的患者。因此在这一章,完全性大动脉转位是指心房正位、房室一致,心室动脉不一致,{S,D,D}型。

在TGA中，大动脉与心室间异常关系的形态学起源仍然存在争议。Van Praagh提出,由于主动脉瓣下圆锥在心室袢正常时持续存在，而肺动脉瓣下圆锥吸收，这样建立了二尖瓣和肺动脉瓣的纤维连接。在正常心脏发育过程中,主动脉圆锥是固定的,肺动脉圆锥的优势生长使肺动脉瓣位于左侧前上方。在大动脉转位中主动脉瓣下圆锥差异性生长，因此将主动脉推向前方,并破坏主动脉瓣的连续性。如果动脉瓣下圆锥不发育，肺动脉将维持后位，并且肺动脉瓣和二尖瓣将保持连续性。这一关系将导致主动脉瓣位于肺动脉瓣的前方，允许两边的半月瓣与大血管远端相连，而没有出现理论上被认为是正常心脏发育的旋转。因为圆锥的发育决定动脉干的旋转，大动脉在半月瓣的关系与它们在动脉弓的关系相似。虽然在95%的患者中,心脏是心房正位的左位心，但经常会遇到解剖学上的变异。左到右并列心耳是其他心内畸形的征象。真正的房间隔继发孔缺损出现于10%~20%的病例中;尽管如此,大多数病例心房之间的主要交通是通过未闭的卵圆孔。右主动脉弓出现于4%的室间隔完整的患者中，约16%出现于有室间隔缺损者。50%的TGA患者合并有室间隔缺损,它们中的大多数将自行闭合。尽管缺损可以在室间隔的任何地方发生，但通常位于膜周部(圆锥心室)。肺动脉狭窄或闭锁、房室瓣骑跨、主动脉缩窄、主动脉弓离断都可能是大动脉转位和室间隔缺损相关的合并畸形。

大血管的空间关系变异非常大，尽管如此，主动脉常位于肺动脉的右前方。在大多数的病例中,尽管直接的交界连接是常见的，但主动脉窦和冠状动脉开口均朝向相应的肺动脉窦。这种情况允许在动脉调转术中进行冠状动脉转移。只有小部分冠状动脉起源于非朝向窦的患者在施行动脉调转术时会有些困难。

在D型大动脉转位的病例中,最常见的(68%)冠状动脉类型包括左冠状动脉主干起自左冠状动脉窦，发出左前降支和回旋支。右冠状动脉作为独立的分支起自右后向冠状动脉窦。偶尔会没有真正的回旋支，但独立的分支从左冠状动脉发出，以供应左心室的相关部位。在约20%的病例中，冠状动脉回旋支起自右后冠状窦发出的右冠状动脉，并从后方的大血管后绕过。左前降支动脉独自从左冠状动脉窦口发出。更少见的冠状动脉类型包括从右后冠状窦发出的单一右冠状动脉(4.5%)或从左冠状动脉窦发出的单一左冠状动脉(1.5%)。壁内型冠状动脉在到达心室表面前，走行于主动脉壁内一段距离，再分布到心室表面的壁内冠状动脉，这常发生在房室瓣的交界连接处。单一冠状动脉开口或相互紧邻的位于一个冠状动脉窦内的多个开口也有报道。异常的冠状动脉解剖在有室间隔缺损的大动脉转位中比在完整室间隔的大动脉转位中更为常见。

完全性大动脉转位中明显的左心室流出道梗阻不常见，但是对治疗决策有很重要的意义。左心室流出道梗阻最常见的类型是由于右侧体循环心室压力越来越高所致的肌部室间隔左侧移位所致。之后室间隔可使流出道变得狭窄，导致收缩期二尖瓣叶异常的向前运动，并产生与肥厚梗阻性心肌病相似的情况。偶尔梗阻可能是由瓣膜下纤维桥所致。室间隔后方的异常相连可能导致管形梗阻。起自二尖瓣装置或膜部室间隔的纤维连接可以导致严重的瓣下梗阻，当有室间隔缺损时最常见。瓣膜狭窄并不常见，但无梗阻的双叶肺动脉瓣常见。在极少数病例中，主动脉缩窄或主动脉中断所致的主动脉弓梗阻亦可以在一些完全性大动脉转位合并左心室流出道梗阻和室间隔缺损的患者中见到。

病理生理学

{S,D,D} 型大动脉转位是相对常见的先天性心脏病，在新英格兰的一项研究中，占先天性心脏病婴儿的9.9%，每1000个活着出生的新生儿中就有0.206个有该畸形。男性占主要比例，男女比是2:1，如果室间隔完整的话这一比例可以增加到3.3:1。在复杂型大动脉转位中，未发现性别差异。未经治疗，90%的D型大动脉转位合并有完整室间隔的患者将在1岁内死亡。

在大动脉转位中，肺循环与体循环的平行关系使得非氧合的静脉血经右心室到主动脉，而已经氧合的肺静脉血经左心室返回到肺动脉循环。肺循环和体循环的血液分别通过卵圆孔未闭或房间隔缺损以及室间隔缺损或动脉导管未闭在心房、心室或大动脉水平混合，这是患者存活的基础。有大动脉转位并有完整室间隔的患者能够存活，其最基本的原因是主动脉与肺动脉通过动脉导管未闭相通。出生后，两个心室相互独立，大动脉转位的婴儿通常肺血流会增加。肺血流的增加会造成左心房扩大和卵圆孔功能上开放，导致心房水平氧合血和非氧合血的混合。尽管如此，它也仅能维持最基本的组织氧合，吸氧不能提高其氧合。心房间隔球囊造口术可使这些患者改善血液混合和改善组织氧的输送。

由于肺动脉血流更多和心房和心室水平血液的混合作用更大，大动脉转位和大室间隔缺损的患者经常有更高的氧饱和度。在有肺动脉高血流的小儿中，肺动脉阻力可能在婴儿期不断升高。合并的室间隔缺损会加快早期严重肺血管病变的发展。已经证实，肺动脉梗阻病变的快速发展与低氧血症相关的交感神经的活动增加和过多的肺血流有关。

虽然新生儿的肺血管阻力在有大动脉转位的婴儿中升高了，但是在新生儿期，随着肺循环心室和体循环心室的顺应性改变，阻力会不断降低。在正常的婴儿出生后不久，左心室容量负荷和压力负荷的增加以及右心室容量负荷和压力负荷的下降，导致左心室心肌重量的快速增长。由于在D型大动脉转位的婴儿中左心室射血到低阻力的肺血管床，这种左心室正常的发育在D型大动脉转位的婴儿中消失了。因此，左心室相对右心室没有增加心肌重量，并且在数周内失去对抗高后负荷，维持足够心输出量的能力。尽管在大动脉转位并有室间隔完整的患者中，左心室保持了容量负荷，但是这一改变仍然发生。然而，当有室间隔缺损和大的动脉导管存在时，左心室的容量负荷和压力负荷都会得以保持。左心室流出道梗阻未合并室间隔缺损的D型大动脉转位患者，左心室没有明显的容量负荷，但压力负荷不受影响。这种在新生儿心脏的生理改变对手术方式的考虑是很重要的，因为出生儿周后，有完整室间隔的D型大动脉转位的左心室呈现肺动脉心室的特点和室壁厚度，可能不足以支持体循环。

临床特点

完全型大动脉转位最常见的临床表现是紫绀(动脉氧分压在25~40mmHg之间)，其严重程度取决于合并畸形。通常在室间隔完整时，紫绀更明显，并且在出生时就存在。婴儿后期紫绀的发展通常与大室间隔缺损或左心室流出道梗阻的存在有关。充血性心力衰竭可以是有大室间隔缺损或动脉导管未闭的患者最突出的临床表现。尽管如此，心力衰竭的症状很少出现在出生后的第一周，但是由于肺血管阻力的下降和肺血流过多，一个月后就较常见，即使在室间隔完整的患者中也如此。

治 疗

胎儿超声技术的广泛应用使得产前诊断TGA变得普遍。这一技术的应用以及TGA的患儿在出生后第一周就出现紫绀的表现，使他们在很早期就接受治疗。过去，心导管技术通常是确定心腔位置和相关畸形所必需的，但是现在心脏超声已经在一些简单的完全性大动脉转位患者中基本上代替了心导管技术。现在通常在婴儿分流量不足或存在相关心内或心外畸形需要鉴别时使用心导管技术。心脏超声如能看到后位的起自左心室并分出左肺动脉和右肺动脉的大血管，以及起自右心室的前位主动脉，即可诊断完全性大动脉转位。心腔间分流可以通过多普勒心脏超声技术诊断，以室间隔漏斗部作参照，心脏超声多切面可以看到室间隔缺损的大小和位置、心房间交通的特点和大小、房室瓣的解剖以及肺动脉瓣下狭窄的程度和位置。此外，在大部分病例中，冠状动脉的起源和分布也可通过心脏超声看清楚。因为大部分的冠状动脉变异可以在手术中明确辨认，所以通过心脏超声确定冠状动脉的起源通常就足够了，这样即使没有做心导管检查也可以进行手术。

心导管技术是在严重临床不稳定的情况下保留的检查项目，通过扩大房间隔之间的交通改善心内分流的程度。在心导管检查时，左心房压通常高于右心房，而肺动脉心室（左心室）压力取决于室间隔缺损的有无、瓣膜或瓣下狭窄存在与否、患者的年龄以及肺血管阻力升高的程度。

如果没有足够的心房间分流，会导致临床情况不稳定（酸中毒，严重的低氧血症），主要治疗是Rashkind球囊房间隔扩大术。导管尖端带球囊的导管通过体静脉，通过右心房和卵圆孔进入左心房。球囊充气后用力拉过房间隔，撕破卵圆窝，可改善肺静脉血和体静脉血的混合。对临床情况不稳定的患儿，这一治疗可在重症监护室（ICU）内在心脏超声的引导下进行。心房切开术使得左心室压降低，如果随后的动脉调转手术延迟的话，可能导致左心室功能较差。因此，对于具有适合进行大动脉调转的解剖条件较好的患者，以及具有可以接受的动脉氧饱和度的患者来说，只要临床情况允许，都应在早期未进行心房切开术前进行大动脉调转术。不管怎样，前列腺素E_1通常用来维持动脉导管开放，增加肺血流灌注，以改善患者早期手术修复前的稳定性。此外，相对脱水可能会减少心房内分流的程度，而增加容量可改善血流动力学。

手术治疗的历史

完全性大动脉转位的最初期手术治疗是使用闭合技术制造房间隔缺损，来增加体静脉和肺静脉间血液的混合。这首先由Blalock和Hanlon在1950年实施。虽然这一手术的早期死亡率高，但成功制造的房缺会明显减轻很多患儿的症状。Mustard和Bailey最初尝试调转转位的动脉，但他们的尝试因术后冠状动脉灌注不足和解剖学上的左心室功能不全而受挫。因此，最初的手术治疗转向将肺静脉和腔静脉在心房水平进行调转。1952年，Lillehei和Varco将右侧肺静脉接到右心房，将下腔静脉接到左心房。Baffes在1956年成功地用同种血管连接下腔静脉和左心房获得成功。

20世纪50年代，尝试了很多进行心房和动脉水平修复完全性大动脉转位的方法。1954年Albert提出在房间隔调转的概念，这样在心房水平上，腔静脉回流到左心室，肺静脉回流到右心室。Senning首先在1959年用富有天才创意的技术重新安置右心房壁和房间隔使这一心房内转流的概念成为现实。一些早期的进行心房水平修复的尝试因为这样的事实而受挫，因为接受手术的患者年龄在1~2岁之间，而在这些患儿中有很多已经有了严重的肺血管梗阻性疾病。1964年，Mustard介绍了一种替代性的手术进行心房内修复：切除房间隔，用心包片制作心房间的挡板，将肺静脉和腔静脉血流改向。这一修复导致比Senning术式更大的心房。Mustard手术早期效果比先前Senning手术报道的效果更明显，并在多伦多早期接受成功的Balock-Hanlon心房切除术的大组病例中得到证实。

手术治疗TGA的重大进步出现在1966年，Rashkind和Miller报道了对TGA患者中运用球囊导管技术扩大房间隔缺损，可以改善生理上的稳定性并减少了手术切除心房间隔的概率。在20世纪60年代，Mustard手术成为治疗大动脉转位最常用的手术方法。随着心血管手术技术在这十几年的提高，在出生后的最初几个月进行修复可以获得更低的手术死亡率，比起更大年龄才施行手术的病例有更好的改善。由于认识到Mustard手术后发生挡板梗阻和心律失常，到1970年再次兴起Senning手术，使用自体组织进行心房重建更受欢迎。

完整间隔的TGA的心房调转手术的成功并没有使合并大室间隔缺损的大动脉转位效果发生转变。在这些患者中关闭室间隔缺损和心房调转令人失望的效果仍然刺激着大动脉调转手术的发展，1975年大动脉调转手术第一次由Jatene和他的同事成功实施。Yacoub紧随其后报道了手术成功的病例。在一些大动脉转位合并室间隔缺损的患者中，通过冠状动脉的再植施行大动脉调转手术的成功，使得这一技术用于室间隔完整的TGA病例。1972年Yacoub为TGA并完整室间隔患者所做的尝试并没有成功。尽管如此，到1976年为止，其他的报道说明这种技术可以在婴儿身上进行。对婴儿进行大动脉调转手术的早期死亡率与肺动脉左心室不能耐受体循环压力有关。因此，最初的方法包括肺动脉环缩（有或没有体肺动脉分流），这是第一步，之后才是大动脉调转手术。尽管如此，

Yacoub, Quaegebeur, Brawn和Castaneda相继证明，在肺动脉心室相对高压的出生后的最初几天内实施大动脉调转手术来修复简单的大动脉转位是可能的。大动脉调转手术死亡率的迅速降低，使得这一手术方式成为标准的矫治方法。这一手术可以同时对TGA进行解剖和生理矫治。

TGA合并室间隔缺损和明显左心室流出道梗阻的手术方式在心脏外科的早期阶段较少成功。1969年，Rastelli建议心室内隧道修复：关闭室间隔缺损，遮挡并引导肺静脉血从左心室到主动脉，闭合从左心室发出的肺动脉，在解剖学右心室和肺动脉分支之间植入心外导管，以解剖修复TGA并室间隔缺损和左心室流出道梗阻。重建后的左心室流出道梗阻仍然是Rastelli型手术的常见并发症，这就导致了进行心室内修复的Lecompte[“réparation à l'étage ventriculaire”(REV)]技术的出现。

手术治疗：姑息性手术

Rashkind和Miller发明的球囊心房切开术已经基本上不需要Blalock-Hanlon心房切除术。虽然体外循环已经使得开放性心房切开术被普遍使用，但是合并相关心脏畸形和厚的房间隔并考虑后期行心房挡板修复的婴儿可能从Blalock-Hanlon技术获益。肺动脉环缩术已经用于年龄在3~6个月之间、手术之前有难治性心衰、合并室间隔缺损的年幼TGA患儿的姑息性手术。随着婴儿行大动脉调转手术和室间隔缺损闭合术后效果的提高，环缩术在绝大多数病例中已经不需要了，因为婴儿期的完全修复可能会受影响。因此，肺动脉环缩术仅限于可能受益于延迟矫治手术的非常小的新生儿，以及有大动脉转位并完整室间隔的患者。他们就诊的时候已经太晚而不能接受大动脉调转术，需要“训练”左心室，使其能在更高的压力下工作，成为体循环心室。出于相同的原因，肺动脉环缩术用于心房调转术后发生右心功能不全和衰竭的患者，使其作为转为分期大动脉调转手术的准备。TGA患者行肺动脉环缩术是一个危险的手术，因为肺动脉流出道的限制导致严重的低氧血症及代谢性酸中毒，而松解环缩可导致肺血管床的保护不足和左心室(肺动脉心室)发育不良。因此，在大多数准备左心室接受大动脉调转手术的情况下，环缩手术同时必须施行体肺动脉的分流术，以便维持足够的肺动脉血流，防止低氧血症和左心室功能不全。

根治性手术

满意的TGA矫治手术使腔静脉血重新回流到肺循环，肺静脉血回流到体循环。这可以在心房水平、心室水平或大动脉水平实现。最早的TGA修复包括心房水平的腔静脉和肺静脉的重新分道，达到足够的生理修复而不是解剖修复，因为在形态学上右心室仍是体循环的心室。双心室(Rastelli)和大动脉(大动脉调转)修复是更具有解剖性矫治的手术，它使得形态学的左心室成为体循环心室。

心房修复

尽管对TGA进行心房调转手术可以得到很好的效果，但大动脉调转手术所进行的解剖纠正已经成为TGA标准的治疗方法。因此，Senning手术和Mustard手术在这一章中将不予详细介绍。

动脉修复

大动脉调转的技术包括大动脉横断、冠状动脉起源部转移以及大血管复位重建。手术采用胸骨正中切口，低温体外循环，虽然一些患者在整个手术过程中只有一段时间需要停循环，或只在显露房间隔和冠状动脉再植时停循环。胸骨切开后，心包的前部分切下来作为前方大血管重建的自体补片，心包补片可以是直接使用，也可用戊二醛固定，使它更容易操控。此外，我们也用同种肺血管补片材料重建肺动脉。游离动脉韧带或动脉导管，充分游离左右肺动脉的分支至两侧肺门。将肺动脉从肺动脉分叉处到肺叶动脉处充分地游离出来是很重要的，这样可以在Lecompte术式中将肺动脉重新放置在前方，而不会出现肺动脉被主动脉压迫。如图85.1所示，需尽可能在主动脉远端插管，使得在重建时有足够的空间在近端主动脉的地方进行操作，并在大多数情况下使用双腔静脉插管。在D型TGA中，主动脉位于肺动脉的右前方，而且肺动脉通常要比升主动脉粗。建立体外循环后，结扎动脉导管，而不切断它。在尽可能接近主动脉插管处阻断升主动脉，从主动脉根部灌注心脏停搏液。

如果有室间隔缺损，我们发现通过右心房，跨三尖瓣或偶尔通过前面的大动脉或肺动脉显露室间隔缺损是有用的。尽管如此，在大部分病例中，我们选择通过三尖瓣找到室间隔缺损并可以得到充分的暴露。我们倾向于在阻断主动脉后定位室间隔缺损和房缺，并灌注心脏停搏液，使得第二次的心脏停搏液可以在主动脉重建前灌注。如第76章所描述的那样，室间隔缺损通过三尖瓣用常规方法关闭。前肌部或圆锥间隔发育不良的缺损可经主动脉或肺动脉显露。如果有房间隔缺损，部分关闭它，如果需要的话，有利术后早期的右向左分流。如果有卵圆孔未闭，则不必闭合。如果有室间隔缺损，在其被闭合后，第二次的心脏停搏液从主动脉根部灌注，然后在主动脉瓣交界连接点之上横断主动脉，并像图85.2一样，在肺动脉分叉水平横断肺动脉，动脉导管在肺动脉端切断，并将肺动脉从邻近的组织中分离出来。在这点上，我们发现有必要将肺动脉分叉移至主动脉的前方，然后重新阻断主动脉，保持肺动脉分叉向头侧并使其在行冠状动脉重建时在术野之外。然后仔细检查冠状动脉开口，并将其连同一部分纽扣状的主动脉壁从前面的大血管切除，向下刚好延伸到Valsalva窦的基底部，像图85.3所描述的那样(插图A)。然后游离冠状动脉的心脏表面段，使其有足够的活动度可以容许冠状动脉移至后面的大血管而没有扭曲，如图85.3所示。有时，小的冠状动脉圆锥支可以予以切断以达到足够的活动度。在后面大血管合适的位置上，将血管壁垂直切开，底部做中间皮瓣式切口，使冠脉开口可以在没有张力和扭曲的情况下吻合。鉴于主动脉瓣和肺动脉瓣相互面对，肺动脉瓣的交界连接处可能会向下或向上移位，不需要直接和主动脉瓣的交界连接附着处在一个平面上，如图85.3(插图B)所示。在决定定位移植冠状动脉开口时必须要仔细考虑。由于交界附着部位的解剖变异，两个冠状动脉开口可移植在高于肺动脉瓣交界附着部位以上，或两个冠状动脉开口移至在同一个肺动脉瓣窦上是较常见的。通常外科医生更喜欢将冠状动脉移植到肺动脉上高一点的地方，而不是肺动脉瓣的窦内。这样可以在主动脉充盈的情况下，冠状动脉在新的主动脉上发出时更少出现扭曲。像在图85.4表示的那样，冠状动脉然后被移植到中心皮瓣式的切口处。我们倾向于使用可吸收线来做这些血管的吻合，期望可以促进缝合处的生长。有时候，垂直方向的缝合可导致冠状动脉起始部扭曲，像图85.4D所描述的那样；在这种情况下，向中心旋转冠状动脉(图85.4E)可

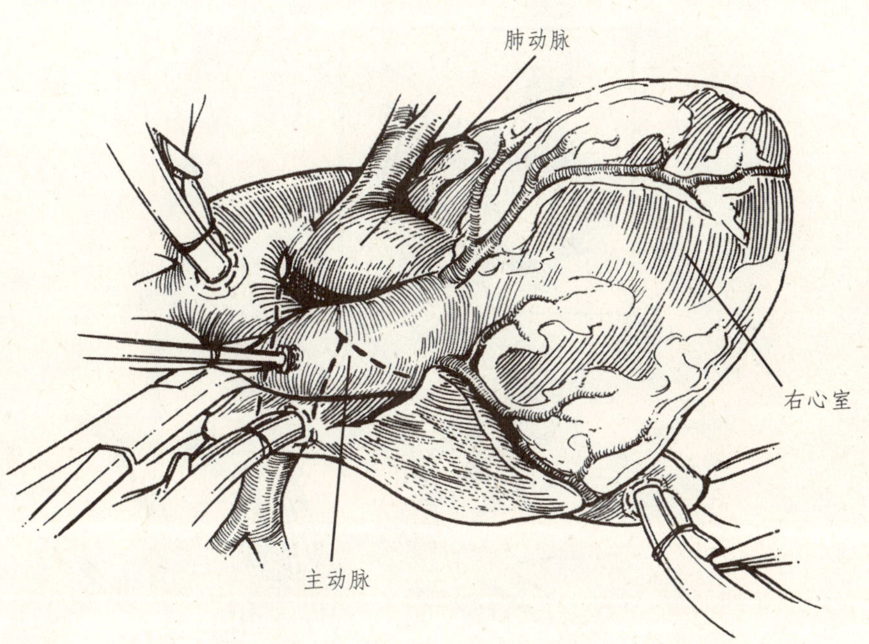

图 85.1　大动脉转位的解剖：主动脉在肺动脉的右前方。在主动脉远端插管，双腔插管并放置束带。

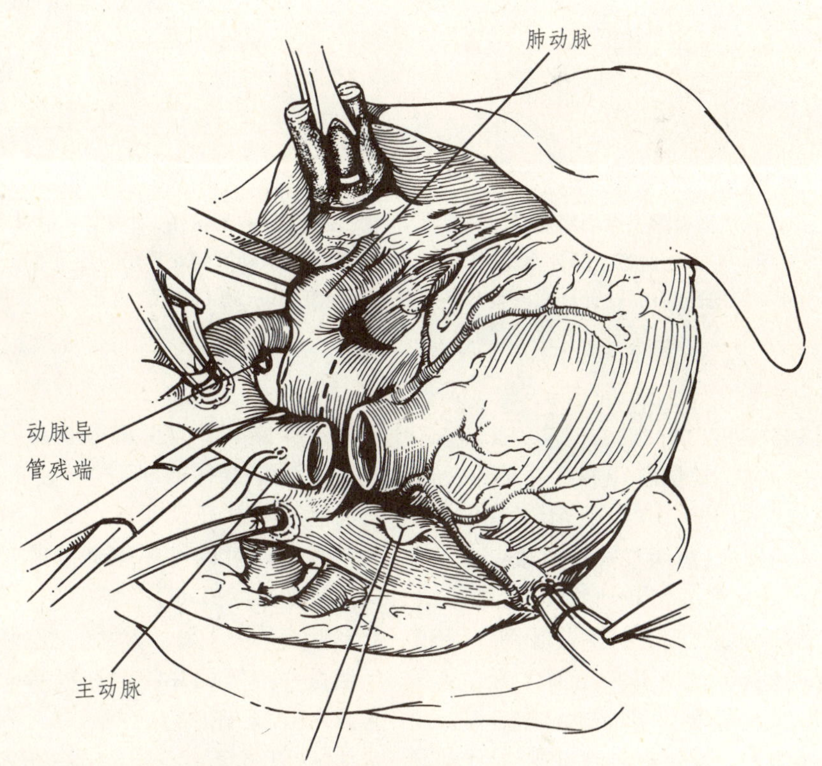

图 85.2　在主动脉瓣交界附着处正上方横断主动脉，在虚线分叉处横断肺动脉分叉。必须小心不要切到右肺动脉的起缘。肺动脉分叉被充分游离到肺门分支处，使其可以向前移位。

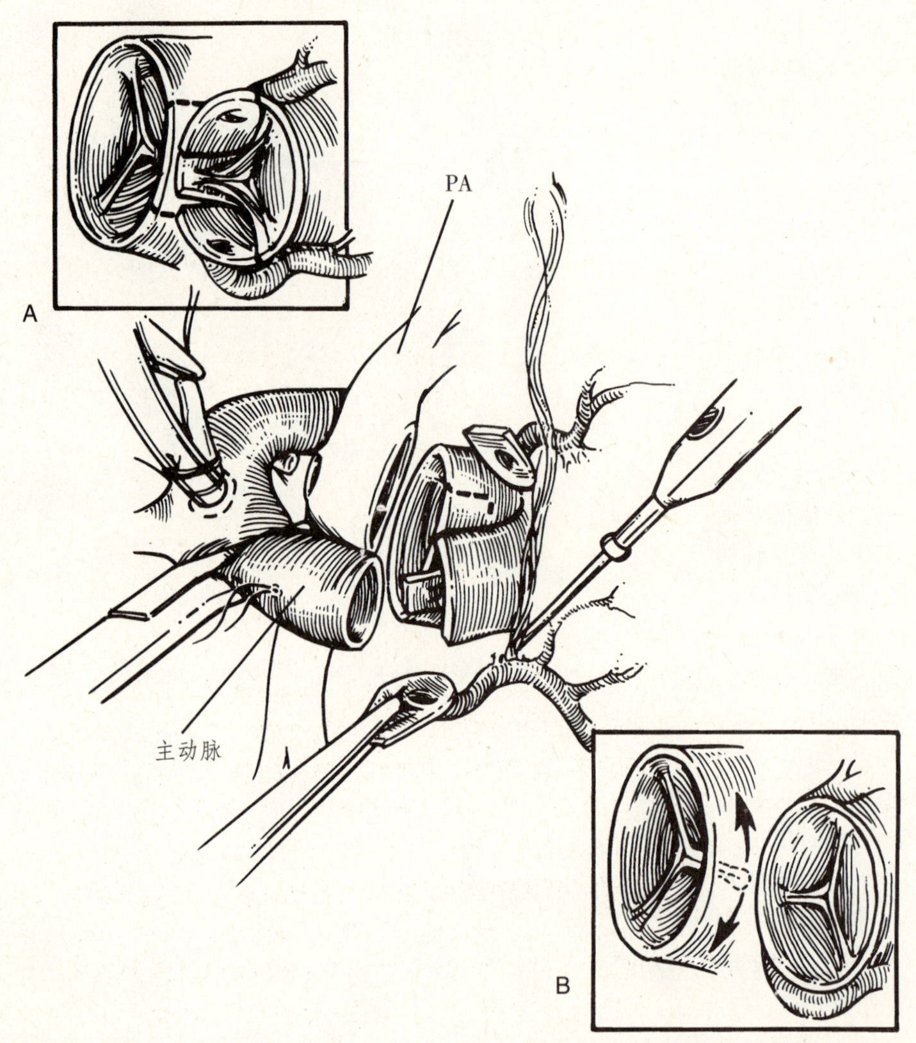

图 85.3　冠状动脉口被纽扣状切下，用电刀游离近端冠状动脉，必要时切断小的圆锥支，以便冠状动脉移位到后面的大血管上。在后面血管上做中间基底部的翼状切口供冠状动脉再移植用，如虚线所示。(A)表示切除冠状动脉口并向下到主动脉窦，并显示在后方大血管上的各垂直切口的关系。(B)显示肺动脉瓣交界附着处可能在位置上的变异，以及与前面大动脉的关系。在分叉处切断肺动脉，允许在瓣膜交界附着处之上有 5mm 或 6mm 肺动脉(PA)长度，使得在需要的时候可以将冠状动脉再移植到瓣窦之上。

以解决扭曲的问题。

冠状动脉移位技术中的常见变化如图85.5和图85.6所示。像图85.5描述的那样，当两根冠状动脉从一个窦发出，同时左冠状动脉开口起源于主动脉瓣交界附着部附近时，可以将交界连接处游离并采用通常的方式切下冠状动脉，再将其吻合至后面的大血管上。有一点特别重要，冠状动脉在达到心脏表面前可走行于主动脉壁内，分离时要注意避免剪断冠状动脉(图85.5B)。还有一技术可供选择，就是在移植时不需要将冠状动脉开口分开再植，像图85.6那样。通常，共同的冠状动脉开口或两个邻近的冠状动脉开口可以作为一个单独的组织片从主动脉壁切下，然后侧-侧吻合至后面的大动脉。然后，主动脉的远端做一皮瓣样片吻合在冠状动脉起源之上，允许血液无梗阻的流入冠状动脉(图85.6C)。尽管如此，在大部分的病例中，可直接将冠状动脉移植到后面的大血管，即使只有一根冠状动脉从右后朝向的窦发出，如图85.6D、E所示。尽管如此，必须小心用这种方式再植冠状动脉，以使其不会扭曲其中任何一条分支(图85.6E)。将冠状动脉片的旋转或移位到肺动脉上一个更高的平面上，可以适应很多冠状动脉的变异以及可能的冠状动脉起源处的扭曲，从而可以完成在TGA中各种解剖变异的冠状动脉的再植。在单一的冠状动脉开口或并列冠状动脉开口起源于同一窦时，开口处与壁内行走段的距离很短，切下交界处，分离冠状动脉，旋转后再移植到

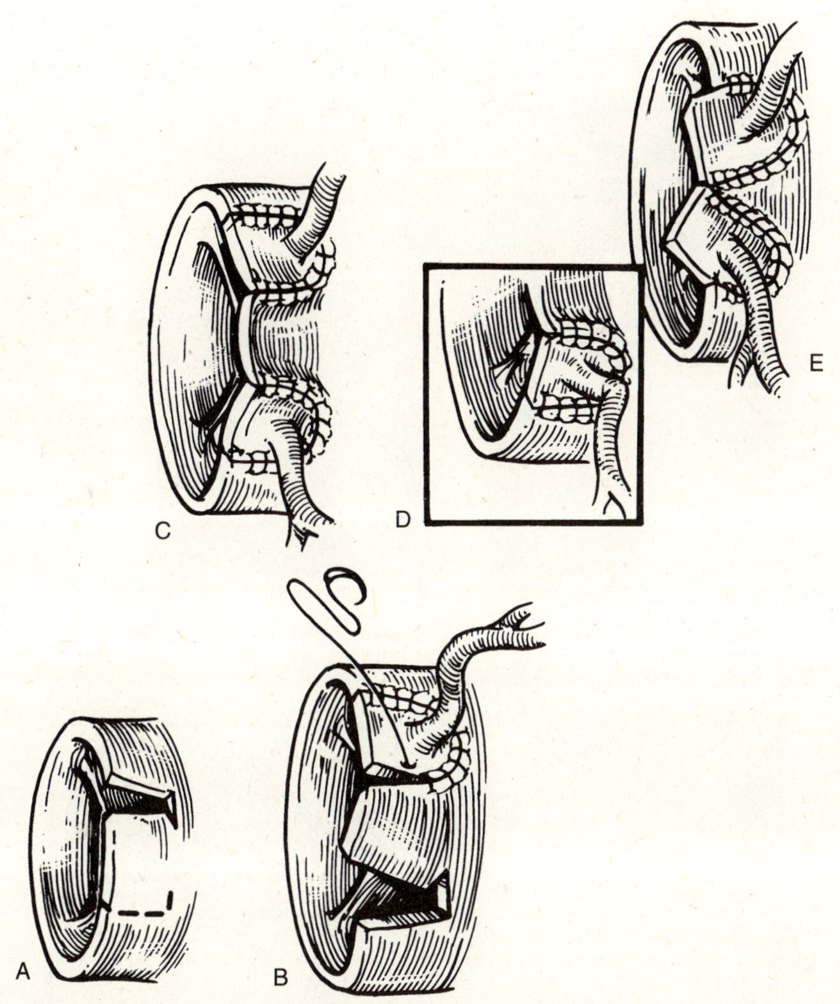

图 85.4　(A)显示在后面的大动脉上的中间基底部翼状切口。(B)冠状动脉再植到这些切口,并用可吸收线连续缝合。(C)表示冠状动脉再植已经完成,并显示冠状动脉起始部。(D)如果冠状动脉被垂直固定,在一些病例中,血管在后面的大动脉上位置太低,主动脉充盈后冠脉可能扭曲。(E)在这些病例中,有一定角度的更靠上的冠状动脉移植会更好,可获得没有梗阻的冠状动脉再植。

后面的大动脉上,仍可能产生冠状动脉壁内段的扭曲和闭塞。这种补片技术在早期是保留冠状动脉在原位,有时候可能解决这种潜在的问题;尽管如此,Lecompte方法,将肺动脉分叉移至主动脉前方,可能导致前方血管片受压而限制冠状动脉血流,导致运动时的缺血和潜在的晚期心律失常。有一项技术可以让我们在这种情况下做得很好,就是分离冠状动脉将其再移植到后面的大血管,然后进行冠状动脉开口的成形,切开冠状血管壁内段的开口,用同种肺动脉材料或心包做的小三角形补片扩大起源处。这很大地扩大了冠状动脉的开口,并防止壁内近端段冠状动脉末端的扭曲(图85.6F、G)。

一旦完成冠状动脉移植,将主动脉远端吻合到后面的冠状动脉已经被移植上去的大血管上。由于通常新主动脉(上面已经移植了冠状动脉)与主动脉远端之间存在大小上的差异,使得需要在远端主动脉上作一个垂直切口来弥补大小上的差异(图85.7)。如图85.8所表示的那样,即使存在明显的大小差异,这一切口也可以在大多数情况下容许满意的吻合。用可吸收线进行缝合,期望它能有最大的生长潜力。在主动脉前面做垂直切口还有一个另外的优点是,可以将主动脉向后推,这样可以防止压迫已经前移的肺动脉分叉。在手术中做到这一步时,再次向主动脉根部灌注心脏停搏液(图85.9),以检查缝线止血的效果,确保冠状窦的自由灌注而没有扭曲。下一步,在前面大血管先前切除冠状动脉的缺损处,用经戊二醛固定的心包或同种肺动脉材料进行修补(图85.10)。补片通常被制作成灯笼裤的

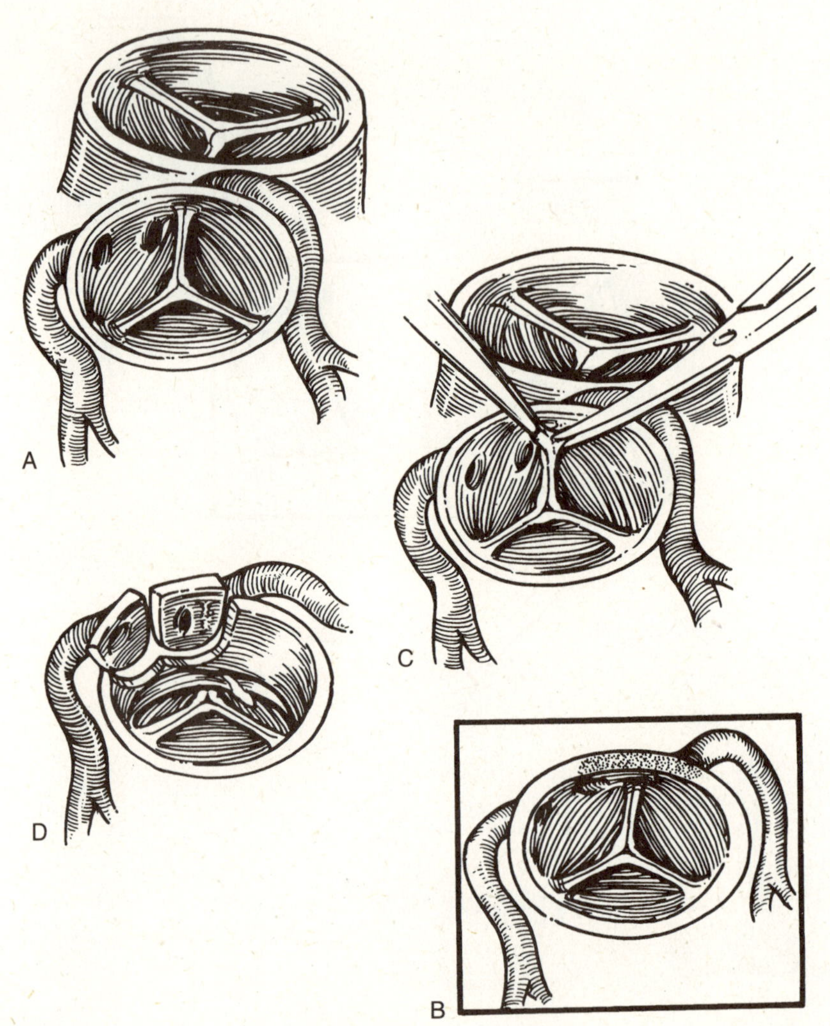

图 85.5 (A)两根冠状动脉出自一个窦,冠状动脉口可能有一段在主动脉壁内。(B)在从主动脉壁行冠状动脉纽扣状切除的时候,必须小心不要切断冠状动脉(点绘区)。(C)主动脉瓣叶可能需要从交界处游离下来,以便冠状动脉开口的切下。(D)分开切下两个冠状动脉开口,在大多数病例都是有效的。

形状并向后扩展3~5mm,使得从肺动脉干到肺动脉分叉有一定的延伸和长度。前方原来的组织被保留在原位,恰当地修剪补片,使前面原来的组织被吻合到肺动脉分叉处,希望可以促进在吻合线这部分的生长。如图85.11所示,前面的大血管吻合到肺动脉分叉处,小心避免在肺动脉上产生张力,如果有张力,会影响肺动脉血流的对称性。如果需要,在肺动脉起源处作一切口,使得有合适的大小匹配,并防止肺动脉起源处扭曲。有时候可在松开主动脉阻断钳及心脏复跳后进行吻合。在完成肺动脉重建后,关闭右心房,并最终在动脉导管的起源处用可吸收线小心地缝合,避免影响流入左肺动脉起源处的血流(图85.12)。

图85.12在大血管为并列而不是前后位关系时,有时候让肺动脉汇合处维持于主动脉后方的位置,向右肺动脉做切口,关闭在左侧的肺动脉分叉切口,使得肺动脉的开口更偏向右侧。这可以在行大动脉调转术后方便右心室重建。

在修复完成后,放置右心房线用于术后监测和容量灌注,将临时心脏起搏器导线放置于右心房和右心室。患者脱离体外循环后,体循环压力不宜大于60~70mmHg,以防止新的体循环左心室的膨胀。

Rastelli手术

左心室流出道明显梗阻的TGA患儿占TGA的一小部分。在TGA中,左心室流出道梗阻通常在性质上是动力性的;因此,梗阻的动力性部分和固定性部分,如瓣下纤维环和二尖瓣前叶附着物对左心室流出道梗阻的影响哪个轻哪个重通常很难确定。虽然左心室流出道梗阻的固定成分有时在行大动

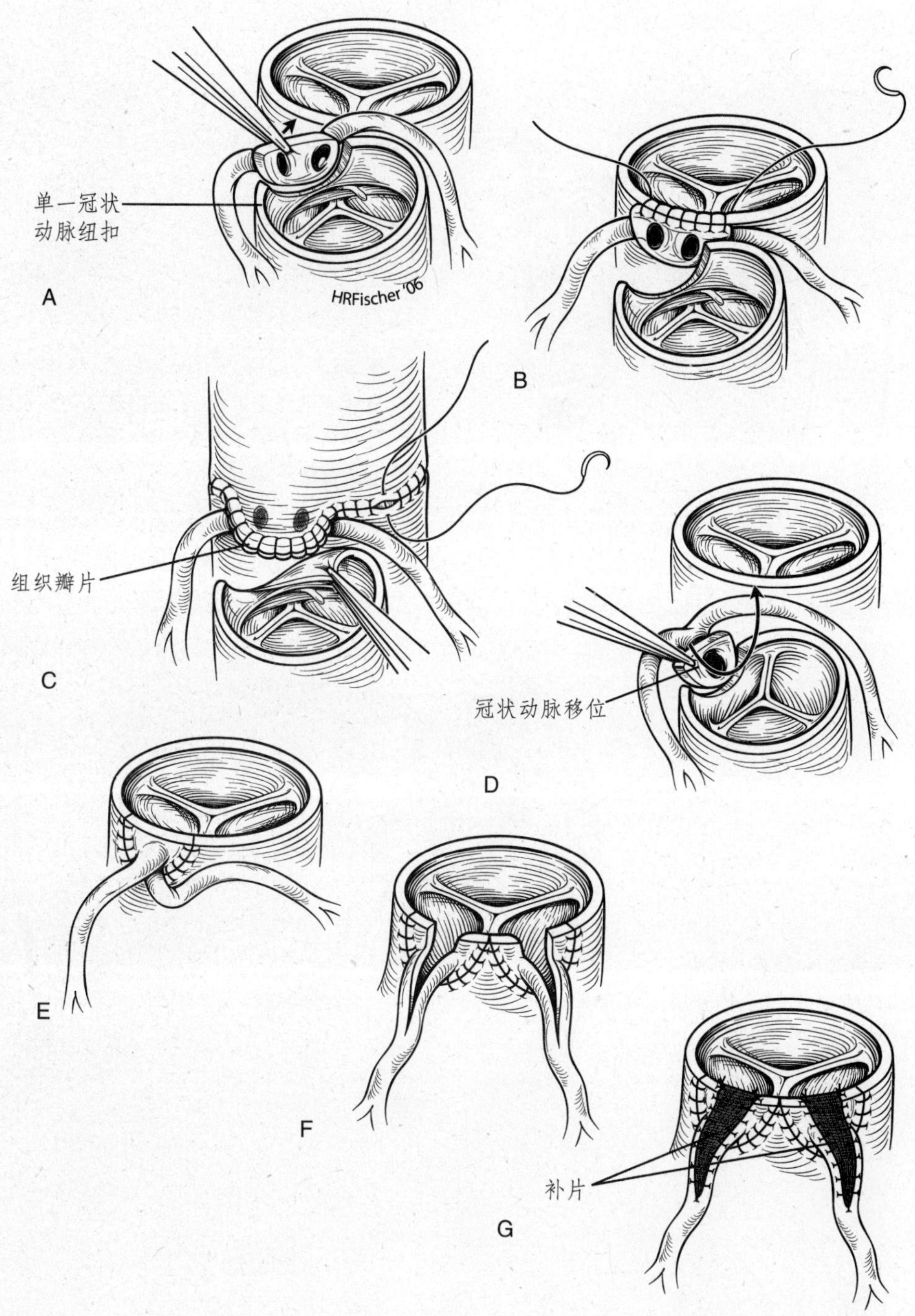

图 85.6　(A)在某些病例，切下单一的提供左右两侧循环的冠脉开口，或从同一冠状动脉窦切下并排的两个冠脉开口时，最好是作为一个纽扣状片再植。(B)冠状动脉纽扣的上缘缝合到后面大血管的上缘。在这种类型中，没有在后方改变冠状动脉开口的位置，但它们保留了正常的解剖关系，以防止动脉的扭曲。(C)主动脉被游离，制成一片翼状组织，向下缝合覆盖冠状动脉口，使血液可以畅通流入冠状动脉。(D)将单独的冠状动脉移位到后面的大血管上在大多数情况下有效。但是，必须小心定位，以免发生左冠状动脉分支扭曲。(E)移位到后面的大血管时，将冠状动脉放在更靠上的位置通常可以缓解扭曲。(F)在邻近的冠状动脉开口位于主动脉肌壁内的情况下，冠状动脉纽扣可以切下，切开主动脉壁内走行的冠状动脉开口，旋转冠状动脉，然后以常用的方式再植到后面的大血管上。(G)尽管主动脉壁内行走的冠状动脉被打开，但是冠状动脉狭窄通常仍存在，因此，用一个小三角形的同种肺动脉或心包补片扩大冠状动脉切口可以确保冠状动脉的灌注。这种冠状动脉口成形必须精细，以避免冠状动脉变形和扭曲。

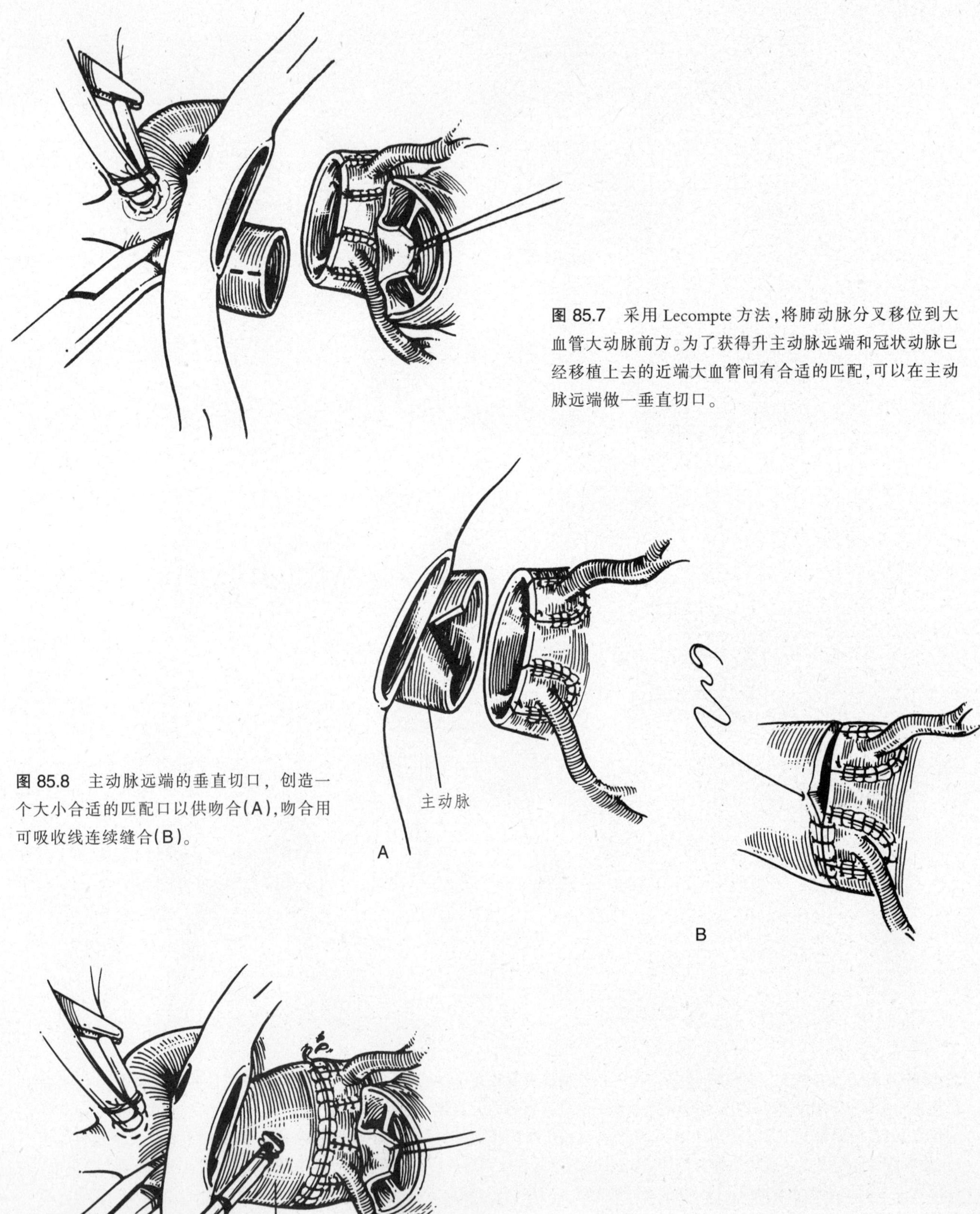

图 85.7 采用 Lecompte 方法,将肺动脉分叉移位到大血管大动脉前方。为了获得升主动脉远端和冠状动脉已经移植上去的近端大血管间有合适的匹配,可以在主动脉远端做一垂直切口。

图 85.8 主动脉远端的垂直切口,创造一个大小合适的匹配口以供吻合(A),吻合用可吸收线连续缝合(B)。

图 85.9 在冠状动脉已经移植且升主动脉的重建完成后,从主动脉根部灌注心脏停搏液,确保冠状动脉通畅和缝合处的止血。

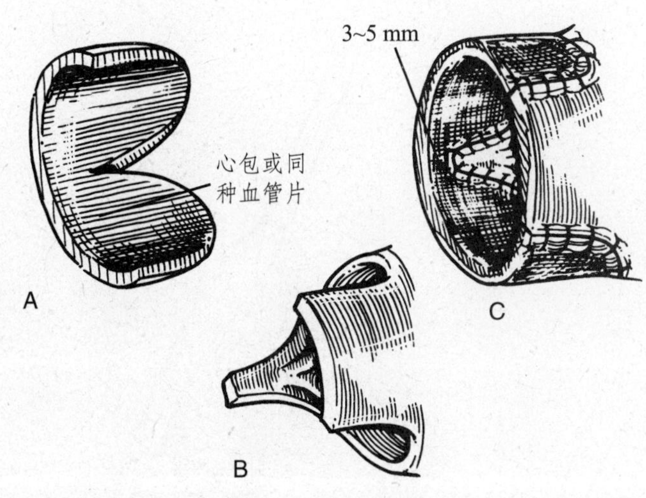

图 85.10　前方的肺动脉用高于后交界约 3~5mm 的裤形同种肺动脉或自体心包片重建，在分叉前延长肺动脉。

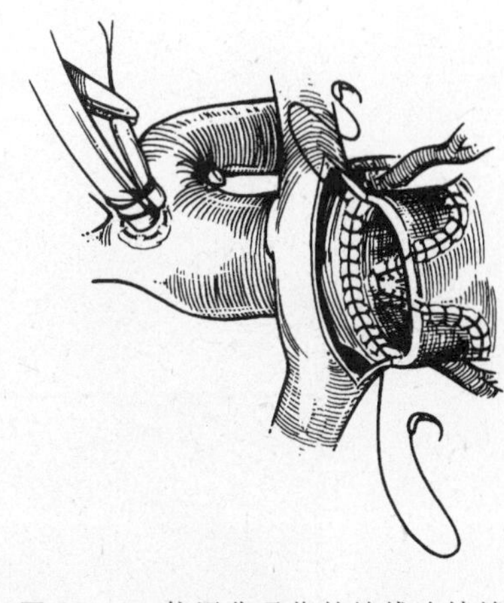

图 85.11　使用非吸收的缝线连续缝合，重建前方的肺动脉分叉。必要时可以做左肺动脉和右肺动脉切口，以便大小匹配。

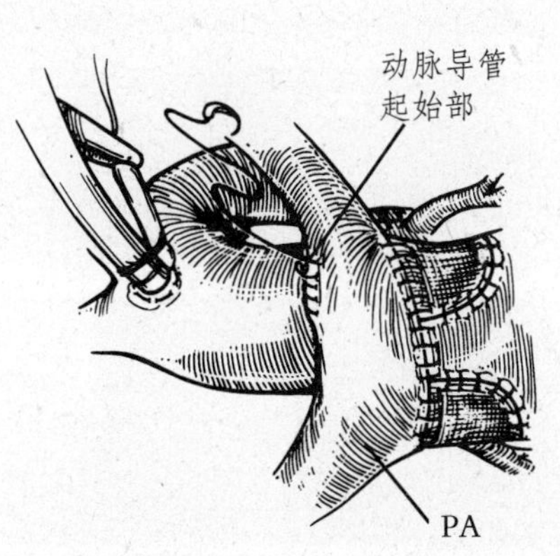

图 85.12　重建后，动脉导管起源处用可吸收线缝合，注意不要使左肺动脉(PA)的起始部狭窄。

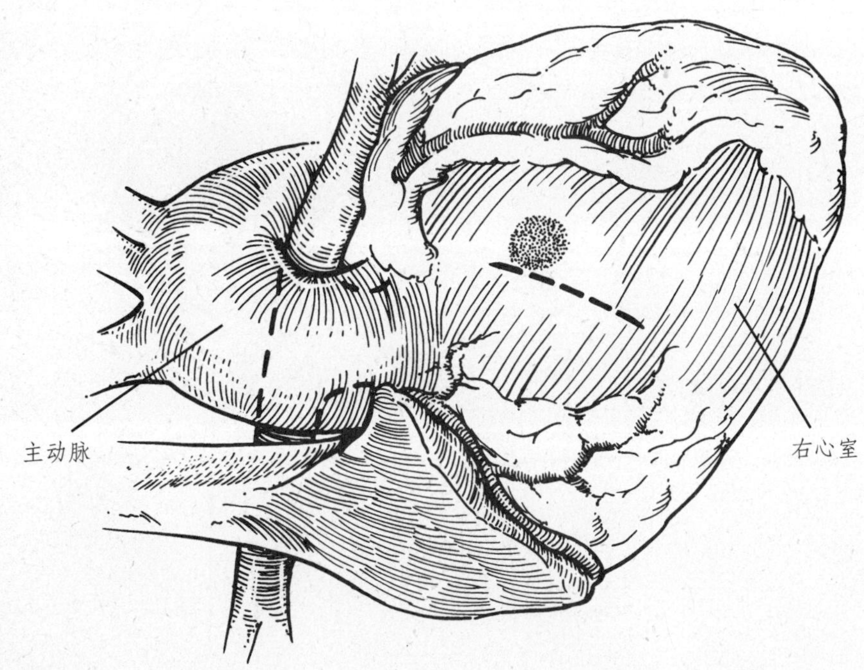

图 85.13　Rastelli 手术。在伴有左心室流出道梗阻的大动脉转位中，主动脉比后面的肺动脉要大。虚线表示在右心室做心室切口的方向，以避开心脏表面主要的冠状动脉，并且标出了室间隔缺损的位置。

脉调转术时，通过肺动脉切口可给予切除，但是完全解除梗阻通常是不可能的。尽管如此，在大部分的病例中，可以很好地耐受中等程度地解除左心室流出道的梗阻，因为肺动脉心室已经过预处理使其有高的心腔内压。当TGA的患者在婴儿时即出现明显的左心室流出道梗阻，创建一条心房内的连接和体循环到肺循环的分流也许是早期最好的方法，之后才行Rastelli手术。在一些情况下，早期根治性修复更好，并且我们基本选择在患者6个月的时候完成手术，即使最初的时候选择了体–肺动脉分流。

如图85.14所示，在Rastelli手术中(图85.13至图85.18)，肺静脉血通过一个跨室间隔缺损的补片被导向至主动脉，用带瓣膜导管重建右心室流出道至肺动脉远端的部分。图85.13显示换位后的大动脉，因为有严重的肺动脉狭窄，升主动脉大于肺动脉。放置心外导管位置的右心室切口朝向肺动脉分叉左侧，通过心室切口暴露室间隔缺损。如图85.14所示，室间隔缺损通常在某种程度上比升主动脉小，因此需要扩大室间隔缺损，以防止以后发生跨

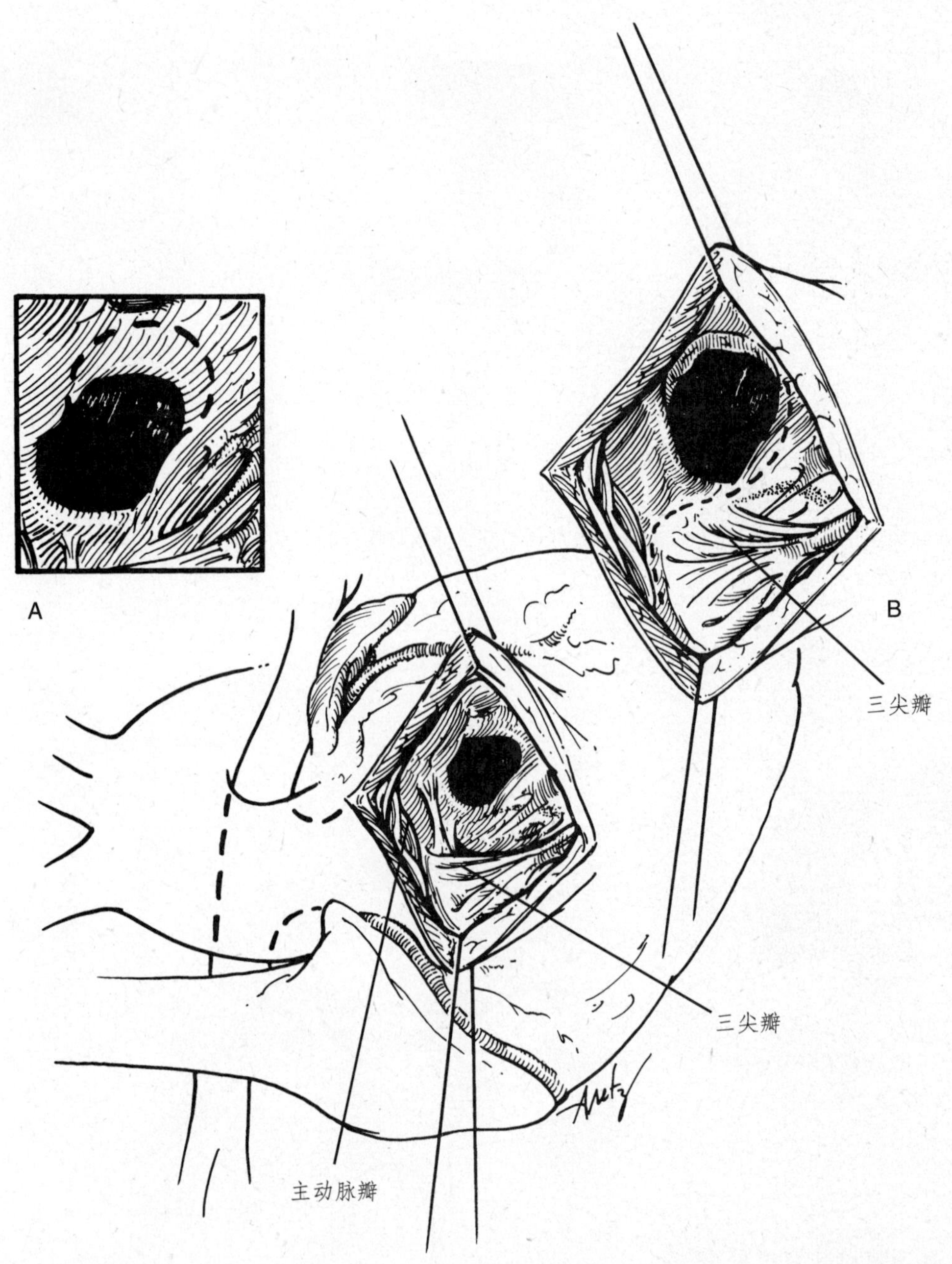

图 85.14 室间隔缺损和三尖瓣附着处。(A)切开室间隔的前上缘,远离传导组织,使从左心室到主动脉没有梗阻。(B)在 REV 手术中,分开主动脉瓣和肺动脉瓣的主动脉下的圆锥肌,也应在室间隔缺损的前左缘处切除,远离传导组织(点线)。室间隔缺损补片到主动脉的缝线方向用虚线表示,避开传导组织。

室间隔缺损的左心梗阻，因为那时室间隔缺损会变成通向升主动脉的出口。室间隔缺损受限是Rastelli手术后最常见的一种晚期问题。在图85.14(插图A),室间隔缺损向前向上扩大，远离传导组织的区域。传导组织在室间隔右侧走行的路线如图85.14B所示(点线)，放置从左心室到主动脉的补片的缝合线用虚线表示。在图85.15，表示用涤纶或Gore-Tex制作管形的补片。可以替代性地采用涤纶材料做的展开的矩形补片，使大的补片可以在右心室呈弓形，允许从室间隔缺损到主动脉的补片没有梗阻。我们更喜欢用Gore-Tex材料做这些连接，因为涤纶补片材料的粗糙表面可能造成术后早期溶血。

补片挡板完成后，左心室流出道直接导向前方的升主动脉(图85.16)。然后分开肺动脉,切除肺动脉分叉,使其可以连接上最大号的同种肺动脉，

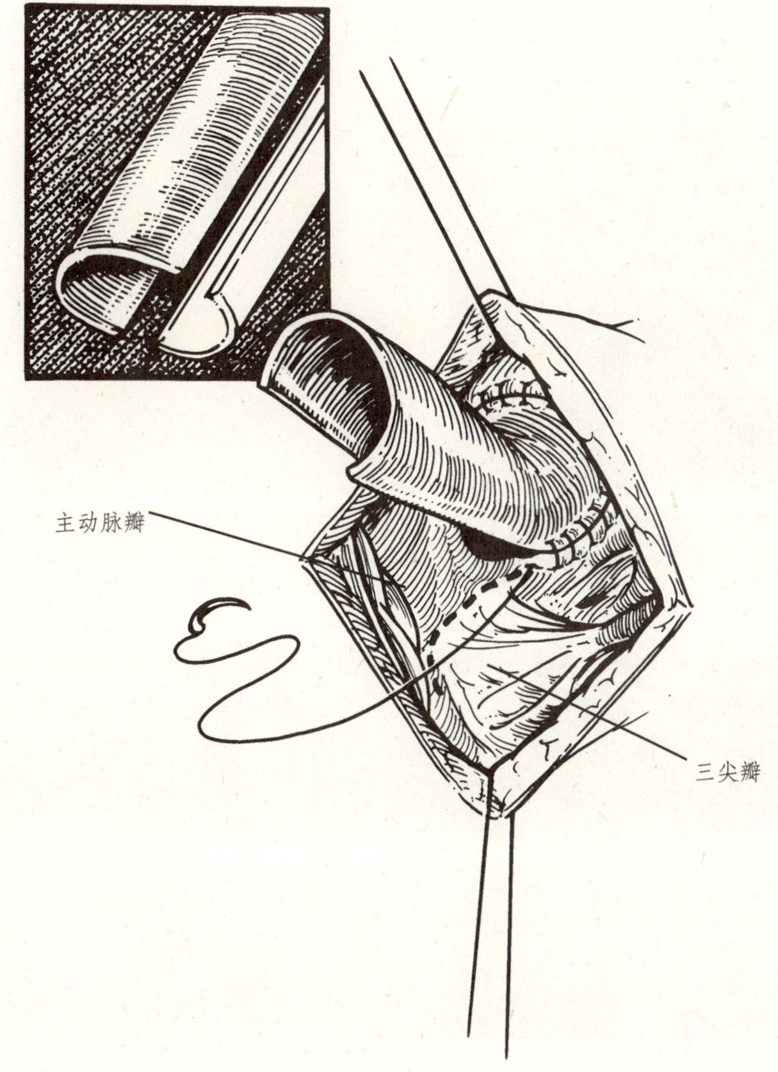

图 85.15　用 Gore-Tex 管形补片(**插图**)连接左心室和主动脉。

又可以满意地适应胸腔的空间（图85.17)。我们更喜欢用同种移植材料重建右心室流出道，因为它是可压缩的，能够被安放在胸骨柄下方的左侧胸腔，在大多数情况下没有明显的扭曲。交锁缝合肺动脉瓣，同时缝合肺动脉残根部，心室血流进入盲端，该盲端是造成血栓和血栓栓塞的潜在来源。然后用肺动脉同种移植物及三角形的聚四氟乙烯片重建右心室流出道，这样同种移植物在右心室有一个平滑的起始部(图85.18)。

少数大动脉转位和完整室间隔并有明显的左心室流出道梗阻的患儿，可以通过心房内挡板修补，用导管连接左心室到左侧的肺动脉分叉。

为降低导管梗阻的风险，Lecompte采用REV技术改良了Rastelli手术。在这个手术中，主动脉瓣下圆锥的切除比Rastelli手术更广泛，向上切除肌肉至肺动脉瓣环正下方（图85.19A，B)。此外，当三尖瓣与室间隔连接有异常时，可以制作一块包含重要三尖瓣附着点的室间隔该片，在室间隔缺损补片完成后，再将该片重新缝到室间隔缺损的补片上。更广泛切除室间隔，以形成一条从左心室到升主动脉的更直接的通道，而梗阻的复发更低。此外，Lecompte建议在这些患者中将肺动脉分叉放置主动脉前方，并切除一小部分升主动脉，使主动脉在更靠后的位置上，以容许肺动脉分叉与右心室流出道以带单瓣补片或非瓣膜的直接连接。这种手术可以有效地对TGA伴室间隔缺损和左心室流出道梗阻进行完全修复，而不需要放置以后需要再次手术的同种移植导管。由Lecompte描述的改良方法，即切除一小部分主动脉，缩短主动脉的长度，使其位于更靠后的位置。切除的一小部分主动脉可以用来重建肺动脉流出道，用自体组织可使

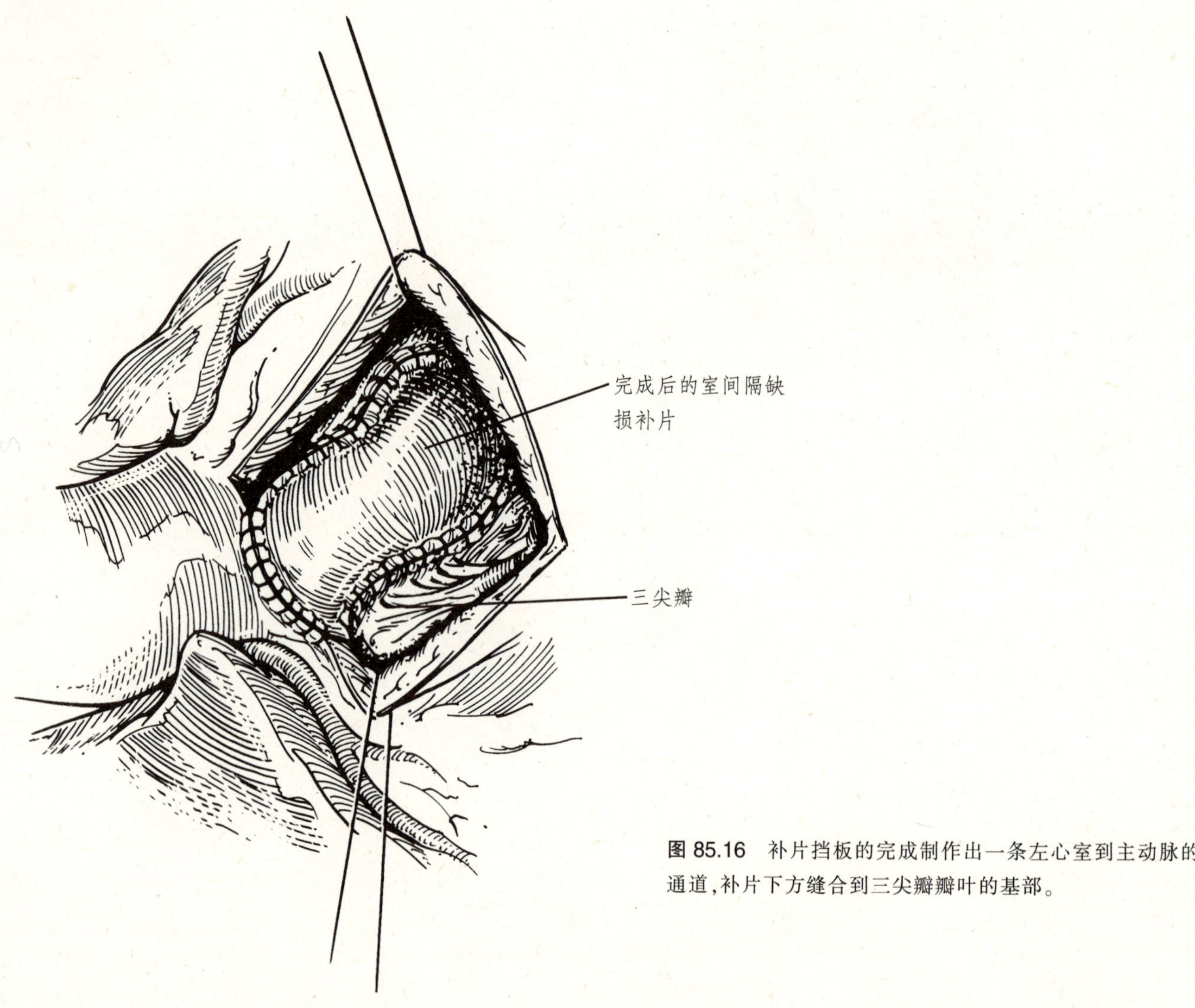

图 85.16　补片挡板的完成制作出一条左心室到主动脉的通道，补片下方缝合到三尖瓣瓣叶的基部。

它具有生长潜力。

Nikaidoh描述了REV手术的一种变化类型，这种方法对大动脉转位型的右心室双出口合并室间隔缺损和小肺动脉瓣环的患者有用。用这种方法，可以跨过圆锥肌肉切开肺动脉瓣环，到达室间隔缺损，像自体肺动脉移植置换主动脉瓣手术一样，切除主动脉，游离冠状动脉。然后将连有冠状动脉的整个主动脉根部移至更后方的左心室流出道，缝合到后面的肺动脉瓣环上（图85.20A，B，C）。然后用补片关闭室间隔缺损，补片上缘与主动脉根部的下缘吻合（图85.20D）。以这种方式，左心室流出道与主动脉更直接相关，而没有心脏内挡板补片，通常也无需扩大室间隔缺损。可以直接把肺动脉分叉与右心室相连或者使用同种瓣膜导管的方法（图85.20E）重建右心室流出道。在一些患者中，在主动脉根部更向后移位之前，纽扣样切除冠状动脉并将它们游离，以便达到主动脉下的切口区域。然后将冠状动脉纽扣再移植到游离的主动脉的合适位置上，减少心脏表面冠状血管扭曲的风险。Nikaidoh手术的病例报道少；尽管如此，当有中等程度的肺动脉瓣环发育不良和室间隔缺损时，对合适的患者采用这个手术还是有些优点的。

大动脉转位的手术结果

Mustard或Senning的心房内转流手术基本都能获得好的手术效果，在有完整室间隔的婴儿期患者进行完全修复，生存率达到80%~95%。尽管如此，心房内手术的并发症包括发生率高的窦房结功能障碍或其他房性心律失常，并且由于体循环，右心室的压力负荷导致动力性的左心室流出道梗阻。与Mustard手术相比，虽然Senning手术的房性心律失常常见，但Senning手术能更好地改善窦性节

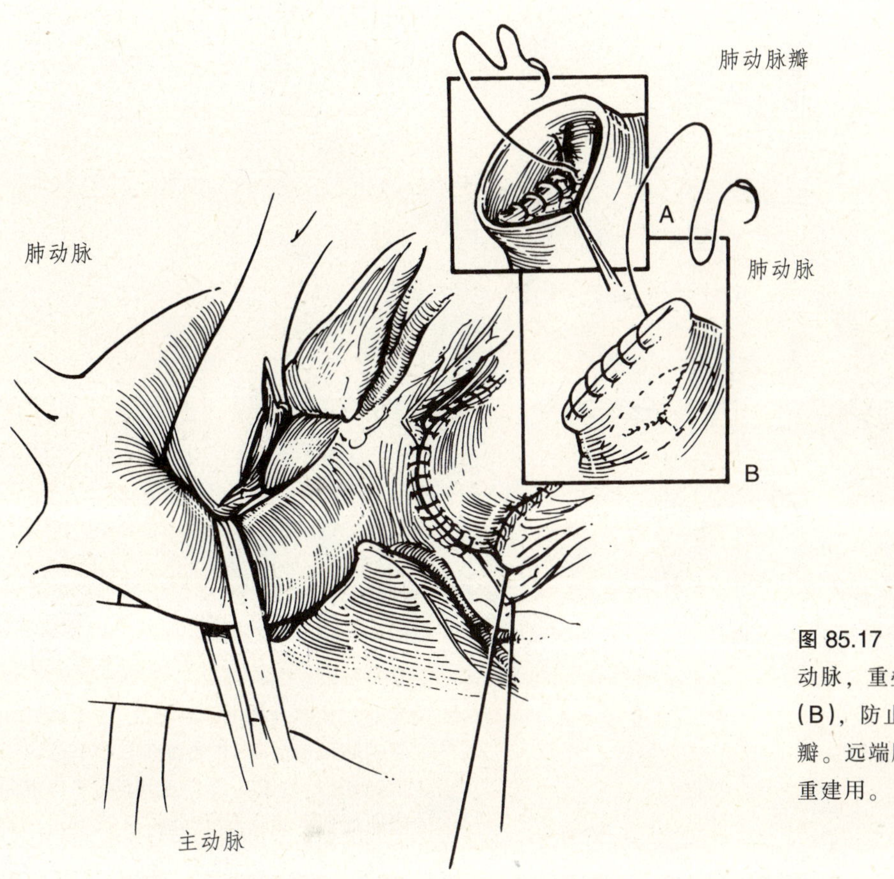

图 85.17　在心内部分修复完成后，横断肺动脉，重叠缝合肺动脉瓣（A）和主肺动脉（B），防止皱缩和出血。也可以切除肺动脉瓣。远端肺动脉充分切开，以供同种肺动脉重建用。

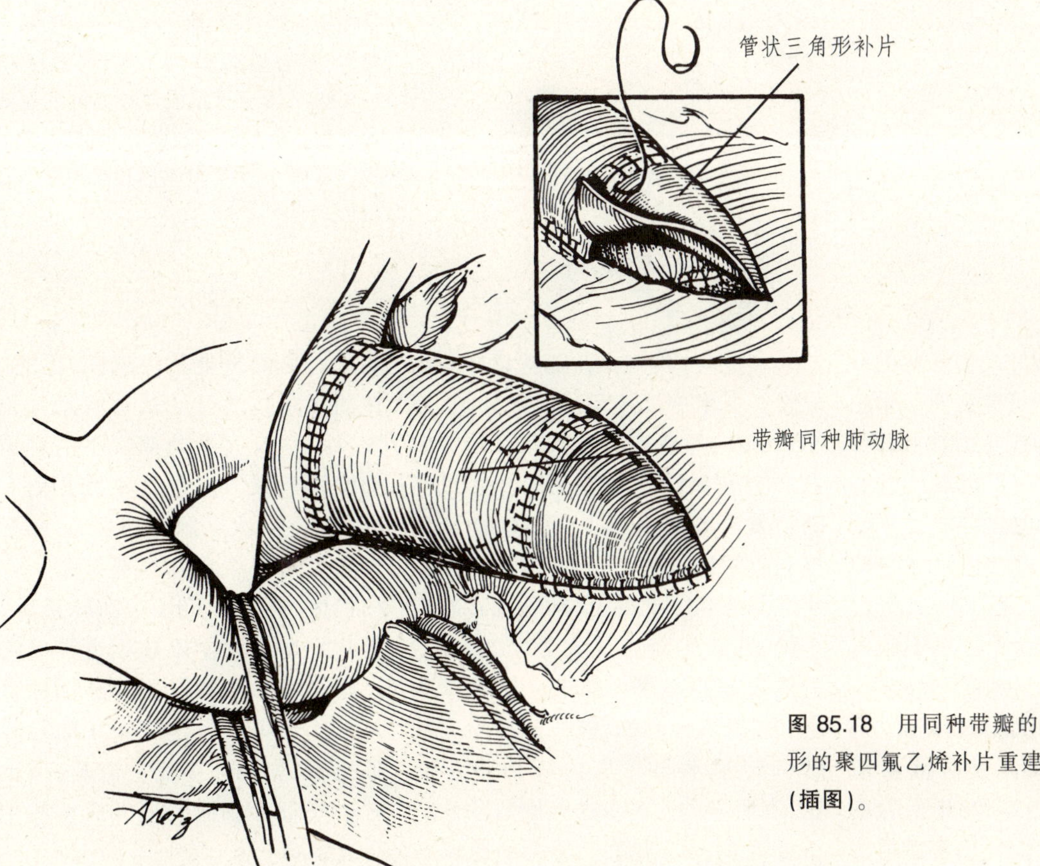

图 85.18　用同种带瓣的肺动脉和三角形的聚四氟乙烯补片重建右心室流出道（插图）。

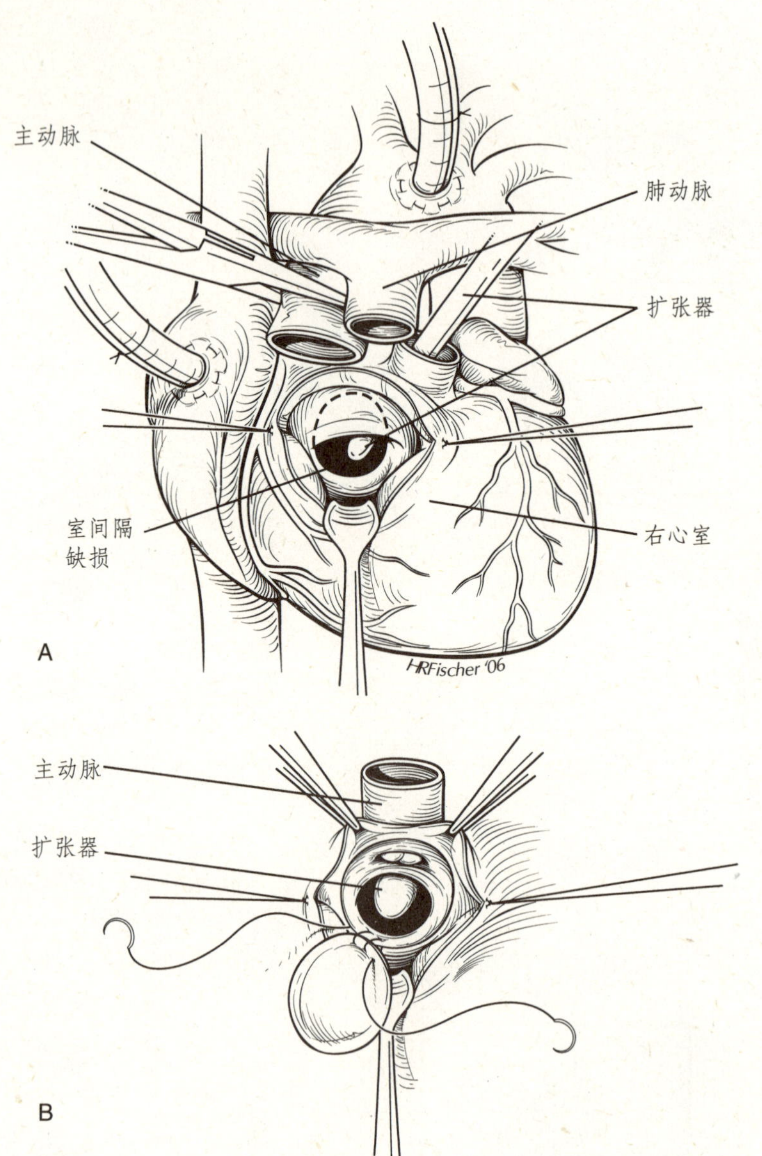

图85.19 （**A**）在REV手术中，主动脉和肺动脉都被横断，并通过在右心室流出道做的切口，将漏斗部广泛切除，使从室间隔缺损到主动脉没有梗阻。扩张器可以跨过流出道指导室间隔缺损的切除，避免损伤半月瓣。（**B**）用一张合适的Dacron补片关闭室间隔缺损，将血流导向主动脉。圆锥肌肉的切除提供了一种比标准的Rastelli手术更直接的连接心室到主动脉的方法。在Lecompte操作后，肺动脉换至主动脉前方，再将肺动脉连接到右心室流出道。

律。晚期体循环右心室功能恶化的发生率还不清楚，但是可能达到手术患者的10%。在发展为严重的肺血管性疾病以前早期修复似乎可以改善心房调转术的结果，单独的年龄似乎不是手术风险的重要的独立预测危险因素。

大动脉调转手术死亡率不断改善，以至当今医院存活率达95%~100%。最大系列的大动脉调转术病例也许是由波士顿儿童医院报道的，其报道的1年、5年和8年生存率分别是93%、92%和91%。修复后重要的死亡危险因素包括：冠状动脉类型异常，手术中停循环的时间较长，还有约5%的患者需要再次干预来缓解右心室和肺动脉狭窄。同一手术组随访发现左心室大小、重量、功能状态和收缩能力是正常的，没有证据表明晚期恶化。此外，大动脉调转术后平均2.1年的随访研究表明，96%心电图示窦性心律，动态心电图监测示99%为窦性心律，该研究显示大动脉调转手术与心房内矫治手术相比，有明显的改善。这些细致的研究结果证实，解剖学上的大动脉调转术比心房修复更具优越性，因此，现在的手术技术已经获得满意的长期效果。尽管大动脉调转手术有极好的中期效果，但是有些患儿仍有晚期的问题。大动脉调转术后，年纪较大者可出现主动脉根部扩张，伴瘤样扩大，以及进行性主动脉瓣反流，而且发生率逐年增加，也许反映了这些患者中主动脉根部肺动脉壁的异常。也可以发生无症状的冠状动脉闭塞，原因还不完全清楚，但也许对这些患者在他们进入成年和中年会有影响。

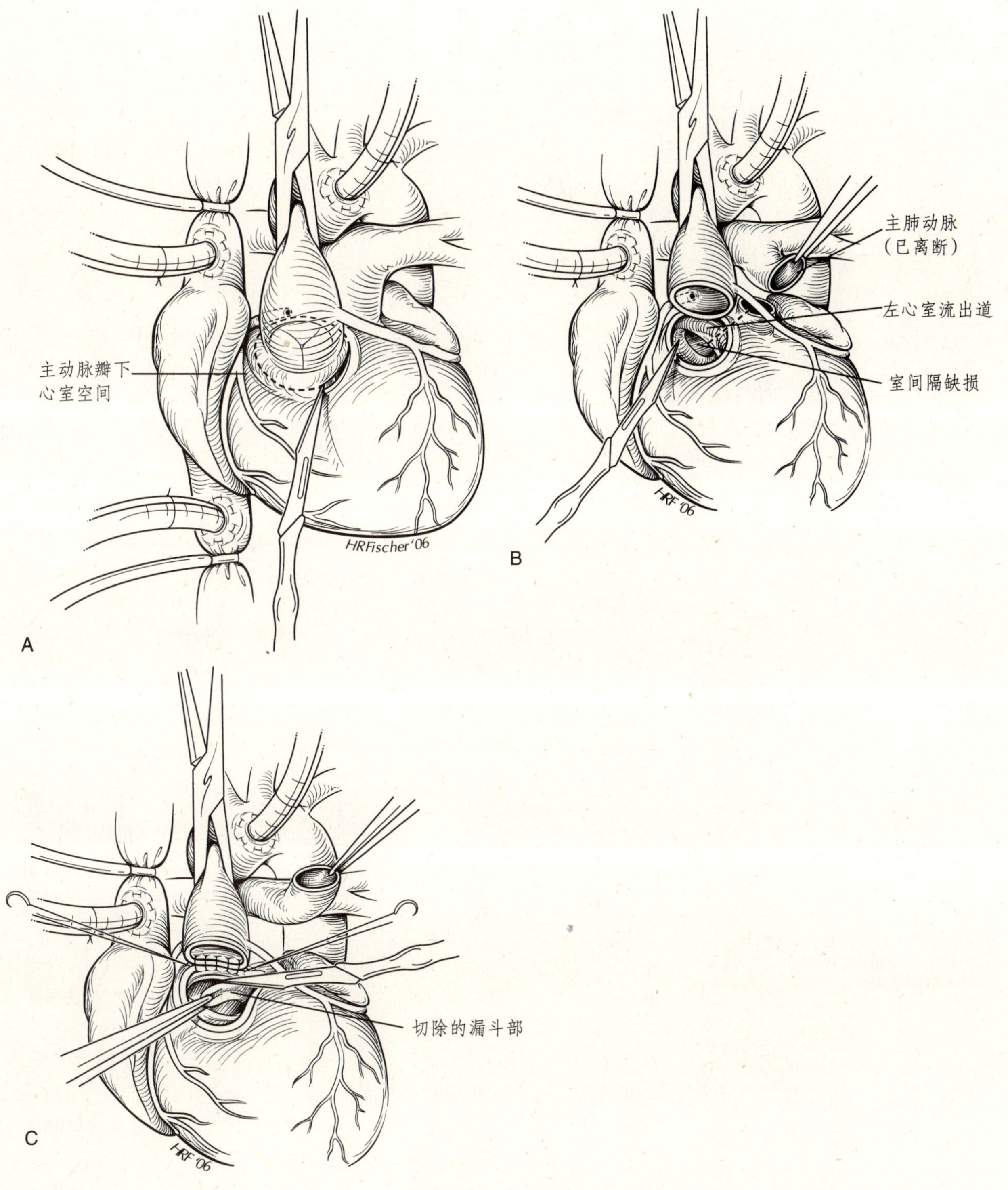

图 85.20 (A)Nikaidoh-Bex 手术:切下主动脉根部,从左心室切下包含主动脉瓣的主动脉根部,切口位于主动脉瓣环下方,将连接冠状动脉的整个主动脉根部游离。如果暴露困难,冠状动脉可以像大动脉调转手术一样切下后再植。(B)一旦将主动脉根部游离,可将肺动脉瓣环与室间隔缺损间的肌肉分开,广泛打开从左心室到肺动脉瓣环的流出道,必要时切除另外的肌肉。(C)漏斗部肌肉切除后,将主动脉根部再植到左心室流出道,此前那里是肺动脉瓣环。(待续)

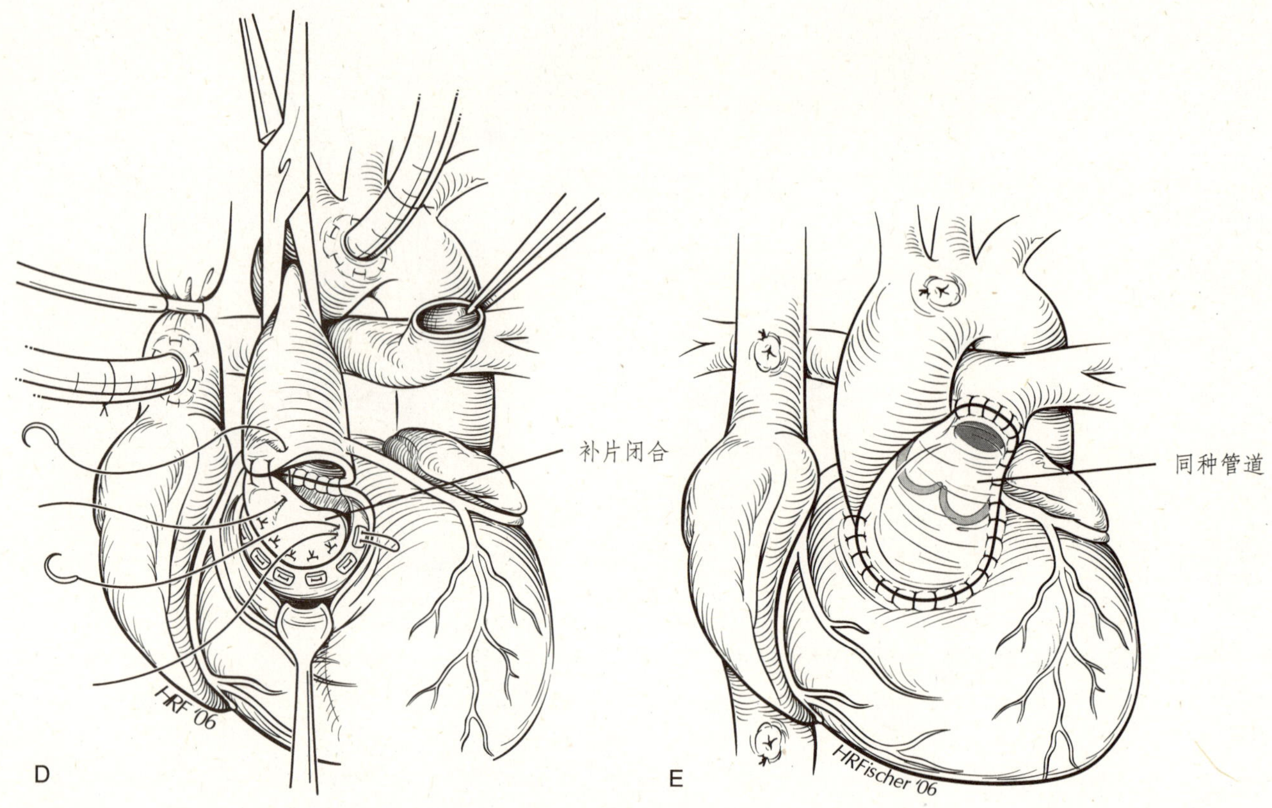

图85.20(续) (D)主动脉根部在后面再植后,前面的室间隔缺损用Dacron补片或聚四氟乙烯片关闭,上缘缝合到主动脉根部前缘,以此引导血流从左心室到主动脉。(E)用同种主动脉或肺动脉重建右心室流出道。

推荐读物

Castaneda AR, Trusler GA, Paul MH, et al. Congenital Heart Surgeons Society: The early results of treatment of simple transposition in the current era. J Thorac Cardiovasc Surg 1988;95:14.

Colan SD, Boutin C, Castaneda AR, Wernovsky G. Status of the left ventricle after arterial switch operation for transposition of the great arteries: hemodynamic and echocardiographic evaluation. J Thorac Cardiovasc Surg 1995;109,2:311.

Lecompte Y. Réparation à l'étage ventriculaire—The REV procedure: technique and clinical results. J Cardiol Young 1991;1:63.

Rhodes LA, Wernovsky G, Keane JF, et al. Arrhythmias and intracardiac conduction after the arterial switch operation. J Thorac Cardiovasc Surg 1995;109:303.

Trusler GA, Williams WG, Duncan KF, et al. Results with the Mustard operation in simple transposition of the great arteries. Ann Surg 1987;206:251.

Wernovsky G, Mayer Jr JE, Jonas RA, et al. Factors influencing early and late outcome of the arterial switch operation for transposition of the great arteries. J Thorac Cardiovasc Surg 1995;109:289.

编者评述

I.L.K.

Spray博士详细描述了手术治疗大动脉转位。这一章很完整且技术细节很好。

这个手术已经成为大部分手术项目的标志性手术。极高的生存率是必然的,因为存活率主要取决于手术的各个技术方面。这些患儿的手术结果应该都很好;如果不是,死亡率与冠状动脉缺血有关。Spray博士所描述的将冠状动脉移植到主动脉上高一点的位置的观点是完全正确的。他的观点是,移植时肯定要高一点,使得看起来在合适的位置上,以避免扭曲。我们在心脏充盈时花费一些时间确定冠状动脉移植的吻合点。我们与Spray博士的方式手术仅有的不同点是我们避免停循环。我们用两根上腔静脉插管,虽然看起来有些干扰,但实际上,可以使手术更容易一点。这在修复室间隔缺损时特别有用。

这一手术的主要问题是晚期效果。我们也遇到过新主动脉的扩张。当患者有室间隔缺损需要修复时,这一点就特别明显。我们担心主动脉窦会不断扩大,但我们还没有需要进行修补的新主动脉根部病例。我相信,这将会是我们在未来实践中遇到的问题。

大动脉调转手术是对TGA婴幼儿处理的一个巨大贡献。效果优良,但要注意手术细节。

(黄日茂 译 罗万俊 校)

第 86 章

先天性矫正型大动脉转位

Victor Bautista-Hernandez, Pedro J. del Nido

概　述

先天性矫正型大动脉转位(ccTGA) 是一种复杂的心脏畸形，于1875年首先由von Rokitansky 报道，并且其仅占所有心脏畸形的1%。在ccTGA中指房室间连接和心室大动脉连接均不一致。体静脉通常与右心房正常连接，右心房与右侧形态学上的左心室相连。形态学上的左心室与肺动脉相连并且经常被看成是肺循环心室。肺静脉与左心房正常连接，而左心房与位于左侧形态学上的右心室相连。左边的右心室连接于主动脉，其通常被认为是“体循环”心室。房室瓣形态学上与心室一致，也就是说，二尖瓣是位于右边的形态学上的左心室的流入瓣膜，三尖瓣是位于左边的右心室的流入瓣膜。循环通路因此是连续的和正常的，因为体静脉血经右心房进入肺循环，肺静脉血通过主动脉射入体循环。因此，尽管解剖学上这些连接是不一致的，但“矫正型”转位这一术语已广泛用于描述这一病变。

用于描述这一病变的术语已经变化，这归因于与解剖连接相关的混乱。除此以外，这类畸形中，大多数伴有其他心脏畸形，例如室间隔缺损、肺动脉狭窄以及伴有隔瓣粘连的异常三尖瓣。这类畸形中相对少见的是主动脉弓的异常，特别是在心房反位者。按Van Praagh的方法把这些畸形按心房位置、心室襻和主动脉与肺动脉的关系予以描述。因此，ccTGA最常见的形式是心房正位(S)、心室左襻(L)和主动脉在肺动脉的左侧(L)，即{S,L,L}。在镜像解剖的心房反位中，这种畸形被分类为{I,D,D}。分段连接的方法也被用来描述ccTGA。“房室不一致”被用来描述心房与心室连接，“心室动脉不一致”被用来描述心室与动脉连接。在这种分类方法中，心房位置也必须描述。不管这种分类方法怎么用，有一点很重要，即心室的解剖决定房室瓣(二尖瓣或三尖瓣)的类型。形态学上的右心室与主动脉相连，而且为循环系统提供支持，房室结和希氏束位于前方，与右心房室瓣口相邻，与心耳开口相近。房室结和希氏束间的延长和紧密的连接使这些患者更易发生传导障碍，包括房室阻滞。

胚胎与解剖学

在胚胎发育早期，原始心管获得几次弯曲，成为S型。这种改变也叫做襻，它不像是由心脏各部分发展过程中的血流动力学特点决定的，更像是由胎儿心肌的形状和位置提前决定的。关于这点的证据来自一项试验，即通过将心管从血流中或它的附着物上分离出来，而弯曲继续形成。最近，通过基因处理的鸡胚胎发生突变后生长出了异常的心襻。在人类胚胎中，正常心襻形成过程造成一个向右的弯曲以此形成一个心室右襻。向左的弯曲或心室左襻，最终导致心脏发育中心房、心室和动脉段间的异常连接。而且，分隔和瓣膜的正常形成过程也会受到影响，以致心室形态学在心室腔中能保持一致。也就是说，房室瓣和传导组织与每个心室的整个形态相适应。如果圆锥干有异常的分隔，主动脉有一个完整的肌性漏斗部支持并发自形态学上的右心室，而肺动脉从形态学上的左心室发出。这一异常分隔的过程常导致室间隔缺损。事实上，室间隔缺损是最常见的合并畸形，见于约80%的ccTGA病例中。尽管室间隔缺损可出现于任何部位，但是通常位于膜部的大室间隔缺损，可向前延伸至主动脉，也可向下方延伸至房室管。心脏错位同样很普遍。约25%的病例可出现右位心，中位心偶尔也能见到。

异常室襻的形成过程同样导致房间隔和室间隔的对位不一致，并且出现两个房室结。一个位于Koch三角的顶端，却不穿透心室组织。另一个房室结位于肺动脉瓣与三尖瓣间的纤维连接区，心耳开口下方。该房室结由Monckeberg于1913年首先报道，它发出一长的束支，该束支在发出分支前在肺动脉流出道下方室间隔的前部走行一段距离穿过室间隔。传导束的前上部在膜部室间隔缺损时显得格外重要。与右襻心有类似的缺损比较，传导束从相反的地方走行或从室间隔的前上部经过，与右襻心时传导组织在室间隔缺损后下缘走行正好相反。心房反位的 ccTGA或者{I,D,D}中却不适用此规律，后方的房室结穿透后与走行室间隔缺损后下缘的传导束连接，与房室连接一致的情况类似。

在{S,L,L}的关系中，两个心室的流出道几乎总是处于平行的位置而不是相互交叉，就像正常的 {S,D,D}心脏。因此，虽然其他关系的确存在，例如呈十字交叉或上下关系，但是这两个心室常呈现侧侧位置。肺动脉瓣下流出道在二尖瓣和三尖瓣之间呈楔形，并且肺动脉瓣环会骑跨在室间隔上。因此，形态学上的左心室流出道在血流动力学上严重的梗阻比较普遍，可出现于40%的患者中，特别在室间隔缺损的患者中出现。然而，主动脉瓣下或形态学右心室流出道的梗阻却很少发生。

三尖瓣异常常见，在尸检中高达90%的 {S,L,L} 心脏尸检病例中可见到。尽管如此，大部分畸形并不引起瓣叶功能的障碍。最常被描述的异常是Ebstein样畸形，它有起自僵硬的隔瓣的短而厚的腱索。然而，它与Ebstein畸形不同，向心尖移位的瓣环、前叶的扩大和狭窄都很少见。临床上严重的三尖瓣关闭不全在年龄较小的患儿中并不常见，但似乎发病率随着年龄的增长而增加，据观察，约40%的成年患者中可以见到。三尖瓣功能不全也许是最重要的不利预后因素。房室瓣骑跨可以出现，但更常见的是其中一个心室的发育不良，主要是右心室发育不良或心室的位置异常(交叉位或上下位)。

ccTGA的冠状动脉是相反的，并按与心室相适应的途径走行。在{S,L,L}中，右冠状动脉从右后窦发出并发出前降支和旋支。冠状动脉旋支在肺动脉心室流出道表面经过并在环绕右侧二尖瓣的房室沟内走行。左冠状动脉在环绕左侧三尖瓣的形态学右心室的房室沟中走行。冠状动脉的起源和分布在ccTGA中非常恒定。最常见的变异是只有一条冠状动脉，其起自右冠状窦并发出左、右冠状动脉主要分支。在ccTGA中同样有一种趋势，即左冠状动脉主干分支早。

诊　断

ccTGA的患者通常是年长的婴儿或儿童，临床表现通常很微妙。因肺血过多所致的充血性心力衰竭并不常见，即使在一岁之内有大的室间隔缺损也是如此。这是由于肺动脉瓣或最常见的瓣下梗阻对肺血流的限制。尽管如此，肺动脉流出道梗阻的严重程度，并不是经常严重到足以在婴儿的时候就需要手术。因此，大部分的畸形更常见于年长儿，或在10~20岁之间表现出来，最常表现为运动耐量降低或紫绀。三尖瓣反流和右心室功能障碍可能会在10~20岁之间出现，从而恶化儿童期的症状，三尖瓣反流是死亡的重要危险因素。一些没有病变的患者(1%~2%)可能在几十年中没有症状而在晚些时候表现出来或在尸检中被发现。尽管如此，晚期死亡率较高。

心动过缓可能是最早出现的体征，最常见于完全性心脏传导阻滞。虽然通常这些患儿的房室阻滞将会变成永久性的，但其在一段时期内可以是阵发性的。ccTGA中约5%的婴儿出生时就有心律失常。传导阻滞倾向于在房室结和房室束之间形成纤维化，并且完全性心脏阻滞在疾病自然周期的任何时候都可能出现。这种连接也可能是先天缺如。患完全性心脏阻滞的患者占总患者的比例随年龄的增长每年增长2%，成年时可达30%。传导阻滞也可以因手术造成，特别是在试图关闭室间隔缺损时。

体格检查一般不能提供确诊ccTGA的足够资料。如果胸片显示左侧的主动脉和右后方的肺动脉把肺门血管挤至更趋向中间并使心脏的左上缘变直，通常提示ccTGA的诊断。心电图可显示房室传导阻滞，Q波可以出现在右胸导联上。

确定诊断最主要靠心脏超声，包括心室和室间隔形态以及两个心室的位置和各自的流出道情况。多普勒超声和彩色血流图用于描述流出道梗阻的存在及其严重程度，还可确定房室瓣的反流程度。关于室间隔缺损大小、位置以及与房室瓣关系的详细信息也可以从心脏超声中获得。其中特别有用的是心脏超声提供的关于房室瓣大小、功能和腱索附着的资料。

心导管和血管造影可以证实心室形态和相关缺损，例如流出道梗阻、室间隔缺损和房室瓣反流。尽管如此，由于心脏超声的准确性和敏感性，心导管更常用于评估肺动脉高压和观察手术后的外周肺动脉。

手术治疗

减状手术

ccTGA的婴儿很少需要实施减状手术，除非存在一个心室严重的发育不良而无法行修补手术，或是新生儿期有明显的紫绀。在有两个足够大小的心室和一个大室间隔缺损的儿童中，充血性心力衰竭通常不会在婴儿期出现，常可通过矫治手术治疗。由肺动脉瓣本身或瓣下梗阻造成的新生儿期严重紫绀，常可通过姑息性分流来治疗。对于新生儿和小婴儿我们偏向在锁骨下动脉与肺动脉之间分别采用3.5~4.0mm直径的聚四氟乙烯血管连接的改良Blalock-Taussing分流。以后的术式就由心室的解剖条件决定。

由于经常合并有肺动脉瓣下、瓣膜和(或)瓣上的梗阻,很少需要肺动脉环缩。并且在后期需要进行动脉调转术的患者中，肺动脉环缩被认为是主动脉根部扩张和主动脉反流的危险因素。然而,当计划进行双调转术时,特别是在大婴儿中，左心室压力已经不到约2/3的右心室压力,因此肺动脉环缩也许对左心室手术准备是必需的,其可增加左心室肌肉的重量。

如果计划行单心室方案，可以实施双向Glenn双向分流,再行全腔静脉肺动脉连接。对于解剖修补困难的患者,单心室方案应作为保留方案。对于有严重心室发育不良或(和)相关的骑跨房室瓣的患者，通常主张进行单心室修补。多发室间隔缺损和(或)不适宜做室间隔缺损到主动脉挡板的也不宜进行双心室修补。对于Fontan手术，我们通常用聚四氟乙烯材料构建心房内侧通道。侧通道常开窗,使术后早期可以有一定程度的右向左分流，这样可以缩短恢复的时间。右心房和右肺动脉的连接通常用一长的菱形补片在前面进行修补,以避免吻合口狭窄。不需要做心室切口。

在肺动脉心室小或功能不良的ccTGA患者中，另一种选择是实施半心室修复。这个方案由Billingsley等推荐,在心内矫治的同时做Glenn双向分流。虽然一些作者报道说,按照这个方案可以得到满意的结果,但是更倾向于做解剖修复,除非形态学右心室有严重的发育不良,这种情况下选择Fontan手术可能更合适。

心内修复

自20世纪50年代的后期以来，ccTGA的修复已经成为可能。所谓“经典的”或“生理的”方案只强调相关的畸形，例如室间隔缺损或肺动脉瓣下流出道梗阻，但对形态学上的右心室与体循环相接却置之不理。这一方案潜在的缺点是，在关闭室间隔缺损时可能损伤传导系统、晚期出现三尖瓣反流和右心室功能障碍的风险。由于这些原因,这一方案已经少用。

关闭室间隔缺损

ccTGA患者的室间隔缺损最常见的位置是圆锥室间隔或膜部室间隔。缺损通常是对合不良型，伴有肺动脉瓣骑跨在室间隔上。ccGTA也可伴房室管畸形(流入道)和圆锥室间隔缺损(单一或多发)。

由于传导组织的行程异常和暴露室间隔缺损经常遇到的困难，已有若干技术用来关闭ccTGA儿童的室间隔缺损。暴露室间隔缺损的方法通常是通过右心房，牵开右侧二尖瓣。正如de Leval和其同事推荐的一样,缝线应放在室间隔的形态学的右心室面,特别是在前上有传导组织的危险区域。如果通过二尖瓣不能很好地看清室间隔缺损，可以在靠近前交界基底部部分切开瓣叶进入壁叶，暴露室间隔缺损的肺动脉区域。或者,可以通过主动脉瓣找到室间隔缺损，或如果右侧心室与肺动脉之间需要置入管道，可以通过在右边左心室做心室切开。虽然可以通过肺动脉瓣看到室间隔缺损，但是我们并不建议通过它关闭室间隔缺损，因为暴露室间隔缺损所需要的牵拉可能损伤在肺动脉瓣下漏斗部走行的传导组织。

在{S,L,L}型的ccTGA中,传导组织在肺动脉瓣下的漏斗部并沿着室间隔缺损前沿走行。为避免损伤传导组织，在缺损前缘,必须在左侧面(体循环)距室间隔缺损边缘3~4mm处缝合（图86.1)。在缺损后缘,左侧的三尖瓣经常与室间隔缺损的边缘有粘连，因此缝合需要放置在室间隔缺损的形态学左心室(肺循环)侧。通常,二尖瓣和三尖瓣为纤维组织连续，因此室间隔缺损补片应附着于这些纤维结构。

如果主动脉根部足够大，可以通过主动脉瓣关闭室间隔缺损。在这种情况下，所有的缝合都应放在室间隔缺损的左边(体循环)。尽管如此,仍必须要小心,不要妨碍腱索和三尖瓣叶,因为这样可能造成体循环的房室瓣关闭不全。

在心房反位{I,D,D}的ccTGA的患者中，传导组织在室间隔缺损的后缘走行。在这种情况下,整个室间隔缺损的补片只能放在室间隔缺损的左边(肺循环)，缺损后缘的缝线放在距缺损边缘3~4mm处。

肺动脉瓣下梗阻的修复

肺动脉瓣或肺动脉瓣下梗阻可见于30%~50%的ccTGA患者中。最常见的原因是后方在两个房室瓣和附着于肺动脉瓣下的二尖瓣附加腱索之间楔形流出道狭窄。对于肺动脉瓣环正常的瓣膜型狭窄，单纯的瓣膜切除术足以缓解梗阻。有时,瓣膜下纤维膜、附加的二尖瓣组织或室间隔膜部瘤可能是梗阻的主要原因。在这些病例中,切除多余的组织是完全必要的。不应该切除肺动脉瓣下心肌，因为肺动脉瓣下区域有传导束走行，有可能导致房室传导阻滞。

如果生理性修复ccTGA后出现左心室流出道梗阻,那么通常需要心脏外管道才足以缓解肺动脉下梗阻。连接心外导管的心室切口需仔细选择。通常选择在形态学左心室前面的下方,远离乳头肌。这通常需要从心房切口直视乳头肌或用手指通过二尖瓣触诊乳头肌,防止直接损伤破坏它们的血液供应。虽然当肺动脉的阻力低,周围肺动脉大小足够时，可以使用不带瓣膜的人工材料，但同种异体带瓣膜导管最为常用。由于心室切口和肺动脉主干远端的距离,通

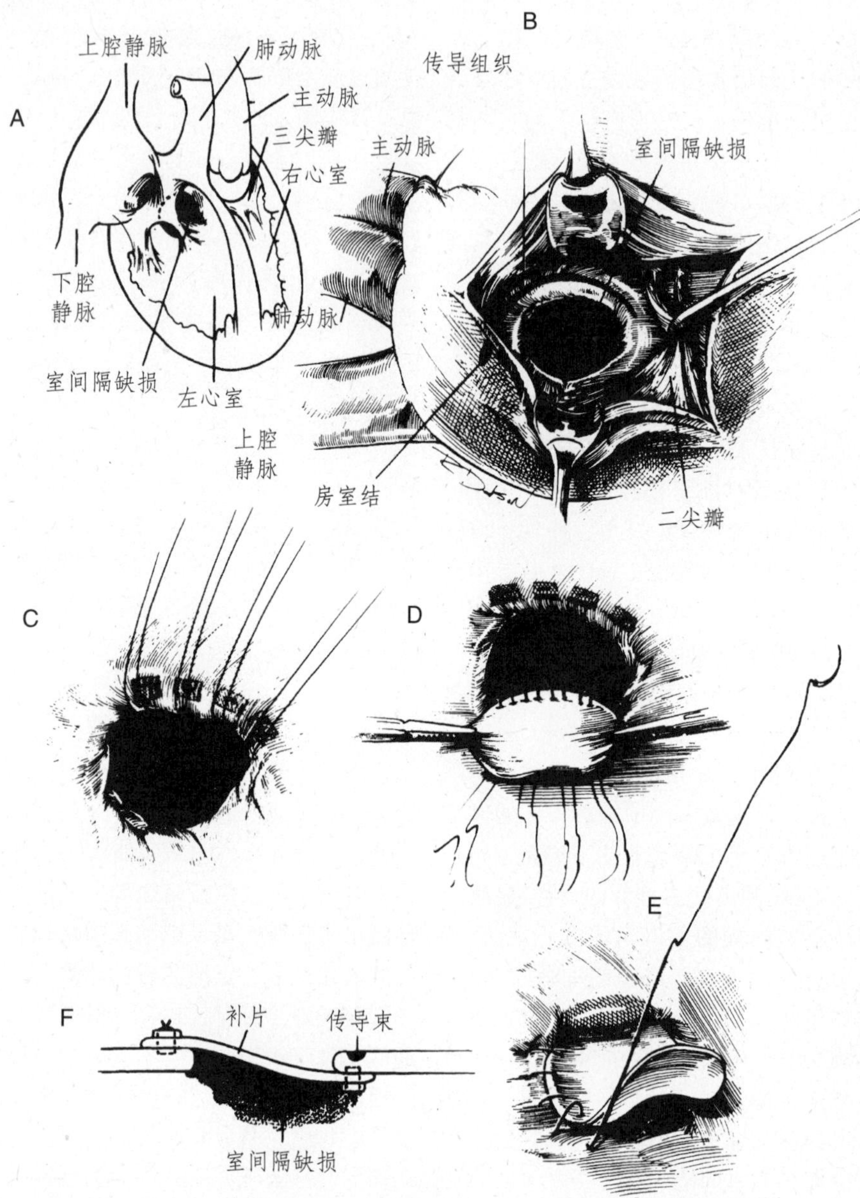

图86.1 先天性矫正型大动脉转位和室间隔缺损。(A){S,L,L}解剖关系概图。(B)经心房暴露室间隔缺损(VSD)。注意位于前方的在右心房室瓣(AV)和右心耳孔之间的房室结。(C)为避免损伤传导组织,用Teflon垫片加强的间断的水平褥式缝合被引导通过室间隔缺损,缝在距离室间隔缺损边缘约4mm的左边的心室表面,特别是沿着缺损的前上缘缝合时。(D)间断缝合通过涤纶片。(E)补片的余边连续缝合到室间隔缺损的边缘。(F)图例示前方固定在右心室表面和后方固定左心室表面的补片。(Reprinted with permission from AR Castaneda, RA Jonas, JE Mayer, et al. Cardiac Surgery of the Neonate and Infant. Philadelphia:saunders,1994;440.)

常需要有相应长度的管道以延长同种带瓣管道。通常该移植管道被缝到同种移植物的瓣环平面,应该有足够的长度把同种瓣膜放置在远离心脏后表面以防止被胸骨压迫。尽管如此,管道仍经常受压可以通过打开右边的胸膜,把导管放置在右侧的右心房之上或者延迟关胸来避免。

左侧房室瓣的修复

即使常见瓣叶畸形,左侧三尖瓣关闭不全却通常在晚期出现。由于三尖瓣位于更靠前的位置,使三尖瓣显露困难。可能需行房间隔切口。也提倡从左胸入路通过左心房显露瓣膜。该方法通过在室间隔缺损左边放置补片和远离传导组织,更容易关闭室间隔缺损。

虽然修复反流的三尖瓣很少成功,但如果瓣环扩张或瓣叶在交界处对合不良是造成关闭不全的潜在原因,也可以尝试修复。最常需要瓣膜置换术,有关ccTGA患者人工瓣膜大小和型号的选择与有正常心室连接的患者是相同的。

解剖修复

双调转手术 这一方案应用于没有肺动脉下狭窄或肺动脉下狭窄是由于切除后不会影响二尖瓣或三尖瓣功能的一些附属组织引起的罕见病例。实施大动脉调转术,使大血管和冠状动脉换位达到不需要人工导管的解剖修复。

该手术通过胸骨正中切口进行。切除部分胸腺,切取一大块前心包用0.6%的戊二醛处理约10分钟。充分游离升主动脉和肺动脉分支以便随后移位。主动脉和腔静脉插管。插管尽可能远离手术野。中度低温体外循环,体温降至25~28℃。此时,控制任何体-肺循环分流,并将体-肺动脉分离。肺动脉干在心脏室颤或停跳下予以横断,并且仔细探查肺动脉瓣。在需要的时候要行瓣膜切开术或切除肺动脉瓣下多余的组织。像前面描述的一样,不要切除肺动脉瓣下的心肌。

随后,做一与房室沟平行的右心房切口,暴露心房间隔。广泛切除房间隔顶和原发隔,以阻止体静脉血返回至后方的三尖瓣口。不管是实施Senning手术还是Mustard手术结果都是一样的。尽管如此,在之前已行姑息性手术引起心房粘连的患者或右位心和小右心房患者身上施行Senning手术也许在技术上很困难,因此更倾向于行Murstard手术。在一些右位心的病例中,打开左胸膜腔使心脏向左胸腔移位可增加显露心房,因而可以施行Senning手术。施行Mustard手术时,以戊二醛处理过的心包来隔挡上腔静脉和下腔静脉回流至后方的肺动脉心室,而肺静脉血被导向前方的体循环心室。建议用心包补片或人工材料扩大右心房,为Senning手术,特别是为右位心患者提供没有梗阻的肺静脉通道。

因为双调转手术技术上的要求,通常主动脉阻断时间长,心房调转手术通常可在低温心脏颤动下施行,注意保持足够的冠状动脉灌注压和心室引流。在做动脉调转的过程中,阻断主动脉灌注冷血心脏停搏液。按前面所述,横断主动脉,修补室间隔缺损。虽然室间隔缺损可以通过右心房进行修补,但我们更倾向于根据动脉调转的需要横断主动脉,纽扣状切下冠状动脉后,通过新肺动脉探查室间隔缺损,因为这样常常提供更直接的对室间隔缺损的显露又远离传导组织。接下来,就施行动脉调转手术。在大血管呈并列关系的病例中很难施行冠状动脉再植。通常左冠状动脉主干相对较短,因此需要广泛游离。在单冠状动脉的病例中也是如此。除极少数有后位主动脉的病例外,可应用Lecompte方法。为了重建冠状动脉纽扣在新肺动脉上的缺损区域,最好使用自体经过处理的裤形心包片。使用经食道心脏超声排除通道梗阻和决定左心室和右心室流出道的状态。为了测量跨上腔静脉的压力梯度,放置一中心静脉导管也是有用的。

如果在复温阶段或手术前有完全性房室传导阻滞的证据,应该考虑放置永久性双腔心外膜电极。在有房室瓣反流的病例中,DDD型房室序贯起搏器可以改善心输出量和房室瓣的功能。

Senning(或Mustard)加Rastelli手术 在有室间隔缺损或肺动脉下狭窄的患儿中,一个替代性的方法是通过室间隔缺损将左心室流出道转向与主动脉连接,同时进行心房水平的调转手术(Senning或Mustard)。切口、插管和体外循环如前所述。显露室间隔缺损的方法是在左侧右心室的漏斗部做一切口,显露室间隔缺损,然后重建一个心内隔板,使室间隔缺损血流转到主动脉(图86.2)。室间隔缺损可以扩大以确保在左心室和主动脉间的连接无梗阻;尽管如此,这也会带来极大的风险,造成完全性心脏传导阻滞,因此,只有当室间隔缺损为限制性时才考虑这一做法。将隔板缝到前方远离缺损的室间隔上,以避免损伤传导组织。在后面,将隔板缝在二尖瓣和三尖瓣之间的纤维连续上。心室切口的部位应当像先前所说的那样仔细选择,然后施行Senning或Mustard手术。

可采用Lecompte在1982年描述的REV方法,或者采用更普遍的心外带瓣膜管道,建立右心室到肺动脉的连接。采用前者时,前方通常需要补片扩大吻合口。此前已经介绍植入心外导管的技术。右心室至肺动脉的导管通常采用同种异体移植物,最好放置在主动脉的左侧以避免被胸骨压迫。

结果

“经典”修补和单心室修补

1957年,Anderson和Lillehei在明尼苏达大学报道了他们初步的关于ccTGA的经验。这一方法直接用来治疗相关的畸形,同时右心室仍然在体循环。尽管这种治疗可以改善效果,但是手术风险仍然相对较高(14%~15%),并且保险业计算的10年生存率较低(55%~85%)。这一令人失望的结果与晚期三尖瓣反流和右心室功能障碍有关。自从20世纪90年代以来,采用所谓“经典”方法所取得的并非最理想的结果已使外科医生转向应用左心室来支持体循环,以期改善手术结果和远期效果。

在1963~1996年期间,波士顿儿童医院采用经典的和单心室修复方法来治疗ccTGA,123例采用“经典”方法或Fontan手术。实际的1年生存率是84%,5年生存率是75%,10年生存率是68%,20年生存率是61%。通过多因素分析,死亡的危险因素是:手术前右心室舒张末期压力>17mmHg,手术后完全心脏传导阻滞,肺动脉瓣下狭窄,三尖瓣Ebstein样畸形,以及术前体循环右心室功能障碍。最佳的结果见于实施Fontan手术的患者,与之相反,结果最差的是需要三尖瓣置换的患者。

解剖修复

在1990年,Ilbawi和他的同事首先报道了在两个患者中成功实施了解剖矫治术,年龄分别是31个月和38个月,他们都有{S,L,L},分别接受Mustard加Rastelli手术治疗。其中一个小孩有肺动脉瓣闭锁,另一个有右位心,并有严重的肺动脉下漏斗部狭窄。两个患者都有一个大的非限制性室间隔缺损。没有出现手术后心脏传导阻滞。两年后,Di Donato和他的同事采取解剖修补的原则,修补了两例{I,D,D}ccTGA和非限制性对合不良型室间隔缺损畸形。这两个小孩以前均施行过姑息性体-肺分流。他们的年龄分别是3岁4个月和9岁,这两个患者出院后情况良好。

在1993年,Yamagishi、Imai和其他作者连续报道了的11个病例,平均年龄为6.7岁。5例为ccTGA,6例有右心室双出口,他们都实施了解剖修

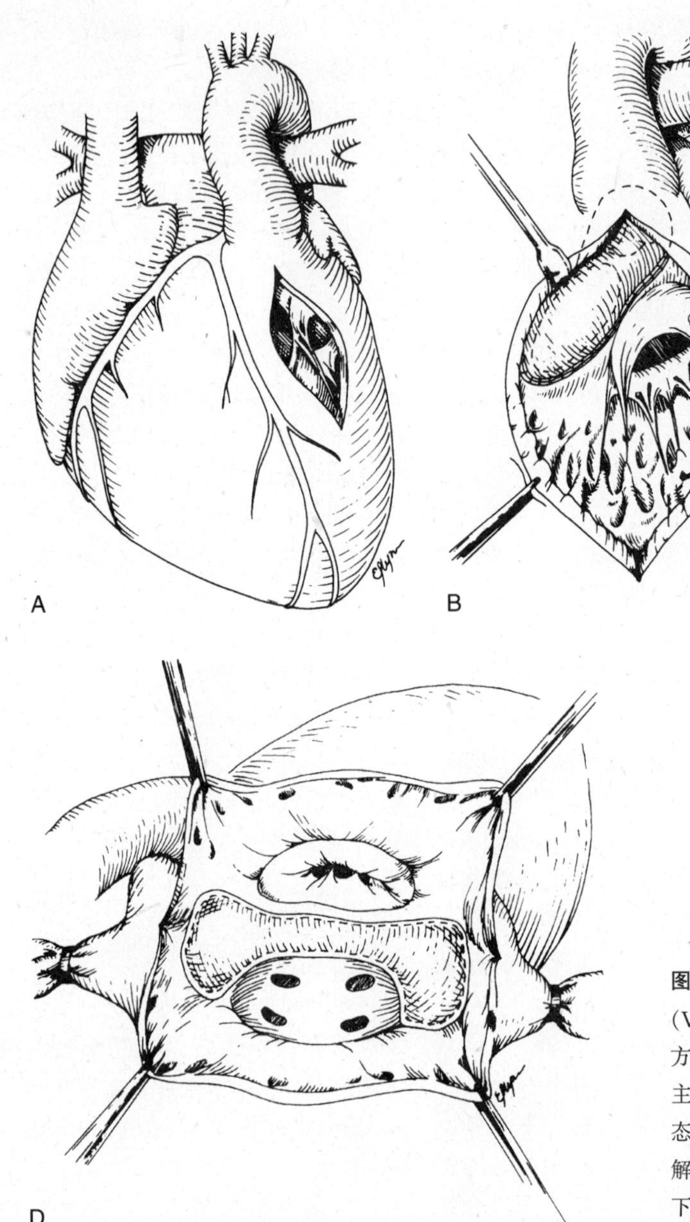

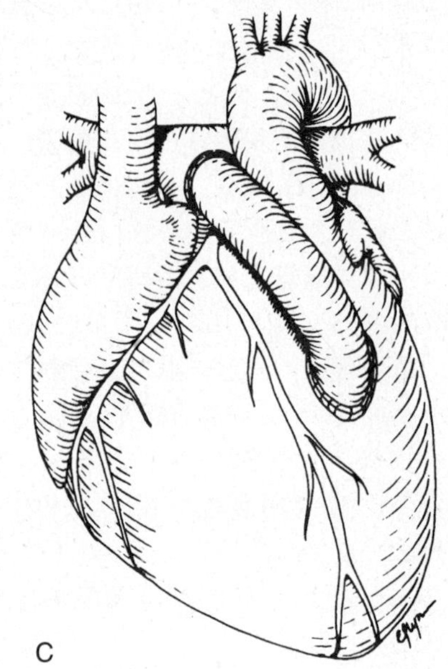

图 86.2　解剖矫治 {S,L,L} 型 ccTGA 伴室间隔缺损(VSD)。(A)在左侧的形态学右心室漏斗部主动脉瓣正下方做一纵行切口。(B)构建心内隔板，把室间隔缺损导向主动脉，缝线完全放置在形态学上的右心室侧。(C)在形态学右心室切口和肺动脉之间采用导管连接。(D)为完成解剖矫治，使用心包或聚四氟乙烯补片，把从上腔静脉和下腔静脉回流的体静脉血导向三尖瓣和右心室。

补。3个患者心房正位的ccTGA接受双调转手术。其中两个施行Senning加动脉调转手术，另一个接受Mustard加动脉调转术。最后一个患者有右位心和3度三尖瓣反流，并且是这一系列病例中唯一一个院内死亡的病例。一年后，Yagihara和同事发表了10例ccTGA患者接受解剖修补手术后极好的结果，其中的两例接受了Mustard加动脉调转手术。ccTGA患者接受解剖修补的最大的病例组由Imai等在2001年报道。在1989~2000年间，76例患者接受了ccTGA解剖矫治手术。在心房水平的手术包括47例Mustard手术和29例Senning手术。14例接受动脉调转手术，40例采用心外导管，21例实施右心室与肺动脉直接连接，还有一例实施心室内改道。接受手术的平均年龄是6.6岁(年龄在3个月到15岁之间)。院内死亡率是7.9%，4例晚期死亡。在平均5年的随诊中，64例患者为纽约心脏协会心功能分级Ⅰ级，1例患者为Ⅱ级。

由Imamura及其同事报道的27例ccTGA患者中，22例在Cleveland医院实施了解剖修复手术。10例进行了Senning加大动脉调转手术，12例实施了Senning加Rastelli手术。6例患者通过肺动脉环缩的方法训练左心室。平均随访27.8个月，没有早期死亡和晚期死亡，除一个患者外，所有患者的三尖瓣功能得到改善。两个患者需要植入起搏器。在同一单位的先前的研究中，Poirer和Mee报道了84例病例，45例ccTGA在大动脉调转术前实施了左心室预处理训练。总死亡率是15.4%，死亡都发生在D型转位的患者中。在随访过程中发现91%的存活者表现为正常的左心室功能。

在2002年，Illbawi和同事们更新了他们的结果，并且报道了12例ccTGA患者的中期随访结果。在10例患者中实施了姑息体-肺动脉分流。两例患者接受了双调转手术，10例接受了Mustard加Rastelli手术。手术的平均年龄为9个月。院内死亡率是9%(1例患者)。中期随访时间是7.1年，所有的医院存活者都没有症状。5例在平均5.3年后需要右心室至肺动脉的血管置换。

来自密歇根大学的Devaney等报道了他们对17例ccTGA患者成功实施了双调转术，无早期和晚期死亡。7例患者为训练左心室实施了肺动脉环缩术，还有一例需要心脏移植。平均随访36个月。

从1992年3月至2002年1月，共有28例平均年龄1.7岁的患者在波士顿儿童医院实施了解剖矫治术，其中24例为{S,L,L}型ccTGA，4例为{I,D,D}型ccTGA。在伴随的心脏畸形中12例有室间隔缺损和肺动脉狭窄，8例患者有室间隔缺损，7例患者有室间隔缺损和肺动脉闭锁。其中10例以前进行了姑息性的体-肺分流术。2例患者需要实施肺动脉环缩锻炼左心室。在心房水平，实施了20例Senning手术和8例Mustard手术。17例患者通过Rastelli手术和11例通过大动脉调转手术恢复了心室与动脉连接的一致性。2例早期死亡，1例需心脏移植。6例患者因为完全性心脏传导阻滞安装了起搏器。在平均1.2年(5天至7.6年)的随访时间中，88%的患者心室功能得以保护，11例患者需要再干预，包括实施同种血管成形术4例，体循环静脉梗阻3例，隔板漏修补2例，矫治肺静脉梗阻2例，更换起搏器和更换导管各1例。

最近，Langley和他的同事报道了他们的54例患者的经验，其中51例ccTGA患者和3例右心室双出口患者。ccTGA组患者中，29例接受双调转手术，22例接受Senning加Rastelli手术。手术的平均年龄和随访时间分别是3.2年和4.4年。早期死亡率是5.6%，2例晚期死亡。两组的存活率和无再次手术率无统计学上的差异。早期最常见的并发症是完全心脏传导阻滞。有意思的是，在双调转术中，4例之前接受肺动脉环缩手术的患者术后发生主动脉瓣反流。

就右心室和三尖瓣功能来说，尽管解剖修复ccTGA可以得到极好的结果，但是术后晚期出现左心室功能障碍已经有报道，并且还将受到关注。我们最近更新了我们关于ccTGA解剖修复的研究，特别是关注晚期的左心室功能表现。从1992年8月~2005年7月，44例ccTGA患者(平均手术年龄为1.6岁；从0.6~39.6岁)接受了解剖修复。23例患者接受Rastelli手术，另外21例接受大动脉调转手术。在最近的随访中12例患者(27%)需要安装心脏起搏器。早期死亡率是4.5%(2例)，1例晚期死于白血病。平均随访时间为3年(从7天~12.4年)。8例患者(18%)出现左心室功能恶化。左心室功能障碍的发展与心脏起搏器的植入和宽大的QRS波(>20%，>98%正常值百分比)明显相关。在需要安装心脏起搏器的病例中，再同步化可能是有价值的。

推荐读物

Victor Bautista-Hemandez, Gerald R. Marx, Kilmberlee Gauvreau, et al. Maxwell Chamberiain memorial paper for congenital heart surgery: determinants of left ventricular dysfunction after anatomic repair of congenitally corrected transposition of the great arteries. Ann Thorac Surg 2006, In press.

Bove EL. Congenitally corrected transposition of the great arteries: ventricle to pulmonary artery connection strategies. Semin Thorac Cardiovasc Surg 1995;7:139.

Connelly MS, Liu PP, Williams WG, et al. Congenitally corrected transposition of the great arteries in the adult: functional status and complications. J Am Coll Cardiol 1996;27:1238.

Devaney EJ, Charpie JR, Ohye RG, Bobe EL. Combined arterial switch procedure and Senning operation for congenitally corrected transposition of the great arteries: Patient selection and intermediate results. J Thorac Cardiovasc Surg 2003;125:500.

Di Donato R, Troconis C, Marino B, et al. Combined Mustard and Rastelli operations: an alternative approach for repair of associated anomalies in congenitally corrected transposition in situs inversus (IDD). J Thorac Cardovasc Surg 1992;104:1246.

Feingold B, O'Sullivan B, del Nido P, Pollack P. Situs inversus totalis and corrected transposition of the great arteries {I,D,D} in association with a previously unreported vascular ring. Pediatr Cardiol 2001;22:338.

Fyler DC. Corrected transposition of the great arteries. In: *Nadas' Pediatric Cardiology*. Philadelphia, Hanley and Belfus, 1992.

Graham Jr TP, Bernard YD, Mellen BG, et al. Long-term outcome in congenitally corrected transposition of the great arteries: a multi-institutional study. J Am Coll Cardiol 2000;36:255.

Hancock Friesen CL, Jonas RA, Del Nido PJ, et al. Anatomic repair of corrected transposition of the great arteries. Circulation 2002;106(Suppl II):395.

Hraska V, Duncan BW, Mayer Jr JE, et al. Long-term outcome of surgically treated patients with corrected transposition of the great arteries. J Thorac Cardiovasc Surg 2005;129:182.

Ilbawi MN, DeLeon SY, Backer CL, et al. An alternative approach to the surgical management for physiologically corrected transposition with ventricular septal defect and pulmonary stenosis or atresia. J Thorac Cardiovasc Surg 1990;100:410.

Ilbawi MN, Ocampo CB, Allen BS, et al. Intermediate results of the anatomic repair for congenitally corrected transposition. Ann Thorac Surg 2002;73:594.

Imai Y, Seo K, Aoki M, et al. Double-switch operation for congenitally corrected transposition. Semin Thorac Cardiovasc Surg Pediatr Card Surg Annu 2001;4:16.

Imamura M, Drummond-Web JJ, Murphy DJ et al. Results of double switch operation in the current era. Ann Thorac Surg 2000;70:100.

Kirklin JW, Barratt-Boyes BG. Congenitally Corrected Transposition of the Great Arteries. In *Cardiac Surgery*. New York: Churchill Livingstone, 2003:1549.

Langley SM, Winlaw DS, Stumper O, et al Midterm results after restoration of the morphologically LV to the systemic circulation in patients with congenitally corrected transposition of the great arteries. J Thorac Cardiovasc Surg 2003;125:1229.

Mauvroudis C, Backer C. Physiologic versus anatomic repair of congenitally corrected transposition of the great arteries. Semin Thorac Cardiovasc Surg Pediatr Card Surg Annu 2003;6:16.

McKay R, Anderson RH, Smith A. The coronary arteries in hearts with discordant atrioventricular connections. J Thorac Cardiovasc Surg 1996;11:988.

Moons P, Gewilling M, Sluysmans T, et al. Long-term outcome up to 30 years after the Mustard or Senning operation: A nationwide multicentre study in Belgium. Heart 2004;90:307.

Poirier NC, Mee RB. Left ventricular reconditioning and anatomical correction for systemic right ventricular dysfunction. Semin Thorac Cardiovasc Surg Pediatr Card Surg Annu 2003;3:198.

Presbitero P, Somerville J, Rabajoli F, et al. Corrected transposition of the great arteries without associated defects in adult patients: clinical profile and follow-up. Br Heart J 1995;74:57.

Prieto LR, Hordof AJ, Secic M, et al. Progressive tricuspid valve disease in patients with congenitally corrected transposition of the great arteries. Circulation 1998;98:997.

Sano T, Riesenfeld T, Karl TR, et al. Intermediate-term outcome after intracardiac repair of associated cardiac defects in patients with atrioventricular and ventriculoarterial discordance. Circulation 1995;92(9 Suppl):II-272.

Sarkar D, Bull C, Yates R, et al. Comparison of long-term outcomes of atrial repair of simple transposition with implications for a late arterial switch strategy. Circulation 1999;100(19 Suppl):II-176.

Schwartz ML, Gauvreau K, del Nido P, et al. Long-term predictors of aortic root dilatation and aortic regurgitation after arterial switch operation. Circulation 2004;110(11 Suppl 1):II-128.

Voskuil M, Hazekamp MG, Kroft LJ, et al. Post-surgical course of patients with congenitally corrected transposition of the great arteries. Am J Cardiol 1999;83:558.

Yagihara T, Kishimoto H, Isobe F, et al. Double switch operation in cardiac anomalies with atrioventricular and ventriculoarterial discordance. J Thorac Cardiovasc Surg 1994;107:351.

Yamagishi Y, Imai Y, Hoshino S, et al. Anatomic correction of atrioventricular discordance. J Thorac Cardiovasc Surg 1993;105:1067.

编者评述

T.L.S.

ccTGA或{S,L,L}型转位，对手术来说仍然是一个挑战。在这种情况下，不管手术还是未手术，本质脆弱的传导组织均会导致晚期很高的完全性房室传导阻滞的发生。尽管在关闭室间隔缺损的手术过程中非常小心，但仍然有近1/3的患者因为房室传导阻滞晚期需要植入心脏起搏器。2另外，即使采用直接心内修复，患者也常会遗留下体循环形态学右心室有不正常的房室瓣，还有，从形态学左心室到肺动脉的导管经常需要置换。因此，晚期再次手术率较高，晚期体循环心室功能障碍的问题也较严重。对心脏左侧异常解剖的三尖瓣的瓣膜修复手术仍然还不是很成功，并且瓣膜置换术带来晚期心室功能恶化和与瓣膜植入相关的并发症。即使在严重肺动脉狭窄的患者中，施行形态学上的单心室矫治，这也与远期效果的改善无关，因为在转变为单心室矫治后，左边房室瓣反流可能反而会损害心室功能。这些欠佳的结果已经使一些作者建议选择性地对{S,L,L}型患者采用双调转手术。正如Dr. del Nido和他的同事所描述的，双调转手术在心房水平施行Senning或Mustard隔板，以补片来关闭室间隔缺损至肺动脉，在大血管水平行大动脉调转术。在这种情况下，解剖左心室变成体循环心室，心室流入道转移到心房水平。然后异常的三尖瓣与肺动脉心室联系在一起，肺动脉心室压力更低，因此能更好地耐受反流。尽管每隔几年都有这方面的文献报道，但这一技术很少使用，这些病例的远期结果仍然不明。正如本章作者精确统计的一样，现在有若干较大组的病例报道，其中短期随访达到5年，心房心律失常的发生率低，但大量患者需要再次手术。尽管如此，总死亡率仍然很低。

即使心室功能获得保护，因心房隔板引起的房性心律失常和导管的更换明显地限制了手术的远期效果。这一手术也可以用于晚期表现出来的右心室功能障碍和三尖瓣反流的患者，他们可能以前接受过或未接受过姑息性分流或环缩手术的患者。尽管已做了很好的解剖修补，完全性心内矫治术后晚期一些患者出现严重心室功能恶化而需要心脏移植。

(黄日茂 译　罗万俊 校)

第87章

肺动脉瓣狭窄与室间隔完整的肺动脉瓣闭锁

Mark D. Plunkett, Hillel Laks

肺动脉瓣狭窄

肺动脉瓣水平的狭窄约占先天性心脏病的8%~10%。尽管重症肺动脉瓣狭窄在新生儿期可能出现症状，且需要立即治疗，但大多数这种病变并不严重，多数在婴幼儿时期才出现症状。狭窄的肺动脉瓣多呈中心孔的圆顶型。右心室通常大小正常，但可能伴有继发性心室及漏斗部肥大。病因未知，可能是多因素的。据报道，患者的同胞发生此种疾病的概率增加2%~4%。治疗此类先天性心脏病多采用球囊扩张术和外科瓣膜切开术，两者具有较低的死亡率及良好的远期效果。

诊断

重症肺动脉瓣狭窄的患儿多在新生儿期出现严重紫绀及心功能不全。临床表现与狭窄程度以及卵圆孔未闭或房间隔缺损有明显的相关性。大多数室间隔完整的肺动脉瓣狭窄患儿症状进展缓慢。多数患儿在体检时于肺动脉瓣听诊区可发现粗糙的收缩期杂音或震颤。心电图显示电轴右偏、P波突出和右心室肥厚。胸片检查显示继发于狭窄后扩张显著的肺动脉段影。除伴有心功能不全的严重病例外，大部分患者心影正常。随后的检查是心脏超声，用以明确病变的严重程度以及是否合并有其他畸形。多普勒可以评估跨瓣及右室流出道压差。最后，心导管检查可以提供更多的诊断信息，同时可应用球囊扩张进行治疗干预。

外科治疗和技术

对于室间隔完整的肺动脉瓣狭窄患者来说，如果症状明显或跨瓣压差显著者应行手术治疗。以往，外科手术是治疗单纯肺动脉瓣狭窄的主要方法。但是目前球囊扩张已经代替了外科手术成为治疗肺动脉瓣狭窄的基石。对于复发的病例中，可在外科手术治疗之前再次尝试应用球囊扩张术。球囊扩张术后肺动脉瓣关闭不全的发生率为80%，但大多数患者临床症状轻微，且多数耐受。若球囊扩张术失败，可行急诊外科手术。外科肺动脉瓣切开术可通过体外循环直视下完成，也可通过闭合的经心室切口完成。除合并右心室发育不全或充血性心力衰竭患者外，手术死亡率很低。治疗结果与右室腔大小及患者出现症状的年龄有直接关系。

体外循环下直视肺动脉瓣切开术

直视下肺动脉瓣切开术采用胸骨正中切口。肝素化后，进行升主动脉插管以及上下腔插管。上下腔静脉套带，升主动脉插灌注管，用于顺行灌注冷血心脏停搏液。体外循环开始前，动脉导管必须结扎或套带。应用主动脉阻断钳后，经灌注管顺灌停搏液，使心脏停搏。

在肺动脉瓣交联水平上方沿肺动脉长轴切开。探查狭窄的瓣膜，查找交联融合处，应用11号刀片切开。切口必须扩展至瓣环。任何与肺动脉壁粘连的瓣膜均必须切开。为去除增厚的瓣膜组织或瓣叶上的致密瘢痕，可以部分切除瓣膜。瓣膜发育不全的部分需要切除。通过瓣膜探查漏斗部，查看是否存在残余瓣下狭窄。必要时需通过瓣膜行漏斗部楔形切除。心室切开后很少应用漏斗部或跨瓣补片修补。若瓣环较小，应用Hegar扩张器扩大瓣环。是否应用跨瓣补片，取决于测量结果。如果存在瓣上发育不良，可应用心包补片，闭合从瓣环至左肺动脉根部的肺动脉切口。否则采用聚丙烯线连续缝合动脉切口。

若存在房间隔缺损或卵圆孔未闭，则需要切开右心房，探查房间隔。可直接缝合房缺或卵圆孔未闭，或应用心包补片聚丙烯线连续缝合。通过三尖瓣叶显露漏斗部流出道。经三尖瓣切除部分漏斗部,可以减轻狭窄。缝合房壁前,应测试三尖瓣闭合是否良好。房壁切口应用聚丙烯线双层连续缝合。

逐渐脱离体外循环。若患者存在右室发育不全,应保持卵圆孔未闭,或应用可调节套带控制房缺大小。在拔除插管前,必须测量右室及主肺动脉压力,因为它们可反映残余压力阶差。术中应用经食道超声心动图可以评估任何压力阶差及肺动脉瓣关闭不全。大多数患者存在轻微残余跨瓣压差,但会随时间的推移而逐渐消退。

非体外循环下经心室肺动脉瓣切开术

假如存在限制性卵圆孔未闭或房间隔完整,可应用闭式技术行肺动脉瓣切开术,以避免应用体外循环。体外循环要预充好,紧急情况下可立即应用。正中开胸,在右心室前壁漏斗部下方用4-0 聚丙烯线缝一荷包。应用带有压力转换器的14号导管通过右室插入肺动脉,并通过肺动脉瓣置入Hegar扩张器,逐渐增大扩张器尺寸(最大至7或8mm)。如果瓣膜扩张较困难,则应用较长血管钳,通过荷包线及右室来扩张瓣膜。此时我们常应用比肺动脉瓣环直径大1mm的带有球囊的球囊扩张导管。球囊的定位常靠测量或触诊,应用针状压力转换器测量残余跨瓣压差。球囊扩张完毕后,收紧荷包线,同时在心外膜加固缝合。

围术期处理

大多数肺动脉瓣狭窄患者只需常规术前术后监护。严重肺动脉瓣狭窄的新生儿需在ICU中监护,并应尽早手术。术前必须纠正酸中毒、电解质紊乱及充血性心力衰竭。

此类患者多合并继发于右心室心肌肥厚的漏斗部狭窄。术前术后慎用强心药物,因为增强心肌收缩力可以引起肺动脉流出道动力性梗阻,进而使肺血流减少。

术后监护及外科并发症

外科肺动脉瓣切开术后监护的重点在于保证适当的右室充盈压和降低肺动脉压。术后早期可应用肺血管扩张剂,以增加肺血流,减少右室后负荷。术后早期可以应用正性肌力药物。

经胸监测导管可放置到右心房或经右心室放置到肺动脉,以持续监测术后血流动力学变化。通常在术后48小时内拔除导管。

开放或闭式瓣膜切开术,均可能并发肺动脉瓣关闭不全。大多数患者可以耐受残余瓣膜关闭不全。右心室功能不全常出现在术后早期。它通常持续时间短暂,但术后恢复早期需应用适当的正性肌力药物支持。

如果梗阻充分缓解,残余的漏斗部肥厚将随时间消退。大多数患者恢复良好,无并发症。球囊扩张及外科瓣膜切开的长期疗效均非常好。

室间隔完整的肺动脉瓣闭锁

室间隔完整的肺动脉瓣闭锁约占先天性心脏病的1%~3%。确切的原因及发病机制尚未清楚。该病变多为散发,无显著的家族模式。据此病的定义,在右心室与肺动脉之间无任何交通。因此,此类患者早期生存必须依靠未闭的动脉导管。通常有右心室与三尖瓣不同程度的发育不全。也可能存在右心室冠状动脉瘘。从形态学及功能学上讲,三尖瓣发育不全与右心室发育不全有直接关系。约45%的患者存在冠状动脉瘘,更多的患者存在严重的右心室发育不全以及较小的关闭不全的三尖瓣。如果不能早期外科手术,室间隔完整的肺动脉瓣闭锁患者的死亡率极高。在自然病程中,约50%的患者在两周内死亡,85%的患者在6个月内死亡。

诊断

由于存在不同程度的缺氧,通常可在新生儿期诊断此疾病。查体常有明显的中心静脉搏动和肝大。三尖瓣反流可致显著的心脏杂音,杂音也可能与动脉导管未闭有关。心电图显示右心房P波高尖,提示右心房增大。出生时胸片无明显改变,但随后伴有继发于右心房和左心室增大的心影改变。早期应用二维彩超可轻松诊断室间隔完整的肺动脉瓣闭锁。心脏彩超可以测量心室腔容积、三尖瓣直径和功能以及肺动脉梗阻的性质。还可以应用心导管检查,以进一步明确诊断,提供更多有价值的信息。左心及右心导管提供的诊断信息包括:三尖瓣的大小和完整性,心室的功能状态,右心室发育不良的程度,漏斗部发育不全的程度,是否存在冠状窦及它们之间的交通,冠状动脉解剖,以及肺动脉直径。除了右心室造影剂注射外,还须行选择性冠状动脉造影以评价冠状动脉,尤其在严重发育不良组。低氧血症及灌注不良的新生儿尽管药物治疗有效,但还应行心导管检查,判断是否存在限制性房间隔缺损,其可以在进行心导管检查时用球囊扩大。如果动脉导管闭合或为限制性,可以静脉注射前列腺素E_1使其开放。

解剖分类

我们对室间隔完整的肺动脉瓣闭锁的最初治疗主要以解剖学分类为基础。解剖学分类可明确右室形态及发育不良程度。解剖学分类不仅决定初始治疗策略,还可以对进一步修补手术中是否可应用右心室有预测价值。另一种方法是以测量三尖瓣直径计算的Z值作为治疗的依据。Z值等于三尖瓣直径(心脏超声测得)和正常直径的比值,并以标准差的形式计算差值。Z值可以定量评估三尖瓣发育不全的程度。在大多数患者中三尖瓣的发育不全主要由右心室发育不全导致。我们和其他医生都发现,右心室发育不全程度与近远期手术效果相关。在此分类中我们将室间隔完整的肺动脉瓣闭锁的新生儿按右心室发育不良程度分为轻、中、重三组。在新生儿,右心室发育不全程度与三尖瓣发育不全程度密切相关。在轻度右心室发育不全组,三尖瓣直径及右心室容积为正常值的2/3或更多,右心室流出道发育良好。此组的三尖瓣Z值为0~2。在中度右心室发育不全组,三尖瓣直径及右心室容积为正常值的1/2 (范围为正常值的1/3~2/3),右心室流出道发育程度允许行肺动脉瓣切开术。此组的三夹瓣Z值为–2~–4。在重度右心室发育不全组,三尖瓣直径及右心室容积为正常值的1/3或更少,右室流出道严重发育不全或闭塞,不能行有效的肺动脉瓣切开术。此组的三尖瓣Z值为–4~ –6。我们的手术方法选择不依靠单一的解剖学异常,而主要依赖于综合考虑右心室形态以及三尖瓣和右心室发育不全的程度。

在室间隔完整的肺动脉瓣闭锁患者中,三尖瓣在解剖及功能上均有异常。因此,Z值及三尖瓣直径对于评估双室修补的可能性是不够的。一些中度右心室发育不全的患者,可能有严重的三尖瓣畸形,因此最终要行Glenn或Fontan单室径路手术。

第四个亚组由于有右心房增大、严重的三尖瓣反流及三尖瓣Ebstein畸形,表现为明显的心脏扩大。右心房、右心室和室间隔的扩张和功能不全可损害左心室功能,最终导致双心室衰竭。外科治疗上述患者的死亡率在50%以上。

在最初评估室间隔完整的肺动脉瓣闭锁患者时,尤其要注意冠脉循环的解剖。在严重发育不良组,常发现存在冠脉循环畸形,这些畸形决定了采用何种外科治疗方法。在胚胎发育期,右心室发育不良可导致心肌内窦状隙形成,这些窦状隙可以通过窦道与冠脉循环交通。这些窦状隙的形态或它们的特殊交通多种多样。近端冠状动脉狭窄或梗阻可成形于由这些心肌内窦状隙供血的冠状动脉内。如果远端冠脉血流依赖于这些窦状隙提供充足的心肌灌注,则称为右心室依赖型冠状动脉循环(RVDCC)。对此类患者禁忌行右心室减压,因为它可导致心肌缺血或死亡。我们有限的经验提示,主动脉至右心室分流对此类患者有益,它可以增大心肌灌注和冠脉血流。

Ⅰ期外科治疗

大多数室间隔完整的肺动脉瓣闭锁患儿,必须早期手术治疗方可存活。应用PGE_1可以保持动脉导管至肺动脉的血流,为评估和决定手术提供时间。最近,部分新生患儿在行心导管检查时在动脉导管处行支架术。它能成功地缓解患儿症状,这种方法可以推迟外科手术,否则这些患儿须在早期姑息手术中应用中心分流的方法治疗。这种以心导管为基础的治疗方法对某些室间隔完整的肺动脉瓣闭锁的新生患儿有较好疗效,但治疗适应证仍需界定。一旦经心导管检查确定病变的解剖学及形态学之后,便可完成解剖分类并制定适当的手术策略。延期手术治疗通常有害,它会降低生存率。外科手术方法的选择主要依据是解剖学分类(表87.1)。

轻度右心室发育不全新生儿的初期治疗方法

轻度右心室发育不全(右心室容积为正常容积的2/3以上) 患儿的最佳手术方法是肺动脉瓣切开术、结扎动脉导管及建立体肺循环分流。偶尔,部分病例仅行肺动脉瓣切开术就能足以重建肺动脉血流。这种情况很少见,在手术过程中要谨慎实施。大多数患者需要行分流术作为附加的肺动脉供血来源。中度右心室发育不全患儿以肺动脉切开术、补片扩大肺动脉流出道、建立中心分流以及结扎动脉导管为主。肺动脉瓣切开术及补片扩大肺动脉流出道可以缓解右心室高压,减少三尖瓣反流,促进右心室及三尖瓣发育。重度右心室发育不全患儿仅行分流术。如果不存在右室依赖性冠状动脉循环,并且未行肺动脉瓣切开术,可以造成三尖瓣功能不全,需通过闭式三尖瓣切开术为右心室减压。

非体外循环经心室肺动脉切开术　轻至中度右心室发育不全患儿可实施闭式肺动脉瓣切开术,此类患者在梗

表 87.1　室间隔完整的肺动脉瓣闭锁患者根据右心室发育不良程度决定Ⅰ期手术治疗策略

右心室发育不良程度	分类	治疗方法
轻度	三尖瓣直径及右心室容积大于正常值的 2/3,右心室流出道发育良好	肺动脉瓣切开术联合行分流术或偶尔行肺动脉瓣切开术
中度	三尖瓣直径及右心室容积为正常值的 1/3 ~2/3,右心室流出道中度发育不良	肺动脉瓣切开术联合行分流术
重度	三尖瓣直径及右心室容积小于正常值的 1/3,右心室流出道严重发育不全或缺如	仅行分流术;可行闭式三尖瓣切开术

阻的肺动脉瓣下右室流出道发育良好。若术中血流动力学稳定,体外循环仅做预充。手术方法前面已经描述。多数患者可以通过心导管技术进行瓣膜穿孔术或球囊扩张术进行治疗。

主动脉至肺动脉分流术　中心性分流采用胸骨正中切口。常采用无名动脉至右肺动脉分流或升主动脉至主肺动脉分流，分流采用聚四氟乙烯(Gore-Tex)血管。体重小于3.0kg的婴儿应用3.0mm分流血管，大于3.0kg的婴儿应用3.5mm分流血管，大于4.0kg的婴儿应用4.0mm分流血管。一般不应用体外循环，应用合适型号的C型阻断钳部分阻断无名动脉或主动脉及肺动脉。避免阻断动脉导管。应用11号刀片及精细血管剪刀进行动脉切开术，近端吻合口在主动脉或无名动脉前壁，应用7-0 聚丙烯线进行端侧连续吻合。同样的吻合应用在主肺动脉或右肺动脉的前壁。侧壁钳要缓慢松开，以排除人工血管中的气体，建立血流。完成中心分流后结扎动脉导管。

中度右心室发育不全新生儿的初期治疗方法

中度右心室发育不全新生儿的最佳治疗方法是:结扎动脉导管,建立中心分流,切开肺动脉瓣,补片扩大肺动脉流出道。我们可以应用闭式方法进行肺动脉瓣切开，流出道跨瓣环心包补片,而不应用体外循环。我们避免在此类患儿应用体外循环，此类患儿术后将长期依赖分流循环。

非体外循环下肺动脉瓣切开术联合跨瓣环右室流出道补片修补　在中度右心室发育不全的新生儿中，漏斗部可能又窄又长，但可达到肺动脉瓣膜。在此类患者中,可在非体外循环下行肺动脉瓣切开术联合行右室流出道跨瓣环补片修补术。

采用正中胸骨切口。体外循环预充以备急用。将阻断钳置于肺动脉分叉处下方。动脉导管保持通畅以保证肺动脉血流。采用主肺动脉垂直切口，向下延至肺动脉瓣与右心室连接处。在右心室腔外切开部分层厚的心肌。切除1~2mm厚度的心肌使右心室变薄。将椭圆形心包补片用5-0或6-0聚丙烯线连续缝合至肺动脉切口直接至右心室连接处。缝线连续缝合到右心室切口的边缘心肌，使下方缝线保持松弛。用12号刀片切开肺动脉瓣膜,并在心包补片下方切开心肌至心室腔。收紧缝线以控制出血，并撤掉肺动脉上的阻断钳。若右心室压力未降至体循环压力的1/2~1/3，则将神经根切除刀片通过心包补片上的荷包线放入右心室,再次切除右心室心肌,直至充分疏通流出道达到充分降低右心室压力的目的(图 87.1)。

重度右心室发育不全新生儿的初期治疗方法

重度右心室发育不全（小于正常的1/3)的新生儿很难治疗。如果存在限制性房间隔交通，可在心导管检查时行球囊扩张房间隔造口术。应用

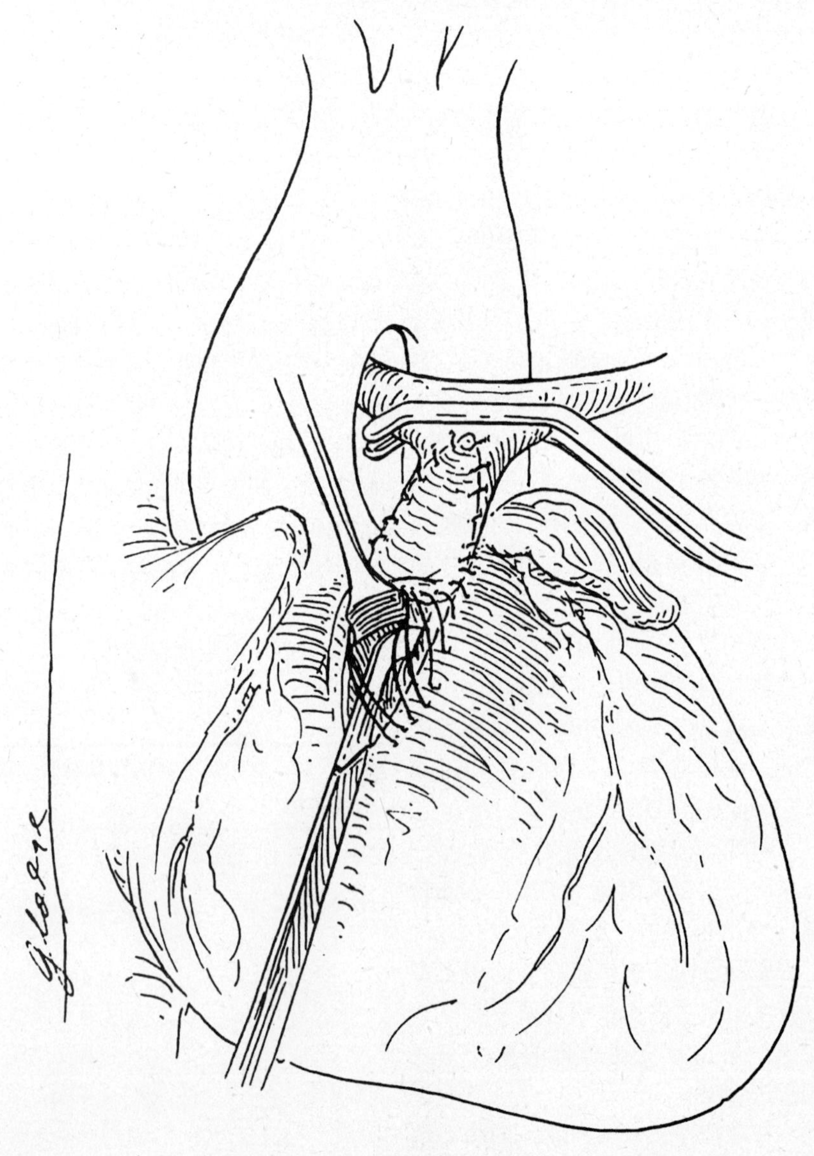

图 87.1　非体外循环下跨瓣环肺动脉流出道补片修补。将阻断钳置于主肺动脉紧邻分叉处。补片上缘处缝线保持松弛,待完全分离瓣环前面及右室心肌后再收紧缝线。

PGE_1保持动脉导管开放，同时也可以应用介入支架术保持动脉导管畅通。通常在外科手术治疗中，单纯肺动脉瓣切开术不能有效缓解此类患者的右心室压力增高。可在体外循环下行广泛心肌切除术及心包补片流出道加宽。应用Gore-Tex血管行主动脉至主肺动脉的中心性分流，同时结扎动脉导管。如果没有心肌内窦状隙或者心肌内窦状隙曲折狭窄而冠脉循环正常，可以应用前面描述的闭式三尖瓣切开术对右室进行减压。对本组患者，多在3个月左右再次行心导管检查。

闭式三尖瓣切开术　严重右心室发育不全的患者，如行双室修补的可能性很小时，通常应用闭式三尖瓣切开术。在对右心室进行减压时必须在术前行右心导管检查，以明确是否存在心肌内窦状隙或右室依赖性冠脉循环。右室依赖性冠脉循环定义为：自身冠脉循环血管狭窄，心肌内窦状隙与右心室和冠脉循环存在广泛的交通。

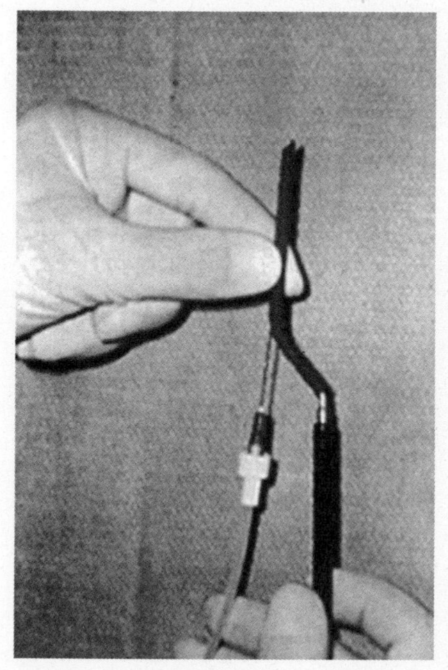

图 87.2　通过右心房行闭式三尖瓣切开术的装置。将神经根切开刀放入大小合适的橡胶管内，并连接至压力传导针上。刀片可在橡胶管内前进或后退，避免刀片在伸缩过程中损伤周围组织。

闭式三尖瓣切开术采用胸正中切口。切开心包，并在右心耳缝荷包线。应用外面套红色橡胶管的小弯神经根切开刀片制作切开装置(图 87.2)。将测压针放入橡胶管内，并连接至监视器上。将橡胶管通过右心耳置入右心房，监测压力时再插入右心室。此时刀片将显露于右心室，在三尖瓣前侧切开三尖瓣。切开时注意避免损伤心脏传导系统。当右心室压力下降至体循环压力一半或更低时，将刀片退回至橡胶管中，最后将橡胶管从右心房中取出。收紧荷包线止血。我们发现未行肺动脉瓣切开术的患者，三尖瓣切开术后致右室压力降低，可使狭窄扭曲的心肌内窦状隙回缩。若自身冠脉循环正常，并不会导致心肌缺血。

Ⅱ期外科治疗方法选择

根据解剖学及超声心动图所见，需在患儿3~6个月大时再次行心导管检查。依据心导管检查的解剖学所见决定进一步治疗方案。我们将所有患者再次分为轻、中、重度右心室发育不全(表 87.2)。

轻度右心室发育不全患儿的Ⅱ期治疗

轻度右心室发育不全患者在接受肺动脉瓣切开术后，除少数再发右心室流出道梗阻的患者外，多数不需要再次手术治疗。缓解梗阻后的肺动脉瓣反流和房间隔交通，可引起大量右向左分流，从而导致三尖瓣环发育不良，而右心室由于反流则发育良好。最终可导致三尖瓣直径与右心室腔容积的不匹配。轻度右心室发育不全的患者进一步修补术包括：直接房间隔缺损修补或应用可调节套带的房间隔缺损补片修补；通过心肌切开术扩大右室腔及右心室流出道；心包补片修补扩大右心室流出道；根据患儿的大小，应用单叶或两叶自体心包瓣及组织瓣膜置入肺动脉流出道。

扩大右室腔及右室流出道　扩大右室腔多采用小梁心肌楔形切除术。此手术采用双腔插管体外循环，并同时应用顺灌和逆灌心肌保护。将右房斜行切开，探查三尖瓣。测量瓣环大小并与正常值比较，应用冰盐水测试瓣膜功能。在主肺动脉上沿长轴跨瓣环切开。若流出道发育不全，切口应延伸至右室腔。切除流出道梗阻处肥大的心肌。在切除至乳头肌附近时应特别注意保护乳头肌。将经戊二醛处理的心包补片置入跨瓣环切口。若右室腔适宜且三尖瓣功能良好，附加瓣膜多不需要。在婴儿，我们多放置心包单叶

表 87.2　室间隔完整的肺动脉瓣闭锁患者的Ⅱ期修补

右心室发育不良分级	治疗方法
轻度	关闭房缺(可调节套带)，扩大右室和右室流出道，跨瓣补片。结扎Ⅰ期分流。
	关闭房缺(可调节套带)，扩大右室和右室流出道，同种肺动脉移植。结扎Ⅰ期分流。
中度	关闭房缺(可调节套带)，改良 Glenn 分流，扩大右室和右室流出道，跨瓣补片。结扎Ⅰ期分流。
	关闭房缺(可调节套带)，改良 Glenn 分流，扩大右室和右室流出道，同种肺动脉移植。结扎Ⅰ期分流。
重度	Fontan 手术同时结扎Ⅰ期分流。
	右房至右室分流。
	右房至肺动脉分流。

瓣；在年龄大些的患儿，我们在右室流出道常应用同种肺动脉或猪瓣膜。

可调节房缺　如果房缺较大，应用心包补片修补，在紧邻右上肺静脉处留一开放缺损，供可调节套带用。如果房缺小且边缘牢固，我们应用荷包线关闭房缺，称之为可调节房缺。可调节房缺是沿已存在房缺边缘，应用1号聚丙烯线作为荷包线。应用心包垫片避免撕脱组织边缘。采用5-0聚丙烯线间断缝合将1号聚丙烯线缝至房缺边缘。1号聚丙烯线两端经房间沟取出。取合适长短8F聚氯乙烯管，使管道末端位于腹白线下。将1号聚丙烯线放入此管中造一个套带，以控制房间隔交通的大小。管的末端用铬肠线缝至心房壁。通过收紧或放松套带调节房缺大小。收紧聚丙烯线套带可关闭房缺；松开聚丙烯线可开放交通。聚丙烯线应用M号止血夹固定在管上。套带的末端可留置在腹白线下，它可以在术后局麻下调节房缺。此方法可应用在心包补片修补房缺时造一个可调节缺损将残余缺损留置在右侧，紧邻右上肺静脉处，此处可按上文所述用1号聚丙烯线环绕残余缺损。房缺保持开放直至脱离体外循环。在监测右房压力和右房血氧饱和度的同时缓慢应用套带逐渐缩小房缺。目标是使右房压力为1.3~1.6kPa且在给氧浓度在100%时右房血氧饱和度大于等于88%(图 87.3)。

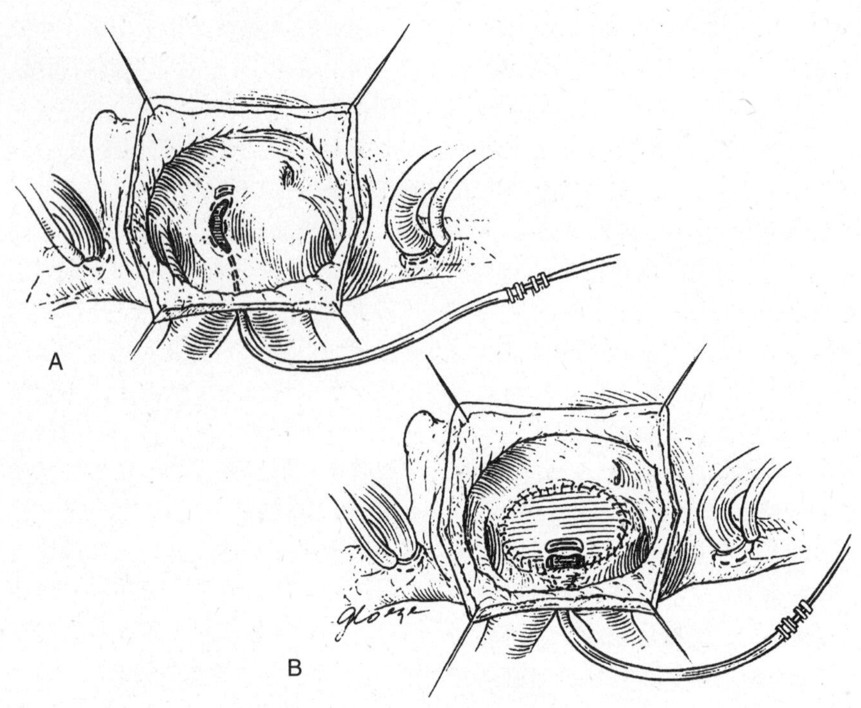

图 87.3　同时行或步行自身房缺补片修补的可调节房间隔缺损。(A)在房缺的边缘缝荷包线。可应用垫片加固荷包线。将 1 号聚丙烯 线放入 8F 聚氯乙烯管内形成套带，取适当长度使其到达腹白线。(B)如果房缺较大，则应用心包补片修补，将缺损留置在侧缘。用水平褥式缝合的方法将 1 号聚丙烯线缝至补片的边缘，并用 5-0 聚丙烯线固定。

中度右心室发育不全患儿的Ⅱ期治疗

对于中度右心室发育不全患儿，进一步治疗主要取决于右心室和三尖瓣的生长发育情况。如果右室和三尖瓣直径是正常值的1/2~2/3，修补主要包括：应用可调节套带部分关闭房缺，行心肌切除术扩大右室腔，以及在右室与肺动脉连接处放置瓣膜。对年龄小的患儿，多应用自体心包制成的单瓣跨瓣环补片。如果右室和三尖瓣直径是正常值的1/3~1/2时，修补包括：应用可调节套带部分关闭房缺，扩大右室腔，建立双向Glenn腔肺分流，以及在右室与肺动脉连接处置入带瓣连接。Glenn分流可以降低小右心室的容量负荷，并从大约1/3体循环回流中提供足够的肺循环血流。称其为1½心室或部分双室修补。通过调节房缺大小建立右房与左房间压力梯度，增加通过右室的前向血流，以促进三尖瓣及右室的发育。无论是双室修补(拆除Glenn分流）还是Fontan重建术，均依赖于右室和三尖瓣的发育程度。

组织瓣膜置入　经肺动脉流出道跨越瓣环做垂直切口，上方延伸至左肺动脉，下方至右心室。将瓣环局部任何残留瓣膜组织全部切除，梗阻流出道的心肌也同样切除。测量右室流出道至肺动脉分叉处的长度。若长度较短，如图87.4所示，将猪瓣膜放置在心包或GoreTax补片上，修补右室流出道。用3-0聚丙烯线连续缝合固定瓣膜，在其前方与补片缝合。心包应用戊二醛处理3分钟，并用盐水冲洗。如果右室流出道至肺动脉分叉处长度适应，可选择同样长度的肺动脉同种血管，在远端肺动脉分叉处下方应用4-0聚丙烯线连续缝合。近端应用3-0聚丙烯线连续缝合，将同种血管缝至右室流出道紧邻肺动脉瓣环下方(图 87.5)。心包及GoreTex补片可以完成此重建。

跨瓣环单瓣补片修补　跨瓣环单瓣补片修补不仅应用于新生儿，同样可应用于年龄略大的患儿，最好应用于轻至中度右室发育不全且肺动脉大小正常的患者。因为此瓣膜在短时期内比组织瓣膜更加胜任，优点较多，甚至瓣膜功能不全时，也不会导致梗阻。跨瓣环单瓣补片修补采用胸正中切口，双腔插管建立体外循环。取心包后，用戊二醛处理5分钟，然后浸泡在盐水中。应用无菌记号笔在已取心包中画出跨瓣补片及单瓣叶的轮廓。单瓣的大小应用金属扩张器测量，比正

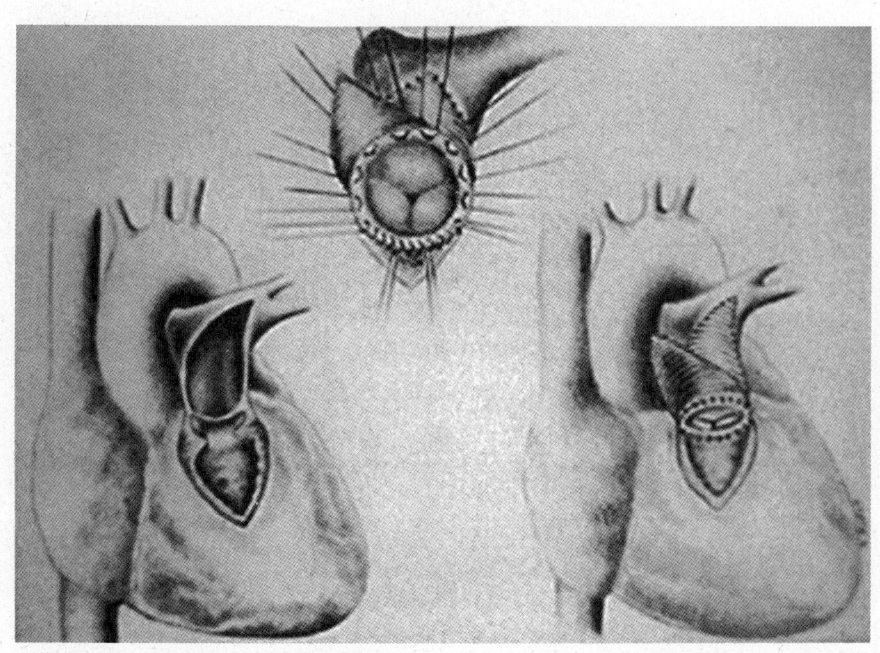

图 87.4　植入猪瓣膜同时应用跨瓣补片扩大右室流出道。选择较大的瓣膜，将瓣膜的后面缝在瓣环上，前面缝在补片上。

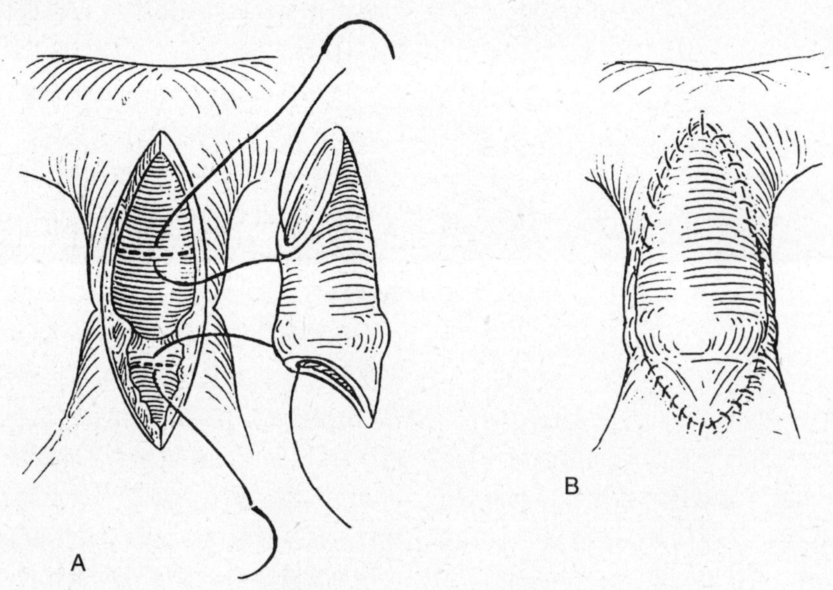

图 87.5　应用同种肺动脉管道扩大右室流出道。仔细选择同种肺动脉管道的大小，修剪管道的两端，如图所示。应用聚丙烯线连续缝合近端及远端的吻合口。

常肺动脉瓣环直径大20%。单瓣叶基底部宽度应是扩张器周长的一半，它同时要与跨瓣环补片下端的厚度和形状相一致。单瓣叶的上边应紧邻切开的肺动脉边缘，它距真正瓣环区约5~10mm。将单瓣缝至肺动脉边缘和右室，缝合方法与缝至跨瓣环补片方法一样。

重度右心室发育不全患儿的Ⅱ期治疗

重度右心室发育不全（正常值1/3或更少）患者通常无法进行双室修补。大多数患者在新生儿期实施中心分流，并根据是否存在右室依赖型冠状动脉循环决定是否实施右心室减压。

右室依赖型冠状循环指在右室腔与冠状动脉之间存在窦状隙连接，同时存在自身冠状循环梗阻或大量窦状隙连接。最终导致冠状循环径流至低压的右心室。不合并冠脉狭窄的弯曲的窦状隙连接并不意味着右室依赖型冠状动脉循环。双向Glenn分流后右室的减压，通常这些窦状隙可以闭合，只遗留下基底部大的瘘管。在某些病例中，较大的瘘管可以在心脏表面辨别出来，并在双向Glenn分流术中将其缝合结扎，以便同时降低右室压力。用前面所述的经右房闭式三尖瓣切开术，切开三尖瓣前叶，可以降低右心房压力。

如果存在右室依赖性冠状动脉循环，双向Glenn分流常在患儿3~4月实施。此手术不对右室减压，不行体外循环。如果前述放置的中心分流等任何附加肺动脉血流来源可减少从Glenn分流和体肺动脉分流，则可保证Qp:Qs为1.2:1。

在2~4岁时，可行Fontan手术。为将氧合血带入三尖瓣，应切除房间隔，使冠状静脉窦无顶。

如果有心肌缺血症状，无论是在术前还是在术后，在行Glenn或Fontan手术的同时行主动脉至右室分流，均可改变右室依赖型冠状循环(图 87.6)。

双向腔肺Glenn分流术　Glenn手术常采用胸正中切口。仔细解剖出上腔静脉与右肺动脉，避免损伤淋巴组织，严重者可致乳糜胸。处理上腔静脉外侧时避免损伤膈神经。在两侧测量肺动脉压力，奇静脉结扎后切断。

此类患者多存在左上腔静脉，常位于左肺动脉前方。注意切勿将左上肺静脉误认为腔静脉。在右房上方夹闭上腔静脉，同时监测压力。如果压力没有升至30mmHg以上，则可以切断左上腔静脉。如果左上腔静脉与右上肺静脉存在交通，压力通常不会超过30mmHg，并

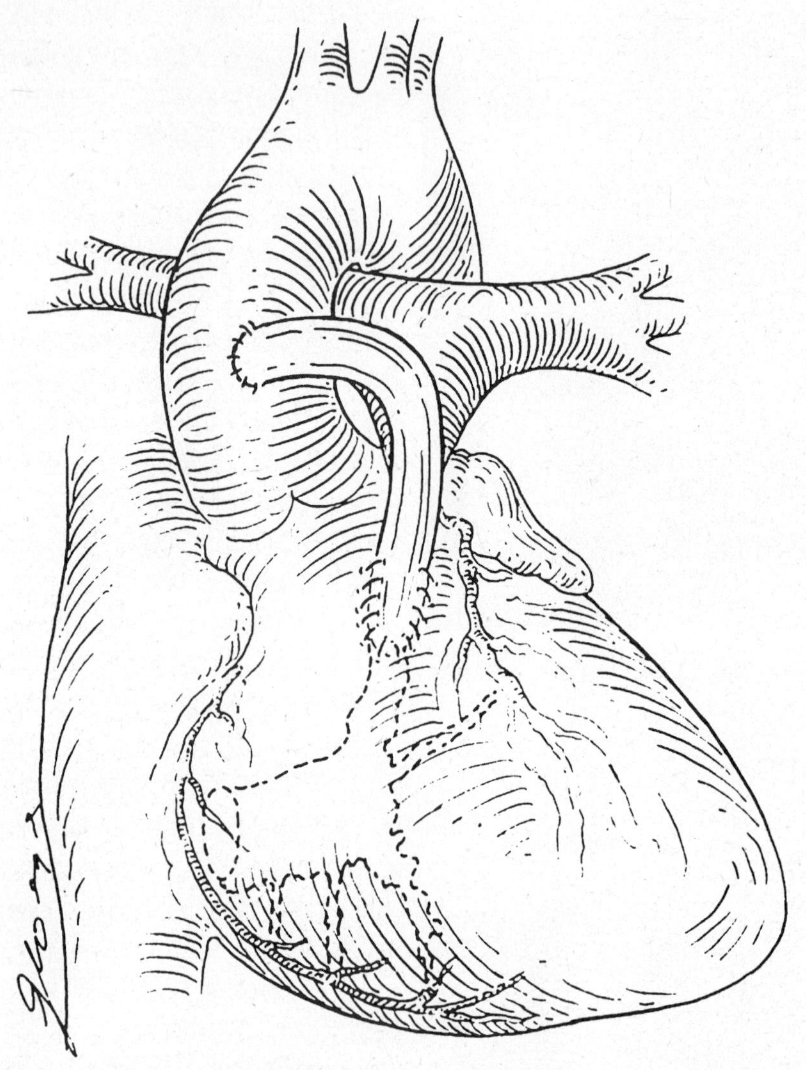

图 87.6　置入主动脉至右室 Gore-Tax 血管,增加冠脉血流。在多数病例中,由于存在右室依赖性冠脉循环,可导致心肌缺血。

且不需要搭桥或暂时性分流。

如果夹闭上腔静脉后压力≥30mmHg,需应用暂时性分流。尤其是有心肌窦状隙存在时,应用转流可以避免意外发生。将上腔静脉从右房起始部开始游离,直至无名静脉处。寻找右肺动脉,将其从周围组织中游离出来,包括内侧与外侧的分支。在上腔静脉上与无名静脉连接处,用5-0聚丙烯线缝合荷包线,第二个荷包线在右心耳。肝素化,应用两根改良动脉插管及一个Y形接头连接建立临时分流。将一个改良的主动脉插管插至上腔静脉与无名静脉连接处。插管远端应为斜面,以保证开口处足够大,可与静脉插管匹配。插管远端还应面对右颈内静脉上端,第二个主动脉插管插至右心耳,排空空气后建立转流,松开阻断钳后在分流管中可见血流。插管应用支架固定在中间位置,暴露上腔静脉及右肺动脉。

在上腔静脉与右房及无名静脉连接处,分别钳夹。近端上腔静脉压力需要测量,以确认分流量合适。应用亚甲蓝标记上腔静脉前侧及肺动脉上方,保证腔肺吻合口准确。将奇静脉结扎后切断,将上腔静脉与心房连接处切断。注意保留适当组织,以便缝合上腔静脉残端。同时注意心脏节律变化,以免损伤窦房结。切开上腔静脉末端后面血管壁,以扩大开口,保证足够开放吻合。用C形侧壁钳夹右肺动脉,在其上表面做V形切口,使尖端向前。用6-0或7-0聚丙烯线缝合吻合口。拔除上腔静脉处插管。如果荷包线处上腔静脉狭窄,应用C形侧壁钳,拆除荷包线,用7-0聚丙烯线连续缝合闭合上腔静脉切口。此时预先建立的腔肺循环分流应适当减少,以保证从腔肺循环分流或Glenn分流与体循环血量比大约在1.2:1左右。开放与关闭分流时,房收缩压的改变不应超过5~7mmHg。

监测上腔静脉及肺动脉压力,同时测量给氧浓度为100%时右房血氧饱和度。不逆转肝素化。如果置颈静脉插管,可以测量肺动脉压力。必要时可经颈脉注射扩张肺血管药物。颈静脉插管在24小时内拔除,以避免静脉血栓形成。保留Gore-Tex膜作为心包替代物,以便再次行Fontan手术(图 87.7)。

侧通道Fontan手术伴可调节房缺　Fontan手术可作为腔肺Glenn手术后的二期手术。正中切口,双腔插管,建立体外循环。上腔静脉插管要高于以往Glenn分流吻合口。应用冰血灌注,降温至24℃ 。

在界嵴处切开右房,间断缝合固定房壁,辨别冠状窦,插入逆行灌注管。在冠状窦口处缝荷包线,固定逆行灌注管,以保证更有效地灌注停跳液。切除房间隔,从右心房内辨别上腔静脉口。上腔静脉口应足够宽且无限制,这是非常重要的。紧邻上腔静脉残端处切开右肺动脉,吻合口的后面,用5-0聚丙烯线缝合肺动脉及右房壁。吻合口的前面用心包补片缝合。

完成右房至肺动脉吻合后,侧面通道即已建立。从0.8mm厚的Gore-Tex血管补片上剪一直角补片,长度为下腔静脉开口至上腔静脉开口,完成后面缝合后剪成宽度大约为长度的2/3。

用带RB1针的4-0聚丙烯线连续缝合后壁。缝合从下腔静脉口开始。缝线

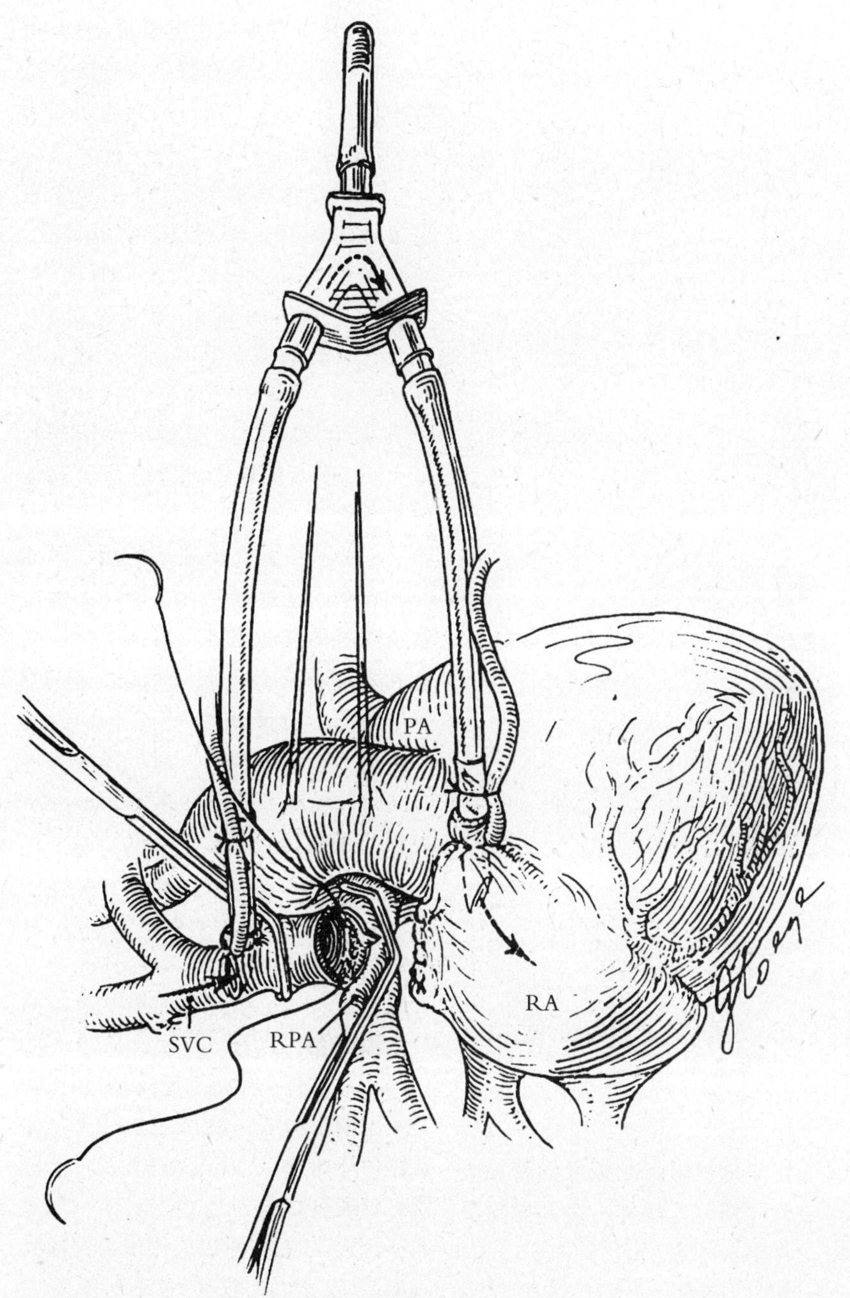

图 87.7　应用上腔静脉至右房分流的双向 Glenn 分流术。此方法可以避免应用体外循环。管道放置在上腔静脉与右房之间(如图所示),在建立腔肺吻合后,可允许持续静脉回流至右房。(RA:右心房; RPA:右肺动脉; SVC:上腔静脉)

图 87.8　带可调节房缺的侧通道 Fontan 手术。为保证侧通道口径统一,将 Gore-Tex 血管补片缝在上下腔静脉开口之间,侧面缝在冠状静脉窦处。在侧通道处保持缺损开放。将 1 号聚丙烯 线缝合在房缺内侧壁及 Gore-Tex 血管补片边缘上, 建立可调节房缺。然后用 5-0 聚丙烯线将 1 号聚丙烯 线固定在 Gore-Tex 血管补片上。缝线通过心包补片缝回至房缺内缘。用 8F 聚氯乙烯管建立套带,通过垫片及房壁固定在心脏上。在套带末端应用 M 号止血夹,固定房缺大小。

向上缝至可调节房缺开口处结束。选择此处为终点，是因为在卵圆孔的上侧方有一个天然凹陷，紧邻右上肺静脉。第二根4-0聚丙烯线从房缺的上端缝起,围绕上腔静脉开口。根据患者年龄大小调节房缺大小,并使直径略大,以便脱机后可以调节房缺大小。根据临床经验,2岁时房缺为4mm,4岁时房缺为6mm,6岁时房缺为8mm。按照预先的缝合修剪补片大小，置入可调节套带,使房缺可调节大小。将1号聚丙烯线穿心包垫片。通过房缺最低边缘的内侧间隔,再缝至图87.8所示的Gore-Tex补片的边缘上。然后缝至Gore-Tex补片上边。最后通过心包垫片,缝出至内侧间隔。取8F聚氯乙烯管,长度大约可达腹白线。聚丙烯线从套管中穿出。将1号聚丙烯线用5-0聚丙烯线缝至Gore-Tex补片的边缘上。聚氯乙烯管用2-0铬肠线固定在腹白线上，将聚丙烯线用M号止血夹固定在聚氯乙烯管上。以上三点固定，可防止不经意收紧聚丙烯线导致的房缺关闭。修剪补片,建立更宽的连接。到达界嵴的前面,前壁

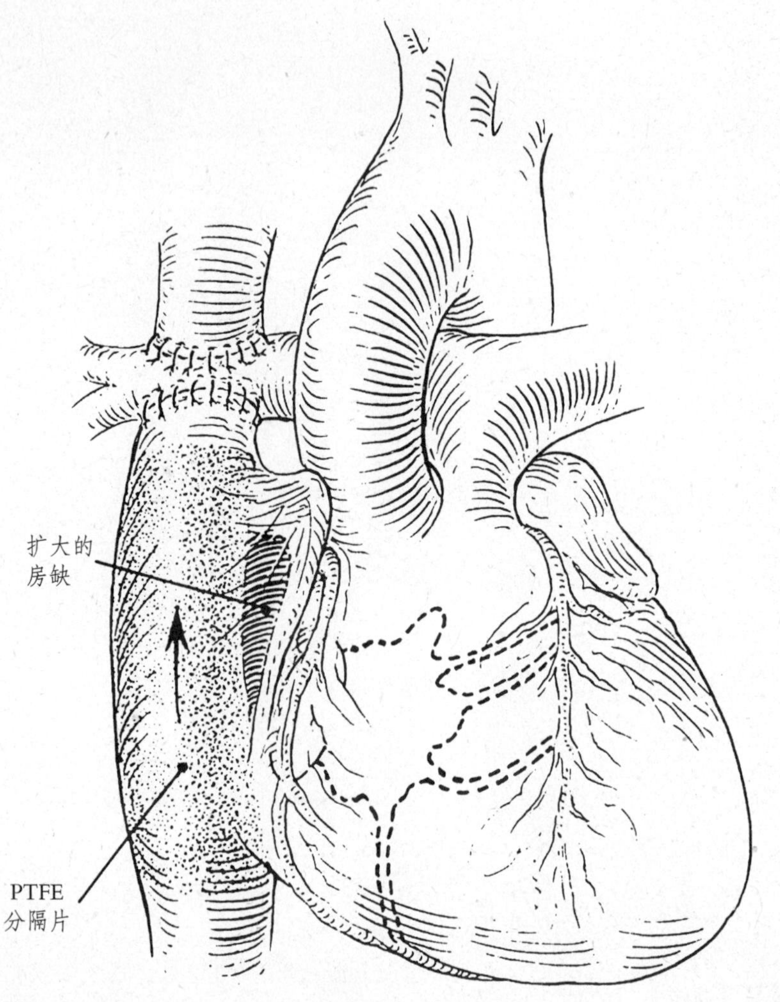

图87.9　带可调节房缺的完全侧通道Fontan手术(图中未显示套带)。手术完成时保持房缺开放,术后调节房缺的大小,达到理想的血流动力学及血氧饱和度。(PTFE:聚四氟乙烯)

全层缝合,以避免缝线撕脱。用4–0聚丙烯线关闭右房切口(图87.9)。

拔除冠状窦逆行灌注管及荷包线,应用连续双层缝合关闭右房。通常经胸放置左房和右房导管。如果未行颈内静脉插管,可通过Fontan通道或Glenn分流置右房插管测量压力。排空空气,复温至正常。逐渐脱离体外循环。术后调节心房缺大小,保证右房饱和度在80%~85%,同时使Fontan侧通道压力小于或等于15mmHg。

带可调节打孔的外管道Fontan手术　外管道Fontan手术采用胸正中切口,并行双腔插管,建立体外循环。此手术在大多数患者中不需要体外循环。阻断钳放置在下腔静脉紧邻右房处,下腔静脉被阻断的静脉插管和阻断钳分成两部分。修补心房并撤除阻断钳。将下腔静脉开放末端与Gore–Tex管道进行吻合,采用Gore–Tex缝线端端连续吻合,近端吻合口采用端侧吻合。将Gore–Tex管道与右肺动脉下端吻合。除去阻断钳,在下腔静脉与肺动脉之间建立血流。

为建立可调节房缺,在Gore–Tex血管上放置部分阻断的C形阻断钳。将外管道与右房直接吻合。置入套带,调节房缺的开放与关闭。有另一种方法,应用外管道治疗此病。将8.0mm Gore–Tex血管端侧吻合至较大管道的中部。与之相类似的方法是切开右房,将8.0mm血管的另一端缝合至右房切口,套带置入较小的管道。外管道Fontan的缺点是术后需应用华法林抗凝治疗6个月至1年,继而应用阿司匹林治疗。

主动脉至右室分流　主动脉至右室分流采用胸正中切口,双腔插管,建立体外循环。可能需要心脏停搏。分流应用5.0mm的Gore–Tex血管。在升主动脉前壁放置部分夹闭钳。切开动脉壁,用聚丙烯线连续缝合血管与升主动脉。在右室漏斗部切开右室,应用聚丙烯线连续缝合血管远端与右室切口(图87.6)。

Fontan术后监护与并发症　早期Fontan手术管理主要在于最佳心输出量及减轻体静脉压力。可调节房缺及打孔术非常有效,因为可以允许1/3体静脉回心血量经房缺至左房。因此当增加心输出量时可以减少体静脉压力。通过可调节的打孔术将Fontan压力调节至≤15mmHg。

吸入一氧化氮可以降低肺动脉压力。此药物比其他药物有明显优点,只降低肺动脉压力,而不降低体循环血管阻力。应用一氧化氮时需认真监测高铁血红蛋白含量。

术后常规应用缩血管药物,多巴胺及多巴酚丁胺从5μg/(kg·min)开始。如果体循环血管阻力低,多巴胺及肾上腺素可以通过右房管加大剂量注射。如果这些药物无效,也可以应用米力农或异丙肾上腺素(盐酸异丙肾上腺素)。

如果经最小支持血流动力学已十分稳定,可考虑早期拔管。对危重病例,脱离呼吸机前12小时需行镇静和肌松。如果术后早期体循环压力增高,在拔管前可应用利尿剂。术后必须监测胸腔及心包积液情况。如果发现必须立即引流。若静脉压或左房压高,需应用心彩超评估心室及瓣膜功能,排除体静脉或肺动脉是否存在梗阻。术后很少再次行心导管检查,以对术后功能进行评估。

术后早期需要调节房缺大小。在

大多数病例中，保持部分开放。在一些病例中，当左室功能改善，右向左分流增加，可导致心房血氧饱和度减少。在局麻下，暴露腹白线下方的套带并用血管夹稍微收紧。用聚维碘酮冲洗伤口，并注射至套管内。同样可以通过放松聚丙烯线开放房缺，但它不如关闭房缺那么可靠。在术后 6~12 周，应用超声心动图和心房血氧饱和度评估房缺大小。如果房缺较小，可让其自然闭合。如果较大，可应用介入下封堵。如果静脉压可以接受，可以在腹白线下暴露套带，完全关闭房缺。

小　结

在室间隔完整的肺动脉瓣闭锁新生儿中，我们发现将右室和三尖瓣发育不全程度分成轻(大于正常值 2/3)、中(正常值的 1/3~2/3)、重(小于正常值 1/3)三度，对外科手术方法选择有很多好处。

同样的分级法也应用在年龄更大些的患儿，将患者分为哪些适合双室修补，哪些适合 Fontan 手术。通过这些方法，可以有效地减少手术死亡率。

手术治疗结果

在 UCLA 医学院，我们对室间隔完整的肺动脉瓣闭锁患者的手术方法选择，主要依赖于右室发育不全程度的分级。在 1982~2001 年间，我们共手术治疗 111 例室间隔完整的肺动脉瓣闭锁患者，6 例患者存在三尖瓣 Ebstein 畸形，排除在分析之外。63 例室间隔完整的肺动脉瓣闭锁患者在新生儿期 UCLA 采用姑息手术，23 例患者为重度右室发育不全，同时存在伴有右室依赖型冠状动脉循环的严重冠状动脉异常。本组患者中有 3 例早期死亡，43 例患者有轻至中度右室发育不全，且无明显右室窦状隙或瘘管。全部患者均切开右室流出道，伴或不伴中心分流。此组中早期死亡 3 人，晚期死亡 2 人。全组早期生存 90%，晚期生存率 87%。

在 UCLA 有 82 例患者经姑息手术存活。并根据我们的分级方法，实施晚期手术干预。57 例患者执行完全或部分双室修补术，其中 19 例患者实施带双向腔肺分流和可调节房缺的部分双室修补术。本组中 3 例患者早期死亡，其中 23 例患者采用的 Fontan 手术作为晚期干预。2 例患者在一期手术后行心脏移植。在排除其他患者后，早期死亡 2 例，晚期死亡 1 例。全组确切生存率 1 年为 96%，2 年为 89%，3 年为 86.3%。我们的经验显示，采用合理的手术方法可以改善室间隔完整的肺动脉瓣闭锁患者的预后。在此类患者中，包括球囊瓣膜扩张及导管支架在内的导管基础上的干预治疗仍在不断发展，并且仍需要进一步探讨。

推荐读物

Ashburn DA, Blackstone EH, Well WJ, et al. Determinants of mortality and type of repair in neonates with pulmonary atresia with intact ventricular septum. J Thorac Cardiovasc Surg 2004;127:1000.

Daubeney P, Delany D, Anderson R, et al. Pulmonary atresia with intact ventricular septum: Range of morphology in a population-based study. J Am Coll Cardiol 2002;39:1670.

Dyamenahalli U, McCrindle BW, McDonald C, et al. Pulmonary atresia with intact ventricular septum: Management of, and outcomes for a cohort of 210 consecutive patients. Cardiol Young 2004;14:299.

Hanley FL, Sade RM, Freedom RM, et al. Outcomes in critically ill neonates with pulmonary stenosis and intact ventricular septum: A multi-institutional study. J Am Coll Cardiol 1993;22:183.

Laks H, Gates RN, Grant PW, et al. Aortic to right ventricular shunt for pulmonary atresia and intact ventricular septum. Ann Thorac Surg 1995;59:342.

Laks H, Pearl JM, Drinkwater DC, et al. Partial biventricular repair of pulmonary atresia with intact ventricular septum. Use of an adjustable atrial septal defect. Circulation 1992;86(Suppl II):159.

Laks H, Pearl JM, Haas GS, et al. Partial Fontan: Advantages of an adjustable interatrial communication. Ann Thorac Surg 1991;52:1084.

McCrindle BW, Kan JS. Long-term results after balloon pulmonary valvuloplasty. Circulation 1991;83:1915.

Mi YP, Chiu CS, Yung TC, et al. Evolution of the management approach for pulmonary atresia with intact ventricular septum. Heart 2005;91:657.

Odim J, Laks H, Plunkett M, et al. Successful management of patients with pulmonary atresia with intact ventricular septum using a three tier grading system for right ventricular hypoplasia. Ann Thorac Surg 2006;81:678–84.

Polansky DB, Clark EB, Doty DB. Pulmonary stenosis in infants and young children. Ann Thorac Surg 1985;39:159.

Rychik J, Levy H, Gaynor JW, et al. Outcome after operations for pulmonary atresia with intact ventricular septum. Cardiovasc Surg 1998;116:924.

Weber HS. Initial and late results after catheter intervention for neonatal critical pulmonary valve stenosis and atresia with intact ventricular septum: A technique in continual evolution. Catheter Cardiovasc Interv 2002;56:394.

Yoshimura N, Yamaguchi M, Ohashi H, et al. Pulmonary atresia with intact ventricular septum: Strategy based on right ventricular morphology. J Thorac Cardiovasc Surg 2003;126:1417.

编者评述

T.L.S.

重症肺动脉瓣狭窄的患儿，若肺动脉瓣环大小合适，现在来说球囊扩张比外科干预更好。然而，Lake 和 Plunk 医生建议：严重肺动脉瓣发育不全或显著右室流出道梗阻伴漏斗部动力性梗阻的患者，仍须行手术治疗，切开肺动脉瓣或流出道补片修补。现在很少需要跨心室扩张狭窄的肺动脉瓣，但对于肺动脉闭锁的患者来说可以应用。

Lake医生提出多种创造性的手术方法，已经允许对大多数的室间隔完整的肺动脉瓣闭锁患者进行外科干预。文章描述关于右室大小的分级法对外科手术方法选择有很大益处，已经被先心病外科医师协会应用更为经典的手术技术是三尖瓣直径(Z 值)与最佳修补技术的关系。因为，三尖瓣直径依赖型右室大小,这两者大致相同。然而值得注意的是,在肺动脉瓣闭锁时三尖瓣经常有畸形。因此,三尖瓣直径不能准确反映三尖瓣功能。有些患者由于三尖瓣流入有异常,虽然为中度大小的右室腔,但远期修补效果不佳,需要行Glenn分流流出道重建或Fontan手术。另外,由于显著右室肥厚和小心室等右室的顺应性异常,可能限制那些中度发育不全的患者实施完全的双室修补。Lake提出的可调节房缺技术,可以保证特殊患者的右向左分流量。如早期心室顺应性差而限制流入肺动脉床的前向血流的患者。此方法有可能使这些患者平稳度过术后早期危重期。

通过切开三尖瓣而达到右室减压仍存在争议。尽管大多数切开或切除三尖瓣的患者耐受性好,但肺动脉瓣切开术后伴肺动脉瓣关闭不全的患者,不能很好耐受右室压力降低。因为这些反流,可以引起直接经右室道逆流至右室,然后到右房,最终导致肺动脉床的迂回血流。鉴于右室减压可以导致一些与冠状动脉交通的心肌窦隙关闭,在一些病例中不需要右室减压。早期结果并未显示减压后对于心律失常和心室功能不全有显著效果。像本章提出的,对于单冠系统来说,右室依赖性冠状动脉循环患者进行右室减压是禁忌的。无论是否手术,此类患者均有因冠状脉缺血而导致死亡的高度危险。因此对于此类患者,早期行双向腔肺Glenn分流术或主动脉至右室连接的扩大右室流出道,及早期Fontan手术可以提高右室至冠脉血流的血氧饱和度。然而此类患者仍存在心室功能不全的问题。在早期易导致急性心梗,最终导致心室功能不全或早期死亡。因此对于右室依赖型冠状动脉循环致显著心室功能不全患者,许多中心提倡早期采用分流手术,以稳定病情,再进行原位心脏移植。我们已经对很多婴幼儿实施了这种策略。

目前关于室间隔完整的肺动脉瓣闭锁的主要争论在于是采用射频消融或应用球囊扩张右室流出道,还是外科手术治疗。尽管多伦多医院在介入治疗这些患者方面有很多经验,介入治疗主要包括射频消融或应用球囊扩张器打通右室流出道(必要时应用导管支架维持肺动脉血流),但对于严重右室流出道发育不全的患者来说,介入治疗仍有不利的地方。主要是不能完全缓解压力梯度,残留的梗阻可能限制右室发育。更多的解除右室流出道梗阻以及切除右室腔肥大心肌束都能更好地促进右室发育。然而介入治疗对于盘状肺动脉瓣闭锁、肺动脉瓣环大小适当、右室发育相应良好的患者十分有效。在这些病例中,应用PGE_1维持的同时行球囊扩张,并逐渐允许动脉导管关闭。可以在晚些时候实行带房缺闭合装置的完全修补手术。在一些选择性的患者中采用杂交手术也十分有效。其中包括Blalock-Taussig分流、右室流出道重建以及随后的导管介入Blalock-Taussig分流和房缺的封堵。目前还没有关于治疗室间隔完整的肺动脉瓣闭锁的非创伤性治疗和外科治疗的对比研究。因此,各种治疗方法的标准仍存在争论。

当需要补片修补流出道时,我们对大多数患者采用体外循环。因为它可以使手术变得简单,在肺动脉瓣闭锁的右室流出道上切口时必须十分仔细,因为切口轻微的偏差可以损伤主动脉瓣叶根部。因此应用体外循环,心脏停搏可以使切口更加准确。另外,在大多数患者选择性分流时,常采用正中切口,而不用胸部侧切口,因为在建立分流时可以结扎动脉导管。如果导管仍然保持开放可能出现肺血增多。因此,选择适当分流大小,并在手术室关闭动脉导管,必须保持良好的末梢血氧。另外经动脉导管的竞争性血流可能消失,因为它能在术后早期平衡分流量。

对于肺动脉瓣闭锁且伴有三尖瓣Ebstein畸形、三尖瓣严重关闭不全的患者来说,是尤其困难的一组患者。此类患者由于右室扩大,左室功能明显受损。右室内来往的无效血流致全身血容量减少。在此类患者中,建立主肺分流,可以稳定肺动脉血流。但对于体循环搏出量来说,扩大的右室仍是问题。补片修补三尖瓣不适合这类患者,因为没有冠状窦回流,心肌窦状隙连接及Thebesian血管至心腔,不能降低心室压力。在很少实例中,早期心脏移植是最好的方法。在日本,Okayama Suno和他的同事建议在Ebstein畸形和肺动脉瓣闭锁症患者施行放射性折叠或完全切除右室游离壁(包括关闭三尖瓣出口)可以消除右室对左室功能的影响。这种根治性方法在少数患者获得成功,应该用于Ebstein畸形和肺动脉瓣闭锁症患者。因为前述补片关闭三尖瓣不能减少扩大右室对左室功能的继发影响。

当需要置入瓣膜时,常采用同种带瓣管道。如果管道对于肺动脉分叉至正常瓣环长度来说较长的话,大多数情况下可以应用肺动脉同种带瓣管道。在瓣交界区切除肺动脉瓣,缝合管道远端至肺动脉分叉处,缝合近端至右室漏斗处。在此情况下,肺动脉瓣位于右室下方,仍可维持正常切口流出道。

当应用单瓣流出道重建时,常应用Gore-Tex补片带心包单瓣或同种血管组织带Gore-Tex心包膜或自体心包单瓣。Lake应用的主动脉瓣单瓣可发展为血管壁的钙化,而且病变弥漫。尽管如此,同种主动脉管道具有独特的好处,因为它有二尖瓣前叶,可以迅速有效地建立合适的右室流出道。对于Fontan手术我们偏好应用有孔的侧管道或带4.0mm孔隙的外管道Fontan手术,而不用Lake提出的可调节房缺。在大多数患者中,小缺损可以自行关闭。Fontan手术和半Fontan手术与双向Glenn将在下一章中提及。

(赵晔 译 谷天祥 校)

第88章

肺动脉闭锁合并室间隔缺损与大型主肺侧支循环

Malcolm J. MacDonald, V. Mohan Reddy, Frank L. Hanley

肺动脉闭锁合并室间隔缺损(VSD)与大的体肺侧支循环的病变复杂，在肺血供来源方面其形态变异很大。且主肺动脉可能发育正常、发育不良，甚至完全缺如。大的体肺侧支动脉(MAPCA)可能起源于胚胎期脾血管丛，在大小、数目、走行、起源、分支以及组织病理改变等方面存在很大变异。肺节段的血供可仅来自肺动脉，或仅来自体肺侧支循环，或两者兼有。有时两种血供相交汇，可能发生在主干，也可在外周；可能是一处，也可是多处。相比之下，心内畸形相对简单，常表现为单个对位不良的VSD，发育良好的左、右心室，以及正常的房室、心室与大动脉的连接。

对此种畸形，外科治疗的最终目标是构建完全分隔和正常顺序的肺、体循环。传统的外科治疗策略是采取分期手术，将多源肺血供融合，包纳尽可能多的肺节段，然后闭合VSD，提供右室出口到融合的肺动脉系统。在过去，通常需要多次手术才可能完成。

右心室压力峰值是完全修复手术后最重要的生理指标，其值越低越好。右心室压力峰值主要取决于融合的肺节段数目和肺微血管的状态。除此之外，仍有一些其他不良因素影响预后。MAPCA会逐渐狭窄和闭塞，有时导致侧支供血的肺段在行融合术后无血流。尽管可能有血流，但长期存在严重的侧支血管狭窄仍然可导致远端血管、肺泡血管、肺泡前血管和肺泡发育不良。此外，应用人工管道分期行侧支融合手术时，可能发生医源性闭塞，进而导致肺段无血流。最后，没有梗阻的MAPCA可快速导致相应肺节段血管阻塞性病变。同样，应用BlalockTaus-sig或中央分流的分期手术，也可导致肺血管阻塞性病变。

治疗目标和病例选择

肺节段微血管经受异常MAPCA血流动力学影响的时间越长，越可能导致肺血管阻塞性病变或退化。可以推测，仅仅当MAPCA的狭窄程度恰到好处，才可能促进远端血管的发育。然而众所周知MAPCA的狭窄随时间不断进展，提示血管狭窄程度不会停止在某一程度而不发展。更进一步的推断，去除血流动力学的异常越早，更多的肺节段汇入正常肺循环中的可能性越大。总的来看，出生时肺微血管状态是最健康的，然后逐渐下降。从这个角度看，在出生早期一期完成融合手术和心内修补，最有可能完全保护肺血管床。

基于上述原则和目标，我们前瞻性地应用了一种复杂的外科方法。首先是经胸骨正中切口完成肺动脉和MAPCA的融合术，尽早地切断异常起源的MAPCA。只要有可能，我们同期行心内修补。如果考虑肺动脉高压，不能同期行心内修补，在升主动脉和融合后的肺动脉系统之间建立聚四氟乙烯(PTFE)分流。根据300例的经验，应用一期根治手术完成双侧融合术的方法占总数的85%，其中56%的人同时行心内修补；29%的患者建立了中央分流，他们中的绝大多数患者两年内完成了心内修补；余下15%的患者可以分成两类。一类是相对完整的分支模式，绝大多数或所有肺节段的血管融合后与中央肺动脉相连接。肺脏接受来自MAPCA的血供，同时又具有真正肺血管的分布。对于这种解剖异常，我们于新生儿期将主肺动脉于漏斗部切下吻合在升主动脉上，同时结扎重要的MAPCA(图88.1)。如果病例选择得当，中央性肺血流将分布到所有的肺节段，然后在3~6个月龄大的时候，评估是否行心内修补。第二类是真正意义的肺动脉可以存在，也可以缺如，但重要的是大多数MAPCA在肺节段及段内分支已存在多处狭窄。我们认为此类患者最佳的处理办法是分期开胸手术。

无论选用哪种治疗方法，富有创

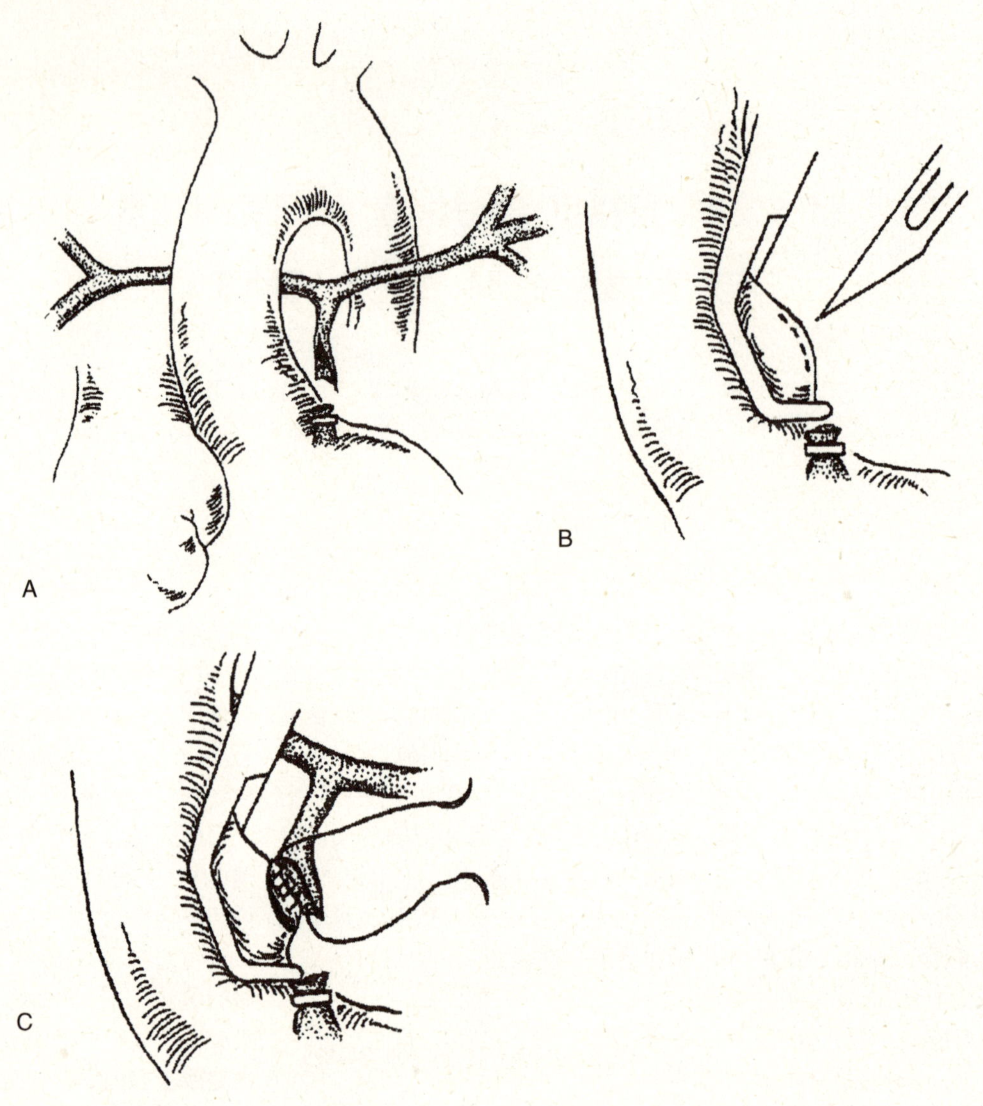

图 88.1 主动脉肺动脉窗技术。(A)充分分离主肺动脉近端,纵行切开成片状。(B)应用侧壁钳钳夹降主动脉后内侧壁。(C)切开主动脉,扩大主动脉切口,用 7-0 可吸收线行肺动脉主动脉端侧吻合。

造性的外科技术的目的就是创建自身组织的连续性。如果应用同种异体补片材料,确保同种异体管道不发生旋转,目的是为了不影响自身组织的生长潜能,限制人工管道在纵隔内的应用。

目前尚不确定治疗此类畸形的最佳年龄。我们目前的治疗方法如下:如果患者处于生理平衡状态下,我们选择在 3~6 个月时完成手术;如果患者存在严重的紫绀或过度分流,修补手术尽可能早完成。早期完成根治手术的优点很多,早期纠正紫绀使心血管生理恢复正常;避免由侧支循环或体肺分流引起的肺动脉高压;避免多次手术。绝大多数的病例完全避免在肺外周血管中应用人工材料,可以完全根治的患者数目将会增多。

技术:一期完全性融合术和心内修补手术

手术径路选择胸骨正中切口(图 88.2)。为了显露术野,行胸腺次全切。右侧胸膜由前向后切开至膈神经,将右肺牵出胸膜腔,分离右侧的侧支;切开左侧胸膜腔,分离左侧侧支。切开双侧胸膜腔后在膈神经后肺门区域可以看到侧支动脉走行情况(图 88.3)。显露后纵隔内的降主动脉,辨别分离所有侧支并套带。之后切开心包,切取一块尽可能大的心包组织,经戊二醛固定后备用。分离中纵隔组织,如果存在肺动脉,解剖分离(图 88.4A)。在隆突下间隙(在气管分叉和左房顶之间)经上腔静脉与主动脉之间分离进入隆突下间隙,分离起源于降主动脉上部的侧支(图 88.4B)。切开横窦心包反折

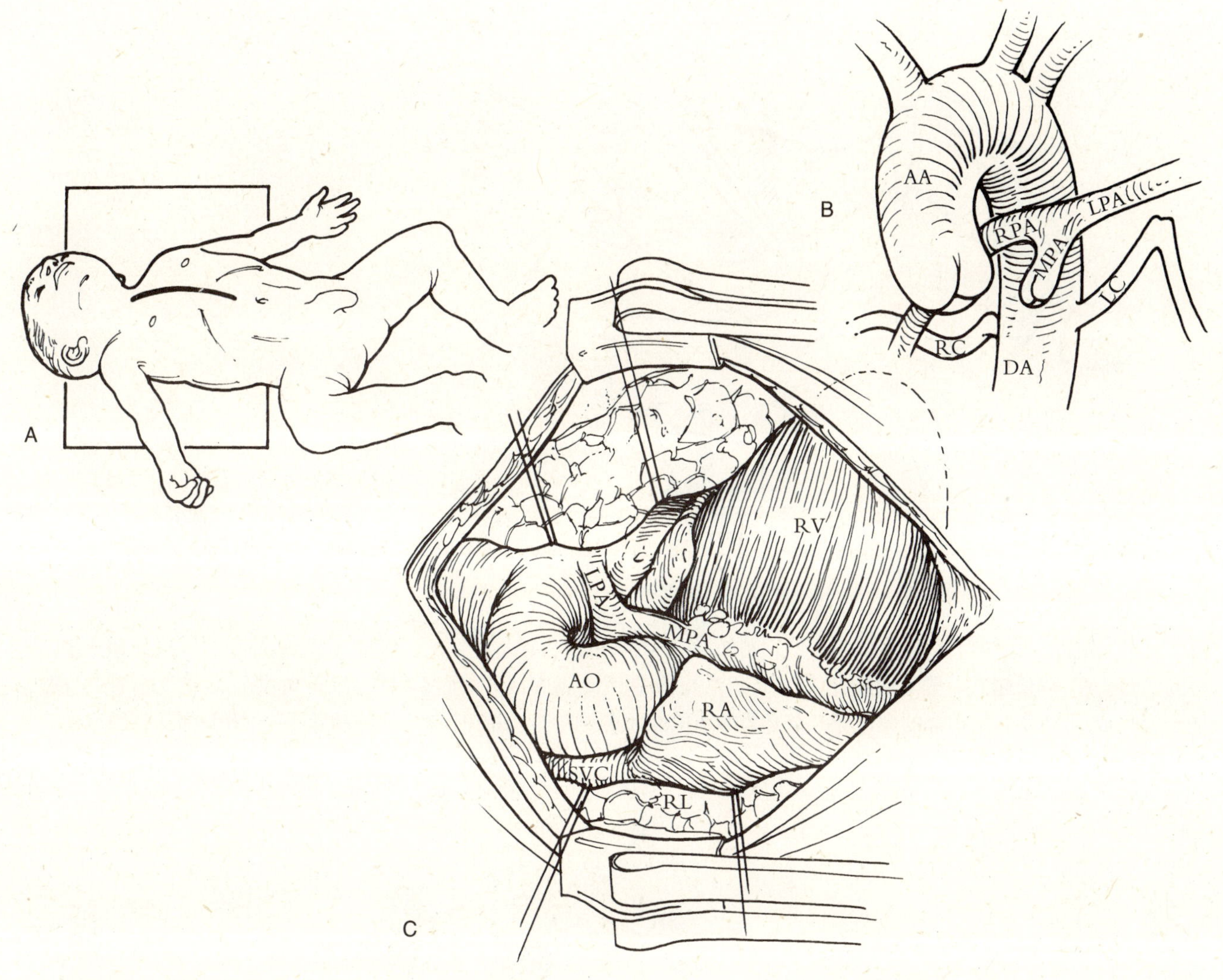

图 88.2　(A)扩大的胸骨正中切口。(B)肺的血流供应,细小的肺动脉;右肺动脉(RPA)仅提供右肺下叶的血供,左肺动脉(LPA)提供左肺上叶的血供。(C)切取心包补片后,心包吊线显露肺门。(AA:升主动脉;AO:主动脉;DA:降主动脉;LC:左侧支血管;LL:左肺;MPA:主肺动脉;RA:右心房;RC:右侧支血管;RL:右肺;RV:右室;SVC:上腔静脉)

的底部,分离后纵隔内的软组织,显露此区内的主动脉及侧支。显露此区内侧支血管的技术相当重要。同时切开此间隙对完成组织对组织吻合提供条件。此外,在一些病例中侧支也可起源于主动脉弓或颈部血管,同样需要分离。在建立体外循环之前,所有侧支均要套带加以控制。

在体外循环开始前,尽可能在起源处将侧支永久结扎、游离,完成融合重建术(图 88.4C,D)。当患者的氧合有所改善后,建立体外循环在浅低温至中低温并行下完成其他侧支的融合。含钙全血预充体外循环管路,以保证正常的心脏功能。在融合手术过程中,要点是避免在外周肺血管中使用合成材料或同种异体管道。通过自身组织对组织吻合达到血流融合的目的。在此类患者的融合手术中常常应用如下一种或几种技术:

- 侧支血管与中央肺动脉的侧侧吻合,以改善发育不良的中央肺动脉的状态;
- 侧支之间的侧侧吻合或侧支与周围肺动脉的侧侧吻合;
- 侧支之间的端侧吻合或侧支与肺动脉的端侧吻合;
- 将带有多个非梗阻侧支的“扣状”主动脉壁与肺动脉吻合;
- 侧支与中央管路的端侧或端端吻合;
- 应用同种异体补片修补侧支远端的狭窄;
- 应用同种异体补片扩大重建的中央肺动脉。

将侧支穿过横窦,在肺门上或在肺

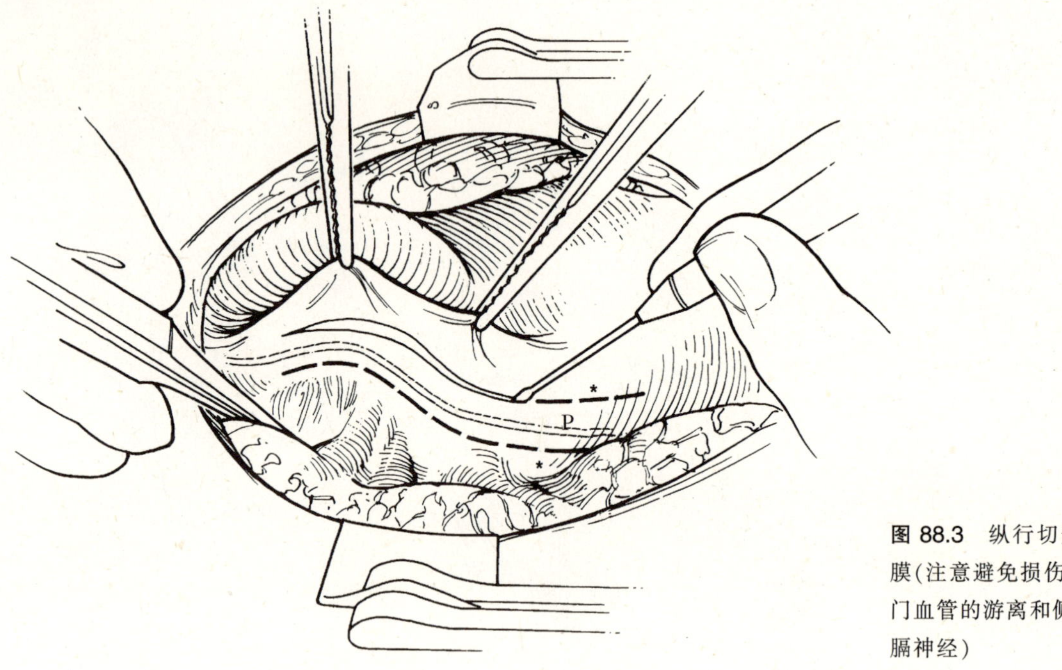

图 88.3　纵行切开两侧的心包和壁层胸膜(注意避免损伤膈神经),有助于完成肺门血管的游离和侧支血管的融合手术。(P:膈神经)

门下直接完成如上这些吻合。吻合时应用侧支的长度,越长越好。侧支的长度是能否完成组织对组织吻合的先决条件。例如,如果侧支中段存在不连续的狭窄,仍然可以应用此侧支,可以通过在必要的节段采用侧侧吻合。如果不能实现,则采用补片的方法处理狭窄。将具有双重血供的肺节段的侧支与融合后肺动脉吻合,增大肺动脉的尺寸。然

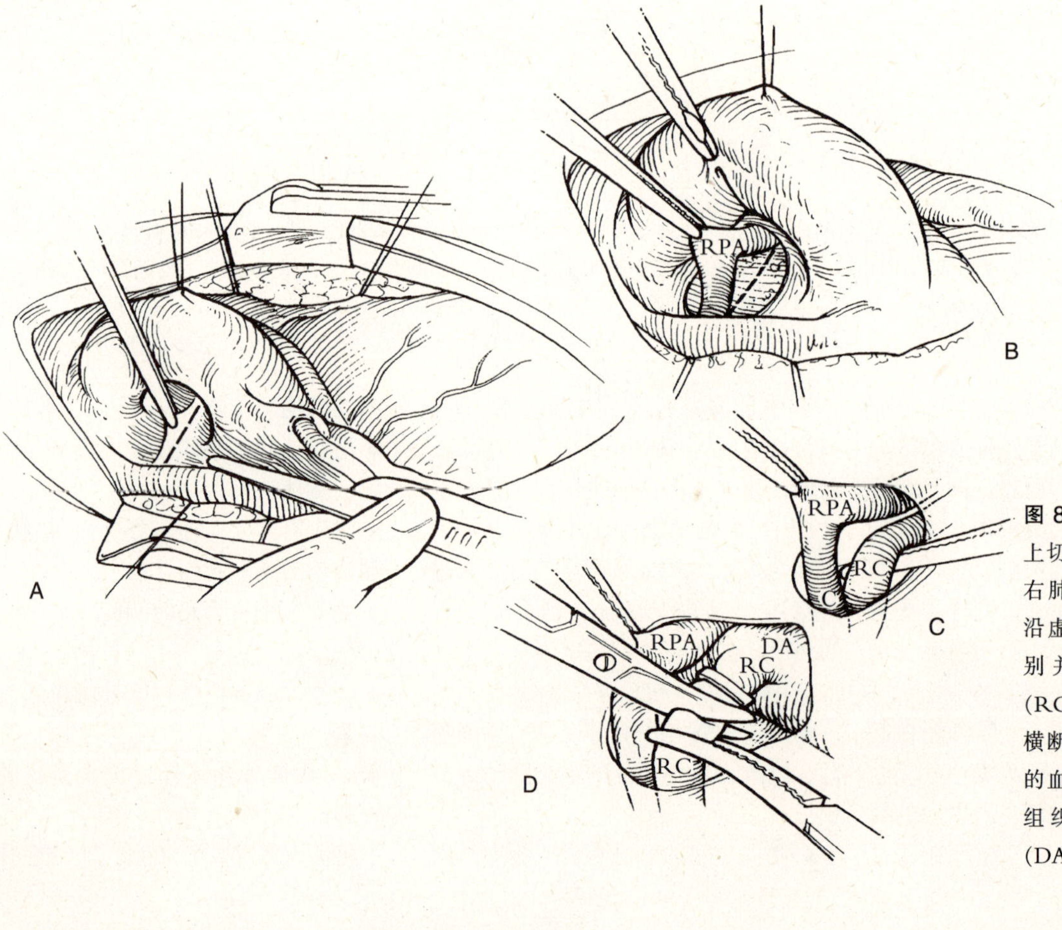

图 88.4　(A)于右肺动脉上切开心包。(B)充分游离右肺动脉(RPA)至肺门,沿虚线切开横窦。(C)辨别并分离右侧支血管(RC)。(D)充分游离后,横断侧支血管,断端用大的血管夹夹闭,行组织对组织吻合重建肺动脉。(DA:降主动脉)

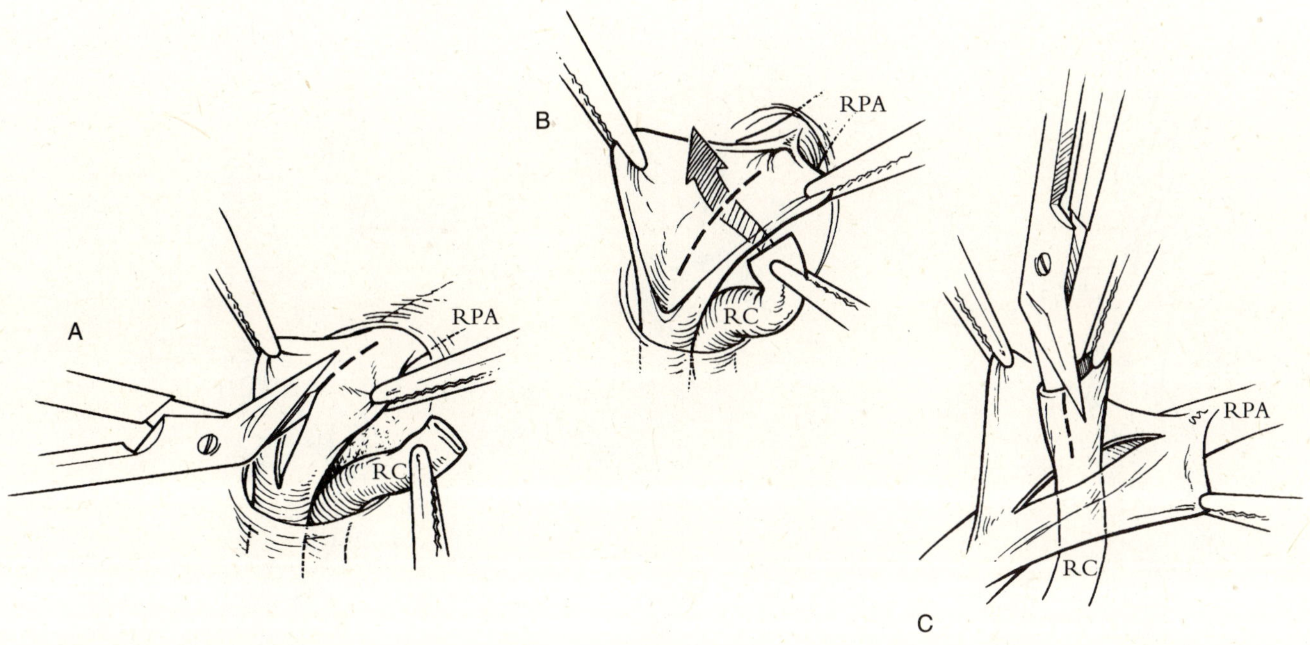

图 88.5 (A)切开右肺动脉(RPA)并延长切口准备加宽右肺动脉。(B)右肺动脉后壁切开。(C)8 字形剪开侧支血管的末端。(LPA:左肺动脉;MPA:主肺动脉;RC:右侧支血管)

而,某些复杂病例需要在中低温体外循环下阻断主动脉,在心脏停搏的条件下完成肺血管的融合。完成此种融合手术具体要根据重建肺血流的方案、MAPCA 的游离程度和长度以及手术径路而灵活掌握(图 88.5 至图 88.8)。

融合手术完成后,需要评估单腔肺动脉系统是否适合闭合 VSD（闭合指征详见下一部分）。如果适合关闭 VSD,经右室漏斗部纵行切开,切除肥厚的肌肉束（图 88.9 至图 88.12)。用戊二醛固定的自体心包补片或聚酯补片间断加垫片涤纶线缝合修补 VSD。切开右心房探查房间隔，如果存在房间隔缺损或卵圆孔未闭，关闭的同时留置心房间的单向活瓣交通，以防术后右心功能不全。在某些房间隔完整的病例,需留置一个这样的单向交通活瓣。手术进行到此,开始复温。

所有病例均应用修剪的同种异体带瓣管道连接右心室和重建的肺动脉系统(图 88.10)。管道的远端与重建的肺动脉端端吻合。如果需要的话,将管道的远端修剪成两个“舌头”,扩大肺动脉中央分支的口径。

在总数大于 1100 例的侧支融合手术中,仅有少数病例应用人工管道重建肺血管(图 88.13)。当患者肺动脉缺如或呈缠丝状,往往需要第二根同种异体无瓣管道重建左、右肺动脉。此类患者存在的问题是术后肺血管的生长问题(图 88.14)。如果患者侧支足够长的话,并不需要第二根同种异体管道即可完成主肺动脉和左、右肺动脉的重建(图 88.13)。右心室与管道近端的吻合应用不可吸收单纤维缝线连续缝合。经右室游离壁通过右室流出道将压力监测导管放置在肺动脉内。用兜帽状的心包或同种异体补片从管道近端到右心室关闭右心室切口。

撤除体外循环后，连续监测主动脉、肺动脉和心房内压力,经食道超声检查是否存在残余分流。

放置双侧胸腔和纵隔引流管,关闭胸骨。如果存在渗血和影响通气,我们选择开放胸骨切口，用硅橡胶关闭胸部切口，术后第二天或第三天延迟关闭胸骨切口。

闭合室间隔缺损的标准

一旦融合手术完成后，如果尚未撤除 CPB，通过术中肺血流检测来评估肺血管床的阻力。肺血管床插管后，利用体外循环机上校准的泵头逐渐增加肺血流量直至达到心输出量，同时在肺动脉系统内安放压力监测导管，充分引流左房。如果肺动脉压力小于 25mmHg,则可以闭合 VSD;如果平均肺动脉压大于 25mmHg，则需建立中央分流。

术后监护

术后主要的并发症是膈神经麻痹、严重的支气管痉挛、肺实质再灌注损伤和肺出血等。在某些患者亦可出现内脏终末器官损伤。

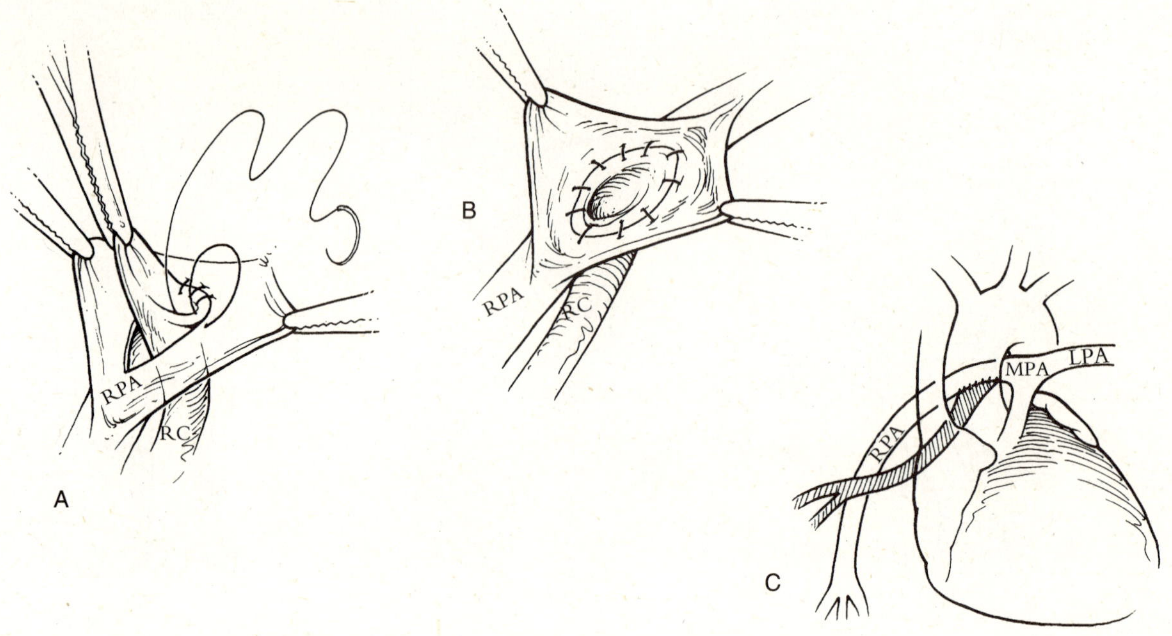

图 88.6 (A)7-0 可吸收线连续缝合行侧支与右肺动脉(RPA)后壁端侧吻合,吻合口的位置取决于侧支血管的走行和位置。(B)通过右肺动脉融合侧支血管,必须保证侧支血管开口通畅无纽结。(C)右侧肺动脉融合术完成。(LPA:左肺动脉;MPA:主肺动脉;RC:右侧支血管)

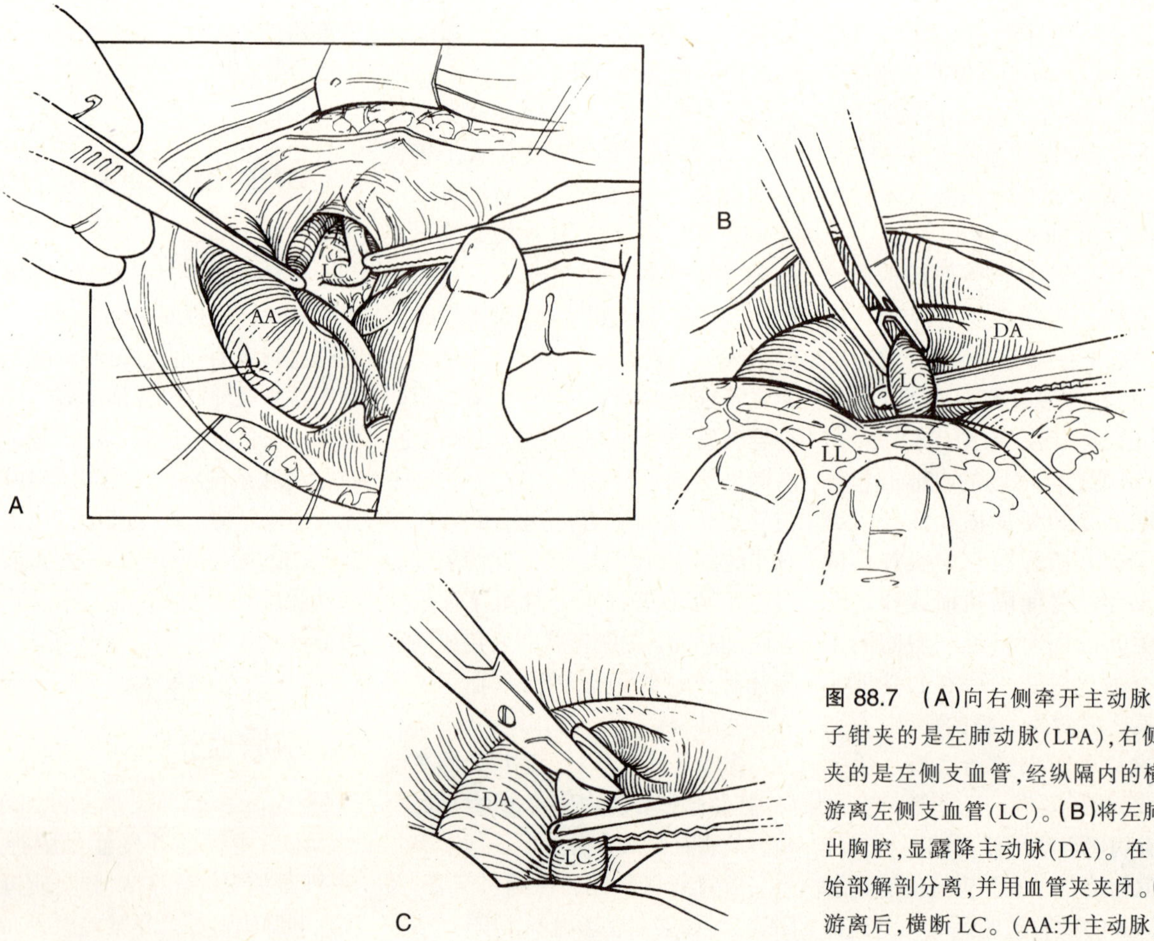

图 88.7 (A)向右侧牵开主动脉,左侧镊子钳夹的是左肺动脉(LPA),右侧镊子钳夹的是左侧支血管,经纵隔内的横窦充分游离左侧支血管(LC)。(B)将左肺(LL)牵出胸腔,显露降主动脉(DA)。在 LC 的起始部解剖分离,并用血管夹夹闭。(C)充分游离后,横断 LC。(AA:升主动脉)

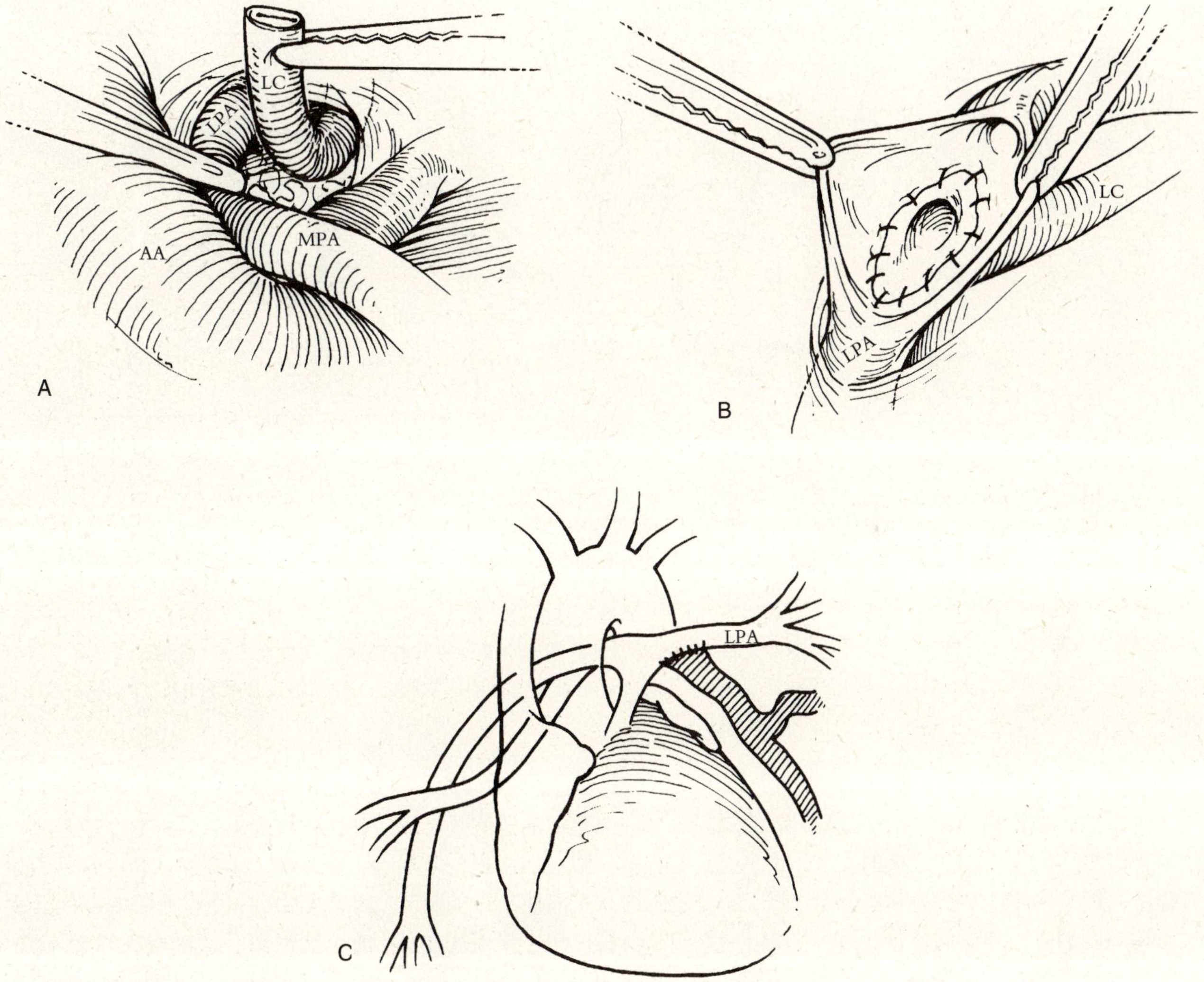

图 88.8　(A)横断的左侧支血管(LC)经横窦导入中纵隔。(B)应用之前右侧的方法,将侧支血管融合入左肺动脉(LPA)。(C)左侧肺动脉融合手术完成。(AA:升主动脉;MPA:主肺动脉)

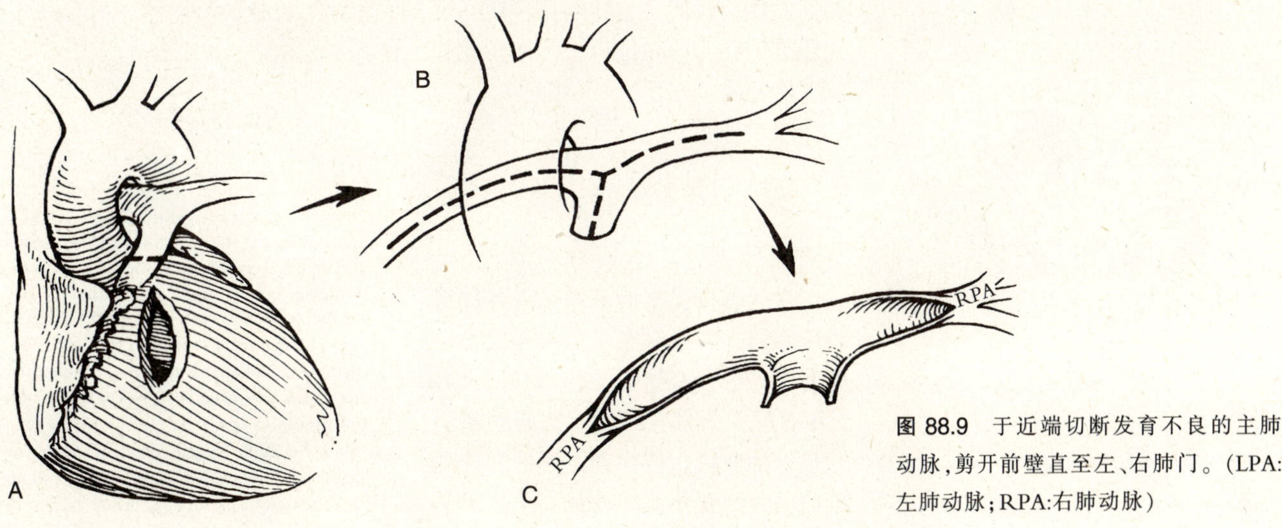

图 88.9　于近端切断发育不良的主肺动脉,剪开前壁直至左、右肺门。(LPA:左肺动脉;RPA:右肺动脉)

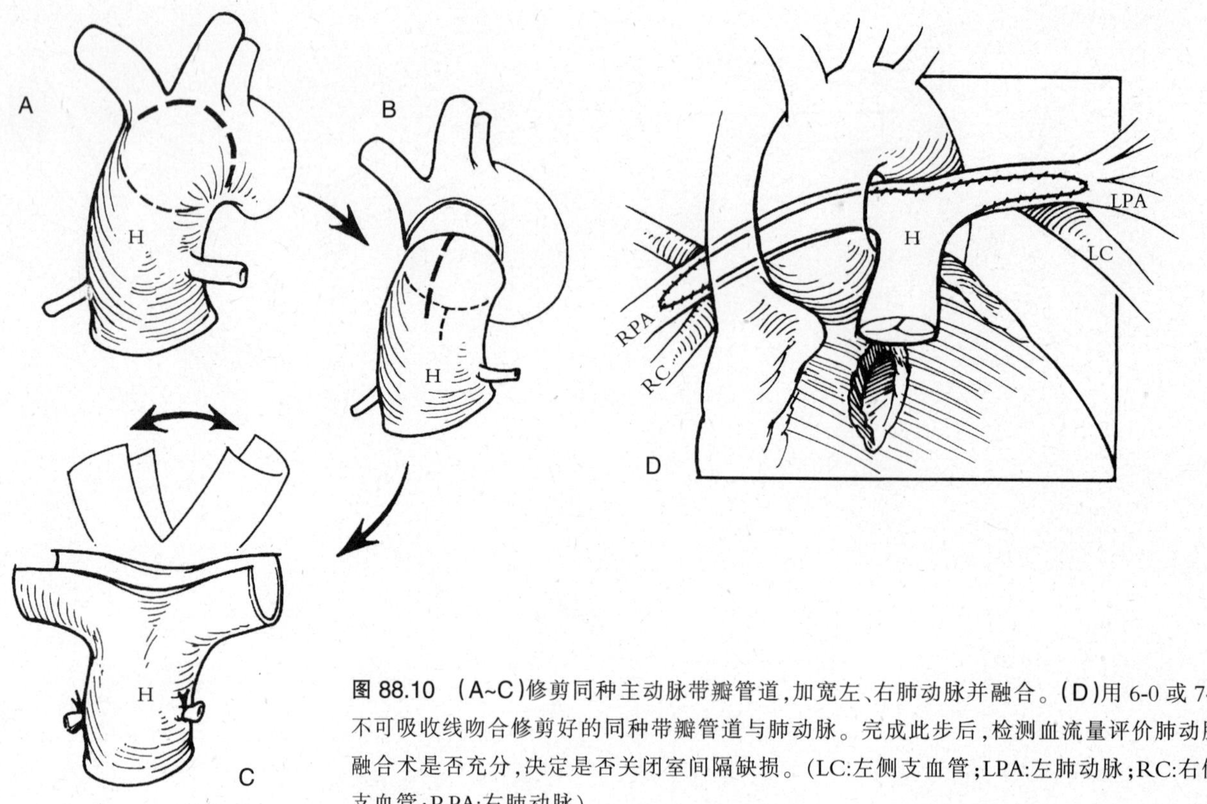

图 88.10 (A~C)修剪同种主动脉带瓣管道,加宽左、右肺动脉并融合。(D)用 6-0 或 7-0 不可吸收线吻合修剪好的同种带瓣管道与肺动脉。完成此步后,检测血流量评价肺动脉融合术是否充分,决定是否关闭室间隔缺损。(LC:左侧支血管;LPA:左肺动脉;RC:右侧支血管;RPA:右肺动脉)

术中正确处置膈神经，已明显降低膈神经损伤的发生率。严重的支气管痉挛可能是由于广泛分离和离断支气管树周围的淋巴和血管所致。也可能为解剖分离组织时对自主神经平衡的影响所致。我们在术前、术后常规行支气管镜检查，有可能发现支气管痉挛的原因。另一个重要的监测是肺再灌注损伤的程度。肺再灌注损伤常局限于融合手术前严重灌注不足的肺节段。内脏终末器官损伤主要表现在急性的肝功能不全和很罕见的肠坏死。动态监测血钾、血糖、肝脏酶谱等十分重要，高钾血症和低血糖要尽早发现并积极处理。具体的发生原因并不十分明确，我们后一半患者很少发生此类并发症，我们认为体外循环期间灌注压维持在 40mmHg 以上可减少此并发症的发生。

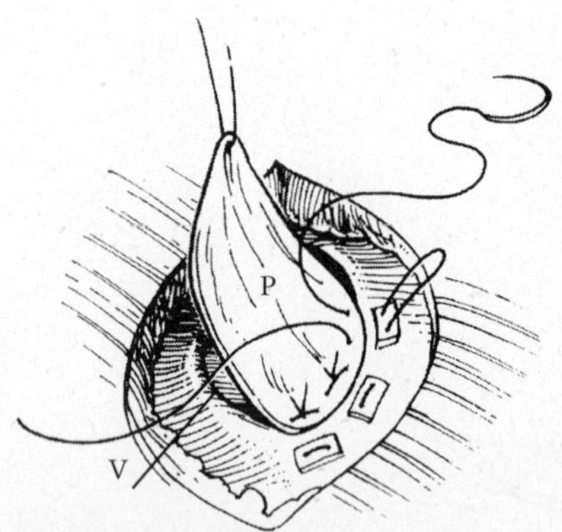

图 88.11 用戊二醛固定的心包补片闭合(或 Dacron 补片)(P) 室间隔缺损,5-0 或 4-0 涤纶线间断加垫褥式缝合。(V:室间隔缺损)

随 访

对所有接受根治术的患者要进行临床随访，必要时在术后 1 年或早一些时间内进行心导管检查。此外，术后 1 年内每 3 个月应当做 1 次心脏超声和核素肺血流扫描检查，评估和处理肺血流分布变化或肺动脉高压。对于 VSD 开放的患者，术后 3 个月时行心导管检查，详细评估肺血管是否适合闭合 VSD。一些病例在 VSD 闭合手术前可能需要一次或多次球囊成形术。如果肺循环血量与体循环血量之比(Qp/Qs)大于 2:1，则可以闭合 VSD，若 Qp/Qs 小于 2:1，术中即需要评估肺动脉是否有狭窄。所以二期手术闭合 VSD 患者，术中都需要检测肺血流来评估闭合 VSD 的可能性。

推荐读物

DeRuiter MC, Gittenberger-de Groot AC, Poelmann RE, et al. Development of the pharyngeal arch system related to the pulmonary and bronchial vessels in the avian embryo. With a concept on systemic-pulmonary collateral artery formation. Circulation 1993;87:1306.

Haworth SG. Collateral arteries in pulmonary atresia with ventricular septal defect. A precarious blood supply. Br Heart J 1980;44:5.

Iyer KS, Mee RBB. Staged repair of pulmonary atresia with ventricular septal defect and major systemic to pulmonary artery collaterals.

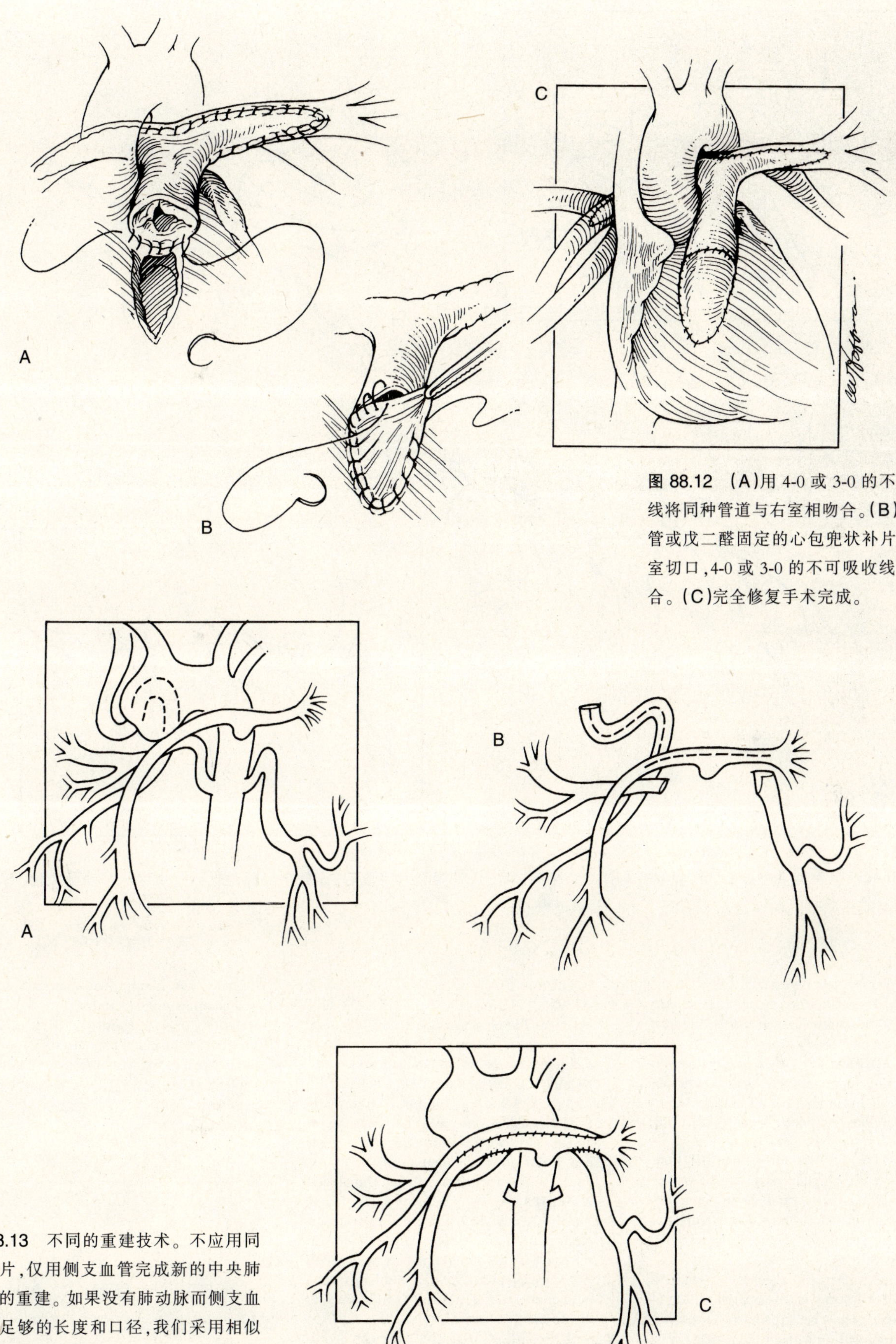

图 88.12　(A)用 4-0 或 3-0 的不可吸收线将同种管道与右室相吻合。(B)同种血管或戊二醛固定的心包兜状补片关闭右室切口,4-0 或 3-0 的不可吸收线连续缝合。(C)完全修复手术完成。

图 88.13　不同的重建技术。不应用同种补片,仅用侧支血管完成新的中央肺动脉的重建。如果没有肺动脉而侧支血管有足够的长度和口径,我们采用相似的方法重建中央肺动脉。

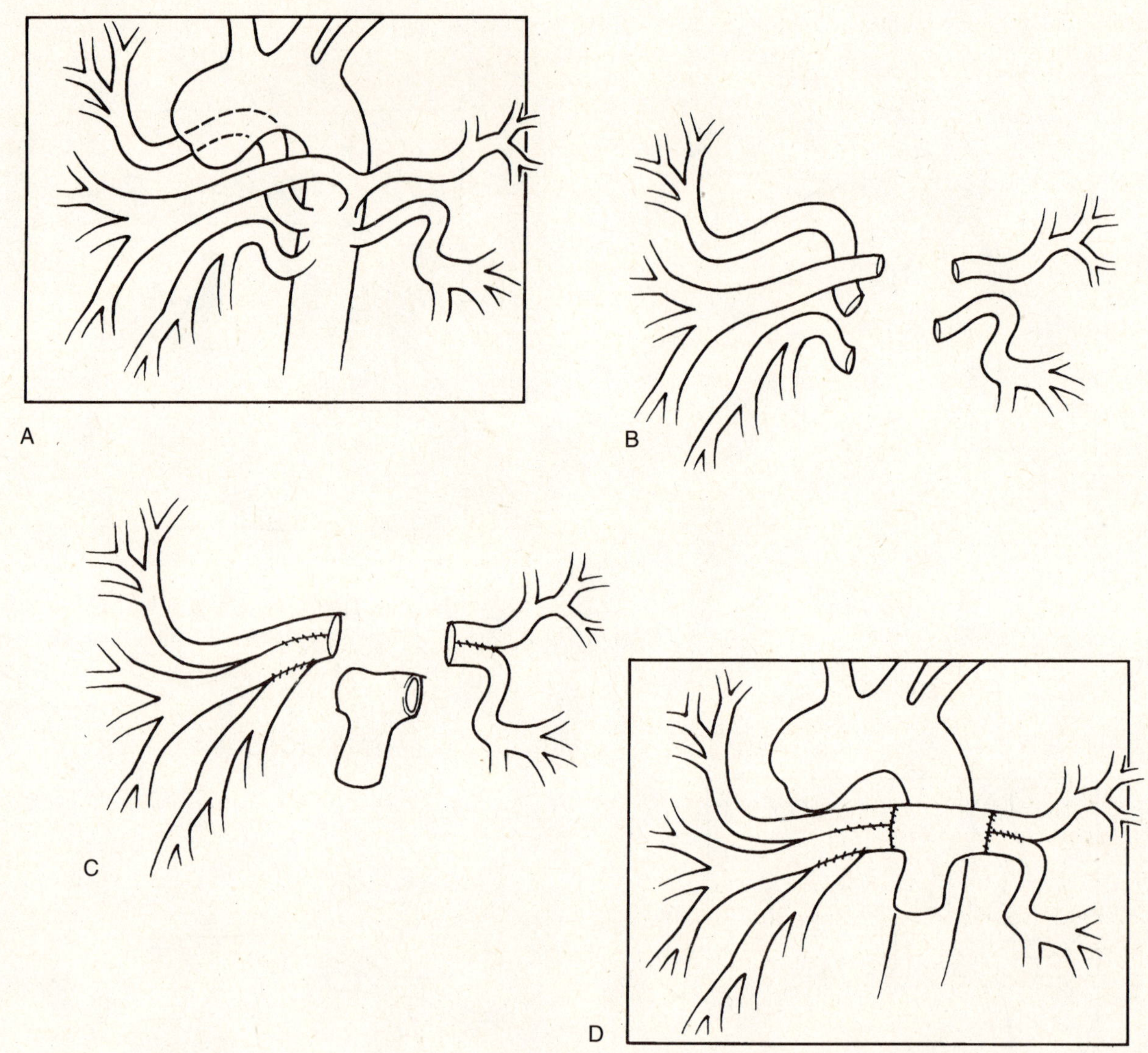

图 88.14 另一种重建技术。在没有肺动脉的情况下，侧支血管融合术完成后，部分中央肺动脉完全由同种肺动脉重建(有时候同时需要两个同种管道)。

Ann Thorac Surg 1991;51:65.

Marelli AJ, Perloff JK, Child JS, Laks H. Pulmonary atresia with ventricular septal defect in adults. Circulation 1994;89:243.

Pacifico AD, Allen RH, Colvin EV. Direct reconstruction of pulmonary artery arborization anomaly and intracardiac repair of pulmonary atresia with ventricular septal defect. Am J Cardiol 1985;55:1647.

Puga FJ, Leoni FE, Julsrud PR, Mair DD. Complete repair of pulmonary atresia, ventricular septal defect, and severe peripheral arborization abnormalities of the central pulmonary arteries. J Thorac Cardiovasc Surg 1989;98:1018.

Rabinovitch M, Herrera-DeLeon V, Castaneda AR, Reid L. Growth and development of the pulmonary vascular bed in patients with tetralogy of Fallot with or without pulmonary atresia. Circulation 1981;64:1234.

Reddy VM, Liddicoat JR, Hanley FL. Midline one stage complete unifocalization and repair of pulmonary atresia with ventricular septal defect and major aortopulmonary collaterals. J Thorac Cardiovasc Surg 1995;109:832.

Reddy VM, McElhinney D, Amin Z, et al. Early and intermediate outcomes after repair of pulmonary atresia with ventricular septal defect and major aortopulmonary collateral arteries. Experience with 85 patients. Circulation 2000;101:1826.

Rodefeld M, Reddy VM, Thompson LD, et al. Surgical creation of aortopulmonary window in selected patients with pulmonary atresia with poorly developed collaterals and hypoplastic pulmonary arteries. J Thorac Cardiovasc Surg 2002;123:1147.

Rome JJ, Mayer JE, Castaneda AR, Lock JE. Tetralogy of Fallot with pulmonary atresia. Rehabilitation of diminutive pulmonary arteries. Circulation 1993;88:1691.

Sawatari K, Imai Y, Kurosawa H, et al. Staged operation for pulmonary atresia and ventricular septal defect with major aortopulmonary collateral arteries. J Thorac Cardiovasc Surg 1989;98:738.

编者评述

T.L.S.

外科治疗肺动脉闭锁合并室间隔缺损与体肺动脉侧支循环是技术上的挑战。体肺动脉侧支即可以仅仅供应全肺的一小部分血供，也可能为大部分肺血管床供血。此外，一些侧支可能不发生梗阻，导致肺血管病变的快速进展，而另一些侧支可能发展至外周或近端狭窄。在大多数严重病例中央肺动脉缺如，然而大多数具有管径十分小的肺动脉，不能为远端的大部肺实质提供血供。临床上应用多种外科手术治疗此种先天畸形，其中有经双侧开胸对肺侧支血管融合的分期手术；应用心包管道重建肺侧支血管的融合手术，辅以双侧分流术，然后施行分期手术建立中央肺动脉并与右室流出道相连接；或者应用 Roger Mee 倡导的方法，对细小中央肺动脉而远端发育分化可以的患者，直接将中央肺动脉与主动脉后壁相连。

以上所有这些方法均面临远期远端血管的狭窄，而且每次矫治后都不能包纳所有由侧支供血的肺节段。此外，经双侧开胸行融合手术而失败的患者，远期行肺移植和心内修补则相当困难。我们的临床经验是，此类患者严重紫绀和显著的胸壁侧支血管导致肺移植和心内修补手术中严重的出血，限制了此类患者接受肺移植手术。因此，本章作者推荐的方法十分吸引人。因为在低龄阶段，经胸骨正中切口直接对所有大的体动脉肺动脉侧支进行融合，可以限制胸壁发出的体肺动脉侧支达到肺实质。因此，如果血流融合手术失败，远期仍然可能行肺移植和心内修补手术而无胸腔内严重出血之虑。

尽管本章倡导的一期融合手术应用逐渐增多，但是 UCLA 的 Laks 及其同事描述的分期手术同样获得良好的远期疗效。开胸行外周血管融合术的优点是侧支显露得比较容易。然而，应用心包管道进行融合手术很难对其进行中央化而且不易与右室相连。我们发现应用非戊二醛固定的心包管道进行中央融合手术，远期心包管道容易发生扩张和动脉瘤形成。此外，此类患者的主动脉都相对粗大，中央肺动脉经常需要安放在主动脉的前侧以防受压。在主动脉后方建立中央肺动脉的连续性的空间十分狭小。因此，在此种心脏病的诊治中，针对个体解剖特点选择病例和制定手术方案是治疗中的关键。

本章详细讲述了婴儿期完全融合手术的各个方面。此种复杂手术带来的问题，如旁路手术后远期的器官功能障碍和防止先前旁路手术导致的侧支血管窃血现象，有待进一步完善而达到广泛应用。除此之外，大多数病例中可以通过重建右室流出道而达到中央化供血的目的，其优点是为远期处理远端血管狭窄提供导管介入治疗的路径。

一期完成融合手术的主要困难是如何选择关闭 VSD 的时机。应用涤纶补片关闭 VSD 并重建右室流出道，同时在 VSD 补片的上部创建一个局限性 VSD，外周应用聚丙烯线缝制一个荷包，线头从右室流出道上部留置出来。以此种方式，重建后 VSD 可以旷置。体外循环撤离之后监测主肺动脉压力，根据阻闭残留 VSD 后的情况，决定是否闭合。如果阻闭 VSD 后，右室压力维持在体循环压力的一半或以下，则可以完全闭合 VSD。其他病例，VSD 可以保持开放，允许右向左分流在术后早期。晚期可经过皮下组织内留的套结，局麻下阻闭 VSD，达到闭合的目的。此种方法，闭合 VSD 可以在手术后的一段时间内完成，此时血流动力学稳定，手术导致的器官功能障碍已经恢复。

近来，如果考虑不可能闭合 VSD，我们放置一个中央开放的补片，建立一个非限制性分流，但是我们留置一个涤纶补片的缘，为将来的 VSD 关闭装置导航标记。当肺血管床远段扩张保证充分的肺血流可以闭合室缺时，这样可以进一步降低再次手术的可能性。

尽管 Hanley 医生团队报道的外科治疗肺动脉瓣闭锁合并室缺和 MAPCA 的结果十分可喜，但是这类患者的处理仍然十分棘手。尽管在手术室闭合 VSD 而且右室压力也相对较低，获得了良好的肺血流，但是远期远端血管狭窄和血管迂曲导致肺血管阻力的渐进性增高，最终引发右室衰竭。接受 VSD 闭合和中央血供手术患者的远期疗效还有待于进一步观察。尽管如此，Hanley 医生及其同事应用的技术，VSD 闭合率高于其他分期手术，显示了早期手术尽可能地解决血管狭窄，可获得良好的远期疗效。这类患者需密切关注远端狭窄的进展情况，及时给予导管或外科治疗。

对于侧支血供不充分的患者，会出现严重的进展性紫绀，远端血管床不适合实施融合手术和重建，我们采用双侧肺移植和心内修补。之前未做过广泛的胸腔手术的患者最适合这种手术，因为再次手术往往存在严重的粘连，出血很多，这种情况下，出血是移植手术的重要死因。因此，如果考虑到患者以后可能行肺移植或心肺联合移植，此类患者应尽可能避免经胸腔的重建手术。

（王春 译 谷天祥 校）

第89章

法洛四联症

Robert D. B. Jaquiss

法洛四联症是最常见的紫绀型"T"病变(法洛四联症,大动脉转位,完全肺静脉异位引流,三尖瓣闭锁),患者需要在出生后第一年手术治疗,发生率为每万名存活新生儿中有3~5例。由Blalock-Taussig分流姑息性手术的成功开始,经过Lillehei和Kirklin"完全"修复的发展,到目前早期一期手术,法洛四联症的外科处理是小儿心脏外科长足进展的例证。法洛四联症外科处理的原则是减少早期和晚期死亡率,近期焦点在于降低远期并发症率,尤其关注肺动脉瓣关闭不全和慢性右心室容量超负荷的后果。

初始姑息性手术很少应用于简单的法洛四联症,这种手术已在第71章描述。法洛四联症伴有肺动脉瓣闭锁和体肺侧支的亚型已在第88章有完整的描述。本章将集中讨论前方对位不良的室间隔缺损(VSD)伴有不同程度的漏斗部、瓣膜和瓣上型右心室流出道阻塞患者的治疗。

外科策略和手术时机

随着新生儿和小婴儿体外循环相关专业知识和经验的积累,法洛四联症患儿的处理已经由分期手术(初期体肺分流姑息性手术,数月或数年后的延迟矫治手术)发展至早期行一期根治手术。一期处理的优点是避免了姑息手术相关的并发症(肺动脉扭转,膈神经损伤,血清肿形成,分流血栓形成)发生率和死亡率。其他早期根治术的理论优势是避免右心室异常高压和容量负荷,避免发育中的大脑长期处于紫绀。在过去早期修复的相对禁忌证包括严重冠状动脉畸形(起源于右冠的前降支并经过远端漏斗部)、多发性肌部室间隔缺损、肺动脉末端发育不良和肺动脉不连续。多数伴有这些危险因素的患者已经能够被现代技术克服。尽管有一些反对意见,但多数观点认为这些情况可不通过姑息手术而得到很好的处理。初期姑息手术的主要指征可能是共存有多种疾病或病变(近期颅内出血、严重的肾功或肝功能不全或复杂的感染性疾病),将会极大地增加使用体外循环的内在危险因素。在这些情况下,使用小的体肺分流(3.5或4mm聚四氟乙烯)是合理的。尽管这些病例少见,但通过球囊成形术缓解严重紫绀,可能在明显瓣膜或右心室流出道阻塞的病例中取得成功。

手术的时机取决于患者的特点和该治疗机构的偏好。在没有严重发绀的"发作"时,如果氧饱和度的基线水平<75%~80%,选择性修复应该可能进行。如果发生了低氧血症,标准处理方法包括扩容、镇静、吸氧。可以加用β肾上腺素能阻断剂,但不能因此做出延迟手术的判断。最好为仅有轻度或中度紫绀的患者和无症状患者制定一个决定择期手术时机的策略。没有这一策略,这类患者可能会丧失手术时机,并且几乎没有资料支持让患者"耐心等待",尤其是超过3~6个月龄的患儿。

手术时机确定后制定手术方案,其主要目标有两个:最大程度缓解右心室流出道阻塞,以及通过闭合VSD完全分离肺体循环。保存右心室功能也很重要,可通过减小右心室切口和减少肺动脉瓣反流来完成。为针对具体患者制定出合适的外科治疗方案,完整的解剖信息是必需的,而且常可从细致的心脏彩超中获得。如果心脏彩超收集的信息不完整,需要行心导管检查,尤其是施行过姑息分流术需要评估肺动脉扭曲程度的患者和冠状分支类型不清的患者。作为心导管的替代检查,无创的心脏磁共振成像很有前景。在对解剖的术前评估中,需考虑的特征包括肺动脉的大小和分支、存在动脉导管、主要冠状动脉的起源和走行、右心室流出道阻塞的水平和严重程度(漏斗,瓣膜,瓣上)、存在额外VSD以及其他明显畸形,如永存的左上腔静脉。姑息分流以及随之发生的任何肺动脉扭曲也必须鉴别。

手术技术

胸骨切开后（如果已经进行了姑息分流，这可能是胸骨再次切开）完成初步的解剖。这包括将主肺动脉与升主动脉分离、游离体肺连接（动脉导管或姑息分流）、环绕腔静脉便于接下来放置止血带。探查右心室前壁外膜面上是否存在主要冠状动脉分支。

肝素化后，插管建立体外循环，使用直角金属端的上、下腔静脉插管（图 89.1）。体外循环通常只需要轻至中度低温（28℃~32℃）和适当的血液稀释（体外循环时血细胞比容≥30%）。过去对新生儿和小患儿行根治手术常应用深低温停循环，不过这样做似乎没有确切的依据，除非患儿非常小（体重<2.0kg）。体外循环开始后，分离并且闭合姑息分流。如果确定了与分流相关的肺动脉扭曲，就在该处重建肺动脉，通常用小补片加宽动脉。通过右上肺静脉和左心房连接处的荷包缝合插入导管，然后经二尖瓣作为左心引流（图 89.2）。即使体外循环全流量以后，已有紫绀的患儿肺部侧支循环通常较丰富，肺静脉回流的量可能巨大。因此，良好的左心引流对探查和修补 VSD 是绝对必要的。

下一步，主动脉阻断后灌注心脏停搏液，每 20~30 分钟追加灌注一次。右心房纵向切开，探查房间隔。在大龄的婴儿和儿童，卵圆孔未闭或房间隔缺损需闭合。在新生儿和低龄患儿，卵圆孔未闭应保持开放；如果房间隔缺损存在于低龄患儿，可将其直径减小至 4mm。

在心房切口后面和三尖瓣前叶正前方右心房壁上设牵引缝线，使室间隔暴露充分（图 89.3 和图 89.4）。因为压力平衡，额外的室间隔缺损可能在术前心脏彩超检查时不会发现，此时应将其找出，而且如果存在应予以闭合。

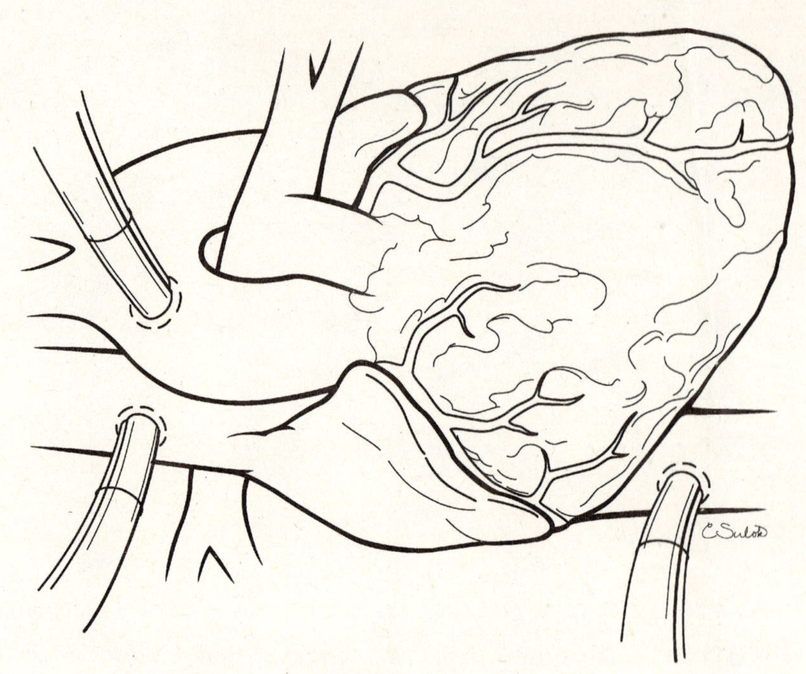

图 89.1 法洛四联症修补术的插管方法。

从三尖瓣下方可以探查右心室流出道。除极少数单纯瓣下阻塞病例（正常的肺动脉和瓣环直径）以外，此时还应纵行切开肺动脉。从上方和下

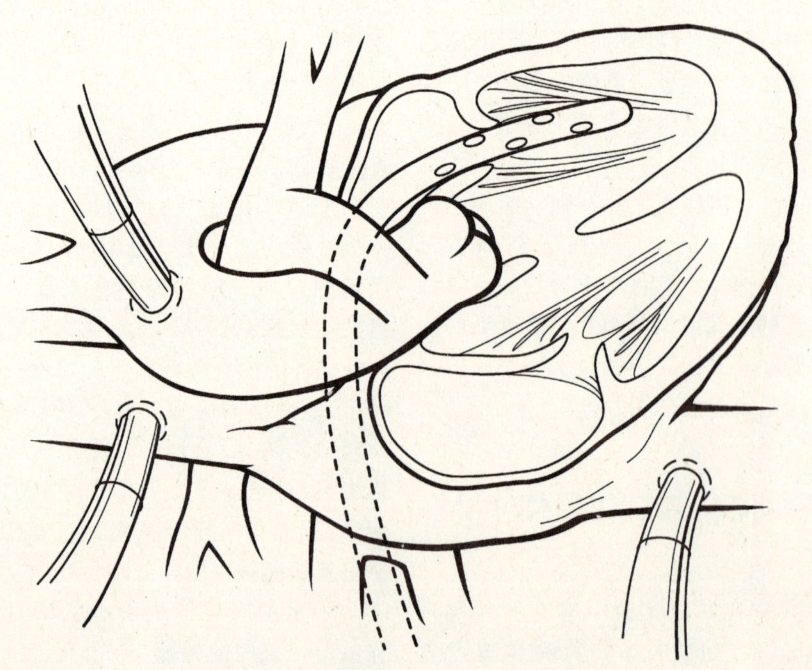

图 89.2 左心引流管通过左上肺静脉和左心房连接处的荷包缝合插入，然后经二尖瓣入左心室。

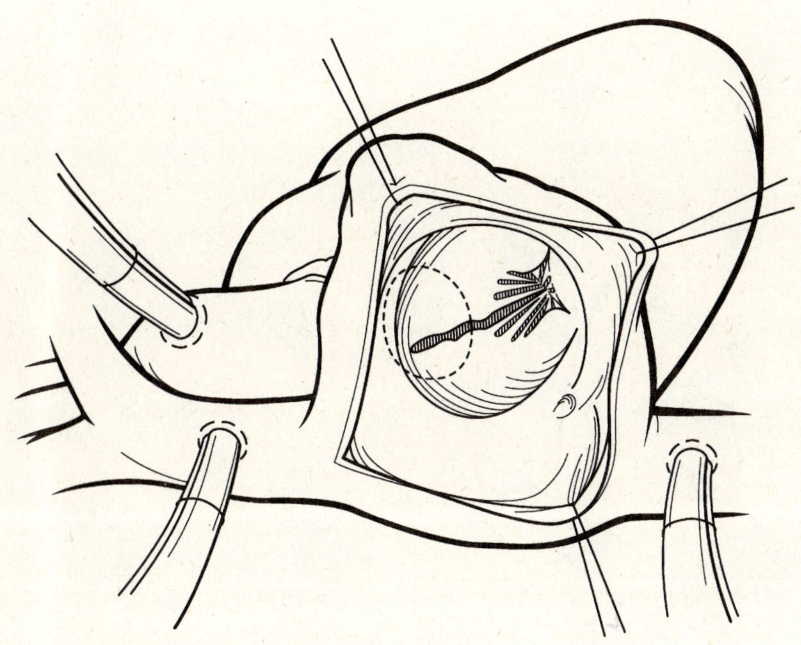

图 89.3　拉开右心房切口边缘的牵引线，以显露三尖瓣。室间隔缺损的大致位置在三尖瓣前瓣和隔瓣交界的下方，如虚线圈所示。

方观察，解除右心室流出道的阻塞。如果需要，从下方切除造成梗阻的肌肉束，避免损伤前乳头肌和调节索。对大龄患儿，动脉圆锥孔的纤维缘必须完整切除。从上方，探查肺动脉瓣，锐性分离融合的交连。用标准扩张器评估肺动脉环大小是否合适（图 89.5）。如果瓣环狭窄或扩张，即患者的肺动脉环比正常的<1mm 或>2mm，肺动脉切口跨瓣环向远处延伸数毫米，注意观察是否存在大的冠状动脉分支。该切口的近端延伸取决于先前描述的肌肉切除和分离使漏斗部压力阶差缓解的程度。经常需要行额外的肌肉切除，但如果动脉圆锥弥漫性发育不良，肌肉切除可能仍不充分，这种情况下跨环切口更应该向近端延伸。

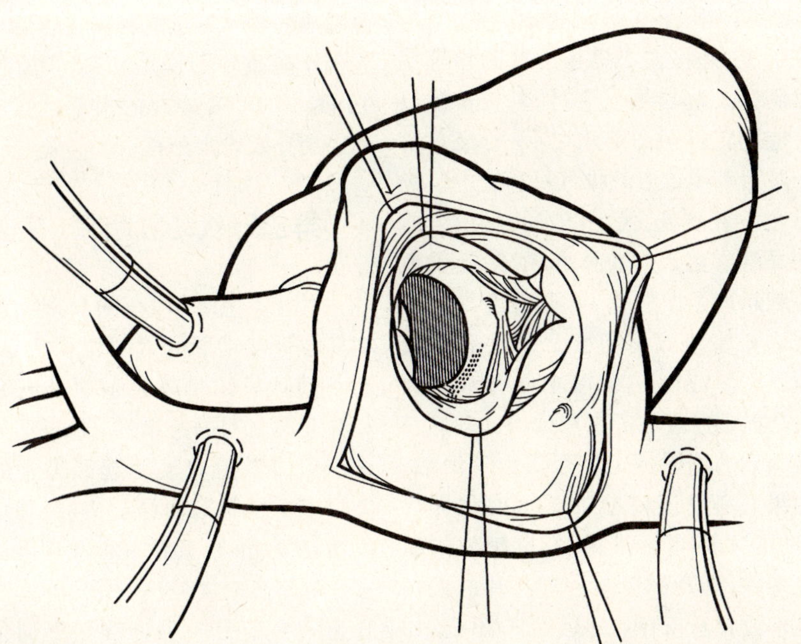

图 89.4　牵开三尖瓣的前瓣和隔瓣，显露室间隔缺损。在缺损上缘的近端也可看到主动脉瓣叶。肌部间隔顶部的点画区即为传导束走行区域。

通过心房路径闭合 VSD。无论是拉钩还是牵引线牵开三尖瓣隔叶和前叶，均可充分显露术野。有时难以暴露位于隔叶和前叶连合下方的室间隔缺损上缘。在这种情况下通过轻轻外压主动脉根部前壁暴露大多能得到改善，这样会将缺损的上缘推进视野以便进行精确的缝合。也可以限制性地切开三尖瓣，切口平行于瓣环，通过这种方法易于暴露。在放置 VSD 缝合线之后，使用细聚丙烯线缝合瓣叶上的切口。

尽管可以使用 PTFE 和戊二醛处理的自体心包补片，但通常使用涤纶补片修补 VSD。多采用间断缝合法，但是新生儿和小患儿除外，此时若在脆弱的心室肌上重复缝多根缝线可能更容易导致缝合线撕裂心肌组织。无论选择何种缝线，在室间隔缺损的后下缘均应注意缝线的深度和位置，以避免术中发生传导阻滞。缝线沿缺损的下缘放置时，应放置于离间隔顶端约 3~5mm 远下缘的右心室面。在后下角，从间隔右心室面开始缝合，向上过渡至三尖瓣的隔瓣叶（图 89.6）。上方进行类似的过渡，从心室漏斗部折叠向上缝合至三尖瓣环。两处过渡缝合使用两块小垫片，一块放于隔叶瓣环的心房面，一块放于瓣膜水平下方对着间隔的右心室面。结扎所有缝线，探查补片边缘有无“缝线间”残余缺损（图 89.7）。

闭合 VSD 后，必须在主动脉根部加压的情况下，最终评估右心室流出道。评估时可能要顺行灌注一定量的心脏停搏液或松开主动脉阻断钳。

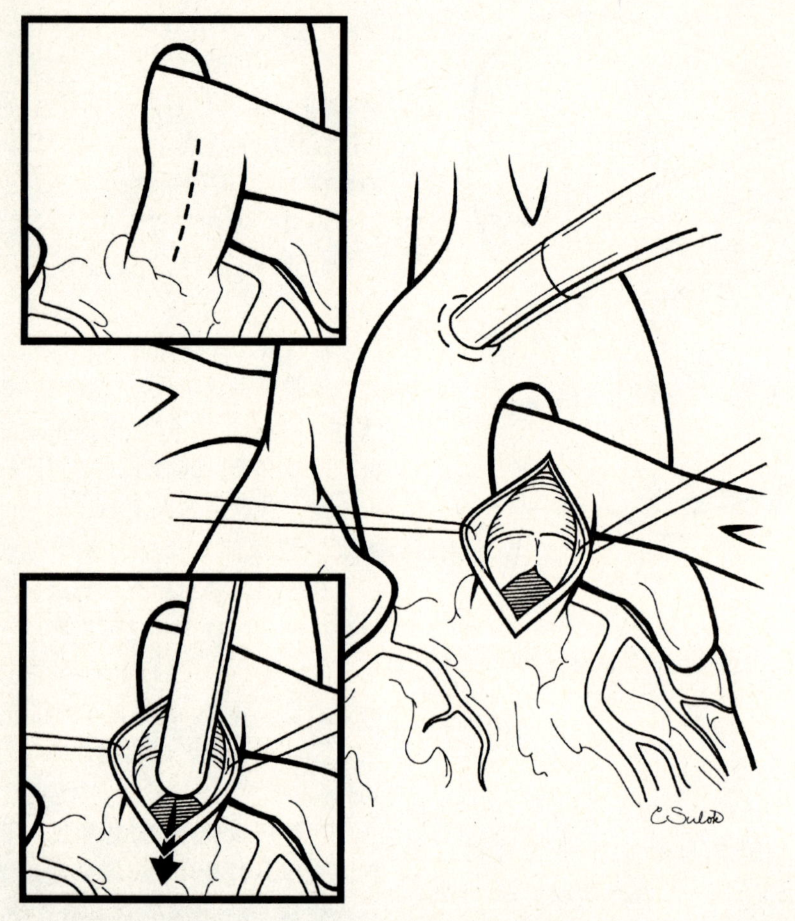

图 89.5　经主肺动脉的纵向切口可从上方探查右心室流出道。经标准的扩张器从上方引入,以测量肺动脉瓣环和漏斗部尺寸。

这项检查的要点是在主动脉根部位于正常位置的生理状态下评估右心室流出道，这个位置与心脏停搏引流时截然不同。此时应切除任何明显阻塞流出道的肌肉,如果不可能过多切除肌肉,则应延伸右心室流出道的近端切口。移除主动脉阻断钳之后,使用PTFE、涤纶或戊二醛处理的心包完成右心室流出道的重建;如果需要可将补片向远端延伸以扩大主肺动脉甚至左肺动脉。如果主肺动脉大小足够,也可以用单独的切口和补片处理独立的肺动脉分支狭窄或发育不全。右心房切口使用双层连续缝合。

闭合心脏切口之后,将起搏导线置于右心房和右心室。放置纵隔和胸腔引流,并将左心房压力监测导管穿出胸壁。适当再灌注、恢复正常体温并应用正性肌力药物之后,行经食道心脏超声确定心脏排气是否充分。拔除左心室引流,代之以左心房压力监测导管。然后停止体外循环,经食道心脏超声全面检查，评估是否存在残余右心室流出道阻塞、肺动脉瓣反流、残余VSD、三尖瓣功能和双室收缩功能。通过右心室和远端肺动脉直接穿刺，同时进行血流动力学评估。如果右心室压超过70%~80%体循环压,必须探查原因,并通过额外的肌肉切除、肺动脉或要跨环补片的近端延伸或者修正补片的远端来解决。如果右心室高压是由远端肺动脉高压引起的,肺动脉床则必然广泛发育不良。对这些病例,应该考虑在VSD补片上开窗。

一旦获得了满意的外科治疗结果,应进行改良超滤,然后常规拔除管道并关胸。如果血流动力学稳定,术后应尽早拔除气管插管。

特殊情况

严重肺动脉瓣关闭不全

如果必须放置跨环补片，某种程度的肺动脉瓣关闭不全是不可避免的。关闭不全的程度取决于多种因素，包括补片相对于瓣环的宽度、肺血管床是否充分、任何剩余的自体肺动脉瓣的功能以及右心室的舒张功能。此外，肺动脉瓣关闭不全的影响还受三尖瓣完整性的影响。在肺动脉瓣关闭不全很难耐受的情况下，放置所谓的单叶瓣会有所帮助。这个瓣大多数制成半卵圆形，缝在跨瓣补片的上半部分(图 89.8 和图 89.9),使其与右心室流出道而不是与肺动脉瓣残留相互接合(图 89.10 和图 89.11)。这种瓣的长期使用效果令人失望，尤其是自体心包制成的瓣（不过这种瓣在术后早期起到十分重要的作用)。近期有使用0.1mm 厚 PTFE 单瓣的报道，其短期和中期疗效均十分喜人。

异位冠状动脉起源

对这类患者,传统的处理办法是在异位冠状动脉的近端切开右心室,利用同种异体带瓣管道建立右心室和肺动脉之间的连续性。最近的报道显示大多数冠状动脉起源异常的患者可以不用管道而经心房、经肺动脉成功修复,仅在患者右心室流出道严重发育不良时才应用管道。作为替代管道替换的另一种方法是解剖分离主肺动脉的远端,向下直接与心室切口吻合。

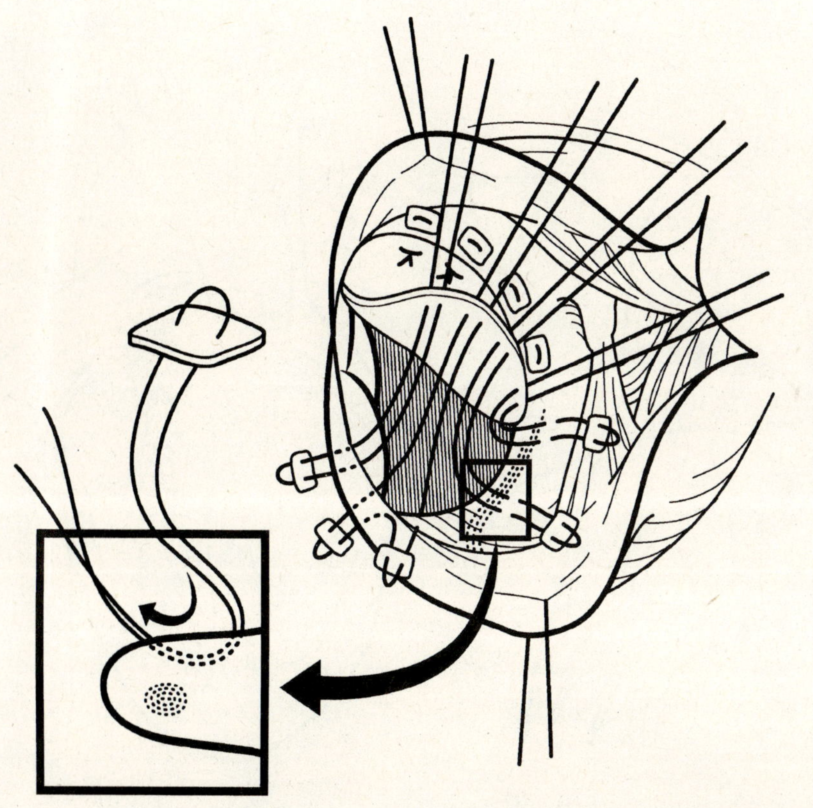

图 89.6 水平褥式加垫缝合在缺损的边缘。在 7 点钟的位置可以看到两针带垫片的过渡缝合。一针在瓣下,另一针在三尖瓣环上。相似的过渡缝合(未显示)方法应用在后下缘的缝合。在室间隔右心室面传导束走行区域应用此种缝合技术比较安全,图中用点画线表示。

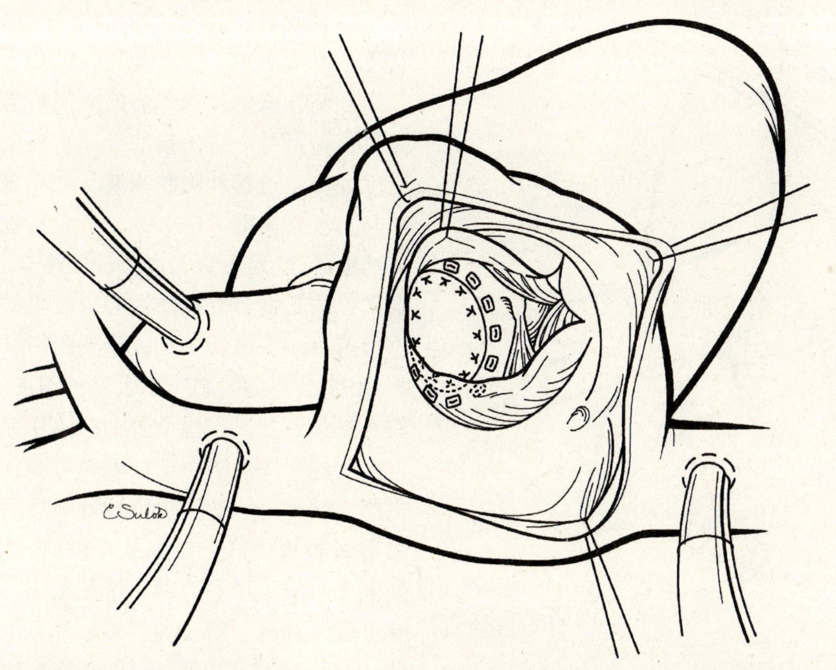

图 89.7 缝线打结固定。通常 3 或 4 针加垫缝合在三尖瓣环上(在它们中间为两个过渡缝合加 1 或 2 针加垫缝合)。

法洛四联症合并肺动脉瓣缺如

法洛四联症通常在出生后不久表现为广泛的主肺动脉扩张继而导致气管支气管发育不良而出现严重的呼吸障碍;或者在紫绀较微的大月龄婴儿出现轻微的气道软化。前类患者一旦诊断后,需要手术恢复肺动脉瓣,同期行主肺动脉血管成形手术。近来报道,加做 Lecompte 手术,将肺动脉分叉放在主动脉前,可获得良好的治疗效果,并可最大程度地减轻气道压迫。症状十分轻微的婴儿择期手术时,应该做中央肺动脉的缩减手术,但是肺动脉瓣修复或 Lecompte 手术并不十分必要 。

手术并发症和术后监护

修补室间隔时注意避免不正确的缝针位置和深度,以及不适宜的右心室流出道切口。缝合失误的后遗症包括:损伤主动脉瓣、三尖瓣,导致关闭不全;室间隔缺损残余分流;手术损伤导致传导阻滞需要安放永久起搏器。深入了解、知晓心脏传导束的走行、充分暴露室间隔缺损的边缘和相邻瓣叶,是可以避免这些并发症的。

心肌切口选择不当引发的并发症为损伤三尖瓣乳头肌或者横断冠状动脉主干分支。前者常是由于在显露不清的情况下,过度切除肌肉束导致,应该是完全可以预防的。同样,术前根据影像学检查发现异位起源的前降支动脉,术中探查冠状动脉,可以避免此类意外损伤。在某些极为少见的病例中,异位冠状动脉的一部分完全走行于心肌内,不过术前心脏超声等检查仍可以做出些提示。对于其

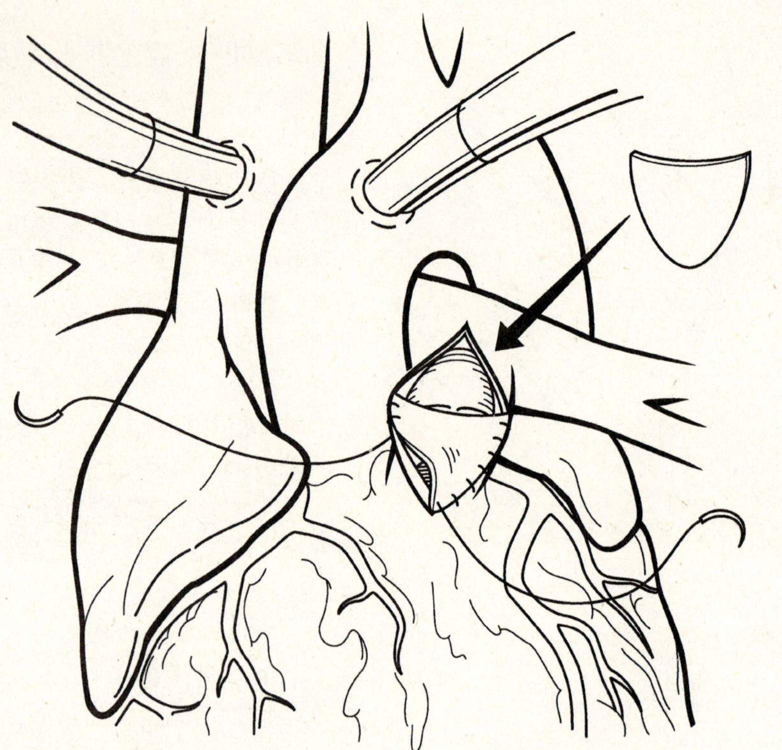

图 89.8　如果跨瓣切口导致肺动脉瓣关闭不全，则应用半卵圆形单瓣补片重建肺动脉瓣，用 0.1mm 的聚四氟乙烯缝线连续缝合。

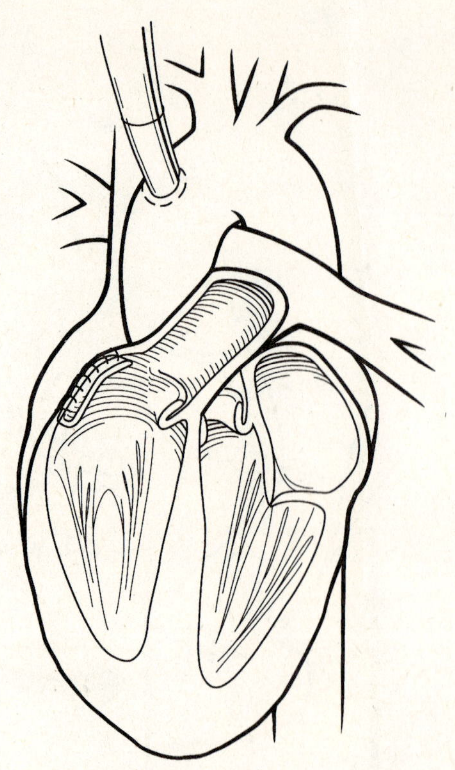

图 89.10　单瓣开放。

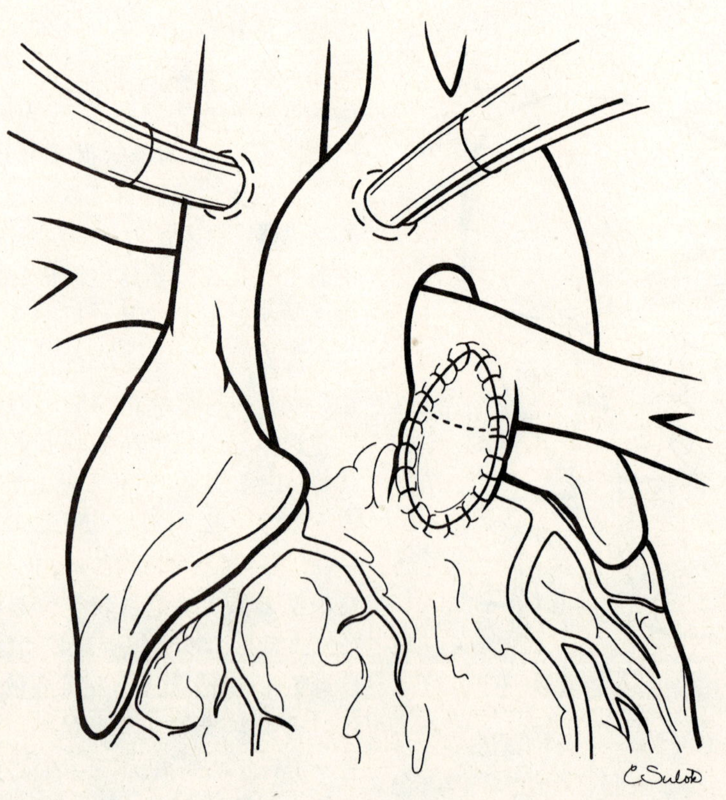

图 89.9　缝合完成的跨瓣补片，虚线表示单瓣补片的大小。

他的冠状动脉，尤其是前降支的室间隔穿支可能在切除部分右心室心肌时损伤，导致冠状动脉—心室瘘，但几乎不会引起血流动力学的变化，通常也不需要处理。

法洛四联症根治术后的其他早期并发症包括低心排出量综合征、异位交界性心动过速和胸腔积液。低心排常与右心室功能不全有关，可能是收缩功能不全，也可以是舒张功能不全，最常见的是两者并存。右心衰发生的原因有很多，但其中比较重要的因素是：阻断循环期间肥厚心肌保护不良，右心室切口过大，残余肺动脉瓣功能不全(梗阻、关闭不全或两者并存)，三尖瓣关闭不全。解决法洛四联症患者术后右心衰最好的办法就是预防，但如果术后发生了右心衰，治疗上主要有：优化补液；将平均气道压降至最低，进而降低右心室后负荷；适当应用正性肌力药物维持足够的血压，以提升右冠状动脉的灌注压力。如果预期

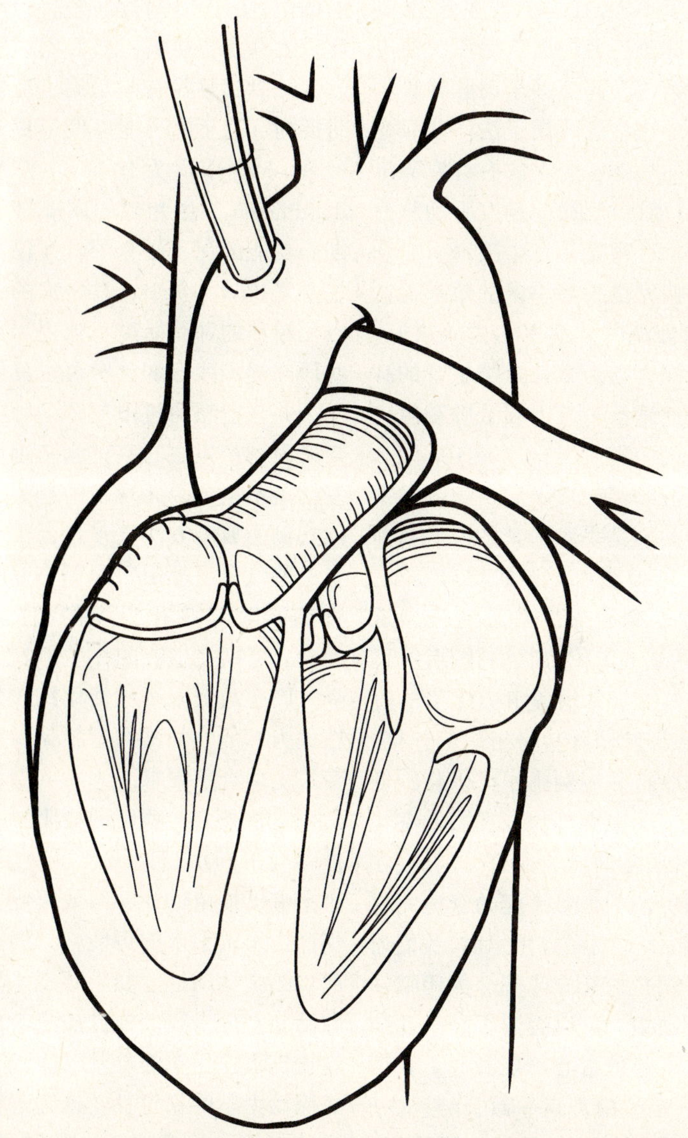

图 89.11 单瓣关闭时，与残留的肺动脉瓣组织或右心室流出道心肌相对合。

到右心衰的发生，手术中建立房间隔交通，能够增加左心室充盈和心输出量，但是会导致动脉血氧饱和度轻到中度的下降。

右侧胸腔积液在法洛四联症根治术后并不常见，在法洛四联症根治术后常可见到右侧胸腔积液，这可能与术后右心室舒张功能障碍引起右心房压力升高有关。如果事先估计有可能发生，在术中可留置右胸腔引流管以免术后胸腔穿刺或再经胸放置引流管，如积液量不多，经积极利尿治疗可以控制，而不必长期留置胸腔引流。

法洛四联症根治术后交界区心动过速度并不常见，尤其在广泛分离和切除右心室心肌时更为少见。当心动过速的频率不是很快时，患者比较容易耐受。但是当心率超过 180~200 次/min 时，左右心室的充盈和心排出量明显受到影响。以往的治疗方法是低温、抗心律失常药物治疗和避免应用 β 受体激动剂。目前，胺碘酮可用来治疗术后新近发生的心动过速。

晚期并发症

法洛四联症根治术后晚期并发症主要起源于肺动脉瓣功能不全及其导致的右心衰。临床表现有不同程度的右心衰症状，从活动耐量下降到外周水肿，严重病例甚至出现全身水肿。其他的晚期并发症有室性心律失常和进展性主动脉瓣关闭不全等。避免发生右心室不可逆衰竭的最佳治疗时机尚不明确，也是研究的热点问题。治疗晚期并发症的主要手段是肺动脉瓣重建和冷冻消融或同时安放抗心动过速装置。

推荐读物

Brizard CP, Mas C, Sohn YS, et al. Transatrial-transpulmonary tetralogy of Fallot repair is effective in the presence of anomalous coronary arteries. J Thorac Cardiovasc Surg 1998;116:770.

Castaneda AR, Freed MD, Williams RG, et al. Repair of tetralogy of Fallot in infancy. Early and late results. J Thorac Cardiovasc Surg 1977;74:372.

Chen Q, Monro JL. Division of modified Blalock-Taussig shunt at correction avoids distortion of the pulmonary artery. Ann Thorac Surg 2001;71:1265.

Cheung MM, Konstantinov IE, Redington AN. Late complications of repair of tetralogy of Fallot and indications for pulmonary valve replacement. Semin Thorac Cardiovasc Surg 2005;17:155.

Davlouros PA, Karatza AA, Gatzoulis MA, et al. Timing and type of surgery for severe pulmonary regurgitation after repair of tetralogy of Fallot. Int J Cardiol 2004;97(Suppl 1):91.

Dodge-Khatami A, Miller OI, Anderson RH, et al. Surgical substrates of postoperative junctional ectopic tachycardia in congenital heart defects. J Thorac Cardiovasc Surg 2002;123:624.

Fraser CD Jr, McKenzie ED, Cooley DA. Tetralogy of Fallot: surgical management individualized to the patient. Ann Thorac Surg 2001;71:1556; discussion, 1561.

Fyler DC. Report of the 1980 New England Regional Infant Cardiac Program. Pediatrics 1980;65(Suppl):375.

Geva T, Greil GF, Marshall AC, et al. Gadolinium-enhanced 3-dimensional magnetic resonance angiography of pulmonary blood supply in patients with complex pulmonary stenosis or atresia: comparison with x-ray angiography.

Circulation 2002;106:473.

Hraska V. A new approach to correction of tetralogy of Fallot with absent pulmonary valve. Ann Thorac Surg. 2000;69:1601; discussion, 1603.

Kolcz J, Pizarro C. Neonatal repair of tetralogy of Fallot results in improved pulmonary artery development without increased need for reintervention. Eur J Cardiothorac Surg 2005;28:394.

Laird WP, Snyder CS, Kertesz NJ, et al. Use of intravenous amiodarone for postoperative junctional ectopic tachycardia in children. Pediatr Cardiol 2003;24:133.

Marshall AC, Love BA, Lang P, et al. Staged repair of tetralogy of Fallot and diminutive pulmonary arteries with a fenestrated ventricular pair of tetralogy of Fallot and diminutive pulmonary arteries with a fenestrated ventricular septal defect patch. J Thorac Cardiovasc Surg 2003;126:1427.

Pigula FA, Khalil PN, Mayer JE, et al. Repair of tetralogy of Fallot in neonates and young infants. Circulation 1999;100(19 Suppl):II157.

Rhodes J, O'Brien S, Patel H, et al. Palliative balloon pulmonary valvuloplasty in tetralogy of Fallot: Echocardiographic predictors of successful outcome. J Invasive Cardiol 2000;12:448.

Starnes VA, Luciani GB, Latter DA, et al. Current surgical management of tetralogy of Fallot. Ann Thorac Surg 1994;58:211.

Tchervenkov CI, Pelletier MP, Shum-Tim D, et al. Primary repair minimizing the use of conduits in neonates and infants with tetralogy or double-outlet right ventricle and anomalous coronary arteries. J Thorac Cardiovasc Surg 2000;119:314.

Turrentine MW, McCarthy RP, Vijay P, et al. Polytetrafluoroethylene monocusp valve technique for right ventricular outflow tract reconstruction. Ann Thorac Surg 2002;74:2202.

Van Arsdell G, Yun TJ. An apology for primary repair of tetralogy of Fallot. Semin Thorac Cardiovasc Surg Pediatr Card Surg Annu 2005;128.

编者评述

T.L.S.

治疗法洛四联症的最佳方法并不统一。尽管手术死亡率不断下降，在许多研究中手术死亡率为零，但是最佳的手术时机尚不明确。对于成熟开展新生儿手术的医学中心，可以对任何年龄的法洛四联症患者施行根治手术。我们选择患者出现严重紫绀的时候完成根治手术。在这个条件下，需要注意有一部分患者在出生后不久便出现严重的紫绀，并依赖于动脉导管供应肺血流。这些患者属于法洛四联症中最严重的病例：严重的右心室流出道梗阻，肺动脉细小，而且左肺动脉分支在修补术后很容易发生狭窄。尽管如此，直接完全根治手术的效果也比先行减状分流的分期手术的效果好。因为分流的建立，常使这类患者的肺动脉失去连续性，进而导致肺动脉内前向血流的消失。

从我们的经验看，异常起源的左冠状动脉并不是手术的禁忌证。目前的原则是跨肺动脉瓣环的切口要小，基本上可以避免损伤右心室流出道(RVOT)区域的异位冠状动脉。有时可以用左心耳当补片覆盖RVOT上的冠状动脉，保证肺动脉自身组织的连接，甚至在一些特殊病例中，可以将肺动脉解剖分离下来直接吻合在右心室切口上，跨过异常的冠状血管。因此，在此类病例中，不需要带瓣的管道完成重建。在新生儿期完成手术时，我们通常保留卵圆孔的开放或部分关闭继发孔房间隔缺损，可以缓解因新生儿肺阻力增大引起的右心房压升高。我们与Jaquiss医生的观点一致，年龄大一些的患者术中应该关闭房间隔缺损，避免术后早期由于右心室顺应性下降导致的右向左分流和紫绀。

手术治疗法洛四联症的主要问题是施行手术的时机、避免跨瓣补片、经心房或经肺动脉完成手术。大面积的跨瓣补片患者，由于室性心律失常和右心衰导致明显的远期并发症率和死亡率，其原因就是渐进发展的右心室扩张和肺动脉瓣关闭不全。目前仍不清楚肺动脉瓣反流是广泛右心室切除的结果，还是右心室流出道发育不全使用大面积补片的结果。但是限制广泛的右心室切开和尽可能最小量使用大面积跨瓣补片来预防远期右心室功能不全看来是有道理的。在大多数的病例中，即使使用跨瓣补片，肺动脉瓣反流也只是轻微的，右心室扩大也不发生。尽管解除右心室流出道梗阻是重要的，甚至有可能以使用更多的大面积跨瓣补片为代价。在Andrew Reddington医生和他的同事进行的远期心功能的深入研究中，建议在远期右心室功能不全中，右心室的结构特点比单独的肺动脉瓣反流更重要。这些研究提示残存的狭窄可以良好地耐受，并且能够通过限制肺动脉瓣反流量来限制产生右心室扩张和远期右心室功能不全。因此现在的趋势是较以前病例的典型方法更多地保留残存的右心室流出道梗阻。预期心室收缩压将逐渐降低并有轻度的梗阻（20~30mm）可以在患者的一生中良好地耐受。因此最低限度地使用跨瓣补片正在成为标准，尝试保留肺动脉瓣功能变得更加合乎要求。

尽管如此，残留的梗阻随着时间推移会不断加重而需要再次手术；右心室流出道单瓣补片与或瓣叶重建后仍存在再次手术的可能性。因此需要严格的长期随访。如果预期术后残留肺动脉高压，我们在此类患者的右心室流出道应用单瓣补片，以保证术后血流动力学的稳定性。未经过体肺分流减状手术治疗的新生儿和婴儿，绝大多数的病例初次根治术中可以避免广泛的右心室心肌切除。

经心房和经心室的方法对于室间隔缺损都是合适的，但是经心房修补允许最充分的暴露来避开传导组织。在切除肌肉之前关闭室间隔缺损允许足够的心内膜来固定补片并避免将补片缝合于未成熟分化的心肌上，可以使补片更加牢固。必要时选择应用同种异体肺动脉或Gore-Tex管道重建右心室流出道。尽管可以应用非固定的自体心包，但如果存在小的残余室间隔缺损，左向右的分流束直接喷射在流出道补片上，可导致室壁瘤样扩张，需再次手术。因此，如果需要重建右心室流出道，我们选择不易扩张的材料，如戊二醛固定的自体心包、同种异体管道或者 Gore-Tex 管道。

法洛四联症患者伴有肺动脉瓣缺如，处在十分困难的境地。在这些患者中动脉导管典型缺如，主肺动脉内的往复血流引起严重的肺动脉扩张和气管受压。室间隔缺损的关闭和肺动脉的前后壁的广泛折叠使其达到正常直径，并在右心室与主肺动脉之间放置同种异体瓣膜，对这种畸形的修补是最合理的。带瓣管道的使用降低了中央肺动脉的搏动性，因此降低了发生气管压迫的趋势。广泛的肺动脉壁折叠术使肺动脉内径达到正常水平，增加了肺动脉的质地，这可支撑下面的气管壁。尽管这些技术在不断改进，一些患者仍需要长时间的通气支持，因为肺远端气管树的异常和远端支气管的发育异常。尽管如此，我们相信在最初的手术中获得最大正常的血流动力学和生理状态下的右心室流出道，将最大程度地早期缓解和使患者脱离通气支持。在这些患者中，初次手术后 2~3 个月常需要进行 2 次手术施行肺动脉的折叠术。因为即使最初做了充分的折叠术，肺动脉的大小仍会持续扩大，并且在这过程后能够使肺功能受损。这些增加了在法洛四联症伴肺动脉瓣缺如综合征中使用 Lecompte 手术的机会，将扩张的肺动脉放到主动脉前以避免气管受压。目前并不清楚这一技术如何影响可能发生的气管软化，因为此技术并未阐述相关内容。尽管如此，使用这种方法的结果很好，可以避免在肺功能受损的患者中于右心室流出道置入相应的瓣膜。可以想象，进行性的肺动脉扩张不会导致其他传统方法引起的呼吸道症状。法洛四联症伴肺动脉瓣缺如综合征确切的生理、扩张的肺动脉和肺动脉搏动性对呼吸道的作用还没有被进一步的研究。甚至在 VSD 没有关闭的情况下，俯卧位可以提高呼吸系统的状态，提示肺血流的分布是更重要的因素，而不是扩张的肺动脉压迫呼吸道。

在几个小儿心血管外科中心的许多大型系列研究中，法洛四联症修补术的死亡率现已降低至零。合适的修补年龄并不清楚，但是总体上我们在大多数病例中，选择在婴儿早期进行修补。因为新生儿伴有复杂形式的法洛四联症症状发生的早，在这些患者中必须早期进行手术干预。在我们中心，无症状的法洛四联症新生儿可随访至 2~4 个月大，而且在这一时期可以选择完全修补，而且并发症和死亡率很低。

（王春 译 谷天祥 校）

第 90 章

腔肺分流手术及半 Fontan 手术

W. Steves Ring

腔肺分流手术起源于 20 世纪 50 年代早期，并作为紫绀型先天性心脏病患者体肺动脉分流手术的替代疗法。意大利 Padua 大学的 Carlon、美国 Yale 大学的 Glenn 以及俄罗斯的 Galankin、Darbinian 及 Meshalkin 分别利用犬进行了相关的研究，在 1955 年，Shumacker 应用腔肺吻合治疗永存动脉干失败后，Meshalkin 报道了利用端端腔肺吻合治疗法洛四联症获得成功。然而，由于该文章以俄文发表，当时东西方几乎没有学术上的交流，这一进展一直没能在英文文献中被引用。直到 1958 年 Glenn 报道了首例应用腔肺吻合（上腔静脉至右肺动脉远端）成功治愈一名单心室、大动脉转位及肺动脉口狭窄的 7 岁儿童。1984 年 Glenn 再次报道该患儿已存活整整 25 年，时年 32 岁。

1948 年，Rodbard 及 Wager 首次用犬进行试验，通过吻合右心耳及肺动脉并且结扎肺动脉近端证实了完全弃用右心室的可行性。1968 年，Fontan 第一个非常成功地对三尖瓣闭锁进行过腔肺分流(Glenn)手术的患者进行了右心旁路手术。Glenn 手术直接将右心耳吻合至肺动脉圆锥，并应用同种肺动脉放置在下腔静脉及右心房的连接处。不久，Fontan 及一些研究者证明，改良手术应用无瓣膜的连接管道产生的体静脉至肺动脉的非限制性分流有很大优势。由于 Fontan 手术及改良的 Fontan 手术的成功和腔肺分流术(Glenn)晚期并发症的出现，Robiscek 于 1982 年撰写了题为《腔肺吻合术墓志铭》的文章。然而，1981 年，Pennington 报道了用 Glenn 手术(腔肺吻合)替代 Fontan 手术，术后血流动力学更稳定，胸水、腹水及肾衰竭并发症减少。

1966 年，Haller 在用犬的实验中成功地完成了双向腔肺吻合手术，1972 年，Azzolina、Eufrate 和 Pensa 报道了双向腔肺吻合手术首次在临床应用成功。到 80 年代中期该项技术作为高风险 Fontan 手术的过渡手术广泛应用于临床。如 Kawashima 报道的一样，该手术也用于治疗一些合并奇静脉或半奇静脉与下腔静脉存在异常连接的单心室患者。由于绝大多数患者施行双向腔肺吻合手术是为了实施 Fontan 手术做准备，Norwood 和 Jacobs 在 1989 年设计了半 Fontan 手术，该手术设计使得二期行 Fontan 手术更加简单易行，因而作为过渡手术与腔肺分流手术相比有很多优势。在半 Fontan 手术中直接完成右心耳与肺动脉的吻合，应用补片临时关闭右心房上的上腔静脉入口，使得在二期 Fontan 手术时不必重建肺动脉，只需去除半 Fontan 手术的补片、建立下腔静脉到上腔静脉间的心内隔断不须做肺动脉重建即可完成。

手术指征及术前评价

腔肺吻合手术适合作为预期行心室修补术的大于 2 个月单心室患儿的过渡手术，尤其适用于施行 Fontan 手术具有风险的患者(表 90.1)。此时，腔肺吻合手术常同时施行一些其他手术来减少 Fontan 手术风险(解决主动脉瓣下狭窄、矫治房室瓣关闭不全、通过体肺分流或者肺动脉环缩减少心室容量负荷、扩大限制性房间隔缺损及修复肺动脉扭曲及狭窄)。对于预期能够施行双心室修补的右心室偏小或功能低下患者施行该手术也可能会受益。

腔肺分流作为 Fontan 手术的Ⅰ期或Ⅱ期过渡手术具有以下几个优点。首先，它与 Fontan 手术或完全腔肺分流相比，尤其在 3~12 个月的患儿，具有较低的死亡率；其次，与体肺动脉分流术相比，腔肺分流能有效地直接驱动非氧合血进入肺血管从而改善肺循环；第三，通过降低肺血管压力及减少肺血流，降低肺血管疾病的发生率；第四，与体肺动脉分流相比能减少肺动脉扭曲的发生；最后一点，也

表90.1 Fontan手术的危险因素

年龄小(<18~24个月)
肺动脉扭曲、发育不良或狭窄
肺动脉压力(>18~20mmHg)或肺血管阻力(>2Wood单位)增高
体循环心室收缩(EF<60%)或舒张功能(舒张末压>12mmHg)障碍
体循环系统房室瓣关闭不全或解剖关系异常(三尖瓣或共用房室瓣)
体循环心室的流出道梗阻(压力阶差>10mmHg)
三尖瓣闭锁以外的其他畸形

表90.2 术前评估要点

1. 血管造影评估解剖情况
肺动脉直径及解剖:发育不良,扭曲,狭窄
体肺动脉分流的解剖和开放情况
肺动脉环缩的解剖状态
体静脉解剖:上腔静脉直径、对侧上腔静脉及下腔静脉回流情况
体循环心室流出道解剖
2. 超声心动图或(和)心室造影评价心室功能
体循环心室功能(EF值,心室几何形态,心室舒张末压)
体循环房室瓣功能(关闭不全)
3. 心导管评价血液动力学指标
肺动脉压力(直接或肺静脉楔压)和阻力
平均的心房及心室舒张末压
心输出量和肺体循环血流量之比
体动脉及混合静脉的血氧饱和度
体循环心室流出道压力阶差

可能是最重要的一个方面，腔肺分流术通过减少体肺分流和肺动脉前向血流,可降低单心室的容量负荷,减少心室做功,因而可改善心室功能,减少体循环房室瓣的反流，为将来施行Fontan手术提供保障。

在施行腔肺分流术之前,通过超声心动图和心导管详细检查心脏解剖、功能及血流动力学改变是非常必要的(表90.2)。这些检查资料为手术的选择实施提供必要的理论依据,例如：腔肺分流手术的可行性及危险性;是否适合后期的Fontan手术或完全腔肺吻合手术;是否在施行腔肺分流的同时需要行其他手术;以及如何用最佳的手术支持技术来实施腔肺分流（例如是否需要体外循环支持等)。

充分了解肺动脉的解剖变化是确保腔肺吻合术成功的关键因素。由于明显的肺动脉扭曲或狭窄能增加腔肺分流或(和)Fontan手术后的死亡率和发病率，因而必须在术前进行充分的评估,并在术中予以矫治。对于肺动脉床病变处于临界状态的患者,Nakata指数有助于预测腔肺分流术后死亡率,以及评价是否适合施行Fontan手术。Nakata指数等于心血管造影测量的心包外左、右肺动脉的横切面积之和(mm^2)除以体表面积(m^2)。尽管目前Nakata指数小于70mm^2/m^2的患者行腔肺分流手术已有成功报道,然而,当肺动脉发育不良,Nakata指数小于200mm^2/m^2时，行腔肺分流术后并发症增加。

术前应该使用肺体循环血流之比(Qp/Qs)评价是否存在体肺动脉分流、体肺动脉间侧支循环的多少、肺动脉狭窄的解剖部位以及是否保留或关闭辅助的肺血流。通常,术前Qp/Qs小于1.0时或完成腔肺吻合后SaO_2小于70%，原有的体肺动脉循环分流应予以保留。但是当Qp/Qs大于1.0时,保留原有的体肺循环分流将导致体循环心室前负荷增加，并可能影响将来Fontan手术的顺利进行。

术前行血管造影对体循环静脉解剖进行详细评估,以了解同侧上腔静脉的粗细,是否存在有对侧上腔静脉(如永久性左侧上腔静脉),以及下腔静脉与奇静脉或半奇静脉是否存在交通。如果双侧存在同样大小的上腔静脉通常可以在非体外循环下完成双侧双向腔肺吻合手术,如果不需要心内或(和)主肺动脉重建,也可以不用临时减压分流完成手术。如果有小的左侧上腔静脉或者在上腔静脉与冠状静脉窦、肺静脉及下腔静脉之间存在其他交通静脉,均应予以结扎切断,以防止存在侧支循环导致的分流而降低腔肺分流的效率。如果发现奇静脉或半奇静脉与离断的下腔静脉交通，那么，就应该实施像Kawashima所描述的改良的完全腔肺吻合手术,该手术需在奇静脉或者半奇静脉连接处下方切断上腔静脉并直接与肺动脉吻合,这样除了肝静脉和内脏静脉回流至肺循环以外,所有体循环静脉均直接回流到肺动脉。

在行腔肺吻合之前，对心室功能及房室瓣功能的精确评价是非常必要的。这些检查包括测量体循环射血分数、心室舒张末压、房室瓣关闭不全的程度如Qp/Qs，以便确定是否存在体循环容量负荷过重导致的心室功能不全。尽管EF值小于50%及中等程度升高的左心室充盈压（EDP在10~15mmHg）并不是腔肺分流手术的绝对禁忌证，但此类患者施行腔肺分流及晚期Fontan手术风险均增大。在行腔肺分流手术时，任何解剖及功能因素所导致的压力及容量负荷过高均应予以矫治。其中包括去除无效的肺循环血流（体肺动脉分流和肺动脉流出道）以及及矫治能明显增加体循环容量负荷的房室瓣重度关闭不全。任何明显的体循环流出道梗阻（>10~15mmHg）可引起心室收缩舒张功能不全,均应予以矫治。

应用导管可通过肺循环心室流出道或者通过体肺分流处直接测定肺动脉压力及压力阶差，由于通过体肺分流处有时会导致内膜剥脱或阻塞人工分流口并引起灾难性后果,故操作应当非常小心。肺动脉压力也可以通过肺静脉楔压间接测量或在手术中直接测定。当肺动脉平均压力 >18mmHg 或压力阶差 >10mmHg,无论 Fontan 手术还是腔肺分流手术,术后死亡率及发病率均增高。当肺血管阻力>2 Wood 单位/m^{2}时,Fontan 手术风险增大，应分期行腔肺分流手术。在体循环血氧饱和度允许的前提下，在施行 Fontan 手术之前，其他增加肺循环血流的解剖畸形均应手术矫治，以降低肺动脉阻力。然而，当肺血管阻力>4 Wood 单位/m^2,实施腔肺吻合也同样会明显地增加死亡率及发病率。

手术技术

为确保手术成功及腔肺吻合术后评估，适当的侵入性及非侵入性监测是非常必要的。术中术后可应用外周脉搏血氧测定以及脑近红外光谱法持续监测体循环血氧饱和度及脑灌注。在不提供体肺动脉分流的血管内置入动脉插管,持续监测血压及血气分析。通过对侧(常为左侧)颈内静脉或锁骨下静脉置入中心静脉插管可避免影响上腔静脉插管。如果完成腔肺吻合后上腔静脉压力上升，术中应插入动脉测压管监测心室充盈压及肺动脉压力阶差，术后应尽早撤除动脉及中心静脉测压管，以降低血栓形成及栓塞的发生率。初次心脏手术患者应常规安置心外除颤电极片。

单向腔肺分流手术

曾经引起极大关注的单向和经典腔肺分流手术目前已经被保持肺动脉连续性、更适合进一步行 Fontan 手术的双向 Glenn 腔肺分流手术所取代。只有当 Fontan 手术不能实施,或有禁忌证,或左右肺循环需要独立运行时,单向腔肺分流才作为一种特殊的姑息手术应用。

经典 Glenn 手术最初采用胸后外侧切口,经第四肋间入胸腔,不需体外循环辅助。目前,常采用胸正中切口,以避免胸腔入路及其导致的体肺侧支形成。胸外侧切口入路需在膈神经后方切开心包,上至胸廓入口,下至肺静脉下方(图 90.1)。膈神经保留在活动度较大的胸膜心包上，以防止过度牵拉造成损伤。在无名静脉水平游离上腔静脉至右心房。应小心避开位于腔静脉的中部及后方的淋巴组织，以减少术后乳糜胸的发生。缝扎、游离奇静脉,使上腔静脉具有很好的活动度,并防止与低压的下腔静脉系统存在侧支循环。自肺动脉分叉至第一肺门分支上方切断右肺动脉。部分肝素化后,用直角儿科血管钳试验性阻断右肺动脉，观察仅通过对侧肺血流是否能满足全身血氧需要，这种试验可能会导致血氧下降至 50%~60%。在完成腔肺吻合所需要的 10~15 分钟时间中,可暂时使用升压药物增加肺动脉跨瓣血流或通过同侧体肺动脉分流来提高血氧饱和度。需要注意的是,当存在肺动脉瓣下狭窄并有明显的血流动力学改变时,不能应用升压药物。当体循环血氧饱和度稳定在 50%以上时，用微血管(咬合器)阻断钳阻断右肺动脉远端

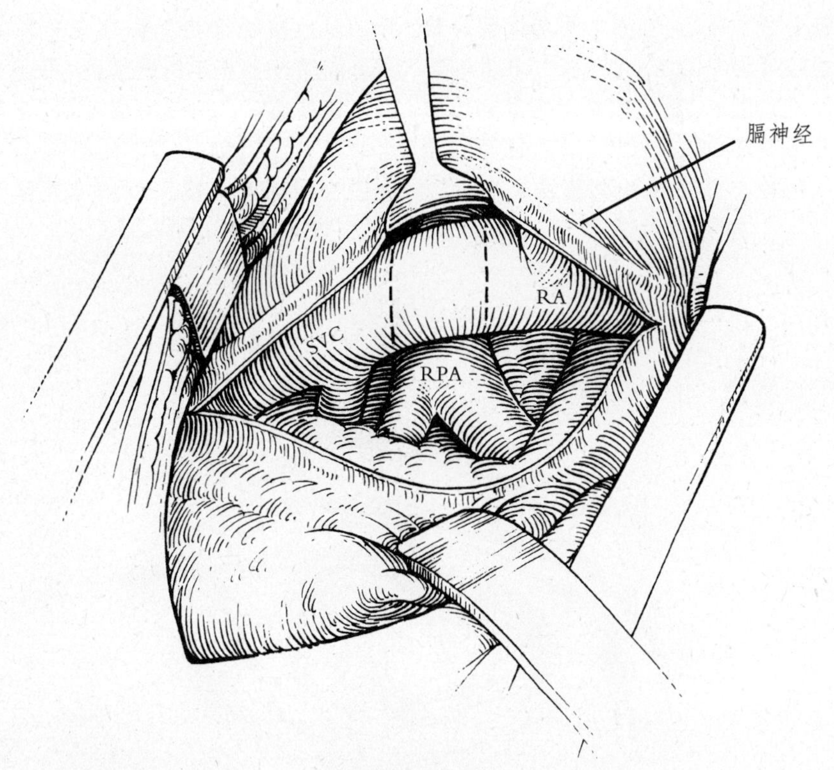

图 90.1　单向或经典 Glenn 腔肺分流的术野显露。(RA：右心房;RPA：右肺动脉;SVC:上腔静脉)

分支，然后，沿上腔静脉的中部边缘分离切断右肺动脉，近端用 6-0 或 7-0 聚丙烯线往返缝合。闭合后除去阻断钳，切开右肺动脉远端下部边缘，长约腔静脉宽度的 2/3，末端修剪成弧形以有效地扩大吻合口边缘长度(图 90.2)。用 Satinsky 儿科阻断钳从奇静脉分离处至右心房的正上方部分阻断上腔静脉侧壁，保证上腔静脉切口长度能达到肺动脉宽度的二倍，为吻合提供一个长的吻合缘。阻断不应该超过上腔静脉宽度的 1/2，上腔静脉的压力应保持<30mmHg。在上腔静脉侧面偏下部对应肺动脉下部边缘处切开上腔静脉，并向上扩展切口至奇静脉切断处，使切口长度超过右肺动脉宽度的 1.5 倍，用 7-0 或 6-0 可吸收单纤丝线从头侧至尾侧连续吻合。在吻合过程中通常于吻合口下部放置牵引线，以防止吻合不均匀成皱折。吻合完成后，开放远端静脉阻断钳排气，然后，开放上腔静脉阻断钳。在膨胀右肺并开始通气使肺血管充分扩张后，在右心房与上腔静脉连接处临时阻断上腔静脉。在上腔静脉低位阻断时，应监测上腔静脉压力及体循环血氧饱和度。由于随着肺通气的恢复及手术中肺膨胀不全的改善，上腔静脉压通常会下降，因而，上腔静脉压力在 10~15mmHg 是理想的，20mmHg 也是可以接受的。如果上腔静脉压力稳定在理想水平，于吻合口下方阻断上腔静脉(图 90.3)。当上腔静脉压力>20mmHg 需予以重视，要立即通过放置右心测压管测定肺动脉跨瓣压差，即直接测定或通过将导管退回吻合口测定跨吻合口处的压差。

双向腔肺分流手术

如果预期将来需要施行心外管道 Fontan 手术，应选择双向腔肺分流手术。多数医生在施行双向腔肺分流手术时通常选用胸正中切口及体外循环辅助。虽然体外循环有一些并发症，包括机体炎症反应、影响肺血管反应性、血液稀释及延长术后机械辅助通气时间，但通过使用改良超滤可减轻上述副作用。如果不需要心内操作，在阻断同侧肺动脉血流时，对侧肺动脉血流能维持体循环充分供氧或者能够维持充足的脑灌注，可避免应用体外循环。全量肝素化后，在无名静脉与上腔静脉交汇处行荷包缝合向头侧插入金属头直角上腔静脉插管。在右心房插入第二根插管并于上腔静脉插管连接在一起，外科医生应仔细操作避免气体进入插管。如果同侧肺动脉近段阻断导致体循环缺氧、存在主动脉肺动脉分流、上腔静脉压力超过 25mmHg 或脑 NIRS 检测血氧低于 40%需要其他心内操作矫治，则需要体外循环辅助。

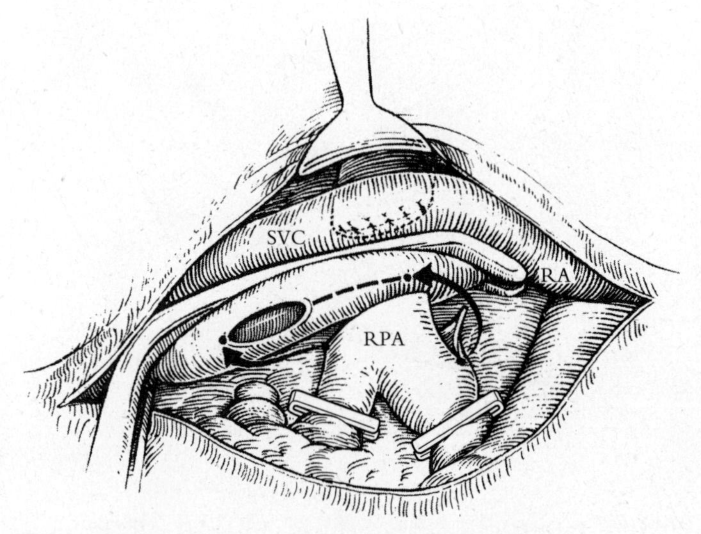

图 90.2 扩大经典 Glenn 腔肺分流口的技术方法。

在单独的上腔静脉转流或部分体外循环并行开始之后，分离切断缝合奇静脉。如果同侧体肺动脉分流存在亦需阻断切断。在无名静脉下方、直角腔静脉插管上方阻断带阻断上腔静脉。在肺动脉下缘横断上腔静脉，以 6-0 聚丙烯线往返缝合闭合下面断端。在上腔静脉头侧断端外侧切开上腔静脉至右肺动脉上缘，并将断端修剪成弧形以延长上腔静脉吻合缘(图 90.4)。可将上腔静脉头端稍微向内拉，以使其于与右肺动脉上缘的吻合口更靠近肺动脉的分叉部。于右肺动脉起始处水平放置血管阻断钳控制肺动脉近端。使用微血管阻断器阻断远端肺动脉。于肺动脉上缘纵行切开肺动脉，切口通常与远端主动脉肺动脉分流缝合中部相交汇。于动脉切开成角处及上腔静脉侧缘中部放置牵引线，以防止吻合形成皱折。然后，在肺动脉切开的前缘放置牵引线有利于吻合时术野的充分显露。通过在横断上腔静脉前缝合标志线正确将上腔静脉侧面扩大切口上角缝合至肺动脉切口的侧角并使用奇静脉残端作为后面标志物，可防止吻合后上腔静脉扭曲。用 7-0 或 6-0 单纤可吸收线连续缝合完成吻合，吻合中仔细操作使血管内膜完整对合。如果体循环血氧饱和度低于 70%，肺动脉的其他血流应予以保留。如体循环的血氧饱和度大于 80%，则予以关闭。如果需要切断肺动脉主干，肺动脉瓣处需要予以缝闭，去除肺动脉残留无效腔，防止血流淤滞和血栓及体循环栓塞(图 90.5)。

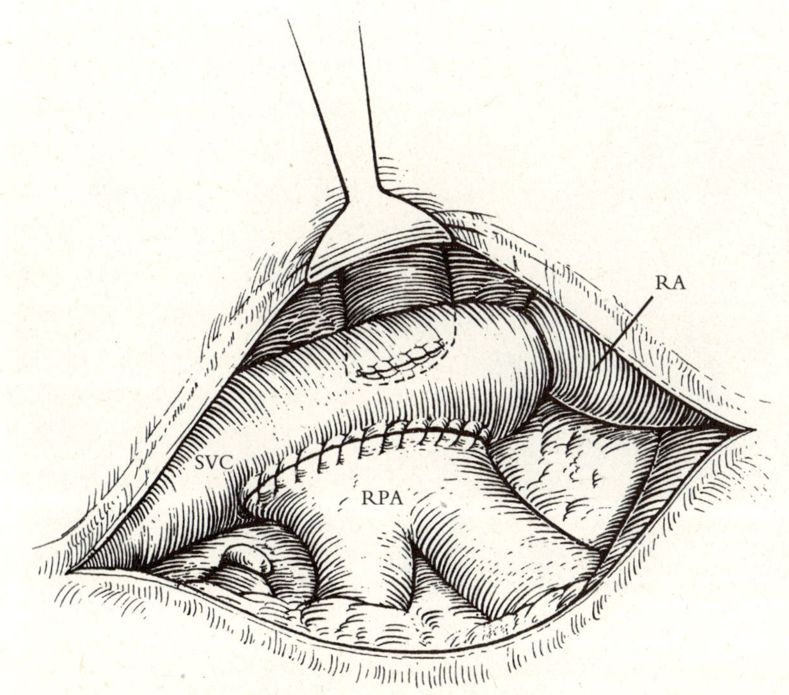

图 90.3　完成的经典 Glenn 腔肺分流术并将上腔静脉低位阻断。(RA:右心房;RPA:右肺动脉;SVC:上腔静脉)

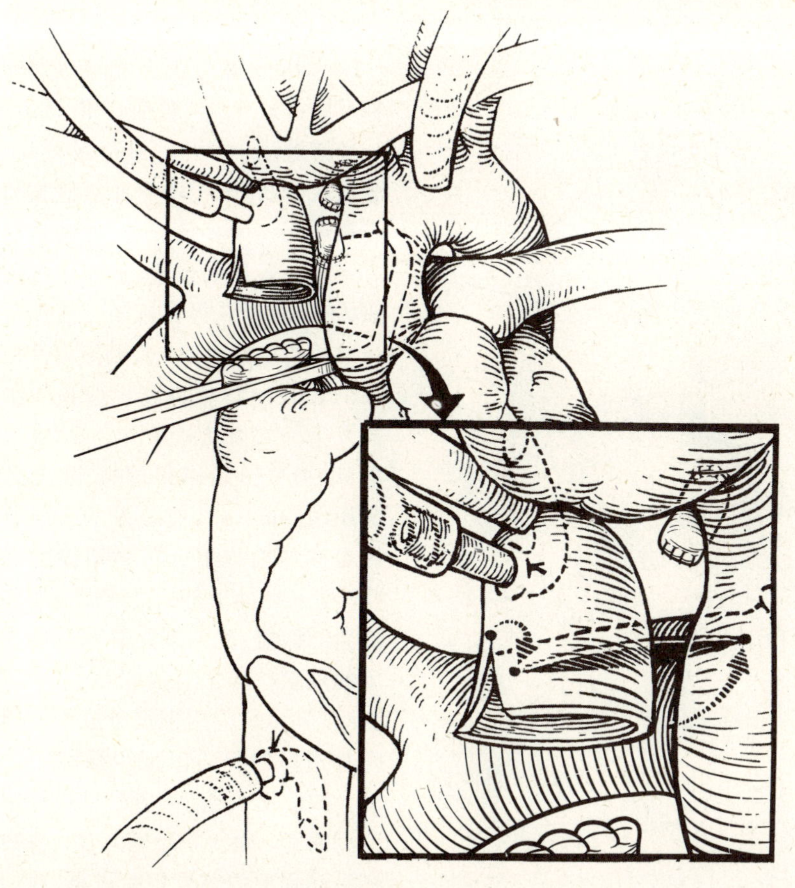

图 90.4　完全双向腔肺吻合应用内侧移位和扩大腔静脉吻合口技术(**插图**)时的显露和插管。

半 Fontan 手术

如果预计后期施行 Fontan 心内侧管道手术,那么最好采用半 Fontan 手术。手术应采用胸正中切口开胸并需体外循环辅助,甚至有可能采用深低温停循环。采用标准的主动脉及上、下腔静脉插管建立体外循环。如果预期采用深低温停循环者应使用腔房插管。如同行双向腔肺分流术一样,在无名静脉汇入上腔静脉处插入直角金属头上腔静脉插管。在下腔静脉与右心房交界处插入直角弯头下腔静脉插管。如计划行其他心内修补降温至 32℃或更低，阻断带阻断上下腔静脉。所有其他心内手术(如房室瓣修补、扩大心球心室孔、Damus-Key-Stansel 手术、切断肺动脉及缝闭肺动脉瓣等)以及肺动脉重建均应在半 Fontan 手术中完成,同时阻断肺血流的其他所有来源。阻断主动脉,采用冷血灌注液停跳心脏。像圣路易斯·华盛顿大学工作小组所建议的那样,在界嵴前方平行界嵴切开右心房,以减少房室折返发生的危险。如果有必要可在适当范围内扩大房间隔缺损,在此基础上完成其他心内修补。用 Core-Tex 补片以 5-0 和 6-0 聚丙烯线连续斜向上腔静脉右心房开口侧连续浅行缝合(防止损伤窦房结)心内膜,关闭上腔静脉口(图 90.6)。缝合右心房,心脏充分排气后开放主动脉。如果心脏停搏时间短,不需心脏复律即可自动复跳。然而如果室颤或心脏停搏,则需立即心脏复律或心脏起搏防止单心室过度膨胀。一旦心脏恢复正常心律,在右肺动脉下缘水平横断上腔静脉,按前所述完成腔肺吻合。使上腔静脉吻合口稍向肺动脉分叉处(图 90.4 和图 90.5)。沿右肺动脉下缘在上腔静脉吻合口的外侧做肺动脉的第二个切口,如此对两处腔肺吻合均

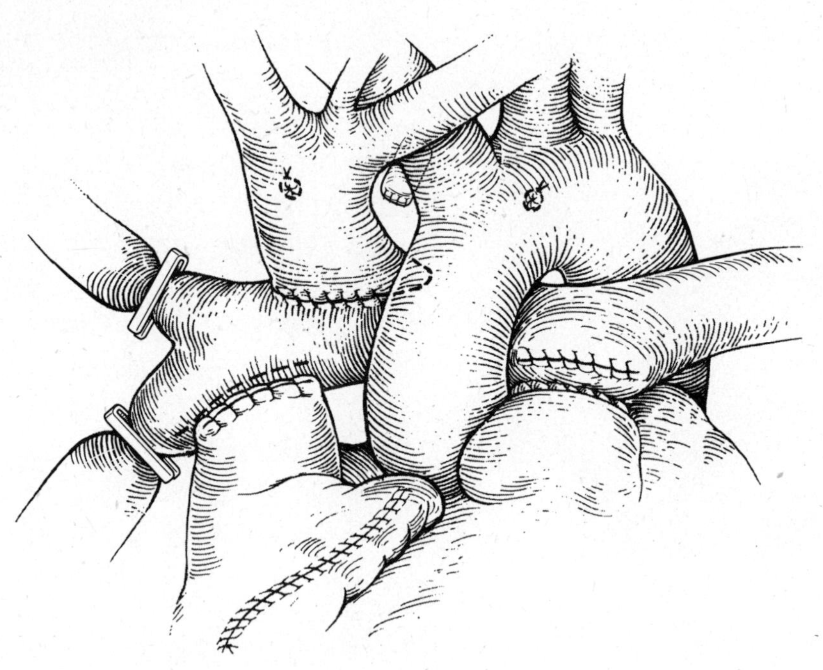

图 90.5　半 Fontan 手术，切断肺侧支循环的双向腔肺吻合术。

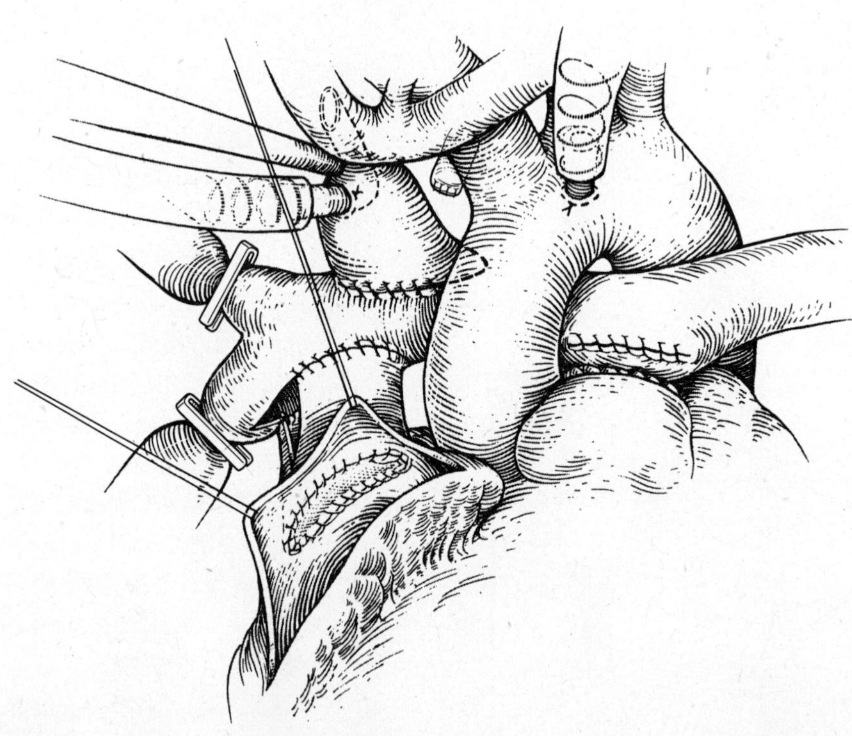

图 90.6　半 Fontan 手术的显露与插管，应用补片关闭上腔静脉心房入口，扩大上腔静脉与右肺动脉吻合口的小缘。

可产生较好的血流动力学状态，当腔肺吻合完成后上腔静脉血液直接流入左肺动脉，而下腔静脉血直接引入右肺动脉(图 90.7)。沿上腔静脉外侧缘低位切开上腔静脉并与右肺动脉下部吻合，直接或用钻石型心包补片扩大吻合口侧缘。如同后来 Norwood 和 Jacobs 在 1993 年最初描述的那样，半 Fontan 手术是应用上腔静脉与右肺动脉的后壁交叉吻合，前壁应用同种补片扩大吻合口，并关闭上腔静脉在右心房的入口。这种手术技术的弊端在于仅用于心内侧管道修补，且通常需要深低温停循环。该技术的优点在于的确能简化以后 Fontan 手术时侧通道的建立，并可能降低在吻合处血液流体能量损失。

术后护理

术后应密切观测血流动力学指标及肺血流状态 ，包括心律、动脉压、上腔静脉压、心房压、胸部 X 线片、动脉血气分析、末梢动脉血氧监测和呼吸机应用。大多数患者，尤其是存在心室功能障碍的患者，常需应用正性肌力药物，以获得良好的心输出量及较低的心房充盈压。控制液体及血制品的输入能防止胸腔积液及肺水肿的发生。如果动脉及混合静脉(上腔静脉)血气分析结果理想，在上腔静脉压<18mmHg 并有良好的血压及血流灌注的前提下， 可早期拔除引流管。头及躯体上部抬高能促进躯体上部静脉回流，降低上腔静脉综合征发生的危险。当术后出血停止、引流减少时，应尽早应用小剂量肝素及阿司匹林进行治疗， 以减少静脉血栓形成。拔除引流管后，应尽早拔除中心监测插管。由于单心室患者大多数存在不同程度的容量负荷过重，我们推荐使用地高辛及利尿剂。对于那些高血压、明显心室功能障碍及体循环房

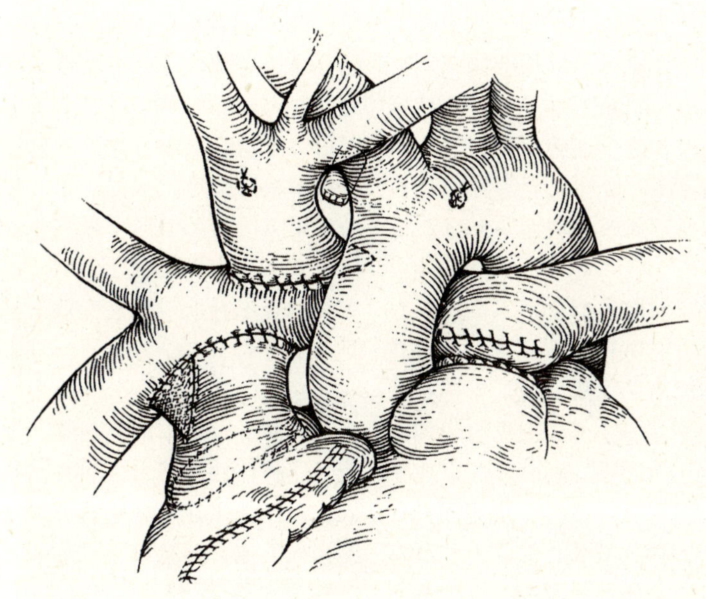

图 90.7　切断肺侧支循环的半 Fontan 手术。

室瓣关闭不全的患者，应使用血管紧张素转化酶(ACE)抑制剂进行治疗。

早期术后并发症

选择合适的患者，单纯腔肺分流术后早期并发症和死亡并不多见。大多数并发症仅出现在施行腔肺吻合同时需行其他心脏手术的患者。严格掌握患者手术适应证及注重手术细节能明显减少手术并发症。上腔静脉综合征、(一过性) 短暂性高血压、窦房结功能异常、室上性心动过速、胸腔及心包积液是腔肺分流术后早期常见并发症。如果存在过高的上腔静脉压、低氧血症同时伴有肺动脉跨瓣压差增高且无肺血管异常表现，应尽早通过超声心动图和血管造影检查上腔静脉，排除吻合口狭窄、扭曲或肺动脉分支狭窄所致的解剖上梗阻。在不影响心输出量的前提下降低上腔静脉压力，保持理想的胶体渗透压水平，以及避免容量负荷过重，可减少胸腔积液。减少分离主动脉及上腔静脉后方至右肺动脉处的淋巴组织能够减少乳糜胸的发生率。除非是二次手术，否则，膈神经损伤并不常见。然而，尤其是在经典腔肺分流术后，一旦出现膈神经的损伤，会明显增加死亡率。高血压一般为一过性的，出院前可自愈。血压持续性增高者需用 ACE 抑制剂药物治疗。

术后晚期并发症

进行性紫绀是腔肺分流术后的晚期常见并发症，正常生长发育需求与躯体上部分心脏供血相对减少可能会导致紫绀的发生。更常见的原因是上腔静脉压增高导致上腔静脉血液通过侧支循环进入下腔静脉来缓解上腔静脉增高的压力。肺动静脉短路(肺动静脉异常连接)亦可导致进行性紫绀，目前发现肺动静脉短路不仅发生在经典 Glenn 手术之后，同时在双向腔肺分流术后的一年内也有发生，且在 Kawashima 改良手术后发生率最高。波士顿儿童医院的研究组认为，缺乏富含体液因子肝静脉血回流是导致肺动静脉异常连接形成的主要原因。当在几年内进行改良 Fontan 或完全腔肺连接手术后很少发生肺动静脉瘘。

已有报道证实，腔肺分流术后可发生急性上腔静脉血栓形成，也是腔肺分流术后潜在的晚期并发症。上腔静脉血栓形成常与血流通过扭曲、狭窄的吻合口或狭窄的远端肺动脉分支产生的血流动力学梗阻有关。溶栓疗法可能使分流口（急性血栓形成处）很快重新开放，但同时应该进行血管造影检查，以确定是否存在吻合口及肺动脉狭窄，晚期的吻合口狭窄并不多见，但通常与外科手术的技术问题有关。

推荐读物

Bove EL, de Leval MR, Migliavacca F, et al. Computational fluid dynamics in the evaluation of hemodynamic performance of cavopulmonary connections after the Norwood procedure for hypoplastic left heart syndrome. J Thorac Cardiovasc Surg 2003;126:1040.

Bradley SM, Mosca RS, Hennein HA, et al. Bidirectional superior cavopulmonary connection in young infants. Circulation 1996;94(Suppl II):II-5.

Castaneda AR. From Glenn to Fontan: a continuing evolution. Circulation 1992;86:II-80.

Chang AC, Hanley FL, Wernovsky G, et al. Early bidirectional cavopulmonary shunt in young infants: Postoperative course and early results. Circulation 1993;88:II-149.

de Leval MR, Dubini G, Migliavacca F, et al. Use of computational fluid dynamics in the design of surgical procedures: Application to the study of competitive flows in cavopulmonary connections. J Thorac Cardiovasc Surg 1996;111:502.

Duncan BW, Desai S. Pulmonary arteriovenous malformations after cavopulmonary anastomosis. Ann Thorac Surg 2003;76:1759.

Gandhi SK, Bromberg BI, Rodefeld MD, et al. Lateral tunnel suture line variation reduces atrial flutter after the modified Fontan operation. Ann Thorac Surg 1996;61:1299.

Kawashima Y, Kitamura S, Matsuda H, et al. Total cavopulmonary shunt operation in complex cardiac anomalies. J Thorac Cardiovasc Surg 1984;87:74.

Liu J, Lu Y, Chen H, et al. Bidirectional Glenn procedure without cardiopulmonary bypass. Ann Thorac Surg 2004;77:1349.

Norwood WI, Jacobs ML. Fontan's procedure in two stages. Am J Surg 1993;166:548.

Pridjian AK, Mendelsohn AM, Lupinetti FM, et al. Usefulness of the bidirectional Glenn procedure as staged reconstruction for the functional single ventricle. Am J Cardiol 1993;71:959.

Robiscek F. An epitaph for cavopulmonary anastomosis. Ann Thorac Surg 1982;34:208.

Srivastava D, Preminger T, Lock JE, et al. Hepatic venous blood and the development of pulmonary arteriovenous malformations in congenital heart disease. Circulation 1995;92:1217.

Trusler GA, Williams WG, Cohen AJ, et al. The cavopulmonary shunt: evolution of a concept. Circulation 1990;82:IV-131.

Webber SA, Horvath P, LeBlanc JG, et al. Influence of competitive pulmonary blood flow on the bidirectional superior cavopulmonary shunt—A multi-institutional study. Circulation 1995;92:II-279.

编者评述

T.L.S.

在分期重建单心室的生理功能中，应用早期腔肺分流手术及半Fontan手术作为过渡手术能明显改善Fontan手术的远期疗效。后期行Fontan手术能够获得显著疗效的主要原因在于能够解决肺动脉扭曲、减少过多的肺血流，从而早期防止肺血管阻力增高相关问题的发生。因而，在大多数情况下，在一期Fontan手术前，选择行分期重建中早期的腔肺分流手术是非常合适的。在心室解剖适合并有良好的肺血管床的情况下，可直接行一期Fontan手术。无论如何，在左心发育不良综合征的患者中有很大的概率存在肺动脉发育不良，此类患者行分期Fontan手术收益颇深。此外，对于此类患者早期降低功能右心室的容量负荷能改善心室功能，减轻三尖瓣反流。

尽管Glenn主张的单向腔肺吻合手术具有不需要体外循环即可完成的优势，但该手术目前已很少应用。实际上在各方面，双向腔肺吻合术已完全取代了单向腔肺吻合术。肺动静脉畸形(肺动静脉瘘)是单向腔肺吻合术后晚期常见并发症，即使行双向腔肺吻合和Kawashima手术（此手术大部分下腔静脉回流直接进入肺，而未接受肝静脉血液回流）也同样会出现广泛肺动静脉瘘血管畸形并导致进行性紫绀。此类患者应早期施行开窗及完全性Fontan手术，使部分肝静脉回流血液通过肺循环来改善或解决肺动静脉畸形。

尽管双向腔肺吻合手术既可以在上腔静脉右心房转流下完成，亦可在体外循环辅助下完成（我们常选择在体外循环下完成），但是，我们仍然对某些患者应用半Fontan手术重建单心室的生理功能。该手术应用同种补片扩大肺动脉分叉处，并在上腔静脉及右心房连接处补片隔断，并不在上腔静脉于右心房连接处切断上腔静脉。尽管这种手术增加了手术操作，且常需要短时间的停循环，但重建肺动脉分叉能消除肺血流分布不均，且能使患者到1.5~2岁时行Fontan手术的操作简单化。应用Cor-Tex补片在右心房上腔静脉入口阻断上腔静脉回流，并切断上腔静脉，于肺动脉上下缘吻合上腔静脉断端，增加了手术时间及吻合数量，是一种更加复杂的半Fontan手术方法。此外，上腔静脉于右心房连接处经常用心包补片将之扩大，使之与肺动脉的吻合口能更大一些。这种手术技术与半Fontan手术相比是否具有其他优点尚不清楚。该手术的优势在于不必切开上腔静脉至右心房连接处，从而不影响窦房结血流供给及减少房性心律失常的发生。

虽然在双向Glenn分流术或半Fontan手术时奇静脉通常会被结扎切断，但在我们中心许多患者的奇静脉均被保留，而且并没有导致明显的上腔静脉压力降低。许多上腔静脉压力降低是由于存在左上腔静脉，因为左上腔回流血液可通过低压的冠状静脉窦回流至右心房。尽管Nakata指数可用于评价肺血管发育情况是否适合行Fontan手术，但我们中心在临床上并不应用该指标来评价肺血管发育情况。许多患者即使Nakata指数很低，但可通过主肺动脉分流使体循环供氧充分并有较低的肺动脉楔压，完全可以行腔肺吻合手术且效果良好。对于只有单根肺动脉供血的患者，如果肺动脉中有一根肺动脉中断（不连续），但现有肺血管压力仍然较低，那么行腔肺吻合术且取得满意疗效的并不少见。

在我们采用的手术方法中，并不在上腔静脉、颈内静脉内置入监测导管，这种监测导管可能会导致血栓形成，而且，如果在腔肺吻合完成后出现肺血栓形成可导致灾难性后果。我们经胸放置导管，经过半Fontan重建处直接进入肺动脉和通过在上腔静脉及右心房同种修补补片的两侧放置导管进入肺静脉心房处。这种导管放置时间通常不超过24小时。所有病例均行胸正中切口，因为胸外侧切口在腔肺吻合过程中并无任何优势。绝大多数患者将来均需行Fontan手术，因而，选用有利于进行吻合的胸正中切口有很多优点。此外，最初我们应用右侧体肺动脉分流减轻症状，并且通过同一切口再次手术关闭分流并在手术分流的部位完成腔肺吻合。如此可减少行左侧主肺动脉分流的需要和手术关闭分流时潜在损伤左侧膈神经的危险。

术后应用改良超滤对于完成腔肺分流和半Fontan手术有很大帮助，我们在实践中体会到，应用改良超滤能显著降低手术后胸腔积液，并与死亡率下降为零有显著的相关性。

目前，绝大多数患者需要施行腔肺分流术作为将来进行Fontan手术的过渡阶段。在年龄较小的患儿施行腔肺分流手术能降低I期和II期重建手术过渡阶段的死亡率，并使左心发育不良综合征患儿的外科手术疗效得到改善。目前，尚不能完全确定适合施行腔肺分流术最低死亡率的最小年龄。和我们以前所做的一样，目前绝大多数血管中心对3~4个月龄患儿进行腔肺分流术而不必等到6个月。在少数情况下(少见病例中)，经证实肺血管阻力较低,甚至可以在年龄更小些施行腔肺分流手术。尽管早期施行腔肺分流手术死亡率并不增高，但复发率却似有轻度的增高。尽管如此,早期改行腔肺连接可能降低来源于体肺动脉分流的血栓发生率,并能改善分流口狭窄及肺血流受限患者的血氧饱和度。

(张玉海 译　谷天祥 校)

第91章

三尖瓣闭锁/单心室和 Fontan 手术

John E. Mayer, Jr

出生时为单心室(包括三尖瓣闭锁)的患儿,不经手术治疗预后极差,而 Fontan 手术是此类患者目前最佳的手术方法,手术效果良好。本章重点讨论 Fontan 及改良的 Fontan 手术,但对于此类患儿,在其生长发育适合 Fontan 手术之前 (即出生后)即予治疗是非常重要的。这些治疗包括在出生后头几年里的一次或几次姑息手术,而且这些早期治疗对此类患儿将来能够适合 Fontan 手术治疗有着重要意义。早期姑息手术治疗的目的是避免肺血流过少导致危及生命的紫绀,以及肺血流过多导致的充血性心力衰竭。需要一系列手术方法来满足患儿短期需要,例如行肺动脉环缩术以减轻心衰,或者行体肺动脉分流术以改善紫绀。此外,这些手术方法不仅能在目前改善病情,同时通过缜密的手术设计还能使患儿进一步获益而适合 Fontan 手术(除非心脏移植供体的供给和免疫抑制剂治疗的指标均得到改善)。简而言之,接受 Fontan 手术的患者应该没有肺动脉扭曲,具有良好的心室收缩功能、匹配的房室瓣和低的肺血管阻力。尽管本章节讨论的是 Fontan 手术及改良 Fontan 手术的适应证,但 Fontan 手术前的姑息治疗才是患者病死率高低的决定因素,并且与后期能否适合 Fontan 手术直接相关。

解　剖

从心脏外科手术的观点上看,一系列解剖学缺陷都可称之为单心室。最典型的单心室是三尖瓣闭锁,Fontan 手术也是最早应用于该疾病的矫治上。该疾病解剖上没有确定的三尖瓣结构或仅有少许瓣叶残留,心房壁借纤维脂肪组织及房室沟与心室组织相连接。一般来说,心房心室处为一闭合的房室瓣,并缺乏流入道及小梁部的右心室结构。通常存在限制性室间隔缺损。大血管可发生转位(主动脉起自动脉圆锥)或者正常起源(主动脉起自左心室)。室间隔缺损常为限制性,也称之为心球心室孔(BVE),当大血管结构正常时,限制性 BVF 可以限制肺血流,如果存在大动脉转位(TGA)则导致主动脉瓣下狭窄。当大动脉转位存在时,即使最初 BVF 很大且为非限制性,但随着时间推移 BVF 可能变小,且在后半生会导致主动脉瓣下狭窄。如果存在主动脉瓣下狭窄,BVF 很可能出生时即为限制性的。

最常见的单心室为左室型单心室。左室单心室有两种;其一,形态左室位于左侧(心室 D-loop),另一种更为常见的形式是形态学左室位于右侧(心室 L-loop)。心室 Lloop 患儿中,主动脉常起源于左侧心室腔的动脉圆锥,即 L-TGA,而肺动脉起源于右侧形态学的左心室。无论如何,大血管可能均起源于右室流出道,即右室双出口(DORV)。这种情况就像三尖瓣闭锁合并大动脉转位,左室流出道如合并有 BVF 常为限制性(从功能学的角度上看常导致主动脉瓣下狭窄)。在这两种左室单心室中几乎总是伴有体循环或肺循环的梗阻。如果存在主动脉缩窄,那么,很可能存在主动脉瓣下狭窄 (且常位于 BVF 水平)。可能有一个或两个房室瓣进入左室单心室内,但根据定义不会接入漏斗腔或流出腔道内。

另一种形式单心室是右室单心室。这种解剖亚型单心室有很多巨大的小梁结构,并有典型的三尖瓣结构附着于室间隔表面。大血管通常均起源于右心室,但可能存在狭窄和闭锁,其中肺动脉狭窄出现的概率大于主动脉。右心单心室的一种特殊类型是左心发育不良综合征,它仅有一个功能性右心室,合并有二尖瓣狭窄或闭锁、主动脉狭窄或闭锁、重度左室发育不良及主动脉缩窄。

最后还有一系列病变,称之为内脏异位综合征,常合并有无脾或多脾,并且多数患儿为单心室，并以右室单心室多见。这种患儿存在很高比例的左右循环发育异常，并导致体静脉(双侧上腔静脉)和肺静脉连接异常、共同心房和房室共瓣。无脾患儿常合并肺静脉与体静脉的异常连接以及左右肝静脉分别连接至共同心房底部。而多脾患儿的下腔静脉肝下段常有中断且身体下半部静脉回流连接到奇静脉上。多脾患儿更可能存在同侧肺静脉异常连接（右侧肺动脉回流至心房右侧，左侧肺动脉回流至心房左侧)。内脏异位综合征患儿的肺血流梗阻发病率高，无脾患儿多见肺动脉闭锁，而多脾患儿多见肺动脉狭窄。

从设计 Fontan 手术的观点来看，尽管有解剖学精确的诊断，但最重要的解剖细节是：体肺静脉回流至心房的连接位置，肺动脉的大小及解剖细节，房室瓣的解剖状况及其与体肺静脉连接的关系。

Fontan 手术前的治疗

单心室患儿的早期诊治已在本书相关章节给予论述。单心室患儿初始诊断后的早期治疗重点，无论是否实施外科姑息手术，均应以能够确保患儿将来适合实施 Fontan 手术为宗旨。Fontan 手术前的干预性治疗(姑息治疗)中，最关键的问题是确认治疗后解剖或生理变化是原来残留的还是新近发生的。Fontan 手术前最常见的问题是：再次出现的主动脉弓梗阻，在漏斗部和 BVF 水平的进行性或新近出现的主动脉瓣下狭窄，肺动脉解剖上的狭窄或扭曲，心室或房室瓣的功能受损，以及肺血管阻力升高。尤其是在治疗充血性心力衰竭接连受挫时，临床医生应特别注意潜在发生的主动脉瓣下或主动脉弓梗阻或者心室或房室瓣受损。在初始肺血流过多因而需要行手术降低肺血流的患儿中，更可能出现主动脉弓和（或)BVF 水平的梗阻。这些临床观察结果使我们对单心室合并肺血流过多的患儿，尤其是在合并有主动脉弓梗阻时，更常采用主肺动脉吻合术及体肺动脉分流术而较少采用肺动脉环缩手术。如果患儿前期做过肺动脉环缩手术，肺动脉瓣可能已经变形，若由于主动脉瓣下狭窄而需要行肺动脉主动脉吻合术，则很可能出现肺动脉瓣关闭不全。

超声心动图可以明确其中的某些问题，但 6 个月以内的几乎所有单心室患儿通常均已做过常规心导管检查。我们进行了一项研究，用以确定进行超声心动图和磁共振成像检查是否不必行心导管检查，但这项研究没有得出最终结果。在导管检查时除了测量肺动脉压力和血流以及计算肺血管阻力以外，还应积极地查明是否存在明显的主肺动脉侧支循环。因为存在明显的体肺侧支会在肺动脉内产生逆性血流，其在 Fontan 或双向腔肺分流完成体静脉肺动脉连接后会阻碍流入肺动脉的顺行血流，所以我们曾试图在导管室利用套线和其他装置将其全部闭合。一旦明确有明显残存的解剖问题后，应在 Fontan 或双向腔肺分流术中将其解决，必要时分别手术处理。

在出生后的几个月里，肺血管阻力通常会下降，这样接下来的手术目标是减少单心室的容量负荷。关闭体肺动脉分流或单心室与肺循环之间的连接即能达成该目标。一旦体肺动脉连接关闭后，肺血流便可能通过在体静脉与肺动脉之间速应直接连接(通常要经双向腔肺分流)得以重建。为简化 Fontan 手术，任何残存的解剖畸形，如肺动脉扭曲、体循环血流梗阻、房室瓣反流或限制性房缺，都应同期予以处理。

双向腔肺分流手术指征

双向腔肺分流手术(BDCPS)生理上的优势在于能消除体肺动脉分流以及体循环心室与肺动脉之间的连接，因而能够减少单心室的容量负荷并维持良好的氧合水平。我们常在出生后 4~6 个月对患儿实施该手术，希望能减轻单心室的容量负荷，从而保存心脏功能以便将来实施 Fontan 手术。此外，BDCPS 所创建的循环系统比体肺动脉分流或肺动脉环缩的单心室循环更稳定，而且 BDCPS 术后的患儿猝死发生率要比单心室行体肺动脉分流或肺动脉环缩者少得多。肺血管阻力高达 3~4Wood 单位(相对于体表面积的指数）或肺血管压力高达 20mmHg 的患儿完成能够成功地实施双向腔肺分流术。

最重要的问题是，对于因紫绀加重而需要行手术干预的年幼患儿（通常是在 9~18 个月）如何在 BDCPS 和 Fontan 手术之间做出选择。这些患儿通常都在新生儿期实施了体肺分流或肺动脉缩窄手术，并且出现了进行性紫绀。在我们有关 Fontan 手术的最初综述中发现，年龄较小(小于 4 岁)并不是手术失败独立的危险因素，但我们接下来的大样本实验通过多因素分析研究显示，小于 3 岁是手术危险因素。在此试验基础上，我们现在采用的方法并不单独用年龄决定是否实施 Fontan 手术，但一定要按照以下描述的标准选择手术。我认为年龄较小的患儿对于静脉压力上升的耐受性较年长儿差，因而，对于这样的手术患儿手术标准应更加严格。否则，年轻的患儿应采用 BDCPS 作为一期手术。与此相反，我们还注意到年长的患儿在 BDCPS 手术后很可能出现低的动脉血氧饱和度，因而，这样的患儿考虑行“打孔”Fontan 手术可能更为适合。

是否同上腔静脉一起保留肺血流的任何体肺动脉来源（如体肺动脉分流或保持心室肺动脉通道开放）是第二个重点问题。如果保留这些体循环系统的动脉血流，那么将失去 BDCPS

手术可降低单心室容量负荷的优势。关于该手术现在有很多种观点，但哪一种最正确目前还不清楚。除非 BDCPS 手术后动脉血氧饱和度过低，我倾向于关闭来自体循环的肺血流。假定并不存在从上腔静脉到下腔静脉或心房分流导致的上腔静脉压力降低，开放的体肺动脉连接将提供额外的肺血流，可能会改善氧合。

双向腔肺分流的手术技术

BDCPS 手术的概念是指创建一个上腔静脉头侧与左右肺动脉之间功能性端侧连接。该手术通常在体外循环下进行，需升主动脉插管进行动脉灌注并在无名静脉及右心耳插入两根静脉插管。在体外循环开始前，所有体肺动脉分流均须阻断，以防止体循环的泵灌注血流通过分流"窃血"至肺循环，从而保证体循环供血。更常用的腔肺吻合方法是在右肺动脉水平切断上腔静脉，并将上腔静脉的头侧断端于右肺动脉的上缘切口吻合(图 91.1)。笔者发现，在体外循环开始前游离上腔静脉至无名静脉入口水平及并离奇静脉是非常有益的。在接近上腔静脉的分离过程中要格外小心，尤其是上腔静脉侧面，以避免损伤膈神经。一旦体外循环开始并切断体肺动脉分流，应在接下来准备横断上腔静脉部位的上方及下方放置血管钳，并在血管钳之间切断上腔静脉。然后在右肺动脉上缘切开肺动脉，用可吸收线连续缝合上腔静脉近端及肺动脉上缘切口。在右侧先前 Black-Taussig 分流处切除所有分流结构并扩大近端或(和)远端切口，如此可使吻合术的完成更加方便。心脏侧的上腔静脉切口用不可吸收单纤缝线往返缝合关闭。我现在已开始在肺动脉下面缝合上腔静脉的近心端以保证近心端的上腔静脉有足够的长度，从而防止将来行 Fontan 手术时损伤窦房结。

另一种可选择的手术方法是半 Fontan 手术，该手术通过在上腔静脉头侧及心脏侧与肺动脉的上缘及下缘切口进行吻合来完成。为阻断上腔静脉血回流至右心房及避免血液经过肺循环，上腔静脉心房入口必须关闭，我采用在右心房上腔静脉入口缝 PTFE 补片来阻断上腔静脉（图 91.2）。笔者曾经试用过同种补片及心包补片，但我们认为以后来施行 Fontan 手术时拆除聚四氟乙烯补片是最方便的。在实施半 Fontan 手术时为放置心房内的补片，心脏停搏或室颤和阻断下腔静脉对于建立完全体外循环是必需的。半 Fontan 手术的优点在于通过拆除上腔静脉右心房连接处的补片及放置心房内隔断能够简化以后的 Fontan 手术步骤。因此该手术方法可避免 Fontan 手术时在窦房结周围进行分离。

切断右肺动脉并吻合至上腔静脉侧缘是替代上腔静脉切断的一种方法。这种手术尤其适用于在实施过 Black-Taussig 分流手术部位存在右肺动脉局部狭窄的患儿。

当存在左右二条上腔静脉时，除非其中之一非常明显的细小且可以结扎，否则，二条静脉均必须与相应的肺动脉吻合。如果有一条上腔静脉没有

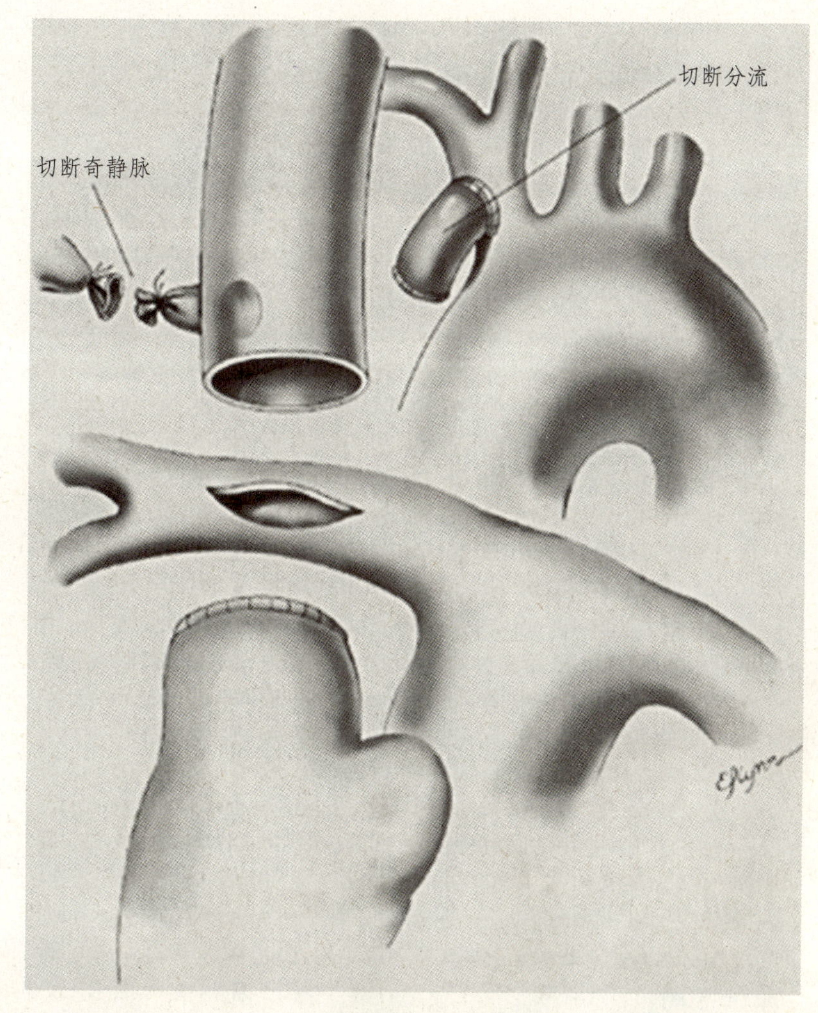

图 91.1　双向腔肺分流。切断上腔静脉，近心端往返缝合关闭。切断奇静脉。图示为切断和缝合上腔静脉后的早期改良 Black-Taussig 分流。

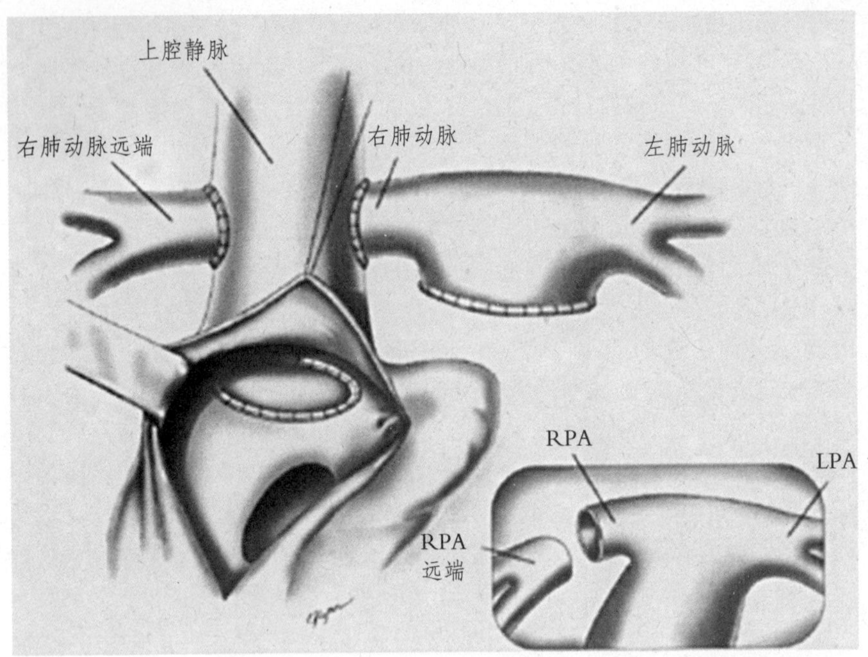

图 91.2　双向腔肺分流的变型半 Fontan 手术。用聚四氟乙烯补片关闭上腔静脉右心房入口。图示腔肺连接为切断的右肺动脉(RPA)与上腔静脉两侧吻合,同时切断主肺动脉。该方法可作为替代图 91.1 切断上腔静脉,并将其头侧、心脏侧与右肺动脉上下缘吻合的一种手术方法。(LAP:左肺动脉)

与肺动脉吻合,那么这条静脉会通过侧支循环回流至下腔静脉或直接回流至右心房,降低对侧上腔静脉压力,进而引起肺血流不足并导致严重的紫绀。

双向腔肺分流手术结果

总体上来讲,双向腔肺分流手术早期试验结果是非常理想的。在我们中心 28 例解剖学单心室患儿作为二期手术接受了该手术为,其中 27 例存活。最主要的问题是肺血管阻力的增高或者没被发现的上腔静脉到下腔静脉或到右心房的侧支循环,导致了血氧饱和度的下降。

Fontan 手术

手术适应证

我们认为,绝大多数单心室患儿在 Fontan 手术后相当长的一段时间内均能获益。然而,Fontan 手术的真正长期(终生)结果目前尚不清楚,而且尚没有证据表明 Fontan 手术是所有单心室患儿的最佳手术策略。如果将其作为首选治疗策略,那么问题并不在于手术适应证,而在于如何界定其禁忌证。为确定 Fontan 手术的危险因素曾进行过多项研究,并对各种危险因素的相对重要性进行了探讨。我们认为肺血管阻力大于 2 Wood 单位、不适合手术修补的明显肺动脉狭窄以及肺动脉压力>15mmHg 可视为高危险因素,但均不能视为绝对禁忌证。由于测量误差、计算误差以及生理状态的改变可能会传递一些错误信息,影响对患儿耐受 Fontan 手术能力的评估,所以对每一个数据都应该详细评估。例如,计算肺血管阻力需要掌握肺动脉平均压力和计算肺动脉血流(PBF)。应用 Fick 法计算肺动脉血流,依赖于测量氧摄取以及准确测定肺动脉和肺静脉的氧含量。如果有不止一条肺血流来源,并且这两个来源的肺血氧含量不同,那么肺血流及其阻力计算就不可能准确。同样,如果患儿插管时通气不足且 CO_2 分压偏高、pH 值偏低,肺血管阻力将会人为地升高。当在一个非搏动血流系统测定肺血管阻力时,比如在双向腔肺分流术后,计算出的肺血管阻力也倾向于偏高(主要是因为肺动脉血流没有搏动),因此在此种情况下我们不能将肺血管阻力高达 2.5~3.0 Wood 单位视为适合行 Fontan 手术。由于单心室的几何形态多变,因此难以准确地定量评估心室功能。尽管核磁共振成像能准确测量心室容量、射学分数和反流程度,但这些指标作为 Fontan 术后结果预测指标的价值尚不明确。如果单心室患儿存在体肺动脉分流或心室与肺动脉之间存在永久性解剖连接,那么单心室容量负荷的增加可能导致房室瓣反流,并且这种反流可在容量负荷降低后改善。此外,只有很少 Fontan 手术后存在房室瓣反流的患儿能很好地耐受。因而,我们认为只要有可能就要尽力去纠正或减少房室瓣反流。最后必须强调,我们放松 Fontan 手术的标准是基于我们现在几乎所有患儿均行开孔式 Fontan 手术,而且,我们认为那些并不是非常适合手术的患儿能很好地耐受改良 Fontan 手术。

手术技术

目前 Fontan 手术方法已相当标准化,我常规采用外管道技术直接行腔肺吻合手术。在上腔静脉或无名静脉及下腔静脉与右心房连接处静脉插管,低温 24℃体外循环下进行手术。所有体肺动脉分流在体外循环开始前均予以控制,上下腔静脉套带,并在升主动脉插入心脏停搏液灌注管。当心脏停止有效收缩时,避免心脏过度膨胀是非常重要的。排气插管通常安置

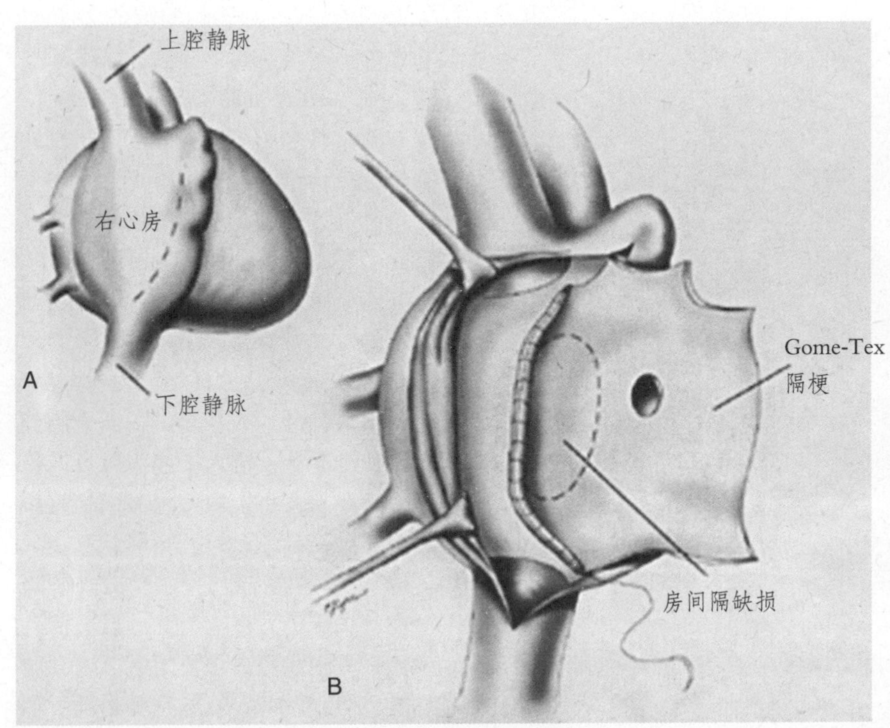

图 91.3　Fontan 手术(侧管道技术)。图示为心房切口(A)。缝合路径:从下腔静脉内侧开始,缝至下腔静脉口的后方,然后沿心房侧壁(在房缺的前方)向上缝合。

在右肺静脉或左心耳处。当阻断主动脉灌注停跳液时,平行房间沟切开右心房(图 91.3)。检查房间隔,并造一个大的缺损,以防止心房之间出现梗阻。扩大房间隔缺损非常重要,因为当存在左房室瓣闭锁或狭窄时,限制性房缺会导致肺静脉回流受阻,并最终导致 Fontan 手术失败。所有体肺静脉连接的部位均必须予以确定。外管道技术涉及在右心房侧面纵向安置隔板将下腔静脉血引流至上腔静脉入口处。这个隔板需要修剪成类似半圆柱形。我们应用 PTFE 补片而不应用 PTFE 血管材料,因为血管材料有包被,可能更易形成血栓。倾斜放置半圆柱形补片两端,使其内侧缘比缝在心房外侧的隔板缘长一些(图 91.3)。我缝合隔板常规使用不可吸收单纤线,从内侧开始到下腔静脉口,然后缝合至上腔静脉后面,最后缝合心房侧壁。通常尽可能缝合在房间隔前方,以降低形成右肺静脉回流梗阻的可能性。当缝合至上腔静脉口时,要调整补片长度。然后将缝线安置在上腔静脉口处。因为这部分右房壁有很多肌小梁,我倾向于将隔板缝合在上腔静脉入口的光滑内膜(界嵴)上,窦房结在此区域,因而必须浅缝。在完成上腔静脉口外周 3/4 吻合后,用初始缝线的另一端做隔板至下腔静脉口的前缘缝线。然后在房缺对面的隔板内侧面打孔,以便在后来置入导管时有足够的空间通过此穿通孔放入封堵器而不会造成肺静脉梗阻(图 91.4)。此时还可以改变隔板的大小,使其不会伸入到肺静脉通路内。然后将隔板前缘缝合至右房侧壁上,完成下腔静脉至上腔静脉的通路。

如果患儿此前并没有进行半 Fontan 手术,就如先前描述的那样在建立侧管道之前,先将上腔静脉近心端与右肺动脉下缘进行端侧吻合。这样做是因为可能必须提起右心房才能到达右肺动脉水平,而且如果不先完成上腔静脉与右肺动脉的吻合,往往很难估算出侧管道的长度。我们认为由于血流速度慢,其血流紊乱导致的血流动力学能量损失很小,所以,并没有非常重视头侧及足侧的腔肺吻合口。必须排除体循环动脉系统或体循环心室与肺动脉系统之间的所有交通,以防止竞争性血流导致体静脉系统压力增高。

通常最好切断肺动脉并切除残余的肺动脉瓣组织(除非存在有肺动脉闭锁),而不是简单地结扎肺动脉(图 91.4)。我常规在靠近肺动脉半月瓣处切断主肺动脉,而且在关闭近端口时,还将残余的肺动脉瓣叶组织缝合道闭合口内,这样将不会有任何 Valsava 窦残留导致血液淤滞。我们曾在瓣上切断的主肺动脉残端上观察到血栓形成,因此至少在某些情况下,存在的肺动脉残端会形成体循环栓子。

在完成 Fontan 隔板并缝闭主肺动脉和腔肺连接之后,将心脏排气,然后打开主动脉阻断钳。利用排气管保持心脏在低压状态,直至复温过程中心脏收缩力完全恢复。

侧管道技术最明显的优势在于,当肺静脉血必须回流至右心房室瓣时(如存在二尖瓣闭锁或左心发育不良综合征时),能降低肺静脉回流受阻的可能性。我们最初的经验表明,体静脉回流途径引起的肺静脉回流受阻是早期左心发育不良综合征行 Fontan 手术死亡的常见原因。该手术的第二个优点是避免了整个右房完全承受增高的肺静脉压力时常见的右心房显著增大。尽管静脉血回流至巨大右心房时这种能量丢失难以估计,但这种巨大的右心房会使体静脉血回流至右心房时血流紊乱及继发的能量丢失。同时,这种扩大的右心房也能导致恰好位于右心房后面的右肺静脉受压。以上这两种变化都会对 Fontan 手术产生不利影响。

我们几乎在所有患者的侧管道隔板上打孔,因为有证据表明这样能降低死亡率和发病率。我们应用 4mm 冠

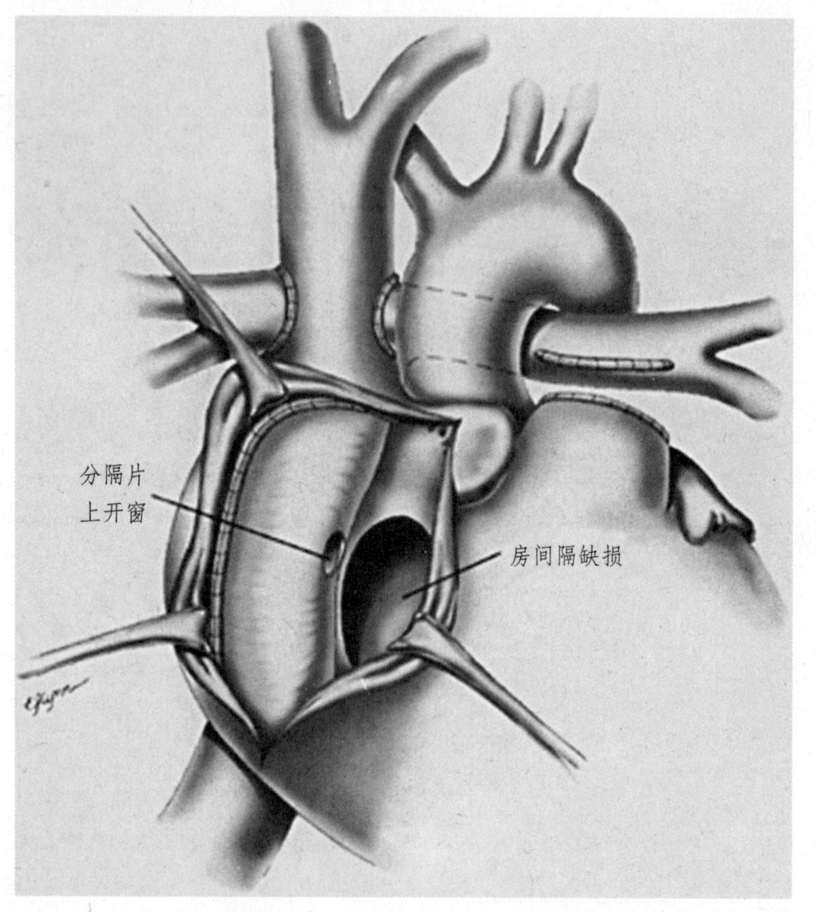

图 91.4　Fontan 手术(侧管道技术)。通过对隔板打孔完成心房内阻隔。腔肺吻合的一种改良方法是切断右肺动脉,将其吻合至上腔静脉内侧及后外侧。

状动脉打孔器打孔。许多打孔随时间的推移会自行关闭，而那些不能自行关闭的孔可在导管室应用房缺封堵器封闭。我们认为,腔肺吻合最好选用房肺连接，因为这样做吻合口的扭曲或梗阻的发生率较低。

较为少见的解剖畸形可能需要采用不同的方法才能达到手术目的,即保证上、下腔体静脉血回流至肺动脉，以及肺静脉的血回流至房室瓣和体循环心室,而且无梗阻。在合并有左上腔静脉的患儿中，可应用改良方法将左上腔静脉吻合至左肺动脉，应用的手术方法与右上腔静脉的手术方法相同。当存在双侧上腔静脉时,我们通常会在左上腔静脉内插入第三根静脉插管。当患儿存在内脏异位综合征时,常会同时存在"解剖"一节中提及的体肺静脉连接畸形。在这些情况下,在不影响肺静脉回流的前提下完成标准的侧管道手术有一定困难。可能需要将隔板穿过心房后壁，将隔板的开口部分缝合在心房的后壁上而不是心房侧壁上。然而我们发现,由于心房后壁也可能构成部分肺静脉或所有肺静脉的前壁，因而应用该技术有可能导致肺静脉回流受阻。在这种情况下,最好采用完整的管道将下腔静脉血引流至肺动脉,而且这个管道位于心房内外均可。如果预期会发生此种情况，我们通常将 Fontan 手术推迟至患儿 5~6 岁时进行，以使患儿的下腔静脉及心房增大到能容纳下 14~16mm PTFE 内管道。如果将管道放置在心房外,则要将下腔静脉从其与心房的结合处切断，并关闭房缺。将 PTFE 管道(可能要较大直径)与下腔静脉行端端缝合,并将管道的另一端与同侧肺动脉的下缘缝合。在心房外管道上造一个 4mm 缺损，并将其与心房游离壁上的相以缺损侧侧缝合,即可完成打孔。

肺静脉与上腔静脉的连接完全异常是一种需要关注的解剖畸形（通常存在于紫绀患儿)。在这种情况下,肺静脉通常在奇静脉的位置进入上腔静脉(图 91.5)。此时可以尝试在肺静脉进入上腔静脉的入口上方切断上腔静脉，让肺静脉血流入上腔静脉再回流至心房。然后将上腔静脉头侧端直接缝合到肺动脉上。然而,这样就会使肺静脉回流"搭在"肺动脉上(因为奇静脉在肺动脉上方进入上腔静脉),而且我们还发现应用该项技术时会出现肺静脉梗阻。我们认为,在这种情况下如果可行最好建立肺静脉至心房的直接连接。如果情况不允许,应该切断肺动脉然后在肺静脉与上腔静脉结合处的前面重新吻合肺动脉，以防止位于偏后方的肺静脉回流至位置靠前的上腔静脉时导致肺静脉回流受阻。

Fontan 和双向腔肺分流术后的护理

在 Fontan 和双向腔肺分流术后，肺血流将由体静脉与肺动脉的压力差来驱动。因此必须监测这两种压力,同时要采取措施最大限度地降低肺血管阻力。通常若手术后出现血流动力学不稳定，应进行全面的检查(包括心导管检查）以明确是否存在与手术相关的残余畸形。在双向腔肺分流的患儿中,动脉血氧饱和度通常会大于 80%,不过年龄稍长的患儿可能血氧饱和度偏低,因为此类患儿上腔静脉回流占体循环回流的比例较小。更为严重的紫绀提示存在静脉交通支,会使流至下腔静脉(例如奇静脉)或心房以上腔静脉减压。我们经常发现双向腔肺分流术后体循环高

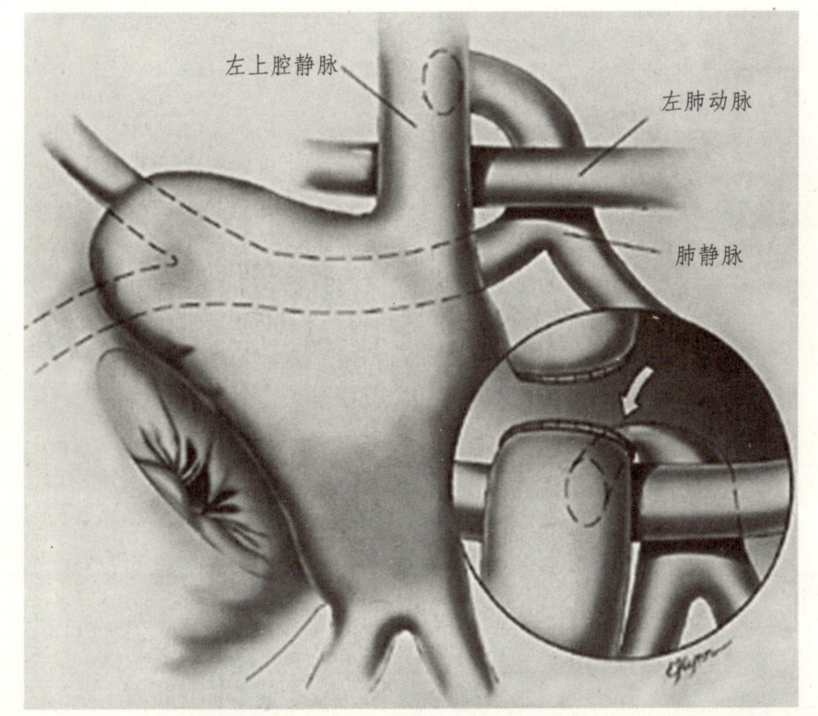

图 91.5　无脾患儿完全肺静脉畸形引流至上腔静脉。该图示出一例无脾患儿完全畸形的肺静脉引流至左上腔静脉。插图示出单纯切断上腔静脉的效果。由于上腔静脉向下的自身弹性和肺静脉呈“弓弦状”跨越肺动脉上方，导致肺静脉回流受阻。

压，我们认为它是对脑静脉高压的一种反射性反应。通常应通过减少体循环后负荷对其进行治疗。

Fonton 手术后更要监测体循环和肺循环的静脉压力以及心输量的有关指标，例如脉搏强度、动脉血压、尿量和毛细血管充盈时间。若血流动力学指标持续恶化，应立即行心脏超声和心导管检查，以明确是否有与手术相关的残余畸形。Fontan 术后常出现的体静脉高压，往往会引起反射性动脉血管收缩，它会导致心室输出量减少。我们在术后期常充分应用扩血管药物（如氨力农、硝普钠）来缓解血管收缩。如果 Fontan 手术失败的原因不能纠正时，早期放弃改行双向腔肺吻合术会使患儿存活的希望更大。因为在打孔 Fontan 术后较少出现严重的低心排出量，因此对于那种对低中剂量药物治疗无反应而且也找不出可以纠正的解剖学病因的心排出量偏低，我们将其视为放弃 Fontan 手术的指征。

设置心房起搏导线也是术后护理必不可少的辅助手段。在窦房结区域进行手术可引起窦房结功能不全，而且在 Fontan 及双向腔肺分流手术后患儿对窦性心率的消失非常敏感。在这种情况下心房起搏可能会挽救生命，此外，安置心房起搏导线还能准确诊断术后心律失常，为及时的治疗提供机会。

胸腔积液是 Fontan 术后最常见的并发症，而且应用打孔术也不能完全消除。有充分的证据表明，胸膜腔或心包腔内的积液主要来源于肝脏和（或）肠系膜循环。由于大量积液可以压缩肺组织并使肺血管阻力增高，因而充分引流胸膜积液是非常必要的。对于那些术后数天内大量胸管丧失的患儿，维持充足的液体置换及营养是十分重要的。幸运的是，在术后 1~3 周内大多数患儿胸腹积液会减少和消失。对于持续胸水引流的患儿，应采用心导管检查排除存在残余畸形的可能。

Fontan 手术的结果

表 91.1 中示出波士顿儿童医院 1973~1991 年行完全 Fontan 手术的结果。这些经验中包括有实施 Fontan 手术的大量技术，而且在上述时间内有一段明显的学习曲线。此后手术结果有了明显的改善（表 91.2）。尽管上表很难区分手术疗效和手术年龄的影响，但可看出侧管道和腔肺吻合术（而不是房肺吻合术或房肺管道）的疗效较好（成功率分别为 86.6%和 80.9%）。表 91.3 示出的早期侧管道打孔手术的结果。最近几年手术死亡率在持续降低，2001~2004 年间进行了 196 例打孔 Fontan 手术，手术死亡率为 1%（表 91.2）。

如果在多因素分析中把术后早期各种因素均看做变量（但手术日期未作为变量），500 名患儿完整病例系列的重要危险因素如表 91.4 所示。尽管由于该手术的死亡率明显降低，已不可能对死亡因素进行类似分析，但早期分析得出的经验教训仍然适用于在此阶段学会的病例选择。侧通道手术的确切 10 年生存率为 91%。

出现房性心律失常是影响手术长期疗效的一个重要问题。Stamm 等人在 2001 年发表了波士顿儿童医院 1987~1991 年间行 Fontan 侧通道手术的长期疗效报道，在 10 年时未发生快速心律失常和缓慢性心律失常所占的总比例分别为 91% 和 79%（表 91.5）。发生快速心律失常的主要危险因素是内脏异位综合征、房室瓣畸形及术前缓慢性心律失常。缓慢性心律失常的主要危险因素是体静脉畸形，其与内脏异位综合征高度相关。尽管有些人建议应用心外管道完成 Fontan 手术，但我们有限的经验表明术后早期房性心律失常仍然会发生。

小 结

对于外科医生及心脏病专科医生来说,单心室患儿的术后监护仍然是一种挑战。新生儿姑息手术后持续发生的死亡率和发病率提示,尽早行再次手术干预以便在体循环基础上建立肺循环(例如双向腔肺分流或Fontan手术)比两者并联(体肺动脉分流)能明显降低术后早期死亡率。实施在此提及的Fontan手术改良技术能明显改善患儿术后早期疗效,但长期随诊结果对于确定何种手术方法更适合于单心室患儿或适合于一定生理学和(或)解剖学亚类的患儿(并未定义)是非常必要的。连续随访再评估那些在新生儿和婴儿期行姑息手术及后期Fontan手术的单心室患儿的非自然转归,对于这类难治的病例更为完善的治疗是十分必要的。

表91.1 1973~1991年全部Fontan手术结果

诊断	成功[a]	失败[b]	手术成功率(%)
左室单心室-大动脉连接正常	131	20	86.8
左室单心室-大动脉转位	168	28	85.7
内脏异位综合征	32	9	78.1
右室单心室	46	14	76.7
左心发育不良综合征	16	11	59.3
其他	23	2	92.3
总计	500	84	83.2

[a]Fontan术后存活。

[b]Fontan术后死亡或拆除。

表91.2 各手术时期的手术结果

手术时期	例数	成功	失败	成功率
1973~1984	133	98	35	73.7
1985~1989	233	195	38	83.7
1990~1991	134	125	9	93.3
2001~2004	196	194	2	98.9

表91.3 1973~1991年Fontan手术结果

	例数	成功	失败	成功率(%)
打孔Fontan手术	136	127	9	93.4
非打孔Fontan手术	361	289	72	80.0

推荐读物

Bridges ND, Mayer JE, Lock JE, Castaneda AR. Effect of fenestration on outcome of Fontan repair. Circulation 1991;84(Suppl II):II-120.

Edwards JE. Congenital Malformations of the Heart and Great Vessels: C. Malformations of the Valves. In: Gould SE (ed), Pathology of the Heart and Blood Vessels (3rd ed). Springfield, IL: Charles C Thomas,1968: 312.

Fontan F, Baudet E. Surgical repair of tricuspid atresia. Thorax 1971;26:240.

Franklin RCG, Spiegelhalter DJ, Anderson RH, et al. Double-inlet ventricle presenting in infancy. J Thorac Cardiovasc Surg 1991;101:767.

Matitiau A, Geva T, Colan SD, et al. Bulboventricular foramen size in infants with double-inlet left ventricle or tricuspid atresia with transposed great arteries: Influence on initial palliative operation and rate of growth. J Am Coll Cardiol 1992;19:142.

Mayer Jr JE, Bridges ND, Lock JE, et al. Factors associated with marked reduction in mortality for Fontan operations in patients with single ventricle. J Thorac Cardiovasc Surg 1992;103:444.

Mayer Jr JE, Helgason H, Jonas RA, et al. Extending the limits for modified Fontan procedures. J Thorac Cardiovasc Surg 1986;92:1021.

Moodie DS, Ritter DG, Tajik AJ, O'Fallon WM. Long-term follow-up in the unoperated univentricular heart. Am J Cardiol 1984;53:1124.

Stamm C, Friehs I, Mayer JE, et al. Long-term results of the lateral tunnel Fontan operation. J Thorac Cardiovasc Surg 2001;121:28.

Van Praagh R, Ongley PA, Swan HJC. Anatomic types of single or common ventricle in man. Am J Cardiol 1964;13:367.

编者评述

T.L.S.

Fontan手术已成为治疗复杂先心病的主要方法，适用于多种形式的复

表91.4 1973~1991Fontan手术早期结果[a]多因素分析

危险因子	P值
内脏异位综合征	0.029
年龄<4岁	0.001
曾行房间隔切除	0.003
肺动脉压力18mmHg	<0.001
肺动脉扭曲	0.011
应用管道	0.015
体外循环时间	0.001
打孔术(低危险因素)	<0.001

[a]手术时期并没有作为因素分析。

表 91.5　心律失常的发生率

心律失常	5 年期不发生率(%)	10 年期不发生率(%)
室上性心博过速	94	90
新发室上性心博过速	96	91
缓慢性心律失常	83	73
新发缓慢性心律失常	88	79

平均随访时间为 8.7 年。

杂畸形，包括所有形式单心室及那些不适合行双室修补或晚期并发症多需再次手术的患儿。Fontan 手术的改良技术能明显改善术后发病率和死亡率,大多数中心的手术结果显示,尽管没有心室射血至肺循环，此类 Fontan 手术仍然有很好的远期疗效，死亡率小于 5%。

尽管 Fontan 手术有很多突出的特点，但仍有很多改良方法可以减少后期死亡率。也许最显著的改良方法是在腔房连接隔断补片上打孔，它可以在肺血管阻力增加时维持心脏前负荷并提高心排量。波士顿儿童医院最初应用打孔 Fontan 手术结果显示,即使在高危患儿中，该手术能显著改善胸腔积液的发生率，并有较低的 Fontan 手术拆除率。尽管最初闭式打孔的方法是在介入下完成，但值得关注的是所有患儿中若打孔暂时地阻塞,则心输量明显减少,表明通过该孔隙可以维持心室前负荷。因此,我们在所有 Fontan 手术中采用打孔技术,若在腔房连接隔断补片处打 4.0mm 的孔,有至少 30%的患儿可以自发闭合,但不确定且存在争议的是闭式打孔是否对所有患儿有益。但下面的实践结果对该争议做出了明确的解答，Fonten 术后出现失蛋白性肠病或持续积液的患儿,经药物治疗不能缓解,但在以前非打孔的房肺联结的基础上行打孔术即可解决。这些说明在腔房连接隔断补片处打孔后的最佳血流动力学状态对 Fontan 患儿来说是长期获益的。对于这些患儿来说,如果晚期生存率确有提高，则动脉血氧饱和的降低是可以接受的，因为它可以提高心输出量,从而保证适当的血氧供给。

第 90 章评论中值得我们注意的是：我们在大多数患儿中从分期到完全打孔 Fontan 手术过程中应用半 Fontan 手术。通常半 Fontan 手术在患儿 3~6 个月时完成,完全 Fontan 手术在 1.5~2 岁完成。在我们中心一系列实施半 Fontan 或 Fontan 手术的 120 例患儿中,手术死亡率小于 1%,且胸膜积液的发病率也非常低。我们发现术后应用改良超滤，可以明显减少容量负荷、改善血流动力学指标、缩短住院时间、显著减少心包及胸膜积液的发病率。在我们中心 Fontan 术后持续超过 1 周的胸膜积液很少出现。

Fontan 术后影响心脏长期功能的主要问题是房扑或房颤的出现，两者均可以损害心室功能及心输出量。需要更加注意的是心房缝线能导致房性心律失常，过多的心房切口及缝合可以引起该区域的传导阻滞并导致房扑。因此,一些中心倡导应用从下腔静脉至肺动脉的外管通连接，以消除右房压力负荷并避免右房缝线。然而长期随诊发现这些外管的连接疗效并不确切。纵向(延长轴的)生长发育可以导致管通压缩，并在某些病例中需要手术再次置换。此外,保持 Fontan 外管道打孔具有长期满意的开放程度十分困难。直接吻合至右房壁可导致快速的自发关闭，而且从外管至右房的血液可能会很快形成血栓。如果应用从上腔静脉至右房处同种补片隔断进行半 Fontan 手术作为 I 期手术，建立心外管通 Fontan 连接的同时可在上腔静脉至右房补片隔断(“水坝”)上打孔，从而使大多数病例在过渡过程中保持打孔的充分开放。

Mayer 曾强调，在对单心室应用减少肺血流手术的患儿中，避免导致主动脉瓣下狭窄尤为重要。因而,在建立 Norwood 手术或 Damus-Kaye-Stanse 手术同时做体肺动脉分流时，对大多数患儿中行肺动脉环缩保护肺血管床,有利于二次 Fontan 重建。此外,还强调在双向 Glenn 或 Fontan 手术时，如果肺动脉从心室上切下，应缝闭肺动脉残端，以防止肺动脉残端内血流淤滞及潜在的血栓形成。建议在肺动脉瓣不宜于缝合的情况下，切除肺动脉瓣,缝合肺动脉残端,消除该区域的血流淤滞。我们在某些病例中发现,肺动脉残端血栓形成可导致晚期血栓形成及脑血管意外。

我们行半 Fontan 手术时采用停循环,这样可以避免腔静脉插管,从而避免在二期重建时腔静脉扭曲。应用此方法也可以在增加短暂的停循环时间内完成打孔 Fontan 手术,通常平均停循环时间小于 20 分钟。该手术在右房行上脉静脉至下脉静脉切口,然后,修剪应用于右房上缘的同种补片作为作用“水坝”,同时修剪隔板(应用 Impra 公司生产的 PTFE 人工血管,沿长轴剪开,并打 4.0mm 大小的孔)并应用侧通道技术缝合，下方缝线缝在 Eustachian 瓣周围，并使之与下腔静脉大小相匹配。上部缝合缘应缝合在同种补片缝合缘周围，避免缝合右房肌小梁,从而导致补片处残余分流,同时应避免损伤窦房结。然后,将隔板置于房壁之间行三明治吻合缝合心房，完成侧管道。熟练的操作及应用改良超滤可以降低死亡率。通过胸壁在心房三明治缝合隔板两侧放置心房测压管，建立肺静脉及肺动脉压力监测途径。术后通过早期拔除气管插管，Fontan 术后平均住院日减少 5~7 天，并且有较低的胸腔积液死亡率。

尽管 Fontan 重建术后的长期获益仍需进一步明确，一部分患儿在术后晚期发展为失蛋白性肠病，在过渡阶段这种情况发生率相对低，但很明显的是单心室修补术后远期结果比大多数外科医生期望的要好。因此 Fontan 手术已成为的治疗复杂先天性心脏病的主流手术并不断进行改良，以期获得更佳的血流动力学结果。在 Fontan 手术中应用改良心房缝合路线和避免分离潜在的传导区域，有望防止晚期心律失常的发生。此外，优先将下腔静脉血直接回流至右肺，上腔静脉血直接回流至左肺，可以在术后获得最佳的血流分配。应用侧管道可以降低右房血流淤滞、巨大右房的发生率。尽管术后出现右房血流淤滞、巨大右房很少见，但必须予以处理。在右肺静脉上方建立侧面隔断可防止肺静脉压力增高及晚期狭窄。在 Fontan 手术前，通过注意分期手术时机及强调明显的肺动脉扭曲的危害，目前 Fontan 手术失败需要拆除已非常少见。

（张玉海 译　谷天祥 校）

第 92 章

左心发育不良综合征

Peter J. Gruber, Thomas L.Spray

概　述

左心发育不良综合征（HLHS)是一类以左心室和升主动脉发育不良为共同特征的解剖畸形谱。在病谱的一端,可能存在轻度的左心室发育不良、轻度的主动脉狭窄和主动脉缩窄。而在病谱的另一端，存在左心室完全缺如、主动脉闭锁、主动脉弓发育不良甚至主动脉弓中断。

HLHS的患者如果不治疗均会死亡。它占所有先心病的5%,出生后1周近25%的心源性死亡是由此引起的。在1万例存活新生儿中约有1.8例新生儿患有HLHS,男患略多。这些患者当中,25%还存在有非心脏解剖异常,5%有染色体异常（三体13、18和21)。综合征性缺陷少见，其中的Turner综合征(单体X)最常见。一个同胞受累的复发风险为2.2%，两个同胞受累的复发风险为6%,提示存在某些基因遗传倾向，但对单个因素在起作用尚有争议。

HLHS的外科治疗是先心病治疗中取得的巨大成就之一。20世纪80年代以前,HLHS是致死性的。在过去的25年中,HLHS的修复几乎在所有机构已成为一种标准手术。1952年,Lev最先描述了左心结构发育异常合并有小升主动脉和横弓。直到1958年,Noonan和Nadas更深入地定义了此综合征,以描述一系列左心结构的心脏畸形。1961年,Redo首先报道了缓解二尖瓣闭锁患者病情的尝试，他通过右侧开胸阻断血流行房间隔切除术；患者术后早期死亡。1968年,Sinha概括的处理原则应用至今，包括建立开放的心房交通、非限制性导管分流以及控制肺血流。Cayler描述了环缩左右肺动脉并吻合右肺动脉和升主动脉。有趣的是,35年后,肺动脉环缩在某些中心用在那些医学或解剖状态不适于Norwood一期重建的患儿;一期杂交手术包括在动脉导管和房缺植入支架并使用双侧肺动脉环缩法。Litwin、Mohri等人采取的术式不同于上述原则,尽管未成功，但促进了对该病及其修复认识的发展。1977年,Doty描述了房间隔和右房至肺动脉Fontan回路的一期重建。尽管仍没有患者存活,但这一经验建立了一个原则，即由于新生儿高肺血管阻力,Fontan修复一期重建不会成功。Levitsky、Behrendt等人描述了多种外科术式，尽管他们表示没有获得远期成功，但建立了初期缓解、后期体肺循环分离的分期重建原则。然而，Norwood于1980年第一次在婴儿获得了成功缓解。1983年,他描述了第一例以Fontan修复作为结尾的分期手术。Norwood手术目前仍是重建的基本方法。

解　剖

HLHS患者可依据房室瓣和半月瓣的形状分为3种亚型:①主动脉闭锁合并二尖瓣闭锁(40%);②主动脉狭窄合并二尖瓣狭窄(30%);③主动脉闭锁合并二尖瓣狭窄(30%)(图92.1)。主动脉狭窄合并二尖瓣闭锁罕见。HLHS变异包括房室管错乱排列、右室双出口合并二尖瓣闭锁、三尖瓣闭锁合并大动脉转位、单心室合并主动脉狭窄。原始间隔装置向左和向后偏移常见,但这一特征不像是共同的发育机制,因为它也常见于其他先心病的患者。通常,上腔和下腔静脉连接于右房,但有15%的患者左上腔引流入冠状窦。其他心脏结构异常少见,<5%的患者表现为房室瓣发育不良。<5%的患者有肺静脉回流异常或主动脉弓中断。大脑异常发育随患儿的先心病严重程度而增加，这些患者可能是手术修复的高危人群。肺血管床也是异常的,伴血管发达且数量增加。

HLHS发育机制的分子学观点模糊,因为没有与此条件相关联的突变。

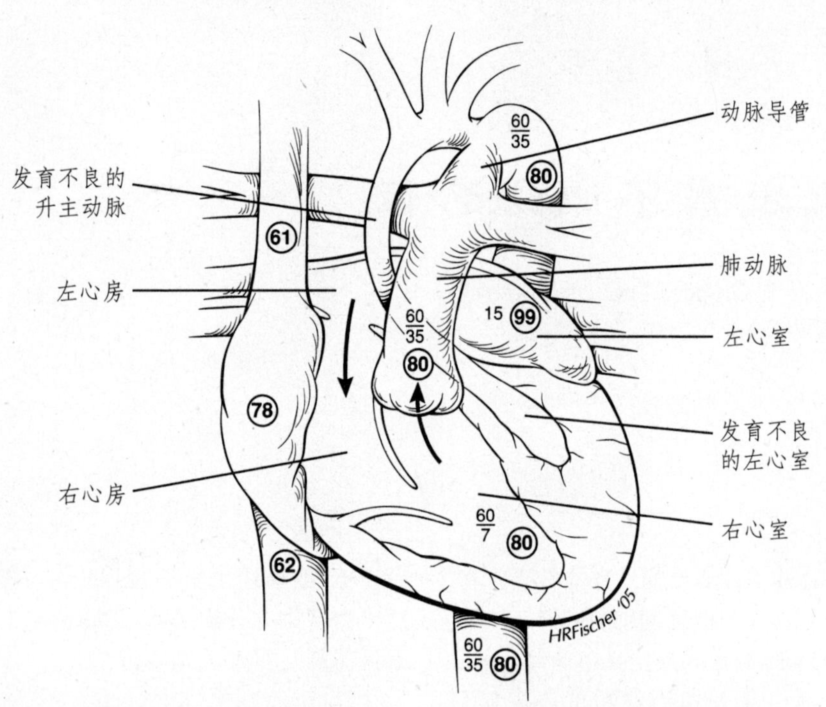

图92.1 未修复的左心发育不良综合征的解剖学特征和代表性的血流动力学参数。血氧饱和度标在圆圈中，血压用标准命名法表示。

尽管存在有少见的HLHS家族簇，关联分析却没有结果；而胚胎学提示有线索。严重的左心结构发育不良可能是继发于原发异常发育的左室流入道或流出道限制性分流的结果。心肌生长的原发缺陷不像是这一疾病的机制，因为心肌看上去是正常的。另外，近5%有主动脉闭锁的患者存在非限制性的室缺，在这些病例中，几乎所有左室和二尖瓣发育是正常的。

临床表现和初步处置

正常婴儿在出生前有一条平行的循环足以支持单心室的生理状态。3条交通（静脉导管，卵圆孔，动脉导管）将氧合的胎盘血大部分经肝肺床输送到内脏循环。HLHS正是这种状态，因此，HLHS很少是致命的死因。HLHS像是二尖瓣或主动脉瓣发育早期梗阻性畸形的继发结果。这为二尖瓣或主动脉瓣狭窄导致左室发育不良的动物模型所支持。然而，这种梗阻性异常血流导致继发性HLHS的始动原因未知。尽管有大量影响瓣膜发育的突变存在，但再现HLHS的基因动物模型仍未知。这说明，复杂的早期事件是多种因素的综合结果，或者更像是短暂早期损伤的表现。

患有先心病婴儿的表现在过去10年中发生了巨大改变。在许多大的中心，尽管不能始终与实际结果相符，但多数患者还是通过出生前心脏彩超确诊的。尽管可能存在轻度紫绀和气促，但直到动脉导管开始关闭，患儿才有系统灌注受损的表现，如苍白、昏睡、股动脉脉搏消失。心脏检查表现为明显的右室脉搏、单纯的第二心音和通常为非特异性的轻度收缩期杂音。心电图表现为右心房增大和右心室肥大。胸片通常表现为轻度的心脏增大及肺血管纹理增强。

HLHS的患儿体格检查通常表现正常。检查结果取决于解剖学基础和病程。灌注不良、末梢动脉搏动微弱（存在与否取决于导管的大小）、酸中毒、类似脓毒症的表现都可能混淆诊断。如果没有与脓毒症相一致的危险因素或实验室检查，应该探查左心系统的梗阻性畸形。没有对HLHS特异的实验室指标，多数患者表现为正常值。随着导管关闭和灌注不良，肝肾功能检测结果发生改变表明终末器官受损。

许多怀有HLHS胎儿的母亲在20周的时候行胎儿心脏彩超检查可以获得心脏结构的合理显像。对所有孕妇进行筛查既不可行也不合算；因此采取选择性措施只对那些存在高危因素的母亲进行筛查。通常，心室大小的异常是即将出现问题的先兆。可以肯定的是，如果HLHS存在完整的或限制性房间隔，将促使治疗机构行高危足月分娩，在分娩后安全而迅速地施行紧急房间隔切除术。产前保护改善了产前婴儿的状态，但不能改变结局（至少大动脉转位或HLHS如此）。产后，婴儿需行二维或多普勒心脏彩超检查，以便为内科或外科决策提供充分的解剖学依据。将HLHS与其他与之有类似特征的疾病相鉴别很重要。胸片通常能够显示轻度增大的心脏和增多的肺血流。所有患者应行头部超声检查以除外颅内出血，并使肝素化和停循环的风险降到最低。药物性坏死性小肠结肠炎的患者，如果血流动力学稳定，在修复前应该行7天疗程的静脉内抗生素治疗。

不管HLHS患者的解剖亚型如何，术前稳定的状态对患者的结局很重要。几乎所有怀疑HLHS的患者在送往我们中心的时候，均使用前列腺素E_1剂量为0.01~0.025μg/(kg·min)。尽管不常见，但低血压和呼吸暂停是前列腺素E_1两个重要的剂量依赖性临床副作用。脐动脉和脐静脉线路作为中心通路运用于许多患者。许多患者能够鼻通气，当拔除气管插管时，通常实际上有稳定的血流动力学。应该避免额外供氧，因为这会造成肺血管舒张，降低肺血管阻力，增加肺体血流比，从而会降低体循环灌注。围产期损伤的患者需要强心治疗，但其他情况下很少需要。这些策略的目的是使患者进到手术室之前尽可能有一个稳定的状态。

外科治疗

HLHS有两种基本治疗方案：①分期重建手术促使了改Fontan-Kreutzer手术的形成；② 心脏移植。心脏移植在本文的其他章节有详细阐述，所以本章节剩余部分我们将讨论分期重建手术。

在过去的20年间，Norwood手术得到了发展，并且目前是几乎所有机构治疗左心发育不良综合征的标准术式。一期缓解有3个基本目标：①建立非限制性的心房间交通，以提供完全的混合血并防止肺静脉高压；②建立肺血流的可靠来源，促进肺血管的发育，减小单心室的容量负荷；③提供心室至体循环非梗阻性的流出道。

我们可使几乎所有患有左心发育不良综合征的患者均得到外科缓解，其中包括低出生体重的婴儿和那些非致死性遗传综合征的患儿。某些复杂情况下应该考虑心脏移植，包括严重主动脉反流、扩张型心肌病和严重的房室瓣反流。

一期重建术

患儿送往手术室，用室内空气通气，但要避免过度通气。胸骨正中切口并使用胸骨牵开器。胸腺完全移除，避免损伤膈神经。切开心包，必须探查纵隔以证实超声所见，尤其是以证实主动脉弓和冠状动脉畸形。广泛游离升主动脉和降主动脉、头血管、动脉导管以及肺动脉，避免损伤喉返神经。无须尝试解剖体静脉。近段主肺动脉和右心耳荷包缝合，并经此给予肝素。将预先解冻的肺同种移植半补片修整成展开的箭头形状（图92.2A）。两种灌注技术运用于手术修补：深低温停循环（DHCA）和选择性的持续顺行脑灌注。尽管DHCA常用，但关于上述方法尚没有统一意见。当ACT达300秒之后，在患者主肺动脉根部行动脉插管，右心房插一根静脉管。开始体外循环并将肺动脉分支套带。患者在15分钟内降温到18℃，在这段时间内进行剩余的解剖。侧壁钳钳夹无名动脉，聚四氟乙烯（PTFE）移植物端侧吻合（>3.2kg的患者用4.0mm，所有更小的婴儿使用3.5mm）。去除钳夹并评估血流。如果开放的旁路血流不充分，应该重新吻合。血管夹临时闭合旁路。停循环开始时，头血管套带，血管夹放于导管注入部位的降主动脉段远端。通过动脉管道的侧口逆行灌注心脏停搏液。在引流出患者的血液后，去除所有的管道和肺动脉套带。在肺动脉侧结扎动脉导管并在主动脉侧分离。通过心房荷包完全切除房间隔（图92.2B）。尽管很少有必要，但通过右房切开更能看得清楚。接下来，在靠近肺动脉分叉的地方分离主肺动脉，主肺动脉远端的缺损使用卵圆形的同种补片或者垂直缝合的方式来闭合。起始点恰位于分离的主肺动脉，小主动脉正中切开由主动脉横弓下边至动脉导管注入部位以远约1cm的地方。从原先注入部位将所有多余的导管组织切除很重要，清除缩窄框架（或者分段切除和剩余血管重新吻合）。使用精细聚丙烯补片将近段主动脉和近段主肺动脉连接（图92.2C）。下一步，使用同种补片重建主动脉弓，沿缝合线完成近端Damus-Kaye-Stanse（图92.2D）。远端Blalock-Taussig分流-肺动脉吻合，吻合到右肺动脉的起始部，有些外科医生复温时更愿意使血管夹打开（图92.2E）。主动脉弓用冷盐水灌注以评估重建血管的几何形状，排除扭折和残余梗阻，心房用冷盐水灌注里以排气，撤除管道。体外循环开始，患者在22分钟内复温到37℃。这时迅速评估及冠状动脉均匀灌注很重要，任何灌注缺陷都应迅速提出并修正主动脉-肺动脉吻合。复温时，应该控制活动性出血。患者复温到37℃之后，去除旁路血管夹，右房测压管穿过胸壁并放于右房，患者开始低剂量的多巴胺和米力农支持。然后患者脱离体外循环，常规进行改良超滤。这时氧饱和度应该达80%，这是肺血流充足的指征。酸中毒使用碳酸氢钠完全纠正，持续酸中毒是心功能不好的相对指标，需要检查修复。鱼精蛋白中和肝素后，仔细止血。如果没有组织活动出血，常规关胸。近20%的病例血流动力学或呼吸不稳定，或持续潜在出血导致关胸后出现心脏受压。这些病例中，须选择合适尺寸的PTFE补片缝合到皮缘，胸骨敞开12~24小时。

这些患者的术后处理包括使用低剂量的多巴胺和米力农，而有些中心使用酚苄明作为降低后负荷的药物。米力农使血管扩张，强心，缓慢地消除对大剂量强心药的依赖。少数病例，如果有明显低血压，使用小剂量的肾上腺素。患者轻度镇静，给予低剂量的芬太尼持续镇痛或间断给予吗啡。不常规使用双哌雄双酯肌松剂，除非胸骨保持开放，并且尝试保持患者清醒，在术后1~2天拔除气管插管，停止呼吸机支持。如果没关胸，术后第一天关胸，然后让患者清醒，24~48小时后拔除气管插管。小剂量肝素可降低旁路血栓的潜在风险，阿司匹林通常在术后第一晚以后应用。恢复饮食后，肠道使用小剂量阿司匹林。患者通常于术后1~3天拔除气管插管。平均住院时间为7~21天，常见的限制因素是建立经口卡路里的足量摄入。新近的报导提示，Sano普遍应用的右室至肺动脉旁路（RVPA）在一期重建后可以改善结局（图92.3）。然而深层次的研究提示，广

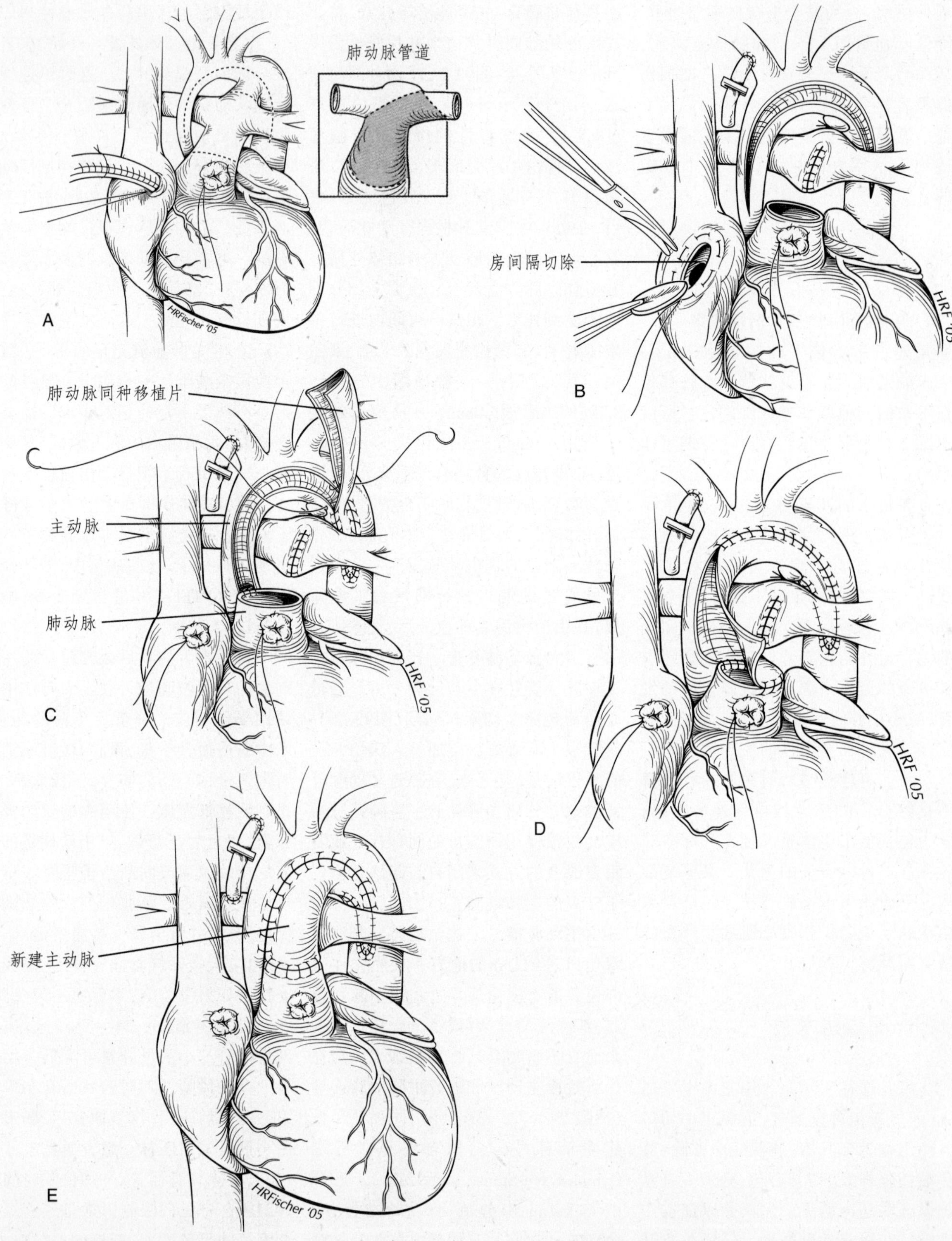

图92.2 左心发育不良综合征的Norwood标准修复。(A)显示肺动脉切开部位，接近肺动脉分叉起点横断，超越动脉导管注入部位的地方，从小主动脉下边切开。(B)右侧改良Blalock-Taussig(RMBT)分流近段，通常为3.5~4.0mm，在降温的时候完成。在深低温停循环开始后，闭合主肺动脉段，通过心房荷包切除房间隔。(C)使用交叉缝合完成Damus-Kaye-Stansel(DKS)后方的吻合，主动脉弓使用同种补片扩大。(D)DKS的剩余部分使用同种补片完成。(E)RMBT的远端吻合到右肺动脉。

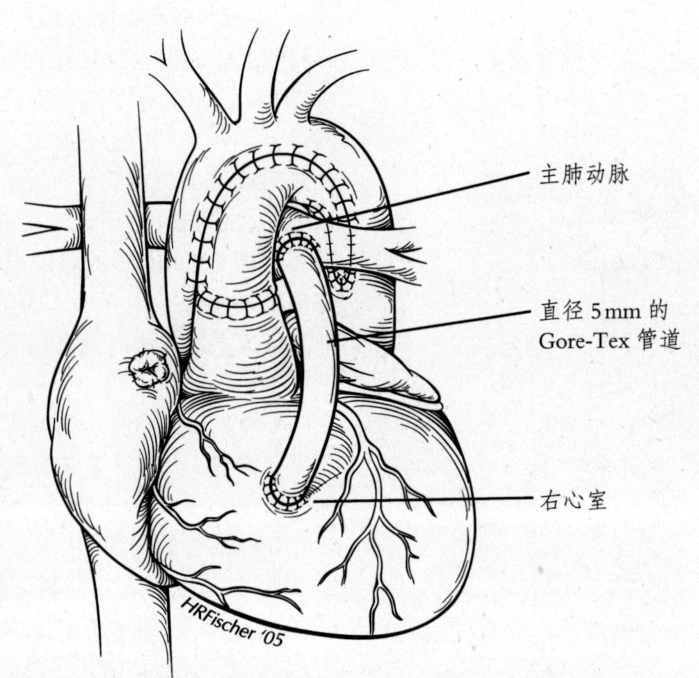

图92.3 使用Sano改良一期缓解的替代方法。取代了右侧改良Blalock-Taussig分流，肺血流由5.0mm聚四氟乙烯(Gore-Tex)管道从右室连接到主肺动脉提供。

泛应用RV-PA管道前需要小心，旁路再干预的发生率增加，二期重建提前，总体死亡率无差异。

对于高危婴儿，一些人提倡基于管道的杂交方法(一期，管道支架，肺动脉环缩；二期，间隔切除，扩大主动脉弓，腔肺吻合；三期，基于导管的Fontan修复)。虽然早期取得了一些有希望的结果，但这些技术可能仅限于某些特定的解剖畸形，如主动脉闭锁，在此情况下导管前的逆行缩窄是一个严重问题(图92.4)。基于导管的杂交方法在能辨别的类型当中可能是最有用的，这些患有HLHS的患者低出生体重且伴有心脏畸形。多数情况下，这些患者仍然是一期重建的高危人群。

二期重建术

Norwood和他的同事早期在重建实践中的两个重要发现，促使了过渡期制度的形成。第一个是时间依赖性的期间死亡率。第二个是体肺分流的慢性容量负荷能够产生心室舒张功能不全。因此，出现了过渡期的双向腔肺分流(Glenn)或半Fontan手术。双向腔肺吻合为后期安装心外管道，而半Fontan为完全Fontan的外侧隧道做准备。没有长期资料证明哪一种方法更

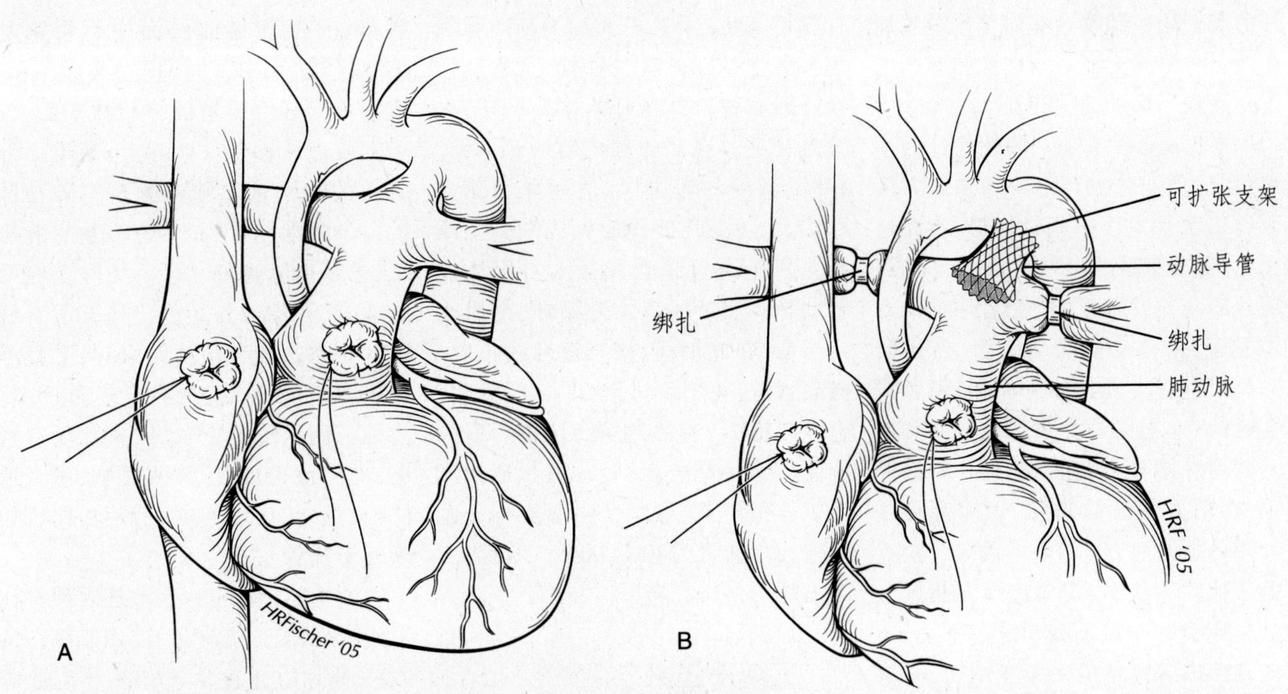

图92.4 使用导管支架和肺动脉绑扎一期缓解的替代方法。(A)在未闭导管里放入可扩张支架造成非限制性的，稳定的体肺血流。(B)下一步，放置双侧肺动脉3.0mm绑带限制肺血流。

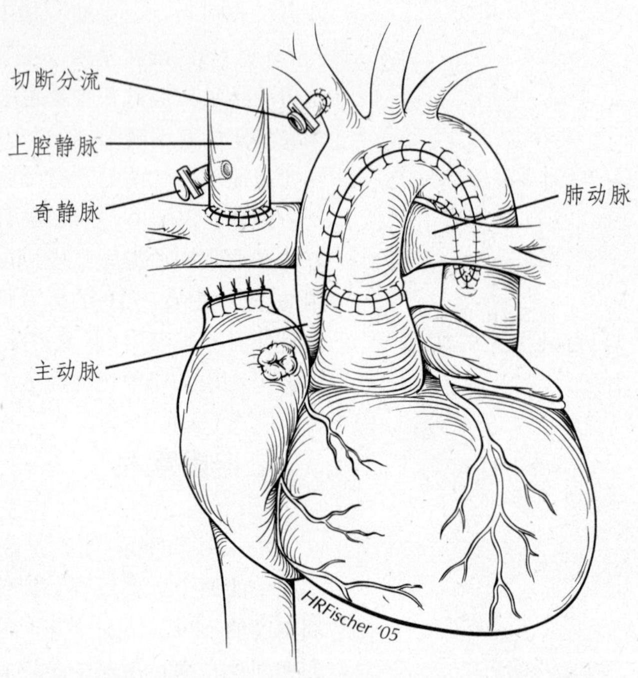

图 92.5 双向Glenn。Blalock-Taussig分流近端结扎，远端从右肺动脉切除。奇静脉结扎，上腔静脉从右房分离，心房部分缝合。最后将上腔静脉吻合到右肺动脉。

好。总体来说，大概4~6个月龄的一期存活者行导管检查评估心脏和肺动脉解剖的压力。当存在明显的低肺血管阻力时，6周~2个月龄的患儿双向Glenn取得了良好效果，而在大概3个月龄前使用腔肺吻合有时伴有缺氧加重及上身静脉充血。双向腔肺吻合的技术是相当标准的(图92.5)。

半Fontan手术是一种替代性的手术，在深低温停循环下进行。该方法通过二次手术正中胸骨切口，在此过程，仔细分离新主动脉，通常粘连到胸骨的左侧并且很脆。患者用标准方式插管，新主动脉插动脉管，右房插一单根直管。开始体外循环，患者降温到18℃。分离原先做的分流并靠近无名动脉结扎，结扎奇静脉。停循环后，在前方切开肺动脉，切除旁路注入肺动脉的地方。如果术前导管检查提示肺动脉狭窄，切口选择在此点上至左肺动脉和右下肺动脉。下一步，右房在12~6点钟的上方正中切开，从插管位置的上方开始，至右上肺动脉水平结束(图92.6)。上腔静脉和肺动脉右面使用精细单纤维补片吻合。下一步，用一展开的三角形肺同种补片扩大肺动脉，并在上腔静脉和右肺动脉吻合的上方创造一个屋顶，同时创建一个屏障避免血液在上腔静脉和右房间流动。补片扩大后的肺动脉用盐水灌注以检查解剖和排气。静脉插管放回原处，重新开始体外循环，去除血管夹，在22分钟内复温到37℃。有时，额外的程序(如房间隔切除或弓扩大)可能需要同时完成。一至两条测压管通过缝合线插入右房体或肺动脉。患者脱离体外循环，使用改良超滤，在此期间，检查缝合线止血。撤除管道，使用鱼精蛋白。常规关胸，患者回ICU。通常，患者回ICU后不久就能拔除气管插管。这一方法通常降低了容量负荷，缩短了强心支持。血氧饱和度通常为80%~90%，术后5~7天出院。

三期重建术

在1.5~5岁间(通常取决于患者的体重、生长特点和动脉饱和)患者行心脏彩超或磁共振成像复查，必要时，行心导管检查。如果患者导管检查没有发现解剖问题(如远弓缩窄)，通过心外管道或外侧隧道完整Fontan，患者适于Fontan重建。对于心外管道，采用低温停循环(DHCA)或阻断或不阻断主动脉的体外循环方法。DHCA用于外侧隧道。该方法需再次经胸骨正中切口。

心外Fontan手术，患者标准方式上下腔插管，动脉插管置于重建主动脉的高处。开始体外循环，止血带置于腔静脉插管的周围。血管夹置于下腔静脉右房连接处并分离下腔静脉(图92.7)。心房部采用精细单纤缝线两层部分缝合。管道(18~22mm PTFE)修整到合适长度避免压迫右肺静脉(应比其中一个短)，接近下腔静脉部内侧打一4mm的孔。采用单纤缝线完成下腔静脉-管道吻合，外管道开放的下腔静脉剩余的心脏部分侧侧吻合，在开窗周围留管道一边缘。下一步，肺动脉沿下缘打开并直视探查。如术前检查提示任何肺动脉狭窄，PTFE管道的斜面端不用跨越狭窄区域，采用肺同种补片扩大。管道吻合到轻度成角的肺动脉下面，位于上腔静脉内侧。实际上，管道上部成角的性质从左肺动脉至右肺动脉扩大了肺动脉。管道内注入盐水并排气，患者撤除体外循环。拔除上腔静脉插管，开始改良超滤。检查所有缝线并止血。改良超滤结束时，上腔静脉压力通过经胸腔的线直接测量。将另外一测压管置于右房。拔除所有管道，使用鱼精蛋白。常规关胸，患者返ICU。通常，患者回ICU后不久即可拔除气管插管。

外侧隧道Fontan手术是一种替代术式，深低温停循环下，使用有膜孔的PTFE补片阻止血从下腔静脉流往肺动脉(图92.8)。给患者行常规插管，将动脉管插入新主动脉，单根直管插入

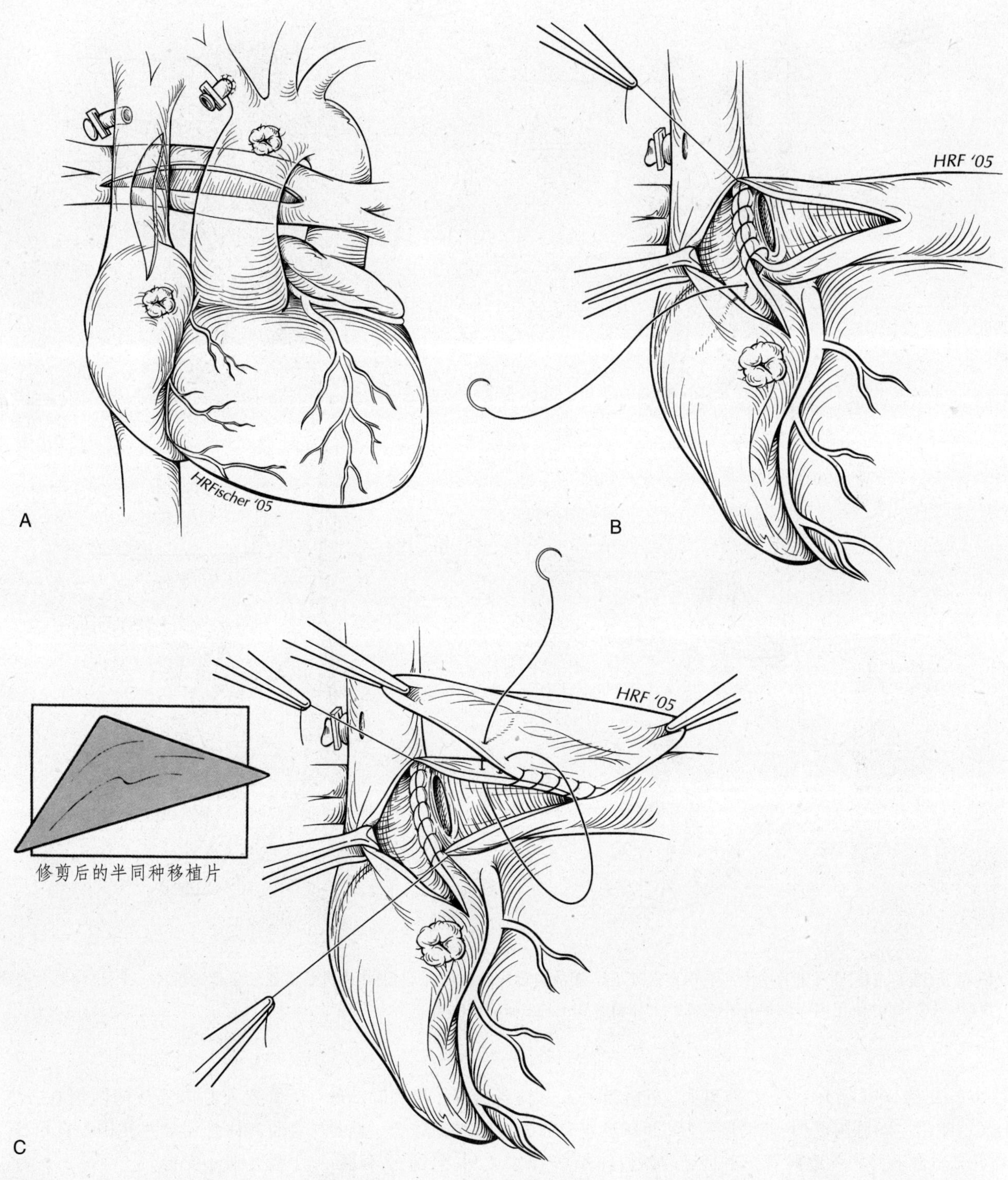

图 92.6　半Fontan手术。(A)肺动脉从左下肺动脉至左肺动脉广泛切开。右心耳的上部以螺旋顺时针方式垂直切开右房,到上腔静脉右肺动脉上方。结扎奇静脉。(B)上腔静脉切开的后方吻合到肺动脉切开的右方。(C)用一展开的三角形同种补片缝合扩大肺动脉。(待续)

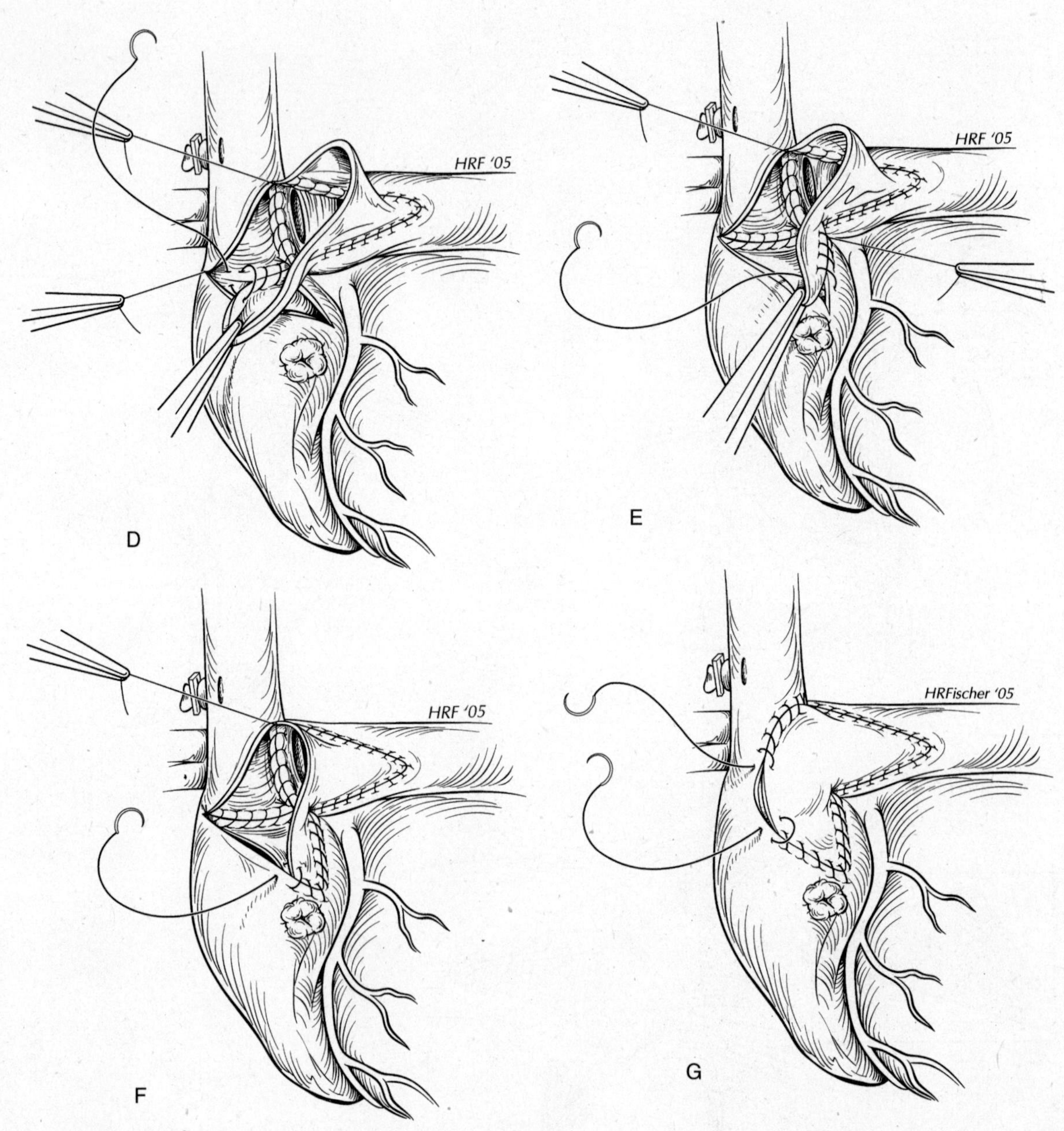

图 92.6(续) (D)同种补片沿上腔右房连接处连续缝合构建屏障的底部。(E)补片折叠构建三角形的屏障。(F)连续缝合完成屏障。(G)同时使用同一同种补片完成扩大肺动脉和上腔-肺动脉吻合。

右房。开始体外循环，患者降温到18℃。使用主动脉阻断钳,停循环。患者引流出血液并拔除静脉管。平行于Waterson沟垂直切开右房。切除先前建立的肺动脉-右房自体屏障，切除Eustachian瓣。10mm PTFE管道移植物纵形切开,行4mm开窗术。在外隧道的下方，移植物在下腔静脉开口周围缝合,缝合线沿心房间联合像上缝合。在外隧道的上方，挡板在心房和肺动脉间新建立交通的边缘周围缝合。此处必须仔细确保心房小梁部分不漏。PTFE挡板的上方游离边缘,与右房两游离边缘间三明治缝合。外侧隧道的内侧面是PTFE，而外侧面是右房组织。心脏灌注盐水排气，重新插静脉管。重新开始体外循环,患者在22分钟内复温到37℃。通过吻合线将心房测压管置入心内隔板的两侧心房内,患者脱离体外循环并使用改良超滤。很少需要强心支持。

结 果

尽管会持续发育,但HLHS患者仍面临着艰难的挑战。自1984年以来,分

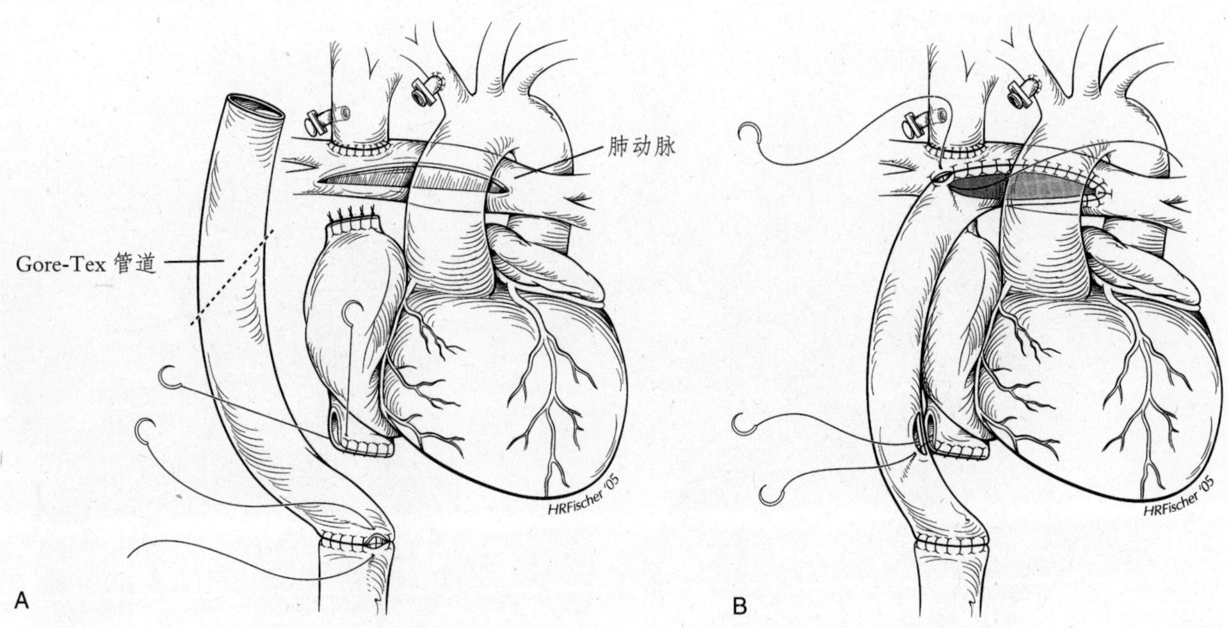

图92.7　心外Fontan手术。(A)下腔静脉从右房分离，右房部部分关闭。一个18~22mm聚四氟乙烯(PTFE；Gore-Tex)管道吻合到下腔静脉，邻近部分关闭的下腔静脉行4.0mm开窗术。(B)在开窗处和下腔静脉侧侧吻合，开放到右房。PTFE管道的远端成斜面形成大的开口扩大肺动脉，完成管道肺动脉吻合。

期重建的效果有了明显提高。多个机构均如此，许多中心报道了良好的效果，达到了近90%的院内存活率。某些结果的差异受解剖的影响，尽管与其他HLHS的一期缓解相比，HLHS的诊断不能作为死亡率的预测因素。然而，诸如低出生体重、伴随的心脏畸形、延长的总支持时间、体外膜式氧合(ECMO)或心室辅助装置(VAD)支持等危险因素可作为手术死亡率的预测指标。额外的围术期或手术治疗策略可能改善患病率和死亡率，如：使用抗感染治疗策略，持续混合静脉氧饱和监测，以及使用血管扩张药。另一种方法是家庭监护的发展。受监护患者的期间死亡率与历史对照相比有明显下降，提示监护程序可能在降低期间死亡率方面有显著效果。

我们组对所有在2002~2004年使用右室-肺动脉管道和改良Blalock-Taussig分流行一期重建新生儿的结果进行了对比。总共有149名左心发育不良综合征的婴儿行一期重建。手术死亡率、拔气管插管的时间和住院时间无差别。然而，使用右室-肺动脉管道的患者旁路再干预发生率增加。使用右室-肺动脉管道的患者二期手术重建提前，但死亡率没有差异。

对于高危人群，尽管有希望，但以导管为基础的杂交手术方法尚处于试验阶段。这些技术在特定的解剖分型(如主动脉闭锁)其导管前逆向缩窄是一个显著的问题，不建议使用。

Fontan循环最终缓解和HLHS二期、三期重建的结果在持续改进。双向Glenn或半-Fontan的生存率在多数中心超过95%，多数近期报道完整Fontan的生存率超过95%~98%。这些良好的效果证实，分期重建的Fontan循环应作为HLHS患者首选方法，对于任何期重建均失败的患者应行心脏移植术。我们关于HLHS的Fontan手术的经验提示，5~6天的住院时间，生存率超过95%。尽管常见渗出，但很少超过几天，而目前的方法15%的患者渗出时间延长(>2周)。Fontan生存率的改善在许多机构有反馈，提示过去15年单心室分期重建的存活者心功能有明显改善。>90%的院内生存率常见，监护人报告他们的孩子非常健康。1/3的患者体力活动正常，1/2仅轻度体力受限。学校表现差异大，大概1/3超过平均水平，1/3为平均水平，1/3低于平均水平。

对比心外管道和外侧隧道Fontan连接的结果，结果是矛盾的。有报道外侧隧道Fontan手术后有明显更高的窦房结功能不全、室上速、ICU的停留时间和呼吸支持发生率。然而，有人发现外侧隧道Fontan与心外Fontan重建对比，窦房结功能不全发生率低。心外Fontan重建的潜在优势包括没有复杂的心房缝线，尽管多数HLHS患者开始要行房间隔切除。这组患者迟发心房心律失常的发生率未知，是否心外管道Fontan明显优于外侧隧道手术尚不清楚。有研究显示心外Fontan在血流动力学特点优于外侧隧道连接；然而，半Fontan手术的代偿可能是有益的。这些矛盾的结果未与临床表现和以后的结果相关联。

随着外科技术的发展和术前术后管理的改进，HLHS患者在有经验的中

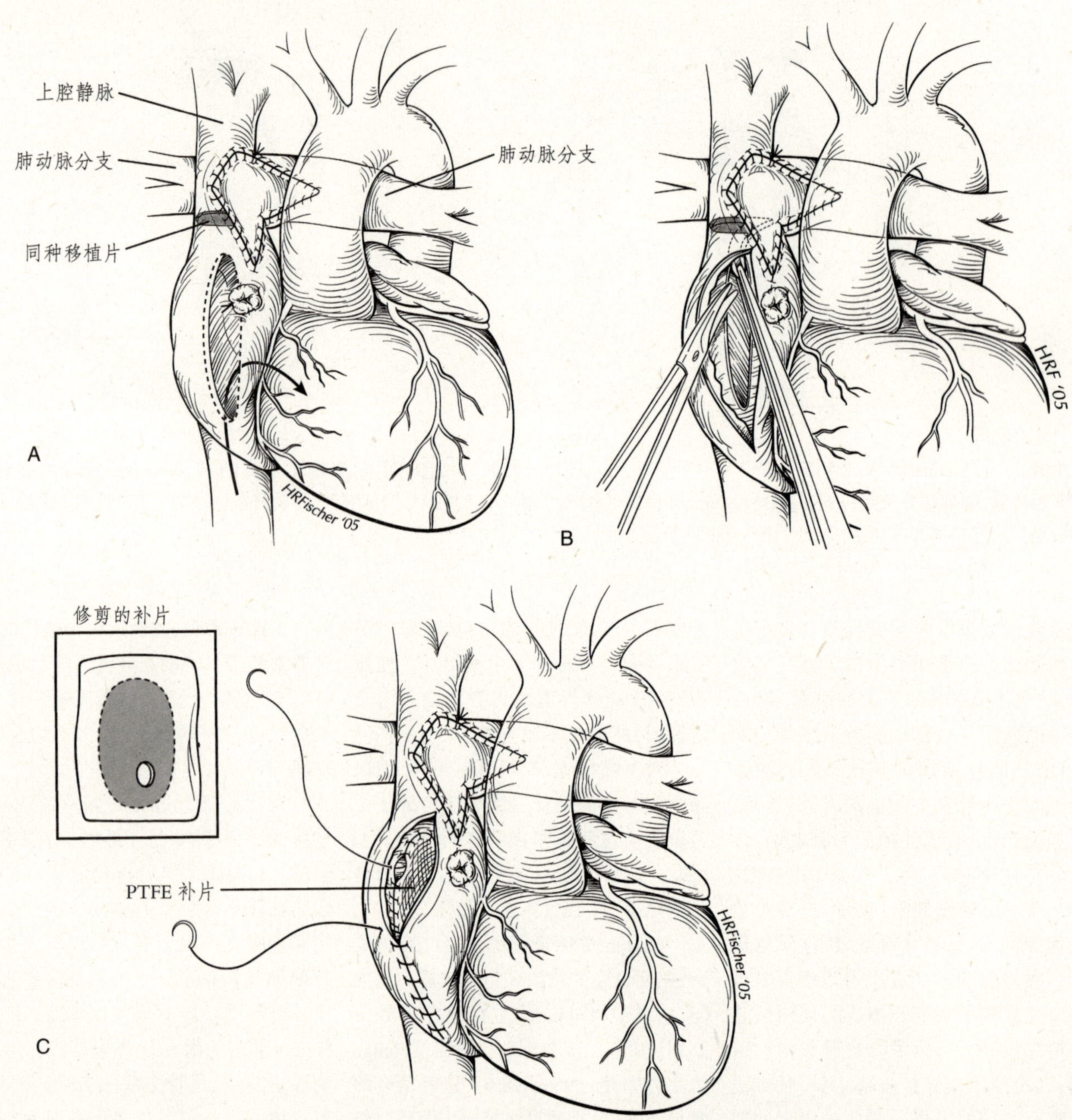

图92.8 外侧隧道Fontan手术。(A) Waterson沟的内侧右房垂直切开。(B)自体屏障切除,建立非阻塞性的右房至肺动脉沟通。(C) PTFE挡板沿残余房间隔的边缘缝合,在下腔静脉的内侧,至上腔静脉–肺动脉联合的内侧。PTFE 屏障的游离缘三明治缝合关闭右房,将血由下腔静脉引入肺动脉。

心行Fontan手术，目前的存活率接近75%。低危患者正常出生体重和没有伴随的心脏或非心脏畸形的生存率>80%~90%。然而，低出生体重或三尖瓣反流或其他非心脏畸形同时存在的高危人群降低了某些中心大部分患有该病患者的生存率。对于不同亚型的高危患者选择性的应用不同的Norwood手术和杂交方法可以提高生存率。

术前评估、手术技术、精密的对照试验的不断发展以及这些结果的合理应用，使得这一具有挑战性疾病的治疗取得了持续的进步。

推荐读物

Bacha EA, Daves S, Hardin J, et al. Single-ventricle palliation for high-risk neonates: The emergence of an alternative hybrid stage I strategy. J Thorac Cardiovasc Surg 2006;131:163.

Fontan F, Baudet E. Surgical repair of tricuspid atresia. Thorax 1971;26:240.

Gaynor JW, Bridges ND, Cohen MI, et al. Predictors of outcome after the Fontan operation: Is hypoplastic left heart syndrome still a risk factor? J Thorac Cardiovasc Surg 2002;123:237.

Gaynor JW, Mahle WT, Cohen MI, et al. Risk factors for mortality after the Norwood procedure. Eur J Cardiothorac Surg 2002;22:82.

Kreutzer G, Galindez E, Bono H, et al. An operation for the correction of tricuspid atresia. J Thorac Cardiovasc Surg 1973;66:613.

Kumar SP, Rubinstein CS, Simsic JM, et al. Lateral tunnel versus extracardiac conduit Fontan procedure: A concurrent comparison. Ann Thorac Surg 2003;76:1389.

Lev M. Pathologic anatomy and interrelationship of hypoplasia of the aortic tract complexes. Lab Invest 1952;1:61.

Mahle WT, Spray TL, Wernovsky G, et al. Survival after reconstructive surgery for hypoplastic left heart syndrome: A 15-year experience from a single institution. Circulation 2000;102:III136.

Mitchell ME, Ittenbach RF, Gaynor JW, et al. Intermediate outcomes after the Fontan procedure in the current era. J Thorac Cardiovasc Surg 2006;131:172.

Norwood WI, Kirklin JK, Sanders SP. Hypoplastic left heart syndrome: Experience with palliative surgery. Am J Cardiol 1980;45:87.

Norwood WI, Lang P, Hansen DD. Physiologic repair of aortic atresia-hypoplastic left heart syndrome. N Engl J Med 1983;308:23.

Pizarro C, Norwood WI. Pulmonary artery banding before Norwood procedure. Ann Thorac Surg 2003;75:1008.

Sano S, Ishino K, Kawada M, et al. Right ventricle-pulmonary artery shunt in first-stage palliation of hypoplastic left heart syndrome. Semin Thorac Cardiovasc Surg Pediatr Card Surg Annu 2004;7:22.

Sinha SN, Rusnak SL, Sommers HM, et al. Hypoplastic left ventricle syndrome. Analysis of thirty autopsy cases in infants with surgical considerations. Am J Cardiol 1968;21:166.

Tabbutt S, Dominguez TE, Ravishankar C, et al. Outcomes after the stage I reconstruction comparing the right ventricular to pulmonary artery conduit with the modified Blalock Tau sig shunt. Ann Thorac Surg 2005:80:1582.

编者评述

B.B.P.,I.L.K.

尽管HLHS的患者代表某些最危险患者的群体，但过去20年的治疗结果是引人注目的。费城儿童医院的Gruber和他的同事们，基于他们的经验对HLHS的患者群体做出了完美的总结。或许过去5年这些患儿的处理最明显和有争议的变化是右室至肺动脉管道再引入和广泛应用，作为一期重建的一部分替代传统改良Blalock-Taussig分流。尽管这种方法的一期重建在Norwood的最初文章中有过描述，但使用改良Blalock-Taussig分流已成为统一采用的术式。直到Sano和他的同事在著作中引入右室至肺动脉管道概念，它的实践和理论的吸引力引发了广泛的传播。右室至肺动脉管道Norwood手术表现为使用改良Blalock-Taussig分流的一期重建之后两个难点：围术期血流动力学不稳定和期间死亡。许多机构已在处理一期Norwood手术血流动力学不稳定方面引入有效的策略，但这些问题仍然在许多中心存在。另外，有报道使用改良Blalock-Taussig分流的Norwood手术的期间死亡率持续在10%~15%。使用改良Sano外科医生的经验表明期间死亡率有了引人注目的降低。在我们机构，Sano手术后的期间死亡率<4%。实际上，使用Norwood手术的Sano改良，全世界的许多外科医生已经看到了外科死亡率的降低和期间死亡率的明显降低。Sano手术折中是需要右室切开，由此建立右室至肺动脉管道。考虑该手术相对近期才被引入，以右室功能和产生心律失常评估心室切开长期效果大部分未知。其他关于Sano手术的概念重要性方面更不清楚。关于增加的旁路再干预和需要早期二期重建的概念，在我们弗吉尼亚大学缺乏这方面的经验。

许多外科医生感到使用聚苯灌注策略作为复杂主动脉重建的辅助以避免长时间深低温停循环是有价值的进步。然而，这一概念并不被所有外科医生一致接受，尤其那些习惯于使用DHCA的医生。我想可以说在这些复杂重建术中局部灌注的使用为许多外科医生至少增加了一个安全因素。我们的经验是使用局部灌注技术很少需要超过4~5分钟的DHCA（横断导管和房间隔切除的期间）。

虽然HLHS一期重建结果取得了相当的进步，但高危患者的治疗策略在所有中心仍是很大的挑战。供体心脏的使用仍然很少，仍然需要继续研究新的治疗方法。尽管什么样的患者属于更高危的准确标准在不同机构不一样，但这些患者都是最低的出生体重、升主动脉直径<2mm、明显的房室瓣反流、明显的心外畸形和深度休克。最近引起广泛关注的新奇的策略是所谓的“杂交缓和”。这包括双侧肺动脉环缩、动脉导管支架和房间隔切除。这一手术的期望是维持更稳定的血流动力学状态，使患者移植登记或让患儿在今后更大的重建手术之前生长发育。关于这一手术，有些机构有非常好的早期资料。我们一组患者的早期资料也很好，尽管我们中期的经验不令人满意。这与我们行Norwood（Sano）手术的HLHS患者有相近的生存率一致。在我们的HLHS患者中，我们明显地限制使用杂交手术。需要时间真正确立这

一手术对于治疗这些患者的真正地位。

许多中心二期(Glenn/半-Fontan)和三期(Fontan)手术现在已经有很好的结果。随着技术和手术时间的改进,成功率超过90%。我们使用双向Glenn手术用于二期重建,许多病例不使用体外循环,当Glenn吻合进行时,保持右室肺动脉管道开放到左肺。心外Fontan手术在我们机构用于三期重建。尽管有些病例可以在非体外循环下进行,但我们发现这一手术在短期使用体外循环时,进行得更简单并有效,且用时更少。

(房勤 译 谷天祥 校)

第93章

肺静脉异位引流

Benjamin B. Peeler, V.Seenu Reddy, lrving L.Kron

肺静脉异位引流是与胚胎学相关的先天性心脏畸形，共同特点是肺静脉未能正常连接到左心房。所有4条肺静脉异位连接到右心房的畸形，被称为完全性肺静脉异位引流(TAPVR)。相反，至少有一条而不是所有的肺静脉异位引流到体静脉循环，则被称为部分性肺静脉异位引流(PAPVR)。

完全性肺静脉异位引流

历史回顾

1798年，Wilson首先描述了TAPVR。第一批此类畸形的患者是1942年Brody在进行尸体解剖时发现的。1951年Muller在UCLA开始TAPVR外科治疗的尝试。他描述的一种闭合性手术由主肺静脉和左心耳的侧侧吻合构成。1956年，Lewis、Varco和同事在Minnesota大学报道了第一例使用低温和内流阻断成功完全矫治TAPVR。同一年，Burroughs和Kirklin描述了他们使用体外循环外科矫治的经验。20世纪70年代早期，由Barratt-Boyes和同事引入了深低温停循环，因为这一技术提供了无血的术野，是完成外科修复的一大进步。早期诊断模式、新生儿重症监护［包括体外膜式氧合(ECMO)的运用］和儿科心脏外科麻醉的进步以及对早期外科干预的价值的认识，使得最近许多中心报道了关于TAPVR修复的良好效果。

胚胎学

在胚胎第26天时呼吸系统从前肠发育成外突，早期肺芽周边的静脉丛引流到前主静脉和脐-卵黄静脉，两者都是体静脉系统的一部分。前主静脉发育成上腔静脉、冠状窦和奇静脉，脐-卵黄静脉后期发育成门静脉系统。正常环境下，主肺静脉从背侧左房壁发育成囊袋，最后在妊娠27天与肺静脉丛融合。不久，前主和脐-卵黄静脉通道正常退化(图93.1)。然而，当主肺静脉未能连接到肺静脉丛时，伴随着胚胎性的肺静脉至体静脉吻合的存在，导致完全肺静脉异位引流到右房支流。某些病例，发育中的房间隔异常向左移位，导致所有4个肺静脉口直接异位引流到右心房。

解剖缺陷和分型

所有TAPVR病例共同的解剖畸形包括：整个肺静脉循环直接异位引流到右心房，或通过体静脉或窦，通过上腔静脉、下腔静脉或冠状窦连接到右心房。肺静脉血通过单个共同管道或多个入口流入体静脉循环。房间交通通常表现为卵圆孔或继发房间隔缺损，强制将氧合血引流到左心。

1957年，Darling和同事提出四部分分类系统来描述TAPVR肺静脉引流的不同路径。他们描述的心上型或Ⅰ型TAPVR，异常连接到永存左上腔，也称之为升左垂直静脉或永存左前主静脉(图93.2)。另外，肺静脉与右上腔静脉连接是一种更少见的心上变异。更常见的心上TAPVR解剖亚型有来自4条肺静脉引入水平共同肺静脉的血汇合(一条左垂直静脉)到左房后方，然后引流到无名静脉、奇静脉、右上腔静脉或右房。Ⅱ型，或心型TAPVR，以完全肺静脉异位引流到明显扩张的冠状窦为特征，直接到右心房更少见(图93.3)。Ⅲ型，或心下变异，包括垂直静脉通过食管裂孔至膈下从共同肺静脉主干下降，此处它通常异位连接到门静脉、它的一个分支(图93.4)或静脉导管。在这些病例中，肺静脉通过下腔静脉引流到右心房。Ⅳ型TAPVR包括伴随多种水平连接的所有混合畸形。

有许多报道心上连接是最常见的TAPVR类型(45%)，而心型和心下型相对少见(各25%)，混合型最少(5%)。弗吉尼亚大学最近对笔者经治的病例系列所做的回顾研究证实了这一频率分布(表93.1)。

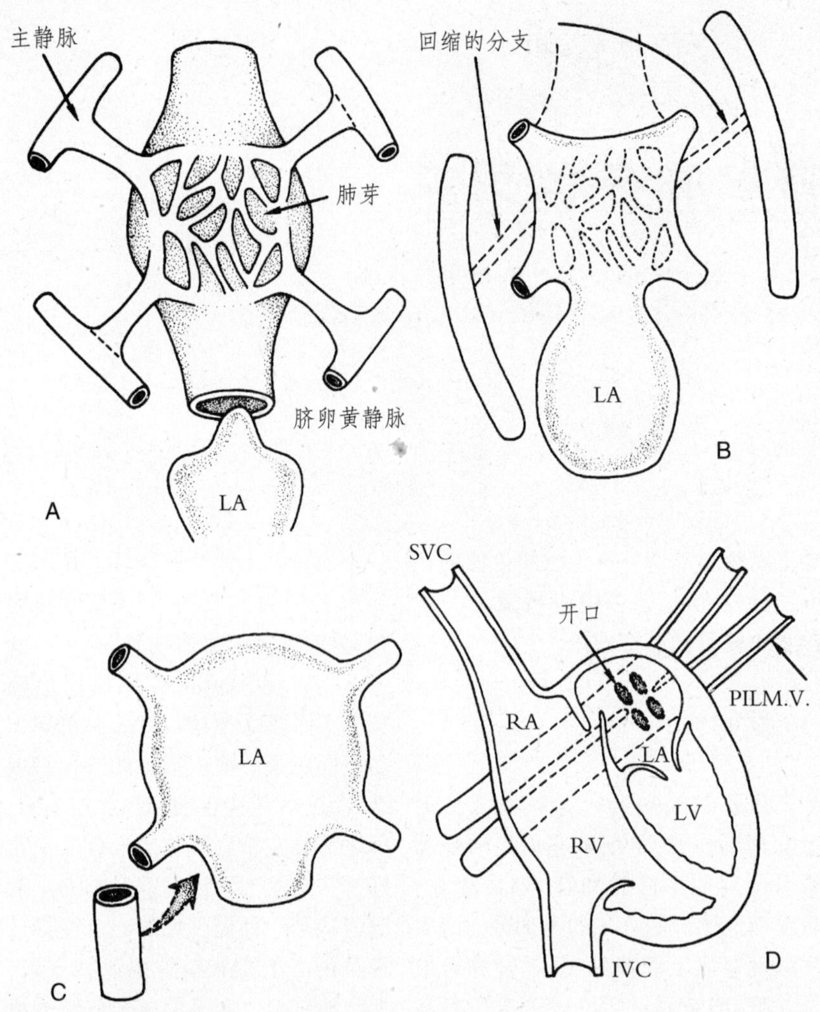

图 93.1 肺静脉的正常胚胎发育。(**A**)共同肺静脉从背侧左房壁外突,向围绕肺芽的肺静脉丛生长。胚胎性的肺至体静脉吻合仍然存在。(**B**)共同肺静脉与肺静脉丛融合,肺至体交通开始消失。(**C,D**)肺静脉至背侧左房壁完全合并,伴随胚胎性的肺至体静脉交通的消失。(IVC:下腔静脉;LA:左心房;LV:左心室;PULM.V.:肺静脉;RA:右心房;RV:右心室;SVC:上腔静脉)

表 93.1　Virginia 大学 TAPVR 类型的频率分布

TAPVR 类型	数量	百分数	梗阻的数目(百分数)
心上型	23	60.5	10/23(43.5)
升垂直静脉	16		
右上腔静脉	7		
心型	5	13.2	0/5(0)
冠状窦	2		
右心房	3		
心下型	6	15.8	5/6(83.3)
门静脉	6		
混合型	4	10.5	1/4(25)
总计	38	100	16/38(42.1)

尽管多数TAPVR是独立的畸形,但有时与其他心脏和心外先天性畸形并存。尤其在尸检病例中,TAPVR已经被诊断与多种其他紫绀型和非紫绀型心脏畸形伴随,包括动脉导管未闭、瓣膜闭锁和狭窄、间隔缺损、大动脉转位、法洛四联症、右室双出口和共同房室管。另外,TAPVR和器官异位综合征之间存在众所周知的关联,包括内脏异位、异性、右位心和脾畸形(无脾,多脾,脾发育不全)。

其他的分类系统均以肺静脉和体静脉通路间梗阻的长度和程度为依据。通常,心上和心水平畸形最初有轻度的梗阻症状,因为静脉通路的长度和肝门脉系统造成的阻力,心下型有明显的梗阻。由Herlong提议的最完整的分类系统描述了解剖变异、梗阻程度和梗阻的类型(外在或内在压迫)。

病理生理学

在这些非梗阻性的解剖病例中,TAPVR的生理改变为大量左向右分流。作为肺静脉和体循环回流至右房的结果,肺血流增加明显,产生右室容量负荷过重。随之发生肺高压、肺水肿、右室增大和充血性心力衰竭。TAPVR的生理结果依赖于肺静脉梗阻的存在和程度。完全氧合的肺静脉血和未饱和的体静脉血混合的结果导致紫绀。通过卵圆孔或少见的房间隔缺损代偿性右向左分流维持存活,因为这可使部分氧合的血分流至左心房进行体分布。尽管左房和左室容积由于分流而减小,但这些腔室却很少发育不全。

由于外在压迫,内在静脉腔狭窄,或者两者混合的结果,TAPVR中的肺静脉血流梗阻。心下TAPVR多数伴有梗阻,发生于80%~100%的患者。通常降垂直静脉在它与门静脉或导管静脉连接处梗阻。另外,在闭合的导管静脉条件下,通过肝窦的血流

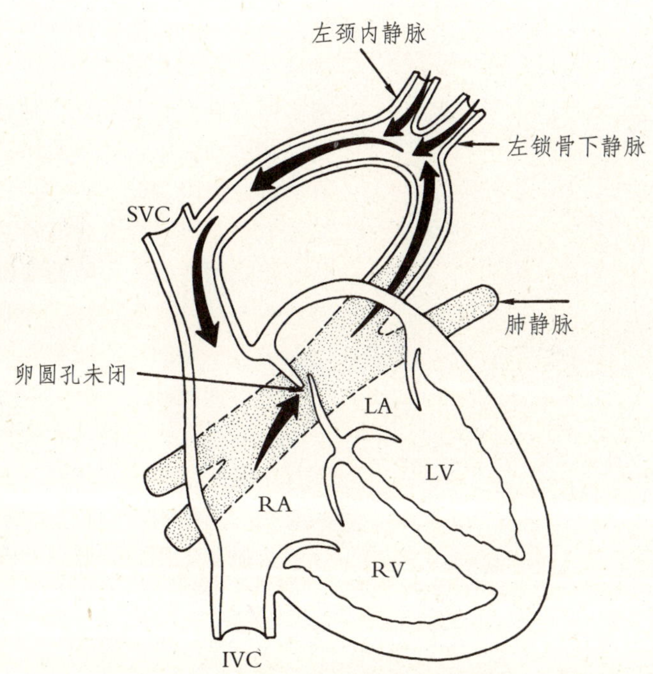

图 93.2　通过升左垂直静脉心上型完全肺静脉异位引流的病理解剖。(IVC：下腔静脉;LA：左心房; LV：左心室; RA：右心房; RV;右心室; SVC：上腔静脉)

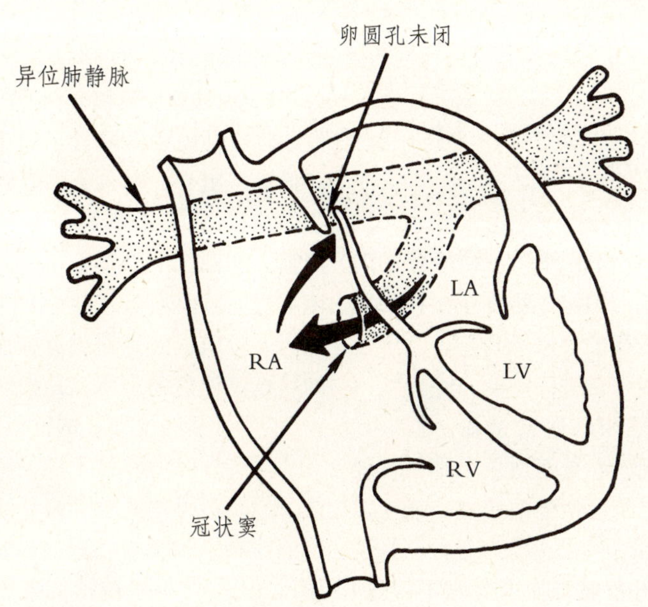

图93.3　通过冠状窦心型完全肺静脉异位引流的病理解剖。(LA：左心房; LV：左心室; RA：右心房; RV：右心室)

阻力，产生功能性的闭塞。心上亚型的闭塞，以“坚固的”压迫左肺动脉前方和左主支气管后方之间的垂直静脉为特征。另一个肺静脉血流障碍潜在的部位可能由于心房水平的限制性交通(如小卵圆孔未闭)，由经房压力阶差的存在支持。

肺静脉梗阻患者的结局是惊人的。梗阻近端的肺毛细血管床增加的静水压导致重度肺水肿。另外，因为阻止了氧合血回到心脏，紫绀比较明显。通常存在肺高压，并且在明显梗阻的患者中非常严重。在这些患者中，肺动脉压接近或超过体循环压。相反，肺静脉梗阻也有为右室减负的作用，因此环绕的右室扩张并且肥大，是非梗阻性 TAPVR 的固定特征。

诊断

体征和症状

TAPVR患儿的状态大部分取决于肺静脉回流梗阻的存在和程度。非梗阻性TAPVR在出生时和早期新生儿期常会漏诊。几个月后，患者可以呈现渐进性心动过速、气短、充血性心力衰竭和轻度紫绀。通常，轻度的喂养困难和发育不良的主诉可能是这些儿童患有先心病仅有的线索。肝充血肿大和心脏扩大伴明显的右室搏动是其固定的特征。

心脏检查可能并不引人注意。可能存在奔马律或微弱的收缩期杂音，通常是经过三尖瓣的血流增加的结果。其他发现是肺血流增加的特征，如左第二肋间收缩期射血杂音和明显的固定第二心音。

相反，梗阻型的TAPVR患儿生后数小时至数天呈极端表现。这些患儿重度紫绀并且有严重的充血性心力衰竭。通常存在低血压和代谢性酸中毒。心脏检查的发现不一致，但右侧心腔可以是正常大小。如果导管静脉保持开放，肝脏可能也是正常大小并且不充血，能够将肺静脉血直接引流到下腔静脉。

胸片

TAPVR胸部X线片的特点依赖于是否存在肺静脉梗阻。非梗阻性的TAPVR特点是正常大小的心脏伴有增多的肺血管。可能存在明显的肺动脉轮廓和有时增大的右心轮廓。心上连接的经典X线影像呈“雪人形”或“8字形”，很少在出生6个月之前发生。在梗

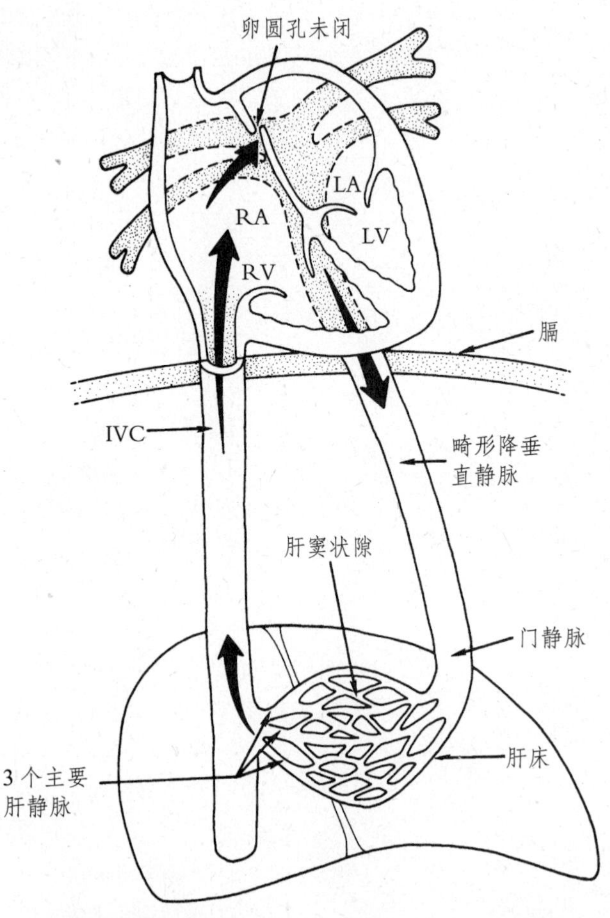

图93.4 通过降垂直静脉至门静脉的心下型完全肺静脉异位引流病理解剖。(IVC:下腔静脉; LA:左心房; LV:左心室; RA:右心房; RV:右心室; SVC:上腔静脉)

阻性TAPVR中,心脏轮廓通常大小正常,但是肺脉管系统有明显的充血,广泛间质渗出代表严重肺水肿。此外,与非梗阻性TAPVR相反的是,主肺动脉轮廓通常不明显。

超声心动图

现代二维超声心动图技术,变革了TAPVR非侵袭性的诊断。对于状态不稳定的病重新生儿,超声避免了不当的诊断和外科治疗的延误。这些患儿如施行心导管和血管造影检查,可能存在因高渗性造影剂的不良副作用,包括潜在的致命性肺水肿或急性肾衰。自20世纪80年代起,超声心动图已经成为术前诊断和TAPVR分类的主要方法。多普勒彩色血流二维超声心动图在诊断TAPVR时精确并且可靠,能够描绘出每一条肺静脉的准确引流方式、探测梗阻的存在和程度以及任何并存的心脏畸形。

心导管和心血管造影

在现代,心导管适用于那些需要对肺静脉更精确检查的患者,或者需要说明梗阻的存在,因为有些病例的超声心动图表现与临床病程不一致,或伴有复杂的心脏畸形。肺静脉异位连接的精确位置,由体静脉"提升"的氧饱和来确定。而肺静脉引流的确切过程,在选择性肺动脉造影左旋期中描绘。

共同点是所有4个心腔的血有相等的或近似的氧饱和,反映了混合的肺体静脉循环。主肺动脉的血氧饱和等于或超过主动脉,仅有的两种情况就是TAPVR和大动脉转位。右室和肺动脉压力在TAPVR通常升高,实际上有梗阻存在时总是如此。估计有75%的病例肺动脉压超过体循环,存在潜在肺静脉梗阻。卵圆孔未闭是否恰当,依据它将部分氧合血分流到左心的能力,可以用右房压和肺毛细血管楔压或左房压的差异来评估。探测经房压力阶差提示限制性的卵圆孔或梗阻性的肺静脉回流。

在新生儿,奇静脉导管检查可将对比剂直接注入TAPVR膈下亚型的异位连接内。如果连接是心上型,能证明垂直静脉和共同肺静脉窦的存在。在心亚型,冠状窦被看做一大的模糊结构位于脊柱左边,但处于右房轮廓里。

术前管理和外科干预的时间

梗阻性TAPVR的患儿需要外科急诊处理。重症恢复期后应接下来迅速进行外科干预。快速干预包括气管内插管、使用100%氧通气、动脉二氧化碳分压<30mmHg和体循环pH值>7.6。诱发的呼吸性碱中毒降低了肺血管阻力并促进了氧合。输入碳酸氢钠或氨丁三醇(THAM)治疗代谢性酸中毒。采用强心和利尿剂改善心功能。异丙(去甲)肾上腺素在阻塞性TAPVR有特殊的强心价值,因为它也有肺血管扩张的特性。注射前列腺素E_1保持导管开放,可能有某些生理学的价值。

尽管即时的外科干预是治疗的主线,但是对那些严重肺高压或传统药物治疗难以控制的心衰的患儿可以使用ECMO。在手术矫治之前,短期的ECMO对稳定这些病重的患儿和避免终末器官衰竭有帮助。

伴有非限制性房缺的非梗阻性TAPVR患者通常处于稳定状态。因此,这些患儿很少需要术前干预或药物支持。然而,目前多数中心进行选择性的矫治手术,在诊断后的数日内实施而不考虑患者的年龄或体重。推行早期手术的动力在于,人们意识到未经矫治的TAPVR具有极高的死亡率，同时认识到在等待延迟修复时会发展为不可逆转的心肺血管疾病。

外科技术

体外循环的准备和管理

下面的描述专门用于新生儿和幼儿的 TAPVR 修复,大龄儿童甚至成人 TAPVR 很少行矫治手术。中心静脉和脐动脉压力导管在术前恢复期放置。大剂量芬太尼是麻醉诱导的理想药物，因为它能降低肺血管阻力的应力诱发性升高。通过胸骨正中切口到达心脏和纵隔的结构。胸腺部分切除后,切开心包,体循环肝素化,升主动脉插动脉管。单根静脉管插入右心耳。应仔细操作，避免对心脏的任何不当处置,直到建立体外循环,因为心肌含氧量低,梗阻性 TAPVR 酸中毒的新生儿尤其易激并且易于室颤。体外循环开始后,分离未闭导管并结扎。在鼻咽温降到 18℃期间,在直接覆于主肺静脉干处切开后心包。降温到 18℃之后,主动脉阻断,主动脉根部顺行灌注冷血钾心脏停搏液。心脏局部覆冰。血从患者引入氧合器，开始深低温停循环。这时,为便于修复,拔除静脉管。停循环的技术对于外科修复心上、心下和混合型 TAPVR 有辅助价值,因为它可提供完全无血和静止的术野，使肺静脉至左房吻合尽可能的大。然而,为修复 TAPVR 至冠状窦,采用两根静脉管的标准体外循环并且中低温(28℃)通常足够。

心上型　开始体外循环或修复结束后,结扎垂直静脉。最好在它的心包外部分结扎该静脉，以避免左上叶肺静脉狭窄。因为TAPVR的状态是心脏不受肺静脉约束，所以将心脏向左牵拉可使后方主肺静脉干充分暴露；只有我们一直用这种路径。作为替代，可以应用在主动脉和上腔静脉之间上方的路径。然而,不建议使用将心尖向前抬起的下方入路，因为这种方法可能扭曲心脏和改变肺静脉解剖，心脏复位后导致吻合口扭曲。自右心耳下方开始双房横切口，通过卵圆孔后方至左房后壁(图93.5)。为充分吻合,在某些病例中可能需要在上方扩大切口至左心耳。在肺静脉干上做一宽大的相应的横切口,直接与左房后壁并列。为使吻合尽可能充分，这一切口通常不包括每一肺静脉开口。使用6-0聚二恶烷酮线连续缝合肺静脉至左房吻合口。这种使用可吸收缝合材料的连续缝合技术，使延迟性吻合口狭窄的发生率降低，可允许吻合口生长。使用6-0聚丙烯线连续缝合猪心包片,通过右房闭合卵圆孔；直接缝合关闭卵圆孔可能危及共同肺静脉至左房吻合口的开放。6-0聚丙烯线连续缝合关闭右房切口。

修复完成后,心脏注满盐水,通过心脏停搏管处排气，静脉管重新插入右房。重新开始体外循环，身体复温到34℃~35℃。复温期间,放置心房和心室起搏导线,放置右房导管。

心型　通过右房纵切口修复TAPVR至冠状窦(图93.6)。胸骨正中切开,按心上型所述修复建立体外循环后,患者降温到28℃。将扩张的冠状窦口和未闭卵圆孔间的一段心房组织切除；在此过程中切除卵圆孔瓣。在冠状窦的后壁做无顶切口,这样肺静脉和冠状窦的血能重新引流到左房。使用6-0聚丙烯线缝合猪心包片到卵圆孔和冠状窦口的周边,闭合房间隔交通。

通过右房横切口也可到达直接通向右心房的TAPVR。当开放到右房后面时，可以通过源自每侧肺的单独静脉大片,看到肺静脉口。围绕卵圆孔切除部分房间隔造成大房缺。自体或猪心包片缝合包含肺静脉开口在内的缺损。这种修复的功能性结果是,房间交通被关闭并将肺静脉引流至左房。

心下型　膈下TAPVR在多数患者有梗阻;因此,诊断这种畸形的患者在新生儿期应行急诊手术。按上文所述的胸骨正中切口,行体外循环和深低温停循环。在身体降温期间,心尖向前抬起以便于降垂直静脉的剥离和长段松动。与修复心上型TAPVR的情况一样,常规结扎心下型畸形垂直静脉尚有争议;我们的观点是不结扎降垂直静脉。已经有无对照的报道描述降垂直静脉结扎后出现肝坏死。而且,有些外科医生坚持未结扎的畸形静脉作为有用的术后储血库，直到小的左侧心腔能够生长为正常大小。与心上型相反的是,心下膈型TAPVR的共同肺静脉干主要成垂直方向。这样,通常需要做静脉的长垂直切口。和心上型修复一样,心脏被推向左侧。进行右房纵向切口,通过卵圆孔扩大至左房后壁。左房切口在下方连续,平行于静脉切口。宽大的吻合需要上方扩展至左心耳。共同肺静脉至左房吻合的方式类似于心上型修复,使用6-0可吸收单纤缝线连续缝合。与心上型修复的方式相同，心包片闭合卵圆孔,连续缝合右房切口。

混合型　肺静脉引流的混合型中有一根或多根肺静脉没有进入共同肺静脉会合处,而分别与体静脉循环相连接,可使用前面章节所述的复合技术进行处理。另外,肺静脉独立的异常引流路径,可以分别吻合到左房。如果仅有一根来自一个肺叶的肺静脉单独引流,可能遗留轻度不利的生理后遗症。

术后管理

在那些初始表现为TAPVR梗阻亚型的患儿中，由于继发于术前损伤和体外循环的炎症反应的高肺血管阻力而使肺动脉压力升高。持续肺动脉高压是梗阻性TAPVR修复术后早期发病率和死亡率的主要原因。在这些患者中，明显肺血流动力学不稳定和术后肺高压危象并不少见。尽管肺动脉监

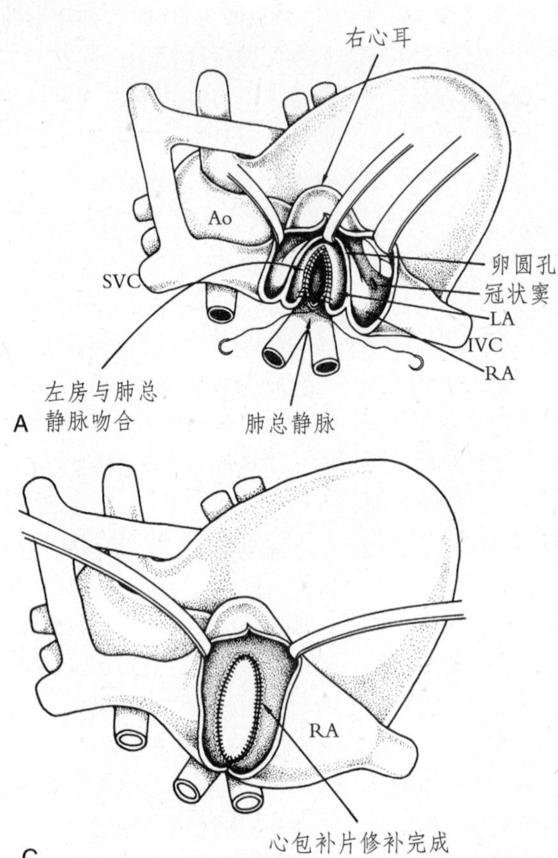

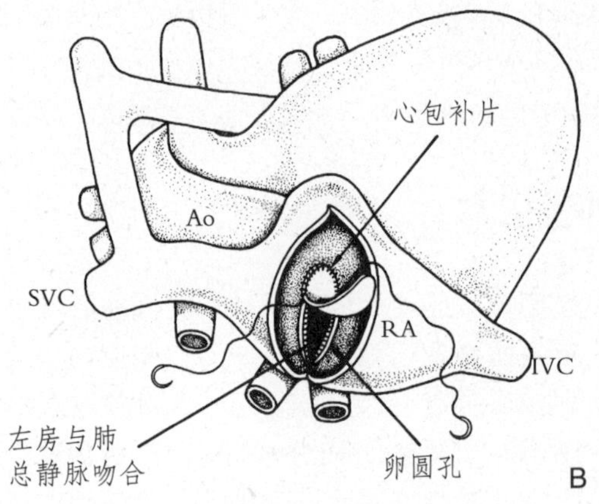

图93.5 通过升左垂直静脉修复心上型完全肺静脉异位引流的技术。(A)右房横切口,通过卵圆孔至左房。心脏回缩向左。在共同肺静脉干的前壁,相应的横切口,建立至背侧左房的吻合。需注意的是,在停循环期间,为便于暴露,须移除右房管道。(B)完成心房至共同肺静脉吻合。心包片用于卵圆孔未闭。(C)完整的修复,使所有肺静脉血流入左房,闭合房间交通。(Ao:主动脉;IVC:下腔静脉;LA:左心房;RA:右心房;SVC:上腔静脉)

测导管不是术后24~48小时管理的标准要求,但应有预防性措施来维持可接受的低肺血管阻力。这些策略包括过度通气引发的呼吸性碱中毒以及仔细调控吸入氧浓度以减小肺血管收缩。如果肺动脉压持续升高超过体循环压的2/3,则右室舒张末压升高会超过左房压,从而降低搏出量。在这些病例中,接着会发生酸血症因此需强有力的药物治疗以及呼吸机治疗。

另外,给予持续麻醉药物(通常芬太尼)镇静,提供术后止痛和避免张力诱导的肺血管阻力增加。为获得完全可控的通气和降低氧耗,肌松剂用于术后急性期抑制骨骼肌活动也同样有效。当需要强心支持时,米力农是一种理想的药物,因为它能使肺动脉扩张。在很难处理的肺动脉高压中,很少使用硝普钠,而一氧化氮通常有用。当先前非侵袭性的综合措施未能改善肺血管痉挛和右心功能时,偶尔应用ECMO。在使用ECMO前,应用心脏超声排除顽固性肺高压的机械原因,如肺静脉梗阻或吻合口狭窄。

通常在术后24~48小时,肺血管紧张度会进行性降低,此时可结束通气、强心和肺血管扩张。肺水肿是TAPVR修复术后常见的并发症,尤其在非梗阻性的病例中,术前长期存在右室容量负荷和小的左心室。术后液体量控制很重要,利尿剂(如呋塞米)要慎重应用。如果偏离期望的术后进程,或者患者对通常的干预抵抗,应立即进行心脏超声检查,以检查有无肺静脉梗阻或吻合口狭窄的可能性。

结果

历史上,TAPVR外科修复术的死亡率很高,20世纪60年代,修复术患儿的早期死亡率为65%~85%。随着20世纪70年代深低温停循环的出现,30天手术死亡率降低至12%~18%。非侵袭性诊断、外科技术、心脏麻醉和围术期心肺支持的进步,以及早期外科干预的常规运用,在许多最近报道的病例中以及我们的机构中死亡率<5%。尽管手术时年龄小、术前肺静脉梗阻、TAPVR的心下型、急诊手术是TAPVR修复术后早期死亡率的独立危险因素,但现代在对这种病变的处理中已基本上消除了可辨别的导致不利结果的术前危险因素。在大多数病例系列中,术中和术后早期死亡的主要原因仍是顽固性肺高压和持续心衰。

TAPVR的矫治手术后后期发病率和死亡率最重要的原因是再发的肺静脉梗阻,在术后6~12个月发生于5%~15%的患者。这种并发症的明显病理表现是吻合口纤维性缩窄、各肺静脉口狭窄以及难以理解的累及整段肺静脉的弥漫性纤维化。尽管使用可吸收的聚二氧六环酮缝线,近年报道的吻合

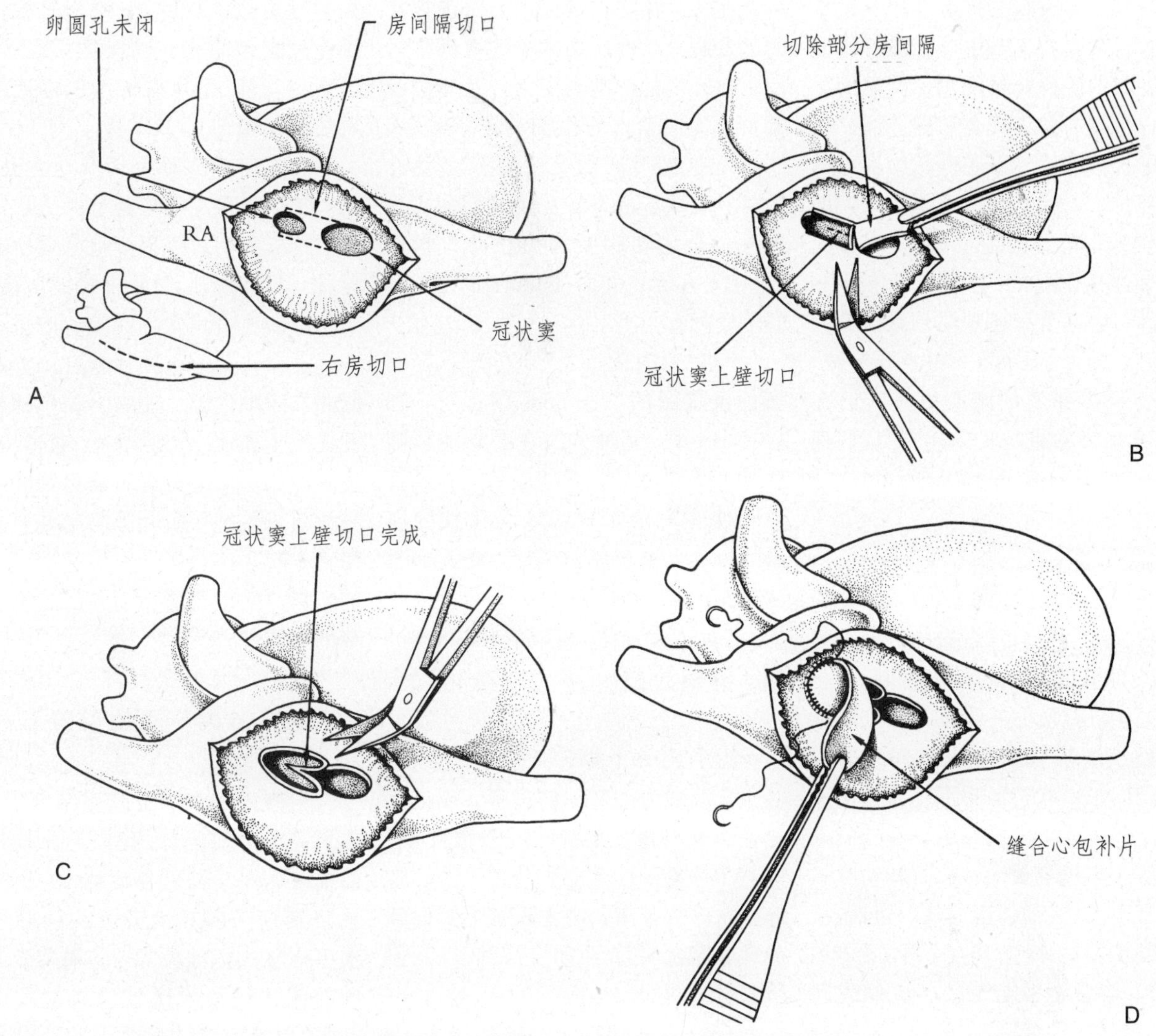

图93.6　通过冠状窦修复心型完全肺静脉异位引流的技术。(A)插图显示了右房纵切口的位置。在冠状窦和卵圆孔之间切除部分房间隔,切除后者的瓣。(B)冠状窦上壁切开的部位。(C)冠状窦无顶切开,使冠状窦血液再次流入左房。(D)冠状窦和卵圆孔的边缘心包片缝合,在补片下方肺静脉血回流到前者,通过未闭卵圆孔进入左房。(RA:右心房)

口狭窄的发生率已有所降低，但尚没有技术性因素能可靠地预测或防止一条或多条肺静脉更具隐袭性地发生弥漫性纤维狭窄。这一过程占TAPVR修复术后5%~10%晚期死亡率的大部分。已经有多种外科技术处理术后肺静脉梗阻,包括:共同肺静脉至左房吻合的修正,狭窄肺静脉的补片血管成形,制作不缝合的心包井，以及单个肺静脉直接缝合到左房。最近肺移植用于治疗没有其他外科替代方法的患者。交界心律和不同程度的传导阻滞是心型TAPVR修复术的常见后遗症。在冠状窦周边缝合时，结间束和房室结可能被破坏,尤其在它的前缘。尽管有些患者术后早期心外起搏后能自动恢复正常窦性心律，但其他患者由于持续术后节律障碍而需要安装永久起搏器。

部分型肺静脉异位引流

PAPVR是一种先天性心脏畸形，一根或多根但不是全部肺静脉连接到右房或它的体循环支流。正常情况下，至少要有一条肺静脉引流到左心房。而该病尸检报道的发生率达0.7%,因为有相对多的无症状病例，死前诊断的发生率要低一些。1739年,Winslow首先进行了病理描述，但直到1949年Dotter和同事才第一次报道了使用心血管造影进行了死前诊断。

病理解剖

当原始肺体静脉吻合仍然存在时,在胚胎发育的某个时期,PAPVR源自共同肺静脉右侧或左侧部分的退化。大约80%病例畸形静脉起自右肺,而仅有10%的病例左肺是PAPVR仅有的来源。来自右上和中叶肺静脉畸形引流到右上腔静脉最常见，少见的是直接连接到右房。无名静脉、冠状窦、奇静脉、门静脉和下腔静脉为少见的注入部位。畸形肺静脉可能作为共同干或作为多条单个连接进入体循环。至少80%的PAPVR患者被证实伴有房缺。尽管高静脉窦缺陷是最常见的合并心脏畸形，但也可见继发孔房缺。另外，许多伴发的杂心脏畸形已在PAPVR患者中进行过描述；在这些病例中，这些复杂畸形占临床的多数。

弯刀综合征

弯刀综合征包括自右肺至下腔静脉的PAPVR。某些或所有肺静脉汇合到共同干，其沿右心缘至下腔静脉缓慢的曲线下降，X线片上表现为弯刀（土耳其刀）。联合的畸形静脉可以进入靠近腔房连接处或其膈下部分的下腔静脉。超过半数病例的右肺动脉和肺发育不全。其他伴随的畸形包括：从主肺侧支至右肺（尤其右下叶）的体动脉供应，异常裂和支气管分布，继发孔房缺，肺静脉狭窄，以及多种其他复杂的心脏畸形。

病理生理

PAPVR血流动力学结果类似于大的孤立性房缺。肺血流大量增加，但肺血管病本身通常数年不并发这一疾病。慢性右室容量负荷最后导致右室肥大、扩张和衰竭。发生肺高压预示着长期未矫治左至右房分流的终末期表现。如果原因不明，幼年弯刀综合征常伴有肺高压，并且比其他类型的PAPVR更常见。

诊断

PAPVR的大部分患者在幼儿早期无症状。那些在三四十岁出现症状的患者通常如此，最常见的主诉是易疲乏和轻度的活动耐受力。年轻患者常由于偶然发现的心脏杂音、胸部X线片异常、反复肺部感染来就医。伴有主要心脏畸形的患者在婴儿期即有与这些复杂病变相关的血流动力学特征；在大多数病例中，PAPVR只是一个偶然发现。

PAPVR的诊断主要依据多普勒彩色血流图的二维超声心动图。和TAPVR一样，这种方法在描绘畸形肺静脉和房缺时是非常精确的。心导管用于伴有复杂病变或认为存在肺高压的患者。肺至体血流比（Qp/Qs）通常>1.5:1。

外科治疗

为了避免并发不可逆的右心衰，对所有诊断为PAPVR的患者，应进行选择性外科修复治疗。一般情况下，PAPVR修复的手术原则包括：体和肺静脉循环的分离，避免阻塞上腔静脉或肺静脉血流，完全闭合房缺，以及保留窦房结功能。

部分肺静脉异位引流至低位上腔静脉或右心房

我们使用一种类似于单纯心包挡板的技术，这一技术最先由Kirklin和同事在1956年描述（图93.7）。通过胸骨正中切口到达心脏和纵隔结构。右侧胸膜腔打开以证实来自右肺畸形静脉的来源。上腔静脉由腔房交界分离到无名静脉水平。通常结扎并分离奇静脉以便于上腔静脉有更大的活动度。为了避免至畸形肺静脉孔通道的阻塞，上腔静脉应通过右心耳插入带角静脉管，偶尔可直接进入畸形肺静脉上方的上腔静脉。更常见的是，直接对无名静脉插管。开始体外循环，降低到中低温（28~32℃）。我们运用过更低的温度，使用临时的低流量或完全停循环，以提供无血术野。阻断主动脉，将冷血钾心脏停搏液注入主动脉根部。

在右房侧面垂直切开至右心耳，向上扩展至最高畸形肺静脉入口的水平。这样的切口可很好地暴露所有肺静脉开口和房缺，避免损伤窦房结。如果房缺狭窄或房间隔完整，应进行房间隔造口。猪心包补片缝合到上腔静脉和右房的内腔，使来自畸形肺静脉的血流重新流入上腔静脉，通过房缺，进入左房。应避免上腔静脉管腔的狭窄或者心包补片阻塞肺静脉开口。使用猪心包片安全闭合右房和上腔静脉的切口，这样可消除上腔静脉管道狭窄的可能性。

部分肺静脉异位引流至高位上腔静脉

为修复PAPVR至腔房结合上1cm或更高的上腔静脉，我们再次选择此前描述的单纯心包补片技术。历史上曾将其视为PAPVR至上腔静脉所有水平修复的标准技术。低和高上腔静脉使用这一技术修复仅有的技术差别是，后者通常需要在上腔静脉或无名静脉插上静脉管。我们的经验如同最近报道的几组大系列一样，心内补片技术可提供低死亡率的功能良好的PAPVR完全修复。

然而在其他中心，出于对上腔静脉管梗阻、肺静脉梗阻、残余房分流、窦房结功能不全并发症的关心，出现了许多修复PAPVR至高上腔静脉的更为复杂的替代性技术。也许最常使用的替代性技术是Warden等于1984年提议的。这种技术包括：横断和缝合上腔静脉心脏端，在横断上腔静脉头端和右心耳之间构建吻合。然后通过房缺至上腔静脉心内开口前缘的接合，将肺静脉血流重新引入左房。尽管高上腔静脉修复的这种技术和其他复杂技术发展降低了术后并发症，但这些更

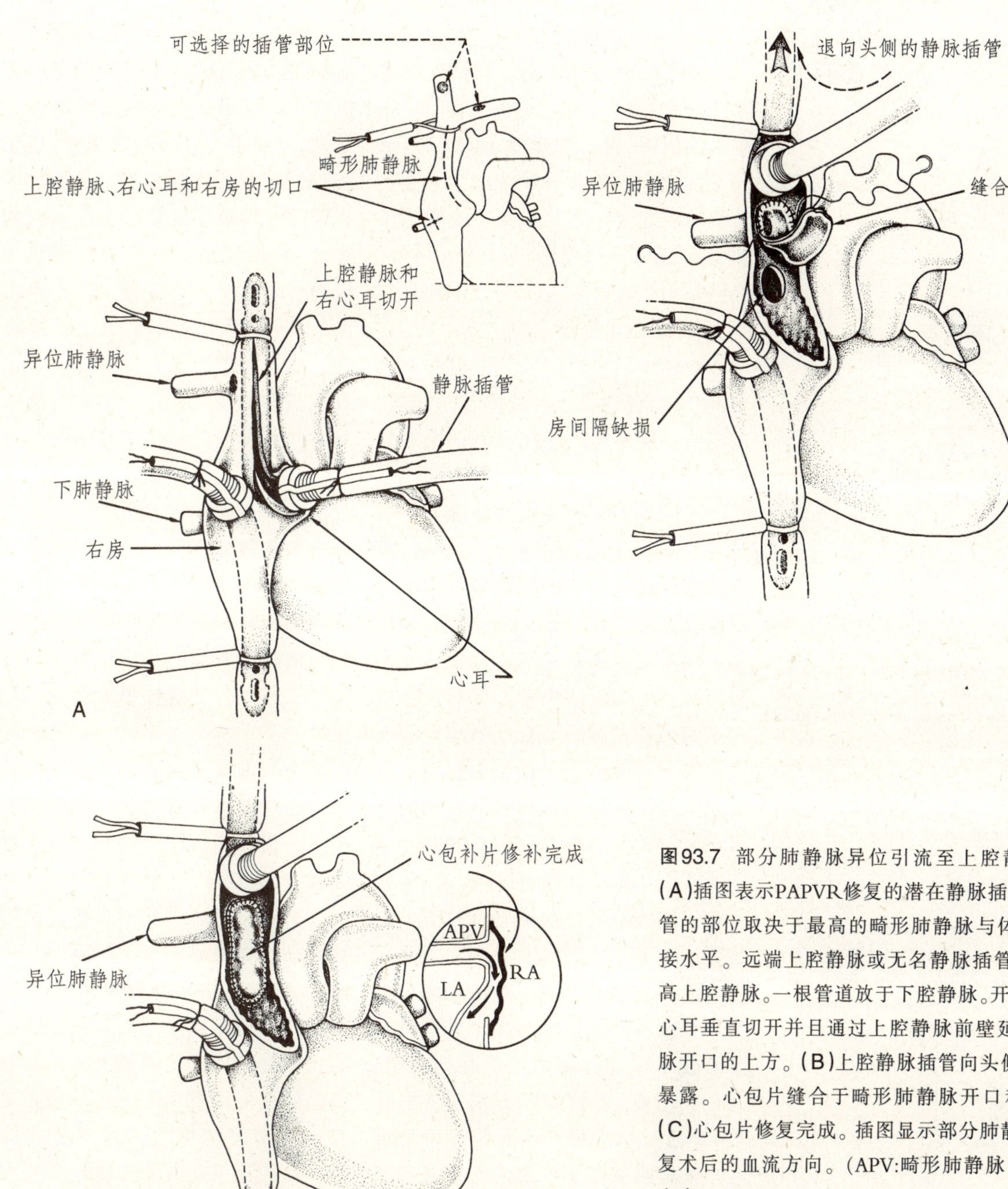

图93.7 部分肺静脉异位引流至上腔静脉修复技术。(A)插图表示PAPVR修复的潜在静脉插管部位。上方插管的部位取决于最高的畸形肺静脉与体静脉循环的连接水平。远端上腔静脉或无名静脉插管用于PAPVR至高上腔静脉。一根管道放于下腔静脉。开始体外循环。右心耳垂直切开并且通过上腔静脉前壁延伸至畸形肺静脉开口的上方。(B)上腔静脉插管向头侧方向回缩便于暴露。心包片缝合于畸形肺静脉开口和房缺的边缘。(C)心包片修复完成。插图显示部分肺静脉异位引流修复术后的血流方向。(APV:畸形肺静脉；LA:左房；RA:右房)

复杂的技术没有超过简单实用的心包挡板技术的明显优势。

弯刀综合征

总的来说,如果右肺被反复感染破坏，当它不能有助于气体交换时，或者对于畸形肺静脉仅起自单叶的患者,推荐行肺切除而不是血管重建来治疗弯刀综合征PAPVR。相反,如果患者有足够的右肺功能和充足的肺动脉血液供应,则推荐行各种血管重建术使肺静脉重新引流至左房。畸形肺静脉干往往太短,不能直接植入左房;因而,许多技术要将来自右房的畸形引流经房缺通过心包通道再引入到左房腔。畸形主肺侧支可通过外科结扎或经动脉栓塞成功处理。

结果

PAPVR外科修复的死亡率<1%。然而，弯刀综合征PAPVR患者修复术后的高死亡率则反映了常伴随有肺高压和多种复杂心血管畸形。尽管报道的PAPVR术后晚期上腔静脉梗阻、残

余心房分流、心律失常的发生率低，但尚没有单独的外科技术在降低这些并发症方面表现出独特的优势。

推荐读物

Cooley DA, Hallman GL, Leachman RD. Total anomalous pulmonary venous drainage: correction with the use of cardiopulmonary bypass in 62 cases. J Thorac Cardiovasc Surg 1966;51:88.

Darling RC, Rothney WB, Craig JM. Total pulmonary venous drainage into the right side of the heart. Lab Invest 1957;6:44.

Katz NM, Kirklin JW, Pacifico AD. Concepts and practices in surgery for total anomalous pulmonary venous connection. Ann Thorac Surg 1978;25:479.

Kirklin JW, Ellis FH, Wood EH. Treatment of anomalous pulmonary venous connections in association with interatrial communications. Surgery 1956;39:389.

Neill CA. Development of the pulmonary veins: with reference to the embryology of anomalies of pulmonary venous return. Pediatrics 1956;18:880.

Van Praagh R, Corsini I. Cor triatriatum: pathologic anatomy and a consideration of morphogenesis based on 13 postmortem cases and a study of normal development of the pulmonary vein and atrial septum in 83 human embryos. Am Heart J 1969;78:379.

Warden HE, Gustafson RA, Tarnay TJ, Neal WA. An alternative method for repair of partial anomalous pulmonary venous connection to the superior vena cava. Ann Thorac Surg 1984;38:601.

编者评述

T.L.S.

TAPVR完全修复的外科结果，在过去20年取得了明显的进步。目前，采用本章描述的技术，大多数中心这些畸形的手术死亡率<5%。因为严重肺静脉汇合梗阻或限制性房缺，孤立患者仍然不能手术存活。这些患儿在手术干预之前，通常呈现多系统器官功能衰竭。因此，对于这种先心病迅速药物稳定和紧急外科治疗的早期认识，可能产生总体生存率的明显改善。

我们使用相同的方法用于笔者描述的心上和心内型TAPVR。双房横切口使左房后部充分暴露，在共同肺静脉汇合和左房之间吻合尽可能的宽。在多数病例，我们切开进入肺静脉，形成尽可能宽的吻合，并在潜在可能缩窄的组织之上打开，缩窄可能发生于肺静脉至共同肺静脉汇合的入口处。我们使用可吸收线进行吻合。在某些病例，肺静脉汇合缝合到心房后壁，这样汇合延伸超过房间隔。在这些病例中，使用心包和自体补片重建房间隔。在某些病例，右房在闭合时使用补片扩大。

因为单心室和完全肺静脉异位引流患者晚期会发生梗阻这类难题，最近我们对这些完全肺静脉异位引流原始修复患者使用"无缝线"技术，并将这一技术运用到更标准、孤立的完全肺静脉异位引流的患者。无缝线修复技术的优势是静脉汇合能被充分切开进入每一静脉分支，然后心包或血管周外膜组织能缝到左房后部宽阔的开口。原始修复条件下使用这一技术，不需要在真正肺静脉壁的任何一点进行缝合，这能降低瘢痕和晚期狭窄的危险性。

混合型TAPVR在很小的患儿中会有一定技术问题，因为单个肺静脉的吻合技术可能导致明显的晚期狭窄。另外，所有4条肺静脉分别进入右房（尽管通过切除房间隔和阻止静脉到左房能轻易修复）的患者有很高的晚期肺静脉梗阻和严重肺高压的发生率。这些患者必须持续术后监测，而且如果发生了肺静脉梗阻，最好立即进行肺静脉移植。

关于吻合术狭窄对TAPVR晚期肺静脉梗阻的相对影响目前尚有争议。我们的观点是大多数肺静脉梗阻与吻合不充分无关，而与共同肺静脉干或单根肺静脉至共同肺静脉通道入口的组织退化有关，其发生于出生后的最初两个月。因此，随着时间的推移，宽大的吻合也可能变得狭窄。对于在共同肺静脉通道和单根肺静脉进行扩张而在进入心脏的水平进行缩窄的这些机构，可以采用无缝线技术经行外科处理，并取得了良好的成功率。这在心型TAPVR患者看起来更常见，这些患者通过无顶冠状窦形成至左房的宽大吻合。某些患者，冠状窦持续退化能导致吻合口缩窄并需要修正。在单根肺静脉狭窄和近端静脉没有扩张的地方，在处理严重肺高压时外科干预没有实质性的意义。这些患者看起来肺静脉向后延伸至肺门中有一普遍的过程，在多数病例即使无缝线技术静脉修复也不能使肺血管阻力明显下降。如果某些静脉有混合性扩张，在考虑肺移植之前应尝试无缝线技术。然而，这些患者多数对干预性的导管技术或外科治疗没有反应，应尽早考虑肺移植。已经注意到这些患者保守治疗有很高的死亡率，不能够在更近的静脉放置支架来缓解梗阻。即使考虑肺移植，这些患者仍有可能发生严重的肺高压，在有肺供体之前常会发生进行性的衰退过程。

另外一组有问题的患者包括弯刀综合征。尽管笔者推荐所有PAPVR和明显左向右分流的患者进行外科修复，并且初始成功阻碍静脉回流至左房，但弯刀综合征的修复伴有很高的肺静脉梗阻的发生率。这些患者之后发展至肺静脉梗阻并经常从右肺咯血，右肺除了支气管血供外几乎没有肺血流。另外，畸形主肺侧支通过膈和下肺韧带进入肺可能导致出血；反复感染常见；在这些患者，受累肺切除通常能解决咯血，改善通气灌注比。

婴儿期表现为弯刀综合征的患者是这种解剖很难处理的一个亚型。通常这些患儿右肺发育不全，并伴有来自主肺侧支血管的明显分流。另外还常伴有先天性心脏病。即使完全矫治心脏畸形，持续的肺高压也常见，这些患儿的手术干预死亡率值得注意。由于这些原因，有些作者建议可能的话对这些患者行肺切除术或单纯进行药物治疗。

弯刀综合征心脏修复术后肺静脉梗阻的明显高发，使其他作者建议对这些患者不进行手术治疗。重新将肺静脉移植到右房后面避免至左房或直接吻合到左房，可能伴发肺膨胀时肺静脉扭曲。John Brown和同事已经展示了使用右侧开胸直接将弯刀静脉吻合到左房,在中期随访中,湍流或潜在梗阻的发生率均很低。如果患者没有明显的另外心内畸形需要胸骨正中切口并使用体外循环，这一技术令人鼓舞的结果已经使许多中心(包括我们)优先选择经胸廓切开路径来重新移植。膈水平沿右房的肺静脉入口至左房建的长隔板,可伴发进行性狭窄。这是由于当静脉进入下腔静脉时呈直角，而且隔板垂直进入心房会在这个部位形成阻塞交点,其会进行性闭合。因此我们在肺静脉和右房间切开右房壁,缝合静脉的开口和心房,从下腔静脉入口处向上至右房扩大肺静脉。在这种方式中，能够阻碍至左房而不造成垂直连接。短期随访显示,这一方法能使肺静脉汇合很好地开放。

因为肺静脉吻合有可能在心房发生梗阻，部分型肺静脉异位引流中仍然是一外科挑战。在某些类型的畸形引流中可能需要谨慎评估手术干预和导管干预保持吻合开放的结果，以确保良好的远期效果。伴有静脉窦房缺的PAPVR,我们行右房切口,而不通过下腔静脉和右房交点延伸切口。这种方法,窦房结动脉通常得以保留。大多数病例,在上腔静脉很高处插管,能够检查下方肺静脉至上腔静脉的入口,并且在轻轻牵拉上腔静脉时能把心包补片的缝合线精确地置于上腔静脉,而不直接开放腔静脉。如果有静脉异位引流导致的上腔静脉至右房连接的明显扩张,这一技术有用。在这些病例中,上腔静脉的底可以用补片闭合,阻碍静脉至左房而不造成明显的上腔静脉梗阻。然而,如果仅有中度的腔静脉扩张，就需要更精致的方法，包括Warden方法(在畸形肺静脉入口的上方离断上腔静脉，闭合上腔静脉的开口和右房通过房间隔进入左房，然后将上腔静脉与右心耳重新连接，重建至右房的血流)。这些技术并发症很低而且效果良好。如果可能,保持奇静脉开放或许有利，因为如果一旦发生上腔静脉至右房吻合口狭窄，这一技术能通过奇静脉系统减压。

（房勤 译 谷天祥 校）

第94章

儿童冠状动脉畸形

J. William Gaynor

本章将探讨没有其他先天性心脏缺陷的单纯冠状动脉畸形患儿的处理。冠状动脉在数量、起源和分布上的大部分变异只引起知识上的关注，而少数变异却有着很重要的临床意义。具有临床意义的冠状动脉畸形可导致心肌缺血、左心衰竭甚至猝死。本章讨论的冠状动脉畸形包括：冠状动脉起源于肺动脉，冠状动脉瘘，以及主-肺动脉之间异常走行的冠状动脉。

正常情况下，左右冠状动脉分别起源于左右主动脉Valsalva窦。左冠状动脉主干(LMCA)起源于主动脉左窦，通常分成两支：走行于前室间沟的左前降支(LAD)和走行于左心房室沟的回旋支。右冠状动脉(RCA)从主动脉右窦的前部发出，沿右心房室沟行走，并常在十字交叉处发出后降支动脉。

冠状动脉的开口一般位于Valsalva窦的中央附近，部分冠状动脉开口位置非常靠近主动脉瓣的交界处，亦有部分冠状动脉起自窦管交界上方的主动脉管部。这些变异一般均为良性，只有在主动脉瓣置换等需要切开主动脉壁时才变得重要。如果没有认识到这些变异的存在，切开主动脉壁时就有可能横断冠状动脉。两根冠状动脉也可能发自同一个主动脉窦，可有一个开口或两个不同的开口(表94.1)。若LMCA或RCA异常起源于对侧主动脉窦并走行于主-肺动脉之间，则有可能引起心肌缺血甚至猝死。

冠状动脉起源于肺动脉

最有临床意义的先天性冠状动脉畸形是LMCA起源于肺动脉。该畸形较少见，往往来不及外科矫治患者即在婴儿期死亡。RCA 异常起源于肺动脉比LMCA更少见。LMCA和 RCA同时异常起源自肺动脉非常罕见，且基本无存活案例。偶有LAD单独起源于肺动脉者，合并畸形不多见。LMCA起源于肺动脉如不及时外科治疗，1岁前的死亡率为90%。

LMCA起源于肺动脉的患儿，在动脉导管闭合、肺动脉阻力下降后症状逐渐加重。在动脉导管闭合之前，肺动脉压力较高，起源于肺动脉的冠状动脉血流尚能维持。动脉导管闭合后的临床过程，则主要取决于有无RCA即左侧冠状动脉系统的侧支循环以及这些侧支的功能。如果无充足的侧支循环，则可引起冠状动脉灌注不足，从而导致心肌缺血和心功能不全，若不进行外科干预则死亡率很高。如果侧支循环丰富，左冠状动脉的灌注则能得以维持。然而，随着肺血管阻力下降，从RCA到肺动脉的左向右分流会逐步增加，RCA和左冠状动脉系统进行性扩张伴有左冠状动脉系统血液逆流并导致心肌窃血。侧支循环充足的患儿可渡过婴儿期，但左心功能常有进行性下降，且常继发于乳头肌功能不全和左心室扩张，导致患者出现重度二尖瓣关闭不全。心肌梗死可导致左心室室壁瘤。新生儿数周后出现充血性心力衰竭、窘迫、喂养困难等均提示心肌缺血。

LMCA起源于肺动脉所继发的左心室功能下降很难与扩张性心肌病鉴别。任何拟诊扩张性心肌病的婴幼儿均须排除冠状动脉畸形。偶尔有患者能存活至青春期，故年龄偏大的儿童甚至青少年扩张性心肌病的患者也必须排除LMCA起源于肺动脉的可能。RCA异位起源的临床症状相对较轻，但也可有心肌缺血和猝死的发生。心电图可提示心肌缺血，但不能单独作为诊断依据；超声心动图可发现左心室扩张、心功能下降以及二尖瓣反流，然而二维超声或多普勒血流均难以清楚地探查冠状动脉的开口，必要时可以行心导管检查以确诊。异位起源的LMCA可能开口于肺动脉或其分支的任何部位，最常见的部位是肺动脉的右后窦(面向窦)(图94.1和图94.2)，也可以从左后窦(非面向窦)发出，极少起源于前窦(面向窦)(图94.2)。异常

表94.1 双支冠状动脉起源于单一冠状动脉窦

1. 左冠状动脉主干起源于右Valsalva窦(起源于右冠状动脉状动脉口或独立开口)
左冠状动脉主干走行于肺动脉前方
左冠状动脉主干走行于室间隔
左冠状动脉主干走行于主动脉和肺动脉之间
左冠状动脉主干走行于主动脉后方
偶尔:左前降支或回旋支单独起源于右冠状动脉窦
2. 单支左冠状动脉主干起源于左冠状动脉窦并分支为前降支和回旋支,回旋支越过心十字交叉并延续为右冠状动脉
3. 单支右冠状动脉起源于右冠状动脉窦,越过心十字交叉并延续为左前降支和左回旋支
4. 右冠状动脉起源于左Valsalva窦(起源于左冠状动脉或独立开口)
右冠状动脉走行于主动脉后方
右冠状动脉走行于肺动脉前方
右冠状动脉走行于主动脉和肺动脉之间

的RCA多起源于肺动脉的前壁。

第一次成功治疗LMCA起源于肺动脉的手术方式是在肺动脉处将异位起源的冠状动脉单纯结扎。结扎可以解决左向右分流的问题，使得由RCA来的侧支能更好地对左心室进行灌注。但单纯结扎的近期死亡率和远期猝死率较高，因此要设法保证术后有两支冠状动脉供血。随后，逐步发展形成了多种冠状动脉移植的术式，如利用左锁骨下动脉、乳内动脉以及大隐静脉来搭桥的外科术式。Meyer等于1968年报道了第一例左锁骨下动脉-左冠状动脉旁路移植术。旁路移植术效果并不理想，特别是大隐静脉旁路移植。Takeuchi等创造了一种新的术式：在肺动脉根部与主动脉之间构建一“主-肺动脉窗”，在肺动脉内用部分肺动脉片做成隔板，将主动脉的血引入异位起源的冠状动脉中。随着大动脉转位(switch)手术经验的积累，直接将异位起源的冠状动脉重新移植在主动脉上，成为很多心脏中心在治疗冠状动脉异常起源的首选术式。

内科治疗冠状动脉起源于肺动脉的效果差，死亡率高，因此确诊本病后就应考虑外科手术治疗。手术治疗的目标是重建正常的双冠状动脉系统，故单纯的结扎是不恰当的。严重的左心功能不良和二尖瓣反流不是手术的禁忌证，婴幼儿期有效的再血管化可使心功能、二尖瓣反流在术后得到明显改善。一期手术中，即使存在重度二尖瓣关闭不全或室壁瘤，也很少进行二尖瓣成形术或左心室室壁瘤切除。既往曾行冠状动脉结扎术的患儿也应考虑再手术，以恢复到双冠状动脉供血的正常状态。

手术方法

主动脉再植术

多数起源于肺动脉的LMCA患儿

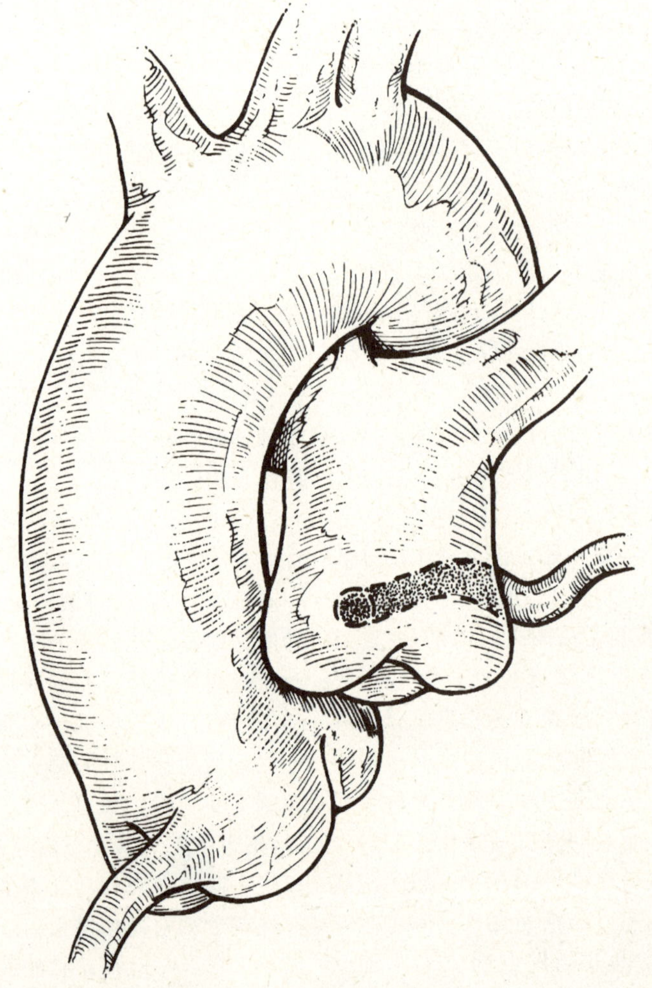

图94.1 主动脉和肺动脉，图示左冠状动脉主干起源于肺动脉的后窦并行走于肺动脉后方。

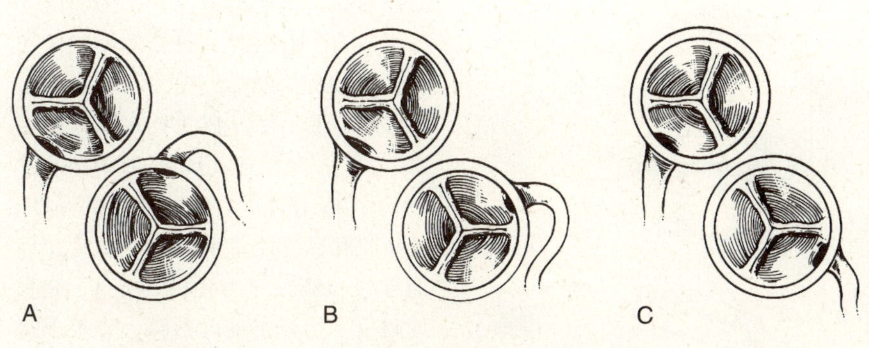

图94.2　(A)左冠状动脉主干起源于肺动脉后窦的右侧。(B)左冠状动脉主干起源于肺动脉后窦的左侧。(C)左冠状动脉主干起源于肺动脉非面向窦。

均可考虑将异位的冠状动脉的直接植到主动脉上。如果异位的冠状动脉开口于肺动脉的右后窦，则手术非常简单。如果开口位于肺动脉的左后窦，则可考虑将扣状切下连同异位冠状动脉开口的肺动脉壁，以延长冠状动脉，再做移植术。

麻醉诱导后连接监护，胸部准备及铺单。取胸部正中切口，切除胸腺，打开并悬吊心包。心表探查常可发现心肌缺血、左心功能不全的表现，左心室可高度扩张。在体外循环前避免触动心脏以免诱发心室纤颤。主动脉插管荷包的缝置要高，靠近无名动脉。经右心耳做荷包，以插腔房静脉引流管。肝素化后置管建立体外循环。手术在中低温(25℃~28℃)持续低流量灌注下进行，低体重的婴幼儿可采用深低温(18℃)停循环。经右上肺静脉置入左心室减压管。仔细探查左冠状动脉在肺动脉和心表的行程。如果左冠状动脉起源位置较远，位于肺动脉的左侧或前部，可能无法直接移植。主动脉、左右肺动脉均需充分游离，需结扎切断动脉导管或韧带以增加大血管的活动度。左右肺动脉套带，主动脉置心脏停搏液灌注管，阻断主动脉，其根部顺灌心脏停搏液。收紧左右肺动脉可防止心脏停搏液流入到肺动脉，或是在灌注时压迫异位冠状动脉开口也可防止流失。如果使用停循环技术，头臂血管也要套带阻断。循环停止且静脉血引流入储血器后，去除各种插管。心脏充分停搏后，紧靠窦管交界上方横行切开肺动脉(图94.3)。查明异位开口的冠状动脉后，离断肺动脉。类似于动脉转位手术，把异位的冠状动脉开口连同周围的肺动脉壁纽扣样切下。切下来的肺动脉壁可延伸至冠状动脉的近心端，以完成冠状动脉与主动脉的无张力吻合。如果开口的位置接近肺动脉瓣的瓣交界，必要时则可切下瓣交界以完成冠状动脉“纽扣”。如果冠状动脉开口位置在肺动脉的前壁或是肺动脉的某一分支，冠状动脉可用一个由肺动脉壁构建的管道延长，以便再植(图94.4)。用电刀游离冠状动脉近心端，避免损伤任何冠状动脉分支。与switch手术类似，在主动脉窦管交界上方横行切开主动脉，切口向后延伸至主动脉左后窦上方(图94.5)。垂直切开该窦以便接纳冠状动脉纽扣。仔细调整纽扣和主动脉切口的位置，防止吻合口扭曲或旋转。从冠状动脉纽扣下方开始吻合，用7–0的聚丙烯线连续缝合，将该点缝合在主动脉窦切口的最下方。缝线分别向上向前缝合至切口上方达主动脉横行切口处，再以7–0的聚丙烯线连续缝合关闭主动脉横切口。关闭横切口时缝线与缝合纽扣片的聚丙烯线打结，完成纽扣片吻合(图94.5)。主动脉上的缝合完成后，再次灌注心肌保护液，检查新吻合的冠状动脉是否充盈以及吻合口有无漏血。可用7–0聚丙烯线直接缝合肺动脉切口(图94.6)。由于切断了动脉导管，肺动

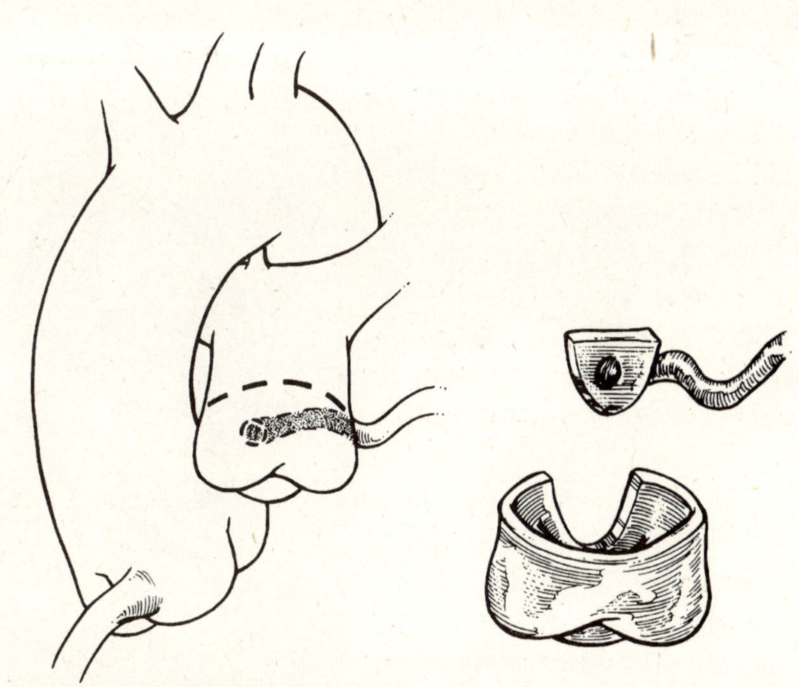

图94.3　建立体外循环、灌注心脏停搏液后，于窦管交界上方横断肺动脉，将异位起源的冠状动脉开口连同周围的肺动脉壁纽扣状切下。

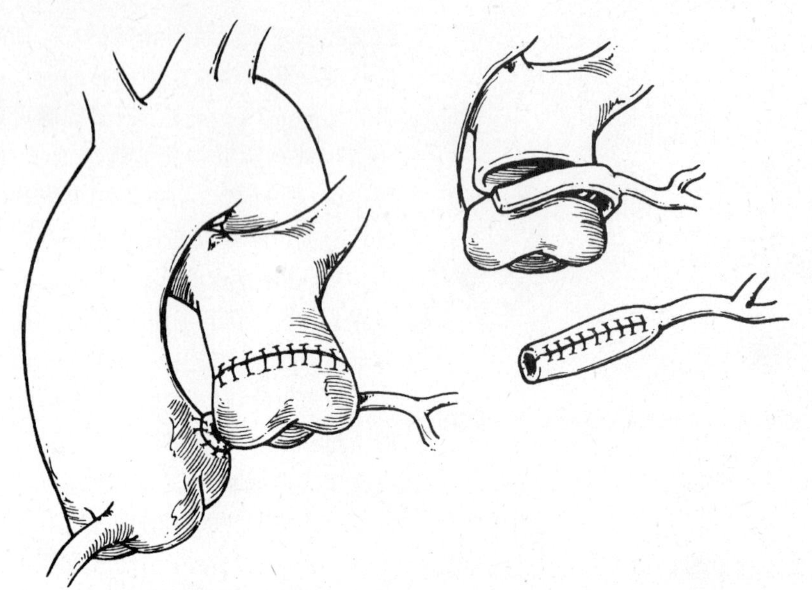

图 94.4　偶尔冠状动脉起源于肺动脉的左侧或前方，此时可能不能直接再植，这种情况下，可用部分肺动脉壁构建成一管道，以延长冠状动脉，以便再植于主动脉。

脉的活动度增加，直接缝合的张力应不大。如有张力或是狭窄，可以用自体心包片修补肺动脉缺损。如果获取冠状动脉时切下了肺动脉瓣交界，此时需以心包片修补并把瓣交界悬吊到原位。复温、开放主动脉。也可以在开放主动脉后再处理肺动脉切口，以减少心脏缺血时间。仔细观察左心室，评估其灌注和功能，并检查吻合口是否出血。安置左右心房测压管，以便术后测压、给药。安放房、室顺序起搏导线。充分复温后逐步脱离体外循环。开放主动脉及撤离体外循环时均应仔细观察心电图的变化，以排除心肌缺血。因术前存在左心功能不全，术后需用正性肌力药物支持。术前严重心功能不全的婴幼儿，术后还可考虑应用心室辅助装置或是体外膜式氧合器等支持。

改良Takeuchi手术

冠状动脉起源于肺动脉的另一手术方式是Takeuchi手术或肺动脉内隧道术。最初的Takeuchi手术是构建主-肺动脉窗后，用部分肺动脉前壁做成一个连通主-肺动脉窗与异常冠状动脉的隔板，将主动脉血流导向异位开口的冠状动脉。而改良Takeuchi手术则是采用膨体聚四氟乙烯(PTFE)(Gore-Tex)管片做成导血隧道。如果冠状动脉开口的位置在肺动脉瓣交界处或是在肺动脉的分支，则无法构建导血隧道。此时可在持续低流量体外循环下(25℃~28℃)，或者深低温停循环(18℃)下手术。插管技术同再植手术。心脏停搏后，纵行切开肺动脉前壁(图94.7)。查明异位冠状动脉的开口。使用打孔器在主动脉左侧、窦管交界上方打一5mm的小孔(图94.8)。如有疑问，可切开主动脉前壁，直视下打孔，以免损伤主动脉瓣。如果异常的冠状动脉开口位于肺动脉窦内较深的位置，应将造口置于窦管交界上方以利于导血隧道从上至下顺畅进入动脉窦。在肺动脉壁相对应的位置打一同样大小的孔，用7-0的聚丙烯线连续缝合构建主-肺动脉窗(图94.8)。取直径为4mm的PTFE人工血管纵向剖开，并修剪至相应形状及恰当的长度(图94.9)，用于构建肺动脉内的导血隧道，将血流从主肺动脉窗导入冠状动脉开口。从冠状动脉开口处开始缝合，沿肺动脉内壁的下缘连续缝合将

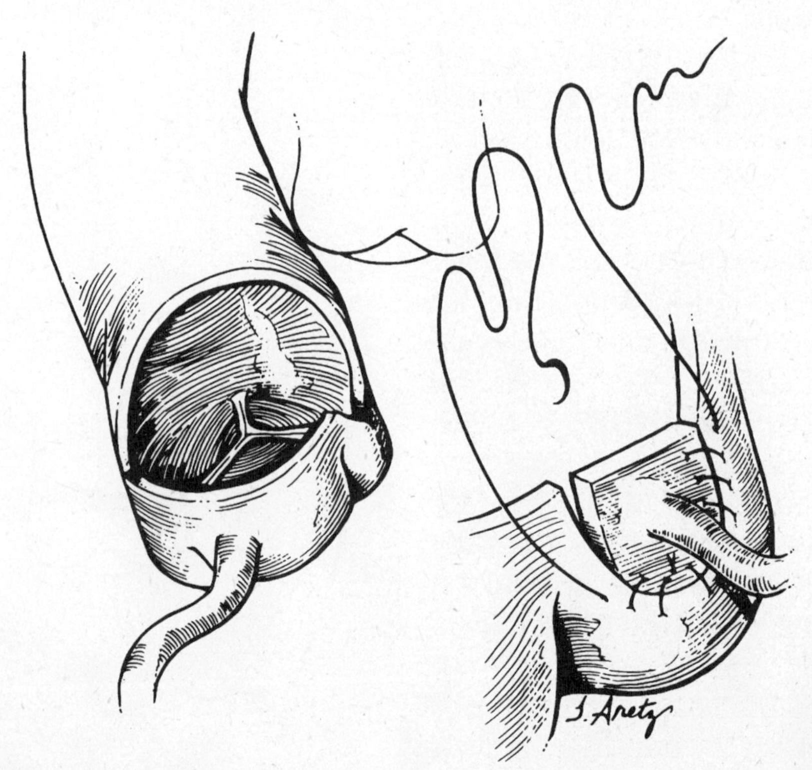

图 94.5　游离异常起源的冠状动脉，主动脉窦管交界上方横行切开主动脉，垂直向下切开主动脉左后窦，以便冠状动脉再植。

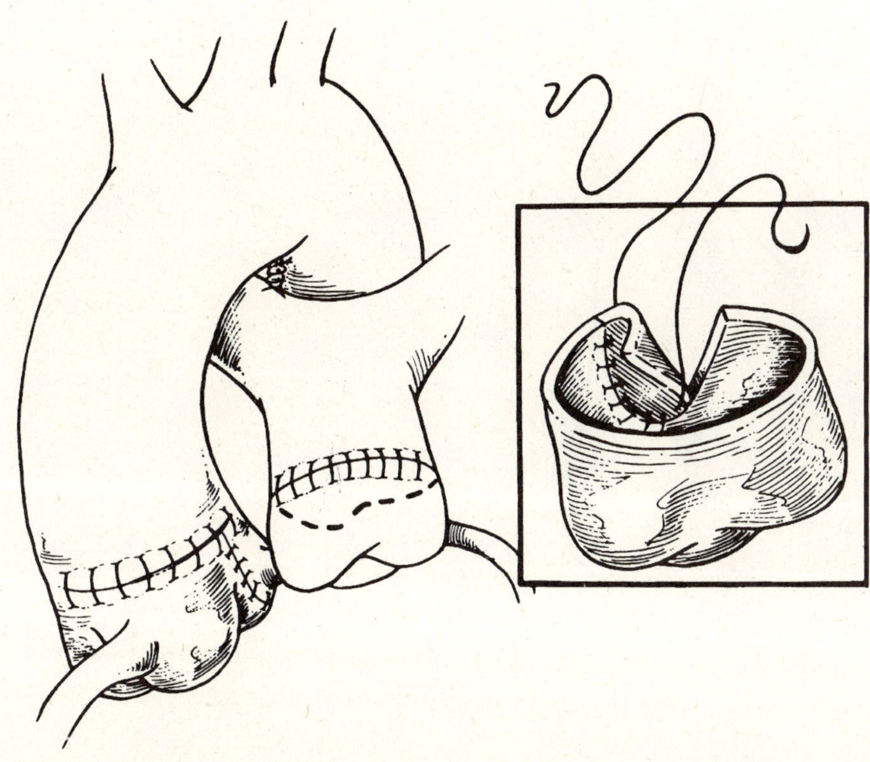

图 94.6　冠状动脉再植后，缝合主动脉。肺动脉也可直接缝合，结扎并切断动脉导管或动脉韧带可以使肺动脉的活动度加大。偶尔需要用自体心包片修补肺动脉。

Gore-Tex人工血管片缝向主-肺动脉窗。再从冠状动脉开口缝合导血隧道的上缘。肺动脉切口需以人工材料或是自体心包片修补以免术后右心室流出道瓣上狭窄（图94.10）。改良Takeuchi手术的并发症有导血隧道瘘、梗阻和右心室流出道瓣上狭窄。

冠状动脉旁路移植术

左锁骨下动脉-左冠状动脉吻合术　左锁骨下动脉-左冠状动脉吻合术可在胸部正中切口体外循环下完成，亦可在左胸后外侧切口非体外循环下完成。体外循环可使危重患儿在手术中稳定，且能在最佳状态下进行吻合。但正中切口有时难以游离左锁骨下动脉。经左胸径路时，充分游离左锁骨下动脉肝素化后在远段离断。打开心包，游离异常冠状动脉，肺动脉上侧壁钳，裁取冠状动脉开口及周围肺动脉壁，呈纽扣状。用7-0的聚丙烯线连续缝合行左锁骨下动脉-左冠状动脉端端吻合。肺动脉切口可直接

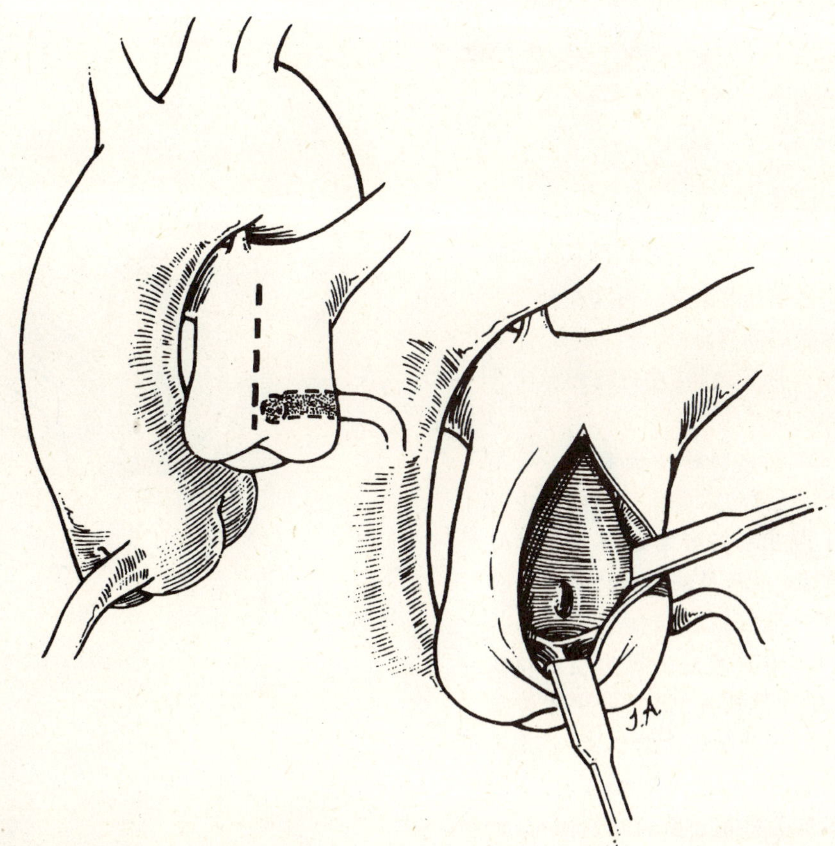

图 94.7　体外循环建立并灌注心脏停搏液后，纵向切开肺动脉主干，认清冠状动脉的异常开口。

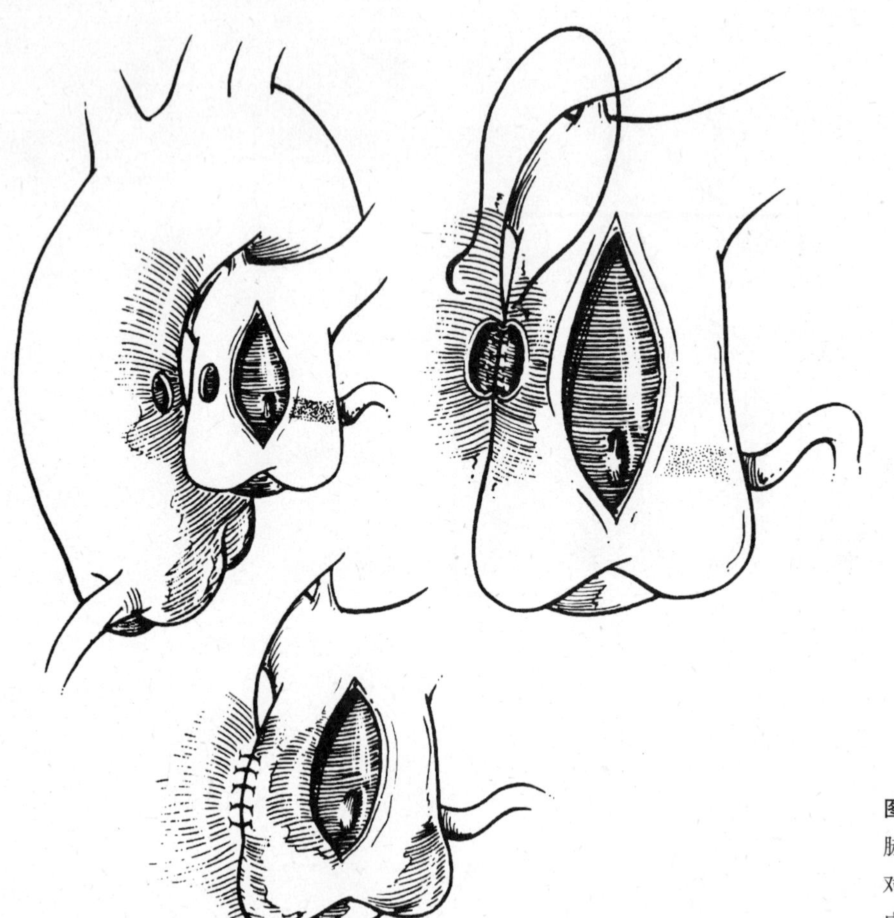

图 94.8　用打孔器在窦管交界上方主动脉左侧壁打一 5mm 的小孔。在肺动脉壁对应地方打一同样大小的孔，吻合两孔形成主-肺动脉窗。

缝合或是自体心包片补片修补。另一种方法是把左冠状动脉从肺动脉发出处结扎并切断，再与左锁骨下动脉做端侧吻合。吻合口狭窄、闭锁是左锁骨下动脉-左冠状动脉吻合术的主要并发症。

左乳内动脉移植术　一般情况下，冠状动脉旁路移植术很少应用于冠状动脉异常起源于肺动脉的患者。最常见的冠状动脉旁路移植适应证是既往行冠状动脉结扎后或其他手术后，发生吻合口狭窄、闭锁等情况，需要再手术以重建双冠状动脉供血的患者。首选乳内动脉(IMA)作为移植血管。大隐静脉作为移植血管相对易阻塞，远期疗效不佳，故仅在没有其他血管时才可以选择使用。即使是新生

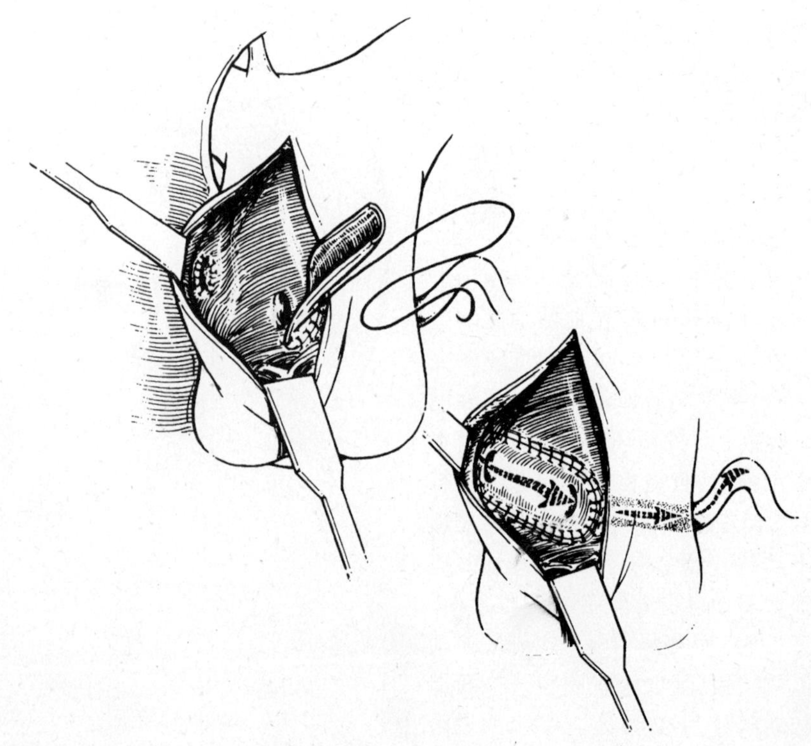

图 94.9　取一段 4mm 长的聚四氟乙烯(Gore-Tex)人工血管，纵向切开作为隧道，把主-肺动脉窗的血流引向冠状动脉的异常开口。

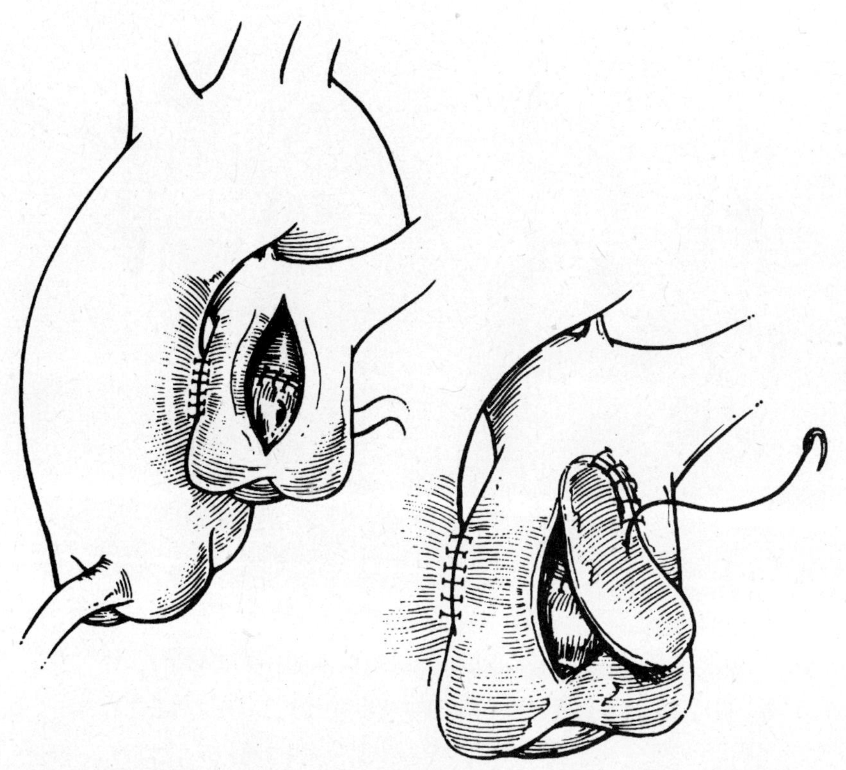

图 94.10　缝合完成内隧道后，补片修复肺动脉切口，以防右心室流出道瓣上梗阻。

儿、婴幼儿IMA也可作为冠状动脉旁路的移植血管。有证据表明乳内动脉可随患儿的发育而生长。

结果

现已证实，单纯结扎异常冠状动脉的早、晚期死亡率较高。一般来讲重建双冠状动脉系统的成活率优于单纯结扎术。Burton等报道了11例冠状动脉结扎或异常开口封堵的病例，早期死亡率为27%，随访10.5年，晚期死亡率25%；而同期报道的11例Takeuchi手术患儿随访18.5个月无死亡，2例有右心室流出道梗阻（其中1例合并内隧道漏），1例有内隧道梗阻。Backer等报道了20例左冠状动脉异常起源患儿的随访结果，9例行冠状动脉结扎，10例重建双冠状动脉系统，1例心脏移植。冠状动脉结扎的9例中死亡3例，重建双冠状动脉系统的没有死亡。其中，5例行左锁骨下动脉-左冠状动脉搭桥的患儿，有2例出现明显的吻合口狭窄。Vouhé等报道了连续31例异常冠状动脉接受主动脉再植术的患儿，住院期间死亡3例，3个月内死亡2例，无远期死亡，心室缩短率<20%为早期死亡的唯一危险因素。23例手术存活者随访1年以上，所有患者左心室功能正常；7例术前有重度二尖瓣反流，术后5例明显减轻甚至消失；所有患者再植的冠状动脉均通畅。极少数情况下，再血管化后仍有严重左心功能不全者，可以考虑心脏移植。

冠状动脉瘘

先天性冠状动脉瘘是指冠状动脉与某一心腔、冠状静脉窦、腔静脉、肺动脉或是肺静脉之间存在异常通道。若瘘终止于右心系统者，包括右心房、右心室或肺动脉，称为冠状动脉静脉瘘；若瘘终止于左心系统者，则称为冠状动脉动脉瘘。冠状动脉瘘可发生于左冠状动脉或右冠状动脉，瘘多终止于右心房或右心室。存在冠状动脉瘘的其他分支分布多无异常，瘘口可位于冠状动脉的中部而其远端为正常血管，或位于冠状动脉的远端而成为终末动脉。冠状动脉瘘造成左向右分流或左向左分流，相应的血管常伴有近端扩张。Fernandez等报道了93例冠状动脉瘘，其中83例为单发瘘，余为多发瘘。大多数瘘源于RCA，止于右心室。单纯性瘘56例，余者伴有其他心脏畸形。Lowe等综述了286例冠状动脉瘘，56%源于RCA，36%源于左冠状动脉系统，止于右心室为39%，右心房为（包括冠状静脉窦、上腔静脉）33%，肺动脉为20%，8%终止于左心房或左心室。

冠状动脉瘘在婴幼儿期多无临床表现，常在20岁以后才明确诊断，多数为临床发现心脏杂音而确诊。瘘管可能从冠状动脉系统“窃血”，但心绞痛少见。偶有心功能下降或充血性心力衰竭，心电图显示正常或心室容量超负荷。如无充血性心力衰竭，胸片多正常。偶有巨大冠状动脉瘤，二维超声心动图可显示冠状动脉扩张，彩色多普勒可明确冠状动脉瘘。心导管选择性冠状动脉造影可以很好地显示瘘的解剖，并为制定手术计划做出指导。

冠状动脉瘘的自然病程尚不完全清楚，可能发生很早，并逐步扩大。有症状的患者都应封闭瘘口。较小的冠状动脉瘘可以暂不手术，但要随诊观察瘘有无进行性扩大。中等大小而无症状者需择期手术。虽然冠状动脉有进行性扩张，但自发性破裂少见。冠状动脉内涡流可能是细菌性心内膜炎的易感因素。有报道称小的冠状动脉瘘能自然愈合。虽有经导管弹簧圈封堵成功的报道，但其适应证尚不明确，多数患者仍应手术闭合瘘口。

手术方法

手术前需行冠状动脉造影了解冠

状动脉情况，并根据解剖特点拟定个体化手术方案。通常可在瘘的开口或出口处予以结扎或缝合。可在非体外循环下手术，但此时仍须准备好体外循环。正中开胸后切除胸腺，切开心包仔细探查冠状动脉分布及血管扩张的部位。如瘘口位于冠状动脉的远端，而且在瘘的远端无心肌组织需要供血，此时可以在非体外循环下结扎（图94.11）。在靠瘘口处环绕缝合冠状动脉，暂时阻断冠状动脉瘘，观察心脏活动并结合心电图判断有无心肌缺血征象。如无心肌缺血表现而且心肌灌注正常，可结扎缝线，然后再加强缝扎一次。术中超声心动图有助于确保可靠封闭冠状动脉瘘。

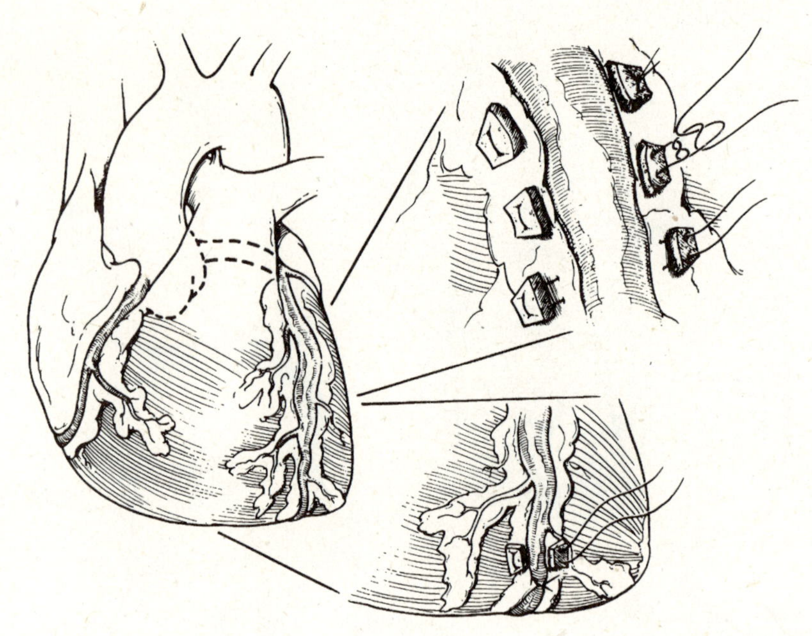

图 94.11 如瘘口位于冠状动脉的远端，不会危及心肌供血时，可以直接于瘘口处结扎冠状动脉。如瘘口开口于前降支的中部，可以使用多个带垫的褥式缝合来封闭瘘交通，缝针置于冠状动脉的下方，以免影响远端的心肌灌注。

如瘘口起源于冠状动脉的中部或无法判断其行程，应在体外循环下手术。升主动脉及上、下腔静脉插管转流。如需切开冠状动脉或心腔，应灌注心脏停搏液；阻断主动脉，灌注心脏停搏液时需压迫瘘口，以免停搏液直接流入心腔。如因为存在瘘而停搏液流入心腔导致心脏停搏不满意，可经冠状静脉窦逆行灌注停搏液。封闭瘘口有多种方法。如瘘开口于瘤样扩张的中段冠状动脉，可于冠状动脉下方间断带垫褥式缝合封闭瘘口，要小心以保障远端心肌的血供(图94.11)。如远端冠状动脉血供受损，则应考虑冠状动脉旁路移植。也可切开冠状动脉，于腔内直视下缝合瘘口(图94.12)。冠状动脉切口可直接缝合。如瘘口止于右心房或右心室，可于心腔内直接缝闭瘘口(图94.13)。切开右心房，明确瘘口的终止部位，此时灌注心脏停搏液有助于发现瘘口的位置。远端的瘘可直接缝合或用补片修补(图94.14)。

结果

冠状动脉瘘的手术死亡率是很低的，而且远期效果也很好，复发率很低。Lowe等报道22例冠状动脉瘘手术，其中14例未使用体外循环，6例在体外循环下经心腔缝闭瘘口，另2例行大隐静脉冠状动脉旁路移植。平均随访10年，无再次手术及远期死亡，1例有小的残余瘘，没有患者复发。Fernandez等报道56例手术修复冠状动脉瘘，无早期和晚期手术死亡，2例围术期发生心梗。

在主、肺动脉之间异常走行的冠状动脉

冠状动脉异常走行于主、肺动脉之间可导致患者心肌缺血和猝死。常见的是单根冠状动脉起源于右冠状动脉窦，且LMCA或LAD走行于两大动脉之间；或单根冠状动脉源于左冠状动脉窦，且RCA走行于两大动脉之间（图94.15）。同样，如果RCA或者LMCA分别起自对侧主动脉窦，并走行于两大动脉之间，也可能出现心肌缺血。如一个冠窦内有2个冠状动脉的开口，则异常的那个开口往往伴有畸形，呈裂隙样。冠状动脉异常走行于两条动脉之间的猝死率高，尤其在运动中容易发生，而且在出现晕厥、猝死之前常常无症状。如果RCA起源于主动脉左冠状动脉窦而又不是优势动脉时，可认为是良性病变。其他类型的冠状动脉起源异常并且走行在主、肺动脉之间者均需考虑外科治疗。目前，有多种外科技术用于纠正此类畸形，如乳内动脉或大隐静脉-冠状动脉旁路移植术、异常冠状动脉的主动脉再植术等。如果异常走行的冠状动脉开口呈裂隙样或其他畸形，直接的再植术则不能有效解决梗阻。治疗LMCA起源于右冠状动脉窦，或RCA起源左冠状动脉窦，同时伴有冠状动脉裂隙样开口的相关手术方法已有报道。这类技术包括：扩大、重建冠状动脉开口，避免大动脉之间的冠状动脉受压，并同时解除冠状动脉口的梗阻。如果单根冠状动脉畸形伴LMCA或RCA走行于两大动脉之间，则单纯的再植术或是冠状动脉开口成形不能有效地解决梗阻问题。此时应考虑冠状动脉旁路移植术。

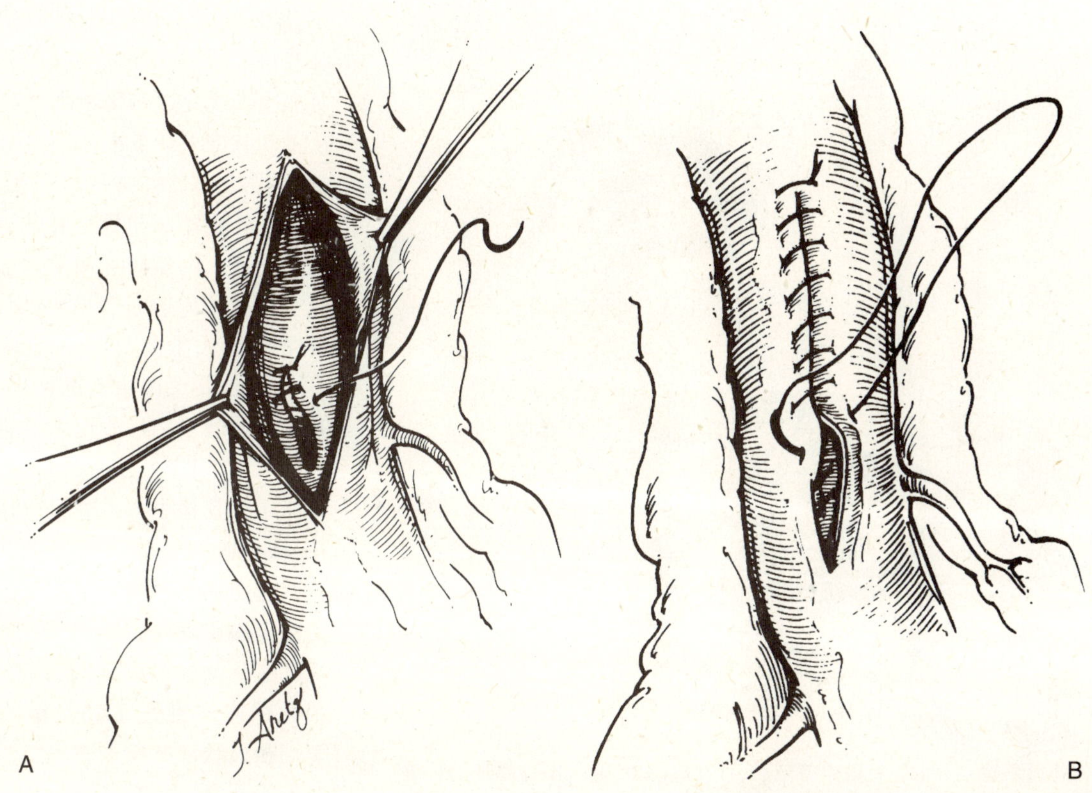

图 94.12 (A)当瘘口从扩张的冠状动脉中段发出,可纵行切开冠状动脉,于冠状动脉内缝闭瘘口。(B)直接缝合冠状动脉。

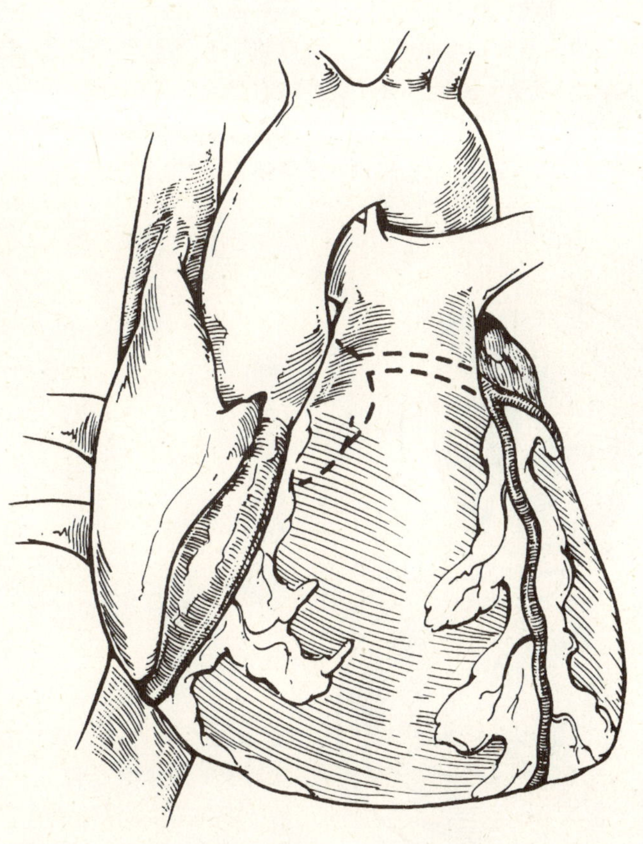

图 94.13 起自右冠状动脉,终止于右心房的冠状动脉-静脉瘘。

冠状动脉走行异常的患者在任何特征性的生理表现。有运动诱发性心肌缺血或猝死的患者均必须考虑该项诊断。肺侵袭性成像技术,如心脏超声和磁共振成像,可显示冠状动脉的异常走行。但在手术修补前需行冠状动脉造影,以明确解剖关系并排除伴发的其他冠脉疾病。

主-肺动脉之间异常走行的冠状动脉发病率及其自然病程尚不清楚。最近有一篇综述，分析了 242 例冠状动脉异常走行或开口异常（裂隙样畸形、锐角起源、瓣膜样主动脉脊)的患者,其中 59%(142 例)发生心源性死亡,78 例为猝死,而且常与运动有关。LMCA 开口于右冠状动脉窦或 RCA 开口于左冠状动脉窦被认为是猝死的高危因素。任何发生心绞痛、晕厥或存在猝死危险因素的患者，发现冠状动脉行走于大动脉之间，均应考虑手术治疗。无症状患者的手术指征尚未明确,然而仅仅血管造影才能确诊本病,

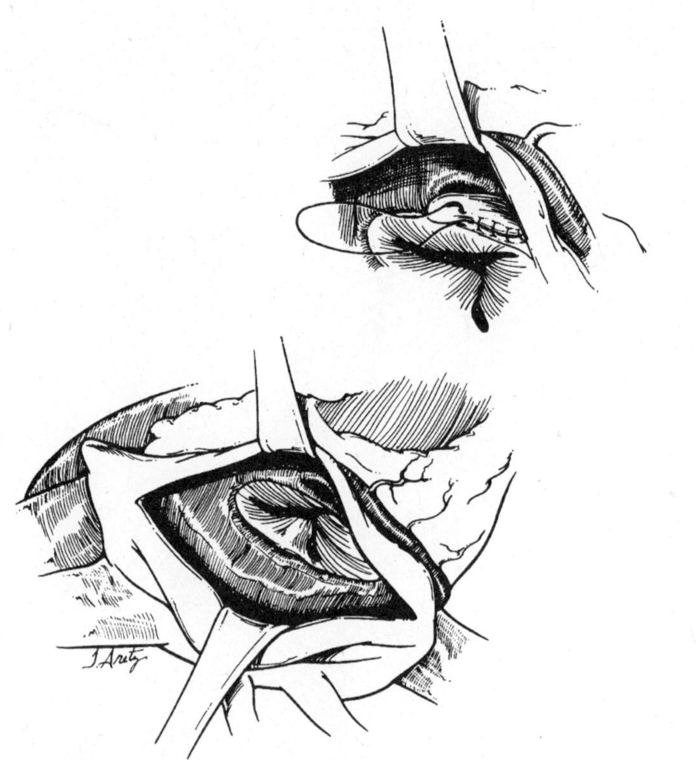

图 94.14 体外循环建立并灌注心脏停搏液后，打开右心房，显示瘘口终端的位置。可以直接缝合或用心包片补片修补。

故真正无症状的患者很少被发现。

手术方法

异常冠状动脉开口的重建术 取胸部正中切口，打开心包后探查。距无名动脉近端行主动脉插管，经右心耳插静脉二级管。体外循环中度低温，经右上肺静脉插入左心室引流管。升主动脉插入心脏停搏液灌注管，阻断主动脉，灌注心脏停搏液。心脏完全静止后，横行切开主动脉前壁，认清冠状动脉开口的位置。如冠状动脉开口起自对侧主动脉窦，则需把主动脉瓣交界从主动脉壁上切下来(图 94.16)。顺异常冠状动脉长轴方向切开畸形的开口。切开主动脉与异常冠状动脉的部分共同壁，间断缝合使主动脉内膜和冠状动脉的内膜对合良好(图 94.17)。带垫缝合法重新悬吊主动脉瓣交界(图 94.18)。关闭主动脉切口，排气后开放主动脉，复温，心电图检查心肌血供情况，常规撤离体外循环。

还有其他手术方式可供选择。如果异常的冠状动脉在交界下方走行，可以考虑在该冠状动脉应该起源的主动脉窦内重新做一开口(图 94.19)。经异常冠状动脉口放置一探条，通过主动脉壁内段到达正确起源的主动脉窦。在冠状动脉发于主动脉的位置做一人工开口，间断缝合法将冠状动脉与主动脉壁口的内膜缝合。该术式避免了切下主动脉瓣交界。为了解除肺动脉对冠状动脉的压迫，也有人建议可以将主肺动脉移位至左肺动脉，或者将右肺动脉和肺动脉分叉移位至主动脉前方。这种肺动脉转移术的远期效果还不清楚。

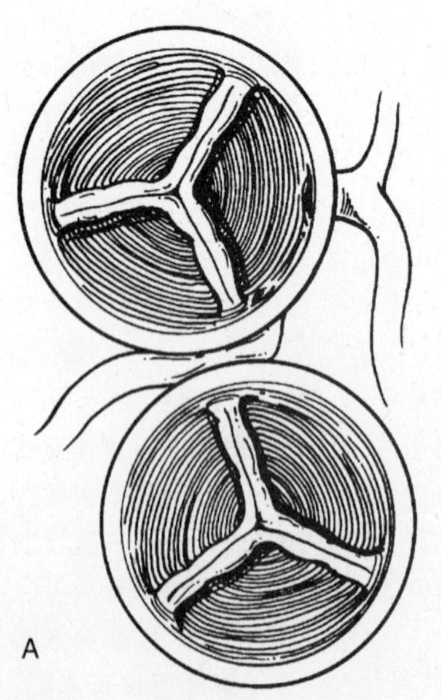

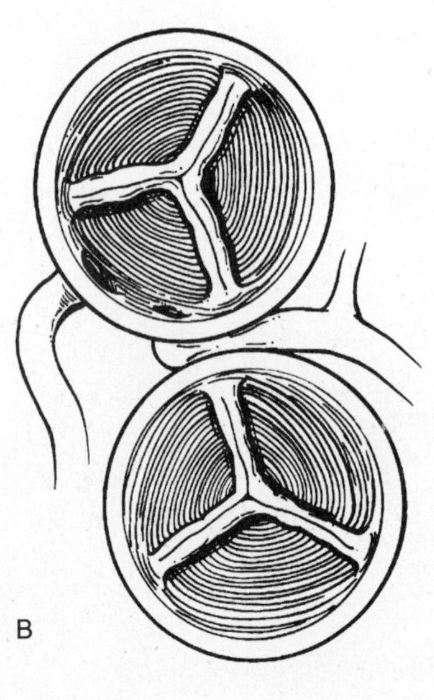

图 94.15 (A)右冠状动脉起源于左冠状动脉窦，并异常走行于主、肺动脉之间。(B)左冠状动脉起源于右冠状动脉窦，并异常走行于主、肺动脉之间。

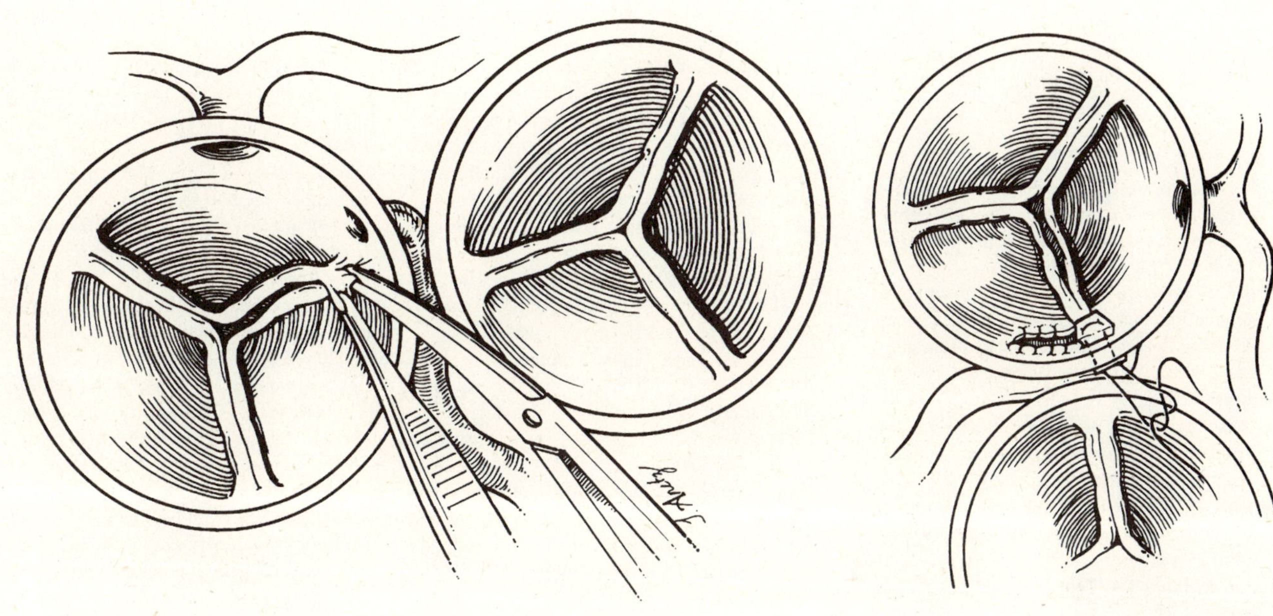

图 94.16　当冠状动脉起源于相反的主动脉窦并走行于主、肺动脉之间时，其开口也常有异常，需做成形修复重建冠状动脉口。异常的开口多位于瓣交界附近，可能需要先切下交界以便重建。

图 94.18　用 8-0 的聚丙烯线(聚丙烯)间断吻合切开的主动脉-冠状动脉共同壁，以此扩大冠状动脉的开口，防止大动脉压迫冠状动脉。带垫缝合悬吊修复瓣交界。

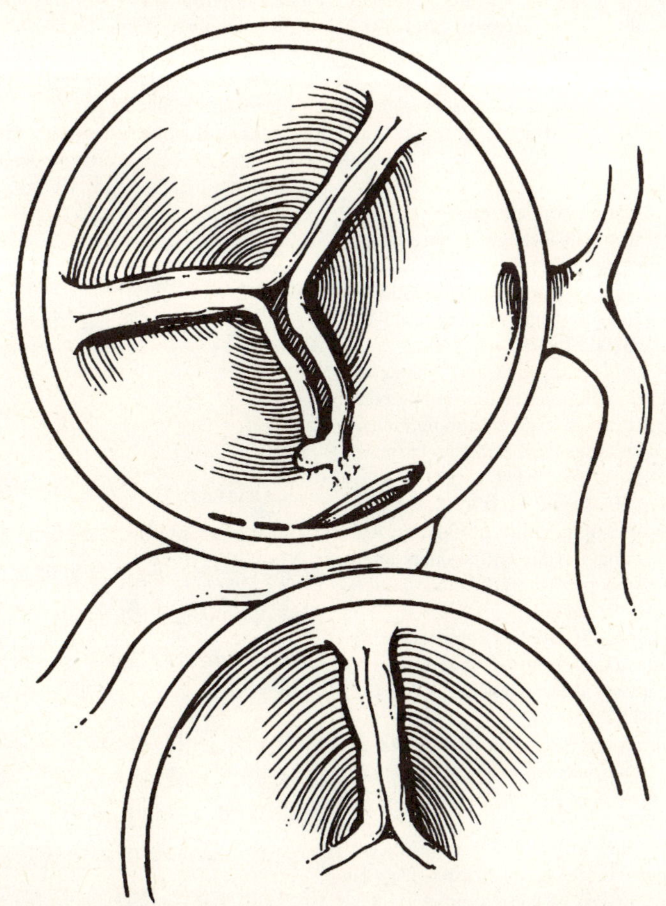

图 94.17　游离瓣交界后，自开口处纵向切开异常的冠状动脉，切口向右冠状动脉窦方向延伸，并切开主动脉-冠状动脉共同壁部分。

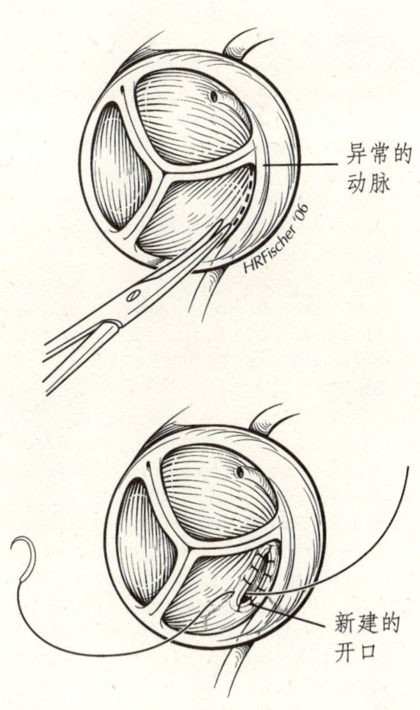

图 94.19　在冠状动脉正常起源的主动脉窦内切开主动脉壁及异常冠状动脉，间断缝合内膜，重建冠状动脉口。

推荐读物

Backer CL, Stout MJ, Zales VR, et al. Anomalous origin of the left coronary artery. A twenty-year review of surgical management. J Thorac Cardiovasc Surg 1992;103:1049.

Barth CW, Robert WC. Left main coronary artery originating from the right sinus of Valsalva and coursing between the aorta and pulmonary trunk. J Am Coll Cardiol 1986;7:366.

Berdjis F, Takahashi M, Wells WJ, et al. Anomalous left coronary artery from the pulmonary artery. Significance of intercoronary collaterals. J Thorac Cardiovasc Surg 1994;108:17.

Blanche C, Chaux A. Long-term results of surgery for coronary artery fistulas. Int Surg 1990;75:238.

Bunton R, Jonas RA, Lang P, et al. Anomalous origin of left coronary artery from pulmonary artery. J Thorac Cardiovasc Surg 1987;93:103.

Davis JT, Allen HD, Wheller JJ, et al. Coronary artery fistula in the pediatric age group: a 19-year institutional experience. Ann Thorac Surg 1994;58:760.

Dua R, Smith JA, Wilkinson JL, et al. Long-term follow-up after two coronary repairs of anomalous left coronary artery from the pulmonary artery. J Card Surg 1993;8:384.

El-Said GM, Ruzyllo W, Williams RL, et al. Early and late result of saphenous vein graft for anomalous origin of left coronary artery from pulmonary artery. Circulation 1973;47 (Suppl III):III-2.

Farooki ZQ, Nowlen T, Hakimi M, et al. Congenital coronary artery fistulae: a review of 18 cases with special emphasis on spontaneous closure. Pediatr Cardiol 1993;14:208.

Fernandes ED, Kadivar H, Hallman GL, et al. Congenital malformations of the coronary arteries: the Texas Heart Institute experience. Ann Thorac Surg 1992;54:732.

Kesler KA, Pennington DG, Nouri S, et al. Left subclavian–left coronary artery anastomosis for anomalous origin of the left coronary artery. J Thorac Cardiovasc Surg 1989;98:25.

Kitamura S, Kawachi K, Nishii T, et al. Internal thoracic artery grafting for congenital coronary malformations. Ann Thorac Surg 1992;53:513.

Kitamura S, Seki T, Kawachi K, et al. Excellent patency and growth potential of internal mammary artery grafts in pediatric coronary artery bypass surgery: new evidence for a "live" conduit. Circulation 1988;78(Suppl I):I-129.

Kragel AH, Roberts WC. Anomalous origin of either the right or left main coronary artery from the aorta with subsequent coursing between aorta and pulmonary trunk: Analysis of 32 necropsy cases. Am J Cardiol 1988;62:771.

Laks H, Ardehali A, Grant PW, et al. Aortic implantation of anomalous left coronary artery. Improved surgical approach. J Thorac Cardiovasc Surg 1995;109:519.

Lowe JE, Oldham HN, Sabiston DC. Surgical management of congenital coronary artery fistulas. Ann Surg 1981;194:373.

Montigny M, Stanley P, Chartrand C, et al. Postoperative evaluation after end-to-end subclavian–left coronary artery anastomosis in anomalous left coronary artery. J Thorac Cardiovasc Surg 1990;100:270.

Mustafa I, Gula G, Radley-Smith R, et al. Anomalous origin of the left coronary artery from the anterior aortic sinus: a potential cause of sudden death. J Thorac Cardiovasc Surg 1981;82:297.

Reidy JF, Anjos RT, Qureshi SA, et al. Transcatheter embolization in the treatment of coronary artery fistulas. J Am Coll Cardiol 1991;18:187.

Rinaldi RG, Carballido J, Giles R, et al. Right coronary artery with anomalous origin and slit ostium. Ann Thorac Surg 1994;58:828.

Roberts WC. Major anomalies of coronary arterial origin seen in adulthood. Am Heart J 1986;III:941.

Roberts WC, Kragel AH. Anomalous origin of either the right or left main coronary artery from the aorta without coursing of the anomalously arising artery between aorta and pulmonary trunk: Analysis of 32 necropsy cases. Am J Cardiol 1988;62:1263.

Roberts WC, Shirani J. The four subtypes of anomalous origin of the left main coronary artery from the right aortic sinus (or from the right coronary artery). Am J Cardiol 1992;70:119.

Rodefeld MD, Casey B, Culbertson CB, et al. Pulmonary artery translocation: A surgical option for complex anomalous coronary artery anatomy. Ann Thorac Surg 2001;72:2150.

Romp RL, Herlong R, Landolfo CK, et al. Ann Thorac Surg 2003;76:589.

Roynard JL, Cattan S, Artigou JY, et al. Anomalous course of the left anterior descending coronary artery between the aorta and pulmonary trunk: a rare cause of myocardial ischaemia at rest. Br Heart J 1994;72:397.

Sauer U, Stern H, Meisner H, et al. Risk factors for perioperative mortality in children with anomalous origin of the left coronary artery from the pulmonary artery. J Thorac Cardiovasc Surg 1992;104:696.

Shirani K, Roberts WC. Solitary coronary ostium in the aorta in the absence of other major congenital cardiovascular anomalies. J Am Coll Cardiol 1993;21:137.

Shivalkar B, Borgers M, Daenen W, et al. ALCAPA syndrome: An example of chronic myocardial hypoperfusion J Am Coll Cardiol 1994;23:772.

Smith A, Arnold R, Anderson RH, et al. Anomalous origin of the left coronary artery from the pulmonary trunk. J Thorac Cardiovasc Surg 1989;98:16.

Takeuchi S, Imamura H, Katsumoto K, et al. New surgical method for repair of anomalous

myocardial hypoperfusion J Am Coll Cardiol 1994;23:772.

Smith A, Arnold R, Anderson RH, et al. Anomalous origin of the left coronary artery from the pulmonary trunk. J Thorac Cardiovasc Surg 1989;98:16.

Takeuchi S, Imamura H, Katsumoto K, et al. New surgical method for repair of anomalous

left coronary artery from pulmonary artery. J Thorac Cardiovasc Surg 1979;78:7.

Taylor AJ, Rogan KM, Virmani R. Sudden cardiac death associated with isolated congenital coronary artery anomalies. J Am Coll Cardiol 1992;20:640.

Turley K, Szarnick RJ, Flachsbart KD, et al. Aortic implantation is possible in all cases of anomalous origin of the left coronary artery from the pulmonary artery. Ann Thorac Surg 1995;60:84.

Virmani R, Chun PKC, Goldstein RE, et al. Acute takeoffs of the coronary arteries along the aortic wall and congenital coronary ostial valve-like ridges: Association with sudden death. J Am Coll Cardiol 1984;3:766.

Vouhé PR, Tamisier D, Sidi D, et al. Anomalous left coronary artery from the pulmonary artery: Results of isolated aortic reimplantation. Ann Thorac Surg 1992;54:621.

Wesselhoeft H, Fawcett JS, Johnson AL. Anomalous origin of the left coronary artery from the pulmonary trunk. Its clinical spectrum, pathology, and pathophysiology, based on a review of 140 cases with seven further cases. Circulation 1968;68:403.

Yamanaka O, Hobbs RE. Coronary artery anomalies in 126,595 patients undergoing coronary arteriography. Cathet Cardiovasc Diagn 1990;21:28.

编者评述

T.L.S.

QGaynor 医生在本章详细描述了儿童左冠状动脉状动脉异常起源的多种外科治疗手段。尽管每种具体的方式只适合特定的患者，但我们相信冠状动脉再植术是最理想的术式。重建双冠状动脉系统能将晚期狭窄和闭塞的风险降到最低。Takeuchi 技术也是受人喜欢的术式之一，然而，我们曾见到这样一些病例，其肺动脉内的内隧道裂开造成左向右分流，并导致冠状动脉灌注下降。而再植术不存在通过冠状动脉产生左向右分流的可能，同时，即便发生了最糟糕的情况，如冠状动脉闭塞，患者仍可处于类似单纯结扎的状况，也不会增加左心室额外的负担。

正如Gaynor医生描述的，我们通常将左冠状动脉开口再植于左侧Valsalva窦内。也有作者采用主动脉打孔的方式再植冠状动脉。然而主动脉打孔应尽量靠近升主动脉远端以免盲目打孔损伤主动脉瓣交界。因此，我们认为横行切开主动脉，直视下切开左冠状动脉窦，最终用同一根缝线关闭主动脉切口，是一个最简单的方法。这样既可以避免主动脉瓣的损伤，又可以得到良好的显露。对于年幼的婴儿，编者采用可吸收缝线进行缝合，以满足患儿生长的需求。

另外一个有关左冠状动脉异常起源外科治疗的争议点是对二尖瓣重度反流的处理。如Gaynor医生所述，随着双冠状动脉系统的重建，解除了远端心肌缺血，改善了心功能，大部分患儿的二尖瓣反流可以消除。然而，极少一部分患儿由于心肌梗死导致乳头肌延长和纤维化，这样的患者应用二尖瓣成形术可以取得很好的疗效。通常的成形方式是乳头肌缩短，需要瓣膜置换的很罕见。手术中需要注意一个问题，在主、肺动脉之间常存在壁很薄的静脉丛，而为了暴露冠状动脉，再植术中必须游离该区域，此时一定要用电烙仔细止血以避免术后大出血。

冠状动脉瘘很少见，大部分瘘都应封闭。近年来经导管弹簧圈封堵的应用逐渐增多，而且该操作在导管室就可完成。然而，如果靠冠状动脉的瘘口底部大，封堵器械有可能影响冠状动脉血流，此时应考虑外科治疗。正如Gaynor医生所述，大多数位于心表面的冠状动脉瘘可以直接结扎，而走行于心肌内的瘘可以在冠状动脉后方缝扎，这都可以在非体外循环下进行，成功率很高。冠状动脉远端分支的瘘常常难以封闭，因为有时很难从心外膜判断瘘口的准确位置和范围，结扎或缝扎这些远端冠状动脉也许是保证瘘不再复发或没有残余分流的最有效方法。即使从心外膜探查认为已完全闭合的瘘，术中超声心动图检查还是很有价值的，因为可能存在小量的残余分流，而彻底消除分流是手术的最终目的。我们常常发现需要再结扎或缝扎以完全消除残余瘘。关于行走于大动脉之间的冠状动脉，而且左冠状动脉起源于右侧，或右冠状动脉起源于左侧的这类畸形，人们的认识正在深入。过去这类畸形常在心导管检查中才发现，近年来超声心动图和超速CT的诊断的病例增加，尤其是很多儿童因参加运动竞赛或因其他与该畸形无关的症状而做超声心动图检查时，被确诊为冠状动脉畸形。这就带来了一个新的问题：因为许多患者在确诊时完全没有症状，因此这样的患者是否需要手术治疗。现在还不完全清楚普通人群中该畸形的发病率，这种畸形常与运动员的猝死有关，尤其是冠状动脉裂隙样开口的患者。我们认为对于裂隙样冠状动脉开口的患者，建议他们不手术是很困难的，因为仍不清楚他们是否会突发心脏症状，甚至因为冠状动脉受压而猝死。

（唐浩　译　周新民　校）

第 95 章

儿童心脏移植

Charles B. Huddleston

尽管儿童心脏移植始于 20 世纪 60~70 年代,但直到 20 世纪 80 年代才被确定下来，这是一种治疗心力衰竭或无法矫治的先天性心脏病的手段。环孢霉素应用的发展和 Loma Linda 大学的 Bailey 及其同事的学者为此做出了很大的贡献。此后,手术技术得到不断的改进，移植适应证得以进一步的拓展。心脏移植从最初只用于新生儿左心发育不良综合征,逐步应用于单心室姑息手术后青少年期的后续治疗。复杂的先天性心脏病婴幼儿的心脏移植存活率低于因心肌病做心脏移植的婴幼儿。3 个因素与此有关。很多先天性心脏病的患儿此前曾做过一次或者多次姑息性手术,因此心脏移植为再手术，这样增加了出血的风险及技术上的难度;很多重建术已采用了移植技术;在以前的手术中由于使用了多种血液制品或同种移植物，很多儿童因此已产生了抗体，因而需要使用更强的免疫抑制治疗。所有这些因素增加了手术风险和排斥反应及并发症增加。与移植术有关的许多技术性挑战现已攻克。本章将展示这些进展。

适应证

一般而言，儿童移植的适应证包括难治性心力衰竭、内科治疗无效的致命性心律失常以及无法矫治的先天性心脏病。绝大部分心律失常可以通过药物、植入式除颤器或消融术等得到有效控制。虽然曾一度认为外科矫治左心发育不良综合征的风险很大，但目前的观点已有较大不同。目前很多中心报告一期姑息性手术的存活率可以达到 80%或更高。实际上无法矫治的先天性心脏畸形是罕见的，大部分需要接受心脏移植的先天性心脏病患者，往往是因为矫治术或姑息手术后晚期发生了左心功能不全。总体而言，儿童心脏移植中约 50%是特发性心肌病,其余的 50%是先天性心脏病。

单心室解剖结构代表了一类需要特别考虑的先天性心脏病。如果血流动力学不适宜姑息手术，心室功能很差,心室顺应性低、存在瓣膜反流或狭窄性病变、肺循环血管阻力升高而致 Fontan 手术失败，出现心律失常或者其他 Fontan 手术的晚期并发症,都需要考虑心脏移植。很明显,早期行姑息性手术使得在解剖上和血流动力学适合做 Fontan 手术的病例增加，同样，Fontan 术后的生存曲线稳步下降,且明显超过了普通人群。很多单心室患儿靠解剖右心室维持全身循环，这类患者也都往往解剖学上诊断为左心发育不良综合征。目前情况与 20 世纪 70 年代后期和 80 年代显然不同,当时接受单心室姑息治疗的主要是三尖瓣闭锁，全身循环依靠的是解剖左心室；而那些左心发育不全综合征患者要么得不到治疗,要么死于姑息治疗。因此,在随后的许多年里,人们将有机会评价这种解剖右心室的耐久性。如果可以按照大动脉转位心房转流术或先天性矫正型大动脉转位的远期效果来类推，右心室是不能长期满足全身血液循环需求的。如果不是这样,很明显最终大部分患者需接受心脏移植，不仅仅是儿童，在成人中这种情况也占了很大比例。

禁忌证

心脏移植的禁忌证包括：多系统功能衰竭“难以治愈”的恶性肿瘤，HIV 感染，控制不住的感染性疾病以及明显的精神障碍。与心力衰竭伴发的严重肝、肾功能障碍而内科治疗无效则为相对禁忌证。心脏移植后部分病例因心输出量的提高而肾功能不全可得以改善，但对于术后生存至关重要的免疫抑制剂（环孢霉素和他克莫司)具有明显的肾毒性,因此术后或许需要透析治疗，这样可以为肾脏功能的恢复赢得时间。因此,对于肌酐清除率明显下降的移植候选者，需要慎重考虑。

经典的指南认为肺血管疾病是心脏移植的潜在危险因素，肺血管阻力指数需 < 6~8 Wood 单位，且跨肺动脉瓣压差 < 15mmHg。但这仅仅只是指南。由于存在心外或心内分流多的先天性心脏病患儿，根据血流动力学数值难以测得或计算肺血管阻力。对于肺血管阻力增高而认为手术风险大的患者，必须行心导管检查以明确肺循环对于血管扩张剂的反应，例如硝苯地平、氧气、一氧化氮、前列环素等等。肺动脉阻力明显增高且对于这些血管扩张剂没有反应的患者，应该采用前列环素或正性肌力药物长期治疗后再评估。偶尔因体循环心室的舒张末期压力下降和(或)肺血管重塑，部分患者的肺动脉阻力得到改善，这些患者也是心脏移植的候选者。否则，这些患者可能需要进行心肺联合移植，其预后比单纯心脏移植差得多。

解剖学的全面评价

因受体合并的心脏畸形数量或解剖上的细微差别，不可能像百科全书那样对每种移植方法进行介绍。但对于不同的病例，植入的方法应做相应的调整，尤其是对于曾接受姑息手术的复杂单心室患儿。除了有异常的体静脉和肺静脉回流外，这些患者还必然存在肺动脉的解剖学异常。因此，在采取供心的时候，保留合适的组织是相当重要的，包括留取足够长的连有无名静脉的上腔静脉、足够长的主动脉或所有的肺动脉纵隔分支，以利于进行必要的解剖学调整。如果供体的肺还需要给另外一名受体，肺动脉的获得会受到一些限制。同样，有时为了修补肺动脉或者其他部位的组织缺失，常规情况下切除的受体组织也应该适当保留。简而言之，对于这些复杂患儿，认真研究影像学检查和既往手术记录并在术前做好周密的手术计划是非常重要的。另外，除了这些复杂的解剖学异常，大部分患者都有丰富的主–肺动脉侧支循环，使得大量的肺静脉血回流入左心系统。因此，术中要么增加体外循环流量，要么降低体外循环灌注液温度。

到底是采取大静脉直接吻合，还是在心房水平吻合，有关静脉吻合技巧一直存在争议。支持腔静脉直接吻合的证据逐渐增多。除了便于吻合以外，这种吻合方法的血流动力学更好，然而，小婴儿上腔静脉(SVC)相对细小、脆弱，吻合口狭窄风险高，所以腔静脉在右心房水平吻合更适合小于1岁的儿童。尚无人坚持主张肺静脉与左心房吻合。从技术上而言，左右肺静脉独立吻合比左心房吻合困难，同时，当患儿左心房明显扩大、左右肺静脉距离很远的时候，手术将会变得更为复杂。

供体的评估和处理

在血型相容、无传染性疾病的基础上，一旦供体符合器官获取标准，必须认真评估器官功能及大小匹配的问题。尺寸的偏差程度依赖于受体的大小。对于新生儿，供体的体重可以接近受体体重的3倍。对于年长儿童，体重的变化范围可以上下20%。一般认为(尚无客观数据)，大供体的心脏可以耐受受体更高的肺血管阻力。然而，在供体数量明显有限，受体需要不断增长的当前，试图采取这样的大供体方案就显得过于奢华而不可取。一般而言，血型相容是一道不可逾越的屏障，但已证实对于婴幼儿，血型相容也不是必需的。

供心功能的评价包括：仔细回顾供体的既往史和脑死亡的经过，注意心肺复苏时间是否过长，近期是否接受过正性肌力药物及缩血管药物的治疗，以及超声心动图、心电图和直接的检查结果。实验室检查肌酸磷酸激酶和心肌肌钙蛋白I也是常规评价的一部分，尤其对于那些钝性创伤后可能发生心脏挫伤的供体。那些被认为处于边缘状态的供心通过使用激素治疗可以“复苏”。脑死亡伴有皮质醇和甲状腺激素的下降，而使用三碘甲状腺氨酸和皮质醇替代治疗是否有助于改善心脏功能仍存在争议。对抗尿崩症的垂体后叶素可导致血压上升，并常可从总体上减少正性肌力药物的支持。虽然没有指南明确规定供体心脏正性肌力药物支持的上限，但仍要尽量避免大剂量使用两种或两种以上正性肌力药物。

移植后并发症

移植物衰竭

这是术后早期死亡的最常见原因，特别是在新生儿组。对于婴幼儿的机械支持一般只限于体外膜式氧合器(ECMO)。由于个体相对小，心率快，主动脉的可扩张性抵消反搏效能，儿童采用主动脉内球囊反搏的效果不佳。个体小也限制了心室辅助装置的应用，已经明确对于这些小孩，ECMO是最简单的机械支持。尽管要用氧合器，ECMO仅仅只需要右心房和主动脉插管就能提供“双心室”辅助。与非心脏移植的手术类似，移植心脏一般需要5~7天才能恢复，脱离支持。

可以采取很多方法治疗伴有三尖瓣反流的右心力衰竭，然而开始治疗前，外科医生必须确认在肺动脉或静脉吻合处没有机械性梗阻，尤其是以前接受过Fontan手术或者其他姑息手术的患者，进行移植手术时需要重建肺动脉。对于肺动脉阻力增加的患者，使用正性肌力、镇静和肌松药物的同时采用一氧化氮、前列腺环素治疗(吸入或静脉注射)，可以有效稳定患者病情，直到右心功能恢复。如前所述，一般情况下移植前肺血管阻力大于 6 个 Wood 单位或者跨肺动脉瓣压差 15mmHg，是单纯心脏移植的禁忌证。然而一些新的肺血管舒张剂使这些限制得以放宽。通常认为继发于 Fontan 手术的心力衰竭患者，由于体静脉与肺动脉直接相连，如果患者在肺循环没有心室动力的情况下存活，肺动脉的阻力应该是可以接受的。但是，情况也并非完全如此。

出血

曾接受过根治性或姑息性治疗的患者再进行移植手术时，出血是一个问题。对于这类患者常规使用抑肽酶，至少主观上认为抑肽酶有明显减少出血的作用。接受过心脏手术的次数不影响心脏移植。

排斥

新生儿发生免疫排斥的概率似乎要低于年长的儿童和成人，这可能是因为新生儿免疫系统尚未发育成熟。新生儿使用免疫抑 制剂的剂量少，很多患儿可以完全不用类固醇。免疫排斥的诊断须采用心内膜组织学活检，无创检查并非 100%可靠。对于免疫排斥的治疗一般采用大剂量的类固醇治疗(甲基强的松龙 10 mg/kg，静脉注射)，1 天 1 次，连续 3 天。反复发生的免疫排斥可能需要采用细胞溶解疗法(cytolytic therapy)，并同时调整免疫抑制治疗的基准。

其他并发症

有关心脏移植术后的全部并发症不属于本章介绍范围。免疫抑制剂的使用可以导致一系列事件的发生，包括神经病变、肾功能不全、感染、高血压以及毛发过度增生症等。胃肠道的并发症包括胃十二指肠溃疡、无结石性胆囊炎和胰腺炎。手术操作可能直接损伤膈神经，尤其是手术当中需要游离右上腔静脉或者肺动脉分支的患者。一般情况下患者能很好地耐受膈神经损伤，但对于年幼儿童，其吸气主要依靠膈肌，因此他们往往需要膈肌锻炼才能脱离呼吸机。和成人一样，冠状动脉病变、淋巴组织过度增生也是儿童心脏移植术后的远期并发症。

手术技巧

左心发育不良综合征

正如前面所述，对于该人群的心脏移植与 20 世纪 90 年代初相比要少了很多。目前，绝大部分心脏中心的婴幼儿一期矫治手术死亡率大约为 20%，主要发生于具有额外风险因素(如右心室容积小或功能差)的婴儿。小婴儿的供体等待时间一般为 6 周至 3 个月，值得注意的是其手术死亡率为 15%~20%。因此，心脏移植只适用于那些右心室功能差、重度三尖瓣反流或者肺动脉狭窄或反流的患儿。单心室姑息术患者不是心脏移植的适合人选，即便他们能在 Norwood 手术后存活。

供体的获取

关键的问题是，作为手术的一部分，需要重建受体主动脉，所以必须获得足够长的供体主动脉。切取范围包括升主动脉、含头臂动脉的主动脉弓以及胸降主动脉的近端（图 95.1A)。结扎并离断无名静脉以获得良好的暴露。阻断主动脉后，灌注心脏停搏液和局部冰盐水降温，于起始处离断无名动脉、左颈总动脉如左锁骨下动脉。在动脉韧带起始处离断降主动脉近端。余下的供体获取过程和其他心脏移植供体获取类似。切除无名动脉起始处近端直至动脉韧带的主动脉弓上半部分，获取供体主动脉段。作者本人倾向于从无名动脉开口处切开，然后切除主动脉弓的上半部分，留下小部分无名动脉的右侧底壁。这样可增加主动脉的长度便于主动脉弓重建。同样，这样做也为受体主动脉弓和头臂血管的重建提供了方便。供体其他部分的准备工作与其他心脏移植供体的获取类似。

受体手术

广泛切除动脉导管、肺动脉分支、主动脉弓及其分支(图 95.1)。在切除动脉导管和远侧弓部重建时，需注意避免损伤喉返神经。可采取下列 3 种方法之一插入主动脉灌注管：阻断肺动脉分支，经主肺动脉插入；或者直接经动脉导管插入并结扎动脉导管肺动脉端；或者将一小段移植物缝于无名动脉，再通过这段移植物插入主动脉灌注管。第三种方法为动脉弓重建提供了最大的灵活性，而且停循环的时间最短。双腔静脉插管的目的也是最大限度限制停循环时间。开始转流后将患者降温至 18℃。降温的同时，依上述方法准备供心。无论是通过动脉导管，还是通过缝合于无名动脉移植物进行主动脉插管灌注，患儿病心可以在停循环前切除。在部分停循环情况下，有多种弓部重建技术，这就需要进行无名动脉插管，同时阻断弓部和降主动脉近端。然而，使用完全停循环技术，弓部重建也可以在相对短的时间内完成。减少停循环时间带来的潜在好处必须与手术操作快捷简便相权衡。

切除受体心脏后，按常规的方法吻合左心房。右心房后方的吻合是将供心右心房游离缘与左心房吻合口的右侧面缝合直至完成右心房的吻合。此时开始停循环，患者血液流入体外循环储血器，然后完成主动脉弓的重建。完全切除残留在主动脉上的导管组织。切开受体主动脉弓下方直至动

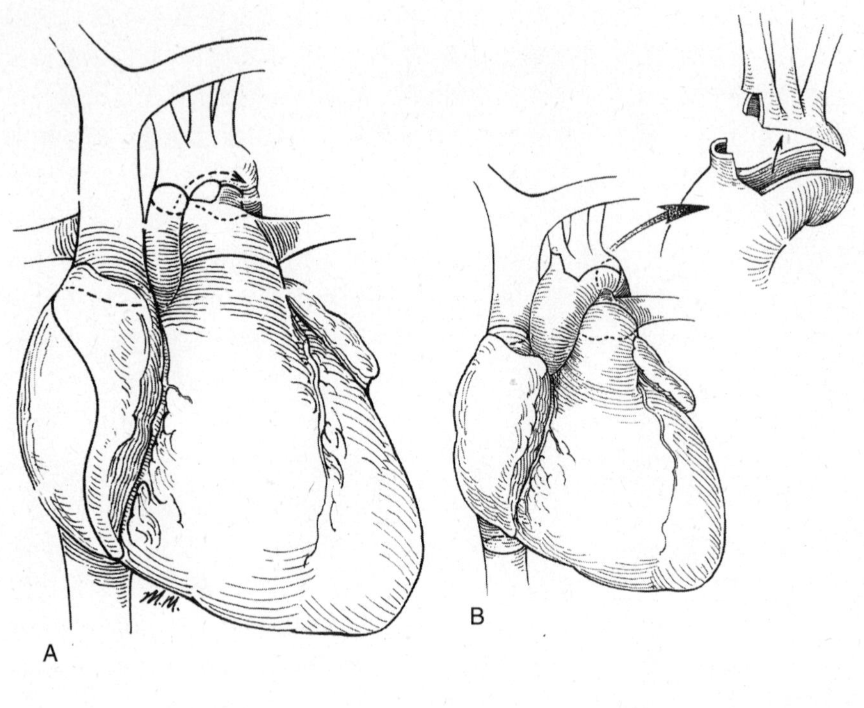

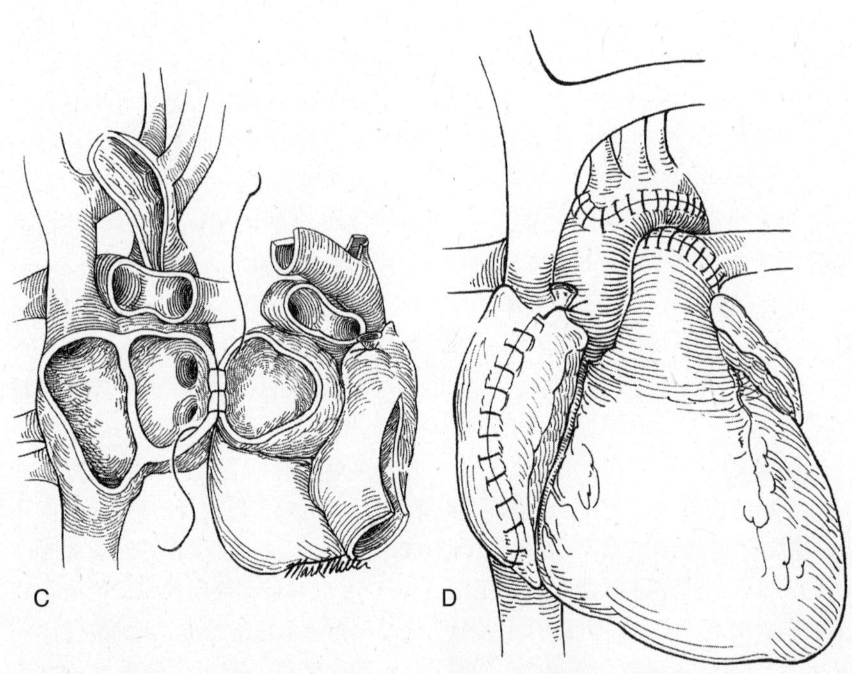

图 95.1　左心发育不全综合征的心脏移植。(A)常规切取供心，此外还要切除一长段主动脉——起自动脉韧带远端的主动脉弓。插图显示准备进行主动脉弓重建的供体主动脉。自无名动脉中部起移除动脉弓的顶端。留取无名动脉的右侧壁以延长用于重建的供体动脉弓的长度。(B)左心发育不全综合征的解剖以及受体心脏所需的切口。(C)受体心脏已切除，留取合适的袖状开口以进行左右心房的吻合。切除大部分细小的升主动脉。主动脉弓的下方全程敞开，范围包括导管插入处直至胸降主动脉远端 1cm。先行左心房吻合，再行主动脉弓重建。(D)完成了新主动脉弓重建的移植术后。

脉导管开口以远约 1cm。供体心脏附带的主动脉将在此与受体主动脉弓吻合，以完成受体主动脉弓的重建。此时可恢复循环并复温。端端吻合肺动脉，并完成右心房前侧的吻合。进行常规排气，撤离体外循环。

将近 15%的左心发育不全综合征患者合并有双上腔静脉。如前所述，对此进行处理的最简单方法是改变受体心脏的切除方法，使左上腔静脉通过受体冠状静脉窦流入新的右心房(图 95.2)。这样就会给右心房的吻合带来一些困难，因此在心房吻合时应仔细处理受体左心房游离壁的切缘，以免游离后的冠状静脉出血。

一般用于小婴幼儿移植的供体会相对大些，重量是受体的两倍。这样会给术后关胸带来困难。为缓解压迫，可以采用硅胶或其他人工合成材料缝合覆盖皮肤以延迟关胸。待术后数日，水肿缓解后即可关胸。也可以切除心包并切开左侧胸膜腔，让移植心脏适度“掉入”左侧胸腔，采用这种术式可以关胸。采用小潮气量和相对低的呼气末正压通气也有利于缓解压迫。

这些婴儿的术后处理与接受了大型心脏重建手术的新生儿类似，但发生肺动脉高压的风险要明显增加。这与移植前的等待时间长短有关，也与在左心发育不良治疗过程中使用前列腺素 E_1 维持动脉导管开放，从而导致左向右分流增加有关。在这种状态下如果患儿等待移植时间超过一个月，术后 24 小时内应预防性应用肌松剂、镇静和轻度过度通气。其他的一些治疗措施也是必要的，如一氧化氮吸入治疗。

先天性矫正型大动脉转位(S,L,L)

这种先天性心脏异常同时具有心室大动脉连接异常及心房心室连接异

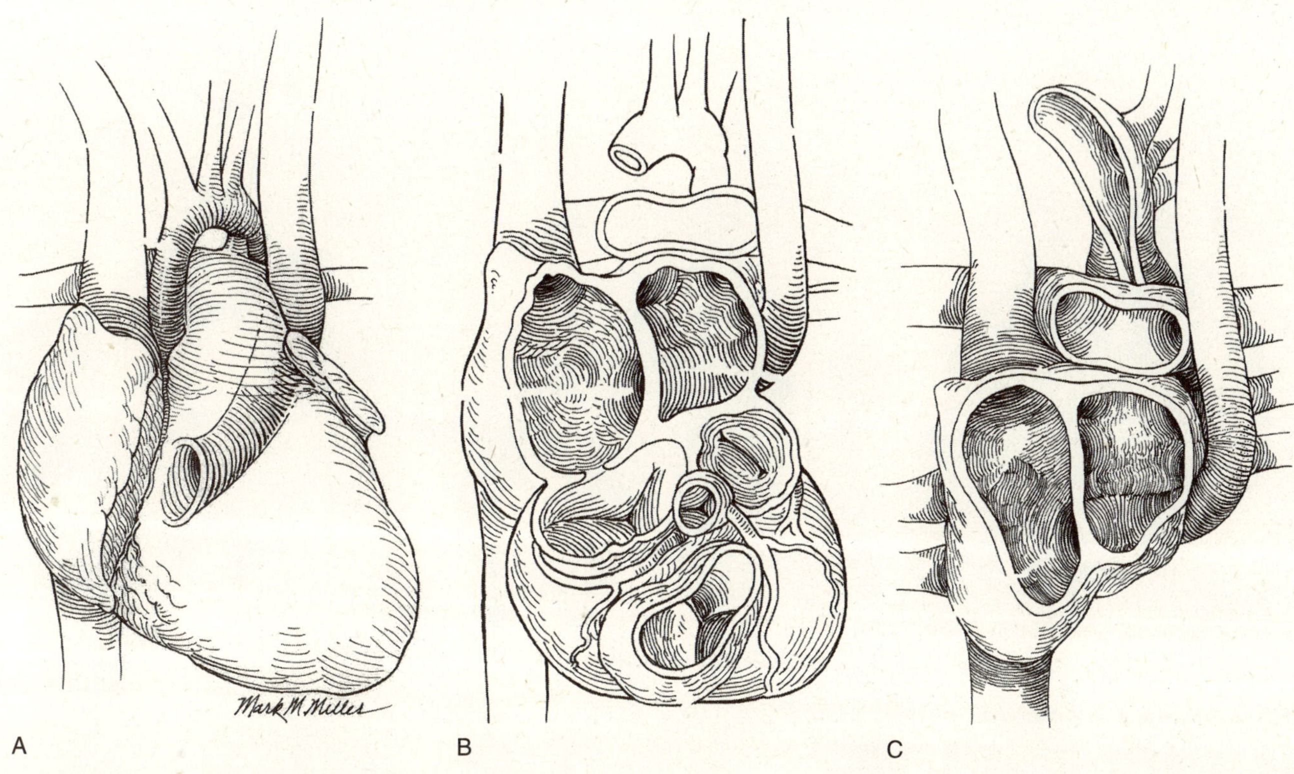

图 95.2　左心发育不全综合征合并永存左上腔静脉的移植术。(A)大致与图 95.1B 所示相同,不同的是左上腔静脉引流至扩大的冠状静脉窦。无名静脉缺如。(B)受体心脏的部分切除也有所不同,走行于左冠状沟后侧的冠状静脉窦被完整保留。左心房游离壁的侧下方切口移至房室沟。(C)受体心脏已切除,而左上腔静脉及冠状静脉窦保持完整。供体心脏缝合在受体原来的位置上。

常——体静脉血回流至右心房，而右心房则与解剖左心室相连接，解剖左心室连接肺动脉；肺静脉的血回流至左心房,而左心房连接至解剖右心室,后者连接至主动脉。该类患者通常会在 10~30 岁间出现右心室（供应体循环)功能下降,伴发有左侧房室瓣(三尖瓣)反流。该类患者发生的慢性心力衰竭的原因大致是由于解剖右心室不足以长期满足体循环供血需求。既往有其他心脏异常（比如室缺合并肺动脉狭窄）手术史且并发房室传导阻滞的患者，发生右心室功能不全的风险就更大。

供体手术

与其他心脏移植相比，这种患者除了主动脉和主肺动脉有必要留取得更长一些外,其他操作基本一样。

受体手术

主动脉一般位于肺动脉左侧稍前方(图 95.3),升主动脉的插管要尽可能高。除了大动脉的处理以外,移植步骤的其他方面均按正常的心脏解剖进行。在靠近正中线处,相对高位横断受体主动脉。在肺动脉分叉处横断肺动脉主干，该类患者肺动脉分叉的位置往往比正常人偏右。肺动脉切口延至左肺动脉近端，缝闭主肺动脉开口右侧端,使新的肺动脉开口左移,从而使肺动脉吻合口从主动脉后方暴露出来,以避免移植的肺动脉扭曲。首先吻合左心房。吻合主动脉前先吻合肺动脉,以免影响肺动脉吻合术野。受体主动脉偏左，而主动脉的吻合应靠近中线的相对正常位置处进行。利用相对长的供体主动脉连接受体升主动脉远端。按照常规完成腔静脉吻合。

Fontan 术后

供体的操作

由于进行过肺动脉重建以及体静脉改道，对于这些患者需要修改一些标准的供心切取技巧。应尽可能切取相对多的腔静脉和肺动脉。应将器官切取的要求告知其他可能也需要同样组织的器官切取小组。对于受体主动脉重建,供体的降主动脉段非常有用。而从上腔静脉延续而来的无名静脉也可能有很大的用途。

受体的操作

图中(图 95.4)示出的是接受过侧壁内隧道式 Fontan 术后的患者,原合并的双上腔静脉都已与肺动脉直接吻

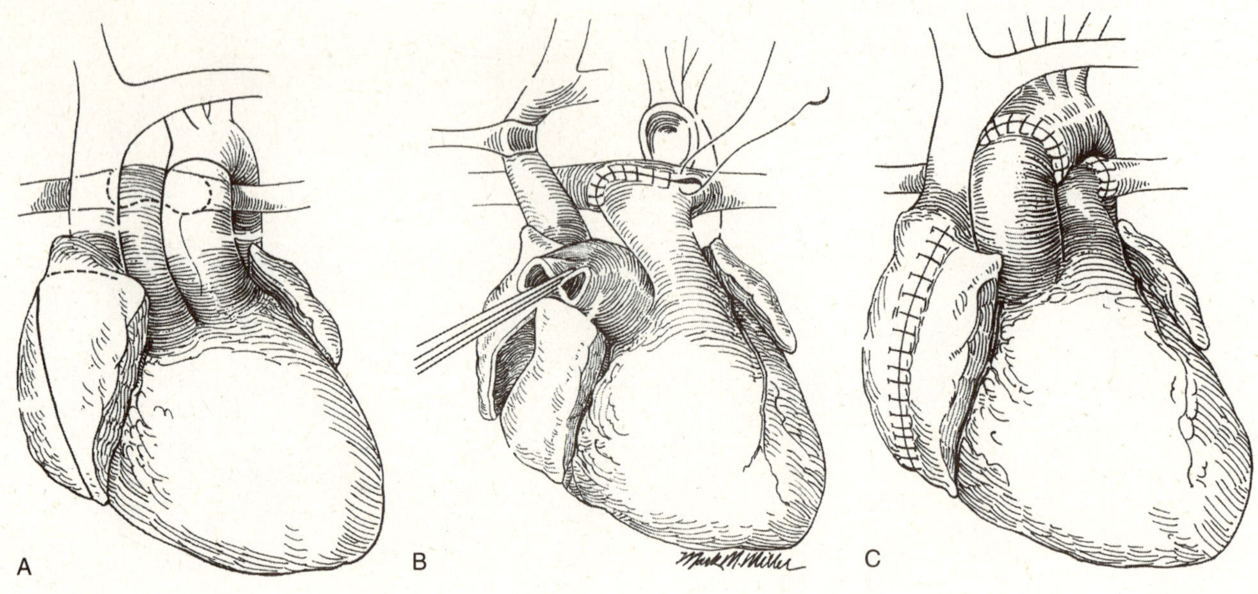

图 95.3 先天性矫正型大动脉转位的心脏移植(S,L,L)。(A)先天性矫正型大动脉转位使主动脉位于左前方;偶尔移位至左胸。主肺动脉的位于主动脉右后方。(B)部分切除受体心脏,切取足够多的主动脉远端部分以便将主动脉开口端缝于右侧。原位吻合静脉或心房,由于吻合完成后肺动脉会横卧于主动脉后方,所以应先吻合肺动脉再吻合主动脉。留取长段供体肺动脉有利于手术进行。(C)移植完成后,主动脉位于肺动脉分叉处右侧。

合。其下腔静脉的血流通过心房侧壁内的内隧道(腔肺连接),经上腔静脉近心端肺动脉吻合口到达肺动脉。上腔静脉插管宜高,下腔静脉插管宜低。由于存在面静脉及颅内静脉侧支循环网络,不必双侧上腔静脉都插管,一侧上腔静脉(一般是右侧)插管即可,另一侧套带阻断。有必要测量套带近端的上腔静脉压,以保证静脉压不会过高。这样可使术野没有太多的管道和设施。处理受体心脏时要切除受体心脏的大部分右心房和所有腔肺板障。由于内隧道(通常是聚四氟乙烯)可能很硬,且有组织长入,所以切除受体心脏时有一定的难度。在下腔静脉的入口处留取一段袖状右心房组织,以保证吻合需要的长度。对上腔静脉的处理有几种方法,下面将分别描述。

第一种处理方法是将双侧上腔静脉都从肺动脉连接处离断,与受体的无名静脉和右上腔静脉吻合。在大多数情况下,离断后肺动脉上的缺损需要采用合适的材料进行补片修补,不要直接缝合。考虑到要在无名静脉和左上腔静脉之间进行缝合,需要修改移植步骤。供体的无名静脉最好放在升主动脉后方而不要横跨在动脉之上,左上腔静脉也应安置在稍微靠后的位置比较好。将右上腔静脉直接与受体上腔静脉吻合。端端吻合供、受体下腔静脉。利用供体相对长的一段肺动脉,将供体肺动脉连接于纵隔内的受体肺动脉。

另外一种可供选择的方法是双侧上腔静脉仍然与受体肺动脉相连,将上腔静脉之间的纵隔内肺动脉段变成“无名静脉”。然后利用供体的肺动脉、降主动脉或者人工合成材料重建纵隔内肺动脉。保留双侧的上腔静脉与受体肺动脉相连的优势是,可以避免壁薄易撕裂的静脉吻合,并减少吻合口发生狭窄甚至堵塞的风险。缺点是肺动脉重建必须在两个肺门处吻合肺动脉分支。如果要使用供体的降主动脉段或者合成的管状移植物重建肺动脉,操作应当在切除受体心脏之后,纳入供体心脏之前完成。这在一定程度上简化了吻合,后续操作也更简单。

如果接受过经典的 Glenn 分流(左、右肺动脉不连续),那么几乎总是需要更多的供体血管组织来完成肺动脉间的肺动脉重建。同样,供体的右肺动脉和降主动脉是常用的替代材料,也比较容易获取。总的来说,为了术野更清晰,肺动脉重建、吻合均应在主动脉吻合前完成。

内脏反位

内脏反位的患儿可能因为伴有严重的先天性心脏病(如单心室)同时 Fontan 手术失败或单纯的心肌病而需接受心脏移植。任何一种情况下,其本质都是对如何处理全身静脉回流有关技术的挑战。当然,最好是找到患有内脏反位而没有其他心脏病的供体,然而这种可能性太低,内脏反位的人群发生率仅 2/10 000。因此,有必要设计出改良受体的技巧,以保证内脏正位的心脏也可以移植

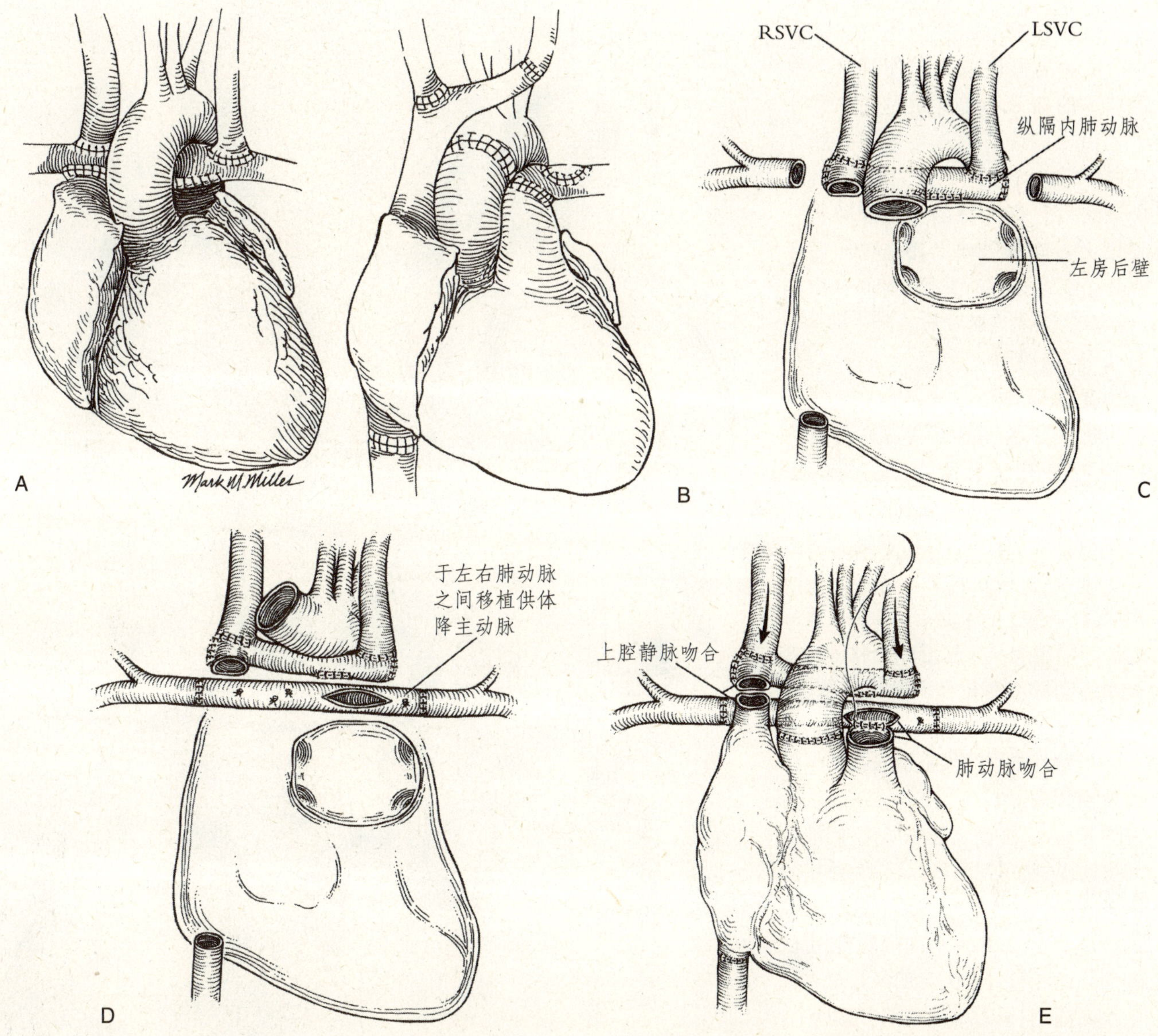

图 95.4　Fontan 手术失败后的心脏移植。(A)患者进行了全腔静脉肺动脉连接术。双侧上腔静脉直接吻合于肺动脉，从下腔静脉回流的血液通过心房内隔板直接流向右上腔静脉的开口端，该开口端直接吻合于右肺动脉下方。(B)获取供体的一长段无名静脉，某些情况下可将左右上腔静脉直接吻合于无名静脉。下腔静脉也直接吻合。原来与上腔静脉吻合的肺动脉切口处常需要补片，补片材料可以是心包或者切取供心时切取的其他供体组织，比如主动脉。(C～E)作为 Glenn 或 Fontan 手术的一部分，腔静脉将吻合于肺动脉，这里图示的是另外一种对上腔静脉的处理。切断左右肺动脉与腔静脉吻合处远侧，断端补片修补或直接缝合。双侧上腔静脉之间的肺动脉段成了实际上的无名静脉。(D)肺动脉远端分支之间可用一段人工血管，或者供体的降主动脉连接。在双侧肺门处行端端吻合。在插入的移植物上适当的位置做一切口，将供体心脏的主肺动脉在此吻合。(E)然后进行供心的吻合：供体的上腔静脉吻合于之前的右肺动脉吻合口下方，供体肺动脉缝合于连接左右肺动脉分支的移植物上的合适位置，供、受体的下腔静脉直接相吻合，然后常规缝合左心房。(LSVC：左上腔静脉；RSVC：右上腔静脉；)

到此类患者身上。

供体操作

供体的操作取决于外科医生根据合并的畸形和曾经做过的姑息性手术而专门设计的连接体肺静脉方案和要求。为了获得最大的顺应性，应该切取包括完整的上腔静脉和一长段无名静脉。如果受体曾经做过Fontan或者Glenn手术，就要获取尽可能多的纵隔内肺动脉或降主动脉。

受体操作

建议在尽可能远离右心房处直接行上、下腔静脉插管(图95.5)，主动脉插管也应尽可能在远端进行。在房室沟附近切开右心房，留取足够多的组织，以便植入供心。同样在房室沟附近切开左心房。应尽可能多地留取房间隔组织。在靠近肺动脉分叉处横断肺动脉。高位横断升主动脉，使其吻合口更接近中线。

一种可接受的供心植入方法是根据矫治大动脉转位的Senning手术启发设计而来。在受体心脏的头、尾端切开房间隔，使房间隔可以活动。将房间隔重新附着在左心房右侧肺静脉前方的游离壁上。如果有房间隔缺损，可以利用一块心包或者人工的补片材料代替房间隔。它具有导向作用，可以将右肺静脉的血横过中线引流至左肺。然后充分游离房间沟。于左侧肺静脉前方切开左心房。在纵隔左侧的左心房切口处行移植心脏左心房吻合。接着进行右心房的吻合。直接缝闭新右心房切口的左上部分，可使吻合口更多地移向右侧，同时可更好地与供体右心房切口相匹配。受体肺动脉常位于患者右侧。通过充分游离肺动脉分支或者将肺动脉切口扩大至左肺动脉并缝合其右侧部分，能有效地将受体肺动脉移至左侧。为了让肺动脉显露更好，一般在主动脉吻合之前先吻合肺动脉。常规吻合主动脉。

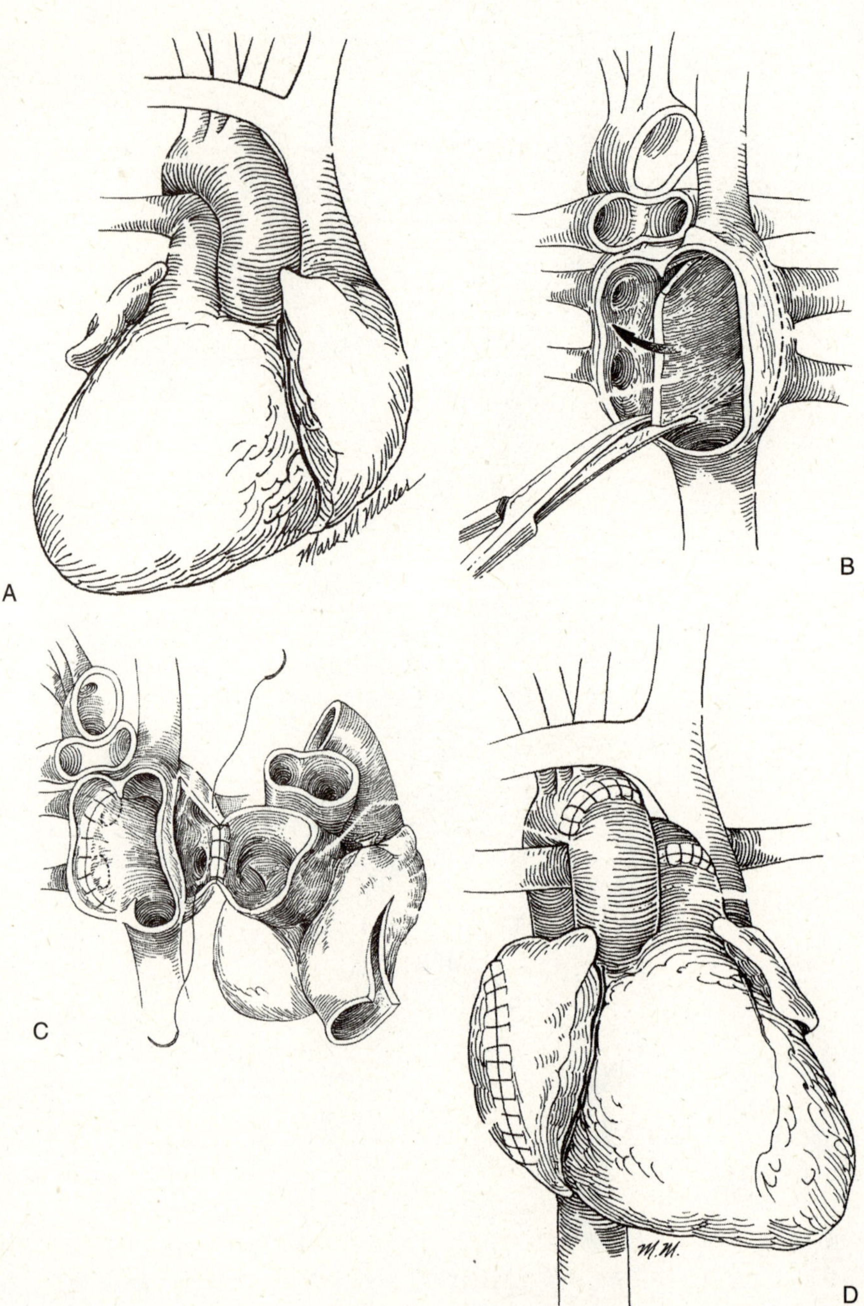

图95.5 内脏反位的心脏移植。(A)内脏反位患者的心脏外观。上下腔静脉在左侧进入右心房，左心房位于患者右侧。(B)切除部分受体心脏，留取尽量多的心房壁及房间隔。剪开房间隔头尾侧，使房间隔可以活动。房间沟上的虚线即切开心房进行左心房吻合的位置。(C)将房间隔的切缘缝合于右肺静脉入口前方的左心房壁。充分游离房间沟，并在左肺静脉前方切开心房。吻合供心，先进行左心房吻合，供体左心房吻合于受体左肺静脉前方新切开的左心房切口，右心房吻合于新建的右心房。缝闭靠近上腔静脉入口的左上角以部分关闭新建的右心房口，可能会让右心房的吻合更简单。(D)大动脉的吻合类似于先天性矫正型大动脉转位手术的吻合，为了看清楚肺动脉，应先吻合肺动脉再吻合主动脉。

考虑到可能合并的心脏畸形，还有其他方法可以选用(未图示)。第一种是对前述方法的改良，在房间沟处充分切开和分割房间隔以获得两个独立心房。房间隔的前部分通常太薄难以进行精确分割，这时候房间隔应尽量用于肺静脉侧心房，然后调转两个心房的位置。体循环心房(左侧)前移至右侧，肺循环心房(右侧)后移至左侧。广泛游离上下腔静脉，上至奇静脉，下至膈下静脉。分别按前述的方法吻合心房和动脉。

根据心房与肺静脉的连接以及重建双腔静脉与体静脉的原则，还有一种改良技术。这种方法更适用与生理性单心室，或者因其他心内畸形而以前曾接受过姑息性手术的患者，尤其是内脏异位综合征。上腔静脉插管必须在无名静脉开口处或者更高，下腔静脉插管在膈肌下。分别在心房入口处和无名静脉下方横断左侧上腔静脉。将切下的这段短的静脉在右侧与无名静脉吻合。这样，供心的上腔静脉就能与该段新建的右侧上腔静脉吻合。也可以将供心长的上腔静脉在右侧与受体的无名静脉直接吻合。利用右心房的一片游离壁将下腔静脉移过中线到右侧，将右心房的下侧壁与左心房分离，并切除房间隔，右心房的切口向下延至下腔静脉开口，膈肌平面心包反折处的中部。在此处将下腔静脉与心包缝合，形成一个管道，该管道借用右心房一片游离壁跨过中线到达身体右侧，这样供体的下腔静脉就能与该管道吻合。某些情况下供心的下腔静脉可与新建“管道”的心包部分吻合。利用受体右心房侧壁作为吻合口的左侧缘完成左心房的吻合，余下的步骤按常规操作完成。

内脏异位综合征

内脏异位综合征(或脾脏综合征)患者的内脏及心房位置不肯定，伴有体肺静脉的引流异常。实际上该类患者为生理性单心室，并且多数已做过姑息性手术。此外，该类患者还常合并有心内膜垫缺损、单一房室共同瓣和大房缺，该房室瓣往往有反流，因此造成不能施行 Fontan 手术或手术失败，最终不得不选择心脏移植。对于这样的患者，关键问题仍是对体肺静脉异常引流的处理。虽然心外合并畸形几乎都存在无脾综合征。肺静脉异位引流多伴有多脾和无脾综合征。体静脉异位引流也可伴有多脾或无脾综合征，而更多见为多脾综合征。该类患者大部分有双上腔静脉，或存在中断的下腔静脉引流入奇静脉，肝静脉可单独连于右心房。必须通过心导管、超声心动图或者 CT、MRI 等影像学检查以明确体肺静脉异位引流的具体情况，这一点至关重要。

供体操作

该手术技巧与内脏反位的手术非常相似。必须保留足够长的上腔静脉以便移植。如何获取大动脉则应根据并发畸形及既往姑息性手术的术式来决定。留取左心房的方法则与内脏反位相同。虽然留取包括肺静脉开口在内的全部左心房组织更有利于移植，但这样会影响在同一供体上获取作为供体的肺脏。对于这些单纯心脏移植的患者而言，应尽量只从供体上切取小块左心房组织。

受体操作

移植手术的基本原则是将心房与肺静脉吻合，腔静脉直接吻合。图示为

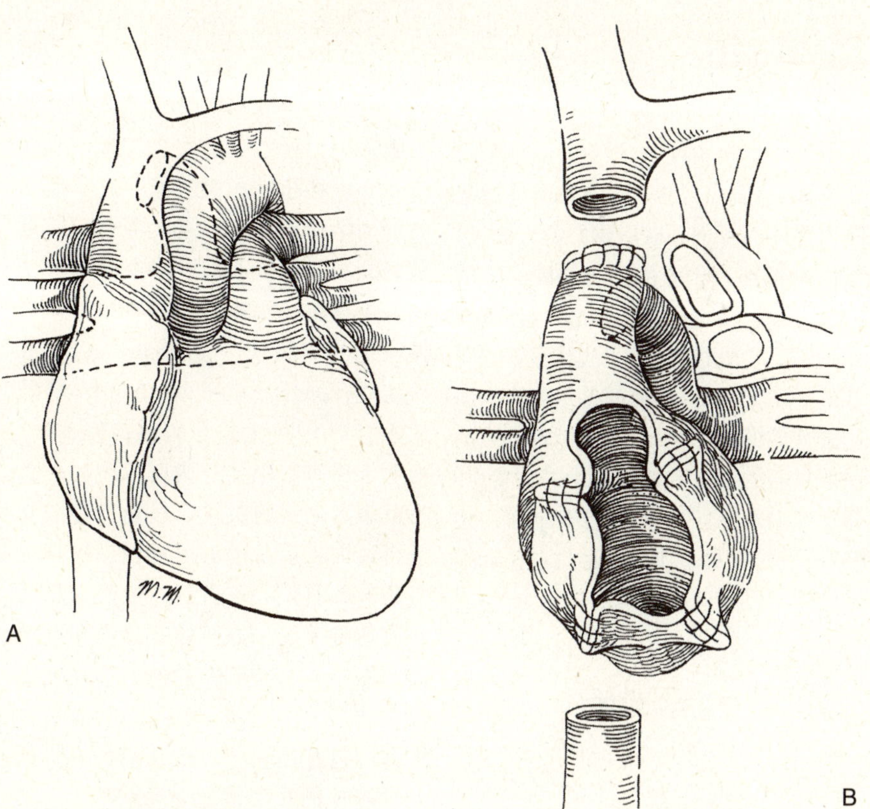

图 95.6 内脏异位综合征合并肺静脉异位引流的心脏移植。(A)完全性肺静脉异位引流至右上腔静脉，虚线显示的是心脏后方的肺静脉走行。上腔静脉内径扩大，下腔静脉处于中线位置。(B)受体心脏已切除，于肺静脉入口上方离段上腔静脉并缝闭近心端。缝合巨大共同心房开口边角处，以减小其面积，并将该心房开口移至左侧。将下腔静脉从心房上切下，留取小部分袖状心房组织以延长下腔静脉。

完全性肺静脉异位引流入右上腔静脉,其下腔静脉在中线位上(图95.6)。该类患者的上腔静脉多有扩张，并引流入一个扩大的共同心房。上腔静脉高位(应高于肺静脉引流入口)插管，下腔静脉插管应尽量低。沿房室沟切口切除患心,在上腔静脉插管下方,肺静脉入口上方离断上腔静脉，缝闭心脏端的上腔静脉口。离断下腔静脉,留取一小段袖状心房组织以备延长下腔静脉。因保留的心房开口较大,常需在其周边适当缝合以减小开口的面积，或者用其他方法让这个“左心房”开口移向中线左侧。从左心房开始移植,根据相关畸形分别吻合肺动脉和主动脉。这些部位的吻合一般情况下都不困难。最后分别吻合腔静脉,完成体静脉的连接。

小结

从解剖学角度看,没有心脏移植的禁忌证。尽管需要根据患者的具体情况改变受体的解剖和获取供心的方法,但任何畸形都有相应的适合心脏移植的方法。此外,全内脏反位的患者,也都能成功进行心脏移植。除了应认真审查既往的手术记录外,重要的是术前需全面了解受体的解剖情况,以便制定恰当的获取供心的方法和移植手术的方案。外科医生对先天性心脏病应有全面的理解和认识,并对采用的各种姑息性和根治性手术具有经验。

推荐读物

Allard M, Assaad A, Bailey L, et al. Surgical techniques in pediatric heart transplantation. J Heart Lung Transplant 1991;10(Part 2):808.

Bailey LL, Concepcion W, Shattuck H, et al. Method of heart transplantation for treatment of hypoplastic left heart syndrome. J Thorac Cardiovasc Surg 1986;92:1.

Doty DB, Renlund DG, Caputo GR, et al. Cardiac transplantation in situs inversus. J Thorac Cardiovasc Surg 1990;99:493.

Kawaguchi A, Gandjbakhch I, Pavie A, et al. Cardiac transplant recipients with preoperative pulmonary hypertension. Circulation 1989;80(Suppl III):90.

Michler RE, Rose EA. Pediatric heart and heart-lung transplantation. Ann Thorac Surg 1991;52:708.

Mitchell MB, Campbell DN, Boucek MM. Heart transplantation for the failing Fontan circulation. Semin Thorac Cardiovasc Surg Pediatr Card Surg Annu 2004;7:56.

Razzouk AJ, Gundry SR, Chinnock RE, et al. Orthotopic transplantation for total anomalous pulmonary venous connection associated with complex congenital heart disease. J Heart Lung Transplant 1995;14:713.

Vouhe PR, Tamisier D, Le Bidois J, et al. Pediatric cardiac transplantation for congenital heart defects: surgical considerations and results. Ann Thorac Surg 1993;56:1239.

编者评述

T.L.S.

目前已经获得了大量的关于儿童心脏移植，特别是那些先天性心脏病患儿心脏移植的相关经验。几乎所有的解剖学畸形都可以接受原位心脏移植。有经验的先心病外科医生可以利用人工材料、重新安置血管或者从供体身上获取组织等重构静脉连接,成功地进行原位心脏移植，包括体静脉或者肺静脉回流异常的移植候选者。而对于伴有或不伴有内脏反位的右位心脏患者仍值得关注。虽然已经成功进行过内脏反位的心脏移植，但伴内脏正位的右位心患者进行心脏移植时仍有这种情况：心脏植入后心包腔可能会使心尖旋转朝向右侧，造成间隔位置和三尖瓣扭曲。如果患者心脏扩大和心包腔足够大，植入后的心尖能处于接近正常位置，则问题不大。然而，对于那些心脏大小相对正常的内脏反位或右位心患者，在进行心脏移植时,应切除部分左前方的心包,让心尖坐入左侧胸腔。

随着心脏移植治疗儿童先心病例数的增加，对于供体的需求也越来越大。先心病重建手术的成功,产生了大批接受过复杂手术的儿童和青少年群体，其中多数终归还要进行心脏移植手术。因此,当适合成人的供体器官变得越来越稀少时，等待接受心脏移植的儿童,特别是青少年却增加了。一些辅助装置，比如植入式左右心或全心辅助泵，应该广泛用于儿童患者这一人群，以帮助这些患儿在等待供体的时间内存活。大部分儿童心脏移植中心,平均等待供体的时间逐步增加,很多等待心脏移植的患儿都接受了某种形式的心脏辅助。

目前,体外膜式氧合器仍然是等待心脏移植儿童患者首选的心室辅助装置。现在,有很多搏动式的心脏辅助装置可用于儿童。在美国,虽然Thoratec 和 Heart Mate 装置可应用于年长儿童和青少年,但对于新生儿和年幼儿童仍有限制。新的 DeBakey 儿童心脏是一种可以用于年幼儿童的全植入式辅助装置,但目前还不能用于婴儿和新生儿。在美国，使用Berlin Heart 辅助装置可以辅助那些等待供体的新生儿或小婴儿心脏达数月之久,这种装置的优势在于具有适合不同候选受体人群的各种尺寸。然而,所有的辅助装置都有较高的并发症发生率,比如血栓形成、血栓栓塞等,抗凝是首要问题。

尽管儿童心脏移植的一年生存率大约为80%，但是国际上已注册的心脏移植和心肺移植数据显示,成人心脏移植患者的10年生存率近30%~40%。所以,接受心脏移植的患者长期生存率仍明显低于同年龄段的人群。因此从逻辑上讲,只要心功能还允许,我们应该尽量延长先心病患者自身心脏的工作时间,心脏移植也就成为早期姑息治疗失败后的另一种姑息治疗。

婴儿期左心发育不全综合征患者是否应该进行心脏移植一直存在争议。鉴于多数中心采用分期姑息性手术已取得相当好的治疗效果，如 Norwood 手术后用 Fontan 手术，所以对于有可能进行其他外科治疗的患者，很难决策是否需要植入稀缺的供体心脏。包括我们所在的中心，大部分心脏中心对于左心发育不全综合征患者，心脏移植不是首选的治疗手段。低体重的新生儿都可以考虑采用 Norwood 手术，即使合并有主动脉瓣、二尖瓣闭锁以及特别细小的升主动脉，对手术死亡率都没有太大影响。早期死亡率大约是 20%左右，一些移植中心对于左心发育不全综合征采用心脏移植手术，在等待供体器官期间的死亡率与这个数据差不太多。Fontan 术后最终有多大比例的患者需要接受心脏移植手术尚不得而知，但可预见的是，这类患者存活到十几岁这个年龄段后，大部分患者需要接受心脏移植，此时，获得供体器官的机会就好得多。尤其令人关注的是，在那些进行了大量婴幼儿心脏外科手术的中心，目前有不少因早期重建手术失败和术后要求体外膜式氧合器支持的候选患者需要接受心脏移植。短期内如果有合适供心的话，这些患者有望获得救治。但婴幼儿心脏供体有限，所以这些重症患者获得救治的可能性不大。如果能够得到有限的婴幼儿器官，这类患儿将具有最高的优先权。一些心脏中心表明，只要在合适的时机内接受心脏移植手术，即便术前在使用体外膜式氧合器，其效果都是令人满意的。

在等待供体期间，儿童和新生儿患者病情有可能变得不稳定，所以一些研究开始关注 ABO 血型不相容的器官移植。婴儿 ABO 血型不相容的移植能够扩大心脏供体池，有望缩短重症患者等待供心的时间。这种技术早期效果完全可以接受，并没有增加排斥反应事件，也没有增加术后并发症的发生率和早期死亡率。不能够接受 ABO 血型不相容供体的精确年龄界限还不是很清楚，但一岁以后，对体内异型血抗体滴度的测定也许能判断该种移植是否可行。

曾经进行过分期重建手术的左心发育不全综合征患者发展到无法继续进行单心室修复时，应考虑心脏移植，问题是这些患者也许已使用过同种异体移植物来重建主动脉或肺动脉。植入同种异体移植物可以导致群体反应性抗体(PRA)大幅度升高，增加了供受体交叉配合的难度以及早期或慢性排斥反应事件的风险。解决方案相对复杂，包括血浆置换或交换输血等，但这对于高 PRA 受体进行移植是必要的。显然，术后排斥反应发生概率将会增加。采用去细胞的同种异体材料可以降低这种并发症的风险。然而并不建议在分期重建手术时常规使用去细胞同种异体移植物，因为进行第二或者第三阶段的重建手术时，易碎的去细胞异体组织会给再次手术带来更大困难。

原位心脏手术的最理想植入技术仍有很多争议。广泛开展的腔静脉吻合技术使得移植术后三尖瓣反流发生率较低，心房功能维持较好。儿童腔静脉吻合术后是否会发生晚期腔静脉梗阻并不明确。一旦发生，可以通过球囊扩张或支架治疗。成人心脏移植中使用双侧肺静脉吻合的数量在增加，以期改进术后左心房和二尖瓣功能。然而，使用双侧肺静脉袖式吻合可能会伴有更高的心率失常风险。

各个中心对于儿童心脏移植术后的免疫抑制治疗各不相同，没有明确的证明哪种做法最好。大部分中心使用三联疗法：硫唑嘌呤(azalhioprine)或霉酚酸酯 (mycophenolate mofetil)，环孢霉素 A(cyclosporine)或他克莫司(tcarolimus)，以及类固醇。为了远期生长，不提倡使用类固醇类药物。大多数移植中心均力争在移植术后 6 个月不再使用类固醇类药物，因为此时已过早期排斥反应和感染高发期。使用他克莫司而非环孢霉素 A 可以减低婴幼儿和低龄儿童术后多毛症和牙龈增生的概率，后者可以影响患儿的喂养。

有关肺动脉高压处于何种水平会影响原位心脏移植也一直存在争议。如果肺血管阻力是可逆性的，跨肺动脉压差大和肺血管阻力高的患者接受原位心脏移植手术后，其结果或许是令人满意的。所以在纳入心脏移植候选对象名单之前，对每例患者进行血流动力学评估是非常重要的。一些患者跨肺动脉压差增大，如主要源于原发性左心功能不全，异位心脏移植可以取得比心肺联合移植更好的效果。然而儿童接受异位心脏移植的例数很少，故无法对其远期效果进行评估。

(唐浩 译 周新民 校)

第96章

儿童肺移植及心肺移植

Thomas L. Spray

临床心肺联合移植始于20世纪60年代晚期。第一例实施了心肺联合移植的是一名房室管畸形合并肺动脉高压的婴儿,术后14小时死于肺功能不全。1981年,Reitz为一名45岁的肺动脉高压患者进行了心肺联合移植,标志着心肺联合移植取得临床成功。随着成人患者成功经验的积累,儿童的心肺联合移植也逐年增加,1984年仅仅几例,1988年儿童心肺联合移植的数量就达到了40例。1984年,Cooper成功实施了单纯肺移植,使得采用单纯肺移植治疗某些心肺疾病成为可能。最终,这种技术可应用于儿童患者。此后,对患有不可逆心肺疾病的儿童进行心肺联合移植的数量逐年下降。应用单纯肺移植(单侧或双侧)治疗肺血管病变或者原发性肺疾患合并可修复性心脏病患者,已经成为了一种可行的治疗模式。到1996年,多达200例小于16岁的患者进行了单肺或双肺移植,其数量已接近心肺联合移植的总和。

移植适应证

儿童心肺联合移植或者肺移植的适应证与成人相应手术的适应证相似。主要适应证是终末期的限制性或阻塞性肺病,以及原发性或继发性终末期肺血管梗阻性疾病。一些继发性肺血管疾病合并可以修复的先心病,如果心脏畸形修复能够耐久,没有明显的左室功能不全,可以考虑进行心脏修复和肺脏移植。如果心脏畸形不可修复,或即使修复远期还很可能行手术治疗,则要考虑心肺联合移植。

在一般情况下,成人与儿童肺移植的适应证相似,但儿童肺血管疾病的类型和成人还是有所不同。特别是儿童很少患有阻塞性肺病。而且儿童也很少有肺纤维化性疾病(囊性纤维化例外),该疾病常与既往恶性疾病(如白血病、淋巴瘤)的治疗有关。这一点也提示,儿童放射性肺纤维化是肺移植的重要适应证。

与其他实质性的器官移植相比,心肺联合移植和肺移植后更容易发生感染。儿童移植肺的病毒感染尤为突出。患儿经常暴露于多种病毒环境中,包括腺病毒、呼吸道合胞病毒以及流感病毒等。由于儿童患者先前没有接触过巨细胞病毒(CMV),缺乏有效的免疫力,所以术后移植肺感染巨细胞病毒也很常见。另外值得关注的是Epstein-Barr(EB)病毒感染。与成人相比,儿童血清中该病毒抗体多呈阴性,而且婴幼儿感染EB病毒后症状不典型,所以诊断很困难。早先有过报道,移植术后持续感染EB病毒的患者发生淋巴细胞增生症的风险性会相应增加,而且尽管术后免疫抑制会降低淋巴细胞增生症仍可能加重。

需要肺移植或心肺联合移植的患儿中,以肺囊性纤维化儿童这一独特人群最多。此类患儿大部分为青少年,原因在于精深的医疗技术手段使肺囊性纤维化患者可以存活到成人阶段。需要考虑肺移植或心肺联合移植的适应证包括:住院抗生素治疗次数进行性增加;年长患儿持续的体重减轻或即使在营养充分的情况下年幼患儿的体重不增加;肺功能逐步下降导致依赖吸氧或高碳酸血症。一般来说,一秒用力呼气量(FEV_1)<30%预期值是一个相对的移植适应证。

婴幼儿童需要进行移植治疗的心肺疾病相当少见,主要包括有先天性膈疝、表面活性蛋白缺失、肺静脉狭窄或静脉闭塞性疾病以及原发性肺发育不良。

对肺动脉高压患儿进行心肺联合移植的适应证多少有些主观性、因为在此年龄段,无论原发性还是继发性肺动脉高压患者的自然病程都不是很明确。一般而言,考虑进行心肺联合移植的适应证包括进行性的活动能力下降、出现晕厥、咯血、心绞痛以及明显的右心衰。这些症状都与异常的血流动力学有关，常伴有右房压上升至>8mmHg,此时已有心脏指数下降以及全肺阻力>20 Wood 单位/m^2。当右房平均压和肺血管阻力指数乘积>360时,预后不良,这时候应考虑进行移植治疗。一些严重肺血管疾病的儿童可能会对血管扩张剂有反应，比如前列环素。缓释前列腺素的使用可以改善患者在等待合适供体期间病情的稳定性。艾森曼格综合征伴心内右向左分流、严重红细胞增生症伴咯血、右心衰或进行性活动能力下降等是移植的相对适应证。

在考虑进行肺移植或心肺联合移植的患者中，有一个处理上具有特殊困难的、由肺静脉狭窄或肺静脉闭塞患儿组成的小群体。这些患者病情常极度不稳定并伴有严重的肺动脉高压。由于流向左室的血供受限,患者在等待供体期间死亡率很高。所以这类患者在病程早期，一经诊断就应考虑进行器官移植。长期使用呼吸机、一氧化氮吸入以及体外膜肺氧合器等可以作为肺移植或心肺移植的过渡，但肺静脉梗阻的患儿一旦心搏骤停，即使有体外膜肺的支持，胸外按压也难以使患儿成功复苏，这是因为左室得不到足够的血量以维持大脑的供血。

移植禁忌证

移植的禁忌证主要考虑机械性因素。严重的脊柱侧凸和限制性的胸壁疾病,即使植入正常的肺后,仍然可以出现慢性通气不足。明显的代谢性疾病，比如肾功能不全或难以控制的糖尿病,都是相对禁忌证。门脉高压以及胆汁性肝硬化的患者也都不是很适合进行单纯的心肺移植。既往有多次手术史的患者,包括胸膜手术,器官植入时手术变得更为复杂。慢性紫绀的患者还有个特殊问题，前期手术形成粘连,其侧支血管非常丰富,这些血管在移植过程中处理十分棘手，甚至可能出现不可控制的失血。依笔者的经验，严重的甚至是致命性的出血并发症对这些患者而言是非常突出的问题。长期依赖大剂量甾体类药物的患者,术后往往伤口愈合困难，容易并发败血症,故也是移植的一个相对禁忌证。笔者的经验是，适量的服用甾体类药物并非移植的禁忌证。有长期医疗干预依从性不良历史的患者或家庭，可认为是进行这样一个大手术的相对禁忌证。难以控制的胶原性血管疾病和正罹患恶性疾病的患者也是移植手术的禁忌证。

手术方式的选择

儿童进行的移植多为心肺联合移植。虽然肺或心肺移植可以取得很明显的效果，但为了让有限的供体发挥更大的作用将供心用于其他患者,对于原发性肺部疾病进行心肺联合移植的例数正在逐步减少。目前,大部分的心肺联合移植仅限于难以矫治的先天性心脏病合并肺血管阻力增高的严重肺血管疾病患者。如果预计肺血管阻力能随着心输出量的改善而得到改善，某些肺血管阻力升高的患者可以考虑进行异位心脏移植。笔者只对那些远期矫治效果不良的先心病儿童以及严重左心室或双心室功能障碍的儿童进行心肺联合移植。对于囊性纤维化或其他的脓毒症肺病、肺纤维化、原发性或继发性的肺血管疾病而心室功能尚正常，合并的先心病相对简单且可矫治的患者，笔者也只进行肺移植并保留患者自身的心脏。严重的右心功能不全的患者，只要右心射血分数大于10%,三尖瓣反流并非重度,都可以考虑单纯肺移植。甚至合并可修复的心脏疾病时，可以在心内畸形矫治的同时单纯进行肺移植。笔者有过这样的房缺、室缺、动脉导管未闭、血管环、房室管畸形、肺静脉狭窄、周围肺动脉狭窄、肺动脉闭锁合并无肺动脉交汇、肺静脉异位引流等手术经验。

儿童患者另一个值得考虑的问题是到底进行单肺移植还是序贯式双肺移植。囊性纤维化患儿采取双肺移植较好,它去除了感染的肺,同时还消除了潜在的感染源。同样,慢性支气管扩张的患者采用双肺移植也能较好恢复肺功能,同时消除感染源。肺纤维化或肺血管疾病可以考虑采用单肺移植。现在已有单肺移植治疗原发性或继发性肺动脉高压的成功报告，但这些患者的术后经过更加艰难。如果采用单肺移植治疗严重的肺血管疾病，术后心输出量都将全部地灌入移植肺,所以移植术后患者病情多不稳定，如果移植肺再发生感染、排斥、细支气管炎等等,那么病情将更加复杂。考虑到术后病情的平稳和肺血流分布两方面的需要，笔者倾向于采用双侧序贯肺移植以治疗肺血管疾病。而且,双侧序贯肺移植还可最大限度满足儿童生长以及移植肺发育的需要。原发性肺动脉高压患者，比如因发绀需多次剖胸探查而进入某一侧胸膜腔比较困难时，则可考虑进行单肺移植治疗。

供体选择

肺移植或心肺移植的供体有别于一般的器官移植。只有10%~15%的供体可能适合于心肺或肺移植，其原因是胃内容物误吸、外伤,甚至是突发神经系统事件对肺造成了损伤。而且神经源性或心源性的严重肺水肿会影响供肺的氧气交换。一般而言,供肺的标准包括:气体交换正常,5cm 的呼气末正压、吸入氧浓度40%的情况下,动脉氧分压(PaO_2) >100mmHg;胸部 X 线片清晰;供体年龄小于45岁;心电图、超声心动图检查无异常。既往有肺部疾患、长期吸烟史、哮喘都是供肺的相对禁忌证。此外,胃内容物误吸、气管及支气管的污染、严重的肺挫伤都是供体肺的禁忌证。一些心肺供体在容量负荷适当的情况下仍需大剂量的正性肌力药物才能维持血流动力学平稳，或者超声心电图显示明显的心室肥大或者功能异常，都是心肺联合移植供体的禁忌证。

正如所有的器官供体一样，人类免疫缺陷病毒、甲乙型肝炎病毒阳性者,都不适合作为心肺移植的供体。丙肝阳性的供体器官可以用于丙肝病毒阳性的受体。在某些情况下,受体的一般情况难以维持时可以考虑植入丙肝阳性的供体器官。一般情况下要求巨细胞病毒阳性的供体匹配巨细胞病毒阳性的受体，但也有很多不匹配的成功例子。移植术后要常规预防巨细胞病毒感染，一旦感染这种病毒应予以充分治疗。随着供体处理技术的发展，虽然很多供体不能达标，却也能进行移植。为了最大限度利用合适的供体器官，必须对每一个潜在的供体做出仔细的评估。受体的尺寸是否匹配,在儿童的肺和心肺移植手术中很重要。对于心肺联合移植，供体体重应在受体体重的上下 20%~30%范围内。虽然在儿童心脏移植术中，供体的重量可能是受体的好几倍，但实际情况是过大的肺可能对心脏造成压迫，所以儿童心肺联合移植受供体之间的差异不能太大。只考虑进行单肺或双肺移植时,供受体间的尺寸匹配要相对宽松。即使受体胸腔比较大，但移植肺可以通过膨胀从而填满胸腔。所以在单纯肺移植中使用相对小的供体肺是完全可以的。此外,也可以使用较大的供体肺，为了防止植入胸腔后的肺扩张时影响心脏功能，可以对供肺进行适当的修剪或只进行肺叶的移植。支气管是否匹配，更多取决于身高和年龄而不是体重。所以大部分肺移植要求供体身高在受体身高上下 7.6~10cm 之间。然而,只要利用大供体的肺叶进行移植,供体体重可达受体的两倍。

供体器官的获取

获取供肺时最好进行支气管镜检查。在心肺和肺脏切取之前应对肺的直接外伤或肺挫伤进行评估。与成人无异，供体获取之前应给予甲基强的松龙、抗生素和肝素化,只是心脏停搏液和肺保护液的量应根据供体的体重进行调整。根据供体体重,心脏停搏液灌注量按 20 mL/kg 给予，肺保护液灌注量按 25~40mL/kg 给予。大部分中心都采用类晶体心脏停搏液和 Euro-Collins 液或者 UW 肺保护液进行心肺移植的器官保存。

如果心肺组织用于同一受体,在器官切取时，应经主动脉灌注心脏停搏液,经肺动脉灌注肺保护液,同时切开左心耳进行左心减压。横膈水平切断下腔静脉，以免回流的心脏停搏液导致心室扩张。气管的游离应超过隆凸水平，气管隆凸周围组织剥离不宜彻底。轻度膨肺状态下,上气管闭合钉并离断气管。结扎、离断上腔静脉,上纵隔处游离食管,上闭合钉后离断。于无名动脉水平横断主动脉，心包后方的远端主动脉也予游离并结扎切断。如果需要更长的主动脉，那么主动脉弓的分支必须分别游离切断。切开脊柱旁两侧的胸膜，切取整个心肺组织块,同时,将食管从组织块上游离并移出手术区域。如果心和肺是独立切取,心脏和肺保护液的给予与前面描述的心肺联合移植的技术一样。通过离断主动脉和肺动脉而获得心脏，将肺动脉分叉留给肺组织。在房间沟水平离断左房,切取有限的袖状左房组织。尽可能多地将双侧肺静脉汇合处的左房组织留给肺移植。于心包反折处横断上下腔静脉。肺组织的切取方法和心肺组织切取的方法一样。离断气管,近远端分别横断食管并上闭合钉。轻度膨肺。将切取的心肺组织块或肺组织块放置于盛有冰盐水溶液的无菌袋中,冰上运送至移植中心。一些小组采用体外循环技术对心肺组织进行降温，但在美国这种做法并没有得到广泛采纳。上述技术可以将移植肺的保存时间延长至 9 个小时以上。

受体手术

移除受体器官要格外小心，纵隔和胸膜处的止血要彻底而且还要避免损伤胸部的神经，如喉返神经、膈神经、迷走神经等。双侧胸–胸骨切口(蛤壳式切口)(图 96.1 插图)提供了一个很好的胸膜入路，可以非常方便地在移植器官前游离粘连并有助于止血。在做蛤壳式切口时，要求切口在胸骨中线处应尽可能高，在剑突上横断胸骨。这样能增加术后胸骨捆扎的稳定性。一般选经第四肋间进胸比较好,然而,低位肋间进胸比高位肋间好,因为这种蛤壳式切口对上纵隔的显露要比下纵隔充分。

心肺移植

心肺移植的手术技巧类似于成人的心肺移植。移除双侧肺的同时开始体外循环，器官切除前游离并切除心包,膈神经附着处的心包予以保留,并应非常注意膈神经的保护。离断主支气管，结扎并离断肺动静脉，切除双肺。然后行心脏切除,保留袖状右房组织和主动脉远端,以便植入新的器官。应原位保留部分左肺动脉壁以免切断左喉返神经。心肺切除后,在纵隔内主动脉断端后方游离气管，并在隆凸上方两个气管环处切断气管。仔细止血，将获取的供体心肺置于纵隔，在含膈神经的心包条后方将肺放于胸膜腔。在体外循环下吻合供、受体的气管,主

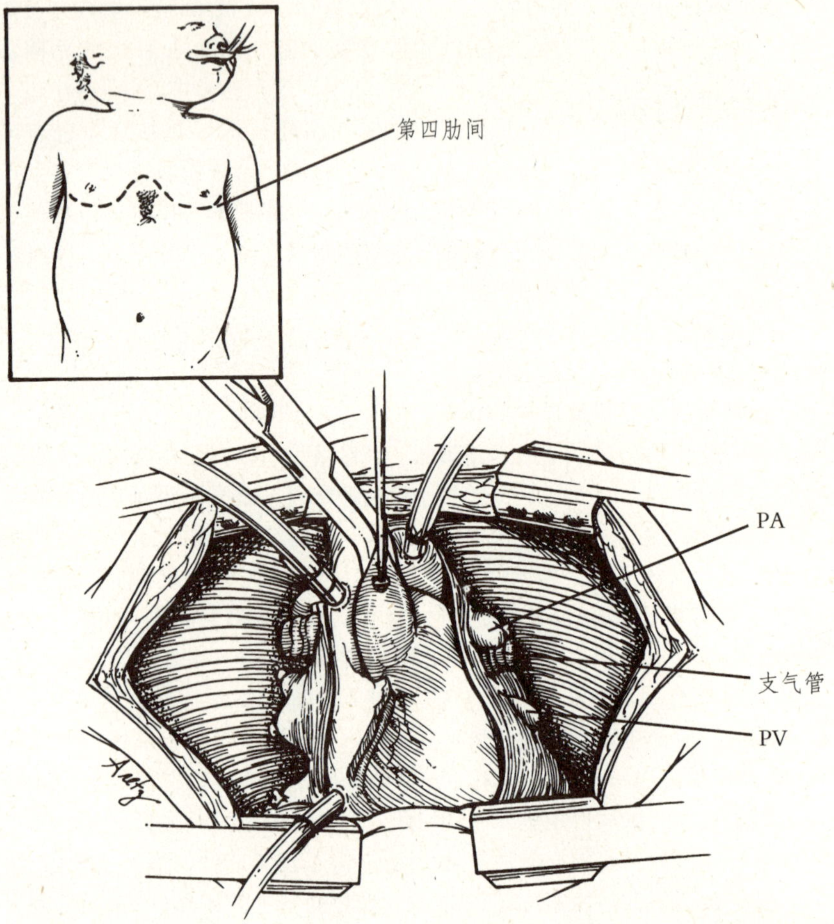

图 96.1　结扎肺动静脉分支,支气管上闭合钉并离断,序贯切除左右肺。支气管残端闭合后游离支气管至闭合线远端,离断支气管将肺切除。体外循环下进行这样的手术可以为患者提供循环上的支持。如图所示,阻断主动脉血流,冷灌停搏液,建立体外循环,先修补心内缺损,再进行肺移植。**(插图)**显示蛤壳式切口。切口横断胸骨,中线处应尽量高,这样有足够的胸骨可以缝合,能增加关胸后胸骨的稳定性。双侧第四肋间进胸,切口直至左右腋窝。胸部切口可更低,因为胸部的蛤壳式切口门样开合,切口上方的活动度比下方要好。切记入胸路径一定不能太高,否则肺静脉和下肺韧带处理困难,影响肺脏的切除。(PA:肺动脉;PV:肺静脉)

动脉和右房,上下腔静脉插管并套带,以减少静脉血回流右房影响手术视野。年长患儿可采用连续法吻合气管。笔者倾向于气管膜部连续缝合,而前方的气管软骨部间断缝合。为了吻合口更好地生长,对于儿童患者笔者一般采用可吸收缝线。接着仍用可吸收缝线连续缝合供、受体的主动脉及右房。很多时候,右房组织在准备受体时连同心脏一并切除,上下腔静脉要分别吻合。分别吻合腔静脉可以保持右房的几何形态,降低术后三尖瓣反流的概率。年幼的患儿行腔静脉吻合可能导致缝线收紧并造成吻合口梗阻,因此年幼的患儿要采用心房吻合。为了防止复温开放主动脉后停机前心脏膨胀,应于左心耳插入减压管。

双侧序贯式肺移植

患儿取仰卧位,巾单高抬双肩,充分显露整个胸部直至腋窝(图 96.1 插图)。消毒铺巾后横断胸骨经第四肋间进胸(采用蛤壳式切口)。切断双侧乳内动脉,双侧胸部切口置牵开器。如果上纵隔显露不够充分,可从中切开或切除整个胸腺。打开心包,心包置缝线悬吊心脏。全身肝素化,主动脉及右房插管。在儿童患者,笔者倾向于肺移植全过程都在体外循环下进行。因为体外循环下可轻松切除受体的肺组织。而且,如果有必要,在切除双侧肺后还可用抗生素溶液冲洗气道以防感染。此外,移植前移除双肺还减少了第二移植肺的缺血时间。笔者对大部分儿童患者都使用抑酞酶,以减少术后出血并发症。

如果肺移植的同时还需要修补心内缺损,则要采用上下腔静脉分别插管。体外循环下将患者温度降低至30℃,结扎肺动脉分支及肺静脉,左右主支气管上闭合钉,切除受体的肺脏(图 96.1)。必须注意的是,要尽可能少地游离支气管残端,以保证支气管吻合口的血运。将供体肺组织块置于术野,距上叶支气管开口两个软骨环处离断双侧支气管,以便从组织块上分离出左、右肺脏。适当修剪供体肺动脉的长度以方便与受体的缝合。在供体左房的左右肺静脉之间分离两侧肺静脉汇合处。通常先植入左肺,因为左肺的植入往往需要牵拉心脏以便显露,在左肺植入后植入右肺的同时,心脏有足够的时间恢复。采用端端吻合支气管而非嵌入式吻合主要是为了防止吻合口狭窄或软化。在供、受体之间存在有明显的尺寸不匹配时,才可以考虑采用嵌入式吻合。吻合肺动脉时,用侧壁钳夹闭受体肺动脉,可吸收线连续缝合。吻合肺静脉时并不松开肺动脉阻断钳。肺静脉汇合处上阻断钳,并在分别结扎的上下肺静脉之间充分切开肺静脉汇合以扩大吻合口,用可吸收线连续缝合完成静脉吻合。肺静脉吻合之前让静脉血回流至心脏,松开肺动脉阻断钳，在肺灌注之前将静脉内空气排出。右肺也可以采用同样的方式移植。右主支气管一般在距气管隆凸两三个软骨环内切断，这样支气管的长度最短以保证吻合口的血运。如果可能，可用可吸收线连带支气管周围组织包绕以保护吻合口。适当修剪受体支气管以使缝合线回缩至纵隔组织，从而有利于保护吻合口以及血管再生。对于儿童，笔者不再使用心包片或者大网膜包绕支气管，无保护的支气管吻合技术并不增加支气管吻合口并发症的发生概率。

如果在双侧序贯式肺移植的同时需要修补心内缺损，手术应在体外循环下进行。如前所述切除肺脏，阻断主动脉，灌注心脏停搏液。明显肺动脉高压患者要尽量采取右房入路以修补心内缺损，避免切开心室，因为该类患者往往存在右室功能下降。完成心内修补后开放主动脉，同时进行序贯肺移植。

单肺移植

只需要进行单肺移植的儿童，一般采取仰卧位部分胸–胸骨切口进胸（图 96.2 插图 A），也可以在移植侧取后外侧切口进胸，还可以采用前外侧切口或者在中线处部分横断胸骨，以便很好地显露心脏和插管，建立体外循环。运用这种技巧可以修补房室缺损。右侧进胸行腔静脉、大动脉的插管，建立体外循环。转流后切开右房，直接缝合或补片修补房缺，通过三尖瓣口修补室缺（图 96.2）。按双侧序贯肺移植的方法切除病肺，植入供体肺。

特殊情况

先天性肺静脉狭窄非常罕见，但死亡率很高，且难以直接进行外科修复。这些患儿通常有很严重的肺动脉高压。为了稳定病情，在考虑肺移植手术之前一般都已进行过包括肺静脉球囊扩张、支架置入等治疗。此外，由于该类患者死亡率高，等待供心期间也常常进行介入治疗来稳定病情。由于先前有支架植入于肺静脉，所以供体肺植入技术有所改变。体外循环下植入供体肺时，有必要切除包括延伸入左房的支架以及双侧肺静脉汇合处。通常的手术方式有两种：①完成左右供体肺的支气管、肺动脉缝合后，阻断主动脉血流，灌注心脏停搏液，切除双侧肺静脉汇合处，将供肺的双侧肺静脉汇合处直接与左房吻合；②如果条件容许，也可在阻断下完成双肺的所有吻合。年幼患者进行肺移植的吻合比较简单，单侧肺移植的吻合一般只需 15~20 分钟，因此整个手术过程心脏停搏时间不会超过 40~50 分钟。上述两种技巧笔者都使用过，而且都获得了成功。

动脉导管未闭合并严重肺动脉高压的患者，最好在体外循环条件下切断缝合动脉导管，而不是单纯结扎导管。单纯结扎后升高的肺动脉压可能导致血管再通，而切断缝合则不存在这个问题。

另外一个值得关注的问题是肺移植合并心内缺损修补后形成动力性的右室流出道梗阻。由于分流性疾病（如

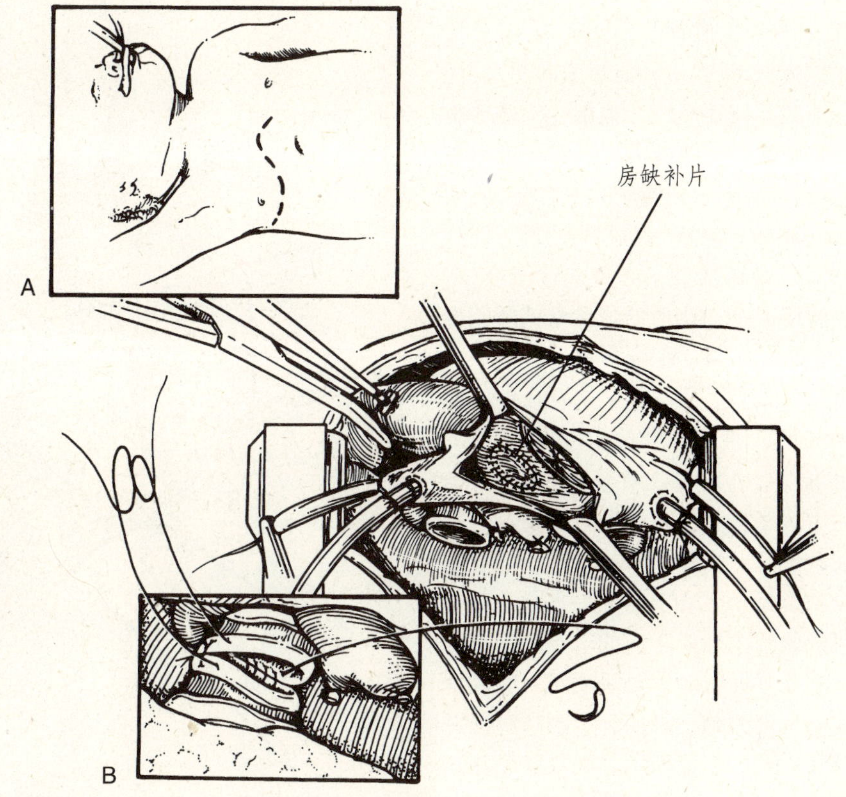

图 96.2　上下腔静脉插管套带，阻断主动脉。心脏停搏或室颤条件下切开右房，直接缝合或补片修补房缺，也可经该入路通过三尖瓣口补片修补室缺。关闭心房，心脏恢复灌注，同时植入供肺。（A）单肺移植同期行房或室缺修补时，可经右前外侧切口并横断胸骨进胸。同样，应尽量高位横断胸骨，这样术后关胸才能稳定。一般经第四或第五肋间进胸。（B）可吸收线连续缝合支气管膜部，间断单针缝合软骨部，避免采取嵌入式缝合。采取这样端端吻合的方法最大限度避免了缝线处再狭窄及肉芽组织形成。可取周围少许组织包裹支气管吻合口。

房缺、室缺、动脉导管未闭等)的存在，导致多数患者右室压升高和严重右室肥厚。完成肺移植后右室压会下降,从而可能导致动力性右室流出道梗阻。对一些梗阻特别严重的患者，最好行右室流出道补片增宽。然而,对于大部分患者而言，术后早期避免使用正性肌力药物或者使用β受体阻断剂均能有效减轻动力性右室流出道梗阻。大部分患者的动力性梗阻可在术后几天内自行消失。

需要进行肺移植的一个特殊亚型是肺动脉闭锁并室间隔缺损和非融合性肺动脉。通常这些患儿已经进行过远端肺血管床的汇集手术，所以多数患儿有正中开胸或者侧切口开胸的切口。这些患儿的典型特征是升主动脉扩张,并处于后位。所以纵隔内空间有限,难以安置肺动脉。由于升主动脉根部扩张,如果在主动脉后安置肺动脉,右肺动脉往往受压。取前述双侧序贯肺移植切口，阻断升主动脉并灌心脏停搏液,右室流出道切口显露室缺,取Dacron补片修补(图96.3)。再将同种肺动脉管道缝合于心室切口上缘,下缘利用一个三角形的膨体聚四氟乙烯(PTFE)片扩大连接新建的右室流出道(图96.4)。余下的手术可以在体温18℃~20℃主动脉开放、室颤下完成,也可以继续在心脏停搏下完成。按前述方式序贯移植双肺，只是要最后完成肺动脉的吻合。完成支气管、肺静脉的吻合后，在升主动脉前方或者后方将双侧肺动脉置于中线。当肺动脉置于主动脉前方时，可采用可吸收性缝线吻合两侧肺动脉后壁，再造肺动脉分叉(图96.5)。用不可吸收缝线将重建的右室流出道与再造的主肺动脉分叉吻合。之所以用不可吸收线是因为同种移植物没有活性，不用考虑生长问题(图96.6)。完成流出道重建工作后,静脉血回流入肺,于体外循环结束前通过插管充分排出左室、升主动脉内空气。

肺叶移植

由于难以获得尺寸完全匹配的供体，所以需运用一些技巧减少肺（肺叶)的大小后移植于受体体内。尸体或活体的肺叶移植均已获得成功。活体肺叶移植可让那些熬不过器官等待期的儿童迅速得到供体肺。此外,成人尸体的供体肺叶移植无疑扩大了供体池，尤其是对于年幼的难以找到合适供体的儿童。直到儿童后期肺叶都有生长的可能性，所以笔者倾向于将尸体儿童的肺叶植入需接受肺移植的婴幼儿体内,以期获得进一步的生长。对

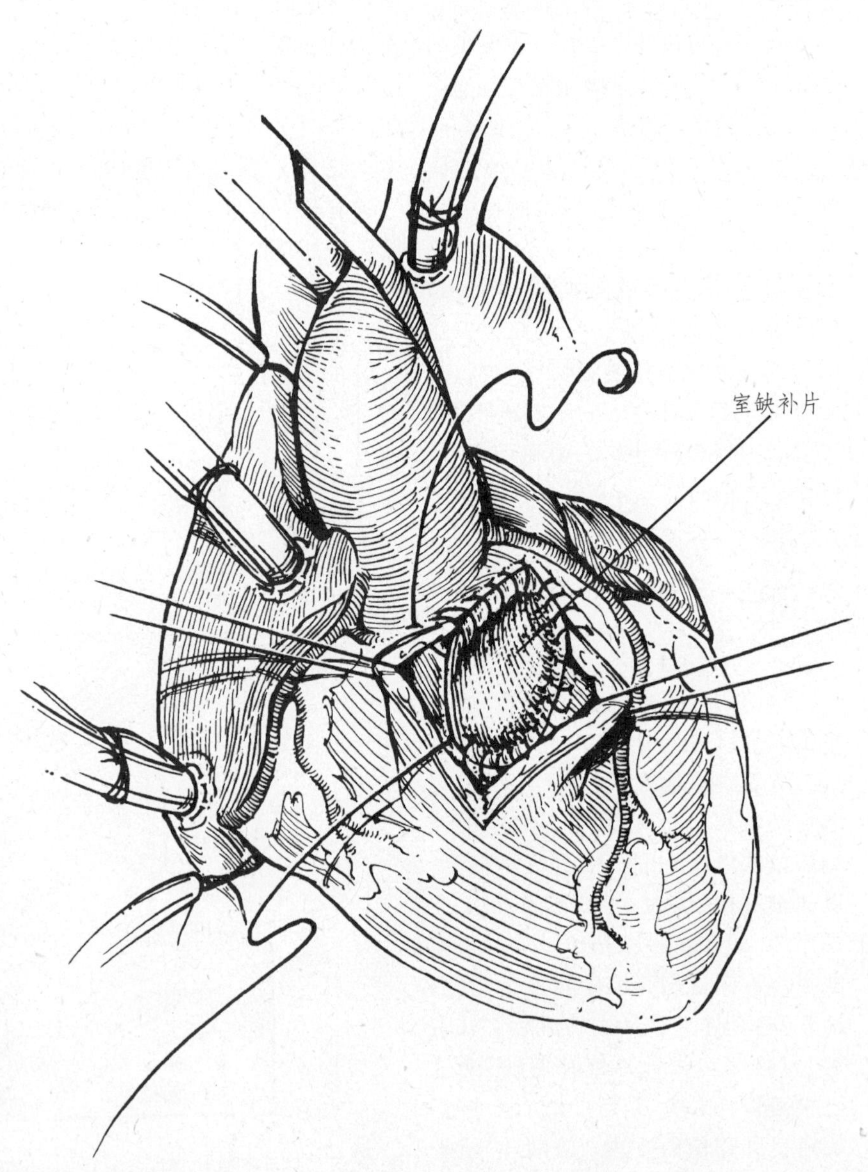

图96.3　肺动脉闭锁并室间隔缺损及非融合性肺动脉的手术技巧。建立体外循环，于舒张期停搏心脏，右心室纵切口，注意不要损伤大的冠状动脉分支。显露室缺后取Dacron补片修补。室缺补片可连续或间断缝合,如果室缺位于膜周,缝合后下方时要避免损伤传导组织。补片的上方可缝合于心室切口的游离缘或圆锥间隔。一定要保证室缺修补完全,没有残余漏,因为长期服用免疫抑制药物的患者很难进行再次手术修补残余分流。

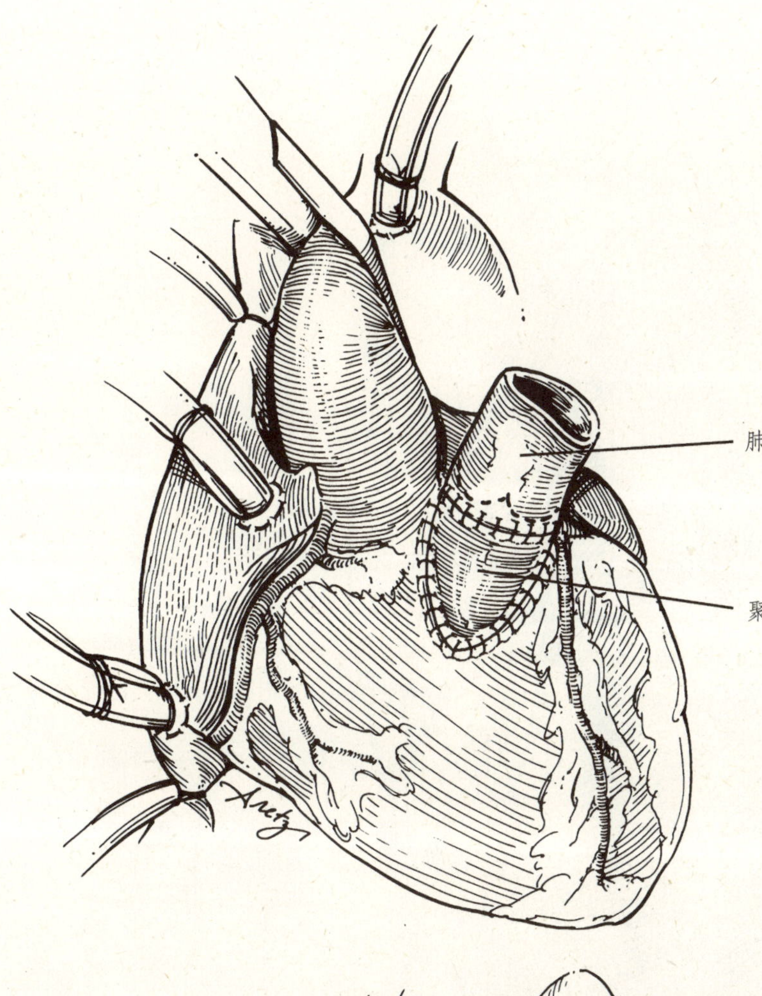

图 96.4　完成室缺修补后，选择胸腔最大能容纳的同种肺动脉移植物以满足受体生长需求，用不可吸收线将其缝合于心室切口的上缘。可使用 PTFE 片在同种肺动脉移植物下缘与右室切口下缘增宽缝合，使血流顺道。缝合处要仔细止血避免术后形成假性动脉瘤。

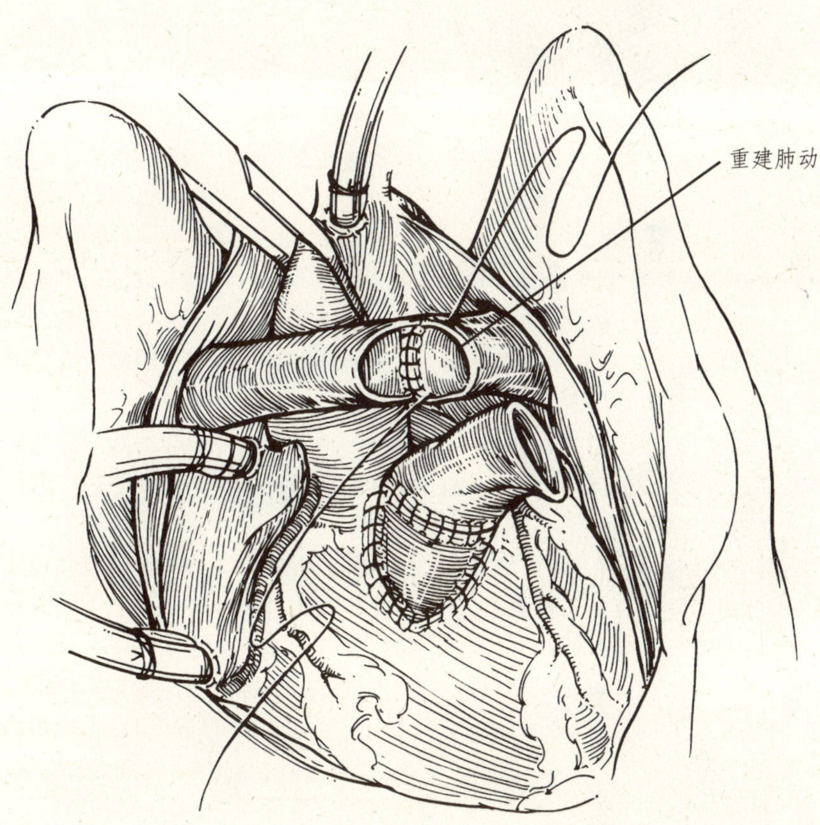

图 96.5　如果主动脉粗大且后位，则将肺动脉置于主动脉前方以便重建。吻合双肺支气管和肺静脉，双侧肺动脉可于膈神经前或者后在中线主动脉前汇合。

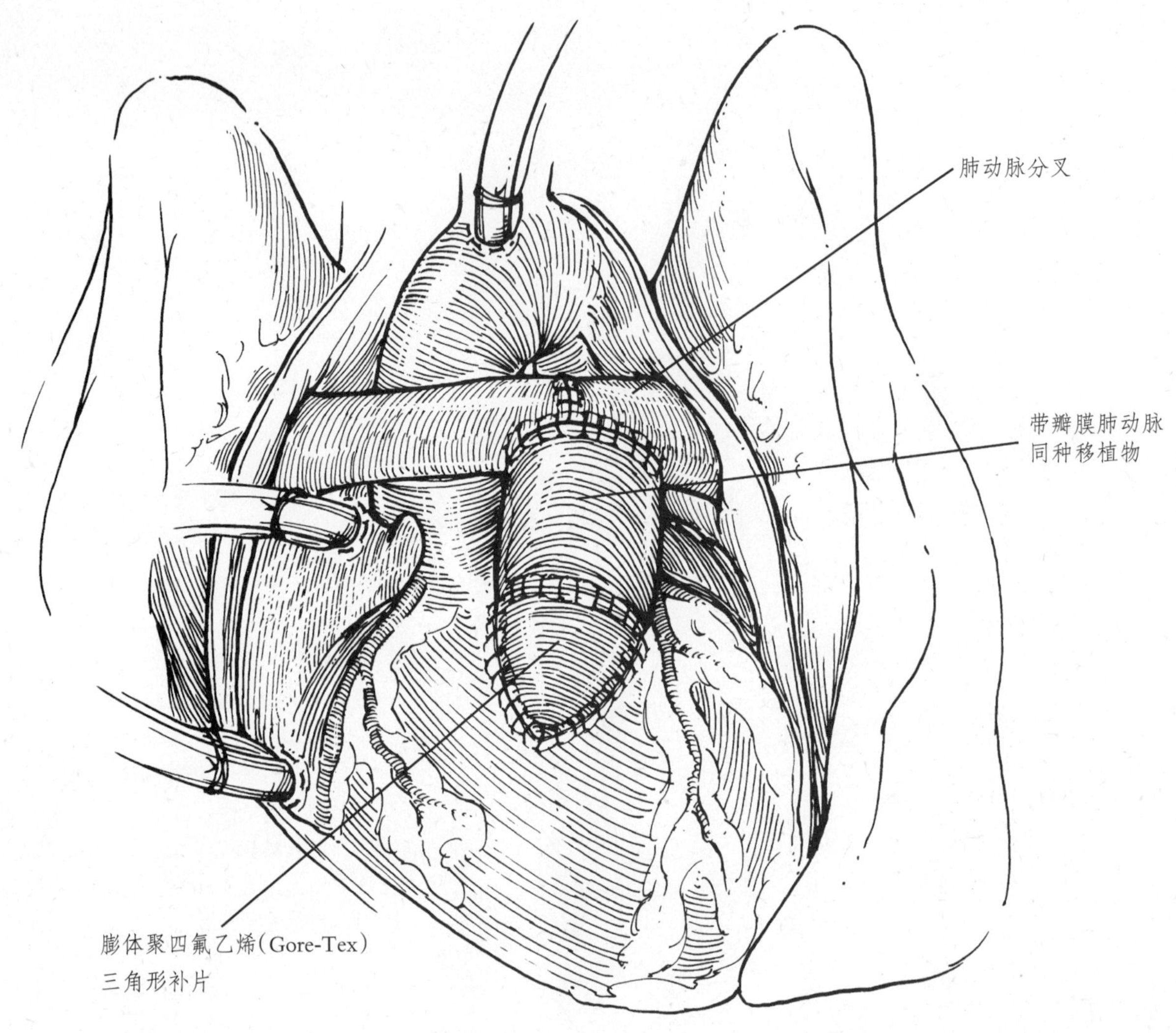

图 96.6　将同种肺动脉重建的右室流出道与新建的左右肺动脉汇合处在主动脉前方吻合,完成了整个再造工作。

于年长的儿童，植入成人肺叶可获得足够的肺容量甚至还有生长的可能，尽管理论上供体肺是不会再生长的。肺叶移植的适应证及供体的评估与全肺移植相同。然而对于活体肺,还需要评估其供体的自身情况。要认真评估供体精神、生理方面的各种因素,将活体供体的死亡率降到最低。如果需要植入双肺,一般割取供体的右下叶,因为右下叶肺总容量比左下叶低。

供体肺叶切除技巧

如果是采用较大的尸体肺叶,手术时割取肺叶就要考虑到解剖学上的变异,以获得最适合受体的肺叶部分。一般双肺下叶的几何形态较好而且支气管、血管的解剖相对固定,所以笔者多采用下叶进行移植。右肺上叶一般有多重动脉分支，须重建一个单一肺动脉才能进行移植。

右肺中叶相对较小，肺静脉引流多变,静脉的切除吻合都比较复杂。成人肺的肺泡数目不会再增加，成人右肺中叶在植入儿童受体后，生长情况不佳。考虑到这些因素,笔者倾向于下叶移植。

图 96.7 展示了切除供体右肺下叶的技巧。经后外侧切口进胸,电烙松解肺下韧带，解剖上下叶叶间裂以确定肺动脉右下叶分支，明确中叶的分支起始部位。打开下肺静脉周边的心包腔，确定引流肺中叶的肺静脉并确保该静脉没有汇入下叶肺静脉。肝素化后于右中叶肺动脉起始远端阻断右肺动脉，留取足够的肺动脉残端以便与受体吻合。解剖房间沟,于下叶肺静脉入左房处安置血管夹闭钳，保留适当的供体肺静脉入左房的残端以利缝合，同时留取足够的肺静脉汇合组织以便与受体吻合。离断血管,使用闭合钉处理余下的肺裂。离断肺动脉以后,

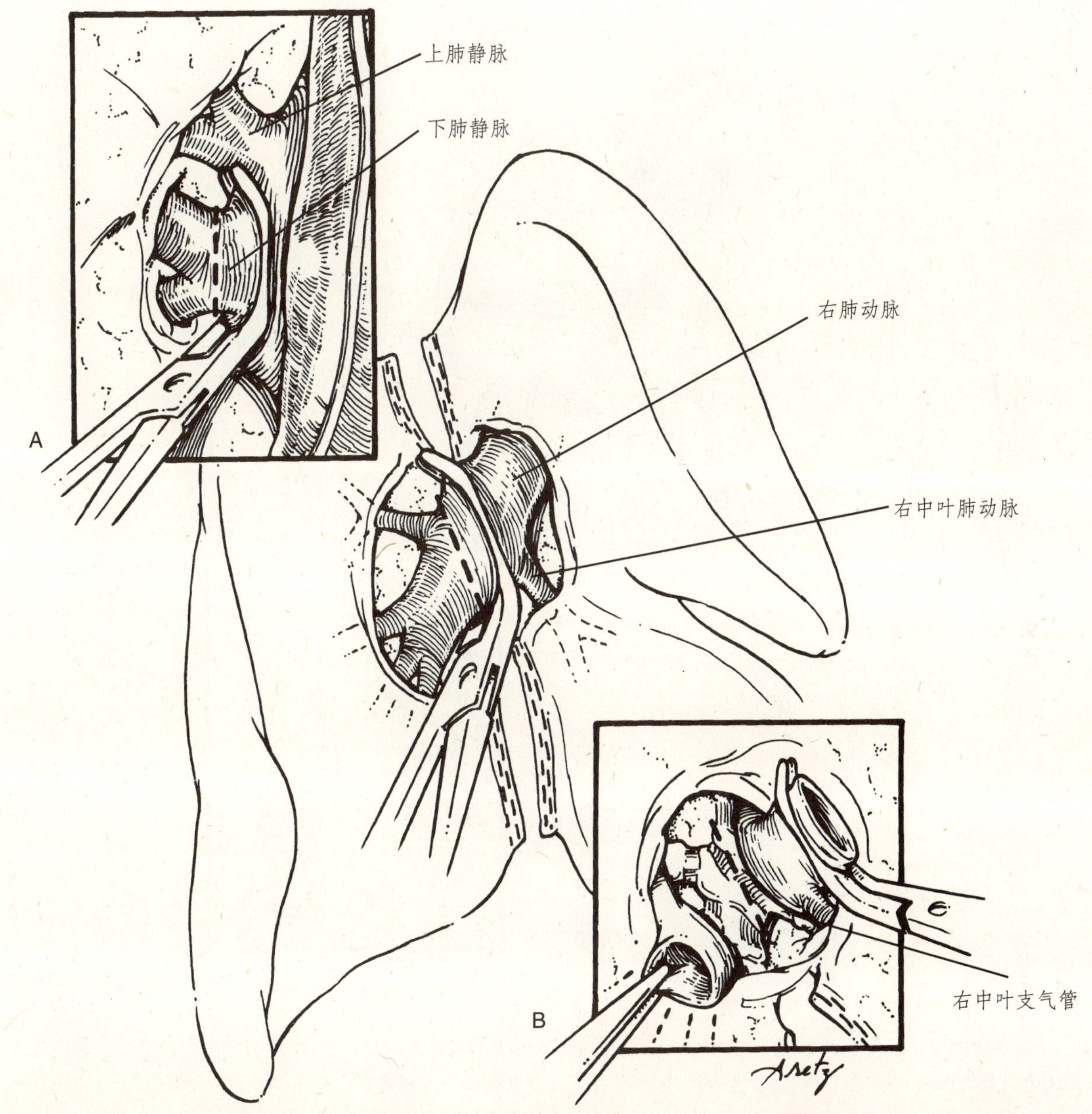

图 96.7 从活体供体身上解剖并获取右下肺叶的肺叶切除手术技巧。叶间裂处显露肺动脉并游离，明确右中叶肺动脉(RML)。游离肺动脉，血管钳将在中叶动脉起始远端钳闭肺动脉。钳闭血管前用闭合钉处理叶间裂。(A)游离切开心包反折部，游离下叶肺静脉汇合处。须注意判断中叶静脉是进入上叶静脉汇合处，还是进入下肺静脉汇合处上侧。尽可能保留该肺静脉的引流。供体肝素化，肺动脉、肺静脉汇合处分别安置血管钳并切断。(B)牵开肺动脉残端，鉴别支气管，并于中叶支气管远端离断。切除供体肺叶并保存；缝合肺动静脉和支气管。

尽可能少地游离右下叶支气管以免该叶的血供受损。确定中叶支气管后离断，将供体肺叶移除并做处理和保存。用不吸收缝线连续缝合缝闭肺动脉、左房，如果残端足够，可采用闭合钉关闭支气管，或者用不吸收线缝闭亦可。有必要的话可取一块胸膜片覆盖支气管残端。

图 96.8 描述了供体肺左下叶切除的手术技巧。同样，松解下肺韧带，解剖叶间裂内的肺动脉以确定舌叶以及下叶分支。打开下肺静脉周围的心包，闭合钉处理肺裂。患者全身肝素化，于下叶上段分支的近端血管钳夹闭肺动脉。应保留舌叶分支切除供体肺叶，小的分支结扎离断。当然，这会使部分舌段肺叶血供受损。夹闭并离断肺静脉后在肺动脉后方可见左下叶支气管，确定肺舌叶支气管之后，于左肺下叶上段支气管近端斜行切断左主支气管，下肺上段支气管开

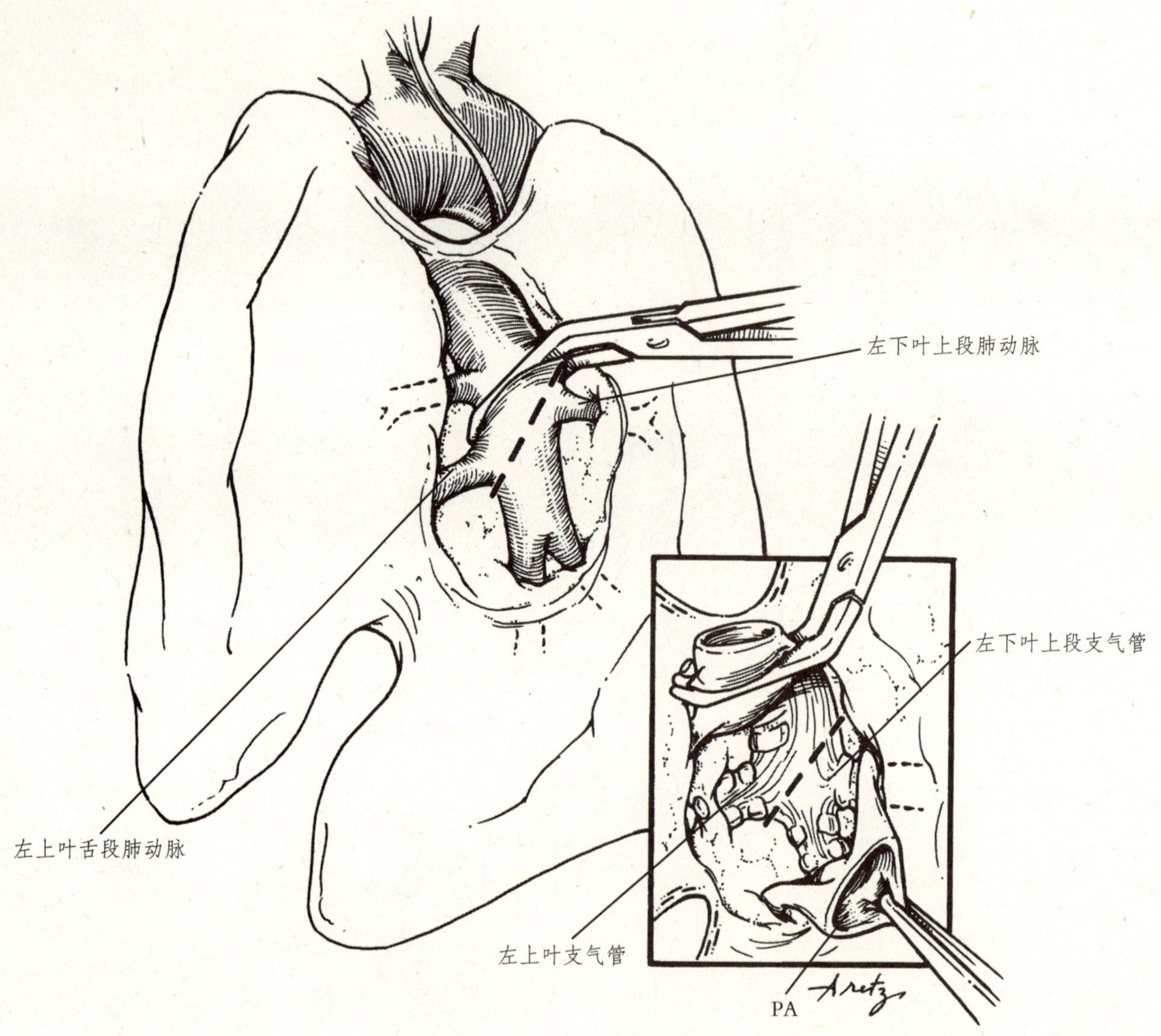

图 96.8 获取活体供体左下肺叶(LLL)的肺叶切除手术技巧。叶间裂水平游离肺动脉(PA),确定下叶的上段分支及舌段分支开口。用闭合钉处理肺裂,游离肺静脉,患者全身肝素化,下叶上段分支近端安置血管钳。小的舌段分支可结扎,也可像图解一样留于原位,在舌段分支远侧做斜切口并斜行至上段分支近端。补片或直接缝合肺动脉,小心保持舌段肺动脉的灌注。这时候支气管将显露于肺动脉后方,做一斜切口,使下叶上段支气管与供体肺相连,上叶的舌段支气管仍与上叶相连。

口近端应保留 2~3mm 的边。用不吸收线缝合肺动脉,如有必要,取小块心包片补片重建舌段肺动脉以保证其通畅。用不可吸收线缝合左房,缝合支气管残端,并和右侧供体肺叶切除一样保护残端。

经肺动脉灌注肺保护液直至静脉流出的液体清亮为止。冲洗时小心膨肺以排除余血。前列腺素 E_1 可加入肺保护液中,或者肺叶切除前从供体给予。因为预计缺血时间比较短,运输途中可轻轻膨肺后夹闭气管,如果转运时间很短,也可不必膨肺。

受体手术

肺叶植入受体的手术类似于全肺移植。从单叶取下的肺静脉汇合段很短,所以受体的肺静脉残端有必要留取得更长以利吻合。如果组织合理,控制好供受体手术时间,缺血时间有望控制于 45 分钟以内。

术后管理

良好的术后管理和限制液体输入能有效降低心肺联合移植或肺移植术后的器官再灌注水肿。此外,使用利尿药和小剂量的多巴胺能减轻免疫抑制剂[如环孢霉素 A(cydosporine)、他克莫司(tacrolimus)]的肾毒性。心肺联合移植患者常用异丙肾上腺素上腺素维持心率于 110~150 次/分钟。移植术后早期使用异丙肾上腺素还可起到降低肺血管阻力的作用。调整吸入氧浓度(FIO_2)维持动脉血氧分压于 70mmHg 以上以及低的呼气末正压以防止肺水肿和肺不张。术后 12~24 小时拔管前笔者都常规行支气管镜检查吻合口，以了解血运情况并吸出支气管内残留分泌物。

先心病和重度肺动脉高压的患儿，术后 12~24 小时内应充分镇静、肌松，以尽量减少血流动力学紊乱。移植前长期衰弱和长时间使用呼吸机的患儿，术后呼吸机的使用时间一般都比较长。术后胸片出现的弥漫渗出性病变可能提示移植肺的早期再灌注损伤，一般在术后 5~7 天缓解。胸腔内引流量常比较多，这是脏层胸膜漏出液丢失，或由于解除了胸膜内的广泛粘连导致渗出液丢失的结果。鼓励患者早期活动以助移植肺复张，并监测痰培养、血、尿常规和支气管灌洗液的病毒学检查结果。对供体肺和受体肺进行常见病毒免疫荧光染色可以发现移植肺早期可能的病毒感染。笔者的临床经验是，肺移植术后大部分早期移植物功能不全与供体器官(尤其是儿童供体器官)的病毒培养结果阳性有关。

心肺联合移植术后的免疫抑制治疗类似于心脏移植，目前尚没有标准的治疗方案。然而，笔者最近的绝大部分患者主要使用他克莫司(tacrolimus)、霉酚酸酯(mycophenolatemofetil)、类固醇联合治疗。对于肺移植和心肺联合移植，术后使用 6 周更昔洛韦以防止术后巨细胞病毒感染。目前还不能明确哪种免疫抑制方案更好。但是，儿童常需要几倍剂量的环孢霉素 A 才能维持足够的血药浓度，而囊性纤维化患儿由于胃肠对环孢霉素 A 吸收能力较差，所以笔者早期使用他克莫司(tacrolimus)作为辅助治疗以简化免疫抑制治疗。环孢霉素 A 的常见并发症包括多毛症、惊厥、牙龈增生和肾功能不全，使用他克莫司可减少这些并发症的发生。应用类固醇常伴发糖尿病，但笔者尚未发现因使用类固醇而感染事件发生率上升的现象。肺或心肺移植术后患儿的体重会有所增加，但使用包括类固醇在内的免疫抑制治疗可导致骨骼生长抑制。

排斥反应的监护和处理

婴幼儿和儿童术后可行支气管镜检查，以监测有无排斥反应和感染。常规取支气管肺泡灌洗液进行培养，利用纤支镜还可取得活检标本。如果患儿气道太狭窄，以致纤支镜无法到达远端气道，则可在荧光镜介导下安置吸引导管于远端支气管内进行活检。出现明显排斥反应时，可用激素冲击疗法，必要时增加他克莫司或环孢霉素 A 的剂量。

难治性排斥反应患儿如果增加甾体类药物剂量后效果仍不确切，可考虑使用溶细胞药物，如 OKT3。心肺移植术后可进行超声心动图检查以评估心脏功能。心脏和肺脏的排异反应是不同的，如果肺脏没有排异反应，则心脏排异反应很少出现。此外，心肺移植术后心脏发生排斥反应的概率要小于单纯进行心脏移植后排斥反应。因此，如果没有肺排斥反应的证据就不必常规行心肌活检。

结　果

儿童心肺移植或肺移植的病例报道相对很少。国际心肺移植协会登记在册的全部报道显示：移植时年龄大于 6 岁的心肺联合移植患者术后 3 年生存率将近 45%，移植时年龄小于 5 岁心肺联合移植患者术后 3 年生存率为 25%~30%。事实上，儿童人群肺移植术后生存率类似，16~18 岁时接受肺移植的患者术后 3 年生存率大约为 40%。可以预计，接受肺移植合并心脏修补手术的患者以及肺动脉高压的患者术后早期死亡率相对要高。除去早期死亡的病例，其远期结果相差不大。肺移植术后影响患儿长期生存率的主要因素为梗阻性细支气管炎，该病很有可能是慢性排斥反应的表现。梗阻性细支气管炎表现为进行性呼吸困难、血氧饱和度下降以及 FEV_1 或中段用力呼气量(FEF_{25-75})降低。排除感染、急性排斥反应以及支气管并发症，FEV_1 突然下降超过移植后最大基础水平的 20%以上，则应该考虑梗阻性细支气管炎的诊断。通过增加免疫抑制药物剂量可稳定部分患者梗阻性细支气管炎的病情，但一些患者仍会表现为肺功能持续下降，需再次进行移植手术或最终导致死亡。心肺移植术后出现梗阻性细支气管炎并不一定伴有冠状动脉硬化或发生移植心脏的慢性排斥反应。

结　论

目前尚没有获得大样本儿童心肺移植或肺移植的长期随访数据。中期的随访数据与成人结果相似，而成人已有远期随访数据。结果无疑令人鼓舞，但闭塞性细支气管炎仍是个严重而且在将来必须解决的问题。随着肺移植合并心脏缺损修补手术、供体肺减容移植手术经验的积累，肺和心肺移植在外科技术的限制越来越少。然而，对大部分患者而言，晚期慢性排斥反应和梗阻性细支气管炎相关的免疫学问题使得心肺移植和肺移植仍只是一种姑息性治疗手段。

推荐读物

Conte JV, Robbins RC, Reichenspurner H, et al. Pediatric heart lung transplantation: Intermediate term results. J Heart Lung Transplant 1996;15:692.

Spray TL. Lung transplantation in children with pulmonary hypertension and congenital heart disease. Semin Thorac Cardiovasc Surg 1996;8:286.

Spray TL, Mallory GB, Canter CE, Huddleston CB. Pediatric lung transplantation: Indications, technique, and early results. J Thorac Cardiovasc Surg 1994;107:990.

Spray TL, Mallory GB, Canter CE, et al. Pediatric lung transplantation for pulmonary hypertension and congenital heart disease. Ann Thorac Surg 1992;54:216.

Starnes VA, Marshall SE, Lewiston NJ, et al. Heart lung transplantation in infants, children and adolescents. J Pediatr Surg 1991;26:434.

Watson TJ, Starnes VA. Pediatric lobar lung transplantation. Semin Thorac Cardiovasc Surg 1996;8:313.

编者评述

I.L.K.

Spray 医生介绍了儿童进行肺或心肺移植的处理和手术技巧。我完全同意他的大部分观点。相信他有最多数量的因肺静脉问题而需进行肺移植治疗的患者。作者用通俗易懂的语言详细介绍了手术方面的技巧。

在本章 Spray 讨论了几种支气管的吻合方法，包括介绍了吻合时不要采取嵌入式吻合的重要性。我们认为这一点值得强调。我们早期多采用这一吻合方式，结果的确导致了气道并发症。而采用 Spray 所介绍的方法可以避免这些问题。

另外一个更重要的问题是再灌注损伤，仍然有 5%~20%的受体术后出现再灌注损伤。合理使用呼吸机和相关药物治疗通常可以解决这个问题。可是，某些情况下这种损伤仍相当严重。如果出现了严重的再灌注损伤，我们强烈建议使用体外膜式氧合器治疗。研究表明再灌注损伤时间一般不会超过 48 小时，如果能得到治疗，大部分患者可以存活。然而，再灌注损伤可增加晚期梗阻性细支气管炎发生的概率。再灌注损伤高危患者也是晚期并发症的高危患者，必须密切监测。

（唐浩 译　周新民 校）

第97章

儿童三尖瓣Ebstein畸形

Brian L. Reemtsen, Vaughn A. Starnes

概 述

Ebstein畸形是一种少见的综合征，涉及三尖瓣、右室和右房的畸形。患者临床表现差异很大，轻者可以无症状，重者可危及生命。这种畸形少见，200 000例活婴中约有1例，占所有先心病的1%以下。因其解剖特征和临床表现差异很大，外科处理措施也不尽相同。

1866年，Wilhelm Ebstein发表了题为“1例罕见的导致三尖瓣反流的先天性畸形”的文章，首次报道了本症。他仔细描述了三尖瓣的病理生理改变，指出该畸形有三尖瓣前叶扩大伴穿孔、余下瓣叶发育不良，并认为瓣膜功能不良是患者明显紫绀和颈静脉怒张的原因。

上世纪50年代始有Ebstein畸形药物或手术治疗的临床报道，但效果不佳，重度畸形的患儿死亡率高。近年来，由于大龄患者的三尖瓣成形、置换术和新生儿患者的单心室修复策略等各方面取得了长足进步，Ebstein畸形的治疗有了革命性的进展。

胚胎学

Ebstein畸形确切的胚胎学机制不完全清楚。目前已知三尖瓣瓣叶及其附属组织是由心内膜垫和房室肌共同发育而成。其中房室肌的分化过程是三尖瓣瓣叶及其附属组织发育的主要机制之一。Ebstein畸形的心脏不表现有正常的分层也没有瓣膜形态。但分层障碍的机制尚不明确。

解剖学

Ebstein畸形的主要特征是隔叶和后叶附着缘从正常的三尖瓣环位置下移至右室腔内(图97.1)。下移程度不一，移位的瓣叶也不正常。隔叶和后叶发育不良并附着于心室壁。前叶扩大呈“风帆样”，正常情况下附着于瓣环上。亦可有异常腱索，附着于心室壁甚至完全融合点上。瓣叶位置、面积、附着方式等异常影响到心房和心室的解剖结构。位于三尖瓣环与异常下移的隔叶和后叶之间的那部分右心室会发生“房化”。房化心室扩张，室壁变薄。余下的右心室则变小伴流入部缺如和小梁部狭小。瓣膜功能不全导致右心房扩大。瓣叶畸形的程度直接影响到房室腔畸形的程度。前叶与室壁附着可导致右心室流出道梗阻。在某些病例中，前叶可能完全阻塞右室圆锥部，仅有瓣叶小孔或裂隙可供心室流出。在重度反流和严重右室流出道梗阻的病例中右心房可极度扩大。

Carpentier等依据心室形态、瓣叶活动情况和右室流出道的梗阻情况制定了Ebstein畸形分型标准(图97.2)：

A型：右室容积充足；

B型：右心室大部分房化，但前叶活动度好；

C型：前叶活动严重受限，并可导致右心室流出道明显梗阻；

D型：心室几乎全部房化，只有很小的圆锥部未房化。三尖瓣前叶隔叶交界是房化右室与右室圆锥部之间的唯一交通。

合并畸形

Ebstein畸形最常伴发的畸形是房间隔交通。在大多数系列病例中80%~95%的患者有心房间缺损，其次是室间隔缺损。伴发缺损常见于左心，包括二尖瓣脱垂、左室心肌致密化不全和二叶型主动脉瓣畸形。

家族性 Ebstein 畸形曾有报道，但极其少见。Ebstein 畸形与母亲锂暴露史有一定关系。宫内病毒感染或许是少数该畸形发生的原因。具体的原因或遗传因素不明。

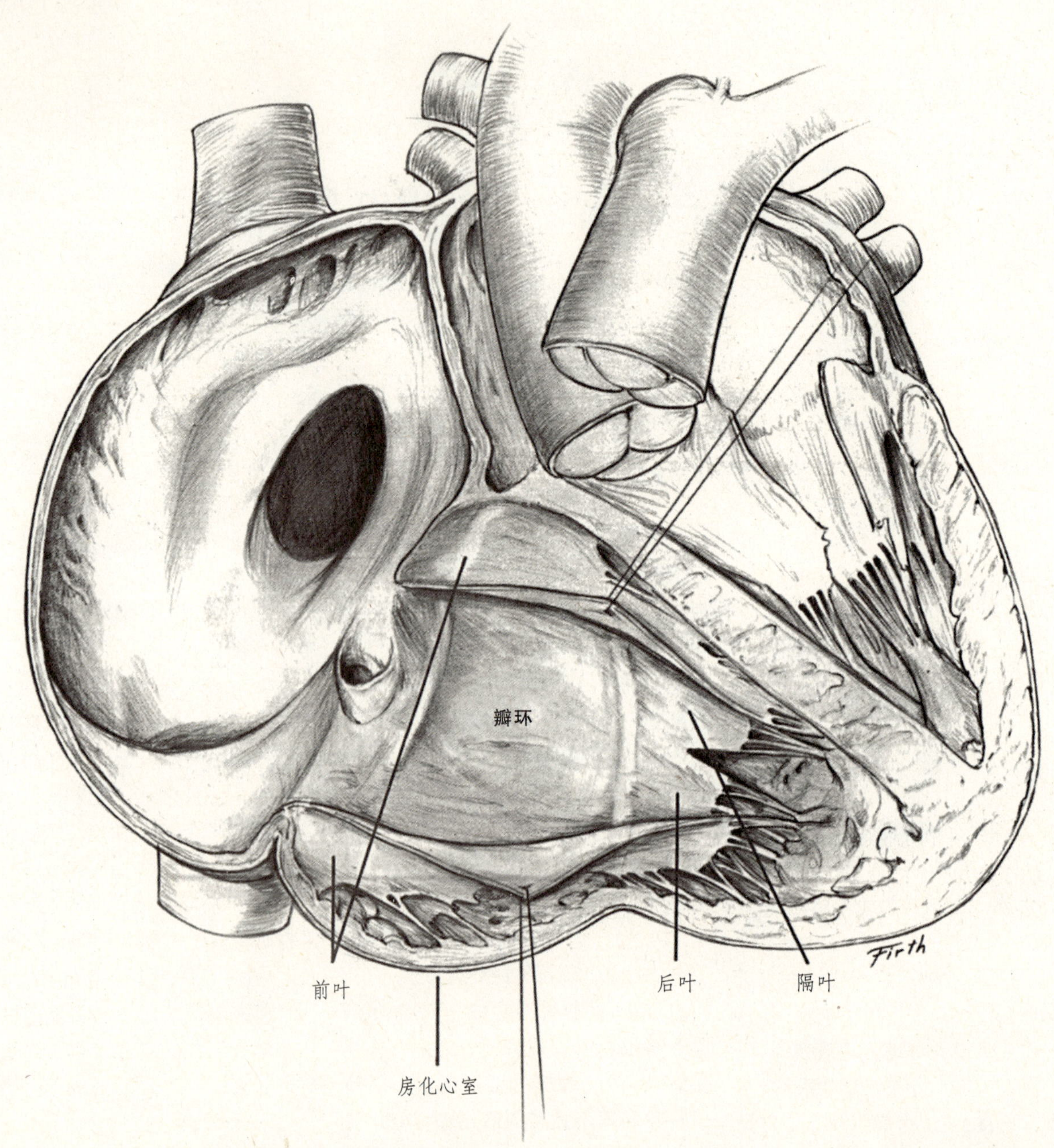

图 97.1 Ebstein 畸形。如前所述扩大的房化心室位于三尖瓣环和下移的隔叶及后叶之间,三尖瓣前叶明显增大,为了显示方便已切开。

病理生理学和临床病程

Ebstein 畸形患儿的临床病程主要取决于三尖瓣隔叶及后叶的下移程度、前叶与右室流出道的关系以及是否伴有其他心脏畸形。

出生时，肺血管阻力升高至接近于体循环。依据病变的严重程度和是否存在房间隔缺损可发生右向左分流并出现紫绀。三尖瓣下移轻微而又没有右室流出道梗阻的患儿，在出生后7~10天随着肺血管阻力的下降,经心房缺损的右向左分流会减少。此时紫绀也可得到改善。在房化心室明显和(或)由三尖瓣前叶造成右室流出道梗阻的患儿中，紫绀会持续存在而且充血性心力衰竭会加重。心脏肥大且心胸腔比≥0.65 的患者，单用药物治疗效果差。表 97.1 列出药物治疗不理想的相关因素。

胎儿的重度畸形在宫内即可有异常表现。胎儿超声心动图可显示水肿、心脏扩大、心律失常和其他表现(见后)。半数以上宫内确诊的胎儿因自发性流产或选择性终止妊娠而不

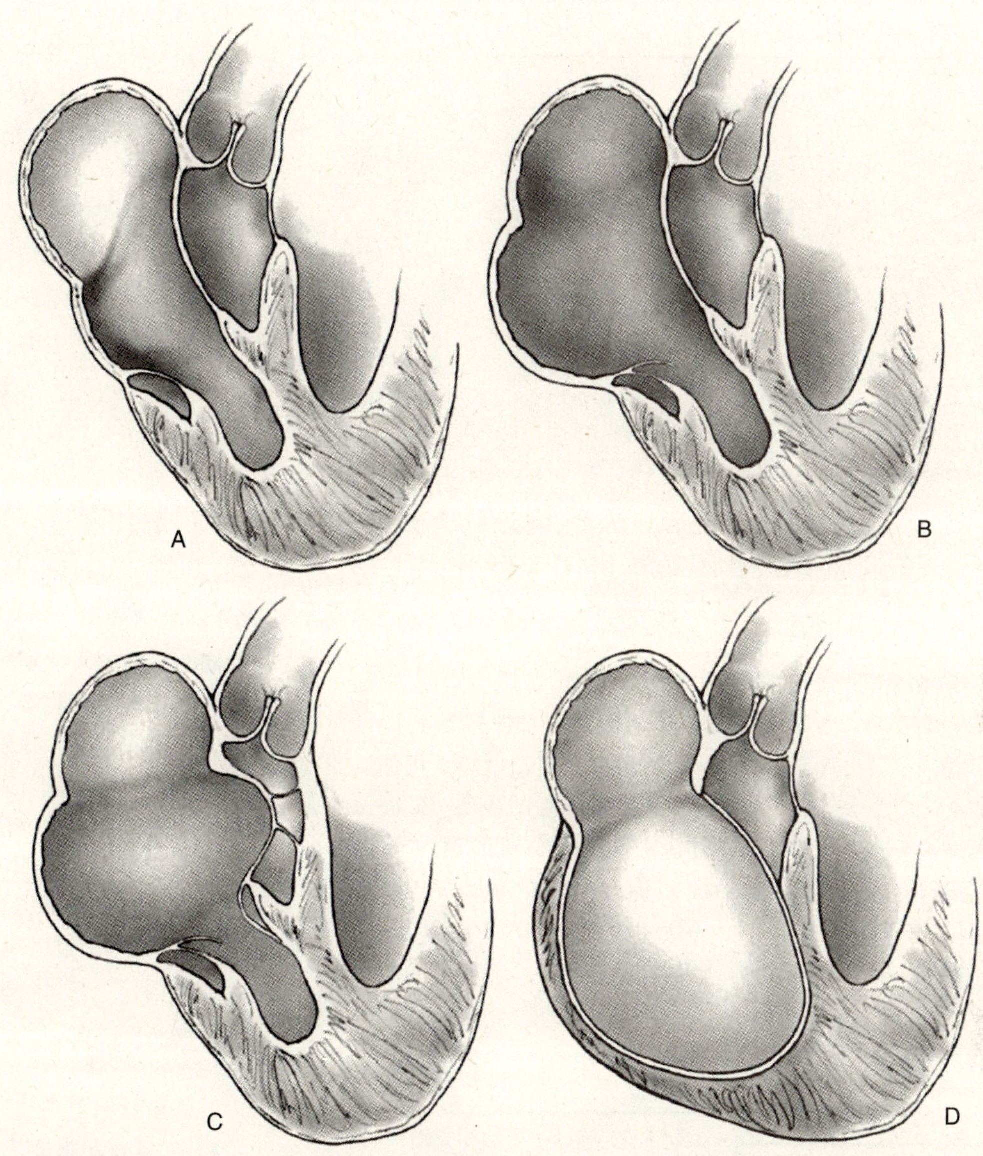

图 97.2 图示为 Carpentier 等描述的 Ebstein 畸形的 4 个类型。有关 A~D 型的描述见正文。

能出生。

Ebstein 畸形的新生儿临床过程与病变严重度密切相关。产后方确诊者比宫内心脏超声确诊者的病变要轻，存活概率稍大。出生早期可有重度紫绀和心血管功能不稳定。重度的三尖瓣反流可引起心脏扩大和心血管窘迫，需急症手术。然而直到最近，即便积极治疗，患儿死亡率仍很高。1 个月内的死亡率达 20%~40%，5 岁以内死亡率达到 50%。症状出现的时间是生存率的关键因素之一。新生儿期有明显症状者预后不良，存活率仅为 47%。对新生儿死亡的预测因素已做过详细讨论。表 97.2 和表 97.3 分别列出了死亡的危险因素和死亡时间。

渡过新生儿期后，临床表现更多样化，大多数患者症状可能于青春期或成年后才出现。可有进行性右心衰，但更多的是心律失常。10 岁以后最常见的症状就是心脏电生理异常。表 97.3 列出了 Ebstein 畸形不同年龄组的临床特点。未经治疗的患者，50%到成年后出现心衰体征。

诊　断

Ebstein畸形的临床表现取决于三尖瓣反流的程度、右室流出道梗阻的程度和房化右心室的大小。右房扩大提示三尖瓣反流。可出现收缩期杂音和颈静脉出现明显“V”波。右室流出道梗阻合并房缺可导致明显的右向左分流和紫绀。类似的情况也发生在新生儿期，且肺血管阻力升高。如无右室

表 97.1 Ebstein 畸形不同年龄段的临床表现

	胎儿 21 例	新生儿 88 例	儿童 73 例	青少年 15 例	成人 23 例	总数(%) 220 例
紫绀	0	65	15	2	1	83(38)
心衰	0	9	14	2	6	31(14)
伴随杂音	0	8	36	5	3	52(24)
心律失常	1	5	7	6	10	29 (13)
胎儿扫描异常	18	0	0	0	0	18(8)
其他	2	1	1	0	3	7(3)

新生儿:0~1月;儿童:1月~10岁;青少年:10~18岁;成人:18岁以上。

Adapted from Celermajer DS, Bull C, Till JA, et al. Ebstein's anomaly: Presentation and outcome from fetus to adult. J Am Coll Cardiol 1994; 23:170.

流出道梗阻,随着肺血管阻力的下降,右室前向血流可逐步增加。当房化右室过大时,心输出量下降,出现充血性心力衰竭的临床表现。

诊断检查包括X线胸片、超声心动图、心导管、磁共振成像和血管造影。胸部X线片的表现可以相差很大,轻者可以无异常表现,重者有明显右房扩大和右室房化。肺血管征象可以大致正常或是肺血减少。超声心动图是首选的确诊手段,可显示瓣叶畸形、下移和附着情况以及右室房化的程度。多普勒信号可用于评估反流和右室流出道梗阻的程度。Celermajer等为新生儿Ebstein畸形制定了超声分级标准。Great Ormond Street医院(GOS)根据病情严重程度,分为1~4级。分值计算公式为四腔超声图像上舒张期右心房加房化右室面积之和与功能右心室加左心腔面积之和的比值。1级的比值为<0.5,2级为0.5~0.99,3级为1.0~1.49,4级为≥1.5。研究显示,3级以上患者死亡率几乎为100%。心导管检查应用极少,仅用于无创检查与临床病程不符或需要检查其他畸形的患者。心导管检查的关键征象是电生理学上的心室部位在压力上表现为心房。磁共振成像的应用越来越多,它能更精确地测量心腔的大小。

内科治疗

Ebstein畸形的不同临床表现决定了不同的治疗方案。积极的治疗主要针对新生儿期有症状者,为手术创造条件。主要问题是严重紫绀伴进行性心力衰竭和灌注不足。首先行气管插管和机械通气。需采取措施尽量降低肺血管阻力和维持动脉导管开放,直至肺血管阻力下降或病情稳定可行手术为止。措施包括过度通气、轻度碱中毒、充分给氧和一氧化氮。可能需要给予前列腺素E_1。治疗充血性心力衰竭可应用多巴胺、多巴酚丁胺、米力农和氨力农等正性肌力药物。如症状缓解、病情稳定,可逐步撤离上述措施;反之则考虑手术治疗。

无症状或轻型Ebstein畸形可以保守治疗,常规进行心脏病随访,以评估其瓣膜功能和心室功能。可考虑常规预防性用药以防止心内膜炎发生。出现心衰者并接受内科治疗的患者应考虑手术治疗。

手术适应证

外科干预取决于患者的症状。根据不同的病理解剖和出现症状的时间选择不同的手术方案。出生后有症状者往往病情危重,需要紧急外科干

表 97.2 新生儿 Ebstein 畸形的死亡危险因素

1. 心胸比 >0.85(100%致死)
2. 超声心动图计分等级 4/4(>1.5:1,100%致死)
3. 超声心动图计分等级 3/4(>1.1:1)和紫绀(100%致死)
4. 重度三尖瓣反流(绝大部分致死)
5. 超声心动图计分等级 3/4(>1.1:1,45%于婴儿期致死)

Adapted from Knott-Craig CJ, Overholt ED, Ward KE, et al. Repair of Ebstein's anomaly in the symptomatic neonate: An evolution of technique with 7-year follow up. Ann Thorac Surg 2002; 73:1786.

表 97.3 临床特征与死亡时间的独立相关性

变量	相对风险 (95%的可信区间)
左心室功能下降	4.10(1.70~9.91)
合并中到大的房间隔缺损	2.39(1.05~5.45)
肺动脉闭锁	
缺如	1.00
功能性	2.44(1.34~4.44)
解剖性	5.79(3.28~10.8)

来自生存Cox比例风险回归模型,n=43。

Adapted from Yetman AT, Freedom RM, McCrindle BW. Outcome in cyanotic neonates with Ebstein's anomaly. Am J Cardiol 1998;81:749.

预。该类患者右心重度扩张，且体循环灌注不良。常伴有严重紫绀和心律失常，药物治疗效果差。不过，有时难以决定是继续内科治疗还是紧急行外科手术。

无症状者可以随诊，直至出现临床症状。能安全渡过婴儿期的患儿可能要在多年以后才出现症状。后期症状常见心律失常。如果出现房性或室性心律失常、右心室扩张和功能下降以及紫绀加重，应考虑手术治疗。术式的选择要依据病理解剖和年龄。一旦患者全心功能下降到III级或IV级(NYHA分级)，内科治疗几乎无效。

某些特殊患者还合并有重度肺动脉狭窄、肺动脉闭锁或肺动脉瓣缺如。绝大多数研究表明，对于此类患者，如果进行肺动脉重建同期行双心室或单心室修复，几乎都是致命的。此类患儿应考虑心肺移植。此外，宫内诊断的重症胎儿预后不良，也只能考虑接受心脏移植。在等待移植的过程中，新生儿是否应给予体外膜式氧合器支持，也是医师和家庭需要从伦理角度来考虑的问题。

手术技巧

双心室修复

双心室修复的目的是把三尖瓣叶的位置恢复到三尖瓣环。这样做可消除房化右室，最大限度减小三尖瓣反流并解除右室流出道梗阻。

经胸部正中切口，并行上、下腔静脉插管反主动脉灌注。建立体外循环后，经右上肺静脉行左心室减压。降温至25℃，阻断主动脉，顺灌心肌保护液。阻断腔静脉，斜行切开右心房。仔细检查三尖瓣叶和瓣环。评估房化右室和功能右室的大小。探查有无房间隔缺损。

Danielson等描述的方法是用带垫片缝线将乳头肌拉向室间隔，使三尖瓣前叶靠近瓣环。通过隔叶和后叶根部的一系列带垫褥式缝合，将下移的瓣叶提升至正常瓣环水平。将缝针经过房化右室最终在三尖瓣环处出针，打结折叠房化右室(图97.3)。直视下操作，小心不要损伤冠状动脉后降支。瓣环上的针间距要大于瓣叶上的针间距(图97.4)。这样可以起到环缩瓣环的作用。应避免折叠附着于室间隔的瓣叶组织。瓣环的游离部分还可以折叠缝合以进一步缩小瓣环（图97.5)。要注意，这样的折叠有可能会扭曲冠状静脉窦和右冠状动脉。必要时后瓣环还可以进一步成形以缩小瓣环面积(图97.6)。瓣环成形不要越过冠状静脉窦以免发生心脏传导阻滞。瓣叶穿孔或瓣裂应用细线间断缝合修补。这些操作可以让有较大前瓣的患者形成一个功能性单叶瓣膜。如果前瓣大小正常，可以根据具体情况将三尖瓣二瓣化，或是仍然保留三瓣结构。经三尖瓣给心室腔注入生理盐水，观察瓣膜功能以及是否有残余漏。用补片修补房间隔缺损(图97.7)。可切除部分右房壁，以减小右房容积和术后发生的房性心律失常。缝合右房切口，开放主动脉。复温并逐步脱离体外循环。用多巴胺和多巴酚丁胺等支持心功能。采用前列地尔、过度通气，甚至一氧化氮等措施减低右室的后负荷。

此方法已有多种改良，修复效果良好。Carpentier等采用游离前叶使三尖瓣单瓣化，同期行全人工瓣环成形。其效果与前述方法相似。

该工作小组还认为，加做双向腔静脉肺动脉分流对某些高危患者（重度三尖瓣反流，巨大房化右室，心功能差，长期房颤)是有效的。一项随机研究显示，加做Glenn手术能显著降低手术的死亡率和再次手术率。

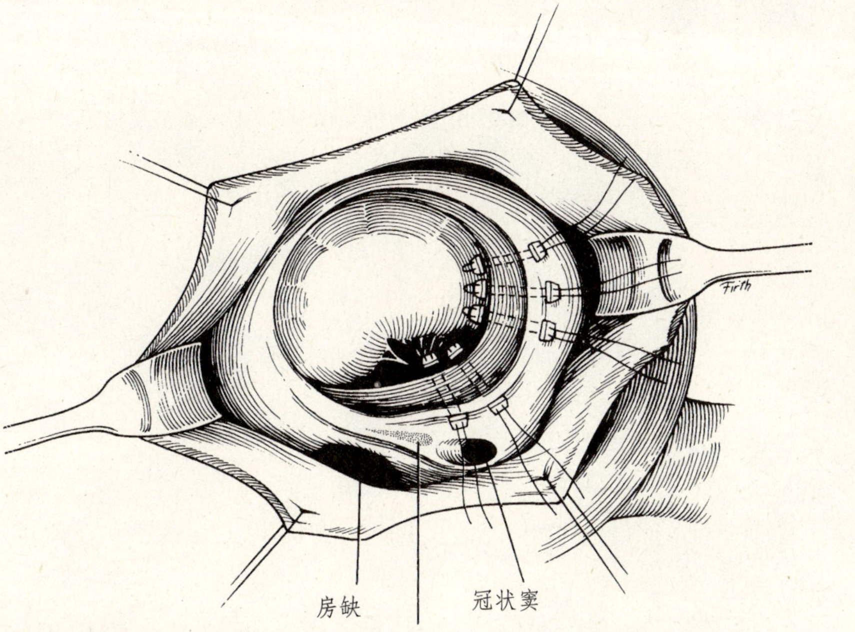

单心室修复(Starnes 手术)

经胸骨正中切口预留前方心包并予以戊二醛处理。游离上下腔静脉并插管。体外循环转流后降温至20℃。经右上肺静脉行左室引流，心表冷盐

图 97.3　房化心室的折叠。带垫缝合的补片置于冠状静脉窦周围右室的游离壁，以免损伤窦房结。

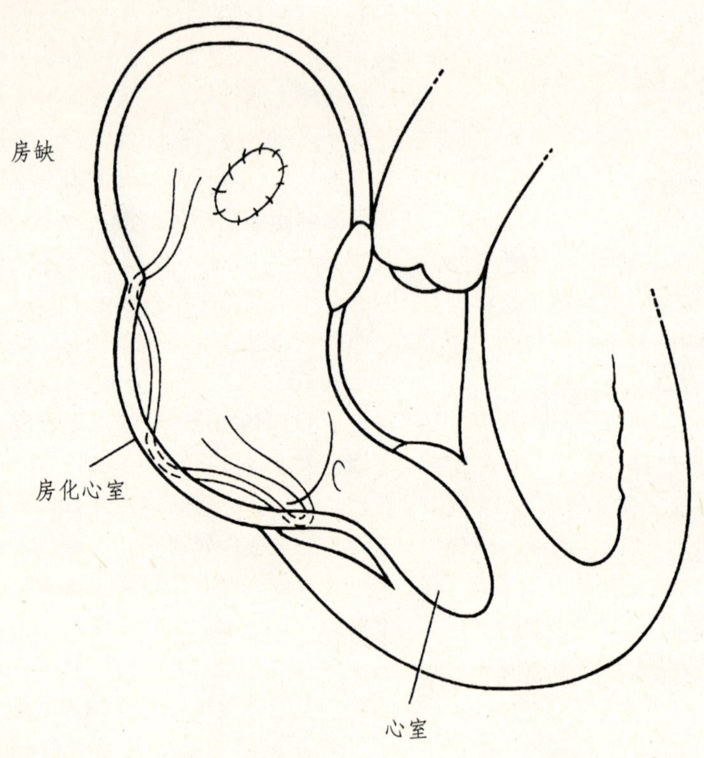

图 97.4　图示房化心室的折叠。带垫缝合的起针在隔叶和后叶水平，经过房化心室壁，在三尖瓣环水平出针。

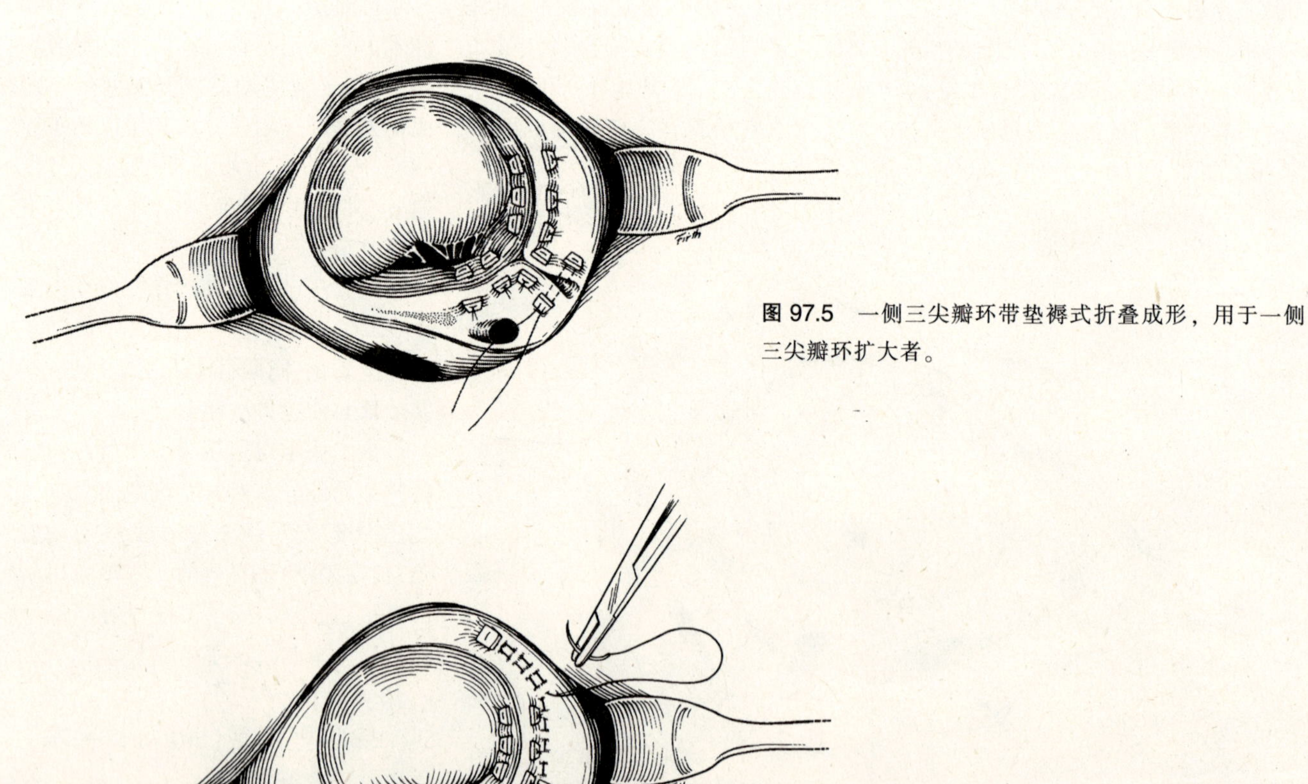

图 97.5　一侧三尖瓣环带垫褥式折叠成形，用于一侧三尖瓣环扩大者。

图 97.6　在三尖瓣右室游离侧壁行半周三尖瓣瓣环成形，进一步缩小瓣环。

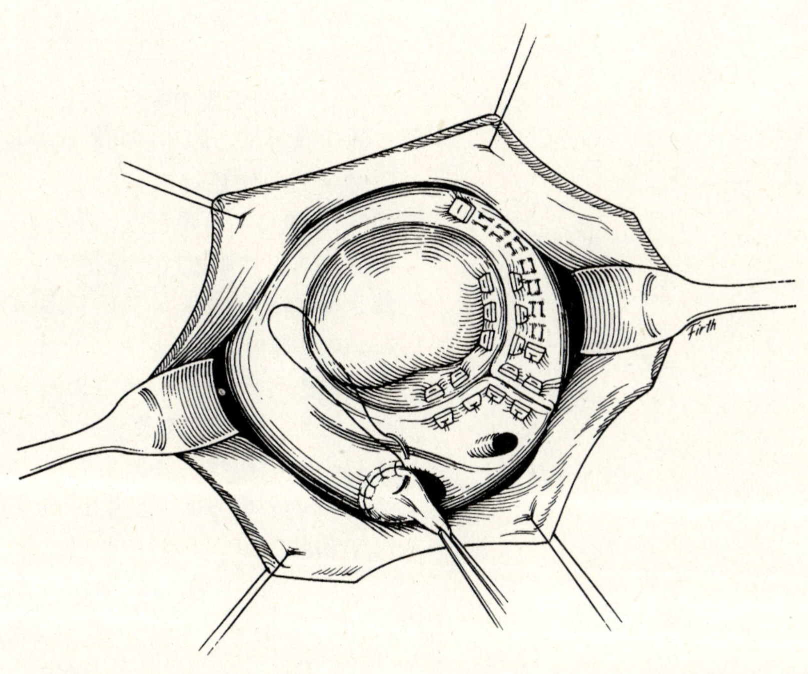

图97.7　补片修补房间隔缺损。

水持续降温。监测室间隔温度；阻断升主动脉，并用冷血心脏停搏液灌注心脏。控制室间隔温度在8℃较为理想。腔静脉套带并阻断，斜行切开右心房。心内探查，了解瓣叶的位置和面积、房化右室的大小。如果没有房缺，或者房缺很小，则切除房间隔以保障右向左分流。三尖瓣瓣口用自体心包片连续缝合封闭(图97.8)。缝合补片时要位于三尖瓣瓣环，向冠状静脉窦下方缝合，这样，只有心最小静脉引流入旷置的右室。部分切除扩大的心房壁，缝合右房切口(图97.9)。依据房化右室的大小，折叠右房以减小其容积。近年来单心室修复策略的改进是在封闭三尖瓣的自体心包片上开孔以使右室减压，具体方法是在心包片的中央开一4mm的圆孔，以保持持续通畅(图97.10)。无名动脉-右肺动脉之间用直径为3.5~4.0mm的膨体聚四氟乙烯管道行改良BT分流，提供肺循环的血供。完成后复温并逐步脱离体外循环。

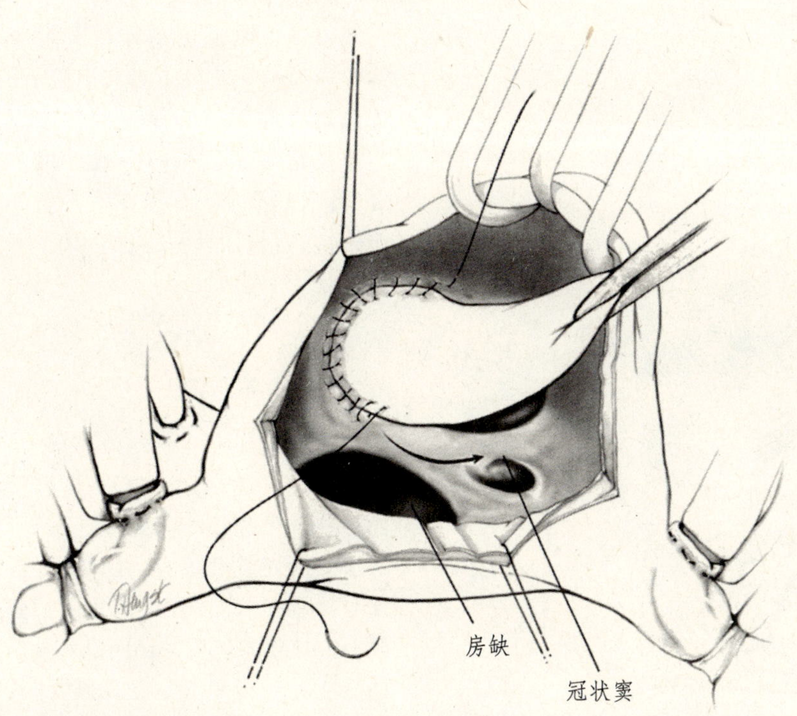

图97.8　右室旷置。用戊二醛固定的心包片封闭右室入口。

术后处理和并发症

Ebstein畸形新生儿在单心室修复后所面临的最常见并发症是低心排。术后冠状静脉和心最小静脉回流到右室。因此需使用正性肌力药物多巴胺和多巴酚丁胺，以防止右心室扩张。术前充血性心力衰竭可引起术后左心功能不全，同样需要使用正性肌力药物支持。右室扩张还可以通过过度通气(pH>7.45，PCO_2<35mmHg)、前列腺素E_1[0.05~0.20μg/(kg·min)]、一氧化氮吸入(1~40ppm) 等措施降低肺血管阻力而缓解。这些措施还能减轻体-肺分流的阻力，应在术后24小时持续使用，同时使用咪唑安定镇静 [(1μg/kg·min)]、芬太尼止痛[1μg/(kg·h)]和肌松。术中可以安置经心室肺动脉导管，以便术后肺动脉测压。

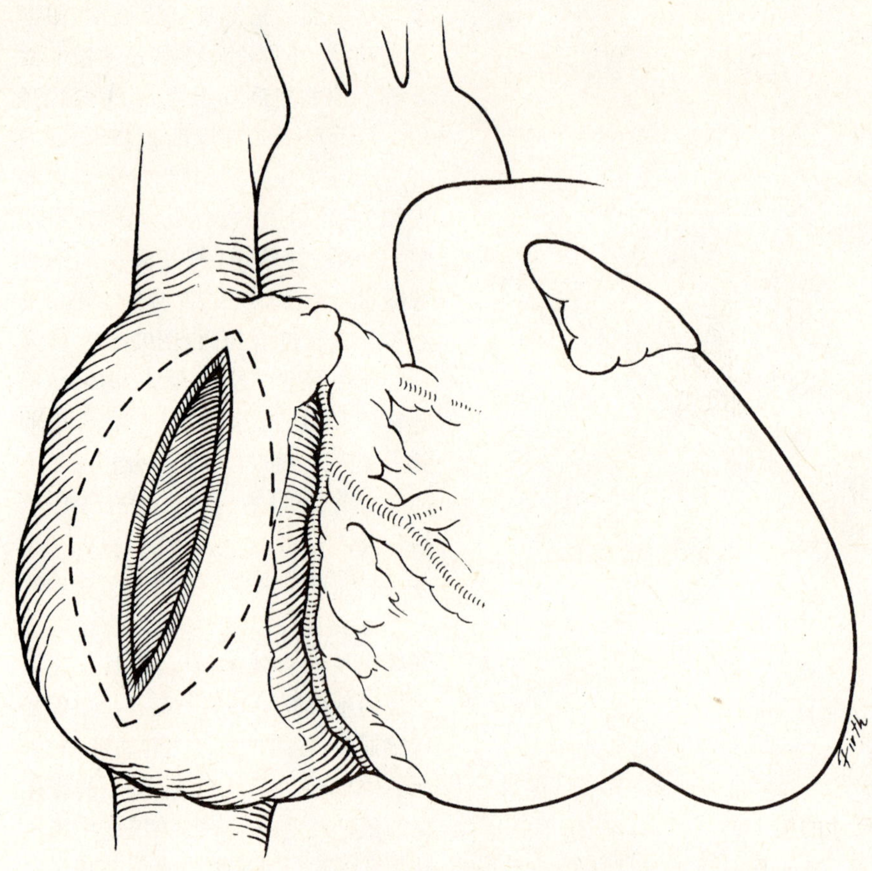

图 97.9　心房缩小术。切除多余的房壁再缝合。

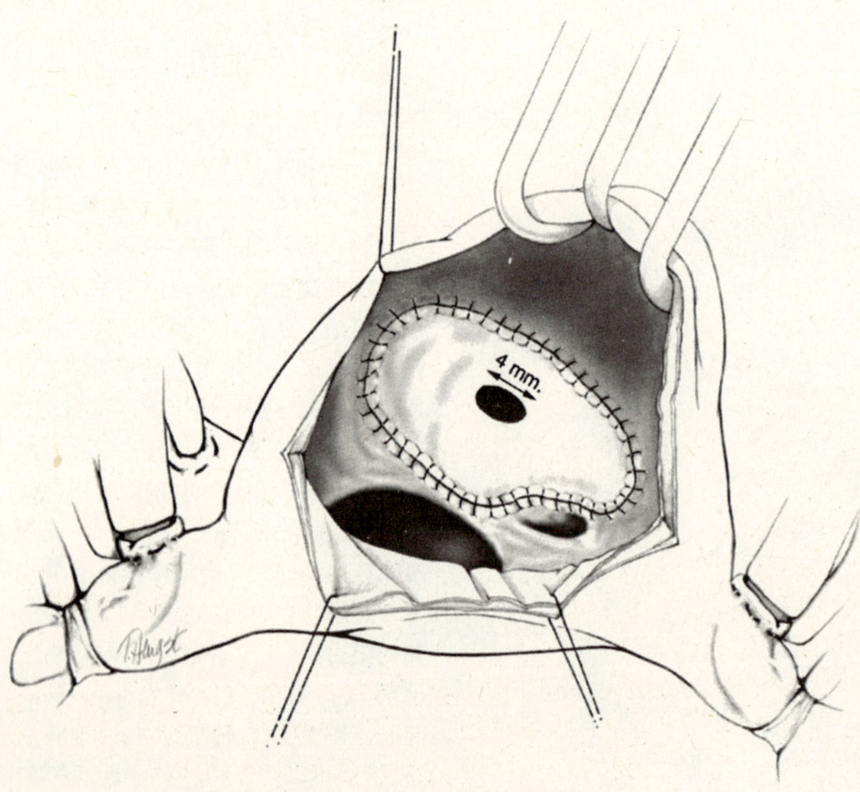

图 97.10　封闭右室入口的心包片开一 4mm 的小口。

在某些心室功能障碍的重症患儿,延迟关胸并将切口暂时以硅树脂膜覆盖,有助于改善术后心肌水肿导致的心肌舒张功能不全和心脏受压。同时延迟关胸还可以在低压下对肺通气,以降低肺血管阻力。通常在3~4天后，如正性肌力药物用量已不大，而且低吸入氧浓度时氧饱和度保持在80s,可考虑关胸。

24小时或关胸后,可考虑逐步让患儿清醒。认真检测肺动脉压力,逐步减小强心药物和降肺血管阻力药物的剂量。单心室修复者可给予地高辛和呋塞米。在明显的引流停止后，应早期使用阿司匹林维持分流通畅。

姑息手术的患儿一般在6个月至1岁时行上腔-肺动脉分流术。如有可能,2~3岁时行全腔肺动脉连接术。如果患者心室功能很差,预计不能行全腔肺动脉连接术，应考虑做心脏移植。

此外,Ebstein畸形者常有室上性心动过速，其原因是存在有附加房室传导通道。建议术后和出院后6个月内继续应用抗心律失常药物。如心律失常缓解，可减少或停用。反之,可考虑消融。如果在术中出现心律失常,应采用外科消融。其手术方法另述。

结　果

一直以来,新生儿心脏瓣膜问题的治疗效果都很令人失望。最近,有些小规模的报道称采用一定的新技术可改善疗效。本中心取得了一些成果。1992~2005年,共16例Ebstein畸形的新生儿予以单心室途径修复,其中2例曾试图行瓣膜成形术。右室旷置术后1个月、1年和5年的生存率均为70%。封堵三尖瓣口的心包片开窗术可使上述生存率提高至80%。10例右室旷置术后生存者中，7例行腔静脉-肺动脉分流术，3例行Fontan手术。

对于大儿童或是成人，Ebstein畸形的预后良好。尽管有一组294例的研究报道认为，三尖瓣成形与置换的疗效类似，但笔者仍然支持瓣膜成形，认为成形的耐久性更好，尤其是针对年轻患者。

推荐读物

Anderson KR, Zuberbuhler JR, Anderson RH, et al. Morphologic spectrum of Ebstein's anomaly of the heart: A review. Mayo Clin Proc 1979;54:174.

Attenhofer Jost CH, Connolly HM, Edwards WD, et al. Ebstein's anomaly—Review of a multifaceted congenital cardiac condition. Swiss Med Wkly 2005(May 14);135(19-20):269.

Carpentier A, Chauvaud S, Mace L, et al. A new reconstructive operation of Ebstein's anomaly of the tricuspid valve. J Thorac Cardiovasc Surg 1988;96:92.

Celermajer DS, Cullen S, Sullivan ID, et al. Outcomes in neonates with Ebstein's anomaly. J Am Coll Cardiol 1992;191:41.

Chauvaud S, Fuzellier JF, Berrebi A, et al. Bidirectional eavopulmonary shunt associated with ventriculo and valvuloplasty in Ebstein's anomaly; benefits in high risk patients. Eur J Cardiothorac Surg 1998;13:514.

Ebstein W. Uber einen sehr seltenen Fall von Insufficienz der Valvula tricuspicalis, bedingt durch eine angeborene haochgradige Missbildung derselben. Arch Anat Physiol 1866;238.

Eustace S, Kruskal JB, Hartnell GG. Ebstein's anomaly presenting in adulthood: the role of cine magnetic resonance imaging in diagnosis. Clin Radiol 1944;49:690.

Khositseth A, Danielson GK, Dearani JA, et al. Superventricular tachyarrhythmias in Ebstein anomaly: Management and outcome. J Thorac Cardiovasc Surg 2004;128:826.

Kiziltan HT, Theodoro DA, Warnes CA, et al. Late results of bioprosthetic tricuspid valve replacement in Ebstein's anomaly. Ann Thorac Surg 1998;66:1539.

Knott-Craig CJ, Overholt ED, Ward KE, et al. Repair of Ebstein's anomaly in the symptomatic neonate: An evolution of technique with 7-year follow-up. Ann Thorac Surg 2002;73:1786.

McElhinney DB, Salvin JW, Colan SD, et al. Improving outcomes in fetuses and neonates with congenital displacement (Ebstein's malformation) or dysplasia of the tricuspid valve. Am J Cardiol 2005;96(4):582.

Watson H. Natural history of Ebstein's anomaly of the tricuspid valve in childhood and adolescence. Br. Heart J 1974;36:417.

Yetman AT, Freedom RM, McCrindle BW. Outcome in cyanotic neonates with Ebstein's anomaly. Am J Cardiol 1998;81:749.

编者评述

T.L.S.

直到最近人们一直认为，合并大房缺的Ebstein畸形患者如果能在婴儿期存活，那么在此后多年内并不需要外科干预。首要的原因是，即使X线显示心脏扩大，心房水平右向左分流造成紫绀，这些患者不进行外科干预，病情也是稳定的。能做的外科干预也就是瓣膜置换术，而早期瓣膜置换的传导阻滞发生率较高。因此，外科干预被尽量延迟，直到患者足够大，以便能在有心表起博的条件下接受满意的成人尺寸的植入物。

Mayo医院的Danielson率先开展了Ebstein畸形的瓣膜成形术，开创了该畸形外科治疗的新领域。由于大部分瓣膜是可以成形的（根据大部分文献报道，成形比例接近70%），那些有心脏扩大、紫绀的患者应建议其早期手术治疗。早期外科干预，尤其是外科成形术，能保留患者双室功能，消除心房水平分流，减少紫绀带来的长期影响，并能明显提高患者的活动耐量。就目前的技术而言，传导阻滞的发生率已经很低。然而，Ebstein畸形三尖瓣成形术后仍可能发生心律失常。很多患者有附加的房室传导通路，他们往往需要长期的药物治疗或者消融，无论术前抑或术中都是如此。目前，已尝试术中直接利用外科技术治疗房性心律失常，效果非常满意。

对于那些不能成形的患者应该换什么样的瓣膜仍有争议。右心系统的机械瓣膜比左心系统有更高的抗凝要求。即便给予足够剂量的华法林(Coumadin)，右心的机械瓣仍可能发生栓塞。因此，人们更愿意在右心使用生物瓣。然而对于年轻患者而言，生物瓣更容易发生毁损，即使位于右心。因此，任何Ebstein畸形患者都应该尽早考虑成形术。

瓣膜成形技术有很多的改进，但最常用的是本章描述的由Danielson创建的成形方法。房化右室的处理也有很多种，如Carpentier法。大部分Ebstein畸形成形的根本思路是将三尖瓣单瓣化。有很多技术并不涉及折叠或切除房化右室。Quaguebeur和Hetzer的方法是Carpentier法的一种改良。伴有显著充血性心力衰竭的Ebstein畸形婴儿很难处理。这些患儿常有心室功能异常或右室流出道梗阻，使得患者生命早期血流动力学就极度不稳定。单纯的瓣膜成形显然不够，外科干预的死亡率也很高。如果内科治疗不佳，依然要考虑外科手术，只是治疗方式存在争议。如本章所述，如果患者流出道梗阻轻微，同时梗阻产生的原因更多是由于非瓣膜水平的异常瓣叶组织，可将三尖瓣口用心包片封闭，减少反流，同时形成一个生理性单心室。这些患者的冠状静脉窦和心最小静脉回流的血液仍由右室泵入肺动脉。这就要求右室流出道不能有明显的梗阻。考虑到小的右室有扩张的可能，Starnes对以前的手术方式进行了改良，即在心包片中央造口或打孔，为右室减压。即便如此，手术死亡率仍很高。如本章所述，合并肺动脉闭锁或显著肺动脉狭窄的Ebstein畸形处理上很棘手。这些患者出生时就很严重，右室高度扩张，并导致左心功能异常。如果这些患者在宫内就已诊断，那么在胎儿期就排队等待心脏或心肺联合移植恐怕是最好的选择了。这些重症患儿在生后行外科干预几乎都不能成功，据编者的经验，心脏移植是最好的选择。然而随着外科技巧的进步，那些右室容积不是很小、功能不是很差的患者，还是有外科治疗机会的。

Knott-Craig报道了新生儿、婴儿Ebstein畸形外科技术的一些新的经验。在他们的小样本报道中，大部分的出生后即不稳定、内科治疗无效的Ebstein畸形患儿也能进行瓣膜成形。因此，对于这类患者，要尽量采用瓣膜成形术，而不轻易考虑生理性单心室治疗方案。

心最小静脉引流入右室，因此不能切除右室；同样，如果右室流出道不通畅而封闭三尖瓣口也是不能成功的。因为右室功能太差，不能排空，即使重建右室流出道的同时减少静脉回流也是徒劳的。这些患者由于宫内就有三尖瓣重度反流，右室壁菲薄、收缩力差，因此常见心功能不全。据Sano等报道，在很少量的肺动脉闭锁合并Ebstein畸形病例中，他们成功补片封闭或直接缝合了三尖瓣口。对于这些右室明显扩张、心衰，室间隔异常移位导致左室流出道梗阻的患者，这种右室切除的根治手段是可以考虑的。可以切除该类患者的右室游离壁，使室间隔回位，解除左室流出道梗阻。

总的来说，外科治疗Ebstein畸形仍有挑战。虽然成形、双向Glenn或体肺分流的应用为减小三尖瓣瓣环提供了可能，并也取得了明显的治疗效果，然而心室功能、瓣膜形态的多样性以及症状出现的早晚等，仍旧是对Ebstein畸形医疗干预策略的挑战。

（唐浩　译　周新民　校）

第98章

儿童二尖瓣成形术

Christian Brizard

概述与背景

在手术原则方面，儿童与成人的二尖瓣成形术是一致的，但两类患者在解剖基础上具有显著的差异性。20多年前，Carpentier陈述了该术式的原则。儿童二尖瓣成形术的难度因病变的解剖特征以及患儿的年龄和体重而不同。其手术指证的确定与手术时机的选择需要考虑多方面的因素，比起成人患者来更难以明确。

本章所涵盖的儿童二尖瓣成形术主要应用于先天性与获得性二尖瓣病变，不包括以下先天性心脏病所合并的二尖瓣畸形：房室连接异常，单心室，左室发育不良，以及房室间隔缺损中的左侧房室瓣。

解剖学与胚胎学

解剖学

儿童的二尖瓣正常解剖，与在本书和其他书本里描述的成人二尖瓣正常解剖并没有差异。精确掌握其正常的解剖结构是阅读超声心动图报告、理解病理解剖并最终确定手术方案的必备基础。

胚胎学

二尖瓣的瓣叶与腱索组织由位于房室连接内表面的心内膜垫发育而来。随着心内膜垫组织向心室腔凸出并延伸，瓣叶逐渐形成漏斗状结构，并完全附着于心肌组织上。瓣叶的边缘继而出现穿孔，由此生长形成腱索。二尖瓣瓣叶以及腱索的纤维组织部分则由心内膜垫的心室层发生形成。与此同时，乳头肌亦逐步形成：左室内马蹄形嵴的前后部分逐步与心室肌分离。它们形成乳头肌，在逐步增粗的同时，通过其顶部与心内膜垫保持连续。

病理学

二尖瓣的先天性畸形

由于有同样的病理学基础和伴随的畸形，先天性二尖瓣狭窄与关闭不全往往同时存在。狭窄和关闭不全常发生于同一个患儿，治疗的外科技巧类似。

二尖瓣瓣叶裂

常为单发，容易与部分型房室间隔缺损的左侧房室瓣相鉴别。二尖瓣瓣叶裂中央一般正对着主动脉左冠与无冠瓣交界，瓣叶裂边缘没有悬吊装置，乳头肌正常。可见瓣膜组织缺如，常由瓣叶裂导致的二尖瓣关闭不全所致。该畸形不伴有二尖瓣狭窄，部分患儿仅表现为长期的轻度二尖瓣关闭不全。

瓣膜及附件组织过多

在该畸形中，二尖瓣腱索间隙中充满着网状黏液样变的瓣膜样组织，常与其他瓣膜畸形并存。如果二尖瓣前后瓣之间的多余瓣膜组织是连续的，则可形成压力差；压力差大小与多余瓣膜上的孔径直接相关。如果多余的瓣膜组织凸入左室流出道，由于多余瓣膜组织牵引二尖瓣前叶，使二尖瓣前叶在收缩中期开放，导致关闭不全。然而，在这样的患儿中，左室流出道梗阻是更为突出的血流动力学异常，也是最为常见的诊断模式。单纯性的二尖瓣组织过多常不伴有明显的跨瓣压差或关闭不全。

瓣组织发育不良的相关病变

尽管没有明确的界限，这种病变主要包括3种解剖类型。明确分型有助于确定手术方案。由此所引起的二尖瓣功能缺陷可以表现为以关闭不全或是狭窄为主，抑或是两者并存，甚至功能正常。

降落伞样二尖瓣 降落伞样二尖瓣常常是Shone综合征的一部分，但也可单发。其解剖特征为二尖瓣开口骑跨在一个优势乳头肌上。它包括一系列腱索相关的病变类型，重者腱索完全缺如且瓣叶边缘直接附着于乳头肌上，轻者腱索看似正常，瓣叶活动良好。副乳头肌通常很小，与瓣缘相连，甚至直接连于瓣下，伴或不伴有瓣膜第二开口（双口二尖瓣）。该畸形的功能解剖学涉及瓣叶组织数量与活动度之间的关系、瓣口大小、腱索的有无、长度及质量等。降落伞样二尖瓣几乎都表现有狭窄病变。

乳头肌-交界融合 该综合征包括一系列病变，重者乳头肌顶端与瓣叶游离缘交界区相融合，轻者的腱索较短，外观看似正常。该畸形可仅发生于一侧乳头肌。二尖瓣关闭不全比狭窄多见。如果有乳头肌肥大，则二尖瓣狭窄更多见。

吊床样二尖瓣（拱形二尖瓣） 二尖瓣的悬吊装置失去所有正常的解剖结构。正常乳头肌缺失或被后瓣后方多根非常细小的异常乳头肌所替代。二尖瓣瓣叶由网状腱索组织直接连接于心室后壁。这样的附着方式使得瓣膜前叶高张力地牵向心底部，而且后叶活动极度受限。其通常会导致反流。

解剖学正常伴有先天性心脏病变的二尖瓣反流

解剖结构正常伴有先天性心脏病变的二尖瓣反流，常表现为单纯的瓣环扩大以及腱索和（或）乳头肌的延长。与前文所述的二尖瓣畸形不同，其在出生时常没有发现。其常伴有左室容量负荷显著增加，即大的室间隔缺损或大的动脉导管未闭。有时瓣叶组织或乳头肌微小的解剖异常可提示有真正的先天性病变源。有时乳头肌存在缺血表现，这种情况主要见于新生儿。

冠状动脉异常起源于肺动脉 本病的二尖瓣反流与缺血有关。二尖瓣的解剖结构正常。功能分类归结为后瓣的某一区段在收缩期活动受限。

二尖瓣上环 作为先天性二尖瓣狭窄的常见原因之一，二尖瓣上环实际上是一种附着于二尖瓣后瓣环上的后天组织，起自二尖瓣前叶中高位的两个交界处。二尖瓣上环继发于跨瓣湍流。引起湍流的二尖瓣原发病变可能是明显的，二尖瓣狭窄或反流，也可能很不确定难以识别。如果外科手术时未能发现并矫治原发畸形，则在切除狭窄环后容易复发。瓣上狭窄环可在出生后不久发现。在随访过程中，若发现二尖瓣跨瓣压差增大，或者当多普勒压差大于超声心动图所示二尖瓣病变提示的压差时，应考虑可能存在本病，但有时仅在术中才被发现。

伴有瓣叶组织过多、二尖瓣脱垂和结缔组织病变的二尖瓣病变

此类病变伴有二尖瓣脱垂、马方综合征、巴洛病（Barlow）、Ehler-Danlos综合征和I型黏多糖症。所有患儿均有不同程度的弹性纤维变性和黏液瘤样组织增生。大部分患儿伴有染色体突变。

获得性二尖瓣疾病

风湿性心脏病

急性风湿热（ARF）是一种自身免疫性疾病。针对A组链球菌（GAS）M蛋白的免疫反应会产生T细胞以及与心脏抗原发生交叉作用的抗体。在部分患者中，瓣膜的急性损害可引起继发于瘢痕形成和（或）血流动力学改变的慢性及进行性损害。这就是我们所知道的风湿性心脏病（RHD）。

急性病变 急性病变主要为二尖瓣反流。肉眼可见瓣叶和腱索组织肿胀但仍然柔软。瓣叶脱垂以前叶为主，通常由边缘腱索延长所致，腱索断裂罕见。二尖瓣前后叶游离缘均可见多个直径2~3mm的小结节。而瓣环的扩大则是继发于心肌炎。

慢性病变 腱索数目的减少和增粗证实了瓣膜松质层在愈合过程中发生融合。一般而言，二尖瓣反流的生理学改变总合并有前叶脱垂、后叶挛缩以及瓣环扩大并存。在儿童患者中，二尖瓣反流占全部或绝大多数。二尖瓣狭窄出现较晚，其始发年龄也因地区不同而有显著差异，这提示与感染类型（即首发急性风湿热的年龄）以及其他因素（饮食与遗传易感性）相关。

感染性心内膜炎

发生于二尖瓣的细菌性心内膜炎罕见，常表现为反流。在澳大利亚墨尔本皇家儿童医院最近10年的病例中，大多数患儿的二尖瓣均正常。对外科医师而言，区分正常与感染的二尖瓣瓣膜组织极为重要。正常的二尖瓣组织柔软、菲薄并有韧性；而被感染的组织则增厚、水肿且易碎。

成形术适应证和计划

超声心动图

经胸心尖长轴切面或剑突下切面可极好地显示出瓣膜反流程度，精确地测定跨瓣压差并正确评估瓣膜脱垂或挛缩的范围。短轴切面则可直接评估二尖瓣口面积和反流的确切位置；还可精细分析出乳头肌的有无、大小、位置和对称性。经食管超声则在显示瓣下悬吊装置的解剖细节以及确定功能分型（脱垂/挛缩的程度与部位？）方面更有优势，但对分流严重程度的分级帮助不大。经胃超声可通过短轴切面来精确测量心脏短轴的缩短率以及显示二尖瓣的前位图像。

对二尖瓣狭窄而言，应根据心脏

舒张期功能和合并病变［主要是肺循环体循环血流比(Qp /Qs)、有无房水平分流以及跨卵圆孔/房间隔缺损的压差］来分析瞬间峰值及平均跨瓣压差。利用这些测量值来把握手术指征时,应该结合肺动脉压来权衡,但主要考虑临床耐受性。

功能分级

通过经胸和经食道超声检查,可以按照瓣叶的活动情况，将病变分为以下三种类型：

I 型：瓣叶活动正常。反流是由瓣叶对合不良所致。

II 型：瓣叶脱垂。在收缩期,单瓣叶或双瓣叶的游离缘重叠在瓣口平面上。

III 型：瓣叶活动受限。单瓣叶或双瓣叶的活动受限。

III 型包括两类,一类瓣叶组织或悬吊装置变得短小或僵硬（IIIa 型),另一类则是由于心室壁的矛盾运动拖拽瓣叶离开对合区域造成关闭不全(IIIb 型或收缩型)。

其他检查

相对于超声心动图而言，心导管与造影检查并不能提供更多的信息,故不作为常规应用。

因为空间分辨率有限，在分析患儿瓣叶组织与瓣下装置时，也较少应用三维超声、磁共振成像(MRI)和电子束计算机断层摄影术(ECT)。

适应证

外科手术适应证应考虑以下若干因素。

二尖瓣环的大小

二尖瓣环过大（女性>30mm,男性>32mm）　此类患儿多采用的二尖瓣成形术,并且成功率很高。改良的瓣环成形术既不会随患儿生长而过度扩大,也不会出现二尖瓣狭窄。其手术指征与成人患者相类似：一旦出现二尖瓣重度反流,无论其他症状是否严重,都应立即手术。成形术的成功率与手术组医师的经验直接相关，但几乎每例患儿均能成功修复，并不是一个不可及的目标。

二尖瓣环小于 18mm　只要二尖瓣环没有发育不良(Z 值大于-1.5),就应该考虑双心室修复术。该术式难度大，而瓣膜置换必须有合适的人工瓣膜,且死亡率显著增高。通过积极的内科治疗(包括输液),应尽可能地延后这些患儿的手术时机。部分病例可以后延数月,从而明显改善手术条件。

中等大小的二尖瓣环（大于 19mm 且小于成人值）　此类患儿可以安全地在解剖位置进行二尖瓣膜置换术。因此不必因为担心成形术失败后不得不在二尖瓣瓣环以上位置进行瓣膜置换的风险而过分推延成形术时机。但就通常而言,儿童患者在重度二尖瓣关闭不全的情况下,如能密切观察其肺动脉压力和心室功能,手术时机可以后延较长时间(直至数年)。与成人不同,从术后长期来看,术前收缩功能下降的患儿心室功能仍可恢复正常。

合并病变

大量左向右分流　这类分流可以导致严重的二尖瓣功能性反流，但会随着分流的治疗而消退。只有当鉴别出前叶脱垂或先天性瓣膜之后不良,才可对二尖瓣反流进行单独处理。同样,在上述情况下,轻度二尖瓣异常也可导致明显的跨瓣压差。二尖瓣一般不需要处理或者只做稍微处理。

主动脉瓣狭窄和 Shone 综合征　合并有主动脉瓣和二尖瓣畸形的新生儿,到底是进行双心室还是单心室修复术,是摆在小儿心脏病学面前的一个难题。左心室大小最低需要多少才能对单纯性危重主动脉狭窄患儿成功施行双心室修复术,至今仍没有一个令人满意的标准。双心室修复术的目标是达到良好的远期疗效,即达到正常的心室功能与肺阻力。澳大利亚墨尔本皇家儿童医院施行双心室修复术的指征包括：①超声心动图检查和术中探查未见心内膜纤维弹性组织增生(EFE)；②左室大小正常或接近正常；③二尖瓣环大小正常；④二尖瓣和主动脉瓣均可能得到满意的修复。术后早期如果出现脱机困难或者是肺血管阻力不降或仅轻微下降,均提示手术决策值得商榷。

外科技术

体外循环技术

在笔者的心脏中心，体外循环采用中低温(32℃),血红蛋白维持在10~12g/dL, 灌注流量维持在 150mL/(min·kg)或是 1L/(min·m²)。心肌保护则采用每隔 20~30 分钟间断灌注一次冷血心脏停搏液。静脉插管应方便房间沟的显露。房间沟稍作游离。经房间沟进入左房。于二尖瓣环后半部带垫缝合悬吊,并向上、向术者方向牵引,这样有助于显露。下腔静脉套上索带并向左上方牵引。在所有手术中,均选用合适的二尖瓣手术专用的自动牵开器。充分显露后,结合术前超声心动图结果,系统全面地分析与探查二尖瓣。进一步确定功能分型，但评价二尖瓣脱垂或挛缩的范围还是应该基于心脏跳动中的超声心动图结果。随后分析二尖瓣的解剖结构。术者必须评估：瓣叶的质地、外观、大小,血流喷射损害是否存在及其位置,腱索的数目、外观、分布情况,瓣叶交界以及相应悬吊装置的情况,乳头肌的有无、大小、位置以及形态。在腱索间隙之间,仔细探查二尖瓣组织是否过多。排除或证实是否存在二尖瓣上狭窄环。根据患儿的体表面积参考值来判断瓣环直径和瓣膜开放的大小情况。本心脏中心采用的正常二尖瓣膜直径均值标准参照 Kirklin 修正的数据资料。

根据二尖瓣功能分型施行二尖瓣成形术

Ⅰ型畸形的矫治

除不伴有二尖瓣环扩大和大部分二尖瓣瓣叶裂的病变外，其余所有表现为二尖瓣反流的Ⅰ型二尖瓣病变患儿均应做瓣环成形术。未进行瓣环成形的二尖瓣修复术容易复发。为了安放成人大小或相对更大(由患儿前瓣面积决定)的人工瓣环，可采用戊二醛预处理的自体心包片施行前叶、后叶或前后两叶的瓣叶扩大术。如果没有大小合适的人工瓣环，或是人工瓣环过小，则人工瓣环仅限于安放在二尖瓣后瓣环。人工瓣环应该从中间离断，分别安放在二尖瓣的两个交界，以利于儿童的生长。为此，笔者使用对折(保证强度)的膨体聚四氟乙烯片行瓣环成形。垫片上缝线打结不要太紧，以免产生皱褶(图 98.1)。

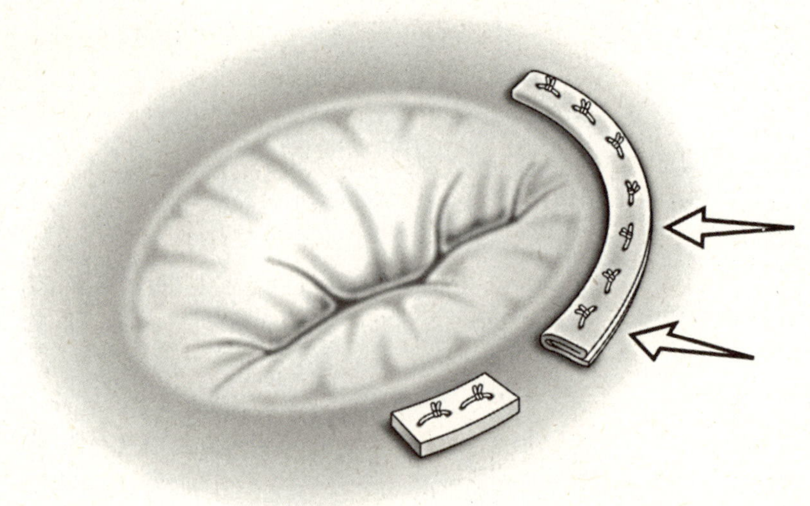

图 98.1 瓣环直径小于成人的患儿，瓣环成形术局限于后瓣环。采用聚四氟乙烯(PTFE)或心包条带，为了不妨碍生长，可以分成 2~3 段，或是采用 PTFE 短带。

Ⅱ型畸形的矫治

Ⅱ型病变的矫治术极少应用于先天性二尖瓣畸形，而常常用于其他类型的瓣膜病变。目前有多种手术技巧，究竟单独使用或是联合应用，应根据瓣叶脱垂的宽度(术中评估)、高度(基于超声结果)以及腱索的具体情况而定。所有技术均有效可靠，能确保成形成功（使前后叶恢复大面积的对合)，并避免矫枉过正。

腱索缩短 要求腱索柔韧，细小。该术式能明显缩短腱索，仅适合于要求显著缩短腱索者(图 98.2)。

腱索转移 大多在二级腱索与瓣叶游离缘之间转移，矫治局限性脱垂(图 98.3)。

楔形切除（图 98.4）和*滑动成形*(图 98.5) 两种术式均可不同程度地矫治多根腱索异常产生的脱垂，尤其是对前瓣大面积脱垂有效。

人工腱索的应用严格局限于脱垂区缺乏可用腱索或是腱索质量差的病例。人工腱索置入要求技术精湛，避免矫形过度以及在游离缘遗留线结过大(图 98.6)。

Ⅲ型畸形的矫治

手术治疗先天性二尖瓣畸形的关键是成功地矫治瓣叶活动受限以及瓣叶发育不良，尤其是一岁以内的患儿。

要将二尖瓣悬吊装置充分松解，

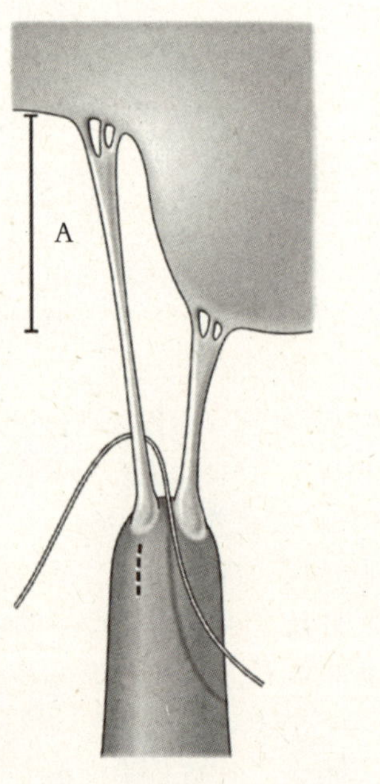

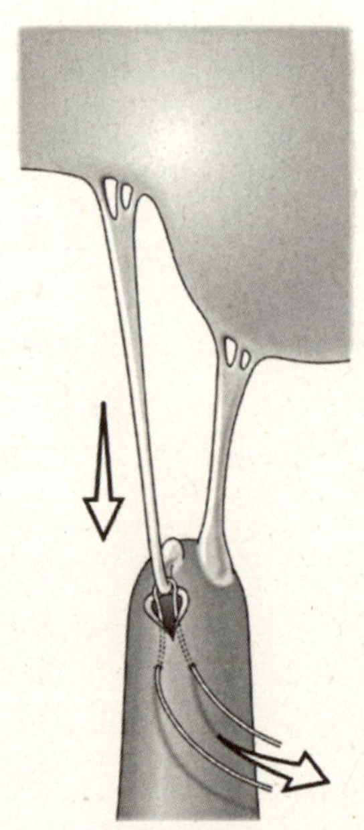
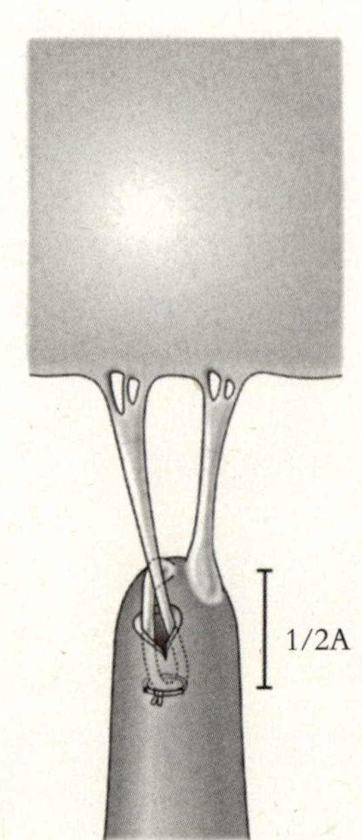

图 98.2 腱索缩短，缩短的长度如图所示。(A：拟矫治的脱垂高度)

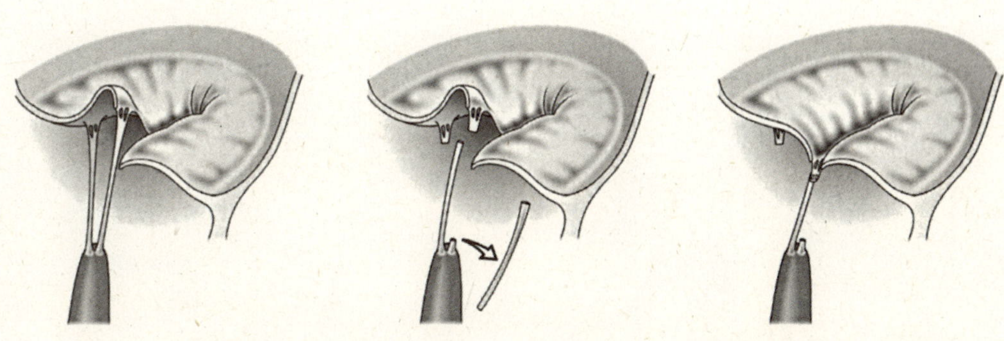

图 98.3　腱索转移。仅限用二级腱索而不能用基底部腱索。

其要点在于显露良好。在瓣口面积足够大时，可以通过二尖瓣口显露；但幼龄患儿的瓣口狭小，无法经瓣口使悬吊装置显露良好。在这种情况下，切开后瓣叶可以良好地显露乳头肌，这样术者就可以安全而恰当地将乳头肌削薄、劈开、开窗，以及将它们从左室后壁松解（图 98.7 和图 98.8）。如有必要，随后可以采用扩大瓣叶的方法重建后瓣叶(图 98.7)。

瓣叶扩大可用于后叶，也可用于前叶(图 98.9)，或是两者均扩大。后叶扩大的程度应小于瓣叶高度的一半，并限于瓣叶中部扇贝状结构区。此外，某些情况下，为了在舒张期获得足够大的开口面积，后叶的切开范围会很大，从一个交界到另一个交界，此时用于扩大的心包片应为条形，或者模拟后瓣的三扇贝、两交界结构来重建后叶，而不能做成新月状的形式。前叶扩大应在瓣叶体部进行，保留靠近瓣叶根部的带状瓣叶组织，可以避免该水平的机械应力。而扩大的高度不应该超过瓣叶自身高度的 2 /5，并应保留靠近瓣叶游离缘的部分，以保证在瓣叶对合时具有柔软而有效的对合面。瓣叶扩大成形应该在两个三角间保持对称。

二尖瓣瓣上环和二尖瓣多余组织的切除

切除二尖瓣上狭窄环需要对瓣叶组织进行良好显露。狭窄环有时可以从瓣叶组织上削切下来，更多时候则可以靠仔细钝性分离。钝性分离时可能造成瓣叶穿孔，发生后应该采用简单的“8 字”缝合来修补。

二尖瓣多余组织的切除需要相当精确的手术技巧，正确辨别病变组织与二尖瓣腱索，以免损伤正常的悬

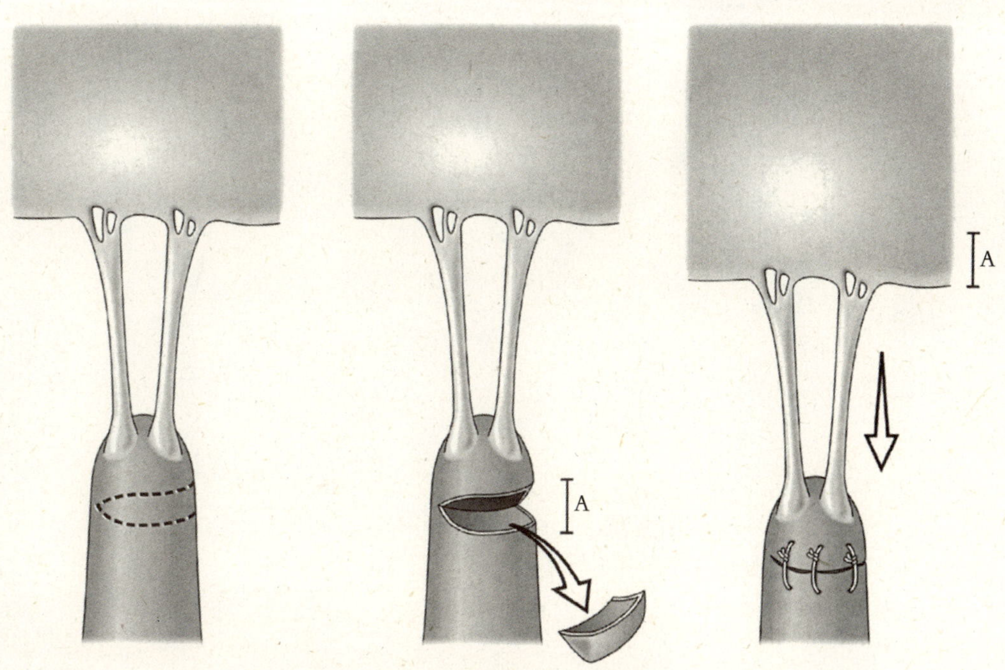

图 98.4　楔形切除。此术式可以少量缩短，并将张力分配给多根腱索。(A：拟矫治的脱垂高度)

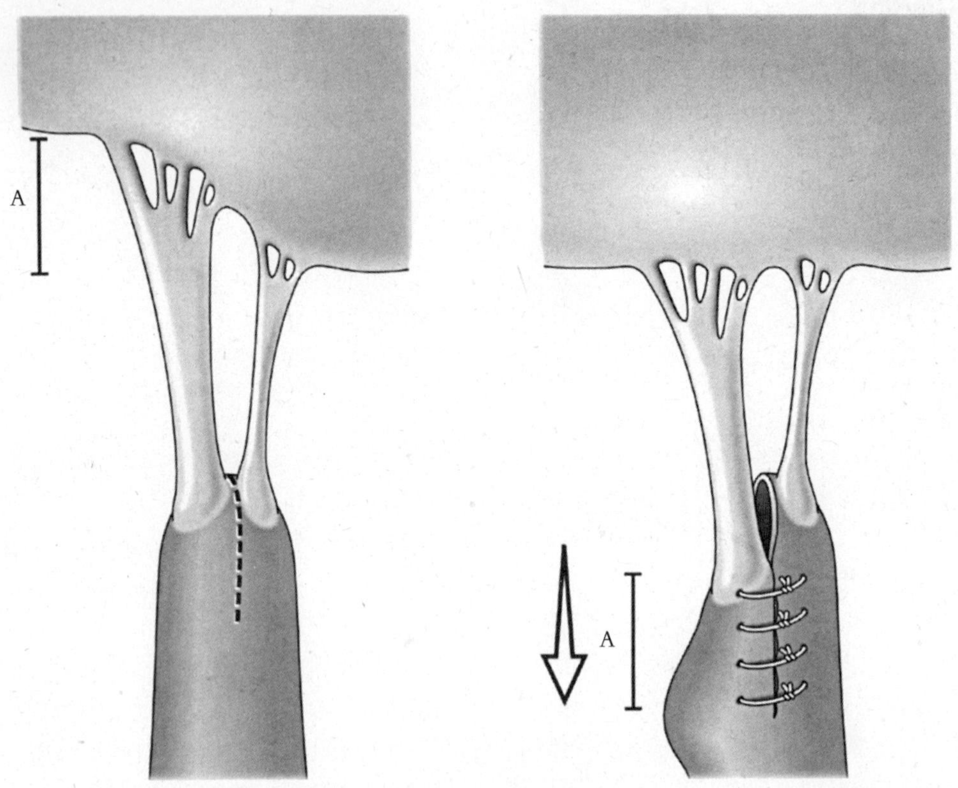

图 98.5　滑动成形。此术式可以对增厚的腱索进行可控性的缩短。(A:拟矫治的脱垂高度)

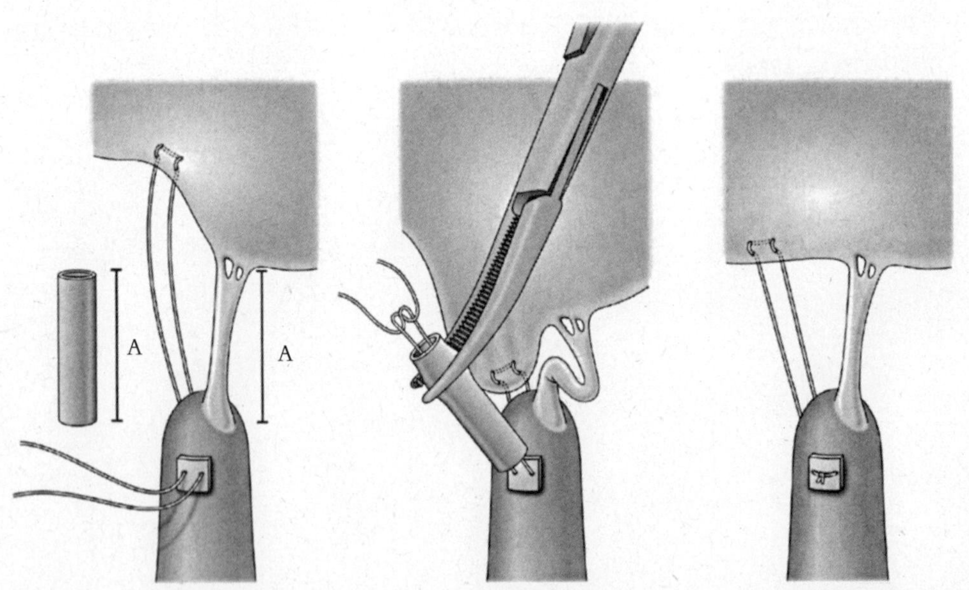

图 98.6　PTFE 人工腱索的置入技术。(左) 先根据需要矫正的脱垂高度截取一段等长的塑料短管，并将它滑到缝针的远端。(中)瓣叶游离缘被拉低至乳头肌，夹紧塑料短管后，人工腱索打结。(右)移去塑料短管，上提瓣叶游离缘，将所打之结拉至乳头肌垫片上固定。(A:拟矫治的脱垂高度)

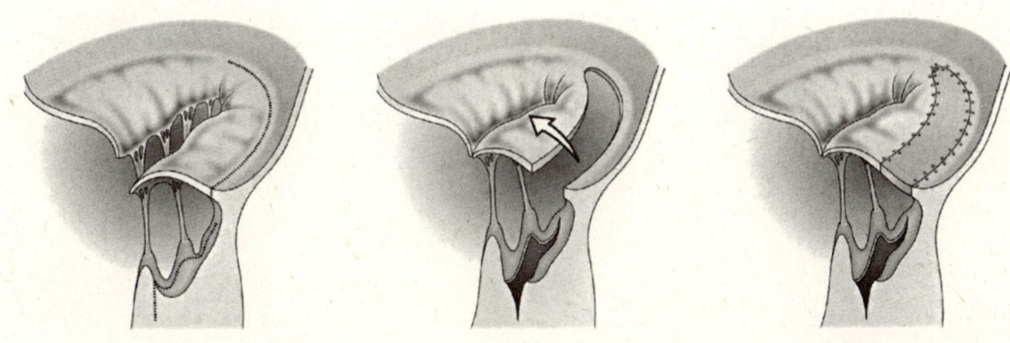

图 98.7　切开后叶，显露悬吊装置，以便松解（本图为降落伞样二尖瓣）。补片增宽后叶，矫治 III 型瓣膜畸形，同时可以在更大一些的尺度上行瓣环成形术。

吊装置（图 98.8）。某些情况下必须联合采用多种方法来处理悬吊装置。

结　果

有两组病例结果报告：一组年龄小于或等于 1 岁，另一组则大于 1 岁；或者是一组的瓣环直径小于或等于 18mm，另一组则大于 18mm。第一组中，治疗的首要目标是生存，这可以通过成形术很好地完成。1 岁以上患儿的技术条件接近成人，尽可能行瓣膜成形，特殊情况下才施行瓣膜置换术。当前的抗凝治疗方案和人工机械瓣使得换瓣手术不会显著影响患儿的长期生存率。

新生儿与婴幼儿的先天性二尖瓣畸形

澳大利亚墨尔本皇家儿童医院在 1996~2005 年年底，有 10 例 1 岁以下二尖瓣反流的婴幼儿共接受了 13 次二尖瓣成形术。一期手术均采用成形术，2 例再次手术时需要施行瓣膜置换术。术后早期死亡 1 例，晚期院内死亡 1 例，系 Shone 综合征患儿，死亡原因是对 Shone 综合征患儿采取双心室修复术的手术指征把握不恰当。

同期，该院为 7 例先天性二尖瓣狭窄的患儿施行了二尖瓣成形术，其年龄在 1 周至 10 个月之间，平均为 5 个月。术前均有明显的生长发育迟缓和重度肺动脉高压，平均跨瓣压差为 13±2.3mmHg）。畸形包括乳头肌-交界融合（3 例）、降落伞样二尖瓣（2 例）、二尖瓣组织过多（1 例）和二尖瓣上狭

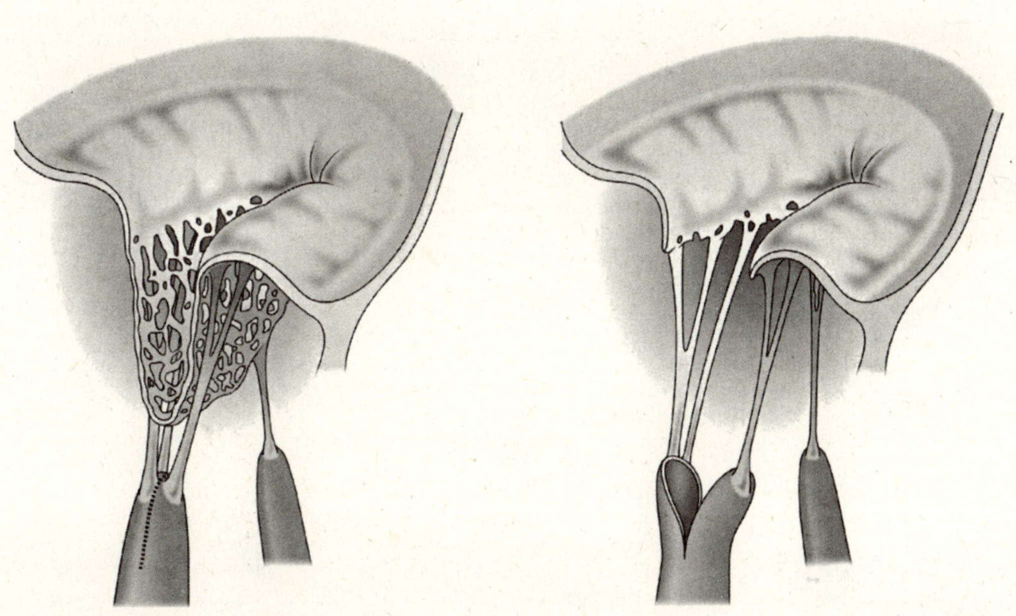

图 98.8　切除过多的瓣膜组织，本图为降落伞样二尖瓣。操作时应格外小心，保护为悬吊装置。

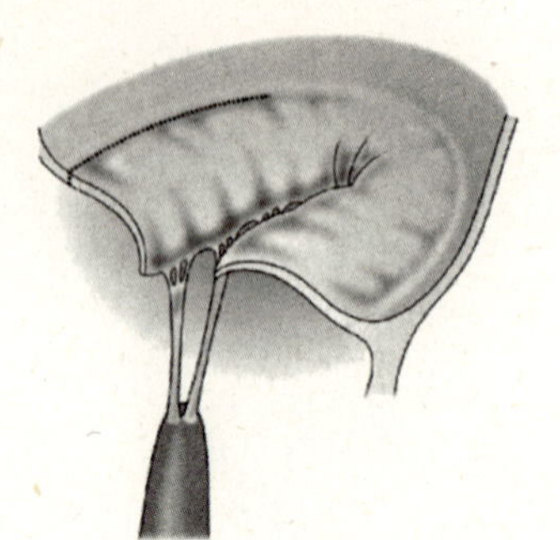
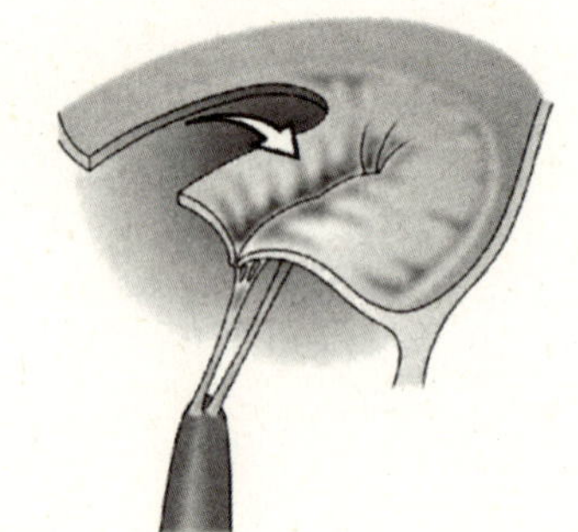
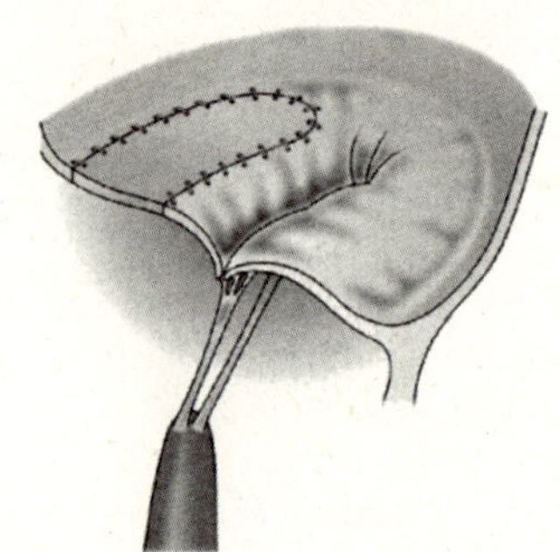

图 98.9 对先天性瓣膜发育不良或风湿性瓣叶挛缩进行前叶补片增宽。

窄环(1例),其中有1例是Shone综合征患儿。该组病例中,2例日后实行了再次手术,其中1例进行了瓣膜置换术。全组病例无死亡。

1岁以上儿童先天性二尖瓣畸形

二尖瓣反流

最近的系列报道显示,90%以上的患儿可以行成形术,并且住院死亡率低于10%。与以往的长期研究结果相比,当代的手术效果有了显著改善。预计15年内再次手术率低于15%。

二尖瓣狭窄

单纯性二尖瓣狭窄患儿成形术后的住院死亡率很低,但如果合并有其他心脏畸形,则住院死亡率以及再次手术率均明显增高,不过在该年龄段罕见。成形术后残存跨瓣压差较为常见,不过一般都能良好耐受。依据肺动脉压力水平来决定是否需要再次手术。二尖瓣上狭窄环的复发率较高。

风湿性二尖瓣病变

在经验丰富的心脏中心,90%以上的患儿能够施行二尖瓣成形术,而住院手术死亡率低于2%。再次手术率差异很大,5年内从低于10%~45%不等;其原因可能与随访质量、所在地区及国家有关,这包括是否能免费接受手术,更重要的是,术后采用抗生素预防性治疗的依从性如何。澳大利亚墨尔本皇家儿童医院在1996~2005年间,对88例6~24岁的风湿性二尖瓣关闭不全的患者施行了一期二尖瓣成形术。其中32例患者70个月内免于再次手术率为78%。13例共行再次手术15次,其中7次置换瓣膜,8次再次成形。术后早期与晚期死亡各为1例。

结 论

在所有患有二尖瓣疾患的儿童中,二尖瓣成形术是首选的治疗方案。如果二尖瓣置换术无法避免,手术时机也应尽可能延后,以降低手术风险。如果手术指征强烈,无法延后,即便是不完美的二尖瓣成形术也是有效的姑息手段。

推荐读物

Acar C, de Ibarra JS, Lansac E. Anterior leaflet augmentation with autologous pericardium for mitral repair in rheumatic valve insufficiency. J Heart Valve Dis 2004;13:741.

Caldarone CA, Raghuveer G, Hills CB, et al. Long-term survival after mitral valve replacement in children aged <5 years: A multi-institutional study. Circulation 2001;104:I143.

Chauvaud S, Fuzellier JF, Houel R, et al. Reconstructive surgery in congenital mitral valve insufficiency (Carpentier's techniques): Long-term results. J Thorac Cardiovasc Surg 1998;115:84.

Chauvaud S, Mihaileanu S, Gaer J, Carpentier A. Surgical treatment of congenital mitral stenosis: "The Hôpital Broussais" experience. Cardiol Young 1997;7:15.

Disse S, Abergel E, Berrebi A, et al. Mapping of a first locus for autosomal dominant myxomatous mitral-valve prolapse to chromosome 16p11.2-p12.1. Am J Hum Genet 1999;65:1242.

Fann JI, Ingels Jr NB, Miller DC. Pathophysiology of mitral valve disease. Card Surg Adult 2003;2:901.

Guilherme L, Dulphy N, Douay C, et al. Molecular evidence for antigen-driven immune responses in cardiac lesions of rheumatic heart disease patients. Int Immunol 2000;12:1063.

Kohl T, Silverman NH. Comparison of cleft and papillary muscle position in cleft mitral valve and atrioventricular septal defect. Am J Cardiol 1996;77(2):164.

Krishnan US, Gersony WM, Berman-Rosenzweig E, Apfel HD. Late left ventricular function after surgery for children with chronic symptomatic mitral regurgitation. Circulation 1997;96:4280.

Lymbury RS, Olive C, Powell KA, et al. Induction of autoimmune valvulitis in Lewis rats following immunization with peptides from the conserved region of group A streptococcal M protein. J Autoimmun 2003;20:211.

McCarthy JF, Neligan MC, Wood AE. Ten years' experience of an aggressive reparative approach to congenital mitral valve anomalies. Eur J Cardiothorac Surg 1996;10(7):534.

Oosthoek PW, Wenink AC, Vrolijk BC, et al. Development of the atrioventricular valve tension apparatus in the human heart. Anat Embryol (Berl) 1998;198:317.

Oosthoek PW, Wenink AC, Wisse LJ, Gittenberger-de Groot AC. Development of the papillary muscles of the mitral valve: Morphogenetic background of parachute-like asymmetric mitral valves and other mitral valve anomalies. J Thorac Cardiovasc Surg 1998;116:36.

Pomerantzeff PM, Brandao CM, Faber CM, et al. Mitral valve repair in rheumatic patients. Heart Surg Forum 3(4):2000;273.

Pope FM, Burrows NP. Ehlers-Danlos syndrome has varied molecular mechanisms. J Med Genet 1997;34(5):400.

Prifti E, Frati G, Bonacchi M, et al. Accessory mitral valve tissue causing left ventricular outflow tract obstruction: Case reports and literature review. J Heart Valve Dis 2001;10:774.

Schmid AC, Zund G, Vogt P, Turina M. Congenital subaortic stenosis by accessory mitral valve tissue, recognition and management. Eur J Cardiothorac Surg 1999;15:542.

Streif W, Andrew M, Marzinotto V, et al. Analysis of warfarin therapy in pediatric patients: A prospective cohort study of 319 patients. Blood 1999;94:3007.

Tamura M, Menahem S, Brizard C. Clinical features and management of isolated cleft mitral valve in childhood. J Am Coll Cardiol 2000;35:764.

van Karnebeek CD, Naeff MS, Mulder BJ, et al. Natural history of cardiovascular manifestations in Marfan syndrome. Arch Dis Child 2001;84:129.

Wood AE, Healy DG, Nolke L, et al. Mitral valve reconstruction in a pediatric population: Late clinical results and predictors of long-term outcome. J Thorac Cardiovasc Surg 2005;130:66.

编者评述

T.L.S.

二尖瓣成形术仍是小儿心脏外科的一大挑战。解剖畸形多样化,以及在极为罕见的先天性瓣膜畸形中成形术通常仅有减状效果,目前针对该类畸形只有为数不多的小样本文献报道。文献表明,患有成人常见瓣膜病(如风湿性心脏病)的那些患儿接受成形术的效果明显要好,手术技术也更容易重复。Brizard 医生强烈主张无论先天性还是后天性的二尖瓣反流都应该进行瓣膜成形,不过手术技巧应根据不同的解剖特点而个体化选择。三维超声等新技术在瓣膜功能、解剖特征的术前评估以及指导外科手术等诸方面的作用尚不清楚,但随着这些技术以及更多实时成像方法的发展,对瓣膜功能进行更好的评估有望提高未来的治疗效果。

Brizard 及其同事已报道了二尖瓣前后瓣叶扩大成形手术的技巧,并取得极好的疗效。费城儿童医院也已开展类似的技术,但经验有限,疗效也稍逊。如果瓣叶活动不良,在瓣叶上缘施行瓣叶扩大成形术,但游离缘仍牵拉受限。这样成形能否取得较好的瓣缘对合效果尚不清楚。为了确保前叶精确对合,应充分地松解腱索以免牵拉限制游离缘活动,这与扩大前叶总面积同等重要。不过 Brizard 指出,这些瓣叶扩大术式应该根据瓣叶的解剖情况来精确施行,过度的补片扩大只会适得其反。

二尖瓣上狭窄环领域一直存在着争议。Brizard 等所报道的二尖瓣上狭窄环容易与左侧三房心混淆。这种膜样结构将左房分隔开,膜中央开口狭窄,切除以后的复发率很低。与三房心不同,Brizard 所描述的继发性二尖瓣上狭窄环附着于前叶中部。如前描述的,这是一种继发性病变。其病理生理的发展进程并不清楚。虽然因为异常跨瓣血流可能引起复发,但只有很少的文献予以报道。其原因可能是该病极其罕见,或者事实上只有在切除狭窄环时,才会因为狭窄或关闭不全出现病变进展。如果并存左上腔静脉引流入冠状静脉窦,该病的发生率轻度上升,这可能与跨瓣异常血流的产生有关。

虽然二尖瓣的感染性心内膜炎往往伴有二尖瓣反流,但二尖瓣上大的赘生物也能导致原发性二尖瓣狭窄,而更为常见的是狭窄合并反流。如果赘生物为梗阻性病变,则可以切除赘生物后行二尖瓣成形术;然而,成形后的瓣膜本身产生的额外修复可能加剧反流。在大多数感染性心内膜炎病例中,如果瓣叶并未遭到广泛破坏,为了尽可能长时间地保留自身瓣膜,应该倾向于选择瓣膜成形术,而非瓣膜置换术。

目前评估左心系统的瓣膜病变,心导管检查并不是必需的。不过,在某些病例中,为了决策瓣膜手术的最佳时机,采用心导管检查方法测量右心室压力、肺动脉压力以及肺动脉阻力是非常必要的。对于某些严重的先天性二尖瓣狭窄的患儿,采用球囊瓣膜成形术也是一种有效的姑息性介入治疗方案。目前有少量文献报道,对先天性二尖瓣狭窄患儿施行球囊扩张术后,可以显著减轻瓣膜性梗阻,仅引起轻度反流。这样能够缓解症状达多年,而不必外科手术。

正如第 99 章中关于主动脉瓣成形术所述,在所有儿童以及年轻人中,如果修复能够获得相当长期的疗效,瓣膜修复术显然优于瓣膜置换术。二尖瓣狭窄哪怕是轻微改善,患儿的症状都能得到显著缓解。当瓣膜修复技术失败,患儿存在明显的肺动脉高压或是进行性的充血性心力衰竭,选择瓣膜置换术也是合理的。为了减少幼年时接受瓣膜置换术的风险,以便长大后安全地植入人工机械瓣膜,也常常对二尖瓣狭窄或反流的患儿施行多次瓣膜成形术。

对主动脉瓣与二尖瓣均有病变的 Shone 综合征的处理仍十分棘手。许多该病患儿出生时就表现为严重的主动脉瓣病变,需要接受球囊扩张术。该术式可能仅仅短暂地缓解主动脉瓣狭窄,或导致明显的主动脉反流。随后,这些患儿在婴幼儿期可能就需要接受自体移植物主动脉瓣置换术。通常情况下,直到主动脉远端梗阻缓解后,二尖瓣的疾患才会表现出来。此时,二尖瓣结构如果异常,这类患儿最好是采用单心室矫治术。然而,决策仍十分困难,毕竟在决定单心室矫治术之前,许多患儿已经对主动脉瓣进行过介入治疗。如果主动脉瓣反流日益明显,患儿则不适合接受如 Norwood 手术之类的单心室矫治术。

儿童的二尖瓣手术应该被认为是姑息性的。在有经验的心脏中心,例如澳大利亚墨尔本皇家儿童医院,二尖瓣成形术的成功令其他儿童心脏中心羡慕不已,并视为标准。

(周新民　译)

第99章

儿童主动脉瓣成形术

Mary Jane Barth, Chawki el-Zein, Michel N.llbawi

儿童主动脉瓣膜疾病的外科治疗目前面临着两难的局面。一方面，早期手术可以通过减轻容量与压力超负荷来保护心肌，并降低纤维化和重塑的可能，这与当前应该早期、根治性地修复所有先天性心脏缺陷的手术理念是一致的。另一方面，因为目前尚无理想的人工瓣膜，这些人工瓣膜不利于儿童生长发育，术后需要抗凝，还可能需要频繁置换。所以早期进行瓣膜置换术对于儿童而言，并不是最佳的选择。

一方面既缺乏理想的人工瓣膜，另一方面又有越来越多的证据表明，长期的容量、压力超负荷是有害的。这两者重新唤起了人们对主动脉瓣膜成形术的兴趣。虽然曾经使用过一些技术，例如主动脉瓣环环缩术、瓣叶交界悬吊术以及瓣叶扩大术，但是瓣膜成形术并不是固定不变的，而是在不断地发展。在某种程度上，这与以往对主动脉瓣的功能解剖以及精确的几何结构缺乏完整的了解有关。近年来，在房室瓣成形术上取得了成功，在心肌保护方面也取得了显著的进展，同时对瓣膜解剖和功能亦有了详细地分析，这些成果共同改善了主动脉瓣膜重建术的预后。

主动脉瓣的解剖和功能

主动脉瓣的3个瓣叶都附着在主动脉心室连接处。在每个瓣叶附着部位胶原聚集并形成纤维环。然而实际上，在这段环形平面上并不真正存在支撑瓣叶的“环”。因此，瓣叶上的血流动力学应力是在几个构造层次上被抵消的。对于一个功能良好的瓣膜而言，其对合缘不仅仅是一些有限的接触点，对合缘的范围是以整个瓣叶的边缘为长度并以几个毫米为深度延伸开来的。在瓣叶附着处顶端的下面，即我们所说的交界处下缘，我们称之为交界下或者瓣叶间三角(图99.1)。它们的底边宽度随着心室收缩模式的变化而改变，使得瓣叶在收缩期可以理想地回缩。窦管嵴标志着升主动脉与左室的连接，其管壁比邻近的主动脉窦要厚。它是一个有更多胶原的环状区域，就像悬吊杆一样支撑着瓣叶两端的附着处(即交界)。瓣叶的抛物面形状就像一个吊桥。它们在窦管嵴的附着处比对合缘要高几个毫米。收缩期内，当这些支撑点向外伸展超过16%时，瓣叶的边缘就变得更加平直，以辅助瓣膜的开放。

主动脉根部也是一个复杂的血流动力学装置。它的构件部分在心动周期内可以发生大小和形状的改变。它的上段承受着主动脉压力，在收缩期中发生扩张，使得瓣叶回缩。瓣膜基底部则暴露在心室的动力学作用下，在心室收缩高峰期它发生收缩以减少瓣叶关闭所需的距离，并且降低心室舒张时血流作用于瓣叶的应力。此外，瓣叶—窦装置表现为一个独立的功能单位，用于缓冲内部的舒张期压力。这样即使瓣叶间三角被部分切开，主动脉瓣仍能保持功能良好。主动脉瓣开口的瞬间变化发生在左心室射血之前，主动脉瓣口从关闭状态变成三角形，然后再向环状转变，该过程中不会造成瓣叶屈曲畸形，这是因为主动脉根部具有扩张性以及瓣叶悬吊机制的作用。

异常主动脉瓣的病理及功能

主动脉瓣狭窄

二叶型主动脉瓣

与正常的三叶瓣相比，二叶型主动脉瓣瓣叶边缘冗长并下垂，所以出现更多折叠、交叉，并且瓣叶边缘代偿性延长。由于两个瓣叶大小不一，瓣膜开放时出现偏心异常，瓣膜开口并非圆形，而是椭圆形的。这更易导致湍流

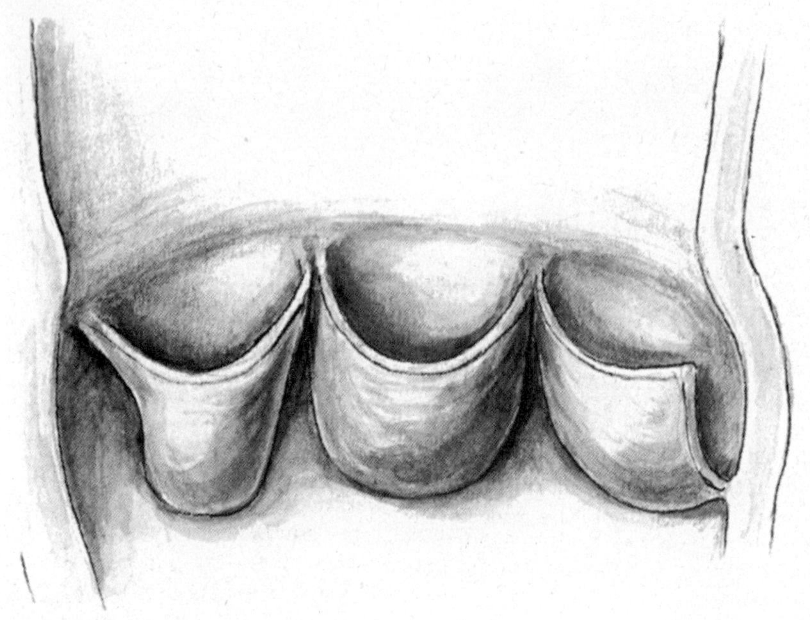

图 99.1 纵向切开的正常主动脉瓣解剖图。示出窦管嵴与交界之间的关系以及宽深的交界下三角。

形成,并诱发瓣膜的退行性变。通常随之出现交界融合,使得瓣叶活动受限,进一步加剧了瓣膜开放异常,减少了有效开口面积。瓣口狭窄合并瓣环发育不良,瓣叶缓冲收缩期或舒张期压力负荷的能力则会削弱,进一步加大了瓣膜所受的应力,交界下三角也极度减小。这就限制了瓣叶在收缩早期的活动以及改变了收缩晚期的瓣口形状,而这种形状对于瓣叶的有效闭合是必需的。瓣叶边缘悬于窦管嵴之下,又加上瓣叶冗长,这将导致瓣窦变浅、对合面积减少、瓣叶变形力增加(图99.2)。

风湿性主动脉瓣

持续的炎症过程会造成瓣叶进行性瘢痕化、增厚以及交界融合,主动脉瓣出现进行性狭窄。

瓣膜反流

与室间隔缺损相关的反流

主动脉中层与室间隔嵴不相连续会导致对主动脉窦壁的支撑力下降、瓣叶进行性脱垂以及相关瓣叶变形。脱垂的瓣叶边缘与其他两个瓣叶的对合不良,随后产生中央型反流。无冠瓣通常受膜周型室间隔缺损的影响,而右冠瓣则受干下型或更靠前方的室间隔缺损的影响。

先天性瓣膜狭窄患儿的反流

血流动力学应力以及血液流动形态的异常会持续性损伤瓣叶边缘,这将导致瓣叶边缘进行性瘢痕化、增厚、变形、挛缩,并最终对合不良。

继发于主动脉瓣下纤维肌性狭窄的反流

瓣下纤维组织引起瓣口狭窄和瓣叶开放受限,会导致左心室射血功能异常,进而瓣叶发生进行性变形以及随后的主动脉反流。

马方综合征的反流

由于弹力纤维层断裂,薄弱的主动脉根部出现进行性扩张,扩张的窦管嵴和瓣窦拉长,使得瓣叶交界与边缘分离。瓣叶悬吊机制的改变合并着

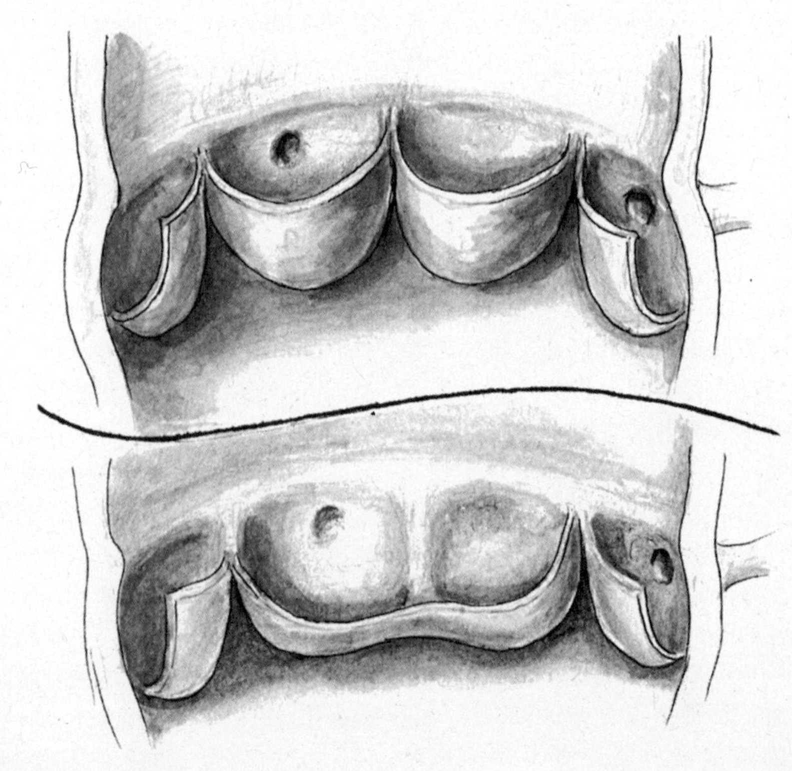

图 99.2 正常主动脉瓣与二瓣型狭窄主动脉瓣的比较。后者窦部较浅,瓣叶边缘脱垂,窦管嵴位于交界上方。

主动脉与心室连接处的扩张，二者使得血流动力学应力增大，并导致瓣叶对合不良和瓣口中央型反流。

球囊扩张术后反流

这种情况通常是因为靠近交界融合处的瓣叶发生了撕裂，瓣叶形成连枷样改变，并导致偏心型反流。

动脉调转手术后的反流

这种关闭不全最常见于两种情况：①窦管结构发生损坏；②在冠状动脉开口纽扣式移植后出现了主动脉窦过度扩张。

继发于风湿性疾病的反流

由于炎症和瘢痕化，瓣叶发生挛缩。这种血流动力学改变导致瓣环进行性扩张和反流加重。

外科干预的时机

为了获得理想的短期与远期疗效，外科手术要选择恰当的时机。是否决定手术取决于瓣膜手术所能达到的目标，这包括短期的症状缓解、运动能力的恢复、生活质量的改善，最重要的是，保护心肌免受慢性的压力以及容量超负荷带来的损害。大部分现已报道的瓣膜手术指南都是基于成人患者的研究结果，并以瓣膜置换术作为唯一选择。这些研究将死亡率作为随访的终点，却未能分析术后多年间心肌的工作能力及储备。他们把一些单中心的观测性研究作为数据库，但几乎没有进行前瞻性的随机试验。

瓣膜成形术的采用以及技巧的精细化，使得以往的指南得到了修正。避免瓣膜置换以及相应抗凝并发症的外科抉择，有效性地放宽该类患儿的手术指征。虽然瓣膜成形术大规模的远期数据尚未获得，但该术式无疑可以延长儿童患者自身主动脉瓣膜的使用寿命，并且可以安全地推迟瓣膜置换的时间，从而证实了早期外科手术治疗的正确性。但待症状出现，或者射血分数下降后，也许会给心室增加额外的负荷，并导致长期的心室功能障碍。

瓣膜功能障碍严重程度的评价以及瓣膜成形术时机的选择要依据超声心动图的检查结果和多普勒衍生数据。对主动脉瓣单纯性狭窄的患儿，压力梯度达到40~50mmHg以上，伴有进行性左室肥厚或运动耐量下降，则为外科手术指证。有效瓣口面积以及瓣膜病变程度的测定，对于手术时机的选择也有帮助。对于主动脉瓣单纯性反流的患儿，如果反流喷射血流与瓣环直径的比率大于或等于40%，并且连续两次超声心动图测量发现进行性的舒张末左室内径增加，特别是Z值评分超过3时，这些迹象都与症状出现前的早期心室功能障碍有关，因此这是有效且更客观的手术指证。

瓣膜成形术的外科技巧

大部分的主动脉瓣成形术都是多年以前设计的，且沿用至今。全面理解病理生理过程以及体外循环与心肌保护的发展使这些术式的成功应用成为可能。此外，现已发展出几项原则，有助于改善预后。具体如下：①术前术中详细的病理状况分析是必要的，最好是采用二维或三维超声心动图来确认病变；②需要使用一种以上技术，以同时达到功能修复并解除梗阻；③应该在尽可能解除梗阻之后对瓣膜进行重建；④仅修复单个瓣叶或瓣尖是不充分的，而且会导致术后早期成形失败；⑤新鲜的自体组织，如心包或阔筋膜，在用于修复时承受不了血流动力学应力；⑥在主动脉瓣功能不全时，过度矫正可能是必要的，但过度的矫正可能会造成瓣叶挤在一起和扭曲变形；⑦血流过瓣呈中央分布时，可以减少湍流并保证成形术的长期疗效。

限制性或狭窄瓣膜的治疗技术

展平并削薄瓣叶　当患儿有慢性瓣膜狭窄、湍流形成和异常血流形态时，瓣叶就会进行性增厚和变形。于是，结节状瘢痕组织形成，瓣叶边缘向外卷曲，活动度进一步受限。削薄瓣叶边缘并将其展平可能会改善瓣膜的功能，但需结合其他的技术以保证远期疗效。

交界分离术

Harkens等人于1958年引进了分离术的概念。这项技术包括沿着融合的主动脉瓣叶边缘切开，从而改善瓣叶的活动度。经典的做法是把切口向上延伸至瓣叶交界处。虽然采用该技术可以获得更大的瓣膜开口，但是，它尚未处理先天性主动脉瓣狭窄的许多病理学特征，因此远期结果并不理想。

扩大交界分离术

1985年引入扩大分离术，以期改善简单分离术的预后。切口沿着融合的瓣叶缘曲线型一直延伸至主动脉壁，分离到瓣叶与主动脉壁连接处的内层。额外的延长使得瓣叶具有更长的游离缘，移动了交界下三角，血流得以从瓣口中央流过(图99.3)。但是该术式会减少瓣叶的支撑力，如果没有另外对瓣叶进行加固和悬吊的话，就可能造成远期的进行性反流。

主动脉瓣环扩张的矫治技术

- 在交界处的瓣膜成形术中，将垫片“U”形缝合在每个瓣膜交界处，使得主动脉壁产生皱褶，从而减少主动脉瓣环的总周长。该方法主要应用于瓣叶活动正常并且主动脉瓣环发生中度以下扩张的患儿。而主动脉瓣环严重扩张的患者则不能采用本方法进行修复。
- 环缩术是围绕瓣叶基底部做一环状缝合，从而减少瓣环扩张。对于婴幼

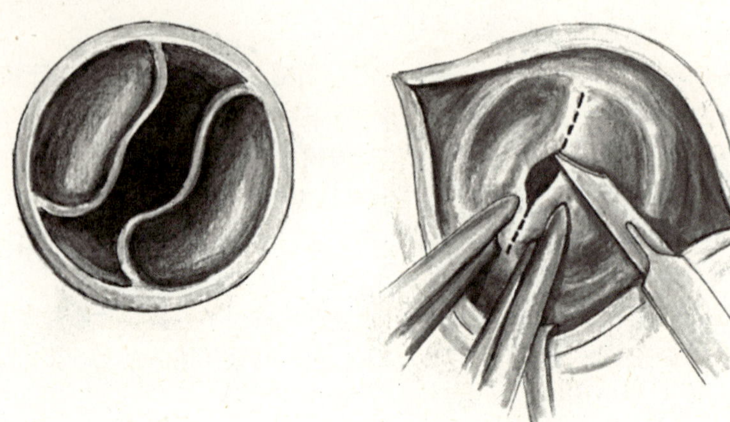

图99.3 扩大交界分离术。切口延至两边的主动脉壁，提高瓣叶活动度。

(图99.6B)。悬吊之所以这样缝合是为了加强窦管嵴。该缝合法至少还要在另外一个瓣叶上重复使用，尤其需要注意的是，增宽所用的补片其高度要能够使所有瓣窦的深度相等（图99.6C,D)。这样就有效地增宽了瓣叶本身以及对合缘的面积。在二叶型主动脉瓣的患者中，如果退化的交界融合但发育尚好,可以将交界剪开,使得二叶瓣转化为三叶瓣,再对3个瓣叶进行增宽。术者应尽可能尝试去适当地松解瓣叶或将二叶瓣转变为三叶瓣，

儿以及青年人，该术式可能会限制主动脉瓣环的生长，将最终出现瓣环狭窄(图99.4)。

- 因为感染性心内膜炎或心导管介入治疗所导致的主动脉瓣叶单个穿孔，补片修补应该采用多重缝合法将一个小的自体或牛心包片固定好。
- 单独采用三角形切除来修复冗长的瓣叶缘很少能获得成功。必须另外加用一个薄长条形心包片增宽瓣叶，同时将重建的瓣叶悬吊至交界处进行加固(见下一技巧)(图99.5)。
- 最常使用的技术还是瓣叶增宽和重新悬吊术。在完全松解全部主动脉瓣叶后（见增加瓣叶活动度的技术)，准备好一块自体或牛心包片（图99.6A)。该补片曲线形的GHI长度应等于瓣叶游离缘的长度，两边再延长0.5cm(即图上的FA和EJ)。这种剪裁方法是为了适应瓣叶边缘的缺损和不规则。BCD之间的长度必须比GHI之间的长度稍微短直(图99.6A)。CH的宽度需为瓣叶提供足够的额外深度，从而使重建的瓣膜游离缘能够与窦管嵴处于交界的同一水平，但在瓣叶中央(C)部分却更深一些。用5-0/6-0缝线将心包补片由瓣叶中央向交界处连续缝合到瓣叶游离缘，用双头针带垫片将补片末端缝到主动脉壁上，从而形成一个悬于窦管嵴的环形的瓣叶缘

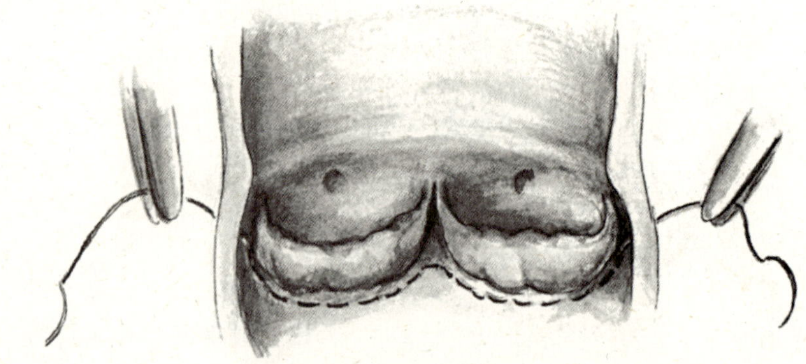

图 99.4 主动脉瓣环环缩术。在主动脉心室连接基底部环状连续缝合一周。

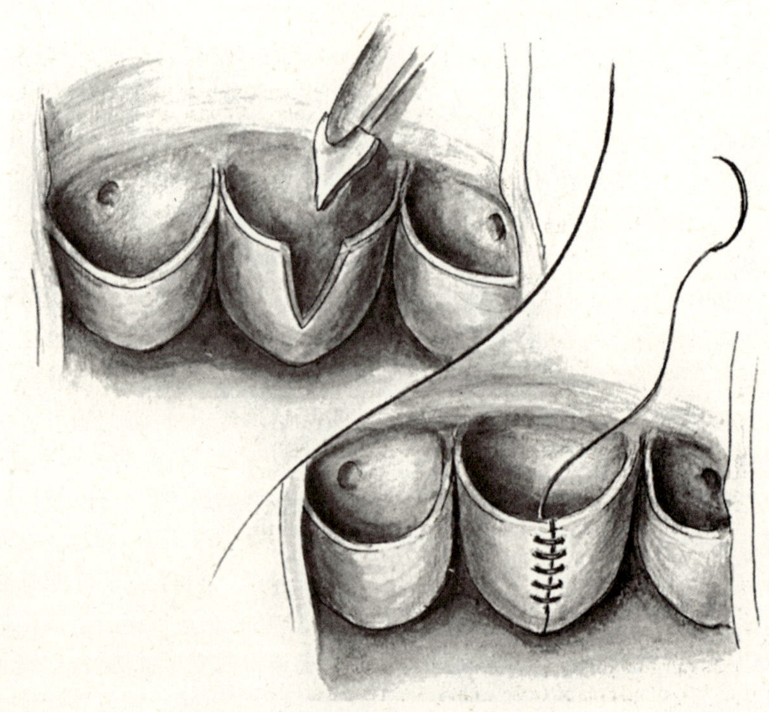

图 99.5 冗长瓣叶的三角形切除和修补。

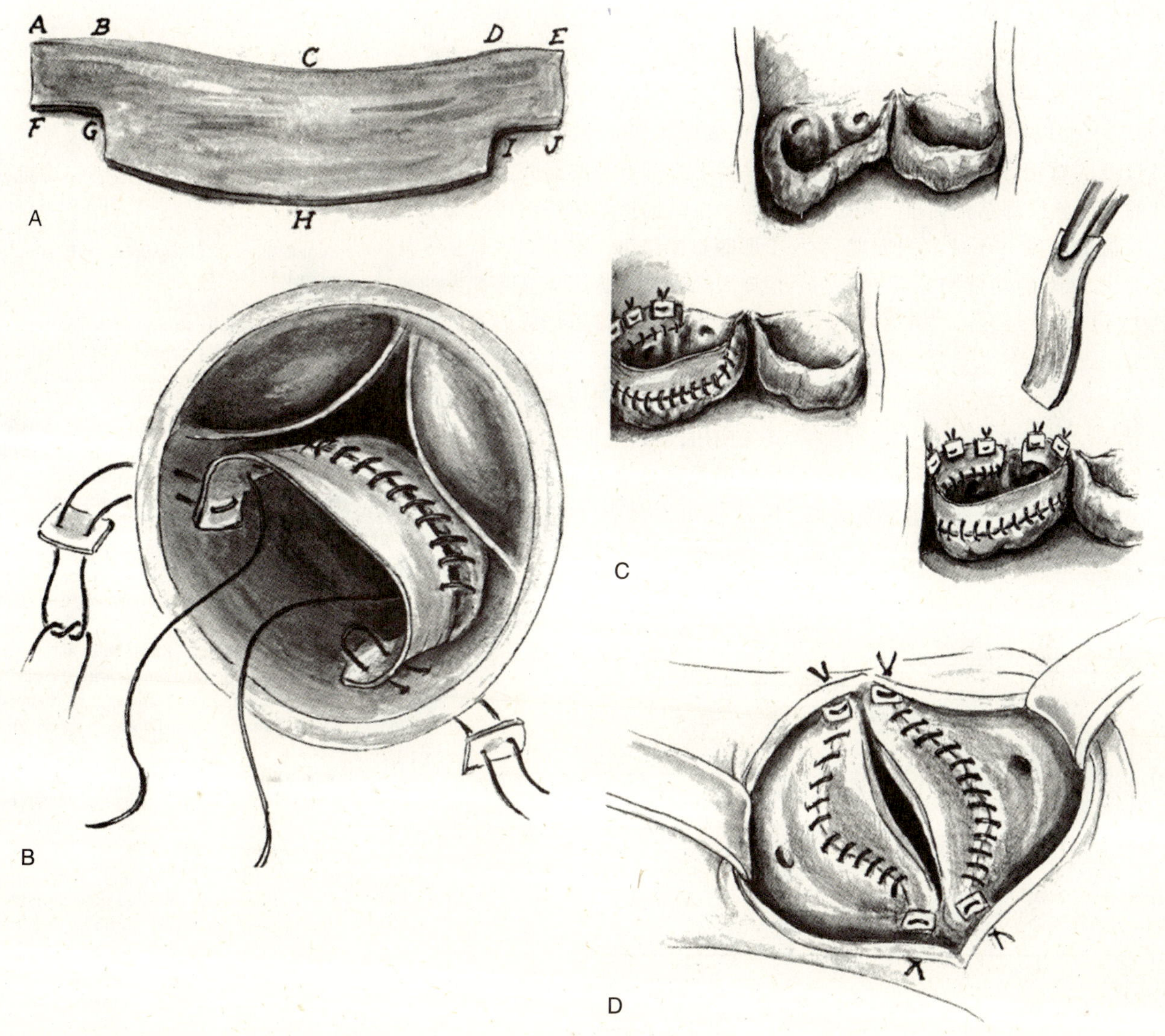

图 99.6　瓣叶增宽成形术：(A)采集心包片；(B)补片增宽瓣叶，再悬吊于窦管嵴；(C)瓣叶增宽后侧面观；(D)瓣膜重建后上面观。

使得瓣口居中，以减少成形术后的湍流以及远期瓣叶瘢痕化与再狭窄。另一种增宽的方法则是切开瓣叶瓣环附着处，再采用一块心包补片来修补瓣窦底部的人为缺损。

这些年来，用于瓣膜增宽的补片材料得到了不断的开发。如前所述，新鲜的自体心包无法承受血流动力学应力。用高浓度戊二醛(2%)处理心包会导致补片十分僵硬，并诱发早期钙化和狭窄。用低浓度戊二醛(0.6%)短时间(5分钟)固定心包，则可以得到更柔软的补片，并降低再狭窄的发生率。随访结果表明，经红外线技术处理的薄牛心包则是另一个较好的选择，其钙化和再狭窄的发生率最低。

结　果

主动脉瓣瓣膜成形术的手术技巧仍在不断发展中。采用上述的一种或多种技术得到的结果已有系列报道。但是，其中没有一个结果可以体现当前外科解剖学的新进展，也不能体现目前同期联合使用这些手术技巧的实际效果。

在对采用以上不同术式的78例患儿的全部临床经验进行回顾后，笔者发现术后跨瓣压差显著下降；采用反流分级和反流束与主动脉瓣环直径的比值，笔者证实主动脉瓣反流减少，并且左室舒张末期内径指数下降。

6个月到8年（平均5.6±1.9年）的术后随访研究显示，42%患儿的压差进行性地上升，并伴有瓣叶增宽所用的补片发生硬化与钙化。进一步分析发现，那些瓣膜本身狭窄以及瓣环发育不良的患儿再狭窄的发生率最高(图99.7)。而以往对狭窄畸形进行积极且过度的矫治，可能造成原本发育不良的主动脉根部结构拥挤。随访发现，反流的复发并不成其为问题，大多数患儿瓣膜的功能可以保持良好(图99.8)。

结 论

当前所采用的主动脉瓣瓣膜成形术的手术死亡率非常低。因为瓣膜置换术存在着需要抗凝以及再次手术的严重缺陷，尤其对于小孩及青少年人而言，成形术是极佳的替代选择。该术式保留了患者自身的瓣膜，同时并不妨碍必要时选择其他的治疗方案。对于那些非常年幼，或者关闭不全等其他原因导致主动脉瓣环显著扩大的患儿而言，主动脉瓣瓣环成形术可能优于ROSS手术。而对于主动脉瓣瓣环发育不良的患儿，则应减少或限制该术式的应用，以避免再狭窄的发生。未经戊二醛处理的补片材料较少钙化，如果采用，可能会减少再狭窄的发生。

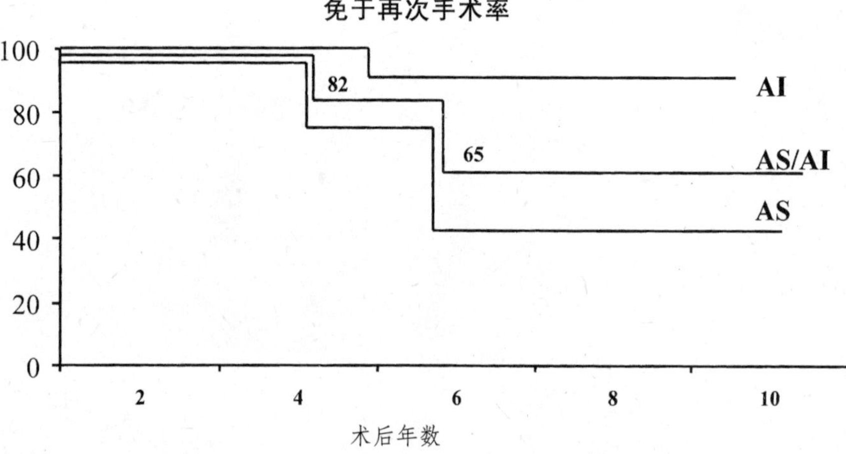

图 99.7 主动脉瓣膜成形术后维持功能时间图。主动脉瓣狭窄组(AS)术后功能丧失发生率最高。(AI：主动脉瓣关闭不全)

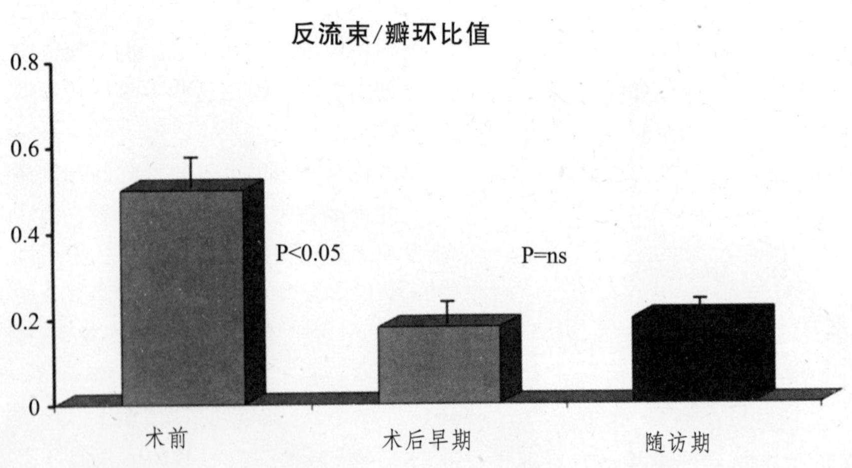

图99.8 主动脉瓣膜成形术后随访期间瓣膜反流的发生率。

推荐读物

Becker A. Surgical and Pathological Anatomy of the Aortic Valve and Root. In Cox JL, Sund T (eds), Operative Techniques in Cardiac and Thorac Surgery. Philadelphia: WB Saunders, 1996;1:3.

Bonow R, Picone A, Mclntoch C. Survival and functional results after valve replacement for aortic regurgitation from 1971 to 1983: Influences of preoperative left ventricular function. Circulation 1985;72:1244.

Borer J, Hochreiter C, Herrold EMCM, et al. Prediction of indications for valve replacement among asymptomatic or minimally symptomatic patients with chronic aortic regurgitation and normal left ventricular performance. Circulation 1998;97:525.

Borer J, Truter S, Herrold E, et al. Myocardial fibrosis in chronic aortic regurgitation. Circulation 2002;105:1837.

Bozbuga N, Erentug V, Kirali K, et al. Midterm results of aortic valve repair with the pericardial cusp extension technique in rheumatic valve disease. Ann Thorac Surg 2004;77:1272.

Chartrand C, Saro-Seervvando E, Vobecky J. Long term results of surgical valvuloplasty for congenital valve aortic stenosis in children. Ann Thorac Surg 1999;68:1356.

Cheung M, deLeval M, Tsang V, Redington A. Optimal timing of the Ross procedure in the management of chronic aortic incompetence in the young. Cardiol Young 2003;13:253.

Duran C: Present status of reconstructive surgery for aortic valve disease. J Card Surg 1993;8:443.

Grande-Allen K, Cochran R, Reinhall P, Kunzelman K. Mechanisms of aortic valve incompetence: Finite-element modeling of Marfan syndrome. J Thorac Cardiovasc Surg 2001;122:946.

Guidelines for the management of patients with valvular heart disease. A report of the American College of Cardiology/American Heart Association Task Force on Practice Guidelines. Circulation 1998;98:1949.

Hasaniya N, Grundy S, Razzouk A, et al. Outcome of aortic valve repair in children with congenital aortic valve insufficiency. J Thorac Cardiovasc Surg 2004;127:970.

Hawkins J, Minich L, Shaddy R, et al. Aortic valve repair and replacement after balloon aortic valvuloplasty in children. Ann Thorac Surg 1996;61:1355.

Ilbawi MN, DeLeon SY, Wilson WR, et al. Extended aortic valvuloplasty. A new approach for the management of congenital valve aortic stenosis. Ann Thorac Surg 1991;52:663.

Kiodas E, Enriquez-Sarano M, Tajik AJ, et al. Optimizing timing of surgical correction in patients with severe aortic regurgitation. J Am

Coll Cardiol 1997;30:746.

Lambert V, Obreja D, Losay J, et al. Long-term results after valvotomy for congenital aortic valvar stenosis in children. Cardiol Young 2000;10:590.

Okura H, Yoshida K, Hozumi T, et al. Planimetry and transthoracic two dimensional echocardiography in noninvasive assessment of aortic valve area in patients with valvular aortic stenosis. J Am Coll Cardiol 1997;30:753.

Robicsek F, Thubrikar M, Cook J, Fowler B. The congenitally bicuspid aortic valve: How does it function? Why does it fail? Ann Thorac Surg 2004;77:177.

Smith P, Barth M, Ilbawi M. Pericardial leaflet extension for aortic valve repair: Techniques and late results. Semin Thorac Cardiovasc Surg Pediatr Card Surg Annu 1999;2:83.

Sutton J, Ho Yen S, Anderson R: The forgotten interleaflet triangles: A review of the surgical anatomy of the aortic valve. Ann Thorac Surg 1995;94:419.

Thubrrikar M, Piepgrass W, Shaner T, Nolan SP. The design of the normal aortic valve. Am J Physiol 1981;241:H795.

Vandervoort P, Rivera J, Mele D, et al. Application of color Doppler flow mapping to calculate effective regurgitant orifice area: An in vitro study and initial clinical observation. Circulation 1993;88:1150.

Yacoub M, Cohn L. Novel approaches to cardiac valve repair: From structure to function: Part I. Circulation 2004;109:942.

Yacoub M, Cohn L. Novel approaches to cardiac valve repair: From structure to function. Part II. Circulation 2004;109:1064.

Yacoub MH, Gehie P, Chandrasekavan V, et al. Late results of a valve- preserving operation in patients with aneurysm of ascending aorta and root. J Thorac Cardiovasc Surg 1998;115:1080.

Yacoub M, Kilner P, Birks E,et a!. The aortic outflow and root: A tale of dynamism and cross talk. Ann Thorac Surg 1999;68(3 Suppl):537.

编者评述

T.L.S.

基于Ilbawi及其同事们所做的先驱性工作，人们对主动脉瓣瓣膜成形术再次产生兴趣。本章极好地总结出，主动脉瓣膜复杂的三维结构需要采用多种方法来有效地成形，必须根据其解剖学和病理生理学特点进行个体化的修复。甚至对二瓣畸形，Ilbawi所开创的瓣膜增宽术也能够重建出三叶瓣，这使得瓣口更为居中，改善了患儿的远期预后。

对于主动脉瓣明显狭窄和关闭不全的患儿，可以选择瓣膜成形术进行早期外科干预。不过，目前外科治疗的适应证并不十分清晰。大多数病例中，峰间值压差大于40~50 mmHg的主动脉瓣狭窄是外科手术或球囊扩张的相对适应证，特别是对于那些伴有左室肥厚，或者心电图显示心肌劳损的患儿。运动实验显示出心室功能不全也是它的另一个相对适应证。主动脉瓣狭窄的症状出现较晚，故不能将症状的出现当作外科治疗的适应证。导致舒张期降主动脉内血液倒流，并使左室容量负荷进行性加重的严重主动脉瓣关闭不全，则应该手术治疗。即便已经接受过降低后负荷的治疗，只要在一系列检查中证实左室舒张末期内径高于正常值的3个标准差，或者运动时收缩功能下降，这些都是外科治疗的相对适应证。运动耐量则是另一个外科干预的相对适应证。

越来越多在婴儿时期曾做过球囊扩张术的主动脉瓣狭窄患儿正陆续接受主动脉瓣成形或置换术。很多情况下，许多病例可以采用Ilbawi工作组所描述的技术来成形瓣膜。然而，其中很多患儿存在着相对的主动脉环发育不良，而上述减少反流的成形技术可能导致不同程度的狭窄。因此，他们可能更适合于瓣膜置换术而不是瓣膜成形术。考虑到自体瓣膜移植术后的耐久性以及术后主动脉根部逐步扩张的问题，主动脉瓣成形术作为姑息的治疗手段被越来越多地使用。如果我们预计术后瓣膜的相对耐用年限较长（超过5年），则应尽可能地选择瓣膜成形术。如果瓣膜明显变形，或者瓣膜成形术将会导致相对的狭窄，那么Ross手术则是较好的选择。然而，主动脉瓣明显关闭不全的患儿在接受成形术后，其瓣膜通常相当耐用，可允许患儿进一步生长发育，未来瓣膜置换时就有更多的选择方案。

我们认为瓣膜成形术是一种姑息方案，患儿最终仍需再次手术和瓣膜置换。然而婴幼儿、发育中的儿童、女性患者以及青年人仍然适合采用有一定耐久性的瓣膜成形术，这样可以使患者发育至成年期，此时机械瓣膜置换术也许是更好的选择。此外，人们开发组织工程瓣的兴趣日渐提高，有望未来研制出有生物活性的瓣膜，这样可以减少对机械瓣或生物瓣置换的诸多忧虑。

瓣叶增宽的材料仍有争议。如上所述，经戊二醛处理后，材料倾向于逐步钙化和硬化，并引起瓣膜变性、反流或狭窄复发，需要再次手术。而新鲜心包则会收缩，导致成形术后早期效果相对不确切。任何一种异体组织的使用，例如同种移植材料或牛心包，都未经过足够长时期的随访检验，也未明确是否更加可靠。然而，随着时间的推移，用于重建的非活性组织材料均可能发生退变。

主动脉瓣几何结构复杂，同时在手术室评估瓣膜功能很困难，所以在手术前后利用新型的成像技术很重要。三维超声心动图是一种新的检查手段，可用于术前判断瓣膜功能障碍的机制，并指导瓣膜成形术。如果能即时完成三维重建，就可以明显提高我们对瓣膜精确成形的能力。

鉴于第100章所提到的瓣膜置换术的并发症，大部分儿童心脏中心已全方位更为积极地开展瓣膜成形术，以期在日后瓣膜置换之前，瓣膜成形术能成为一种可靠耐久的姑息手段。

（周新民　译）

第 100 章

儿童瓣膜置换术/ROSS 手术

Ronald C. Elkins

儿童瓣膜成形术或瓣膜置换术并不常见，瓣膜置换术对于许多处于生长期的患儿来说并不是一种满意的选择，临床上往往因此一再延迟瓣膜病患儿的手术治疗时间，即便他们的血流动力学紊乱已经比较明显。处理患有心脏瓣膜病的婴幼儿或儿童时，心脏外科医师必须时刻注意到他们独特的临床特点与治疗需求。会诊或设计手术方案时，必须考虑到患儿各自的临床需求，例如生长发育、活动力水平、生活方式以及医疗干预的依从性。在大多数情况下，瓣膜性心脏病的处理应该遵循上述理念，儿童术后的心脏生长将不会受到人工植入物的影响，其生活方式也不会因此带来不必要的改变。具备缜密构思和精湛外科技巧的瓣膜成形术通常是低龄患儿最好的选择。大部分适于成人的保留瓣膜的术式并不适用于儿童，因为无法满足其生长的需要。所以，如何采用创新性技术来使移植物或者移位的瓣膜保持活性及继续生长的潜力是至关重要的(参阅第97~99章)。

在前面的章节中，笔者已对瓣膜畸形展开了解剖学与病理学方面详尽的讨论，本章不再赘述。以下讨论的是对患有主动脉瓣、二尖瓣、三尖瓣、肺动脉瓣疾患的儿童开展瓣膜置换术的适应证以及手术技巧。

主动脉瓣疾病

最常见的先天性主动脉瓣畸形是二叶型主动脉瓣。据估计，在出生时或在一生中，1/3具有该畸形的患者会出现明显的主动脉瓣狭窄(AS)。相当一部分主动脉瓣狭窄和二叶型主动脉瓣的患者会出现瓣膜下梗阻，其中一部分伴有瓣下局限性隔膜，而其他患者则存在弥漫性左室流出道梗阻。1/3的二叶型主动脉瓣患者可能合并有主动脉瓣关闭不全（AI)，尤以青少年或青年人居多。1/3的二叶型主动脉瓣患者并不表现明显的主动脉瓣功能障碍，除非该畸形瓣膜罹患心内膜炎。

出生后几个小时内，有明显主动脉瓣梗阻的患儿就可能出现充血性心力衰竭，须早期治疗来抢救患儿生命。如果左心室足够大，介入心脏病专家采用急诊球囊瓣膜成形术进行瓣膜切开，在体外循环条件下经心室径路施行主动脉瓣瓣膜切开术或直视瓣膜成形术(详见第80章)都是可供选择的救治方法。已有相当多的瓣膜切开术效果不理想，或者是在瓣膜切开后反而出现严重的主动脉瓣关闭不全的患儿，做了主动脉位置的自体肺动脉瓣移植(ROSS手术)，并且这种术式的短期效果极好。自体肺动脉瓣移植是一种根部置换术，如果使用可吸收缝合线，自体移植物可随患者生长，对于生长发育期的患儿极为有利。虽然目前还没有该术式远期效果的报道，但早期成功率及已有的众多生后第一年内完成ROSS手术的临床报道，其结果令人鼓舞。本章随后将讨论该术式的操作技巧。

随着主动脉瓣球囊瓣膜成形术在原发性或复发性主动脉瓣狭窄方面应用的增加，术后出现严重主动脉瓣关闭不全而需要外科手术的患儿也越来越多。一些心脏中心建议采用以下瓣膜成形术的技巧：瓣叶撕裂修复，瓣叶穿孔补片修补，戊二醛固定的自体心包增宽瓣叶和交界成形术等。这些类型的成形术近期效果很好。据统计，术后3年内无需再次手术率(瓣膜成形或置换术)达100%，未发生主动脉瓣进行性关闭不全者达75%。然而，对于同样的群体，瓣膜成形术与ROSS手术的效果是否相同，目前尚不清楚。

对于心室功能下降但内径正常的患儿，即使伴有明显的心内膜弹力纤维增生症(左室心内膜回声增强)和严重的主动脉瓣环或瓣下梗阻，都能够采用扩大的ROSS手术进行矫治而获得成功（应用Konno方法改良的ROSS

手术行室间隔心肌切开或切除，以扩大左心室流出道）。

主动脉瓣膜切开术或瓣下梗阻切除术即便成功，也只视为一种姑息性的手术方法。术后可能再度发生左室流出道梗阻或明显的主动脉瓣关闭不全，这与瓣膜基础病理畸形以及外科医师畸形矫治的经验相关。在笔者237例瓣膜切开或瓣下梗阻切除术后存活的患儿中，10年内再次手术率略高于50%。5岁前就需要进行主动脉瓣手术的患儿，其中将近80%在15岁前必需再次手术。对于术后再狭窄不伴或伴有轻度关闭不全的患儿，可再次行主动脉瓣切开术，包括再次球囊瓣膜成形术或外科手术。术者应该谨慎地考虑瓣膜的病理学畸形以及自己恢复瓣膜功能的能力，应使得成形术后的瓣膜在一个较长的时间内维持或接近正常的功能(超过15年)。与其先接受一个有限的瓣膜切开术，再在术后几年内第三次经胸骨正中切口置换主动脉瓣比较起来，采用主动脉位置的自体肺动脉瓣移植也许是更为稳妥的方法。尽管患儿仍可能还需要再次行同种肺动脉管道重建右室流出道（笔者统计了201例患儿，14年内不必再次手术置换同种肺动脉管道的约占86%±5%），而再次手术的风险明显低于第三次主动脉瓣置换手术。

瓣膜切开术后，如出现明显的主动脉瓣关闭不全，应该给予患儿药物治疗。同时，还应采用临床评估与心脏超声检查相结合的方法，对瓣膜功能、左室功能及其大小进行密切随访。如果患儿活动受限，或者左室内径增大、左室功能下降，则有必要考虑主动脉瓣置换。ROSS手术的近期与远期效果表明了该术式对于儿童和青少年而言是一种首选术式。

主动脉瓣关闭不全可伴发膜周或流出道型室间隔缺损。一般而言，干下型室间隔缺损与膜周型室间隔缺损可分别导致右冠与无冠瓣脱垂。随着时间推移，瓣叶会变得冗长。约1/2的患儿主动脉瓣为三叶，而另一半患儿的无冠瓣和右冠瓣的交界则发生融合。为治疗这样的病变，传统的手术方法是采用补片修补室间隔缺损，缩短冗长的主动脉瓣叶，从而对瓣叶进行成形。Carpentier近来认为，正是室间隔缺损引起了主动脉瓣环直径增大。他建议在主动脉瓣环的冠状静脉窦基底部做一个环形荷包缝合，直至环下的瓣间纤维三角处，缝线最后从无冠窦内的主动脉壁向外出针，并带垫打结。室缺补片区的缝线可以缝在补片上，或者靠近补片。脱垂瓣叶游离缘的冗长部分在瓣叶中部采用三角形切除，这样就让3个瓣叶恢复了更接近正常的解剖结构。采用这一缩减的瓣环成形术，可以让瓣叶相互对合得更为满意。对于那些二叶型主动脉瓣合并有室间隔缺损的患儿，笔者采用ROSS手术进行根部置换并在获取自体肺动脉移植物的同时，有意延长自体肺动脉上的右室游离壁长度，最后用其根部的延长部分来关闭室间隔缺损。

手术技巧

在儿童主动脉瓣手术过程中，笔者喜欢“安静”的手术视野以获得最佳的显露。笔者认为全身浅低温同时灌注冷血心脏停搏液可以很好地保护心肌，有充裕的时间来完成整个手术的细致和精确的操作。常规使用双腔静脉插管，其中上腔静脉采取高位插管。选用该方案可对几乎全部患儿施行心脏逆行灌注，甚至是那些低龄、冠状静脉窦插管必须在直视下方可完成的患儿也是适合的。高位上腔静脉插管可确保主动脉瓣的显露。对于所有患儿笔者均采用左心引流：经右上肺静脉留置左心抽吸管，并跨过二尖瓣送入左心室内。尽量在主动脉高位插入动脉灌注管，如果发现明显的升主动脉疾患，可将管插在近无名动脉起始部甚至更远。笔者总是要游离主动脉脂肪垫，以显露右冠状动脉起始部，以便根据设计好的手术方案在适当的位置切开主动脉。笔者倾向于在右冠状动脉开口上方1~2cm横行切开主动脉，然后垂直向无冠窦中点下延。适当布好牵引线拉开主动脉切口，主动脉瓣及其瓣下流出道就可以得到极佳的显露。

不管是恢复瓣叶功能，还是置换无支架组织瓣膜，其手术效果都依赖于术者对正常主动脉瓣解剖关系的成功再造，所以外科医师必须铭记以下几个解剖关系。主动脉瓣的良好功能依赖于瓣叶相互对合的满意程度，只有对合满意才能让菲薄且精致的正常主动脉叶或肺动脉瓣叶能够承受得住体循环阻力所产生的应力，同时亦不会对左室射血产生的前向血流产生阻力。合适的瓣叶对合依赖于主动脉瓣环三维结构(大小和构造)、窦管部三维结构以及每个瓣膜交界相对于其他两个交界的高度和位置(图100.1)。长期以来，正是因为没有重视或领会以上的原则以及无法处理好这些解剖关

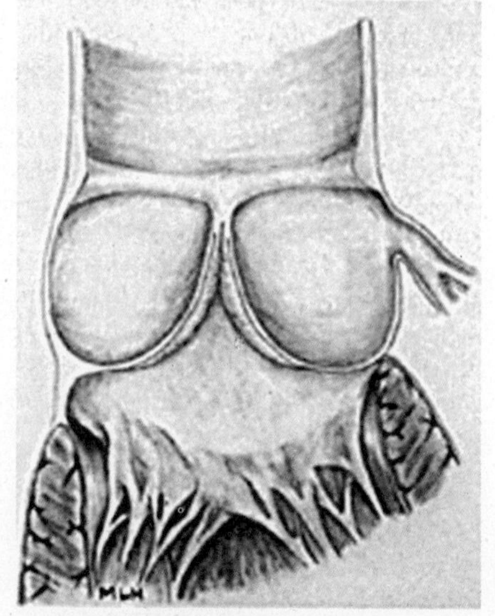

图 100.1　适当的瓣叶对合依赖于主动脉瓣环三维结构(大小和结构)、窦管交界三维结构以及每个交界相对于其他两个交界的高度和位置。

系，导致了无支架组织瓣难以得到广泛应用。随着Bentall手术、动脉调转术、同种瓣膜移植术等这些术式经验的逐步积累，许多外科医师将相应主动脉根部的手术技巧引入ROSS手术中，并采用ROSS手术来治疗患有主动脉瓣膜病的患儿（详见第46章有关ROSS手术的描述）。切除病变主动脉瓣后，用Hegar扩张器或测瓣器仔细量取主动脉瓣环直径。根据患儿的体表面积在计算图中找到预期的直径，与实测直径两相比较。如果患儿的Z值小于或等于-2时，应该仔细清除所有梗阻性的纤维组织，并仔细切除部分无冠窦部位的主动脉瓣环，以便扩大其瓣环。大多数患儿这样处理即可，但另一些患儿还需要切除瓣下隔膜，同时加做左心室流出道心肌切开术或Ross-Konno手术来解除梗阻。如果主动脉瓣环Z值大于或等于2时，则应该施行减小瓣环的术式，即瓣环环缩术。对于那些预期生长发育明显的以及ROSS手术中测量的主动脉瓣环大小正常的患儿，笔者使用可吸收线来缝合自体肺动脉移植物。这样就提高了自体肺动脉移植物在今后继续生长的可能性。儿童ROSS手术其他方面的手术技巧与成人类似。

主动脉瓣置换术

如果病变主动脉瓣难以通过瓣膜成形术来矫治，而肺动脉瓣正常的话，则可以采用自体肺动脉瓣置换主动脉瓣。1%~2%的二叶型主动脉瓣患者的肺动脉瓣也是二叶畸形，对于该类患者，笔者采取根部置换术，用同种异体主动脉带瓣导管来替换主动脉瓣。自体肺动脉移植物可以植入主动脉内，也可用于主动脉根部置换。在植入主动脉内时，自体肺动脉移植物是作为一个解剖单元被严密植入受体主动脉根部内，减小了瓣叶交界间三维结构发生改变的风险。对于瓣环直径在20~25mm之间并且解剖结构相对正常的大龄患儿，笔者最初喜欢采用自体肺动脉主动脉内植入方法。Ross就该术式的远期效果进行过报道，其术后20年精确生存率为80%，免于再次手术率为85%。根部置换术始于1986年，现已被广泛应用于自体肺动脉植入。该技术的发展使得外科医师可以将自体肺动脉广泛应用于治疗主动脉瓣以及左室流出道均有病变的疾病。所植入的瓣膜是作为一个解剖单元进行转位移植的，只要在手术中注意避免肺动脉和主动脉瓣环明显的不匹配现象，或者当患儿合并主动脉瓣瓣环扩张时，采用合适的瓣环环缩术，自体肺动脉移植物均不会发生扭曲。1986年8月至2002年7月间，笔者一共做了201例ROSS手术（患者年龄从1天至18岁不等，平均年龄为9.9岁），术后存活患儿的14年精确生存率为97%±2%，手术死亡率为5%。4例患者术后晚期死亡，其中1例死亡与瓣膜相关。161例患者施行过根部置换术，13例接受Ross-Konno术，40例完成了自体肺动脉主动脉内移植术（17例扇形冠状动脉下自体肺动脉植入，23例套入式筒状自体肺动脉植入）。术后存活的190例患者中，83%±8%在14年内没有发生自体肺动脉的退化（自体肺动脉再次手术、与感染无关的自体肺动脉发生严重的关闭不全以及瓣膜相关性死亡）。148例接受过根部置换术的患者中，除外2例二叶型肺动脉瓣患者早期出现了瓣膜退行性病变，在术后13年内，95%±3%的患者没有出现自体肺动脉移植物瓣膜退行性病变（图100.2）。在本组病例中，2例患者因手术操作失误需再次手术，2例患者自体肺动脉移植物出现瓣膜异常，4例患者出现主动脉瓣环扩大，3例患者出现自体肺动脉移植物的窦部扩大。术后14年内，88%±7%的患者不必再次手术，67%±6%的患者未出现同种异体移植物的退变（置换、球囊瓣膜成形术、支架置入或异体移植物再次手术等异体移植物干预，跨瓣峰压≥56.7kPa，或者出现严重的移植物瓣膜关闭不全）。25例患者发生瓣膜相关事件，其中心内膜炎2例（1例为移植的自体肺动脉瓣，1例为同种异体瓣），瓣膜相关性死亡1例，自体肺动脉移植物需再次手术11例（其中1例再发

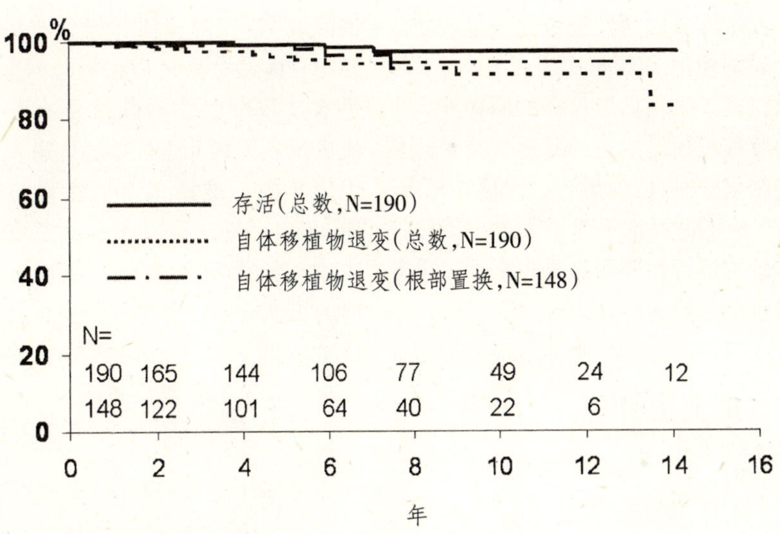

图 100.2　术后 14 年内，190 例患者仍存活，并且自体带瓣肺动脉没有发生退行性病变；其中 148 例行根部置换术患者也没发生自体移植物败坏。（排除了两例移植物为二叶型肺动脉瓣的患者，他们术后早期出现退行性病变。）

瓣下梗阻)，同种异体肺动脉移植物需再次手术11例，无瓣膜相关的栓塞和出血。术后14年内，67%±9%的患者没有发生瓣膜相关事件。

如果患者存在肺动脉瓣膜发育异常，不管是二叶型，还是一个或多个瓣叶结构异常，笔者都采用同种异体主动脉移植物。选择供体年龄相对较轻、瓣环比受体稍大的同种异体移植物；采用根部移植技术将同种异体主动脉移植物按正常的解剖方位植入。切除移植物上左冠窦中的左冠状动脉开口，将患者左冠状动脉“袖扣片”与该开口进行吻合。注意游离患者冠状动脉，做成的带有部分窦壁的“袖扣片”最好足够大，这样的话，对于将来的再次置换手术就简单得多。完成同种异体移植物与主动脉远端吻合后，灌注心脏停搏液，使得同种异体移植管道充盈，确定好右冠状动脉吻合位置。最后移植右冠状动脉，注意避免发生扭曲，右冠状动脉吻合口通常选在同种移植物上右冠状动脉开口的头侧。采用同种异体主动脉移植物来替换主动脉瓣这一术式，其早期疗效很好。晚期疗效则取决于受体对同种异体移植物的免疫反应以及无活性瓣叶的退变发展的情况。现已发现，低龄患儿发生瓣膜加速性退行性变以及功能障碍的病例，需要再次瓣膜置换术。最近报道了采用低温保存的同种异体主动脉移植物完成主动脉瓣置换术的长期结果，20岁以内患者，术后10年内，47%的不需再次手术。大部分因移植物结构退行性变而需要再次手术患者的年龄一般为5~10岁。

扩大瓣环

为了完全解除左室流出道梗阻，有必要施行主动脉心室成形术来扩大主动脉瓣环和增宽左室流出道。自体肺动脉移植物置换主动脉瓣手术的引入简化了该术式。手术中切下患儿的肺动脉及其瓣膜，以及紧靠肺动脉瓣环近端1.0~1.5cm的右室前方游离壁(图100.3A)。切除主动脉瓣，游离出冠状动脉以备吻合，切除主动脉根部。在靠近左冠与右冠窦交界处切开室间隔，切口向圆锥乳头肌延长，该操作必须在显露清楚的情况下进行(图100.3B)。如果需要施行室间隔肌部分切除术，应在植入自体肺动脉之前进行。将自体肺动脉移植物置于解剖位置，利用其基底部右心室游离壁关闭室间隔切口。肺动脉根部按常规吻合到主动脉瓣环上(图100.3C)。笔者一般采用一块Teflon长条作垫片，沿着室间隔切口将自体肺动脉移植物与间隔心肌进行加固缝合，而主动脉瓣环缝合则应采用可吸收缝线。右室心肌应当再血管化，该技术有利于自体肺动脉移植物“生长”。ROSS手术的其他步骤如前所述。植入自体肺动脉移植物后，松开阻断钳，检查冠状动脉和瓣环的吻合情况。然后，采用常规方法完成同种异体移植物重建右室流出道。而同种异体肺动脉的直径应该稍大于受体肺动脉分叉处。常规将同种异体移植物安置在右室切口缘，除非自体肺动脉要用于关闭室间隔。该区域中，同种异体移植物有一小段要与自体移植物缝合在一起。运用本手术技巧可以矫治几乎所有的左室流出道梗阻畸形，也可以让患者在有生之年内，维持正常的主动脉瓣功能。笔者已将这种ROSS手术的衍生术式应用扩大到复杂性左室流出道畸形的低龄患儿、青少年、曾经接受过房室成形术以及不愿意或不能继续抗凝的人工瓣膜置换患者。

主动脉瓣环扩大或膨大

主动脉瓣环明显扩大、显著的主动脉关闭不全和二叶型主动脉瓣的患儿，如果出现左心功能不全的症状，或者心脏彩超证实其心室内径明显扩大或进行性扩大，应该考虑接受主动脉瓣置换术。由于患者多为青少年和儿童，治疗依从性差，使用人工瓣膜以及抗凝治疗的并发症和长期风险均导致人工瓣膜置换术的远期疗效不佳。采用ROSS手术则有机会在恢复瓣膜功能的同时，对患者的生活方式几乎没有影响。然而，主动脉与肺动脉瓣环的明显不匹配会导致早期自体移植物瓣膜失效。最近笔者改进了自体肺动脉的移植技巧，可望改善手术的中远期效果。自体肺动脉置换主动脉根部术式，同时对主动脉瓣环进行缩减式瓣环成形术，并采用外固定法使主动脉瓣环不再扩大。缩减式瓣环成形术采用2–0 聚丙烯线绕主动脉瓣环做连续褥式双荷包缝合，从无冠窦主动脉壁处进针，沿冠状静脉窦深面瓣环以及叶间三角下褥式缝合一周。当缝线在无冠窦相遇时穿出主动脉壁，并穿过同一垫片后，根据体表面积确定好的瓣环直径逐步收紧环缩缝线并打结固定(图100.4至图100.6)。然后，自体肺动脉行根部置换术。近端采用4–0聚丙烯线间断缝合，缝合应包括瓣环缩环线以内的组织。自体肺动脉移植物就位后，线内放置一长条编织Dacron片，当缝线打结后该编织Dacron条即被固定在自体肺动脉移植物外面。该垫圈样条片可起到“固定”主动脉瓣环大小的做用(图100.7)。预期身体有显著生长发育的儿童，在行瓣环环缩术时可以参照介于+2 和0之间的Z值来确定瓣环直径。这样做有可能使自体肺动脉瓣存在轻微的关闭不全，但是，通过采用所谓“固定”主动脉瓣环的措施，其关闭不全一般不会进一步加重。

其早期结果是鼓舞人心的，因此该技术已被笔者应用于越来越多的年长儿童与青少年。运用上述技巧，笔者可以轻而易举地将34~35mm的主动脉瓣环缩小至24~25mm。部分患者的主

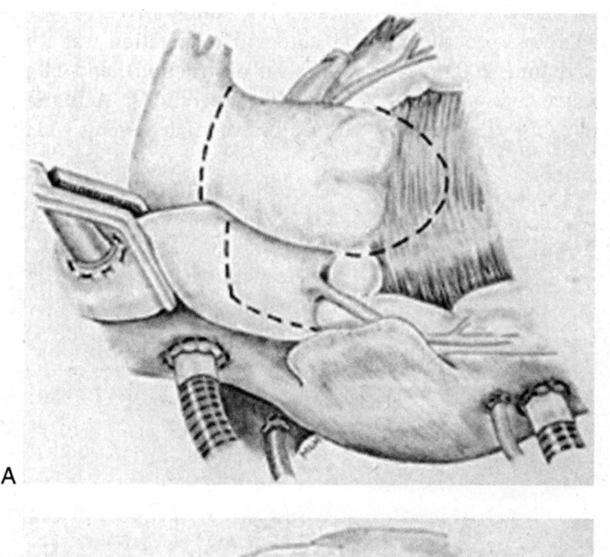

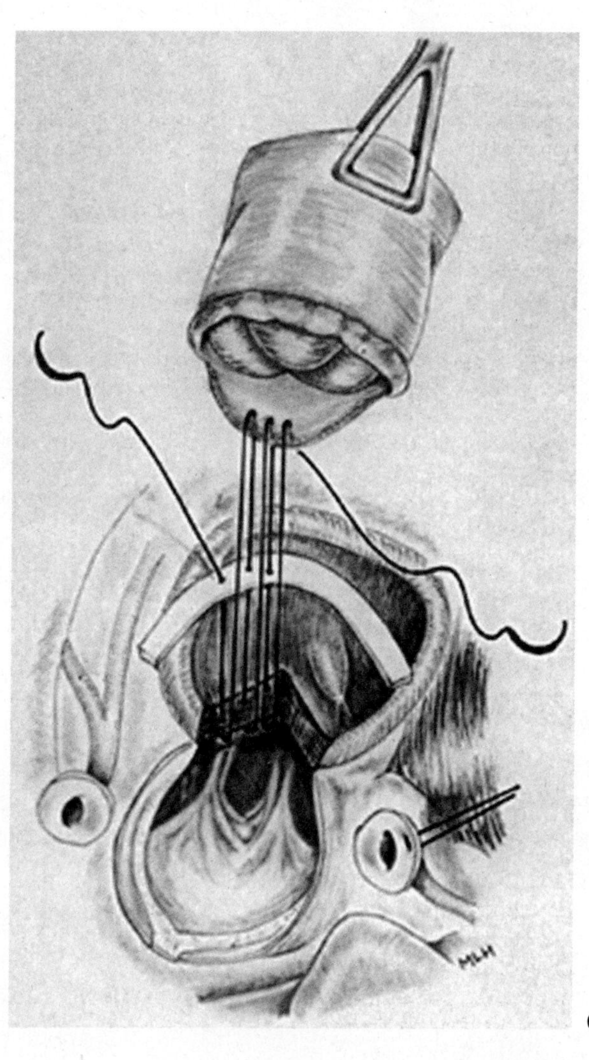

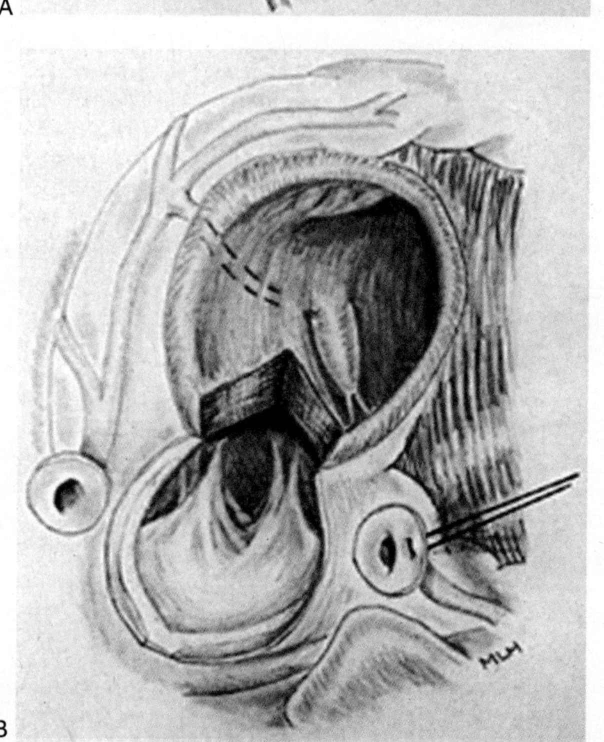

图 100.3　(A)分离好肺动脉以及肺动脉瓣之后,确定切开右心室的位置,以便将靠近肺动脉瓣环的 1.0 ~1.5cm 右室前游离壁连同自体带瓣肺动脉一起摘除。(B)右室切口向着圆锥乳头肌延长,直至可以清楚显露圆锥乳头肌。(C)将自体带瓣肺动脉移植至解剖位置,右室前方的游离室壁用于关闭右室切口,按常规将肺动脉根部移植到主动脉瓣环上。

动脉瓣环扩大可能与升主动脉瘤或者升主动脉显著扩张有关。对于升主动脉瘤的患者,可先切除动脉瘤,选用大小合适的编织Dacron人工血管置换(图100.8)。编织Dacron人工血管的直径应近似于环缩后的主动脉瓣环直径，在自体肺动脉移植物的窦管交界远端与之吻合。对于升主动脉显著扩张的患者,可行主动脉成形术,半椭圆形切除部分主动脉壁，将直径缩小到成形后的主动脉瓣环直径，然后再与自体移植物进行端端吻合(图100.9)。

二尖瓣置换术

由于同种或异种生物瓣耐久性差，所以儿童行二尖瓣置换时一般首选机械瓣。新型、低架、侧倾碟瓣具有满意的瓣膜功能指数(有效瓣口面积/设计瓣口面积),并且已证实具有早期优良的血流动力学性能。所有置换机械瓣膜的患儿都必须终身服用华法林抗凝,尤其是低龄患儿。否则,瓣膜关节面上容易出现内向生长的血管翳样结构，有可能阻碍瓣叶活动或导致显著的瓣口狭窄。年长患儿二尖瓣置换

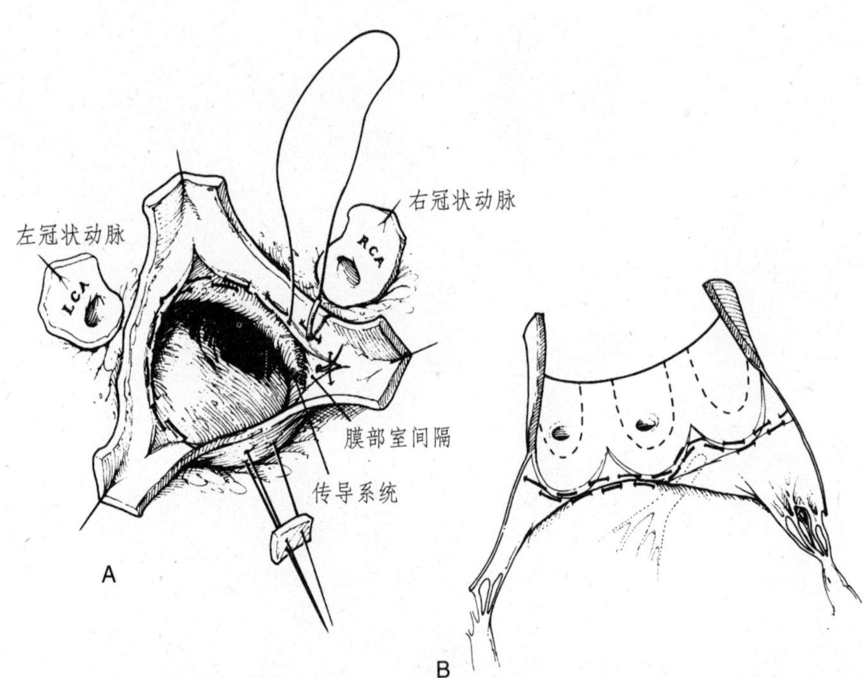

图 100.4 (A)两根 2-0 聚丙烯线采用荷包缝合法安置于主动脉瓣环冠状静脉窦的最低处,在 3 个交界处的缝法分别是:左、无冠窦交界缝在叶间纤维三角内,左、右冠窦交界缝在室间隔的心肌上,右、无冠窦交界缝在膜部室间隔。缝线沿主动脉瓣环缝合后,从无冠窦中点处穿出主动脉壁,并穿过毡片。(B)主动脉瓣环剖面图显示出缝线安置的实际位置。注意在膜部室间隔安置缝线时要避免损伤传导系统。(With permission from RC Elkins.The Ross Operation in Patients with Dilation of the Aortic Annulus and of the Ascending Aorta. In Cox JL, Sundt III TM (eds),Operative Techniques in Cardiac and Thoracic Surgery,Vol.2. Philadelphia:WB Saunders,p.333,1997.)

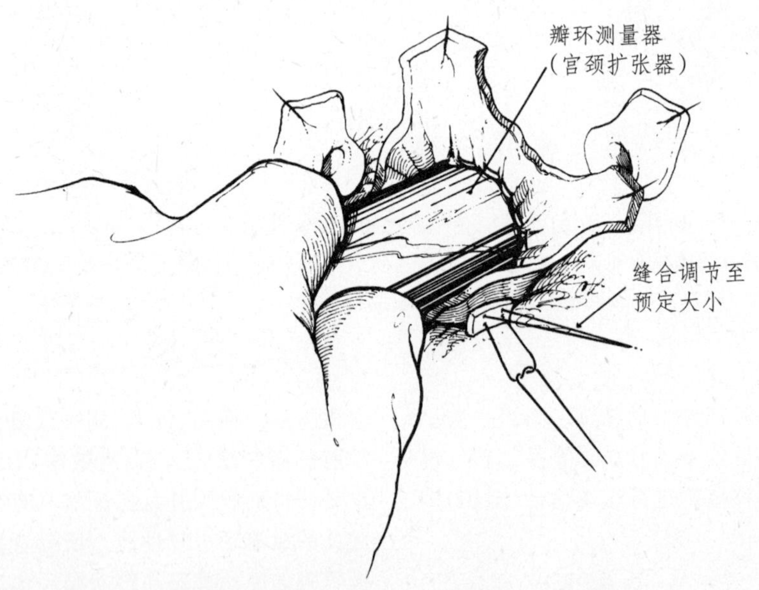

图 100.5 利用两根带垫缝线以及带有刻度的扩张器使患者主动脉瓣环环缩至合适的尺寸。(With permission from RC Elkins.The Ross Operation in Patients with Dilation of the Aortic Annulus and of the Ascending Aorta. In Cox JL, Sundt III TM(eds),Operative Techniques in Cardiac and Thoracic Surgery,Vol.2. Philadelphia:WB Saunders,p.334,1997.)

的早中期效果类似于成人,他们发生血栓栓塞并发症的风险有所增加,尤其是年龄较大的患儿和青少年容易发生瓣膜血栓。幼儿的二尖瓣环、左房与左室均很小,所以二尖瓣置换有一定的难度。对于这些患儿,采用胸骨正中切口可以获得极佳的暴露,而低温停循环则有助于避免心房插管对术野显露的影响。经房间沟切开心房或切开右房与房间隔都可以提供良好的显露。尽可能植入较大的人工二尖瓣,以降低再次二尖瓣膜置换的可能性。新生儿一般可植入19mm或更大的二尖瓣。如果患儿的二尖瓣环极小或左室流出道狭窄,可将二尖瓣安放在瓣环上,距离瓣环0.5~1.0cm的左房壁。少数新生儿采用该方法已经取得了令人满意的早期效果,即便在极为困难的条件下,该术式仍能将二尖瓣成功植入。植入机械瓣时,手术医师应避免额外使用毡片等其他人工材料来加固瓣膜缝线。这些垫片会促进局部瘢痕形成,使得再次二尖瓣置换时操作更为困难,以至无法植入更大的机械瓣。外科医生和小儿心脏病专家应该预期到新生儿阶段成功接受二尖瓣置换术的患儿,5年内约有80%可能性需要接受二次手术。

最近,对儿童与青年人采用自体带瓣肺动脉来置换二尖瓣又引起了人们新的兴趣。这种术式最初是由Ross于1967年描述,随后Ross和Kabbani在置换二尖瓣时,改良了Yacoub所描述的同种异体瓣“大礼帽”置换法。他们报道了80例平均年龄39岁患者的中期结果,令人满意。具体方法是将自体带瓣肺动脉植入一根编织涤纶人工血管内,其瓣环缝在涤纶管道的近端,以支承自体移植物瓣膜。将肺动脉远端和涤纶管道远端吻合,接着将涤纶管道及其所包容的自体瓣缝合于二尖瓣环。涤纶管道外包自体心包片以避免左房血栓形成。1991年,笔者采用“大礼帽”技术

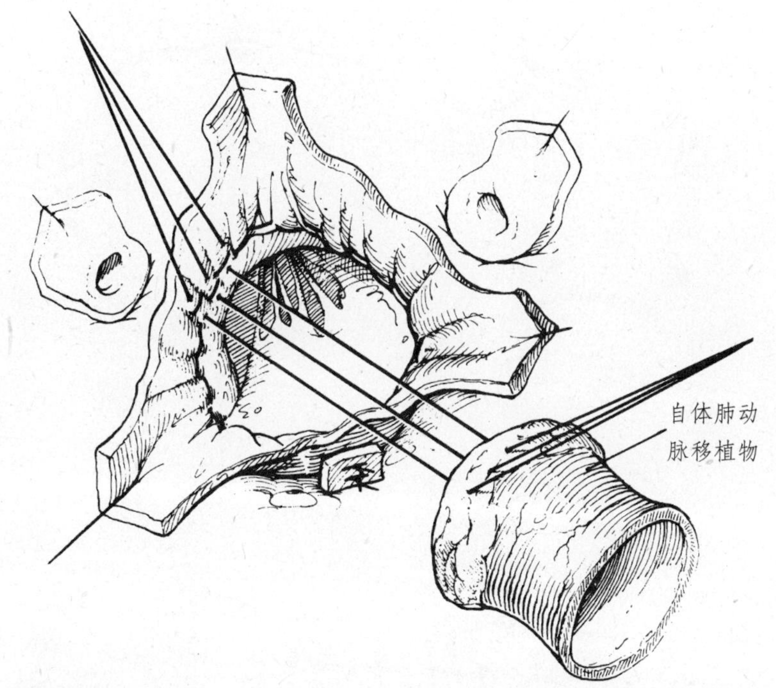

图 100.6　在主动脉瓣环水平进行的间断缝合线以及缩小瓣环的缝线。(With permission from RC Elkins.The Ross Operation in Patients with Dilation of the Aortic Annulus and of the Ascending Aorta. In Cox JL, Sundt III TM (eds),Operative Techniques in Cardiac and Thoracic Surgery,Vol.2. Philadelphia:WB Saunders,p.335,1997.)

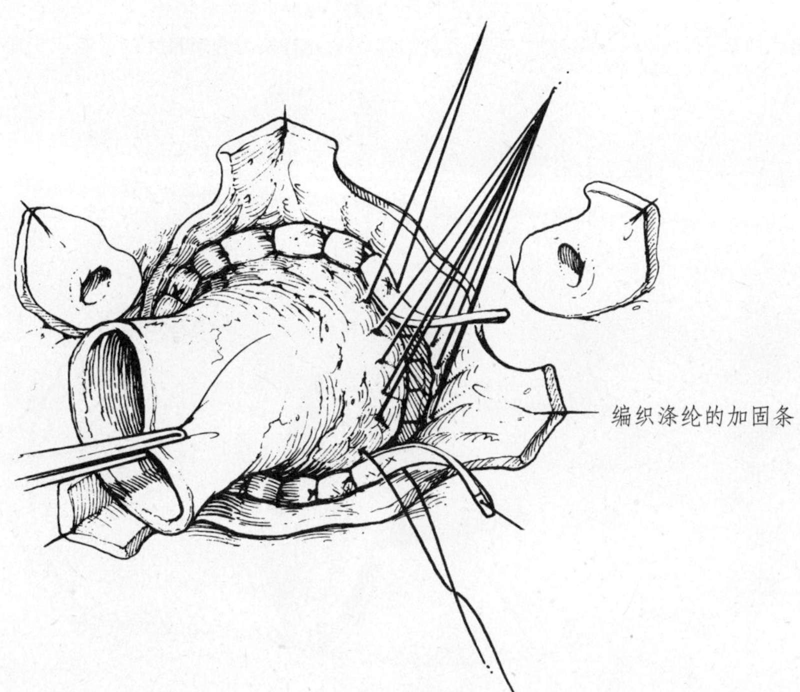

图 100.7　近端缝线打结在一块编织 Dacron 长条上，注意将 Dacron 长条始终置于自体带瓣肺动脉外侧，不要将其放在主动脉瓣环和自体肺动脉对合线之间。将 Dacron 长条两端用最后两针缝在一起打结，固定主动脉瓣环。(With permission from RC Elkins. The Ross Operation in Patients with Dilation of the Aortic Annulus and of the Ascending Aorta. In Cox JL, Sundt III TM (eds),Operative Techniques in Cardiac and Thoracic Surgery,Vol.2. Philadelphia:WB Saunders,p.335,1997.)

为一例7岁患儿施行了自体肺动脉瓣置换二尖瓣。超声心动图显示患儿瓣膜维持正常功能长达10年之久。最终患儿死于反应性气道疾患，此时其体表面积已是手术时的3倍。尸检证实自体移植物瓣膜形态正常，组织再血管化也非常满意。自体带瓣肺动脉置换二尖瓣的初期经验已在笔者国内逐步得到积累，如果进一步证实其结果可喜的话，则这种无需长期抗凝的二尖瓣置换术将非常适合于儿童和年轻人。

肺动脉瓣置换术

不论是作为单独的瓣膜置换术，还是作为右室流出道重建的带瓣管道，肺动脉瓣置换技术已经被越来越多的先天性心脏病外科医师所掌握。随着人们对复杂先天心脏畸形的姑息以及根治性治疗能力的逐步提升，越来越多的患儿可以活到成年，而残留的肺动脉瓣狭窄和关闭不全也逐渐引起广泛的关注。许多先天性心脏病在第一次“矫治性”手术中需要使用管道来重建右室流出道。最初采用的是带生物瓣的涤纶管道。然而在植入低龄患儿体内后，早期就出现瓣叶结构退化以及管道内膜剥脱并造成梗阻。这些令人失望的结果导致此类管道应用的中断。所以儿童与年轻人的肺动脉瓣置换术和右室流出道重建术越来越多地选择同种异体肺动脉移植物。然而，同种异体移植物，尤其是小尺寸异体移植物的来源很少，而钙化、瓣膜失效或管道梗阻等情况在术后早期就可能出现，人们仍在寻求更为理想的带瓣管道来重建右室流出道。右室流出道重建目前的金标准仍然是低温保存的同种异体肺动脉瓣。与其他先天性心脏畸形的重建术相比，ROSS手术所采用的异体肺动脉移植物效果更好。笔者完成的ROSS手术190例存活病例中,有81%±8%的患儿在16年内不必因异体移植物而再次手术;67%±6%未出现异体移植物退行性变，包括异体移植物再次手术、安置或不安置支架的球囊瓣膜成形术、跨瓣峰压50mmHg或以上，以及严重的肺动脉瓣关闭不全。对以往72例其他需行同种异体移植物重建右室流出道的患儿研究结果显示，术后8年内，仅53%±10%的患者未出现移植物衰败，包括再次手术,跨瓣峰压40mmHg或以上,以及严重的肺动脉瓣关闭不全。将此数据与所有从1997年一月开始应用于右室流出道重建的同种异体移植物做多变量分析,结果显示,供体年龄<5岁、手术偏晚、非ROSS手术等是同种异体移植物失功的危险因素。

经其他研究人员论证,低龄患儿、小型尺寸同种异体移植物、肺动脉高压以及肺动脉远端病变都与异体移植物功能衰败有关。尺寸合适的、可用的异体移植物供不应求，这促使研究人员努力寻找其他可用于重建右室流出道的带瓣管道。目前最有前景的新型带瓣管道是Contegra管道(Medtronic公司, 明尼阿波利斯,MN)。该管道由戊二醛固定，是一种带有三叶静脉瓣的牛颈静脉。目前已出现在欧洲市场,在美国仍处于临床试验期。该产品早期效果非常好且并发症少。对于大龄患儿，尤其是那些原已安放有右室流出道带瓣管道需要再次置换的患者,使用Medtronic公司的Freestyle瓣具有良好的早期效果。而患儿尺寸足够的话,许多研究人员采用人工生物瓣来置换肺动脉瓣。视可用的右室流出道组织而定, 此种植入术式可能需要用到心包或人工材料的“帽盖”形补片以扩大右室流出道。由于右心系统容易发生瓣膜血栓，所以绝大部分外科医师避免选用机械瓣来置换肺动脉瓣。

对于年纪较大的儿童与青年,肺动脉瓣置换术也应首选同种异体肺动脉瓣。尽可能避免为了延长长度，

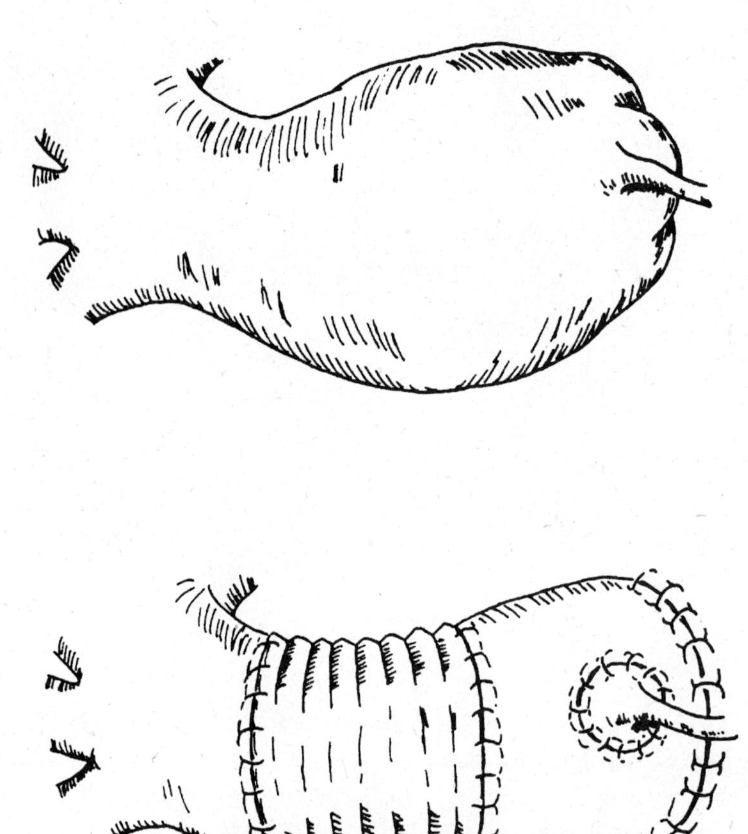

图 100.8　伴有升主动脉瘤的患者,可将瘤体切除并替换为合适尺寸的涤纶人工血管。

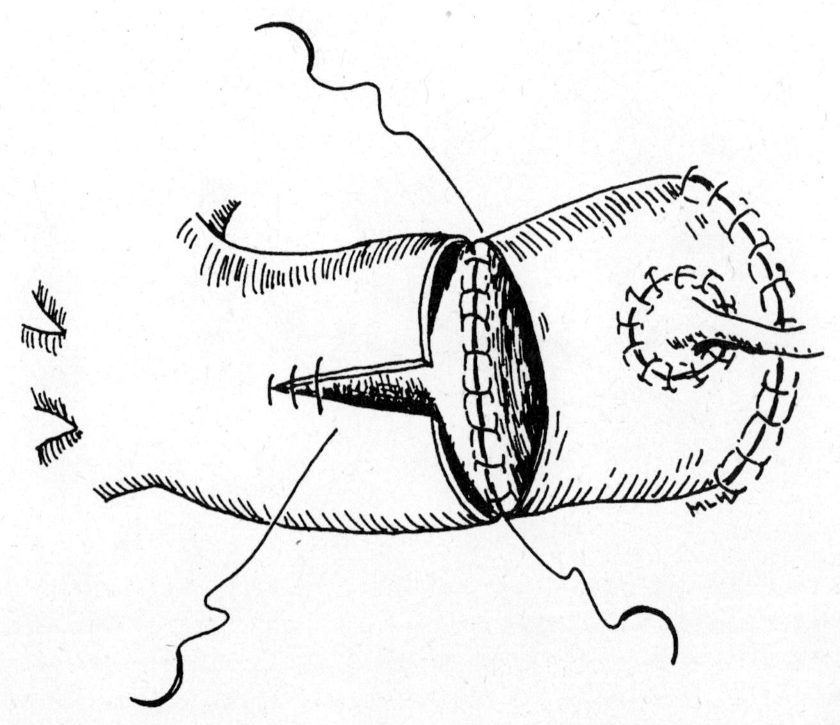

图 100.9　伴有升主动脉扩张的患者,在完成远端吻合之前,半椭圆形地切除部分主动脉壁,并将升主动脉直径缩小至主动脉瓣环大小,从而对主动脉予以成形。

而将同种异体带瓣肺动脉远端与涤纶人工血管进行吻合，或在其近端做一个涤纶人工血管罩，因为以上技术可能导致移植物早期失功的发生率增高。如确有必要，可采用一块三角形的心包片或人工材料覆盖前方缺口，使得管道植入后不会发生扭曲或蜷缩。

在重建右心室流出道过程中，很重要的一点是避免移植物管道扭曲和保证管道的顺应性良好。不论是近端吻合口或远端吻合口都不应存在残余梗阻是基本要点。笔者发现，首先完成移植物管道近端吻合有利于管道长度的调整。为了避免远端梗阻，如有必要，可以将移植物管道远端吻合至主肺动脉远端、肺动脉分叉处或者左右肺动脉。吻合时采用细聚丙烯线，无需再带垫片加固(图100.10和图100.11)。

三尖瓣置换术

施行三尖瓣置换术的患者相对要少。其适应证包括三尖瓣狭窄、心内膜炎、严重的三尖瓣关闭不全而瓣膜成形术效果不理想者。尽管在右心系统使用人工瓣膜令人担忧，但大部分外科医师还是在置换三尖瓣时仍选用人工瓣膜。接受了该类瓣膜者必需长期抗凝。手术时可以按常规间断带垫缝合植入瓣膜，但注意不要损伤传导系统。沿着室间隔，笔者将缝线安置于三尖瓣环心房侧，利用三尖瓣隔叶固定瓣膜。处理瓣环前瓣和隔瓣交界处时，一定要慎重和细致。因为这个区域内最容易损伤到传导系统，而三尖瓣置换术最常见的并发症就是完全性心脏传导阻滞。Ebstein畸形的患者中，三尖瓣的隔瓣，尤其是隔瓣和附壁的瓣叶向流入道与右室心尖小梁连接部下移。这些瓣叶通常大而冗长，为了避免右室流出道或者瓣膜可能发生的梗阻，需要切除部分瓣叶。传导系统位于Koch三角，缝线可布置在房室连接与三尖瓣隔瓣之间的心室肌上。缝合时还应避免损伤位于房室交界下方走行的右冠状动脉。

为低龄幼儿和儿童置换机械瓣膜有几个明显的缺点：机械瓣需要抗凝，会增加患儿照看的难度以及给他们的日常生活带来诸多限制。随着儿童的生长，瓣膜可出现梗阻，右房压上升，可能影响其生长发育。对于这个年龄组的患儿，一些外科医师使用异体肺动脉瓣来置换三尖瓣。施行“大礼帽”术式或无支架法植入同种异体肺动脉瓣，异体瓣环近端与右房下壁之间的吻合加用心包垫。这些手术方法的早期结果很好，但目前尚没有异体移植物远期结果的相关报道。可以预料，同种异体移植物置换三尖瓣的远期效果与同年龄组的ROSS手术的远期效果应该一致。

只有仔细地考虑过外科瓣膜成形术，方可施行三尖瓣置换。

推荐读物

Aharon AS, Laks H, Milgalter E. Congenital Malformations of the Mitral Valve. In Sabiston D Jr, Spencer FC (eds), Surgery of the Chest. Philadelphia: Saunders, 1995;1544.

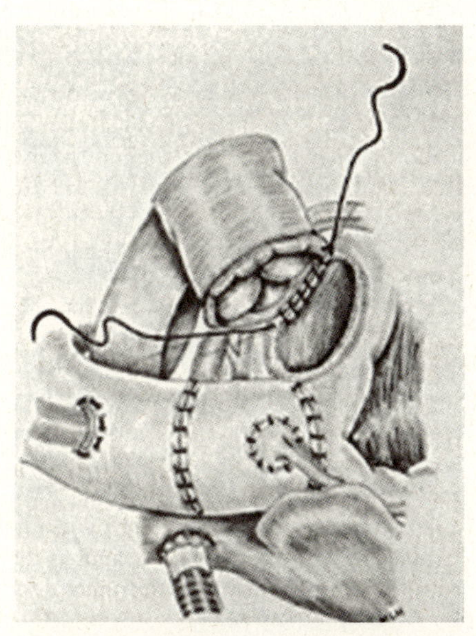

图 100.10 ROSS 手术中用于移植同种异体肺动脉的近端缝线。右室室间隔的缝合要浅一些，以免损伤冠状动脉间隔支。

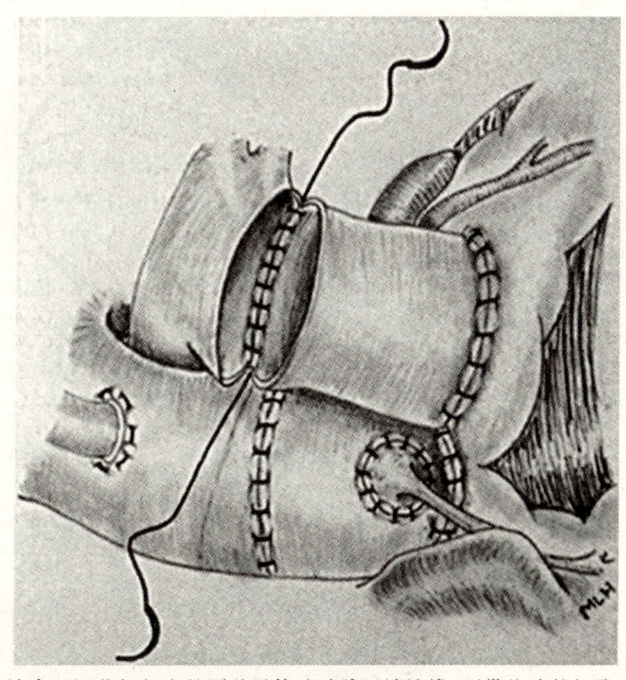

图 100.11 缝合已调节好长度的同种异体肺动脉远端缝线。不带垫片的细聚丙烯线缝合。

Bando K, Danielson GK, Schaff HV, et al. Outcome of pulmonary and aortic homografts for right ventricular outflow tract reconstruction. J Thorac Cardiovasc Surg 1995;109:509.
Capps SB, Elkins RC, Fronk DM. Body surface area as a predictor of aortic and pulmonary valve diameter. J Thorac Cardiovasc Surg 2000;119:975.
Clarke DR, Bishop DA. Ten year experience with pulmonary allografts in children. J Heart Valve Dis 1995;4:384.
Clarke DR, Campbell DN, Hayward AR, Bishop DA. Degeneration of aortic valve allografts in young recipients. J Thorac Cardiovasc Surg 1993;105:934.
Elkins RC, Knott-Craig CJ, Howell CE. Pulmonary autografts in patients with aortic annulus dysplasia. Ann Thorac Surg 1996;61:1141.
Elkins RC, Knott-Craig CJ, Ward KE, et al. Pulmonary autograft in children: Realized growth potential. Ann Thorac Surg 1994;57:1387.
Gerosa G, McKay R, Ross DN. Replacement of the aortic valve or root with a pulmonary autograft in children. Ann Thorac Surg 1991;51:424.
Kabbani SS, Jamil H, Hammoud A, et al. The mitral pulmonary autograft: Assessment at midterm. Ann Thorac Surg 2004;78:60.
Niwaya K, Knott-Craig CJ, Lane MM, et al. Cryopreserved homograft valves in the pulmonary position: Risk analysis for intermediate-term failure. J Thorac Cardiovasc Surg 1999;117:141.
O'Brien MF, Harrocks S, Stafford EG, et al. The homograft aortic valve: A 19-year, 99.3% follow up of 1,022 valve replacements. J Heart Valve Dis 2001;10:334.

编者评述

T.L.S.

对主动脉瓣狭窄采用球囊瓣膜成形术以及应用自体带瓣肺动脉管道来置换主动脉瓣及其根部(ROSS手术)，已经极大地改变了儿童先天性主动脉瓣疾患的治疗方法。如第80章所述，早期的主动脉瓣切开术已经很少用于治疗主动脉瓣狭窄，球囊瓣膜成形术是目前治疗新生儿和婴儿主动脉瓣狭窄的首选方法。

自体肺动脉瓣膜置换术让我们在患儿生命的早期就可以置换狭窄或关闭不全的主动脉瓣。正如Elkins所述，过去由于适用于儿童瓣膜置换的选择有限且疗效欠佳，所以对瓣膜存在有明显病变的患儿，治疗主要以长时间的内科治疗为主，并以牺牲心室功能作为代价。因为随着儿童的生长发育，相对而言，人工瓣膜会逐渐偏小；所以为儿童置换机械瓣后存在着需要再次手术的问题。同时，服用抗凝药物以及因监测凝血功能而反复抽血，都将带来非常不方便。而其他可供选择的瓣膜也同样缺乏吸引力。例如组织瓣膜会在患儿体内很快发生败坏，而同种瓣膜没有自体瓣膜所具有的生长潜能，并且晚期也有较高的毁损率。本章中所述的自体肺动脉瓣置换主动脉瓣术(ROSS手术)，已被Elkins等外科医师大量应用于左室流出道梗阻复杂畸形的患儿，同时证实了ROSS手术耐久性好，疗效满意。Elkins最终发现，自体移植瓣可以在低龄患儿体内生长，并且具有天然的内皮表面以及活力，用它来置换主动脉瓣疗效理想。因此，比起反复进行瓣膜切开或其他术式，自体瓣膜置换术的优势在于可以让外科医师更早地为需要手术的该类患者置换主动脉瓣；而以往那些手术仅能短期缓解症状，并且心室长期承受着容量与压力超负荷，有可能加重心室功能不全。在ROSS手术中用来重建右室流出道的同种异体带瓣肺动脉不会随着儿童的生长而生长，不过在大多数病例中，通过植入比自体肺动脉瓣膜更大的同种异体瓣，就能让大多数三四岁以上的患儿具有几乎成人大小的肺动脉瓣。同种异体带瓣肺动脉在移植后很少发生狭窄，但大多数病例会随时间进展出现移植瓣关闭不全。然而，就右心系统而言，患者可以很好地耐受这种血流动力学异常。

有极少数病例肺动脉瓣存在畸形，Elkins建议不应采用二叶型的肺动脉瓣用于ROSS手术。但低龄患儿不适合进行其他的瓣膜置换术，或者在采用同种异体瓣置换主动脉瓣后，因患儿继续生长而面临很高的再手术风险。对此，我们也采用自体二叶型的肺动脉瓣，其中期效果尚好。然而，其他的肺动脉瓣畸形，如可以导致肺动脉关闭不全的四叶型瓣等，在植入主动脉瓣位置后，会发生移植瓣的关闭不全。因此，如果存在明显的肺动脉瓣畸形，甚至只是瓣叶纤弱或纤细，我们现在都认为不适合用于自体肺动脉瓣移植术。

Elkins精彩地描述了Konno方法改良的ROSS手术如何应用于左室流出道需要增宽的患者。我们也采用过切下部分右室流出道心肌、用该自体移植物组织关闭室间隔切口的技术。不过，如果必须为患者做更大的室间隔切口时，我们使用Gore-tex补片来关闭室间隔缺口，并将自体移植物缝合于补片上缘。对于这些患者，当肺动脉自体移植物大于原有的主动脉根部时，用于重建右室流出道的同种异体带瓣肺动脉也需要相对大些，并且应该沿着新的比原来更大的主动脉根部缝合。因此，在重建右室流出道时，确保同种异体带瓣肺动脉具有足够长度是相当重要的。并且，当缝线缝合到右室流出道切口的右侧时，要避免同种异体带瓣肺动脉受到自体肺动脉移植物的主动脉根部的压迫。同种异体移植物具有跨越主动脉根部的趋势。在某些病例中，重建右室流出道时，由于同种异体带瓣主动脉具有更好的自然曲率，采用它要比同种异体带瓣肺动脉更合适。

Elkins还描述了自体肺动脉作主动脉根部置换术中一种缩小主动脉尺寸的方法，以应对升主动脉有扩张时如何进行远端吻合。我们也采用过相似的技术，但由于肺动脉伸缩性使得主动脉根部位置的自体肺动脉存在搏动性，如果远端吻合处直径不匹配，将会导致明显的吻合口出血。因此，我们除了按照Elkins所描述的方法处理主动脉远端，同时还采用Teflon条带或者自体心包片加固吻合口，以期降低吻合口的搏动性和出血的风险。

ROSS自体带瓣肺动脉主动脉根部置换术最大的远期顾虑是自体移植物的进行性扩张以及主动脉瓣关闭不全。术后带瓣肺动脉壁的近端会出现扩张，并且瓣窦也可能扭曲变形，这些均将导致进行性主动脉瓣关闭不全，但发生率相对较低，关闭不全的进展也较慢。尽管如此，其中一些患者仍须再次手术。然而，低龄患儿术后5年内，无需再手术的概率达到80%~90%，甚至更高。这对儿童瓣膜疾病的治疗而言，具有明显的优势。

越来越多的儿童与青少年采用了自体带瓣肺动脉来置换主动脉根部，长期随访结果显示，自体带瓣肺动脉根部发生扩张的病例相应增多。扩张的部位是窦部和主动脉壁，即便是采取了保留瓣膜功能的瓣环固定技术，近端主动脉仍可能发展成明显的动脉瘤。目前尚不清楚扩张到何种程度时应该采取外科治疗，因为正如一些马方综合征病例，远端缝线可能有利于防止主动脉夹层的形成。然而也有个案报道发现，在主动脉根部扩张的同时出现了自体带瓣肺动脉的夹层剥离。因此大多数心脏中心认为，当主动脉根部扩张达到5cm时，就应该进行根部置换术。在这种情况下，越来越多的外科医师选择保留瓣膜的根部置换术，以尽可能长时间地保留自体瓣。大部分病例中，采用涤纶人工血管置换了自体带瓣肺动脉的管壁后，自体瓣的瓣叶仍能保持精细的结构，而且对合良好。当生长发育不是主要问题时，为了防止出现主动脉根部扩张这一晚期并发症，对于大龄儿童和青少年的ROSS手术，越来越多的研究着手于如何对自体带瓣肺动脉的管壁进行支持。但自体带瓣肺动脉根部的硬质人工支架对管道各方面的晚期功能到底效果如何，目前尚不得而知。

很难将一个较小的机械瓣膜置换在二尖瓣环及其上方而又不影响瓣叶运动，所以对低龄患儿开展二尖瓣置换术仍有很高的术后并发症发生率和死亡率。大多数婴幼儿必须进行瓣环上方的二尖瓣膜置换术，该手术会使得位于机械瓣下的左心房成为左心室的一部分。那些已经进行过房室管畸形修复术的患儿如果接受该手术，其房间隔补片及其与共同房室瓣的附着处将面临高压，这样就存在很高的裂开风险。因此，对这些患儿必须注意，瓣膜植入部位下方的心房部分应该充分加强。另外，由于瓣膜的植入可能会将分隔部分左房，使得人工二尖瓣上方肺静脉汇入处的房腔容积减小。由于该部分左房顺应性下降，可能会导致术后出现肺静脉高压。我们有时采用补片增宽左房上部，以扩大人工二尖瓣上的左房腔；也可利用该补片扩大房间隔和右房上部，如此能改善二尖瓣的跨瓣血流特征。利用该术式，甚至可以通过扩大右房后行新生儿人工瓣膜置换，上腔静脉入右房的开口也就不会被左房内的人工瓣膜缝合环所压迫。

正如Elkins所述，越来越多的外科医师开始应用自体带瓣肺动脉来置换二尖瓣（II型ROSS术）。该术式在移植技巧方面包括几种改良方法，如Elkins所描述的“大礼帽”法，以及更符合解剖学要求地将肺动脉瓣置于二尖瓣环的中部。一些作者甚至建议使用条形自体移植物来加强自体带瓣肺动脉，以期满足潜在的生长需要。这些改良术式对瓣膜远期功能的影响尚不清楚。不过，婴幼儿和新生儿的二尖瓣用自体带瓣肺动脉替换后，往往会发生狭窄，并且自体瓣所需的支撑物往往限制了瓣膜的生长能力。尽管如此，当必须给某个低龄患儿施行二尖瓣置换术且进退维谷时，该技术还是很有价值的。不幸的是，很多新生儿和婴幼儿在患有明显二尖瓣疾患时，同时也伴有明显的主动脉瓣疾患，此时，置换主动脉瓣就更有必要采用自体带瓣肺动脉。

我们发现在大多数情况下，通过将同种肺动脉瓣移植物的近端吻合线置于右室并缝合在漏斗部室间隔近端，即便是右室到肺动脉分叉处的距离相当短，植入的同种肺动脉移植物也不会发生扭曲。此时，如果同种肺动脉移植物截取线位于缝合处远端水平，可以选用一段非常短的人工管道，大部分情况下移植后不会发生任何扭曲。应尽可能避免使用无法生长的人工材料来延长管道。

综上所述，儿童的瓣膜置换术仍是心脏外科领域的巨大挑战，但自体带瓣肺动脉的应用显著改善了婴幼儿主动脉瓣置换术的结果。二尖瓣置换术与成形术仍是个问题，肺动脉瓣位与主动脉瓣位的同种异体瓣置换的远期耐久性依然不理想。为尚处于生长阶段的患儿开发出具有活力的人工心脏瓣膜这一领域仍有很大的发展空间。

（周新民　译）

第101章

Fontan手术再矫治／心律失常的外科治疗

Constantine Mavroudis, Barbara J. Deal, Carl L. Backer

对于先天性心脏病外科修补术后并发的房性折返性心动过速，介入导管消融的即时成功率为30%~80%，而在某些特定类型的先心病中，导管消融术后的短期复发率高于50%；对于那些存在残余血流动力学障碍或心房壁显著增厚的先心病，导管消融更可能无效。Fontan术后人群的心律失常问题尤其突出，在长期的随访中发现几乎接近50%的患者并发严重的房性心律失常，而且导管消融的成功率有限且心动过速的复发率较高（表101.1）。导管消融疗效不佳的原因可以归结于许多因素，包括持续性心房高压和心房扩张、解剖形态变化、多重折返环形成、导管置入和递送的限制等。特别对于侧壁内隧道式Fontan手术，导管介入可能是禁忌。显著增厚的心房壁致使导管射频不能造成足够深度的透壁损伤效应，从而不能产生有效的线性隔离。将来随着多重折返环三维标测技术、消融隔离线连续性示踪技术以及结合可以造成较深损伤效应的新型能量输送系统的问世，导管消融的疗效可能会得到改善。

Fontan术后并发房性心律失常的绝大多数患者都存在明显的血流动力学紊乱，包括右房肺动脉连接处的梗阻、肺静脉梗阻、静脉血流流速滞缓合并显著扩张的右房，该种状况具有导致心房血栓形成倾向。在某些患者，房性折返性心动过速可能恶化转变成房颤，而目前这些人群不适合行导管消融。心房收缩功能的丧失可以使那些接受过单心室矫治的患者病情日渐加重。基于期望心律失常可以自行缓解，早期的Fontan手术仅做Fontan的外科矫治，而没有直接处理心律失常。其结果就是患者血流动力学得到改善，但几乎无一例外地反复发生房性心动过速（表101.2）。Fontan手术后并发难治性房性心动过速者，伴有血流动力学紊乱和反复出现的心动过速提示我们，在进行纠治血流动力学异常的Fontan手术的同时，还应联合应用对心律失常的外科治疗。

心律失常基础

Fontan类手术后房性心律失常的发生率随着术后随访时间的延长而稳步上升，至少50%的患者在术后20年左右均出现难治性房性心动过速。尽管一般认为心律失常是外科手术的后果之一，但电镜证实，与正常人相比，三尖瓣闭锁患者的心房显示出心肌纤维排列明显异常。这种不典型的纤维走向有可能造成心房冲动传导延迟，而这正是折返形成的必要条件。对于未手术三尖瓣闭锁成年患者的自然病程研究也显示，至少40%的患者在30~40岁时发生心动过速。在Fontan术后患者中，室上性心动过速往往是位于右房的大折返环的作用，而在侧壁内隧道式Fontan手术后的折返环可能位于肺静脉口的心房。解剖学上电生理相关的特殊结构，如上下腔静脉开口、冠状静脉窦开口和房间隔缺损等，可促进传导延迟和折返形成。而心房肺动脉连接或侧壁内隧道式Fontan手术中，过多的心房缝线使得传导延迟和折返更加容易形成。残留的血流动力学异常（或单纯的心房内能量耗散）亦可造成心肌纤维的显著扩大，并由于窦房结功能不良致心房节律不规则而触发心动过速。

与外科手术相关致心动过速的危险因素包括：初次手术年纪偏大，术后早发的心律失常，窦房结功能不良以及左室双入口。为了改善血流动力学、限制晚期心律失常的发生，心房肺动脉连接改良发展成侧壁内隧道式Fontan手术。尽管初期报道提示接受该手术后心律失常的发生率较低，但是随着随访间期延长，这种差异逐渐不显著。心外管道式全腔肺动脉连接手术，因为可以减少心房缝线，理论上具有减少心动过速形成的优势。

Amodeo早期随访报道术后5年免于心律失常发生率为92%，其结果也支持这种理论。

外科处理

外科治疗位于心房的心动过速除了隔离手术外，还包括心房组织切除或冷冻消融的方法。如果能找到异位兴奋灶，许多医生仅采用简单的冷冻消融和切除就可取得良好的效果。在难治性病例中，心律失常发生源自多个异位兴奋灶，这就要求外科医生应用更多的手术技巧，如肺静脉隔离、左房隔离、右房隔离以及希氏束冷冻消融并同期植入起搏器等。一般情况下，难治性病例较罕见，为了精确地诊断与消融，此类病例需要个体化的治疗方案。

有很多报道介绍了不同程度的改良外科心房消融手术技术。这些改良包括用于消融的能量传递系统的变更和解剖消融位点的变化。在先心病患者中，除了由于先天性缺损导致的获得性房室扩大和房壁增厚，胚胎发育中的异常亦可导致房室传导系统在解剖和生理上的变异。尤其是心房壁的增厚，有时可达到1.5cm，这对于选择何种能量传递系统以获得足够深度的透壁消融效应提出了挑战，如射频消融等。为了确定在增厚的房壁上造成透壁的消融效应，切开和冷冻消融技术都在使用。因异常血流动力学导致的巨大心房可通过手术而减少其容积(图101.1)，切除既往心房手术瘢痕，尤其在术前或术中电生理检测提示存在有传导延迟的区域。但是，在某些患者需要根据术前和术中电生理检测的结果，对于常规的手术技术做出改进，如合并内脏异位综合征(有时冠状静脉窦缺如)、三尖瓣闭锁(三尖瓣瓣环缺如)、静脉异位引流(体静脉和肺静脉)、解剖学上明显增

表101.1　Fontan患者的消融结果

作者	患者数	即时成功率(%)	平均随访期(月)	复发率(%)
Triedman et al.，1995[1]	6	33	–	(50)
Kalman et al.，1996[2]	4	50	17	(50)
Chinitz et al.，1996[3]	3	33	12	100
Lesh et al.，1997[4]	3	33	–	–
Betts et al.，2000[5]	5	60	6	66
Chan et al.，2000[6]	1	100	–	100
Collins et al.，2000[7]	43	72	–	32
Nakagawa et al.，2001[8]	6	100	10	33
Triedman et al.，2002[9]	63	43	25	52
Kannankeril et al.，2003[10]	15	–	38	53
Weipert et al.，2004[11]	30	83	18	76[a]

[a]心律失常复发率未做特别规定，随访期间76%的患者接受了抗心律失常药物治疗。

[1]Triedman JK, Saul JP, Weindling SN, Walsh EP. Radiofrequency ablation of intra-atrial reentrant tachycardia after surgical palliation of congenital heart disease. *Circulation* 1995; 91:707.

[2]Kalman JM, Van Hare GF, Olgin JE ef al. Aldafion of "incisional" reentrant atrial tachycardia complicating surgery for congenital heart disease. Use of entrainment to define a critical isthmus of conduction. Circulation 1996;93:502.

[3]Chinitz LA, Bernstein NE, O'Connor B, et al. Mapping reentry around atriotomy scars using double potentials. Pacing Clin Electrophysiol 1996;19:1978.

[4]Lesh MD, Kalman JM, Saxon LA, Dorostkar PC. Electrophysiology of :"incisional" reentrant atrial tachycardia complicating surgery for congenital heart disease. *Pacing Clin Electrophysiol* 1997;20:2107.

[5]Betts TR, Roberts PR, Allen SA, et al. Electrophysiological mapping and ablation of intra-atrial reentry tachycardia after Fontan surgery with the use of noncontact mapping system. *Circulation* 2000;102:419.

[6]Chan DP, Van Hare GF, Mackall JA, et al. Importance of atrial flutter isthmus in postoperative intra-atrial reentrant tachycardia. Circulation 2000;102:1283.

[7]Collins KK, Love BA, Walsh EP, et al. Location of acutely successful radiofrequency catheter ablation of intraatrial reentrant tachycardia in patients with congenital heart disease. Am J Cardiol 2000;86:969.

[8]Nakagawa H, Shah N, Matsudaira K, et al. Characterization of reentrant circuit in macroreentrant right atrial tachycardia after surgical repair of congenital heart disease: Isolated channels between scars allow "focal" ablation. Circulation 2001;103:699.

[9]Triedman JK, Alexander ME, Love BA, et al. Influence of patient factors and ablative technologies on outcomes of radiofrequency ablation of intra-atrial re-entrant tachycardia in patients with congenital heart disease. J Am Coll Cardiol 2002;39:1827.

[10]Kannankeril PJ, Anderson ME, Rottman JN, et al. Frequency of late recurrence of intra-atrial reentry tachycardia after radiofrequency catheter ablation in patients with congenital heart disease. Am J Cardiol 2003;92:879.

[11]Weipert J, Noebauer C, Schreiber C, et al. Occurrence and management of atrial arrhythmia after long-term Fontan circulation. J Thorac Cardiovasc Surg 2004;127:457.

表 101.2　未实施心律失常外科治疗的 Fontan 转换手术结果

作者	患者数	死亡率(%)	移植率(%)	心律失常复发率(%)
Balaji et al., 1994[1]	3	33	–	0
Kao et al., 1994[2]	3	0	–	67
Vitullo et al., 1996[3]	9	11	–	100
McElhinney et al., 1996[4]	7	14	14	67[a]
Kreutzer et al., 1996[5]	8	12.5	12.5	67
Scholl et al., 1997[6]	12	8.3	–	100
Van Son et al., 1999[7]	18	11	11	69
Petko et al., 2003[8]	13[b]	7.7	–	–
Sheikh et al., 2004[9]	4	0	0	75
合计	77	9	6	76

[a] 3 名术前就有心房纤颤的患者中 2 名需要持续进行抗心律失常药物治疗，以改善和稳定心律失常。随访期间，另有 3 名患者在术后使用抗心律失常药物治疗。

[b] 13 名患者中 5 名施行了抗心律失常手术，术后心律失常是否复发原文中未说明。

[1] Balaji S, Johnson TB, Sade RM, et al. Management of atrial flutter after the Fontan operation. J Am Coll Cardiol 1994; 23:1209.

[2] Kao JM, Alejos JC, Grant PW, et al. Conversion of atriopulmonary to cavopulmonary anastomosis in management of late arrhythmias and atrial thrombosis. Ann Thorac Surg 1994;58:1510.

[3] Vitullo DA, DeLeon SY, Berry TE, et al. Clinical improvement after revision in Fontan patients. Ann Thorac Surg 1996;61:1797.

[4] McElhinney DB, Reddy VM, Moore P, Hanley FL. Revision of previous Fontan connections to extracardiac or intraatrial conduit cavopulmonary anastomosis. Ann Thorac Surg 1996;62:1276.

[5] Kreutzer J, Keane JF, Lock JE, et al. Conversion of modified Fontan procedure to lateral atrial tunnel cavopulmonary anastomosis. J Thorac Cardiovasc Surg 1996;111:1169.

[6] Scholl FG, Alejos JC, Laks H. Revision of the traditional atriopulmonary Fontan connection. Adv Cardiac Surg 1997;9:217.

[7] van Son JA, Mohr FW, Hambsch J, et al. Conversion of atriopulmonary or lateral atrial tunnel cavopulmonary anastomosis to extracardiac conduit Fontan modification. Eur J Cardiothorac Surg 1999;15:150.

[8] Petko M, Myung RJ, Wernovsky G, et al. Surgical reinterventions following the Fontan procedure. Eur J Cardiothorac Surg 2003;24:255.

[9] Sheikh AM, Tang ATM, Roman K, et al. The failing Fontan circulation: Successful conversion of atriopulmonary connections. J Thorac Cardiovasc Surg 2004;128:60.

厚的房壁和心内膜形态上喷射样纤维化病损等。

特别要提出的是，合并内脏异位综合征和冠状静脉窦缺如的患者不需要常规在连接下腔静脉开口至三尖瓣与冠状静脉窦之间，实施冷冻线性消融。这些患者可做如下处理：①隔离上腔和下腔静脉；②实施下腔静脉开口和近端及中间的房室瓣之间的线性消融（房室瓣往往为共同房室瓣）；③实施房间隔区和已切除的右心耳基底部之间的线性消融；④在房间隔区和房壁后切口之间跨越界嵴实施线性消融。

三尖瓣闭锁的患者中，大约有1/3存在三尖瓣“浅凹”。某些医生将该浅凹归结于瓣膜残迹，而且应用冷冻消融进行连接冠状静脉窦和该浅凹的线性消融。但是，Orie、Anderson等的解剖学分析显示，房室结与这些预设的冷冻消融区非常接近。笔者对于此类合并房性折返性心动过速和三尖瓣闭锁的患者采取的做法是，省略这条连接冠状静脉窦和假想的三尖瓣残迹瓣环之间的冷冻消融线。

与肺静脉开口类似，体静脉和肺静脉异位引流至心房，被认为是额外的解剖学上电生理相关的特殊结构。因此，视情况而定，这些区域应该予以隔离（采用全层切开再缝合或静脉口冷冻消融术）。需要时可附加进行其他治疗性冷冻消融操作。

对于外科手术消融治疗先心病患者房性心律失常的基本原则是：全面地理解特殊性先天性缺陷的解剖特点，切除包括前次心房切口的多余的心房组织，在已被证实的形成折返环的关键区域造成隔离线，以及建立心房起搏，尤其当存在窦房结功能不全时。采取尽量缩短阻断时间的外科手术策略，包括：计划在阻断之前实施右侧的消融（假定在心脏右侧与左侧不存在联系），计划在为施行其他左侧手术（如二尖瓣手术）而暴露的同时实施消融，以及采用新式改进型冷冻消融探头（Cryocath Technologies, Inc., Montreal, Quebec），其可以在每次使用时造成更长的消融线。

结果

在过去的10年间，笔者所在的中心共完成108例Fontan手术再矫治结合抗心律失常外科治疗。这种术式于1994年由笔者首次提出，用于治疗伴有解剖学上血流动力学紊乱和导致衰竭的心律失常的Fontan术后患者。基于笔者对大量电生理研究结果的分析，这种手术已经历了重要的变革。右房内引起折返环的三个常见的关键性区域被确定：①在冠状静脉窦开口与下腔静脉开口/右侧房室环之间的区域；②房缺补片区域；③右房的外侧壁。这些折返环区域均采用改良的右侧迷宫手术进行处理。

不同的解剖学诊断需要对于在右房峡部(即在冠状静脉窦口和右侧房室瓣之间的区域)实施不同的冷冻消融。为了达到隔离右房峡部以及避免完全性房室传导阻滞，冷冻消融线一般置于冠状静脉窦开口和关联的房室瓣之间。单心室患者具有明确的右心房、冠状静脉窦和右心室，其房室结的预计位置就像正常解剖的患者一样位于Koch三角。而对于左室双入口、非平衡性房室管畸形或其他复杂单心室畸形的患者来说，冠状静脉窦与房室结的关系不易预测，因而不能据此确定房室结位置。这些患者冠状静脉窦与瓣环之间的区域在笔者的经验中是作为峡部来处理的，但此区域也同样不能认定为峡部。在许多病例中，冠状静脉窦与房室瓣相距甚远，而且与正常解剖截然不同。对于单心室复杂畸形，今后研究的重点应该放在更加详细的电生理标测上。在这些患者中，标测将确定冠状静脉窦口与房室瓣之间的区域是否参与房性折返性心动过速。

对Fontan术后并发右房大折返性心动过速的患者进行改良的右房迷宫手术治疗，其目的是有意打断Fontan患者特异性的折返关键区域：心房切口瘢痕、房间隔缺损的边缘、右房外侧壁以及既往心房肺动脉连接。此外，作为“典型”的房扑区域，在下腔静脉开口与冠状静脉窦开口之

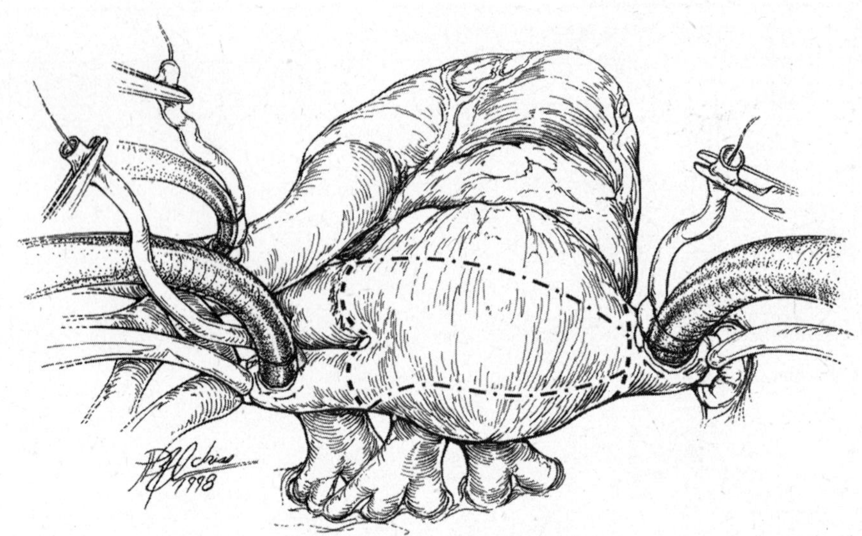

图 101.1 心房肺动脉 Fontan 连接术。切开线(虚线)表示心房切口的区域。在断开肺动脉之后，横断上腔和下腔静脉并通过宽的动脉切口将其连接，在大多数病例中应包括上腔静脉的近心段，窦房结和右心房界嵴。(Reproduced with permission from the artist from Mavroudis C,Deal BJ,Backer CL,Johnsrude CL.The favorable impact of arrhythmia surgery on total cavopulmonary artery Fontan conversion.Semin Thorasc Cardiovasc Surg Pediatr Card Surg Annu 1999;2:143.)

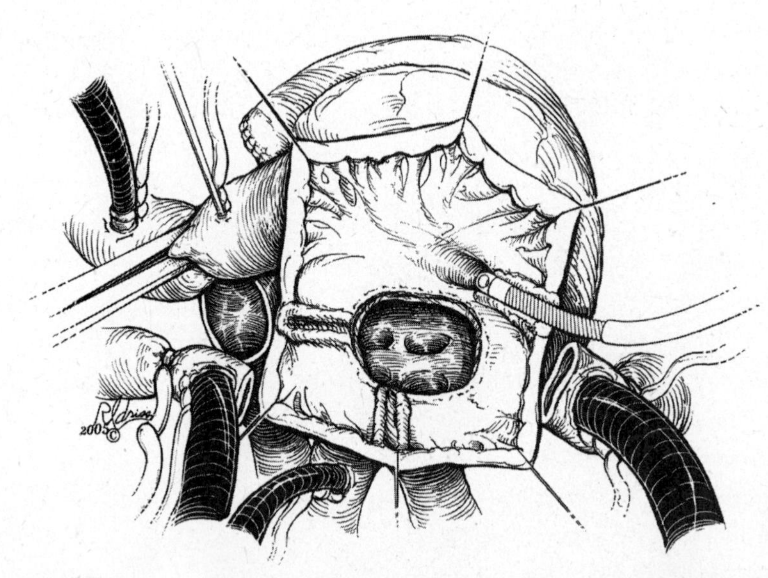

图 101.2 主动脉阻断、停搏液致心脏停搏后心房肺动脉 Fontan 术的房面观。横断上、下腔静脉，切除心房壁，房间隔补片也予以拆除。没有保留窦房结，因为有相当部分患者的窦房结已失去功能。在3个区域使用冷冻消融(-60℃,90 秒钟)以完成改良右侧迷宫手术。前两处消融线对于所有的患者都是标准化的，其连接方式为：①房间隔上缘至右心耳切除区，②房间隔后缘至房壁切口的后缘，一般都经过了界嵴。第三处为峡部消融，此处阻断线依赖于不同的解剖学基础。如图所示，三尖瓣闭锁患者的消融线应该为③冠状静脉窦口后下方与④已横断的下腔静脉开口之间。(Adapted from Mavroudis C, Backer CL, Deal BJ, et al. Total cavopulmonary conversion and maze procedure for patients with failure of the Fontan operation. J Thorac Cardiovasc Surg 2001;122:863.)

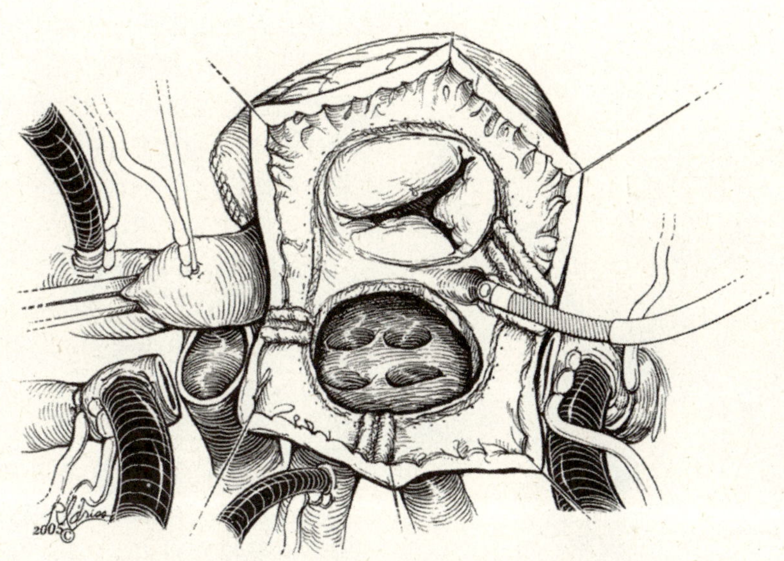

图 101.3　一右室双出口合并二尖瓣闭锁患者的改良右侧迷宫手术。如图 101.2 所示，两标准化消融线置于房间隔与①已切除的右心耳和②房壁切除的后缘之间。峡部消融线位于已横断的下腔静脉口与③冠状静脉窦口后下方和④三尖瓣瓣环之间。峡部消融线通常穿过已切除的心房区域补片的边缘。(Adapted from Mavroudis C, Backer CL, Deal BJ, et al. Total cavopulmonary conversion and maze procedure for patients with failure of the Fontan operation. J Thorac Cardiovasc Surg 2001;122:863.)

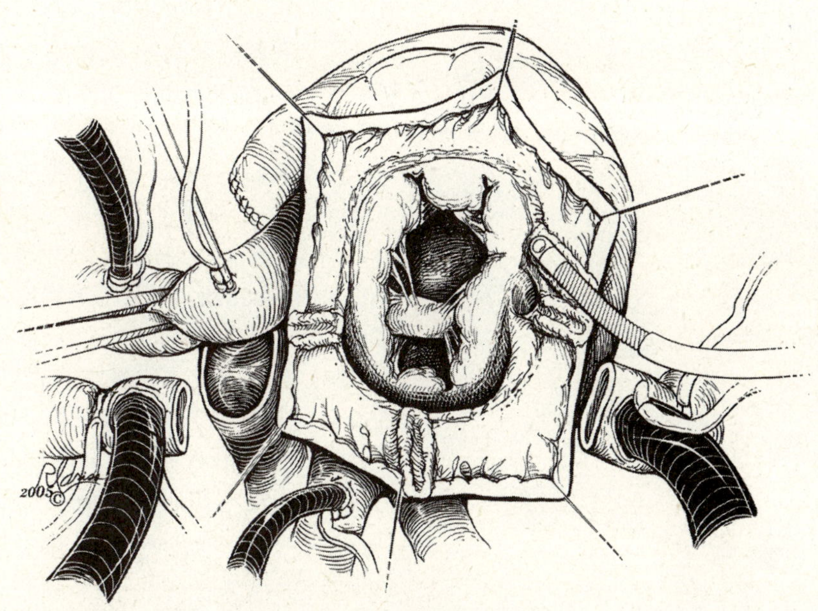

图 101.4　一单心室合并非对称性房室管畸形患者的改良右侧迷宫手术。如图 101.2 所示，两标准化消融线置于房间隔与①已切除的右心耳和②房壁切除的后缘之间。峡部消融线位于已横断的下腔静脉口与③冠状静脉窦口后下方和④共同房室瓣瓣环之间。峡部消融线通常穿过已切除的心房区域补片的边缘。(Adapted from Mavroudis C, Backer CL, Deal BJ, et al. Total cavopulmonary conversion and maze procedure for patients with failure of the Fontan operation. J Thorac Cardiovasc Surg 2001;122:863.)

间、下腔静脉开口与三尖瓣或房室沟区之间应接受冷冻消融。特殊的消融线和切口应根据个体的解剖和诊断进行适当调整(图101.2至图101.4)。

心室衰竭或瓣膜异常而引起的二尖瓣明显反流可导致左房明显扩大，而心房纤颤往往在左房明显扩大时出现。设计Cox 迷宫 III手术是为了在消除心房纤颤的同时，保存正常的房室结传导和心房收缩性。术中采用冷冻消融探头或射频消融导管替代心房切缝，显著缩短了手术时间。Fontan术后心房纤颤患者可以接受包括右房（图101.2至图101.4）和左房（图101.5）在内的完整的Cox 迷宫 III手术。设计Cox 迷宫 III手术是为了在允许心房冲动正常传导至房室结和保存心房收缩性的同时，限制导致心房纤颤微折返循环的扩散能力。改良右心房迷宫术能够在10分钟之内完成，而标准的Cox 迷宫 III术需要35~55分钟额外的手术时间。采用线性消融探头或射频消融导管则能够显著缩短手术时间。

笔者所在的中心，最初行Fontan术后再矫治联合抗心律失常手术的13位患者中，有12人植入了心房抗心动过速起搏器（Intertach II, Sulzar Intermedics, Angleton, TX）。当这种起搏器失效后，在随后的31位患者植入了一种新的心房频率响应型起搏器(Kappa SR,Medtronic,Inc., Minneapolis, MN)。更换成频率响应型起搏器的原因，部分归结于在采用更加广泛的右房迷宫术（与早期的峡部隔离术相比)后可以发现心动过速的发生率降低，以及对于频率响应起搏的需要。最近，由于在晚期随访中发现心室起搏的潜在需要，以及避免再次手术的风险，同期手术植入双腔型抗心动过速起搏器(AT500, Medtronic)，而大部分这种起搏器被设置成仅心房起搏(图101.6)。心房起搏速率被设定为持续地保持规则的心房节律，比自有速

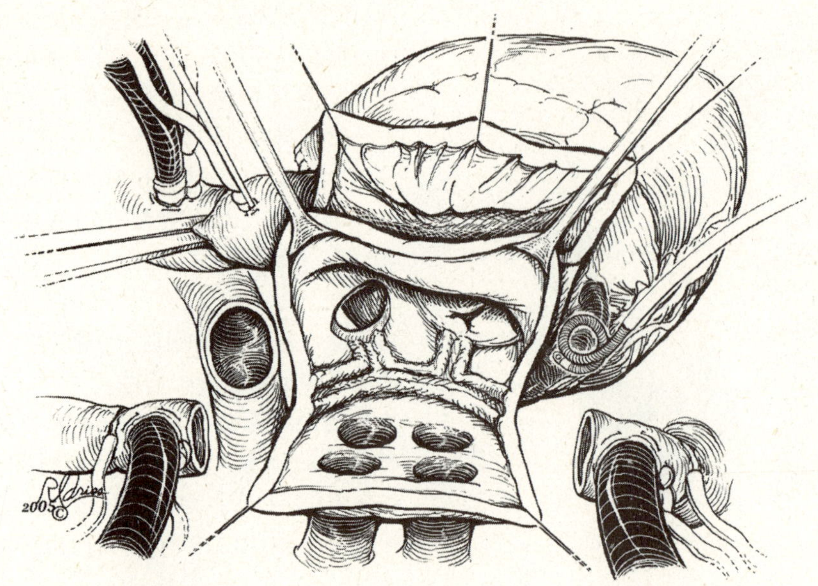

图 101.5 单心室化心脏的左房观，显示右房完成了相应步骤后，继续左房的标准化切口、切除以及冷冻消融线，以完成 Cox 迷宫 III 手术。包括部分环绕肺静脉口的心房切口，同时切除左心耳。标准化的冷冻消融（-60℃，90 秒钟）置于余下的肺静脉口周围以完成肺静脉隔离，同时从肺静脉口消融线出发，分别向二尖瓣或者三尖瓣瓣环后方以及左心耳切除口延伸。用一个大的冷冻消融探头（15mm）于冠状静脉窦处行冷冻消融（-60℃，180 秒钟）。(Adapted from Mavroudis C, Backer CL, Deal BJ, et al. Total cavopulmonary conversion and maze procedure for patients with failure of the Fontan operation. J Thorac Cardiovasc Surg 2001;122:863.)

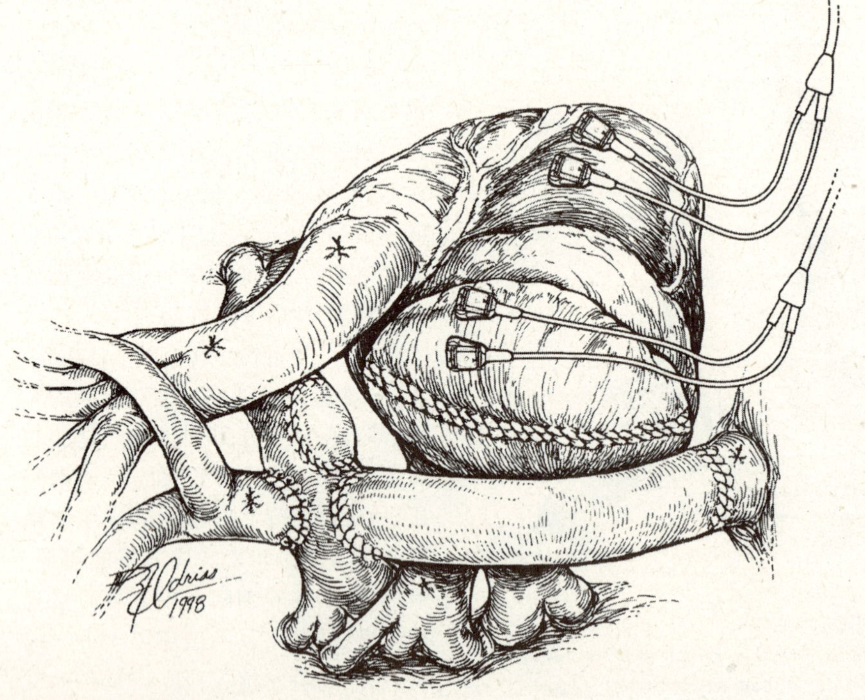

图 101.6 完成全腔静脉肺动脉连接术，图示安放起博电极。(Adapted from Mavroudis C, Backer CL, Deal BJ, Johnsrude CI. The favorable impact of arrhythmia surgery on total cavopulmonary artery Fontan conversion. Semin Thorac Cardiovasc Surg Pediatr Card Surg Annu 1999;2:143.)

率较快，在晚期随访中常被设定为70~80次/min。有位患者因为左束支传导阻滞引起心室功能不良以及既往心动过速导致的心搏骤停，所以在多点心室起搏的同时，额外植入了心表除颤器。

Fontan术后再矫治术对于全腔肺动脉连接术后合并心律失常的治疗是十分有效而且安全的：心律失常得到控制，心脏功能分级改善且运动耐力增加。笔者所在中心的入选标准宽松，包括那些心室功能严重受损、伴有发绀的肺动静脉瘘、有明显与心脏损害相关性疾病、蛋白丢失性肠病等患者。在此期间，11位患者经评估需要心脏移植，其中6位因存在解剖学和心律失常基质的患者曾接受过Fontan术后再矫治和心律失常的外科治疗。其余5位(不包括在最初的108例患者内）有严重的不能用房性心律失常或解剖学畸形来解释的心室功能衰竭（其中3例接受了心脏移植，另外2例在等待移植中死亡）。最初的108例患者中，有4例在Fontan手术再矫治后最终接受了心脏移植，其结果与其他长期随访研究报道相似。

接受Fontan手术再矫治的所有患者中，心律失常的复发率是14%(14/108)，其中4人属于笔者开展此类手术的最初8例。自从笔者将原术式(针对心房折返性心动过速)改进为更加广泛的改良右心迷宫术后，房性心动过速的复发率显著下降。此外，峡部冷冻消融对于房颤无效，且已经被Cox 迷宫 III术式所淘汰。正如Cox等人的描述，Cox 迷宫 III手术是指在相应解剖学基质上，采用联合右心迷宫术、左心房的切开或切除以及冷冻消融的手术方式（图101.2至图101.5）。

已有报道，射频消融和微波消融可用于房颤的外科治疗。但是，这些方法具有较高的复发率。有报道显示右心房消融手术可以有效地治疗先心病患者的房颤，只是暂时没有这群患者的长期随访数据。相比之下，笔者的经验显示，如果消融手术仅局限于右心房，房颤则容易复发。该结果也得到了其他相应研究的支持。对于复发房颤所导致的血流动力学紊乱来说，与双心室根治患者比较，笔者的单心室根治患者耐受力更差。因此，笔者建议采用常规Cox 迷宫III手术，这可以获得最低的复发率。

在笔者所在中心，大部分的并发症发生在接受了Cox 迷宫III手术的房颤病例中。与仅行右心房消融手术的患者相比，这些患者具有明显的危险因素。他们在接受Fontan手术再矫治时的年龄较大，房颤罹患时间更久，术中阻断时间更长，遭遇围术期肾功能不全的概率更高。这些数据提示了重要的趋势。笔者相信，在房颤发生之前就应该开始更早期的干预，因为这时能够采用创伤性更小、更合适的改良右侧迷宫术。早期手术其他的好处还包括：防止由于房性心率失常引起的进行性心衰，停用具有潜在毒性的抗心律失常药物，以及改善心功能分级等。

关于蛋白质丢失性肠病，笔者的经验仅限于2例接受了Fontan手术再矫治联合抗心律失常外科治疗的患者。1例患者出现了复发性蛋白丢失性肠病和进行性心衰，并在11个月后接受了心脏移植。第2例患者为成年女性，患有慢性房颤、紫绀和蛋白丢失性肠病，在Fontan手术再矫治术后出现肾衰，于6个月后接受了心脏移植，最终死于移植后多脏器功能衰竭。有报道称，类固醇激素和肝素治疗可改善蛋白丢失性肠病患者的临床疗效。Rychik等认为，尽管蛋白丢失性肠病具有多种致病因素，但主要的原因是心输出量的降低。他们推测通过心房起搏和(或)心房开窗来提高心排量，从而对血流动力学产生有利作用，进而就能终止大部分蛋白丢失性肠病患者病情的发展。基于有限的经验，笔者认为蛋白丢失性肠病的患者不适合进行Fontan手术再矫治；在罹患蛋白丢失性肠病和心室功能降低的情况下，推荐行心脏移植术。

Fontan手术再矫治联合抗心律失常外科治疗是一种既安全又有效的方法。与常规再次手术技术相结合，加之甄选病例，可以使预后最佳。该手术能使导致衰减的心律失常得以纠正，心功能等级得以提升，运动耐量得以改善。笔者建议应对心房肺动脉连接Fontan术后的患者进行严密观察，监测有无进行性的通道梗阻、瓣膜失效和房性心律失常发生。在这些情况下，即使导致衰竭房性心律失常是唯一的指证，都应该认真考虑是否实施Fontan手术再矫治。在房颤形成之前行外科手术干预，可以降低手术死亡率。某些患者在短期或长期范围内可能需要心脏移植。

推荐读物

Mavroudis C, Backer CL, Deal BJ, et al. Total cavopulmonary conversion and maze procedure for patients with failure of the Fontan operation. J Thorac Cardiovasc Surgery 2001; 122:863.

Mavroudis C, Backer CL, Deal BJ, Johnsrude CL. Fontan conversion to cavopulmonary connection and arrhythmia circuit cryoablation. J Thorac Cardiovasc Surg 1998;115:547.

McElhinney DB, Reddy VM, Moore P, Hanley FL. Revision of previous Fontan connections to extracardiac or intraatrial conduit cavopulmonary anastomosis. Ann Thorac Surg 1996; 62:1276.

Orie JD, Anderson RH, Ettedgui JA, et al. Echocardiographic-morphologic correlations in tricuspid atresia. J Am Coll Cardiol 1995; 26:750.

Peters NS, Somerville J. Arrhythmias after the Fontan procedure. Br Heart J 1992;68:199.

Sanchez-Quintana D, Climent V, Ho SY, Anderson RH. Myoarchitecture and connective tissue in hearts with tricuspid atresia. Heart 1999;81:182.

Triedman JK, Bergau DM, Saul JP, et al. Efficacy of radiofrequency ablation for control of intraatrial reentrant tachycardia in patients with congenital heart disease. J Am Coll Cardiol 1997;30:1032.

Amodeo A, Galletti L, Marianeschi S, et al. Extracardiac Fontan operation for complex cardiac anomalies: Seven years' experience. J Thorac Cardiovasc Surg 1997;114:1020.

Balaji S, Gewillig M, Bull C, et al. Arrhythmias after the Fontan procedure. Comparison of total cavopulmonary connection and atriopulmonary connection. Circulation 1991;84:111–162.

Cohen MI, Rhodes LA, Wernovsky G, et al. Atrial pacing: An alternative treatment for protein-losing enteropathy after the Fontan operation. J Thorac Cardiovasc Surg 2001;121:582.

Cox JL, Boineau JP, Schuessler RB, et al. Modification of the maze procedure for atrial flutter and atrial fibrillation. I. Rationale and surgical results. J Thorac Cardiovasc Surg 1995;110: 473.

Cox JL, Jaquiss RD, Schuessler RB, Boineau JP. Modification of the maze procedure for atrial flutter and atrial fibrillation. II. Surgical technique of the maze III procedure. J Thorac Cardiovasc Surg 1995;110:485.

Deal BJ, Mavroudis C, Backer CL, et al. Comparison of anatomic isthmic block with modified right atrial maze procedure for late atrial tachycardia in Fontan patients. Circulation 2002;106:575.

Gelatt M, Hamilton RM, McCrindle BW, et al. Risk factors for atrial tachyarrhythmias after the Fontan operation. J Am Coll Cardiol 1994;24:1735.

Harada A, D'Agostino Jr HJ, Schuessler RB, et al. Right atrial isolation: A new surgical treatment for supraventricular tachycardia. I. Surgical technique and electrophysiologic effects. J Thorac Cardiovasc Surg 1988;95:643.

编者评述

T.L.S.

Mavroudis 等医生明确证实，那些Fontan 术后并发静脉通路血液淤滞和相关的心律失常、心室功能不全的患者，通过 Fontan 手术再矫治联合心律失常的外科治疗，可以有效增加运动能力和明显改善临床状况。这些结果证实以下观点：Fontan 循环应尽可能取得最为有效的血流动力学效果。该观点支持了全腔肺动脉连接术以及目前最流行的改良心外管道 Fontan 手术。单心室 Fontan 手术在生理上产生了相对的低心排状态，因此，任何能够使心排量达到最大以及心室功能得到维持的措施，都将改善患者的长期预后。

最新改进的 Fontan 术式(例如心外管道)，具有减少心房缝线数量的潜力，但实际上现在还不清楚这些术式是否可以真正降低晚期心律失常的风险。就通常意义来说，改良的心外管道术式的随访期仍不够长，还不足以确定这种术式是否可以显著地降低晚期心律失常的发生率。目前所得到的早期随访报道结果令人鼓舞，术后 5~8 年的心律失常发生率较低。然而，大部分心律失常直到 Fontan 术后 10 年甚至更长才会发生，所以整体效果仍然不得而知。单心室患者可能还存在心律失常的解剖学基质，所以无论采用何种方式的 Fontan 手术，这些患者均将面临晚期心律失常的风险。在许多病例中，一期手术就需要联合采用房间隔切除术和其他重建手术，这意味着无论采用何种方式的 Fontan 手术，这些患者都会有心房缝线。

实施 Fontan 手术再矫治的心脏中心中，大多数都已经将可导致心房明显扩大、心房壁显著增厚的旧式心房肺动脉连接 Fontan 手术，改良为血流动力学更佳的心外管道式 Fontan 手术。侧壁内隧道式 Fontan 手术的心房内隧道会随着时间的推移而明显扩张，从而需要再次手术矫治的数量将会逐渐增加，尽管这种需要再次手术的发生率还没有清楚确定。但是，众多的具有 Fontan 循环的儿童和青壮年群体很可能将需要行再矫治和心律失常的外科治疗，其数量还可能增加。大部分的因左心发育不良综合征而接受过 Fontan 手术的患者，现在正刚刚迈入青少年期。这些患者给小儿心脏外科医生增添了新的挑战，即当他们成年时就会出现 Fontan 生理性的潜在并发症。令人惊讶的是，正如 Mavroudis 等所证实，即使在随访多年之后也只有很小比例的一部分 Fontan 患者需要心脏移植。分期生理性单心室手术重建的基本目标在于，在最大限度上维持心室功能从而后延接受心脏移植的时间。

成人先心病患者中需要行外科手术消融治疗心律失常的病例在增加，这使得先心病外科医生对于这些技术的学习具有紧迫性。我们自己进行 Fontan 手术再矫治联合心律失常消融术的较少经验，也支持 Mavroudis 医生的结果。尽管手术复杂且费时费力，但结果令人满意。大部分患者运动能力明显提高，心律失常得到有效控制，从而显著地提高了他们的生活质量。

(周新民 译)